Pädiatrie

Georg F. Hoffmann
Michael J. Lentze
Jürgen Spranger
Fred Zepp
(Hrsg.)

Pädiatrie

Grundlagen und Praxis

Band 2

Mit 1271 Abbildungen und 447 Tabellen

Begründet von Michael J. Lentze, Jürgen Schaub, Franz Schulte und Jürgen Spranger

4., vollständig überarbeitete Auflage

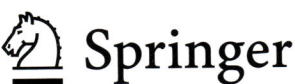

Herausgeber
Prof. Dr. med. Georg F. Hoffmann
Universitätsklinikum Heidelberg
Zentrum für Kinder- und Jugendmedizin
Im Neuenheimer Feld 430
69120 Heidelberg

Prof. Dr. med. Jürgen Spranger
Universitätsmedizin Mainz
Zentrum für Kinder- und Jugendmedizin
Langenbeckstr. 1
55131 Mainz

Prof. Dr. med. Michael J. Lentze
Forschungsinstitut für Kinderernährung
Heinstück 11
44225 Dortmund

Prof. Dr. med. Fred Zepp
Universitätsmedizin Mainz
Zentrum für Kinder- und Jugendmedizin
Langenbeckstr. 1
55131 Mainz

Ergänzendes Material zu diesem Buch finden Sie auf http://extras.springer.com

ISBN 978-3-642-41865-5   ISBN 978-3-642-41866-2 (eBook)
DOI 10.1007/978-3-642-41866-2

Die Deutsche Nationalbibliothek verzeichnet diese Publikation in der Deutschen Nationalbibliografie;
detaillierte bibliografische Daten sind im Internet über http://dnb.d-nb.de abrufbar.

Springer Medizin
© Springer-Verlag Berlin Heidelberg 2001, 2003, 2007, 2014
Dieses Werk ist urheberrechtlich geschützt. Die dadurch begründeten Rechte, insbesondere die der Übersetzung, des Nachdrucks, des Vortrags, der Entnahme von Abbildungen und Tabellen, der Funksendung, der Mikroverfilmung oder der Vervielfältigung auf anderen Wegen und der Speicherung in Datenverarbeitungsanlagen, bleiben, auch bei nur auszugsweiser Verwertung, vorbehalten. Eine Vervielfältigung dieses Werkes oder von Teilen dieses Werkes ist auch im Einzelfall nur in den Grenzen der gesetzlichen Bestimmungen des Urheberrechtsgesetzes der Bundesrepublik Deutschland vom 9. September 1965 in der jeweils geltenden Fassung zulässig. Sie ist grundsätzlich vergütungspflichtig. Zuwiderhandlungen unterliegen den Strafbestimmungen des Urheberrechtsgesetzes.

Produkthaftung: Für Angaben über Dosierungsanweisungen und Applikationsformen kann vom Verlag keine Gewähr übernommen werden. Derartige Angaben müssen vom jeweiligen Anwender im Einzelfall anhand anderer Literaturstellen auf ihre Richtigkeit überprüft werden.

Die Wiedergabe von Gebrauchsnamen, Warenbezeichnungen usw. in diesem Werk berechtigt auch ohne besondere Kennzeichnung nicht zu der Annahme, dass solche Namen im Sinne der Warenzeichen- und Markenschutzgesetzgebung als frei zu betrachten wären und daher von jedermann benutzt werden dürfen.

Planung: Dr. Christine Lerche, Heidelberg
Projektmanagement: Claudia Bauer, Heidelberg
Lektorat: Annette Allée, Dinslaken und Dr. med. Susanne Meinrenken, Bremen
Projektkoordination: Cécile Schütze-Gaukel, Heidelberg
Zeichnungen: Christine Goerigk, Ludwigshafen und Fotosatz-Service Köhler GmbH, Reinhold Schöberl, Würzburg
Umschlaggestaltung: deblik Berlin
Fotonachweis Umschlag:
    Band 1: © Phase4Photography – shutterstock
    Band 2: © C.M. Lerche
Herstellung: le-tex publishing services GmbH, Leipzig

Gedruckt auf säurefreiem und chlorfrei gebleichtem Papier.

Springer Medizin ist Teil der Fachverlagsgruppe Springer Science+Business Media
www.springer.com

Vorwort zur 4. Auflage

Das medizinische Wissen verdoppelt sich alle 3–5 Jahre, so dass für das Fachbuch „Pädiatrie" 7 Jahre nach Erscheinen der letzten Auflage eine Neuauflage dringend erforderlich ist. Nach intensiven Diskussionen der Herausgeber mit dem Verlag über die Frage, ob ein gedrucktes Werk heutzutage noch zeitgemäß ist, haben sich beide Seiten entschlossen, eine 4. Auflage als Buch herauszubringen. Angesichts der enormen Zunahme des Wissens war diese Auflage nicht mehr in einem Band unterzubringen. Das Fachbuch erscheint jetzt in 2 Bänden. Um die neuen Erkenntnisse darzustellen, bedurfte es einer Verjüngung der Autoren. Neben zahlreichen neuen Autoren konnten auch zwei neue Herausgeber gewonnen werden: Prof. Georg F. Hoffmann und Prof. Fred Zepp. Den beiden ausgeschiedenen Herausgebern Prof. Jürgen Schaub und Prof. Franz Schulte sei bei dieser Gelegenheit noch einmal für ihre Gestaltung der früheren Auflagen herzlich gedankt. Auch danken wir den zahlreichen ausgeschiedenen Autorinnen und Autoren der letzten Auflagen. Ohne ihre Mitarbeit wären diese nicht so erfolgreich gewesen. Herzlichen Dank auch an unsere Leserinnen und Leser für die zahlreichen konstruktiven und kritischen Kommentare und Anregungen. Sie sind bei der Neuauflage berücksichtigt worden und in die entsprechenden Kapitel eingeflossen.

Das vorliegende Werk soll den derzeitigen Wissensstand in der Pädiatrie umfassend darstellen und im deutschsprachigen Raum auch in Zukunft das Standardwerk der Kinder- und Jugendheilkunde bleiben. Viele Kapitel wurden gestrafft, andere ergänzt oder neu konzipiert. Gleichzeitig mit dem gedruckten Buch erscheint die elektronische Version und steht dann als eBook zur Verfügung. Damit können die Vorzüge digitaler Medien, wie z. B. die freie Volltextsuche, uneingeschränkt genutzt werden. Erstmals werden zudem ergänzende Informationen als Online-Materialien bereitgestellt (http://extras.springer.com). Somit hoffen wir den Erwartungen einer modernen Leserschaft gerecht zu werden.

Das Fachbuch richtet sich besonders an Kinder- und Jugendärzte/-ärztinnen und solche, die sich in der Weiterbildung befinden. Es soll als Primärliteratur Rückhalt und Nachschlagewerk der Kinder- und Jugendheilkunde sein. So hoffen wir, dass die Leser dieses zweibändigen Werkes alle pädiatrischen Fragen zufriedenstellend beantwortet finden.

Dem Verlag danken wir für die stets konstruktive und hilfreiche Zusammenarbeit, die dieses Werk in seiner Qualität und im Layout stets verbessert hat.

G. F. Hoffmann, M. J. Lentze, J. Spranger, F. Zepp
Heidelberg, Dortmund, Sinzheim, Mainz
Sommer 2014

Vorwort zur 1. Auflage

In der zweiten Hälfte des 20. Jahrhunderts gab es neben einer wachsenden Zahl studentischer Lehrbücher 3 traditionsreiche große deutschsprachige Fachwerke der Kinderheilkunde, den *Feer-Kleinschmidt-Joppich* mit 27 Auflagen, den *Fanconi-Wallgreen* mit 8 Auflagen und den *Keller-Wiskott* mit 6 Auflagen.

Erhöhte Herstellungskosten, ein gesättigter Markt an studentischen Lehrbüchern und das Fehlen **eines** umfassenden Standardwerks der Kinderheilkunde veranlaßten die Herausgeber des *Feer-Kleinschmidt* und des *Keller-Wiskott* zur Konzeption des vorliegenden Werkes. Als zusätzlicher Herausgeber konnte M. J. Lentze, Bonn, gewonnen werden. Entstanden ist nach 2jähriger Vorbereitung kein Lernbuch für Studenten, sondern ein Lese- und Nachschlagebuch für Kinderärzte und Allgemeinärzte in der Praxis, für Assistenten, Oberärzte und Chefärzte in der Klinik, für Ärzte im öffentlichen Gesundheitsdienst und für all jene, die kranke Kinder betreuen und gesunde vor Krankheiten bewahren.

Mit der Herausgabe eines umfangreichen Fachbuches knüpft der Springer-Verlag an die alte Tradition eines „Handbuches" für Kinderheilkunde an. 3 Jahre nach der letzten Auflage des *Pfaundler-Schlossmann* erschien zwischen den Jahren 1963–1972 das 9bändige von H. Opitz und F. Schmid herausgegebene Werk, das noch in vielen Klinik- und Institutsbibliotheken steht und eine wahre Fundgrube von detaillierten klinischen Beschreibungen ist. Der Stil eines derartigen enzyklopädischen Handbuches, in dem nahezu alles steht, ist allerdings im Zeitalter der elektronischen Datenverarbeitung nicht mehr sinnvoll. Deshalb ist das vorliegende Werk am ehesten als „Fachbuch" zu bezeichnen. Bewußt wurde der Inhalt in **einem** Band komprimiert. Über 200 Autoren haben sich der gewaltigen Aufgabe angenommen. Durch die Beteiligung vieler österreichischer und Schweizer Kollegen ist dieses Fachbuch für Ärzte im gesamten deutschsprachigen Europa gedacht.

Die Schwierigkeit eines jeden Pädiatriebuches liegt in den Aufgaben der Kinder- und Jugendmedizin begründet. Diese sind nicht auf ein bestimmtes Organ- oder Funktionssystem bezogen, sondern beinhalten alle Krankheiten des Kindes von der Geburt – manchmal vor der Geburt – bis zum Ende des somatischen und psychischen Wachstums. So kann es nicht verwundern, dass Ärzte aus anderen Fachgebieten unter den Autoren zu finden sind: Augenärzte, Dermatologen, Hals-Nasen-Ohren-Ärzte, Humangenetiker, Mund-, Kiefer- und Gesichtschirurgen u. a.

Auf einige redaktionelle Besonderheiten in diesem Werk sei hingewiesen. Aufgrund neuer pathophysiologischer Erkenntnisse wird der Begriff Ernährungsstörungen des Säuglings fallengelassen. Die Störungen der Ernährung werden jetzt ätiologisch gesehen und definierten Krankheiten zugeordnet. Der Charakter eines Buches für Fortgeschrittene hat viele Fotos von bekannten Krankheiten überflüssig gemacht. So wird die Erkennung eines Masernexanthems bei einem Arzt in Praxis und Klinik vorausgesetzt. Literaturangaben beschränken sich in der Regel auf historisch wichtige Arbeiten, auf Übersichtsartikel und kasuistisch bedeutsame Publikationen. In Einzelfällen, wie im Normalwertkapitel und bei den Arzneimitteltabellen, haben die Autoren dieses Prinzip durchbrochen und die angegebenen Normalwerte und Dosierungen mit Quellenangaben belegt. Die Vermehrung des Wissens in der Medizin ist besonders in der Molekularbiologie so gewaltig, dass während der Herstellung dieses Fachbuches beschriebene Fakten schon wieder überholt und neue hinzu gekommen sind, die aus drucktechnischen Gründen nicht mehr berücksichtigt werden konnten.

Die erste Auflage eines wissenschaftlichen Fachbuches kann nicht perfekt sein. Die Herausgeber bitten um Nachsicht und sind für konstruktive Vorschläge zu einer Verbesserung des Buches in der 2. Auflage dankbar. Die Mitarbeiter des Springer-Verlags haben sich mit großem Engagement dieses Werkes angenommen und Neuland betreten. Der Kompromiß zwischen unseren Wünschen und dem verlegerisch Machbaren ist akzeptabel. Wir bedanken uns für die harmonische, nicht immer einfache Zusammenarbeit. Die Aufmachung des Buches ist nach deutschem Standard hervorragend, der Preis für diese knapp 1900 Seiten angemessen. Besonders glücklich sind die Herausgeber, daß sie Prof. Dr. Klaus Heyne, Kiel, für die Erstellung des Sachwortverzeichnisses gewinnen konnten.

M. J. Lentze, J. Schaub, F. J. Schulte, J. Spranger
Bonn, Kiel, Hamburg, Mainz, im Herbst 2000

Die Herausgeber

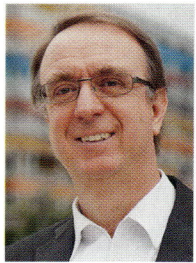

Prof. Dr. med. Georg F. Hoffmann
Geschäftsführender Direktor des Zentrums für Kinder- und Jugendmedizin des Universitätsklinikums Heidelberg

Studium der Humanmedizin in Göttingen und Birmingham, Großbritannien. Facharztausbildung in Göttingen, San Diego, USA, und Heidelberg. 1991 Anerkennung als Kinderarzt in Heidelberg, seit 1996 mit dem Schwerpunkt Neonatologie, seit 2007 mit dem Schwerpunkt Neuropädiatrie. Habilitation 1992 an der Ruprecht-Karls-Universität Heidelberg zu dem Thema „Die Mevalonazidurie – Eine Stoffwechselerkrankung der Cholesterin- und Isoprenoidbiosynthese".
Oberarzt und Leiter der Sektion „Pädiatrische Stoffwechselerkrankungen" an der Universitäts-Kinderklinik Heidelberg (1992–1994). Universitätsprofessor und Leiter der Klinik Pädiatrie II an der Universitäts-Kinderklinik der Philipps-Universität Marburg (1994–1999) mit den Schwerpunkten Neuropädiatrie und Stoffwechselerkrankungen. Seit 1999 Geschäftsführender Ärztlicher Direktor des Zentrums für Kinder- und Jugendmedizin des Universitätsklinikums Heidelberg.
Klinische und wissenschaftliche Schwerpunkte: Stoffwechselerkrankungen, Ernährungsstörungen, seltene Erkrankungen, Neuropädiatrie.

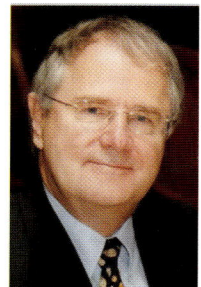

Prof. em. Dr. med. Michael J. Lentze
Forschungsungsinstitut für Kinderernährung Dortmund

Studium der Medizin in München, Promotion 1975. Ausbildung zum Kinderarzt am Dr. von Haunerschen Kinderspital in München. 1984 Habilitation an der Medizinischen Fakultät der Universität Bern.
Research Fellow im Department of Gastroenterology am Peter Bent Brigham Hospital, Havard Medical School. Leiter der Gastroenterologischen Abteilung an der Universitätskinderklinik Inselspital Bern (1980–1990). Ordentlicher Professor der Medizinischen Fakultät der Universität Bonn (1990–2012). Ärztlicher Direktor des Universitätsklinikums Bonn (1991–2011). Seit 2001 Direktor des Forschungsinstitutes für Kinderernährung in Dortmund. Seit 2004 Mitglied der Nationalen Akademie der Wissenschaften Leopoldina, Halle. Derzeit Gastprofessor an der Universitätskinderklinik der Staatlichen Medizinischen Universität Tiflis/Georgien.
Forschungsschwerpunkte: Kongenitale Diarrhö, Kinderernährung, Zöliakie, chronisch-entzündliche Darmerkrankungen.

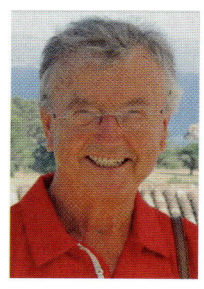

Prof. em. Dr. med. Jürgen Spranger
Studium und Promotion an der Universität Freiburg. Habilitation 1968 an der Universität Kiel. Medizinalassistent in Freiburg und Berlin, Assistenzarzt und Facharztausbildung in Heidelberg, Münster und Kiel. Forschungsaufenthalte am Sloan-Kettering Institute New York (1957–1958) und Children's Hospital, Harvard Medical Center, Boston (1968–1969). Oberarzt der Universitäts-Kinderklinik Kiel (1969–1974), seit 1972 in leitender Funktion. Außerplanmäßige Professor der Universität Kiel 1971. Gastprofessur am Department of Genetics der University of Wisconsin, Madison (1971–1972). Berufung an den Lehrstuhl für Kinderheilkunde der Universität Bonn (1974) und der Universität Mainz (1974). Von 1974 bis 1998 Direktor der Universitätskinderklinik Mainz.
Auszeichnungen: Czerny-Preis der Deutschen Gesellschaft für Kinderheilkunde 1972, Heubner-Preis der Deutschen Gesellschaft für Kinderheilkunde 2004. Seit 1988 Mitglied der Nationalen Akademie der Wissenschaften Leopoldina, Halle.
Wissenschaftlicher Schwerpunkt: Wachstumsstörungen im Kindesalter, medizinische Genetik.

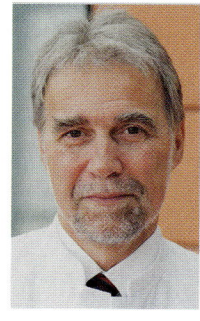

Professor Dr. med. Fred Zepp
Direktor des Zentrums für Kinder- und Jugendmedizin der Universitätsmedizin der Johannes Gutenberg-Universität, Mainz

Studium der Humanmedizin an der Universität Mainz und der University of Wisconsin in Madison (1975–1981). Assistenzarzt an der Kinderklinik in Mainz, Habilitation 1992. Seit 1998 Direktor der Universitäts-Kinderklinik und Kinderpoliklinik der Johannes Gutenberg-Universität Mainz (heute Zentrum für Kinder- und Jugendmedizin), Leitung des „Referenzlabors für zellvermittelte Immunität" und des Impfzentrums der Universitätskinderklinik Mainz.
Prodekan für Forschung am Fachbereich Medizin der Universitätsmedizin der Johannes Gutenberg-Universität Mainz (2001–2011). Präsident der Deutschen Gesellschaft für Kinder- und Jugendmedizin (2009–2012).
Mitglied der STIKO seit 1998, Mitglied des Wissenschaftlichen Beirats der Bundesärztekammer seit 2006 und auch Mitglied des Vorstands des Wissenschaftlichen Beirats seit 2012, Mitglied des

Wissenschaftlichen Beirats des Paul-Ehrlich-Instituts seit 2012, seit 2012 Mitglied der Scientific Advisory Group in Vaccines der EMA (CHMP).
Forschungsschwerpunkte: Pädiatrische Immunologie und Infektiologie. Anregung und Durchführung mehrerer nationaler und internationaler multizentrischer Studien auf dem Gebiet der Impfstoffentwicklung.

Inhaltsverzeichnis

Band 1

I Basiskonzepte der Kinder- und Jugendmedizin

1 Einleitung 1
J. Spranger, F. Zepp
1.1 Kinderheilkunde als Teil der Medizin 1
1.2 Frühe Entwicklung der deutschsprachigen Pädiatrie 1
1.3 Veränderungen des Aufgabenspektrums seit 1945 2
1.4 Strukturentwicklung der Pädiatrie 2
1.5 Präventive Medizin – Sozialpädiatrie 2
1.6 Kinderarzt und Gesellschaft 2
1.7 Ökonomisierung und evidenzbasierte Pädiatrie 2
1.8 Kinderarzt, Umwelt und Irrationales in der Pädiatrie 3
1.9 Dieses Buch 3

2 Ethik in der Pädiatrie 4
D. Niethammer
2.1 Ethik als Grundlage ärztlichen Handelns 4
2.2 Ethik in der Pädiater-Patient-Beziehung 4
2.3 Spezielle ethische Probleme in der Pädiatrie 6
2.4 Folgerungen für den Pädiater 7

3 Wachstum und Entwicklung 8
O. G. Jenni, R. H. Largo
3.1 Grundsätzliches zur Entwicklung des Kindes 8
3.2 Anlage und Umwelt 23
3.3 Erfassung der Variabilität 28
3.4 Pränatalperiode 32
3.5 Neugeborenenperiode 36
3.6 Säuglingsalter 39
3.7 Kleinkindesalter 49
3.8 Schulalter 57
3.9 Adoleszenz 58
3.10 Anhang: Normwerte Wachstum 65

II Krankheitsprävention

4 Krankheitsfrüherkennungsuntersuchungen bei Kindern und Jugendlichen 93
M. Kinet
4.1 Primäre, sekundäre und tertiäre Prävention 93
4.2 Krankheitsfrüherkennung bei Kindern und Jugendlichen in Deutschland 93
4.3 Krankheitsfrüherkennung bei Kindern und Jugendlichen in Österreich und der Schweiz 98

5 Hüftgelenkdysplasie und postnatales Hüftgelenkscreening 99
R. Schumacher

6 Stoffwechselscreening 104
R. Santer, A. Kohlschütter
6.1 Bedeutung der Untersuchung von Neugeborenen auf angeborene endokrine und metabolische Krankheiten 104
6.2 Zielkrankheiten des Neugeborenenscreenings 104
6.3 Praktische Durchführung und Ausblick 107

7 Neugeborenen-Hörscreening 109
A. Keilmann

8	**Rachitisprophylaxe**	110
	D. Schnabel	
8.1	Versorgung mit Vitamin D	110
8.2	Prophylaxe und Therapie mit Vitamin D	110

9	**Jodprophylaxe der Struma**	111
	A. Grüters-Kieslich	

10	**Impfungen**	113
	F. Zepp, H.-J. Schmitt, H. W. Kreth, M. Hufnagel	
10.1	Aktive Immunisierung	113
10.2	Passive Immunisierung	134
10.3	Reiseimpfung	134

11	**Zahnärztliche Untersuchung und Prophylaxe**	138
	Ch. Splieth	

III   Kind und Gesellschaft/Sozialpädiatrie

12	**Epidemiologie als Grundlage der pädiatrischen Prävention**	143
	R. von Kries	
12.1	Die Population als Patient – Aufgaben der Epidemiologie	143
12.2	Maßeinheiten in der Epidemiologie	144
12.3	Methoden zur Messung der Häufigkeit von Krankheiten	144
12.4	Studientypen und häufige Fehlerquellen	145
12.5	Kausalität in der Epidemiologie	149

13	**Einfluss sozialer Faktoren auf Gesundheit und Entwicklung von Kindern**	152
	H. G. Schlack, K. Brockmann	
13.1	Gesundheit, Entwicklung und sozioökonomischer Status	152
13.2	Die „neue Morbidität"	152
13.3	Biopsychosoziales Verständnis von Gesundheit und Krankheit	153
13.4	Gesundheitsförderung – eine Aufgabe der Pädiatrie	153

14	**Maßgebliche Lebensweltfaktoren**	156
	H. G. Schlack, K. Brockmann, C. Deneke, F. Aksu	
14.1	Lebensraum Familie	156
14.2	Familienersetzende Maßnahmen und Kinderschutz	157
14.3	Gemeinschaftseinrichtungen	157
14.4	Armut und Bildungschancen	158
14.5	Kinder kranker Eltern	158
14.6	Migration und Migrantenstatus	160

15	**Gefährdende Einflüsse aus Familie und Umwelt**	163
	G. Jorch, C. F. Poets, B. Herrmann, M. Noeker, I. Franke, C. Möller, R. Thomasius, P. F. M. Spitzer, M. E. Höllwarth, K. E. von Mühlendahl, E. von Mutius	
15.1	Der plötzliche Kindstod	163
15.2	Misshandlung, Missbrauch und Vernachlässigung von Kindern	169
15.3	Internet- und Computersucht	177
15.4	Substanzmissbrauch	177
15.5	Unfälle und Unfallverhütung	178
15.6	Umweltmedizin	183
15.7	Schadstoffwirkungen und respiratorische Morbidität	184

16	**Chronische Gesundheitsstörungen und Rehabilitation**	190
	K. Brockmann, H. G. Schlack, R. Blank, M. A. Landoldt, F. H. Sennhauser, H. von Voss, R. Schmid	
16.1	Versorgungsstrukturen bei chronischen Gesundheitsstörungen	190
16.2	Psychosoziale Auswirkungen chronischer Gesundheitsstörungen	191
16.3	Rehabilitationsziele, Patientenschulung und gesetzliche Grundlagen	192
16.4	Integration und Inklusion	194

| 16.5 | Gesundheitsbezogene Lebensqualität | 196 |
| 16.6 | Selbsthilfegruppen in Deutschland – Kindernetzwerk e.V. | 199 |

17 Entwicklungsstörungen und Behinderungen ... 202
J. Pietz, U. Moog, R. Blank

17.1	Diagnostische Konzepte	202
17.2	Interventionskonzepte	203
17.3	Umschriebene Entwicklungsstörungen motorischer Funktionen	204

18 Pädiatrische Sportmedizin ... 206
W. Banzer, A. Rosenhagen

18.1	Grundlagen der motorischen Leistungsfähigkeit von Kindern und Jugendlichen	206
18.2	Training im Kindes- und Jugendalter	206
18.3	Strukturen im Sport	206
18.4	Präventive Aspekte von Bewegung und Sport	206
18.5	Sportmedizinische Untersuchungen und Leistungsdiagnostik	207
18.6	Sport und Krankheiten	207
18.7	Risiken und Gefahren des Sports bei Kindern	209

IV Ernährung, Wasser- und Mineralhaushalt

19 Normale Ernährung von Neugeborenen, Säuglingen, Kindern und Jugendlichen ... 211
M. Kersting, H. Przyrembel[1], begründet von G. Schöch

19.1	Nährstoff- und Energiebedarf	211
19.2	Ernährung von Neugeborenen und Säuglingen	221
19.3	Ernährung von Kindern und Jugendlichen	237

20 Infusionstherapie und parenterale Ernährung ... 241
B. Koletzko

20.1	Grundlagen	241
20.2	Hauptbestandteile der parenteralen Ernährung	242
20.3	Praktische Durchführung der parenteralen Ernährung	245
20.4	Komplikationen und Überwachung	246
20.5	Heimparenterale Ernährung	247

21 Adipositas ... 248
M. Wabitsch

22 Malnutrition (Unterernährung) ... 256
M. J. Lentze

| 22.1 | Grundlagen | 256 |
| 22.2 | Protein-Energie-Malnutrition in Entwicklungsländern | 257 |

23 Vitaminmangelkrankheiten ... 260
H. Böhles

| 23.1 | Wasserlösliche Vitamine | 260 |
| 23.2 | Fettlösliche Vitamine | 267 |

24 Wasser- und Mineralhaushalt ... 271
W. Rascher

24.1	Natrium und Wasser	271
24.2	Störungen des Natrium- und Wasserhaushalts	275
24.3	Chlorid	280
24.4	Kalium	280
24.5	Säure-Basen-Haushalt	282

V Medizinische Genetik

25 Grundlagen ... 285
D. Wieczorek, B. Zabel, S. Mundlos
- 25.1 Das menschliche Genom ... 285
- 25.2 Epigenetik ... 288
- 25.3 Konnatale anatomische Entwicklungsstörungen ... 298

26 Diagnostische Methoden ... 305
D. Horn, P. Meinecke, S. Schuffenhauer, H. Neitzel, S. Heger, O. Hiort, S. Mundlos
- 26.1 Dysmorphologie ... 305
- 26.2 Chromosomenaberrationen und Krankheitsbilder ... 310
- 26.3 Molekulargenetik und Genomanalyse ... 322

27 Angeborene Entwicklungsdefekte ... 330
A. Queißer-Wahrendorf, R. König
- 27.1 Epidemiologie ... 330
- 27.2 Dysmorphogenetische Syndrome ... 334

28 Genetische Beratung und Pränataldiagnostik ... 348
S. Spranger
- 28.1 Gesetzliche Grundlagen ... 348
- 28.2 Grundlagen der genetischen Beratung ... 348
- 28.3 Pränataldiagnostik ... 350
- 28.4 Präimplantationsdiagnostik ... 352
- 28.5 Präfertilisationsdiagnostik ... 352

29 Therapie genetisch bedingter Krankheiten ... 353
E. Lausch, J. Spranger
- 29.1 Therapieoptionen – Grundlagen ... 353
- 29.2 Ätiologisch orientierte Strategien ... 353
- 29.3 Pathogenetisch orientierte Behandlungsmaßnahmen ... 353

VI Pränatale Medizin und Neonatologie

30 Pränatale Medizin ... 359
K. O. Kagan, H. Abele, G. Mielke, C. Poets
- 30.1 Einfluss der Pränatal- auf die Perinatalmedizin ... 359
- 30.2 Infektionen ... 360
- 30.3 Fetomaternale Inkompatibilitäten ... 361
- 30.4 Mehrlinge ... 362
- 30.5 Pränatale Diagnostik ... 363
- 30.6 Intrauterine und peripartale Therapie ... 365

31 Pränatale Infektionen ... 366
P. Bartmann, R. Roos
- 31.1 Toxoplasmose ... 366
- 31.2 Zytomegalie ... 367
- 31.3 Röteln ... 369
- 31.4 Parvovirus-Infektionen B19 ... 370
- 31.5 Syphilis ... 371
- 31.6 Konnatale Malaria ... 372

32 Grundlagen der Neonatologie ... 374
C. P. Speer
- 32.1 Grundlagen und Definitionen ... 374
- 32.2 Das Frühgeborene ... 375
- 32.3 Physiologie der Perinatalzeit ... 376
- 32.4 Reanimation ... 377

33 Intrauterines Wachstum, Wachstumsstörungen und Postmaturität ... 381
L. Gortner

- 33.1 Intrauterine Wachstumsretardierung ... 381
- 33.2 Makrosomie, diabetische Fetopathie ... 382
- 33.3 Diabetische Embryopathie ... 383
- 33.4 Postmaturität ... 384

34 Enterale Ernährung von Frühgeborenen ... 385
W. A. Mihatsch

- 34.1 Beginn der enteralen Ernährung ... 385
- 34.2 Überprüfung der Verträglichkeit ... 385
- 34.3 Auswahl der Nahrung für Frühgeborene ... 385

35 Medikamente und toxische Substanzen mit Rückwirkung auf den Feten ... 387
L. Gortner

- 35.1 Fetales Alkoholsyndrom ... 387
- 35.2 Nikotinabusus ... 387
- 35.3 Heroinabusus ... 387
- 35.4 Methadon ... 388
- 35.5 Kokain und andere Designerdrogen ... 388

36 Morbus haemolyticus neonatorum ... 389
C. P. Speer

- 36.1 Allgemeine Ätiopathogenese ... 389
- 36.2 Rh-Erythroblastose ... 389
- 36.3 AB0-Erythroblastose ... 390
- 36.4 Weitere hämolytische Krankheiten ... 391

37 Neonatale Alloimmunthrombozytopenie und weitere fetomaternale Inkompatibilitäten ... 392
L. Gortner

- 37.1 Neonatale Alloimmunthrombozytopenie ... 392
- 37.2 Neonatale Alloimmunneutropenien ... 392

38 Perinatale Asphyxie und hypoxisch-ischämische Enzephalopathie ... 393
M. Rüdiger

39 Neurologie des Neugeborenen ... 395
C. Bührer

- 39.1 Gehirnläsionen bei Frühgeborenen ... 395
- 39.2 Psychomotorische Entwicklungsstörungen von ehemaligen Frühgeborenen ... 397
- 39.3 Gehirnläsionen bei Reifgeborenen ... 397
- 39.4 Geburtstraumatische Schäden ... 398
- 39.5 Zerebrale Krampfanfälle ... 399
- 39.6 Neonataler Drogenentzug ... 400

40 Lungenkrankheiten Früh- und Neugeborener ... 402
C. P. Speer

- 40.1 Das Atemnotsyndrom Frühgeborener ... 402
- 40.2 Bronchopulmonale Dysplasie ... 405
- 40.3 Wilson-Mikity-Syndrom ... 408
- 40.4 Transitorische Tachypnoe ... 408
- 40.5 Mekoniumaspirationssyndrom ... 409
- 40.6 Persistierende pulmonale Hypertonie ... 410
- 40.7 Pneumothorax ... 411
- 40.8 Lungenhypoplasie ... 411
- 40.9 Lobäres Emphysem ... 412
- 40.10 Lungenblutung ... 413
- 40.11 Zwerchfellhernie ... 413
- 40.12 Neonatale Pneumonie ... 413
- 40.13 Chylothorax ... 414
- 40.14 Obstruktion der oberen Atemwege ... 414

41	**Intestinale Krankheiten**	416
	C. P. Speer	
41.1	Intestinale Atresien und Stenosen	416

42	**Icterus neonatorum und Hyperbilirubinämie**	418
	C. P. Speer	
42.1	Besonderheiten des Bilirubinstoffwechsels Neugeborener	418
42.2	Physiologischer Ikterus	418
42.3	Muttermilchikterus	418
42.4	Ikterus bei Frühgeborenen	419
42.5	Pathologische Hyperbilirubinämie	419
42.6	Direkte konjungierte Hyperbilirubinämie	419

43	**Blutkrankheiten**	420
	C. P. Speer	
43.1	Störungen der fetalen Erythropoese	420
43.2	Koagulopathien	421

44	**Metabolische Störungen**	423
	C. P. Speer	
44.1	Fetopathia diabetica	423
44.2	Hypoglykämie	423
44.3	Hypokalzämie	424
44.4	Hypermagnesiämie	424
44.5	Osteopenia prämaturorum	424
44.6	Spätmetabolische Acidose	424
44.7	Angeborene Hypothyreose	424
44.8	Neonatale Hyperthyreose	424
44.9	Maternale Phenylketonurie	425
44.10	Maternaler systemischer Lupus erythematodes	425

45	**Vorwiegend perinatal und postnatal erworbene Infektionen**	426
	P. Bartmann, R. Roos	
45.1	Bakterielle Infektionskrankheiten des Neugeborenen	426
45.2	Mykosen des Neugeborenen	431
45.3	Virusinfektionen des Neugeborenen	432

VII Jugendmedizin

46	**Einführung und Jugendgesundheitsuntersuchung**	439
	U. Büsching, F. Zepp	
46.1	Bedeutung der Jugendmedizin	439
46.2	Jugendgesundheitsuntersuchungen	439

47	**Spezielle Organerkrankungen von Jugendlichen**	440
	W. Kiess	
47.1	Besonderheiten im Jugendalter	440
47.2	Wichtige Erkrankungen	440

48	**Jugendgynäkologie**	445
	N. Weissenrieder	
48.1	Einleitung	445
48.2	Genitale Untersuchungen bei weiblichen Jugendlichen	445
48.3	Veränderungen an der Brust	445
48.4	Blutungsstörungen	446
48.5	Prävention	447

49	**Jungen – Sexualentwicklung und Sexualität**	449
	B. Stier, R. Winter	
49.1	Zur Definition	449
49.2	Daten zu Sexualität, Information und Wissensbedarf	449
49.3	Somatische Geschlechtsentwicklung	450
49.4	Sexualität und Gender	450
49.5	Sexuelle Orientierung: Heterosexualität, Homosexualität und Bisexualität	451
49.6	Verhütungsverhalten	451
49.7	Pornografie	452
50	**Transition**	454
	W. Kiess	
50.1	Einführung	454
50.2	Mögliche Chancen und Barrieren	454
50.3	Durchführung der Transition	454
51	**Gesundheitsriskantes Verhalten von Jugendlichen: Tabak- und Alkoholkonsum**	456
	P. Kolip, J. Bucksch	
51.1	Bedeutung des Suchtmittelkonsums bei Jugendlichen	456
51.2	Tabakkonsum	456
51.3	Alkoholkonsum	456

VIII Stoffwechselkrankheiten

52	**Differenzialdiagnose und Notfallbehandlung von Intermediärstoffwechselkrankheiten**	459
	G. F. Hoffmann, S. Kölker	
52.1	Akute Stoffwechselentgleisung	459
52.2	Metabolische Basisdiagnostik	461
52.3	Grundzüge der Notfallbehandlung	462
53	**Krankheiten und Störungen des Eiweißstoffwechsels**	466
	J. Häberle, S. Kölker, G. F. Hoffmann	
53.1	Harnstoffzyklusstörungen	466
53.2	Aminoacidopathien	467
53.3	Organoacidurien	480
54	**Störungen des Monosaccharidstoffwechsels**	493
	T. Meissner, R. Santer	
54.1	Hyperinsulinismus	493
54.2	Galaktosestoffwechselstörungen	496
54.3	Fruktosestoffwechselstörungen	501
54.4	Angeborene Störungen des Glukosetransports	505
55	**Hyperlipoproteinämien**	510
	K. Widhalm	
55.1	Primäre Hyperlipoproteinämien	512
55.2	Sekundäre Hyperlipoproteinämien	514
56	**Störungen des Energiestoffwechsels**	516
	U. Spiekerkötter, W. Sperl, P. Freisinger, G. F. Hoffmann	
56.1	Mitochondriale Fettsäureoxidation und Ketonkörperstoffwechsel	516
56.2	Mitochondriopathien	526
56.3	Kreatinmangelsyndrome	537
57	**Speicherkrankheiten**	540
	R. Santer, K. Ullrich, J. Spranger	
57.1	Glykogenspeicherkrankheiten	540
57.2	Mukopolysaccharidosen	550
57.3	Oligosaccharidosen und verwandte Krankheiten	557

58	**Stoffwechselkrankheiten mit Dysmorphien**..........563
	J. Gärtner, H. Rosewich, T. Marquardt, G. F. Hoffmann
58.1	Peroxisomale Krankheiten 563
58.2	Angeborene Glykosylierungsstörungen 568
58.3	Störungen der Cholesterolbiosynthese 573

59	**Defekte des Purin- und des Pyrimidinstoffwechsels** 577
	B. Assmann, J. Bierau

60	**Porphyrien** 580
	U. Stölzel, M. O. Doss

IX Endokrinologie

61	**Diabetes insipidus und Syndrom der inadäquaten ADH-Sekretion** 585
	W. Rascher
61.1	Diabetes insipidus 585
61.2	Vasopressininduzierte Hyponatriämie 588

62	**Krankheiten von Hypophyse und Hypothalamus** 590
	R. Pfäffle
62.1	Hypophyse: Anatomie und Entwicklungsstörungen 590
62.2	Hypothalamische Störungen der Hormonsekretion 591
62.3	Störungen der Hormonproduktion und -sekretion auf hypophysärer Ebene 594
62.4	Störungen des Hypothalamus-Hypophysen-Schilddrüsen-Systems 596
62.5	Störungen des Hypothalamus-Hypophysen-Gonaden-Systems 597
62.6	Störungen des Hypothalamus-Hypophysen-Nebennieren-Systems 598

63	**Krankheiten der Schilddrüse** 600
	A. Grüters-Kieslich
63.1	Hypothyreose 600
63.2	Hyperthyreose 605
63.3	Autoimmunthyreoiditis 608
63.4	Schilddrüsenknoten 609

64	**Störungen des Kalzium-Phosphat-Stoffwechsels** 612
	D. Schnabel
64.1	Physiologische Grundlagen 612
64.2	Störungen des Kalziumstoffwechsels im Kindes- und Jugendalter 613
64.3	Störungen des Kalziumstoffwechsels in der Neugeborenenperiode 628

65	**Störungen der Nebennierenfunktion** 632
	C.-J. Partsch, F. G. Riepe
65.1	Störungen der Nebennierenrindenfunktion 632
65.2	Erkrankungen des Nebennierenmarks 643

66	**Krankheiten der Keimdrüsen** 645
	O. Hiort
66.1	Normale Entwicklung der Keimdrüsen 645
66.2	Hodenhochstand 646
66.3	Besonderheiten der Geschlechtsentwicklung 647

67	**Pubertät und Pubertätsstörungen** 654
	S. Heger, O. Hiort
67.1	Normale Pubertätsentwicklung 654
67.2	Konstitutionelle Verzögerung von Wachstum und Entwicklung 658
67.3	Verzögerte oder ausbleibende Pubertätsentwicklung (Pubertas tarda) 659
67.4	Vorzeitige Pubertätsentwicklung (Pubertas praecox) 663

| 68 | **Diabetes mellitus** | 668 |

M. Wabitsch, E. Heinze

68.1	Typ-1-Diabetes	668
68.2	Seltene Formen des Diabetes mellitus im Kindes- und Jugendalter	673
68.3	Mitochondriale Erkrankungen und Diabetes	676
68.4	Diabetes mellitus bei anderen Krankheiten	677

| 69 | **Wachstumsstörungen** | 678 |

D. Schnabel

69.1	Grundlagen	678
69.2	Kleinwuchs	679
69.3	Hochwuchs	682

X Immunologie

| 70 | **Physiologie der B- und T-Lymphozyten** | 685 |

G. A. Holländer, M. Hauri-Hohl

70.1	Grundlagen	685
70.2	Physiologie der B-Lymphozyten	685
70.3	Entwicklung und Physiologie der T-Lymphozyten	689

| 71 | **Immunologische Diagnostik** | 693 |

C. Speckmann, S. Ehl

| 71.1 | Indikationen | 693 |
| 71.2 | Basisdiagnostik | 693 |

| 72 | **Primäre B-Zell-Defekte** | 695 |

M. Hauri-Hohl, G. A. Holländer

72.1	Klassifikation	695
72.2	Agammaglobulinämien	695
72.3	Störungen mit schwerem Mangel an zwei oder mehr Immunglobulinklassen mit normaler oder leicht verminderter Anzahl von zirkulierenden B-Zellen	698
72.4	Störungen mit schwerem IgG- und IgA-Mangel bei normaler oder erhöhter IgM-Serumkonzentration und normaler Anzahl von zirkulierenden B-Zellen	699

| 73 | **T-zelluläre und kombinierte Immundefekte** | 704 |

S. Ehl, C. Speckmann

73.1	Klassifikation, Klinik und Diagnose	704
73.2	T-Zell-Entwicklungsdefekte	705
73.3	T-Zell-Defekte durch Thymusaplasie	708
73.4	Störungen der T-Zell-Aktivierung	709
73.5	Andere kombinierte Immundefekte	710
73.6	T-Zell-Defekte mit DNA-Brüchigkeit	711
73.7	T-Zell-Defekte mit Immundysregulation	712
73.8	Immundefekte mit gestörter Zytotoxizität	715
73.9	Syndromale Immundefekte	716
73.10	Sonstige T-Zell-Defekte	719

| 74 | **Sekundäre Immundefekte** | 721 |

D. Nadal

| 74.1 | Physiologische Grundlagen | 721 |
| 74.2 | Induktion von Immundysfunktion | 721 |

| 75 | **HIV-Infektion und AIDS** | 725 |

T. Niehues, V. Wahn

| 76 | **Erhöhte Infektanfälligkeit** | 735 |

D. Nadal

| 77 | **Komplementsystem und Komplementdefekte** | 738 |

M. Kirschfink

77.1	Einleitung	738
77.2	Aktivierung des Komplementsystems	738
77.3	Regulation des Komplementsystems	740
77.4	Klinische Bedeutung des Komplementsystems	741
77.5	Defekte des Komplementsystems	741
77.6	Diagnostik des Komplementsystems	742

| 78 | **Phagozytenfunktionsdefekte** | 744 |

R.A. Seger

| 78.1 | Klinische Grundlagen | 744 |
| 78.2 | Krankheitsbilder | 744 |

XI Autoimmunkrankheiten

| 79 | **Definition und Pathogenese der Autoimmunkrankheiten** | 747 |

G. Dannecker, N. Wagner

| 80 | **Juvenile idiopathische Arthritis** | 750 |

H.-I. Huppertz, G. Horneff, F. Zepp

| 81 | **Juvenile Spondyloarthritiden** | 765 |

G. Ganser, H.-I. Huppertz

| 82 | **Infektassoziierte Arthritiden** | 771 |

H.-I. Huppertz

| 83 | **Systemischer Lupus erythematodes und seltene rheumatische Erkrankungen** | 775 |

N. Wagner, G. Dannecker

83.1	Systemischer Lupus erythematodes	775
83.2	Sonderformen	780
83.3	Seltene rheumatische Erkrankungen	780

| 84 | **Episodische Fiebersyndrome – autoinflammatorische Syndrome** | 782 |

G. Horneff

84.1	Definition	782
84.2	Familiäres Mittelmeerfieber	782
84.3	Mevalonakinasedefekt	782
84.4	Tumor-Nekrose-Faktor-Rezeptor-assoziiertes periodisches Syndrom	782
84.5	Cryopyrinassoziierte Erkrankungen	784

| 85 | **Amyloidosen** | 787 |

H.-I. Huppertz, J. Spranger

| 86 | **Vaskulitiden** | 789 |

C. Rieger

86.1	Allgemeine Grundlagen	789
86.2	Primäre Vaskulitiden	790
86.3	Sekundäre Vaskulitiden	794
86.4	Vaskulitis-Sonderformen	795

| 87 | **Juvenile Dermatomyositis** | 797 |

H.-I. Huppertz, T. Voit

| 88 | **Sklerodermie** | 800 |

H.-J. Girschick

| 88.1 | Klassifikation | 800 |
| 88.2 | Lokalisierte Sklerodermie | 800 |

XII Allergie und allergische Krankheiten

89 Allergische Krankheiten im Kindesalter 805
E. Hamelmann, V. Wahn, U. Wahn
89.1 Einteilung allergischer Krankheiten 805
89.2 Bedeutung der atopischen Krankheiten bei Kindern 805
89.3 Immunologische Grundlagen 806
89.4 Allergische Krankheitsbilder 808
89.5 Allergiediagnostik und Therapie im Kindesalter 810

XIII Infektionskrankheiten

90 Prinzipien der Infektiologie 813
H.-J. Schmitt

91 Epidemiologie und Prävention von nosokomialen Infektionen 820
T. Hauer, M. Dettenkofer
91.1 Definition und Bedeutung 820
91.2 Übertragungswege 820
91.3 Standardhygienemaßnahmen 822
91.4 Spezielle Hygienemaßnahmen 828
91.5 Desinfektion und Reinigung 832
91.6 Infektionen des Respirationstrakts 832
91.7 Infektionsprophylaxe in Gemeinschaftseinrichtungen 839

92 Sepsis 842
M. Hufnagel, H.-J. Schmitt

93 Toxisches Schocksyndrom 849
M. Hufnagel, H.-J. Schmitt

94 Bakterielle Infektionen: Grampositive Kokken 852
R. Berner, B.-K. Jüngst, H. Scholz
94.1 Staphylokokken-Infektionen 852
94.2 Streptokokken-Infektionen 854
94.3 Pneumokokken-Infektionen 859
94.4 Enterokokken-Infektionen 860

95 Bakterielle Infektionen: Grampositive Stäbchen 862
U. Heininger, H.-J. Schmitt
95.1 Diphtherie 862
95.2 Listeriose 862
95.3 Aktinomykose 863
95.4 Nokardiose 864

96 Bakterielle Infektionen: Gramnegative Kokken 866
R. Berner, H. Scholz
96.1 Meningokokken-Infektionen 866
96.2 Gonokokken-Infektionen 867
96.3 Moraxella-catarrhalis-Infektionen 868

97 Bakterielle Infektionen: Gramnegative Stäbchen 870
R. Berner, H. Scholz, U. Heininger, K.-M. Keller, H.-I. Huppertz, H.-J. Schmitt
97.1 Haemophilus-influenzae-Infektionen 870
97.2 Pertussis und Parapertussis 870
97.3 Campylobacter-Infektionen 872
97.4 Helicobacter-Infektionen 872
97.5 Legionellen 873
97.6 Pseudomonaden-Infektionen 874
97.7 Infektionen durch Escherichia coli, Klebsiellen und Proteus 875

97.8	Shigellen-Infektionen	879
97.9	Salmonellen-Infektionen	879
97.10	Enterobakteriazeen: Yersiniosen	882
97.11	Vibrionen-Infektionen	884
97.12	Brucellose	884

98 Bakterielle Infektionen: Anaerobier ... 887
H.-J. Schmitt, K.-M. Keller

98.1	Tetanus	887
98.2	Botulismus	888

99 Bakterielle Infektionen: Atypische Bakterien ... 889
M. Hufnagel, H.-J. Schmitt, D. Nadal, H.-J. Christen, H. Eiffert, H.-J. Huppertz

99.1	Chlamydien-Infektionen	889
99.2	Mykoplasmen-Infektionen	891
99.3	Tularämie	892
99.4	Bartonella henselae: Katzenkratzkrankheit	893
99.5	Andere Bartonellosen	895
99.6	Coxiella burnetti: Q-Fieber	895
99.7	Rickettsiosen	896
99.8	Spirochäten-Infektionen	897
99.9	Mykobakteriosen	904

100 Virale Infektionen: DNA-Viren ... 913
J. Forster, V. Schuster, H. W. Kreth

100.1	Adenovirus-Infektionen	913
100.2	Epstein-Barr-Virus-Infektionen	914
100.3	Zytomegalievirus-Infektionen	917
100.4	Varicella-Zoster-Virus-Infektionen	918
100.5	Herpes-simplex-Virus-Infektionen	920
100.6	Herpesvirus-Typ-6-Infektionen	921
100.7	Herpesvirus-Typ-7-Infektionen	922
100.8	Herpesvirus-Typ-8-Infektionen	923
100.9	Parvovirus-B19-Infektionen	923

101 Virale Infektionen: RNA-Viren ... 927
J. Forster, V. Schuster, W. Kreth, D. Nadal, H.-J. Schmitt

101.1	Rhinovirus-Infektionen	927
101.2	Enterovirus-Infektionen	927
101.3	Influenzavirus-Infektionen	929
101.4	Parainfluenzavirus-Infektionen	929
101.5	Respiratory-Syncytial-Virus-Infektionen	930
101.6	Masern	931
101.7	Mumps	932
101.8	Röteln	933
101.9	Metapneumovirus-Infektionen	934
101.10	Slow-virus-Infektionen	935
101.11	Virale hämorrhagische Fieber	937
101.12	Rabiesvirus-Infektionen	942

102 Mykosen und Parasitosen ... 945
H.-J. Schmitt, M.B. Krawinkel, R. Kobbe

102.1	Mykosen	945
102.2	Protozoen-Infektionen	952
102.3	Helminthosen	961

XIV Notfall- und Intensivmedizin

103 Allgemeine Intensivmedizin 975
B. P. Wagner

104 Atemnot und respiratorische Insuffizienz 976
B. P. Wagner

105 Akute Herz-Kreislauf-Insuffizienz und Schock 981
B.P. Wagner

106 Akutes Versagen des Zentralnervensystems, Koma und intrakranielle Hypertension 986
B.P. Wagner

107 Hitzeschäden 989
B.P. Wagner
107.1 Hitzestauung, Hitzschlag und Hyperthermie 989
107.2 Verbrennungen und Verbrühungen 989

108 Akzidentelle Hypothermie 991
B.P. Wagner

109 Ertrinkungsunfälle 992
B.P. Wagner

110 Pädiatrische Notfallmedizin 994
G. Jorch
110.1 Vorbemerkungen 994
110.2 Bedrohliche Symptome und Situationen bei Neugeborenen und jungen Säuglingen 994
110.3 Notfälle jenseits der Neugeborenenperiode 994

111 Vergiftungen 996
A. Hahn
111.1 Ingestionen 996

XV Pharmakotherapie

112 Pädiatrische Pharmakologie und Arzneimittelanwendung 1003
H. W. Seyberth, M. Schwab
112.1 Historische Bestandsaufnahme 1003
112.2 Entwicklungsphasen 1004
112.3 Pharmakokinetik 1005
112.4 Pharmakodynamik 1009
112.5 Pharmakogenetik und Pharmakogenomik 1013
112.6 Therapeutisches Drugmonitoring (TDM) 1013
112.7 Kindgerechte Darreichungsformen 1016

113 Antimikrobielle Therapie 1019
R. Berner, T. Lehrnbecher
113.1 Antibakterielle Therapie 1019
113.2 Antimykotische Therapie 1035

114 Schmerztherapie 1038
F. Ebinger
114.1 Grundlagen 1038
114.2 Analgetika 1038
114.3 Analgesie im klinischen Kontext 1041

115 Fieber und fiebersenkende Maßnahmen 1043
F. Riedel

116	**Komplementärmedizinische/alternative Verfahren**	1045
	J. Spranger	
116.1	Komplementärmedizin	1045
116.2	Alternative Medizin	1045
116.3	Abwägung therapeutischer Systeme	1046

Band 2

XVI Krankheiten von Verdauungstrakt, Peritoneum, Bauchwand und Pankreas

117	**Speicheldrüsen, Fehlbildungen im Kiefer- und Gesichtsbereich, Kiefergelenk, Zähne und Mund**	1049
	R. H. Reich, R. Schilke, G. Hillmann	
117.1	Speicheldrüsen	1049
117.2	Fehlbildungen im Kiefer- und Gesichtsbereich	1053
117.3	Kiefergelenk	1057
117.4	Zähne und Mund	1057
118	**Krankheiten von Ösophagus, Magen und Duodenum**	1071
	S. Koletzko	
118.1	Ösophagus	1071
118.2	Magen und Duodenum	1082
119	**Akute Gastroenteritis und postenteritisches Syndrom**	1093
	M. J. Lentze	
119.1	Akute Gastroenteritis (Brechdurchfall)	1093
119.2	Postenteritisches Syndrom	1096
120	**Zöliakie**	1099
	K.-P. Zimmer	
121	**Kuhmilchallergie**	1104
	K.-M. Keller	
122	**Angeborene Krankheiten des Gastrointestinaltrakts**	1107
	M. J. Lentze	
122.1	Störungen der Digestion, Hydrolyse, Absorption und Sekretion	1107
122.2	Motilitätsstörungen des Gastrointestinaltrakts	1114
122.3	Gastrointestinale Polypose, Polypen und Neoplasien	1114
123	**Kurzdarmsyndrom**	1117
	W. Nützenadel	
124	**Krankheiten mit schwerer Strukturveränderung des Darms**	1119
	M. J. Lentze	
124.1	Kongenitale Mikrovillusatrophie	1119
124.2	Intraktable Diarrhö mit persistierender Zottenatrophie in früher Kindheit	1119
124.3	Kongenitale Tufting-Enteropathie	1119
124.4	IPEX-Syndrom	1119
125	**Morbus Crohn und Colitis ulcerosa**	1121
	K.-M. Keller	
126	**Eiweißverlierende Enteropathie**	1128
	M. J. Lentze	

127	**Funktionelle Störungen des Darms**	1130
	K.-M. Keller, S. Koletzko, S. Buderus	
127.1	Reizdarmsyndrom und rezidivierende Bauchschmerzen	1130
127.2	Chronische funktionelle Obstipation	1132
127.3	Ileus	1134
127.4	Invagination	1136

128	**Strukturelle Störungen des Darms**	1138
	S. Koletzko	
128.1	Neuropathien	1138
128.2	Myopathien	1143
128.3	Chronische Pseudoobstruktion	1144

129	**Immundefizienz und Darm**	1146
	K.-M. Keller	
129.1	Primäre Immundefekte	1146
129.2	Sekundäre Immundefekte	1147

130	**Appendizitis**	1149
	C. Lorenz	
130.1	Klinisches Bild, Diagnose und Therapie	1149
130.2	Sonderformen	1151

131	**Peritonitis und Aszites**	1152
	M. L. Metzelder, B. M. Ure	
131.1	Peritonitis	1152
131.2	Aszites	1153

132	**Bauchwanddefekte**	1155
	M. Heinrich, D. von Schweinitz	
132.1	Laparoschisis (Gastroschisis)	1155
132.2	Omphalozele	1155
132.3	Zwerchfellhernie	1156
132.4	Bauchwandhernien	1157

133	**Pankreaskrankheiten**	1159
	H. Witt	
133.1	Grundlagen	1159
133.2	Pankreatitis	1159
133.3	Hereditäre Pankreaserkrankungen	1162

XVII Krankheiten der Leber

134	**Entwicklung und Funktion der Leber**	1165
	T. S. Weiß, M. Melter	
134.1	Aufbau und Funktion der maturen Leber	1165
134.2	Funktionelle Entwicklung der Leber	1165
134.3	Kohlenhydratstoffwechsel	1166
134.4	Aminosäuren- und Proteinstoffwechsel	1166
134.5	Lipidstoffwechsel	1167
134.6	Biotransformation	1168
134.7	Gallensäurenstoffwechsel	1169

135	**Cholestase**	1171
	A. Ballauff	
135.1	Grundlagen	1171
135.2	Krankheitsbilder mit intrahepatischer Cholestase	1174

136	**Morbus Wilson**	1176
	R. H. J. Houwen, T. Müller	

137	**α₁-Antitrypsin-Mangel**	1178
	K. Pittschieler	

138	**Hepatitis**	1180
	S. Wirth	
138.1	Hepatitis A	1180
138.2	Hepatitis B	1180
138.3	Hepatitis C	1183
138.4	Hepatitis D	1184
138.5	Hepatitis E	1184
138.6	Weitere hepatotrope Viren	1185
138.7	Autoimmunhepatitis	1185
138.8	Primär sklerosierende Cholangitis	1187

139	**Krankheiten der extrahepatischen Gallenwege**	1189
	T. Lang	
139.1	Choledochuszysten	1189
139.2	Gallengangsatresie	1190
139.3	Gallensteine im Kindesalter	1194

140	**Akutes Leberversagen und Lebertransplantation**	1198
	M. Melter, B. Rodeck	
140.1	Akutes Leberversagen	1198
140.2	Lebertransplantation	1202

141	**Portale Hypertension**	1210
	A. Ballauff	

XVIII Krankheiten der Atmungsorgane

142	**Morphologie der Lunge und Entwicklung des Gasaustauschapparates**	1215
	S. A. Tschanz, P. H. Burri	
142.1	Morphologie der Lunge	1215
142.2	Lungenentwicklung	1218
142.3	Wachstum der Lunge	1219

143	**Atemregulation und Gasaustausch**	1222
	C. F. Poets	
143.1	Atemregulation	1222
143.2	Integrierte Reaktionen auf Änderungen der Blutgashomöostase	1223
143.3	Besondere Atmungsformen	1224
143.4	Gasaustausch	1224

144	**Atemphysiologie**	1226
	J. Hammer, U. Frey	
144.1	Grundlagen	1226
144.2	Besonderheiten der Säuglingslunge	1226
144.3	Pathophysiologische Veränderungen	1228

145	**Pulmonale Abwehrmechanismen und mukoziliäre Clearance**	1229
	C. Rieger	
145.1	Unspezifische Abwehrmechanismen	1229
145.2	Spezifische Abwehrmechanismen	1229

146	**Kardiopulmonale Reanimation**	1232
	B. P. Wagner	

147	**Symptome und klinische Befunde häufiger respiratorischer Krankheiten**	1235
	J. Riedler	
147.1	Symptome	1235

147.2	Anamnese	1238
147.3	Klinische Untersuchung des Thorax und der Lunge	1239

148 Diagnostische Methoden … 1242
E. Eber, M. S. Zach

148.1	Lungenfunktionsdiagnostik	1242
148.2	Messung des exhalierten Stickstoffmonoxids	1247
148.3	Endoskopie	1247

149 Zwerchfellveränderungen … 1249
J. Fuchs

149.1	Angeborene Zwerchfelldefekte	1249
149.2	Zwerchfellrelaxation	1251

150 Kongenitale Anomalien von Atemwegen und Lungen inklusive primäre ziliäre Dyskinesie 1253
E. Eber

150.1	Fehlbildungen von Atemwegen und Lungen	1253
150.2	Parenchymatöse Fehlbildungen der Lunge	1257
150.3	Primäre ziliäre Dyskinesie	1259

151 Tracheobronchitis und Bronchiolitis … 1261
J. Forster

151.1	Tracheobronchitis	1261
151.2	Bronchiolitis	1262

152 Infektiöse Pneumonien … 1264
U. Heininger

153 Aspirationspneumonien … 1267
F. Riedel

153.1	Grundlagen	1267
153.2	Sonderformen der Aspirationspneumonie	1268

154 Atelektasen … 1269
J. Freihorst

155 Überblähungen und Lungenemphysem … 1272
M. H. Schöni

155.1	Grundlagen	1272
155.2	Krankheitsbilder	1273

156 Bronchiektasen und Lungenabszess … 1275
C. Rieger

156.1	Bronchiektasen	1275
156.2	Lungenabszess	1277

157 Asthma bronchiale … 1278
J. H. Wildhaber, A. Möller, F. H. Sennhauser

158 Zystische Fibrose (Mukoviszidose) … 1289
S. Schmitt-Grohé, M. J. Lentze, J. Henker

158.1	Genetische Grundlagen und Pathophysiologie	1289
158.2	Pulmonale Manifestationen	1289
158.3	Zystische Fibrose im Magen-Darm-Trakt	1296

159 Lungenödem, Lungenembolie und Lungeninfarkt … 1302
W.-R. Thies

159.1	Lungenödem	1302
159.2	Lungenembolie und Lungeninfarkt	1305

Inhaltsverzeichnis

160	**Lungentumoren**	1308
	H. Christiansen, F. Lampert	
160.1	Intrathorakale Neubildungen	1308
160.2	Thymushyperplasie und Neoplasie	1308

161	**Thoraxtrauma**	1310
	M. L. Metzelder, P. Sacher	

162	**Schäden an Trachea und Bronchien durch Trauma und als Therapiefolgen**	1312
	T. Nicolai	
162.1	Trauma	1312
162.2	Schädigung durch therapeutische Maßnahmen an Trachea und Bronchien	1312

163	**Fremdkörperaspiration**	1314
	T. Nicolai	

164	**Spezielle Krankheiten der Lunge und der Pleura**	1316
	J. Seidenberg	
164.1	Diffuse (interstitielle) Lungenerkrankungen (DLE)	1316
164.2	Erkrankungen der Pleura	1321

165	**Pneumothorax, Pneumomediastinum, Hydro-, Hämato- und Chylothorax**	1323
	T. Nicolai	
165.1	Pneumothorax	1323
165.2	Pneumomediastinum	1323
165.3	Hydrothorax	1324
165.4	Hämatothorax	1324
165.5	Chylothorax	1324
165.6	Thoraxdrainagen	1324

166	**Thoraxdeformität**	1326
	R. Böhm, D. von Schweinitz	
166.1	Trichterbrust (Pectus excavatum)	1326
166.2	Kielbrust (Pectus carinatum)	1326
166.3	Sternumspalten	1326
166.4	Cantrell-Syndrom	1327

167	**Atemphysiotherapie bei pulmonalen Krankheiten**	1328
	B. Oberwaldner	
167.1	Methodik	1328
167.2	Spezielle Indikationen	1329

168	**Sporttherapie und pulmonale Rehabilitation bei chronischem Lungenleiden**	1332
	C.-P. Bauer	

XIX Herz- und Gefäßkrankheiten

169	**Allgemeine Symptomatik, Anamnese, klinische und ergänzende Untersuchungen**	1335
	G. Buheitel	

170	**Fetaler und neonataler Kreislauf**	1349
	U. Herberg	
170.1	Fetale Zirkulation	1349
170.2	Übergangszirkulation von der fetalen zur neonatalen Zirkulation	1350

171	**Herzinsuffizienz und Hypoxämie**	1352
	H. H. Kramer	
171.1	Herzinsuffizienz	1352
171.2	Hypoxämie	1356

172	**Angeborene Herz- und Gefäßanomalien**	1359
	J. Breuer, J. Apitz, A. A. Schmaltz, D. Lang	
172.1	Epidemiologie und Ätiologie	1359
172.2	Primär nichtzyanotische Vitien	1360
172.3	Primär zyanotische Vitien	1375
172.4	Angeborene Gefäßanomalien	1387
173	**Herzrhythmusstörungen**	1392
	T. Paul	
173.1	Bradykarde Herzrhythmusstörungen	1392
173.2	Tachykarde Herzrhythmusstörungen	1392
174	**Andere Herzkrankheiten**	1398
	L. Sieverding, W. Kienast, H. H. Kramer	
174.1	Kardiomyopathien	1398
174.2	Herztumoren	1405
174.3	Myokarditis	1407
174.4	Perikarditis	1408
174.5	Infektiöse Endokarditis	1408
174.6	Rheumatische Herzkrankheiten und Herzbeteiligung bei Kollagenosen	1413
175	**Arterielle Hypertonie**	1417
	B. Stiller	
176	**Pulmonale Hypertonie**	1423
	J. Breuer	
176.1	Pulmonale Hypertonie bei angeborenen Herzfehlern	1423
176.2	Idiopathische pulmonale Hypertonie (IPAH)	1425
176.3	Pulmonale Hypertonie bei pulmonalen Erkrankungen	1426
176.4	Pulmonale Hypertonie bei chronischer Obstruktion der oberen Atemwege	1426
176.5	Akute Höhenkrankheit	1426
177	**Orthostatische Dysregulation**	1428
	K.-O. Dubowy	

XX Krankheiten der blutbildenden Organe, Gerinnungsstörungen und Tumoren

178	**Erythrozyten**	1429
	J. Kunz, A. Kulozik	
178.1	Physiologische Besonderheiten im Kindesalter	1429
178.2	Anämien	1433
178.3	Funktionsstörungen des Hämoglobins	1453
178.4	Polyzythämien	1453
178.5	Aplastische Anämien	1454
179	**Leukozyten**	1457
	M. Gahr, C. Zeidler	
179.1	Neutrophilie	1457
179.2	Phagozytendefekte	1457
179.3	Neutrophile Granulozytopenien/Neutropenien	1457
180	**Thrombozyten und Gerinnung**	1464
	R. Schneppenheim, F. Bergmann	
180.1	Physiologie der Gerinnung	1464
180.2	Hämorrhagische Diathesen	1464
180.3	Thrombophilie	1487
180.4	Erworbene Koagulopathien	1492

181	**Krankheiten der Milz**	1499
	M. Gahr	
181.1	Anatomie und Funktionen der Milz	1499
181.2	Milzvergrößerung	1499
181.3	Fehlen der Milz	1499
182	**Grundlagen der Onkologie**	1501
	T. Klingebiel, P. Bader, S. Fulda	
183	**Leukämien**	1510
	P. Bader, A. Borkhardt, T. Klingebiel	
183.1	Grundlagen	1510
183.2	Akute lymphoblastische Leukämie	1510
183.3	Akute myeloische Leukämie	1515
183.4	Chronisch myeloische Leukämie	1516
183.5	Myelodysplastisches Syndrom	1517
183.6	Juvenile myelomonozytäre Leukämie	1517
184	**Lymphome**	1519
	A. Claviez	
184.1	Non-Hodgkin-Lymphome	1519
184.2	Hodgkin-Lymphome	1521
185	**Histiozytosen**	1526
	M. Minkov, G. Janka-Schaub	
185.1	Grundlagen	1526
185.2	Langerhans-Zell-Histiozytose	1526
185.3	Hämophagozytische Lymphohistiozytosen	1528
186	**Transplantation hämatopoetischer Stammzellen**	1532
	P. Bader	
186.1	Allgemeines	1532
186.2	Spezielle Transplantationskomplikationen	1536
186.3	Transplantationsindikationen – Ergebnisse	1538
187	**Solide Tumoren**	1541
	T. Klingebiel, P. Gutjahr, A. Borkhardt	
187.1	Neuroblastom	1541
187.2	Weichteilsarkome (insbesondere Rhabdomyosarkome)	1543
187.3	Nephroblastom (Wilms-Tumor)	1546
187.4	Maligne Tumoren der Leber	1548
187.5	Osteosarkom	1549
187.6	Ewing-Sarkom	1550
187.7	Keimzelltumoren	1552
187.8	Retinoblastom	1553
187.9	Schilddrüsenkarzinome	1554
187.10	Spätfolgen	1554
188	**Tumoren des Gehirns und des Spinalkanals**	1556
	G. Fleischhack	
188.1	Grundlagen	1556
188.2	Neuroepitheliale Tumoren	1560
188.3	Meningeale Tumoren	1564
188.4	Keimzelltumoren	1564
188.5	Tumoren der Sellaregion	1565
188.6	Spinale Tumoren	1565

XXI Krankheiten der Niere, der ableitenden Harnwege und des äußeren Genitales

189 Physiologische Grundlagen der Nierenfunktion 1567
S. Waldegger
189.1 Funktionen der Niere 1567
189.2 Parameter zur Einschätzung der Nierenfunktion 1568

190 Diagnostische Methoden 1570
A. Melk
190.1 Urinuntersuchungen 1570
190.2 Blutuntersuchungen 1571
190.3 Nierenfunktionsuntersuchungen 1571
190.4 Bildgebende Verfahren 1571
190.5 Nierenbiopsie 1573

191 Fehlbildungen der Nieren (inklusive zystischer Nephropathien) und ableitenden Harnwege 1574
S. Weber
191.1 Grundlagen 1574
191.2 Erkrankungen des CAKUT-Komplexes 1575
191.3 Polyzystische Nierenerkrankungen 1579

192 Harnwegsinfektionen 1580
R. Beetz

193 Enuresis und funktionelle Harninkontinenz 1584
R. Beetz
193.1 Enuresis nocturna 1584
193.2 Funktionelle Harninkontinenz tagsüber 1585

194 Nephritisches und nephrotisches Syndrom 1588
L. T. Weber
194.1 Nephritisches Syndrom 1588
194.2 Nephrotisches Syndrom 1588

195 Hereditäre Glomerulopathien 1593
S. Weber
195.1 Primäres/idiopathisches nephrotisches Syndrom 1593
195.2 Steroidresistentes nephrotisches Syndrom 1593

196 Glomerulonephritiden 1599
B. Tönshoff
196.1 Primäre Glomerulonephritiden 1599
196.2 Sekundäre Glomerulonephritiden 1601

197 Tubulopathien 1603
J. König, M. Konrad
197.1 Aminoacidurien 1603
197.2 Familiäre renale Glukosurie 1603
197.3 Renales Fanconi-Syndrom 1603
197.4 Hereditäre Salzverlusttubulopathien 1604
197.5 Familiäre Hypomagnesiämie mit Hyperkalziurie und Nephrokalzinose 1607
197.6 Renal-tubuläre Acidose 1607
197.7 Pseudohypoaldosteronismus 1608
197.8 Liddle-Syndrom/Pseudohyperaldosteronismus 1609
197.9 Diabetes insipidus renalis 1609

198 Urolithiasis und Nephrokalzinose 1611
B. Hoppe

199	**Vaskulitiden mit renaler Beteiligung**	1617
	D. Haffner	
199.1	Lupus erythematodes	1617
199.2	Vaskulitiden der kleinen Gefäße	1617
199.3	Panarteritis nodosa	1619
200	**Hämolytisch-urämisches Syndrom**	1621
	F. Schaefer	
200.1	Klassisches (diarrhö-positives, shigatoxinassoziiertes) HUS	1621
200.2	Atypisches hämolytisch-urämisches Syndrom (aHUS)	1621
201	**Akutes Nierenversagen**	1625
	C. Aufricht	
202	**Chronische Niereninsuffizienz**	1629
	F. Schaefer	
203	**Dialyse**	1633
	C. P. Schmitt	
204	**Nierentransplantation**	1637
	B. Tönshoff	
205	**Renale Hypertonie**	1641
	E. Wühl	
206	**Fehlbildungen und Krankheiten des äußeren Genitales**	1645
	O. Hiort, M. Brandis	
206.1	Krankheiten des männlichen Genitales	1645
206.2	Krankheiten des weiblichen Genitales	1647

XXII Krankheiten des Nervensystems

207	**Neurologische Untersuchung**	1649
	F. Heinen, S. Berweck	
208	**Entwicklungsstörungen des Nervensystems**	1652
	G. C. Schwabe, H. Bächli, E. Boltshauser, A. M. Kaindl	
208.1	Grundlagen	1652
208.2	Neuralrohrdefekte	1654
208.3	Holoprosenzephalie	1659
208.4	Anomalien der Medianstrukturen	1661
208.5	Störung der Entwicklung des Neokortex	1662
208.6	Störung der Massenentwicklung des Gehirns: Mikrozephalie und Makrozephalie	1663
208.7	Hydrozephalus	1664
208.8	Entwicklungsstörungen von Kleinhirn und Hirnstamm	1666
208.9	Arachnoidalzysten	1668
209	**Neurokutane Syndrome**	1670
	G. Kurlemann	
209.1	Neurofibromatose	1670
209.2	Tuberöse Sklerose	1672
209.3	Incontinentia pigmenti Bloch-Sulzberger	1675
209.4	Sturge-Weber-Syndrom	1676
209.5	Hypomelanosis Ito – Incontinentia pigmenti achromians	1677
209.6	Seltene neurokutane Syndrome	1678
210	**Zerebralparesen**	1681
	I. Krägeloh-Mann	

211	**Neurometabolische und neurodegenerative Erkrankungen**	1690
	F. Hanefeld, A. Kohlschütter, K. Brockmann, M. Henneke, B. Assmann, B. Plecko, N. I. Wolf, R. Korinthenberg	
211.1	Rett-Syndrom und Varianten	1690
211.2	Genetische Krankheiten der grauen Substanz	1693
211.3	Genetische Krankheiten der weißen Substanz	1698
211.4	Krankheiten des extrapyramidalen Systems und Neurotransmitterkrankheiten	1703
211.5	Vitaminresponsive Enzephalopathien	1713
211.6	Spinozerebelläre Ataxien und hereditäre spastische Paraplegien	1716
211.7	Weitere schwer klassifizierbare neurodegenerative Erkrankungen	1718
212	**Vaskuläre Krankheiten**	1721
	M. Schöning	
212.1	Vaskuläre Malformationen	1721
212.2	Ischämische zerebrale Insulte	1724
212.3	Sinus- und Hirnvenenthrombosen	1726
213	**Kopfschmerzen**	1729
	F. Ebinger	
213.1	Grundlagen	1729
213.2	Sekundäre Kopfschmerzen	1729
213.3	Migräne	1730
213.4	Kopfschmerz vom Spannungstyp	1732
213.5	Weitere primäre Kopfschmerzen	1732
214	**Bakterielle Infektionen des zentralen Nervensystems**	1734
	D. Nadal, H. Schroten, F. J. Schulte	
214.1	Bakterielle Meningitis	1734
214.2	Bakterielle Enzephalitis und Hirnabszess	1738
214.3	Epidurale und subdurale Abszesse und entzündliche Sinusvenenthrombose	1739
214.4	Nichteitrige bakterielle Infektionen	1740
215	**Virusinfektionen und antikörpervermittelte Krankheiten des Gehirns und des zentralen Nervensystems**	1741
	D. Nadal, M. Kieslich, M. Häusler, A. van Baalen	
215.1	Virusenzephalitis	1741
215.2	Virusmeningitis	1745
215.3	Antikörpervermittelte Enzephalitiden	1745
216	**Multiple Sklerose und ähnliche Erkrankungen**	1747
	J. Gärtner, P. Huppke	
216.1	Grundlagen	1747
216.2	Akute disseminierte Enzephalomyelitis (ADEM)	1747
216.3	Multiple Sklerose (MS)	1748
216.4	Optikusneuritis	1749
216.5	Myelitis transversa	1749
216.6	Neuromyelitis optica (NMO)	1750
217	**Verletzungen des zentralen Nervensystems**	1752
	M. Spranger, S. Berweck, F. Heinen	
217.1	Schädel-Hirn-Trauma	1752
217.2	Rückenmarkverletzungen	1756
217.3	Komadiagnostik	1757
218	**Epilepsien**	1762
	B. A. Neubauer, T. Bast	
218.1	Epileptische Anfälle, Epilepsien und Epilepsiesyndrome	1762
218.2	Epilepsiechirurgie	1771
218.3	Genetik der Epilepsien	1773
218.4	Fieberkrämpfe	1776

219	**Nichtepileptische Anfälle und paroxysmale Phänomene**	1779
	B. A. Neubauer	
219.1	Synkopen und Affektkrämpfe	1779
219.2	Myoklonien und myoklonische Phänomene	1780
219.3	Paroxysmale Bewegungsstörungen	1780
219.4	Migräne und verwandte Krankheitsbilder	1782
219.5	Schlafgebundene Störungen	1782
219.6	Psychogene Störungen: Dissoziative Anfälle	1782

XXXIII Krankheiten der Muskulatur und Nerven

220	**Spinale Muskelatrophien**	1783
	J. Kirschner	
221	**Krankheiten der peripheren Nerven**	1785
	R. Korinthenberg	
221.1	Hereditäre und degenerative Neuropathien	1785
221.2	Metabolische und toxische Neuropathien	1788
221.3	Mononeuritiden	1789
221.4	Postinfektiöse/idiopathische inflammatorische demyelinisierende Polyneuropathien	1789
221.5	Nervenverletzungen	1791
222	**Krankheiten der neuromuskulären Übertragung**	1793
	U. Schara, A. Abicht	
222.1	Kongenitale myasthene Syndrome	1793
222.2	Myasthenia gravis	1795
223	**Kongenitale Myopathien und Muskeldystrophien**	1798
	U. Schara	
223.1	Kongenitale Myopathien	1798
223.2	Kongenitale Muskeldystrophien	1801
224	**Progressive Muskeldystrophien und fazioskapulohumerale Muskeldystrophie**	1805
	J. Kirschner	
225	**Myotone Dystrophie Typ 1 (DM1)**	1809
	U. Schara, S. Lutz	
226	**Erkrankungen mit Myotonie oder periodischen Paralysen**	1812
	U. Schara, B. Uhlenberg	
226.1	Chloridkanalmyotonien	1812
226.2	Periodische Paralysen, Paramyotonia congenita und kaliumaggravierte Myotonie	1812
226.3	Schwartz-Jampel-Syndrom	1813
227	**Idiopathische entzündliche Myopathien**	1815
	T. Kallinich	
227.1	Grundlagen	1815
227.2	Ausgewählte Krankheitsbilder	1815
228	**Stoffwechselmyopathien**	1818
	B. Plecko	
228.1	Grundlagen	1818
228.2	Glykogenosen mit muskulärer Symptomatik	1818
228.3	Defekte in Carnitinzyklus und Fettsäureoxidation	1821
228.4	Mitochondriale Myopathien	1821
228.5	Lipindefizienz	1822

XXIV Seelische Entwicklung und ihre Störungen

229 Kinder- und jugendpsychiatrische und -psychologische Untersuchung ... 1823
F. Resch
229.1 Kinder- und jugendpsychiatrische Diagnostik ... 1823
229.2 Die Erhebung des psychischen Befundes ... 1825
229.3 Diagnostische Erweiterungen ... 1826
229.4 Vom Symptom zur Indikation ... 1827

230 Psychiatrische und psychologische Behandlung im Kindes- und Jugendalter ... 1829
B. Herpertz-Dahlmann, M. Simons
230.1 Allgemeine Gesichtspunkte ... 1829
230.2 Psychotherapie ... 1829

231 Psychische Störungen bei Säuglingen, Klein- und Vorschulkindern ... 1833
A. von Gontard
231.1 Regulationsstörungen ... 1833
231.2 Schlafstörungen ... 1833
231.3 Fütterstörungen ... 1833
231.4 Exzessives Schreien ... 1834
231.5 Bindungsstörungen ... 1834

232 Posttraumatische Belastungsstörungen ... 1835
M. Noeker, I. Franke, B. Herrmann

233 Prävention und Intervention bei Vernachlässigung und Deprivation ... 1838
M. Noeker, B. Herrmann, I. Franke

234 Sprachentwicklungsstörungen ... 1841
W. von Sucholdoletz

235 Umschriebene Entwicklungsstörungen ... 1843
G. Schulte-Körne, A. Warnke
235.1 Lese- und Rechtschreibstörung (Legasthenie) ... 1843
235.2 Umschriebene Rechenstörung ... 1844
235.3 Umschriebene Sprachentwicklungsstörungen ... 1844
235.4 Umschriebene Störungen der motorischen Entwicklung ... 1844

236 Aufmerksamkeitsdefizit-/Hyperaktivitätsstörung ... 1845
H. Bode

237 Tic-Störungen ... 1847
A. Rothenberger

238 Störungen des Sozialverhaltens und Persönlichkeitsstörungen ... 1850
K. Schmeck
238.1 Störungen des Sozialverhaltens ... 1850
238.2 Persönlichkeitsstörungen ... 1851

239 Suchttherapie ... 1854
R. Thomasius

240 Dissoziative und somatoforme Störungen ... 1856
F. Resch

241 Psychische Störungen im Zusammenhang mit somatischen Erkrankungen ... 1862
L. Goldbeck

242 Anorexia nervosa ... 1865
B. Herpertz-Dahlmann

243	**Suizidversuch und Suizid**	1868
	F. Resch	
244	**Autistische Störungen**	1870
	M. Noterdaeme	
245	**Psychosen**	1872
	B. Graf Schimmelmann, F. Resch	

XXV Krankheiten des Stütz- und Bindegewebes

246	**Angeborene Entwicklungsstörungen des Skeletts**	1877
	J. Spranger, A. Superti-Furga	
246.1	**Osteochondrodysplasien**	1877
246.2	**Dysostosen**	1901
247	**Hereditäre Bindegewebskrankheiten**	1912
	B. Steinmann, M. Rohrbach, G. Mátyás	
247.1	**Einführung**	1912
247.2	**Osteogenesis imperfecta**	1912
247.3	**Marfan-Syndrom und Loeys-Dietz-Syndrom**	1914
247.4	**Ehlers-Danlos-Syndrom**	1918
247.5	**Cutis laxa**	1921
247.6	**Hereditäre Kalzifikationssyndrome**	1922
247.7	**Progerie**	1923
248	**Arthrogryposen**	1926
	R. König	
249	**Kinderorthopädische Erkrankungen**	1928
	S. Marx, S. Nader, J. Correll, C. Multerer, L. Döderlein	
249.1	**Wirbelsäule**	1928
249.2	**Bein, allgemein**	1931
249.3	**Hüftgelenk**	1933
249.4	**Kniegelenk**	1939
249.5	**Fuß**	1943
250	**Osteomyelitis**	1948
	M. Knuf	
250.1	**Häufige Formen der Osteomyelitis**	1948
250.2	**Andere Formen der Osteomyelitis**	1952
251	**Gutartige Knochentumoren**	1953
	P. Gutjahr	
251.1	**Bedeutung**	1953
251.2	**Tumorarten**	1953

XXVI Augenkrankheiten

252	**Entwicklung des Sehorgans und der Sehfunktion**	1957
	E. Schulz	
252.1	**Augapfel**	1957
252.2	**Funktionsentwicklung**	1957
253	**Untersuchungsmethoden**	1958
	E. Schulz	
253.1	**Orientierende Untersuchung**	1958
253.2	**Prüfung der Stellung und Motilität**	1958

253.3	Sehfunktionen und Refraktion	1958
253.4	Elektrophysiologische Untersuchung	1960

254 Augenstellungs- und Motilitätsstörungen ... 1961
E. Schulz

254.1	Nichtparetisches Schielen	1961
254.2	Paretisches Schielen	1961
254.3	Andere Motilitätsstörungen und Myopathien	1962
254.4	Supranukleäre und komplexe okulomotorische Störungen	1963
254.5	Nystagmus	1963

255 Sehfunktionsminderung ... 1965
E. Schulz

255.1	Amblyopie	1965
255.2	Psychogene Sehminderung	1965
255.3	Organische Sehminderung	1965

256 Lider ... 1966
B. Wabbels, P. Roggenkämper

256.1	Ptosis	1966
256.2	Epikanthus	1966
256.3	Lagophthalmus	1966
256.4	Lidretraktion	1966
256.5	Entropium	1966
256.6	Ektropium	1966
256.7	Blepharospasmus	1966
256.8	Blepharitis (Lidrandentzündung)	1966
256.9	Hordeolum (Gerstenkorn)	1966
256.10	Chalazion (Hagelkorn)	1967
256.11	Lidkolobom	1967
256.12	Lidtumoren	1967

257 Tränenwege ... 1968
B. Wabbels, P. Roggenkämper

257.1	Dakryoadenitis	1968
257.2	Sicca-Syndrom	1968
257.3	Dakryostenose	1968
257.4	Akute Dakryozystitis	1968
257.5	Kongenitale Dakryozystozele	1968

258 Konjunktiva ... 1969
T. Böker

258.1	Konjunktivitis	1969
258.2	Andere Bindehautveränderungen	1970

259 Hornhaut ... 1971
T. Böker

259.1	Megalokornea	1971
259.2	Mikrokornea	1971
259.3	Keratokonus	1971
259.4	Keratoglobus	1971
259.5	Sklerokornea	1971
259.6	Keratitis dendritica	1971
259.7	Hornhautulzera	1971
259.8	Phlyktänen	1971
259.9	Interstitielle Keratitis	1972
259.10	Cogan-Syndrom I	1972
259.11	Peters-Anomalie	1972
259.12	Hornhautveränderungen bei Systemerkrankungen	1972

260 Linse ... 1973
T. Böker

260.1 Katarakt ... 1973
260.2 Ektopia lentis ... 1973

261 Iris ... 1974
B. Neppert, E. Schulz

261.1 Hereditäre Fehlbildungen: Kolobom und Aniridie ... 1974
261.2 Persistierende Pupillarmembran ... 1974
261.3 Dyskorie und Korektopie ... 1974
261.4 Heterochromie ... 1974
261.5 Pigmentveränderungen ... 1974
261.6 Tumoren ... 1974

262 Pupille ... 1975
B. Neppert, E. Schulz

262.1 Anisokorie ... 1975
262.2 Horner-Syndrom ... 1975
262.3 Parasympathische Pupillenstörungen ... 1975
262.4 Pupillotonie ... 1975
262.5 Leukokorie ... 1975

263 Uvea ... 1976
T. Böker

263.1 Uveitis ... 1976
263.2 Panophthalmitis ... 1976
263.3 Sympathische Ophthalmie ... 1976

264 Netzhaut und Glaskörper ... 1977
T. Böker

264.1 Frühgeborenenretinopathie ... 1977
264.2 Persistierender hyperplastischer primärer Vitreus ... 1977
264.3 Retinoblastom ... 1978
264.4 Retinitis pigmentosa ... 1978
264.5 Morbus Stargardt ... 1978
264.6 Morbus Best ... 1979
264.7 Kirschroter Fleck der Makula ... 1979
264.8 Phakomatosen ... 1979
264.9 Retinoschisis ... 1979
264.10 Netzhautablösung ... 1979
264.11 Morbus Coats ... 1979
264.12 Familiäre exsudative Vitreoretinopathie ... 1980
264.13 Hypertensive Retinopathie ... 1980
264.14 Netzhaut bei subakuter bakterieller Endokarditis ... 1980
264.15 Netzhaut bei Kindesmisshandlung ... 1980
264.16 Morbus Purtscher ... 1980
264.17 Terson-Syndrom ... 1980
264.18 Netzhaut bei Krankheiten des hämatopoetischen Systems ... 1980
264.19 Diabetische Retinopathie ... 1980
264.20 Fibrae medullares ... 1981
264.21 Kolobome ... 1981

265 Sehnerv ... 1982
B. Wabbels, P. Roggenkämper

265.1 Kongenitale Sehnervenanomalien ... 1982
265.2 Neuritis nervi optici ... 1982
265.3 Stauungspapille ... 1982
265.4 Sehnerventumoren ... 1982
265.5 Zentrale Sehstörung ... 1982

266	**Orbita**	1983
	B. Wabbels, P. Roggenkämper	
266.1	**Angeborene Anomalien**	1983
266.2	**Exophthalmus**	1983
266.3	**Enophthalmus**	1983
267	**Erhöhter und erniedrigter Augeninnendruck**	1984
	T. Böker	
267.1	**Glaukom**	1984
267.2	**Okuläre Hypotonie**	1984
268	**Verletzungen**	1985
	B. Wabbels, P. Roggenkämper	
268.1	**Hornhautverletzungen**	1985
268.2	**Fremdkörper**	1985
268.3	**Perforationen**	1985
268.4	**Stumpfe Bulbusverletzungen**	1985
268.5	**Frakturen der knöchernen Orbita**	1985
268.6	**Augenverletzung bei Kindesmisshandlung**	1985
268.7	**Verätzungen**	1985

XXVII Hals-Nasen-Ohren-Krankheiten

269	**Ohr**	1987
	F. Bootz	
269.1	**Äußeres Ohr**	1987
269.2	**Gehörgang**	1989
269.3	**Mittelohr**	1990
269.4	**Innenohr**	1996
270	**Nase**	1999
	F. Bootz	
270.1	**Äußere Nase**	1999
270.2	**Nasenhaupthöhle**	1999
270.3	**Nasennebenhöhlen**	2002
271	**Mundhöhle, Zunge, Mundboden und Kopfspeicheldrüsen**	2006
	F. Bootz	
271.1	**Mundhöhle**	2006
271.2	**Zunge und Mundboden**	2006
271.3	**Kopfspeicheldrüsen**	2008
272	**Rachen und Hals**	2010
	F. Bootz	
272.1	**Entzündliche Krankheiten des Rachens**	2010
272.2	**Krankheiten des lymphatischen Rachenrings**	2010
272.3	**Tumoren des Naso- und Oropharynx**	2014
272.4	**Krankheiten des Halses**	2015
273	**Kehlkopf und Trachea**	2018
	F. Bootz	
273.1	**Anomalien des Kehlkopfes**	2018
273.2	**Anomalien der Trachea**	2018
273.3	**Stridor**	2019
273.4	**Verletzungen des Kehlkopfes**	2020
273.5	**Entzündungen**	2020
273.6	**Tumoren**	2023

274 Hör-, Sprach-, Sprech- und Stimmstörungen ... 2025
G. Schade
- 274.1 Hörstörungen ... 2025
- 274.2 Sprach-, Sprech- und Stimmstörungen ... 2027

XXVIII Hautkrankheiten

275 Benigne Dermatosen bei Neugeborenen und Säuglingen ... 2029
T. Bieber, A. Steen
- 275.1 Besonderheiten der Haut bei Neugeborenen und Säuglingen ... 2029
- 275.2 Erythema toxicum neonatorum ... 2029
- 275.3 Cutis marmorata teleangiectatica congenita ... 2029
- 275.4 Milien ... 2029
- 275.5 Miliaria ... 2029
- 275.6 Granuloma gluteale infantum ... 2030
- 275.7 Pustulöse neonatale Melanose ... 2030
- 275.8 Windeldermatitis ... 2030
- 275.9 Seborrhoische Säuglingsdermatitis ... 2030

276 Bakterielle Infektionen ... 2031
T. Bieber, A. Steen
- 276.1 Impetigo contagiosa ... 2031
- 276.2 Furunkel (Folliculitis profunda) ... 2031
- 276.3 Staphylogenes Lyell-Syndrom ... 2031
- 276.4 Erysipel ... 2032
- 276.5 Katzenkratzkrankheit ... 2032
- 276.6 Erythema chronicum migrans ... 2032

277 Virale Infektionen ... 2034
T. Bieber, A. Steen
- 277.1 Warzen ... 2034
- 277.2 Mollusca contagiosa ... 2034
- 277.3 Hand-Fuß-Mund-Krankheit ... 2034

278 Mykosen ... 2035
T. Bieber, A. Steen
- 278.1 Kandidose ... 2035
- 278.2 Pityriasis versicolor ... 2035
- 278.3 Tinea corporis ... 2035
- 278.4 Tinea capitis ... 2035

279 Epizoonosen ... 2037
T. Bieber, A. Steen
- 279.1 Skabies ... 2037
- 279.2 Pediculosis capitis ... 2037
- 279.3 Trombidiose ... 2037

280 Lichtdermatosen ... 2038
T. Bieber, A. Steen
- 280.1 Wiesengräserdermatitis ... 2038
- 280.2 Polymorphe Lichtdermatose ... 2038
- 280.3 Hydroa vacciniformia ... 2038
- 280.4 Erythropoetische Protoporphyrie ... 2038

281 Ekzematöse Dermatosen ... 2040
T. Bieber, A. Steen
- 281.1 Allergisches Kontaktekzem ... 2040
- 281.2 Atopisches Ekzem ... 2040

282	**Urtikarielle Dermatosen**	2042
	T. Bieber, A. Steen	
282.1	Urtikaria	2042
282.2	Quincke-Ödem	2042

283	**Erythematosquamöse Krankheiten**	2043
	T. Bieber, A. Steen	
283.1	Psoriasis vulgaris	2043
283.2	Pityriasis rubra pilaris	2043
283.3	Pityriasis rosea	2043
283.4	Pityriasis lichenoides chronica	2044

284	**Papulöse und nodöse Krankheiten**	2045
	T. Bieber, A. Steen	
284.1	Granuloma anulare	2045
284.2	Urticaria pigmentosa	2045
284.3	Lichen nitidus	2045
284.4	Granuloma pediculatum	2046
284.5	Gianotti-Crosti-Syndrom	2046
284.6	Acropustulosis infantilis	2046

285	**Autoimmune bullöse Dermatosen**	2047
	T. Bieber, A. Steen	
285.1	Juveniles bullöses Pemphigoid	2047
285.2	Epidermolysis bullosa acquisita	2047
285.3	Chronisch-bullöse Dermatose der Kindheit und lineare IgA-Dermatose	2047
285.4	Dermatitis herpetiformis	2047
285.5	Herpes gestationis des Neugeborenen	2047

286	**Genodermatosen**	2048
	T. Bieber, A. Steen, R. König	
286.1	Hereditäre Epidermolysen	2048
286.2	Poikilodermatisches Kindler-Syndrom	2048
286.3	Ehlers-Danlos-Syndrom	2048
286.4	Neurofibromatose	2048
286.5	Tuberöse Sklerose	2048
286.6	Gorlin-Goltz-Syndrom	2049
286.7	Ichthyosen	2049
286.8	Xeroderma pigmentosum	2050
286.9	Okulokutaner Albinismus	2050
286.10	Vitiligo	2051
286.11	Aplasia cutis congenita	2051
286.12	Incontinentia pigmenti	2051
286.13	Hypohydrotische ektodermale Dysplasie	2052

287	**Hauttumoren**	2054
	T. Bieber, A. Steen	
287.1	Pigmentzellnävi	2054
287.2	Nävuszellnävi	2054
287.3	Melanom	2054
287.4	Spindelzellnävus	2054
287.5	Juveniles Xanthogranulom	2054
287.6	Pilomatrixom	2054
287.7	Hämangiome	2054
287.8	Lymphangiome	2055
287.9	Lymphangioma circumscriptum cysticum	2055
287.10	Lymphangioma cavernosum subcutaneum	2055

288	**Acne vulgaris**	2056
	T. Bieber, A. Steen	

289	**Krankheiten der Hautanhangsgebilde**	2058
	T. Bieber, A. Steen	
289.1	**Alopecia areata**	2058
289.2	**Haarschaftanomalien**	2058
290	**Erkrankungen des Nagelorgans**	2059
	T. Bieber, A. Steen	
290.1	**Angeborene Dystrophien der Nägel**	2059
290.2	**Unguis incarnatus**	2059
290.3	**Nagelveränderungen durch Infektion**	2059
290.4	**Nagelveränderungen im Rahmen von Dermatosen**	2059

XXIX Materialien

291	**Arzneimitteltabellen und -interaktionen**	2061
	T. Ankermann	
291.1	**Arzneimitteltabellen**	2061
291.2	**Interaktionen von Arzneistoffen**	2096
292	**Referenzwerte**	2115
	Zusammengestellt von O. Oster	
	Serviceteil	2201
	Stichwortverzeichnis	2202

Autorenverzeichnis

Abicht, Angela, PD Dr. med.
Friedrich-Baur-Institut München
Labor für Molekulare Myologie
Marchioninistr. 17
81377 München

Aksu, Fuat, Prof. Dr. med.
Universität Witten/Herdecke
Vestische Kinder- und Jugendklinik
Dr.-Friedrich-Steiner-Str. 5
45711 Datteln

Ankermann, Tobias, PD Dr. med.
Universitätsklinikum Schleswig-Holstein, Campus Kiel
Klinik für Allgemeine Pädiatrie
Arnold-Heller-Str. 3, Haus 9
24105 Kiel

Assmann, Birgit, PD Dr. med.
Universitätsklinikum Heidelberg
Zentrum für Kinder- und Jugendmedizin, Kinderheilkunde I
Im Neuenheimer Feld 430
69120 Heidelberg

Aufricht, Christoph, Prof. Dr.
Medizinische Universität Wien
Universitätsklinik für Kinder- und Jugendheilkunde
Währinger Gürtel 18-22
1090 Wien
Österreich

Baalen van, Andreas, PD Dr. med.
Universitätsklinikum Schleswig-Holstein, Campus Kiel
Klinik für Neuropädiatrie
Arnold-Heller-Str. 3, Haus 9
24105 Kiel

Bächli, Heidi, PD Dr. med.
Universitätsklinikum Heidelberg
Neurochirurgische Klinik, Sektion Pädiatrische Neurochirurgie
Im Neuenheimer Feld 400
69120 Heidelberg

Bader, Peter, Prof. Dr. med.
Klinikum der Johann Wolfgang Goethe-Universität
Klinik für Kinder- und Jugendmedizin
Stammzelltransplantation und Immunologie
Theodor-Stern-Kai 7
60590 Frankfurt am Main

Baerlocher, Kurt, Prof. Dr. med.
ehem. Chefarzt Ostschweizer Kinderspital
Tanneichenstr. 10
9010 St. Gallen
Schweiz

Ballauff, Antje, Dr. med.
Helios-Klinikum Krefeld
Kinderklinik
Lutherplatz 40
47805 Krefeld

Banzer, Winfried, Prof. Dr. med. Dr. phil.
Goethe-Universität Frankfurt
Institut für Sportwissenschaften
Abt. Sportmedizin
Ginnheimer Landstr. 39
60487 Frankfurt

Bartmann, Peter, Prof. Dr. med.
Universitätskinderklinik Bonn
Abt. für Neonatologie
Adenauerallee 119
53113 Bonn

Bast, Thomas, PD Dr. med.
Epilepsiezentrum Kork
Klinik für Kinder und Jugendliche
Landstr. 1
77694 Kehl-Kork

Bauer, Carl-Peter, Prof. Dr. med.
Fachklinik Gaißach
Zentrum für chronische Erkrankungen
Dorf 1
83674 Gaißach

Beetz, Rolf, PD Dr. med.
Universitätsmedizin Mainz
Zentrum für Kinder- und Jugendmedizin
Langenbeckstr.1
55101 Mainz

Bergmann, Frauke, Dr. med.
MVZ wagnerstibbe, amedes Gruppe
Georgstr. 50
30159 Hannover

Berner, Reinhard, Prof. Dr. med.
Universitätsklinikum Carl Gustav Carus Dresden
Klinik und Poliklinik für Kinder- und Jugendmedizin
Fetscherstr. 74
01307 Dresden

Berweck, Steffen, PD Dr. med.
Schön Klinik Vogtareuth
Klinik für Neuropädiatrie und Neurologische Rehabilitation, Epilepsiezentrum für Kinder und Jugendliche, Tagesklinik für Neuropädiatrie
Krankenhausstr. 20
83569 Vogtareuth

Autorenverzeichnis

Bieber, Thomas, Prof. Dr. Dr. med.
Universitätsklinikum Bonn
Klinik und Poliklinik für Dermatologie und Allergologie
Sigmund-Freud-Str. 25
53127 Bonn

Bierau, Jörgen, Dr. med.
Maastricht University Medical Centre
Laboratory for Biochemical Genetics
P.O. Box 5800
6202 AZ Maastricht
Niederlande

Blank, Rainer, PD Dr. med.
Kinderzentrum Maulbronn gGmbH
Klinik für Kinderneurologie und Sozialpädiatrie
Knittlinger Steige 21
75433 Maulbronn

Bode, Harald, Prof. Dr.
Universitätsklinikum Ulm
Sozialpädiatrisches Zentrum
Frauensteige 10, Haus 5
89075 Ulm

Böhles, Hansjosef, Prof. em. Dr. med. Dr. h.c.
Auf der Körnerwiese 12
60322 Frankfurt am Main

Böhm, Roland, Dr. med.
Universitätsklinikum Leipzig
Klinik und Poliklinik für Kinderchirurgie
Liebigstr. 20a
04103 Leipzig

Böker, Thorsten, PD Dr. med.
Klinikzentrum Mitte
Augenklinik
Beurhausstr. 40
44137 Dortmund

Boltshauser, Eugen, Prof. em. Dr.
Brüschstr. 58
8708 Männedorf
Schweiz

Bootz, Friedrich, Prof. Dr. med. Dr. h.c.
Universitätsklinikum Bonn
Klinik und Poliklinik für Hals-Nasen-Ohrenheilkunde/Chirurgie
Sigmund-Freud-Str. 25
53127 Bonn

Borkhardt, Arndt, Prof. Dr. med.
Heinrich-Heine-Universität Düsseldorf
Zentrum für Kinderheilkunde-und Jugendmedizin
Moorenstr. 5
40225 Düsseldorf

Breuer, Johannes, Prof. Dr. med.
Universitätsklinikum Bonn
Zentrum für Kinderheilkunde
Abt. für Kinderkardiologie
Adenauerallee 119
53113 Bonn

Brockmann, Knut, Prof. Dr. med.
Universitätsmedizin Göttingen
Klinik für Kinderheilkunde und Jugendmedizin
Robert-Koch-Str. 40
37075 Göttingen

Buderus, Stephan, Dr. med.
St. Marienhospital Bonn
Robert-Koch-Str. 1
53115 Bonn

Buheitel, Gernot, Prof. Dr. med.
Klinikum Augsburg
II. Klinik für Kinder und Jugendliche
Stenglinstr. 2
86156 Augsburg

Bührer, Christoph Andreas, Prof. Dr. med.
Charité – Universitätsmedizin Berlin
Klinik für Neonatologie
Augustenburger Platz 1
13353 Berlin

Büsching, Uwe, Dr. med.
Gemeinschaftspraxis
Beckhausstr. 171
33611 Bielefeld

Burri, Peter, Prof. em. Dr. med.
Universität Bern
Institut für Anatomie
Baltzerstr. 2
3020 Bern
Schweiz

Christen, Hans-Jürgen, Prof. Dr. med.
Kinderkrankenhaus auf der Bult
Allgemeine Kinderheilkunde/Neuropädiatrie
Janusz-Korczak-Allee 12
30173 Hannover

Christiansen, Holger, Prof. Dr. med.
Universitätsklinikum Leipzig
Klinik und Poliklinik für Kinder und Jugendliche
Abt. für Päd. Onkologie, Hämatologie und Hämostaseologie
Liebigstr. 20a
04103 Leipzig

Claviez, Alexander, PD Dr. med.
Universitäts-Klinikum Schleswig-Holstein Campus Kiel
Pädiatrische Onkologie/Hämatologie/KMT-Einheit
Klinik für Allgemeine Pädiatrie
Arnold-Heller-Str. 3
24105 Kiel

Correll, J. K., Dr. med.
Schön Klinik Vogtareuth
Abt. Kinderorthopädie
Krankenhausstr. 20
83569 Vogtareuth

Dannecker, Günther Prof. Dr. med.
Ehem. Direktor am Olgahospital Klinikum Stuttgart,
Pädiatrisches Zentrum
Feldweg 1
15306 Seelow

Deneke, Christiane, Dr. med.
Haynstr. 15
20249 Hamburg

Dettenkofer, Markus, Prof. Dr. med.
Universitätsklinikum Freiburg
Institut für Umweltmedizin und Krankenhaushygiene
Breisacher Str. 155b
79106 Freiburg

Döderlein, Leonard, Dr. med.
Orthopädische Kinderklinik Aschau
Bernauer Str. 18
83229 Aschau

Doss, Manfred O., Prof. Dr. med.
Deutsches Kompetenz-Zentrum für Porphyriediagnostik
und Konsultation
Postfach 1220
35002 Marburg an der Lahn

Dubowy, Karl-Otto, Dr. med.
Zentrum für angeborene Herzfehler
Herz- und Diabeteszentrum Bad Oeynhausen
Georgstr. 11
32545 Bad Oeynhausen

Eber, Ernst, Prof. Dr. med.
Medizinische Universität Graz
Universitätsklinik für Kinder- und Jugendheilkunde
Auenbruggerplatz 2/4
8036 Graz
Österreich

Ebinger, Friedrich, PD Dr. med.
St. Vincenz Krankenhaus Paderborn
Klinik für Kinder- und Jugendmedizin
Husenerstr. 81
33098 Paderborn

Eiffert, Helmut, Prof. Dr. Dr. med.
Universitätsmedizin Göttingen
Institut für Medizinische Mikrobiologie
Kreuzbergring 57
37075 Göttingen

Ehl, Stephan, Prof. Dr. med.
Universitätsklinikum Freiburg
Centrum für Chronische Immundefizienz
Breisacherstr. 117
79106 Freiburg

Fleischhack, Gudrun, Prof. Dr. med.
Universitätsklinikum Essen
Zentrum für Kinder- und Jugendmedizin, Klinik für
Kinderheilkunde III
Pädiatrische Hämatologie/Onkologie
Hufelandstr. 55
45147 Essen

Forster, Johannes, Prof. Dr. med.
St. Josefskrankenhaus
Abt. für Kinder- und Jugendmedizin mit Neonatologie
Sautierstr. 1
79104 Freiburg

Franke, Ingo, Dr. med.
Universitätskinderklinik Bonn
Zentrum für Kinderheilkunde
Adenauerallee 119
53113 Bonn

Freihorst, Joachim, Prof. Dr. med.
Ostalb-Klinikum
Klinik für Kinder- und Jugendmedizin
Im Kälblesrain 1
73430 Aalen

Freisinger, Peter, Prof. Dr. med.
Klinikum am Steinenberg
Klinik für Kinder- und Jugendmedizin
Steinenbergstr. 31
72764 Reutlingen

Frey, Urs P., Prof. Dr. med.
Universitäts-Kinderspital beider Basel (UKBB)
Spitalstr. 33
4056 Basel
Schweiz

Fulda, Simone, Prof. Dr. med.
Institut für Experimentelle Tumorforschung in der Pädiatrie
Goethe-Universität Frankfurt
Dr. Petra Joh-Forschungshaus
Komturstr. 3 a
60528 Frankfurt

Fuchs, Jörg, Prof. Dr. med.
Universitätsklinik für Kinder- und Jugendmedizin
Abt. für Kinderchirurgie und Kinderurologie
Hoppe-Seyler-Str. 1
72076 Tübingen

Gärtner, Jutta, Prof. Dr. med.
Universitätsmedizin Göttingen
Klinik für Kinder- und Jugendmedizin
Robert-Koch-Str. 40
37075 Göttingen

Autorenverzeichnis

Gahr, Manfred, Prof. Dr. med.
Küntzelmannstr. 8
01324 Dresden

Ganser, Gerd, Dr. med.
St.-Josef-Stift
Klinik für Kinder- und Jugendrheumatologie
Westtor 7
48324 Sendenhorst

Girschick, Hermann, Prof. Dr. med.
Vivantes Klinikum im Friedrichshain
Klinik für Kinder- und Jugendmedizin
Landsberger Allee 49
10249 Berlin

Goldbeck, Lutz, Prof. Dr. med.
Universitätsklinikum Ulm
Klinik für Kinder- und Jugendpsychiatrie/Psychotherapie
Steinhövelstr. 5
89075 Ulm

Gontard v., Alexander, Prof. Dr. med.
Universitätsklinikum des Saarlandes
Klinik für Kinder- und Jugendpsychiatrie und Psychotherapie
Kirrberger Str. 1
66421 Homburg

Gortner, Ludwig, Prof. Dr. med.
Universitätsklinikum des Saarlandes
Klinik für Allgemeine Pädiatrie und Neonatologie
Kirrberger Str. 1
66421 Homburg/Saar

Grüters-Kieslich, Annette, Prof. Dr. med.
Charité – Universitätsmedizin Berlin
Campus Virchow-Klinikum
Otto-Heubner-Centrum für Kinder- und Jugendmedizin
Augustenburger Platz 1
13353 Berlin

Gutjahr, Peter, Prof. Dr. med.
Universitätsmedizin Mainz
Zentrum für Kinder- und Jugendmedizin
Langenbeckstr. 1
55131 Mainz

Häberle, Johannes, Prof. Dr. med.
Kinderspital Zürich
Abt. für Stoffwechselkrankheiten und Forschungszentrum für das Kind
Steinwiesstr. 75
8032 Zürich
Schweiz

Haffner, Dieter, Prof. Dr. med.
Medizinische Hochschule Hannover
Klinik für Pädiatrische Nieren-, Leber- und Stoffwechselerkrankungen
Carl-Neuberg-Str. 1
30625 Hannover

Hahn, Axel, Dr.
Bundesinstitut für Risikobewertung (BfR)
Vergiftung und Produktdokumentation
Dokumentations- und Bewertungsstelle für Vergiftungen
Max-Dohrn-Str. 8–10
10589 Berlin

Hamelmann, Eckard, Prof. Dr. med.
Ruhr-Universität Bochum
Klinik für Kinder- und Jugendmedizin
Alexandrinenstr. 5
44791 Bochum

Hammer, Jürg, Prof. Dr. med.
Universitäts-Kinderspital beider Basel (UKBB)
Abt. für Intensivmedizin u. Pneumologie
Spitalstr. 33
4056 Basel
Schweiz

Hanefeld, Folker, Prof. em. Dr. med.
Universitätsmedizin Göttingen
Zentrum für Kinderheilkunde und Jugendmedizin
Schwerpunkt Neuropädiatrie
Robert-Koch-Str. 40
37075 Göttingen

Hauer, Thomas Dr. med.
Deutsches Beratungszentrum für Hygiene
Infektiologe (DGI)
Schnewlinstr. 10
79098 Freiburg

Hauri-Hohl, Mathias, MD PhD
Kinderspital Zürich
Steinwiesstr. 75
8032 Zürich
Schweiz

Häusler, Martin, Prof. Dr. med.
Universitätsklinikum Aachen
Klinik für Kinder- und Jugendmedizin
Pauwelstr. 30
52074 Aachen

Heger, Sabine, PD Dr. med.
Kinderkrankenhaus auf der Bult
Pädiatrie III
Janusz-Korczak-Allee 12
30173 Hannover

Heinen, Florian, Prof. Dr. med.
Klinikum der Universität München
Kinderklinik und Kinderpoliklinik im Dr. von Haunerschen Kinderspital
Lindwurmstr. 4
80337 München

Heininger, Ulrich, Prof. Dr. med.
Universitäts-Kinderspital beider Basel (UKBB)
Abt. für Pädiatrische Infektiologie und Vakzinologie
Spitalstr.33
4056 Basel
Schweiz

Heinrich, Martina, Dr. med.
Klinikum der Universität München
Kinderchirurgische Klinik und Poliklinik im Dr. von
Haunerschen Kinderspital
Lindwurmstr. 4
80337 München

Henker, Jobst, Prof. Dr. med.
Freiheit 51
01157 Dresden

Henneke, Marco, PD Dr. med.
Universitätsmedizin Göttingen
Klinik für Kinderheilkunde und Jugendmedizin
Robert-Koch-Str. 40
37075 Göttingen

Herberg, Ulrike, Dr. med.
Universitätskinderklinik Bonn
Zentrum für Kinderheilkunde
Abt. für Kinderkardiologie
Adenauerallee 119
53113 Bonn

Herpertz-Dahlmann, Beate, Prof. Dr. med.
Universitätsklinik Aachen
Klinik für Psychiatrie, Psychosomatik und Psychotherapie
des Kindes- und Jugendalters
Neuenhofer Weg 21
52074 Aachen

Herrmann, Bernd, Dr. med.
Klinikum Kassel, Gesundheit Nordhessen
Kinder- und Jugendmedizin, Neonatalogie, Ärztliche
Kinderschutz- und Kindergynäkologieambulanz
Mönchebergstr. 43
34125 Kassel

Hillmann, Georg, Prof. Dr. med.
Gnejsvägen 8
74731 Alunda
Schweden

Hiort, Olaf, Prof. Dr. med.
Universitätsklinikum Schleswig-Holstein
Klinik für Kinder- und Jugendmedizin
Ratzeburger Allee 160
23538 Lübeck

Hoffmann, Georg F., Prof. Dr. med.
Universitätsklinikum Heidelberg
Zentrum für Kinder- und Jugendmedizin
Im Neuenheimer Feld 430
69120 Heidelberg

Holländer, Georg A., Prof. Dr. med.
Universitäts-Kinderspital beider Basel (UKBB)
Spitalstr. 33
4056 Basel
Schweiz

Höllwarth, Michael, Prof. em. Dr. med.
Universitätsklinik für Kinder- und Jugendchirurgie Graz
Auenbruggerplatz 34
8036 Graz
Österreich

Hoppe, Bernd, Prof. Dr. med.
Klinikum der Universität zu Köln
Klinik und Poliklinik für Kinder- und Jugendmedizin
Pädiatrische Nephrologie
Kerpener Str. 62
50937 Köln

Horn, Denise, PD Dr. med.
Charité – Universitätsmedizin Berlin
Klinische Genetik/Beratung
Augustenburger Platz 1
13353 Berlin

Horneff, Gerd, Prof. Dr. med.
Asklepios Klinik Sankt Augustin GmbH
Zentrum Allgemeine Pädiatrie und Neonatologie
Arnold-Janssen-Str. 29
53757 Sankt Augustin

Houwen, R. H. J., Dr.
University Medical Centre Utrecht
Dept. of Pediatric Gastroenterology
Post Box 85090
3508 AB Utrecht
Niederlande

Hufnagel, Markus, PD Dr. med.
Universitätsklinikum Freiburg
Pädiatrische Infektiologie und Rheumatologie
Zentrum für Kinder- und Jugendmedizin
Mathildenstr. 1
79106 Freiburg

Huppertz, Hans-Iko, Prof. Dr. med.
Professor-Hess-Kinderklinik
Klinikum Bremen-Mitte gGmbH
Akademisches Lehrkrankenhaus
28177 Bremen

Huppke, Peter, Prof. Dr. med.
Universitätsmedizin Göttingen
Klinik für Kinder- und Jugendmedizin
Robert-Koch-Str. 40
37075 Göttingen

Janka-Schaub, Gritta, Prof. Dr. med.
Universitätskrankenhaus Hamburg-Eppendorf
Klinik für pädiatrische Hämatologie und Onkologie
Martinistr. 52
20246 Hamburg

Autorenverzeichnis

Jenni, Oskar, Prof. Dr. med.
Kinderspital Zürich
Abt. Entwicklungspädiatrie
Steinwiesstr. 75
CH-8032 Zürich

Jorch, Gerhard, Prof. Dr. med.
Universitätsklinikum Magdeburg
Universitätskinderklinik, Haus 10
Leipziger Str. 44
39120 Magdeburg

Kagan, Karl-Oliver, Prof. Dr. med.
Universitäts-Frauenklinik Tübingen
Calwerstr. 7
72076 Tübingen

Kaindl, Angela, PD Dr. med.
Charité – Universitätsmedizin Berlin
Klinik für Pädiatrie mit Schwerpunkt Neurologie
Augustenburger Platz 1
13353 Berlin

Kallinich, Tilmann, PD Dr. med.
Charité – Universitätsmedizin Berlin
Campus Virchow-Klinikum
Klinik für Pädiatrie mit Schwerpunkt Pneumologie und Immunologie
Augustenburger Platz 1
13353 Berlin

Keilmann, Annerose, Prof. Dr. med.
Universitätsmedizin Mainz
Kommunikationsklinik
Langenbeckstr. 1
55131 Mainz

Keller, Klaus-Michael, Prof. Dr. med.
Deutsche Klinik für Diagnostik
Fachbereich Kinder- und Jugendmedizin
Aukammallee 32
65191 Wiesbaden

Kersting, Mathilde, Prof. Dr. med.
Forschungsinstitut für Kinderernährung
Heinstück 11
44225 Dortmund

Kienast, Wolfgang, Prof. em. Dr. med.
Bei den Polizeigärten 7
18057 Rostock

Kieslich, Matthias, Prof. Dr. med.
Klinikum der Johann Wolfgang Goethe-Universität
Klinik für Kinder- und Jugendmedizin
Abt. für Pädiatrische Neurologie
Theodor-Stern-Kai 7
60590 Frankfurt am Main

Kiess, Wieland, Prof. Dr. med.
Universitätsklinikum Leipzig
Klinik für Kinder- und Jugendmedizin
Liebigstr. 20a
04103 Leipzig

Kinet, Michael, Dr. med.
Graf-Luckner-Str. 4f
24159 Kiel

Kirschfink, Michael, Prof. Dr. med.
Universitätsklinikum Heidelberg
Institut für Immunologie
Im Neuenheimer Feld 305
69120 Heidelberg

Kirschner, Janbernd, PD Dr. med.
Universitätsklinikum Freiburg
Zentrum für Kinder- und Jugendmedizin
Klinik für Neuropädiatrie und Muskelerkrankungen
Mathildenstr. 1
79106 Freiburg

Klingebiel, Thomas, Prof. Dr. med.
Klinikum der Johann Wolfgang Goethe-Universität
Klinik für Kinder- und Jugendmedizin
Theodor-Stern-Kai 7
60590 Frankfurt am Main

Knuf, Markus, Prof. Dr. med.
Klinikum der Landeshauptstadt Wiesbaden
Dr. Horst Schmidt Kliniken GmbH
Klinik für Kinder und Jugendliche
Ludwig-Erhard-Str. 100
65199 Wiesbaden

Kobbe, Robin, Dr. med.
Universitätsklinikum Hamburg-Eppendorf
Klinik und Poliklinik für Kinder- und Jugendmedizin
Martinistr. 52
20246 Hamburg

Kohlschütter, Alfried, Prof. Dr. med.
Universitätsklinikum Hamburg-Eppendorf
Klinik und Poliklinik für Kinder- und Jugendmedizin
Arbeitsgruppe Degenerative Gehirnkrankheiten
Martinistr. 52
20246 Hamburg

Koletzko, Berthold, Prof. Dr. med.
Klinikum der Universität München
Kinderklinik und Kinderpoliklinik im Dr. von Haunerschen Kinderspital
Lindwurmstr. 4
80337 München

Koletzko, Sybille, Prof. Dr. med.
Klinikum der Universität München
Kinderklinik und Kinderpoliklinik im Dr. von Haunerschen Kinderspital
Lindwurmstr. 4
80337 München

Kölker, Stefan, Prof. Dr. med.
Universitätsklinikum Heidelberg
Klinik Kinderheilkunde I, Stoffwechselzentrum
Im Neuenheimer Feld 430
69120 Heidelberg

König, Jens, Dr. med.
Universitätsklinikum Münster
Pädiatrische Nephrologie
Waldeyer Str. 22
48149 Münster

König, Rainer, Prof. Dr. med.
Klinikum der Johann Wolfgang Goethe-Universität
Institut für Humangenetik
Theodor-Stern-Kai 7
60590 Frankfurt am Main

Kolip, Petra, Prof. Dr. phil.
Universität Bielefeld
Fakultät für Gesundheitswissenschaften
Postfach 100131
33501 Bielefeld

Konrad, Martin, Prof. Dr. med.
Universitätsklinikum Münster
Pädiatrische Nephrologie
Waldeyer Str. 22
48149 Münster

Korinthenberg, Rudolf, Prof. Dr. med.
Universitätsklinikum Freiburg
Klinik II: Neuropädiatrie und Muskelerkrankungen,
Zentrum für Kinder- und Jugendmedizin
Mathildenstr. 1
79106 Freiburg

Krägeloh-Mann, Ingeborg, Prof. Dr. med.
Universitätsklinik für Kinder- und Jugendmedizin
Abt. Neuropädiatrie, Entwicklungsneurologie, Sozialpädiatrie
Hoppe-Seyler-Str. 1
72076 Tübingen

Kramer, Hans Heiner, Prof. Dr. med.
Universitätsklinikum Schleswig-Holstein, Campus Kiel
Klinik für Kinderkardiologie
Arnold-Heller-Str. 3
24105 Kiel

Krawinkel, Michael B., Prof. Dr. med.
Justus-Liebig-Universität
Institut für Ernährungswissenschaft und Zentrum für Kinderheilkunde und Jugendmedizin
Wilhelmstr. 20
35392 Gießen

Kreth, Hans Wolfgang, Prof. Dr. med.
Universitätsklinikum Würzburg
Universitätskinderklinik
Josef-Schneider-Str. 2–11
97080 Würzburg

Kries v., Rüdiger, Prof. Dr. med.
Institut für Soziale Pädiatrie und Jugendmedizin
Abt. Epidemiologie
Heiglhofstr. 63
81377 München

Kulozik Andreas, Prof. Dr. med.
Universitätsklinikum Heidelberg
Zentrum für Kinder- und Jugendmedizin
Onkologie, Hämatologie, Immunologie und Pneumologie
Im Neuenheimer Feld 430
69120 Heidelberg

Kunz, Joachim, Dr. med.
Universitätsklinikum Heidelberg
Zentrum für Kinder- und Jugendmedizin
Pädiatrische Hämatologie, Onkologie, Immunologie
Im Neuenheimer Feld 430
69120 Heidelberg

Kurlemann, Gerhard, Prof. Dr. med.
Universitätsklinikum Münster
Klinik für Kinderheilkunde, Abt. Neurologie
Albert-Schweitzer-Campus 1
48149 Münster

Landolt, Markus A., Prof. Dr. phil.
Kinderspital Zürich
Abt. für Psychosomatik und Psychiatrie
Steinwiesstr. 75
8032 Zürich
Schweiz

Lang, Thomas, Prof. Dr. med.
Klinikum Starnberg
Klinik für Kinder- und Jugendmedizin
Oßwaldstr. 1
82319 Starnberg

Largo, Remo H., Prof. Dr. med.
Speerstr. 31
8738 Ütliburg
Schweiz

Autorenverzeichnis

Lausch, Ekkehart, PD Dr. med.
Universitätsklinikum Freiburg
Zentrum für Kinder- und Jugendmedizin
Pädiatrische Genetik
Mathildenstr. 1
79106 Freiburg

Lehrnbecher, Thomas, Prof. Dr. med.
Klinikum der Johann Wolfgang Goethe-Universität
Klinik für Kinder- und Jugendmedizin
Theodor-Stern-Kai 7
60596 Frankfurt

Lentze, Michael J., Prof. Dr. med.
Forschungsinstitut für Kinderernährung
Heinstück 11
44225 Dortmund

Lorenz, Christian, PD Dr. med.
Klinikum Bremen Mitte
Kinderchirurgische Klinik
Friedrich-Karl-Str. 10
28205 Bremen

Lutz, Sören, Dr. med.
Universitätsklinikum Essen
Klinik für Kinderheilkunde I
Hufelandstr. 55
45122 Essen

Marquardt, Thorsten, Prof. Dr. med.
Universitätsklinikum Münster
Klinik und Poliklinik für Kinder- und Jugendmedizin
Albert-Schweitzer-Campus 1
48149 Münster

Marx, Sylvie, Dr. med.
Schön-Klinik Vogtareuth
Abt. Kinderorthopädie
Krankenhausstr. 20
83569 Vogtareuth

Mátyás, G., Priv.-Doz. Dr. sc. nat.
Zentrum für Kardiovaskuläre Genetik und Gendiagnostik
Stiftung für Menschen mit seltenen Krankheiten
Wagistr. 25
8952 Schlieren
Schweiz

Meinecke, Peter, PD Dr. med.
Altonaer Kinderkrankenhaus
Medizinische Genetik/Genetische Beratung
Bleickenallee 38
22763 Hamburg

Meissner, Thomas, PD Dr. med.
Universitätsklinikum Düsseldorf
Klinik für Allgemeine Pädiatrie und Neonatologie
Moorenstr. 5
40225 Düsseldorf

Melk, Anette, Prof. Dr. med. Dr. rer. nat.
Medizinische Hochschule Hannover
Abt. für Pädiatrische Nieren-, Leber- und Stoffwechselerkrankungen
Carl-Neuberg-Str. 1
30625 Hannover

Melter, Michael, Prof. Dr. med.
Universitätsklinikum Regensburg
Klinik und Poliklinik für Kinder- und Jugendmedizin
Franz-Josef-Strauß-Allee 11
93053 Regensburg

Metzelder, Martin L., PD Dr. med.
Universitätsklinikum Essen
Sektion Kinderchirurgie
Klinik für Allgemein-, Viszeral- und Transplantationschirurgie
Hufelandstr. 55
45122 Essen

Mihatsch, Walter A., PD Dr. med.
Städtisches Krankenhaus Harlaching
Klinik für Kinder- und Jugendmedizin
Sanatoriumsplatz 2
81545 München

Minkov, Milen, Prim. Univ. Prof. Dr.med.
KA Rudolfstiftung der Stadt Wien
Abt. für Kinder- und Jungendheilkunde mit Department für Neonatologie
Juchgasse 25
1030 Wien
Österreich

Möller, Alexander, PD Dr. med.
Kinderspital Zürich
Abt. Pneumologie
Steinwiesstr. 76
8032 Zürich
Schweiz

Möller, Christoph, Prof. Dr. med.
Kinderkrankenhaus auf der Bult
Zentrum für Kinder und Jugendliche
Abt. für Kinder- und Jugendpsychiatrie
Janusz-Korczak-Allee 12
30173 Hannover

Moog, Ute, PD Dr. med.
Universitätsklinikum Heidelberg
Institut für Humangenetik
Im Neuenheimer Feld 366
69120 Heidelberg

Mühlendahl v., Karl Ernst, Prof. Dr. med.
Kinderumwelt gGmbH
Kinderärztliche Beratungsstelle für Allergie- und Umweltfragen
Westerbreite 7
49084 Osnabrück

Autorenverzeichnis

Müller, Thomas, Prof. Dr. med.
Medizinische Universität Innsbruck
Universitätsklinik für Pädiatrie I
Anichstr. 35
6020 Innsbruck
Österreich

Multerer, Christel, Dr. med.
Orthopädische Kinderklinik Aschau
Bernauer Str. 18
83229 Aschau im Chiemgau

Mundlos, Stefan, Prof. Dr. med.
Charité – Universitätsmedizin
Campus Virchow
Institut für Medizinische Genetik
Augustenburger Platz 1
13353 Berlin

Mutius v., Erika, Prof. Dr. med. Dr. h.c.
Klinikum der Universität München
Klinik und Poliklinik im Dr. von Haunerschen Kinderspital
Lindwurmstr. 4
80336 München

Nader, Sean, Dr. med.
Schön-Klinik Vogtareuth
Abt. Kinderorthopädie
Krankenhausstr. 20
83569 Vogtareuth

Nadal, David, Prof. Dr. med.
Kinderspital Zürich
Abt. Infektiologie und Spitalhygiene
Steinwiesstr. 75
8032 Zürich
Schweiz

Neitzel, Heidemarie, Prof. Dr.
Charité – Universitätsmedizin Berlin
Institut für Humangenetik
Augustenburger Platz 1
13353 Berlin

Neppert, Birte, Dr. med.
Universitätsklinikum Schleswig-Holstein – Campus Lübeck
Augenklinik
Ratzeburger Allee 160
23538 Lübeck

Neubauer, Bernd A., Prof. Dr. med.
Universitätsklinikum Gießen und Marburg
Zentrum für Kinderheilkunde und Jugendmedizin,
Abt. für Neuropädiatrie, Sozialpädiatrie und Epileptologie
Feulgenstr. 12
35392 Gießen

Nicolai, Thomas, Prof. Dr. med.
Klinikum der Universität München
Kinderklinik und Kinderpoliklinik im Dr. von Haunerschen Kinderspital
Kinderintensivstation
Lindwurmstr. 4
80337 München

Niehues, Tim, Prof. Dr. med.
Helios Kliniken Krefeld
Zentrum für Kinder- und Jugendmedizin
Lutherplatz 40
47805 Krefeld

Niethammer, Dietrich, Prof. Dr. med.
Universitätsklinik für Kinder- und Jugendmedizin
Stiftung für kranke Kinder
Hoppe-Seyler-Str. 1
72076 Tübingen

Noeker, Meinolf, PD Dr. med.
Landesrat für Krankenhäuser und Gesundheitswesen
Landschaftsverband Westfalen Lippe
Hörsterplatz 2
48147 Münster

Noterdaeme, Michele, Prof. Dr. med.
Josefinum
Klinik für Kinder- und Jugendpsychiatrie und Psychotherapie
Kapellenstr. 30
86154 Augsburg

Nützenadel, Walter, Prof. Dr. med.
Blumenthalstr. 18
69120 Heidelberg

Oberwaldner, Beatrice, MSc
Meinonggasse 19/3
8010 Graz
Österreich

Oster, Oskar, Prof. Dr.
Mainzer Str. 65a
55124 Mainz

Partsch, Carl-Joachim, Prof. Dr. med.
Endokrinologikum Hamburg
Lornsenstr. 4–6
22767 Hamburg

Paul, Thomas, Prof. Dr. med.
Universitätsmedizin Göttingen
Klinik für Pädiatrische Kardiologie und Intensivmedizin
Robert-Koch-Str. 40
37075 Göttingen

Pfäffle, Roland, Prof. Dr. med.
Universitätsklinik und Poliklinik für Kinder und Jugendliche
Abt. Pädiatrische Endokrinologie
Liebigstr. 20a
04103 Leipzig

Autorenverzeichnis

Pietz, Joachim, Prof. Dr. med.
Universitätsklinikum Heidelberg
Zentrum für Kinder- und Jugendmedizin
Sektion Neuropädiatrie, Klinik Kinderheilkunde I
Im Neuenheimer Feld 430
69120 Heidelberg

Pittschieler, Klaus, Prof. Dr. med.
Marienklinik
Claudia de Medici-Str. 21
39100 Bozen
Italien

Plecko, Barbara, Prof. Dr. med.
Kinderspital Zürich
Extraordinariat Neuropädiatrie
Steinwiesstr. 75
8032 Zürich
Schweiz

Poets, Christian, Prof. Dr. med.
Universitätsklinik für Kinder- und Jugendmedizin
Calwer-Str. 7
72076 Tübingen

Przyrembel, Hildegard, Prof. Dr. med.
Bolchener Str. 10
14167 Berlin

Queißer-Wahrendorf, Annette, PD Dr. med.
Universitätsmedizin der Johannes Gutenberg-Universität Mainz
Zentrum für Kinder- und Jugendmedizin
Langenbeckstr. 1
55131 Mainz

Rascher, Wolfgang, Prof. Dr. med. Dr. h.c.
Universitätsklinikum Erlangen
Kinder- und Jugendklinik
Loschgestr. 15
91054 Erlangen

Reich, Rudolph, Prof. Dr. med. Dr. med. dent.
Universitätsklinikum Bonn
Zentrum für Zahn-, Mund- und Kieferheilkunde
Poliklinik für Mund-, Kiefer- und plastische Gesichtschirurgie
Welschnonnenstr. 17
53111 Bonn

Resch, Franz, Prof. Dr. med.
Universitätsklinikum Heidelberg
Zentrum für Psychosoziale Medizin
Klinik für Kinder- und Jugendpsychiatrie
Blumenstr. 8
69115 Heidelberg

Riedel, Frank, Prof. Dr. med.
Altonaer Kinderkrankenhaus
Bleickenallee 38
22525 Hamburg

Riedler, Josef, Prof. Dr. med.
Kardinal Schwarzenberg'sches Krankenhaus
Kinder- und Jugendheilkunde
Kardinal-Schwarzenberg-Str. 2–6
5620 Schwarzach im Pongau
Österreich

Rieger, Christian, Prof. Dr. med.
Platanenweg 17
44801 Bochum

Riepe, Felix, Prof. Dr. med.
Kinderarztpraxis Kronshagen
Kopperpahler Allee 121
24119 Kronshagen

Rodeck, Burkhard, PD Dr. med.
Medizinische Hochschule Hannover
Christliches Kinderhospital Osnabrück
Bischofsstr. 1
49074 Osnabrück

Rohrbach, Marianne, Dr. med. et Dr. med. nat.
Kinderspital Zürich
Steinwiesstr. 75
8032 Zürich
Schweiz

Roos, Reinhard, Prof. Dr. med.
Städtisches Krankenhaus Harlaching
Klinik für Kinder- und Jugendmedizin
Sanatoriumsplatz 2
81545 München

Rosenhagen, Andreas, Prof. Dr. med.
Klinikum der Johann Wolfgang Goethe-Universität
Institut für Sportwissenschaften
Abt. Sportmedizin
Ginnheimer Landstr. 39
60487 Frankfurt

Rosewich, Hendrik, Dr. med.
Universitätsklinikum Göttingen
Klinik für Kinder- und Jugendmedizin
Robert-Koch-Str. 40
37075 Göttingen

Rothenberger, Aribert, Dr. med.
Universitätsmedizin Göttingen
Klinik für Kinder- und Jugendpsychiatrie und Psychotherapie
von-Siebold-Str. 5
37075 Göttingen

Rüdiger, Mario, Prof. Dr. med.
Medizinische Fakultät Carl Gustav Carus
Neonatologie und Pädiatrische Intensivmedizin
Fetscherstr. 74
01309 Dresden

Santer, René Prof. Dr. med.
Universitätsklinikum Hamburg-Eppendorf
Klinik und Poliklinik für Kinder- und Jugendmedizin
Martinistr. 52
20246 Hamburg

Schade, Götz, Prof. Dr. med.
Universitätsklinikum Bonn
Klinik und Poliklinik für Hals-Nasen-Ohrenheilkunde
Abt. für Phoniatrie und Pädaudiologie
Sigmund-Freud-Str. 25
53127 Bonn

Schaefer, Franz, Prof. Dr. med.
Universitätsklinikum Heidelberg
Zentrum für Kinder- und Jugendmedizin
Sektion für Pädiatrische Nephrologie
Im Neuenheimer Feld 430
69120 Heidelberg

Schara, Ulrike, Prof. Dr. med.
Universitätsklinikum Essen
Bereich Neuropädiatrie, Entwicklungsneurologie und Sozialpädiatrie
Hufelandstr. 55
45122 Essen

Schilke, Reinhard, PD Dr. med. dent.
Medizinische Hochschule Hannover
Klinik für Zahnerhaltung, Parodontologie und Präventive Zahnheilkunde
Carl-Neuberg-Str. 1
30625 Hannover

Schimmelmann, Benno Graf, Prof. Dr. med.
Universitäre Psychiatrische Dienste Bern
Kinder- und Jugendpsychiatrie
Bolligenstr. 111
3000 Bern 60
Schweiz

Schlack, Hans Georg, Prof. Dr. med.
An den Kreuzen 8
53125 Bonn

Schmeck, Klaus, Prof. Dr. med.
Universitäre Psychiatrische Kliniken UPK
Kinder- und Jugendpsychiatrische Klinik
Schaffhauserrheinweg 55
4058 Basel
Schweiz

Schmid, Raimund, Prof. Dr. med. Dipl.-Psych.
Kindernetzwerk e. V.
Hanauer Str. 8
63739 Aschaffenburg

Schmitt, Claus P., Prof. Dr. med.
Universitätsklinikum Heidelberg
Zentrum für Kinder- und Jugendmedizin
Sektion für Pädiatrische Nephrologie
Im Neuenheimer Feld 430
69120 Heidelberg

Schmitt, Heinz-Josef, Prof. Dr. med.
Senior Director Vaccines, Pfizer
Universitätsmedizin Mainz
Zentrum für Kinder- und Jugendmedizin
Langenbeckstr. 1
55131 Mainz

Schmitt-Grohé, Sabina, Prof. Dr. med.
Universitätsklinikum Bonn
Zentrum für Kinderheilkunde
Abt. für Allgemeine Pädiatrie
Adenauerallee 119
53113 Bonn

Schnabel, Dirk, Dr. med.
Charité – Universitätsmedizin Berlin
Campus Virchow-Klinikum
OHC-Kinderklinik
Augustenburger Platz 1
13353 Berlin

Schneppenheim, Reinhard, Prof. Dr. rer. nat.
Universitätsklinikum Hamburg-Eppendorf
Klinik und Poliklinik für Pädiatrische Hämatologie und Onkologie
Martinistr. 52
20246 Hamburg

Schöni, Martin H., Dr. rer. nat.
Universität Bern, Inselspital
Universitätsklinik für Kinderheilkunde
3010 Bern
Schweiz

Schöning, Martin, Prof. Dr. med.
Universitätsklinik für Kinder- und Jugendmedizin
Kinderheilkunde III
Hoppe-Seyler-Str. 1
72076 Tübingen

Scholz, Horst, PD Dr. med.
Straße 6, Nr. 23
13125 Berlin

Schroten, Horst, Prof. Dr. med.
Universitätsmedizin Mannheim
Klinik für Kinder- und Jugendmedizin
Theodor-Kutzer-Ufer 1-3
68163 Mannheim

Schuffenhauer, Simone, Dr. med.
Institute of Human Genetics
Helmholtz Zentrum München
Ingolstädter Landstr. 2
85764 Neuherberg

Autorenverzeichnis

Schulte-Körne, Gerd, Prof. Dr. med.
Klinikum der Universität München
Klinik und Poliklinik für Kinder- und Jugendpsychiatrie,
Psychosomatik und Psychotherapie
Pettenkofer Str. 8a
80336 München

Schulz, Elisabeth, Prof. Dr. med.
ehemals Universitätsklinikum Hamburg-Eppendorf
Martinistr. 52
20246 Hamburg

Schuster, Volker, Prof. Dr. med.
Universitätsklinikum Leipzig
Universitätsklinik für Kinder und Jugendliche
Liebigstr. 20a
04103 Leipzig

Schumacher, Reinhard, Prof. Dr. med.
Universitätsmedizin Mainz
Zentrum für Kinderheilkunde und Jugendmedizin
Langenbeckstr. 1
55131 Mainz

Schwab, Matthias, Prof. Dr. med.
Dr. Margarete-Fischer-Bosch-Institut für Klinische
Pharmakologie
Auerbachstr. 112
70376 Stuttgart

Schwabe, Georg C., Prof. Dr. med.
HELIOS-Klinikum Berlin-Buch
Klinik für Kinder- und Jugendmedizin
Schwanebecker Chaussee 50
13125 Berlin

Schweinitz v., Dietrich, Prof. Dr. med.
Klinikum der Universität München
Kinderchirurgische Klinik im Dr. von Haunerschen
Kinderspital
Lindwurmstr. 4
80336 München

Seger, Reinhard, Prof. Dr. med.
Kinderspital Zürich
Abt. für Pädiatrische Immunologie und Allergologie
Steinwiesstr. 75
8032 Zürich
Schweiz

Seidenberg, Jürgen, Prof. Dr. med.
Klinikum Oldenburg
Rahel-Straus-Str. 10
26133 Oldenburg

Sennhauser, Felix Hans, Prof. Dr. med.
Kinderspital Zürich
Medizinische Klinik
Steinwiesstr. 75
8032 Zürich
Schweiz

Seyberth, Hannsjörg W., Prof. em. Dr. med.
Lazarettgarten 23
76829 Landau

Sieverding, Ludger, Prof. em. Dr. med.
Universitätsklinik für Kinder- und Jugendmedizin
Abt. Kinderkardiologie, Pulmologie und Intensivmedizin
Hoppe-Seyler-Str. 1
72076 Tübingen

Simons, Michael, Prof. Dr. med.
Universitätsklinik Aachen
Klinik für Psychiatrie, Psychosomatik und Psychotherapie
des Kindes- und Jugendalters
Neuenhofer Weg 21
52074 Aachen

Speckmann, Carsten, Dr. med.
Universität Freiburg
Zentrum für Kinderheilkunde und Jugendmedizin
Mathildenstr. 1
79106 Freiburg

Speer, Christian P., Prof. Dr. med.
Universitätsklinikum Würzburg
Kinderklinik und Poliklinik
Josef-Schneider-Str. 2
97080 Würzburg

Sperl, Wolfgang, Prof. Dr. med.
Paracelsus Medizinische Privatuniversität
Universitätsklinik und Poliklinik für Kinder- und
Jugendmedizin
Müllner Hauptstr. 46
5020 Salzburg
Österreich

Spiekerkötter, Ute, Prof. Dr. med.
Universitätsklinikum Freiburg
Allgemeine Kinder- und Jugendmedizin
Mathildenstr. 1
79106 Freiburg

Spitzer, Peter, MA PhD
Universitätsklinik für Kinder- und Jugendchirurgie Graz
Auenbruggerplatz 49
8036 Graz
Österreich

Splieth, Christian, Prof. Dr. med.
Poliklinik für Kieferorthopädie
Präventive Zahnmedizin u. Kinderzahnheilkunde
Rotgerberstr. 8
17475 Greifswald

Spranger, Stefanie, PD Dr. med.
Praxis für Humangenetik-Bremen
Schwachhauser Heerstr. 50a–c
28209 Bremen

Spranger, Matthias, PD Dr. med.
Neurologisches Reha-Zentrum für Kinder und Jugendliche
Friedehorst
Rotdornallee 64
28717 Bremen-Lesum

Spranger, Jürgen, Prof. em. Dr. med.
Im Fuchsberg 14
76547 Sinzheim

Steen, Astrid, Prof. Dr. med.
Hautarztpraxis Meckenheim
Neuer Markt 27
53340 Meckenheim

Steinmann, Beat, Prof. Dr. med.
Kinderspital Zürich
Steinwiesstr. 75
8032 Zürich
Schweiz

Stier, Bernhard, Dr. med.
Kinder- und Jugendarzt
Wetzlarer Str. 25
35510 Butzbach

Stiller, Brigitte, Prof. Dr. med.
Universitätsklinikum Freiburg
Universitäts-Herzzentrum Freiburg Bad Krozingen
Klinik für Angeborene Herzfehler und Pädiatrische
Kardiologie, ZKJ
Mathildenstr. 1
79106 Freiburg

Stölzel, Ulrich, Prof. Dr. med.
Klinikum Chemnitz gGmbH
Klinik für Innere Medizin II, Gastroenterologie,
Hepatologie, Infektiologie, Onkologie, Intensivmedizin –
Porphyriezentrum Sachsen
PSF 948
09009 Chemnitz

Suchodoletz v., Waldemar, Prof. Dr. med.
Richard-Riemerschmid-Allee 16
81241 München
ehemals Klinikum der Universität München
Klinik und Poliklinik für Kinder- und Jugendpsychiatrie,
Psychosomatik und Psychotherapie
Pettenkofer Str. 8a
80336 München

Superti-Furga, Andrea, Prof. Dr. med.
Centre Hospitalier Universitaire Vaudois
Rue du Bugnon 46
1011 Lausanne
Schweiz

Thies, Wolf-Rüdiger, Prof. Dr. med.
Praxis für Kinderkardiologie
Karmarschstr. 36
30159 Hannover

Thomasius, Rainer, PD Dr. med.
Universitätsklinikum Hamburg-Eppendorf
Deutsches Zentrum für Suchtfragen des Kindes- und
Jugendalters (DZSKJ)
Martinistr. 52
20246 Hamburg

Tönshoff, Burkhard, Prof. Dr. med.
Universitätsklinikum Heidelberg
Zentrum für Kinder- und Jugendmedizin
Klinik für Kinderheilkunde
Im Neuenheimer Feld 430
69120 Heidelberg

Tschanz, Stefan A., Prof. Dr. med.
Universität Bern
Institut für Anatomie
Baltzerstr. 2
3012 Bern
Schweiz

Uhlenberg, Birgit, Dr. med.
Charité – Universitätsmedizin
Campus Virchow-Klinikum
Klinik für Pädiatrie mit Schwerpunkt Neurologie
Augustenburger Platz 1
13353 Berlin

Ullrich, Kurt, Prof. em. Dr. med.
Universitätsklinikum Hamburg-Eppendorf
Klinik und Poliklinik für Kinder- und Jugendmedizin
Martinistr. 52
20251 Hamburg

Ure, Benno M., Prof. Dr. med.
Medizinische Hochschule Hannover
Klinik für Kinderchirurgie
Carl-Neuberg-Str. 1
30625 Hannover

Voss v., Hubertus, Prof. em. Dr. med. Dr. h.c.
Privatinstitut für Soziale Pädiatrie im Zentrum für
Humangenetik und Laboratoriumsmedizin
Lochhamer Str. 29
82152 Martinsried-Planegg

Wabbels, Bettina, Prof. Dr. med.
Universitätsklinikum Bonn
Augenklinik
Sigmund-Freud-Str. 25
53195 Bonn

Wabitsch, Martin, Prof. Dr. med.
Universitätsklinik Ulm
Universitätsklinik für Kinder- und Jugendmedizin
Sektion Pädiatrische Endokrinologie und Diabetologie
Eythstr. 24
89075 Ulm

Autorenverzeichnis

Wagner, Bendicht Peter, Prof. Dr. med.
Universität Bern, Inselspital
Abt. für pädiatrische Intensivbehandlung
3010 Bern
Schweiz

Wagner, Norbert, Prof. Dr. med.
Universitätsklinik Aachen
Klinik für Kinder- und Jugendmedizin
Pauwelstr. 30
52074 Aachen

Waldegger, Siegfried, Prof. Dr. med.
Universitätsklinikum Innsbruck
Department für Kinder- und Jugendheilkunde
Anichstr. 35
6020 Innsbruck
Österreich

Warnke, Andreas, Prof. Dr. med.
Universitätsklinikum Würzburg
Klinik und Poliklinik für Kinder- und Jugendpsychiatrie und Psychotherapie
Füchsleinstr. 15
97080 Würzburg

Weber, Stefanie, Prof. Dr. med.
Universitätsklinikum Essen
Klinik für Kinderheilkunde II
Hufelandstr. 55
45147 Essen

Weber, Lutz T., PD Dr. med.
Klinikum der Universität zu Köln
Klinik und Poliklinik für Kinder- und Jugendmedizin
Kindernephrologie
Kerpener Str. 62
50937 Köln

Weiß, Thomas S., PD Dr. med.
Universitätsklinikum Regensburg
Klinik und Poliklinik für Kinder- und Jugendmedizin
Franz-Josef-Strauss-Allee 11
93053 Regensburg

Weissenrieder, Nikolaus, Dr. med.
Praxiszentrum Saarstraße
Saarstr. 7
80797 München

Widhalm, Kurt, Prof. em. Dr. med.
Österreichisches Akademisches Institut für Ernährungsmedizin
Alserstr. 14/4a
1090 Wien
Österreich

Wieczorek, Dagmar, Prof. em. Dr. med.
Universitätsklinikum Essen
Institut für Humangenetik
Hufelandstr. 55
45122 Essen

Wildhaber, Johannes H., Prof. Dr. med.
HFR Fribourg – Kantonsspital
Département de Pédiatrie
Postfach
1708 Fribourg
Schweiz

Winter, Reinhard, Dr. rer. soc.
Sozialwissenschaftliches Institut Tübingen
Lorettoplatz 6
72072 Tübingen

Wirth, Stefan, Prof. Dr. med.
Universität Witten-Herdecke
Zentrum für Kinder- und Jugendmedizin, HELIOS-Klinikum Wuppertal
Heusnerstr. 40
42283 Wuppertal

Witt, Heiko, Prof. Dr. med.
Kinderklinik Schwabing
Kölner Platz 1
80804 München

Wolf, Nicole, Prof. Dr. med.
VU University Medical Center
1 PK-Y50, Postbox 7057
1007 MB Amsterdam
Niederlande

Wühl, Elke, PD Dr. med.
Zentrum für Kinder- und Jugendmedizin
Sektion für Pädiatrische Nephrologie
Im Neuenheimer Feld 430
69120 Heidelberg

Zabel, Bernhard, Prof. Dr. med.
Universitätsklinikum Freiburg
Zentrum für Kinder- und Jugendmedizin, Sektion Pädiatrische Genetik
Mathildenstr. 1
79106 Freiburg

Zeidler, Cornelia, Dr. med.
Medizinische Hochschule Hannover
Kinderklinik
Carl-Neuberg-Str. 1
30625 Hannover

Zepp, Fred, Prof. Dr. med.
Universitätsmedizin Mainz
Zentrum für Kinder- und Jugendmedizin
Langenbeckstr. 1
55131 Mainz

Zimmer, Klaus-Peter, Prof. Dr. med.
Universitätsklinikum Gießen und Marburg
Abt. Allgemeine Pädiatrie und Neonatologie
Feulgenstr. 12
35392 Gießen

Zwiauer, Karl, Prof. Dr. med.
Landesklinikum St. Pölten-Lilienfeld
Abt. für Kinder- und Jugendheilkunde
Propst Führer-Str. 4
3100 St. Pölten
Österreich

XVI Krankheiten von Verdauungstrakt, Peritoneum, Bauchwand und Pankreas

117 Speicheldrüsen, Fehlbildungen im Kiefer- und Gesichtsbereich, Kiefergelenk, Zähne und Mund

R. H. Reich, R. Schilke, G. Hillmann

117.1 Speicheldrüsen

R. H. Reich

Verglichen mit dem Erwachsenenalter werden Speicheldrüsenkrankheiten bei Kindern viel seltener angetroffen. Am häufigsten sind unter diesen die Entzündungen (60 %); der Rest teilt sich in die seltenen Tumoren und die Fehlbildungen der Speicheldrüsen auf. Hauptsächlich ist die Glandula parotis, seltener die Glandula submandibularis betroffen. Krankheiten der kleineren Speicheldrüsen (Glandulae sublinguales und die akzessorischen Speicheldrüsen in der Lippen- und Mundschleimhaut) sind Raritäten.

117.1.1 Fehlbildungen

Fehlbildungen sind die sehr seltene Aplasie oder die Hypoplasie der größeren Speicheldrüsen und eine bereits fetal bei der Ultraschalluntersuchung oder direkt nach der Geburt klinisch auffallende Gangatresie sowie die Dystopie der größeren Speicheldrüsen. Aberrierende und akzessorische Speicheldrüsen können differenzialdiagnostisch schwierig von Neubildungen abzugrenzen sein. Die bildgebende Diagnostik mit Magnetresonanztomografie und Sonografie kann hier Aufschlüsse, aber keine Sicherheit geben.

Ranula

Definition und klinische Symptome Diese Extravasationszyste kann von allen großen und den kleinen Speicheldrüsen in der Schleimhaut ausgehen. Klinisch kommt es zu einer kugeligen, bläulich gefärbten Vorwölbung unter der immer dünner werdenden Mukosaschicht (◘ Abb. 117.1). Befindet sie sich im Mundboden, kann sie die Zunge anheben. In ausgeprägten Fällen wird die Zunge nach dorsal verlegt, so dass insbesondere im Fall einer Superinfektion auch erhebliche Schluckprobleme und Atemwegsbehinderungen auftreten können (Ranula, Fröschleingeschwulst). Über eine Perforation des sehr dünnen Mundschleimhautepithels entleert sich die Zyste manchmal spontan. Danach kommt es aber fast immer zu einem Rezidiv.

Epidemiologie Der Häufigkeitsgipfel liegt im Kindesalter und in der Pubertät, hauptsächlich sind Mädchen betroffen.

Ätiologie Hier sind Sialektasien der großen Speicheldrüsen oder die Verlegung der Ausführungsgänge der Speicheldrüsen in Erwägung zu ziehen. Seltener ist die angeborene Stenose des Ausführungsgangs einer großen Speicheldrüse oder eine entzündliche oder traumatische Verlegung des Ausführungsgangs.

Differenzialdiagnose Differenzialdiagnostisch sind insbesondere im Zungengrund und im Mundbodenbereich die Dermoidzyste sowie Speicheldrüsentumoren, aber auch vaskuläre Malformationen zu beachten. Insbesondere in der Tiefe liegende zystenartige Veränderungen können differenzialdiagnostische Schwierigkeiten bereiten, hier kann die Ultraschalluntersuchung helfen. In der Regel sind vaskuläre Malformationen gekammert oder anders strukturiert.

Gelegentlich ist die Superinfektion großer Ranulae abzugrenzen gegen einen dentogenen Abszess.

Therapie Zur Sanierung der Zyste ist die vollständige Exstirpation notwendig; die Marsupialisation (breite Eröffnung der Zyste zur Mundhöhle und Offenhalten mit einer Tamponade, bis das sich das Zystenepithel durch Mundschleimhaut ersetzt hat) ist lediglich bei ausgedehnten und direkt unter der Schleimhaut des Mundbodens liegenden Zysten sinnvoll. In den anderen Fällen treten nach dieser Therapie häufig Rezidive auf.

Bei rezidivierenden oder tiefer liegenden Ranulae ist die Exstirpation der verursachenden Drüse mit der anhängenden Zystenbildung auch bei Kindern die Methode der Wahl.

Bei beginnender Infektion steht die hoch dosierte Antibiotikatherapie im Vordergrund, da durch Schwellung des Zungengrundes eine Verlegung der Atemwege droht.

Mukozele

Definition und klinische Symptome Bei den hauptsächlich im Bereich der kleinen Speicheldrüsen der Mundschleimhaut auftretenden Zystenbildungen, die bis Kirschgröße erreichen können, handelt es sich um kleine Extravasationen oder Retentionszysten. Hauptsächlich sind diese im Unterlippenbereich angesiedelt (80 %) (◘ Abb. 117.2). Teilweise werden in der Literatur die Begriffe Ranula und Mukozele nicht scharf getrennt.

Ätiologie Ursächlich ist der traumatische (Bissverletzung) oder entzündliche Verschluss der empfindlichen Ausführungsgänge der kleinen Speicheldrüsen.

Klinisch kommt es zu einer zunehmenden, kugeligen Schwellung der Schleimhaut, die letztlich platzen kann. Eingedicktes Sekret wird danach entlassen, es kommt fast immer zum Rezidiv.

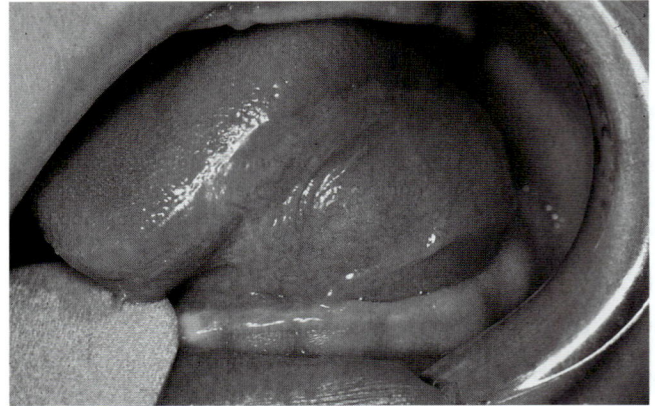

Abb. 117.1 Ranula im linken Mundboden. Der Mundboden ist links erhöht, die Zunge nach rechts verdrängt

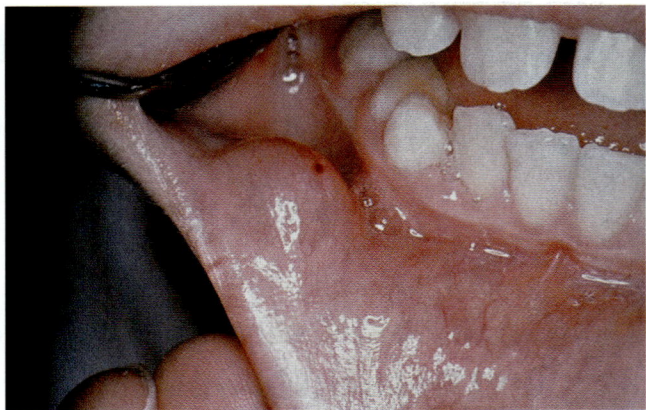

Abb. 117.2 Mukozele der Unterlippe

Differenzialdiagnose Differenzialdiagnostisch ist das lokalisierte kleine Lymphangiom oder Hämangiom in Erwägung zu ziehen.

Therapie Die Therapie der Wahl ist die vollständige Exzision. Die Punktion hat in der Regel nur einen vorübergehenden Effekt.

Speicheldrüsenfisteln

Definition und klinische Symptome Diese kommen als Ausführungsgänge aberrierender Speicheldrüsenkonglomerate (s. oben) ein- oder beidseitig in der Unterlippe, im Lippenwinkel sowie im Parotisbereich vor (Abb. 117.3).

Pathogenetisch führen Schnürungen in der Bildung der Kiemenfurchen zu den unterschiedlichen klinischen Bildern. Während die paramedialen Unterlippenfisteln sowie die Fisteln im Lippenwinkelbereich kaum differenzialdiagnostische Schwierigkeiten bereiten, insbesondere wenn sie paarweise angelegt sind, müssen bei den präaurikulär mündenden angeborenen Parotisfisteln auch Dermoidfisteln in Erwägung gezogen werden. Dabei sind sehr lange Fistelgänge bis an die Schädelbasis bekannt. Im Zweifelsfall kann eine Magnetresonanztomografie helfen, den Operationsumfang festzulegen.

Therapie Die Speicheldrüsenfisteln können jeweils nur durch eine totale Exzision dauerhaft beseitigt werden, im Unterlippenbereich muss eine plastische Rekonstruktion des Lippenrots erfolgen, um keine dauerhaften ästhetischen Störungen hervorzurufen. Bei der Exzision der Parotisfisteln ist besonderes Augenmerk auf die Erhaltung der Funktion des N. facialis zu legen. Die chirurgische Therapie kann im Regelfall in das Vorschulalter verschoben und damit unter günstigeren Bedingungen durchgeführt werden als im Kleinkindalter.

Speichelsteine (Sialolithiasis)

Definition Steinbildungen kommen hauptsächlich in dem langen Ausführungsgang in der Glandula submandibularis vor. Sie sind im Kindesalter sehr selten, nur 5 % aller Speichelsteine kommen bei Kindern vor. Andererseits muss bei Speicheldrüsenentzündungen unbekannter Ätiologie eine obstruktive Komponente, auch durch Steinbildung ausgeschlossen werden. Der Häufigkeitsgipfel liegt dann zwischen 10 und 12 Jahren mit einer Prävalenz des männlichen Geschlechts.

Ätiologie und Pathogenese Eine Steinbildung wird durch eine herabgesetzte Viskosität oder einen eingedickten Speichel (z. B. Flüssigkeitsmangel) begünstigt. Zu berücksichtigen ist auch die Anatomie des langen Ausführungsgangs der Glandula submandibularis.

Am Anfang der Steinbildung steht eine Störung der Zusammensetzung der Speichelelektrolyte und eine Dyschylie. Oftmals kommt es durch die Schleimverstopfung des Ausführungsgangs zunächst zu einer lokalen Entzündungsreaktion und dann zu einem schalenförmigen Aufbau der meistens aus Karbonapatit bestehenden Steine (Abb. 117.4).

Klinische Symptome Typisch ist auch bei Kindern die Symptomkonstellation einer Schwellung und Schmerzempfindung im Mundbodenbereich während des Essens oder kurz danach. Diese ist durch die Extension der Drüse während der reflektorischen Speichelbildung erklärbar (Colique salivaire). Bei länger bestehenden Beschwerden kann auch eine entzündliche Reaktion bis zum submandibulären Abszess mit Fieber zustande kommen. In diesem Stadium muss, vor allem wenn die Vorgeschichte nicht bekannt ist, auch der viel häufigere dentogene Abszess abgegrenzt werden.

Diagnose Da nur relativ große Steinbildungen im peripheren Bereich des Ausführungsgangs der intraoralen Palpation zugänglich sind, müssen im Zweifelsfall bildgebende Verfahren für eine exakte Diagnose eingesetzt werden. Nur 54 % der Speichelsteine sind wegen eines geringen Verkalkungsgrades röntgendicht, so dass sie auf einer Mundbodenübersicht oder einer Unterkieferpanoramaaufnahme erkennbar sind. Im Zweifelsfall kann eine Ultraschalluntersuchung oder eine Magnetresonanztomografie Aufschluss geben.

Therapie Im akuten Stadium einer Superinfektion muss die Entzündung zunächst durch Antibiotika in ein subakutes Stadium gebracht werden.

Liegt noch keine entzündliche Reaktion vor, kann bei kleinen Steinen durch speichellockende Speisen (saure Drops, Zitrone, Südfrüchte) ein Ausschwemmen des Steins versucht werden. Dies gelingt nur, wenn noch kein verfestigter einzelner Stein vorliegt, sondern grießartige Konkremente vorhanden sind.

Ist dies nicht erfolgreich, kann heute die interventionelle Sialoendoskopie, evtl. auch in Kombination mit der extrakorporalen Stoßwellenlithotrypsie erwogen werden. Mit modernen semirigiden Endoskopen ist sowohl eine Dilatation des Ausführungsgangs als auch die Entfernung kleiner Steine oder Fragmente möglich. Auch kann durch Lasereinsatz endoskopisch eine Fragmentierung von Steinbildungen erreicht werden. Diese Therapieoptionen sind umso erfolgreicher, je kleiner die Steine sind.

Andernfalls muss die Entfernung des Steins erfolgen. Nur bei sehr weit anterior im Mundboden, kurz vor der Mündung des

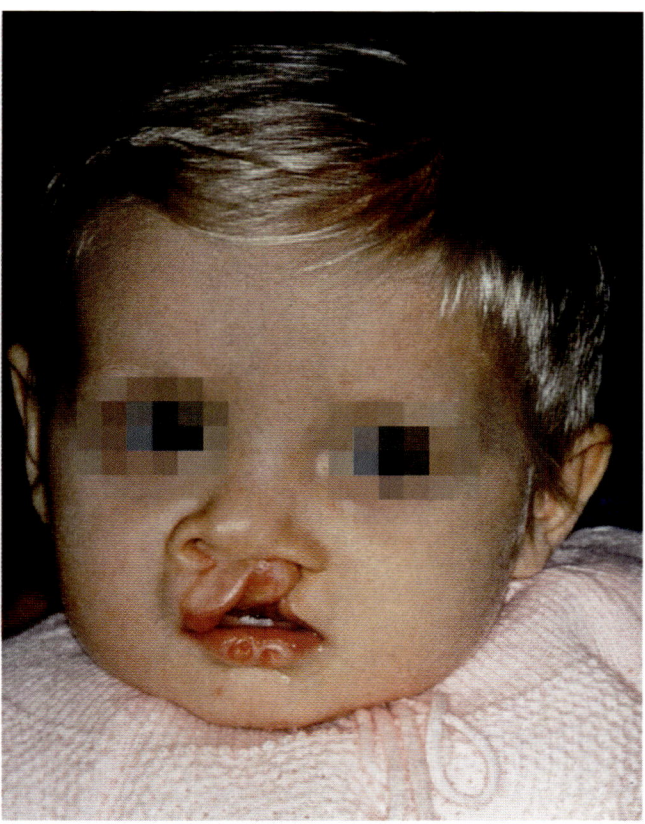

Abb. 117.3 Symmetrische Unterlippenfisteln. (Mit freundlicher Genehmigung von Prof. Dr. Dr. E. Krüger)

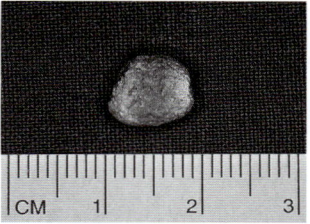

Abb. 117.4 Speichelstein, der wegen seiner Lage nahe an der Glandula submandibularis zusammen mit der Drüse entfernt werden musste

Ausführungsgangs an der Papilla salivaria liegenden Steinen kann versucht werden, diese durch Marsupialisation (Entfernung des Mundschleimhautepithels, Entnahme des Steins und temporäres Offenhalten des Ausführungsgangs mit einem temporär eingenähten kleinen Katheter) zu entfernen. In allen anderen Fällen ist die Entfernung des Steins mitsamt der betroffenen Drüse, u. U. auch von extraoral, erforderlich.

Prophylaxe Für die Prophylaxe der Steinbildung ist hauptsächlich eine ausreichende Flüssigkeitszufuhr erwähnenswert.

117.1.2 Bakterielle Entzündungen (Sialadenitis)

Virale Entzündungen werden in den ▶ Kap. 100 und 101 behandelt.

Epidemiologie und Pathogenese Im Kindesalter ist die aufsteigende bakterielle Infektion der großen Speicheldrüsen ein sehr seltenes Ereignis, das noch am ehesten im Zusammenhang mit einer Steinbildung anzutreffen ist. Noch seltener kommt sie als hämatogene Infektion, z. B. im Rahmen einer Tuberkuloseinfektion, vor. Neuerdings werden auch Mykoplasmen als Erreger einer nichtviralen Parotitis diskutiert.

Klinische Symptome Klinisch auffällig ist bei den bakteriellen Infektionen in fortgeschrittenem Stadium die Aufwerfung der Papille des Ausführungsgangs in der Mundboden- oder Wangenschleimhaut. Beim „Ausmelken" der Drüse von extraoral kann dort Eiter austreten. Die klinische Symptomatik unterscheidet sich bis auf eine höhere Akuität nicht von der Sialolithiasis oder der häufigeren viralen Parotitis. Eine Sonderform stellt die ätiologisch bisher nicht geklärte juvenile Parotitis dar. Bei ihr hat sich die endoskopische Dilatation des Ausführungsgangs als sehr wirkungsvoll gezeigt.

Differenzialdiagnose In besonders ausgeprägten Fällen ist gerade im Alter des Zahnwechsels differenzialdiagnostisch am ehesten ein dentogenes Entzündungsgeschehen zu bedenken, da dieses die weitaus häufigste Ursache für eine schwere Entzündung im Kopf- und Halsbereich darstellt.

Therapie Im Vordergrund muss die antibiotische und antiphlogistische Therapie stehen. Nur bei chronisch rekurrierenden Sialoadenitiden ist die Entfernung der Drüse gerechtfertigt.

117.1.3 Epitheliale Tumoren

Epidemiologie Nur etwa 3,7–5 % der tumorösen Veränderungen in der Speicheldrüse treten vor dem 17. Lebensjahr auf, vorzugsweise sind es epitheliale Tumoren. Unter diesen kommen die pleomorphen Adenome (sog. Mischtumoren) am häufigsten vor; das Mukoepidermoidkarzinom, der Azinuszelltumor sowie das monomorphe Adenom sind Raritäten.

Am häufigsten betroffen ist die Glandula parotis (71 %), in 21 % der Fälle sind es die kleinen Speicheldrüsen der Mundschleimhaut.

Klinische Symptome Neben untypischen Zeichen einer schmerzlosen, langsam zunehmenden Schwellung, z. B. am Gaumen, kommt nur bei den sehr seltenen malignen Tumoren (im Kindesalter hauptsächlich Mukoepidermoidkarzinom) bei entsprechender Lokalisation eine Fazialisparese hinzu, die immer als Warnzeichen aufgefasst werden muss.

Diagnose Die Diagnose kann nur durch die Biopsie gesichert werden. Im Zweifelsfall muss sie auch von extraoral vorgenommen werden.

Therapie Wegen der Möglichkeit einer malignen Transformation und der Rezidivanfälligkeit insbesondere bei pleomorphen Adenomen und insbesondere bei den noch selteneren Karzinomen ist auch im Kindesalter eine radikale Exzision anzustreben. Bei dem im Kindesalter häufigsten gutartigen Tumor der Glandula parotis, dem pleomorphen Adenom, ist eine konservative Parotidektomie angezeigt, die zur Erhaltung des N. facialis unter hohem operationstechnischem Anspruch durchgeführt wird.

Ist wegen eines malignen Tumors im Kindesalter eine radikale Parotidektomie erforderlich, sollte stets auch eine primäre Rekonstruktion des N. facialis, z. B. durch autologe, mikrochirurgisch angeschlossene Nerventransplantate erwogen werden oder, falls dies nicht möglich ist, eine Reanimation des Gesichts durch autologe, mikrochirurgisch anastomosierte Nerv-Muskel-Transplantate. Gerade im Kindesalter sind die Chancen für die Erhaltung der Gesichtsmimik mit diesen nicht unaufwendigen Verfahren besonders günstig, wenn sie primär erfolgen.

117.1.4 Nichtepitheliale Fehlbildungen und Tumoren

Die in diesem Rahmen am häufigsten anzutreffenden vaskulären Malformationen und die seltenen Hämangiome machen immerhin 37% der Gewebsvermehrungen in den Speicheldrüsen im Kindesalter aus. Sie treten häufiger bei Mädchen auf als bei Jungen.

Ein anderer besonders im Kindesalter im Parotisbereich in Erscheinung tretender Tumor ist das Neurofibrom.

Vaskuläre Malformationen und Hämangiome

Epidemiologie Die venösen, arteriellen oder kapillären Malformationen und die seltenen Hämangiome machen ca. 90% solcher Veränderungen in den Speicheldrüsen aus, der Rest sind den Malformationen des lymphatischen Systems zuzurechnen. Nicht selten sind auch Mischformen der vaskulären Fehlbildungen.

Am häufigsten treten sie in der Glandula parotis (80%), sehr viel seltener in der Glandula submandibularis (18%) auf. Der histologische Aufbau bezüglich einer endothelialen Proliferation (Hämangiom) oder Gefäßwandaplasie oder -agenesie ihres kapillären oder kavernösen Anteils hat diagnostische und therapeutische Konsequenzen.

Klinische Symptome Vaskuläre Malformationen sind immer bei Geburt vorhanden, Hämangiome treten innerhalb des 1. Lebensjahres auf. Klinisch fallen die Veränderungen je nach ihrer Lokalisation in den Speicheldrüsen durch eine Schwellung und/oder bläuliche Verfärbung der Haut auf, wobei insbesondere eine Größenzunahme bei Blutdruckanstieg (z. B. beim Schreien) zu bemerken ist. Veränderungen der Größe und der Ausprägung sind möglich. So unterliegen vaskuläre Malformationen einer Progredienz z. T. verstärkt während hormoneller Umstellungs- und Wachstumsphasen. Dagegen können sich Hämangiome in der Hälfte der Fälle zurückbilden.

Diagnose Zur diagnostischen Einordnung eignen sich die Farbdopplersonografie oder oftmals noch eher die Magnetresonanztomografie, die einen gewissen Aufschluss über die innere Struktur der Läsionen geben. Wegen der besonderen Problematik der Highflow-Malformationen mit einem erhöhten Anteil arterieller Gefäße und arteriovenösen Shunts ist bei ausgedehnten oder schlecht zugänglichen Veränderungen für die Entscheidung über das weitere Vorgehen eine Angiografie mit Darstellung der zuführenden Gefäße erforderlich. Einerseits können bei dieser Technik die Geschwindigkeit des Blutumsatzes, die zuführenden Gefäße und der Umfang der atrioventrikulären (AV-)Shunts in der vaskulären Malformation abgeschätzt werden. Andererseits kann in der gleichen Sitzung nach der Darstellung der zuführenden Gefäße ggf. auch eine Embolisation durchgeführt werden.

Therapie In speziellen Fällen, insbesondere wenn AV-Shunts vorhanden sind, kann nach einer Embolisation die operative Entfernung der Läsion sinnvoll sein. Diese beinhaltet bei vaskulären Malformationen und Hämangiomen in der Speicheldrüse u. U. die Entfernung der Drüse selbst, also in der Regel eine Parotidektomie, wobei auf die vollständige Erhaltung des N. facialis besonderer Wert gelegt werden muss. Bei der Injektion von sklerosierenden Medikamenten in die Veränderung sowie der interstitiellen Lasertherapie muss das Risiko der Verletzung umliegender Nerven, z. B. des N. facialis, fallbezogen abgewogen werden.

Prognose Die vaskulären Malformationen zeichnen sich insgesamt durch eine schlechte Berechenbarkeit aus, prinzipiell sind sie immer progredient. Nur bei den seltenen echten Hämangiomen in der Speicheldrüse wurde eine mitunter unvollständige Spontanremission gefunden.

Vaskuläre Malformationen vom lymphatischen Typ

Definition Diese sind ihren verursachenden Strukturen entsprechend sehr dünnwandig und zeigen eine große Varianz in Form, Ausdehnung und Verhalten. Sie können mikro-, klein- oder großzystisch sein. Bei großen vaskulären Malformationen vom lymphatischen Typ mit geringer Kammerung wird auch von zystischen Hygromen gesprochen.

Epidemiologie Der lymphatische Typ ist mit 4–8% wesentlich seltener als die anderen Typen der vaskulären Veränderungen der Speicheldrüsen. Hauptsächlich betroffen ist die Glandula parotis. In der Regel sind die Malformationen bei Geburt vorhanden, manifestieren sich teils vor, aber auch teils nach der Geburt und vergrößern sich langsam.

Klinische Symptome Auffällig werden die Malformationen durch eine diffuse Vorwölbung der bedeckenden Haut oder Schleimhaut. Sie sind immer weich und gut eindrückbar. Wegen des Gewichts ihrer Flüssigkeitsfüllung können sie u. U. Druckläsionen auf dem sich entwickelnden Knochen sowie eine Behinderung der Atmung verursachen. Typisch ist, dass bei nativen lymphatischen Malformationen im Bereich der Glandula parotis nie eine Fazialisparese zu bemerken ist (Abb. 117.5).

Therapie Die Therapie kleiner Veränderungen in der Glandula parotis besteht in ihrer Entfernung, evtl. unter Einschluss einer konservativen Parotidektomie. Dabei ist zu berücksichtigen, dass durch die Expansion der Malformation eine Auffächerung der Äste des N. facialis in feinste Fasern zustande kommt, so dass eine Präparation und Erhaltung der Nervenfasern auch unter mikrochirurgischen Bedingungen nur unvollkommen und teilweise nicht möglich ist. Die Gefahr einer irreparablen Fazialisparese ist daher recht hoch, insbesondere bei der operativen Entfernung von großen lymphatischen Fehlbildungen in diesem Bereich. Diese kann auch durch aufwendige plastisch-rekonstruktive Maßnahmen im Erwachsenenalter kaum ausgeglichen werden. Aus diesem Grunde, und wegen der hohen Rezidivhäufigkeit sowie einer Tendenz, nach der Pubertät eine spontane Verkleinerung zu erfahren, werden immer wieder auch alternative Behandlungskonzepte diskutiert.

Im Gespräch sind Erfahrungen mit der intraläsionalen Applikation von Fibrinkleber, sklerosierenden Medikamenten und Lasertherapien. Dabei ist allerdings zu berücksichtigen, dass eine Wirkung dieser Agenzien auf die epitheliale Auskleidung der Veränderung nur dann gegeben ist, wenn möglichst viele Kammern eröffnet sind. Insbesondere bei kleinkammerigen Ausprägungen ist dies kaum zu erreichen.

Ein alternativer Therapieansatz ist auch die systemische Verabreichung niedriger Dosen von Endoxan. Insbesondere bei chirurgisch problematischer Lokalisation oder sehr großer Ausdehnung werden solche Verfahren diskutiert, größere praktische Erfahrungen damit stehen jedoch noch aus.

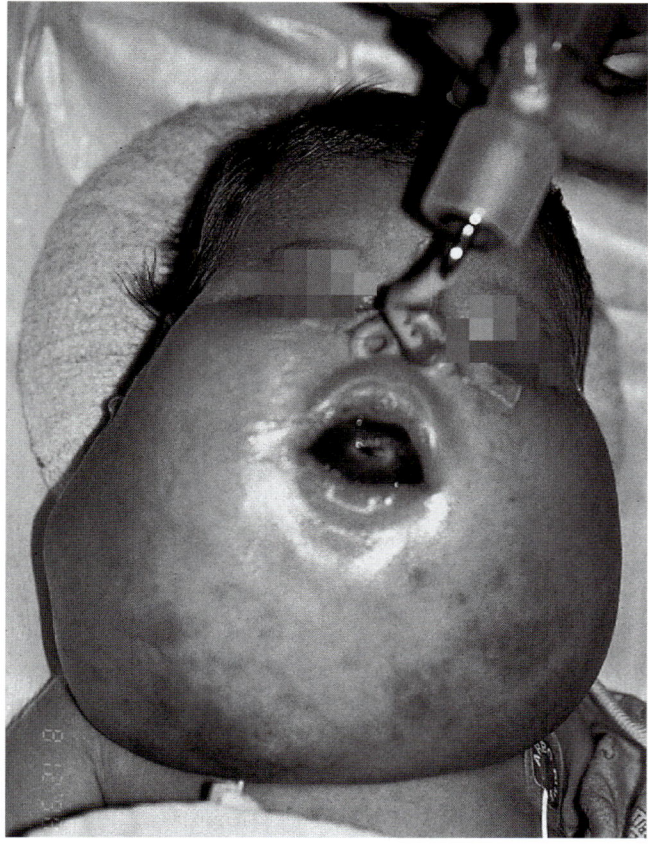

Abb. 117.5 Monströses Lymphangiom beider Parotisregionen. Das Gewicht des Lymphangioms führte vorübergehend zu einer Behinderung der Atmung. (Bildrechte liegen bei den Erziehungsberechtigten des Patienten)

117.2 Fehlbildungen im Kiefer- und Gesichtsbereich

R. H. Reich

117.2.1 Diastema

Definition und klinische Symptome Beim Diastema handelt es sich um eine Lückenbildung, meist zwischen den mittleren Schneidezähnen. Ätiologisch kommt am ehesten ein tief in den Alveolarfortsatz einstrahlendes Lippenbändchen in Frage.

Differenzialdiagnose Differenzialdiagnostisch ist entweder eine Zungenfehlfunktion (Habit) oder in sehr seltenen Fällen auch ein langsam progredienter verdrängender Prozess im jugendlichen Alter, z. B. eine globulomaxilläre Zyste, zu erwägen.

Während der zweiten Dentition kann eine Lückenbildung zwischen den Ober- und Unterkieferschneidezähnen auch ein physiologisches Phänomen kurz vor dem Zahndurchbruch sein.

Therapie Die Therapie besteht in der Verlagerung oder Abtragung des Lippenbändchens im Alter von 3–4 Jahren. Durch die natürlichen Wachstums- und Dentitionsvorgänge kommt es dann regelmäßig zu einem Schluss des Diastemas. In späterem Alter kann eine kieferorthopädische Behandlung notwendig sein.

117.2.2 Lingua geographica (Exfoliatio areata linguae)

Definition und Ätiologie Bei der Lingua geographica handelt es sich um eine Verhornungsanomalie der Papillen unbekannter Ätiologie. Sie bietet ein rasch wechselndes Bild von weißlichen Linien auf der Zunge, ähnlich einer Landkarte. Gelegentlich zeigen die Kinder eine besondere Empfindlichkeit gegenüber bestimmten Fruchtsäuren.

Therapie Für diese harmlose Veränderung ist keine Therapie erforderlich.

117.2.3 Ankyloglossie

Ein angewachsenes Zungenbändchen im Säuglingsalter ist nur in den sehr seltenen Fällen einer breiten Verbindung mit dem Mundboden eine Indikation zur operativen Lösung. Normalerweise verlängert sich das Zungenbändchen durch die Funktion bis zum Ende des 1. Lebensjahres spontan.

117.2.4 Lippen-Kiefer-Gaumen-Spalten

Definition und Ätiologie Die Lippen-Kiefer-Gaumen-Spalten gehören zu den dysontogenetischen Fehlbildungen. Sie werden durch Störungen in dem für die Entwicklung des Kopfes übergeordneten Hinter- und Vorderkopforganisator erklärt.

Einteilung Von der Minimalvariante einer Lippenkerbe (Lippenkolobom), bei der lediglich der M. orbicularis oris teilweise gespalten ist, bis zur doppelseitigen durchgehenden Lippen-Kiefer-Gaumen-Spalte als Maximalvariante sind viele Übergangsformen bekannt. So gibt es isolierte, unvollständige oder vollständige, ein- oder beidseitige Lippenspalten, Lippen-Kiefer-Spalten oder Lippen-Kiefer-Gaumen-Spalten (Abb. 117.6).

Bei isolierten Gaumenspalten kann entweder der harte und der weiche Gaumen (stets ohne den zahntragenden Anteil des Kiefers) oder der weiche Gaumen allein gespalten sein.

Epidemiologie Lippen-Kiefer-Gaumen-Spalten machen mit 11–15 % einen wichtigen Anteil aller angeborenen Fehlbildungen aus, die Rate beträgt etwa 1:500 Lebendgeburten, mit zunehmender Tendenz und geringer Prävalenz des männlichen Geschlechts. Mindestens 30 % der Patienten weisen eine Vererbungskomponente auf. So besteht z. B. eine 4- bis 5%ige Wahrscheinlichkeit des Auftretens einer Lippen-Kiefer-Gaumen-Spalte bei einem Kind einer Familie, bei der ein Elternteil ebenfalls eine Form der Lippen-Kiefer-Gaumen-Spalte aufweist.

Ätiologie und Pathogenese Neben den endogenen (genetischen) Faktoren sind bezüglich der Verursachung auch exogene Faktoren bekannt: Stoffwechselstörungen, Anoxämie, Plazentadysfunktion, Mangelernährung, Vitaminmangel, niedriges bzw. hohes Alter der Mutter, Einfluss von ionisierenden Strahlen oder Infektionen. Ihr genauer Einfluss lässt sich zurzeit noch nicht eingrenzen.

Die Lippenspalte entsteht zwischen dem 36. und 42., die Gaumenspalte zwischen dem 47. bis 56. Tag der Schwangerschaft.

Klinische Symptome Bei Patienten mit Lippen-Kiefer-Gaumen-Spalten stehen ästhetische und funktionelle Symptome im Vordergrund.

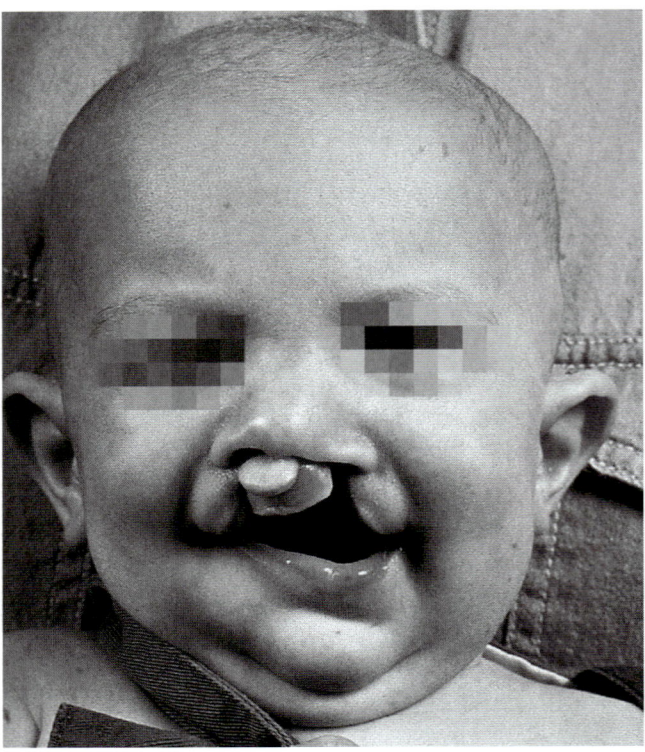

◘ **Abb. 117.6** Doppelseitige, durchgehende Lippen-Kiefer-Gaumen-Spalte, präoperativ im Alter von 5 Monaten. (Bildrechte liegen bei den Erziehungsberechtigten des Patienten)

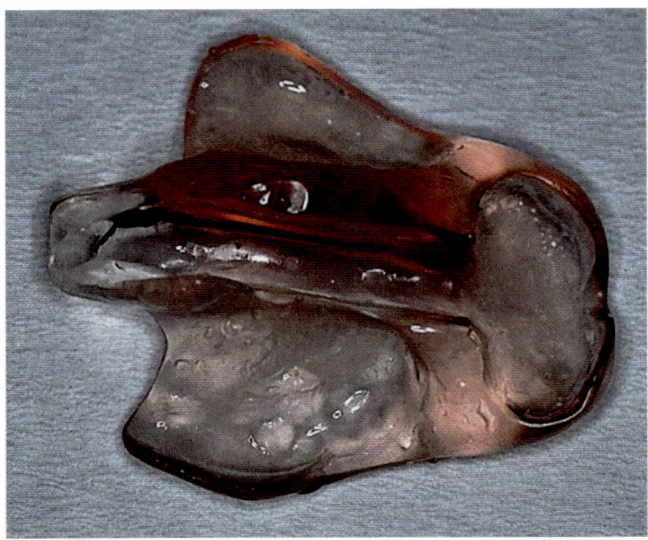

◘ **Abb. 117.7** Trinkplatte zur funktionell-kieferorthopädischen Therapie des Oberkiefers, mit der das Oberkieferwachstum gesteuert werden kann

Liegt eine Lippenspalte vor, ist stets auch in mehr oder minder ausgeprägter Form der knorpelige, evtl. auch der knöcherne Aufbau der Nase betroffen. Bei einer vollständigen Lippen-, Lippen-Kiefer- oder Lippen-Kiefer-Gaumen-Spalte ist der Nasenboden zum Teil oder völlig, ein- oder doppelseitig zum Gaumen offen. Dadurch ist kein Abschluss zwischen dem Nasen- und dem Rachenraum mehr vorhanden, was die Saugfunktion sehr stark erschwert (◘ Abb. 117.6). Auch die Sprechfunktion ist dadurch beim Kleinkind mit dem offenen Näseln behindert. Durch die abnormen anatomischen Verhältnisse im hinteren Gaumenbereich kommt der Ventilmechanismus der Tuba auditiva Eustachii in der Rachenhinterwand nicht wie üblich beim Schlucken zum Tragen, so dass durch mangelnden Abfluss bei 60% der Patienten, die eine Spalte des weichen Gaumens aufweisen, mit einem Mukotympanon zu rechnen ist. Die Folge kann eine Hörminderung sein.

Durch die offene Gaumenspalte werden unbewusst vom Kind Fehlfunktionen der Zunge ausgeübt. Wird z. B. die Zunge in den Spaltbereich eingerollt, wird die Spalte nicht selten breit offengehalten oder aufgeweitet. Das Therapiekonzept muss allen Fehlfunktionen Rechnung tragen.

Therapie Die Behandlung von Patienten mit Lippen-Kiefer-Gaumen-Spalten wird heute als klassisches Beispiel einer interdisziplinären Aufgabe gesehen, die sich in Teilschritten vom Säuglings- bis zum Erwachsenenalter erstreckt. Dabei sind hauptsächlich Pädiater, Kieferorthopäde, Mund-Kiefer-Gesichts-Chirurg, Hals-Nasen-Ohren-Arzt, Zahnarzt und Logopäde beteiligt.

Mithilfe von modernen Saugern können Spaltkinder, sofern nicht noch zusätzliche, z. B. neurologische Störungen vorliegen, von Anfang an mit der Flasche ernährt werden. Die primäre Sondierung des Säuglings nach der Geburt kann sich als ungünstig erweisen, da die natürlichen Schluckreflexe später nur sehr schwer wieder erlernt werden können.

Möglichst bereits in der 1. Lebenswoche sollte eine individuelle Trinkplatte aus Kunststoff unter kieferorthopädischer Assistenz angefertigt werden. Diese Platte, die von den Kindern in aller Regel unproblematisch wie ein Schnuller akzeptiert wird, deckt den Oberkiefer und die Spalte ab. Dadurch normalisiert sich die Zungenlage; ein Kollaps der Kiefersegmente wird verhindert, und es ist zudem ein gewisser Abschluss zum Nasen-Rachen-Raum hergestellt, der das Trinken mit dem Sauger wesentlich erleichtert (◘ Abb. 117.7).

Mit dieser Trinkplatte kann durch schrittweises Ausschleifen im Kieferbereich durch den Kieferorthopäden das Wachstum des Oberkiefers bis zur ersten operativen Maßnahme gesteuert werden. Dadurch können die anatomischen Bedingungen für die operative Therapie erheblich verbessert werden.

Die Lippenspaltplastik wird in aller Regel mit 5–6 Monaten durchgeführt. Es stehen dazu verschiedene Techniken zur Verfügung, die alle zum Ziel haben, einen harmonischen und ästhetischen Verlauf der Lippe mit Ausgleich der unterschiedlichen Höhe der verschiedenen Segmente zu bewerkstelligen. Dabei wird gleichzeitig der vordere Anteil des offenen Nasenbodens rekonstruiert. In diesem Zuge wird auch der im Spaltbereich abgespreizte Nasenflügel in seiner Stellung verbessert (◘ Abb. 117.8).

Falls ein Mukotympanon vorliegt, kann im Zusammenhang mit der Lippenspaltplastik vom HNO-Arzt eine Parazentese des Trommelfells mit Einsetzen von Paukenröhrchen durchgeführt werden. Für die Hörbahnreifung ist die Herstellung der Schallleitung in den ersten 1 ½ Lebensjahren essenziell. Kinder, die ein Mukotympanon aufweisen, bleiben daher solange in HNO-ärztlicher Mitbetreuung, bis kein Rezidiv mehr zu erwarten ist.

Der nächste operative Schritt ist der Verschluss des Gaumens. Je nach Konzept wird dieser ab der Mitte des 2. Lebensjahres durchgeführt, u. U. in Teilschritten, um einen möglichst langen und damit verschlusskompetenten Gaumen zu erreichen.

Bis zu diesem Zeitpunkt kann das Kind die vom Kieferorthopäden jeweils in mehrwöchigen Abständen angepasste Trinkplatte weiter tragen. Die Reihenfolge und Technik der operativen Therapie kann je nach Konzept variieren.

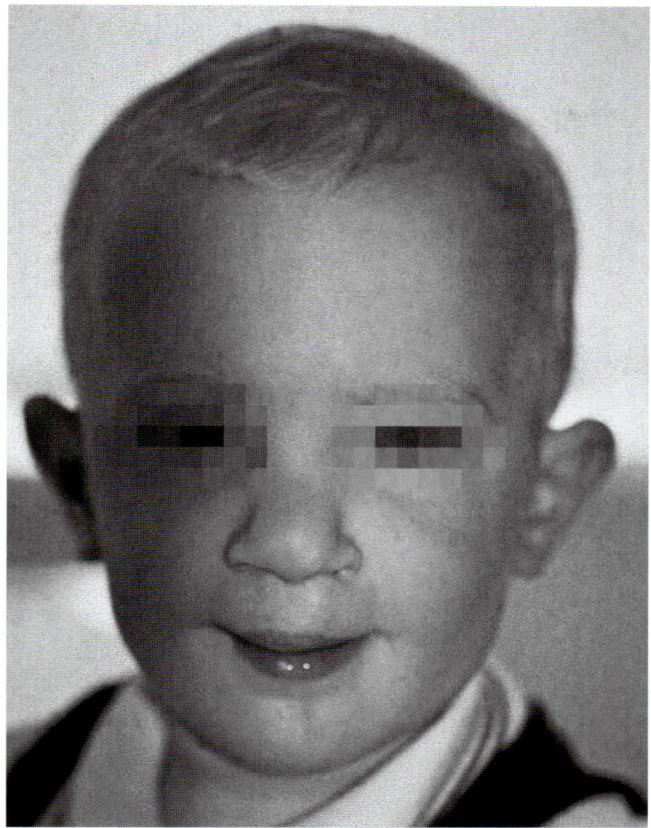

Abb. 117.8 Beidseitige Lippen-Kiefer-Gaumen-Spalte nach Lippen-Kiefer-Spaltplastik im Alter von 1 ½ Jahren. Gleicher Patient wie in Abb. 117.6. (Bildrechte liegen bei den Erziehungsberechtigten des Patienten)

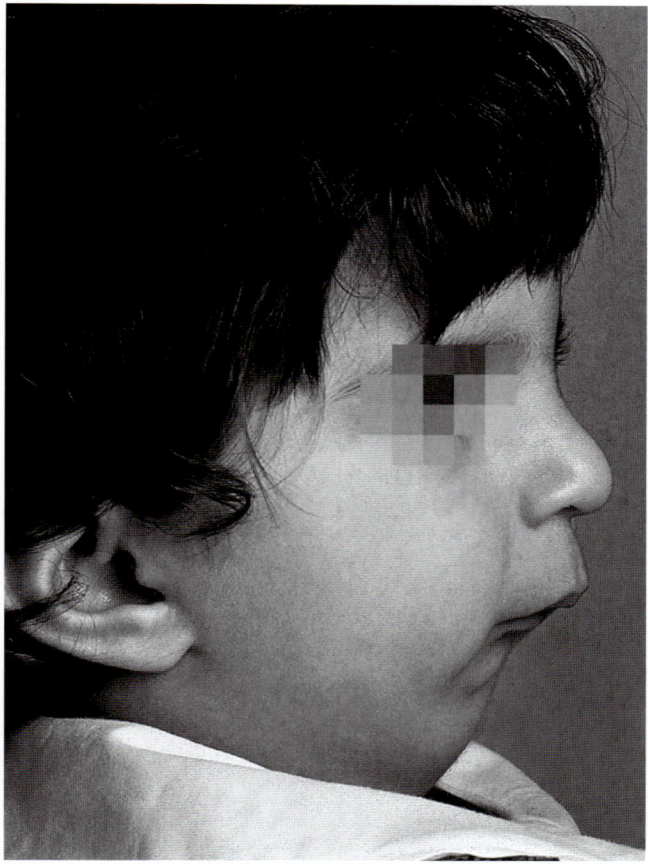

Abb. 117.9 Patient mit Pierre-Robin-Sequenz im Alter von 3 Jahren. Typisch ist das fliehende Kinn durch extreme Minderentwicklung des Unterkiefers. Meistens postpartal auffällige Atemstörungen kommen durch die rektale Lage der Zunge zustande. (Bildrechte liegen bei den Erziehungsberechtigten des Patienten)

Ab dem Durchbruch der Milchzähne ist die Kariesprophylaxe und -behandlung besonders wichtig, da das Wachstum des Corpus mandibulae wesentlich davon bestimmt wird, dass sich die unter den Milchzähnen liegenden Keime der bleibenden Zähne ungestört entwickeln.

Vor der Einschulung können u. U. ästhetische Korrekturoperationen im Lippen- und Nasenbereich und auch eine Velopharyngoplastik erforderlich sein, um einerseits die soziale, andererseits die sprachliche Kommunikationsfähigkeit weiter zu verbessern. Eine logopädische Therapie ist bei ausgeprägten Formen der Lippen-Kiefer-Gaumen-Spalten fast stets erforderlich; sinnvoll ist die zunächst spielerische Betreuung dieser Patienten ab dem 3. Lebensjahr.

Um den Durchbruch und die Einordnung des für die Okklusion wichtigen Eckzahns im Spaltbereich zu ermöglichen, wird bei Kindern mit Lippen-Kiefer- oder Lippen-Kiefer-Gaumen-Spalten etwa im Alter von 9–11 Jahren eine sekundäre Osteoplastik des Kieferkamms empfohlen. Nach Abschluss der 2. Dentition nach dem 12. Lebensjahr ist dann eine reguläre kieferorthopädische Behandlung mit dem Ziel der Ausformung der Okklusion sinnvoll.

Nach Abschluss des Wachstums können weitere Korrektureingriffe, z. B. Umstellungsosteotomien des Ober- oder Unterkiefers oder aber eine Rhinoplastik erforderlich sein.

Differenzialdiagnose Differenzialdiagnostisch bereiten die klassischen Lippen-Kiefer-Gaumen-Spalten keine Probleme. Es muss jedoch bedacht werden, dass sie Teilsymptom eines Dysmorphiesyndroms sein können. Nicht selten sind sie auch mit anderen Fehlbildungen, etwa der Nieren, oder mit neurologischen Symptomatiken vergesellschaftet.

Sonderformen mit einem anderen Entwicklungsmodus sind mediane Lippenspalten. Die Lippen-Kiefer-Gaumen-Spalten sind auch nicht zu verwechseln mit den queren oder schrägen Gesichtsspalten, die jeweils andere Ursachen und plastisch-rekonstruktive Erfordernisse haben.

Prophylaxe Zur Prävention von Lippen-Kiefer-Gaumen-Spalten ist aufgrund von kaum belastbaren Daten noch keine endgültige Aussage zu machen. Zielrichtung ist derzeit, Mangelzustände zu verhindern und das Sauerstoffangebot bzw. den Stoffwechsel der Plazenta zu verbessern. Daher wird verschiedentlich während der Schwangerschaft eine Substitution der Vitamine Folsäure, B_2 und B_{12} empfohlen.

117.2.5 Pierre-Robin-Sequenz

Definition Die Pierre-Robin-Sequenz ist durch eine kongenitale Unterkieferhypoplasie, eine Glossoptose und eine weite isolierte Spalte des harten und weichen Gaumens charakterisiert (Abb. 117.9).

Epidemiologie Diese Sequenz ist bei etwa 22 % aller isolierten Gaumenspalten anzutreffen.

Klinische Symptome Je nach Ausprägungsgrad können die Kinder, die äußerlich durch ein fliehendes Kinn auffallen, entweder in Rückenlage oder auch in Seitenlage einen Stridor und eine Zyanose zeigen.

Therapie Therapeutisch sollte zunächst eine Seiten- oder Bauchlagerung versucht werden, das Vorziehen des Unterkiefers bewirkt fast immer eine rasche Verbesserung der Symptomatik. Reichen Lagerungsmaßnahmen nicht aus, steht eine Stufentherapie zur Verfügung.

Zur Therapie werden heute nach individueller Abformung durch den Mund-Kiefer-Gesichts-Chirurgen oder den Kieferorthopäden angefertigte Gaumenplatten (Stimulationsplatten) empfohlen, die im vorderen Bereich mit einer Rauigkeit versehen werden, die das Kind zu einer Vorwärtsbewegung der Zunge stimulieren. Dadurch wird ein Wachstumsimpuls auf den Unterkiefer gegeben und die Zunge tonisiert. In ausgeprägteren Fällen ist eine Glossopexie (Anheftung der Zunge an die Unterlippe) oder eine Unterkieferextension mit ca. 100 g Gewicht für 8–10 Tage in Seitenlage notwendig, um die notwendige anfängliche Stimulation für das Längenwachstum des Unterkiefers zu geben. Neuerdings wurde auch die Unterkieferverlängerung und damit die natürliche Anteriorverlagerung der Zunge durch eine Osteodistraktion beschrieben.

Mit diesem Therapiespektrum sollte es möglich sein, eine primäre Tracheotomie zu vermeiden. Die Therapie der Gaumenspalte folgt den in ▶ Abschn. 117.2.4 dargestellten Prinzipien.

Die Kinder weisen später weiterhin eine Unterkieferhypoplasie mit Retrognathie auf, jedoch ohne weitere funktionelle Symptome. Verbleibende Störungen können im frühen Erwachsenenalter durch eine Umstellungsosteotomie des Unterkiefers beseitigt werden.

117.2.6 Franceschetti-Syndrom (Dysostosis mandibulofacialis, Treacher-Collins-Syndrom)

Definition und klinische Symptome Das autosomal-dominant erbliche Franceschetti-Syndrom besteht aus einer Hypoplasie des Unterkiefers, die durch Mangelanlage oder Fehlen des Kiefergelenks verursacht wird. Hinzu kommen eine Hypoplasie des Oberkiefers und des Jochbogens, eine Ohrmuschelfehlbildung und ein Lidkolobom mit einer antimongoloid verlaufenden Lidspalte. Manchmal ist das Syndrom auch mit einer Lippen-Kiefer-Gaumen-Spalte vergesellschaftet.

Pathogenese Die Entität wird durch eine Fehlbildung des 1. Kiemenbogens und der 1. Kiemenfurche, die für die Ausbildung des Ober- und Unterkiefers verantwortlich sind, in der 4.–5. Embryonalwoche erklärt.

Differenzialdiagnose Differenzialdiagnostisch kommt die mit Ohrfehlbildungen einhergehende hemifaziale Mikrosomie in Frage (◘ Abb. 117.10). Hier fehlt einseitig das Wachstumszentrum im Kondyluskopf des Unterkiefers. Nicht selten sind dabei okuläre und vertebrale Fehlbildungen vorhanden: okulo-aurikulo-vertebrales Spektrum (Goldenhar).

Therapie Therapeutisch steht die plastisch-rekonstruktive Chirurgie etwa ab dem 6. Lebensjahr im Vordergrund. Mit Hilfe von Knochen- und nicht selten auch aufwendigen Weichgewebstransplantationen kann eine Verbesserung der Ästhetik, die Rekonstruktion des knöchernen Gerüsts und u. U. eine Nachentwicklung des fehlenden

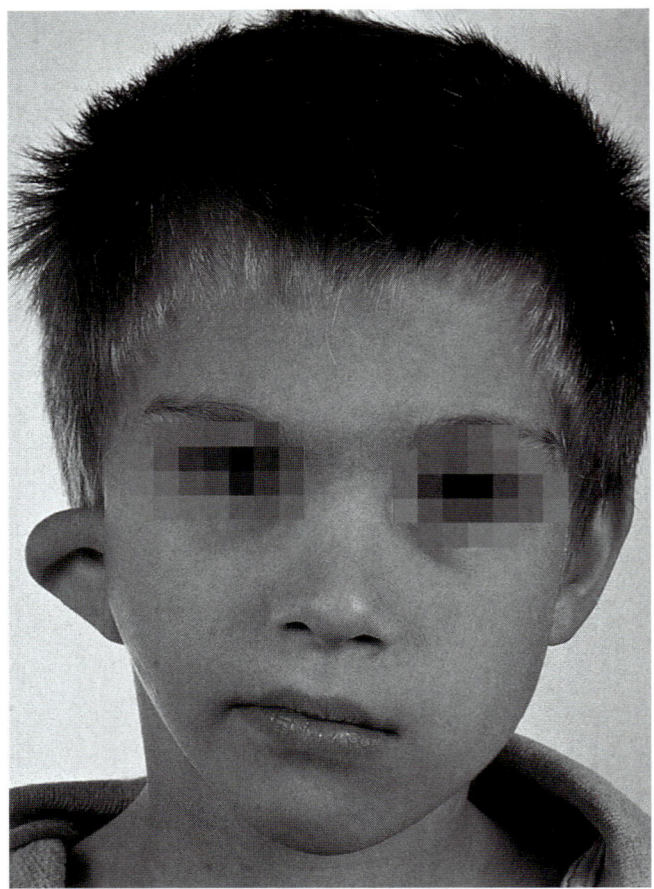

◘ **Abb. 117.10** Sechsjähriger Patient mit hemifazialer Mikrosomie rechts. (Bildrechte liegen bei den Erziehungsberechtigten des Patienten)

Unterkieferwachstums erreicht werden. Zusätzlich ist eine kieferorthopädische Behandlung unabdingbar. Zur Nachentwicklung hypoplastischer Kieferanteile wird heute die Osteodistraktion angewandt.

117.2.7 Laterale Halsfisteln und -zysten

Definition und Ätiologie Die Fisteln oder Zysten, die im seitlichen Halsbereich imponieren, bilden sich aus persistierenden Resten der 2. Kiemenfurche und der 2. Schlundtasche.

Klinische Symptome Symptomatisch werden die Veränderungen meist erst im Jugendalter. Die Zysten sind nahezu stets vor dem Vorderrand des M. sternocleidomastoideus angesiedelt. Im Falle einer Fistel mündet diese im unteren Halsdreieck; dort entleeren sich ständig geringe Mengen Sekret. Sehr selten sind Mündungen nach intraoral.

Differenzialdiagnose Am ehesten müssen diese Fehlbildungen gegen Dermoidzysten und -fisteln abgegrenzt werden. Diese dürften in dieser speziellen Lokalisation sehr selten sein. Letztlich wird in solchen Fällen trotz vorheriger Darstellung der Veränderung mit Hilfe der Magnetresonanztomografie erst die histologische Untersuchung nach Entfernung der Veränderung Aufschluss geben. Die Zysten und Fisteln des Ductus thyreoglossus liegen dagegen immer streng median im Bereich des Zungengrundes.

Tab. 117.1 Durchbruchzeiten der Zähne der ersten Dentition

Lebensmonat (Schwankungsbreite in Klammern)	Zähne
8 (6–10)	Untere mittlere Inzisivi
10 (8–12)	Obere mittlere Inzisivi
11 (9–13)	Obere seitliche Inzisivi
13 (10–16)	Untere seitliche Inzisivi
16 (13–19)	Erste obere Molaren
16 (14–18)	Erste untere Molaren
19 (16–22)	Obere Canini
20 (17–23)	Untere Canini
27 (23–31)	Zweite untere Molaren
29 (25–33)	Zweite obere Molaren

Tab. 117.2 Durchbruchzeiten der Zähne der zweiten Dentition+

Lebensalter (Jahre)	Zähne im Unterkiefer	Zähne im Oberkiefer
6–7	Erste Molaren	Erste Molaren
6–8	Erste Inzisivi	Erste Inzisivi
7–9	Zweite Inzisivi	Zweite Inzisivi
10–13	Canini	Erste Prämolaren
10–12	Erste Prämolaren	Zweite Prämolaren
11–13	Zweite Prämolaren	Canini
11–14	Zweite Molaren	Zweite Molaren
>16	Dritte Molaren	Dritte Molaren

Therapie Wegen der ausgeprägten Rezidivtendenz bei Belassen von Anteilen der Veränderungen ist besonderer Wert auf die vollständige chirurgische Entfernung zu legen.

117.3 Kiefergelenk

R. H. Reich

Krankheiten des Kiefergelenks sind bei Kindern extrem selten. Hierbei muss berücksichtigt werden, dass das Kiefergelenk erst etwa im 14. Lebensjahr die Form erreicht hat, in der es beim Erwachsenen vorhanden ist.

117.3.1 Diskusverlagerung

Epidemiologie und klinische Symptome Bei Jugendlichen kommen gelegentlich schmerzhafte Zustände im Kiefergelenkbereich vor, die auf eine vorübergehende Diskusverlagerung zurückzuführen sind. In der Regel sind diese durch muskuläre Hyperaktivität während der Nacht (nächtliches Zähneknirschen oder -pressen) bedingt. Nicht selten sind solche Fehlfunktionen im Kindes- und Jugendlichenalter an psychische Belastungen oder (u. U. auch hormonell bedingte) Entwicklungsphasen gekoppelt.

Therapie Therapeutisch kommt in diesen Fällen am ehesten die Anwendung von Wärme auf den Kiefergelenkbereich und die Anfertigung einer Aufbissschiene durch den Zahnarzt in Frage. Generell ist auch an eine Optimierung der Stressbewältigung zu denken, da derartige Symptome gerade in hormonellen Umbruchphasen auch durch eine Hyperaktivität der Kaumuskulatur bedingt sein können.

117.3.2 Kondyläre Hyperplasie des Unterkiefers

Definition und Ätiologie Bei dieser seltenen Krankheit kommt es ohne erkennbare Ursache durch die spontane, überschießende Aktivität des Hauptwachstumszentrums für den Unterkiefer im oberen Kondylusbereich zu einem langsamen, einseitigen Wachstumsexzess des Unterkiefers über Jahre.

Klinische Symptome Klinisch auffällig ist dabei eine Vergrößerung der Unterkieferstrukturen mit Kinnabweichung nach der Gegenseite oder einem offenen Biss.

Die überschießende Wachstumsaktivität kann bereits im Kindesalter beginnen und führt dann über Jahre zu Verformungen des Unterkiefers. Ein Stillstand des Wachstums ist nicht voraussehbar; die Wachstumsdauer beträgt zwischen 5 und 25 Jahren, wobei dann zum Teil groteske Verformungen erreicht werden.

Diagnose Röntgenologisch fällt eine Formabweichung des betroffenen Unterkiefergelenkkopfes auf. In der aktiven Phase der kondylären Hyperplasie zeigt die Knochenszintigrafie eine deutlich erhöhte Umbauaktivität im betroffenen Kondylus gegenüber der Gegenseite.

Therapie In der aktiven Phase kann das pathologische Wachstum durch isolierte Abtragung der obersten Schicht des Kondylus (hohe Kondylektomie) dauerhaft zum Stillstand gebracht werden. Für die Wiederherstellung der Okklusion und der Ästhetik sind danach oft kieferorthopädisch-chirurgische Maßnahmen nötig.

117.4 Zähne und Mund

R. Schilke, G. Hillmann

117.4.1 Entwicklung der Zähne

In der 6. Embryonalwoche findet die epitheliale Differenzierung in Form der Ausbildung der Zahnleisten, ausgehend vom Mundschleimhautepithel, statt. Die Schneidezähne der ersten Dentition treten in das Glockenstadium im 4., die Eckzähne im 5. und die Molaren im 7. Embryonalmonat ein. Die Entwicklung der ersten Molaren der zweiten Dentition beginnt bereits kurz nach der Entwicklung der Molaren der ersten Dentition. Zum Zeitpunkt der Geburt hat der Mineralisationsprozess bei allen Zahnkronen der ersten Dentition eingesetzt. Häufig beginnt bereits die Mineralisation des mesiobukkalen Höckers der unteren Sechsjahrmolaren. Postnatal beginnt die röntgenologisch sichtbare Mineralisation der oberen mittleren bzw. der unteren mittleren und seitlichen Schneidezähne im 6. Monat, die der oberen und unteren Eckzähne im 12. Monat und die der oberen seitlichen Schneidezähne im 18. Monat. Der Mineralisationsprozess der Prämolaren beginnt im Alter von 2,5 Jahren.

Die Durchbruchzeiten der Zähne der ersten und der zweiten Dentition sind in ◘ Tab. 117.1 und ◘ Tab. 117.2 aufgelistet.

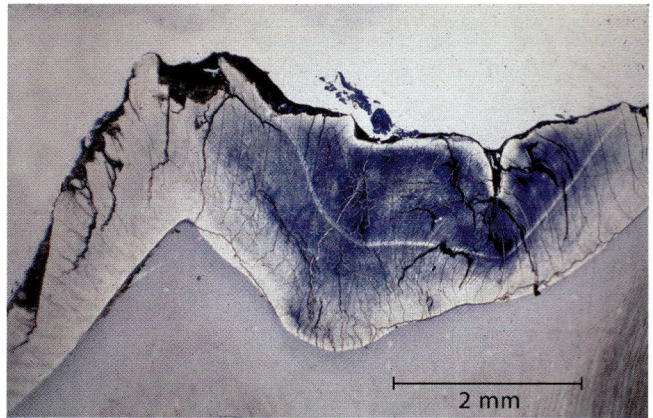

Abb. 117.11 Amelogenesis imperfecta. Die blaue Färbung zeigt einen hohen Anteil an organischen Substanzen, die während der Schmelzreifung nicht rückresorbiert wurden. Histologischer Zahnschliff, human, Toluidinblau-Färbung

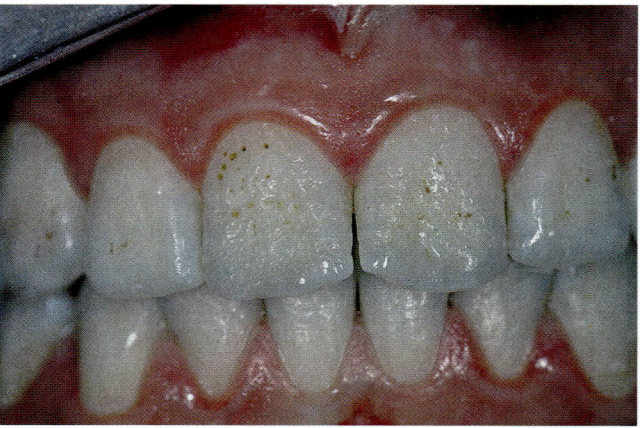

Abb. 117.12 Grübchenförmige, hypoplastische Amelogenesis imperfecta. Obere und untere Frontzähne. 18-jährige Patientin

117.4.2 Zahndurchbruchstörungen

In seltenen Fällen können schon zum Zeitpunkt der Geburt Zähne in der Mundhöhle vorhanden sein. Bei solchen „angeborenen Zähnen" (Dentes natales) wird unterschieden zwischen zahnähnlichen Rudimenten aus einer vor der Milchzahnentwicklung liegenden prälaktalen, inkompletten Zahnbildung (Dentes praelactales) und vorzeitig durchgebrochenen Zähnen der ersten Dentition (Dentitio praecox). Bei einem vorzeitigen Durchbruch der Zähne der ersten Dentition ist mit großer Wahrscheinlichkeit ebenfalls ein vorzeitiger Durchbruch der zweiten Dentition zu erwarten. Milchzahnähnliche Rudimente werden chirurgisch entfernt, frühzeitig durchgebrochene Zähne der ersten Dentition werden nicht extrahiert. Die Häufigkeit der sog. Dentitio connatalis oder der Dentitio neonatalis wird in der Literatur mit 1:1000–3500 angegeben.

Folgende Krankheiten sind mit vorzeitiger Zahneruption verbunden (DN: Dentes natales):
- dentofaziales Syndrom (DN),
- Ellis-van-Creveld-Syndrom (DN),
- Hallerman-Streiff-Francois-Syndrom (DN),
- Hyperpituitarismus,
- Hyperthyreose,
- Lippen-Kiefer-Gaumen-Spalten (DN),
- Pachyonychia congenita (DN),
- Proteus-Syndrom (nur in betroffenen Kieferabschnitten),
- Saldino-Noonan-Syndrom (DN),
- Sotos-Syndrom und
- Sturge-Weber-Syndrom (nur in betroffenen Kieferabschnitten).

Allgemeinerkrankungen und Syndrome mit verzögertem Zahndurchbruch (Dentitio tarda) sind:
- Achondroplasie,
- ektodermale Dysplasie,
- Epidermolysis bullosa,
- D-Hypovitaminose,
- Dysostosis cleidocranialis und cleidofacialis,
- hereditäre Gingivofibromatose,
- Hypothyreose,
- Hypophysenvorderlappeninsuffizienz,
- Mukopolysaccharidosen,
- Osteopetrose,
- Trisomie 21 und
- Winchester-Syndrom.

117.4.3 Genetisch bedingte Zahnfehlbildungen

Amelogenesis imperfecta

Definition Als Amelogenesis imperfecta werden genetisch bedingte Dysplasien des Schmelzes bezeichnet. Dabei kommt es infolge des genetischen Defekts zu Störungen der Differenzierung oder der Funktion der an der Schmelzbildung beteiligten Zellen. Der Zahnschmelz kann hinsichtlich seiner chemischen Zusammensetzung, seiner Schichtdicke und/oder seines kristallinen Gefüges verändert sein.

Es werden 4 Gruppen unterschieden:
1. Hypoplasie (Schichtdicke verringert), 7 Untergruppen,
2. Unreife („Hypomaturation"), 3 Untergruppen,
3. Unterverkalkung („Hypokalzifikation"), 2 Untergruppen und
4. partielle Unreife und Unterverkalkung (Kombination aus 2. und 3.).

Epidemiologie In den USA beträgt die Häufigkeit etwa 1:14.000 bis 1:16.000, in Nordeuropa (Schweden) 1:718. Für Deutschland liegen derzeit keine aktuellen Daten vor. Die „Schneekappenzähne" treten in einer Häufigkeit von 1:2000 auf.

Ätiologie Schmelz besteht aus einem fast rein kristallinen Gefüge. Während der Schmelzbildung durch Ameloblasten sind drei am Zahn gleichzeitig ablaufende physiologische Prozesse zu beobachten: Bildung einer Schmelzmatrix mit initialer Mineralisation (1), Mineralisation und Rückresorption der organischen Matrix (2) und die sekundäre Mineralisation bzw. Reifung des kristallinen Gefüges (3). Jeder dieser Prozesse kann gestört sein. Die Defekte unterliegen unterschiedlichen Erbgängen (autosomal-dominant [ad], autosomal-rezessiv [ar], geschlechtsgebunden [Xl]) und können unterschiedlich stark exprimiert sein. Im Folgenden sind die einzelnen Defekte systematisch aufgeführt.
- Hypoplasie:
  - grübchenförmig (ad),
  - lokal (ad),
  - lokal (ar),
  - glatt (ad),

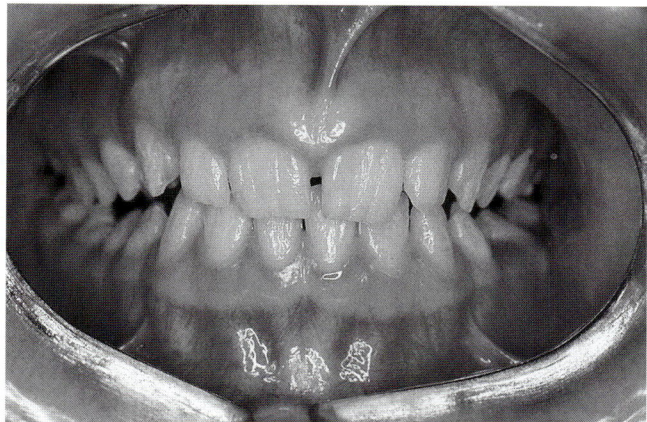

 Abb. 117.13 Geschlechtsgebundene Amelogenesis imperfecta. Sämtliche Zähne zeigen charakteristische längsgestreifte Schmelzhypoplasien. 16-jährige Patientin

  - rau (ad),
  - aplastisch-rau (ar),
  - glatt-geschlechtsgebunden (Xl-dominant).
- Hypomaturation:
  - pigmentiert (ar),
  - geschlechtsgebunden (Xl-rezessiv),
  - Schneekappenzähne (Xl-rezessiv).
- Hypokalzifikation:
  - unterverkalkt (ad),
  - unterverkalkt (ar).

Pathogenese Die partiell eingeschränkte Aktivität der schmelzbildenden Zellen (Ameloblasten) führt zu einer teilweise oder generell verminderten Schmelzsynthese, so dass eine zu geringe Schichtdicke ausgebildet wird. Störungen in der Synthese der Schmelzmatrixproteine oder in der Rückresorption der organischen Substanzen haben eine fehlerhafte Kristallstruktur des Schmelzgefüges zur Folge bzw. verhindern die „Reifung" des Schmelzes, so dass der Anteil an organischen Substanzen zu hoch ist.

Pathologie Die pathologische bzw. pathohistologische Untersuchung exfoliierter Zähne der ersten oder extrahierter Zähne der zweiten Dentition kann im licht- und polarisationsoptischen Bild eine unregelmäßige Schmelzschichtdicke oder ein fehlerhaftes Kristallgefüge zeigen. Mithilfe verschiedener Spezialfärbungen können die organischen Anteile im Zahnschmelz sichtbar gemacht werden, so dass minder mineralisierte Anteile bzw. zu hohe organische Komponenten im Hartgewebe dargestellt werden können (Abb. 117.11). Diese Form der Untersuchung setzt allerdings die histologische Bearbeitung nicht entkalkter Präparate voraus.

Klinische Symptome Bei der Amelogenesis imperfecta zeigen die Zähne beider Dentitionen klinische Symptome. Morphologisch fällt eine unregelmäßig ausgebildete Schmelzoberfläche auf, die sich, je nach Form und Schweregrad, mit punktförmigen (Abb. 117.12) bzw. streifenförmigen Vertiefungen (Abb. 117.13) oder großflächigen Schmelzverlusten mit durchscheinendem gelbem Dentin darstellt (Abb. 117.14). Schwere Formen zeichnen sich durch komplette Schmelzlosigkeit aus, die nach Aufnahme der Kaufunktion durch normale mechanische Belastung eintritt. Sichtbar ist der gelbe Dentinkern. Der Tastbefund ergibt bei den weniger gravierenden Formen eine normale Schmelzhärte. Schwere Verlaufsformen zeich-

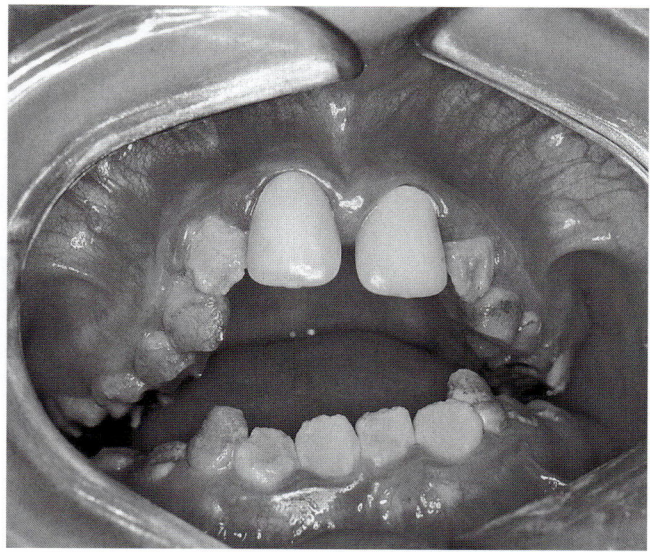

 Abb. 117.14 Schwere Form einer aplastischen Amelogenesis imperfecta. Die oberen Inzisivi sind mit provisorischen Kronen versorgt. 10-jährige Patientin

nen sich durch Eindrück- und Ablösbarkeit aus. Bei weniger ausgeprägten Formen der Amelogenesis imperfecta sind die morphologischen Störungen offensichtlich, ohne dass Schmerzhaftigkeit oder erhöhte Kariesanfälligkeit besteht. Formen mit zu weichem Schmelz oder mehr oder weniger ausgeprägtem Schmelzverlust sind in der Regel sehr schmerzhaft, da der Dentinkern ohne Schmelzüberzug dem Mundhöhlenmilieu ausgesetzt ist. Außerdem liegt eine erhöhte Kariesanfälligkeit vor.

Diagnose und Differenzialdiagnose Die Diagnose der Amelogenesis imperfecta beruht im Wesentlichen auf ihrem klinischen Erscheinungsbild. Eine molekulargenetische Diagnostik ist ebenfalls möglich. Typisch ist, dass sämtliche Zähne im gleichen Ausmaß betroffen sind. Pathohistologische Befunde von exfoliierten oder extrahierten Zähnen stehen in der Regel nur selten zur Verfügung, könnten dann aber zur Diagnosesicherung beitragen. Sowohl für die Diagnose als auch für die Differenzialdiagnose wichtig ist eine sorgfältige Familienanamnese, die Rückschlüsse auf eine vererbte Erkrankung zulässt. Differenzialdiagnostisch abzugrenzen ist die Fluorose, bei der ebenfalls der Zahnschmelz aller Zähne mehr oder weniger stark geschädigt ist (Abb. 117.15). Als Ursache kann ein erhöhter Fluoridgehalt im Trinkwasser in Frage kommen. Hier muss bedacht werden, dass ebenfalls mehrere Familienmitglieder eine übereinstimmende Symptomatik aufweisen können.

Therapie Die Therapie der Amelogenesis imperfecta hängt vom Schweregrad des Erkrankungsbildes ab. Leichte Formen mit grübchen- oder linienförmigen Hypoplasien stellen häufig nur ein kosmetisches Problem dar, das nicht unbedingt einer zahnärztlichen Therapie bedarf. Hier lässt sich mit konventionellen Kompositmaterialien eine zufriedenstellende Ästhetik wiederherstellen. Die Restauration mit Kunststoffmaterialien ist möglich, solange die Schmelzsubstanz eine ausreichende Härte aufweist. Bei zu weich ausgebildetem Schmelz ist die Überkronung der Zähne indiziert.

Prophylaxe Eine Prävention ist bei der Amelogenesis imperfecta nicht möglich, da es sich um eine Erbkrankheit handelt. Die unregelmäßig strukturierte Schmelzoberfäche erfordert jedoch eine

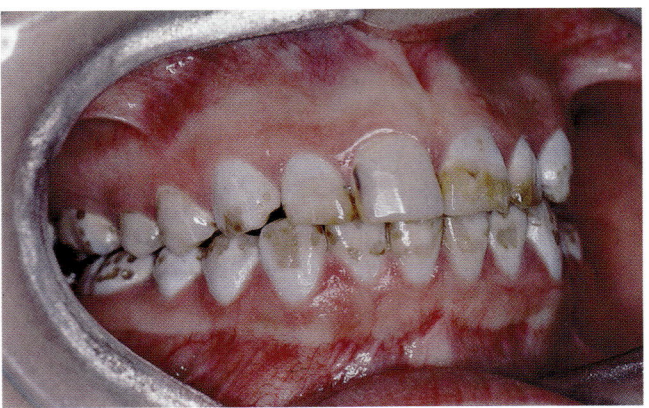

◨ **Abb. 117.15** Schwere Form einer Fluorose. Der Zahnschmelz ist an allen Zähnen großflächig verlorengegangen. Die Defekte sind durch exogene Farbstoffeinlagerungen und durch Karies braun gefärbt. 18-jährige Patientin

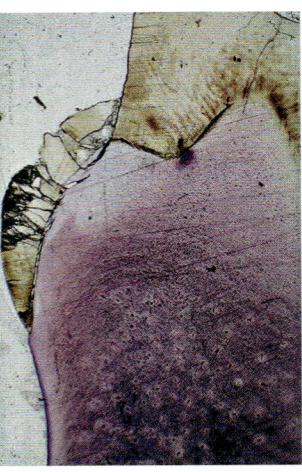

◨ **Abb. 117.16** Dentinogenesis imperfecta. Zahnschliff, human

sorgfältige Mundhygiene und regelmäßige zahnärztliche Kontrolle, um die Anreicherung von Belägen und Plaque und somit eine frühzeitige Karies zu vermeiden. Bei gravierenden Formen mit zu weichem Schmelz dient eine frühzeitige prothetische Versorgung dem kariesfreien Erhalt des Dentins und somit der Vitalerhaltung der Zähne.

Prognose und Verlauf Zähne mit den Symptomen einer schwach ausgebildeten Form der Amelogenesis imperfecta besitzen eine gute Prognose. Nichtversorgte gravierende Formen führen zum fortschreitenden Schmelzverlust oder zu ausgedehnten kariösen Läsionen und machen eine Extraktionstherapie erforderlich oder führen zum Verlust der Zähne. Bei einer frühzeitigen zahnärztlichen Versorgung der Zähne ist die Prognose gut.

Dentinogenesis imperfecta

Definition Die Dentinogenesis imperfecta ist eine vererbbare Erkrankung mit morphologisch fehlgebildetem Dentin. Die Krankheit wird in 3 Varianten beobachtet. Der Zahnschmelz ist normal ausgebildet.

Epidemiologie Die Prävalenz der Dentinogenesis imperfecta Typ I ist geringer als die der Osteogenesis imperfecta mit Angaben von 1:10.000–25.000. Die Häufigkeit des Symptoms Dentinogenesis imperfecta wird bei der Osteogenesis imperfecta Typ I mit 8–40 %, bei Typ III mit 43–82 % und bei Osteogenesis imperfecta Typ IV mit 37–100 % angegeben. Die Dentinogenesis imperfecta Typ II kommt in einer Häufigkeit von ca. 1:8000 vor. Die Dentinogenesis imperfecta Typ III ist nur regional (USA) beschrieben, dort beträgt die Prävalenz 1:30.

Ätiologie Die Dentinogenesis imperfecta tritt in drei Varianten auf:
- Typ I ist eine Manifestation der Osteogenesis imperfecta.
- Typ II zeigt ähnliche orale Symptome wie die Dentinogenesis imperfecta Typ I, wobei allerdings keine Symptome der Osteogenesis imperfecta zu beobachten sind.
- Typ III tritt lokalisiert in einer bestimmten Region in den USA mit hoher Konsanguinität auf. Diese Form ist deshalb nur von untergeordneter Bedeutung.

Pathogenese Als Ursache der Dentinfehlbildung kommt eine gestörte Kollagensynthese durch die Odontoblasten in Frage. Das normalerweise aus Kollagen Typ I aufgebaute Dentin weist anormal hohe Anteile an Kollagen Typ III, V und VI auf. Außerdem scheint die Aminosäurezusammensetzung von Kollagen Typ I verändert zu sein. Diese fehlerhafte Ausbildung der organischen Matrix bewirkt eine unzureichende Mineralisation des Dentins. Dadurch ist das Dentin weicher als normal. Zusätzlich führt die unkontrollierte Dentinsynthese durch die Odontoblasten zu einer frühzeitigen Pulpaobliteration (◨ Abb. 117.16).

Pathologie Eine pathohistologische Untersuchung betroffener Zähne zeigt unregelmäßig aufgebautes Dentin, keine regelrecht ausgebildeten Dentinkanälchen und eine fast vollständige Obliteration des Pulpacavums. Aufgrund der zu geringen Härte des Dentins geht der Zahnschmelz mehr oder weniger großflächig verloren und weist zahlreiche Bruchlinien auf. Diese Form der Untersuchung setzt die histologische Bearbeitung nicht entkalkter Präparate voraus.

Klinische Symptome Die klinischen Symptome der Dentinogenesis imperfecta Typ I und Typ II sind im Prinzip gleich. Beide Krankheitsbilder können individuell unterschiedlich stark ausgebildet sein. Beide Dentitionen sind betroffen. Die Zahnkrone aller Zähne zeigt eine blaubraune Verfärbung (◨ Abb. 117.17, ◨ Abb. 117.18a). Aufgrund der zu geringen Härte des Dentins splittert der Schmelz großflächig ab, so dass das Dentin freiliegt. Je nach Ausmaß der Obliteration der Pulpa sind die Zähne dann unterschiedlich schmerzempfindlich. Nicht- oder fehlbehandelte Zähne sind in ihrem Erhalt gefährdet. Notwendige Extraktionen können zu gestörtem Kieferwachstum und damit zu großen kieferorthopädischen Problemsituationen führen (◨ Abb. 117.18a). Im Röntgenbild zeigen sich ein reduzierter Röntgenkontrast des Dentins im Vergleich zum normalen Dentin, eine tonnenförmige Zahnkrone und eine Obliteration der Kronen- und Wurzelpulpa, kurz nachdem die Zähne die Kauebene erreicht haben (◨ Abb. 117.18b).

Diagnose und Differenzialdiagnose Die Diagnose der Dentinogenesis imperfecta erfolgt anhand der klinischen Parameter und des Röntgenbefundes. Zur Absicherung der Diagnose sollte eine Familienanamnese erfolgen. Eine molekulargenetische Diagnostik ist ebenfalls möglich. Auch eine pathohistologische Untersuchung von Zähnen der ersten oder der zweiten Dentition kann die Diagnose sichern. Die Symptomatik der Osteogenesis imperfecta erlaubt die Differenzierung zwischen Dentinogenesis imperfecta Typ I und Typ II. Differenzialdiagnostisch abzugrenzen sind die Dentindysplasie, die Odontodysplasie und die Odontogenesis imperfecta.

117.4 · Zähne und Mund

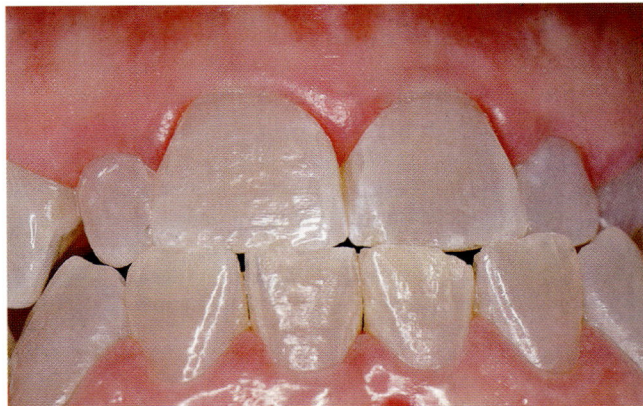

Abb. 117.17 Leichte Form der Dentinogenesis imperfecta. Die Zähne erscheinen blaubraun verfärbt. 18-jähriger Patient

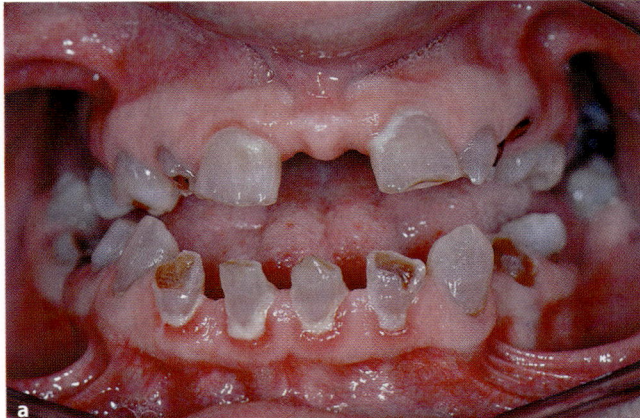
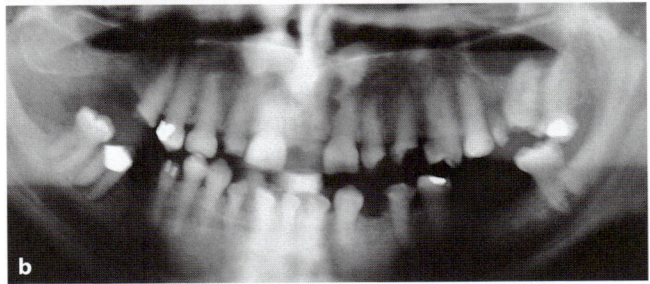

Abb. 117.18a,b Schwere Form der Dentinogenesis imperfecta. 18-jähriger Patient. **a** Der Zahnschmelz geht bei normaler Kaubelastung großflächig verloren. Das Dentin erscheint gelbbraun und ist kariös. Die Gingiva ist entzündet, da aufgrund starker Schmerzen keine adäquate Mundhygiene möglich ist. **b** Röntgenbild einer Dentinogenesis imperfecta. Die Zähne besitzen eine tonnenförmige Krone. Das Cavum der Kronen- und Wurzelpulpa ist obliteriert

Therapie Die zahnärztliche Therapie ist abhängig vom Schweregrad des Krankheitsbildes. Da das Dentin nicht regelrecht ausgebildet ist, ist eine konservative Füllungstherapie mit Kompositmaterialien nur eingeschränkt möglich. Eine Inlayversorgung ist nicht indiziert. Leichte Krankheitsbilder können prothetisch versorgt werden, z. B. durch Einzelzahnüberkronung. Schwere Krankheitsbilder erfordern eine Extraktionstherapie mit nachfolgender prothetischer Versorgung.

Prophylaxe Da es sich um eine Erbkrankheit handelt, ist eine Prävention nicht möglich. Bei gesicherter Diagnose sollte eine regelmäßige zahnärztliche Überwachung erfolgen mit frühzeitiger prothetischer Einzelzahnversorgung, um einen vorzeitigen Zahnverlust zu vermeiden.

Prognose und Verlauf Bei leichten Krankheitsbildern kann eine zahnärztliche Überwachung und frühzeitige Versorgung zum langfristigen Erhalt der Zähne beitragen. Bei schweren Krankheitsbildern ist die Prognose zum Erhalt der Zähne infaust.

Dentindysplasie

Definition Die Dentindysplasie ist eine seltene Störung der Dentinbildung, die sich in Form einer atypischen Dentin- und Pulpamorphologie darstellt. Die Schmelzschicht ist normal ausgebildet. Es werden eine radikuläre Dentindysplasie (Typ I) und eine koronale Dentindysplasie (Typ II) unterschieden.

Epidemiologie Die Häufigkeit liegt bei 1:100.000.

Ätiologie Beide Typen der Dentindysplasie scheinen Erbkrankheiten zu sein. Der Erbgang ist offenbar autosomal-dominant. Über die Mutationsrate ist nichts bekannt, sie scheint aber sehr niedrig zu sein.

Pathogenese und Pathologie Eine Funktionsstörung der mesenchymalen Gewebsanteile des Zahnkeims führt zu fehlerhaft ausgebildetem Dentin mit kompletter Pulpaobliteration und gestörter Wurzelbildung.

Klinische Symptome Bei Typ I erscheinen die Zähne normal ausgebildet. Auffällig sind eine starke Beweglichkeit und ein frühzeitiger Zahnverlust. Dies erklärt sich durch die röntgenologisch verifizierbare Ausbildung anormal kurzer Wurzeln. Bei Typ II erscheinen die Zähne der ersten Dentition blaubraun opaleszierend, während die Zähne der zweiten Dentition kaum farbliche Veränderungen aufweisen. Röntgenologisch fällt eine anormal ausgebildete Kronenpulpa mit Obliterationen in beiden Dentitionen auf.

Diagnose und Differenzialdiagnose Die Diagnose ergibt sich klinisch und familienanamnestisch. Differenzialdiagnostisch ist eine Dentinogenesis imperfecta abzugrenzen.

Therapie Bei Typ I ist aufgrund der anormal ausgebildeten Zahnwurzeln eine erfolgversprechende Therapie zum Erhalt der Zähne nicht möglich. Eine prothetische Versorgung ist indiziert. Bei Typ II erfolgt die Therapie ähnlich wie bei der Dentinogenesis imperfecta.

Prophylaxe Es ist keine Prävention möglich. Eine frühzeitige zahnärztliche Versorgung ist indiziert.

Prognose und Verlauf Bei Typ I ist aufgrund der anormal ausgebildeten Zahnwurzeln die Prognose zum Erhalt der Zähne infaust. Bei Typ II ist ein Erhalt der Zähne bei frühzeitiger zahnärztlicher Versorgung mittelfristig möglich.

Odontodysplasie

Definition Die Odontodysplasie ist eine sehr seltene Krankheit, die sowohl das Gewebe ektodermalen als auch mesodermalen Ursprungs betrifft. Sowohl Zahnschmelz als auch Dentin, Pulpagewebe und Wurzelzement sind fehlgebildet. Die Anzahl und der Schweregrad der Dysplasie der Zähne in einem betroffenen Kieferabschnitt sind variabel. Die Zähne im Oberkiefer, insbesondere im Frontzahn-

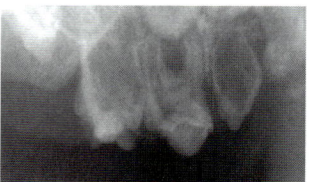

◻ **Abb. 117.19** Ausschnitt aus einer Zahnfilm-Röntgenaufnahme einer 3-jährigen Patientin mit Odontodysplasie. Schmelz und Dentin zeigen eine reduzierte Substanzdicke und sind röntgenologisch kaum zu differenzieren

bereich, sind häufiger betroffen als die im Unterkiefer. Sowohl die erste als auch die zweite Dentition können entsprechende Veränderungen aufweisen. Bei Zähnen der ersten Dentition können schwere Dysplasien vorliegen, während die jeweiligen Ersatzzähne nur geringe Veränderungen zeigen. Im Gegensatz zu der am häufigsten beschriebenen, segmental auftretenden regionalen Odontodysplasie finden sich auch Fälle, bei denen alle Quadranten betroffen sind. Diese werden als generalisierte Odontodysplasie bezeichnet.

Epidemiologie Derzeit sind etwa 300 Fälle publiziert.

Ätiologie, Pathogenese und Pathologie Die Ätiologie dieser Krankheit ist unbekannt. Da Traumata oder systemische Erkrankungen, die in die Zeit der Entwicklung der Zähne fallen, zumeist als Ursache nicht in Frage kommen, werden lokale somatische Mutationen, die Präsenz eines Virus im odontogenen Epithel oder eine lokale zeitlich begrenzte Ischämie diskutiert. Der Schmelz ist hypoplastisch und hypomineralisiert, teilweise fehlt er vollständig. Histologisch auffällig ist die stark reduzierte Schichtdicke des Dentins mit einer auffällig breiten Prädentinzone und großen Arealen von Interglobulardentin. Das peritubuläre Dentin kann fehlen. Ebenso wie im Schmelz kann das Dentin von Spalträumen durchzogen sein, so dass eine direkte Verbindung von der Außenfläche des Zahns zu der weit extendierten Pulpa besteht. Die pulpalen Veränderungen umfassen neben einer Vergrößerung der Pulpakammer Fibrose und Kalzifizierung verschiedenen Ausmaßes.

Klinische Symptome, Diagnose und Differenzialdiagnose. Die betroffenen Zähne zeigen entweder einen verzögerten Zahndurchbruch oder erreichen die Kauebene nicht. Die weit auslaufenden Pulpaextensionen im Zusammenhang mit den Schmelz- und Dentininvaginationen führen häufig zu pulpitischen Veränderungen und Abszessen, die bereits kurz nach dem Zahndurchbruch auftreten können. Röntgenologisch erscheinen Schmelz- und Dentinschicht sehr dünn und sind kaum voneinander zu unterscheiden. Insgesamt sind die Zähne sehr strahlungsdurchlässig. Aufgrund dieses charakteristischen Erscheinungsbildes werden sie auch als „Geisterzähne" bezeichnet (◻ Abb. 117.19). Die Wurzeln der Zähne sind oft verkürzt und die Apices weit geöffnet. Differenzialdiagnostisch sollte Karies und eine Odontogenesis imperfecta abgegrenzt werden.

Therapie Zähne mit geringen Veränderungen sollten bereits kurz nach dem Durchbruch in die Mundhöhle prothetisch versorgt werden. Bei frühzeitigen Pulpainfektionen sollten die Zähne entfernt werden.

Odontogenesis imperfecta

Definition Autosomal-dominant oder -rezessiv vererbte Gendefekte verursachen eine gleichzeitige Dysplasie von Schmelz und Dentin.

Epidemiologie Die Odontogenesis imperfecta ist ein sehr seltenes Krankheitsbild.

Differenzialdiagnose Differenzialdignostisch abgegrenzt werden muss die Odontodysplasie.

117.4.4 Nicht genetisch bedingte Zahnfehlbildungen

Allgemeine Schmelz- und Dentinhypoplasien

Definition Schmelzhypoplasien sind makroskopisch sichtbare Schmelzdefekte, die in verschiedenen Schweregraden auftreten können. Sie werden sichtbar als Opazitätsänderung in Form von weißlichen oder gelblich-braunen Flecken, ohne Formdefekt oder als äußere Formdefekte in Form von Rillen, flächenhaften Läsionen oder dergleichen, mit oder ohne Opazitätsänderungen. Dentinhypoplasien sind, abgesehen von die Zahnwurzel verstümmelnden Anomalien, äußerlich und röntgenologisch nicht sichtbar. Sie erscheinen nur im Zahnschliff oder -schnitt.

Epidemiologie Die Häufigkeit von Schmelzopazitätsveränderungen (weiße Flecken als leichter Grad der Hypoplasie) kommen bei 40–50 % der 10- bis 15-jährigen Kinder vor.

Ätiologie Durch Umweltfaktoren erworbene peri- und postnatale Dysplasien des Schmelzes und des Dentins sind sehr viel häufiger als genetisch bedingte Dysplasien. Sie können nur während der Entstehung dieser Strukturen, d. h. präeruptiv, niemals posteruptiv, zustande kommen. Die Zeitspanne, in der Hypoplasien, speziell die äußerlich sichtbaren Schmelz- bzw. Kronenhypoplasien, erzeugt werden, ist begrenzt: für die Zähne der ersten Dentition auf das 1. Lebensjahr und für die Zähne der zweiten Dentition auf die Zeit zwischen der Geburt und dem 7. Lebensjahr.

Die Ursachen für Schmelz- und Dentinhypoplasien sind in der folgenden ▶ Übersicht zusammengefasst.

Ursachen für Schmelz- und Dentinhypoplasien	
Traumata	Mechanische Traumatisierung der Zähne der ersten Dentition mit Schädigung der darunter liegenden Ersatzzahnkeime
Strahlung	Bestrahlung von Tumoren im Kopf- und/oder Halsbereich
Metabolische Traumen	Asphyxie (Sauerstoffmangel während der Geburt); Hypokalzämie
Lokale Infektionen	Bakteriell infizierte Zähne der ersten Dentition schädigen den Ersatzzahnkeim
Generalisierte Infektionen	Rubeola der Mutter, konnatale Lues; Salmonellen-Infektion
Stoffwechselstörungen	Hypovitaminosen A, D, C; neonatale Hypokalzämie; Asphyxie und Hypokalzämie bei Frühgeburt
Hormonale Störungen	Hypothyreoidismus; Hypoparathyreoidismus; mütterlicher Diabetes
Verschiedene Krankheiten	Fetale Erythroblastose mit Kernikterus; gastrointestinale Störungen, z. B. Zöliakie; Nephrosen; Trisomie 21
Pharmaka	Fluoride (Krankheitsbild der Fluorose)
Idiopathische Schmelzhypoplasien	Eine Anzahl leichter bis schwerer Veränderungen ist ursächlich nicht erklärbar

Pathogenese Die Pathogenese der verschiedenen Ursachen für Schmelz- und Dentinhypoplasien ist größtenteils bekannt. Im Wesentlichen führen mehr oder weniger große Schädigungen des Schmelzepithels, der Ameloblasten, zu einer gestörten Schmelzmineralisierung, so dass es, ähnlich wie bei der Amelogenesis imperfecta beschrieben, zu äußerlich sichtbaren Farb- und/oder Formdefekten kommt.

Pathologie Die histologische Untersuchung extrahierter Zähne erlaubt eine Sicherung der Diagnose, wobei ohne eindeutige Eigen- und Familienanamnese häufig nicht zweifelsfrei auf die Krankheitsursache rückgeschlossen werden kann.

Klinische Symptome Die klinischen Symptome bestehen in unterschiedlich stark ausgeprägten Verfärbungen oder Formdefekten. Sie reichen von kleinen opak weißen Tüpfeln mit weniger als 2 mm Durchmesser über große weiße Flecken, gelbbraun gefärbte Tüpfel oder Flecken, horizontal verlaufende weiße Linien zu mehr oder weniger stark ausgeprägten Formdefekten (Schmelzhypoplasien) mit weißlichen oder bräunlichen Opazitätsänderungen. Meistens weist der Zahnschmelz eine normale Härte auf. In seltenen Fällen ist der Schmelz weich und porös, so dass er beim Kauvorgang oder bei Sondierung großflächig verloren gehen kann, z. B. bei schweren Formen der Fluorose. In der Regel sind die betroffenen Zähne schmerzfrei. Häufig liegt lediglich eine kosmetische Problematik vor.

Diagnose und Differenzialdiagnose Die Diagnose der „Schmelzhypoplasie" ist in der Regel relativ einfach zu stellen. Differenzialdiagnostisch sollten genetisch bedingte von nicht genetisch bedingten Formen unterschieden werden. Ein größeres Problem ist die Ermittlung der eigentlichen Ursache, die ohne Eigen- und Familienanamnese nicht eruiert werden kann.

Therapie Handelt es sich lediglich um eine kosmetische Problematik, muss keine zahnärztliche Therapie durchgeführt werden. Leichte Formdefekte führen zu verstärkter Plaqueansammlung und erhöhen somit das Kariesrisiko, so dass bei normal hartem Schmelz eine Füllungstherapie, z. B. mit Kompositen, erfolgen kann. Zähne mit zu weichem Schmelz sollten prothetisch versorgt werden, z. B. durch Einzelzahnüberkronung.

Prophylaxe, Prognose und Verlauf Eine Prävention ist nicht möglich. Zahnärztliche Diagnosesicherung, regelmäßige Kontrolle und rechtzeitige konservierende oder prothetische Versorgung vermindern das Kariesrisiko und einen frühzeitigen Zahnverlust.

Als Nebenbefund können bei verschiedenen Syndromen Schmelz- und/oder Dentindysplasien auftreten.

Allgemeinkrankheiten und Syndrome mit Schmelzstrukturanomalien sind:
- akrodentales Syndrom,
- Albright-Syndrom,
- Amelogenesis imperfecta und terminale Onycholyse,
- Ameloonychohypohydrose-Syndrom,
- brachioskeletalgenitales Syndrom,
- Dutescu-Grivu-Fleischer-Peters-Syndrom,
- Epidermolysis bullosa junctionalis,
- ektodermale Dysplasie,
- Ellis-van-Creveld-Syndrom,
- fokale dermale Hypoplasie,
- Hypophosphatämie (Vitamin-D-resistente Rachitis),
- Kearns-Sayre-Syndrom,
- kranioektodermale Dysplasie,
- Lenz-Majewski-Syndrom,
- Morquio-Syndrom (Mukopolysaccharidose Typ IVA),
- okulodentodigitales Syndrom (okulodentoossäre Dysplasie),
- Pseudohypoparathyreoidismus und
- tuberöse Sklerose.

Molaren-Inzisiven-Hypomineralisation

Definition Erste Molaren und Schneidezähne der zweiten Dentition weisen bei einem Patienten unterschiedliche Schweregrade und Ausmaße von Schmelzhypoplasien auf. Die ersten Molaren sind häufiger betroffen als die Schneidezähne. Die mittleren Oberkieferschneidezähne zeigen wiederum häufiger Veränderungen als die Unterkieferschneidezähne. Die Hypoplasien resultieren in einer geringeren Härte des Schmelzes und einer erhöhten Säurelöslichkeit.

Epidemiologie Die Prävalenz von hypoplastischen Molaren beträgt in Europa zwischen 4 und 25 %. Liegen bei einem Kind an einem Molaren Hypoplasien vor, finden sich bei 80 % der Fälle ein weiterer oder mehrere betroffene Molaren.

Ätiologie Die Ursache dieser Mindermineralisationen, die an einzelnen Zähnen in einem unterschiedlichen Ausmaß auftritt, ist nicht bekannt (◘ Abb. 117.20a, b). Die Störung muss bei den ersten Molaren zwischen dem 8. Schwangerschaftsmonat bis etwa zum 4. Lebensjahr aufgetreten sein. Bei den Schneidezähnen findet die Amelogenese zwischen dem 3. Lebensmonat und bis etwa zum 5. Lebensjahr statt. Als Ursachen werden diskutiert:
- Frühgeburt und Sauerstoffmangel bei oder nach der Geburt,
- Dioxin oder polychloriertes Biphenyl (PCB) in der Muttermilch,
- respiratorische Erkrankungen,
- Infektionskrankheiten,
- Störungen im Mineralhaushalt (Hypoparathyreoidismus, Malnutrition, Malabsorption, Zöliakie, Vitamin-D-Hypovitaminosen).

Pathogenese und Pathologie Die Funktion der Ameloblasten dieser Zähne ist lokal beeinträchtigt. Dieses führt zu einer Mindermineralisation, die sich in Farb- und/oder Formveränderungen äußert. Die Grenze zwischen physiologischer und pathologischer Schmelzbildung ist klar demarkiert. Während die Sekretionsphase normal abläuft, scheint die Reifungsphase bei der Schmelzbildung gestört zu sein. Die Apatitkristalle sind nur locker organisiert, das Porenvolumen ist vergrößert. Diese Veränderungen ziehen sich bei gelb-bräunlich hypoplastischen Bereichen durch die gesamte Schmelzdicke, während bei weißlichen Opazitäten nur die inneren Schmelzschichten betroffen sind.

Klinische Symptome Normal gebildete Schmelzanteile sind von hypoplastischen Anteilen klar demarkiert. Die Hypoplasie kann auf einen einzelnen Höcker eines Zahns begrenzt sein oder aber mehrere Höcker, bisweilen sogar die gesamte Kaufläche erfassen (◘ Abb. 117.20a). Die Mineralisationsstörung kann von den Höckerspitzen bis nach zervikal reichen und folgt zumeist den Hunter-Schreger-Linien. Geringgradige Hypoplasien erscheinen als opak-weiße bis weiß-gelbliche scharf begrenzte Schmelzflecken. Schwere Formen, die häufig auch mit Formveränderungen der Zahnoberfläche durch Schmelzabsplitterung einhergehen, sind gelb-braun gefärbt. Durch Schmelzverlust wird die Zahnpflege erschwert und damit das Kariesrisiko erhöht. Weiterhin können diese Zähne sensibel auf thermische, chemische und mechanische Reize reagieren.

Diagnose und Differenzialdiagnose Die Diagnose erfolgt anhand der umschriebenen Farb- und Formveränderung des Zahnschmelzes an den ersten Molaren bzw. den Schneidezähnen der zweiten Dentition, während sämtliche anderen Zähne keine Mutilationen aufweisen. Anamnestisch müssen eine Amelogenesis imperfecta,

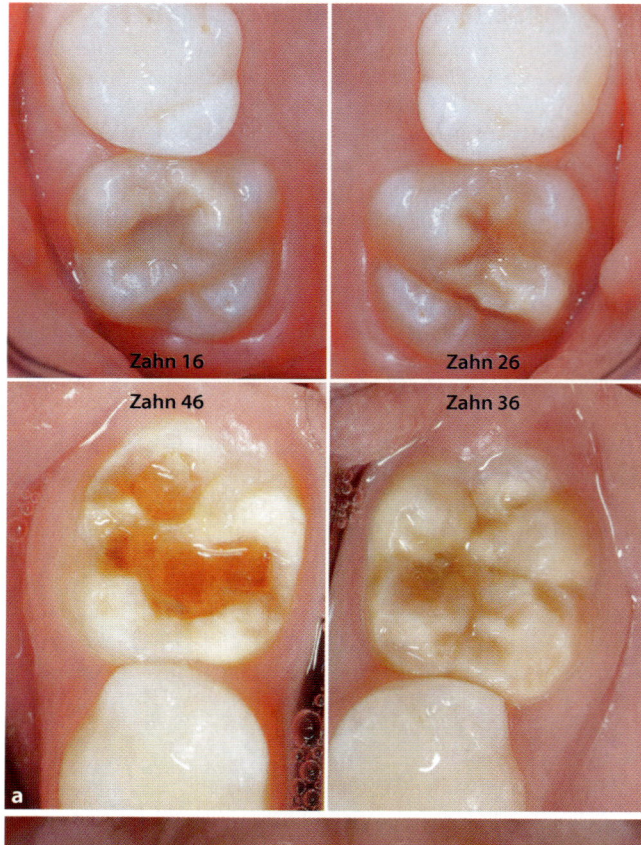

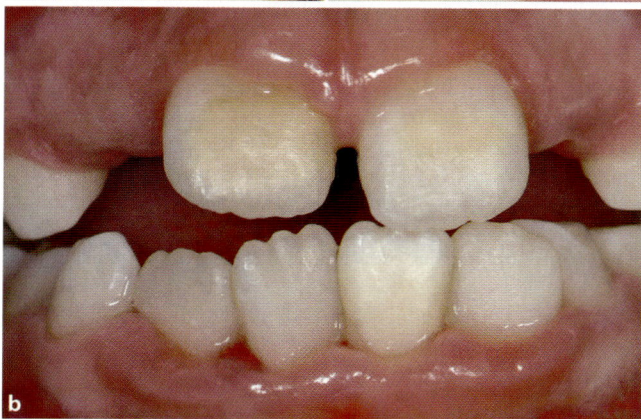

◘ Abb. 117.20a,b Molaren-Inzisiven-Hypomineralisation. **a** 7-jähriger Junge: Die 4 ersten Molaren der zweiten Dentition zeigen Hypoplasien unterschiedlichen Ausmaßes. **b** 7-jähriger Junge: Die mittleren Schneidezähne zeigen ebenfalls hypoplastische Veränderungen unterschiedlichen Ausmaßes, die bislang nicht zu Substanzverlust geführt haben

Veränderungen durch Fluorose, Trauma, Karies und Tetrazyklingabe abgegrenzt werden.

Therapie Bei weißlichen Hypoplasien ohne Substanzverlust sind zahnärztliche kariesprophylaktische Maßnahmen ausreichend. Gelbbraun erscheinende Schmelzbereiche werden durch Komposit-Restaurationen ersetzt, freiliegendes Dentin sowie Formdefekte werden abgedeckt. Bei großflächigen Substanzverlusten sind eine prothetische Versorgung des Zahns oder dessen Entfernung indiziert.

Prophylaxe, Prognose und Verlauf Da die Ätiologie der Molaren-Inzisiven-Hypomineralisation derzeit noch unbekannt ist, ist eine Prävention nicht möglich. Regelmäßige zahnärztliche Kontrollen und rechtzeitige konservierende oder prothetische Versorgung vermindern das Kariesrisiko, stoppen Empfindlichkeiten der betroffenen Zähne und verhindern einen frühzeitigen Zahnverlust.

Abweichungen der Zahnzahl und der Zahngröße

Selten können Abweichungen der Zahnzahl beobachtet werden. Es wird unterschieden:
- Hypodontie: Fehlen weniger Zähne
- Oligodontie: Nichtanlage eines oder mehrerer Zähne
- Anodontie: Komplettes Fehlen einer oder beider Dentitionen
- Hyperdontie: Auftreten überzähliger Zähne
- Polydontie: Zahlreiche überzählige Zähne (Dysostosis cleidocranialis)

Eine Zahnunterzahl ist häufiger als eine Zahnüberzahl zu beobachten. Am häufigsten nicht angelegte Zähne sind dritte Molaren, zweite Prämolaren sowie seitliche Schneidezähne des Oberkiefers. Eine Hypodontie ist im Gebiss der ersten Dentition sehr viel seltener als im Gebiss der zweiten Dentition. Als Ursache kommen genetische Faktoren oder lokale Störungen in Betracht.

Eine Hypodontie tritt u. a. bei folgenden Syndromen und Allgemeinerkrankungen auf:
- Cockayne-Syndrom,
- Ellis-van-Creveld-Syndrom,
- ektodermale Dysplasie,
- fokale dermale Hypoplasie,
- Kiefer-Gaumen-Spalten,
- Rieger-Syndrom,
- Trisomie 21.

Anodontie ist am häufigsten im Zusammenhang mit ektodermaler Dysplasie beschrieben worden. Hyperdontie kann bei Patienten mit Kiefer-Gaumen-Spalten, Dysostosis cleidocranialis, Gardner-Syndrom und Sturge-Weber-Syndrom auftreten.

Übergroße Zähne (Makrodontie) können einzeln oder generalisiert erscheinen und werden zum Teil bei bestimmten Krankheiten (Trisomie 21, Langer-Giedion-Syndrom, Hemihypertrophie) häufiger beobachtet. Differenzialdiagnostisch müssen sie gegen eine Verschmelzung oder Paarung benachbarter Zahnkeime abgegrenzt werden. Verkleinerte Zähne (Mikrodontie), z. B. seitliche Oberkieferschneidezähne als sog. Zapfenzähne, können ebenfalls einzeln oder generalisiert vorliegen. Sie werden häufiger im Zusammenhang mit Oligodontie, als Folge einer Bestrahlung während der Zahnentwicklung (>10 Gy) oder angeborenen Defekten (Herzerkrankungen, Trisomie 21, Silver-Russell-Syndrom) beobachtet.

Zahnverfärbungen und Beläge

Definition Zahnverfärbungen sind klinisch sichtbare Abweichungen von der individuell normalen Zahnfarbe. Sie entstehen aufgrund von Strukturänderungen und Farbstoffeinlagerungen.

Zahnbeläge sind exogene Auflagerungen, die in Form von Speichelmukoproteinen, bakterieller Plaque mit chromogenen Eigenschaften und Zahnstein die Zahnkrone oder die subgingivale Zahnwurzel teilweise oder vollständig überziehen.

Epidemiologie Zahnverfärbungen sind sehr häufig und in irgendeiner Form bei fast jedem Menschen vorhanden. Bei etwa 4–20 % der Kinder und Jugendlichen werden paramarginale, zirkumferent um den Zahn verlaufende dunkle Beläge an einem oder mehreren Zähnen beobachtet. Dieses wird in der Literatur als „Black stain" oder „Melanodontie" bezeichnet (◘ Abb. 117.21).

117.4 · Zähne und Mund

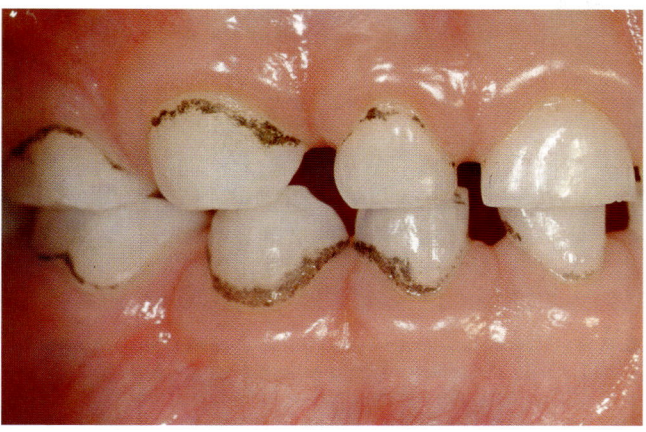

◨ Abb. 117.21 Paramarginale dunkle Zahnbeläge. 6-jähriger Patient

Ätiologie Die häufigsten Ursachen für Zahnverfärbungen sind in der folgenden ▶ Übersicht aufgeführt.

Ursachen für Zahnverfärbungen

Struktur- und Dimensionsänderungen im Zahnschmelz	Weißlich-opake Flecken (initiale Karies, Fluorose, Amelogenesis imperfecta)
	Gelbbraune Flecken (Karies, Fluorose)
	Gelbgraue Verfärbung (Pulpaobliteration bei zunehmendem Alter, nach Trauma)
	Blaubraune Verfärbung (Dentinogenesis imperfecta, Dentindysplasie)
Farbstoffeinlagerungen im Zahnschmelz	Gelbbraunverfärbung (Biliverdineinlagerung bei neonataler Hepatitis)
	Blaubraune Streifung (Tetrazyklineinlagerung in Form von Tetrazyklin-Kalzium-Orthophosphat)
	Graugrünverfärbung bei Erythroblastosis fetalis und Gallengangsatresie
	Rotbraunverfärbung bei kongenitaler Porphyrie
	Gelbbraunverfärbung bei hämorrhagischen Blutungen oder Nekrosen der Pulpa
Auflagerungen auf dem Zahnschmelz	Nahrungsbestandteile (z. B. Beerenfrüchte, Gewürze)
	Rauchwaren (Zigaretten)
	Chemikalien (Mundspüllösungen z. B. Chlorhexidindiglukonat)
	Chromogene Bakterien (dunkle bis schwarze Beläge)
Beläge, Zahnstein	Bakterielle Plaque
	Zahnstein (mineralisierte Beläge)

Pathogenese und Pathologie Pathogenese und Pathologie der Zahnverfärbungen werden bestimmt durch die jeweilige Ursache. Häufig sind Verfärbungen nur Begleiterscheinungen z. B. von Schmelzbildungsstörungen. Bei Tetrazyklinverordnung während der Zahnbildungsphase kommt es durch Ausbildung von Tetrazyklin-Kalzium-Orthophosphat-Komplexen zum stabilen Einbau des Antibiotikums in die kristallinen Bestandteile von Schmelz, Dentin und Zement. Dentin ist dabei stärker betroffen als Schmelz. Die Zahnkrone entwickelt eine normale Form, die Härte des Zahnschmelzes ist jedoch verringert. Allerdings können die je nach Zeitpunkt der Antibiose unter Umständen an sämtlichen Zähnen sichtbaren blaubraunen, streifenförmigen Verfärbungen kosmetisch sehr störend sein (◨ Abb. 117.22).

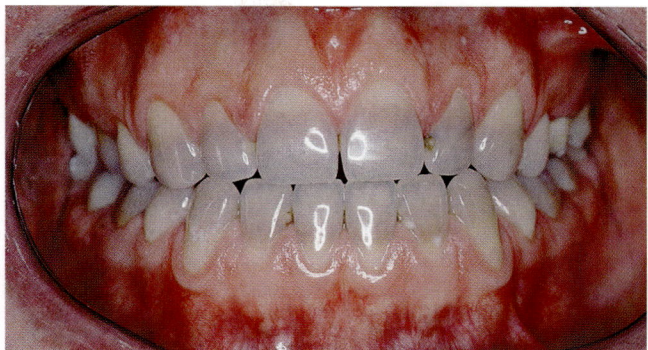

◨ Abb. 117.22 Schmelzverfärbung durch Tetrazyklingabe. 12-jähriger Patient

Paramarginale dunkle Beläge sind Ablagerungen von schwarzpigmentierten Bakterien. Diese Beläge stellen nach den bisherigen Erkenntnissen lediglich eine ästhetische Beeinträchtigung dar. In vielen Studien wird eine geringe Kariesprävalenz bei Kindern mit solchen Beläge beschrieben.

Klinische Symptome Die klinische Symptomatik besteht in der sichtbaren Verfärbung, wobei die betroffenen Zähne in der Regel schmerzfrei sind. In Abhängigkeit von der jeweiligen Verfärbungsursache können jedoch auch Beschwerden oder kaufunktionelle Störungen auftreten.

Diagnose und Differenzialdiagnose Bei der Diagnose und Differenzialdiagnose sollten die Ursachen für die Schmelzverfärbungen eigen- und familienanamnestisch eruiert werden.

Dunkle paramarginale Beläge dürfen nicht mit kariösen Läsionen verwechselt werden.

Therapie Die Therapie der Zahnverfärbungen richtet sich nach deren Ursache. Die Erfordernisse reichen von professionellen Zahnreinigungen, z. B. bei paramarginalen dunklen Belägen, über Anwendung verschiedener Zahnbleichungstechniken bis hin zu umfangreichen prothetischen Versorgungen.

Prophylaxe Die Prävention von Zahnverfärbungen besteht im Verzicht auf Nahrungs- oder Genussmittel mit chromogenen Eigenschaften und in regelmäßiger zahnärztlicher Kontrolle mit adäquater Therapie.

Prognose und Verlauf
Prognose und Verlauf richten sich nach dem jeweils zugrunde liegenden ursächlichen Krankheitsbild. Die Ausprägung von paramarginalen dunklen Belägen wird mit der Pubertät geringer, teilweise treten sie bei den betroffenen Patienten nicht mehr auf.

117.4.5 Karies und Parodontopathien

Karies
Definition Karies ist eine Schädigung von Zahnhartsubstanz durch Säuren, die von Mikroorganismen gebildet wurden.

Epidemiologie Noch vor wenigen Jahrzehnten war die Karies die häufigste Krankheit in den Industrienationen. Durch die Verbreitung von Fluoriden und die Akzeptanz von Mundhygienemaßnahmen hat sich der Gebisszustand der Bevölkerung in Europa und Nord-

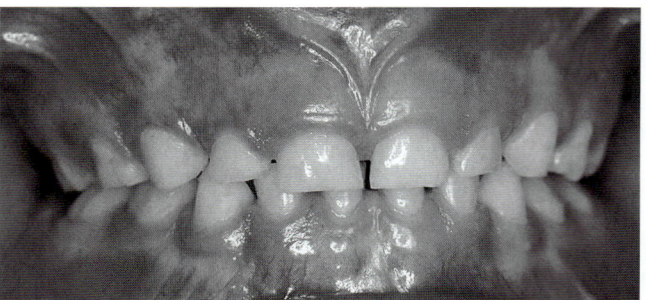

Abb. 117.23 Kariesfreies Milchgebiss. 4-jährige Patientin

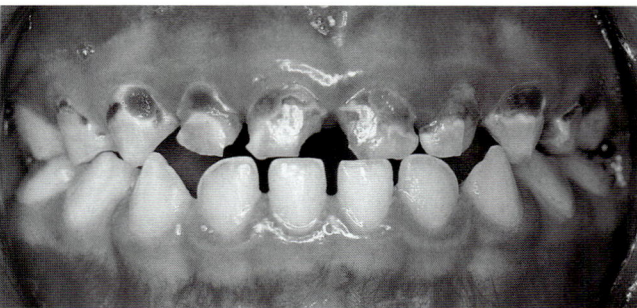

Abb. 117.24 Multiple Karies an den Milchzähnen im Oberkiefer aufgrund inadäquater Ernährung und unzureichender Zahnpflege. 4-jährige Patientin

amerika allmählich gebessert (Abb. 117.23). In Deutschland ist die Karies bei Kindern und Jugendlichen rückläufig. Dennoch weisen Jugendliche in Hauptschulen, in unteren sozialen Schichten oder mit einem Migrationshintergrund einen sehr hohen Kariesbefall und andererseits aber auch einen hohen Anteil nicht behandelter Karies auf. Offenbar werden nicht alle Bevölkerungsgruppen von Präventiv- und Behandlungsmaßnahmen in gleicher Weise erreicht. Ein Viertel der Bevölkerung weist etwa drei Viertel aller kariösen Läsionen auf.

In der zahnmedizinischen Nomenklatur hat sich für Karies im Gebiss der ersten Dentition die Bezeichnung Early Childhood Caries (ECC) etabliert. Eine sehr schwere Form der frühkindlichen Karies ist der ECC Typ II, das sog. Nursing-bottle-Syndrom, an dem immer noch zwischen etwa 7–17 % der Kinder erkranken.

Ätiologie Ursache für die Karies sind kariogene Mikroorganismen, die als Stoffwechselendprodukte der Metabolisierung niedermolekularer Kohlenhydrate organische Säuren ausscheiden und dadurch das Schmelzgefüge auflösen. Erbfaktoren spielen grundsätzlich eine untergeordnete Rolle. Kofaktoren sind neben der Ernährung auch die Mikrostruktur des Schmelzgefüges, die Speichelmenge und -zusammensetzung, die Pathogenität der Mikroorganismen und die Immunabwehr in der Mundhöhle.

Pathognomonisch führt bei der „Saugflaschenkaries" oder dem „Nursing-bottle-Syndrom" die exzessive Gabe von kariogenen Flüssigkeiten, z. B. von „Zuckertee", Fruchtsäften oder Milch in Saugflaschen zu frühzeitiger Karies an den oberen Schneidezähnen, fortschreitend dann an sämtlichen Oberkieferzähnen sowie den Unterkieferzähnen. Auch verdünnte kohlenhydrat- und/oder säurehaltige Getränke rufen die kariösen oder kombiniert kariös-erosiven Läsionen der Zahnhartsubstanz hervor. Das Erscheinungsbild kann ebenfalls durch exzessives Stillen und durch Gabe eines in z. B. Honig getauchten Schnullers verursacht werden.

Pathogenese und Pathologie Die wichtigsten anorganischen Bestandteile von Schmelz und Dentin sind die Apatitkristallite. Aus ihnen können Kalziumionen von der Zahnoberfläche aus herausgelöst werden. Folgende Voraussetzungen müssen vorhanden sein, damit eine Karies entstehen kann:
- Zahnoberflächen, an denen sich Mikroorganismen anheften können,
- Plaque mit kariespathogenen Mikroorganismen (wichtigster mikrobieller Erreger ist Streptococcus mutans; wesentliche Pathogenitätsfaktoren sind die Säureproduktion, intrazelluläre Substratspeicher aus Polysacchariden und die Bildung extrazellulärer Polysaccharide als Haftsubstanzen),
- niedermolekulare Kohlenhydrate in der Nahrung, z. B. Saccharose,
- Absinken des pH-Werts unter Auflösung der Hydroxylapatitkristallgitter,
- ausreichend Zeit, so dass der Säureangriff die Schmelzkristallite anlösen kann,
- unzureichende prophylaktische und reparative Maßnahmen.

Die kariespathogenen Mikroorganismen gelangen im Kleinkindalter zumeist durch Infektion durch die Mutter in die Mundhöhle des Kindes. Prädilektionsbereiche für eine Karies sind Plaqueretentionsstellen, an denen eine Zahnreinigung schwierig ist. Natürliche Retentionsstellen sind die Fissuren der Seitenzähne und eventuelle Grübchen (z. B. Foramina coeca auf der Palatinalfläche oberer Schneidezähne) sowie die Approximalflächen der Zähne und die Zahnhalsregionen.

Klinische Symptome Die Karies beginnt an der Zahnoberfläche (Abb. 117.24). An zugänglichen oralen und vestibulären Zahnflächen spricht man von einer „Glattflächenkaries", Karies auf der Okklusalfläche der Zähne bezeichnet man als „Fissurenkaries". Hiervon sind typischerweise Schulkinder und Jugendliche befallen. Die „Approximalkaries" ist im Bereich der Zahnzwischenräume lokalisiert.

Das Nursing-bottle-Syndrom kann bereits im 2. Lebensjahr zu klinisch sichtbaren Läsionen führen (Abb. 117.25). Durch die zirkumferente Schwächung der Frontzähne kommt es häufig zur Fraktur der gesamten Krone. Es ist sehr schmerzhaft und führt unbehandelt rasch zum frühzeitigen Zahnverlust.

Unbehandelte kariöse Zähne sind ein Indikator für Vernachlässigung (s. auch ▶ Kap. 15), wenn die sorgeberechtigten Personen durch einen Arzt oder Zahnarzt auf die Erkrankung aufmerksam gemacht und die notwendige Behandlung sowie die Wege, diese Behandlung zu erreichen, aufgezeigt worden sind aber von den sorgeberechtigten Personen diese nicht wahrgenommen werden. In diesen Fällen liegt ein chronischer Zustand der Mangelversorgung sowohl hinsichtlich der Ernährung, der Hygiene sowie der Gesundheitsversorgung vor. Nicht selten bestehen bei diesen Kindern auch weitere Zeichen einer Vernachlässigung oder Misshandlung.

Diagnose und Differenzialdiagnose Die Diagnose der Karies erfolgt klinisch aufgrund der weichen Konsistenz und der Verfärbung der Zahnhartsubstanz. Die röntgenologische Untersuchung ist erforderlich zur Kariesdiagnostik in weniger einsehbaren Bereichen, insbesondere den Approximalräumen. Differenzialdiagnostisch sollten die möglichen Ursachen für eine multiple Karies abgeklärt werden. Wichtig ist festzustellen, ob lediglich eine mangelhafte Mundhygiene vorliegt oder ob genetisch bedingte oder nicht genetisch bedingte Zahnentwicklungsstörungen die Ausbreitung einer multiplen Karies begünstigen. Je nach Ausbreitung der Karies und Ausmaß der Zahnzerstörung können mehr oder weniger starke Beschwerden auftreten.

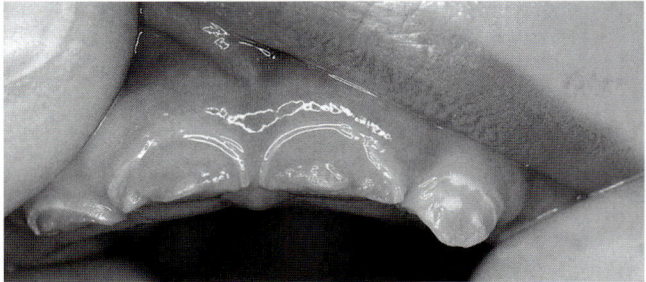

◘ Abb. 117.25 Nursing-bottle-Syndrom. 1½-jähriger Patient

Therapie Die Therapie besteht in der zahnärztlichen Entfernung der kariös veränderten Zahnhartsubstanzen und der Versorgung der geschädigten Zähne durch eine angemessene Füllungstherapie oder durch prothetische Maßnahmen. Da Karies an Zähnen der ersten Dentition eine größere Progredienz aufweist als an Zähnen der zweiten Dentition, sollte immer eine zahnärztliche Konsultation empfohlen werden, damit durch einen Zahnarzt entschieden werden kann, ob eine Behandlung eingeleitet werden muss.

Prophylaxe Zur Kariesprophylaxe kommen verschiedene systemische und lokale Maßnahmen in Betracht. Dazu zählen gezielte Mundhygienemaßnahmen, Ernährungslenkung mit Reduktion der Häufigkeit der Aufnahme kariogener Nahrungsmittel, lokale Fluoridierungsmaßnahmen sowie Fissurenversiegelungen.

Prognose und Verlauf Ohne prophylaktische Maßnahmen und zahnärztliche Therapie führt eine Karies zu schmerzhaften entzündlichen Reaktionen der Pulpa und unter Umständen des umgebenden Alveolarknochens. Sie resultiert meist in einem Zahnverlust mit Auswirkungen auf die weitere Kiefer- und Gesichtsschädelentwicklung.

Gingivaerkrankungen

Definition Jede Art von akuter oder chronischer Entzündung im Bereich der Gingiva ist als Gingivitis zu bezeichnen. Als Gingivahyperplasie wird eine Gewebsvermehrung durch Zunahme der Zellzahl im Bereich des Zahnfleisches bezeichnet.

Epidemiologie Die Häufigkeit der Gingivitis liegt im Alter von 5–7 Jahren bei 70–80%. Bis zur Pubertät steigt die Häufigkeit auf fast 100% an. Gingivahyperplasien sind im Gegensatz dazu selten (◘ Tab. 117.3).

Ätiologie Die Gingivitis wird bei Kindern und Jugendlichen primär durch bakterielle Plaque infolge unzureichender Mundhygiene verursacht. Kommt es zur Zahnsteinbildung oder liegen prädisponierende Allgemeinkrankheiten vor, kann die Gingivitis in eine Parodontitis übergehen. Eine Sonderform ist die „akute nekrotisierende ulzerierende Gingivitis" (ANUG).

Gingivahyperplasien werden differenziert in medikamentös bedingte Formen und die hereditäre Gingivofibromatose. Beide können lokalisiert oder generalisiert bereits im Gebiss der ersten Dentition auftreten. Am häufigsten sind die medikamentös bedingten Hyperplasien, bei denen es infolge einer Therapie mit Phenytoinderivaten, einer Immunsuppression mit Ciclosporin oder einer Behandlung mit Nifedipin zu massiven Gingivawucherungen kommt. Die hereditäre Gingivofibromatose ist eine seltene Erkrankung, die entweder als isolierte Erkrankung oder als Teil eines Syndroms auftreten kann. Sowohl autosomal-dominante als auch autosomal-rezessive Formen sind beschrieben. Zu den mit einer

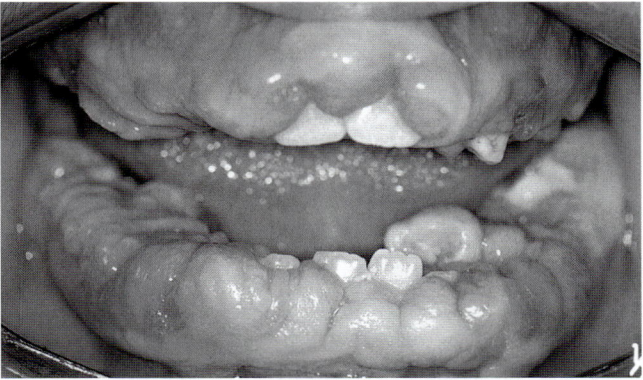

◘ Abb. 117.26 Fibröse Gingivahyperplasie. 11-jähriger Patient

hereditären Gingivofibromatose assoziierten Syndromen zählen: Rutherford-Syndrom, Zimmerman-Laband-Syndrom, Cross-Syndrom, Ramon-Syndrom, François-Syndrom, Jones-Syndrom, Schinzel-Giedion-Syndrom, Costello-Syndrom, Murray-Puretic-Drescher-Syndrom, Prune-belly-Syndrom, infantile systemische Hyalinose, juvenile hyaline Fibromatose, Neurofibromatose Typ I, oder lysosomale Speichererkrankungen.

Pathogenese und Pathologie Bei einer Gingivitis verursachen Endo- und Exotoxine parodontopathogener Mikroorganismen eine Immunantwort des Wirtsorganismus in Form einer lokalen Entzündungsreaktion.

Bei der medikamentös bedingten Gingivahyperplasie führen Wechselwirkungen des Medikaments und eine erschwerte bzw. vernachlässigte Mundhygiene zu starken Gingivawucherungen. Die hereditäre Gingivofibromatose ist durch eine proliferative fibröse Hyperplasie mit vermehrter Kollageneinlagerung gekennzeichnet.

Klinische Symptome Bei einer Gingivitis ist die Gingiva entzündlich gerötet, geschwollen, und leichte Berührungen führen zu Blutungen. Häufig ergeben sich daraus mehr oder weniger starke Beschwerden. Bei der ANUG sind klinisch nekrotische und ulzerierende Abschnitte der Gingiva zu beobachten. Dieses Krankheitsbild ist sehr schmerzhaft.

Bei der Gingivahyperplasie treten Gingivawucherungen auf, die bis zur Okklusalfläche der Zähne ausgedehnt sein können (◘ Abb. 117.26). Hierdurch entstehen sog. Pseudotaschen, die die Zahnpflege erschweren. In ausgeprägten Fällen mit extremer Gingivahyperplasie können die Kaufunktion und die Artikulation behindert sein. Auch die Ästhetik ist durch die hyperplastische Gingiva beeinträchtigt. Bei der hereditären Gingivofibromatose kann der Zahndurchbruch wegen des derben Gewebes erschwert sein.

Diagnose und Differenzialdiagnose Die Diagnose ergibt sich durch das klinische Erscheinungsbild und das Nichtvorliegen eines Verlusts parodontalen Stützgewebes. Differenzialdiagnostisch abzugrenzen sind Mundschleimhautkrankheiten, die auch die Gingiva befallen.

Therapie Die Therapie einer Gingivitis besteht bei Kindern primär in zahnärztlichen Mundhygienemaßnahmen, eventuell mit begleitenden Spülungstherapien (Chlorhexidin, Wasserstoffsuperoxid) und häuslichen Zahnpflegemaßnahmen. Bei Vorliegen einer schweren Form, z. B. ANUG, muss in Abhängigkeit vom Allgemeinzustand (Fieber) unter Umständen eine begleitende Antibiose durchgeführt werden.

Tab. 117.3 Gingiva- und Parodontalerkrankungen bei Kindern und Jugendlichen

Gingiva- und Parodontalerkrankung	Prävalenz	Beginn
Medikamentös bedingte Gingivahyperplasie	Phenytoin: ca. 50% Ciclosporin: ca. 30% Nifedipin: ca. 20%	Medikation
Hereditäre Gingivofibromatose	1:175.000–750.000	Zahndurchbruch
Gingivoparodontale Manifestationen systemischer Krankheiten		
Chronische Parodontitis	1–3%	
Aggressive Parodontitis im Gebiss der ersten Dentition	<0,1%	Zahndurchbruch
Aggressive Parodontitis im späten Wechselgebiss oder frühen Gebiss der zweiten Dentition	0,1–0,8%	11.–16. Lebensjahr

Bei der Gingivahyperplasie kann eine Gingivektomie oder eine Änderung der Medikation erforderlich sein.

Prophylaxe Die Prävention besteht in häuslichen und zahnärztlichen Mundhygienemaßnahmen.

Prognose und Verlauf Ohne Therapie kann eine Gingivitis und eine fortgeschrittene Gingivahyperplasie starke Beschwerden verursachen und in eine Parodontitis übergehen.

Parodontalerkrankungen

Definition Parodontitis ist eine entzündliche Krankheit des Zahnhalteapparats, die in allen Altersstufen und in verschiedenen Formen auftreten kann, variabel rasche und tiefreichende Zahnbettzerstörungen (Knochenabbau) hervorruft, zu irreversiblem Verankerungsverlust führt und ohne therapeutische Maßnahmen Zahnverlust zur Folge haben kann.

Epidemiologie Entzündliche Parodontalerkrankungen sind bei Kindern und Jugendlichen sehr selten. Ihre Prävalenz wird für die kaukasische Bevölkerung vor und nach der Pubertät mit weit unter 1% angegeben (Tab. 117.3).

Ätiologie Chronische Parodontitiden, die nur auf unzureichende Mundhygiene zurückzuführen sind, sind bei Kindern selten, bei Erwachsenen dagegen häufig (Abb. 117.27). Bei Kindern und Jugendlichen mit schweren Parodontalerkrankungen liegen oft systemische Defekte, wie z. B. Bindegewebsstörungen (Ehlers-Danlos-Syndrom Typen IV und VIII), granulozytäre Funktionsdefekte (z. B. Chédiak-Higashi-Syndrom, Papillon-Lefèvre-Syndrom, Trisomie 21), Neutropenie (Barth-Syndrom, Cohen-Syndrom, erworbene und kongenitale Neutropenie, Glykogenose Typ Ib, Shwachman-Diamond-Syndrom, zyklische Neutropenie), Langerhans-Zell-Histiozytose, Hypophosphatasie oder das „leukocyte adhesion deficiency syndrome" (LAD-Syndrom), vor. Sie können jedoch auch als Begleitsymptom anderer Krankheiten, z. B. Diabetes mellitus Typ I oder Leukämie, auftreten.

Diese aggressiven Parodontitiden, bei denen ein Missverhältnis zwischen der Menge an bakteriellen Ablagerungen und dem Ausmaß der Gewebedestruktion besteht, können im Gebiss der ersten Dentition und im späten Wechselgebiss bzw. frühen Gebiss der zweiten Dentition in einer lokalisierten und einer generalisierten Form auftreten.

Bei lokalisiertem Auftreten im Gebiss der ersten Dentition sind bei mäßiger Entzündung der Gingiva einzelne Zähne, insbesondere die Molaren, befallen. Hauptsächliche mikrobielle Erreger sind Aggregatibacter actinomycetemcomitans, Porphyromonas gingivalis, Prevotella intermedia, Eikenella corrodens und Capnocytophaga-Spezies. Die generalisierte Form wird als parodontale Manifestation des LAD-Syndroms angesehen, kann aber auch in Verbindung mit Neutropenien, Leukämie und Diabetes Typ 1 auftreten (Abb. 117.28).

Die aggressive Parodontitis im späten Wechselgebiss und frühen Gebiss der zweiten Dentition befällt Jugendliche von der Pubertät bis zum 20. Lebensjahr. Mikrobiologische Untersuchungen ergeben meistens einen positiven Nachweis für Aggregatibacter actinomycetemcomitans. Zusätzlich können die oben genannten Keime nachweisbar sein.

Pathogenese und Pathologie Die unzureichende Immunabwehr gegen parodontalpathogene Keime führt zu einer starken Entzündung der Gingiva und zum Abbau des Alveolarknochens mit nachfolgendem Zahnausfall. Als Haupterreger kommen in Frage: Aggregatibacter actinomycetemcomitans, Porphyromonas gingivalis, Prevotella intermedia, Eikenella corrodens und Capnocytophaga-Spezies.

Bei der Hypophosphatasie liegt eine reduzierte Aktivität der gewebeunspezifischen alkalischen Phosphatase vor. Der Zahnhalteapparat ist ungenügend ausgebildet, da infolge der Störung des Kalziumstoffwechsels der Wurzelzement nur hypoplastisch ausgebildet wird oder sogar gänzlich fehlt.

Klinische Symptome Die Gingiva ist hochgradig entzündet, geschwollen und neigt bei geringsten Berührungen zu starken Blutungen. Je nach Dauer und Ausmaß der Krankheit sind die Zähne mehr oder weniger stark gelockert. Bei der lokalisierten aggressiven Parodontitis im späten Wechselgebiss und frühen Gebiss der zweiten Dentition sind an den Sechsjahrmolaren und an den mittleren Schneidezähnen starke vertikale Knocheneinbrüche zu beobachten (Abb. 117.29). Die generalisierte Form der aggressiven Parodontitis ist durch einen gravierenden Befall der gesamten Dentition mit horizontalem und vertikalem Abbau des Alveolarknochens charakterisiert (Abb. 117.30).

Diagnose und Differenzialdiagnose Die Diagnose ergibt sich aus dem klinischen Erscheinungsbild. Die obligatorische Röntgenuntersuchung zeigt die Lokalisation und das Ausmaß des Knochenverlusts. Differenzialdiagnostisch sollten die verschiedenen Ursachen der Parodontalerkrankungen abgeklärt werden.

Therapie Wichtig ist die Identifizierung der parodontalpathogenen Keime z. B. mithilfe eines kommerziellen DNA-Sondentests. Die

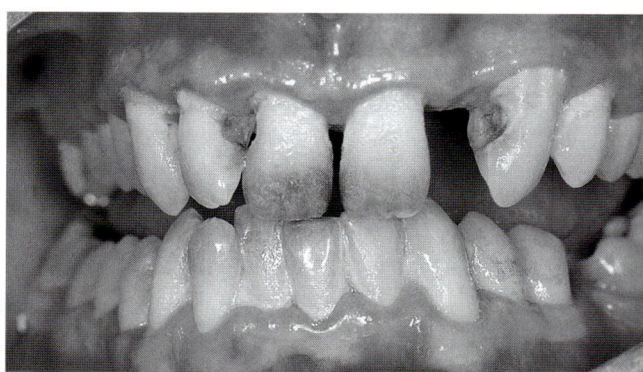

Abb. 117.27 Bakterielle Plaque und Zahnstein bzw. Konkremente, verursacht durch mangelhafte Mundhygiene, sind die häufigste Ursache für Gingivitiden und Parodontitiden

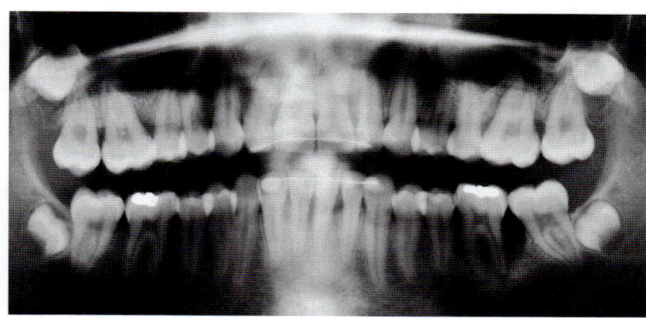

Abb. 117.29 Röntgenbild einer lokalisierten aggressiven Parodontitis. 15-jährige Patientin

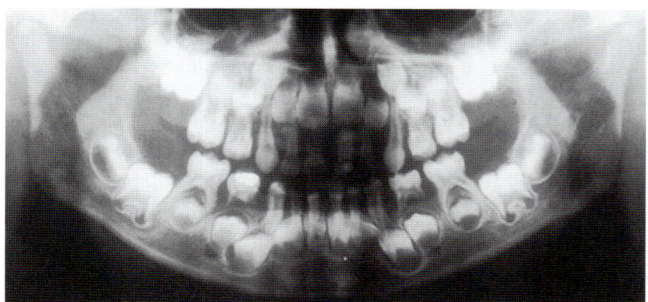

Abb. 117.28 Röntgenbild einer generalisierten aggressiven Parodontitis im Gebiss der ersten Dentition. 5-jährige Patientin

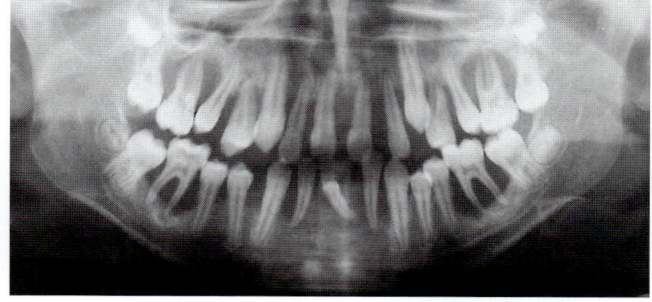

Abb. 117.30 Röntgenbild einer generalisierten aggressiven Parodontitis im frühen Gebiss der zweiten Dentition. 12-jähriger Patient mit kongenitaler Neutropenie

Therapie besteht in einer systematischen Parodontalbehandlung mit Initialbehandlung, chirurgischen Maßnahmen und engmaschigem Recall. In Abhängigkeit vom Keimspektrum und der systemischen Grunderkrankung muss eine weitergehende Therapie, z. B. eine adjuvante Antibiotikumtherapie, erfolgen.

Prophylaxe Gezielte intensive Mundhygienemaßnahmen erlauben eine begrenzte Prävention. In der Regel sind zahnärztliche Behandlungsmaßnahmen unbedingt erforderlich.

Prognose und Verlauf Ohne Therapie ist die Prognose für den Erhalt der Zähne infaust.

117.4.6 Mundschleimhauterkrankungen

Gingivostomatitis herpetica

Erreger dieser Krankheit ist das Herpes-simplex-Virus Typ I (DNA-Virus). Die Primärinfektion verläuft zwischen dem 1. und 5. Lebensjahr. Bei etwa 1 % der Kinder kommt es zu einem akuten virämischen Krankheitsbild, am häufigsten in Form der Gingivostomatitis herpetica (70 %). Nach einer Inkubationszeit von einer Woche entwickeln die Patienten Fieber, schmerzhafte Schwellungen der submandibulären Lymphknoten, eine diffuse Gingivitis mit Schwellung und Blutung sowie ggf. Schluckbeschwerden. Auf der Gingiva, der Mundschleimhaut und häufig auch im perioralen Bereich befinden sich schmerzhafte, polyzyklisch konfluierende runde Bläschen von etwa 2–3 mm Durchmesser. Die Diagnose wird klinisch gestellt, kann aber virologisch gesichert werden. Die Therapie besteht in symptomatischen Maßnahmen (Analgetika, Bettruhe) sowie Spülung mit antibakteriell wirksamen Mundspüllösungen (Chlorhexidindiglukonat). Bei schweren Verläufen sind eine Antibiose und eine Virostatikagabe (Aciclovir) indiziert.

Orale Candidiasis

Unter dem Begriff Candidiasis werden Mykosen zusammengefasst, die durch Hefen der Gattung Candida hervorgerufen werden. Die Candidiasis ist eine opportunistische Infektion, da der Keim erst bei herabgesetzter Abwehrlage des Wirts (z. B. HIV-Infektion und Immunsuppression) pathogen wird. Neugeborene, Säuglinge und betagte Personen besitzen eine altersbezogene Disposition. Bei Nachweis von Candida albicans in abwischbaren weiß-gelben Flecken oder Streifen auf entzündlich geröteter Mundschleimhaut muss eine antimykotische Therapie, z. B. mit Nystatinlösung oder Amphotericin-B-Präparaten, erfolgen.

Traumatogene Mundschleimhauterkrankungen

Gelegentlich sind entzündliche Veränderungen des marginalen Parodonts, häufig vestibulär, an einzelnen Zähnen oder Zahngruppen zu beobachten. Wenn Plaque und Zahnstein als Ursache ausgeschlossen werden können, sollte an Manipulationen gedacht werden, die das Kind mit Fingernägeln oder anderen Gegenständen (z. B. Buntstiften) selbst verursacht. Dieses Verhalten kann auf psychosoziale Belastungen des Kinds hindeuten. Druckstellen, die beim Tragen kieferorthopädischer Geräte entstehen, müssen differenzialdiagnostisch abgegrenzt werden. Mundschleimhautveränderungen anderer Genese sind in Tab. 117.4 zusammengefasst.

Tab. 117.4 Nichttraumatogene Mundschleimhautveränderungen

Krankheit	Lokalisation	Klinische Symptome	Therapie
Morbus Behçet	Mund, Genitalien, Augen, Haut	Aphthöse Läsionen	Symptomatisch
Windpocken	Mundschleimhaut	Einzelne oder multiple kleine Bläschen oder Ulzera	Keine
Herpangina (Zahorsky-Krankheit)	Weicher Gaumen, Uvula, Pharynx, Tonsillen	Multiple Bläschen, die rasch platzen; Fieber, Erbrechen, Gliederschmerzen	Symptomatisch
Hand-Fuß-Mund-Krankheit	Harter Gaumen, Zunge, Wangenschleimhaut	Multiple Bläschen und Ulzera; Hauteffloreszenzen; Fieber, Übelkeit, Durchfall	Symptomatisch
Epidermolysis bullosa	Mundschleimhaut	Blasen auf Haut und Mundschleimhaut; Mundschleimhautepithel löst sich großflächig ab; sehr schmerzhaft	Symptomatisch
Stomatitis allergica	Wangenschleimhaut	Kontaktallergie	Entfernung des Allergens
Masern	Mundschleimhaut, Ober- und Unterkieferalveolarmukosa	Weißliche Flecken	Keine
Epstein-Perle		Multiple weißliche, reisartige Läsionen	Keine

Literatur

Becker M, Marchal F, Becker CD et al (2000) Sialolithiasis and salivary ductal stenosis: Diagnostic accuracy of MR sialography with a three-dimensional extended-phase conjugate-symmetry rapid spin-echo sequence. Radiology 217:347–358

Blechschmidt E (1982) Die Entwicklungskinetik des Gesichtsschädels. In: Pfeiffer G (Hrsg) Lippen-Kiefer-Gaumenspalten. Thieme, Stuttgart, S 234–244

Califano JV (2003) Periodontal diseases of children and adolescents. J Periodontol 74:1696–1704

Cunha RF, Boer FA, Torriani DD, Frossard WT (2001) Natal and neonatal teeth: Review of the literature. Pediatr Dent 23(158):162

Doufexi A, Mina M, Ioannidou E (2005) Gingival overgrowth in children: Epidemiology, pathogenesis, and complications. J Periodontol 76(3):10

Faure F, Querin S, Dulguerov P et al (2007) Pediatric salivary gland obstructive swelling: Sialendoscopic approach. Laryngoscope 117:1364–1367

Faure F, Froehlich P, Marchal F (2008) Paediatric sialendoscopy. Curr Opin Otolaryngol Head Neck Surg 16:60–63

Hall RK (1994) Pediatric orofacial medicine and pathology. Chapman & Hall, London

Hartsfield JK Jr (1994) Premature exfoliation of teeth in childhood and adolescence. Adv Pediatr 41(453):470

Heidemann D (Hrsg) (1999) Kariologie und Füllungstherapie Praxis der Zahnheilkunde, Bd. 2. Urban & Schwarzenberg, München

Heidemann D (Hrsg) (2005) Parodontologie Praxis der Zahnheilkunde, Bd. 4. Urban & Fischer, München

Hots M, Gnoinski W, Perko M, Nussbaumer H, Hof E, Haubensak R (Hrsg) (1986) Early treatment of cleft lip and palate. Huber, Toronto

Jacques DA, Kroll OS, Chambers RG (1976) Parotid tumors in children. Am J Surg 132:469

Jälevik B, Norén JG (2000) Enamel hypomineralization of permanent first molars: A morphological study and survey of possible aetiological factors. Int J Paediatr Dent 10(278):289

Lopez-Tello CS, Krämer D (1971) Parotishämangiome im Kindesalter. Arch Kinderheilk 182:258–264

Malmgren B, Norgren S (2002) Dental abberrations in children and adolescents with osteogenesis imperfecta. Acta Odontol Scand 60(65):71

Rauch S (1970) Zur Klinik der gut- und bösartigen mesenchymalen Speicheldrüsentumoren. In: Schuchardt K (Hrsg) Fortschritte der Kiefer- und Gesichtschirurgie, Bd. XIV. Thieme, Stuttgart

Reich RH, von Lindern JJ (2007) Funktionelle Kiefergelenkchirurgie. In: Horch HH (Hrsg) Mund-Kiefer-Gesichtschirurgie, 4. Aufl. Urban & Fischer, München, S 183–198

Ronay V, Attin T (2011) Black stain – a review. Oral Health Prev Dent 9(37):45

Schilke R, Felgenhauer F, Grigull L (2008) Zahnmedizinische Vernachlässigung von Kindern. Kinder- und Jugendmedizin 8(499):504

Schroeder HE (1992) Orale Strukturbiologie, 4. Aufl. Thieme, Stuttgart

Schroeder HE (1997) Pathobiologie oraler Strukturen, 3. Aufl. Karger, Basel

Shafer WG, Hine MK, Levy BM (1983) Oral pathology. Saunders, Philadelphia

Shapiro SD, Farrington FH (1983) A potpourri of syndromes with anomalies of dentition. Birth Defects Orig Artic Ser 19(129):140

Staehle HJ, Koch MJ (1996) Kinder- und Jugendzahnheilkunde. Deutscher Ärzte Verlag, Stuttgart

Weerheijm KL (2003) Molar incisor hypomineralisation (MIH). Eur J Paediatr Dent 4(115):120

Witkop CJ (1989) Amelogenesis imperfecta, dentinogenesis imperfecta and dentin dysplasia revisited: Problems in classification. J Oral Pathol Med 17:547–553

Wyne AH (1999) Early childhood caries: nomenclature and case definition. Community Dent Oral Epidemiol 27:313–315

118 Krankheiten von Ösophagus, Magen und Duodenum

S. Koletzko

118.1 Ösophagus

118.1.1 Angeborene Fehlbildungen

Ösophagusatresie

Epidemiologie Eine Atresie der Speiseröhre tritt bei 1 von 3000 Lebendgeborenen auf. Jungen und Mädchen sind gleich häufig betroffen. In 85 % der Fälle geht die Atresie mit einer Fistelbildung zwischen distalem Speiseröhrenende und Trachea einher. Andere Varianten der Fehlbildung einschließlich der isolierten Fistel zwischen Speiseröhre und Trachea, der sog. H-Fistel, sind sehr viel seltener (◘ Abb. 118.1).

Ätiologie Während der Embryonalentwicklung kommt es aus bisher nicht geklärten Ursachen zu einer unvollständigen Trennung zwischen dem sich entwickelnden Ösophagus und der Trachea. Die Hälfte der betroffenen Kinder weist zusätzliche Fehlbildungen auf. Bei der Vacterl-Assoziation bestehen gleichzeitig Fehlbildungen an der Wirbelsäule (◘ Abb. 118.2), im Anorektalbereich, am Herzen, an der Niere und den Extremitäten, besonders des Radius. Die Ätiologie oder bestimmte Risikofaktoren für diese Assoziation sind unbekannt.

Klinische Symptome Pränatal besteht bei der Hälfte der betroffenen Schwangerschaften ein Polyhydramnion und damit das Risiko einer Frühgeburt. Im Ultraschall kann der Magen häufig nicht identifiziert werden. Unmittelbar nach der Geburt fallen die Kinder durch vermehrte Schaumbildung vor dem Mund auf. Ein Fütterungsversuch ist kontraindiziert, da eine große Aspirationsgefahr mit starkem Husten und Zyanoseanfällen besteht. Patienten mit isolierter tracheoösophagealer Fistel (H-Fistel) werden oft erst im Laufe des ersten Lebensjahres durch rezidivierende Infektionen der Luftwege, zum Teil mit Bronchospasmus und Aspirationspneumonien, symptomatisch.

Diagnose Eine dünne Magensonde wird bis zum Anschlag mit federndem Widerstand vorgeschoben, und bei liegender Sonde wird nach Lufteingabe eine Röntgenleeraufnahme von Thorax und Abdomen angefertigt. Aus der Lage des Sondenendes und der Luftverteilung im Gastrointestinaltrakt kann auf die Art der Fehlbildung geschlossen werden. Bei fehlender Luft im Abdomen kommen nur die seltenen Formen ohne oder mit isolierter oberer Fistel in Frage (Typ I, II, IIIa) (◘ Abb. 118.3). Bei einer oberen Fistel finden sich häufig schon Zeichen einer Aspiration.

Therapie Kontinuierliches Absaugen durch eine im Rachen und oberen Ösophagusende verbleibende Sonde verringert das Risiko einer Aspiration von Speichel. Bei einer unteren Fistel ist die Schräglage obligat, um einen Übertritt von Magensekret in die Lunge zu verhindern. Bei dieser Form besteht unter Beatmung die Gefahr einer massiven Luftüberblähung des Gastrointestinaltrakts mit Zwerchfellhochstand und zunehmenden Beatmungsproblemen, daher muss sofort operiert, die Fistel verschlossen und eine Gastrostomie angelegt werden.

Nach Ausschluss anderer schwerer Fehlbildungen, besonders des Herzens und Urogenitaltrakts, wird stets eine primäre Anastomose mit Fistelverschluss angestrebt. Bei langstreckiger Atresie ohne Aussicht auf eine früh durchzuführende primäre Anastomose wird nur eine evtl. vorhandene ösophagotracheale Fistel verschlossen und eine Magenfistel sowie eine zervikale Ösophagusfistel zur Ableitung von Speichel und gefütterter Nahrung angelegt. Gelingt auch beim größeren Säugling nach einigen Wochen keine primäre Anastomose, muss wie bei einer langstreckigen Atresie durch Magenhochzug oder in Einzelfällen auch durch ein Koloninterponat die Kontinuität hergestellt werden. Bis dahin werden die Kinder über die Magenfistel ernährt. Gleichzeitig bietet man ihnen oral Nahrung an, damit sie Saugen und Schlucken nicht verlernen. Die getrunkene Nahrung fließt über das Ösophagostoma wieder ab. Postoperativ werden die Kinder zunächst parenteral ernährt, bis Nahrung entweder über eine nasogastrale Sonde oder über eine Gastrostomie gegeben werden kann.

Prognose Die Prognose ist abhängig vom Geburtsgewicht und gleichzeitig vorhandenen schweren Herzfehlern. Kinder mit einem Geburtsgewicht über 1500 g ohne schweren Herzfehler überleben zu mehr als 90 %. Bei einem Geburtsgewicht unter 1500 g oder schwerem Herzfehler reduziert sich die Überlebensrate, besonders wenn beide Risikofaktoren vorliegen.

Postoperative Frühkomplikationen umfassen vor allem eine Nahtdehiszenz und ösophagotracheale Fisteln, die nicht erkannt oder inkomplett verschlossen wurden oder wieder aufgegangen sind. Bei vielen Kindern kompliziert eine Tracheomalazie das erste Lebensjahr oder es bilden sich im Anastomosenbereich narbige Strikturen, die zum Teil wiederholte Bougierungen oder Dilatationen notwendig machen.

Noch Jahre nach erfolgreicher Operation treten pulmonale Komplikationen einer Ösophagusatresie auf, vor allem schwere Aspirationen im Rahmen der gestörten Ösophagusmotilität oder obstruktive Lungenerkrankungen. Besteht noch eine Reststenose, kommt es zur Dysphagie mit Bolusobstruktion durch feste Speisen. Viele der Kinder entwickeln Refluxösophagitiden, die trotz ausgeprägter Ulzerationen nicht immer mit einer Schmerzsymptomatik einhergehen müssen. Seltenere Komplikationen sind Trachealstenosen, Divertikelbildungen und Läsionen von N. laryngeus, N. recurrens oder N. phrenicus. Kinder mit operierter Ösophagusatresie sollten multidisziplinär (Kindergastroenterologen, Pulmonologen, Kinderchirurgen) über Jahre durch ein erfahrenes Zentrum weiterbetreut werden, um Komplikationen früh zu erfassen.

Laryngotracheale Spaltbildungen

Bei dieser seltenen, endoskopisch gut nachweisbaren Fehlbildung besteht eine ausgeprägte Aspirationsgefahr ähnlich wie bei der isolierten tracheoösophagealen Fistel. Vereinzelt findet sich eine Aphonie.

Membranöse oder fibromuskuläre Stenosen

Diese angeborene Fehlbildung betrifft nur 1 von 50.000 Neugeborenen. Eine Dysphagie macht sich häufig erst nach Einführung von Beikost bemerkbar. Die Stenose kann in jeder Höhe auftreten und Knorpel- und Drüseneinlagerungen enthalten. Eine im distalen Ösophagus gelegene angeborene Stenose ist radiologisch schwierig von einer kongenitalen Achalasie abzugrenzen, endoskopisch lässt sie sich im Gegensatz zur Achalasie nicht oder nur mit Druck

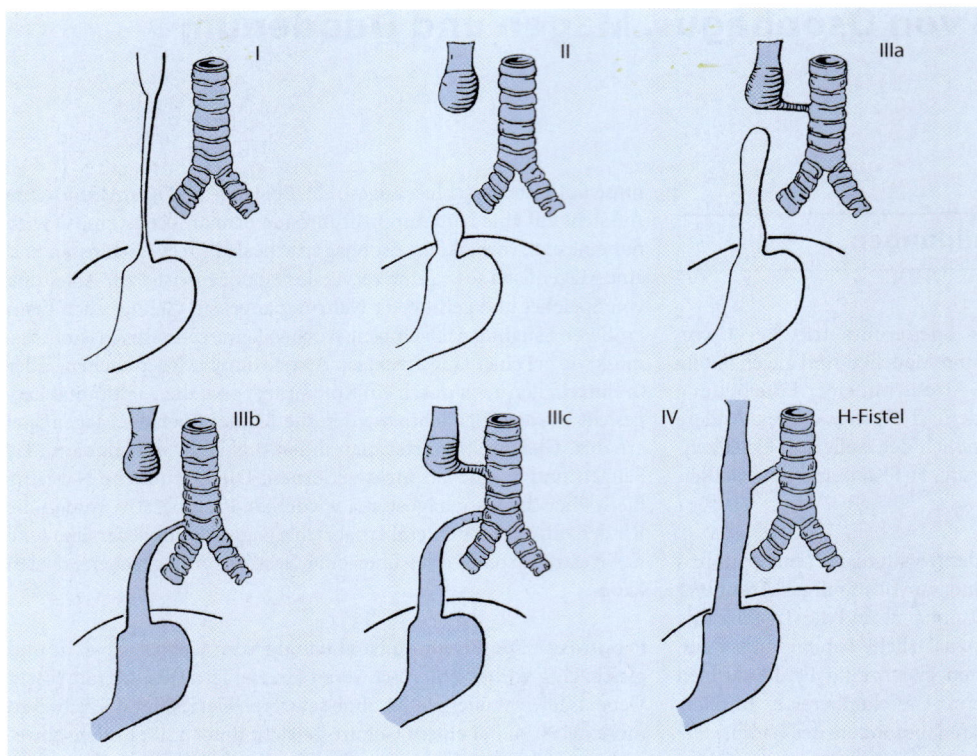

◘ **Abb. 118.1** Formen der Ösophagusatresie und ihre Häufigkeit nach der im deutschsprachigen Raum üblichen Einteilung nach Vogt. Die lufthaltigen Abschnitte von Ösophagus, Magen und Trachealbaum sind schattiert. *I* Ösophagusaplasie vom Hypopharynx bis zur Kardia (<1 %); *II* Atresie ohne Fistel (ca. 8 %); *IIIa* Atresie mit oberer Fistel (ca. 2 %); *IIIb* Atresie mit unterer Fistel (ca. 85 %); *IIIc* Atresie mit oberer und unterer Fistel (<1 %); *IV* isolierte ösophagotracheale Fistel (H-Fistel) (ca. 4 %)

überwinden. Bei Nachweis von Knorpel, z. B. durch dünne endosonografische Sonden, ist die Therapie operativ mit Resektion der fibromuskulären Anteile, sonst ist eine Bougierungs- oder Dilatationsbehandlung ausreichend.

Duplikatur des Ösophagus

Die zystische Struktur befindet sich in der Regel im posterioren Mediastinum. Klinisch macht sich eine Duplikatur durch Raumforderung und Einengung der Respirationswege bemerkbar. Bei älteren Kindern ist die Dysphagie führendes Symptom. Kleine unerkannte Duplikaturen können in jedem Lebensalter durch peptische Läsionen massiv bluten. Mit dem Ösophagus kommunizierende Duplikaturen sind im Röntgenbreischluck darstellbar, isolierte zystische Formationen werden in MRT und CT nachgewiesen. Die Therapie ist chirurgisch.

Ösophagusdivertikel

Echte, angeborene Divertikel sind extrem selten. Weitaus häufiger handelt es sich um sog. falsche oder Pulsationsdivertikel, die durch Herniation der Ösophagusschleimhaut infolge eines Muskulaturdefekts entstehen, z. B. nach Myotomie bei Achalasie.

Externe Kompression

Obwohl eine fehlabgehende A. subclavia bei 1–2 % aller Personen vorkommt und radiologisch beim Ösophagusbreischluck als Impression imponieren kann, führt sie nur relativ selten zu einer Schluckbehinderung (Dysphagia lusoria). Ein doppelter Aortenbogen, der den Ösophagus ringförmig einengen kann, führt dagegen häufiger zu einer partiellen Speiseröhrenobstruktion. Eine möglichst frühe chirurgische Korrektur ist notwendig, um respiratorische Symptome und dysphagische Beschwerden, die in Einzelfällen eine orale Ernährung unmöglich machen, zu beseitigen. Kompressionen der Speiseröhre können auch durch vergrößerte Lymphknoten, z. B. bei Tuberkulose und Histoplasmose, oder durch maligne Lymphome bedingt sein.

Hiatushernie

Definition Unterschieden wird eine gleitende oder fixierte Hiatushernie, bei der sich der gastroösophageale Übergang oberhalb des Zwerchfells im Thoraxraum befindet, von einer paraösophagealen Hernie, bei der ein Magenanteil, meistens der Fundus, durch den Hiatus des Zwerchfells herniert.

Ätiologie Hiatushernien können angeboren oder erworben sein. Die hohe Prävalenz von Hiatushernien im Erwachsenenalter im Vergleich zum Kindesalter weist bereits darauf hin, dass sie häufig im Laufe des Lebens erworben werden. Angeborene Hiatushernien sind meist Folge auseinanderklaffender Zwerchfellschenkel, durch die zum Teil große Anteile des Magens in den Brustraum hernieren (◘ Abb. 118.4). Zerebral geschädigte Kinder mit Spastik und Skoliose erwerben die Hernie häufig erst postnatal. Die paraösophageale Hernie entsteht bevorzugt bei Kindern nach Fundoplikation bei nicht gut gerafften Zwerchfellschenkeln und infolge heftigen Würgens.

Klinische Symptome Eine gleitende oder fixierte Hiatushernie verursacht keine Beschwerden und ist bei Erwachsenen häufig ein Zufallsbefund. Sie ist aber ein Risikofaktor für die Entstehung einer Refluxkrankheit. Kinder mit angeborenen Hernien fallen rasch durch Spucken und Symptome einer Ösophagitis auf. Die paraösophageale Hernie verursacht Schmerzen, Druckgefühl und Würgereiz. Eine Inkarzeration des Magenanteils ist selten.

Diagnose Die Diagnose wird radiologisch durch Breischluck und/oder endoskopisch gestellt. Für das therapeutische Vorgehen ist die Größe der Hernie und das Vorhandensein entzündlicher Veränderungen entscheidend.

118.1 · Ösophagus

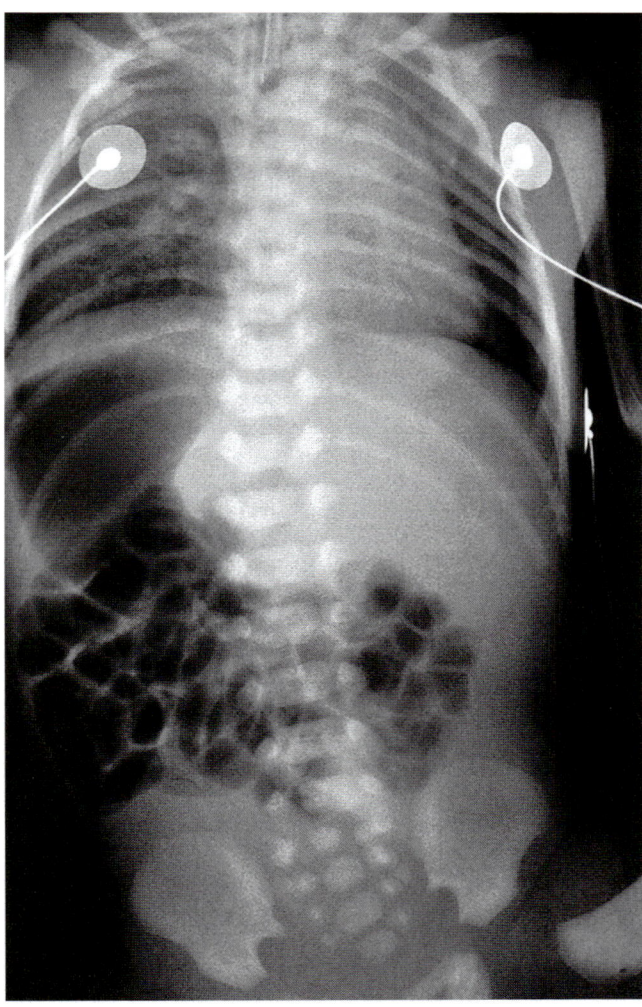

Abb. 118.2 Übersichtsaufnahme eines wenige Stunden alten Neugeborenen mit Ösophagusatresie mit unterer Fistel (Typ IIIb nach Vogt) bei Vacterl-Assoziation mit Rippen- und Wirbelkörperfehlbildungen und Situs inversus abdominalis (Leber links, Magenblase rechts). (Mit freundlicher Genehmigung von Prof. Dr. Schneider, Kinderklinik im Dr. von Haunerschen Kinderspital, München)

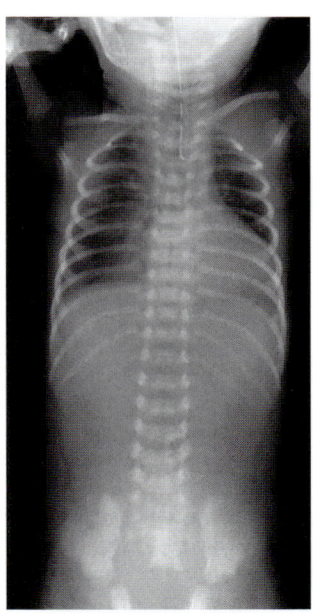

Abb. 118.3 Übersichtsaufnahme eines 14 h alten Frügeborenen mit Ösophagusatresie ohne Fistel (Typ II nach Vogt) und fehlender Luft im Gastrointestinaltrakt

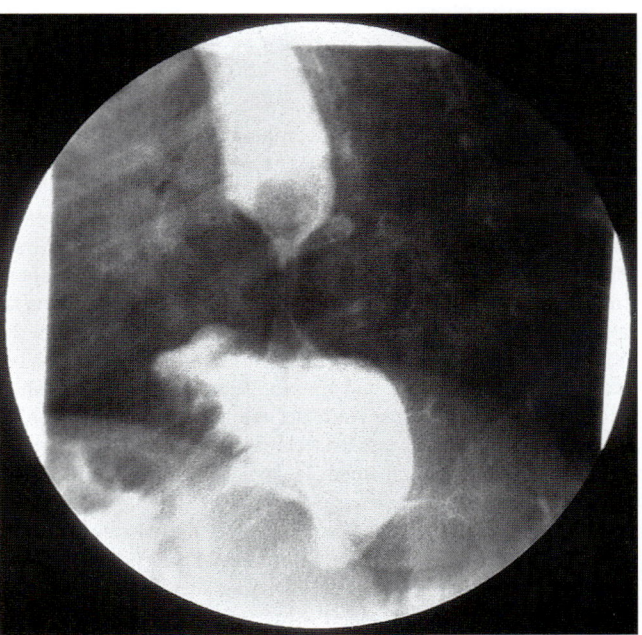

Abb. 118.4 Große fixierte Hiatushernie mit Verlagerung großer Magenanteile über das Zwerchfell bei einem 3 Monate alten Säugling mit rezidivierendem Hämatinerbrechen bei ulzerierender Ösophagitis

Therapie Eine kleine Hiatushernie ohne Refluxkrankheit bedarf keiner Therapie. Bei Ösophagitis entspricht die Therapie dem Schweregrad der entzündlichen Veränderungen. Auch eine angeborene Hernie ist keine absolute Operationsindikation, die Kinder sollten aber hinsichtlich möglicher Komplikationen gut beobachtet werden. Eine antireflux-wirksame Operation, z. B. eine partielle Fundoplikation, ist bei großen Hernien, bei pulmonalen Komplikationen durch Aspiration oder jenseits des Kleinkindalters bei häufigen Rezidiven einer Ösophagitis indiziert. Eine komplette Manschette (Nissen-Fundoplikation) ist mit einem hohen Risiko für postoperative Komplikationen wie Gas-bloat-Syndrom oder Dumping-Syndrom behaftet, besonders bei Kindern mit Zerebralparese und operierter Ösophagusatresie. Die paraösophageale Hernie sollte immer chirurgisch korrigiert werden.

118.1.2 Fremdkörper und Verletzungen

Fremdkörper

Verschluckte Fremdkörper bleiben bevorzugt an den 3 anatomischen Engen der Speiseröhre hängen: in Höhe des Krikopharynx, der Trachealbifurkation und des unteren Ösophagussphinkters. Besonders gefährdet sind Kinder mit angeborener oder erworbener Striktur und beeinträchtigter Ösophagusmotorik, z. B. Kinder nach operierter Ösophagusatresie, eosinophiler Ösophagitis oder mit refluxbedingter Stenose. Akzidentelle Fremdkörperingestionen betreffen vor allem Kleinkinder unter 2 Jahren. Die häufigsten von Kindern verschluckten Fremdkörper sind Münzen, Spielzeugteile, Teile von

Zahnspangen, Nägel, Nadeln, Knochen- und Knorpelanteile, Gräten, Glassplitter und Knopfbatterien.

Klinische Symptome Eine plötzlich auftretende akute Symptomatik mit Würgen, Dysphagie, substernalen Schmerzen, Giemen mit Stridor und Luftnot sowie Speichelfluss bei einem Kleinkind sind immer verdächtig auf eine Fremdkörperingestion. Patienten mit Symptomen haben ein 15-fach höheres Risiko für Komplikationen im Vergleich zu asymptomatischen Patienten und sollten sofort in eine Klinik mit erfahrener Endoskopieabteilung eingewiesen werden.

Diagnose Bei sicherer Anamnese, Beobachtung der Fremdkörperaufnahme oder bestehender Symptomatik sollte bei schattengebenden Fremdkörpern eine a.-p.-Röntgenaufnahme durchgeführt werden, die Pharynx und Abdomen einschließen muss. Etwa 5–15 % der betroffenen Kinder sind trotz Impaktion eines Fremdkörpers in der Speiseröhre symptomfrei. Umgekehrt kann der Fremdkörper trotz anhaltender Beschwerden bereits in den Magen eingetreten sein. Bei nichtschattengebenden Fremdkörpern gelingt die Darstellung evtl. nach Gabe eines isotonen wasserlöslichen Kontrastmittels. Ist eine eindeutige Lokalisation eines potenziell gefährlichen oder schlecht darstellbaren Fremdkörpers, wie z. B. einer kleinen Glasscherbe, nicht möglich oder halten die Beschwerden an, muss die Fremdkörpersuche durch eine obere Endoskopie in Narkose fortgesetzt werden.

Therapie Ein in der Speiseröhre impaktierter Fremdkörper, besonders Knopfbatterien, stellt immer eine Notfallsituation dar, da durch Drucknekrosen eine Perforation auftreten kann. Im Hypopharynx steckengebliebene Gegenstände können mit Hilfe eines Laryngoskops und einer Fasszange entfernt werden. Die sicherste Methode zur Bergung tiefer sitzender Fremdkörper ist die obere Endoskopie in Intubationsnarkose. Die Gabe eines Emetikums ist immer kontraindiziert, da der Fremdkörper beim Erbrechen in die Trachea aspiriert werden kann. Besondere Eile und Erfahrung ist bei der Bergung von scharfen und spitzen Gegenständen, z. B. offenen Sicherheitsnadeln, geboten. Nach der erfolgreichen Bergung sollte die Speiseröhre inspiziert und bei sichtbaren Lazerationen vor oraler Nahrungsaufnahme durch einen Ösophagusbreischluck eine Perforation ausgeschlossen werden.

Kleine Münzen und Knopfbatterien sind in der Regel problemlos endoskopisch zu entfernen. Steht keine Endoskopie zur Verfügung, gelingt nach vorheriger Sedierung auch die Bergung mit Hilfe einer Magnetsonde, wobei jedoch ohne Intubation stets die Gefahr besteht, dass der Gegenstand sich auf dem Rückzug vom Magneten löst und aspiriert wird. Fleischstückchen mit Knorpel- und Knochenanteilen sind häufig schwierig zu bergen, da sie mit der Zange schlecht zu fassen sind. Bei größeren Kindern und einer Bolusimpaktion ohne Knochenteile, z. B. Fleisch oder Würstchen, kann bei tolerablen Symptomen zunächst abgewartet und mit Hilfe von kleinen Schlucken Mineralwasser ein spontaner Abgang in den Magen erhofft werden.

Nach Eintritt in den Magen besteht bei den meisten verschluckten Fremdkörpern zunächst kein Handlungsbedarf. Sie gehen zu etwa 90 % via naturalis ab und bereiten nach Passage des Pylorus nur sehr selten Probleme durch Hängenbleiben am ileozökalen Übergang, in der Appendix oder einem Meckel-Divertikel. Der Stuhl sollte auf den Fremdkörper untersucht werden, um bei sicherer Ausscheidung dem Kind weitere diagnostische Maßnahmen zu ersparen.

Bei verschluckten Münzen kann zunächst 3–4 Wochen abgewartet werden, dann sollte eine endoskopische Bergung angestrebt werden, um einem Einwachsen vorzubeugen. Eine besondere Diät ist nicht notwendig. Andere stumpfe Gegenstände können ebenfalls zunächst belassen werden, wenn Form und Größe eine spontane Passage durch den Pylorus erwarten lassen. Eine Ausnahme machen Knopfbatterien, die durch ihren Inhalt bei Korrosion im sauren Magenmilieu Verätzungen verursachen können. Hier sind bis zur Pyloruspassage der Batterie alle 24 h Durchleuchtungen durchzuführen, anschließend ist bis zur Ausscheidung mit dem Stuhl alle 4 Tage eine röntgenologische Lagekontrolle indiziert. Eine endoskopische Entfernung aus dem Magen ist nach 48 h indiziert, wenn das Kind klinische Symptome bietet. Scharfe, gefährliche Fremdkörper (offene Sicherheitsnadeln, Rasierklingen, große Holzspieße oder Knochen) müssen in Vollnarkose endoskopisch entfernt werden. Kleine Nägel oder Nadeln passieren den Gastrointestinaltrakt in der Regel ohne Probleme, so dass unter Röntgenkontrollen abgewartet werden kann.

Verätzungen

Betroffen sind vorwiegend Kinder unter 5 Jahren. Verätzungen werden vor allem durch unzureichend vor Kindern verschlossene Reinigungsmittel verursacht. Es überwiegen mit etwa 70 % alkalische Substanzen. Besonders gefürchtet sind Haushaltsreiniger in granulärer Form, da ihr Gehalt an Basen deutlich über dem von Lösungen liegt. Im Gegensatz zu den bitter schmeckenden säurehaltigen Reinigern wird von den alkalischen Lösungen wegen ihrer Geschmacksneutralität häufig mehr ingestiert.

Pathogenese Laugen rufen Kolliquationsnekrosen hervor, die tief in alle Wandschichten vordringen können. Die Ingestion von Säuren verursacht die weniger tiefen Koagulationsnekrosen in der Speiseröhre. Bei Eintritt in den Magen kann es dort durch chemische Reaktionen zu einer massiven Hitzeentwicklung mit schweren Schleimhautschäden kommen.

Klinische Symptome Frühsymptome sind vermehrter Speichelfluss, Trinkverweigerung, Erbrechen, Übelkeit und Schmerzen. Nicht immer sind bei Verätzungen der Speiseröhre auch Ätzspuren an Lippen, Wangen oder Mundhöhle sichtbar. Bei sichtbaren Läsionen besteht ein erhöhtes Risiko für Ösophagusverätzungen 2. oder 3. Grades. Zwischen der Schwere der Symptomatik und dem Grad der Speiseröhrenverätzung besteht jedoch keine gute Korrelation, so dass die Indikation zur oberen Endoskopie sehr großzügig gestellt werden muss.

Diagnose Nach Inspektion von Mund- und Rachenraum sollte eine Ösophagogastroduodenoskopie in Vollnarkose möglichst in einem Zeitraum von 4–6 h, spätestens jedoch 24 h nach mutmaßlicher Ingestion durchgeführt werden. Bei zu früher Endoskopie ist das Ausmaß der Schäden noch nicht beurteilbar, eine Untersuchung nach mehr als 24 h erhöht das Risiko einer Perforation.

Therapie Sofort nach Ingestion sollten Mundhöhle und Perioralregion gründlich mit Wasser gespült werden. Getränke, z. B. Milch, aber auch Wasser sollten nicht verabreicht werden, da sie Erbrechen induzieren können. Die Eltern sollten die Originalflasche mit in die Klinik bringen, so dass bei genauer Kenntnis der Inhaltsstoffe oder nach Rücksprache mit einer Vergiftungszentrale eine Risikoabschätzung vorgenommen werden kann. Die weitere Therapie hängt vom Schweregrad der Verätzung ab, die durch eine Endoskopie innerhalb der ersten 12 bis maximal 24 h erfolgen sollte.

Verätzungen 1. Grades Bei Verätzungen 1. Grades sind endoskopisch nur ein Erythem und/oder ein Ödem der Schleimhaut sichtbar.

Der Patient sollte 1–2 Tage beobachtet und mit flüssig-breiiger Kost ernährt werden, bis Beschwerdefreiheit erreicht wird. Eine endoskopische Nachkontrolle oder eine Antibiotikaprophylaxe sind nicht erforderlich.

Verätzungen 2. und 3. Grades Bei Verätzungen 2. Grades mit Schleimhautläsionen wie Ulzerationen und oberflächlichen Nekrosen, die nicht die gesamte Zirkumferenz erfassen (2A), besteht ein geringeres Risiko für Strikturen im Vergleich zu Läsionen, die die Zirkumferenz umfassen (2B), und bei Verätzungen 3. Grades mit tiefen, weit ausgebreiteten Ulzerationen und Nekrosen, die ein hohes Perforationsrisiko haben. Unter endoskopischer Sicht (nicht blind!) sollte eine nasogastrale Polyurethansonde zur gastralen Ernährung eingelegt werden. Schmerzmittel sind bei Bedarf indiziert. Während der Abheilungsphase empfiehlt sich eine säuresupprimierende Therapie, z. B. mit Omeprazol (1,5–2 mg/kg KG). Die Gabe von Kortikosteroiden kann das Strikturrisiko nicht vermindern, erhöht aber das Risiko für Komplikationen und wird daher nicht mehr empfohlen.

Narbige Stenosen Nach 2–3 Wochen sind ein Ösophagusbreischluck und eine Kontrollendoskopie zur Erkennung einer Strukturbildung indiziert. Patienten mit Verätzungen der Grade 2B und 3 müssen während der ersten 12 Monate alle 3–4 Monate radiologisch nachuntersucht werden. Funktionell relevante narbige Stenosen müssen mit einem Ballon dilatiert oder mit Bougies geweitet werden.

Metamycin Rezidiviert die Stenosierung, kann mit dem lokalen Auftragen von Metamycin, einem Fibroseinhibitor, nach der Dilatation eine deutliche Reduktion weiterer Dilatationen erzielt werden.

Prophylaxe Ätzende Substanzen und Haushaltsreiniger müssen in der Originalverpackung verschlossen und außerhalb der Reichweite von Kindern aufgehoben werden. Im Haushalt sollten möglichst nur Verdünnungen und keine in der Industrie gebräuchlichen konzentrierten Lösungen oder Granula angewandt werden.

Prognose Als Komplikationen stehen in der Frühphase Aspirationspneumonien, Mediastinitis und Perforation von Speiseröhre und Magen sowie die Ausbildung einer ösophagotrachealen Fistel im Vordergrund. Als Spätkomplikationen sind vorwiegend schwere Zerstörungen im Bereich der Epiglottis, die Ausbildung von hochgradigen Strikturen und die Entwicklung eines Brachyösophagus als Folge narbiger Schrumpfung mit nachfolgender Sphinkterinsuffizienz gefürchtet. Wegen des erhöhten Risikos für ein Ösophaguskarzinom müssen Patienten mit Narbenbildungen lebenslang überwacht werden.

Mallory-Weiss-Syndrom

Definition Das Mallory-Weiss-Syndrom bezeichnet einen Einriss der Schleimhaut am ösophagogastralen Übergang.

Ätiologie Durch starke Druckerhöhung oder Überdehnung des Lumens infolge von heftigem Husten, Niesen, Würgen und Erbrechen kommt es zu dieser Art von Speiseröhrenläsionen. Besonders gefährdet sind Kleinkinder sowie Patienten unter Chemotherapie oder mit Bulimie.

Klinische Symptome Das Hauptsymptom ist heftiges Bluterbrechen.

Diagnose Die Schleimhauteinrisse sind endoskopisch sichtbar, gleichzeitig kann eine andere Blutungsquelle, z. B. eine Varizen- oder Ulkusblutung, ausgeschlossen werden.

Therapie Bei spontaner Blutstillung erhält der Patient lediglich flüssig-breiige Kost über einige Tage und eine säuresuppressive Therapie (Omeprazol). In schweren Fällen mit Läsion eines Gefäßes und starker Blutung ist die Therapie zunächst symptomatisch mit Bluttransfusionen, Legen einer Magenüberlaufsonde und ggf. Dauerinfusion mit Somatostatin. Bei anhaltender Blutung empfiehlt sich die Unterspritzung mit Fibrinkleber.

Boerhaave-Syndrom

Definition Beim Boerhaave-Syndrom kommt es oberhalb des Diaphragmas zu einer spontanen Ruptur der meist linksseitigen Ösophaguswand.

Epidemiologie Betroffen sind vorwiegend Neugeborene.

Pathogenese Die Ruptur tritt bei plötzlichem ösophagealem Druckanstieg auf, z. B. bei Erbrechen, Pressen oder starker körperlicher Anstrengung. Prädisponierender Faktor der Ösophagusruptur ist ein angeborener Wanddefekt.

Klinische Symptome Bei Neugeborenen kommt es zu einer schweren Schocksymptomatik mit Apnoen, zum Teil zu einem Hautemphysem im Nacken. Bei älteren Patienten stehen Bluterbrechen, Luftnot und Schmerzen im Vordergrund.

Diagnose In der Röntgenübersichtsaufnahme stellt sich Luft im Mediastinum oder oberhalb des linken Diaphragmas dar. Bei Säuglingen bildet sich häufig ein rechtsseitiger Pneumothorax aus.

Therapie Die Therapie besteht aus parenteraler oder intraduodenaler Ernährung, unterstützt durch vorübergehende Antibiotikagabe; bei großen Rissen muss evtl. chirurgisch interveniert werden. Die Letalität ist, besonders bei verzögerter Diagnose, hoch.

Weitere Verletzungen der Speiseröhre

Ätiologie Iatrogen kann es im Rahmen von Reanimationsmaßnahmen, besonders bei Früh- und Neugeborenen bei endotrachealer Intubation, zu schweren Verletzungen des Ösophagus bis hin zur Perforation kommen. Durch heftige postpartale Absaugmanöver können schwere Lazerationen mit anschließender Ulzeration gesetzt werden. Perforationen treten auch nach pneumatischer Dilatation, Bougierung und Sklerotherapie auf.

Klinische Symptome Auch bei Perforation kann sich die Symptomatik über Stunden schleichend entwickeln. Im Vordergrund stehen Luftnot, Tachykardie, Schmerzen im Nacken- und Kieferbereich, Dysphagie und Zeichen einer Mediastinitis.

Diagnose Die Diagnostik erfolgt in der Regel durch bildgebende Verfahren; bei Perforation lässt sich Luft im Mediastinum nachweisen. Läsionen im Ösophaguslumen werden endoskopisch erkannt.

Therapie Die Therapie bei Verletzungen ohne Perforation entspricht der des Mallory-Weiss-Syndroms. Nicht jede iatrogen gesetzte Perforation muss chirurgisch angegangen werden. Bei Perforation im pharyngoösophagealen Übergang oder bei nur geringem Kontrastmittelaustritt nach Ballondilatation kann konservativ mit Nahrungskarenz und Gabe von Breitbandantibiotika vorgegangen werden. Wann chirurgisch eingegriffen werden muss, kann nur im Individualfall entschieden werden.

Prognose Eine fulminante Mediastinitis ist immer noch mit einer Letalität von etwa 10–20 % behaftet. Spätfolgen einer Ösophagusperforation sind die Ausbildung einer tracheoösophagealen oder ösophagokutanen Fistel und schwere narbige Strikturen. Für die Prognose entscheidend ist eine frühe Diagnostik mit sofortiger Einleitung der Therapie.

Strahlenschäden

Ätiologie Bei Bestrahlung intrathorakaler Tumoren können in Abhängigkeit von der Strahlendosis akute und späte Strahlenschäden der Speiseröhre auftreten.

Klinische Symptome Akute Strahlenschäden verursachen 1–2 Wochen nach Beginn der Bestrahlung eine Mukositis mit Schluckstörung und zum Teil stechenden Thoraxschmerzen. Spätfolgen sind meist durch Motilitätsstörungen bei neurogener Schädigung oder durch fibrotischen Umbau der Speiseröhrenmuskulatur mit oder ohne Strikturen verursacht. Auch Jahre nach der Bestrahlung können Schleimhautatrophien und Ulzerationen durch die Minderperfusion im Rahmen der Fibrose auftreten.

Therapie Die Behandlung der akuten Ösophagitis besteht in schluckweisem Trinken von xylocainhaltigen Lösungen, flüssiger Kost und Schmerzbekämpfung. Bei später auftretenden Motilitätsstörungen mit refluxbedingten peptischen Läsionen können säuresupprimierende Substanzen, z. B. Omeprazol, eingesetzt werden.

Prognose Die Prognose ist abhängig vom Ausmaß der Fibrose und der Strikturen. Strahlenbedingte Zweittumoren auf dem Boden der chronisch-entzündlichen Veränderungen sind beschrieben worden.

118.1.3 Infektionen

Infektiöse Ösophagitis

Definition Eine akute oder chronische Entzündung von Mukosa und Submukosa kann durch Pilze, Viren oder Bakterien hervorgerufen werden.

Ätiologie und Risikofaktoren Die häufigsten Erreger sind *Candida albicans*, Herpes-simplex-Virus und Zytomegalievirus. Selten verursachen andere Viren wie Varicella-Zoster-Virus, Epstein-Barr-Virus, Aspergillen, andere Candidaspezies, gramnegative oder grampositive Bakterien eine infektiöse Ösophagitis. Die Infektionen treten selten bei immunkompetenten Kindern auf. Candida-Infektionen betreffen vor allem Neugeborene mit ihrer physiologisch noch unreifen Immunabwehr sowie Kinder jeden Alters im Rahmen eines angeborenen (z. B. chronische mukokutane Candidiasis, SCID) oder erworbenen Immundefekts. Betroffen sind vorwiegend Tumorpatienten unter Chemotherapie und nach Bestrahlung, Patienten nach Transplantationen oder unter längerfristiger Therapie mit systemischen oder topischen Steroiden (z. B. bei eosinophiler Ösophagitis), Antibiotika oder säuresupprimierenden Substanzen, HIV-infizierte Kinder sowie gelegentlich Patienten mit schlecht eingestelltem Diabetes mellitus.

Klinische Symptome Die akute Infektion verursacht schwerste Schluckbeschwerden mit Dysphagie und Schmerzen, zum Teil auch ausstrahlende Thoraxschmerzen, Übelkeit und Erbrechen mit

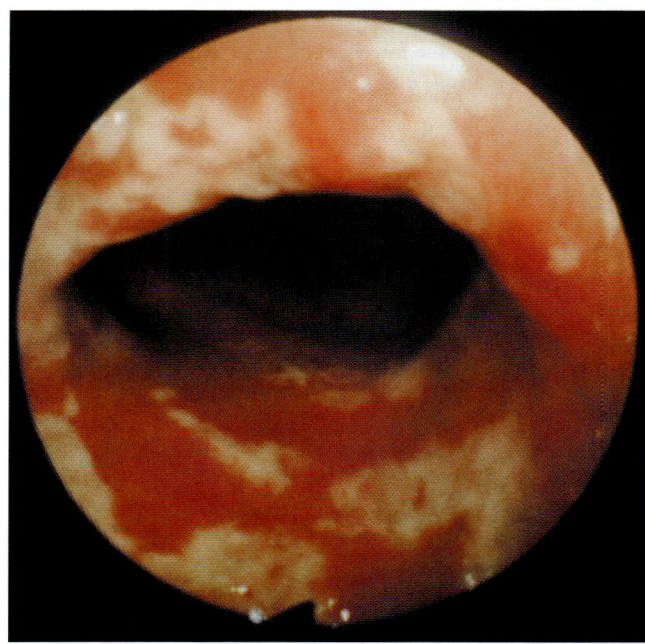

Abb. 118.5 Soorösophagitis bei einem 8-jährigen Jungen mit Leukämie und dysphagischen Beschwerden unter Chemotherapie

nachfolgendem Gewichtsverlust. Nur 20–30 % der Patienten weisen gleichzeitig Läsionen der Mundschleimhaut auf. Ösophagitiden mit Candida können asymptomatisch bleiben.

Diagnose Ein Ösophagusbreischluck deckt ausgeprägte Schleimhautveränderungen und Ulzerationen auf. Die genaue Differenzierung gelingt nur endoskopisch. Die Candidaläsionen erkennt man leicht an den weißlichen, schlecht abstreifbaren Belägen auf tief rot entzündeter Schleimhaut (◘ Abb. 118.5). Bei viralen Ösophagitiden kann die Schleimhaut makroskopisch relativ blande aussehen. Besonders bei Herpes-simplex-Infektion treten blasige Läsionen auf, die sich zu tiefen Ulzerationen ausweiten können und häufig von Soorbelägen bedeckt sind. Zur ätiologischen Klärung sollten gleichzeitig Biopsien, Bürstenabstriche für die Zytologie und Material für Kulturen oder PCR entnommen werden.

Differenzialdiagnose Vom Beschwerdebild kommen am ehesten refluxbedingte peptische Läsionen oder die eosinophile Ösophagitis in Betracht. Gelegentlich können im Rahmen einer Motilitätsstörung in der Speiseröhre impaktierte Medikamente, z. B. Kaliumtabletten oder nichtsteroidale Antiphlogistika, zu Ulzerationen führen.

Therapie Die Behandlung ist abhängig vom auslösenden Agens, von der Schwere der entzündlichen Läsionen, dem Immunstatus des Patienten sowie von begleitenden Komplikationen.

Candida-Infektionen bei Säuglingen und immunkompetenten Kindern sowie leichte Infektionen bei immunsupprimierten Patienten werden in der Regel erfolgreich durch orale Gabe von Nystatin, Amphotericin B oder Miconazol behandelt. Bei Versagen der lokalen Therapie oder Gefahr einer systemischen Streuung kann Fluconazol p.o. oder i.v. verabreicht werden. Bei stark gefährdeten Patienten wird Amphotericin B i.v. oder Flucytosin i.v. empfohlen (◘ Tab. 118.1).

Durch eine Ösophagitis mit Herpes-simplex- und Zytomegalievirus (CMV) sind besonders Patienten im Spätstadium einer HIV-Infektion gefährdet. Die Therapie bei Herpes-simplex- und Varicella-Zoster-Infektion besteht aus Aciclovir (15 mg/kg KG i.v.

Tab. 118.1 Tagesdosis bei Candida-induzierter Ösophagitis in Abhängigkeit von der Immunfunktion

Substanz	Normale Immunfunktion	Verminderte Lymphozyten, aber normale Granulozytenfunktion	Verminderte Granulozytenfunktion
Nystatin	6-mal 100.000–500.000 IE p.o.		
Amphotericin B	6-mal 100 mg p.o.		
Miconazol	6-mal 3 mg/kg KG p.o.		
Fluconazol		1–2 mg/kg KG p.o. oder i.v.	3–5 mg/kg KG p.o. oder i.v.
Amphotericin B		0,3 mg/kg KG i.v.	0,5 mg/kg KG i.v.
Flucytosin			150 mg/kg KG i.v.

in 3 ED), bei Resistenz auch Foscarnet (150 mg/kg KG i.v. in 3 ED). Bei CMV-Infektionen wird Ganciclovir (5–10 mg/kg KG i.v. in 3 ED) empfohlen – unter regelmäßigen Blutbildkontrollen wegen der knochenmarksuppressiven Nebenwirkungen. Bei Resistenz gegen Ganciclovir wurde bei Erwachsenen erfolgreich Foscarnet eingesetzt. Bei Kindern ab 12 Jahren können auch die neuen oral zur verabreichenden Virostatika (Valganciclovir 450 mg/Tag und Valaciclovir 1–2 g/Tag jeweils in 2 ED) eingesetzt werden.

Prophylaxe In vielen Zentren wird Tumorpatienten unter Chemotherapie und Früh- und Neugeborenen unter intensiver Antibiotikatherapie Nystatin oral verabreicht.

Chagas-Krankheit

Definition Die Protozoenkrankheit führt zu einer sekundären Zerstörung der Nervenzellen und Muskeln am Herzen, an der Speiseröhre und am Kolon.

Epidemiologie Die Krankheit tritt nur in Mittel- und Südamerika auf.

Ätiologie Der Erreger, *Trypanosoma cruzi*, wird über blutsaugende Insekten auf Menschen und Tiere (z. B. Hunde, Katzen, Ratten) übertragen.

Pathogenese Jahre oder Jahrzehnte nach der akuten Infektion kommt es zu Nerven- und Muskelschäden an den oben genannten Organen mit Kardiomyopathie, Megaösophagus und Megakolon. Die genauen Pathomechanismen, die im Rahmen der Infektion zu Degeneration und Untergang intrinsischer Neurone führen, sind noch nicht bekannt. Verschiedene Immunreaktionen, auch durch den Erreger induzierte Autoimmunphänomene, sind beschrieben worden.

Klinische Symptome Die akute Infektion ist meist asymptomatisch. Führendes Symptom der chronischen Infektion ist eine zunehmende Dysphagie zunächst für feste, später auch für flüssige Nahrung. Die klinischen Symptome unterscheiden sich nicht von der primären Achalasie.

Diagnose Die Parasiten können im Giemsa-gefärbten Blutausstrich oder in der Kultur nachgewiesen werden. Serologisch werden Antikörper durch ELISA, Komplementfixation oder indirekte Immunfluoreszenz nachgewiesen.

Therapie Bei der akuten Infektion gelingt eine Eradikation in 50 % der Fälle durch Benznidazol oder Nifurtimox. Die chronische Infektion kann nur symptomatisch behandelt werden.

118.1.4 Tumoren

Definition Benigne epitheliale Tumoren umfassen Polypen, Plattenepithelzellpapillome und andere seltene Tumoren, auch Zysten und Adenome. Benigne nichtepitheliale Tumoren treten als Leiomyome, Lipome, Fibrome und vaskuläre Tumoren auf. Maligne epitheliale Tumoren sind vor allem das Plattenzellkarzinom und das Adenokarzinom. Bei den nichtepithelialen Tumoren ist nur das maligne Leiomyosarkom beschrieben worden.

Epidemiologie Sämtliche Tumoren der Speiseröhre sind im Kindesalter eine Rarität.

Klinische Symptome Gutartige Ösophagustumoren bleiben häufig asymptomatisch, gelegentlich führen sie zu Schluckbeschwerden. Bei den seltenen Fällen von Kindern mit malignen Speiseröhrentumoren stand klinisch eine Dysphagie im Vordergrund.

Diagnose Bei Verdacht auf einen Ösophagustumor sollte zunächst ein Bariumbreischluck angefertigt werden, um evtl. bestehende Lumeneinengungen zu erkennen. Für die definitive Diagnose ist die Endoskopie mit Entnahme multipler Biopsien und Bürstenabstriche für die Zytologie erforderlich. Die Eindringtiefe des Tumors kann endosonografisch, ein Lymphknotenbefall in MRT oder CT bestimmt werden.

Therapie Die Therapie richtet sich nach der Dignität des Tumors und nach dem Ausmaß der Symptomatik.

Prophylaxe Verschiedene Faktoren, die zur Entwicklung eines Plattenepithelzellkarzinoms der Speiseröhre prädisponieren, wurden identifiziert. Werden sie gemieden, so kann dies dazu beitragen, den bei Erwachsenen häufigen Tumor zu verhindern. Risikofaktoren im Nahrungs- und Genussmittelbereich sind vorwiegend Nitrosamine, Alkohol, Nikotingenuss und Opiate sowie ein Zink- und Vitamin-A-Mangel. Physikalische Irritation durch sehr heiße Speisen, Verätzungen und Strahlenschäden erhöhen das Risiko ebenso wie verschiedene Grundkrankheiten, z. B. eine Achalasie oder die Ausbildung eines Barrett-Epithels bei refluxbedingtem Brachyösophagus. In Abhängigkeit von der Grundkrankheit und der Lebenserwartung, der Ausdehnung der Schleimhautveränderungen und histologischen Veränderungen (Dysplasie, intestinale Metaplasie) sollten Kinder mit narbigem oder Barrett-Ösophagus mit nachgewiesener intestinaler Metaplasie der Schleimhaut endoskopisch überwacht werden.

118.1.5 Motilitätsstörungen

Funktionsstörungen der Speiseröhre können im oberen Drittel die gestreifte und in den unteren zwei Dritteln die glatte Muskulatur der Wand betreffen. Sie können neurogener oder myogener Natur sein. Ferner unterscheidet man primäre Motilitätsstörungen von sekundären, die als Folge verschiedener Grundkrankheiten auftreten (▶ Übersicht).

> **Primäre und sekundäre Motilitätsstörungen des Ösophagus**
> - Primäre Krankheiten der gestreiften Muskulatur und des M. cricopharyngeus
>   - Erhöhter Ruhetonus
>   - Störungen von Relaxation und Koordination
> - Sekundäre myogene und neurogene Krankheiten der gestreiften Muskulatur
>   - Myotonische Muskeldystrophie
>   - Duchenne-Muskeldystrophie
>   - Dermato- und Polymyositis
>   - Poliomyelitis
>   - Myasthenia gravis
>   - Multiple Sklerose
>   - Bulbärparalyse
>   - Zerebralparese
>   - Familiäre Dysautonomie
>   - Botulismus
> - Primäre Krankheiten der glatten Muskulatur
>   - Gastroösophageale Refluxkrankheit
>   - Achalasie
>   - Diffuser Ösophagusspasmus
>   - Nussknackerösophagus
>   - Unspezifische Motilitätsstörungen des Ösophagus
> - Sekundäre myogene und neurogene Krankheiten der glatten Muskulatur
>   - Operierter Ösophagus nach Atresie oder anderer Fehlbildung
>   - Sklerodermie
>   - Eosinophile Ösophagitis
>   - Autonome Neuropathie
>   - Myopathien
>   - Degenerative Neuropathien
>   - Zerebralparese
>   - Infektionen (Chagas-Krankheit)
>   - Chronisch-septische Granulomatose
>   - Graft-versus-Host-Krankheit
>   - Medikamente
>   - Nach Bestrahlung oder Sklerotherapie

Primäre Krankheiten der gestreiften Muskulatur und des M. cricopharyngeus

Definition Funktionsstörungen der gestreiften Muskulatur umfassen einen erhöhten Ruhetonus, eine fehlende oder unvollständige Relaxation (Achalasie) des M. cricopharyngeus (oberer Ösophagussphinkter) und Koordinationsstörungen der Relaxation beim Schluckakt.

Ätiologie Die Störungen treten zum Teil angeboren direkt nach der Geburt auf oder manifestieren sich im späteren Lebensalter, sie werden isoliert oder im Rahmen verschiedener zentralnervöser Fehlbildungen (z. B. Chiari-Missbildungen, Meningozele mit Hirndruck) beobachtet.

Klinische Symptome Bei angeborenen Störungen fallen die Kinder trotz normalen Saugreflexes durch eine schwere Trinkstörung mit Verschlucken, Husten und Zyanose- und Apnoeanfällen auf. Häufig kann der Speichel nicht abgeschluckt werden. Schwere Aspirationen sind die Folge.

Diagnose Röntgenuntersuchungen mit sehr schneller Bildfolge (Kinematografie) zeigen einen Kontrastmittelstopp oder eine Dyskoordination am Ösophaguseingang beim Schluckakt. Die beste Nachweismethode ist die High-Resolution-Manometrie, die jedoch nur in wenigen Zentren zur Verfügung steht.

Therapie Bei der angeborenen Form tritt häufig in den ersten Lebensmonaten eine spontane Besserung bis hin zur Normalisierung auf. Schwere Aspirationen müssen durch gastrale Sondierung möglichst verhindert werden. In einigen Fällen konnte durch Dilatation des oberen Sphinkters oder durch Myotomie des M. cricopharyngeus eine Besserung erzielt werden.

Gastroösophageale Refluxkrankheit

Definition Der gastroösophageale Reflux ist definiert als Übertritt von Mageninhalt in die Speiseröhre. Er ist ein physiologisches Ereignis, das bei Säuglingen häufiger als bei älteren Kindern und Erwachsenen auftritt. Von einem pathologischen gastroösophagealen Reflux wird gesprochen, wenn die Refluxepisoden zu häufig auftreten oder zu lange andauern. Eine gastroösophageale Refluxkrankheit (GÖRK) beim pädiatrischen Patienten liegt vor, wenn der Reflux vom Mageninhalt Beschwerden (z. B. Sodbrennen, Heiserkeit) oder Komplikationen (z. B. Ösophagitis, Aspirationspneumonie, Gedeihstörung, chronischer Husten) verursacht. Bei Erwachsenen und Jugendlichen ist die Definition patientenzentriert und symptombasiert, d. h. die Symptome müssen so belastend sind, dass sie die Lebensqualität beeinflussen. Für Kinder ist diese Definition nur bedingt anwendbar, da Kinder Schmerzen zwar verbalisieren können, ihre Angaben zu Charakter, Lokalisation und Stärke aber nur bedingt zuverlässig sind. Die Selbstauskunft, ob ein Symptom belastend ist, kann daher vor allem bei jüngeren Kindern nicht verlässlicher Teil der GÖRK-Definition sein.

Epidemiologie Etwa 40 % aller Neugeborenen und ein noch höherer Prozentsatz Frühgeborener spucken während der ersten Lebensmonate vermehrt. Aufgrund des kleinen Fassungsvermögens der Speiseröhre wird bei ihnen der gastroösophageale Reflux sichtbar. Dies hat jedoch für sich allein noch keinen Krankheitswert. Häufigkeitsangaben über eine Refluxkrankheit bei reifen Neugeborenen und älteren, sonst gesunden Kindern liegen nicht vor. Bei bestimmten Grundkrankheiten ist das Risiko für einen pathologischen Reflux und eine Refluxkrankheit deutlich höher – hier muss bei 10–50 % der Betroffenen mit dem Vorliegen einer Refluxkrankheit gerechnet werden.

Ein erhöhtes Risiko für eine gastroösophageale Refluxkrankheit haben Kinder mit:
- zystischer Fibrose oder anderen schweren pulmonalen Krankheiten (z. B. Asthma bronchiale),
- angeborener oder erworbener Hiatushernie,
- Motilitätsstörungen der Speiseröhre (z. B. bei operierter Ösophagusatresie oder Achalasie, Sklerodermie, Myopathie),
- zentralnervösen Störungen (z. B. Zerebralparese, Cornelia-de-Lange-Syndrom),
- hochgradiger Skoliose,

118.1 · Ösophagus

Ätiologie und Pathogenese Der untere Ösophagussphinkter und die Impression der Zwerchfellschenkel stellen eine suffiziente Druckbarriere zwischen dem leicht positiven Druck im Magen und dem negativen intrathorakalen Druck dar. Jeder Schluckakt ist von einer peristaltischen Welle in der tubulären Speiseröhre mit Relaxation des unteren Sphinkters begleitet, die den Eintritt von Flüssigkeit und Speisen in den Magen ermöglicht. Während dieser Relaxation wird ein Rückfluss aus dem Magen durch den peristaltischen intraluminalen Druckanstieg verhindert. Die Pathomechanismen einer GÖRK sind relativ unabhängig vom Alter: Transiente inadäquate Relaxationen des unteren Ösophagussphinkters (TRLES) erlauben den Reflux von Mageninhalt in die Speiseröhre oder höher und können so ösophageale oder extraösophageale Komplikationen und Symptome verursachen. Bei Säuglingen sind diese inadäquaten Relaxationen wegen der Unreife der Kontrollmechanismen, eines noch flacheren His-Winkels und bei relativ volumenreichen Mahlzeiten bezogen auf die Magengröße sehr viel häufiger als bei älteren Kindern. Auch erreicht das Refluxat bei Säuglingen wegen des kleinen Fassungsvermögens der Speiseröhre – bei Neugeborenen sind es nur ca. 10 ml – häufig das obere Drittel der Speiseröhre oder wird als Spucken sichtbar. Der Übergang vom physiologischen gastroösophagealen Reflux (GÖR) zur Refluxkrankheit (GÖRK) ist gerade bei Säuglingen fließend. Auch in der Adoleszenz sind vermehrte TRLES die häufigste Ursache einer GÖRK. Wie im Erwachsenenalter erhöhen bei Jugendlichen aggravierende Faktoren wie Rauchen, Alkohol, Adipositas oder eine Hiatushernie das Risiko für eine GÖRK.

Pathologie Die refluxbedingte Ösophagitis wird nach endoskopisch sichtbaren Mukosadefekten in verschiedene Schweregrade eingeteilt. Ihre Ausprägung sollte entsprechend einer der anerkannten Klassifikationen (z. B. Los-Angeles-Klassifikation) für erosive Ösophagitis beschrieben werden. Diese sind zwar nur für das Erwachsenenalter validiert, finden aber ebenfalls in der Pädiatrie Anwendung. Eine „peptisch bedingte Refluxstriktur oder -stenose" ist definiert als persistierende Einengung des Ösophaguslumens als Folge einer GÖRK mit dem charakteristischen Symptom einer anhaltenden Dysphagie. Im Kindes- und Jugendalter kommt ein Barrett-Ösophagus vor allem bei Kindern mit Hiatushernie und schweren für eine GÖRK prädisponierenden Grunderkrankungen, besonders angeborenen Fehlbildungen der Speiseröhre, vor. Der „endoskopische Verdacht auf ösophagiale Metaplasie" beschreibt einen mit Barrett-Ösophagus zu vereinbarenden endoskopischen Befund, der noch nicht histologisch bestätigt wurde. Die Dokumentation ösophagogastraler Landmarken und multiple Biopsien sind hier essenziell. Wird histologisch in Biopsien Zylinderepitel nachgewiesen, liegt ein Barrett-Ösophagus vor. Das Vorhandensein bzw. Fehlen einer intestinalen Metaplasie (Becherzellmetaplasie) ist zu spezifizieren. Unklar ist nach wie vor, ob nur die intestinale Metaplasie als prämaligne Veränderungen angesehen werden muss.

Klinische Symptome und Verlauf Die klinischen Symptome sind altersabhängig und oft unspezifisch. Bei Säuglingen und behinderten Kindern stehen vermehrtes Spucken und Erbrechen, Unruhezustände, vermehrtes Schreien und Nahrungsverweigerung mit Gedeihstörung als Hinweis auf entzündliche Veränderungen im Vordergrund. Eine Anämie oder Hämatinfäden im Gespuckten weisen bereits auf schwerere ulzeröse Läsionen hin. Neurologisch gesunde, ältere Kinder geben epigastrische Schmerzen und Sodbrennen an. Eine Dysphagie ist bereits Hinweis auf eine peptisch bedingte Striktur. Vereinzelt macht sich eine Refluxkrankheit allein durch pulmonale Symptome wie rezidivierende Aspirationspneumonien, Stridor, Heiserkeit oder bei jungen Säuglingen durch Apnoen bemerkbar. Ein Zusammenhang zum plötzlichen Kindstod wurde vermutet, ist bisher jedoch nicht erwiesen. In sehr seltenen Fällen manifestiert sich eine Refluxkrankheit rein neurologisch mit einer zwanghaften Schiefhaltung des Kopfes, bekannt als Sandifer-Syndrom.

Diagnose und Differenzialdiagnose Verschiedene diagnostische Verfahren stehen zur Verfügung, die je nach Fragestellung in Abhängigkeit vom Alter des Kindes und von der Schwere der Symptomatik gezielt eingesetzt werden sollten. Anamnese und körperliche Untersuchung reichen nicht aus, die Diagnose zu stellen. Im 1. Lebensjahr wird man sich beim sonst gesunden und gedeihenden Säugling ohne Hinweis auf Komplikationen eher abwartend verhalten, solange sich keine Komplikationen des Refluxes abzeichnen. Vor Einsatz invasiver Maßnahmen sollte bei formulagefütterten Säuglingen eine Kuhmilcheiweißallergie durch mindestens 2-wöchige Elimination von Kuhmilcheiweiß (extensives Hydrolysat oder Aminosäureformula) ausgeschlossen werden.

Sonografie Eine Refluxkrankheit lässt sich mit der Sonografie weder ausschließen noch beweisen. Größere Hernien und Magenauslassprobleme, z. B. eine Pylorushypertrophie, können erkannt werden.

Obere Endoskopie mit Biopsieentnahme Die Endoskopie ist bei Säuglingen, jungen und behinderten Kindern indiziert, wenn die klinische Symptomatik eine Ösophagitis vermuten lässt und eine Therapie mit Protonenpumpenhemmern (PPI) geplant ist. Das Ausmaß entzündlicher Veränderungen ist nur durch die Endoskopie beurteilbar, das Untersuchungsergebnis ist maßgebend für therapeutisches Vorgehen und Prognose. Gleichzeitig wird eine Hiatushernie erkannt, und andere die Symptomatik verursachende Läsionen wie z. B. eine infektiöse oder eosinophile Ösophagitis oder eine peptische Läsion in Magen oder Duodenum können ausgeschlossen werden.

Langzeit-pH-Metrie und inraluminale Impedanzmessung Mit der pH-Metrie können saure, mit der intraluminalen Impedanzmessung auch nichtsaure Refluxepisoden erfasst werden. Die Tag-zu-Tag-Variabilität ist aber groß und die Korrelation zum endoskopischen Befund nicht sehr gut. Diese für die Kinder schon recht unangenehme Untersuchung ist die Methode der Wahl bei rein pulmonaler Symptomatik und kann zur Therapiekontrolle unter Gabe von PPI eingesetzt werden. Die pH-Metrie ersetzt nicht die obere Endoskopie und sollte nicht die alleinige Basis für oder gegen eine langfristige säuresuppressive Therapie sein.

Ösophagusbreischluck Bei der Röntgenuntersuchung werden anatomische Anomalien wie eine fixierte oder gleitende Hiatushernie (Abb. 118.4), eine Stenose (Abb. 118.6) oder ein Magenauslassproblem erkannt. Die Untersuchung eignet sich nicht zum Nachweis oder Ausschluss einer Refluxkrankheit.

Szintigrafie Die Methode ist nicht geeignet, eine Refluxkrankheit zu beweisen oder auszuschließen.

Ösophagusmanometrie Sie hat normalerweise keinen Platz in der Diagnostik der Refluxkrankheit.

Therapie Symptomatik, Alter des Kindes und Schweregrad der Ösophagitis bestimmen Art und Dauer der Behandlung.

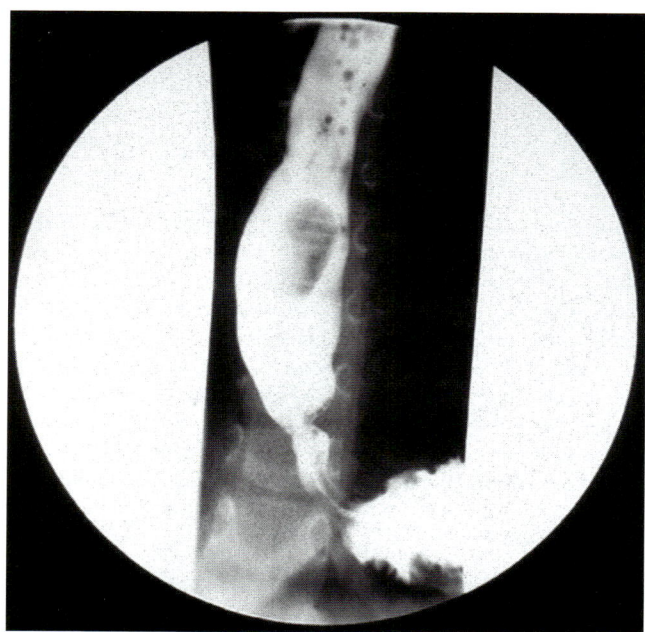

Abb. 118.6 Bariumbreischluck: Peptische Stenose wenige Zentimeter oberhalb der Kardia mit prästenotischer Dilatation des Ösophagus bei einem 3-jährigen Mädchen als Folge einer unzureichend behandelten Refluxösophagitis

Allgemeinmaßnahmen Junge Säuglinge und ältere, kooperative Kinder sollten im Bett auf schräger Ebene (25–30°) gelagert werden. Wegen der Assoziation der Bauch- und Seitenlagerung mit dem plötzlichen Kindstod kann diese bei spuckenden Säuglingen nicht mehr empfohlen werden, wenngleich in Linksseitenlage deutlich weniger Refluxepisoden auftreten.

Bei starkem Kalorienverlust durch vermehrtes Spucken kann die Nahrung angedickt werden (z. B. mit Johannisbrotkernmehl 0,5 %) oder eine bereits angedickte Formula (sog. AR-Nahrung) verwendet werden. Steht eine Ösophagitis oder eine pulmonale Problematik mit Husten und rezidivierenden Pneumonien im Vordergrund, ist Andicken wegen Verschlechterung der Ösophagus-Clearance nicht indiziert. Getränke mit sehr hoher Osmolarität oder Kohlensäure und großvolumige Mahlzeiten fördern das Auftreten von Refluxen. Jugendliche mit Refluxkrankheit sollten auf Rauchen, sehr scharf gewürzte Speisen und übermäßigen Genuss von Alkohol verzichten.

Prokinetika Keines der verfügbaren Prokineta zeigt eine gesicherte Wirkung bei der gastroösophagealen Refluxkrankheit. Domperidon und vor allem Metoclopramid können wegen ihrer zentralnervösen, insbesondere extrapyramidalen Nebenwirkungen bei jungen Kindern nicht empfohlen werden. Bei Kindern über 2 Jahre mit Zerebralparese und Erbrechen als Folge einer verzögerten Magenentleerung ist ein Therapieversuch gerechtfertigt. Erythromycin hat keinen erwiesenen Effekt auf eine Refluxkrankheit und ist daher nicht indiziert.

Antacida mit und ohne Alginsäure und Sukralfat spielen kaum eine Rolle bei der Behandlung der Refluxkrankheit im Kindesalter. Die Applikation zwischen den Mahlzeiten ist schwierig bei Kindern durchzuführen. Darüber hinaus sind Antacida keineswegs harmlose Medikamente: Bei Säuglingen und Kleinkindern sind Elektrolytentgleisungen (Hypermagnesämie, Hypokalzämie), Bezoarbildungen und – auch bei Kindern mit normaler Nierenfunktion – deutlich erhöhte Aluminiumspiegel gemessen worden.

Säuresupprimierende Medikamente Protonenpumpeninhibitoren (PPI) sind auch bei Kindern und Jugendlichen Mittel der 1. Wahl bei gesicherter Refluxösophagitis. Sie sind sehr viel potenter als H_2-Rezeptor-Antagonisten, ein Toleranzeffekt tritt nicht auf, und eine Abheilung auch schwerer Refluxösophagitiden gelingt fast immer. Nebenwirkungen sind sehr selten, auf Interaktionen mit anderen Medikamenten muss geachtet werden. Die Einstiegsdosis beträgt für Omeprazol und Esomeprazol 0,7–1,4 mg/kg KG/Tag, verteilt auf 1–2 ED. Vereinzelt wurden zur Abheilung einer Refluxösophagitis bis zu 3,5 mg/kg KG/Tag benötigt. Mit Mikropellets ist die Applikation auch bei sondierten Kindern und sehr jungen Kindern möglich.

Ranitidin ist der H_2-Rezeptor-Antagonist, mit dem bei Kindern die meiste Erfahrung vorliegt. Die Verträglichkeit ist gut, allerdings wird nach 2–6 Wochen häufig ein Toleranzeffekt beobachtet. Applikation und Dosierung sind bei Brausetabletten einfach. Die Dosis beträgt 6–12 mg/kg KG/Tag, verteilt auf 2–3 ED.

Operative Verfahren Wegen der hohen Rate postoperativer Komplikationen nach Nissen-Fundoplikation sollte die Indikation für diese Operation sehr streng gestellt werden. Schwere Nebenwirkungen sind Adhäsionsileus, schwere dysphagische Beschwerden bei enger Manschette, Dumping-Syndrom, Gas-bloat-Syndrom und Hochzug der Manschette über das Zwerchfell. Die Nebenwirkungsrate ist bei Kindern mit Zerebralparese besonders hoch. Andere Operationsverfahren wie die Hiatusplastik mit Gastropexie oder eine partielle Fundoplikation (z. B. nach Thal) sind weniger mit Nebenwirkungen behaftet, haben aber eine höhere Rezidivrate. Indikationen für ein operatives Verfahren sind schwere pulmonologische Komplikationen wie lebensbedrohliche Aspirationen oder rezidivierende Pneumonien, aber auch fixierte Hiatushernien, bei denen Anteile des Magens permanent oberhalb des Zwerchfells liegen (Abb. 118.4). Wegen der hohen Selbstheilungsrate eines pathologischen Refluxes während des 1. Lebensjahres sollte mit Ausnahme der oben genannten Indikationen die Entscheidung für eine Operation möglichst nicht vor dem 3. Lebensjahr getroffen werden. In der Regel heilen unter Omeprazol auch schwere entzündliche Läsionen ab und lassen sich längerfristig kontrollieren. Bei neurologisch gesunden Kindern, die nach mehreren Absetzversuchen stets wieder Ösophagitisrezidive aufweisen, ist die Operation eine gute Alternative zur medikamentösen Langzeittherapie. Bei neurologisch gestörten Kindern ist das Abwägen der Komplikationen sehr viel schwieriger. Bei ihnen sollte die Fundoplikation evtl. mit Anlegen eines Gastrostomas kombiniert werden, um bei Auftreten eines Gas-bloat-Syndroms, bei vermehrtem Würgen oder im Rahmen von Brechepisoden bei enger Manschette eine Entlüftungsmöglichkeit über den Magenschlauch zu haben. Eine begleitende Pyloroplastik oder -myotomie sollte nicht routinemäßig durchgeführt werden, da sich eine verzögerte Magenentleerung nach Antirefluxoperation normalisieren kann. Nur Kinder mit postoperativ nachgewiesener Gastroparese profitieren von dieser Operation. Endoskopische Antirefluxverfahren können bei Kindern bisher nicht empfohlen werden.

Prophylaxe Kinder mit erhöhtem Risiko für eine Refluxkrankheit sollten nachts möglichst mit leicht erhobenem Oberkörper (25–30° Schräglagerung) schlafen. Dadurch werden nicht nur Refluxe verhindert, sondern durch die Gravitationskraft wird auch die Clearance verbessert.

Prognose Die Prognose ist bei jungen Säuglingen ohne anatomische Fehlbildungen günstig, wenn eine Ösophagitis früh erkannt und suffizient behandelt wird. Besonders bei neurologisch gestörten Kindern und Kindern mit operierter Ösophagusatresie besteht die

Gefahr einer verschleppten Diagnose und Therapie mit Ausbildung einer peptisch bedingten Ösophagusstenose oder eines Barrett-Ösophagus.

Achalasie

Definition Die Achalasie beruht auf einer Störung der neuronalen Innervation im Plexus myentericus des Ösophagus. Die Folge ist eine primäre Motilitätsstörung der Speiseröhre mit reduzierter oder aufgehobener Relaxation des unteren Ösophagussphinkters.

Epidemiologie Die Inzidenz beträgt ca. 1:100.000, weniger als 5 % der Patienten sind Kinder. Jungen und Mädchen sind gleich häufig betroffen.

Ätiologie und Pathogenese Die Genese der primären Achalasie ist unbekannt. Inhibitorische Nervenzellen, die als Neurotransmitter Stickoxid (NO) und vasoaktives intestinales Polypeptid (VIP) enthalten, sind vermindert. In schweren Fällen lassen sich histologisch keine Ganglienzellen mehr in der Sphinkterregion und in der proximalen tubulären Speiseröhre nachweisen. Dies erklärt die inkomplette Relaxation und den erhöhten Ruhedruck im unteren Sphinkter.

Die primäre Achalasie tritt isoliert, familiär und als angeborene Form auf. Sie wird im Rahmen verschiedener Syndrome beobachtet, im Kindesalter am häufigsten bei dem autosomal-rezessiven Algrove- oder Tripel-A-Syndrom (Alakrimie, Achalasie, ACTH-Insensitivität), aber auch bei der familiären Dysautonomie und beim Rozycki-Syndrom. Die sekundäre Achalasie kann Folge der Chagas-Krankheit, verschiedener Kollagenosen, einer chronisch-septischen Granulomatose oder anderer Grundkrankheiten sein.

Klinische Symptome Fast immer besteht eine progrediente Dysphagie, mit Regurgitationen und Erbrechen von nicht angedauten Speisen sowie Gewichtsverlust und Gedeihstörung. Weitere Symptome sind retrosternale Schmerzen, nächtlicher Husten und Aspirationspneumonien. Vom Beginn der Symptomatik bis zur Diagnosestellung vergehen oft Monate bis Jahre.

Diagnose Bei ausgeprägten Formen zeigt bereits die Thoraxaufnahme die erweiterte Speiseröhre mit Flüssigkeitsspiegel. Im Breischluck erkennt man die deutlich verzögerte Entleerung durch eine vogelschnabelförmig ausgezogene Kardia (◘ Abb. 118.7).

Die manometrischen Veränderungen sind typisch mit erhöhtem Ruhedruck im unteren Ösophagussphinkter bei fehlender oder inkompletter Relaxation nach Abschlucken. In der tubulären Speiseröhre fehlt eine propulsive Aktivität mit niedrigen simultanen Amplituden und erhöhtem intraluminalem Druck.

Endoskopisch imponiert ein dilatierter, amotiler Ösophagus mit Retention von Speiseresten und Sekret. Der untere Sphinkter ist mit leichtem Druck passierbar.

Therapie Eine Ballondilatation bessert die Symptomatik bei etwa 50 % der Patienten. Die Ballongröße variiert zwischen 2,5 und 3,5 mm Durchmesser nach Alter des Patienten. Die intrasphinktärische Injektion von Botulinumtoxin sollte primär bei Kindern wegen der schlechten Langzeiterfolge nicht eingesetzt werden. Bei Versagen der Ballondilatation oder kurzfristigem Rezidiv empfiehlt sich die laparoskopische Myotomie nach Heller, evtl. verbunden mit einer partiellen Fundoplikation, um eine Herniation durch die Muskellücke zu verhindern. Die perorale endoskopische Myotomie (POEM) ist bei Erwachsenen inzwischen eine Alternative geworden, erste Ergebnisse bei Kindern liegen vor.

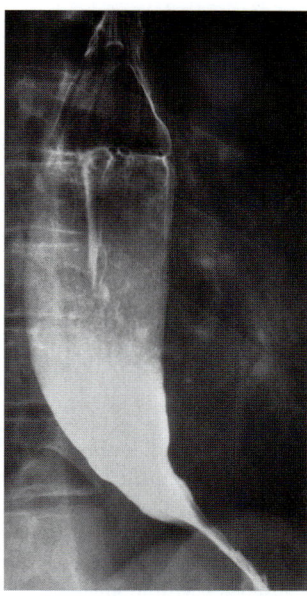

◘ **Abb. 118.7** Bariumbreischluck: Deutliche Erweiterung der Speiseröhre mit Flüssigkeitsspiegel und „vogelschnabelartiger" Verengung des Lumens am ösophagokardialen Übergang bei einem 11-jährigen Jungen mit fortgeschrittener Achalasie des unteren Sphinkters

Prognose Die Langzeitprognose ist beeinträchtigt durch eine hohe Rezidivrate, die Ausbildung eines gastroösophagealen Refluxes nach Operation und ein erhöhtes Karzinomrisiko in der Speiseröhre.

Andere Motilitätsstörungen des Ösophagus

Die übrigen primären Motilitätsstörungen der Speiseröhre, wie z. B. diffuse Spasmen, machen sich bei Kindern ebenso wie bei Erwachsenen durch thorakale Schmerzen bemerkbar. Die Störungen können in der Manometrie durch simultane, nichtperistaltische Kontraktionen von zum Teil hoher Amplitude und Dauer erfasst werden. Differenzialdiagnostisch muss eine gastroösophageale Refluxkrankheit und eine eosinophile Ösophagitis ausgeschlossen werden. Die Therapie ist symptomatisch mit diätetischen Maßnahmen, jedoch häufig unbefriedigend. Einige Autoren therapieren mit Kalziumantagonisten und Ballondilatation, in der Annahme, dass es sich um eine frühe Form der Achalasie handelt. In schweren Fällen kann Botulinumtoxin endoskopisch in die rechte Wand der Speiseröhre in Abständen von 2–3 cm injiziert werden.

Eosinophile Ösophagitis

Definition Die eosinophile Ösophagitis ist eine chronische immunologisch bedingte entzündliche Erkrankung der Speiseröhre, die zu funktionellen Störungen führt und histologisch durch eosinophile Infiltrate der Speiseröhrenschleimhaut mit mindestens 15 Eosinophilen pro Gesichtsfeld („high power field") definiert ist. Da eosinophile Infiltrate auch bei der Refluxösophagitis vorkommen, muss eine Refluxkrankheit durch eine normale 24-h-pH-Metrie ausgeschlossen sein. Obwohl die eosinophile Ösophagitis keine primäre Motilitätskrankheit der Speiseröhre ist, soll sie an dieser Stelle aufgeführt werden, da sie sich häufig als Dysphagie äußert und die Refluxkrankheit und andere Motilitätsstörungen die wichtigsten Differenzialdiagnosen darstellen.

Epidemiologie Die Häufigkeit zeigt große regionale Unterschiede mit hohen Inzidenzen an der Ostküste der USA und in Australien. In Deutschland werden in größeren pädiatrischen Zentren nur 10–15 Kinder pro Jahr diagnostiziert.

Alle Altersklassen können betroffen sein, es besteht ein Überwiegen des männlichen Geschlechts. Da die makroskopischen Veränderungen diskret sein können und bei der oberen Endoskopie bei unauffälligem Aspekt keine Biopsien der Ösophagusschleimhaut durchgeführt werden, wird die Krankheit vermutlich häufiger übersehen.

Ätiologie Die Ätiologie ist unbekannt. Eine allergische Genese durch Nahrungsmittelallergene oder Aeroallergene ist bei vielen Patienten wahrscheinlich. Ein großer Teil der Betroffenen weist Krankheiten aus dem atopischen Formenkreis, besonders Asthma, auf.

Klinische Symptome Die klinischen Symptome sind abhängig vom Alter. In den ersten Lebensjahren überwiegen Nahrungsverweigerung und Erbrechen, im Schulalter dann retrosternale Schmerzen, Dysphagie und Impaktionen von festen Nahrungsmitteln in der Speiseröhre.

Diagnose Bei der oberen Endoskopie sind quergestellte Schleimhauterhebungen, die dem Ösophagus den Aspekt der Trachea geben, und zum Teil auch längsgestellte Furchen sichtbar. Erosionen oder Ulzerationen gehören nicht zum Bild. Die Rillen können, müssen aber nicht im Ösophagusbreischluck sichtbar sein. Die oben beschriebenen eosinophilen Infiltrate sind obligat. Eine periphere Eosinophilie wurde vereinzelt beschrieben. Im fortgeschrittenen Stadium kann sich segmental eine Stenose oder Hypomotilität des Ösophagus entwickeln, die manometrisch nachgewiesen werden kann. Eine PPI-abhängige eosinophile Infiltration oder eine Refluxkrankheit sollte durch einen 6- bis 8-wöchige PPI-Therapie mit erneuter Endoskopie ausgeschlossen sein.

Therapie Bei Verdacht auf gleichzeitig bestehende GÖRK (distale Erosionen, pathologische pH-Metrie) kann zunächst ein Therapieversuch mit PPI gemacht werden. Sonst müssen mit Patient und Eltern die Therapieoptionen besprochen werden, d. h. eine Eliminationsdiät oder Medikamente. Beides sollte in einem damit erfahrenen Zentrum erfolgen. Diätetisch stehen entweder die Elimination der wichtigsten 5 oder 6 Nahrungsmittelallergene (Milch, Weizen, Soja, Ei, Nüsse, Fisch) oder eine gezielte Elimination nach Allergietestung oder die vorübergehende Gabe einer Aminosäureformula zur Auswahl, wobei mit den ersten beiden Therapieformen in etwa 50–60 % der Fälle, mit der Elementardiät bei etwa 80–90 % eine klinische und histologische Remission erreicht wird. Alternativ können topische Steroide in einer viskösen Lösung gegeben werden. Eine Therapie mit anderen Medikamenten wie Montelukast, Ketotifen, Interleukin(IL)-5- oder Immunglobulin-E(IgE)-Antikörpern kann nicht empfohlen werden. Eine Fundoplikation ist kontraindiziert.

118.2 Magen und Duodenum

118.2.1 Angeborene Fehlbildungen

Fehlbildungen des Magens sind sehr viel seltener als Duodenalfehlbildungen. Liegt keine komplette Obstruktion vor, machen sich die klinischen Symptome zum Teil erst jenseits des Säuglingsalters bemerkbar.

Mikrogastrie
Definition Es handelt sich um einen sehr kleinen, meist tubulären Magen als Folge eines fehlenden Magenwachstums in der 4. Embryonalwoche: Häufig treten weitere Fehlbildungen wie Malrotation und Situs inversus sowie extraintestinale Malformationen wie Fehlbildungen des linken Unterarms und Daumenaplasie auf.

Klinische Symptome Die Symptome sind unspezifisch: Erbrechen, Durchfälle mit Malabsorption im Rahmen eines Dumping-Syndroms bei schneller Magenentleerung und Gedeihstörung.

Therapie Um eine enterale Ernährung sicherzustellen, müssen die Kinder meist kontinuierlich gastral oder duodenal sondiert werden. Bei oraler Ernährung sind kleinvolumige Mahlzeiten zu geben. Bei Dumping-Symptomatik sollten schnell verfügbare Kohlenhydrate durch Stärke ausgetauscht werden (▶ Abschn. 118.2.4). Chirurgische Versuche, mit Jejunalschlingen eine Magenvergrößerung zu erreichen, waren vereinzelt erfolgreich.

Atresie und Stenose des Magens
Definition Bei der Magenatresie oder -stenose handelt es sich meist um einen membranösen kompletten oder inkompletten Verschluss.

Klinische Symptome Bei vollständiger Atresie besteht fast immer ein Polyhydramnion in der Schwangerschaft. Die Kinder fallen postpartal durch heftiges, nichtgalliges Erbrechen und einen stark überblähten Oberbauch auf. In der Abdomenübersichtsaufnahme imponiert der große, mit Luft gefüllte Magen. Unvollständige Membranen sind am besten endoskopisch sichtbar.

Therapie Eine sofortige chirurgische Intervention ist notwendig, um eine Magenwandruptur zu verhindern.

Magendivertikel
Definition Die sehr seltene kongenitale Ausstülpung der Magenwand findet sich vorwiegend auf der Dorsalseite. Sie ist häufig mit anderen Fehlbildungen wie Hiatushernie oder Divertikelbildung in anderen Abschnitten des Gastrointestinaltrakts vergesellschaftet.

Klinische Symptome Symptome können fehlen oder sind unspezifisch mit epigastrischen oder thorakalen Schmerzen, Sodbrennen und gelegentlichem Erbrechen.

Diagnose Die Diagnose wird durch eine obere Magen-Darm-Passage oder endoskopisch gestellt.

Therapie Bei ausgeprägter Symptomatik sollte das Divertikel exzidiert und der Wanddefekt verschlossen werden.

Magenduplikatur
Definition Magenduplikaturen sind vorwiegend an der vorderen und hinteren Magenwand entlang der großen Kurvatur beschrieben worden. Häufig besteht eine Verbindung zum Magenlumen.

Klinische Symptome In Abhängigkeit von der Größe der Duplikatur kommt es zu Erbrechen und Gedeihstörung, aber auch zu Bauchschmerzen und gastrointestinaler Blutung.

Diagnose Kontrastmitteldarstellungen sind nur bei vorhandener Kommunikation zwischen Magenlumen und Duplikatur aufschlussreich. In Ultraschall und Kernspintomografie lassen sich die Zysten in der Regel nachweisen.

Therapie Die chirurgische Entfernung der Duplikaturen ist nicht einfach, da sie von der normalen Magenwand abgetrennt werden müssen. In einigen Fällen ist eine partielle Gastrektomie erforderlich.

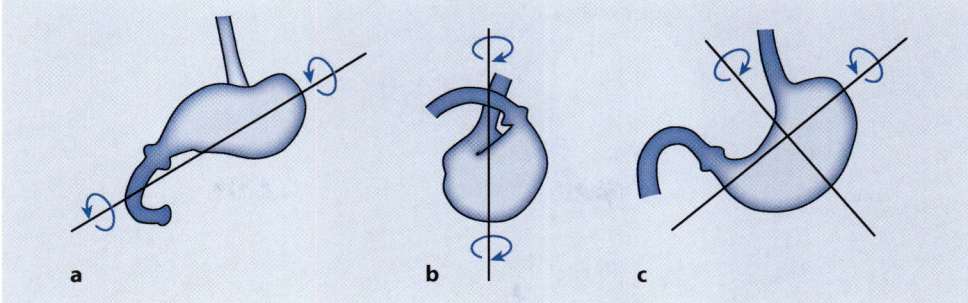

◘ Abb. 118.8a–c Formen des Magenvolvulus. a Organoaxialer Volvulus bei Rotation um die longitudinale Achse, b mesenteroaxialer Volvulus bei Rotation um die transversale Achse, c Rotation des Magens um beide Achsen

Magenvolvulus

Definition Bei abnormer Fixation und Rotation des Magens kann es zum Magenvolvulus kommen. Es werden 3 Rotationsanomalien unterschieden (◘ Abb. 118.8):
- die organoaxiale mit der Drehung des Magens um seine longitudinale Achse,
- die mesenterioaxiale, bei der der Magen um eine transverse Achse zwischen großer und kleiner Magenkurvatur rotiert,
- die Rotation um beide Achsen.

Kombinationen mit diaphragmaler Hernie und Malrotation des Darms sind beschrieben worden.

Klinische Symptome Akut einsetzendes Erbrechen, Würgen, gespanntes Abdomen, Schmerzen und zunehmender Verfall des Allgemeinzustands sind Anzeichen und Ausdruck der Ischämie. Beim chronischen Volvulus des älteren Kindes stehen postprandiale Schmerzen, Aufstoßen und Erbrechen im Vordergrund.

Diagnose
Beweisend sind Röntgenkontrastdarstellungen, wobei die organoaxiale Rotation bei inkomplettem Volvulus schwierig darzustellen ist.

Therapie Wegen der Gefahr einer ischämischen Nekrose des Magens muss bei krank erscheinenden Säuglingen die Diagnose rasch erzwungen und der Volvulus operativ gelöst, der Magen durch Gastropexie fixiert und bei klaffenden Zwerchfellschenkeln eine Hiatusplastik durchgeführt werden. Bei chronischem Volvulus sind in Einzelfällen endoskopische Korrekturen der Rotation unter Durchleuchtung nach Lufteingabe beschrieben worden. Durch Anlage einer perkutanen endoskopischen Gastrostomie (PEG) kann der Magen in seiner korrekten Position fixiert werden.

Atresie und Stenose des Duodenums

Definition Bei der kompletten Obstruktion des Duodenallumens werden verschiedene Formen unterschieden. Bei Typ I verschließt eine komplette Membran das Lumen, Muskularis und Mukosa sind intakt. Bei Typ II sind die atretischen Darmenden durch bindegewebige Stränge verbunden. Bei Typ III ist keine Verbindung zwischen den blind endenden Darmanteilen nachweisbar. Bei den Stenosen werden membranöse von fibromuskulären Stenosen unterschieden.

Epidemiologie Fehlbildungen des Duodenums sind mit einer Häufigkeit von 1:20.000 nicht so selten. Etwa ein Drittel der betroffenen Kinder hat ein Down-Syndrom oder andere chromosomale Aberrationen. Wie bei anderen Atresien im Gastrointestinaltrakt sind häufig begleitende Fehlbildungen und/oder eine Malrotation vorhanden.

Klinische Symptome Bei der Duodenalatresie besteht in der Hälfte der Schwangerschaften ein Polyhydramnion. Postpartal fallen die Kinder durch galliges Erbrechen, gespanntes Abdomen, Hyperbilirubinämie und fehlenden Mekoniumabgang auf. Membranöse oder fibromuskuläre Stenosen werden in Abhängigkeit vom Ausmaß der Lumeneinengung zum Teil erst bei Zufütterung von Beikost oder später durch Erbrechen und Nahrungsverweigerung symptomatisch.

Diagnose Eine Abdomenübersichtsaufnahme in hängender Position nach Absaugen von Magensekret und Eingabe von 30–50 ml Luft zeigt bei Atresie das charakteristische „Double-bubble-Zeichen" mit Luft im Magen und im Bulbus duodeni bei sonst luftleerem Abdomen. Präoperativ sollten durch Eingabe von Luft oder wasserlöslichem, isotonem Kontrastmittel weitere Atresien im Dünn- oder Dickdarm und eine Malrotation mit Volvulus ausgeschlossen werden. Der radiologische Nachweis membranöser Stenosen kann dagegen sehr schwierig sein (◘ Abb. 118.9a), während endoskopisch eine sichere Darstellung der oft flottierenden Membran mit prästenotischer Dilatation des Bulbus gelingt (◘ Abb. 118.9b).

Therapie Nach Ausschluss eines Volvulus als Indikation für einen Notfalleingriff kann das Kind zunächst durch intravenösen Flüssigkeits- und Elektrolytausgleich und parenterale Ernährung in einen stabilen Zustand gebracht und auf andere Fehlbildungen, besonders des Herzens, untersucht werden. Atresien und Stenosen werden durch End-zu-Seit- oder Seit-zu-Seit-Anastomosen operativ korrigiert. Auch bei inkompletter Membran empfiehlt sich ein operatives Vorgehen, da bei intraluminärem endoskopischem Vorgehen die Gefahr einer Läsion der Vater-Papille mit nachfolgendem Abflusshindernis besteht. Die Prognose ist gut, falls andere schwere Fehlbildungen fehlen.

118.2.2 Gastritis und peptisches Ulkus

Die Gastritis ist eine histologische Diagnose. Sie ist gekennzeichnet durch entzündliche Zellinfiltrate. Bei der akuten Gastritis finden sich vor allem Granulozyten, bei der chronischen Entzündung Lymphozyten und Plasmazellen in der Magenschleimhaut. Die neue Klassifikation (◘ Abb. 118.10) bezieht neben den mikroskopischen auch makroskopische, topografische und ätiologische Befunde mit ein.

Als Ulkus bezeichnet man einen makroskopisch sichtbaren, in der Regel mit Fibrinschorf belegten Schleimhautdefekt von mehreren Millimetern Durchmesser, der im Gegensatz zur Erosion über die Epithelschicht in die Tiefe hinausgeht. Ein Ulkus kann im Magen (Ulcus ventriculi) oder häufiger im Duodenum (Ulcus duodeni) durch Einwirkung von Magensäure bei meist vorgeschädigter Schleimhaut entstehen.

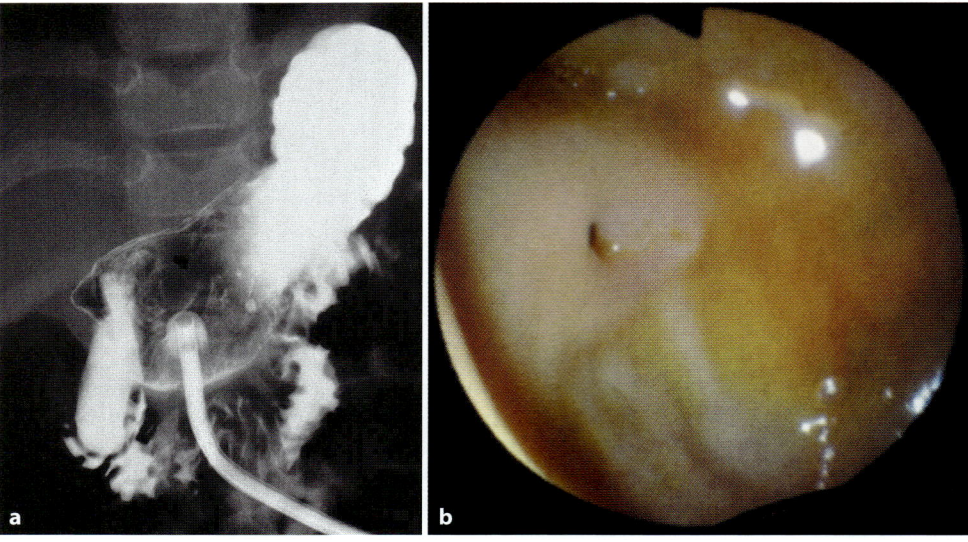

Abb. 118.9 **a** Obere Magen-Darm-Passage mit Gabe des Kontrastmittels durch Gastrostoma (PEG): In der Pars descendens duodeni Verlegung des Lumens durch Duodenalmembran mit prämembranöser Erweiterung des Lumens. **b** Endoskopische Darstellung der duodenalen Membran mit nur wenige Millimeter weiter Öffnung und Ansammlung von Galleflüssigkeit vor der Stenose. Symptomatisch fiel der 2-jährige Junge durch zunehmende Nahrungsverweigerung und Erbrechen seit Einführung von Beikost auf. (Röntgenaufnahme mit freundlicher Genehmigung von Prof. Dr. Schneider, Kinderklinik im Dr. von Haunerschen Kinderspital, München)

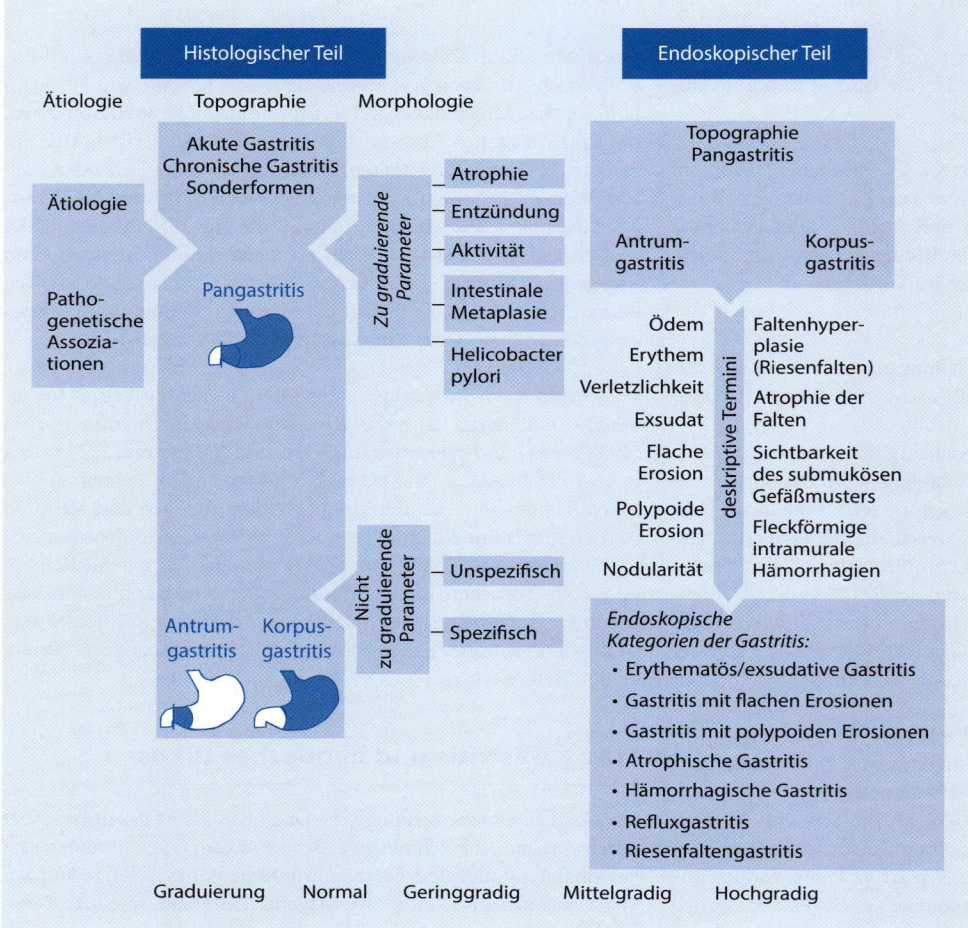

Abb. 118.10 „Sydney-System" (Dixon et al. 1996) zur endoskopischen und histologischen Klassifikation und Graduierung der Gastritiden basierend auf Topografie, Morphologie und Ätiologie

In Abhängigkeit von der Ätiologie werden verschiedene Formen der Gastritis unterschieden, auf deren Boden sich ein Ulkusleiden entwickeln kann.

Gastritis durch Infektion mit Helicobacter pylori

Definition Die Magenschleimhautentzündung wird durch das gramnegative Bakterium Helicobacter pylori hervorgerufen.

Epidemiologie Nach Schätzungen sind etwa 60 % der Weltbevölkerung von dieser Form der Gastritis betroffen. Sowohl in den sog. entwickelten als auch in den Entwicklungsländern wird die Helicobacter-pylori-Infektion vorwiegend während der Kindheit erworben. Die Prävalenzraten unterscheiden sich jedoch stark. In den Entwicklungsländern sind etwa 60–80 % aller Kinder bis zum Alter von 15 Jahren infiziert, die meisten davon bereits im

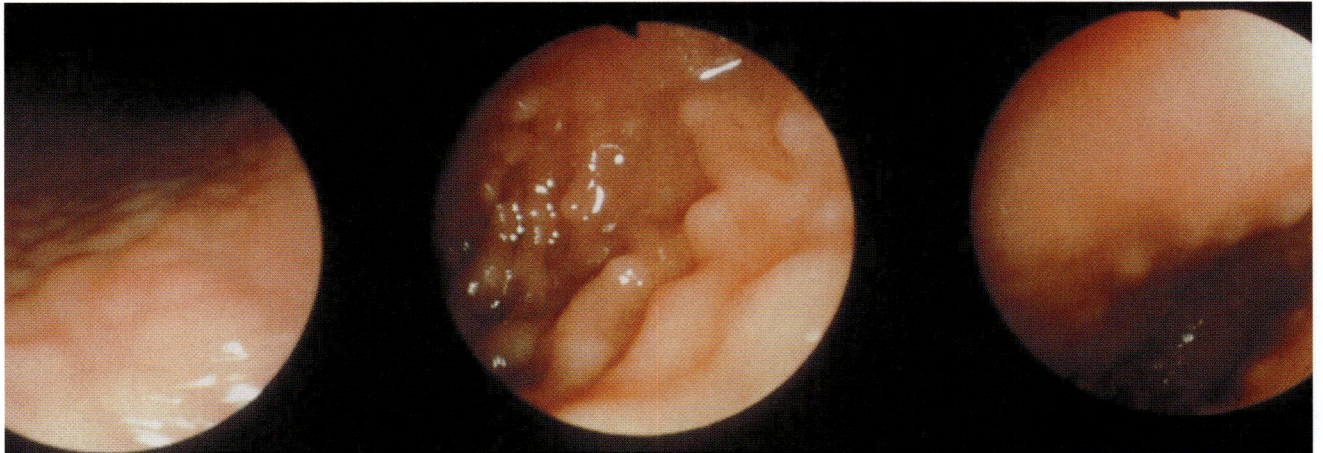

Abb. 118.11 Nodulariät der sonst intakt erscheinenden Schleimhaut im Antrum bei einem Mädchen mit Helicobacter-Pylori-Infektion

Kleinkindalter. In Ländern mit besserem sozioökonomischem und hygienischem Standard liegen die Zahlen deutlich niedriger. Die Neuinfektionsrate hat während der vergangenen Jahrzehnte vor allem in den Ländern der westlichen Welt deutlich abgenommen. Querschnittuntersuchungen aus Deutschland zeigen, dass etwa 6 % aller deutschen, aber ca. 30 % der in Deutschland lebenden türkischen Kinder bei der Einschulung infiziert sind. Bei deutschen Erwachsenen über 60 Jahre, die ihre Kindheit in der Kriegs- und frühen Nachkriegszeit verbracht haben, liegt die Infektionsprävalenz bei über 50 %. Die Neuinfektionsrate im Erwachsenenalter ist mit 0,5 % pro Jahr gering und hält sich mit der spontanen Eradikationsrate etwa die Waage.

Ätiologie Die Infektion erfolgt meist in den ersten 3–5 Lebensjahren, eine intrafamiliäre Ansteckung ist aufgrund von Familienuntersuchungen sehr wahrscheinlich. Da der Keim einer starken Mutationsrate unterliegt, existieren unzählige verschiedene Helicobacter-pylori-Stämme, die mit verschiedenen Enzymsystemen und Toxizitätsfaktoren ausgestattet sind. Allen gemeinsam und für das Überleben des Keims essenziell sind unipolare Geißeln zur Fortbewegung und das Enzym Urease.

Pathogenese Nach Eintritt des Keims in den Magen dringt er unter die schützende Schleimschicht und haftet sich an die Oberfläche der Magenepithelzellen. Zunächst infiltrieren Granulozyten, später Lymphozyten und Makrophagen die Mukosa. Durch die Infektion werden verschiedene Zytokine freigesetzt, die die entzündlichen Reaktionen weiter unterhalten. Makroskopisch imponiert bei den meisten mit Helicobacter pylori infizierten Kindern eine Nodularität der Antrumschleimhaut (Abb. 118.11), die im Erwachsenenalter nur selten beobachtet wird.

Bei einigen Betroffenen löst die Helicobacter-pylori-Infektion eine vermehrte Säuresekretion aus, die im Bulbus duodeni zu einer gastralen Metaplasie mit nachfolgender Keimbesiedlung führt. Auf dem Boden dieser Vorschädigung können unter Mitwirkung anderer Noxen, z. B. Gabe von Acetylsalicylsäure im Rahmen eines fieberhaften Infekts, Duodenalulzera entstehen. Bei anderen Individuen löst die Infektion die gegenteilige Reaktion im Magen aus: eine verminderte Säureproduktion mit Atrophie und intestinaler Metaplasie der Schleimhaut. Diese Personengruppe hat bei entsprechender genetischer Prädisposition und Anwesenheit weiterer exogener Noxen ein erhöhtes Risiko für die Entwicklung eines Magenkarzinoms.

Klinische Symptome Die akute Infektion kann Oberbauchbeschwerden und Übelkeit hervorrufen, vorübergehend kommt es zu einer Anacididät im Magen. Nach Übergang in die chronische Form ist die Infektion bei den allermeisten Personen asymptomatisch. Entwickelt sich auf dem Boden einer Helicobacter-pylori-Gastritis ein Duodenalulkus, haben die Kinder starke, zum Teil nächtliche und nahrungsabhängige Schmerzen mit Druckschmerz im rechten Oberbauch. Einige Kinder mit Ulkuskrankheit sind jedoch völlig beschwerdefrei und werden nur bei Ulkusblutung durch Teerstühle und Blässe auffällig. Selten ist eine Helicobacter-pylori-Gastritis Ursache einer Eisenmangelanämie, die erst nach Eradikation des Keims auf eine Eisentherapie anspricht.

Diagnose Da die Therapie problematisch ist und die überwiegende Zahl der Infizierten lebenslang asymptomatisch bleibt, sollte eine Diagnostik nach jetzigem Kenntnisstand nur dann durchgeführt werden, wenn Anamnese und Symptomatik eine Eradikationstherapie rechtfertigen. Verschiedene invasive und nichtinvasive Testverfahren zum Nachweis einer Helicobacter-pylori-Infektion stehen zur Verfügung. Keine Methode ist jedoch 100%ig zuverlässig. Säuresupprimierende Substanzen sollten 2 Wochen, Antibiotika 4 Wochen vor dem Test abgesetzt werden. Bei Oberbauchschmerzen ist die obere Endoskopie zur Abklärung der Ursache indiziert. Die alleinige Durchführung eines nichtinvasiven Tests mit Einleitung einer Eradikationstherapie des Keims bei positivem Ausfall ist bei Kindern abzulehnen.

Invasive Testverfahren aus Biopsien Mit einer oberen Endoskopie gewonnene Biopsien aus Antrum und Korpus können histologisch durch Spezialfärbung und im Ureaseschnelltest auf das Vorhandensein von Helicobacter pylori untersucht werden. Die kulturelle Anzüchtung des Keims aus einer Biopsie ist 100 % spezifisch und bietet die Möglichkeit der Resistenzprüfung auf verschiedene Antibiotika. Mit zunehmender Resistenzrate gewinnt die Kultur an Bedeutung. Falls die Anzüchtung nicht gelingt, können aus der Biopsie aus durch Fluoreszenz-in-situ-Hybridisierung (FISH) oder PCR-basiert ein Keimnachweis und das Vorhandensein eine Clarithromysinresistenz überprüft werden.

^{13}C-Harnstoff-Atemtest Dieser Test ist den invasiven Methoden in seiner Zuverlässigkeit zum Nachweis einer Infektion gleichwertig und problemlos ambulant durchzuführen. Bei Säuglingen und Kleinkindern sind falsch-positive Testergebnisse ein häufigeres Problem.

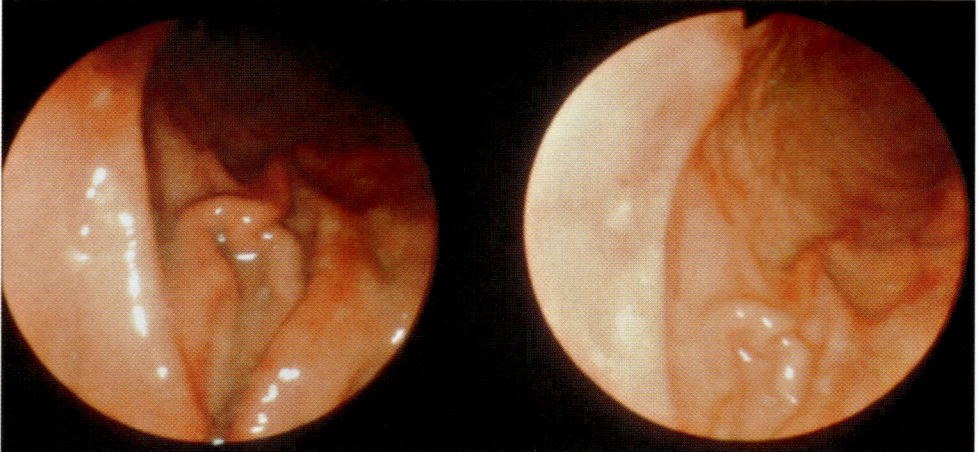

Abb. 118.12 Erytheme auf den Falten der Magenkorpus mit vereinzelten Erosionen nach Einnahme von Acetylsalicylsäure. Makroskopisch ähnliche Läsionen finden sich bei akuter stressbedingter Gastritis

Die Patienten sollten bei Testdurchführung nüchtern sein und den markierten Harnstoff mit einem sauren Getränk, z. B. Apfel- oder Orangensaft oder Zitronensäurelösung, trinken. Der Atemtest hat keine Nebenwirkungen und eignet sich dazu, den Behandlungserfolg einer Eradikationstherapie zu überprüfen.

Serologie Die serologischen Verfahren mit dem Nachweis von IgG- und IgA-Antikörpern gegen *Helicobacter pylori* können nicht zwischen einer noch bestehenden und einer ausgeheilten Infektion unterscheiden. Der Nachweis von IgG-Antikörpern im ELISA ist bei Kindern unter 12 Jahren unzuverlässig und daher abzulehnen. Der Immunoblot kann noch Jahre nach erfolgter Eradikationstherapie positiv sein, so dass er zur Therapiekontrolle nicht hilfreich ist. Die Schnelltests aus Vollblut oder Serum sind bei Kindern nicht zuverlässig.

Stuhltest zum Nachweis von Helicobacter-pylori-Antigen Der EIA basierend auf monoklonalen Antikörpern ist sehr sensitiv und spezifisch zum Nachweis einer Infektion, unabhängig vom Alter des Kindes, und in seiner Treffgenauigkeit dem ^{13}C-Harnstoff-Atemtest gleichwertig. Der Antigennachweis gelingt auch noch bei bis zu 5 Tage altem Stuhl, was ein Verschicken mit normaler Post erlaubt. Die Therapiekontrolle sollte 4–6 Wochen nach Ende der Behandlung erfolgen.

Differenzialdiagnose Zahlreiche gastrointestinale und extraintestinale Organkrankheiten, aber auch funktionelle Bauchschmerzen ohne nachweisbares organisches Korrelat kommen differenzialdiagnostisch in Betracht. Besonders jüngere Kinder können noch kein Sodbrennen beschreiben und geben bei Refluxbeschwerden Oberbauchschmerzen an. Einzelfälle mit einer Gastritis durch Helicobacter Heilmannii sind bei Kindern beschrieben worden. Diese infektiöse Gastritis kann nur bioptisch nachgewiesen werden.

Therapie Eine absolute Indikation für eine Keimeradikation besteht bei Kindern mit Ulkus oder komplizierter Gastritis, z. B. bei Hämatinerbrechen, zahlreichen Erosionen oder gastralem Eiweißverlust bei Riesenfaltengastritis. Helicobacter-pylori-infizierten Kindern, bei denen wegen starker Beschwerden oder Eisenmangelanämie eine Endoskopie durchgeführt wurde und eine Infektion nachgewiesen wird, sollte eine Therapie angeboten werden. Eine Indikation besteht auch bei positiver Familienanamnese für ein Magenkarzinom. Keine klare Indikation bei Kindern ist eine Helicobacter-pylori-Infektion bei chronischer Urtikaria oder idiopathischer thrombozytopenischer Purpura. Eine „Test-und-Therapie-Strategie", d. h. Durchführung eines nichtinvasiven Tests und Durchführung einer Therapie sollte bei Kindern nicht angewendet werden. Ein nicht invasiver Test sollte nur durchgeführt werden, wenn bei positivem Ausfall die Beschwerden oder die Situation eine Endoskopie rechtfertigen.

Therapieziel ist eine Eradikationsrate von >90 % beim ersten Therapieversuch. Da Deutschland und Österreich zu den Ländern gehören, bei denen Kindern in >20 % der Fälle mit einem gegen Clarithromycin resistenten Keim infiziert sind, sollte schon vor der ersten Therapie aus der Biopsie eine Kultur angelegt und ein Antibiogramm angefertigt werden. Die Wahl der Antibiotika hängt von dem Ergebnis ab. Ist der Keim empfindlich auf Clarithromycin, wird über eine Woche mit einer Dreierkombination, bestehend aus einem Protonenpumpenhemmer (Omeprazol 1–2 mg/kg KG, max. 60 mg) mit Amoxicillin (50–70 mg/kg KG, max. 3 g) und Clarithromycin (20–25 mg/kg KG, max. 1000 mg) behandelt. Bei Clarithromycinresistenz wird statt des Makrolids Metronidazol (20 mg/kg KG, maximal 800 mg) gegeben und die Therapie über 10–14 Tage durchgeführt. Die Eradikationsraten liegen bei >90 %, wenn nach Antibiogramm behandelt wird und die Einnahme der Tabletten zuverlässig erfolgt, bei „blinder" Therapie liegt der Erfolg bei unter 70 %. Liegt eine Doppelresistenz gegen Metronidazol und Clarithromycin vor, kann bei Adoleszenten Tetrazyklin und Bismuth eingesetzt werden. Die sog. sequenzielle Therapie erreicht bei Kindern auch nur Eradikationsraten um 80 %. Levofloxacin ist ein Reserveantibiotikum, gegen das stetig steigende Resistenzen beobachtet werden.

Prognose Bei langjährig fortdauernder Helicobacter-Infektion besteht ein Risiko von etwa 10–15 %, ein Ulkus oder ein rezidivierendes Ulkusleiden zu entwickeln. Bei erfolgreicher Eradikationstherapie ist die Ulkusrezidivrate minimal.

Epidemiologische Studien weisen auf ein 3- bis 6-fach höheres Risiko für die Entwicklung eines Magenkarzinoms hin, wenn eine Helicobacter-pylori-Infektion besteht. Wieweit die Eradikation des Keims das Karzinomrisiko senkt, muss durch prospektive Studien noch geklärt werden. Noch seltener entsteht aus einer Helicobacter-pylori-positiven Gastritis ein malignes MALT-Lymphom („*mucosa-associated lymphoid tissue lymphoma*"). Im Frühstadium kann eine Eradikation des Keims hier kurativ sein.

Wegen der niedrigen Reinfektionsrate bei Kindern von 2–3 % pro Jahr ist nach dem jetzigen Wissensstand eine prophylaktische Mitbehandlung asymptomatischer Familienmitglieder nicht gerechtfertigt.

Akute toxisch oder stressbedingte Gastritis

Definition Bei der akuten Gastritis überwiegen histologisch Granulozyten im entzündlichen Infiltrat.

Ätiologie und Pathogenese Ursache einer akuten Gastritis können verschiedene Noxen (z. B. Alkohol), Medikamente (z. B. nichtsteroidale Antiphlogistika), andere infektiöse Erreger (z. B. Zytomegalievirus) oder ein galliger Reflux im Rahmen einer Motilitätsstörung sein. Wird die auslösende Ursache nicht beseitigt, geht die akute Gastritis in eine chronische Entzündung über. Eine Sonderform der akuten Gastritis wird durch schwere Stresssituationen oder Ischämie hervorgerufen, z. B. im Rahmen einer Sepsis, bei Multiorganversagen, Transplantation, schweren Verbrennungen und Traumen einschließlich protrahierter Geburt und nach großen operativen Eingriffen, besonders am ZNS. Diese Patienten sind durch schwere, zum Teil diffuse Schleimhautblutungen aus zahlreichen Erosionen sowie durch Ausbildung eines Ulkus mit Magenperforation gefährdet.

Klinische Symptome Sie reichen von völliger Beschwerdefreiheit über diffuse epigastrische Beschwerden wie Völlegefühl, Übelkeit und Druckschmerz bis hin zum akuten Abdomen bei Komplikationen. Okkulte Blutverluste sind häufig, schwere transfusionsbedürftige Blutungen selten.

Diagnose Endoskopisch imponiert eine diffuse Rötung mit Erosionen, insbesondere im Antrum (◘ Abb. 118.12). Dabei korrelieren der histologische Nachweis einer akuten Gastritis, das makroskopische Bild und das Ausmaß der Beschwerden nicht gut miteinander.

Therapie Da die Läsionen nach Absetzen der Noxe abheilen, ist in den meisten Fällen keine Behandlung erforderlich. In oben genannten Stresssituationen können durch den prophylaktischen Einsatz von säuresupprimierenden Medikamenten Häufigkeit und Schwere von peptischen Komplikationen reduziert werden.

Magen- und Duodenalulzera im Rahmen anderer Grundkrankheiten

Verschiedene Krankheiten gehen mit einem erhöhten Risiko für ein Ulkus in Magen oder Duodenum einher:
- Zollinger-Ellison-Syndrom (Gastrinom),
- multiple endokrine Neoplasie Typ 1 (Gastrinom),
- familiäre G-Zell-Hyperplasie des Antrums,
- eosinophile Gastroenteropathie,
- systemische Mastozytose,
- Virusinfekt,
- Vaskulitis, z. B. Morbus Behçet,
- Leberzirrhose,
- Morbus Crohn,
- chronische Nieren- oder Lungeninsuffizienz.

Therapie und Prognose sind stark von der Ursache abhängig.

Gastrinom

Ein gastrinproduzierender Tumor wie beim Zollinger-Ellison-Syndrom oder im Rahmen einer multiplen endokrinen Neoplasie Typ 1 ist eine im Kindesalter sehr seltene Ursache zahlreicher peptischer Ulzera in Magen und Duodenum. Der Primärtumor ist meist im Pankreas lokalisiert, er kann sehr klein (<0,5 cm) sein, aber auch multipel auftreten und ist bei der Hälfte der betroffenen Patienten maligne. Folge der Hypergastrinämie ist eine stark vermehrte Säureproduktion, die schmerzhafte, therapieresistente oder rezidivierende große Ulzera und zum Teil auch Durchfälle verursachen kann. Die Gastrinwerte sind meistens exzessiv erhöht (>1000 pg/ml). Bildgebende Verfahren können bei kleinen Tumoren versagen. Gelingt keine vollständige Tumorexstirpation, kann durch hoch dosierte Gabe von Omeprazol zum Teil eine Abheilung der Ulzera und damit Beschwerdefreiheit erreicht werden. Bei Durchfällen kann das Somatostatinanalogon Octreotid eingesetzt werden.

Hypergastrinämie bei familiärer oder idiopathischer G-Zell-Hyperplasie

Als Pseudo-Zollinger-Ellison-Syndrom bezeichnet man eine Hypergastrinämie mit allen ihren Folgen, ohne dass ein Gastrinom vorliegt. Die vermehrte Säureproduktion tritt vor allem postprandial auf und wird durch eine Hyperplasie der gastrinbildenden G-Zellen im Antrum verursacht. Auch Pepsinogen I ist häufig erhöht. Familiäre Fälle sind beschrieben worden. Therapeutisch kommen Protonenpumpenhemmer zum Einsatz. In Einzelfällen ist eine Antrektomie notwendig.

Ulzera bei Virusinfektion

Besonders bei Kleinkindern und Säuglingen sind Ulzera in Magen und Duodenum im Rahmen banaler Virusinfektionen beschrieben worden. Die Geschwüre werden häufig erst entdeckt, wenn Komplikationen wie Blutung oder Perforation auftreten. Sie heilen auch ohne Therapie in der Regel problemlos ab und rezidivieren nicht.

Eosinophile Gastroenteropathie

Tiefe therapierefraktäre und rezidivierende Ulzera sind auch bei Kindern im Rahmen der seltenen eosinophilen Gastroenteropathie beschrieben worden. Trotz Elementardiät können die Ulzera persistieren und Komplikationen verursachen. Unter starker Säuresuppression mit Protonenpumpenhemmern heilen die Ulzera ab.

Chronische reaktive und chemisch induzierte Gastritis

Nach der *Helicobacter-pylori*-induzierten Gastritis ist dies die zweithäufigste Form einer chronischen Gastritis. Besonders Kinder mit rheumatoiden Krankheiten und längerfristiger Einnahme nichtsteroidaler Antiphlogistika, einschließlich Acetylsalicylsäure, weisen diese Form der Gastritis auf. Bestehen Oberbauchbeschwerden und Übelkeit, sollte das Ausmaß der Schleimhautschädigung endoskopisch abgeklärt werden. Bei schweren Erosionen müssen die Medikamente abgesetzt oder, falls dies wegen schwerer Gelenkbeschwerden nicht möglich ist, schleimhautprotektive oder säuresupprimierende Substanzen gegeben werden.

Auch bei galligem Reflux im Rahmen einer Motilitätsstörung kommt es zur Ausbildung einer toxisch induzierten chronischen Gastritis. Therapeutisch kann ein Prokinetikum (Domperidon) eingesetzt werden.

Lymphozytäre Gastritis

Diese Form ist histologisch durch dichte, zum Teil auch intraepithelial gelegene lymphozytäre Infiltrate definiert. Makroskopisch imponieren häufig zahlreiche komplette, erhabene Erosionen vor allem in Korpus und Fundus, die dieser Gastritisform auch den Namen varioliforme Gastritis gaben. Die Ursache dieser seltenen Magenschleimhautentzündung ist nicht bekannt. Eine allergische Genese wird diskutiert. An klinischen Symptomen stehen Übelkeit und nahrungsabhängige Schmerzen mit Gewichtsverlust im Vordergrund. Die Therapie erfolgt symptomatisch mit Säuresekretionshemmern und bei anhaltender schwerer Symptomatik mit Steroiden. Der Verlauf ist oft chronisch.

Eosinophile Gastritis

Dichte Infiltrate eosinophiler Granulozyten kennzeichnen diese seltene Gastritisform. Im Säuglingsalter liegt die Ursache fast immer in einer Nahrungsmittelunverträglichkeit, meist Kuhmilcheiweißallergie. Sekundär kann es zu einer ödematösen Schwellung der Pylorusregion kommen, so dass klinisch, sonografisch und radiologisch eine Pylorushypertrophie vorgetäuscht werden kann. Diagnostisch wegweisend ist eine Eosinophilie im Blutausstrich. Eine Allergenkarenz führt zur Ausheilung der entzündlichen Magenveränderungen. Beim älteren Kind kann die eosinophile Gastritis im Rahmen einer eosinophilen Gastroenteropathie auftreten. Wenn kein auslösendes Nahrungsmittel eruiert werden kann, sind Versuche mit allergenarmer Diät, Cromoglycinsäure, Ketotifen oder Steroiden sinnvoll. Der Verlauf ist zum Teil chronisch und kompliziert durch Ulzera, die den Einsatz von Protonenpumpenhemmern erfordern. Eine maligne Entartung ist nicht zu befürchten.

Granulomatöse Gastritis

Etwa ein Drittel aller Kinder mit Morbus Crohn weist Granulome in Magenbiopsien auf, zum Teil bei Beschwerdefreiheit und makroskopisch unauffälliger Schleimhaut. Selten kommt es zu Ulzeration, Fistelbildung und bei chronischer Entzündung zur Obstruktion des Magenausgangs. Auch im Rahmen der chronisch-septischen Granulomatose und anderer Immundefektzustände sind granulomatöse Veränderungen prä- und postpylorisch beschrieben worden. Differenzialdiagnostisch kommt bei dieser Personengruppe auch eine tuberkulöse oder candidabedingte granulomatöse Gastritis in Frage. Die Therapie richtet sich nach der Grundkrankheit. Bei Symptomen verschafft eine Säuresuppression Linderung. Bei Immundefektzuständen wird Prednisolon unter Antibiotikaschutz eingesetzt. Infektiöse granulomatöse Gastritiden werden gezielt antiinfektiös behandelt.

Riesenfaltengastritis

Die Riesenfaltengastritis des Kindes unterscheidet sich vom Ménétrier-Syndrom des Erwachsenenalters in Ätiologie, Verlauf und Prognose. Bei Kindern treten die endoskopisch, röntgenologisch und sonografisch nachweisbaren Riesenfalten vorwiegend in Fundus und Korpus auf. Ätiologisch sind fast immer Infektionen verantwortlich, besonders das Zytomegalievirus, aber auch *Helicobacter pylori* und verschiedene andere seltene Erreger. Klinisch imponiert die Riesenfaltengastritis wie eine akute Gastroenteritis mit Übelkeit, Erbrechen, Bauchschmerzen und zum Teil Durchfällen. Die Kinder verlieren große Mengen Eiweiß über die Magenentzündung bis hin zu Eiweißmangelödemen. Die Therapie ist supportiv mit Albumininfusionen und ggf. Säuresuppression. Die Krankheit heilt spontan aus, die Prognose ist exzellent. Das Ménétrier-Syndrom des Erwachsenen ohne Nachweis eines infektiösen Erregers ist dagegen durch langjährige Chronizität gekennzeichnet. Beschwerden und Eiweißverlust können durch H_2-Rezeptor-Antagonisten oder Protonenpumpenhemmer, ggf. Steroide, eingedämmt werden.

Atrophische Gastritis

Die im fortgeschrittenen Alter häufiger auftretende atrophische Gastritis ist im Kindesalter eine Rarität. Betroffen sind vorwiegend Kinder im Rahmen einer polyglandulären Insuffizienz, oft kombiniert mit autoimmun bedingtem Morbus Addison und Hypoparathyreoidismus, aber auch Kinder mit Hypo- oder Agammaglobulinämie. Diagnostisch wegweisend sind erhöhte Gastrinspiegel und bei autoimmun bedingter Gastritis Antikörper gegen Parietalzellen oder Intrinsic Factor. Beweisend ist die Histologie. Spätfolgen sind eine perniziöse Anämie und neurologische Symptome bei einem nicht adäquat behandelten Vitamin-B_{12}-Mangel. Die Prognose ist überschattet durch ein deutlich erhöhtes Risiko für ein Magenkarzinom.

118.2.3 Tumoren des Magens und Bezoare

Benigne Tumoren

Kleine gutartige Tumoren im Magen wie adenomatöse oder hyperplastische Polypen, Leiomyome, Lipome oder Fibrome können völlig asymptomatisch sein. Bei Größenzunahme sind sie zum Teil als Oberbauchtumor tastbar oder bereiten Schmerzen. Teratome sind bevorzugt bei männlichen Säuglingen beschrieben worden.

Polypen werden endoskopisch abgetragen. Größere Tumoren, die eine Obstruktionssymptomatik verursachen oder deren Dignität nicht gesichert ist, müssen chirurgisch entfernt werden.

Maligne Tumoren

Während im Erwachsenenalter 95 % der malignen Magentumoren Karzinome sind, überwiegen im Kindes- und Jugendalter extranodale Non-Hodgkin-Lymphome und Leiomyosarkome. Prädisponierende Faktoren für ein Magenkarzinom sind chronische atrophische Gastritis mit intestinaler Metaplasie und perniziöser Anämie, Ménétrier-Syndrom, angeborene Immundefektzustände des B-Zell-Systems, verschiedene Polyposissyndrome (z. B. Peutz-Jeghers-Syndrom, familiäre juvenile oder adenomatöse Polyposis, Gardner-Syndrom) sowie Zustand nach partieller Gastrektomie oder Therapie eines abdominalen Lymphoms.

Klinische Symptome Die Symptome sind unspezifisch mit Erbrechen, Übelkeit, epigastrischen Schmerzen, Appetit- und Gewichtsverlust.

Diagnose Endoskopisch finden sich polypöse oder ulzerierende Läsionen, die multipel biopsiert werden müssen. Ein Staging erfolgt durch Endosonografie, MRT oder CT.

Therapie Beim Magenfrühkarzinom ist eine partielle oder totale Gastrektomie kurativ, bei fortgeschrittenen Stadien muss eine Strahlen- und Chemotherapie angeschlossen werden. Beim MALT-Lymphom auf dem Boden einer *Helicobacter-pylori*-Infektion wird im Frühstadium durch die alleinige Eradikation des Keims in hohem Prozentsatz eine Regression des Tumors erreicht. Eine engmaschige Beobachtung ist notwendig. Im fortgeschrittenen Stadium entspricht die Therapie dem malignen Non-Hodgin-Lymphom.

Bezoar

Definition Bezoare sind intragastrale Konglomerate aus verschlucktem, unverdautem organischem Material.

Ätiologie Je nach Art des Materials unterscheidet sich die Ätiologie. Trichobezoare entstehen aus verschluckten Haaren bei Kindern mit Trichotillomanie und können den gesamten Magen ausfüllen. Phytobezoare können bei Gastroparese aus unverdauten Pflanzenteilen entstehen. Antacidabezoare wurden vereinzelt bei Säuglingen nach hoch dosierter Gabe von Antacida beschrieben. Bei jungen Säuglingen, besonders Frühgeborenen, können bei Ernährung mit Produkten mit hohem Kaseinanteil Laktobezoare durch Eiweißausflockung mit Kalzium entstehen.

Klinische Symptome Die klinische Symptomatik richtet sich nach dem Alter des Kindes und nach der Größe des Bezoars. Sie reicht von völliger Beschwerdefreiheit über Bauchschmerzen und Appetit- und

Gewichtsverlust bis zur kompletten Obstruktion des Magenausgangs mit heftigem Erbrechen. Bei Verlegung der Vater-Papille können ein obstruktiver Ikterus und eine Pankreatitis auftreten. In Einzelfällen wurden ein enteraler Eiweißverlust und eine Steatorrhö beschrieben.

Diagnose Bezoare können sonografisch nachgewiesen werden. Die Zusammensetzung wird durch endoskopische Probeentnahme gesichert, falls die Ätiologie anamnestisch unklar bleibt.

Therapie Laktobezoare lösen sich unter Milchkarenz innerhalb weniger Tage auf. Die anderen Bezoare können zum Teil endoskopisch zerkleinert und geborgen werden oder gehen spontan ab. Falls das nicht möglich ist, müssen sie ebenso wie die das Darmlumen obstruierenden Bezoare chirurgisch entfernt werden.

118.2.4 Motilitätsstörungen des Magens

Infantile Pylorushypertrophie
Definition Es handelt sich um eine postnatal entstehende Hypertrophie der zirkulären Muskulatur des Pylorus, die zu funktioneller Obstruktion, schwallartigem Erbrechen und Gedeihstörung führt.

Epidemiologie Die kumulative Häufigkeit beträgt etwa 1:1000 Lebendgeborene mit einer größeren Häufigkeit bei weißen im Vergleich zu farbigen oder asiatischen Kindern. Jungen, vor allem Erstgeborene junger Mütter unter 25 Jahren, sind 4- bis 5-mal häufiger betroffen als Mädchen. Die Konkordanzrate bei eineiigen Zwillingen beträgt 25–45 %, bei zweieiigen nur 5–10 %. Bekannt sind Assoziationen mit verschiedenen anderen Fehlbildungen, besonders des Herzens, einer Hiatushernie und bestimmten Syndromen, z. B. dem Smith-Lemli-Opitz-Syndrom.

Ätiologie und Pathogenese Die genaue Ätiologie ist unklar. Zwillingsuntersuchungen machen eine genetische Disposition sehr wahrscheinlich, weisen aber auch auf bisher noch unbekannte Umweltfaktoren hin. Wie bei der Achalasie zeigt sich eine Verminderung der inhibitorischen Nervenzellen, die Stickoxid (NO) als Transmitter nutzen. Auch zeigt sich eine im Vergleich zu gesunden Kontrollen stark verminderte Anzahl oder ein Fehlen interstitieller Cajal-Zellen, die als Schrittmacherzellen der elektrischen Aktivität und damit der Motorik im Gastrointestinaltrakt gelten. Ihr Fehlen könnte die Ursache der schweren Motilitätsstörung bei der infantilen Pylorushypertrophie sein.

Klinische Symptome Die Diagnose wird bei 95 % der betroffenen Kinder zwischen der 3. und 12. Lebenswoche gestellt. Es kommt zu dem typischen schwallartigen, nichtgalligen Erbrechen. Die Kinder wirken hungrig, trinken gierig, bevor sie offensichtlich Schmerzen bekommen und über dem Abdomen als Vorbote des Erbrechens die peristaltischen Wellen sichtbar werden. Der verdickte Pylorus lässt sich zum Teil als walzenförmiger Tumor im rechten Oberbauch tasten. Die Kinder entwickeln eine schwere Gedeihstörung und als Folge der geringen Nahrungszufuhr häufig eine Pseudoobstipation. Durch den Wasser- und Salzverlust entwickelt sich eine Dehydratation mit hypochlorämischer Alkalose. Eine sekundäre Refluxösophagitis mit Hämatinerbrechen ist nicht selten.

Diagnose
An erster Stelle steht die Abdomensonografie, die eine Verdickung des Magenausgangs zeigt mit der typischen Pyloruskokarde, einer Zunahme des Querdurchmessers und einer Verlängerung des Pyloruskanals. Bei zweifelhaften sonografischen Befunden oder atypischer Anamnese sollte vor der Operation durch eine obere Magen-Darm-Passage mit Gabe von wasserlöslichem Kontrastmittel eine mechanische Obstruktion durch einen Polypen oder eine Fehlbildung ausgeschlossen werden.

Differenzialdiagnose Schwallartiges Erbrechen im Säuglingsalter kann auf zahlreiche gastrointestinale und extragastrointestinale Krankheiten hinweisen. Fehldiagnosen sind bei Kindern mit verschiedenen organischen Acidurien beschrieben worden, die ebenfalls in den ersten Lebenswochen durch schwallartiges Erbrechen und Lethargie auffallen. Wegweisend sollte eine metabolische Acidose sein, die offensichtlich zu einem Pylorusspasmus führen und sowohl sonografisch als auch röntgenologisch das Bild der Pylorushypertrophie imitieren kann. Auch eine Kuhmilcheiweißallergie mit Verdickung des Pylorus bei eosinophiler Gastritis kann das Bild einer Pylorushypertrophie imitieren. Diagnostisch wegweisend ist eine Eosinophilie im Differenzialblutbild.

Therapie Die Pyloromyotomie oder Weber-Ramstedt-Operation ist das Verfahren der Wahl. Präoperativ muss der Magen über eine Nasogastralsonde durch Spülung von verbliebenen Speiseresten gesäubert werden. Eine bestehende Elektrolytentgleisung oder Dehydratation ist auszugleichen. Neben der offenen Pyloromyotomie wird zunehmend die laparoskopische Pyloromyotomie durchgeführt, die jedoch einen in dieser Technik sehr erfahrenen Operateur verlangt, damit die Komplikationsrate nicht größer ist als bei der offenen Pyloromyotomie. Die häufigste intraoperative Komplikation ist eine Duodenalperforation (ca. 2–4 %). Postoperative Komplikationen sind Wundinfektionen, Nahtdehiszenz oder erneutes Erbrechen bei einer unvollständigen Durchtrennung des Muskels. Besteht nach der Operation das Erbrechen länger als 5 Tage, muss das Kind erneut evaluiert werden. Wegen der guten Erfolgsrate bei nur sehr geringem Risiko des operativen Vorgehens ist die konservative Behandlung mit präprandialer Gabe eines Spasmolytikums mit scopalaminartiger Wirkung oder Atropin deutlich in den Hintergrund getreten. Dieses Verfahren wird nur bei leichter Symptomatik, postoperativ bei inkompletter Myotomie oder bei schwerer Grundkrankheit mit Kontraindikation einer Operation empfohlen.

Prognose Bei erfolgreicher Therapie ist die Prognose ausgezeichnet, wenn nicht gleichzeitig eine Hiatushernie oder eine Begleitfehlbildung vorliegt.

Verzögerte Magenentleerung (Gastroparese)
Definition Die Gastroparese ist definiert als verzögerte Magenentleerung für feste und/oder flüssige Mahlzeiten, ohne dass eine mechanische Obstruktion vorliegt.

Ätiologie Die Gastroparese im Kindes- und Jugendalter kann verschiedene Ursachen haben:
- idiopathisch,
- postoperativ (z. B. nach Vagotomie, Fundoplikation),
- Neuropathie oder Myopathie bei chronischer intestinaler Pseudoobstruktion,
- familiäre autonome Neuropathie,
- autonome Neuropathie bei langjährig schlecht eingestelltem Diabetes mellitus,
- Anorexia nervosa und Bulimie,
- langzeitige parenterale Ernährung,
- zentralnervöse Krankheiten (z. B. Zerebralparese, multiple Sklerose),

- Kollagenosen (z. B. Sklerodermie, Sharp-Syndrom),
- Niereninsuffizienz,
- Medikamente (z. B. Atropin, trizyklische Antidepressiva, Lithium, Ondansetron),
- gastrointestinale Infektionen (z. B. durch *Trypanosoma cruzi*, *Clostridium botulinum*, verschiedene Viren).

Die Pathogenese ist bei vielen Ursachen der verzögerten Magenentleerung noch nicht vollständig aufgeklärt.

Klinische Symptome Die Symptome sind chronisch oder intermittierend, sie nehmen meist schleichend zu, können aber je nach Ätiologie (z. B. postoperativ, postinfektiös) auch abrupt auftreten. Symptome wie Übelkeit, Völlegefühl, frühzeitiges Sättigungsgefühl, postprandiale Schmerzen und Erbrechen von Nahrungsresten, zum Teil Stunden nach einer Mahlzeit, treten unabhängig von der Ursache der Magenatonie auf. Die Folgen sind Gewichtsverlust bis zu schwerer Malnutrition, Refluxösophagitis mit Sodbrennen, bei heftigem Erbrechen hypochlorämische Alkalose und Hypokaliämie.

Diagnose Durch Röntgenkontrastuntersuchungen müssen mechanische Obstruktionen als Ursache ausgeschlossen werden. Zur quantitativen Beurteilung der Magenentleerung sind sie jedoch, ebenso wie die Sonografie, nicht genau genug. Als Goldstandard gilt die szintigrafische Untersuchung nach Ingestion von radioaktiv markierten festen und flüssigen Testmahlzeiten. Für den Patienten weniger belastend sind Untersuchungen mit stabilen Isotopen (mit ^{13}C-markiertes Acetat oder Oktanoat), die jedoch noch nicht ausreichend bei Kindern validiert worden sind. Die invasive antroduodenale Manometrie ist nur bei schwerer Symptomatik gerechtfertigt. Fehlen eines migrierenden Motorkomplexes und verminderte postprandiale Motilität im Antrum sind typische Befunde bei Gastroparese.

Therapie Medikamente mit hemmender Wirkung auf die Magenmotilität sollten möglichst abgesetzt werden. Diätetisch günstig sind häufige, kleine, fettreduzierte Mahlzeiten mit geringem Anteil an Ballaststoffen. Flüssige Mahlzeiten entleeren sich schneller als feste Nahrung. Bei Versagen der diätetischen Maßnahmen können prokinetisch wirksame Medikamente wie Domperidon oder Metoclopramid eingesetzt werden. Erythromycin hat eine motilin-agonistische Wirkung, verstärkt die antralen Kontraktionen und beschleunigt die Magenentleerung. Die Dosis für einen prokinetischen Effekt liegt bei Erwachsenen niedriger (1–2 mg/kg KG pro Dosis) als bei Gabe aus antiinfektiöser Indikation. Bei Kindern wurden 10–20 mg/kg KG/Tag in 3–4 ED präprandial gegeben. Nach 2–3 Wochen lässt die Wirkung durch Gewöhnung sehr stark nach. Bei chronischer schwerer Gastroparese kann auch bei pädiatrischen Patienten ein Magenstimulator (Schrittmacher) eingesetzt werden.

Beschleunigte Magenentleerung (Dumping-Syndrom)

Definition Als Dumping-Syndrom wird ein Symptomkomplex bezeichnet, der durch eine pathologisch beschleunigte Magenentleerung zu einer Vielzahl von gastrointestinalen und extraintestinalen Beschwerden führt. Unterschieden wird zwischen Frühdumping mit Symptomen, die innerhalb von 30–60 min nach einer Mahlzeit auftreten, und Spätdumping mit Beschwerden 90 min bis 5 h postprandial.

Ätiologie Früh- und Spätdumping können nach partieller oder totaler Gastrektomie, nach Vagotomie, nach Pyloroplastik und nach operativer Antirefluxoperation, besonders nach einer Nissen-Fundoplikation, auftreten. Prospektive Studien zeigten, dass ein Dumping bei 25–30 % aller Kinder nach Nissen-Fundoplikation nachgewiesen werden kann.

Pathogenese Verschiedene Pathomechanismen tragen zur Entstehung des Frühdumpings bei: Die rezeptive Relaxation nach der Nahrungsaufnahme ist gestört und führt zu einem starken Druckanstieg im Magen, besonders bei Kindern nach Fundoplikation, bei denen eine Druckentlastung durch Aufstoßen aufgrund einer engen Manschette erschwert oder unmöglich ist. Bei stark erhöhtem Magendruck entleeren sich Flüssigkeit und unverdauter hyperosmolarer Chymus zu rasch in das Duodenum. Dies bewirkt einen starken Flüssigkeitseinstrom in das Darmlumen mit Verminderung des Blutvolumens und Aktivierung der Renin-Angiotensin-Aldosteron-Achse. Die reaktive Freisetzung vasoaktiver Substanzen und verschiedener gastrointestinaler Hormone verursacht zahlreiche Symptome und kann zu einer beschleunigten Darmpassage mit Durchfall führen. Die rasche postprandiale Magenentleerung mit einem übermäßigen Angebot von Kohlenhydraten im Duodenum resultiert nach Resorption in Hyperglykämie und reaktiver Hyperinsulinämie. Die Folgen sind eine Hypoglykämie und die Symptome des Spätdumpings.

Klinische Symptome Postprandial kommt es zu Schwitzen, Übelkeit, Tachykardie, Blässe, Müdigkeit, Blähungen und wässrigen, zum Teil auch fettigen Durchfällen als Hinweis auf eine Malabsorption. Kinder mit Zustand nach Fundoplikation entwickeln zum Teil heftiges Würgen und ein sog. Gas-bloat-Syndrom mit stark geblähtem Abdomen, Schmerzen und der Unfähigkeit, aufzustoßen oder zu erbrechen. Das Spätdumping äußert sich mit den bekannten Zeichen einer Unterzuckerung und in schweren Fällen mit hypoglykämischem Krampfanfall.

Diagnose Das Frühdumping ist durch einen einzelnen Test nicht sicher zu diagnostizieren. Sinnvoll ist eine orale Glukosebelastung, mit der ein Frühdumping mit seinen Symptomen provoziert und eine frühe Hyper- und eine späte Hypoglykämie erfasst werden können. Eine szintigrafische Untersuchung der Magenentleerung ist nicht geeignet, ein Dumping-Syndrom sicher zu beweisen oder auszuschließen.

Therapie Ziel der diätetischen Therapie ist es, die Magenentleerung zu verzögern und die pathologischen postprandialen Blutzuckerschwankungen zu kontrollieren. Schnell resorbierbare Kohlenhydrate (Mono- und Disaccharide, Glukosepolymere) werden durch komplexe Kohlenhydrate, in schweren Fällen durch ungekochte Stärke, ersetzt. Der Zusatz von Johannisbrotkernmehl (0,5–1 %) verzögert die Magenentleerung und die Resorption von Glukose. Kleine Mahlzeiten und eine Flüssigkeitsrestriktion bei Aufnahme fester Kost reduzieren die Symptomatik deutlich. Bei therapierefraktären Fällen muss die Nahrung über eine kontinuierliche intragastrale oder -duodenale Infusion zugeführt oder eine vorübergehende parenterale Ernährung initiiert werden. Einige Erwachsene mit schwerem Dumping-Syndrom wurden erfolgreich mit dem lang wirksamen Somatostatinagonisten Octreotid behandelt. Bei Kindern mit schwerem Dumping-Syndrom liegen damit bisher keine Erfahrungen vor.

Prognose Die Prognose ist abhängig von Ursache und Schwere des Dumping-Syndroms. Bei den meisten Patienten kommt es zur Adaptation, und mit zunehmendem Abstand vom operativen Eingriff bessert sich die Symptomatik.

Zyklisches Erbrechen

Definition Zyklisches Erbrechen ist eine funktionelle gastrointestinale Störung und wird definiert als rezidivierende, selbstlimitierende, bei den betroffenen Kindern ziemlich gleichförmig ablaufende Episoden von heftiger Übelkeit und unstillbarem Erbrechen, die durch keine identifizierbare organische Ursache ausgelöst werden. Die Episoden beginnen plötzlich und dauern Stunden bis Tage an. Im symptomfreien Intervall sind die Kinder völlig beschwerdefrei.

Epidemiologie Schätzungen der Prävalenz belaufen sich auf 1–2 % der 5- bis 15-jährigen Kinder, die die oben genannten Kriterien des zyklischen Erbrechens erfüllen. Das mittlere Alter liegt bei 8–9 Jahren. Schwere Formen, die einer Therapie bedürfen, sind sehr viel seltener: In gastroenterologischen Zentren werden im Jahr ca. 2–3 Kinder vorgestellt. Jungen und Mädchen sind gleich häufig betroffen. Die rezidivierenden Brechepisoden können über Monate, aber auch über viele Jahre auftreten und enden häufig in der Adoleszenz.

Ätiologie und Pathogenese Ätiologie und Pathogenese sind weitgehend unbekannt und wahrscheinlich bei den betroffenen Kindern auch nicht einheitlich. Spekuliert wird über eine mitochondriale Störung, die durch verschiedene Stressoren getriggert sein kann. Eine Komorbidität bei dem Patienten oder in der Familienananmese mit Migräne, Reisekrankheit, Anfallsleiden, Reizdarm und psychiatrischen Erkrankungen wurde beschrieben.

Klinische Symptome In der Definition sind bereits die wichtigsten Symptome enthalten. Die Episoden werden häufig durch emotionalen oder somatischen Stress ausgelöst und beginnen bei mehr als der Hälfte der Betroffenen nachts aus dem Schlaf heraus, nachdem die Kinder am Vortag noch völlig unauffällig waren. Begleitsymptome des autonomen Nervensystems wie Durchfälle, Tachykardie, leichtes Fieber oder hoher Blutdruck können vorkommen. 40 % der Kinder klagen über Kopfschmerzen. Die Episoden sistieren spontan und sind von unterschiedlicher Dauer, im Durchschnitt 2 Tage.

Diagnose und Differenzialdiagnose Da keine Untersuchung beweisend für das zyklische Erbrechen ist, müssen organische Ursachen, gastrointestinale, ZNS-, Nieren- und Stoffwechselkrankheiten und Infektionen durch entsprechende Untersuchungen sorgfältig ausgeschlossen werden.

Therapie Die Anzahl der beim zyklischen Erbrechen angewandten Medikamente mit völlig unterschiedlichen Ansatzpunkten spiegelt zum einen die Schwierigkeit der Therapie, aber auch die unterschiedliche Genese dieser funktionellen Störung wider. Kontrollierte Studien fehlen.

Bei Andauern der Brechepisoden über einen Tag oder bei Auftreten einer sekundären Ketoacidose müssen Flüssigkeit und Elektrolyte i.v. ersetzt und Komplikationen, z. B. eine peptische Ösophagitis oder ein Mallory-Weiss-Riss durch heftiges Würgen, behandelt werden (z. B. mit Säuresuppression oder Sukralfat, ▶ Abschn. 118.1.5, „Gastroösophageale Refluxkrankheit" und ▶ Abschn. 118.1.2, „Mallory-Weiss-Syndrom").

Verschiedene Medikamente sind allein oder in Kombination mit unterschiedlichem Erfolg in offenen Anwendungen erfolgreich gewesen.

Akute Attacke Vor oder während der akuten Attacke sind Sedativa, Antiemetika und Prokinetika indiziert. Sie sollten möglichst vor (bei Prodromi) oder innerhalb von 60 min nach Beginn der Attacke gegeben werden, um diese zu verhindern oder abzukürzen:

- Sedierung z. B. mit Lorazepam (Tavor), das auch antiemetisch und anxiolytisch wirkt. Dosierung: 0,05–0,1 mg/kg KG (max. 4 mg) über 2–5 min i.v., evtl. Wiederholung nach 6–8 h. Bei Prodromi kann Lorazepam 1–2 mg auch vor der Attacke sublingual gegeben werden.
- Serotoninantagonisten: z. B. Ondansetron (Zofran) 0,1 mg/kg KG, max. 4 mg als ED langsam i.v. oder p.o.
- Antiemetisch wirkende Neuroleptika: Phenothiazine, z. B. Chlorpromazin (Prophphenin) oder Promethazin (Atosil).
- Prokinetika: Metoclopramid, Domperidon.
- Antimigränemittel: Sumatriptan (Serotoninrezeptoragonist, z. B. Imigran) ist besonders im Erwachsenenalter, zum Teil auch bei Kindern im akuten Anfall wirksam.

Langzeittherapie Eine Langzeittherapie ist bei häufigen Anfällen in Betracht zu ziehen, besonders bei Migräne in der Familienanamnese. Trizyklische Antidepressiva und Propranolol können die Zahl der Anfälle um zwei Drittel reduzieren. Im Einzelfall ist das Nutzen-Risiko-Verhältnis gut abzuwägen, da die Medikamente oft Nebenwirkungen haben und für Kinder eine strenge Indikationsstellung besteht. Kombinationen sind oft erfolgreicher als Einzelsubstanzen, aber Interaktionen sind dringend zu beachten.

Literatur

Abell TL, Bernstein VK, Cutts T et al. (2006) Treatment of gastroparesis: A multidisciplinary clinical review. Neurogastroenterol Motil 18: 263–283

Anderson KD, Guzzetta PC (1983) Treatment of congenital microgastria and dumping syndrome. J Pediatr Surg 18:747–750

Ch A, Ponsky JL (1988) Bezoars: Classification, pathophysiology and treatment. Am J Gastroenterol 83:476–478

Baehr PH, McDonald GB (1994) Esophageal infections: risk factors, presentation, diagnosis, and treatment. Gastroenterology 106:509–532

Boeckxstaens GE, Jonge WD, Wijngaard RM van den, Benninga MA (2005) Achalasia: from new insights in pathophysiology to treatment. J Pediatr Gastroenterol Nutr 41: S36–S37

de Brandt Oliveira R, Troncon LEA, Dantas RO, Meneghelli UG (1998) Gastrointestinal manifestations of Chagas' disease. Am J Gastroenterol 93:884–889

Bautista-Casasnovas A, Varela-Cives R et al. (2002) Chronic gastric volvulus: Is it so rare? Eur J Pediatr Surg 12: 111–115

Bufler P, Ehringhaus C, Koletzko S (2001) Dumping syndrome: A common problem following Nissen fundoplication in young children. Pediatr Surg Int 17: 351–355

Burgos L, Barrena S, Andres AM, Martinez L, Hernandez F, Olivares P, Lassaletta L, Tovar JA (2010) Colonic interposition for esophageal replacement in children remains a good choice: 33-year median follow-up of 65 patients. J Pediatr Surg 45:341–345

Connor F (2005) Gastrointestinal complications of fundoplication. Curr Gastroenterol Rep 7(3):219–226

Dalla Vecchia LK, Grosfeld JL, West KW et al. (1998) Intestinal atresia and stenosis: A 25 year experience with 277 cases. Arch Surg 133: 490–496

Delacourt C, Hadchouel A, Toelen J et al (2012) Long term respiratory outcomes of congenital diaphragmatic hernia, esophageal atresia, and cardiovascular anomalies. Semin Fetal Neonatal Med 17:105–111

Dixon MF, Genta RM, Yardley JH, Correa P (1996) Classification and grading of gastritis. The updated Sydney system. International Workshop on the Histopathology of Gastritis, Houston 1994. Am J Surg Pathol 20(10):1161–1181

Dogan Y, Erkan T, Cokugras FC, Kutlu T (2006) Caustic gastroesophageal lesions in childhood: an analysis of 473 cases. Clin Pediatr (Phila) 45(5):435–438

Fuchs CS, Mayer RJ (1995) Gastric carcinoma. Review. N Engl J Med 333:32–41

Furuta GT, Liacouras CA et al (2007) Eosinophilic esophagitis in children and adults: A systematic review and consensus recommendations for diagnosis and treatment. Gastroenterology 133(4):1342–1363

Gonzalez-Hernandez J, Lugo-Vicente H (2010) Esophageal atresia: New guidelines in management. Bol Asoc Med P R 102:33–38

Graeme-Cook F, Laiwers GY (2004) Esophageal and gastric neoplasm. In: Walker WA, Goulet O, Kleinman RE, Sherman PM, Shneider BL, Sanderson IR (Hrsg) Pediatric gastrointestinal disease. Pathophysiology, diagnosis and management, 4. Aufl. BC Decker, Hamilton, Ont, S 535–550

Guarner J, Kalach N, Elitsur Y, Koletzko S (2010) Helicobacter pylori diagnostic tests in children: Review of the literature from 1999 to 2009. Eur J Pediatr 169(1):15–25

Hassall E (1997) Co-morbidities in childhood Barrett's esophagus. J Pediatr Gastroenterol Nutr 25:255–260

Hassall E (2008) Cardia-type mucosa as an esophageal metaplastic condition in children: Barrett esophagus, intestinal metaplasia-negative? J Pediatr Gastroenterol Nutr 47:102–106

Hassall E (2011) Esophagitis and Barrett esophagus: Unifying the definitions and diagnostic approaches, with special reference to esophageal atresia. J Pediatr Gastroenterol Nutr 52(1):S23–S26

Hassall E, Israel DM, Shepherd NA et al (1998) Omeprazole for healing of severe erosive esophagitis in children. J Pediatr Gastroenterol Nutr 26:547

Horvath A, Dziechciarz P, Szajewska H (2008) The effect of thickened-feed interventions on gastroesophageal reflux in infants: Systematic review and meta-analysis of randomized, controlled trials. Pediatrics 22(6):e1268–e1277

Isaac DW, Parham DM, Patrick CC (1997) The role of esophagoscopy in diagnosis and management of esophagitis in children with cancer. Med Pediatr Oncol 28:299–303

Issaivanan M, Redner A, Weinstein T, Soffer S, Glassman L, Edelman M, Levy CF (2012)) Esophageal carcinoma in children and adolescents. Pediatr Hematol Oncol 34:63–67

Kindermann A, Koletzko S (1998) Eiweißverlierende Riesenfaltengastritis im Kindesalter – ein Fallbericht und Abgrenzung zum Morbus Ménétrier des Erwachsenenalters. Z Gastroenterol 36: 165–171

Koletzko S, Jones NL, Goodman KJ et al (2011) Evidence-based guidelines from ESPGHAN and NASPGHAN for Helicobacter pylori infection in children. J Pediatr Gastroenterol Nutr 53(2):230–243

Kurzai M, Köhler H (2005) Gastrointestinale Verätzung und Fremdkörperingestion. Monatsschrift Kinderheilkd 153:1197–1208

Lee LY, Abbott L, Mahlangu B, Moodie SJ, Anderson S (2012) The management of cyclic vomiting syndrome: A systematic review. Eur J Gastroenterol Hepatol 24:1001–1006

Liacouras CA, Spergel JM et al (2005) Eosinophilic esophagitis: A 10-year experience in 381 children. Clin Gastroenterol Hepatol 3(12):1198–1206

Liacouras CA, Furuta GT et al (2011) Eosinophilic esophagitis: Updated consensus recommendations for children and adults. J Allergy Clin Immunol 128:3–20

Malfertheiner P, Megraud F, O'Morain CA et al (2012) Management of Helicobacter pylori infection--the Maastricht IV/Florence Consensus Report. Gut 61(5):646–664

Nurko S, Rosen R, Furuta GT (2009) Esophageal dysmotility in children with eosinophilic esophagitis: A study using prolonged esophageal manometry. Am J Gastroenterol 104(12):3050–3057

Okoye BO, Parikh DH, Buick RG et al (2000) Pyloric atresia: Five new cases, a new association, and a review of the literature with guidelines. J Pediatr Surg 35:1242–1245

Omari T (2008) Gastroesophageal reflux in infants: Can a simple left side positioning strategy help this diagnostic and therapeutic conundrum? Minerva Pediatr 60(2):193–200

Orenstein SR, Hassall E, Furmaga-Jablonska W, Atkinson S, Raanan M (2009) Multicenter, double-blind, randomized, placebo-controlled trial assessing the efficacy and safety of proton pump inhibitor lansoprazole in infants with symptoms of gastroesophageal reflux disease. J Pediatr 154(4):514–520

Panieri E, Bass DH (1995) The management of ingested foreign bodies in children – a review of 663 cases. Eur J Emerg Med 2:83–87

Patrick A, Epstein O (2008) Review article: Gastroparesis. Aliment Pharmacol Ther 27(9):724–740

Prell C, Koletzko S (2011) Die gastroösophageale Refluxkrankheit im Kindes- und Jugendalter. Gastroenterologe 6:461–470

Reveiz L, Guerrero-Lozano R, Camacho A, Yara L, Mosquera PA (2010) Stress ulcer, gastritis, and gastrointestinal bleeding prophylaxis in critically ill pediatric patients: A systematic review. Pediatr Crit Care Med 11(1):124–132

Rodrigues F, Brandão N, Duque V, Ribeiro C, António AM (2004) Herpes simplex virus esophagitis in immunocompetent children. J Pediatr Gastroenterol Nutr 39(5):560

Rosseneu S, Afzal N, Yerushalmi B et al (2007) Topical application of mitomycin-C in oesophageal strictures. J Pediatr Gastroenterol Nutr 44(3):336

Samuk I, Afriat R, Horne T et al (1996) Dumping syndrome following Nissen fundoplication, diagnosis and treatment. J Pediatr Gastroenterol Nutr 23:235–240

Schwarzer A, Urruzuno P, Iwanczak B et al (2011) New effective treatment regimen for children infected with a double-resistant Helicobacter pylori strain. J Pediatr Gastroenterol Nutr 52(4):424–428

Sharma S, Gupta DK (2011) Primary gastric pull-up in pure esophageal atresia: Technique, feasibility and outcome. A prospective observational study. Pediatr Surg Int 27:583–585

Sherman PM, Hassall E, Fagundes-Neto U et al (2009) A global, evidence-based consensus on the definition of gastroesophageal reflux disease in the pediatric population. Am J Gastroenterol 7(104):1275–1298

Sherman P, Hassall E, Gold B et al (2010) Gastroösophageale Refluxkrankheit: Internationaler evidenzbasierter Konsens zur Refluxkrankheit im Kindes- und Jugendalter. Monatsschr Kinderheilkd 158:164–176

Sistonen SJ, Pakarinen MP, Rintala RJ (2011) Long-term results of esophageal atresia: Helsinki experience and review of literature. Pediatr Surg Int 27:1141–1149

Spechler SH (2002) Barrett's esophagus. N Engl J Med 346: 836–842

Spergel JM, Brown-Whitehorn T, Cianferoni A et al (2012) Identification of causative foods in children with eosinophilic esophagitis treated with an elimination diet. J Allergy Clin Immunol 130:461–467

Straumann A, Conus S et al (2010a) Anti-interleukin-5 antibody treatment (mepolizumab) in active eosinophilic oesophagitis: A randomised, placebo-controlled, double-blind trial. Gut 59(1):21–30

Straumann A, Conus S et al (2010b) Budesonide is effective in adolescent and adult patients with active eosinophilic esophagitis. Gastroenterology 139(5):1526–1537

Stringer DA, Babyn PS (2000) Pediatric gastrointestinal imaging and intervention, 2. Aufl. BC Decker, London

Sudel B, Li BU (2005) Treatment options for cyclic vomiting syndrome. Curr Treat Options Gastroenterol 8: 387–395

Tander B, Shanti CM, Klein MD (2009) Access to the hypertrophic pylorus: does it make a difference to the patient? Eur J Pediatr Surg 19:14–16

Vandenplas Y, Rudolph CD, Di LC et al (2009) Pediatric gastroesophageal reflux clinical practice guidelines: Joint recommendations of the North American Society for Pediatric Gastroenterology, Hepatology, and Nutrition (NASPGHAN) and the European Society for Pediatric Gastroenterology, Hepatology, and Nutrition (ESPGHAN). J Pediatr Gastroenterol Nutr 49(4):498–547

Van der Pol RJ, Smits MJ, van Wijk MP, Omari TI, Tabbers MM, Benninga MA (2011) Efficacy of proton-pump inhibitors in children with gastroesophageal reflux disease: A systematic review. Pediatrics 127(5):925–935

Van Wijk MP, Benninga MA, Omari TI (2009) Role of the multichannel intraluminal impedance technique in infants and children. J Pediatr Gastroenterol Nutr 48(1):2–12

Yang HR (2010) Recent concepts on cyclic vomiting syndrome in children. J Neurogastroenterol Motil 16:139–147

119 Akute Gastroenteritis und postenteritisches Syndrom

M. J. Lentze

119.1 Akute Gastroenteritis (Brechdurchfall)

Definition und Häufigkeit Die akute Gastroenteritis ist im Säuglings- und Kleinkindesalter häufig. Die überwiegende Anzahl der Kinder, die an einem Brechdurchfall erkranken, ist jünger als 1 Jahr. Durch den schweren Wasser- und Elektrolytverlust kommt es zur Dehydratation. Bei 70 % der Patienten tritt eine isotone, bei 10 % eine hyponatriämische und bei 20 % eine hypertone (hypernatriämische) Dehydratation auf. Der Typ der Dehydratation ist unabhängig vom Erreger. Der Flüssigkeitsverlust kann das 2- bis 3-Fache des zirkulierenden Blutvolumens betragen, nämlich 150–250 ml/kg KG/Tag. Um das Blutvolumen konstant zu halten, entzieht der Körper dem Intrazellularraum Flüssigkeit. Dies führt zur Exsikkose. Das Ausmaß des Flüssigkeitsverlusts wird klinisch beurteilt und nach der WHO in drei Schweregrade eingeteilt (Tab. 119.1).

Pathophysiologie Die Schleimhaut des Dünndarms setzt sich aus zwei verschiedenen Zelltypen zusammen:
- den reifen Enterozyten, die die Hydrolyse und Absorption von Nahrungsstoffen übernehmen – sie befinden sich in der Mitte und Spitze der Zotten – und
- den unreifen Kryptzellen, die durch Zellteilung aus Stammzellen die lebenslange Reserve für die an der Zottenspitze abgestoßenen Enterozyten darstellen. Sie sind sekretorische Zellen, die über den in den Kryptzellen lokalisierten CFTR („cystic fibrosis transmembrane conductance regulator") Cl$^-$ in das Kryptenlumen sezernieren.

Mit dem Cl$^-$ werden Na$^+$ und Wasser sezerniert. Das Ausmaß des Cl$^-$-Transports ist abhängig von der intrazellulären Konzentration von cAMP (zyklischem Adenosinmonophosphat). Die unreifen Kryptzellen verlassen nach 24 h die proliferative Zone, wandern entlang der Zotte als reife absorptive Zellen bis zur Zottenspitze hinauf und werden nach weiteren 96 h nach apoptotischem Zelltod abgestoßen. Die Dynamik dieses Reifungsprozesses bedingt, dass die gesamte Dünndarmoberfläche, die die Größe eines Tennisplatzes hat, alle 5–6 Tage neu synthetisiert wird und ebenfalls verloren geht. Die verlorene Zellmasse wird zum größten Teil abgebaut und reutilisiert. Für einen Säugling im 1. Lebensjahr bedeutet dies eine Erneuerung der Dünndarmoberfläche von 73-mal. Bei Durchfallerkrankungen wird dieses dynamische Gleichgewicht zwischen Synthese und Verlust gestört. Insbesondere bei Virusinfektionen kommt es innerhalb von wenigen Stunden zur Zellzerstörung, die von proximal nach distal zunimmt. Morphologisch flacht die Dünndarmschleimhaut binnen 18 h fast vollkommen ab. Die sich regenerierenden Zellen bestehen vornehmlich aus unreifen Kryptzellen. Sie können die Aufgaben der Hydrolyse und Absorption nicht übernehmen und sezernieren stattdessen Cl$^-$ sowie andere Ionen und Wasser.

Unter den Nahrungsmitteln spielen die Kohlenhydrate beim akuten Brechdurchfall eine dominierende Rolle. Durch den Verlust von reifen absorptiven Zellen bei Virusenteritis ist die hydrolytische Aktivität der Laktase, Maltase-Glukoamylase sowie die Transportkapazität des natriumabhängigen Glukosetransporters (SGLT1), der natriumabhängigen Aminosäuretransporter und des für Fruktose zuständigen GLUT5-Transporters in der Bürstensaummembran der Enterozyten vermindert. Es kommt zu einer gemischten sekretorisch-osmotischen Diarrhö, wenn der von proximal nach distal sich ausbreitende Verlust von Dünndarmoberfläche den noch erhaltenen funktionstüchtigen distalen Teil überwiegt.

Für die Rehydratation von Wasser und Elektrolyten steht der in der apikalen Membran der Enterozyten gelegene SGLT1 ganz im Vordergrund (Abb. 119.1) Er transportiert Glukose und Na$^+$ gegen einen Konzentrationsgradienten in die Zelle. Intrazellulär findet Na$^+$ Anschluss an die in der basolateralen Membran gelegene Na$^+$-K$^+$-ATPase und wird im Austausch gegen K$^+$ in den interzellulären Spalt transportiert und hier aufkonzentriert. Gegenüber dem Lumen des Darms entsteht hierbei ein osmotisches Ungleichgewicht. Folge davon ist, dass Wasser aus dem intestinalen Lumen in den interzellulären Spalt strömt und Anschluss an das kapilläre Blutsystem findet. Die nicht intrazellulär utilisierte Glukose wird wahrscheinlich durch den in der basolateralen Membran gelegenen GLUT2-Transporter in den interzellulären Spalt transportiert.

Bei viraler Gastroenteritis werden Viren nach Adhäsion intrazellulär aufgenommen. Sie zwingen der Wirtszelle ihre Replikation auf und zerstören sie. Dadurch werden neue Viruspartikel freigesetzt, die weiter distal gelegene Enterozyten befallen. Die Dünndarmmukosa erholt sich innerhalb von 2 Zellzyklen (5–10 Tage) vollständig. Die Viren werden durch das GALT („gut-associated lymphoid tissue") zerstört.

Während der akute Brechdurchfall durch eine virale Infektion immer mit Zelluntergang der Dünndarmschleimhaut einhergeht, ist der Mechanismus bei bakterieller Infektion verschieden. Hier kommt es zunächst zur Adhäsion von Erregern. Anschließend erfolgt die Kolonisation auf der Dünndarmoberfläche, gefolgt von Invasion und/oder Toxinproduktion der Erreger. Die Adhäsion erfolgt bevorzugt an M-Zellen, die sich innerhalb des Domareals über den Peyer-Plaques befinden und sich morphologisch von reifen Enterozyten unterscheiden. Sie haben keine Mikrovillusmembran, sezernieren kein sIgA (sekretorisches Immunglobulin A) auf ihre Oberfläche und können somit als Zielzellen für Adhäsion und Absorption von Partikeln und großen Molekülen dienen.

Ätiologie

Virale Erreger Die häufigste Ursache des Brechdurchfalls im Kindesalter ist die Infektion mit Rotaviren. Sie sind weltweit mit 60 % der Ursache der akuten Gastroenteritis führend (Tab. 119.2). Sie gehören zur Gruppe der Reoviridae. Die Bezeichnung „Rota" kommt von ihrem reifenähnlichen Aussehen im Elektronenmikroskop (Abb. 119.2). Daneben können Adenoviren und Noroviren bzw. andere Caliciviren zum Brechdurchfall führen. Die Übertragung erfolgt bei den meisten Viren durch fäkoorale Infektion mit Ausnahme der Rotaviren, die auch durch Tröpfcheninfektion übertragen werden. In den Entwicklungsländern wird auch eine Übertragung durch verunreinigtes Wasser angenommen. Es besteht eine enge Verwandtschaft zu Durchfallkrankheiten in der Veterinärmedizin, jedoch sind auch signifikante Unterschiede zwischen menschenpathogenen und tierpathogenen Enteritisviren vorhanden, die zur Entwicklung von oralen Impfstoffen geführt haben. So sind die erfolgreichen Feldversuche mit der zweiten Generation von oralen Rotavirusimpfstoffen abgeschlossen, nachdem es bei der ersten Generation zu Invaginationen gekommen war. Die Rotavirusimpfung ist in den STIKO-Empfehlungen als Routineimpfung für Säuglinge aufgenommen.

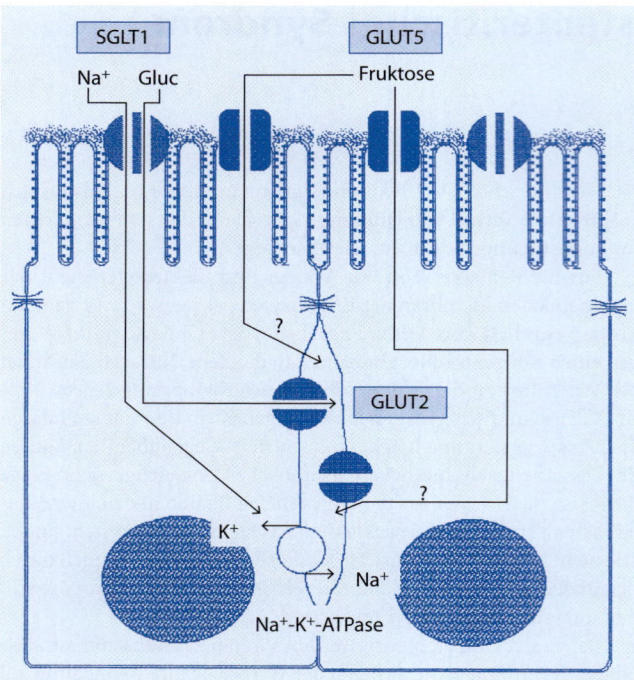

◘ **Abb. 119.1** Schema der Aufnahme von Glukose, Na⁺ und Fruktose durch reife Enterozyten der Dünndarmmukosa. *SGLT1* Sodiumglukosetransporter; *GLUT5* Glukosetransporter 5; *GLUT2* Glukosetransporter 2

◘ **Tab. 119.1** Einteilung der Schweregrade der Exsikkose bei Dehydratation

Exsikkose	Verlust des Körpergewichts (%)	Symptome
Keine	<3	Keine oder gering
Leicht – mäßig	3–8	Hautturgor vermindert: Die Hautfalten am Abdomen verstreichen langsam. Schleimhäute trocken. Augen leicht haloniert. Fontanelle leicht eingefallen. Leichte Tachypnoe und Tachykardie
Schwer	≥9	Schlechter Allgemeinzustand. Hautfalten am Abdomen bleiben stehen. Fontanelle eingesunken. Schleimhäute ausgetrocknet. Hohes Fieber, Somnolenz oder Krämpfe. Zeichen des Volumenmangelschocks: kalte Extremitäten, Hautfarbe blass-marmoriert, Tachypnoe, Tachykardie, kaum messbarer Blutdruck, Oligo- oder Anurie

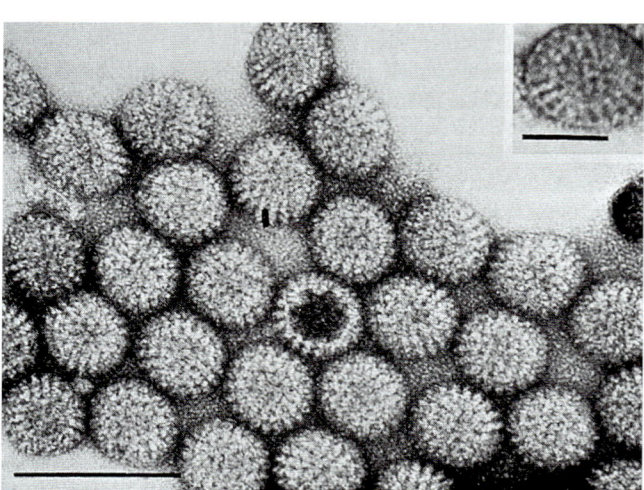

◘ **Abb. 119.2** Elektronenmikroskopische Darstellung von Rotaviren aus einem Stuhlausstrich

Die Schwere der akuten Gastroenteritis hängt vom Ernährungszustand ab. Sie verläuft schwerer bei Kindern mit Malnutrition und dauert länger (bis zu 14 Tagen). Stillen dagegen schützt vor der Infektion und reduziert sowohl die Inzidenz von Brechdurchfall als auch die Mortalität von hospitalisierten Kindern mit Brechdurchfall. Besonders gefährdet sind Kinder mit angeborener oder erworbener Immunschwäche. Die virale Enteritis ist häufig bei Kindern nach Knochenmarktransplantation oder Aids.

Bakterielle und parasitäre Erreger Die entsprechenden Erreger werden in ▶ Kap. 97 und 102 besprochen.

Klinische Symptome Nach einer Inkubationszeit von 2–7 Tagen kommt es zum abrupten Beginn mit Erbrechen und Fieber, gefolgt von profusen wässrigen Durchfällen. Bei 20–40 % der Kinder kommt es auch zu respiratorischen Symptomen. Gelegentlich werden auch blutige Stühle beobachtet, insbesondere bei sehr jungen Kindern, z. B. Frühgeborenen. Selten kommt es zur Invagination. Komplikationen sind die schwere Exsikkose mit Volumenmangelschock, als deren Folge es zu Krämpfen kommen kann. Selten wird eine Enzephalitis beobachtet. Das Erbrechen sistiert nach 24–48 h, der Durchfall nach 2–7 Tagen.

Diagnose Der Nachweis des verantwortlichen Virus für eine akute Gastroenteritis ist in den meisten Fällen nicht notwendig, da kostenträchtig. Spezifische immunologische Tests zur Erkennung des Antigens im Stuhl sind kommerziell erhältlich. Der Nachweis wird notwendig bei endemischem Auftreten der Gastroenteritis in Krankenhäusern, z. B. auf Neugeborenenstationen.

Die bakterielle Diagnostik ist in ▶ Kap. 97 beschrieben. Bei schwerem Verlauf mit starker Exsikkose, insbesondere wenn diese ≥9 % beträgt, sind die folgenden Laboruntersuchungen notwendig: Elektrolyte, Hämatokrit, Blutgase. Bei septischen Verlaufsformen sind Blutkulturen erforderlich.

Begleiterkrankungen Bei der Infektion mit Salmonellen, Shigellen, Yersinien und Campylobacter jejuni tritt gelegentlich eine reaktive Arthritis auf, die meist ein großes Gelenk betrifft. Diese kann mit hohem Fieber einhergehen. Patienten, die HLA-B27-positiv sind, haben ein 40-mal höheres Risiko, an einer reaktiven Arthritis zu erkranken. Gelegentlich kommt es auch bei Kindern zu einer antibiotikaassoziierten Enterokolitis, die mit blutigen Diarrhöen einhergeht. Ursache ist eine Infektion mit Clostridium difficile oder Clostridium perfringens. Die Erreger lassen sich bakteriologisch nachweisen, die Toxinproduktion wird immunologisch oder biologisch festgestellt. Endoskopisch sind die Pseudomembranen oder eine schwere Kolitis nachweisbar. Therapie der Wahl ist die Gabe von Vancomycin und Saccharomyces boulardii, die eine Protease sezernieren, die das Toxin und seinen Rezeptor verdauen.

Tab. 119.2 Virale Erreger der Gastroenteritis

Virus und Pathogenität	Endemisch	Epidemisch	Kommentar
Nachgewiesen			
Rotavirus	+		
Adenovirus 40, 41	+		Respiratorische Adenoviren können auch Gastroenteritis hervorrufen
Norovirus		+	Inklusive der Hawai-, Montgomery-County- und Snow-Montain-Agents
Wahrscheinlich			
Astrovirus	+		
Calicivirus		+	
Calici-like (SRV)	+		Inklusive der Taunton-, Amulree-, Otofuke- und Sapporoa-Agents
Coronavirus	+		TGEV wird in Tiermodellen der viralen Enteritis verwendet: ist ein Coronavirus
SRV	?	+	Inklusive Enterovirus, Parvovirus, Parvo-like Virus (Ditchling-, Paramatta-, Wollan- und Cockle-Agent)
Möglich			
Minireovirus	?	?	Bern-Virus, Breda-Virus: Tierviren, die möglicherweise den Menschen befallen

SRV „small round virus", TGEV „transmissible gastroenteritis virus".

Therapie Der Flüssigkeits- und Salzverlust in den ersten 24 h ist je nach Erreger verschieden. Während bei Cholera sehr viel Na^+, Cl^- und Wasser verloren geht als Folge der maximalen Stimulation der intrazellulären Adenylatzyklase, geht bei der Rotavirusinfektion und der enterotoxischen E.-coli(ETEC)-Infektion mehr K^+ verloren. Im Mittel kann davon ausgegangen werden, dass 80–150–250 ml/kg KG/24 h verloren gehen. Dies entspricht einer 5-, 5- bis 10- bzw. 10%igen Exsikkose.

Orale Rehydratation Die orale Rehydratation hat das Ziel, Wasser und Elektrolyte in den ausgetrockneten Körper des Kindes zurückzubringen. Hierbei werden industriell hergestellte Fertigprodukte verwendet. Tab. 119.3 und Tab. 119.4 geben einen Überblick über die im deutschsprachigen Raum hergestellten Glukose-Elektrolyt-Lösungen. Während Lösungen mit hohem NaCl-Gehalt (90 mmol/l) in der Dritten Welt zur Anwendung kommen, haben sich bei uns Glukose-Elektrolyt-Lösungen bewährt, die 45–60 mmol NaCl/l enthalten. Den Kindern wird die Lösung entweder mit flachen Löffeln in kühler Form gelöffelt oder mit der Flasche oder Glas verabreicht. Gelegentliches Erbrechen ist kein Grund, die orale Rehydratation zu beenden. Bei kontinuierlichem Erbrechen oder Trinkverweigerung kann die ORL (orale Rehydratationslösung) auch über eine Magensonde verabreicht werden. Gestillte Kinder werden zwischen der Gabe von ORL an die Brust angelegt. Die Dauer der Rehydratation beträgt 6–8–12 h, selten länger. Colagetränke sind wegen ihres fehlenden Salzgehalts nicht für die Rehydratation geeignet. Sie enthalten zudem sehr viel Kohlenhydrate (≥12 g/l). Von selbsthergestellten Zucker-Salz-Mischungen ist abzuraten, da hierbei zu viele Fehler vorkommen und derartige Lösungen sehr variable Zusammensetzungen aufweisen.

Intravenöse Therapie Für die Therapie der initialen Phase der Exsikkose ist der Zeitpunkt wichtig, wann man sich für eine intravenöse Therapie entscheiden muss. Während die Exsikkose mit 5% und weniger der rein oralen Therapie vorbehalten bleibt, sind stärkere Exsikkosegrade der intravenösen Therapie zugeordnet. Hierbei lassen sich folgende absolute Indikationen für eine intravenöse Therapie festlegen:
- Schock (bei ≥9% Exsikkose),
- Unfähigkeit, orale Flüssigkeit aufzunehmen bei
  - persistierendem Erbrechen,
  - Bewusstlosigkeit, Krämpfen,
  - Mund- und Pharynxverletzungen,
- Säuglinge unter 2500 g,
- schwere Malnutrition.

Relative Indikationen für eine intravenöse Therapie sind:
- Nicht gestillte Säuglinge unter 3 Monaten bei
  - mäßiger Beeinträchtigung des Allgemeinzustands,
  - schlechter sozialer Situation, die eine orale Therapie zu Hause nicht erwarten lässt,
- intermittierendes Erbrechen bei Anorexie,
- nach notfallmäßiger parenteraler Rehydratation.

Die Details der intravenösen Therapie sind in ▶ Kap. 20 abgehandelt.

Realimentation Unmittelbar nach der Rehydratation beginnt die Realimentation. Hierbei wird mit der gleichen Nahrung fortgefahren, die das Kind vorher erhalten hat. Bei Säuglingen kann unverdünnte Säuglingsmilch gegeben werden. Bei gestillten Kindern erfolgt die Realimentation mit Muttermilch. Ein Umsetzen auf eine spezielle Nahrung (sog. „Heilnahrungen" mit reduziertem Laktose- und Fettgehalt; Sojanahrung oder Hydrolysatnahrungen) ist nicht angezeigt. Säuglinge, die eine hypoallergene Säuglingsmilch erhalten, sollen keine andere Säuglingsmilch auf Kuhmilch- oder Sojabasis erhalten.

Bei Kleinkindern wird als Aufbaudiät eine langsame, stufenweise Einführung von polymeren kohlenhydratreichen, fettreduzierten Nahrungsmitteln empfohlen: geriebener Apfel, geschlagene Banane, Zwieback, Schleimsuppe (Reis- oder Gerstenschleim), Wasserkakao, Kartoffelbrei mit Wasser angerührt, Reis, Bouillon, trockene Semmel mit Konfitüre.

Tab. 119.3 Zusammensetzung oraler Rehydratationslösungen: Empfehlung der ESPGHAN und handelsübliche Lösungen im deutschsprachigen Raum. Präparate auf Glukosebasis

	ESPGHAN-Empfehlung	GES 60 (Milupa, Deutschland)	Normolyt (Gebro, Österreich)	Oralpädon 240 (Stada, Deutschland)	Santalyt (Medice, Deutschland)
Natrium (mmol/l)	60	60	60	60	60
Kalium (mmo/l)	20	20	20	20	20
Chlorid (mmol/l)	≥25	50	50	60	60
Bicarbonat (mmol/l)	0	30	0	0	0
Citrat (mmol/l)	10	0	10	10	10
Glukose (mmol/l)	74–111	110	111	90	90
Glukose (g/l)	13,3–20,0	19,8	20	16,2	16,2
Osmolarität (mOsm/l)	200–250	270	251	240	331

Tab. 119.4 Zusammensetzung oraler Rehydratationslösungen: Empfehlung der ESPGHAN und handelsübliche Lösungen im deutschsprachigen Raum. Präparate mit polymeren Kohlenhydraten

	ORS 200 Karotten-Reisschleim (Hipp, Österreich)	Reisschleim-Elektrolyt-Diät (Töpfer, Deutschland)	RES 55 (Milupa, Deutschland)
Natrium (mmol/l)	57	55	55
Kalium (mmo/l)	22	30	35
Chlorid (mmol/l)	45	60	055
Bicarbonat (mmol/l)	0	25	0
Zitrat (mmol/l)	5	0	0
Kohlenhydrate (g/l)	42	46	51
davon Glukose (mmol/l)	78	28	60
davon Glukose (g/l)	14	5	10
Osmolarität (mOsm/l)	265	220	210

Medikamentöse Behandlung Eine medikamentöse Behandlung ist bei der unkomplizierten Gastroenteritis nicht indiziert. Dazu zählen Antiemetika, Adsorbenzien, Sekretionshemmer und Motilitätshemmer. Die Gabe von lyophilisierten Hefen hat keinen Vorteil bei akutem Brechdurchfall gegenüber Placebo. Studien mit Probiotika (Lactobazillus GG) haben als Zusatz zur Rehydratation einen Vorteil bei akutem Brechdurchfall zeigen können. Entsprechende Präparate sind in Deutschland im Handel, jedoch nicht in Österreich. Ein günstiger Effekt auf die Durchfallkrankheit konnte mit Rececadotril, einem Sekretionshemmer, gezeigt werden. Das Medikament ist in Deutschland für Säuglinge ab dem 3. Lebensmonat zugelassen. Die Dosis beträgt 3-mal 10 mg bei Kindern bis 9 kg, 3-mal 20 mg bei Kindern von 10–15 kg und 3-mal 30 mg bei Kindern zwischen 16 und 29 kg sowie 3-mal 60 mg bei Kindern >30 kg. Früh verabreicht wirkt es besser. Es besteht kein Unterschied zwischen viraler und bakterieller Infektion.

Einen Überblick über die Notwendigkeit einer antiinfektiösen Therapie gibt Tab. 119.5.

Praktisches Vorgehen Die Anamnese erfasst Art und Dauer der Symptomatik, mögliche Infektionsursachen (Umgebung, Reisen), Ernährung, Einnahme von Medikamenten (Antibiotika) und Begleiterkrankungen. Bei der Untersuchung wird der Exsikkosegrad entsprechend Tab. 119.1 festgestellt und das unbekleidete Kind gewogen. Danach kann nach dem in Abb. 119.3 dargestellten Flussschema verfahren werden. Bei Dehydratation ≤8 % wird das Kind oral rehydriert, bei größerer Austrocknung (≥9 %) in die Klinik eingewiesen. Bei ambulanter Therapie wird dem Kind 50 ml ORL/kg KG/4 h verabreicht. Danach wird das Kind erneut gewogen und klinisch beurteilt. Hat es sich bereits erholt, folgt die Realimentation. Bei leicht verbessertem Zustand wird die Rehydratation in gleicher Menge wiederholt. Zeigt es keine Besserung, erfolgt die Klinikeinweisung.

119.2 Postenteritisches Syndrom

Definition und Häufigkeit Während der durchschnittliche Brechdurchfall nach einigen Tagen wieder vorübergeht, persistiert ein kleiner Teil länger und führt zu einem klinischen Zustand mit chronischer Diarrhö, verbunden mit Gedeihstörung, die, soweit es sich um Kinder in der Dritten Welt handelt, mit bereits bestehender

Tab. 119.5 Antiinfektiöse Therapie bei akutem Brechdurchfall

	Medikament
Obligate Therapie	
Salmonella typhi	Trimethoprim-Sulfamethoxazol Ampicillin i.v. Ciprofloxacin i.v. Chloramphenicol i.v.
Vibrio cholera	Trimethoprim-Sulfamethoxazol
Entamoeba histolytica	Metronidazol
Giardia lamblia	Metronidazol
Clostridium difficile	Vancomycin, Saccharomyces boulardiii
Fakultative Therapie	
Yersinia enterocolitica	Trimethoprim-Sulfamethoxazol
Campylobacter jejuni	Erythromycin
Shigella	Trimethoprim-Sulfamethoxazol Ciprofloxacin i.v.
Keine Antibiotika bei unkompliziertem Verlauf	
Salmonellen	
Shigellen	
E. coli	

Malnutrition einhergeht. Die Weltgesundheitsbehörde hat wegen der globalen Häufigkeit dieser chronisch verlaufenden Durchfallerkrankung diese als „persistierende Diarrhö" definiert, wenn sie akut als Brechdurchfall beginnt und länger als 14 Tage anhält. 3–23 % aller Episoden von akutem Brechdurchfall in Asien und Lateinamerika dauern länger als 2 Wochen. Die Prognose der persistierenden Diarrhö in Drittweltländern ist schlecht. 65 % der Todesfälle durch Durchfallerkrankungen werden durch die persistierende Diarrhö verursacht, 35 % durch akuten Brechdurchfall.

Ätiologie Im Gegensatz zur akuten Gastroenteritis, die weltweit am häufigsten durch Rotavirus hervorgerufen wird, spielt das Rotavirus bei der persistierenden Diarrhö eine untergeordnete Rolle. Hier sind die Haupterreger enteroadhärente E. coli (EAEC) mit einer Häufigkeit von 38 %, gefolgt von enterotoxischen E. coli (ETEC) mit einem Anteil von 12–25 %. Vor allem in Südamerika spielen die Giardia lamblia auch eine prädominante Rolle mit einer Häufigkeit von 43 % (Peru). Bei Kindern mit erworbener Immunschwäche (Aids) finden sich häufig Cryptosporidium parvum, Enterocytozoon bieneusi und Mycobacterium avium-intracellulare als Ursache der persistierenden Diarrhö. Auch kommen Mehrfachinfektionen mit verschiedenen E. Coli vor oder in Kombination mit Giardia lamblia. Weniger häufig sind Infektionen mit Salmonellen oder Shigellen.

Pathophysiologie Ursache der persistierenden Diarrhö bei den meisten Kindern sind Malnutrition und vorher durchgemachte Krankheiten wie Masern. Kinder in der Dritten Welt haben ein erhöhtes Risiko für eine länger als 6 Monate andauernde Durchfallerkrankung, wenn sie vorher an Masern erkrankt waren. Insgesamt findet sich bei Kindern mit persistierender Diarrhö eine Verminderung des T-Zell-abhängigen Immunsystems. Die betroffenen Kinder entwickeln eine schwere Läsion ihrer Dünndarmschleimhaut mit Abflachung der Zotten bis hin zur totalen Zottenatrophie. Die verminderte resorptive Oberfläche führt zur Malabsorption, und die bereits bestehende Malnutrition wird verstärkt. Es kommt zu einem Circulus vitiosus mit schwerer Gedeihstörung, Marasmus und häufig tödlichem Ausgang.

Diagnose und klinische Symptome In den Ländern der Dritten Welt sind vor allem Kinder unter 2 Jahren betroffen. Sie präsentieren sich mit wässrig-schleimig-blutigen Stühlen. Der Nachweis von Blut im Stuhl in der ersten Woche ist hinweisend für eine persistierende Diarrhö. Dazu kommen Erbrechen, Fieber, Dehydratation, geblähtes Abdomen und Anorexie bei schwerer Malnutrition. Der Nachweis von Parasiten (Giardia lamblia, Entamoeba histolytica und Cryptosporidium) erfolgt im frischen Stuhl. Bakterien werden durch Stuhlkulturen nachgewiesen. Die enteropathogenen Serotypen von ETEC und EPEC werden durch spezifische Antiseren nachgewiesen.

In den Industriestaaten wird der länger als 14 Tage andauernde Brechdurchfall als postenteritisches Syndrom bezeichnet. Die Kinder erholen sich nach der üblichen Rehydratation, jedoch nicht nach der Realimentation. Der Durchfall persistiert in Form von wässrig-schleimigen, selten jedoch blutigen Stühlen. Durch gut gemeinte, jedoch allzu strenge diätetische Maßnahmen entwickeln sie nicht selten ebenfalls eine Gedeihstörung, die jedoch fast nie mit Malnutrition verbunden ist. Besorgte Eltern und durch häufigen Besuch bei klinisch nicht gebessertem Zustand irritierte Ärzte neigen zu einschneidenden diätetischen Maßnahmen, denen insgesamt gemeinsam die niedrige Energiedichte ist, mit der die Kinder ernährt werden. Bei einer Durchfallerkrankung, die länger als 2 Wochen dauert, muss in unseren Breiten differenzialdiagnostisch eher eine Kuhmilchallergie angenommen werden.

Therapie Basis einer adäquaten Therapie der persistierenden Diarrhö bzw. des postenteritischen Syndroms ist eine ausreichende Ernährung nach der üblichen Rehydratation. Hierbei ist das Stillen von großer Bedeutung. Es muss bereits während der Rehydratation beginnen und anschließend kontinuierlich fortgeführt werden. Bei künstlich ernährten Säuglingen oder älteren Kindern mit persistierender Diarrhö muss immer wieder Nahrung in Form von eiweiß- und kohlenhydratreichen Nahrungsmitteln angeboten werden. Komplexe Kohlenhydrate wie Reisprodukte sind vorzuziehen. Sie werden kombiniert mit Sojaöl, Hühnereiweiß, Leguminosen (Linsen). Bei Kindern mit schwerer Malnutrition sollte die Laktosezufuhr reduziert werden. Joghurt wird besser vertragen als Milch. Kinder mit postenteritschem Syndrom erhalten eine extensiv hydrolysierte Milchformula für 4 Wochen und können dann auf eine Säuglingsformula auf Sojabasis umgestellt werden. Nach 3 Monaten kann eine Wiedereinführung von Kuhmilch und -produkten versucht werden. Hierbei hat sich ebenfalls Joghurt bewährt. Antibiotika und Motilitätshemmer haben bei Kindern mit persistierender Diarrhö oder postenteritischem Syndrom keine Verbesserung gegenüber der diätetischen Therapie gezeigt. Der Effekt von probiotischen Keimen (Laktobakterien, Hefen) kann derzeit nicht genau beurteilt werden. Während sie bei akutem Brechdurchfall eine verbessernde Wirkung gezeigt haben, ist dies für die persistierende Diarrhö und das postenteritische Syndrom (noch) nicht bekannt.

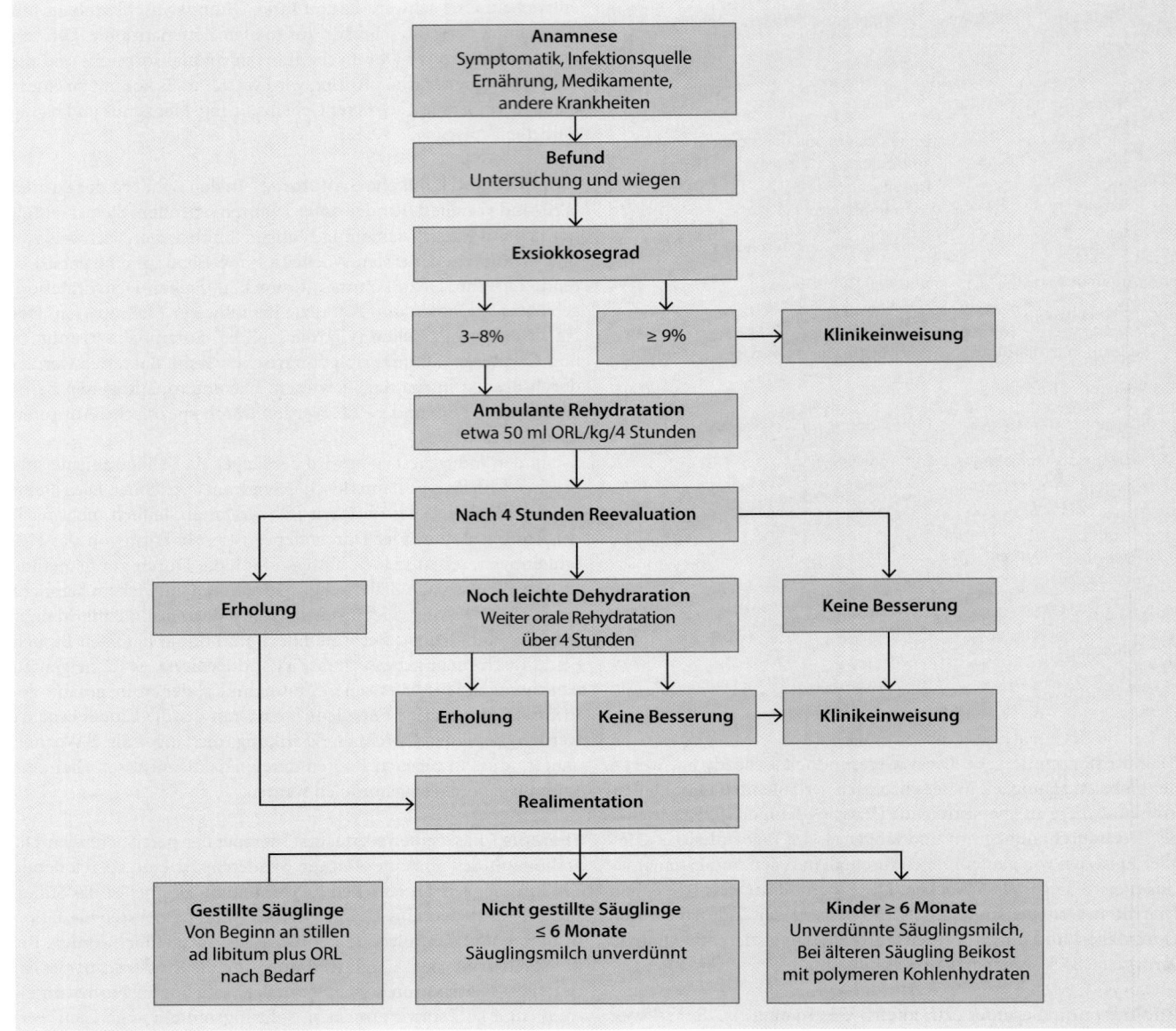

◘ Abb. 119.3 Vereinfachtes Flussschema zum Vorgehen bei akuter Gastroenteritis

Literatur

AWMF-Online (2010) Leitlinien der Gesellschaft für Pädiatrische Gastroenterologie und Ernährung (GPGE): Akute infektiöse Gastroenteritis

Avery ME, Snyder JD (1990) Oral therapy for acute diarrhea. The underused simple solution N Engl J Med 323: 891–894

Black RE (ed) (1992) Persistent diarrhea in children of developing countries. Acta Paediatr Suppl 381: 1–154

Booth I, Desjeux J-F, Ferreire RC, Farthing M et al. (1992) Recommendations for composition of oral rehydration solutions for the children of Europe. Report of an ESPGAN working group. J Pediatr Gastroenterol Nutr 14: 113–53

Committee on Nutrition, American Academy of Pediatrics, Mauer AM, Dweck HS, Finberg L et al. (1985) Use of oral fluid therapy and posttreatment feeding following enteritis in children in a developed country. Pediatrics 75: 358–361

Szajewska H, Skorka A, Ruszczynski M, Gieruszczak-Bialek D (2007) Meta-analysis: Lactobacillus GG for treating acute diarrhoea in Children. Aliment Pharmacol Ther 25:871–881

120 Zöliakie

K.-P. Zimmer

Mit dem Anbau von Weizen in Mesopotamien und der Möglichkeit, dieses energiereiche Nahrungsprodukt zu lagern, begann nicht nur die Urbanisierung, sondern auch die Ausbreitung des Weizens über Kleinasien nach Europa. Der Begriff Zöliakie (Synonym: glutensensitive Enteropathie) wurde von den Griechen geprägt („koilia", die bauchige Krankheit), denen die Krankheit bekannt war (Aretaeus von Kappadozien, 2. Jh. n.Chr.). Im Erwachsenenalter wird die Zöliakie auch Sprue genannt (von Sprouw, niederländisch: Schwamm, im weiteren Sinn Bläschen bzw. Aphthe). S. J. Gee (London, 1888) lieferte eine exakte Beschreibung des Krankheitsbildes („coeliac affection"). O. Heubner (Berlin, 1909) sprach von intestinalem Infantilismus und erkannte bereits, dass die Erkrankung durch eine Entzündung der Darmschleimhaut hervorgerufen wird. 1928 erzielte G. Fanconi (Zürich) mit seiner „Frucht-Gemüse-Diät" in Anlehnung an das Bircher-Müsli erste Behandlungserfolge dieser bis dahin mit einer hohen Letalität behafteten Erkrankung. Der Durchbruch gelang 1940 K. W. Dicke (Utrecht), der im 2. Weltkrieg im Rahmen von Brotrationierungen den toxischen Effekt von Weizen, Roggen, Gerste und Hafer erkannte und damit erstmalig die Therapie einer spezifischen Erkrankung durch eine gezielte Diät unter Beweis stellte. L. W. Paulley (Ipswich) beschrieb 1954 die Zottenatrophie der Dünndarmschleimhaut bei Zöliakiepatienten und E. Berger (Basel) 1958 erstmalig mit der Zöliakie assoziierte Antikörper. 1997 wurde als Autoantigen der Erkrankung die Gewebstransglutaminase 2 von der Arbeitsgruppe D. Schuppan (Berlin) beschrieben. 2012 wurden die dritten diagnostischen Leitlinien der Europäischen Gesellschaft für pädiatrische Gastroenterologie, Hepatologie und Ernährung (ESPGHAN) veröffentlicht.

Definition Heute versteht man unter Zöliakie nicht nur eine entzündlich bedingte Destruktion der Darmmukosa, sondern eine (systemische) Multiorganerkrankung, die bei genetisch disponierten Personen durch orale Zufuhr von alkohollöslichen Proteinbestandteilen von Weizen, Roggen, Gerste und Hafer mit allen Folgen einer Malabsorption und/oder extraintestinalen Manifestation ausgelöst und unterhalten wird. Durch strikten Entzug dieser Bestandteile aus der Nahrung kann die Erkrankung zwar nicht geheilt, aber so gut behandelt werden, dass unmittelbare oder langfristige Komplikationen vermeidbar sind.

Epidemiologie Serologische Screeningstudien ergaben für die biopsiegesicherte Zöliakie in Europa, Nord- und Südamerika, Australien und im Nahen Osten eine Prävalenz von 0,5–1 % der Gesamtbevölkerung. Bei Finnen (1,5 %), Sardiniern (1 %) und den Saharawis (5,6 %) findet man eine höhere Häufigkeit. In Deutschland wird die Prävalenz auf 1:400 bis 1:500 geschätzt. Studien, die sich am Vollbild dieser Erkrankung orientierten, kamen in Deutschland auf eine Prävalenz von 1:2000. Mit dem serologischen Screening werden zu mindestens 75 % nichtklassische (vor allem silente und oligosymptomatische) Verlaufsformen der Zöliakie erfasst.

Pathophysiologie
Genetik Die Zöliakie kann sich ohne genetische Disposition nicht entwickeln. 91 % der Zöliakiepatienten sind HLA-DQ2-assoziiert (genotypisch HLA-DQβ1*0201/α1*0501, in cis-Position in Verbindung mit HLA-DR3) und 6,5 % HLA-DQ8-assoziiert (genotypisch HLA-DQβ1*0302/α1*0301) (◘ Abb. 120.1). Da etwa 25 % der Bevölkerung HLA-DQ2-positiv sind, ist eine HLA-Typisierung nicht zum Nachweis, sondern lediglich zum Ausschluss der Zöliakie geeignet. Die Tatsache, dass weniger als 4 % der genetisch Disponierten eine Zöliakie entwickeln, weist auf einen Toleranzmechanismus hin. Möglicherweise stellt die genetische Disposition der Zöliakie einen positiven Selektionsmechanismus dar, da Nichtkaukasiern (Japaner, Polynesier, native Amerikaner), die sich traditionell glutenfrei ernähren, überwiegend HLD-DQ2/DR3-negativ sind. Die Konkordanzrate monozygoter Zwillinge von 75 % und das etwa 5%ige Risiko von erstgradigen Verwandten, an Zöliakie zu erkranken, weisen auf die starke genetische Komponente der Zöliakie hin.

Prolamine Proteinchemisch ist die Struktur der sog. Prolamine, der alkohollöslichen Bestandteile des Weizenklebers Gluten (Gliadin), von Roggen (Secalin), Gerste (Hordein) und Hafer (Avenin) in den letzten Jahren charakterisiert worden. Die toxischen Peptidsequenzen der elektrophoretisch trennbaren α-, γ- und ω-Gliadine sind prolin- (15 mol%) und glutaminsäurereich (35 mol%) und proteolytisch relativ resistent, offensichtlich jedoch weniger gegenüber bakteriellen Peptidasen (Prolylendopeptidase). Das Autoantigen der Zöliakie, die Gewebstransglutaminase 2, gegen die der Endomysiumantikörper gerichtet ist, wandelt Glutamin in Glutaminsäure um, die stärker in den „Taschen" des HLA-DQ2-Antigens von antigenpräsentierenden (dendritischen) Zellen der Lamina propria bindet und somit die autoimmune Reaktion der Zöliakie bewirkt. Auch das hochmolekulare Glutenin, das für die Backqualität des Glutens verantwortlich ist, hat sich als toxisch erwiesen. Die Toxizität des Hafers, der weniger Proline und Glutamine enthält, ist gegenüber Weizen, Roggen und Gerste geringer.

Immunreaktion der Zöliakie Auf zellulärer Ebene löst die Gabe von Gluten eine Induktion der HLA-Klasse-II-Expression in antigenpräsentierenden Zellen (inklusive Enterozyten) der Darmmukosa aus. Es werden nicht nur dendritische Zellen, sondern auch Eosinophile, Plasmazellen, CD8-positive, γ/δ-TCR-positive Lymphozyten (T-Helfer-1-Zellen, TH_1) in der Lamina propria – Letztere auch intraepithelial – aktiviert. Unter den Zytokinen dominiert neben Interleukin(IL)-2, IL-6 und Tumor-Nekrose-Faktor(TNF)-α vor allem Interferon-γ. Humoral kommt es zur Bildung von Immunglobulin(Ig)-G- und IgA-Antikörpern gegen Gliadin und Transglutaminase 2, die intestinal stärker ausgeprägt und im Serum diagnostisch nutzbar ist. Der Mukosaschaden der Zöliakie, bei dem die Zottenatrophie durch verstärkte Apoptose der Enterozyten zustande kommt, ist vor allem im Dünndarm, in geringerem Maß auch im Magen und Dickdarm ausgeprägt.

Neben der genetischen Disposition und den auslösenden Prolaminen wird nach einem dritten Faktor bzw. Immunprozess (z.B. molekulare Nachahmung, intestinale Barriere, zusätzliches Gen) gesucht, der bei der Pathogenese der Zöliakie eine Rolle spielt (u.a. Adenovirus 12, Candida albicans, Rotavirus, bakterielle Flora).

Klinische Symptome
Klassische Zöliakie Die klassische Zöliakie wird bereits klinisch aufgrund charakteristischer Anamnese und körperlichem Befund vermutet. Nach Einführen von glutenhaltiger Beikost wird neben

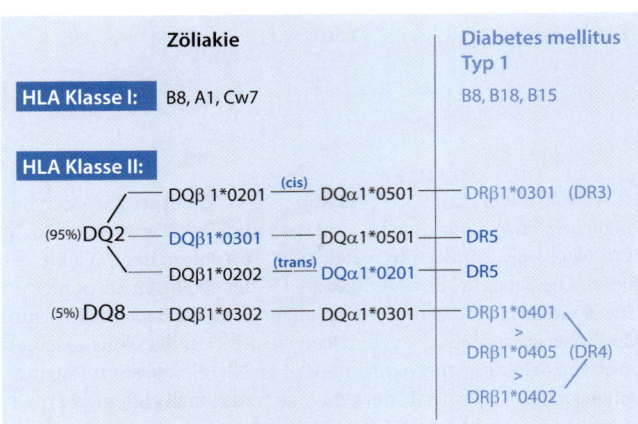

◐ Abb. 120.1 Mit der Zöliakie assoziierte HLA-Antigene

Erbrechen häufig ein chronischer Durchfall mit massigen, übel riechenden und fettglänzenden Stühlen beobachtet. Die Kinder entwickeln eine Gedeihstörung mit Kleinwuchs, werden misslaunig und zeigen Hautsymptome. Beim körperlichen Befund fällt ein ausladendes Abdomen, eine muskuläre Hypotonie, mangelnde Fettpolster (Tabaksbeutelgesäß) und u. U. eine psychomotorische Retardierung auf (◐ Abb. 120.2). Anamnestisch wird oft von rezidivierenden Bauchschmerzen berichtet. Im Rahmen der Ernährungsanamnese ist der tägliche Gehalt von Gluten abzuschätzen, da die Patienten gelegentlich intuitiv eine Abneigung gegenüber glutenhaltigen Nahrungsmitteln entwickeln und sich die diagnostischen Parameter Klinik, Serologie und Biopsie aufgrund ihrer Abhängigkeit von der Glutenmenge ausprägen. Je jünger die Kinder bei Entwicklung der Zöliakie sind, desto schwerer sind sie in der Regel klinisch betroffen.

Häufige Symptome der klassischen Zöliakie
- Chronische Diarrhö
- Erbrechen
- Gewichtsverlust/Gedeihstörung
- Ausladendes Abdomen
- Misslaunigkeit, muskuläre Hypotonie
- Bauchschmerzen
- Hautsymptome

Nichtklassische Formen Die oben genannten Beschwerden und Symptome (z. B. Gewichtsverlust, Kleinwuchs) sind jedoch nicht obligat bei der Zöliakie ausgebildet. Ein geringer Teil der Patienten klagt beispielsweise statt über Durchfall über Obstipation. Unter den nichtklassischen Zöliakieformen sind die silente oder oligosymptomatische Zöliakie (z. B. unklare Eisenmangelanämie) und die latente Zöliakie besonders häufig (◐ Tab. 120.1). Bei der Letzteren sind die klinischen, serologischen und bioptischen Befunde im Verlauf uneinheitlich ausgeprägt; hierbei kann eine Verlaufskontrolle unter kontrollierter Steigerung der täglichen Glutenzufuhr (Glutenbelastung) eine diagnostische Klärung erbringen. Die atypische Zöliakie manifestiert sich überwiegend extraintestinal (u. a. Lungenhämosiderose, IgA-Nephropathie, Gobbi-Syndrom); neuropathische Manifestation (Läsionen der weißen Substanz, Kopfschmerzen, zerebelläre Ataxie u. a.) nehmen mit dem Alter zu. Auch die Dermatitis herpetiformis Duhring, eine andere atypische Verlaufsform der Zöliakie, kommt im Kindesalter eher selten vor. Bei der potenziellen (asymptomatischen) Zöliakie besteht beispielsweise aufgrund eines

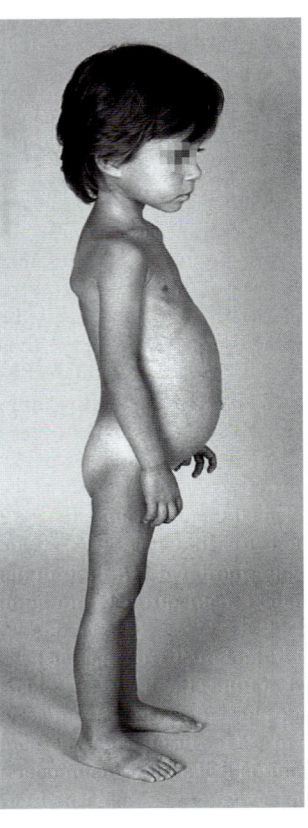

◐ Abb. 120.2 5-jähriges Mädchen mit unbehandelter Zöliakie. Zu beachten sind das prominente Abdomen und die durch Eiweißmangelödeme verdickten Unterschenkel und Knöchel. (Bildrechte liegen bei den Erziehungsberechtigten der Patienten)

betroffenen Verwandten Verdacht auf eine Zöliakie. Bei allen diesen Formen muss der HLA-DQ2- bzw. -DQ8-Typ ausgebildet sein.

Komplikationen Zu den akuten Komplikationen zählen Mangelzustände für fettlösliche Vitamine (Vitamin-K-abhängige Blutungen, Rachitis), Zink, Folsäure, Vitamin B_{12} und Eisen. Auch eine Leberbeteiligung mit Transaminasenerhöhungen oder eine Pankreasinsuffizienz kann das klinische Bild bestimmen. Besonders in Entwicklungsländern werden Patienten mit einer Zöliakiekrise beobachtet, bei denen Erbrechen, Exsikkose, Acidose und Elektrolytverschiebungen im Vordergrund stehen (cave: Refeeding-Syndrom). Schwerwiegende Verläufe sind bei den atypischen Zöliakieformen vorhanden.

Zu den längerfristigen Komplikationen zählen Kleinwuchs, Pubertas tarda, Infertilität, Frühgeburt, Small-for-gestational-age(SGA)- oder hypotrophe Neugeborene, Osteoporose, Autoimmunerkrankungen (Diabetes mellitus Typ 1, Autoimmunthyreoiditis), gesteigerte Mortalität und Malignität (intestinale T-Zell-Lymphome u. a.).

Assoziierte Krankheiten Die häufigeren mit der Zöliakie assoziierten Erkrankungen sind das Turner-, Williams Beuren- und Down-Syndrom, die Autoimmunthyreoiditis, Autoimmunhepatitis, der Diabetes mellitus Typ 1 und der selektive IgA-Mangel (► Übersicht). Der Nutzen der glutenfreien Ernährung zur Vermeidung des Diabetes mellitus wird anhand der vorliegenden Studien kontrovers diskutiert. Bei den oben genannten Erkrankungen sollte ebenso wie bei erstgradigen Verwandten von Zöliakiepatienten ein serologisches Screening der Zöliakie durchgeführt werden. Sind diese „Risikopatienten" HLA-DQ2/8-negativ, ist ein serologisches Screening nicht erforderlich – zumindest solange keine zöliakietypische Symptomatik besteht. Weitere Gründe für ein serologisches Zöliakiescreening sind Eisenmangelanämie, neurologische Erkrankung, Osteoporose, Infertilität und Kleinwuchs, wenn die Genese dieser Erkrankungen unklar ist.

Tab. 120.1 Klassifikation der unterschiedlichen Zöliakieformen

	Klinik	Serologie	Histologie	Gluten-effekt
Klassische Zöliakie	+	+	+	+
Oligosymptomatische Zöliakie	(+)	+	+	+
Silente Zöliakie	–	+	+	+
Atypische Zöliakie	+[a]	+	+	+
Latente Zöliakie	+/–	+/–	+/–	+
Potenzielle Zöliakie	–	+/–	–[b]	+
Refraktäre Zöliakie[c]	+	+	+	+/–

+ stark; (+) schwach; +/– wechselnd; – fehlend.
K: Klinik; S: Serologie; H: Histologie.
[a] Extraintestinale Symptome.
[b] Immunhistologie (γ/δ-TCR, CD25), Mukosabelastungstest.
[c] Erwachsene (nach längerfristigem Glutenkonsum).

Assoziierte Erkrankungen bei Zöliakie
- Genetische Erkrankungen:
  - Down-Syndrom (7%)
  - Turner-Syndrom (8%)
  - Williams-Beuren-Syndrom (8,2%)
  - IgA-Mangel (7–10%)
- Immunologische Erkrankungen:
  - Autoimmunthyreoiditis (4–8%)
  - Diabetes mellitus Typ 1 (5%)
  - Morbus Addison
  - Sjögren-Syndrom
  - Rheumatoide Arthritis
  - Dermatomyositis
  - Autoimmune Hepatitis
  - Primär biliäre Zirrhose
  - Kryptogene Leberzirrhose
  - IgA-Nephropathie
  - Lungenhämosiderose
  - Idiopathische dilatative Kardiomyopathie
  - Autoimmhämolytische Anämie
  - Chronisch-entzündliche Darmerkrankungen
- Neurologische Erkrankungen:
  - Gobbi-Syndrom (Epilepsie mit Kleinhirnverkalkungen)
  - Zerebelläre Syndrome (Ataxie)
  - Myoklonische Ataxie
  - Periphere Neuropathie
  - Chorea Huntington
  - Migräne
  - Aufmerksamkeitsdefizit- und Hyperaktivitätssyndrom (ADHS)
  - Lernstörungen
  - Progressive Leukodystrophie
  - Demenz mit Hirnatrophie

Diagnose Da kein Parameter der Zöliakiediagnostik einem Goldstandard entspricht und diese untereinander wenig korrelieren, sollte jede Zöliakiediagnose die Kriterien der European Society of Pediatric Gastroenterology, Hepatology and Nutrition (ESPGHAN) von 2012 erfüllen. Danach stehen 5 Parameter zur Verfügung, um eine Über- oder Unterbehandlung mit einer lebenslangen Diät bzw. langfristige Komplikationen der Zöliakie zu verhindern:
a. zöliakietypische Symptomatik,
b. zöliakietypische Serologie,
c. HLA-DQ2/8,
d. duodenale Mukosa (Marsh 2 oder Marsh 3),
e. Remission von Symptomatik und Serologie unter glutenfreier Ernährung.

Zöliakieserologie Die beiden IgA-abhängigen Endomysiumantikörper (EMA) und Transglutaminaseantikörper sind bezüglich Sensitivität und Spezifität in etwa gleichzustellen, obwohl es einzelne Zöliakiepatienten gibt, bei denen nur einer von beiden Antikörpern nachweisbar ist. Die „Interobserver-Variabilität" fällt bei dem Transglutaminaseantikörper, der als ELISA zur Verfügung steht, im Gegensatz zum EMA weg, der nur als Immunfluoreszenztest von Affenösophagusschnitten zur Verfügung steht. EMA und Transglutaminaseantikörper stellen die spezifischsten Antikörper dar. Die neuen IgG-abhängigen Antikörper gegen deamidierte Gliadinpeptide, deren Einsatz sich insbesondere bei einem IgA-Mangel lohnt, sind bezüglich Sensitivität und Spezifität dem EMA und Transglutaminase-ELISA fast gleichwertig.

Ein sekundärer oder selektiver IgA-Mangel ist grundsätzlich im Rahmen einer Zöliakieserologie auszuschließen. Ein selektiver IgA-Mangel ist bei bis zu 10% der Zöliakiepatienten vorhanden. Derzeit wird eine Fülle von kommerziellen Serologietests ohne entsprechende Qualitätssicherung angeboten. Die Empfehlungen der ESPGHAN zur Zöliakieserologie beziehen sich nur auf validierte und qualitätsgesicherte (Ringversuche) Serologietests.

Da bei einer 10-fachen Erhöhung des Transglutaminaseantikörpers über dem Cut-off-Wert mit sehr großer Wahrscheinlichkeit eine Marsh-2- oder Marsh-3-Läsion vorliegt, kann in diesem Fall unter der Voraussetzung, dass der Patient HLA-DQ2/8-positiv ist, der positive Transglutaminaseantikörper durch EMA bestätigt wird und eine klassische Zöliakiesymptomatik vorliegt, eine duodenale Biopsie vermieden werden. Über diesen neuen diagnostischen Ansatz sollten die Eltern mit den langfristigen (diätetischen) Konsequenzen ausführlich durch einen Kindergastroenterologen beraten werden. Vor dem 2. Lebensjahr sind Sensitivität und Spezifität der oben genannten Antikörpertests eingeschränkt. Jedoch erlaubt auch in dieser Altersgruppe der Nachweis von 3 der 4 Zöliakieparameter (klassische Zöliakiesymptomatik – Transglutaminaseantikörper/EMA – Marsh 2/3 – HLA-DQ2/8) die definitive Diagnose einer Zöliakie, so dass eine spätere Glutenbelastung zum Ausschluss einer transienten Zöliakie nicht mehr erforderlich ist. IgG-abhängige Transglutaminaseantikörper-Testverfahren, Antikörpertests gegen native Gliadinpeptide, der durch Laien durchführbare „Point-Of-Care(POC)-Test" und der Nachweis von zöliakietypischen Antikörpern im Stuhl oder Speichel werden nicht als diagnostischer Standard empfohlen. Der Nachweis von Antikörpern gegen native Gliadinpeptide ist auch unterhalb des 2. Lebensjahres nicht hilfreich.

Biopsie Die duodenale Biopsie ist auch weiterhin in den meisten Fällen mit Verdacht auf Zöliakie Bestandteil der initialen Diagnostik, da wahrscheinlich nur in etwa 20% der Fälle die Voraussetzungen einer klassischen Zöliakiesymptomatik oder eines 10-fach erhöhten Transglutaminaseantikörpers gegeben sind. Im weiteren Verlauf sind eine zweite Biopsie unter glutenfreier Ernährung und eine dritte Biopsie unter Glutenbelastung nicht erforderlich, wenn initial

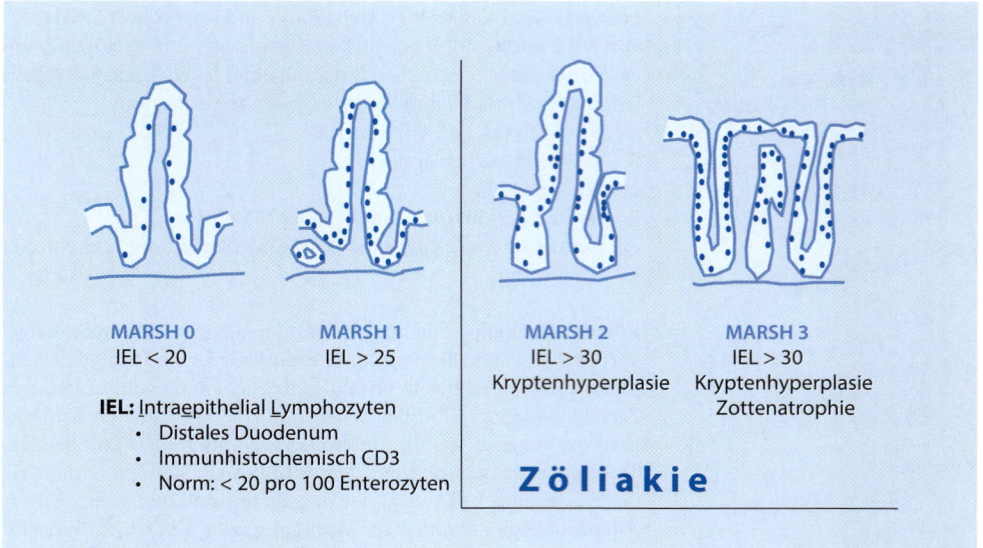

Abb. 120.3 Schematische Darstellung der Marsh-Klassifikation

eindeutige serologische und bioptische Befunde vorlagen und sich Symptomatik und Serologie unter glutenfreier Diät normalisieren. Bei der endoskopisch oder per Saugbiopsiekapsel vorgenommenen Durchführung der duodenalen Biopsie ist auf folgende Punkte zu achten:

- mindestens 3–5 Biopsieproben inkl. Bulbus und distales Duodenum,
- Phasenkontrast (Differenzialdiagnose: Lamblien),
- Lupenmikroskopie (Zottenstruktur),
- Lichtmikroskopie: tangentiale Orientierung von 3–4 µm dicken HE-Schnitten und Quantifizierung der intraepithelialen Lymphozyten (IEL).

Die immunhistochemische Markierung der IEL mit CD3 ist genauer als die Identifizierung im HE-Schnitt. Der Referenzwert für IEL (Norm: <40 pro 100 Enterozyten) gilt für das obere Jejunum, im Duodenum ist die Zahl der IEL niedriger. Mit der CD3-Markierung und einer duodenalen Biopsieentnahme liegt der Normwert unter 20 IEL pro 100 Enterozyten. Pathologisch sind Werte über 30 IEL pro 100 Enterozyten bei mindestens 300 ausgezählten Enterozyten.

Die morphometrischen Quantifizierungen von M. N. Marsh zeigten, dass eine Zottenatrophie (Marsh 3) nicht eine conditio sine qua non ist, sondern dass auch eine Vermehrung der IEL mit einer Kryptenhyperplasie bei noch erhaltenen Zotten (Marsh 2) zur Diagnose einer Zöliakie ausreicht (◘ Abb. 120.3).

Glutenbelastung Eine Glutenbelastung ist in der Regel bis zur Einschulung (aber nicht vor dem 5. Lebensjahr oder während der Pubertät) durchzuführen, wenn Zweifel an der Diagnose bestehen. Vor Beginn der Belastung sollte auf HLA-DQ2/8-Positivität getestet werden und eine duodenale Biopsie als Ausgangsbefund durchgeführt werden. Die Glutenbelastung wird mit Normalkost oder Glutenpulver durchgeführt; man strebt je nach Alter eine Zufuhr von mindestens 10–15 g Gluten täglich an. Die Zöliakieserologie wird 3, 6 und 24 Monate (bzw. bei ersten Symptomen) und die Duodenalbiopsie 6 und 24 Monate nach Beginn der Belastung (bzw. in Abhängigkeit von der Symptomatik) vorgenommen.

Differenzialdiagnose Nur in sehr seltenen Fällen sind zöliakietypische Antikörper falsch-positiv (M. Crohn, autoimmune Enteropathie) nachweisbar. Die Zottenatrophie und auch die Vermehrung der IEL sind ein unspezifisches Zeichen und weisen auf das differenzialdiagnostische Spektrum der Zöliakie hin:

- Nahrungsmittelallergie,
- Infektionen (Viren, Lamblien),
- eosinophile Gastroenteritis,
- autoimmune Enteropathie,
- Morbus Crohn,
- Immundefekte.

Eine häufige klinische Differenzialdiagnose stellt die sog. Toddler's Diarrhea bzw. das Colon irritabile des Kleinkindes dar, bei der im strengen Sinne keine Diarrhö vorliegt.

Die „zöliakieunabhängige Glutensensitivität", bei der Patienten die Symptomatik eines Reizdarms angeben, zeichnet sich durch Antikörper gegen native Gliadinpeptide und eine Erhöhung der IEL auf. Eine Marsh-2/3-Läsion oder spezifische Zöliakieantikörper oder eine HLA-DQ2/8-Positivität liegen in der Regel nicht vor. Die Patienten geben eine Besserung ihrer Symptomatik an, wenn sie sich glutenfrei ernähren. Um eine Überbehandlung mit einer glutenfreien Diät zu vermeiden, sollten (nach Ausschluss einer Zöliakie oder Glutenallergie) durch doppelblinde und placebokontrollierte Belastungen die Patienten identifiziert werden, bei denen eine glutenfreie Diätempfehlung gerechtfertigt zu sein scheint.

Therapie Die glutenfreie Ernährung ist die Therapie der Wahl – nicht nur der klassischen Zöliakie, sondern auch der monosymptomatischen und atypischen Zöliakie. Sie ist nebenwirkungsfrei, d. h. es entstehen auch unter längerfristiger Therapie und bei Kleinkindern keine Mangelzustände. Das bei der klassischen Zöliakie und der Dermatitis herpetiformis Duhring beschriebene Malignomrisiko kann bei einer lebenslangen und strikten glutenfreien Ernährungsweise vermieden werden. Es gibt Hinweise, dass dies auch für oligosymptomatische Formen gilt. Da diese Therapie keinen kurativen Charakter hat, ist sie bei sicherer Diagnose lebenslang durchzuführen.

Verboten für den Zöliakiepatienten sind alle Nahrungsprodukte, die Weizen, Gerste, Roggen, Hafer, Kamut, Emmer, Einkorn, Dinkel und Grünkern enthalten. Dazu zählen u. a. Back- und Teigwaren wie Brot, Kuchen, Gebäck, Mehl, Grieß, Graupen, Nudeln, Müsli, Paniermehl, Vollkorn, Malzkaffee, Malzbier, Bier, Pudding, Fertigprodukte, gefüllte Schokolade und Wurstwaren. Hafer zeichnet sich im Vergleich zu Gerste, Roggen und Weizen durch eine geringere

Toxizität aus. Der käufliche Hafer wird bei der Herstellung oft mit Weizen verunreinigt.

In Deutschland besteht seit 2006 eine EU-Kennzeichnungspflicht für glutenhaltige Nahrungsmittel. Die Deutsche Zöliakie-Gesellschaft (DZG) stellt Listen zur Verfügung, in denen die einzelnen Nahrungsprodukte auf ihren Glutengehalt geprüft wurden. Ab einer täglichen Zufuhr von 10–100 mg Gluten („Toleranzschwelle") wurden bei Zöliakiepatienten intestinale Toxizitätszeichen beschrieben. Im Codex alimentarius wurde 2008 der Glutenanteil in „glutenfreier" Nahrung auf 20 ppm, d. h. 2 mg Gluten pro 100 g Lebensmittel, begrenzt. Glutenfreie Nahrungsmittel dürfen Prima-Weizenstärke nur mit einem Eiweißgehalt von 0,3 % enthalten. Sekunda-Weizenstärke hat mit einem Proteinanteil von bis zu 5 % einen nichttolerablen Glutenanteil.

Erlaubt für den Zöliakiepatienten sind: Reis, Mais, Buchweizen, Hirse, Kastanienmehl, Soja, Sesam, Kartoffeln, Milch, Butter, die meisten Käsesorten, Margarine, Eier, Fleisch, Fisch, Obst, Gemüse, Fette/Öle, Tee, Säfte, Amaranth, Quinoa.

Die klinische Erholung nach Beginn einer glutenfreien Ernährung beginnt bereits nach 1–2 Wochen, der Durchfall normalisiert sich innerhalb weniger Wochen, die Regeneration der Mukosa kann bis zu einem Jahr und mehr dauern, ein positiver Effekt bei Wachstumsretardierung ist im optimalen Fall nach einem Jahr Diät zu erkennen. Die Diätcompliance liegt bei symptomatischen Kindern bis zur Pubertät bei 60–70 % und bei Kindern mit silenter Zöliakie bei weniger als 20 %. Die Mitgliedschaft in der Deutschen Zöliakie-Gesellschaft (DZG) hat einen positiven Einfluss auf die Einhaltung der Diät.

Bleibt die klassische Zöliakie unbehandelt, so ist das Malignomrisiko bis zum Faktor 3 erhöht; auch bei der unbehandelten Dermatitis herpetiformis besteht ein erhöhtes Malignomrisiko. Beide können bei strikter lebenslanger Diät vermieden werden. Die glutenfreie Diät hat auf die Osteoporose einen sehr günstigen Effekt. Ob die anderen Langzeitkomplikationen (inkl. Lebensqualität, Infertilität, Autoimmunerkrankungen, Mortalität) bei nichtklassischen Zöliakieformen durch eine glutenfreie Diät positiv beeinflusst werden, muss noch untersucht werden.

Patienten, die sowohl an einer Zöliakie als auch an einem Diabetes Typ 1 leiden, zeigen bei strikter Einhaltung der glutenfreien Diät weniger Beschwerden, eine bessere Entwicklung von Gewicht und Wachstum, bessere Eisenspeicher, einen vermehrten Bedarf an Insulin (aufgrund der Rückbildung der Malabsorption), einen niedrigeren HbA_{1c}-Wert und weniger Hypoglykämien.

Prophylaxe Die Zufuhr der ersten kleineren Glutenportionen nach dem (4.-)6. Lebensmonat bei noch anhaltendem Stillen stellt einen Schutzfaktor vor einer Zöliakie dar. Werden Säuglinge von Müttern mit Diabetes Typ 1 glutenfrei ernährt, so treten bei ihnen seltener diabetestypische Antikörper auf.

Literatur

Catassi C, Bearzi I, Holmes GK (2005) Association of celiac disease and intestinal lymphomas and other cancers. Gastroenterology 128(4 Suppl 1):79–86

Chang F, Mahadeva U, Deere H (2005) Pathological and clinical significance of increased intraepithelial lymphocytes (IELs) in small bowel mucosa. Apmis 113(6):385–399

Fabiani E, Taccari LM, Ratsch IM, Di Giuseppe S, Coppa GV, Catassi C (2000) Compliance with gluten-free diet in adolescents with screening-detected celiac disease: a 5-year follow-up study. J Pediatr 136(6):841–843

Henker J, Losel A, Conrad K, Hirsch T, Leupold W (2002) Prevalence of asymptommatic coeliac disease in children and adults in the Dresden region of Germany. Dtsch Med Wochenschr 127(28–29):1511–1515

Husby S, Koletzko S, Korponay-Szabo IR et al (2012) European Society for Pediatric Gastroenterology, Hepatology, and Nutrition guidelines for the diagnosis of coeliac disease. JPGN 54:136–160

Holtmeier W, Henker J, Riecken EO, Zimmer KP (2005) Definitions of celiac disease – statement of an expert group from the German Society for Celiac Disease. Z Gastroenterol 43(8):751–754

Kappler M, Krauss-Etschmann S, Diehl V, Zeilhofer H, Koletzko S (2006) Detection of secretory IgA antibodies against gliadin and human tissue transglutaminase in stool to screen for coeliac disease in children: validation study. BMJ 332(7535):213–214

Marsh MN (1992) Gluten, major histocompatibility complex, and the small intestine. A molecular and immunobiologic approach to the spectrum of gluten sensitivity („celiac sprue"). Gastroenterology 102(1):330–354

Walker-Smith JA, Guandalini S, Schmitz J, Shmerling DH, Visakorpi JK (1990) Revised criteria for diagnosis of coeliac disease. Report of Working Group of European Society of Paediatric Gastroenterology and Nutrition. Arch Dis Child 65(8):909–911

Zimmer KP (2002) Die klinische Bedeutung der nicht-klassischen Zöliakie-Formen. Dt Ärztebl 98(49):3285–3292

Zimmer KP (2011) Nutrition and celiac disease. Curr Probl Pediatr Adolesc Health Care 41(9):244–247

121 Kuhmilchallergie

K.-M. Keller

Definition Für die Definition einer Nahrungsmittelallergie, z. B. gegen Kuhmilchprotein, werden Reproduzierbarkeit und Nachweis eines immunologischen Reaktionsmechanismus gefordert. Man kann durch Immunglobulin E (IgE) vermittelte (Kuhmilchallergie oder KMA) von nicht-IgE-vermittelten (Kuhmilchproteinintoleranz oder KMPI) Reaktionen unterscheiden. Es gibt nicht *einen* einzelnen zuverlässigen diagnostischen Test. Nicht mehr verwendet werden sollte der unspezifische Oberbegriff Kuhmilchintoleranz, hinter dem sich z. B. Laktasemangel, gastroösophagealer Reflux oder psychologische Ursachen verbergen können. Bei den gastrointestinalen Manifestationen der KMA/KMPI ist zu unterscheiden zwischen einer allergischen Enteropathie mit Dünndarmmukosaschaden, einer eosinophilen Gastroenteritis mit intestinalem Eiweißverlust und einer allergischen Proktokolitis.

Epidemiologie Die Angaben für eine KMA/KMPI schwanken zwischen 0,2 und 7,5 %, Häufigkeiten zwischen 2 und 3 % erscheinen jedoch angemessener. Für die IgE-vermittelten Reaktionen gelten neben epigenetischen genetische Faktoren als Hauptrisiko (Verwandte 1. Grades mit Atopie bzw allergischen Manifestationen). Die Prävalenz der Atopie liegt jedoch weit höher als die der Nahrungsmittelallergie. Risiken für nicht-IgE-vermittelte Reaktionen sind fehlendes Stillen, Zufüttern in der Geburtsklinik und vorausgegangene gastrointestinale Infektionen. Die KMPI mit Dünndarmmukosaschaden ist in Häufigkeit und Schweregrad eindeutig rückläufig, die allergische Proktokolitis scheint eher häufiger beobachtet zu werden. In der Regel sind Säuglinge (Frühgeborene nicht häufiger als Reifgeborene) betroffen.

Ätiologie Da Kuhmilch oft das erste Fremdeiweiß darstellt, mit dem ein Säugling in Berührung kommt, gehören die über 25 Proteinfraktionen der Kuhmilch (β-Laktoglobulin an erster Stelle) zu den häufigsten Allergenen. Aber auch andere Proteine wie Soja, Hühnereiweiß, Fisch, Nüsse, Weizen etc. und sogar Restpeptide in Hydrolysaten kommen in Frage. Ferner sind klassische Kreuzallergene bekannt (z. B. Birke – Apfel/Karotte/Kiwi/Nüsse oder Beifuß – Sellerie/Paprika [IgE] und Kuhmilch – Sojaprotein [non-IgE]).

Pathogenese Oral aufgenommene Fremdantigene werden normalerweise infolge einer intakten gastrointestinalen Barriere inklusive der lokalen Immunabwehr toleriert und führen nur in Ausnahmefällen zu lokalen und systemischen pathologischen Immunreaktionen (z. B. KMA/KMPI). Die gastrointestinale Barriere besteht aus unspezifischen (Sekrete, Mukus, Peristaltik) und spezifischen Elementen. Zu Letzteren gehören die Kupferzellen (RES) der Leber, sekretorisches IgA aus der Muttermilch und auf den Epitheloberflächen, andere Faktoren in der Muttermilch, das darmassoziierte lymphatische Gewebe, die Darmflora und der Prozess der oralen Toleranz. Über das Priming durch Fremdantigene in den Peyer-Plaques („M-Zellen") machen diese Lymphozyten während ihrer Wanderung durch lokale Lymphknoten und den Ductus thoracicus zurück in die Lamina propria des Darms eine Reifung durch. Im Darm erfolgt bei oraler Toleranz eine „Schaltung" auf Aktivierung von Suppressorzellen und suppressiven Zytokinen wie z. B. „transforming growth factor β" (TGF-β). Nach Milchgenuss der Mutter können auch in der Muttermilch Spuren von β-Laktoglobulin nachgewiesen werden. Dieser Aspekt wird als bedeutsam für die Toleranzentwicklung angesehen, kann aber selten auch als Sensibilisierungsquelle in Frage kommen. Über 4 Monate lang gestillte Kinder von Müttern mit hohen IgE-Spiegeln entwickeln später höhere IgE-Spiegel als kürzer oder gar nicht gestillte. Bei IgE-vermittelten Reaktionen kommt es genetisch fixiert nach dem Priming durch Fremdantigene zur Interaktion von Effektor-T-Zellen mit Mastzellen und Eosinophilen mit Mediatorfreisetzung und Aktivierung anderer Entzündungszellen (Typ I). Immunkomplexvermittelte allergische Reaktionen mit Komplementaktivierung sind beschrieben (Typ III). IgG-Antikörper gegen Kuhmilch bedeuten dabei nicht notwendigerweise eine Sensibilisierung, sondern sind Ausdruck einer gastrointestinalen Antigenexposition. Typ-IV-Reaktionen und vermehrte Produktion von Interferon-γ und anderen Zytokinen werden als Hauptmechanismen für die Entstehung eines Dünndarmmukosaschadens angenommen. Hier sind die Kenntnisse aber noch ebenso lückenhaft wie für die allergische Proktokolitis, bei der Eosinophile, nicht jedoch IgE-Antikörper im Mittelpunkt stehen.

Klinische Symptome Meistens steht bei der KMA/KMPI eine Kombination von mindestens 2 Symptomen im Vordergrund. Man kann Sofortsymptome bei Anaphylaxie (Minuten/Stunden) von intermediären (Stunden/Tage) oder verzögerten Symptomen (Tage/Wochen) unterscheiden (◘ Tab. 121.1). Bei Gestillten stehen die atopische Dermatitis und blutig-schleimige Stühle bei gutem Gedeihen im Vordergrund. Nichtgestillte entwickeln neben atopischer Dermatitis und schwerwiegenderen blutigen Durchfällen vor allem eine Gedeihstörung infolge chronischer Durchfälle.

Diagnose Bei der Vielfalt der Symptome und Krankheitsbilder wird deutlich, dass es nicht *einen* einzelnen sicheren diagnostischen Test geben kann (◘ Tab. 121.1). Entscheidend sind eine detaillierte Anamnese und die Reaktion auf Elimination und Provokation. Bei anaphylaktischen Reaktionen genügt die Anamnese, Provokationen verbieten sich. Bei einem nicht gestillten Kind mit Gedeihstörung sollte bei Verdacht auf KMPI nach einer Dünndarmbiopsie eine Belastung mit Kuhmilch erst nach dem 1. Geburtstag oder frühestens 6 Monate nach Kuhmilchelimination erfolgen. Die früher übliche Bestimmung der IgG-Antikörper gegen Kuhmilchproteine ist obsolet. Bei blutig-schleimigen Stühlen des meist voll gestillten Säuglings ist die entscheidende Frage, ob die Mutter regelmäßig etwas zu sich nimmt, was sonst nicht oder nicht in dem Maße Bestandteil ihrer eigenen Ernährung ist. Dabei ist nicht nur an Milchprodukte zu denken. Oft findet sich eine Eosinophilie im Differenzialblutbild. Diagnostisch wegweisend ist die Rektosigmoidoskopie inklusive Histologie zur Erkennung einer allergischen Proktokolitis anhand eosinophiler Infiltrate. CAP-, PRICK- und Patch-Tests sind meist nicht hilfreich. Sie können dagegen Hinweise auf eine Atopie geben, wenn zu gastrointestinalen Symptomen wie Erbrechen, Durchfällen und seltener auch Koliken noch kutane wie atopische Dermatitis und Urtikaria oder selten respiratorische Manifestationen hinzutreten.

Differenzialdiagnose Bedeutsam sind bei gastrointestinalen Symptomen die Laktoseintoleranz infolge Laktasemangels, der gastroösophageale Reflux, andere Nahrungsmittelallergien, Zöliakie, gastrointestinale Infektionen, Morbus Hirschsprung, Fehlbildungen

Tab. 121.1 KMA/KMPI: Mögliche klinische Symptomatik und wegweisende Diagnostik

Krankheitsbild	Häufigkeit (%)	Symptome	Diagnose	Therapie
Anaphylaxie	5–9	Innerhalb von Min./Std.: Lippenschwellung, Angioödem, Laryngospasmus, Urtikaria, Erbrechen, Durchfall, Asthma, Schock	Anamnese (cave: Provokation)	Elimination
Atemwege	20–30	Rekurrierender Schnupfen, Giemen, Husten, Dyspnoe, Asthma (Min./Std.)	Anamnese IgE-CAP PRICK	Elimination Hochgradige Hydrolysate Aminosäurenmischungen Soja?
Hautmanifestationen	50–70	Ekzem, Urtikaria (Std./Tage/Wochen)	Anamnese IgE-CAP PRICK, Patch	Lokaltherapie Elimination
Gastrointestinale Manifestationen	50–60	Durchfall, Erbrechen (Tage/Wochen)	Anamnese Ungestillte Säuglinge Fokale Zottenatrophie	Elimination Hochgradige Hydrolysate Aminosäurenmischungen
		Blutig-schleimige Stühle (Tage/Wochen)	Anamnese Diät der Mutter Rektosigmoidoskopie Eosinophile Infiltrate	Elimination Hochgradige Hydrolysate Aminosäurenmischungen
		Ödeme, Durchfälle, intestinaler Eiweißverlust (selten)	Anamnese α_1-Antitrypsin im Stuhl Obere Endoskopie Eosinophile Infiltrate	Elimination Hochgradige Hydrolysate Aminosäurenmischungen

des Gastrointestinaltrakts und psychosoziale Faktoren bis hin zum Münchhausen-by-proxy-Syndrom.

Therapie Bei KMA/KMPI muss die Kuhmilchformula durch eine Aminosäurenmischung oder ein hochgradiges Hydrolysat ersetzt werden, insbesondere im Rahmen einer Allergie gegen multiple Nahrungsmittel (seit 8/2005 verordnungsfähige Kassenleistung!). Teilhydrolysate sind nicht indiziert (◘ Tab. 121.2). In der Regel wird Kuhmilch während des 1. Lebensjahres komplett eliminiert und die Nahrung gegen Ende des 1. Halbjahres schrittweise mit definierter Beikost ergänzt (singuläre Nahrungsmittel wie Kartoffel, Karotte, Reis, Putenfleisch etc.). Zusätzliche Vitamine sind nicht erforderlich. Soja-, Ziegenmilch- oder Stutenmilchprotein sind genauso allergen wie Kuhmilchprotein. Bei gestillten Kindern mit allergischer Kolitis muss u. U. detailliert in der Diät der Mutter nach dem Auslöser gefahndet, d. h. eliminiert und wieder eingeführt werden. Wenn eine Kuhmilchelimination keine Wirkung zeigt, sollte die Mutter Milchprodukte in Maßen (ca. 500 ml/Tag) wieder zu sich nehmen dürfen. Ein Abstillen ist nur sehr selten indiziert. Medikamente wie DNCG oder Ketotifen haben sich nicht bewährt. Bei eosinophiler Gastroenteritis sind systemische Gaben von Prednison oder anderen Immunsuppressiva erforderlich.

Prophylaxe Hauptrisikofaktoren für die IgE-vermittelte KMA sind genetische, für die es keine Präventionsmöglichkeit gibt. Unter exklusivem Stillen ohne initiales Zufüttern ist die KMA/KMPI mit 0,5 % selten. Eliminationsdiäten haben sich während der Schwangerschaft und Stillzeit nicht bewährt, da damit wichtige Faktoren für die orale Toleranzentwicklung entfallen. Für eine Verzögerung der Beikosteinführung (>6. Monat) gibt es keine Evidenz. Die Fütterung von Hydrolysaten in den ersten 4 Monaten bei fehlender Muttermilch scheint Häufigkeit und Schweregrad allergischer Manifestationen (KMA/KMPI und atopische Dermatitis) während der

Tab. 121.2 Liste der verfügbaren hypoallergenen Hydrolysat- und Aminosäurenformulae

Typ	Name	Quelle
Aminosäuremischungen (Therapieformulae)	Neocate	Aminosäuren
	Aptamil Pregomin AS	Aminosäuren
	Nutri-Junior	Aminosäuren
Hochgradige Hydrolysate (Therapieformulae)	Nutramigen/Pregestimil	Kasein
	Alfaré	Molke
	Pepti-Junior	Molke
	Aptamil Pregomin	Molke
	Alimentum	Kasein
	Nutrilon-Pepti	Molke
	Althéra	Molke
Teilhydrolysate (höhergradig hydrolysiert)	Hipp HA	Molke
	Aptamil HA 1 und 2	Molke/Kasein
Teilhydrolysate (mäßiggradig hydrolysiert)	Aletemil HA 1 und 2	Molke
	Beba HA 1 und 2	Molke
	Beba HA PRE	Molke
	Humana HA 1 und 2	Molke
	Milumil HA 1 und 2	Molke

ersten 6–12 Monate zu vermindern. Dieser Unterschied lässt sich auch noch nach 6 Jahren finden. Ob hochgradige Hydrolysate im Säuglingsalter bei fehlender Muttermilch einen Vorteil vor Teilhydrolysaten haben (Toleranz), ist für den Langzeitverlauf noch nicht geklärt. Kinder von Müttern mit atopischer Dermatitis scheinen von hochgradigen Hydrolysaten zu profitieren. Schwedische Autoren fanden im Anschluss an eine Stillperiode bei Risikokindern Vorteile, wenn ein hochgradiges Hydrolysat im Vergleich zu einem Teilhydrolysat gefüttert wurde. Positive Effekte von Probiotika (LGG) bei Schwangeren und deren Säuglingen bis zum Alter von 6 Monaten haben sich nicht generell bestätigt. Präbiotische Milchen erscheinen günstiger als konventionelle. Prophylaktisch günstig ist die Schaffung einer nikotin-, milben- und katzen- (nicht hunde-) freien Umgebung für Risikokinder.

Prognose Der Verlauf ist unter Therapie günstig. Die Symptome sind meist nur von transienter Natur, eine Remission ist bei 50 % der Patienten mit 1 Jahr zu beobachten, bei 75 % mit 2 Jahren und bei 90 % mit 3 Jahren. Besonders bei Atopikern mit hohen IgE-Antikörpern kommen Reaktionen auf weitere Nahrungsmittel und später auch auf Inhalationsantigene vor. Dies kommt bei bis zu 50 % dieser Kinder vor, dabei ist eine Persistenz der KMA möglich.

Literatur

von Berg A, Filipiak-Pittroff B, Krämer U et al (2008) Preventive effect of hydrolyzed infant formulas persists until age 6 years: Long-term results from the German Infant Nutritional Intervention Study (GINI). J Allergy Clin Immunol 121:1442–1447

ESPGHAN Committee on Nutrition (2008) Complementary feeding: A commentary by the ESPGHAN Committee on Nutrition. J Pediatr Gastroenterol Nutr 46:99–110

Grüber C, van Stuijvenberg M, Mosca F et al (2010) Reduced occurrence of early atopic dermatitis because of immunoactive prebiotics among low-atopy risk. J Allergy Clin Immunol 126:791–797

Höst A (1994) Cow's milk protein allergy and intolerance in infancy. Pediatr Allergy Immunol 5(5):5–36

Koletzko S, Niggemann B, Friedrichs F, Koletzko B (2010) Vorgehen bei Säuglingen mit Verdacht auf Kuhmilchallergie. Konsensuspapier der Gesellschaft für Pädiatrische Gastroenterologie und Ernährung (GPGE), der Gesellschaft für Pädiatrische Allergologie und Umweltmedizin (GPA) und der Ernährungskommission der Deutschen Gesellschaft für Kinder- und Jugendmedizin (DGKJ). Allergo J 19:529–534

122 Angeborene Krankheiten des Gastrointestinaltrakts

M. J. Lentze

Ätiologie und Einteilung Mit der rapiden Zunahme der Kenntnisse über die genetischen Ursachen von Krankheiten des Magen-Darm-Trakts hat sich die Zahl der angeborenen Krankheiten, die bereits im Kindesalter auftreten, drastisch vermehrt, und ihre Zahl nimmt ständig zu aufgrund der umfassenden Anwendung molekularbiologischer Methoden. Daher ist die vollständige Abhandlung in einem Standardwerk der Pädiatrie schwierig, da sie beim Erscheinen bereits veraltet wäre. Neue Wege des unmittelbaren Wissenszugriffs auf neueste Erkenntnisse genetischer Krankheiten sind notwendig und werden vor allem über neue Medien der Ärzteschaft zur Verfügung gestellt. Eines der potentesten Informationsmedien ist das World Wide Web, mit dessen Hilfe die zeitlich immer schneller entstehenden Wissenszuwächse gemeistert werden können. Hier hat sich besonders die Online-Datenbank des National Institute of Health und die National Library of Medicine mit der umfassendsten Datenbank OMIN (Online Mendelian Inheritance of Man) genetischer Krankheiten bewährt, die durch unmittelbare Ergänzung und Erneuerung der Informationsflut über angeborene Krankheiten gerecht wird. Im Folgenden werden die derzeit bekannten genetischen Krankheiten des Gastrointestinaltrakts beschrieben und in 3 Kategorien eingeteilt:
- Krankheiten, deren genetische Mutation bekannt ist (Tab. 122.1),
- Krankheiten, bei denen das verantwortliche Chromosom identifiziert wurde, das betroffene Gen aber noch nicht bekannt ist (Tab. 122.2) und
- Krankheiten, deren genetische Ursache noch nicht bekannt ist (Tab. 122.3).

Allen Krankheitsbezeichnungen gemeinsam ist die zuständige OMIN-Nummer, mit deren Hilfe die klinische und genetische Entität in ausführlicher Beschreibung in der oben genannten Datenbank im Internet abgerufen werden können. Diese Art der Darstellung erleichtert es dem Leser, auch sehr seltene Krankheiten erwähnt zu finden und weiterführende Information zu gewinnen.

122.1 Störungen der Digestion, Hydrolyse, Absorption und Sekretion

122.1.1 Laktoseintoleranz

Der kongenitale Laktasemangel ist ein sehr seltenes in Finnland vorkommendes autosomal-rezessiv vererbtes Leiden mit wässriger Diarrhö in der Neonatalperiode unmittelbar nach Einführung von Muttermilch. Die Enzymaktivität der Laktase-Phlorizin-Hydrolase (LPH) in der Mukosa ist abwesend bei gleichzeitig erhaltener Struktur der Dünndarmmukosa und normaler Aktivität der Sacharase-Isomaltase. Die Ursache der angeborenen Form dieses Mangels ist im codierenden Gen der Laktase-Phlorizin-Hydrolase auf dem Chromosom 2q21 gefunden worden. Hierbei konnten 5 distinkte Mutationen in 21 finnischen Familien unterschieden werden. Somit steht auch ein genetischer Test für die angeborene Form des Laktasemangels zur Verfügung.

Die Hypolaktasie des Erwachsenen findet sich bei 1/3 bis 1/2 der Weltbevölkerung. Bei den Betroffenen wird nach der frühen Kindheit die Aktivität der Laktase entsprechend allen anderen Säugetieren durch einen bislang nicht bekannten Mechanismus nach dem 3. Lebensjahr heruntergeregelt und führt bei Zufuhr von Milch und laktosehaltigen Speisen zu wässrigen Durchfällen mit Bauchkrämpfen. Nur Populationen, die traditionell früh eine Milchwirtschaft mit milchproduzierendem Herdenvieh entwickelt haben, weisen eine erhaltene Laktaseaktivität auf und stellen somit die eigentliche genetische Variante dar als sog. Laktase-Persisters. In Europa besteht ein Nord-Süd-Gefälle mit seltenem Vorkommen von Hypolaktasie in Skandinavien und häufigem Vorkommen in Südeuropa. In den deutschsprachigen Ländern ist mit einer Prävalenz von 15 % der Erwachsenen zu rechnen. Der Defekt bei dieser Entität liegt ebenfalls auf dem Chromosom 2q21-22, jedoch 13910 Basen aufwärts des Laktasegens. Es ist durch eine einzige Mutation C/C_{13910} gekennzeichnet.

Diagnose Die Diagnose kann durch die Ernährungsanamnese und die anschließende Laktosebelastung mit H_2-Atemtest gestellt werden. Beweisend ist die erniedrigte Laktaseaktivität in der Dünndarmmukosa sowie der Nachweis der typischen C/C_{13910}-Mutation. Obwohl das Enzym nicht induzierbar ist, können betroffene Individuen mit der Zeit mehr Laktose vertragen aufgrund der erhöhten Fermentation der Laktose im Kolon.

Therapie Hilfreich ist die Verminderung der Laktosezufuhr. Hierbei werden Joghurt und Hartkäse besser vertragen als Vollmilch. Pharmazeutische Präparationen von Laktase in Kapseln sind vorhanden, ebenso laktosefreie Milch und Milchprodukte.

122.1.2 Saccharoseintoleranz

Bei Fehlen der Aktivität der Saccharase-Isomaltase (SI) durch Mutationen im SI-Gen auf dem Chromosom 3q25-q26 bei autosomal-rezessivem Erbgang werden Maltose schlecht und Saccharose und Isomaltose nicht hydrolysiert. Grund dafür ist ein Missorting des SI-Moleküls im Enterozyten wegen der durch eine Mutation hervorgerufenen Störung der Proteinfaltung, die zu einer verstärkten intrazellulären Degradation des Proteins führt. Damit ist zu wenig aktives Enzym in der Bürstensaummembran vorhanden.

Klinische Symptome Entsprechende Mengen dieser Zucker mit Früchten oder süßen Lebensmitteln eingenommen führen zu wässrigen Diarrhöen mit Bauchkrämpfen unmittelbar nach dem Verzehr. Eine Gedeihstörung liegt in der Regel nicht vor.

Diagnose Die Diagnose wird gestellt durch eine Saccharosebelastung und H_2-Atemtest bzw. direkten Nachweis des Enzymmangels in der Dünndarmmukosa durch Messung der Aktivität in der Dünndarmbiopsie.

Therapie Die Therapie besteht in der Elimination von Saccharose aus der Ernährung. Die gleichzeitige Einnahme von Präparaten mit *Saccharomyces cerevisiae* hilft die mit der Nahrung eingenommene Saccharose zu verdauen.

◨ **Tab. 122.1** Gastrointestinale Krankheiten, deren genetische Mutation bekannt ist

Kategorie		Krankheit	OMIM-Datenbank[a]
Digestion, Hydrolyse, Absorption und Sekretion			
	Kohlenhydrate	Saccharase-Isomaltase-Mangel	(222900)
		Glukose-Galaktose-Malabsorption	(182380)
		Kongenitaler Laktasemangel	(223000)
		Adulte Hypolaktasie	(223100)
		Carbohydrate-deficient-glycoprotein-Syndrom Typ Ia (CDG-Syndrom Ia)	(212065)
	Aminosäuren	Cystinurie, Typ 1	(220100)
		Hartnup-Krankheit	(234500)
	Fett	Abetalipoproteinämie	(200100)
		Hypoalphalipoproteinämie	(107680)
		Hypobetalipoproteinämie	(107730)
		Morbus Anderson	(246700)
	Vitamine, Mineralsalze, andere und Kombinationen	Kongenitale Chloriddiarrhö	(214700)
		Kongenitaler Transcobalamin-II-Mangel	(275350)
		Hereditäre Hypohphosphatämie Typ II	(307810)
		Primäre Gallensäurenmalabsorption	(601295)
		Selektiver Vitamin-E-Mangel	(277460)
		Zystische Fibrose	(219700)
		Menkes-Syndrom	(309400)
		Hereditäre Hämochromatose	(235200)
		Acrodermatitis enteropathica	(201100)
		Enterokinasemangel	(226200)
		Primäre Hypomagnesiämie	(248250)
		Triple-A-Syndrom	(231550)
		Shwachman-Diamond-Syndrom	(260400)
		Johanson-Blizzard-Syndrom	(243800)
Motilitätsstörungen des Gastrointestinaltrakts		Coffin-Lowry-Syndrom	(303600)
		Muskeldystrophie Duchenne	(310200)
		Morbus Hirschsprung Typ I/II	(142623/600155)
		Myoneurogastrointestinale Enzephalopathie	(550900)
		Myotone Dystrophie Steinert-Batten	(160900)
		Morbus Wardenburg-Hirschsprung	(277580)
		IPEX-Syndrom	(304790)

[a] Die gelisteten Nummern der OMIN-Datenbank sind mit der ersten Ziffer nach der Art der Vererbung geordnet: *1* autosomal-dominant, *2* autosomal-rezessiv, *3* X-chromosomal rezessiv, *5* mitochondrial, *6* autosomale Loci oder Phänotypen.

122.1 · Störungen der Digestion, Hydrolyse, Absorption und Sekretion

Tab. 122.1 (*Fortsetzung*) Gastrointestinale Krankheiten, deren genetische Mutation bekannt ist

Kategorie	Krankheit	OMIM-Datenbank[a]
Gastrointestinale Polyposis, Polypen und Neoplasien	Basalzellnävussyndrom	(109400)
	Morbus Cowden	(158350)
	Leiomymatose des Ösophagus mit Alport-Syndrom	(308940)
	Familiäre adenomatöse Polypose des Kolons (Gardner-Syndrom)	(175100)
	Familiäre infiltrative Fibromatose	(135290)
	Hereditäres Kolonkarzinom ohne Polypose, Typ I/II	(114500/114400)
	Multiple endokrine Neoplasie, Typ I/IIb	(131100/162300)
Blutungen im Gastrointestinaltrakt	Familiäre Malformation der Haut und Darmvenen	(600195)
	Hämophilie A/B	(306700/306900)
	Morbus Osler-Weber-Rendu, Typ I/II	(187300/600376)
	Wiskott-Aldrich-Syndrom	(301000)
	CDG-Syndrom Ib (Mannosephosphat-Isomerase-Mangel)	(602579)
Enteroendokrine Zellen	Kongenitale malabsorptive Diarrhö mit Anendokrinose und kongenitalem Diabetes mellitus	(610173)

[a] Die gelisteten Nummern der OMIN-Datenbank sind mit der ersten Ziffer nach der Art der Vererbung geordnet: *1* autosomal-dominant, *2* autosomal-rezessiv, *3* X-chromosomal rezessiv, *5* mitochondrial, *6* autosomale Loci oder Phänotypen.

Tab. 122.2 Gastrointestinale Krankheiten, deren Lokalisation auf einem oder mehreren Chromosomen bekannt ist

Kategorie	Krankheit	OMIM-Nummer[a]
Digestion, Hydrolyse, Absorption und Sekretion		
Kohlenhydrate	α-Amylase-Mangel	(104650)
Aminosäuren	Lysinurische Proteinintoleranz	(222700)
	Lysin-Malabsorptionssyndrom	(247950)
Fett	Pankreaslipasemangel	(246600)
	Kombinierter Lipasemangel	(246650)
Vitamine, Salze und andere	Kongenitaler Intrinsic-Factor-Mangel	(261000)
	Kongenitale Natriumdiarrhö	(270420)
	Kongenitale Vitamin-B_{12}-Malabsorption	(261100)
	Kongenitaler Natrium-Wasserstoff-Exchanger-Mangel	(182307)
	Kongenitale Folsäuremalabsorption	(229050)
	Kongenitale Eisenmalabsorption	(206200)
Motilitätsstörungen des Gastrointestinaltrakts	Okulopharyngeale Muskeldystrophie	(164300)
	Riley-Day-Syndrom	(223900)
	X-chromosomale intestinale neuronale Dysplasie	(300048)
	Morbus Hirschsprung Typ III	(600156)
	Morbus Ondine-Hirschsprung	(209880)
	Ichthyosis-follicularis-Atrichie-Photophobie-Syndrom	(308205)
	Myoneurogastrointestinales Enzephalopathiesyndrom	(603041)
	Partieller Balkenmangel	(304100)

[a] Die gelisteten Nummern der OMIN-Datenbank sind mit der ersten Ziffer nach der Art der Vererbung geordnet: *1* autosomal-dominant, *2* autosomal-rezessiv, *3* X-chromosomal rezessiv, *5* mitochondrial, *6* autosomale Loci oder Phänotypen.

◘ **Tab. 122.2** *(Fortsetzung)* Gastrointestinale Krankheiten, deren Lokalisation auf einem oder mehreren Chromosomen bekannt ist

Kategorie	Krankheit	OMIM-Nummer[a]
Krankheiten der Darmschleimhaut	Zöliakie	(212550)
	Morbus Crohn	(266600)
	Colitis ulcerosa	(191390)
	Dihydropyrimidasemangel	(222748)
	Kongenitale Mikrovillusatrophie	(251850)
Gastrointestinale Polypose, Polypen und Neoplasien	Juvenile Polyposis coli	(174900)
	Mischerbiges Polyposis-Syndrom	(601228)
	Peutz-Jeghers-Syndrom	(175200)
	Tylosis mit Ösophaguskarzinom	(148500)
	Muir-Torre-Syndrom	(158320)
	Turcot-Syndrom	(276300)
	Generalisierte juvenile Polyposis mit pulmonalen arteriovenösen Malformationen	(175050)
Gastrointestinale Blutungen	Familiäre kutane Amyloidose	(301220)
	Noonan-Syndrom	(163950)
	Thromboxan-Synthetase-Mangel	(274180)
	Hermansky-Pudlak-Syndrom	(203300)
	Pseudoxanthoma elasticum	(264800)
	Thrombozytopenie mit Radiusaplasie	(274000)

[a] Die gelisteten Nummern der OMIN-Datenbank sind mit der ersten Ziffer nach der Art der Vererbung geordnet: *1* autosomal-dominant, *2* autosomal-rezessiv, *3* X-chromosomal rezessiv, *5* mitochondrial, *6* autosomale Loci oder Phänotypen.

◘ **Tab. 122.3** Gastrointestinale Krankheiten, deren genetische Ursache noch nicht bekannt ist

Kategorie		Krankheit	OMIM-Nummer[a]
Digestion, Hydrolyse, Absorption und Sekretion			
	Kohlenhydrate	Maltase-Glukoamylase-Mangel	(154360)
		Satoyoshi-Syndrom	(600705)
		Trehalasemangel	(275360)
	Aminosäuren	Blue-diaper-Syndrom	(211000)
		Dibasische Aminoacidurie I	(222700)
		Methioninmalabsorption	(250900)
		Intestinales Eiweißverlustsyndrom	(226300)
		Kongenitale intestinale Lymphangiektasie	(152800)
		Zottenödem und Enteropathie	(600351)
		Kuhmilchallergie	(147050)

[a] Die gelisteten Nummern der OMIN-Datenbank sind mit der ersten Ziffer nach der Art der Vererbung geordnet: *1* autosomal-dominant, *2* autosomal-rezessiv, *3* X-chromosomal rezessiv, *5* mitochondrial, *6* autosomale Loci oder Phänotypen.

122.1 · Störungen der Digestion, Hydrolyse, Absorption und Sekretion

☐ **Tab. 122.3** *(Fortsetzung)* Gastrointestinale Krankheiten, deren genetische Ursache noch nicht bekannt ist

Kategorie	Krankheit	OMIM-Nummer[a]
Motilitätsstörungen des Gastrointestinaltrakts	ABCD-Syndrom	(600501)
	Familiäre progressive Sklerodermie	(181750)
	Familiäre viszerale Myopathie Typ I, II, III	(155310)
	Familiäre viszerale Myopathie mit externer Ophthalmoplegie	(277320)
	Groll-Hirschowitz-Syndrom	(221400)
	Myopathie des Sphinkter internus ani	(105565)
	Colon irritabile	
	Megazystis-Mikrokolon-Hypoperistaltik-Syndrom	(249210)
	Neuronale intestinale Dysplasie Typ A/B	(243180/601223)
	Prune-belly-Syndrom	(100100)
Gastrointestinale Polypose, Polypen und Neoplasien	Barrett-Ösophagus	(109350)
	Neurofibromatose-Phäochromozytom-Duodenales -Karzinoid-Syndrom	(162240)
	Polypose des Magens ohne Kolonpolypose	(175505)
Gastrointestinale Blutungen	Blue-rubber-bleb-naevus-Syndrom	(112200)
	Hereditäres neurokutanes Angiom	(106070)
	Vaskuläre Hyalinose	(277175)
Andere Krankheiten des Gastrointestinaltrakts	Familiäre Riesenfalten im Magen (Morbus Ménétrier)	(137280)
	Pachydermoperiostosis	(167100)
	Pearson-Syndrom	(557000)
	Mangel des „secretory piece" des IgA	(269650)

[a] Die gelisteten Nummern der OMIN-Datenbank sind mit der ersten Ziffer nach der Art der Vererbung geordnet: *1* autosomal-dominant, *2* autosomal-rezessiv, *3* X-chromosomal rezessiv, *5* mitochondrial, *6* autosomale Loci oder Phänotypen.

122.1.3 Glukose-Galaktose-Malabsorption

Die Aufnahme von Glukose über die intestinale Epithelzelle wird durch den in der apikalen Membran der Zelle gelegenen natriumabhängigen Glukosetransporter (SGLT1) bewerkstelligt. Ist der Transporter durch eine genetische Mutation defekt, kommt es zu lebensbedrohlichen wässrigen Durchfällen in der postpartalen Periode nach Genuss von Milch, die Glukose in Form von Laktose oder Glukosepolymeren enthält. Die Mutationen des SGLT1-Gens findet sich auf dem Chromosom 22q13. Sie wird autosomal-rezessiv vererbt (▶ Abschn. 54.4.1).

Diagnose Die Diagnose wird durch die Elimination von glukosehaltigen Nahrungen sowie durch die Glukosebelastung mit H_2-Atemtest gestellt. Molekulargenetisch kann die Mutation nachgewiesen werden. Die Struktur der Dünndarmmukosa ist normal.

Therapie Die Therapie besteht in der Gabe von kohlenhydratfreien Milchformula, die mit 1–5 % Fruktose angereichert werden können. Entsprechende kohlenhydratfreie Formula sind kommerziell erhältlich.

122.1.4 Fruktosemalabsorption

Die Aufnahme von Fruktose erfolgt durch erleichterten Transport mit Hilfe des Glukosetransporters 5 (GLUT5), der wie SGLT1 in der apikalen Membran des Enterozyten liegt. Die Fruktosemalabsorption soll in einem Mangel an GLUT5 liegen. Molekulargenetische Untersuchungen konnten aber bislang keine Mutation im Gen des GLUT5 finden. Ähnlich wie bei SI-Mangel treten bei den betroffenen Kindern und Erwachsenen wässrige Durchfälle nach dem Genuss von Fruktose auf, die meist in Form von Säften (Apfelsaftdiarrhö) oder fruktosehaltigen Früchten erfolgt. Hinweise auf die Fruktosemalabsorption gibt die Ernährungsanamnese bzw. die Nachfrage nach der Art der getrunkenen Flüssigkeiten (▶ Abschn. 54.3.2).

Diagnose Die Diagnose erfolgt durch eine Fruktosebelastung mit H_2-Atemtest.

Therapie Therapeutisch hilfreich ist die Reduktion bzw. die Elimination von Fruktose aus der Ernährung bzw. die Kombination mit saccharosehaltigen oder glukosehaltigen Früchten oder Säften.

122.1.5 Trehalasemangel

Die Aktivität des intestinalen Bürstensaumenzyms Trehalase ist vermindert oder fehlt. Damit wird das Disaccharid Trehalose, das in Pilzen vorkommt, nicht gespalten und führt bei Betroffenen zu Durchfällen nach Pilzgenuss. Die Rolle der Trehalase beim Menschen ist unklar, da Trehalose außer in Pilzen nur in Insekten vorkommt. Es wird spekuliert, dass es sich um ein evolutionär „altes" Enzym handelt, welches eine Bedeutung in der Vorzeit der Entwicklung des Menschen hatte, in der die Nahrungsquelle auch aus Insekten bestand.

122.1.6 Enterokinasemangel (Enteropeptidasemangel)

Enterokinase ist ein Enzym der Bürstensaummembran des Duodenums, das verantwortlich ist für die Spaltung des proteolytischen Proenzyms Trypsinogen in Trypsin, welches seinerseits die anderen Proenzyme Chymotrypsinogen, Proelastase und Procarboxypeptidase aktiviert. Es ist auf Chromosom 21q21 lokalisiert. Mutationen des Gens sind nachgewiesen. Domänen des Enzyms zeigen Homologien zum LDL-Rezeptor, Komplement C1r, der Metalloproteinase Meprin und dem Makrophagen-Scavenger-Rezeptor MSR1. Die leichte Kette der Enterokinase ist homolog der trypsinähnlichen Serinproteinase 7. Auch sekundäre Defekte des Enzyms bei kongenitaler exokriner Pankreasinsuffizienz anderer Ursache, z. B. bei zystischer Fibrose sind beschrieben.

Klinische Symptome Bei kongenitalem Mangel kommt es zu lebensbedrohlichen profusen Durchfällen nach der Geburt kombiniert mit Gedeihstörung, Anämie und Hypoproteinämie.

Diagnose Die Diagnose wird durch die Bestimmung der Enterokinaseaktivität in der Dünndarmmukosa gestellt.

Therapie Therapeutisch reagieren die Patienten günstig auf eine Ernährung mit Elementardiät oder Semielementardiät sowie nach Gabe von Pankreasenzymen wie bei exokriner Pankreasinsuffizienz.

122.1.7 Kongenitale Chloriddiarrhö

Diese autosomal-rezessive Erkrankung tritt bereits pränatal auf und ist gekennzeichnet durch schwere profus wässrige Durchfälle mit Gedeihstörung nach der Geburt und kommt hauptsächlich in Finnland vor. Ursache ist eine Störung des Chloridtransports des DRA-Chloridtransporters, der in unmittelbarer Nachbarschaft des CFTR auf dem Chromosom 7q22-q31 liegt. Mutationen des DRA-Gens wurden bei finnischen Patienten mit dieser Krankheit gefunden. Der DRA-Chloridtransporter ist verantwortlich für den Austausch von Na^+/HCO_3^- im Darmlumen.

Klinische Symptome Es kommt zu einem schweren Chlorid- und Flüssigkeitsverlust im Stuhl. Neben einem Polyhydramnion fallen bereits pränatal prall mit Flüssigkeit gefüllte Darmschlingen auf, sie können auch postnatal mittels Ultraschalluntersuchungen beobachtet werden. Die Ultraschallbilder geben manchmal Anlass zur Verwechslung mit einem mechanischen Ileus.

Diagnose Im Blut kommt es zu einer Hypochlorämie mit metabolischer Alkalose. Im Stuhl finden sich sehr hohe Cl⁻-Konzentrationen und saure Stühle.

Therapie Therapeutisch kann die schwere sekretorische Diarrhö durch die orale oder parenterale Gabe von NaCl und KCl ausgeglichen werden. Eine totale parenterale Ernährung ist in der Regel für lange Zeit notwendig. Die Prognose ist bei adäquatem Ausgleich der Verluste gut, die Kinder wachsen und entwickeln sich normal. Daher ist eine Schwangerschaftsunterbrechung bei pränataler Diagnose nicht notwendig.

122.1.8 Kongenitale Natriumdiarrhö

Die kongenitale Natriumdiarrhö beruht auf einem Defekt der Natriumabsorption im Darm. Die Ursache ist eine Mutation im SPINT2-Gen. Die Krankheit prägt sich syndromal aus mit sekretorischer Diarrhö, doppelseitiger Choanalatresie und häufigen Anomalien der Finger und Erosionen der Kornea.

Diagnose Ähnlich wie bei der kongenitalen Chloriddiarrhö kommt es zu einem Polyhydramnion. Sonografisch erkennt man stark mit Flüssigkeit gefüllte Darmschlingen. Die urinähnlichen Entleerungen aus dem Darm weisen Natriumkonzentrationen von bis zu 145 mmol/l auf. Im Gegensatz zur kongenitalen Chloriddiarrhö ist die Chloridkonzentration im Stuhl niedriger als die Natriumkonzentration, und der Stuhl ist alkalisch. Äußerlich sind die Kinder durch ihre zusätzlichen syndromalen Symptome wie Choanalatresie und Fingermissbildungen gut zu erkennen.

Therapie Die Therapie besteht in der oralen Gabe von Natriumzitrat und Glukose-Elektrolyt-Lösungen, die ein normales Wachstum der Kinder bei weiter bestehender sekretorischer Diarrhö gewährleisten.

Prognose Die Prognose ist im Vergleich zur kongenitalen Chloriddiarrhö schlechter.

122.1.9 Kongenitale Hypomagnesiämie

Das autosomal-rezessive Leiden ist bedingt durch eine Malabsorption von Magnesium im Darm. Bei betroffenen Individuen wurde eine auf 15 % erniedrigte Mg^+-Absorption gemessen. Normal ist eine 50- bis 60%ige Absorption der oral zugeführten Mg^+-Menge. Knaben sind zweimal häufiger betroffen als Mädchen. Verantwortlich sind Mutationen im Claudin-16-Gen auf dem Chromosom 3q27.

Klinische Symptome Einige Tage nach der Geburt kommt es zu einer schweren Hypomagnesiämie und Hypokalzämie, die zu schweren nicht durch Kalzium oder Vitamin D beherrschbaren tetanischen Krämpfen führen. Manche Patienten haben dünne Stühle vor Beginn der Magnesiumtherapie, Ödeme und eine eiweißverlierende Enteropathie.

Diagnose Die Diagnose wird gestellt durch die erniedrigte Konzentration von Magnesium (weit unter 1 mmol/l) und Kalzium (<3,5 mEq/l). Das Serumphosphat ist variabel, die Kaliumkonzentration normal. Die Dünndarmmukosa ist strukturell normal, die Absorption von anderen Nahrungsstoffen ist nicht gestört (Glukose, Fett, Vitamine).

Therapie Therapeutisch sind initial Gaben von intramuskulärem Magnesiumsulfat (0,4 mmol/kg KG/Tag) mit oralem Kalziumglukonat (13 mmol/kg KG/Tag), Vitamin D_3 (40.000 IU/Tag) und Phenytoin (7,5 mg/kg KG/Tag) notwendig. Anschließend müssen große Mengen von Magnesium oral zugeführt (10–20 g Magnesiumdizitrat/Tag) werden, um die Verluste auszugleichen. Die Prognose ist eher schlecht. Einige Patienten sind vor dem 20. Lebensjahr verstorben.

122.1.10 Primäre Gallensäurenmalabsorption

Hierbei handelt es sich um eine seltene autosomal-rezessive Störung der Gallensäurenabsorption im Ileum. Verantwortlich ist ein Defekt im Transporter für Gallensäuren LC10A2 auf dem Chromosom 13q33. Vier verschiedene Missense-Mutationen im SLC10A2-Transporter konnten identifiziert werden.

Klinische Symptome Kurz nach der Geburt kommt es zu persistierenden schweren Durchfällen mit dem Verlust von Gallensäuren im Stuhl von über 900 mg/m²KOF/Tag mit Hepatomegalie, Gedeihstörung, Anasarka und Windeldermatitis.

Diagnose Die Diagnose erfolgt durch den Nachweis von erhöhter Gallensäurenkonzentration im Stuhl, erniedrigtem LDL-Cholesterin im Plasma, manchmal kombiniert mit erhöhten Serumautoantikörpern, Nachweis von zirkulierenden Immunkomplexen und erniedrigtem Komplement im Plasma.

Therapie Erforderlich ist die Reduktion von langkettigen Fettsäuren in der Nahrung und Ersatz durch MCT-Fette. Die Supplementierung von Zink führt zur Verminderung der Durchfälle, erhöhter Fettabsorption und verbessertem Ernährungsstatus.

122.1.11 Acrodermatitis enteropathica

Hierbei handelt es sich um eine autosomal-rezessiv vererbte Malabsorption von Zink im Darm. Die Ursache sind Mutationen im Solute Carrier 39 (SLC39A4) auf dem Chromosom 8q24.3. Mädchen sind etwas häufiger betroffen als Knaben. Die Zinkaufnahme im Darm ist selektiv gestört, der Körper verarmt an Zink.

Klinische Symptome Nach dem Abstillen von der Muttermilch kommt es bei Säuglingen zu Hautveränderungen mit bullösen Hautablösungen mit nachfolgender Erythrodermie, die gewöhnlich um den Mund, an Händen und Füßen sowie im Genital- und Analbereich beginnt und sich dann auf andere Hautareale ausbreitet (◘ Abb. 122.1). Die Hautveränderungen gehen mit Haarverlust, Paronychien und schweren Durchfällen einher. Die Kinder sind lethargisch, anorektisch und neigen zu Infektionen, insbesondere zu Candida-Infektionen der Haut. Konjunktivitis, Photophobie und Glossitis sind ebenfalls vorhanden.

Diagnose Die Diagnose erfolgt durch stark erniedrigte Zinkspiegel im Plasma (<6 mmol/l). Die Urinzinkausscheidung ist ebenfalls erniedrigt.

Therapie Die Therapie besteht in der hoch dosierten oralen Gabe von Zink (2 mg/kg KG/Tag) als Zinksalz (Zinkaspartat), welches die Symptome bis auf die Nagelveränderungen vollständig zum Verschwinden bringt. Während der Zinktherapie ist die Kupferkonzentration im Plasma zu überwachen, da die Zinkabsorption diejenige von Kupfer beeinträchtigt. Im Erwachsenenalter sind Frauen im gebärfähigen Alter gut zu überwachen; bei Schwangeren mit dieser

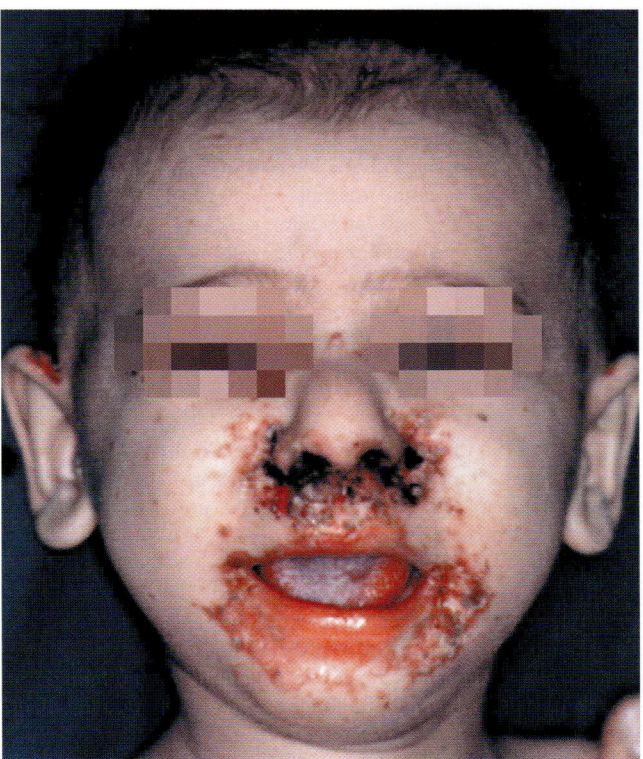

◘ Abb. 122.1 Acrodermatitis enteropathica. (Bildrechte liegen bei den Erziehungsberechtigten des Patienten)

Krankheit kommt es bei ungenügendem Zinkersatz zu vermehrten Missbildungen der Kinder.

122.1.12 Menkes-Syndrom

Beim Menkes-Syndrom („kinky hair syndrome") handelt es sich um eine X-chromosomal vererbte kongenital auftretende Krankheit, der eine intrazelluläre Transportstörung von Kupfer in den Enterozyten des Dünndarms zugrunde liegt, die zum Kupfermangel im Körper führt. Ursache sind Mutationen in einer kupfertransportierenden ATPase auf dem X-Chromosom (Xq12-q13). Nach Aufnahme von Kupfer in die intestinalen Enterozyten kommt es zu einer starken Kupferakkumulation in den Zellen. Das Kupfer wird nicht weitertransportiert. Dabei sind die kupferabhängigen Enzymsysteme betroffen, insbesondere die Tyrosinase in der Haut, die Lysyloxidase im Bindegewebe und Gefäßen, die Dopamin-β-Hydroxylase, Zytochromoxydase und Superoxyddismutase im Zentralnervensystem.

Klinische Symptome Die typischen Symptome dieser Krankheit sind abnorme Haare („kinky hair"), Hypopigmentationen der Haut, progressive zerebrale Degeneration, Knochenveränderungen, Ruptur von arteriellen Gefäßen, Thrombose und Hypothermie. Die Haare selbst sind ineinander verwickelt, matt und von grauer bis elfenbeinartiger Farbe. Das Gesicht fällt auf durch die ebenfalls betroffenen Augenbrauen und leichten Hängebacken, was bereits bei Neugeborenen bemerkt wird, selbst wenn sie noch keine Kopfhaare haben. Gastrointestinale Symptome sind Erbrechen und Durchfall, manchmal mit eiweißverlierender Enteropathie. Konduktorinnen können Depigmentationen der Haut aufweisen und Haarveränderungen (Pili torti).

Diagnose Die Diagnose erfolgt durch die stark erniedrigten Kupfer- und Caeruloplasminspiegel im Serum. Der Kupfergehalt der Leber ist stark erniedrigt, derjenige der Dünndarmmukosa stark erhöht. Der Nachweis der Mutation beweist die Krankheit.

Therapie Die orale Kupferaufnahme ist trotz hoher Gaben vermindert. Die parenterale Zufuhr von Kupfer (600 ng/kg KG/Woche) normalisiert den Kupferspiegel im Serum, hat aber keinen Einfluss auf die Progressivität der Krankheit. Eine wirksame Therapie existiert bislang nicht.

122.2 Motilitätsstörungen des Gastrointestinaltrakts

Die angeborenen Motilitätsstörungen des Gastrointestinaltrakts beinhalten eine Gruppe von Krankheiten mit sehr heterogenen genetischen Ursachen. Ihre Klinik mit Diagnose und Therapie werden an anderer Stelle ausführlich abgehandelt (▶ Kap. 128). Interessant ist die genetische Verknüpfung mit anderen Krankheiten aufgrund der neuen Erkenntnisse der Molekulargenetik. So sind beim Morbus Hirschsprung verschiedene Genprodukte betroffen: „rearranged during transfection" (Ret), „glial cell line-derived neurotrophic factor" (GNDF), Endothelin-B-Rezeptor (Ednrb) und Endothelin-3 (Edn-3). So wurde bei Patienten mit Morbus Hirschsprung und Wardenburg-Syndrom Typ 2 eine Mutation im Edn-3-Gen gefunden. Ebenso konnte beim zentralen Hypoventilationssyndrom (OMIM 209880), welches mit Morbus Hirschsprung vorkommt, bei einem Patienten eine heterozygote Frameshift-Mutation im Edn-3-Gen gefunden werden. Mutationen, meist Missense-Mutationen, im Ret-Gen sowie im GNDF-Gen konnten bei Patienten mit Morbus Hirschsprung nachgewiesen werden.

Es bleibt abzuwarten, in welcher Weise die möglichen Kandidatengene sich untereinander beeinflussen und zu einem besseren Verständnis der Genotyp-Phänotyp-Beziehung führen.

122.3 Gastrointestinale Polypose, Polypen und Neoplasien

Intestinale Polypen mit Polypose kommen im Kindes-und Jugendalter in verschiedenen Formen vor und werden mit Ausnahme der isolierten juvenilen Polypen, des Cronkhite-Canada-Syndroms und des autosomal-rezessiv vererbten Turkot-Syndroms autosomal-dominant vererbt und haben ein unterschiedliches Potenzial zur malignen Entartung. Bei einigen dieser Krankheiten sind die verantwortlichen Gene bekannt, so dass eine molekulargenetische Untersuchung zur Verfügung steht. Es sind Mutationen mit dem Gen der familiären Polyposis coli (7q22), dem Reparatur-Gen MLH1 (5q21-q22) oder PSM2 (3p21.3) (◘ Tab. 122.1–122.3) beschrieben worden.

Klinische Symptome Bei 90 % aller Kinder mit Polypen finden sich schmerzlose rektale Blutungen. Andere Symptome sind Prolaps des Polypen durch den Anus, analer Pruritus, Schmerzen nach der Defäkation, schleimige Stühle, Durchfall, Verstopfung und Bauchschmerzen. Isolierte entzündliche oder juvenile Polypen kommen im Durchschnitt am häufigsten um das 2.–5. Lebensjahr vor. Knaben sind häufiger betroffen als Mädchen. 60 % der Polypen finden sich proximal des Rektosigmoids, 50 % der Kinder haben mehr als einen Polypen. Adenomatöse Veränderungen im Polypen weisen auf eine generalisierte Polypose hin. ◘ Tab. 122.4 gibt eine Übersicht über die im Kindesalter vorkommenden Formen der Polypose.

Diagnose Die Diagnose wird durch eine Rektosigmoideoskopie gestellt mit anschließender Polypektomie und histologischer Klassifikation des Polypen. Bei entzündlichen Polypen erübrigt sich eine weitergehende Diagnostik.

Therapie Bei adenomatösen Polypen bzw. bei familiärer adenomatöser Polypose (FAP) besteht das Risiko der malignen Entartung, und eine Kolektomie mit Durchzugsoperation ist in der Regel vor dem Adoleszentenalter notwendig. Bei gleichzeitig aufgetretenen Magenpolypen bei FAP ist das therapeutische Vorgehen uneinheitlich, aber Entartungen der Polypen im oberen Magen-Darm-Trakt kommen vor. Mädchen haben ein höheres Risiko für eine maligne Entartung als Knaben bei FAP. Bei Peutz-Jeghers-Syndrom können größere Polypen, die das Lumen verlegen, endoskopisch entfernt werden, vor allem wenn es sich um große Polypen im oberen Gastrointestinaltrakt handelt.

Tab. 122.4 Formen der Polypose im Kindesalter

	Isolierter juveniler Polyp	Juvenile Polyposis coli	Generalisierte juvenile Polypose	Familiäre Polyposis coli	Gardner-Syndrom	Turcot-Syndrom	Peutz-Jeghers-Syndrom	Cowden-Syndrom	Cronkhite-Canada-Syndrom
Polypentyp	Entzündlich	Entzündlich	Entzündlich ± adenomatös	Adenomatös	Adenomatös	Adenomatös	Hamatös	Hamatös	Entzündlich
Lokalisation	Kolon	Kolon	Ösophagus, Magen, Dünndarm, Kolon	Kolon, Magen	Kolon, Magen, Duodenum	Kolon	Kolon, Magen, Dünndarm, Nase, Bronchien, Harntrakt	Ösophagus, Magen, Dünndarm, Kolon	Ösophagus, Magen, Dünndarm, Kolon
Vererbungsmodus	–	Autosomal-dominant	Autosomal-dominant	Autosomal-dominant	Autosomal-dominant	Autosomal-rezessiv	Autosomal-dominant	Autosomal-dominant	–
Bei Geburt vorhanden	–	+	+	±	±	±	+	+	+
Risiko zur malignen Entartung	–	Möglich	Möglich	Hoch in Kolon	Hoch in Kolon, Duodenum, Schilddrüse, NNR	Hoch in Kolon, Schilddrüse	2–3 % in Duodenum	Brust und Schilddrüse	15 % in GI-Trakt bei Erwachsenen
Extraintestinale Manifestationen	–	–	–	–	Osteome des Schädels, des Unterkiefers, Fibrome, abnorme Dentition, lymphoide Polypen, Dermoidzysten, mesenteriale Fibromatose, Lipome, Desmoidtumoren	Ovarialtumoren, Leberzysten, papilläre Adenokarzinome	Kongenitale Missbildungen, Schilddrüsentumoren, Hypertrophie der Brust, Mammakarzinom	Alopezie, Onychodystrophie, Hyperpigmentation	
Assoziierte Krankheiten	–	Malrotation, Hexadaktylie, Retentio testis, mesenteriale Lymphangiome, Amyotonia congenita, Hydrozephalus, Hypertelorismus	Pulmonale arteriovenöse Malformationen	Hepatoblastom, AML	Periampulläre Karzinome, Gallengangskarzinom, papilläre Schilddrüsenkarzinome, kongenitale Hypertrophie des Pigmentepithels der Retina	Hirntumoren	Melanotische Pigmentation von Lippen, Gaumen, Mukosa, Haut	Orokutane Hamartome, pulmonale Hamartome	
Betroffenes Gen				APC			VAV? KOX6?	PTEN	

Literatur

Holmberg C (1986) Congenital chloride diarrhea. Clin Gastroenterol 15:583–602

Kuokkanen M, Kokkonen J, Ennattah NS et al (2006) Mutations in the translated region of the Lactase gene (LCT) underlie congenital lactase deficiency. Am J Hum Genet 78:339–344

Martin MG (1998) The biology of inherited disorders of the gastrointestinal tract. Part 1: gastrointestinal disorders. J Pediatr Gastroenterol Nutr 26:321–335

Martin MG, Turk E, Lostao MP, Kerner C, Wright EM (1996) Defects in Na$^+$/glucose cotransporter (SGLT1) trafficking and function cause glucose-galactose malabsorption. Nat Genet 12:216–220

Milla PJ, Aggett PJ, Wolff OH, Harries JT (1979) Studies in primary hypomagnesaemia: Evidence for defective carrier-mediated small intestinal transport of magnesium. Gut 20:1028–1033

Online Mendelian Inheritance of Man OMIM, Datenbank des NIH und NLM, http://www.ncbi.nlm.nih.gov/omim

Rasinpera H, Savilahti E, Ennattah NS et al (2004) A genetic test which can be used to diagnose adult-type hypolactasia in children. Gut 53:1571–1576

Simon DB, Lu Y, Choate KA, Velazquez H et al (1999) Paracellin-1, a renal tight junction protein required for paracellular Mg2+ resorption. Science 285:103–106

Sterchi EE, Mills PR, Fransen JAM et al (1990) Biogenesis of intestinal lactase-phlorizin hydrolase in adults with lactose intolerance. Evidence for reduced biosynthesis and slowed-down maturation of enterocytes. J Clin Invest 86:1329–1337

Treem WR (1995) Congenital sucrase-isomaltase deficiency. J Pediatr Gastroenterol Nutr 21:1–14

Vulpe C, Levinson B, Whitney S, Packman S, Gitschier J (1993) Isolation of a candidate gene for Menkes disease and evidence that it encodes a copper-transporting ATPase. Nature Genetics 3:7–13

Wong MH (1995) Identification of a mutation in the ileal sodium-dependent bile acid transporter gene that abolishes transport activity. J Biol Chem 270:27228–27234

123 Kurzdarmsyndrom

W. Nützenadel

Definition Das Kurzdarmsyndrom ist definiert als Malabsorption bei anatomischem oder funktionellem Verlust von intestinaler resorptiver Kapazität meist nach Darmresektion in der Neugeborenenperiode, selten auch bei angeborenem Kurzdarm.

Pathogenese Die Darmlänge beträgt etwa 400–650 cm beim Erwachsenen, 200–250 cm beim Neugeborenen und 100–120 cm beim Frühgeborenen <30. Gestationswoche. Der Verlust von 75–80 % bedeutet eine Gedeihstörung infolge unzureichender Darmfunktion definiert durch die Notwendigkeit einer langfristigen parenteralen Ernährung. Die Länge des verbleibenden Darms definiert nicht allein das Ausmaß des Funktionsverlusts, bedeutsam sind auch Typ der verbleibenden Mukosa, primäre Pathologie, erhaltene Ileozökalklappe, vorhandene Dysmotilität, Zahl und Art der Stomata und die Gestaltung der Ernährung. Die Kenntnis und Berücksichtigung dieser Faktoren hilft bei der groben Einschätzung klinischer Probleme und der Therapiegestaltung. Die größte resorptive und enzymatische Kapazität besitzt das Jejunum, dafür zeigt die Ileumschleimhaut zumindest im Tierversuch eine gute Adaptationsfähigkeit an die Jejunumfunktionen. Kohlenhydrate, Eisen, Folsäure und wasserlösliche Vitamine werden vorwiegend im proximalen Jejunum, Fette, Aminosäuren und auch fettlösliche Vitamine eher weiter distal, Gallensäuren und Vitamin B12 ausschließlich im distalen Ileum resorbiert. Verluste von 70–80 % der Darmlänge sind mit einer vollständigen Restitution der intestinalen Funktion bei nur temporärer parenteraler Ernährung möglich. Der Verlauf nach der Resektion lässt sich meist in 3 Stadien einteilen:
1. Wundheilung,
2. Adaptationsphase von 18–48 Monaten mit einem Zuwachs an intestinaler Funktionskapazität und möglichem Übergang auf vollständige enterale Ernährung oder Übertritt in die
3. Phase mit der Notwendigkeit einer dauerhaften parenteralen Ernährung.

Der Funktionszuwachs wird gefördert durch intraluminale Nährstoffe, und die frühe enterale Ernährung ist deshalb eine wesentliche therapeutische Maßnahme. Zahlreiche Nährstoffe (Glutamin, Prolamin), Hormone (bereits in klinischen Untersuchungen erfolgreich erwies sich das Glucagon-like Peptid-2, weniger überzeugend verliefen Untersuchungen mit dem Insulin-like growth factor [IGF] und dem Epidermal growth factor [EGF]), Galle- und Pankreassekrete zeigen experimentell einen positiven Effekt auf die Adaptation, ohne dass deren generelle klinische Anwendung schon etabliert ist.

Klinische Symptome Die Symptome sind die Malabsorption, die daraus resultierende Gedeihstörung und/oder Symptome bei Mangel an Mikronährstoffen sowie die Diarrhö. Die notwendige parenterale Ernährung beinhaltet zahlreiche Komplikationen wie Sepsis, Thrombosen, Katheterabriss, unzureichende somatische Entwicklung, Osteopathie, Gallen- und Nierensteine. Die Entwicklung einer cholestatischen Hepatopathie mit häufigem Übergang in eine Zirrhose bei etwa 25 % der Patienten ist pathophysiologisch bislang nur schlecht definiert und beeinflusst das langfristige Überleben erheblich. Katheterinfektionen, eine bakterielle Besiedelung des Dünndarms, Fisteln, Stenosen, Transportstörungen und assoziierte Anomalien sind Risikofaktoren der genannten Komplikationen einer parenteralen Ernährung.

Diagnose Die Diagnose wird durch eine Röntgenuntersuchung des Dünndarms gestellt, bei erworbenem Kurzdarm ergibt sie sich aus dem postoperativen Befund. Folgende Krankheitsbilder führen häufig zu ausgedehnten Darmresektionen:
- Dünndarmatresie,
- Dünndarmvolvulus,
- nekrotisierende Enterokolitis,
- Omphalozele, Gastroschisis mit Volvulus,
- Mekoniumileus,
- intestinale, myopathische oder neuropathische Pseudoobstruktion,
- Morbus Crohn,
- traumatischer Mesenterialwurzelabriss.

Daraus wird ersichtlich, dass die meisten Patienten Säuglinge, Früh- oder Neugeborene sind.

Therapie Das therapeutische Ziel ist eine normale somatische Entwicklung. Dies erfordert eine enge Überwachung des Ernährungsstatus, eine früh einsetzende und an den individuellen Bedürfnissen des Patienten orientierte enterale Ernährung sowie die Prävention, Diagnostik und Therapie der Komplikationen. Gewährleistet wird diese langfristige intensive medizinische Betreuung am besten durch ein erfahrenes Team mit pädiatrischem Gastroenterologen, Kinderchirurgen, Ernährungsberater und Psychologen. Die orale Ernährung sollte früh (nach erstem Stuhlgang und bei vorhandenen Darmgeräuschen) begonnen werden. Die Menge sollte vom Patienten akzeptiert werden und kein Erbrechen induzieren. Hydrolysatnahrungen mit einem Anteil an MCT („medium chain triglycerides"), komplexen Kohlenhydraten, niedriger Osmolarität und einer Kaloriendichte von 0,2–0,4 Kalorien/ml sind günstig. Die schrittweise Steigerung erlaubt eine entsprechende Reduktion der parenteralen Ernährung, die Frage ausreichender Resorption der enteralen zugeführten Nährstoffe ist dafür kritisch, jedoch aus dem Stuhlbefund nicht zu beurteilen. Eine engmaschige Beobachtung der somatischen Entwicklung hilft bei der Einschätzung einer ausreichenden oralen und/oder parenteralen Ernährung. Regelmäßige klinische Untersuchungen sind notwendig, Auffälligkeiten müssen individuell korrigiert werden. Darunter fallen oft die zusätzliche Substitution von Kalzium, Magnesium, Eisen, Vitamin B_{12}, Vitamin D und anderen Nährstoffen, die Behandlung einer bakteriellen Besiedelung des Dünndarms durch schwer resorbierbare Antibiotika, der Ausgleich von Wasser- und Salzverlusten durch erhöhte Zufuhr, eine Antibiotikagabe bei infektiösen Komplikationen, Thrombolyse und Katheterwechsel bei Thrombosen sowie die Reduktion der parenteralen Kalorien und Fettzufuhr bei sich entwickelnder Hepatopathie.

Die chirurgischen Therapiemöglichkeiten umfassen die Beseitigung von Stenosen und Fisteln sowie die Wiederherstellung einer operativ unterbrochenen Darmkontinuität. Verlängerungsoperationen durch Trennung dilatierter Darmschlingen und Konstruktion zweier neuer Darmsegmente nach Bianci oder das STEP-Verfahren („serial transverse enteroplasty") ergeben bei ausgewählten Patienten einen Funktionszuwachs. Die Dünndarmtransplantation ist eine noch eher experimentelle Option mit relativ hohem Risiko.

Prognose In größeren Serien sind etwa 70–80 % der Patienten innerhalb von 24-48 Monaten voll oral ernährbar. Eine diätetische Anpassung mit niedriger Fettzufuhr und Substitution bestimmter Nahrungsbestandteile ist oft langfristig erforderlich. Mangelsymptome durch zu geringe Aufnahme einzelner Nährstoffe wie Eisen, Folsäure, Vitamin B_{12} und anderer Stoffe können auch oft sehr spät auftreten. Eine langfristige Betreuung und Überwachung somatischer Daten und des Ernährungsstatus ist deshalb erforderlich. Der Erfolg der langfristigen parenteralen Ernährung ist abhängig vom Ausgangsbefund, der Zahl der auftretenden Komplikationen und von der Erfahrung der ausführenden Ärzte.

Literatur

Duzo D, Kamin D, Duggon C (2008) Overview of pediatric short bowel syndrome. J Pediatr Gastroenterol Nutr 47:533–536

Goulet O, Ruemmele F (2006) Causes and management of intestinal failure in children. Gastroenterology 130:516–528

Jeppesen PB, Pertkiewicz M, Messeing B et al (2012) Teduglutide reduces need for parenteral support among patients with short bowel syndrome with intestinal failure. Gastroenterology 143:1473–1487

Khalil BA, Ba'ath ME, Aziz A et al (2012) Intestinal rehabilitation and bowel reconstructive surgery: Improved outcomes in children with short bowel syndrome. J Pediatr Gastroenterol Nutr 54:505–510

Puntis J, Booth S (2012) Intestinal rehabilitation and bowel reconstructive surgery: Improved outcomes in children with short bowel syndrome? J Pediatr Gastroenterol Nutr 54:570

Wales PW, Christison-Langay ER (2010) Short bowel syndrome epidemiology and etiology. Semin Pediatr Surg 19:3–9

124 Krankheiten mit schwerer Strukturveränderung des Darms

M. J. Lentze

124.1 Kongenitale Mikrovillusatrophie

Pathogenese Bei dieser autosomal-rezessiv vererbten Strukturanomalie der Mikrovilli, die bereits beim Feten im intestinalen Dünndarmepithel vorhanden ist, kommt es entweder unmittelbar postnatal oder nach einigen Wochen zu profusen wässrigen Durchfällen. Ursache ist eine defekte Verankerung der Mikrovilli an der zum Darmlumen hin gerichteten Oberflächenmembran durch eine Mutation im Myosin-5B-Gen. Dies führt zu einer Strukturstörung des Zytoskeletts der Zelle und als Folge davon zu Störungen der normalen Transportkapazität. Folge ist eine verminderte Absorption von Mikronährstoffen inklusive Wasser und einer vermehrte Sekretion von Mineralien und Wasser. Daraus resultiert eine bereits kurz nach der Geburt bestehende gemischte osmotisch-sekretorische Diarrhö, die je nach Nahrungszufuhr zu schweren metabolischen Acidosen und Dehydratation führt. Histologisch zeigt die Dünndarmmukosa eine schwere Zottenatrophie mit verkürzten Krypten. Bei höherer Vergrößerung fallen Enterozyten auf mit apikal gelegenen zytoplasmatischen Vakuolen, die sich in PAS-Färbung rot anfärben. Elektronenmikroskopisch sind intrazelluläre verschieden große Granula sichtbar, die aus eingeschlossen Mikrovilli mit Glykokalix bestehen (◘ Abb. 124.1). Sie sind pathognomonisch für diese Krankheit. Diese Veränderungen betreffen nur reife Enterozyten, während sie bei Becherzellen, Panethzellen und endokrinen Zellen nicht sichtbar sind.

Klinische Symptome und Diagnose Nach der Geburt kommt es zu schweren wässrigen Durchfällen mit Stuhlvolumina von 100–800 ml/kg/Tag mit hohen Elektrolytkonzentrationen trotz Sistieren der oralen Nahrung. Alle Patienten benötigen deshalb unmittelbar eine totale parenterale Ernährung. Die schweren Durchfälle lassen sich weder medikamentös noch diätetisch beeinflussen. Die Patienten sind gefährdet durch Sepsis, zunehmende Leberzirrhose mit Leberversagen und Elektrolytstörungen und versterben in den ersten Lebensjahren an diesen Komplikationen. Diagnostisch beweisend ist die Dünndarmbiopsie mit ihren licht- und elektronenmikroskopisch charakteristischen Veränderungen.

Therapie Die Behandlung dieser schweren Strukturanomalie der Enterozyten ist rein symptomatisch und besteht im Wesentlichen aus einer totalen parenteralen Ernährung. Langfristig können die Patienten nur durch eine Dünndarmtransplantation gut überleben.

124.2 Intraktable Diarrhö mit persistierender Zottenatrophie in früher Kindheit

Definition Hier handelt es sich um eine Krankheit mit schweren, lebensbedrohlichen Durchfällen in den ersten 24 Lebensmonaten, die eine totale parenterale Ernährung notwendig macht. Morphologisch geht sie einher mit persistierender Zottenatrophie in mehreren zeitlich voneinander getrennt durchgeführten Dünndarmbiopsien und reagiert nicht auf mehrere und unterschiedliche Behandlungsversuche.

Klinische Symptome und Diagnose Führendes Krankheitssymptom dieser in den ersten 2 Lebensjahren auftretenden Krankheit ist der chronische Durchfall mit Stuhlvolumina von 100–150 ml/kg KG/Tag. Extraintestinale Autoimmunphänomene können vorhanden sein. Beobachtet wurden dabei folgende Einzelsymptome: Arthritis, Dermatitis, systemischer Lupus erythematodes (SLE), Diabetes mellitus, Iridozyklitis, Glomerulonephritis, Thrombozytopenie und Anämie. Histologisch können aus der Morphologie der Dünndarmmukosa 2 Gruppen unterschieden werden (◘ Tab. 124.1), die sich sowohl durch den Schweregrad des Mukosaschadens als auch durch besondere „büschelartig" angeordnete Epithelzellen unterscheiden. Die Stuhlvolumina sind größer in der Gruppe I mit schwererem Mukosaschaden. Auch hat diese Gruppe häufiger Anti-Darm-Antikörper, mehr eiweißverlierende Enteropathie und assoziierte extraintestinale Symptome. Ein eindeutig zuzuordnender Erbgang kann nicht angeben werden. Am ehesten handelt es sich um eine Gruppe mit verschiedenartigen Ursachen.

Therapie Der überwiegende Teil der Patienten benötigt eine totale parenterale Ernährung über viele Jahre. Zusätzlich können neben der Gabe von Immunglobulinen immunsuppressive Medikamente eingesetzt werden: Kortikosteroide, Azathioprin, Ciclosporin und Cyclophosphamide. Enteral können Elementardiäten eingesetzt werden (Neocate). Der Therapieerfolg variiert sehr und muss mit Skepsis gesehen werden. Ob die Dünndarmtransplantation sich hier künftig als Alternative für eine Therapie anbietet, muss abgewartet werden. Die Gesamtmortalität ist mit 47 % für beide Gruppen hoch. Damit bleibt die Prognose für diese Krankheit schlecht.

124.3 Kongenitale Tufting-Enteropathie

Im Jahre 1994 haben Reifen und Mitarbeiter eine Form der chronischen Diarrhö bei Neugeborenen beschrieben, die mit wässrigen Durchfällen, Erbrechen und Krampfanfällen einhergeht. Die Morphologie der intestinalen Mukosa hatte jeweils ein charakteristisches Aussehen mit einer mittelschweren Atrophie der Mukosa und kleinen Auswüchsen von mehrschichtigen Epithelzellen – den sog. Tufts. Die Ätiologie dieser pathognomonischen Veränderungen sind Mutationen im Gen für das epitheliale Zelladhäsionsmolekül epCAM. Eine Überlappung mit der in ▶ Kap. 122 beschriebenen syndromalen Natriumdiarrhö wurde ebenfalls beschrieben.

Die Diagnose kann anhand der typischen Morphologie der Mukosa sowie der molekulargenetischen Analyse des epCAM- oder SPINT2-Gens gestellt werden.

Die Therapie ist rein symptomatisch mit parenteraler Ernährung. Die Prognose ist schlecht.

124.4 IPEX-Syndrom

Die X-chromosomal vererbte Autoimmunkrankheit mit Polyendokrinopathie und intraktabler Diarrhö geht mit schweren Symptomen in früher Säuglingszeit einher: insulinpflichtiger Diabetes mellitus, ichtyosiforme Dermatitis, Thyreoiditis, intraktable Diarrhö und hämolytische Anämie. Mutationen im FOXP3-Gen wurden als Ursache dieser Krankheit gefunden. Es kommt als Folge der Mutation zu einer ungebremsten Aktivierung von T-Lymphozyten mit konsekuti-

Strukturen	Gruppe I	Gruppe II
Zottenatrophie	Moderat bis schwer	Mild bis moderat
Oberflächenepithel	Normal bis kubisch	Normal bis büschelartig
Kryptentiefe	Hyperplastisch	Normal
Kryptenmorphologie	Nekrotisch und/oder verzweigt und/oder Dedifferenzierung	Pseudozysten
Kryptenabszesse	Vorhanden	Fehlen
Intraepitheliale Lymphozyten	Normal oder vermehrt	Normal oder vermindert
Zellen der Lamina propria	Vermehrt	Normal oder vermehrt

Tab. 124.1 Histologische Merkmale der intraktablen Diarrhö mit persistierender Zottenatrophie in früher Kindheit

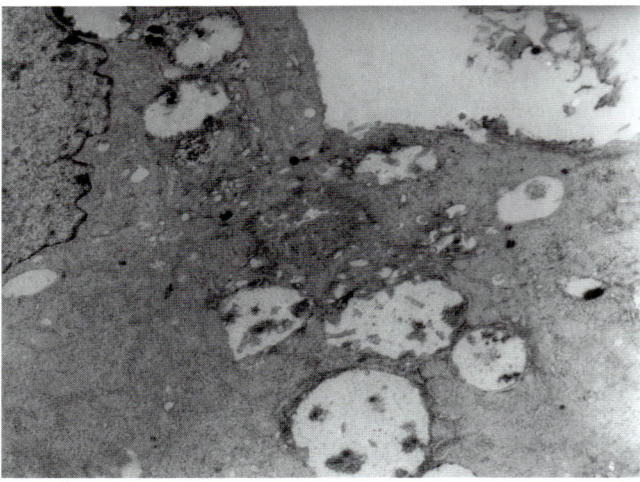

Abb. 124.1 Elektronenmikroskopische Aufnahme des Dünndarmepithels bei kongenitaler Mikrovillusatrophie. Pathognomonisch sind die interzellulären Einschlüsse vom Mikrovillusmembranen in der Epithelzelle

ven multiplen Autoimmunkrankheiten. Entsprechend finden sich hohe Antikörpertiter im Blut dieser Kinder gegen Blut, Schilddrüse und Pankreaszellen sowie gegen intestinale Zellen und Nierenepithelien. Die schlechte Prognose dieser Krankheit ist nur durch eine massive immunsuppressive Therapie zusammen mit einer totalen parenteralen Ernährung aufzuhalten. Hierbei werden Steroide und Ciclosporin eingesetzt. In einem Fall mit IPEX-Syndrom konnte eine allogene Knochenmarktransplantation die Symptome vorübergehend verbessern. Zwei Jahre nach der Transplantation entwickelte das Kind eine schwere Hämophagozytose und verstarb.

Literatur

Assmann B, Hoffmann GF, Wagner L et al (1997) Dihydropyrimidase deficeincy and congenital microvillous atrophy: coincidence or genetic relation? J Inherit Metab Dis 20:681–688

Baud O, Goulet O, Canioni D et al (2001) Treatment of the immun dysregulation, polyendocrinopathy, enteropathy, X-linked syndrome (IPEX) by allogeneic bone marrow transplantation. N Engl J Med 344:1758–1762

Bennet CL, Christie J, Ramsdell F et al (2001) The immune dysregulation, polyendocrinopathy, enteropathy, X-linked syndrome (IPEX) is caused by mutations of FOXP3. Nat Genet 27:20–21

Goulet O, Brousse N, Canioni D, Walker-Smith JA, Schmitz J, Phillips AD (1998) Syndrome of intractable diarrhea with persistent villous atrophy in early childhood: A clinicopathological survey of 47 cases. J Pediatr Gastroenterol Nutr 26:151–161

Herzog D, Atkinson P, Grant D, Paradis K, Williams S, Seiman E (1996) Combined bowel-liver transplantation in an infant with microvillous inclusion disease. J Pediatr Gastroenterol Nutr 22:405–408

Phillips A, Schmitz J (1992) Familial microvillous atrophy: A clinicopathological survey of 23 cases. J Pediatr Gastroenterol Nutr 14:380–396

125 Morbus Crohn und Colitis ulcerosa

K.-M. Keller

Definition Zu den chronisch-entzündlichen Darmkrankheiten (CED) gehören der Morbus Crohn (MC), die Colitis ulcerosa (CU) und die nicht klassifizierbare Kolitis (CI). Der MC kann den gesamten Magen-Darm-Trakt betreffen, d. h. vom Mund bis zum After reichen, tritt typischerweise segmental im Wechsel mit gesunden Darmabschnitten auf, betrifft nicht nur die Mukosa, sondern die gesamte Darmwand, kann zu Fisteln führen und ist durch zahlreiche extraintestinale Manifestationen gekennzeichnet. Bei der CU ist mit Ausnahme einer „Backwash-Ileitis" nur das Kolon erkrankt, und zwar primär nur die Mukosa. Das Rektum ist fast immer betroffen, das Kolon kontinuierlich unterschiedlich weit nach proximal beteiligt, extraintestinale Komplikationen sind ebenfalls bekannt. Der klinische Verlauf ist durch Remissionen und Exazerbationen gekennzeichnet. Wenn in etwa 10 % der Fälle nicht zwischen einem MC und einer CU unterschieden werden kann, wird das Krankheitsbild als nicht klassifizierbare Kolitis bezeichnet. Letztere geht im Verlauf entweder in eine CU oder MC über, gelegentlich kann auch später keine definitive Zuordnung erfolgen.

Epidemiologie Der MC ist auch bei jungen Kindern nicht mehr so selten wie früher: Aus einem Register aus den USA von 1370 Kindern mit CED waren 6 % <3 Jahre, 15 % <6 Jahre, 47 % 6–12 Jahre und 36 % 13–17 Jahre alt. In der Altersgruppe <6 Jahre machte der MC ein Drittel der Fälle aus, bei den älteren Kindern jedoch fast zwei Drittel der Fälle. Etwa 25 % aller neuen MC-Fälle betreffen Menschen unter 20. Beim Nord-Süd-Gefälle scheint der Süden aufzuholen. Je nach Region werden Inzidenzzahlen von 4 (Nordfrankreich) bis zu 11/100.000 <18 Jahre pro Jahr (Norwegen) mit steigender Tendenz beschrieben.

Die Inzidenz der CU scheint inklusive eines Nord-Süd-Gefälles eher stabil zu sein: 8–13:100.000 in Skandinavien und 1,5:100.000 in Kroatien. Etwa 15–40 % aller Kolitisfälle treten vor dem 20. Geburtstag auf, auch Säuglinge können betroffen sein.

Ätiologie Die Ursache der CED ist nach wie vor unbekannt. Genetische Faktoren spielen in vielen Fällen eine Rolle. Genomweite Assoziationsstudien haben >100 Loci detektiert, die sowohl mit MC als auch mit CU assoziiert sind. Kodiert werden Gene und Mechanismen, die für die Erkennung von Bakterien, Lymphozytenaktivierung, Zytokinsignalgebung und Epithelschutz (Defensine) wichtig sind. Das Risiko für CED bei Familienmitgliedern eines Betroffenen liegt bei 7–30 %. Je jünger die Kinder mit CED sind, desto eher ist das Kolon betroffen. Bei Zwillingen sind eineiige häufiger betroffen als zweieiige. Mit einigen Erbkrankheiten sind die CED häufiger assoziiert: Ullrich-Turner-Syndrom, Glykogenose Ib, Mukoviszidose, Zöliakie, IgA-Mangel und andere Immundefekte. Bestimmte Mutationen (NOD2) sind mit der Ileitis terminalis, Strikturbildung und Operationspflichtigkeit assoziiert, so dass bei Homozygotie eine frühe immunsuppressive Therapie ratsam ist. Einwanderer aus Entwicklungsländern scheinen häufiger eine CED zu entwickeln als in ihren Ursprungsregionen üblich. Als weiterer Faktor wird wie bei Allergien die Hygienehypothese diskutiert: Stillen, gesunde Ernährung und Stalltierkontakt im ersten Lebensjahr schützen vor CED. Rauchen erhöht das Risiko für MC und verschlechtert die Krankheitsverläufe.

Pathogenese Die derzeit attraktivste Hypothese zur Pathogenese der CED ist, dass Umweltfaktoren und bakterielle Antigene zusammen mit einer Barrierestörung des Darms (frühe immunologische Prägung) eine Störung der Immuntoleranz, z. B. gegenüber der eigenen Darmflora, auf genetischer Basis auslösen. Die initialen Auslöser, die zur Störung der Integrität der gastrointestinalen Barriere führen, sind nicht bekannt. Die Pathophysiologie der schubweise verlaufenden chronischen intestinalen Entzündung ist durch ein Ungleichgewicht zwischen proentzündlichen (Interleukin[(IL-]1, IL-6, IL-23-/TH17-Signalweg, Tumor-Nekrose-Faktor[TNF-]α) und kontraentzündlichen Mediatoren (IL-1ra, IL-10, IL-4) gekennzeichnet. Eine Resistenz gegen IL-4 (Herabregulation von Entzündung) könnte zur Chronifizierung der Entzündung beitragen. Eine Beeinflussung des Netzwerks intrazellulärer Signalmechanismen in der Immunregulation dieser Mediatoren und verschiedener Transkriptionsfaktoren (z. B. nukleärer Faktor κB) für Entzündungsgene eröffnet für die Zukunft neue therapeutische Optionen. Makrophagen und Monozyten in der Lamina propria dürfte eine wesentliche Rolle in der Antigenpräsentation und Produktion proinflammatorischer Zytokine (z. B. TNF-α, IL-1β) zukommen. An der Prozessierung und Elimination intrazellulärer Pathogene sind auch Gene wie ATG16L1 oder IRGM (Autophagie) beteiligt. Aktivierte T-Zellen und ihre Zytokine (IL-2) sind wahrscheinlich nur die gemeinsame Endstrecke intestinaler Entzündungsreaktionen unterschiedlicher Ätiologie. Interessant ist in diesem Zusammenhang ein kürzlich erschienener Bericht über eine langjährige Remission des MC bei einigen Patienten, die wegen zusätzlicher Leukämie eine Knochenmarktransplantation erhalten hatten. Alle Immunzellpopulationen der Lamina propria sind bei CED aktiviert. Auch intestinale B-Zellen sind deutlich vermehrt. Adhäsionsmoleküle wie ICAM-1 („intercellular adhesion molecule 1"), Integrine und Selektine sind für den initialen Gewebeeinstrom von Leukozyten und für die Persistenz der Entzündung entscheidend. Inhibitoren dieser Adhäsionsmoleküle werden zurzeit therapeutisch erprobt.

Pathologie Für den MC ist ein segmentales Entzündungsmuster mit einem Wechsel von gesunden und kranken Abschnitten („skip lesions") charakteristisch. Gelegentlich kommen besonders im Kolon diffuse an CU erinnernde Veränderungen vor. Makroskopisch wegweisend für MC sind Aphthen, größere sternförmige, bärenklauenartige oder lange fissurale Ulzerationen („zuggleisartig"), Pflastersteinrelief, Strikturen, Fisteln und Abszesse. Diese Veränderungen müssen nicht auf den Dickdarm beschränkt bleiben. Histologisch kann die Entzündung die ganze Darmwand betreffen, ist fokaler Natur und kann in ihrer Intensität sehr variieren. Epitheloidzellige Granulome sind besonders charakteristisch für den MC, aber nicht obligat für die Diagnose. Sie werden häufiger in Resektaten als in Biopsien nachgewiesen und können auch in makroskopisch normaler Mukosa vorkommen. Bei einer ausgeprägten Diskrepanz zwischen endoskopisch sichtbarem Befall und histologisch festgestellter entzündlicher Aktivität liegt die Diagnose MC auf der Hand, da tiefer in der Darmwand gelegene Entzündungen nicht erfasst werden können. Im Gegensatz zum Erwachsenenalter betrifft der MC im Kindesalter in der Regel Kolon und Dünndarm, in >50 % der Fälle ist auch der obere Gastrointestinaltrakt beteiligt.

Für die CU ist ein distal betonter, nach proximal abnehmender kontinuierlicher Entzündungsprozess im Kolon typisch. Das Kolon ist hochrot, granuliert, hat keine sichtbaren Gefäße und kann

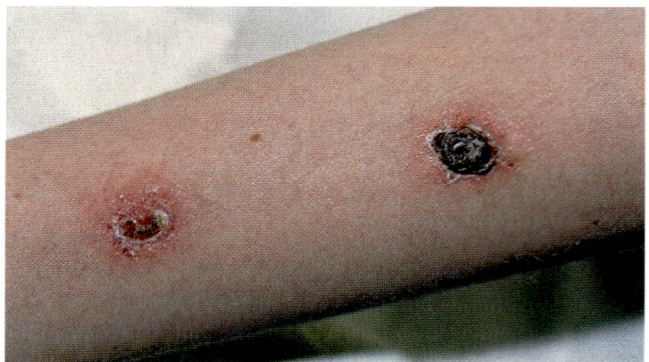

Abb. 125.1 Pyoderma gangraenosum des rechten Unterarms bei einem 15-jährigen Mädchen mit Colitis Crohn

bei starker entzündlicher Aktivität diffus bluten und massiv schleimig-eitriges Sekret aufweisen. Bei lang dauernder, oft subklinisch schleichender chronischer Entzündung ist das Kolon erheblich verkürzt, es fehlen die Haustren, und es resultiert ein sog. „starres Rohr". Histologisch bestätigt sich die distal betonte kontinuierliche Entzündung, die sich auf die Mukosa beschränkt und multiple Kryptenabszesse, Becherzellverlust, gestörte Kryptenarchitektur mit Aufzweigungen, regenerative Epithelveränderungen sowie je nach akuter oder chronischer Entzündung mehr neutrophile Granulozyten oder eher Plasmazellen, Mastzellen und Eosinophile im Infiltrat aufweist. Dysplasien oder maligne Veränderungen sind im Kindesalter äußerst selten. In ca. 80 % der Fälle ist das gesamte Kolon betroffen (Pankolitis).

Klinische Symptome und Verlauf Die für den MC typische Trias aus Bauchschmerzen, Gewichtsstillstand/-verlust und chronischen Durchfällen ist heutzutage seltener, maskierte Verläufe mit Anorexie, Leistungsknick sowie Wachstumsstillstand und verzögerter Pubertät kommen bei bis zu 65 % der betroffenen Kinder und Jugendlichen vor und können der definitiven Diagnose MC um Jahre vorausgehen. Dies wird besonders beim isolierten Dünndarmbefall und bei der Ileitis terminalis beobachtet. Bauchschmerzen stehen hier nicht unbedingt im Vordergrund, so dass langjährige Fehldiagnosen wie z. B. Anorexia nervosa vorkommen können. Primäre und sekundäre Amenorrhö sind bei hoher Krankheitsaktivität keine Ausnahme. Weitere mögliche Leitsymptome sind Anorexie, Aktivitätsverlust, Aphthen im Mund, Cheilitis oder Augenentzündungen. Ferner wird über rezidivierende Fieberschübe (44 %), unspezifische Arthralgien oder Arthritiden, Hautveränderungen wie Erythema nodosum oder Pyoderma gangraenosum (Abb. 125.1) und isolierte perianale Beschwerden (Abb. 125.2) berichtet. Gelenkbeteiligungen stehen u. U. so im Vordergrund, dass zunächst an eine rheumatologische Krankheit gedacht wird. Differenziert werden springende Arthritis der großen Gelenke, Spondylitis ankylosans (tiefe Rückenschmerzen, Morgensteifigkeit, typischerweise bei HLA-B27-positiven jungen Erwachsenen) und Sakroiliitis. Die extraintestinalen Manifestationen an Haut, Gelenken, Augen und Nieren und die Wachstumsverzögerung sind bei MC viel häufiger als bei CU (Tab. 125.1). Generell ist das Auftreten von extraintestinalen Beteiligungen assoziiert mit einer Dickdarmentzündung, sei es MC oder CU. Leberbeteiligungen wie die primär sklerosierende Cholangitis sind besonders bei der CU anzutreffen. Selten kommt es während des Kindesalters durch langstreckigen Dünndarmbefall (Abb. 125.3) oder ausgedehnte Resektionen zu dem Problemkomplex Kurzdarmsyndrom. Eine Resektion oder eine ausgedehnte Entzündung des terminalen Ileums kann zu einer Vitamin-B_{12}-Mangelanämie führen sowie durch die Gallensäurenmalabsorption zur chologenen Diarrhö, zur Steatorrhö mit sekundärer Hyperoxalurie und Nierensteinen und zum Gallensteinleiden.

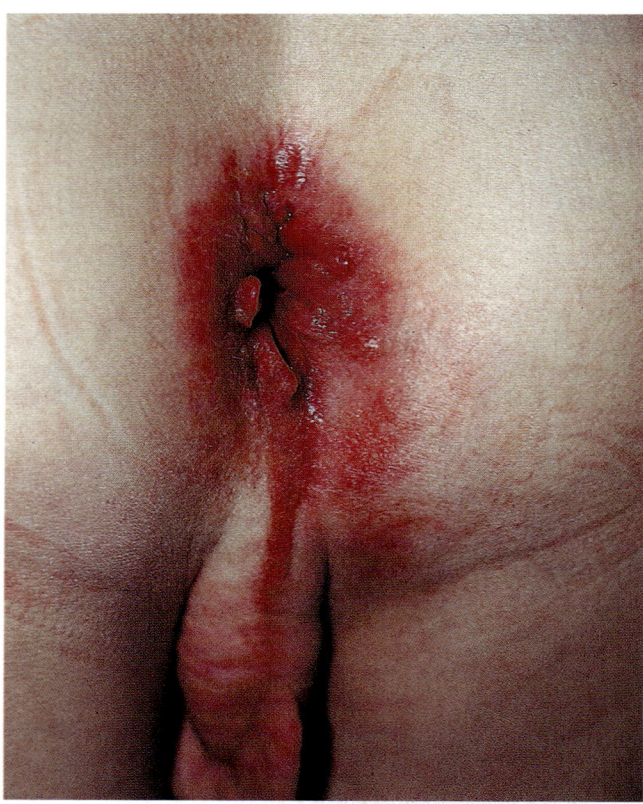

Abb. 125.2 Perianale Rötung, Fissuren und Marisken bei einem 11-jährigen Jungen mit Mukoviszidose und Colitis Crohn

Bei der CU und der CI stehen meist blutige, nur tags und/oder auch nachts auftretende Durchfälle ganz im Vordergrund. Das Spektrum reicht von milden blutig-schleimigen Durchfällen mit wenig Tenesmen bis zu einem schweren toxischen Krankheitsbild mit hohem Fieber, Tenesmen und massiv blutigen Stühlen. Daher ist das Intervall bis zur definitiven Diagnose viel kürzer als bei MC, bei dem diese Zeitspanne in Deutschland durchschnittlich 4 Monate beträgt. Extraintestinale Manifestationen wie Gelenkbeteiligungen, primär sklerosierende Cholangitis oder Iridozyklitis können der CU auch um Jahre vorausgehen. Glomerulonephritis und Hyperkoagulabilität des Blutes sind seltene Manifestationen der CED. Schwere zerebrale thromboembolische Ereignisse sind auch im Kindesalter möglich.

Diagnose Ein pragmatischer Vorschlag zum diagnostischen Vorgehen bei Verdacht auf CED ist aus Abb. 125.4 ersichtlich. Im Vordergrund steht eine detaillierte Eigen- und Familienanamnese. Die exakte pädiatrische Untersuchung umfasst insbesondere die Inspektion der Haut und Schleimhaut inklusive der Anogenitalregion sowie die Palpation von Leber, Milz und abdominalen Resistenzen. Die Bestimmung von Gewicht und Länge, Hautfaltendicke und Oberarmumfang sowie des Tanner-Stadiums ermöglicht eine Einschätzung des Ernährungs- und Entwicklungszustands. Zur Bestimmung der entzündlichen Aktivität genügen für die klinische Routine neben dem klinischen Eindruck Blutsenkungsgeschwindigkeit (BSG), C-reaktives Protein (CRP), großes Blutbild

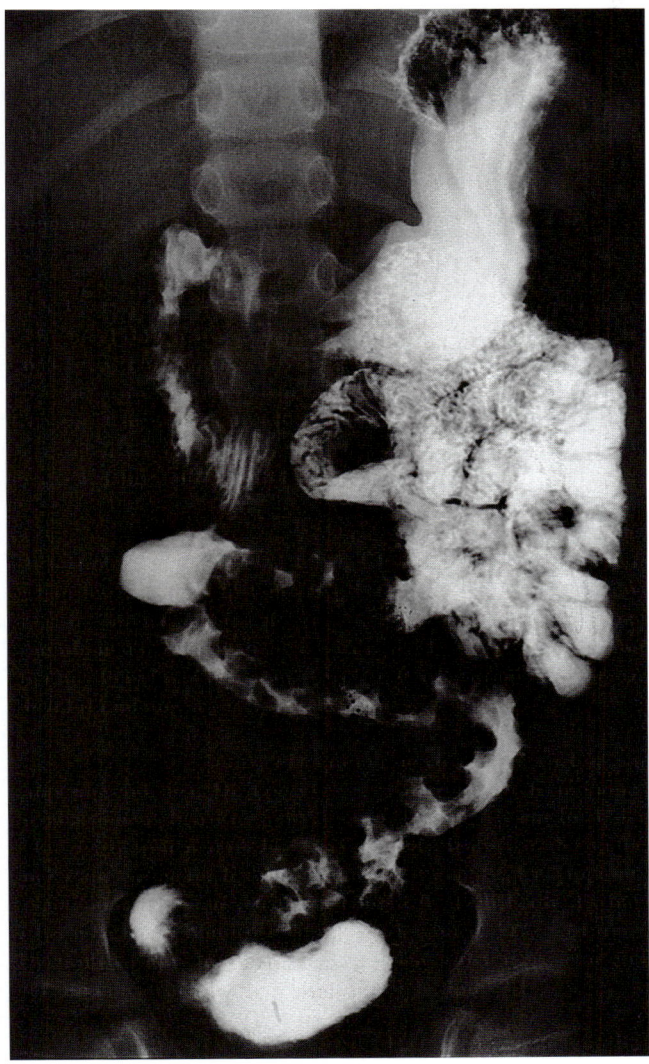

Abb. 125.3 Langstreckiger Dünndarm-Crohn bei einem 10-jährigen Jungen, der chirurgisch versorgt wurde

Tab. 125.1 Synoptischer Vergleich zwischen M. Crohn und C. ulcerosa hinsichtlich Anamnese, Symptomen und Befunden

	Morbus Crohn	Colitis ulcerosa
Säuglinge/Vorschulkinder	Ungewöhnlich	Gelegentlich
Langjähriger Verlauf vor Diagnose	Häufig	Ungewöhnlich
Kleinwuchs/verzögerte Pubertät	Häufig	Selten
Unklare Fieberschübe	Gelegentlich	Selten
Blutige Durchfälle	Gelegentlich	Häufig
Tastbare Resistenzen	Häufig	Nein
Perianale Auffälligkeiten	Häufig	Ungewöhnlich
BSG ↑, CRP ↑	Häufig	Selten
ANCA positiv	Selten	Häufig
Sonografisch Darmwandverdickung	Häufig	Nein
Beteiligung des oberen GI-Traktes	Häufig	Nein
Beteiligung des Ileums	Häufig	Nein (außer Backwash-Ileitis)
Beteiligung des Rektums	Gelegentlich	Regelmäßig
Segmentaler Befall	Häufig	Ungewöhnlich
Strikturen, Fisteln	Häufig	Ungewöhnlich
Ganzwandbefall	Häufig	Ungewöhnlich
Kryptenabszesse	Selten	Häufig
Granulome	Häufig	Nein
Pouchanlage möglich	Nein	Meistens
Kolonkarzinomrisiko	Leicht erhöht	Stärker erhöht

ANCA Antineutrophilenzytoplasma-Antikörper; *BSG* Blutkörperchensenkungsgeschwindigkeit; *CRP* C-reaktives Protein.

mit Thrombozyten und ggf. die Eiweißelektrophorese. Im Rahmen klinischer Studien werden zusätzlich sog. Aktivitätsindizes verwendet, die sich in der Regel aus klinischen und biochemischen Parametern zusammensetzen und zur wissenschaftlichen Verlaufskontrolle dienen. Zu den Malabsorptionsparametern gehören Albumin, Eisen, Transferrin, Ferritin, Elektrolyte einschließlich Kalzium, Magnesium und Phosphat, Zink, Vitamin B_{12}, Folsäure und die Vitamine A, D, E und K. Ein ausgeprägter Kleinwuchs ohne deutliche entzündliche Aktivität erfordert den Ausschluss von Zöliakie, Hypothyreose oder Wachstumshormonmangel. Transaminasen, Pankreasenzyme und harnpflichtige Substanzen werden zur Erfassung von weiteren Organbeteiligungen und Therapienebenwirkungen bestimmt. Gerade im Kindesalter müssen virale, bakterielle und parasitäre Infektionen des Gastrointestinaltrakts ausgeschlossen werden. Fäkale Inflammationsmarker (Laktoferrin, Calprotectin) sind hilfreich. Ein Tuberkulosehauttest (RT-23) ist obligat. Antineutrophilenzytoplasma-Antikörper (ANCA) und Anti-Saccharomyces-cerevisiae-Antikörper (ASCA) sind hilfreich bei der Untersuchung von Kindern mit Verdacht auf CED. Erstere sind spezifisch für CU, ASCA für MC. Im Rahmen der technischen Untersuchungen hat die hochauflösende Computersonografie des Abdomens einen sehr hohen Stellenwert im Screening von Darmwandverdickungen, intraabdominalen Abszessen und Konkrementen. Diagnostisch wegweisend ist die Videorektosigmoidoskopie und/oder hohe Videokoloskopie mit Ileoskopie und multiplen Biopsien aus allen Abschnitten. Diese Untersuchung ist in jedem Alter in Sedierung bzw. Narkose nach Darmreinigung mit Golytely (2- bis 3-mal 20–40 ml/kg KG, max. 1 l) sicher möglich. Gleichzeitig sollte auch der obere Gastrointestinaltrakt endoskopisch untersucht werden. Es empfiehlt sich, auch aus normal erscheinender Mukosa multiple Biopsien zur Histologie zu entnehmen. Eine Dünndarmdoppelkontrastdarstellung ist für die differenzierte Therapie eines MC entscheidend (◘ Abb. 125.5). Die Dünndarmdarstellung erfolgt zunehmend durch die Hydro-MRT des Abdomens (sog. MR-Enteroklysma), da so Röntgenstrahlen eingespart werden können. Ein Handradiogramm ermöglicht die Bestimmung des Knochenalters zur Wachstumsprognose. Zur Früherfassung von Knochendemineralisationen werden Knochendichtemessungen für den Langzeitverlauf empfohlen. Regelmäßige ophthalmologische Untersuchungen (Iridozyklitis? Katarakt? Augendruck?) sind notwendig. ERCP (endoskopisch retrograde Cholangiopankreatikografie), MR-Cholangiografie und Leberbiopsie erfordern spezielle Indika-

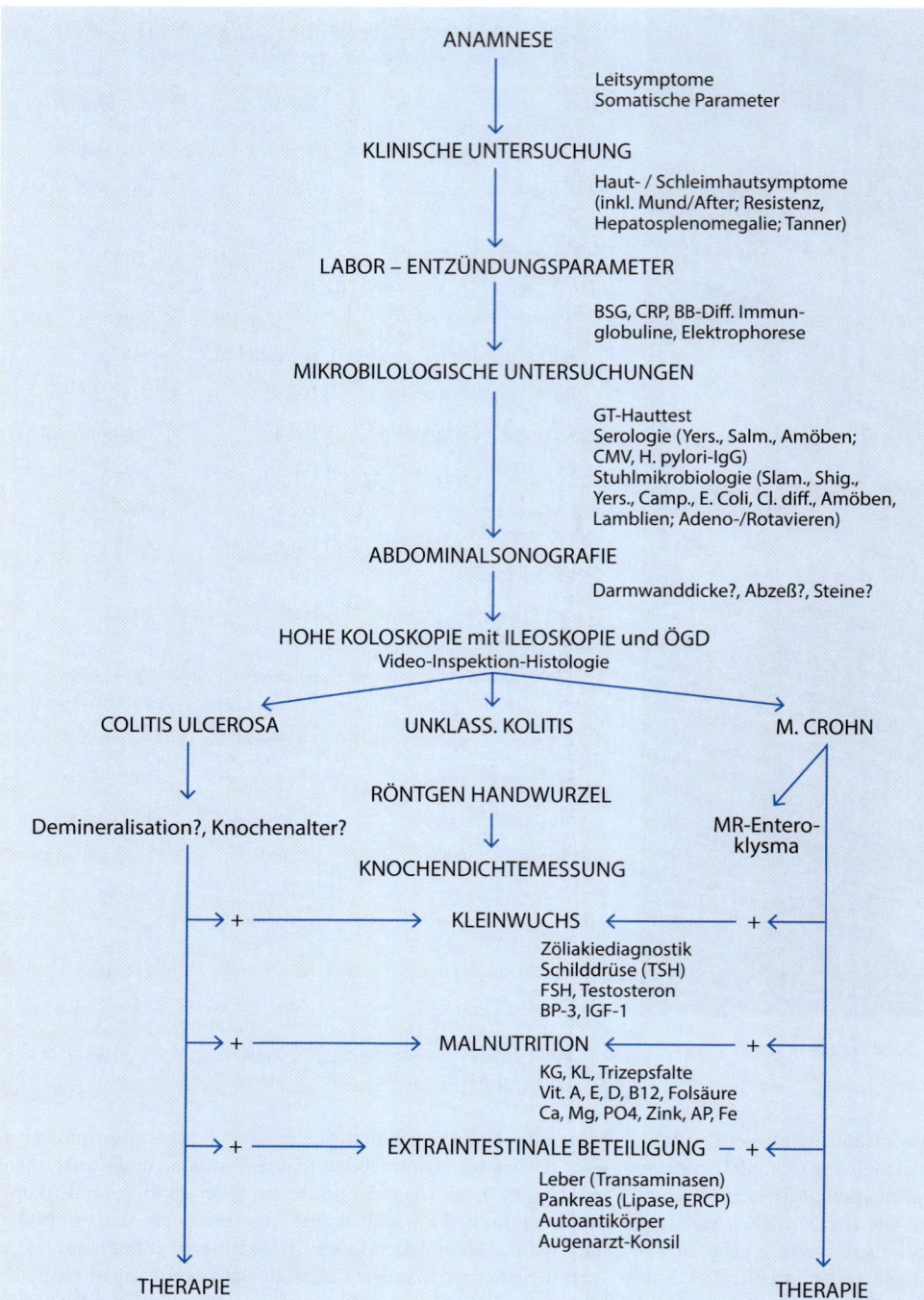

◘ **Abb. 125.4** Diagnostisches Flussschema chronisch-entzündlicher Darmkrankheiten. *BSG* Blutkörperchensenkungsgeschwindigkeit, *CMV* Zytomegalievirus, *CRP* C-reaktives Protein, *BB* Blutbild, *BP* Bindungsprotein, *ERCP* endoskopisch retrograde Cholangiopankreatikografie, *FSH* follikelstimulierendes Hormon, *GT* gereinigtes Tuberkulin, *IGF* Insulin-like growth factor, *KG* Körpergewicht, *KL* Körperlänge, *ÖGD* Ösophagogastroduodenoskopie

tionen (primär sklerosierende Cholangitis, Autoimmunhepatitis). Entbehrlich sind im Allgemeinen Kolonkontrasteinlauf (wichtig bei engen Stenosen, Fisteln), Abdominal-CT, Leukozytenszintigrafie und Routinekontrollendoskopien. Letztere haben ihre Berechtigung bei schweren Komplikationen, grundsätzlicher Therapieänderung und vor geplanten Resektionen. Bei CU sind endoskopische Kontrollen nach etwa 2 Jahren bei gutem Verlauf und alle 2 Jahre nach über 10-jährigem Verlauf sinnvoll.

Differenzialdiagnose Zu den wichtigsten Differenzialdiagnosen der CED bei Kindern gehören die gastrointestinalen Infektionen. Besonders bei Säuglingen und Kleinkindern mit einem Verlauf von weniger als einem Monat sind neben Infektionen auch die transienten gastrointestinalen Nahrungsmittelallergien bzw. -intoleranzen zu bedenken (▶ Kap. 121). In diese Altersgruppe fallen auch andere Differenzialdiagnosen wie angeborener Immundefekt, Zöliakie, nekrotisierende Enterokolitis (NEC) oder Morbus Hirschsprung. Die folgende ▶ Übersicht enthält eine systematische Auflistung der in Frage kommenden Krankheiten.

Differenzialdiagnose der chronisch-entzündlichen Darmkrankheiten
- Gastrointestinale Infektionen:
  - Bakteriell: Campylobacter, Yersinia, Clostridium difficile, EHEC, Salmonella, Shigella, Tuberkulose
  - Parasitär: Amöben, Lamblien
- Bakterielle Dünndarmüberwucherung
- Allergische Krankheiten:
  - Allergische Proktokolitis
  - Kuhmilchproteinallergie/-intoleranz und Allergien gegen andere Nahrungsmittel
  - Zöliakie
  - Eosinophile Gastroenteritis
- Immunologische Krankheiten:
  - Aids-assoziierte Enteropathie (CMV, Herpes, Kryptosporidien, Isospora belli)
  - Angeborene Immundefekte (IgA-Mangel, septische Granulomatose, IL-10-Rezeptordefekt etc.)
  - Graft-versus-Host-Krankheit (Transplantationsmedizin, Onkologie)
- Vaskuläre Krankheiten:
  - Behçet-Syndrom
  - Purpura Schönlein-Henoch
  - Hämolytisch-urämisches Syndrom
  - Systemischer Lupus erythematodes
- Andere Krankheiten:
  - Strahlenkolitis
  - Morbus Hirschsprung
  - Nekrotisierende Enterokolitis
  - Laxanzienabusus
  - Münchhausen-Syndrom (bzw. by-Proxy)

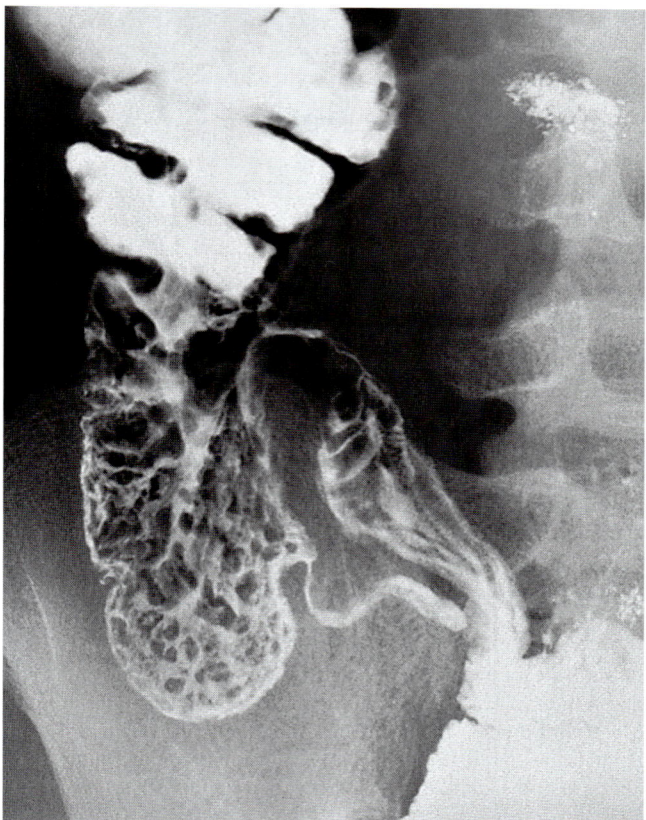

◘ **Abb. 125.5** Klassisches Röntgenbild mit Ileokolitis Crohn: Ileumstenose und Pflastersteinrelief im Zökum

Therapie Für die Therapie der CED im Kindesalter sind kaum gut kontrollierte Studien durchgeführt worden. Deshalb richten sich die Empfehlungen nach den Erfahrungen aus großen Studien bei erwachsenen Patienten. Wesentliche Unterschiede zwischen erwachsenen und pädiatrischen Patienten mit CED zeichnen sich bislang nicht ab. Allerdings müssen die bei Kindern auftretenden Besonderheiten wie Kleinwuchs und verzögerte Pubertät in der Therapie berücksichtigt werden. Das Ziel der Therapie ist die Beseitigung oder weitgehende Reduktion der entzündlichen Aktivität und der daraus resultierenden Symptome. Eine medikamentöse Heilung ist nicht möglich.

Medikamentöse Therapie bei MC Behandelt wird mit Prednison (1–2 mg/kg KG/Tag, max. 40–60 mg/m² KOF), besonders bei Dünndarmbefall oder hoher Aktivität über 2–4 Wochen mit langsamer Reduktion um 10, später um 5 mg/Woche je nach individuellem Verlauf. Im Einzelfall kann eine Langzeittherapie von 0,1–0,25 mg/kg KG/Tag erforderlich sein, evtl. auch als alternierende Therapie. Bei Kolonbeteiligung kommt zusätzlich, bei milder Krankheitsaktivität auch allein, Sulfasalazin zum Einsatz (50–75 mg/kg KG/Tag, max. 3–4 g/Tag oder 50–100 mg/kg KG/Tag, max. 4,5 g/Tag 5-Aminosalicylsäure, jeweils in einschleichender Dosierung!). Sulfasalazin ist bei zusätzlicher Arthritis hilfreich. Mikroverkapselte 5-Aminosalicylsäure kann bei Dünndarmbefall von Vorteil sein. Die effektivste Dosis ist jedoch noch nicht determiniert. Für Azathioprin (1–2,5 mg/kg KG/Tag) liegen überzeugende Studien bei Steroidabhängigkeit auch für das Kindesalter vor. Die Wirkung tritt aber erst nach 2–3 Monaten ein. Methotrexat 1-mal pro Woche oral oder subkutan (25 mg/m² KOF) ist eine gute Alternative. Metronidazol (10–25 mg/kg KG/Tag) ist indiziert bei hoher Aktivität mit Fieber, Fisteln und perianalen Entzündungen. Budesonid kann bei Ileokolitis Crohn leichter und mittlerer Aktivität versucht werden. Antikörperinfusionen bzw. -injektionen gegen TNF-α sind speziellen Indikationen vorbehalten (z. B. kein Ansprechen auf Immunsuppressiva, keine Operationsmöglichkeit).

Medikamentöse Therapie bei CU An erster Stelle steht Sulfasalazin, für das auch im Kindesalter gute Kurz- und Langzeiteffekte belegt sind. Je nach Ausdehnung sind Suppositorien, Einläufe oder orale Medikamente möglich. Letztere werden von Kindern bevorzugt. Bei fehlenden Effekten werden wie beim MC Prednison und Azathioprin empfohlen. Die fulminante Kolitis wird mit Ciclosporin behandelt. Neuerdings haben sich auch hier Infusionen bzw. Injektionen von Antikörpern gegen TNF-α bewährt.

Nebenwirkungen der medikamentösen Therapie Bei Prednison finden sich Cushing-Syndrom, Katarakt (ophthalmologische Kontrollen einschließlich Augendruckmessung, auch bei niedrigen Dosen), arterieller Hypertonus, gestörter Glukose- und Lipidstoffwechsel, Osteoporose, Knochenfrakturen und Wachstumsretardierung. Eine Unterdrückung der entzündlichen Aktivität ist für adäquates Wachstum erforderlich. Mit Steroiddosen von 0,1–0,25 mg/kg KG/Tag als Erhaltungsmedikation ist man bei den meisten Patienten auf der sicheren Seite. Eine alternierende Dosierung ist anzustreben. Die Hypersensitivität auf Sulfasalazin (Hautausschlag bis hin zum Stevens-Johnson-Syndrom, Fieber, Hepatopathie) kommt relativ selten vor, die meisten Patienten tolerieren dann 5-Aminosalicylsäure.

Weitere Nebenwirkungen sind Leukopenie, Hämolyse, Pankreatitis, Kopfschmerzen, Übelkeit und Erbrechen, für 5-Aminosalicylsäure ist ferner eine interstitielle Nephritis beschrieben (Urinkontrollen). Azathioprin führt bei Überdosierung immer zur Knochenmarkdepression. Erwünscht ist eine Lymphozytenreduktion auf 2000/mm³, unter 1500/mm³ ist eine Dosisanpassung erforderlich. Messungen des TPMT-Enzymstatus und der 6-TGN/6-MMP-Spiegel sind hilfreich. Ferner sind Pankreatitis, Hepatitis und allergische Reaktionen bekannt. Das vermehrte Auftreten von Neoplasien (Lymphome) hat sich in einer Metaanalyse bei Erwachsenen bestätigt. Daneben spielt die Schwere der Erkrankung eine große Rolle, so dass die Vorteile der Immunsuppression bei Weitem überwiegen. Metronidazol kann langfristig zu Polyneuropathien führen, eine Alternative auch für den längeren Einsatz ist Ciprofloxacin. TNF-α-Antikörper können u. U. sehr schwere Nebenwirkungen haben (Anaphylaxie, Sepsis, Tod).

Medikamentöse Therapie von Komplikationen Bei Pyoderma gangraenosum sind Steroide zu verabreichen (2–3 mg/kg KG/Tag in 3 ED), bei primär sklerosierender Cholangitis Steroide und Ursodesoxycholsäure (10–15 mg/kg KG/Tag).

Adjuvante Therapie Oft ist die orale Substitution von Eisen, Folsäure (Antagonismus von Sulfasalazin), Vitamin B_{12}, Zink oder Magnesium erforderlich. Multivitamine werden bei Anzeichen einer Malnutrition eingesetzt. Colestyramin kann bei chologenen Diarrhöen hilfreich sein und Racecadotril passager zur symptomatischen Therapie von Durchfällen. Bei schwerem Eisenmangel haben sich Eiseninfusionen bewährt.

Ernährungstherapie Spezifische Diätformen (Vermeidung von Zucker) sind bei CED nicht wirksam. Eine gesunde, ausgewogene, frische Ernährung, die auch die Essenswünsche des Kindes berücksichtigt, ist vorzuziehen. Einseitige Diäten sind zu vermeiden.

Die chronische Malnutrition gilt als eine der Hauptursachen für Kleinwuchs und verzögerte Pubertät, wie sie bei MC oft zu verzeichnen sind. Deshalb ist eine Ernährungstherapie von großer Bedeutung. Sie sollte bei MC im Kindesalter initial primär für 6–8 Wochen ausschließlich versucht werden, da sie alleine zur Remission bei Dünndarm- und Dickdarmbeteiligung führen kann und Steroide einsparen hilft. Nach Absetzen sind allerdings Relapse regelhaft, so dass zusätzlich eine frühe medikamentöse Immunsuppression (Azathioprin, Methotrexat) indiziert ist. Die Kalorienzufuhr in Höhe von 140–180 % des altersbezogenen Tagesbedarfs ist entscheidender als die Natur der Nahrung. Möglichkeiten der Kalorienzufuhr sind auch intermittierend orale Zufuhr, intermittierendes Magensondieren, permanente Magensonde mit „Nasenolive" (Fresenius) zur nächtlichen Sondierung mit Nahrungspumpe, perkutane Gastrostomie oder passagere parenterale Ernährung (besonders zur Operationsvorbereitung). Enterale Ernährungsformen sind vorzuziehen. Das Tragen einer Magensonde im Gesicht wird aus kosmetischen Gründen von Jugendlichen kaum akzeptiert (Peergroup). In ausgewählten Fällen ist die parenterale Ernährung eine weitere Option, einen Wachstumsschub zu induzieren.

Chirurgische Therapie Absolute Operationsindikationen bei MC sind Perforationen, intraabdominale und perianale Abszesse, ausgeprägte intestinale Obstruktion mit rezidivierendem Ileus, akute Appendizitis, akuter Harnstau und toxisches Megakolon (selten). Intraabdominale Abszesse können im Einzelfall auch durch sonografisch oder CT-gesteuerte Katheterdrainage und systemische antibiotische Therapie zur Abheilung gebracht werden. Zu den relativen Operationsindikationen gehören ein Versagen medikamentöser Therapie, zu starke Nebenwirkungen und Kleinwuchs bei jeweils umschriebenem Befall, innere und äußere Fisteln sowie entzündliche Konglomerattumoren. Perianale Fisteln sind eine Domäne der konservativen Therapie, in manchen Fällen ist eine Fistulotomie erforderlich. Darmstenosen oder Strikturen können durch sparsame Resektion oder Strikturoplastik erfolgreich behoben werden. Auch wenn die chirurgische Technik sich erheblich verbessert hat und sich sparsame Resektionen durchgesetzt haben, sollten Operationen spezifischen Indikationen vorbehalten bleiben. Rezidive sind sehr häufig (>50 % innerhalb von 5 Jahren), und eine Heilung ist nicht möglich. Frühe Immunsuppression kann spätere Operationen vermeiden helfen.

Bei der CU sind absolute Operationsindikationen Perforation, nicht beherrschbare Kolonblutungen, toxisches Megakolon, Dysplasien und Verdacht auf Kolonkarzinom. Ein Versagen der konservativen Therapie und inakzeptable Nebenwirkungen sind relative Indikationen zur chirurgischen Therapie. Angestrebt wird eine totale Kolektomie mit ileoanaler Anastomose und kontinentem Pouch (meist J-Pouch). Regelmäßige Kontrollen sind erforderlich. Ein Problem ist die Pouchitis, die meist erst das Erwachsenenalter betrifft und kumulativ innerhalb von 10 Jahren bei bis zu 46 % der Patienten mit CU auftreten kann. Symptome sind blutige Durchfälle und krampfartige Schmerzen. Die Diagnose Pouchitis wird endoskopisch und histologisch gestellt; behandelt wird mit Antibiotika wie z. B. Metronidazol oder neuerdings auch mit Cocktails spezieller Probiotika (VSL-3).

Psychotherapie Das Konzept, CED seien primär psychogene Krankheiten, ist nicht zu halten, emotionale Stresssituationen können allerdings zu Exazerbationen beitragen. Zum Therapieteam gehört auch der Psychologe, der besonders in sensiblen Phasen wie Pubertät und Adoleszenz entscheidend zu einer Krankheitsakzeptanz und -bewältigung beitragen kann (Coping). Psychosoziale Unterstützung und Rehabilitationsmaßnahmen haben eine große Bedeutung. Selbsthilfegruppen wie die „Deutsche Crohn und Colitis Vereinigung" (DCCV) sind für viele Betroffene hilfreich.

Prophylaxe

Eine primäre Prophylaxe der CED ist nicht möglich. Kinder, die einige Monate voll gestillt wurden, entwickeln statistisch gesehen weniger häufig eine CED. Zumindest im Hinblick auf das Auftreten eines MC ist die Vermeidung einer Tabakexposition obligat. Antiraucherkampagnen sind sinnvoll.

Prognose

Die Prognose ist sehr individuell von Lokalisation, Ausdehnung, Zeitpunkt der Diagnose und professioneller Langzeitbetreuung abhängig, welche in Spezialambulanzen großer Kinderkliniken durch pädiatrische Gastroenterologen erfolgen sollte. Eine optimale Planung der Transition in die Erwachsenenmedizin ist obligat. Die Verläufe sind sehr unterschiedlich, werden aber in jüngeren Untersuchungen zunehmend günstiger eingeschätzt. Die meisten Patienten erreichen ein weitgehend normales Berufs- und Familienleben. Operationen sind bei MC häufig. Im Vergleich zur CU schätzen Patienten mit MC ihre Lebensqualität teilweise nicht so positiv ein. Bis auf wenige Ausnahmen wird ein Wachstumsrückstand – z. T. erst gegen Ende des 2. Lebensjahrzehnts – unter adäquater Therapie aufgeholt. Bei langjährigem Verlauf einer CU ist im Vergleich zur Normalbevölkerung das Kolonkarzinomrisiko erhöht. Eine effektive antientzündliche Dauermedikation scheint jedoch diesbezüglich präventive Effekte aufzuweisen.

Literatur

Buderus S (2010) Epidemiologie und klinische Besonderheiten der pädiatrischen CED. Monatsschr Kinderheilkd 158:745–751

Cho JH, Brant SR (2011) Recent insights into the genetics of inflammatory bowel disease. Gastroenterology 140:1704–1712

Dignass A, Preiß JC, Aust DE et al (2011) Aktualisierte Leitlinie zur Diagnostik und Therapie der Colitis ulcerosa 2011. Z Gastroenterol 49:1276–1341

Ferry GD, Büller HA (1995) Mechanisms of growth retardation, drug therapy and nutritional support in pediatric inflammatory bowel disease: A workshop sponsored by the North American and European Societies for Pediatric Gastroenterology and Nutrition. Inflamm Bowel Dis 1:313–330

Griffiths AM, Ohlsson A, Sherman PM, Sutherland LR (1995) Meta-analysis of enteral nutrition as a primary treatment of active Crohn's disease. Gastroenterology 108:1056–1067

Heyman MB, Kirschner BS, Gold BD et al (2005) Children with early-onset inflammatory bowel disease (IBD): Analysis of a pediatric IBD consortium registry. J Pediatr 146:35–40

Hoffmann JC, Kroesen AJ, Klump B (Hrsg) (2009) Chronisch entzündliche Darmerkrankungen. Das CED-Handbuch für Klinik und Praxis. Thieme, Stuttgart

Hoffmann JC, Preiß JC, Autschbach F et al (2008) S3-Leitlinie „Diagnostik und Therapie des Morbus Crohn". Z Gastroenterol 46:1094–1146

Timmer A, Behrens R, Buderus S et al (2011) Childhood onset inflammatory bowel disease: Predictors of delayed diagnosis from CEDATA German-Language pediatric inflammatory bowel disease registry. J Pediatr 158:467–473

Vernier-Massouille G, Balde M, Salleron J et al (2008) Natural history of Pediatric Crohn's Disease: A population-based cohort study. Gastroenterology 135:1106–1113

Wehkamp J, Stange EF (2010) Paneth's disease. J Crohn Colitis 4:523–531

126 Eiweißverlierende Enteropathie

M. J. Lentze

Pathogenese Durch eine angeborene oder erworbene Störung des Abflusses der Lymphe über die mesenterialen Lymphgefäße kommt es zu einer Stauung von Chylomikronen und Lymphozyten, was zu einem Ödem der Darmwand führt. Wegen der mangelnden Abflussmöglichkeiten der Lymphe wird eiweißreiche Flüssigkeit in das Darmlumen abgepresst, verbunden mit einer Malabsorption von Fett, Cholesterin, Vitaminen und Mineralstoffen. Der enterale Verlust von Serumproteinen übersteigt die Syntheseleistung der Leber und führt zu schwerer Hypoproteinämie mit Hypalbuminämie verbunden mit Ödemen und Aszites. Verlust von Immunglobulin A (IgA) und IgG aus dem Serum führt zur sekundären Immundefizienz. Im peripheren Blutbild ist eine Lymphopenie auffällig.

Ätiologie Der mangelhafte Abfluss von Lymphe in den Lymphgefäßen des Mesenteriums kann angeboren sein durch eine primäre Fehlbildung der Lymphgefäße und/oder des Ductus thoracicus (kongenitale Lymphangiektasie). Sekundär kommt es zur eiweißverlierenden Enteropathie durch Stauung der Lymphgefäße und des Ductus thoracicus bei Pericarditis constrictiva, nach Korrektur von angeborenen Herzfehlern, bevorzugt nach Fontan-Operation, bei Rechtsherzinsuffizienz, bei Mikrofilariose, Zöliakie, Strahlenschäden und bei selten vorkommenden Störungen wie der Waldmann-Form der Kuhmilchallergie, der eosinophilen Gastroenteritis, Autoimmunenteropathie sowie dem Carbohydrate-deficient-glycoprotein-Syndroms Ib (CDG-Ib) (▶ Übersicht).

Ursachen der eiweißverlierenden Enteropathie
- Magen:
  - Ménétrier-Krankheit
  - Riesenfaltengastritis durch Zytomegalievirus (CMV)
- Dünndarm:
  - Kongenitale intestinale Lymphangiektasie
  - Zöliakie
  - Autoimmunenteropathie
  - Morbus Crohn
  - Chronische Lambliasis
  - Morbus Whipple
  - Kwashiorkor
  - Strahlenschäden
  - Syndrom der blinden Schlinge
  - Waldmann-Form der Kuhmilchallergie
  - Zytostatikaschäden
  - HIV-Enteropathie
  - Lymphome
  - Tuberkulose
  - Sarkoidose
  - Retroperitoneale Fibrose
  - Arsenvergiftung
  - Bakterielle Überwucherung
  - Malrotation
- Kolon:
  - Colitis ulcerosa
  - Morbus Crohn
  - Allergische Kolitis
  - Morbus Hirschsprung
  - Nekrotisierende Enterokolitis
- Nicht auf den Gastrointestinaltrakt beschränkte Krankheiten:
  - Pericarditis constrictiva
  - Zustand nach Fontan-Operation
  - Rechtsherzinsuffizienz
  - Purpura Schönlein-Henoch
  - Sklerodermie
  - Wiskott-Aldrich-Syndrom
  - Kardiomyopathie
  - Common variable immunodeficency
  - Graft-versus-Host-Krankheit
  - Systemischer Lupus erythematodes
  - Mixed connective tissue disease

Klinische Symptome und Diagnose Die klinische Symptomatik ist gekennzeichnet durch eine chronische Diarrhö mit stinkenden, fettigen Stühlen, Bauchschmerzen, erhöhter Infektanfälligkeit und generalisierten Ödemen, zum Teil mit Aszites und/oder Pleuraergüssen. Das Abdomen ist auffällig prominent. Im Serum findet sich eine Hypoproteinämie, Hypalbuminämie, Hypocholesterinämie, Hypotriglyceridämie und Hypogammaglobulinämie. Im Stuhl ist die vermehrte Eiweißausscheidung durch erhöhte Konzentrationen von α_1-Antitrypsin nachweisbar oder durch die erhöhte Eiweißausscheidung, was aus einer 1:2 mit Wasser verdünnten Stuhlsuspension (abzentrifugieren!) nachgewiesen werden kann, die mit einer gewöhnlichen Elektrophorese aufgetrennt wird. Der früher gebrauchte ^{51}Chrom-Albumin-Test ist heute weitgehend verlassen, da die größte Menge des Radioisotops schnell im Urin ausgeschieden wird. Eine Verunreinigung des Stuhls durch wenige Tropfen Urin produzieren falsch-positive Ergebnisse. Bei Verdacht auf eine kongenitale Lymphangiektasie ist eine Dünndarmbiopsie indiziert, die histologisch die für die Krankheit pathognomonische Erweiterung der Lamina mucosae aufzeigt. Radiologisch kann sie durch eine fraktionierte Magen-Darm-Passage oder eine Sellinck-Passage nachgewiesen werden, wobei sich eine deutliche Fiederung der Schleimhautfalten im Dünndarm findet. Selten kann sie segmental ausgeprägt sein, welches vom Chirurgen in situ gesehen werden kann, wenn dem Patienten 6 h vor der Laparotomie flüssige Schlagsahne verabreicht wird. Sie staut sich in den segmental betroffenen Lymphgefäßen. Die betroffenen Darmabschnitte können dann extirpiert werden. Bei der Kombination einer eiweißverlierenden Enteropathie mit Thrombosen und profusen intestinalen Blutungen muss an das Vorliegen eines CDG-Syndroms Ib gedacht werden. Bei Letzterem handelt es sich um einen Defekt der Mannosephosphatisomerase, die Glykoproteine aus Mangel an Mannose nicht glykosylieren kann. Diagnostisch kennzeichnend ist die Auftrennung des Transferrins mittels isoelektrischem Focussing.

Therapie Die Therapie der eiweißverlierenden Enteropathie ist abhängig von der Grundkrankheit wie z. B. bei der Rechtsherzinsuffizienz oder Pericarditis constrictiva. Bei der diffusen intestinalen Lymphangiektasie ist eine strenge MCT-Diät indiziert mit Ersatz der fettlöslichen Vitamine. Regelmäßig müssen Albumin und Immunglobuline in großen Mengen intravenös ersetzt werden. Beim CGD-Syndrom Ib ist die orale Gabe von Mannose kurativ und bringt alle Symptome zum Verschwinden (▶ Abschn. 58.2).

Literatur

Cottom DG, London DR, Wilson BDR (1961) Neonatal oedema due to exudative enteropathy. Lancet II:1009–1012

Niehues R, Hasilik M, Alton G (1998) Carbohydrate-deficient glycoprotein syndrome type Ib. Phosphomannose isomerase deficiency and mannose therapy. J Clin Invest 101:1293–1295

Shani M, Theodor E, Frand M, Goldman B (1974) A family with protein-losing enteropathy. Gastroenterology 66: 433–445

Waldmann TA, Steinfeld JL, Dutcher TF, Davidson JD, Gordon RS (1961) The role of the gastrointestinal system in "idiopathic hypoproteinemia". Gastroenterology 41: 197–207

127 Funktionelle Störungen des Darms

K.-M. Keller, S. Koletzko, S. Buderus

127.1 Reizdarmsyndrom und rezidivierende Bauchschmerzen

K.-M. Keller

Definition Für diese sog. funktionellen gastrointestinalen Beschwerden, die durch komplexe Interaktionen zwischen Gastrointestinaltrakt und ZNS verursacht werden, gibt es keinen pathophysiologischen Marker und daher keinen diagnostischen Test. Gastroenterologen finden keine pathologischen Organveränderungen. Auch für das Kindesalter sind Kriterien für funktionelle gastrointestinale Störungen neu erarbeitet worden (sog. Rom-III-Kriterien), zu denen das Reizdarmsyndrom und andere funktionelle Bauchschmerzen gehören: rekurrierende Beschwerden über 2–3 Monate Dauer, die sich auf Defäkation bessern und mit Stuhlunregelmäßigkeiten hinsichtlich Frequenz und Konsistenz verbunden sind. Öfter als bei organisch fassbaren Krankheiten finden sich bei diesen Menschen Tenesmen, Schleimabgang, das Gefühl inkompletter Entleerung, Blähungen und Flatulenz, gelegentlich auch Sodbrennen, Dysphagie und biliäre Dyskinesie. Klagen über Kopfschmerzen, Schwindel, Übelkeit und Abgeschlagenheit oder gar Migräne können hinzukommen. Psychologisch gesehen gibt es oft Ängstlichkeit, Depression, Perfektionismus oder auch Lernschwierigkeiten. In der psychiatrischen Literatur wird auch von somatoformer Störung gesprochen. Meist sind weitere Familienangehörige von solcher Symptomatik betroffen. Die rezidivierenden Bauchschmerzen treten typischerweise nur tagsüber und periumbilikal auf, manchmal steht eine Obstipation im Vordergrund. Betroffene ältere Säuglinge und Kleinkinder präsentieren sich dagegen mit unspezifischen Durchfällen („toddler's diarrhea" oder „peas and carots syndrome").

Epidemiologie Die funktionellen gastrointestinalen Störungen sind sehr häufig. Rezidivierende Bauchschmerzen finden sich bei >10% der Schulkinder. Auch bei jüngeren Kindern sind sie häufig assoziiert mit Kopf- und Gliederschmerzen sowie Ängstlichkeit von Mutter und Kind. Sie sind zusammen mit dem Symptomkomplex Reizdarm wahrscheinlich das häufigste Problem in der pädiatrischen Gastroenterologiesprechstunde. Für die Bauchschmerzen gibt es einen Häufigkeitsgipfel bei 5 Jahren ohne Geschlechtsprädominanz, während der Pubertät kommen die Bauchschmerzen häufiger bei Mädchen vor und ähneln mehr dem Reizdarm der Erwachsenen. Die Toddler's Diarrhea ist bei Kindern zwischen 8–10 Monaten und 5 Jahren am häufigsten anzutreffen, es sind überwiegend Jungen betroffen. Sie werden meist als überaktiv und anstrengend beschrieben. In diesen Familien finden sich in der Regel weitere Angehörige mit funktionellen Magen-Darm-Störungen oder Migräne. Das Reizdarmsyndrom kommt weltweit wahrscheinlich bei bis zu 20% der Erwachsenen vor, Jugendliche dürften in etwa dieser Größenordnung betroffen sein. Den Symptombeginn datieren 33% der Erwachsenen mit Reizdarm bereits in der Kindheit. In westlichen Gesellschaften sind Frauen 3- bis 4-mal häufiger betroffen als Männer, z. B. in Indien ist es genau umgekehrt. Soziokulturelle Faktoren mögen hierfür verantwortlich sein. Obwohl Patienten mit Reizdarm nur zu einem relativ geringen Prozentsatz den Arzt aufsuchen, stellen sie einen signifikanten Kostenfaktor im Gesundheitswesen dar. „Doctor shopping" infolge Zeitmangel und Unkenntnis der behandelnden Ärzte, die Überweisung an Zentren aus Sorge vor Regressforderungen und die Überzeugung, für jede Befindlichkeitsstörung Erklärung und Heilung finden zu können, verstärken die Kostenspirale.

Pathogenese Das pathogenetische Verständnis für funktionelle Magen-Darm-Störungen steht noch ganz am Anfang, 3 Hauptmechanismen werden unterschieden: psychologische Faktoren sowie Störungen der Motilität und Sensorik. Genetische und erlernte Faktoren spielen eine Rolle. Eine bakterielle Enteritis kann ein Reizdarmsyndrom auslösen. Veränderungen der Darmflora, mukosale Inflammation oder lokale Immunaktivierung wurden beschrieben. Der Gastrointestinaltrakt besitzt mehr Nervenzellen als das Rückenmark und wird daher auch als „little brain" bezeichnet. Dieses enterale Nervensystem (ENS) besitzt viele Programme für autonome Darmfunktionen. Einflüsse, die vom ENS moduliert werden müssen, kommen vom ZNS, von lokalen sensorischen Rezeptoren und von Immunzellen (Mastzellen). Das ZNS ist mit dem ENS über das autonome Nervensystem (ANS) des Parasympathikus und Sympathikus komplex verschaltet. Diese Darm-Hirn-Darm-Achse funktioniert bidirektional. Beide Zentren können weitgehend autonom agieren. Aufgrund funktioneller Barrieren werden physiologische Darmstimuli normalerweise nicht in den Kortex weitergeleitet. Diese Barrieren werden nur durch lebensbedrohliche Schmerzen aus dem Abdominalraum überwunden. Es wird angenommen, dass bei einem Teil der funktionellen Magen-Darm-Störungen die ZNS-Barriere auch für physiologische Stimuli durchlässig ist. Eine vermehrte Verstärkung dieser Informationen im Gehirn (Kortex) könnte die Entstehung von funktionellen Symptomen erklären, ohne dass gleichzeitig im Darm signifikante Veränderungen nachweisbar sind. Derartige funktionelle Störungen wie der Reizdarm treten typischerweise nur im Wachzustand auf – ganz im Gegensatz z. B. zu organischen Darmschädigungen (chronisch-entzündliche Darmkrankheiten). In Analogie zu Computersystemen und kleinen Fehlern, die komplexe Programme zum Absturz bringen, könnte es sein, dass viele funktionelle Störungen auf einer fehlerhaften Interaktion von Schaltzentralen (ENS, ZNS, ANS) beruhen, ohne dass in einem Element eine Pathologie zu finden ist. Ähnlich aussehende Störungen können somit auch ganz unterschiedliche Ursachen haben. Bei Menschen mit Reizdarm wird beobachtet, dass sie eine abnorme Hypersensitivität gegenüber Darmdehnungsreizen aufweisen, die in Schmerzen übersetzt werden. Neben psychischen und sozialen Faktoren können auch exogen zugeführte Substanzen wie Laktose, Fruktose oder Sorbit triggernd wirken. Eine hyposensorische Wahrnehmung im Rektosigmoid wird als wichtiger pathogenetischer Faktor für die chronische Obstipation im Kindesalter diskutiert. Beschrieben ist auch eine abnorme Darmmotilität. Relativ neu ist die Hypothese, dass intestinale Mastzellen Relaisstationen für selektive Informationen vom ZNS zum ENS darstellen. Ultrastrukturelle Untersuchungen belegen, dass intestinale Mastzellen nicht nur für die gastrointestinale Immunabwehr von Antigenen von Bedeutung sind. Eine Gehirn-Mastzell-Verbindung soll einen zentralnervösen psychologischen Status in Beziehung bringen zu einem irritablen Zustand des Gastrointestinaltrakts (Immunneurophysiologie). Das Verständnis für funktionelle Störungen als Fehlschaltungen von Computersystemen hat große therapeutische Bedeutung: Interventionen können an Darm oder ZNS oder an

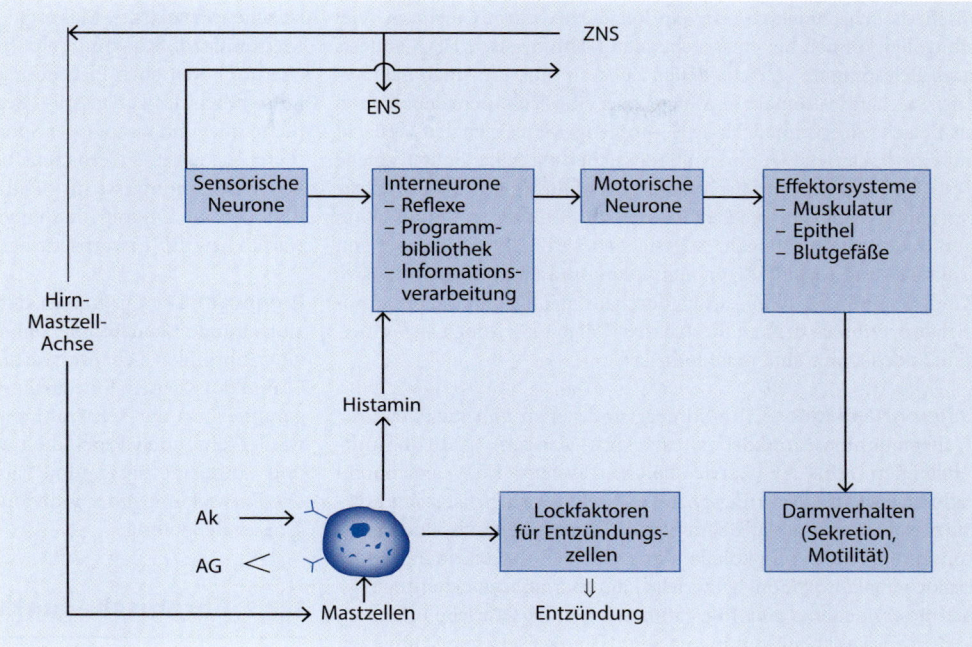

○ Abb. 127.1 Das enterale Nervensystem (ENS) als unabhängiges integratives Nervensystem („little brain"). *Ak* Antikörper, *AG* Antigen

beiden Systemen ansetzen. Für den Betroffenen wird so auch klarer, wie wichtig die Änderung des eigenen Lebensstils sein kann (○ Abb. 127.1).

Klinische Symptome und Verlauf Das Reizdarmsyndrom im späten Säuglings- und Kleinkindesalter manifestiert sich vor allem durch Episoden chronischer Durchfälle: große Mengen schleimig-wässriger, stinkender Stühle, die aus den Windeln überlaufen, die Haut reizen und zahlreiche unverdaute Bestandteile aufweisen, aber nur tagsüber auftreten. Die große Besorgnis der Eltern steht in auffallendem Gegensatz zur ausgeprägten Spiellaune der vitalen Sprösslinge. Eine Gedeihstörung liegt nicht vor, die Kinder wirken gesund. Chronisch-rezidivierende Bauchschmerzen kommen bei bis zu 15% der Kinder in den ersten 7 Lebensjahren vor. Typischerweise werden sie in der Nabelregion nach dem Essen angegeben, treten nur tagsüber auf, sind mit wechselnden Stühlen assoziiert (wässrig-schleimig bis perlschnurartig fest), führen jedoch nicht zur Gewichtsabnahme. Oft finden sich Hinweise für psychische Stressoren im Zusammenhang mit Schule, Familie, Freunden etc. Schon Apley wies darauf hin, dass nach organischen Ursachen gesucht werden sollte, je weiter entfernt vom Nabel der Schmerz liegt, bei nächtlichen Beschwerden, gastrointestinalen Blutungen, positiver Familienanamnese hinsichtlich Gastritis bzw. Ulkus (► Kap. 118) und bei tastbaren abdominalen Resistenzen. Manchmal sind diese Symptome assoziiert mit Blässe, Übelkeit und Müdigkeit. Gelegentlich stehen die Beschwerden der Obstipation ganz im Vordergrund, der Patient hat das Gefühl unvollständiger Entleerung. Vermehrtes Aufstoßen, Blähungen, aufgetriebenes Abdomen und verstärkte Flatulenz können vorkommen. Sodbrennen, Pollakisurie, Dysmenorrhö und Kopfschmerzen werden von Jugendlichen seltener angegeben als von Erwachsenen. Die Lebensqualität solcher Patienten ist eingeschränkt, psychiatrische Probleme und Migräne können ein Leben lang quälen. Die Kinder, die mit Reizdarm dem Arzt vorgestellt werden, sind meist besonders sensibel, perfektionistisch und von eher ängstlicher Natur, aber auch hysteriforme oder depressive Persönlichkeiten werden beobachtet. Unerkannte Lernschwierigkeiten sind häufig (z. B. Leserechtschreibschwäche, Aufmerksamkeitsdefizitsyndrom [ADS]).

Diagnose Für die Diagnose funktioneller Magen-Darm-Störungen gelten folgende Leitsätze:
- Entscheidend ist die exakte und ausführliche Erhebung der Anamnese inklusive detaillierter Erhebung der Ernährungs- und Trinkgewohnheiten.
- Abgesehen von dem Leitgedanken, dass die Diagnose vorwiegend auf den eigenen Beobachtungen des Arztes beruhen sollte (Ultraschall, Endoskopie, CT, MRT etc.), ist es bei dieser Art von Krankheiten besonders wichtig, dass er sich Zeit nimmt und zuhört, was das Kind oder seine Eltern zu berichten haben und auf welche Weise erzählt wird.
- Vor der Untersuchung muss der Arzt sich darüber im Klaren sein, dass bei weit weniger als 10% der Patienten eine organische Ursache gefunden wird.
- Weniger Diagnostik ist mehr. Zu viele Kinder mit Störungen dieser Art bekommen zu viele teure Untersuchungen mit meist nicht befriedigenden Ergebnissen.

Zur Diagnostik gehört selbstverständlich eine eingehende körperliche Untersuchung inklusive rektaler Untersuchung und eine Beurteilung der erhobenen somatischen Parameter (Gewicht/Länge/Kopfumfang) mittels Perzentilenkurven. Gedeihstörung, Leistungsknick, Lymphknotenvergrößerungen, Hepatosplenomegalie, Ikterus, Aszites, Fieber, Gelenkbeschwerden, Knochenschmerzen, Blässe und Blut im Stuhl passen nicht zur Verdachtsdiagnose Reizdarmsyndrom. Es handelt sich um eine Ausschlussdiagnose anhand ganz einfacher Screeninguntersuchungen: Blutkörperchensenkungsgeschwindigkeit (BSG) oder C-reaktives Protein (CRP), rotes und weißes Blutbild, Lipase, Glutamat-Pyruvat-Transaminase (GPT), γ-Glutamyl-Transferase (yGT), Kreatinin, Blutzucker, Thyreotropin (TSH), Immunglobulin A (IgA), Transglutaminase-IgA-Antikörper; Urinstatus, Blut im Stuhl, Stuhl auf Calprotectin oder Laktoferrin, Stuhl auf Lamblien und Wurmeier, selten auch auf pathogene Keime. Die Suche nach Pilzen im Darm ist sinnlos. Eine generelle Ultraschalluntersuchung des Abdomens ist nicht angezeigt. Sie wird dennoch aus verschiedenen Gründen häufiger durchgeführt, nicht selten werden dann zufällig Gallensteine gefunden, die weitere teure Untersuchungen oder gar Operationen nach sich ziehen. Dies ist eindeutig abzulehnen, da Gallensteine nicht chronische Bauchschmerzen oder ein Reizdarmsyndrom auslösen. Viel sinnvoller können bei entsprechenden Diäthinweisen H$_2$-Atemtests nach Belastung mit verschiedenen Zuckern sein, um einen Laktase- oder Saccharase-Isomaltase-Mangel oder eine Fruktosemalabsorption als Ursache zu erkennen. Hohe H$_2$-Ausgangswerte legen den Verdacht auf eine bakterielle Dünndarmüberwucherung nahe. Sollten solche Tests im Einzelfall praktisch nicht durchführbar sein, kann selbstverständlich eine entsprechende klinische Reaktion auf Elimination und Reexposition genügen. Angesichts des exzessiven Genusses von fruktose- und sorbithaltigen Getränken und Süßigkeiten inklusive Kinderkaugummis lohnt es sich durchaus, häufiger an die Fruktosemalabsorption zu denken. Restriktive Diäten sind jedoch zu vermeiden. Endoskopien sind nicht indiziert.

Differenzialdiagnose Im Vordergrund stehen Zöliakie (Gliadin-/Transglutaminaseantikörper; cave: IgA-Mangel!), Nahrungsmittelallergien (IgE, CAP [Carrier-Polymer-System], ECP [„eosinophil cationic protein"], Nahrungsprotokoll); seltener eine Histaminintoleranz (Nahrungsprotokoll: Sauerkraut, Tomaten, Fleisch- und Fischkonserven, Nüsse, Schokolade, Zitrusfrüchte!); Laktasemangel oder Fruktosemalabsorption, bakterielle Dünndarmüberwucherung (H$_2$-Atemtests), seltener eine Infestation oder eine bakterielle Infektion. Je nach zusätzlichen Symptomen wie z. B. epigastrischen Schmerzen oder gestörtem Nachtschlaf kommen in Frage:
- eine Helicobacter-pylori-Infektion (Gastroduodenoskopie),
- bei kolikartigen heftigen Schmerzen eine Pankreatitis (Hyperlipasämie, Ultraschall, MRCP [Magnetresonanz-Cholangiopankreatikografie], u. U. auch ERCP [endoskopisch retrograde Cholangiopankreatikografie]) oder ein intermittierender Volvulus (Ultraschall: Mesenterialgefäßlage, Magen-Darm-Passage [MDP]),
- bei zusätzlichem Ikterus eine Choledochuszyste oder eine Cholelithiasis (Cholestaseparameter, Ultraschall, MRCP, u. U. ERCP),
- bei Hämaturie Nierensteine (Ultraschall).

Periodische Bauchschmerzen (ohne Fieber!) mit symptomfreiem Intervall sind charakteristisch für eine Abdominalmigräne. Zusätzliche Kopfschmerzen können fehlen. Gelenkschmerzen können auf eine Kolitis (Colitis ulcerosa oder Morbus Crohn), Mariskin oder Analfisteln auf einen Morbus Crohn (Koloskopie) hinweisen. Handelt es sich vorwiegend um Obstipationsbeschwerden, so sind Morbus Hirschsprung, Analstenose, habituelle Obstipation und neurogene Störungen inklusive intestinaler Pseudoobstruktion zu erwägen.

Therapie Der wichtigste Ansatzpunkt ist das geduldige Zuhören des Arztes, der die individuellen Beschwerden ernst nehmen sollte, ohne sie von vornherein als psychovegetative Störungen abzuqualifizieren. Die ausführliche Dokumentation normaler somatischer Gedeihparameter, die Betonung der Ungefährlichkeit dieser Symptome und eine ausführliche Erläuterung der auch für den Laien gut nachvollziehbaren Zusammenhänge der Darm-Hirn-Darm-Achse sind in den meisten Fällen absolut ausreichend (biopsychosoziales Bauchschmerzmodell). Enorm erleichternd und beruhigend sind derartige Erläuterungen dann, wenn ein Elternteil derartige Beschwerdemuster bei sich selbst wiedererkennt. Durch eine Ernährungsumstellung auf vollwertige mitteleuropäische Mischkost mit ausreichend Ballaststoffen und die Begrenzung von Fruktose bzw. Sorbit und ggf. Laktose erhält die Familie die Möglichkeit einer eigenen, aktiven Intervention. In manchen Fällen können Wärmflaschen und Kräutertees Wunder bewirken. Gelegentlich sind Medikamente wie Spasmolytika (Pfefferminzöl), Probiotika (LGG beim postenteritischen Reizdarm), Makrogole (bei Obstipation), Antibiotika wie Metronidazol, Rifaximin etc. (bei bakterieller Dünndarmüberwucherung) oder auch Placebopräparate erforderlich. Veränderungen hinsichtlich des Lebensstils (Begrenzung des Schulleistungsdrucks, mehr Spiel und zwangloser Sport), autogenes Training und Psychotherapie, kognitive Verhaltenstherapie und Hypnose reflektieren die neueren Erkenntnisse hinsichtlich der Interaktionen von ZNS und ENS. Für die Zukunft sind neue prokinetische Medikamente zu erwarten bzw. für Erwachsene bereits zugelassen (z. B. Prucaloprid).

Prognose Die Diagnosen Reizdarmsyndrom und chronisch-rezidivierende Bauchschmerzen sind sichere Diagnosen hinsichtlich einer normalen Lebenserwartung und evtl. übersehener schwerer Grundkrankheiten. Eine Heilung der Beschwerden ist dagegen nicht garantiert, in der Mehrzahl der Fälle ist vielmehr von periodisch wiederkehrenden Problemen auszugehen: Bestimmte Charaktere und „angelegte Programme" lassen sich nicht so leicht verändern. Die Entwicklung einer individuellen Copingstrategie ist somit von größter Bedeutung.

127.2 Chronische funktionelle Obstipation

S. Koletzko

Definition „Obstipation" ist am besten definiert als Stuhlretention infolge von unvollständiger Stuhlentleerung und/oder Defäkationsbeschwerden bei hartem Stuhl. Eine chronische Obstipation liegt bei einer Beschwerdedauer von mehr als 2 Monaten vor.

Nach einem internationalen Konsens müssen von den folgenden Symptomen mindestens zwei erfüllt sein:
- weniger als 3 Stuhlentleerungen pro Woche,
- mehr als eine Episode pro Woche mit Stuhlschmieren,
- Stuhlmassen im Rektum oder Abdomen tastbar,
- gelegentliche Entleerung großer Stuhlmassen,
- Rückhaltemanöver,
- schmerzhafte Defäkation.

Obstipation ist keine Krankheitseinheit, sondern ein häufig vorkommendes Symptom, das vielfältige Ursachen haben kann. Wenn keine Ursache (strukturell, endokrin, metabolisch) erkennbar ist, spricht man von funktioneller (früher: habitueller oder ideopathischer) Obstipation.

Als „Enkopresis" bezeichnet man die regelmäßige Entleerung von weichem oder geformtem Stuhl in die Unterwäsche nach dem 4. Lebensjahr ohne organische Ursache. Eine Stuhlinkontinenz auf dem Boden einer Enkopresis liegt vor, wenn die Kinder nicht mindestens 6 Monate lang bezüglich des Stuhlgangs sauber waren. Eine Überlaufenkopresis ist definiert als Einkoten im Rahmen einer chronischen Obstipation mit rektaler Stuhlimpaktion.

Epidemiologie Häufigkeitsangaben zur chronischen Obstipation in den verschiedenen Lebensabschnitten des Kindesalters liegen nicht vor. In einer amerikanischen Studie gaben 16 % der Eltern eine Verstopfung bei ihren knapp 2-jährigen Kindern an. Das Geschlechtsverhältnis in dieser Altersgruppe lag bei 1:1. Eine Enkopresis besteht bei 1 % aller Kinder im Einschulalter, dabei sind Jungen 3- bis 4-mal häufiger betroffen als Mädchen.

Ätiologie Die chronische Obstipation entwickelt sich im Kindesalter meist als Folge einer inadäquat behandelten akuten Verstopfungsepisode, die häufig durch exogene Störfaktoren ausgelöst wurde:

- situativ (Änderung von Tagesrhythmus oder Umgebung, Irritationen beim Sauberwerden),
- anale oder perianale Läsionen mit Defäkationsschmerz (Wundsein, Rhagaden, Fissuren),
- alimentär (Kuhmilchunverträglichkeit, zu wenig Ballaststoffe oder Flüssigkeit, Nahrungsumstellung),
- primär psychisch (selten),
- medikamentös (z. B. Antikonvulsiva, Narkotika, Antacida, Anticholinergika).

Seltenere Ursachen einer chronischen Obstipation sind angeborene oder erworbene Kolon- oder Anorektalkrankheiten sowie Allgemeinkrankheiten, die in der Regel durch Anamnese und Untersuchungsbefund einfach von der funktionellen Obstipation abzugrenzen sind. Organische Ursachen finden sich bei <10 % der chronisch verstopften Kinder.

Pathogenese Konstitutionelle und angeborene Faktoren, z. B. eine verminderte Dickdarmmotiliät, sowie psychologische Faktoren tragen zur Entwicklung der chronischen Obstipation bei. Bei älteren Säuglingen und Kleinkindern beginnt die Obstipation meist mit einer schmerzvollen Defäkation. Die Kinder vermeiden die schmerzhafte Defäkation durch Rückhaltemanöver; dies führt zum weiteren Einhärten zum Teil großvolumiger Stuhlballen, die bei Abgang erneut zu Schleimhauteinrissen führen und Schmerzen auslösen. Damit entsteht ein Circulus vitiosus. Mit zunehmender Stuhlimpaktion in Rektum und Sigma verliert sich der Defäkationsdrang, und es kommt zu einer sekundären Dilatation des Enddarms mit verminderter propulsiver Aktivität und weiterem Einhärten des Stuhls. Bei mindestens zwei Drittel aller Kinder, bei denen die chronische Obstipation vor dem 3. Lebensjahr beginnt, ist eine schmerzhafte Defäkation mit Rückhaltemanövern der Auslöser. Vergleichsweise selten wird die Defäkation primär aus psychologischen Gründen verweigert. Ob eine verzögerte Reifung des enterischen Nervensystems auch bei reif geborenen Kindern zu einer primären Obstipation beitragen kann, ist noch unklar.

Die schwere chronische Obstipation mit Überlaufenkopresis scheint auch genetisch mitdeterminiert zu sein, da in Zwillingsuntersuchungen die Konkordanzrate bei eineiigen Zwillingen im Vergleich zu zweieiigen 4-fach größer war. Eine Abhängigkeit von Familiengröße, Sozialstatus, Rangfolge in der Geschwisterreihe oder Alter der Eltern ließ sich in keiner der durchgeführten Studien zeigen.

Klinische Symptome und Verlauf Die Beschwerden der betroffenen Kinder entstehen aus der Stuhlretention: Im Vordergrund stehen rezidivierende Bauchschmerzen, Blähungen, Inappetenz und Defäkationsschmerzen, besonders bei Perianalläsionen oder großkalibrigen Stühlen. Blutauflagerungen auf hartem Stuhl weisen auf Schleimhauteinrisse und Fissuren hin. Bei lang andauernder Stuhlretention kommt es zu Stuhlschmieren und Abgang auch größerer, häufig weicher Stuhlmengen, typischerweise meist in den Nachmittagsstunden, selten nachts. Eine Enuresis findet sich bei ca. einem Drittel der chronisch verstopften Kinder jenseits des 4. Lebensjahres. Unter konsequenter Therapie der Obstipation verschwindet oder bessert sich die Enuresis häufig. Die meisten Kinder mit schwerer Obstipation entwickeln Verhaltensauffälligkeiten mit bizarren Stuhlgewohnheiten und Rückhaltemanövern, die häufig von den Eltern als frustrane Defäkationsversuche fehlgedeutet werden. Bei Kindern mit Enkopresis werden ängstlich-depressive oder reaktiv-aggressive Verhaltensweisen beobachtet.

Diagnose und Differenzialdiagnose Die Basisdiagnostik mit ausführlicher Anamnese und körperlicher Untersuchung sichert in der Regel die Diagnose einer funktionellen Obstipation, erlaubt eine Abschätzung des Schweregrades und die Abgrenzung von organisch bedingter Obstipation. Erfragt werden müssen Beginn, Art und Dauer der Symptomatik, auslösende Faktoren, besonders Nahrungsumstellungen, Allgemeinkrankheiten, Ortswechsel, aber auch die familiäre und psychosoziale Situation. Wichtig ist eine genaue Stuhlanamnese, evtl. unterstützt durch ein Stuhlprotokoll. Bei der körperlichen Untersuchung muss besonders auf tastbare Stuhlmassen im Unter- und Mittelbauch, Perianalläsionen, eine ektope Lokalisation des Anus, eine auffällige Behaarung, Pigmentierung oder grübchenförmige Einziehungen über dem Os sacrum als Hinweis auf eine bisher nicht erkannte Spaltbildung und Zeichen einer neurologischen Störung geachtet werden. Die rektale Untersuchung ist immer Bestandteil des Untersuchungsgangs. Sie sollte aber bei traumatisierten oder sich wehrenden Kindern oder bei schmerzhaften Analfissuren evtl. auf einen späteren Zeitpunkt verschoben oder unter Sedierung (z. B. 20 min nach oraler Gabe von 0,4 mg/kg KG Midazolam) vorgenommen werden, um eine weitere psychische Traumatisierung zu vermeiden. Wachstums- und Gedeihstörungen sind durch Perzentilenkurven zu erfassen. Bei gleichzeitiger Enuresis oder Stuhlschmieren muss durch eine Urinuntersuchung eine Harnwegsinfektion ausgeschlossen werden. In diesen Fällen ist auch eine Sonografie des Abdomens sinnvoll, um eine Verdrängung der Blase oder gar eine sekundäre Hydronephrose durch die Stuhlmassen auszuschießen. Ergibt sich durch Anamnese oder Untersuchung der Verdacht auf eine Organkrankheit als Ursache der Obstipation, z. B. Hypothyreose, Nieren- oder Stoffwechselkrankheit, so muss die Basisdiagnostik durch entsprechende Laboruntersuchungen ergänzt werden.

Eine spezielle apparative Diagnostik mit bildgebenden Verfahren (Kontrasteinlauf, Defäkografie, Transitzeitmessung, MRT), anorektaler Manometrie und Biopsie ist nur dann indiziert, wenn Anamnese und Untersuchung einen Morbus Hirschsprung oder eine anatomische Fehlbildung vermuten lassen oder wenn trotz konsequenter konservativer Therapie keine Besserung der Symptomatik auftritt. Hinweise auf einen Morbus Hirschsprung sind ein verspäteter Mekoniumabgang, ein Beginn der Symptomatik in den ersten Lebenstagen oder -wochen, eine leere und enge Rektumampulle bei der rektalen Untersuchung trotz tastbarer Stuhlmassen im Abdomen und ein Wechsel zwischen Obstipations- und Durchfallphasen mit oft explosionsartigen Stuhlentleerungen nach analer Manipulation mit Finger, Darmrohr oder Fieberthermometer. Bei Verdacht auf einen Morbus Hirschsprung muss der sichere Nachweis oder Ausschluss einer Aganglionose durch geeignete Diagnostik (▶ Kap. 128) erzwungen werden, da ein nicht erkannter Morbus Hirschsprung besonders bei jungen Säuglingen fatale Folgen wie toxisches Megakolon mit Sepsis und Meningitis nach sich ziehen kann.

Die Messung der segmentalen und totalen Kolontransitzeit durch orale Einnahme von mit Barium imprägnierten Markern über 6 Tage ist hilfreich, wenn Anamnese und Untersuchung keinen sicheren Aufschluss über Vorhandensein oder Schweregrad der Obstipation geben, z. B. bei Verdacht auf Münchhausen- oder Münchhausen-by-proxy-Syndrom. Da dafür eine Röntgenaufnahme des Abdomens erforderlich ist, sollte die Indikation streng gestellt werden. Der Stuhl kann auch während der Messzeit gesammelt, geröngt und so die ausgeschiedenen Marker bestimmt werden, so dass eine Abdomenaufnahme notwendig ist, wenn nicht genügend Marker ausgeschieden werden. Eine strenge Indikation gilt besonders für bildgebende Verfahren mit höherer Strahlenbelastung wie dem Kolonkontrasteinlauf und einer Defäkografie. Eine unkomplizierte chronische Obstipation mit oder ohne Überlaufinkontinenz stellt keine Indikation für den Einsatz dieser Untersuchungen dar.

Therapie Bei vorliegender Grunderkrankung oder bei exogen induzierter Obstipation sollte die auslösende Ursache therapiert oder wenn möglich vermieden werden, z. B. bei Obstipation durch Medikamente, bei Kuhmilcheiweißunverträglichkeit oder bei bestimmten Allgemeinkrankheiten wie der Hypothyreose. In der Mehrzahl der Fälle wird man symptomatisch vorgehen und sich dabei nach dem Alter des Kindes sowie nach Dauer und Schwere der Obstipation richten. Therapieziel ist ein normales Stuhlverhalten mit möglichst täglichem Absetzen eines nicht zu harten Stuhls ohne Defäkationsschmerz und ohne Kotschmieren bei Kindern über 4 Jahre sowie Beschwerdefreiheit.

Die symptomatische Therapie basiert auf verschiedenen Allgemeinmaßnahmen:

- Aufklärung über Ursachen und Entstehung der Obstipation und Abbau von Schuldzuweisungen.
- Ernährungsumstellung auf ballaststoffreiche Kost mit ausreichend Flüssigkeit. Bei Säuglingen und Kleinkindern sollte über 2 Wochen eine kuhmilcheiweißfreie Kost gegeben werden, bevor Laxanzien eingesetzt werden.
- Toilettentraining bei Kindern über 2–3 Jahre mit Anhalten zum regelmäßigen Toilettengang nach den Mahlzeiten, um den gastrokolischen Reflex zu nutzen.
- Bei bestehender Stuhlimpaktion muss der Darm zunächst entleert werden. Das gelingt am wenigsten traumatisierend durch die orale Gabe von Macrogol (Polyäthylenglykol 3300-4000) in einer Dosierung von 1-1,5 g/kg KG über 3-5 Tage. Alternativ können Sorbit-Klysmen oder Einläufe mit polyäthylenhaltiger Koloskopielösung gegeben werden. Salinische Klistiere sind bei Säuglingen, Kleinkindern, behinderten Kindern oder Kindern mit vorgeschädigter Niere wegen der Gefahr einer Phosphatintoxikation kontraindiziert. Bei Abwehr des Kindes sollte die Darmentleerung über Einläufe und Klysmen unter Sedierung mit Midazolam erfolgen, um eine weitere psychische Traumatisierung des Kindes zu vermeiden. Bei Fissuren oder Rhagaden mit Defäkationsschmerz sind granulationsfördernde Salben, evtl. mit Lokalanästhetikum, zu applizieren. Die manuelle Ausräumung in Narkose ist wegen des Risikos einer Sphinkterschädigung obsolet.
- Bei chronischem Verlauf ist nach der Darmreinigung mit Medikamenten zu beginnen, die den Stuhl weich halten. Bevorzugtes Mittel ist wiederum Macrogol (0,3-0,8 g/kg KG/Tag), das in seiner Wirkung Laktulose oder Paraffinum subliquidum (1–2 ml/kg KG/Tag in 1–2 ED) überlegen ist. Die Dosis orientiert sich am Therapieziel und kann nach oben oder unten korrigiert werden. Neuere Prokinetika können bisher nicht zur Therapie der chronischen Obstipation im Kindesalter empfohlen werden.

Eine engmaschige Anbindung an den betreuenden Arzt zur Verbesserung der Compliance ist entscheidend für den Therapieerfolg. Falls psychische Faktoren primär (eher selten) oder sekundär eine bedeutsame Rolle spielen, ist eine begleitende psychotherapeutische Betreuung anzustreben. Chirurgische Maßnahmen sind bei der funktionellen chronischen Obstipation nicht indiziert.

Prophylaxe Die wichtigste Prophylaxe der chronischen Obstipation ist das frühzeitige Erkennen und die Therapie einer akuten Obstipation. Bei chronischer Obstipation ist eine psychische Traumatisierung durch rektale diagnostische oder therapeutische (konservative und chirurgische) Maßnahmen unbedingt zu vermeiden. Diätetisch empfiehlt sich eine gesunde Mischkost, die ausreichend Ballaststoffe (Vollkornprodukte, Obst, Gemüse, Hülsenfrüchte) und eine altersgerechte Flüssigkeitszufuhr enthält. Eine über das normale Maß hinausreichende Trinkmenge hat aber keinen zusätzlichen Nutzen. Das Toilettentraining sollte nicht zu einem Zeitpunkt erzwungen werden, zu dem das Kind physiologisch und emotional noch nicht bereit ist

Prognose Die Prognose ist umso günstiger, je früher die Therapie – möglichst innerhalb von 3 Monaten nach Beginn der Symptomatik – begonnen wird. Bei langjähriger Obstipation mit oder ohne Enkopresis sind nach 6 Monaten nur etwa 25 % der Kinder und nach 1 Jahr etwa 50 % geheilt und benötigen keine Medikamente mehr für einen regelmäßigen Stuhlgang. Etwa 20 % der Betroffenen mit schwerer Symptomatik müssen über 2 Jahre behandelt werden, weil sie nach Absetzen der Medikamente wieder Rezidive bekommen.

127.3 Ileus

S. Buderus

Definition und Klassifikation Stillstand der propulsiven Darmmotilität. Die Ursache ist entweder ein mechanisches Hindernis („mechanischer Ileus") oder die Reaktion auf eine Inhibition der Regulation der Darmmotorik („paralytischer Ileus").

Eine Zuordnung verschiedener Auslöser eines mechanischen Ileus zu einem bestimmten typischen Lebensalter gibt ◘ Tab. 127.1.

Die häufigste Ursache für einen paralytischen Ileus ist der postoperative Ileus, der insbesondere nach abdominalchirurgischen Eingriffen auftritt und üblicherweise nach 48–72 h vorüber ist. Weiterhin können schwere Infektionen und Sepsis, Pankreatitis und Cholezystitis, Schockzustände, Medikamente, diabetische Ketoazidose und andere Stoffwechselentgleisungen, Hypokaliämie durch Gastroenteritis oder auch iatrogen, Intoxikationen oder stumpfes Bauchtrauma zur Darmparalyse führen.

Klinische Symptome Insbesondere beim mechanischen Ileus leiden die Patienten unter starken Bauchschmerzen, es treten Begleitsymptome wie Blässe und Schwitzen auf. Erbrechen (je nach Höhe der Obstruktion früher oder später bzw. klar, gallig oder/und fäkulent) und abdominale Distension gehören gleichfalls zu den Kardinalsymptomen. Als Folge der Darmischämie kann es zum Absetzen von blutig-schleimigem Stuhl kommen. Intraluminale Flüssigkeitssequestration kann zur Dehydratation und Entwicklung einer Schocksituation führen. Bei schweren oder langen Verläufen bietet der Patient das Bild eines „akuten Abdomens", das bei der Palpation äußerst schmerzhaft und meteoristisch ist. Frühzeitig muss auf Operationsnarben im Bereich des Abdomens als Hinweis auf das mögliche Vorhandensein von Briden geachtet werden. Je nach Ätiologie des Ileus ist gelegentlich eine palpable Resistenz vorhanden. Blut am Fingerling nach der rektalen Untersuchung (s. oben) deutet auf die bereits vorhandene Ischämie des Darms.

So wie die Klinik des paralytischen Ileus „milder" als die des mechanischen Ileus sein kann, unterscheidet sich auch in der Frühphase der abdominale Auskultationsbefund: Beim mechanischen Ileus ist initial Hyperperistaltik vorhanden, die im Verlauf immer weiter abflaut. Beim paralytischen Ileus „hört" man dagegen die sog. „Totenstille".

An apparativer Diagnostik kommt die Adomenübersichtsröntgenaufnahme zum Einsatz: Beurteilungsparameter sind die Weite der Darmschlingen, die Luftverteilung („stehende Schlingen"), mögliche freie Luft, das Vorhandensein sog. Spiegel (◘ Abb. 127.2) aber auch Fremdkörper oder z. B. intraabdominale Verkalkungen

127.3 · Ileus

Tab. 127.1 Mögliche Auslöser eines mechanischen Ileus in Zuordnung zur Altersgruppe

Ätiologie	Neugeborenes/Säugling	Kleinkind	Schulkind/Jugendlicher
Kongenitale Darmatresien/-stenosen	×		
Mekoniumileus	×		
Stuhlokklusion bei Morbus Hirschsprung	×	×	
Pancreas anulare	×	×	(×)
Invagination	×	×	(×)
Darmduplikaturen	×	×	(×)
Volvulus aufgrund von Rotationsanomalien	×	×	×
Inkarzerierte Hernie	×	(×)	(×)
Fremdkörper	(×)	×	×
Entzündliche Stenosen	× (typisch: post-NEC)	× (chronisch-entzündliche Darmerkrankungen)	
Mekomiumileusäquivalent (sog. DIOS)	(×)	×	×
Tumor (extra- oder intraintestinal)	×	×	×
Postoperative Adhäsionen (Briden)	×	×	×

Klammern: selten.

nach Mekoniumperitonitis bei zystischer Fibrose (CF). Mit der Ultrasonografie kann die Peristaltik sowie die Weite und der Füllungszustand der Darmschlingen beurteilt werden. In fortgeschrittenen Stadien ist u. U. auch ein Darmwandödem oder freie Flüssigkeit nachweisbar. Der Einsatz des Farbdopplers erweitert die Untersuchung um die Beurteilung der Darmperfusion, die insbesondere beim Volvulus oder der Invagination bereits in der Frühphase gestört sein kann.

Therapie Allgemeine Maßnahmen sind Nahrungskarenz, das Legen einer Magenablaufsonde sowie eines oder mehrerer großlumiger Gefäßzugänge zur adäquaten Flüssigkeits- und Elektrolyttherapie.

Bei Vorliegen eines mechanischen Ileus besteht eine Operationsindikation. Obligat ist eine enge interdisziplinäre Zusammenarbeit zwischen Pädiatrie und Chirurgie.

Erfolgversprechende konservative Therapieverfahren kommen für die Invagination (▶ Abschn. 127.4) infrage. Beim Mekoniumileus und Mekoniumileusäquivalent der älteren CF-Patienten, das alternativ auch als DIOS (distales intestinales Obstruktionssyndrom) bezeichnet wird, werden therapeutisch Polyethylenglykollösungen zur orthograden Darmspülung neben peranalen Einläufen eingesetzt. Alternativ oder zusätzlich kann eine 5- bis 10%ige ACC-Lösung oder verdünntes Gastrografin verwendet werden. Auch beim Ileus durch massiven Wurmbefall sollte zumindest versucht werden, durch den Einsatz von Anthelminthika eine Öffnung des Darmlumens zu erreichen und eine operative Therapie zu vermeiden.

Beim paralytischen Ileus ist die Therapie der Grundkrankheit Basis zur Normalisierung der Darmmotilität. Neben dem Ausgleich von Flüssigkeits- und Elektrolytverlusten (Kalium!), gehört eine Darmdekompression durch vorsichtige Einläufe gleichfalls zu den Basismaßnahmen wie eine Reduktion der verabreichten Opiate und Relaxanzien. Für den Versuch der medikamentösen Stimulation der Peristaltik kommen Neostigmin oder ggf. auch Ceruletid infrage. Beim möglichen Einsatz von Erythromycin in einer niedrigen Dosierung, die nur der Motilinrezeptorstimulation dient, sollten die noch ungeklärten Fragen der möglichen Resistenzinduktion bedacht werden.

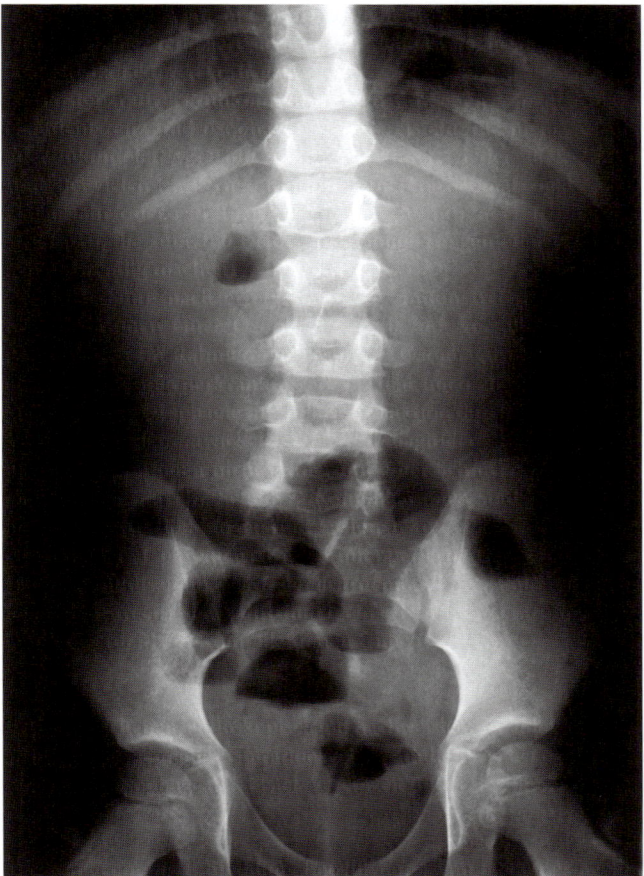

Abb. 127.2 Röntgen des Abdomens im Stehen: Dilatation und Spiegelbildung im distalen Dünndarm, Kolon luftleer

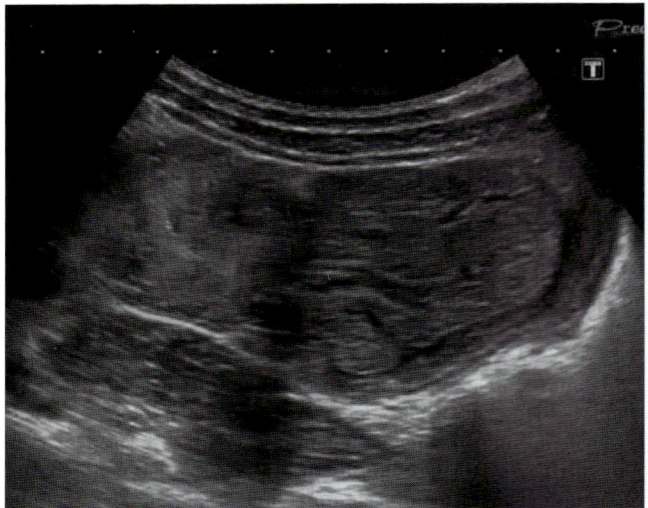

◘ Abb. 127.3 Sonografie: Kopf des Invaginats im Längsschnitt

127.4 Invagination

S. Buderus

Definitionen und Epidemiologie Bei der Invagination schieben sich Darmanteile in Richtung der Darmpropulsion progredient in distal gelegene Darmanteile hinein. Dadurch kommt es zum Ileus durch mechanischen Verschluss und zur Darmischämie. Diese entsteht zuerst durch Stauung der im Mesenterium verlaufenden venösen Gefäße und im weiteren Verlauf auch durch zunehmende Verminderung der arteriellen Perfusion. Unbehandelt sind Perforation und Nekrose des Darms die Folge. Es kann sich ein schweres und potenziell lebensbedrohliches Krankheitsbild mit Peritonitis und Schock entwickeln.

Die Inzidenz der Invagination wird mit 1,5–6/10.000 Neugeborene und Säuglinge angegeben, es besteht ein leichtes Überwiegen des männlichen Geschlechtes (ca. 3:2).

Die Invagination ist eine der häufigsten Ursachen für einen mechanischen Ileus im Säuglings- bzw. Kleinkindalter, die selten sogar schon bei Frühgeborenen auftreten kann. Das typische Alter liegt zwischen 5 und 9 Monaten, insgesamt sind besonders Säuglinge ab dem 3. Monat bis zum 12. Monat bis hin zu Kleinkindern im 3. Lebensjahr betroffen.

Diese Patienten sind zumeist von der häufigsten Form (ca. 85–90 % aller Invaginationen), der sog. idiopathischen ileokolischen Invagination betroffen: Bestandteile des terminalen Ileums schieben sich durch die Bauhin-Klappe unterschiedlich weit ins Kolon vor.

In etwa 5–10 % der Fälle kommen auch andere Konstellationen wie ileo-ileale, ileo-ileo-kolische oder kolokolische Invaginationen vor. Als auslösende anatomische Ursache für diese Invaginationsformen lässt sich oft ein sog. Führungspunkt nachweisen, über den die Einstülpung erfolgt. Am häufigsten ist ein Meckel-Divertikel, aber auch Darmpolypen, Darmduplikaturen, abdominale Lymphome, stark hypertrophiertes intramurales Lymphgewebe (Peyer-Plaques) in Rahmen von Infekten, Darmwandhämatome durch eine Purpura Schönlein-Henoch oder Darmwandhämangiome kommen vor. Invaginationen mit pathologischem Führungspunkt betreffen auch ältere Kinder und Jugendliche und können sogar bei Erwachsenen auftreten. Die Einführung der Rotavirus-Impfung hat nach aktuellen Daten bei zeitgerechter Anwendung des Impfstoffs nicht zu einer signifikanten Zunahme von Invaginationen geführt.

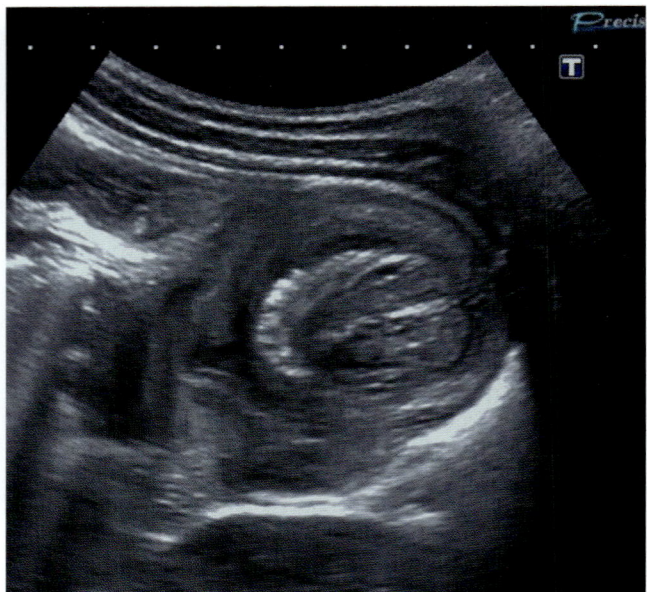

◘ Abb. 127.4 Sonografie: Typische „Kokardenfigur" im Querschnitt

Klinische Symptome Die klassische Symptomatik besteht aus kolikartigen Bauchschmerzen, rezidivierendem, im Verlauf gallig werdendem Erbrechen und, durch die Darmischämie bedingt, geleeartig-blutigem Stuhlgang. In der Initialphase können noch normale Stühle abgesetzt werden, manchmal zeigt sich das Blut erst bei der rektal digitalen Untersuchung. Insgesamt wirken die Kinder stark beeinträchtigt, weinen heftig und sind blass. Die Diagnose erschweren können sog. freie Intervalle, in denen die Patienten scheinbar wieder beschwerdefrei sind, manche dagegen sind zwischen den Schmerzattacken auch ausgesprochen ruhig und wirken apathisch. Je nach fortschreitendem zeitlichem Verlauf sind weitere klinische Zeichen eines akuten Abdomens bzw. Schocks nachweisbar.

Bei der körperlichen Untersuchung kann ggf. das Invaginat als Resistenz, die sich meist im rechten Mittel- bis Oberbauch befindet, palpabel sein. Die Literaturangaben zur Häufigkeit eines positiven Palpationsbefundes schwanken zwischen 30 und 85 %.

Diagnose Die Ultraschalluntersuchung des Abdomens zeigt bei einer Invagination typische Befunde (◘ Abb. 127.3 und ◘ Abb. 127.4): Im Querschnitt lässt sich eine sog. Schießscheiben- bzw. Kokardenfigur, im Längsschnitt ein sog. Pseudokidneyzeichen darstellen. Ein möglicher Führungspunkt für die Invagination sollte insbesondere bei den nicht ileokolischen Invaginationen gesucht werden. Bei komplizierten Verläufen kann die Sonografie zusätzlich durch den Nachweis von Darmwandverdickungen, freier Flüssigkeit, Zeichen des sich entwickelnden Ileus oder in Kombination mit der Farbdopplersonografie durch die Untersuchung der Darmperfusion diagnostisch aussagekräftig sein. Findet sich bei der Sonografie eine langstreckige Dünndarminvagination (>3,5 cm) so kann dies ein Hinweis darauf sein, dass vermutlich eine chirurgische Therapie notwendig werden wird.

Nur in Ausnahmefällen ist heutzutage noch die konventionelle Röntgendiagnostik (z. B. mit der Frage freie Luft nach Perforation) bzw. bei unklaren Fällen die CT-Untersuchung erforderlich.

Therapie und Verlauf Allgemeine Maßnahmen sind das Legen einer Magenablaufsonde sowie eines i.v.-Gefäßzugangs. Therapeutisch kommen drei „konservative" Repositionsverfahren, davon zwei mit dem Einsatz von Röntgen und eines mit Ultraschall, sowie die chirurgische Therapie der Invagination infrage:

Zur konservativen Therapie wird den zumeist sedierten Patienten rektal ein Darmrohr eingeführt. Gemeinsames Ziel der Verfahren ist es, den invaginierten Darmanteil unter der jeweiligen Bildkontrolle durch hydrostatischen bzw. pneumatischen Druck in die Normalposition zurückzudrängen. Bei der radiologisch kontrollierten hydrostatischen Reposition wird hierzu ein Kontrastmitteleinlauf verwendet. Dieses Verfahren scheint international an Bedeutung zu verlieren und wird zunehmend durch die radiologisch kontrollierte pneumatische Reposition ersetzt: Bei dieser Technik wird zur Reposition über das Darmrohr Luft insuffliert. Zunehmende Verbreitung gewinnt die ultraschallgesteuerte Reposition, bei der unter kontinuierlicher Ultraschalluntersuchung die Invagination durch einen Einlauf von erwärmter physiologischer Kochsalzlösung therapiert wird. Die Erfolgsrate der Verfahren wird als in etwa vergleichbar angegeben und liegt zwischen 80 und 90 %. In einer aktuellen Studie aus Deutschland erwies sich die pneumatische Reposition als das sicherste Verfahren, da die hydrostatische Reposition ein um den Faktor 2,8 und die Bariumeinlaufreposition ein um den Faktor 3,7 höheres Risiko für die Notwendigkeit eines nachfolgenden chirurgischen Eingriffs aufwies.

Neben dem Misserfolg des konservativen Repositionsversuchs ist die Perforation das wichtigste Risiko dieser Verfahren und kommt in etwa 0,2–1,4 % der Fälle vor. 5–15 % der Patienten erleiden eine Rezidivinvagination, von diesen etwa zwei Drittel eine Episode und ein Drittel mehrere Rezidivepisoden. In einer Studie wird berichtet, dass Rezidive zu 30 % innerhalb von 24 h und zu 74 % innerhalb von 6 Monaten auftreten. Auch im Falle einer Reinvagination kann erneut ein konservativer Repositionsversuch vorgenommen werden, der mit großer Wahrscheinlichkeit wiederum erfolgreich sein wird.

Als absolute Kontraindikationen für diese Verfahren gelten schwer kranke Kinder mit Zeichen der Peritonitis und/oder sich anbahnender oder bestehender Schocksymptomatik. Auch der Nachweis von freier Luft nach Darmperforation durch den natürlichen Krankheitsverlauf oder nach Repositionsversuch ist eine dringende chirurgische Therapieindikation. Zeigt sich während eines konservativen Therapieversuchs kein Erfolg, so sind auch diese Patienten zu operieren. Eine relative Kontraindikation gegen eine pneumatische bzw. hydrostatische Reposition ist ein „langer" Verlauf der Symptomatik, wobei es hierzu keine sicheren zeitlichen Angaben gibt – in der deutschen Studie war aber bereits ein Zeitraum von mehr als 5 h mit einer erhöhten Misserfolgsrate der konservativen Therapie assoziiert. Wahrscheinlich wird in Zukunft die Farbdopplersonografie bei dieser Fragestellung durch die Beurteilung der Perfusion des invaginierten Darms zur besseren Entscheidungsfindung beitragen können.

Literatur

Apley J, Naish N (1958) Recurrent abdominal pain: A field survey of 1000 school children. Arch Dis Child 33:165–170

Benninga MA, Voskuijl WP, Taminiau JA (2004) Childhood constipation: Is there new light in the tunnel? J Pediatr Gastroenterol Nutr 39(5):448–464

Benninga M, Candy DC, Catto-Smith AG, Clayden G, Loening-Baucke V, Lorenzo CD et al (2005) The Paris Consensus on Childhood Constipation Terminology (PACCT) Group. J Pediatr Gastroenterol Nutr 40(3):273–275

Berger MY, Tabbers MM, Kurver MJ, Boluyt N, Benninga MA (2012) Value of abdominal radiography, colonic transit time, and rectal ultrasound scanning in the diagnosis of idiopathic constipation in children: A systematic review. J Pediatr 161(1):44–50

Camilleri M, Di Lorenzo C (2012) Brain-gut-axis: From basic understanding to treatment of IBS and related disorders. J Pediatr Gastroenterol Nutr 54:446–453

Craig JC, Hodson EM, Martin HC (1994) Phosphate enema poisoning in children. Med J Aust 160(6):347–351

Daneman A, Alton D, Lobo E et al (1998) Patterns of recurrence of intussusception in children: A 17-year review. Pediatr Radiol 28(913):919

Di Lorenzo C, Benninga MA (2004) Pathophysiology of pediatric fecal incontinence. Gastroenterology 126(1):33–S40

Di Lorenzo C, Colletti RB, Lehmann HP et al (2005) Chronic abdominal pain in children: A technical report of the American Academy of Pediatrics and the North American Society for Pediatric Gastroenterology, Hepatology and Nutrition. J Pediatr Gastroenterol Nutr 40(249):261

Ein SH, Alton D, Palder SB et al (1997) Intussuception in the 1990s: have 25 years made a difference? Pediatr Surg 12(374):376

Gremse DA, Hixon J, Crutchfield A (2002) Comparison of polyethylene glycol 3350 and lactulose for treatment of chronic constipation in children. Clin Pediatr (Phila) 41(4):225–229

Hajivassiliou CA (2003) Intestinal obstruction in neonatal/pediatric surgery. Semin Pediatr Surg 12: 241–253

Hryhorczuk AL, Lee EY (2012) Imaging evaluation of bowel obstruction in children: Updates in imaging techniques and review of imaging findings. Semin Roentgenol 47:159–170

Hyman PE, Milla PJ, Benninga MA et al (2006) Childhood functional gastrointestinal disorders: Neonate/toddler. Gastroenterology 130:1519–1526

Irish MS, Pearl RH, Caty M, Glick PL (1998) The approach to common abdominal diagnoses in infants and children. Pediatr Clin North Am 45(729):772

Jenke AC, Klaassen-Mielke R, Zilbauer M et al (2011) Intussusception: Incidence and treatment – Insights from the nationwide German surveillance. J Pediatr Gastroenterol Nutr 52:446–451

Ladenhauf HN, Stundner O, Spreitzhofer F, Deluggi S (2012) Severe hyperphosphatemia after administration of sodium-phosphate containing laxatives in children: Case series and systematic review of literature. Pediatr Surg Int 28(8):805–814

Layer, P, Andresen V, Pehl C et al. (2011) S3-Leitlinie Reizdarmsyndrom. Definition, Pathophysiologie, Diagnostik und Therapie. Z Gastroenterol 49: 237–293

Lee-Robichaud H, Thomas K, Morgan J, Nelson RL (2010) Lactulose versus polyethylene glycol for chronic constipation. Cochrane Database Syst Rev: CD007570

Munden MM, Bruzzi JF, Coley BD, Munden RF (2007) Sonography of pediatric small-bowel intussusception: Differentiating surgical from nonsurgical cases. AJR 188:275–279

Mushtaq I, Wright VM, Drake DP et al (1998) Meconium ileus secondary to cystic fibrosis. Pediatr Surg Int 13(365):369

Navarro OM, Daneman A, Chae A (2004) Intussusseption: The use of delayed repeated reduction attempts and the management of intussussceptions due to pathologic lead points in pediatric patients. Am J Roentgenol 182:1169–1176

Parashar UD, Holman RC, Cummings KC et al (2000) Trends in intussusception-associated hospitalizations and deaths among US infants. Pediatrics 106:1413–1421

Pashankar DS, Loening-Baucke V, Bishop WP (2003) Safety of polyethylene glycol 3350 for the treatment of chronic constipation in children. Arch Pediatr Adolesc Med 157(7):661–664

Peitz HG (1997) Der Volvulus im Kindesalter. Radiologe 37: 439–445

Phillips SF, Wingate DL (Hrsg) (1998) Functional disorders of the gut. Churchill Livingstone, London

Ramchandani PG, Hotopf M, Sandhu B, Stein A, the ALSPAC Study Team (2005) The epidemiology of recurrent abdominal pain from 2 to 6 years of age: Results of a large, population-based study. Pediatrics 116:46–50

Rasquin A, Di Lorenzo C, Forbes D et al (2006) Childhood functional gastro-intestinal disorders: child/adolescent. Gastroenterology 130:1527–1537

128 Strukturelle Störungen des Darms

S. Koletzko

Die Funktionen von Dünn- und Dickdarm, nämlich exo- und endokrine Sekretion, Absorption und Transport, unterliegen einer komplexen myogenen, neurogenen und hormonalen Regulation. Motilitätsstörungen des Darms können also Folge einer Myopathie der Darmmuskelschichten, einer Störung der in- oder extrinsischen Darminnervation oder einer Hormonstörung sein. Funktion und Regulation hängen stark voneinander ab. So beeinträchtigt z. B. die Sekretion die Motilität, und eine neurogene oder myogene Motilitätsstörung kann eine Malabsorption oder eine Sekretionsstörung zur Folge haben. Die Symptomatik der Motilitätsstörungen ist entsprechend vielfältig und wird wegen der unterschiedlichen Funktionen von Dünn- und Dickdarm stark davon geprägt, ob die Krankheit nur den Dünndarm, nur den Dickdarm oder den gesamten Darm betrifft. Einige Krankheiten sind immer angeboren, andere werden während der Kindheit erworben und verlaufen mit unterschiedlicher Progredienz.

Die nosologische Zuordnung von Motilitätsstörungen des Magen-Darm-Trakts ist schwierig und nicht einheitlich. Üblich ist eine Einteilung nach pathogenetischen Kriterien in primäre und sekundäre Neuropathien, Myopathien oder primär hormonelle Störungen. Die einzelnen pathologischen Veränderungen sind häufig nicht gut definiert. Eine Ausnahme ist der Morbus Hirschsprung, der durch ein völliges Fehlen von Ganglienzellen (Aganglionose) eindeutig definiert werden kann. Auf der anderen Seite gibt es Krankheitsbilder wie die intestinale Pseudoobstruktion, die nicht ätiologisch, sondern phänotypisch charakterisiert ist. Wenn kein strukturelles oder biochemisches Korrelat zu erfassen ist, spricht man von funktionellen Störungen.

128.1 Neuropathien

Die Kenntnis der normalen nervalen Versorgung des Darms ist Voraussetzung für das Verständnis ihrer komplexen Störungen. Die Darminnervation besteht aus dem enterischen Nervensystem, das durch parasympathische und sympathische Nerven mit dem ZNS verbunden ist (◘ Abb. 128.1). Von den beiden intramural gelegenen Nervenplexus ist der Plexus myentericus vor allem für die Regulation der Motilität und der Plexus submucosus für die sekretorischen Funktionen zuständig. Das enterische Nervensystem zieht sich als diffuses Netzwerk von Ganglien vom Ösophagus bis zum Rektum und reguliert unabhängig von extrinsischen Einflüssen mit „einfachen Programmen" die Darmmotorik. Dazu gehört der peristaltische Reflex: Eine Dehnung des Darmlumens, z. B. durch einen Nahrungsbolus, löst über intramurale Fasern eine aufsteigende Erregung mit nachfolgender Kontraktion der Muskulatur und eine absteigende Hemmung mit Relaxation aus, so dass der Bolus in aboraler Richtung transportiert wird. Auch das triphasische interdigestive Motilitätsmuster, der sog. migrierende Motorkomplex (MMC), entsteht unabhängig von der extrinsischen Innervation. Im Nüchternzustand laufen in etwa 90-minütigen Abständen starke propulsive Kontraktionswellen vom Duodenum bis zum terminalen Ileum und reinigen den Darm von seinem Inhalt. Die vom enterischen Nervensystem ausgehenden Kontraktionen treten in den verschiedenen Darmabschnitten in unterschiedlicher Frequenz auf: von 3 Zyklen/min im Magen bis zu 11–14 Zyklen/min im Dünndarm. Dieser Rhythmus entsteht in spezialisierten Schrittmacherzellen, den sog. interstitiellen Zellen nach Cajal, die sich entlang des gesamten Magen-Darm-Trakts befinden.

Im enterischen Nervensystem wird die Informationsübertragung zwischen den Nervenzellen und den Effektorzellen – das sind Muskelzellen, sekretorische und endokrine Zellen und Gefäße – durch eine Vielzahl von Neurotransmittern und neuromodulatorischen Peptiden kontrolliert, u. a. Stickstoffmonoxid (NO), vasoaktives intestinales Peptid (VIP), Substanz P und Acetylcholin. Die Funktionen des enterischen Nervensystems werden ständig durch extrinsische Nerven kontrolliert und moduliert. Dabei stehen die peristaltischen Reflexfunktionen vor allem unter dem Einfluss des N. vagus, während die nozizeptiven Einflüsse, z. B. durch Distension oder Entzündung, vorwiegend über viszerosympathische Fasern mit dem ZNS verbunden sind.

128.1.1 Morbus Hirschsprung

Definition Der Morbus Hirschsprung (Aganglionose) ist charakterisiert durch ein kongenitales Fehlen von enterischen Nervenzellen im Rektum mit variabler Ausdehnung nach kranial. In drei Viertel der Fälle beschränkt sich die Aganglionose auf Rektum und Sigmoid, und bei nur 8 % der Kinder ist der gesamte Dickdarm betroffen. Ist das terminale Ileum noch aganglionär, spricht man vom Zülzer-Wilson-Sydnrom. Sehr selten betrifft die Aganglionose den gesamten Darm. Ob ein sog. ultrakurzer Morbus Hirschrung existiert, ist sehr umstritten, da er histologisch nicht von einem physiologisch aganglionären oder hypoganglionären Segment unterschieden werden kann.

Epidemiologie Ein Morbus Hirschsprung betrifft etwa 1 von 5000 Lebendgeborenen, bei Trisomie 21 sind es 5 %. Jungen sind 3- bis 4-mal häufiger betroffen als Mädchen. Eine positive Familienanamnese für eine Aganglionose findet sich in etwa 7 % der Fälle; bei totaler Kolonagangliose sogar bei 20 %.

Ätiologie Der Morbus Hirschsprung ist eine genetisch heterogene Erkrankung mit einer gestörten Migration und Reifung der Zellen des enterischen Nervensystems. Diese Zellen stammen vom Vagussegment der Neuralleiste ab. Sie wandern zu den kranialen Anteilen des Darms und breiten sich in kaudaler Richtung über den gesamten Magen-Darm-Trakt aus. Die Ganglienzellen des linksseitigen Kolons werden zusätzlich durch das Sakralsegment der Neuralleiste versorgt. Verschiedene Rezeptoren mit Tyrosinkinaseaktivität, z. B. der RET-Rezeptor, aber auch Endothelin-3- und Endothelin-B-Rezeptoren, sind für Migration und Reifung der Neuroblasten im Darm erforderlich. Der Erbgang ist teils autosomal-dominant (RET-Gen), teils autosomal-rezessiv (z. B. Endothelin-B-Gen), die Penetranz und Expression variiert. Kombinationen einer Aganglionose mit extraintestinalen Manifestationen sind in Form verschiedener Syndrome beschrieben worden, z. B. Nierenagenesie beim Santos-Syndrom und Pigmentstörungen beim Waardenburg-Syndrom. Bei Patienten mit sporadischem Morbus Hirschsprung lässt sich zum gegenwärtigen Zeitpunkt molekulargenetisch meist kein Defekt nachweisen, polygenetische Formen sind bei ihnen wahrscheinlich.

Pathogenese Der aganglionäre Darmanteil verliert durch das Fehlen von NO- und VIP-enthaltenden inhibitorischen Neuronen seine Fähigkeit zur Relaxation, d. h. die Muskulatur bleibt tonisch kontrahiert. Dies führt zu einer funktionellen Obstruktion (Pseudoobstruktion) mit proximaler Dilatation und Hypertrophie des innervierten Darms, was der Krankheit auch den Namen „Megacolon congenitum" gab.

Pathologie Das völlige Fehlen von Ganglienzellen im Plexus myentericus und Plexus submucosus ist pathognomonisch für einen Morbus Hirschsprung. Die präganglionären parasympathischen Nervenfasern imponieren als lange, dicke Nervenstränge in der Submukosa und in der intermuskulären Schicht und auch als dünne Fasern innerhalb der Lamina propria und der Muscularis mucosae. Ihr erhöhter Gehalt an Acetylcholinesterase ist ein wichtiges Kriterium bei der histologischen Diagnose des Morbus Hirschsprung, besonders wenn die zur Diagnostik entnommenen Biopsien nur wenig oder keine Anteile der Submukosa enthalten. Proximal des aganglionären Darmanteils findet sich ein unterschiedlich langer Abschnitt bis zu einigen cm Länge mit deutlich verminderter Ganglienzahl (Hypoganglionose) oder auch dysganglionotischen Veränderungen wie ektopen Ganglienzellen.

Klinische Symptome und Verlauf Ein verspäteter Mekoniumabgang nach >24 h post partum findet sich bei über 90 % der Kinder mit Morbus Hirschsprung, aber nur bei ca. 6 % der reifen Neugeborenen mit normaler Darminnervation. Die meisten Kinder entwickeln in der Neonatalperiode einen Stuhlverhalt, z. T. im Wechsel mit explosionsartigen fötiden Stuhlentleerungen, ein aufgetriebenes Abdomen, eine Gedeihstörung oder Zeichen eines Subileus oder Ileus mit galligem Erbrechen und Dehydratation. Eine gefürchtete, auch heute noch fatale Komplikation des nicht erkannten Morbus Hirschsprung ist ein toxisches Megakolon mit septischem Verlauf und der Gefahr einer sekundären Meningitis oder einer Darmperforation. Bei Enterokolitis eines reifen Neugeborenen sollte daher eine Aganglionose ausgeschlossen werden. Kinder mit nur kurzstreckigem aganglionärem Segment werden gelegentlich erst nach Abstillen oder Zufütterung von Beikost auffällig. Sie entwickeln eine hartnäckige Obstipation mit zunehmendem Bauchumfang und können den Darm häufig nur nach Manipulation, z. B. mit Fieberthermometer oder Suppositorien, entleeren. Ein Kotschmieren ist im Vergleich zur habituellen Obstipation die Ausnahme. Weitere angeborene Fehlbildungen am Herzen, dem ZNS oder Urogenitaltrakt finden sich bei ca. 15 % der betroffenen Kinder, z. T. sind sie Ausdruck komplexer genetischer Syndrome.

Diagnose und Differenzialdiagnose Etwa 20 % der betroffenen Kinder werden bei akuter Symptomatik in der Neonatalperiode und ca. 85 % im 1. Lebensjahr diagnostiziert. Späte Diagnosen im Schul- oder Erwachsenenalter sind selten (ca. 1 %) und setzen ein gewisses Maß an Indolenz voraus, da durch die Darmerweiterung der Bauchumfang mit der Zeit z. T. monströse Ausmaße annimmt. Alarmzeichen bei der körperlichen Untersuchung ist ein mit Stuhl gefülltes Abdomen bei leerer Rektumampulle. Das „Handschuhphänomen" entsteht durch den tonisch kontrahierten Enddarm, der sich bei der rektalen Austastung um den untersuchenden Finger legt. Säuglinge mit Verdacht auf Aganglionose müssen wegen der Gefahr eines toxischen Megakolons sofort einer Diagnostik zugeführt werden und dürfen erst bei sicherem Ausschluss aus der stationären Behandlung entlassen werden.

Bei allen 3 zur Verfügung stehenden diagnostischen Verfahren – anorektale Manometrie, Kontrasteinlauf und Rektumbiopsie – kön-

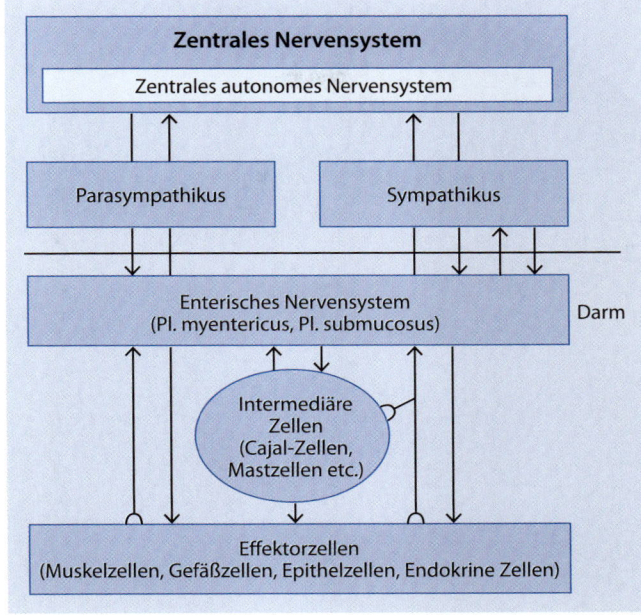

Abb. 128.1 Innervation des Gastrointestinaltrakts. Das enterische Nervensystem besteht aus Plexus myentericus und Plexus submucosus und wirkt direkt oder indirekt über intermediäre Zellen (z. B. endokrine Zellen, interstitielle Cajal-Zellen oder Mastzellen) auf die Effektorzellen (Muskelzellen, Epithelzellen, endokrine Zellen und Gefäßzellen). Umgekehrt gehen Afferenzen von den Effektor- und Intermediärzellen zum enterischen Nervensystem, das durch afferente und efferente Bahnen mit dem autonomen und dem Zentralnervensystem verbunden ist und in seiner Funktion moduliert wird

nen sowohl falsch-positive als auch falsch-negative Ergebnisse auftreten; dies trifft besonders für Früh- und Neugeborene zu. Für den sicheren Nachweis eines Morbus Hirschsprung ist die Biopsie obligat. Sie sollte 2–3 cm oberhalb der Linea dentata an der Dorsalseite des Rektums durch Saugbiopsien bei Säuglingen und Kleinkindern oder große Zangen- oder – falls kein Submukosa gewonnen wird – auch Ganzwandbiopsien entnommen werden. Die Aufarbeitung erfolgt mit einer Hämatoxylin-Eosin-Färbung und an der frischen oder sofort tiefgefrorenen Biopsie enzymhistochemisch (Acetylcholinesterase). Ist die Aganglionose histologisch gesichert, kann die Länge des aganglionären Segments präoperativ am besten mit einem Kolonkontrasteinlauf abgeschätzt werden, wobei die Übereinstimmung mit den histologischen Befunden nicht sehr hoch ist. (Abb. 128.2). Dieser sollte ohne vorherige Darmreinigung erfolgen, damit der Kalibersprung in der Dickdarmweite besser erkannt werden kann. Bei sehr jungen Säuglingen, nach längerer Nahrungskarenz, nach Ausschaltung des Enddarms bei Stomaanlage oder bei Aganglionose des gesamten Kolons (Abb. 128.3) kann der Kalibersprung fehlen (falsch-negativer Kontrasteinlauf). Die anorektale Manometrie zum Nachweis einer fehlenden Relaxation des inneren Analsphinkters bei rektaler Ballondehnung eignet sich besonders gut zum Screening von Klein- und Schulkindern mit unspezifischer Anamnese einer chronischen Obstipation mit Beginn im frühen Säuglingsalter.

Differenzialdiagnosen in der Neonatalperiode sind Krankheiten mit verspätetem Mekoniumabgang wie zystische Fibrose, Hypothyreose, Mikrokolon, Mekonium-plug-Syndrom oder andere Innervationsstörungen oder Unreife bei Frühgeburtlichkeit sowie angeborene Myopathien. Angeborene anorektale Fehlbildungen (anteriorer Anus, Analstenose) können durch eine sorgfältige körperliche Untersuchung in der Regel ausgeschlossen werden. Einige seltene Fälle mit erworbener segmentaler Aganglionose, z. B. durch vaskuläre In-

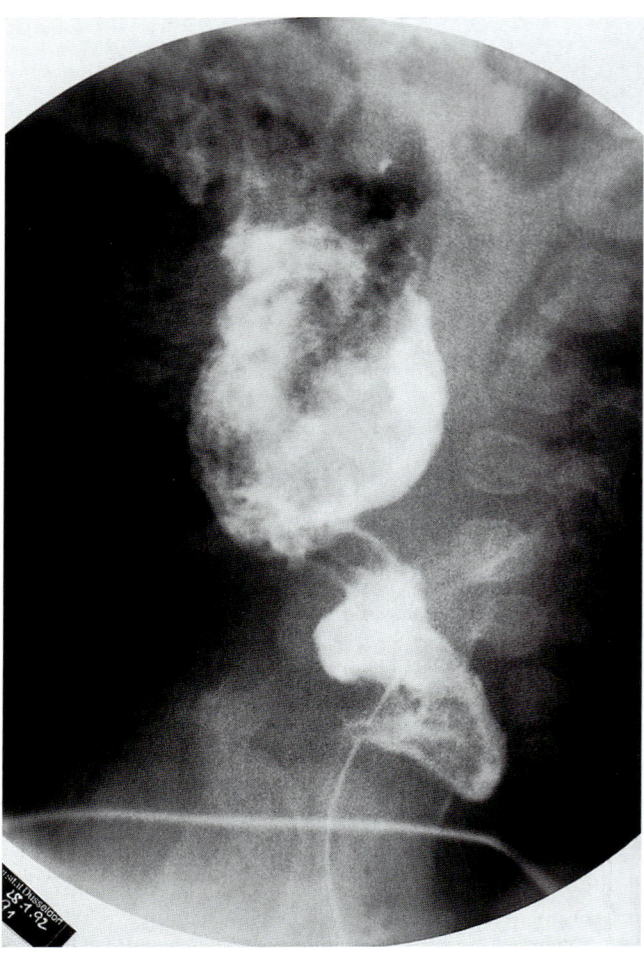

Abb. 128.2 Kolonkontrasteinlauf bei 4 Monate altem Jungen mit Morbus Hirschsprung: enges Segment mit Lumensprung im Sigma und proximal erweitertem und mit Stuhl gefülltem Kolon

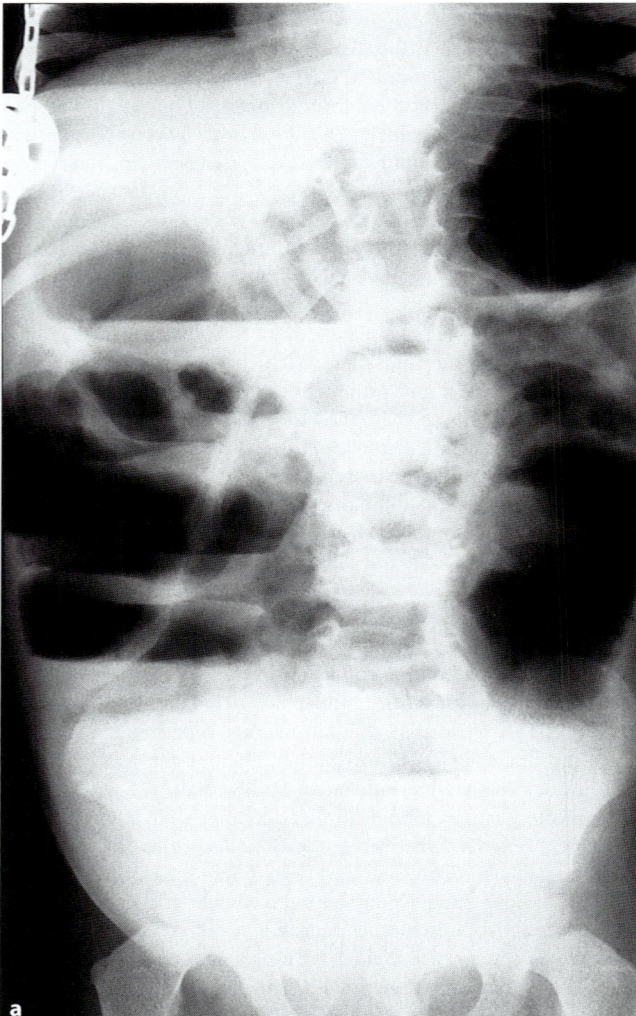
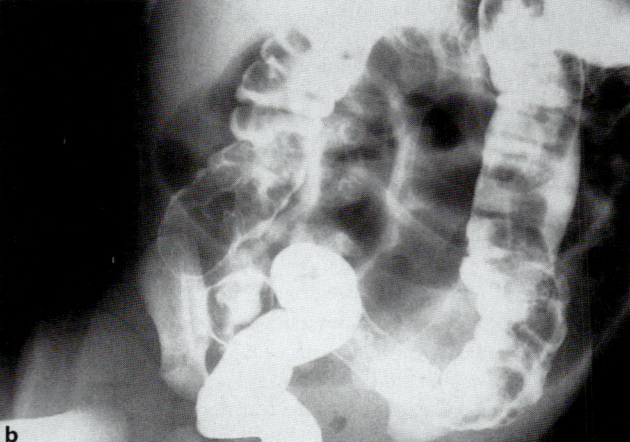

Abb. 128.3a,b Aganglionose im gesamten Kolon. **a** Ileus mit multiplen Spiegeln im Dünndarm im Alter von 2 Wochen, **b** normal weiter Kolonrahmen ohne Lumensprung bei deutlich erweiterten Dünndarmschlingen

sulte, sind beschrieben worden. Bei älteren Kindern ist eine schwere funktionelle Obstipation mit Beginn in der Säuglingszeit die wichtigste Differenzialdiagnose. Der Nachweis einer Internusrelaxation nach rektaler Dehnung in der anorektalen Manometrie kann einen Morbus Hirschsprung bei diesen Kindern in der Regel ausschließen.

Therapie Die Diagnose eines Morbus Hirschsprung impliziert in der Regel die kontinenzerhaltende Resektion des aganglionären Segments einschließlich der Übergangszone, die durch intraoperative Schnellschnittuntersuchungen bestimmt werden sollte. Im Einzelfall muss entschieden werden, ob einzeitig oder mehrzeitig vorgegangen wird. Das einzeitige Verfahren mit einer laparoskopisch assistierten transanalen Methode ist nur bei rektosigmoidaler Aganglionose und schon bei jungen Säuglingen möglich. Sonst werden zunächst eine Kolostomie angelegt und multiple Biopsien zum Bestimmung der Ausdehnung der Aganglionose entnommen. Zu einem späteren Zeitpunkt erfolgen dann Resektion und Anastomose und der Anus-praeter-Verschluss. Verschiedene Operationstechniken (nach Rehbein, Soave, Swenson, Duhamel u. a.) werden angewandt. Die Ergebnisse der einzeitigen direkten Anastomose sind mit den herkömmlichen Verfahren vergleichbar. Bei allen Operationsverfahren verbleibt jedoch ein kurzes aganglionäres Segment oberhalb des Anus. Für die Langzeitergebnisse scheint die Erfahrung des Operateurs wichtiger zu sein als die Art der Operation. Bei toxischem Megakolon entspricht die Therapie der bei nekrotisierender Enterokolitis mit parenteraler Ernährung und Gabe von Breitbandantibiotika.

Prognose Die Prognose hängt stark von einer guten postoperativen Nachsorge ab. Viele Kinder leiden oft noch über Jahre an einer

Entleerungsstörung. Durch diätetische und abführende Maßnahmen ist eine weitere sekundäre Darmaufweitung durch sich ansammelnde Stuhlmassen zu verhindern. In Einzelfällen, besonders wenn noch rezidivierende Subileuszustände auftreten, muss ein verbliebenes zu langes aganglionäres Segment oder ein dysplastisch innervierter Darm nachreseziert oder eine Sphinktermyotomie durchgeführt werden. Bei langstreckigem aganglionärem Segment bis in den Dünndarm können Durchfälle mit Stuhlinkontinenz und Malassimilation die Prognose beeinträchtigen.

128.1.2 Andere primäre viszerale Neuropathien mit quantitativer Abweichung der neuronalen Dichte

Angeborene Innervationsstörungen des Intestinaltraktes, die mit einer verminderten (Hypoganglionose) oder vermehrten Anzahl von Ganglien (Hyperganglionose), mit Riesenganglien oder morphologisch abnormen Ganglienzellen einhergehen, sind weitgehend nur histologisch definiert. Eine Ausnahme ist die Ganglionneuromatose bei der multiplen endokrinen Neoplasie Typ 2B (MEN 2B) und primäre Neuropathien im Rahmen anderer genetischer Syndrome. Die sichere histologische Zuordnung dieser enterischen Neuropathien gelingt nur durch Beurteilung einer genügend großen Ganzwandbiopsie mit Einbeziehung des Plexus myentericus. Die Schwierigkeit der Klassifizierung der morphologischen Veränderungen liegt in den mangelnden Daten zur normalen Darminnervation, da die Ganglionzelldichte und -größe sich im Laufe der ersten Lebensjahre ändert und auch in den einzelnen Abschnitten des Darms stark variiert.

Hypoganglionose

Definitionsgemäß liegt eine im Vergleich zum normalen Darm verminderte Ganglienzellzahl im Plexus myentericus plus/minus im submukösen Plexus vor. Zur Diagnose gehört die morphometrische Untersuchung einer Ganzwandbiopsie von 1 cm Breite, die zwei Drittel des Darmumfangs erfasst. Eine Hypoganglionose findet sich fast immer beim Morbus Hirschsprung proximal des aganglionären Darmsegments in der sog. Übergangszone. Eine isolierte Hypoganglionose, die histologisch dieser Übergangszone gleicht, wurde bei Patienten mit schwerer chronischer Obstipation oder chronischer intestinaler Pseudoobstruktion beschrieben. Die in der Literatur beschriebenen Fälle genügen allerdings nicht den jetzt deutlich strikteren Anforderungen an die Diagnostik bezüglich Größe der Biopsie, quantitativer Erfassung mit Morphometrie und Berücksichtigung von Lokalisation der Biopsie und Alter des Kindes. Die Existenz einer milden oder mäßigen Hypoganglionose wurde daher in Frage gestellt und die Diagnostik sollte Speziallabors möglichst mit eigenen Referenzwerten vorbehalten werden. Entsprechend den Unsicherheiten müssen die Publikationen zu Manifestation und Verlauf der klinischen Symptomatik mit Vorsicht interpretiert werden. Das therapeutische Vorgehen sollte sich an der klinischen Symptomatik und nicht an der Histologie orientieren.

Intestinal neuronale Dysplasie

Der Begriff „intestinale neuronale Dysplasie" wurde in den vergangenen 4 Jahrzehnten für verschiedene quantitative (Hyper- und Hypoganglionose) und qualitative (unreife oder heterotope Ganglienzellen) morphologische Auffälligkeiten der enterischen Nervenplexus verwandt. Die histologischen Kriterien wechselten während der Jahre sehr häufig. Sie bezogen sich zunächst auf den Plexus myentericus, später nur noch auf den Plexus submucosus, so dass aus Saug- oder Zangenbiopsien die Diagnose „intestinale neuronale Dysplasie" besonders im deutschsprachigen Raum sehr häufig gestellt wurde. Wie subjektiv die Kriterien waren, zeigten die Ergebnisse einer multizentrischen Studie zur Inter-Beobachter-Variabilität der histologischen Befundung von Rektumbiopsien. In dieser Studie wurden 377 Biopsien von 108 Kindern im Alter von 4 Tagen bis 15 Jahren im Rotationssystem von 3 erfahrenen Pathologen ohne Kenntnis klinischer Daten nach vorher festgelegten Kriterien beurteilt. Sowohl für die histologischen Einzelkriterien als auch für die Enddiagnosen (Normalbefund oder intestinale neuronale Dysplasie) bestand eine sehr schlechte, z. T. an der Zufallsgrenze liegende Übereinstimmung. Inzwischen konnten die Diagnosekriterien der „intestinalen neuronalen Dysplasie" in Autopsiestudien als normale altersabhängige morphologische Phänomene bestätigt werden. Da der Begriff „intestinale neuronale Dysplasie" bisher weder eine histologische noch eine klinische Entität beschreibt, sollte er in der bisherigen Klassifikation nicht angewandt werden.

Seltene primäre viszerale Neuropathien im Rahmen von genetischen Syndromen
Ganglionneuromatose bei multipler endokriner Neoplasie Typ 2B

Hyperganglionose im Rahmen dieser autosomal-dominant vererbten Krankheit ist wie der Morbus Hirschsprung mit einer Mutation im RET-Protoonkogen auf Chromosom 10 assoziiert, das den Rezeptor einer Tyrosinkinase codiert. Bei 94 % der Betroffenen liegt eine Punktmutation im Codon 918 im Exon 16 vor, die bei klinischem Verdacht oder familiärer Belastung molekulargenetisch nachgewiesen werden kann. Bei ca. 50 % der Patienten liegt eine Neumutation vor. Wie bei der Aganglionose sind Migration und Reifung von Zellen der Neuralrinne gestört. Bei den meisten betroffenen Patienten manifestiert sich die Krankheit durch die gastrointestinale Motilitätsstörung mit Fütterungsschwierigkeiten bei Dysphagie und Erbrechen, ausladendem Abdomen und Verstopfung bis hin zur Pseudoobstruktion. Morphologisch imponiert im gesamten Gastrointestinaltrakt eine ausgeprägte Hyperganglionose beider enterischer Nervenplexus mit Infiltration bis in die Submukosa. Die verdickten Ganglien sind an der Mundschleimhaut und an den Lippen als submuköse Knötchen sichtbar. Die Frühdiagnose ist essenziell, da sich die malignen C-Zell-Karzinome der Schilddrüse bereits im Kleinkindesalter manifestieren und nur durch eine prophylaktische Thyroidektomie verhindert werden können.

Familiäre viszerale Neuropathie mit neuronalen intranukleären Einschlusskörpern

Die für diese Krankheit charakteristischen eosinophilen Einschlusskörper finden sich auch in peripheren Nerven und im ZNS. Entsprechend haben die Patienten nicht nur Symptome von Seiten des Magen-Darm-Traktes mit Dysphagie, Diarrhöen und Verstopfung bis hin zur Pseudoobstruktion, sondern auch extraintestinale Störungen mit autonomer Dysfunktion, Ataxie, Dysarthrie, mentaler Retardierung und Demenz. Die Therapie ist symptomatisch. Einige Patienten überleben bis ins Erwachsenenalter.

Familiäre viszerale Neuropathie mit Pylorushypertrophie, Kurzdarm und Malrotation

Die betroffenen Kinder werden in der Neonatalperiode auffällig und sterben meist in den ersten Lebensmonaten. Die Nervenzellen im Plexus myentericus wirken geschrumpft mit verklumptem Chromatin im Zellkern. Der klinische Phänotyp wurde sowohl mit autosomal-rezessivem als auch mit X-chromosomalem Erbgang beschrieben.

Familiäre viszerale Neuropathie mit neurologischer Beteiligung

Mehrere Familien mit mehreren betroffenen Familienmitgliedern wurden beschrieben, die ein stark erweitertes Duodenum und Jejunum, aber auch Symptome einer zentralnervösen Beteiligung mit mentaler Retardierung und Verkalkungen der weißen Substanz und der Basalganglien aufwiesen.

Familiäre viszerale Neuropathie bei Neurofibromatose

Bei der Neurofibromatose kann es zu einer starken Größenzunahme von Ganglien und Ganglienzellen sowie Nervenfasern im Plexus myentericus kommen. Obwohl diese Krankheiten genetisch determiniert sind, kann sich die familiäre viszerale Neuropathie klinisch vom Säuglings- bis zum Erwachsenenalter manifestieren. Ob bei den spätmanifesten Formen die histologischen Veränderungen bereits im Säuglingsalter bestehen, ist unklar.

Diagnose und Differenzialdiagnose Diagnostisch wegweisend für die genetischen Syndrome sind häufig eine positive Familienanamnese, die typischen Hauterscheinungen bei der Neurofibromatose oder kleine Ganglionneurome auf Zunge und Lippen bei der multiplen endokrinen Neoplasie Typ 2B. Treten die klinischen Symptome bereits im jungen Säuglingsalter auf, muss immer ein Morbus Hirschsprung ausgeschlossen werden. Dafür reicht die Saugbiopsie 2–3 cm oberhalb der Linea dentata. Die übrigen Innervationsstörungen können fast alle nur mithilfe einer Ganzwandbiopsie und der Durchführung von Spezialfärbungen erfasst werden. Eine Ganzwandbiopsie mit dem damit verbundenen operativen Eingriff ist aber nur gerechtfertigt, wenn die Ergebnisse der Biopsie eine therapeutische Konsequenz oder eine genetische Beratung zur Folge hätten oder wenn eine operativer Eingriff aus anderer Indikation (z. B. Anlage einer Enterostomie) gegeben ist. Die anorektale Manometrie ist nicht aussagekräftig, da bei verschiedenen Innervationsstörungen der rektoanale Inhibitionsreflex nach rektaler Dehnung wie bei der Aganglionose fehlen kann. Bildgebende Verfahren (Kontrasteinlauf, fraktionierte Magen-Darm-Passage oder Enteroklysma) sind zur Erfassung von Dilatationen oder Engstellungen des Darms und zum sicheren Ausschluss einer mechanischen Obstruktion als Ursache der Symptomatik sowie zur Verlaufskontrolle notwendig. Mit Hilfe von bariumimprägnierten Markern lässt sich die Transitzeit durch den Dickdarm quantifizieren, und Verzögerungen in den einzelnen Darmabschnitten können erfasst werden.

Therapie Die Therapie richtet sich weniger nach den histologischen Ergebnissen als nach der klinischen Symptomatik. Um Komplikationen durch Verwachsungen zu vermeiden, sollten operative abdominale Eingriffe wie Resektionen nur bei zwingender Indikation durchgeführt werden. Eine Sphinktermyotomie oder -myektomie zur Therapie einer Transportstörung im Dickdarm („slow transit constipation") ist nicht sinnvoll und birgt das Risiko einer sich später entwickelnden Sphinkterinsuffizienz. Die medikamentöse Therapie entspricht der bei Pseudoobstruktion (s. unten). Diätetisch ist bei Hypomotilität und Darmdilatation eine faserarme Kost, die zu weniger Stuhlvolumen und Meteorismus führt, günstiger als eine faserreiche Ernährung, wie sie für die funktionelle Obstipation empfohlen wird. Osmotische wirksame Laxanzien wie Macrogol sind bei Obstipation hilfreich. Mit den neu entwickelten Prokinetika wie z. B. Prucalopid liegen bisher keine Erfahrungen bei Kindern mit viszeraler Neuropathie vor.

Prognose Im Rahmen der nicht genetisch determinierten angeborenen Innervationsstörungen wird bei den Motilitätsstörungen, denen eine Reifungsverzögerung des enterischen Nervensystems oder der interstitiellen Cajal-Zellen zugrunde liegt, häufig eine spontane Besserung des klinischen Bildes bis hin zur Normalisierung beobachtet. Bei den genetisch bedingten Neuropathien ist der Verlauf häufig progredient.

128.1.3 Erworbene oder sekundäre Neuropathien

Neuropathien der in- und extrinsischen Nerven des Gastrointestinaltrakts entstehen bei zahlreichen Grundkrankheiten oder sind Folge schädigender Agenzien. In der folgenden ▶ Übersicht sind die Ursachen systematisch aufgelistet.

> **Krankheiten oder Noxen, die zu einer sekundären Innervationsstörung im Magen-Darm-Trakt und bis zum klinischen Bild einer Pseudoobstruktion führen können**
> - Infektionen:
>   - Ebstein-Barr-Virus
>   - Zytomegalievirus
>   - Herpes-zoster-Virus
>   - Masernvirus
>   - Borrelien
>   - Trypanosoma cruzi (Chagas-Krankheit)
> - Noxen:
>   - Medikamente (Morphin, Clonidin, Ganglienblocker, Phenothiazine)
>   - Fetale Alkoholembryopathie
> - Endokrine Krankheiten:
>   - Schilddrüse (Hyperthyreose, Hypothyreose)
>   - Diabetes mellitus
>   - Hypoparathyreoidismus
> - Strahlenenteropathie
> - Autoimmunneuropathie
> - Zöliakie
> - Anorexie, Bulimie
> - Zystische Fibrose

Alle Abschnitte des Gastrointestinaltrakts können betroffen sein. Länger anhaltende transiente Magenentleerungsstörungen sind nach gastrointestinalen Infektionen beschrieben worden. Permanente Motilitätsstörungen nach Virusinfektionen durch Schädigung des intrinsischen Nervensystems sind wahrscheinlich häufiger als bisher diagnostiziert. Ein Beispiel für eine extrinsische Neuropathie ist die Motilitätsstörung im Dickdarm bei Läsionen des Rückenmarks oder der zuführenden Nerven (z. B. Trauma, Spina bifida, Polyneuroradikulitis). Im Hinblick auf die klinischen Symptome und das diagnostische Vorgehen unterscheiden sich die Motilitätsstörungen nicht von den primären Innervationsstörungen. Die Therapie sollte zunächst in der optimalen Behandlung der Grundkrankheit bestehen (z. B. Einstellung des Diabetes mellitus, Absetzen von Noxen). Die Motilitätsstörungen werden symptomatisch behandelt (▶ Abschn. 128.3). Bei der sehr seltenen Autoimmunneuropathie durch eine T-Zell-vermittelte Entzündung des enterischen Nervensystems werden Immunsuppressiva eingesetzt.

128.2 Myopathien

128.2.1 Primäre viszerale Myopathien

Viszerale Myopathien sind eine Gruppe von zum Teil genetisch determinierten Krankheiten, definiert durch eine Störung der intestinalen Muskelschichten (zusätzliche oder fehlende Muskelschicht) oder einen intrinsischen Muskelzellendefekt mit nachfolgender Atrophie, Fibrose und Vakuolisierung. Die beschriebenen familiären Formen unterscheiden sich durch Erbgang, Zeitpunkt der klinischen Manifestation, Ausmaß des Darmbefalls und extraintestinaler Beteiligung sowie Prognose. Sporadische Formen kommen vor. Die betroffenen Kinder werden meistens peripartal oder in den ersten 2 Lebensjahren auffällig.

Familiäre viszerale Myopathie Typ 1

Diese autosomal-dominant vererbte Form manifestiert sich nach dem 10. Lebensjahr mit Dilatation von Ösophagus, Duodenum und Kolon bei Fibrosierung beider Muskelschichten des Darmtrakts. Megazystis und Mydriasis wurden dabei beschrieben. Therapeutisch hilfreich ist eine Seit-zu-Seit-Duodenostomie. Die Prognose ist relativ günstig.

Familiäre viszerale Myopathie Typ 2

Die auch als mitochondriale neurogastrointestinale Enzephalomyopathie (MINGIE) bezeichnete, autosomal-rezessiv vererbte Krankheit ist seltener als Typ 1, lichtmikroskopisch aber nicht von ihr zu unterscheiden. Sie beginnt in der Adoleszenz und geht mit Ophthalmoplegie, Taubheit und peripherer Neuropathie einher. Pseudoobstruktion und schwere Schmerzen beherrschen das klinische Bild. Die Ursache ist ein Mangel an Zytochrom-C-Oxidase in den Muskelfasern. Weder medikamentöse noch chirurgische Maßnahmen sind erfolgreich. Die Prognose ist entsprechend schlecht.

Viszerale Myopathie des jungen Kindesalters

Der Beginn dieser zum Teil familiären, zum Teil sporadischen Form liegt in der Säuglings- oder Kleinkindzeit. Der gesamte Magen-Darm-Trakt, Blase und Harnleiter sind erweitert. Die medikamentöse Therapie versagt bei der ausgeprägten Darmdilatation (◘ Abb. 128.4). Die Kinder benötigen langfristig eine totale parenterale Ernährung, lebensrettend ist nur eine Dünndarmtransplantation.

Megazystis-Mikrokolon-Hypoperistalsis-Syndrom

Diese zum Teil autosomal-rezessive Krankheit wurde 1976 erstmals und seitdem in zahlreichen Fallberichten beschrieben. Mädchen sind bevorzugt betroffen. Die Kinder fallen meist postpartal durch Erbrechen, abdominale Distension, intestinale Hypoperistaltik und Pseudoobstruktion auf. Der Dünndarm ist kurz und dilatiert, häufig malrotiert, das Mikrokolon ist dann auf der linken Seite fixiert. Die Blase und der geschlängelte Harnleiter sind oft erweitert, so dass die Kinder zum Teil intrauterin auffällig werden. Licht- und elektronenoptisch findet sich in einigen Fällen in den Muskelschichten von Darm und Blase eine vakuoläre Degeneration der glatten Muskelzellen. Ein Überleben ist nur durch parenterale Ernährung möglich, die Prognose ist schlecht. In anderen Fällen wurden zusätzlich Veränderungen des enterischen Nervensystems beobachtet oder keine Auffälligkeiten an Nerven und Muskeln gesehen, so dass von einer genetischen Heterogenität des Krankheitsbildes auszugehen ist.

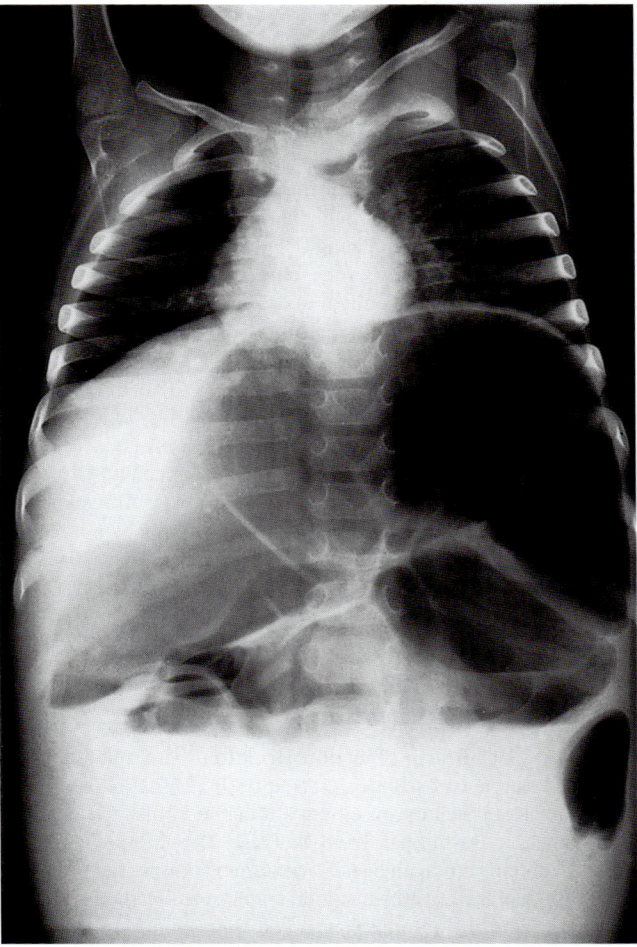

◘ Abb. 128.4 Pseudoobstruktion bei primärer viszeraler Myopathie: Spiegelbildung mit massiv erweitertem Kolon

128.2.2 Sekundäre Myopathien

Sekundäre Myopathien sind sehr viel seltener als sekundäre Neuropathien, da Muskelzellen wohl unempfindlicher gegen chemische Noxen oder virale Infektionen sind. Die glatte Muskulatur des Verdauungstrakts ist jedoch häufig bei verschiedenen Kollagenosen und Muskeldystrophien mitbetroffen, der Mitbefall verursacht zum Teil ausgeprägte Motilitätsstörungen.

Kollagenosen

Bei der Sklerodermie ist der Dünndarm nach dem Ösophagus das am häufigsten betroffene Organ. Der Ersatz von degenerativen Muskelzellen durch Kollagen, besonders in der zirkulären Muskelschicht, kann aber in allen Darmabschnitten bis zum Anorektum beobachtet werden. Die Nervenplexus sind lichtmikroskopisch nicht auffällig. Die Symptomatik reicht von dysphagischen Beschwerden, Sodbrennen, Völlegefühl und Obstipation bis zum Bild einer Pseudoobstruktion. Im Kolon sind große Divertikel typisch. Bei fortgeschrittenen Fällen hat sich das Somatostatinanalogon Octreotid bewährt. Auch bei der Dermatomyositis, der Polymyositis, dem systemischen Lupus erythematosus und dem Sharp-Syndrom (Mixed connective tissue disease) kann die glatte Muskulatur des Magen-Darm-Trakts, besonders des Dünn- und Dickdarms, mitbetroffen sein.

Muskeldystrophien

Bei der myotonischen Dystrophie treten mit zunehmendem Muskelabbau gastrointestinale Symptome wie Dysphagie, Bauchschmerzen, Obstipation und Zeichen einer Maldigestion auf. Histologisch zeigt die Darmmuskulatur ähnliche Veränderungen wie die dystrophe Skelettmuskulatur mit geschwollenen, partiell untergegangenen oder zu kleinen Muskelzellen, die durch Fett ersetzt werden. Bei der X-chromosomal erblichen Duchenne-Muskeldystrophie treten im Spätstadium der Krankheit häufig Dysphagie, Erbrechen, Durchfall und Verstopfung auf, selten einmal eine Pseudoobstruktion. Untersuchungen post mortem konnten in der Darmwand den Ersatz von Muskelgewebe durch Bindegewebe und Fett nachweisen.

Amyloidose

Bei allen primären oder sekundären Formen von Amyloidose kommt es zur Ablagerung von Amyloidprotein in der Darmwand, besonders im Bereich der Gefäßwände. Dies kann zu Ischämien und Ulzerationen bis hin zur Perforation führen. Das Ausmaß der Amyloidanreicherung bestimmt die Schwere der gastrointestinalen Symptomatik, die von einer Malabsorption bis zu schweren Motilitätsstörungen reichen kann. Radiologisch ist die Dünndarmschleimhaut verdickt, die Motilität bei erweitertem Darm vermindert.

128.3 Chronische Pseudoobstruktion

Definition Der Begriff „Pseudoobstruktion" beschreibt eine heterogene Gruppe von seltenen gastrointestinalen neurogenen und myogenen Krankheiten mit einem ähnlichen klinischen Erscheinungsbild. Der Darminhalt kann als Folge einer Motilitätsstörung nicht durch ein durchgängiges Darmlumen transportiert werden. Die Zeichen einer Darmobstruktion treten rezidivierend oder mit kontinuierlicher Symptomatik auf. Die Definition beinhaltet den röntgenologischen Nachweis von erweiterten Darmschlingen mit Spiegelbildung. Eine Sonderform ist die akute transiente Pseudoobstruktion des Kolons, das Ogilvie-Syndrom.

Epidemiologie Eine die Definitionskriterien erfüllende Pseudoobstruktion ist sehr selten. In den USA rechnet man mit 100 Kindern mit angeborener Pseudoobstruktion im Jahr. Zahlen aus Europa liegen nicht vor.

Ätiologie, Pathogenese und Pathologie Wie oben dargestellt, ist das Krankheitsbild durch Symptomatik, bildgebende Diagnostik und Ausschluss einer mechanischen Ursache definiert. Ätiologisch sind zahlreiche primäre und sekundäre Neuropathien und Myopathien für die Symptomatik verantwortlich. Entsprechend vielfältig ist die nachzuweisende Pathophysiologie und Pathologie betroffener Darmabschnitte. Die primären Formen überwiegen im Kindesalter, sie manifestieren sich häufig in der Neonatalzeit. Die häufigsten Ursachen des Ogilvie-Syndroms sind Trauma und operativer Eingriff sowie Störungen im Elektrolythaushalt.

Klinische Symptome Die häufigsten Symptome sind Übelkeit, Erbrechen, aufgetriebenes Abdomen, Bauchschmerzen und Obstipation. Gewichtsverlust und Malnutrition sind die Folgen. Gelegentlich können Durchfälle durch eine bakterielle Fehlbesiedlung oder eine gesteigerte Motilität oder Sekretion auftreten. Extraintestinale Symptome hängen von der Grundkrankheit ab. Einen Befall der Blase und der ableitenden Harnwege weisen etwa 85 % der betroffenen Kinder mit primärer Myopathie und 10 % der Kinder mit angeborener Neuropathie auf. Eine Malrotation des Darms liegt bei etwa einem Viertel der Kinder mit kongenitaler Pseudoobstruktion vor. Störungen des autonomen Nervensystems, vor allem des N. vagus, sind häufig nachweisbar, wenn gezielte Funktionsprüfungen eingesetzt werden. Klinische Hinweise auf eine autonome Neuropathie sind auffälliges oder segmentales Schwitzen oder orthostatischer Schwindel.

Diagnose und Differenzialdiagnose Ein mechanischer Ileus muss stets ausgeschlossen werden. Bei Patienten mit Pseudoobstruktion finden sich neben den Schmerzen meist noch andere chronische oder rezidivierende Symptome wie Erbrechen, Obstipation, aufgetriebenes Abdomen, Flüssigkeitsplätschern bei Perkussion, Zeichen einer autonomen Neuropathie und Gedeihstörung. Bildgebende Verfahren sind zur Differenzierung unerlässlich. Eine diagnostische Laparotomie muss bei Vorliegen einer Pseudoobstruktion wegen des Risikos einer späteren Bridenbildung vermieden werden. Wird eine Laparotomie aus therapeutischen Gründen, z. B. zur Entlastung des Darms, durchgeführt, sollte mindestens eine große Ganzwandbiopsie (ca. 1–2 cm) entnommen und zur Aufarbeitung in ein dafür spezialisiertes Zentrum eingesandt werden. Es empfiehlt sich, vor Biopsieentnahme Kontakt mit einem auf intestinale Neuropathien und Myopathien spezialisierten pathologischen Labor aufzunehmen, damit Größe, Entnahme, Konservierung und Versand des Gewebes optimiert werden können.

Die antroduodenale Manometrie ist bei echter Pseudoobstruktion immer pathologisch. Bei einer Neuropathie zeigen sich unkoordinierte, nichtpropulsive Kontraktionen, und häufig fehlt eine Phase III des motorischen Motorkomplexes. Bei der Myopathie imponiert eine stark verminderte Amplitude der peristaltischen Wellen oder, in fortgeschrittenen Fällen bei weitem Darmlumen, ein völliges Fehlen von Kontraktionen. Nichtpropulsive, verstärkte oder verlängerte Kontraktionen nach einer Mahlzeit deuten dagegen auf das Vorliegen einer mechanischen Obstruktion. Die Manometrie dient ebenso wie Magenentleerungsuntersuchungen (Szintigrafie oder Atemtest mit stabilen Isotopen) als Entscheidungshilfe für oder gegen eine Kolektomie. Ist auch der obere Gastrointestinaltrakt von der Motilitätsstörung betroffen, sollte möglichst auf eine Kolonresektion verzichtet werden.

Eine wichtige Differenzialdiagnose bei Kindern ist das Münchhausen-by-proxy-Syndrom. Meist stehen Schmerzen im Vordergrund der Symptomatik, und diffuse Beschwerden hinsichtlich mehrerer anderer Organsysteme werden angegeben. Es besteht eine Diskrepanz zwischen der Schwere der geschilderten Symptome und objektivierbaren, als sicher pathologisch geltenden Untersuchungsbefunden in den Funktions- und Röntgenuntersuchungen. Die Eltern wechseln häufig den Arzt und drängen auf invasive Untersuchungstechniken und operative Eingriffe. Bei Mädchen mit Münchhausen-Syndrom muss ursächlich an sexuellen Missbrauch gedacht werden.

Therapie Bei sekundären Formen einer chronischen Pseudoobstruktion sollte versucht werden, die Motilitätsstörung über die Therapie der Grundkrankheit günstig zu beeinflussen. Eine partielle enterale Ernährung ist einer ausschließlich parenteralen Ernährung immer vorzuziehen. Risiken einer fehlenden enteralen Stimulation sind eine Atrophie der Schleimhaut mit verminderter Sekretion zahlreicher gastrointestinaler Hormone, Gallensteinbildung, cholestatische Leberkrankheit und septische Komplikationen durch bakterielle Translokation. Häufige kleine fett- und faserarme Mahlzeiten werden am besten toleriert. Bei schwerer Gastroparese empfiehlt sich die Ernährung über eine operativ angelegte Jejunostomie bei gleichzeitiger Entlastung über ein Gastrostoma. Bei der akuten Pseudoobstruktion sollte koloskopiert und der Darm durch Absaugen von Luft entlastet werden.

Die medikamentöse Therapie mit Prokinetika (Erythromycin, Metroclopramid, Prucaloprid) kann probiert werden. Octreotid, ein langwirkendes Somatostatinanalogon, führte bei Sklerodermie und Hypoperistalsis des Dünndarms zu einer Besserung der Symptomatik. Beim Olgivie-Syndrom ist Neostigmin das Mittel der Wahl.

Chirurgische Interventionen in Form von Entlastungsstomien sind bei massiver Darmdilatation notwendig, um die Beschwerden zu reduzieren und die Motilität nicht weiter zu verschlechtern. Eine Bypassoperation oder Resektion betroffener Darmabschnitte ist nur bei begrenztem Darmbefall sinnvoll. Eine elektrische Stimulation durch implantierte Schrittmacher war nur bei schwerer Gastroparese erfolgreich, eine Stimulation des Dünndarms gelingt bisher nicht. Die Dünndarmtransplantation ist zurzeit die einzige kurative Therapieform bei schwerer chronischer Pseudoobstruktion.

Prognose Bei angeborener neurogener Form kann es in den ersten Lebensmonaten noch zu einem Reifungsprozess des enterischen Nervensystems kommen. Häufiger sind die Verläufe im Kindesalter jedoch chronisch-progredient. Circa 60 % der pädiatrischen Patienten mit chronischer Pseudoobstruktion bleiben abhängig von totaler parenteraler Ernährung (TPN) oder versterben. Prognostisch ungünstige Faktoren sind eine Beteiligung der Harnwege, eine Myopathie an Kurzdarm und eine Malrotation. Bei Abhängigkeit von parenteraler Ernährung ist die Prognose durch Kathetersepsis und cholestatische Leberkrankheit eingeschränkt. Nach Darmtransplantation, häufig kombiniert mit einer Lebertransplantation, beträgt die 3-Jahres-Überlebensrate von Patient und Transplantat etwa 60 %.

Literatur

Amiel J, Sproat-Emison E, Garcia-Barcelo M et al. (2008) Hirschsprung disease, associated syndromes and genetics: A review. J Med Genet 45: 1–14

Chicella MF, Batres LA, Heesters MS, Dice JE (2005) Prokinetic drug therapy in children: A review of current options. Ann Pharmacother 39(4):706–711

Chitkara DK, Di Lorenzo C (2006) From the bench to the "crib"-side: implications of scientific advances to paediatric neurogastroenterology and motility. Neurogastroenterol Motil 18(4):251–262

Coerdt W, Michel J-S, Rippin G et al. (2004) Quantitative morphometric analysis of the submucous plexus in age-related control groups. Virchows Arch 444: 239–246

Croffie JM, Davis MM, Faught PR et al (2007) At what age is a suction rectal biopsy less likely to provide adequate tissue for identification of ganglion cells? J Pediatr Gastroenterol Nutr 44(2):198–202

Di Lorenzo C, Youssef NN (2010) Diagnosis and management of intestinal motility disorders. Semin Pediatr Surg 19(1):50–58

Faure C, Goulet O, Ategbo S et al (1999) Chronic intestinal pseudoobstruction syndrome: Clinical analysis, outcome, and prognosis in 105 children. French-Speaking Group of Paediatric Gastroenterology. Dig Dis Sci 44(5):953–959

Feldstein AE, Miller SM, El Youssef M et al (2003) Chronic intestinal pseudoobstruction associated with altered interstitial cells of cajal networks. J Pediatr Gastroenterol Nutr 36(4):492–497

Gosemann JH, Puri P (2011) Megacystis microcolon intestinal hypoperistalsis syndrome: Systematic review of outcome. Pediatr Surg Int 27(10):1041–1046

Goulet O, Jobert-Giraud A, Michel J et al. (1999) Chronic intestinal pseudoobstruction syndrome: Clinical analysis, outcome, and prognosis in 105 children. Dig Dis Sci 44: 953–959

Goyal RK, Hirano I (1996) The enteric nervous system. N Engl J Med 334:1106–1115

Jarvi K, Koivusalo A, Rintala RJ et al (2009) Anorectal manometry with reference to operative rectal biopsy for the diagnosis/exclusion of Hirschsprung's disease in children under 1 year of age. Int J Colorectal Dis 24(4):451–454

Knowles CH, De Giorgio R, Kapur RP et al (2009) Gastrointestinal neuromuscular pathology: Guidelines for histological techniques and reporting on behalf of the Gastro 2009 International Working Group. Acta Neuropathol 118(2):271–301

Knowles CH, De Giorgio R, Kapur RP et al (2010) The London Classification of gastrointestinal neuromuscular pathology: Report on behalf of the Gastro 2009 International Working Group. Gut 59(7):882–887

Knowles CH, Veress B, Kapur RP et al (2011) Quantitation of cellular components of the enteric nervous system in the normal human gastrointestinal tract – Report on behalf of the Gastro 2009 International Working Group. Neurogastroenterol Motil 23(2):115–124

Koletzko S, Schwarzer A (2008) Other dysmotilies including chronic intestinal pseudo-obstruction syndrome. In: Kleinman R, Sanderson A, Goulet O, Sherman P, Mieli-Vergani G, Shneider B (Hrsg) Pediatric gastrointestinal disease, 5. Aufl. Decker, Hamilton, S 693–713

Langer JC (2004) Persistence obstructive symptoms after surgery for Hirschsprung's disease: Development of a diagnostic and therapeutic algorithm. J Pediatr Surg 39(10):1458–1462

Lehtonen HJ, Sipponen T, Tojkander S, Karikoski R, Jarvinen H, Laing NG et al (2012) Segregation of a missense variant in enteric smooth muscle actin gamma-2 with autosomal dominant familial visceral myopathy. Gastroenterology 143(6):1482–1491

Loinaz C, Rodriguez MM, Kato T et al (2005) Intestinal and multivisceral transplantation in children with severe gastrointestinal dysmotility. J Pediatr Surg 40(10):1598–1604

de Lorijn F, Kremer LC, Reitsma JB et al (2006) Diagnostic tests in Hirschsprung disease: A systematic review. J Pediatr Gastroenterol Nutr 42(5):496–505

Mousa H, Hyman PE, Cocjin J, Flores AF, Di Lorenzo C (2002) Long-term outcome of congenital intestinal pseudoobstruction. Dig Dis Sci 47(10):2298–2305

Muller CO, Mignot C, Belarbi N, Berrebi D, Bonnard A (2012) Does the radiographic transition zone correlate with the level of aganglionosis on the specimen in Hirschsprung's disease? Pediatr Surg Int 28(6):597–601

Sauvat F, Fusaro F, Lacaille F, Dupic L, Bourdaud N, Colomb V et al (2008) Is intestinal transplantation the future of children with definitive intestinal insufficiency? Eur J Pediatr Surg 18(6):368–371

Scudiere JR, Maitra A, Montgomery EA (2009) Selected topics in the evaluation of pediatric gastrointestinal mucosal biopsies. Adv Anat Pathol 16(3): 154–160Sonsino E, Mouy R, Foucaud P et al. (1984) Intestinal pseudoobstruction related to cytomegalovirus infection of myenteric plexus. N Engl J Med 311:196–197

Smith VV, Milla PJ (1997) Histological phenotypes of enteric smooth muscle disease causing functional intestinal obstruction in childhood. Histopathology 31:112–122

Swaminathan M, Kapur RP (2010) Counting myenteric ganglion cells in histologic sections: An empirical approach. Human Pathology 41:1097–1108

Waguespack SG, Rich TA, Perrier ND et al (2011) Management of medullary thyroid carcinoma and MEN2 syndromes in childhood. Nature reviews. Endocrinology 7(10):596–607

Vieten D, Spicer R (2004) Enterocolitis complicating Hirschsprung's disease. Semin Pediatr Surg 13(4):263–272

Zhang SC, Bai YZ, Wang W, Wang WL (2005) Clinical outcome in children after transanal 1-stage endorectal pull-through operation for Hirschsprung disease. J Pediatr Surg 40(8):1307–1311

129 Immundefizienz und Darm

K.-M. Keller

Definition Prinzipiell werden primäre und sekundäre Immundefekte unterschieden. Erstere sind gekennzeichnet durch angeborene Defekte in der Entwicklung und Funktion von humoralen und/oder zellulären Komponenten des immunologischen Abwehrsystems. Viel häufiger sind jedoch die sekundären Immundefekte aufgrund von HIV- bzw. anderen Infektionen, iatrogenen Ursachen (Transplantation, Zytostatika, Bestrahlung), Frühgeburtlichkeit etc. Da der Gastrointestinaltrakt als innere Barriere das größte immunologische Organ darstellt (sekretorisches Immunglobulin A, sIgA; „gut-associated lymphoid tissue", GALT), stehen bei vielen primären und sekundären Immundefizienzen gastroenterologische und hepatologische Symptome im Vordergrund. Um die Ursachen dieser Symptome zu finden, sind neben speziellen immunologischen Testverfahren auch invasive Maßnahmen wie Endoskopien und Biopsien erforderlich. Zur ausführlichen Darstellung dieser Immundefekte sei auf die entsprechenden Kapitel verwiesen.

Epidemiologie Abgesehen vom isolierten IgA-Mangel mit einer Prävalenz von 1:333 sind die primären Immundefekte seltene Krankheiten. Bei den sekundären Immundefizienzen ist mit einer zunehmenden Häufigkeit zu rechnen: Etwa 2 % der Weltbevölkerung sind HIV-infiziert. In Onkologie und Transplantationsmedizin werden aggressivere Therapieregime zu mehr gastrointestinalen Komplikationen und Toxizitäten führen.

129.1 Primäre Immundefekte

129.1.1 IgA-Mangel

Die Mehrzahl der Patienten mit IgA-Mangel ist klinisch stumm. Eine vermehrte Anfälligkeit gegenüber Infektionen wird bei assoziiertem IgG2- oder IgG4-Subklassendefekt beschrieben. Selten, aber schwerwiegend sind anaphylaktische Reaktionen auf die Transfusion von IgA-haltigen Blutprodukten oder Immunglobulinpräparaten. Einige Krankheitsbilder kommen bei IgA-Mangel gehäuft vor: Lamblien-Infektion, noduläre lymphatische Hyperplasie, unspezifische Enteropathien u. U. mit bakterieller Dünndarmüberwucherung, Nahrungsmittelallergien, Zöliakie, chronisch-entzündliche Darmkrankheiten, perniziöse Anämie, atrophische Gastritis und gastrointestinale Malignome. Eine Therapie des isolierten IgA-Mangels ist nicht erforderlich.

129.1.2 Gewöhnlicher variabler Immundefekt

Der gewöhnliche variable Immundefekt (CVID) ist der häufigste, auch klinisch signifikante Immundefekt mit großer Heterogenität. Manchmal geht er aus einem primären IgA-Mangel hervor. B- und T-Zell-Funktionen sind in unterschiedlichem Ausmaß betroffen. Beim CVID kommen zu den mit IgA-Mangel häufig assoziierten Krankheiten noch die unspezifische und spezifische Enterokolitis hinzu. Außer Lamblien- finden sich Campylobacter- und Candida-Infektionen. Andere Verläufe lassen sich nicht vom schweren kombinierten Immundefekt unterscheiden: Außer Malnutrition und Malabsorption treten Autoimmunkrankheiten mit z. B. hämolytischer Anämie, chronisch-aktiver Hepatitis, Thrombopenie und Splenomegalie auf.

129.1.3 Schwerer kombinierter Immundefekt

Typischerweise fallen Kinder mit schwerem kombiniertem Immundefekt (SCID) während der ersten Lebensmonate auf mit schweren Infektionen, Gedeihstörung, chronischen Durchfällen und Malabsorption. Die Stühle können profus wässrig, blutig oder blutig-schleimig sein. Ursächlich kommen Rotavirus-, Adenovirus-, Norovirus-, Salmonellen-, Escherichia-coli- und Campylobacter-Infektionen in Frage. Systemische Infektionen mit Zytomegalie-, Ebstein-Barr-, Herpesvirus oder Pilzen sind häufig fatal. Periphere Eosinophilie, kutane Anergie, unterschiedlich erniedrigte Immunglobuline sowie fehlende Plasmazellen in Biopsien sind wegweisend.

129.1.4 Septische Granulomatose

Bei der septischen Granulomatose handelt es sich um einen Phagozytendefekt mit behindertem *Killing* der Mikroorganismen, da Neutrophile den für die Bildung von O_2-Radikalen nötigen Sauerstoff nicht verstoffwechseln können. Dies wird diagnostisch z. B. in der Flusszytometrie mit Dihydrorhodamin 123 (DHR) genutzt. Klinisch manifestiert sich dieser Defekt durch rekurrierende bakterielle Infektionen, perianale Abszesse und Fisteln, Magenwandverdickungen mit Obstruktion (Abb. 129.1), Hepatosplenomegalie mit granulomatöser Entzündung der Leber und Darmentzündungen, die schwer vom Morbus Crohn zu differenzieren sind. Führende Symptome von Seiten des Gastrointestinaltrakts sind daher Erbrechen, Durchfall, Bauchschmerzen, Gewichtsverlust und Fieber. Histologisch sind pigmentierte, lipidgefüllte, schaumige Histiozyten in der Lamina propria des Gastrointestinaltrakts, nichtverkäsende Granulome sowie der Nachweis CD68-positiver Zellen charakteristisch. Die Therapie erfolgt mit Antibiotika, Steroiden und IFN-γ.

Diagnose Kinder mit signifikantem Immundefekt fallen meist im 1. Lebensjahr auf, zelluläre Defekte manifestieren sich früher als rein humorale Ursachen, Schweregrad und Wiederkehr einer Infektion können wegweisend sein. Chronische Durchfälle mit Gedeihstörung sind häufig. Bei febrilen, schwer kranken Patienten muss eine Sepsisdiagnostik mit dem Versuch eines Erregernachweises mittels moderner Methoden erfolgen (Stuhl, Urin, Liquor, Blut, Sputum). Die Serologie kann wegen der Unfähigkeit zur Antikörperbildung unzuverlässig sein. Differenzialblutbild, FACS-Analyse der Lymphozytensubpopulationen, Elektrolyte, Eiweißelektrophorese, Immunglobuline und IgG-Subklassen, sIgA, Hauttests, Impfantikörper, CH50, C3- und C4-Bestimmungen und Thymusschall sind entscheidend. Exzessiv hohe IgE-Antikörper oder Autoimmunphänomene kommen bei manchen Immundefekten vor.

Differenzialdiagnose Infrage kommen je nach Leitsymptomen Krankheiten wie Mukoviszidose, Zöliakie, Morbus Crohn, Colitis ulcerosa, Morbus Behçet, Acrodermatitis enteropathica oder z. B. ein immotiles Ziliensyndrom.

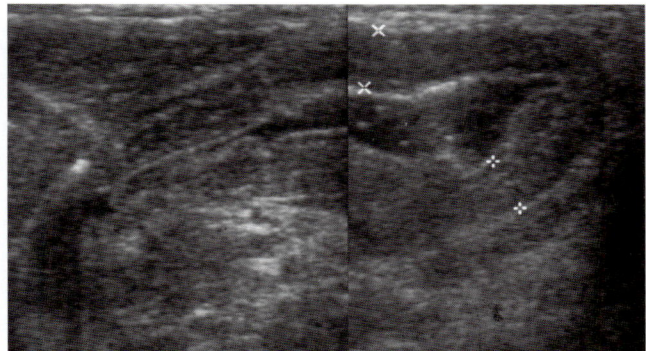

Abb. 129.1 Abdominalsonogramm eines 3-jährigen Jungen mit septischer Granulomatose. Die Magenwand ist in der gesamten Zirkumferenz auf 8–9 mm verdickt (markiert durch *Kreuze*)

Therapie Bei schweren Immundefekten muss heute die Möglichkeit einer Immunrekonstitution durch Stammzelltransplantation erwogen werden. Je nach Schwere des Krankheitsbildes und Erregernachweis muss antibiotisch, antiviral oder antimykotisch behandelt werden. Auch bakterielle gastrointestinale Krankheiten müssen behandelt werden.

Prophylaxe Bis auf allgemeine hygienische Maßnahmen ist eine Prophylaxe nicht möglich.

129.2 Sekundäre Immundefekte

129.2.1 HIV-Infektion

Führend sind neben Lymphknotenschwellungen und schweren, andauernden respiratorischen Symptomen Hepatosplenomegalie, chronische Durchfälle und Malabsorption („wasting"). Außerdem werden gelegentlich retrosternale Schmerzen, Dysphagie und Anorexie berichtet.

Diagnose Die regelmäßig bei HIV-Infektion anzutreffenden Erreger gehen aus der folgenden ▶ Übersicht hervor. Nach diesen Erregern muss mehrfach in Stuhlproben auf geeigneten Nährböden gefahndet werden.

Erreger des Gastrointestinaltrakts bei Aids
- Viren:
  - Zytomegalievirus
  - Rota-, Astro- und Calicivirus
  - Herpes-simplex-Virus
  - Adenovirus
  - Coxsackie-Virus
  - Norovirus
- Bakterien:
  - Salmonellen
  - Shigellen
  - Campylobacter
  - Listerien
  - Mycobacterium-avium-Komplex
  - Plesiomonas shigelloides
- Pilze:
  - Candida

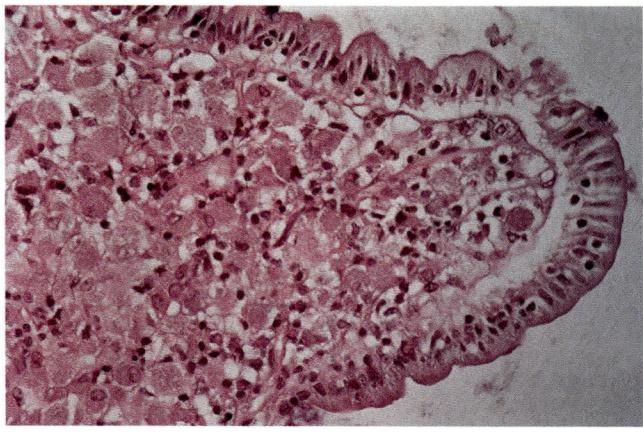

Abb. 129.2 Dünndarmbiopsat eines 17-jährigen Hämophilen mit Aids und chronischen Durchfällen. In der deutlich verbreiterten Zotte finden sich unterhalb des Epithels dicht aneinandergelagerte histiozytäre Zellen mit großem, schaumigem Zytoplasma. Intrazellulär lassen sich in diesen Makrophagen säurefeste Stäbchen nachweisen: Mycobacterium avium-intracellulare; HE-Färbung; Vergr. 40:1

- Aspergillus
- Histoplasma
- Parasiten:
  - Kryptosporidien
  - Mikrosporidien
  - Lamblien
  - Isospora belli
  - Pneumocystis
  - Amöben
  - Leishmania
  - Toxoplasma
  - Strongyloides

Bei anhaltenden Symptomen und negativen mikrobiologischen Befunden ist eine komplette obere und untere Endoskopie mit zahlreichen Biopsien obligat. Letztere werden speziell angefärbt (HE, PAS, Immunoperoxidase, Giemsa, Silber etc.) (◘ Abb. 129.2), auf Viren, Bakterien und Parasiten kultiviert und elektronenoptisch untersucht. Ergibt sich auch aus diesen invasiven diagnostischen Maßnahmen kein Erregernachweis, wird die Diagnose einer HIV-Enteropathie wahrscheinlich. Histologisch findet sich typischerweise eine partielle Zottenatrophie mit oder ohne Kryptenhyperplasie. Apoptose besonders im Bereich der Krypten wurde beschrieben. Bakterielle Erreger in der Galle, hohe Folsäurespiegel und pathologische H_2-Atemtests auf Glukose oder Laktulose sind Hinweise für eine bakterielle Dünndarmüberwucherung. Endoskopisch können auch gastrointestinale Malignome oder chronisch-entzündliche Darmkrankheiten diagnostiziert werden.

Therapie Eine Candida-Ösophagitis wird über Wochen antimykotisch behandelt mit Nystatin, Ketokonazol oder Clotrimazol. Für Kryptosporidien und Mikrosporidien wird Paromomycin bzw. Albendazol empfohlen. Bei Infektionen mit Isospora belli (Trimethoprim-Sulfomethoxazol), Lamblien (Metronidazol), Mycobacterium-avium-Komplex (Amikacin, Ciprofloxacin), pathogenen Keimen (antibiotische Therapie je nach Resistenz), Herpes-simplex-Virus (Aciclovir) und Zytomegalievirus (Ganciclovir) ist jeweils eine kausale Therapie möglich, nicht jedoch bei Adenovirus-Infektionen.

Die Aids-assoziierte Malnutrition bedarf einer intensiven, meist invasiven Ernährungstherapie: orale Energiesupplemente, Elementardiäten über nasogastrale Sonden, perkutane Gastrostomien oder Enterostomien oder auch parenterale Ernährungsformen.

129.2.2 Iatrogen induzierte Immunsuppression

Zu den bei der HIV-Infektion genannten Symptomen kommen bei der durch Transplantation oder Bestrahlung ausgelösten Immunsuppression die Beschwerden der Mukositis und der akuten oder chronischen Graft-versus-Host-Krankheit (GvHD) hinzu. Stärkste Schmerzen, Schleimhautblutungen, blutige Durchfälle, Dysphagie, Anorexie und Bauchkrämpfe sind die typischen Symptome der Mukositis, die mit beginnender hämatopoetischer Regeneration ausheilen. Fieber und unterschiedlich ausgeprägte Hautausschläge weisen auf eine akute GvHD hin. Die gastrointestinale Beteiligung kann schwerwiegend (Blutung) oder auch diskret sein: Übelkeit trotz antiemetischer Medikation, Erbrechen, Anorexie mit oder ohne Durchfälle, Bauchschmerzen oder intestinalem Eiweißverlust. Häufig kommen hepatobiliäre Symptome hinzu. Eine Zusammenfassung der möglichen gastrointestinalen Komplikationen nach Transplantation findet sich in ☐ Tab. 129.1.

Diagnose Diagnostisch hilfreich sind wie bei der HIV-Infektion eine intensive Erregersuche und endoskopische Verfahren inklusive Biopsien. Dabei finden sich unterschiedlich stark ausgeprägte Schleimhautrötungen, -verletzlichkeiten und -einblutungen. Histologisch fallen ein Ödem der Lamina propria, verstärkte entzündliche Infiltrate, apoptotische Kryptenzellen und eine Epithelatrophie auf.

Differenzialdiagnostisch kann die Histologie zwischen einer GvHD und einer infektiösen Darm- oder auch Leberkrankheit unterscheiden helfen.

Therapie Für die GvHD ist generell eine Intensivierung der Immunsuppression erforderlich. Behandelt wird mit Prednisolon in einer Dosierung von 1–2 mg/kg KG/Tag, je nach Zentrum auch noch höher. Ferner kommen Antithymozytenglobulin (ATG), OKT3 und monoklonale Antikörper gegen IL-2-Rezeptor zum Einsatz. Bei Dünndarmtransplantation hat man mit ATG bei Abstoßungen keine guten Erfahrungen gemacht. Symptomatisch können bei schweren Durchfällen Racecadotril und Octreotid erfolgreich sein. Die Mukositis kann durch Spülungen mit Lösungen gelindert werden, die u. a. Lokalanästhetika, Virostatika, Dexpanthenol, Kamille und Myrrhe enthalten.

Prophylaxe Maßnahmen zur Vorbeugung gegen gastrointestinale Komplikationen sind derzeit weder bei primären noch sekundären Immundefekten in Sicht. Eine Prävention der vertikalen Transmission von Mutter auf Kind ist möglich.

Prognose Entscheidend für die Prognose und frühe Behandlung ist eine frühzeitige und auch invasive Diagnostik.

☐ **Tab. 129.1** Gastrointestinale Komplikationen nach Transplantation

Zeitpunkt nach Transplantation	Art der Komplikation
Früh (Tag 0–30)	Mukositis
	Venenverschlusskrankheit
	Gastrointestinale Blutungen
	Medikamentös-toxischer Leberschaden
	Infektionen (Viren, Bakterien, Pilze)
Spät (Tag 30–100)	Akute GvHD
	Hepatitis B und D
	Zytomegalievirus-, Herpes-simplex-Virus-, Varicella-Zoster-Virus, Epstein-Barr-Virus-Infektion

Literatur

Barton LL, Moussa SL, Villar RG, Hulett RL (1998) Gastrointestinal complications of chronic granulomatous disease: Case report and literature review. Clin Pediatr 37:231–236

Goulet O, Seidman EG (2004) Gastrointestinal manifestations of immunodeficiency. 1. Primary immunodeficiency diseases. In: Walker WA, Goulet O, Kleinman RE, Sherman PM, Shneider BL, Sanderson IR (Hrsg) Pediatric gastrointestinal disease. Pathophysiology. Diagnosis. Management. Decker, Hamilton, Ontario, S 707–733

Karthaus M, Meier PN, Manns MP, Ganser A, Hertenstein B (1997a) Gastrointestinale Komplikationen bei Stammzelltransplantation. Dtsch Med Wochenschr 122:1121–1127

Karthaus M, Meier PN, Manns MP, Ganser A, Hertenstein B (1997b) Hepatische Komplikationen bei Stammzelltransplantation. Dtsch Med Wochenschr 122:1154–1160

Marciano BE, Rosenzweig SD, Kleiner DE et al. (2004) Gastrointestinal involvement in chronic granulomatous disease. Pediatrics 114: 462–468

Shingadi DKP (2004) Gastrointestinal manifestations of immunodeficiency 2. HIV and other secondary immunodeficiencies. In: Walker WA, Goulet O, Kleinman RE, Sherman PM, Shneider BL, Sanderson IR (Hrsg) Pediatric gastrointestinal disease. Pathophysiology. Diagnosis. Management. Decker, Hamilton, Ontario, S 735–741

Sigrudsson L, Reyes J, Putnam PE et al (1998) Endoscopies in pediatric small intestinal transplant recipients: Five years experience. Am J Gastroenterol 93:207–211

Strober W, Sneller M (1991) IgA deficiency. Ann Allergy Asthma Immunol 66:363–375

130 Appendizitis

C. Lorenz

130.1 Klinisches Bild, Diagnose und Therapie

Pathogenese Auslösend für die verschiedenen Verlaufsformen der Appendizitis sind entzündliche Veränderungen im Lumen des Wurmfortsatzes, die durch Stase von Darminhalt, bakterielle oder virale Einflüsse, selten auch Fremdkörper verursacht werden. Störungen der Mikrozirkulation im Bereich der Mukosa, gestörter Lymphabfluss und bakterielle Durchwanderung sind die Folge. Mit unterschiedlicher Geschwindigkeit werden klassische Stadien der Entzündung durchlaufen, die fokal oder generalisiert von einem katarrhalischen Bild über ulzerophlegmonöse Veränderungen bis hin zur Gangrän mit Zerstörung der Wandstruktur und Perforation reichen. Die klinische Symptomatik wird sowohl durch die Lage der Appendix in Relation zum Zäkum (diagnostisch schwierig: retrozäkale Lage) als auch in Relation zu Nachbarorganen (Leber, kleines Becken) definiert. Die Lagebeziehung zum Peritoneum ist variabel, was seltene intra- bzw. retroperitoneale Positionen der Appendix erklärt. All dies beeinflusst die subjektive Symptomatik und die mittels klinischer und apparativer Untersuchung fassbaren Befunde, so dass die korrekte Diagnosestellung gerade im Kindesalter zur interdisziplinären Herausforderung werden kann.

Klinische Symptome und Verlauf Erste Symptome sind unspezifisch: Oberbauch- oder periumbilikale Schmerzen, Appetitlosigkeit, Übelkeit oder Erbrechen, Fieber bis 38,5 °C, auch enteritische Symptome. Erst mit Übergreifen entzündlicher Veränderungen auf alle Wandschichten der Appendix entsteht der peritoneale, kontinuierliche Schmerz in Projektion auf die Appendix (Schmerzverlagerung). In der Untersuchung fällt bei typischer Lage der Appendix medial und kaudal des Zäkalpols ein umschriebener oberflächlicher Schmerz im rechten Unterbauch am McBurney- oder Lanz-Punkt auf. Gleichzeitig ist die Haut hier vermehrt tastempfindlich. Eine indirekte Schmerzauslösung ist durch Ausstreichbewegungen des Kolons von der Gegenseite her (Rovsing-Zeichen) oder gegenseitige Erschütterung (Loslassschmerz) möglich. Lokal ist eine umschriebene Abwehrspannung der Bauchdecke ein wichtiges Indiz, das sicher von einer willkürlichen Bauchdeckenspannung abgegrenzt werden muss. Die retrozäkal gelegene Appendix verursacht dumpfe, auf den M. psoas und die Hüfte ausstrahlende Schmerzen, die sich bei Provokation der Beckenmuskulatur (Psoas/Obturatorius) verstärken. Meist ist das Laufen erschwert, die Körperhaltung gebeugt, lokale Erschütterung wird als unangenehm oder schmerzhaft empfunden. Bei Zäkumhochstand, bei Mal- oder Nonrotation des Darms sind Beschwerden im rechten oder linken Oberbauch lokalisiert. Kinder mit versorgten Zwerchfell- oder Bauchwanddefekten aber auch nach vorausgegangenen Baucheingriffen sollten hier mit entsprechendem Respekt beurteilt werden.

Das allgemeine klinische Bild ändert sich binnen weniger Stunden bis Tage. Die Patienten wirken krank, die Zunge ist belegt, Appetit und Bewegungsdrang sistieren. Die Rate gangränöser und perforierter Befunde kann 50 % nach 48 h erreichen. Diese Dynamik ist bei Kindern im Säuglings- und Kleinkindalter besonders eindrucksvoll und erklärt Perforationen schon innerhalb weniger Stunden nach Erkrankungsbeginn. Verzögernd kommt hinzu, dass erste Symptome unbemerkt bleiben, unterschätzt oder durch Antibiotikagabe larviert werden können.

Die Perforation der Appendix kann mit einer vorübergehenden Senkung der Schmerzintensität (freies Intervall) einhergehen und die Diagnosestellung erschweren. Die Kinder erscheinen dennoch krank. Die Entzündung bleibt im günstigen Falle lokal begrenzt, weil sie durch das Zäkum, angrenzende Dünndarmschlingen oder Netzanteile abgedeckt wird. Damit ist die sich frei in der Bauchhöhle ausbreitende Entzündung mit diffuser Peritonitis ein eher seltenes Ereignis, wohl aber ein Spätsymptom bei fortgeschrittenem Verlauf.

Die Abgrenzung eines frühen Verdachtsbefundes von einer fortgeschrittenen Appendizitis ist von enormer Bedeutung für die Bahnung und die zeitliche Abfolge weiterer diagnostischer und therapeutischer Maßnahmen. Die indikationsgerechte und zeitnahe Appendektomie ist nicht automatisch auch Akutchirurgie!

Leichte Entzündungsschübe können spontan abklingen und narbige Veränderungen der Appendix hinterlassen, die Anlass für wiederkehrende Symptome sind (chronische oder rezidivierende Appendizitis).

Diagnose

Untersuchungstechnik Die Appendizitis ist die häufigste Erkrankung des Kindesalters, die eine zeitnahe oder auch notfallmäßige (kinder-)chirurgische Konsultation erfordert. Gerade bei sehr kleinen Kindern sind abdominale Palpation oder rektale Untersuchung nicht oder nur unter begründeter Abwehr beliebig wiederholbar. Ziel ist es, sich mit schonender Untersuchungstechnik und unter für das Kind entspannten Untersuchungsbedingungen ein Bild über tatsächliche Beschwerden zu machen, geschilderte und objektivierbare Symptome abzugleichen und die Anamnese zu hinterfragen. Die Einbeziehung der Eltern kann ebenso hilfreich sein wie die Untersuchung in einer am Untersucher sitzend-angelehnten Position des Kindes, die die Bauchdecke von willkürlicher Anspannung befreit. Je jünger der Patient, umso mehr muss spielerisch eine Beurteilung angestrebt werden. Der Blick in das Gesicht (blasses Mund-Nase-Dreieck, Facies abdominalis), eine belegte Zunge, die Reaktion der Pupillen bei Palpation des Unterbauchs und ein spezieller Foetor sind wichtige diagnostische Hinweise. Vor der Prüfung klassischer abdominaler Leitsymptome steht immer der allgemeine körperliche Status, die orientierende Beurteilung des Nasen-Rachen-Raums, der Ohren, der Lunge und wichtiger Lymphknotenstationen. Erst zuletzt folgt die potenziell schmerzhafte Bauchbeurteilung, die sich von links oder vom Oberbauch kommend dem rechten Mittel- und Unterbauch zuwendet.

Nicht selten bedarf die Symptomatik einer Verlaufskontrolle. Sie soll die Dynamik fassbarer Symptome beurteilen und den Effekt erster therapeutischer Maßnahmen, zu denen Nahrungskarenz, parenterale Flüssigkeitssubstitution und ein Klysma gehören können, prüfen.

Laborparameter Im Labor finden sich eine Leukozytose zwischen 11.000 und 16.000 Gpt/l, ein mäßig erhöhtes CRP (>25 mg/l) und vermehrt neutrophile Granulozyten im Differenzialblutbild. Fehlende Entzündungsparameter schließen die Appendizitis insbesondere bei umschriebenem Befund oder chronisch-rezidivierendem Verlauf nicht aus (◘ Abb. 130.1). Deutlich bis extrem erhöhte Werte können, wenn andere Erkrankungen ausgeschlossen sind, auf ein fortgeschrittenes Entzündungsstadium hinweisen. Entsprechend

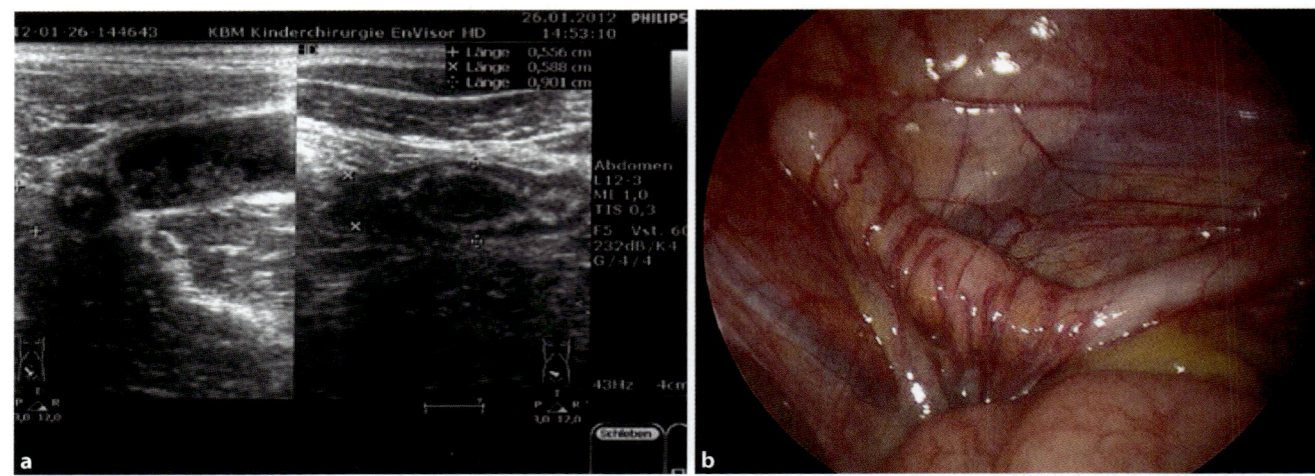

Abb. 130.1a,b Bilder eines 13-jährigen Knaben mit rezidivierenden rechtsseitigen Unterbauchbeschwerden, asymptomatisch zum Zeitpunkt der Sonografie (a) und der elektiv erfolgten laparoskopischen Appendektomie (b). Histologisch bestätigt sich eine phlegmonöse Appendizitis mit eitrigem Sekret im Lumen der Appendix

kann die Dynamik der Entzündung innerhalb der ersten 24–48 h an Veränderungen dieser wenigen Laborparameter abgelesen werden. Zusätzliche Entzündungsparameter (IL-6, Fibrinogen) haben keine höhere Sensitivität oder Spezifität, können aber den Prozess der Entzündung im Einzelfall genauer abbilden.

Ultraschalluntersuchung Sie sollte, wenn immer möglich, Bestandteil der Basisdiagnostik sein. Kann die Appendix lokalisiert werden, ist die Diagnosesicherung möglich (positiver Vorhersagewert bis zu 96%). Ein kokardenartiges Querschnittsbild, die Zunahme des Wanddurchmessers (>6 mm), Nachweis von Fäkolithen oder eine durch Kompression nicht veränderbare Flüssigkeitsansammlung im Lumen der Appendix weisen auf eine Entzündung hin. Veränderungen in der Wandschichtung korrelieren mit dem Ausmaß der Entzündung bis hin zur vollständigen Aufhebung jeglicher Binnenstruktur. Wichtig ist allerdings, die Appendix in ganzer Länge darzustellen, da entzündliche Veränderungen auch fokal auftreten können. Ergänzende indirekte Zeichen einer fortgeschrittenen Entzündung sind freie Flüssigkeit in der Umgebung oder im Douglas-Raum, ein Konglomerattumor in Projektion auf den rechten Unterbauch und eine begleitende Paralyse im terminalen Ileum. Die Sonografie kann weitere Röntgenuntersuchungen oder solche, die wie die rektale Untersuchung das kleine Kind belasten, entbehrlich machen. Cave: Die fehlende Darstellbarkeit der Appendix schließt das Vorliegen einer Appendizitis nicht aus.

Computertomografie Das CT des Abdomens ist für die Diagnostik unklarer oder chronischer Befunde geeignet, insbesondere wenn die sichere Beurteilung mittels Ultraschall nicht gelang. Ihr Einsatz in der Routinediagnostik wird im amerikanischen Schrifttum favorisiert. Ihre höhere Sensitivität und Spezifität und die bessere Verfügbarkeit über 24 h werden als Argument herangezogen, auch mit Blick auf haftungsrechtliche Konsequenzen durch Übersehen einer Appendizitis. Doch sind Strahlenbelastung, Mehrkosten und Fehlermöglichkeiten in der Befundinterpretation gerade im Kindesalter kritisch zu würdigen. Hier erscheint die flächendeckende und auch in den Nachtstunden verfügbare qualifizierte Ultraschalldiagnostik die vernünftigere Alternative, insbesondere wenn sie von diensthabenden Pädiatern und (Kinder-)Chirurgen angeboten werden kann. Aktuelle Diskussionen betreffen zudem die Notwendigkeit einer ergänzenden Kontrastmittelgabe, aber auch den Umgang mit anderen, im Rahmen der Untersuchung erhobenen Zufallsbefunden. Der Ausschluss einer Appendizitis ist im CT mit einer gegenüber dem Ultraschall höheren Sicherheit möglich.

Differenzialdiagnose Wichtige Differenzialdiagnosen können allein mit der Ultraschalluntersuchung des Abdomen evaluiert werden. Diese betreffen den Harntrakt (Harntransportstörung, Konkrementnachweis), das Mesenterium (Lymphadenitis mesenterialis), das weibliche innere Genitale (Ovarialzyste, andere Adnexpathologie), die Gallenwege (Cholezystolithiasis) und den Darm (Enteritis, Invagination, Meckel-Divertikel, Obstipation). Spezielle Entzündungen der Ileozäkalregion (Morbus Crohn, Pseudotumoren bei Yersinien-Befall, Enterokolitis anderer Genese) können erkannt und statt der vorschnellen Laparotomie einer gezielten Diagnostik und Therapie zugeführt werden.

Therapie Die Therapie der gesicherten Appendizitis ist chirurgisch. Lokale Wärme- oder Kälteapplikation machen die Symptomatik genau wie eine vorschnelle Antibiotikagabe nicht überschaubarer: Es besteht das Risiko einer zu späten, weil im Stadium der Perforation erfolgenden Operation. Auch der begründete Verdacht rechtfertigt die Indikationsstellung zur Operation. Hier kommt neben allen objektiven Befunden und jenseits von Scores die klinische Erfahrung eines qualifizierten (Kinder-)Chirurgen zum Tragen. Dies schließt eine begrenzte Rate negativer Appendektomien (Richtwert 10–15%) ein. Senkungen dieses Proporzes sind unter stärkerer Einbeziehung von Schnittbildverfahren in der Diagnostik realistisch.

Die Appendektomie kann konventionell über einen Wechsel- oder Pararektalschnitt erfolgen oder laparoskopisch durchgeführt werden. Eine Präferenz für eines der Verfahren lässt sich weiterhin nicht ableiten. So sind Alter des Kindes und Schwere der Erkrankung für die Entscheidung ebenso maßgeblich wie technische Ausstattung und Erfahrung des Operators, Zeitpunkt der operativen Versorgung oder auch der Wunsch von Eltern oder Patienten. Der Trend zur laparoskopischen Operation bei akuter Appendizitis ist allerdings unübersehbar, unabhängig vom Stadium der Entzündung. Das postoperative Vorgehen wird eher vom Lokalbefund diktiert (Antibiose, lokale Drainage, Analgesie) als von der Art der Versorgung. Zügiger Kostaufbau und frühe Mobilisation sind Voraussetzungen für eine kurze stationäre Verweildauer. Bei chronisch-rezidivierenden Beschwerden oder unklarem Bauchschmerz sollte nach Ausschöpfen nichtinvasiver diagnostischer Maßnahmen eine Laparoskopie angestrebt werden. Damit lassen sich in bis zu 60 % der Fälle therapiewürdige Neben- oder Begleitbefunde aufdecken, die neben der Appendektomie gleichsam minimal-invasiv behandelt werden können. Dazu zählen Briden, Ovarial- oder Paroophoronzysten beim Mädchen, ein Meckel-Divertikel oder Leistenhernien. In der chirurgischen Literatur wird davon ausgegangen, dass nach einem solchen Eingriff bis zu 90 % der Kinder anschließend beschwerdefrei werden.

Die alleinige Drainage eines perityphlitischen Abszesses mit begleitender antibiotischer Therapie kann vom (Kinder-)Chirurgen unter der Maßgabe einer systemischen Antibiose erwogen werden. Die laparoskopische Appendektomie im Intervall wird empfohlen. Eine primär antibiotische Therapie der akuten Appendizitis sollte Ausnahmefällen mit kurzer Anamnese (<24 h) vorbehalten bleiben. Eine postoperative intraabdominale Infektion wird zunächst antibiotisch therapiert und nur bei unzureichender Rückbildung operativ revidiert. Auch dabei sollte die Laparoskopie favorisiert werden.

130.2 Sonderformen

130.2.1 Appendizitis des Neugeborenen

Für die Seltenheit der Appendizitis des Neugeborenen ist in erster Linie die geringe Inzidenz viraler Infektionen des Magen-Darm-Trakts in diesem Alter verantwortlich. Zumeist sind Früh- oder Mangelgeborene mit Überwiegen des männlichen Geschlechts betroffen. Neben lokalen Entzündungszeichen (gerötete Bauchdecke, Berührungsempfindlichkeit) präsentieren sich die Kinder mit Zeichen einer Sepsis, die immer auch an eine nekrotisierende Enterokolitis (NEC) denken lassen. Die Perforationsrate ist hoch, da natürliche Mechanismen der Entzündungsbegrenzung durch die Mobilität des Zäkums und das noch unterentwickelte Netz nicht greifen. Verlauf und Erkrankungszeitpunkt weisen Parallelen zur fokalen intestinalen Perforation auf, bei der lokale Durchblutungsstörungen der Wand kausal diskutiert werden. Mittels qualifizierter Sonografie kann die Diagnose gestellt werden. Heilungen sind sowohl durch antibiotische Therapie als auch durch Appendektomie beschrieben. Kontrovers wird diskutiert, ob nach konservativer Therapie eine Appendektomie im Intervall erfolgen sollte.

130.2.2 Karzinoid der Appendix

Das Karzinoid der Appendix ist selten (unter 1:100.000/Jahr bei 10- bis 15-Jährigen) und zumeist ein Zufallsbefund, wenn bei vermeintlich entzündlicher Symptomatik oder im Rahmen anderer abdominaler Eingriffe offen oder laparoskopisch appendektomiert wird. Die Mehrzahl der Tumoren sind an der Spitze der Appendix lokalisiert (70–80 %) und neigen bei vollständiger Entfernung der tumortragenden Appendix nicht zur Metastasierung oder zum Lokalrezidiv. Risiken diesbezüglich ergeben sich aus einer Tumorlokalisation an der Appendixbasis, aus einer unvollständigen Resektion, bei Befunden >2 cm und bei einer Invasion der Mesoappendix durch eine diskontinuierliche Tumormanifestation im Verlauf. Für diese im Kindes- und Jugendalter eher seltenen Fälle sind lokale Nachresektionen bis hin zur Rechtshemikolektomie mit Lymphadenektomie angezeigt.

130.2.3 Begleitappendizitis

Eine Begleitappendizitis kann bei extremer Stase von Stuhl (Morbus Hirschsprung, Mukoviszidose) oder nach Einklemmen der Appendix in einem Leistenbruch oder im Zusammenhang mit einer ileozäkokolischen Invagination auftreten. Überlagerungen mit regionalen Entzündungen sind bei der unspezifischen Lymphadenitis mesenterialis oder bei spezifischen Enteritiden bedingt durch Yersinien oder Campylobacter möglich. Spezifische Entzündungen des terminalen Ileums (Morbus Crohn) und des Kolons (Colitis ulcerosa, toxische Kolitis) können die Appendix mitbefallen, so dass die Appendektomie mit histologischer Aufarbeitung des Präparates erstmals zur Diagnosestellung führt.

Eine Abgrenzung anderer Erkrankungen, die eine Bauchsymptomatik mit appendizitis-ähnlichem Bild hervorrufen können (Purpura Schoenlein-Hennoch, Diabetes mellitus, hämolytisch-urämisches Syndrom), ist bei unklarem oder protrahiertem Krankheitsverlauf angezeigt.

Literatur

Burford JM, Dassinger MS, Smith SD (2011) Surgeon-performed ultrasound as a diagnostic tool in appendicitis. J Pediatr Surg 46:1115–1120

Dralle H (2011) Chirurgische Strategien beim Zufallsbefund eines Appendixkarzinoids. Chirurg 82:598–606

Ford EG (1998) Gastrointestinal tumors. In: Andrassy RJ (Hrsg) Pediatric surgical oncology. Saunders, Philadelphia, S 295–296

Gendel I, Gutermacher M, Buklan G et al (2011) Relative value of clinical, laboratory and imaging tools in diagnosing pediatric acute appendicitis. Eur J Pediatr Surg 21:229–233

Haber HP, Hofmann V (2005) Magen-Darm-Trakt. In: Hofmann V, Deeg K-H, Hoyer PF (Hrsg) Ultraschalldiagnostik in Pädiatrie und Kinderchirurgie, 3. Aufl. Thieme, Stuttgart, S 357–411

Henelly KA, Bachur R (2011) Appendicitis update. Curr Opin Pediatr 23:281–285

Jancelewicz T, Kim G, Miniati D (2008) Neonatal appendicitis: A new look at an old zebra. J Pediatr Surg 43:E1–E5

Kharbanda AB, Cosme Y, Liu K, Dayan PS (2011) Discriminative accuracy of novel and traditional biomarkers in children with suspected appendicitis adjusted for duration of abdominal pain. Acad Emerg Med 18:567–574

Lee SL, Yaghoubian A, Kaji A (2011) Laparoscopic vs open appendectomy in children: Outcomes comparison based on age, sex and perforation status. Arch Surg 146:1118–1121

Masoomi H, Mills S, Dolich MO et al (2012) Comparison of outcomes of laparoscopic versus open appendectomy in children: Data from the nationwide inpatient sample NI. World J Surg 36:573–578

Waldschmidt J (1990) Appendicitis. In: Waldschmidt J (Hrsg) Das akute Abdomen im Kindesalter: Diagnose und Differentialdiagnose. Medizin VCH, Weinheim, S 422–442

Wente MN, Waleczek H (2009) Strategien zur Vermeidung negativer Appendektomien. Chirurg 80:588–593

131 Peritonitis und Aszites

M. L. Metzelder, B. M. Ure

131.1 Peritonitis

Das Peritoneum umkleidet als mesotheliale Zellschicht die Abdominalhöhle (Peritoneum parietale) und die peritonealen Bauch- und Beckenorgane (Peritoneum viszerale). Durch Sekretion seröser Flüssigkeit stellt das Peritoneum die Beweglichkeit der Bauchorgane sicher. Es ermöglicht zudem als bidirektionale Membran den Transport und die Absorption von Wasser, Elektrolyten, Eiweißen, Zellen, Blut, Luft und Medikamenten.

Die Peritonitis ist definiert als jegliche Form der Entzündung des Peritoneums und kann sowohl lokalisiert, wie beispielsweise bei der Appendizitis, als auch generalisiert, die gesamte Bauchhöhle betreffend, auftreten. Die Peritonitis führt klinisch zu dem Bild eines akuten Abdomens und wird entsprechend der Ätiologie in drei Formen unterteilt: primäre, sekundäre und tertiäre Peritonitis. Differenzialdiagnostisch können auch bestimmte Stoffwechselerkrankungen (z. B. Erstmanifestation eines juvenilen Diabetes Typ 1) klinisch wie eine Peritonitis imponieren. Zudem ist bei intensivmedizinisch betreuten und beatmeten Kindern die Diagnostik einer Peritonitis von Seiten des klinischen Untersuchungsbefundes schwierig. Die Mortalität der Peritonitis bei Kindern hängt wesentlich von der Ursache der Peritonitis und der Grunderkrankung ab, jedoch gibt es im Gegensatz zu Erwachsenen (Mannheimer Peritonitis-Index) bislang noch keinen validen Peritonitis-Index/Score, der zur Abschätzung der Prognose der Peritonitis bei Kindern Verwendung findet. Bei Erwachsenen liegt derzeit die Mortalitätsrate bei Peritonitis trotz erheblicher Fortschritte in der chirurgischen und intensivmedizinischen Therapie bei 20 %.

131.1.1 Primäre Peritonitis

Definition und Ätiologie Bei der primären oder spontanen Peritonitis handelt es sich um eine bakteriell bedingte Entzündung des Peritoneums ohne Darmperforation. In der Regel wird die primäre Peritonitis durch einen singulären, häufig aus der Darmflora stammenden und die Abdominalhöhle hämatogen erreichenden Erreger verursacht. Bei Mädchen kann es durch Bakterien aus dem Genitaltrakt zur Infektion der Abdominalhöhle kommen. Besondere Bedeutung kommt zudem Kathetern, z. B. zur Peritonealdialyse oder Ableitung eines Hydrozephalus, bei der Entstehung einer primären Peritonitis zu.

Bei Kleinkindern, insbesondere bei Kindern mit hepatobiliären Erkrankungen, nephrotischem Syndrom oder Zustand nach Splenektomie kann es zu einer primären Infektion der Bauchhöhle mit grampositiven Kokken kommen. Aus der Blutkultur oder aus im Rahmen einer abdominalen Exploration entnommenen Abstrichen lassen sich überwiegend Pneumokokken oder Streptokokken, gelegentlich auch gramnegative und anaerobe Erreger anzüchten.

Klinische Symptome und Diagnose Kinder mit primärer Peritonitis entwickeln initial meist kein fulminantes Krankheitsbild, sondern unspezifische Symptome wie Fieber, Nahrungsverweigerung, Diarrhö, Erbrechen oder Lethargie. Erst später tritt der typische peritonitische Untersuchungsbefund mit abdominalem Druckschmerz und Abwehrspannung in den Vordergrund.

Bei Kindern mit primärer Peritonitis erfolgt häufig unter dem Verdacht auf eine Appendizitis eine laparoskopische Diagnostik. Der unauffällige Abdominalbefund und insbesondere die unauffällige Appendix vermiformis lassen die Diagnose vermuten, wobei in diesen Fällen von einer Appendektomie abzusehen ist. Letztendlich führt der Keimnachweis aus dem intraoperativ entnommenen Abstrich zur Diagnose.

Therapie Die Therapie beinhaltet die intravenöse und nachfolgend perorale Applikation von Antibiotika und gegebenenfalls die passagere Entfernung von Dialyse- und Shuntkathetern. Die Entfernung von peritonealen Dialysekathetern stellt im klinischen Alltag bei gutem antibiotisch therapeutischem Ansprechen eher eine Ausnahme dar, wohingegen bei Vorliegen eines ventrikuloperitonealen Shunts mit mutmaßlich abdominaler Ursache die operative Entfernung des peritonealen Schenkels und intermittierende Anlage einer externen Ventrikeldrainage erfolgen kann, bis nach einem ausreichend langen Intervall und Infektfreiheit eine intraperitoneale Liquorableitung erneut angelegt werden kann.

131.1.2 Sekundäre Peritonitis

Ätiologie Die sekundäre Peritonitis geht mit einer Perforation des Darms einher. Als häufigste Ursache im Kindesalter ist die perforierte Appendizitis mit lokalisierter oder generalisierter Peritonitis zu nennen. Weitere Ursachen sind Darmwandnekrosen, perforierte Meckel-Divertikel, Traumata, iatrogene Verletzungen oder Nahtleckagen. Letztere stellen als Komplikationen nach abdominalchirurgischen Eingriffen als postoperative Peritonitis eine Sonderform der sekundären Peritonitis dar. Bei Frühgeborenen kommt die fokal-intestinale Perforation und die nekrotisierende Enterokolitis für die Ausbildung einer Peritonitis in Betracht. Bei Säuglingen sollte ein Volvulus bei Rotationsanomalien des Intestinums (Malrotation, Nonrotation), bei Kleinkindern eine länger bestehende ileokolische Invagination differenzialdiagnostisch in Betracht gezogen werden.

Klinische Symptome Die Klinik der sekundären Peritonitis ist fulminant. Im Vordergrund stehen zunächst Abdominalschmerzen und Ileussymptome wie Übelkeit und Erbrechen. In der Regel besteht Fieber mit zunehmenden klinischen und laborchemischen Zeichen einer Sepsis. Klinisch imponiert ein lokal oder diffus druckschmerzhaftes Abdomen mit Abwehrspannung und spärlicher oder fehlender Darmperistaltik.

Therapie Insbesondere die durch ein Hohlorgan verursachte sekundäre Peritonitis kann rasch zu einer lebensbedrohlichen Sepsis und zu einem Multiorganversagen führen. Das Grundprinzip der Behandlung der sekundären Peritonitis beinhaltet die rechtzeitige chirurgische Sanierung, antibiotische Therapie mit entsprechendem Organmonitoring und frühzeitige Therapie bei drohendem Multiorganversagen. Inwiefern eine postoperative Drainage sinnvoll ist, wird kontrovers diskutiert. Eine Metaanalyse zeigte keinen Vorteil für die prophylaktische Drainage bei Peritonitis infolge perforierter Appendizitis.

131.1.3 Tertiäre Peritonitis

Die seltene tertiäre oder rekurrente Peritonitis ist charakterisiert durch eine wiederkehrende Infektion mit lokalen und systemischen Entzündungszeichen. Ursächlich kommen meist nosokomiale multiresistente Erreger in Betracht, deren Behandlung resistenzgerecht erfolgt.

131.1.4 Chemische Peritonitis

Bei der Mekoniumperitonitis besteht nach intrauteriner Darmperforation durch Anwesenheit von Mekonium in der Bauchhöhle eine chemische Peritonitis. Ursache ist eine intestinale Obstruktion bedingt durch Atresie, Volvulus, Meckel-Divertikel oder zystische Fibrose. Angeschuldigt wird zudem eine primäre oder sekundäre mesenteriale Gefäßinsuffizienz, die nachfolgend zur Darmnekrose führt. Typischerweise kommt es zu radiologisch nachweisbaren peritonealen Kalkeinlagerungen. Postpartal ist bei klinischen Zeichen einer Obstruktion und perforationsbedingter Peritonitis die Therapie chirurgisch.

Eine chemische Peritonitis kann zudem durch Austritt von Urin, Galle oder Pankreassekret in die Abdominalhöhle bedingt sein. Insbesondere der Austritt von Pankreassekret führt zu einer schweren Entzündung des Peritoneums bis zur Nekrosenbildung mit einem hochakuten Abdominalbefund. Auch hier beinhaltet die Therapie möglichst konservative Maßnahmen wie parenterale Ernährung und die Applikation von Antibiotika.

131.2 Aszites

Definition, Ätiologie und Pathogenese Aszites ist definiert als Flüssigkeitsansammlung in der Abdominalhöhle. Hinsichtlich der pathophysiologischen Faktoren herrscht Uneinigkeit. Die Haupttheorien basieren auf der Anschuldigung einer Imbalance von Sekretion und Absorption sowie einer peripheren Vasodilatation. Es wird postuliert, dass ein vermindertes arterielles Blutvolumen zu einer Stimulation des sympathischen Nervensystems mit einer Beeinflussung der Arginin-Vasopressin-Rückkopplung und des Renin-Angiotensin-Systems führt.

Ursächlich handelt es sich meist um chronisch hepatische Erkrankungen, die mit einer portalen Hypertension einhergehen, oder um kardiovaskuläre und renale Erkrankungen sowie eine Reihe seltener spezifischer Konditionen (▶ Übersicht). Dem pankreasbedingten Aszites liegt in der Regel eine Pankreatitis mit beginnender Pseudozystenbildung zugrunde. Der ovariell bedingte Aszites kann durch Ovarialzysten oder Tumoren bedingt sein. Bei Neugeborenen mit Urethralklappen, Ureterabgangsstenosen oder anderen Obstruktionen des Harnwegtrakts kann es zum Austritt von Urin mit Aszitesbildung kommen. Der biliäre Aszites ist als seltene Form durch eine spontane oder iatrogene Leckage aus dem Gallengang oder der Gallenblase bedingt.

Ätiologie des Aszites im Kindesalter

Hepatisch	Leberzirrhose
	Pfortaderthrombose
	Lebervenenverschluss
Kardial	Rechtsherzinsuffizienz
	Perikarditis
Gastrointestinal	Malrotation
	Intestinale Atresie
Renal/Urin	Nephrotisches Syndrom
	Harnwegsobstruktion/Urethralklappen
Pankreatisch	Pankreatitis
	Pankreaspseudozyste
Chylös	Kongenital/idiopathisch
	Traumatisch/iatrogen
Biliär	Gallenwegsperforation
	Idiopathisch ohne darstellbare Perforation
Hypalbuminämie	Kwashiorkor
Neoplastisch	Abdominale oder retroperitoneale Tumoren
	Peritonealkarzinose
Infektiös	Konnatale Zytomegalievirus-Infektion

Der chylöse Aszites stellt eine Ansammlung von Lymphflüssigkeit in der Abdominalhöhle dar. Ein chylöser Aszites kann idiopathisch, durch Traumata, Tumoren oder iatrogen bedingt sein. Der Nachweis von Chylos wird durch Parazentese mit Gewinnung von Chylomikronen und Lymphozyten aus der Aszitesflüssigkeit gestellt.

Klinische Symptome und Diagnose Allgemeine Symptome sind neben einem ausladenden Abdomen die respiratorische Beeinträchtigung aufgrund einer Anhebung des Zwerchfells und die Malnutrition aufgrund eines Eiweißverlusts. Die Diagnose wird ultrasonografisch durch Nachweis freier abdominaler Flüssigkeit unter Ausschluss zystischer oder solider Veränderungen gestellt. Eine computertomografische Untersuchung dient dem Ausschluss oder Nachweis weiterer spezifischer Ursachen, wobei alternativ zunehmend die Magnetresonanztomografie zur Vermeidung der Strahlenexposition eingesetzt wird.

Therapie Therapeutisch stehen zunächst symptomatische Maßnahmen im Sinne einer diätetischen Einstellung mit Salz- und Wasserrestriktion und die perorale Verabreichung des Aldosteronantagonisten Spironolakton im Vordergrund. Schleifendiuretika sind aufgrund des renalen Kaliumverlusts lediglich kurzzeitig bei Versagen der initialen Maßnahmen indiziert. Bei einem Aszites aufgrund portaler Hypertension und Hypoalbuminämie <2,5 g/dl wird von einigen Autoren die Albumingabe bis zum Erreichen einer Serumalbuminkonzentration >2,5 g/dl empfohlen. Demgegenüber wird die Albumingabe nach großvolumiger Aszitesentlastung über eine Parazentese kontrovers diskutiert, da hier eine konsekutive Downregulation der körpereigenen Albuminsynthese nicht ausgeschlossen werden kann. Entlastungsparazentesen bleiben aufgrund des Volumen- und Eiweißverlusts für Patienten mit therapieresistentem Aszites vorbehalten. Die diagnostische Parazentese unter sonografischer Kontrolle bietet die Möglichkeit einer zusätzlichen Diagnostik (Bakteriologie, Albumin- und Amylasebestimmung). Ein Uroaszites liegt vor, wenn die Harnstoff- und Kreatininkonzentration höher, ein chylöser Aszites liegt vor, wenn die gemessene Triglyceridkonzentration im Aszites höher als im Serum ist. Die Anlage eines peritoneovenösen Shunts hat sich in Einzelfällen bewährt, doch liegen keine Erfahrungen an größeren Patientenserien vor. Bei anhaltender massiver Aszitesbildung ist als Ultima Ratio die Lebertransplantation zu diskutieren. Die Behandlung des Aszites scheint generell Komplikationen wie beispielsweise die spontane bakterielle Peritonitis zu verhindern.

Literatur

van den Broek WT, Bijnen AB, de Ruiter P, Gouna DJ (2001) A normal appendix found during diagnostic laparoscopy should not be removed. Br j Surg 88:251–254

Giefer MJ, Murray KF, Colletti RB (2011) Pathophysiology, diagnosis, and management of pediatric ascites. J Pediatr Gastroenterol Nutr 52:503–513

Heemken R, Gandawidjaja L, Hau T (1997) Peritonitis: Pathophysiology and local defense mechanism. Hepatogastroenterol 44:927–936

Klaus G (2005) Prevention and treatment of peritoneal dialysis-associated peritonitis in pediatric patients. Perit Dial Int 25:S117–S119

Kramer RE, Sokol RJ, Yerushalmi B, Liu E, MacKenzie T, Hoffenberg EJ, Narkewicz MR (2001) Large-volume paracentesis in the management of ascites in children. J Pediatr Gastroenterol Nutr 33:245–249

Leibovitch I, Mor Y, Golomb J, Ramon J (2002) The diagnosis and management of postoperative chylous ascites. J Urol 167:449–457

Nathens AB, Rotstein OD, Marshall JC (1998) Tertiary peritonitis: Clinical features of a complex nosocomial infection. World J Surg 22:158–163

Ohmann C, Hau T (1997) Prognostic indices in peritonitis. Hepatogastroenterol 44:937–946

Petrowsky H, Demartines N, Rousson V, Clavien PA (2004) Evidence-based value of prophylactic drainage in gastrointestinal surgery: A systemic review and meta-analyses. Ann Surg 240:1084–1085

Romney R, Mathurin P, Ganne-Carrie N et al (2005) Usefulness of routine analysis of ascetic fluid at the time of therapeutic paracentesis in asymptomatic outpatients. Results of a multicenter prospective study. Gastroenterol Clin Biol 29:275–279

Sooriakumaran P, McAndrew HF, Kiely EM, Spitz L, Pierro A (2005) Peritoneovenous shunting is an effective treatment for intractable ascites. Postgrad Med J 81:259–261

Strobel O, Werner J, Büchler MW (2011) Chirurgische Therapie der Peritonitis. Chirurg 82:242–248

Vieira SM, Matte U, Kieling CO et al (2005) Infected and noninfected ascites in pediatric patients. J Pediatr Gastroenterol Nutr 40:289–294

132 Bauchwanddefekte

M. Heinrich, D. von Schweinitz

132.1 Laparoschisis (Gastroschisis)

Definition Mit einer Inzidenz von 4,5/10.000 Lebendgeburten weist die Laparoschisis in den letzten Jahrzehnten eine ansteigende Häufigkeit auf. Bei der Laparoschisis handelt es sich um eine rechtsseitige mediane Bauchwandspalte, somit um einen Defekt der gesamten Bauchdecke ohne Überzug. Die Nabelschnur entspringt links des Defekts nach einer schmalen Hautbrücke. Der Defekt ist meist kleiner als 4 cm. Es kommt zum Vorfall eines unterschiedlich großen Anteils von Dünn- und Dickdarm, eventuell auch Magen, selten eines Anteils der Harnblase oder des weiblichen inneren Geschlechts in die Fruchtwasserblase.

Ätiologie Als Ursache werden vaskuläre Schäden in der Embryogenese diskutiert. Postuliert wird ein frühzeitiger Verschluss im Bereich der rechten A. omphalomesenterica mit daraus folgender Unterbrechung des umbilikalen Rings und Darmherniation. Diese Hypothese unterstützt die rechtsseitige Lokalisation und Assoziation mit Darmatresien. Assoziierte Fehlbildungen oder chromosomale Aberrationen sind bei Kindern mit Laparoschisis sehr selten.

Pränatale Diagnose und perinatale Betreuung Der pränatale Ultraschall ist das wichtigste Screening für die Laparoschisis. Ab der 10.–12. Schwangerschaftswoche (SSW) kann der Defekt in der Regel sonografisch diagnostiziert werden. Häufig zeigt sich eine intrauterine Wachstumsretardierung. Assoziiert ist die Laparoschisis mit einem erhöhten mütterlichen Serumspiegel des α-Fetoproteins. In mehreren Studien konnte kein Vorteil einer elektiven Sectio gegenüber einer vaginalen Geburt gezeigt werden. Eine vorzeitige Entbindung scheint einen günstigen Einfluss zu haben, jedoch ist eine Geburt vor der 36. SSW nachweislich mit einem längeren stationären Aufenthalt und einer längeren Verzögerung des Nahrungsaufbaus verbunden. Eine prolongierte Gestation ist allerdings ebenfalls mit einem ungünstigeren Verlauf verbunden, wahrscheinlich durch einen längeren Kontakt der Amnionflüssigkeit mit den vorgelagerten Darmschlingen, wodurch es im Verlauf zu entzündlichen Veränderungen der Darmwand kommt. Eine engmaschige, mindestens monatliche, sonografische Verlaufskontrolle mit Farbdoppleruntersuchung ist notwendig zur Beurteilung der Darmwanddicke, der Darmmotilität, der Darmdurchblutung, der Dilatation von Darmschlingen, der Amnionflüssigkeitsmenge und der fetalen Entwicklung. In der Regel erfolgt die geplante Geburt zwischen der 36. und 38. SSW. Besonders beachtet werden sollte bei einem sehr kleinen Bauchwanddefekt das sog. „vanishing bowel syndrome", bei dem es zu einer Abschnürung der eventrierten Darmschlingen kommt. Hier kann bei zu später Entbindung eine Darmresektion notwendig werden mit der eventuellen Folge eines Kurzdarmsyndroms.

Klinische Symptome Aufgrund von Irritationen durch die amniotische Flüssigkeit kommt es zu einer zunehmenden Darmwandverdickung im Sinne einer chemischen Peritonitis mit Verklebungen und Belägen aus Fibrin, Mekonium und Vernix. Assoziierte Fehlbildungen betreffen fast ausschließlich den Bereich des Gastrointestinaltrakts. Dabei handelt es sich obligat um Nonrotationen und in bis zu 15% der Fälle um Darmatresien in unterschiedlicher Form und Ausprägung.

Therapie Als sofortige Maßnahmen sind nach der Geburt die Abdeckung der prolabierten Darmabschnitte mittels eines sterilen Plastikbeutels, der den gesamten Unterleib des Neugeborenen einpackt, Schutz vor Hypothermie und ausreichende Flüssigkeitssubstitution notwendig. Eine Magensonde sollte platziert werden, um den Magen-Darm-Trakt zu entlasten und Meteorismus oder Aspirationen vorzubeugen. Eine antibiotische Therapie sollte postpartal wegen des erhöhten Infektionsrisikos und Sepsis begonnen werden. Nach einer Stabilisierung des Neugeborenen erfolgt die operative Therapie. Zunächst wird eine Entlastung der Darmschlingen sowohl über ein Darmrohr als auch über eine manuelle Ausstreifung durchgeführt. Meist ist eine zusätzliche Hautinzision notwendig. Eine Inspektion des Darms muss zum Ausschluss weiterer Fehlbildungen, insbesondere einer Dünndarmatresie, erfolgen. Die Bauchwand kann vor dem schichtweisen Verschluss gedehnt werden. Postoperativ können die meisten Patienten nach 24–72 h extubiert werden. Bei bis zu 20% der Patienten ist ein primärer Verschluss der Bauchdecke wegen eines erhöhten intraabdominalen Drucks nicht möglich. Hier steht zur Prävention eines abdominalen Kompartments eine Silo-Technik mit einem Silikon-Patch als extraabdominaler Pouch zur Verfügung mit schrittweiser Verkleinerung bis zum möglichen Bauchdeckenschluss. Als Parameter können neben klinischen Befunden (Perfusion der unteren Extremität, Blutdruck, Diurese, Doppleruntersuchung der V. cava und Nierenvenen, erhöhte Beatmungsdrücke) der zentralvenöse oder der intragastrale Druck gemessen werden. Innerhalb von einer Woche kann dann meist der Bauchdeckenverschluss erfolgen. Bei allen Patienten ist der Nahrungsaufbau um meist 3–4 Wochen protrahiert.

Postoperative Komplikationen sind neben dem Subileus eine Kathetersepsis sowie eine Cholestase durch langzeitige parenterale Ernährung. Beschrieben wird auch ein erhöhtes Risiko für eine nekrotisierende Enterokolitis. Im weiteren Verlauf können intraabdominale Adhäsionen zu Spätkomplikationen im Sinne eines mechanischen Ileus führen. Insgesamt besteht jedoch eine gute Überlebensrate von 90–95% mit einer akzeptablen niedrigen Morbidität.

132.2 Omphalozele

Definition Der Bauchwanddefekt bei Kindern mit einer Omphalozele resultiert aus einer Störung der Fusion des umbilikalen Rings. Die Darmschlingen sind bedeckt von einem Sack aus amniotischer Membran als äußere Schicht und dem Peritoneum als innere Schicht, solange dieser nicht rupturiert ist. Die Nabelschnur inseriert in den amniotischen Sack, und die Bauchwandmuskulatur stellt sich normal dar. Die Größe der Omphalozele variiert von sehr kleinen Nabelschnurhernien bis zu sehr großen Defekten. Hier kann es zusätzlich zu einer Vorlagerung von Darmschlingen zu einer Verlagerung der Leber in den amniotischen Sack kommen, verbunden mit einer sehr kleinen abdominalen Höhle. Die Inzidenz der Omphalozele liegt bei 0,5–1/10.000 Lebendgeburten.

Ätiologie und assoziierte Fehlbildungen Die Entwicklung des Gastrointestinaltrakts („foregut", „midgut" und „hindgut") steht in Zusammenhang mit der Ausbildung der embryonalen Falten der Abdominalwand. Eine Störung in der Migration und Fusion dieser

Falten in der frühen Embryogenese ist die akzeptierte These für die Entstehung der Omphalozele. Die Omphalozele ist daher assoziiert mit anderen Defekten der Mittellinie, wie z. B. der Sternumspalte oder der Blasenekstrophie. Außerdem besteht eine Assoziation mit zusätzlichen Fehlbildungen, die signifikant das Überleben reduzieren können. Dazu gehören Zwerchfelldefekte, Herzfehler, renale Anomalien, Chromosomendefekte (Trisomie 13, 18 und 21) und Syndrome (Beckwith-Wiedemann, Cantrell-Pentalogie).

Pränatale Diagnose und perinatale Betreuung Die pränatale Diagnose wird im Ultraschall meist ab der 12. SSW gestellt. Es sollte eine sorgfältige Evaluierung von weiteren Fehlbildungen erfolgen sowie eine fetale Chromosomenanalyse. Die Eltern sollten über die Diagnose und begleitende Fehlbildungen ausführlich informiert werden. Es folgen sonografische Verlaufskontrollen, die Omphalozele kann bei wachsendem Feten an Größe abnehmen. Eine intrauterine Ruptur des bedeckenden Sacks ist verbunden mit einer schlechteren Prognose mit Wachstumsretardierung und pulmonaler Hypoplasie. Auch bei der Omphalozele ist in der Literatur der Vorteil einer elektiven Sectio gegenüber einer vaginalen Entbindung nicht eindeutig belegt. Jedoch konnte bei großen Omphalozelen durch eine elektive Sectio eine Ruptur des amniotischen Sacks verhindert und das Infektionsrisiko gesenkt werden und somit auch die Länge des stationären Aufenthalts.

Klinische Symptome Durch die Bedeckung der hernierten Bauchorgane mit dem amniotischen Sack ist das Neugeborene nicht wie bei der Gastroschisis einem stark erhöhten Flüssigkeits- und Temperaturverlust ausgesetzt. Zu beachten sind begleitende Fehlbildungen und Zeichen für ein assoziiertes Syndrom. Die Mortalität bei Neugeboren mit Omphalozele liegt daher bei 30–40 % im Vergleich zur Gastroschisis mit <10 %.

Therapie Die Erstversorgung wird wie bei der Gastroschisis durchgeführt mit steriler Bedeckung mittels eines Plastikbeutels über den gesamten Unterleib, Platzierung einer Magensonde, antibiotischer Therapie, Schutz vor Hypothermie und entsprechender Flüssigkeitssubstitution. Es erfolgt eine initiale Evaluation von assoziierten Fehlbildungen. Nach einer Stabilisierungsphase folgt die operative Therapie. Bei kleineren Defekten kann ein primärer Bauchdeckenverschluss nach Dekomprimierung des Darms durchgeführt werden. Hier muss eine sorgfältige Ligatur der umbilikalen Gefäße und des Urachus erfolgen. Nach sorgfältiger Inspektion der viszeralen Organe und intrabdominaler Verlagerung erfolgt ein schichtweiser Bauchdeckenverschluss mit einer Umbilikalplastik beim Hautverschluss.

Bei ca. 10 % liegt eine große Omphalozele vor, bei der kein primärer Verschluss möglich ist. Verschiedene Strategien zur Versorgung dieser großen Omphalozelen sind beschrieben. Es besteht die Möglichkeit, die Epithelialisierung des amniotischen Sacks mit sekundärem Verschluss abzuwarten. Verschiedene topische Agenzien sind dafür verwendet worden, jedoch gibt es dabei zum Teil toxische Nebenwirkungen, so dass diese Techniken weitgehend verlassen worden sind. Bei der Silo-Technik wird nach Exzision der amniotischen Membran ein Silikon-Patch als extraabdominaler Pouch (Silo) an den Faszienring genäht mit schrittweiser Verkleinerung, bis ein Bauchdeckenschluss möglich ist. Alternativ ist nach Gross ein alleiniger Hautschluss mit Einnaht eines Patches möglich, wodurch eine ventrale Bauchwandhernie verbleibt, die sekundär verschlossen wird. Postoperativ steht im Vergleich zur Gastroschisis kein prolongierter Ileus und Nahrungsaufbau im Vordergrund. Eine erhöhte Inzidenz eines gastroösophagealen Refluxes wird bei Patienten mit Omphalozele im weiteren Verlauf beschrieben.

132.3 Zwerchfellhernie

Klassifikation Zwerchfellhernien werden nach ihrer Lokalisation oder ihrer Ätiologie eingeteilt in:
- angeborene posterolaterale Hernie (Foramen Bochdalek),
- anteriore subkostale Hernie (Foramen Morgagni),
- zentrale, paraösophageale Hernie und
- erworbene traumatische Hernie.

Die kongenitale posterolaterale Zwerchfellhernie tritt fast immer linksseitig auf und nur in seltenen Fällen auf der rechten Seite.

Ätiologie Die angeborene Zwerchfellhernie hat ihren Ursprung in der 4.–8. Gestationswoche. In diesem Zeitraum entwickelt sich das Zwerchfell aus dem Septum transversum, der bilateralen pleuroperitonealen Membran, dem Mesenterium des Ösophagus (krurale und dorsale Strukturen) und aus peripheren Muskelanteilen aus der interkostalen Muskulatur. Die Hypothese einer Fusionsstörung dieser Bereiche wurde lange als alleinige Ursache der Zwerchfellhernie angesehen. Dadurch ist eine Herniation von Bauchorganen in den Thorax möglich. Pathophysiologisch zeigt sich aber neben dem Defekt des Zwerchfells eine pulmonale Hypoplasie (auch kontralateral), eine persistierende pulmonale Hypertonie, d. h. ein persistierender fetaler Kreislauf mit Rechts-links-Shunt, und ein Defizit an Surfactant. Eine embryonale Interaktion zwischen der Entstehung des Zwerchfells und zellulären sowie molekularen Prozessen des pulmonalen Parenchymwachstums konnten aufgedeckt werden. Zahlreiche Einflussgrößen für die Entstehung einer Zwerchfellhernie und der damit verbundenen Lungenhypoplasie sind inzwischen bekannt: Menge der Lungen- und Amnionflüssigkeit, Größe der intrathorakalen Masse, fetale Atemzüge in der späten Gestation und die Ausbildung einer posthepatischen, mesenchymalen Platte, die das Wachstum des Zwerchfells auslöst. Auch Umweltfaktoren wie Noxen (Nitrofen, Thalomid, Diphenyle) sind neben genetischen Faktoren an der Entstehung der angeborenen Zwerchfellhernie beteiligt. Die Inzidenz der Zwerchfellhernie liegt bei 1:2500.

Pränatale Diagnose und perinatale Betreuung Die Diagnose der Zwerchfellhernie ist ab der 12. Gestationswoche möglich. Sonografisch lassen sich heterogene Strukturen im fetalen Thorax darstellen, eventuell auch eine Magenblase oberhalb des Zwerchfells oder ein Polyhydramnion. Die Diagnose vor der 24. Gestationswoche, eine Leberherniation, ein kleiner Ventrikel und ein niedriges Lungenvolumen werden mit einem schlechteren Verlauf assoziiert. Ebenso wird eine Lungen-Kopfumfangs-Relation als prognostisches Zeichen verwendet. Die Entbindung sollte in einem perinatalen Zentrum mit Anbindung an eine kinderchirurgische Einheit mit entsprechender Erfahrung erfolgen. Bei erhöhtem zu erwartendem Risiko sollte eine extrakorporale Membranoxygenierung (ECMO) möglich sein.

Klinische Symptome Nach der Geburt zeigt sich je nach Ausprägung der Erkrankung ein respiratorischer Distress mit Zyanose und ein eingefallenes Abdomen mit Prominenz der betroffenen Thoraxseite. Respiratorisch zeigt sich oft eine „Honeymoon-Periode" mit relativ adäquater Ventilation. Dann folgt eine rasche respiratorische Verschlechterung, oft bedingt durch eine schwere pulmonale Hypertonie, verstärkt durch eine Acidose, Hypothermie, Hypoxie und Hyperkapnie. Dies entspricht der Umkehr zurück zu einem fetalen Kreislauf. Diagnostisch lässt sich im Röntgenbild thorakal eine intestinale Luftverteilung der Darmschlingen oder die intrathorakale Leber mit jeweiligem Mediastinalshift darstellen. Bei 60–95 % der Fälle werden in Abhängigkeit des Schweregrades der Zwerchfellhernie assoziierte Fehlbildungen beschrieben. Meist handelt es sich um Herzfehler, gastrointestinale oder urogenitale Fehlbildungen, Meningomyelozelen oder Enzephalozelen.

Therapie Postnatal steht die Unterstützung der Atmung im Vordergrund. Je nach Schweregrad ist eine Intubation mit assistierter Beatmung notwendig. Hier sollte auf keinen Fall eine Maskenbeatmung erfolgen, um eine Distension der thorakal verlagerten intestinalen Organe mit einer weiteren Verdrängung der Lunge zu verhindern. Bei respiratorischer Verschlechterung kommen eine Hochfrequenzoszillationsventilation (HFOV), eine NO-Beatmung sowie eine Surfactantgabe zum Einsatz. Als Ultima Ratio steht die ECMO zur Verfügung. Meist werden in Zentren als Voraussetzung ein Gewicht über 1800 g, eine Gestation >34. Woche und das Nichtvorhandensein intrakranieller Hämorrhagien oder schwerer Fehlbildungen bzw. Chromosomenanomalien gefordert. Zur Indikationsstellung werden verschiedene Oxygenations- und Ventilationsindizes verwendet. Der optimale Zeitpunkt zur operativen Therapie wird nach einer Stabilisierungsphase über 48–72 h in der Literatur angegeben. Im Verlauf sollten in der Herzechografie wiederholt pulmonaler Widerstand und Shuntvolumina beurteilt werden. Der operative Verschluss der Zwerchfellhernie erfolgt bei linksseitiger Hernie über einen links subkostalen Zugang. Es wird eine Reposition der interstinalen Organe mit anschließender Identifizierung der Grenzen des Defekts durchgeführt. Falls kein Verschluss des Defekts möglich ist, erfolgt in der Regel die Einnaht eines Goretex-Patches mit Fixierung an der 8. Rippe ventral und an der 10. Rippe dorsal. Bei einer rechtsseitigen Hernie wird die hernierte Leber über einen rechts subkostalen Zugang oder über eine Thorakotomie mit anschließendem Verschluss der Zwerchfelllücke rückverlagert. Es erfolgt jeweils eine Einlage einer Thoraxdrainage und Verschluss der Bauchdecke. Bei erhöhtem intraabdominalem Druck muss eventuell eine Patcheinnaht in die Bauchdecke mit sekundärem Verschluss durchgeführt werden. Die Thoraxdrainage sollte nur an das Wasserschloss angeschlossen werden ohne Sog.

Prognose Die Überlebensrate liegt in Zentren mit ECMO-Therapie bei bis zu 80 %. Die meisten Patienten erreichen eine normale Lungenfunktion. Chronische Lungenerkrankungen, wie z. B. eine bronchopulmonale Dysplasie, werden im Verlauf mit 30 % angegeben. In den Langzeitverläufen zeigen sich als Komplikationen vor allem ein gastroösophagealer Reflux (bis zu 80 %), eine Thoraxdeformität (bis zu 50 %), ein Rezidiv der Zwerchfellhernie (5–10 %), ein mechanischer Ileus (bis zu 20 %) und neurologische Defizite (10–45 %).

132.4 Bauchwandhernien

132.4.1 Nabelhernie

Die Nabelhernie ist eine sichtbare weiche, reponierbare Schwellung im Nabelbereich, die vor allem beim Schreien oder Pressen hervortritt. Ursächlich ist ein inkompletter postnataler Verschluss des Nabelrings, der Durchtrittsstelle der Umbilikalgefäße. Die Inzidenz beim reifen Neugeborenen liegt bei 2–19 %, bei Frühgeborenen dagegen bei 70–80 %. Mädchen sind häufiger betroffen, ebenso afroamerikanische Kinder. Assoziiert werden Nabelhernien mit verschiedenen Syndromen einschließlich Down-, Beckwith-Wiedemann- und Exomphalos-Makroglossie-Syndrom. Die meisten Patienten sind asymptomatisch. Inkarzerationen oder Strangulationen sind sehr selten. Beschrieben werden im Zusammenhang mit Nabelhernien selten rezidivierende periumbilikale Bauchschmerzen. Die meisten Umbilikalhernien verschließen sich spontan nach 3–4 Jahren. Indikationen zur Operation sind verbleibende Hernien >1 cm Durchmesser, eine zunehmende Größe der Hernie oder Beschwerden im Beobachtungszeitraum. Die Operation wird in der Regel ambulant durchgeführt über einen infraumbilikalen semizirkulären Zugang.

132.4.2 Epigastrische und supraumbilikale Hernie

Prolabierte intestinale Anteile durch Lücken im Bereich der Linea alba der Abdominalwandaponeurose werden als supraumbilikale oder epigastrische Hernien bezeichnet. In der Ätiologie spielen neben kongenitalen auch erworbene Faktoren mit einem erhöhten intraabdominalen Druck eine Rolle. Die Inzidenz liegt bei 5 % mit einer Prävalenz des männlichen Geschlechts. Klinisch stehen Schmerzen im Vordergrund, und bei Diagnosestellung besteht die Indikation zur operativen Therapie, da im Verlauf Inkarzerationen des Bruchsackinhalts auftreten können. Präoperativ sollte eine Markierung des Faszidefekts am wachen, liegenden Patienten erfolgen. Intraoperativ wird eine Resektion des präperitonealen Fetts oder des prolabierten Netzes mit einem Verschluss der Faszienlücke durchgeführt.

132.4.3 Leistenhernie

Die Persistenz des Processus vaginalis bildet die Grundlage für die Entwicklung einer angeborenen indirekten Leistenhernie. Der Processus vaginalis entwickelt sich im 3. Monat der Gestation als Ausstülpung des Peritoneums und verläuft durch den Leistenkanal nach distal. Bei Jungen spielt er eine Rolle für den Deszensus des Hodens ins Skrotum. In der Regel verschließt sich der Processus vaginalis nach Geburt bis spätestens zum 6. Lebensmonat. Die Inzidenz einer Leistenhernie liegt bei 0,8–4,4 % mit einem erhöhten Risiko bei Frühgeborenen von 16–25 %. Jungen sind 3- bis 10-mal häufiger betroffen als Mädchen, und bei beiden Geschlechtern sind rechtsseitige Hernien häufiger. Beidseitige Leistenhernien treten in bis zu 10–15 % der Fälle auf. Klinisch zeigt sich die Leistenhernie als weiche Schwellung in der Leistenregion mit zunehmender Größe beim Pressen oder Husten. Ein Hodenhochstand oder eine Hydrocele testis kann mit einer Leistenhernie assoziiert sein. Bei der Hydrocele testis oder funiculi kann ein teilobliterierter, flüssigkeitsgefüllter Anteil des Processus vaginalis gelegentlich mit einer Kommunikation zum Bauchraum bestehen, mit typisch wechselnder Größe der Hydrozele im Tagesverlauf, die somit im Sinne einer Leistenhernie operativ versorgt werden muss. Die Indikation zur Operation steht bei Erstdiagnose der Leistenhernie und sollte zeitnah durchgeführt werden. Bei Inkarzeration sollte unter ausreichender Analgosedierung ein Repositionsversuch durchgeführt werden, und bei fehlendem Erfolg muss eine notfallmäßige Operation erfolgen. Bei Mädchen besteht bei Verdacht auf ein prolabiertes Ovar die Indikation zur baldigen operativen Therapie, hier sollten aber keine Repositionsmanöver durchgeführt werden. Die Gefahr der Inkarzeration liegt im 1. Lebensjahr bei 30 %, bei Frühgeborenen im 1. Trimenon sogar bei bis zu 50 %. Klinisch kann sich bei Inkarzeration neben der druckschmerzhaften, inguinalen Schwellung eine Ileussymptomatik mit Erbrechen zeigen. Die postoperativen Komplikationen nach Leistenhernienoperation liegen bei 2 % und steigen bei Inkarzeration auf bis zu 19 % an. Differenzialdiagnostisch sollte bei inguinaler und skrotaler Schwellung auch an eine Hodentorsion oder Nebenhodenentzündung gedacht werden.

132.4.4 Femoralhernie

Im Kindesalter sind Femoralhernien sehr selten. Typischerweise tritt der Bruchsack medial unterhalb des Leistenbandes durch die Lacuna vasorum. Klinisch im Vordergrund stehen die Schmerzen, die sich beim Gehen verstärken. Inkarzerationen sind häufig, so dass bei Diagnosestellung eine rasche operative Therapie mit chirurgischer Reposition und Verschluss der Bruchpforte erfolgen sollte.

132.4.5 Abnormalitäten des Ductus omphaloentericus und Urachus

Die Verbindung zwischen dem Dottersack und der Nabelschleife des embryonalen Darms wird als Ductus omphaloentericus bezeichnet. Kommt es zu einer Störung in der Rückbildung dieser Struktur, entstehen unterschiedliche Pathologien: das Meckel-Divertikel als Ausstülpung des Darms, eine Teilobliteration des Ductus omphaloentericus mit Zystenbildung oder ein nässender Nabel bei verbleibender Verbindung zwischen Darm und Nabel. In ähnlicher Weise verbleiben Überreste des Allantois als Verbindung zwischen der Harnblase und dem Nabel. Findet die Obliteration nicht statt, entsteht eine Urachusfistel oder bei Teilobliteration eine Urachuszyste auf der Strecke zwischen Nabel und Harnblase. Bei verbleibender Verbindung des Allantois oder Ductus omphaloentericus kommt es zu einem nässenden Nabel mit Infektionsgefahr. Bei persistierendem Ductus omphaloentericus besteht die Gefahr eines mechanischen Ileus. Diagnostisch sollte neben einer sonografischen Untersuchung eine Fisteldarstellung mit wasserlöslichem Kontrastmittel versucht werden sowie bei Verdacht auf einen persistierenden Urachus ein Miktionszystourethrogramm. Operativ erfolgt dann eine vollständige Exzision der Fistel oder Zyste unter antibiotischer Therapie.

Literatur

De Caluwe D, Chertin B, Puri P (2003) Childhood fermoral hernia: A commonly misdiagnosed condition. Pediatr Surg Int 19(8):608–609

Ergün O, Barksdale E, Ergün FS et al (2005) The timing of delivery of infants with gastroschisis influences outcome. J Pediatr Surg 40:424–428

Gosche JR, Islam S, Boulanber SC (2005) Congenital diaphragmatic hernia: Searching for answers. Am J Surg 190(299):324–332

Katz DA (2001) Evaluation and management of inguinal and umbilical hernia. Pediatr Ann 30(12):72–735

Marinkovic S, Bukarica S (2003) Umbilical hernia in children. Med Pregl 56(5–6):291–294

von Schweinitz D, Ure B (2009) Kinderchirurgie. Springer, Heidelberg

Smith NP, Jesudason EC, Featherstone NC, Corbett HJ, Losty PD (2005) Recent advances in congenital diaphragmatic hernia. Arch Dis Childhood 90(4):426–428

Upadhyay V, Kakkady A (2003) Urachal remnats: An enigma. Eur J Pediatr Surg 13(6):372–376

Vegunta RK, Wallace LJ, Leonardi MR et al (2005) Perinatal management of gastoschisis: Analysis of a newly established clinical pathway. J Pediatr Surg 40:528–534

Wilson RD, Johnson MP (2004) Congenital abdominal wall defects: An update. Fetal Diagn Ther 19:385–398

Ziegler MM, Azizkhan RG, Weber TR (2003) Operative pediatric surgery. McGraw-Hill, New York

133 Pankreaskrankheiten

H. Witt

133.1 Grundlagen

Physiologie Das Pankreas ist sowohl ein exokrines wie endokrines Organ, dem die zentrale Rolle in der Aufschließung der Nahrungsbestandteile und der Regulation des Blutzuckerspiegels zukommt. Es scheidet ein enzym- und elektrolythaltiges Sekret aus, dessen Sekretionsrate und Zusammensetzung sich abhängig von der Nahrungszufuhr ändert. Der hohe Bicarbonatgehalt sorgt für einen alkalischen pH von etwa 8 und bewirkt über die Neutralisierung des sauren Mageninhalts eine optimale Aktivität der Verdauungsenzyme im Darmlumen.

Etwa 90 % der Proteine des Pankreassekrets sind Verdauungsenzyme. Alle proteolytischen Enzyme werden als inaktive Vorstufen (Zymogene) in den Acinuszellen synthetisiert. Erst im Darm erfolgt durch das in der Bürstensaummembran lokalisierte Enzym Enteropeptidase (Enterokinase) die Spaltung von Trypsinogen zu aktivem Trypsin und die trypsinvermittelte Aktivierung weiterer Proenzyme wie Chymotrypsin und Carboxypeptidase A und B. Während die α-Amylase Stärke und Glykogen spaltet, sind Lipase, Kolipase, Phospholipase A_2 und die Cholesterinesterase essenziell für die Fettverdauung.

Die exokrine Sekretion wird nerval und hormonell reguliert und lässt sich in eine kephale, gastrale und intestinale Phase unterteilen. Die kephale Phase wird parasympathisch über den N. vagus und Acetylcholin vermittelt, das über muskarinerge Rezeptoren die Enzymsekretion fördert, ohne jedoch die Bicarbonatsekretion wesentlich zu steigern. Hauptstimulus der gastralen Phase ist die Dehnung des Magens durch Nahrung. Über einen vagovagalen Reflex kommt es zur Ausscheidung eines enzymreichen Sekrets. Während der intestinalen Phase setzt die Ansäuerung des Duodenums durch den Nahrungsbrei Sekretin und Cholezystokinin (CCK) aus dem Dünndarm frei. Sekretin stimuliert die Bicarbonatsekretion, CCK die Enzymsekretion und die Kontraktion der Gallenblase.

Die endokrine Funktion des Pankreas wird von den hormonproduzierenden Zellen des Inselapparates (Langerhans-Inseln) vermittelt. Die Hauptfunktionen der Pankreashormone bestehen in der Speicherung der aufgenommenen Nahrung als Glykogen und Lipide (Insulin), in der Freisetzung dieser Energiereserven während Hungerphasen (Glukagon) sowie in der Regulation des Blutzuckerspiegels und des Wachstums. Die Inselzellhormone wirken auch auf das exokrine Pankreas, indem sie die Sekretion von Bicarbonat und Verdauungsenzymen beeinflussen.

Anatomische Anomalien Das Pankreas entwickelt sich während der 4. Gestationswoche aus zwei entodermalen Knospen des Vorderdarms, der ventralen und dorsalen Pankreasanlage. In den folgenden 2 Wochen dreht sich die ventrale Anlage nach dorsal (Rotation), um sich anschließend mit der dorsalen Anlage zu vereinigen (Fusion). Die meisten angeborenen Pankreasanomalien lassen sich auf Störungen der 3 kritischen Entwicklungsschritte des Pankreas – Gewebsdifferenzierung, Rotation und Fusion – zurückführen. Störungen der Differenzierung und Rotation sind selten, während Fusionsanomalien häufig auftreten, jedoch überwiegend asymptomatisch bleiben.

Aplasie und Hypoplasie Die vollständige (Aplasie) wie auch die partielle (Hypoplasie) Nichtanlage des Pankreas sind seltene Ereignisse, die isoliert oder in Kombination mit anderen Defekten wie z. B. einer zerebellären Agenesie auftreten. Die Hälfte der Patienten weist heterozygote Mutationen im Transkriptionsfaktor GATA6 auf (sog. Haploinsuffizienz). Häufiger findet sich ein ektopes (akzessorisches) Pankreas (0,5–15 % in Autopsieserien). Es ist definiert als Pankreasgewebe ohne anatomische Verbindung zur Bauchspeicheldrüse und stellt meistens einen Zufallsbefund dar, kann aber mit Schmerzen, gastrointestinaler Blutung oder einer Invagination vergesellschaftet sein.

Pancreas anulare Beim Pancreas anulare ist das Duodenum vollständig, seltener teilweise, ringförmig von Pankreasgewebe umschlossen. Ursächlich ist eine Fixierung der ventralen Anlage vor Einsetzen der Rotation mit daraus bedingter Persistenz des ventralen Pankreas. Das Pancreas anulare kann in jeder Altersgruppe symptomatisch werden oder asymptomatisch bleiben. Die Mehrzahl manifestiert sich in der ersten Lebenswoche als Duodenalkompression mit galligem Erbrechen und ist häufig mit weiteren Anomalien wie Trisomie 21, intestinaler Malrotation, Duodenal- oder Analatresie oder kardialen Fehlbildungen assoziiert. Bei älteren Kindern kann sich das Pancreas anulare als Pankreatitis manifestieren.

Pancreas divisum Mit der Fusion der ventralen und dorsalen Pankreasanlage verschmelzen auch deren Ausführungsgänge. Beim Pancreas divisum ist diese Fusion ausgeblieben: Beide Anlagen münden getrennt in die Papilla major bzw. minor. Die Inzidenz beträgt 5–10 %. Die klinische Bedeutung wird kontrovers diskutiert: Während es manche als unbedeutende Normvariante betrachten, postulieren andere, dass die schmale Öffnung der Papilla minor zu einer relativen, funktionellen Stenose führe, die zu einer obstruktiven Pankreatitis disponiere. Pankreatikobiliäre Anomalien, bei denen Pankreas- und Gallengang ein langes gemeinsames Gangsegment bilden („long common channel") begünstigen einen Reflux von Pankreassekret in den Ductus choledochus und können zu dessen Entzündung und Dilatation mit Ausbildung von Choledochuszysten sowie zu einer Pankreatitis führen.

Zysten Angeborene Zysten sind sehr selten, mit Epithel ausgekleidet und können einzeln oder multipel vorkommen. Multiple Zysten sind oft mit weiteren Anomalien vergesellschaftet und finden sich gehäuft bei polyzystischer Nierenerkrankung oder Von-Hippel-Lindau-Syndrom. Die meisten Pankreaszysten sind jedoch erworbene Pseudozysten entzündlichen Ursprungs.

133.2 Pankreatitis

Definition Die Pankreatitis ist ein akut oder chronisch verlaufender Entzündungsprozess der Bauchspeicheldrüse. Die akute Pankreatitis variiert in ihrem Schweregrad von einer leichten interstitiell-ödematösen bis zu einer schweren hämorrhagisch-nekrotisierenden Entzündung. Die chronische Pankreatitis ist ein rekurrierender oder kontinuierlicher Prozess, der in eine exokrine und endokrine Pankreasinsuffizienz münden kann. Morphologisch findet sich eine unregelmäßige Sklerosierung des Organs mit fokaler, segmentaler oder diffuser Zerstörung des exokrinen Gewebes. Häufig lassen sich auch Erweiterungen des Pankreasgangsystems sowie Pankreassteine nachweisen.

Ätiologie und Pathogenese Hans Chiari bildete vor über einem Jahrhundert die Hypothese, die Pankreatitis sei Folge einer Selbstverdauung des Organs. Als ursächlich für den Entzündungsprozess wird eine übermäßige intrapankreatische Trypsinaktivität mit nachfolgender Aktivierung weiterer Verdauungsenzyme angesehen. Trypsin vermag sowohl sich selbst als auch alle anderen proteolytischen Proenzyme zu aktivieren. Geringe Mengen an Trypsinogen werden auch im normalen Pankreas durch Autolyse zu aktivem Trypsin umgewandelt. Zwei Mechanismen schützen vor einer Selbstverdauung: Zum einen wird Trypsin durch Inhibitoren wie SPINK1 komplexiert, zum anderen werden Trypsin und weitere Proteasen durch Trypsin und trypsinähnliche Enzyme wie Chymotrypsinogen C (CTRC) degradiert.

Da ein erheblicher Prozentsatz der idiopathischen Pankreatitis genetisch bedingt ist, werden im Folgenden die idiopathische und hereditäre Form als primäre Pankreatitis zusammengefasst in Abgrenzung zu den durch Stoffwechseldefekte, Noxen, anatomische Anomalien oder Systemerkrankungen bedingten sekundären Formen.

Primäre Pankreatitis Die klassische Form der hereditären Pankreatitis folgt einem autosomal-dominanten Erbgang. Häufig liegt eine Mutation im kationischen Trypsinogen *(PRSS1)*, R122H, vor. Weitere *PRSS1*-Mutationen wurden beschrieben, die zum Teil auch bei Patienten ohne Familienanamnese nachweisbar sind. Es wird angenommen, dass die *PRSS1*-Mutationen zu einer vermehrten Selbstaktivierung und teilweise zu einem geringeren Abbau des aktiven Enzyms führen.

Mutationen im Serinproteaseinhibitor, Kazal-Typ 1 *(SPINK1)* finden sich vornehmlich bei Patienten ohne Familienanamnese: 20–40 % der Patienten mit sog. idiopathischer chronischer Pankreatitis tragen auf einem oder beiden Allelen eine N34S-Mutation. Neben N34S wurden weitere *SPINK1*-Mutationen identifiziert, deren Bedeutung zumeist unklar ist.

Auch Mutationen im Chymotrypsinogen C *(CTRC)* finden sich ca. 4-mal häufiger bei Patienten mit chronischer Pankreatitis. CTRC ist eine pankreatische Protease, die aktives Trypsin spaltet und damit inaktiviert. *CTRC*-Mutationen führen zu einer verminderten Enzymsekretion und/oder -aktivität und konsekutiv zu einer vermehrten intrapankreatischen Trypsinaktivität. SPINK1- und CTRC-Mutationen finden sich auch vermehrt bei alkoholinduzierter und bei tropischer Pankreatitis.

Nach neuesten Daten weisen insbesondere sehr junge Patienten Mutationen in der Carboxypeptidase A1 *(CPA1)* auf: Über 10 % der Patienten, die vor dem 10. Lebensjahr eine Pankreatitis entwickeln, besitzen eine *CPA1*-Mutation, die zu einem Funktionsverlust des Enzyms führt. Warum CPA1-Mutationen zu einer Pankreatitis disponieren, ist zurzeit noch unklar.

Heterozygote Träger einer Mutation im Zystische-Fibrose-Gen *(CFTR)* besitzen ein erhöhtes Pankreatitisrisiko. Da *CFTR* für einen Chloridkanal codiert, begünstigt vermutlich eine durch den gestörten Ionentransport bedingte pH-Änderung des Pankreassekrets die Autoaktivierung des Trypsinogens.

Ursachen und prädisponierende Faktoren der Pankreatitis
- Hereditär/„idiopathisch"
  - Kationisches Trypsinogen (PRSS1)
  - Serinproteaseinhibitor, Kazal-Typ 1 (SPINK1)
  - Chymotrypsinogen C (CTRC)
  - Carboxypeptidase A1 (CPA1)
  - Cystic fibrosis transmembrane conductance regulator (CFTR)
  - Weitere Gendefekte?
- Systemische Erkrankungen
  - Schock
  - Chronisch-entzündliche Darmerkrankungen
  - Primär sklerosierende Cholangitis (PSC)
  - Systemischer Lupus erythematodes
  - Rheumatoide Arthritis
  - Panarteriitis nodosa
  - Morbus Behçet
  - Hämolytisch-urämisches Syndrom
  - Sichelzellanämie
- Metabolisch
  - Hypertriglyceridämie
  - Hyperkalzämie
  - Zystische Fibrose
  - Dystrophie
  - Malnutrition
  - Niereninsuffizienz
  - Diabetische Ketoacidose
- Medikamentös/toxisch
  - Medikamente
  - Toxine
- Mechanisch/strukturell
  - Anatomische Anomalien
  - Obstruktion (Gallensteine, Tumoren, Parasiten)
  - Trauma
- Infektiös
  - Viral (Coxsackie B, Echo, Hepatitis, Herpesviren, HIV, Masern, Mumps, Röteln)
  - Bakteriell (Campylobacter, Legionellen, Mykoplasmen, Salmonellen, Yersinien)
  - Parasitär (Ascaris lumbricoides, Echinococcus granulosus, Fasciola hepatica)

Sekundäre Pankreatitis Jede schwere Einschränkung der Herz-Kreislauf-Situation wie Schockzustände, die zu einer verminderten Oxygenierung oder zu einer reduzierten Blutzufuhr des Pankreas führen, kann eine Pankreatitis provozieren.

Bei Kollagenosen, primär sklerosierender Cholangitis, chronisch-entzündlichen Darmerkrankungen und Sichelzellanämie wird vermehrt eine Pankreatitis beobachtet. Die Mehrheit der Patienten mit einem hämolytisch-urämischen Syndrom zeigen transiente Pankreasenzymerhöhungen im Rahmen einer Begleitpankreatitis.

Hyperlipoproteinämien, die mit hohen Plasmatriglyceridwerten einhergehen (Lipoproteinlipasemangel, Apolipoprotein-CII-Mangel), eine Hyperkalzämie und eine diabetische Ketoacidose können eine Pankreatitis auslösen. 1–2 % der Patienten mit zystischer Fibrose, insbesondere pankreassuffiziente Patienten, leiden an einer rezidivierenden Pankreatitis.

In nichtindustrialisierten Ländern gilt die Protein-Energie-Malnutrition als wichtiger Auslöser. Neuere Daten legen jedoch zumindest für die chronisch-kalzifizierende tropische Pankreatitis eine genetische Grundlage (*SPINK1*-, *CTRC*- und *CPA1*-Mutationen) nahe.

Trotz zahlreicher Fallberichte über medikamentös induzierte Pankreatitiden ist der kausale Zusammenhang nur selten gesichert. Häufig lässt sich nicht unterscheiden, ob die Pankreatitis im Rahmen einer – medikamentös behandelten – Grunderkrankung oder durch

Tab. 133.1 Medikamente, die eine Pankreatitis induzieren können	
Gesichert	**Wahrscheinlich/möglich**
Asparaginase	Aminosalicylate
Azathioprin	Ciclosporin
Didanosin	Clozapin
Kalzium	Foscarnet
6-Mercaptopurin	Furosemid
Östrogene	Interferon-α
Statine	Metronidazol
Stiboglukonat	Stavudin
Sulindac	Sulfonamide
Valproat	Tacrolimus (FK506)
Vincristin	Tetrazykline
	Thiaziddiuretika

das Medikament selbst hervorgerufen wurde. Beispielhaft seien die Steroide erwähnt, die lange Zeit als pathogenetisch relevant angesehen wurden. Die Latenzzeit zwischen erstmaliger Einnahme und Auftreten einer Pankreatitis kann beträchtlich differieren: Während unter Azathioprin eine Pankreatitis meist schon im ersten Behandlungsmonat auftritt, sind für Valproat Latenzzeiten von über 10 Jahren beschrieben worden (◘ Tab. 133.1).

Anatomische Anomalien wie Choledochuszysten, ein Pancreas anulare oder Pankreasgangduplikationen sind etablierte Risikofaktoren, während die Bedeutung eines Pancreas divisum kontrovers diskutiert wird. Eine Obstruktion des Pankreasgangs durch Gallensteine, Tumoren oder Parasiten stellt eine weitere Ursache dar. Abdominale Traumata verursachen eine selbstlimitierende akute Pankreatitis, die in seltenen Fällen, insbesondere bei Pseudozystenbildung oder Ruptur des Pankreasgangs, rezidivieren kann.

Unter den vielen Erregern, die eine akute Pankreatitis auslösen, sind insbesondere Enteroviren (Coxsackie-B- und Echo-Viren), Mumps, Yersinien und Ascaris lumbricoides hervorzuheben.

Klinische Symptome und Komplikationen Leitsymptom sind plötzlich auftretende, vorwiegend epigastrisch lokalisierte Schmerzen sowie Übelkeit, Erbrechen, abdominaler Druckschmerz und verminderte Darmgeräusche. Zusätzlich können leichtes Fieber, Tachykardie und Hypotension auftreten. Bei der chronischen Pankreatitis entwickelt ein Teil der Patienten eine exokrine und/oder endokrine Pankreasinsuffizienz mit Maldigestion und einem Insulinmangeldiabetes. Eine Steatorrhö ist allerdings erst bei einer Verminderung der exokrinen Sekretionsleistung auf weniger als 10 % der Norm zu beobachten.

Im Rahmen der entzündlichen Reaktion können sich Pankreaspseudozysten ausbilden, die zu einer Kompression des Ductus choledochus, des Duodenums oder der Milzvene führen, sich infizieren oder rupturieren können. Weitere Komplikationen sind Verkalkungen und Nekrosen mit oder ohne Ausbildung eines Pankreasabszesses. Bei schweren Verläufen können systemische Komplikationen wie metabolische Acidose, Stoffwechselentgleisungen, Schock und Organversagen auftreten. In einigen Fällen finden sich extrapankreatische Komplikationen wie Pleuraerguss, Aszites, portale Hypertension, Ulkus mit gastrointestinaler Blutung oder eine Gallengangobstruktion.

Diagnose Richtungsweisend bei entsprechender klinischer Symptomatik ist die Bestimmung der Lipase oder Amylase im Serum während des akuten Schubes. Die Lipasebestimmung ist der Amylase an Spezifität überlegen. Die Enzymwerte korrelieren nicht mit dem klinischen Schweregrad. In der Sonografie zeigt sich ein vergrößertes und echoarmes Organ. Zusätzlich können Veränderungen des Pankreas- oder Gallengangsystems, Kalzifikationen oder Pseudozysten nachgewiesen werden. Eine MRT oder eine kontrastmittelverstärkte CT sollte bei nicht aussagekräftiger Sonografie (z. B. aufgrund von Luftüberlagerung) oder bei Verdacht auf eine nekrotisierende Pankreatitis durchgeführt werden.

Während des akuten Schubes sollten initial täglich Lipase, Hämatokrit, C-reaktives Protein (CRP), Blutgase, Kalzium, Phosphat, Glukose, Harnstoff, Kreatinin, Laktatdehydrogenase (LDH) und Alaninaminotransferase (ALAT) kontrolliert werden. Bei einem CRP-Wert >12 mg/dl[1] ist von einer nekrotisierenden Pankreatitis auszugehen. Das CRP ist aber erst nach 48 h ein prognostischer Indikator. Bei nekrotisierender Pankreatitis sollten venöse Blutkulturen angelegt werden. Erhöhte Cholestaseparameter (alkalische Phosphatase [AP] und γ-Glutamyl-Transferase [γ-GT]) finden sich bei Kompression des Ductus choledochus. Im Weiteren sollten sonografische Verlaufskontrollen bzw. bei entsprechender Klinik CT-Kontrollen erfolgen.

Zur Beurteilung der exokrinen Pankreasfunktion stehen direkte Testverfahren, die die Pankreassekretion (Enzyme und Bicarbonat) unmittelbar erfassen, und indirekte Verfahren zur Verfügung, die über den Nachweis einer reduzierten Verdauungsfunktion (Maldigestion) einen Rückschluss auf eine verminderte Pankreassekretion erlauben. Der Sekretin-Cholezystokinin-Test als direkter Funktionstest galt lange als Goldstandard. Da der Test invasiv, zeitaufwendig und nicht standardisiert ist, sollte er nur in Ausnahmefällen durchgeführt werden. Von den indirekten Funktionstesten ist die humane Elastase 1 im Stuhl ein geeigneter Parameter mit einer diagnostischen Sensitivität und Spezifität von jeweils über 90 %. Die Bestimmung der Elastase 1 ist der des Chymotrypsins im Stuhl an Sensitivität und Spezifität überlegen. Da nur das humane Enzym erfasst wird, stören Pankreasenzympräparate nicht und können weiter gegeben werden. Dünnflüssige Stühle bedingen falsch pathologische Ergebnisse. Alle indirekten Testverfahren können bei nur geringer Funktionseinschränkung normale Resultate liefern. Die Fettausscheidung im Stuhl dient zum Nachweis einer Steatorrhö. Als pathologisch gilt eine Stuhlfettausscheidung von >5 g/24 h, die allerdings erst bei starker exokriner Insuffizienz auftritt.

Die gewissenhafte Anamnese ist richtungsweisend für die zu veranlassende weiterführende Diagnostik. Insbesondere sollte eine Anamnese auf eine familiäre Häufung, Medikamente, vorangegangene Bauchtraumata und auf Symptome anderer Grunderkrankungen erfolgen (▶ Übersicht „Ursachen und prädisponierende Faktoren der Pankreatitis"). Die Triglycerid- und Kalziumbestimmung gehört zur Basisdiagnostik. Virale, bakterielle und parasitäre Infektionen wie Mumps oder eine Ascariasis sind auszuschließen. Da auch eine zystische Fibrose klinisch als rezidivierende Pankreatitis imponieren kann, ohne dass das Vollbild der Erkrankung vorliegt, ist die Durchführung eines Schweißtests unerlässlich. Eine Genanalyse auf *PRSS1*-, *SPINK1*-, *CTRC*- und *CPA1*-Mutationen sollte bei positiver Familienanamnese sowie bei chronischer Pankreatitis ohne Familienanamnese nach Ausschluss anderer Ursachen veranlasst werden. Bei Patienten mit sog. idiopathischer Pankreatitis ist auch eine *CFTR*-Analyse zu erwägen. Häufig liegen jedoch „atypische" Varianten vor, die mit herkömmlichen „CF-Kits" nicht erfasst werden. Die endoskopische retrograde Cholangiopankreatikografie (ERCP)

---

1 Umrechnung: mg/dl×0,05551=mmol/l.

erlaubt Aussagen über zugrunde liegende anatomische Anomalien und Veränderungen des Pankreasgangsystems sowie eine therapeutische Intervention (Stenteinlage, Steinextraktion) während der Untersuchung. Die Magnetresonanz-Cholangiopankreatikografie (MRCP) ist ein nichtinvasives Alternativverfahren zur ERCP, bei dem jedoch keine gleichzeitige Intervention möglich ist. Ist keine therapeutische Intervention geplant, sollte vorrangig eine MRCP durchgeführt werden.

Therapie Bei behandelbaren Ursachen wie Hyperkalzämie, Medikamenten, Obstruktion ist die Beseitigung des auslösenden Faktors anzustreben. In den meisten Fällen steht aber keine spezifische Therapie zur Verfügung, die den Verlauf der Erkrankung beeinflusst. Studien mit Sekretionshemmern (Somatostatin, Octreotid) oder Enzyminhibitoren (Gabexat) zeigten keinen Effekt.

Bei Erbrechen sollte eine kurzzeitige Nahrungskarenz erfolgen. Über den optimalen Zeitpunkt für den Beginn des oralen Nahrungsaufbaus existieren keine kontrollierten Studien. Eine Normalisierung der Lipase im Serum scheint nicht erforderlich zu sein. Bei schwerem Verlauf können eine parenterale Ernährung und eine intensivmedizinische Überwachung notwendig werden. Die Schmerzbekämpfung erfolgt bei geringen Beschwerden mit Paracetamol oder Metamizol. Bei starken Schmerzen sind Opiate indiziert, die aber potenziell zu einer Druckerhöhung am Sphincter Oddi führen. Die Gabe von Procainhydrochlorid ist obsolet. Bei Patienten mit nekrotisierender Pankreatitis sollte eine prophylaktische Antibiotikagabe über 2–4 Wochen erwogen werden. Mittel der Wahl sind Imipenem, Cefuroxim oder die Kombination eines Gyrasehemmers mit Metronidazol.

Die Therapie der Pankreatitis ist prinzipiell konservativ; chirurgische Interventionen sollten mit größter Zurückhaltung erfolgen. Eine operative Therapie ist bei infizierten Pankreasnekrosen und bei Pankreaspseudozysten, die mit Schmerzen, Infektion oder Kompression benachbarter Strukturen verbunden sind, erforderlich. Möglich ist eine perkutane oder innere Zystendrainage. Bei asymptomatischen Pseudozysten ist ein abwartendes Verhalten indiziert, da sich die Mehrzahl spontan zurückbildet. Bei Pankreasgangstenosen kann eine Dilatation und eine Stenteinlage durchgeführt werden. Bei chronischer Pankreatitis stellt die longitudinale Pankreatikojejunostomie eine weitere Therapieoption dar. Für das Kindesalter existieren keine kontrollierten prospektiven Studien über die Langzeiterfolge endoskopischer oder chirurgischer Interventionen.

Es gibt keine spezifische Pankreasdiät. Eine Fettrestriktion sollte nicht erfolgen. Pankreasabhängige Mangelzustände sind bei den fettlöslichen Vitaminen zu erwarten und müssen dann parenteral ausgeglichen werden. Eine Therapie zur Rezidivprophylaxe existiert nicht. Die Behandlung mit Antioxidanzien (z. B. Selen) ist in ihrer Wirksamkeit nicht belegt.

Bei exokriner Pankreasinsuffizienz sind Pankreasenzympräparate indiziert. Bei der Behandlung einer endokrinen Pankreasinsuffizienz gelten die gleichen Therapierichtlinien wie zur Behandlung eines Insulinmangeldiabetes. Orale Antidiabetika sind meistens nicht effektiv. Der pankreoprive Diabetes ist – bedingt durch die mangelhafte Glukagonsekretion – durch seine hohe Insulinempfindlichkeit mit starker Hypoglykämieneigung gekennzeichnet.

133.3 Hereditäre Pankreaserkrankungen

133.3.1 Zystische Fibrose

Die autosomal-rezessiv vererbte zystische Fibrose (Mukoviszidose) ist mit einer Inzidenz von etwa 1:2500 die häufigste Ursache einer exokrinen Pankreasinsuffizienz im Kindesalter. Eine ausführliche Beschreibung findet sich in ▶ Kap. 158.

133.3.2 Shwachman-Diamond-Syndrom

Dieses autosomal-rezessiv vererbte Syndrom ist gekennzeichnet durch eine exokrine Pankreasinsuffizienz mit Hypoplasie der Acinuszellen und Ersatz durch Fettgewebe sowie durch eine Dysfunktion des Knochenmarks. Die exokrine Pankreasinsuffizienz bessert sich mit dem Alter, so dass in der 2. Lebensdekade ungefähr die Hälfte der Patienten suffizient ist und keine Enzymtherapie mehr benötigt. Die wichtigsten hämatologischen Veränderungen sind eine intermittierende oder permanente Neutropenie, eine Anämie, Thrombozytopenie oder Panzytopenie. Insbesondere Kleinkinder sind durch schwere bakterielle Infektionen gefährdet. Mehr als 10 % der Patienten entwickeln ein myelodysplastisches Syndrom oder eine akute myeloische oder lymphatische Leukämie. Weitere klinische Charakteristika sind Skelett- und Zahnveränderungen (metaphysäre Chondrodysplasie, Rippenverkürzungen, pathologische Frakturen, vermehrte Karies), Kleinwuchs und eine, oft geringgradige, mentale Retardierung.

Das Syndrom wird verursacht durch Genkonversionsmutationen im *SBDS*-Gen. Eine Genotyp-Phänotyp-Korrelation besteht nicht. Die Funktion des Genprodukts ist nicht abschließend geklärt. Es wird vermutet, dass es an der Reifung der Ribosomen, der Stabilisierung mitotischer Spindeln, der pH-Regulation in Vakuolen und am DNA-Metabolismus beteiligt ist. Die Diagnose erfolgt anhand der klinischen Symptomatik und der entsprechenden Laborparameter und sollte durch eine Mutationsanalytik gesichert werden. Die Therapie besteht in der Substitution von Pankreasenzymen und konsequenter Antibiotikagabe bei Infektionen.

133.3.3 Johanson-Blizzard-Syndrom

Das autosomal-rezessiv vererbte Syndrom ist charakterisiert durch eine exokrine Pankreasinsuffizienz und eine Hypoplasie der Nasenflügel. Weitere Symptome sind Haaranomalien, Zahndefekte, Taubheit, Hypothyreose, Analatresie, urogenitale Fehlbildungen und mentale Retardierung. Ursächlich sind Mutationen im *UBR1*-Gen. *UBR1* codiert für eine E3-Ubiquitin-Ligase, die Teil des Proteasomsystems ist und den Abbau intrazellulärer Proteine kontrolliert.

133.3.4 Pearson-Syndrom

Dem Syndrom liegen Mutationen der mitochondrialen DNA zugrunde. Klinisch imponiert eine makrozytäre Anämie mit Ringsideroblasten und Vakuolisierung der Vorläuferzellen im Knochenmark sowie eine exokrine Pankreasinsuffizienz mit Atrophie der Acinuszellen und Parenchymfibrose. Ein Teil der Patienten entwickelt im Verlauf okuläre und muskuläre Symptome, wie sie beim Kearns-Sayre-Syndrom, das ebenfalls durch mitochondriale Deletionen verursacht ist, beobachtet werden.

133.3.5 Kongenitale Enzymdefekte

Defekte der Pankreasenzyme oder der duodenalen Enteropeptidase sind sehr selten. Beschrieben wurden der isolierte Mangel an Lipase, Kolipase, Amylase, Trypsin und Enteropeptidase sowie der kombinierte Mangel an Lipase und Kolipase. Klinisch relevant sind vor allem der Trypsin- und Enteropeptidasemangel, die mit Gedeihstörung sowie Diarrhö, Hypoproteinämie und Ödemen einhergehen. Bis auf den Enteropeptidasemangel sind die genetischen Grundlagen dieser Defekte bislang ungeklärt. Die Therapie besteht in einer Enzymsubstitution.

Literatur

Brambs HJ (1996) Entwicklungsanomalien und kongenitale Erkrankungen des Pankreas. Radiologe 36: 381–388

Burroughs L, Woolfrey A, Shimamura A (2009) Shwachman-Diamond syndrome: A review of the clinical presentation, molecular pathogenesis, diagnosis, and treatment. Hematol Oncol Clin North Am 23:233–248

Cano DA, Hebrok M, Zenker M (2007) Pancreatic development and disease. Gastroenterology 132:745–762

Chey WY, Chang T (2001) Neural hormonal regulation of exocrine pancreatic secretion. Pancreatology 1: 320–335

Chowdhury RS, Forsmark CE (2003) Pancreatic function testing. Aliment Pharmacol Ther 17: 733–750

Eigler A, Eigenbrod S, Endres S (2003) Medikamentös induzierte Pankreatitis. Dtsch Med Wochenschr 128: 366–369

Rezaei N, Sabbaghian M, Liu Z, Zenker M (2011) Eponym: Johanson-Blizzard syndrome. Eur J Pediatr 170: 179–183

Robertson MA (1996) Acute and chronic pancreatitis. In: Walker WA, Durie PR, Hamilton JR, Walker-Smith JA, Watkins JB (Hrsg) Pediatric gastrointestinal disease: Pathophysiology, Diagnosis, Management. Mosby, St. Louis, S 1321–1344

Witt H (2010) Genetics of pancreatitis: A guide for clinicians. Dig Dis 28: 702–708

Witt H (2011) Pankreatitis im Kindesalter. Kinder- und Jugendmedizin 5: 289–295

XVII Krankheiten der Leber

134 Entwicklung und Funktion der Leber

T. S. Weiß, M. Melter

134.1 Aufbau und Funktion der maturen Leber

Die Leber ist das größte Stoffwechselorgan des menschlichen Körpers. Etwa 60–70 % der Leberzellmasse eines Erwachsenen bestehen aus den Hepatozyten, in denen die allermeisten Funktionen der Leber ausgeführt werden und die daher als die eigentlichen Leberparenchymzellen gelten. Neben den Hepatozyten zählen auch die Cholangiozyten, Bestandteil des Gallengangepithels, zu den epithelialen Zellen. Die Parenchymzellen werden durch Interaktionen mit weiteren zellulären Bestandteilen der Leber vom nichtepithelialen Zelltyp ergänzt. Diese befinden sich bevorzugt entlang der Sinusoide und zusammen mit der interzellulären Matrix unterstützen sie die strukturelle Integrität und interzelluläre Kommunikation. Dabei handelt es sich um Sternzellen (Ito-Zellen, Fettspeicherzellen), Kupffer-Zellen (Gewebsmakrophagen), sinusoidale Endothelzellen (bilden fenestriertes Endothel) und Zellen des hämatopoetischen Systems. Weiterhin sind Progenitor- oder Ovalzellen im Bereich der Hering-Kanäle zu finden, welche bipotente Vorläuferzellen darstellen, die sowohl zu Hepatozyten als auch zu Cholangiozyten differenzieren können.

Die Leber erfüllt eine Vielzahl an sekretorischen und metabolischen Funktionen wie die Synthese der meisten Plasmaproteine (z. B. Albumin, Gerinnungsfaktoren, Komplementsystem, Akutphaseproteine), Aufrechterhaltung der Glukose-, Aminosäuren-, Ammoniak- und Hydrogencarbonathomöostase, Synthese von Gallensäuren, Bildung, Speicherung und Prozessierung von Signalmolekülen, Blutreserve, Verwertung aufgenommener Nährstoffe sowie die Metabolisierung von endogenen und exogenen Substanzen. Dass dieses Organ sowohl mit venösem Blut, welches vornehmlich von Darm, Pankreas und Milz stammt, als auch mit arteriellem Blut von der Aorta versorgt wird, erklärt seine besondere Funktion im Intermediärstoffwechsel. Zum einen werden Substanzen in variabler Qualität und Quantität über den Intestinaltrakt während der Resorptionsphase aufgenommen, metabolisiert oder gespeichert, zum anderen gewährleistet die Leber durch Abgabe der gespeicherten Substrate zur Deckung des Energiebedarfs die Funktionsfähigkeit der extrahepatischen Organe und Gewebe.

Die funktionelle Struktur der Leber wird durch eine Vielzahl an Acini gebildet. Ein Leberacinus ist definiert als eine Gewebestruktur, welche vom terminalen Ast der Portalvene und der hepatischen Arterie entlang des Sinusoids mit Blut versorgt und über den terminalen Lebervenenast entsorgt wird. Das dazwischen liegende Parenchym erstreckt sich über 20–30 Zellen, die funktionell heterogen sind, da entlang des Leberacinus ein Metaboliten-, Sauerstoff- und Hormongradient vorliegt. Ausgehend von der Entfernung zum Portalfeld wird der Leberacinus entsprechend der Expression spezifischer Enzyme in 3 Zonen (nach Rappaport) eingeteilt. Periportale Hepatozyten (Zone 1) sind vor allem verantwortlich für Glykogenabbau, Glukoneogenese, Fettsäureoxidation, Gallensäure- und Bilirubinausscheidung. Perivenöse Hepatozyten in Zone 3 sind involviert in Glykogensynthese, Glykolyse, Lipogenese, Harnstoffsynthese aus Ammoniak und der Biotransformation u. a. von Xenobiotika. Zone 2 besteht aus dazwischen liegenden Hepatozyten, die entsprechend ihrer Lokalisation in ihrer Funktion mehr dem Typ Zone 1 oder 3 entsprechen.

134.2 Funktionelle Entwicklung der Leber

Die fetale Entwicklung ist gekennzeichnet von stetigem Organ- und Körperwachstum sowie intensiven Reifungs- und Differenzierungsprozessen des fetalen Gewebes. Die daraus resultierenden metabolischen Anforderungen werden über die Plazenta und zum Teil schon früh von der fetalen Leber übernommen. Die Leber erreicht in der 9. Woche der Gestation mit 10 % des fetalen Gewichts ihre relativ maximale Größe. Sind zu Beginn im 1. Trimester noch die hämatopoetischen Zellen in der Überzahl gegenüber den kleineren unreifen glykogen-defizienten Hepatozyten, so dominieren gegen Ende des 3. Trimesters die reifen Hepatozyten, die dann an Größe zugenommen und endoplasmatisches Retikulum (ER) und Golgi-Apparat sowie eingelagertes Glykogen ausgebildet haben. Diese Änderungen korrelieren mit einer erhöhten Kapazität des hepatischen Metabolismus und Detoxifikation. Bei der Geburt entspricht die Leber 4 % des Körpergewichts im Vergleich zu 2 % beim Erwachsenen, und postnatal wird sich das Gewicht im ersten Jahr verdoppeln und bis zum dritten Jahr verdreifachen.

Die funktionelle Entwicklung der Leber wurde im Detail an Ratten untersucht, da bisher kaum Daten vom Menschen vorliegen. Sie ist gekennzeichnet durch komplexe Veränderung der embryonalen und fetalen Leberfunktion. Bestimmte Enzymaktivitäten wie die Thymidinkinase- und Ornithindecarboxylaseaktivität (Enzyme der DNA-Synthese) sind fetal erhöht und fallen während der postnatalen Entwicklung ab. Andere Enzyme, wie für die Fruktose-1,6-Biphosphatase (FBPase) und Aspartataminotransferase (AST) (beides Enzyme der Glukoneogenese) beschrieben, werden zwar fetal exprimiert, steigen in ihrer Expression aber postnatal noch weiter an. Eine weitere Gruppe von Enzymen, zu denen auch die Phosphoenolpyruvat-Carboxykinase (PEPCK, Enzym der Glukoneogenese) und Uridin-5'-Diphosphatglucuronyltransferase (UGT) (Konjugationsreaktion mit Glukuronat) gehören, wird vornehmlich perinatal und postnatal weiter ansteigend exprimiert. Schließlich gibt es noch Enzyme wie die Alaninaminotransferase (ALT) und Alkoholdehydrogenase (ADH), die postnatal exprimiert werden und deren Expression im Säuglingsalter ihr Maximum erreichen. Diese schrittweise Regulation der Enzymexpression während der Leberentwicklung scheint in Abhängigkeit mit sequenziellen Änderungen von Hormonspiegeln, wie z. B. Trijodthyronin, Kortisol, Kortison und Glukagon zu stehen. Ein Großteil der zugrunde liegenden regulativen Mechanismen ist noch kaum bekannt und molekulare Forschungsansätze zeigen eine äußerst komplexe Natur der Regulation auf transkriptioneller, translationaler und posttranslationaler Ebene auf.

134.3 Kohlenhydratstoffwechsel

Bei der Geburt ergeben sich in Bezug auf den Lebermetabolismus große Änderungen, da die Versorgung über die Plazenta u. a. mit der maternalen Regulation der Glukosehomöostase unterbrochen wird. Mit der Geburt muss die Leber unmittelbar die Bereitstellung und Aufrechterhaltung des Glukosespiegels, des Aminosäure- und Lipidstoffwechsels gewährleisten. Die Hauptfunktion des Kohlenhydratstoffwechsels ist die Versorgung mit Kohlenstoffeinheiten und Energie, wobei die Glukose dabei eine zentrale Rolle einnimmt. Glukose kann über die Nahrung aufgenommen, in der Glukoneogenese synthetisiert und als Glykogen gespeichert und daraus freigesetzt werden. Die ATP-Gewinnung aus Glukose erfordert die Aktivierung der Glykolyse, des Zitratzyklus und der oxidativen Phopshorylierung.

Der initiale Glukosebedarf wird beim Neugeborenen vor allem aus Glykogen gedeckt, da in der fetalen Leber bei der Geburt ca. 2- bis 3-mal so viel Glykogen eingelagert ist wie beim Erwachsenen. Die Aktivierung der Glykogenolyse wird bei der Geburt durch niedrige Insulin- und hohe Glukagonspiegel stimuliert. Die Glykogensynthese beginnt bereits in der 9. Woche der Gestation und die Glykogeneinlagerung erreicht ihr Maximum kurz vor der Geburt. Nach der Geburt und der Entleerung der Glykogenspeicher wird ab der 2. Woche vermehrt Glykogen in die Leber eingelagert, bei Reifgeborenen werden bis zur 3. Woche adulte Glykogenspiegel erreicht. Die zur Regulation des Glykogengehalts notwendigen Enzyme für Synthese, Einlagerung und Abbau werden erst gegen Ende der Gestation exprimiert, was wesentlich begründet, dass es besonders bei Frühgeborenen zu hypoglykämischen Zuständen kommen kann.

Eine besondere Situation hinsichtlich der Versorgung entsteht postnatal und vor der ersten Mahlzeit, da kaum Glukose und keine Ketonkörper, Letztere aufgrund retardierter Ketogenese, vorhanden sind. Bei der Ketogenese werden Ketonkörper (Acetoacetat, 3-Hydroxybutyrat) aus Acetyl-CoA (aus Fettsäureoxidation) gebildet, können wie Glukose die Blut-Hirn-Schranke passieren, werden nach Umwandlung in den Zitratzyklus eingeschleust und versorgen somit vor allem das Gehirn mit Energie. In diesem „Hungerstadium" früh postnatal wird als metabolischer Nährstoff Laktat verwendet, welches in der Leber zu Pyruvat oxidiert und für die Glukoneogenese verwendet wird. Die Glukoneogenese ist ein wichtiger Lieferant für Kohlenstoffkörper und Glukose, welche schon wenige Stunden nach der Geburt vollständig etabliert ist und zu ca. 30 % zum Blutzuckerspiegel des Neugeborenen beiträgt. Glukoneogenese und Glykogenolyse werden durch Katecholamine und Glukagon stimuliert, deren Spiegel bei der Geburt stark ansteigen.

In der fetalen Leber spielt die Glukoneogenese zur Synthese von Glukose, ausgehend von Laktat, Aminosäuren (z. B. Alanin) und anderen kleineren Verbindungen eine untergeordnete Rolle. Im Fetus liegen Bedingungen einer Hyperinsulinämie vor, und hohe Spiegel an Insulin inhibieren die Expression relevanter Enzyme der Glukoneogenese. Während der Gestation wird der Glukosebedarf fast ausschließlich über die maternale Versorgung gedeckt. Die meisten Enzyme der Glukoneogenese sind bereits fetal vorhanden und ihre Expression steigt nach der Geburt an oder wird wie im Fall der Phosphoenolpyruvat-Carboxykinase (PEPCK), des Schlüsselenzyms der Glukoneogenese, peri- und vor allem postnatal stark exprimiert. Die Regulation der PEPCK-Expression ist nicht im Detail bekannt, ist aber an die sich ab dem Beginn der enteralen Ernährung verändernden Konzentrationen von Insulin (sinkt ab), Glukagon, Glukokortikoidgehalt, Thyroidhormon und Glukose (steigen alle an) gekoppelt. Weiterhin wurden eine Reihe von Transkriptionsfaktoren beschrieben, die regulatorisch an den Promoter des *PEPCK*-Gens binden (Glukokortikoidrezeptor [GR], „retinoic acid receptor" [RAR], „retinoid X receptor" [RXR], Foxo-Familie, Forkhead box, „CCAAT/enhancer-binding protein α" [C/EBPα], „cAMP response element-binding protein" [CREB] und „hepatocyte nuclear factor 4α" [HNF4α]). Die Regulation der Expression relevanter Proteine für die postnatale Glukosehomöostase ist sehr komplex und in weiten Teilen noch unverstanden.

Die fetale unterscheidet sich auch von der neonatalen Leber hinsichtlich der Aufnahme und Abgabe von Glukose. Damit die Glukose intrazellular verbleiben kann, muss sie durch Kinasen phosphoryliert werden. Die Aktivität der Hexokinase, einer Kinase mit hoher Affinität zu Glukose, ist in der fetalen Leber hoch und kann damit eine Aufnahme bei niedrigen Glukosespiegeln ermöglichen. Jedoch fällt ihre Aktivität zum Ende der Gestation stark ab, und die für die adulte Leber spezifische Glukokinase, eine Kinase mit geringerer Affinität zu Glukose, wird erst zum Ende der Säuglingszeit verstärkt exprimiert. Daher kann die Glukoseaufnahme peri- und postnatal in Bezug auf ihre Kapazität zur Phosphorylierung limitiert sein. Andererseits steigt perinatal die Aktivität der hepatischen Galaktophosphokinase, welche die Phosphorylierung von Galaktose in den Hepatozyten katalysiert, stark an, um den zu erwartenden diätetischen Anstieg von Galaktose aufzunehmen. Galaktose stammt aus Laktose, das einzige Kohlenhydrat der Frauenmilch und das Hauptkohlenhydrat der Kuhmilch. Aus Laktose können Glukose und Galaktose, welches zu Glukose konvertiert werden kann, erhalten werden. Die neonatale Leber nimmt bevorzugt Galaktose auf und stellt die Glukose den peripheren Geweben zu Verfügung.

Die fetale Leber selbst hat einen geringen Bedarf an Glukose, da sie für die Energiebereitstellung vor allem Laktat und Aminosäuren verwendet. Die Aufnahme von Glukose könnte durch ein Absenken des Glukose-6-phosphat(G-6-P)-Spiegels in der Leber gesteigert werden, da G-6-P die Aktivität der Hexokinase verringert. G-6-P kann in der Glykolyse zur Adenosintriphosphat(ATP)-Gewinnung dienen, wobei das dafür nötige Schlüsselenzym Pyruvatkinase in der fetalen Leber nur gering exprimiert wird. Ein Ausschleusen durch Dephosphorylierung verhindert die Defizienz der für die Leber und Niere spezifischen Glukose-6-Phosphatase, welche erst peri- und postnatal Aktivitäten ähnlich des Erwachsenen erreicht. Daher fließt das G-6-P in der fetalen Leber bevorzugt in den Pentosephosphatzyklus und in die Glykogensynthese ein.

134.4 Aminosäuren- und Proteinstoffwechsel

Die Energieversorgung des Fetus wird in etwa zu gleichen Teilen aus Glukose und Aminosäuren sichergestellt. Intrauterin nimmt die Leber große Mengen an Aminosäuren auf, und die hohen hepatischen Spiegel an freien Aminosäuren inklusive der essenziellen Aminosäuren, welche nach der Geburt stark absinken, dienen auch der Synthese von Glykogen und Glukose. Weiterhin ist die fetale Leber durch eine hohe Proteinsyntheseaktivität gekennzeichnet, und erhöhte Aminosäurespiegel korrelieren mit erhöhten Aktivitäten relevanter Enzyme wie der Phenylalaninhydroxylase (Synthese von Tyrosin), Serintranshydroxymethylase (Synthese von Glycin) und Phosphoserinphosphatase (Synthese von Serin). Obwohl in der fetalen Leber die Enzyme Methioninadenosyltransferase (Synthese von Homocystein aus Methionin) und Cystathioninsynthase (Synthese von Cystathionin) vorhanden sind, ist die Cystathionase (Synthese von Cystein aus Cystathionin) kaum exprimiert. Daher ist der Stoffwechsel zum Übertrag von Schwefel aus diätetischem Methionin zur Bildung von Cystein reduziert. Andersseits stehen damit vermehrt

Methylgruppen aus dem Homocystein für Methylierungsreaktionen zur Verfügung, die für die Entwicklung notwendig sind. Für die fetale und neonatale Leber ist Cystein somit eine „essenzielle" Aminosäure, und diese Annahme bestätigt sich auch in dem hohen Gehalt von Cystein gegenüber Methionin in der Frauenmilch. Ein weiterer Aspekt hoher intrauteriner Aminosäurespiegel ist der regulative Einfluss auf das Wachstum der Leber, da hohe Konzentrationen von Aminosäuren die intralysosomale Proteolyse inhibieren können.

Ein weiterer Unterschied im Aminosäurestoffwechsel der fetalen zur adulten Leber liegt in ihrer Verwendung für die Biosynthese von Nukleinsäuren. Die Carbongruppe von Serin wird in der fetalen Leber für die DNA und in der adulten Leber für die RNA-Synthese verwendet.

Zum Zeitpunkt der Geburt sind die allermeisten der den Aminosäurestoffwechsel regulierenden Enzyme bereits vorhanden. Eine Verzögerung in ihrer Expression wie z. B. von p-Hydroxyphenyl-Pyruvatoxidase, mit der Folge eines gestörten Tyrosinabbaus, kann konsekutiv zu einer vorübergehenden neonatalen Tyrosinämie führen.

Bereits zu Beginn des 3. Trimesters der Gestation sind die spezifischen Enzyme des Harnstoffzyklus aktiv und so kann endogen entstandener Ammoniak, der aus dem Stoffwechsel peripherer Gewebe stammt, in Form von Harnstoff entsorgt werden. Eine weitere Möglichkeit, Ammoniak zu fixieren, bietet der Glutaminstoffwechsel. Dabei wird in einer Reaktion Glutamin aus Glutamat, α-Ketoglutarat und Ammoniak gebildet, welche durch die Glutaminsynthetase katalysiert wird. In der adulten Leber befinden sich die Glutaminsynthetase in den perivenösen Hepatozyten („Scavenger-Zellen"), während der Harnstoffzyklus in den periportalen Hepatozyten lokalisiert ist. Untersuchungen an fetalen Ratten zeigten jedoch eine Expression der Glutaminsynthetase verteilt auf alle Hepatozyten, und die für die adulte Leber charakteristische perivenöse Zonierung stellte sich erst postnatal ein.

Die Leber synthetisiert neben Enzymen und Strukturproteinen auch Plasmaproteine. Die Regulation der Leberproteinsynthese und des Abbaus ist wenig untersucht und scheint in verschiedenen Entwicklungsphasen auch different, da exogenes cAMP (zyklisches Adenosinmonophosphat) in der fetalen Leber die Proteinsynthese nicht wie in der adulten Rattenleber inhibiert. Schon in der frühen Phase der Gestation werden Plasmaproteine (z. B. α-Antitrypsin, Transferin, LDL/VLDL [Low density lipoproteins/Very low density lipoproteins], α-Macroglobulin, C1-Esterase, α1-Glykoprotein) synthetisiert, wenngleich deren Konzentrationen mit Ausnahme von α-Fetoprotein gering sind. Die Halbwertszeit von Serumalbumin beträgt bei reifen Neugeborenen 14–21 Tage, jedoch bei Frühgeborenen nur 5–7 Tage. Bei Frühgeborenen sind die Albuminkonzentrationen im Serum wegen des schnelleren Umsatzes des Pools und möglicherweise wegen einer geringeren Syntheserate der unreifen Leber niedriger als bei reifen Neugeborenen. Komponenten des Gerinnungssystems passieren die Plazenta nicht, und sie werden bereits in der fetalen Leber ab der 10. Gestationswoche synthetisiert (Faktoren I [Fibrinogen], II [Prothrombin], V, VII, IX, X, XII und XIII). Die Plasmakonzentrationen der meisten in der Leber synthetisierten Gerinnungsfaktoren unterscheiden sich in der frühen Säuglingszeit von denen der Erwachsenen. Die Vitamin-K-abhängigen Faktoren II, VII, IX und X betragen bei der Geburt etwa 50 % des Erwachsenenwertes, während die Faktoren I und V sich nur geringfügig unterscheiden. Im Alter von 6 Monaten liegen die meisten Konzentrationen der Gerinnungsproteine im unteren Erwachsenennormbereich. Gründe für die erniedrigten Plasmakonzentrationen bei Säuglingen können eine verminderte Synthese, vermehrte „Clearence" oder Verbrauch, aber auch Faktoren mit geringerer Aktivität sein.

134.5 Lipidstoffwechsel

Die Bereitstellung von Fettsäuren für den Fetus erfolgt einerseits durch De-novo-Synthese und andererseits durch passive Diffusion von nicht veresterten Fettsäuren durch die Plazenta oder selektiven maternofetalen Transport von physiologisch wichtigen langkettigen und mehrfach ungesättigten Fettsäuren. Die über die Plazenta aufgenommenen Fettsäuren werden nicht an periphere Gewebe abgegeben, sondern in erster Linie in der Leber und im Fettgewebe gespeichert. Die Kapazität zur Fettsäuresynthese in der fetalen Leber ist hoch und erreicht in der Mitte der Gestation ein Maximum, um danach wieder abzufallen.

Nach der Geburt wird das in der fetalen Leber als Triacylglycerid gespeicherte Fett in freie Fettsäuren überführt und für den Eigenbedarf der Leber verwendet. Die hepatische Fettsäureoxidation erzeugt bedeutende Mengen an Energie in Form von ATP für die Leber und Ketonkörpern für die peripheren Gewebe. Die neonatale wie die adulte Leber besitzt Lipasen, die Triacylglyceride in Glycerin und Fettsäuren hydrolysieren können. Die Fähigkeit, die entstandenen Fettsäuren zu oxidieren, ist bereits innerhalb der ersten postnatalen Tage vorhanden, und somit kann die Leber einen Großteil der Ketonkörper zur Energiegewinnung anderer Gewebe bereitstellen. Die Regulation der Fettsäureoxidation und der Ketogenese wird durch Hormone des Pankreas bestimmt. Postnatal sinkt die Konzentration von Insulin und die von Glukagon steigt an. Somit liegt vermehrt cAMP vor (Insulin hemmt die Adenylcyclase zur Bildung von cAMP), das als „Second Messenger" die Lipolyse aktiviert.

Die schnelle postnatale Aktivierung der Fettsäureoxidation ist notwendig, um die gesteigerte Gluconeogeneseaktivität zu unterstützen und somit den Blutglukosespiegel aufrechtzuerhalten. Das Stillen des Neugeborenen fördert diese Prozesse, da sich das Kolostrum aus wenig Kohlenhydraten und viel Fett zusammensetzt. Die in der Frauenmilch enthaltenen mittel- und langkettigen Fettsäuren stimulieren die Gluconeogenese, da aus ihnen die Vorstufen bereitgestellt werden, die die hepatische Gluconeogenese aktivieren. Der Anteil an freien Fettsäuren im Plasma nimmt nach der Geburt deutlich zu und variiert in Länge und Grad der Sättigung. Daraus ergeben sich für Fettsäuren unterschiedliche Funktionen: kurzkettige Fettsäuren als Wachstumsfaktoren des Intestinums, mittel- und langkettige Fettsäuren als Energiequelle, mehrfach ungesättigte Fettsäuren als metabolische Regulatoren und sehr langkettige Fettsäuren als strukturelle Komponenten von Membranen.

In fetalem Gewebe liegt eine höhere Konzentration von gesättigten verglichen mit ungesättigten Fettsäuren vor, was mit der niedrigen Aktivität von Desaturasen und Elongasen korreliert. Die mehrfach ungesättigten Fettsäuren nimmt der Fetus in erster Linie über die maternale Versorgung auf. Die weitere Verwendung der in der fetalen Leber synthetisierten Fettsäuren ist vom Zeitpunkt der Gestation abhängig, obwohl die initiale Veresterung zur Bildung von Triacylglyceriden während der fetalen Entwicklung vorherrschend ist. Der konventionelle Transport von Fettsäuren zu anderen Geweben als LDL ist bis Ende der Gestation gering ausgeprägt und nimmt dann deutlich zu und führt so zu einer Akkumulation in der fetalen Leber. Der andere Hauptverwendungszweck der von der fetalen Leber synthetisierten Fettsäuren, vor allem in der frühen Phase der Gestation, ist die Inkorporation in Phospholipide zur Membransynthese. Die Zusammensetzung der Membranphospholipide verändert sich während der Leberentwicklung, und in der postnatalen Phase steigt der Anteil an mehrfach ungesättigten Fettsäuren deutlich an.

134.6 Biotransformation

Die Leber ist der zentrale Ort der Metabolisierung von Arzneimitteln und Xenobiotika, Konsequenzen einer hepatischen Schädigung treten diesbezüglich besonders in den Vordergrund. Eine noch nicht vollständig entwickelte Biotransformation bei Kindern kann sich durch einen reduzierten Abbau von Toxinen, aber auch durch eine ungenügende Bildung eines reaktiven Wirkstoffs zeigen. Bereits ab dem 2. Trimester sind eine Vielzahl von Enzymen des Xenobiotikastoffwechsels nachweisbar, aber auch weitere Faktoren, die den Xenobiotikastoffwechsel beeinflussen, wie Größe der Leber, Blutfluss, Bindung an Plasmaproteine spielen eine wichtige Rolle. Das Verhältnis von Leber- zu Körpergewicht ist nicht konstant, vielmehr bei Kindern und Jugendlichen größer und kann zusätzlich zu den verschiedenen Entwicklungsstadien der Stoffwechselwege die metabolischen Unterschiede zwischen Erwachsenen und Kindern erklären. Die Biotransformation von Arzneimitteln und Xenobiotika wird über Stoffwechselwege vermittelt, die auch von endogenen Substraten genutzt werden, die in Wachstum und Entwicklung involviert sind, wie z. B. Testosteron, Progesteron, Prostaglandine, Kortisol oder Vitamin D. Daraus lässt sich ein möglicher Einfluss von Wachstum und Entwicklung auf die Biotransformation von Xenobiotika bei Kleinkindern und Pupertierenden ableiten.

Der Prozess des hepatischen Arznei- und Fremdstoffwechsels kann in unterschiedliche Phasen eingeteilt werden, wobei in der Phase I Oxidationsreduktions und Hydrolysereaktionen, in Phase II Konjugationsreaktionen mit Sulfat, Acetat, Glycin, Glukuronsäure und Glutathion sowie in Phase III Transportprozesse aus der Zelle (kanalikuläre und sinusoidale Membran) zusammengefasst werden. Zahlreiche Enzyme der Phase-I- und -II-Reaktionen, die von Bedeutung für den Xenobiotikastoffwechsel sind, werden polymorph und abhängig von der Entwicklung exprimiert und können in ihrer Expression durch Arzneimittel, Toxine oder Umweltfaktoren induziert oder inhibiert werden. Die Regulation der Genexpression der Enzyme der verschiedenen Phasen erfolgt vor allem über die Aktivierung von nukleären Rezeptoren wie „pregnane X receptor" (PXR, auch „steroid and xenobiotic receptor", SXR), „constitutive androstan receptor" (CAR) und „aryl hdrocarbon receptor" (AhR). Über die Entwicklung dieser nukleären Rezeptoren in der humanen Leber ist bisher nur sehr wenig bekannt.

134.6.1 Phase-I-Reaktionen

Zytochrom-P450-Enzyme

Der Hauptteil der Phase-I-Reaktionen des Xenobiotikastoffwechsels wird von Zytochrom-P450-Enzymen (CYP450) durchgeführt. Die humane CYP450-Superfamilie besteht aus 59 Proteinen, die basierend auf Homologien in 18 Familien und 42 Subfamilien eingeteilt werden. Der Großteil des Xenobiotikastoffwechsels wird von 23 Enzymen der Familien 1–3 ausgeführt, wohingegen die anderen CYP450-Enzyme in die Synthese und den Abbau endogener Signalmoleküle involviert sind. Die Kenntnis der entwicklungsabhängigen Expression der CYP-Enzyme ist für die pharmakokinetische Analyse im prä- und postnatalen Alter von großer Bedeutung. Enzyme der Phase-I-Reaktionen sind bereits zu einem frühen Zeitpunkt der Gestation exprimiert, jedoch in nur geringer Konzentration, und nehmen an Aktivität und Anzahl nach der Geburt und im Laufe des 1. Lebensjahres deutlich zu.

CYP3A-Familie Die CYP3A-Familie ist von besonderer Bedeutung, da fast die Hälfte aller bekannten Arzneimittel über ihre Enzyme metabolisiert werden. In der fetalen Leber ist das CYP3A7 mit ca. 30–50 % aller CYP-Enzyme in der Leber das häufigste Zytochrom P450, welches in den Steroidmetabolismus involviert ist und nur während der Organogenese exprimiert wird. Postnatal nimmt die Expression stark ab und ist nach 1 Jahr nicht mehr nachweisbar. CYP3A4 ist das funktionell wichtigste Enzym der Leber, über welches die meisten Arzneimittel metabolisiert werden. Die CYP3A4-Expression ist fetal und perinatal nur gering, steigt jedoch innerhalb der ersten 12 Monate auf 50–100 % an. Verschiedene Substanzen wie z. B. Phenytoin und Rifampicin können CYP3A4 induzieren, während z. B. Erythromycin und Cimetidin CYP3A4 inhibieren können.

CYP1A-Familie Von der CYP1A-Familie wird CYP1A1 vorwiegend während der Organogenese exprimiert und ist in der Leber von Erwachsenen nicht mehr nachweisbar. Hingegen ist CYP1A2 in der fetalen Leber kaum exprimiert und die Aktivität steigt postnatal ab dem 1. Monat an. Koffein und Theophyllin sind Substrate von CYP1A2, deren vollständige Metabolisierung ab einem Alter von 4 Monaten beschrieben wurde.

CYP2C-Familie Von der CYP2C-Familie, hinsichtlich ihrer klinisch wichtigen Substrate interessant, werden CYP2C8 und CYP2C9 in der fetalen Leber kaum und CYP2C19 (metabolisiert Omeprazol) fetal und postnatal gleichbleibend exprimiert. CYP2C9, welches die Biotransformation von Phenytoin metabolisiert, erreicht zwischen 1 und 6 Monaten postnatal die Aktivität von Erwachsenen. Zahlreiche Polymorphismen im CYP2C9-Gen erschweren eine pharmakokinetische Evaluierung von Wirksamkeit oder Toxizität von Arzneien wie Ibuprofen und Indometacin, welche durch CYP2C9 metabolisiert werden.

CYP2E-Familie CYP2E1 ist verantwortlich für die Metabolisierung organischer Verbindungen wie Alkohol und ist auch an der Bildung von N-Acetyl-P-Benzoquinonimin (NAPQ) beteiligt, dem toxischen Zwischenprodukt der Paracetamolmetabolisierung. Fetal sind Aktivitäten von CYP2E1 kaum nachweisbar, sie erreichen bei Einjährigen ca. 40 % und erst bei Zehnjährigen das Niveau von Adulten.

CYP2D-Familie Erst nach der Geburt findet sich eine hepatische Aktivität von CYP2D6, welches eine Vielzahl von Polymorphismen aufweist und daher eine große Variabilität zeigt. CYP2D6 metabolisiert exogene Substanzen vom Typ der Antihypertensiva und psychotropen Arzneimitteln wie z. B. dem mittelpotenen Opioid Tramadol.

Flavin-Monoxygenasen

Die Flavin-Monoxygenasen (FMO) katalysieren die NADPH-abhängige Oxidation von Umwelttoxinen sowie einer Reihe von Xenobiotika wie Chlorpromazin und Promethazin (beides Phenothiazine). Die Expression der Isoenzyme FMO1 und FMO3 ist gegenläufig, mit einer hohen FMO1- und niedrigen FMO3-Expression während der Gestation. Postnatal ist FMO1 nach 3 Tagen nicht mehr nachweisbar, und FMO3 wird in der Leber mit ansteigender Konzentration bis zum Alter von 10–18 Jahren ab dem 1. Jahr exprimiert. Wechsel in der Expression von vorherrschenden Enzymformen wie bei FMO1 und FMO3 sowie bei CYP3A7 und CYP3A4 kennzeichnen einen Übergang in der Entwicklung der fetalen zur adulten Leber.

134.6.2 Phase-II-Reaktionen

Unter Phase-II-Reaktionen versteht man Konjugationsreaktionen, die von unterschiedlichen Enzymen wie Glukuronosyltransferase, Sulfotransferase, Glutathion-S-Transferasen (GST), N-Acetyltransferase und Methyltransferasen katalysiert werden. Phase-II-Enzyme sind hinsichtlich der Ontogenese weniger intensiv untersucht, jedoch weisen die bekannten Daten auf eine differenzielle Aktivität zwischen Kindern und Erwachsenen hin.

UDP-Glukuronosyltransferasen

Durch Glukuronidierung, von der UDP-Glukuronosyltransferase (UGT) katalysiert, werden hydrophobe Xenobiotika wie die Analgetika Morphin und Paracetamol, aber auch endogene Substrate wie Bilirubin und Ethinylestradiol metabolisiert. UGTs weisen eine Reihe von Isoformen auf, über ihre Substratspezifität ist nur wenig bekannt. Am Beispiel der Chloramphenicoltoxizität konnte eine entwicklungsabhängige retardierte Aktivität der UGT belegt werden. UGT2B7 ist für die Glukuronidierung von Chloramphenicol, aber auch Morphin verantwortlich. Mittels Daten über den Morphinstoffwechsel konnte gezeigt werden, dass UGT2B7 im Fetus gering und postnatal erst zwischen dem 2. und 30. Monat auf Erwachsenenniveau exprimiert wird. UGT1A ist für die Glukuronidierung von Bilirubin verantwortlich, Mutationen führen zu einer unkonjugierten Hyperbilirubinämie, wie beim Crigler-Najjar-Syndrom und Morbus Gilbert-Meulengracht beschrieben. Inwieweit bekannte Polymorphismen bei UGT1A und anderen UGTs sowie eine überlappende Substratspezifität einen Einfluss auf den Xenobiotikastoffwechsel haben, ist noch nicht geklärt.

Glutathion-S-Transferasen

Die Konjugation von Glutathion an elektrophile Substrate wird von GSTs katalysiert, von denen es 8 verschiedene Familien (z. B. GSTA, GSTM, GSTP) gibt, die alle überlappende Substratspezifität aufweisen. Es konnte eine entwicklungsabhängige Expression der GST nachgewiesen werden, ohne dass bisher eine funktionelle Signifikanz hierfür beschrieben wäre.

N-Acetyltransferasen

Unter den N-Acetyltransferasen (NAT), die die Übertragung des Acetylrests vom Kofaktor Acetyl-CoA auf nukleophile Substrate katalysieren und somit vor allem für die Entgiftung von aromatischen Aminen und Sulfonamiden von Bedeutung sind, ist besonders die NAT2 in Bezug auf die Entwicklung der Leber untersucht worden. Genetische Variabilität von NAT2 führt zu schnellem oder langsamem Acetylieren, was Auswirkungen auf die Metabolisierung z. B. des Tuberkulostatikums Isoniazid oder des Antiarrhythmikums Procainamid hat. Die fetale Leber weist nur eine geringe Aktivität auf, annähernd alle Kinder bis zum 2. Monat sind langsame Acetylierer. Bis zum Alter von 1 Jahr gibt es fast 60 % schnelle Acetylierer, und die vollständige, adulte NAT2-Kapazität wird mit 3 Jahren erreicht. Dabei weisen aber 50 % der Erwachsenen den Phänotyp langsamer Acetylierer auf.

Sulfotransferasen

Sulfotransferasen katalysieren die Übertragung einer Sulfatgruppe von 3'-Phosphoadenosin-5'-Phosphosulfat auf nukleophile Substrate wie Phenole, Alkohole und Amine. Metabolisiert werden u. a. eine Vielzahl Xenobiotika wie Paracetamol, aber auch endogene Substrate wie die Androgene Androsteron und Testosteron oder Schilddrüsenhormone. Es gibt 11 Isoformen mit überlappender Substratspezifität. Das für den Steroidmetabolismus wichtige SULT2A1 wird ab der Mitte des 2. Trimesters niedrig exprimiert und steigt dann bis auf adultes Niveau beim Neonaten an. Hingegen ist SULT1A3, welches in den Katecholaminmetabolismus involviert ist, in der frühen Phase der Gestation hoch exprimiert, fällt dann bis zu perinatalen Phase ab und ist in der adulten Leber nicht mehr nachweisbar. Die generelle Fähigkeit zur Sulfatierung ist beim Fetus und Neugeborenen früh gegeben, vor allem wenn kritische Detoxifikationsenzyme der Phase II, wie UGT, nicht vollständig entwickelt sind.

Epoxidhydrolasen

Epoxidhydrolasen hydrolysieren Epoxide, welche aus Phase-I-Reaktionen stammen, und inaktivieren die sehr reaktiven und mutagenen Epoxide. Es gibt eine zytosolische (EPHX2) und eine mikrosomale (EPHX1) Form, wobei EPHX1 vorwiegend im Komplex mit CYP450 zu finden ist. Substrate für EPHX1 sind Epoxide von Arenen, Zwischenprodukte von Antikonvulsiva, wie z. B. Phenytoin und Carbamazepin. In der fetalen Leber konnte eine mit der Gestation und Enzymkonzentration ansteigende EPHX1-Aktivität gemessen werden, die in der Mitte des 20. Trimesters etwa 50 % der des Erwachsenen entsprach.

134.6.3 Phase-III-Reaktionen

Über die Entwicklung der Membrantransportproteine, welche die Phase-III-Prozesse des Xenobiotikastoffwechsels steuern, ist bisher nur wenig bekannt. Das Multidrug-Resistance-Protein 1 (MDR1), welches auch P-Glykoprotein genannt wird, ist in der kanalikulären Hepatozytenmembran lokalisiert und bildet einen aktiven Transporter, der unter ATP-Verbrauch zelltoxische Substrate aus der Zelle pumpt. MDR1 (ABCB1) gehört zur Klasse B der Familie der ABC-Transporter (ATP binding cassette transporter). Expressionsanalysen von MDR1-mRNA zeigen in fetalen und neonatalen Lebern im Vergleich zu Lebern von Jugendlichen sehr niedrige Konzentrationen. Multidrug-Resistence-related-Protein (MRP2, ABCC2) ist ein weiteres Transportprotein, welches unter ATP-Verbrauch mehrfach anionische Verbindungen wie Glutathion- und Glukuronsäurekonjugate aus der Zelle schleust. Neuere Untersuchungen zeigen eine nur 50%ige Expression von MRP2-mRNA zur Mitte des 2. Trimesters der Gestation im Vergleich zu Erwachsenen.

134.7 Gallensäurenstoffwechsel

Bisher gibt es nur unzureichende Kenntnisse über die Kapazität der hepatischen Synthese und des Stoffwechsels von Gallensäuren während der Entwicklung. Darüber hinaus stammt dieses vorhandene Wissen ganz überwiegend aus Tiermodellen. Bereits gegen Ende des 1. Trimesters der Gestation können Gallensäuren nachgewiesen werden, vor allem Chenodesoxycholsäure und die Konjugation mit Taurin. Die Konzentrationen und die Pool-Größe sind sehr gering und steigen im Laufe der Gestation an, erreichen jedoch auch bei der Geburt wesentlich geringere Werte als bei Erwachsenen. Während des 1. Lebensjahres ist ein stetiger Anstieg der Größe des Gallensäurepools zu beobachten, dessen Regulation aber noch ungeklärt ist.

Die Synthese und der Metabolismus von Gallensäuren sind in der fetalen und neonatalen Leber deutlich verschieden zur Leber des Erwachsenen. Der wichtigste Unterschied ist die Fähigkeit zur Hydroxylierung (an C1, C4, C6) und die Bildung von Trihydroxygallensäuren, was sich z. B. durch relativ hohe Konzentrationen an Hyocholsäure (3α,6α,7α-Trihydroxycholansäure) zeigt, womit eine Ausscheidung über die Nieren erleichtert sowie das membranständige Potenzial der Gallensäuren verringert wird. Charakteristisch für die Entwicklung der Leber, vor allem bis zum 1. Lebensmonat, ist das Auftreten untypischer Gallensäuren (z. B. 1β,3α,7α,12α-Tetrahydroxy-5β-cholan-24-Säure, 7α,12α-Dihydroxy-3-oxo-5β-chol-1-en-24-Säure, 7α,12α-Dihydroxy-3-oxo-4-cholen-24-Säure), wie sie in der adulten Leber unter physiologischen Bedingungen nicht vorkommen. Ein Großteil der fetalen Gallensäuren (ca. 85 %) wird mit Taurin konjugiert, da dieses selektiv von der Plazenta transportiert wird. Die Gallensäurebiotransformation durch Amidierung und Sulfatierung ist beim Fetus, beim Neugeborenen und Säugling reduziert.

Literatur

Beath SV (2003) Hepatic function and physiology in the newborn. Semin Neonatol 8:337–346

Greengard O (1977) Enzymic differentiation of human liver: Comparison with the rat model. Pediatr Res 11:669–676

Herrera E, Amusquivar E (2000) Lipid metabolism in the fetus and the newborn. Diabetes Metab Res Rev 16:202–210

Hines RN (2008) The ontogeny of drug metabolism enzymes and implications for adverse drug events. Pharmacol Ther 118:250–267

Jones CT, Rolph TP (1985) Metabolism during fetal life: A functional assessment of metabolic development. Physiol Rev 65:357–430

Kalhan SC, Parimi PS (2011) Metabolism of glucose and methods of investigation in the fetus and newborn. In: Polin RA, Fox WW, Abman SH (Hrsg) Fetal and neonatal physiology. Elsevier Saunders, Philadelphia, S 517–533

Kearns GL, Abdel-Rahman SM, Alander SW, Blowey DL, Leeder JS, Kauffman RE (2003) Developmental pharmacology – drug disposition, action, and therapy in infants and children. N Engl J Med 349:1157–1167

Lobritto S (2011) Organogenesis and histologic development of the liver. In: Polin RA, Fox WW, Abman SH (Hrsg) Fetal and neonatal physiology. Elsevier Saunders, Philadelphia, S 1262–1266

Piñeiro-Carrero VM, Piñeiro EO (2004) Liver. Pediatrics 113:1097–1106

Suchy FJ (2007) Functional development of the liver. In: Suchy FJ, Sokal RJ, Balisteri WF (Hrsg) Liver disease in children. Lippincott Williams & Wilkins, Philadelphia, S 14–27

Williamson DH, Thornton PS (2011) Ketone body production and petabolism in the fetus and neonate. In: Polin RA, Fox WW, Abman SH (Hrsg) Fetal and neonatal physiology. Elsevier. Saunders, Philadelphia, S 487–497

135 Cholestase

A. Ballauff

135.1 Grundlagen

Definition und Pathogenese Die Cholestase ist definiert als Störung der Bildung und Exkretion von Galle und Gallebestandteilen. Es akkumulieren u. a. Bilirubin oder Gallensäuren, was zu Ikterus oder Juckreiz führt. Ikterus ist die Gelbfärbung der Skleren, Haut und Schleimhäute und somit ein Symptom bei Hyperbilirubinämie unterschiedlicher Genese. In der sinusoidalen basolateralen Membran der Hepatozyten sind multiple Rezeptoren und Transporter lokalisiert, über die die Aufnahme verschiedener Substanzen wie Bilirubin, Gallensäuren und Fettsäuren ermöglicht wird. Am komplexen transzellulären Transport und Metabolismus sind zytoplasmatische Bestandteile (Proteine, Organellen, Vesikel, Membranen etc.) beteiligt. Die Aufnahme von Gallebestandteilen in die Gallencanaliculi erfolgt ebenfalls über verschiedene membrangebundene Transporter, die unter physiologischen Bedingungen wesentlich den Gallefluss bestimmen. Während des Galletransports über die Gallencanaliculi durch die größeren Gallenwege in den Darm wird die Zusammensetzung der Galle durch Sekretion von Wasser und Elektrolyten und Reabsorption von Bestandteilen über die Gallengangsepithelien modifiziert.

Bei Neugeborenen sind einige Transportmechanismen noch unreif. Deshalb reagieren Neugeborene und noch stärker Frühgeborene mit einer Cholestase auf Leberaffektionen (z. B. infektiöse Hepatitis, α1-Antitrypsin-Mangel, parenterale Ernährung), die bei älteren Kindern und Erwachsenen zu einer Hepatopathie ohne wesentliche Cholestase führen. Die physiologische Cholestase des Neugeborenen bezeichnet die höhere Gallensäurenkonzentration im Serum bei Früh- und Neugeborenen als beim älteren Säugling und ist wahrscheinlich durch die Unreife des für die Gallensäureaufnahme in den Hepatozyten wesentlichen natriumabhängigen Transporters (NTCP) bedingt.

Die angeborenen Störungen des Bilirubinmetabolismus (Tab. 135.1), bei denen die übrigen Leberwerte normal sind, werden nicht zu den cholestatischen Erkrankungen gezählt.

Ätiologie Erkrankungen, die zu einer neonatalen Cholestase führen, sind in ▶ Kap. 139 aufgeführt. Insbesondere Frühgeborene entwickeln leicht bei Infektionen (Sepsis, konnatale Infektionen) oder unter totaler parenteraler Ernährung eine Cholestase. Bei älteren Kindern führen vor allem Erkrankungen oder eine Verlegung der Gallenwege, eine akute hepatozelluläre Schädigung (akute Virushepatitis, akuter Schub einer Autoimmunhepatitis oder eines Morbus Wilson, toxische Hepatitis, akutes Leberversagen unterschiedlicher Genese) oder eine fortgeschrittene Lebererkrankung mit zunehmender Leberinsuffizienz zu einer Cholestase mit Ikterus. Die syndromale Gallengangshypoplasie und die familiären Cholestasesyndrome (s. unten) führen in der Säuglingszeit meist zu einer Cholestase mit Ikterus, aber gehen später dann oft ohne Ikterus, jedoch mit erhöhten Gallensäurekonzentrationen im Serum mit Pruritus und einer unterschiedlich schweren Lebererkrankung einher.

Pathologie Der Rückstau von Galle in die Leber oder die Retention von gallepflichtigen Substanzen wie Gallensäuren, Bilirubin, Cholesterin und Spurenelemente, wirkt hepatotoxisch. Dies führt zur Entzündung und Fibrosebildung, langfristig zur Leberzirrhose und Leberfunktionseinschränkung. Das erklärt, warum bei der Gallengangsatresie eine erfolgreiche Hepatoportoenterostomie (▶ Kap. 139) mit wiederhergestelltem Galleabfluss die Progression der Erkrankung deutlich verzögert.

Eine Abflussstörung in den Gallenwegen erhöht das Risiko von bakteriellen Infektionen der Galle und Gallenwege (eitrige Cholangitis), die wiederum die Leberschädigung verstärken.

Tab. 135.1 Störungen des Bilirubinmetabolismus und -transports

Erkrankung	Diagnostik	Therapie
Isolierte indirekte Hyperbilirubinämie		
Neugeborenenikterus	▶ Kap. 42	
Gilbert-Syndrom (Morbus Meulengracht)	Ausschluss Hämolyse, keine direkte Hyperbilirubinämie	Phenobarbital bei starken Beschwerden
Crigler-Najjar-Syndrom Typ 2 (partieller UDPGT-Mangel)	Ausschluss Hämolyse Indir. Bilirubin 5–20 mg/dl (85–340 μmol/l) Abfall um >30 % mit Phenobarbital	Phenobarbital 5–10 mg/kg KG/Tag Bei Exazerbationen Fototherapie, Austauschtransfusion
Crigler-Najjar-Syndrom Typ 1 (kompletter UDPGT-Mangel)	Ausschluss Hämolyse Indir. Bilirubin 15–>45 mg/dl (250–>750 μmol/l)	Fototherapie Austauschtransfusionen Lebertransplantation (Leberzelltransplantation, Gentherapie)
Isolierte direkte Hyperbilirubinämie		
Dubin-Johnson-Syndrom	Urin-Koproporphyrin-III/I-Ratio erhöht	Keine Behandlung nötig
Rotor-Syndrom	Urinkoproporphyrin gesamt erhöht	Keine Behandlung nötig

UDPGT Uridindiphosphatglukuronyltransferase.

Tab. 135.2 Mangel an fettlöslichen Vitaminen (▶ Abschn. 23.2) und Substitution bei Cholestase

Vitamin	Parameter für Vitaminstatus	Symptome bei Vitaminmangel	Substitutionsdosis bei Cholestase	Therapiekontrolle
A	Vitamin A (Retinol) im Serum	Hornhautschäden, Nachtblindheit	(2000–)5000–25.000 IE/Tag	Vitamin-A-Spiegel unterer Normbereich
D	Alkalische Phosphatase, PTH, 25-OH-Vitamin D	Rachitis	1000–5000 IE Vitamin D, ggf. 0,3–0,5 μg/kg KG/Tag 25-OH-Vitamin D oder 0,03–0,2 μg/kg KG/Tag 1,25-OH-Vitamin D	PTH, 25-OH-Vitamin D, Urin: Kalzium/Kreatinin <0,2 mg/mg
E	Vitamin E/Gesamtlipide Norm >0,6 mg/g	Neuropathie, Hämolyse	15–25 IE/kg KG/Tag wasserlösliches Tocofersolan (Vedrop)	Vitamin E/Gesamtlipide >0,6 mg/g
K	PTZ, PIVKAII, Faktor VII	Gerinnungsstörung	1–10 mg/Tag	PTZ, Faktor VII (Faktor V zur Beurteilung der Lebersyntheseleistung) PIVKAII <3 ng/ml

PTH Parathormon; *PTZ* Prothrombinzeit; *PIVKA* Protein induced by vitamin K absence.

Gallepflichtige Substanzen retinieren im Blut und so in den Geweben mit der Folge von Ikterus (Bilirubin), Juckreiz (Gallensäuren und andere Mechanismen), Müdigkeit, Xanthomen (Cholesterin).

Der verminderte Gallefluss in den Darm und die verminderte intraduodenale Gallensäurekonzentration führt zu einer Maldigestion und -absorption von Nahrungsfett und fettlöslichen Vitaminen.

Klinische Symptome Häufiges Symptom der Cholestase ist der Ikterus. Ein Sklerenikterus ist etwa ab einem Serumbilirubin von 3 mg/dl (50 μmol/l) erkennbar. Der Stuhl ist hell oder vollständig entfärbt (man sollte sich den Stuhl zeigen lassen), der Urin ist dunkler, nur bei jungen Säuglingen bleibt der Urin hell wegen der eingeschränkten Konzentrationsfähigkeit der Niere. Einzelne cholestatische Erkrankungen gehen mit normalen bis gering erhöhten Bilirubinwerten, aber deutlich erhöhten Gallensäurewerten einher. Dann ist der Pruritus das führende Symptom. Bei stark erhöhten Cholesterinwerten, vor allem beim Alagille-Syndrom (▶ Abschn. 135.2.2), können Xanthome entstehen. Die Fettmalabsorption führt insbesondere bei Säuglingen zu einer Dystrophie und Gedeihstörung, daraus resultiert zum Teil auch eine motorische Entwicklungsverzögerung. Komplikationen durch den Mangel an fettlöslichen Vitaminen sind häufig, wenn keine Substitution erfolgt (◘ Tab. 135.2). Bei manchen Kindern fällt die Cholestase erst durch eine akute Hirnblutung bei Vitamin-K-Mangel auf. Die neuromuskulären Schäden bei Vitamin-E-Mangel, vor allem Ataxie, können irreversibel sein. Die Symptomatik, insbesondere die Progression der Lebererkrankung, ist stark abhängig von der Grunderkrankung, die zu einer Cholestase führt. Schmerzen treten nur bei relevanten Galleabflussstörungen in den großen inneren und in den äußeren Gallenwegen (Steine, Stenosen, äußere Kompression) auf.

Diagnose Bei jeder pathologischen, insbesondere prolongierten Neugeborenenhyperbilirubinämie über 2 Wochen sollte eine Bilirubindifferenzierung veranlasst werden, um eine neonatale Cholestase (direktes konjugiertes Bilirubin >50 % Gesamtbilirubin) frühzeitig zu erkennen. Bei erhöhtem direktem Bilirubin müssen Transaminasen und insbesondere die γ-Glutamyl-Transferase (γ-GT) kontrolliert, der Stuhl des Kindes genau inspiziert, Leber- und Milzgröße bestimmt und sonstige klinische Auffälligkeiten erfasst werden. Die genaue Ernährungsanamnese ist wichtig zur Beurteilung möglicher Stoffwechselerkrankungen. Es folgt die Sonografie, um strukturelle Auffälligkeiten an Leber und Gallenwegen zu erfassen. In der weiteren Diagnostik sollten bei der Vielzahl von Ursachen zuerst kausal behandelbare Erkrankungen abgeklärt werden (◘ Tab. 135.3).

Bei entfärbten Stühlen und erhöhter γ-GT ist der Ausschluss der Gallengangsatresie (▶ Kap. 139) zeitlich dringlich, da der Erfolg der Hepatoportoenterostomie maßgeblich vom Alter bei Operation (möglichst <60 Tage) abhängt. Die Sonografie (fehlende oder kleine Gallenblase, „triangular sign") kann wegweisend sein. Empfehlenswert ist die Verlegung in ein spezialisiertes Zentrum zur weiteren Diagnostik, wo auch bei Säuglingen eine endoskopische retrograde Cholangiographie (ERCP) durchgeführt und der Verschluss der extrahepatischen Gallenwege bewiesen oder widerlegt werden kann. Die Auflösung der Magnetresonanzcholangiografie ist für diese Fragestellung bei Säuglingen unzureichend. Die Lebersequenzszintigrafie widerlegt die Diagnose Gallengangsatresie bei Nachweis einer Radionuklidausscheidung in den Dünndarm, aber eine fehlende Ausscheidung nach 24 h ist nicht beweisend, da dies auch bei schwerer intrahepatischer Cholestase vorkommt. Die Leberbiopsie kann hinweisend für spezifische Erkrankungen sein. Für die Gallengangsatresie ist die Proliferation der kleinen intrahepatischen Gallengänge typisch, selten findet sich aber auch eine Duktopenie, die sonst eher auf eine syndromale oder nichtsyndromale Gallengangshypoplasie hinweist.

Eine gering erhöhte oder normale γ-GT weist vorrangig auf infektiöse, metabolische, toxische oder endokrinologische Ursachen hin. Eine niedrige γ-GT bei hohen Serumgallensäuren ist typisch für eine progressive familiäre intrahepatische Cholestase (PFIC) Typ 1 oder 2. Auch hier sollte frühzeitig eine Verlegung in ein spezialisiertes Zentrum erfolgen mit der Frage, ob eine Gallendiversionsoperation (▶ Abschn. 135.2.3) indiziert ist.

Bei älteren Kindern mit Cholestase und Ikterus erfolgt zuerst die Sonografie zur Erkennung von strukturellen Erkrankungen mit Galleabflussbehinderung, ggf. ist eine weiterführende Bildgebung (MRT, Magnetresonanz-Cholangiopankreatikografie [MRCP], ERCP) notwendig. Bei hepatitischem Enzymmuster mit stark erhöhten Transaminasen muss spezifische Diagnostik bezüglich einer akuten Virushepatitis (Hepatitis A, B, C, Zytomegalievirus [CMV], Ebstein-Barr-Virus [EBV], selten andere Viren), eines akuten Schubs einer Autoimmunhepatitis (hohes Immunglobulin G [IgG], leberspezifische Autoantikörper) oder eines Morbus Wilson (Coeruloplasmin, Kupferausscheidung im 24-h-Sammelurin), einer toxischen Hepatitis (Anamnese!, Drogen- und Medikamentenscreening) oder

135.1 · Grundlagen

Tab. 135.3 Kausal behandelbare Erkrankungen mit neonataler Cholestase

Erkrankung	Diagnostik	Therapie
Gallengangsatresie (entfärbter Stuhl!)	Endoskopische oder operative Cholangiografie; Evtl vorher Sonografie (nüchtern), Lebersequenzszintigrafie, Leberhistologie	Hepatoportoenterostomie
Angeborene Choledochuszyten	Sonografie	Exzision und bilidigestive Anastomose
Konnatale Infektionen	Serologie: CMV, HSV, Röteln, Listerien, Lues, Toxoplasmose, Tbc	Antiviral, antibiotisch
Sepsis, Urosepsis	Kulturen	Antibiotisch
Galaktosämie	Screening, Enzymaktivität in Erythrocyten	Galaktosefreie Diät
Hereditäre Fruktoseintoleranz (nur nach Gabe von Fruktose)	Mutationsanalyse, Enzymaktivität in Dünndarmbiopsie oder Lebergewebe	Fruktosefreie Diät
Tyrosinämie	Succinylacetoacetat (organische Säuren) im Urin	NTBC, Diät
Hypokortisolismus	Morgenkortisol im Plasma, Kortisol im 24-h-Sammelurin	Hydrokortison
Hypothyreose	TSH, freies T_4	Thyroxin
Neonatale Hämochromatose	Ferritin, MRT Leber, Milz, Speicheldrüsenbiopsie	Immunglobuline, Austauschtransfusion

CMV Zytomegalievirus, *HSV* Herpes-simplex-Virus, T_4 Thyroxin, *Tbc* Tuberkulose, *TSH* Thyreotropin.

eines beginnenden akuten Leberversagens unterschiedlicher Genese (Lebersyntheseparameter, Blutzucker, Ammoniak) veranlasst werden. Eine kleine Leber bei Zirrhose, eine Splenomegalie als Zeichen der portalen Hypertension oder ein Aszites weisen auf eine fortgeschrittene chronische Lebererkrankung hin.

> **Initiale Diagnostik bei neonataler Cholestase**
> (je nach klinischer Symptomatik zu modifizieren)
> - Sonografie
> - Bilirubin gesamt und direkt, Aspartataminotransferase (AST), Alaninaminotransferase (ALT), γ-GT
> - (Syntheseparameter: Gerinnung, Cholinesterase, Albumin)
> - Infektionsscreening, Virusserologie
> - $α_1$-Antitrypsin, Phänotypisierung
> - Kortisol, Thyreotropin (TSH), freies Thyroxin (T_4)
> - Ferritin
> - Blutbild, Blutausstrich (Lymphozytenvakuolen)
> - Gallensäuren nüchtern
> - Blutzucker, Ammoniak, Laktat, Cholesterin, Triglyceride
> - Erweitertes Stoffwechselscreening (Aminosäuren in Plasma und Urin, organische Säuren im Urin, Acylcarnitinprofil, Screening auf kongenitale Glykolisierungsstörungen (CDG), überlangkettige Fettsäuren)
> - ggf. Mutationsanalyse für hereditäre Fruktoseintoleranz
> - Schweißtest (evtl. immunreaktives Trypsinogen, Pankreaselastase im Stuhl, Molekulargenetik)
> - Bei Verdacht auf Alagille-Syndrom: Echokardiografie, Röntgenaufnahme der Wirbelsäule, Spaltlampenuntersuchung

Therapie Eine spezifische medikamentöse oder chirurgische Therapie ist nur bei einem Teil der cholestatischen Lebererkrankungen möglich. Allgemeine Behandlungsmaßnahmen sollten frühzeitig schon während der weiteren Diagnostik begonnen werden.

Medikamentöse Therapie Ursodesoxycholsäure wirkt choleretisch, membranstabilisierend und vermindert die Leberschädigung durch eine Verminderung des Anteils an toxischen Gallensäuren im Gesamtgallepool. Die empfohlene Dosis beträgt 10–20 mg/kg KG/Tag in 2–3 Einzeldosen. Selten treten Durchfälle oder eine Zunahme des Juckreizes auf.

Ernährungsbehandlung und Vitaminsubstitution Vor allem bei Säuglingen muss sofort eine Ernährungsbehandlung und Vitaminsubstitution begonnen werden. Die ausschließliche Muttermilchernährung ist meist nicht ausreichend bei cholestatischen Säuglingen. Bei unzureichender Gewichtszunahme, die mindestens wöchentlich zu kontrollieren ist (Cave: Hepatosplenomegalie führt zu höherem Gewicht trotz schlechtem Ernährungszustand!) muss eine Säuglingsnahrung mit mittelkettigen Triglyceriden (MCT) zugefüttert oder sogar ausschließlich gegeben werden. Bei unzureichender Trinkmenge sollte frühzeitig eine zusätzliche Sondenernährung begonnen werden. Die Nahrung sollte kalorisch angereichert werden, so dass der Säugling 140–180 kcal/kg KG erhält. Der Anteil von MCT sollte 50–70 % des Gesamtfettes betragen, die Eiweißzufuhr 2–4 g/kg KG. Leicht verdauliche komplexe Kohlenhydrate (Oligosaccharide wie Maltodextrin) können supplementiert werden. Bei langsamer Steigerung werden Kohlenhydratkonzentrationen bis zu 20–25 g/100 ml vertragen, ohne dass Durchfälle auftreten. Besonders problematisch ist die Ernährung bei cholestatischen Säuglingen, wenn ein Aszites besteht. Dann ist zusätzlich eine Flüssigkeitsrestriktion auf 80–100 ml/kg erforderlich. Die Natriumzufuhr sollte 1,5 mmol/kg nicht überschreiten. Diese Erfordernisse lassen sich durch eine individuell zusammengestellte Modulnahrung oder mit der Säuglingsspezialnahrung Heparon (Pfrimmer Nutricia) mit zusätzlicher Anreicherung mit Fetten und Kohlenhydraten erfüllen. Hilfreich ist die Mitbetreuung durch eine erfahrene Diätassistentin.

Für die Substitution mit den Vitaminen A, D, E, K werden am besten Einzelpräparate verwendet, um Über- und Unterdosierungen (Tab. 135.2) zu vermeiden. Bei bereits bestehendem Vitaminmangel muss die Dosis ggf. höher gewählt werden. Die erste Kontrolle sollte nach etwa 4 Wochen, dann alle 3 Monate erfolgen. Fettlösliches Vitamin E wird schlecht resorbiert bei Cholestase, deshalb

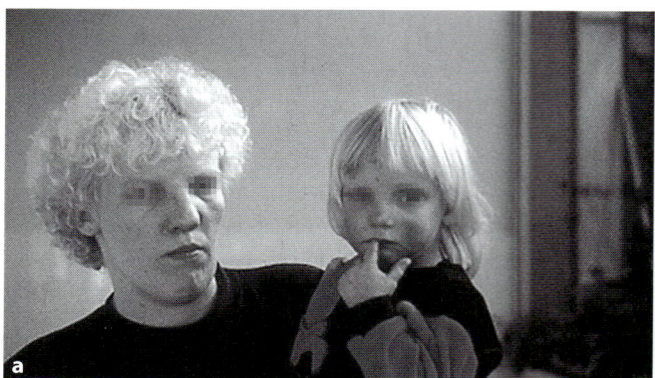
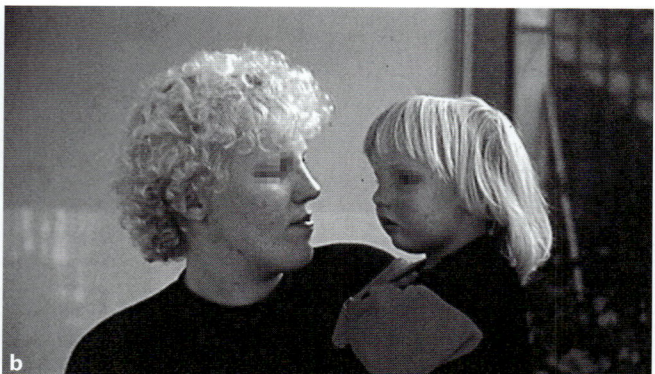

Abb. 135.1 Typische Fazies bei Alagille-Syndrom. (Bildrechte liegen bei den Patienten)

sollte das wasserlösliche Tocofersolan (Vedrop), ein polymerer Ester von RRR-α-Tocopherol und Polyethylenglykol in einer Tagesdosis von 15–25 IE/kg KG gegeben werden. Insbesondere bei Vitamin A und D sollten Überdosierungen vermieden werden. Der Vitamin-A-Spiegel sollte unter Substitution im unteren Normbereich liegen, da Vitamin A in der Leber gespeichert wird und eine Überdosierung hepatotoxisch ist. Unter der Vitamin-D-Substitution muss regelmäßig die Kalziumausscheidung im Urin kontrolliert werden, um eine Nephrokalzinose zu vermeiden.

Therapie des Juckreizes Der Juckreiz kann bei Cholestase so ausgeprägt und unerträglich sein, dass dieses Symptom im Einzelfall die Indikation zur Transplantation darstellt. Generell sollen Kinder mit Juckreiz leichte Kleidung aus Baumwolle tragen, um einen Hitzestau zu vermeiden. Kühle Bäder sind juckreizmindernd. Die Haut sollte mit Fettcremes und rückfettenden Badezusätzen weich und geschmeidig gehalten werden. Säuglinge sollten komplett bekleidet sein, da sie sich dann weniger kratzen. Manchmal sind Baumwollfäustlinge hilfreich. Ablenkung hilft Säuglingen und älteren Kindern.

Verschiedene Medikamente können zur Behandlung des Pruritus versucht werden. Ursodesoxycholsäure (10–20 mg/kg KG in 2–3 Einzeldosen) kann den Juckreiz mindern, aber bei einigen Patienten auch verstärken. In letzterem Fall ist zum Teil die alleinige oder kombinierte, dann zeitlich getrennte, Behandlung mit Colestyramin (2-mal 2–4 g) zur Bindung der Gallensäuren im Darm hilfreich. Antihistaminika oder Phenobarbital (2–5 mg/kg KG) können helfen und sollten wegen der sedierenden Wirkung abends in einer Dosis gegeben werden. Wenn trotzdem noch starker Juckreiz besteht, kann zusätzlich oder statt Phenobarbital Rifampicin (10 mg/kg KG in einer Dosis; Nebenwirkung: Hepatitis, Übelkeit, Durchfall) versucht werden. Hierunter sollten regelmäßig die Transaminasen kontrolliert werden. Bei schwerem Pruritus wurden vor allem bei Erwachsenen Behandlungserfolge unter Ondansetron, Opiatantagonisten (Naloxon oder Naldrexon), Plasmapherese oder Albumindialyseverfahren beschrieben. Bei der PFIC 1 und 2, der benignen rekurrierenden intrahepatischen Cholestase (BRIC) oder in Einzelfällen auch beim Alagille-Syndrom kann die Gallendiversionsoperation den Pruritus beseitigen oder vermindern.

Therapie der Hypercholesterinämie Die Hypercholesterinämie bei Cholestase ist wegen des unterschiedlichen Lipidprofils wesentlich geringer atherogen als bei familiärer Hypercholesterinämie. Deshalb ist eine Behandlung nur bei sehr hohen Werten oder ausgeprägten Xanthomen notwendig. Es wird eine cholesterinarme Diät, Colestyramin und bei sehr schweren Fällen die Lebertransplantation empfohlen.

Weitere Maßnahmen Bei Kindern mit chronischer cholestatischer Lebererkrankung sollte im Hinblick auf eine möglicherweise notwendige Lebertransplantation frühzeitig eine vollständige Immunisierung durchgeführt werden. Ebenso ist früh auf eine gute Zahnhygiene zu achten. Gelbfärbungen betreffen selten auch die bleibenden Zähne, sind aber ausschließlich ein kosmetisches Problem.

135.2 Krankheitsbilder mit intrahepatischer Cholestase

135.2.1 Intrahepatische Gallengangshypoplasie

Die intrahepatische Gallengangshypoplasie ist histologisch definiert als eine Verminderung der kleinen intrahepatischen Gallengänge unter 5 pro 10 Portalfelder. Die Beurteilung ist nur bei ausreichend großen Biopsien möglich. Je nach Ursache finden sich noch weitere histologische Auffälligkeiten. Eine intrahepatische Gallengangshypoplasie entsteht sekundär bei verschiedenen Erkrankungen (kongenitale Infektionen [CMV, Röteln, Lues], chronische Lebertransplantatabstoßung, Spender-gegen-Empfänger-Krankheit nach Knochenmarktransplantation) und kommt angeboren syndromal beim Alagille-Syndrom, anderen chromosomalen Erkrankungen und Syndromen oder idiopathisch als nichtsyndromale Gallengangshypoplasie vor.

135.2.2 Syndromale Gallengangshypoplasie (Alagille-Syndrom)

Die autosomal-dominant vererbte Erkrankung mit sehr variabler Penetranz ist bedingt durch Deletionen auf dem Chromosom 20 (<7 %) oder Mutationen im *Jagged1*-Gen (bei 60–70 %). Die Mutationsanalyse ist aufwendig, da das Gen sehr groß ist und viele verschiedene Mutationen existieren. Neumutationen sind häufig. Jagged1 ist ein Zelloberflächenligand für den Notch-Rezeptor, der für die interzelluläre Signalübertragung und Embryogenese von Bedeutung ist. Das erklärt, warum bei der Erkrankung verschiedene Organsysteme betroffen sein können. Die Symptomatik ist selbst innerhalb von Familien sehr variabel, und der Phänotyp korreliert nicht mit dem Genotyp. Die Diagnose wird durch die Kombination verschiedener Hauptsymptome (▶ Übersicht und ◘ Abb. 135.1) in

Zusammenhang mit der Familienanamnese und ggf. dem genetischen Befund gestellt.

Hauptsymptome des Alagille-Syndroms und Häufigkeit ihres Auftretens	
Gallengangshypoplasie	89%
Cholestase	95%
Herzgeräusch	94%
Schmetterlingswirbel	61%
Typische Fazies	92%
Posteriores Embryotoxon	80%

Die Lebererkrankung mit Gallengangshypoplasie und Cholestase reicht von leichten Verläufen mit ausschließlicher Leberwerterhöhung bis zur progredienten Lebererkrankung mit Leberfibrose und portaler Hypertension, selten einer Leberzirrhose mit Lebersyntheseeinschränkung Viele Patienten haben eine günstige Prognose bezüglich der Lebererkrankung. Die Cholestase bessert sich oft mit zunehmendem Alter. Typisch ist eine Erhöhung der γ-GT und der Gallensäuren, Lipoprotein-X (LP-X) und Cholesterin. Häufig besteht ein ausgeprägter Juckreiz. Die Cholestase führt zur Fettresorptionsstörung mit Malnutrition und Vitaminmangel. Das Gesamtcholesterin ist zum Teil stark erhöht, die Atherogenität ist geringer als bei familiärer Hypercholesterinämie, aber zum Teil entwickeln die Patienten ausgeprägte Xanthome. Die Indikation zur Transplantation besteht bei schweren Komplikationen durch die Lebererkrankung, therapieresistentem unerträglichem Juckreiz oder schwersten Xanthomen. Die häufigste kardiale Manifestation ist eine periphere Pulmonalstenose. Es kommen aber auch schwere Fehlbildungen wie eine Fallot-Tetralogie oder andere komplexe Herzfehler vor, die dann die Prognose bestimmen. Die Wirbelkörperanomalien wie auch ein posteriores Embryotoxon (prominente Schwalbe-Linie, weiße Linie bei der Spaltlampenuntersuchung der Augen am temporalen Rand des Limbus), das auch bei 7–15 % gesunder Personen nachzuweisen ist, verursachen keine Beschwerden. Neben den Hauptsymptomen zeigen einige Patienten eine schwere Osteopenie mit Frakturhäufung, eine Wachstumsstörung, andere Skelettanomalien, andere okuläre Auffälligkeiten, eine exokrine Pankreasinsuffizienz, verschiedene strukturelle und funktionelle Nierenerkrankungen (bis 44%), intrakranielle Blutungen meist unklarer Genese (bis 14%) und Entwicklungsverzögerungen, die zum Teil durch Malnutrition und Vitaminmangel bedingt sind.

135.2.3 Familiäre intrahepatische Cholestasesyndrome

Diese seltenen Gallensäuren- oder Gallelipidtransportdefekte sind eine heterogene Gruppe von familiären, autosomal-rezessiv vererbten cholestatischen Erkrankungen mit strukturell normalen Gallenwegen. Das klinische Spektrum reicht von frühem Krankheitsbeginn und rascher Progression zur Leberzirrhose bei der progressiven familiären intrahepatischen Cholestase (PFIC) über langsamer progrediente Formen bis hin zur benignen rekurrierenden intrahepatischen Cholestase (BRIC) mit intermittierendem Ikterus und Juckreiz ohne progressive Lebererkrankung und zur Schwangerschaftscholestase (ICP). Bei den progressiven Formen zeigen junge Säuglinge oft einen Ikterus, der mit zunehmendem Alter rückläufig ist. Es besteht meist ein ausgeprägter Juckreiz. Laborchemisch finden sich deutlich erhöhte Gallensäuren im Serum und leicht bis mäßig erhöhte Transaminasen. Bei der PFIC Typ 1 und 2 ist die γ-GT normal, Cholesterin und LP-X sind niedrig; bei der PFIC Typ 3 ist die γ-GT erhöht, in der Galle sind Phospholipide erniedrigt. Histologisch kann man eine intrazelluläre Cholestase, Riesenzellbildung, duktuläre Proliferation, zunehmende Fibrose und Zirrhose finden. Elektronenmikroskopisch wurden typische Veränderungen der Galle beschrieben. Die BRIC 1 und 2 ist wie die Schwangerschaftscholestase wahrscheinlich ein partieller Transporterdefekt. Bei der PFIC 1 und 2 kann im Frühstadium durch eine Gallendiversionsoperation (Galle wird aus der Gallenblase über eine etwa 15 cm lange isolierte Jejunumschlinge über ein Hautstoma ausgeleitet, was zur Ausleitung von Gallensäuren und anderen gallegängigen Substanzen aus dem enterohepatischen Kreislauf führt) der Juckreiz beseitigt oder deutlich reduziert und ein Fortschreiten der Lebererkrankung verhindert werden, bei schwerer BRIC kann ein Cholestaseschub durch eine nasobiliäre Galleableitung limitiert werden. Patienten mit FIC2-Erkrankungen (▶ Übersicht) haben ein erhöhtes Risiko für Gallensteine und ein Leberkarzinom.

Familiäre intrahepatische Cholestasesyndrome
- FIC1-Erkrankung (Mutation im *ATP8B1*-Gen, Chromosom 18, P-Typ-ATPase-Defekt): PFIC 1, BRIC 1, ICP, zum Teil extrahepatische Symptome wie Diarrhö, Minderwuchs, plumpe Hände
- FIC2-Erkrankung (Mutation im *ABCB11*-Gen, Chromosom 2, Gallensäureexportpumpe-BSEP-Defekt): PFIC 2, BRIC 2, ICP, erhöhtes Risiko für Gallensteine, Medikamentenhepatotoxizität, HCC
- FIC3-Erkrankung (Mutation im *ABCB4*-Gen [*MDR3*-Gen], Chromosom 7, Phospholipidtransportdefekt): PFIC 3, ICP
- Aagenaes-Syndrom: Neugeborenencholestase mit peripherem Lymphödem (erst im Kleinkindalter, vor allem Beine)
- Arthrogryposis-multiplex-renale-Dysfunktion-Cholestase-Syndrom
- Familiäre Cholestase bei Kindern nordamerikanischer Indianer
- Familiäre Cholestase bei Kindern von Grönlandeskimos
- Gallensäuresynthesedefekte (niedrige Serumgallensäuren)

Literatur

Baker A, Stevenson R, Dhawan A, Gonzalves I, Socha P, Sokal E (2007) Guidelines for nutritional care for infants with cholestatic liver disease before liver transplantation (2007). Pediatr Transplantation 11:825–834

Burdelski M (2002) Gallensäuren- und Gallelipidtransportdefekte. Monatsschr Kinderheilkd 150(34):39

Davit-Spraul A, Gonzales E, Baussan C, Jacquemin E (2009) Progressive familial intrahepatic cholestasis. Orphanet J Rare Dis 4(1):12

Feranchak AP, Ramirez RO, Sokol RJ (2001) Medical and nutritional management of cholestasis. In: Suchy FJ, Sokol RJ, Balistreri WF (Hrsg) Liver disease in children, 2. Aufl. Lippincott Williams & Wilkens, Philadelphia, S 899

Lykavieris P, Hadchouel M, Chardot C, Bernard O (2001) Outcome of liver disease in children with Alagille syndrome: A study of 163 patients. Gut 49: 431–435

Schirmacher S, Blumenstein I, Stein J (2003) Pathophysiologie und Therapie von Pruritus bei cholestatischen Lebererkrankungen. Z Gastroenterol 41(259):262

Whitington PF (2012) Gestational alloimmune liver disease and neonatal hemochromatosis. Semin Liver Dis 32: 325–332

van der Woerd WL, van Mil SW, Stapelbroek JM, Klomp LW, van de Graaf SF, Houwen RH (2010) Familial cholestasis: Progressive familial intrahepatic cholestasis, benign recurrent intrahepatic cholestasis and intrahepatic cholestasis of pregnancy. Best Pract Res Clin Gastroenterol 24(5):541–553

136 Morbus Wilson

R. H. J. Houwen, T. Müller

Definition Der Morbus Wilson (hepatozelluläre Degeneration) ist eine autosomal-rezessiv vererbte Kupferspeichererkrankung, die durch eine verminderte biliäre Kupferausscheidung sowie eine gestörte Inkorporation von Kupfer in das von der Leber synthetisierte Protein Coeruloplasmin charakterisiert ist. Die verminderte Kupferausscheidung führt primär zu einer pathologischen Kupferakkumulation in der Leber, sekundär auch in anderen Organen, insbesondere ZNS, Kornea und Nieren. Die toxische Kupferablagerung in diesen Organen resultiert in primär hepatischen oder neurologischen Symptomen. Der unbehandelte, natürliche Verlauf des Morbus Wilson ist immer letal. Die Früherkennung des Morbus Wilson im Kindesalter ist für den Kinderarzt von zentraler Bedeutung, denn sie ermöglicht dank medikamentöser Therapieoptionen eine exzellente Langzeitprognose mit normaler Lebenserwartung.

Epidemiologie Die Prävalenz wird mit ca. 12–30/Mio. angegeben, wird aber in geographischen Isolaten wie Sardinien deutlich höher geschätzt. In der Pädiatrie präsentieren sich die meisten Patienten mit hepatischer Manifestation, seltener mit neurologischer Symptomatik.

Pathogenese Mutationen im Wilson-Gen *ATP7B* führen zu einem Funktionsverlust des Wilson-Proteins, der eine verminderte Ausscheidung von Kupfer in die Galle bewirkt. Dieser biliäre Ausscheidungsdefekt führt in den ersten Lebensjahren zu einer symptomlosen Akkumulation von Kupfer im Hepatozyten, da die Toxizität von Kupfer durch die Bindung an Metallothioneinproteine verhindert wird. Bei Überschreiten der Bindungskapazitäten von Metallothionein kommt es zur verstärkten Generierung von freien Radikalen. Der daraus resultierende kupfermediierte oxidative Stress sowie die Aktivierung von Zelltodprogrammen führen zur Degeneration der Hepatozyten. Manche Patienten zeigen bereits zu diesem Zeitpunkt Zeichen der chronisch-progredienten Lebererkrankung bis hin zur dekompensierten Leberzirrhose. Bei anderen Patienten mit kompensierter Leberzirrhose führt eine Freisetzung von (nichtcoeruloplasmingebundenem) Kupfer aus den geschädigten Leberzellen in die Zirkulation zu einer Umverteilung in andere Organe, insbesondere in die Basalganglien und die Kornea. In diesem Stadium der Erkrankung zeigen bis zu 90 % der Patienten einen Kayser-Fleischer-Kornealring. Derselbe Mechanismus bedingt die toxischen Kupferablagerungen in den Tubuluszellen der Niere, die zu Glukosurie, Aminoacidurie und schließlich zum Vollbild des renalen Fanconi-Syndroms führen können. Bei akuter Freisetzung von großen Kupfermengen kann es durch Zerstörung der Erythrozytenmembran zur massiven hämolytischen Krise kommen.

Genetik Der Genlokus für das *ATP7B*-Gen liegt auf Chromosom 13q14.3. Bis heute sind über 500 Mutationen beschrieben worden, die in der Wilson Disease Mutation Database (▶ www.wilsondisease.med.ualberta.ca) eingetragen sind. Die Verteilung der Mutationen innerhalb verschiedener ethnischer Gruppen ist sehr heterogen. In Mittel- und Osteuropa z. B. dominiert die *H1069Q*-Mutation in Exon 14, während in Asien die *R778L*-Mutation prävalent ist.

Klinische Symptome Das typische Erkrankungsalter für Patienten mit hepatischer Erstmanifestation liegt zwischen 6 und 18 Jahren. Ein früherer (3 Jahre) bzw. späterer Erkrankungsbeginn (Erwachsenenalter) ist möglich, aber selten. Sowohl der Schweregrad als auch die Art der hepatischen Präsentation zeigen ein großes Spektrum: asymptomatische Erhöhung der Leberfunktionsproben (Zufallsbefund z. B. vor Operationen), akute Hepatitis ohne serologischen Virusnachweis, chronische Hepatitis im Sinne von persistierend abnormalen Leberfunktionsproben ohne Hinweis für Autoimmunhepatitis, Zeichen der dekompensierten chronischen Leberinsuffizienz sowie fulminantes Leberversagen mit assoziierter Coombs-negativer hämolytischer Anämie. Nur bei ca. 50 % der pädiatrischen Patienten mit hepatischer Manifestation lässt sich ein Kayser-Fleischer-Kornealring nachweisen. Extrapyramidale oder zerebelläre Symptome treten meist in der 2. Lebensdekade auf, obwohl dies bereits bei Patienten mit 6 bzw. 8 Jahren beobachtet wurden. Bewegungsstörungen oder rigide Dystonie sind typische neurologische Leitsymptome. Bewegungsstörungen präsentieren sich als extrapyramidaler Tremor, Koordinationsstörungen, Verlust der feinmotorischen Fähigkeiten oder chorea-ähnliche Bewegungen. Ein bei Schulkindern frühes Symptom ist die Verschlechterung des Schriftbildes bis hin zur Unleserlichkeit sowie eine verwaschene Sprache (Dysarthrie) und Dyskinesien. Selten dominieren psychiatrische Symptome.

Diagnose Der erste und wichtigste diagnostische Schritt ist, aufgrund der oben genannten Symptome an die Diagnose Morbus Wilson überhaupt zu denken. Der abnorme Kupferstoffwechsel des Morbus Wilson ist biochemisch durch ein erniedrigtes Serumkupfer und Serumcoeruloplasmin, eine erhöhte Kupferausscheidung im 24-h-Harn sowie eine deutlich erhöhte Kupferkonzentration im Lebergewebe charakterisiert (◘ Tab. 136.1). Kein einzelner dieser biochemischen Tests per se sichert bzw. schließt die Diagnose Morbus Wilson definitiv aus. Nur die kombinierte Durchführung aller verfügbaren biochemischen Tests sowie deren kritische Interpretation unter Berücksichtigung ihrer Limitationen ermöglicht eine zuverlässige Diagnostik bzw. Ausschlussdiagnostik.

Der Nachweis eines Kayser-Fleischer-Kornealrings mittels Spaltlampenuntersuchung durch einen erfahrenen Augenarzt ist hochverdächtig für das Vorliegen eines Morbus Wilson. Kayser-Fleischer-Kornealringe werden jedoch nur bei ca. 50 % der pädiatrischen Patienten gefunden. Bei Patienten mit hepatischer Präsentation kann das Serumcoeruloplasmin im Normbereich sein. Diagnostische Schwierigkeiten können auch bei heterozygoten Anlageträgern auftreten, die nicht selten erniedrigte Werte zeigen. Die Spezifität und Sensitivität der basalen Kupferausscheidung im 24-h-Harn ist nicht absolut. Symptomatische Patienten werden fast immer erhöhte Werte aufweisen, während präsymptomatische meist eine normale oder nur grenzwertig erhöhte Ausscheidung zeigen. Die Spezifität kann bei Patienten mit aktiver Lebererkrankung durch den sog. Penicillaminbelastungstest deutlich erhöht werden. Die praktischen Schwierigkeiten einer kompletten 24-h-Harn-Sammlung sowie eine potenzielle exogene Kupferkontamination limitieren jedoch die diagnostische Aussagekraft dieser Harnuntersuchungen.

Bei Patienten mit einem Kayser-Fleischer-Kornealring und erniedrigtem Serumcoeruloplasmin ist die Diagnose gesichert und

■ **Tab. 136.1** Biochemische Parameter des Kupferstoffwechsels bei Morbus Wilson und gesunden Kontrollen

	Morbus Wilson	Normalwerte
Serumcoeruloplasmin (mg/l)	0–200	200–400
Serumkupfer (µmol/l)	<11	11–24
Basale Kupferausscheidung im 24-h-Harn (µg/24 h)	>40	<40
Leberkupfer (µg/g Trockengewicht)	>250	<50

eine Leberbiopsie nicht notwendig. Bei Patienten ohne Kayser-Fleischer-Kornealring, bei denen mit nichtinvasiven biochemischen bzw. genetischen Untersuchungen keine sichere Diagnose gestellt werden kann, sollte eine Leberbiopsie mit Bestimmung der quantitativen Kupferkonzentration durchgeführt werden. Obwohl oft als Goldstandard bezeichnet, sind falsch-negative Ergebnisse aufgrund eines „sampling error" (bzw. inhomogener Kupferverteilung in zirrhotischen Lebern) möglich. Umgekehrt können bei signifikanter chronischer Cholestase ähnlich hohe Kupferwerte im Lebergewebe beobachtet werden. Deshalb sollten die gemessenen Kupferkonzentrationen immer im Kontext weiterer biochemischer Ergebnisse interpretiert werden.

Durch direkte Mutationsanalyse mittels Sequenzierung wird bei ca. 10 % der pädiatrischen Patienten mit gesichertem Morbus Wilson nur eine Mutation und bei 1–2 % keine Mutation in der kodierenden Region gefunden. Diese Patienten haben wahrscheinlich eine Mutation im nicht codierenden Teil des Gens. Wenn bei einem Indexpatienten in einer Familie beide Mutationen bekannt sind, so können Geschwister sicher und effizient auf diese Mutationen untersucht werden. Sind bei einem Indexpatienten mit biochemisch gesicherter Diagnose die Mutationen nicht bekannt, so kann mittels Haplotypenanalyse festgestellt werden, ob asymptomatische Geschwister die Wilson-Allele(n) von ihren Eltern geerbt haben.

Therapie Die Therapieziele bei Patienten mit Morbus Wilson sind eine Besserung der klinischen Symptome bis hin zur Beschwerdefreiheit sowie eine Normalisierung der Leberfunktionsproben. Dafür stehen 3 Medikamente zur Verfügung: D-Penicillamin, Trientine (Triethylentetraaminhydrochlorid) und Zink(-salze). Die primäre Therapieoption hängt von der initialen klinischen Präsentation ab.

D-Penicillamin Patienten mit klinischen bzw. laborchemischen Zeichen der chronischen Lebererkrankung, akuter Leberdysfunktion ohne Leberversagen sowie Patienten mit hämolytischer Anämie sollten primär mit D-Penicillamin behandelt werden. Die Therapie erfolgt in einschleichender Dosierung mit einem Dosisziel von 20–35 mg/kg KG/Tag (Erwachsene 1–2 g/Tag). D-Penicillamin soll nicht unmittelbar gemeinsam mit den Mahlzeiten eingenommen werden, da die Bioverfügbarkeit dann deutlich abnimmt. In den ersten Wochen nach Behandlungsbeginn mit D-Penicillamin können Hypersensitivitätsreaktionen wie Fieber, Lymphadenopathie, urtikarielles Exanthem, Leuko- bzw. Thrombopenie und Proteinurie auftreten. Das Risiko dieser Hypersensitivitätsreaktionen kann reduziert werden, wenn mit 25 % der Dosis angefangen wird, mit Verdoppelung in jeder weiteren Woche bis zum Erreichen der Zieldosis. Späte Reaktionen sind Knochenmark- und Nephrotoxizität sowie dem systemischen Lupus erythomatodes ähnliche Reaktionen.

Trientine Bei Auftreten einer Penicillaminintoleranz sowie präexistenten Nieren- bzw. Autoimmunerkrankungen ist Trientine das Mittel der Wahl. Die Dosierung beträgt 20 mg/kg KG/Tag und soll ebenfalls nicht zu den Mahlzeiten eingenommen werden. Im Gegensatz zu D-Penicillamin werden keine Hypersensitivitätsreaktionen und insgesamt weniger Nebenwirkungen beobachtet. Diskutiert wird jedoch die Frage, ob Trientine gleich wirksam ist wie D-Penicillamin.

Zink Bei präsymptomatischen Patienten, die mittels Familienscreening identifiziert wurden, kann ab dem 3. Lebensjahr Zink als primäre Therapieoption empfohlen werden. Im Gegensatz zu D-Penicillamin und Trientine steigert Zink nicht die urinäre Kupferausscheidung, sondern induziert im Dünndarmepithel eine erhöhte Metallothioneinsynthese und damit eine vermehrte Kupferbindung im Enterozyten. Durch die natürliche Epithelerneuerung kommt es zur fäkalen Ausscheidung von Kupfer-Metallothionein-Komplexen und zu einer negativen Kupferbilanz. Erwachsene brauchen 100–200 mg elementares Zink pro Tag, Kinder 2,5–5 mg/kg KG/Tag aufgeteilt in 2–3 Einzeldosen. Wegen der besseren Verträglichkeit bezüglich dyspeptischer Symptome sollte Zinkacetat (Wilzin) der Vorzug gegenüber anderen Zinksalzen gegeben werden.

Lebertransplantation Schwierigkeiten bereitet die Initialtherapie von Patienten mit primär neurologischer Präsentation, da 25–50 % Residualsymptome bzw. sogar eine Verschlechterung der neurologischen Problematik nach Behandlungsbeginn mit einem Chelatbildner zeigen. Für diese Patientengruppe wird manchmal auch Zink als Primärtherapie eingesetzt. Bei Patienten mit schwerer, progressiver Leberinsuffizienz, die nicht auf eine Therapie mit einem Chelatbildner ansprechen, ist eine Lebertransplantation indiziert. Für die frühzeitige Identifikation dieser Non-Responder, die ohne Lebertransplantation ein sehr hohes Mortalitätsrisiko haben, ist der revidierte King's Score ein wertvoller Prädiktor. Die Therapie mit Chelatbildner oder Zink bei nichttransplantierten Patienten ist lebenslang notwendig und darf unter keinen Umständen unterbrochen bzw. abgesetzt werden.

Literatur

Dhawan A, Taylor RM, Cheeseman P, De Silva P, Katsiyiannakis L, Mieli-Vergani G (2005) Wilson's disease in children: 37 year experience and revised King's score for liver transplantation. Liver Transpl 11: 441–448

Ferenci P, Caca K, Loudianos G et al. (2003) Diagnosis and phenotypic classification of Wilson disease. Liver International 3: 139–142

Wiggelinkhuizen M, Tilanus ME, Bollen CW, Houwen RHJ (2009) Systematic review: Clinicial efficacy of chelator agents and zinc in the initial treatment of Wilson disease. Aliment Pharmacol Ther 29: 947–958

Nicastro E, Ranucci G, Vajro P, Vegnente A, Iorio R (2010) Re-evaluation of the diagnostic criteria for Wilson disease in children with mild liver disease. Hepatology 52:1948–1956

European Association for the Study of the Liver (2012) EASL clinical practice guidelines: Wilson's disease. J Hepatology 56(671):685

137 α₁-Antitrypsin-Mangel

K. Pittschieler

Definition Der α₁-Antitrypsin-Mangel (α₁-AT-Mangel) ist besonders in der kaukasischen Rasse europäischer Abstammung verbreitet und wird auch als Proteaseinhibitor(Pi)-Krankheit bezeichnet. Dieses Defizit ist die häufigste Ursache genetisch bedingter Leberkrankheiten im Kindesalter und bei Erwachsenen Ursache der chronisch-obstruktiven Lungenkrankheit, die durch ein panacinäres Emphysem gekennzeichnet ist. Das α₁-AT-Molekül ist ein Glykoprotein mit einer Halbwertszeit von 5 Tagen und einem Molekulargewicht von 52 kDa. Hauptaufgabe ist die Neutralisierung der gewebedestruktiven Proteasen der neutrophilen Zellen. Es ist ferner ein Akute-Phase-Protein, das im Serum bei Entzündungsprozessen und Gewebeschäden um das 3- bis 5-Fache ansteigen kann. Die hauptsächliche Bildungsstätte ist die Leberzelle, in geringer Menge wird α₁-AT zusätzlich in extrahepatischen Zelllinien, wie Makrophagen, gebildet. Bei Gesunden liegen die Serumspiegel zwischen 20 und 53 μM/l (150–350 mg/dl), und mindestens 11 μM/l (ungefähr 80 mg/dl) sind notwendig, um die Lunge vor der Entwicklung eines Emphysems zu schützen. PiSS-Träger weisen ungefähr 60 %, PiZZ-Träger 15 % des normalen Serumspiegels (5 μM/l) auf. Über 90 Mutationen sind zwischenzeitlich bekannt, die durch die isoelektrische Fokussierung IEF anhand ihrer Wanderungsgeschwindigkeit erkannt und durch alphabetische Bezeichnungen definiert werden.

Epidemiologie Ein normaler Blutspiegel von α₁-AT ist typisch für den homozygoten PiMM-Phänotyp. Patienten, Träger des homozygoten PiZZ-Phänotyps, wurden durch Massenscreenings in Europa und Nordamerika mit einer Häufigkeit von 1:1000–2000 gefunden. Das Z-α₁-AT-Allel ist in 4 % der Kaukasier Nordeuropas vorhanden, das S-α₁-AT-Allel wird in 28 % der südeuropäischen Bevölkerung gefunden.

Ätiologie Die Mangelkrankheit entsteht durch die Vererbung zweier abnormer Pi-Allele des α₁-AT-Moleküls mit dem Genlocus am Chromosom 14q Position 32.1. Die klinisch wichtigste Mutation ist der Proteinaseinhibitorphänotyp PiZZ, der in ursächlichem Zusammenhang zu Lungen- und Leberkrankheiten wie Emphysem, juvenile Zirrhose und Hepatom steht. Seltene Manifestationen sind Pannikulitis, Vaskulitis und tödliche hämorrhagische Krankheitsbilder. Der PiZZ-Phänotyp ergibt sich durch den punktförmigen Ersatz eines einzigen Nukleotids am Codon 342, wobei Glutamin durch Lysin ersetzt wird. PiZZ-Patienten sind anhand ihrer niedrigen Serumwerte unter 11 μM/l für Lungenschäden prädestiniert.

Pathogenese Die punktförmige Mutation führt zu einer Strukturveränderung an der reaktiven Schleife und an der Molekülebene des α₁-AT-Moleküls, wodurch im endoplasmatischen Retikulum (ER) der Leberzelle Agglomerate wie Dimere und folgend Polymere entstehen, die das ER nicht verlassen können, wodurch der Spiegel in der Lunge chronisch erniedrigt ist. Diese intrahepatischen Aggregate rufen einerseits eine Leberzellschädigung hervor, andererseits ist die Lunge weitgehend der ungehinderten proteolytischen Wirkung der Neutrophilenelastase und dadurch entstehenden komplexen Entzündungskaskaden ausgesetzt. Besonders bei PiZZ-Patienten können Zigarettenkonsum und ausgeprägte Luftverschmutzung frühzeitig, und zwar bereits in der 3. Lebensdekade, die chronisch-obstruktive Lungenkrankheit hervorrufen. Die Lungenbeteiligung weist nicht bei allen Patienten den gleichen Schweregrad auf. Die Pathogenese der Leberkrankheit ist gegenteilig durch die Akkumulation von abnormem α₁-AT-Material gekennzeichnet, das anfänglich nur im Elektronenmikroskop sichtbar, später auch durch immunhistologische Färbetechniken im Lichtmikroskop nachweisbar ist. Nach der Synthese des α₁-AT Moleküls in den Ribosomen werden im ER der Leberzelle über 85 % des abnormen PiZZ-Proteins als Polymere akkumuliert, und nur ein kleiner Restbestand erreicht die Zellmembran und somit den Kreislauf. Die Akkumulation betrifft nicht gleichmäßig alle Leberzellen, so dass Leberzellen zum Teil frei von Ablagerungen sind. Diese körnigen Globuli von α₁-AT behindern die exkretorische metabolische Tätigkeit der Leber und sind Triebkräfte der frühkindlichen Leber- und Gallengangschädigung. Zusätzliche leberschädigende Faktoren wie Viren, Sauerstoffradikale, Mitochondrienbeschädigungen oder Variablen im Abbau der mutanten Z-Polymere, wie Autophagie, sind ausschlaggebende Multiplikatoren dieses langsam, aber kontinuierlich fortschreitenden Prozesses.

Pathologie Das histologische Bild des α₁-AT-Mangels ist in den verschiedenen Altersgruppen nicht uniform. Intrazelluläre α₁-AT-Ablagerungen sind bereits in der fetalen Leber gefunden worden. Überdies findet man bei sporadisch beschriebenen Patienten schon in den ersten Lebenswochen histologische Zeichen einer ausgeprägten Leberschädigung, weshalb man einen intrauterinen Krankheitsbeginn annehmen kann. Die Histologie der frühkindlichen Leber zeigt in diesen Fällen das Bild einer ausgeprägten hepatozellulären Nekrose: Mehrkernige Riesenzellen, periportale lymphozytäre und neutrophile Infiltrate und geringgradige duktuläre Proliferation der Gallengänge runden das histologische Bild ab. Bei einer zweiten Gruppe von Patienten ist die Cholestase das histologische Hauptmerkmal der frühkindlichen Leberkrankheit. Abnorme und zahlreiche Gallengangsproliferationen und multiple Gallepfröpfe rufen das histologische Bild der extrahepatischen Gallengangsatresie in Erinnerung, wodurch diagnostische Verwechslungen entstehen, die zu unnützen Laparatomien führen können. Eine dritte histologische Gruppe ist gekennzeichnet durch eine intrahepatische Gallengangshypoplasie. Intrahepatische Gallengänge sind nur schwer histologisch in der portalen Triade auszumachen, die extrahepatischen Gallengänge sind hingegen normal. Die schlechteste Prognose scheint die cholestatische Form zu haben, wobei der Verdacht aufkommt, dass gerade die feinsten frühkindlichen Gallengänge die besonders leidtragenden Leberstrukturen sind. Die histologischen Veränderungen der Leber sind bei älteren Kindern verschieden. Eine geringe portale Fibrose, Fibrosebrücken zwischen den Portalfeldern und Zirrhosezeichen sind bei diesen Patienten typisch und spiegeln die verschiedenen Schweregrade der Krankheit in dieser Altersgruppe wider. Eine kleine Gruppe heterozygoter Träger mit dem PiMZ- und PiSZ-Phänotyp kann ähnliche histologische Veränderungen der Leber wie PiZZ-Träger aufweisen.

Klinische Symptome Erste klinische Krankheitszeichen können bei Trägern des PiZZ-Phänotyps bereits im Neugeborenenalter sichtbar sein. Cholestasezeichen, gekennzeichnet durch eine Hepatomegalie und eine Erhöhung des direkten Bilirubins und der Transaminasen, können zu einer klinischen Verwechslung mit dem neonatalen Hepatitissyndrom führen. Obwohl die persistierende

Leberkrankheit in den meisten Fällen einen leichten Verlauf zeigt, bleibt die Leberenzymerhöhung über Jahre hinweg nachweisbar. Bei einer weiteren Gruppe von Neugeborenen und Säuglingen ist die Cholestase ausgeprägter. Ikterus, Hypercholesterinämie, hypochole Stühle, Hepatosplenomegalie und zunehmender Juckreiz bestimmen das klinische Bild. Gastrointestinale, umbilikale oder zerebrale Blutungen sind besonders bei gestillten Säuglingen mit einem latenten Vitamin-K-Mangel beschrieben worden. Von den PiZZ-Patienten weisen 10 % bereits im Säuglingsalter eine schwere Leberkrankheit auf, die durch eine beeinträchtigte Syntheseleistung, Aszites, Blutungen, Essstörungen und schlechte Gewichtszunahme gekennzeichnet ist. Vereinzelt ist ein fulminantes Leberversagen im 1. Lebensjahr Grund für eine frühzeitige Lebertransplantation. Im späteren Kindes- und Adoleszentenalter sind die Symptome der Leberkrankheit nicht mehr spezifisch und gleichen denen anderer chronischer Hepatopathien. Hepatosplenomegalie und akute ösophageale Varizenblutungen sind die primären Krankheitszeichen. Im Kindes- und Jugendalter zeigten über 80 % der eigenen 123 PiZZ-Patienten einen gutartigen Verlauf mit normalen Transaminasen oder nur geringen Normabweichungen. Eine seltene, aber gefürchtete Komplikation des erwachsenen PiZZ-Trägers ist das hepatozelluläre Karzinom. In der Literatur sind bislang keine pädiatrischen Fälle beschrieben worden. Die Prognose der Leberkrankheit der heterozygoten PiMZ- und SZ-Träger scheint günstig zu sein, da sich bei fast allen von uns beobachteten Trägern die Leberenzymveränderungen innerhalb des 1. Lebensjahres biochemisch normalisiert hatten. Bei Erwachsenen sind Kombinationen zwischen Virushepatitis oder anderen chronischen Leberkrankheiten und dem α_1-AT-Mangel beschrieben worden. Die Lungenkrankheit steht im Kindes- und Jugendalter klinisch im Hintergrund. Insbesondere wenn nicht geraucht wird, ist es unwahrscheinlich, dass PiZZ-Patienten innerhalb der ersten 2 Lebensdekaden pulmonale Krankheitsbilder aufweisen. Sensible Lungenfunktionsstudien werden zukünftig klären, ob und wie weit die Lunge des Jugendlichen betroffen ist.

Diagnose Die Diagnose wird durch die Bestimmung des Blutspiegels des α_1-AT gestellt. Die Abweichungen vom Normalwert sind bei den einzelnen Phänotypen verschieden ausgeprägt: PiZZ-Träger zeigen durchschnittlich im Serum maximal 10 % des Normalwertes, PiMZ-Träger vergleichsweise ca. 50 %. Zur Abrundung und Sicherung der Diagnostik ist die Phänotypisierung durch die isoelektrische Fokussierung (IEF) notwendig. Mit Hilfe dieser Methode ist es möglich, die einzelnen Phänotypen anhand der verschiedenen Wanderungsgeschwindigkeiten zu unterscheiden, wodurch eine optimierte Diagnostik und genetische Beratung möglich wird. Ein Screening mittels IEF, z. B. bei Neugeborenen, wird von der WHO empfohlen. Die Genotypisierung erlaubt überdies eine Pränataldiagnostik.

Therapie Der Zigarettenrauch beschleunigt bei defizitären Trägern die Entwicklung des Lungenemphysems, welches die Lebensqualität und -erwartung dieser Patienten nachhaltig beeinträchtigt. Eine frühzeitige Sensibilisierung der Risikopatienten gegenüber der destruktiven Wirkung des Rauchens ist ein wesentlicher präventivmedizinischer Eingriff. Durch frühzeitige Aufklärung möchte man erreichen, dass Patienten und nahe Verwandte das Zigarettenrauchen unterlassen. Massenscreenings, im neonatalen oder präpuberalen Alter durchgeführt, ermöglichen eine frühzeitige Erfassung der Träger. Im Kindes- und Jugendalter bleibt die Lunge weitgehend vor den destruktiven Wirkungen der Proteasen verschont, und organspezifische therapeutische Eingriffe sind nicht notwendig. Beim erwachsenen PiZZ-Träger kommen α_1-AT-Substitutionen immer häufiger zur Anwendung mit dem Ziel, den pulmonalen Gewebespiegel von α_1-AT angemessen zu erhöhen. Humanes gereinigtes α_1-AT wird intravenös, hingegen rekombinantes Protein bronchial über Aerosol zugeführt. Vielversprechende gentherapeutische Ansätze wurden bereits im pulmonalen Bereich gemacht und könnten in den nächsten Jahren große Bedeutung auch für die Leberpathologie gewinnen. Eine alleinige Leberkrankheit ohne pulmonale Beteiligung ist eine Kontraindikation zur intravenösen α_1-AT-Ersatztherapie. Eine spezifische Behandlung ist für die Leberkrankheit nicht möglich. Die Vorbeugung von Komplikationen der chronischen Lebererkrankung wie Blutungen, Aszites, Pruritus, Mangelernährung und Infektionen (Impfungen) stehen im Vordergrund. Präventive therapeutische Ansätze, wie der Einsatz von Antioxidanzien (Vitamin E) bei Säuglingen, Ursodeoxycholsäure bei Erwachsenen, ist umstritten. Versprechend scheint hingegen der Versuch, durch Medikamente wie Carbamazepine eine Verbesserung der intrazellulären Degradation der α_1-AT-Polymere mittels Beschleunigung der Autophagie zu erreichen. Die orthotope Lebertransplantation ist der einzige therapeutische Ansatz zur Lösung einer fortgeschrittenen Leberinsuffizienz. Die postoperative Überlebensrate ist exzellent und grenzt an die 90 %. Mit der Transplantation einer Leber, die einen normalen α_1-AT-Metabolismus aufweisen sollte, wird überdies ein normaler Blutspiegel von α_1-AT im Serum erreicht, wodurch die Lunge vor weiteren destruktiven Prozessen geschützt wird.

Literatur

Crystal RG (1990) α_1-antitrypsin deficiency, emphysema, and liver disease. J Clin Invest 85:1343–1352

Carrell RW, Lomas DA (2002) Alpha1-antitrypsin deficiency – a model for conformational disease. N Engl J Med 346:45–53

Hidvegi T, Ewing M, Hale P et al (2010) An autophagy-enhancing drug promotes degradation of mutant alpha1-antitrypsin Z and reduces hepatic fibrosis. Science 329:229–232

Mahadeva R, Lomas DA (1998) Alpha1-antitrypsin deficiency, cirrhosis and emphysema. Thorax 53:501–505

Pittschieler K (1991) Liver disease and heterozygous α_1-antitrypsin deficiency. Acta Paediatr Scand 80:323–327

Perlmutter DH (2002) Liver injury in α1-antitrypsin deficiency: An aggregated protein induces mitochondrial injury. J Clin Invest 110:1579–1583

Sveger T, Eriksson S (1995) The liver in adolescents with α1-antitrypsin deficiency. Hepatology 22:514–517

Teckman JH, Qu D, Perlmutter DH (1996) Molecular pathogenesis of liver disease in α_1-antitrypsin deficiency. Hepatology 24:1504–1516

138 Hepatitis

S. Wirth

Hepatiden können viraler Genese oder Ausdruck von Autoimmunprozessen sein. In den letzten Jahrzehnten wurden zahlreiche hepatotrope Viren charakterisiert und verschiedenen klinischen Leberkrankheiten zugeordnet. Es sind 5 voneinander verschiedene primär hepatotrope Viren bekannt, die unterschiedliche klinische Verläufe hervorrufen. Drei weitere hepatotrope Viren sind charakterisiert und verursachen beim Immunkompetenten keine wesentlichen Krankheitszeichen. Man bezeichnet diese Agenzien auch als „innocent bystander".

Zur Behandlung der chronischen Hepatitis B und C wurden verschiedene Substanzgruppen wie α-Interferone und Nukleos(t)idanaloga eingeführt, die den Krankheitsverlauf, wenn nicht beenden, doch in vielen Fällen positiv beeinflussen können.

In Tab. 138.1 ist das aktuelle Hepatitisalphabet mit den wesentlichen Charakteristika der Krankheiten dargestellt.

138.1 Hepatitis A

Definition Die Hepatitis A ist eine selbstlimitierende, akute Leberentzündung, die durch das Picornavirus „Hepatitis-A-Virus" (HAV) hervorgerufen wird.

Ätiologie und Pathogenese Das Hepatitis-A-Virus ist ein RNA-Virus von etwa 27 nm Durchmesser und gehört zur Familie der Picornaviren. Die Strukturen des Virus sind definiert. Aus dem 7,5 kb langen RNA-Genom entstehen 11 Virusproteine mit verschiedenen strukturellen und nichtstrukturellen Funktionen. Es gibt insgesamt 7 Genotypen, wobei Genotyp 3 mit einem etwas schwereren klinischen Verlauf verbunden zu sein scheint. Antikörper gegen HAV (Anti-HAV) neutralisieren universell. Die Pathogenese der Hepatitis-A-Infektion ist bisher nicht geklärt. Es scheint wahrscheinlich, dass das HAV geringgradig direkt zytopathisch, die klinische Hepatitis jedoch durch die zytotoxische Aktivität der T-Zellen bedingt ist.

Klinische Symptome Die Hepatitis A ist eine akute oder subakute Krankheit. Der klinische Verlauf ist abhängig vom Alter des Patienten, wobei die Infektion bei Kindern unter 6 Jahren in über 70 % asymptomatisch oder nur mit geringen Krankheitszeichen verläuft. Die Inkubationszeit beträgt 15–49 Tage (Mittelwert 3–4 Wochen) und beginnt meist mit uncharakteristischen Krankheitszeichen. Fehlt die Cholestase, ist die Diagnose klinisch schwer zu stellen. In Tab. 138.2 sind die häufigsten klinischen Symptome aufgeführt. Die klinischen Befunde gehen innerhalb von 2–4 Wochen deutlich zurück. Bemerkenswert ist, dass bei zahlreichen Kindern offenbar eine stille Feiung eintritt. West-Europa gilt als „Niedrig-Epidemie-Region". In Deutschland infizieren sich jährlich ca. 1,5/100.000 der Bevölkerung, davon etwa ein Drittel unter 18 Jahren. Derzeit besteht bei Jugendlichen unter 18 Jahren eine Durchseuchung (Nachweis von Anti-HAV-Immunglobulin G[-IgG]) von unter 10 %.

Das Virus wird fäkal-oral übertragen und während der Inkubationsphase in großen Mengen im Stuhl ausgeschieden. Während der Inkubationszeit und der frühen Krankheitsphase ist auch eine Virämie nachweisbar, wobei die Ansteckungsfähigkeit nur etwa 1 Woche nach Krankheitsbeginn anhält.

Chronische Krankheiten oder ein HAV-Trägerstatus sind nicht bekannt. Bei 4–20 % der Patienten mit akuter Hepatitis A werden rezidivierende oder auch protrahierte Verläufe beobachtet, die 2–3 Monate nach klinischer Besserung durch erneuten Ikterus und Wiederanstieg der Transaminasen in Erscheinung treten. Aber auch diese protrahierten Verläufe heilen regelmäßig aus.

Fulminante Verläufe der Hepatitis A sind bekannt, jedoch im Kindesalter ausgesprochen selten und kommen überwiegend in Entwicklungsländern vor. Extrahepatische Krankheiten bei Hepatitis A wie Arthritis, hämolytische Anämie, Nierenversagen oder Meningoenzephalitis sind in Einzelfällen beschrieben worden.

Diagnose Mit dem Nachweis von Antikörpern gegen das HAV steht eine zuverlässige Diagnostik zur Verfügung. In der akuten Phase oder bei einer frisch ablaufenden HAV-Infektion lässt sich Anti-HAV-IgM nachweisen, während mit der Ausheilung der Hepatitis A HAV-IgM verschwindet und gleichzeitig Anti-HAV-IgG ansteigt. Anti-HAV-IgG persistiert in der Regel lebenslang und schützt vor einer Reinfektion. Bei cholestatischen Verläufen kann Anti-HAV-IgM wieder verstärkt auftreten und insgesamt über Monate persistieren. Bei einer akuten Hepatitis A sind die Serumtransaminasen stark erhöht. Je nach Ausmaß der Cholestase finden sich Hyperbilirubinämie und Anstieg der Cholestaseparameter.

Therapie Eine kausale Therapie der Hepatitis A gibt es nicht. Es wird Bettruhe nach Selbstregulation des Kindes empfohlen. Leberschonkost, Steroide oder andere Medikamente sind nicht indiziert. Im seltenen Fall einer fulminanten Hepatitis ist eine Lebertransplantation nur bei etwa 40 % der Patienten erforderlich.

Prophylaxe Zur Prophylaxe steht eine passive und aktive Immunisierung zur Verfügung. Die Aktivimpfung wird ab dem vollendeten 1. Lebensjahr empfohlen. Sie besteht aus 2 Injektionen im Abstand von 6 Monaten, kann aber auch innerhalb von 2 Monaten appliziert werden. Aufgrund der raschen Antikörperentstehung ist es durchaus gerechtfertigt, die aktive Immunisierung bei Kindern und Jugendlichen mit engem Kontakt zu Hepatitis-A-Erkrankten durchzuführen (Riegelungsimpfung). Die aktive Immunisierung gegen Hepatitis A ist darüber hinaus bei Auslandsreisenden in Endemiegebiete sowie medizinischem Personal in der Pädiatrie und Personal in Kindertagesstätten indiziert.

Des Weiteren steht eine Kombinationsimpfung gegen Hepatitis A und Hepatitis B zur Verfügung.

Die passive Immunprophylaxe wird bei Immunkompetenten und Lebergesunden und direkter Exposition nach unmittelbarem Kontakt nicht mehr empfohlen. Kinder können zu Gemeinschaftseinrichtungen spätestens 2 Wochen nach den ersten Symptomen wieder zugelassen werden.

138.2 Hepatitis B

Definition Die Hepatitis B ist eine akute oder chronisch verlaufende Leberentzündung, die durch das Hepatitis-B-Virus (HBV), ein Hepadnavirus, hervorgerufen wird.

Tab. 138.1 Aktuelles Hepatitisalphabet

Diagnose	Virus	Genom	Virusfamilie	Diagnostik	Chronizität	Therapie
Hepatitis A	HAV	RNA	Picornavirus	Anti-HAV	Nein	Nein
Hepatitis B	HBV	DNA	Hepadnavirus	HBsAG, HBeAG, Anti-HBe, HBV-DNA	10–90 % je nach Alter	Peg-α-Interferon; Nukleos(t)id-analoga
Hepatitis C	HCV	RNA	Flavivirus	Anti-HCV, HCV-RNA, Genotyp	60–80 %	Peg-α-Interferon mit Ribavirin
Hepatitis D	HDV	RNA	Viroid	Anti-HD, HDV-RNA	>60 %	Versuch mit Peg-α-Interferon
Hepatitis E	HEV	RNA	Calicivirus	Anti-HEV	Bei Immunsupprimierten beschrieben	ggf. Peg-α-Interferon
Hepatitis G	HGV	RNA	Flavivirus	HGV-RNA	Ja	Nein
TT-Virus	TTV	DNA	Circovirus	TTV-DNA	Ja	Nein
SEN-Virus	SENV	DNA	Circovirus	SEN-DNA	Ja	Nein

Tab. 138.2 Klinische Symptomatik bei Kindern mit Hepatitis A

Symptome	Häufigkeit (%)
Übelkeit/Erbrechen	65
Ikterus	65
Durchfall	58
Bauchschmerzen	48
Abgeschlagenheit	48
Fieber	41
Appetitlosigkeit	41
Arthralgie	6

Ätiologie und Pathogenese Das vollständige Hepatitis-B-Virus besteht aus einem Hüllprotein (HBsAg), einem Kernprotein (HBcAg) sowie der im Kern befindlichen Hepatitis-B-Virus-DNA (HBV-DNA). Das Virusgenom hat eine Länge von etwa 3200 Nukleotiden und beinhaltet 4 offene Leserahmen (C-, S-, P- und X-Gen). Für die serologische Diagnostik ist der Nachweis von HBsAg, HBeAg, HBV-DNA sowie der korrespondierenden Antikörper Anti-HBs und Anti-HBe von Bedeutung. Das im Hepatozyten nachweisbare HBcAg wird nicht sezerniert. Daher finden sich in jeder Phase der Krankheit Antikörper gegen Anti-HBc. Als Zeichen der akuten Infektion bzw. der Reaktivierung einer chronischen Infektion lässt sich Anti-HBc-IgM nachweisen.

Das HBsAg repräsentiert im Wesentlichen die Virushülle und trägt eine gemeinsame gruppenspezifische Determinante a, gegen die das Anti-HBs als neutralisierender Antikörper gerichtet ist. HBeAg wird wie HBcAg von der C-Region codiert und nach Abspaltung einiger Aminosäuren aus den Hepatozyten ausgeschleust und ist im Serum nachweisbar. Man unterscheidet 10 Genotypen, wovon A und D in Europa am weitesten verbreitet sind.

Das Hepatitis-B-Virus infiziert menschliche Hepatozyten, ohne direkt zytopathogen zu sein. Die entzündliche Aktivität wird durch das Immunsystem des Wirts induziert. Die Hepadnaviren wurden allerdings auch in anderen Zellen und Geweben gefunden, insbesondere in Zellen des hämatopoetischen Systems, in der Milz, in Lymphknoten, im Thymus, in Endothelzellen und in der Niere.

Genetik In bestimmten Genabschnitten des Hepatitis-B-Virus besteht eine hohe Variabilität. Wichtige Mutationen wurden im PräC-Bereich sowie im S-Bereich beobachtet. Durch einen Basenaustausch kann im PräC-Bereich ein Stopcodon entstehen, das die Transkription des HBeAg unmöglich macht. Diese Punktmutation an der Position 1896 des HBV-Genoms wurde auch mit fulminanten Hepatitiden in Zusammenhang gebracht.

Allerdings kann diese Präcore-Mutante auch bei einer Anzahl von HBeAg-positiven und asymptomatischen Anti-HBe-positiven HBsAg-Trägern nachgewiesen werden. Häufig tritt sie bei den Patienten auch gemeinsam mit dem Wildtyp auf. Bei Kindern scheint diese Mutante seltener als bei Erwachsenen vorzukommen, sie wurde allerdings bei Säuglingen mit fulminanter Hepatitis nach Infektion durch eine Anti-HBe-positive Mutter häufig nachgewiesen. Weitere Mutationen im S-Gen- und PräS-Gen-Bereich wurden beschrieben. Man geht davon aus, dass der klinische Verlauf überwiegend durch die immunologische Reaktion des Infizierten und weniger durch die Virusmutanten bestimmt wird.

Neben Punktmutationen wurden Insertionen und Deletionen nachgewiesen. Von besonderem Interesse ist eine Punktmutation im Bereich der a-Determinante des HBsAg, die die Bindung des neutralisierenden Antikörpers Anti-HBs verhindert. Diese seltenen Escape-Mutanten können trotz einer aktiven und passiven Immunisierung zu einer chronischen Infektion führen. In ◘ Abb. 138.1 ist das HBV-Genom mit den offenen Leserahmen und den damit verbundenen wichtigen Mutationen dargestellt.

Epidemiologie Weltweit gibt es derzeit etwa 250 Mio. chronische HBsAg-Träger. Diese Menschen repräsentieren ein Virusreservoir und somit eine fortwährende Infektionsquelle. In Deutschland sind etwa 0,4 % der Bürger Träger des HBsAg. In östlichen Ländern liegt die Prävalenz höher.

Die Übertragung des HBV erfolgte klassischerweise durch Kontakt mit Blut und Blutprodukten. Jetzt dominieren die horizontale Übertragung, Intimkontakte und Drogenabusus. Im Kindesalter spielen fast nur noch die vertikale Transmission (Mutter-Kind-Infektion) und selten eine horizontale Infektion eine Rolle. Die Übertragung durch Bluttransfusionen oder Blutprodukte ist mit zunehmender Sicherheit der Kontrollverfahren auf eine Wahrscheinlichkeit von unter 1:100.000 Transfusionen zurückgegangen. Das vertikale Transmissionsrisiko beträgt bei aktiver und passiver Immunisierung etwa 3–5 %. Ohne Immunisierung liegt die Infektionsrate bei HBeAg-positiven Müttern bei über 90 % und bei Anti-HBe-positiven Müttern zwischen 15 und 25 %.

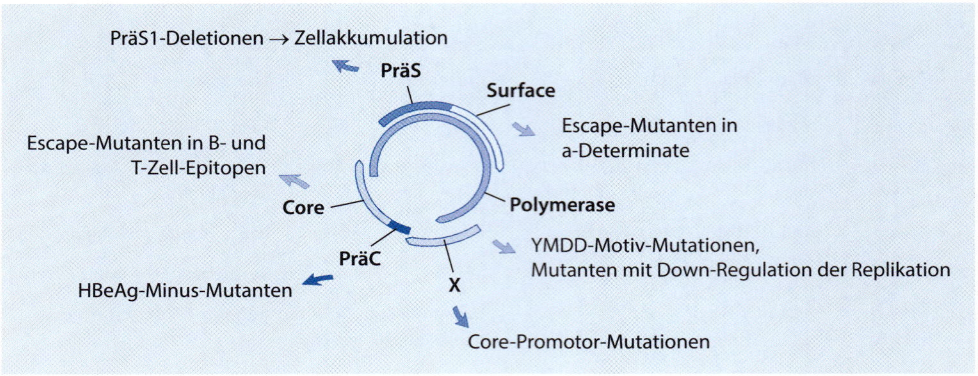

Abb. 138.1 Genom des Hepatitis-B-Virus mit den 4 offenen Leserahmen (ORF) und in den einzelnen Genabschnitten relevanten Mutationen. Klinisch bedeutsam sind vor allem die Mutationen im PräS- und PräC-Bereich

Klinische Symptome Bei jüngeren Kindern verläuft die akute HBV-Infektion meist asymptomatisch. Bei klinisch auffälligen Patienten kommt es nach einer Inkubationszeit von 40–180 (Mittelwert: 75–90) Tagen zu einer klinisch symptomatischen akuten Hepatitis mit Müdigkeit, Abgeschlagenheit, Übelkeit, Appetitlosigkeit, gelegentlich rechtsseitigen Oberbauchbeschwerden und Temperaturerhöhung. Auch extrahepatische Begleiterscheinungen wie Arthritis, Glomerulonephritis und bei älteren Patienten auch Panarteriitis nodosa können selten beobachtet werden.

Als Korrelat zum klinisch nachweisbaren Ikterus findet sich laborchemisch eine Erhöhung des Bilirubins sowie der Transaminasen. Normalerweise ist die klinische Symptomatik innerhalb von 3–6 Wochen rückläufig. Bei den meisten Patienten heilt die akute Hepatitis B aus, die Chronizitätsrate beträgt im Erwachsenenalter 5–10 %. Für Kinder besteht eine Altersabhängigkeit. Während die Chronizitätsrate im 1. Lebensjahr bei fast 90 % liegt, reduziert sie sich im Kleinkindesalter auf 40–60 %, im Vorschulalter auf 20–40 % und nähert sich dann im Schulalter dem Risiko Erwachsener.

Die chronische Hepatitis B ist als HBsAg-Persistenz von mehr als 6 Monaten definiert. Ist im Rahmen einer akuten Hepatitis B HBV-DNA länger als 2–3 Monate im Serum nachweisbar, muss von einem chronischen Verlauf ausgegangen werden.

Diagnose Die akute Hepatitis B wird durch den Nachweis von HBsAg, HBeAg sowie Anti-HBc-IgM und -IgG serologisch gesichert. Etwa 8 Wochen nach Ausbruch der Krankheit wird HBsAg aus dem Serum eliminiert, kurz vorher kommt es bereits zu einer Serokonversion zu Anti-HBe. Nach einer frisch überstandenen Hepatitis B sind Anti-HBs, Anti-HBe sowie Anti-HBc nachweisbar. Anti-HBc-IgM kann bis zu 6 Monate persistieren.

In den Phasen hoher Virusreplikation (akute Hepatitis B, HBeAg-positive Phase der chronischen Infektion) lassen sich zwischen 10^7 und 10^{10} Virionen/ml nachweisen. Nach Serokonversion zu Anti-HBe ist die Viruslast stark reduziert und liegt in einem Bereich von $0–10^4$ Virionen/ml.

138.2.1 Fulminante Hepatitis B

Die akute Hepatitis B kann in seltenen Fällen fulminant verlaufen (im Kindesalter unter 1 %). Während der Phase der fulminanten Hepatitis kommt es zu ausgedehnten Leberzellnekrosen mit initial sehr hohen Transaminasenwerten, die sich dann relativ rasch normalisieren. Besonders Neugeborene, die durch eine Anti-HBe-positive Mutter infiziert wurden, scheinen ein höheres Risiko zu haben, im Alter von 2–4 Monaten an einer fulminanten Hepatitis B zu erkranken. Die Letalität liegt unbehandelt bei bis zu 80 %.

138.2.2 Chronische Hepatitis B

Es werden 2 Phasen der chronischen Hepatitis B unterschieden. Die 1. Phase ist durch den Nachweis von HBsAg, HBeAg und hohen Konzentrationen der HBV-DNA charakterisiert, während in der 2. Phase der Erkrankung HBsAg, Anti-HBe und niedrige Konzentrationen von HBV-DNA vorliegen. Diese Serokonversion von HBeAg zu Anti-HBe tritt in einem variablen Zeitraum nach Infektion auf und kann im Einzelfall nicht vorhergesagt werden. Die Serokonversionsrate liegt etwa zwischen 10 und 15 % pro Jahr. Die Viruselimination (Nachweis von Anti-HBs) ist ausgesprochen selten. Die jährliche Serokonversionsrate von HBeAg zu Anti-HBe wird vom Infektionsweg und von der entzündlichen Aktivität der Krankheit beeinflusst. So serokonvertieren Kinder mit vertikaler Transmission weniger häufig spontan als Kinder mit horizontaler Infektion. Kinder mit höherer entzündlicher Aktivität zeigen ebenfalls eine höhere Konversionsbereitschaft. Langfristig besteht das Risiko einer Leberzirrhose (5–10 %); nach Jahrzehnten kann ein hepatozelluläres Karzinom entstehen.

Therapie In Analogie zur chronischen Hepatitis B im Erwachsenenalter kann eine immunstimulierende Behandlung mit α-Interferon oder eine replikationsreduzierende Therapie mit einem Nukleosid- oder Nukleotidanalogon durchgeführt werden. Es wurde in zahlreichen Studien auch bei Kindern nachgewiesen, dass α-Interferon die Serokonversion von HBeAg zu Anti-HBe in etwa 30–40 % der Fälle erreichen kann. Den Therapieerfolg begünstigende Faktoren sind eine histologisch nachgewiesene aktive Hepatitis, hohe Serum-Glutamat-Pyruvat-Transaminase-Werte (SGPT-Werte) und niedrige HBV-DNA-Konzentrationen im Serum. Der Infektionsweg spielt ebenfalls eine Rolle, vertikal infizierte Kinder sprechen schlechter an. In Anlehnung an die Erfahrungen bei Erwachsenen kann Peg-α-Interferon-2b off-label eingesetzt werden. Es wird eine Dosierung von 1,5 µg/kg KG und Woche für einen Zeitraum von (6–)12 Monaten vorgeschlagen. Für Peg-α-Interferon-2a wird bis ca. 2014 eine Zulassungsstudie durchgeführt. Die Behandlung wird im Wesentlichen gut toleriert; es kommt allerdings regelmäßig zu Nebenwirkungen, die sich meistens auf Fieber, Appetitlosigkeit, geringe Leistungseinschränkung bei älteren Kindern und einen mäßigen Abfall von Leukozyten und Thrombozyten beschränken. Die Hauptargumente für eine α-Interferon-Therapie im Kindesalter liegen in der zeitlich vorgezogenen Serokonversion von HBeAg zu Anti-HBe im Erfolgsfall und der damit verbundenen deutlich niedrigeren Infektiosität. Man hofft, dass die Dauer der progredienten Krankheitsaktivität und damit das Leberzirrhoserisiko reduziert werden. Außerdem wurde eine Serokonversion von HBsAg zu Anti-HBs, die einer Viruselimination entspricht, bei 6–10 % der behandelten Patienten beobachtet.

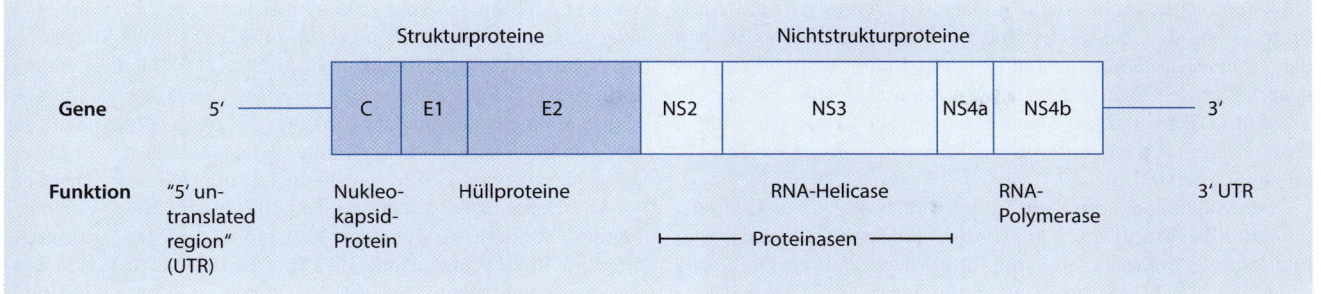

Abb. 138.2 Organisation des Hepatitis-C-Virus-Genoms mit Struktur- und Nichtstrukturproteinen

Mit replikationsreduzierenden Substanzen wird die Serokonversion zu Anti-HBe innerhalb einer Jahresbehandlung bei rund 20 % erreicht. 5 Präparate (Lamivudin, Adefovir, Telbivudin, Entecavir, Tenofovir) sind für Erwachsene verfügbar. Die Lamivudintherapie wird oral für ein Jahr in einer täglichen Dosierung von 3 mg/kg KG (maximal 100 mg) durchgeführt. Bei Lamivudin besteht nach 5 Jahren in 70 %, bei Adefovir in 30 % eine Resistenz. Beide Substanzen gelten heute als obsolet. Eindeutig empfehlenswerter sind Tenofovir und Entecavir, die keine nennenswerte Resistenzentwicklung aufweisen. Tenofovir ist als einziges Medikament ab 12 Jahren, Entecavir ab 16 Jahren zugelassen. Indikationen im Kindes- und Jugendalter sind ein progredienter Verlauf der Erkrankung, sehr hohe Transaminasen bei mäßiger oder hoher Virusreplikation und ein fulminanter Verlauf z. B. nach vertikaler Transmission. Das Ziel ist grundsätzlich die Serokonversion zu Anti-HBe. Daher ist eine Behandlungsdauer von unter 3–4 Jahren wenig sinnvoll.

Patienten mit normalen Serumtransaminasen, sehr hohen HBV-DNA-Konzentrationen und geringen histologischen Veränderungen im Lebergewebe sollten daher nicht behandelt werden.

138.3 Hepatitis C

Definition Die Hepatitis C ist eine akute oder chronisch verlaufende Leberentzündung, die durch das Hepatitis-C-Virus (HCV), ein RNA-Virus aus der Familie der Flaviviren, hervorgerufen wird.

Ätiologie und Pathogenese Das HCV-Genom ist einsträngig und hat eine Länge von etwa 10.000 Basenpaaren. Es werden ein Nukleokapsidprotein sowie mehrere Hüllproteine und Nichtstrukturproteine codiert (Abb. 138.2). Es besteht eine ausgeprägte genetische Heterogenität. Durch Sequenzanalysen werden 6 verschiedene HCV-Genotypen unterschieden. Innerhalb eines Genotyps werden Subtypen differenziert, die eine Sequenzhomologie zwischen 72 und 86 % aufweisen. Aufgrund der hohen Anzahl von Mutationen, insbesondere in der hypervariablen E- und NS1-Region, erscheinen Immunantwort und Viruselimination erschwert.

Das Hepatitis-C-Virus infiziert nicht nur Hepatozyten, sondern wurde auch in anderen Geweben, z. B. im hämatopoetischen System, nachgewiesen. Der Mechanismus der HCV-Bindung an die Leberzelle und der Vorgang der Virusaufnahme sind bisher nicht geklärt. Die Virusreplikation ist, verglichen mit der Hepatitis B, wesentlich niedriger und liegt zwischen 10^5 und 10^7 Viruspartikeln/ml Serum.

Die Hepatitis-C-Infektion ist weltweit verbreitet und betrifft derzeit schätzungsweise 200 Mio. Menschen. In Deutschland sind 0,4 % der Einwohner Anti-HCV-positiv. HCV wurde bisher überwiegend parenteral durch Blut- und Blutprodukte übertragen, weitere Risikogruppen sind i.v.-Drogenabhängige und Organtransplantatempfänger. Kontaktpersonen von HCV-Infizierten haben ebenfalls ein leicht erhöhtes Erkrankungsrisiko. Die vertikale Transmission (Mutter-Kind-Infektion) ist nachgewiesen und kommt bei etwa 1–6 % der Kinder von HCV-RNA-positiven Müttern vor. Bei einer zusätzlichen HIV-Infektion der Mutter ist das Risiko höher. Außerdem steigt die Übertragungswahrscheinlichkeit bei Müttern mit der Zahl an Viruspartikeln/ml Serum. Im Kindesalter ist die vertikale Infektion der relevante Infektionsweg.

Klinische Symptome Nach einer Inkubationszeit von 2–26 Wochen (Mittelwert: 8 Wochen) kann es zu klinischen Erscheinungen kommen, die sich in der Anfangsphase nicht wesentlich von einer akuten Hepatitis A oder B unterscheiden. Eine fulminante Hepatitis ist selten. Vor allem im Kindesalter dürfte es ausgesprochen selten vorkommen, dass man eine akute Hepatitis C nachweisen kann, da die meisten Infektionen wenig symptomatisch verlaufen. Mindestens 60 % der Infizierten entwickeln eine chronische Infektion.

Während der akuten Krankheitsphase stehen uncharakteristische Krankheitszeichen ganz im Vordergrund, und nur bei etwa 25 % der Erkrankten kommt es zu einem Ikterus. Extrahepatische Manifestationen der HCV-Infektion können im Verlauf einer akuten, aber auch bei einer chronischen Hepatitis auftreten. Arthritis, Urtikaria, aber auch hämatologische Veränderungen und Zeichen einer Vaskulitis bzw. Glomerulonephritis wurden beschrieben.

Diagnose Die HCV-Infektion wird durch den Nachweis von Anti-HCV in erster Instanz geführt. Es sind zahlreiche kommerzielle Nachweisverfahren im Einsatz, die Teile des Kernproteins (C22), NS2 (C33), NS3/NS4 (C100) und das NS5-Peptid nachweisen. Eine noch höhere Spezifität kann durch einen rekombinanten Immunoblotassay (RIBA) erreicht werden. Bei positivem Anti-HCV ist die quantitative Bestimmung der HCV-RNA entscheidend. Zusätzlich muss der Genotyp bestimmt werden. Es sei darauf hingewiesen, dass die Höhe der Transaminasen bei der chronischen Hepatitis C eine begrenzte Aussagekraft hat, da gerade bei dieser Krankheit ein undulierender Verlauf mit stark schwankenden Transaminasen innerhalb weniger Monate charakteristisch ist.

Therapie Für an einer akuten Hepatitis C erkrankte Erwachsene liegen Studien mit Peg-α-Interferon vor. Sie zeigen, dass bei Behandlungsbeginn innerhalb von 3 Monaten bei über 85 % eine Ausheilung erreicht werden kann.

Die Therapie der chronischen Hepatitis C wurde in den letzten Jahren weiterentwickelt. Während die Therapiestudien mit α-Interferon unbefriedigende Ansprechraten ergaben, hat sich dies mit der Kombinationsbehandlung α-Interferon und Ribavirin geändert.

Die zugelassene Standardtherapie für Erwachsene mit einer Genotyp-1-Infektion besteht seit Ende 2011 in der Triple-Therapie, der Kombination von Peg-α-Interferon, Ribavirin und einem

DAA („direct acting antiviral"). Dabei handelt es sich um einen Proteaseinhibitor. Zugelassen sind Boceprevir und Telaprevir. Mit der Triple-Therapie ist für den Genotyp 1 eine Ansprechrate mit dauerhafter Negativierung der HCV-RNA und Normalisierung der Transaminasen von über 65 % zu erwarten. Die Genotypen 2 und 3 lassen sich mit Peg-α-Interferon und Ribavirin in über 85 % der Fälle erfolgreich behandeln.

Für Kinder und Jugendliche ist Peg-α-Interferon-2b in Kombination mit Ribavirin ab dem Alter von 3 Jahren zugelassen und Peg-α-Interferon-2a in Kombination mit Ribavirin ab 5 Jahren. Die Dosierung für Peg-α-Interferon-2b beträgt 60 µg/m² KOF, 1-mal/Woche und 15 mg Ribavirin/Tag p.o. Peg-α-Interferon-2a wird zwischen 65 µg und 180 µg nach Körperoberfläche ab 0,71 m² und den tabellarischen Angaben des Herstellers einmal pro Woche dosiert. Patienten mit erhöhten und normalen Transaminasen reagieren gleich gut. Für Genotyp 1 kann mit einer Erfolgsrate von etwa 50 %, für Genotyp 2 und 3 mit über 90 % gerechnet werden. Das Ansprechen bei Genotyp 1 ist allerdings von der Höhe der Viruslast vor Therapie abhängig. So sprachen bei einer HCV-RNA-Konzentration von unter 600.000 U/l 70 % und bei einer HCV-RNA von über 600.000 U/l nur 30 % auf die Therapie an. Der Behandlungszeitraum ist für Patienten mit Genotyp 1 48 Wochen und für Genotyp 2 und 3 24 Wochen. Kinder tolerieren die Behandlung wesentlich besser als Erwachsene. Erfahrungsgemäß liegt der beste Behandlungszeitraum zwischen dem 5. und 10. Lebensjahr. Die Triple-Therapie ist noch nicht verfügbar. Derzeit werden klinische Studien mit Proteaseinhibitoren durchgeführt. Die Behandlungsoptionen entwickeln sich rasch weiter. Die ersten interferonfreien Kombinationen werden in ca. 3 Jahren erwartet. Die Therapie sollte in erfahrenen Händen liegen. Grundsätzlich muss beachtet werden, dass das Risiko einer autoimmunen Aktivierung besteht, so dass vor und während jeder Behandlung die LKM1-Antikörper (Liver-kidney-microsome-Antikörper), vor allem aber die Schilddrüsenparameter untersucht werden müssen.

Prognose Kinder nach möglicher vertikaler Transmission sollten im Alter von 15–18 Monaten obligatorisch eine Kontrolluntersuchung auf Anti-HCV-Antikörper bekommen. Sind diese negativ, kann davon ausgegangen werden, dass keine Infektion vorliegt. Bei früheren Untersuchungen muss die HCV-RNA als Infektionsmarker bestimmt werden. Während ältere Menschen offenbar schwerere Verläufe aufweisen, scheint der Verlauf der chronischen Hepatitis C bei Kindern weniger progredient zu sein. In den meisten Fällen wird histologisch eine milde entzündliche Aktivität nachgewiesen. Die Inzidenz der Leberzirrhose bei längerem Verlauf über etwa 10 Jahre wird mit 2–5 %, max. 10 % angegeben. Die spontane Eliminationsrate über Jahre liegt im Mittel zwischen 10–20 %. Sie ist tritt jenseits des 4. Lebensjahres nur noch selten ein und ist bei Infektionen mit Genotyp 3 etwas höher als bei Genotyp 1. Langfristig, d.h. nach Jahrzehnten, besteht das Risiko der Entstehung eines hepatozellulären Karzinoms.

138.4 Hepatitis D

Definition Die Hepatitis D ist eine akute oder chronische Leberentzündung, die durch das Hepatitis-D-Virus (HDV) – ein inkomplettes Virus (Viroid), das zur Replikation auf das Hepatitis-B-Virus angewiesen ist – hervorgerufen wird.

Ätiologie und Pathogenese HDV ist ein RNA-Virus mit einer zirkulären Einzelstrang-RNA mit einer Länge von 1700 Basenpaaren. Die Übertragungsmechanismen entsprechen denen des Hepatitis-B-Virus und führen entweder zu einer gleichzeitigen („Ko"-)Infektion oder zu einer Superinfektion von chronischen HBsAg-Trägern. In HBV-endemischen Gebieten kommt auch das HDV häufiger vor und kann eine Prävalenz von über 10 % erreichen. In Deutschland ist bei Kindern mit einer Häufigkeit von unter 3 % mit weiterer deutlicher Rückläufigkeit zu rechnen. Bei Kindern erfolgt die Übertragung überwiegend horizontal; es sind auch perinatale Infektionen beschrieben.

Die Hepatitis D ist nicht an das HBeAg/Anti-HBe-System gebunden, sondern benötigt zur Virusreplikation das strukturelle Hepatitis-B-Virus und benutzt die Hülle des HBsAg zur Vervollständigung seiner Struktur. Die assoziierte Infektion ist immer mit einer Verstärkung der entzündlichen Aktivität der Hepatitis B verbunden.

Klinische Symptome Eine akute Hepatitis D ist eine Rarität. Bei der Infektion eines chronischen HBsAg-Trägers werden nur in seltenen Fällen klinische Krankheitszeichen bemerkt. Es kann zum Auftreten eines Ikterus kommen oder zu einer grippalen Symptomatik. Im Langzeitverlauf ist etwa bei einem Drittel der Patienten mit einer ernsthaften Verschlechterung der Krankheit zu rechnen. Auch die Serokonversion zu Anti-HBe hat keine entscheidende Verbesserung des histologischen Befundes zur Folge. Trotzdem liegen die Serumtransaminasen in der Regel in diesen Fällen niedriger als vorher, und die Aktivität der chronisch-aktiven Hepatitis kann sich etwas vermindern.

Diagnose Die serologische Diagnostik wird durch die Bestimmung des Anti-HD geführt. Zusätzlich kann als Marker der Virusreplikation die HDV-RNA im Serum bestimmt werden. Im Lebergewebe und in der Initialphase der Infektion ist das HDV-Antigen (HDAg) nachweisbar. Bei chronischen HBsAg-Trägern, die eine Serokonversion zu Anti-HBe vollzogen haben und erhöhte Leberwerte aufweisen, muss immer auch an eine Hepatitis D gedacht werden.

Therapie Es wird heute bei Erwachsenen eine Behandlung mit Peg-α-Interferon über einen Zeitraum von 48 Wochen empfohlen. Die Ansprechrate liegt im Mittel bei fast 30 %. Für Kinder liegen keine Daten vor. Es ist sinnvoll zu überlegen, ob man HBeAg- und Anti-HD-positive Kinder unter dem Aspekt behandeln sollte, dass eine Serokonversion zu Anti-HBe von Vorteil zu sein scheint, auch wenn die HDV-RNA-Eliminationsrate relativ gering ist. Nach Serokonversion zu Anti-HBe besteht keine Indikation zur Interferontherapie mehr.

Prognose Langfristig muss mit einer unterschiedlich progredienten Lebererkrankung gerechnet werden, die durchaus das Risiko einer Leberzirrhose birgt. Auf dem Boden der Krankheit kann ein hepatozelluläres Karzinom entstehen. Bei Patienten mit einer Leberzirrhose kann eine Lebertransplantation durchgeführt werden.

Prophylaxe Eine aktive oder passive Immunisierung gegen Hepatitis D ist nicht möglich, allerdings kann der Krankheit mit der Prävention gegen eine Hepatitis B wirksam vorgebeugt werden.

138.5 Hepatitis E

Definition Die Hepatitis E ist eine selbstlimitierende, akute Leberentzündung, die durch ein RNS-Virus aus der Familie der Caliciviren hervorgerufen wird.

Ätiologie und Pathogenese Das Hepatitis-E-Virus (HEV) hat einen Durchmesser von 32–24 nm. Die genetische Organisation der RNA ist bekannt. Das Genom hat eine Länge von 7500 Basenpaaren.

Eine erhebliche genetische Heterogenität liegt vor, bisher sind 3 Genotypen identifiziert.

Das HEV infiziert natürlicherweise nur den Menschen. Nach einer Inkubationszeit von etwa 40 Tagen (Mittelwert: 10–56 Tage) kommt es zu einer klinisch symptomatischen akuten Hepatitis. Die Krankheit wird, wie die Hepatitis A, fäkal-oral übertragen und ist in Ländern mit einfachen hygienischen Verhältnissen verbreitet. Die Viruskonzentration im Stuhl ist mit 10^7 Partikeln/g niedriger als bei der HAV-Infektion.

In Deutschland wird die Krankheit noch relativ selten und meist im Zusammenhang mit Auslandsreisen beobachtet.

Klinische Symptome Die häufigsten klinischen Zeichen sind Ikterus, Verfärbung des Stuhls sowie uncharakteristische Krankheitszeichen mit allgemeinen Symptomen. Nach 2–3 Wochen flaut die Symptomatik ab. Insbesondere bei schwangeren Frauen im 3. Trimenon kann allerdings eine Hepatitis E fulminant verlaufen und ist mit einer Mortalität von 10–20 % verbunden. Die Ursache dafür ist bisher nicht geklärt. Zu einem Übergang in einen chronischen Verlauf kann es selten bei immunsupprimierten Patienten kommen.

Diagnose Die Diagnostik der Hepatitis E wird serologisch durch den Nachweis von Antikörpern gegen das HEV (Anti-HEV) geführt. Der Erreger kann außerdem durch die PCR-Amplifikation in Stuhl oder Serum nachgewiesen werden.

Therapie Eine kausale Therapie der Hepatitis E gibt es nicht. Es wird Bettruhe nach Selbstregulation des Patienten empfohlen.

Prophylaxe Eine passive oder aktive Immunisierung steht bisher nicht zur Verfügung.

138.6 Weitere hepatotrope Viren

138.6.1 Hepatitis-G-Virus

Im Jahre 1995 wurde ein weiteres Hepatitisvirus aus der Flavigruppe identifiziert und als Hepatitis-G-Virus (HGV) bezeichnet. Es handelt sich dabei um ein RNA-Virus mit einer Länge von 9300 Nukleotiden, mit einer Verwandtschaft zum Hepatitis-C-Virus. HGV ist weltweit verbreitet und nach Infektion mit einer persistierenden Virämie verbunden. Sehr häufig findet sich gleichzeitig eine Infektion mit dem Hepatitis-C-Virus. Die Diagnose erfolgt mittels Bestimmung der HGV-RNA mit PCR.

In einigen Fällen konnte HGV bei akuten Nicht-A-E-Hepatitiden nachgewiesen werden. Neben der überwiegend transfusionsassoziierten Übertragung kann das Virus auch vertikal vermittelt werden. Der Nachweis von HGV im Serum ist nur in Ausnahmefällen mit einer Erhöhung der Leberwerte verbunden. Es ist bei anderweitig gesunden und immunkompetenten Menschen nicht davon auszugehen, dass das Hepatitis-G-Virus eine wesentliche und chronische Leberschädigung hervorruft (innocent bystander).

138.6.2 TT-Virus

Ende 1997 wurde ein weiteres parenteral übertragbares hepatotropes Virus, das TTV, charakterisiert. Es handelt sich dabei um ein DNA-Virus, das bei vielen Patienten mit einer chronischen Hepatitis B oder C, aber auch bei einem Teil Gesunder nachgewiesen werden kann. Das Virus kann auch perinatal übertragen werden und über viele Jahre nachweisbar sein. Die klinische Relevanz ist der des Hepatitis-G-Virus vergleichbar.

138.6.3 SEN-Virus

Das 1999 erstmals isolierte SEN-Virus entstammt der gleichen Gruppe wie das TT-Virus. Es gibt mindestens 8 verschiedenen Subtypen. Die Bewertung der klinischen Relevanz entspricht der des TT-Virus.

138.7 Autoimmunhepatitis

Definition Die Autoimmunhepatitis (AIH) stellt eine entzündliche Leberkrankheit unklarer Genese mit fortschreitender Zerstörung des Leberparenchyms dar. Autoimmunvorgänge spielen in der Pathogenese eine zentrale Rolle. Aufgrund einer gestörten Immunreaktivität kommt es zum Toleranzverlust gegen Eigenantigene von Zellstrukturen. Die Diagnose lässt sich durch die Bestimmung zirkulierender Autoantikörper nachweisen. Man unterscheidet im Wesentlichen die Antinukleäre-Antikörper-(ANA-) und LKM-positive Autoimmunhepatitis. Die Krankheit verläuft chronisch und hat häufig eine Leberzirrhose zur Folge.

Ätiologie und Pathogenese Die Ätiologie der Autoimmunhepatitis ist bisher nicht geklärt. Als auslösende Faktoren werden Infektionserreger, u. a. hepatotrope Viren (z. B. Hepatitis-A-Virus, humanes Herpesvirus 6 [HHV-6]), aber auch exogene Einflüsse und vor allem genetische Faktoren diskutiert. In 70–80 % der Fälle wird eine Assoziation mit den humanen Leukozytenantigenen B8, DR3 oder DR4 beobachtet. Aufgrund von im Serum nachweisbaren Autoantikörpern werden 2 Haupttypen der Autoimmunhepatitis unterschieden. Unterschiedliche Viren, so auch das Herpes-simplex-Virus Typ 1 wurden als ätiologischer Faktor für die LKM1-positive Autoimmunhepatitis diskutiert. Die Hypothese beruht auf dem Nachweis einer Aminosäuresequenzhomologie zwischen einem Protein des Herpes-simplex-Virus und dem B-Zell-Epitop des mit der Krankheit eng assoziierten Autoantigens, dem Zytochrom P450-2D6. Untersuchungen unterschiedlicher Lymphozytenpopulationen zeigten eine Überaktivität von B-Lymphozyten mit entsprechender polyklonaler Hyper-γ-Globulinämie. Im Lebergewebe wurden als Lymphozyteninfiltrat T-Lymphozyten identifiziert.

Pathologie Das morphologische Bild der Autoimmunhepatitis entspricht meist einer chronisch-aktiven Hepatitis. Das Ausmaß der entzündlichen Aktivität ist variabel. Meistens finden sich erhebliche entzündliche Infiltrate mit periportalen oder periseptalen Mottenfraßnekrosen und beginnenden Umbauzeichen. Häufig besteht bei der Diagnosestellung bereits eine Leberzirrhose; in anderen Fällen entwickelt sie sich innerhalb von wenigen Jahren. Histologische Verlaufskontrollen unter immunsuppressiver Therapie zeigten, dass das Fortschreiten des Leberumbaus bei normalen Leberfunktionsproben unter der Behandlung gestoppt oder zumindest reduziert werden kann.

Autoantikörper In ◨ Tab. 138.3 sind die diagnostisch relevanten Serumautoantikörper bei der Autoimmunhepatitis zusammengefasst. Daraus ergab sich ein Klassifizierungsvorschlag (◨ Tab. 138.4). Zu beachten ist, dass bei einem Teil der Patienten mit einer chronischen Hepatitis C ebenfalls LKM1-Antikörper nachgewiesen werden können. Bei dem Nachweis von Anti-HCV-Antikörpern und Anti-LKM1 muss die HCV-RNA bestimmt werden, um eine Hepatitis-C-Infektion zu sichern.

Tab. 138.3 Diagnostisch relevante Serumantikörper bei Autoimmunhepatitis

Abkürzung	Antikörper
ANA	Antinukleäre Antikörper
SMA	Antikörper gegen glatte Muskulatur
Anti-LC1	Antikörper gegen Leberzytosol
Anti-LKM1	Antikörper gegen mikrosomales Antigen aus Leber und Niere
SLA	Antikörper gegen lösliches Leberantigen
Anti-LP	Leber-Pankreas-Antikörper

Tab. 138.4 Klassifizierung der Autoimmunhepatitis

AIH-Typ	ANA	SMA	LKM1	LC1	SLA
Typ 1	+	(+)			
SMA+		+			
SLA+		(+)			+
Typ 2			+	(+)	

Tab. 138.5 Vereinfachte diagnostische Kriterien für eine Autoimmunhepatitis bei Kindern. (Mod. nach Hennes et al. 2008)

Parameter	Score
ANA, SMA, SLA >1:20	1[a]
LKM >1:10	2
IgG erhöht	1
IgG >1,1-fach über Norm	2
Leberhistologie kompatibel mit AIH	1
Leberhistologie typisch für AIH	2
Keine Virushepatitis	2

[a] Für alle positiven Antikörper maximal 2 Punkte.
Bewertung: AIH gesichert: >7 Punkte; AIH wahrscheinlich: >6 Punkte.

Epidemiologie Die Autoimmunhepatitis ist eine seltene Krankheit. Man rechnet mit einer Prävalenz von 1–10 Fällen auf 1 Mio. Einwohner. Mädchen sind bei Typ 1 zweimal, bei Typ 2 dreimal häufiger betroffen als Knaben. ANA-positive Autoimmunhepatitiden überwiegen LKM1-positive im Kindesalter um mehr als das Doppelte. Kinder mit einer LKM-positiven Autoimmunhepatitis erkranken altersunabhängig, während die Prävalenz für die ANA- und SMA-positiven Autoimmunhepatitiden jenseits des 10. Lebensjahres deutlich zunimmt. Manifestationen vor dem 2. Lebensjahr können vorkommen, sind aber sehr selten.

Klinische Symptome Die Krankheit tritt akut oder mit schleichendem Beginn in Erscheinung, 15 % der Patienten sind asymptomatisch. In einigen Fällen setzt die Krankheit unter dem Bild einer fulminanten Hepatitis ein. Die häufigsten uncharakteristischen Krankheitszeichen sind Anorexie, Müdigkeit, Abgeschlagenheit, Übelkeit und Erbrechen. Des Weiteren können Fettintoleranz, Juckreiz, Bauch- und Kopfschmerzen, Nasenbluten, Diarrhö und helle Stühle beobachtet werden. Nicht selten tritt in der Anfangsphase Fieber auf. Extrahepatische Begleitkrankheiten wie Arthritis, Kolitis, Glomerulonephritis, hämolytische Anämie, Polyendokrinopathie und Thrombozytopenie können beobachtet werden. Ein konstanter klinischer Befund ist die Hepatosplenomegalie. Ein Ikterus und lebertypische Hautveränderungen wie Spider naevi und Palmarerythem treten bei bis zu 50 % der Patienten in Erscheinung. Insbesondere bei schweren Verläufen muss die Diagnose schnell gestellt werden, da eine immunsuppressive Behandlung die Symptomatik rasch bessert.

Diagnose Neben einer mäßig bis stark beschleunigten Blutsenkungsgeschwindigkeit (BSG) findet sich meistens eine relative Lymphozytose. Die Serumtransaminasen sind variabel, aber meistens auf das 3- bis 40-Fache erhöht. Ein charakteristischer Befund ist die ausgeprägte Erhöhung der γ-Globuline (>20 g/l) und des IgG. Leider sind normale γ-Globuline und ein normales IgG kein Ausschlusskriterium. Insbesondere bei LKM-positiven Verläufen können normale Werte beobachtet werden. Die laborchemischen Zeichen der Cholestase sind unterschiedlich ausgeprägt; die Hyperbilirubinämie schwankt zwischen 3 und 12 mg/dl[1], die Gallensäuren sind erhöht.

Die Diagnose wird durch die Bestimmung der Autoantikörper und die histologische Untersuchung mittels Leberpunktion in Zusammenschau mit den klinischen Befunden gesichert. Bei den Autoantikörpern ANA, SMA und LKM gelten mit indirekter Immunfluoreszenz bestimmte Titer von mehr als 1:80 bei Erwachsenen als diagnostisch relevant, während bei Kindern bereits Titer von 1:20 bis 1:40 als ausreichend angesehen werden. In Tab. 138.5 wird ein Regime vorgeschlagen, das die wichtigsten diagnostischen Kriterien zusammenfasst. Die Validierung dieses vereinfachten Diagnoseschemas ergab eine Sensitivität und Spezifität von über 85 %.

Differenzialdiagnostisch muss an eine autoimmune und primär sklerosierende Cholangitis gedacht werden. Es wird daher als obligatorisch angesehen, eine Darstellung der Gallenwege mittels Magnetresonanzcholangiografie (MRC) in die Diagnostik einzuschließen.

Therapie Die Wirksamkeit einer immunsuppressiven Behandlung ist bei Erwachsenen und Kindern belegt. Für Kinder kommt eine Monotherapie mit Glukokortikoiden oder eine Kombination der Steroide mit Azathioprin in Frage. Liegen die Transaminasen 3 Monate nach Therapiebeginn mit einem Steroid nicht im Normbereich, sollte zusätzlich in jedem Fall Azathioprin gegeben werden. Alternativ kann von Anfang an kombiniert behandelt werden. In der Regel wird Prednison oder Prednisolon mit 2 mg/kg KG/Tag (max. 60 mg/Tag) und Azathioprin mit 1,5–2 mg/kg KG/Tag dosiert. Zur Vermeidung einer Progredienz ist es notwendig, mit der Behandlung sofort nach Diagnosestellung zu beginnen und nicht einige Monate zur Bestätigung der Chronizität der Krankheit zuzuwarten. Eine Besserung der Serumtransaminasen bzw. Normalisierung sollte innerhalb von 3–8 Wochen erreicht werden. Über 2–3 Monate kann eine stufenweise Reduktion der Steroidmedikation auf eine Erhaltungsdosis von etwa 0,25–0,1 mg/kg KG/Tag durchgeführt werden. Die Erhaltungsdosis sollte so gewählt werden, dass die Serumtransaminasen- und γ-Globulin-Konzentration normal bleiben. Die Azathioprindosis sollte unverändert belassen und im Laufe der Zeit dem zunehmenden Körpergewicht angepasst werden.

---

1 Umrechnung: mg/l×17,1=μmol/l.

Über 80 % der pädiatrischen Patienten reagieren zufriedenstellend auf eine immunsuppressive Behandlung. Bei Nichtansprechen sollte Ciclosporin verabreicht werden. Alternativ steht auch Mycophenolat-Mofetil zur Verfügung. Da die Rezidivrate nach Absetzen der Therapie sehr hoch ist, wird ein Behandlungszeitraum von mindestens 3 Jahren empfohlen, bevor ein Auslassversuch durchgeführt werden sollte. Vor Absetzen der Medikation empfiehlt sich eine Kontrollleberbiopsie, um die histologische Aktivität sicher zu beurteilen. Sehr viele Patienten müssen länger als 10 Jahre medikamentös behandelt werden. Maximal 20 % der Patienten mit AIH 1 und noch weniger mit AIH 2 bleiben rezidivfrei.

Bei Erwachsenen kann alternativ zu Prednisolon Budesonid zur Anwendung kommen. Da die Prednisolonmedikation bei Kindern gut steuerbar ist, sollte man einen Therapieversuch mit Budesonid bei Kindern nur in besonderen Fällen (z.B. Adipositas, Hypertension) unternehmen. Bei einer Leberzirrhose ist das Medikament kontraindiziert. Über die Hälfte der Kinder mit einer Autoimmunhepatitis haben bei Diagnosestellung Zeichen einer portalen Hypertension. Im Langzeitverlauf muss auf die Entstehung von Ösophagusvarizen geachtet werden.

Prognose Unter suffizienter immunsuppressiver Therapie ist die Prognose zunächst gut. Trotz konsequenter Behandlung geht die Krankheit allerdings bei vielen Patienten in eine Leberzirrhose über. In Einzelfällen kann ein hepatozelluläres Karzinom auftreten. Langfristig wird sich bei vielen Kindern mit einer progredienten Krankheit eine Lebertransplantation im frühen Erwachsenenalter nicht vermeiden lassen.

138.7.1 Autoimmune sklerosierende Cholangitis

Bei zahlreichen Patienten sind die intrahepatischen Gallenwege in die entzündliche Aktivität eingeschlossen. Dieses „Overlap" wird als autoimmune sklerosierende Cholangitis bezeichnet. Meistens sind ANA und/oder SMA nachweisbar. Außerdem können bei 75 % der Patienten atypische perinukleäre antineutrophile zytoplasmatische Antikörper (pANNA) nachgewiesen werden. Auch ist die Assoziation mit einer chronisch-entzündlichen Darmerkrankung nicht ungewöhnlich. Man sollte auch bei noch fehlenden Symptomen daran denken. Die Diagnose wird histologisch und durch die ergänzende bildgebende Darstellung der intrahepatischen Gallenwege gestellt. Die Behandlung wird wie bei der Autoimmunhepatitis immunsuppressiv durchgeführt. Ergänzend wird Ursodesoxycholsäure verabreicht. Das Ansprechen auf die Therapie ist gut. Die Langzeitprognose scheint aufgrund der Gallengangbeteiligung nicht ganz so günstig zu sein.

138.8 Primär sklerosierende Cholangitis

Definition Die primär sklerosierende Cholangitis ist eine chronische Leberkrankung mit Cholestasezeichen und einer Entzündung und zunehmenden Fibrose der intra- und extrahepatischen Gallengänge. Die Folge ist eine fortschreitende Stenosierung und Obliteration der betroffenen Gallengänge mit der Entwicklung einer Leberzirrhose. Die Krankheit ist häufig mit einer chronisch-entzündlichen Darmkrankheit (Colitis ulcerosa) assoziiert.

Ätiologie und Pathogenese Wie bei der Autoimmunhepatitis ist die Ätiologie der Krankheit unklar. Auch hier werden Assoziationen mit HLA-B8, -DR2, -DR3 oder -DR4 beobachtet. Serologisch ist der

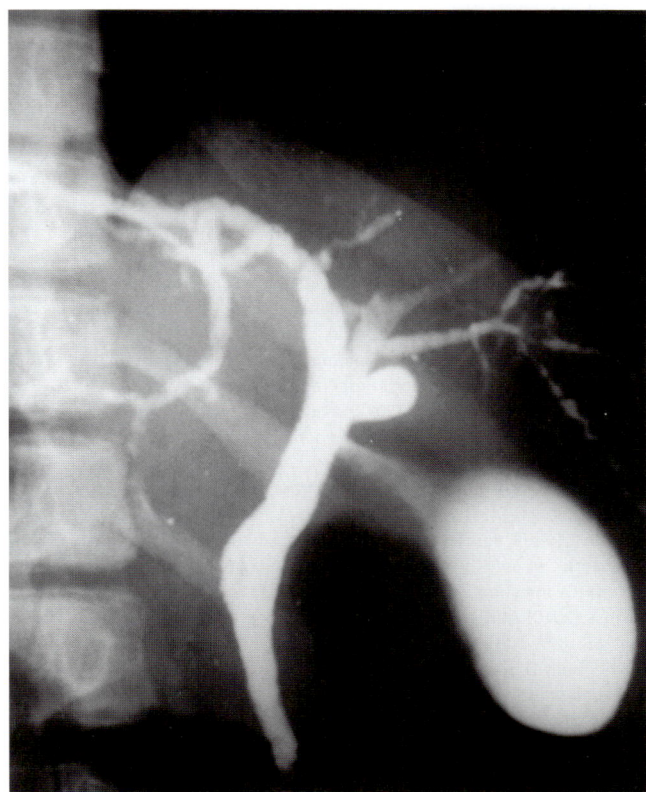

Abb. 138.3 Endoskopische retrograde Cholangiografie bei einem Kind mit primär sklerosierender Cholangitis. Die Konturunregelmäßigkeiten betreffen auch die intrahepatischen Gallenwege

Nachweis von Antikörpern gegen zytoplasmatische Antigene der neutrophilen Granulozyten (p-ANCA) häufig positiv.

Die Diagnose wird durch die Zusammenschau der klinischen und biochemischen Befunde, der Autoantikörper und der Leberhistologie gestellt. Die Diagnose wird durch eine endoskopische retrograde Cholangiografie (ERC) oder MR-Cholangiografie gesichert, bei der sich Unregelmäßigkeiten des Wandprofils bzw. Stenosen der Gallengänge nachweisen lassen. Ein charakteristischer Befund ist in Abb. 138.3 dargestellt. Die Krankheitszeichen sind uncharakteristisch und können der Autoimmunhepatitis ähneln. Bei einem Teil der Patienten ist eine Colitis ulcerosa vor der Erkrankung bekannt. Bei manchen Kindern wird die Kolitis aber auch erst nach der primär sklerosierenden Cholangitis diagnostiziert. In seltenen Fällen kann die Krankheit bereits im 1. Lebensjahr auftreten.

Therapie Eine spezifische Behandlung existiert nicht. Die lange Zeit empfohlene immunsuppressive Behandlung ist weitgehend verlassen worden. Hingegen wurde nachgewiesen, dass die Gabe von Ursodesoxycholsäure in einer Dosis von 15–25 mg/kg KG/Tag mit einer deutlichen Besserung des Krankheitsbildes verbunden ist. Die Leberwerte normalisieren sich, und die klinischen Allgemeinerscheinungen wie Juckreiz und Müdigkeit bessern sich. Die Behandlung muss über Jahre beibehalten werden.

Prognose Langfristig muss mit Komplikationen wie Gallensteinen, rezidivierenden Cholangitiden sowie nach vielen Jahren mit der Möglichkeit eines Cholangiokarzinoms gerechnet werden. Die Krankheit ist progredient und geht oft in eine Leberzirrhose über. Die primär sklerosierende Cholangitis ist im Erwachsenenalter eine bedeutende Indikation für die Lebertransplantation.

Literatur

Cornberg M, Protzer U, Petersen J et al (2011) Prophylaxis, diagnosis and therapy of hepatitis B virus infection. The German guideline 49:871–930

Hughes SA, Wedemeyer H, Harrison PM (2011) Hepatitis delta virus. Lancet 378:73–85

Hennes EM, Zeniya M, Czaja AJ et al (2008) Simplified criteria for the diagnosis of autoimmune hepatitis. Hepatology 48:169–176

Jeong SH, Lee HS (2010) Hepatitis A: Clinical manifestations and management. Intervirology 53:15–19

Meng XJ (2010) Recent advances in Hepatitis E virus. J Viral Hepat 17:153–161

Massoumi H, Martin P, Tan HH (2011) Management of chronic hepatitis B. Eur J Gastroenterol Hepatol 23:642–650

Mieli-Vergani G, Vergani D (2011) Autoimmune liver diseases in children - What is different from adulthood? Best Pract Res Clin Gastroenterol 25:783–795

Mileti E, Rosenthal P, Peters M (2012) Validation and modification of simplified diagnostic criteria for autoimmune hepatitis in children. Clin Gastroenterol Hepatol 10(4):417–421

Roberts EA (2011) Autoimmune hepatitis from the paediatric perspective. Liver Int 31:1424–1431

Sarrazin C, Berg T, Ross RS et al (2010) Prophylaxis, diagnosis and therapy of hepatitis C virus (HCV) infection: The German guidelines on the management of HCV infection. Z Gastroenterol 48:289–351

Wirth S (2010) Autoimmune Lebererkrankungen. Monatsschr Kinderheilkd 158:1077–1085

Wirth S, Kelly D, Sokal E et al (2011) Guidance for clinical trials for children and adolescents with chronic hepatitis C. J Ped Gastroenterol Nutr 52:233–237

139 Krankheiten der extrahepatischen Gallenwege

T. Lang

139.1 Choledochuszysten

Definition Choledochuszysten sind kongenitale, segmentale, zystische Erweiterungen des Gallengangssystems. Die Gruppe der Choledochuszysten wird entsprechend der Klassifikation von Todani in 5 Subtypen eingeteilt:
- Typ I: zystische Dilatation des gemeinsamen extrahepatischen Gallengangs ohne Erweiterung der intrahepatischen Gallengänge:
  - Typ Ia: Erweiterung beschränkt auf Ductus choledochus auf Höhe des Ductus cysticus;
  - Typ Ib: Erweiterung des Ductus choledochus distal des Zystikusabgangs;
  - Typ Ic: Dilatation des Ductus choledochus und des Ductus hepaticus communis;
- Typ II: Malformation des Ductus choledochus mit Divertikel;
- Typ III: Choledochozele mit Obstruktion der Papilla Vateri;
- Typ IV: multiple intrahepatische und/oder extrahepatische zystische Malformationen;
- Typ V: einzelne oder multiple zystische Erweiterungen der intrahepatischen Gallengänge.

Epidemiologie Die Häufigkeit der Choledochuszysten wird in unseren Breiten auf 1:13.000 geschätzt. Es bestehen erhebliche regionale Unterschiede. So werden die meisten Patienten aus dem asiatischen Raum berichtet (50 % aus Japan). Etwa die Hälfte der Patienten wird in den ersten 2 Lebensjahren diagnostiziert. Am häufigsten werden die Typen I und IV beobachtet. Mädchen sind 4-mal häufiger betroffen als Jungen.

Ätiologie Die Ursache der Choledochuszysten ist unklar. Lokale Wandschwächen der Gallengangswand, isoliert verstärkte Proliferationen des Gallengangsepithels, Common-channel-Syndrom und Reflux von Pankreassaft in das distale Gallengangssystem mit daraus resultierenden entzündlich bedingten Stenosierungen scheinen zur Entstehung beizutragen. Das Auftreten von Choledochuszysten bei Feten weist jedoch in einer Untergruppe der Patienten auf eine pränatale Ursache hin. Choledochuszysten stellen meist eine isolierte Fehlbildung dar.

Pathologie Die meisten Choledochuszysten präsentieren sich histologisch mit einer fibrotischen Verdickung der Zystenwand (2–10 mm), verbunden mit einem unterschiedlichen Ausmaß an entzündlichen Infiltraten. In vielen Fällen fehlt das charakteristische Gallengangsepithel an der Zystenwand, einhergehend mit einer unregelmäßigen, säulenartigen Anordnung von Gallengangsepithelzellen. Häufig finden sich entzündliche Veränderungen. Choledochuszysten gehen mit einem erhöhten Risiko von Gallengangskarzinomen einher. Am häufigsten werden Adenokarzinome berichtet. Die Resektion der Zysten senkt das Risiko eines Gallengangskarzinoms signifikant.

Klinische Symptome Selten werden Choledochuszysten schon durch präpartale Ultraschalldiagnostik entdeckt. Die als charakteristisch beschriebene Symptomentrias Oberbauchschmerzen, abdominale Raumforderung und Ikterus führt nur bei ca. 20 % der Patienten zur Diagnose. Häufiger werden Choledochuszysten bei der Abklärung unspezifischer Oberbauchbeschwerden oder einer unklaren Cholestase diagnostiziert. Als häufigste Initialsymptome bei Kindern werden Ikterus (52–90 %), Erbrechen (53 %), Bauchschmerzen (42–68 %), acholische Stühle (36 %) und Hepatomegalie (36–63 %) berichtet. Ein durch eine Choledochuszyste gestörter Abfluss der Gallenflüssigkeit kann aszendierende Cholangitiden, das vermehrte Auftreten von Gallenblasen- und Gallengangssteinen und seltener rezidivierende Pankreatitiden begünstigen. Selten manifestiert sich eine Choledochuszyste als akutes Abdomen infolge einer Ruptur der Zyste. Eine chronische Cholestase und eine daraus resultierende sekundäre biliäre Zirrhose werden bei 26–30 % der Patienten beobachtet. In ◘ Tab. 139.1 sind die klinischen Charakteristika einer Choledochuszyste zusammengefasst.

Diagnose Choledochuszysten manifestieren sich gelegentlich laborchemisch durch eine Erhöhung der Cholestaseparameter und/oder durch erhöhte Lipase oder Amylasewerte. Die wichtigste und sensitivste diagnostische Möglichkeit eröffnet die Ultraschalluntersuchung des Abdomens. Gelegentlich können Choledochuszysten schon pränatal im Rahmen der Vorsorgeuntersuchungen diagnostiziert werden. Die anatomischen Gegebenheiten, insbesondere Strikturen und Anomalien des Pankreasausführungsgangs, können durch eine endoskopische retrograde Cholangiopankreatikografie (ERCP) oder Magnetresonanz-Cholangiopankreatikografie (MRCP) dargestellt werden. Die ERCP sollte jedoch nur mit strenger Indikationsstellung herangezogen werden, da die Auslösung einer akuten Pankreatitis sowie Rupturen durch Injektion des Kontrastmittels in die Zyste beschrieben werden.

Therapie Als therapeutische Maßnahme hat die komplette operative Entfernung der Zyste zu gelten. Versuche einer weniger aggressiven operativen Korrektur in Form einer Drainage der Zyste ohne totale Resektion waren mit einer erhöhten Inzidenz von Strikturen, Rezidiven und einem weiterbestehenden Risiko für die Entwicklung von Cholangiokarzinomen verbunden. Als operative Therapie der Wahl gilt nach wie vor die Hepatikoduodenostomie oder die Hepatikojejunostomie für Typ-I-Zysten. Selten kann eine Choledochohepatikostomie erwogen werden. Eine Entfernung der Gallenblase hat sich in allen Fällen bewährt, da durch diese Maßnahme das Risiko für die Entstehung von

◘ **Tab. 139.1** Klinische Symptome der Choledochuszyste und ihre Häufigkeit im Kindesalter

Klinisches Symptom	Häufigkeit im Kindesalter (%)
Ikterus	52–90
Erbrechen	53
Bauchschmerzen	42–68
Acholische Stühle	36
Hepatomegalie	36–63
Gallensteine	<10
Pankreatitis	<5

Tab. 139.2 Einteilung der extrahepatischen Gallengangsatresien nach klinischen Kriterien gemäß der Klassifikation nach Desmet (1992)

	Embryonaler, fetaler Typ	Perinataler Typ (Late-onset-Cholestase)
Häufigkeit (%)	35	65
Beginn der Cholestase	Unmittelbar postpartal	Nach 10–21 Tagen
Anatomie	Keine Gallengangsresiduen im Ligamentum hepatoduodenale	Gallengangsresiduen im Ligamentum hepatoduodenale
Assoziierte Fehlbildungen	Bei 10–20 %	Keine
Prognose	Trotz früher Kasai-Operation rasche Zirrhosebildung	Bei früher Kasai-Operation suffiziente Gallendrainage bei 82 %

Gallensteinen und Cholangiokarzinomen signifikant gesenkt werden kann. Nur sehr beschränkte Erfahrungen existieren in der Therapie der seltenen Formen der Choledochuszysten. Besonders die Therapie der Typ-IV- und Typ-V-Zysten erweist sich aufgrund der intrahepatischen Dilatationen als sehr schwierig. Die laparoskopische Resektion einer Choledochuszyste ist möglich, es fehlen jedoch größere Studien zum Langzeitverlauf. Der postoperative Verlauf kann durch Strikturen, gestörten Galleabfluss, Entwicklung von intra- und extrahepatischen Konkrementen sowie durch rezidivierende Cholangitiden kompliziert werden. Der Einsatz von Ursodeoxycholsäure zur Vermeidung von Cholangitiden und zur Prävention der Konkrementbildung zeigte einen positiven Effekt, jedoch stützen sich diese Beobachtungen nicht auf Therapiestudien an größeren Patientenkollektiven.

Prognose Insgesamt ist die Prognose einer Choledochuszyste, falls resektabel, günstig, die Mortalität der operativen Korrektur liegt unter 3 %. Entscheidend beeinflusst wird die Prognose für den einzelnen Patienten durch postoperative Komplikationen wie Cholangitis, Konkrementbildung oder die Entwicklung von Malignomen in verbliebenen Zystenanteilen.

139.2 Gallengangsatresie

Definition Die Gallengangsatresie zeichnet sich durch eine progrediente Obliteration der extrahepatischen Gallengänge aus, charakterisiert durch eine partielle oder komplette Atresie des extrahepatischen Gallengangssystems. Aus der Atresie der extrahepatischen Gallengänge resultiert ein Sistieren des Galleflusses auf der Ebene der intrahepatischen Gallengänge. Patienten mit extrahepatischer Gallengangsatresie werden je nach klinischer Präsentation, Mitbeteiligung anderer Organsysteme und histologischen Kriterien in verschiedene Subtypen eingeteilt. Entsprechend der Einteilung von Desmet können 2 klinische Typen der Gallengangsatresie unterschieden werden:

- embryonaler oder fetaler Typ: frühe neonatale Cholestase, kontinuierlicher Übergang des physiologischen Neugeborenenikterus in eine Cholestase, keine Gallengangsresiduen im Ligamentum hepatoduodenale, assoziierte Fehlbildungen in 10–20 % der Fälle;
- perinataler Typ: Late-onset-Cholestase (Beginn der Cholestase in der 1.–3. Lebenswoche), ikterusfreies Intervall nach Abklingen des Neugeborenenikterus, Gallengangsresiduen im Ligamentum hepatoduodenale, keine assoziierten Fehlbildungen.

Der embryonale Typ wird bei ca. 35 %, der perinatale Typ bei 65 % der Patienten mit Gallengangsatresie gefunden. Die Charakteristika der klinischen Einteilung sind in Tab. 139.2 zusammengefasst. Hinsichtlich der Beteiligung weiterer Organsysteme werden 2 Subtypen der extrahepatischen Gallengangsatresie unterschieden: die isolierte Gallengangsatresie und die Gallengangsatresie in Kombination mit einem totalen oder partiellen Situs inversus und Atresien mit oder ohne Polypleniesyndrom. Anatomisch werden die Gallengangsatresien in 3 Subtypen unterteilt:

- atretischer Ductus choledochus, offenes proximales System;
- Atresie der Ductus hepatici, offenes proximales System;
- Atresie der rechten oder/und linken Ductus hepatici auf Höhe der Porta hepatis mit offenem proximalem System.

Epidemiologie Die extrahepatische Gallengangsatresie gilt als die häufigste Ursache einer neonatalen Cholestase. Die Häufigkeit beträgt 1:15.000 mit einem geringfügigen Überwiegen des weiblichen Geschlechts. In 10–20 % der Erkrankungsfälle ist die Gallengangsatresie mit weiteren Fehlbildungen assoziiert: Polysplenie, Malrotation, venöse Malformationen der V. cava inferior, präduodenaler Verlauf der V. portae, bilobäre rechte Lunge, partieller Situs inversus. Die extrahepatische Gallengangsatresie stellt im pädiatrischen Krankengut die häufigste Indikation zur Lebertransplantation dar.

Ätiologie Hinsichtlich der Entstehung der Gallengangsatresie werden genetische Faktoren, immunologische Prozesse und Infektionen des Gallengangssystems diskutiert. Keiner dieser Entstehungsmechanismen kann jedoch bei allen Patienten die Krankheit befriedigend erklären. Eine Assoziation mit bestimmten HLA-Typen (HLA-B12), familiäre Häufung und Assoziationen mit anderen Fehlbildungen (Polysplenie, Portalvenenanomalien) deuten auf eine genetische Ursache hin. Jedoch wurde in Untersuchungen an eineiigen Zwillingen eine extrahepatische Gallengangsatresie bei nur einem der Zwillinge diagnostiziert, eine Beobachtung, die die Gallengangsatresie als eine hereditäre Krankheit eher in Frage stellt. Eine progrediente Destruktion der Gallengänge durch Autoimmunprozesse wurde aufgrund der vermehrten Expression von HLA-DR-Antigenen und ICAM-1 („intercellular adhesion molecule 1") an Gallengangsepithelzellen von betroffenen Patienten vermutet. Zahlreiche Untersuchungen wurden hinsichtlich möglicher infektiöser Ursachen der Gallengangsatresie durchgeführt. So konnte in zwei Mausmodellen ein der Gallengangsatresie ähnliches Bild durch Reoviren Typ 3 und Rotaviren der Gruppe A beobachtet werden. Ein Virusnachweis bei Patienten mit Gallengangsatresie gelang jedoch bislang nur in Einzelfällen. Eine signifikant höhere Prävalenz von Zytomegalievirus (CMV) und Epstein-Barr-Virus (EBV) wurde bei Kindern mit Gallengangsatresie gefunden, ein Nachweis eines direkten Zusammenhangs mit der Entstehung der Gallengangsatresie steht jedoch noch aus. Zusammenfassend ist die Ätiologie der Gallengangsatresie nicht geklärt. Es wird vermutet, dass verschiedene Faktoren bei einzelnen Patienten zu einem ähnlichen Krankheitsbild führen.

Pathogenese und Pathologie Zum Verständnis der Pathogenese der extrahepatischen Gallengangsatresie ist die embryologische Entwicklung der Leber und des Gallengangssystems von Bedeutung. Das Gallengangssystem entwickelt sich aus 2 Komponenten. Der proxi-

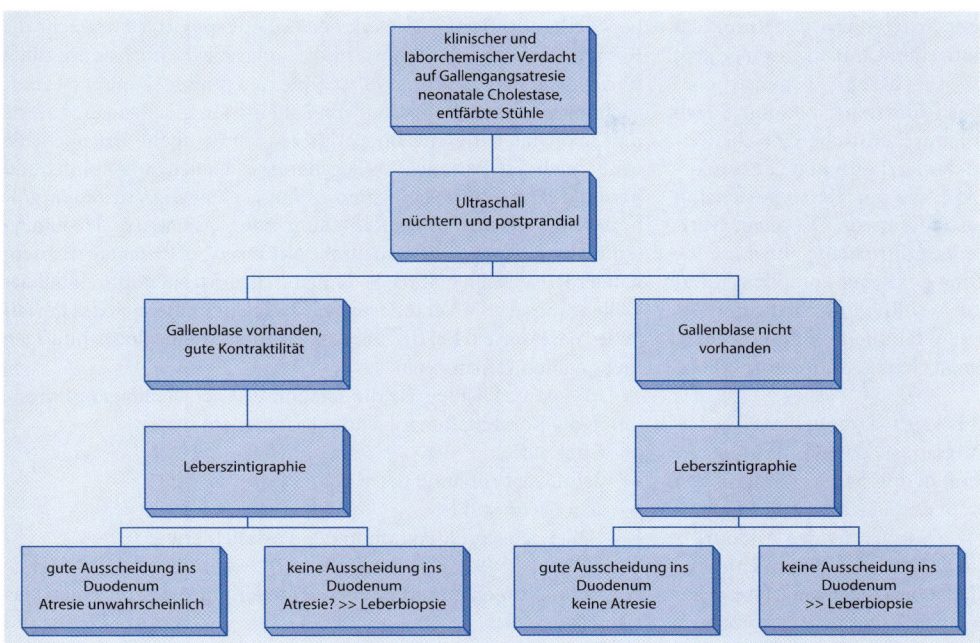

◻ Abb. 139.1 Diagnostische Schritte in der Diagnostik der extrahepatischen Gallengangsatresie

male Anteil geht aus dem kranialen Anteil des hepatischen Divertikulums hervor, welches in der 4. Gestationswoche aus dem Vordarm aussprosst und das proximale extrahepatische (bis an die Porta hepatis) und das intrahepatische Gallengangssystem ausbildet. Aus dem kaudalen Anteil des hepatischen Divertikulums entstehen Ductus choledochus, Gallenblase, Ductus cysticus und Ductus hepatici communes. Die Gallengangsatresie ist eine progredient verlaufende Krankheit, die bei einem Teil der Patienten schon intrauterin (embryonaler Typ) oder um den Geburtstermin ihren Ausgang nimmt und mit einer Obstruktion des extrahepatischen und später auch des intrahepatischen Gallengangssystems einhergeht. Unbehandelt resultiert die Atresie in einer rasch progredienten sekundär biliären Zirrhose. Histologisch besteht ein Mischbild aus Entzündung, Vernarbung und zunehmender Obliterierung der intrahepatischen Gallengänge. Typischerweise finden sich mononukleäre Infiltrate periduktulär und eine Proliferation der proximalen Gallengänge bis 200 Tage nach Geburt mit einer raschen Degeneration der intrahepatischen Gallengänge, Fibrosierung und Zirrhose stellen die Residuen einer Gallengangsatresie dar. Durch einen verhinderten Abfluss der aggressiven Galleflüssigkeit entsteht ein cholestatisches Bild mit Gallepfröpfen in den Canaliculi, Bilirubinostase mit Bilirubingranula in den periduktulären Hepatozyten, intrazellulären Gallepfröpfen und Riesenzelltransformationen von Hepatozyten. Im Verlauf kommt es zu einem Ödem der periportalen Zone, zu Gallengangsproliferationen durch teilweise Transformation von Hepatozyten der azinären Zone I, zu periduktulärer Fibrose und Gallepfröpfen in den Canaliculi. Es bildet sich eine Fibrose und schließlich Zirrhose aus. Durch Redifferenzierung von gallengangsnahen Hepatozyten in der azinären Zone I zu Gallengangsepithelzellen kommt es zur charakteristischen Gallengangsproliferation. Die bei der Gallengangsatresie beobachtete intrahepatische sklerosierende Cholangiopathie bleibt auch nach Korrekturoperation und damit gewährleistetem Galleabfluss bestehen, der Prozess verlangsamt sich aber wesentlich. Hierdurch finden die histologischen Veränderungen, die trotz funktionierender Galledrainage durch Portoenterostomie beobachtet werden, eine Erklärung.

Diagnose Kinder mit Gallengangsatresie werden in der Regel zum Termin mit normalem Geburtsgewicht geboren. Mädchen sind 1,4-mal häufiger betroffen als Jungen. Der postpartale Verlauf ist bei 65 % der Patienten zunächst unauffällig (sog. perinatale Form). Zwischen dem 10. und 20. Lebenstag entwickeln die Patienten einen zunehmenden Ikterus mit einer pathologischen Erhöhung des konjugierten Anteils des Bilirubins, dunklen, bierbraunen Urin sowie entfärbte oder wechselnd gefärbte-entfärbte Stühle. Bei ca. 35 % der Patienten liegt eine embryonale Form der Gallengangsatresie vor. Bei dieser Gruppe kann sich schon wenige Tage nach der Geburt eine progrediente Cholestase entwickeln. Patienten mit Gallengangsatresie entwickeln aufgrund der fortschreitenden Fibrosierung früh eine Hepatomegalie und Splenomegalie. Neben den hepatischen Auffälligkeiten kann eine Mitbeteiligung des kardiovaskulären Systems in Form von Herzvitien (am häufigsten Atriumseptumdefekt [ASD] oder Ventrikelseptumdefekt [VSD] oder einem präduodenalen Verlauf der Pfortader und Anomalien der V. cava bestehen, die Krankheit kann von einer Polysplenie begleitet sein. Postpartal zeigen sich im Gegensatz zur neonatalen Riesenzellhepatitis nur selten laborchemische Zeichen einer Hepatopathie, diese manifestieren sich erst im 3. bis 4. Lebensmonat. Bei jedem Neugeborenen mit einem konjugierten Bilirubin über 2 mg/dl[1] oder einem konjugierten Bilirubin von mehr als 15 % des Gesamtbilirubins besteht der Verdacht auf das Vorliegen einer Gallengangsatresie. Die Serumtransaminasen sind in der Regel nur mäßig erhöht, jedoch bestehen auffallend hohe Werte der γ-Glutamyl-Transferase (γ-GT), alkalischen Phosphatase (AP) und der Serumgallensäuren als laborchemisches Korrelat der Galleabflussstörung. Die Synthesefunktion der Leber ist anfangs erhalten, allenfalls kommt es zu einer Einschränkung der intrinsischen Blutgerinnung durch verminderte Vitamin-K-Resorption infolge der Cholestase, die durch parenterale Vitamin-K-Substitution in der Regel behoben werden kann. Selten manifestiert sich eine Gallengangsatresie in Form einer Vitamin-K-Mangel-Blutung. Eine Kombination aus γ-GT-Erhöhung und signifikanter Erhöhung des konjugierten Bilirubins mit positivem Lipoprotein-X-Nachweis muss bis zum Beweis des Gegenteils als verdächtig für das Vorliegen einer Gallengangsatresie gelten.

---

1 Umrechnung: mg/dl×17,1=μmol/l.

Die Diagnose muss aufgrund der Progredienz der Krankheit und der Gefahr eines raschen zirrhotischen Umbaus rasch gestellt werden. Spät diagnostizierte Kinder (nach der 7. Lebenswoche) entwickeln eine progrediente Leberinsuffizienz, bedingt durch rapiden zirrhotischen Umbau mit laborchemischen Zeichen einer schweren Cholestase. Aufgrund der zirrhotischen Umbauvorgänge kommen komplizierend hinzu: die portale Hypertension mit Hypersplenismus sowie die Ausbildung von Ösophagusvarizen. Zusätzlich wird der weitere Verlauf durch eine zunehmende Beeinträchtigung der Syntheseleistung der Leber kompliziert. Kachexie, Fettmalabsorption mit daraus resultierender schwerer Gedeihstörung, Mangel an fettlöslichen Vitaminen und der erhöhte Energieverbrauch der Patienten beeinträchtigen ihre körperliche und geistige Entwicklung.

Als Vorschlag soll das in ◘ Abb. 139.1 dargestellte Flussdiagramm der Diagnostik der Gallengangsatresie dienen.

Neben den oben genannten laborchemischen Veränderungen kommt den bildgebenden Verfahren in der Diagnostik der Gallengangsatresie große Bedeutung zu. Die Sonografie des Abdomens erweist sich als hilfreich in der Diagnostik der Polysplenie, die Dopplersonografie in der Diagnostik der bei Gallengangsatresie beschriebenen Gefäßvarianten (präduodenale V. portae, unterbrochene V. cava inferior). Die Gallengangsatresie per se kann gelegentlich schon durch die Ultraschalluntersuchung diagnostiziert werden. Eine Erweiterung der intrahepatischen Gallengänge schließt eine Gallengangsatresie mit großer Wahrscheinlichkeit aus, die differenzialdiagnostische Abgrenzung der Choledochuszyste durch die Sonografie ist in der Regel möglich. Einen Bedeutungszuwachs in der Diagnostik der Gallengangsatresie erfuhr die Sonografie durch den möglichen Nachweis des sog. Triangular-cord-Zeichens: Kranial der Pfortaderbifurkation stellt sich bei Patienten mit Gallengangsatresie eine echoreiche Struktur mit der Form einer Triangel oder eines Zylinders dar. Vergleichsuntersuchungen mit den bisher üblichen Verfahren (Szintigrafie, ERCP) weisen dieser relativ einfachen Methode einen hohen Stellenwert in der Abgrenzung anderer cholestatischer Leberkrankheiten zu. An Stellenwert in der bildgebenden Diagnostik der Gallengangsatresie verloren hat die Leberfunktionsszintigrafie. Das gut gallegängige Radionuklid ^{99m}TcDISIDA wird nach intravenöser Applikation ins Leberparenchym aufgenommen, in die Gallecanaliculi sezerniert und über die extrahepatischen Gallengänge ins Duodenum ausgeschieden. Die Leberfunktionsszintigrafie erreicht in der Diagnostik der Gallengangsatresie eine Sensitivität von 97–100 %, jedoch nur eine Spezifität von 43–97 %. Die bei der Gallengangsatresie fehlende Ausscheidung ins Duodenum gilt als charakteristisch. Jedoch kann auch bei anderen cholestatischen Leberkrankheiten wie der neonatalen Riesenzellhepatitis, der zystischen Fibrose und dem α_1-Antitrypsin-Mangel eine fehlende Ausscheidung des Radionuklids das Vorhandensein einer Atresie vortäuschen. Zur Erhöhung der Spezifität wird eine Enzyminduktion mit Phenobarbital in einer Dosierung von 5 mg/kg KG 3–5 Tage vor der Szintigrafie empfohlen. Diese Induktionstherapie erhöht die Ausscheidung des Radionuklids bei Hepatitiden signifikant, so dass die Abgrenzung von der Gallengangsatresie eher möglich ist.

Routinemäßig noch nicht zum Einsatz kommt die Identifizierung von Gallensäuren und Bilirubin durch Infrarotspektroskopie im Stuhl der Patienten. Diese sehr elegante, aber aufwendige Methode erreicht eine 100%ige Sensitivität und eine 92%ige Spezifität. Der Leberbiopsie kommt eine entscheidende Rolle in der Diagnostik der Atresie zu. Die charakteristischen histologischen Veränderungen Cholestase, Gallengangsproliferation und Fibrose weisen auf das Vorliegen einer Atresie hin, jedoch werden auch die bei der neonatalen Riesenzellhepatitis charakteristischen Riesenzellformationen beobachtet. In der Diagnostik der Gallengangsatresie erreicht die Kombination aus Leberbiopsie und Szintigrafie die höchste Spezifität und Sensitivität (95 % bzw. 98 %). Elektronenmikroskopische Untersuchungen an Leberbiopsaten von Patienten mit Gallengangsatresie und neonataler Riesenzellhepatitis zeigten deutliche Unterschiede im Bereich der Portalfelder: degeneriertes Gallengangsepithel und periduktuläre Fibrose bei Patienten mit Gallengangsatresie, vergrößertes endoplasmatisches Retikulum, zytoplasmatische Hepatozytenfragmente und zytoplasmatische Nekrosen bei Patienten mit neonataler Riesenzellhepatitis. So ließen sich elektronenoptisch bei der Gallengangsatresie Veränderungen vor allem im Bereich des Portalfeldes nachweisen, bei der neonatalen Riesenzellhepatitis hingegen mehr an den Hepatozyten.

In wenigen Fällen ist die Diagnose einer Gallengangsatresie durch die Kombination folgender Kriterien zu stellen:
- Cholestase,
- deutliche Erhöhung der γ-GT,
- acholische Stühle,
- Gallengangsproliferation in den Portalfeldern.

Hier kann von einem erfahrenen Pädiater auf die Szintigrafie verzichtet werden.

Die Rolle der endoskopischen retrograden Cholangiopankreatikografie (ERCP) in der Diagnostik der Gallengangsatresie ist nur in wenigen Zentren etabliert. Es wird von einer Sensitivität der ERCP in der differenzialdiagnostischen Abklärung der Gallengangsatresie von 88 % berichtet. Vor einer operativen Korrektur der Gallengangsatresie sind eine direkte Darstellung des extrahepatischen Gallengangssystems und der Versuch einer intraoperativen Cholangiografie in jedem Fall indiziert, da nur so eine zufriedenstellende Darstellung der anatomischen Gegebenheiten möglich ist und u. U. unnötige Operationen bei intrahepatischen Hypoplasien und erhaltenem extrahepatischem System vermieden werden können.

Differenzialdiagnose Die extrahepatische Gallengangsatresie ist als häufigste Ursache einer neonatalen Cholestase zu sehen. Ein ähnliches klinisches Bild kann aber auch durch eine Vielzahl anderer Krankheiten hervorgerufen werden. Die wichtigsten Krankheiten, die zu einer neonatalen Cholestase führen, und ihre mögliche Abgrenzung von der Gallengangsatresie sind in ◘ Tab. 139.3 zusammengefasst.

Operative Therapie Ziel der operativen Therapie einer extrahepatischen Gallengangsatresie ist eine suffiziente Gallendrainage. Im Jahre 1959 wurde erstmals die nach Kasai benannte operative Korrektur der Gallengangsatresie beschrieben, die modifiziert auch heute noch als Standard gilt. Am Prinzip des operativen Vorgehens hat sich bis heute nichts Wesentliches geändert: Über einen Oberbauchquerschnitt wird die Porta hepatis freigelegt und das extrahepatische Gallengangssystem inspiziert. In den meisten Fällen finden sich nur rudimentäre, strangförmige extrahepatische Gallengänge. Nach Mobilisation der Leber und Freilegung der Porta hepatis werden die Gallenblase und die Residuen der extrahepatischen Gallengänge entfernt, notfalls wird die Resektion bis zur Bifurkation der V. portae ausgedehnt. Eine Jejunumschlinge wird an die Portalplatte der Porta hepatis als galledrainierendes Conduit angelegt (Roux-en-Y-Schlinge). Ist der Ductus hepaticus communis oder die Gallenblase vorhanden und nur der distale Choledochusanteil atretisch, kann eine Portocholezystostomie erfolgversprechend sein.

Eine deutliche Besserung der Prognose der extrahepatischen Gallengangsatresie erbrachten die Fortschritte der Lebertransplanta-

Tab. 139.3 Differenzialdiagnose der extrahepatischen Gallengangsatresie. Krankheiten, die zu einer neonatalen Cholestase führen können und ihre mögliche Abgrenzung von der Atresie (zu Einzelheiten s. jeweiliges Kapitel)

Krankheit	Methode zur Abgrenzung von der Atresie
Neonatale Hepatitis (idiopathisch)	Histologie
Neonatale Hepatitis (viral): CMV, Röteln, ECHO, Reo Typ 3, HSV, VZV, EBV, HHV-6, Parvo B19, Enteroviren, HBV, HAV, HCV	Serologien, Virusnachweis mittels PCR, Histologie, klinischer Verlauf
Progrediente familiäre intrahepatische Cholestase Typ II	Histologie, Genetik
Bakterielle Krankheiten	Serologien, Bakteriennachweis, Klinik
Cholangiopathien: nichtsyndromatische Gallengangshypoplasie, Alagille-Syndrom, Morbus Byler, MDR-3-Defekt, MDR-2-Defekt, Choledochuszyste, sklerosierende Cholangitis, Gallengangsstenose, Caroli-Syndrom, Inspissated-bile-Syndrom, Gallengangssteine	Sonografie, Histologie, klinischer Verlauf, Dysmorphiestigmata
Tyrosinämie	Aminosäuren und Succinylaceton im Urin
Niemann-Pick-Krankheit	Histologie, Schaumzellen im Knochenmark
Morbus Gaucher	Schaumzellen im Knochenmark, Histologie
Morbus Wolman	Cholesterinester, Histologie
Arginasemangel	Hyperammonämie, Klinik
Galaktosämie	Nachweis der Gal-1-phosphat-Uridyltransferase
Fruktosämie	Klinik, Enzymnachweis, Genetik
Glykogenose Typ IV	Enzymnachweis in der Leber, Histologie
α_1-Antitrypsin-Variante	Bestimmung von α_1-Antitrypsin, Phänotypisierung der α_1-AT
Zystische Fibrose	Schweißtest, Genetik, Klinik
Hypopituitarismus	Hormondiagnostik, Klinik
Hypothyreose	Bestimmung von TSH, T_3, T_4, Klinik
Neonatale Hämochromatose	Klinik, Histologie, Ferritin im Serum, Eisengehalt der Leber
Histiozytose	Histologie, Klinik
Leukämie	Klinik, Histologie
Toxischer Leberzellschaden	Klinik, Histologie

tion, insbesondere die Einführung der Split-Technik und der Living-related-Transplantation.

Prognostische Faktoren Zahlreiche Untersuchungen setzten ihren Schwerpunkt auf die Bedeutung prognostischer Faktoren der operativen Korrektur einer extrahepatischen Gallengangsatresie. Die wichtigsten seien hier genannt.

Alter bei Diagnose und operativer Therapie Entscheidend ist das Alter des Patienten zum Zeitpunkt der Portoenterostomie. Somit ist eine rasche Klärung der Diagnose für die Therapie und Gesamtprognose essenziell. Eine operative Korrektur vor dem 60. Lebenstag geht mit einer Erfolgsrate von bis zu 75 % für die Kasai-Operation einher. Verzögerungen in der Diagnostik und eine operative Therapie nach dem 60. Lebenstag lassen die Chance einer erfolgreichen biliären Drainage auf 20–30 % sinken.

Histologie Entscheidend ist das Ausmaß der Fibrose und der Degeneration der intrahepatischen Gallengänge. Bei einer bereits vorliegenden Zirrhose wird die primäre Lebertransplantation empfohlen.

Initialer Gallefluss Eine suffiziente Gallendrainage zeigt sich in einem signifikanten Abfall der Serumgallensäuren, der γ-GT- und der Bilirubinwerte im Serum bereits 5 Wochen nach Kasai-Operation. Eine signifikant höhere Gallensäurenausscheidung wurde bei Patienten beobachtet, die 3 Monate nach Kasai-Operation ikterusfrei wurden, im Vergleich zu solchen, bei denen die Operation keinen Erfolg erbrachte. Eine deutlich höhere Bilirubin-Clearance zeigt sich zwischen der 4. und 24. postoperativen Woche bei Survivern im Vergleich zu Nicht-Survivern. Eigene Untersuchungen an 36 Patienten mit Gallengangsatresie zeigten, dass Patienten mit einer γ-GT über 100 U/l und einem konjugierten Bilirubin über 5 mg/dl 5 Wochen nach Kasai-Operation mit einer ungünstigen Prognose einhergingen.

Komplikationen

Cholangitis Bakterielle Cholangitiden durch aszendierende Keime gelten als die häufigste Komplikation nach erfolgreicher Kasai-Operation, begünstigt durch die ausgeschaltete Dünndarmschlinge (Roux-en-Y-Anastomose) und einen verminderten Gallefluss. Die Inzidenz schwankt in verschiedenen klinischen Untersuchungen zwischen 0 und 100 %. Eine niedrigere Inzidenz dieser gefürchteten Komplikation wurde nach modifizierten Kasai-Operationen (Portocholezystostomie und Jejunalklappe) beobachtet. Des Weiteren geht ein ausreichender Gallefluss mit einem niedrigeren Cholangitisrisiko einher. Der Effekt prophylaktischer Antibiotikagaben wird nach wie vor kontrovers diskutiert. Eine perioperative antibiotische Therapie ist essenziell in der Vermeidung einer Frühcholangitis. Empfohlen wird in der Literatur eine Sulfametoxazol- oder Amoxycillintherapie über 1 Jahr. Klinisch präsentiert sich die bakterielle Cholangitis relativ uncharakteristisch: Fieber, Leukozytose, Bilirubinanstieg in 75 % der Fälle, erneuter γ-GT-Anstieg in 80–100 % bis hin zum schwer septischen Krankheitsbild. Nicht selten wird die Cholangitis durch eine plötzliche Entwicklung von Aszites klinisch apparent. Ein Keimnachweis gelingt nur selten bei schwer septischem Krankheitsbild in der Blutkultur oder im Aszitespunktat. Stuhlkulturen sind nicht hilfreich. Therapie der Wahl sind intravenös verabreichte Antibiotika: Ampicillin, Gentamycin, Cephalosporine der 3. Generation, Imipenem. Aufgrund der Häufung von Enterokokken als infektiösem Agens der bakteriellen Cholangitis hat sich eine Kombinationstherapie bestehend aus Mezlocillin und Cefotaxim besonders bewährt. Als supportive Maßnahme wird nach wie vor der Einsatz von Steroidboli über 4 Tage bei therapierefraktärer Cholangitis empfohlen: Die antiinflammatorische Wirkung der Steroide führt zu einer Steigerung des Galleflusses durch Herabsetzung entzündlicher Veränderungen und ödematöser Prozesse an den verbliebenen Gallengängen. Die Wirksamkeit von Steroiden wurde jedoch bislang nicht durch größere Studien untermauert.

Verminderter Gallefluss Ein verminderter Gallefluss wird in der Regel bei Patienten beobachtet, bei denen Diagnose und Therapie relativ spät erfolgen (nach der 9. Lebenswoche), ebenso bei Patienten mit chirurgischen Komplikationen oder nicht regelrecht durchgeführter Kasai-Operation. Vor allem im Hinblick auf eine bevorstehende Lebertransplantation sollte die Indikation zur Revision eines Kasais sehr streng gestellt werden. Die Rolle von Choleretika bei Patienten mit Gallengangsatresie nach Kasai-Operation ist noch nicht ausreichend geklärt, größere Untersuchungen hierzu stehen noch aus. Sinnvoll erscheint jedoch die medikamentöse Therapie mit Ursodeoxycholsäure in einer Dosierung von 15–25 mg/kg KG bei Patienten mit initialem Gallefluss postoperativ. Diesem Medikament kommt eine choleretische Wirkung zu, und es scheint aufgrund einer Herabsetzung von MHC-II-Oberflächenantigenen die lokale immunologische Situation des Gallengangsepithels günstig zu beeinflussen.

Portale Hypertension Eine portale Hypertension wird bereits bei 68 % der Patienten mit Gallengangsatresie zwischen dem 2. und 4. Lebensmonat beschrieben. Eine erhebliche Progredienz erfährt die portale Hypertension durch Cholangitiden, es besteht ferner ein direkter Zusammenhang mit dem Erfolg der Kasai-Operation. Eine ausreichende Drainage der Gallenflüssigkeit und die sich daraus ergebende Besserung der Cholestase verzögert die Entwicklung einer portalen Hypertension erheblich, verhindert diese jedoch nicht. So entwickeln 67 % der Patienten nach Kasai-Operation Ösophagusvarizen, davon manifestieren sich 28 % mit Blutungen. Umstritten ist nach wie vor der Einsatz portosystemischer Shunts, die präventive Sklerotherapie bleibt trotz des Risikos von Strikturen das Mittel der Wahl. Eine Reduktion des Risikos wiederholter Blutungen kann so auf 10 % gesenkt werden. Der endoskopischen Ligatur von Ösophagusvarizen kommt zunehmend eine wichtige Bedeutung zu.

Gewichtsverlauf und Ernährung Persistierende Cholestase bei extrahepatischer Gallengangsatresie geht mit einer verminderten Resorption von Fetten und fettlöslichen Vitaminen einher. Zusätzlich vermindert eine portale Hypertension die Resorption aus dem Darm. Störungen der Prostaglandinsynthese werden durch verminderte Aufnahme essenzieller Fettsäuren beobachtet. Häufig findet sich ein erheblicher Zinkmangel. Eine verminderte Nahrungsaufnahme steht einem erhöhten Ruhegrundumsatz gegenüber. Kinder mit chronischer Cholestase benötigen 150–200 % des altersentsprechenden Energiebedarfs. Eine suffiziente hochkalorische Ernährung ist vor allem entscheidend in Hinblick auf eine bevorstehende Transplantation. Gewichtszunahme und Ernährungssituation spielen eine zentrale Rolle in der Therapie der Gallengangsatresie. Neben hochkalorischer enteraler Ernährung gewinnt die parenterale Teilernährung besonders bei Patienten mit fortgeschrittener Zirrhose an Bedeutung. Die ausreichende Substitution von fettlöslichen Vitaminen (Vitamin A, D, E, K) und Spurenelementen sollte bei jedem Patienten immer wieder aufs Neue überprüft werden.

Ergebnisse und Prognose Daten zum 10-Jahres-Überleben von Patienten mit korrigierter Gallengangsatresie spiegeln die Notwendigkeit einer frühen Diagnose wider: Die 10-Jahres-Überlebensrate beträgt 73 % bei Patienten, die vor dem 60. Lebenstag operiert wurden, und nur 20 % bei Patienten mit Diagnose nach dem 60. Lebenstag. Insgesamt kann jedoch nur bei 50 % der Patienten von einem Langzeitüberleben berichtet werden. Diese relativ niedrige Überlebensrate ist vermutlich auf die Progredienz der Krankheit zurückzuführen, die zwar durch eine frühe operative Therapie verzögert, jedoch nicht verhindert werden kann. Nach Kasai-Operation können die Patienten in 3 Gruppen eingeteilt werden:
- Patienten, bei denen durch die Operation kein suffizienter Gallefluss erreicht werden kann und bei denen sich eine rasch progrediente Leberzirrhose ausbildet;
- Patienten, bei denen ein guter Gallefluss erreicht werden kann, bei denen jedoch trotz suffizienter Galledrainage eine progressive Sklerosierung der intrahepatischen Gallengänge den weiteren Verlauf kompliziert;
- Patienten nach erfolgreicher Kasai-Operation, bei denen im fortgeschrittenen Kindesalter vor allem Probleme durch die dennoch entstehende portale Hypertension auftreten.

Nur in Ausnahmefällen kann ein Patient mit Gallengangsatresie durch eine Kasai-Operation dauerhaft geheilt werden, die Kasai-Operation und ihre Modifikationen sind vielmehr als passagere und palliative Maßnahme zu sehen. Als einzige kurative Maßnahme steht somit die Lebertransplantation zur Verfügung. Die Gallengangsatresie stellt die häufigste Indikation zur Lebertransplantation im Kindesalter dar. Die Ergebnisse sind mit Posttransplantationsüberlebensraten zwischen 80 und 91 % ausgezeichnet. Bei Patienten, bei denen bereits zum Zeitpunkt der Diagnosestellung eine Zirrhose vorliegt, sollte die primäre Lebertransplantation erwogen werden.

139.3 Gallensteine im Kindesalter

Epidemiologie Über die Prävalenz des Gallensteinleidens im Kindesalter gibt es nur sehr wenige Informationen. Screeninguntersuchungen in Schweden und Italien mittels Ultraschall an Schulkindern ergaben eine Prävalenz von Gallensteinen zwischen 0,1 und 0,14 % für das Gesamtkollektiv an untersuchten Kindern, bei Mädchen über 13 Jahren lag die Prävalenz bei 0,26 %.

Klassifikation Hinsichtlich ihrer Ätiologie und Beschaffenheit werden 3 Typen von Gallensteinen unterschieden: Cholesterinsteine,

Tab. 139.4 Charakteristika der drei bei Kindern vorkommenden Gallensteintypen

	Cholesterinstein	Bilirubinstein	Gemischter Stein
Cholesteringehalt (%)	>60	<5	10–50
Vorkommen	Multipel	Multipel	Solitär
Röntgendichte (%)	<10	>60	ca. 50
Konsistenz	Hart, geformt	Hart, bröckelig	Weich
Farbe	Weiß-beige	Schwarz	Braun

Tab. 139.5 Ätiologie der Bilirubinsteine im Kindes- und Jugendalter

Ätiologische Faktoren	Häufigkeit (%)		
	Kinder <3 Jahre	Vorschulalter	Schulalter
Hämolytische Krankheiten	19	64	68
Parenterale Ernährung	47	7	8
Ceftriaxontherapie	15	0	0
Idiopathisch	17	18	18
Cholestase/Zirrhose	2	11	6

Bilirubinsteine und gemischte Cholesterin-Bilirubin-Steine. Ihre Charakteristika sind in Tab. 139.4 zusammengefasst. Während bei Erwachsenen die Cholesterinsteine und die gemischten Steine überwiegen, finden sich bei Kindern vor allem die Bilirubinsteine (70 %; Cholesterinsteine 25 %, gemischte Steine 5 %).

Pathogenese und Ätiologie

Bilirubinsteine Hämolytische Prozesse führen zu einer signifikanten Erhöhung von Bilirubin in der Galle, welches sich mit Kalzium zum schwer löslichen Kalziumbilirubinat verbindet. Diese Verbindung lagert sich aufgrund bislang unbekannter Faktoren zu Polymeren zusammen. Durch Anlagerung von Kalziumphosphat und Kalziumcarbonatverbindungen sowie durch den Einbau von Gallenbasenmuzin entstehen die Bilirubinsteine. Im Kindesalter stellen diese Steine den häufigsten Steintyp dar. Besonders hämolytische Krankheiten (Sichelzellanämie, Thalassämie, Sphärozytose, Eliptozytose, Glukose-6-phosphat-Dehydrogenase-Mangel, Pyruvatkinasemangel, künstliche Herzklappen, Autoimmunhämolyse) begünstigen infolge des vermehrten Anfallens von unkonjugiertem Bilirubin die Entstehung von Pigmentsteinen. In Tab. 139.5 sind die ätiologischen Faktoren zusammengefasst.

Cholesterinsteine Cholesterinsteine finden sich bei Kindern in ca. 25 % der Fälle. Sie treten vor allem nach der Pubertät gehäuft auf, vor dem 5. Lebensjahr werden sie sehr selten beobachtet. Bei Kindern unter 5 Jahren wurde nur in Ausnahmefällen eine Übersättigung der Galle mit Cholesterin beobachtet – ein Grund, warum in dieser Altersgruppe Cholesterinsteine sehr selten auftreten. Bei Patienten mit Mukoviszidose wurde hingegen eine Cholesterinübersättigung der Galle schon vor dem 10. Lebensjahr beobachtet, ein Umstand, der bei dieser Patientengruppe das deutlich erhöhte Risiko der Cholesterinsteinentstehung erklärt. Neben der Mukoviszidose spielen vor allem

Tab. 139.6 Ätiologie der Cholesterinsteine im Kindes- und Jugendalter

Ätiologische Faktoren	Häufigkeit (%)
Familiäre Belastung	40
Adipositas	16
Häufig gemischte Steine bei zystischer Fibrose	15
Malabsorptionssyndrom, Morbus Crohn	5
Idiopathisch	16
Schwangerschaft, orale Kontrazeptiva	8

familiäre Faktoren eine wichtige Rolle bei der Entstehung von Cholesterinsteinen. Das Risiko der Bildung von Cholesterinsteinen ist auf das 10- bis 15-Fache erhöht bei Kindern, deren Eltern an Cholezystolithiasis leiden. Mutationen im *ABCB4*-Gen spielen hier eine Rolle. 90 % der Patienten mit Adipositas haben eine cholesterinübersättigte Galle. Hormonelle Faktoren wie orale Antikonzeptiva, Schwangerschaft und Hypothyreose können zu einer Cholesterinübersättigung in der Galle führen und stellen weitere Risikofaktoren für die Entstehung der Cholesterinsteine dar. Malabsorptionssyndrome, entzündliche Darmkrankheiten und Ileumresektion führen zu einer Verminderung des Gallensäurenpools und so zu einer Verminderung der gemischten Mizellen. Die ätiologischen Faktoren, die zur Cholesterinsteinentstehung bei Kindern beitragen, sind in Tab. 139.6 zusammengefasst.

Gemischte Steine Diese Gallensteinart tritt im Kindesalter sehr selten auf. Nicht mehr als 5 % der bei Kindern gefundenen Gallensteine zeigen die Charakteristika der gemischten Steine. Meist führt ein Abflusshindernis in den abführenden Gallenwegen zu einem erhöhten Cholangitisrisiko. Durch Stase der Gallenflüssigkeit, vermehrten Zelldetritus und neutrophile Ganulozyten kommt es zur Entstehung der gemischten Steine.

Klinische Symptome Die klinischen Zeichen einer Gallensteinkrankheit können im Kindesalter sehr unspezifisch sein. Die charakteristischen kolikartigen Obewrbauchschmerzen werden nur bei größeren Kindern beobachtet. Bei Kindern unter 3 Jahren können motorische Unruhe, Erbrechen, Diarrhö und eine pathologische Erhöhung der γ-GT auf das Vorliegen von Gallensteinen hinweisen. Das laborchemische Korrelat einer Cholestase findet sich bei Kindern über 3 Jahren nur sehr selten in Zusammenhang mit Gallensteinen. Lediglich Gallengangssteine und Begleitcholezystitiden zeigen laborchemische Auffälligkeiten. Insgesamt verhalten sich Gallensteine im Kindesalter häufig stumm.

Diagnose In der Labordiagnostik geben Cholestaseparameter und Leberenzyme nur sehr selten einen Hinweis auf das Vorliegen von isolierten Gallensteinen. Lediglich Steine infolge einer Choledochuszyste oder stenosierender Prozesse in den abführenden Gallenwegen und intrahepatische Steine manifestieren sich mit den Zeichen einer Cholestase.

Die Ultraschalluntersuchung ist als bildgebendes Verfahren die Methode der Wahl. Mit einer Spezifität von 96 % und einer Sensitivität von 98 % kann ein Großteil der Steine allein durch die Sonografie diagnostiziert werden. Abb. 139.2 zeigt ein charakteristisches Oberbauchsonogramm eines solitären Gallenblasenkonkrements.

Vorstufen der Gallensteine präsentieren sich im Ultraschall als Sludge oder Sludgeball. Es fehlt die dorsale Schallauslöschung. Intrahepatische Gallensteine oder Steine im Ductus choledochus entgehen

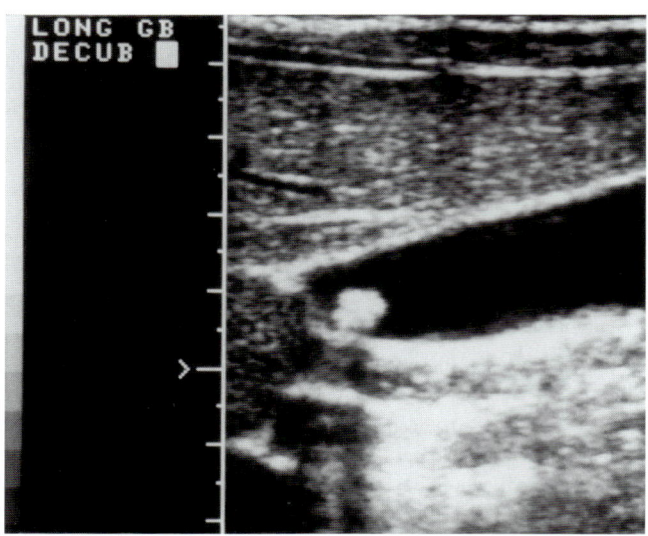

◘ Abb. 139.2 Oberbauchsonogramm einer 13-jährigen Patientin mit symptomatischem Gallenstein: intraluminales Konkrement in der Gallenblase mit dorsaler Schallauslöschung. (Mit freundl. Genehmigung von Prof. Dr. K. Schneider, Radiologe, Universitätskinderklinik München)

häufig dem Ultraschall, hier können bei einer Erweiterung der intrahepatischen Gallenwege Gallensteine nur vermutet werden. Besteht der Verdacht einer intrahepatischen Konkrementansammlung, kann dieser nur durch direkte Darstellung des Gallengangssystems bestätigt werden. Hierzu bietet sich die ERCP als invasives Verfahren oder die MR-Cholangiografie als nichtinvasives, bildgebendes Verfahren an. Die ERCP galt bislang als Standardmethode zum Nachweis von intrahepatischen Steinen, da sie den Vorteil der möglichen therapeutisch-endoskopischen Intervention (endoskopische Steinextraktion) bietet. Jedoch ist die Anwendung dieser Methode nicht ohne Risiken für den Patienten. Pankreatitiden und Choledochusperforationen stellen die schwerwiegendsten Komplikationen dieser Methode dar. Im Gegensatz dazu ist die MRCP nicht mit Komplikationen verbunden, ermöglicht aber auch keine direkte therapeutische Intervention und gilt aufgrund mangelnder Erfahrungen bei Kindern noch nicht als Standardverfahren. Wie in der ERCP stellen sich auch in der MRCP intraluminale Konkremente als Kontrastmittelaussparung dar.

Therapie Die operative Entfernung der Gallenblase stellt nach wie vor die therapeutische Methode der Wahl dar. Hier hat die laparoskopische Cholezystektomie aufgrund geringerer Traumatisation, kürzerer Verweildauer in der Klinik und guter Ergebnisse hinsichtlich Komplikationen die herkömmliche offene Cholezystektomie abgelöst. Aufgrund einer bis zu 70 %-igen Rezidivrate wird das Verfahren der Stoßwellenlithotrypsie nicht mehr angewandt.

Eine medikamentöse Therapie der Gallensteine gelingt auch im Kindesalter nur in seltenen Fällen. Eine choleretische Therapie mit Ursodeoxycholsäure ist eine sinnvolle therapeutische Option bei Gallenblasensludge und kleinen, solitären Konkrementen bei Erwachsenen. Bei Kindern existieren hierzu jedoch keine Daten. Die Therapie mit Ursodeoxycholsäure ist jedoch nur bei Cholesterinsteinen sinnvoll. Ursodeoxycholsäure findet vor allem Anwendung in der Prävention von Steinrezidiven. Da aber im pädiatrischen Krankengut die Bilirubinsteine überwiegen, kommt dieser Therapieansatz bei Kindern nur selten zum Einsatz.

Patienten mit asymptomatischen Gallensteinen sollten klinisch regelmäßig untersucht werden, von einer operativen Therapie ist jedoch Abstand zu nehmen.

Literatur

A-Kader HH, Heubi JE, Setchell KDR, Ryckman FC, Balistreri WF (1990) The effect of ursodeoxycholic adic therapy in patients with extrahepatic biliary atresia. Gastroenterology 98:A564

Balistreri WF, Boye KE, Ryckman FC (2001) Biliray atresia and other disorders of the extrahepatic bile ducts. In: Suchy FJ, Sokol RJ, Balsitreri WF (Hrsg) Liver diseases in children. Lippincott Williams & Wilkins, Philadelphia, S 253–274

Broelsch CE, Whitington PF, Edmond JC (1991) Liver transplantation in children from living related donors. Ann Surg 214:428–439

Cahalane MJ, Neubrand MW, Carey MC (1988) Physical chemical pathogenesis of pigment stones. Semin Liver Dis 8:317–328

Cetta F (1997) Recurrent hepatolithiasis after primary excision of choledochal cysts. J Am Coll Surg 185:198–200

Choi SO, Park WH, Lee HJ (1998) Ultrasonographic triangular cord: The most definitive finding for noninvasive diagnosis of extrahepatic biliary atresia. Eur J Pediatr Surg 8:12–16

Davenport M, Kerkar N, Mieli-Vergani G, Mowat AP, Howard ER (1997) Biliary atresia: The King's College Hospital experience. J Pediatr Surg 32:479–485

Davenport M, Ong E, Sharif K, Alizai N, McClean P, Hadzic N, Kelly DA (2011) Biliary atresia in England and Wales: Results of centralization and new benchmark. J Pediatr Surg 46:1689–1694

Davit-Spraul A, Gonzales E, Baussan C, Jacquemin E (2010) The spectrum of liver diseases related to ABCB4 gene mutations: Pathophysiology and clinical aspects. Semin Liver Dis 30:134–146

De Bruyne R, Van Biervliet S, Van de Velde S, Van Winckel M (2011) Clinical practice: Neonatal cholestasis. Eur J Pediatr 170:279–284

Desmet FJ (1992) Congenital diseases of intrahepatic bile ducts: Variation on the theme "ductal plate malformation". Hepatology 16:1069–1083

Goldman M, Pranikoff T (2011) Biliary disease in children. Curr Gastroenterol Rep 13:193–201

Heubi JE, Lewis LG, Pohl JF (2001) Diseases of the gallbladder in infancy, childhood and adolescence. In: Suchy FJ, Sokol RJ, Balsitreri WF (Hrsg) Liver diseases in children. Lippincott Williams & Wilkins, Philadelphia, S 343–363

Huang CT, Lee HC, Chen WT, Jiang CB, Shih SL, Yeung CY (2011) Usefulness of magnetic resonance cholangiopancreatography in pancreatobiliary abnormalities in pediatric patients. Pediatr Neonatol 52:332–336

Ishibashi T, Kasahara K, Yasuda Y, Nagai H, Makino S, Kanazawa K (1997) Malignant change in biliary tract after excision of choledochal cyst. Br J Surg 84:1687–1691

Karrer FM, Lilly JR, Steward BA, Hall RJ (1990) Biliary atresia registry. J Pediatr Surg 25:1076–1081

Karrer FM, Price M, Bensard D, Sokol R, Narkewicz M, Smith D, Lilly JR (1996) Long term results with the Kasai operation for biliary atresia. Arch Surg 131:493–496

Kasai M, Suzuki S (1959) A new operation for non-correctable biliary atresia: Hepatic portoenterostomy. Shujitsu 13:733–739

Keffler S, Kelly DA, Powell JD (1998) Population screening for neonatal liver disease: a feasibility study. JPGN 27(306):311

Keil R, Snajdauf J, Rygl M et al (2011) Diagnostic efficacy of ERCP in cholestatic infants and neonates--a retrospective study on a large series. Endoscopy 42:121–126

Kim P, Wesson D, Superina R, Filler R (1995) Laparoscopic cholecystectomy versus open cholecystectomy in children. Which is better? J Pediatr Surg 30:971–973

Lin WY, Lin CC, Changlai SP, Shen YY, Wang SJ (1997) Comparison of Tc-99m disofenin cholescintigraphy with ultrasonography in the differentiation of biliary atresia from other forms of neonatal jaundice. Pediatr Surg Int 12:30–33

Liuming H, Hongwu Z, Gong L et al (2011) The effect of laparoscopic vs open excision in children with choledochal cyst: a midterm follow-up study. J Pediatr Surg 46:662–665

Makis E, Davenport M (2012) Understanding choledochal malformation. Arch Dis Child 97:69–72

Mehta S, Lopez ME, Chumpitazi BP, Mazziotti MV, Brandt ML, Fishman DS (2011) Clinical characteristics and risk factors for symptomatic pediatric gallbladder disease. Pediatrics 129:82–88

Literatur

Mieli-Vergani G, Howard ER, Portman B, Mowat AP (1989) Late referral for biliary atresia – missed opportunities for effective surgery. Lancet 1:421–423

Palasciano G, Portincasa P, Vinciguerra V et al (1989) Gallstone prevalence and gallbladder volume in children and adolescents: An epidemiological ultrasonographic survey and relationship to body mass index. Am J Gastroenterol 84:1378–1382

Reif S, Sloven DG, Lebenthal E (1991) Gallstones in children. AJDC 145:105–108

Saing H, Han H, Chan KL et al (1997) Early and late results of excision of choledochal cysts. J Pediatr Surg 32:1563–1566

Schreiber RA, Kleinman RE (2002) Biliary atresia. JPGN 35(1):11–S16

Sela-Herman S, Scharschmidt BF (1996) Choledochal cyst, a disease for all ages. Lancet 23:779

Todani T, Watanabe Y, Narusue M, Tabuchi K, Okajima K (1977) Congenital bile duct cysts: Classification, operative procedures and review of 37 cases including cancer arising from choledochal cysts. Am J Surg 134:263–269

Volpert D, White F, Finegold MJ et al (2001) Outcome of early hepatic portoenterostomy for biliary atresia. JPGN 32(265):269

140 Akutes Leberversagen und Lebertransplantation

M. Melter, B. Rodeck

140.1 Akutes Leberversagen

M. Melter

Definition Das akute Leberversagen (ALV) wird im Erwachsenenalter bei einer schweren Lebererkrankung eines zuvor Lebergesunden über das Auftreten einer hepatischen Enzephalopathie (HE) innerhalb von 8 Wochen definiert. Im Gegensatz dazu beruht die Definition im Kindesalter, unabhängig vom Auftreten einer HE, ausschließlich auf einer schweren Leberfunktionsstörung, gekennzeichnet durch eine schwere Synthesestörung (Quicktest <40%, Cholinesteraseaktivität <2,5 kU/l vor Substitution von FFP [„fresh frozen plasma"]), in der Regel in Assoziation mit einer konjugierten Hyperbilirubinämie und einer Transaminasenerhöhung. Eine gering- bis mäßiggradige HE ist dabei vor allem im Säuglingsalter kaum zu diagnostizieren. Während puristisch betrachtet die Bezeichnung ALV ausschließlich für zuvor lebergesunde Patienten verwandt werden dürfte, wird sie klinisch in der Regel auch auf Patienten ohne vorher bekannte Lebererkrankung ausgedehnt, so dass auch eine akute Dekompensation („acute-on-chronic liver failure") einer vorbestehenden, jedoch nicht diagnostizierten Lebererkrankung (z. B. Morbus Wilson) eingeschlossen ist. Das pädiatrische ALV (pALV) ist selten und war unter rein supportiven Maßnahmen mit einer extrem schlechten Prognose (Letalität 70–>95%) vergesellschaftet. Die Versorgung dieser Patienten in hierauf hoch spezialisierten pädiatrischen Zentren (mit allen therapeutischen Möglichkeiten, einschließlich einer pädiatrischen Lebertransplantation [pLTx]) ist die unabdingbare Voraussetzung dafür, dass aktuell Überlebensraten von 70 bis knapp 90% erreicht werden können. In den großen pädiatrischen Lebertransplantationszentren machen die pALV einheitlich etwa 10–15% der Indikationen zur pLTx aus.

Bei den Überlebenden kommt es überwiegend zu einer spontanen – soweit beurteilbar – kompletten „Restitution". Jedoch fehlen Langzeitstudien solcher Patienten, über die z. B. gemutmaßt wird, dass sie ein erhöhtes Risiko für die Entwicklung eines hepatozellulären Karzinoms aufweisen.

Inzidenz Untersuchungen zur Inzidenz des pädiatrischen ALV (pALV) fehlen weitestgehend. In einer über 2 Jahre laufenden deutschen Studie im Rahmen der „Erhebungseinheit für seltene pädiatrische Erkrankungen in Deutschland (ESPED)" wurden entsprechend der oben genannten Kriterien 70 Kinder beobachtet. Im eigenen Kollektiv behandelten wir über 10 Jahre 50 pALV-Fälle (einschließlich 21% der ESPED-Fälle).

Ätiologie Ursachen für das pALV sind infektiöse, medikamentös/toxische, metabolische, (auto)immunologische, ischämische und/oder maligne Erkrankungen (◘ Tab. 140.1). Während früher die Ätiologie bei bis zu 50% ungeklärt blieb, fand sich, wahrscheinlich insbesondere durch verbesserte diagnostische Möglichkeiten, der diesbezügliche Anteil in unserem Kollektiv über den gesamten Beobachtungszeitraum bei 38%, in den letzten Jahren sogar bei <10% (◘ Tab. 140.1). Dabei ist der Anteil an den verschiedenen Ursachengruppen ausgeprägt altersabhängig.

Ein Großteil der neonatalen ALV wird heute der neonatalen Hämochromatose (NH) zugeordnet. Die NH ist ein klinisches Syndrom bestehend aus einer Lebererkrankung in Assoziation mit einer pathologischen extrahepatischen Siderose. Die NH scheint in den meisten Fällen phänotypische Expression einer fetalen alloimmunen Leberschädigung („gestational alloimmune liver disease", GALD) mit konsekutiver sekundärer Hämochromatose zu sein. Bei betroffenen Frauen induzieren hierbei fetale Leberantigene spezifisches gegen fetales Lebergewebe gerichtetes IgG. Gelangen diese maternalen Antikörper in die fetale Zirkulation, binden sie das betreffende Antigen und aktivieren die terminale Komplementkaskade mit konsekutiver fetaler Leberzellschädigung und -nekrose.

Bei Säuglingen dominieren hereditäre, metabolische Erkrankungen, bei älteren Kindern Virushepatitiden, vor allem „klassische" Hepatitiden, wobei aber prinzipiell jeder Erreger ein ALV auslösen kann. Eine sog. Non-A-bis-E-Hepatitis, die als Ausschlussdiagnose vor allem bei älteren Kindern eine der häufigsten Ursachen darstellt, ist insofern einzigartig, dass sie – und das fast ausschließlich bei pädiatrischen Patienten – mit einer aplastischen Anämie (Panmyelopathie) assoziiert sein kann. Diese kann sich dabei auch nach pLTx sowie im Intervall nach Restitution des ALV primär manifestieren. Das Reye-/Reye-like-Syndrom zeichnet sich durch eine obligate HE, durch Transaminasen- und Ammoniakerhöhung, überwiegend aber auch durch die Abwesenheit eines Ikterus aus. Es ist histologisch durch eine mikrovesikuläre Steatose bei zeitlich assoziierter Virusinfektion gekennzeichnet. Salicylate (nach eigener Erfahrung auch Paracetamol) sind als auslösender Kofaktor bekannt. Entsprechend den infektiösen gilt auch für toxische Ursachen, dass prinzipiell jede Substanz leberschädigend, letztlich ursächlich für ein ALV sein kann. Dabei wirkt das jeweilige Agens entweder direkt oder idiosynkratisch hepatotoxisch. Häufigere Auslöser sind Paracetamol, Halothan, Valproat, Amanita phalloides (Knollenblätterpilztoxin) oder, bei Säuglingen, auch nutritiv aufgenommenes Kupfer (z. B. Leitungswasser, kupferhaltige Behälter). Metabolische Erkrankungen, z. B. neonatale Hämochromatose, Galaktosämie, Tyrosinämie, Mitochondriopathien, sind überwiegend im Säuglingsalter, selten nur bei älteren Kindern (Morbus Wilson) ursächlich. Im Gegensatz dazu werden autoimmune Ursachen überwiegend bei älteren Patienten diagnostiziert. Beim Budd-Chiari-Syndrom, Venenverschlusssyndrom („veno occlusive disease", VOD), akuten Kreislaufversagen und septischen Schock ist die Leberzellnekrose überwiegend auf die Ischämie, bei malignen Erkrankungen (z. B. akute lymphoblastische Leukämie [ALL]) auf eine direkte hepatische Infiltration zurückzuführen.

Pathogenese und Pathologie Gänzlich unabhängig vom auslösenden Agens kommt es immer dann zu einem ALV, wenn der Umfang der Hepatozytenregeneration die Rate und das Ausmaß der Hepatozytenschädigung nicht ausreichend zu kompensieren vermag. Grundsätzlich gibt es dabei zwei Formen des Hepatozytenuntergangs: Apoptose oder Nekrose. Dabei ist die Apoptose wesentlich dadurch gekennzeichnet, dass sie prinzipiell primär *nicht* zu einer Zellmembranschädigung und Freisetzung intrazellulärer Bestandteile mit konsekutiver sekundärer Entzündung führt. Für eine Reihe von Ursachen eines ALV konnte gezeigt werden, dass sie alternativ entweder über den einen oder den anderen Mechanismus den Zelltod induzieren. So wird z. B. eine Nekrose bei schwerer Paracetamol-Intoxikation, eine Apotose bei fulminantem Morbus Wilson gefunden. Pathomechanistisch ist jedoch zu bedenken, dass ein Agens,

Tab. 140.1 Ursachen eines akuten Leberversagens im Kindesalter			
Ursache		**BRD (%)**	**MHH (%)**
Infektiös/post-/parainfektiös	Hepatitis A, B, C (?), (B+) D, E; CMV, EBV, HSV (1, 2, 6), HHV (6, 8), Parvo-, Adeno-, Entero-, Echoviren, Varizellen, Masern, Mumps, HIV etc. Toxoplasmose, Listeriose, Leptospirose etc. Sepsis, bakteriell Reye-/Reye-artiges Syndrom	46	18
Stoffwechselerkrankungen	Galaktosämie, Tyrosinämie Typ I, Fruktoseintoleranz, Morbus Wilson Niemann-Pick Typ II (C), neonatale Hämochromatose, Mitochondropathien, Gallensäuresynthesedefekte, LCAD- (Long-chain-Acyl-CoA-Dehydrogenase-)Mangel etc.	16	12
Toxisch/medikamentös (zum Teil auch transplazentar möglich)	Amanita phalloides, Kupfer (Nicht-Wilson-Kupferintoxikationen), Lösungsstoffe, Phosphor, Kokain, Paracetamol (und andere nichtsteroidale Antiphlogistika), Antiepileptika, Narkotika, Antibiotika/-mykotika, Zytostatika, Tranquilanzien, Antihypertonika, Antiarrhythmika, Antidepressiva, Propylthiouracil, Eisensulfat etc.	16	18
Autoimmunerkrankungen	Autoimmunhepatitis, systemischer Lupus erythematodes etc.		4
Ischämische Ursachen	Budd-Chiari-Syndrom, Lebervenenverschlusssyndrom (VOD), akutes Kreislaufversagen, Schock, Hypoxämie/Asphyxie, Hitzschlag	7	8
Infiltrative Hepatopathien	Leukämie, Non-Hodgkin-Lymphom, Histiozytosen (Langerhans-Zell-Histiozytose, hämophagozytotische Syndrome etc.), Neuroblastom, Hämangioendotheliomatose, Hepatoblastom/hepatozelluläres Karzinom, Peliosis hepatis etc.		
Trauma			2
Ungeklärt		16	38

BRD Bundesweite Studie (n=70) nach Brockstedt et al. 1997; *MHH* Studie an der Medizinischen Hochschule Hannover (n=50), eigene unveröffentlichte Daten.

das prinzipiell primär eine Apoptose zu induzieren vermag, letztlich auch den Zelltod via Nekrose bewirken kann, vor allem wenn das Ausmaß der mitochondrialen Schädigung zu einem relevanten Verlust des ATP-Speichers führt. Replizierende Hepatozyten bedürfen zur Energiegewinnung der mitochondrialen β-Oxidation von Fettsäuren, was eine Supplementation mit freien Fettsäuren und Carnitin sinnvoll erscheinen lässt. Darüber hinaus konnte gezeigt werden, dass die hepatische Regeneration ein phosphatverbrauchender Prozess ist. Dementsprechend ist als Prädiktor einer hepatozellulären Regenerationsaktivität eine Hypo- mit einer guten, eine Hyperphosphatämie mit einer schlechten Prognose assoziiert.

Der Umfang der histologisch verifizierbaren Leberzellnekrose und -regeneration ist interindividuell sehr variabel und typischerweise bei hyper- ausgeprägter als bei subakutem Verlauf. Dabei sind die Faktoren, die das Ausmaß der Leberzellschädigung und das Ausmaß und die Adäquatheit einer Leberzellregeneration bedingen, nur wenig verstanden. Bei einigen ursächlichen Faktoren ist anzunehmen, dass der Verlauf des ALV wesentlich durch „Kofaktoren", z. B. Patientenalter oder genetischer Hintergrund, modifiziert wird.

Klinische Symptome Ein ALV ist regelhaft durch unspezifische Symptome eines Leberfunktionsverlustes gekennzeichnet. Das primär häufigste Symptom ist dabei ein Ikterus. Daneben zeigen sich meist Zeichen der Synthesestörung (vor allem Blutungen) und der verminderten Detoxifikationskapazität (z. B. Foetor hepaticus, HE). Im Verlauf entwickelt sich dann oft eine Nieren-, Kreislauf- und/oder pulmonale Insuffizienz, die allesamt überwiegend auf funktionellen Störungen (hepatorenales, -pulmonales Syndrom) beruhen und die Prognose des ALV ungünstig beeinflussen. Bezüglich der Einschätzung der Niereninsuffizienz anhand des Serumharnstoffs ist allerdings die verminderte hepatische Harnstoffsynthese zu bedenken. Charakteristisch für das hepatorenale Syndrom ist eine Urinnatriumausscheidung von <20 mmol/l, für die seltene akute Tubulusnekrose >20 mmol/l.

Hepatische Enzephalopathie (HE) und Hirnödem Die Pathophysiologie der hepatischen Enzephalopathie ist ungeklärt. In Anbetracht der zentralen Rolle der Leber im Intermediärstoffwechsel ist jedoch eine multifaktorielle Genese zu vermuten. Das akute Auftreten und die Beobachtung, dass es bei Kindern überwiegend zu einer „Restitutio ad integrum" kommt, sind Indizien gegen eine strukturelle und für eine funktionelle (biochemische) Grundlage. Die HE verläuft äußerst variabel und ist in ihrem Ausmaß bei pädiatrischen Patienten allenfalls in geringem Maße mit der Geschwindigkeit des Einsetzens oder der Ursache des ALV assoziiert. Dabei ist insbesondere bei jungen Kindern und niedrigem Stadium die Symptomatik einer HE sehr unspezifisch. Deshalb sollten schon geringe „Verhaltensänderungen" als Hinweis auf eine HE erwogen werden. Wir verwenden hierfür folgende Graduierung:
- Grad 1: schläfrig, schlaff und irritabel-agitiert,
- Grad 2: zusätzlich zu Grad 1: Hyperreflexie, -ventilation, Asterixis (Flattertremor),
- Grad 3: Stupor, Hyperreflexie, -ventilation,
- Grad 4: Koma, Hyperreflexie, Augenöffnung nur auf starken Schmerzreiz,
- Grad 5: Koma, Ateminsuffizienz, Areflexie, Pupillenlichtreaktion aufgehoben.

Zur Beurteilung einer HE ist darüber hinaus ein EEG obligat, für das ebenfalls eine einheitliche Stadieneinteilung fehlt. Kommt es zu einem zerebralen Ödem oder einer intrakraniellen Blutung, sind diese wesentlich mit der hohen Letalität des ALV assoziiert. Ursächlich für das Hirnödem scheint zum einen eine erhöhte vaskuläre Permeabilität und geschädigte Blut-Hirn-Schranke mit konsekutivem Übertritt proteinreicher Flüssigkeit in den Extrazellulärraum, zum anderen ein intrazelluläres zytotoxisches Ödem zu sein. Iatrogene Faktoren – Sedativa, Narkotika, Flüssigkeitsüberladung, Hypoglykämie, Elektrolytdysbalancen, Hypotension etc. – können wesentlich zur raschen Entwicklung einer HE beitragen.

Prognose Die Prognose des pALV wird entscheidend durch seine Komplikationen – HE, arterielle Hypotension, Infektionen, schwere Blutungen, hepatorenales und -pulmonales Syndrom – geprägt. Historisch betrug die Überlebensrate unter rein supportiver Therapie 6–29 %. Vor allem mit der Möglichkeit der pädiatrischen Lebertransplantation (pLTx) hat sich die Überlebensrate (ca. 70 % nach pLTx) dramatisch verbessert. Eine Verbesserung der Prognose, auch unter rein supportiver Therapie, gelang in den letzten 2 Jahrzehnten ausschließlich in pädiatrischen Zentren mit großer spezifischer Erfahrung. Da sich auch für das Überleben nach pLTx der Zeitpunkt des Eingriffs als entscheidender Parameter erwiesen hat, ist der rechtzeitige Transfer eines Kindes/Jugendlichen in ein pädiatrisches „Spezialzentrum" der global wesentlichste prädiktive Überlebensfaktor.

Darüber hinaus ist die möglichst präzise individuelle prognostische Einschätzung, ob und wann eine pLTx als einzige Option verbleibt, das größte Dilemma. Wenngleich zahlreiche Studien prädiktive Faktoren für das transplantationsfreie Überleben zu verifizieren versuchten, sind diese bisher – insbesondere bei pädiatrischem ALV – unzureichend definiert. Alter, Ätiologie, zeitliches Auftreten und Grad der HE, Volumenreduktion der Leber („schrumpfende Leber"), persistierende, ausgeprägte Hyperbilirubinämie (>300 μmol/l), arterieller Blutlaktatspiegel (>3,0 mmol/l) und die Höhe verschiedener Gerinnungsparameter wurden bei Erwachsenen als prognoserelevant evaluiert. In Studien im eigenen und 2 weiteren großen Zentren (London, Paris) erwiesen sich bei pALV neben einer ungeklärten Ätiologie, der Schwere der HE und der Niereninsuffizienz nur die Höhe des Bilirubins (>300 μmol/l) und verschiedene plasmatische Gerinnungsparameter (Faktor V, PTT, INR) als unabhängige Letalitätsprädiktoren.

Kürzlich konnte gezeigt werden, dass auch eine Hypophosphatämie und deren frühzeitiger Ausgleich mit einer guten Prognose assoziiert ist (s. oben), was sich jüngst auch für die pALV bestätigen ließ. In einer Studie fand sich für einen negativen Verlauf ein niedriger, abfallender bzw. fehlender Anstieg des Serum-α-Fetoprotein(AFP)-Spiegels im Verlauf in hohem Maße prädiktiv (gilt nicht umgekehrt). Pathophysiologisch lässt sich dies durch die postnatale AFP-Reaktivierung im Rahmen einer hepatozellulären Regeneration erklären. Darüber hinaus fand sich zunächst im Tiermodell, dann aber auch in einer klinischen Studie, dass das spontane Überleben bei ALV signifikant mit sowohl einem erhöhten α-Amino-Buttersäure(Aab)-Blutspiegel, als auch einer erhöhten Aab-zu-Leucin-Ratio im Blut assoziiert ist. Im Gegensatz dazu weist die Bestimmung verschiedener Zytokine (zirkulierend oder intrahepatisch), des „Human hepatocyte growth factor", des Vitamin-D-Bindungs(Gc)-Proteins oder des Kortisolspiegels unter klinischen Bedingungen keinen zusätzlichen prädiktiven Wert auf.

Neben diesen allgemeinen Faktoren ist die Diagnose ein wesentlicher Prädiktor des transplantationsfreien Überlebens bei pALV. So ist z. B. eine Autoimmunhepatitis, wenn sie nicht kurzfristig auf eine immunsuppressive Therapie anspricht, mit einer schlechten Prognose assoziiert. Andererseits ist nach unserer Erfahrung die Chance auf eine Restitution bei Morbus Wilson selbst bei extremen Gerinnungsstörungen relativ gut, solange es nicht zu extrahepatischen Komplikationen (vor allem HE) oder einer ausgeprägten Hyperbilirubinämie (≥300 μmol/l) (evtl. auch Hyperphosphatämie, bisher nicht validiert) kommt.

Überwachung und Therapie Die Therapie des pALV beruht auf drei wesentlichen Prinzipien:
- spezifische Therapie einer definierten Grunderkrankung,
- supportive Maßnahmen zur Überbrückung bis zur Leberregeneration oder -transplantation und
- Leberersatztherapien.

Eine spezifische Therapie der Grunderkrankung (◘ Tab. 140.1), z. B. die Neutralisation bzw. Elimination eines auslösenden Agens ist nur selten möglich. Als Beispiele hierfür seien die neonatale Hämochromatose, der Morbus Wilson oder eine virostatische Therapie bei replikativer Hepatitis (deren Wirksamkeit zumindest bei pädiatrischen Patienten nicht nachgewiesen ist) genannt.

Im Falle einer NH sollte der Patient 1. eine Austauschtransfusion und 2. hochdosiert intravenös Immunglobuline erhalten. Die Austauschtransfusion erfolgt mit dem zweifachen kalkulierten Blutvolumen entsprechend dem lokalen Vorgehen für eine Neugeborenen-Austauschtransfusion. Darüber hinaus erhält der Patient ein Standard-Immunglobulinpräparat in einer Dosis von 1 g/kg KG. Primär und bis zum Ausschluss einer ursächlichen Herpesinfektion behandeln wir Patienten mit einer NH auch mit Acyclovir.

Die zentrale Bedeutung der Komplikationen bezüglich der Letalität des pALV verdeutlicht die Relevanz für eine frühzeitige und konsequente Supportivtherapie (◘ Tab. 140.2 und ◘ Tab. 140.3), einschließlich einer „aggressiven" pädiatrisch-intensivmedizinischen Betreuung. Bei Vitamin-K-Mangel ist eine entsprechende i.v.-Verabreichung über mehrere Tage indiziert. Andererseits sollte auch bei erheblicher Gerinnungsstörung (Quick-Test <20 %) keine prophylaktische Verabreichung von Gerinnungspräparaten erfolgen, da diese einerseits mit einer erheblichen Volumen- und Eiweißbeladung behaftet und andererseits ohne wesentlichen protektiven Wert ist. Indiziert ist eine Therapie bei relevanten Blutungen oder vor größeren Eingriffen, die dann aufgrund der globalen Störung primär mit Frischplasma (FFP) erfolgen sollte. Andererseits zeigen Erfahrungen der letzten Jahre, dass im Einzelfall die Verabreichung von z. B. Faktor-VII-Konzentrat hilfreich sein kann. Bei schweren intestinalen Blutungen ist eine Therapie mit Somatostatin (Reduktion der Splanchnikusperfusion) zu erwägen. Aufgrund der ausgeprägten Hypoglykämieneigung (Entleerung der Glykogenspeicher, verminderte Glukoneogenese, sekundärer Hyperinsulinismus) sollte der Blutzucker engmaschig kontrolliert und immer sicher >5 mmol/l (90 mg/%) gehalten werden. Von zentraler Bedeutung ist die Prophylaxe und Behandlung einer HE, einschließlich eines Hirnödems. Sollte es zu einer HE gekommen sein, ist dieses in sich ein „hartes" Kriterium zur Durchführung einer pLTx. Eine Therapie mit N-Acetylcystein und Prostaglandin könnte Sauerstofftransport und -aufnahme unabhängig von der Ätiologie des ALV verbessern, Entsprechendes gilt auch für eine erweiterte Antioxidanzientherapie (Vitamin E, Selen). Bei einer assoziierten aplastischen Anämie sollte eine Therapie mit Granulozyten-koloniestimulierendem Faktor (G-CSF) erwogen werden.

Pathophysiologisch ist anzunehmen, dass verschiedenste Toxine/Mediatoren eine wesentliche Rolle in Entstehung, Aufrechterhaltung und Verlauf der extrahepatischen Symptomatik bei pALV spielen. Auf dieser Hypothese beruhen therapeutische Ansätze einer „systemischen Detoxifikation". Hierzu wurden zahlreiche therapeutische Verfahren eingesetzt;
- zellfreie Systeme (z. B. Austauschtransfusion, Plasmapherese, Hämoperfusion [Kohle-, Bindungsharzfilter], Dialyse) und
- Hepatozytentransplantation.

140.1 · Akutes Leberversagen

Tab. 140.2 (Invasive) Supportivmaßnahmen beim akuten Leberversagen

Maßnahme	Rationale
Magensonde	– Sichere Verabreichung intestinaler Medikamente
	– Magen-pH-Messung
Blasenkatheter (wegen Infektionsrisiko möglichst vermeiden)	– Ggf. für Bilanzierung
	– Diuretikatherapie
	– Enzephalopathie/Intubation
Zentralvenöser Katheter (möglichst mehrlumig)	– Sichere Substitution hochkonzentrierter Lösungen
	– Zentrale Blutdruckmessung
	– Evtl. Hämodialyse/-filtration
Arterieller Verweilkatheter	– Blutige Blutdruckmessung
Intubation/Beatmung; evtl. Hyperventilation	– Hypoxämievermeidung, Hirnödem, Enzephalopathie
Hämodialyse/-filtration/Plasmapherese/MARS	– Niereninsuffizienz, Detoxifikation
Austauschtransfusion (zweifaches Blutvolumen)	– Neonatale Hämochromatose
(Zerebrale Drucksonde)	– Zerebrale Druckmessung
Bilanzierung/Flüssigkeitsrestriktion	– Aszites-/Ödemprophylaxe
Proteinreduktion (0,5–1 g/kg KG/Tag)	– Hyperammonämie, Enzephalopathie
Fruktose-/galaktosefreie (-arme) Diät	– Sekundäre Fruktose-/Galaktoseintoleranz
Ggf. kupferarme Diät	– (Verdacht auf) Kupferstoffwechselstörung (z. B. Morbus Wilson)

Tab. 140.3 Medikamentöse Therapie beim akuten Leberversagen

Medikation	Rationale
Laktulose p.o. (2–4 breiige Stühle/Tag)	Darmpassagezeitverkürzung, Hyperammonämie
Colistin (50.000 IE/kg KG/Tag) p.o. oder Paromomycin (Humatin) (50 mg/kg KG/Tag) p.o.	Selektive Darmdekontamination
Amphotericin-B-Suspension (4-mal 1–3 ml p.o.)	Lokale Pilzprophylaxe
Nystatin, magensaftresistente Dragees (20.000 IE/kg KG/Tag p.o.)	Intestinale Pilzprophylaxe
Fluconazol (Diflucan) (5 mg/kg KG/Tag p.o./i.v.) oder Amphotericin-B (z. B. Ambisome) i.v.	Systemische Pilztherapie
Protonenpumpenhemmer (1–2 mg/kg KG/Tag p.o./i,v.) oder H_2-Rezeptor-Antagonist i.v. (z. B. Ranitidin 5–10 mg/kg KG/Tag; kein Cimetidin wegen Inhibition von Zytochrom P450)	Prophylaxe oberer intestinaler Blutungen Magen-pH >5
Spironolacton (2 mg/kg KG/Tag p.o./i.v.)	Überwässerung Sekundärer Hyperaldosteronismus Hypernatriämie/Hypokaliämie
Furosemid (1–10 mg/kg KG/Tag p.o./i.v.) und/oder Etacrynsäure (ED 0,5–1 mg/kg KG, max. 4 mg/kg KG/Tag p.o.) oder Hydrochlorothiazid (1–2,5 mg/kg KG/Tag i.v.)	Niereninsuffizienz Überwässerung Hyperkaliämie/-natriämie
Dopamin (3–10 µg/kg KG/min. i.v.) als Dauertropfinfusion	Kreislauf-/Niereninsuffizienz Induktion der Splanchnikusperfusion
Glukoselösung-Dauertropfinfusion (Blutzucker immer sicher >5 mmol/l bzw. 90 mg%)	Hypoglykämievermeidung
Vitamin K (0,2 mg/kg KG/Tag, max. 20 mg/Tag p.o./i.v.)	Vitamin-K-Mangel
N-Acetylcystein (100 mg/kg KG/Tag; bei PI: 150 mg/200 ml Glukose 5 % in 15 min i.v., dann 50 mg/500 ml Glukose 5 % in 4 h, 100 mg/kg KG/1000 ml Glukose 5 % in 16 h)	Paracetamolintoxikation (PI) Induktion von O_2-Transport/-Aufnahme
Selen (3 µg/kg KG/Tag i.v.)	Antioxidans
Vitamin E (25 IE/kg KG/Tag p.o./i.v.)	Antioxidans

[a] Umrechnung: g/dl×0,6206=mmol/l.

☐ **Tab. 140.3** (*Fortsetzung*) Medikamentöse Therapie beim akuten Leberversagen

Medikation	Rationale
Prostaglandin E_1 (0,4–0,6 μg/kg KG/h i.v.) oder Iloprost (0,5–2[–5] ng/kg KG/min i.v.)	Mikroperfusionsverbesserung
Vitamin A p.o./i.v.	Vitamin-A-Mangel
Vermeidung von Sedativa/Anästhetika (vor allem Benzodiazepinderivate vermeiden!)	Vermeidung der Induktion/Vertiefung einer HE/einer respiratorischen Insuffizienz
KCl/KPO_2 i.v.-Vitamin A/E p.o./i.v.	Hypokaliämie/-phosphatämie (bei Hypophosphatämie unbedingt Substitution – Prognosefaktor)
$NaHCO_3$	Metabolische Acidose
Humanalbumin (NaCl-arm) i.v.	Nur bei ausgeprägter Hypalbuminämie
FFP i.v.	Nur bei relevanten Blutungen
Thrombozytenkonzentrat i.v.	Relevante Blutungen
Erythrozytenkonzentrat i.v.	Anämie (<8 g/dl[a])
Somatostatin([3–]5–8 μg/kg KG/ED oder [3–]5–8 μg/kg KG/h) oder Vasopressin (0,33 IE/kg KG/ED oder 0,2–0,4 IE/1,73 m^2 KOF/min)	Reduktion der Splanchnikusperfusion z. B. bei intestinalen Blutungen
Breite antibiotische Therapie i.v.	Prophylaxe/bakterielle Infektion
Metamizol (10–20 mg/kg KG/ED) p.o., rektal, Kurzinfusion; wegen Hepatotoxizität/Reye-Syndrom/Thrombozytenaggregationshemmung kein Paracetamol, kein Acetylsalicylat	Fieber
Mannit (0,25–0,5[–0,75] g/kg KG/ED) i.v.	Hirnödemtherapie
Flumazenil (0,004 mg/kg KG/ED, ggf. 0,002 mg/kg KG alle 60 s, bis max. 0,02 mg/kg KG Gesamtdosis/Tag)	Benzodiazepinantagonist, evtl. bei hepatischer Enzephalopathie
Penicillin G (initial 1 Mio. IE/kg KG i.v., dann 500.000 IE/kg KG/Tag i.v.)	Amanita-phalloides-(Knollenblätterpilz-)Intoxikation
Silibinin (Legalon SIL) (20 mg/kg KG/Tag i.v.)	Amanita-phalloides-(Knollenblätterpilz-)Intoxikation
Immunglobulin (1 g/kg KG i.v.)	Neonatale Hämochromatose (NH)

[a] Umrechnung: g/dl×0,6206=mmol/l.

Für einen Teil dieser Verfahren und für den Einsatz einer Hepatozytentransplantation als überbrückende Therapie bis zur Restitution der Eigenleberfunktion werden derzeit zum Teil vielversprechende Studien bei Erwachsenen durchgeführt. Allerdings belegt eine aktuelle Metaanalyse unter besonderer Berücksichtigung des MARS-Verfahrens (MARS: „molecular absorbent recycling system", albuminbeschichtete Membran]-, dass momentan keinerlei gesicherte Daten existieren, die den Einsatz eines dieser Verfahren bei pädiatrischen Patienten als „Standard" rechtfertigt.

Bei Ausbleiben einer spontanen Restitution stellt die pLTx die einzig kurative Therapieoption dar und muss daher als etablierte „Standardtherapie" von Anfang an in die Therapiestrategie mit integriert werden. Hierbei ist auch zu bedenken, dass nach den Euro-Transplant-Regeln eine höchst dringliche („high urgency") Meldung für eine LTx nur innerhalb weniger Wochen eines ALV möglich ist. Die Indikation zu einer pLTx kann nur individuell von erfahrenen, hochspezialisierten pädiatrischen Hepatologen gestellt werden. Sie ist generell immer dann indiziert, wenn sich die Chance auf eine Spontanremission deutlich verringert (s. unten). Eine unkontrollierte Sepsis, schwerwiegende, prospektiv irreversible neurologische Störungen oder eine generalisierte Mitochondriopathie sind allgemein akzeptierte Kontraindikationen. Wenn solche nicht vorliegen, stellen wir die Indikation zur pLTx entsprechend folgender Kriterien:

- Faktor V <20 % ohne signifikanten Anstieg nach (2-maliger) suffizienter, gewichtsadäquater FFP-Verabreichung (10–20 ml/kg KG) und/oder
- hepatische Enzephalopathie >Grad 2 und/oder
- Gesamtbilirubin ≥300 μmol/l (17,5 mg/dl) und/oder
- Serumphosphat > obere Normgrenze und/oder
- dialysepflichtige Niereninsuffizienz.

In Abhängigkeit von der Grunderkrankung, den anatomischen und ggf. histologischen Gegebenheiten sollte dabei auch eine sog. temporäre, auxiliäre partielle orthotope LTx (APOLT; ▶ Abschn. 140.2) erwogen werden.

140.2 Lebertransplantation

M. Melter, B. Rodeck

In Deutschland wurde die erste pädiatrische Lebertransplantation (pLTx) 1972 durchgeführt. Mit der klinischen Einführung von Ciclosporin A (CsA) und der Entwicklung von Operationstechniken, die die LTx von an die Größe der Kinder adaptierten Leberteilen ermöglichen, wurde die pLTx zur „Routinetherapie" im Endstadium von akuten und chronischen Lebererkrankungen sowie einer Reihe hepatisch bedingter Stoffwechselerkrankungen. Derzeit sind weltweit schätzungsweise über 20.000 Kinder lebertransplantiert. Dabei werden an spezialisierten, pädiatrischen Zentren aktuell Langzeitüberlebensraten (5–10 Jahre) von bis >90 % erreicht. Im Vergleich zum Erwachsenenkollektiv werden damit bei vergleichbaren Kurzzeit-Patienten- und Organüberlebensraten ca. 20% höhere 10-Jahres-Überlebensraten erzielt. Anders als bei anderen Organtransplantationen erreicht die Überlebenskurve ca. 1 Jahr nach pLTx ein Plateau. Nach dieser Zeit kommen nur noch wenige pädiatrische Patienten transplantationsbedingt zu Tode. Diese Erfolge basieren zu einem entscheidenden Teil darauf, dass die Patienten vor, während, aber auch langfristig nach pLTx von hochspezialisierten „pädiatrischen Teams" (pädiatrische Hepatologen, auf Kinder spezialisierte Transplantationschirurgen, pädiatrische Intensivmediziner, Kinderkrankenschwestern/-pfleger, Ernährungsspezialisten, Psychologen etc.) in einem mit allen Möglichkeiten ausgestatteten pädiatrischen Lebertransplantationszentrum kindgerecht betreut werden.

Indikationen Jede progressive Lebererkrankung ohne andere (kurative) Therapieoption stellt eine Indikation zur pLTx dar. Dabei ist das Spektrum der Erkrankungen mit Indikation zur pLTx in großen Transplantationszentren ähnlich und zugleich grundsätzlich verschieden von dem bei Erwachsenen (Tab. 140.4). Mit ca. 50% überwiegen biliäre Zirrhosen (vor allem extrahepatische Gallengangsatresie), gefolgt von der heterogenen Gruppe der Stoffwechselerkrankungen und dem akuten Leberversagen (ALV). Im Gegensatz zu Erwachsenen spielen postnekrotische (ca. 5%) und alkoholtoxische (0%) Zirrhosen sowie Lebertumoren (<5%) eine untergeordnete oder keine Rolle. In der Gruppe „hepatischer" Stoffwechselerkrankungen ohne Entwicklung einer Zirrhose sind in den letzten Jahren die Indikationen besonders ausgedehnt worden. Andererseits wurden für einige dieser Erkrankungen alternative Therapiekonzepte entwickelt, so dass betroffene Patienten derzeit nicht mehr oder nur noch in Ausnahmefällen transplantiert werden. Ein Beispiel hierfür ist die medikamentöse Therapie der Tyrosinämie Typ I. Darüber hinaus wurde bzw. wird aktuell bei einem Teil dieser Erkrankungen (z. B. Harnstoffzyklusdefekte, Crigler-Najjar-Syndrom Typ I [CN-1]) die Bedeutung von Zelltransplantationen (Hepatozyten, adulte Stammzellen) überprüft. Dabei scheint es möglich, mittels Hepatozytentransplantation temporär eine ausreichende Enzymaktivität zu erzielen. Im weiteren Verlauf mussten allerdings alle bisher zelltransplantierten Patienten lebertransplantiert werden bzw. verstarben. Ein positiver Effekt einer Zelltransplantation konnte dagegen bei ALV bisher nicht nachgewiesen werden.

Bei Kindern mit chronischen Lebererkrankungen wird die Prognose nach LTx entscheidend von der Morbidität (vor allem dem Ernährungszustand) prä-LTx beeinflusst. Das veranschaulicht die zentrale Bedeutung der Terminierung einer pLTx, aber auch einer „aggressiven" Therapie/Prophylaxe wesentlicher Komplikationen einer fortgeschrittenen Lebererkrankung. Unter Berücksichtigung einer relevanten Wartezeit auf der Transplantationswarteliste orientieren wir uns in der Entscheidung zur Aufnahme auf diese an folgenden Parametern:

- eingeschränkte Lebersyntheseleistung (Cholinesterase, Vitamin-K-unabhängige Gerinnungsfaktoren, z. B. Faktor V),
- portale Hypertension mit intestinalen Blutungen, ausgeprägtem Hypersplenismus, und/oder therapierefraktärem Aszites,
- Gedeihstörung unter individuell optimierter Ernährungstherapie (ggf. auch via perkutaner endoskopischer Gastrostomie [PEG]),
- (mehrfache) Cholangitisepisoden,
- konjugierte Hyperbilirubinämie kontinuierlich >300 µmol/l,
- Entwicklung eines hepatorenalen und/oder -pulmonalen Syndroms,
- Entwicklung einer hepatischen Enzephalopathie und/oder
- deutlich eingeschränkte Lebensqualität (quälender Juckreiz, ausgeprägte hepatische Osteopathie, etc.).

Tab. 140.4 Grunderkrankungen mit Indikation zur pLTx; beispielhaft dargestellt an 350 konsekutiv lebertransplantierten Kindern des eigenen Kollektivs

Erkrankung	(%)
Biliäre Zirrhose	54[a]
Extrahepatische Gallengangsatresie	41[a]
Alagille-Syndrom	5
Nichtsyndromatische Gallengangshypoplasie	1
Sklerosierende Cholangitis	3
– Primär/Neonatale sklerosierende Cholangitis (PSC/NSC)	3
– Sekundär bei Hyper-IgM-Syndrom	0,3
Cholangiodysplasie	2
Konnatale Leberfibrose	0,9
Caroli-Syndrom	0,6
„Ausgebrannte" Langerhans-Zell-Histiozytose	0,3
Nutritiv-toxische Zirrhose (z. B. bei parenteraler Ernährung)	0
Metabolische Erkrankungen mit Leberzirrhose	23[ac]
Progressives familiäres intrahepatisches Cholestasesyndrom (PFIC) und Gallensäurestoffwechselstörungen	10[b]
α_1-Antitrypsin-Mangel	6[a]
Morbus Wilson	1[c]
Tyrosinämie	2
Pseudotyrosinämie	0,3
Mukoviszidose	3
Glykogenose Typ IV	0,6
Neonatale Hämochromatose	0,6[c]
Infantile Kupferüberladung	0,3[c]
Galaktosämie	0
Morbus Niemann-Pick (umstrittene Indikation)	0
Morbus Gaucher (umstrittene Indikation)	0
(Metabolische) Erkrankungen ohne Leberzirrhose	3
Primäre Hyperoxalurie	1
Crigler-Najjar-Syndrom	0,9
Familiäre Hypercholesterinämie Typ IIA	0,3
Glykogenose Typ IA	0,3
Glykogenose Typ IX	0,3
Harnstoffzyklusdefekte	0,6

[a] Extrahepatische Gallengangsatresie und α_1-Antitrypsin-Mangel (n=1).
[b] PFIC Typ 3 (n=1).
[c] Je 2 Patienten mit Morbus Wilson bzw. neonataler Hämochromatose, 1 Patient mit infantiler Kupferüberladung wurden bei ALV transplantiert.
[d] Chronische Hepatitis B und chronische Hepatitis C; 7 Patienten mit zusätzlichen Transplantationen: Niere (n=7), Lunge/Herz (n=1), Knochenmark (n=1).

Tab. 140.4 (Fortsetzung) Grunderkrankungen mit Indikation zur pLTx; beispielhaft dargestellt an 350 konsekutiv lebertransplantierten Kindern des eigenen Kollektivs

Erkrankung	(%)
Einige Organoacidurien	0
Hämophilie	0
Protein-C-Mangel	0
Postnekrotische Leberzirrhose	6
Hepatitis B	1[d]
Hepatitis C	0,6[d]
Zytomegalievirus(CMV)-Hepatitis, andere Viren	0,3
Autoimmunhepatitis	3
Neonatale Hepatitis	0,9
Lebertumoren	2
Hepatoblastom	0,9
Hepatozelluläres Karzinom	0,3
Fibrolamilläres Sarkom	0,3
Hämangioendotheliom/multiples Hämangiom	0,9
Kryptogene Zirrhose	3
Pfortaderthrombose	0,3
Abernethy-Malformation Typ I (kongenitaler portocavaler Shunt)	0,3
Akutes/fulminantes Leberversagen	11[c]

[a] Extrahepatische Gallengangsatresie und α$_1$-Antitrypsin-Mangel (n=1).
[b] PFIC Typ 3 (n=1).
[c] Je 2 Patienten mit Morbus Wilson bzw. neonataler Hämochromatose, 1 Patient mit infantiler Kupferüberladung wurden bei ALV transplantiert.
[d] Chronische Hepatitis B und chronische Hepatitis C; 7 Patienten mit zusätzlichen Transplantationen: Niere (n=7), Lunge/Herz (n=1), Knochenmark (n=1).

Die Indikation zur pLTx bei akutem ALV (▶ Abschn. 140.1) oder bei Lebertumoren kann dagegen nur individuell gestellt werden. In der Gruppe der Stoffwechselerkrankungen ohne Zirrhose ist die Indikation und Terminierung einer LTx nicht anhand des Verlusts der globalen Leberfunktion oder einer portalen Hypertonie zu definieren. Daher bedarf es in dieser Gruppe einer besonders sorgfältigen Evaluation. Hierzu ist zunächst die Störung selbst exakt zu definieren und zu klären, inwieweit das Ausmaß extrahepatischer Manifestationen mit einer pLTx zu verbessern bzw. deren Progress zu verhindern ist. Prinzipiell sollte eine pLTx nur erwogen werden, wenn
a. der Defekt damit komplett zu beheben (z. B. Crigler-Najjar-Syndrom) oder
b. die extrahepatische Manifestation entscheidend zu modellieren (Tyrosinämie) ist und
c. die extrahepatischen Manifestationen nicht bereits so fortgeschritten sind, dass sie eine Kontraindikation darstellen.

Kontraindikationen und Eignungskriterien Absolute Kontraindikationen sind metastasierende Tumorerkrankungen mit extrahepatisch nicht therapierbaren Metastasen, nicht beherrschbare systemische Infektionen, Systemerkrankungen, deren Progress durch eine LTx nicht entscheidend beeinflusst werden kann (z. B. generalisierte Mitochondropathien) und leberfunktionsunabhängige schwere extrahepatische Manifestationen (vor allem zerebrale Schäden). Eine relative Kontraindikation kann die Ausbildung von pulmonalen arteriovenösen Shunts bzw. eines hepatopulmonalen Syndroms, die mit einer chronischen Hypoxämie einhergehen, oder die assoziierte pulmonale Hypertension sein. Das von den meisten pädiatrischen Transplantationszentren verfolgte Konzept, eine pLTx ausschließlich als kurative Therapieoption zu erwägen, wurde in den letzten Jahren u. a. bezüglich der Mukoviszidose relativiert. So sind inzwischen erfolgreiche Programme, z. B. zur isolierten LTx bei Mukoviszidose mit „überwiegend" hepatischer Symptomatik gut etabliert (u. a. eigenes Programm).

Prä-LTx muss der psychosoziale Hintergrund der Patienten sorgfältig evaluiert werden. Die Kinder und ihre Familien müssen dabei die Belastung der pLTx tragen und die (lebenslange) immunsuppressive Therapie konsequent und regelmäßig durchführen können. Jedes pädiatrische Transplantationszentrum muss daher auch über eine kompetente nichtmedizinische Transplantationsinfrastruktur (Psychologen, Sozialpädagogen, Seelsorger etc.) verfügen.

Alle Empfänger werden ausschließlich auf einer zentralen „deutschen Warteliste" (es ist gesetzlich geregelt, dass es keine konkurrierenden Zentrumslisten gibt) in der europäischen Transplantationszentrale „Eurotransplant" (Leiden, Niederlande) geführt. Die Wartezeit ist individuell sehr unterschiedlich und kann mehr als 1 Jahr betragen. Bei Vorliegen eines akuten Leber- oder Transplantatversagens werden alle (pädiatrische und adulte) Patienten auf einer gesonderten sog. Hochdringlichkeitswartestufe („high urgency") geführt, die in aller Regel eine kurzfristige Transplantation ermöglicht. Eine Leberteil-Lebendspende – in der Regel von einem nahen Angehörigen – ist eine Alternative, wenn eine Wartezeit auf der Warteliste den Erfolg einer pLTx grundsätzlich in Frage stellen würde (z. B. Lebermalignom, s. unten).

Spenderwahl Organspender sind in der Regel Patienten, die aufgrund einer deletären, mehr oder weniger „isolierten" zerebralen Schädigung verstorben sind, deren Organfunktionen aber noch aufrechterhalten werden können (sog. Hirntod). Nach deutschem Recht erfolgt eine Organentnahme nur, wenn der Spender zu Lebzeiten oder dessen Angehörige post mortem einer Organentnahme zugestimmt haben. Organe von Spendern mit systemischer bakterieller, einer Reihe („florider") Virusinfekte (z. B. HIV, Hepatitis B/C, Varizellen), den meisten Stoffwechsel-, immunologischen oder malignen Erkrankungen etc. werden in der Regel für eine pLTx nicht akzeptiert. Gleiches gilt auch für sehr junge Spender, bei denen eine für das Versterben ursächliche Systemerkrankung (vor allem Mitochondriopathien) nicht sicher ausgeschlossen werden kann. Im Regelfall wird blutgruppenidentisch (im AB0-System) transplantiert. Eine blutgruppenkompatible (z. B. 0 auf A oder B) Transplantation ist prinzipiell immunologisch unproblematisch, nach den Eurotransplant-Regeln aber nur bei High urgency zulässig. Im Gegensatz dazu ist eine blutgruppeninkompatible Transplantation möglicherweise mit einem erhöhten immunologischen Risiko verbunden. Bei zunehmendem Transplantatmangel könnten AB0-inkompatible Leberteil-Lebendspenden dennoch eine Option darstellen. Mit innovativen Methoden ist es uns gelungen, spezifische Anti-HLA-Antikörper prae transplantationem so zu reduzieren, dass zumindest bei jungen Empfängern vergleichbare pLTx-Ergebnisse möglich scheinen (bisher unveröffentlichte Daten). Eine

HLA-Typisierung wird zwar oft durchgeführt und zu retrospektiven Analysen genutzt, dient aber nicht zur Entscheidung bezüglich einer Organakzeptanz.

Operationstechnik Lebertransplantationen werden orthotop durchgeführt. Das heißt, die Eigenleber wird komplett entfernt und das Transplantat anatomisch implantiert. Für den Großteil der pädiatrischen Empfänger sind die verfügbaren Spenderorgane zu groß. Daher, und aufgrund der prinzipiellen Organknappheit gerade im Kindesalter, war die Entwicklung innovativer operativer Techniken notwendig. Nur so können auch Neugeborene, Säuglinge und kleine Kinder mit größenreduzierten Erwachsenenorganen versorgt werden. Zunächst geschah dies mittels der Ex-vivo-Lebersegment-Transplantation, bei der nur Leberteile transplantiert werden. Die Transplantation des linkslateralen (Segment 2 und 3 nach Couinaud), seltener auch des gesamten linken Leberlappens (Segment 2–4) sind die am häufigsten verwandten Techniken. Nachdem in der Anfangszeit der Teil-LTx zunächst nur dieser reduzierte Teil („reduced size") verpflanzt wurde, wurde mit der Entwicklung der Split-LTx eine Möglichkeit geschaffen, aus einem Organ zwei transplantable „autarke" Anteile zu erzeugen; ein Spender erhält den kleineren linken, ein anderer den rechten Leberteil. Aus dieser Technik entwickelte sich auch die Lebendspende, bei der einem Spender zu Lebzeiten ein transplantabler Teil der Leber entnommen wird. In der Pädiatrie kommt diesbezüglich überwiegend die LTx des linkslateralen Segments zur Anwendung. Der wesentliche Vorteil dieser Technik beruht auf der Verfügbarkeit eines Transplantats und der Planbarkeit der LTx, ggf. auch ohne Wartezeit. Andererseits hat sich die Hoffnung auf eine Verminderung von Abstoßungsreaktionen nach LTx von „verwandten" Organen nicht erfüllt. Darüber hinaus sind bei der Leberresektion potenzielle Risiken für den Spender in Kauf zu nehmen. Daher ist die Lebendspende, auch entsprechend der gesetzlichen Grundlagen, nur in andernfalls „aussichtslosen" Fällen gerechtfertigt. Größenreduzierte Lebertransplantate passen sich in ihrem Wachstum dem „Bedarf" des Empfängers an, was die Basis für ein kurz- bis mittelfristig vergleichbares Patienten- und Transplantatüberleben darstellt. Dennoch deuten jüngere Daten darauf hin, dass die LTx von größenreduzierten Lebern langfristig mit einem erhöhten „Reiz" einer Fibroseentstehung (Einfluss von Wachstumsfaktoren etc.?) einhergehen könnte.

Die sog. auxiliäre partielle (orthotope) LTx (APOLT) wurde als weiteres Verfahren Anfang der 1990er Jahre primär beim ALV eingeführt. Bei der APOLT wird nur ein Teil der Leber des Empfängers reseziert und durch ein „orthotop" transplantiertes entsprechendes Spenderleberteil ersetzt, während der Restteil der Eigenleber belassen wird. Schon früh haben wir dieses Verfahren erfolgreich auch bei pALV eingesetzt. Da die APOLT ein technisch sehr aufwendiges und komplexes Verfahren darstellt, wird sie auch aktuell weltweit nur in wenigen spezialisierten Zentren durchgeführt. Besonders attraktiv an diesem Verfahren ist, dass im Falle der Restitution der Eigenleber die Immunsuppression beendet werden kann, wonach die Transplantatleber eigenständig atrophiert. Wir und andere betrachten daher die APOLT – wenn sie möglich ist – als ideale Option insbesondere dann, wenn die Ätiologie des pALV unklar ist und eine hohe Wahrscheinlichkeit für eine Spontanregeneration der nativen Leber besteht. Bei hepatischen Stoffwechselerkrankungen ohne konsekutive hepatozelluläre Störung bzw. hepatische Strukturveränderung (z.B. CN-1) reicht theoretisch eine relativ geringe Menge „defektfreier" Hepatozyten, um den Enzymdefekt zu kupieren und betroffene Patienten vor schwerwiegenden Entgleisungen zu bewahren. Dieses Prinzip kann durch eine APOLT genutzt werden.

Das wesentliche Problem einer APOLT im Langzeitverlauf besteht in einer ausreichenden portalen Perfusion beider Leberteile, so dass es in der Vergangenheit nicht gelang, beide Leberanteile langfristig vital und funktionsfähig zu erhalten. Mittels moderner chirurgischer Techniken und einem individuell angepassten postoperativen Management erscheint jetzt dieses Problem überwindbar. So weist eine Patientin des Regensburger Zentrums mit CN-1 nach APOLT auch langfristig (>1,5 Jahre) komplett normwertige Parameter (einschließlich Serumbilirubin) auf.

Postoperatives Management

Organfunktion Direkt nach LTx kommt es zu einem Ischämieschaden des Transplantats, der sich meist innerhalb weniger Tage zurückbildet. Darüber hinaus kann es früh postoperativ zu einer sog. initialen Transplantat-Nichtfunktion (INF) kommen, die eventuell eine rasche Re-LTx erfordert. Die Qualität des Spenderorgans wird präoperativ nach bestimmten Kriterien überprüft. Das Risiko einer INF wird damit minimiert, ist aber auch bei hochwertig erscheinenden Transplantaten nicht gänzlich ausgeschlossen. Eine andere Ursache für ein Transplantatversagen kann in einer Gefäßthrombose begründet sein.

Akute Abstoßungsreaktionen sind früh nach pLTx insgesamt häufig (40–80%), scheinen aber unter modernen Therapieschemen rückläufig (30–40%). Im Langzeitverlauf (>1 Jahr) sind akute Abstoßungsreaktionen selten und meist mit einer unzureichenden Immunsuppression assoziiert. Klinische Symptome sind dabei oft gering oder nicht existent, können aber Mattigkeit, Krankheitsgefühl und/oder Fieber sein. Laborchemisch zeigt sich meist das Korrelat eines Leberzellschadens (Transaminasen-/Glutamatlaktatdehydrogenase[GlDH]-Erhöhung), gelegentlich auch oder selten ausschließlich, das einer Cholestase (biliäre Abstoßung). Bei Verdacht muss dieser histologisch mittels Leberbiopsie überprüft werden. Die Therapie besteht in einer Intensivierung der Immunsuppression, mit welcher eine akute Abstoßungsreaktion in der Regel zuverlässig und „kurativ" zu behandeln ist.

Chronische Abstoßungsreaktionen sind heutzutage selten, allerdings auch generell nicht zu behandeln. Klinisch steht hier die Cholestase mit fortschreitender Transplantatzirrhose im Vordergrund. Histologisch ist die chronische Abstoßungsreaktion durch einen Schwund der kleinen intrahepatischen Gallenwege („vanishing bile duct syndrome") gekennzeichnet. Fast immer kommt es zum Organverlust. Dennoch ist ein Therapieversuch mit Intensivierung der Immunsuppression zu erwägen. Unter dem theoretischen Ansatz der möglichen Reduktion der Fibrosierung und/oder der sklerosierenden Gallenwegsveränderungen im Rahmen einer chronischen Abstoßungsreaktion, verwenden wir hierzu vor allem antiproliferative Substanzen (z. B. die Purinantagonisten Mycophenolat-Mofetil [MMF, Cellcept] und *Mycophenolsäure* [Myfortic]) oder die Mammalian-Target-of-Rapamycin(mTOR)-Hemmer (Rapamycin [Sirolimus, Rapamune], Everolimus [Certican]). Bei ausbleibendem Erfolg bleibt eine Re-LTx mittelfristig als einzig (kurative) Option.

In einigen Fällen kommt es nach pLTx zu hartnäckigen, rekurrierenden oder chronischen Cholangitiden. Ursache hierfür ist häufig eine Stenose oder Nekrose im Bereich der Gallenwege, vor allem im Anastomosenbereich. Diesbezüglich ist eine frühzeitige Diagnostik mittels Sonografie, endoskopischer retrograder (ERC) oder perkutaner transhepatischer Cholangiografie (PTC) und ggf. Therapie (chirurgische Revision, Dilatation via ERC bzw. PTC) notwendig, da sonst mittel- bis langfristig die Entwicklung einer sekundär sklerosierenden Cholangitis mit Transplantatzirrhose und -verlust zu befürchten ist.

Medikation nach Lebertransplantation

Immunsuppression Nach pLTx ist nach heutigem Kenntnisstand eine lebenslange immunsuppressive Therapie notwendig, um Abstoßungsreaktionen des eigenen Organismus gegen das transplantierte Organ zu verhindern. Standard ist dabei eine auf einem Calcineurininhibitor (CNI) basierende Immunsuppression. Allerdings haben sich in den letzten Jahren durch die klinische Einführung zusätzlicher Immunsuppressiva (s. unten) die Möglichkeiten einer Individualisierung der IS deutlich erweitert. Langfristiges Ziel bleibt jedoch die Entwicklung von Therapien, die eine Immuntoleranzentwicklung erlauben bzw. ermöglichen.

Eine generelle Nebenwirkung einer jeden IS ist die erhöhte Infektanfälligkeit, wobei insbesondere Viren der Herpesgruppe klinisch relevant sind, während „banale" Infektionen in der Praxis keine Probleme machen. Darüber hinaus ist jede Form von IS mit einem erhöhten Malignomrisiko assoziiert. Hierbei sind in erster Linie Ebstein-Barr-Virus[EBV]-assoziierte posttransplantationslymphoproliferative Erkrankungen („post-transplant lymphoproliverative diseases", PTLD) zu nennen. Die bei Erwachsenen auch beschriebene erhöhte Inzidenz an Hauttumoren spielt – zumindest in unseren Breitengraden – bei pädiatrischen Patienten eine allenfalls untergeordnete oder keine Rolle. Dennoch sollten alle Patienten einen intensiven Sonnenschutz vornehmen und in einer spezialisierten Dermatologie angebunden sein.

Folgende Immunsuppressiva kommen derzeit zum Einsatz:

Kortikosteroide Kortikosteroide (CS) werden mittel- bis langfristig in einer Dosierung unterhalb der Cushing-Schwellen-Dosis verabreicht. Dennoch sollten entsprechende Nebenwirkungen regelmäßig abgeklärt werden. Einige Protokolle sehen mittel- bis langfristig eine CS-freie Immunsuppression vor. In diesen Konzepten werden dann allerdings zur Aufrechterhaltung einer ausreichenden Immunsuppression mittels anderer Wirkstoffgruppen (vor allem CNI), andere Nebenwirkungsspektren in Kauf genommen. Unser Konzept beruht auf einer Reduktion der einzelnen wirkstoffspezifischen Nebenwirkung durch eine niedrig dosierte Mehrwirkstoffimmunsuppression einschließlich niedrig dosiertem CS. Ein weiterer Aspekt hierbei ist auch ein potenziell „antifibrotischer" Effekt von CS, der insbesondere bei Segmenttransplantationen (s. oben) einen eigenständigen Wert in der Hemmung der Entstehung einer Transplantatfibrose haben könnte.

Calcineurininhibitoren Calcineurininhibitoren (CNI) binden an Immunphilline; Ciclosporin A (CsA) an Cyclophillin, Tacrolimus (FK506) an FK506-Bindungsprotein (FKBP). Der CNI/Immunophillin-Komplex bindet an Calcineurin und unterbindet dadurch dessen Funktion, was eine Hemmung exklusiv der T-Zell-Proliferation bewirkt. Die intestinale und hepatozytäre Metabolisierung von CNI erfolgt fast ausschließlich über das Zytochrom-P450-Oxidase-System. Dieses ist vor allem bei jungen Kindern deutlich aktiver, mit der Konsequenz einer regelhaft deutlich schnelleren Metabolisation von CNI und anderen Substraten. CsA ist ausgeprägt lipophil und in der Absorption von der intestinalen Präsenz von Gallensäuren abhängig. Seit den 1990er Jahren steht CsA in einer Mikroemulsionsformulierung (Sandimmun Optoral [OPTO]) zur Verfügung, die bei geringerer Abhängigkeit von der intestinalen Gallensäurenpräsenz eine verbesserte Bioverfügbarkeit aufweist. In der klinischen Anwendung hat sich dennoch gezeigt, dass gerade nach pLTx die Behandlung mit CNI durch eine breite inter- und intraindividuelle Variabilität gekennzeichnet ist. Bei somit fehlender klarer Dosis-Wirkungs-Beziehung ist für eine adäquate Steuerung der individuellen Immunsuppression die Bestimmung pharmakologischer Parameter essenziell. Unter diesen scheint die CNI-Gesamtexposition – gemessen als Fläche-unter-der-Zeit-Konzentrationskurve („area under the curve", AUC) – am engsten mit der Effektivität und Toxizität korreliert, für Routineuntersuchungen aber ungeeignet. Zurzeit werden daher zur CsA-Steuerung routinemäßig Einzelzeit-Blutbestimmungen, üblicherweise der Bluttalspiegel (C-0), herangezogen. Allerdings ist der maximale CsA-Blutspiegel, der meistens 2 h nach der morgendlichen CsA-Einnahme (C-2) erreicht wird, am besten mit der CsA-AUC korreliert. So scheint auch die Steuerung von CsA anhand des C-2 mit einer Senkung der Inzidenz und des Schweregrades von akuter Abstoßungsreaktion und renaler Funktionsstörung assoziiert zu sein. Diese Studien sind alle mit OPTO durchgeführt worden und lassen daher keine Rückschlüsse auf andere CsA-Galeniken zu. Deshalb sollten auch ohne entsprechende Studien andere Galeniken in der Pädiatrie nicht verwandt werden.

FK506 (z. B. Prograf) weist im Vergleich zu CsA eine ca. 100-fach höhere In-vitro- und 10-fach höhere In-vivo-Inhibition der T-Zell-Antwort auf. Wenngleich seine Resorption weniger von der intestinalen Präsenz von Galle abhängig ist, unterliegt auch seine Bioverfügbarkeit – besonders nach pLTx – erheblichen inter- und intraindividuellen Schwankungen. Im Gegensatz zu CsA existieren für FK506 bei Kindern weder ausreichende pharmakologische Daten noch Langzeiterfahrungen. Große vergleichende Studien nach pLTx haben zwischen CsA und FK506 bezüglich des Patienten- und Transplantatüberlebens keine Unterschiede evaluieren können. Das Nebenwirkungsspektrum der CNI ist vergleichbar und umfasst im Einzelnen besonders die Nephro- und Neurotoxizität, Hyperlipidämie, arterielle Hypertonie, diabetogene Potenz und intestinale Störungen. Bei CsA finden sich darüber hinaus Hirsutismus und Gingivahyperplasie, die durch eine konsequente Zahnpflege reduziert werden kann. Eine hypertrophe Kardiomyopathie fand sich in Assoziation mit FK506. Während CsA mit einem höheren Blutlipidspiegel assoziiert zu sein scheint, weist FK506 eine höhere diabetogene Potenz und eine höhere Rate an neurologischen Störungen (einschließlich pontiner Myelinolyse) auf. In der klinischen Praxis ist die Therapie mit FK506 bei Kindern vor allem durch die höhere Rate an Diarrhöen kompliziert, was insbesondere bei der Kombination mit Mycophenolat-Mofetil kritisch bedacht werden sollte. In diesem Zusammenhang ist besonders bei Säuglingen auch auf eine metabolische Acidose mit oft deutlicher Erniedrigung des Standardbicarbonats und/oder Hyperkaliämie (z. T. ohne messbare Nierenfunktionseinschränkung) als Hinweis auf eine FK506-assoziierte Toxizität hinzuweisen. Wahrscheinlich als Ausdruck der intensiveren Immunsuppression wird unter FK506-Therapie eine höhere Inzidenz an schwerwiegenden Infektionen (z. B. Pneumocystis carinii), vor allem aber eine bedenklich hohe Inzidenz (bis 15 %) an PTLD beobachtet.

Durch Induktion bzw. Inhibition der Metabolisierung beeinflussen zahlreiche Medikamente/Substanzen (z. B. auch Grapefruit, Johanneskraut) die CNI-Bioverfügbarkeit (Cave: Blutspiegel!) und damit den Grad der Immunsuppression und der potenziellen Nebenwirkungen. Solche Substanzen sollten daher bei Patienten unter CNI-Behandlung nur bei strenger Indikationsstellung und unter Kontrolle des CNI-Blutspiegels mit entsprechender Dosisanpassung verabreicht werden.

Purinsyntheseantagonisten Das Purinanalogon Azathioprin (Aza) wirkt erst nach seiner Metabolisation zu 6-Mercaptopurin durch die Synthesehemmung von Purinnukleotiden über die Inhibition der Proliferation von sich teilenden Zellen. Die immunsuppressive Wirkung beruht auf der Inhibition der Ausreifung immaturer Vorgängerzellen und der weiteren Proliferation stimulierter, maturer T-Zellen. Die Zytokinsynthese bereits aktivierter T-Zellen bleibt hiervon unberührt. Aza wird nur noch gelegentlich und dann meist zusammen mit einem CS und CNI z. B. bei rekurrierenden AA oder (CNI-induzierter) Nephrotoxizität eingesetzt.

Mycophenolat-Mofetil und Mycophenolat-Natrium Mycophenolat-Mofetil (MMF, Cellcept) und Mycophenolat-Natrium (Myfortic) werden nach oraler Resorption in Mycophenolsäure (MPS) metabolisiert. MPS hemmt selektiv die Inosin-Monophosphat-Dehydrogenase (IMPDH), ein Schlüsselenzym der De-novo-Purinsynthese, und damit spezifisch die Proliferation von T- und B-Zellen, die alleinig auf eine De-novo-Purinsynthese angewiesen sind. Darüber hinaus reduziert MMF die lymphozytäre Expression von Adhäsionsmolekülen, was in einer geringeren Lymphozytenbindungsfähigkeit an aktivierte Endothelzellen resultiert. MMF zeigt dabei eine synergistische Wirkung mit CNI und CS. Wesentliche Nebenwirkungen sind – vor allem bei jungen Kindern – intestinale Störungen (Diarrhö, Übelkeit etc.) sowie eine Leukopenie. Die intestinalen Störungen lassen sich durch ein langsames (über ca. 7 Tage) Einschleichen der Dosis deutlich vermindern. In Abhängigkeit von der immunsuppressiven Komedikation wird MMF in einer Dosierung von 2-mal 300–600 mg/m² KOF/TAG (max. 2-mal 1 g/TAG) verabreicht. Blutspiegelmessungen sind möglich, deren Bedeutung in der Steuerung der Therapie jedoch noch ungeklärt.

Antikörper Antikörper die mit T-Zell-Oberflächenstrukturen (z. B. CD3) interagieren, waren schon früh wichtige Substanzen in der primären Behandlung/Prävention von akuten Abstoßungsreaktionen nach Transplantationen. Zunächst wurden polyklonale Antikörper (Anti-Lymphozyten-Globulin [ALG]; Anti-Thymozyten-Globulin [ATG]), dann auch monoklonale Antikörper (z. B. OKT3) verwandt. OKT3, ein muriner Anti-CD3-AK, wirkt via Modulation/Ablösung der CD3-Moleküle und Depletion zirkulierender T-Zellen. Aufgrund der häufigen und schwerwiegenden Nebenwirkungen (Anaphylaxie, PTLD, opportunistische Infektionen etc.) werden diese Präparate – mit wenigen Ausnahmen – heute bei pLTx nicht mehr verwandt.

Interleukin-2-Rezeptor-Antagonisten Der Interleukin-2-Rezeptor (IL-2R) ist ein heterotrimärer Komplex, der sich aus zwei Untereinheiten (α-[CD25-] und β/γ-Kette) zusammensetzt. Ruhende und Memory-T-Zellen exprimieren lediglich geringe Mengen des β/γ-Komplexes, während CD25 ausschließlich und in hohem Maße nach Aktivierung exprimiert wird. Der monoklonale Anti-CD25-Antikörper Basiliximab (Bax, Simulect) blockiert die Bindung von IL-2 mit konsekutiver Proliferationshemmung, ohne Einfluss auf Aktivierung oder Zellzahl. Während anaphylaktische und hypersensible Reaktionen prinzipiell möglich sind, erscheinen sie durch die spezifische CD25-Bindung klinisch keine Rolle zu spielen. Der Antikörper weist eine lange biologische Halbwertszeit mit Inhibition der T-Zell-Proliferation für ca. 4–6 Wochen auf. Bax wird inzwischen in vielen Immunsuppressionsprotokollen nach pLTx als „Induktionstherapie" verwandt und ist in diesen mit einer deutlich verringerten Rate an akuten Abstoßungsreaktionen assoziiert. Bax wird als i.v.-Bolus wenige Stunden und am 4. Tag nach pLTx in einer Dosis von je 10 mg (KG <35 kg) oder 20 mg (KG ≥35 kg) verabreicht.

Rapamycin und Everolimus Rapamycin (Rapa; Sirolimus, Rapamune) und sein synthetisches Analogon Everolimus (Certican) binden an FKBP und konkurrieren diesbezüglich mit FK506, binden in diesem Komplex aber nicht an Calcineurin (und sind somit auch keine CNI), sondern an ein als „mammalian target of rapamycin" (mTOR) bezeichnetes Protein. Der immunsuppressive Effekt basiert wesentlich auf der Blockade der IL-2-gesteuerten T-Zell-Proliferation und nicht auf der Inhibition der T-Zell-Antwort. Wegen des unterschiedlichen Pathomechanismus ist auch das Nebenwirkungsprofil von Rapa und CNI verschieden. Hyperlipidämie ist eine wesentliche Nebenwirkung, während Nephro- und Neurotoxizität allenfalls ein untergeordnetes Problem darstellen. Allerdings wird bei kombinierter Rapa- mit CsA-Therapie eine veränderte CsA-Pharmakokinetik mit assoziierter Serumkreatininerhöhung beobachtet. Der vielleicht wesentlichste Aspekt einer Therapie mit mTOR-Inhibitoren ist deren antiproliferativer Effekt und damit die Potenz der Prävention von Malignomen, was von besonderer Bedeutung in der Reinstitution oder Fortsetzung einer Immunsuppression bei pädiatrischen Patienten mit PTLD sein könnte. Vor allem bei dieser Indikation und bei relevanten Nierenfunktionseinschränkungen werden die mTOR-Inhibitoren nach pLTx als individuelle „Rescue-Therapie" eingesetzt. Ob die antiproliferative Wirkung auch eine Bedeutung in der Prävention oder Therapie von (progressiv) fibrosierenden Störungen (s. oben) oder bei chronischer Abstoßung hat, ist bisher weitestgehend undefiniert. Erste Ergebnisse einer Immunsuppression mit mTOR-Inhibitoren nach pLTx sind vielversprechend. Eine Zulassung für die pLTx liegt allerdings für beide Präparate bisher nicht vor. Aktuell werden Zulassungsstudien bei Lebertransplantierten, auch nach pLTx, durchgeführt. Zu bedenken ist allerdings auch die mögliche (ausgeprägte) Proliferationshemmung bei operativen Eingriffen oder Verletzungen (Wundheilungsstörung).

Andere Medikamente Eine diuretische Therapie zur Ausschwemmung bzw. Prophylaxe von Aszites ist in der Regel nur in der unmittelbaren postoperativen Phase, maximal für 3–6 Monate nach pLTx notwendig. Wegen der geringen Lumina der Gefäße und Gefäßanastomosen, vor allem bei Kindern <15 kg KG, sollte bei diesen zur Thromboseprophylaxe eine Thrombozytenaggregationshemmung mit Acetylsalicylsäure (3–5 mg/kg KG 3-mal wöchentlich) über den Zeitraum von 1 Jahr durchgeführt werden. Aufgrund eines erhöhten tubulären Magnesiumverlusts unter CNI ist oft eine entsprechende Substitution notwendig.

Infektion Die häufigste Todesursache nach pLTx sind Infektionen. Bakterielle und Pilzinfektionen sind Ursache der relativ hohen frühpostoperativen Morbidität und Letalität. Im Langzeitverlauf sind sie wesentlich seltener und in der Regel problemlos zu therapieren. Dann sind Virusinfektionen, insbesondere der Herpesvirusgruppe (Varicella-Zoster-Virus, Herpes-simplex-Virus [HSV], Zytomegalievirus [CMV], EBV), aber auch Warzen ein größeres Problem. Bei Varizellenkontakt eines Kindes mit unbekannter oder fehlender diesbezüglicher Immunität wird eine postexpositionelle Prophylaxe mittels Varizellen-Immunglobulin innerhalb von 96 h nach Exposition sowie eine orale Verabreichung von Aciclovir ab dem 7. Postexpositionstag empfohlen. Bei Erkrankung ist eine Aciclovir-i.v.-Therapie indiziert. Herpes-simplex-Erkrankungen werden je nach Schweregrad (ggf. systemisch mit Aciclovir) behandelt. Eine CMV-Erkrankung verläuft klinisch uncharakteristisch; neben allgemeinem Krankheitsgefühl kann dabei eine täglich einzelne (hohe) Fieberzacke Leitsymptom sein. Häufig verläuft die Krankheit als Hepatitis. Bei CMV-Erkrankung wird mit Ganciclovir, evtl. Valganciclovir behandelt. Auf die Gefahr einer EBV-induzierten PTLD wurde oben eingegangen. Kommt es zu einem signifikanten Anstieg der EBV-Proliferation ohne Symptome einer EBV-Erkrankung, wird dieses zum Teil mit Ganciclovir/Valganciclovir, evtl. auch mit einem monoklonalen Antikörper gegen CD22 (Rituximab; MabThera) behandelt. Bei Masern oder Mumps ist eine postexpositionelle Prophylaxe als passive Immunisierung durch die Gabe von spezifischem humanem Immunglobulin innerhalb von 2–3 Tagen nach Kontakt durchzuführen; eine spezifische antivirale Therapie bei Erkrankung existiert nicht. Banale Infekte – z. B. der oberen Luftwege („Erkältung") – sind ähnlich häufig wie in der Normalbevölkerung und verlaufen unter der Immunsuppression nach pLTx nicht schwerer.

Impfungen Die Immunantwort nach aktiven Impfungen ist bei immunsupprimierten Patienten unsicher. Daher sollten pädiatrische Patienten mit absehbarer LTx möglichst präoperativ komplett durchgeimpft werden (alle nach STIKO generell empfohlenen Impfungen, einschließlich Varizellen; zusätzlich Hepatitis A, Pneumokokken, Meningokokken, ggf. HIB-[Re-]Immunisierung, FSME). Postoperativ ist der jeweilige Impferfolg auf jeden Fall durch entsprechende serologische Kontrollen zu überprüfen. Totimpfstoffe können ohne Bedenken verabreicht werden, sollten bei fragwürdigem Impferfolg aber erst erwogen werden, wenn der Patient eine deutlich geringere Immunsuppression erhält (z. B. 1 Jahr nach LTx). Mit Ausnahme der Varizellenimpfung (ab ca. 1 Jahr nach LTx), können Lebendimpfungen aufgrund mangelnder Daten prinzipiell nicht empfohlen werden und gelten (noch) als kontraindiziert. Gegenüber passiven Impfungen bestehen keine zusätzlichen Kontraindikationen.

Lebensqualität Die medizinische Rehabilitation lebertransplantierter Kinder ist in der Regel gut. Die meisten Patienten zeigen bei oft vorher bestehendem Kleinwuchs nach erfolgreicher pLTx ein Aufholwachstum. Bei in der Regel hoch motivierten Eltern ist die Compliance im jungen Kindesalter ebenfalls generell gut, Probleme treten aber zunehmend in und nach der Pubertät auf. Um das Organ zu erhalten, ist daher gerade in diesem Lebensabschnitt eine sorgfältige, kompetente und engagierte Führung erforderlich. Die Kinder sollen nach LTx möglichst ungehindert und altersgerecht aufwachsen, eine Einschränkung ihrer Sozialkontakte ist keinesfalls notwendig. Der Besuch von Kindergarten/Schule ist ohne Beschränkung möglich. Bei der Berufswahl ist die lebenslang notwendige immunsuppressive Therapie zu bedenken, in der Regel ist diese aber weitestgehend uneingeschränkt. Allerdings weisen nur ca. 50 % der pädiatrischen Patienten mit chronischer Lebererkrankung zum Zeitpunkt der pLTx einen normalen Intelligenzquotienten auf und auch nach pLTx findet sich bei bis zu 15 % eine ausgeprägte psychomotorische Retardierung (IQ <70). Dieses ist allerdings wohl mehr als Ausdruck der schweren Grunderkrankung denn als Folge der pLTx zu verstehen und damit ein weiterer Grund, bei entsprechender Indikation frühzeitig eine pLTx durchzuführen. Nach (komplikationsloser) pLTx sind auch Schwangerschaften möglich.

Literatur

Atkison P, Joubert G, Barron A et al (1995) Hypertrophic cardiomyopathy associated with tacrolimus in paediatric transplant patients. Lancet 345:894–896

Baquerizo A, Anselmo D, Shackleton C et al (2003) Phosphorus is an early predictive factor in patients with acute liver failure. Transplantation 75:2007–2014

Brockstedt M, Giani G, Herzig P, Kries v R, Melter M, Noack R, Schuster S (1997) ESPED-Jahresbericht 1996. Monatsschr Kinderheilkd 145:1228–1233

Broelsch CE, Emond JC, Whitington PF, Thistlethwaite JR, Baker AL, Lichtor JL (1990) Application of reduced-size liver transplants as split grafts, auxiliary orthotopic grafts, and living related segmental transplants. Ann Surg 212:368–375

Cacciarelli TV, Reyes J, Jaffe R, Mazariegos GV, Jain A, Fung JJ, Green M (2001) Primary tacrolimus (FK506) therapy and the long-term risk of post-transplant lymphoproliferative disease in pediatric liver transplant recipients. Pediatr Transplant 5:359–364

DeVictor D, Desplanques L, Debray D et al (1992) Emergency liver transplantation for fulminant liver failure in infants and children. Hepatology 16:1156–1162

Harrison PM, Wendon JA, Gimson AE, Alexander GJ, Williams R (1991) Improvement by acetylcysteine of hemodynamics and oxygen transport in fulminant hepatic failure. N Engl J Med 324:1852–1857

Jack T, Maecker B, Lehnhardt A et al (2003) Lymphoproliferative disorders in pediatric solid organ recipients: A retrospective analysis from the Medical School Hannover from 1990 to 2002. Nephrol Dial Transplant 18:828

Knoppke B, Grothues D, Vermehren J et al. (2011a) Auxiliary jiver transplantation in 2 children with acute liver failure. Transplantat International 24 (Suppl 31): 40

Knoppke B, Vermehren J, Grothues D et al. (2011b) Auxiliary liver transplantation in a child with Crigler-Najjar-Syndrome Type I. Transplantat International 24 (Suppl 31): 40

Kovarik JM, Gridelli BG, Martin S et al (2002) Basiliximab in pediatric liver transplantation: A pharmacokinetic-derived dosing algorithm. Pediatr Transplant 6:224–230

Lee H, Vacanti JP (1996) Liver transplantation and its long-term management in children. Pediatr Clin North Am 43:99–124

Levy GA, Lake JR, Zollinger L, Beauregard R, Prestele H, Neoral Phase Study Group (2000) Improved clinical outcomes for liver transplant recipients using cyclosporine blood level monitoring based on two-hour post-dose levels. Transplantation 69:387

McDiarmid SV, Busuttil RW, Ascher NL et al (1995) FK506 (tacrolimus) compared with cyclosporine for primary immunosuppression after pediatric liver transplantation. Results from the U. S. Multicenter Trial. Transplantation 59:530–536

Melter M (2002) Lebertransplantation bei hereditären Stoffwechselerkrankungen. Transplantationsmedizin S6–S8

Melter M (2012a) Akutes Leberversagen. In: Rodeck B, Zimmer K-P (Hrsg) Pädiatrische Gastroenterologie, Hepatologie und Ernährung. Springer, Heidelberg

Melter M (2012b) Immunsuppression. In: Rodeck B, Zimmer K-P (Hrsg) Pädiatrische Gastroenterologie, Hepatologie und Ernährung. Springer, Heidelberg

Melter M, Grothues D (2012) Qualitätsmerkmale und Strukturvoraussetzungen für pädiatrische Lebertransplantationszentren. In: Rodeck B, Zimmer K-P (Hrsg) Pädiatrische Gastroenterologie, Hepatologie und Ernährung. Springer, Heidelberg

Melter M, Rodeck B, Kardorff R, Hoyer PF, Brodehl J (1997) Pharmacokinetics of cyclosporine in pediatric long-term liver transplant recipients converted from Sandimmun to Neoral. Transpl Int 10:419–425

Melter M, Rodeck B (1998) Sieben Jahre Erfahrung mit Prograf bei lebertransplantierten Kindern in Hannover. In: Burdelski M, Neuhaus P (Hrsg) Tacrolimus – Eine neue Standardtherapie in der Lebertransplantation. Pabst, Lengerich, S 51–58

Melter M, Rodeck B, Brodehl J (1996a) Akutes Leberversagen im Kindesalter. Monatsschr Kinderheilkd 144:592–598

Melter M, Rodeck B, Kardorff R, Hoyer PF, Maibucher A, Brodehl J (1996b) Successful reconversion from tacrolimus to cyclosporine A Neoral in pediatric liver recipients. Transplant Proc 28:2276–2278

Melter M, Vermehren J, Knoppke B, Grothues D (2012) Die pädiatrische Lebertransplantation. Monatsschr Kinderheilkd 160:343–357

Meyburg J, Schmidt J, Hoffmann GF (2009) Liver cell transplantation in children. Clin Transplant 23(21):75–82

O'Grady JG, Alexander GJ, Hayllar KM, Williams R (1989) Early indicators of prognosis in fulminant hepatic failure. Gastroenterology 97:439–445

Pan X, Kelly S, Melin-Aldana H, Malladi P, Whitington PF (2010) Novel mechanism of fetal hepatocyte injury in congenital alloimmune hepatitis involves the terminal complement cascade. Hepatology 51:2061–2068

Pfister ED, Melter M, Rodeck B, Ehrich JHH (1998) Prädiktive Faktoren bei akutem Leberversagen im Kindesalter. Monatsschr Kinderheilkd 146:552

Rand EB, Karpen SJ, Kelly S, Mack CL, Malatack JJ, Sokol RJ, Whitington PF (2009) Treatment of neonatal hemochromatosis with exchange transfusion and intravenous immunoglobulin. J Pediatr 155:566–571

Rodeck B, Melter M, Kardorff R et al (1996a) Liver transplantation in children with chronic end stage liver disease: Factors influencing survival after transplantation. Transplantation 62:1071–1076

Literatur

Rodeck B, Melter M, Kardorff R et al (1996b) Lebertransplantation im Kindesalter. Monatsschr Kinderheilkd 144:490–495

Sokol RJ (1998) Fulminant hepatic failure. In: Balistreri WF, Stocker JT (Hrsg) Pediatric hepatology. Hemisphere, New York, S 315–362

Strassburg A, Pfister E, Arning A, Nashan B, Ehrich J, Melter M (2002) Basiliximab reduces acute liver allograft rejection in pediatric patients. Transplant Proc 34:2374–2375

Tissieres P, Sasbon JS, DeVictor D (2005) Liver support for fulminant hepatic failure: Is it time to use the Molecular Adsorbents Recycling System in children? Pediatr Crit Care Med 6:585–591

Thomson M, McKiernan P, Buckels J, Mayer D, Kelly D (1998) Generalised mitochondrial cytopathy is an absolute contraindication to orthotopic liver transplant in childhood. J Pediatr Gastroenterol Nutr 26:478–481

Whitington PF (2012) Gestational alloimmune liver disease and neonatal hemochromatosis. Semin Liver Dis 32:325–332

141 Portale Hypertension

A. Ballauff

Definition Als portale Hypertension bezeichnet man die dauerhafte Steigerung des Blutdrucks in der Pfortader über den normalen Druck von 3-6 mmHg. Komplikationen wie die Ausbildung von Ösophagusvarizen treten bei einem Pfortaderhochdruck über 12 mmHg auf.

Ätiologie Die portale Hypertension wird in prähepatische, intrahepatische und posthepatische Formen eingeteilt. In der folgenden Übersicht sind die Ursachen entsprechend der Lokalisation aufgeführt.

Eine Vielzahl von chronischen hepatozellulären oder biliären Lebererkrankungen führt zu einer zunehmenden Fibrose und letztlich Zirrhose. Es können Begleitsymptome der Grunderkrankung, eine Cholestase, Symptome der Leberfunktionseinschränkung oder Symptome der portalen Hypertension vorherrschen. Wie bei der Lebererkrankung bei Mukoviszidose (▶ Kap. 158) steht auch bei der kongenitalen hepatischen Fibrose, die zu den fibropolyzystischen Lebererkrankungen gehört, die portale Hypertension im Vordergrund, während die Leberfunktion erst im Spätstadium bei Zirrhose eingeschränkt ist. Die fibropolyzystischen Lebererkrankungen sind hereditäre Erkrankungen, die isoliert auftreten können, aber meist mit hereditären zystischen Nierenerkrankungen (▶ Kap. 191) oder anderen Syndromen assoziiert sind. Gallengangsektasien oder Zysten mit Anschluss an das Gallengangssystem können zu Gallestau, rezidivierenden bakteriellen Cholangitiden und Steinen führen, die dann eine Cholestase und zunehmende Leberfunktionseinschränkung verursachen.

Lokalisation und Ursachen der portalen Hypertension

- Prähepatischer Block
  - Pfortaderthrombose
    - Idiopathisch
    - Omphalitis
    - Nabelvenenkatheter
    - Sepsis
    - Cholangitis
    - Pankreatitis
    - Trauma, Operation nahe Porta hepatis
    - Malignome
    - Angeborene, erworbene Thrombophilie
  - Angeborene Pfortaderanomalien
  - Arterioportale Fistel
- Intrahepatischer Block
  - Zirrhose unterschiedlicher Genese
  - Fortgeschrittene Fibrose unterschiedlicher Genese
  - Fibropolyzystische Lebererkrankungen, vor allem kongenitale hepatische Fibrose
  - Hepatoportale Sklerose
  - Noduläre regenerative Hyperplasie
  - Fokale noduläre Hyperplasie
  - Leberinfiltration bei malignen Krankheiten
  - Benigne und maligne Lebertumoren
  - Fokale biliäre Fibrose bei Mukoviszidose
  - Schistosomiasis
  - Vitamin-A-Intoxikation
  - Venookklusive Krankheit (VOD)
- Posthepatischer Block
  - Budd-Chiari-Syndrom
    - Thrombose der unteren Hohlvene bzw. der V. hepatica
    - Myeloproliferative Erkrankungen, vor allem Polycythaemia vera
    - Angeborene oder erworbene Thrombophilie
    - Idiopathisch
    - Membranöse Obstruktion der Lebervenenostien oder der suprahepatischen V. cava inferior (MOVC)
    - Tumorkompression der Lebervenen oder V. cava inferior
  - Konstriktive Perikarditis
  - Chronische Rechtsherzinsuffizienz

Die Schistosomiasis gehört zu den häufigsten Ursachen einer portalen Hypertension in Entwicklungsländern (▶ Abschn. 102.3). Die venookklusive Erkrankung („veno-occlusive disease", VOD) tritt in der Frühphase nach Knochenmarktransplantation als Folge der Lebertoxizität der vorausgegangenen Radiatio und Chemotherapie auf. Eine Einengung der terminalen Lebervenolen durch Ödem, Mikrothrombosen und Sklerose führt zu einer Blutabflussstörung. Die großen Lebervenen sind nicht betroffen. Als Budd-Chiari-Syndrom wird die Obstruktion der Lebervenenausflussbahn auf Höhe der Lebervenen, der Lebervenenneinmündung in die V. cava inferior oder der suprahepatischen V. cava inferior bezeichnet. Häufigste Ursache ist ein thrombotischer Verschluss meist als Folge von hämatologischen Grunderkrankungen. Die membranöse Obstruktion (MOVC) ist eine häufige Ursache für ein Budd-Chiari-Syndrom in Entwicklungsländern. Ob diese Veränderungen angeboren oder erworben sind, ist letztlich nicht geklärt.

Fibropolyzystische Lebererkrankungen und assoziierte zystische Nierenerkrankungen und Syndrome

Kongenitale hepatische Fibrose (Duktalplattenmalformation)	- Meist ARPKD (autosomal-rezessive polyzystische Nierenerkrankung) - Auch ADPKD (autosomal-dominante polyzystische Nierenerkrankung), Nephronophthise, multizystische Nierendysplasie - Syndrome: z. B. Joubert-Syndrom, COACH-Syndrom, Meckel-Syndrom Typ I, Ivemark-Syndrom Typ I
Caroli-Syndrom (mit kongenitaler hepatischer Fibrose) (Gallengangsektasien mit Duktalplattenmalformation)	- Meist ARPKD - Selten ADPKD
Caroli-Krankheit (reine Gallengangsektasien ohne Duktalplattenmalformation)	- Meist ARPKD
Polyzystische Lebererkrankung (nichtkommunizierende Zysten)	- Meist ADPKD

Pathogenese Eine Erhöhung des Pfortaderdrucks kann durch eine Fluss- sowie durch eine Widerstandszunahme bedingt sein. Eine Leberzirrhose führt durch Toxine und Mediatoren zu einer hyperdynamen Zirkulation insbesondere im Splanchnikusgebiet und dadurch zu einem vermehrten Blutfluss durch die Pfortader. Bei fortgeschrittener Krankheit steht eine intrahepatische Widerstandserhöhung im Vordergrund, bedingt durch hepatozelluläre Veränderungen (Ballonierung der Hepatozyten, Ausbildung von Regeneratknoten mit Kompression der Sinusoide), durch interstitielle Veränderungen (Kompression der Sinusoide, Unterbrechung des portovenösen sinusoidalen Flusses durch Bindegewebszüge, Ausbildung arterioportaler Shunts) und durch endotheliale Veränderungen.

Pathologie Durch die portale Hypertension kommt es zur Ausbildung von Kollateralgefäßen in der Submukosa von Ösophagus und Magen (Varizen), periösophageal mit Anschluss an die V. azygos, in der Submukosa des Rektums, im Bereich von Milz und Niere mit Ausbildung splenorenaler Shunts, retroperitoneal und in der vorderen Bauchwand durch Wiedereröffnung der im Ligamentum teres hepatis gelegenen Nabelvene und periumbilikalen Anschluss an die Vv. epigastricae superiores et inferiores. Varizen im Bereich des Dünn- oder Dickdarms sind selten, können aber bei Patienten mit extrahepatischem Pfortaderblock auftreten oder im Bereich von Darmanastomosen, z. B. nach Kasai-Operation bei der Gallengangsatresie.

Die portale Hypertension führt zu einer Zunahme der Milzgröße. Die Milzarterie und auch die Milzvene sind erweitert und geschlängelt.

Als portal hypertensive Gastropathie bezeichnet man die mosaikartig gefelderte Magenschleimhaut. Eine schwere Form liegt bei zusätzlicher Rötung der Mosaikfelderung oder Schleimhautblutung vor. Die Intestinalschleimhaut kann ödematös geschwollen sein, so dass eine Malabsorption resultiert.

Pathologische Veränderungen der Leber sind abhängig von der Grundkrankheit. Bei der extrahepatischen Pfortaderthrombose kann es durch die Verminderung der Leberdurchblutung zu einer Verminderung der Leberzellmasse, zu einer portalen Fibrose, einer perilobulären Fibrose und einer Steatose kommen. Bei einem posthepatischen Block ist die Leber vergrößert. Histologisch sieht man venöse Stauung, Dilatation der Sinusoide, Leberzellnekrosen und Fibrose. Später entwickeln sich oft eine ausgeprägte Fibrose und Regeneratknoten. Chronische Formen münden zu 70 % in eine Zirrhose.

Die portale Hypertension insbesondere bei dekompensierter Leberzirrhose führt über verschiedene komplexe Mechanismen (kapilläre und sinusoidale Druckveränderungen, erniedrigter onkotischer Druck, Veränderungen im Renin-Angiotensin-Aldosteron-System mit Natrium- und Wasserretention etc.) zum Aszites. Bei der VOD oder beim Budd-Chiari-Syndrom sind die Lebervergrößerung mit Schmerzen durch Kapselspannung und die Entstehung von Aszites führende Symptome.

Klinische Symptome Patienten mit portaler Hypertension können initial durch spezifische Symptome der Leberkrankheit auffallen, die zu einer portalen Hypertension führen, oder Symptome der portalen Hypertension können die erste klinische Manifestation der Grundkrankheit sein. Solche Symptome bei portaler Hypertension sind:

- kleine Leber oder Hepatomegalie,
- Splenomegalie,
- Hypersplenismus,
- Hämatemesis,
- Teerstühle, Hämatochezie bei starker Varizenblutung,

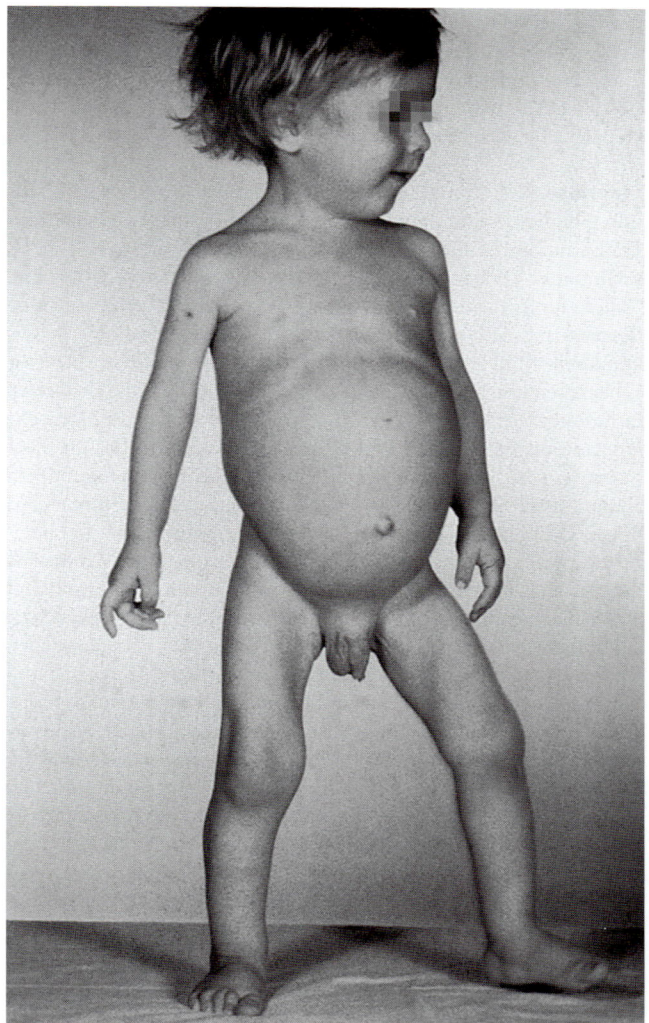

◻ Abb. 141.1 Dreijähriger Junge mit Leberzirrhose und Aszites. (Bildrechte liegen bei den Erziehungsberechtigten des Patienten)

- kutane portosystemische Shunts,
- Caput medusae,
- Hämorrhoiden,
- Aszites,
- Malabsorption, Gedeihstörung,
- hepatische Enzephalopathie.

Vor allem Kinder mit Leberzirrhose haben oft dünne Extremitäten und ein aufgetriebenes Abdomen (◻ Abb. 141.1), zum Teil mit prominenter abdominaler Gefäßzeichnung. Es kann auch initial eine asymptomatische Splenomegalie mit oder ohne Zeichen eines Hypersplenismus (leichte Anämie, deutlichere Leuko- und Thrombopenie) auffallen, oder es kommt zu einer ersten intestinalen Blutung. Differenzialdiagnostisch muss bei Bluterbrechen oder Teerstuhl an eine Blutung aus Ösophagus- oder Fundusvarizen, aber auch an verschlucktes Blut nach Nasenbluten, einen Schleimhauteinriss im Kardiabereich nach Erbrechen oder eine Ulkusblutung gedacht werden. Varizenblutungen können lebensbedrohlich sein und erfordern in jedem Fall eine stationäre Aufnahme. Bei Kindern mit Leberzirrhose kann eine Varizenblutung zu einer akuten Verschlechterung der Leberfunktion und zu einer hepatischen Enzephalopathie mit Unruhe, verwaschener Sprache, Verwirrtheit, gestörtem Schlafrhythmus oder

Bewusstseinseintrübung führen. Aszites kann langsam im Verlauf der Erkrankung oder bei akuten Ereignissen wie einer Varizenblutung, Cholangitis oder akuter Pfortader- oder Lebervenenthrombose entstehen. Klinisch imponiert ein aufgetriebenes Abdomen oder eine plötzliche Gewichtszunahme.

Diagnose Bei klinischem Verdacht auf eine portale Hypertension gibt die Bestimmung der Leberenzyme (Glutamat-Oxalacetat-Transaminase [GOT], Glutamat-Pyruvat-Transaminase [GPT], γ-Glutamyl-Transferase), der Cholestaseparameter (Bilirubin, Gallensäuren) und der Parameter für die Lebersyntheseleistung (Gerinnung, Albumin, Cholinesterase) Hinweise auf eine Leberkrankheit. Mittels Dopplersonografie werden Pfortader, Milzvene, Lebervenen und ggf. Kollateralgefäße untersucht. Hierdurch können insbesondere ein Budd-Chiari-Syndrom oder eine extrahepatische Pfortaderthrombose (oft mit kavernöser Transformation) diagnostiziert werden. Bei Nachweis einer Pfortaderthrombose müssen anamnestisch Risikofaktoren erfragt werden (z. B. Nabelvenenkatheter, Omphalitis). Eine differenzierte Gerinnungsanalyse erfolgt zum Ausschluss angeborener Thrombophilien. Sonografisch werden Lebergröße, Leberstruktur und Milzgröße beurteilt. Bei Hinweis auf einen intrahepatischen Pfortaderhochdruck muss durch spezifische Laboruntersuchungen und ggf. eine Leberbiopsie zur histologischen Untersuchung die Grundkrankheit geklärt werden. Ösophagus- und Magenfundusvarizen werden am besten durch eine endoskopische Untersuchung beurteilt. Große Varizen sowie Zeichen der Wandverdünnung (rote Flecken auf den Varizen, hämatozystische Spots) oder dilatierte Venolen auf den Varizen zeigen ein erhöhtes Blutungsrisiko an. Die radiologische Darstellung von Varizen mittels Breischluck ist wenig aussagekräftig. Eine genaue Darstellung von Kollateralkreisläufen durch Angiografie (Arteriografie der A. mesenterica superior mit Darstellung der arteriellen und venösen Phase, indirekte oder direkte Splenoportografie, Magnetresonanzangiografie) ist durch die guten Möglichkeiten der Dopplersonografie heute nur noch in einzelnen Fällen notwendig, z. B. bei Planung eines operativen portosystemischen Shunts.

Therapie Therapeutische Maßnahmen umfassen die Behandlung der Grundkrankheit und die Behandlung von Komplikationen des Pfortaderhochdrucks. Bei den Leberkrankheiten, die zu einer Zirrhose führen, ist die Lebertransplantation bei progredienter Leberinsuffizienz oder therapieresistenten Komplikationen der portalen Hypertension die einzige erfolgversprechende Option. Bei noch guter Leberfunktion oder bei extrahepatischem Pfortaderblock steht die Behandlung der Varizenblutungen und seltener des Aszites im Vordergrund.

Varizenblutungen Die Behandlung der Varizenblutungen wird unterteilt in die primäre Blutungsprophylaxe, die Behandlung der akuten Blutung und die Rezidivblutungsprophylaxe.

Primäre Blutungsprophylaxe Die medikamentöse Senkung des Pfortaderdrucks durch unselektive β-Blocker (Propranolol, Nadolol) führt bei Erwachsenen mit größeren blutungsgefährdeten Varizen zu einer Reduktion des Blutungsrisikos und zu einer Senkung der Mortalität. Die Dosis wird langsam gesteigert, bis Unverträglichkeiten auftreten bzw. die Pulsrate um 25 % fällt. Bei älteren Kindern ist diese Therapie im Einzelfall zu erwägen. Die Dosis lag in kleinen pädiatrischen Studien meist bei 1–2 mg/kg KG/Tag Propranolol. Wichtig ist es, Eltern und Kinder über das Blutungsrisiko, die Symptome und die Notwendigkeit, eine Klinik aufzusuchen, zu informieren. Aspirin, welches Blutungen auslösen kann, sollte gemieden werden, ebenso Reiseziele ohne ärztliche Versorgungsmöglichkeit. Durch eine prophylaktische Varizensklerosierung vor einer ersten Blutung konnte bei Erwachsenen weder die Morbidität noch die Mortalität gesenkt werden. Die komplikationsärmere Gummibandligatur von Varizen erfordert bei kleineren Kindern technische Erfahrung insbesondere beim Einführen des Gerätes in den Ösophagus. Studien bei Erwachsenen zeigen eine vergleichbare Effektivität der Ligatur wie die medikamentöse Therapie zur primären Blutungsprophylaxe. Sie wird von einigen Autoren bei blutungsgefährdeten Ösophagusvarizen empfohlen, wenn Kontraindikationen oder eine Unverträglichkeit für eine medikamentöse Therapie bestehen. Für Kinder gibt es keine größeren Studien.

Therapie der akuten Blutung bei portaler Hypertension Die akute intestinale Blutung bei portaler Hypertension sollte immer als Notfallsituation eingestuft werden. Eine intensivmedizinische Versorgung sollte verfügbar sein. Kinder mit Varizenblutungen sollten möglichst in einem spezialisierten pädiatrischen Zentrum behandelt werden. Eine Verlegung ist meist nach Kreislaufstabilisierung möglich, wenn die Blutung unter medikamentöser Therapie sistiert.

Wenn Blutungen hierdurch nicht sistieren, ist die Anlage einer Sengstaken-Blakemore- oder Linton-Sonde zur Ballontamponade, die notfallmäßige Anlage eines portosystemischen oder eines transjugulären intrahepatischen Shunts (TIPS) oder im Ausnahmefall eine Sperroperation zu diskutieren. In blutende Magenvarizen muss ggf. Histoacryl gespritzt werden, allerdings wurden bei Kindern pulmonale Embolien über portopulmonale Kollateralgefäße beobachtet.

> **Behandlungsprotokoll bei akuter Varizenblutung**
> - Großlumiger Zugang
> - Blutbild, Gerinnung, Blutgruppe, Kreuzblut
> - Kreislaufüberwachung, ggf. Volumengabe
> - Transfusion (max. bis Hb 10 g/dl, sonst eher Reblutung)
> - Ggf. Gerinnungssubstitution
> - Omeprazol 2-mal 1 mg/kg KG p.o. oder i.v.
> - Cefotaxim 3-mal 30–40 mg/kg KG i.v. bei Zirrhose
> - Octreotid Bolus 1–2 μg/kg KG i.v., dann 0,5–2 μg/kg KG/h i.v. (max. 50 μg/h)
> - Alternativ Somatostatin (10-fache Dosis von Octreotid) oder Terlipressin (bei Erwachsenen 1–2 mg Bolus, dann 1 mg alle 4–6 h i.v.)
> - Endoskopie zur Lokalisation der Blutung
> - Ggf. Varizenligatur/-sklerosierung

Rezidivblutungsprophylaxe Zur Prophylaxe von erneuten Blutungen werden wiederholt Varizenligaturen oder -sklerosierungen durchgeführt, bis die Varizen vollständig verödet sind. Möglicherweise wird auch die medikamentöse Behandlung (vor allem β-Blocker) in Zukunft an Bedeutung gewinnen. Bei Leberzirrhose sind Varizenblutungen Indikation zur Planung einer Lebertransplantation. Bei extrahepatischer Pfortaderthrombose kann ein chirurgischer Shunt zwischen V. mesenterica superior und intrahepatischer Pfortader (Rex-Shunt) kurativ sein. Die Anlage eines portosystemischen Shunts ist bei Patienten nach erfolgloser endoskopischer Varizenbehandlung bei extrahepatischem Pfortaderblock oder palliativ bei Patienten mit Kontraindikationen für eine Lebertransplantation zu erwägen. Die Art des Shunts muss im Einzelfall festgelegt werden.

Aszites Die Behandlung eines Aszites erfolgt durch Salz- und Flüssigkeitsrestriktion und die vorsichtige Gabe von Spironolacton (1–5 mg/kg KG/Tag), ggf. auch Furosemid und Hydrochlorothiazid. Bei Therapieversagen kann die Infusion von Humanalbumin in Kombination mit Furosemid hilfreich sein. Der Erfolg einer Parazentese hält in der Regel nur kurz an. Bei Leberzirrhose ist ein therapieresistenter Aszites Indikation zur Lebertransplantation.

Budd-Chiari-Syndrom Die membranöse Obstruktion (MOVC) kann operativ behandelt werden. Bei akuter Lebervenenthrombose kann eine Thrombolyse versucht werden, sonst sind der TIPS, andere portosystemische Shunts oder die Lebertransplantation therapeutische Optionen, die individuell ausgewählt werden müssen. Die Patienten sollten unbedingt in spezialisierten Zentren behandelt werden.

Prognose Die langfristige Prognose ist abhängig von der Grundkrankheit. Bei Leberzirrhose zeigen Komplikationen der portalen Hypertension die Notwendigkeit einer Lebertransplantation an. Bei der kongenitalen Leberfibrose oder der Mukoviszidose kann nach erfolgreicher Behandlung von Varizenblutungen auch noch über Jahre eine gute Leberfunktion bestehen. Bei der isolierten extrahepatischen Pfortaderthrombose treten bei über der Hälfte der Kinder Varizenblutungen auf. Nach erfolgreicher Behandlung scheint mit zunehmendem Alter das Blutungsrisiko durch die Ausbildung spontaner portosystemischer Shunts abzunehmen. Nach Shuntoperationen, aber auch nach endoskopischen Varizenbehandlungen können im Erwachsenenalter Zeichen einer hepatischen Enzephalopathie, seltener einer pulmonalen Hypertension auftreten, so dass die Patienten auch langfristig in ärztlicher Betreuung bleiben sollten.

Literatur

Alvarez F, Bernard O, Brunelle F, Hadchouel P, Leblanc A, Odievre M, Alagille D (1981) Congenital hepatic fibrosis. J Pediatr 99(370):375

Bambini DA, Superina R, Almond PS, Whitington PF, Alonso E (2000) Experience with the Rex shunt (mesenterico-left portal bypass) in children with extrahepatic portal hypertension. J Pediatr Surg 35:13–18

Botha JF, Campos BD, Grant WJ, Horslen SP, Sudan DL, Shaw BW, Langnas AN (2004) Portosystemic shunts In children. J Am Coll Surg 199(179):185

Eroglu Y, Emerick KM, Whitington PF, Alonso EM (2004) Octreotide therapy for control of acute gastrointestinal bleeding in children. J Pediatr Gastroenterol Nutr 38: 41–47

Hirner A, Wolff M (1996) Portosystemische Shunt-Chirurgie wegen Ösophagusvarizenblutung. Dtsch Ärzteblatt 93(14):C636–C641

Janssen HLA, Garcia-Pagan JC, Valla DC (2004) The Budd-Chiari Syndrome. N Engl J Med 350:1906–1907

Kage M, Arakawa M, Kojiro M, Okuda K (1992) Histopathology of membranous obstruction of the inferior vena cava in the Budd-Chiari-Syndrome. Gastroenterology 102:2081–2090

Kamath BM, Piccoli DA (2003) Heritable disorders of the bile ducts. Gastroenterol Clin N Am 32: –

Ling SC (2012) Advances in the evaluation and management of children with portal hypertension. Semin Liver Dis 32: 288–297

Maksoud JG, Goncalves MEP, Porta G, Miura I, Velhote MCP (1991) The endoscopic and surgical management of portal hypertension in children: analysis of 123 cases. J Pediatr Surg 26:178–181

McKiernan PJ, Beath SV, Davison SM (2002) A prospective study of endoscopic esophageal variceal ligation using a multiband ligator. J Pediatr Gastroenterol Nutr 34:207

Menon KVN, Shah V, Kamath PS (2004) Current concepts: The Budd-Chiari syndrome. N Engl J Med 350: 578–585

Mileti E, Rosenthal P (2011) Management of portal hypertension in children. Curr Gastroenterol Rep 13: 10–16

Reiss U, Cowan M, McMillan A, Horn B (2002) Hepatic venoocclusive disease in blood and bone marrow transplantation in children and young adults: Incidence, risk factors, and outcome in a cohort of 241 patients. J Pediatr Hematol Oncol 24: 746–750

Rössle M, Olschewski M, Siegerstetter V, Berger E, Kurz K, Grandt D (2004) The Budd-Chiari syndrome: Outcome after treatment with the transjugular intrahepatic portosystemic shunt. Surgery 135: 394–403

Sharif K, McKiernan P, de Ville de Goyet J (2010) Mesoportal bypass for extrahepatic portal vein obstruction in children: Close to a cure for most! J Pediatr Surg 45: 272–276

Srinath A, Shneider BL (2012) Congenital hepatic fibrosis and autosomal recessive polycystic kidney disease: An analytic review of the literature. J Pediatr Gastroenterol Nutr 54(5):580–587

Vogelsang GB (2002) Guest commentary: Hepatic venoocclusive disease in blood and bone marrow transplantation in children : Incidence, risk factors, and outcome. J Pediatr Hematol Oncol 24: 706–709

XVIII Krankheiten der Atmungsorgane

142 Morphologie der Lunge und Entwicklung des Gasaustauschapparates

S. A. Tschanz, P. H. Burri

142.1 Morphologie der Lunge

142.1.1 Innere Organisation der Lunge

Die Lunge beinhaltet 3 Kompartimente: Luft, Gewebe und Blut. Das Lungengewebe liefert das Organgerüst und sorgt dafür, dass Luft und Blut zwar stets getrennt bleiben, aber doch in so engen Kontakt miteinander treten, dass O_2 und CO_2 durch Diffusion effizient ausgetauscht werden. Die Anforderungen an das System als Ganzes und besonders an die Gasaustauschregion mit der zarten Luft-Blut-Schranke sind extrem hoch: An den dünnsten Stellen ist die Gewebebarriere gerade noch 50-mal dünner als ein Luftpostbriefpapier (~0,2 µm), und trotzdem kommt es beim Atmen (und meist selbst beim Husten) nicht zu einem Austritt von Blut in den Luftraum.

Die Inhalte der Luft- und Blutkompartimente werden laufend erneuert, das Luftvolumen durch die vom Zwerchfell und der thorakalen Atemmuskulatur erzeugten Volumenänderungen des Thoraxraums und das Blut im pulmonalen und bronchialen Kreislauf durch die Pumpaktion des Herzens.

Leitende Luftwege

Der Luftwegsbaum der menschlichen Lunge ist nach dem Prinzip der unregelmäßigen Dichotomie aufgebaut, was bedeutet, dass sich von zentral bis peripher jeder Röhrenabschnitt in zwei Äste teilt. Die beiden Äste können aber von ungleichem Kaliber sein, und deren Abgangswinkel vom Stamm kann ebenfalls differieren. Insgesamt kommt es so nach der Trachea (= 0. Generation) und den beiden Hauptbronchien (= 1. Teilungsgeneration) zur Ausbildung von 22 intrapulmonalen Verzweigungsgenerationen (◘ Abb. 142.1). Ein Gasaustausch setzt im Mittel erst ab der 16.–17. Generation ein, nimmt dann aber peripheriewärts gegenüber der „Luftleitung" rasch an Bedeutung zu. Die makroskopische Gliederung der Lunge reflektiert das Verzweigungsmuster der ersten Luftwegsgenerationen. So entstehen Lungenlappen und Lungensegmente (◘ Abb. 142.2) und schließlich die kleineren bereits von Bronchiolen versorgten unvollständig septierten Lobuli und Acini.

Trachea und Bronchien enthalten in ihrer Wand Knorpelstücke, die entweder als hufeisenförmige, hinten offene Ringe oder als unregelmäßig geformte, in der Größe stark variable Platten in einer sog. Tunica fibrocartilaginea eingelassen sind. Bronchiolen dagegen sind knorpelfrei, besitzen aber eine funktionell bedeutsame Schicht glatter Muskulatur. Die epitheliale Auskleidung der Luftwege bildet von zentral bis peripher ein Kontinuum, dessen strukturelle Modifikation in ◘ Abb. 142.3 wiedergegeben ist. Die Bronchien werden von einem klassischen respiratorischen Epithel ausgekleidet: ein mehrreihiges Flimmerepithel mit eingestreuten Becherzellen, das auf einer kräftigen, auch lichtmikroskopisch auffälligen Basalmembran sitzt. Die sog. Basalzellen, welche mit ihrem Zellapex das Lumen nicht erreichen, stellen den Proliferationspool dar, der die funktionstragenden Zellen durch Teilung, Differenzierung und Reifung ersetzt. Im Epithel eingestreut finden sich auch neuroendokrine Zellen (Feyrter-,

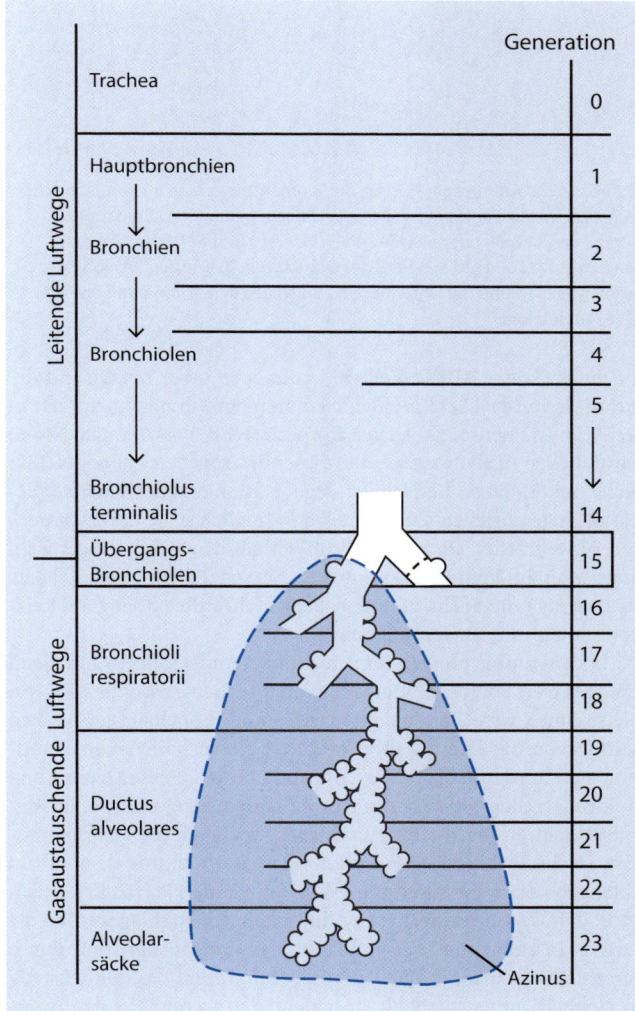

◘ Abb. 142.1 Organisation der Luftwege in der menschlichen Lunge mit Zuordnung der Generationenzahl dichotomer Verzweigungen zu den beiden funktionellen Luftwegsabschnitten. Das Diagramm basiert vereinfachend auf regulärer Dichotomie. Der *blau unterlegte Bereich* entspricht einem Acinus, welcher peripher eines Bronchiolus terminalis beginnt. (Mod. nach Weibel 1963)

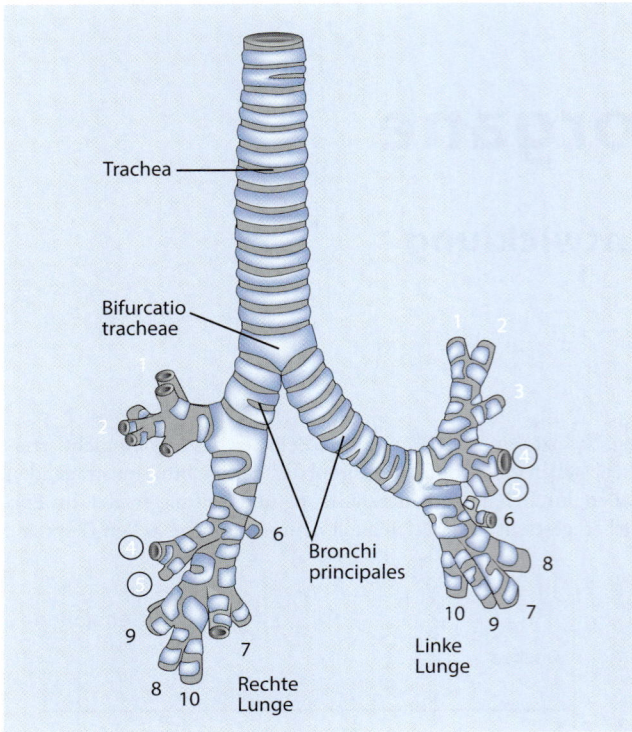

Abb. 142.2 Atemwege: Trachea bis Segmentbronchien in Frontalansicht. *Rechte Lunge:* die Segmente 1–3 *(weiße Zahlen)* bilden den Oberlappen, 4 und 5 den Mittellappen *(weiße Zahlen im Kreis)* und 6–10 den Unterlappen *(schwarze Zahlen)*. *Links* wird der Oberlappen *(weiße Zahlen)* von den Segmenten 1–5 und der Unterlappen *(schwarze Zahlen)* von den Segmenten 6–10 gebildet

Kulchitsky- oder APUD-Zellen [„amine precursor uptake and decarboxylation"]). Diese Elemente können einzeln oder gruppiert in der Form von neuroepithelialen Körpern (NEB) vorkommen. Neben hormonellen Aktivitäten werden dieser heterogenen Zellpopulation auch Funktionen im Bereich der Regeneration und der Sauerstoffdetektion zugeschrieben. Bürstenzellen (= fragliche Chemorezeptoren) und Abwehrzellen sind ebenfalls in verhältnismäßig geringer Zahl eingestreut. Im Epithel vorkommende Nervenendigungen sind heute noch wenig untersucht, könnten aber mit ihrer Reaktivität auf Reizstoffe von großer Bedeutung sein.

In der Lamina propria der Schleimhaut findet sich ein auffallend kräftiges Netz von bevorzugt längs verlaufenden elastischen Fasern. Die seromukösen Glandulae tracheales und bronchiales erstrecken sich oft von der Lamina propria durch die verschiedenen Wandschichten hindurch bis in die Adventitia hinein. Diese Drüsen und die Becherzellen produzieren sowohl eine niedrig visköse Flüssigkeitsschicht, in der die Zilien schlagen, wie auch die klebrige muköse Deckschicht, deren Funktion nebst Befeuchtung der Luft im Abfangen von in der Einatmungsluft enthaltenen Partikeln besteht. Dank dem synchronisierten rhythmischen Zilienschlag werden die Partikel in effizienter Weise rachenwärts transportiert und durch Verschlucken entsorgt. Zur Peripherie hin nimmt das Epithel stetig an Höhe ab, um schließlich einschichtig zu werden. In den Bronchiolen werden die Becherzellen durch Clara-Zellen ersetzt, welche dort zwischen 10 und 20 % der Zellpopulation ausmachen. Sie sind funktionell heterogen, wobei sie sicher sekretorisch tätig sind und verschiedene Bestandteile des Oberflächenfilms der Bronchiolen produzieren, u.a. als Hauptquelle des Clara-Zell-sekretorischen Proteins (CCSP). Weitere wichtige Rollen der Clara-Zellen sind Immunmodulation, Detoxikation (Sauerstoffradikale u.a.) sowie als Stammzellen für die Regeneration des Luftwegsepithels.

Blutgefäße

Die Lunge wird von zwei nicht vollständig getrennten Blutkreisläufen versorgt. Der Bronchialkreislauf (auch als Vasa privata bezeichnet, d.h. für den Eigengebrauch bestimmt) versorgt das Gewebe der gröberen Leitstrukturen mit Nährstoffen und Sauerstoff. Die Bronchialarterien (Rami bronchiales) sind als Äste des großen Kreislaufs kleine muskuläre Arterien von kräftigem Wandbau. Sie entstammen der Aorta, respektive den Interkostalarterien und verlaufen im Begleitbindegewebe der großen Luftwege bis zu den Bronchiolen. Es bestehen offenbar bronchopulmonale Verbindungen auf verschiedenen Ebenen, über deren funktionelle Bedeutung aber Unklarheit herrscht. Das Blut aus dem bronchialen Kapillarnetz zentraler Lungenabschnitte sammelt sich in kleinen Venen, welche in die V. azygos, respektive V. hemiazygos abfließen. Weiter peripheriewärts in der Lunge fließt das Blut aus dem Bronchialkreislauf in die Lungenvenen ab.

Bindegewebsgerüst der Lunge und Lymphabfluss

Die Lymphbahnen der Lungen halten sich an die gröberen Bindegewebsstrukturen, deren Anordnung hier kurz zu schildern ist.

Das bindegewebige Gerüst der Lunge lässt sich in 3 Abschnitte gliedern:
- das axiale Bindegewebe, welches den Bronchialbaum und die Begleitarterien einhüllt und sich prinzipiell vom Hilus bis in die Alveolareingangsringe erstreckt;
- das Mantelbindegewebe (auch peripheres Bindegewebe genannt), welches primär die Hülle der Lunge bildet; von der Bindegewebsschicht unter der Pleura visceralis ziehen Septen in das Organ hinein und teilen es unvollständig in größere und kleinere Parenchymuntereinheiten;
- das septale Bindegewebe, welches die Interalveolarsepten durchzieht und somit axiales und peripheres Bindegewebe miteinander verspannt.

Diese Bauweise sorgt dafür, dass die dünnwandigen Bronchiolen des Lungenparenchyms auch beim Ausatmen offen bleiben. Lymphgefäße kommen nur im axialen und im Mantelbindegewebe vor. Im Lungenparenchym selbst wird die interstitielle Flüssigkeit des Lungenläppchens im Bindegewebe des Interalveolarseptums entweder zentralwärts zu den peribronchialen und perivaskulären Bindegewebsscheiden oder primär peripheriewärts ins Mantelbindegewebe hingeführt, wo sie von Lymphkapillaren aufgenommen wird, um schließlich hiluswärts abzufließen. Die ersten Lymphknotenstationen liegen intrapulmonal (Nodi lymphatici pulmonales), die nächsten liegen dann an den Lappenbronchien (Nodi lymphatici bronchopulmonales), die weiteren an den Hauptbronchien, an der Bifurkation sowie entlang der Trachea (Nodi lymphatici tracheobronchiales superiores et inferiores und Nodi lymphatici tracheales). Der Lymphabfluss gelangt links via Truncus bronchomediastinalis sinister und Ductus thoracicus und rechts via Truncus bronchomediastinalis dexter in die entsprechenden Venenwinkel (Vereinigung der V. jugularis interna und der V. subclavia).

Innervation

Die Lunge wird sympathisch und parasympathisch innerviert. Die Nervenfasern aus Truncus sympathicus und Nervus vagus bilden ein Geflecht, das sich als Plexus pulmonalis um den jeweiligen Hauptbronchus ausbreitet und am Hilus in die Lunge eindringt. Der Ple-

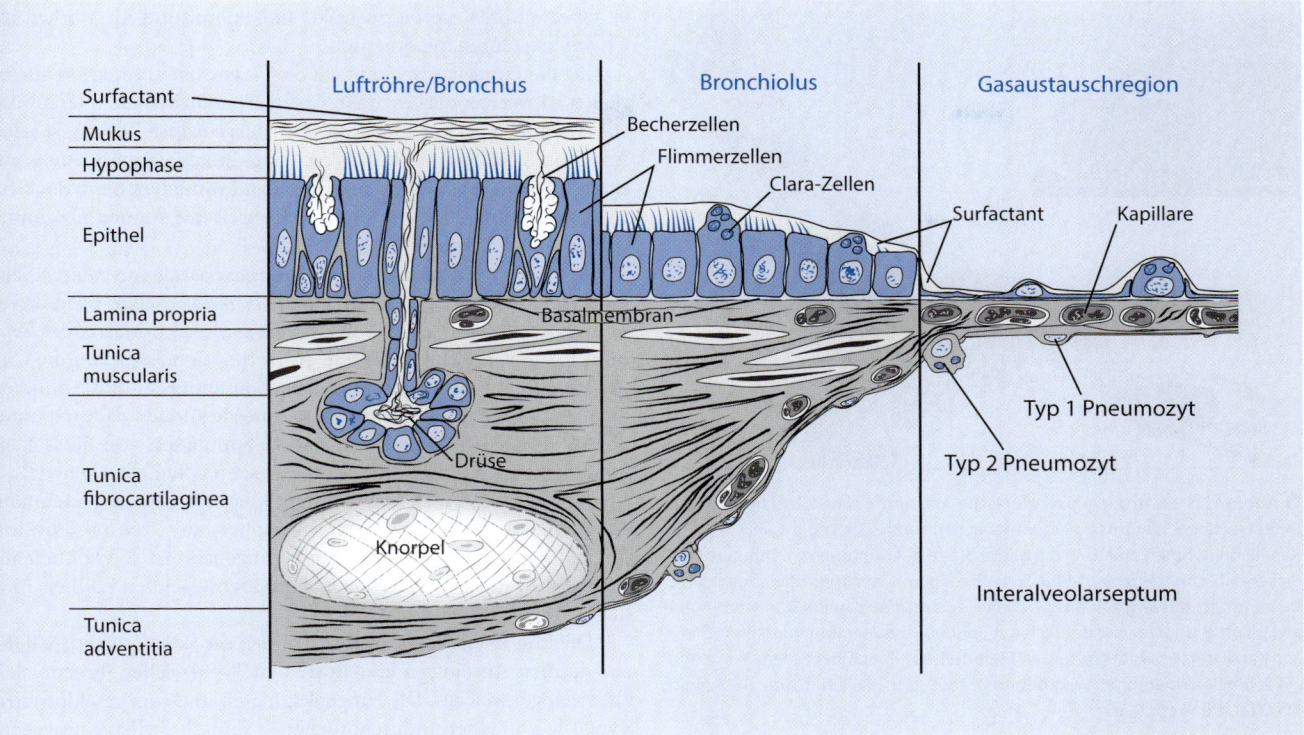

◘ Abb. 142.3 Veränderung im Wandbau der Atemwege von zentral nach peripher

xus innerviert vornehmlich die glatte Muskulatur der Luftwege und Gefäße, aber auch Drüsen. Die Afferenzen in parasympathischen und sympathischen Fasern stammen von Dehnungs- und möglicherweise Chemorezeptoren und führen auch Schmerzempfindungen zentralwärts.

142.1.2 Feinbau der Gasaustauschregion

Alveolen

Der Gasaustausch der Lunge findet in den Alveolen statt. Diese stellen kleine Bläschen dar, die traubenförmige Gruppen bilden und die respiratorischen Bronchiolen und die Ductus und Sacci alveolares umlagern (◘ Abb. 142.4). Es sind polyhedrische Strukturen, deren eine wandlose Seite sich zu den Luftwegen öffnet. Ihre dichte Packung wird oft mit der Anordnung der Honigwaben verglichen.

Eine Alveolarwand ist, außer in den periphersten Bläschen, stets zwei benachbarten Alveolen gemeinsam und wird deshalb als interalveoläres (oder auch einfach alveoläres) Septum bezeichnet (◘ Abb. 142.5). In der Alveolarwand liegt ein sehr dichtes Kapillarnetz, das ungefähr 50 % des Septumvolumens einnimmt. Ein Netz von elastischen Fasern und kollagenen Fibrillen zieht durch die Maschen des Kapillarnetzes. Es ist Teil eines Kontinuums, das durch das Lungenparenchym von der Pleura zum Hilus zieht und deshalb Brustwand- und Zwerchfellbewegungen bis in die Tiefe des Organs weitervermitteln kann. Die elastischen Fasernetze tragen zur Retraktionskraft der Lunge bei, allerdings nur etwa zu einem Drittel, da der größere Anteil durch Oberflächenkräfte an der Luft-Flüssigkeits-Grenze erzeugt wird.

Die Interalveolarsepten sind durch kleine rundliche Löcher durchbrochen, die sog. Kohn-Poren (◘ Abb. 142.4). Sie haben einen Durchmesser von 3–15 µm und sind unter normalen Bedingungen durch eine Surfactantdoppellage (s. unten) verschlossen. Aus die-

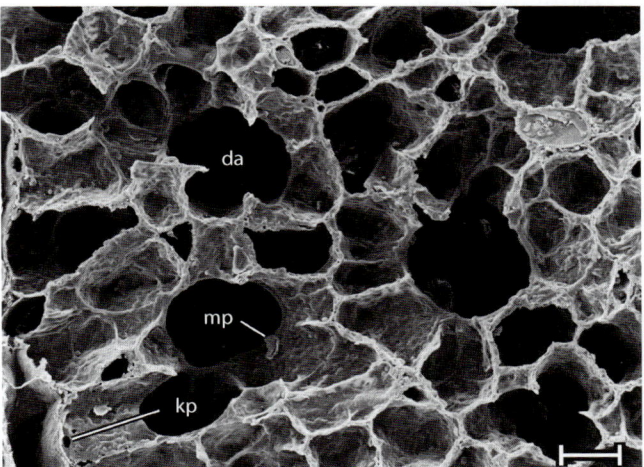

◘ Abb. 142.4 Rasterelektronenmikroskopische Aufnahme des Parenchyms einer menschlichen Lunge (17. Lebensmonat). Die Alveolen liegen dicht aneinander und gruppieren sich um die Ductus alveolares. In den Alveolen sind vereinzelt Makrophagen vorhanden, einige Kohn-Poren durchbrechen die Interalveolarsepten. *da* Ductus alveolaris, *mp* Makrophage, *kp* Kohn-Pore. Vergrößerung ca. 80-fach. Balken: 200 µm

sem Grund ist wohl die Hypothese, dass sie der Nebenbelüftung benachbarter Alveolen dienen, nicht korrekt. Hingegen stellen sie für die Makrophagen, welche im Surfactant an der Alveolaroberfläche herumkriechen, Durchtrittsstellen von einer Alveole zur anderen dar.

Luft-Blut-Schranke

Die Luft-Blut-Schranke besteht aus 3 Komponenten (◘ Abb. 142.5): eine äußerst dünn ausgezogene Typ-1-Epithelzellplatte, eine dünne

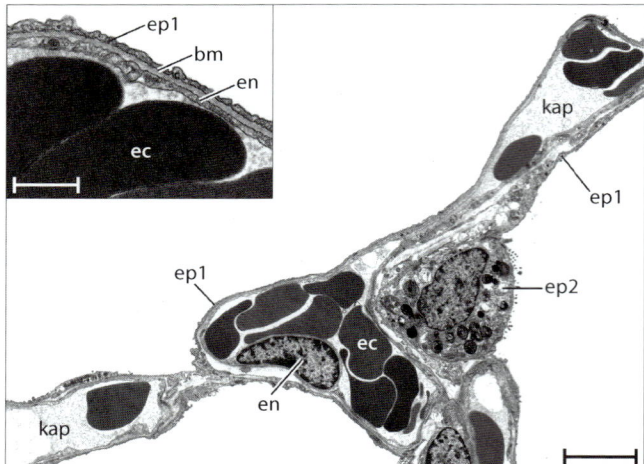

Abb. 142.5 Elektronenmikroskopische Aufnahme eines Ausschnitts eines interalveolären Septums einer menschlichen Lunge (19. Lebensjahr). Die Kapillaren nehmen praktisch die ganze Breite des Septums ein. Dünnere und dickere Abschnitte der Luft-Blut-Schranke sind oft wechselseitig angeordnet. In der Ausschnittvergrößerung wird der 3-schichtige Bau der dünnsten Anteile der Luft-Blut-Schranke deutlich mit Epithel, Basalmembran und Endothel. *kap* Kapillaren, *ec* Erythrozyten, *en* Endothel, *ep1* Pneumozyt 1, *ep2* Pneumozyt 2, *bm* Basalmembran. Vergrößerung: 1800-fach, Balken: 10 μm. Ausschnitt: 8000-fach, Balken: 1 μm

Schicht interstitiellen Gewebes, die in den dünnsten Abschnitten der Barriere auf eine einfache Basalmembran reduziert ist, und eine dünn ausgezogene Endothelschicht. Auf der alveolären Oberfläche liegt ferner ein dünner Flüssigkeitsfilm, der Surfactant, welcher an der Gas-Flüssigkeits-Grenzfläche die Oberflächenspannung herabsetzt, wodurch das Atmen erst möglich wird. Er stellt ein komplexes wässriges Gemisch von Phospholipiden und Proteinen dar, das elektronenmikroskopisch als Hypophase mit einem osmiophilen Oberflächenfilm dargestellt werden kann. Gleichzeitig füllt der Surfactant die Nischen und Vertiefungen des Alveolarepithels aus und glättet damit die innere Oberfläche der Lunge.

Alveolarepithelzellen

Zwischen 90 und 95 % der Gasaustauschoberfläche wird von Typ-1-Pneumozyten bedeckt. Es sind platt ausgezogene Zellen, die derart weitreichende dünne Zytoplasmalamellen (Dicke oft nur 0,05–0,2 μm) besitzen, dass sie wohl wegen dieser extremen Spezialisierung ihre Teilungsfähigkeit verloren haben. Die Kernregion dieser Zellen ist zwar dicker, aber spärlich mit Zellorganellen ausgestattet; sie liegt oft in Maschen des Kapillarnetzes, wo sie nicht mit der Gasdiffusion interferiert. Die Typ-2-Pneumozyten bedecken zwar nur 5–8 % der Alveolaroberfläche, sind aber als kleine, rundliche Nischenzellen wesentlich zahlreicher (bis 1,5-mal) als die Typ-1-Zellen. Ihr Zytoplasma ist gut mit Organellen ausgestattet und enthält apikal besondere Granula, die Lamellenkörperchen, welche die intrazellulär gespeicherte, sichtbare Vorstufe des Surfactants darstellen. Neben dieser sekretorischen Aktivität gelten die Typ-2-Zellen auch als Stammzellen für den epithelialen Zellersatz der Alveoloroberfläche.

Der Pneumozyt 3 schließlich ist ein seltener Zelltyp, der wegen seiner Bündel von typischen, an der Spitze abgeflachten Mikrovilli auch als Bürstenzelle bezeichnet wird. Am häufigsten wird er in den Luftwegen, besonders in den peripheren Bronchiolen gefunden. Ähnliche oder gleiche Zellen kommen aber auch in den Epithelien anderer vom Entoderm abstammenden Organe vor. Ihre Funktion ist (speziell im Respirationstrakt) unbekannt und ihr Wirken als Chemorezeptoren hypothetisch.

Da die Lunge konsequent auf die Gasaustauschfunktion ausgerichtet ist, verwundert es nicht, dass das parenchymale Interstitium volumenmäßig so knapp wie möglich ausgelegt ist. Zudem ist seine Anordnung so optimiert, dass eine Septumkapillare höchstens auf einer Seite von einem etwas breiteren Band von Interstitium flankiert wird; auf der anderen Seite finden sich jeweils die dünnen Abschnitte der Luft-Blut-Schranke (Abb. 142.5).

Die Zellen des interstitiellen Bindegewebes des alveolären Septums stellen keine einheitliche Population dar. Neben Produktion und Unterhalt der Fasern und der extrazellulären Matrix des Septums hat ihre Kontraktilität eine große funktionelle Bedeutung. Sie verspannen Epithelien und Endothelien miteinander und regulieren die Compliance des Bindegewebsraums. Sie können dadurch unter physiologischen Bedingungen die Akkumulation von Flüssigkeit im interstitiellen Raum verhindern. Obschon die Zellen generell als Myofibroblasten bezeichnet werden, muss man heute annehmen, dass je nach Lokalisation (lungenperipher oder -zentral, Position im Septum) ihre Funktion spezifisch angepasst ist. Sie können auf Differenzierung und Funktion des darüber liegenden Epithels Einfluss nehmen.

Die Endothelzellen schließlich bilden die Kapillarwand. Mit ihren dünnen Ausläufern ähneln sie den Typ-1-Zellen, breiten sich aber weniger weit aus. Die Lungenkapillaren sind vom geschlossenen Typ, d. h. von einer undurchbrochenen Endothelzelllage umgeben. Zusätzlich werden sie von einer Basalmembran umhüllt, die sie sich an den dünnen Stellen der Luft-Blut-Schranke mit den Pneumozyten teilen. Die Kapillarendothelien sind mit Perizyten assoziiert.

142.2 Lungenentwicklung

In diesem kurzen Abriss der Lungenentwicklung soll speziell auf einige für die Lungenfunktion markante Entwicklungsschritte und auf neuere in den klassischen Lehrbüchern noch wenig berücksichtigte Tatsachen verwiesen werden.

Tab. 142.1 gibt eine Übersicht über die Abschnitte und Stadien der Lungenentwicklung. Um den 26. Tag entsteht die Lungenanlage als ventrale Knospe des Vorderdarms, die rasch ins umliegende Mesenchym vorwächst und sich dabei irregulär dichotom teilt. Bald sind Lappen- und Segmentbronchien präformiert, und die Lunge tritt ins pseudoglanduläre Stadium ein. Während früher einhellig die Ansicht herrschte, dass in diesem Stadium nur der konduktive Abschnitt des Luftwegbaums entsteht, bestehen deutliche Hinweise, wonach auch wesentliche Anteile des prospektiv respiratorischen Parenchyms ausgebildet werden. Um die 17. Woche lassen sich die Anlagen der künftigen Acini bereits erkennen, ein Merkmal, welches den Übergang vom pseudoglandulären Stadium ins kanalikuläre markiert. Die kanalikuläre Phase ist für die Klinik von großer Bedeutung. Es kommt zu einer massiven Kapillarisierung des Parenchyms und damit gekoppelt zu einer Differenzierung der bis dahin kubischen Epithelien in Typ-1- und Typ-2-Pneumozyten. Gegen Ende dieses Stadiums liegen also bereits dünne Luft-Blut-Schranken (Typ-1-Zellen) vor, und differenzierte Typ-2-Zellen nehmen die Surfactantproduktion auf. Damit erhält ein Frühgeborenes gegen Ende dieses Stadiums erstmals eine Überlebenschance.

In der folgenden sakkulären Phase kommt es zu einer massiven Erweiterung der Gasaustauschzone und vermutlich zur Bildung der letzten Generationen der Lufträume. Die Endabschnitte werden von kleinen Sacculi gebildet, die sehr oft unpräzise bereits als Alveolen bezeichnet werden. Die eigentliche Alveolisation setzt aber

Tab. 142.1 Stadien der Lungenentwicklung

Periode	Stadium	Zeitspanne	Dauer	SSL	Ereignis
Embryonale Periode	Embryonales Stadium	26. Tag bis 8. Woche	30 Tage	0,3–2,5 cm	Organogenese, Bildung der großen Luftwege
Fetale Periode	Pseudoglanduläres Stadium	5.–17. Woche	85 Tage	0,6–12 cm	Bildung des Bronchialbaums und von Abschnitten der prospektiven Gasaustauschzone; „Geburt des Acinus"
	Kanalikuläres Stadium	16.–26. Woche	70 Tage	10–23 cm	Bildung weiterer Luftwegsgenerationen im Lungenparenchym; Differenzierung des Epithels: Bildung dünner Luft-Blut-Schranken, Start der Surfactantproduktion
	Sakkuläres Stadium	24. Woche bis Geburt	100 Tage	22–35 cm	Expansion der Lungenperipherie; Abschluss der Teilung des Luftwegssystems
Postnatale Periode	Stadium der Alveolenbildung	36. Woche a.p. bis 18. Monat p.p.	560 Tage	33 cm	Alveolisation durch Septierung
	Stadium der mikrovaskulären Reifung	Geburt bis 2.–3. Jahr	2–3 Jahre		Umbau der interalveolären Septen; Restrukturierung und Reifung des Kapillarbetts

SSL Scheitel-Steiß-Länge, *a.p.* ante partum, *p.p.* post partum.

erst wenige Wochen vor der Geburt ein. Die Anzahl der Alveolen im Moment der Geburt ist umstritten, die Angaben verschiedener Autoren gehen von praktisch keinen Alveolen bis zu 100 Millionen. Das Zählen der entstehenden Alveolen ist tatsächlich ein schwieriges technisches Unterfangen. Man kann aber annehmen, dass im Durchschnitt wohl höchstens ein Sechstel der Alveolen des adulten Menschen bei der Geburt vorhanden sind. Die Alveolisation ist folglich klar ein hauptsächlich postnataler Prozess.

Ein Merkmal der sakkulären Lunge ist das Vorhandensein von zwei aufeinanderliegenden flächenhaften Kapillarnetzen in den intersakkulären Septen. Diese unreife Septenstruktur ist Voraussetzung für den Alveolisationsvorgang (◘ Abb. 142.6). Unter dem Einfluss des Zugs elastischer Fasernetze werden neue interalveoläre Septen durch Auffaltung einer der beiden Lagen von Kapillaren gebildet (◘ Abb. 142.6d). Diese Auffaltungen sind als Sekundärsepten bezeichnet worden, im Gegensatz zu den Primärsepten, welche die Sacculi voneinander abgrenzen. Aus ◘ Abb. 142.6 wird deutlich, dass aber primäre und sekundäre Septen doppelte Kapillarnetze besitzen. Beide Formen sind somit unreif im Vergleich zu typischen adulten Interalveolarwänden (◘ Abb. 142.5 und ◘ Abb. 142.6e). Deshalb ist die Lungenentwicklung mit der Phase der Alveolisierung noch nicht abgeschlossen. Die ganze Kapillardoppellage der Interalveolarsepten muss noch in die reife adulte Form transformiert werden. Dies geschieht in der Phase der mikrovaskulären Reifung (◘ Abb. 142.6e). Durch diesen letzten Prozess gewinnt das Lungenparenchym erst sein definitives Aussehen: schlanke interalveoläre Septen, in denen ein einziges Kapillarnetz mit den Bindegewebsfasern verwoben ist. Die auffällige Veränderung der Kapillarstruktur wird durch zwei Prozesse ermöglicht: Kapillarfusionen zwischen den beiden Kapillarschichten und differenzielles Wachstum, d. h. fusionierte Abschnitte wachsen schneller und stärker als nicht verschmolzene. Durch diese Vorgänge, die zum Teil überlappend mit der Alveolisation ablaufen, wird die Lungenentwicklung etwa im 3. Lebensjahr abgeschlossen.

In der Parenchymperipherie (subpleural, perivaskulär, peribronchial) sind, aufgrund der dortigen Anordnung der Kapillaren, die strukturellen Voraussetzungen für eine anhaltende Alveolenbildung lebenslang gegeben. Es wird auch diskutiert, ob in reifen Septen durch Reduplizierung des Kapillarbettes neue Interalveolarsepten aufgefaltet werden können. Es ist noch nicht klar, in wieweit diese potenziell regenerativen Gegebenheiten beim Menschen relevant sind.

142.3 Wachstum der Lunge

Während der letzten postnatalen Entwicklungsschritte kommt es noch zu markanten quantitativen Verschiebungen in den Kompartimenten der Lunge. Morphometrische Untersuchungen an Kinderlungen haben ergeben, dass sich während der Alveolisation und der mikrovaskulären Reifung die quantitative Zusammensetzung der parenchymalen Kompartimente sehr stark verändert. In den ersten 18 Monaten nach der Geburt findet ein überproportionales Wachstum der parenchymatösen Luft- und Blutvolumina statt. Dies bedeutet nicht nur, dass die Lunge lufthaltiger wird, sondern auch, dass die massive Umstrukturierung des Kapillarbetts mit der Reduktion der Doppellage von Kapillaren zu einer einfachen Schicht mit einem kräftigen Wachstumsschub des Kapillarnetzes verbunden ist. Damit steigt der Kapillarblutanteil im Septum auf über 40 % oder der Kapillaranteil inklusive Endothel auf über 50 %. Dieses massive Wachstum des Kapillarbetts geschieht überwiegend durch das sog. intussuszeptive Kapillarwachstum[1] (◘ Abb. 142.7) und nicht durch Sprossung neuer Kapillaren. Dies bedeutet, dass in das flächenhafte Lungengefäßbett nach Erweiterung der Kapillaren schlanke transkapilläre Gewebepfeiler (Durchmesser unter 1,5 μm) eingefügt werden. Diese wachsen anschließend zu Kapillarmaschen heran. Durch den Vorgang werden die Kapillaren vermehrt und die Kapillaroberfläche vergrößert.

Die intussuszeptive Wachstumsform wurde erstmals in der Lunge beschrieben, aber mittlerweile in vielen Organen und in verschiedenen Spezies nachgewiesen. Es konnte auch gezeigt werden,

---

[1] Intussuszeptives Wachstum bedeutet Wachstum in sich selbst, d. h. durch Einfügen gleicher Struktureinheiten im Innern, wie z. B. beim Knorpelwachstum.

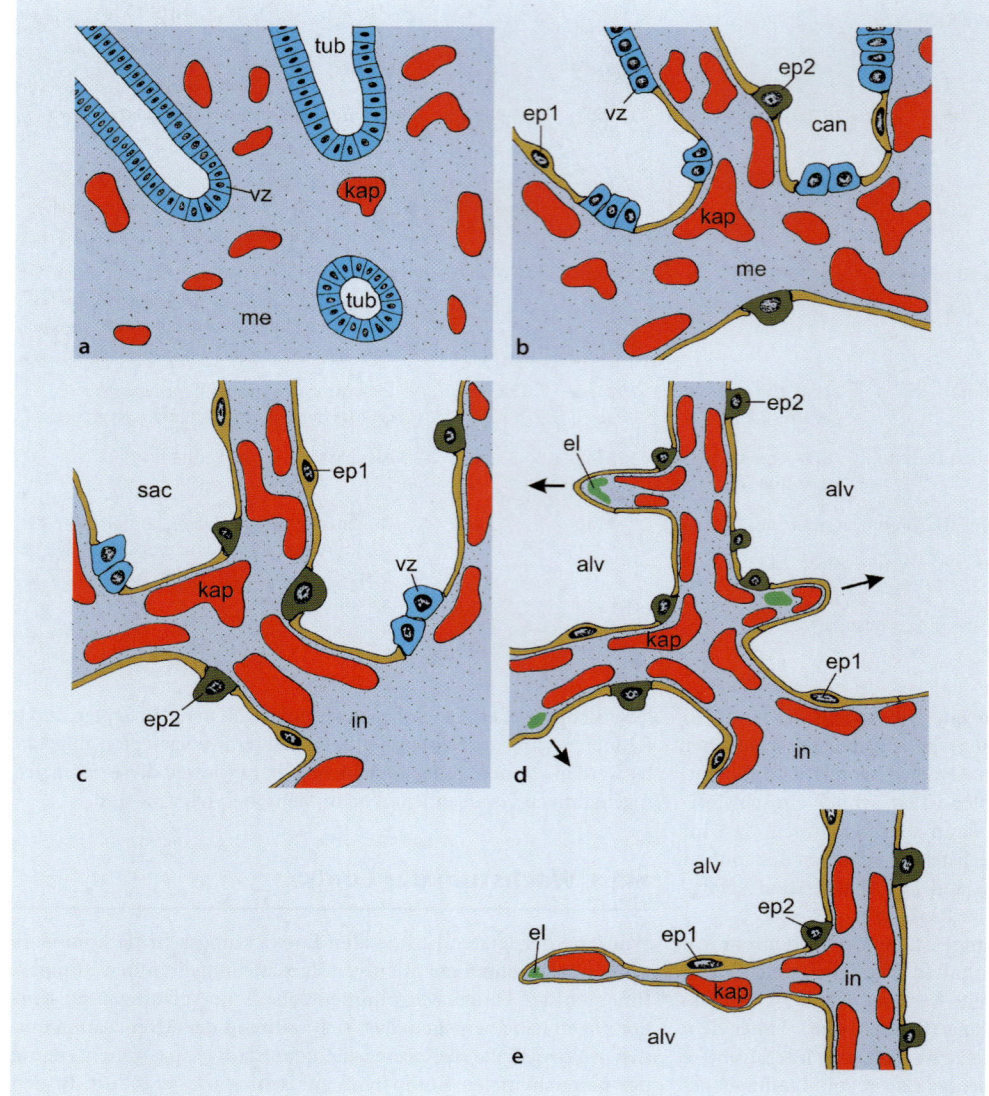

● **Abb. 142.6a–e** Entwicklung des Lungenparenchyms in verschiedenen Stadien mit besonderer Beachtung der Anordnung der Kapillaren. **a** Im pseudoglandulären Stadium bilden die Kapillaren im Mesenchym ein lockeres Maschennetz. **b** Im kanalikulären Stadium kommen die Kapillaren enger an die prospektiven Luftwegstubuli zu liegen. Es differenzieren sich Typ-1- und Typ-2-Epithelzellen. Jeder Luftweg erhält eine Scheide aus Kapillaren, was in den Septen zu einer doppelten Kapillarlage führt. **c** Zustand im sakkulären Stadium: Die intersakkulären Wände weisen 2 Lagen von Kapillaren auf, eine Voraussetzung für die Alveolisierung. **d** Im Stadium der Alveolisation kommt es zur Auffaltung einer Kapillarlage und Bildung des interalveolären Septums (*Pfeile:* wachsende sekundäre Septen). Alle Septen sind aber noch unreif (Doppelkapillaren) und müssen nun das Stadium der mikrovaskulären Reifung durchlaufen. **e** Nach der mikrovaskulären Reifung ist die Morphologie des adulten Septums mit einer Lage Kapillaren erreicht (● Abb. 142.5). *me* Mesenchym *(hellblau), tub* Tubuli, *can* Canaliculi, *sac* Sacculi, *vz* kuboidale Vorläuferzellen *(blau), kap* Kapillaren *(rot), alv* Alveolen, *in* Interstitium *(hellblau), ep1* Typ-1-Pneumozyt *(hellbraun), ep2* Typ-2-Pneumozyt *(olivbraun), el* Elastin *(hellgrün)*

dass der Intussuszeptionsmechanismus an der Organisation und Restrukturierung des Gefäßbaums beteiligt ist.

Während der prozentuale Volumenanteil an Epithel- und Endothelgewebe relativ stabil bleibt, nimmt das Interstitium in den ersten 18 Monaten deutlich ab; dies geschieht besonders auf Kosten der zellulären Bestandteile.

Ab dem Alter von 2–3 Jahren laufen die Wachstumsprozesse in den Parenchymkompartimenten gleichmäßiger ab. Auch wenn noch feine Verschiebungen wie z. B. ein Trend zur Zunahme des Parenchymluftvolumens auf Kosten des Gewebeanteils morphometrisch nachgewiesen werden kann, darf man eine Kinderlunge im Alter von 2–3 Jahren annähernd als miniaturisierte Erwachsenenlunge betrachten.

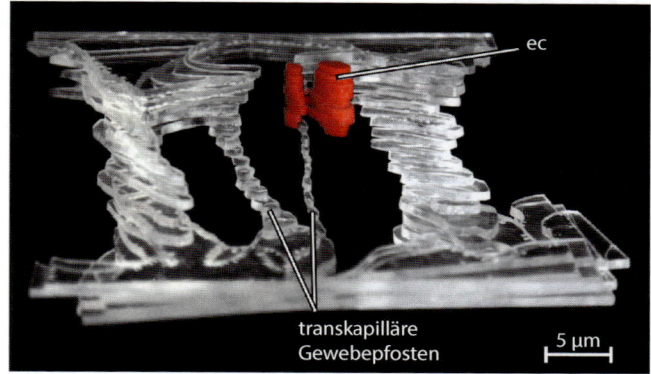

◘ Abb. 142.7 3D-Rekonstruktion eines transkapillären Gewebepfostens auf Basis elektronenmikroskopischer Serienschnittaufnahmen aus einer menschlichen Lunge. Die zwei Gewebepfosten unterteilen das ursprüngliche Lumen in drei getrennte Lumina. *ec* Erythrozyten

Literatur

Bachofen H, Wilson TA (1997) Micromechanics of the acinus and alveolar walls. In: Crystal RG, West JB, Weibel ER, Barnes PJ (Hrsg) The lung. Scientific foundations, 2. Aufl. Bd. 1. Lippincott-Raven, Philadelphia, S 1159–1167

Burri PH (1974) The postnatal growth of the rat lung. III. Morphology. Anat Rec 180:77–98

Burri PH (1992) Postnatal development and growth of the pulmonary microvasculature. In: Motta PM, Murakami T, Fujita H (Hrsg) Scanning electron microscopy of vascular casts: Methods and applications. Kluwer, The Hague, S 139–156

Burri PH (1997) Postnatal development and growth. In: Crystal RG, West JB, Weibel ER, Barnes PJ (Hrsg) The lung. Scientific foundations. Lippincott-Raven, Philadelphia, S 1013–1026

Burri PH (1999) Lung development and pulmonary angiogenesis. In: Gaultier C, Bourbon J, Post M (Hrsg) Lung development. Oxford University Press, New York, S 122–151

Burri PH, Djonov V (2002) Intussusceptive angiogenesis – the alternative to capillary sprouting. Mol Aspects Med 23:S1–S27

Burri PH, Tarek MR (1990) A novel mechanism of capillary growth in the rat pulmonary microcirculation. Anat Rec 228:35–45

Caduff JH, Fischer LC, Burri PH (1986) Scanning electron microscopic study of the developing microvasculature in the postnatal rat lung. Anat Rec 216:154–164

Cutz E (2009) Functional live imaging of the pulmonary neuroepithelial body microenvironment. Am J Respir Cell Mol Biol 40:119–121

Djonov V, Schmid M, Tschanz SA, Burri PH (2000) Intussusceptive angiogenesis: Its role in embryonic vascular network formation. Circ Res 86:286–292

Forrest JB, Lee RMKW (1997) The bronchial wall: Integrated form and function. In: Crystal RG, West JB, Weibel ER, Barnes PJ (Hrsg) The lung. Scientific foundations, 2. Aufl. Bd. 1. Lippincott-Raven, Philadelphia, S 1081–1091

Kitaoka H, Burri PH, Weibel ER (1996) Development of the human fetal airway tree: Analysis of the numerical density of airway endtips. Anat Rec 244:207–213

Moschopulos M, Burri PH (1993) Morphometric analysis of fetal rat lung development. Anat Rec 237:38–48

Reynolds SD, Malkinson AM (2010) Clara cell: Progenitor for the bronchiolar epithelium. Int J Biochem Cell Biol 42:1–4

Putz R, Pabst R (Hrsg) (1993) Sobotta. Atlas der Anatomie des Menschen, 22. Aufl. Elsevier, Urban & Fischer, München

Scarpelli EM, Mantone AJ (1984) The surfactant system and pulmonary mechanics. In: Robertson B, Van Coolde LMG, Batenburg JJ (Hrsg) Pulmonary surfactant. Elsevier, Amsterdam, S 119–170

Tschanz SA, Burri PH (2004) Prä- und postnatale Entwicklung und Wachstum der Lunge. In: Rieger C, von der Hardt H, Sennhauser FH, Wahn U, Zach M (Hrsg) Pädiatrische Pneumologie, 2. Aufl. Springer, Berlin, S 3–15

Wagner ER (1997) Bronchial circulation. In: Crystal RG, West JB, Weibel ER, Barnes PJ (Hrsg) The lung. Scientific foundations, 2. Aufl. Bd. 1. Lippincott-Raven, Philadelphia, S 1093–1105

Weibel ER (1963) Morphometry of the human lung. Springer, Berlin

Weibel ER (1997) The fiber scaffold of lung parenchyma. In: Crystal RG, West JB, Weibel ER, Barnes PJ (Hrsg) The lung. Scientific foundations, 2. Aufl. Bd. 1. Lippincott-Raven, Philadelphia, S 1139–1146

Weibel ER, Taylor CR (1998) Functional design of the human lung for gas exchange. In: Fishman AP (Hrsg) Pulmonary diseases and disorders, 3. Aufl. Bd. 1. McGraw-Hill, New York, S 21–61

Weibel ER, Sapoval B, Filoche M (2005) Design of peripheral airways for efficient gas exchange. Respir Physiol Neurobiol 148:3–21

Zeltner TB, Caduff JH, Gehr P, Pfenninger J, Burri PH (1987) The postnatal development and growth of the human lung. I Morphometry. Respir Physiol 67:247–267

143 Atemregulation und Gasaustausch

C. F. Poets

143.1 Atemregulation

Aufgabe der Atemregulation ist die Aufrechterhaltung möglichst konstanter Sauerstoffpartialdruck- (paO_2-) und Kohlendioxidpartialdruck-($paCO_2$-)Werte trotz schwankendem O_2-Verbrauch und CO_2-Produktion. Dies geschieht im Wesentlichen nach dem klassischen Prinzip eines Regelkreises, der aus zentraler Steuerungseinheit (Atemzentrum), Sensor (periphere und zentrale Chemorezeptoren, Mechanorezeptoren in der Lunge) und Effektor (Atemmuskulatur) besteht. Die einzelnen Elemente dieses Regelkreises sollen im Folgenden kurz beschrieben werden

143.1.1 Atemzentrum

Die den Atemrhythmus generierenden Strukturen befinden sich in der Medulla oblongata und bestehen aus dem sog. Prä-Bötzinger-Komplex, einem nur wenige 100 Neurone umfassenden Oszillator, der überwiegend als der eigentliche Taktgeber für die Atmung angesehen wird, und der parafazialen respiratorischen Neuronengruppe, die auch an der Rhythmogenese beteiligt zu sein scheint, deren konkreter Anteil hieran aber noch wenig verstanden ist. Beide Strukturen stehen in enger Verbindung und aktivieren bzw. hemmen sich über verschiedene Neurotransmitter und Neuromodulatoren gegenseitig. Die Neurone des Atemzentrums innervieren über nachgeschaltete Ausgangsneurone nicht nur die spinalen Motoneurone der Atemmuskulatur, sondern sorgen über eine Mitinnervation der Hirnnervenkerne auch für eine atemsynchrone Tonusänderung der Zungen-, Pharynx-, Larynx- und Bronchialmuskulatur. Während man früher davon ausging, dass unterschiedliche Atemformen wie Eupnoe und Schnappatmung von räumlich getrennten Atemzentren ausgehen, zeigen neuere Untersuchungen, dass diese von nur einer Zellgruppe im Prä-Bötzinger-Komplex generiert werden, die nur jeweils anders konfiguriert wird.

143.1.2 Atemrezeptoren

Hierzu gehören verschiedene Chemo- und Mechanorezeptoren. Erstere reagieren auf eine Änderung der chemischen Zusammensetzung der sie umgebenden Flüssigkeit (z. B. Blut, Liquor) und werden in zentrale und periphere Chemorezeptoren unterteilt. Die zentralen Chemorezeptoren befinden sich vorwiegend an der ventralen Oberfläche der Medulla oblongata, aber auch im Nucleus tractus solitarius, N. fastigius, Locus coeruleus und in der medullären Raphe. Sie werden durch eine Erhöhung der H^+-Konzentration (ausgelöst z. B. durch Hyperkapnie) in der sie umgebenden Extrazellulärflüssigkeit bzw. im Liquor cerebrospinalis stimuliert und reagieren sehr empfindlich. So führt bereits ein Anstieg des CO_2 um 1 mmHg beim wachen Erwachsenen zu einer Zunahme des Atemminutenvolumens um 20–30 %. Unterschiedlich lokalisierte zentrale Chemorezeptoren zeigen allerdings deutliche Unterschiede in ihrem Ansprechverhalten zwischen Wach- und Schlafzustand. Besteht die pH-Erniedrigung im Liquor über längere Zeit (2–3 Tage), so kommt es zu einem kompensatorischen HCO_3^--Anstieg und somit wieder zu einer Normalisierung des Liquor-pH. Dieses „Resetting" der zentralen Chemorezeptoren kann dazu führen, dass Patienten mit chronischer Lungenerkankung trotz deutlicher Hyperkapnie keinen verstärkten Atemantrieb aufweisen.

Die peripheren Chemorezeptoren befinden sich im Glomus caroticum an der Karotisgabel sowie in den Glomera aortica im Aortenbogen und der rechten A. subclavia. Sie werden vorwiegend durch Hypoxie, aber auch durch Hyperkapnie und Acidose stimuliert und sind ausgesprochen gut durchblutet. Daher ist die arteriovenöse O_2-Differenz innerhalb dieser Strukturen sehr gering, wodurch sie vorwiegend auf Änderungen des arteriellen, nicht des venösen pO_2 reagieren. Die paO_2-Schwelle, unterhalb derer diese Chemorezeptoren aktiviert werden, liegt bei ca. 110 mmHg, d. h. sie sind bereits bei normaler Raumluftatmung aktiviert. Ihre Ansprechzeit ist so kurz, dass selbst die minimalen paO_2-Schwankungen, die im Rahmen eines Atemzyklus auftreten, zu messbaren Schwankungen in der Entladungsfrequenz der afferenten Nervenfasern dieser Glomerula führen.

Die zweite Gruppe von Rezeptoren, die an der Atemregulation beteiligt sind, umfasst verschiedene Mechanorezeptoren, wie z. B. die in der glatten Muskulatur der Atemwege befindlichen Dehnungsrezeptoren. Bei Dehnung der Atemwege kommt es zu einer reflektorischen Hemmung der inspiratorischen Atemtätigkeit, die vagusvermittelt ist und eine Überdehnung der Lunge verhindert. Dieser nach seinen Erstbeschreibern benannte Hering-Breuer-Reflex ist vor allem beim Neugeborenen und jungen Säugling sehr aktiv und führt hier u. a. dazu, dass es nach einer tiefen Inspiration in dieser Altersgruppe häufig zum Auftreten einer Apnoe kommt. Beim älteren Kind kommt es nicht zu einer völligen Atemhemmung, sondern meist nur zu einer Reduktion von Atemtiefe und -frequenz.

Zu den Mechanorezeptoren gehören ferner die Irritationsrezeptoren (C- und J-Rezeptoren). Die C-Rezeptoren befinden sich im Bereich des Atemwegsepithels der Trachea und größeren Bronchien, werden durch Gase, Rauch, Staub und Kaltluft stimuliert und führen dann zu Bronchokonstriktion, Husten, Hyperpnoe und Bradykardie. Beim jungen Säugling sowie im Schlaf kann eine Stimulation der C-Fasern statt eines Hustenreizes auch eine Apnoe auslösen. Die aufgrund ihrer juxtakapillären Position so genannten J-Rezeptoren, die morphologisch den C-Rezeptoren sehr ähnlich sind, befinden sich in den Kapillarwänden und werden durch eine vermehrte Füllung der Lungenkapillaren und/oder Zunahme der interstitiellen Flüssigkeitsmenge stimuliert. Dies führt zu einer Tachydyspnoe oder, bei stärkerer Stimulierung, zu einer Atemhemmung. Klinisch spielen diese Rezeptoren vor allem bei Patienten mit Lungenödem, interstitiellen Lungenerkrankungen oder Pneumonien eine Rolle.

Weitere Mechanorezeptoren befinden sich im Nasopharynx und sind für verschiedene Reflexantworten wie Niesen, Husten und Bronchuskonstriktion verantwortlich. Klinische Bedeutung hat darüber hinaus vor allem der laryngeale Chemoreflex, der sowohl durch mechanische (Absaugen, Intubation) als auch chemische (Milch, saurer Mageninhalt) Stimuli aktiviert werden kann und zu Atemhemmung, Bradykardie, Glottisverschluss und Erhöhung des Lungengefäßwiderstands führt.

143.1.3 Atemmuskulatur

Hierzu gehören das Zwerchfell, die Interkostal- und Bauchmuskulatur sowie akzessorische Muskeln wie der M. sternocleidomastoideus. Für eine effiziente Atmung müssen diese Muskeln koordiniert aktiviert werden; dies ist allerdings vor allem beim jungen Säugling und im aktiven (REM-)Schlaf nicht immer der Fall. Hier kommt es dann zu einer paradoxen Atmung, bei der die inspiratorische Kontraktion des Zwerchfells mit einer Exspirationsbewegung der Interkostalmuskulatur einhergeht. Der Muskelkraft, die bei konstantem Atemzugvolumen unter paradoxer Atmung aufgebracht werden muss, ist 4-mal höher als unter synchroner Atmung.

143.2 Integrierte Reaktionen auf Änderungen der Blutgashomöostase

143.2.1 Reaktion auf Hyperkapnie

Ein Anstieg des $paCO_2$ führt zu einer raschen Steigerung des Atemzugvolumens und der Atemfrequenz, wobei initial nur das Tidalvolumen und erst bei weiterem CO_2-Anstieg auch die Frequenz ansteigt. Tritt der $paCO_2$-Anstieg während des Schlafs auf, kommt es außerdem zu einer Aufwachreaktion, die über die peripheren Chemorezeptoren vermittelt wird und im ruhigen Schlaf (Non-REM) früher auftritt als im REM-Schlaf. Das relative Ausmaß der Steigerung des Atemminutenvolumens nimmt mit zunehmendem Alter zu. Auch das Intervall zwischen Einsetzen eines CO_2-Anstiegs und Zunahme der Atmung nimmt in den ersten Lebenswochen deutlich ab, was zu einer Stabilisierung der Atmung beiträgt.

143.2.2 Reaktion auf Hypoxie

Ein Absinken des paO_2 bei normalem $paCO_2$ führt unterhalb eines Grenzwerts von 50–60 mmHg zu einem Anstieg des Atemminutenvolumens. Die O_2-Antwortkurve verläuft allerdings weniger steil als die für CO_2. Bei gleichzeitig bestehender Hyperkapnie setzt dieser Anstieg früher ein und ist stärker ausgeprägt. Diese über die peripheren Chemorezeptoren vermittelte Hypoxieantwort ist deutlich reduziert oder sogar aufgehoben in den ersten Tagen nach Geburt sowie bei Kindern, die bereits ab Geburt hypoxisch sind, also z. B. in großer Höhe leben, ein zyanotisches Vitium aufweisen oder eine chronische Lungenerkrankung haben. Ähnlich wie Hyperkapnie löst auch Hypoxie im Schlaf eine Aufwachreaktion aus, die allerdings im Säuglingsalter häufig erst verzögert erfolgt. Bei länger bestehender Hypoxie ändert sich die Schlafarchitektur im Sinne einer Abnahme des Non-REM-Schlafs und Zunahme der Wachphasen.

Beim Feten und Neugeborenen kommt es bei Abfall des paO_2 zwar auch zu einer initialen, über die peripheren Chemorezeptoren vermittelten und meist nur schwach ausgeprägten Steigerung der Atmung, diese wird aber nach wenigen Minuten von einer zentralen Atemhemmung abgelöst, die bis zu einem völligen Sistieren der Atemtätigkeit (Apnoe) führen kann. Gleichzeitig kommt es zu einem deutlichen Abfall des O_2-Verbrauchs und über eine Engstellung der Stimmritze zu einer verzögerten Ausatmung („Knörksen"), womit Lungenvolumen rekrutiert wird. Teleologisch erscheint die hypoxische Atemdepression des Feten sinnvoll; für diesen bedeutet Atmung zusätzlichen Energieverbrauch, der kontraproduktiv ist, wenn das über die Plazenta zur Verfügung gestellte Sauerstoffangebot reduziert wird. Postnatal ist diese unreife Hypoxieantwort zumindest teilweise für das häufige Auftreten von Atemstörungen vor allem bei Frühgeborenen verantwortlich. Das paO_2-Niveau, unterhalb dessen bei im Flachland geborenen Neugeborenen die Atmung unregelmäßig wird bzw. eine Hypoventilation einsetzt, liegt bei ca. 60–70 mmHg. Die Mechanismen, die dieser spezifisch fetoneonatalen Atemantwort zugrunde liegen, sind noch nicht völlig verstanden. Beteiligt sind u. a. Adenosinrezeptoren, deren Blockade zu einer Reduktion der hypoxischen Atemdepression führt, sowie die nur dieser Altergruppe vorbehaltene Fähigkeit, den O_2-Verbrauch auf Kosten des Wachstums um bis zu 40 % zu senken, ohne das Überleben zu gefährden.

143.2.3 Long-term facilitation

Beim Auftreten rezidivierender Hypoxie (auch auslösbar durch wiederholte elektrische Stimulation des Sinus caroticus) kommt es zu einer serotoninvermittelten Steigerung der Atmung, die auch nach Wegfall des auslösenden Stimulus noch stundenlang anhält. Dieses als „long-term facilitation" (LTF, langfristige Bahnung) bezeichnete Verhalten spricht für eine Plastizität der Atemregulation, also für die Fähigkeit des Organismus, sich an anhaltende Veränderungen der Umgebungsbedingungen (z. B. Altern, Schwangerschaft) dauerhaft anzupassen. Sie ist auch relevant für das Verständnis von Krankheitsbildern, die mit rezidivierender Hypoxie einhergehen, wie z. B. dem obstruktiven Schlaf-Apnoe-Syndrom, bei der die LTF reduziert ist. Für das Kindesalter gibt es Hinweise, dass die LTF bei Neugeborenen abgeschwächt ist, aber z. B. durch Koffeingabe gesteigert werden kann.

143.2.4 Peripartale Veränderungen in der Atemregulation

Ab der 7. Schwangerschaftswoche lassen sich beim menschlichen Feten Atembewegungen nachweisen, die vor allem für das intrauterine Lungenwachstum von großer Bedeutung sind. Diese Atembewegungen treten jedoch nicht im Non-REM-Schlaf auf und werden zudem durch Hypoxie gehemmt (s. oben). Postpartal muss sich der Organismus plötzlich an ein wesentlich höheres Sauerstoffangebot, aber auch einen 2- bis 3-mal höheren Energieverbrauch adaptieren; gleichzeitig ist Atmung plötzlich nicht mehr „Luxus", sondern lebensnotwendig. Diesen geänderten Erfordernissen wird Rechnung getragen durch ein postpartales Umschalten (Resetting) der peripheren Chemorezeptoren auf ein entsprechend höheres paO_2-Niveau und ein Umstellen von der unregelmäßigen fetalen auf eine kontinuierliche Atmung. Hierfür sind wahrscheinlich das postpartale Absinken der Körpertemperatur und Ansteigen des $paCO_2$ verantwortlich, aber auch Umstellungen im Serotonin- und Prostaglandinstoffwechsel.

143.2.5 Einfluss des Schlafs

Die unterschiedlichen Schlafstadien haben wesentlichen Einfluss auf die Atemregulation. Im aktiven (REM-)Schlaf ist die Atmung unregelmäßig, der paO_2 niedriger, Atempausen häufiger und die Atemexkursionen – zumindest bei Früh- und Neugeborenen – überwiegend paradox. Die Atemfrequenz ist höher als im Non-REM-Schlaf, das Atemzugvolumen jedoch etwas niedriger, so dass das Atemminutenvolumen nur geringfügig höher ist als im Non-REM-Schlaf. Ferner sind in diesem Schlafstadium Seufzer relativ häufig, die z. B. bei Frühgeborenen im Mittel alle 2 min auftreten und dazu führen, dass durch Atemwegskollaps (z. B. infolge von Apnoen) zeitweilig nicht mehr an der Ventilation beteiligte Lungenabschnitte wieder rekrutiert werden. Im ruhigen (Non-REM-)Schlaf ist die Atmung dagegen typischerweise regelmäßig, Apnoen und paradoxe Atmung selten und der paO_2 höher als im REM-Schlaf. Periodische Atmung tritt in beiden Schlafstadien auf, wenn auch bevorzugt im REM-Schlaf. Im Verlauf der ersten 3 Lebensmonate kommt es zu einem deutlichen Abfall des REM- zugunsten einer Steigerung des Non-REM-Anteils, danach liegt der Anteil des Non-REM-Schlafs relativ konstant bei ca. 40–45 % der Schlafzeit.

143.3 Besondere Atmungsformen

143.3.1 Periodische Atmung

Diese ist gekennzeichnet durch einen Wechsel zwischen jeweils einigen Atemzügen und kurzen Atempausen (4–10 s). Frühgeborene verbringen bis zu 50 % ihrer Schlafzeit in periodischer Atmung; sie ist aber auch bei reifen Neugeborenen und älteren Säuglingen physiologisch. Erwachsene zeigen unter Hypoxie-Exposition (z. B. im Bergland) periodische Atmung im Schlaf, außerdem bei globaler Herzinsuffizienz eine Sonderform der periodischen Atmung mit wellenförmig zu- und abnehmender Amplitude, die von Apnoen unterbrochen und als Cheyne-Stokes-Atmung bezeichnet wird. Die Pathophysiologie dieser Atemform ist noch nicht vollständig geklärt, eine wesentliche Rolle spielen aber offenbar eine hypoxievermittelte zentrale Atemdepression und ein niedriger O_2-Vorrat in der Lunge, der zu Oszillationen in der Aktivität der peripheren Chemorezeptoren führt.

143.3.2 Schnappatmung

Diese Atemform ist charakterisiert durch eine rasche, kraftvolle Inspiration mit verzögerter Exspiration und nachfolgender Atempause. Schnappatmung tritt auf, wenn der paO_2 unter ca. 10 mmHg fällt, unabhängig vom pH oder $paCO_2$. Sie ist Bestandteil der physiologischen Reaktion auf Asphyxie, die gekennzeichnet ist durch eine initiale Phase der Hyperventilation, nachfolgender sog. primärer Apnoe, Schnappatmung von variabler Dauer (30–60 min bei Neugeborenen, 2–3 min bei Erwachsenen) und anschließender terminaler Apnoe. Sie stellt einen sehr wirksamen Selbstwiederbelebungsmechanismus dar. Im Bereich der Pädiatrie ist die Schnappatmung vor allem deshalb von Interesse, weil ihr Versagen eine der Voraussetzungen dafür ist, dass es zum plötzlichen Kindstod kommen kann.

143.3.3 Apneusis

Als Apneusis bezeichnet man eine Atemform, die als lang andauernde Einatmung bzw. pathologisches Atemhalten imponiert und gefolgt wird von einer normal langen Exspiration. Sie wird allgemein als Ausdruck einer Schädigung im Bereich des Hirnstamms oder der Pons angesehen. Therapeutisch ist für das Kindes- und Erwachsenenalter eine Besserung dieser Symptomatik unter Behandlung mit dem Serotoninagonisten Buspiron beschrieben.

143.4 Gasaustausch

Aufgabe des pulmonalen Gasaustauschs ist es, die O_2-Aufnahme aus dem alveolären Gasgemisch in das kapilläre Gefäßsystem und die CO_2-Abgabe in umgekehrter Richtung in dem Maße zu gewährleisten, wie der Körper O_2 verbraucht und CO_2 produziert. Der Gasaustausch erfolgt dabei über die alveolokapillären Grenzflächen der Lunge. Mit einer alveolären Gesamtoberfläche von ca. 140 m² (beim Erwachsenen) und einer minimalen Dicke der alveolokapillären Membran von ca. 0,2 μm ist die Lunge in geradezu idealer Weise zum Gasaustausch geeignet.

Die Diffusion der Atemgase unterliegt dem Fick'schen Diffusionsgesetz, nach dem der Diffusionsstrom M, d. h. die Substanzmenge, die durch eine Schicht der Fläche F und der Dicke d hindurchtritt, proportional zur wirksamen Konzentrationsdifferenz ΔC ist ($M = D \times \Delta C \times F / d$). Für die Verhältnisse in der Lunge können der Proportionalitätsfaktor D und die Konzentrationsdifferenz ΔC in der vorgenannten Gleichung durch den sog. Krogh-Diffusionskoeffizienten K und die Partialdruckdifferenz ΔP ersetzt werden, so dass die Gleichung dann lautet:

$$M = K \times \Delta P \times F / d$$

Für die Diffusionsmedien in der Lunge ist KCO_2 23-mal größer als KO_2, d. h. unter sonst gleichen Bedingungen diffundiert CO_2 23-mal schneller als O_2 durch eine vorgegebene Schicht, so dass trotz des niedrigeren CO_2-Konzentrationsgradienten (s. unten) bei einer Störung des Gasaustauschs in der Regel zunächst nur der arterielle O_2-Partialdruck abfällt und erst bei ausgeprägten Diffusionsstörungen auch der CO_2-Partialdruck ansteigt.

Der inspiratorische O_2-Partialdruck (pIO_2) beträgt 150 mmHg, der alveoläre (pAO_2) 100 mmHg. Der niedrigere alveoläre Wert kommt dadurch zustande, dass die mit jedem Atemzug unter Ruhebedingungen ausgetauschte Luftmenge von ca. 5–7 ml/kg angesichts eines anatomischen Totraums von 2 ml/kg und einer funktionellen Residualkapazität von ca. 30–40 ml/kg relativ klein ist, so dass sich der pO_2 in den Acini der Lunge mit jedem Atemzug nur um ca. 5 mmHg ändert. Der pO_2 des venösen Blutes beträgt ca. 40 mmHg, so dass der Partialdruckgradient für O_2 am Anfang der kapillären Gasaustauschstrecke ca. 60 mmHg beträgt. Dabei ist die Diffusionsleistung der Lunge so gut, dass es trotz einer kapillären Verweilzeit von insgesamt nur 0,3 s unter Ruhebedingungen bereits nach ca. einem Drittel der kapillären Gasaustauschstrecke zu einer fast vollständigen Äquilibrierung zwischen alveolärem und kapillärem pO_2 kommt, abzulesen an einem arteriellen pO_2 von gleichfalls ca. 100 mmHg. Für das CO_2 ist die Äquilibrierung trotz eines wesentlich geringeren Diffusionsgradienten von nur ca. 6 mmHg aufgrund des 23-fach höheren Diffusionskoeffizienten (s. oben) ähnlich gut, d. h. der pCO_2 des alveolären Gasgemischs entspricht mit ca. 40 mmHg gleichfalls dem pCO_2 des arteriellen Blutes.

Das Potenzial der Lunge zum Gasaustausch wird über die sog. Diffusionskapazität (DL) angegeben. Aus physiologischen Messgrößen, d. h. dem in ▶ Gleichung 143.1 dargestellten Fick'schen Diffusionsgesetz und der Annahme, dass die Gesamtdiffusionsmenge der Lunge für O_2 in etwa der O_2-Aufnahme (V_{O_2}) entspricht, lässt sich die Diffusionskapazität der Lunge berechnen als:

$$D_L = V_{O_2} / \Delta pO_2$$

wobei ΔpO_2 die mittlere O_2-Partialdruckdifferenz zwischen dem Alveolarraum und dem pulmonalen Kapillarblut darstellt. Unter Ruhebedingungen beträgt DL beim gesunden Erwachsenen ca. 30 ml/min/mmHg; sie kann unter körperlicher Belastung bis auf 100 ml/min/mmHg ansteigen.

Die Diffusionskapazität lässt sich auch aus morphometrischen Daten berechnen. Hierbei ergibt sich unter Annahme einer Gasaustauschfläche von 120–140 m², einem kapillären Blutvolumen von 200 ml und einer mittleren alveolokapillären Membrandicke von 0,6 μm eine Diffusionskapazität von 140–200 min O$_2$/min/mmHg. Die Differenz zwischen dieser morphometrischen und der oben genannten physiologischen Diffusionskapazität lässt sich am ehesten durch eine dem Gasaustauscher Lunge inhärente Redundanz erklären.

Bei zahlreichen Krankheitsbildern kann es zu Störungen des Gasaustauschs kommen. Nach pathophysiologischen Gesichtspunkten lassen sich hierbei Diffusionsstörungen, Shunts und Ventilations-Perfusions-Imbalancen unterscheiden. Diffusionsstörungen treten auf, wenn die Diffusionsstrecke zu lang oder die kapilläre Verweilzeit für einen kompletten Gasaustausch zu kurz ist. Klinisch kommt Ersteres vor allem bei Lungenfibrosen vor, Letzteres, wenn überhaupt, nur bei ausgeprägter alveolärer Hypoxie und damit verringertem Diffusionsgradienten.

Ein Shunt ist definiert als ein direkter Zufluss venösen Blutes in den Systemkreislauf, das keinen vorherigen Kontakt mit ventilierten Lungenabschnitten hatte. Beispiele hierfür sind das Auftreten von Rechts-links-Shunts im Rahmen von zyanotischen Herzvitien oder das Atemnotsyndrom des Frühgeborenen, bei dem Blut durch Lungenbezirke mit kollabierten/noch nicht entfalteten Atemwegen fließt. Bei umschriebenen Lungenerkrankungen werden intrapulmonale Shunts und damit das Auftreten einer Hypoxämie durch den Euler-Liljestrand-Mechanismus minimiert. Dieser bewirkt eine Verminderung der Perfusion von schlecht ventilierten Lungenbezirken durch Engstellung der Arteriolen in diesen Bereichen.

Die eingangs gemachten Aussagen zum Gasaustausch gingen implizit davon aus, dass das Verhältnis von Ventilation zu Perfusion 1:1 ist. Dies ist aber keineswegs immer der Fall. So weist die Lungendurchblutung bereits beim Gesunden schwerkraftbedingt starke regionale Inhomogenitäten auf, d. h. bei aufrechter Körperhaltung sind die basalen Lungenabschnitte deutlich stärker durchblutet als die Lungenspitzen, während die Ventilation nicht einem derartigen Gradienten folgt. Grundsätzlich gilt, dass es bei einer Abnahme des Ventilations-Perfusions-Quotienten, z. B. aufgrund einer reduzierten Ventilation bei unverändertem Blutfluss, zu einem O$_2$-Abfall und CO$_2$-Anstieg in den entsprechenden Lungenabschnitten kommt, wobei dort dann der alveoläre (und damit auch der endkapilläre) pO$_2$ weitgehend vom gemischt-venösen pO$_2$ beeinflusst wird. Im umgekehrten Fall, d. h. in Bezirken mit verminderter Perfusion bei unveränderter Ventilation, steigt der alveoläre pO$_2$ bei sinkendem pCO$_2$ und ist dann vorwiegend von der inspiratorischen O$_2$-Konzentration abhängig.

143.4.1 Besonderheiten beim Neugeborenen

Die Lunge hat bis zur Geburt keine besondere Aufgabe; danach ist sie aber plötzlich absolut lebenswichtig. Die postpartale Adaptation muss daher sehr rasch erfolgen. So haben arterielle Blutgasmessungen gezeigt, dass der pO$_2$ bereits 10 min post partum von <20 auf ca. 50 mmHg ansteigt und 5 h später bei 75 mmHg liegt. Bei diesem Wert verbleibt er zumindest über die nächsten 7 Tage. Dieser im Vergleich zum älteren Kind oder Erwachsenen noch relativ niedrige pO$_2$ ist bedingt durch die Durchblutung nicht entfalteter bzw. noch flüssigkeitsgefüllter Alveoli. Neugeborene haben außerdem aufgrund einer noch unvollständigen Ausbildung der Alveolarsepten eine vergleichsweise lange Diffusionsstrecke; dies stellt aber offenbar keinen diffusionslimitierenden Faktor dar. Beim Atemnotsyndrom des Frühgeborenen kommt es zu einem deutlich verstärkten Auftreten von intrapulmonalen Shunts, d. h. einem Blutfluss durch nichtventilierte Lungenabschnitte; bei der persistierenden pulmonalen Hypertension des Neugeborenen (PPHN) dagegen überwiegen Lungenabschnitte mit hohem Ventilations-Perfusions-Verhältnis. Bezüglich weiterer Aspekte dieser Krankheitsbilder sei auf ▶ Kap. 32 verwiesen. Zusammenfassend gilt, dass Störungen des Gasaustauschs in der Neugeborenenzeit wesentlich häufiger als in späteren Lebensabschnitten auftreten.

Literatur

Abu-Shaweesh JM (2004) Maturation of respiratory reflex responses in the fetus and neonate. Sem Neonatol 9:169–180

Champagnat J, Morin-Surun MP, Bouvier J, Thoby-Brisson M, Fortin G (2011) Prenatal development of central rhythm generation. Respir Physiol Neurobiol 178:146–155

Gozal D (2004) New concepts in abnormalities of respiratory control in children. Curr Opin Pediatr 16:305–308

Tyba AK, Peena F, Lieske SP, Vieman JC, Thoby-Brisson M, Ramirez JM (2008) Differential modulation of neural network and pacemaker activity underlying eupnea and sigh-breathing activities. J Neurophysiol 99:2114–2125

Schmidt RF, Lang F, Heckmann M (2010) Physiologie des Menschen, 31. Aufl. Springer, Heidelberg, S 725–750

Waters KA, Gozal D (2003) Responses to hypoxia during early development. Resp Physiol Neurobiol 136:115–129

Weibel ER (1984) The pathway for oxygen. Structure and function in the mammalian respiratory system. Harvard University Press, Cambridge

144 Atemphysiologie

J. Hammer, U. Frey

144.1 Grundlagen

144.1.1 Lungenvolumina und -kapazitäten

Die Unterteilung und Terminologie der Lungenvolumina und -kapazitäten ist in ◻ Abb. 144.1 dargestellt. Die meisten Lungenvolumina werden von der Atemruhelage aus gemessen, wo sich die elastischen Retraktionskräfte von Thorax und Lunge im Gleichgewicht befinden. Das Luftvolumen, das sich dabei in der Lunge befindet, nennt man die funktionelle Residualkapazität (FRC). Sie ergibt zusammen mit der Inspirationskapazität (IC) die totale Lungenkapazität (TLC). Die Vitalkapazität (VC) ist die größte Luftmenge, die nach maximaler Inspiration ausgeatmet werden kann. Das Residualvolumen (RV) stellt das Volumen dar, welches nach maximaler Exspiration noch in den Lungen vorhanden ist. Die meisten Lungenvolumina werden mittels eines Spirometers in ruhiger Atmung bestimmt. Die funktionelle Residualkapazität wird mittels Heliumdilution oder Stickstoffauswaschung gemessen. Bei Messung mittels Ganzkörperplethysmografie wird das endexspiratorische Luftvolumen als thorakales Gasvolumen (TGV) bezeichnet. Der Unterschied zwischen FRC und TGV ist die Luftmenge, welche nicht an der Ventilation teilnehmen kann („Gefangenenluft"). Die Messung des RV und der TLC werden aus den spirometrischen Daten und der FRC errechnet.

Die Lungenvolumina nehmen im Laufe des Wachstums fortlaufend zu und korrelieren eng mit der Körpergröße. Wegen der fehlenden Kooperationsfähigkeit sind, mit Ausnahme des Atemzugsvolumens (AZV) und des FRC, exakte Messungen der Lungenvolumina und Lungenkapazitäten bis zum 6. Lebensjahr kaum oder nur mit Hilfe invasiver Techniken möglich.

144.1.2 Atemmechanik

Die Atemmechanik beschreibt die statischen und dynamischen Kräfte, welche die Luftströmung bei der Atmung bestimmen. Zur Inspiration müssen sowohl die elastischen Retraktionskräfte von Lunge und Thorax (Compliance) sowie die Reibungswiderstände im respiratorischen System (Resistance) überwunden werden. Mit dem Wachstum des Respirationstrakts verändern sich auch fortlaufend die atemmechanischen Eigenschaften.

Die Compliance ist ein Maß für die Dehnbarkeit und ist definiert als der Quotient aus der Volumenänderung und des dafür notwendigen Drucks. Die Compliance des gesamten respiratorischen Systems setzt sich aus der Compliance von Lunge und Brustkorb zusammen. Die Compliance der Lunge ist normalerweise proportional zur Körpergröße und hängt von der elastischen Retraktionskraft des Lungenparenchyms ab. Die Elastizität der Lunge beruht zu einem großen Teil auf dem oberflächenaktiven Surfactant, der die terminalen respiratorischen Einheiten auskleidet und die alveoläre Oberflächenspannung herabsetzt. Ursachen für eine Verminderung der Lungencompliance beruhen auf einer Störung des Surfactants (hyaline Membranen, „acute respiratory distress syndrome" [ARDS], Aspiration etc.), auf Veränderungen des Lungenparenchyms (Pneumonie, Fibrose, Ödem) oder einem Volumenverlust (Atelektase). Die Compliance des Brustkorbs ist beim Erwachsenen etwa gleich groß wie die Compliance der Lunge, beim Säugling ist die Brustkorbcompliance jedoch etwa 3- bis 5-mal höher als die Compliance der Lunge. Da das Gleichgewicht zwischen der elastischen Retraktionskraft des Thorax und der Lunge die Atemruhelage bestimmt, ist die FRC beim Säugling dadurch verhältnismäßig klein.

Der Atemwegswiderstand (Resistance) ist definiert als der Quotient aus Druckdifferenz und zugehörigem Atemfluss und hängt in erster Linie vom Bronchiallumen, d. h. von dessen Radius ab. Entsprechend dem Poiseuille-Gesetz verhält sich der Atemwegswiderstand bei laminarer Strömung umgekehrt proportional zur 4. Potenz des Radius. Das Bronchiallumen wird aber auch von Alter und Größe der Lungen sowie von der Elastizität der Atemwege und des Lungenparenchyms beeinflusst. Sowohl Resistance als Compliance hängen vom Lungenvolumen ab, bei welchem sie gemessen werden.

144.1.3 Atemarbeit

Die Atemarbeit ist das Produkt aus Volumen und Druck und wird durch eine optimale Kombination von Atemzugsvolumen und Atemfrequenz so ökonomisch wie möglich ausgeführt. Beim gesunden Patienten werden etwa zwei Drittel der Atemarbeit für die elastischen Retraktionskräfte und ein Drittel für die Strömungswiderstände verbraucht. Diese Anteile verändern sich je nach Art der atemmechanischen Störung. In der Regel wird bei tiefer Compliance (restriktive Störung) die Atmung flacher und die Frequenz erhöht, während bei hoher Resistance (obstruktive Störung) die Atemfrequenz vermindert und das Atemzugsvolumen erhöht wird.

144.2 Besonderheiten der Säuglingslunge

Es gibt eine Vielzahl von physiologischen und anatomischen Gründen, warum Säuglinge eine respiratorische Beeinträchtigung viel schlechter bewältigen können als ältere Kinder oder Erwachsene. So ändert sich die histologische Zusammensetzung der Atemwegswand mit zunehmendem Alter, und die Alveolisation ist erst mit 18 Monaten abgeschlossen. Die Säuglingslunge ist also keine Miniaturversion der Erwachsenenlunge!

144.2.1 Obere Luftwege

Die Nase trägt beim Säugling fast zur Hälfte, beim Erwachsenen sogar etwas mehr, zum gesamten Atemwegswiderstand bei. Generell ist der Widerstand bei Mundatmung viel kleiner als bei Nasenatmung. Aufgrund der speziellen Konfiguration der oberen Luftwege im Säuglingsalter atmen Neugeborene und Säuglinge fast obligat oder wenigstens präferenziell durch die Nase. Die Epiglottis ist relativ groß, weich und hoch im Pharynx gelegen, so dass diese dem weichen Gaumen anliegen kann, was die Nasenatmung begünstigt. Ebenfalls beeinträchtigt die verhältnismäßig große Zunge die Mundatmung. Neugeborene und Säuglinge sind wohl in der Lage, bei Obstruktion der Nasenpassage durch den Mund zu atmen, jedoch deutlich weniger effizient als ältere Kinder. Deshalb kann bereits eine banale Rhinitis die Atmung des Säuglings erheblich beeinträchtigen. Während

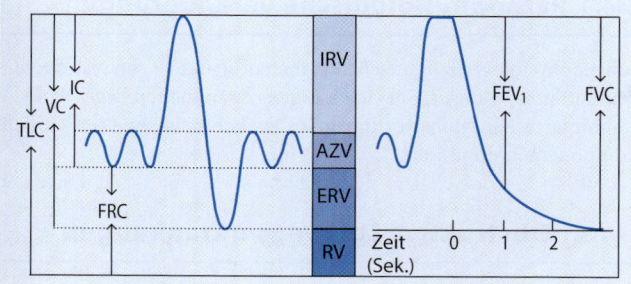

Abb. 144.1 *Links:* Lungenvolumina und -kapazitäten im Spirogramm. *TLC* totale Lungenkapazität, *VC* Vitalkapazität, *IC* Inspirationskapazität, *FRC* funktionelle Residualkapazität, *IRV* inspiratorisches Reservevolumen, *AZV* Atemzugsvolumen, *ERV* exspiratorisches Reservevolumen, *RV* Residualvolumen. *Rechts:* Forcierte Exspiration als Fuß-Zeit-Kurve. FEV_1 Erstsekundenvolumen, *FVC* forcierte Vitalkapzität. Wertvolle Informationen liefert auch die Messung der dynamischen Lungenvolumen bei obstruktiven Ventilationsstörungen. Dabei wird nach kompletter Inspiration maximal forciert ausgeatmet, was die Bestimmung der forcierten Vitalkapazität, des Erstsekundenvolumens und der maximalen Flüsse ermöglicht

der ersten 2 Lebensjahre verlagert sich der Larynx dann kaudalwärts unter die Zunge, was die Mundatmung und die Sprachentwicklung erleichtert. Nach der Nase ist der Larynx die engste Stelle der oberen Luftwege, wobei beim Säugling aufgrund der trichterartigen Larynxform das Krikoid die engste Stelle darstellt. Beim älteren Kind und beim Erwachsenen ist dies dann die Glottisöffnung (Stimmbänder).

144.2.2 Untere Luftwege

Die Luftwege des Säuglings und Kleinkindes sind relativ groß im Vergleich zu denjenigen eines Erwachsenen, in absoluten Maßen hingegen sind sie klein. Geringe Veränderungen im Durchmesser der Luftwege haben deshalb beim Säugling einen viel größeren Anstieg des Atemwegswiderstands zur Folge, da sich dieser in der 4. Potenz jeder Verringerung des Radius erhöht. Zudem sind die Luftwege des Säuglings viel elastischer und können bei forcierter Atmung leicht einengen oder gar kollabieren. Der dynamische Luftwegskollaps spielt in der Pathophysiologie obstruktiver Luftwegskrankheiten im Kindesalter eine wichtige Rolle. Der maximale Fluss durch die Atemwege ist daher nicht nur durch den kleineren Atemwegsdurchmesser, sondern zusätzlich durch die hohe Compliance der Atemwegswand limitiert.

Beim Erwachsenen machen die größeren Luftwege (>2 mm im Durchmesser) den größten Teil des Atemwegswiderstands aus, da die kleinen Luftwege eine viel größere Querschnittsfläche für den gesamten Luftfluss zur Verfügung stellen. Beim Säugling tragen die kleinen Luftwege proportional noch viel mehr zum gesamten Atemwegswiderstand bei. Dieser Anteil verringert sich aber mit zunehmendem Alter durch Zunahme von Länge und Durchmesser der Luftwege. Dies erklärt, warum Krankheiten der kleinen Luftwege (z. B. Bronchiolitis) beim Erwachsenen oft klinisch stumm verlaufen, jedoch beim Säugling deutliche Symptome und eine signifikante Zunahme der Atemarbeit verursachen.

144.2.3 Brustkorb

Insgesamt trägt der Brustkorb beim Säugling wegen seiner Form, hohen Compliance und Deformierbarkeit wenig zur Atmung bei. Die Rippen liegen viel horizontaler, was die Effizienz der Interkostalmuskulatur, den Thoraxdurchmesser zu vergrößern, verringert. Aufgrund des weichen Thoraxskeletts kommt es beim Säugling bei vielen pathologischen Zuständen mit vermehrter Atemarbeit zu charakteristischen Retraktionen, d. h. der Thorax wird während der Inspiration eingezogen (paradoxe Atembewegung). Dabei wird viel Atemarbeit für das Einziehen von Rippen anstelle von Luft verschwendet. Dasselbe Phänomen kann bei Verlust der stabilisierenden Interkostalmuskulatur beobachtet werden (neuromuskuläre Krankheiten, thorakale Rückenmarksverletzungen, REM-Schlaf etc.). Erst mit dem Erreichen des 1. Lebensjahres ist der Anteil des Brustkorbes an der Atmung mit dem des Erwachsenen vergleichbar.

144.2.4 Lungenparenchym

Die elastische Retraktionskraft des Lungenparenchyms (Alveolarsepten) nimmt mit Ausreifung und Wachstum der Lunge fortlaufend bis ins Adoleszentenalter zu. Durch ihren radialen Zug auf die Atemwege beeinflusst sie deren Kaliber und den Atemwegswiderstand. Wegen der geringen Zahl von Alveolen im Säuglingsalter ist der radiale Zug des elastischen Lungenfasergerüsts auf die Atemwege noch gering. Dies erklärt, warum die Luftwege im Säuglingsalter leichter und sogar trotz geringem Entfaltungsdruck kollabieren können.

Kollaterale Ventilationswege (intraalveoläre Kohn-Poren, bronchoalveoläre Lambert-Kanäle) sind bei Säuglingen noch nicht vorhanden und bilden sich erst ab dem 3.–4. Lebensjahr richtig aus. Während eine Obstruktion der kleinen Luftwege (<2 mm im Durchmesser) bei älteren Kindern und Erwachsenen keine Verminderung der Vitalkapazität zur Folge hat, da die verschlossenen Alveolen über kollaterale Kanäle ventiliert werden können, bleiben diese beim Säugling von der Ventilation ausgeschlossen. Dadurch wird das Auftreten von Hypoxämie und Hyperkapnie bei obstruktiven Krankheiten der kleinen Luftwege (z. B. Bronchiolitis, Asthma) zusätzlich begünstigt.

Der Surfactantmangel ist ein bekanntes Problem unreifer Neugeborener und führt wegen der fehlenden Verminderung der Oberflächenspannung in den Alveolen zu deren Kollaps. Dies bewirkt eine Verminderung der elastischen Retraktionskraft und begünstigt das Auftreten von Atelektasen.

144.2.5 Dynamische Kontrolle der Atemruhelage

Die Atemruhelage wird durch das Gleichgewicht zwischen der elastischen Retraktionskraft der Lunge und des Thorax bestimmt. Wegen der hohen Thoraxcompliance erreicht der Säugling sein Equilibrium bei einem relativ viel kleineren Lungenvolumen. Eine Exspiration bis zum elastischen Gleichgewicht ist für den Säugling jedoch ungünstig, da es dabei zum Atemwegskollaps kommen würde. Mittels verschiedener Regulationsmechanismen halten deshalb Säuglinge ihre Atemruhelage aktiv oberhalb des elastischen Gleichgewichts:

1. Das Zwerchfell verliert während der Exspiration nie seine ganze tonische Aktivität, was die Retraktionskraft erhöht und die Atemruhelage anhebt.
2. Die relativ hohe Atemfrequenz der Säuglinge verhindert durch die kurze Exspirationszeit eine vollständige Entleerung der Lunge bis zum elastischen Gleichgewicht.
3. Zusätzlich verkleinern die Säuglinge während der Exspiration die Glottisöffnung aktiv, um den Ausatmungswiderstand zu

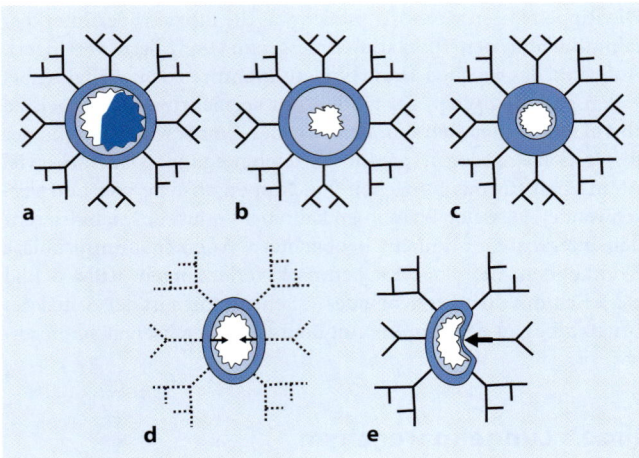

◘ **Abb. 144.2a–e** Ursachen von Obstruktionen der Luftwege: **a** Verlegung des Lumens durch Schleim, Sekret, Fremdkörper, Tumor; **b** Verdickung der Bronchialwand durch Ödem, Entzündung, Muskelhypertrophie; **c** Kontraktion der glatten Bronchialmuskulatur; **d** Kollaps durch Wandschwäche oder Verlust der elastischen Retraktionskraft der Lunge; **e** äußerliche Kompression durch Gefäße, Tumor

erhöhen und damit eine Erhöhung des endexspiratorischen Lungenvolumens zu erzielen. Besonders deutlich tritt dieses Phänomen („grunting", exspiratorisches Stöhnen) beim ateminsuffizienten Neugeborenen auf, der durch eine lautstarke Stimmbandadduktion versucht, die funktionelle Residualkapazität zu erhöhen und den Kollaps der Luftwege zu vermindern.

Mit der Zunahme der elastischen Retraktionskraft und der besseren Stabilität des Thorax verschwinden diese Mechanismen gegen Ende des 1. Lebensjahres.

144.2.6 Atemmuskulatur

Das Zwerchfell ist der wichtigste Atemmuskel, und jede Beeinträchtigung der Zwerchfellfunktion prädisponiert insbesondere den Säugling zu Atemnot (Zwerchfellparese, geblähtes Abdomen, Lungenblähung). Das ältere Kind kann eine Zwerchfellparese wegen der geringeren Thoraxcompliance viel besser kompensieren.

Zwerchfell und Interkostalmuskeln sind Antagonisten an der unteren Thoraxapertur und stabilisieren diese während der Inspiration. Der Ansatzwinkel des Zwerchfells an der unteren Thoraxapertur ist beim Säugling viel horizontaler als beim älteren Kind. Dadurch besteht die Tendenz zur Retraktion der unteren Rippen während der Inspiration, da das Zwerchfell den Thorax nach innen zieht; eigentlich eine exspiratorische Tätigkeit. Eine paradoxe Einwärtsbewegung der unteren Thoraxapertur während der Inspiration kann bei pulmonaler Überblähung (Hoover-Zeichen) beobachtet werden.

Bei Geburt besteht das Zwerchfell histochemisch hauptsächlich aus schnellen Typ-II-Muskelfasern, und es ist deshalb relativ schlecht ausgerüstet, eine hohe Atemarbeit aufrechtzuerhalten. Erst mit dem Erreichen des 1. Lebensjahres sind die langsameren, ermüdungsresistenten Typ-I-Muskelfasern vollständig ausgebildet. Ebenfalls benötigen Frühgeborene noch erhebliche Reifungsprozesse in der Koordination der Atemmuskulatur der oberen Luftwege und des Zwerchfells, was sie für obstruktive Apnoen anfällig macht.

144.3 Pathophysiologische Veränderungen

Lungenphysiologisch unterscheidet man obstruktive von restriktiven Ventilationsstörungen. Bei vielen Lungenkrankheiten liegen jedoch kombinierte Funktionsstörungen vor, wobei meist eine der beiden Komponenten dominiert.

144.3.1 Obstruktive Luftwegserkrankungen

Eine Obstruktion der Luftwege kann durch verschiedenste Mechanismen zustande kommen (◘ Abb. 144.2).

Bei Obstruktionen der extrathorakalen Atemwege entsteht meist ein typischer inspiratorischer Stridor. Wegen der notwendigen Erhöhung des negativen, intrathorakalen Drucks zur Inspiration kommt es zu ausgeprägten thorakalen Retraktionen und paradoxen Atembewegungen, welche beim Säugling wegen seiner hohen Thoraxcompliance besonders ausgeprägt sind. Da auch die Luftwege eine hohe Compliance aufweisen, kommt es während heftiger Inspirationen zusätzlich zum Kollaps der extrathorakalen Atemwege, insbesondere der Trachea. Dieser dynamische Kollaps verschlimmert dabei die bereits bestehende Atemwegsobstruktion.

Umgekehrt stehen bei Obstruktionen der peripheren Atemwege exspiratorische Symptome im Vordergrund. Lungenfunktionell kommt es zu einer Erhöhung des Atemwegswiderstands und zur Lungenblähung, erkennbar an einer Zunahme der FRC, des TGV oder des RV-TLC-Verhältnisses. Bei kompletter Obstruktion größerer Luftwege entsteht zudem eine Gasaustauschstörung durch Atelektasenbildung. Forcierte Exspirationen begünstigen wegen der Erhöhung des transpulmonalen Drucks den dynamischen Kollaps der intrathorakalen, kompressiblen Atemwege. Schreit der Säugling, wird der dynamische Luftwegskollaps während der Exspiration noch verstärkt. Dies erklärt, warum in vielen Situationen beruhigende Maßnahmen beim Säugling zu einer Besserung der Atemnot beitragen.

144.3.2 Restriktive Ventilationsstörungen

Restriktive Lungenkrankheiten sind charakterisiert durch eine Verminderung der Lungenvolumina ohne Erhöhung des Atemwegswiderstands. Ursachen können eine Krankheit des Lungenparenchyms (z. B. Fibrose, Ödem), der Pleura (z. B. Erguss, Pneumothorax), Krankheiten des Thorax (z. B. Kyphoskoliose), neuromuskuläre Krankheiten (z. B. Muskeldystrophien) oder ein ausgeprägter Zwerchfellhochstand sein.

Literatur

Bryan AC, Wohl MB (1986) Respiratory mechanics in children. In: Geger SR (Hrsg) Handbook of physiology, Section 3, Bd. 3. American Physiology Society, Bethesda, S 179–191 (Pt 1)

Hammer J, Eber E (2005) The pecularities of infant respiratory physiology. In: Hammer J, Eber E (Hrsg) Paediatric pulmonary function testing. Karger, Basel, S 2–7 (Prog Resp Res, Vol 33)

Kerem E (1996) Why do infants and small children breathe faster? Pediatr Pulmonol 21:65–68

Polgar G, Wenig TR (1979) The functional development of the respiratory system from the period of gestation to adulthood. Am Rev Respir Dis 120:625–695

145 Pulmonale Abwehrmechanismen und mukoziliäre Clearance

C. Rieger

Die Atemluft ist mit mikrobiellen Erregern, Allergenen, Schmutzpartikeln und mit Fremdgasen belastet, die die Integrität der Atemwege und der Lunge bedrohen. Je nach Partikelgröße werden feste Substanzen in der Nase oder in den Atemwegen abgefangen, zum Pharynx transportiert, verschluckt und durch das lymphatische System des Darms als Antigene verarbeitet. Partikel von weniger als einem Mikrometer verhalten sich in der Regel wie Fremdgase und werden nicht deponiert, sondern wieder ausgeatmet.

145.1 Unspezifische Abwehrmechanismen

Die Nase hat nicht nur eine mechanische Filterfunktion, sondern reichert die Atemluft auf 100% Feuchtigkeitsgehalt an und umhüllt Fremdpartikel mit Wasser, so dass sie größer werden und mechanisch leichter auszufiltern sind. Der Schleim der Nase und des Bronchialsystems wirkt nicht nur als mechanische Falle, sondern enthält auch antibakterielle Substanzen unterschiedlicher Wirkweise. Oligosaccharide im Muzin z. B. inaktivieren Bakterien durch Bindung an ihre Oberfläche, Laktoferrin bindet Eisen, auf das der Bakterienstoffwechsel angewiesen ist. Defensin, ein zytotoxisches Peptid aus neutrophilen Leukozyten und alveolären Makrophagen, permeabilisiert die bakterielle Zellmembran und wirkt dadurch bakterizid.

Der Schleim liegt der Mukosa in einer flüssigen Schicht (Solphase) und in einer darüber gelegenen Schicht höherer Viskosität (Gelphase) auf. Die Zilien bewegen sich in der Solphase nach hinten und erfassen bei ihrem Vorwärtsschlag die Gelphase, welche sie nach vorne bewegt. Mit einer Frequenz von 9–16 Schlägen/s besorgen gesunde Zilien auf diese Weise den Abtransport in der Gelphase gefangener Partikel zum Larynx hin, sei es aus der Nase oder vom Tracheobronchialbaum her. Die Zilienbewegung wird durch ein kontraktiles Protein, das Dynein, bewirkt. Beim Gesunden erfolgt die Bewegung wellenförmig und geordnet. Bei Patienten mit immotilem Ziliensyndrom erfolgt sie entweder zu langsam, ungeordnet oder ist vollständig aufgehoben. Nach Virusinfektionen oder im Laufe chronischer Bronchitiden mit Umbau des zylindrischen Epithels in Plattenepithel verschwinden die zilientragenden Zellen, so dass die Bewegung des Schleims in diesen Bereichen nur noch durch forcierte Exspiration bzw. durch den Husten erfolgen kann.

145.2 Spezifische Abwehrmechanismen

145.2.1 Anatomie

Organisiertes lymphatisches Gewebe wurde im Bereich mehrerer Organe beschrieben und wird als mukosaassoziiertes lymphatisches Gewebe (MALT) zusammengefasst. Am besten untersucht sind die Peyer-Plaques, die als „GUT-associated lymphoid tissue" (GALT) zusammengefasst werden. Lymphatisches Gewebe im Bereich des Larynx wird als LALT, im Bereich der Bronchien als BALT bezeichnet. Diese Termini sind nur dann anwendbar, wenn es sich um follikuläre Ansammlungen von Lymphozyten in der Lamia propria mit einer eindeutigen Kompartmentalisierung handelt, die durch das bevorzugte Vorkommen von Lymphozytensubpopulationen und speziellen dendritischen Zellen charakterisiert ist. Weitere Kriterien sind das Vorkommen von Venulen mit hohem Endothel (hoch endotheliale Venulen, HEV) sowie die Infiltration des diese Regionen bedeckenden Epithels durch zahlreiche Lymphozyten und im Bereich des GALT auch durch die Spezialisierung von Epithelzellen zu M-Zellen, die als bevorzugte Eintrittspforte für virale, bakterielle und andere partikuläre Antigene dienen.

LALT ist bei Kindern nachgewiesen, viele Details aber, z. B. wann und warum sich LALT im weiteren Leben zurückbildet, sind nicht bekannt.

BALT, organisiertes bronchusassoziiertes lymphatisches Gewebe, wurde erstmals durch Bienenstock beim Kaninchen beschrieben. Versuche, BALT auch beim Menschen nachzuweisen, schlugen mehrfach fehl. Erst die systematische Untersuchung von Kindern im Alter von 7 Tagen bis 22 Monaten konnte in dieser Altersgruppe bei 44% BALT nachweisen. In der späteren Kindheit nimmt die Häufigkeit von BALT wieder ab, bei Erwachsenen ist BALT nur im Zusammenhang mit chronischen Reizen nachweisbar, wie etwa bei chronischem Nikotinabusus oder chronischen Bronchitiden anderer Ursache. Bedacht werden sollte allerdings, dass im Bronchialtrakt Antigene nicht nur über das BALT, sondern auch auf andere Weise effektiv aufgenommen werden können, um eine Immunantwort auszulösen. So kommen dendritische Zellen in der Schleimhaut der Trachea vor, die nach Infektion mit Bakterien um ein Mehrfaches zunehmen und Antigene in die drainierenden bronchialen Lymphknoten transportieren.

145.2.2 Sekretorische Immunglobuline

Die subepithelial gelegenen Plasmazellen produzieren Immunglobulin A (IgA), IgM, IgG, IgE und unter pathologischen Bedingungen auch IgD. Nur IgA und IgM können allerdings mit einem Sekretionsstück („polymerer Ig-Rezeptor") verbunden und durch die Epithelzellen der Schleimdrüsen aktiv ins Lumen sezerniert werden, während IgG und IgE passiv diffundieren. Beim Neugeborenen finden sich bereits reichliche Mengen von sekretorischem IgM und sekretorischem IgA gegen virale und bakterielle Erreger (z. B. Anti-RSV [respiratorisches Synzytialvirus], Antipoliomyelitisvirus, Anti-E-coli) sowie gegen nicht replizierende Antigene (z. B. Antilaktoglobulin, Antikasein). Da weder IgA noch IgM plazentagängig sind, muss also eine Sensibilisierung gegen diese Antigene in utero erfolgen und zu einem aktiven Schleimhautschutz führen, der bereits bei der Geburt vorhanden ist. Der Mechanismus dieser Sensibilisierung ist bisher nicht klar, ist aber auch für IgE und T-Zellen nachgewiesen. Nach den ersten Lebensmonaten tritt die Produktion des sekretorischen IgM (SIgM) zurück, und sekretorisches IgA ist das vorherrschende Schleimhautimmunglobulin des Respirationstrakts.

IgA bindet Antigene, ohne dass Komplement fixiert und damit eine Entzündungskaskade in Gang gesetzt wird. Dies kann bereits in der Schleimhaut, also subepithelial und nach Verbindung mit dem Secretory-component(SC)-Stück als SIgA in den glandulären Epithelzellen geschehen, vorwiegend natürlich nach seiner Sekretion im Schleim.

IgA hat 2 Subklassen. IgA1 macht 80% des respiratorischen IgA aus. Diese Subklasse ist empfindlich gegen Proteasen aus Bakterien

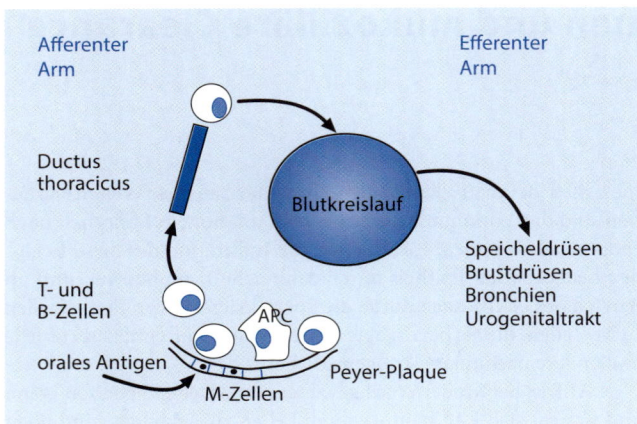

◘ **Abb. 145.1** Sensibilisierung und Wanderung von T- und B-Lymphozyten: Antigen gelangt durch M-Zellen im Bereich der Peyer-Plaques in das lokale lymphatische Gewebe des Darms. Dort präsentieren antigenproduzierende Zellen das Antigen den T- und B-Lymphozyten. Sensibilisierte T- und B-Lymphozyten wandern durch den Ductus thoracicus in den Blutkreislauf und verlassen das Kapillarbett in den Speicheldrüsen, Brustdrüsen, Bronchien und im Genitaltrakt, um dort Regulations- oder Effektorfunktionen zu übernehmen bzw. um zu Plasmazellen auszureifen

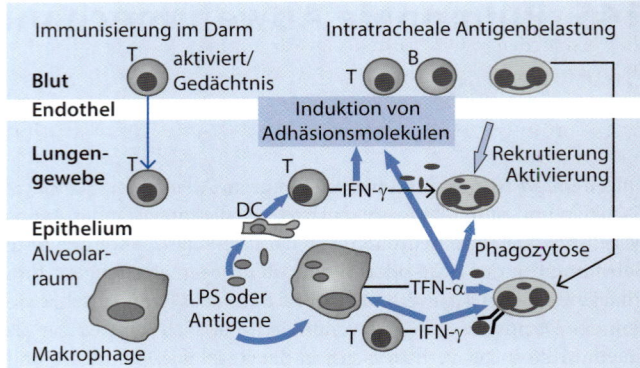

◘ **Abb. 145.2** Funktion der sensibilisierten T-Zelle in der Lunge: Sensibilisierte T-Zellen wandern vom Darm ins Lungengewebe. Nach Antigenkontakt, z. B. durch Präsentation aus Makrophagen, produziert die T-Zelle Zytokine, die zur Induktion von Adhäsionsmolekülen an der Kapillarwand und damit zur Rekrutierung von Granulozyten führen, die Granulozyten aktivieren und die zur Aktivierung von Makrophagen führen

wie Neisseria meningitidis, Haemophilus influenzae oder Streptococcus pneumoniae. IgG wird lokal produziert und stammt aus dem Extravasat der pulmonalen Blutgefäße. Es kann subepithelial Antigen binden und über Komplementfixation zu einer lokalen Entzündung führen, die zu einer vermehrten lokalen Ansammlung von IgG und anderen Abwehrsubstanzen führen kann. IgG gelangt auch ins Bronchiallumen und macht zum unteren Teil des Bronchialbaums hin einen zunehmend größeren Teil der lokal produzierten Immunglobuline aus. Die lokale Abwehr im Respirationstrakt kann nach Brandtzaeg wie folgt verdeutlicht werden. Die vorderste Verteidigung findet auf der Schleimhautoberfläche statt und kann als Immunausschluss bezeichnet werden: neben Husten, Niesen, Schleim und Zilienaktivität sowie neben den unspezifischen oben beschriebenen Immunfaktoren bindet sekretorisches IgA Antigene und verhindert damit deren Adhäsion und Penetration durch die Schleimhaut. Auf diese Weise wird Antigen neutralisiert, ohne dass eine Entzündungsreaktion provoziert wird. IgG leckt durch das Oberflächenepithel vor allem dort, wo keine Drüsen sind, in den unteren Atemwegen stärker als in den oberen Atemwegen und steht intrabronchial ebenfalls als neutralisierender und opsoninisierender Antikörper zur Verfügung.

Die zweite Verteidigungslinie findet subepithel statt und bezweckt die Neutralisation und Elimination von pathogenen Organismen und Antigenen, die das Epithel durchbrochen haben. Dieser Prozess wird durch unspezifische Amplifikationsmechanismen, z. B. Komplement, unterstützt. Ein Zusammenspiel aus Makrophagen, insbesondere dendritischen Zellen, NK-Zellen und T-Lymphozyten entscheidet darüber, ob suppressive Mechanismen zu Toleranzinduktion führen oder ob eine aktive Immunantwort lokal, systemisch oder auf den Schleimhäuten anderer Organe stattfindet.

145.2.3 Sensibilisierung und Wanderung von B-Lymphozyten

Schleimhautantigene, die im Pharynx landen, werden zum größten Teil verschluckt und im lymphatischen System des Darms ebenso verarbeitet wie Nahrungsantigene oder Infektionserreger. Die An-

tigenaufnahme erfolgt im Bereich der Peyer-Plaques durch sog. M-Zellen (M = Microfold). Antigenspezifische B-Zellen proliferieren und wandern über die regionalen Lymphknoten, den Ductus thoracicus und das periphere Blut in die lokale Schleimhaut des Respirationstrakts. Die Proliferation und Ausdifferenzierung zur IgA-produzierenden Plasmazelle findet dort unter dem Einfluss von Zytokinen aus T-Zellen, Makrophagen und dendritischen Zellen statt (◘ Abb. 145.1).

145.2.4 T-Zellen

Während die Sensibilisierung und Wanderung von B-Zellen im Detail bekannt ist, ist die funktionelle Rolle der T-Zelle im Rahmen der lokalen Immunität weniger klar. Der Übergang von der IgM-produzierenden B-Zelle zur IgA-produzierenden B-Zelle ist T-Zell-abhängig und fordert ein initiales Signal durch Zellkontakt und ein sekundäres Signal durch Transforming growth factor β (TGF-β). Die T-Zell-Zytokine Interleukin(IL)-5 und IL-6 sind für die Enddifferenzierung zur Plasmazelle erforderlich. Es ist jedoch nicht klar, ob T-Zellen diese Hilfe nur im Darm oder auch in der Lunge ausüben. Sicher scheint jedoch, dass T-Zellen, die im Darm sensibilisiert wurden, in den Atemtrakt wandern und dort nicht nur regulierend, sondern auch in direkter Schutzfunktion tätig werden (◘ Abb. 145.2).

145.2.5 Spezifische Abwehrmechanismen gegen unterschiedliche Organismen

Die meisten bakteriellen Erreger auf der Schleimhaut sind nicht pathogen, nicht einmal für Patienten mit Immunmangelkrankheiten. Pathogen sind vor allem die pyogenen Keime, die eine Kapsel besitzen, wie Streptococcus pneumoniae oder Staphylococcus aureus, nichttypisierbare Stämme von Haemophilus influenzae, Mycoplasma pneumoniae, Pneumocystis carinii, Mykobakterien und Chlamydien. Bei Patienten mit Mukoviszidose oder dem immotilen Ziliensyndrom und bei Immunmangelpatienten spielt Pseudomonas aeruginosa eine wichtige Rolle.

Obgleich die Grundsätze der Antigenstimulation und der lokalen Abwehr des Respirationstrakts alle diese Organismen betreffen, besitzt der Körper ganz unterschiedliche Abwehrstrategien gegen die verschiedenen Organismen. Im Allgemeinen gilt, dass pyogene Bakterien durch humorale Mechanismen wie Opsoninisierung und Phagozytose bekämpft werden, während Mykobakterien, Pneumocystis carinii oder Mykoplasmen zellvermittelnde Immunmechanismen erfordern.

Die Abwehr gegen Pneumokokken und andere kapselhaltige Organismen hängt von der Opsoninisierung durch Antikörper gegen ihre Kapselpolysaccharide ab. Diese Antikörper gehören im Wesentlichen zur IgG2-Subklasse, welche Komplement besonders gut aktiviert und dabei das besonders potente Opsonin C3B an die Bakterienkapsel fixiert. Polysaccharidantikörper können sich ohne funktionelle T-Zellen entwickeln und werden deshalb auch als T-Zell-unabhängig bezeichnet. Die Höhe der Antikörperantwort ist jedoch durchaus nicht T-Zell-unabhängig, sondern hängt von der Funktion regulierender T-Zellen ab. Antikörper der IgG2-Klasse sind bei Kindern unter 1½–2 Jahren und manchmal auch bei älteren Kindern nicht oder nur in ungenügender Menge vorhanden. Dieser funktionelle IgG2-Mangel ist häufig auch bei IgA-Mangel-Patienten vorhanden, unabhängig davon, ob IgG2 als Subklasse nachweisbar ist oder nicht.

Die Opsoninisierung von Antikörpern durch Neutrophile hängt von einem FC-γ-Rezeptor auf Neutrophilen ab, der allelische Varianten besitzt. Eine Variante, der sog. HRFC-γ-R2A-Rezeptor, ist mit einer wesentlich höheren Infektanfälligkeit gegen kapselhaltige Bakterien trotz einer normalen Antikörperantwort verquickt.

Die Abwehr gegen Pseudomonas aeruginosa hängt ebenfalls von humoralen Abwehrmechanismen ab. Es ist nicht vollständig klar, warum manche Patienten mit zystischer Fibrose Pseudomonas früh und manche erst sehr spät erwerben. Eine wichtige Rolle hierbei scheint jedoch die Fähigkeit zu spielen, spezifische Antikörper gegen das mukoide Exopolysaccharidantigen zu bilden, welches ein wesentlicher Mechanismus dieses Organismus ist, der Phagozytose zu entgehen.

Im Gegensatz zu den humoralen Mechanismen ist die zellvermittelte Immunität, vor allem eine intakte Kooperation zwischen T-Zellen und Makrophagen, wichtig für die Abwehr gegen Mykobakterien und andere intrazelluläre Organismen. Die Pathogenität von Mykobakterien scheint direkt mit ihrer Fähigkeit zu korrelieren, in Makrophagen zu überleben. Die Produktion ungenügender Mengen von proinflammatorischen Zytokinen durch T-Zellen bzw. die Signalübertragung mit Hilfe von Rezeptoren von Effektorzellen, wie z. B. Makrophagen, scheint eine wesentliche Rolle in der Infektanfälligkeit von Patienten mit zellulären Immunmangelzuständen gegen Mykobakterien und Protozoen zu spielen.

Literatur

Boyton RJ, Openshaw PJ (2002) Pulmonary defences to acute respiratory infection. Br Med Bull 61:1–12

Brandtzaeg P (2010) Homeostatic impact of indigeneous microbiota and secretory immunity. Benef Microbes 1(3):211–227

Cerutti A (2008) The regulation of IgA switching. Nat Rev Immunol 8(6):421–234

Mayer AK, Dalpke AH (2007) Regulation of local immunity by airway epithelial cells. Arch Immunol Ther 55(6):353–362

Vareille M, Kieninger E, Edwards MR, Regamey N (2011) The airway epithelium: Soldier in the fight against respiratory viruses. Clin Microbiol Rev 24(1):210–229

Woodland DL, Kohlmeier JE (2009) Migration, maintenance and recall of memory T cells in peripheral tissues. Nat Rev Immunol 9(3):153–161

146 Kardiopulmonale Reanimation

B. P. Wagner

Ätiologie und Pathophysiologie Die häufigsten Ursachen für den Atem- und Kreislaufstillstand im Kindesalter sind der plötzliche Kindstod, Unfälle, Infektionen, Herz-Kreislauf-Erkrankungen, Intoxikationen und Fremdkörperaspirationen. Bei Kindern mit plötzlichem Tod unklarer Ätiologie sollte, wenn möglich, eine umfassende Nachuntersuchung durchgeführt werden, um vererbbare Grunderkrankungen, wie Ionenkanalpathologien, auszuschließen. Ein Herz-Kreislauf-Stillstand tritt im Kindesalter meist sekundär nach Hypoxie auf, selten nach primärer Rhythmusstörung. Daher ist die primäre Maßnahme für eine erfolgreiche Reanimation im Kindesalter die Bekämpfung der Hypoxie, wahrscheinlich am besten mit der Maßnahmenreihenfolge A-B-C. Führt hingegen primär eine Rhythmusstörung zum Kreislaufstillstand, macht die primäre Frühdefibrillation in der Reihenfolge C-A-B eher Sinn.

Vorgehen bei Reanimation Prinzip der Reanimation nach dem ABCD-Schema: Bewusstseinskontrolle, dann Hilfe rufen, Sauerstoff- und Reanimationsmaterial beschaffen. Sobald mehrere Helfer eintreffen, Aufgaben klar verteilen.

- A = Atemwege freimachen.
- B = Beatmen: Mund zu Mund, bis Sauerstoff und Beatmungsbeutel verfügbar sind, Intubation.
- C = Herzmassage („circulation") bzw. Defibrillation.
- D = Medikamente („drugs"), peripher intravenös oder intraossär.
- E = Evaluation und Debriefing: Ätiologie des Atem- und Herzstillstandes eruieren. Situation nach der Reanimation kurz mit Beteiligten nachbesprechen: Ablauf, Probleme, Schwierigkeiten, was hätte besser gemacht werden können?
- F = Folgen begrenzen: Nach jeder Reanimation muss mit einem Postreanimationssyndrom gerechnet werden: hypoxiebedingte multiple Organfunktionsstörungen (Gehirn, Lunge, Myokard, Gefäße, Glukosehomöostase, Elektrolyte, Niere, Gerinnung, Muskulatur). Deshalb ist eine Intensivüberwachung wichtig: Vor allem nach längerer Hypoxie kann sich während der folgenden 48 h eine progrediente irreversible Gehirnschädigung („delayed neuronal death" = Apoptose und Nekrose von Neuronen) einstellen.

Klinische Symptome und Diagnose Fehlende Ansprechbarkeit; Atemstillstand oder restliche terminale Schnappatmung (Inspektion, Auskultation); fehlende indirekte Kreislaufzeichen: kein Husten, keine Spontanatmung, keine Bewegungen, auch nicht auf Beatmung; Pulse nicht tastbar (maximal 10 s suchen).

Erstmaßnahmen A = Atemwege freimachen

- Bei Bewusstlosen Verlegung des Hypopharynx durch Zurückfallen des Unterkiefers und der Zunge. Korrekte Lagerung des Kopfes: leichte Überstreckung hilft bei allen Lebensaltern, die Atemwege offen zu halten. Anheben des Unterkiefers durch Kiefergriff nach Esmarch. Guedel-Tubus kann einfach eingeführt werden und hilft zusätzlich die Atemwege zu schienen. Richtige Größe: Abstand vom Mundwinkel des Kindes bis zum Ohrläppchen; eine unpassende Größe kann zur zusätzlichen Obstruktion führen.
- Erbrochenes oder Fremdkörper aus dem Mund entfernen.
- Absaugen von Mund und Rachen (diverse Absaugkathetergrößen bereitstellen; Sog ca. 200–600 mbar).

B = Beatmung Falls nach Freimachen der Atemwege die Spontanatmung ungenügend ist, unverzüglich mit der künstlichen Beatmung beginnen. Je nach Situation und Ausrüstung:

Mund-zu-Mund/Nase-Beatmung

- Bis 3 Jahre: Mund-zu-Mund und -Nase. Bei größeren Kindern: Mund-zu-Mund oder Mund-zu-Nase-Beatmung. Darauf achten, dass sich der Thorax ausreichend hebt (eher kommt zu wenig an als zu viel); daher Kopf nach hinten reklinieren und Kiefer halten. Atemfrequenz ca. 30 pro Minute bei Neugeborenen, ca. 10 pro Minute für Kinder.
- Mundbeatmung liefert lediglich ein FiO_2 von 0,16–0,18, daher möglichst bald Beutel-Masken-Beatmung mit 100 % O_2 (selbstaufblähender Beutel mit Nichtrückatmungsventil und O_2-Reservoir).
- Unter Reanimation 100 % O_2 applizieren, bis Kreislauf zurückkommt und transkutane O2-Sättigung über 94 % steigt, dann $FiO2$ reduzieren. Überprüfen, dass Schläuche wirklich angeschlossen sind, der Ambu-Beutel richtig zusammengesetzt ist und funktioniert.
- Vergewissern, dass wirklich 100 % O_2 eingestellt ist und maximaler Gasfluss eingestellt ist. Maske je nach Alter des Kindes Größe 0–4, auf Dichtigkeit achten (wichtig!). Maske nicht auf die Augen drücken.
- Größe des Ambu-Beutels: bis 1 Jahr möglichst Ambu-Beutel für Säuglinge verwenden (Volumen 500 ml); bei Verwendung des Erwachsenenbeutels (Volumen 1600 ml) nur so viel Druck geben, dass sich der Thorax ausreichend hebt.
- Wenn zurückfallende Zunge Atemwege verlegt: Guedel-Tubus anwenden.
- Meist ist eine gewisse Magenfüllung mit Luft unvermeidbar. Auf Erbrechen und Magenüberblähung vorbereitet sein, altersentsprechende großlumige Absaugkatheter bereithalten. Evtl. Abdichten des Ösophagus durch Druck auf Ringknorpel (Sellik-Handgriff).
- Bei Herzmassage und Beutelbeatmung über Maske ist effektive Inspiration nur während der Massagepause möglich (!).
- Häufiges Problem: Maskenhaltung und Entweichen von Luft zwischen Maske und Wange. Masken mit luftgepolstertem Wulst lassen sich bei Säuglingen und Kleinkindern meist einfacher dicht halten. Im Zweifelsfall Maske mit beiden Händen dicht halten, zweiter Helfer bedient Beutel.

Orotracheale Intubation mit altersadaptierter Tubusgröße

- Falls bei suffizienter Beatmung keine rasche Erholung (Anstieg der Herzfrequenz, Beseitigung der Zyanose) oder wenn Herzmassage erforderlich. Manuelle Ventilation über den Trachealtubus.
- Nach jeder Intubation sowohl über den Lungen als auch über dem Epigastrium auskultieren (richtige Tubuslage?). Lagekontrolle durch Laryngoskopie, Kapnometrie und Kapnografie. Guedel-Tubus einlegen und Endotrachealtubus gut fixieren.

- Wenn möglich, Überwachung mit Pulsoxymetrie und endtidalem CO_2.
- Legen einer Magensonde und Entleerung des Magens.

Beatmung nach Intubation
- Beim intubierten Kind simultan Herzmassage und Beatmung, dies erhöht effektiven Thoraxbinnendruck und Blutfluss.
- Tubusfehllage (z. B. unbeabsichtigtes Vorschieben in rechten Hauptbronchus) ausschließen, intratracheales Absaugen bei Sekretproblemen, eventuellen Pneumothorax und Herzbeuteltamponade parallel zur Reanimation beheben.
- Cave: Bei erfolgreicher Reanimation kommt es in der Hektik oft zu prolongierter Hyperventilation mit kontraproduktiver respiratorischer Alkalose (Vasokonstriktion der zerebralen Gefäße mit sekundärer Hypoxie, intrazelluläre Kaliumverlagerung mit Hypokaliämie, evtl. Herzrhythmusstörungen, erschwerte O_2-Abgabe an die Gewebe). Daher im Verlauf, sofern möglich, alle 10–15 min Blutgase.

C = Circulation
Geschlossene Herzmassage
- Falls unter suffizienter Beatmung keine direkten oder indirekten Kreislaufzeichen, sofortiger Beginn mit externer Herzmassage mit ungefähr 100 Kompressionen pro Minute.
- Druckpunkt etwas unterhalb der Sternummitte (etwas distal einer Linie durch beide Brustwarzen). Bei kleinen Säuglingen Umgreifen des Thorax mit beiden Daumen auf dem Sternum, bei älteren Patienten klassischer Handgriff mit flacher Hand auf dem Sternum.
- Keine ruckartigen, sondern stete, gleichmäßige Kompressionen, die über etwa 50 % des Zyklus einnehmen sollten, Kompressionstiefe 1/3 Thoraxtiefe.
- Kontrolle der Effektivität der Herzmassage anhand der Hautfarbe, Pulspalpation, enger werdenden Pupillen, einsetzender Atmung, Verbesserung der Bewusstseinslage, Blutdruckmessung, Pulsoxymetrie und Kapnografie.
- Alternative: Automatische Reanimationsgeräte mit zirkulärer Kompression des Thorax. Etwas bessere Resultate als mit manueller Kompression.
- Verhältnis Herzmassage zu Atmung bei Neugeborenen 3:1, und bei Kindern 15:2.

Offene Herzmassage
Die sekundäre offene Herzmassage nach bereits 30-minütiger geschlossener Reanimation bietet quoad vitam keine Vorteile. Die primäre offene Herzmassage ist die effektivste Form.
- Praktikabel nach penetrierendem Thoraxtrauma mit Herzverletzung und unmittelbar nach kardiochirurgischem Eingriff (Rethorakotomie) bzw. bei offenem, nur mit Epikard gedecktem Thorax. Vorteil: bessere myokardiale und zerebrale Perfusion. Sofortige Entlastung eventueller Tamponade.
- Direkte Blutstillung. Applikation von Adrenalin auf Myokard und Aortenwurzel. Offene Herzmassage muss mechanisch vorsichtiger durchgeführt werden (cave: strukturelle Schäden an Herz und Koronarien).

Ein weiteres, invasives Verfahren zur Kreislaufstützung bzw. zum Kreislaufersatz bei Herzversagen ist die Herz-Lungen-Maschine; die kurzfristige Mortalität kann damit vermindert werden.

Defibrillation
- Indikation: im Kindesalter nur bei im EKG gesicherten Kammerflimmern oder pulslosen Tachyarrhythmien. Vorbehandlung mit guter Oxygenierung, Adrenalin und evtl. Natriumbicarbonat. Eine Alternative für den Laien ist die automatisierte externe Defibrillation (AED).
- Dosierung: initial 4 J/kg KG, bei Erfolglosigkeit sofort Wiederholung in gleicher Dosis, dann Fortsetzung der Herzmassage und evtl. Dosissteigerung auf 10 J/kg KG.
- Technik: Elektroden geeigneter Größe (bei Säuglingen und Kleinkindern 4,5 cm, ab Schulalter 8 cm). Mit Elektrodengel bestreichen, Energie einstellen, Defibrillator aufladen, Elektroden über Herzbasis (rechts parasternal unter der Klavikula) und über der Herzspitze (links unterhalb und seitlich der Mamille) fest andrücken. Kontakt aller Hilfspersonen mit dem Patienten unterbrechen. Auslösen der Defibrillation, ggf. Fortsetzung der Reanimation. Bei beatmeten Patienten in Exspiration defibrillieren.

D = Drugs (Notfallmedikamente)
Adrenalin
Adrenalin steigert die myokardiale Kontraktilität, erhöht die Herzfrequenz bei Bradykardie, erhöht den Blutdruck durch Vasokonstriktion und verbessert den Blutfluss zum Gehirn und Myokard; es erniedrigt die Defibrillationsschwelle bei Kammerflimmern.
- 10 µg/kg KG/Dosis i.v.
- Die Adrenalinwirkung ist bei schwerer Acidose abgeschwächt. Adrenalin fällt mit Na-Bicarbonat aus, daher mit NaCl 0,9 % zwischenspülen.
- Applikation, Dosis und Zeitpunkt: Wenn bereits Zugang liegt, unmittelbar 10 µg/kg KG. Reanimation 2 min weiterführen. Wenn kein Erfolg, erneut 10 µg/kg KG. Wirkdauer wenige Minuten. Daher Dosis alle 2 min wiederholen. Protrahierte Reanimation: Bei längerer Reanimation Adrenalindauerinfusion. Dosisbereich für schwere Hypotension 0,1–2,0 µg/kg KG/min. Beginn bei Reanimation mit 1 µg/kg KG/min.

Volumen
- Praktisch jeder Kreislaufstillstand führt zu Gefäßtonusverlust mit Vasodilatation, daher in der Regel, sobald ein i.v.- oder intraossärer Zugang liegt, Bolus 20 ml/kg KG Kristalloide (z. B. NaCl 0,9 %) oder auch Kolloide (z. B. Humanalbumin 5 %) verabreichen.
- Niemals Glukosemischlösungen als Volumengabe. In der Reanimationsphase ist die Beurteilung der Volumeneffektivität sehr schwierig und das Risiko der Unter-, aber auch der Überdosierung hoch. Der frühzeitige Einsatz der Echokardiografie kann hier u. U. weiterhelfen.

Blutprodukte
- Erythrozytenkonzentrat: Bei HK <20–25 % notfallmäßige Erythrozytensubstitution (ungetestet 0 Rh-negativ) 20 ml/kg KG, um Sauerstofftransportkapazität zu erhöhen.
- Bei hämorrhagischem Schock nebst Erythrozytenkonzentraten auch Frischplasma zum Ersatz von Gerinnungsfaktoren und Thrombozytenkonzentrate im Verhältnis 1:1:1.

Natriumbicarbonat
Natriumbicarbonat wird zum Ausgleich der metabolischen Acidose nach protrahiertem Herz-Kreislauf-Stillstand angewendet.
- Indikation: erst nach effektiver Ventilation und Perfusion (spontane Herz-Kreislauf-Funktion, suffiziente Herzmassage), da sonst Hyperkapnie und Verstärkung der intrazellulären Acidose. Suffiziente Beatmung ist die beste Acidosekorrektur.
- Nach Möglichkeit vor Natriumbicarbonatgabe Blutgasanalyse.

- Dosierung: Zufuhr intravenös oder intraossär. „Blinde" Initialdosierung 1 mmol/kg KG in einer Verdünnung mit Aqua pro injectione 1:1.

Kalzium Kalzium wirkt positiv inotrop, wird jedoch wegen der möglichen intrazellulären Ca-Überladung mit konsekutiver Zellschädigung sowie begünstigtem Vasospasmus in hypoxischen Geweben (No-reflow-Phänomen) nur sehr restriktiv angewendet.
- Indikationen: Hypokalzämie, Hyperkaliämie, Hypermagnesiämie, Intoxikation mit Ca-Antagonisten, ionisiertem Ca<1,0 mmol/l, massive Blutproduktetransfusion. Als Ultima Ratio bei elektromechanischer Entkopplung (elektrische Herzaktion ohne effektive Zirkulation).
- Dosierung: Zufuhr langsam intravenös oder intraossär (cave: Bradykardie). Einzeldosis: Ca-Glukonat 10 % 0,2–0,5 ml/kg KG (20–30 mg/kg KG), Wiederholung je nach ionisiertem Ca.

Amiodarone
- Indikation: bei ventrikulären Tachyarrhythmien und Kammerflimmern (bei Kindern nach Kardiotomie, bei schwerem septischem Schock mit kardialer Mitbeteiligung oder bei fulminanter Myokarditis).
- Zufuhr intravenös, intraossär. Initialdosis 5 mg/kg KG über 20–60 min.

Ende der Reanimationsmaßnahmen Bei fehlendem Kreislauf nach etwa 30 min oder aber bei erfolgreicher Reanimation mit stabilem Kreislauf. Ausnahme: Hypothermie, dann Reanimation bis Temperatur über 34 °C.

Maßnahmen bei Fremdkörperobstruktion
- Bei akut auftretenden respiratorischen Störungen im Kindesalter immer an Fremdkörperobstruktion denken. Fremdkörper „rutschen" meist in den rechten Hauptbronchus. Supraglottische Fremdkörper sind selten.
- Keine „blinde" Extraktion, da der Fremdkörper dadurch weiter in die Atemwege gedrückt werden kann.
- Falls Bewusstsein erhalten, sind Atmung und Hustenstoß ausreichend: engmaschige Beobachtung, Beruhigung, bei Zyanose O_2-Gabe und Vorbereitung für die bronchoskopische Entfernung des Fremdkörpers bzw. Verlegung in pädiatrisches Zentrum.
- Bei zunehmender Bewusstlosigkeit und ungenügendem Hustenstoß (rasch zunehmende Dyspnoe und Zyanose, kein Husten, Sprechen, Schreien mehr): 5 feste Schläge mit der flachen Hand zwischen die Schulterblätter geben. Bei Erfolglosigkeit Heimlich-Handgriff (Thorax von hinten umfassen, Hände im Bereich zwischen Nabel und Rippen legen und 5 kräftige Stöße geben) bzw bei Säuglingen bis 1 Jahr modifiziertes Heimlich-Manöver: Kopftieflage (z. B. auf dem eigenen Schoß, Kopf hängt über die Knie) und Thoraxkompression wie bei der Herzmassage. Eventuell mehrmals wiederholen.
- Maskenbeatmung evtl. laryngoskopische Inspektion des Rachenraums und Extraktionsversuch supraglottischer Fremdkörper mittels Magill-Zange.
- Bei anhaltender Erfolglosigkeit Intubation und Beatmung mit hohen Drücken (mit dem Tubus wird der Fremdkörper in den rechten Hauptbronchus vorgeschoben, so dass eine einseitige Beatmung möglich ist).

Prognose Die Prognose ist grundsätzlich ungünstig (je nach Studie überleben nur 5–15 % der reanimierten Patienten längerfristig), ist aber abhängig von einer schnellen Diagnose und vom raschen Beginn der Reanimationsmaßnahmen. Als direkte Folge davon sind die Resultate abhängig vom Standort der Reanimation.

Außerhalb der Klinik herrschen meist ungünstige Bedingungen wegen verzögerter Erkennung, langsamer Bergung, fehlender Hilfsmittel und ungenügender Laienausbildung.

In der Klinik werden Reanimationsmaßnahmen meist schnell begonnen. Die Chance, ein Kind erfolgreich zu stabilisieren, hängt daher maßgeblich von der Suffizienz der eingeleiteten Erstmaßnahmen ab.

Literatur

Biarent D, Bingham R, Eich C et al (2010) European Resuscitation Council Guidelines for Resuscitation 2010 Section 6. Paediatric life support. Resuscitation 81:1364–1388

147 Symptome und klinische Befunde häufiger respiratorischer Krankheiten

J. Riedler

147.1 Symptome

Respiratorische Krankheiten äußern sich häufig mit typischen und spezifischen Symptomen. Durch gründliche Erfassung dieser Symptome mittels klinischer Untersuchungstechniken kann in vielen Fällen auch ohne aufwendige und belastende oder teure Methoden die richtige Diagnose gestellt werden.

Folgende Symptome werden in diesem Kapitel näher behandelt: Dyspnoe, Husten, Stridor, Pfeifen und Giemen, Zyanose, Hämoptoe und Thoraxschmerz.

147.1.1 Dyspnoe

Der Begriff Dyspnoe beschreibt eine erschwerte oder gestörte Atmung. Viele Krankheiten der Atemwege und des Lungenparenchyms, jedoch auch der zentralen Atemregulation gehen damit einher. Subjektiv empfinden Kinder diesen Zustand der gestörten Atemmechanismen als Lufthunger oder Beklemmungsgefühl im Brustkorb. Sie können nicht richtig durchatmen und bekommen bei schweren Störungen Angst zu ersticken. Die Atemform kann dabei in Frequenz, Tiefe oder Rhythmus gestört sein.

Ist die Atemnot durch Verlegung der intrathorakalen Atemwege bedingt, so versucht das Kind durch vermehrten Einsatz von Atemmuskeln und Hilfsmuskeln diesen Widerstand zu überwinden. Dies kann dann an der Erhöhung der Atemfrequenz und -tiefe sichtbar werden. Der elastische „Recoil pressure" des Lungengewebes reicht als treibende Kraft für die Ausatmung nicht mehr aus, und das normalerweise passive Exspirium wird aktiv. In dieser Situation wird der üblicherweise negative intrapleurale Druck positiv. Gemeinsam mit dem Recoil pressure versucht er, den Atemfluss aufrechtzuhalten. Dafür ist vermehrte Muskelarbeit notwendig, und es wäre falsch, durch Sedierung des Kindes oder Unterdrückung der Muskeltätigkeit eine scheinbare Abnahme der Dyspnoe erzielen zu wollen. Daher ist es wichtig, die Ursache der Dyspnoe zu erfassen und gezielt zu beheben. Auslöser für die Dyspnoe sind Veränderungen im Säure-Basen-Haushalt, im CO_2- und O_2-Partialdruck sowie Erregung von Schmerz- oder Thermorezeptoren.

Unter Dyspnoe fallen folgende Störungen der Atmung:
- Apnoe: keine Atmung (zentrale Apnoe, obstruktive Apnoe),
- Hypopnoe: verminderte Atmung (verminderte Frequenz und/oder Tiefe),
- Hyperpnoe: vermehrte Atmung (vermehrte Frequenz und/oder Tiefe),
- Bradypnoe: verminderte Atemfrequenz,
- Tachypnoe: vermehrte Atemfrequenz (eines der häufigsten Zeichen von Dyspnoe),
- Orthopnoe: Atemstörung, durch aufrechte Körperhaltung gebessert,
- Hypoventilation: verminderte alveoläre Ventilation, verminderte Atemleistung,
- Hyperventilation: vermehrte alveoläre Ventilation, erhöhte Atemleistung,
- Seufzeratmung, Schnappatmung, Biot-Atmung, Cheyne-Stoke-Atmung, Kußmaul-Atmung (vorwiegend bei Schädigung des zentralen Atemantriebs).

147.1.2 Husten

Husten zählt zu den häufigsten Symptomen respiratorischer Krankheiten. Der Husten hat per se keinen Krankheitscharakter. Vielmehr stellt der Hustenreflex einen sehr wichtigen Abwehrmechanismus des Respirationstrakts dar. Seine Aufgabe besteht in der Elimination von Fremdstoffen aller Art, die unbeabsichtigt in die Atemwege gelangen, sowie in der Entfernung von zu reichlich gebildetem Atemwegssekret. Die Entfernung von Sekreten übernehmen die Zilien der Epithelzellen. Bei Störungen der Zilien (z. B. durch Infekte oder Rauchen) oder bei vermehrter Sekretbildung ist dieser Reinigungsmechanismus überfordert, und die Hustenclearance tritt in Kraft. Ist der Hustenreflex gestört, so kommt es zu Schleimretention, Obstruktion der Atemwege, Atelektasen und nachfolgender Infektion mit Destruktion von Bronchialwand und Lungenparenchym.

Obwohl der Husten auch bewusst unterdrückt oder ausgelöst werden kann, liegt ihm ein komplexes Reflexgeschehen zugrunde. Sensorische Nervenfasern (C-Fasern) aus dem Atemwegsepithel senden auf Stimulation durch Druck, Entzündung oder chemische Irritation Impulse über den N. vagus in den Hirnstamm. Zusätzlich können auch über den N. trigeminus, N. glossopharyngeus und N. phrenicus Hustensignale aus Nase, Pharynx, Perikard und Zwerchfell geleitet werden. Im Hustenzentrum des Hirnstamms wird das Signal erneut über den Vagusnerv und Spinalnerven an den Larynx, die Thoraxmuskulatur, das Zwerchfell und die Bauchwandmuskulatur weitergeleitet. Dieser Reflex führt zum typischen dreiphasigen Hustenmechanismus, wobei auf eine tiefe Inspiration der Verschluss der Glottis folgt und hernach die Glottisöffnung mit explosionsartigem Ausstoß der intrathorakalen Luft durch aktive Kontraktion der exspiratorischen Atemmuskeln. In den großen Atemwegen entsteht dadurch ein hoher Atemfluss, der zentral gelegene Fremdstoffe und Sekrete explosionsartig auswirft. Zugleich jedoch werden das Lungenparenchym und die kleinen Atemwege durch den entstehenden hohen positiven Pleuradruck komprimiert, und Sekrete werden dadurch in die größeren Atemwege gepresst, wo dann die hohen Atemflüsse zum Auswurf führen.

Dieser Hustenmechanismus kann an verschiedenen Stellen gestört sein. Zentral hustendämpfende Medikamente oder Drogen unterdrücken den Hustenreflex. Dies kann manchmal durchaus gewünscht sein, in vielen Situationen sich jedoch sehr nachteilig auswirken, wenn dadurch obstruierende und destruierende Sekrete nicht eliminiert werden. Dies ist besonders bei zystischer Fibrose oder anderen suppurativen Lungenkrankheiten von Bedeutung. Kinder mit verschiedenen Muskelkrankheiten und neurologischen Handicaps leiden häufig am Problem, Sekret effektiv abzuhusten. Durch Stimmbandlähmung, endotrachealen Tubus oder Tracheostoma ist ein vollständiger Verschluss der Glottis gestört, wodurch der notwendige intrapulmonale Druckaufbau nicht möglich ist und eine effektive Sekretelimination sehr erschwert wird. Auch eine Tracheo- oder Bronchomalazie führt zu ähnlichen Problemen. Bei Kindern mit einer angeborenen tracheoösophagealen Fistel bleibt auch nach Verschluss der Fistel eine lokale Tracheomalazie bestehen, welche zu einem typischen bitonalen Husten führt.

Während akuter, über Tage, und subakuter, über einige Wochen gehender Husten vor allem mit viralen oder bakteriellen Infekten verbunden ist, kommen für einen chronischen oder rezidivierenden Husten andere Krankheiten in Betracht. Die wichtigsten Ursachen sind nachfolgend aufgeführt:
- rezidivierende virale Infekte mit Steigerung der bronchialen Reagibilität,
- gesteigerte bronchiale Reagibilität bei und nach Pertussis, Chlamydien- oder Mykoplasmen-Infekten, Passivrauchen,
- gastroösophagealer Reflux (GÖR),
- Asthma bronchiale,
- Tuberkulose,
- zystische Fibrose,
- Bronchiektasien,
- Fremdkörper,
- Tracheo-, Bronchomalazie,
- tracheoösophageale Fistel,
- Mediastinal-, Lungentumor,
- psychogener Husten (ticartiger Husten),
- Reflexhusten bei Sinusitis („Postnasal drip") oder GÖR.

Eine genaue Anamnese ist bei der Abklärung von Husten besonders wichtig und hilfreich, da nur dadurch die Notwendigkeit und das Ausmaß für zusätzliche Untersuchungen eingestuft werden können.

Fragen bei Husten:
- Seit wann: Tage, Monate, täglich oder rezidivierend?
- Wann: Jahreszeit (Winter – Infekte, Frühjahr – Allergene), Tag, Nacht (Einschlafen – Postnasal drip, 1–3 Uhr – Asthma, beschwerdefrei – psychogen), Anstrengung, Beziehung zu Trinken und Essen?
- Wie: Trocken („aus dem Hals"), feucht (mit Auswurf, Farbe, Geruch, Blutbeimengung), locker (Schleim im Brustkorb), bellend, bitonal (tracheoösophageale Fistel)?
- Begleitsymptome: Fieber, Rhinitis, Stridor, Dyspnoe, Belastungseinschränkung, Pfeifen, Giemen?
- Impfstatus?
- Wer hustet noch? (Umgebungsanamnese)

Zu den zusätzlichen Untersuchungen zählen:
- Blutbild, C-reaktives Protein (CRP), Pertussis-, Mykoplasmenantikörper, Virusnachweis;
- Thoraxröntgen;
- Lungenfunktion;
- CT, MRI, pH-Metrie, Mendel-Mantoux-Test, Schweißtest, Bronchoskopie.

Da der Husten einen Schutzmechanismus darstellt, ist eine unkritische Dämpfung des Hustens nicht sinnvoll. Vielmehr muss die Grundkrankheit behandelt werden. Nur ein sehr quälender trockener Reizhusten sollte medikamentös durch zentral wirkende Narkotika wie Kodein unterdrückt werden. Bei Krankheiten mit vermehrter Schleimbildung ist der Husten zur Elimination nützlich und notwendig. Kombinationspräparate mit zentral dämpfender und schleimlösender Wirkung sind kontraindiziert. Bei der Verwendung von Expektoranzien und schleimlösenden Substanzen bestehen im Allgemeinen Diskrepanzen zwischen subjektiver Beurteilung durch Patienten und objektiven Parametern der Wirkung.

Kontrollierte Studien zur Erfassung von klinischen und physiologischen Parametern fehlen oder konnten keinen überzeugenden Effekt dieser Präparate zeigen. Nachteilige Wirkungen einzelner Schleimverflüssiger sind vor allem bei Säuglingen berichtet worden. Dabei kann es zu vermehrter Flüssigkeitsansammlung in den Atemwegen kommen und u. U. sogar zu verzögerter Schleimelimination durch Entkoppelung der Zilien vom Schleim. Sehr häufig ist der Husten selbstlimitierend bzw. sistiert mit der Behandlung der Grundkrankheit.

147.1.3 Stridor

Unter Stridor versteht man ein ziehend-pfeifendes, musikalisches Geräusch, welches vorwiegend im Inspirium zu hören ist. Es entsteht durch Obstruktion und Vibrationen im Larynx oder durch dynamische Kompression des extrathorakalen Anteils der Trachea durch negativen intratrachealen Druck unmittelbar unterhalb einer Obstruktion. Besonders bei Säuglingen tritt aufgrund der Weichheit der Trachea eine solche dynamische Kompression vermehrt auf. Um die Obstruktion im Inspirium zu überwinden, muss der pleurale Druck noch negativer werden (bis zu −40 cm H_2O), was zu Einziehungen des suprasternalen Gewebes, des Sternums und der Rippenknorpeln führt. Dies ist verstärkt beim Säugling durch die erhöhte Compliance des Thorax zu beobachten.

Die häufigsten Ursachen für einen Stridor sind:
- Akut:
  - Laryngitis subglottica,
  - Epiglottitis,
  - Larynxfremdkörper,
  - „vocal cord dysfunction",
  - Retropharyngealabszess;
- chronisch:
  - infantiler Larynx,
  - subglottische Stenose,
  - subglottisches Hämangiom,
  - Lymphangiom,
  - Stimmbandlähmung,
  - „vocal cord dysfunction",
  - Larynxzysten,
  - Ösophagusfremdkörper,
  - Trauma nach endotrachealer Intubation,
  - Gefäßanomalie (Aorta, Pulmonalis),
  - Tracheastenose, Tracheomalazie,
  - Mediastinaltumor.

Ein zusätzlicher exspiratorischer Stridor tritt wesentlich seltener auf und weist auf eine fixierte extrathorakale Stenose oder auf Beteiligung der intrathorakalen Trachea hin.

Verengungen in der Nase (Choanalatresie, Septumdeviation) oder im Pharynx (Adenoid- oder Tonsillarhypertrophie, Abszesse, Makroglossie, Mikrognathie, Zysten) können auch ein Stridorgeräusch erzeugen.

Beim Schnarchen kommt es zu Vibrationen der Uvula, des weichen Gaumens und der Zunge. Geringes Schnarchen muss nicht unbedingt Krankheitscharakter haben und tritt bei Kindern im Zuge von Infekten der oberen Atemwege vermehrt auf. Kommt es jedoch während des Schnarchens auch zu Apnoen, dann muss eine beträchtliche Obstruktion der oberen Atemwege in Betracht gezogen werden. Hypoxie, Hyperkapnie, pulmonale Hypertension und Cor pulmonale, Verhaltensstörungen, Kopfschmerzen und auffallende Tagesmüdigkeit können die Folge sein.

Bei der Beurteilung und Abklärung eines Stridors sind besonders zu berücksichtigen:
- Alter des Kindes,
- akut oder persistierend auftretend,
- Zeitpunkt des Erstauftretens,
- begleitende Symptome (Infektzeichen, Dyspnoe, Stimme, Gefäß oder Herzanomalien, neurologische Entwicklung, Schluckstörungen, Schädelmorphologie),
- inspiratorisch und/oder exspiratorisch,
- Lageabhängigkeit (Kopfhaltung, Bauchlage oder Rückenlage),
- Tag/Nacht-Unterschiede,
- psychisches Verhalten.

Da viele sehr unterschiedliche Ursachen für das Auftreten eines Stridors verantwortlich sein können, sind eine gründliche Anamnese und körperliche Untersuchung essenziell, um das weitere Vorgehen besser bestimmen zu können. Der Klangcharakter des Stridors weist schon häufig auf die Höhe der Läsion hin. So kommt ein „Schnüffeln" aus der Nase, ein „Karcheln" aus dem Rachen und eine zusätzliche exspiratorische Komponente aus der intrathorakalen Trachea. Durch die kindgerechte flexible Laryngotracheobronchoskopie steht dem pädiatrischen Pneumologen das wichtigste Werkzeug zur Abklärung eines Stridors zur Verfügung. Sehr häufig ist dies die einzig notwendige zusätzliche Untersuchung. Manchmal sind auch Sonografie und bildgebende Verfahren sinnvoll und hilfreich, um die dem Symptom Stridor zugrunde liegende Krankheit diagnostizieren zu können.

Unabhängig von der Ursache bessert sich ein Stridor meist in Bauchlage. Dies ist besonders deutlich bei Kindern mit Pierre-Robin-Sequenz oder mit infantilem Larynx. Wie bei den anderen Symptomen respiratorischer Krankheiten richtet sich die weitere Therapie nach der Grundkrankheit.

147.1.4 Pfeifen und Giemen (Wheezing)

Pfeifen und Giemen umschreiben ein kontinuierliches, hochfrequentes, musikalisches Atemgeräusch, welches vor allem im Exspirium gehört werden kann. Im Englischen wird dieses Geräusch mit „Wheezing" umschrieben. Aus epidemiologischen Studien ist bekannt, dass Eltern von Kindern mit Asthma bronchiale das hörbare Asthmageräusch in verschiedenen deutschsprachigen Ländern recht unterschiedlich beschreiben. In den neuen deutschen Bundesländern etwa wird dafür das Wort „Fiepen" verwendet, während in den alten Bundesländern dasselbe Geräusch mit „Pfeifen und Keuchen" bezeichnet wird. In Österreich wird hingegen die Bezeichnung „Ziehen und Pfeifen" benutzt. Diese Unterschiede erschweren Vergleiche von Prävalenzen von Asthmasymptomen zwischen den einzelnen Ländern.

Pfeifen und Giemen ist ein sehr häufig auftretendes Symptom bei Kindern und entsteht durch Oszillationen in verengten mittleren und kleinen Atemwegen, manchmal auch durch lokale Verengung eines Hauptbronchus oder der distalen Trachea. Der Klangcharakter dieses Geräusches kann Hinweis auf die Lokalisation geben. Während das typische Wheezing als polyphonisches Geräusch mit vielen unterschiedlichen Tönen aus der Peripherie stammt, imponiert eine Verengung eines zentraleren Abschnittes (Hauptbronchus) monophonisch oder bei noch zentralerer Lokalisation (Trachea) als exspiratorischer Stridor. So bewirkt z. B. eine Erdnussaspiration bei einem Kleinkind meist ein monophonisches Geräusch, da die Nuss üblicherweise im Hauptbronchus steckt. Dies ist vor allem wichtig zur Abgrenzung gegenüber einer obstruktiven Bronchitis oder einem Asthmaanfall.

Da der Atemfluss in den kleinen und kleinsten Atemwegen zu gering und der Gesamtquerschnitt im Verhältnis zu den zentralen Atemwegen groß ist, ist anzunehmen, dass das hörbare Wheezing bei Verengung der kleinen Atemwege durch dynamische Kompression der großen Atemwege entsteht. Ursache dafür sind erhöhte pleurale und intrapulmonale Drücke proximal („downstream") der peripheren Obstruktion, welche von außen auf die Atemwege wirken. Auch das gelegentlich hörbare inspiratorische Wheezing kommt aus den zentralen Atemwegen und entsteht durch obstruierendes Sekret.

Mehrere Ursachen führen zum Auftreten von pfeifenden und giemenden Atemgeräuschen:
- Akut:
  - obstruktive Bronchitis/Bronchiolitis,
  - Asthmaanfall,
  - Fremdkörper in Trachea, Bronchus, Ösophagus;
- rekurrierend oder persistierend:
  - rekurrierende obstruktive Bronchitis,
  - Asthma bronchiale,
  - gastroösophagealer Reflux, Aspirationen,
  - zystische Fibrose,
  - Fremdkörper in Trachea, Bronchus, Ösophagus,
  - Tracheomalazie, Bronchomalazie, Trachealstenose, Bronchusstenose,
  - Kompression der distalen Trachea oder der Hauptbronchien (Tumor, Gefäßanomalien, Lymphknoten),
  - α_1-Antitrypsin-Mangel.

Für die Differenzialdiagnose muss untersucht werden, ob die Atemwegsobstruktion reversibel ist. Nach Inhalation eines β2-Mimetikums kommt es bei einer reversiblen Obstruktion (Asthma, obstruktive Bronchitis) zu einer deutlichen Abnahme des Wheezing, während sich das Geräusch bei einer Fremdkörperaspiration oder einer anderen mechanischen Verengung kaum verändert. Bei Säuglingen und Kleinkindern wird die Reversibilität mittels Auskultation festgestellt, bei größeren Kindern durch eine Untersuchung der Lungenfunktion. Bei Persistenz der Probleme oder Nichtansprechen auf eine Therapie muss eine Bronchoskopie zur weiteren Abklärung durchgeführt werden.

147.1.5 Zyanose

Bei der Zyanose kommt es zu einer Blauverfärbung der Haut und/oder der Schleimhäute. Diese entsteht, wenn mehr als 5 g Hämoglobin/100 ml kapillärem Blut nicht mit O_2 gesättigt sind. Aus diesem Grund ist verständlich, dass eine Zyanose bei polyzythämischen Kindern schneller, bei anämischen Kindern erst später sichtbar wird. Bei der peripheren Zyanose ist die Blaufärbung auf die Haut der Extremitäten begrenzt, während eine zentrale Zyanose auch die Zunge und die Schleimhäute betrifft.

Folgende 5 Mechanismen können zu einer Zyanose führen:
- alveoläre Hypoventilation,
- Störung der alveolokapillären Diffusion,
- Rechts-links-Shunt,
- Ventilations-Perfusions-Störung,
- inadäquater O_2-Transport durch Hämoglobin (Methämoglobinämie).

Eine Zyanose kann somit ein Symptom einer respiratorischen, kardiologischen oder hämatologischen Krankheit sein, welche alle bei der Abklärung berücksichtigt werden müssen.

147.1.6 Hämoptoe

Eine Hämoptoe tritt bei Kindern relativ selten auf. Verstanden wird darunter das Aushusten von Blut oder bluthaltigem Sputum. Letzteres ist fast nie gefährlich oder lebensbedrohlich und weist auf eine Infektion der Atemwege hin. Bei massivem oder reinem Blutabhusten ist eine schnelle Abklärung der Ursache unbedingt notwendig. Früher war die häufigste Ursache eine Lungentuberkulose. Heute tritt dies bei Kindern im deutschsprachigen Raum in den Hintergrund, und andere Ursachen sind zu berücksichtigen:

- Bronchiektasien, chronisch purulente Bronchitis (zystische Fibrose, Immunstörungen),
- Fremdkörper,
- Thoraxtrauma,
- rheumatische und Autoimmunkrankheiten (systemischer Lupus erythematodes, Wegener-Granulomatose, Dermatomyositis, Goodpasture-Syndrom),
- arteriovenöse Fehlbildungen, Telangiektasien,
- Lungenembolie,
- Lungensequester, Zysten,
- Lungenhämosiderose,
- Tumoren.

Bei der Abklärung der Ursachen sollte zuerst eine Blutung aus dem Nasen- und Rachenraum und ein Bluterbrechen ausgeschlossen werden. Als weitere Untersuchungen sind Thoraxröntgen, Bronchoskopie und evtl. auch eine Angiografie oder MRT-Angiografie notwendig.

147.1.7 Thoraxschmerz

Der Thoraxschmerz kommt häufig bei älteren Kindern, jedoch selten bei jüngeren vor. Generell jedoch tritt er seltener auf als Kopf- oder Bauchschmerz. Primär muss eine organische Ursache ausgeschlossen werden. Manchmal findet sich eine solche Ursache nicht, und ein psychovegetatives oder funktionelles Geschehen wird vermutet. Dies trifft vor allem bei Adoleszenten zu. Sehr häufig sind die Beschwerden benigne und selbstlimitierend.

Typischer Ausgangspunkt für den Thoraxschmerz sind muskuläre oder skelettäre Probleme, manchmal jedoch auch Krankheiten der Lunge, der Pleura und des Zwerchfells sowie des Herzens, der Gefäße oder des Ösophagus. Auch abdominale Krankheiten können als Thoraxschmerzen imponieren. Mögliche Ursachen sind:

- Krankheiten der Thorax- oder Abdomenmuskulatur, Myalgia epidemica (Pleurodynie);
- Kostochondritis, Tietze-Syndrom, Krankheiten der Wirbelsäule;
- Thoraxtrauma;
- Herpes zoster;
- Mastitis, Gynäkomastie;
- Pneumothorax, Pleuritis, zystische Fibrose, Bronchitis, Fremdkörper, Obstruktion;
- Pulmonalembolie;
- Mediastinalemphysem, Mediastinitis;
- chemische Pneumonitis;
- Sichelzellanämie;
- gastroösophagealer Reflux, Ösophagusfremdkörper, Hiatushernie, Verätzung, Dysphagia lusoria;
- Perikarditis, Myokarditis, Mitralklappenprolaps, idiopathische hypertrophe Subaortenstenose, falscher Abgang der linken Koronararterie aus der Pulmonalarterie, Koronaraneurysma, Arteritis;
- Pankreatitis, Cholezystitis;
- psychovegetativ: Angst, Herzstechen.

Eine gründliche Anamnese lässt schon viele Ursachen ausschließen und hilft gezielt, nur die notwendigen Abklärungsschritte zu setzen. Folgende Fragen sollten gestellt werden:

- Intermittierender oder permanenter Schmerz;
- spitz, lokalisiert (somatischer Thoraxwandschmerz) oder diffus, dumpf, ausstrahlend (viszeral);
- atemabhängig, Husten, Dyspnoe, Fieber;
- Beziehung zu Körperhaltung, Bewegung oder Anstrengung;
- abhängig vom Schlucken, retrosternales Brennen;
- Schmerzverhalten im Schlaf.

Häufig ist zur Abklärung und zur Therapie des Thoraxschmerzes eine Zusammenarbeit von pädiatrischem Pneumologen, Kardiologen, Orthopäden und Psychosomatiker notwendig.

147.2 Anamnese

Trotz der neuen Untersuchungsmethoden mittels moderner Apparate und Labormethoden hat die Anamnese und die klinische Untersuchung nichts von ihrer Wichtigkeit eingebüßt. Meist erspart sie unnötige Abklärungen und Kosten. Beim Kind unter dem 7. Lebensjahr handelt es sich fast immer um eine Fremdanamnese, d.h. die Auskunftspersonen sind die Eltern oder andere Bezugspersonen. In den späteren Lebensabschnitten sollte man die Befragung des Kindes miteinbeziehen. Die zuverlässigste Auskunft über das kranke Kind erhält man meist von der Mutter.

147.2.1 Familienanamnese

Bei vielen Atemwegskrankheiten spielt die Vererbung eine wichtige Rolle. Bei Verdacht auf Asthma bronchiale sollte man nach atopischen Krankheiten in der Familie, also nach Ekzem, Neurodermitis, Heuschnupfen oder Asthma bronchiale fragen. Ferner bei autosomal-rezessiv vererbten Krankheiten wie der zystischen Fibrose, der ziliären Dyskinesie oder bei autosomal-dominanten Leiden wie familiären Lungenfibrosen oder α_1-Antitrypsin-Mangel nach Betroffenen in der näheren oder weiteren Familie.

147.2.2 Persönliche Anamnese

- Pränatale Störungen:
  - Mütterliche Infekte?
  - Stoffwechselstörungen?
  - Nikotin, Drogen oder Medikamente (und -abusus)?
- Neugeborenenperiode:
  - Geburtsgewicht, Länge?
  - APGAR-Score?
  - Wiederbelebungsmaßnahmen?
  - Sauerstoff, Beatmung, Atemnot, Zyanose?
  - Asphyxie, Apnoe?
  - Ernährungsschwierigkeiten?
  - Adaptationsstörungen?
  - Infekte?
- Säuglings-/Kinderzeit:
  - Somatische Entwicklung?
  - Kontakt mit Infektionskrankheiten sowie Immunisierung?

- Ernährungsprobleme?
- Bedeutsame respiratorische Krankheiten?
- Andere Organsysteme:
  - Appetit?
  - Körperliche Aktivität und Belastbarkeit?
  - Schlafstörungen?
  - Hautausschläge?
  - Magen-Darm-Symptome?
  - Neuromuskuläre Störungen?
  - Kardiovaskuläre Symptome?

Das Hauptaugenmerk der Anamnese richtet sich natürlich auf die Atemwege. Dabei beginnt man mit den hauptsächlichen Symptomen und Beschwerden oder dem Grund des Arztbesuches.

Ausmaß und Dauer der hauptsächlichen Atemwegssymptome sollten genau beschrieben werden. Wichtig sind ferner das zeitliche Auftreten (Tag-Nacht), die Auslöser und die Art des Auftretens (plötzlich oder langsam zunehmend). Das Lebensalter beim Beginn der Symptomatik gibt ebenfalls Hinweise auf die Art der Krankheit. Beginnen die Symptome bereits früh nach der Geburt, weist dies auf eine angeborene Missbildung oder auf eine vererbte Krankheit hin. Bei Infekten ist die Frage nach der Ansteckungsquelle wichtig (Familie, Schule, Kindergarten…).

Auch die Dauer der klinischen Beschwerden ist zur Definition von Bedeutung. Unter 3 Wochen redet man von einer akuten Krankheit. Treten diese akuten Phasen mehrmals im Jahr mit symptomfreien Intervallen auf, nennt man die Krankheit rezidivierend. Bei einer Dauer von über 3 Monaten spricht man von einer chronischen Krankheit.

147.2.3 Umweltanamnese

Bei der Umweltanamnese geht die Frage nicht nur nach Infekten, sondern auch nach dem Kontakt mit schädlichen inhalierten Stoffen wie organische Substanzen (u. a. Industrie und Verkehr), Passivrauchexposition und Holzöfen oder Gas. Ferner sind felltragende Haustiere, Pflanzen im und um das Haus wichtig. Bei der Frage nach den Wohnverhältnissen spielen Luftfeuchtigkeit, Staubgehalt im Schlafzimmer eine Rolle. Diese Fragen sind vor allem bei den exogen allergischen Alveolitiden und beim Asthma bronchiale wichtig.

147.3 Klinische Untersuchung des Thorax und der Lunge

Die klinische Untersuchung der Atemorgane wird in die Inspektion, die Palpation, die Perkussion und die Auskultation eingeteilt.

147.3.1 Inspektion

Thoraxform Leichte Thoraxdeformitäten sind häufig und haben keine Auswirkungen auf die Lungenfunktion. Die Trichterbrust ist charakterisiert durch eine Eindellung des unteren Teils des Sternums. Unter einer Hühnerbrust (häufig bei Trisomie 21) versteht man ein kielförmiges Hervortreten des Brustbeins bei nach vorn gelagerten Rippenansätzen. Deformationen einer Thoraxhälfte sind durch angeborene Lungenhypoplasie (-aplasie), durch eine Pleuraschwarte oder durch Pneumektomie bedingt.

Eine schwere Kyphoskoliose verursacht im Gegensatz zu den erwähnten meist leichten Thoraxdeformitäten, die nur ein kosmetisches Problem sind, eine restriktive Ventilationsstörung, die mit der Zeit zu einer respiratorischen Insuffizienz führen kann.

Ist der sagittale Durchmesser des Thorax verlängert und die Thoraxform rund und nicht mehr oval, so reden wir von einem Fassthorax. Dieser kommt durch eine Lungenüberblähung oder ein Emphysem zustande. Der Thorax steht dabei in einer fast fixierten Einatmungsstellung, das Brustbein steht höher, und die Rippen verlaufen horizontal. Einen Fassthorax findet man am häufigsten bei Patienten mit zystischer Fibrose im fortgeschrittenen Stadium oder bei einem schweren chronischen Asthmatiker.

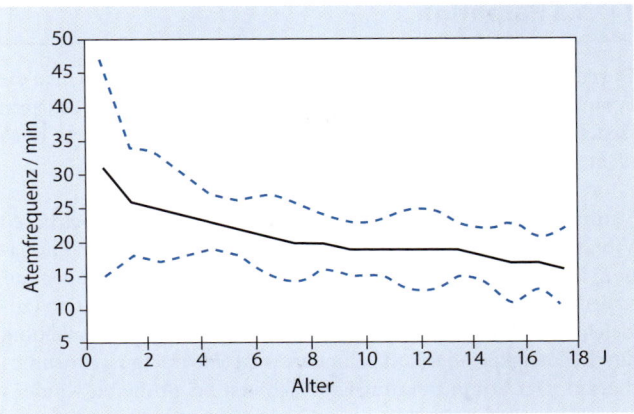

Abb. 147.1 Mittelwerte *(durchgehende Linie)* ±2 SD *(gestrichelte Linien)* der normalen Ruheatemfrequenz. Keine Geschlechtsunterschiede. Die Atemfrequenz geht mit zunehmendem Alter zurück und zeigt in den ersten 2 Lebensjahren die größte Variabilität. (Adaptiert nach Iliff u. Lee 1952)

Atemtyp Der Säugling ist ein reiner Abdominalatmer, d. h. er atmet fast nur mit dem Zwerchfell. Beim älteren Kind wird die Inspiration im Liegen zu zwei Dritteln durch das Zwerchfell und zu einem Drittel durch die Interkostalmuskeln bewerkstelligt, im Stehen ist es gerade umgekehrt. Die Exspiration ist ein rein passiver Vorgang.

Atemfrequenz Sehr wichtig ist das Messen der Atemfrequenz in Ruhe, am besten im Schlaf. Dabei sollten auch das Atemmuster und die respiratorische Anstrengung mit in die Beurteilung einbezogen werden. Die Atemfrequenz ist altersabhängig (◘ Abb. 147.1) und sollte während einer Minute ausgezählt werden. Die Langzeitregistrierung der Atemfrequenz gibt wichtige Informationen über den Verlauf chronischer Lungenkrankheiten. Das Frühzeichen einer respiratorischen Insuffizienz ist die Tachypnoe.

Atemzyklus Das normale zeitliche Verhältnis von Inspiration und Exspiration beträgt 1:1,5. Bei bronchialer Obstruktion (Asthma, zystische Fibrose, obstruktive Bronchitis, Bronchiolitis) ist die Exspiration verlängert.

Symmetrie Eine einseitige Einschränkung der Thoraxbewegungen sieht man u. a. bei reflektorischer Schmerzhemmung (Rippenfrakturen, Pleuritis, Pneumothorax), Pleuraschwarten oder bei Retraktionen (nach Lungenresektion).

Synchronie Eine nichtsynchrone Bewegung von Thorax und Abdomen wird als „paradoxe Atmung" bezeichnet. Sie tritt auf bei Zwerchfellparesen, nach Ermüdung der Zwerchfellmuskulatur oder nach Rippenserienfrakturen.

147.3.2 Palpation

Durch Auflegen der Hände auf beide Brustkorbhälften kann man die Symmetrie der Atembewegungen prüfen. Ein subkutanes Knistern lässt ein Hautemphysem vermuten, das man von außen evtl. noch nicht sieht. Oft lässt sich auch ein Pleurareiben palpieren.

Stimmfremitus („99") Man versteht darunter die palpierbaren Vibrationen der Thoraxwand bei niederfrequenter tiefer Phonation. Das lufthaltige Lungenparenchym leitet diese Vibrationen nur schlecht weiter. Der Stimmfremitus ist verstärkt bei Infiltration (zugleich Bronchialatmen) und abgeschwächt, wenn die Schallleitung durch Flüssigkeit oder Luft behindert wird (Pleuraerguss, Pneumothorax). Der Stimmfremitus lässt sich erst bei größeren Kindern zuverlässig prüfen. Bei kleineren Kindern kann man die einfacher durchführbare Bronchophonie (hochfrequentes Sprechen: „66") zu Hilfe nehmen, um evtl. ein größeres Lungeninfiltrat zu diagnostizieren.

Pulsus paradoxus Ein Pulsus paradoxus entsteht neben einem Perikarderguss auch bei einem schweren Asthmaanfall oder einer massiven Atemwegsobstruktion. Klinisch stellt man den Pulsus paradoxus durch Palpation des A.-radialis-Pulses fest. Dieser verschwindet oder wird schwächer in der Inspiration. Objektiv wird er gemessen mit der Zunahme der Differenz des systolischen Blutdrucks zwischen Inspiration und Exspiration (physiologisch unter 20 mmHg).

147.3.3 Perkussion

Die Perkussion dient einerseits der Abgrenzung der Lunge gegenüber Nachbarorganen (Festlegung der unteren Lungengrenzen = abgrenzende Perkussion in In- und Exspiration), andererseits zum Vergleich des Luftgehalts verschiedener Lungenabschnitte (vergleichende Perkussion).

Bei der vergleichenden Perkussion untersucht man zwei einander entsprechende Stellen der beiden Thoraxhälften. Man unterscheidet dabei einen sonoren, einen hypersonoren und gedämpften Klopfschall.

Eine Dämpfung entsteht, wenn sich kein lufthaltiges Gewebe mehr unter der Thoraxwand befindet (Pleuraerguss, Pleuraschwarte), ein hypersonorer Klopfschall bei Pneumothorax oder Lungenüberblähung.

Bei Säuglingen und Kleinkindern ist die Perkussion technisch außerordentlich schwierig durchzuführen und hat deshalb nicht die gleiche Bedeutung wie beim älteren Kind.

147.3.4 Auskultation

Die Auskultation ist immer noch der wichtigste Teil der physikalischen Untersuchung.

Technik Der Säugling unter 3 Monaten wird auf Bauch und Rücken liegend auskultiert. Der ältere Säugling und Kinder sollten wenn möglich sitzend oder stehend untersucht werden und durch den offenen Mund atmen. Alle Lungenabschnitte (vorne und hinten) werden während einer Atemphase auskultiert. Nicht vergessen sollte man die Auskultation der Axilla, um nicht zentrale Pneumonien zu verpassen und um die Luftförderung beim schwer dyspnoischen Kind zu beurteilen.

Die beim Atmen auftretenden Geräuschphänomene werden in Atemgeräusche und Nebengeräusche eingeteilt. Beurteilt werden ihre Qualität, die Lokalisation, die Intensität und das zeitliche Auftreten.

Atemgeräusche

Das normale Atemgeräusch entsteht durch turbulenten Luftfluss in den zentralen Atemwegen (Trachea, große Bronchien). Direkt über der Trachea ist es als lautes fauchendes Geräusch hörbar. Dieses besteht aus einem gut abgegrenzten In- und Exspirium und wird als Bronchialatmen (zentrales Atemgeräusch) bezeichnet.

In die Lungenperipherie fortgeleitet ist es nur noch als leises, hauchendes Geräusch auskultierbar, weil die lufthaltige Lunge die hohen Frequenzen wegfiltert. Dieses normale (periphere) Atemgeräusch ist durch ein lautes gut abgrenzbares Inspirium, aber ein schlecht abgrenzbares Exspirium gekennzeichnet. Es wird fälschlicherweise als Vesikuläratmen bezeichnet.

- Bronchialatmen: zentrales Atemgeräusch 200–2000 Hz,
- normales Atemgeräusch: peripheres Atemgeräusch 200–600 Hz.

Ist die Lunge infiltriert (Pneumonie!), fällt die Filterwirkung der lufthaltigen Alveolen weg. So auskultiert man über der Lungenperipherie das zentral entstandene Atemgeräusch als Bronchialatmen. Auch bei einem durch Erguss komprimierten weniger lufthaltigen Lungenabschnitt tritt das gleiche Phänomen auf (Kompressionsatmen).

Das Atemgeräusch ist abgeschwächt bei vermehrtem Luftgehalt der Lunge (Asthma), Luft oder Flüssigkeit zwischen Lunge und Thoraxwand (Pneumothorax, Pleuraerguss, Bulla) sowie verminderter Ventilation (Atelektase).

Nebengeräusche – pulmonal.

(Begriffe „trocken" – „feucht" verlassen.)

Kontinuierliche Nebengeräusche Mehr als 250 ms dauernde mono- oder polyphone musikalische Geräusche, die im In- und Exspirium auftreten können.

Giemen-Pfeifen/Brummen Kontinuierliche Nebengeräusche (früher „trockene Rasselgeräusche" genannt) entstehen bei partieller Obstruktion des Bronchiallumens, bei der sich die Wände fast berühren. Beim Durchtritt von Luft erzeugt die Oszillation der Bronchialwand Töne. Die Frequenz (Tonhöhe) wird durch das Ausmaß der Obstruktion, den Fluss sowie die Maße und Elastizität der vibrierenden Strukturen bestimmt.

Ursachen:
- Sekret (Asthma, Bronchitis),
- Spasmus der Bronchialmuskulatur (Asthma),
- Schleimhautschwellung (Bronchitis, Asthma),
- Schleimhautödem (Herzinsuffizienz),
- dynamische Kompression oder Kollaps der Bronchialwand in der Exspiration („Bronchomalazie").

Weil die Bronchien während der Exspiration enger sind, treten die Nebengeräusche vor allem in dieser Atemphase auf. Bei stärkerer Einengung sind sie auch inspiratorisch hörbar. Die Lautstärke der Nebengeräusche ist kein Maß für den Grad der Obstruktion. Bei einer schweren bronchialen Obstruktion (Status asthmaticus) kann der Luftfluss so gering sein, dass keine Geräusche mehr entstehen und hörbar sind.

Diskontinuierliche Nebengeräusche Kurz dauernde (unter 20 ms), gut abgegrenzte, nichtmusikalische Geräuschphänomene. Aufgrund der Frequenz bzw. dem Entstehungsort (große – kleine Atemwege) unterscheidet man grob- und feinblasige Rasselgeräusche. Je nach Auftreten in den Atemphasen sind sie früh-, mittel-, spätinspiratorisch oder exspiratorisch. Wenn die Lunge infiltriert ist, sind sie klingend (ohrnah) sonst nichtklingend (ohrfern).

Rasselgeräusche entstehen beim Eröffnen kollabierter Alveolen und Bronchiolen, z. B. bei Linksherzinsuffizienz, Pneumonien, interstitiellen Lungenkrankheiten. Wegen der Instabilität von Bronchiolen und Alveolen kommt es bei der Exspiration zum Kollaps und bei der Inspiration (vor allem endinspiratorisch) zur Wiedereröffnung. Da die basalen Lungenabschnitte größeren Volumenschwankungen unterworfen sind als die apikalen, hört man sie zuerst basal.

Die für die interstitiellen Lungenkrankheiten (Lungenfibrose) charakteristischen endinspiratorischen, feinblasigen, ohrnahen, hochfrequenten Rasselgeräusche (ähnlich wie beim Öffnen eines Klettverschlusses) nennt man auch Fibroseknistern.

Tieffrequente, „grobblasige" Rasselgeräusche entstehen wahrscheinlich durch Passage von Luftblasen durch intermittierend verschlossene Bronchien und Sekret (produktive Bronchitis, Bronchiektasen). Diese Rasselgeräusche sind in- und exspiratorisch hörbar. Rasselgeräusche, die durch Entfaltung von Bronchiolen und Alveolen entstehen, treten nur während der Inspiration auf.

Nebengeräusche – pleural

Wenn viszerale und parietale Pleura durch einen Krankheitsprozess verändert sind (z. B. Pleuritis), kommt es zu einem Reibegeräusch. Dieses ist am besten endinspiratorisch, aber auch während der ganzen Atmung hörbar.

Literatur

Gaude GS (2010) Hemoptysis in children. Indian Pediatr 47:245–254

Hilman B (1993) Clinical assessment of pulmonary disease in infants and children. In: Hilman B (Hrsg) Pediatric reespiratory disease, diagnosis and treatment. WB Saunders, Philadelphia, S 57–67

Iliff A, Lee VA (1952) Pulse rate, respiratory rate, and body temperature of children between two months and eighteen years of age. Child Dev 23:237–245

Pasterkamp H et al (2006) The history and physical examination. In: Chernick V (Hrsg) Kendig's disorders of the respiratory tract in children, 7. Aufl. Saunders, Elsevier, Philadelphia, S 75–93

Riedler J (2011) Respiratorische Notfälle im Kindesalter. Monatsschr Kinderheilkd 159:938–947

Riedler J (2012) Dyspnoe und Tachypnoe. In: Eber E, Frey U, Gappa M, von Mutius E (Hrsg) Pädiatrische Pneumologie. Springer, Berlin Heidelberg New York

Thomas P (2005) I can't breathe. Assessment and emergency management of acute dyspnoea. Aust Fam Physician 34(7):523–529

Thull-Freedmann J (2010) Evaluation of chest pain. Med Clin North Am 94:327–347

148 Diagnostische Methoden

E. Eber, M. S. Zach

In der pädiatrischen Pneumologie wird ein Spektrum spezifischer diagnostischer Methoden eingesetzt, welche zum Teil aus der Erwachsenenmedizin übernommen und an die besondere Situation bei Kindern adaptiert wurden.

148.1 Lungenfunktionsdiagnostik

148.1.1 Grundsätzliches

Die pädiatrische Lungenfunktionsdiagnostik umfasst eine Reihe von Messmethoden, mit welchen ventilatorische Leistungen sowie diverse andere Teilfunktionen des kindlichen Respirationstrakts untersucht werden können. Ein universeller Test existiert nicht; erst die Kombination mehrerer Methoden erlaubt eine umfassende Beurteilung des Funktionszustands des Respirationstrakts.

Die gängigsten Methoden erfordern eine aktive Mitarbeit des Probanden oder Patienten und sind deshalb in der Routine erst ab dem späteren Kleinkindesalter bzw. Schulalter einsetzbar. Die Ruhespirometrie ermöglicht eine Messung der ein- bzw. ausgeatmeten Volumina. Gasdilutionsmethoden und Ganzkörperplethysmografie ergänzen diese Messung um das nicht ausatembare Residualvolumen und machen so die Erfassung der statischen Lungenvolumina komplett. Die mittels Spirometrie mögliche Darstellung der forcierten Exspiration in der Volumen-Zeit-Kurve, ergänzt durch die Registrierung desselben Atemmanövers als Fluss-Volumen-Kurve, ist die gängigste Methode zur raschen Erfassung und Quantifizierung obstruktiver Lungenfunktionsstörungen. Dies kann durch die ganzkörperplethysmografische Messung des Atemwegswiderstands ergänzt werden. Der reversible Anteil einer Luftwegsobstruktion ist mit Hilfe des Bronchospasmolysetests erfassbar. Die Bronchusprovokation geht in die Gegenrichtung; sie erlaubt mit Einsatz eines bronchokonstriktorischen Reizes die Messung der bronchialen Reagibilität. Die isolierte Peak-Flow-Messung mittels relativ einfacher Peak-Flow-Meter erlaubt Verlaufsmessungen zu Hause und dient damit als Ergänzung der Diagnostik im Lungenfunktionslabor.

Darüber hinaus wurden Methoden entwickelt, die eine Lungenfunktionsdiagnostik auch beim Säugling und jungen Kleinkind ermöglichen. Die sog. Säuglingslungenfunktionsdiagnostik umfasst ein Spektrum von Methoden, die allesamt mitarbeitsunabhängig am schlafenden bzw. sedierten Säugling oder jungen Kleinkind zum Einsatz kommen (u. a. Verschlusstechniken, Multiple-breath-washout(MBW)-Technik, Ganzkörperplethysmografie und – in Nachahmung spirometrischer Manöver – die sog. Kompressionstechniken „tidal volume rapid thoracoabdominal compression (RTC)" und „raised volume RTC"). Da die Säuglingslungenfunktionsdiagnostik technisch, zeitlich und personell sehr aufwendig ist, wird sie überwiegend in spezialisierten Zentren und im Rahmen wissenschaftlicher Untersuchungen eingesetzt.

Ebenfalls eine besondere Herausforderung stellt die Lungenfunktionsdiagnostik im Kleinkindesalter dar, in dem einerseits nicht mehr die passive Toleranz wie im Säuglingsalter, andererseits noch nicht die aktive Mitarbeit wie im Schulkindalter vorherrscht. Oszillationstechniken („forced oscillation technique" und Impulsoszillometrie), die sog. Unterbrechertechnik („rapid interrupter technique") und Gasauswaschmethoden ermöglichen einen Vorstoß in diese traditionelle „Kleinkinderlücke". Diese Methoden kommen ebenfalls überwiegend in spezialisierten Zentren und in klinischen Studien zum Einsatz.

Letztlich ergibt sich mit der arteriellen Blutgasanalyse eine in jedem Alter verfügbare Möglichkeit zur globalen Beurteilung der Gasaustauschkapazität des Respirationstrakts.

Aktive Mitarbeit von Kindern in Form standardisierter Atemmanöver, aber auch der ruhige Schlaf eines (sedierten) Säuglings sind nur erreichbar, wenn Ambiente und Personal auf die pädiatrische Lungenfunktionsdiagnostik zugeschnitten sind. Die Tätigkeit in einem pädiatrischen Lungenfunktionslabor erfordert ein hohes Maß an Einfühlungsvermögen und Erfahrung im Umgang mit Kindern. Neben der Motivation durch den Untersucher kann der Einsatz von Animationsprogrammen zum Erfolg beitragen.

Die Messung der Lungenfunktion von Kindern ist eine diagnostische Umsetzung der Atemphysiologie. Damit sind detaillierte Kenntnisse der Atemphysiologie sowie der unterschiedlichen Messprinzipien und Qualitätskriterien Grundlagen für die Arbeit in einem Lungenfunktionslabor. Die Auswahl der diagnostischen Techniken richtet sich nach der Art der zu erwartenden Funktionsstörung und der klinischen Fragestellung. Im Kindesalter überwiegen die obstruktiven Lungenfunktionsstörungen, i. e. die physiologischen Auswirkungen von luftwegsverengenden Krankheitsprozessen, bei Weitem. Restriktive Funktionsstörungen als Folge von Krankheitsprozessen, welche den gesamten Luftgehalt der Lungen vermindern, sind im Kindesalter selten. Noch seltener ist ein relevanter Elastizitätsverlust der Lungen.

Im Weiteren wird eine Übersicht über die gängigsten Methoden vermittelt. In der Praxis oder in kleineren Kinderabteilungen realisierbare Methoden wie Spirometrie und Fluss-Volumen-Kurve werden ausführlicher dargestellt; bezüglich komplexerer Methoden erfolgt eine nur kurze Beschreibung bzw. wird der geschätzte Leser auf weiterführende Literatur verwiesen.

148.1.2 Statische Lungenvolumina

Registrierung Mit einem Spirometer lassen sich jene Gasmenge, die nach maximaler Inspiration ausgeatmet (i. e. exspiratorische Vitalkapazität) bzw. nach maximaler Exspiration eingeatmet (i. e. inspiratorische Vitalkapazität) wird, sowie ihre Anteile (Atemzugvolumen, inspiratorisches und exspiratorisches Reservevolumen) erfassen. Die nicht ausatembare Gasmenge, welche nach einem exspiratorischen Vitalkapazitätsmanöver in der Lunge verbleibt (Residualvolumen) kann nur mit ergänzend eingesetzten Gasdilutionsmethoden (Messung der funktionellen Residualkapazität und Subtraktion des exspiratorischen Reservevolumens) bzw. mit Hilfe der Ganzkörperplethysmografie (Messung des thorakalen Gasvolumens bei funktioneller Residualkapazität und Subtraktion des exspiratorischen Reservevolumens) quantifiziert werden.

Messgrößen Die Darstellung der statischen Lungenvolumina erfolgt im Volumen-Zeit-Diagramm (◘ Abb. 148.1). Die kleinsten definierten Teileinheiten werden dabei als Volumina, die Summe von Volumina als Kapazitäten bezeichnet (Terminologie ◘ Abb. 148.1).

148.1 · Lungenfunktionsdiagnostik

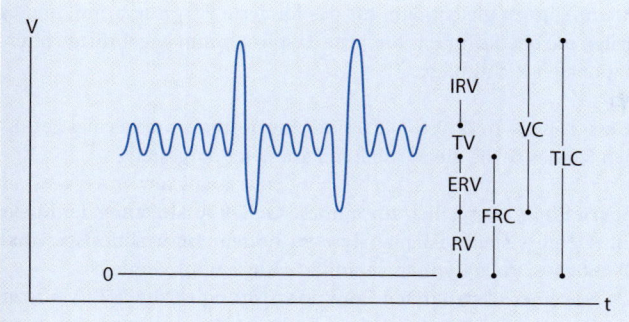

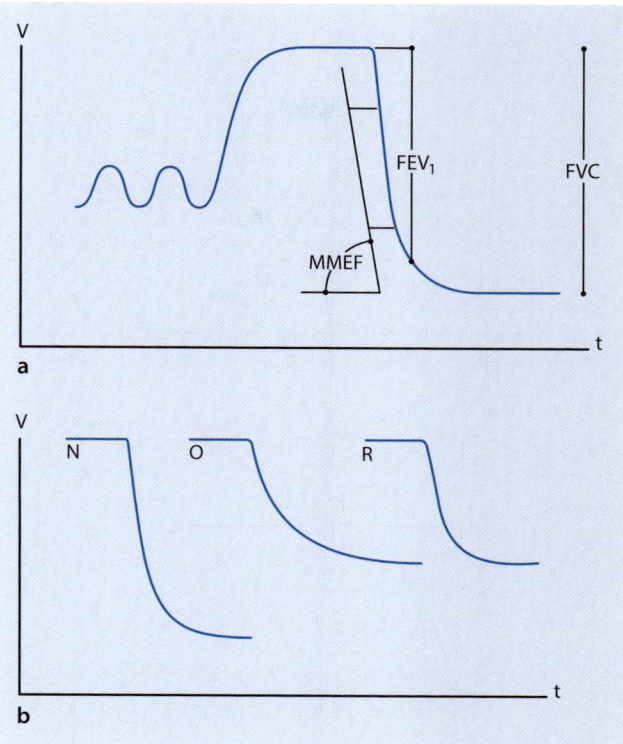

Abb. 148.1 Statische Lungenvolumina. Der Proband (gesunder 13-jähriger Junge) unterbricht seine Ruheatmung für ein exspiratorisches und ein inspiratorisches Vitalkapazitätsmanöver. Darstellung im Volumen-Zeit-Diagramm. *V* Volumen, *t* Zeit, *0* Volumennullpunkt der Lunge, *TLC* Totalkapazität („total lung capacity"), *VC* Vitalkapazität, *FRC* funktionelle Residualkapazität, *RV* Residualvolumen, *ERV* exspiratorisches Reservevolumen, *TV* Atemzugsvolumen („tidal volume"), *IRV* inspiratorisches Reservevolumen. (Aus Zach 2004)

Beurteilung Die statischen Lungenvolumina sind bei typischen Lungenfunktionsstörungen charakteristisch verändert. Aus der Abnormität eines einzelnen Parameters sollte allerdings keine Diagnose abgeleitet werden; vielmehr sind mehrere Messwerte in ihrem Gesamtbild zu beurteilen. Eine weitere Verbesserung der Beurteilung ergibt sich bei kombinierter Betrachtung der statischen und der dynamischen Volumina sowie der forcierten exspiratorischen Flussraten (▶ Abschn. 148.1.3 und ▶ Abschn. 148.1.4).

Bei Vorliegen einer obstruktiven Funktionsstörung bewirken die verengten intrathorakalen Luftwege in der Exspiration einen verfrühten Luftwegsverschluss. Damit vergrößert sich das Residualvolumen (RV) und die Vitalkapazität (VC) ist entsprechend verringert. Die Ruheatmung ist in ein höheres Lungenvolumen verlagert, um einen Luftwegsverschluss möglichst zu verhindern; dies drückt sich in einer Erhöhung der funktionellen Residualkapazität (FRC) aus. Bei chronisch obstruktiven Lungenkrankheiten verändert sich die Thoraxkonfiguration in Richtung Überblähung; damit vergrößert sich auch die Totalkapazität (TLC).

Bei Vorliegen einer restriktiven Funktionsstörung sind alle Lungenvolumina proportional vermindert. In dieser Situation genügt die einfache Spirometrie nicht zur verlässlichen Diagnostik, da eine reduzierte VC nicht zwischen einer obstruktiven und einer restriktiven Funktionsstörung unterscheiden lässt; eine restriktive Funktionsstörung gilt erst mit Objektivierung einer reduzierten TLC als gesichert.

148.1.3 Forciertes Exspirogramm

Registrierung Unter einem forcierten Exspirogramm versteht man die Darstellung eines forcierten exspiratorischen Vitalkapazitätsmanövers im Volumen-Zeit-Diagramm. Zur Registrierung des Atemflusses sind verschiedene Fluss-Sensoren (Pneumotachograf, Ultraschall-Fluss-Sensor) verwendbar. Die Verlässlichkeit der Methode hängt ab von der Verwendung validierter Hard- und Software sowie deren standardisierter Anwendung. Als Basis hierfür sind die aktuellen Richtlinien der European Respiratory Society (ERS) und der American Thoracic Society (ATS) zur Spirometrie heranzuziehen.

Messgrößen In ◘ Abb. 148.2 sind eine normale Kurve eines gesunden Kindes sowie die messbaren Parameter dargestellt.

Abb. 148.2 a Forciertes Exspirogramm. Der Proband (gesunder 13-jähriger Junge) atmet aus Ruheatmung ein, hält die Atmung an und vollführt danach ein exspiratorisches Vitalkapazitätsmanöver. Darstellung im Volumen-Zeit-Diagramm. *V* Volumen, *t* Zeit, *FVC* forcierte Vitalkapazität, *FEV$_1$* Einsekundenkapazität („forced expiratory volume in the first second"), *MMEF* maximaler mittexspiratorischer Fluss. **b** Forcierte Exspirogramme bei typischen Funktionsstörungen. Darstellung im Volumen-Zeit-Diagramm. *V* Volumen, *t* Zeit; *N* Normalkurve (gesundes 11-jähriges Mädchen); *O* obstruktive Funktionsstörung (10-jähriger Junge mit akutem Asthma bronchiale); *R* restriktive Funktionsstörung (9-jähriges Mädchen mit exogen-allergischer Alveolitis). (Aus Zach 2004)

Beurteilung Die Registrierung des forcierten Exspirogramms wird als schnelle, apparativ einfache sowie gut reproduzierbare Methode in der Pädiatrie vor allem zur Objektivierung und Verlaufskontrolle obstruktiver Atemwegserkrankungen intensiv genutzt. ◘ Abb. 148.2 zeigt typisch veränderte Kurven im Vergleich.

Die im Rahmen einer obstruktiven Funktionsstörung verengten intrathorakalen Luftwege bremsen die exspiratorische Strömung und führen damit zu einer Abflachung der Kurve. Die Zeit bis zur vollständigen Entleerung der forcierten Vitalkapazität (FVC) ist verlängert. Wiewohl die FVC durch frühen Luftwegsverschluss verringert ist, findet sich die Einsekundenkapazität (FEV$_1$) meist noch stärker reduziert; damit verringert sich der sog. Tiffeneau-Index (FEV$_1$/FVC). Gelegentlich ist im Kindesalter bei überblähungsbedingter Zunahme des RV die FVC fast im selben Ausmaß wie die FEV$_1$ eingeschränkt; daher schließt ein im Normbereich liegender Tiffeneau-Index eine obstruktive Funktionsstörung nicht aus.

Bei restriktiven Funktionsstörungen ist die Form des forcierten Exspirogramms kaum verändert; alle messbaren Parameter sind in etwa demselben Ausmaß eingeschränkt, der Tiffeneau-Index ist normal.

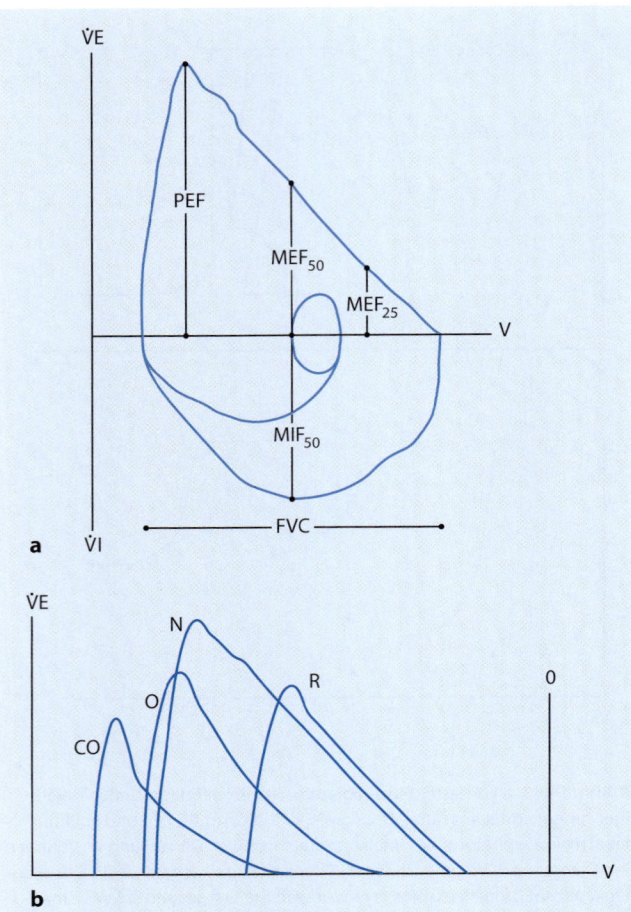

◘ **Abb. 148.3** **a** MEFV- und MIFV-Kurve. Der Proband (gesunder 13-jähriger Junge) atmet aus der Ruheatmung maximal ein, vollführt danach ein forciertes exspiratorisches Vitalkapazitätsmanöver (MEFV-Kurve); daran schließt sich ein forciertes inspiratorisches Vitalkapazitätsmanöver (MIFV-Kurve) an. V Volumen, $\dot{V}E$ exspiratorische Strömung, $\dot{V}I$ inspiratorische Strömung, FVC forcierte Vitalkapazität, PEF Spitzenfluss („peak exspiratory flow"), MEF_{50} maximaler exspiratorischer Fluss bei 50 % FVC, MEF_{25} maximaler exspiratorischer Fluss bei 25 % FVC, MIF_{50} maximaler inspiratorischer Fluss bei 50 % Vitalkapazität. **b** MEFV-Kurven bei typischen Funktionsstörungen. Zur gleichzeitigen Darstellung der Veränderungen in den statischen Lungenvolumina sind die MEFV-Kurven auf der Volumenachse am Volumennullpunkt der Lunge ausgerichtet. V Volumen, $\dot{V}E$ exspiratorische Strömung, 0 Volumennullpunkt der Lunge; N Normalkurve (gesundes 11-jähriges Mädchen); O obstruktive Funktionsstörung (10-jähriger Junge mit akutem Asthma bronchiale); CO chronisch-obstruktive Funktionsstörung (12-jähriges Mädchen mit Mukoviszidose); R restriktive Funktionsstörung (9-jähriges Mädchen mit exogen-allergischer Alveolitis). (Aus Zach 2004)

148.1.4 Maximale exspiratorische Fluss-Volumen(MEFV)-Kurve

Registrierung Hierbei handelt es sich um die Darstellung eines forcierten exspiratorischen Vitalkapazitätsmanövers als Fluss-Volumen-Diagramm. Im Vergleich zum Volumen-Zeit-Diagramm erlaubt diese Form der Registrierung einen vertieften atemphysiologischen Einblick, welcher mit Einschränkungen auch eine Differenzierung zwischen zentraler und peripherer Obstruktion sowie die Darstellung des inhomogenen Entleerungsverhaltens unterschiedlicher Lungeneinheiten zulässt. Das vom Probanden durchzuführende Atemmanöver gleicht dem für das forcierte Exspirogramm, und es gelten die bereits für das forcierte Exspirogramm angeführten internationalen Richtlinien.

Messgrößen In ◘ Abb. 148.3 sind eine normale Kurve eines gesunden Kindes sowie die messbaren Parameter dargestellt.

Beurteilung Zusätzlich zur nummerischen Auswertung der Kurve führt eine visuelle Formanalyse zu hohem Informationsgewinn. ◘ Abb. 148.3 zeigt typisch veränderte Kurven im Vergleich.

Bei einer obstruktiven Funktionsstörung ist die MEFV-Kurve in allen Dimensionen verkleinert. Die FVC ist zugunsten eines vergrößerten RV reduziert. Alle exspiratorischen Flussraten sind eingeschränkt. Bei inhomogener Entleerung kontrastiert ein wenig eingeschränkter Spitzenfluss mit massiv reduzierten mitt- und endexspiratorischen Flussraten; der deszendierende Teil der MEFV-Kurve hängt bogig zur Volumenachse durch.

Bei einer restriktiven Funktionsstörung ist die MEFV-Kurve in allen Dimensionen gegenüber der Norm verkleinert, bleibt aber in ihrer Form normal.

Bei variablen Stenosen des intrathorakalen Anteils der Trachea sowie bei fixierten Stenosen von Larynx oder Trachea kommt es zu einer Plateaubildung in der MEFV-Kurve.

148.1.5 Maximale inspiratorische Fluss-Volumen(MIFV)-Kurve

Registrierung Ein forciertes inspiratorisches Vitalkapazitätsmanöver wird üblicherweise nur als MIFV-Kurve registriert, da die Volumen-Zeit-Darstellung keinen Informationsgewinn bringt. Die Kombination von MEFV- und MIFV-Kurve ergibt eine sog. Fluss-Volumen-Schleife. Die Erweiterung des Atemmanövers um eine zusätzliche forcierte Inspiration ist dann sinnvoll, wenn eine atemphysiologische Beurteilung der oberen (extrathorakalen) Luftwegsfunktion angestrebt wird.

Messgrößen In ◘ Abb. 148.3a ist auch eine normale MIFV-Kurve eines gesunden Kindes dargestellt. Wiewohl ein maximaler mittinspiratorischer Fluss gemessen werden kann, genügt für die Beurteilung üblicherweise eine Formanalyse der Kurve.

Beurteilung Bei strömungslimitierend wirksamen variablen Stenosen des extrathorakalen Luftwegs zeigt sich die resultierende Behinderung der Inspiration in Form einer Plateaubildung in der MIFV-Kurve. Bei fixierten Stenosen der zentralen Luftwege findet sich, ungeachtet der exakten Lokalisation der Einengung, eine Plateaubildung sowohl in der MEFV- als auch in der MIFV-Kurve.

148.1.6 Gasdilution

Gasdilutionsverfahren dienen der Messung der FRC und ergänzen damit die Spirometrie. Bei der Helium-Einwaschung werden geschlossene Spirometersysteme mit Helium beschickt. Die Ruheatmung des Probanden verdünnt die Heliumkonzentration, welche mithilfe eines Gasanalysators laufend gemessen wird. Aus dem Ausmaß des Konzentrationsabfalls kann auf das mit dem Spirometer verbundene Lungenvolumen rückgerechnet werden. Bei der Stickstoffauswaschung wird durch Atmung von reinem Sauerstoff der in den Lungen vorhandene Stickstoff ausgewaschen, und die FRC aus dem Abfall der Stickstoffkonzentration berechnet. Beide Methoden haben – insbesondere bei Patienten mit Luftwegsobstruktion – Schwächen. Das eingewaschene Helium kann Alveolarbezirke hinter verschlossenen Luftwegen nicht vollständig erreichen; daher wird die FRC durch Nichterfassung dieses „trapped gas" unterschätzt. Bei der Stickstoffauswaschung kann die bei Luftwegsobstruktion verlängerte Messung durch aus dem Gewebe nachströmenden Stickstoff fehlerhaft werden.

Mit der sog. Multiple-breath-washout(MBW)-Technik kann neben der FRC auch die Ventilationsinhomogenität in den kleinsten Atemwegen erfasst werden. Der bekannteste und meist verwendete Parameter zur Beschreibung einer inhomogenen Ventilation ist der „Lung Clearance Index". Die „Single-breath-washout(SBW)-Technik" gehört ebenfalls zu den Gasdilutionsverfahren, erfordert jedoch ein Vitalkapazitätsmanöver oder ein vordefiniertes Atemzugvolumen und damit eine ausreichende Kooperation von Seiten des Probanden.

148.1.7 Ganzkörperplethysmografie

Grundsätzliches Der Ganzkörperplethysmograf ermöglicht die Messung des thorakalen Gasvolumens (TGV) und des Atemwegswiderstands („airway resistance", R_{aw}). Die Registrierung erfolgt bei Spontanatmung; eine Mitarbeit in Form bestimmter Atemmanöver ist nicht notwendig, so dass Messungen schon bei älteren Kleinkindern möglich sind. Die Ganzkörperplethysmografie ist ein apparativ aufwendiges und methodisch komplexes diagnostisches Verfahren und bleibt daher in der Regel größeren pädiatrischen Lungenfunktionslabors vorbehalten.

Messung des TGV Der Plethysmograf ist eine geschlossene Kabine, in welcher der Proband sitzt. Die Messung des TGV stützt sich auf das Boyle-Mariotte-Gesetz, d. h. die Tatsache, dass unter isothermen Bedingungen das Produkt aus Druck und Volumen eines Gases konstant bleibt. Der Proband atmet über das Mundstück gegen einen kurzen Verschluss an. Die resultierenden frustranen In- und Exspirationen werden am Mund als Druckschwankungen, die begleitenden Größenveränderungen des Thorax in der Kabine als Druckschwankungen (oder bei anderem Bautyp seltener auch direkt als Volumenschwankungen) registriert. Aus diesen Signalen kann auf das in diesen Atemversuchen abwechselnd komprimierte und dekomprimierte thorakale Gasvolumen rückgerechnet werden.

Ein praktischer Vorteil der Ganzkörperplethysmografie gegenüber Gasdilutionsmethoden ist der geringe Zeitaufwand für die TGV-Messung. Darüber hinaus wird auch hinter verschlossenen Luftwegen sequestriertes „trapped gas" miterfasst. Zur Registrierung der statischen Lungenvolumina wird deshalb in der Praxis die Spirometrie häufiger mit der Ganzkörperplethysmografie kombiniert als mit Gasdilutionsmethoden. Bei höhergradigen obstruktiven Funktionsstörungen ergeben sich gelegentlich Messfehler, wenn nach Verschluss am Mund kein vollständiger Druckausgleich zwischen dem oberen Luftweg und stark obstruierten Lungeneinheiten zustande kommt.

Messung des R_{aw} Bei der plethysmografischen Messung des R_{aw} wird zuerst eine Druck-Strömungs-Kurve registriert, welche die durch die Atmung erzeugten Druckschwankungen in der Box zu der am Mund registrierten Strömung in Form einer sog. Widerstandsschleife in Beziehung setzt. Das unmittelbar anschließende Verschlussmanöver zur Messung des TGV ergibt dann das Verhältnis der atembedingten Kabinendruckschwankungen zu den Alveolardruckschwankungen. Mit diesen Daten zu Druck und Strömung kann auf den Strömungswiderstand rückgerechnet werden.

Da sich der Strömungswiderstand in einem Röhrensystem mit der 4. Potenz des Radius ändert, ist der plethysmografisch gemessene R_{aw} ein hoch sensitiver Parameter zur Erfassung einer obstruktiven Lungenfunktionsstörung. Gegenüber den spirometrischen Messungen hat der R_{aw} den Vorteil, mitarbeitsunabhängig zu sein und den möglichen Einfluss von forcierten Atemmanövern auf die Weite der Luftwege zu vermeiden. Nachteile ergeben sich aus der hohen intraindividuellen Variabilität des R_{aw}.

148.1.8 Bronchospasmolyse

Nach Feststellung einer obstruktiven Lungenfunktionsstörung kann der reversible (bronchospastisch bedingte) Anteil der Obstruktion mit Hilfe eines Bronchospasmolysetests objektiviert werden. Eine bronchodilatatorempfindliche obstruktive Lungenfunktionsstörung findet sich bei zahlreichen akuten und chronischen Luftwegserkrankungen, ist aber vor allem typisch für Asthma bronchiale. Allerdings schließt ein negativer Bronchospasmolysetest das Vorliegen eines Asthma bronchiale nicht aus, da manche Exazerbationen und/oder schwere Krankheitsverläufe durch einen Verlust der Bronchodilatatorempfindlichkeit gekennzeichnet sind.

Nach der Basisdiagnostik wird vom Probanden meist ein kurz wirksames β2-Sympathomimetikum inhaliert. Dieses kann entweder in Form von 2–4 Hüben eines Dosieraerosols (inhaliert über eine passende Vorschaltkammer) oder aber als ein mit einem Düsenvernebler produziertes Aerosol (inhaliert über ein Mundstück) appliziert werden. 10–15 min nach Inhalation wird die Lungenfunktionsdiagnostik wiederholt.

Grundsätzlich kann jeder zur Erfassung einer Luftwegsobstruktion geeignete Lungenfunktionstest verwendet werden, meist kommt jedoch die Spirometrie zum Einsatz. Ein Anstieg der FEV_1 um 12 % oder mehr gilt als signifikante Bronchodilatation.

148.1.9 Bronchusprovokation

Grundsätzliches Die verfügbaren Provokationsmethoden ermöglichen die Erfassung einer bronchialen Hyperreagibilität, die bei diversen respiratorischen Erkrankungen im Kindesalter auftritt, insbesondere aber für Asthma bronchiale typisch ist. Der Stellenwert von Bronchusprovokationen in der klinischen Praxis ist umstritten. Manche betrachten die Quantifizierung der bronchialen Reagibilität als ausschließlich wissenschaftliche Methode, andere sehen die bronchiale Hyperreagibilität als Merkmal der asthmatypischen bronchialen Inflammation und rechtfertigen so den Einsatz von Bronchusprovokationen in der Asthmadiagnostik und im langfristigen Asthma-Management. Besonders hilfreich erscheint die Erfassung einer bronchialen Hyperreagibilität bei Patienten mit normaler Lungenfunktion und auf Asthma bronchiale hinweisenden Symptomen. Als die Lungenfunktion potenziell verschlechternde Interventionen sollten Bronchusprovokationen nur unter entsprechender Sicherung in erfahrenen Labors durchgeführt werden.

Direkte Provokationen Der hier verwendete bronchokonstriktorische Reiz ist die Inhalation von Histamin oder Methacholin. Aus Sicherheitsgründen bestehen die gängigen Protokolle aus der sequenziellen Inhalation von definierten Aerosolmengen mit schrittweise gesteigerter Bronchokonstriktorkonzentration und dazwischenliegender wiederholter Lungenfunktionsdiagnostik. Die bronchiale Reagibilität wird in Form jener Bronchokonstriktordosis oder -konzentration quantifiziert, welche in der entstehenden

Dosis-Wirkungs-Kurve eine prädefinierte Lungenfunktionsveränderung (z. B. einen 20 %-igen Abfall der FEV_1) verursacht. Wie alle aerosolbasierten Methoden haben diese Bronchusprovokationen in der Pädiatrie das Problem der Dosisanpassung an Probanden mit unterschiedlich großen Respirationstrakten.

Indirekte Provokationen Diese Methoden verwenden als Stimulus vor allem die Entstehung eines osmotischen Gradienten an der Oberfläche der Bronchialschleimhaut. Zu nennen sind hier verschiedene Formen von körperlicher Belastung (Fahrradergometrie, standardisierte Laufbelastung, freies Laufen), die Inhalation von hypo- oder hypertonen Lösungen, von Mannitolpulver und von Adenosinmonophosphat sowie die Hyperventilation von trockener, kalter Luft. Letztere hat den Vorteil, die Problematik der Aerosoldosierung völlig zu umgehen. Konkret wird gekühlte und absolut trockene Luft aus einem Wärmeaustauscher über 4 min unter eukapnischen Bedingungen hyperventiliert. Die bronchiale Reagibilität wird in Form der damit ausgelösten Lungenfunktionsveränderung (z. B. Abfall der FEV_1) quantifiziert.

148.1.10 Peak-Flow-Metrie

Die Messung des exspiratorischen Spitzenflusses („peak expiratory flow", PEF) erfolgt im Rahmen der Spirometrie (○ Abb. 148.3a). Aufgrund der ausgeprägten Abhängigkeit des PEF von der Mitarbeit des Patienten wird der Spitzenfluss jedoch vor allem als Qualitätsparameter und darüber hinaus für die Beurteilung der zentralen Atemwege (s. auch Plateaubildung in den Fluss-Volumen-Kurven) herangezogen. Die longitudinale isolierte Peak-Flow-Messung mittels mechanischer oder elektronischer Peak-Flow-Meter hat einen gewissen Stellenwert als Methode für das Heim-Monitoring bei Patienten mit chronisch obstruktiven Atemwegserkrankungen erlangt. Die (mehrmals) täglich erhobenen Messwerte werden vom Patienten in einem PEF-Protokoll dokumentiert und dienen als Ergänzung zur im Labor durchgeführten Lungenfunktionsdiagnostik. Bewährt hat sich die Peak-Flow-Metrie in der Langzeitbetreuung von Patienten mit Asthma bronchiale, welche Luftwegsobstruktionen subjektiv schlecht oder gar nicht wahrnehmen; diese Patienten können aus den gemessenen PEF-Werten wesentliche Entscheidungen (Bronchodilatatormedikation, Arztkontakt) in ihrem Selbstmanagement ableiten. Andererseits führen wenige Patienten die Messungen zuverlässig und regelmäßig durch; daher sind die PEF-Protokolle mit Vorsicht zu interpretieren. Elektronische Peak-Flow-Meter mit genauer Aufzeichnung der Messzeitpunkte, Werte und Qualitätskriterien bieten hier deutliche Vorteile.

148.1.11 Arterielle Blutgasanalyse

Grundsätzliches Arterielles Blut wird durch Arterienpunktion (z. B. A. radialis) gewonnen, unter intensivmedizinischen Bedingungen bei Notwendigkeit wiederholter Messungen aus einer arteriellen Verweilkanüle. Weniger exakt, aber auch weniger invasiv ist die Abnahme von „arterialisiertem" Kapillarblut nach Applikation einer hyperämisierenden Salbe. Die arterielle Blutgasanalyse erlaubt eine globale Beurteilung der ventilatorischen und Gasaustauschfunktion des Respirationstrakts.

Ventilation Diese wird durch die Messung des arteriellen Kohlendioxidpartialdrucks ($paCO_2$) beurteilt. Jede in Relation zu den metabolischen Bedürfnissen des Gesamtorganismus unterdimensionsierte Ventilation äußert sich in einem Anstieg des $paCO_2$, wobei hier nicht zwischen einer zentral bedingten, neuromuskulär verursachten oder aus einer Krankheit des Respirationstrakts resultierenden Hypoventilation unterschieden werden kann. Eine Einbeziehung des gesamten Säure-Basen-Haushalts in die Beurteilung erlaubt bei erhöhtem $paCO_2$ die Differenzierung zwischen schnell eingetretener und chronischer respiratorischer Insuffizienz. Bei rascher Dekompensation hat das relativ langsam reagierende renale System noch keinen Einfluss auf den Säure-Basen-Haushalt (der pH-Wert als Ausdruck einer respiratorischen Acidose ist verringert, während der Basenüberschuss [„base excess", BE] noch um Null liegt). Bei länger dauernder respiratorischer Insuffizienz ist hingegen der BE-Wert ins Positive verschoben.

Gasaustausch Der arterielle Sauerstoffpartialdruck (paO_2) erlaubt über die Berechnung der alveoloarteriellen Sauerstoffpartialdruckdifferenz ($AaDO_2$) eine Beurteilung der Gasaustauschkapazität des respiratorischen Systems, welche lungenspezifisch, d. h. von extrapulmonalen Ursachen einer respiratorischen Insuffizienz unberührt ist. Zur Berechnung der $AaDO_2$ ergibt sich der paO_2 aus der arteriellen Blutgasanalyse, der alveoläre Sauerstoffpartialdruck (pAO_2) kann nach der Formel $pAO_2 = pIO_2 - pACO_2/0{,}8$ berechnet werden. Dabei ist pIO_2 der Partialdruck des inspirierten Sauerstoffs, $pACO_2$ der Partialdruck des alveolären CO_2, welches den eingeatmeten Sauerstoff verdünnt. Bei ausgezeichneter Diffusion des CO_2 und vollständigem Ausgleich zwischen kapillärem und alveolärem Kompartment kann der $paCO_2$ für den $pACO_2$ substituiert werden. Da mehr CO_2 ausgeschieden als O_2 aufgenommen wird, geht auch der respiratorische Austauschquotient, welcher mit 0,8 approximiert werden kann, in diese Berechnung ein. Der pIO_2 errechnet sich als 21 % des Gesamtluftdrucks (Barometerdruck, P_B), von dem allerdings 47 mmHg für den Partialdruck der bei Einatmung stattfindenden Wasserdampfsättigung subtrahiert werden müssen: $pIO_2 = (P_B - 47) \times 0{,}21$.

Der Normalbereich der $AaDO_2$ ($pAO_2 - paO_2$) liegt bei 0–10 mmHg. Im Kindesalter resultiert eine pathologisch erhöhte $AaDO_2$ vor allem aus einer Ventilations-Perfusions-Imbalanz. Bei disseminierter peripherer Luftwegsobstruktion kann die arterielle Gefäßregulation nicht mehr vollständig gleichziehen. Es resultieren unterbeatmete, aber noch durchblutete (Shunt) sowie unterdurchblutete, aber noch beatmete (Totraum) Alveolarbezirke. Somit wird die $AaDO_2$ zu einem globalen Maß der ventilatorischen Verteilungsstörung und dem daraus resultierenden „mismatching" von Ventilation und Perfusion.

148.1.12 Referenzwerte

Referenz- oder Normwerte sind für eine valide Beurteilung von Messergebnissen unerlässlich. Sie berücksichtigen das Lungenwachstum und die physiologische Lungenentwicklung sowie geschlechtsspezifische, ethnische und Alterseinflüsse. Am stärksten korrelieren die gängigen, spirometrisch erfassten Lungenfunktionsparameter mit der Körpergröße. Es kann auf eine große Zahl unterschiedlicher Referenzwerte, welche in verschiedenen Populationen und auf der Basis unterschiedlicher statistischer Auswertungen erstellt wurden, zurückgegriffen werden. Insbesondere die Frage, ob die verwendeten Referenzwerte für die zu untersuchende Population adäquat sind, ist kritisch zu evaluieren. Idealerweise sollten Referenzwerte aus Untersuchungen stammen, die an derselben Population mit exakt derselben Methodik durchgeführt wurden.

Üblicherweise werden die Messergebnisse sowohl in Absolutwerten als auch in Prozent des Normwerts (Sollwerts) angegeben.

Bei Verwendung der Angabe des %-Sollwerts wird jedoch weder die interindividuelle Variabilität in der Population noch die unterschiedliche Variabilität verschiedener Lungenfunktionsparameter berücksichtigt. Es wird daher empfohlen, die gemessenen Volumina und Flüsse in sog. z-Scores umzurechnen, welche diese Aspekte berücksichtigen. Der Normalbereich liegt für alle gemessenen Lungenfunktionsparameter zwischen +2 und −2 Standardabweichungen.

148.1.13 Interpretation der Messergebnisse

Bei gesunden Kindern unterliegen sowohl die Lungengröße als auch andere atemphysiologische Dimensionen einer beträchtlichen interindividuellen Variabilität; dies bedingt eine breite Streuung der Normwertbereiche. Eine longitudinale Beurteilung zieht jeden Probanden als eigene Referenzperson heran. Gestützt auf eine relativ geringe intraindividuelle Variabilität einzelner Messgrößen (die Kenntnis dieser Variabilität ist unbedingte Voraussetzung für eine valide Interpretation) erlaubt diese Vorgangsweise eine aussagekräftige Verlaufsbeobachtung von Patienten mit chronischen respiratorischen Erkrankungen.

Eine kompetente Beurteilung der Messergebnisse vermeidet die isolierte Betrachtung einzelner Messgrößen. Vielmehr sollen die Veränderungen eines ganzen Spektrums von Parametern zueinander in Beziehung gesetzt und daraus ein physiologisch orientiertes „Lungenfunktionsbild" entwickelt werden. Dies wird durch eine sorgfältige Formanalyse der registrierten Kurven ergänzt und unterstützt.

148.1.14 Indikationen

Die Indikationsstellung zur Lungenfunktionsdiagnostik ist ebenso wie die Auswahl der dabei eingesetzten Methoden für die Vielfältigkeit der klinischen Arbeit mit respiratorisch kranken Kindern kaum standardisierbar. Grundsätzlich ist zu bedenken, dass die im Kindesalter häufige obstruktive Funktionsstörung mit keiner anderen diagnostischen Methodik so sensitiv, präzise, reproduzierbar und belastungsfrei erfasst werden kann (weder die klinische Untersuchung noch die Radiologie können hier eine vergleichbare Sensitivität aufweisen). Die Betreuung eines Patienten mit Luftwegsobstruktion im „lungenfunktionsfähigen" Alter ohne Einsatz der Funktionsdiagnostik ist als obsolet zu betrachten.

Viele klinische Fragestellungen können mit relativ einfachen Methoden wie Spirometrie und Fluss-Volumen-Kurve ausreichend beantwortet werden. Diese diagnostischen Techniken sind apparativ relativ einfach und nach ausreichender atemphysiologischer und methodischer Schulung dem niedergelassenen Pädiater ebenso wie kleineren Kinderabteilungen uneingeschränkt zugänglich. Bei exklusiver Nutzung nur einiger weniger Techniken sollte sich der Anwender aber auch der Limitationen dieser Techniken bewusst sein.

148.2 Messung des exhalierten Stickstoffmonoxids

Grundsätzliches Für die Messung des ausgeatmeten Stickstoffmonoxids („fractional exhaled nitric oxide", FeNO) kommen verschiedene Methoden zur Anwendung. Bei kooperativen Probanden (Motivationsprogramme sind in der Regel hilfreich) wird am häufigsten die gut standardisierte „Single-breath-online-Technik" verwendet. Für Säuglinge und Kleinkinder stehen weniger gut standardisierte, alternative Methoden mit gewissen Einschränkungen zur Verfügung. Darüber hinaus kann Stickstoffmonoxid auch in der Nase gemessen werden. Die Bestimmung des Stickstoffmonoxids erfolgt mittels Chemolumineszenz-Technik oder neuerdings auch mittels elektrochemischer Sensoren. Besonders bei longitudinalen Messungen ist zu berücksichtigen, dass FeNO bei Kindern mit dem Alter ansteigt; altersspezifische Referenzwerte stehen zur Verfügung. Andere Lungenfunktionsmessungen wie z. B. die Spirometrie sollen grundsätzlich nach der FeNO-Messung durchgeführt werden.

Klinische Anwendung FeNO korreliert mit anderen Markern für die eosinophile Inflammation und kann daher bei Patienten mit Asthma bronchiale zur Abschätzung des Grades der eosinophilen Inflammation und damit auch zur Steuerung der antiinflammatorischen Therapie eingesetzt werden. Die FeNO-Messung wird bei diesen Patienten jedoch nicht generell empfohlen, sondern bleibt spezifischen Fragestellungen vorbehalten.

Die Messung des nasalen NO wird als Screeningmethode für die primäre ziliäre Dyskinesie eingesetzt und steht in spezialisierten Zentren zur Verfügung (▶ Kap. 150).

148.3 Endoskopie

Grundsätzliches Bis in die 70er Jahre des vorigen Jahrhunderts war eine Endoskopie des Luftwegs bei Kindern nur mit starren Geräten am narkotisierten Patienten möglich. Erst die Entwicklung entsprechend dünner fiberoptischer Endoskope erlaubte die flexible Luftwegsendoskopie am sedierten, spontan atmenden, pädiatrischen Patienten. Damit ergab sich eine Reihe von Vorteilen: Die flexible Technik ist nicht nur schonender, sie erlaubt auch weiter periphere Einblicke und macht mit starren Geräten üblicherweise schlecht beurteilbare Bronchialabschnitte (z. B. Oberlappen) uneingeschränkt zugänglich. Vor allem aber erlaubt sie beim spontan atmenden Kind eine bessere Beurteilung von Instabilitätsphänomenen und druckabhängig variablen Stenosen. Daher wird heute in der pädiatrischen Pneumologie zur Luftwegsdiagnostik nahezu ausschließlich die flexible Endoskopie eingesetzt. Diese ist auch bei Früh- und Neugeborenen mittels (ultra-)dünner Endoskope problemlos möglich. Nach wie vor sind aber die meisten therapeutischen Indikationen (z. B. Fremdkörperentfernung) Domäne der starren Bronchoskopie.

Die flexible Endoskopie des Luftwegs ist eine invasive Methode, welche ein hohes Maß an manueller Geschicklichkeit und beträchtliche diagnostische Kompetenz voraussetzt. Beide Qualifikationen sind nur über längeres Training zu erwerben und auch nur mit fortdauernder, ausreichend hoher Untersuchungsfrequenz zu erhalten. Dementsprechend sollte die flexible Luftwegsendoskopie ausschließlich pädiatrisch-pneumologisch tätigen Zentren vorbehalten bleiben.

Geräte/Ausstattung Ein flexibles fiberoptisches Endoskop besteht aus Glasfaserbündeln, die das Licht zur Spitze des Endoskops leiten und das Bild transportieren. Die Chip-Technologie hat die Bildqualität deutlich verbessert und gilt inzwischen – mit Ausnahme der (ultra-)dünnen Endoskope – als Standard. Seilzüge ermöglichen eine Flexion der Spitze des Endoskops. Ein Arbeitskanal (Durchmesser 1,2 bzw. 2 mm) dient zum Absaugen von Sekret, aber auch zur Instillation des Lokalanästhetikums und anderer Flüssigkeiten sowie zur Passage von Zusatzgeräten. Der Außendurchmesser der heute in der Pädiatrie verfügbaren flexiblen Endoskope liegt zwischen 2,2 und 5 mm.

Eine Dokumentation ist unbedingte Voraussetzung. Patientenbezogene Daten sollten möglichst vollständig die Indikation, Prämedikation, topische Anästhesie und Sedierung sowie allfällige

Komplikationen beinhalten. Da zahlreiche pathologische Befunde in der Pädiatrie funktioneller Natur sind, ist eine Videodokumentation empfehlenswert.

Ein Endoskopieraum verfügt über eine Untersuchungsliege, Geräte zum Monitoring des Patienten, medizinische Gase sowie diverse rasch greifbare Notfallmedikamente und Reanimationseinrichtungen. Neben dem Untersucher sind zumindest zwei weitere Personen, welche assistieren bzw. den Patienten überwachen, erforderlich.

Hygiene Während der Untersuchung sollen Handschuhe getragen werden, auch die Verwendung eines Mundschutzes und einer Brille sind empfehlenswert. Die Desinfektion der verwendeten Geräte erfolgt entsprechend der Angaben der Hersteller und der jeweiligen behördlichen Vorgaben. Grundsätzlich kann die Aufbereitung der Geräte auch manuell erfolgen, die Verwendung zertifizierter Waschmaschinen wird jedoch empfohlen. Auch die Dichtigkeitsprüfung sollte nicht vergessen werden.

Indikationen Die Indikationen für eine flexible Endoskopie sind zahlreich. Von Seiten der oberen Luftwege ist hier insbesondere ein persistierender inspiratorischer Stridor zu nennen. Letzterer ist ohne Ausnahme mittels Endoskopie abklärbar. Weitere Indikationen inkludieren ein atypisches Krupp-Syndrom, chronische Heiserkeit sowie das Bestehen einer Langzeit-Tracheostomie. Gängige Indikationen von Seiten der unteren Luftwege sind persistierende oder rekurrierende atelektatische oder infiltrative Veränderungen (sowie andere radiologisch auffällige, lokalisierte Belüftungsstörungen), persistierendes Giemen bzw. Pfeifen und chronischer Husten. Eine häufige Indikation ist die Durchführung einer bronchoalveolären Lavage (BAL) (s. unten). Gelegentlich ergeben sich auch therapeutische Indikationen wie die Instillation von mukolytischen Substanzen oder Surfactant bzw. das Absaugen von Bronchialsekret. Keine Indikation für eine flexible Endoskopie ist der dringende Verdacht auf eine akute Fremdkörperaspiration; hier empfiehlt sich die primäre Untersuchung mit dem starren Bronchoskop, mit welchem in der Regel dann der Fremdkörper auch gleich entfernt werden kann. Die starre Bronchoskopie erlaubt gleichzeitige Beatmung und Manipulation und ist daher vor allem bei invasiven Prozeduren (z. B. Lasertherapie, Abtragung von Granulationsgewebe) sehr wertvoll.

Kontraindikationen Grundsätzlich sind flexible Luftwegsendoskopien in jeder Altersgruppe möglich. Absolute Kontraindikationen existieren nicht. Zurückhaltung empfiehlt sich vor allem bei Gerinnungsstörungen mit klinisch relevanter Blutungsneigung und bei kritischer kardiorespiratorischer Insuffizienz. Meist können Kontraindikationen zwar durch geeignete Maßnahmen wie z. B. Intubation und Beatmung umgangen werden, wie bei anderen medizinischen Eingriffen müssen jedoch Risiken und zu erwartende Vorteile für den Patienten sorgfältig abgewogen werden.

Komplikationen Im Prinzip ist die flexible Luftwegsendoskopie in erfahrenen Händen ein sicheres Verfahren und schwerwiegende Komplikationen treten nur selten auf. Eine Hypoventilation kann aus einem Missverhältnis zwischen Außendurchmesser des Endoskops und innerer Weite des Luftwegs resultieren und durch die Sedierung noch verstärkt werden. Richtige Gerätewahl, schnelle und adäquate Untersuchungstechnik und Früherkennung lassen diese Komplikation vermeiden bzw. prompt beseitigen. Laryngo- bzw. Bronchospasmus, mechanische Läsionen der Luftwegsmukosa sowie postendoskopischer Stridor sind in der Regel bei guter Untersuchungstechnik ebenfalls vermeidbar.

148.3.1 Bronchoalveoläre Lavage (BAL)

Grundsätzliches Bei der BAL wird das flexible Endoskop so weit vorgeschoben, dass es einen Bronchus (meist im Mittellappen oder in der Lingula, bei fokalen Prozessen im betroffenen Lappen oder Segment) abdichtet; dann wird portionsweise sterile physiologische Kochsalzlösung eingespült und anschließend als BAL-Flüssigkeit wieder abgesaugt. Die technischen Details dieses Vorgehens (Volumen, Verweildauer, Sog etc.) sind nicht allgemein anerkannt standardisiert. Die gewonnene BAL-Flüssigkeit kann mikrobiologisch, zytologisch, biochemisch sowie molekularbiologisch aufgearbeitet werden. Die Normwerte für die Zellverteilung bei Kindern weichen von denen der Erwachsenen ab.

Indikationen Eine BAL ist bei interstitiellen oder infektiösen Lungenerkrankungen indiziert. Die BAL ist diagnostisch bei Infektionen, Tumoren, der Alveolarproteinose, der Histiozytose X und der Lungenhämosiderose. Bei anderen Erkrankungen wie z. B. der Sarkoidose oder der exogen allergischen Alveolitis kann sie hilfreich sein. In der Neonatologie ist mitunter die Bestimmung der Surfactantproteine von Bedeutung.

148.3.2 Schleimhautbiopsie und transbronchiale Biopsie

Mit kleinen Zangen können auch über das flexible Endoskop bronchiale oder transbronchiale Biopsien zur histologischen Untersuchung entnommen werden. Die diagnostische Aussagekraft dieser Proben wird aufgrund ihrer Kleinheit geschmälert. Eine Schleimhautbiopsie ist unkompliziert, die Indikationen dazu im klinischen Alltag jedoch begrenzt. Bei unklarer Gefäßversorgung sollte eine Schleimhautbiopsie vermieden werden, im Übrigen kann eine Biopsie unklarer Läsionen informativ bezüglich deren Dignität sein.

Eine transbronchiale Biopsie wird bei Kindern und Jugendlichen praktisch nur in Zentren mit Lungentransplantationsprogrammen durchgeführt.

Literatur

ATS/ERS (2005) Recommendations for standardized procedures for the online and offline measurement of exhaled lower respiratory nitric oxide and nasal nitric oxide. Am J Respir Crit Care Med 171:912–930

Beydon N, Davis SD, Lombardi E et al (2007) Pulmonary function testing in preschool children. Am J Respir Crit Care Med 175:1304–1345

de Blic J, Midulla F, Barbato A (2000) Bronchoalveolar lavage in children. Eur Respir J 15:217–231

Hammer J, Eber E (Hrsg) (2005) Paediatric pulmonary function testing. Karger, Basel

Midulla F, de Blic J, Barbato A et al (2003) Flexible endoscopy of paediatric airways. Eur Respir J 22:698–708

Miller MR, Hankinson J, Brusasco V et al (2005) Standardisation of spirometry. Eur Respir J 26:319–338

Priftis KN, Anthracopoulos MB, Eber E, Koumbourlis AC, Wood RE (Hrsg) (2010) Paediatric bronchoscopy. Karger, Basel

149 Zwerchfellveränderungen

J. Fuchs

Häufige Zwerchfellerkrankungen im Kindesalter sind angeborene Zwerchfelldefekte und Zwerchfellrelaxationen. Tumoren wie z. B. Rhabdomyosarkome oder entzündliche Erkrankungen des Zwerchfells sind Raritäten.

149.1 Angeborene Zwerchfelldefekte

Die Erstbeschreibung von angeborenen Zwerchfelldefekten erfolgte 1848 von Bochdalek. Die erste erfolgreiche operative Korrektur beim Neugeborenen wurde von R. Gross im Jahre 1946 durchgeführt.

Embryologie Angeborene Zwerchfelldefekte gehören zu den sog. Hemmungsmissbildungen. Normalerweise wird das Zwerchfell in der 4.–8. Gestationswoche ausgebildet. Der Zwerchfelldefekt entsteht durch eine unzureichende Mesenchymausstattung der Membrana pleuroperitonealis. Durch die fehlende Fusion des transversalen Septums mit der posterolateralen pleuroperitonealen Membran entstehen die häufigsten Formen der Zwerchfellhernien, die Bochdalek-Hernien. Existiert ein Peritonealüberzug, handelt es sich um eine Hernie. Meist liegt jedoch eine echte Zwerchfelllücke vor.

Einteilung In Abhängigkeit von der Lokalisation unterscheidet man zwischen den lumbokostalen Hernien (Bochdalek-Hernie, ca. 95 % aller Hernien) und den sternokostalen Hernien (rechts: Morgagni-Hernie, links: Larrey-Hernie, ca. 5 % aller Hernien; ◘ Abb. 149.1)

149.1.1 Lumbokostale Hernien

Die lumbokostale Hernie ist mit einer Inzidenz von 1:4000–5000 Lebendgeburten die häufigste Zwerchfellhernie. Der Defekt variiert hinsichtlich seiner Größe und reicht von 1–2 cm im Durchmesser bis hin zur Zwerchfellaplasie. Grundsätzlich korreliert die Prognose des Überlebens nicht unbedingt mit der Größe des Zwerchfelldefekts. Entscheidend für das Überleben ist die begleitende Lungenhypoplasie der ipsi- und kontralateralen Lunge. Einen Peritonealüberzug findet man in 10–20 % aller Fälle, und die Hernie ist in ca. 85 % aller Fälle auf der linken Seite lokalisiert. Bei linksseitigen Hernien findet man im Thorax den Magen, den gesamten Dünn- und Dickdarm, die Milz und nicht selten auch den linken Leberlappen (◘ Abb. 149.2). Bei rechtsseitigen Hernien ist neben großen Teilen der Leber oft auch Darm im Thorax lokalisiert.

Pathophysiologie Die Verlagerung der Abdominalorgane in den Thorax während der Schwangerschaft führt beim Feten durch die Kompression sowohl der ipsilateralen als auch der kontralateralen Lunge aufgrund der Mediastinalverschiebung zu einer Lungenhypoplasie. Morphometrisch sind das Lungengewicht sowie die Zahl der Bronchien und Alveolen reduziert. Histologisch zeigt sich eine pulmonale Gefäßhypoplasie sowie eine ausgeprägte Mediahypertrophie der Pulmonalarterien. Postnatal führen diese Zustände zu einem Atemnotsyndrom mit einer schweren Hypoxie und Hyperkapnie. Die damit induzierte Acidose verstärkt die pulmonale Hypertonie

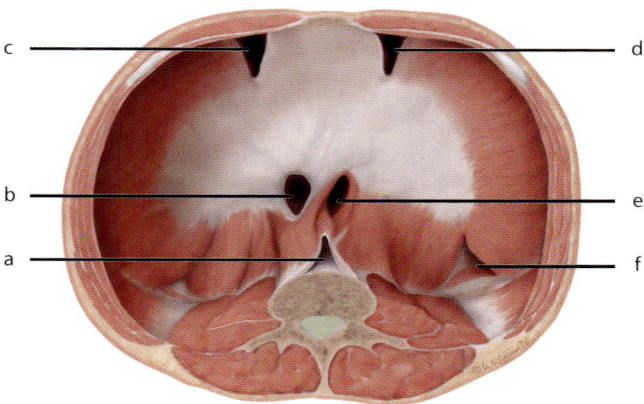

◘ **Abb. 149.1** Anatomie des Zwerchfells mit Bruchpforten. *a:* Hiatus aorticus, *b:* Hiatus V. cava, *c:* Foramen Morgagni, *d:* Foramen Larrey, *e:* Hiatus oesophageus, *f:* Foramen Bochdaleck

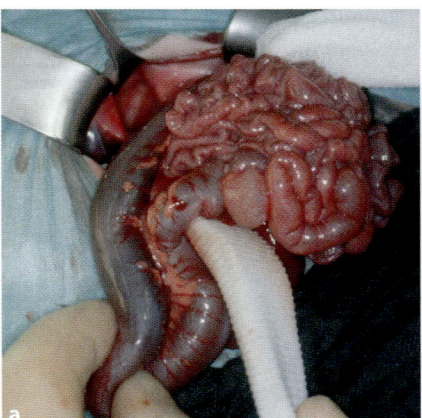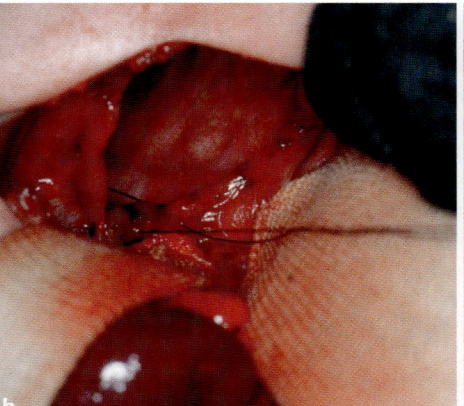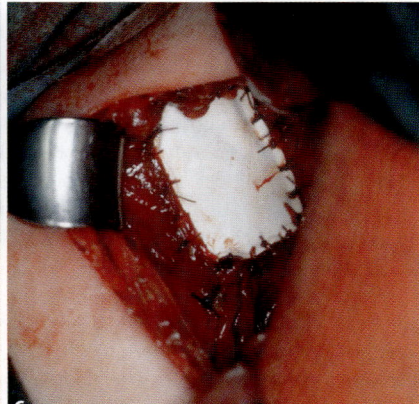

◘ **Abb. 149.2a–c** Neugeborenes mit Zwerchfelllücke **a** nach Darmreposition **b** mit Darstellung der Zwerchfelllücke und **c** Goretex-Patch-Verschluss

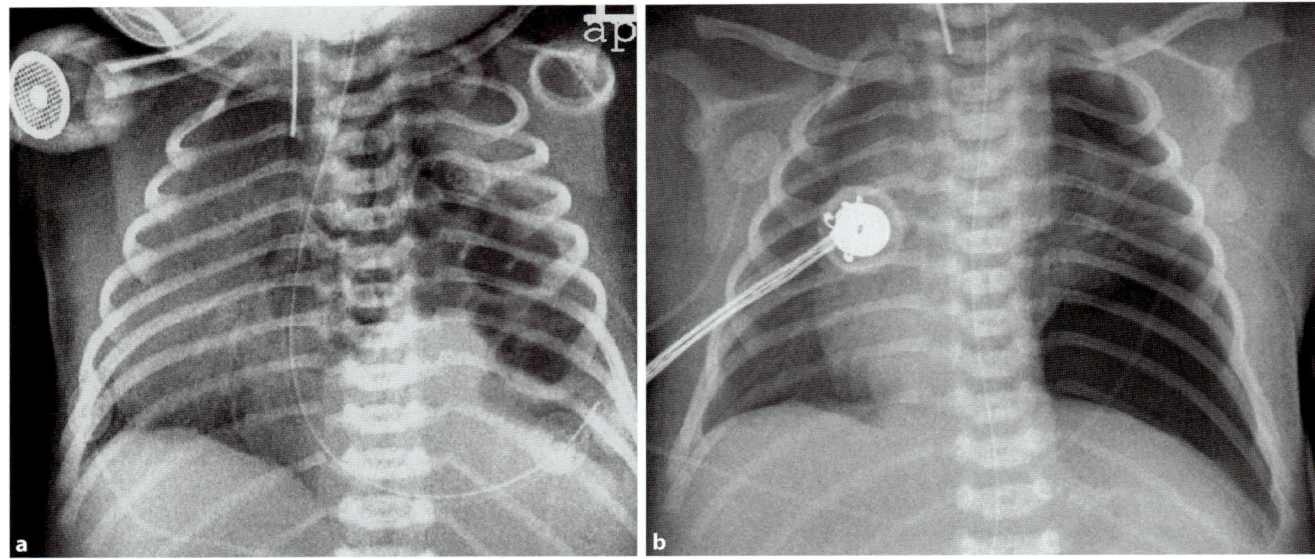

Abb. 149.3a,b Röntgenübersichtsaufnahme **a** vor und **b** nach Korrektur einer linksseitigen Zwerchfellhernie

und führt zu einem Rechts-links-Shunt mit persistierender fetaler Zirkulation. Die Folge ist ein lebensbedrohlicher Zustand des Neugeborenen.

Diagnose Die Zwerchfellhernie kann bereits pränatal durch die routinemäßig durchgeführte Sonografie diagnostiziert werden. Mittlerweile existieren verschiedene pränatale Scores zur Risikostratifizierung für das Überleben der Kinder. Der wohl bekannteste ist die Lung-Head-Ratio (LHR). Eine LHR <1,0 oder der intrathorakale Nachweis von Leber korreliert bei zahlreichen Autoren mit einem schlechten Überleben. Mittlerweile nimmt die pränatale MRT einen zunehmenden Stellenwert zur Beurteilung der Lunge ein. Mit dieser Technik kann nicht nur das Lungenvolumen (dreidimensionale Bestimmung), sondern auch die Gefäßarchitektur der kindlichen Lunge exakter beurteilt werden.

Postnatal haben die Neugeborenen ein Atemnotsyndrom mit schwerer Hypoxie und Hyperkapnie. Klinisch findet man einen kleinen, flachen Bauch („Kahnbauch") sowie einseitige Thoraxexkursionen mit eventuell auskultierbaren Darmgeräuschen auf der betroffenen Seite.

In der Röntgenthoraxaufnahme wird die Diagnose bestätigt. Hier zeigt sich ein Enterothorax mit einer Mediastinalverschiebung (◘ Abb. 149.3).

Therapie Eine pränatal bekannte Zwerchfellhernie ist keine Indikation zum Schwangerschaftsabbruch. Eventuell vorzeitige Wehentätigkeiten sollten durch eine Tokolyse unterbunden werden, um die Lungenreife des Kindes induzieren zu können. Grundsätzlich ist eine Entbindung der Kinder in einem Perinatalzentrum des Levels 1 anzustreben, damit alle Voraussetzungen für eine optimale intensivmedizinische und kinderchirurgische Versorgung gewährleistet sind.

Pränatale Therapieansätze basieren vor allem auf der Vermeidung einer Lungenhypoplasie. Maßnahmen wie die fetoendoskopische Trachealokklusion in der 26.–28. SSW (FETO) haben sich im klinischen Alltag noch nicht durchsetzen können. Vorläufige Daten der EUROFETUS-Gruppe zeigten aber ein verbessertes Outcome bei Kindern mit LHR <1 und Lebervorfall („liver up") nach fetaler endoskopischer Trachealokklusion (Überlebensrate von 24,1 % ohne FETO versus 49,2 % mit FETO).

Postnatal steht zunächst die kardiorespiratorische Stabilisierung des Kindes im Vordergrund. Dazu gehört die primäre Intubation und das Legen einer Magensonde. Hierdurch wird u. a. die Luftinsufflation in den Darm reduziert. Im Weiteren sollte das Kind einen zentralvenösen, einen arteriellen Zugang sowie einen Blasenkatheter erhalten.

Die modernen intensivmedizinischen Grundsätze basieren auf der Akzeptanz einer permissiven Hyperkapnie und dezenten Acidose (pCO_2 45–70 mmHg, pH~7,2). Eine Overdistension der Lunge bzw. zu hoher Beatmungsdruck (Limit: 24–26 cm H_2O) oder positiver endexspiratorischer Druck (PEEP) ist wegen der Schädigung der Alveolen und der Pneumothoraxgefahr zu vermeiden. Hierzu existieren mittlerweile internationale Leitlinien (CDH EURO Konsortium).

Mittlerweile gibt es verschiedene intensivmedizinische Risikostratifizierungen bzw. Scores, in die die Dosis der Katecholamine, Kriterien der Hochfrequenzbeatmung und die Stickstoffmonoxidbeatmung einfließen. Diese verschiedenen Faktoren führen unter Berücksichtigung des klinischen Verlaufes innerhalb der ersten Lebensstunden zur Entscheidung, ob die Durchführung einer extrakorporalen Membranoxigenation (ECMO) notwendig ist. Letztere muss durch die modernen Therapiekonzepte in der neonatologischen Intensivmedizin gegenwärtig seltener eingesetzt werden.

Die chirurgische Behandlung erfolgt immer elektiv nach permanenter Stabilisierung der Vitalparameter des Neugeborenen (FiO_2, „fraction of inspired oxygen" <50 %) oder Beseitigung der pulmonalen Hypertonie bzw. nach Beendigung der ECMO-Therapie. Die Korrekturen werden bei der überwiegenden Zahl der Neugeborenen 24–72 h postnatal durchgeführt.

Die meisten Chirurgen favorisieren zur Korrektur des Defekts den transabdominalen Zugang über eine quere Oberbauchlaparotomie. Die intrathorakal gelegenen Organe werden in die Bauchhöhle repositioniert und anschließend das Zwerchfell verschlossen. Aufgrund der oft gleichzeitig vorhandenen Malrotation wird der repositionierte Darm in die Position einer Nonrotation gebracht. Ist der primäre Muskelverschluss aufgrund der Größe des Zwerchfelldefekts nicht möglich, werden u. a. synthetische Materialien wie Goretex oder auch Teile des M. latissimus dorsi und M. serratus anterior als Zwerchfellersatz verwendet. Einige Autoren kombinieren den Zwerchfellverschluss mit einer Antirefluxplastik des Magens.

Neben der konventionellen chirurgischen Behandlung der Zwerchfellhernie wird in zunehmendem Maße in einem selektionierten Krankengut auch eine minimalinvasive Korrektur vorgenommen werden. Hier wird sowohl der laparoskopische als auch der thorakoskopische Zugang durchgeführt. Vorläufige Daten zeigen jedoch eine etwas höher Rezidivrate bei den thorakoskopischen Operationen. Inwiefern hier eine Lernkurve oder eine zu restriktive Indikation bei der Patchimplatation eine Rolle spielen, kann derzeit noch nicht beurteilt werden.

Prognose Die Überlebensrate von Kindern mit Zwerchfellhernie konnte innerhalb der letzten 20 Jahre von ca. 40 % auf 75–80 % verbessert werden. Diese Erfolge basieren vor allem auf den Fortschritten der neonatalogischen Intensivmedizin. Allerdings existieren keine evidenzbasierten Studien, die die Vorteile der ECMO gegenüber anderen Behandlungsgrundsätzen wie der Hochfrequenz- oder NO-Beatmung eindeutig belegen. Die neurologischen Folgeschäden nach ECMO sind mit 20 % nicht zu vernachlässigen. 25–30 % aller Patienten haben schwere Lungenfunktionsstörungen.

Aus chirurgischer Sicht können Folgeerkrankungen wie der gastroösophageale Reflux (20–50 %), die Trichterbrust oder ein Ileus eintreten. Rezidive treten in bis zu 40 % aller Fälle nach einer Zwerchfellersatzplastik unabhängig vom verwendeten Gewebeersatz ein.

149.1.2 Sternokostale Hernien

Dieser Defekt ist sehr selten und wird meistens erst Wochen bis Monate nach der Geburt klinisch präsent. Synonyme: parasternale Hernien, Morgagni-Hernie (rechts), Larrey-Hernie (links).

Diagnose Häufige klinische Symptome sind retrosternale Schmerzen, gelegentliche bronchopulmonale Infekte oder auch Darmtransportstörungen.

In der Bildgebung können diese Befunde zum Teil sonografisch oder auch durch eine konventionelle Röntgenthoraxaufnahme erfasst werden. Meist wird die Diagnose mit einem Thorax-CT oder MRT gesichert.

Therapie Die chirurgische Korrektur kann auf konventionellem Wege über eine laterale Thorakotomie oder Sternotomie erfolgen. Eine elegante Alternative stellt die thorakoskopische Korrektur dar. Selten ist die Verwendung von synthetischen Materialien wie Goretex notwendig, da fast immer eine primäre Adaptation der Muskelschenkel gelingt.

Prognose Die Prognose ist in der Regel immer gut und Rezidive sind sehr selten.

149.2 Zwerchfellrelaxation

Die Relaxatio diaphragmatica ist ein Zwerchfellhochstand aufgrund eines erschlafften bzw. bewegungslosen Zwerchfells. Man unterscheidet zwischen einer kongenitalen und einer erworbenen Form.

149.2.1 Kongenitale Zwerchfellrelaxation

Ursächlich liegt dieser Form meist ein Geburtstrauma des N. phrenicus durch eine Schädigung der Zervikalsegmente vor. Oft ist die Zwerchfellrelaxation mit einer oberen Armplexuslähmung nach Erb-Duchenne kombiniert. Sehr selten liegt eine kongenitale fehlende Nerveninnervation des Zwerchfells zugrunde.

Die Lähmungen kommen vorwiegend rechtsseitig vor und sind beiderseits extrem selten.

Pathophysiologie Durch die paradoxe Zwerchfellbeweglichkeit entsteht eine ipsilaterale Hypoventilation, insbesondere der basalen Lungensegmente. Eine komplette einseitige Parese kann durch die Lungenkompression und intermittierenden Mediastinalverschiebungen zur kardiorespiratorischen Insuffizienz führen. Inkomplette Paresen sind meist ohne klinische Symptome.

Diagnostik Komplette einseitige Paresen führen bei Neugeborenen zu Zyanose, Tachypnoe und Hypoxie. Wegweisend ist die Röntgenthoraxaufnahme und Durchleuchtung des Thorax. Häufig lässt sich die paradoxe Zwerchfellbeweglichkeit auch sonografisch erfassen. Die CT, MRT oder obere Magen-Darm-Passage haben eher eine Bedeutung bei differenzialdiagnostischen Fragestellungen (Zwerchfellruptur, Zwerchfellhernie).

Therapie Grundsätzlich richtet sich die Therapie nach dem Schweregrad der kardiorespiratorischen Symptome. In seltenen Fällen ist eine Intubation erforderlich. Eine maschinelle Beatmungsdauer von mehr als 2 Wochen stellt für zahlreiche Autoren eine Indikation zur chirurgischen Intervention dar. Die chirurgische Korrektur im Sinne einer Zwerchfellraffung mit nichtresorbierbarem Nahtmaterial ist dann die Therapie der Wahl. Hier sind die thorakoskopischen Techniken den offen chirurgischen Verfahren hinsichtlich des Outcomes gleichwertig. Im Wesentlichen heilen die meisten geburtstraumatisch bedingten Formen spontan innerhalb von wenigen Tagen bis Monaten aus.

149.2.2 Erworbene Zwerchfellrelaxation

Sie entsteht durch Verletzungen des N. phrenicus bei kardiochirurgischen oder anderen thoraxchirurgischen Eingriffen (Lungenresektion, Tumoren). Diese Form kommt fast ausschließlich einseitig vor.

Die pathophysiologischen Veränderungen und diagnostischen Prozeduren sind grundsätzlich vergleichbar mit denen der angeborenen Formen.

Eine Operationsindikation besteht nur bei den symptomatischen Formen. Mittlerweile ist bei einer offensichtlichen intraoperativen Verletzung des N. phrenicus im Rahmen der oben aufgeführten Eingriffe eine primäre neurochirurgische Versorgung mit einer Nervennaht oder einer Nerveninterposition erfolgversprechend.

Literatur

Becmeur F, Talon I, Schaarschmidt K, Phillipe P, Moog R, Kaufmann I (2005) Thoracoscopic diaphragmatic eventration repair in children: about 10 cases. J Pediatr Surg 40(11):1712–1715

Deprest J, Nicolaides K, Gratacos E (2011) Fetal surgery for congenital diaphragmatic hernia. Fetal Diagn Ther 29:6–17

De Vries TS, Koens BL, Vos A (1998) Surgical treatment of diaphragmatic eventration caused by phrenic nerve injury in the newborn. J Pediatr Surg 33(4):602–605

Dillon PW, Cilly RE, Mauger D, Zachary C, Meier A (2004) The relationship of pulmonary artery pressure and survival in congenital diaphragmatic hernia. J Pediatr Surg 39(3):307–312

Haller JO, Schneider M, Kassner EG, Friedman AP, Waldroup LD (1980) Sonographic evaluationof the chest in infants and children. Am J Roentgenol 134(5):1019–1027

Harrington K, Goldman AP (2005) The role of extracorporal membrane oxygenation in congenital diaphragmatic hernia. Semin Pediatr Surg 14(1):72–76

Harrison MR, Keller RL, Hawgood SB (2003) A randomized trial of fetal endosopic temorary tracheal occlusion for severe fetal congenital diaphragmatic hernia. N Engl J Med 349(20):1916–1924

Hedrik HL, Crombleholme TM, Flake AW et al (2004) Right congenital diaphragmatic hernia: Prenatal assessment and outcome. J Pediatr Surg 39(3):319–323

Javid PJ, Jaksic T, Skarsgard ED, Lee S, Canadian Neonatal Network (2004) Survival rate in congenital diaphragmatic hernia: The experience of the Canadian Neonatal Network. J Pediatr Surg 39(5):657–660

McHoney M, Giacomello L, Nah SA et al (2010) Thoracoscopic repair of congenital diaphragmatic hernia. J Pediatr Surg 45:355–359

Samarokkody U, Klaassen M, Nye B (2001) Reconstruction of congenital agenesis of hemidiaphragm by combined reverse latissimus dorsi and serratus anterior flaps. J Pediatr Surg 36(11):1637–1640

Sandaite CF, DeKominck P, Moreno O et al (2011) Prenatal anatomical imaging in fetuses with congenital diaphragmatic hernia. Fetal Diagn Ther 29:88–100

Szavay PO, Obermayr F, Maas C et al (2012) Perioperative outcome of patients with congenital CDH undergoing open versus minimally invasive surgery. J Laparoendoscop Adv Surg Techn 22(3):285–289

Trachsel D, Selvadurai H, Bohn D, Langer JC, Coates AL (2005) Long-term pulmonary morbidity in survivors of congenital diaphragmatic hernia. Pediatr Pulmonology 39(5):433–439

150 Kongenitale Anomalien von Atemwegen und Lungen inklusive primäre ziliäre Dyskinesie

E. Eber

Dieses Kapitel gibt einen Überblick über die wichtigsten angeborenen Fehlbildungen von Atemwegen und Lungen (▶ Übersicht) und die primäre ziliäre Dyskinesie. Fehlbildungen des pulmonalen Gefäßsystems werden hier nicht besprochen. Bezüglich ebenfalls hier nicht abgehandelter seltener Anomalien wird der Leser auf andere Werke verwiesen. In einigen Bereichen existieren Überschneidungen mit anderen Kapiteln dieses Buchs (z. B. ▶ Kap. 273).

Angeborene Fehlbildungen von Atemwegen und Lungen
- Trachealagenesie, -aplasie und -atresie
- Primäre Trachealstenose
- Tracheomalazie
- Trachealstenose und Tracheomalazie durch Gefäßanomalien
- Tracheobronchomegalie
- Tracheoösophageale Fistel ohne Ösophagusatresie (H-Fistel)
- Tracheoösophageale Fistel mit Ösophagusatresie
- Laryngotracheoösophageale Spaltbildung
- Trachealdivertikel
- Trachealbronchus und andere Verzweigungsanomalien
- Tracheo- und bronchobiliäre Fistel
- Bronchusatresie
- Bronchusstenose
- Bronchomalazie
- Williams-Campbell-Syndrom und Bronchiektasen
- Lungenagenesie und -aplasie
- Lungenhypoplasie
- Lungenzyste
- Zystisch-adenomatoide Malformation
- Lungensequestration
- Kongenitales lobäres Emphysem
- Bronchogene Zyste

Angeborene Malformationen werden durch Kenntnis der normalen Entwicklung oft besser verständlich; bezüglich der pränatalen Phase von Lungenentwicklung und -wachstum wird auf ▶ Kap. 142 verwiesen. Ätiologie und Pathogenese einzelner Malformationen sind trotz neuer Daten aus Tiermodellen nach wie vor nicht geklärt.

Zur Häufigkeit einzelner Fehlbildungen liegen unterschiedliche Angaben vor, im Vergleich zur Gesamtzahl aller angeborenen Anomalien erscheint sie jedenfalls eher gering. Trotz ihres relativ seltenen Vorkommens sind Fehlbildungen des Respirationstrakts wichtige Krankheitsbilder, welche oft mit signifikanter Morbidität assoziiert sind und vereinzelt auch lebensbedrohlich sein können.

Anomalien der Atemwege sind trotz ihres seltenen Auftretens wichtige Differenzialdiagnosen bei Kindern mit Stenosegeräuschen wie Stridor oder Giemen bzw. Pfeifen, mit rekurrierenden oder persistierenden entzündlichen Veränderungen des unteren Respirationstrakts und mit protrahierten oder atypischen Verläufen von Virusinfekten. Auch bei einer angeborenen Läsion mit primär nicht kritischem Stenosegrad ist durch Schleimhautschwellung und gesteigerte Sekretion im Rahmen von Infekten die Entwicklung eines bedrohlichen Zustandsbilds jederzeit möglich. Meist werden Luftwegsanomalien schon in der Neugeborenenperiode bzw. im Säuglingsalter symptomatisch, nur gelegentlich werden sie erst beim älteren Kind als Zufallsbefund entdeckt. Insbesondere Stenosen geringeren Ausmaßes verlieren wachstumsbedingt in den ersten Lebensjahren oft relativ an Bedeutung; gerade hier ist die Indikation zu einer operativen Therapie äußerst sorgfältig zu prüfen und zurückhaltend zu stellen. Die Langzeitprognose ist bei adäquatem Management in der überwiegenden Mehrzahl dieser Fehlbildungen gut.

Angeborene Anomalien der Lunge werden heute gewöhnlich pränatal, in der Neugeborenenperiode, im Säuglingsalter oder im Kindesalter diagnostiziert und behandelt. Bei einigen Patienten können diese Fehlbildungen im Kindesalter unerkannt bleiben und führen erst durch Komplikationen wie rekurrierende lokalisierte Pneumonien, Abszessbildung oder Hämoptysen zur Diagnose in der Adoleszenz oder im Erwachsenenalter. Durch hoch entwickelte chirurgische Techniken und eine verbesserte perioperative Intensivpflege können in zunehmendem Maße auch Patienten mit ausgeprägteren Defekten überleben, wenn auch um den Preis einer höheren Langzeitmorbidität.

150.1 Fehlbildungen von Atemwegen und Lungen

150.1.1 Trachealagenesie, -aplasie und -atresie

Agenesie, Aplasie oder Atresie der Trachea sind sehr seltene Fehlbildungen, welche durch ein vollständiges oder teilweises Fehlen bzw. durch einen kurz- oder langstreckigen Verschluss der Trachea gekennzeichnet sind. In der Regel besteht eine broncho- oder tracheoösophageale Fistel. Häufig sind diese Hemmungsfehlbildungen auch mit anderen Anomalien vergesellschaftet. Die Patienten zeigen unmittelbar nach Geburt eine massive Asphyxie, und die Diagnose kann vermutet werden, wenn eine endotracheale Intubation nicht möglich ist oder zu keiner Besserung der Symptomatik führt. In der Regel sind diese Fehlbildungen nicht mit dem Leben vereinbar. Durch eine sofortige Intubation des Ösophagus und nachfolgende Beatmung über eine Fistel (so vorhanden) bzw. durch eine sofortige Tracheostomie bei kurzstreckiger Atresie der proximalen Trachea kann der Tod des Patienten eventuell verhindert werden.

150.1.2 Primäre Trachealstenose

Eine fixierte angeborene Stenose der Trachea tritt seltener auf als eine dynamische Luftwegsstenose (s. unten). Bindegewebige Stenosen (horizontale Segel) betreffen meist den zervikalen Abschnitt der Trachea. Zur Verhinderung einer Asphyxie ist eine rasche Diagnose dieser Segel wichtig; oft kann durch eine endotracheale Intubation mit Durchstoßung der Membran das Problem behoben werden. Fehlbildungen von Knorpelspangen, vor allem Knorpelringbildungen („Serviettenringknorpel") treten häufiger auf. Meist finden sich diese Anomalien im kaudalen Abschnitt der Trachea, vereinzelt ist aber auch die gesamte Trachea betroffen. Trachealstenosen sind häufig mit anderen Anomalien wie einer „Pulmonalisschlinge", aberrierenden Bronchien oder einer einseitigen Lungenhypoplasie assoziiert.

Klinische Symptome Die Art und der Zeitpunkt des Auftretens erster Zeichen und Symptome werden vom Grad und von der Lokalisation der Luftwegsstenose bestimmt. In den meisten Fällen tritt ein Stenosegeräusch (in- und/oder exspiratorischer Stridor oder Giemen bzw. Pfeifen) auf (gelegentlich erstmals im Rahmen einer Virusinfektion), bei höhergradigen Stenosen auch Einziehungen, Tachy- und Dyspnoe sowie Zyanose.

Diagnose Die Lungenfunktionsdiagnostik (Fluss-Volumen-Kurven) erlaubt eine Unterscheidung zwischen extra- und intrathorakaler sowie zwischen fixierter (Trachealstenose) und variabler Obstruktion (Tracheomalazie). Die Diagnose wird typischerweise endoskopisch gesichert, wobei mit ultradünnen flexiblen Endoskopen selbst bei Vorliegen einer höhergradigen Stenose sowohl der Grad als auch die Länge der Stenose bestimmt werden können. Lediglich in extremen Fällen gelingt dies erst durch eine Computertomografie (CT) oder eine Magnetresonanztomografie (MRT). Diese Methoden erlauben auch eine differenzialdiagnostische Abgrenzung von sekundären, durch Kompression von außen verursachten Trachealstenosen. Im letzteren Fall sind die Trachealknorpel oft sekundär geschädigt und damit in ihrer Festigkeit beeinträchtigt; dann spricht man von einer Tracheomalazie.

Therapie Kinder mit extremen Trachealstenosen versterben bei Ausbleiben einer chirurgischen Intervention innerhalb der ersten Lebenstage. Patienten mit Stenosen geringeren Ausmaßes zeigen oft ein kontinuierliches Wachstum ihrer Trachealknorpel; damit verlieren diese Stenosen in der Regel in den ersten Lebensjahren relativ an Bedeutung. In solchen Fällen ist ein zuwartendes Vorgehen unter Anwendung physiotherapeutischer Maßnahmen zur Verhinderung einer poststenotischen Sekretretention ausreichend. Bei Stenosen der zervikalen Trachea kann eine Tracheostomie zur Überbrückung der Engstelle und damit zur Sicherung des Luftwegs angelegt werden. Bindegewebige Stenosen können endoskopisch (auch mittels CO_2-Laser) inzidiert und dilatiert werden; aufgrund möglicher Neuformationen dieser Stenosen und Narbenbildungen sind diese Eingriffe leider nicht immer dauerhaft erfolgreich. Kurzstreckige Stenosen können exzidiert und die Trachea danach End-zu-End anastomosiert werden, allerdings auch hier mit dem Risiko der Bildung einer Restenose. Längerstreckige Stenosen können mittels „slide tracheoplasty" in Kombination mit einem multidisziplinären Management inklusive Ballondilatation behandelt werden; dieses Vorgehen sollte wenigen spezialisierten Zentren mit ausreichender Erfahrung vorbehalten bleiben.

150.1.3 Tracheomalazie

Einer Tracheomalazie liegen fehlende, hypoplastische, fehlgebildete oder abnorm weiche Trachealknorpel zu Grunde. Sie kann ohne assoziierte Fehlbildungen vorkommen, wird jedoch häufiger bei Kindern mit tracheoösophagealer Fistel oder bei Kompression der Trachea durch Gefäße oder mediastinale Tumoren gesehen; darüber hinaus tritt sie typischerweise auch bei Kindern mit angeborenen Bindegewebserkrankungen wie z. B. kampomeler Dysplasie auf und ist nicht selten mit einer Laryngomalazie oder Bronchomalazie vergesellschaftet.

Klinische Symptome Aus einem fehlenden oder nicht ausgereiften Knorpelgerüst resultiert eine Instabilität der betroffenen Trachealabschnitte und damit eine funktionelle Stenose, welche besonders ausgeprägt bei forcierter Atmung bzw. bei Husten und Schreien zu beobachten ist. Eine intrathorakale Tracheomalazie kann während einer forcierten Exspiration, eine extrathorakale während einer forcierten Inspiration zum Trachealkollaps führen. Wie bei der fixierten Trachealstenose treten auch hier typischerweise Stenosegeräusche (bei extrathorakalen Stenosen inspiratorischer Stridor, bei intrathorakalen Stenosen exspiratorischer Stridor und Giemen bzw. Pfeifen) auf, weiterhin Husten, Einziehungen, Tachy- und Dyspnoe sowie Zyanose. Da die weiche Trachea durch einen mit Nahrung gefüllten Ösophagus komprimiert werden kann, treten beim Füttern gelegentlich Erstickungsanfälle auf. Säuglinge mit Tracheomalazie nehmen oft eine Opisthotonus-Haltung ein, um durch eine Überstreckung des Halses eine Erweiterung des Tracheallumens zu erzielen.

Diagnose Die Beurteilung der dynamischen Veränderungen des Tracheallumens ist in ausgezeichneter Weise durch eine flexible Endoskopie beim spontan atmenden Kind möglich. Eine starre Endoskopie eignet sich aus Gründen der mechanischen Stützung und der Verziehung des Luftwegs kaum für die exakte Beurteilung einer Tracheo- oder Bronchomalazie. CT bzw. MRT und Angiografie ermöglichen den Ausschluss einer Tracheomalazie durch Kompression von außen.

Therapie Da in den ersten Lebensjahren eine wachstumsbedingte Stabilisierung der Trachealwand zu erwarten ist, sollte – sofern möglich – konservativ (Physiotherapie; Antibiotika bei sekundärer Infektion durch Sekretretention) vorgegangen werden. Gelegentlich kann jedoch, bis die Trachealknorpel stabil genug sind, eine Stützung der Trachea durch Langzeitapplikation eines positiven Atemwegsdrucks („continuous positive airway pressure" – CPAP bzw. Beatmung mit „positive endexpiratory pressure" – PEEP) über eine Trachealkanüle erforderlich sein. Die Langzeit-CPAP-Therapie hat sich besonders bei diffuser Tracheobronchomalazie bewährt; weitere Vorteile sind die Vermeidung eines operativen Eingriffs oder eines intraluminalen Fremdkörpers (Stent). Nachteile dieser Strategie stellen das relativ aufwendige Tracheostoma-Management, mögliche kanülenbedingte Komplikationen, die meist längere Therapiedauer und die Abhängigkeit von Technologie dar. Operative Eingriffe werden in erster Linie bei lebensbedrohlichen Formen und bei Kindern, die langfristig nicht vom positiven Atemwegsdruck entwöhnbar sind, empfohlen. Hier ist vor allem die Aortopexie zu nennen, wobei diese Methode bei langstreckigen Tracheomalazien jedoch oft nicht zielführend ist; in letzteren Fällen könnte die Aortopexie möglicherweise durch eine Schienung der Trachea mittels expandierbarer Stents aus Metall (Palmaz-Stents) ersetzt werden (vor Einsatz eines Stents ist Druck von außen durch große mediastinale Arterien auszuschließen). Bei segmentalen Malazien wurden gute Ergebnisse und eine geringe Komplikationsrate berichtet, bei diffusen Luftwegsstenosen sind Stents nicht effektiv.

150.1.4 Trachealstenose und Tracheomalazie durch Gefäßanomalien

Als Differenzialdiagnose zur primären Trachealstenose und zur isolierten Tracheomalazie müssen Einengungen der Trachea durch Kompression von außen in Betracht gezogen werden. Diesbezüglich kommen u. a. eine angeborene Struma, ein Hämangiom, eine bronchogene Zyste oder ein Megaösophagus, insbesondere aber Gefäßanomalien in Frage. Zahlreiche Abweichungen von der normalen Entwicklung des Aortenbogens, seiner Äste und der Pulmonalarterien sind bekannt; nur wenige verursachen jedoch eine Kompression von Trachea und/oder Ösophagus, so dass viele Gefäßanomalien unentdeckt bleiben. So kann beispielsweise ein abnormer Abgang der rechten Arteria subclavia unterhalb des Abgangs der linken Arteria subclavia mit nachfolgender Kreuzung der Medianlinie hinter dem Ösophagus gelegentlich Schluckbeschwerden verursachen („Dysphagia lusoria"), führt aber meist zu keinerlei respiratorischen Problemen. Im Gegensatz dazu können Gefäßringe (am häufigsten Anomalien des Aortenbogens und seiner Äste) eine lebensbedrohliche Kompression der Trachea verursachen. Mit diesen Gefäßanomalien sind gelegentlich Fehlbildungen des Respirationstrakts wie z. B. eine angeborene Trachealstenose assoziiert; abgesehen davon besteht in vielen Fällen eine Tracheomalazie, verursacht wahrscheinlich durch den bereits in der Fetalperiode bestehenden Druck eines abnorm verlaufenden Gefäßes und damit eine Reifungsstörung der Knorpelspangen. Von klinischer Bedeutung sind insbesondere: ein doppelter Aortenbogen, ein rechter Aortenbogen mit linkem Ligamentum arteriosum (bzw. offenem Ductus arteriosus), ein abnormer Abgang des Truncus brachiocephalicus oder der linken Arteria carotis und eine aberrierende linke Pulmonalarterie (sog. Pulmonalisschlinge). Die Art der Gefäßanomalie und der Grad der Luftwegsstenose bestimmen, ob im Einzelfall ein konservatives oder ein chirurgisches Vorgehen angezeigt ist. Oft kann unter Durchführung physiotherapeutischer Maßnahmen zur Sekretmobilisation und damit Infektionsprophylaxe – zumindest vorübergehend – zugewartet werden. Darüber hinaus sind die unmittelbaren Ergebnisse nach einer Operation oft nicht zufriedenstellend, da Luftwegsmalazien bzw. -stenosen weiter Symptome verursachen. Die Prognose dieser Fehlbildungen wird praktisch ausschließlich durch den Respirationstrakt bestimmt; erfreulicherweise sind die Langzeitergebnisse in der Regel gut. Weitere Einzelheiten ▶ Kap. 172.

150.1.5 Tracheoösophageale Fistel ohne Ösophagusatresie (H-Fistel)

Isolierte tracheoösophageale Fisteln treten sehr viel seltener auf als Fisteln in Kombination mit einer Ösophagusatresie (Inzidenz etwa 1:80.000–90.000). Sie verlaufen von der Trachea nach kaudal zum Ösophagus, sind fast immer sehr eng, treten vor allem im extrathorakalen Bereich der Trachea auf und sind selten mit anderen Fehlbildungen assoziiert. Trotz eindeutiger Zeichen und Symptome (Husten, Zyanose und Erstickungsanfälle bei Nahrungsaufnahme; häufig auch rekurrierende Pneumonien ohne klar erkennbare Ursache) wird die Diagnose meist deutlich verzögert (in der späten Kindheit, gelegentlich sogar erst im Erwachsenenalter) gestellt, woraus eine beträchtliche respiratorische Morbidität resultiert. Die Fistelöffnungen lassen sich in der Regel endoskopisch (Tracheo- bzw. Ösophagoskopie) identifizieren; eine Darstellung des Fistelgangs mittels Ösophagografie gelingt oft nicht. Die Therapie besteht in der chirurgischen Durchtrennung bzw. Abtragung der Fistel. Bei früher Diagnosestellung sind die Langzeitergebnisse gut.

150.1.6 Tracheoösophageale Fistel mit Ösophagusatresie

Die Fistelbildungen sind durch eine unvollständige Trennung von Trachea und Ösophagus durch das Septum oesophagotracheale erklärbar, die Atresie – zumindest in einem Teil der Fälle – durch eine ungenügende Gefäßversorgung im Rahmen von Begleitfehlbildungen. Die Inzidenz der Ösophagusatresie beträgt etwa 1:3000–4000 Geburten. Rund 30 % der Patienten sind Frühgeburten, Knaben sind häufiger betroffen als Mädchen, und bis zu 50 % haben auch andere schwere Fehlbildungen wie z. B. eine Duodenalatresie (VATER- bzw. VACTERL-Assoziation; VACTERL: „vertebral defects, anal atresia, cardiac anomalies, tracheo-esophageal fistula, renal anomalies, limb anomalies"). Sehr häufig (in 25–50 %) sind Strukturanomalien der Trachealwand wie deformierte oder hypoplastische Knorpelspangen und eine Zunahme des membranösen Anteils (i. e. eine Tracheomalazie) vorhanden. In den ersten Lebensjahren sind chronische respiratorische Symptome häufig; typisch ist ein blecherner, scheppernder Husten („TOF-cough"), bei vielen Patienten werden rekurrierende Bronchitiden und Pneumonien beobachtet, oftmals getriggert durch wiederholte Aspirationen. In der Regel stabilisiert sich die Situation mit dem Wachstum, so dass die meisten Patienten im Erwachsenenalter (nahezu) beschwerdefrei sind. Es werden verschiedene Typen der Ösophagusatresie unterschieden. Am häufigsten (85–90 %) kommt der Typ IIIb mit einem großlumigen, hypertrophen oberen Blindsack und einer unteren tracheoösophagealen Fistel, welche meist oberhalb der Bifurkation mündet, vor; der untere Stumpf ist atroph, die Entfernung zwischen proximalem und distalem Stumpf ist variabel. Weitere Einzelheiten ▶ Kap. 118.

150.1.7 Trachealbronchus und andere Verzweigungsanomalien

Ein Trachealbronchus wird bei 0,1–2 % der Bronchoskopien gefunden und stellt einen aberrierenden oder akzessorischen Bronchus, welcher praktisch immer aus der rechts-seitlichen Wand der Trachea abgeht, dar. Meist ist der Trachealbronchus ein dislozierter rechter Oberlappenbronchus oder der Segmentbronchus des apikalen Oberlappensegments, selten ein zusätzlicher Bronchus, der einen eigenen, extra- oder intralobär liegenden „Tracheallappen" versorgt. Wenn der rechte Oberlappenbronchus auf Höhe der Carina von der Trachea abgeht, spricht man von einer Trifurkation (rechter Oberlappen-, Intermediär- und linker Hauptbronchus). Oft ist der Trachealbronchus mit anderen Fehlbildungen im Bereich des Tracheobronchialsystems oder der Rippen assoziiert.

Es existieren ausgeprägte Variationen in der Aufzweigung des Bronchialbaums, so dass eine Unterscheidung von Variation und Anomalie bzw. die Definition einer Anomalie in diesem Zusammenhang schwierig ist. Verzweigungsanomalien sind die häufigsten Fehlbildungen des Tracheobronchialbaums und werden rechts häufiger als links und vor allem in den Ober- und Unterlappen beobachtet. Sie können asymptomatisch bleiben und zufällig gefunden werden; nicht selten treten aber Bronchusabgangsstenosen bzw. Wanddefekte im Sinne einer Bronchomalazie im Bereich der Verzweigungsanomalien auf, welche dann zu rekurrierenden oder persistierenden Pneumonien bzw. Atelektasen im betroffenen Segment oder Lappen führen können.

Topografische Anomalien der gesamten Lunge (Situs inversus; bronchialer Isomerismus – bilaterale rechte oder bilaterale linke Lunge) sind in der Regel mit topografischen Anomalien des Herzens und/oder abdominaler Organe assoziiert (z. B. Ivemark-Syndrom mit Asplenie).

Die Diagnose wird durch Bronchoskopie und -grafie bzw. auch mittels CT bzw. MRT gestellt. Bei durch Stenosen symptomatischen Formen kann eine Segmentresektion bzw. Lobektomie erforderlich werden.

150.1.8 Bronchusstenose

Fixierte angeborene Bronchusstenosen treten selten auf; vorwiegend sind die Hauptbronchien (häufiger der linke) und der Mittellappenbronchus betroffen. Analog zur primären Trachealstenose werden Schleimhautsegel bzw. -polster von Knorpelfehlbildungen unterschieden.

Klinische Symptome Die Folgen einer Bronchusstenose sind in erster Linie eine Überblähung oder eine Atelektase des abhängigen Lungenabschnitts. Eine poststenotische Sekretretention kann zu rekurrierenden bzw. persistierenden Pneumonien und zur Bildung von Bronchiektasen führen. Husten, Giemen bzw. Pfeifen, verlängertes Exspirium und abgeschwächtes Atemgeräusch über dem betroffenen Lungenabschnitt sind abhängig vom Stenosegrad und treten nicht selten erstmals im Rahmen eines respiratorischen Infekts in Erscheinung.

Diagnose und Therapie Das Thoraxröntgen zeigt meist lediglich sekundäre Veränderungen; die Sicherung der Diagnose erfolgt endoskopisch. CT und MRT lassen primäre von kompressionsbedingten Stenosen unterscheiden und haben die Bronchografie weitgehend ersetzt. Da die Probleme mit dem Wachstum der Luftwege üblicherweise an Bedeutung verlieren, sollte das Management dieser Fehlbildungen – sofern möglich – konservativ sein. Aufgrund des behinderten Sekrettransports ist bei respiratorischen Infekten eine großzügige antibiotische Therapie angezeigt. Bei Vorliegen hochgradiger kurzstreckiger Stenosen und erfolgloser konservativer Therapie kann eventuell eine Resektion des stenotischen Abschnitts mit End-zu-End-Anastomose des Bronchus durchgeführt werden. Die Langzeitprognose von Bronchusstenosen ist gut.

150.1.9 Bronchomalazie

Diese Instabilitätsläsion, welche besonders während einer forcierten Exspiration zu einer deutlichen Stenosierung des betroffenen Bronchusabschnitts bis hin zum vollständigen Kollaps führen kann, kommt bevorzugt umschrieben im linken Hauptbronchus vor. Primäre Bronchomalazien durch anlagebedingt abnorm weiche oder fehlende Bronchialknorpel sind abzugrenzen von sekundären Bronchomalazien als Folge einer Schädigung der Bronchialwand durch Kompression von außen (am häufigsten durch Gefäße, vor allem Pulmonalarterien). Bei nachgewiesener Bronchomalazie sind daher stets Herz- oder Gefäßanomalien auszuschließen.

Klinische Symptome und Diagnose Grundsätzlich gleichen die Zeichen und Symptome bei einer Bronchomalazie jenen bei einer Bronchusstenose, und das Thoraxröntgen zeigt hier wie dort die Auswirkungen der Stenose (Überblähung oder Atelektase). Die flexible Bronchoskopie ist die Untersuchungsmethode der Wahl; bei Kompression eines Bronchus durch Herz oder Gefäße sind oft deutliche Pulsationen zu sehen. Weiterführende diagnostische Methoden bei Verdacht auf Gefäßanomalien sind Echokardiografie und CT bzw. MRT inklusive Angiografie.

Therapie Bei der zu erwartenden wachstumsbedingten Stabilisierung der Bronchialwand ist prinzipiell eine konservative Therapie anzustreben; dies gilt auch für Fälle von sekundären Bronchomalazien, bei denen nach chirurgischer Beseitigung der Ursache der Kompression weiterhin (gelegentlich über Monate bis Jahre) eine Wandinstabilität bestehen kann. Die Erfahrungen mit Stents bei Bronchomalazien sind limitiert. Die Langzeitprognose von Bronchomalazien ist gut.

150.1.10 Williams-Campbell-Syndrom und Bronchiektasen

Das Williams-Campbell-Syndrom ist gekennzeichnet durch eine generalisierte Aplasie oder Dysplasie der Bronchialknorpel in den Segment- und Subsegmentbronchien und stellt damit eine Variante der Bronchomalazie dar. Die betroffenen Kinder fallen bereits im Säuglings- bzw. Kleinkindesalter mit rekurrierenden oder protrahierten Bronchiolitiden bzw. Bronchitiden und mit den Zeichen und Symptomen Husten, Giemen bzw. Pfeifen, Tachy- und Dyspnoe sowie Zyanose auf. Das Thoraxröntgen zeigt eine ausgeprägte und konstante Überblähung beider Lungen. Die durch In- und Exspiration verursachten Kaliberschwankungen der betroffenen Abschnitte des Bronchialsystems sind bronchografisch darstellbar; der Nachweis von Bronchiektasen ist weniger invasiv mittels CT möglich. Das therapeutische Vorgehen ist konservativ und besteht in Physiotherapie zur Verbesserung des Sekrettransports und der Belüftung und in großzügiger antibiotischer Therapie bei respiratorischen Infektionen. Bei milden Formen scheinen sich die Bronchialwände mit dem Älterwerden der Kinder etwas zu stabilisieren, insgesamt ist die Prognose des Williams-Campbell-Syndroms jedoch eher schlecht im Sinne eines progredienten Verlaufs mit der Entwicklung ausgeprägter Bronchiektasen.

Angeborene Wanddefekte können auch lokalisiert zu einer irreversiblen Erweiterung von Bronchien führen; diese kongenitalen Bronchiektasen werden seltener beobachtet als erworbene Formen. Das führende Symptom ist chronischer Husten; Infektionen treten häufig auf. Die Diagnose wird mittels CT gestellt. Neben einer konservativen Therapie (siehe oben) ist bei lokalisierten Bronchiektasen mit ausgeprägter Symptomatik eventuell auch an eine Segmentresektion oder Lobektomie zu denken (s. auch ▶ Kap. 156).

150.1.11 Lungenagenesie und -aplasie

Unter einer Lungenagenesie wird das vollständige Fehlen eines Bronchus samt Lungenparenchym verstanden, bei der Lungenaplasie ist ein rudimentärer Bronchus vorhanden. Bei beiden Anomalien fehlen Pulmonalgefäße, und beide können einen Lappen, eine Lunge oder auch sehr selten beide Lungen betreffen; die unilaterale Aplasie stellt die häufigste Anomalie in dieser Gruppe dar. Etwa 50 % der Patienten mit Lungenagenesie bzw. -aplasie sterben im ersten Lebensjahr; eine unilaterale Lungenagenesie oder -aplasie kann jedoch auch mit einer normalen Lebenserwartung vereinbar sein. Häufig werden assoziierte kongenitale Anomalien des kardiovaskulären Systems, Gastrointestinaltrakts, Urogenitaltrakts sowie des Skelettsystems beobachtet; diese bestimmen oft auch die Prognose.

Klinische Symptome und Diagnose Gelegentlich kann die Diagnose bereits pränatal aufgrund eines Mediastinalshifts bei intaktem Zwerchfell vermutet werden. Viele Patienten fallen in der Neugeborenenperiode mit Zeichen der Atemnot auf; bei späterer Präsentation werden gewöhnlich ein abgeflachter Thorax und eingeschränkte Thoraxbewegungen auf der betroffenen Seite und gelegentlich auch eine sekundäre Skoliose beobachtet. Radiologisch stellt sich eine einseitige Lungenagenesie oder -aplasie als nicht belüfteter Hemithorax mit verschmälerten Interkostalräumen, Verlagerung des Mediastinums auf die betroffene Seite und oft beträchtlicher anteriorer Herniation der kontralateralen Lunge dar. Differenzialdiagnostisch kommen eine Totalatelektase auf der betroffenen Seite, eine Überblähung der kontralateralen Lunge mit konsekutiver Kompression der ipsilateralen Lunge oder eine ausgeprägte Lungenhypoplasie in Frage. Als weiterführende Diagnostik sind vor allem CT inklusive Angiografie, Bronchoskopie und Echokardiografie zu nennen.

Therapie Die Therapie beschränkt sich auf supportive Maßnahmen (z. B. Gabe von Sauerstoff bei Bedarf), die Korrektur assoziierter Fehlbildungen und die Prävention bzw. Behandlung respiratorischer Infektionen. Besonders zu achten ist auf die Möglichkeit der Entwicklung einer pulmonalen Hypertension.

150.1.12 Lungenhypoplasie

Eine Lungenhypoplasie (ein- oder beidseitig) ist fast immer von einer Hypoplasie der korrespondierenden Pulmonalarterien begleitet. Typischerweise sind sowohl die Zahl der Alveolen als auch die Anzahl der Generationen von Luftwegen und Pulmonalarterien reduziert. Eine primäre Lungenhypoplasie ist selten; häufiger findet sich eine zugrunde liegende Störung, welche das Lungenwachstum behindert. Hier sind vor allem intrathorakale Raumforderungen (z. B. Zysten, Pleuraergüsse etc.) und Anomalien des knöchernen Thoraxskeletts (z. B. „short-rib syndromes") zu nennen. Darüber hinaus ist eine beidseitige Lungenhypoplasie als Folge eines Oligohydramnions Teil des Potter-Syndroms, assoziiert mit beidseitiger Nierenagenesie oder -dysplasie und einer Reihe von Dysmorphie-Merkmalen (▶ Kap. 191). Eine einseitige Lungenhypoplasie wird bei Skoliose, angeborener Zwerchfellhernie (hier meist linksseitig, ▶ Kap. 149) und Scimitar-Syndrom (hier praktisch immer rechtsseitig) gefunden.

Klinische Symptome und Diagnose Die klinische Präsentation hängt vom Ausmaß der Lungenhypoplasie ab. Die schwersten Formen sind nicht mit dem Leben vereinbar. Bei beidseitiger Lungenhypoplasie präsentiert sich das Neugeborene oft mit einem milden bis schweren Atemnotsyndrom, wobei der Brustkorb bei ausgeprägter Hypoplasie eine Glockenform aufweist und insgesamt zu klein ist. Einseitige Hypoplasien fallen häufig durch assoziierte Anomalien auf. Bei einseitiger Hypoplasie erscheint der Brustkorb asymmetrisch. Gelegentlich werden einseitige oder milde beidseitige Hypoplasien erst später symptomatisch (z. B. bei körperlicher Belastung oder respiratorischen Infektionen) oder werden sogar zufällig entdeckt. Das Röntgenbild zeigt häufig die Ursache der Hypoplasie und – bei einseitigem Auftreten – einen Mediastinalshift zur betroffenen Seite. Bronchoskopie, Angiografie, und Isotopenuntersuchungen sind nicht selten als weiterführende diagnostische Methoden indiziert.

Therapie und Prognose Wie bei der Lungenagenesie und -aplasie stehen neben supportiven Maßnahmen lediglich die Korrektur assoziierter Fehlbildungen und die Prävention bzw. Behandlung respiratorischer Infektionen zur Verfügung. Die Prognose der Lungenhypoplasie hängt naturgemäß von deren Ausmaß und eventuell assoziierten Malformationen ab. Einseitige oder milde Formen können mit normalem Wachstum, normaler Entwicklung und uneingeschränkter Lebenserwartung einhergehen. Langzeitkomplikationen inkludieren eine reduzierte Belastbarkeit, rekurrierende respiratorische Infektionen und eine zunehmende Brustkorbdeformität mit Skoliose.

150.2 Parenchymatöse Fehlbildungen der Lunge

Diese Fehlbildungen werden in entwickelten Ländern in der Regel schon pränatal per Ultraschalluntersuchung diagnostiziert. Ihnen ist das Vorhandensein von Zysten, die einen prominenten Teil der Anomalie ausmachen können (aber nicht notwendigerweise müssen), gemeinsam. Zur Einteilung dieser Malformationen wurden unterschiedliche Nomenklaturen vorgeschlagen. Typischerweise werden Lungenzyste, kongenitale zystisch-adenomatoide Malformation, Lungensequestration, kongenitales lobäres Emphysem und Vorderdarmzysten (speziell die bronchogene Zyste) unterschieden. Diese Einteilung spiegelt sich jedoch nicht in histopathologischen Befunden wider; häufig werden sog. Hybridläsionen gesehen.

Auch zum Management dieser Fehlbildungen existieren kontroverse Meinungen. Malformationen, die Komplikationen verursachen oder zu maligner Entartung neigen, werden üblicherweise bereits im Säuglings- oder Kleinkindesalter reseziert. Dabei wird in den meisten Fällen ein Lappen oder zumindest ein Segment entfernt; gelegentlich ist auch eine Pneumonektomie notwendig. Ein abwartendes Vorgehen wird häufig bei oligo- oder asymptomatischen Patienten mit einem kongenitalen lobären Emphysem gewählt, aber auch andere zystische Läsionen können sich für ein derartiges Vorgehen qualifizieren.

150.2.1 Lungenzyste

Diese Malformation wird auch als „kongenitale parenchymale Zyste" bezeichnet und stellt eine lokalisierte Fehlbildung der terminalen respiratorischen Einheit dar. Abhängig von ihrem embryonalen Ursprung kann eine Lungenzyste alveoläre Strukturen, aber auch Knorpel, glatte Muskulatur und Drüsen enthalten. Lungenzysten können als singuläre oder häufiger als multizystische Läsion vorkommen; weiterhin können sie mit dem Bronchialbaum kommunizieren und daher Luft, Flüssigkeit oder beides enthalten.

Klinische Symptome Die häufigste Komplikation ist eine Infektion (protrahierte Pneumonie, Abszessbildung). Große Zysten können eine Kompression des umgebenden Lungengewebes und damit Atelektasen verursachen; gelegentlich kann eine Lungenzyste in den Pleuraraum rupturieren und zu einem Pneumothorax führen. Abhängig von der Entwicklung von Komplikationen kann die klinische Manifestation der Lungenzysten variieren. Während große Läsionen häufig zu Symptomen in der Neugeborenenperiode bzw. im Kindesalter führen, können andere Lungenzysten für viele Jahre asymptomatisch bleiben. Einige werden nur zufällig entdeckt, wenn ein Thoraxröntgenbild aus anderen Gründen angefertigt wird.

Therapie Wenn die Läsion bereits Komplikationen verursacht hat, ist die Therapie der Wahl die chirurgische Resektion. Für kleine Fehlbildungen ohne Komplikationen oder Zufallsbefunde wird in der Regel ein abwartendes Vorgehen gewählt. Spontane Regressionen sind möglich.

150.2.2 Kongenitale zystisch-adenomatoide Malformation

Diese Fehlbildung besteht aus Zysten und solidem luftlosen Gewebe. Stocker unterschied initial 3 Typen (makrozystisch; mikrozystisch;

solid) und grenzte im Weiteren zusätzlich einen Typ 0 und einen Typ 4 ab. Es ist hervorzuheben, dass die verschiedenen Typen ein unterschiedliches Malignitätsrisiko haben. Beim Typ 1 besteht ein erhöhtes Risiko für ein bronchioloalveoläres Karzinom, beim Typ 4 histopathologisch eine erhebliche Überlappung mit dem pleuropulmonalen Blastom. Die Anomalie kann nur einen Teil eines Lungenlappens, den gesamten Lappen, 2 Lappen oder sogar einen ganzen Lungenflügel betreffen.

Klinische Symptome Die Fehlbildung präsentiert sich häufig als Notfall unmittelbar nach der Geburt, da große Läsionen in Mediastinalshift und Kompression des umgebenden Lungengewebes und der kontralateralen Lunge resultieren können. Manchmal kann sie bei einem Neugeborenen mit Atemnot schwer von einer kongenitalen Zwerchfellhernie zu unterscheiden sein. Demgegenüber kann die Diagnosestellung bei kleineren Läsionen bis zum Schulalter oder sogar bis zur Adoleszenz verzögert sein. Die letztgenannten Anomalien präsentieren sich gewöhnlich mit persistierenden pulmonalen Infiltraten, gelegentlich auch mit einem Pneumothorax oder einer Gedeihstörung.

Therapie Heute werden zystisch-adenomatoide Malformationen häufig pränatal diagnostiziert. Alle Kinder mit pränataler Diagnose müssen postnatal evaluiert werden. Das Management einer zystisch-adenomatoiden Malformation bei einem asymptomatischen Kind ist umstritten, aber die meisten Autoren befürworten aufgrund der Gefahr von Lungenkompression, Infektion oder maligner Transformation eine chirurgische Resektion. Empfehlungen zum Zeitpunkt des chirurgischen Eingriffs reichen von einer frühen Resektion innerhalb der Neugeborenenperiode bis zu einem elektiven Eingriff im 2. Lebenshalbjahr.

150.2.3 Lungensequestration

Diese Fehlbildung besteht aus bronchopulmonalem Gewebe mit abnormer oder fehlender Kommunikation zum Tracheobronchialbaum und besitzt eine normale oder abnorme arterielle Versorgung und/oder einen normalen oder abnormen venösen Abfluss. Zwei Typen von Sequestern werden unterschieden: der häufigere „intralobäre" Sequester liegt innerhalb der das angrenzende normale Lungengewebe umgebenden Pleura visceralis, der seltenere „extralobäre" Typ ist von einer eigenen Pleura umgeben. In der Regel betrifft die Malformation einen ganzen Lappen oder auch nur einen Teil eines Lappens. Ungefähr zwei Drittel aller Sequester sind im posterobasalen Segment des linken Unterlappens lokalisiert. Die häufig gefundene abnorme arterielle Versorgung entspringt aus der unteren thorakalen oder oberen abdominalen Aorta oder einem ihrer Hauptäste. Der venöse Abfluss erfolgt üblicherweise ins linke Atrium, gelegentlich auch ins rechte Atrium, zur V. cava inferior oder V. azygos. Nicht selten bestehen parenchymatöse Malformationen, die Aspekte einer kongenitalen zystisch-adenomatoiden Malformation mit denen einer Lungensequestration vereinen (sog. Hybridläsionen).

Klinische Symptome und Diagnose In der Regel bleibt die Malformation asymptomatisch, bis sich eine Infektion entwickelt. Wiederholte lokalisierte Pneumonien mit Fieber und gelegentlich eitrigem Sputum oder Hämoptysen können in jedem Alter auftreten. Die Läsion kann auch zufällig auf einem Thoraxröntgenbild gefunden werden. Die Sicherung der Diagnose erfolgt mittels CT inklusive Angiografie bzw. auch farbkodierter Dopplersonografie.

Therapie Bei Patienten mit symptomatischer Lungensequestration ist eine Resektion indiziert. Vereinzelte Berichte über eine Embolisation der zuführenden Arterie liegen vor.

150.2.4 Kongenitales lobäres Emphysem

Diese Anomalie ist charakterisiert durch eine massive postnatale Überblähung eines oder mehrerer Lungenlappen. Die Ätiologie ist unklar, scheint jedoch heterogen zu sein. Die Bezeichnung „Emphysem" impliziert eine Lungengewebsdestruktion und ist irreführend; als alternative Bezeichnung wurde daher „congenital large hyperlucent lobe" vorgeschlagen. Ursächlich können hypoplastische, fehlgebildete oder abnorm weiche Knorpel, Schleimhautfalten oder eine Bronchuskompression (z. B. durch Gefäße) im Bereich eines Lappenbronchus gefunden werden; als Variante kann eine deutliche Zunahme der Alveolenzahl (polyalveolärer Lappen) bestehen. Ungefähr die Hälfte dieser Anomalien ist im linken Oberlappen lokalisiert; der rechte Oberlappen und der Mittellappen sind ebenfalls häufig betroffen. In etwa 10–15 % der Fälle ist die Malformation mit angeborenen Herz- und Gefäßfehlbildungen assoziiert.

Klinische Symptome und Diagnose Durch ein kongenitales lobäres Emphysem verursachte Komplikationen sind meist mechanischer Natur. Der überblähte Lappen kann zu Kompression des umgebenden Lungengewebes und Verlagerung des Mediastinums führen. In ausgeprägten Fällen kann die Anomalie beim Neugeborenen eine massive Atemnotsymptomatik verursachen. Im Gegensatz zu dieser frühen Manifestation kann die Fehlbildung in jedem Alter zufällig auf einem Thoraxröntgenbild entdeckt werden. Zur Diagnosesicherung dienen CT und Bronchoskopie.

Therapie In der Vergangenheit war die Standardbehandlung eine chirurgische Resektion des betroffenen Lappens. Nach mehreren Berichten über eine spontane Besserung der Symptomatik befürworten viele pädiatrische Pneumologen heute anstelle einer Operation unmittelbar nach Diagnosestellung den Versuch eines abwartenden und beobachtenden Vorgehens.

150.2.5 Bronchogene Zyste

Bronchogene Zysten stellen geschlossene, von Epithel ausgekleidete und in der Regel flüssigkeitsgefüllte Hohlräume dar und treten typischerweise einzeln auf. In der Mehrzahl der Fälle sind sie rechts paratracheal oder in der Nähe der Carina lokalisiert, es können aber auch intrapulmonale Formen vorkommen.

Klinische Symptome und Diagnose Abhängig von ihrer Lokalisation kann die Fehlbildung eine Luftwegskompression verursachen, die zu Husten, Giemen bzw. Pfeifen oder Dyspnoe führen kann. Sekundärinfektionen sind sehr häufig. In Zysten, die Magenschleimhaut enthalten, kann ein peptisches Ulkus entstehen. Als schwerwiegende Komplikation ist die seltene maligne Transformation zu nennen. Viele Zysten sind jedoch asymptomatisch und werden zufällig auf Thoraxröntgenbildern gefunden. Radiologische Auffälligkeiten reichen von einer runden Masse mit konstanter Dichte ähnlich dem Herzschatten bis zu lokaler Überblähung oder Atelektase. Kommuniziert die bronchogene Zyste mit dem Tracheobronchialbaum, können Luft-Flüssigkeits-Spiegel gesehen werden. Differenzialdiagnostisch ist auch an andere zystische Läsionen des Mediastinums wie Darmduplikaturzysten, Perikardzysten und intrathorakale Meningozelen zu denken.

Therapie Die Behandlung der Wahl ist die chirurgische Resektion. Auch bei asymptomatischen Patienten rechtfertigen sowohl das Risiko einer typischen Komplikation als auch das geringe Risiko einer malignen Transformation die komplette Entfernung der Läsion. Der chirurgische Eingriff erfolgt meist ohne Verlust von funktionstüchtigem Lungengewebe.

150.3 Primäre ziliäre Dyskinesie

Der Begriff primäre ziliäre Dyskinesie („primary ciliary dyskinesia", PCD) bezeichnet eine Gruppe von Krankheiten, die durch kongenitale Defekte motiler Zilien verursacht werden. Diese Defekte führen zu einer Dysfunktion der Zilien, woraus unterschiedliche Krankheitsmanifestationen und damit komplexe Phänotypen der PCD resultieren können. Eine eingeschränkte muköziliäre Clearance ist die Ursache rekurrierender oder chronischer Infektionen der Atemwege. Dyskinetische Zilien in den Eileitern können zu ektopen Schwangerschaften führen; bei Männern kann eine Infertilität aus immotilen Spermien resultieren. Etwa 50 % der Patienten mit PCD weisen einen Situs inversus auf (Kartagener-Syndrom). Darüber hinaus besteht ein erhöhtes Risiko für Heterotaxien und komplexe Herzfehler (z. B. Fallot-Tetralogie). Andere Störungen wie Retinitis pigmentosa, zystische Nierenerkrankungen, Hydrocephalus internus oder Innenohrschwerhörigkeit lassen sich ebenfalls auf Zilienfunktionsstörungen zurückführen. Von der PCD sind sekundäre Zilienfunktionsstörungen (als Folge entzündlicher Atemwegserkrankungen oder verursacht durch Exposition gegenüber Luftschadstoffen) zu unterscheiden.

Epidemiologie und Genetik Die PCD zählt zu den sog. seltenen Erkrankungen, deren Prävalenz – abgeleitet aus radiologischen Untersuchungen – in der Vergangenheit auf 1:30.000–40.000 geschätzt wurde. Es ist davon auszugehen, dass diese Angaben deutlich unter der wahren Häufigkeit liegen. Aktuelle Angaben zur Prävalenz der PCD variieren von Land zu Land stark; die Diagnose wird häufiger in wohlhabenden Nationen mit guter medizinischer Versorgung gestellt.

Die PCD ist eine nicht nur klinisch, sondern auch genetisch heterogene Erkrankung; sie wird in der Regel autosomal-rezessiv vererbt, selten wurde auch ein dominanter oder X-chromosomalrezessiver Erbgang beschrieben. In den letzten Jahren wurden zahlreiche Gendefekte charakterisiert; mit der Identifizierung einer größeren Zahl weiterer Defekte kann gerechnet werden.

Zilien und muköziliäre Clearance Zilien sind hochkomplizierte Organellen und besitzen eine charakteristische Ultrastruktur. Alle Zilien sind aus 9 peripheren, zirkulär angeordneten Mikrotubuluspaaren (bestehend aus spezifischen Proteinen) aufgebaut, zusätzlich können sie ein zentrales Mikrotubuluspaar besitzen. Darüber hinaus sind andere strukturelle Proteine von Bedeutung, wovon die sog. äußeren und inneren „Dyneinarme" die am besten untersuchten darstellen.

Die Schleimhaut des Respirationstrakts ist mit etwa 10^9 Zilien/cm^2 besetzt. Die Schlagfrequenz gesunder Zilien liegt im Kindesalter in der Trachea bei etwa 12 Hertz, in der Peripherie ist sie deutlich geringer. Eine koordinierte, wellenförmige Bewegung der Zilien ist wesentliche Voraussetzung für die kontinuierliche muköziliäre Clearance der Atemwege. Dabei gleitet die höher viskose Gel-Phase des Bronchialsekrets auf der wässrigen Sol-Phase in Richtung Oropharynx, wo sie schließlich geschluckt wird. Das muköziliäre System spielt eine wichtige Rolle in der Verhinderung einer bakteriellen Kolonisation des Respirationstrakts; eine verminderte oder fehlende muköziliäre Clearance resultiert daher in Atemwegsinfektionen.

Klinische Symptome Das klinische Erscheinungsbild und der Schweregrad der PCD können stark variieren. Die Diagnose kann bereits im Neugeborenenalter vermutet werden, wenn bei einem reifen Kind Tachypnoe oder eine Pneumonie ohne fassbaren Grund auftreten bzw. wenn eine signifikante Rhinitis, Situsanomalien oder ein komplexer kongenitaler Herzfehler bestehen. Beim Säugling und älteren Kind präsentiert sich die PCD typischerweise mit rekurrierender oder chronischer Rhinitis, Sinusitis, Otitis media, Tracheobronchitis oder Pneumonie. Während es in fortgeschrittenen Krankheitsstadien regelhaft zur Ausbildung von Bronchiektasen kommt, scheint die Otitis media bei Jugendlichen und Erwachsenen von geringerer Bedeutung zu sein als in den ersten Lebensjahren. Differenzialdiagnostisch kommt die PCD bei allen Patienten mit atypischem Asthma, chronischem (produktivem) Husten, rekurrierenden (obstruktiven) Bronchitiden, rekurrierenden Pneumonien, rekurrierenden/persistierenden Atelektasen, bei chronischer Sinusitis sowie Otitis media und schließlich bei Erwachsenen bei Infertilität in Frage; auszuschließen sind in diesen Fällen die zystische Fibrose und Immunmangelerkrankungen.

Diagnose Die muköziliäre Clearance kann mit Hilfe des Saccharin-Tests untersucht werden; dieser Test hat sich jedoch vor allem bei jüngeren Kindern nicht bewährt. Das nasale Stickstoffmonoxid (NO) ist bei der PCD typischerweise erniedrigt; damit ist die Bestimmung des nasalen NO als Screeningtest geeignet. In nahezu allen Fällen ist die Diagnosestellung durch Gewinnung von Epithelzellen aus der Nase (oder dem Bronchialsystem) mit einer Zytologiebürste möglich. Mittels Hochfrequenzvideomikroskopie können Schlagmuster und -frequenzen der Zilien bestimmt werden. Die Elektronenmikroskopie erlaubt den Nachweis ultrastruktureller Anomalien. Typische Defekte sind das Fehlen der äußeren Dyneinarme sowie Defekte der Zentraltubuli. Diese Defekte müssen von sekundären Strukturveränderungen wie z. B. Verbundzilien („compound cilia") unterschieden werden. Bei einem Teil der Patienten mit PCD sind keine ultrastrukturellen Defekte nachweisbar; d. h. eine unauffällige elektronenmikroskopische Untersuchung schließt die Erkrankung nicht aus. Darüber hinaus stehen in wenigen Zentren die hoch auflösende Immunfluoreszenzmikroskopie, die In-vitro-Ziliogenese sowie die genetische Diagnostik zur Verfügung.

Therapie und Prognose In Ermangelung kontrollierter Studien zu einzelnen Therapiemodalitäten beruhen die Therapieempfehlungen vorwiegend auf Expertenmeinungen und orientieren sich häufig am Vorgehen bei Patienten mit zystischer Fibrose. Die Hauptpfeiler der Behandlung bestehen in täglicher Atemphysiotherapie und prompter, großzügiger antibiotischer Therapie bei interkurrenten respiratorischen Infekten. Bronchodilatatoren sollen bei Nachweis eines positiven Effekts eingesetzt werden. Wie bei allen Kindern mit chronischen respiratorischen Erkrankungen inkludiert eine umfassende Therapie auch die Durchführung von Impfungen entsprechend den aktuellen Empfehlungen (einschließlich einer jährlichen Grippeimpfung) und die Vermeidung von inhalativen Noxen (insbesondere aktive oder passive Tabakrauchexposition). Resektionen von Lungenanteilen bei lokalisierten Bronchiektasen sind nur ausnahmsweise indiziert. Vereinzelt kann wie bei Patienten mit zystischer Fibrose eine Lungentransplantation angezeigt sein. Patienten mit PCD sollen von einem interdisziplinären Behandlungsteam in einem Zentrum betreut werden; von Bedeutung ist insbesondere die Zusammenarbeit mit HNO-Ärzten.

Zur Prognose können keine verlässlichen Angaben gemacht werden. Sie ist sehr variabel und scheint vor allem vom Zeitpunkt der Diagnosestellung sowie der Qualität des Managements abzuhängen. In günstigen Fällen sind sowohl Lebensqualität als auch Lebenserwartung nicht wesentlich eingeschränkt; am anderen Ende des Spektrums werden jedoch auch foudroyant verlaufende Fälle gesehen.

Literatur

Andrews TM, Myer CMIII, Bailey WW, Vester SR (1995) Intrathoracic lesions involving the tracheobronchial tree. In: Myer CMIII, Cotton RT, Shott SR (Hrsg) The pediatric airway. Lippincott, Philadelphia, S 223–245

Barbato A, Frischer T, Kuehni CE et al (2009) Primary ciliary dyskinesia: A consensus statement on diagnostic and treatment approaches in children. Eur Respir J 34:1264–1276

Bush A (2001) Congenital lung disease: A plea for clear thinking and clear nomenclature. Pediatr Pulmonol 32:328–337

Davenport M, Eber E (2012) Long term respiratory outcomes of congenital thoracic malformations. Semin Fetal Neonatal Med 17:99–104

Eber E (2007) Antenatal diagnosis of congenital thoracic malformations: Early surgery, late surgery, or no surgery? Semin Respir Crit Care Med 28:355–366

Eber E (2013) Fehlbildungen der Atemwege. In: von Mutius E, Gappa M, Eber E, Frey U (Hrsg) Pädiatrische Pneumologie, 3. Aufl. Springer, Berlin Heidelberg New York

Kuehni CE, Frischer T, Strippoli MPF et al (2010) Factors influencing age at diagnosis of primary ciliary dyskinesia in European children. Eur Respir J 36:1248–1258

Laberge JM, Puligandla PS (2008) Congenital malformations of the lungs and airways. In: Taussig LM, Landau LI, Le Souëf PN, Morgan WJ, Martinez FD, Sly (Hrsg) Pediatric respiratory medicine, 2. Aufl. Mosby, St. Louis, S 907–941

Masters IB, Chang AB, Patterson L et al (2002) Series of laryngomalacia, tracheomalacia, and bronchomalacia disorders and their associations with other conditions in children. Pediatr Pulmonol 34:189–195

McDonald JA (Hrsg) (1997) Lung growth and development Lung biology in health and disease, Bd. 100. Dekker, New York

Nüsslein T, Eber E (2013) Parenchymatöse Fehlbildungen der Lunge. In: von Mutius E, Gappa M, Eber E, Frey U (Hrsg) Pädiatrische Pneumologie, 3. Aufl. Springer, Berlin Heidelberg New York

Omran H, Frischer T (2013) Primäre ziliäre Dyskinesie. In: von Mutius E, Gappa M, Eber E, Frey U (Hrsg) Pädiatrische Pneumologie, 3. Aufl. Springer, Berlin Heidelberg New York

Phelan, Olinsky A, Robertson CF (1994) Respiratory illness in children. Blackwell, Oxford

Rutland J, Morgan L, de Longh R (2008) Respiratory ciliary dysfunction. In: Taussig LM, Landau LI, Le Souëf PN, Morgan WJ, Martinez FD, Sly (Hrsg) Pediatric respiratory medicine, 2. Aufl. Mosby, St. Louis, S 979–987

Speggiorin S, Torre M, Roebuck DJ, McLaren CA, Elliott MJ (2012) A new morphologic classification of congenital tracheobronchial stenosis. Ann Thorac Surg 93:958–961

Wilmott RW, Boat TF, Bush A, Chernick V, Deterding R, Ratjen F (Hrsg) (2012) Kendig and Chernick's disorders of the respiratory tract in children, 8. Aufl. Saunders, Philadelphia

151 Tracheobronchitis und Bronchiolitis

J. Forster

151.1 Tracheobronchitis

Definition Bronchitis ist eine durch Infektionserreger ausgelöste entzündliche Erkrankung der Bronchien, bei der durch den gleichen Erreger häufig auch weitere Teile der Luftwege mitbefallen sind. Die chronische Bronchitis ist im Kindesalter nicht definiert und kommt entsprechend der Definition für Erwachsene (3 oder mehr Monate mit produktivem Husten über 2 oder mehrere aufeinanderfolgende Jahre) nicht vor. Kinder mit häufigen (mehr als 6 pro Jahr) Bronchitiden werden jedoch häufig gesehen.

Ätiologie und Epidemiologie Nahezu alle akuten Bronchitiden im Kindesalter sind viral verursacht („respiratory syncytial virus" [RSV], Parainfluenza-, Influenza-, Adeno-, Rhinoviren u. a.). Im Nasen-Rachen-Raum gefundene Bakterien (Streptococcus pneumoniae, Moraxella catarrhalis, Haemophilus influenzae u. a.) haben primär keine Bedeutung, können allenfalls bei prolongiertem klinischem Verlauf als superinfizierend in Betracht gezogen werden. Krankheitshäufungen finden sich jeweils in den Wintermonaten. Schwere klinische Verläufe mit drohender pulmonaler Insuffizienz gibt es praktisch nur in den ersten 3 Lebensjahren und meist unter dem Bild einer obstruktiven Bronchitis.

Klinische Symptome Der eigentlichen Bronchitis gehen oft Rhinitis und Pharyngitis voraus. Erstes Symptom der tracheobronchialen Beteiligung ist ein trockener quälender Husten, der langsam beginnt und sich bis zu Paroxysmen steigern kann. Ältere Kinder beklagen Schmerzen beim Atmen hinter dem Brustbein. Bronchiales Pfeifen bei der Atmung und später Rasseln sind oft auch ohne Stethoskop hörbar.

Die klinische Untersuchung ergibt Temperaturen meist um 38°, rhino(-konjunktivale) und pharyngeale Entzündung mit zunächst klarer, im späteren Verlauf eitriger Exsudation. Die Auskultation ergibt im frühen Krankheitsstadium eine Verschärfung des Atemgeräusches sowie, je jünger die Kinder sind, desto häufiger Giemen. Im späteren Krankheitsverlauf hört man je nach Alter des Kindes und der hauptsächlichen Lokalisation in den Bronchien fein- bis grobblasige Rasselgeräusche. Falls Sputum produziert wird, ist dieses anfänglich klar, später immer eitrig, unabhängig von einer bakteriellen Superinfektion.

Das allgemeine Befinden ist leicht bis mittelschwer beeinträchtigt. Schwer kranke Kinder essen und – vor allem – trinken zu wenig wegen der Dyspnoe, alarmierend ist eine zunächst peripher sichtbare Zyanose.

Diagnose Die Diagnosestellung erfolgt im Wesentlichen aufgrund der Anamnese und des Krankheitsbildes. Bei der unkompliziert verlaufenden akuten Bronchitis sind weder Röntgenbild noch Laboruntersuchungen zum Infektionsstatus oder zur Erregersuche angezeigt.

Bei einem allgemein schwer beeinträchtigten oder dyspnoischen Kind ist die primäre Untersuchung die Feststellung der Sauerstoffsättigung, danach der pCO_2. Ergibt sich aufgrund von Anamnese, klinischem Bild oder Verlauf (Nichtansprechen auf β-Mimetika) der Verdacht auf eine Aspiration, so muss ein Röntgenbild angefertigt werden, bei Verdacht auf Fremdkörper in Exspiration. Bei Hinweis auf einen Fremdkörper oder bei fortbestehendem Verdacht trotz scheinbar unauffälligem Bild muss sich die Bronchoskopie anschließen.

Der Antigennachweis aus dem Nasopharyngealsekret ist sinnvoll bei hospitalisierten Kindern mit dem Ziel der Kohortierung (RSV, Influenza) oder dem Einsatz einer spezifischen Therapie (Ribavirin, Neuraminidasehemmer).

Bei prolongiertem Verlauf können Röntgenbild des Thorax und/oder Messung von Entzündungsparametern (CRP) Hinweise auf eine behandlungsbedürftige Bronchopneumonie geben.

Differenzialdiagnose Differenzialdiagnostisch sind nichtinfektiöse und zugrunde liegende chronische Krankheiten in Erwägung zu ziehen (▶ Übersicht).

Differenzialätiologie und Diagnose der kompliziert und rezidivierend verlaufenden Bronchitis

1. Zustand nach schwerer Schädigung der Bronchialwand
   - Virusinfektion: Adeno, Influenza, RSV, Masern, Mykoplasmen
   - Bakterielle Superinfektion (selten bei Gesunden, häufig in Kombination mit Störung der mukoziliären Clearance)
2. Beeinträchtigung der mukoziliären Clearance
   - Bronchusanomalien (Stenose, Bronchiektasen)
   - Pathologische Sekrete (Mukoviszidose, Asthma)
   - Ziliendysfunktion (Immobilität, Kartagener-Syndrom)
   - Bronchialwandkongestion bei Herzinsuffizienz
3. Chronische Entzündung immunologischer Ätiologie
   - Immundefekte
   - Asthma bronchiale
4. Inhalative Noxen
   - Trockene Atemluft (Mundatmung/Adenoide)
   - Aspiration von Fremdkörpern oder Flüssigkeit
   - Aspiration von Mageninhalt (auch über Fisteln)
   - Tabakrauchbelastung und weitere Luftverschmutzung
5. Sozioökonomische Einflüsse
   - Wohnung – Einzelraumheizung mit fossilen Brennstoffen
   - Krankheitsverständnis, z. B. hinsichtlich medikamentöser Compliance

---

Therapie und Verlauf Eine spezifische Therapie der akuten Bronchitis ist nicht vonnöten. Insbesondere sollen ansonsten gesunde Kinder keine Antibiotika erhalten.

Die initiale, unproduktive Hustenphase kann den Einsatz von Antitussiva nötig machen. Ab dem 3. Tag wird der Husten produktiv. Die Expektoration wird gefördert durch hinreichende Flüssigkeitsaufnahme. Mukolytika und Expektoranzien sind nur subjektiv hilfreich. Eine wesentliche Mukolyse wird bei den obstruktiven Formen nur durch β-Mimetika-Inhalation erreicht. Postinfektiöse bronchiale Empfindlichkeit mit Husten oder gar Pfeifen bei Anstrengung ist im Alter bis zu 2 Jahren eher die Regel als die Ausnahme und dauert bis zu 3 Monate.

Bei langwierigem Krankheitsverlauf und positiven Hinweisen auf eine bakterielle Infektion ist eine antibiotische Therapie sinnvoll (empirische Therapie wie bei ambulant erworbener Pneumonie). Mehrfach langwierige Verläufe, ausbleibende völlige Ausheilung oder übernormal häufige (mehr als 10 pro Jahr bis zum Alter von

4 Jahren) Bronchitiden sollten die Suche nach den in der Übersicht genannten Differenzialätiologien veranlassen.

Prognose In mehreren unabhängigen epidemiologischen Studien konnte gezeigt werden, dass Kinder, die bis zum Alter von 3 Jahren mit bronchialer Obstruktion bei (Virus-) Infektion reagieren, kein erhöhtes Risiko für die Entwicklung eines Asthma bronchiale haben, wenn sie nicht aus einer Atopikerfamilie stammen oder z. B. durch Tabakrauchbelastung hohem bronchialem Dauerstress ausgesetzt sind. Lediglich die schwerstverlaufenden Infektionen (z. B. RSV- bzw. Adenovirus-Bronchopneumonien) können zu dauerhafter bronchialer Hyperreagibilität als Asthmagrundlage führen.

Prophylaxe Als spezifische Prävention steht die Influenzaimpfung zur Verfügung, die jährlich für Kinder mit Asthma und sonstigen chronischen Krankheiten empfohlen wird. Die Pneumokokken-Impfung gehört zur Grundimmunisierung.

151.2 Bronchiolitis

Definition Bronchiolitis im strengen Sinn ist die Obstruktion kleinster Atemwege durch Virusinfektion, die spezielle Problematik der nichtinfektiösen Bronchiolitis nach Lungentransplantation wird hier nicht besprochen. In der deutschsprachigen Literatur bedeutet dies, dass eine reine Überblähung und kein Giemen resultiert, die angelsächsische Literatur beschreibt mit diesem Begriff auch Krankheitsbilder, die mit Giemen einhergehen.

Ätiologie und Epidemiologie Die akute Bronchiolitis tritt hauptsächlich im Winter auf, verursacht durch Respiratory-syncytial-virus-Infektionen, seltener durch andere Viren (Metapneumovirus, Parainfluenza, Adenovirus), sehr selten durch Mykoplasmen. Die Krankheit tritt erst ab dem 2. Lebensmonat auf, am häufigsten im 4.–6. Monat, die Formen mit Giemen treten häufig noch bis ins 2. Lebensjahr auf.

Risikofaktoren für die Krankheit sind: kleine Atemwege bei Geburt (gefunden an amerikanischen und norwegischen Kindern), Tabakrauchbelastung und männliches Geschlecht.

Pathogenese Die Virusinfektion ist im Wesentlichen auf die Bronchialepithelien beschränkt. Allerdings führen Anschwellen der Schleimhaut und der Bronchialwände insgesamt zu einer Belüftungsstörung, die vollständig sein kann (Atelektasenbildung) oder, was häufiger der Fall ist, einen Ventilcharakter hat (Überblähung). Die Bronchialmuskulatur hat in diesem Zusammenhang nur eine untergeordnete pathophysiologische Rolle. Bezüglich des Gasaustauschs ist zunächst die Sauerstoffaufnahme beeinträchtigt (Ventilations-Perfusions-Imbalanzen und ansteigendes funktionelles Residualvolumen). Erst später – bei weiter angestiegenem intrathorakalem Gasvolumen und Verkleinerung der Atemzugvolumina – entsteht auch eine Hyperkapnie.

Bei Neugeborenen und Säuglingen unter einem Jahr treten unabhängig von den pulmonalen Krankheitserscheinungen Apnoen und Bradykardien auf.

Klinische Symptome Bei der Bronchiolitis im strengen Sinne sind auskultatorisch feinblasige Rasselgeräusche oder gar keine Nebengeräusche zu hören. Tachypnoe, geringe Dyspnoe und Zyanose können die einzigen Krankheitszeichen sein. Die Kinder sind bisweilen nur auffällig durch ihre Unfähigkeit zur Nahrungsaufnahme. Die Überblähung führt zu deutlich palpabler Leber und Milz. Bei der Bronchiolitis im weiteren Sinne, d. h. stets auch nach dem 1. Lebenshalbjahr, ist ein Giemen zu auskultieren oder mit bloßem Ohr zu hören. Die übrigen Auskultationsbefunde sind von der allgemeinen bzw. pulmonal-lokalen Bronchialwandschwellung und Schleimansammlung bestimmt: Verschärftes Atemgeräusch, inspiratorisches Knistern, fein- und mittelblasige Rasselgeräusche wechseln an Ort und Intensität oft binnen kurzer Zeit ab. Husten, Nasenflügeln, Einziehungen und verlängertes Exspirium werden eher in der älteren Altersgruppe gesehen.

Diagnose Wichtigste diagnostische Maßnahme ist die Feststellung der transkutanen Sauerstoffsättigung und beim deutlich kranken Kind die CO_2-Konzentration im Blut. Die Bestimmung der Entzündungsparameter ist informativ nach mehrtägigem fieberhaftem Verlauf. Ein Röntgenbild ist angezeigt bei seitenungleichem Atemgeräusch (Fragestellungen: Fremdkörperaspiration, Atelektase, seltener bakteriell bedingte sekundäre Pneumonie).

Die Erregerbestimmung ist durch Multiplex-PCR (Polymerasekettenreaktion für Viren und Mykoplasmen) möglich.

Differenzialdiagnose Die in Frage kommenden Differenzialdiagnosen sind bei typisch klinischem Krankheitsbild eher selten. In Betracht gezogen werden müssen: dekompensierende Herzfehler, Fremdkörper in der Trachea, Erstmanifestation zystischer Fibrose, sehr selten auch Pertussis und andere bakterielle Bronchopneumonien.

Therapie Die Therapie der Bronchiolitis/obstruktiven Bronchitis erfolgt symptomatisch. Gesichert wirksam ist die Sauerstoffsupplementation, die Adrenalininhalation, die Inhalation von hyperosmolarer Kochsalzlösung und wahrscheinlich die Kombination von systemischem Kortikoid mit inhalativem Adrenalin. Falls anstelle von Adrenalin β-Mimetika inhaliert werden, sollten Säuglinge gleichzeitig Ipratropiumbromid erhalten. Alle ersten Inhalationen sollten unter laufender SaO_2-Kontrolle geschehen, da zwar ein Teil der Patienten davon profitiert, ein kleinerer Teil sich jedoch verschlechtert. Auf alle Fälle müssen Flüssigkeitsdefizite ausgeglichen und bei Kindern mit Apnoen ein Monitoring durchgeführt werden. Bei ansteigendem pCO_2 oder Sauerstoffbedarf über FiO_2 0,4 kann ein Versuch der Besserung der Ventilation über einen CPAP („continous positive airway pressure") gemacht werden.

Prognose und Verlauf Die meisten Kinder bessern sich nach dem 2. oder 3. Krankheitstag spontan. Die Anwendung gegenwärtiger intensivmedizinischer Methoden hat zu einer Letalität von unter 1 % bei sonst gesunden und von etwa 1,5 % bei kardiopulmonal vorgeschädigten Kindern geführt.

Je schwerer die Krankheit, desto länger die anschließende Phase bronchialer Hyperreagibilität, welche in der Regel jedoch keiner Behandlung bedarf („happy wheezer"). Giemende leistungseingeschränkte Kinder werden mit Asthmatherapie behandelt. In sehr seltenen Fällen kann sich nach einer Bronchiolitis jedweder Krankheitsschwere eine Verschlechterung mit Überblähungszustand einstellen, dann verursacht durch eine Bronchiolitis obliterans. Die Diagnose wird durch CT gestellt, ggf. mit Biopsie gesichert. Die Behandlung kann mit Kortikosteroiden versucht werden, ist aber nicht immer erfolgreich. Pulmonale Defektzustände und Tod sind in gleicher Häufigkeit der Ausgang.

Prophylaxe Individuell für RSV-Infektion ▶ Abschn. 101.5, hinsichtlich nosokomialer Infektionen durch Hygienemaßnahmen.

Literatur

Becker LA, Hom J, Villasis-Keever M, Wouden JC van der (2011) Beta2-agonists for acute bronchitis. Cochrane Database Syst Rev CD001726

Bialy L, Foisy M, Smith M, Fernandes RM (2011) The Cochrane Library and the treatment of bronchiolitis in children: An overview of reviews. Evidence-Based Child Health 6:258–275

Dezateux C, Fletcher ME, Dundas I, Stocks J (1997) Infant respiratory function after RSV-proven bronchiolitis. Am J Respir Crit Care Med 155:1349–1355

Donlan M, Fontela PS, Puligandla PS (2011) Use of continuous positive airway pressure (CPAP) in acute viral bronchiolitis: A systematic review. Pediatr Pulmonol 46:736–746

Duttweiler L, Nadal D, Frey B (2004) Pulmonary and systemic bacterial co-infections in severe RSV bronchiolitis. Arch Dis Child 89:1155–1157

Holberg CJ, Wright AL, Martinez FD, Morgan WJ, Taussig LM, Group Health Medical Associates (1993) Child day care, smoking by caregivers, and lower respiratory tract illness in the first 3 years of life. Pediatrics 91:885–892

Stein RT, Sherrill D, Morgan WJ et al (1999) Respiratory syncytial virus in early life and risk of wheeze and allergy by age 13 years. Lancet 354:541–545

Stiehm ER (2008) The four most common pediatric immunodeficiencies. J Immunotoxicol 5:227–234

Swingler GH, Hussey GD, Zwarenstein M (1998) Randomised controlled trial of clinical outcome after chest radiograph in ambulatory acute lower-respiratory infection in children. Lancet 351:404–408

152 Infektiöse Pneumonien

U. Heininger

Definition, Ätiologie und Epidemiologie Pneumonien sind akut- und chronisch-entzündliche Krankheiten des Lungenparenchyms. Man kann sie nach Ursache, Alter des Patienten sowie anatomischer Lokalisation bzw. dem Röntgenbefund einteilen. Sie werden vorwiegend von Infektionserregern verursacht. Seltenere Auslöser von Pneumonien sind allergische, chemische und physikalische Noxen sowie Autoimmunkrankheiten, die an anderer Stelle abgehandelt werden. Die Pneumonien des Neugeborenen werden in ▶ Kap. 40 besprochen. Unter den ambulant erworbenen Pneumonien dominieren in den ersten Lebensjahren virale Erreger, die vorwiegend eine Entzündung des Lungeninterstitiums hervorrufen. Am häufigsten werden Respiratory-syncytial-Viren (RSV), Parainfluenza-, Influenza-, Adeno-, Rhino- und humane Metapneumoviren gefunden. Gelegentlich sind sie Wegbereiter für nachfolgende bakterielle Sekundärinfektionen (unbekapselte Haemophilus influenzae, Staphylococcus aureus, Pneumokokken u. a.). Im späteren Kleinkind- und Schulalter überwiegen Bakterien, insbesondere Pneumokokken und Haemophilus influenzae, als Pneumonieerreger. Zunehmend sind in diesem Alter auch Mykoplasmen Erreger bakterieller Pneumonien (◘ Abb. 152.1).

Bei Patienten mit Grundkrankheiten sowie nosokomial erworben findet sich häufig ein anderes Erregerspektrum. Pseudomonas aeruginosa, Klebsiellen, Entero- und Citrobacter u. a. sind klassische Problemkeime bei beatmungspflichtigen Früh- und Neugeborenen. Bei zystischer Fibrose (Mukoviszidose) verursachen Staphylococcus aureus und insbesondere mukoide Formen von Pseudomonas aeruginosa, Burkholderia spp. oder Stenotrophomonas spp. rezidivierende pulmonale Exazerbationen (▶ Kap. 158). Schließlich muss bei Immunsupprimierten auch mit Pilzen (vorwiegend Candida-Spezies und Aspergillen) und Pneumocystis jiroveci als typischen Opportunisten gerechnet werden.

Pneumonien nach Aspiration werden vor allem von anaeroben Bakterien aus dem Oropharynx verursacht. Dazu gehören Fusobakterien, Bacteroides-Spezies und Peptostreptokokken. Aspirationspneumonien finden sich gehäuft bei Patienten mit neurologischen Grundkrankheiten, die mit Schluckstörungen bzw. mentaler Retardierung einhergehen.

Rezidivierende Pneumonien sind ein Hinweis auf Störungen des Immunsystems oder, vor allem bei identischer Lokalisation, auf angeborene Anomalien wie z. B. Lungensequester (▶ Kap. 150).

Pathogenese Eintrittspforte für die meisten Pneumonieerreger ist der Respirationstrakt nach Tröpfcheninfektion von Mensch zu Mensch. Nach initialer Kolonisierung oder Infektion der oberen Luftwege entstehen Pneumonien vorwiegend durch Deszendenz der Infektionserreger aus den oberen Luftwegen in das Bronchialsystem und in die Alveolen. Seltener liegt eine hämatogene Streuung bei Bakteriämie, Virämie oder Pilzsepsis zugrunde. Opportunistische Erreger stammen meist aus dem Gastrointestinaltrakt der Patienten bzw. finden über Fremdkörper (z. B. Beatmungstubus) Zugang zu den unteren Atemwegen.

Bei bakteriellen Pneumonien wird die Entzündungsreaktion in den Alveolen durch Zellwandbestandteile grampositiver bzw. durch das Endotoxin gramnegativer Erreger hervorgerufen. Exsudation von Kapillarflüssigkeit, Fibrinablagerungen und Einwanderung neutrophiler Granulozyten und Makrophagen bedingen die Abläufe im Rahmen von Bronchopneumonien und der charakteristischen Lobärpneumonie durch Pneumokokken (◘ Abb. 152.2a, b). Gelegentlich führt die Verlegung von Bronchiolen und Bronchien zur Atelektasenbildung. Virusinfektionen der Pneumozyten führen zum Zelluntergang und dadurch zu einer verminderten Surfactantproduktion gefolgt von der Ausbildung hyaliner Membranen und lokaler Ödeme. Der Entzündungsreiz bedingt eine submuköse und interstitielle lymphozytäre Infiltration. Die Folgen sind verminderter Gasaustausch, exspiratorische Obstruktion und Lungenüberblähung.

Klinische Symptome und Verlauf Das klinische Bild ist stark vom Lebensalter abhängig. Bei Neugeborenen und Säuglingen stehen unspezifische Symptome wie Trinkschwäche, Rhinitis, Husten und Hypo- oder Hyperthermie im Vordergrund. In diesem Alter können Pneumonien Teil eines septischen Krankheitsbildes sein (▶ Kap. 45). Jenseits des Säuglingsalters imponieren Husten, Fieber, Tachykardie, Blässe und starkes Krankheitsgefühl. Ausgeprägte Krankheitsbilder führen zu Tachy- und Dyspnoe, Nasenflügelatmen, interkostalen Einziehungen und Lippenzyanose. Der Untersuchungsbefund ergibt über den betroffenen Lungenarealen typischerweise eine abgedämpfte Perkussion, einen positiven Stimmfremitus und ein abgeschwächtes bzw. bronchiales Atemgeräusch, oft auch fein- bis mittelblasige Rasselgeräusche. Ein normaler Auskultationsbefund schließt aber eine Pneumonie nicht aus! Ambulant erworbene bakterielle Pneumonien zeigen nach Beginn der Antibiotikabehandlung meistens eine rasche Rückbildung der Symptome und deutliche Besserung des Allgemeinbefindens. Virale Pneumonien sind dagegen typischerweise durch einen protrahierten Verlauf gekennzeichnet, verlaufen aber im Allgemeinen weniger schwer als bakterielle Pneumonien. Bei opportunistischen bzw. nosokomial erworbenen Erregern ist der Verlauf entscheidend von der Grundkrankheit des Patienten abhängig, und bisweilen sind Pneumonien letztendlich Auslöser für

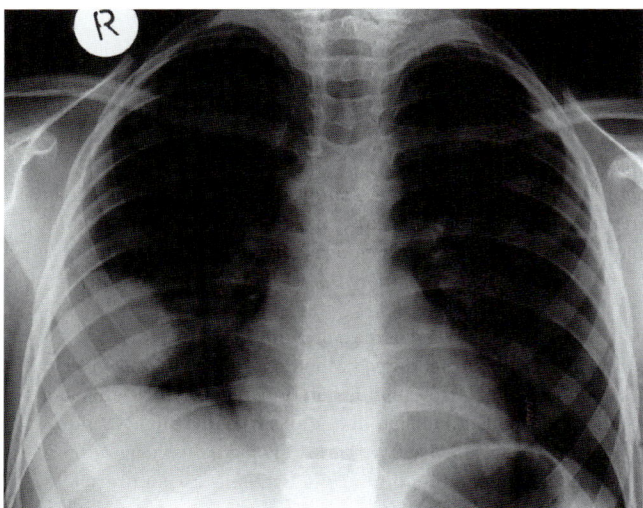

◘ **Abb. 152.1** Mykoplasmenpneumonie bei einem 9-jährigen Jungen. (Mit freundl. Genehmigung der Radiologischen Abteilung der Universitätsklinik für Kinder und Jugendliche, Universität Erlangen)

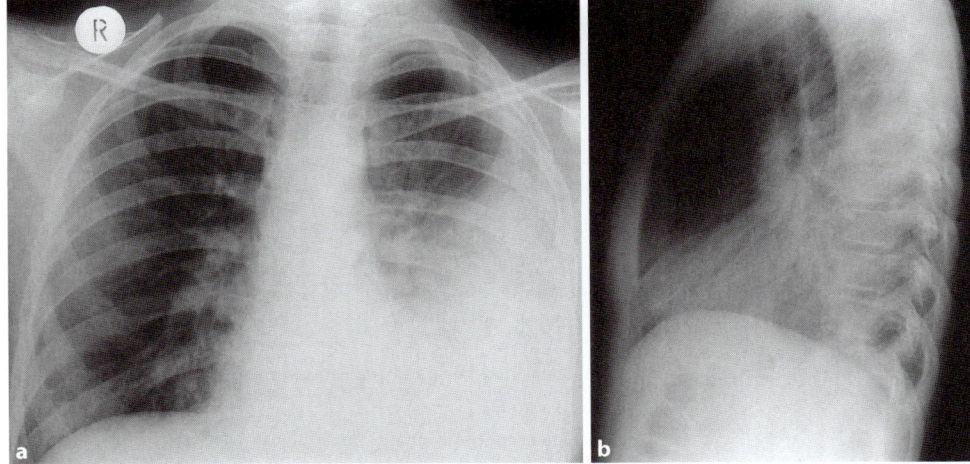

Abb. 152.2a,b Lobärpneumonie des linken Unterlappens bei einem 13-jährigen Mädchen, **a** frontale, **b** seitliche Aufnahme. (Mit freundl. Genehmigung der Radiologischen Abteilung der Universitätsklinik für Kinder- und Jugendmedizin, Universität Erlangen)

den Tod des Patienten (Malignome, Immundefizienzzustände, Mukoviszidose u. a.).

Wichtigste Komplikationen von Pneumonien sind die Pleuritis, mit oder ohne Empyem und Lungenabszesse. Bisweilen kommt es zu umschriebenen Überblähungen oder Atelektasen bei bronchialem Sekretstau. Die Ausbildung eines Pneumothorax ist ein seltenes Ereignis.

Diagnose und Differenzialdiagnose Die Diagnose einer Pneumonie wird durch die Kombination von klinischer Symptomatik, Untersuchungsbefund und Röntgenthoraxaufnahme gestellt. Letztere kann auch bei fehlender typischer Symptomatik indiziert sein, wenn das Allgemeinbefinden eines fieberhaft erkrankten Patienten stark beeinträchtigt ist und keine andere Ursache gefunden wird. Der spezifische Erregernachweis ist problematisch. Eine Leukozytose, evtl. mit Linksverschiebung, deutliche Erhöhung des C-reaktiven Proteins und anderen Akute-Phase-Proteinen oder des Procalcitonins sind wichtige Hinweise auf eine bakterielle Genese. Ferner kann bei bakteriellen Pneumonien die Blutkultur den Erregernachweis erbringen, meistens ist sie aber steril. Bei intubierten Patienten kann die Untersuchung von Trachealsekret erwogen werden, beweisend für die Ätiologie der Pneumonie ist ein Erregernachweis hier aber nicht. Rachenabstriche und Sputumuntersuchungen sind dagegen diagnostisch nicht hilfreich, da in der Kultur meist eine bakterielle Mischflora wächst. Der Versuch, Untersuchungsmaterial durch Bronchiallavage oder Lungenbiopsie zu gewinnen, ist in Ausnahmefällen, z. B. bei lebensbedrohlichem therapierefraktärem Verlauf, indiziert. Virale Pneumonieerreger lassen sich durch Antigentest, Zellkultur oder mittels PCR in Nasopharyngealsekret (NPS) nachweisen. Auch dies ist in erster Linie besonders schweren Verläufen, wie sie typischerweise bei Säuglingen durch Influenza- oder RS-Viren hervorgerufen werden, bzw. epidemiologischen Fragestellungen vorbehalten. Bei Verdacht auf Chlamydophila- oder Mykoplasma-Pneumonien sind ebenfalls PCR-Untersuchungen aus NPS und ergänzend dazu Antikörperbestimmungen aus dem Serum zur Diagnosestellung geeignet. Pneumonien, die als Komplikation einer anderen Grundkrankheit in Erscheinung treten, wie beispielsweise bei Masern oder Varizellen, können aufgrund der typischen klinischen Begleitmanifestationen ätiologisch zugeordnet werden.

Differenzialdiagnostisch sind nichtinfektiöse Ursachen wie Fremdkörperaspirationen (akuter Beginn, typischerweise Kleinkinder) (▶ Kap. 163), Allergene (Alveolitis) (▶ Kap. 164) und Autoimmunkrankheiten (systemischer Lupus erythematodes, Sarkoidose u. a., ▶ Kap. 83, 164) zu beachten.

Therapie, Prophylaxe und Prognose Die Therapie richtet sich nach den Symptomen des Patienten und dem mutmaßlichen Erreger. Pneumonien im Säuglings- und frühen Kleinkindalter sowie schwere Manifestationen (altersunabhängig) sollten bevorzugt stationär behandelt werden. Bei Hypoxämie ist die Sauerstoffzufuhr über eine Nasensonde indiziert. Bei ausgeprägter Dys- und/oder Tachypnoe kann eine maschinelle Beatmung notwendig sein. Mukolyse durch ausreichende Flüssigkeitszufuhr kann hilfreich sein. Antipyretika mit gleichzeitiger analgetischer Wirkung (Paracetamol, bei älteren Kindern auch Acetylsalicylsäure) dürfen großzügig eingesetzt werden. Der Hustenreiz sollte nicht medikamentös unterdrückt werden.

Schon bei Verdacht auf eine bakterielle Genese ist bei Neugeborenen, Säuglingen und Kleinkindern wegen des oftmals foudroyanten und bedrohlichen Verlaufs bakterieller Pneumonien sowie bei schwerer Krankheit altersunabhängig die Gabe eines Antibiotikums indiziert. Zumindest zu Beginn der stationären Behandlung ist dann die intravenöse Applikation vorzuziehen, ebenso bei erschwerter oraler Aufnahme. Grundsätzlich aber ist die Evidenz für eine Überlegenheit der intravenösen gegenüber der oralen Behandlung sehr gering. Chlamydophila- und Mykoplasmen-Pneumonien sind im allgemeinen gut durch orale Makrolide beherrschbar. Die Wahl des Antibiotikums muss alle individuellen Besonderheiten berücksichtigen. Dazu zählen Patientenfaktoren (Alter, Grundkrankheiten) aber auch hospitalspezifische Gegebenheiten, wie beispielsweise das regionale Erregerspektrum und Antibiotikaresistenzen. Die Behandlungsdauer richtet sich nach der Befundbesserung, beträgt aber mindestens 7 Tage. ◻ Tab. 152.1 soll diesbezüglich als Orientierungshilfe dienen.

Die Prognose der Pneumonie hängt von Alter und etwaiger Grundkrankheit des Patienten ab. Je jünger der Patient ist, desto langwieriger ist der Verlauf. Bei schweren Grundkrankheiten sind Pneumonien häufige Komplikationen im Finalstadium.

Tab. 152.1 Die häufigsten bakteriellen Pneumonie-Erreger und ihre empirische antibiotische Behandlung

Patientengruppe	Häufigste Erreger	Bevorzugte Antibiotika	Applikation
Ambulant erworbene Pneumonien			
Säuglinge und Kleinkinder bis ca. 3 Jahre	Staphylokokken, Haemophilus influenzae, Pneumokokken	Amoxicillin oder Cephalosporin der Gruppe 2 (evtl. Gruppe 3)	i.v. oder p.o.
Ältere Kleinkinder bis ca. 6 Jahre	Haemophilus influenzae, Pneumokokken	Amoxicillin oder Cephalosporin der Gruppe 2. (evtl. Gruppe 3)	i.v. oder p.o.
Schulkinder und Jugendliche	Mykoplasmen, Chlamydophila, Pneumokokken	Makrolide (z. B. Clarithromycin); Penicillin	p.o.
Nosokomial erworbene Pneumonien			
Intensivstation, beatmet	Gramnegative Stäbchen oder Staphylokokken	Breitspektrumpenicillin oder Cephalosporin der Gruppe 3 und/oder Aminoglykosid	i.v.
Aspiration	Gramnegative Stäbchen, oft auch Anaerobier	Breitspektrumpenicillin mit β-Laktamase-Hemmer	i.v.
Immunsupprimierte	Staphylokokken, gramnegative Stäbchen (+ Pilze)	Meropenem oder Cephalosporine (Gruppe 3) + Aminoglykosid (+ Antimykotikum)	i.v.

Literatur

Bradley JS et al (2011) The management of community-acquired pneumonia in infants and children older than 3 months of age: Clinical practice guidelines by the Pediatric Infectious Diseases Society and the Infectious Diseases Society of America. Clin Infect Dis 53:617–630

Esposito S et al (2012) Do we know when, what and for how long to treat? Antibiotic therapy for pediatric community-acquired pneumonia. Pediatr Infect Dis J 31:e78–e85

153 Aspirationspneumonien

F. Riedel

153.1 Grundlagen

Definition und Epidemiologie Aspirationen kommen bei gesunden Kindern und Jugendlichen außerordentlich selten vor, Ausnahmen hiervon sind die akzidentellen Aspirationen von Fremdkörpern (z. B. Erdnüssen), von flüchtigem Kohlenwasserstoff bzw. Lampenölen oder von Puder (z. B. Babypuder). Häufig sind allerdings Aspirationen bei geistig bzw. körperlich behinderten Kindern und Jugendlichen, hier kommt es bei Schluckstörungen zur Aspiration von Speichel und Nahrung, bei gastroösophagealem Reflux auch von Mageninhalt.

Die meisten Kinder mit schweren geistigen Behinderungen weisen einen gastroösophagealen Reflux auf, oft haben sie dazu auch eine Beeinträchtigung des Schluckaktes und der Schluckreflexe wie Husten, Larynxverschluss und Apnoe bei drohender Aspiration. Eine ähnliche Situation findet man auch bei Bewusstlosigkeit und Koma.

Gelangen Fremdstoffe in die mittleren und tiefen Atemwege (Definition der Aspiration), wirken diese sich verschieden aus: Bei reizenden Stoffen (z. B. Lampenölen) kommt es zu einer sterilen Entzündung mit Einstrom von Granulozyten, später zu einer Fibrosierung, bei erregerhaltigem Aspirat ist die Folge eine bakterielle Entzündung (z. B. bei Aspiration von Nahrung). Eine Bronchialverlegung führt zu einem Sekretstau (z. B. Fremdkörperaspiration) mit sekundärer bakterieller Entzündung und Ausbildung von Bronchiektasen oder zu einer Atelektase ebenfalls mit sekundärer bakterieller Entzündung.

Bei behinderten Patienten mit Schluckstörungen sind Mikroaspirationen kleiner Mengen Speichel, refluxiertem säurehaltigem Magensekret oder Nahrung häufig und führen neben der durch die Behinderung bedingten Sekretmobilisationsstörung zu einer chronisch-obstruktiven Atemwegserkrankung.

Ätiologie und Pathogenese Neben der akzidentellen Aspiration (s. oben) steht ätiologisch die Störung des Schluckvorgangs im Vordergrund. Hierbei kommt es zur Aspiration von Speichel und unverdauter Nahrung oder aber refluxierter angedauter Nahrung bzw. saurer Sekrete aus dem Magen. Diese Schluckstörungen können angeboren sein (selten), Ausdruck einer neuromuskulären Erkrankung, Zeichen der Unreife (extremes Frühgeborenes) oder bedingt durch eine Schädigung des ZNS (Durchblutungsstörung, Hirnblutung etc.).

Bei Vorhandensein einer tracheoösophagealen Fistel führt die Flüssigkeitsaufnahme regelmäßig zu Husten. Meist wird eine solche Fistel aber bereits bei Neugeborenen (z. B. im Rahmen einer Ösophagusatresie) erkannt und operativ behandelt.

Der gastroösophageale Reflux (► Kap. 118) hat seine Ursache oft in einer neuromuskulären Fehlsteuerung bzw. in einem (z. B. bei chronischer Überblähung) mechanisch unwirksamen Verschluss der Kardia. Nur im Zusammenhang mit einer Schluckstörung kommt es hierbei auch zu chronischen Mikroaspirationen oder gelegentlich zur großen Aspiration.

Klinische Symptome und Verlauf Aspirationen werden bei intaktem Hustenreflex stets von unmittelbar einsetzendem Husten beantwortet. Dieser nimmt im Verlauf von Minuten bis Stunden ab, bedingt durch eine Reflexabschwächung bei übermäßiger Stimulation. Bei fehlendem Hustenreiz weisen röchelnde Atemgeräusche auf die Aspiration von Speichel oder Nahrung hin (z. B. im Rahmen von Mahlzeiten oder von Reflux nach Mahlzeiten), eine massive Aspiration führt zu einer Tachydyspnoe und Zyanose. In etwa der Hälfte der Fälle wird die massive Aspiration von einer sekundären bakteriellen Infektion gefolgt, dem klassischen Bild einer Aspirationspneumonie. Diese findet sich bei liegenden Patienten meist im rechten Oberlappen, bedingt durch den anatomischen Verlauf des Bronchus, somit nach den Gesetzen der Schwerkraft sonstmeistens in den Unterfeldern. Die bei behinderten Patienten häufigste Form von Aspirationen ist die Mikroaspiration von Speichel und Magensekret mit der Folge von obstruktiven Atemwegserkrankungen.

Aspirierte Fremdkörper befinden sich oft in den Hauptbronchien (meistens rechts) und verursachen ein abgeschwächtes Atemgeräusch oder ein Pfeifen, das sich nicht nur über der betroffenen Seite auskultieren lässt, sondern auch auf die gesunde Seite ausstrahlt (► Kap. 163). Der Husten steht rasch nicht mehr im Vordergrund der Symptomatik, bei bakterieller Sekundärinfektion tritt nach einigen Tagen Fieber als Hinweis auf eine Pneumonie hinzu, natürlich sollte der Fremdkörper vorher längst bronchoskopisch entfernt sein.

Diagnose und Differenzialdiagnose Bei klassischem Aspirationsereignis ist die Diagnose meist anamnestisch klar. Fremdkörperaspirationen treten aber gelegentlich bei Kleinkindern unbeobachtet auf. Plötzlicher Husten bei einem sonst gesunden Kind gefolgt von einer noch so geringen respiratorischen Beeinträchtigung sollte den Verdacht einer Aspiration aufkommen lassen und zu einer Bronchoskopie führen, unabhängig vom Röntgenbild (die meisten Fremdkörper sind nicht röntgenschattengebend). Bisweilen sind auf dem Röntgenbild nur indirekte Zeichen wie lokale Überblähung oder Mediastinalverlagerungen bei bronchialer Ventilstenose zu registrieren.

Diagnostisch problematischer sind Aspirationen von kleinen Mengen Speichel, Magensaft oder Nahrung, insbesondere bei behinderten Patienten. Bei Dysphagie und pulmonalen Symptomen oder bei Husten im Rahmen des Schluckaktes (genaue Beobachtung bei Füttern notwendig) sollte der Verdacht geäußert werden, ein Nachweis jedoch ist schwierig. Mit ^{99m}Tc-Sulfat-markierter Milch bzw. Flüssigkeit kann durch eine Lungenszintigrafie eine rezidivierende Aspiration entdeckt werden. Eine bronchoalveoläre Lavage mit flexibler Bronchoskopie in Sedierung kann lipidbeladene Makrophagen als Hinweis auf eine chronische Nahrungsaspiration nachweisen. Die Spezifität dieser Methoden muss aber kritisch hinterfragt werden, da Alveolarmakrophagen physiologischerweise Fett phagozytieren. Der Schluckakt selbst ist in der Durchleuchtung darstellbar, wobei bei Aspirationsverdacht statt Bariumsulfat ein wasserlösliches Kontrastmittel benutzt werden sollte, dessen Aspiration im Gegensatz zum Bariumsulfat nicht katastrophale Folgen haben würde.

In einigen Zentren wird die fiberoptische Schluckakt-Untersuchung durchgeführt, bei der transnasal der Schluckvorgang mit gefärbter (flüssiger und fester) Nahrung endoskopisch verfolgt wird. Besonders anspruchsvoll ist – bei begründetem Verdacht – die Suche nach einer tracheoösophagealen Fistel, da diese auch sehr fein sein kann. Über das Bronchoskop muss die Tracheahinterwand genau inspiziert werden unter besonderer Beachtung von Wandunregelmäßigkeiten und kleinen Grübchen. Die ballongestützte Füllung des Ösophagus mit Farbstofflösung kann dann zum Übertritt von

Farbstoff in die Trachea über die Fistel führen und somit die Diagnose sichern.

Therapie Die akute Fremdkörperaspiration muss rasch (am gleichen Tag) einer bronchoskopischen Entfernung zugeführt werden. Durch eine Verlagerung des meist bronchial sitzenden Fremdkörpers in eine tracheale oder gar subglottische Position kann ein akutes Ersticken auftreten. Auch bei massiver Nahrungs- oder Flüssigkeitsaspiration mit konsekutiver schwerer Dyspnoe und respiratorischer Insuffizienz ist ein bronchoskopisches Absaugen und eine Bronchialtoilette sinnvoll, das Gleiche gilt auch für eine massive Puderaspiration. Kleinere und mittlere Aspirationsereignisse sind mit sekretfördernder Physiotherapie und oft mit Antibiotika zu behandeln, wobei bei der Auswahl der Antibiotika neben den Staphylokokken die anaerobe Mundflora mitberücksichtigt werden muss. Bei rezidivierenden kleinen Aspirationen aufgrund einer Schluckstörung sollte eine Sondenernährung, am besten mittels perkutaner endoskopischer Gastrostomie, durchgeführt werden. Chronische Aspirationen von Speichel bei behinderten Patienten können durch Exzision von Speicheldrüsen oder Ligatur des Parotisgangs oder durch Botulinustoxin-Injektionen in die Speicheldrüsen verhindert werden. Bezüglich der Therapie des gastroösophagealen Refluxes ▶ Kap. 118.

153.2 Sonderformen der Aspirationspneumonie

153.2.1 Aspiration von polyzyklischen Kohlenwasserstoffen

Die Hauptvertreter der polyzyklischen Kohlenwasserstoffe, die Lampenöle, haben eine niedrige Viskosität und werden deshalb bei Ingestion leicht aspiriert. Rasch kommt es nach initalem Husten und Dyspnoe zu Fieber, zunächst als Folge einer sterilen Entzündung mit exsudativer proliferativer Reaktion, gelegentlich gefolgt von einer bakteriellen Superinfektion. Eine antibiotische Therapie ist nur bei entsprechender Klinik (bakterielle Superinfektion) sinnvoll, Steroide oder andere antientzündliche Medikamente sind wirkungslos und erhöhen das Infektionsrisiko. Oft entwickeln sich Fremdkörpergranulome in der Lungenperipherie und in der Folge eine Fibrose.

153.2.2 Aspiration von Babypuder

Beim Spielen mit der Puderdose im Liegen haben Säuglinge früher häufig Puder in größeren Mengen aspiriert. Diese Aspirationen sind selten geworden, da der Puder in der Babypflege richtigerweise nicht mehr eingesetzt wird. Auch führte der früher verwandte Zinkstearat-Puder, bedingt durch sein geringes Gewicht, zur Verlegung der kleinen Atemwege und einer respiratorischen Insuffizienz. Ein rascher Versuch der bronchoskopischen Entfernung mit Absaugen und vorsichtigem Abspülen von der Bronchialwand war nötig. Heute sind zwar magnesium- und talghaltige Babypuder eher gebräuchlich, aber auch diese sind nicht unproblematisch. Der Stoff verursacht die Bildung von Fremdkörpergranulomen und eine schwere interstitielle Entzündung mit Fibrosefolge. Diese Entwicklung von Fibrose kann durch hoch dosierte Steroide bei radiologischen Zeichen der interstitiellen Pneumonie evtl. verhindert werden.

154 Atelektasen

J. Freihorst

Definition Unter einer Atelektase versteht man einen Lungenanteil mit minder- oder unbelüfteten Alveolen bei sonst normaler Parenchymstruktur. Die Ausdehnung kann dabei von diffusen Mikroatelektasen über Segment- und Lappenatelektasen bis hin zum Kollaps einer gesamten Lunge reichen. Im radiologischen Sprachgebrauch wird für teilbelüftete Lungenabschnitte auch der Begriff „Dystelektase" verwandt.

Ätiologie Atelektasen sind immer Ausdruck eines übergeordneten Problems. Die Ursachen können orientierend in 4 Kategorien eingeteilt werden (▶ Übersicht).

> **Ätiologie von Atelektasen im Kindesalter**
> 1. Obstruktionsatelektasen
>   a) Intraluminale Bronchusobstruktion
>   - Fremdkörperaspiration
>   - Sekret (Mucoid impaction) bei (vor allem viralen) Infektionen, Asthma bronchiale, Mukoviszidose, Ziliendysfunktion, Aspergillose
>   - Bronchitis fibroplastica
>   - Angeborene Fehlbildungen der Bronchien (Stenosen, Malazien)
>   - Granulationsgewebe (Tbc, iatrogen)
>   - Tumoren (vor allem Karzinoide)
>   - Entzündung/Ödem der Bronchuswand
>   a) Obstruktionsatelektasen: externe Kompression der Bronchien
>   - Lymphknoten (Tbc, EBV, CMV, HIV)
>   - Tumoren (Lymphom, Metastasen)
>   - Gefäßanomalien („vascular sling"), Herzvergrößerung
>   - Abknicken („kinking") bei Spannungspneumothorax, Skoliose
> 2. Kompression des Lungenparenchyms
>   - Pleuraergüsse
>   - (Spannungs-)Pneumothorax
>   - Tumoren
>   - Zwerchfellhernien
> 3. Störungen der Atemmechanik
>   - Postoperativ (Sedierung, Schmerzen)
>   - Neuromuskuläre Krankheiten, Anomalien des Thoraxskeletts
>   - Zwerchfellparesen, Aszites
> 4. Störungen des Surfactantsystems
>   - Atemnotsyndrom (IRDS, ARDS)
>   - Ertrinkungsunfälle, Inhalationstraumen
>   - Schwere pulmonale Infektionen

Obstruktionsatelektasen entstehen nach Verlegung eines Bronchus oder Bronchiolus, bei Kindern am häufigsten durch aspirierte Fremdkörper oder Sekretpröpfe (Mucoid impaction), bisweilen auch durch externe Bronchuskompression im Rahmen intrathorakaler Raumforderungen oder kardiovaskulärer Krankheiten. Kompressionsatelektasen sind bei Kindern selten, sie können durch große Tumoren, Pleuraergüsse, Pneumothoraces und Emphyseme, aber auch ein vergrößertes Herz oder Eingeweide bei Zwerchfellhernien hervorgerufen werden. Störungen der Atemmechanik, oft kombiniert mit einer ineffizienten Hustenfunktion, treten häufig perioperativ auf sowie bei neuromuskulären Krankheiten inkl. Skoliosen, bei Zwerchfellparesen und Aszites und können zu hartnäckigen Atelektasen führen. Ein Mangel an pulmonalem Surfactant, wie er typischerweise beim Atemnotsyndrom des Frühgeborenen (IRDS) vorliegt, kann auch beim erworbenen Atemnotsyndrom (ARDS), nach Ertrinkungsunfällen, Inhalationstraumen und schweren Infektionen entstehen und begünstigt über die mangelnde alveoläre Entfaltung das Entstehen lokalisierter Belüftungsstörungen. Häufig treten die genannten Faktoren in Kombination auf.

Pathogenese Wird ein Lungenabschnitt von der Belüftung abgeschnitten, so wird das enthaltene Atemgas in das durchströmende Blut absorbiert. Dieser Vorgang dauert bei normaler Zusammensetzung der Atemluft aufgrund des hohen Stickstoffgehalts mehrere Stunden, geht jedoch bei höheren inspiratorischen Sauerstoffkonzentrationen erheblich schneller vonstatten (ca. 6 min bei reinem O_2). Bei aufrechterhaltener Perfusion eines atelektatischen Lungenabschnitts kommt es zu einem lokalen Ventilations-Perfusions-Mismatch, das zu einer Hypoxämie mit kompensatorischer Hyperventilation führen kann. Werden größere Lungenabschnitte von der Ventilation abgeschnitten, wird die Kompensationsfähigkeit erschöpft, und es resultiert eine Hyperkapnie. Durch die gestörte mukoziliäre Clearance im Bereich atelektatischer Lungenbezirke kann es zur Sekretretention mit anschließender mikrobieller Besiedelung und Infektion kommen. Dies ist vor allem bei länger bestehenden Atelektasen zu befürchten und hat dann nicht selten die Entstehung von Bronchiektasen zur Folge.

Durch den Volumenverlust im Bereich der Atelektase können anatomische Strukturen verlagert werden (Mediastinalshift, Zwerchfellhochstand) und benachbarte Lungenabschnitte kompensatorisch überblähen. Da jedoch auch umgekehrt ein lokales Emphysem zu Atelektasen benachbarter Lungenanteile führen kann, ist die Frage nach dem primären Problem bisweilen schwierig zu beantworten.

Surfactantmangel oder -dysfunktion begünstigen die Entstehung von Atelektasen, und es kommt in atelektatischen Lungenbezirken zu Störungen der Surfactanthomöostase und -funktion mit erschwerter Wiederbelüftung.

Störungen der Atemmechanik, die zu einer unzureichenden inspiratorischen Entfaltung der Lunge führen, begünstigen wegen der elastischen Retraktionskräfte der Lunge eine Kollapsneigung.

Die bevorzugte Lokalisation von Atelektasen ist altersabhängig: Bei jungen Säuglingen ist häufig der rechte Oberlappen betroffen (schlechte Sekretdrainage bei Überwiegen der Rückenlage), bei Klein- und Schulkindern der rechte Mittellappen (ungünstiger Abgangswinkel und Nähe des Mittellappenbronchus zu hilären Lymphknoten). Für rezidivierende oder chronische Belüftungsstörungen im Bereich des Mittellappens, die oft mit chronisch-obstruktiven Lungenkrankheiten assoziiert sind, wurde der Begriff des Mittellappensyndroms geprägt.

Klinische Symptome Abhängig von Ausmaß und Ursache der Atelektase sind die klinischen Befunde variabel. Kleinere Atelektasen

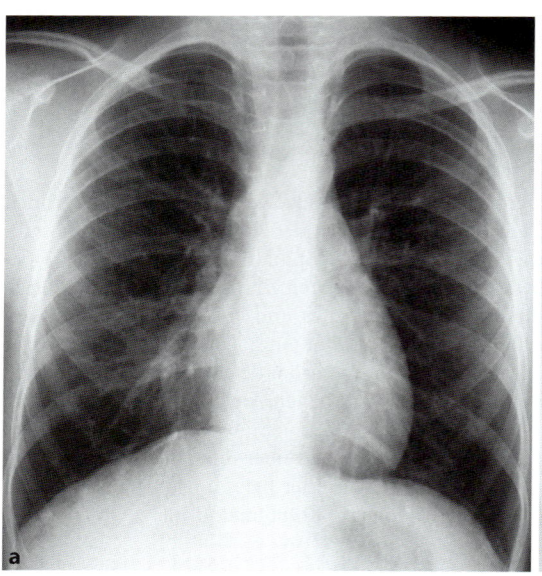
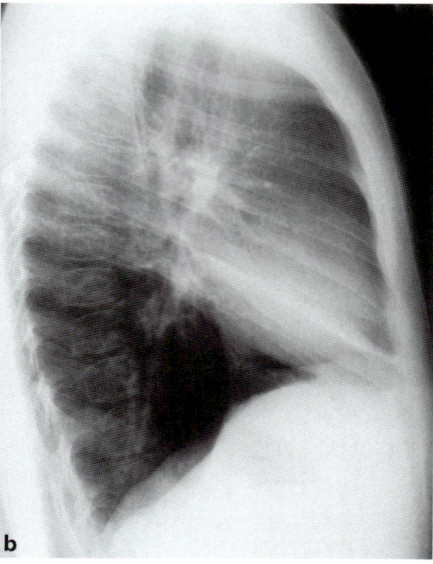

◘ **Abb. 154.1a,b** (Teil-)Atelektase des Mittellappens bei einem 7-jährigen Asthmatiker, **a** p. a. und **b** seitliches Röntgenbild

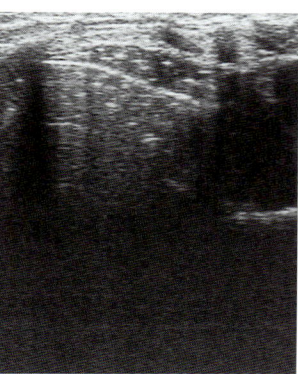

◘ **Abb. 154.2** Sonografische Darstellung einer Mittellappenatelektase

sind meist symptomlos und werden eher zufällig im Röntgenbild entdeckt. Nur bei ausgedehnten Atelektasen finden sich die klassischen Zeichen der Klopfschalldämpfung mit abgeschwächtem bzw. aufgehobenem Atemgeräusch, evtl. verbunden mit sichtbar verminderten Thoraxexkursionen über den betroffenen Abschnitten, Tachy-/Dyspnoe und Zyanose. Die Abgrenzung zum Pleuraerguss ist klinisch oft unmöglich. Sind bei Verlegung kleinerer Bronchien oder Bronchiolen die größeren Atemwege noch luftdurchströmt, kann Bronchialatmen zu hören sein.

Akut auftretende Atelektasen größerer Lungenabschnitte mit dramatisch imponierender Atemnot und Zyanose werden nicht nur nach Fremdkörperaspirationen beobachtet, sondern auch im Rahmen von Bronchopneumonien und Bronchiolitiden vor allem viraler Genese (Adenoviren, Influenzavirus A) bei Säuglingen und Kleinkindern sowie bei Kindern aller Altersgruppen mit (meist unzureichend behandeltem) Asthma bronchiale.

Diagnose Die meisten Atelektasen werden durch das Röntgenbild entdeckt: Sie stellen sich typischerweise als scharf begrenzte Verschattung der betroffenen Lungensegmente bzw. -lappen dar und sind oft durch Volumenminderung und die konsekutive Verlagerung benachbarter Strukturen charakterisiert. Atelektasen können jedoch auch atypische Konfigurationen (Rundatelektase, Plattenatelektase) aufweisen, insbesondere wenn gleichzeitig pleurale Adhäsionen vorhanden sind. Im seitlichen Strahlengang sind vor allem Mittellappen- und Lingulaatelektasen meist besser zu erkennen (◘ Abb. 154.1).

Die sonografische Darstellung ist wichtig für die Abgrenzung größerer Atelektasen gegenüber Pleuraergüssen. Sie ermöglicht darüber hinaus bei vielen Kindern Verlaufskontrollen ohne zusätzliche Strahlenbelastung (◘ Abb. 154.2).

Indikationen für spezielle radiologische Untersuchungen wie Thorax-CT und Angiografie ergeben sich aus differenzialdiagnostischen Überlegungen (Tumor, Gefäßring). Eine Perfusions-Ventilations-Szintigrafie ist indiziert, wenn bei Nebeneinanderbestehen von minderbelüfteten und überblähten Bezirken die Frage nach der primären Ursache beantwortet werden soll.

Eine dringliche Bronchoskopie ist zur Abklärung unklarer Atelektasen indiziert bei Verdacht auf Fremdkörperaspiration sowie bei starker klinischer Beeinträchtigung; in diesen Fällen bietet sie meist gleichzeitig eine therapeutische Option. Indikationen zur elektiven Bronchoskopie ergeben sich, wenn die Ätiologie nach nicht invasiver Diagnostik (s. oben) unklar bleibt: bei Verdacht auf Tbc und nach erfolgloser konservativer Therapie bei Mucoid impaction. Grundsätzlich sollte bei allen Atelektasen von mehr als 4–6 Wochen Dauer eine Bronchoskopie erfolgen. Eine Bronchografie ist nur dann indiziert, wenn im bronchoskopisch nicht einsehbaren Bereich gelegene Obstruktionen oder Stenosen vermutet werden oder wenn der Verdacht auf bereits vorliegende deformierende Bronchusveränderungen besteht.

Laboruntersuchungen sind, außer zur Abgrenzung gegenüber einer Pneumonie, meist wenig hilfreich. Jedoch sollte bei jedem Säugling oder Kleinkind mit persistierenden oder rezidivierenden Atelektasen eine Mukoviszidose ausgeschlossen werden. Bei unklaren Atelektasen in diesem Alter muss ein Tuberkulintest durchgeführt werden.

Differenzialdiagnose Wichtig und häufig schwierig ist die differenzialdiagnostische Abgrenzung gegenüber pneumonischen Infiltrationen, die radiologisch oft weniger scharf abgegrenzt und weniger volumengemindert erscheinen. Entscheidend für die diagnostische Zuordnung ist die Zusammenschau aus Anamnese, klinischem Befund und Laboruntersuchungen. Weitere Differenzialdiagnosen sind Thymusanteile, intrathorakale Tumoren (inkl. Sequester) und bei Neugeborenen eine Lungenagenesie.

Therapie Bei Atelektasen, die im Rahmen akuter entzündlicher Lungenkrankheiten (Bronchitis, Bronchiolitis, Pneumonie) auftreten, kann in der Regel der Verlauf unter Behandlung der zugrunde liegenden Krankheit abgewartet werden. Atelektasen bei chronisch-obstruktiven Lungenkrankheiten sollten Anlass sein, die antiinflammatorische Therapie zu überprüfen und zu optimieren. Ergibt sich keine primäre Indikation zur Bronchoskopie, sind zunächst physiotherapeutische Maßnahmen angezeigt, die die Anwendung von Abklopf- und Drainagetechniken, Sekretolytika und Bronchodilatoren einschließen. Bei hartnäckigen Atelektasen ist ein Therapieversuch mit vernebelter Desoxyribonuklease (DNase) oder hypertoner Kochsalzlösung zu erwägen. Bis heute liegen allerdings keine kontrollierten Studien zur Effektivität dieser Maßnahmen vor. Bei Hinweisen auf eine bakterielle Infektion sollte großzügig antibiotisch behandelt werden. Bei persistierenden Atelektasen sollte spätestens 4–6 Wochen nach Diagnosestellung eine bronchoskopische Wiedereröffnung versucht werden, ggf. einschließlich einer gezielten Instillation von DNase.

Auf der Intensivstation führen Atelektasen bei intubierten Kindern, meist durch Mucoid impaction hervorgerufen, nicht selten zu einer Verzögerung des Heilungsverlaufs. Auch hier können DNase- und/oder hypertone Kochsalzinhalationen eingesetzt werden, über den liegenden Tubus kann versucht werden, mit dem flexiblen Bronchoskop die Atelektase zu beseitigen. Die Applikation eines positiven endexspiratorischen Drucks (PEEP) und neuere Techniken („intrapulmonary percussive ventilation", Hochfrequenzoszillationsventilation) scheinen sich vorteilhaft auf das Offenhalten der Lunge auszuwirken.

Verlauf und Prognose Die Zeitdauer, ab wann eine Atelektase irreversibel bleibt, ist nicht genau bekannt, es wird von einer Zeit von 6–8 Wochen ausgegangen (chronische Atelektase). Danach kommt es im günstigsten Fall zu einer zunehmenden Schrumpfung und zum fibrotischen Umbau des betreffenden Lungenanteils, wobei die funktionelle Auswirkung natürlich von der Größe abhängt. Bei bakterieller Infektion atelektatischer Lungenbezirke muss mit Komplikationen wie Pleuropneumonien, Abszessen und letztlich der Entstehung von Bronchiektasen gerechnet werden. Lassen sich diese Komplikationen nicht konservativ durch konsequente Physiotherapie und antibiotische Therapie beherrschen, sollte die Indikation zur chirurgischen Entfernung des betroffenen Lungenbezirkes gestellt werden.

Literatur

Dale WA, Rahn H (1952) Rate of gas absorption during atelectasis. Am J Physiol 170:606–615

Dilmen U, Karagol BS, Oguz SS (2011) Nebulized hypertonic saline and recombinant human DNase in the treatment of pulmonary atelectasis in newborns. Pediatr Int 53(3):328–331

Gurney JW (1996) Atypical manifestation of pulmonary atelectasis. J Thorac Imaging 11(3):165–175

Oermann CM, Moore RH (1996) Foolers: Things that look like pneumonia in children. Semin Respir Infect 11(3):204–213

Schindler MB (2005) Treatment of atelectasis: Where is the evidence? Crit Care 9:341–342

155 Überblähungen und Lungenemphysem

M. H. Schöni

155.1 Grundlagen

Definition Überblähung ist ein beschreibender Begriff, der sich aus der klinischen Beobachtung (Thoraxform), aus der Beurteilung des Thoraxröntgenbildes (erhöhte Transparenz) oder aus der Lungenfunktionsdiagnostik (erhöhtes Residualvolumen und/oder erhöhte funktionelle Residualkapazität und/oder erhöhtes thorakales Gasvolumen) ableitet. Als Emphysem wird ein Zustand beschrieben, der durch eine abnormale permanente Erweiterung der Lufträume distal der terminalen Bronchioli charakterisiert ist und ohne signifikante Fibrose einhergeht. Neben dem eigentlichen Emphysem gibt es noch die einfache Erweiterung der Lufträume (wie z. B. die kongenitale lobäre Überblähung oder die angeborene Überblähung beim Down-Syndrom), die erworbene Form als Folge des Verlusts von Lungenvolumen und die generelle Luftwegserweiterung mit Fibrose.

In der klinischen Beurteilung wird von akuter oder chronischer Überblähung, von obstruktivem oder kompensatorischem Emphysem gesprochen. Alle diese Begriffe vermischen Ätiologie, Pathogenese und pathologische Anatomie, haben sich aber im täglichen klinischen Wortschatz eingebürgert.

Epidemiologie Das klassische Emphysem mit den strukturellen pathologisch anatomischen Veränderungen (zentrilobuläres-zentroazinäre bzw. panlobuläres-panazinäres Emphysem) ist im Kindesalter eher selten, obwohl lungenfunktionell sehr oft eine Überblähung messbar wird. Häufig ist die Überblähung bei Neugeborenen und Säuglingen nach Beatmung wegen hyaliner Membrankrankheit als Zeichen einer bronchopulmonalen Dysplasie, bei Ventilstenosen als Folge einer Fremdkörperaspiration oder als Folge von Sekretakkumulation (Hypersekretion, viskoses Sekret, Immotile-cilia-Syndrom), selten als Folge von Tumoren, Granulationsgewebe (Tbc, Sarkoidose, Granulomatose), angeborenen Fehlbildungen (Bronchomalazien) oder Gefäßanomalien. Selten sind auch ein α_1-Antitrypsin-Mangel und das Syndrom der einseitig hellen Lunge (MacLeod-, Swyer-James-Syndrom).

Ätiologie Wird Überblähung und Emphysem im täglichen Sprachgebrauch für ähnliche Zustände verwendet, so finden sich zusammen mit diesen Begriffen Krankheitsbilder wie das kongenitale lobäre Emphysem, Überblähung als Folge interner oder externer Bronchusobstruktion, Bronchiolitis, ARDS, hyaline Membrankrankheit, Asthma, zystische Fibrose, kompensatorische Überblähung, diffuse oder lokalisierte Formen der einseitig hellen Lunge bis zum α_1-Antitrypsin-Mangel. Dies dokumentiert die große Spannweite der Ätiologie von Emphysem und Überblähung.

Pathogenese Die Entwicklung eines Emphysems kann generell als stereotype Antwort der Lunge auf eine Verletzung multipler Ätiologie angesehen werden: Zerstörung des Elastinnetzwerks (Elastase-Antielastase-Hypothese), fokale Überblähung mit Fibrose und unkontrolliertem Bindegewebsauf- und -abbau (z. B. als Folge von Hypoxämie), unkoordiniertes Lungen- oder Thoraxwachstum (kongenital oder erworben).

Pathologie Pathologisch-anatomisch kann man 3 Formen des Emphysems unterscheiden: zentroazinäres Emphysem, panazinäres Emphysem und distal azinäres Emphysem.

Das zentroazinäre Emphysem (auch zentrilobulär genannt) beginnt in den Bronchioli respiratorii und führt zu einem vor allem im Zentrum eines Lobulus gelegenen Emphysem als Folge der Zerstörung von Bronchioli respiratorii. Man unterscheidet eine fokale Form (an verschiedenen Orten der ganzen Lunge) und eine zentrilobäre Form (meist bei Rauchern) in den apikalen und dorsalen Lungenabschnitten. Diese Formen des Emphysems kommen im Kindesalter vor allem als Folge von Adeno- und RS-Viren-Infektionen im 1. Lebensjahr, z. B. nach Masernpneumonien, bei Asthma bronchiale und bei zystischer Fibrose vor.

Das panazinäre Emphysem (auch panlobulär genannt) umfasst die Dilatation der Lufträume im ganzen Lungenlobulus, inkl. Ductus alveolares und Alveoli; es kann fokal oder diffus auftreten. Letztere Form findet man vor allem beim α_1-Antitrypsin-Mangel.

Das distale azinäre Emphysem, auch paraseptales oder subpleurales Emphysem, lokalisiert sich vor allem subpleural und geht oft in subpleurale Bullae über.

Klinische Symptome und Verlauf Je nach Lokalisation, Ursache und zeitlichem Auftreten (akut oder langsam chronisch sich entwickelnd) sind die Symptome verschieden. Auch durch den Einbezug eines einzelnen Lungenlappens, einseitig einer ganzen Lunge oder fokal bis diffus beider Lungen wird die Symptomatik bestimmt. Dadurch sind die klinischen Symptome von schwerster Dyspnoe in Ruhe oder bei Anstrengung bis zur Symptomfreiheit erklärbar. Wird durch eine akute Obstruktion ein Lungenlappen oder eine Lunge überbläht, können einerseits zunehmende Dyspnoe, evtl. Zyanose und Husten in den Vordergrund treten, können aber andererseits auch fehlen. Bei Neugeborenen werden Tachypnoe, Stöhnen, fahle graue Hautfarbe, Tachykardie, Dyspnoe beim Trinken und Einziehungen (Atemnotzeichen) wegweisend zur radiologischen Diagnostik. Bei der klinischen Untersuchung findet man evtl. hypersonoren Klopfschall, abgeschwächtes Atemgeräusch, verminderte Atemexkursionen und evtl. eine thorakale Vorwölbung auf der Seite des Geschehens. Jahrelange Überblähung mündet in die starre, fassförmige Thoraxform mit vor allem ventrodorsal vermehrtem Thoraxdurchmesser als Folge eines retrosternal und retrokardial gelegenen Emphysems. Durch die Abflachung der Zwerchfelle wird die Perkussionsgrenze dorsal nach unten verschoben, die perkutorisch erfassbare Zwerchfellbeweglichkeit verschwindet.

Diagnose und Differenzialdiagnose Zur Diagnose einer Überblähung brauchen wir die entsprechende Anamnese mit dem Verdacht eines akuten Ereignisses, das zu einer akuten, auch lebensbedrohenden Überblähung einer Lunge oder von Lungenabschnitten führen kann, oder den berechtigten Verdacht einer Grundkrankheit (z. B. α_1-Antitrypsin-Mangel, zystische Fibrose, Status nach neonatalen pulmonalen Komplikationen, Langzeitbeatmung etc.) oder eines länger dauernden Ereignisses (inhalative Noxen, virale Infekte, Asthma etc.), die in einer Überblähung/Emphysem enden.

Die Bildgebungen mittels konventioneller Radiologie (Abb. 155.1), Computertomografie und Magnetresonanz ergänzen zusammen mit der Lungenfunktionsmessung die Diagnostik. Im klassischen Röntgenbild finden sich als direkte Zeichen der Überblähung die generelle Transparenzerhöhung in den befallenen Lungenabschnitten, die als einseitig helle Lunge, als Emphysembezirke oder sogar als große Bullae imponieren, und als indirekte Zeichen die interkostale Vorwölbung des Lungengewebes, die abgeflachten Zwerchfelle, die Vermehrung des thorakalen Durchmessers und die Verdrängung des Mediastinums (mediastinaler Shift). Die spezielle radiologische Bildgebung ist zwar zur Diagnostik einer Überblähung selten nötig, muss aber zur Suche nach entsprechender Ursache eingesetzt werden.

Lungenfunktionell wird bei erhöhtem FRC (funktionelle Residualkapazität) und/oder erhöhtem RV (Residualvolumen) von einer Überblähung gesprochen, die bezogen auf die TLC (totale Lungenkapazität) als partiell (bei normaler TLC) oder als global (bei erhöhter TLC) bezeichnet wird. Normalwerte für die alters- und größenabhängigen und auch bestimmungsmethodologisch (Heliumgaseinmischmethode oder Ganzkörperplethysmografie) beeinflussten Lungenvolumina (TLC, FRC, RV) sind der entsprechenden Literatur zu entnehmen. Die Differenzen in Millilitern zwischen der mit Helium gemessenen FRC und dem ganzkörperplethysmografisch bestimmten TGV (thorakales Gasvolumen) wird „trapped gas" (Gefangenenluft) genannt, welche sich vor allem durch Verteilungsstörungen in emphysematösen Lungenarealen, die der Heliumeinmischung nur langsam oder überhaupt nicht zugänglich sind, erklären lassen. Die Kenntnisse um die technischen Limits der Trapped-gas-Bestimmung (Summe aller Messfehler) muss aber bei der Beurteilung dieser Messgrößen berücksichtigt werden. Die Messung des Lungen-Clearing-Indexes (LCI) ergibt neuerdings sehr feine Resultate zur Beurteilung einer alveolären Verteilungsstörung der Luft. Durch Instabilität der Bronchien und Bronchioli bei fortschreitendem Emphysem kommt es bei forcierter Exspiration in der dynamischen Lungenfunktionsmessung (Fluss-Volumen-Kurve) zu einem Bronchialkollaps, der sich durch eine deutliche Knickbildung kurz nach der maximalen Exspiration darstellt und damit den deutlichen Abfall des FEV_1 (Erstsekundenvolumen) und der nachfolgenden Flusswerte im Sinne eines obstruktiven Bildes erklärt. Als wichtiges differenzialdiagnostisches Kriterium für die funktionelle Beurteilung der Überblähung wird die Reaktion auf inhalierte β2-Mimetika (Salbutamol, Bricanyl) verwendet (Reversibilitätstest, Tiffeneau-Messung) und durch die LCI-Messung ergänzt.

Der Einsatz der Bronchoskopie ist bei akuten Überblähungen wie z. B. Aspirationsereignissen mit Ventilmechanismus unverzichtbar, wird aber auch bei explorativer Ursachensuche gelegentlich eingesetzt.

Mittels Szintigrafie kann die Verteilung von Belüftung und Durchblutung auffälliger Lungenareale bildgebend und teilquantitativ dargestellt werden.

Differenzialdiagnostisch kommen fast alle mit einer im Röntgenbild einhergehenden Transparenzerhöhung auffallenden Krankheitsbilder in Frage. Diese können nach Lokalisation (beidseitig, diffus, einseitig, regional, fokal etc.) oder nach Ätiologie (erworben oder angeboren) eingeteilt werden. In Frage kommen Emphyseme nach ex- oder intrinsischer bronchialer Obstruktion, bei Asthma, zystischer Fibrose, $α_1$-Antitrypsin-Mangel, bei diffusen interstitiellen Krankheiten (McLeod-, Swyer-James-Syndrom) und beim pulmonalen interstitiellen Emphysem. Angeboren finden sich Überblähungen beim kongenitalen lobären Emphysem bei Lungenzysten und lokalen bronchialen Abnormalitäten (Bronchialstenosen). Jede inadäquate Beatmung kann zu einer lokalisierten oder generellen Überblähung aus iatrogener Ursache führen.

Therapie Die Therapie richtet sich nach dem Grundleiden. Eine generelle Therapieempfehlung für Überblähung und Emphysem lässt sich nicht angeben. Eng mit effektiver Therapie ist die jeweilige prophylaktische Intervention zu berücksichtigen.

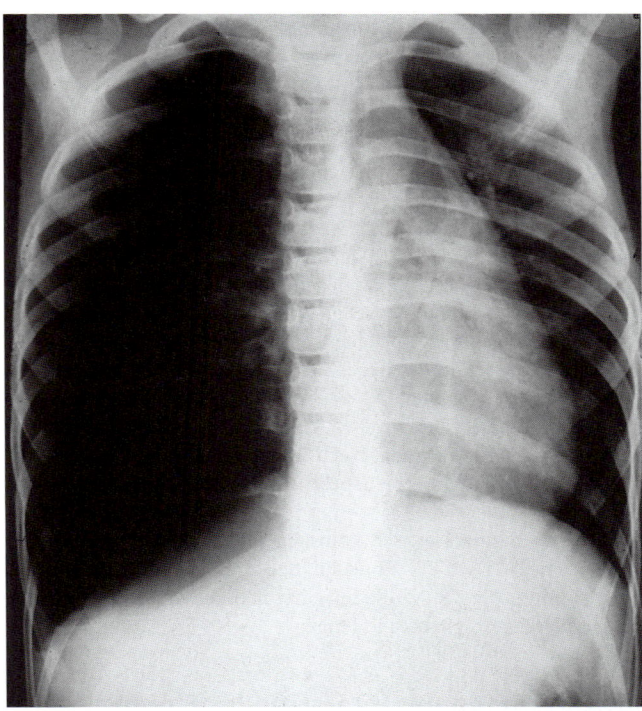

Abb. 155.1 Massive Überblähung der rechten Lunge im Sinne einer einseitig hellen Lunge mit Herniation über die Mittellinie nach links und Verdrängung des Mediastinums nach links im Rahmen eines akuten Ventilverschlusses im Bereich des rechten Hauptbronchus

Prophylaxe Bei Krankheiten, die mit Emphysem oder Überblähung einhergehen, kann eine aktive Prophylaxe wirksam sein. Man denke an das Rauchverbot bei Patienten mit $α_1$-Antitrypsin-Mangel, an die chirurgische Korrektur bei kongenitalem Emphysem zur Protektion der angrenzenden gesunden Lunge, an die sorgfältig gesteuerte und überwachte Beatmung bei hyaliner Membrankrankheit, die intensive Sekretolyse bei zystischer Fibrose oder Immotile-cilia-Syndrom und die medikamentöse Bronchusdilatation bei Asthma.

Prognose Ob Zustände mit Überblähung des Kindesalters später ins Emphysem des Erwachsenen übergehen, ist Gegenstand dauernder wissenschaftlicher Diskussion. Generell kann dies nicht mit Sicherheit angenommen oder ausgeschlossen werden. Die Beurteilung unterliegt den entsprechenden ätiologisch verschiedenen Ursachen der Überblähung.

155.2 Krankheitsbilder

155.2.1 Kongenitales lobäres Emphysem

Unter diesem Begriff wird im erweiterten Sinne ein lobäres Emphysem verschiedenster Ätiologie, das sich vor allem postnatal oder im 1. Lebensjahr manifestiert, verstanden. Viele dieser Krankheitsbilder wie Emphysem als Folge ex- oder intrinsischer Bronchialstenose, Zysten, Fremdkörperaspirationen, Kompression des Bronchus als Folge einer pulmonalen Hypertension bei Herzfehlern (z. B. rechte Lunge bei Fallot-Tetralogie) haben keine kongenitale Ursache. Das eigentliche kongenitale Emphysem erfordert das Fehlen von bronchialem Knorpel. Die dadurch befallenen Lappen überblähen sich, wobei der genaue Mechanismus nicht bekannt ist. Die Alveolen in den befallenen Lappen sind deutlich vergrößert und bei 25 % der Patienten in ihrer Anzahl vermehrt.

Meist werden die Kinder kurz nach der Geburt oder innerhalb der ersten 4 Lebensmonate symptomatisch. Von massiver Dyspnoe mit respiratorischer Insuffizienz bis zur zufälligen Entdeckung durch ein Röntgenbild sind alle klinischen Manifestationen möglich. Im Röntgenbild fällt die Transparenzerhöhung, die Überblähung der befallenen Lungenlappen mit Verdrängung von gesunder Lunge und Mediastinum auf. Mit MRI, CT, Bronchografie oder Szintigrafie kann das Ausmaß des Defekts partiell bildgebend dargestellt werden. Die Therapie bei symptomatischen Neugeborenen und Kleinkindern ist zwingend chirurgisch, bei den nur teilweise symptomatischen Patienten kontrovers: In der Regel bleibt bei konservativem Vorgehen der betroffene Lungenteil im Wachstum zurück; erhöhte Infektanfälligkeit wird nicht beschrieben, eine Zunahme der Überblähung kann jederzeit vorkommen. Nach Lobektomie erniedrigt sich das gesamte Lungenvolumen entsprechend der Größe des entfernten Lungenteiles.

Differenzialdiagnostisch kommen kongenitale Lungenzysten, Lungensequester vor der Konsolidation und andere Ursachen von Überblähung, wie z. B. große intrathorakale Herniation von Darm bei Hernia diaphragmatica in Frage.

155.2.2 Pulmonales interstitielles Emphysem (PIE)

Ein pulmonales interstitielles Emphysem entsteht durch die Ausbreitung von Luft außerhalb der luftleitenden Strukturen in der Lunge nach Ruptur von Alveolen. Meist breitet sich diese Luft in den perivaskulären Räumen und im interstitiellen Bindegewebe aus. Das PIE findet sich vor allem bei Frühgeborenen im Rahmen einer hyalinen Membrankrankheit und kann sich entweder über eine gewisse Zeit hin resorbieren, plötzlich zu einem Pneumothorax, Pneumomediastinum und Pneumoperikard ausweiten oder durch Druckaufbau Lungengewebe zerstören. Das Auftreten eines PIE bei diesen Kindern ist ein prognostisch eher schlechtes Zeichen. Gemäß dieser Entwicklung ist die entsprechende Therapie zu wählen, die vor allem akut interventionell oder expektatorisch, z. B. durch Anpassung entsprechender Beatmungsparameter, zu erfolgen hat.

155.2.3 Syndrom der einseitig hellen Lunge (McLeod-Syndrom, Swyer-James-Syndrom)

Unter diesen Begriff wird eine Anzahl von Krankheiten subsumiert, die differenzialdiagnostisch dem Begriff lokalisierte Überblähung/Emphysem untergeordnet werden müssen. Das klassische Syndrom der einseitig hellen Lunge, das von McLeod und später von Swyer und James beschrieben wurde, umfasst eine kleine Lunge auf einer Seite bei normaler anderer Lunge, einen verminderten pulmonalvaskulären Fluss wegen vaskulärer Hypoplasie und überblähte Alveolen (Bronchiolitis obliterans). Als Ursache kommen Masern, Adenovirus- oder Mykoplasma-pneumoniae-Infektion im Säuglingsalter in Frage. Meist ist der Zustand asymptomatisch und kommt bei Kindern und Erwachsenen vor und äußert sich evtl. durch eine vermehrte pulmonale Infektanfälligkeit und rezidivierendem Husten. Es findet sich meist das Bild einer obstruktiven Lungenkrankheit, bei einer Bronchografie (heute nur noch selten angewendet) oder einer CT-Untersuchung findet sich proximale Bronchialdilatation bei kleinen engen peripheren Bronchioli. Differenzialdiagnostisch

denke man bei der radiologisch einseitig hellen Lunge auch an ein kongenitales Fehlen des M. pectoralis. Eine kausale Therapie ist nicht bekannt.

Literatur

Kiratli PO, Caglar M, Bozkurt MF (1999) Unilateral absence of pulmonary perfusion in Swyer-James syndrome. Clin Nucl Med 24(9):706–707

Netzel M, Kinberg K, Gwinn G, Townley R et al (1999) Alpha-1-Antitrypsin Deficiency. In: Taussig LM (Hrsg) Pediatric respiratory medicine. Mosby, St Louis, S 1206–1216 (Chap 78)

Owens CM, Aurora P, Stanojevic S et al (2011) Lung clearance index and HRCT are complementary markers of lung abnormalities in young children with CF. Thorax 66:481–488

Phelan PD, Landau LI, Olinsky A (1990) Respiratory illness in children, 3. Aufl. Blackwell, Oxford

Primhak RA, Tanner MS (2001) Alpha-1 antitrypsin deficiency review. Arch Dis Child 85(1):2–5

Retamales I, Elliot WM, Meshi B et al (2001) Amplification of inflammation in emphysema and its association with latent adenoviral infection. Am J Respir Crit Care Med 164(3):469–473

Rosenfeld MA, Siegfried W, Yoshimura K et al (1991) Adenovirus-mediated transfer of a recombinant alpha-1-antitrypsin gene to the lung epithelium in vivo. Science 252:431–434

Snider GL, Faling LJ, Rennard SI (1994) Chronic bronchitis and emphysema. In: Murray JF, Nadel JA (Hrsg) Textbook of respiratory medicine, 2. Aufl. Saunders, Philadelphia, S 1331–1397

Taussig LM, Landau L, LeSouef PN et al (Hrsg) (1999) Pediatric respiratory medicine. Mosby, St Louis

156 Bronchiektasen und Lungenabszess

C. Rieger

156.1 Bronchiektasen

Definition Bronchiektasen sind Erweiterungen der Bronchien, die durch eine irreversible Zerstörung der Bronchialwand bedingt sind. Sie können lokalisiert im Bereich eines Segments, eines oder mehrerer Lappen oder auch diffus im Bereich der gesamten Lunge auftreten. Bronchiektasen, die sich in einer als Frontalebene berechneten CT-Aufnahme sackförmig darstellen, sind irreversibel. Nicht sackförmige Bronchialerweiterungen wurden früher als zylindrische Bronchiektasen bezeichnet. Dieser Begriff ist weitgehend dem neutraleren Terminus Bronchusdeformierungen gewichen, da es oft nicht klar ist, ob die Erweiterung nur eine infektionsbedingte Weitstellung und damit reversibel ist oder ob es sich um echte Bronchiektasen, also irreversible Wandzerstörungen handelt. Überholt und unzutreffend ist auch der Begriff der „angeborenen Bronchiektasen". Dieser Terminus bezieht sich in der Literatur fast ausschließlich auf das Williams-Campbell-Syndrom und auf die Ziliendyskinesie, beides Krankheiten, bei denen die Bronchiektasen nicht angeboren sind, sondern nur die Voraussetzung dafür besteht.

Die klassischen Ursachen der Bronchiektasen wie Staphylokokkenpneumonien, Tuberkulose oder Masernpneumonien sind heute selten geworden. An ihre Stelle treten primäre und erworbene Immunmangelkrankheiten, Mukoviszidose, neurologische Krankheiten mit Reflux und mangelndem Hustenreflex sowie eine Reihe angeborener Krankheiten. Aus der Seltenheit dieser Krankheiten und Syndrome folgt, dass auch die Bronchiektasie in der Kinderheilkunde nicht mehr den Stellenwert früherer Jahre hat. Andererseits hat eine wesentlich effektivere Diagnostik und Therapie zu einer erfreulichen Verbesserung der Prognose geführt. Zum Überblick über Prävention, Diagnostik und Therapie von Bronchiektasen ▶ Übersicht.

Bronchiektasien – Prävention, Diagnostik und Therapie im Überblick

- Prävention:
  - Pertussis- und Masernimpfung
  - Elterninformation über Aspirationsgefahr bei Säuglingen (Erdnüsse, Legosteine, Anhänger, Sicherheitsnadeln und vieles andere)
  - Sofortige Bronchoskopie zur Entfernung von Fremdkörpern
- Röntgenzeichen:
  - Persistierende Verdichtungen
  - Kompensatorische Vergrößerung angrenzender Bezirke
  - „Honigwabenförmige" Veränderungen
  - „Eisenbahnschienen" (parallel verlaufende Verdichtungen, die durch verdickte Bronchialwände hervorgerufen sind)
  - Zystenartige Aussparungen, gelegentlich mit Flüssigkeitsspiegel
- Diagnostik:
  - Anamnese und körperliche Untersuchung
  - Röntgen Thorax
  - Lungenfunktion
  - Computertomografie
- Therapie:
  - Therapie einer chronischen Sinusitis und Rhinitis mit Dinatriumchromoglycat (DNCG), lokalen Steroiden und NaCl-Spülungen
  - Feuchtinhalation 2-mal täglich über Vernebler mit β_2-Mimetikum
  - Physiotherapie
  - Viel trinken, Bewegung
  - Antibiotika
  - Grippeimpfung

Ätiologie und Pathogenese Voraussetzung für die Entstehung von Bronchiektasen, d. h. für die Zerstörung und irreversible Aufweitung der Bronchialwand ist das Zusammentreffen einer Kompromittierung der Infektabwehr und einer bakteriellen Infektion. Die Beeinträchtigung der Infektabwehr kann entweder im Bereich der mukoziliaren Clearance liegen – Beispiele sind die Mukoviszidose, die Ziliendyskinesie oder die Obstruktion eines Bronchus durch einen Fremdkörper oder einen obstruierenden Lymphknoten bei Tuberkulose. Die Infektabwehr kann ebenso durch ein kompromittiertes Immunsystem beeinträchtigt sein, entweder im Rahmen einer angeborenen Immunmangelkrankheit oder sekundär z. B. im Gefolge einer Masern- oder einer HIV-Krankheit. Weitere, wenn auch seltene Ursachen für die Entstehung von Bronchiektasen sind Adenoviruspneumonien, die Hypoplasie einer Pulmonalarterie (einseitige helle Lunge, Swyer-James-Syndrom). Bei dieser Gefäßanomalie können sonst harmlose Infektionen wie Mykoplasmenpneumonien innerhalb kurzer Zeit zu einer Bronchiektasie führen. Beim Marfan-Syndrom genügt wahrscheinlich die Bindegewebsschwäche zur Entstehung von Bronchiektasen, ohne dass eine Infektion „nachhelfen" muss. Ungeklärt ist das gelegentliche Auftreten von Bronchiektasen bei Asthma, insbesondere bei intrinsischem Asthma. Zur Diagnostik der Ursachen ◘ Tab. 156.1.

Bei der langsamen Entstehung von Bronchiektasen kommt es pathologisch-anatomisch zunächst zu einer chronischen Bronchitis mit dem Verlust zilientragender Zellen und der Ausbildung von Plattenepithel. In der Folge wird die Submukosa entzündlich infiltriert und dadurch das Knorpelskelett der elastischen Fasern und die glatten Fasern zerstört. Zu Beginn der Bronchiektasenentstehung kommt es zu einer zylindrischen Erweiterung mit Kaliberschwankungen, das Endstadium ist in der Regel die sackförmige Erweiterung. Erst zu diesem Zeitpunkt kann von irreversiblen Bronchiektasen gesprochen werden. Das umliegende Lungengewebe, das anfangs noch überbläht ist, kollabiert und schrumpft, da die distalen Verzweigungen der befallenen Bronchien obliterieren. Wenn der Bronchuszerstörung eine persistierende Atelektasenbildung vorausgeht, kann eine sackförmige Erweiterung ausbleiben. Die übrigen Charakteristika irreversibler Bronchiektasen, die Obstruktion der distalen Bronchien sowie die Schrumpfung des zugehörigen Lungengewebes entwickeln sich aber in gleicher Weise.

G.F. Hoffmann, M.J. Lentze, J. Spranger, F. Zepp (Hrsg.), *Pädiatrie*,
DOI 10.1007/978-3-642-41866-2_156, © Springer-Verlag Berlin Heidelberg 2014

Tab. 156.1 Diagnostik möglicher Ursachen bei Bronchiektasen

Ursachen	Diagnose durch
Mukoviszidose	Schweißtest Gen-Diagnostik
Immotile Zilien	Saccharintest Hochauflösende Immunfluoreszenz des respiratorischen Epithels Lichtmikroskopie (Zilienfrequenz und Koordination) Elektronenmikroskopie Gen-Diagnostik
Immunmangel	Blutbild Immunglobuline einschließlich IgE Spezielle Antikörper gegen Diphtherietoxin (IgG1) und Pneumokokken (IgG2) Granulozytenfunktion Lymphozytenoberflächenmarker In-vitro-Stimulation der Lymphozyten
Williams-Campbell-Syndrom	CT, Bronchoskopie
Swyer-James-Syndrom	Szintigrafie, Angiografie
Aspiration/Ösophagusfistel	Bronchoskopie Breischluck ph-Metrie
Infektion	Antikörpernachweis Tuberkulintest Erregernachweis
Fehlbildungen	Bronchoskopie Virtuelle Bronchoskopie
Störungen der Atmung	Polysomnografie

Ursachen für Bronchiektasen
- **Infektionen:** Masern, Tuberkulose, Pertussis, Adenoviren, Mykoplasma pneumoniae, Histoplasmose
- **Angeborene und genetische Krankheiten:** Mukoviszidose, Ziliendskinesie, a_1-Antitrypsin-Mangel, Williams-Campbell-Syndrom, Swyer-James-Syndrom (einseitig helle Lunge), Marfan-Syndrom, Asthma bronchiale, Mittellappensyndrom, Immunmangel
- **Mechanische Ursachen:** Fremdkörperaspiration, rezidivierende Aspirationen bei Zerebralparese oder bei ausgeprägtem Reflux
- **Fehlbildungen:** Ösophagotracheale Fisteln, Tracheobronchomegalie, Tracheal- und Bronchialstenosen
- **Störungen der Atmung:** Zwerchfellparese, verminderter Hustenreflex

Klinische Symptome Das häufigste Symptom ist ein persistierender Husten, der produktiv oder trocken sein kann und typischerweise auch nachts auftritt. Auswurf wird bei Kindern unter 4–5 Jahren verschluckt, bei älteren Kindern kann er in wechselndem Umfang vorhanden sein. Eine Vermehrung der Sputummenge und eine Änderung der Farbe ins Grünliche zeigen eine Infektion an. Verdächtig auf das Vorliegen von Bronchiektasen sind weiterhin rezidivierende Pneumonien mit konstanter Lokalisation. Alle anderen klinischen Zeichen sind variabel: das Vorhandensein von Uhrglasnägeln oder Trommelschlägelfingern ist inkonstant und scheint von Schwere und Dauer der Bronchiektasen abzuhängen. Trommelschlägelfinger können nach Resektion und auch nach erfolgreicher konservativer Behandlung wieder verschwinden. Ein Glocken- oder Birnenthorax ist kein Ausdruck einer Bronchiektasie, sondern der damit häufig einhergehenden schweren obstruktiven Lungenkrankheit. Da Thoraxdeformierungen dieser Art im Rahmen von Asthmakrankheiten heute aber selten geworden sind, stellen sie eine Indikation zum Ausschluss von Bronchiektasen dar. Verdächtig auf das Vorliegen von Bronchiektasen sind weiterhin lokalisierte Rasselgeräusche bei der Auskultation. Hämoptysen, Thoraxschmerzen und Giemen sind seltene Symptome. Bedacht werden sollte auch, dass Uhrglasnägel nicht nur im Rahmen von chronischen Lungenkrankheiten und von Herzfehlern auftreten, sondern auch Hinweis auf das Bestehen einer Leberzirrhose sein können.

Diagnose Die röntgenologischen Zeichen von Bronchiektasen sind je nach immunologischer Reaktionslage des betroffenen Patienten und nach Dauer des Bestehens der Bronchiektasen unterschiedlich. Patienten mit Mukoviszidose produzieren kräftige Entzündungsreaktionen und zeigen bei Bronchiektasenbildung die klassischen Zeichen der Honigwabenlunge, bei Patienten mit angeborenem Immunmangel und beim Swyer-James-Syndrom lässt das Röntgenbild oft kaum vermuten, wie ausgeprägt eine Bronchiektasie bereits sein kann. Bei klinischem Verdacht ist die Computertomografie heute die entscheidende diagnostische Methode. Zunächst gilt, dass eine Bronchialerweiterung dann vorliegt, wenn der Bronchus im Querschnitt weiter ist als das begleitende Gefäß. Ob aber sackförmige, also irreversible Bronchiektasen vorliegen, kann nur aus einer Schnittserie bzw. aus dem errechneten Frontalbild geschlossen werden.

Therapie
Konservative Therapie Unabhängig von den Ursachen der Bronchiektasen verfolgt die Therapie immer zwei Ziele:
1. die Mobilisation des Sekrets und
2. die Elimination einer Infektion.

Das für Mukoviszidosepatienten entwickelte Regime kann im Prinzip auf alle Patienten mit Bronchiektasen angewendet werden:
Sputummobilisation erfolgt durch die Gabe von reichlich Flüssigkeit, durch Bewegung, Feuchtinhalation und Physiotherapie. Die Vermeidung und Bekämpfung bakterieller Infektionen geschieht durch die Gabe von Antibiotika. Die häufigsten Erreger im Sputum von Bronchiektasenpatienten sind Pneumokokken, nicht typisierbare Haemophilus-influenzae-Stämme und Staphylokokken. Bei Patienten mit Immunmangel kommen vor allem Mykoplasmen hinzu.

Die Indikation zur Therapie infizierter Bronchiektasen ist unumstritten. Sie ist immer dann gegeben, wenn als Folge von Leukozytenanreicherung sich das Sputum grünlich verfärbt und vermehrt produziert wird. Insbesondere bei kleinen Kindern, die noch nicht abhusten können, stehen Zeichen wie vermehrte Rasselgeräusche, Fieber, Appetitverlust oder auch Entzündungszeichen im Blut im Vordergrund. Bei der Beurteilung einer Indikation zur Antibiotikagabe muss jedoch immer wieder bedacht werden, dass viele Patienten eitriges Sputum produzieren können, ohne dass die Blutsenkungsgeschwindigkeit (BSG) oder das Blutbild verändert ist.

Die kontinuierliche Gabe von Antibiotika ist dann indiziert, wenn eine Reinfektion jedesmal nach Absetzen der Antibiotika erfolgt, wenn Infektionen sehr häufig auftreten, bei der Ziliendyskinesie sowie bei den meisten Patienten mit angeborenem Immunmangel. Eine dauerantibiotische Therapie bei Mukoviszidose wird in den meisten Zentren bei Patienten unter einem Jahr durchgeführt und bei Patienten nach Pseudomonasbesiedelung. Hier stellt die Applikation lokaler Antibiotika wie etwa das Vernebeln eines Aminoglykosidantibiotikums inzwischen eine Alternative oder zumindest Ergänzung zur oralen Antibiotikatherapie bei Patienten mit Bronchiektasen dar.

Chirurgische Therapie Echte (in der Regel sackförmige) Bronchiektasen, die in einem Segment oder Lappen lokalisiert sind, stellen eine eindeutige Indikation zur chirurgischen Resektion dar. Diese Indikation ist unabhängig davon, ob die Bronchiektasen in einer sonst gesunden Lunge entstanden sind, z. B. als Folge eines zu spät entfernten Fremdkörpers oder als Folge einer Grundkrankheit wie Mukoviszidose, dem Syndrom der immotilen Zilien oder Immunmangel. Bronchiektatisch veränderte Lungenbezirke nehmen nicht mehr an der Belüftung teil, bedeuten aber eine ständige Gefährdung, insbesondere für abwehrgeschwächte Lungen. Beidseitigkeit lokalisierter Bronchiektasen ist keine Kontraindikation für eine chirurgische Behandlung. In der Praxis kommen häufig Situationen vor, in denen ausgeprägte und anatomisch nicht eindeutig begrenzte Bronchusdeformierungen gefunden werden, deren Irreversibilität aber nicht klar ist. In solchen Situationen ist eine aggressive konservative Therapie für wenigstens ein Jahr notwendig, ehe die Indikation zu einer chirurgischen Intervention gestellt werden kann. Wenn z. B. im Rahmen einer Hypoplasie der Pulmonalarterien (Swyer-James-Syndrom) Bronchiektasen im Bereich der gesamten Lunge auftreten und eine intensive dauerhafte Therapie erforderlich ist, stellt sich die Frage der Resektion einer ganzen Lunge. Diese Operation sollte möglichst bis zum Ende des Wachstums herausgeschoben werden, damit die Entwicklung einer Skoliose vermieden wird. Die Diagnostik der Bronchiektasie war früher den wenigen Zentren vorbehalten, die die Technik der Bronchografie zuverlässig beherrschten. Durch die allgemeine Verfügbarkeit hochauflösender CT-Methoden ist eine neue Situation eingetreten, die Schwierigkeiten bei der Interpretation mit sich bringt. Umso wichtiger ist der Grundsatz, dass beim geringsten Zweifel der Irreversibilität zunächst eine konservative Therapie über wenigstens 1 Jahr durchgeführt wird, ehe die Indikation zu einer chirurgischen Resektion gestellt wird.

156.2 Lungenabszess

Definition Ein Lungenabszess entsteht durch eine umschriebene Einschmelzung von Lungengewebe, die dickwandig begrenzt ist und in der Regel Eiter enthält. Die Diagnose wird in der Regel durch ein einfaches Röntgenbild gestellt.

Primäre Lungenabszesse entstehen bei sonst gesunden Kindern, z. B. nach Aspiration von infiziertem Material, sekundäre Abszesse entwickeln sich bei bereits immunkompromittierten Kindern, z. B. im Rahmen einer Staphylokokkenpneumonie, bei Immunmangel oder Immunsuppression.

Abszesse sind heutzutage außerordentlich selten geworden.

Ätiologie Der häufigste aus Abszessen kultivierte Organismus ist Staphylococcus aureus. Grundsätzlich können aber gerade beim immunkompromittierten Patienten auch Pseudomonas, Actinomyces, Campylobacter, während der Neonatalperiode B-Streptokokken, Klebsiellen und Echerichia coli kultiviert werden. Tuberkulöse Infektionen, Histoplasmose und Kokzidiose können ebenfalls zu Einschmelzungen führen.

Klinische Symptome Die Klinik hängt von der Größe des Abszesses ab. Ein nahezu konstantes Symptom sind Temperaturen bis 40 °C. Reduziertes Allgemeinbefinden und Gewichtsverlust sind häufig. Pulmonale Symptome sind vor allem Husten, Sputum, Hämoptysen und gelegentlich Mundgeruch. Hypoxie, Tachypnoe und Atemnot hängen von der Größe des Abszesses ab und davon, ob der Abszess zu einer Beeinträchtigung der Funktion angrenzender Lungenbezirke führt.

Diagnose Blutbildveränderungen, CRP und BSG sind je nach Größe des Abszesses verändert. Blutkulturen sind selten positiv. Die Bronchoskopie ist nur indiziert, wenn der Verdacht auf eine Fremdkörperaspiration besteht oder wenn mangelndes Ansprechen auf die antibiotische Therapie einen direkten Keimnachweis verlangt. Die CT-kontrollierte Nadelbiopsie ist möglich, aber selten indiziert.

Differenzialdiagnose Die wichtigste Differenzialdiagnose, insbesondere bei Lokalisation im Mittel- oder Unterlappen, ist der Lungensequester. Falls die Abgrenzung durch Verlauf und Klinik nicht ohne Weiteres gelingt, ist ein Computertomogramm mit Darstellung der zuführenden Gefäße erforderlich.

Therapie Die Therapie des Lungenabszesses ist in aller Regel konservativ. Sie sollte mit 2 Antibiotika durchgeführt werden, die beide staphylokokkenwirksam sind. Zumindest eines der Antibiotika sollte auch haemophilus- und streptokokkenwirksam sein. Eine mögliche Kombination ist Cefuroxim plus Diclorstapenor. Die intravenöse Therapie ist in der Regel für wenigstens 3 Wochen erforderlich. Die klinischen Symptome sprechen auf die Therapie in der Regel innerhalb von wenigen Tagen an. Das vollständige Verschwinden des Abszesses dauert oft Monate, manchmal Jahre. Die Therapie sekundärer Abszesse ist schwieriger. Auch hier sollte zunächst eine konservative Therapie durchgeführt werden und eine Lobektomie nur als Ultima Ratio angesehen werden. Die Punktion des Abszesses sollte nur dann erwogen werden, wenn die antibiotische Therapie keine Besserung bringt, bronchoskopisch kein Material gewonnen werden kann und wenn kein Verdacht auf das Vorliegen einer Tuberkulose besteht.

Literatur

Chan PC, Huang LM, Wu PS et al (2005) Clinical management and outcome of childhood lung abscess: A 16-year experience. J Microbiol Immunol Infect 38(3):183–188

Rademacher J, Welte T (2011) Bronchiectasis – Diagnosis and treatment. Dtsch Arztebl Int 108(48):809–815

157 Asthma bronchiale

J. H. Wildhaber, A. Möller, F. H. Sennhauser

Das Asthma bronchiale gilt als häufigste chronische Krankheit des Kindesalters und ist trotz gut verfügbaren und effektiven Medikamenten nach wie vor mit einer relevanten Morbidität verbunden. Asthma bronchiale ist häufiger Grund für Schulabsenz, führt zu volkswirtschaftlich belastenden Behandlungskosten und wird je nach subjektivem Standpunkt verschieden erlebt. Patienten berichten über wiederholtes, zum Teil situativ gebundenes, meist exspiratorisches Pfeifen (Giemen, Brummen), über chronischen, oft infektunabhängigen, vorwiegend nächtlichen Reizhusten sowie über meist anstrengungsabhängig empfundene inspiratorische Atemnot und beklagen die durch Asthma bedingte Einschränkung im täglichen Leben. Für Eltern bedeutet das Leben mit einem asthmatisch erkrankten Kind die regelmäßige zumeist inhalative Verabreichung von Medikamenten, die zum Teil kostenaufwendige Umgebungskontrolle und die emotionale Belastung und Angst vor bedrohlichen Asthmaanfällen. Für den behandelnden Arzt beinhaltet Asthma bronchiale die Zielsetzung, dank individueller Betreuung eine umfassende Symptomfreiheit, eine altersgerechte Aktivität und Entwicklung der Kinder und eine gute Lebensqualität zu erreichen.

Definitionen Je nach professioneller Sicht wird das Asthma unterschiedlich definiert:
- physiologisch als variable Bronchoobstruktion mit oft nachweisbarer bronchialer Hyperreaktivität;
- pathologisch-anatomisch als chronische, nichtinfektiöse Atemwegsentzündung mit charakteristischen Befunden wie Epitheldefekt, Hypertrophie glatter Muskelzellen, Proliferation mikrovaskulärer Strukturen, alterierte Matrix und verdickte Basalmembran sowie mit möglichem vernarbendem Reparaturprozess und irreversiblem Gewebeschaden;
- immunoallergisch als komplexer Entzündungsprozess mit Beteiligung von multiplen Zellsystemen, Zytokinen und zellulären Aktivitätsmarkern;
- epidemiologisch als populationsstatistisch bedeutsame Atemwegsmorbidität in genetisch disponierten Individuen mit dokumentiert hoher Inzidenz und Prävalenz in industrialisierten Ländern mit „westlichem" Lebensstil sowie mit altersspezifischen und geschlechtsabhängigen Unterschieden im präsentierenden Phänotyp.

Eine allseits akzeptierte, sämtliche Asthmavarianten einschließende und für alle Bedürfnisse geeignete Kurzformel einer Asthmadefinition existiert nicht. Pragmatisch bewährt hat sich folgende Definition des Asthma bronchiale:
Syndromaler Ausdruck einer entzündlichen Systemkrankheit mit:
- polygenetischer Veranlagung (Atopie, Hyperreaktivität),
- multifaktoriellen Mechanismen (Zellsystem, Mediatoren, Reflexbogen) und
- vielfältiger Symptomatik (Husten, Pfeifen, Atemnot).

Das Asthma bronchiale ist somit eine episodisch auftretende oder chronisch-rezidivierende Symptomatik als Folge einer entzündlichen Krankheit der intrathorakalen Atemwege. Die Symptome zeigen intra- und interindividuelle Schwankungen und sind spontan oder unter Therapie oft reversibel. Ätiopathogenetisch bedeutsam sind einerseits unterschiedliche auf verschiedenen Chromosomen kodierte endogene Faktoren und andererseits ursächlich oder auslösend wirksame exogene Faktoren wie Allergene, mikrobielle Erreger, Luftschadstoffe, physiochemische Substanzen und Veränderungen im intrauterinen und postnatalen Umfeld des Menschen.

Epidemiologie Das Asthma bronchiale kann sich in jedem Alter erstmals präsentieren. Das Asthma bei Kindern beginnt in den frühen Lebensjahren, die ersten Symptome werden bei 30 % im Säuglingsalter, bei 80 % der Kinder mit Asthma bis zum Alter von 3 Jahren manifest. Die durchschnittliche jährliche Asthmainzidenz ist 2,8 % für Knaben und 1,7 % für Mädchen, sie zeigt jedoch große Altersabhängigkeit und nimmt geschlechtsunabhängig von 10,1 % im 1. Lebensjahr auf 4,3 % im 2. und auf 3,2 % im 3. Jahr ab. Die Asthmaprävalenz zeigt große geografische Unterschiede und variiert zwischen verschiedenen Ländern und zwischen städtischen und ländlichen Gebieten. Die Prävalenz ist höher in städtischen Agglomerationen, in entwickelten Industrieländern und in der schwarzen Rasse. Die Methodik epidemiologischer Erhebungen beeinflusst die Prävalenz und sollte sich angesichts uneinheitlicher Asthmadefinition auf die Erhebung klassischer Symptome konzentrieren. Die Prävalenz zeigte in den letzten Jahrzehnten steigende Tendenz, die multifaktoriell bedingt und nicht alleiniger Ausdruck sich ändernder Diagnostik ist. Während der letzten 20 Jahre hat sich die Prävalenz in Europa etwa verdoppelt und liegt heute bei durchschnittlich 8–10 %, wobei sich in den letzten Jahren ein Plateau abzeichnet. Zentrales Kriterium für die Asthmaprävalenz ist das pfeifende Atemgeräusch, ein Leitsymptom für die Obstruktion intrathorakaler (besonders bronchialer) Atemwege. Knaben zeigen in der Vorpubertät funktionell kleinere Atemwegskaliber als Mädchen, nach der Pubertät ist die Situation umgekehrt. Dies mag die bei Knaben beobachtete lediglich präpubertär höhere Asthmaprävalenz erklären. Die Asthmamortalität im Kindesalter ist sehr gering und zeigt keine signifikante Zunahme in Europa. In epidemiologischen Untersuchungen lassen sich Risikofaktoren für Asthmatodesfälle dokumentieren wie nicht erkanntes, ungenügend oder zu spät behandeltes Asthma bronchiale, psychisch-depressive Belastung und medikamentöse Sedierung. In Europa liegt die Asthmamortalität bei 1–3/100.000/Jahr und ist für etwa 1 % der Todesfälle bei Kindern verantwortlich. Je nach Meteorologie, Allergen- und/oder Schadstoffbelastung, Jahreszeit und Infektsituation können regionale Asthmaepidemien beobachtet werden. Dabei gelten insbesondere atmosphärische Schadstoffe und das Passivrauchen als typische Auslöser von Anfällen bei etablierten Asthmatikern. Die Hospitalisationsraten, ärztlichen Konsultationen und Medikamentenkosten für das Asthma bronchiale haben unterschiedlich stark zugenommen. Sie rechtfertigen die weiterführende Forschung, um aufgrund epidemiologischer Beobachtungen gezielte Interventionsstrategien zu entwickeln.

Ätiologie Für die Entwicklung eines Asthma bronchiale spielen endogene (genetisch bedingte) Faktoren und exogene Faktoren im intrauterinen und postnatalen Umfeld des Kindes (wie Allergene, mikrobielle Erreger und physiochemische Substanzen) eine wichtige Rolle. In der Diskussion zur Asthmaentstehung wird der Begriff Risikofaktor unterschiedlich gebraucht: er kann Ursache (genetische

Atopiedisposition beim allergischen Asthma bronchiale), Auslöser (körperliche Belastung als Trigger für Asthmabeschwerden bei ungenügend behandelter Entzündung bzw. bronchialer Hyperreaktivität) und Prädiktor (in der frühen Kindheit dokumentierte IgE-Sensibilisierung gegen inhalative Allergene assoziiert mit späterer Asthmaentwicklung) bedeuten. Trotz zunehmender Erkenntnis sind ursächliche Faktoren im individuellen Einzelfall eines Asthmakindes schwierig zu dokumentieren. Für didaktische Zwecke rechtfertigt sich die nun folgende Gliederung ätiologischer Aspekte.

Genetik Bei Kindern steigt das Risiko für allergisches Asthma mit zunehmender Anzahl atopisch erkrankter erstgradig Blutsverwandter. Leiden beide Elternteile an allergischem Asthma, so wird mit bis zu 80 % Wahrscheinlichkeit auch ihr Kind an Asthma erkranken. Die Konkordanz ist besonders beim atopischen Asthma für monozygote höher im Vergleich zu dizygoten Zwillingen. Familienanalysen geben somit klare Hinweise für multigenetische Asthmaentwicklung mit komplexem Vererbungsmuster und mit unterschiedlicher Phänotypisierung, die ihrerseits von Umgebungsfaktoren prägend beeinflusst wird. So scheinen bereits intrauterin und während der Stillphase frühpostpartal besonders mütterliche Einflussfaktoren für die Asthmaentwicklung in genetisch disponierten Individuen von Bedeutung zu sein und die vermeintliche Dominanz der mütterlichen Vererbungslinie zu begründen. Epidemiologische Genanalysen in Asthmakohorten ergeben eine stetig wachsende Zahl von Genfamilien auf mehreren Abschnitten unterschiedlicher Chromosomen (Nr. 2, 5, 6, 9, 11–14, 15, 17 und 22), die mit Genprodukten assoziiert sind, welche im orchestralen Netzwerk der Asthmaentwicklung funktionell bedeutsam werden. Generell kann gesagt werden, dass Asthma genetisch heterogen ist.

In die Asthmagenese involvierte Gene kodieren dabei Faktoren der Atopie, der bronchialen Hyperreaktivität und von Entzündungsmechanismen sowie epithelialen Reparaturmechanismen: auf Chromosom 11q das Gen für Teile des hochaffinen IgE-Rezeptors, auf Chromosom 5q Gene für Zytokine und IgE-Regulation (Interleukine wie IL-4, IL-5, IL-9, IL-13 und zelluläre Wachstumsfaktoren wie GM-CSF) sowie für die Entwicklung der bronchialen Hyperreaktivität und auf Chromosom 14q das Gen für den T-Zell-Antigenrezeptor. Die zum Teil enge Nachbarschaft dieser Genloci erklärt wohl die beobachtete enge Korrelation zwischen Atopie und bronchialer Hyperreaktivität. Auch das Ansprechen auf die Asthmatherapie wird durch genetische Faktoren modifiziert.

Die bisherigen Erkenntnisse genetischer Einflüsse für die Asthmagenese erlauben vorerst keine prioritäre Gewichtung der funktionellen Bedeutung dieser heterogen kodierten Proteinstrukturen, da der positive Voraussagewert nach wie vor sehr tief ist. Langwierige Projekte sind notwendig, um Schlüsselfunktionen spezifischer Genprodukte zu definieren. Dies wird in Zukunft vielleicht ermöglichen, durch Screeninguntersuchungen Risikoindividuen frühzeitig nach der Geburt zu erfassen, Präventionsstrategien gezielt umzusetzen und Therapiemodalitäten individuell auszurichten. Offen ist, ob genetische Faktoren auch asthmaprotektive Mechanismen steuern. Durch Stärkung derartiger Prozesse könnte sich die Asthmaentwicklung gezielt verhindern lassen.

Umwelt- und Umgebungsfaktoren Das Asthma im Kindesalter ist häufig mit der Atopie, der genetisch bedingten Disposition, auf übliche Umweltantigene (Allergene) überschießend Antikörper der Klasse IgE zu bilden, assoziiert. Bei 80 % der Asthmakinder lassen sich bis zum Alter von 7 Jahren spezifische IgE-Antikörper gegen übliche Allergene wie Nahrungsmittel, Pollen, Milben und Haustiere nachweisen. Nebst Allergenen als wichtiger Ursache spielen auch andere Umweltfaktoren wie Schadstoffe, respiratorische Infekte und Passivrauchen als mögliche Determinanten einer Asthmaentwicklung eine Rolle, die nun gesondert beleuchtet werden. Auffallend ist der Unterschied zur Prävalenz von allergischen Krankheiten bei Bauernkindern und Nichtbauernkindern. Der Kontakt von Endotoxinen mit dem angeborenen Immunsystem führt dabei offensichtlich zu einem protektiven Effekt bei Bauernkindern.

Allergene Je nach Zeitpunkt, Dauer und Intensität einer Allergenexposition kommt es in genetisch disponierten Individuen (Atopie) zur Immunstimulation mit konsekutiver immunallergischer Entzündung (Sensibilisierung), die sich nach erneutem Allergenkontakt als IgE-vermittelte Krankheit (Typ-I-Allergie) klinisch als atopische Dermatitis, Rhinokonjunktivitis oder Asthma bronchiale manifestiert. Die altersabhängige Vulnerabilität für allergische Krankheiten, modulierende Adjuvanzien und entzündungsbiologisches Potenzial der Allergene sind wichtige Einflussfaktoren auf diese Entwicklung. Immunaktive Allergene sind nahezu ubiquitär und haben bereits intrauterin und postpartal besonders im ersten Lebensjahr einen prägenden ursächlichen Einfluss auf die Asthmaentwicklung. Je nach transplazentär wirkenden mütterlichen Faktoren, je nach Klima, häuslichem Umfeld, Wohnort, Diät und Essgewohnheiten, Hygienestandard und mikrobieller Kolonisation der respiratorischen und gastrointestinalen Mukosa sind unterschiedliche Allergene von individueller Bedeutung. Nutritive Allergene (Ei, Kuhmilchproteine, Fisch, Nuss) sind offenbar besonders intrauterin und frühpostpartal, inhalative Aeroallergene ab Geburt bis ins Erwachsenenalter von zunehmender Wichtigkeit (Milben, Katze, Pollen, Hund, Pilze). Es gibt nur wenige Daten, die in den letzten Jahren die Konzentrationszunahme einzelner Allergene in jedoch nur umschriebenen Regionen belegen. Nebst erhöhter Allergenexposition sind damit andere Aspekte für die Prävalenzzunahme des Asthmas von Bedeutung. Funktionelle Eigenschaften der Allergene, z. B. proteolytische Aktivität der Hausstaubmilbenantigene, erhöhte Antigenität der Allergene in der Folge möglicher Schadstoffinteraktionen und Insuffizienz allergieprotektiver Mechanismen an Schleimhautoberflächen z. B. durch geringeren Oxidationsschutz wegen veränderter Essgewohnheiten, sind mögliche Erklärungen, warum selbst bei stabiler Allergenexposition die allergische Entzündung stärker als in früheren Jahren provoziert und eine Asthmazunahme beobachtet wird.

Schadstoffe Passivrauchen ist Schadstoff Nr. 1 besonders für das ungeborene Kind, für Säuglinge und Kleinkinder. Passive Tabakrauchexposition ist mit gehäufter Asthmaentwicklung assoziiert. Besonders pränatale Tabakrauchexposition führt dosisabhängig zu funktionell kleineren Atemwegen mit Persistenz derartiger Defizite mindestens bis ins Kindesalter. Damit erklärt ist die beobachtete erhöhte respiratorische Morbidität mit obstruktiver Bronchitis und die erhöhte Asthmaprävalenz nach passivem Mitrauchen im intrauterinen Wohnklima. Passivrauchen verursacht offensichtlich durch strukturell-parenchymatöse Defekte und nicht via verstärkte Atopieentwicklung die erhöhte Asthmaprävalenz. Bei bekannten Asthmakindern ist das Mitrauchen zudem auch wesentlicher Auslöser (Trigger) von Asthmabeschwerden und -anfällen.

Einflüsse durch übliche Luftverschmutzung mit atmosphärischen Schadstoffen wie Schwefeldioxid, Stickstoffoxide, Dieselpartikel, Stäube und Ozon führen zu unspezifischen entzündlichen Irritationen besonders der respiratorischen Mukosa mit Husten, Sputumproduktion und Bronchitis. Sie gelten als Auslöser von Symptomen bei etablierten Asthmatikern. Es gibt neuerdings Hinweise, dass diese Schadstoffe das Asthma primär verursachen.

Respiratorische Virusinfektionen Akute virale Atemwegsinfektionen können zu funktionell messbarer Atemwegsobstruktion führen. Verschiedene Mechanismen wie erhöhte bronchiale Hyperreaktivität, modifizierte neurale Kontrollfunktionen der glatten Muskulatur in Bronchien und Gefäßen, veränderte Atemwegsgeometrie durch Verdickung der Schleimhaut und Lumenverstopfung durch Zelldetritus und dyskrine Hypersekretion, induzierte zelluläre Atemwegsentzündung sowie Hemmung der mukoziliären Clearance sind nach Virusinfektionen dokumentiert und verursachen Funktionseinbußen, Symptome und Beschwerden, die klinisch als Asthmavariante interpretiert werden könnten. Hingegen wurde nur im Tierversuch zweifelsfrei belegt, dass Virusinfekte die allergenspezifische Sensibilisierung fördern und die Atopieentwicklung induzieren. Es ist bisher nicht vollständig geklärt, ob frühe Virusinfekte Asthmaauslöser sind oder die obstruktive Symptomatik als Folge des Virusinfekts Ausdruck der erhöhten Vulnerabilität bei Asthmatikern betrachtet werden muss. Neuere Untersuchungen zeigen, dass Kinder, welche in den ersten zwei Lebensjahren obstruktive Episoden bei Infekten mit Rhinovirus durchmachen, ein bis 10-fach erhöhtes Risiko aufweisen, im Schulalter an einem Asthma zu leiden. Obstruktive Episoden durch Respiratory-syncytial-, Parainfluenza-, Influenza- und Adenoviren sind dagegen nur mit einem leicht erhöhten Risiko für ein bleibendes Asthma verbunden. Möglicherweise sind virale Atemwegsinfekte lediglich als gesicherte Auslöser für Beschwerden bei bereits bekannten Asthmatikern und Atopikern zu betrachten.

Neuere Beobachtungen im Tiermodell und Resultate epidemiologischer Erhebungen am Menschen führten zu radikal neuartigen Perspektiven für mögliche Einflüsse respiratorischer Viren auf bronchiale Entzündungsprozesse und auf die Asthmagenese. Virale Infekte prägen das Profil von T-Lymphozyten als wichtige Drehscheibe in der Entwicklung einer protektiven Immunität. Unter Vermittlung von Interferon-γ wird während Infektionen von 2 Subtypen der T-Helfer-Lymphozyten (Th) der Subtyp Th1 präferenziell aktiviert, und diese Th1-Polarisierung des Immunsystems schützt folglich das Individuum vor Subtyp-Th2-getriggerter IgE-produzierender Entzündung. Infekte in der frühen Kindheit und wiederholte Kontakte mit mikrobiellen Antigenen konsolidieren diese Th1-abhängige protektive Immunität und bedeuten gleichsam Schutz vor Allergien. Fehlen diese Infektstimuli und kommt es andererseits zu intensivem frühem Kontakt mit Allergenen, die Th2-gesteuerte allergische Immunprozesse induzieren, kommt es zur Entwicklung atopischer Sensibilisierung mit dem Risiko für allergische Krankheiten wie Asthma bronchiale. Solche Beobachtungen zeigen erstens, dass die Zunahme der Asthmaprävalenz durch ein gestörtes Gleichgewicht unterschiedlicher Umweltfaktoren verursacht sein könnte und zweitens, dass möglicherweise Einflüsse in der frühen Kindheit für die Asthmaentwicklung selbst im späteren Lebensalter verantwortlich bleiben.

Weitere Ursachen
Gastroösophagealer Reflux Ein gastroösophagealer Reflux kann bei Asthmakindern in bis zu 80 % nachgewiesen werden. Transdiaphragmale Druckveränderungen bei Asthma und Nebenwirkungen vorwiegend oraler antiasthmatischer Medikamente (β_2-Mimetika, Theophyllin) sind mögliche Ursachen für diese Beobachtungen. Andererseits wird in seltenen Fällen der gastroösophageale Reflux auch zur primären Ursache eines Asthmaleidens durch Reflexbronchokonstriktion und durch bronchiale Schleimhautirritation nach Mikroaspirationen. In der Regel wirkt jedoch der Reflux lediglich als Trigger bei bekannten Asthmatikern.

Frühgeburtlichkeit Die Frühgeburtlichkeit hat wohl keinen direkten Einfluss auf die spezifische Asthmagenese. Die durch die gestörte oder verkürzte Lungenentwicklung und Alveolarisierung verursachte Kollapsneigung der peripheren Bronchien sowie die durch postpartale Einflüsse (Beatmung, Sauerstoff, Infekte) auf die unreifen Atemwege verursachten entzündlichen Prozesse führt gehäuft zu einer asthmaähnlichen Symptomatik mit obstruktiven Episoden und bronchialer Hyperreagibilität, welche bis ins Schulalter anhalten kann. Viele der ehemalig frühgeborenen Kinder zeigen bis ins Erwachsenenalter eine reduzierte Lungenfunktion.

Chronische Rhinosinusitis Die oft mit Asthma gleichzeitig beobachtete chronische Rhinosinusitis ist meist Ausdruck einer Mitbeteiligung der oberen Atemwege im Rahmen eines atopisch bedingten entzündlichen Systemleidens. Zusätzlich führen aber primäre Entzündungen der oberen Atemwege erst konsekutiv zu erhöhter bronchialer Hyperreaktivität, Bronchoobstruktion und Asthmabeschwerden. Ungenügende Erwärmung, Befeuchtung und Reinigung der Inspirationsluft wegen blockierter Nasenatmung, neuronale Reflexbögen via N. trigeminus und N. vagus, bronchiale Wirkung von sinunasal produzierten Zytokinen, postnasales Abtropfen („postnasal drip") von nasalen Sekreten mit Entzündungsmediatoren sind dokumentierte Mechanismen, die den Begriff des rhinobronchialen Syndroms wohl mit Recht begründen.

Bronchiale Hyperreaktivität Die bronchiale Hyperreaktivität bezeichnet die überschießende Bronchokonstriktion als Reaktion auf unspezifische Stimuli wie Stress, körperliche Belastung, osmotische Reize, pharmakologische Substanzen und Allergene. Eine isolierte Betrachtung der bronchialen Hyperreaktivität als mögliche Ursache für das Asthma bronchiale ist wenig sinnvoll. Etwa 30 % der Kinder mit nachweislicher bronchialer Hyperreaktivität auf direkte Stimuli wie Methacholin zeigen kein Asthma. Bei Asthmatikern ist zudem die bronchiale Hyperreaktivität nur in etwa 65–80 % der Fälle funktionell dokumentiert. Die bronchiale Hyperreaktivität ist allerdings mit der Atopie eng assoziiert, möglicherweise bedingt durch bekannte Nachbarschaft entsprechend kodierender Genloci. Die wohl nur partiell genetisch bedingte bronchiale Hyperreaktivität ist die gleichartige funktionelle Folge entzündlicher Irritationen der bronchialen Schleimhaut trotz unterschiedlicher Ursachen wie atopische Immunprozesse und Virusinfekte. Gut erklärt ist damit, warum die bronchiale Hyperreaktivität Eingang in funktionell orientierte Asthmadefinitionen gefunden hat. Dabei ist jedoch der Nachweis einer bronchialen Hyperreaktivität als diagnostisches Kriterium für das Asthma bronchiale im Kindesalter klinisch von etwas geringerer Bedeutung als bei Erwachsenen.

Pathogenese Das Asthma bronchiale ist ein klinischer Folgezustand nach mehrstufigem pathogenetischem Prozess, in dem Entzündungsmechanismen eine wichtige Rolle spielen, die zum zentralen Ansatzpunkt unterschiedlicher Therapiestrategien werden. Trotz großer Forschungsanstrengungen bleiben viele Fragen offen, wie und wann die Entzündung beim Menschen beginnt und sich im zeitlichen Ablauf verändert. Aufgrund solider Resultate aus Tierexperimenten ergaben sich jedoch gute pathogenetische Modelle. Sowohl lokale Zellen der Atemwege (Mastzellen, Epithelzellen, alveolare Makrophagen) als auch in die Atemwege eingewanderte Entzündungszellen (eosinophile, basophile und neutrophile Granulozyten und Lymphozyten) spielen nebst Strukturzellen der Bronchialwand (Fibroblasten, Muskelzellen, Endothelzellen) eine bedeutsame Rolle im Entzündungsgeschehen, das durch Antigenaufnahme und -präsentation durch dendritische Zellen im Bronchialepithel initialisiert wird (◘ Abb. 157.1). Die Antigenverarbeitung und -präsentation führt zur Selektion von T-Helfer-Lymphozyten

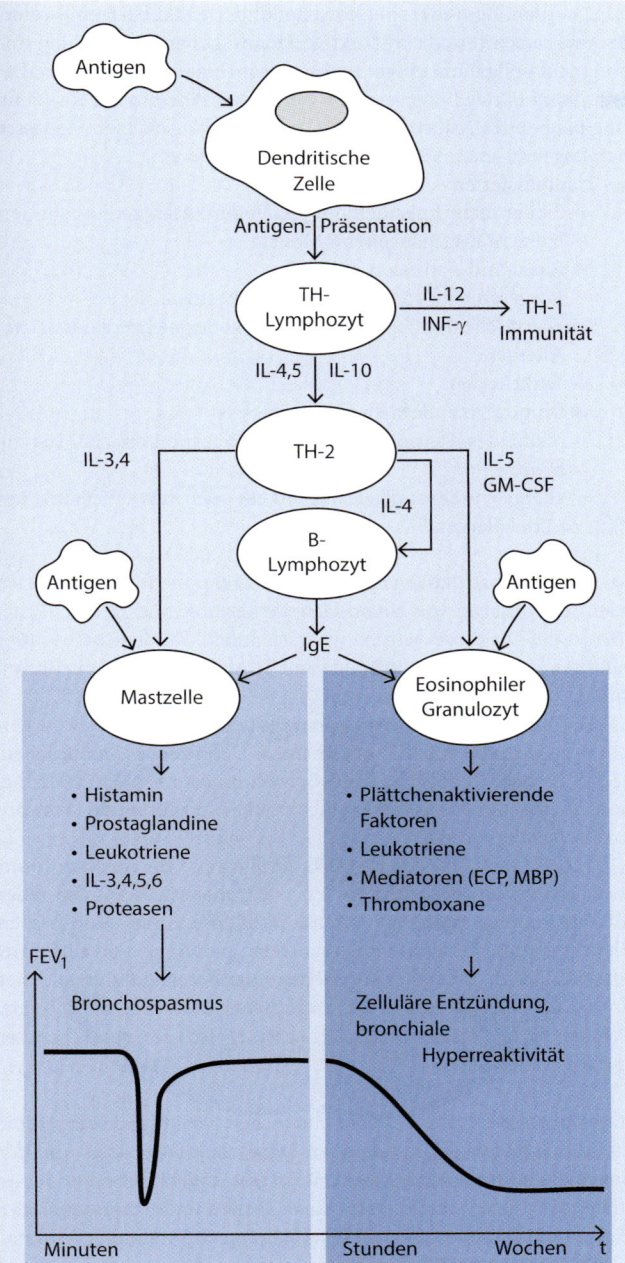

○ Abb. 157.1 Pathogenese des Asthma bronchiale

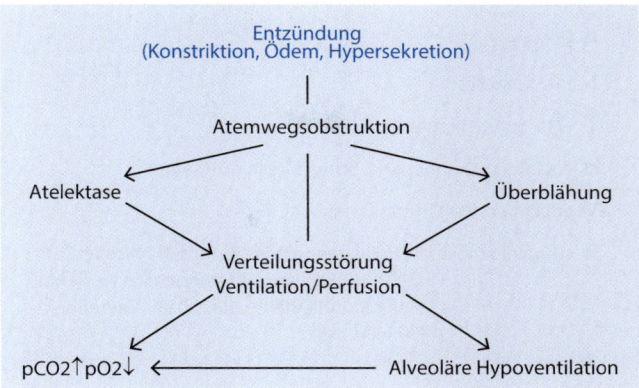

○ Abb. 157.2 Pathophysiologische Veränderungen beim Asthma bronchiale

(Th). Beim allergischen Asthma ist der Th2-Subtyp aktiviert, der seinerseits durch Mediatoren und Zytokine die wichtigsten Effektorzellen der asthmatischen Entzündung, die Mastzellen und eosinophilen Granulozyten, stimuliert. Mastzellen sind mit ihren Wirkstoffen (z. B. Histamin, Prostaglandine, Leukotriene, Proteasen, Interleukine (IL-3, -4, -5, -6) verantwortlich für die akute, rasch einsetzende Asthmafrühreaktion mit Bronchospasmus und Hypersekretion. Die asthmatische Spätreaktion entwickelt sich langsam über wenige Stunden und ist charakterisiert durch zelluläre Entzündung mit vorwiegend eosinophilen Granulozyten, die mit Zytokinen und Adhäsionsmolekülen zur Migration von weiteren Entzündungszellen aus der Blutbahn in die Wandstrukturen der Atemwege führen. Die erworbene bronchiale Hyperreaktivität scheint mit diesen zellulären Entzündungsmechanismen assoziiert zu sein. Bei nichtallergischen Formen des Asthmas findet sich häufig nicht die klassische Th2-Immunantwort.

Das Zytokinprofil von Th2-Lymphozyten (besonders IL-4) ist auch für die Stimulierung der antigenspezifischen IgE-Bildung durch Plasmazellen verantwortlich. IgE-Antikörper binden sodann an IgE-Rezeptoren auf verschiedenen Zellen wie Mastzellen und eosinophilen Granulozyten und verursachen bei erneutem Allergenkontakt die Freisetzung und Neusynthese von entzündungspropagierenden Mediatoren.

Mit Methoden wie induziertes Sputum, Endoskopie mit Biopsie und bronchoalveolärer Lavage sowie Markern in der Ausatmungsluft werden diese Entzündungsmechanismen untersucht, spezifiziert und quantifiziert. Das komplexe Netzwerk orchestraler Entzündung erlaubt kaum noch die früher übliche Unterscheidung in IgE-vermittelte (extrinsische, atopische) und IgE-unabhängige (intrinsische, nichtatopische) Entzündung. Man darf beim Asthma von unterschiedlich ausgeprägten Stadien und Schweregraden einer grundsätzlich einheitlichen Entzündungsreaktion der Atemwege ausgehen.

Folgen dieser zellulären Entzündungsprozesse sind Epithelschädigung mit Zelldesquamation, Verdickung und mögliche Fibrosierung der Basalmembran, vermehrte Gefäßdurchlässigkeit und damit Schwellung der Submukosa und Adventitia, gesteigerte Mukussekretion der hypertrophierenden Drüsen sowie Muskelzellhypertrophie mit erhöhter Kontraktilität und verminderter Relaxation. Spasmus der glatten Atemwegsmuskulatur, Wandverdickung durch Schleimhautödem und dyskrine Hypersekretion mit Ausbildung von intraluminalen Schleimpfröpfen mit Einschluss von Zelldetritus sind die drei typischen pathologisch-anatomisch bedingten Ursachen der Bronchoobstruktion des Asthma bronchiale. Die Kenntnis dieser drei Mechanismen begründet, warum der isolierte therapeutische Einsatz von Bronchodilatatoren der Pathogenese des Asthmas nicht umfassend gerecht werden kann. Diese lösen lediglich den Teilaspekt der Bronchokonstriktion.

Pathophysiologie Zentral für das pathophysiologische Verständnis ist somit die Bronchoobstruktion bedingt durch Muskelkonstriktion, Schleimhautödem und Sekretobstruktion. Während der Exspiration werden die intrathorakalen Atemwege kleiner und akzentuieren dadurch den obstruktiv bedingten Widerstand der Atemwege. Lokale Unterschiede entzündlich bedingter Obstruktion führen zu regional unterschiedlicher Überblähung und Atelektase und verursachen Verteilungsstörungen von Ventilation und Perfusion, alveoläre Hypoventilation und verminderte Compliance der Lunge mit entsprechend erhöhter Atemarbeit (○ Abb. 157.2). Die aktive Ausatmung durch obstruierte Atemwege erhöht den transpulmona-

A namnese

S tatus praesens

T ests (Lufu, Allergie)

H ilfsuntersuchungen (Rö, Schweißtest, pH-Metrie)

M edikamentöser Therapieversuch

A sthmadiagnose: Rezidivierende (mindestens 3) Episoden mit Pfeifen, Husten, Atemnot nach Ausschluß eines Grundleidens (wie z.B. CF, Aspiration, Fehlbildung)

Abb. 157.3 Die Asthmadiagnostik als mehrstufiger Entscheidungsprozess

len Druck mit der Gefahr für exspiratorischen Bronchialwandkollaps und damit für die Entstehung eines Pneumothorax.

Die entzündliche Schädigung der epithelialen Barrierefunktion tracheobronchialer Atemwege erhöht die Wahrscheinlichkeit für Sekundärirritation durch Schadstoffe, Allergene und mikrobielle Erreger. Die vorbestehende asthmatische Entzündung wirkt damit permissiv für erleichtert manifest werdende Symptome und Beschwerden, z. B. während viraler Infektionen. Gehäufte und verlängerte grippale Symptome bei Asthmatikern und Allergikern sind damit nicht Ausdruck erhöhter Infektanfälligkeit. Intraepitheliale Strukturen und Fasern sowie Neuropeptide des autonomen Nervensystems, besonders des cholinergen, vagusassoziierten parasympathischen Systems und des nichtadrenergen, nichtcholinergen (NANC-) Systems sind beteiligt in der Kontrolle von Muskeltonus, Drüsensekretion, Gefäßpermeabilität und Zellmigration. Temperatur- und Osmolalitätsänderungen, physikalische und chemische Reize, Irritation durch Viren, Schadstoffe und Mikroben aktivieren Reflexmechanismen mit konsekutiv verstärkter Symptomatik.

Diagnose Die vorangehende Beleuchtung ätiopathogenetischer Mechanismen ist Grundlage für das Verständnis subjektiver Symptome und objektiver Befunde. Typisch ist die Vielfalt in der Präsentation, die zudem altersabhängig inter- und intraindividuelle Unterschiede zeigt. Die Asthmadiagnostik ist ein mehrstufiger Entscheidungsprozess (Abb. 157.3). Die Anamnese ist Grundpfeiler in der Diagnostik. Die drei Leitsymptome sind pfeifendes, besonders exspiratorisch akzentuiertes Atemgeräusch als Giemen oder Brummen in der Auskultation, situativ z. B. nach Anstrengung verstärkt und besonders inspiratorisch verspürte Atemnot und Kurzatmigkeit sowie chronischer (mehr als 4 Wochen anhaltender) meist trockener Reizhusten besonders nachts und außerhalb respiratorischer Infektphasen.

Anamnese Zwischen asthmatischen Beschwerden sind die Kinder oft während Tagen bis Wochen beschwerdefrei. In der Anamnese suchen wir nach differenzialdiagnostisch wichtigen Hinweisen für das Vorliegen von Mukoviszidose (zystische Fibrose), Tuberkulose, intrathorakalen Fehlbildungen, kardiovaskulären Leiden, gastroösophagealem Reflux und perinatalen Risikofaktoren wie Lungenunreife, Mekoniumaspiration oder Pneumonie, da die Asthmadiagnose nach Ausschluss obiger Krankheiten rein anamnestisch sehr wahrscheinlich wird. Auch das gute Ansprechen auf einen Therapieversuch mit Antiasthmatika ist ein guter Indikator für das Vorliegen eines Asthma bronchiale. Hinweise in der persönlichen und familiären Anamnese betreffend Allergien wie atopische Dermatitis, Rhinoconjunctivitis allergica und Asthma müssen gezielt er-

fragt werden. Besonders bei Vorschulkindern ist die Diagnose eines Asthmas erschwert, da obstruktive Atemwegssymptome häufig sind und nicht obligat mit einem Asthma bronchiale assoziiert sind. Der asthmaprädiktive Index kann verwendet werden, um das Risiko für eine bleibendes Asthma bis ins Schulalter abzuschätzen. Es lassen sich folgende anamnestische Kriterien gruppieren:

- Hauptkriterien:
  - 3 oder mehr Episoden mit pfeifendem Atemgeräusch innerhalb vorausgegangener 6 Monate,
  - Eltern mit Asthma bronchiale,
  - Vorgeschichte von atopischer Dermatitis,
  - allergische Sensibilisierung auf ein oder mehrere inhalative Allergene.
- Nebenkriterien:
  - Rhinorrhö außerhalb viraler Infekte,
  - pfeifendes Atemgeräusch außerhalb respiratorischer Infekte,
  - allergische Sensibilisierung auf ein oder mehrere Nahrungsmittelallergene.

Bei häufigen obstruktiven Episoden und 2 oder mehr Hauptkriterien oder bei Vorliegen von einem Hauptkriteriums und 2 Nebenkriterien ist die Diagnose Asthma wahrscheinlich. Zusätzliche wichtige Faktoren sind schwere Episoden mit Hospitalisationsbedürftigkeit und das männliche Geschlecht.

Die Anamnese umfasst zudem Fragen, die das häusliche Milieu besonders im Schlafzimmerbereich (Pflanzen, Fellmaterialien, Lacke, Farben, Belüftungs- und Befeuchtungstechniken, Heizung, Bodenbelag) betreffen, ebenso Tabakrauchexposition und -konsum sowie Haustierhaltung.

In der Anamnese ergeben sich oft Hinweise für Auslöser bronchoobstruktiver Episoden. Noxen wie Tabakrauch sind in jeder Altersstufe, respiratorische Viren sind im Säuglings- und frühen Kleinkindalter, inhalative saisonal oder perennial wirksame Allergene sind im Schulalter von Bedeutung. Bereits im jungen Alter sind Asthmabeschwerden bei körperlicher Belastung akzentuiert. Das klassische Anstrengungsasthma ist typisch für das Schulalter und die Adoleszenz.

Status praesens Im Status praesens suchen wir Befunde der Atopie als Effloreszenzen im Rahmen der atopischen Dermatitis und der chronischen Rhinopathie sowie mit Asthma kompatible Befunde wie pfeifendes Atemgeräusch (respektive Giemen und Brummen in der Auskultation) und pulmonale Überblähung. Während der Asthmaschübe finden sich Zeichen der Dyspnoe und der Hypoxämie und Zyanose, verlängertes Exspirium und Hinweise für erhöhte Atemarbeit. Einseitige Lungenpathologien, Hinweise für chronische Hypoxämie wie Uhrglasnägel und Trommelschlägelfinger, Wachstums- und Entwicklungsretardierung und körperliche Mangelentwicklung sind selten Ausdruck eines Asthma bronchiale und sollten zu differenzialdiagnostischen Überlegungen führen.

Tests Testphysiologisch interessieren Lungenfunktionsprüfung und allergologische Testverfahren.

Lungenfunktionstests Die Lungenfunktionsuntersuchung gibt Auskunft über Lungenwachstum, pulmonale Überblähung, Atemwegsobstruktion und -widerstand und über das Vorliegen einer bronchialen Hyperreaktivität. Sie misst das Ansprechen auf Bronchodilatatoren (Broncholyse) und hilft im Langzeitverlauf zur Steuerung und Überprüfung der Therapie. Sie dient zum Ausschluss nichtasthmatischer Leiden, die besonders bei restriktivem Lungen-

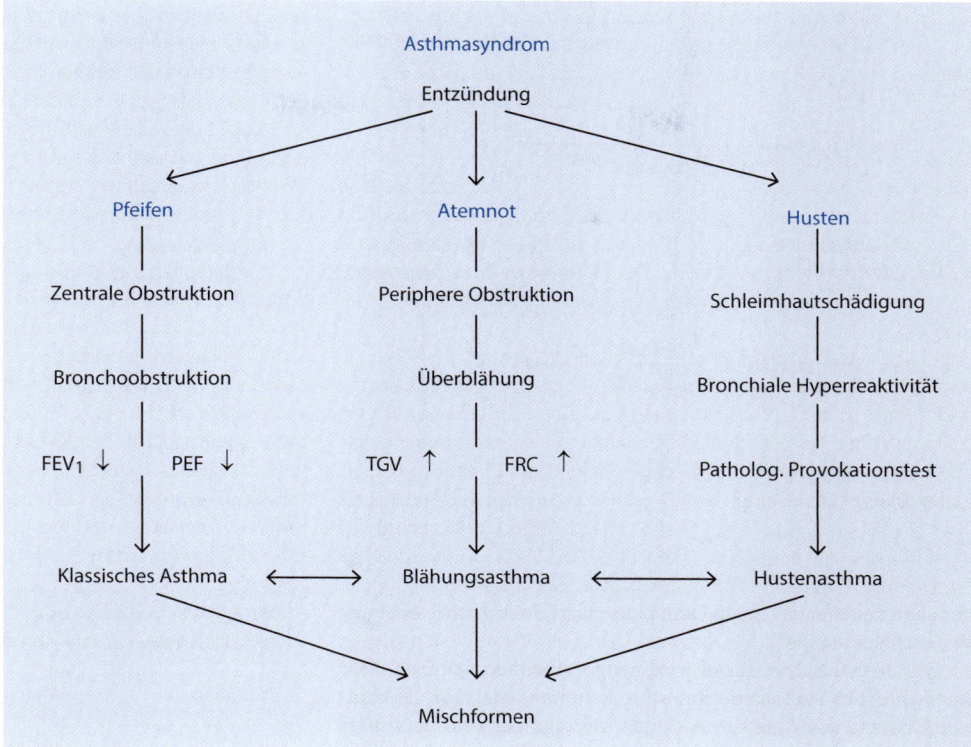

Abb. 157.4 Präsentation des Asthma bronchiale mit typischen Leitsymptomen und Lungenfunktionsbefunden. *FEV₁* Erstsekundenvolumen; *PEF* exspiratorischer Spitzenfluss; *TGV* thorakales Gasvolumen; *FRC* funktionelle Residualkapazität

funktionsbefund oder persistierender fixierter Obstruktion erwogen werden müssen. Je nach Methodik der Funktionsprüfung sind Untersuchungen bereits im Säuglings- und Kleinkindalter möglich, kooperationsbedingt werden koordinationsabhängige Analysen meist erst ab Vorschulalter eingesetzt. Einfache Geräte für das kontinuierliche Heimmonitoring z. B. des exspiratorischen Spitzenflusses (Peak-Flow) sind in ihrer Aussage limitiert. Bronchoprovokation und Ergometrie sind Untersuchungsmodalitäten für den Spezialisten und für klinische Projekte. Hingegen kann in einfachen körperlichen Belastungstests mit signifikanter Zunahme der Bronchoobstruktion (in der Regel Peak-Flow-Abfall oder Reduktion des Erstsekundenvolumens um mindestens 15 %) die Anstrengung als Asthmatrigger gut dokumentiert werden. Zahlreich sind Vorschläge für die mögliche Einteilung unterschiedlicher Asthmavarianten. Bevorzugt ist ein didaktisch orientiertes Schema, das die anamnestischen Leitsymptome mit klassischen Lungenfunktionsbefunden kombiniert und das Asthma als Syndrom nach praktischen Gesichtspunkten einteilt (Abb. 157.4). Wichtig ist die Feststellung, dass sich Präsentationsformen ergänzen oder je nach Alter des Kindes, Ursache oder Auslöser unterschiedlich ausprägen können.

Allergietests Allergologische Tests dienen der Diagnose stattgehabter nutritiver und/oder inhalativer Sensibilisierung und damit dem Nachweis der Atopie. Bewährt haben sich Screeninguntersuchungen, die methodisch einfach und verlässlich als In-vitro-Analysen die spezifischen IgE-Antikörper gegen übliche Allergene dokumentieren. Der Allergietest dokumentiert lediglich die Atopie als mögliche pathogenetische Grundlage für allergische Entzündungsprozesse in der Asthmaentwicklung. Die Bedeutung spezifischer Allergene für Asthmabeschwerden lässt sich nur anamnestisch und nicht durch derartige Laboranalysen evaluieren. Bei älteren Kindern und bei spezifischen Fragestellungen besonders im Rahmen der Immuntherapie sind allergische Hauttests vertretbar, sofern methodische Vorgaben exakt beachtet werden.

Hilfsuntersuchungen Hilfsuntersuchungen dienen vorwiegend dem differenzialdiagnostischen Ausschluss nichtasthmatischer Krankheiten. Der Einsatz dieser Untersuchungen ist je nach Anamnese und Status unterschiedlich in seiner Priorität. Zu erwähnen sind der Schweißtest zur Analyse der Elektrolyte und Konduktivität im Schweiß bei Verdacht auf Mukoviszidose, die pH-Metrie zur Dokumentation eines vermuteten sauren gastroösophagealen Refluxleidens, die Tracheobronchoskopie zum endoskopischen Ausschluss von Atemwegsfehlbildungen, Fremdkörperaspiration und spezifischen Infektionen sowie funktionelle und elektronenoptische Analyse der Flimmerhaare im respiratorischen Schleimhautepithel bei Verdacht auf immotile Zilien. Untersuchungen zur Aktivität des α_1-Antitrypsins und zur humoralen Immunkompetenz sind selten indiziert. Bildgebende Verfahren wie konventionelle Röntgenbilder und Computertomografie dienen wie oben genannte Untersuchungen zum Ausschluss nichtasthmatischer Leiden (am besten im symptomfreien Intervall durchgeführt) oder der Dokumentation von Komplikationen eines schweren Asthma bronchiale mit Atelektase und Pneumothorax. Die Indikation für ein notfallmäßig sinnvolles Thoraxröntgenbild ergibt sich bei klinisch deutlichem Verdacht auf bakterielle Pneumonie (Tachypnoe, Fieber über 39 °C rektal, CRP >20 mg/l), auf Pneumothorax bzw. bei therapierefraktärem (länger als 24 h dauerndem) Status asthmaticus. Blutgasanalysen sind dank nichtinvasiver Untersuchungsmodalitäten wie Pulsoxymetrie nicht routinemäßig notwendig. Als diagnostischer Pfeiler des Asthma bronchiale gilt der medikamentöse Therapieversuch, da keine einzige Untersuchung per se das Vorliegen eines Asthmas beweist. Somit lässt sich die Diagnostik des Asthma mnemotechnisch vereinfachend derart (Abb. 157.3) zusammenfassen.

Das Asthma bronchiale als Endpunkt eines unterschiedlich langen Entwicklungsprozesses zeigt die Abb. 157.5. Je nach Stadium der Asthmagenese sind dabei unterschiedliche diagnostische Kriterien von Bedeutung. Daraus ersichtlich werden auch mögliche An-

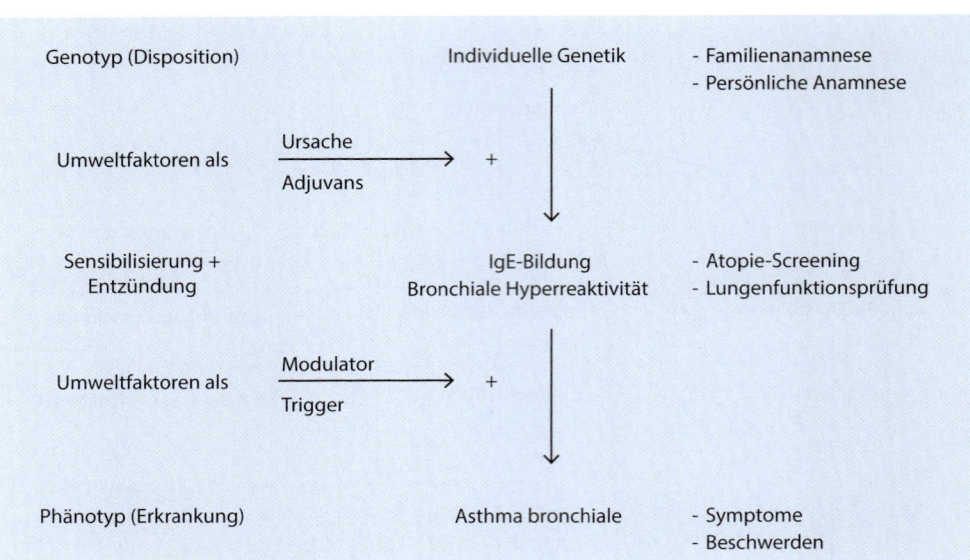

Abb. 157.5 Schematische Darstellung der Ätiopathogenese: Asthmaentwicklung als Prozess mit stufengerechter Diagnostik

sätze einer adäquaten stufen- und phasengerechten Asthmatherapie (▶ Abschn. „Therapie").

Der Asthmaschweregrad wird nicht einheitlich definiert. Sehr unterschiedlich sind dazu gebrauchte Kriterien. Basis für die klinische Charakterisierung des Asthmaschweregrades sind Parameter wie Häufigkeit asthmatischer Beschwerden, Schweregrad der Obstruktion, Dauer und Art von Einschränkungen in Schule, Freizeit und Schlaf, Bedarf für medikamentöse Therapie bzw. Entzündungshemmung sowie Befunde im Status praesens wie Zyanose und Gebrauch der Atemhilfsmuskulatur. Bedeutsam ist die Feststellung, dass asthmatische Entzündungsprozesse mit keinem klinischen oder funktionellen Parameter eng korreliert sind. Relativiert sind damit Versuche, Therapieindikationen allein mit Kriterien zum Schweregrad zu begründen.

Differenzialdiagnose Das pfeifende Atemgeräusch entsteht durch turbulenten Atemfluss und gilt als Leitsymptom obstruierter intrathorakaler Atemwege. Groß ist die Liste möglicher Differenzialdiagnosen (◘ Tab. 157.1). Je jünger das Kind, desto eher sind kongenitale Krankheiten und anatomische Fehlbildungen zu erwägen. Fehlen atopische Disposition und vorbestehende Allergien, ist die Asthmadiagnose besonders im Säuglings- und Kleinkindesalter sehr zurückhaltend zu gebrauchen. Infektassoziiertes Pfeifen kann bei Säuglingen und Kleinkindern infektgetriggertes Asthma oder aber auch Manifestation einer Anomalie bedeuten, die erst mit zusätzlicher meist viral bedingter Schleimhautschwellung zur klinisch fassbaren Bronchoobstruktion führt. Vor allem bei gleichzeitig bestehender Gedeihstörung oder chronischen intestinalen Symptomen muss eine Mukoviszidose aktiv ausgeschlossen werden. Gelegentliche Fehlbildungen umfassen den vaskulären Ring, die Laryngo- Tracheo- oder Bronchomalazie, ösophagotracheale Anomalien wie Fistelbildung sowie mediastinale Anlagestörungen (inklusive kardiovaskuläre Anomalien) mit extrinsischem Druck auf den Tracheobronchialbaum. Infektiöse Prozesse wie RSV-Bronchiolitis, Laryngotracheitis, und seltener Tuberkulose und Bronchiolitis obliterans sind nebst häufigen interkurrenten obstruktiven Gelegenheitsbronchitiden die wohl wichtigsten Differenzialdiagnosen. Altersabhängig und mit oft typischer Anamnese sind die Fremdkörperaspiration und der gastroösophageale Reflux zu erwägen.

Als Raritäten gelten vorwiegend humorale Immundefizienz, ziliäre Dyskinesie, Vaskulitissyndrome, Aspergillose sowie allergische

◘ Tab. 157.1 Prioritäre Differenzialdiagnose der Bronchoobstruktion in Abhängigkeit vom Alter der Kinder

Säugling	Kleinkind	Schulkind
Infektion	Infektion	Asthma bronchiale
Fehlbildung	Asthma bronchiale	Infektion
Kleine Atemwege	Rhinobronchiales Syndrom	Rhinobronchiales Syndrom
Mukoviszidose	Fremdkörper	Raritäten
Gastroösophagealer Reflux	Mukoviszidose	
Asthma bronchiale	Ziliäre Dyskinesie	
Raritäten	Raritäten	

Alveolitis und Hyperventilationssyndrom. Modulierenden Einfluss auf bronchoobstruktive Symptome haben Passivrauchen und chronische Entzündungsprozesse im HNO-Bereich, Letztere im Sinne eines sog. rhinobronchialen Syndroms (▶ Abschn. „Ätiologie").

Ohne pfeifendes Atemgeräusch wird die Differenzialdiagnose bei chronischem Reizhusten und/oder inspiratorischer Dyspnoe sehr viel schwieriger bzw. noch vielfältiger. Gerade in dieser Situation sind Tests und Hilfsuntersuchungen wertvoll zum Ausschluss nichtasthmatischer Leiden. Seltenheiten wie interstitielle Pneumopathie, Linksherzinsuffizienz, psychosomatische Beschwerden und Tumoren bzw. Kollagenkrankheiten sind ebenso auszuschließen wie häufige Irritationen im Nasen- und Nasennebenhöhlenbereich, bevor ein Asthmasyndrom als Diagnose akzeptiert wird.

Therapie Die Behandlung des Asthma bronchiale erfordert einen umfassenden Betreuungsansatz und nicht allein die medikamentöse Therapie. Die Betreuung beinhaltet Information und Instruktion inklusive altersgerechte Schulung, Expositionsprophylaxe durch Umgebungssanierung von atemwegsirritierenden Substanzen, die medikamentöse Therapie, ein kontinuierliches psychosoziales Coaching von Kind und Familie zu Fragen der Erziehung, Schulung und Berufswahl, die Thematisierung alternativer Heilmethoden, supportive Maßnahmen mit Physiotherapie und Sport und die allfällige Immuntherapie wie Hyposensibilisierung.

Vor jeder Behandlung sollen Therapieziele klar formuliert sein. Sie umfassen Symptom- und Beschwerdefreiheit tags und nachts, altersgerechte Aktivität und Entwicklung in Freizeit, Schule und Sport, optimale Lungenfunktionsparameter, stabilisierte bronchiale Hyperreaktivität und nach Möglichkeit eine normale Lungenentwicklung sowie die Verhinderung von Exazerbationen. Je nach Zielsetzung sind unterschiedliche Zeitintervalle erforderlich, um den gewünschten Effekt mit einem sinnvollen Minimum an Medikamenten zu erreichen. Als Grundregel gilt, dass sich Symptome nach Stunden bis Tagen, obstruktive Lungenfunktionsparameter nach Tagen bis Wochen und die bronchiale Hyperreaktivität sich erst nach Wochen bis Monaten verbessern bzw. normalisieren. Dies erfordert einerseits sinnvoll geplante Intervallkontrollen und andererseits bei fehlendem Erfolg nach 3- bis 6-monatiger adäquater Therapie ein spezialärztliches kinderpneumologisches Konsilium besonders im Säuglings- und Kleinkindesalter.

Instruktion und Schulung Morbidität und Mortalität werden reduziert bei guter und vertrauensvoller Beziehung zwischen Patient/Eltern und Arzt, fundierter Instruktion der Inhalationstechnik, klar erstellten und schriftlich dokumentierten Aktions- und Behandlungsplänen und bei regelmäßiger ärztlicher Überwachung und Lungenfunktionskontrolle. Damit soll das Verständnis für das Asthma verbessert, die eigenständige Therapiekontrolle und -überwachung möglich gemacht und ein individueller Stufenplan geschult werden. Hilfreich sind bei Selbsthilfeorganisationen oft Broschüren, Videos, Computerprogramme sowie kindgerechte Programme für interaktives Lernen. Trotz aufwendiger Maßnahmen ist auch bei Kindern mit Asthma bronchiale die Therapiecompliance oft ungenügend.

Umgebungssanierung Die Umgebungssanierung bezweckt die Expositionsprophylaxe gegenüber Faktoren, die für das Entstehen und Auslösen von Asthma bedeutsam sind. Ziel ist damit eine Prävention. Die Primärprävention dient der Gesundheitserhaltung und soll damit die Krankheitsentwicklung trotz genetischer Disposition verhindern. Die Sekundärprävention setzt in Frühphasen initialisierter Krankheitsentwicklung ein und soll z. B. bei stattgehabter Sensibilisierung die Etablierung eines Asthma bronchiale verhindern. Die tertiäre Prävention beinhaltet die eigentliche Therapie des Asthma bronchiale und versucht trotz eingetretener Krankheit mögliche Komplikationen und Krankheitsfolgen zu verhindern. Aktuell gut belegt ist der Nutzen der sekundären und tertiären Allergenprävention. Rigorose primäre Präventionsmaßnahmen in prospektiven Kohortenuntersuchungen besonders in Risikopopulationen zeigen lediglich, dass die Allergie- und Asthmaentwicklung in mindestens 50 % der Fälle verzögert und in der Ausprägung vermindert ist. Ausstehend ist der Beweis, dass durch Primärprävention das Asthma definitiv verhindert werden kann. Offenbar ist der Nutzen von Präventionsmaßnahmen besser, je früher (allenfalls bereits intrauterin) die Prophylaxe begonnen wird. Pragmatisch sinnvoll sind Indikationen zu Allergenpräventionsmaßnahmen bei Kindern in folgenden Situationen:

- allergische Krankheiten bei erstgradig Blutsverwandten (Eltern, Geschwister) mit damit erhöhtem Risiko für vorliegende Atopiedisposition;
- früher durchgemachte allergische Krankheit (atopische Dermatitis, Nahrungsmittelallergie) im Säuglings- und Kleinkindesalter. Die atopische Dermatitis ist in bis zu 50 % der Fälle mit der späteren Entwicklung eines Asthma assoziiert;
- Dokumentation der Atopie durch Nachweis stattgehabter Sensibilisierung im Allergietest.

Unbestritten ist die Indikation zur Elimination erkannter Triggerfaktoren für Asthmabeschwerden bei Kontakt mit Hausstaub, Tieren oder Pollen.

Belastende und kostenaufwendige Umgebungssanierung rechtfertigt vorsichtige Zurückhaltung und stufenweises Vorgehen. Folgende Maßnahmen sind zu erwägen:

- In der Schwangerschaft sind diätetische Präventionsmaßnahmen für das Ungeborene nicht indiziert, sie sind allenfalls notwendig bei bekannter Nahrungsmittelallergie der Mutter.
- Während der Stillphase können bekannte Allergene wie Kuhmilch, Eier, Fisch, Zitrusfrüchte, Soja und Nüsse in der Diät der Mutter reduziert werden. Wichtig ist aber die Kalziumsupplementation der Mutter mit 1–1,5 g Kalzium/Tag. Nur partiell bewährt hat sich das ausschließliche Stillen während der ersten 4–6 Lebensmonate;
- Die Allergenreduktion bei Asthmatikern konzentriert sich auf das Schlafzimmer mit Reduktion von Hausstaubmilben. Priorität zu behandeln sind Bettmaterialien. Im gesamten Wohnbereich ist die Haltung von fell- und federntragenden Haustieren zu meiden. Schimmelpilze spielen eine erst ungenügend definierte Rolle, zu finden sind sie an Feuchtstellen von Wänden, Topfpflanzen und Hydrokulturen. Kinder im Vorschulalter halten sich in bis zu 85 % ihres 24-h-Alltags innerhalb des häuslichen Umfeldes auf. Der Wohnung gilt damit das grundsätzliche Hauptaugenmerk jeder Art von Umgebungssanierung.

Eine Expositionsprophylaxe gegenüber Tabakrauch, Gasen, Sprays und Stäuben ist im Rahmen der Sekundär- und Tertiärprävention grundsätzlich indiziert. Dabei ist ein Rauchverbot immer gerechtfertigt, um das Wohnklima durch Meiden des Passivrauchens bereits intrauterin und auch postnatal zu verbessern.

Medikamentöse Therapie Das Verständnis pathophysiologischer Mechanismen lässt die Medikamente in 3 wesentliche Zielvorgaben einteilen: die symptomatische Bronchodilatation zur Behandlung der Bronchokonstriktion, die ursächlich wirkende Antiinflammation zur Behandlung der Schleimhautentzündung und die Prävention als medikamentöse Prophylaxe allergischer Mechanismen durch Mastzellstabilisierung. Grundsätzlich kann in allen Altersstufen durch geeignete Auswahl der Inhalationsmethode jedes Medikament topisch appliziert und dadurch sein systemisches Nebenwirkungspotenzial reduziert werden. Für die Auswahl der individuell angepassten Inhalationsmethodik spielen folgende Kriterien eine Rolle: Art und Schweregrad des Asthmas, Alter des Kindes und damit assoziierte Fähigkeit zu Koordination und Kooperation, Therapieakzeptanz und Compliance, Therapieziel sowie Art, Dauer und Häufigkeit der Medikation.

Internationale Richtlinien empfehlen eine Stufentherapie je nach Schweregrad des Asthmas. Kontrovers applizierte Asthmadefinitionen und insuffiziente Korrelation subjektiver Beschwerden mit objektiven Entzündungsparametern sind nur zwei wichtige Gründe, warum trotz internationaler Richtlinien Therapieempfehlungen eine zusätzliche nationale Standardisierung bzw. Präzisierung benötigen. Zentral ist immer die Entzündungshemmung, die während symptomatischer Phasen mit Bronchodilatatoren ergänzt wird. Gerade diese beiden Substanzklassen lassen sich in allen Altersstufen topisch applizieren durch geeignete Auswahl der Inhalationstherapie (Tab. 157.2).

Im Folgenden werden Substanzen grundsätzlich beschrieben, für Dosierungsvorschriften einzelner Produkte sind jeweilige, meist national konzipierte Therapierichtlinien und Produktbeschreibungen zu konsultieren.

Tab. 157.2 Geräte und Technik der Inhalationstherapie in Abhängigkeit vom Alter des Kindes

Inhalationsgerät	Alter (Jahre)	Inhalationstechnik[a]
Vernebler	Alle	Normale Atemzüge
Dosieraerosole (mit Vorschaltkammer)	0–2	5–10 normale Atemzüge pro Hub (Aktivierung) durch nichtelektrostatische, klein- oder großvolumige Vorschaltkammer
	3–7	5–10 normale Atemzüge pro Hub (Aktivierung) durch nichtelektrostatische, klein- oder großvolumige Vorschaltkammer
	>8	1–2 langsame, maximale Inspirationen pro Hub (Aktivierung) mit 10 s dauerndem Atemanhalten in Inspirationsstellung durch eine nichtelektrostatische, großvolumige Vorschaltkammer
Trockenpulverinhalatoren	>5	Tiefe und schnelle Inspiration mit 10 s dauerndem Atemanhalten in Inspirationsstellung

[a] Wenn immer möglich mit Mundstück, bei Maskenatmung eng anliegende Maske verwenden.

β_2-Mimetika Die inhalativen β_2-Mimetika sind das wichtigste Therapeutikum für obstruktive Atembeschwerden. Kurz wirksame β_2-Agonisten (z. B. Salbutamol, Terbutalin) bewirken eine schnelle, innerhalb von Minuten eintretende, für 2–6 h anhaltende Bronchodilatation. Sie bilden die Grundlage der Akuttherapie. Die lang wirksamen β_2-Agonisten (z. B. Formoterol, Salmeterol) ermöglichen eine Bronchodilatation während 10–14 h und eignen sich besonders für den Einsatz in der Erhaltungstherapie. Zur Applikation stehen Aerosole (Kompressions- und Ultraschallvernebler, Dosieraerosole mit Vorschaltkammern) oder Pulverinhalatoren (z. B. Diskus, Turbuhaler) zur Verfügung. Selten notwendig ist die intravenöse Gabe der β_2-Mimetika im schweren Status asthmaticus. Orale Therapie mit dieser Substanzklasse ist selten indiziert.

β_2-Mimetika führen zu Bronchodilatation, sie schützen zudem gegen bronchokonstriktive Stimuli wie Anstrengung, Kaltluft und andere inhalative Trigger. Der alleinige regelmäßige Einsatz von β_2-Mimetika ohne zusätzliche Therapie mit Entzündungshemmern kann durch Tachyphylaxie zum Verlust der protektiven Wirkung führen und im Asthmaanfall höhere Dosen von β_2-Agonisten erfordern.

Als Nebenwirkung der β_2-Mimetika bekannt sind Hypokaliämie, Tachykardie und Tremor. Die β_2-Mimetika zeigen keinen klinisch nutzbaren antientzündlichen Effekt. Der zunehmende (Dosis, Häufigkeit) Gebrauch von Bronchodilatatoren reflektiert insuffiziente Asthmatherapie und indiziert den Beginn oder die Intensivierung der antiinflammatorischen Behandlung z. B. mit topischen Steroiden.

Anticholinergika Inhalative Anticholinergika (Ipratropiumbromid) zeigen bei gleichzeitigem Einsatz mit β_2-Mimetika einen additiven bronchodilatatorischen Effekt. Sie werden von Säuglingen und Kindern gut vertragen. Sie wirken besonders auf zentrale Atemwegsabschnitte aufgrund der Verteilung von muskarinischen Rezeptoren. Dank fehlender Resorption an der respiratorischen Mukosa verfügen sie über eine große therapeutische Sicherheit. Die Indikation liegt in der Prävention besonders des Anstrengungsasthmas und in Kombination mit β_2-Mimetika in der Therapie des akuten Asthmaanfalls. Der Wirkungseintritt ist verzögert, die Wirkung ist über einige Stunden nachweisbar. Anticholinergika zeigen keinen antiinflammatorischen Effekt und schützen damit nicht vor der asthmatischen Spätreaktion. Als milde Nebenwirkung bei hoher Dosierung wird Tachykardie und Mundtrockenheit beschrieben, hingegen führen sie nicht zur Einschränkung der mukoziliären Clearance.

Glukokortikoide Die Glukokortikoide bilden die wichtigste und eine etablierte Grundlage für wirksame Entzündungshemmung beim Asthma bronchiale. Sie verbessern Symptome und Beschwerden, optimieren Lungenfunktionsparameter, vermindern die Anzahl akuter Exazerbationen, beruhigen die Atemwegsentzündung und reduzieren die bronchiale Hyperreaktivität. Die Wirksamkeit der Steroide wird durch ihren mehrstufigen antiinflammatorischen Ansatz im pathogenetisch bedeutsamen Entzündungsprozess gut erklärt. Entsprechend dokumentiert sind vielfältige Verbesserungen entzündlicher Marker nach Therapie mit Glukokortikoiden. Der frühzeitige Einsatz von Steroiden scheint chronischen evtl. irreversiblen Gewebeumbau und vernarbende Prozesse der Bronchialwand zu verhindern und damit die Langzeitprognose des Asthma bronchiale zu verbessern. Die entzündungshemmende Wirkung ist an den Einsatz von Steroiden gebunden. Glukokortikoide sind damit ein ideales Therapeutikum, sie heilen jedoch die zugrunde liegende Disposition nicht. Entsprechend kommt es nach Absetzen der Steroide häufig zum Asthmarezidiv. Ziel aktueller Therapieempfehlungen ist damit die optimale Entzündungssuppression mit einem Dosisminimum an Medikation. Die Verfügbarkeit inhalativer und damit topisch applizierbarer Steroide (als Aerosol mit Vorschaltkammer oder Trockenpräparat) ermöglicht die Realisierung dieser Zielsetzung in der großen Mehrheit auch hartnäckiger und chronischer Asthmatiker. Die systemische Therapie mit Steroiden ist heute kaum noch notwendig, sie ist gelegentlich indiziert zur Therapieeinleitung und in der akuten Asthmaexazerbation.

Die lokale Nebenwirkung mit Mundsoor ist bei geregelter Mundhygiene nach Steroidinhalation mit Vorschaltkammern vermeidbar. Die seltene Heiserkeit als Folge einer reversiblen Steroidmyopathie der Larynxmuskulatur ist dosisabhängig und wird durch die Inhalationstechnik nicht beeinflusst. Systemische Nebenwirkungen sind dosisabhängig und bei gebräuchlichen Tagesdosen inhalativer Glukokortikoide (um 200–400 μg pro Tag) auch bei Langzeittherapie über Monate bis Jahre bei Kindern ab 3 Jahren sehr selten. Die gelegentlich beobachtete Wachstumsretardierung bei hohen Tagesdosen scheint nach topischen Steroiden nicht zu einem definitiven Endlängenverlust bei Wachstumsabschluss zu führen. Bei allen Asthmakindern mit Therapie durch topische Steroide ist jedoch das sorgfältige Monitoring des Körperwachstums notwendig. Nebenwirkungen wie Glaukom, Diabetes mellitus und Katarakt sind bei inhalativem Einsatz im Kindesalter eine absolute Rarität. Während viraler Infekte der Atemwege darf die Therapie mit topischen Steroiden ohne Gefahr der nachteiligen Immunsuppression fortgeführt werden. Einen Vorteil in der Behandlung bringen die sog. Kombinationspräparate, welche neben einem Glukokortikoid auch einen lang wirksamen Bronchodilatator enthalten.

Nichtsteroidale Entzündungshemmung Dinatriumchromoglykat (DNCG) ist ein prophylaktisches, inhalativ appliziertes Medikament, das die Degranulierung von Mastzellen verhindert. Der antiinflammatorische Effekt lässt sich durch Verminderung eosinophiler Entzündung der Bronchialwand zum Teil dokumentieren, ist jedoch schwach. Ein hemmender Einfluss auf zellulären Elektrolyttransport, auf neuronale Reflexmechanismen und auf Neuropeptide begründet zusätzlich den prophylaktischen Einsatz dieser Substanz beim allergischen Asthma und bei anstrengungsinduzierten Beschwerden sowie die beobachtete leichte Senkung der bronchialen Hyperreaktivität nach Langzeittherapie über Wochen. Dieses Medikament hat somit seine Indikation in der Entzündungsprävention, es verliert seinen Stellenwert bei etablierter bronchialer Entzündung und spielt somit in der Therapie des Asthmas eine untergeordnete Rolle.

Die Therapie erfolgt inhalativ als Dosieraerosol mit Vorschaltkammer oder als Trockenpräparat. Bewährt hat sich die Inhalation als Trägerlösung via Kompressionsvernebler für gleichzeitige Applikation von Bronchodilatatoren besonders im Säuglingsalter, da keine nennenswerten Nebenwirkungen bekannt sind.

Nedocromil zeigt eine vergleichbare, wahrscheinlich stärkere Wirkung als DNCG trotz unterschiedlicher chemischer Struktur. Der klinische antiasthmatische Einsatz hat sich im Kindesalter noch ungenügend definiert und etabliert. Beobachtet wird ein günstiger Einfluss auf die postinfektiös verstärkte bronchiale Hyperreaktivität mit Hustenbeschwerden. Verfügbar ist diese Substanz mit geringem Nebenwirkungspotenzial als Dosieraerosol für topischen, d. h. inhalativen Einsatz.

Leukotrienantagonisten wie Antileukotriene, Leukotriensyntheseblocker und Leukotrienrezeptorblocker sind wirksame antiinflammatorische Medikamente. Als orale Therapeutika ist ihre Anwendung einfach und auf 1 Dosis täglich beschränkt. Vorliegende Studien belegen ihre Effektivität im reduzierten Bedarf an Bronchodilatatoren, in verbesserter bronchialer Hyperreaktivität und in stabilisiertem anstrengungsinduzierten Asthma bronchiale. Der exakte Stellenwert von Leukotrienantagonisten im Behandlungskonzept für Kinder ist noch offen, postuliert wird ein günstiger Effekt beim Anstrengungsasthma, bei leichtem bis mittelschwerem Asthma bronchiale, bei frühkindlichem Asthma sowie eine steroidsparende Wirkung bei sämtlichen Asthmaformen und eine gute Wirkung auf eine gleichzeitig bestehende Rhinitis allergica. Als gelegentliche Nebenwirkung sind Kopfschmerzen und Durchfall, seltener Albträume erwähnenswert.

In seltenen Spezialfällen und damit als experimentelle Asthmatherapie im Kindesalter werden antiinflammatorische oder immunmodulatorisch wirkende Substanzen wie Methotrexat, Ciclosporin A, Gold, systemische Immunglobuline und entzündungshemmende Makrolide eingesetzt. Bei schwerem allergischem Asthma mit hohem Therapiebedarf hat sich in den letzten Jahren die subkutan applizierte Therapie mit Anti-IgE-Antikörpern etabliert.

Theophyllin Theophyllin ist ein zunehmend selten eingesetztes antiasthmatisches Therapeutikum mit Phosphodiesterasehemmung und konsekutiver Bronchodilatation sowie leichter Entzündungshemmung dank verminderter Zytokinwirkung in diversen Entzündungszellen. Das systemisch (oral oder intravenös) verabreichte Medikament zeigt große intra- und interindividuelle Schwankungen der Plasmaspiegel, und die antiasthmatische Wirkung ist inkonstant mit dem Theophyllinspiegel korreliert. Der Metabolismus ist von zahlreichen Einflüssen wie Begleitmedikation, Tabakrauchen, Diät und Nahrungsaufnahme abhängig. Die enge therapeutische Breite und zahlreiche sowie häufig beobachtete Nebenwirkungen (vor allem gastrointestinale Beschwerden, Nausea, Kopfschmerzen und Schlafstörung) machen diese Substanzgruppe höchstens zum Reservemedikament in seltenen Indikationen.

Immunotherapie Immunmodulation durch Hyposensibilisierungsbehandlung kann erwogen werden bei vorwiegend saisonalem und mono- oder oligoallergischem Asthma bronchiale. Im Gegensatz zur allergischen Rhinokonjunktivitis wird die Indikation bei allergischem Asthma bronchiale nicht zuletzt wegen häufiger Nebenwirkungen (besonders bei schweren und instabilen Asthmatikern) kontrovers diskutiert. Die Indikation ist gegeben bei Verlust der Asthmakontrolle assoziiert mit Allergenexposition trotz ausgebauter Medikation sowie bei der Notwendigkeit einer Reduktion der Dauermedikation. Die Grundlagen sind dabei der Nachweis von spezifischem IgE des relevanten Allergens und eine unvermeidbare Allergenexposition. Prophylaktische Sanierungsmaßnahmen und optimierte medikamentöse Therapie mit topisch applizierten Medikamenten (Steroide) sind therapeutisch auszuschöpfen vor allfälliger Hyposensibilisierung. Die Weiterentwicklung von gereinigten und hochspezifischen Allergen- (respektive Hapten-)Präparaten mit möglich werdender effektiver oraler bzw. sublingualer Applikation hat sich als Therapiemodalität noch nicht etabliert.

Komplementäre und supportive Maßnahmen Komplementär zu schulmedizinischen Maßnahmen werden recht oft alternative Heilmethoden eingesetzt. In kontrollierten Studien ließ sich gelegentlich ein Nutzen bei Suggestion/Hypnose, Akupunktur und klassischer Homöopathie dokumentieren. Für andere alternativtherapeutische Maßnahmen wie Bioresonanz und Bachblütentherapie fehlt die nachgewiesene Wirkung.

Physiotherapie soll das Erlernen atemgymnastischer Techniken und die sporttherapeutische Rehabilitation erleichtern. Ziel ist die altersgerechte körperliche Leistungsfähigkeit mit adäquater psychosozialer Integration in Freizeitaktivitäten und in schulische Sportanlässe und damit ein individuelles Höchstmaß an Lebensqualität für Kind und Familie.

Akuter schwerer Asthmaanfall Der akute Asthmaanfall kann Erstmanifestation eines Asthma bronchiale bedeuten oder Ausdruck einer Durchbruchsymptomatik eines oft ungenügend behandelten chronischen Asthmaleidens signalisieren. Sofortmaßnahme ist immer die Inhalation von Bronchodilatatoren in ausreichender, allenfalls wiederholter und kontinuierlicher Dosierung und Applikation. Das Therapieziel ist der suffiziente alveoläre Lufteintritt, der gelegentlich erst mit 4- bis 8-fach üblicher Dosierung und mit fassbaren Nebenwirkungen wie Tremor und Tachykardie erreicht wird.

Bei jeder Erstmanifestation und mehr als 4-stündlich notwendiger Inhalation mit Bronchodilatatoren ist ein Arzt unverzüglich zu konsultieren. Indikation zur Hospitalisation sind Atemnot mit Zyanose, Verhaltensänderung mit Unruhe und Angst, Sprechstörungen, Pulsus paradoxus, Peak-Flow-Werte unterhalb von 25 % des altersentsprechenden Normwertes und ungenügendes Ansprechen auf Bronchodilatatoren.

Die ärztlichen Sofortmaßnahmen umfassen hoch dosierte Inhalation von β_2-Mimetika, Sauerstoffzusatz, Entzündungshemmung mit Glukokortikoiden (in der Regel oral oder intravenös, z. B. 2 mg Prednisolon pro kg Körpergewicht) und adäquate Lagerung sowie Beruhigung von Kind und Eltern.

Die intensivmedizinische Betreuung beinhaltet in der Regel intravenöse Salbutamolinfusion statt früher gebräuchlicher Theophyllingabe. Selten notwendig wird die mechanische Ventilation, die meist in Relaxierung die adäquate Oxygenierung mit niederfrequenter Volumensteuerung sicherstellen soll. Zur Vermeidung des Barotraumas und eines Pneumothorax dient eine hyperkapnische Hypoventilation.

Antibiotika sind bei akutem Asthmaanfall selten indiziert, führen doch meist virale Infekte besonders der oberen Atemwege zur Exazerbation.

Die Bronchoobstruktion lässt sich auch bei schwerem Anfall meist innerhalb von 12–24 h deutlich verbessern. Die begleitende Hypoxämie normalisiert sich hingegen verzögert und verlangt ein entsprechendes Monitoring durch Messung der transkutanen O_2-Sättigung.

Verlauf und Prognose Das Asthma bronchiale ist eine gut therapierbare Krankheit mit meist guter Spätprognose. Prognostisch ungünstige Faktoren für eine Persistenz therapiepflichtiger Symptome und Episoden sind früher Krankheitsbeginn im Säuglings- und jungen Kleinkindalter, dokumentierte Atopie mit zusätzlicher nichtasthmatischer Präsentation, passives oder aktives Rauchen, schwere bronchiale Hyperreaktivität sowie pathologische therapierefraktäre Lungenfunktionsparameter besonders in der Pubertät.

Auch eine früh einsetzende entzündungshemmende Therapie heilt das Asthma nicht, hingegen lassen sich offenbar irreversible Funktionsverluste durch rechtzeitige Asthmatherapie mit antiinflammatorischer Medikation günstig beeinflussen bzw. reduzieren. Bisherige Erfahrungen dämpfen den Optimismus, durch eine primäre Allergenkarenz bei atopisch veranlagten Individuen den Ausbruch allergischer Krankheiten mit Asthma bronchiale definitiv zu verhindern.

Bei vielen Kindern „beruhigt sich" das Asthma bronchiale im Laufe des Wachstums. Langzeitkohortenstudien belegen jedoch die Persistenz der Asthmadisposition und die relativ hohe Rezidivrate asthmatischer Symptome im späteren Erwachsenenalter. Obschon mehr als 50% der Asthmatiker in der Adoleszenz asymptomatisch werden, zeigen 30–50% aller 7-jährigen Kinder mit klassischer Asthmasymptomatik als junge Erwachsene erneut persistierende asthmatische Beschwerden.

Leider ist es aktuell nicht möglich, die individuelle Prognose und das notwendige Betreuungskonzept im Einzelfall klar zu definieren.

Epidemiologische Langzeitbeobachtungen sind zudem abzuwarten, um das Asthma bronchiale bei Kindern als Risikofaktor für die chronisch-obstruktive Pneumopathie (COPD) des Erwachsenen im höheren Alter zu charakterisieren.

Die optimierte Lebensqualität wird zunehmend das Maß der adäquaten Asthmabetreuung. Gerade aus dieser Sicht gilt es, zwischen aufwendigen, belastenden und teuren Maßnahmen mit dem Potenzial von nachteiligen Nebenwirkungen einerseits und residuellen, nur mit hochsensitiven Methoden fassbaren Minibefunden in der Lungenfunktionsprüfung ohne klinische Relevanz für die Spätprognose andererseits sorgfältig abzuwägen.

Literatur

Arshad SH (2005) Primary prevention of asthma and allergy. J Allergy Clin Immunol 116:3–14

Blumenthal MN (2005) The role of genetics in the development of asthma and atopy. Curr Opin Allergy Clin Immunol 5:141–145

Bousquet J, Jefrey PK, Busse WW et al (2000) Asthma – from bronchoconstriction to airways inflammation and remodeling. Am J Resp Crit Care Med 161:1720–1745

British Thoracic Society, Scottish Intercollegiate Guidelines Network (2003) British guideline on the management of asthma. Thorax 58(1):i1–i94

Castro HJ, Malka-Rais J, Bellanti JA (2005) Current epidemiology of asthma: Emerging patterns of asthma. Allergy Asthma Proc 26:79–82

Magnan A (2004) Tools to assess (and achieve?) long-term asthma control. Respir Med 98(B):16–21.11

Murphy KR (2005) Asthma: Versatile treatment for a variable disease. J Asthma 42:149–157

NAEPP Expert Panel (2002) Guidelines for the diagnosis and management of asthma – update on selected topics 2002 (NIH publication no. 02-5075). National Institutes of Health, Bethesda

Schenker MB (2005) Farming and asthma. Occup Environ Med 62:211–212

Schwartz J (2004) Air pollution and children's health. Pediatrics 113:1037–1043

Upham JW, Holt PG (2005) Environment and development of atopy. Curr Opin Allergy Clin Immunol 5:167–172

158 Zystische Fibrose (Mukoviszidose)

S. Schmitt-Grohé, M. J. Lentze, J. Henker

158.1 Genetische Grundlagen und Pathophysiologie

S. Schmitt-Grohé, M. J. Lentze

Genetik Der genetische Defekt bei Mukoviszidose liegt auf dem langen Arm von Chromosom 7 mit autosomal-rezessivem Erbgang. Das CF-Gen umfasst 250.000 Basenpaare, die ein 1480 Aminosäuren enthaltendes Protein, das den „cystic fibrosis transmembrane regulator" (CFTR) kodiert. Inzwischen sind über 1900 Mutationen (► www.genet.sickkids.on.ca/cftr) bekannt. Die CFTR-Mutationen werden in 5 Klassen eingeteilt (◘ Abb. 158.1):

- Klasse I: CFTR wird überhaupt nicht synthetisiert,
- Klasse II: aufgrund fehlerhafter Faltung im endoplasmatischen Retikulum findet kein Processing von funktionstüchtigem CFTR-Protein statt,
- Klasse III: gestörte Aktivierung und Regulation des CFTR-Proteins,
- Klasse IV: gestörter Ionenfluss,
- Klasse V: eine reduzierte Menge an intaktem Protein liegt vor.

Die häufigste Mutation in Deutschland ist die Klasse-II-Mutation ΔF508 mit einer Prävalenz (je nach geographischer Region) von 62–77 %, ähnliche Zahlen gelten für Mitteleuropa und die europäisch-stämmigen Einwohner der USA. Bei ΔF508-Homozygoten findet sich eine Assoziation zur Pankreasinsuffizienz, aber keine zum pulmonalen Verlauf. Der progressive Untergang von Lungengewebe infolge von Inflammation und Infektion ist entscheidend für die Prognose der Mukoviszidose. Ausreichend gepowerte Studien aus den USA haben Mutationen im Transforming-growth-factor-β1-Gen (-509 und Codon-10-CC-Polymorphismen) als wichtigste Modifiergene für den pulmonalen Verlauf identifizieren können.

Pathophysiologie Pathophysiologisch führt der Gendefekt zum Mangel an funktionstüchtigem CFTR-Protein. CFTR ist ein cAMP-abhängiges Transmembranprotein mit Expression an apikalen Membranen der Epithelzellen von exkretorischen Drüsen. Folgen des Mangels an funktionstüchtigem CFTR-Protein sind eine Hyposekretion von Chlorid und eine Aktivierung des epithelialen Natriumkanals. Konsekutiv wird eine Hyperabsorption von Natrium in die Zelle diskutiert und eine Volumendepletion des Flüssigkeitsfilms auf dem Epithel (z. B. „airway surface liquid", ASL). Auf dem Atemwegsepithel führt dieses zu einem Verlust der Zilienmotilität und einer verminderten mukoziliären Clearance. Neben dem CFTR-Protein wird der mukoziliäre Transport noch über andere Mechanismen geregelt: Der P2Y-Rezeptor wird über ATP unabhängig von CFTR-Protein aktiviert und induziert eine Chloridsekretion durch einen alternativen Chloridkanal.

Zusammenfassend führt diese Fehlfunktion des CFTR-Chloridkanals an der Oberfläche der sekretorischen Epithelzellen von exokrinen Drüsen zu den in ◘ Abb. 158.2 dargestellten klinischen Manifestationen.

Epidemiologie Die Inzidenz der Mukoviszidose in Deutschland liegt bei 1:3300. Die Diagnosestellung erfolgt über Schweißtest, molekulargenetische Analyse der Mutationen und Messung der rektalen oder nasalen Potenzialdifferenz. Ein flächendeckendes Neugeborenenscreening in Deutschland besteht bisher nicht. Ein positives Screening erfordert die Bestätigung durch mindestens einen positiven Schweißtest und ggf. weitere Diagnostik (s. oben).

Die mittlere Überlebenszeit der Mukoviszidose liegt etwas unter 42 Jahren in Deutschland.

158.2 Pulmonale Manifestationen

S. Schmitt-Grohé, M. J. Lentze

Die Lungenerkrankung bei Mukoviszidose lässt sich durch eine chronische Atemwegsinfektion mit Progression zu Bronchiektasen, Belüftungsstörungen bis hin zur respiratorischen Insuffizienz mit Hypoxie und Hyperkapnie charakterisieren.

Inflammation und Infektion Bei Geburt scheinen die Lungen unbeeinträchtigt, rasch lassen sich auch bei klinisch gesund wirkenden Säuglingen in der bronchoalveolären Lavage Zeichen der Inflammation und Infektion mit neutrophilen Granulozyten nachweisen. Im Alter von weniger als 4 Monaten bei Säuglingen lassen sich schon bei 80 % Auffälligkeiten in der CT der Lunge nachweisen (klinische Krankheitszeichen nur bei 15,8 %).

Während in den ersten Lebensjahren Bakterien wie Haemophilus influenzae und Staphylococcus aureus im Vordergrund stehen, findet sich im 10. Lebensjahr bei mehr als 30 % Pseudomonas aeruginosa. Der Hauptgrund für die Affinität von P. aeruginosa für die CF-Lunge wird im Mangel an ASL mit der Folge einer gestörten Zilienfunktion bzw. einer gestörten mukoziliären Clearance gesehen. Auch spielen

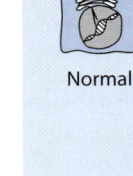
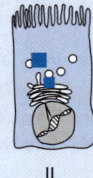
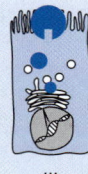
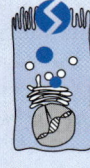
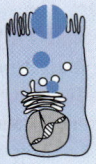

Normal | I Nonsense G542X Frameshift 394DelTT Splice-Junction | II Mis-Sense AS-Deletion ΔF508 | III Mis-Sense G551 | IV Mis-Sense R117 H | V Mis-Sense A455E Alternatives Splicen3849+ 10kbC → T

◘ Abb. 158.1 CF-Mutationen und ihre Mechanismen: Einteilung in 5 Klassen (Klasse I–V) und ihre funktionellen Auswirkungen auf das CFTR-Protein

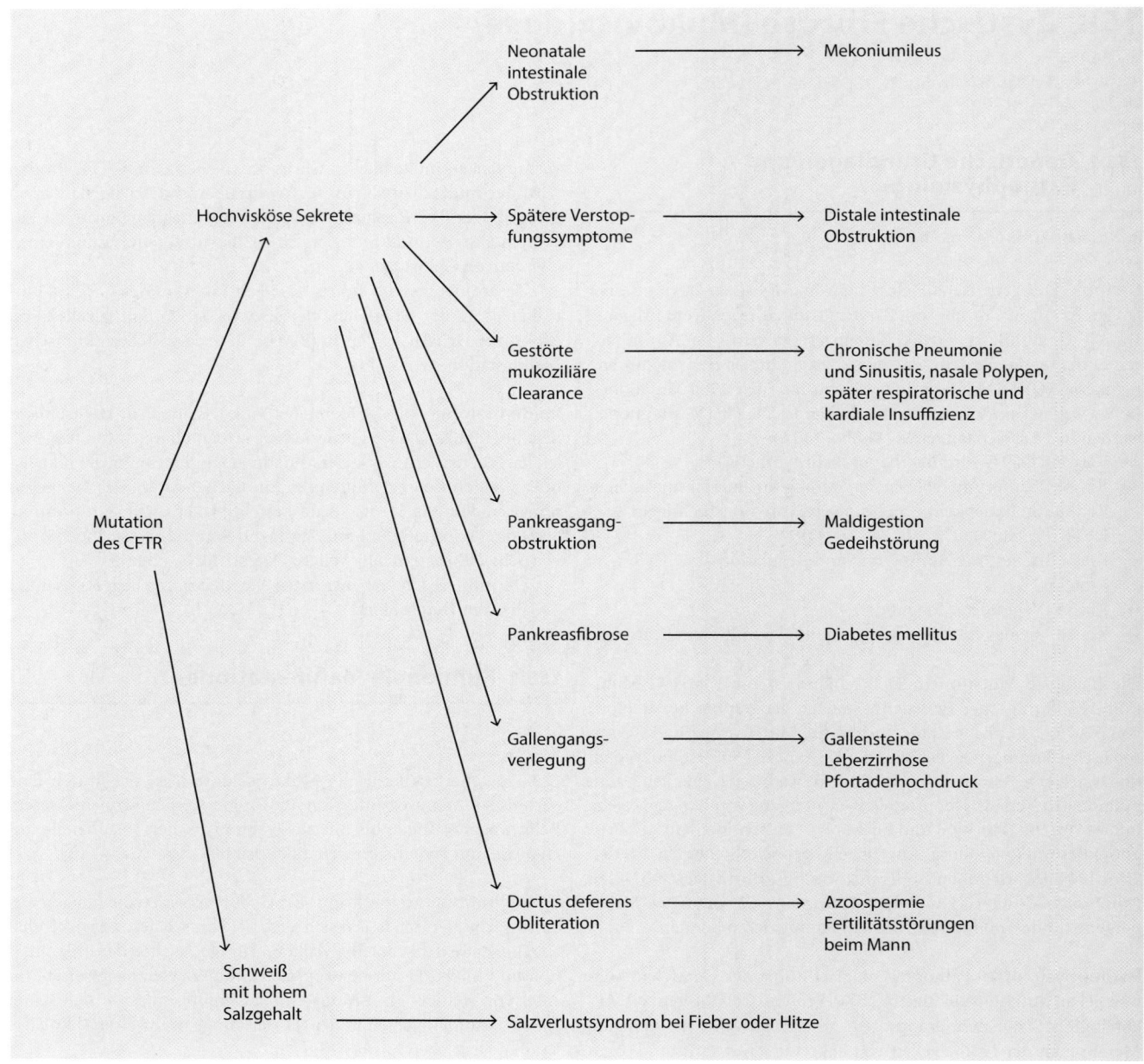

■ Abb. 158.2 Pathophysiologie der Mukoviszidose

CF-spezifische Imbalancen der „innate immunity" wie ein Mangel an intaktem Muzin im CF-Schleim eine Rolle. Der Sauerstoffmangel im CF-Sputum triggert den Wechsel vom nichtmukoiden zum mukoiden Phänotyp. Probleme des mukoiden Phänotyps sind die Resistenz gegen Abwehrmechanismen des Wirtsorganismus. Die gebildeten Biofilme sind schwer mit Antibiotika zu beheben.

Im Rahmen der persistierenden Infektion werden vermehrt chemotaktische Zytokine (u. a Interleukin-8) sezerniert mit konsekutiver Rekrutierung von neutrophilen Granulozyten. Es kommt zur Freisetzung von Toxinen und Elastasen, welche z. B. die Interleukin-8-Rezeptoren zerstören, mit der Folge von noch mehr ungebundenem Interleukin-8 in der Lunge.

Bakterielle Exotoxine und Zerfallsprodukte von angegriffenen Neutrophilen unterhalten den weiteren Influx von Neutrophilen in die Lunge. Die Freisetzung von DNA von gealterten Neutrophilen steigert die Viskosität des Sputums.

Weitere für den pulmonalen Verlauf relevante Bakterien sind Burkholderia cepacia, Stenotrophomonas maltophilia, methicillinresistente Staphylokokken (MRSA) und atypische Mykobakterien.

Klinische Symptome und Verlauf Kinder mit chronisch persistierendem Husten, obstruktiver Bronchitis oder rezidivierenden Pneumonien sind verdächtig auf eine pulmonale Verlaufsform der Mukoviszidose. Patienten mit einer milden CF präsentieren sich zum Teil auch nur mit einer chronischen Sinusitis oder nasalen Polypen.

Die Auskultation spiegelt oben genannte Symptome wider: Rasselgeräusche, initial feinblasig bei Pneumonie, im fortgeschrittenen Stadium grobblasig bei Bronchiektasen. Bei obstruktiver Symptomatik Giemen und Brummen. Im Zuge der fortschreitenden Obstruktion und Überblähung können die Patienten einen Fassthorax entwickeln. Als Ausdruck der chronischen Obstruktion finden sich Uhrglasnägel und Trommelschlägelfinger.

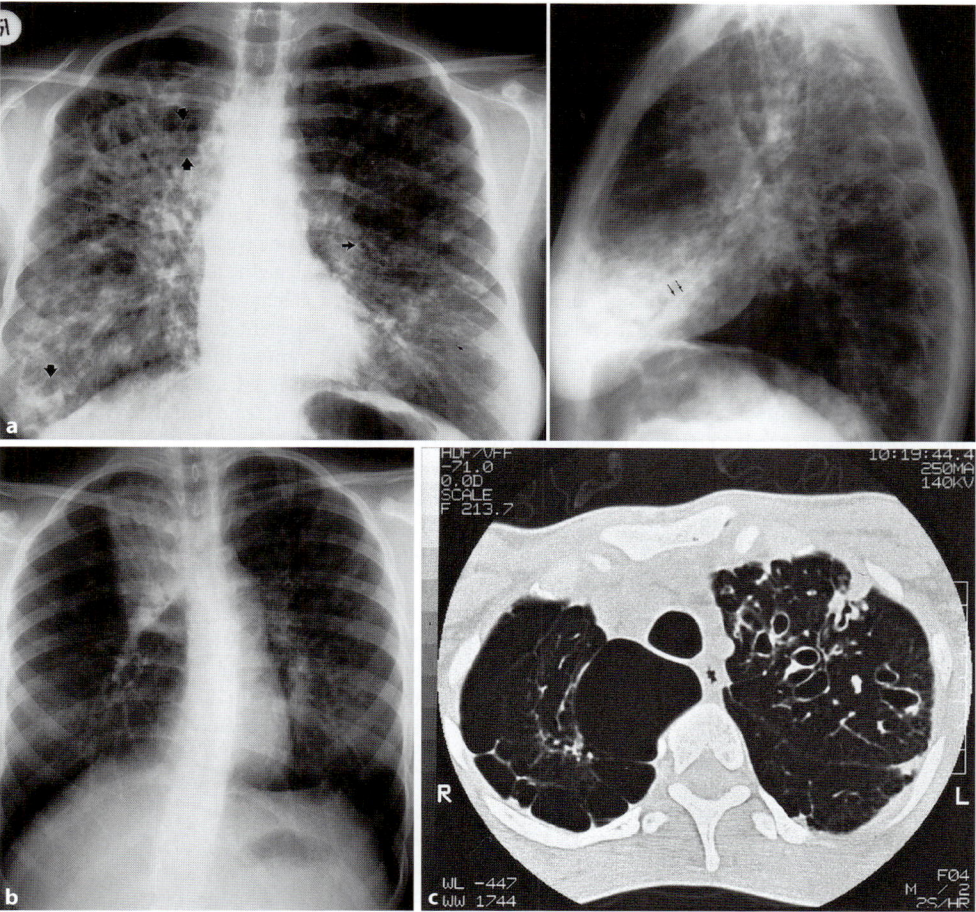

◘ Abb. 158.3a–c Radiologische und CT-Veränderungen. a End-stage-Lunge. *a.-p.-Aufnahme:* peribronchiale Verdickungen *(kleiner Pfeil)*, Ringschatten *(dicke Pfeile)* als Hinweis auf Bullae, Pneumatozele oder Abszessbildung; *Seitenbild:* vergrößerter Retrosternalraum (Überblähung und Krümmung des Sternums), *längere Pfeile* markiertes Interlobium. Auf beiden Abbildungen deutliche Wabenbildungen (17 Jahre alte weibliche Patientin). b Atelektasenbildung rechter Oberlappenbronchus, wochenlang therapierefraktär trotz mehrmaliger bronchoskopischer Absaugung (16 Jahre alte weibliche Patientin). c HRCT der Lungen: große Bullenbildung rechts, auf der Nativröntgenaufnahme nicht nachweisbar (15 Jahre alter männlicher Patient)

Zeichen der pulmonalen Exazerbation sind vermehrter Husten, Veränderung der Sputummenge oder -farbe, signifikanter Gewichtsverlust, zunehmende Abgeschlagenheit und Krankheitsgefühl, Abfall der Lungenfunktion um mehr als 10 % und/oder Zunahme der radiologischen Veränderungen, zunehmende Atemnot.

Diagnose Folgende Diagnostik sollte in regelmäßigen Abständen und bei einem Verdacht auf pulmonale Exazerbation durchgeführt werden:

Mikrobiologische Diagnostik Mikrobiologische Diagnostik (Rachenabstriche oder Sputum) sollte bei chronisch Besiedelten mindestens alle 3 Monate erfolgen. Bei Patienten mit bisher negativen Befunden sind 4- bis 8- wöchentliche Kontrollen zu empfehlen. Sollte der Patient nicht in der Lage sein, Sputum abzuhusten, sollte neben tiefen Rachenabstrichen (negativ prädiktiver Wert 95 %, positiv prädiktiver Wert 44 %) auch induziertes Sputum gewonnen werden. Die Gewinnung erfolgt durch Abhusten nach Inhalation von 3–7%iger NaCl-Lösung (um einen Bronchospasmus zu verhindern, sollte vorher protektiv mit Sultanol inhaliert werden). Nasale Abstriche oder Lavage sind zu diskutieren. Weitere diagnostische Bausteine sind Pseudomonas-Antikörper bei klinischem Verdacht und mangelndem mikrobiologischem Nachweis. Invasive Diagnostik wie die Gewinnung bronchoalveolärer Lavage sollte pulmonalen Exazerbationen, die anderweitig diagnostisch nicht zu klären sind, vorbehalten sein. Neben den mikrobiologischen Befunden sind die Lungenfunktionsparameter wichtig für den Verlauf.

Lungenfunktion

Säuglings- und Vorschulalter Vormals wurde das Vorschulalter als die unauffälligen Jahre in Bezug auf die spirometrisch gemessene Lungenfunktion gewertet. Neuere Methoden stellen diese Sicht infrage: Bereits Säuglinge haben bereits eine schlechtere Lungenfunktion (gemessen mit der Raised-volume-Technik) in Bezug auf die Forced expiratory flows and volumes (FEFV) als gesunde Gleichaltrige. Dieses Defizit (gemessen mittels Bodyplethysmografie und Spirometrie) ist auch im Vorschulalter nachweisbar. Negative Einflussfaktoren auf die Lungenfunktion sind die neutrophilengetriggerte Inflammation der Atemwege und Infektionen mit S. aureus und P. aeruginosa.

Ab dem 4–5. Lebensjahr sollte eine routinemäßige Lungenfunktionsprüfung mittels Bodyplethysmografie und Spirometrie erfolgen.

Patienten jenseits des Vorschulalters Einer der ersten Auffälligkeiten ist eine Überblähung gemessen am vermehrten intrathorakalen Gasvolumen (ITGV) oder Residualvolumen (RV). Erste Probleme in der Spirometrie betreffen die kleinen Atemwege: Die Fluss-Volumen-Kurve zeigt verminderte Werte für den Maximum expiratory flow (MEF) bei 25, 50–75 % (MEF 25–75 %) der forcierten Vitalkapazität (FVC).

Der wichtigste Parameter für den klinischen Verlauf bzw. die Prognose ist die Einsekundenkapazität (FEV1). In der Regel geht man von 2–3 % Verlust an Lungenfunktion pro Jahr aus. Pulmonale Exazerbationen führen bei einem Viertel der Patienten zu einem persistierenden Verlust an Lungenfunktion. Sollte die Lungenfunktion im Schulalter unauffällig sein, darf deswegen nicht auf eine entzündungsfreie Lunge geschlossen werden. Die „Multiple breath inert gas washout" (MBW) konnte zeigen, dass bei unauffälliger Lungenfunktion sich dort bereits signifikante Inhomogenitäten in der Ventilation finden.

Im Gegensatz zum allergischen Asthma bronchiale finden sich nicht erhöhte, sondern erniedrigte Stickoxid(NO)-Werte im Atemexhalat.

Die Pulsoximetrie zeigt, abgesehen von pulmonalen Exazerbationen, lange unauffällige Werte. Erste Auffälligkeiten finden sich bei körperlicher Belastung oder im Schlaf. Erst im fortgeschrittenen Stadium finden sich Auffälligkeiten in der Blutgasanalyse. Folgen der chronischen Hypoxie kann ein Cor pulmonale sein. Insofern sollte ein echokardiografisches Screening auf pulmonalen Hypertonus in regelmäßigen Abständen erfolgen.

Radiologische Diagnostik Ein konventionelles Röntgenbild des Thorax pro Jahr sollte als Verlaufsparameter durchgeführt werden. Erste Veränderungen sind Zeichen der Überblähung. Im Verlauf finden sich Ringschatten (Bronchialwandverdickungen und Bronchiektasen) und schleimgefüllte Bronchiektasen (◘ Abb. 158.3). Im Spätstadium der CF finden sich Zystenbildung, Fortschreiten der Bronchiektasen sowie Zeichen der pulmonalarteriellen Drucksteigerung. Zur vergleichenden Beurteilung wird der Chrispin-Norman-Score des Röntgen-Thorax favorisiert. Hierbei wird nach Quadranten getrennt das Ausmaß von Fleckschatten, Überblähung, Bronchialwandverdickung und interstitiellen Streifen beurteilt. Die maximale Punktzahl beträgt 38. Eine gesunde Lunge würde mit 0 Punkten beschrieben, bei Kindern mit CF ist mit einer Zunahme von 1–2 Punkten pro Lebensjahr zu rechnen.

Sensitiver als konventionelle Röntgenaufnahmen, aber auch als die Lungenfunktion ist die High-Resolution-CT (HRCT). Hier lassen sich Bronchialwandverdickungen, Schleimpfropfen, Belüftungsinhomogenitäten und Bronchiektasen zu einem Zeitpunkt nachweisen, zu dem sie im konventionellen Röntgenbild nicht sichtbar sind (◘ Abb. 158.3). Komplementär im Informationsgehalt in Bezug auf entzündliche Veränderungen in der Lunge sind HRCT und Multiple breath inert gas washout (MBW).

Aufgrund der hohen Strahlenbelastung der HRCT gibt es Bestrebungen, gleich informative Magnetresonanzsequenzen zu entwickeln. Als Standard ist dieses bisher nicht etabliert.

Therapie der wichtigsten Pathogene

Pseudomonas aeruginosa P. aeruginosa ist das wichtigste pulmonale Pathogen bei CF. 80 % der Erwachsenen CF-Patienten sind mit P. aeruginosa infiziert, aber auch bei Säuglingen in einer australischen Geburtskohorte ließ sich schon bei 5 % P. aeruginosa nachweisen.

Infektionen mit P. aeruginosa führen zu einer gesteigerten Morbidität, einem schnellerem Verlust an Lungenfunktion (ca. 2 %/Jahr) und ca. 90 % dieser Patienten werden an den Folgen ihrer pulmonalen Pathologie sterben.

Durch den Nachweis von P.-aeruginosa-Klonen ist davon auszugehen, dass die Übertragung von Patient zu Patient eine wichtige Rolle spielt und nicht ein aus der Umwelt individuell erworbener Keim. Daher sind Mukoviszidosepatienten im ambulanten Bereich streng zu trennen, im stationären Bereich ist ein Einzelzimmer mit eigener sanitärer Versorgung zu fordern.

P. aeruginosa verfügt über adaptive Mechanismen, die es ihm ermöglichen, in den Atemwegen trotz Abwehrmechanismen des Wirtes und antibiotischer Therapie zu überleben. Durch den Switch zum Wachstum unter dem Schutz eines Biofilmes ist P. aeruginosa in der Lage, sich den inflammatorischen Abwehrmechanismen zu entziehen sowie eine antibiotische Therapie zu tolerieren.

Der Verlauf der Infektion lässt sich in 3 Phasen einteilen: Keine Infektion, intermittierende Infektion und chronische Infektion. Eine chronische Infektion liegt vor, wenn sich in >50 % der untersuchten mikrobiologischen Proben in den letzten 12 Monaten P. aeruginosa nachweisen lässt. Eine intermittierende Infektion liegt vor, wenn <50 % der Proben P.-aeruginosa-positiv waren.

In der Lunge wird die konduktive Zone (Trachea bis terminale Bronchiolen) mit anaerobem Sputum und die aerobe respiratorische Zone (respiratorische Bronchiolen bis zu den Alveolen) unterschieden. In der respiratorischen Zone finden sich keine Zilien, keine Becherzellen und keine submukösen Drüsen. Das Abwehrsystem besteht aus Alveolarmakrophagen und Defensinen. Das gesamte venöse Blut passiert die Alveoarkapillaren. Hier findet sich nur eine sehr dünne Barriere zwischen Luft und Blut. In der konduktiven Zone finden sich Zilien, Becherzellen und submuköse Drüsen. Inhalative Antibiotika erreichen die konduktive Zone, aber nur in sehr geringen Maß die respiratorische Zone. Systemisch (oral oder intravenös) verabreichte Antibiotika finden sich in hohem Maße in Lungengewebe, aber in geringem Maße im Sputum. Da P. aeruginosa zur Infektion der konduktiven wie der respiratorischen Zone führt, sollten Patienten von einer kombinierten Therapie aus systemischen und inhalativen Antibiotika profitieren.

Erst- und intermittierende Infektion Die deutsche Leitlinie empfiehlt für die frühe Eradikation eine Inhalation mit Tobramycin über 4 Wochen oder Ciprofloxacin p.o. kombiniert mit Colistin inhalativ über 3 Wochen. Eine zusätzliche Gabe von Ciprofloxacin zu einer Tobramycin-Inhalation führte zu keiner Verbesserung der Eradikationsrate.

Sollte eine Inhalation nicht möglich sein, ist eine intravenöse Inhalationstherapie in Betracht zu ziehen. Eine primär intravenöse Eradikationstherapie über 2 Wochen ist indiziert bei Patienten, bei denen im Rahmen des Erstnachweises eine, wenn auch milde, pulmonale Exazerbation besteht. Dieses gilt auch für Patienten mit Verschlechterung der Lungenfunktion.

Eine bildgebende Diagnostik sollte nach klinischen Gesichtspunkten (z. B. bei pulmonaler Exazerbation, Verdacht auf Pneumonie, Erguss, Pneumothorax) erfolgen.

Eine Kontrolle des Eradikationserfolges (frühestens 5 Tage nach Ende der antibiotischen Therapie, empfohlen sind auch 2–4 Wochen) erfolgt über eine Kultur von Proben aus den Atemwegen ([induziertes] Sputum, tiefer Rachenabstrich, bronchoalveoläre Lavage [BAL]). Wenn 3 konsekutive respiratorische Proben in einem Gesamtzeitraum von 6 Monaten negativ für P. aeruginosa sind, wird von einem Behandlungserfolg ausgegangen. Eine Kontrolle der P.-aeruginosa-Antikörper ist 3 Monate nach erfolgreicher Eradikationstherapie und dann wieder einmal jährlich sinnvoll.

Sollte der Eradikationserfolg fehlgeschlagen sein, sind neben unten genannter intravenöser Antibiotikatherapie eine Therapie mit oralem Ciprofloxacin und mit inhalativem Colistin mit hoher Dosis (3-mal 2 Mio IE) über 3 Monate oder Tobramycin inhalativ (2-mal 300 mg/Tag) über 4 Wochen empfohlen.

Intravenöse Antibiotikatherapie Bei mangelhafter Eradikation sollte eine intravenöse Antibiotikatherapie mit 2 Antibiotika aus verschiedenen Substanzgruppen (klassisch Drittgenerationscephalosporin Ceftazidim und Aminoglykosid Tobramycin) nach Antibiogramm erfolgen.

Die Therapiedauer liegt in der Regel bei 14 Tagen. Eine Therapiedauer von weniger als 10 Tagen birgt das Risiko der nicht ausreichenden Infektionsbekämpfung. Mehr als 21 Tage intravenöser Behandlung sind unbeliebt, da das Risiko einer allergischen Reaktion mit zunehmender Therapiedauer steigt. Aufgrund der höheren Clearance infolge von gesteigerter renaler und nonrenaler Elimination sind bei CF höhere Dosierungen (Tab. 158.1) erforderlich.

Sofern eine chronische Infektion mit P. aeruginosa vorliegt, profitieren Patienten mit einem FEV1 <70% von einer Dauertherapie mit intermittierenden Tobramycininhalationen (4 Wochen on/4 Wochen off). Für andere inhalative Therapien (Colistin, Gentamicin, Ceftazidim) ist die Evidenz nicht ausreichend. Tobramycin wie Colistin sind inzwischen auch als Trockeninhalat verfügbar. Vorteil ist die Zeitersparnis, aus der man sich eine bessere Compliance erhofft. Aztreonamlysinat hat sich in 3 Phase-III-Studien als sicheres und effizientes inhalatives Antibiotikum erwiesen, in der es einer Tobramycininhalation überlegen war.

Aufgrund der ototoxischen Potenz von Aminoglykosiden ist vor der ersten intravenösen oder inhalativen Anwendung eine audiologische Diagnostik (empfohlen: otoakustische Emissionen) durchzuführen.

Bei chronischer Besiedlung mit P. aeruginosa wird eine Gabe von Azithromycin (10 mg/kg KG/Tag; max. 500 mg/Tag) jeweils an 3 Tagen (Mo/Mi/Fr) der Woche empfohlen. Hintergrund dieser Empfehlung ist die Verbesserung der Lungenfunktion durch Inhibition der bakteriellen Kommunikation („quorum sensing") und Reduktion von Inflammation. Ein anderer positiver Aspekt ist die Reduktion pulmonaler Exazerbationen. Auch bei P.-aeruginosa-negativen Patienten findet sich ein geringer Benefit durch eine Azithromycin-Dauertherapie.

Burkholderia cepacia Der Burkholderia-cepacia-Komplex umfasst 9 Spezies, u. a. B. cepacia genomvar I und III, B. multivorans, B. stabilis und B. vietnamiensis. Die Prävalenz in Deutschland beträgt 2,3 % bei Patienten <18 Jahre und 3,7 % bei Patienten >18 Jahre. Die Übertragung zwischen Patienten ist nicht selten, daher ist auf strikte Trennung zu achten. Klinisch findet sich eine massive Verschlechterung der Lungenfunktion bei Bakteriämie. Aufgrund der Multiresistenz des Erregers ist die Eradikation oft nicht erfolgreich. Ziel der Therapie ist daher meist nur, die Zahl der Bakterien zu vermindern, erfolgversprechend scheint eine Dreifachtherapie mit Tobramycin, Meropenem und einem dritten Antibiotikum.

Methicillinresistente Staphylokokken Anders als vormals angenommen ist eine MRSA-Infektion mit einem schlechteren Verlauf assoziiert. Die Prävalenz liegt in Deutschland bei 9,9 %. Die Behandlungserfolge der Eradikationsversuche sind bei ansteigender Resistenz auf gängige Antibiotika (sofern sensibel, Rifampicin + Trimethoprim-Sulfmethoxazol, Linezolid, Vancomycin inhalativ) problematisch. Wichtig ist es, Hygienestandards diesbezüglich strikt einzuhalten bzw. die entsprechende Segregation.

Stenotrophomonas maltophilia Die Inzidenz liegt bei 12,4 % in Deutschland. Eine große Kohortenstudie in den USA konnte nach Korrektur von Confoundern keinen Unterschied in Bezug auf den Verlust von Lungenfunktion bei positiven wie negativen finden. S. maltophilia scheint daher eher ein Marker für einen schweren Erkrankungsverlauf zu sein. Andererseits konnte eine kleinere Studie zeigen, dass eine chronische Besiedlung ein unabhängiger Risikofaktor für Exazerbationen ist. Bei plötzlicher Verschlechterung ist daher eine entsprechende Therapie zu diskutieren.

Nichttuberkulöse Mykobakterien Diese finden sich bei ca. 3,8–22,6 % der CF-Patienten. CF-relevant sind M.-avium-Komplex, M. kansaii und M. abcessus. Zwei klinische Kriterien müssen erfüllt sein:

Tab. 158.1 Dosierung und Applikation wichtiger Antibiotika zur Behandlung P.-aeruginosa-Infektionen bei CF

Substanz	Dosierung (mg/kg KG/Tag) (Tagesmaximaldosis)	Dosierungsintervalle	Anwendung
Amikacin	30	12 h	i.v.
Aztreonam	150	6 h	i.v.
	(8 g)		
	100	kontinuierlich	i.v.
	225 (absolut)	8 h	inhalativ
Cefipim	100–150	8–12 h	i.v.
	(6 g)		
Ceftazidim	100–200	8–12 h	i.v.
	(12 g)		
	150	kontinuierlich	
Ciprofloxacin	40	12 h	p.o.
	(1,5 g)		
Colistin	2–6 Mio E/Tag	8–12 h	inhalativ
	75.000 E/kg/Tag	8–12 h	i.v.
	(max. 3-mal 2 Mio. E)		
Imipenem	50–100	6–8 h	i.v.
	(4 g)		
Meropenem	60–120	8 h	i.v.
	(6 g)		
	60	kontinuierlich	i.v.
	(3 g)		
Fosfomycin	300–400	8 h	i.v.
	(15 g)		
Netilmicin	10	12 h	i.v.
Tobramycin	10	24 h	i.v.
	150–300 mg (absolut)	12–24 h	inhalativ
	(600 mg)		

a. Pulmonale Symptome oder noduläre/cavitäre Trübungen („opacity") im Röntgen-Thorax oder HRCT mit multifokalen Bronchiektasen mit multiplen kleinen Knoten.
b. Andere Ursachen müssen ausgeschlossen sein.

Mindestens eines der mikrobiologischen Kriterien muss erfüllt sein:
a. 2 positive Sputumkulturen an 2 unterschiedlichen Zeitpunkten,
b. positive Kulturen aus mindestens einer bronchoalveolären Lavage,
c. Histopathologie vereinbar mit Mykobakterien in der Lungenbiopsie und positive Kultur aus Biopsie, Sputum oder Spülflüssigkeit.

Behandelt wird je nach Erreger und Sensibilität mit einem Makrolid (Clarithromycin, Azithromycin), Ethambutol, Rifampicin/Rifabutin und ggf. mit einem i.v.-Aminoglykosid.

Staphylococcus aureus Eine Erstinfektion sollte über 2–4 Wochen mit einem entsprechend wirksamen Antibiotikum therapiert werden. Umgekehrt wird eher von einer kontinuierlichen Therapie gegen S. aureus abgeraten, da sich unter einem solchen Regime mehr P.-aeruginosa-Infizierte finden. Sofern die mikrobiologische Diagnostik eine Koinfektion mit P. aeruginosa und S. aureus zeigt und eine antibiotische Therapie gegen P. aeruginosa beabsichtigt ist, wird empfohlen, den S. aureus antibiotisch mit abzudecken.

Anaerobe Bakterien Anaerobe Bakterien (Prevotella, Veillonella, Propionibacterium und Actinomyces) können bei erwachsenen CF-Patienten (64 %) in hoher Zahl im Sputum isoliert werden. Die Besiedlung mit P. aeruginosa steigert die Wahrscheinlichkeit des Nachweises von anaeroben Bakterien im Sputum. In der BAL von Kindern fanden sich ähnliche anaerobe Bakterien. In der oben genannten Untersuchung waren alle Isolate sensibel auf Meronem. Sofern Anaerobier neben den primären Erregern signifikant zur Infektion und Inflammation beitragen, sollten sie antibiotisch mitbehandelt werden.

Virale Infektionen Die Prävalenz viraler Erreger (Respiratory syncytial virus [RSV], Influenzaviren, Adenovirus, Rhinovirus, Picornavirus und humanes Metapneumovirus) bei CF-Patienten und Gesunden unterscheidet sich nicht. Bei Säuglingen und Kleinkindern mit CF und viralen Infekten fand sich ein erhöhtes Hospitalisationsrisiko sowie eine verlängerte Zeit, bis der Verlust an Lungenfunktion wieder eingeholt werden konnte. Epidemiologische Studien ergaben eine zeitliche Koinzidenz zwischen der Erstinfektion mit P. aeruginosa und respiratorischen Virusinfekten. Pathophysiologisch lässt sich das durch die gesteigerte Adhärenz von bakteriellen Pathogenen an beschädigtem Epithel infolge viraler Infektion erklären. Ausreichende Evidenz, RSV-Immunglobulin prophylaktisch zu verabreichen, gibt es nicht, aber eine Empfehlung für eine jährliche Influenzaimpfung.

Pilze Am häufigsten lassen sich Candida species sich bei CF nachweisen. Aussagen zur klinischen Relevanz einer langfristigen Kolonisierung sind derzeit nicht möglich.

Von den filamentösen Pilzen lässt sich am häufigsten Aspergillus fumigatus (57 %) nachweisen. Er findet sich selten bei jungen Kindern. In der Regel wird er in der Folge bakterieller Infektionen isoliert. A. fumigatus kann zur direkten Schädigung der Atemwegsschleimhaut führen und durch die Synthese u. a. von proteolytischen Enzymen die mukoziliäre Clearance behindern und zur Hemmung der Phagozytose führen. Aspergillome können (selten) in vorexistierenden pulmonalen Bronchiektasen auftreten und lassen sich in chronisch verlegten Nasennebenhöhlen finden. Bei wiederholtem Nachweis eines Aspergillus-Antigens sollte (mit entsprechender Empfindlichkeitsprüfung) antimykotisch behandelt werden. Bei transplantierten CF-Patienten kann es zu einer invasiven pulmonalen Aspergillose kommen.

Am zweithäufigsten findet sich unter den filamentösen Pilzen bei CF Scedosporium apispermium mit 8,6 %. In der Regel geht die chronische Kolonisierung nicht mit klinischen Symptomen einher.

Bei progressiver klinischer Verschlechterung sollte es aber als kausales Agens diskutiert und eine entsprechende antimykotische Therapie erwogen werden. Mittel der ersten Wahl ist Itraconazol, aufgrund der besseren Bioverfügbarkeit wird die orale Gabe favorisiert. Spiegelkontrollen sollten nach einer Woche erfolgen. Aufgrund der zunehmenden Resistenz gegen Itraconazol stehen als Alternativpräparate Voriconazol und Posaconazol zur Verfügung. Es kann aber auch zu einem klinischen Bild im Sinne einer allergischen bronchopulmonalen Aspergillose (ABPA) kommen (s. unten).

Exophalia dermatidis findet sich mit einer Prävalenz von 4,8–15,7 % und führt in der Regel nicht zu klinischen Symptomen, anderseits kann der Pilz auch zu invasiven Infektionen führen.

Physiotherapie Physiotherapeutische Maßnahmen dienen der Sekretmobilisation und Unterstützung der Expektoration und sind einschließlich Sport- und Rehabilitationstherapie im Detail in den entsprechenden Beiträgen dargestellt. Die deutsche Leitlinie empfiehlt, möglichst früh nach Diagnosestellung der CF mit Physiotherapie und altersabhängig auch mit Sport zu beginnen.

Inhalationstherapie

β2-Sympathomimetika Patienten mit bronchialer Hyperreagibilität profitieren von der Inhalation mit β2-Sympathomimetika. Eine präventive Wirkung gegen Bronchospasmus bei Therapie mit inhalativen Antibiotika ist belegt. Für den chronischen Gebrauch findet sich in den amerikanischen Leitlinien keine Evidenz für oder gegen eine solche Empfehlung. Vergleichende Studien haben eine Überlegenheit des langwirkenden Salmeterol gegenüber dem kurzwirksamen Albuterol gezeigt.

Anticholinergika Ausreichende Evidenz für eine Verbesserung der Lungenfunktion durch Ipratropiumbromid findet sich bisher nicht. Für das langwirksame Tiotropiumbromid liegen noch keine Studien vor.

Dornase alpha Im Rahmen des Untergangs von Neutrophilen werden große Mengen Desoxyribonukleinsäure (DNA) freigesetzt. Dieses führt zu viskösem Sputum und zu Schleimpfropfen. Dornase alpha reduziert die Viskosität. Die Cochrane-Analyse konnte eine signifikante Verbesserung der Lungenfunktion und eine nichtsignifikante Reduktion von pulmonalen Exazerbationen zeigen. Die Inhalationstherapie mit Dornase alpha (1-mal 2,5 mg/Tag) wird bei Kindern >6 Jahre empfohlen.

Hypertone Kochsalzlösung Unter der Idee, dass hypertone Kochsalzlösung (6–7 %) die mukoziliäre Clearance steigert, wurden zahlreiche Studien initiiert. Die Cochrane-Analyse konnte zeigen, dass eine Inhalation von 7%iger Kochsalzlösung zu einer geringen FEV1-Verbesserung nach 4 Wochen führte, dieses war aber nach 48-wöchiger Therapie nicht mehr nachweisbar. Auch wenn hypertone Kochsalzlösung im Gegensatz zu Dornase alpha keine dauerhafte Verbesserung der Lungenfunktion bewirkt, führt sie aber zu einer Verbesserung der Lebensqualität und zu einer Reduktion pulmonaler Exazerbationen.

Mannitol Mannitol-Trockenpulver (2-mal 400 mg/Tag) führt zu einer signifikanten Verbesserung der Lungenfunktion (FEV1).

Antiinflammatorische Therapie

Ibuprofen Eine hochdosierte Gabe (25 mg/kg KG 2-mal/Tag) führte zu einem signifikant geringeren Abfall der FEV1 besonders bei jüngeren Patienten im Alter von 5–13 Jahren. Retrospektive Analysen konnten zeigen, dass viele Patienten aufgrund gastrointestinaler Beschwerden die dauerhafte Einnahme ablehnten. Wichtig ist es aufgrund der renalen Nebenwirkungen entsprechende individuelle pharmakokinetische Untersuchungen durchzuführen.

Nach den neuen amerikanischen Therapieleitlinien findet sich für Patienten im Alter von 6–17 Jahren eine Empfehlung aufgrund einer moderaten Verbesserung. Für Erwachsene reicht die Datenlage für eine Empfehlung nicht aus.

Orale Steroide Obwohl sich ein positiver Effekt auf die Lungenfunktion findet, wird für 6- bis 18-Jährige ohne Asthma oder ABPA (allergische bronchopulmonale Aspergillose) aufgrund der Nebenwirkungen von einer Dauertherapie abgeraten. Bei Erwachsenen lässt sich aufgrund der Datenlage keine Empfehlung dafür oder dagegen aussprechen.

Inhalative Steroide Studien evaluierten den Lungenfunktionsverlauf (gemessen an FEV1 und forcierter Vitalkapazität, FVC) und die Häufigkeit pulmonaler Exazerbationen nach Absetzen von inhalativen Steroiden in einer Kohorte von langzeitbehandelten Patienten. Es fanden sich keine signifikanten Unterschiede zwischen den verschiedenen Behandlungsarmen. Auch in anderen Studien kam es aufgrund oben genannter Untersuchungen zur Empfehlung der Ablehnung einer inhalativen Dauertherapie bei Patienten ohne Asthma oder ABPA. Kritisch sei angemerkt, dass so bei rezidivierenden Obstruktionen eine entsprechende Abklärung auf Asthma (signifikanter Broncholysetest, Hyperreagibilitätstestung) stattfinden muss. Ein nicht ausreichend antiinflammatorisch behandeltes Asthma bei CF ist sicherlich dem Erkrankungsverlauf nicht förderlich. Oben genannte Studie berücksichtigt nicht die Tatsache, dass in einer bestimmten vulnerablen Phase des Wachstums gewisse Stimuli (Infekte etc.) z. B. zum Asthma führen können. Insofern wäre eigentlich nur eine prospektive Geburtskohortenstudie geeignet, diese Fragestellung ausreichend zu beantworten.

Leukotrienrezeptorantagonisten Auch wenn die wenigen verfügbaren Studien zum Teil eine Verbesserung der Lungenfunktion zeigen, beurteilen die amerikanischen Richtlinien den Evidenzgrad nicht als ausreichend, um eine positive Empfehlung auszusprechen.

N-Acetylcystein Die amerikanischen Richtlinien beurteilen den Evidenzgrad nicht als ausreichend, eine positive Empfehlung auszusprechen. Keine der evaluierten Studien zeigte eine Wirkung.

Neue (kausale) Therapien
Ataluren (PTC 124) Nonsense- (prämature Stopcodon-) Mutationen in mRNA für CFTR (Typ-I-Mutationen) führen dazu, dass kein funktionstüchtiges CFTR synthetisiert wird. Ataluren ist ein oral verfügbares Medikament, welches eine ungestörte Translation ermöglicht. In einer Studie führte die Therapie zu einer (an nasaler transepithelialer Differenztestung) messbaren CFTR-Funktion bei ca. der Hälfte der Patienten bei guter Verträglichkeit.

Vertex 707 (Ivacaftor) Vertex 770 ist ein CFTR-Potenziator für Patienten mit mindestens einem G551D-Allel (Klasse-III-Mutation). Patienten erreichten in einer Studie unter oraler Therapie mit Vertex 770 nach 28 Tagen eine signifikante Reduktion der nasalen Potenzialdifferenz, des Chloridgehalts im Schweiß und einen FEV1-Anstieg um 8,7 %. Vertex 770 ist für Patienten mit oben genannter Mutation zugelassen. Über einen Zeitraum von 48 Wochen fand sich in einer weiteren Studie eine signifikante Verbesserung der Lungenfunktion (10,6 % FEV1). Unter Ivacaftor fanden sich signifikant weniger pulmonale Exazerbationen (55 %), eine Gewichtszunahme (2,7 kg) und eine Reduktion des Chloridgehalts im Schweiß (–48,1 mmol). Aufgrund der substanziellen Verbesserung findet sich in den neuen amerikanischen Therapieleitlinien eine klare Empfehlung.

Denufosol Denufosol ist ein neuer Ionenkanalregulator unabhängig vom CFTR-Genotyp. Es steigert die Chloridsekretion durch einen kalziumaktivierten Chloridkanal, inhibiert die Natriumabsorption über den epithelialen Natriumkanal und steigert die ziliäre Schlagfrequenz. Dieses führt zu einem gesteigerten Flüssigkeitsangebot in den Atemwegen und einer verbesserten mukoziliären Clearance durch eine durch Denufosol induzierte Aktivierung des P2Y2-Rezeptors auf den Atemwegsepithelien. In der TIGER-1-Studie konnte eine signifikante Verbesserung der FEV1 unter Denufosolinhalation gezeigt werden. Aus bisher noch nicht geklärten Gründen konnten in der Folgestudie (TIGER 2) diese Ergebnisse nicht bestätigt werden.

Lancovutide (Moli 1901) Lancovutide ist ein polyzyklisches Peptid, welches die Befeuchtung der Atemwegssekrete über Aktivierung eines alternativen Chloridkanals verbessern soll. Studien konnten eine signifikante Verbesserung der Lungenfunktion (FEV1) zeigen.

158.2.1 Komplikationen der Mukoviszidose

Allergische bronchopulmonale Aspergillose (ABPA)
Diagnose Klassische Kriterien für die Diagnose einer ABPA sind (entsprechend den Kriterien der CF Foundation consensus Conference):
1. Akute oder subakute Verschlechterung bzw. Symptome (Husten, Giemen, Belastungsintoleranz, anstrengungsinduzierte Bronchialobstruktion, Verschlechterung der Lungenfunktion, gesteigerte Sputummenge), welche nicht einer anderen Ätiologie zuzuordnen sind.
2. Gesamt-IgE >1000 IU/ml (sofern der Patient nicht mit systemischen Steroiden behandelt wird).
3. Positiver Pricktest auf Aspergillus fumigatus (Papel >3 mm) oder In-vitro-Nachweis von Serum-IgE-Antikörpern gegen A. fumigatus.
4. Präzipitierende Antikörper gegen A. fumigatus oder IgG-Antikörper gegen A. fumigatus.
5. Neue oder kürzlich zurückliegende Auffälligkeiten im Röntgen-Thorax (Infiltrate oder Schleimpfropfen) oder CT-Thorax (Bronchiektasen, „tree in bud" etc.), welche auf Antibiotika oder Physiotherapie keine Besserung zeigen.

Ein Nachweis von A. fumigatus im Sputum ist nicht obligat.

Therapie Die Therapie der ABPA besteht in systemischen Steroiden (Prednisolon 1–2 mg/kg KG/Tag, max. 60 mg/Tag). Diese führen zur Reduktion der inflammatorischen und immunologischen Aktivität, haben aber keinen Effekt auf die Antigenbelastung. Eine Reduktion der Pilzlast in den Atemwegen könnte die antigene Stimulation und die Inflammation reduzieren. Itraconazol scheint als Antimykotikum effizient und vermindert den Steroidbedarf.

Eine Alternative zu den nebenwirkungsbeladenen Steroiden ist der Anti-IgE-Antikörper Omalizumab.

Hämoptysen
Etwa 9,1 % der CF-Patienten leiden an Hämoptysen in einem 5-Jahres-Zeitraum. Eine massive Hämoptoe erleiden 4,1 % der CF-Patienten in ihrem Leben, die durchschnittliche jährliche Inzidenz liegt bei 0,87 % oder 1:115 Patienten/Jahr.

Therapie Die CF Pulmonary Guidelines unterscheiden zwischen geringer (<5 ml), milder bis moderater (5–240 ml) und massiver Hämoptyse (>240 ml). Diese empfehlen bei geringer Hämoptyse noch keine Hospitalisierung, sofern sich keine Zeichen der pulmonalen Exazerbation zeigen, ist eine antibiotische Therapie nur bedingt notwendig.

Patienten mit massiven Hämoptysen sollten stationär behandelt werden.

Bei milder Blutung sollte, sofern der Patient unter einer Therapie mit nichtsteroidalen Antiphlogistika (NSAID) steht, diese pausiert werden (aufgrund des Blutungsrisikos der NSAID durch den Effekt auf die Plättchenfunktion). Eine Embolisation der Bronchialarterien sollte bei instabilen Patienten mit massiver Hämoptoe erfolgen. Für eine Bronchoskopie vor der Intervention gibt es keine Empfehlung. Klare Empfehlungen, ob alle abnormen Gefäße embolisiert werden sollten oder nur jene, die verdächtig sind, existieren nicht. Gefahren der Embolisation liegen in der ungewollten Embolisation einer Spinalarterie. Biphasic positive airway pressure (BiPAP) sollte bei Patienten mit geringer Blutung weitergeführt werden, bei massiver Blutung sei eine Pause empfohlen. Eine Lungenresektion bei massiver Hämptyse bleibt Ultima Ratio.

Physiotherapie und Atemgymnastik sollte bei geringer Blutung weitergeführt werden, eine Pause wird bei massiver Hämoptyse empfohlen. Die Inhalationstherapie sollte bei leichter Hämoptyse weitergeführt werden, bei massiver Hämoptoe sollte die Inhalation von hypertoner Kochsalzlösung pausiert werden.

Pneumothorax

Die Inzidenz liegt bei 0,64 %. Etwa 3,4 % der CF-Patienten erleiden einen Pneumothorax in ihrem Leben. Die Größe des Pneumothorax wird als die Distanz zwischen Apex und Kuppel der Lunge bemessen. Es werden kleine (≤3 cm) und große (>3 cm) große Pneumothoraces unterschieden.

Therapie Die stationäre Behandlung wird bei großen Pneumothoraces empfohlen. Bei kleinen Pneumothoraces kann der Patient, sofern er klinisch stabil ist, ambulant geführt werden. Die Indikation für eine Drainage besteht bei einem großen und bei einem kleinen Pneumothorax, sofern der Patient klinisch instabil ist. Eine chirurgische Pleurodese wird bei rezidivierenden großen Pneumothoraces empfohlen. BiPAP sollte pausiert werden. Bis zu 2 Wochen nach Resolution des Pneumothorax sollte der Patient nicht fliegen, keine Spirometrie durchführen und nicht Lasten von mehr als 4,5 kg heben. Atemgymnastik wie PEP und intrapulmonale Perkussionsventilation sollten bei großen Pneumothorax in den meisten Fällen pausiert werden. Es besteht keine Indikation, die Inhalationstherapie zu pausieren.

Lungentransplantation

Die erste Lungentransplantation bei CF wurde 1983 durchgeführt. In Deutschland finden sich im CF-Register im Jahr 2010 416 Patienten mit Lungentransplantationen, weltweit wurden zwischen 1984 und 2007 1155 Lungen bei Kindern mit CF transplantiert. Der Median der Überlebensdauer für Erwachsene nach Lungentransplantation liegt bei 6,4 Jahren.

Indikation Zwei Punkte sind wichtig im Hinblick auf den richtigen Zeitpunkt der Listung zur Transplantation. Zum einen sollte dieser so frühzeitig gewählt werden, dass eine Wartezeit überlebt wird und der Patient in einem so guten klinischen Zustand transplantiert wird, dass er die perioperative Periode überlebt und wirklich von der Transplantation profitiert. Entsprechend dem Toronto Lung Transplant Program sollten Patienten mit der Thematik konfrontiert werden, wenn die FEV1 unter 30 % liegt oder rasant abfällt (besonders junge Frauen). Bei Kindern kann darüber diskutiert werden, wenn trotz aggressiver Therapie die FEV1 <50 % liegt. Weitere Kriterien sind ein Kohlendioxidpartialdruck (pCO_2) >50 mmHg, unterstützende Ernährung, intensivpflichtige pulmonale Exazerbationen, eine steigende Häufigkeit antibiotikapflichtiger Exazerbationen, rezidivierende Pneumothoraces, rezidivierende Hämoptysen (durch Embolisation nicht kontrollierbar). Als weitere Indikation für die Lungentransplantation wird noch ein pulmonaler Hypertonus genannt. Zu berücksichtigen sind ferner eine zunehmende Sauerstoffbedürftigkeit und funktioneller Status (z. B. 6-Minuten-Gehtest).

Therapie Um die Funktion des Spenderorgans zu erhalten, ist eine konsequente immunsuppressive Therapie postoperativ erforderlich. In der Regel wird mit Kortison und einem weiteren Immunsuppressivum (z. B. Tacrolimus) behandelt.

Folgende Faktoren bestimmen die perioperative Mortalität: Primäre Graft-Dysfunktion (PGD) (Spenderorgan), Non-CMV-Infektion, kardiovaskuläres Versagen und akute Abstoßung. PGD gilt als das wichtigste postoperative Problem. Diese tritt in der Regel innerhalb der ersten 24 h post OP auf und ist klinisch vergleichbar mit einem „acute respiratory distress syndrom (ARDS)".

Komplikationen und Prognose Medizinische Komplikationen nach der Transplantation bestehen in einer Dysfunktion des Spenderorgans, einer Bronchiolitis obliterans zu gleichen Teilen bei Erwachsenen wie Kindern. Bei Kindern finden sich häufiger lymphoproliferative Erkrankungen, Wachstumsretardierung, chirurgische Komplikationen und Atemwegsinfektionen.

Maschinelle Beatmung gilt als relative Kontraindikation. Der negative Einfluss von B. cepacia auf die Prognose ist belegt. Auch ein gastroösophagealer Reflux gilt als Risikofaktor, gesichert ist der ätiologische Zusammenhang zwischen Reflux und Bronchiolitis obliterans. Diskutiert wird ein Zusammenhang zur akuten Abstoßungsreaktion.

158.3 Zystische Fibrose im Magen-Darm-Trakt

M. J. Lentze, J. Henker

158.3.1 Exokrine Pankreasinsuffizienz

Klinische Symptome Die exokrine Pankreasinsuffizienz bei CF zeigt bereits kurz nach der Geburt die typischen Symptome von massigen, fettglänzenden übelriechenden Stühlen als Folge der Maldigestion. Bei Nichterkennen der Gedeihstörung kann diese bis zur Atrophie führen. Das Längenwachstum ist lange normal. Im späteren Lebensalter bei schlechter Compliance oder schlechter Einstellung können Zustände von Vitaminmangel auftreten. Hier kann es zur Nachtblindheit infolge des Vitamin-A-Mangels und zu Augenmotilitätsstörungen und Gangstörungen aufgrund des Vitamin-E-Mangels kommen. Dabei handelt es sich um eine neuroaxonale Störung, die irreversibel ist im Gegensatz zur Nachtblindheit.

Diagnose Das Vorhandensein von fettglänzenden, übelriechenden Stühlen bei gleichzeitig pathologischem Schweißtest lässt kaum einen Zweifel an der exokrinen Pankreasinsuffizienz. Die bildgebende Diagnostik, insbesondere die Ultraschalluntersuchung, lässt in den ersten Lebensjahren im Stich. Manchmal kann ein etwas echodichtes Pankreas beobachtet werden. Einige CF-Patienten zeigen sonografisch – zum Teil auch schon pränatal – einen echoreichen Schichtungstyp der Darmschlingen durch eine Verdickung der Submukosa.

Nach wie vor ist die quantitative Bestimmung der Gesamtfettausscheidung im Stuhl durch eine Stuhlsammlung über 3–5 Tage die beste Methode zur Diagnose einer exokrinen Pankreasinsuffizienz. Wenn sie bei einer adäquaten Einfuhr mehr als 7 g Fett/Tag jenseits des Säuglingsalters übersteigt, liegt eine dekompensierte bzw. behandlungsbedürftige Pankreasinsuffizienz vor. Die Fettabsorption liegt bei Gesunden über 93 % der aufgenommenen Menge. Patienten mit CF haben eine Fettausscheidung, die mehr als 10 % der aufgenommen Menge beträgt. Aus der Fettaufnahme mit der Nahrung und der Stuhlfettausscheidung lässt sich der Fettresorptionskoeffizient berechnen nach der Formel:

$$\text{Fettresorptionskoeffizient} = \frac{\text{Fettaufnahme in } g - \text{Fettausscheidung in } g}{\text{Fettaufnahme in } g} \times 100$$

Andere Pankreasfunktionstests wie die Bestimmung der fäkalen Elastase, der fäkalen Chymotrypsinaktivität, der Pankreolauryltest, ^{13}C-Atemtest unter Verwendung verschiedener Tracer (1,3-Distearyl-2-^{13}C-Octanoyl-Glycerin, Cholesteryl-^{13}C-Octanoat, ^{13}C-Tripalmitin, ^{13}C-Hiolein, ^{13}C-Trioctanoin, ^{13}C-Triolein und ^{13}C-Maisstärke) haben einen guten Aussagewert für die Feststellung einer exokrinen Pankreasinsuffizienz, erlauben aber nur bedingt eine quantitative Beurteilung der Pankreasinsuffizienz.

Therapie Liegt Pankreasinsuffizienz vor, so ist eine Ersatztherapie mit Enzympräparaten indiziert. Die Enzympräparate stammen fast ausschließlich aus Schweinepankreas. Das in Pulverform vorliegende Pankreatin wird entsprechend der Pharmacopoeia Europea (Ph. Eur.) standardisiert. Die höchste Effektivität besitzen säuregeschützte, mikrosphärische, darmlösliche Präparate (Mikrotabletten oder -pellets). Die Mikrotabletten oder -pellets werden im Magen aus der meist aus Gelatine bestehenden Kapsel freigegeben, vermischen sich mit dem Speisebrei und sollten zeitgleich mit diesem den Magen verlassen. Voraussetzung dafür ist, dass sie nur 1–2 mm, besser unter 1,4 mm klein sind. Erst oberhalb eines pH-Werts von 5,5 – also erst im Duodenum – löst sich der Säureschutz der Mikrotabletten oder -pellets. Bei eingeschränkter pankreatogener Bicarbonatsekretion ist diese Voraussetzung nicht immer gegeben. Dann sollte zeitlich begrenzt ein Magensäureblocker eingesetzt werden.

Die Dosierung von Pankreasenzympräparaten sollte sich nach dem Fettgehalt der Nahrung richten. Durch Ernährungsschulungen lernen Patienten und/oder Eltern, den Fettanteil von Mahlzeiten einzuschätzen. Außerdem sollten sie lernen, mit Nährwerttabellen zu arbeiten. Als Richtwerte für die Dosierung der Enzympräparate gelten 1000–2000 Lipaseeinheiten für 1 g Nahrungsfett bzw. 8000–10.000 Lipaseeinheiten/kg KG und Tag. Das Enzympräparat muss zur Mahlzeit eingenommen werden. Eine Ernährungsschulung ist mindestens einmal pro Jahr zu empfehlen.

Unter einer Enzymsubstitution kann die Ernährung energie- und fettreich sein, so dass der Fettanteil bis zu 40 % der Gesamtenergie ausmachen kann. Der Energiegehalt kann bis zu 130 % der für Alter und Geschlecht empfohlenen Menge betragen.

Zeigt die Ernährung auch nach Steigerung der Enzymdosis nicht den gewünschten Erfolg (u. a. Gewichtsabnahme oder ungenügende Gewichtszunahme, anhaltend pathologische Stuhlentleerungen) sind ein 4-Tage-Ernährungsprotokoll zur Berechnung der Kalorienaufnahme sowie der Anteile von Fetten, Kohlenhydraten und Eiweißen zu erstellen und die Enzymtherapie sowie die Patienten-Compliance (Bestimmung der fäkalen Chymotrypsinkonzentration) zu überprüfen. Ehe die Enzymtherapie deutlich erhöht wird, sollte eine 72-h-Fettbilanz durchgeführt und danach entschieden werden, ob ein Teil der Fette als MCT-Fette verabreicht wird. MCT sind Triglyceride mit Fettsäuren mittlerer Kettenlänge („medium chain triglycerides", 6–10 C-Atome). MCT werden unabhängig von Gallensäuren und Pankreaslipase im Darm resorbiert und ohne Bindung an Chylomikronen zur Leber transportiert.

Auch wenn die Gefahr einer fibrosierenden Kolonopathie durch extrem hohe Enzymdosen (>50.000 Lipaseeinheiten/kg KG/Tag) gering ist, sollten diese vermieden werden.

Bei der fibrosierenden Kolonopathie handelt es sich um eine nichtentzündliche Kolonobstruktion, die mit beträchtlicher intramuraler Fibrose des Kolons einhergeht. Gewöhnlich sind das Colon ascendens und transversum betroffen. Die betroffenen Patienten klagen über Symptome der Kolonobstruktion. Einige von ihnen mussten chirurgisch behandelt werden.

Etwa 20 % der CF-Patienten haben eine exokrine Pankreassuffizienz mit Neigung zu rezidivierenden akuten Pankreatitiden.

158.3.2 Pankreatogener Diabetes

Bei einer schweren chronischen Erkrankung des exokrinen Pankreas, wie bei der Mukoviszidose, kann es zusätzlich zu einer endokrinen Pankreasinsuffizienz kommen, bei der der sog. pankreatogene Diabetes im Vordergrund steht. Je nach Alter sind 12–30 % der CF-Patienten betroffen. Zur frühzeitigen Erfassung einer diabetischen Stoffwechsellage wird deshalb ab dem 10. Lebensjahr einmal pro Jahr ein oraler Glukosetoleranztest (oGTT) empfohlen.

158.3.3 Hepatobiliäre Komplikationen

Durch die hohe Expression des CFTR in den Gallenwegen ist bei Fehlfunktion desselben das hepatobiliäre System in mannigfacher Weise bei CF betroffen (▶ Übersicht). Hierbei kann die Gallenblase betroffen sein mit dem Auftreten einer Mikrogallenblase und Atresie des Ductus cysticus, einer erweiterten Gallenblase und Gallensteinen. Daneben können auch die großen Gallengänge betroffen sein wie bei einer sklerosierenden Cholangitis. Die Leber selbst ist betroffen in Form einer fokalen oder multilobulären Zirrhose. Die fokale biliäre Zirrhose findet sich bereits bei 10–15 % der CF-Kinder jünger als 1 Jahr, bei 20–50 % aller CF-Patienten in der Kindheit und bei bis zu 72 % der Erwachsenen mit CF. Die multilobuläre Zirrhose steigt von unter 1 % bei Säuglingen und Kleinkindern auf 24 % in Erwachsenen mit CF an. Es ist immer wieder darüber spekuliert worden, ob die Schwere der Lungenmanifestation mit der Lebermanifestation korreliert. Dies ist aber nach den heutigen Kenntnissen nicht der Fall. Eine besondere Manifestation der Leberkrankheit bei CF stellt die seltene, aber länger verlaufende neonatale Cholestase der Neugeborenen dar. In einigen Fällen verlief die Symptomatik entsprechend der einer extrahepatischen Gallengangsatresie mit acholischen Stühlen. Nur ganz wenige wiesen eine extrahepatische Gallengangsatresie auf, die meisten jedoch nicht. Aus diesem Grund muss bei jedem Kind mit Verdacht auf extrahepatische Gallengangsatresie eine CF mittels Schweißtest oder molekulargenetischer Untersuchung ausgeschlossen werden.

> **Komplikationen der Leber und Gallenwege bei zystischer Fibrose**
> - Gallenblase:
>   - Mikrogallenblase
>   - Atresie des Ductus cysticus
>   - Vergrößerte Gallenblase
> - Gallenwege:
>   - Gallengangssteine

- Infantile Cholestase („inspissated bile syndrome")
- Stenose des Ductus choledochus
- Sklerosierende Cholangitis
- Cholangiokarzinom
- Leber:
  - Steatose der Leber
  - Fokale biliäre Zirrhose
  - Multilobuläre Zirrhose ± portale Hypertension

Diagnose Die Diagnose der Hepatopathie bei CF ist schwierig. Die Ultraschalluntersuchung zusammen mit der Bestimmung der Leberfunktion in Blutuntersuchungen führt in der Regel weiter. Beim Ultraschall kann eine vermehrte Echogenität der Leber gefunden werden. Einfacher ist die Diagnose von Gallenblasen- oder Gallengangsanomalien. Gallensteine, Gallengangssteine werden in der Regel sicher entdeckt. Schwierig bleibt die Diagnose einer extrahepatischen Gallengangsatresie. Eine Mikrogallenblase, die sich in ihrer Größe nicht ändert, unabhängig davon, ob der Patient nüchtern ist oder nicht, gibt einen gewissen Hinweis. Auch die Gallengangsszintigrafie mit HIDA („hepatic iminodiacetic acid") lässt im Einzelfall im Stich. Ist der Stuhl acholisch, findet sich auch eine pathologische Exkretion von HIDA in der Szintigrafie. Vor einer geplanten Laparotomie sollte ein Schweißtest, eine molekulargenetische Untersuchung oder ggf. eine Leberbiopsie zum Ausschluss anderer Erkrankungen durchgeführt werden.

Das Auftreten einer portalen Hypertension mit Ösophagusvarizen ist ein sicherer Hinweis auf die Entwicklung einer multilobulären biliären Zirrhose. Die Bestimmung der Standardleberwerte im Serum (Serum-Glutamat-Oxalacetat-Transaminase [SGOT], Serum-Glutamat-Pyruvat-Transaminase [SGPT], γ-Glutamyl-Transferase [γ-GT], Gallensäuren) sowie Cholinesterase (CHE), Quick und Ammoniak als Parameter für die Entgiftungsfunktion geben im Langzeitverlauf einen Hinweis auf die Leberfunktionsstörung. Eine Leberpunktion ist unzuverlässig, da sie meist nicht repräsentativ für das ganze Lebergewebe ist. Sie kann sogar bei multilobulärer Zirrhose als normal befundet sein.

Therapie Die Behandlung der Leberfunktionsstörung bei CF ist schwierig. Neben der allgemeinen Therapie mit ausreichender Ernährung, Supplementierung von wasser- und fettlöslichen Vitaminen und der diuretischen Therapie bei Aszites hat sich die Gabe von Ursodesoxycholsäure etabliert. In einer Dosis von 15–20 mg/kg KG/Tag in 2–3 Einzeldosen gegeben hat diese Therapie in einigen Studien eine Verbesserung der Leberfunktion gezeigt. Eine kürzlich durchgeführte Cochrane-Analyse hat allerdings gezeigt, dass die Routinegabe von Ursodesoxycholsäure bei CF mit Leberbeteiligung noch nicht gerechtfertigt ist.

Die Ösophagusvarizen werden ebenso behandelt wie die von Patienten ohne CF. Die Sklerosierung der Varizen bzw. ihre Gummibandligatur sind die Methode der Wahl. In seltenen Fällen ist eine portokavale Shuntoperation notwendig, in der Regel ein peripherer splenorenaler Warren-Shunt. Die Entscheidung hierzu muss im Gesamtbild der Schwere der Krankheit getroffen werden. Sie wird durch die Schwere des Lungenbefalls beeinflusst. Im Einzelfall kann die Shuntoperation die Zeit bis zu einer Lebertransplantation jahrelang überbrücken. Mit diesem Vorgehen kann der Patient stabilisiert werden bis zu einer Transplantation, auch bis zu einer evtl. kombinierten Lungen-Leber-Transplantation. Aber auch eine singuläre Lebertransplantation bzw. eine singuläre Lungentransplantation bei Hepatopathie ist möglich. Die Überlebenszeit der transplantierten Patienten, unabhängig davon, ob eine isolierte Lebertransplantation oder Kombination mit Lungen- und Lebertransplantation bzw. Herz-, Lungen- und Lebertransplantation durchgeführt wurde, beträgt derzeit 85 % nach einem Jahr und 65 % nach 5 Jahren.

158.3.4 Intestinale Manifestationen

Die intestinalen Manifestation der CF sind mannigfach und in der folgenden ▶ Übersicht zusammengefasst.

Intestinale Manifestionen der zystischen Fibrose
- Ösophagus
  - Gastroösophagealer Reflux
  - Ösophagitis
  - Ösophagusstriktur
  - Ösophagusvarizen
- Magen und Duodenum
  - Peptischer Ulkus
- Dünndarm
  - Mekoniumileus des Neugeborenen
  - Dünndarmatresie bei Mekoniumperitonitis
  - Distales intestinales Obstruktionssyndrom (DIOS)
  - Invagination
  - Morbus Crohn
  - Zöliakie
- Appendix
  - Akute Appendizitis
  - Abszendierende Apendizitis
  - Mukozele der Appendix
  - Invagination der Appendix
- Kolon
  - Obstipation, sek. Megakolon
  - Pneumatosis intestinalis
  - Fibrosierende Kolonopathie
  - Antibiotika-assoziierte Colitis (durch Clostridium difficile)
  - Malignome (Adenokarzinome)
- Rektum
  - Rektumprolaps

Ösophagus und Magen

Patienten mit CF leiden häufig unter einem gastroösophagealen Reflux (GÖR). Der GÖR wird mit einer Häufigkeit von 25 % bei CF angegeben. Die Hälfte der Patienten mit GÖR entwickelt eine Ösophagitis. Der Reflux ist das Resultat der schweren Lungenerkrankung und ihrer Therapie mit Medikamenten, die den unteren Ösophagussphinkter relaxieren, des schweren Hustenreizes mit Kontraktion der Bauchmuskeln und des Zwerchfells sowie der Physiotherapie. Die Patienten mit GÖR klagen über Sodbrennen, Dysphagie und Regurgitation bzw. Gewichtsverlust oder Anorexie. Die Diagnostik entspricht der bei GÖR ohne CF: Durchführung einer Ösophagogastroduodenoskopie zur Diagnose einer Ösophagitis, einer Striktur oder einer Hiatushernie. Die Therapie beinhaltet die Gabe von Protonenpumpenhemmern (Omeprazol) für durchaus längere Zeit. Eine Fundoplicatio ist nur äußerst selten indiziert. Magen- und Duodenalulzera werden nur sehr selten gefunden. Auch ist eine Helicobacter-pylori-Gastritis bei Patienten mit CF selten.

Dünndarm

Für die zwei wesentlichen Komplikationen der CF im Dünndarm, dem Mekoniumileus (MI) und dem DIOS besteht ähnlich wie bei der Pankreasinsuffizienz eine gewisse Genotyp-Phänotyp-Korrelation. Nur bei Patienten mit „schwereren" Mutationen (ΔF508/ΔF508) und gleichzeitiger Pankreasinsuffizienz treten ein MI oder DIOS auf. Bei Patienten mit suffizienter Pankreasfunktion treten diese Komplikationen nicht auf. Der Zusammenhang ist wie bei der exokrinen Pankreasinsuffizienz in der mangelnden Funktion des CFTR zu suchen, der, sofern es den Dünndarm angeht, vermindert Cl$^-$ in das Lumen sezerniert. Dadurch kommt es zu Präzipitationen von Phospholipiden, vor allem Lecithin. Durch die eingenommenen Pankreasersatzpräparate wird das akkumulierte Lecithin zu Lysolecithin umgewandelt. Da aber die gleichen Extrakte keine Lysolecithinase enthalten, kommt es zu einer Anhäufung von Lysolecithin, welches durch seine hydrophobe Natur in der Lage ist, Epithelzellen zu zerstören. Eine gleichzeitig vorhandene abnorme Schleimproduktion, die exokrine Pankreasinsuffizienz, der verminderte Chloridtransport und eine herabgesetzte intestinale Motilität tragen zum Auftreten des Mekoniumileus und des DIOS bei.

Mekoniumileus

10–20 % aller Neugeborenen mit CF weisen einen Mekoniumileus auf, der durch eine Obstruktion des distalen Dünndarms infolge zähen Mekoniums im terminalen Ileums charakterisiert ist. Der Mekoniumileus tritt bereits in utero auf. In 10 % aller Fälle mit Mekoniumileus kommt es bereits während der Schwangerschaft zu Perforationen des Dünndarms und zum Auftreten einer sterilen Mekoniumperitonitis, die radiologisch durch die charakteristischen Verkalkungen im Abdomen erkannt werden kann. Klinisch präsentieren sich die Neugeborenen durch das Fehlen von Mekoniumabgang in den ersten 48 h sowie die zunehmenden Zeichen des mechanischen Ileus im unteren Gastrointestinaltrakt. Eine Abdomenleeraufnahme zeigt die typischen Zeichen des Ileus (◘ Abb. 158.4). Der Mekoniumileus ist praktisch pathognomonisch für CF. Eine entsprechende Diagnostik mit Schweißtest und Molekulargenetik muss immer erfolgen. Therapie ist in der Regel die chirurgische Intervention mit Beseitigung des Ileus durch mechanisches Entleeren des Mekoniums. Manchmal muss eine vorübergehende Ileostomie angelegt werden.

Distales intestinales Obstruktionssyndrom (DIOS)

Nach der Neugeborenenperiode tritt bei älteren Patienten mit CF eine dem Mekoniumileus sehr ähnliche Krankheit auf mit distaler Obstruktion im terminalen Ileum und proximalen Kolon durch eingedickten Darminhalt. Früher wurde diese Symptomatik als Mekoniumileusäquivalent bezeichnet. Heute bezeichnen wir diese Symptomatik international als DIOS. Es tritt mit einer Häufigkeit von 5–7,5 % in 1000 Patientenjahren in der Altersklasse der 15- bis 20-Jährigen auf und bis zu 35 % in 1000 Patientenjahren in der Altersgruppe der 20- bis 25-Jährigen. Die Ätiologie ist unklar. Das DIOS tritt in der Regel nur bei Patienten mit exokriner Pankreasinsuffizienz auf.

Klinische Symptome und Diagnose Die Symptome sind schwere Bauchschmerzen in Form von Koliken, Erbrechen, selten auch Erbrechen von Galle, ein geblähtes Abdomen, das bei der Palpation eine peritoneale Abwehrspannung aufweisen kann. Im rechten unteren Quadranten tastet man verschiebliche Massen. Die Palpation ist schmerzhaft. Differenzialdiagnostisch ist an eine Appendizitis zu denken, die in einzelnen Fällen gleichzeitig zum DIOS vorkommen

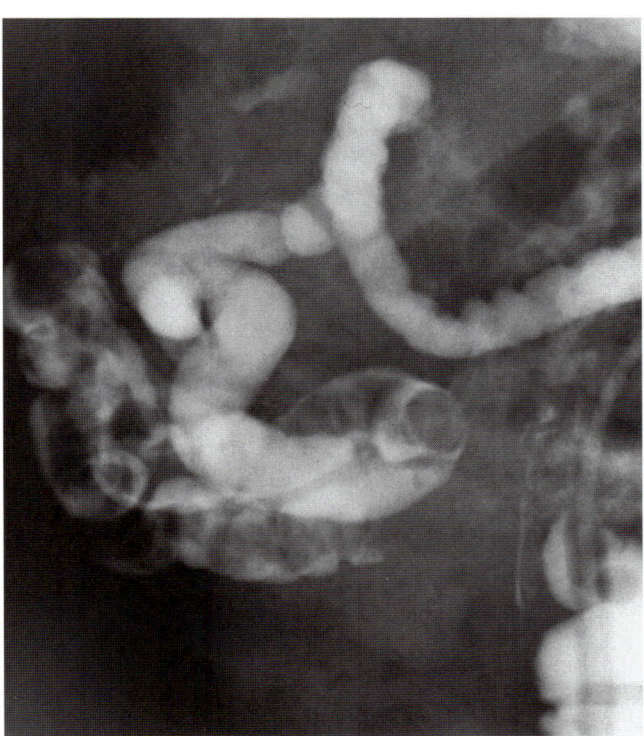

◘ **Abb. 158.4** Mekoniumileus mit Darstellung von Stuhlmassen im terminalen Ileum eines Neugeborenen. Außerdem sind kalkspritzerartige Flecken im Abdomen als Folge der stattgefundenen Mekoniumperitonitis in utero sichtbar. (Mit freundl. Genehmigung von Dr. D. Emons, Radiologie des Zentrums für Kinderheilkunde Bonn)

kann. Ebenso kann eine gleichzeitige Invagination vorliegen. Die Diagnose kann in den meisten Fällen durch die Ultraschalluntersuchung gestellt werden. Hierbei ist die manchmal gleichzeitig vorhandene Invagination durch die typische Kokarde gut sichtbar zu machen. Eine Abdomenleeraufnahme weist ebenfalls auf die distale Obstruktion hin (◘ Abb. 158.5). Das DIOS ist häufig bei CF-Patienten nach einer Lungentransplantation.

Therapie Die Therapie des DIOS ist, soweit möglich, konservativ mit der oralen Gabe von großen Mengen von isoosmotischen Polyethylenglykollösungen (Golytely, Clean-Prep). Voraussetzung ist dabei allerdings der Ausschluss eines manifesten mechanischen Ileus oder einer Invagination. Hier kann eine vorsichtige rektale Spülung mit der gleichen Lösung versucht werden. Kommt es durch die Gabe von Polyethylenglykollösungen nicht zur Entleerung der Impaktionen, ist eine chirurgische Intervention anzustreben. Da sich das DIOS bei Patienten mit CF immer wiederholen kann, ist dies für die betroffenen Patienten eine schwere Beeinträchtigung ihrer Lebensqualität. Die kontinuierliche Einnahme von Polyethylenglykollösungen zu Hause vermindert die Zahl der DIOS und damit die stationäre Behandlung dieses Leidens im Krankenhaus. Bei rezidivierendem DIOS kann sogar an eine Kolon-PEG (perkutane endoskopische Gastrostomie) gedacht werden.

Appendix

Der Befall der Appendix bei CF kommt in verschiedenen Krankheitsentitäten vor. Sowohl eine akute Appendizitis wurde hierbei beschrieben als auch eine abszedierende Appendizitis, die purulente Mukozele der Appendix und die Invagination der Appendix mit rektaler Blutung. Die typischen Appendizitiszeichen im rechten

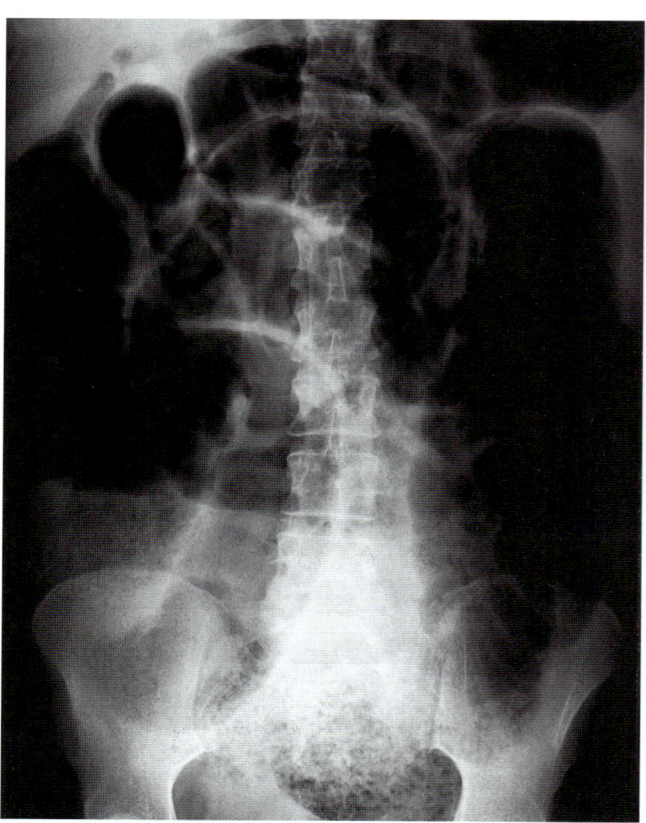

Abb. 158.5 Abdomenleeraufnahme im Liegen bei einem erwachsenen Patienten mit CF und DIOS. neben den Zeichen eines distalen Ileus mit stark geblähten Dünndarmschlingen sind die Stuhlimpaktionen im distalen Ileus und die fehlende Luft im Raum sichtbar

Unterbauch, eine Abwehrspannung als Zeichen der lokalen Peritonitis sollten an diese Möglichkeiten denken lassen. Diagnostisch kann eine Ultraschalluntersuchung weiterhelfen. Die chirurgische Intervention ist hier die Therapie der Wahl.

Rektumprolaps

Der Rektumprolaps kommt typischerweise bei CF-Kindern unter 5 Jahren vor und tritt häufiger bei Pankreasinsuffizienz auf. Er wird in der Regel vor der Diagnosestellung beobachtet. Die Ursache ist nicht vollkommen geklärt, sie wird dem starken Drücken bei der Defäkation von massigen Stühlen bzw. der Obstipation bei hohen Dosen von Pankreasersatzpräparaten zugeschrieben und auch dem ständigen Hustenreiz. Alle Kinder mit einem isolierten Rektumprolaps benötigen einen Schweißtest. Eine spezifische Therapie existiert nicht, in der Regel ist der Rektumprolaps selbstlimitierend durch die Behandlung der CF entweder durch die Substitution der Pankreasenzyme oder durch die Therapie der Obstipation mit Laxanzien (Laktulose).

Clostridium-difficile-Kolitis

Bei Adoleszenten oder Erwachsenen mit CF wird das Auftreten von schweren Kolitiden beobachtet, die mit schweren wässrigen Durchfällen, Bauchschmerzen und schlechtem Allgemeinzustand einhergehen. Das vermehrte Auftreten von Durchfällen wird anfänglich falsch als Versagen der Pankreasersatztherapie gedeutet. Erst die Darstellung des Kolons mit Ultraschall oder mittels CT des Abdomens zeigt dann ein monströs verdicktes Kolon im Sinne einer Pankolitis (Abb. 158.6). In der Regel kann dann Clostridium difficile

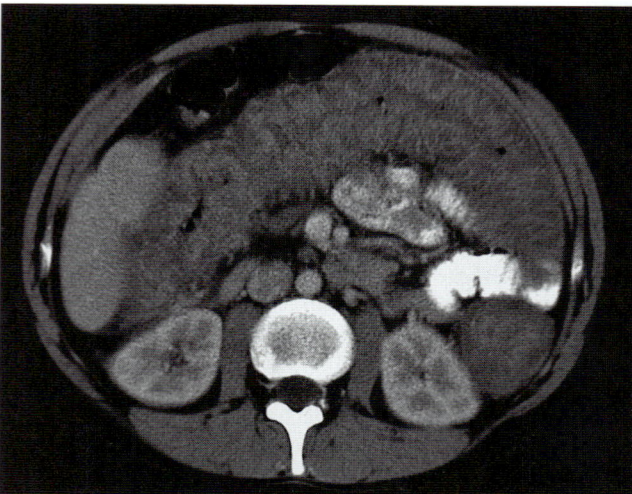

Abb. 158.6 Das CT mit Kontrastmittel des Abdomens zeigt ein monströs verdicktes Kolon bei einem erwachsenen Patienten mit CF und Clostridium difficile. (Mit freundl. Genehmigung von Prof. Schild, Riadiologische Klinik)

im Stuhl nachgewiesen werden. Diese Form der Kolitis unterscheidet sich grundsätzlich von der pseudomembranösen Kolitis, die ebenfalls durch C. difficile hervorgerufen wird. Die Pankolitis verläuft sehr schwer, in einigen Fällen mit tödlichem Ausgang. Sie kann als antibiotika-assoziierte Kolitis interpretiert werden. Die Frage der Herkunft der C.-difficile-Bakterien ist unklar. Neben der nosokomialen Übertragung muss auch die asymptomatische Dauerausscheidung von CF-Patienten in Betracht gezogen werden. Die Therapie besteht in der intravenösen Gabe von Vancomycin und Metronidazol über längere Zeit (3–4 Wochen). Morphologisch bildet sich die schwere Kolitis nur langsam zurück. Verlaufskontrollen können mittels Ultraschall erfolgen. Die monströs verdickte Kolonwand bzw. ihre Rückbildung sind hierbei einfach zu beurteilen.

Seltene andere Manifestationen im Gastrointestinaltrakt

In erwachsenen Patienten mit CF wurden in den letzten Jahren Malignome im Gastrointestinaltrakt beobachtet. Hierbei wurden in der Mehrzahl der Fälle Adenokarzinome im Dünn- und Dickdarm beobachtet, aber auch Ösophagus-, Magen- und Pankreaskarzinome. Daher ist bei erwachsenen Patienten mit ungewöhnlichen gastrointestinalen Symptomen wie Anämie, rektalen Blutungen oder nicht DIOS-abhängigen Obstruktionen an die Möglichkeit einer malignen Entartung zu denken.

Infektionen mit Giardia lamblia wurden bei Patienten mit CF häufiger beobachtet als in der gesunden Normalbevölkerung. Bei 28 % der Kinder mit CF und 44 % der Erwachsenen konnten Giardia lamblia gefunden werden. Auch wurde der Morbus Crohn häufiger bei Patienten mit CF beobachtet als bei Gesunden. Die übliche Diagnostik mit oberer und unterer Endoskopie kann in diesen Fällen die Diagnose stellen. Insbesondere bei Symptomen wie Bauchschmerzen, Anämie, Hypoproteinämie und extraintestinalen Symptomen wie Arthritis sollte an das Vorliegen einer chronisch-entzündlichen Darmerkrankung gedacht werden. Selten wird neben der CF eine Zöliakie beobachtet. Bei Patienten, die trotz guter Einstellung mit Pankreasersatzpräparaten und adäquater kalorischer Ernährung weiterhin Symptome einer Malabsorption aufweisen, ist die Bestimmung der Anti-Gliadin-, Anti-Endomysium- oder Anti-Transglutaminase-Antikörper hilfreich, bevor durch die Dünndarmbiopsie die Diagnose gestellt wird.

Literatur

AWMF-Leitlinie (2013) S3-Leitlinie „Lungenerkrankung bei Mukoviszidose". Modul 1: Diagnostik und Therapie nach dem ersten Nachweis von Pseudomonas aeruginosa

AWMF-Leitlinie (2013) S2-Konsensus-Leitlinie „Diagnose der Mukoviszidose (AWMF 026-023) unter Federführung der Gesellschaft für Pädiatrische Pneumologie

Borowitz DS, Grand RJ, Durie PR, The Consensus Committee (1995) Use of pancreatic enzyme supplements for patients with cystic fibrosis in the context of fibrosing colonopathy. J Pediat r 127:681–684

Flume PA et al (2007) Cystic fibrosis pulmonary guidelines. Chronic medications for maintenance of lung health. Am J Respir Crit Care Med 176:957–969

Flume PA et al (2009) Cystic fibrosis pulmonary guidelines. Treatment of pulmonary exacerbations. Am J Respir Crit Care Med 180:802–808

Flume P et al (2010) Cystic fibrosis pulmonary guidelines. Hemoptysis and pneumothorax. Am J Respir Crit Care Med 182:298–306

Henker J (2012) Exokrine Pankreasinsuffizienz im Kindesalter. Ernährung Umsch 59:594–300

Kerem E, Corey M, Kerem BS et al (1990) The relation between genotype and phenotype in cystic fibrosis – analysis of the most common mutations. N Engl J Med 323:1517–1522

Lentze MJ (2001) Gastrointestinale Manifestationen der CF. Monatsschr Kinderheilkd 149:239–245

Mogayzel PJ et al (2013) Cystic fibrosis pulmonary guidelines. Chronic medications for maintenance of lung health. Am J Respir Crit Care Med 187:680–689

O'Sullivan BP, Freedman SD (2009) Cystic fibrosis. Lancet 373:1891–1894

Ratjen FA (2009) Cystic fibrosis: Pathogenesis and future treatment strategies. Respir Care 54(5):595–602

Riordan JR, Rommens JM, Kerem B et al (1989) Identification of the cystic fibrosis: Cloning and characterization of complementary DNA. Science 245:1066–1072

Sinaasappel M, Stern M, Littlewood J et al (2002) Nutrition in patients with cystic fibrosis: A European consensus. J Cystic Fibrosis 1:51–75

159 Lungenödem, Lungenembolie und Lungeninfarkt

W.-R. Thies

159.1 Lungenödem

Definition Das Lungenödem ist eine abnorme Ansammlung von Wasser und gelösten Teilchen im Interstitium der Lunge. Im fortgeschrittenen Stadium dringt die Flüssigkeit in die Alveolen und kann den pulmonalen Gasaustausch lebensbedrohlich beeinträchtigen.

Ätiologie Prinzipiell ist das hydrostatische Ödem vom Permeabilitätsödem zu unterscheiden. Ihnen liegen jeweils unterschiedliche Ätiologien zugrunde. Das hydrostatische Ödem ist meist kardiovaskulär bedingt und entsteht durch einen überhöhten Lungenkapillardruck. Gelegentlich wird es durch einen Eiweißmangel im Serum hervorgerufen und selten durch einen erniedrigten interstitiellen Druck. Das Permeabilitätsödem (nichtkardiogen) entwickelt sich meist aus pulmonalen oder generalisierten Infektionen, allergischen Reaktionen oder Intoxikationen. Dabei kommt es primär zur Schädigung einer Komponente der alveolokapillären Barriere. Die Ätiologien sind in der folgenden ▶ Übersicht zusammengestellt.

Eine Störung des Lymphsystems liegt dagegen selten vor (Lungenfibrose, Tumor). Bei primärer oder sekundärer pulmonaler Lymphangiektasie oder ab einem chronisch erhöhten zentralvenösen Druck (ZVD) von etwa 16–18 mmHg ist infolge der Abflussbehinderung für den Ductus thoracicus (z. B. nach Herzoperationen vom Fontan-Typ) mit einem Ödem und/oder Pleuraerguss zu rechnen. Bei einem akuten Anstieg des zentralvenösen Drucks infolge einer zu raschen Infusion kann das Ödem auch schon bei niedrigeren ZVD-Werten auftreten.

Physiologie In der Lunge werden kontinuierlich Flüssigkeit, kolloidale und kristalline Substanzen aus der Mikrozirkulation in das Interstitium abfiltriert (Transsudation) und über die Lymphdrainage wieder in das venöse Gefäßbett zurückgeleitet. Der interstitielle Flüssigkeitshaushalt befindet sich in einem dynamischen Gleichgewicht. Kommt es zum Überwiegen der Transsudation, so kann die Kapazität der Lymphdrainage überschritten werden, und es entsteht das Lungenödem. Die alveolokapilläre Barriere wird aus 3 Schichten gebildet, dem Alveolarepithel, den alveolokapillären Membranen und dem Kapillarendothel. Während das Alveolarepithel nahezu undurchlässig für Flüssigkeiten ist, besitzt das Kapillarendothel dagegen eine gewisse Leitfähigkeit oder Permeabilität (K_f) für Flüssigkeit und Proteine. Das Produkt aus Permeabilität und Austauschfläche ergibt den Filtrationskoeffizienten. Die mikrovaskulären Membranen halten den osmotischen Gradienten zwischen Gefäßbett und Interstitium aufrecht. Die Filtrationsrate unterliegt den gleichen Gesetzen wie die Flüssigkeitsströmung in einem Röhrensystem:

$$\text{Fluss}(I) = \text{Druckgefälle}(\Delta P) : \text{Widerstand}(R)$$

Setzt man für den Widerstand seinen Reziprokwert, die Leitfähigkeit, ein, so erhält man

$$\text{Fluss}(I) = \text{Druckgefälle}(\Delta P) \times \text{Leitfähigkeit}(1/R)$$

In dieser Beziehung kann der Fluss auch als Filtrationsrate betrachtet werden $\dot{Q}_f$, die Leitfähigkeit als hydraulische Leitfähigkeit (K_f) der Kapillarwände und das Druckgefälle (ΔP) als Balance zwischen dem hydrostatischen und dem kolloidosmotischen Druck über der Kapillarwand. Dann ergibt sich

$$(\dot{Q}_f) = (\Delta P) \times (K_f)$$

Das Druckgefälle (ΔP) ist die Resultante aus 4 verschiedenen Drucken:

1. Intravaskulärer (mikrovaskulärer = mv) hydrostatischer Druck (P_{mv}), etwa 8 mmHg. Er wird wesentlich durch den Lungenvenendruck bzw. den Druck im linken Vorhof (LAP) bestimmt. Bei jungen Säuglingen hat allerdings der mittlere Pulmonalarteriendruck (PAP) auch noch einen großen Einfluss auf den Kapillardruck, da bei ihnen, anders als bei Kindern und Erwachsenen, wahrscheinlich alle intrapulmonalen Gefäße schon in Ruhe rekrutiert, d. h. geöffnet, sind. Damit kann sich der arterielle Druck direkt bis in das mikrovaskuläre Gebiet hinein fortpflanzen. Jede Flusssteigerung führt beim Säugling zu einer direkten Anhebung des PAP und des P_{mv}. Aus dem gleichen Grund führt auch umgekehrt eine Erhöhung des LAP zu einem annähernd linearen Anstieg des mittleren PAP. Zusätzlich wird der P_{mv} erheblich durch die Schwerkraft beeinflusst. Während der Alveolardruck bei aufrechter Körperhaltung in den apikalen, mittleren und basalen Lungenarealen immer gleich bleibt, ist der P_{mv} basal am höchsten. Der P_{mv} fällt etwa um 1,0 cm H_2O/cm vertikaler Höhe. Ein Ödem tritt deshalb an der Lungenbasis am schnellsten und ausgeprägtesten auf.
2. Interstitieller (perimikrovaskulärer = pmv) hydrostatischer Druck (P_{pmv}). Der P_{pmv} ist negativ. Der exakte Wert ist unbekannt, man rechnet aber mit etwa –2 mmHg. Er muss zwischen dem Alveolardruck und dem negativen Pleuraldruck liegen und nimmt vom alveolären Interstitium über das extraalveoläre Interstitium bis zum Hilus hin ab. Der Lymphstrom verläuft deshalb diesem Gradienten entlang hiluswärts. Der P_{pmv} des alveolären Interstitiums kann durch mechanische Beatmung beeinflusst werden.
3. Der intravaskuläre kolloidosmotische Druck (Pi_{mv}) ist mit dem kolloidosmotischen Druck in den größeren Gefäßen identisch und beträgt im Mittel 25 mmHg.
4. Interstitieller kolloidosmotischer Druck (Pi_{pmv}). Er ist wahrscheinlich relativ hoch und liegt etwa bei 19 mmHg. Es war bisher nicht möglich, ihn direkt zu messen. Zu seiner Abschätzung wird deshalb der Proteingehalt der pulmonalen Lymphe benutzt.

Während P_{mv} Flüssigkeit aus dem Gefäßbett treibt, wirkt P_{pmv} dieser Kraft entgegen. Pi_{mv} hält Flüssigkeit im Gefäßbett zurück, während Pi_{pmv} Flüssigkeit aus dem Gefäßbett zieht. Die Balance zwischen diesen Drucken lässt sich folgendermaßen ausdrücken:

$$\Delta P = (P_{mv} - P_{pmv}) - \delta(Pi_{mv} - Pi_{pmv})$$

Dabei beschreibt δ (Reflektionskoeffizient für Plasmaproteine) die Effektivität der Eiweißbarriere über der mikrovaskulären Membran.

Bei einem δ=1 ist die Membran für Eiweiß undurchlässig, bei δ=0 ist die Barriere frei durchgängig und ein kolloidosmotischerr Gradient ist nicht mehr vorhanden. Werden diese Drucke in die Rate der transvaskulären Flüssigkeitsfiltration mit einbezogen, so erhält man die Starling-Gleichung:

$$\dot{Q}_f = K_f \times \left[\left(P_{mv} - P_{pmv} \right) - \delta \left(Pi_{mv} - Pi_{pmv} \right) \right]$$

Aus den oben genannten Beispielzahlen resultiert eine permanente Transsudationskraft von 4 mmHg.

Pathophysiologie Gleichgültig, ob es sich um eine Imbalance der verschiedenen Drucke oder um eine Schädigung der alveolokapillären Barriere handelt, die Flüssigkeitsakkumulation läuft immer in 3 Phasen ab.

- **Phase 1:** Der Flüssigkeits- und Kolloidtransfer aus dem Kapillarblut in das Interstitium ist erhöht, wobei die Eiweißfiltration relativ geringer ist. Das interstitielle Volumen nimmt jedoch nicht zu, da in gleichem Ausmaß der Lymphabfluss ansteigt. Durch die Transsudation wird zudem der interstitielle kolloidosmotische Druck (Pi_{pmv}) gesenkt, da dort die Proteinkonzentration durch das Transsudat verdünnt wird (pro 2 mmHg P_{mv}-Anstieg fällt der Pi_{pmv} um ca. 1 mmHg). Dieser Mechanismus antagonisiert die Transsudation somit um etwa 50 %.
- **Phase 2:** Die Filtrationsrate steigt weiter, und die Lymphdrainage kommt an ihre Kapazitätsgrenze. In dem mit einer hohen Compliance versehenen extraalveolären Interstitium sammeln sich Flüssigkeit und Kolloide. Sie umgeben die Bronchiolen, die Arteriolen und die Venulen.
- **Phase 3:** Ein weiterer Anstieg der Filtrationsrate führt jetzt auch zur Distension des mit niedriger Compliance versehenen interalveolären Interstitiums. Es kommt schließlich zur Schädigung der alveolokapillären Barriere mit Flüssigkeits- und Proteineintritt in die Alveolen. Beim hydrostatischen Ödem beträgt der Eiweißgehalt der abzusaugenden Alveolarflüssigkeit (Lavage) unter 50 % des Plasmawertes und beim Permeabilitätsödem über 60 % des Plasmawertes, da hier die mikrovaskuläre Membran stärker geschädigt ist.

Hydrostatisches Ödem Der normale pulmonale Kapillardruck (P_{mv}) liegt bei etwa 8–9 mmHg. Zu einem Ödem kommt es, wenn P_{mv} den kolloidosmotischen Druck des Plasmas (Pi_{mv}) von etwa 23–30 mmHg überschreitet. Damit liegt ein erheblicher Sicherheitsbereich vor. Tritt die Erhöhung des LAP z. B. bei einer Kardiomyopathie mit Funktionsstörung des linken Ventrikels, linksventrikulären Obstruktionen oder Pericarditis constrictiva langsam ein, so hat das Lymphsystem sogar Zeit, seine Drainagekapazität progredient auf etwa das 10-Fache zu erhöhen, und LAP-Werte von über 20 mmHg können ohne Lungenödem auftreten. Vorkommen ▶ Übersicht.

Ein Abfall des kolloidosmotischen Drucks (Pi_{mv}) allein führt noch nicht zum Ödem, da der interstitielle onkotische Druck (Pi_{pmv}) gleichsinnig mit abfällt. Es reicht in dieser Situation aber ein geringerer Anstieg des Kapillardrucks oder des zentralvenösen Drucks als üblich aus, um ein Ödem zu provozieren. Vorkommen ▶ Übersicht.

Eine verstärkte Negativierung des interstitiellen Drucks (P_{pmv}) kann durch eine plötzliche Entlastung eines Pneumothorax mit Sog entstehen. Das Ödem tritt dabei einseitig auf und ist mehr radiologisch als klinisch erkennbar. Der interstitielle Druck kann aber auch durch forcierte Atemarbeit infolge schwerer Obstruktion (Laryngospasmus) der oberen Luftwege vermindert sein.

Permeabilitätsödem Eine Schädigung der mikrovaskulären Membran führt durch eine Abnahme von δ zu einem Permeabilitätsanstieg für Proteine mit Zunahme von K_f. Da der transmembranöse kolloidosmotische Gradient dabei gegen null geht, fällt er aus der Starling-Gleichung heraus und es verbleiben

$$\dot{Q}_f = K_f \times (P_{mv} - P_{pmv})$$

Jede Steigerung des Filtrationsdrucks führt jetzt sofort zu einer Steigerung der Filtrationsrate ($\dot{Q}_f$) von Flüssigkeit und Eiweiß. Da hierbei K_f hoch ist, fällt der wichtigste Gegenspieler einer Ödembildung, die interstitielle Eiweißverdünnung, aus. Aus dem gleichen Grund findet deshalb schon bei normalen Drucken eine vermehrte Flüssigkeitsfiltration statt, und jede Drucksteigerung führt zu einem überproportionalen Anstieg von $\dot{Q}_f$. Patienten mit gestörter pulmonalkapillärer Permeabilität können deshalb also schon bei relativ normalen hydrostatischen Drucken ein Lungenödem entwickeln. Die Gasaustauschstörung steht hier von Beginn an im Vordergrund. Vorkommen ▶ Übersicht.

> **Ätiologien des Lungenödems**
> - Hydrostatisches Ödem
>   1. Erhöhter Lungenkapillardruck infolge:
>   a) Rückstau durch Linksherzinsuffizienz (HZV niedrig, LAP hoch): Myokarditis, Kardiomyopathie, kritische Aortenstenose des Neugeborenen, kritische Aortenisthmusstenose, Bland-White-Garland-Syndrom, Herzinfarkt, schwere Asphyxie (additiv tritt hier eine transitorische myokardiale Funktionsstörung hinzu. Bei allen vorgenannten Diagnosen kann sekundär eine Mitralinsuffizienz hinzutreten), nach Herzoperationen
>   b) Rückstau ohne schwere Myokardinsuffizienz (LAP hoch): Fortgeschrittenes Stadium einer hochgradigen Mitralinsuffizienz (isolierte Mitralklappendysplasie, besonders schwerwiegend ist die Kombination von Aortenstenose oder Aorteninsuffizienz mit Mitralinsuffizienz, Folge einer Papillarmuskelnekrose bei Bland-White-Garland-Syndrom, atrioventrikulärer Septumdefekt), Perikarderguss mit Tamponade (Postkardiotomiesyndrom, postoperative Blutung), Pericarditis constrictiva (Begleitphänomen bei rheumatischen Krankheiten), externe Kompression großer Lungenvenen (z. B. durch Mediastinaltumor), pulmonalvenöse okklusive Krankheit (für die beiden letzten Fälle ist LAP normal)
>   c) Rückstau durch kongenitale Stenosen: totale Lungenvenenfehlmündung mit Stenose im pulmonalvenösen Sammelsinus, hypoplastisches Linksherzsyndrom mit restriktivem Foramen ovale, angeborene (oder rheumatische) Mitralstenose, Cor triatriatum sinistrum, isolierte Lungenvenenstenosen
>   d) Lungenüberflutung mit pulmonalem Hypertonus: Ventrikelseptumdefekt, persistierender Ductus arteriosus Botalli (große Links-rechts-Shunts können bei Neugeborenen auch ohne LAP-Anstieg und normaler Herzfunktion zum Ödem führen), nach chirurgischer Anlage eines aortopulmonalen Shunts
>   e) Pulmonaler Hypertonus junger Säuglinge ohne Lungenüberflutung: persistierender pulmonaler Hypertonus des Neugeborenen, bronchopulmonale Dysplasie,

Lungengefäßhypoplasie (Rarefizierung des pulmonalen Gefäßbettes mit Überperfusion der verbliebenen Areale), Scimitar-Syndrom, Zwerchfellhernie, neurogenes Lungenödem bei intrakranieller Druckerhöhung (gesteigerter Sympathikotonus), Hypervolämie, alveoläre Hypoxämie, Aufenthalt in großer Höhe
  2. Erniedrigter intravasaler kolloidosmotischer Druck infolge: nephrotisches Syndrom, Hypalbuminämie nach Verbrennungen, Eiweißverlusteropathien, Hunger bzw. Eiweißmangelernährung
  3. Erniedrigter interstitieller Druck infolge: zu rascher Entlastung eines Pleuraergusses, schwerer Obstruktion der oberen Atemwege mit extrem negativem Pleuraldruck bei Inspiration
- Permeabilitätsödem
  1. Virale und bakterielle Pneumonien
  2. Surfactantverlust, z. B. Respiratory-distress-Syndrom, Ertrinken, Aspiration sauren Mageninhalts, thermische Schädigung, Rauchvergiftung
  3. Diffuses Kapillarleck-Syndrom, z. B. Endotoxinämie, Sepsis, disseminierte intravasale Gerinnung, hämorrhagischer Schock
  4. Freisetzung vasoaktiver Substanzen aus Leukozyten, Thrombozyten und Mastzellen, z. B. bei anaphylaktischem Schock, akuter Pankreatitis, allergischer Pneumonie, Goodpasture-Syndrom, Lupus erythematodes (Histamin, Bradykinin, Leukotriene, Tumor-Nekrose-Faktor), Schlangengift, Respiratory-distress-Syndrom
  5. Direkte Schädigung der alveolokapillären Barriere durch Inhalation toxischer Gase (z. B. Sauerstoff: im Tierexperiment nach 48–72 h von $FiO_2=1{,}0$; Halogene, Phosgen, Ozon, Stickstoffdioxid; oder durch alveoläre Überdehnung infolge hoher Beatmungsdrucke
  6. Toxische Arzneimittelwirkung, z. B. Salicylsäure, Nitrofurantoin, Methotrexat
  7. Lungenembolie, Urämie, Strahlenpneumonie
- Lymphdrainagestörungen
  1. Pulmonale Lymphangiektasien (primär, sekundär), Tumorausbreitung, Lungenfibrose

Klinische Symptome Der klinische Befund wird sowohl von der Grundkrankheit als auch vom Ausmaß des Lungenödems bestimmt. Das hydrostatische Ödem aus kardiovaskulärer Ursache bewirkt in Phase 1 nur eine Belastungsdyspnoe, eventuell mit leichten inspiratorischen Rasselgeräuschen bei der Eröffnung verschlossener Alveolen. In Phase 2 bewirkt die Flüssigkeitsansammlung im perivaskulären und peribronchialen Gewebe eine Unschärfe der Lungengefäße und des Hilusschattens im Röntgenbild. Im Gefolge der Obstruktionen stehen die Zwerchfelle tiefer. Besonders an der Lungenbasis werden die Atemwege durch die interstitielle Flüssigkeit komprimiert. Hinzu treten reflektorisch Bronchokonstriktionen, die ebenfalls zu Giemen führen. Die interlobulären Septen sind verdickt (Kerley-B-Linien). Die Herzsilhouette wird größer (Belastung von rechtem Vorhof und rechtem Ventrikel). Durch das Ventilations-Perfusions-Missverhältnis kommt es zur Hypoxämie und über Dehnungsrezeptoren zur Tachypnoe. Um das benötigte Luftvolumen bei den steiferen Lungen zu bewegen, ist vermehrte Atemarbeit nötig, das Atemzugvolumen ist kleiner und kompensatorisch die Atemfrequenz höher (Tachydyspnoe). Die Totraumventilation nimmt dabei aber zu. Pulmonale und kardiovaskuläre Leitsymptome s. unten. Wegen eines gesteigerten Sympathikotonus ist der Blutdruck häufig eher hoch. Die Schwere der Hypoxämie korreliert mit dem Lungenkapillardruck. In Phase 3 tritt Flüssigkeit in die Alveolen, und das Sputum kann rötlich tingiert sein. Es sind feinblasige Rasselgeräusche zu auskultieren. Der zunehmende intrapulmonale Rechts-links-Shunt verstärkt die Hypoxämie, und die Tachydyspnoe führt zur Hypokapnie. Bei sehr schwerem Lungenödem kippt der Gasaustausch zur Hyperkapnie mit gemischter Acidose.

> **Pulmonale und kardiovaskuläre Leitsymptome**
> - Phase 1: Belastungsdyspnoe
> - Phase 2: Atemnot, Tachydyspnoe, inspiratorische Einziehungen, Nasenflügeln, Einsatz der Atemhilfsmuskulatur, Husten im Liegen, Giemen, Entfaltungsknistern, Zyanose, Angst, gestaute Halsvenen, Galopprhythmus und blasse bis zyanotische kalt-feuchte Haut bei erhöhtem Sympathikotonus
> - Phase 3: Feinblasige Rasselgeräusche, rötlich schaumiges Sputum, Tachydyspnoe, Hypokapnie später Hyperkapnie

Diagnose und Differenzialdiagnose Sehr wichtig sind für die schnelle Diagnose und Differenzialdiagnose (▶ Übersicht zur Ätiologie) die Anamnese und die klinischen Befunde (s. oben). Ein Thoraxröntgenbild, die Blutgasanalyse, die Echokardiografie, die Bronchiallavage mit ihrer Proteinkonzentration und ggf. eine Herzkatheterisierung führen häufig zur Klärung der zugrunde liegenden Krankheit. Beim schweren Bronchialasthma finden sich neben einer entsprechenden Vorgeschichte zwar auch die extreme Dyspnoe mit aufrechter Körperhaltung, Giemen und Pfeifen, aber im Unterschied zum „kardialen Asthma" fehlen die kalt-schweißige Haut (Zentralisation) und die gestauten Jugularvenen. Die Zyanose ist beim kardiovaskulären Lungenödem durch die Addition von zentraler (intrapulmonaler Rechts-links-Shunt) und peripherer Zyanose oft stärker ausgeprägt.

Therapie Die Behandlung beider Formen des Lungenödems umfasst symptomatische Sofortmaßnahmen und den Versuch einer ursächlichen Behandlung.

Symptomatische Therapie Der Oberkörper wird erhöht, Einleitung einer forcierten Diurese, Flüssigkeitsrestriktion und Sauerstoffvorlage. Der Patient wird mit Bedacht sediert, wobei im fortgeschrittenen Stadium bei Spontanatmung Vorsicht geboten ist. Bei persistierender Atemnot und arterieller Hypoxämie ist die Indikation zur maschinellen Beatmung mit positivem endexpiratorischem Druck (PEEP) und einer Analgosedierung mit Opiaten gegeben. Der positive Atemwegsdruck wirkt der Transsudation entgegen. Eine eventuelle Hypoproteinämie muss ausgeglichen werden.

Ursächliche Therapie Beim hydrostatischen Ödem muss entweder die Herzinsuffizienz mit Glykosiden, Katecholaminen und restriktiver Flüssigkeitszufuhr behandelt werden, oder zugrunde liegende angeborene kardiovaskuläre Fehlbildungen müssen interventionell oder operativ beseitigt werden. Stenosen an Pulmonalvenen können sich z. B. aber auch erst im Laufe des ersten Lebensjahres voll ausbilden, oder pulmonavenöse Abflusshindernisse können sich unerwartet nach Herz-Gefäß-Operationen manifestieren. Für das Permeabilitätsödem sei je nach Ätiologie auf die entsprechenden Kapitel verwiesen. Bei schweren Pneumonien oder Intoxikationen ist häufig die maschinelle Beatmung und manchmal die extrakorporale Membranoxygenierung (ECMO) notwendig.

Verlauf und Prognose Das hydrostatische Ödem selbst lässt sich im Allgemeinen gut und rasch beseitigen. Beim Permeabilitätsödem ist die Behandlung schwieriger. Das Ergebnis hängt entscheidend vom Verlauf der Grundkrankheit ab.

159.2 Lungenembolie und Lungeninfarkt

Definitionen Die Lungenembolie ist eine partielle oder komplette Verlegung eines oder mehrerer Pulmonalarterienäste durch körpereigene oder körperfremde Substanzen, die in die Lungenarterie eingeschwemmt worden sind (zumeist Thrombembolien oder Fettembolien). In dem nachgeschalteten Gefäßbereich kann sich ein blander Lungeninfarkt ausbilden. Ein hämorrhagischer Lungeninfarkt entsteht durch Einblutung in diesen Bezirk. Voraussetzung dafür ist aber das gleichzeitige Vorliegen einer pulmonalvenösen Stauung.

Epidemiologie Die pulmonalen Embolien sind im Säuglings- und Kindesalter zwar selten, aber es muss an ihre Möglichkeit gedacht werden.

Ätiologie Das Substrat pulmonalarterieller Embolien sind meist Thromben, die aus verschiedenen Venengebieten herrühren können. In Frage kommen die Hohlvenen, Venen des Beckens und Abdomens, Nierenvenen(-thrombose), Venen der unteren und der oberen Extremitäten und Kopfvenen. Thromben können sich aber auch im rechten Herzen gebildet haben im Gefolge von zentralvenösen Kathetern, einer bakteriellen Endokarditis oder durch eine reduzierte Flussgeschwindigkeit des Blutes, wie sie bei Vorhofflattern bzw. -flimmern oder bei eingeschränkter Kontraktionsfähigkeit des Herzens (nach kardiogenem Schock oder dilatativer Kardiomyopathie) zu finden ist. Weitere Substrate für Embolien sind Fett oder Fremdmaterialien wie abgerissene zentralvenöse Katheter, Luft (nach Operationen, iatrogen) oder andere Fremdkörper.

Häufig gehen dem Emboliereignis Wirbelsäulen- oder Rückenmarksverletzungen, schwere Verbrennungen und längere Inaktivierung voraus. Femoral- oder Beckenvenen sind bei Kindern typische Ursprungsorte nach Skolioseoperationen. Ventrikuloatriale Shunts zur Liquorableitung können Quellen rezidivierender Lungenembolien sein. Weitere typische Situationen sind bei Früh- und Neugeborenen liegende Umbilikalvenenkatheter, Dehydratationszustände, Asphyxie mit nachfolgender respiratorischer Insuffizienz, Ablösung eines unter Lysebehandlung unvollständig aufgelösten Thrombus von einem zentralvenösen Katheter, Sichelzellanämie, angeborene zyanotische Herzfehler und rekurrierende Tumorembolien (auch Wilms-Tumor). Bei Adoleszenten können kürzlich abgelaufene Aborte, Drogenmissbrauch, orale Kontrazeptiva und angeborene Hyperkoagulationszustände wie eine verminderte Produktion von Protein C oder S, ein Antithrombin-III- oder Faktor-V-(Leiden-) Mangel Ursachen für Embolien sein. Fettembolien entstehen meist nach Knochenfrakturen oder durch nekrotisches Knochenmarkgewebe bei Sichelzellanämie. Patienten mit einer singulären Herzkammer sind nach Fontan-Typ-Operationen einem besonderen Risiko für Thrombenbildungen im Bereich des ehemaligen rechten Vorhofs und der herznahen Hohlvenen ausgesetzt, die dann Ausgangspunkte für Lungenembolien sein können.

Venöse Lungeninfarkte bei pulmonalvenösen Obstruktionen treten wegen des reichen kollateralen Netzwerks selten auf. Meist liegt in diesen Fällen eine sklerosierende Mediastinitis mit Obstruktion mehrerer großer Lungenvenen vor. Als andere Ursachen sind beschrieben: linksatriales Myxom, linksatrialer Thrombus bei Mitralstenose, Thrombosierung nach Lungenresektion, kongenitale Pulmonalvenenstenosen und Tumorausbreitung.

Pathogenese Die Lungen sind wie die Leber mit einer doppelten Blutversorgung ausgestattet. Die Bronchialarterien sind als Vasa privata für die Ernährung des Lungengewebes und der Atemwege zuständig. Die Pulmonalarterien sorgen als Vasa publica für den Gasaustausch. Während die hilusnahen Bronchialvenen in die V. azygos und V. hemiazygos münden, drainiert das Gros der Bronchialvenen in die Lungenvenen der Vasa publica. Wird ein zentraler Ast der Pulmonalarterie von einem großen Embolus verschlossen, dann wird das nachgeschaltete Lungengewebe gewöhnlicherweise ausreichend über die Rami bronchiales der Vasa privata mit Blut versorgt, und es entsteht kein Lungeninfarkt. Der akute mechanische Ausschluss eines größeren Anteils des pulmonalen Gefäßbettes mit Blutstase bewirkt aber eine reflektorische Vasokonstriktion und Freisetzung vasoaktiver Mediatoren aus dem Endothel mit Leukozyten- und Thrombozytenaktivierungen. Die Folge ist ein abrupter Anstieg des Lungengefäßwiderstands. Der rechte Ventrikel muss plötzlich einen hohen Druck zu dessen Überwindung aufbauen. Die Muskelfasern des rechten Ventrikels sind jedoch untrainiert. Dies ist die typische Situation einer akuten Rechtsherzbelastung, die zum akuten Rechtherzversagen führen kann. Zusammen mit einem reflektorisch einsetzenden Koronarspasmus kann dies zum akuten Cor pulmonale und zum Sofortod führen. Aber auch kleinere peripherere Verschlüsse der Lungenstrombahn führen meist ebenfalls nicht zum Lungeninfarkt und werden häufig noch nicht mal von Symptomen begleitet. Aus Tierexperimenten ist bekannt, dass die Lunge eine große thrombolytische Eigenaktivität besitzt und viele Embolien offenbar unbemerkt wieder aufgelöst werden. Charakteristisch für den hämorrhagischen Lungeninfarkt ist die Blutung in den Infarktbereich. Zu seiner Entstehung muss neben dem Verschluss einer Pulmonalarterie, die zur Schädigung der Kapillarwände führt, auch noch eine Erhöhung des pulmonalvenösen hydrostatischen Drucks mit Stase im venösen Gefäßbett hinzutreten. Konsekutiv ist dann auch immer der Kapillardruck erhöht. Eine solche Situation ist gegeben, wenn durch kongenitale Herzgefäßfehlbildungen (s. Nr. 1b–c in der ▶ Übersicht „Ätiologien des Lungenödems") oder durch eine Linksherzinsuffizienz (s. Nr. 1a in der ▶ Übersicht) eine pulmonalvenöse Abflussbehinderung vorliegt. Da die Bronchialvenen mit den Pulmonalvenen kommunizieren, ist bei einer Lungenvenenstauung auch immer der Kapillardruck in nutritiven Gefäßbereichen erhöht mit der Folge einer Ödembildung in der Mukosa der Atemwege mit Atemwegsobstruktion (kardiales Asthma mit Husten und Giemen). Bei der Sichelzellanämie kommt es „krisenartig" zu Verformungen der Erythrozyten, die zu schmerzhaften Kapillarokklusionen führen können. Sind ernährende Gefäße des Knochenmarks der langen Röhrenknochen betroffen, so führt dies zu Knochenmarknekrosen, und fetthaltige Nekrosebestandteile können in die Blutbahn eintreten. Werden sie in die Pulmonalarterien embolisiert, so kann ein Lungeninfarkt die Folge sein.

Pathologie Die hämorrhagischen Lungeninfarkte sind immer pyramidenförmig. Die Spitze weist hiluswärts, und die Basis liegt subpleural. Die Pleura zeigt eine fibrinöse Pleuritis. Der vollkommen luftleere Infarktbezirk ist stark rot gefärbt und wird durch die interlobulären Septen scharf begrenzt. Vor Einsetzen der Nekrose sind die kleinen Bronchien, Bronchiolen, Ductus alveolares und Alveolen mit Erythrozyten und einem zarten Fibrinnetz gefüllt. Später zerfallen die Zellkerne der Alveolarsepten als Zeichen der Nekrose. Nach 1–2 Tagen bildet sich um den Infarkt ein Wall von

Granulozyten und Makrophagen, und vom 7. Tag an beginnt die Reparation, indem vom Rand her Granulationsgewebe in den Infarkt einwächst. Die Nekrose wird durch Makrophagen resorbiert und durch Bindegewebe in eine Narbe umgewandelt. Das an den Infarkt angrenzende lufthaltige Lungenparenchym zeigt die Zeichen der chronischen Stauung.

Klinische Symptome Das klinische Spektrum der Lungenembolie ist sehr variabel. Sie imponiert häufig als Pneumonie, und die Diagnose wird oft erst anlässlich einer Obduktion gestellt.

- Klassische Symptomatik: plötzlicher Pleuraschmerz, Hämoptyse und Lungeninfiltration (nur wenn ein Infarkt eingetreten ist, üblicherweise nicht vorhanden, d. h. physikalisch oft unauffällig).
- Große (fulminante) Lungenembolie (Perfusionsausfall >50 %): akutes Rechtsherzversagen mit systemvenöser Stauung, erhöhter Herzfrequenz, Luftnot, Husten, erniedrigtem Herzminutenvolumen, ggf. systemische Hypotension, Synkope, feuchte blass-kalte Haut.
- Kleinere Embolien: transiente Tachydyspnoe, eingeschränkte Beweglichkeit einer Thoraxseite, leichtes Fieber, eventuell substernale oder pleurale Schmerzen mit möglicher Ausstrahlung in die Schulter, ggf. blutiges Expektorat, transitorische Tachykardie.
- Bei Vorliegen ausgedehnter Lungenvenenobstruktionen: heftige Hustenattacken, Dyspnoe, wechselnde Zyanosezustände und ggf. Hämoptyse.

Diagnose Basisdiagnostik mit Vitalparametern, Röntgen-Thorax, EKG und Blutgasanalyse.

Auskultation/Perkussion Kleinere Embolien sind unauffällig, größere Embolien bewirken eine Abschwächung des Atemgeräuschs, feuchte Rasselgeräusche, Pleurareiben und einen palpatorisch gedämpften Lungenschall.

Biochemische Marker D-Dimere sind sensibel, aber unspezifisch. Ein negativer Befund hat dagegen einen hohen Ausschlusswert. Erhöhte Werte von Troponin I, T und BNP („brain natriuretic peptide") weisen auf Rechtsherzbelastung hin.

Echokardiografie Die Echokardiografie sollte bei Verdacht als erstes bildgebendes Verfahren eingesetzt werden. Kleinere Embolien haben keine Auswirkungen auf den rechten Ventrikel. Indirekte Befunde infolge adrenerger Reaktion können Tachykardie und Hyperkinesie sein. Der Druck im rechten Ventrikel, abgeschätzt über eine eventuelle Trikuspidalinsuffizienz, ist höchstens gering erhöht. Eine große Lungenembolie führt dagegen immer zur Dilatation mit Trikuspidalinsuffizienz und Hypokinesie. Der Druck im rechten Ventrikel ist deutlich erhöht. Diese Befunde sind auch schon erkennbar, wenn der systemische Blutdruck noch stabil ist. Bei einer fulminanten Lungenembolie versagt der rechte Ventrikel akut und kann keinen hohen Druck aufbauen. Das Kammerseptum ist zum linken Ventrikel hin verschoben. Der Pulmonalarterienstamm ist dilatiert. Nach Thromben im rechten Vorhof, rechten Ventrikel und in der Pulmonalarterie ist zu suchen. Sie sind zum Teil transösophageal besser als transthorakal erkennbar. Eine transösophageale Echokardiografie ist z. B. dann angezeigt, wenn besonders ab dem Jugendlichen- und Adoleszentenalter eine Kardioversion zur Beendigung eines Vorhofflatterns oder -flimmerns geplant ist. Thromben im rechten Vorhof können sich nach der Kardioversion lösen und zu einer Lungenembolie führen.

Röntgen Ektatisches Pulmonalissegment bei massiver Lungenembolie. Für Infarkte ist die Röntgentechnik meist wenig aufschlussreich mit Transparenzminderung ohne spezifische Form, eventuell Pyramidenform. Das Zwerchfell der betroffenen Seite steht oft höher und ist bewegungseingeschränkt. Ein Pleuraerguss ist möglich.

Gasanalysen Exspiratorisch erniedrigter pCO_2 (Hyperventilation und vermehrte Totraumventilation infolge des Gefäßverschlusses, typische Differenz zwischen endexspiratorischem und arteriellem pCO_2 bei Embolie). Der arterielle pO_2 kann ebenfalls erniedrigt sein und ist auch unter Sauerstoffatmung nicht zu normalisieren (Folge der intrapulmonalen Rechts-links-Shunts, sofern das Foramen ovale verschlossen ist).

Magnetresonanztomografie (MNR)/Mehrschicht-Spiral-Computertomografie (CT) Dilatationen des rechten Vorhofs, des rechten Ventrikels und der Pulmonalarterie sind nachweisbar. Thromben im rechten Herzen und Emboli in der Pulmonalarterie können dargestellt werden. Ist zusammen mit positiven D-Dimeren ausreichend wegweisend.

Szintigrafie Typisch ist die erhaltene Ventilation bei Ausfall der Perfusion. Die Perfusionsszintigrafie kann auch noch kleinere Embolien aufzeigen.

Angiokardiografie Sie ist die Methode mit der größten Aussagekraft. Sie ist aber nicht ohne Risiko für eine pulmonale Blutung, und es wird häufig auf sie verzichtet.

Bronchoskopie Sie zeigt nur unspezifische inflammatorische Veränderungen der Mukosa. Sie birgt aber das große Risiko, dass geringe Schleimhautverletzungen zu profusen Blutungen führen können.

Differenzialdiagnose Pneumonie; weitere Krankheiten sind unter den ▶ Abschn. „Ätiologie" und „Pathogenese" aufgeführt.

Therapie Bei nicht schwer erkrankten Kindern und einem szintigrafischen Befund, der eine Embolie sehr wahrscheinlich macht, ist eine Low-dose-Heparinisierung ohne Angiografie angezeigt. Patienten mit massiver Lungenembolie werden heparinisiert mit initial 100 U/kg KG als Bolus und einer Erhaltungsdosis von 10–25 U/kg KG/h über mehrere Tage. Die partielle Thromboplastinzeit (PTT) sollte auf das 1,5-Fache verlängert sein. Ist die Ursache der Embolisierung nicht definitiv beseitigt, so ist eine Markumarisierung über 3–6 Monate mit einem INR-Wert von 2,5–3,5 angezeigt.

Massivere Embolien sind medizinische Notfälle. Ihre Behandlung zielt neben der Verhinderung weiterer Embolisierungen auf die Vermeidung des kardiovaskulären Kollaps und der Ateminsuffizienz ab. Dies wird erreicht durch die Gabe von Sauerstoff, einer effektiven Analgesie (Morphin 0,1 mg/kg KG i.v.) und ggf. mechanischer Beatmung. Bei noch ausreichendem Blutdruck sind Nitroglycerininfusion 0,5–2 µg/kg KG/min und Dobutamin 5–15 µg/kg KG/min sinnvoll. Mit einer Testgabe von Volumen kann geprüft werden, ob der rechte Ventrikel noch genügend Reserven hat. Bei ausreichender Herzfunktion steigt der Blutdruck an. Fällt der Druck jedoch ab, so ist von Dobutamin auf Noradrenalin zu wechseln. Ergänzt wird die Behandlung durch Antibiotika. Bei massiver Lungenembolie ist die Lysetherapie indiziert. Die chirurgische Entfernung eines pulmonalarteriellen Embolus ist im Kindesalter nur extrem selten angezeigt und mehr eine Verzweiflungstat.

Werden chronische Embolisierungen auf einen ventrikuloatrialen Shunt zurückgeführt, so muss der Shunt entfernt werden.

Verlauf und Prognose Bei einer massiven Lungenembolie sind 4 Verlaufsformen möglich:
- Soforttod nach plötzlich einsetzender stärkster Atemnot und Zyanose (pulmonales Strombett quasi verschlossen).
- Rechtsherzversagen innerhalb von Stunden bis Tagen infolge persistierender Hypoxämie und persistierend erhöhter Druckarbeit für die rechte Kammer (pulmonales Strombett reduziert).
- Spätes Cor pulmonale mit Rechtsherzinsuffizienz nach zunächst überlebter alter massiver Lungenembolie mit resultierendem pulmonalem Hypertonus infolge unzureichender Rekanalisation.
- Restitutio ad integrum durch vollständige Rekanalisation.

Bei unbemerkt ablaufenden rezidivierenden pulmonalen Embolien, z. B. durch einen ventrikuloatrialen Shunt, kann es über Monate zur Lungenfibrose und zum subakuten Cor pulmonale kommen.
Ein Lungeninfarkt führt meist zu keiner vitalen Gefährdung.

Literatur

Babyn PS, Gahunia HK, Massicotte P (2005) Pulmonary thromboembolism in children. Pediatr Radiol 35:258–274

Bartsch P, Swenson ER, Maggiorini M (2001) Update: High altitude pulmonary edema. Adv Exp Med Biol 502:89–106

Blum RH, McGowan FX Jr (2004) Chronic upper airway obstruction and cardiac dysfunction: anatomy, pathophysiology and anesthetic implications. Paediatr Anaesth 14:75–83

Ceelen W, Kerremans I, Lutz-Dettinger N, Vandenbroeck P, de Hemptinne B (1997) Wilm's tumour presenting as a pulmonary embolism. Acta Chir Belg 97:148–150

Fauroux B, Muller MH, Quinet B, Begue P (1998) The sickle cell anemia lung from childhood to adulthood. Rev Mal Respir 15:159–168

Hach-Wunderle V, Bauersachs R, Landgraf H, Schellong S, Schweizer J, Wuppermann T (2002) Leitlinien zur Diagnostik und Therapie der Venenthrombose und Lungenembolie. Vasa 31(60):1–19

O'Brodovich H (2005) Pulmonary edema in infants and children. Curr Opin Pediatr 17:381–384

Torbicki A, van Beek EJR, Charbonnier B, Meyer G, Morpurgo M, Palla A, Perrier A (2000) Guidelines on diagnosis and management of acute pulmonary embolism. Eur Heart J 21:1301–1336

Wacker P, Wacker R (2005) Thrombolytische Therapie der akuten Lungenembolie. Herz 30:261–268

160 Lungentumoren

H. Christiansen, F. Lampert

160.1 Intrathorakale Neubildungen

Im Kindesalter sind primäre Tumoren des Respirationstrakts sehr selten. Die meisten Neoplasien des Lungenparenchyms sind Metastasen. In die Lunge metastasierende Tumoren bei Kindern sind: der Wilms-Tumor, das Osteosarkom, Ewing-Sarkom, Rhabdomyosarkom und Hepatoblastom.

Lokalisation Die primären intrathorakalen Neubildungen befinden sich am häufigsten im Mediastinum, wobei die Lokalisation dieser Neubildungen im vorderen, mittleren oder hinteren Mediastinum oft wichtige Hinweise auf die Art des Tumors ergibt (◻ Tab. 160.1). Etwa 50 % der mediastinalen Tumoren sind maligne.

Klinische Symptome Intrathorakale Tumoren können durch Kompression oder Infiltration angrenzender Organe zu folgenden Symptomen führen: atemabhängige Schmerzen, Dyspnoe, Stridor, Husten, Hämoptoe und Schluckbeschwerden. Oftmals sind sie jedoch asymptomatisch und werden zufällig anlässlich Röntgenuntersuchungen aus anderer Indikation diagnostiziert.

Diagnose Bei klinischem Verdacht auf eine intrathorakale Raumforderung steht am Anfang der Diagnostik das Röntgenbild des Thorax in 2 Ebenen, bei Tumorverdacht ergänzt durch die Computertomografie bei intrapulmonalen Raumforderungen bzw. durch die Magnetresonanztomografie bei mediastinalen Tumoren. Sonografische Untersuchungen sind indiziert z. B. bei Ergüssen in den Pleuraraum, szintigrafische Untersuchungen z. B. bei Verdacht auf Neuroblastom.

Eine sichere Diagnose ist grundsätzlich anzustreben durch eine histologische Untersuchung nach Probeentnahme durch Mediastinoskopie, Thorakotomie oder CT-gesteuerter Feinnadelbiopsie. Bei einigen Krankheiten können in Perikard- oder Pleuraergüssen maligne Zellen durch Immunophänotypisierung eindeutig zugeordnet werden, so dass durch eine Punktion dieser Ergüsse auf eingreifende diagnostische Verfahren verzichtet werden kann.

160.2 Thymushyperplasie und Neoplasie

Der zweilappige Thymus liegt im oberen vorderen Teil des Mediastinums. Thymuszysten, Thymushyperplasie und das Thymom sind die vom Thymus ausgehenden Neubildungen. Zusammen machen sie weniger als 5 % der Mediastinaltumoren bei Kindern aus. Thymuszysten sind selten, und ihre Genese ist ungeklärt.

Bei Früh- und Neugeborenen ist ein großer, oftmals das Herz verdeckender Thymus kein pathologischer Befund. Von einer Hypertrophie des Thymus spricht man, wenn sich bei älteren Säuglingen, Kindern oder Adoleszenten auf einer Röntgenaufnahme des Thorax fast immer als Zufallsbefund eine massive Vergrößerung des Thymus befindet. Das Thymusgewebe ist nach Biopsie histologisch unauffällig.

Die Abgrenzung gegen eine Thymusinfiltration, ein Thymom oder andere Tumoren kann jedoch eine Mediastinoskopie oder Thorakotomie zur Diagnosestellung in Zweifelsfällen notwendig machen, nachdem eine Knochenmarkpunktion nicht richtungsweisend war.

◻ **Tab. 160.1** Differenzialdiagnostik der thorakalen Neoplasien im Kindesalter in Abhängigkeit von der Lokalisation

Benigne	Maligne
Vorderes und mittleres Mediastinum	
Keimzelltumoren	Keimzelltumoren
Lymphom (infektiös)	Lymphom (Hodgkin, Non-Hodgkin, Leukämie)
Thymushyperplasie	Thymom
Lymphangiom	Rhabdomyosarkom
Fibrom	
Lipom	
Perikardzyste	
Bronchogene Zyste	
Hinteres Mediastinum	
Ganglioneurom	Neuroblastom
Neurofibrom	Ganglioneuroblastom
Phäochromozytom	Peripherer neuroektodermaler Tumor (PNET)
Bronchogene Zyste	
Enterogene Zyste	
Thorakale Meningozele	
Larynx, Trachea, Bronchien, Lungen	
Inflammatorischer Pseudotumor	Bronchusadenom
Hamartom	Bronchogenes Karzinom
Fibroxanthom	Pulmonales Blastom
Leiomyom	Leiomyosarkom
Myoblastom	Rhabdomyosarkom
Hämangiom	Hämangioperizytom
Chondrom	Lungenmetastasen
Larynxpapillom	
Herz	
Rhabdomyom	Rhabdomyosarkom
Fibrom	
Myxom	
Pleura und Rippen	
Osteomyelitis	Metastasen
Chondrom	Mesotheliom
Osteoidosteom	Ewing-Sarkom
Fibröse Dysplasie	Peripherer neuroektodermaler Tumor (PNET)

Tab. 160.1 (Fortsetzung) Differenzialdiagnostik der thorakalen Neoplasien im Kindesalter in Abhängigkeit von der Lokalisation

Benigne	Maligne
Aneurysmatische Knochenzyste	Osteosarkom
	Chondrosarkom
	Langerhans-Zell-Histiozytose

Therapie Eine Thymushyperplasie verursacht keine klinischen Symptome, insbesondere keinen Stridor, keinen Husten oder Dyspnoe. Eine Behandlung der Thymushyperplasie ist nicht notwendig; es muss dringend davor gewarnt werden, eine Behandlung mit Kortikosteroiden oder Zytostatika durchzuführen, weil hierauf auch leukämische Infiltrate und Lymphome reagieren und somit eine adäquate Therapie unterbleibt. Vor allem die früher oft angewandte Bestrahlung hat Jahrzehnte später vermehrt zu Schilddrüsenkarzinomen geführt.

Thymome sind bei Kindern extrem selten. Diese langsam und invasiv wachsenden Tumoren metastasieren nur selten. Bei invasivem Wachstum ist nach chirurgischer Entfernung eine Bestrahlung erforderlich; bei Nichtansprechen sollte eine Chemotherapie versucht werden, wobei eine Kombination aus Cis-Platin, Etoposid und Ifosphamid die besten Erfolge ergeben hat. Während die Assoziation benigner Thymome und Myasthenie bei Erwachsenen je nach Untersuchungsserie in bis zu 60 % der Patienten besteht, ist diese Beziehung bei Kindern sehr selten und beschränkt sich in der Literatur auf die Beschreibung von Einzeldarstellungen.

Literatur

Carretto E, Inserra A, Ferrari A et al (2011) Epithelial thymic tumours in paediatric age: A report from the TREP project. Orphanet J Rare Dis 6:28

Demir HA, Yalcin B, Ciftci AO et al (2011) Primary pleuropulmonary neoplasms in childhood: Fourteen cases from a single center. Asian Pacific J Cancer Prev 12:543–547

Roby BB, Drehner D, Sidman JD (2011) Pediatric tracheal and endobronchial Tumors. Arch Otolaryngol Head Neck Surg 137(9):925–929

161 Thoraxtrauma

M. L. Metzelder, P. Sacher

Epidemiologie Thoraxverletzungen kommen im Kindesalter selten vor, wobei es sich in Westeuropa überwiegend um ein stumpfes Thoraxtrauma handelt. Abhängig von der einwirkenden Kraft auf den Brustkorb kann das stumpfe Thoraxtrauma klinisch von einer milden Beeinträchtigung der Atemsituation bis hin zu lebensbedrohlichen Thoraxverletzungen variieren. Die häufigste Ursache stellen Verkehrsunfälle, wobei die Kinder entweder als Fahrzeuginsasse oder als Fußgänger/Radfahrer betroffen sind. Die zweithäufigste Ursache sind Sportunfälle, wobei Jungen hier häufiger als Mädchen betroffen sind. Bei bis zu 50 % der Kinder mit einem Thoraxtrauma liegt ein Polytrauma in Kombination mit einer zusätzlichen Schädel-Hirn-Verletzung, Extremitätenverletzung und/oder Abdominaltrauma vor. Die offenen bzw. penetrierenden Thoraxverletzungen betreffen ca. 10–20 % aller kindlichen Thoraxtraumen. US-amerikanische Studien konnten diesbezüglich zeigen, dass mit regional unterschiedlich hoher Inzidenz Schussverletzungen eine signifikant höhere Mortalität als stumpfe Thoraxtraumen haben. Die Behandlung richtet sich nach der anatomischen Lokalisation und der Schwere der Verletzung und entspricht dem Vorgehen bei Erwachsenen. Die Mortalität von Kindern mit einem isolierten Thoraxtrauma liegt bei 5 %. Bei einem zusätzlichen abdominalen Trauma steigt diese auf 20 % und bei einem assoziierten Schädel-Hirn-Trauma auf 40 % an. Auf die Möglichkeit einer zu Grunde liegenden Kindesmisshandlung als Ursache eines Thoraxtraumas ist zu achten, da bei Kindern unter 3 Jahren Rippenfrakturen in über 60 % der Fälle auf Kindesmisshandlung zurückzuführen sind.

Besonderheiten der Thoraxverletzungen im Kindesalter Lungenkontusionen ohne Verletzungen des Brustkorbs sind aufgrund der hohen Elastizität bei Kindern häufiger als bei Erwachsenen. Somit wird die kinetische Energie des Unfalls meist direkt auf die intrathorakalen Strukturen des Kindes übertragen und signifikante intrathorakale Läsionen treten dann in mehr als der Hälfte aller Fälle ohne Rippenfrakturen auf. Auf der anderen Seite sind die intrathorakalen Organe im kindlichen Mediastinum weniger fixiert, so dass beispielsweise bei einem Rasanztrauma die V. cava superior bei einem Spannungspneumothorax oder einem ausgedehnten Hämothorax durch eine exzessive Dislokation verlegt werden kann mit Ausbildung eines hypovolämen Schocks in der Folge. Aufgrund eines generell höheren Sauerstoffverbrauchs mit kleinerer funktioneller Residualkapazität, kombiniert mit einer verminderten Lungencompliance sowie horizontal angeordneten Rippen, größerer Thoraxcompliance und nicht voll entwickelter Interkostalmuskulatur und deshalb vorwiegender Zwerchfellatmung haben Kinder im Vergleich zu Erwachsenen geringere Kompensationsmöglichkeiten. Bedingt durch die limitierte Kompensationsmöglichkeit eines Pneumomediastinums kommt es beispielsweise beim Neugeborenen besonders schnell zu einem Pneumothorax mit kardiovaskulärer Beeinträchtigung.

Klinische Symptome und Befunde Ein hypoxisches Kind zeigt Agitiertheit, Dyspnoe und Tachypnoe sowie im Extremfall eine Zyanose, Stridor, Einziehungen, vermindertes Atemgeräusch als Ausdruck einer Atemwegsobstruktion. Demgegenüber lenken abgeschwächte Atemgeräusche, tympanischer Klopfschall, Hypotonie sowie eine Verlagerung der Herztöne mit oberer Einflussstauung den Verdacht auf einen Spannungspneumothorax. Neuauftreten von abgeschwächten Herztönen mit einer Niedervoltage im EKG sind Ausdruck eines Perikardergusses, der zu einer lebensbedrohlichen Perikardtamponade führen kann und über eine Perikardpunktion zu entlasten ist. Bei kontinuierlichem Luftaustritt nach Einlegen einer Thoraxdrainage, bei subkutanem oder mediastinalem Emphysem, Hämoptoe, Spannungspneumothorax oder ausgeprägten Atelektasen muss eine Ruptur des Tracheobronchialsystems vermutet werden. Symptome, die auf eine Ösophagusperforation deuten, sind Dysphagie, Dyspnoe, Fieber, Zyanose, Thoraxschmerzen und ein subkutanes Emphysem. Subkonjunktivale Hämatome, Zyanose, Petechien im Gesicht und im oberen Thorax mit pulmonaler oder zentralvenöser Beeinträchtigung sind die klinischen Zeichen eines traumatischen Asphyxiesyndroms (sog. Perthes-Syndrom).

Diagnose Wichtigste Untersuchung bei einem Thoraxtrauma ist die Blutgasanalyse, sowohl als initialer Befund als auch als Verlaufskontrolle. Für die Basisdiagnostik eines solitären stumpfen Thoraxtraumas genügt im Allgemeinen eine orientierende Thoraxübersichtsaufnahme a.-p. im Liegen, evtl. ergänzt durch eine Seitenaufnahme mit seitlich angestellter Kassette im horizontalen Strahlengang. Das beim Polytrauma zunehmend verwendete Computertomogramm als sog. Traumascan zeigt das initiale Ausmaß der Lungenkontusion einschließlich weiterer Verletzungen des Brustkorbs, der Wirbelsäule und der intrathorakalen Organe. Bei dringendem Verdacht auf tracheobronchiale Verletzungen liefert die Tracheobronchoskopie die zuverlässige Diagnose. Die Echokardiografie gibt Aufschluss über Herz- und Perikardverletzungen, Herzkontusion, Perikarderguss, traumatischen Ventrikelseptumdefekt, Klappeninsuffizienz oder Papillarmuskelruptur. Eine engmaschige Überwachung mittels 24-h-EKG zur Feststellung von Herzrhythmusstörungen ist bei einer Myokardkontusion obligat. Die Diagnostik einer Myokardkontusion beruht auf der Bestimmung der Kreatinin-Phosphokinase-MB-Isoenzyme oder des Troponins T oder I. Bei Verdacht auf eine Aortenruptur ist die Aortografie die Untersuchung der Wahl. Die Pulsoxymetrie eignet sich zum Monitoring der arteriellen Oxygenation, wobei obstruktive Ventilationsstörungen erst im Verlauf zu einer Hypoxie führen.

Klinische Symptome und Therapie der pädiatrischen Thoraxverletzungen

Lungenkontusion Die häufigste Verletzung (50–60 %) nach einem Thoraxtrauma ist eine Lungenkontusion, deren Ausmaß meist bereits auf der ersten Thoraxaufnahme ersichtlich ist. Meistens heilt die Kontusion innerhalb von 7–10 Tagen spontan und komplikationslos aus. In den ersten 24 h ist aber auch eine drastische Zunahme des Sauerstoffbedarfs möglich. Bekannte Komplikationen sind eine Pneumonie oder akute respiratorische Insuffizienz, die eine Beatmung notwendig machen. Die Aspiration von Magensaft kann zu einem ARDS („adult respiratory distress syndrome") führen. Bei leichten Fällen ist die Behandlung einer Lungenkontusion exspektativ. Schwere Lungenkontusionen werden durch Flüssigkeitseinschränkung, Oxygenierung und Normalisierung des CO_2 behandelt. Mit dem Zustand der Lungenkontusion sind verschiedene anatomische Veränderungen der Lunge vergesellschaftet. Die interstitielle Hämorrhagie, das Begleitödem und die Konsolidierung des Lungenparenchyms führt zu einer Reduzierung der Lungencompliance im betroffenen Bereich. Dies wiederum führt dort zu einem Missverhältnis von Ventilation und Perfusion und damit zur Hypoventilation mit nachfolgender Hypoxie. Zusätzlich ist der Gasaustausch der Alveolen durch die Verdickung des Interstitiums behindert, die Perfusion durch intrapulmonales Shunting beeinträchtigt. Der Einfluss bzw. das Ausmaß auf die respiratorische Funktion ist somit vom Ausmaß des traumatisierten Lungenareals abhängig, und gelegentlich manifestiert sich dann die Hämorrhagie klinisch als Hämoptysis. Der Anteil der Patienten, die eine Pneumonie nach einer Lungenkontusion entwickeln, liegt bei ca. 20 %.

Pneumothorax Kinder mit einem Pneumothorax können asymptomatisch sein oder eine schwere Ateminsuffizienz aufweisen. Ein asymptomatisches Kind mit einem Pneumothorax von weniger als 15 % braucht lediglich eine engmaschige Beobachtung. Eine Pleuradrainage erübrigt sich, da die Luft spontan resorbiert wird. In ca. einem Viertel der Fälle kommt es zu einem Spannungspneumothorax. Bei Verdacht auf einen Spannungspneumothorax soll eine Pleurapunktion in der Medioaxillarlinie im 4. Interkostalraum vorgenommen werden. Kann Luft oder Blut aus dem Pleuraspalt abgesaugt werden, muss eine Thoraxdrainage in der mittleren Axillarlinie im 6. Interkostalraum eingelegt werden. Bei penetrierenden Thoraxverletzungen mit Pneumothorax liegt in ca. der Hälfte der Fälle auch ein Hämatothorax vor.

Pneumomediastinum Ursachen sind Verletzungen des Tracheobronchialsystems, eine Ösophagusruptur oder rupturierte Alveoli mit Luftaustritt entlang der bronchovaskulären Schicht ins Mediastinum. Bei älteren Kindern ist ein Pneumomediastinum relativ ungefährlich, da meistens eine Dekompression durch Übertritt von Luft in den Hals und ins Abdomen stattfindet. Bei klinisch gutem Allgemeinzustand und kompensierter Atmung kann der Spontanverlauf abgewartet werden.

Hämatothorax Bei etwa 13 % der Kinder mit einem Thoraxtrauma kommt es zu einem Hämatothorax. Kinder mit einem massiven Hämatothorax zeigen vielfach die gleichen klinischen Symptome wie Kinder mit einem Spannungspneumothorax. Als Folge eines Hämatothorax kann sowohl ein hypovolämer Schock als auch eine Ventilationsstörung auftreten. Aufgrund des niedrigen Drucks im pulmonalen Kreislauf verursacht eine Lungenparenchymverletzung selten eine massive Hämorrhagie. Eine solche ist praktisch immer durch eine Verletzung größerer Gefäße bedingt. Bei Verdacht auf einen Hämatothorax sollten vor der Thoraxdrainage großlumige venöse Zugänge gelegt werden und eine Volumensubstitution vorgenommen werden. Eine Thorakotomie zur Blutstillung ist indiziert bei einem initialen Blutverlust von mehr als 15 ml/kg KG oder bei einem Blutverlust von mehr als 10 % des Blutvolumens über 4 h bzw. bei inadäquatem HB-Anstieg unter Transfusionsbedingungen.

Rippenfrakturen Generell haben Kinder mit Rippenfrakturen schwerwiegendere Verletzungen als Kinder ohne Rippenfrakturen. Die Therapie der isolierten Rippenfraktur ist symptomatisch. Zur Schmerzbekämpfung und Verbesserung der Atemsituation bei Rippenfrakturen ist eine Peridualanästhesie ideal. In Ausnahmesituationen kann eine Intubation und Beatmung unumgänglich sein.

Traumatisches Asphyxiesyndrom (Perthes-Syndrom) Eine direkte Kompression des Thorax oder des oberen Abdomens führt zu einem traumatischen Asphyxiesyndrom. Der auf den Thorax ausgeübte Druck verursacht eine plötzliche Expulsion von Blut aus dem rechten Vorhof über die klappenlose V. cava superior und Halsvenen in den Hals- und Kopfbereich und führt so zu Petechien im Gesicht und im oberen Thoraxbereich, subkonjunktivalen Hämatomen sowie einer pulmonalen und zentralvenösen Beeinträchtigung. Die Prognose ist in der Regel günstig, und eine besondere Therapie erübrigt sich.

Verletzungen von Trachea und Bronchien Verletzungen von Trachea und Bronchien bei stumpfem Thoraxtrauma findet man nur in ca. 3–6 % aller Fälle. Untersuchung der Wahl bei Verdacht auf eine Ruptur im Tracheobronchialsystem ist die Tracheobronchoskopie. Expandiert die Lunge im Falle eines Pneumothorax nach Einlegen eines Thoraxdrains vollständig und versiegt das Luftleck, können kleine Bronchusrisse von weniger als einem Drittel der Zirkumferenz oder Risse in der Pars membranatia konservativ behandelt werden. Ausgeprägte Tracheobronchialverletzungen sind allerdings mit einer hohen Mortalität behaftet. Hohe Läsionen können mittels einem kollaren Zugang, distaler gelegene über eine Sternotomie erreicht werden.

Verletzungen der Mediastinalorgane Häufigste Verletzung der Mediastinalorgane ist eine Myokardkontusion. Diese Diagnose ergibt sich anhand einer Echokardiografie und/oder Bestimmung der Kreatinin-Phosphokinase-MB-Isoenzyme. Mögliche Komplikationen sind Arrhythmien, die nach üblichen kardiologischen Richtlinien zu behandeln sind. In den meisten Fällen heilt die Kontusion spontan aus. Eine Ruptur der Aorta, Perikardtamponade sowie Ösophagusverletzungen als Folge eines Thoraxtraumas sind im Kindesalter selten.

Iatrogene Traumen Eine Überdruckbeatmung kann vor allem bei Frühgeborenen zu einem Barotrauma führen. Die häufigsten Komplikationen nach endotrachealer Intubation oder Tracheostomiekanülen sind Stenosen, Tracheomalazie oder Granulome. Eine direkte Verletzung oder Arrosion einer Interkostalarterie bei der Einlage eines Pleuradrains kann einen Hämatothorax verursachen. Deshalb hat bei Neugeborenen und Säuglingen die Einlage eines Thoraxdrains immer stumpf mit einer Klemme zu erfolgen. Ösophagusverletzungen resultieren am häufigsten bei iatrogenen Manipulationen wie Endoskopien oder Dilatationen. Bei jedem Patienten mit Thoraxschmerzen, Fieber und/oder Dysphagie nach einer Bougierung oder Ösophagoskopie muss eine Perforation vermutet werden. Subclavia- oder Vena-jugularis-interna-Punktionen können einen Pneumothorax, Hydrothorax (Infusothorax), Hämatothorax, Phrenikusparesen, Arrhythmien und Myokardperforationen mit Perikardtamponade verursachen. Nach Herzoperationen kommen nicht selten Zwerchfellparesen als Folge einer iatrogenen Schädigung des N. phrenicus vor. Tritt innerhalb von 2–4 Wochen keine spontane Erholung auf, sollte bei paradoxer Beweglichkeit des Zwerchfells im Ultraschall oder bei der Durchleuchtung eine Zwerchfellraffung vorgenommen werden.

Literatur

Cooper A (1995) Thoracic injuries. Semin Pediatr Surg 4:109–116
Cotton BA, Nance ML (2004) Penetrating trauma in children. Semin Pediatr Surg 13:87–97
Eichelberger MR (1987) Trauma of the airway and thorax. Pedatr Ann 16:307–316
Sartorelli KH, Vane DW (2004) The diagnosis and management of children with blunt injury of the chest. Semin Pediatr Surg 13:98–105
Scherer LR (1997) Thoracic trauma. In: Oldhann KT, Colombani PM, Foglia RP (Hrsg) Surgery of infants and children. Scientific principles and practice. Lippincott-Raven, Philadelphia, S 455–461
Stafford PW, Harmon CM (1993) Thoracic trauma in children. Curr Opin Pediatr 5:325–332
Tovar JA (2008) The lung and pediatric trauma. Semin Pediatr Surg 17:53–59

162 Schäden an Trachea und Bronchien durch Trauma und als Therapiefolgen

T. Nicolai

162.1 Trauma

Laryngeale und tracheale Rupturen oder Lecks entstehen durch Kollision der vorderen Halsweichteile mit einer scharfen Kante (z. B. Fahrradlenker, Stuhlkante). Hierbei kann es zu Einrissen der Trachea oder Frakturen im Bereich des laryngealen Knorpelskeletts kommen. Neben der akuten Dyspnoe und einem eventuellen Stridor ist als typisches Zeichen das Entstehen eines Weichteil- und Hautemphysems im Hals- und Mediastinalbereich zu beobachten. Das Luftleck kann zum Pneumothorax führen und evtl. auch verzögert auftreten. Auch bei stumpfen Thoraxtraumata mit oder ohne Rippenfrakturen kann es zu Abscherungen und Einrissen an Trachea und Bronchien kommen (Abb. 162.1); die respiratorischen Symptome sind ähnlich wie bei der Tracheaverletzung im Halsbereich.

Laryngeale und tracheale Traumen lassen sich initial meist durch einen Tubus überbrücken; hierbei kann die endoskopische Platzierung von großem Vorteil sein. Die Versorgung von Abrissen und größeren Einrissen muss chirurgisch erfolgen.

162.2 Schädigung durch therapeutische Maßnahmen an Trachea und Bronchien

Die häufigste therapiebedingte Schädigung an Trachea und Bronchien tritt im subglottischen Bereich auf. Sie wird durch den Druck des Endotrachealtubus auf die Schleimhaut im Ringknorpelbereich hervorgerufen. Der Ringknorpel stellt im Kindesalter den engsten Teil des zentralen Atemwegs dar, so dass ein Tubus, der gut durch die Stimmbandebene passiert werden kann, durchaus im subglottischen Bereich eng im Ringknorpel anliegen kann. Hierdurch wird eine Minderperfusion der Schleimhaut bewirkt. Kommt noch eine schlechte Kreislaufsituation mit erniedrigtem Blutdruck und schlechter Oxygenierung hinzu oder tritt ein Schleimhautödem (z. B. nach einem Schädel-Hirn-Trauma) auf, so kann die Kapillarperfusion der Ringknorpelschleimhaut unterbrochen werden. Es kommt zu einer Schleimhautnekrose, einem Vorwachsen von Granulationen und damit zu einer Behinderung der Reepithelisierung. Hierdurch entsteht dann eine zirkuläre Narbe, die über die nächsten Tage bis Wochen nach Extubation zu einer lochblendenartigen, mehr oder weniger langen Stenose führt. Kinder mit einer Trisomie 21 sind besonders gefährdet. Bei Verwendung von speziellen Tuben mit sehr distal gelegenen Cuffs (z. B. Microcuff) und Kontrolle des Cuffdrucks (Soll <25 mmHg) gibt es zumindest in der Kurzzeitanwendung bei Narkosen jenseits der Neonatalperiode keinen Anhalt für eine traumatische Schädigung der Atemwege.

Ein weiterer Faktor in der Entwicklung von subglottischen und trachealen Schäden durch Endotrachealtuben besteht in der Häufigkeit akzidenteller Extubationen und traumatischer (Re-)Intubationen. Auch hier kann durch kindgerechte Sedierung, Fixierung oder Verwendung von pharyngealen Beatmungstechniken die Schädigungshäufigkeit vermindert werden.

Die Häufigkeit des Auftretens wird durch die oben genannten Faktoren sowie die Verwendung von zu großen Tuben oder Tuben aus hartem, nicht kindgerechtem Material (Gummi) bestimmt. Die Zahlen über die Häufigkeiten aus der Literatur stammen meist noch aus der Zeit, in der die modernen weichen pädiatrischen Endotrachealtuben noch nicht zur Verfügung standen und bei älteren Patienten noch keine High-volume-low-pressure-Cuffs verwendet wurden. Insofern sind die Zahlen, die zum Teil von mehreren Prozent subglottischer Stenosen nach Langzeitintubation ausgehen, nicht auf die Situation der modernen Neonatologie zu übertragen.

Gelegentlich kommt es im Bereich der subglottischen Ringknorpelstufe bei schwierigen Intubationsbedingungen, insbesondere bei Frühgeborenen mit noch sehr weichem Gewebe zu Perforationsverletzungen (Abb. 162.2). Hier erlaubt die endoskopische Intubation in den richtigen Atemweg und ein Belassen des Tubus für ca. 1 Woche bis 10 Tage in der Regel ein Abheilen einer Perforation ohne Folgen.

Typische Schäden an der distalen Trachea und den Bronchien durch Langzeitbeatmungen bestehen in der Entwicklung von lokalen Nekrosen und Granulationsgewebe. Die häufigste Ursache hierfür sind die sog. Absaugschäden. Wenn der Absaugkatheter über die Spitze des Endotrachealtubus hinaus unter Sog vorgeschoben wird, können – typischerweise an der Carina oder der medialen Seite des rechten Hauptbronchus – Schleimhautverletzungen gesetzt werden (Abb. 162.3). Durch entsprechende Vorsicht beim Absaugen lassen sich diese Schäden vollständig verhindern. Trachealwandschädigungen bis hin zur Nekrose sind außerdem bei der Durchführung von „Jet-Beatmung" beschrieben worden. Es scheint hier insbesondere eine Schwierigkeit in der Befeuchtung der Atemluft bei den hohen Atemströmungen der Jet-Beatmung vorzuliegen.

Nach Anlage einer Trachealkanüle kann es insbesondere bei kleinen Neugeborenen und wenn zu harte oder zu große Kanülen verwendet werden (obsolet: Silberkanülen, Kanülen mit inneren Metallspiralen bei kleinen Kindern) im Bereich des Tracheostomas und der Kanüle zu schweren destruierenden Perichondritiden kommen, so dass in der Folge eine Tracheomalazie auftritt.

Die in der Erwachsenenmedizin gelegentlich auftretende schwerste und tödliche iatrogene Schädigung des Tracheobronchialbaums durch sog. „airway-fires" bei der Verwendung endoskopischer laserchirurgischer Techniken unter unzureichender Reduktion der inspiratorischen O_2-Zufuhr treten bei Kindern zum Glück nur in extrem seltenen Fällen auf.

Therapie Die Therapie der subglottischen Trachealstenose ist befundabhängig sehr unterschiedlich (Abb. 162.4). Sie kann im Einzelfall die lokale Applikation von Steroiden, eine Bougierung oder die laserchirurgische Beseitigung von Narbenschäden (insbesondere bei membranartigen kurzstreckigen Narben) erfordern. Bei längerstreckigen und höhergradigen Stenosen wird meist ein chirurgisches Vorgehen notwendig sein; hier hat sich bei ausgeprägteren narbigen Engen eine cricotracheale Resektionsanastomose nach Pearson mit vollständiger Resektion des stenotischen Gebiets und Reanastomose der Trachea im Gesunden an den subglottischen Bereich neuerdings als häufigstes Verfahren bewährt. Ist jedoch die Glottisebene z. B. durch eine Interarytaenidfibrose mit betroffen, wird eine subglottische Erweiterungsplastik nach Rethi mit Knorpelinterposition allein oder ggf. zusätzlich zur Tracheasegmentresektion erforderlich sein.

Distale narbige Trachealstenosen können eventuell einer chirurgischen Resektion zugänglich sein; gelegentlich wurden über er-

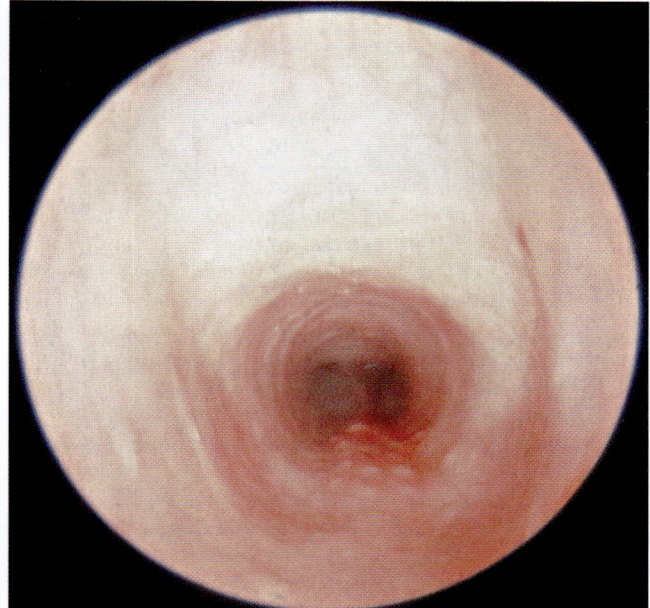

Abb. 162.1 Tracheaeinriss nach Thoraxtrauma

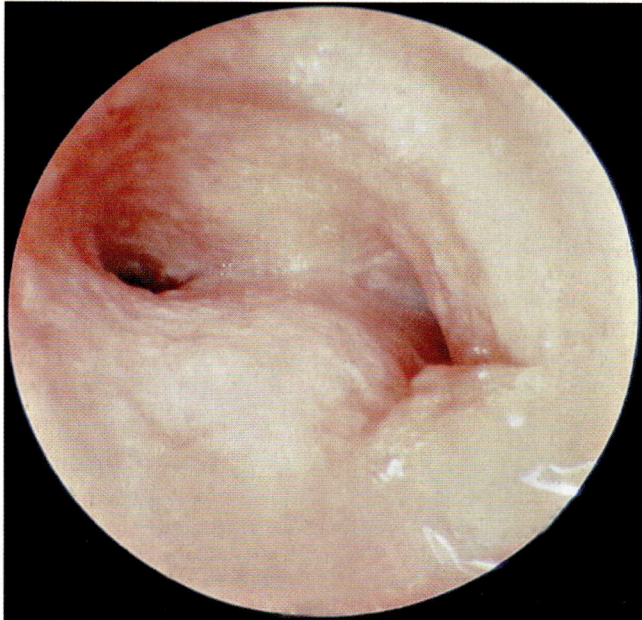

Abb. 162.3 Entzündliche Veränderungen im distalen Trachea- und rechten Hauptbronchusbereich durch zu tiefes Absaugen

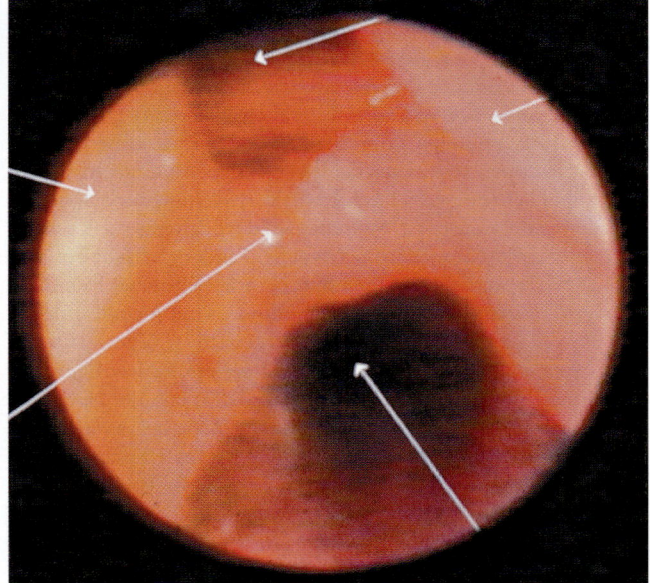

Abb. 162.2 Subglottische Perforation bei Fehlintubation eines Frühgeborenen

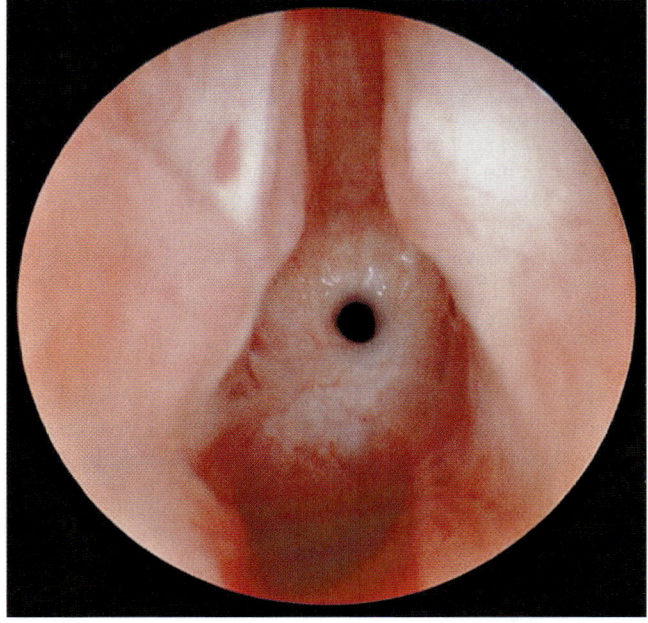

Abb. 162.4 Subglottische narbige Trachealstenose nach Langzeitintubation

folgreiche Ballondilatationen oder radiäre Inzisionen mit dem Laserendoskop berichtet. Insbesondere wenn die narbigen Strukturen jedoch tiefere Wandschichten mit erfassen, wird ein chirurgisches Vorgehen mit Resektion oder Erweiterungsplastik erforderlich sein.

Literatur

Cotton RT (1984) Pediatric laryngotracheal stenosis. J Pediatr Surg 19:699–704

Gaebler C, Mueller M, Schramm W, Eckersberger F, Vecsei V (1996) Tracheobronchial ruptures in children. Am J Emerg Med 14:279–284

de Jong AL, Sulek M, Nihill M, Duncan NO, Friedman EM (1997) Tenuous airway in children with trisomy. Laryngoscope 21(107):345–350

Macchiarini P, Chapelier A, Lenot B, Cerrina J, Dartevelle P (1993) Laryngotracheal resection and reconstruction for postintubation subglottic stenosis. Lessons learned. Eur J Cardiothorac Surg 7:300–305

Monnier P, Lang F, Savary M (2003) Partial cricotracheal resection for pediatric subglottic stenosis: A single institution's experience in 60 cases. Eur Arch Otorhinolaryngol 260:295–297

Stafford PW, Harmon CM (1993) Thoracic trauma in children. Curr Opin Pediatr 5:325–332

163 Fremdkörperaspiration

T. Nicolai

Kinder im Alter von 1–4 Jahren haben teilweise Schwierigkeiten mit dem Kauen und Abschlucken von bestimmten Nahrungsmitteln wie Nüssen oder Karotten und nehmen viele Objekte zur Exploration erst einmal in den Mund, darunter auch Kleinteile aus Spielzeugbaukästen etc. Daher werden diese Objekte in dieser Altersgruppe immer wieder aspiriert, bei älteren Kindern passiert dies mit Nadeln, Nägeln etc. Insbesondere bei laryngealer oder trachealer Lage des Fremdkörpers kommt es immer wieder zu tragischen Verläufen mit perakuter Erstickung.

Epidemiologie Es wird geschätzt, dass in den USA jährlich etwa 2000 Todesfälle durch Fremdkörperaspirationen auftreten, in Europa dürfte die Zahl ähnlich liegen. Für Kleinkinder unterhalb des 4. Lebensjahres wird das Risiko einer letalen Fremdkörperaspiration auf 0,7/100.000 Personen und Jahr geschätzt. In den USA erstickten 2001 169 Kinder an Fremdkörpern (30 % davon Nahrungsmittel), und 17.500 Kinder wurden wegen Aspirationen in Kliniken behandelt.

Klinische Symptome Nicht selten wird von einer plötzliche Hustenattacke berichtet, meist auch einem blauen Anlaufen des Gesichts und einem Atemnotanfall. Danach besteht häufig ein Hustenreiz oder die Atmung ist z. B. durch verlängerte Exspiration mit Giemen, Pfeifen oder Stridor auffällig. Nicht selten muss man explizit nach einer Aspirationssituation fragen, da die Eltern dieses Ereignis nicht mit den späteren respiratorischen Symptomen in Beziehung bringen.

Eine chronische obstruktive Bronchitis, die bei einem bis dahin ganz gesunden Kleinkind plötzlich begonnen hat und nie wieder ganz abheilt, kann in Wahrheit durch eine chronische Fremdkörperaspiration hervorgerufen sein. Typisch ist eine Seitendifferenz der pulmonalen Befunde bei Auskultation oder radiologischer Bildgebung. Auch bei rezidivierenden Pneumonien, Lungenabszessen oder Hämoptysen sollte an eine Fremdkörperaspiration als Ursache gedacht werden.

Nach einer akuten Aspiration kann es durch Hustenstöße zu einer Verlagerung des Fremdkörpers mit plötzlicher Verlegung der Atemwege kommen.

Differenzialdiagnosen Wegen ähnlicher Symptomatik muss auch an einen Krupp, eine Epiglottitis, Diphtherie oder bakterielle Tracheitis gedacht werden. Eine inspiratorische Atembehinderung tritt auch beim allergischen Larynxödem oder einem Retropharyngealabszess auf, eine exspiratorische, manchmal auch seitendifferente Obstruktion kann auch beim Asthma oder der Bronchiolitis vorkommen.

Der ausgeprägte Hustenreiz nach einer nicht bemerkten Aspiration kann schwer von einem Keuchhusten zu unterscheiden sein.

Bei Patienten mit operierten Ösophagusatresien werden nicht selten Scheinaspirationen durch in der motilitätsgestörten Speiseröhre festhängende Nahrungsboli, die die Trachea von hinten komprimieren können, beobachtet, die als Aspirationsereignisse fehlgedeutet werden können.

Bei anamnestisch möglicher Aspiration besteht fast immer eine Indikation zur Bronchoskopie, um hier zu einer definitiven Klärung zu kommen.

Diagnose Eine akut drohende Erstickung erkennt man an einem Abfall der transkutan gemessenen Sauerstoffsättigung und einem kaum noch hörbaren Lufteinstrom in die Lunge bzw. einer mangelnden inspiratorischen Thoraxexkursion trotz maximaler Atemanstrengung. Ein in- und exspiratorischer Stridor deutet auf eine tracheale oder laryngeale Lage des Fremdkörpers und damit auf eine besondere Erstickungsgefahr hin.

Ein Röntgen-Thorax (ggf. aufgeblendet bis zum Larynx) ist bei röntgendichten Fremdkörpern hilfreich und kann einen einseitige Überblähung und Minderperfusion der betroffenen Lunge zeigen. Bei drohender akuter Erstickung sollte keine Zeit mit der Bildgebung verschwendet werden, da ohnehin die sofortige Bronchoskopie die entscheidende therapeutische Maßnahme ist.

Typische radiologische Aspirationszeichen (lokale Überblähung oder Minderbelüftung) entwickeln sich meist erst nach 24–48 h, die Sensitivität und Spezifität des Röntgen-Thorax liegt bei etwa 60–70 %. Meist erlaubt die Bronchoskopie am besten Diagnose und Therapie.

Therapie

Akute Erstickungszeichen Wenn ein Kind nach beobachteter oder vermuteter Fremdkörperaspiration selbst atmet und bei Bewusstsein ist, sollte nicht versucht werden, den Fremdkörper zu entfernen (etwa durch Klopfen auf den Rücken etc.), da sonst ggf. eine noch gefährlichere und evtl. total obstruierende Position des Fremdkörpers eintreten kann. Bei drohender Erstickung muss bis zur Fremdkörperextraktion jederzeit sofortige Beatmung bzw. Intubation möglich sein, z. B. durch ärztliche Begleitung bei einem evtl. erforderlichen Transport. Wenn das Kind jedoch nur noch insuffizient oder gar nicht mehr atmet, soll bei Kindern >1 Jahr der Versuch gemacht werden, den Fremdkörper mit Hilfe eines Heimlich-Handgriffs durch Kompression des Abdomens mit Auspressung der Luft aus der Lunge nach oben zu entfernen. Im 1. Lebensjahr sind aber Leber und Milzzerreißungen und andere Verletzungen der abdominalen Organe berichtet worden, so dass hier der Heimlich-Handgriff nicht durchgeführt werden sollte. Auch bei Erwachsenen wurden Organverletzungen insbesondere bei fehlerhafter Anwendung beschrieben. Durch Standard-Thoraxkompression wie bei der kardiopulmonalen Reanimation gegen einen verschlossenen Atemweg kann derselbe Effekt erzielt werden wie durch den Heimlich-Handgriff.

Sowohl der Heimlich-Handgriff als auch die Thoraxkompression können auch von den Anwesenden bei Anleitung über das Telefon durchgeführt werden. Eine zweizeitige Verlagerung des Fremdkörpers mit akuter Erstickung kommt vor.

Ist die geschilderte Maßnahme nicht erfolgreich, wird im Pharynx nach einem Fremdkörper gesucht, dann der Patient Mund-zu-Mund- oder maskenbeatmet. Bringt dies keinen Erfolg, soll bei Vorhandensein der entsprechenden Ausrüstung intubiert werden. Hierbei kann man mittels eines maximal vorgeschobenen und dann wieder in die typische Lage zurückgezogenen Endotrachealtubus den Fremdkörper aus der Trachea weiter nach distal verlagern, so dass dann zumindest einseitig beatmet werden kann.

Fremdkörperentfernung Mit der Bronchoskopie kann auch beim frisch aspirierten Fremdkörper bis zur Nüchternheit des Patienten gewartet werden, wenn keine akute Erstickungsgefahr besteht und es sich nicht um einen Säugling handelt.

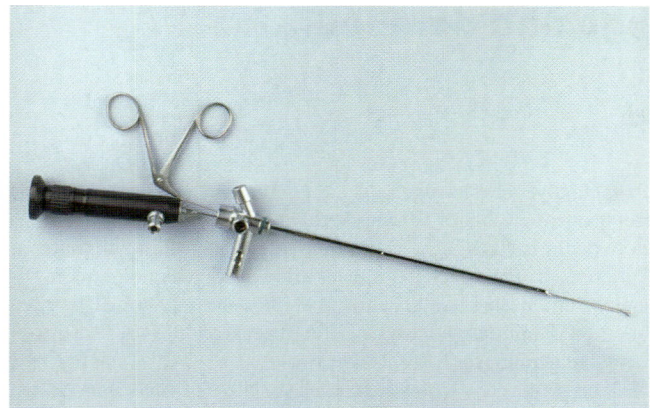

 Abb. 163.1 Fasszange zur Fremdkörperextraktion

Die Fremdkörperentfernung bei schon länger zurückliegender Aspiration soll bald, aber unter optimalen personellen und technischen Umständen geplant werden. Die Häufigkeit von Komplikationen steigt, wenn die Entfernung nicht spätestens am 1.–2. Tag nach dem Aspirationsereignis vorgenommen wird.

Die Fremdkörperentfernung wird mit dem starren Instrumentarium in Vollnarkose durchgeführt (Abb. 163.1, Abb. 163.2). Wenn die Wahrscheinlichkeit, tatsächlich einen Fremdkörper vorzufinden, gering ist, kann mit einer flexiblen Bronchoskopie ein Aspirationsausschluss erfolgen. Bei Auffinden eines Fremdkörpers wird dennoch auf die starre Technik gewechselt. Über die erfolgreiche Verwendung flexibler Endoskope und Instrumente zur Extraktion von manchen Fremdkörpertypen auch bei Kindern wurde berichtet, es sind aber auch tödliche Komplikationen aufgetreten. Da mit dem starren Instrumentarium eine sichere Extraktionsmethode zur Verfügung steht, bei der auch ein sicherer Atemweg und eine Möglichkeit zur Absaugung und Verwendung größerer Extraktionsinstrumente besteht, muss die Extraktion mit dem flexiblen Bronchoskop derzeit als experimentell angesehen werden. Die offizielle Empfehlung internationaler Fachgesellschaften wie der American Thoracic Society (ATS) ist die Fremdkörperentfernung mit der starren Technik.

Das genaue Verfahren der Extraktion muss der Erfahrung des Operateurs überlassen bleiben.

Ist eine Entfernung nicht innerhalb einer Eingriffsdauer von 1–2 h möglich, sollte die Operation beendet und entweder später erneut versucht oder das Kind an ein Zentrum oder einen Operateur mit großer Erfahrung verlegt werden.

Sonderfälle Flüssigkeiten oder Teig müssen meist nicht endoskopisch geborgen werden, da sie sich auflösen oder abgehustet werden können. Bei der Aspiration größerer Mengen von Säuglingspuder (praktisch nur möglich, wenn die Dose über das Gesicht gehalten wurde und sich dabei die Einfüllöffnung geöffnet hatte), muss eine Absaugung mittels einer Bronchoskopie durchgeführt werden. In der Regel ist dabei ein Erstickungsanfall aufgetreten, und es besteht ein pathologischer Auskultationsbefund oder Dyspnoe.

Bei einer chronischen Fremdkörperaspiration (die evtl. Wochen zurückliegt) kann eine antibiotische Therapie vor der Bronchoskopie durchgeführt werden. Durch Rückgang der sekundären Infektion kann die Extraktion evtl. vereinfacht werden. Diese Antibiose muss aber in ständiger Bronchoskopiebereitschaft erfolgen, da eine Verlagerung des Fremdkörpers (Abschwellung des fixierenden Granulationswalls) möglich ist. Der Nutzen eines solchen Vorgehens ist jedoch ebenso wie eine Behandlung mit Steroiden vor der Bronchoskopie nicht gesichert.

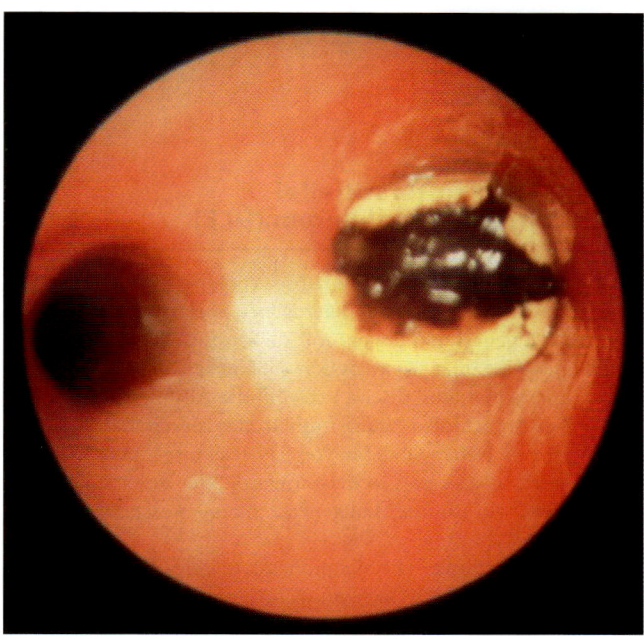

 Abb. 163.2 Nussschale im rechten Stammbronchus

Verlauf und Prognose Bei verschleppter Diagnose kann es zu chronischer obstruktiver Bronchitis, wiederholten Pneumonien, Abszessbildung, chronischem Husten sowie Hämoptysen und sogar respiratorischer Insuffizienz kommen.

Eine Verlegung sollte nur mit Arztbegleitung wegen der Gefahr der Dislokation bzw. akuter respiratorischer Verschlechterung vorgenommen werden!

Literatur

CDC (2002) Nonfatal choking-related episodes for children 0 to 14 years of age. Morbidity and Mortality Weekly Review 2002. Centers for Disease Control and Prevention, Atlanta

Gallardo A, Rosado R, Ramirez D, Medina P, Mezquita S, Sanchez J (2003) Rupture of the lesser gastric curvature after a Heimlich maneuver. Surg Endosc 17:1495

Langhelle A, Sunde K, Wik L, Steen PA (2000) Airway pressure with chest compressions versus Heimlich manoeuvre in recently dead adults with complete airway obstruction. Resuscitation 44:105–108

Lapostolle F, Desmaizieres M, Adnet F, Minadeo J (2000) Telephone-assisted Heimlich maneuver. Ann Emerg Med 36:171

Nicolai T (1999a) Airway management bei Kindern in Notfallsituationen. Notfall Rettungsmed 2:212–215

Nicolai T (1999b) Technik der Bronchoskopie bei Kindern. Monatsschr Kinderheilk 147:139–149

Ramirez-Figueroa JL, Gochicoa-Rangel LG, Ramirez-San Juan DH, Vargas MH (2005) Foreign body removal by flexible fiberoptic bronchoscopy in infants and children. Pediatr Pulmonol 40:392–397

164 Spezielle Krankheiten der Lunge und der Pleura

J. Seidenberg

164.1 Diffuse (interstitielle) Lungenerkrankungen (DLE)

Definition Diffuse parenchymatöse Veränderungen in beiden Lungen finden sich bei einem heterogenen Spektrum von zum Teil seltenen Lungenerkrankungen, mit oft chronischem Verlauf und signifikanter Letalität. Histologisch sind neben dem Interstitium (ILD = Interstitial lung disease) sowohl die Alveolen als auch die terminalen Bronchiolen häufig mitbetroffen, erkennbar an einem mosaikartigen Nebeneinander von Dystelektasen und Überblähungszonen, so dass vorgeschlagen wurde, die Bezeichnung von „interstitielle" auf „diffuse" Lungenerkrankungen zu erweitern.

Klinische Symptome Die Symptomatik dieser Krankheitsgruppe ist charakterisiert durch Tachypnoe, mit interkostalen Einziehungen, Belastungsinsuffizienz und gelegentlich einem trockenem Reizhusten. Bei Schulkindern lassen der ticartige Räusperhusten, die Leistungsverweigerung, gelegentlich begleitet von Stimmungsschwankungen, zunächst an eine psychogene Ursache denken. Ein Drittel der Patienten gedeiht schlecht und erleidet unerklärliche Fieberschübe.

Auskultatorisch dominieren feinblasige Rasselgeräusche (Knistern), nur selten hört man ein Giemen. In fortgeschrittenem Stadium sieht man eine Zyanose bei Belastung bzw. die Entwicklung von Trommelschlägelfingern.

Diagnostik Die wegweisende Diagnostik wird aufgrund schleichend beginnender, oft unspezifischer Symptome meist verzögert eingeleitet.

Bildgebung Die p.-a.-Röntgenaufnahme der Lunge zeigt diffuse, milchglasartige Veränderungen (◘ Abb. 164.1) oder eine retikulonoduläre oder überwiegend streifige Zeichnung. Besonders in der Initialphase kann der Befund jedoch fast normal sein. Bei der postinfektiösen Bronchiolitis obliterans (BO) dominiert eine massive Überblähung. Sehr viel sensitiver ist das High-Resolution (HR)-CT, das durch eine höhere Auflösung die bevorzugt betroffenen Strukturen gut differenzieren kann. Oft findet sich auch ein Nebeneinander von Dystelektasen und Überblähungszonen (Mosaikmuster).

Labordiagnostik Die üblichen Entzündungszeichen in der Labordiagnostik sind oft wenig verändert. Je nach Verdachtsdiagnose sind besondere Parameter zu untersuchen, insbesondere auch die Genanalyse auf Surfactant-Funktionsstörungen (s. unten).

Lungenfunktionsdiagnostik Die sehr sensitive Lungenfunktionsdiagnostik zeigt ein überwiegend restriktives Muster mit erniedrigter Vitalkapazität, die bei Kleinkindern aber häufig zu Unrecht als mangelnde Mitarbeit interpretiert wird. Das thorakale Gasvolumen kann zu Beginn, immer aber bei BO, erhöht sein als Zeichen des Air trappings bei begleitender Obstruktion der kleinen Bronchien. Die Diffusionskapazität und die Sauerstoffsättigung nach körperlicher Belastung sind bereits frühzeitig erniedrigt. Bei Alveolitis und Lungenfibrose ist die Dehnbarkeit der Lunge deutlich eingeschränkt. Dies ist bereits in der Fluss-Volumen-Kurve durch den steileren Abfall der Exspirationskurve zu erkennen.

Bronchoalveoläre Lavage und Lungenbiopsie Die Bronchoskopie mit bronchoalveolärer Lavage (BAL) ist sehr hilfreich und meistens notwendig zur Diagnose atypischer Infektionen und zur weiteren Differenzierung je nach Zellmuster und Eiweißgehalt. Wenn die Diagnose durch die oben genannten Methoden nicht gestellt werden kann, ist die mittels videoassistierter Thorakoskope (VATS) gewonnene Lungenbiopsie zielführend.

Die genannten Untersuchungen erscheinen manchen Ärzten gerade bei kleinen Kindern als zu invasiv, so dass die erforderliche Diagnostik zum Teil sehr verzögert eingesetzt wird. Bei eindeutiger Symptomatik können jedoch bereits irreversible fibrotische Prozesse eingetreten sein. Somit sollte bei Infektionsverdacht möglichst umgehend, ansonsten spätestens bei einer Krankheitsdauer von 6 Wochen ein pädiatrisch-pneumologisches Zentrum beratend hinzugezogen werden.

Klassifikation Die Klassifizierung der diffusen Lungenerkrankungen im Kindesalter hat sich in den letzten Jahren deutlich gewandelt, beruhend auf neueren Multicenterstudien in Europa und den USA. Diese zeigen eine Häufung der Erkrankungen im Säuglings- und Kleinkindalter, mit zum Teil in der Erwachsenenmedizin nicht bekannten Krankheitsbildern. Aktuell wandelt die zunehmende Erkenntnis über Gendefekte in der Surfactantfunktion die Einteilung der bisher eher histologisch definierten Formen (aktuelle Übersichten hierzu im Literaturverzeichnis).

In Anlehnung an Griese et al. 2009, Clement et al. 2010 und Das et al. 2011 wird im Folgenden eine modifizierte Klassifikation präsentiert, die sich an einem systematischen schrittweisen diagnostischen Vorgehen orientiert (▶ Übersicht). Sie soll ermöglichen, häufige nichtinvasiv zu diagnostizierende Ursachen im Vorfeld zu erkennen und eine notwendige invasive Diagnostik gezielt und frühzeitig einzusetzen. Einige der häufigeren Krankheitsbilder werden näher erläutert, eine Vollständigkeit kann in diesem Rahmen nicht erreicht werden.

Die Eingabe der Daten von Patienten mit DLE in ▶ www.kinderlungenregister.de oder ▶ www.childeu.net dient zur europaweiten Erforschung dieser seltenen Erkrankungen und gewährt den behandelnden Ärzten den Zugriff auf ein Expertengremium zur weiteren Unterstützung.

Diffuse (interstitielle) Lungenerkrankung – systematische Evaluation

- Exposition zu Umgebungsfaktoren?
  - Infektionen (Immunsuppression, Parasiten, postinfektiöse Bronchioliits obliterans?)
  - Toxische Substanzen (inhalativ, Medikamente, Strahlentherapie?)
  - Allergene organische Substanzen (Vögel, Federbett, Schimmelpilzbelastung?)
- Teil einer Systemerkrankung?
  - Extrapulmonale Manifestationen (Arthritiden, Exantheme, Nierenbeteiligung?)
- Isolierte Lungenerkrankung?
  - Beginn im Säuglingsalter?

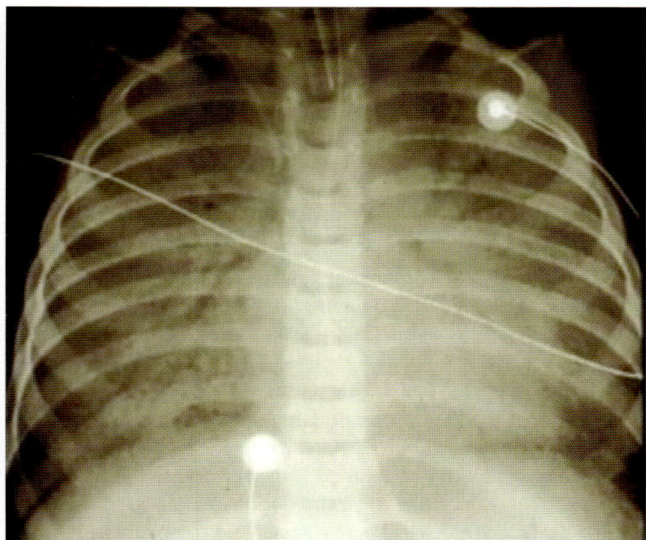

◘ Abb. 164.1 Diffuse milchglasartige Veränderungen bei einer bereits fibrotisch veränderten exogen allergischen Alveolitis bei einem 18 Monate alten Kind

- Wachstumsanomalien (Behinderung einer primär normalen Lungenentwicklung durch z. B. Zwerchfellhernie, Frühgeburtlichkeit, Herzfehler?)
- Surfactant-Dysfunktion (BAL erforderlich und Genanalyse)
- Diffuse Entwicklungsstörungen der Lunge (primäre Fehlanlage mit/ohne pulmonale Hypertonie. Biopsie erforderlich)
- Spezielle DLE des Kleinkindalters ungeklärter Ätiologie (neurokrine Zellhyperplasie – NEHI, pulmonale interstitielle Glykogenose – PIG. Biopsie erforderlich)
- Beginn ab 2. Lebensjahr:

Entweder erworbene Erkrankung oder späte Manifestation milderer Verlaufsformen angeborener Anomalien. Die Diagnose orientiert sich an der klinischen Manifestation und dem Zellbild in der BAL bzw. Biopsie.

- Diffus alveoläre hämorrhagische Lungenerkrankung (DAH)
- Pulmonale Alveolarproteinose (PAP)
- Eosinophile Lungenerkrankung
- Lymphozytäre Lungenerkrankung (LIP)
- Desquamative interstitielle Pneumonitis (DIP)
- Nichtspezifische interstitielle Pneumonitis (NSIP)

164.1.1 Exposition zu Umgebungsfaktoren

Anamnese Die Anamnese sollte gezielt nach möglichen exogenen Ursachen suchen, die eventuell auch in Verbindung mit Vorerkrankungen stehen können, z. B.:

Infektionen Einige Erreger verursachen auch bei immunkompetenten Patienten ein diffuses Muster im Lungenbild im Sinne einer interstitiellen Pneumonie, z. B. respiratorisches Synzytialvirus (RSV), Influenzaviren, Adenoviren, Masern, Mycoplasma pneumoniae, Chlamydia pneumoniae oder seltener auch Legionellen. Säuglinge mit noch unreifer Immunfunktion sind anfällig für Streptokokken-B- und Listerien-Infektionen unmittelbar nach Geburt, während sich Infektionen mit Chlamydia trachomatis, Zytomegalieviren oder die Miliartuberkulose in den folgenden Wochen manifestieren.

Bei immundefizienten Patienten (angeboren oder durch Chemotherapie erworben) sollte eine BAL durchgeführt werden zum Nachweis von Pneumocystis jirovecii, Aspergillen und anderen Pilzen sowie verschiedenen Viren, wie z. B. Zytomegalievirus (CMV), Epstein-Barr-Virus (EBV), Herpes-simplex- (HSV) und Herpes-Zoster-Virus (HZV).

Flüchtige eosinophile diffuse Infiltrate in Verbindung mit Bluteosinophilie wurden als Löffler-Syndrom beschrieben und sind als hyperergische Reaktion auf Parasiten (häufig Ascariden, selten Toxocara, Strongyloides etc.) oder bestimmte Medikamente (s. unten) zu verstehen.

Postinfektiös können im Kindesalter insbesondere Adenoviren und Mykoplasmen zur Bronchiolitis obliterans (BO) führen mit fibroproliferativer Obstruktion der kleinen Bronchien. Ein vorwiegend einseitiger Befall mit einseitig heller Lunge ist beschrieben als McLeod-Syndrom oder Swyer-James-Syndrom. Eine weitere Ursache für die BO ist die chronische Abstoßungsreaktion nach Lungen- oder Knochenmarktransplantation. Therapeutisch wirksam vorwiegend in der Frühphase sind Steroidpulse (10–30 mg Methylprednisolon/kg KG an 3 Tagen alle 4 Wochen) und eine Azithromycin-Dauertherapie (10 mg/kg KG, max. 500 mg, 3-mal pro Woche). Ein gastroösophagealer Reflux (GÖR) muss ausgeschlossen bzw. therapiert werden.

Toxische Substanzen (inhalativ, Medikamente, Strahlentherapie) Die Inhalation toxischer Gase (z. B. Chlorgas im Schwimmbad) oder die Aspiration von Magensaft oder Lampenöl bereits in kleinen Mengen bewirkt ebenfalls eine diffuse Lungenentzündung, die zum Teil erst verzögert nach 24–48 h manifest wird.

Medikamente können entweder toxisch oder über eine immunologische Reaktion das Lungenparenchym schädigen. Methotrexat, Bleomycin und andere Zytostatika sowie das Antibiotikum Nitrofurantoin werden häufig genannt. Eine detaillierte Auflistung findet sich unter ▶ www.pneumotox.com.

Inhalation organischer Substanzen und exogen allergische Alveolitis (EAA) Bei der EAA (Synonym: Hypersensitivitätspneumonie) handelt es sich um eine lymphozytäre allergische Reaktion vom verzögerten Typ (IV nach Coombs und Gell) auf inhalierte feinste Partikel meist organischer Herkunft. Häufige Allergene im Kindesalter sind Vogelantigene (Vogelhalterlunge) wie Federn oder Exkremente von Tauben, Wellensittichen, Papageien, Hühnern, Gänsen, Enten (und somit auch naturbelassene Bettfedern). Weitere Allergene sind Bakterien und Schimmelpilze aus feuchtem Heu, Kompost, Gewächshäusern (Farmerlunge), Klimaanlagen (Befeuchterlunge) oder feuchtem Mauerwerk *(Souterrain, ältere Bauernhäuser)*. Seltenere Auslöser sind anorganische Substanzen z. B. bei Verwendung von Farben und Lacken.

Klinische Symptome Im Kindesalter dominiert die chronische Verlaufsform, die zunächst an eine psychosomatische Grundkrankheit denken lässt, bedingt durch Räusperhusten, leichte Ermüdbarkeit und Gewichtsabnahme sowie gelegentlich eine weinerlich-depressive Grundstimmung. Bei Kleinkindern kann der Husten von Erbrechen begleitet sein. Erst im weiteren Verlauf tritt eine Belastungsdyspnoe in den Vordergrund. Auskultatorisch finden sich weniger feinblasige Rasselgeräusche als bei der akuten Form, gelegentlich fehlen sie auch. Die Diagnosestellung erfolgt spät, so dass in 30–40 % bereits Trommelschlägelfinger vorhanden sind. Die

Symptomatik der akuten Form ähnelt einer akuten Infektion der Lunge z. B. mit Viren, Mykoplasmen oder Chlamydien. Neben einem quälenden Reizhusten bestehen Tachydyspnoe, Zyanose und Fieber ohne Besserung auf eine antibiotische Behandlung.

Diagnose und Differenzialdiagnose Das Röntgenbild zeigt in der akuten Phase feingranuläre und -retikuläre, zum Teil milchglasartige Trübungen, ist aber bei chronischem Verlauf trotz bereits stark beeinträchtigter Lungenfunktion in bis zu 20 % unauffällig. Bei subakutem Verlauf kann eine periphere Überblähung aufgrund einer begleitenden Bronchiolitis ein Asthma vermuten lassen. Das hochauflösende Thorax-CT ist früher auffällig. Die Lungenfunktion ist sehr sensitiv und zeigt eine Restriktion mit Abnahme aller Lungenvolumina, der Lungendehnbarkeit und der CO-Diffusion. Der Sauerstoffpartialdruck ist erniedrigt und fällt unter körperlicher Belastung weiter ab. Eine Leukozytose mit Eosinophilie ist nur während der Akutphase vorhanden, ebenso ein positiver Rheumafaktor und erhöhte Werte für Angiotensin-converting-Enzym (ACE) oder Laktatdehydrogenase (LDH). Zielführend ist der Nachweis präzipitierender IgG-Antikörper gegen das Allergen (Merke: keine IgE-Antikörper! Kein Prick-Test!). Allerdings weisen ca. 30 % der Exponierten auch ohne Erkrankung Antikörpertiter auf, wohingegen bei akuter EAA in 10 % keine Antikörper nachgewiesen werden können (zum Teil laborabhängig). In der BAL findet sich eine ausgeprägte lymphozytäre Entzündung mit einer meist erniedrigten oder normalen CD4/CD8-Ratio (im Gegensatz zur Sarkoidose s. unten). Bereits nach wenigen Wochen kann eine zunehmende Fibrosierung festgestellt werden.

Therapie und Prognose Eine strikte lebenslange Allergenkarenz ist notwendig. Dies erfordert intensive Reinigungsmaßnahmen, da selbst nach Entfernen eines Vogels noch über 18 Monate erhöhte Allergenmengen in der Raumluft gemessen werden können. Bei Schimmelpilzbefall der Räume ist ein Wohnungswechsel manchmal unumgänglich. Bis zur Sanierung empfiehlt sich die Hospitalisierung und ggf. die systemische Gabe von 1–2 mg/kg KG Prednisolon bis zur klinischen Normalisierung. Anschließend kann das systemische Steroid ausgeschlichen werden, ergänzt durch eine inhalative Steroidtherapie, bis zur Normalisierung der Lungenfunktion. Tritt diese nicht ein, ist mittels Umgebungsuntersuchung, erneuter bronchoalveolärer Lavage (BAL) und ggf. Lungenbiopsie zu differenzieren, ob die Allergenkarenz nicht eingehalten wird, ein ungenügendes Ansprechen der medikamentösen Therapie oder eine bereits nicht-reversible Lungenfibrose vorliegt. Bei frühzeitiger lebenslanger Allergenkarenz kann eine Restitutio ad integrum eintreten.

164.1.2 Teil einer Systemerkrankung

Diagnose Die klinische Untersuchung sollte gezielt nach extrapulmonalen Manifestationen einer Systemerkrankung suchen, z. B. rheumatoide Arthritis (Arthralgien), Sklerodermie, Lupus erythematodes (Schmetterlingsexanthem, Arthralgie, Glomerulonephritis), Sjögren-Syndrom (Xerostomie, Keratokonjunktivitis sicca, Parotitis), Dermatomyositis (Muskelschwäche, Exanthem), Mixed connective tissue disease (Raynaud-Phänomen), Wegener-Granulomatose (Sinusitis, Glomerulonephritis), Churg-Strauss-Syndrom (Asthma, eosinophile Vaskulitis), Goodpasture-Syndrom (Glomerulonephritis), Sarkoidose (Granulome in der Konjunktiva, an der Haut, Erythema nodosum, Arthritis), septische Granulomatose (Hautabszesse, Leberabszesse), Speichererkrankungen (Hepatosplenomegalie), Langerhans-Zell-Histiozytose (ausgestanzte Knochendefekte, Lungenzysten), etc.

Bei Verdacht ist die Untersuchung auf Serummarker der Systemerkrankungen sinnvoll, insbesondere antinukleäre Antikörper (ANA), zytoplasmatische antineutrophile Antikörper (c-ANCA), p-ANCA, Rheumafaktor (RF), ACE, LDH, löslicher Interleukin-2(IL-2)-Rezeptor etc. In der BAL sprechen >5 % CD1A-positive Zellen für eine Langerhans-Zell-Histiozytose. Die CD4/CD8-Ratio ist erhöht bei der Sarkoidose, niedrig bei der exogen-allergischen Alveolitis.

Oft gehen extrapulmonale Symptome der Lungenbeteiligung voraus. Gelegentlich ist aber die Lungensymptomatik so dominierend, dass gezielt nach den typischen extrapulmonalen Symptomen gesucht werden muss. Dies sei am Beispiel der Sarkoidose dargestellt.

Sarkoidose
Die Sarkoidose ist eine chronisch-granulomatöse Krankheit unklarer Ätiologie mit Befall zahlreicher Organsysteme: Neben Lungen und peripheren Lymphknoten können Augen (Konjunktivitis, Uveitis, Iridozyklitis), Leber, Milz, Muskeln, peripheres Nervensystem und Gehirn, Herz, Darm, Gelenke und Knochen betroffen sein.

Ätiologie und Pathogenese Als auslösendes Agens werden Umweltnoxen und zahlreiche Erreger (inklusive Tuberkulosebakterien, Hautpilze) diskutiert, ein sicherer Zusammenhang konnte jedoch nicht belegt werden. Bekannt ist eine familiäre Diathese, und genetische Polymorphismen (HLA, Zytokine) sind assoziiert mit einem erhöhten Erkrankungsrisiko. Durch Präsentation eines Agens durch Makrophagen gegenüber T-Zellen kommt es zu einer nichtverkäsenden Granulombildung mit Epitheloidzellen, vereinzelt auch Langerhans-Riesenzellen mit Lymphozytensaum. Diese Granulome können sich spontan zurückbilden, aber auch zu einer fortschreitenden Fibrosierung führen.

Klinische Symptome Neben unspezifischen Symptomen wie Gewichtsabnahme, Müdigkeit und gelegentlich Fieber sind die Symptome durch die Organmanifestationen bestimmt (z. B. Sehstörung, trockener Husten und Kurzatmigkeit, Hauterscheinungen wie makulopapulöses Exanthem oder Plaques, persistierende Lymphknotenvergrößerung, Arthritis, Parotis- oder Tränendrüsenschwellung, Fazialisparese).

Diagnose Die Kombination aus klinischen Symptomen und radiologischen Befunden (bei über 90 % sind die Hiluslymphknoten vergrößert = Grad 1) führt oft zu dem Verdacht auf Sarkoidose, der dann stets histologisch gesichert werden muss. Hierzu bieten sich folgende Biopsiestellen an: Haut- oder Konjunktivalknoten, periphere Lymphknoten, vergrößerte Drüsen, Lebergewebe, bei älteren Kindern auch die transbronchiale Biopsie. Eine Lymphozytose in der bronchoalveolären Lavage mit einer erhöhten CD4/CD8-Ratio hilft die Sarkoidose von anderen interstitiellen Krankheiten zu unterscheiden. Die Bestimmung des ACE (vermehrt produziert von Epitheloidzellen) und des löslichen IL-2-Rezeptors (lymphozytärer Aktivitätsmarker) kann hilfreich sein. Gelegentlich findet sich eine Hyperkalzämie und Hyperkalziurie (erhöhte Vitamin-D-Sekretion von Granulomzellen).

Therapie und Prognose Bei asymptomatischer Hiluslymphknotenvergrößerung oder nur leichtem Leberbefall ist eine Therapie nicht notwendig, sofern keine anderen potenziell gefährlichen Organmanifestationen vorhanden sind. Eine augenärztliche Spaltlampenuntersuchung sowie eine kardiologische Untersuchung zum Ausschluss einer kardialen Mitbeteiligung sollten immer neben regelmäßigen Lungenfunktionskontrollen durchgeführt werden. Ansonsten behandelt man mit Prednisolon 1 mg/kg KG/Tag. Die Dosis kann bei Kontrolle der Symptome langsam über insgesamt 6 Monate reduziert werden. Methotrexat kann steroidsparend wirken. Bei Therapieresistenz sind Biologika, wie z. B. der Tumor-Nekrose-Faktor-α-Antagonist Infliximab, erfolgreich eingesetzt worden. Auch das Antimykotikum Itraconazol zeigte eine mit Kortison vergleichbare Symptombesserung.

Die Prognose ist sehr günstig bei der akuten Verlaufsform mit Fieber, Arthritis und Erythema nodosum (Löfgren-Syndrom). Aber auch bei der chronischen Form kommt es in 60 % der Fälle zu einer spontanen Heilung innerhalb von 2–4 Jahren. Nur bei Beginn der Erkrankung vor dem 4. Lebensjahr mit Haut-, Augen- und Gelenkbeteiligung ist von einem ungünstigen Verlauf auszugehen.

164.1.3 Isolierte Erkrankung der Lunge

Beginn im Säuglingsalter
Wachstumsanomalien

Dies ist die häufigste Ursache einer diffusen Lungenerkrankung im Säuglingsalter und beruht auf einer prä- oder postnatal behinderten Alveolisierung bei primär normal angelegter Lunge. Hierzu zählen:
- die sekundäre pulmonale Hypoplasie bei intrauteriner Restriktion der Lunge (Oligohydramnion, Zwerchfellhernie, etc.),
- die Entwicklungshemmung durch Frühgeburtlichkeit (bronchopulmonale Dysplasie),
- die veränderte Hämodynamik bei kongenitalen Herzfehlern (großer Ventrikelseptumdefekt – VSD, persistierender Ductus arteriosus – PDA etc.),
- Entwicklungsstörungen bei chromosomalen Abnormalitäten (z. B. zystische Dilatation der subpleuralen Alveolen bei Trisomie 21).

Bei eindeutiger Zuordnung erfordern diese Lungenerkrankungen keine weitere Diagnostik mittels Lungenbiopsie.

Surfactantdysfunktion

Diese Diagnose insbesondere durch einen Mangel an Surfactantproteinen (SP) wird in der letzten Zeit immer häufiger gestellt und ist besonders zu erwägen bei klassischer Präsentation als Alveolarproteinose (s. unten). Aber auch bei anderen diffusen Lungenerkrankungen ohne eindeutige Ätiologie und ohne auffällige BAL wird mittlerweile der Ausschluss einer Surfactantdysfunktion empfohlen vor Durchführung einer Lungenbiopsie.
a. SP-B–Defekt: Präsentation unmittelbar postnatal mit diffusen feinnodulären Infiltraten mit klassischer pulmonaler Alveolarproteinose (PAP). Die BAL ist milchig-trüb mit reichlich PAS-positivem Material (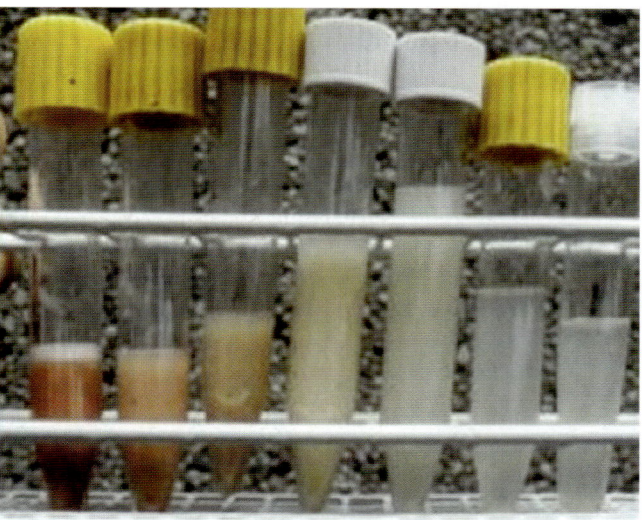 Abb. 164.2) und entweder normaler Zelldifferenzierung oder Lymphozytose. Die Biopsie zeigt die vollständige Auskleidung der Alveolen mit PAS-positivem Surfactant und den elektronenmikroskopisch nachweisbaren typischen „lamellar bodies". Die Kinder versterben meist innerhalb der ersten 3–6 Monate. Einzige Therapieoption ist die Lungentransplantation. Der Erbgang ist autosomal-rezessiv.
b. SP-C-Defekt: variable Manifestation entweder postnatal oder eher später im Säuglings- oder Kleinkindalter, ggf. erst im Erwachsenenalter als Lungenfibrose. Spontanmutation, aber auch autosomal-dominanter Erbgang mit familiärer Häufung. In der BAL oft mit Zellvermehrung, dann gelegentlich ansprechend auf Steroidpulstherapie (10–30 mg/kg KG Methylprednisolon an 3 Tagen alle 4 Wochen) und Hydroxychloroquin (6–10 mg/kg KG/Tag), versuchsweise auch Azithromycin (10 mg/kg KG

Abb. 164.2 Rostbraune, mit zunehmender Spülung aufhellende trübe bronchoalveoläre Lavage bei einem Säugling mit Alveolarproteinose und SP-B-Mangel

an 3 Tagen der Woche). PAS-positives Material kann in der BAL fehlen trotz kompletter Abwesenheit von SP-C. Sofern eine Alveolarproteinose vorhanden ist, sollte ein Versuch mit totaler Lungenlavage durchgeführt werden. Spontane langsame Verbesserungen sind ebenfalls beschrieben.
c. ABCA3-Mutation („ATP-binding cassette transporter protein"): postnatal respiratorisches Versagen oder spätere Manifestation mit allen histologischen Formen (Alveolarproteinose, desquamative interstitielle Pneumonitis, nichtspezifische interstitielle Pneumonitis, s. unten. Ungünstiger Verlauf innerhalb der ersten 5 Jahre. Autosomal-rezessiver Erbgang.
d. TTF-1-(NKX2-1-)Mutation: verursacht das „brain-thyroid-lung syndrome" mit zerebraler Entwicklungsstörung (Retardierung, Chorea), Hypothyreose (variabel), und diffuser Lungenerkrankung, die einer chronischen Aspirationspneumonie ähneln kann. Autosomal-dominanter Erbgang.

Die Therapie der oben genannten Erkrankungen sollte möglichst systematisch im Rahmen prospektiver Studien innerhalb des Kinderlungenregisters erfolgen.

Diffuse Entwicklungsstörungen der Lunge

Bereits in der frühen Entwicklungsphase der Lunge vorhandene Störungen, z. B.:
a. ACDMPV („alveolar capillary dysplasia with malalignment of pulmonary veins"): Schwere Entwicklungsstörung mit fixiertem pulmonalem Hochdruck und evtl. extrapulmonalen Fehlbildungen. Fataler Verlauf. Mutation im FOXF1-Gen.
b. Pulmonale Hämangiomatose.
c. Acinäre Dysplasie.
d. Alveoläre Dysplasie.
e. Lymphatische Dysplasien, z. B. Lymphangiomatosis.

Spezielle Erkrankungen ohne erklärte Ätiologie
f. Neuroendokrine Zellhyperplasie des Säuglings (NEHI): Akkumulation zahlreicher „Bombesin-positiver" neuroendokriner Zellen diffus in der Lunge ohne Schädigung der Struktur. Verdacht auf Reifungsstörung, da fokale Bombesinfärbung auch bei anderen Entwicklungsstörungen nachweisbar. Pathognomoni-

scher CT-Befund mit vorwiegender Infiltration im Mittellappen und der Lingula (Fledermausflügel-Muster). Außerdem Obstruktion der kleinen Atemwege mit Air trapping in der Lungenfunktion. Bei typischer Befundkonstellation ist eine Lungenbiopsie evtl. verzichtbar. Kein Effekt einer Steroidtherapie. Beginn 2.–4. Lebensmonat mit chronischem, aber nicht letalem Verlauf.

g. Pulmonale interstitielle Glykogenose (PIG): Akkumulation von Glykogen im Zytoplasma der interstitiellen Zellen, evtl. Ausdruck eines Reifungsdefekts. Manifestation unmittelbar postnatal, mit benignem, nicht letalem Verlauf. Besserung unter Steroiden fraglich.

Beginn vorwiegend nach dem 2. Lebensjahr

Hierbei handelt es sich überwiegend um erworbene Erkrankungen oder späte Manifestationen milderer Verlaufsformen angeborener Anomalien. Die Diagnose orientiert sich an der klinischen Präsentation bzw. dem Zellbild in der BAL oder Lungenbiopsie.

Diffuse alveoläre hämorrhagische Lungenerkrankungen (DAH)

Alveoläre Blutungen äußern sich in diffusen, vorwiegend wolkigen Verschattungen mit Abfall der Sauerstoffsättigung und Entwicklung einer Anämie. In einem Drittel der Fälle kommt es nicht zu einer Hämoptysis, so dass die BAL mit Nachweis einer massiven Hämosiderose (Eisenspeicherung in den Makrophagen) wegweisend ist. Als Ursache kommen in Frage:
- toxischer Alveolarschaden,
- Gefäßanomalien,
- pulmonaler Hochdruck, z. B. bei angeborenen Herzfehlern, pulmonale venöse Okklusion oder Rückstau, Lungenembolie,
- Vaskulitis, entweder im Rahmen einer Systemerkrankung (Goodpasture-Syndrom, M. Wegener etc.) oder isoliert auf die Lunge (Suche nach Antibasalmembranantikörpern, c- und p-ANCAs etc. erforderlich),
- idiopathische Lungenhämosiderose.

Die idiopathische Lungenhämosiderose zeigt keine Vaskulitis und ist als Ausschlussdiagnose zu definieren. Allerdings lassen Assoziationen mit Milchallergie (Heiner-Krankheit), Zöliakie, und IgA-Mangel eine immunologische Ursache vermuten. Entsprechende Laborwerte sollten untersucht werden. Eine zeitlimitierte Milchkarenz ist auch gerechtfertigt. Eine epidemieähnliche Häufung sollte nach toxischen Ursachen suchen lassen. Neben der symptomatischen Therapie (Sauerstoff, Bluttransfusion) werden systemisch Prednisolon 2 mg/kg KG in nachfolgend absteigender Dosis gegeben, alternativ auch eine Methylprednisolon-Stoßtherapie mit 10–30 mg/kg KG an 3 Tagen alle 4 Wochen, alternativ wöchentlich an einem Tag. Bei mangelnder Effizienz gibt man zusätzlich Immunsuppressiva wie Azathioprin, Cyclophosphamid oder Hydroxychloroquin. Bei mildem Verlauf kann eine inhalative Steroidtherapie erwogen werden. Bei Milch- oder Glutenallergie ist eine entsprechende Diät erfolgversprechend. Bei Goodpasture-Syndrom können therapieresistente Blutungen mit Plasmapherese gebessert werden. Desferrioxamin wird zur Reduktion der pulmonalen Eisenüberladung eingesetzt. Die Prognose ist variabel und reicht von Spontanremission bis zu Tod innerhalb weniger Monate, insbesondere bei immunologischer Genese.

Pulmonale Alveolarproteinose (PAP)

Bei der PAP sind die Alveolen gefüllt mit Proteinen und Lipiden von nicht abgebautem Surfactantmaterial, so dass die BAL milchig-trüb erscheint. Neben den angeborenen Störungen (s. oben) kann später eine autoimmunologisch bedingte Beeinträchtigung der Makrophagenfunktion oder des Granulozyten-Makrophagen-koloniestimulierenden Rezeptors (GM-CSF-Rezeptor) zu einer PAP führen. Als Auslöser für die erworbene Form werden verschiedene Infektionen (Nocardiose, atypische Mykobakteriose), Staubinhalationen (Quarz, Titanium, Aluminium) oder sekundäre Einschränkungen in der Immunfunktion (Leukämie, lysinurische Proteinintoleranz) diskutiert.

Das Röntgenbild zeigt feinnoduläre Veränderungen perihilär und basal. Die Sauerstoffsättigung ist deutlich erniedrigt bei nicht erhöhtem Kohlendioxidpartialdruck ($paCO_2$). Im Serum findet sich eine deutliche Erhöhung der LDH bei ansonsten unauffälligen Befunden. Wegweisend ist die milchig-trübe BAL-Flüssigkeit mit reichlich PAS-positivem Material, das sich nach einiger Zeit absedimentiert (Abb. 164.2). Man findet sowohl eine normale Zelldifferenzierung als auch ein sehr entzündungsreiches Zellbild, vorwiegend in Form einer Lymphozytose. Die Biopsie zeigt die vollständige Auskleidung der Alveolen mit dem PAS-positiven Surfactant und den elektronenmikroskopisch nachweisbaren typischen „lamellar bodies".

Im Gegensatz zur infausten Prognose des kongenitalen SP-B-Defekts kann die erworbene Form durch wiederholte therapeutische Spülungen der gesamten Lunge lang anhaltend gebessert werden. Auch die Gabe von GM-CSF ist bei der adulten Form erfolgreich eingesetzt worden. Spontane Remissionen sind möglich.

Eosinophile Lungenerkrankung

Ein erhöhter Anteil an Eosinophilen in der BAL sowie diffuse eosinophile flüchtige Lungeninfiltrate in Verbindung mit einer Bluteosinophile sind bei einer Vielzahl von Erkrankungen zu finden, wie
- Parasitosen (Askariden etc.),
- Medikamenenallergien,
- allergische bronchopulmonale Aspergillose (ABPA),
- exogen allergische Alveolitis (EAA),
- idiopathisch mit Pneumonie und/oder zusätzlichen Infiltraten in mehreren Organen.

Lymphozytäre Lungenerkrankung (LIP)

Ein erhöhter Anteil an reifen Lymphozyten in der BAL oder im Interstitium (lymphozytäre interstitielle Pneumonitis, LIP) findet sich bei verschiedenen Ätiologien:
- virale und mykotische Infektionen (z. B. EBV, CVM, HIV, Pneumocystis jirovecii etc.),
- immunologische Erkrankungen (z. B. exogen allergische Alveolitis),
- granulomatöse Erkrankungen (z. B. Sarkoidose),
- nichtspezifische interstitielle Pneumonitis (NSIP, s. unten).

Desquamative interstitielle Pneumonitis (DIP)

Bei der DIP sind vor allem die Alveolarmakrophagen aktiviert und vermehrt im Alveolarraum zu finden. Da diese inital als desquamierte Epithelzellen gedeutet wurden, entstand die Bezeichnung DIP. Die Biopsie sichert die Diagnose, da in der BAL die Differenzialzytologie nicht pathologisch erscheint. Die Fibrosierung ist anfangs noch gering und die Struktur erhalten bis auf ein verbreitertes Interstitium mit einigen Monozyten, Plasmazellen und Eosinophilen.

In 40 % der Fälle spricht die DIP auf Kortikosteroide an, dennoch ist die Letalität deutlich erhöht. Spontanremissionen kommen vereinzelt vor. Eine familiäre Variante ist beschrieben, und diese führt bereits im Säuglingsalter zum Tod. Bei einigen Kindern mit DIP wurden genetische Defekte in der Surfactantfunktion nachgewiesen, so dass eine Mutationsanalyse insbesondere bei dem *Surfactantprotein-C-* und *-B-Gen* und dem *ABCA3*-Gen sinnvoll ist.

Nichtspezifische interstitielle Pneumonitis (NSIP)

Hierbei findet sich eine milde bis moderate Entzündung mit verschiedenen Zellen, eine Typ-2-Alveolarzellhyperplasie sowie Fibrosierungen unterschiedlichen Ausmaßes. Die Ätiologie ist multifaktoriell und somit sollte auch bei der NSIP immer eine Surfactantanalyse einschließlich Gendiagnostik durchgeführt werden. Die NSIP ist teilweise steroidsensibel.

164.2 Erkrankungen der Pleura

164.2.1 Pleuraerguss

Klinische Symptome Diese korrelieren eng mit der Größe des Ergusses und der Genese. Bei kleineren Ergüssen dominieren die atemabhängigen, vorwiegend endinspiratorischen Schmerzen bei Begleitpleuritis, ggf. mit Ausstrahlen in die ipsilaterale Schulter. Weiterhin kann ein trockener Reizhusten vorhanden sein. Bei größeren Ergüssen bewirkt die Verdrängung und Kompression der Lunge eine zunehmende Tachydyspnoe. Das Atemgeräusch ist abgeschwächt, das Herzgeräusch nach kontralateral verdrängt. Eventuell sieht man ipsilateral ein Vorwölben der Interkostalräume.

Diagnose Meist wird der Erguss primär im Thoraxröntgen entdeckt anhand des verstrichenen Lungen-Zwerchfell-Winkels, einer wandständigen Verschattung mit aufsteigender Linie oder gar einer kompletten Verschattung der unteren oder ganzen Lungenhälfte. In letzterem Fall empfiehlt sich entweder eine Röntgenaufnahme in lateraler Dekubitusposition oder besser die Sonografie, um einen Erguss von einer dystelektatischen Pneumonie zu unterscheiden.

Die Sonografie bietet weiterhin den Vorteil, dass eine Aussage über die Qualität des Ergusses getroffen werden kann, z. B. ob er noch sehr flüssig ist oder bereits sehr viel septierende Fibrinfäden enthält, die ihn eingekammert haben könnten. Durch die fehlende Strahlenbelastung ist die Sonografie bestens zur Verlaufskontrolle geeignet.

Die Punktion des Ergusses sollte außer bei eindeutiger Genese (z. B. Herzinsuffizienz, nephrotisches Syndrom, Thoraxtrauma) recht frühzeitig und großzügig durchgeführt werden, um z. B. vor Beginn einer Antibiotikatherapie den Erreger zu gewinnen. Zur Differenzierung der Genese sollte der Erguss nach folgenden Parametern untersucht werden: Protein, LDH, Glukose, pH, Cholesterin, Triglyceride, Amylase, Zellzahl und Differenzialzytologie (inkl. Inspektion auf pathologische Zellen) sowie die Direktfärbung auf (ggf. auch säurefeste) Bakterien einschließlich Anlage einer Kultur. Zeitgleich empfiehlt sich eine Blutuntersuchung auf C-reaktives Protein (CRP), Differenzialblutbild, LDH, Protein, Albumin, Glukose und Kreatinin. Diese Parameter sowie bereits die Farbe und Beschaffenheit des Ergusses führen rasch zur weiteren Differenzierung der möglichen Ursachen.

Transsudat

Die Flüssigkeit ist transparent und strohgelb. Es finden sich nur wenig Zellen, eine niedrige LDH und ein niedriger Proteingehalt. Die Ursache ist eine Dysbalance im hydrostatischen oder onkotischen Druck, z. B. durch Herzinsuffizienz oder nephrotisches Syndrom.

Exsudat

Der Erguss ist trüb, gelb oder gelbgrün und enthält erhöhte Protein- und LDH-Werte, die meist 50 % der gleichzeitig bestimmten Serumkonzentration überschreiten. Die häufigste Ursache ist eine erhöhte Durchlässigkeit der Blutgefäße durch einen entzündlichen Prozess. Die Zelldifferenzierung erlaubt eine weitere Eingrenzung nach z. B. den folgenden Ursachen.

h. Neutrophilie: Meist Anzeichen einer Pleuropneumonie mit bakteriellen Erregern. Alternativ muss an andere aktive Entzündungsreize gedacht werden wie akute Pankreatitis, Lungeninfarkt etc. Die neutrophile Entzündung neigt zur Fibrinbildung mit septaler Abkapselung von Eiterherden und dadurch persistierendem Fieber trotz i.v.-Antibiose. Wenn die Pleuradrainage nicht genügend fördert und weiterhin Fieber besteht, muss versucht werden, die Verklebungen zu lösen. Dies kann frühzeitig durch NaCl-Spülungen mit und ohne Fibrinolyse mit Instillation von Streptokinase (15.000 U/kg KG/Dosis einmal täglich für 3 Tage) oder Urokinase (10.000 U bei Kindern unter 1 Jahr, 40.000 U bei Kindern über 1 Jahr, zweimal täglich für 3 Tage) versucht werden (Dosierungen aus Krenke 2010). Alternativ steht die videoassistierte thorakoskopische Chirurgie (VATS) zur Verfügung. Ein klarer Vorteil einer der Methoden ist bisher nicht bewiesen. Die initiale Antibiose sollte sowohl Streptokokken, Staphylokokken als auch Haemophilus influenzae erfassen und bei kompliziertem Verlauf über mindestens 4 Wochen fortgeführt werden.
i. Lymphozytose: Zunächst ist hier ebenfalls eine infektiöse Genese auszuschließen (z. B. Tuberkulose, Pilzinfektionen). Alternativ kommen Autoimmunerkrankungen in Frage (z. B. rheumatoide Arthritis, Sarkoidose, Lupus erythematodes) oder eine maligne Erkrankung (Lymphome, Leukämie etc.). Auch beim Chylothorax (▶ Kap. 165) findet sich eine ausgeprägte Lymphozytose.
j. Eosinophile: Parasitäre Infektionen (z. B. Askariden, Echinokokken), aber auch eine Unverträglichkeit bestimmter Medikamente (z. B. Nitrofurantoin) müssen hierbei bedacht werden.
k Monozytose: Virale Infektionen und atypische Erreger wie Mycoplasma pneumoniae und Chlamydia pneumoniae sollten gesucht werden.

Hämatothorax

▶ Kap. 165.

164.2.2 Pneumothorax

▶ Kap. 165.

164.2.3 Pleuratumoren

Das pleuropulmonale Blastom (PBB) ist eine sehr seltene mesenchymale Neoplasie des Säuglingsalters mit sehr ungünstiger Prognose. Es kann sich ebenso wie die gutartige zystadenomatoide Malformation der Lunge sowohl solide als auch zystisch manifestieren, so dass aus diesem Grund empfohlen wird, alle neonatalen zystischen Dysplasien operativ zu entfernen. Das ebenfalls sehr maligne Mesotheliom stammt von den mesothelialen Zellen der Pleura und des Zwerchfells und findet sich nur sehr selten im Kindesalter. Tumoren der Thoraxwand (Ewing-Sarkom, Rhabdomyosarkom, Fibrosarkom, Chondrosarkom) können die Pleura involvieren.

Eine sich meist später manifestierende tumoröse aszendierende Veränderung der Pleura mit progressiver Durchwanderung der Thoraxwand oder des Zwerchfells sollte den Verdacht auf eine Aktinomykose lenken. Diese langsam fortschreitende bakterielle Mischinfektion kann sehr gut mit Aminopenicillinen, Cephalosporinen oder Tetrazyklin behandelt werden.

Literatur

Clememt A et al (2004) ERS Task Force. Task force on chronic interstitial lung disease in immunocompetent children. Eur Repir J 24:686–697

Clement A, Nathan N, Epaud R, Fauroux B, Corvol H (2010) Interstitial lung disease in children. Orphanet J Rare Dis 5:22–24

Das S, Langston C, Fan L (2011) Interstitial lung disease in children. Curr Opin Pediatrics 23:325–331

Deterding RR (2010) Infants and young children with children's interstitial lung disease. Pediatr Allergy Immunol Pulmono 23:25–31

Deutsch GH, Young LR, Deterding RR et al (2007) Diffuse lung disease in young children: Application of a novel classification scheme. Am J Respir Crit Care Med 176:1120–1128

Dishop MK (2011) Paediatric interstitial lung disease: Classification and definitions. Paediatr Respir Rev 12:230–237

Griese M, Haug M, Brasch F et al (2009) Incidence and classification of pediatric diffuse parenchymal lung diseases in Germany. Orphanet J Rare Dis 4:26 doi:10.1186/1750-1172-4-26.

Krenke K, Peradzynska J, Lange J et al (2010) Local treatment of empyema in children: A systematic review of randomized controlled trials. Acta Paediatr 99(10):1449–1453

Nogee LM (2010) Genetic basis of children's interstitial lung disease. Pediatr Allergy Immunol Pulmonol 23:15–24

Seidenberg J, Nowak D (2010) Exogen-allergische Alveolitis. In: Ring J, Bachert C, Bauer CP, Czech W (Hrsg) Weißbuch Allergie in Deutschland, 3. Aufl. Urban & Vogel, München, S 142–150

165 Pneumothorax, Pneumomediastinum, Hydro-, Hämato- und Chylothorax

T. Nicolai

Definitionen Der Pneumothorax ist dadurch definiert, dass sich Luft im Raum zwischen den beiden Pleurablättern befindet. Er kann noch danach unterteilt werden, ob diese Luft eine Kompressionswirkung auf die Thoraxorgane ausübt (Spannungspneumothorax) oder ob als Folge nur ein passives Kollabieren der Lunge auf der betroffenen Seite eingetreten ist.

Ähnlich liegen ein Hydrothorax bzw. ein Hämato- bzw. Chylothorax vor, wenn sich klare Flüssigkeit, Blut oder Chylus zwischen den Pleurablättern befindet.

Ein Pneumediastinum ist als Zustand mit frei im Mediastinum befindlicher Luft definiert.

165.1 Pneumothorax

Ätiologie und Pathogenese Die Luft gelangt entweder von außen (Thoraxtrauma mit perforierender Verletzung oder offene Rippenfraktur) oder von innen aus dem Alveolarraum in die Pleurahöhle. Alternativ kann die Luft auch noch aus dem (Pneumo-)Mediastinum in den Pleuraraum übertreten.

Die häufigste Ursache besteht im Übertritt von Luft aus dem Alveolarraum in die Pleurahöhle. Bei Neugeborenen wird dies nicht selten beobachtet, ohne dass es in den meisten Fällen zu einer klinischen Konsequenz kommt.

Jenseits der unmittelbar postpartalen Situation kann die Luft entweder durch eine präformierte Leckstelle austreten (z.B. durch angeborene oder erworbene subpleurale Zysten, die typischerweise im Jugendlichenalter rupturieren), oder es kommt bei Intensivpatienten im Gefolge einer Überdruckbeatmung zu einer Ruptur an sich normal angelegter Alveolarbereiche.

Letzteres tritt z.B. im Gefolge eines Atemnotsyndroms auf, kann aber auch bei obstruktiven Lungenerkrankungen und Situationen mit sog. Airtrapping (erhöhte Alveolardrucke durch einen Ventilmechanismus der proximal davon gelegenen Atemwege) vorkommen. Entscheidend ist der transpulmonale Druck, d.h. die Druckdifferenz zwischen Alveole und Pleuraspalt, nicht der absolute Alveolardruck. Moderne Beatmungskonzepte versuchen daher, ein sog. Volutrauma zu vermeiden, d.h. die Überdehnung von belüfteten Lungenbezirken. Hierzu ist bei der Schocklunge (ARDS) z.B. das Konzept der permissiven Hyperkapnie, d.h. das Tolerieren von erhöhten CO_2-Werten im Blut entwickelt worden, wodurch die Aufrechterhaltung eines Steady State aus endogener CO_2-Produktion und pulmonaler CO_2-Elimination mit einem niedrigeren Atemminutenvolumen und damit einem niedrigeren Atemzugvolumen erlaubt wird. Dadurch kann die Überdehnung und Ruptur von Alveolarbezirken vermieden werden. Bei obstruktiven Lungenerkrankungen besteht das Konzept zur Vermeidung eines Pneumothorax in der Verwendung niedriger Beatmungsfrequenzen, um dadurch die Ausatemphasen lang genug halten zu können und damit einem Airtrapping mit konsekutiver Pneumothoraxentwicklung vorzubeugen. In seltenen Fällen kann auch besonders bei Staphylokokken-Pneumonien des Säuglings und Kleinkindes ein Pyopneumothorax auftreten.

Diagnose Diagnostisch fällt das einseitig aufgehobene Atemgeräusch, der hypersonore Klopfschall und beim Spannungspneumothorax auch die einseitig hervortretende Thoraxwölbung auf, zudem besteht zumindest beim Spannungspneumothorax eine Dyspnoe bzw. unter Beatmung steigt der Beatmungsdruck an, das Atemzugvolumen fällt ab, es kommt zur CO_2-Retention und zur Hypoxie. Jede plötzliche Zustandsverschlechterung eines Kindes mit einer Lungenerkrankung oder unter Beatmung muss an einen Pneumothorax denken lassen.

Beim Spannungspneumothorax kommt es gleichzeitig durch den hohen intrathorakalen Druck zur Behinderung des venösen Einstroms in das Herz mit der Folge eines Blutdruckabfalls bis zum manifesten Kreislaufschock. Bradykardie und Herzstillstand können sehr rasch die Folge sein, so dass rasches diagnostisches und therapeutisches Handeln in allen Verdachtsfällen notwendig ist. Diagnostisch wegweisend ist das Thoraxröntgenbild, ggf. zusätzlich zur a.-p.-Aufnahme auch mit seitlichem Strahlengang. Auskultation und Perkussion können beim Neugeborenen schwierig sein, die Transillumination des Thorax kann hier diagnostisch sinnvoll sein. Hierzu wird eine Kaltlichtquelle auf den Thorax aufgesetzt und bei abgedunkeltem Raum geprüft, ob der ganze Thorax aufleuchtet oder nur wie auf der gesunden Seite ein Hof um die Lichtquelle herum zu sehen ist.

Beim Spontanpneumothorax des Jugendlichen tritt ein plötzlicher, meist kurz dauernder Thoraxschmerz auf, oft während körperlicher Anstrengung. Dyspnoe und atemsynchrone Thoraxschmerzen können auftreten, ein Spannungspneumothorax ist selten. Wegen der Rezidivgefahr wird relativ früh zumindest beim Rezidiv die Indikation zur chirurgischen Sanierung der zugrunde liegenden subpleuralen Zysten gestellt (vorher ist ein CT zur Darstellung dieser Bereiche erforderlich). Bei Patienten mit vorbestehender Lungenerkrankung wie einer zystischen Fibrose kann es ebenfalls zu Spontanpneumothoraces kommen. Da hier die Gefahr einer dauerhaften Schädigung der kollabierten und meist ohnehin suppurativ veränderten Lungenanteile besteht, wird die Indikation zur Drainage bzw. OP früh gestellt.

Therapie Eine Entlastungstherapie ist immer angezeigt beim Spannungspneumothorax sowie beim symptomatischen Pneumothorax während der künstlichen Beatmung oder nach einem Thoraxtrauma. In der Regel genügt hier eine Punktionsthorakotomie mit einem entsprechenden Katheterset mit Ableitung unter Sog bzw. über ein Wasserschloss. Der Katheter sollte mit seiner Spitze bzw. den drainierenden Öffnungen möglichst nach oben positioniert werden.

165.2 Pneumomediastinum

Ein Pneumomediastinum entsteht im Gegensatz zum Pneumothorax meist durch Luftaustritt aus den Atemwegen, nicht den Alveolen. Die Luft bahnt sich einen Weg entlang der Bronchial-/Gefäßbündel nach zentral ins Mediastinum und kann von dort auch über die obere Thoraxapertur in die Unterhaut von Hals, Thorax und Kopf vordringen. Dieses Hautemphysem mit seinem knisternden Palpationsbefund ist das typische klinische Bild des Mediastinalemphysems. Diagnostisch ist das Thoraxröntgenbild.

Typische Ursachen für einen solchen tracheobronchialen Luftaustritt können kleine Einrisse in der Atemwegsschleimhaut sein, wie sie auch beim interstitiellen Emphysem des Neugeborenen angeschuldigt werden. Manchmal liegen dem Mediastinalemphysem auch traumatische Atemwegseinrisse zugrunde.

Eine Drainage ist meist nicht erforderlich, da die Luft meist keinen relevanten intrathorakalen Überdruck aufbaut, sondern sich über das obere Mediastinum einen Weg zur Entlastung sucht. Wenn es zum Durchbruch in die Pleurahöhle kommt, wird wie beim Pneumothorax vorgegangen.

165.3 Hydrothorax

Ein Hydrothorax entsteht meist durch Übertritt von Flüssigkeit aus dem Gefäßsystem über das Interstitium in den Pleuraraum, z. B. beim kardial bedingten Lungenödem. Manchmal treten auch Begleitergüsse bei intraabdominalen Prozessen auf (z. B. bei chirurgischen Eingriffen an der Leber oder bei Aszites). Diagnostisch typisch ist das aufgehobene oder abgeschwächte Atemgeräusch auf der betroffenen Seite, heute wird diagnostisch meist die Diagnose mittels der Thoraxsonografie gestellt.

Eine Drainage ist hier selten erforderlich, oft genügt eine Besserung der zugrunde liegenden Pathologie wie Überwässerung oder Herzinsuffizienz. Allerdings kann z. B. bei Pneumokokken-Pneumonien in wenigen Stunden ein außerordentlich großer Erguss entstehen, der auch lebensbedrohlich sein kann. Jede zunehmende Dyspnoe bei pulmonalen Infektionen sollte daher auch an diese Differenzialdiagnose denken lassen.

Falls eine Drainage erforderlich ist, wird meist ein Set wie bei der Pneumothoraxdrainage sinnvoll sein, allerdings wird die Katheterspitze möglichst in abhängige Positionen (kaudal, dorsal) intrathorakal gelegt.

165.4 Hämatothorax

Ein Hämatothorax entsteht bei einer Einblutung in den Pleuraraum. Dies kann z. B. bei einer versehentlichen Gefäßverletzung bei einer interkostalen Drainageanlage oder bei einem Thoraxtrauma auftreten. Die Therapie besteht je nach Ausmaß in einer Entlastung mittels Drainage, aber auch ggf. dem Ersatz des Blutverlusts oder der chirurgischen Blutstillung.

165.5 Chylothorax

Der Chylothorax ist ein diagnostisch und therapeutisch besonderes Problem. Hier ist Chylus in den Thoraxraum eingedrungen, zugrunde liegen kann eine Verletzung des Ductus thoracicus (z. B. nach Geburt oder Operationen) oder eine Lymphgefäßfehlbildung der Lunge (Lymphangiomatose, Lymphangiektasie).

Diagnostisch wegweisend ist ein milchiges Punktat bei enteral mit fetthaltiger Nahrung ernährten Patienten sowie eine rein lymphatische Pleozytose des Sekrets.

Die Therapie ist besonders bei neonatalen Formen manchmal sehr schwierig. Neben einer chylusproduktionsreduzierenden Ernährung mit MCT-Fetten oder parenteraler Ernährung kann bei großer Nachlaufmenge oft eine lang dauernde Drainage erforderlich werden. Dann müssen auch die dabei verlorengehenden Eiweißmengen etc. kontinuierlich ersetzt werden, damit es nicht zur intravasalen Hypovolämie kommt.

165.6 Thoraxdrainagen

Indikationen Spannungspneu, traumatischer Pneu, Pneu mit respiratorischer Einschränkung (evtl. Versuch mit O_2, wenn kein Spannungseffekt und einmaliges Ereignis als Ursache), beatmungspflichtiger Pneu, Begleithämatothorax, größer werdender Pneu unter konservativer Therapie, Erguss, Chylothorax, Pleuritis, Pyothorax, maligner Erguss, post-OP.

Monitoring
- Vorher Röntgen-Thorax,
- SaO_2-Ton laut stellen,
- RR alle 3–5 min,
- EKG-Atemmonitor,
- Blutgase.

Durchführung
- Intubation und Beatmung vorbereiten. Drainagesystem vorbereiten.
- Strikte aseptische Technik (Mundschutz, Handschuhe, steriler Kittel, Hautdesinfektion, Abklebetücher).
- Analgosedierung: bei nicht intubierten Patienten z. B. Midazolam 0,1 mg/kg KG und Kestanest S 0,3 mg/kg KG, bei beatmeten Patienten Opiat (z. B. Fentanyl) und Midazolam.
- Lokalanästhesie: Lidocain 2%ig.
- Lage: 4.–5. Interkostalraum (ICR), mittlere oder hintere Axillarlinie, immer am Rippenoberrand! (Evtl. Monaldi-Saugdrainage: 2. ICR medioklavikulär, wenn sicher nur Luft)
- Größe: Neugeborene 10–12 Fr, Säuglinge 14–20 Fr, Kinder 20–28 Fr, Adoleszente 28–42 Fr.
- Hautinzision: mit Skalpell, Schere oder Kornzange vorpräparieren bis einschließlich Pleura
- Einführen: nach Pleuradurchtritt Mandrin 0,5–1 cm zurückziehen, Schlauch dann so weit vorschieben, dass alle lateralen Öffnungen intrathorakal liegen!
- Drainagesystem anschließen, Sog meist 5–10 cmH_2O, Röntgen-Thorax: Lagekontrolle.

Falls sicher nur Luft oder seröse Flüssigkeit (d. h. kein Blut oder Eiter) gefördert wird, kann die atraumatischere Punktion mit Pneumocath-Kathetern, die ohne Hautschnitt über eine spitze Spezialkanüle vorgeschoben werden können (verschiedene Größen verfügbar), erwogen werden. Die Positionierung nach dorsal ist jedoch schwierig und wegen des dünnen Lumens bei Hämatothorax oder Pleuraempyem ungeeignet. Eine gute Option ist dies aber bei nicht beatmeten, kooperativen Patienten, da dann eine Lokalanästhesie ausreicht und keine Narkose erforderlich ist.

Komplikationen Komplikationen beim Einführen des Drains sind Blutungen aus Interkostalarterie (gefährlich! – daher strikt am Rippenoberrand eingehen), Organperforationen (zur Vermeidung beim Einlegen mit Finger an Thoraxwand abstützen). Für eine bessere Führung nach ventral oben evtl. Mandrin entfernen, vorbiegen, mit Silikon einsprühen und wieder einschieben.

Bei Transport oder Problemen am spontan atmenden Patienten sollte immer sichergestellt sein, dass der Drain entweder an ein Wasserschloss/Drainagesystem angeschlossen oder abgeklemmt ist. Am beatmeten Patienten ist der Drain entweder an das Wasserschloss/Drainagesystem angeschlossen oder offen!

Entfernung einer Thoraxdrainage Wenn ein Luftleck, eine Pleuritis oder ein Erguss Indikation für die Thoraxdrainage war, sollte die

Drainage, wenn sie nicht mehr fördert, für 24 h abgeklemmt werden. Bei guter Klinik sollte mit Thoraxröntgenaufnahme oder Sonografie kontrolliert werden. Wenn kein erneuter Erguss bzw. Pneu aufgetreten ist, Drainage entfernen, sonst erneut öffnen.

Wurde die Drainage postoperativ gelegt bei Thorakotomie, ohne Luftleck etc., muss nach 8–24 h nachgeprüft werden. Wenn die Drainage nicht fördert, abklemmen, nach einigen Stunden kontrollieren, dann ziehen.

Vorgehen bei Pleuraempyem Definition: Die Diagnostik des Ergusses zeigt:
- Gesamteiweiß >50 % Serumgesamteiweiß,
- Laktatdehydrogenase (LDH) >60 % Serum-LDH, LDH >1000 E/L,
- pH<7,2,
- Glukose <40 mg/dl.

Eine Spülung mit Urokinase (40.000 E in 40 ml; bei Säuglingen <10 kg KG: 10.000 E in 10 ml) 1 ml/kg KG 2-mal/Tag instillieren, darauf für 4 h Katheter abklemmen. Lagerung je nach Sonografie oder Thoraxröntgenbefund, dann Katheter abziehen/Sog für 8 h auf −20 cmH2O wieder anlegen. Diese Drainage wird belassen bzw. fortgeführt, bis sich keine nennenswerte Sekretmenge mehr entleert. Durch dieses Vorgehen kann eine Empyemretention und Bildung von abgekapselten Abszessen oft verhindert werden, so dass sich auch im Gefolge weniger Pleuraschwarten bilden können.

166 Thoraxdeformität

R. Böhm, D. von Schweinitz

Unter den angeborenen Brustwanddeformitäten haben die Trichterbrust (90 %) und die Kielbrust (7 %) den größten Anteil. Sie sind in der Regel durch ein gestörtes Wachstum der Rippenknorpel bedingt. Das auf einer Rippenaplasie oder -dysplasie beruhende Poland-Syndrom ist sehr viel seltener (2 %). Eine ausbleibende oder inkomplette Verschmelzung der Sternalränder ist die Ursache für eine Sternumspalte (1 %). Das gemeinsame Auftreten von Brustwanddeformitäten im Rahmen von kombinierten Skelettfehlbildungen ist bekannt wie auch die Assoziation mit Marfan-Syndrom, Ehlers-Danlos-Syndrom und Knorpeldystrophien. Sie treten selten mit genetischen oder chromosomalen Defekten auf und haben in der Regel keinen lebensbedrohlichen Charakter. Eine Rarität ist das Jeune-Syndrom, hier führt eine intrauterine Wachstumsstörung zu einem rigiden und zu kleinen Thorax mit häufig letalem Verlauf im ersten Lebensjahr.

166.1 Trichterbrust (Pectus excavatum)

Die Trichterbrust ist häufig bereits bei der Geburt sichtbar und nimmt während der Wachstumsschübe in der Pubertät zu. Eine familiäre Häufung ist bekannt. Die Patienten zeigen eine typische variantenreiche Einsenkung des Brustbeins, welches zusätzlich um die Längsachse verkippt sein kann. Hinzu kommt oft noch eine Aufwerfung der Rippenrandbögen. Häufig finden sich eine ausgeprägte Fehlhaltung mit einer Skoliose (vor allem bei weiblichen Patienten), einseitigem Schulterhochstand, Vorfallen des Schultergürtels und einer Kyphosierung der Brustwirbelsäule.

Klinische Symptome Kinder und Jugendliche haben in der Regel keine Beschwerden; mit Einsetzen der Pubertät werden von manchen Patienten unspezifische Symptome wie verminderte Leistungsfähigkeit, Engegefühl im Brustkorb bis Atemnot beschrieben, oft begleitet von einem psychosozialen Leidensdruck. Dieser setzt häufig einen Circulus vitiosus in Gang über ein ausgeprägtes Schamgefühl, hieraus resultierendem Rückzug aus öffentlichen sportlichen Tätigkeiten (z. B. Schwimmen) mit in der Folge deutlicher Verschlechterung der körperlichen Leistungsfähigkeit. Nicht selten befinden sich Patienten mit einer Trichterbrust in psychologischer Betreuung.

Diagnose Die Diagnosestellung einer Trichterbrust erfolgt zunächst klinisch. Röntgenaufnahmen und Computertomografie des Thorax informieren über die exakte Tiefe des Trichters (Abstand zwischen dem Brustbein und der Wirbelsäule) und über die Konfiguration des Brustbeins (Lage des Trichters, Verkippung). Die Untersuchung der Lungenfunktion kann eine leichte Restriktion ergeben. Das EKG zeigt in der Regel einen verschobenen Lagetyp. Gelegentlich auftretende Rhythmusstörungen (Blöcke, ventrikuläre Extrasystolen [VES], Wolff-Parkinson-White-Syndrom) müssen abgeklärt werden. In der Echokardiografie findet sich bei bis zu 15 % der Patienten ein Mitralklappenprolaps, selten schwerwiegendere Vitien.

Therapie Die OP-Indikation wird vor allem aus dem psychosozialen Leidensdruck des Patienten abgeleitet. Das chirurgische Vorgehen nach Ravitch stellt die offene Mobilisierung und Modellierung des Sternums nach Resektion der deformierten Rippenknorpel mit anschließender Refixierung dar. Donald Nuss publizierte 1998 ein minimalinvasives Verfahren: hier wird durch einen thorakoskopisch kontrolliert eingebrachten individuell vorgeformten Metallbügel, welcher in der Muskulatur der Thoraxwandseiten fixiert wird, der Trichter angehoben. Die Ergebnisse beider Verfahren sind in der Regel gut bis ausgezeichnet bei korrekter Indikationsstellung und Verfahrenswahl, Rezidive sind selten. Allerdings sind insbesondere bei der minimalinvasiven Methode seltene, aber potenziell lebensbedrohliche Komplikationen durch Verletzung inthrathorakaler Organe beschrieben. Als konservative Therapieoption wird die Saugglockenbehandlung nach E. Klobe in Studien evaluiert. Prinzipiell ist immer, auch präoperativ, eine physiotherapeutisch geführte Haltungsschulung und ein muskuläres Aufbautraining der Rumpfmuskulatur sinnvoll.

166.2 Kielbrust (Pectus carinatum)

Die Kielbrust wird oft erstmalig ab dem 3.–4. Lebensjahr bemerkt und kann in den Wachstumsphasen deutlich an Befund zunehmen. Die Patienten sind zu 80 % männlich und zeigen eine kielförmige Vorwölbung des Brustbeins, die symmetrisch oder asymmetrisch, auch in Kombination mit einer Trichterbrust familiär gehäuft auftreten kann. Symptome bestehen meistens keine. Die Diagnosestellung erfolgt klinisch unterstützt durch bildgebende Verfahren. Die Indikation zur Operation wird aus dem Leidensdruck der Patienten abgeleitet und beinhaltet die Resektion der deformierten Rippenkorpelanteile und die Sternummodellage über eine Osteotomie. Auch minimalinvasive Verfahren werden durchgeführt. Die Komplikationsrate ist gering, die Ergebnisse sind gut bis sehr gut und Rezidive bei einem Operationszeitpunkt gegen Ende der Pubertät sehr selten.

166.3 Sternumspalten

Sternumspalten entstehen zwischen der 7. und 10. SSW und betreffen häufig das kraniale Drittel, seltener den kaudalen Anteil oder das gesamte Brustbein. Zusätzlich kann insbesondere bei kranialen Spalten das Herz prolabiert und gegebenenfalls rotiert sein (Ectopia cordis), dann vermehrt kombiniert mit zusätzlichen Herzfehlern. Die Diagnose erklärt sich aus dem klinischen Befund, der sternale Defekt kann mit Haut bedeckt sein, gelegentlich liegt das Mediastinum offen. Typisch sind ausgeprägte inspiratorische Einziehungen beim spontan atmenden Säugling. Die chirurgische Therapie, welche bei stabilen Verhältnissen elektiv in den ersten Lebenswochen erfolgt, ist der Verschluss der Spalte durch Annäherung der Sternalränder (Verfahren nach Sabiston). Lässt die hierbei entstehende thorakale Komprimierung keinen direkten Verschluss zu, kann eine überlappende Rippenknorpelplastik durchgeführt werden. Die Ergebnisse sind gut bis sehr gut, der weitere Verlauf allerdings abhängig von eventuell begleitenden Fehlbildungen. Bei sehr kleinen Sternumspalten ist ein Verschluss nicht immer nötig.

166.4 Cantrell-Syndrom

Das Cantrell-Syndrom beinhaltet neben einer unteren Sternumspalte eine hohe Omphalozele, eine vordere Zwerchfellhernie, perikardiale Defekte und Herzfehler. Ein spezieller Gendefekt ist nicht assoziiert. Nach umgehender chirurgischer Therapie (Verschluss der Spalte und der Zwerchfellhernie, gleichzeitige Korrektur des Herzfehlers) ist bei Überlebenden die Prognose gut.

Literatur

Croitoru KER Jr. et al (2002) Experience and modification update for the minimally invasive Nuss technique for pectus excavatum repair in 303 patients. J Pediatr Surg 37(3):437–445
Davis JT, Weinstein S (2004) Repair of the pectus deformity: Results of the Ravitch approach in the current era. Ann Thorac Surg 78(2):421–426
de Campos JR, Filomeno LT et al (1998) Repair of congenital sternal cleft in infants and adolescents. Ann Thorac Surg 66(4):1151–1154
Goretsky MJ Jr, Kelly RE Jr et al (2004) Chest wall anomalies: Pectus excavatum and pectus carinatum. Adolesc Med Clin 15(3):455–471
Koumbourlis AC, Stolar CJ (2004) Lung growth and function in children and adolescents with idiopathic pectus excavatum. Pediatr Pulmonol 38(4):339–343
Nuss D (2002) Minimally invasive repair of pectus excavatum. Cir Pediatr 15(1):1–2
Nuss D Jr., Kelly RE Jr. et al (1998) A 10-year review of a minimally invasive technique for the correction of pectus excavatum. J Pediatr Surg 33(4):545–552
Paidas CN, Colombani PM (2005) The chest wall. In: Oldham K (Hrsg) Principles and practice of pediatric surgery. Lippincott Williams & Wilkins, Philadelphia, S 881–895

167 Atemphysiotherapie bei pulmonalen Krankheiten

B. Oberwaldner

Der Begriff „pädiatrische Atemphysiotherapie" beschreibt ein breites Spektrum von mechanischen Interventionen, welches Sekretförderung, Aerosoltherapie, Atemmuskeltraining, Thoraxmobilisation, aber auch Tracheostomamanagement, Heimbeatmung, pulmonale Rehabilitation und Leistungstraining beinhaltet.

Indikationen Atemphysiotherapie ist grundsätzlich dann indiziert, wenn aufgrund der Pathophysiologie einer respiratorischen Krankheit eine positive Veränderung des Krankheitsgeschehens durch eine physiotherapeutische Intervention zu erwarten ist. Dementsprechend ist eine sorgfältige Analyse der jeweils vorliegenden pathophysiologischen Details die Grundvoraussetzung für eine sinnvolle Indikationsstellung.

Kontraindikationen Bei vorliegender Indikation zur Atemphysiotherapie kann immer nur eine relative Kontraindikation, d. h. eine zur Therapiemodifikation veranlassende Situation oder Komplikation bestehen. Relative Kontraindikationen ergeben sich aus jeder Überempfindlichkeit eines thorakalen Systems, wie: Luftwegshyperreaktivität, Herzrhythmusstörung, Krankheiten der Thoraxwand, pleurale Krankheiten, Blutungsrisiko. Hier werden vor allem mechanisch stärker irritierende Therapieanteile durch wenig belastende zu ersetzen sein.

167.1 Methodik

Sekretfördernde Physiotherapie Darunter versteht man Interventionen, die der Sekretmobilisation und -entfernung dienen. Sekretprobleme und -komplikationen ergeben sich insbesondere bei Säuglingen und Kleinkindern. Enge Luftwege, zusammen mit einer relativ hohen Schleimdrüsendichte und einer noch mangelhaften Kollateralventilation, resultieren in einer erhöhten Disposition zu Sekretobstruktion mit konsekutiver Belüftungsstörung. Auch bei Kindern mit neuromuskulären Erkrankungen kann durch mangelhafte Inspirationstiefe und Bauchmuskelschwäche der ineffiziente Husten zu Sekretproblemen führen. Die Verhinderung oder Beseitigung dieser Sekretobstruktion wird mit folgenden Maßnahmen angestrebt:

Von Therapeuten durchgeführte Maßnahmen
Drainagelagerung Lagerungsabhängige ventilatorische Umverteilung wird dazu benutzt, im betroffenen Lungenbezirk eine Veränderung der Luftwegsweite zu erzielen. Damit kann Luft hinter das obstruierende Sekret gelangen und dieses wird mobilisier- und transportierbar. Zu beachten ist, dass in Seitlage die ventilatorische Verteilung des Kindes anders ist als die des Erwachsenen. Beim Kind werden die oben liegenden Lungenbezirke stärker beatmet, beim Erwachsenen die unten liegenden. Hingegen bevorzugt die Perfusion sowohl beim Kind als auch beim Erwachsenen die abhängigen Lungenanteile. Somit entsteht für das Kind bei einseitiger Lungenerkrankung ein erhöhtes Risiko der Ventilations-Perfusions-Imbalance.

Lungenvolumenerhöhung Vertiefte Inspiration, Dehnlagerung in Einatemstellung, Beutelbeatmung und CPAP-Applikation erhöhen das Lungenvolumen und erweitern damit Alveolen und Luftwege. Luft gelangt hinter Sekret, Kollateralventilation wird gefördert, durch die dehnungsbedingt erhöhte statisch-elastische Lungenretraktion wird die nachfolgende Exspiration beschleunigt.

Perkussion und Vibration Klopfungen und Vibrationen des Brustkorbs über dem betroffenen Lungenabschnitt sollen Sekret von den Luftwegswänden abschütteln und damit transportierbar machen. Darüber hinaus können diese Maßnahmen auch über Reflexe hustenstimulierend wirken.

Thoraxkompression Eine Kompression über dem Brustbein oder beidseitig am unteren Rippenbogen imitiert eine forcierte Exspiration und übt damit eine positive Wirkung auf Sekretmobilisation und -entfernung aus.

Husten Diese normalerweise reflexgesteuerte Modifikation einer forcierten Exspiration ist ein Reservemechanismus zum Sekrettransport. Wenn Husten nicht durch die Sekretmobilisation selbst ausgelöst wird, kann dieser Reflex manuell getriggert werden. Bei muskelbedingter Hustschwäche kann zur Sekretförderung mit einem Abdominalschub eine rasche Thoraxverkleinerung und damit eine forcierte Exspiration erreicht werden; dies kann als Hustenersatz dienen.

Maschinelle Sekretförderung Besonders bei Kindern mit ausgeprägter Hustschwäche kann Sekretförderung und -expektoration maschinell erfolgen. Das dabei eingesetzte Gerät kann mit individuell einstellbarem positivem und negativem Atemwegsdruck ein Hustmanöver effektiv simulieren und Sekretelimination bewirken. Die Kooperation zwischen Therapeut und Patient ist hilfreich, aber auch bei nicht mitarbeitsfähigen Kindern kann das Gerät erfolgreich eingesetzt werden.

Absaugen Absaugen dient der Sekretentfernung bei nicht auslösbarem Hustreflex oder geschwächtem Husten. Besonders der Patient mit künstlichem Luftweg ist auf diese Art der Sekretentfernung angewiesen.

Von Patienten durchgeführte Maßnahmen
Forcierte Exspirationstechnik – aktiver Atemzyklus Als selbstständig durchführbare Sekretfördertechnik dient diese besonders Patienten mit chronischem Sekretproblem. Nach vertiefter Ruheatmung wird das Sekret mit einer forcierten Exspiration bei offener Glottis gefördert. Einatemtiefe und Ausatemströmung müssen der Lokalisation des Sekretes und der bronchialen Stabilität angepasst werden.

Autogene Drainage (AD) Die AD benutzt die zwischen Ein- und Ausatmung entstehenden Kaliberschwankungen der Bronchien zur Sekretmobilisierung und eine dosierte Ausatemströmung zum Sekrettransport. Wiederum müssen sich Einatemtiefe und Ausatemströmung an der Lokalisation des Sekretes orientieren. Durch schrittweise Steigerung des Lungenvolumens folgt diese Technik der Sekretbewegung; zur Vermeidung von Bronchialkompression werden forcierte Exspirationsmanöver vermieden.

PEP („positive expiratory pressure") – Ausatmung gegen einen externen Widerstand Wiederum eine selbstständig durchführbare Sekretfördertechnik. Durch das Ausatmen gegen einen externen Widerstand (stenosierter Auslass einer Atemmaske oder eines Mundstücks) entsteht ein Staudruck in den Luftwegen, der Sekret von den Luftwegswänden löst und ein längeres Offenhalten des Bronchialsystems bewirkt. Insbesondere bei Luftwegsinstabilität wird dadurch eine bessere Sekretförderung aus sonst kollabierenden Luftwegen erzielt. Hochdruck-PEP und oszillierender PEP (Flutter, Cornet, Acapella) bedienen sich desselben Grundprinzips.

Sport und körperliche Aktivität Körperliche Aktivität erzielt über die damit gegebene Hyperventilation gesteigerte Kaliberschwankungen der Bronchien und fördert damit ebenfalls den Sekrettransport. Darüber hinaus können andere Einflüsse wie Erschütterung, Thoraxkompression, rasche ventilatorische Umverteilung, In- und Exspiration gegen Widerstand bei verschiedenen Sportarten eine zusätzliche Wirkung auf die Sekretförderung haben.

Aerosoltherapie Hier obliegt es dem Atemtherapeuten, die optimale Darreichungsform für ein therapeutisches Aerosol mit dem Kind und seiner Familie zu erarbeiten, damit die bestmögliche Deposition eines topisch applizierten Medikaments erreicht werden kann. Alle Details der gewählten Inhalationsform sind zu schulen und später immer wieder zu überprüfen. Bei chronisch kranken Kindern soll die Inhalationstherapie an den Krankheitsverlauf angepasst sowie alters- und persönlichkeitsspezifisch adaptiert werden.

Brustkorbmobilisation – Atemübungen Insbesondere bei chronischen Lungenerkrankungen, welche dazu tendieren, den Brustkorb in Extremstellungen zu fixieren, ist auf die Erhaltung der Brustkorbbeweglichkeit zu achten, um die elastischen Widerstände des respiratorischen Systems nicht noch von dieser Seite zusätzlich zu erhöhen. Hier gilt es, die Mobilität in den Rippen- und Wirbelgelenken aktiv durch Atem- und Brustkorbgymnastik und/oder passiv durch manuelle Mobilisationstechniken zu erhalten.

Atemmuskeltraining Eine intakte Atemmuskulatur ist trainierbar. Der Therapeut muss beim Entwerfen von Trainingsprogrammen die Grundsätze der allgemeinen Trainingslehre beachten, das „Trainingsgewicht" individuell berechnen und laufend adaptieren. Die Verteilung von Kraft- und Ausdauertraining muss ebenso individualisiert gewählt werden. Strukturell nicht intakte Muskulatur (z. B. bei neuromuskulären Krankheiten) kann durch Training überlastet werden, wodurch der Krankheitsprozess beschleunigt werden kann.

Langzeitsauerstofftherapie Die Indikation ergibt sich bei fortgeschrittenen chronischen Lungenerkrankungen aus der damit gegebenen Hypoxie. Die korrekte Sauerstoffzufuhr bei unterschiedlichen körperlichen Belastungen wird mittels Pulsoxymetrie eingestellt. Für eine optimale Sauerstofflangzeitversorgung müssen die Art der Versorgung (Flüssigtanks, Konzentratoren, Flaschen) und die Art der Applikation (Nasenbrille, Nasen-Mund-Maske, Minitracheostoma) an die krankheitsspezifischen Bedürfnisse, die Mobilität und die häuslichen Gegebenheiten des Kindes individuell angepasst werden.

Tracheostomamanagement Tracheotomierte Kinder sind aufgrund der kanülenbedingten Behinderung der körpereigenen Lungenreinigungsmechanismen meist in atemphysiotherapeutischer Langzeitbetreuung. Die Schulung der Betreuer in allen Details des komplexen Tracheostomamanagements kann daher von Atemphysiotherapeuten übernommen werden.

Heimbeatmung Die Einstellung auf das geeignete Gerät, Maskenanpassung und Schulung im Beatmungsmanagement kann in den Tätigkeitsbereich des Atemphysiotherapeuten fallen.

Pulmonale Rehabilitation Rehabilitationsmaßnahmen kommen bei Patienten zum Einsatz, bei denen die chronische Lungenerkrankung zur Einschränkung der körperlichen Leistungsfähigkeit, der Lebensqualität und/oder der sozialen Integration geführt hat. Die Ziele der Rehabilitation sind die Erreichung der größtmöglichen Selbstständigkeit im Krankheitsmanagement, Erreichung der maximalen körperlichen Leistungsfähigkeit sowie die Erhaltung von motorischen Fertigkeiten und Lebensqualität. Wesentlicher Bestandteil der Rehabilitation ist die Entwicklung und Optimierung eines individualisierten Langzeitkonzepts, welches eigentliche Trainingsmaßnahmen, die Kraft, Ausdauer und Geschicklichkeit fördern, mit den notwendigen Langzeittherapiemaßnahmen koordiniert. Zielvorstellung ist optimierte Therapietreue, kompetentes Selbstmanagement und weitestgehende soziale Integration.

167.2 Spezielle Indikationen

Die Sinnhaftigkeit des Einsatzes physiotherapeutischer Maßnahmen bei typischen Krankheiten des Respirationstrakts von Kindern ergibt sich nicht so sehr aus der Diagnose selbst, sondern vielmehr aus den im Einzelfall vorliegenden pathophysiologischen Details, Ursachen und zu erwartenden Folgen und Komplikationen der Krankheit.

167.2.1 Akute Krankheiten

Belüftungsstörung

Pathophysiologie Intrabronchiales Sekret führt bei partieller Obstruktion über einen Ventilmechanismus zur Überblähung bzw. bei vollständiger Obstruktion über den Bronchialverschluss zur Atelektase. Dies erhöht den Atemwegswiderstand und damit die Atemarbeit. Die entstehende ventilatorische Verteilungsstörung führt über die Ventilations-Perfusions-Imbalance zur Gasaustauschstörung. Darüber hinaus fördert die intrabronchiale Sekretretention die Entstehung von Infektionen, welche ihrerseits Entzündungsreaktionen in Gang setzen und über einen Kreislauf von Schleimhautschädigung und Sekretstau letztendlich zu irreparabler Luftwegsschädigung führen können.

Atemphysiotherapie Zur Verhinderung oder Beseitigung der mechanischen und biochemischen Folgen von Sekretobstruktion mit individualisierter Sekretfördertechnik und Lungenvolumenerhöhung.

Aspiration

Pathophysiologie Nahrung, Mekonium, Fruchtwasser, Mageninhalt (Reflux) sowie aspirierte Fremdkörper obstruieren die Luftwege mit allen oben beschriebenen Folgen.

Atemphysiotherapie Sekretförderung; bei Fremdkörperaspiration Therapieeinsatz erst nach endoskopischer Entfernung des Fremdkörpers.

Pneumonie

Pathophysiologie Höchst unterschiedlich: virale oder bakterielle Infektion. Klinische Manifestation als Bronchopneumonie oder mit lobären und segmentalen Infiltraten.

Atemphysiotherapie Keine Routineindikation. Gelegentlich Sekretförderung bei Bronchopneumonien und Wiederbelüftung bei dystelektatischen Verläufen von bakteriellen Pneumonien in Folge von Bronchialobstruktion bei Lyse des Infiltrats.

Obstruktive Bronchitis, Bronchiolitis, Laryngitis und Laryngotracheitis

Pathophysiologie Entzündungen der Luftwegsmukosa durch virale Infektion.

Atemphysiotherapie Nicht sinnvoll als Routinemaßnahme. Gelegentlich Indikation zur Sekretförderung zwecks Wiederbelüftung von entstandenen Atelektasen.

Patient mit künstlichem Luftweg

Pathophysiologie Durch Tubus bzw. Trachealkanüle gestörte muköziliäre Reinigung der Lunge sowie ineffizienter Husten bei fehlendem Glottisschluss führen zur Sekretretention.

Atemphysiotherapie Lagerung zur ventilatorischen Umverteilung, passive Sekretfördertechniken und Lungenvolumenerhöhung zwecks Verhinderung bzw. Beseitigung von Sekretstau, endotracheales Absaugen.

167.2.2 Chronische Krankheiten

Asthma bronchiale

Pathophysiologie Durch Interaktion von Genetik und Umwelteinflüssen verursachte chronische bronchiale Inflammation bei meist positiver Allergielage sowie bronchialer Hyperreagibilität.

Atemphysiotherapie Keine Routineindikation zur Sekretförderung (potenziell riskant durch mechanische Auslösung eines Bronchospasmus) außer gelegentlich bei Entstehung von Atelektasen. Routinemäßig Aerosoltherapie. Schulung von Inhalationstechnik und Peak-Flow-Metrie. Gelegentlich Entspannungstherapie, Training der Ökonomisierung der Atmung und Rehabilitation mit überwachten Sportprogrammen.

Lokalisierte Bronchiektasie

Pathophysiologie Postpneumonisch persistierende Bronchialwandschädigung, chronischer intrabronchialer Fremdkörper, defekte Lungenreinigung hinter Bronchialstenosen.

Atemphysiotherapie Sekretförderung, altersabhängig von Therapeuten, Eltern oder Patienten selbst als Langzeitmaßnahme appliziert. Technik betont Reinigung des betroffenen Lungenbezirks durch spezifische Drainagelagerung, lokale Betonung der Lungenvolumensteigerung und Sekretmobilisation.

Mukoviszidose

Pathophysiologie Autosomal-rezessiv vererbter Defekt des transepithelialen Ionentransportes mit konsekutiver Sekretretention und komplizierender bakterieller Infektion des Bronchialsystems. Als Folge entstehen Infektion, Sekretobstruktion, Überblähung, generalisierte Bronchiektasie und bronchiale Instabilitätsläsionen.

Atemphysiotherapie Lebenslange regelmäßige Sekretförderung, altersabhängig von Therapeuten, Eltern oder Patienten selbst appliziert. Technik betont Reinigung der Lungenperipherie, Homogenisierung der Belüftung und Stützung instabiler Luftwege. Aerosoltherapie, Brustkorbmobilisation, Muskeltraining und pulmonale Rehabilitation.

Primäre ziliäre Dyskinesie, Agammaglobulinämie

Pathophysiologie Chronische Infektion bei angeborener Schwäche der muköziliären Reinigung bzw. der Immunabwehr bakterieller Erreger.

Atemphysiotherapie Im Wesentlichen wie bei Mukoviszidose.

Chronische Lungenerkrankung des Neugeborenen (bronchopulmonale Dysplasie)

Pathophysiologie Komplexer Lungenschaden nach Prämaturität und Langzeitbeatmung; Elastizitätsverlust der Lunge, Bronchialobstruktion sowie bronchiale Instabilitätsläsionen, gestörte muköziliäre Reinigung.

Atemphysiotherapie Langfristiger Einsatz von Sekretfördertechniken. In schwersten Fällen Langzeitsauerstofftherapie und/oder Heimbeatmung.

Neuromuskuläre Krankheiten

Pathophysiologie Respiratorische Komplikationen bei Sekretretention bedingt durch niedrige Atemzugsvolumina, geringe Lungendehnung (Thoraxinstabilität) und schwachen Husten. Sekundärveränderungen mit Entstehung eines restriktiven Ventilationsdefekts.

Atemphysiotherapie Langfristiges Sekretförderungsmanagement manuell und/oder maschinell; Langzeitbehandlung mittels Heimbeatmung (via Tracheostoma oder Maske).

Obere Luftwegsstenose

Pathophysiologie Angeborene oder erworbene (z. B. nach Langzeitintubation), lebensbedrohliche chronische obere Luftwegsobstruktion.

Atemphysiotherapie Wenn chirurgisch nicht korrigierbar, Tracheotomie und Langzeittracheostomamanagement.

Zentrales Hypoventilationssyndrom

Pathophysiologie Angeborene oder erworbene, idiopathische oder sekundäre zentrale (schlafbetonte) Hypoventilation.

Atemphysiotherapie Langzeitheimbeatmung, evtl. Langzeittracheostomamanagement.

Literatur

Menkes H, Britt J (1980) Rationale for physical therapy. Am Rev Respir Dis 122(2):127–131
Oberwaldner B (2000) Physiotherapy for airway clearance in paediatrics. Eur Respir J 15:196–204
Oberwaldner B (2004) Physiotherapie. In: Rieger C, von der Hardt H, Sennhauser F, Wahn U, Zach MS (Hrsg) Pädiatrische Pneumologie, 2. Aufl. Springer, Berlin Heidelberg New York, S 379–389
Oberwaldner B, Eber E (2006) Tracheostomy care in the home. Paediatr Respir Rev 7:185–190
Prasad A, Hussey J (1995) Paediatric respiratory care. Chapman & Hall, London
Prasad A, Main E (2002) Paediatrics. In: Pryor JA, Prasad SA (Hrsg) Physiotherapy for respiratory and cardiac problems, 3. Aufl. Churchill Livingston, Edinburgh, S 425–469

Literatur

Pryor JA, Tannenbaum E, Scott SF, Burgesds J, Cramer D, Gyi K, Hodson ME (2010) Beyond postural drainage and percussion: Airway clearance in people with cystic fibrosis. J Cystic Fibrosis 9:187–192

Tasker RC (2002) Mechanical support. In: Pryor JA, Prasad SA (Hrsg) Physiotherapy for respiratory and cardiac problems, 3. Aufl. Churchill Livingston, Edinburgh, S 310–322

Zach MS, Oberwaldner B (2004) Paediatric mucus clearance by chest physiotherapy – principles and practice. In: Rubin BK, Van der Schans CP (Hrsg) Therapy for mucus-clearance disorders. Lung biology in health and disease, Bd. 191. Dekker, New York, S 471–502

Zach MS, Oberwaldner B (2008) Chest physiotherapy. In: Taussig LM, Landau LI (Hrsg) Pediatric respiratory medicine. Mosby. Elsevier, Philadelphia, S 241–251

168 Sporttherapie und pulmonale Rehabilitation bei chronischem Lungenleiden

C.-P. Bauer

Inhalte der pulmonalen Rehabilitation Die Rehabilitation stellt neben der ambulanten und akut-stationären Behandlung die 3. Säule im medizinischen Versorgungskonzept von Kindern und Jugendlichen mit chronischen Atemwegskrankheiten dar. Die häufigsten pneumologischen Krankheitsbilder in der Kinderrehabilitation sind das Asthma bronchiale, die rezidivierende obstruktive Bronchitis und die Mukoviszidose. Eine Rehabilitation ist indiziert, wenn die ambulanten Therapiemöglichkeiten vor Ort ausgeschöpft sind und trotzdem Einschränkungen der körperlichen Leistungsfähigkeit, Lebensqualität oder sozialen Integration vorliegen, die zu einer Beeinträchtigung der funktionalen Gesundheit im Sinne der International Classification of Functioning, Disability and Health (ICF) führen. Aufgabe und Ziel der pneumologischen Rehabilitation von Kindern und Jugendlichen ist es, Barrieren für die funktionale Gesundheit zu reduzieren und Förderfaktoren zu stärken, um eine Verbesserung der Teilhabe an den verschiedenen Lebensbereichen zu erreichen. Im Einzelnen umfasst dies folgende Ziele und Bereiche:

- Besserung der physischen und psychischen Gesamtsituation,
- Erlangung maximaler Selbstständigkeit im Krankheitsmanagement (in Abhängigkeit vom Alter ggf. mit Unterstützung der Eltern),
- Beratung für eine spätere berufliche Tätigkeit bei der entsprechenden Altersgruppe,
- Steigerung der Lebensqualität durch Ermöglichung größerer Freiräume (Freizeitverhalten, insbesondere Sport),
- Minimierung der Folgen der Krankheit für den Patienten, seine Familie und Gesellschaft.

Um diese Ziele zu erreichen, sind Diagnostik, Therapie und Anleitung zur Krankheitsbewältigung die wesentlichen Inhalte der Rehabilitationsbehandlung.

Die Diagnostik hat hier die Aufgabe, unter Berücksichtigung der Vorbefunde den Schweregrad der Krankheit zu bestimmen bzw. zu aktualisieren, um die individuell erforderliche Therapie entsprechend dem ermittelten Schweregrad einleiten bzw. durchführen zu können.

Das auf die Diagnostik aufbauende Therapiekonzept beinhaltet die medikamentöse Therapie, die Physiotherapie, die Sporttherapie und die Klimatherapie sowie bei Bedarf eine psychologische Betreuung. Im Rahmen des Therapiekonzepts und als Überleitung zur Krankheitsbewältigung stellt die Patientenschulung einen weiteren festen Bestandteil der Rehabilitationsmaßnahmen dar, in die neben dem Patienten auch die Eltern mit einem eigenen Schulungsprogramm eingebunden werden sollten.

Bei der Therapie in der Rehabilitation ist die Entwicklung bzw. Optimierung eines Langzeitkonzepts mit Vorbereitung des Transfers nach Hause eine wesentliche Aufgabe. Neben der Intensivierung einer bereits bestehenden Pharmakotherapie (z. B. durch Verbesserung der Inhalationstechnik oder Verbesserung der Compliance) stellt die Physiotherapie und Sporttherapie einen besonderen Schwerpunkt dar.

Physiotherapie Bei der Physiotherapie stehen während der stationären Rehabilitation 3 Hauptpunkte im Vordergrund: die Regulation der Ruheatmung, die Anpassung der Atmung an Belastung und Krisensituation sowie die Behandlung von evtl. bereits bestehenden Sekundärschäden an Bewegungs- und Haltungsapparat.

Dafür werden bei der Atemtherapie im engeren Sinne zunächst Atemwahrnehmung und Atemvertiefung mit Regulation der Strömungsgeschwindigkeit vermittelt. Hierzu gehört auch das Einüben von Dehnlagen zur Erhaltung und Förderung der Brustkorbbeweglichkeit. Im Rahmen der Atemwahrnehmung ist die Vermittlung der Körperwahrnehmung eine wichtige Aufgabe. Ein weiterer entscheidender Teil ist das Einüben des Atemverhaltens z. B. bei Auftreten von Asthmabeschwerden (z. B. Lippenbremse, Förderung der Bronchialdrainage und der Expektoration). Bei Mukoviszidosepatienten liegt der Schwerpunkt auf dem Erlernen bzw. Verbessern der autogenen Drainage. Ein besonderes Aufgabengebiet für die Physiotherpie stellt die Rehabilitation von Patienten mit „vocal cord dysfunction" (VCD) dar. Hier stehen mit Unterstützung durch Logopädie und Psychologie die Atemwahrnehmung sowie das Erlernen bestimmter Atemtechniken im Vordergrund. Ziel der Therapie ist es, den Patienten zunächst in die Lage zu versetzen, die Stimmbandfehlstellung selbstständig zu lösen und langfristig die VCD-problematik abzubauen.

Sporttherapie Hand in Hand mit der Physiotherapie arbeitet die Sporttherapie, da sich gerade zwischen diesen Bereichen fließende Übergänge im praktischen Alltag ergeben.

Bei chronisch kranken Kindern besteht nicht nur häufig eine Einschränkung ihrer körperlichen Leistungsfähigkeit, sondern es ist bei ihnen auch ein psychomotorisches und psychisches Entwicklungsdefizit im Sinne des biopsychosozialen Modells der funktionalen Gesundheit vorhanden, das z. B. in einer verminderten Koordinationsleistung und Spielfähigkeit zum Ausdruck kommt. Die Kompensation dieser Störung ist deshalb eine spezielle Aufgabe des Sportbereichs. Die Teilnahme an Bewegung, Spiel und Sport (BSS) mit Gleichaltrigen gehört zur normalen psychosozialen Entwicklung eines Kindes und muss somit z. B. auch den Asthma- oder Mukoviszidosekindern erschlossen werden.

Der Rehabilitationssport verfolgt deshalb neben der direkten Verbesserung der pulmonalen Leistungsfähigkeit auch insgesamt die Defizite der körperlichen, psychischen und sozialen Funktionen zu kompensieren, zu regenerieren, Sekundärschäden vorzubeugen und gesundheitlich orientiertes Verhalten zu fördern.

Um dieses Ziel zu erreichen, ist ein fundiertes und evaluiertes Sportprogramm für diese Patienten zu fordern, das folgende Struktur haben sollte:
1. Diagnostik,
2. Förderstufe,
3. Selbstständigkeitsstufe.

Diagnostikstufe In der Diagnostikstufe wird zunächst z. B. bei Patienten mit Asthma bronchiale nach Anamnese, klinischer Untersuchung und Lungenfunktion (gegebenenfalls vor und nach Laufbelastung) der Schweregrad festgelegt. Als weitere Untersuchungsinstrumente haben sich zur Überprüfung des motorischen Entwicklungsstands und der motorischen Leistungsfähigkeit von Kindern und Jugendlichen motometrische Testverfahren wie der Körperkoordinationstest für Kinder (KTK) bzw. der Motoriktest (MOT) bewährt. Der sog. MOT kommt bei Kindern von 4–6 Jahren mit altersentsprechenden Übungen wie Balancieren, Ballfangen, Hüpfen, Rollen u. a. zur Anwendung. Insgesamt umfasst dieser Test 18 Einzelübungen. Der KTK gilt für Kinder ab 6 Jahren und hat 5 Übungen zum Inhalt: Rückwärtsbalancieren, monopedales Hüpfen, seitliches Springen sowie seitliches Umsetzen. Um die allgemeine körperliche Leistungsfähigkeit zu erfassen, wird der Cooper-Test durchgeführt. Dabei handelt es sich um einen Lauf von 12 min Dauer, bei dem die in dieser Zeit maximal zurückgelegte Strecke ermittelt wird. Bei besonderen Fragestellungen kommt die Spiroergometrie zum Einsatz.

Anhand der so gewonnenen Ergebnisse werden die verfügbaren koordinativen und konditionellen Leistungen sowie die körperlichen Defizite erfasst und dienen zur Planung des Rehabilitationsprogramms. Dieses Programm hat folgende Schwerpunkte:

Förderstufe In der Förderstufe des Rehasports wird der Patient durch ein spezielles Training an die sportliche Betätigung unter Aufsicht des Sportlehrers herangeführt.

Solche Trainingsmaßnahmen orientieren sich an den motorischen Hauptbeanspruchungsformen Kraft, Schnelligkeit, Ausdauer, Flexibilität und Koordination. Diese aus den biologischen Funktionsgrundlagen herrührende Orientierung muss nach neuerer Ansicht der Trainingswissenschaft ergänzt werden um Beanspruchungen psychischer Art (Motivation, Willensausdauer, emotionale Steuerungsfähigkeit) und Beherrschung psychosozialer Prozesse. Wie schon in der 1. Stufe stehen auch in der Förderstufe bewegungsorientierte Inhalte im Vordergrund, wie sie in bestimmten Sportarten gefunden werden. Jede dieser sportlichen Tätigkeiten fordert vom Teilnehmer typische Leistungen aus den oben genannten Hauptbeanspruchungsformen. Die Eignung von sportlichen Übungen und Sportarten zeigt sich darin, dass sie dem Zweck entsprechend orientiert sind und möglichst umfassende Anforderungen stellen. Für manche Fragestellung ist es allerdings wichtig, einzelne Teilbeanspruchungen zu minimieren, um den Schwerpunkt in anderen finden zu können. Für Asthmatiker ist es wichtig, die allgemeine aerobe Ausdauer und die anaerobe Ausdauer zu trainieren. Dies dient vor allem zur Prophylaxe von anstrengungsbedingten Obstruktionen. Hierbei hat sich die Methode des Intervalltrainings bewährt.

Wesentlicher Inhalt dieser Trainingsform ist ein planmäßiger Wechsel von Belastungsintensitäten. Diese werden so dosiert, dass die höhere Belastung im submaximalen Bereich liegt und danach wieder abgesenkt wird. Dadurch wird ein Anstrengungsasthma nicht ausgelöst. Dieser Prozess kann und muss durch eine entsprechende Prämedikation (z. B. β-Mimetika) positiv beeinflusst und gesteuert werden. Zur Verbesserung der aeroben Ausdauer wird hinsichtlich der Korrelation von Belastungsdauer und Intensität eine lange Belastungszeit bei niedriger Intensität und entsprechend beim Training der anaeroben Ausdauer eine kurze Belastungszeit bei höherer Intensität gewählt.

In der Zeit der Förderstufe ist es unbedingt notwendig, die Körperwahrnehmung vor allem unter Einschluss der Atmung und die Einschätzung der persönlichen Asthmasituation in den Vordergrund zu stellen. Bewährt haben sich außerdem psychomotorische und konditionelle Trainingsprogramme, bei denen in vielen Fällen Physiotherapie und Sporttherapie Hand in Hand arbeiten.

Wie in jeder Trainingseinheit muss es zu Beginn des Trainings der Förderstufe einen einleitenden/einstimmenden Teil geben, der im Allgemeinen als „Aufwärmtraining" bezeichnet wird. Mit dem Aufwärmen werden Tätigkeiten ausgeführt, die für den Teilnehmer einfach und zunächst gering beanspruchend sind, aber planmäßig in ihrer Intensität erhöht werden. Dadurch wird die Herstellung einer verbesserten psychophysischen und koordinativ-kinästhetischen Vorbereitung erreicht, und es wird gleichzeitig eine Verletzungsprophylaxe, vor allem im Bereich des Stütz- und Bewegungsapparates, erzielt. Wird dieser vorbereitende Teil nicht sorgfältig durchgeführt, kommt es wie bei vielen Asthmatikern, die sportlich unerfahren sind, sehr häufig schon zu Beginn einer Unterrichtseinheit zu Obstruktionen als Folge des „Anstrengungsasthmas". Mit der Steigerung der Intensität des Trainings, einhergehend mit einer zunehmend besser werdenden körperlichen und psychischen Belastbarkeit des Patienten ist nicht verbunden, dass die Hyperreagibilität verloren geht, vielmehr wird die Belastungsgrenze deutlich nach oben verschoben und damit ein positiver Effekt erzielt.

Selbstständigkeitsstufe In der Selbstständigkeitsstufe soll das eigenständige Umgehen mit dem Sport ggf. unter Medikation erreicht werden. Die in der 2. Phase begonnenen Trainingsvorgänge können erweitert werden. Hierbei bestehen dann fließende Übergänge zum Bereich der Krankheitsbewältigung. Bei der Auswahl der Sportarten in der Rehabilitation sollte daraufhin gearbeitet werden, dass der Sport auch nach der Rehabilitationsmaßnahme zu Hause fortgesetzt werden kann. Die Auswahl der Sportart (z. B. Schwimmen) sollte sich deshalb neben den örtlichen Gegebenheiten auch nach den Möglichkeiten des Patienten zu Hause richten.

Die Effizienz der Sporttherapie und auch der Rehabilitation insgesamt ist heute gut belegt. So konnte z. B. ein protektiver Effekt des Aufwärmtrainings auf das Anstrengungsasthma in Form eines Intervalltrainings nachgewiesen werden. Ebenso wurde mehrfach gezeigt, dass sich sowohl kurzfristig (unmittelbar vor und nach der Rehabilitation) als auch mittelfristig (vor und 6 Monate nach der Rehabilitation) durch die interdisziplinäre Betreuung des Rehabilitationsteams während der 6-wöchigen stationären Rehabilitationsmaßnahme eine statistisch signifikante Erhöhung der körperlichen Leistungsfähigkeit erzielen ließ.

XIX Herz- und Gefäßkrankheiten

169 Allgemeine Symptomatik, Anamnese, klinische und ergänzende Untersuchungen

G. Buheitel

Klinische Symptome

Allgemeine Zeichen angeborener Herzfehler Angeborene Herzfehler manifestieren sich mit den Zeichen der Herzinsuffizienz, Zyanose und Herzgeräuschen, sehr selten mit Synkopen oder mit plötzlichem Herztod ohne warnende Hinweise. Herzthoraxschmerzen, vor allem unter Belastung, können Symptome einer Kardiomyopathie, einer Koronargefäßfehlbildung oder einer Krankheit des Perikards sein. Weitaus häufiger haben sie extrakardiale Ursachen, wobei psychosomatische Vorgänge in der Häufigkeit dominieren. Eine charakteristische, tageszeitliche Änderung des Aktivitätsrhythmus („Morgenmuffel") mit morgendlicher Übelkeit, Frühstücksverweigerung, erheblichen Anlaufschwierigkeiten, abendlicher Leistungszunahme („Abendaktivisten" mit großer Ausdauer) sowie der Situation unangemessen hohe Herzfrequenzen, Leistungsschwäche, Ohnmachtsanfälle weisen auf Kreislaufregulationsstörungen hin.

Selbstverständlich vereinigt ein Patient mit angeborenem Herzfehler nicht alle genannten Symptome in sich; bei etwa der Hälfte der Fälle ist das organische Herzgeräusch einziger Hinweis auf das Vorliegen eines angeborenen Herzfehlers. Umgekehrt ist das alleinige Herzgeräusch ohne sonstige Hinweise auf eine Herzkrankheit nur in etwa 20 % Folge einer strukturellen Herzkrankheit.

Die Zeichen der Herzinsuffizienz reichen von der Gedeihstörung, vermehrtem Schwitzen des Säuglings, über die Trinkschwäche, die stark beschleunigte Atmung mit Einziehungen und stöhnender Ausatmung bis hin zum Vollbild des kardiogenen Schocks. Die klinischen Symptome der Herzinsuffizienz umfassen dementsprechend neben der beschleunigten und erschwerten Atmung Tachykardie, Hepatomegalie, Ödembildung und Zeichen der Zentralisation mit kühlen, blassen oder blass-zyanotischen Extremitäten sowie mit verlängerter Rekapillarisierungszeit.

Die sistierende Urinproduktion ist dann immer Zeichen einer lebensbedrohenden kardialen Funktionsstörung.

Zyanose Die Zyanose eines Kindes mit angeborenem Herzfehler fällt auf, wenn ein Rechts-links-Shunt einen Anteil von mehr als 5 g/dl[1] reduzierten Hämoglobins im Systemkreislauf erzeugt. Wichtig ist der Hinweis, dass eine Anämie eine vorliegende Zyanose „maskieren" kann, so dass ein erheblich hypoxämisches Kind zunächst nicht als solches erkannt wird.

Die zentrale Zyanose des angeborenen Herzfehlers wird von der Akrozyanose anderer Ursache abgegrenzt.

Die zentrale Zyanose erfasst auch die Zunge und die Wangenschleimhaut und wird bei körperlicher Belastung bzw. zunehmender körperlicher Aktivität verstärkt, während die Akrozyanose meist auf die Peripherie beschränkt bleibt und sich bei körperlicher Aktivität bessert. Besonders beim Neugeborenen ist die differenzialdiagnostische Abgrenzung der kardial bedingten Zyanose gegenüber der Zyanose anderer Ursache (Luftwege und bronchopulmonale Erkrankungen, zentralnervös vermittelte Atemstörungen, Polyglobulie, Hypotonie, Stoffwechselstörungen, Methämoglobinämie) besonders wichtig. Bei ductusabhängiger Lungendurchblutung ist der sofortige Einsatz von Prostaglandin E_1 lebensrettend. Das Gleiche gilt, wenn der große Kreislauf ganz oder teilweise vom Offenbleiben des Ductus arteriosus abhängt.

Herzgeräusche Der häufigste Befund beim angeborenen Herzfehler ist das organische Geräusch, das dann entsteht, wenn ein Herz- oder Gefäßabschnitt höheren Drucks mit einem solchen niederen Drucks über eine drucktrennende Öffnung in Verbindung steht. Der während Systole oder/und Diastole entstehende Druckgradient erzeugt im Bereich der Enge (Öffnung) eine turbulente, beschleunigte Blutströmung. So weist z. B. eine schwere Aortenstenose mit einem systolischen Druckgradienten von 100 mmHg zwischen linkem Ventrikel und Aorta eine Beschleunigung der Fließgeschwindigkeit im Klappenbereich von 5 m/s auf. Die dadurch erzeugten Schwingungen des Gefäßes und der Umgebung pflanzen sich über die Brustwand u. U. sogar auf die darüber liegende Luftschicht fort, so dass sie über das Stethoskop gehört werden können, selbst wenn das Stethoskop nicht direkt auf die Brustwand aufgesetzt wird. Getastet werden kann das Geräusch als Präkordialschwirren, wenn es eine bestimmte Lautstärke erreicht (≥4°). Systolische Geräusche entstehen bei Stenosen im Bereich der Ausflussbahnen einschließlich der Taschenklappen und bei Engstellen in den Arterien (Austreibungsgeräusche) sowie bei drucktrennenden Ventrikelseptumdefekten und Insuffizienzen der AV-Klappen (Regurgitationsgeräusche). Während die Austreibungsgeräusche mit kurzer Verzögerung nach dem ersten Herzton beginnen, fallen erster Herzton und Anfang der Regurgitationsgeräusche praktisch zusammen (Abb. 169.1a–f).

Diastolische Geräusche findet man als präsystolische Geräusche bei Stenosen der AV-Klappen und als früh- bis holodiastolische Geräusche bei der Aorten- oder Pulmonalklappeninsuffizienz. Mittdiastolische Geräusche weisen auf ein erhöhtes Einstromvolumen in der Ventrikelfüllungsphase hin (trikuspidal beim großen Vorhofseptumdefekt [ASD], mitral beim Ventrikelseptumdefekt [VSD] oder offenem Ductus arteriosus Botalli). Ein systolisches und diastolisches Geräusch (mit meist getrennten Geräuschkomponenten) tritt bei kombinierten Taschenklappenfehlern auf. Systolisch-diastolische (kontinuierliche) Geräusche weisen u. a. auf einen drucktrennenden Ductus arteriosus Botalli, auf arteriovenöse Fisteln und große Kollateralarterien bei Aortenisthmusstenosen hin.

Bezüglich des Lautstärkegrades eines Herzgeräusches wird die Einteilung in die Grade 1–6 (nach Levine) besonders häufig angewendet (▶ Übersicht). Als Orientierung dient der Grad 4, da ab dieser Lautstärke ein Präkordialschwirren getastet werden kann. Druckgradienten von 30–40 mmHg führen zu Herzgeräuschen lauter Grad 3.

---

1 Umrechnung: g/dl×0,62=mmol/l.

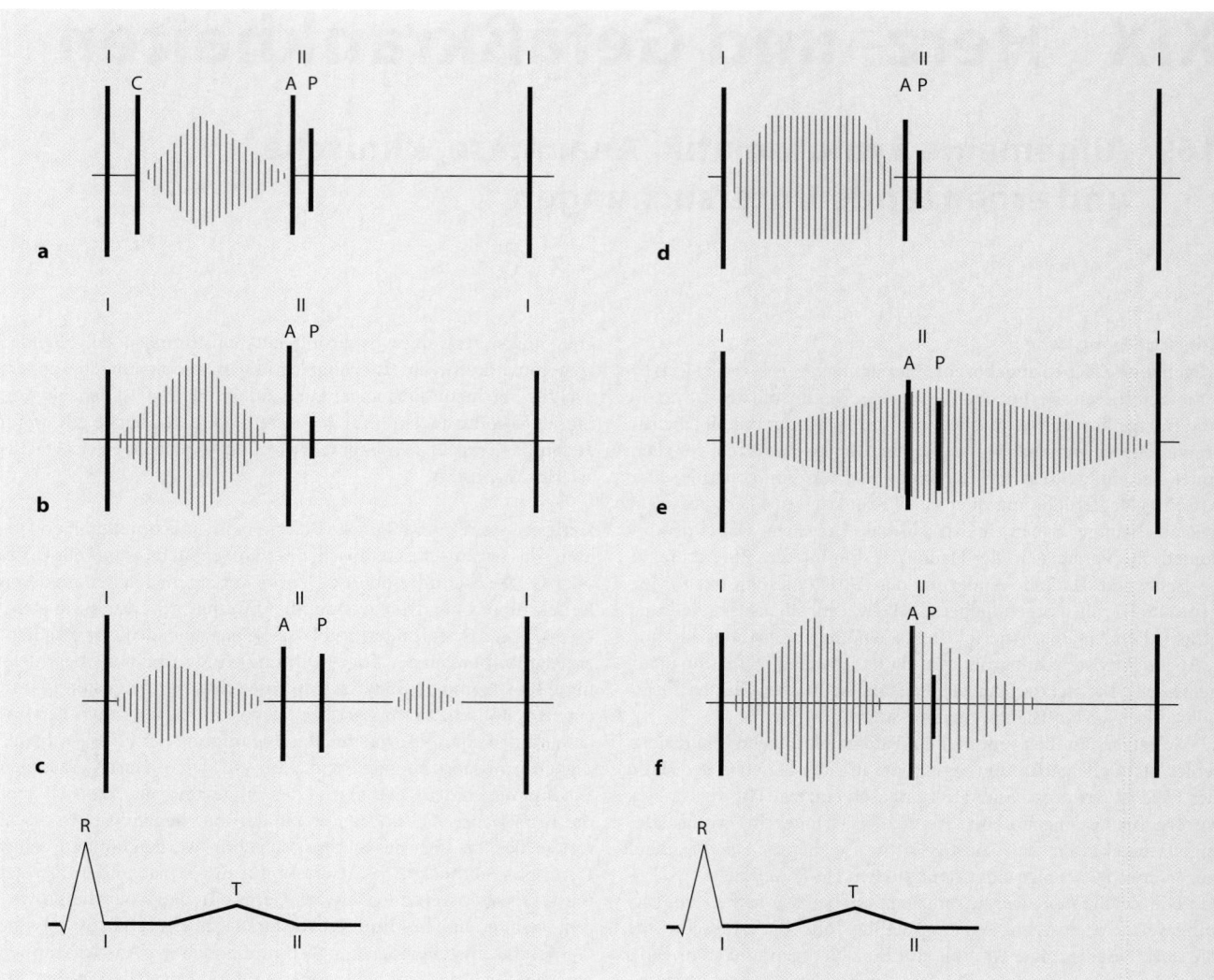

Abb. 169.1a–f Lokalisation und Dauer von organischen Herzgeräuschen in der Herzphase. **a–c** Austreibungsgeräusche: **a** holosystolisches Geräusch bei Aortenstenose (C: Ejektionsklick), **b** Pulmonalstenose mit abgeschwächtem P2-Segment, **c** Systolikum einer funktionellen Pulmonalstenose, mit weit gespaltenem 2. Herzton und Betonung von P2 sowie diastolischem Ventrikelfüllungsgeräusch (z. B. großer ASD). **d** Regurgitationsgeräusche: mit dem 1. Herzton einsetzendes holosystolisches Geräusch (z. B. VSD, Mitralinsuffizienz). **e,f** Systolisch-diastolische Geräusche: **e** kontinuierliches SD-Geräusch (z. B. Ductus arteriosus Botalli), **f** systolisches und diastolisches Geräusch (z. B. kombinierter Aortenklappenfehler)

Lautstärkeeinteilung von Herzgeräuschen
- Grad 1: Kaum hörbar
- Grad 2: Leises Geräusch, das bei normalen Untersuchungsbedingungen leicht zu hören ist
- Grad 3: Mittellautes Geräusch
- Grad 4: Lautes Geräusch mit Präkordialschwirren
- Grad 5: Sehr lautes Geräusch (Stethoskop mit lockerem Kontakt zur Brustwand)
- Grad 6: Sehr lautes Geräusch (Stethoskop ohne Kontakt zur Brustwand)

Das Punctum maximum kann im Kindesalter bei sehr lauten Geräuschen schwierig zu bestimmen sein, da das Geräusch über dem gesamten Präkordium ähnlich laut empfunden werden kann. Typische Puncta maxima sind auf ◘ Abb. 169.2 dargestellt, die Pfeile markieren die Fortleitungstendenz.

Akzidentelles Herzgeräusch Aufgrund der Häufigkeit dieses Befundes hat das akzidentelle Herzgeräusch („unschuldiges Herzgeräusch", „innocent murmur") ohne Krankheitswert eine große gesundheitspolitische Bedeutung, da es bei einer erheblichen Anzahl von Kindern und Jugendlichen häufig ungerechtfertigte und teure Untersuchungen nach sich zieht. Das Problem wird deutlich sichtbar, wenn man weiß, dass bei 80 % aller Kinder zwischen 2 und 14 Jahren irgendwann in ihrem Leben ein oft über Jahre bestehendes Herzgeräusch festgestellt wird. Von den akzidentellen Herzgeräuschen sollten nicht nur die organischen Geräusche bei strukturellen Herzkrankheiten abgegrenzt werden, sondern auch funktionelle Geräusche, die durch eine veränderte Hämodynamik bei ansonsten völlig gesundem Herzen hervorgerufen werden. Sie werden bei Zuständen mit erhöhtem Herzzeitvolumen, wie z. B. bei Anämie oder Fieber, gefunden.

Die sorgfältige Anamneseerhebung einschließlich kompletter klinischer Untersuchung mit umfassendem Auskultationsbefund (▶ Übersicht) lässt in der Regel dann die Diagnose eines akziden-

Kapitel 169 · Allgemeine Symptomatik, Anamnese, klinische und ergänzende Untersuchungen

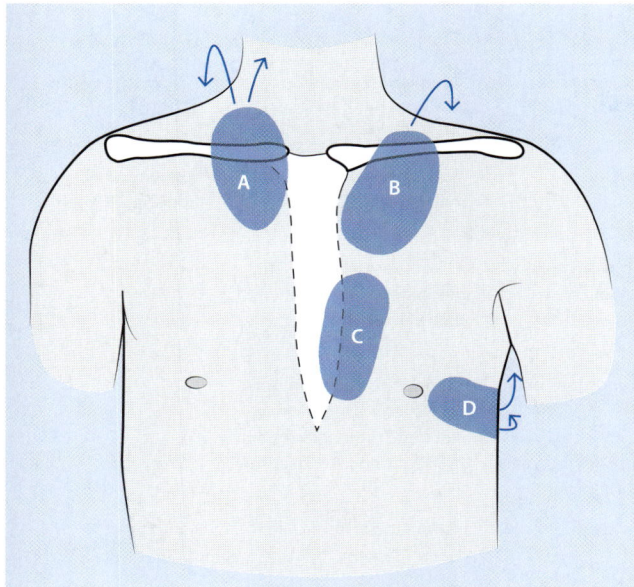

Abb. 169.2 Punctum maximum und Geräuschfortleitung bei häufigen angeborenen Herzfehlern. *A:* Aortenstenose, *B:* Pulmonalstenose (auch bei ASD, Fallot-Tetralogie, Ductus arteroisus Botalli), *C:* Ventrikelseptumdefekt (leise: Trikuspidalinsuffizienz, hypertrophe obstruktive Kardiomyopathie), *D:* Mitralinsuffizienzgeräusch

tellen Herzgeräusches zu, wenn sich daraus keine zusätzlichen Hinweise auf einen angeborenen Herzfehler ergeben und ein weitgehend charakteristischer Auskultationsbefund vorliegt.

Für das akzidentelle Herzgeräusch sprechen:
1. Lautstärke ≤3/6,
2. Geräuschänderung bei Lagewechsel,
3. Lokalisation und kurze Dauer in der Systole (Austreibungsgeräusch),
4. normale Herztöne,
5. erhöhtes Herzzeitvolumen (Fieber, Anämie) verstärkt organische, funktionelle und akzidentelle Herzgeräusche.

> **Bestandteile eines kompletten Auskultationsbefundes**
> 1. Herzfrequenz, Rhythmus: regelmäßig/unregelmäßig
> 2. Herzgeräusch:
>   – Lokalisation und Dauer in der Herzphase
>   – Lautstärke
>   – Punctum maximum
>   – Fortleitung des Geräusches
>   – Änderungen des Herzgeräusches: bei Lagewechsel des Patienten, bei Änderung des HZV (Fieber, Anstrengung, Valsalva-Versuch), bei Ein- und Ausatmung
>   – Frequenz (Höhe)
> 6. Herztöne:
>   – Intensität
>   – Spaltung
>   – Extratöne

Entsprechend der häufigsten Ursachen und der Geräuschlokalisation werden 3 systolische und ein kontinuierliches Geräusch unterschieden (Tab. 169.1, Abb. 169.3).

Im Neugeborenen- und frühen Säuglingsalter wird ein besonders über dem Rücken deutlich zu hörendes systolisches Austreibungsgeräusch mit der Lautstärke 1–3/6 den Anfänger verwirren. Es entsteht durch eine physiologische beidseitige Bifurkationsstenose der Pulmonalarterie aufgrund des deutlichen Kaliberunterschiedes zwischen dem zu diesem Zeitpunkt sehr kräftigen Pulmonalarterienstamm und dem geringen Durchmesser der beiden zentralen Pulmonalarterien. Differenzialdiagnostisch kann es mit dem Geräusch einer organischen Pulmonal- oder Aortenstenose bzw. Aortenisthmusstenose und einem offenen Ductus arteriosus Botalli, gelegentlich auch mit einem VSD verwechselt werden. In der Regel verschwindet das Geräusch im 6. Lebensmonat.

Besonders wichtig ist die Kenntnis, dass ein Fortleiten in die obere Thoraxapertur des Rückens auf Stenosen des arteriellen Herzendes (z. B. Aorten-, Pulmonalstenosen) hinweist, während eine Fortleitung in tiefere Rückenabschnitte bei Aortenisthmusstenosen oder peripheren Pulmonalstenosen gehört wird. Die Fortleitung zur Herzspitze bei gleichzeitiger Verstärkung des Geräusches in Linksseitenlage des Patienten macht auf eine Mitralinsuffizienz aufmerksam.

Herztöne In der Vorfelddiagnostik angeborener Herzfehler spielt der 2. Herzton eine besondere Rolle: wirklich singuläre 2. Herztöne treten auf, wenn nur eine funktionierende Taschenklappe vorliegt (z. B. Truncus arteriosus communis, Aorten-, Pulmonalatresie). Abgeschwächt wird der 2. Herzton (sehr kleines Pulmonalsegment) bei wenig beweglicher verdickter Pulmonalklappe, wie sie bei Pulmonalstenosen und der Fallot-Tetralogie vorliegt. Der betonte bis paukende 2. Herzton ist Folge einer pulmonalen Hypertonie, während die atemunabhängige (fixierte) Spaltung mit Betonung des Pulmonalsegments charakteristisch für die Volumenbelastung des rechten Ventrikels, z. B. bei großem Vorhofseptumdefekt ist.

Unter den Extratönen kann der frühdiastolische 3. Herzton sowohl physiologisch sein als auch infolge einer Krankheit des Myokards auftreten.

Der 4. Herzton (kurz vor dem 1.) erzeugt bei gleichzeitiger Tachykardie einen ganz charakteristischen Galopprhythmus und tritt meist als Folge einer Herzinsuffizienz oder gestörter Ventrikelcompliance auf.

Mitt- oder spätsystolische Klicks weisen auf einen Mitralklappenprolaps hin, während frühsystolische Klicks Aorten- oder Pulmonalistöne darstellen bzw. durch die oft verzögerte und dann ruckartig einsetzende Öffnung stenosiver Taschenklappen bzw. durch die schlagartige Dehnung in der Aorten- bzw. Pulmonalarterienwand entstehen (sog. Ejektionsklick).

Anamnese und klinische Untersuchung Die spezielle Anamnese zur Erfassung von Herzkrankheiten schließt den Schwangerschaftsverlauf und die prä- und postpartalen Befunde ein. Sie fragt nach den für die Eltern erkennbaren Krankheitszeichen und nach dem Zeitpunkt ihres Auftretens. Dazu zählen Atemnot, vermehrtes Schwitzen, mangelhafte Gewichtszunahme, Bronchitisneigung und bei älteren Kindern (auch bei bereits operierten) Leistungsabfall, Klagen über Herzstolpern oder -jagen, unklare Schwindelzustände und schließlich Anfälle von Bewusstlosigkeit.

Bei der klinischen Untersuchung der Patienten erfasst die Inspektion die körperliche Entwicklung, zusätzliche äußere Fehlbildungen als Hinweise auf ein evtl. vorliegendes Fehlbildungssyndrom, Zyanose, Trommelschlägelfinger und -zehen mit Uhrglasnägeln, auffallende Blässe, ein pathologisches Atemmuster (Stöhnen, Einziehungen, Atemfrequenz), die Vorwölbung des Abdomens aufgrund einer Hepatomegalie oder aufgrund der stark geblähten Darmschlingen bei schlechter Verdauungsfunktion, die sichtbare Verlagerung des Herzspitzenstoßes, geschwollene Halsvenen, vermehrte Venen-

Tab. 169.1 Häufige und akzidentelle Herzgeräusche. (Mod. nach Park 1996 und Pelech 1999)

Bezeichnung	Lage in der Herzphase, Dauer	Beschreibung des Geräusches Lautstärke Punctum maximum	Mögliche Ursachen Differenzialdiagnose (DD)	Bevorzugtes Alter (Jahre)
Physiologische periphere Pulmonalstenose	Früh- bis mittsystolisch	Austreibungsgeräusch 1–3/6 2. ICR links, Rücken	Turbulenz an der Pulmonalarterienbifurkation	Neugeborene, junge Säuglinge
Still-Geräusch	Mittsystolisch (von beiden Tönen abgesetzt)	„Vibrationsgeräusch" von musikalischem Klangcharakter 2–3/6 3.–4. ICR links	U. a. akzessorischer Sehnenfaden DD: kleiner VSD	3–6
Pulmonalisaustreibungsgeräusch	Früh- bis mittsystolisch	Blasendes Austreibungsgeräusch 1–3/6 2. ICR links Kein Schwirren, kein Klick, normaler 2. Herzton, kaum Fortleitung	Geringe Turbulenzbildung zwischen rechtem Ventrikel und Pulmonalarterien DD: Pulmonalstenose, ASD	8–14
Nonnensausen	Systolisch-diastolisch (s<D)	Kontinuierliches Geräusch 2/6 Obere Thoraxapertur Nur im Sitzen/Stehen, verschwindet beim Hinlegen, Druck auf die Halsvenen	Turbulenzen im Jugularnervensystem DD: PDA	3–6
Suprakardiales Geräusch	Frühsystolisch	Austreibungsgeräusch 2–3/6 Supraklavikuläre Grube (A. carotis R/L)	Turbulentwerden der Strömung im Abgangsbereich der Arm-Hals-Gefäße DD: Aortenstenose	Kindes-/Jugendalter

ICR Interkostalraum, VSD Ventrikelseptumdefekt, ASD Atriumseptumdefekt, PDA persistierender Ductus arteriosus.

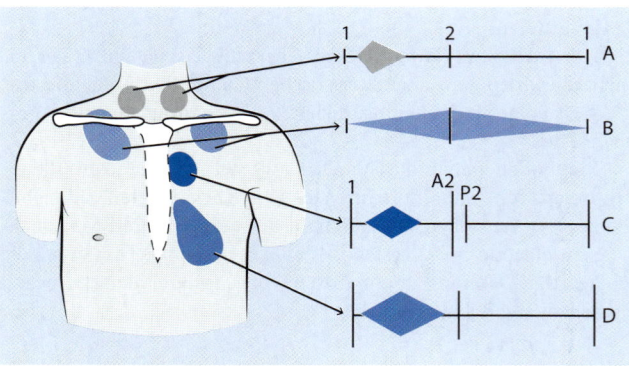

Abb. 169.3 Punctum maximum und Lokalisation der 4 häufigsten Herzgeräusche. A: suprakardiales Geräusch, B: Nonnensausen, C: Pulmonalisaustreibungsgeräusch, periphere Pulmonalstenose, D: Still-Geräusch

zeichnung sowie eine verlängerte Rekapillarisierungszeit als Hinweis auf ein eingeschränktes Herzzeitvolumen. Die asymmetrische Vorwölbung einer Thoraxhälfte („Herzbuckel", „voussure") weist auf ein meist erheblich vergrößertes und damit volumenbelastetes Herz hin.

Die Palpation der peripheren Pulse muss die Pulse der oberen und unteren Extremitäten beurteilen, da mit dieser einfachen Methode eine hämodynamisch wirksame Aortenisthmusstenose zu erfassen ist.

Die Pulsqualität informiert über die Kreislauffüllung. Der sog. „Wasserhammerpuls" (Pulsus celer et altus) weist auf die hämodynamische Wirkung eines persistierenden Ductus arteriosus, einer Aorteninsuffizienz oder einer AV-Fistel (häufig im Kopfbereich lokalisiert) hin. Eine ähnliche Pulsqualität kann allerdings auch durch

sehr weit gestellte Peripherie erzielt werden. Die Palpation erfasst ein Präkordialschwirren und hilft den Lautstärkegrad eines Geräusches einzugrenzen. Schließlich gibt die Palpation (evtl. ergänzt durch die Perkussion) einen Eindruck der Lebergröße.

Die Erhebung des Geräuschbefundes sollte einem gewissen Schema folgen, um halbwegs standardisierte Auskultationsbefunde zu erzielen (▶ Übersicht „Bestandteile eines kompletten Auskultationsbefundes").

Weiterführende Untersuchungen

Nichtinvasive Blutdruckmessung Für die klinische Praxis hat sich die indirekte, nichtinvasive Blutdruckmessung als ausreichend genaue Methode durchgesetzt. Eine zirkulär um den Oberarm, den Oberschenkel oder den Unterschenkel gelegte Manschette wird dabei mit Luft gefüllt, bis der erzeugte Druck die jeweiligen Arterien komprimiert. Der aktuelle Manschettendruck kann von einem Manometer abgelesen werden. Durch langsames Ablassen der Luft wird zunächst der systolische Blutdruck ermittelt. Dieser entspricht dem Manschettendruck, zu dem erstmals wieder kleine Mengen Blut das komprimierte Gefäß passieren. Bei Verwendung der Methode nach Riva-Rocci/Korotkov, bei der die A. brachialis auskultiert wird, entspricht der systolische Blutdruck dem Manschettendruck zum Zeitpunkt des ersten pulssynchronen Klopfens (Korotkov-Geräusch). Der diastolische Wert ist erreicht, wenn das Korotkov-Geräusch verschwindet (Phase V) oder, bei kontinuierlich bis zur völligen Entleerung der Manschette auskultierbarem Geräusch, plötzlich leiser wird (Phase IV). Neben der auskultatorischen Methode hat sich vor allem in der Pädiatrie, der Notfall- und der Intensivmedizin die automatische Messung mittels Oszillometrie bewährt. Diese Geräte bestimmen oszillometrisch den Mitteldruck sowie die aktuelle Herzfrequenz und

Kapitel 169 · Allgemeine Symptomatik, Anamnese, klinische und ergänzende Untersuchungen

Tab. 169.2 Gelegenheitsblutdruckwerte normgewichtiger deutscher Kinder. (Mod. nach RKI 2011)

Alter (Jahre)	Jungen		Mädchen	
	Körperlänge (cm)	Gelegenheitsblutdruck (mmHg) 95. Perzentile	Körperlänge (cm)	Gelegenheitsblutdruck (mmHg) 95. Perzentile
3,5	101	110/70	100	109/71
6,5	121	111/71	121	112/72
9,5	139	116/74	138	117/74
12,5	155	123/77	157	124/76
15,5	175	135/81	165	128/80
17,5	179	142/84	166	129/82

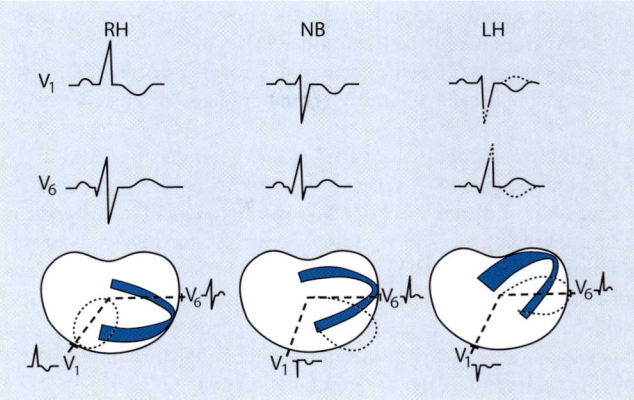

Abb. 169.4 Änderungen der QRS-Komplexe und der Vektorschleife in der Horizontalebene bei Rechts- *(RH)* und Linkshypertrophie *(LH)* gegenüber dem Normalbefund *(NB)*

errechnen über einen vorgegebenen Algorithmus die systolischen und diastolischen Blutdruckwerte. Die palpatorische Technik ist eine einfache Methode, den systolischen Blutdruck zu bestimmen. Dieser ist erreicht, wenn während des Ablassens des Manschettendrucks erstmals ein Puls an der entsprechenden Extremität getastet wird. Diastolische Werte können so allerdings nicht ermittelt werden. Weniger gebräuchliche Methoden sind die dopplersonografisch gestützte Blutdruckbestimmung und die automatische akustische Messtechnik, die vor allem im Rahmen der Ergometrie eingesetzt wird.

Entscheidend für die Zuverlässigkeit der Messung ist die Wahl der richtigen Manschettengröße. Zu kleine Blutdruckmanschetten liefern zu hohe Blutdruckwerte, zu große Manschetten liefern zu niedrige Werte. Die Manschette sollte wenigstens zwei Drittel der Oberarm- oder Oberschenkellänge bedecken. Im Zweifelsfall ist es günstiger, eine etwas zu große als eine zu kleine Manschette zu verwenden.

Neben der essenziellen Hypertonie, die bei älteren Kindern häufig ist, werden, insbesondere bei Säuglingen und Kleinkindern, oft organische Störungen als Ursache des Bluthochdrucks angetroffen. Aus der Gruppe der kardiologischen Krankheiten sind angeborene Stenosen im Bereich der Aorta, am häufigsten die Aortenisthmusstenose, für den erhöhten Blutdruck verantwortlich. Aus diesem Grund müssen, zumindest bei der Erstuntersuchung, die Pulse an Armen und Beinen palpiert und die Blutdruckwerte an beiden Armen und einem Bein gemessen werden. Für die Messung am Unterschenkel kann dabei die gleiche Manschette wie am Arm eingesetzt werden. Deutliche Druckdifferenzen sprechen für das Vorliegen von Gefäßstenosen. Bei der Bewertung der Messergebnisse müssen die alters- und geschlechtsabhängigen Normwerte für Kinder berücksichtigt werden (Tab. 169.2).

Einmalig gemessene Blutdruckwerte sind keine ausreichende Grundlage für die Diagnose einer arteriellen Hypertonie. Soll ein halbwegs realistisches Blutdruckprofil erstellt werden, bietet sich die Langzeitblutdruckmessung an. Hierbei misst ein tragbares, automatisches Gerät über 24 h in halbstündigen Abständen den Blutdruck. Mithilfe einer sorgfältig erstellten 24-h-Messung können dann fundierte Angaben zum Blutdruckverhalten gemacht werden. Dabei muss beachtet werden, dass für die Langzeitblutdruckmessung spezielle Normwerte gelten. Meist werden die Normwerte nach Soergel verwendet.

Elektrokardiogramm Das über 100 Jahre alte Elektrokardiogramm hat seine Bedeutung für die Aufdeckung und Diagnose von Leitungsstörungen sowie Herzrhythmusstörungen bis heute behalten. Dieser Teil der diagnostischen Aussage wird vor allem durch das 24-h-EKG und die intrakardiale Elektrogrammableitung mit der Möglichkeit der interventionellen Behandlung von Herzrhythmusstörungen erheblich erweitert.

Demgegenüber ist die Hypertrophiediagnostik in den Hintergrund getreten, da das Echokardiogramm direktere und damit besser beurteilbare Einsichten in die Muskelmassenverteilung des Herzens zulässt. Hämodynamische Ursachen (das Muskelmassenverhältnis – das Verhältnis von rechtem zu linkem Ventrikel – verändert sich nach der Geburt besonders schnell von in den ersten Lebenswochen 1,3:1 zu 1:2 beim älteren Kind) und Wachstumseinflüsse auf die Lage des Herzens im Thorax, auf die Größenverhältnisse wie Abstand zur Thoraxwand, Tiefertreten des Zwerchfells, Zunahme der Thoraxwanddicke und Herzdrehungen führen zu erheblichen Veränderungen des normalen EKG des Kindes und erschweren die Beurteilung in Bezug auf pathologische Hypertrophiezeichen. Für die EKG-Befundung ist die Kenntnis wichtig, dass die elektrische Herzachse (der größte Integralvektor) zur muskelstärkeren Kammer (bzw. Vorhof) abgelenkt wird und dass die Länge des Vektors vom Muskelmassenverhältnis ganz wesentlich bestimmt wird. Während hypertrophierte Ventrikel zu überhöhten schlanken Kammerkomplexen führen, erzeugt ein volumenbelastetes Herz eine Verzögerung des Erregungsablaufs und damit eine Verlängerung von QRS.

Die Erregungsrückbildung wird gestört, wenn die hämodynamische Belastung ein gewisses Ausmaß überschreitet. Jenseits der Neugeborenenperiode sind Herzfehler mit Rechtsherzbelastung im EKG besser zu erkennen als Fehler mit Belastung des linken Herzens. Im ersten Fall ist die durch eine Pulmonalstenose, Fallot-Tetralogie oder einen großen Vorhofseptumdefekt entstehende Rechtsherzhypertrophie dem physiologischen Linksüberwiegen so entgegengesetzt, dass dies im EKG gut zum Ausdruck kommt. Im Gegensatz dazu bedeutet die pathologische Linksherzbelastung von Aortenstenosen nur eine Verstärkung des physiologischen Linksüberwiegens und ist damit wesentlich schwerer zu erkennen (Abb. 169.4). Neben sicheren Rechtsherzhypertrophiezeichen sind elektrokardiografische Hinweise für das Vorliegen eines gravierenden angeborenen Herzfehlers:
- sog. illusionäre („überdrehte") Lagetypen in den Standard- und Goldberger-Ableitungen (häufig Hinweis auf atrioventrikuläre Septumdefekte),
- durchgehend positive oder negative T-Wellen in allen Brustwandableitungen jenseits der Neugeborenenperiode oder die Umkehr der normalen T-Wellen-Verteilung von rechtsprä-

kordial negativ und linkspräkordial positiv ins Gegenteil (z. B. beim großen Ventrikelseptumdefekt),
- konvexbogige ST-Senkungen und T-Inversionen in den Brustwandableitungen V5 und V6 (hochgradige Aortenstenosen).

Erregungsrückbildungsstörungen (ST-T-Veränderung) sind in der Regel unspezifisch. Sie weisen auf Krankheiten des Myo- und Perikards hin und treten bei der Myokardbeteiligung an Allgemeinerkrankungen auf. Dazu zählen Elektrolytstörungen (Natrium, Kalium, Kalzium), Störungen der Blutgase, Systemkrankheiten, Intoxikationen, inflammatorische und infektiöse Krankheiten. Ein über die Norm hinaus verlängertes QT-Segment muss auf das Vorliegen eines sog. Long-QT-Syndroms mit der Neigung zu Kammerflattern hin beurteilt werden. Bei der Kombination tiefer Q-Zacken in I, aVL und in den Brustwandableitungen V5 und V6 mit ST-Anhebungen und T-Negativierungen muss ein Bland-White-Garland-Syndrom ausgeschlossen werden (Fehlabgang der linken Koronararterie aus der Pulmonalarterie mit schweren hypoxischen Myokardveränderungen).

Ergometrie Bei der körperlichen Belastungsuntersuchung wird gleichzeitig die Leistungsfähigkeit von Lunge, Kreislauf und Muskulatur getestet. Im Rahmen der kinderkardiologischen Diagnostik erfüllt sie folgende Aufgaben:
- Allgemeine Beurteilung der körperlichen Leistungsfähigkeit,
- Überprüfung der Reaktion von Blutdruck und Herzfrequenz auf körperliche Belastung,
- Provokation von Herzrhythmusstörungen, Erregungsrückbildungsstörungen oder klinischen Beschwerden,
- Verlaufsbeobachtung (spontan, nach Medikation, nach operativen Maßnahmen),
- Ausschluss oder Bestätigung eines Zusammenhangs zwischen subjektiv geklagten Symptomen (meist Herzstechen) und körperlicher Belastung,
- pulmonologische Fragestellungen (z. B. belastungsabhängige Bronchialobstruktion).

Durchführung Die Belastung erfolgt auf einem Fahrrad oder einem Laufband. Beim Fahrrad kann durch Bremsen des Schwungrads, beim Laufband durch Verändern der Steigung und der Laufbandgeschwindigkeit die Belastung des Patienten verändert werden. Unter schrittweiser oder kontinuierlicher Steigerung der Belastung sollten Herzfrequenz und systolischer Blutdruck ansteigen. Behandlung mit β-Blockern, Sinusknotenkrankheiten oder Überleitungsstörungen zwischen Sinusknoten und Vorhof (sinuatriale Blockierungen) bzw. zwischen Vorhof und Ventrikel (AV-Blockierungen) verhindern einen adäquaten Herzfrequenzanstieg. Gesunde Kinder und Jugendliche sollten eine maximale Herzfrequenz von mindestens 180/min erreichen. Bei mangelnder kardialer Leistung kann der Blutdruckanstieg fehlen bzw. gar ein Blutdruckabfall auftreten. Umgekehrt finden sich überschießende Blutdruckanstiege bei Patienten mit Aortenisthmusstenose. Herzrhythmusstörungen können durch die Belastung unterdrückt oder provoziert werden. Erregungsrückbildungsstörungen z. B. bei schwerer Aortenstenose, Kardiomyopathie, Zustand nach Myokarditis, Koronarkrankheiten (Zustand nach Kawasaki-Syndrom, Zustand nach arterieller Switch-OP bei einfacher Transposition der großen Gefäße [D-TGA], Fehlabgang der linken Koronararterie aus dem rechten Sinus valsalvae etc.) oder ischämisch bedingte Herzschmerzen können unter Belastung ausgelöst oder verstärkt werden. Bei herzkranken Kindern ist die Untersuchung stets mit einem gewissen Risiko verbunden und sollte daher nur in Anwesenheit eines Arztes durchgeführt werden.

Treten schwere Herzrhythmusstörungen, schwere Erregungsrückbildungsstörungen, überschießende Blutdruckanstiege (>250 mmHg systolisch bei Jugendlichen) oder erhebliche klinische Symptome auf, muss die Belastung abgebrochen werden.

Kontraindikationen gegen eine Ergometrie sind akute kardiale und nichtkardiale Krankheiten, schwere pulmonale Hypertonie sowie schwere kardiale Krankheiten mit Synkopen, malignen Herzrhythmusstörungen oder subjektiven Beschwerden bereits in Ruhe.

Eine Erweiterung der klassischen Ergometrie stellt die Ergospirometrie dar, bei der zusätzlich das Atemzugvolumen, die Sauerstoffaufnahme und die Kohlendioxidabgabe unter Belastung bestimmt werden. Aufgrund dieser Daten ist es möglich, die Ursachen einer verminderten Belastbarkeit weiter zu differenzieren.

Kipptisch Bei der Abklärung von orthostatisch bedingten Kreislaufregulationsstörungen mit Ohnmachtsanfällen (Synonyme: vasovagale Synkope, neurokardiogene Synkope, Reflexsynkope), die vor allem im jugendlichen Alter häufig Anlass für die Konsultation eines Kardiologen sind, hat sich die Kipptischuntersuchung bewährt. Unter ständiger Registrierung von EKG und Blutdruck wird der Patient auf dem Tisch von der liegenden in eine nahezu senkrechte Position (70°–80°) gebracht und für 45 min in dieser Stellung belassen. Als diagnostisches Ergebnis gilt das Auftreten von Schwindel, Übelkeit, Sehstörungen, Präsynkopen oder Synkopen. Weiterhin sind Bradykardien bis hin zur Asystolie sowie eine arterielle Hypotension mit systolischem Blutdruck <70 mmHg diagnostisch. In diesen Fällen muss der Patient selbstverständlich sofort wieder in die horizontale Lage gebracht werden, was die prompte Besserung der Symptomatik zu Folge hat. Die zweifelsfreie Aufklärung der Ursache für die Synkopen erspart den Patienten oft eine langwierige und teure Diagnostik, trägt zur Beruhigung bei und ermöglicht eine effiziente Behandlung.

24-h-EKG Das 24-h-EKG zeichnet die elektrokardiografischen Vorgänge des untersuchten Herzens während 24 h auf. Es deckt damit wesentlich sicherer während des Tagesablaufs auftretende Herzrhythmusstörungen auf und vermittelt die Kenntnis, ob vom Patienten geklagte Beschwerden (Ereignistaste am Gerät) mit den Herzrhythmusstörungen übereinstimmen. Es erfasst Rhythmusveränderungen unter den Belastungen des täglichen Lebens und vor allem auch im Schlaf. Die Beurteilung einer vorliegenden Herzrhythmusstörung vor allem bei postoperativen Patienten wird dadurch wesentlich sicherer als bei der Ableitung eines sehr kurzen Standard-EKG.

Elektrophysiologische Untersuchung Diese Methode bedarf einer strengen Indikationsstellung. Sie wird meistens verknüpft mit einer interventionellen Behandlung der vorliegenden Rhythmusstörung in Form der Hochfrequenzablation. Hiermit können ein pathologischer Fokus oder eine akzessorische Leitungsbahn relativ gefahrlos unterbrochen werden.

Thoraxröntgenaufnahme Die Thoraxröntgenaufnahme zeigt die Lage und Größe des Herzens im Thoraxraum, die Lungengefäßzeichnung und deren Veränderungen (aktive oder passive Hyperämie, Verminderung der Lungengefäßzeichnung bis hin zur „schwarzen Lunge" bei extrem verminderter Lungenperfusion). Die Herzsilhouette (Gefäßschatten!) kann Rückschlüsse auf die vorliegende Herzfehlbildung erlauben. Die Bedeutung des Röntgenbilds zur Diagnose angeborener Herzfehler hat gegenüber dem Echokardiogramm stark abgenommen. Wichtig ist die Röntgenaufnahme zur Diagnostik von mit dem Herzfehler gleichzeitig bestehenden Krankheiten wie Pneumonien, Dys- oder Atelektasen, Pleuraergüssen (Echobefund!) und Zwerchfellparesen, um nur die wichtigsten zu nennen.

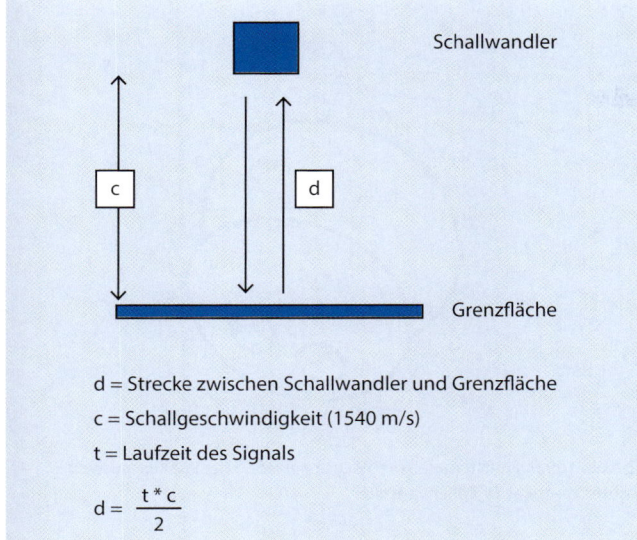

◘ Abb. 169.5 Prinzip des Ultraschalls

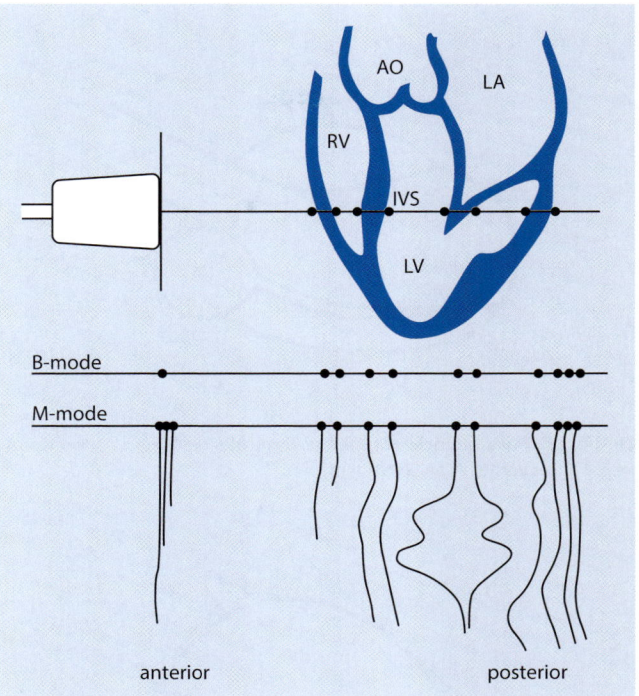

◘ Abb. 169.6 B-mode und M-mode. *RV* rechter Ventrikel, *LV* linker Ventrikel, *IVS* interventrikuläres Septum, *LA* linker Vorhof, *Ao* A. ascendens. (Aus Peters et al. 1987)

Kardiale Sonografie: Technische Grundlagen Die ersten Versuche mit kardialem Ultraschall von Edler und Herz gehen auf das Jahr 1954 zurück. In den späten 1970er Jahren versuchte man mithilfe der M-mode-Technik strukturelle Herzkrankheiten zu diagnostizieren. Mit der Entwicklung der 2D-Echografie avancierte die Methode dann in den 1980er Jahren zum wichtigsten diagnostischen Mittel des Kinderkardiologen. Weitere wesentliche Verbesserungen stellten die Doppler- und die Farbdopplertechnik dar. Jüngere Entwicklungen sind die transösophageale und die intravasale Echokardiografie mit immer kleineren und leistungsfähigeren Ultraschallsonden. Zurzeit wird intensiv an der dreidimensionalen Darstellung der transösophageal oder transthorakal gewonnen Daten in Echtzeit (3D-Echokardiografie) gearbeitet.

B-mode-, M-mode- und 2D-Echokardiografie Im Schallkopf des Sonografiegeräts sind piezoelektrische Elemente (Kristalle oder Keramiken) untergebracht. Diese verformen sich auf einen elektrischen Impuls hin und produzieren eine Ultraschallwelle, die in das zu untersuchende Gewebe eindringt. An den sog. Grenzflächen, d. h. den Übergangsflächen von einem Gewebe in ein anderes, werden die Ultraschallwellen teilweise reflektiert und gelangen zurück zum Schallkopf. Dort kehrt sich der oben beschriebene Prozess um. Die eingehenden Echos erzeugen an den jetzt auf Empfang eingestellten piezoelektrischen Elementen Verformungen, die in elektrische Impulse umgewandelt werden. Diese werden verstärkt und erscheinen als helle Punkte auf dem Monitor. Der Helligkeitswert des Signals hängt von der Amplitude der Echos ab (B-mode, nach dem englischen Wort „brightness"). Die Position der Lichtpunkte am Monitor wird durch die Zeitdauer zwischen Aussendung und Empfang des jeweiligen Signals bestimmt. Nachdem die Geschwindigkeit des Schalls (V) im Körper mit 1540 m/s praktisch konstant ist, besteht eine direkte Proportionalität zwischen Länge des Zeitintervalls (T) und dem Abstand (D) der reflektierenden Grenzfläche vom Ultraschallkopf (D=V×T/2; ◘ Abb. 169.5). Von der Betriebsart M-mode (nach dem englischen Wort „motion") spricht man, wenn eine relativ zum Schallkopf bewegliche Struktur, z. B. eine Herzklappe, als wandernde Linie in der y-Achse gegen die Zeit auf der x-Achse aufgetragen wird. Es entsteht ein eindimensionales Bild mit hoher axialer und zeitlicher Auflösung (◘ Abb. 169.6). Viele Schallstrahlen nebeneinander, deren Echos im B-mode verarbeitet werden, produzieren schließlich das zweidimensionale B-Bild (2D-Echo). Die Bildqualität hängt dabei von der axialen (entlang des Schallstrahls), der lateralen (perpendikular zum Schallstrahl) und der zeitlichen (Anzahl der Bilder pro Sekunde) Auflösung sowie vom Kontrast (Fähigkeit, zwischen unterschiedlichen Geweben zu differenzieren) ab. Die axiale Auflösung steht in engem Zusammenhang mit der Wellenlänge der benutzten Schallwellen und beträgt theoretisch bei 3,5 MHz ca. 0,86 mm, bei 7,5 MHz ca. 0,4 mm. Allerdings werden höhere Frequenzen stärker gedämpft und weisen daher eine geringere Eindringtiefe als niedrigere Frequenzen auf. Der Untersucher muss daher stets einen Kompromiss zwischen gewünschter Eindringtiefe und möglicher Auflösung eingehen. Die laterale Auflösung hängt von der Geometrie des Schallstrahls (Durchmesser, Form) ab, die zeitliche Auflösung von der Anzahl der ausgesendeten Schallimpulse pro Sekunde.

CW- und PW-Doppler Der nach seinem Entdecker Christian Johann Doppler (Österreich, 1803–1853) benannte Doppler-Effekt beschreibt die Tatsache, dass eine Licht- oder Schallwelle, die von einem bewegten Objekt reflektiert wird, ihre Wellenlänge in Abhängigkeit von der Geschwindigkeit des reflektierenden Objekts ändert. Mit Hilfe dieser Methode kann die Strömungsgeschwindigkeit der zellulären Blutbestandteile (Erythrozyten, Leukozyten, Thrombozyten), die den Schall reflektieren, in den Gefäßen und im Herzen gemessen werden. Wird die Schallwelle kontinuierlich von einem Ultraschallwandler erzeugt und das Echo gleichzeitig kontinuierlich von einem zweiten Wandler empfangen, spricht man vom CW-Doppler („continuous-wave"). Sämtliche Blutflussgeschwindigkeiten, die auf der Achse des Schallstrahls liegen, werden bei dieser Technik aufsummiert. Demgegenüber sendet der gepulste Doppler (PW-Doppler, „pulsed-wave") einen Impuls aus, dessen Echo innerhalb eines wählbaren Zeitfensters vom gleichen Schallwandler empfangen wird. Durch die Wahl des Zeitfensters ist die Tiefe der abgegriffenen Region definiert. Im Gegensatz zum CW-Doppler kann

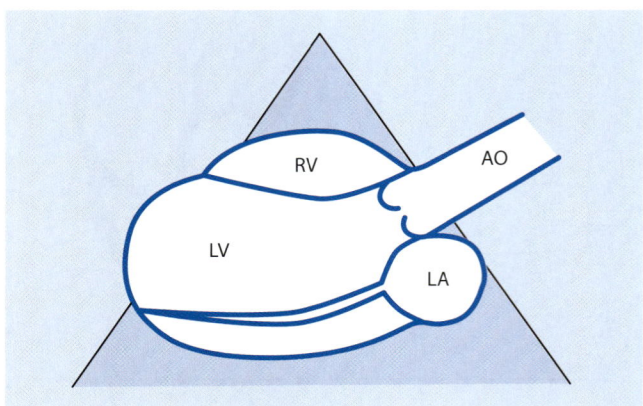

◘ **Abb. 169.7** Parasternale lange Achse. *RV* rechter Ventrikel, *LV* linker Ventrikel, *LA* linker Vorhof, *AO* A. ascendens

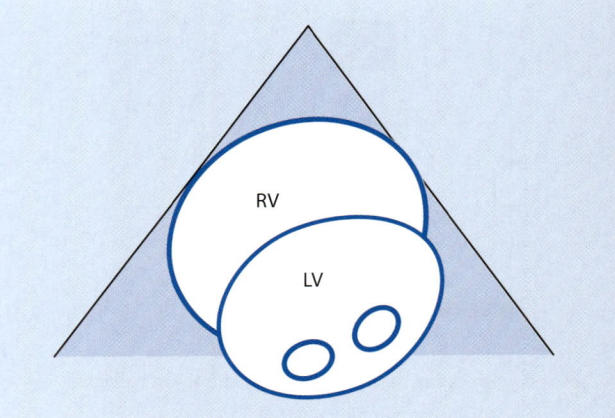

◘ **Abb. 169.9** Parasternale kurze Achse auf Höhe der Papillarmuskeln. *RV* rechter Ventrikel, *LV* linker Ventrikel

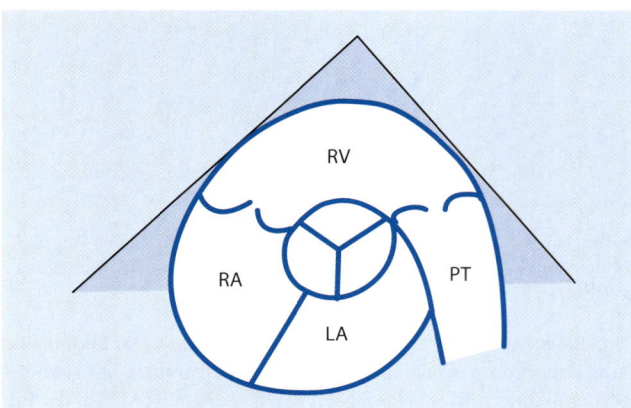

◘ **Abb. 169.8** Parasternale kurze Achse auf Höhe der Herzbasis. *RV* rechter Ventrikel, *RA* rechter Vorhof, *LA* linker Vorhof, *PT* Pulmonalarterienstamm

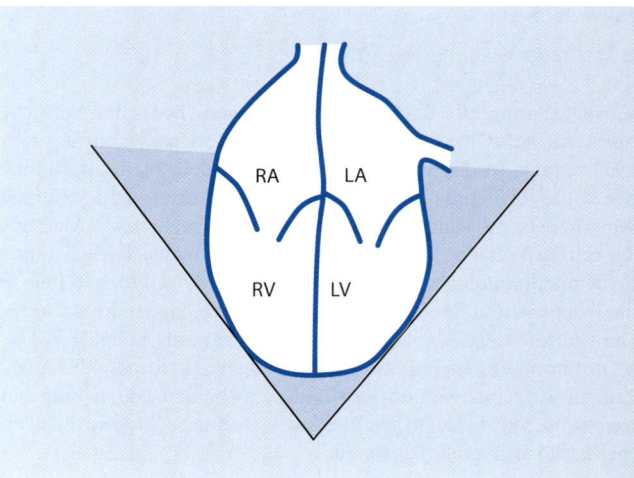

◘ **Abb. 169.10** Subkostaler Vierkammerblick. *RV* rechter Ventrikel, *LV* linker Ventrikel, *LA* linker Vorhof, *RA* rechter Vorhof

also mit dem PW-Doppler die Strömungsgeschwindigkeit in einem eng begrenzten Messfeld („sample volume") ermittelt werden. Allerdings sind nur Wellenlängenveränderungen kleiner der Hälfte der Pulsrepetitionsfrequenz des PW-Dopplers eindeutig einer bestimmten Geschwindigkeit zuordenbar („Nyquist-Limit"). Mit hohen Pulsrepetitionsfrequenzen werden nur geringe Eindringtiefen erreicht, niedrigere Frequenzen erlauben dagegen die Untersuchung tieferer Regionen. Mit dem PW-Doppler können daher nur Strömungsgeschwindigkeiten im physiologischen Bereich ermittelt werden, während mit dem CW-Doppler auch höhere Flussgeschwindigkeiten, wie sie infolge pathologischer Druckgradienten auftreten, messbar sind.

Farbdoppler Ein ausgewählter Sektor wird mit einer Vielzahl von Dopplermessfeldern überzogen. In jedem dieser kleinen Areale erfolgt eine farbige Kodierung von Strömungsrichtung und Geschwindigkeit. Meist steht Blau für Strömungen weg vom Schallkopf, Rot für solche auf den Schallkopf zu. Tiefe Farbtöne signalisieren langsame Geschwindigkeiten, hohe Farbtöne schnelle Strömungen. Die Farbdopplertechnik stellt eine Modifikation der PW-Dopplermethode dar und ist daher auch an das Nyquist-Limit gebunden. Ein Umschlagen der Farbe in ihr Komplementär („aliasing") zeigt hierbei ein Überschreiten der maximal messbaren Geschwindigkeit an.

Kardiale Sonografie: Untersuchungsgang

2D-Echokardiografie Da das Herz vom knöchernen Brustkorb und den für die Sonografie undurchdringlichen Lungen umgeben ist, kann es nur von ganz bestimmten Positionen aus untersucht werden. Diese sog. Schallfenster befinden sich:
1. parasternal links, wo der rechte Ventrikel direkt der Brustwand anliegt,
2. über der Herzspitze,
3. subkostal durch die Leber und das Zwerchfell, dem das Herz direkt aufliegt,
4. suprasternal vom Jugulum aus,
5. parasternal rechts, wo meist die Aorta mit dem Sternum Kontakt hat.

Bei Neugeborenen und jungen Säuglingen wird das Schallfenster durch den zu diesem Zeitpunkt noch voluminösem Thymus, der die Lunge hindert, sich vor das Herz zu legen, deutlich vergrößert. Aus den oben beschriebenen Positionen kann das Herz in den Standardebenen dargestellt werden:

6. parasternale lange Achse (◘ Abb. 169.7),
7. parasternale kurze Achse auf Höhe der Herzbasis (◘ Abb. 169.8),
8. parasternale kurze Achse auf Höhe der Papillarmuskeln (◘ Abb. 169.9),
9. subkostaler Vierkammerblick (◘ Abb. 169.10),
10. apikaler Vierkammerblick (◘ Abb. 169.11),
11. suprasternale lange Achse (◘ Abb. 169.12).

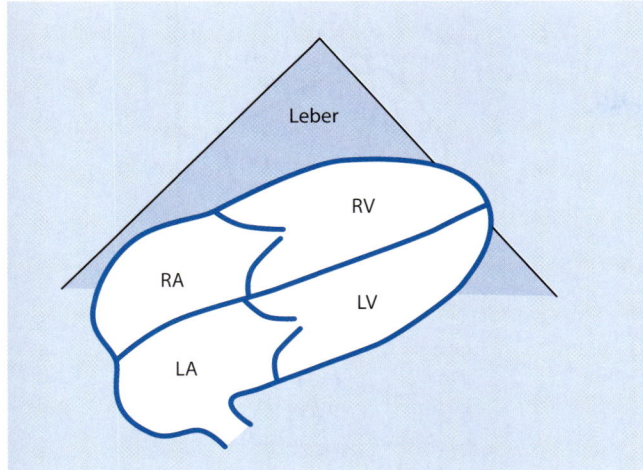

◘ Abb. 169.11 Apikaler Vierkammerblick. *RV* rechter Ventrikel, *LV* linker Ventrikel, *LA* linker Vorhof, *RA* rechter Vorhof

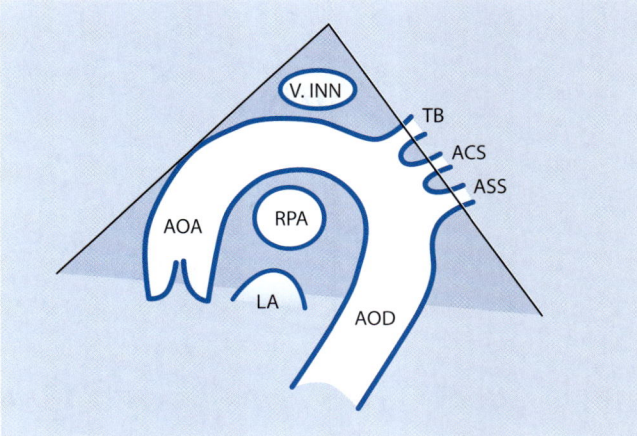

◘ Abb. 169.12 Suprasternale lange Achse. *AOA* A. ascendens, *AOD* A. descendens, *LA* linker Vorhof, *RPA* rechte Pulmonalarterie, *V.INN* V. anonyma, *TB* Truncus brachyocephalicus, *ACS* Arteria carotis sinistra, *ASS* Arteria subclavia sinsitra

Durch Angulieren und/oder Drehen des Schallkopfes können von diesen Standardpositionen aus eine Vielzahl nebeneinander und hintereinander liegender Ebenen dargestellt werden. Nach internationaler Übereinkunft sollten die linksseitigen Herzstrukturen auf der rechten Monitorseite und die rechtsseitigen auf der linken Monitorseite dargestellt werden. Kraniale Strukturen sollten rechts, kaudale links auf dem Monitor erscheinen.

Wichtig ist die einwandfreie Darstellung der Lage der Herzkammern und der großen Gefäße im Thorax sowie ihrer Verbindungen untereinander. Auf diese Weise können Herzfehler mit Lageanomalien und/oder falschen Konnektionen erkannt werden. Beispiele hierfür sind: Lungenvenenfehleinmündungen, Transposition der großen Gefäße (D-TGA), angeborene korrigierte Transposition der großen Gefäße (L-TGA), „double outlet ventricle", Linksisomerie (das Herz besteht aus 2 linken Herzhälften) und Rechtsisomerie (das Herz besteht aus 2 rechten Herzhälften) sowie die Spiegelbilddextrokardie (das Herz ist normal aufgebaut, jedoch an der Symmetrieachse vollständig gespiegelt). Weiterhin muss auf die Morphologie und Beweglichkeit der Herzklappen geachtet werden. Klappenfehlbildungen, die zu Stenosen oder Insuffizienzen führen, können so erkannt werden. Beispiele hierfür sind die Parachute-Mitralklappe, bei der alle Sehnenfäden an nur einem Papillarmuskel inserieren und eine Mitralklappenstenose verursachen, oder die Ebstein-Anomalie, bei der die Trikuspidalklappe in den apikalen Teil des rechten Ventrikels verlagert ist. Neben der Beeinträchtigung der rechtsventrikulären Funktion kann diese Anomalie auch eine schwerwiegende Klappenfehlfunktion verursachen. Verdickungen der Aorten- oder der Pulmonalklappensegel oder bikuspide Klappen können eine behinderte Öffnungsbewegung oder Insuffizienzen nach sich ziehen. Asymmetrische Vergrößerungen einzelner Herz- und Gefäßanteile weisen oft auf pathologische Volumenbelastungen hin. So findet man bei einem hämodynamisch relevanten Vorhofseptumdefekt eine deutliche Vergrößerung des rechten Vorhofs, des rechten Ventrikels und der Pulmonalarterie. Ein vergrößerter linker Vorhof spricht für einen Ventrikelseptumdefekt oder einen hämodynamisch relevanten Ductus arteriosus Botalli. Die asymmetrische Vergrößerung einer Kammer oder eines Vorhofs kann aber auch auf eine Insuffizienz der nachgeschalteten Herzklappe zurückzuführen sein. Weitere Ursachen für Asymmetrien sind Hypoplasien einzelner Herz- oder Gefäßanteile. So kommt es beispielsweise bei der Atresie der Trikuspidalklappe in der Regel zu einer Hypoplasie des rechten Ventrikels.

Farbdopplersonografie Für die Lokalisation von Septumdefekten oder Gefäßen erweist sich die Farbdopplersonografie als extrem hilfreich. Mit ihrer Hilfe können physiologische und pathologische Blutströmungen rasch und sicher erfasst werden, selbst wenn die entsprechenden Strukturen im B-Bild nicht einwandfrei identifizierbar sind. Anhand der Farbkodierung sind bereits zu diesem Zeitpunkt der Untersuchung Strömungsbeschleunigungen im Bereich von Gefäß- oder Klappenstenosen erkennbar und lokalisierbar. So können Vorhof- und Ventrikelseptumdefekte meist sehr leicht durch den damit verbundenen Links-rechts-Shunt identifiziert werden. Bei Druckangleich zwischen den beiden Ventrikeln, wie es in den ersten Lebenstagen oder später bei lange bestehendem Ventrikelseptumdefekt mit pulmonaler Hypertonie (Eisenmenger-Reaktion) der Fall ist, fehlt allerdings der transseptale Shunt. Selbst ein großer Ventrikelseptumdefekt ist in dieser Situation mittels Dopplermethoden nicht nachweisbar und kann nur durch sorgfältige Durchmusterung des ganzen Herzens im 2D-Bild erkannt werden.

Dopplersonografie Die Dopplersonografie dient der Messung der Strömungsgeschwindigkeiten. Diese liegen unter physiologischen Bedingungen auf einem Niveau unter 2 m/s. Im Bereich von Trikuspidal- und Mitralklappe findet man einen zweigipfligen Einstrom. Die erste Strömungsbeschleunigung (E-Welle) tritt durch die Öffnung der Klappe in der Diastole auf, der zweite Gipfel (A-Welle) entsteht infolge der Vorhofkontraktion. Unter physiologischen Bedingungen ist die E-Welle höher als die A-Welle, die Strömungsgeschwindigkeiten an der Mitralklappe liegen über denen an der Trikuspidalklappe (◘ Abb. 169.13). Ein Shunt auf Vorhofebene, z. B. ein Vorhofseptumdefekt, kann jedoch zu einer Beschleunigung der Blutströmung an der Trikuspidalklappe führen. Eine gestörte Myokardrelaxation resultiert in einer Umkehrung des Verhältnisses von E-Welle zu A-Welle.

Mit Hilfe der modifizierten Bernoulli-Gleichung ($\Delta P = 4 \times V^2$) kann aus den Geschwindigkeiten (V) auf den Druckunterschied (ΔP) zwischen beteiligten Herzstrukturen geschlossen werden. Auf diese Art ist es möglich, bei einem Ventrikelseptumdefekt aus der Geschwindigkeit des von links nach rechts strömenden Blutes Rückschlüsse über den Druckunterschied zwischen pulmonalem und systemischem Gefäßbett zu ziehen (◘ Abb. 169.14). Die Schwere einer Klappenstenose, über die der beschleunigte Blutstrom vom Hochdruckbereich in das Gebiet mit niedrigem Druck

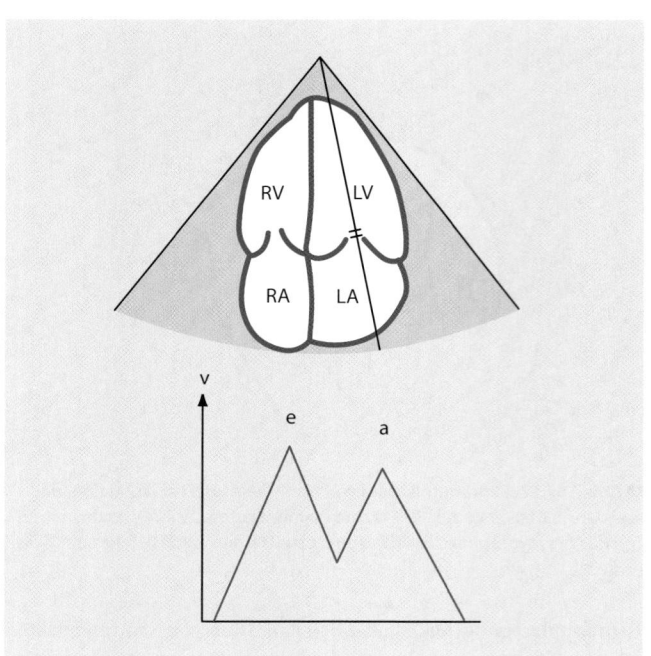

◘ Abb. 169.13 Dopplerkurve des Mitralklappeneinstroms. *e:* E-Welle (Mitralklappenöffnung), *a:* A-Welle (Vorhofkontraktion), *LV* linker Ventrikel, *RV* rechter Ventrikel, *LA* linker Vorhof, *RA* rechter Vorhof

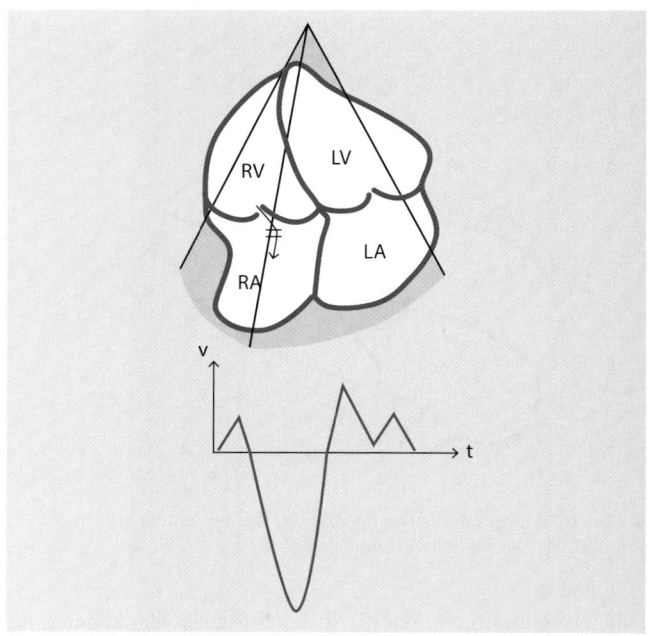

◘ Abb. 169.15 Dopplerkurve bei Trikuspidalklappeninsuffizienz. *LV* linker Ventrikel, *RV* rechter Ventrikel, *LA* linker Vorhof, *RA* rechter Vorhof

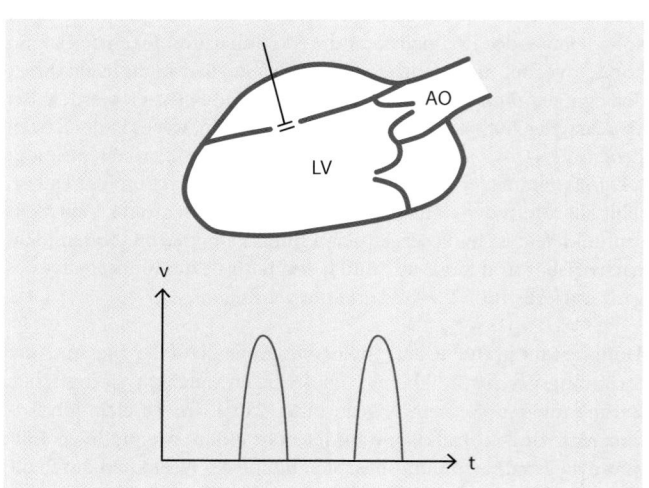

◘ Abb. 169.14 Dopplerkurve bei Links-rechts-Shunt über einen Ventrikelseptumdefekt. *LV* linker Ventrikel, *RV* rechter Ventrikel, *AO* A. ascendens

strömt, kann auf diese Weise ebenfalls eingeschätzt werden. Auch das Vermessen des Regurgitationsjets einer Klappeninsuffizienz erlaubt die Ermittlung eines Gradienten. So ist es beispielsweise möglich, mithilfe des Trikuspidalinsuffizienzjets den Druck im rechten Ventrikel zu bestimmen (◘ Abb. 169.15). Liegt keine zusätzliche Engstelle im rechtsventrikulären Ausflusstrakt oder den Pulmonalarterien vor, so lässt sich der systolische pulmonale Druck (PAsys) aus dem Druckunterschied zwischen rechtem Ventrikel und rechtem Vorhof (ΔP) errechnen, indem ein geschätzter Rechtsvorhofdruck (PRA) zu dem gemessenen Gradienten addiert wird (PAsyst=ΔP+PRA).

M-mode-Technik Mithilfe der M-mode-Technik lässt sich die linksventrikuläre Funktion in Form der Verkürzungsfraktion mes-

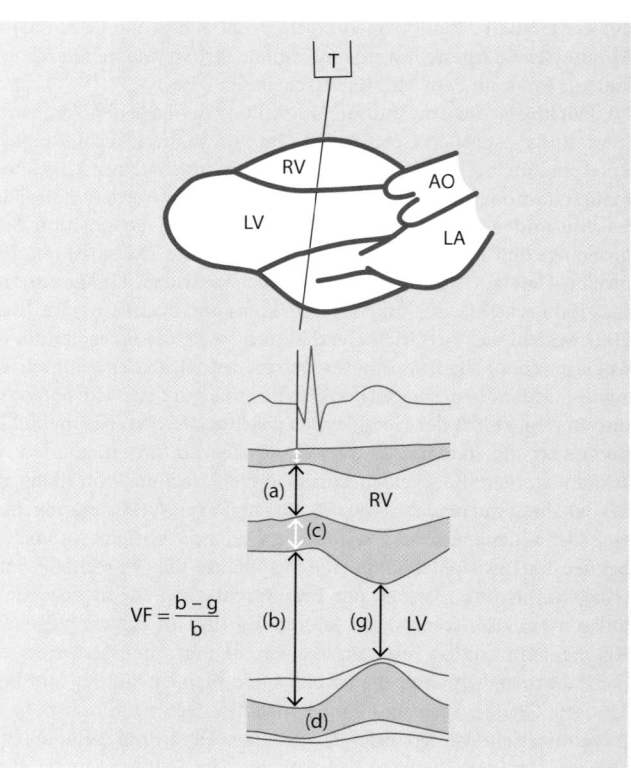

◘ Abb. 169.16 Bestimmung der Verkürzungsfraktion (VK). *RV* rechter Ventrikel, *LV* linker Ventrikel, *AO* A. ascendens, *LA* linker Vorhof, *(a)* Innenlumen des rechten Ventrikels in der Diastole, *(b)* Innenlumen des linken Ventrikels in der Diastole, *(c)* interventrikuläres Septum, *(d)* linksventrikuläre Hinterwand, *(g)* Innenlumen des linken Ventrikels in der Systole

sen. Die Verkürzungsfraktion (VF) stellt dabei den prozentualen Unterschied zwischen dem enddiastolischen (LVED) und dem endsystolischen Durchmesser (LVES) des linken Ventrikels dar (VF=LVED−LVES/LVED) und liegt normalerweise zwischen 30 und 45 % (Abb. 169.16). Auch für die Beurteilung von Herzklappenbewegungen wird die M-mode-Technik eingesetzt. Aufgrund ihrer hohen axialen und zeitlichen Auflösung kann sie die 2D-Echokardiografie in diesem Bereich sinnvoll ergänzen.

Komplexere Methoden, die es erlauben, die linksventrikuläre Ejektionsfraktion zu bestimmen, stützen sich auf dreidimensionale Rekonstruktionen der Kammer. Der Ventrikel wird dabei aus jeweils zwei Ebenen sowohl in der Systole wie in der Diastole aufgenommen. Mittels verschiedener Rechenmodelle, wie z. B. der Simpson-Regel, kann aus den 4 Ventrikelflächen dann die Ejektionsfraktion abgeschätzt werden.

Kontrastmittelecho Analog zur Röntgentechnik wurden auch in der Sonografie Kontrastmittel entwickelt, die die Blutströmung im 2D-Echo sichtbar machen. Technisch handelt es sich um kleinste Luftpartikel, die in eine Trägersubstanz eingeschlossen sind. Diese erzeugen ein kräftiges Echo im 2D-Bild. Die Substanzen müssen jeweils frisch aufgeschüttelt werden, lösen sich nach der Injektion rasch auf und passieren das Lungenfäßbett nicht. Die Kontrastmittelechokardiografie kann in den meisten Situationen von der Farbdopplertechnik ersetzt werden, die ja ebenfalls Blutströmungen sichtbar macht. In Einzelfällen, in denen der vermutete Shunt mittels Farbdoppler nicht gefunden werden kann, ist die Kontrastmittelechografie allerdings weiterhin hilfreich. Sie ermöglicht auch ohne direkte Darstellung des Defekts den Nachweis von Querverbindungen zwischen rechten und linken Herzanteilen. Venös injiziertes Kontrastmittel erscheint bei versteckt liegenden Shunts (z. B. Sinus venosus ASD, intrapulmonale Fisteln) im linken Vorhof und bestätigt damit das Vorliegen der Verbindung.

Transösophageale Echokardiografie Säuglinge und Kleinkinder sind meist sehr gut transthorakal schallbar. Für spezielle Fragestellungen bei größeren Kindern und Jugendlichen erweist sich die transösophageale Echokardiografie jedoch als überlegen (z. B. bei Vorhofseptumdefekten mit fraglicher Fehleinmündung einer Lungenvene). Ferner ist sie gut geeignet, wenn der transthorakale Zugang behindert ist (intraoperativ, während interventioneller Herzkatheteruntersuchungen, unmittelbar postoperativ auf der Intensivstation). Die Sonde wird dabei wie bei einer Endoskopie in den Ösophagus eingeführt. Bei Kindern ist hierfür eine tiefe Sedierung und entsprechend intensive Überwachung erforderlich. Am Ende der flexiblen und steuerbaren Sonde befindet sich ein biplaner (transversale und longitudinale Achse einstellbar) oder multiplaner (kann von transversal kontinuierlich nach longitudinal gedreht werden) Schallkopf. Mit Hilfe dieser Technik können vor allem die dorsal gelegenen Strukturen (Vorhöfe, Herzohren, Lungenvenen) in hervorragender Bildqualität beurteilt werden. Die mittels einer multiplanen Sonde generierten Bilder sind zudem für die Berechnung dreidimensionler Darstellungen sehr gut geeignet.

Fetales Echo Die transabdominale Echokardiografie des Feten ist etwa ab der 18. Schwangerschaftswoche mit guter Bildqualität möglich. Größe und Lage des Herzens wie der großen Gefäße können dabei beurteilt werden. Nahezu alle gravierenden angeborenen Herzfehler sind damit bereits pränatal diagnostizierbar. Aufgrund der Besonderheiten der fetalen Zirkulation sind allerdings kleine Vorhof- und Ventrikelseptumdefekte, Aortenisthmusstenosen oder Lungenvenenfehlmündungen nicht immer zweifelsfrei erkennbar.

3D-Echo Seit Kurzem ist die transthorakale 3D-Echokardiografie in Echtzeit mit freihändig geführten Schallköpfen möglich. Einzelne Zentren setzten die 3D-Technik bereits routinemäßig ein. Mit weiteren technischen Verbesserungen wird dieses Verfahren in den nächsten Jahren sicherlich noch deutlich an Bedeutung gewinnen. Die Vorteile im Vergleich zur üblichen 2D-Darstellung liegen in der plastischen Darstellung der kardialen Anatomie. Die Beurteilung der gewonnen Bilder wird dadurch erleichtert. Zusätzliche Informationen über die räumliche Zuordnung kardialer Strukturen gestatten weiterreichende Aussagen z. B. zum günstigsten operativen Vorgehen. Die Nachteile der 3D-Technik im Vergleich zum 2D-Verfahren sind die derzeit noch deutlich schlechtere räumliche und zeitliche Auflösung der Bilder und der erheblich höhere Gerätepreis.

Kardiovaskuläre Magnetresonanztomografie (MRT) und Computertomografie (CT) Die kardiale MRT nimmt in den letzten Jahren immer größeren Raum bei der Diagnostik kardiovaskulärer Erkrankungen ein und löst zunehmend diagnostische Herzkatheteruntersuchungen, aber auch die kardiale CT ab. Bildunschärfen, die durch die Atemexkursionen und raschen Herzbewegungen entstehen, werden durch immer raschere Datenakquisition sowie EKG- bzw. atemgetriggerte Aufnahmetechniken vermieden. Gerade in der Pädiatrie bietet sich die Methode wegen fehlender Invasivität und Strahlenbelastung an. Ein erheblicher Nachteil ist allerdings die nach wie vor relativ lange Untersuchungszeit (ca. 30 min) und die damit bei kleineren Kindern für artefaktarme Bilder notwendige Sedierung/Narkose.

Mit Hilfe der Kardio-MRT kann neben der Morphologie des Herzen und der Gefäße zusätzlich die Funktion des Myokards und der Herzklappen (Ejektionsfraktion der Ventrikel, Ausmaß einer Herzklappenstenose, Regurgitationsvolumen bei einer Klappeninsuffizienz) beurteilt werden. Zudem ermöglicht sie Aussagen über die Myokardstruktur, was entscheidend zur Diagnose einer Myokarditis, einer myokardialen Ischämie (Herzinfarkt), einer Myokardfibrose (Narbengewebe nach Infarkt oder im Rahmen einer Kardiomyopathie) oder eines arrhythmogenen rechten Ventrikels (vermehrter Fetteinlagerung ins Myokard) beitragen kann. Des Weiteren sind mittels der Kardio-MRT funktionelle Untersuchungen wie die seitengetrennten Quantifizierung der Lungenperfusion möglich, womit sich z. B. zusätzliche Perfusionszintigramme erübrigen.

Die Kardio-MRT wird sich in der Zukunft weiterentwickeln und der Kinderkardiologie zusätzliche diagnostische und therapeutische Möglichkeiten eröffnen.

Nuklearmedizinische Methoden Bezüglich der anatomischen Darstellung sind nuklearmedizinische Techniken der Angiografie und der Sonografie weit unterlegen. Die Domäne der Nuklearmedizin liegt dagegen bei den Funktionsuntersuchungen. So kann mittels Radionuklidventrikulografie die Ventrikelgröße und die Ejektionsfraktion bestimmt werden. Die Myokardszintigrafie ermöglicht die Visualisierung von Perfusionsdefiziten in Ruhe und unter Belastung. Mit Hilfe der Lungenperfusionsszintigrafie kann die Minderdurchblutung eines Lungenflügels bei Hypoplasie der zugehörigen Pulmonalarterie oder die fehlende Perfusion nach einer Lungenembolie nachgewiesen werden. Auch Shuntverbindungen (z. B. systemikopulmonale Shunts, venopulmonalarterielle Shunts nach Hemifontan oder Rechts-links-Shunts bei zyanotischen Vitien) lassen sich mittels nuklearmedizinischer Techniken nachweisen und quantifizieren.

Herzkatheteruntersuchung mit Angiokardiografie und interventionellem Herzkatheter Die Technik der Herzkatheteruntersuchung mit Einbringung von Kontrastmittel (Angiokardiografie) zur röntgenologischen Darstellung der Herzhöhlen und Gefäße bedarf einer besonders sorgfältigen Indikationsstellung. Diese invasive

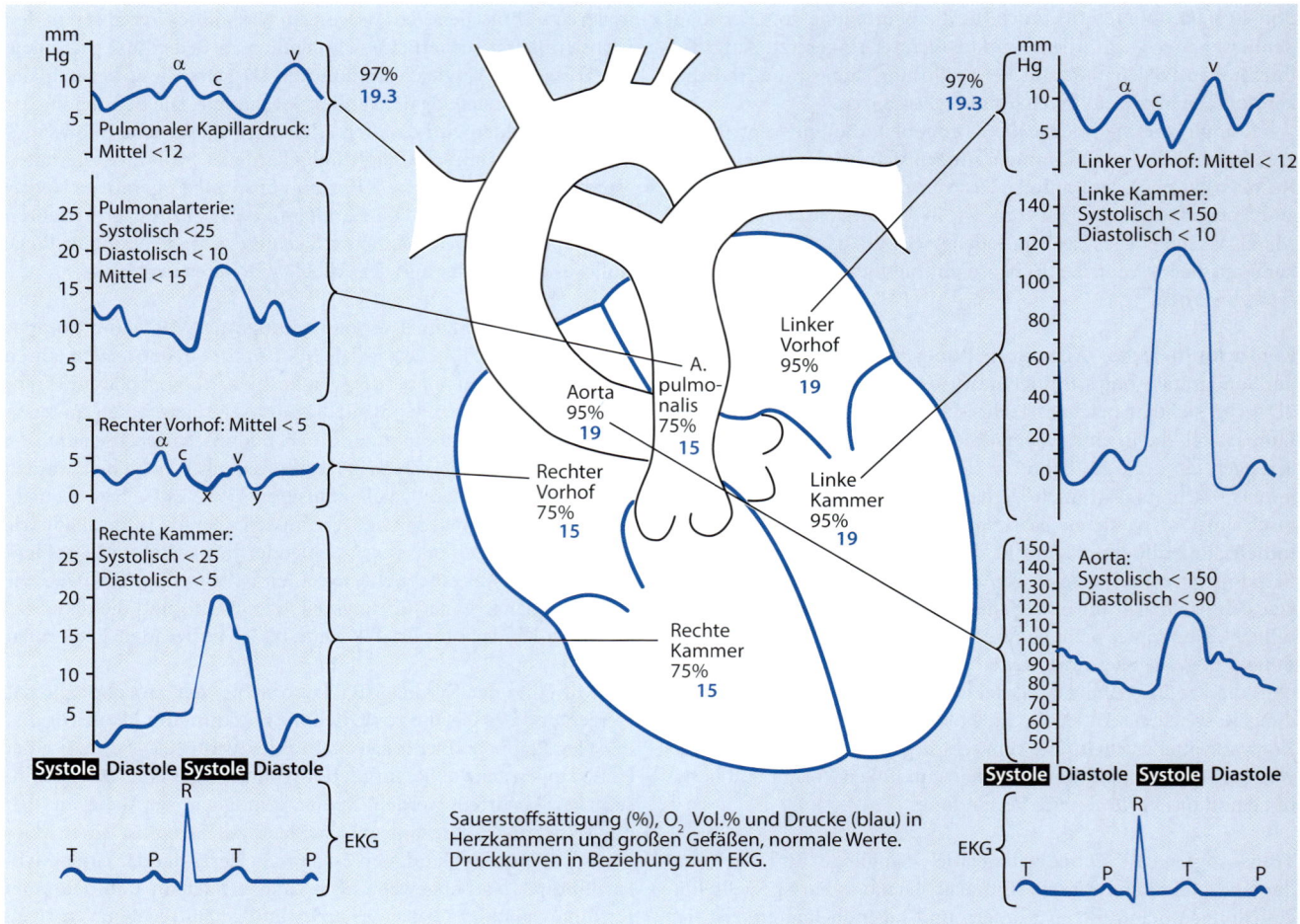

◘ **Abb. 169.17** Für die einzelnen Herz- und Gefäßabschnitte charakteristische Druckkurven mit Normalwerten (LV, Aorta: Erwachsenenwerte)

Methode wird eingesetzt, um prä- oder postoperativ diejenigen Fragen zu beantworten, die auch bei umfassender echokardiografischer Untersuchung, evtl. ergänzt durch andere bildgebende Verfahren wie Magnetresonanztomografie, nicht beantwortet werden können. Ohne Frage wird durch die ständige Verfeinerung nichtinvasiver Untersuchungstechniken bei einer zunehmenden Zahl von Patienten die Herzkatheteruntersuchung mit Angiokardiografie entbehrlich. Gelingt dies nicht, so machen die meist sehr weitgehenden Vorkenntnisse aus den Vorbefunden eine dann immer noch notwendige Herzkatheteruntersuchung sicherer, kürzer und besonders aussagekräftig, da jetzt nur noch ganz gezielte Fragestellungen zu beantworten sind. So wird z. B. bei der Pulmonalatresie mit Ventrikelseptumdefekt die Echokardiografie absolut sicher alle Fragen der Herzmorphologie (Beurteilung der Ventrikelgrößen, AV-Klappen, Lage und Größe des Ventrikelseptumdefekts, Konnektionen der Vorhöfe mit den Ventrikeln) beantworten, während die Angiokardiografie lediglich die Lungendurchblutung mit Verzweigungsanomalien, abnormen Gefäßen und Hypoplasie der Pulmonalarterien darstellt. Bei einzelnen Herzfehlern ist die Sonografie der angiokardiografischen Darstellung sogar eindeutig überlegen. Dies gilt z. B. für atrioventrikuläre Septumdefekte, hier besonders für die Darstellung der AV-Klappenanatomie.

Die Herzkatheteruntersuchung wird in der Regel am analgosedierten, spontan atmenden Kind, bei kritisch kranken Neugeborenen und Säuglingen nach Intubation und unter maschineller Beatmung vorgenommen. Je nach Herzfehler wird der arterielle oder venöse Zugang in Seldinger-Technik meist über die A. bzw. V. femoralis geschaffen, über den die Katheter unter ständiger Röntgenkontrolle in das Herz vorgeführt werden. In allen sondierten Herz- und Gefäßabschnitten werden die Sauerstoffsättigung und die Druckwerte gemessen. Aus der Sauerstoffsättigung wird bei bekannter Sauerstoffkapazität die O_2-Konzentration berechnet. Unter Berücksichtigung der O_2-Aufnahme (entweder direkt gemessen oder Übernahme aus [umstrittenen] Tabellen) können das Herzzeitvolumen für den großen und kleinen Kreislauf und die Größe der Shuntbewegungen über intrakardiale Defekte berechnet werden. Zusammen mit den direkt gemessenen Druckwerten kann dann der Lungengefäßwiderstand zumindest abgeschätzt werden. Dieser Vorgang aus direktem Messen und Berechnung ist mit erheblichen Unsicherheiten belastet. Trotzdem kann bei einer Reihe von Herzfehlern dann nicht darauf verzichtet werden, wenn die Höhe des Lungengefäßwiderstandes Zeitpunkt und Art des operativen Vorgehens ganz wesentlich bestimmt (◘ Abb. 169.17).

Bei der Angiokardiografie wird mittels einer Hochdruckinjektionsspritze nichtionisches Kontrastmittel in bestimmte Herz- und Gefäßabschnitte injiziert. Bei der heute angewandten Röntgentechnik lassen sich viele morphologische Befunde einzigartig klar und damit nachvollziehbar abbilden.

Das Risiko der Herzkatheteruntersuchung mit Angiokardiografie ist in Zentren mit großen Erfahrungen sehr gering. Die Sterblichkeit liegt unter 1 %. Spezielle Risiken, wie meist spontan sistierende Herzrhythmusstörungen, Perforation der Gefäße oder Herzverletzungen und Infektionen sind ebenfalls selten. Nach Einführung

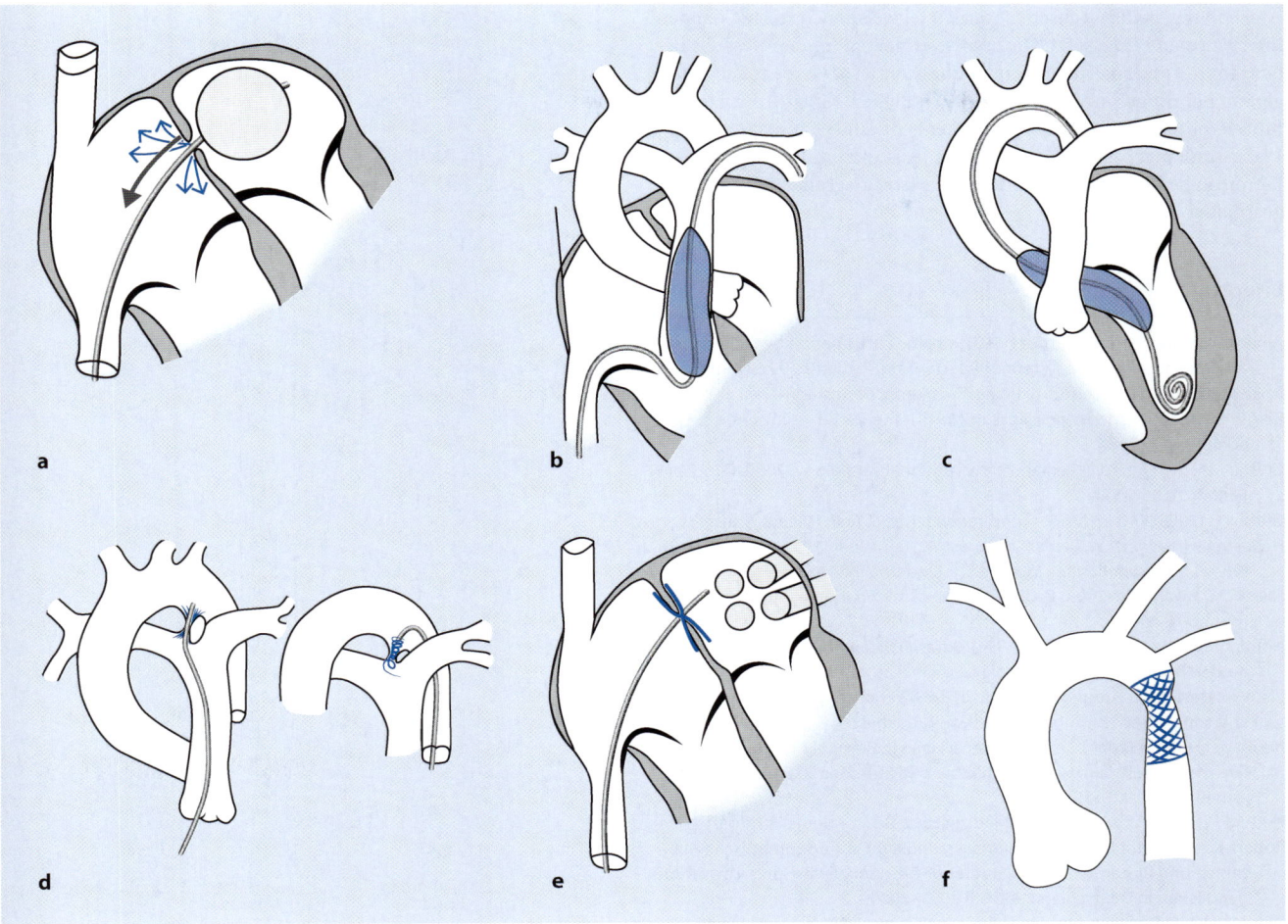

◘ Abb. 169.18a–f Schematische Darstellung der wichtigsten Interventionsmethoden: **a** Ballonatrioseptostomie nach Rashkind, **b** Ballondilatation der Pulmonalklappe, **c** der Aortenklappe, **d** Verschluss des Ductus arteriosus Botalli mit Doppelschirm *(links)* und Spirale *(rechts)*, **e** ASD-Verschluss mit Doppelschirm, **f** implantierter Stent in einer dilatierten Aortenisthmusstenose

nichtionischer Kontrastmittel hat die Häufigkeit von allergischen Reaktionen abgenommen. Mit arteriellen oder venösen Gefäßverschlüssen ist allerdings bei Neugeborenen und Säuglingen besonders dann zu rechnen, wenn bei der Intervention (s. unten) größere Gefäßschleusen verwendet werden müssen. Bei korrekter Abschirmung, moderner Ausrüstung, erfahrenem Personal und bei guter Vorbereitung des Untersuchungsablaufs und der Untersuchungsziele ist die Strahlenbelastung der einzelnen Patienten gering.

Interventionen Seit den ersten Versuchen, Klappen bzw. Gefäßstenosen durch Ballondilatationen zu beseitigen, hat die Entwicklung interventioneller Herzkathetertechniken einen stürmischen Verlauf genommen und eine Reihe von Operationen zur Behandlung der Herzfehler verdrängt. Ein Meilenstein in dieser Entwicklung war die von Rashkind eingeführte Ballonatrioseptostomie zur Erweiterung bzw. zur Schaffung einer lebensnotwendigen Vorhoflücke bei Transposition der großen Arterien im Jahr 1966 (◘ Abb. 169.18a).

Unter Herzkatheterintervention verstehen wir mittels Herzkatheter vorgenommene Eingriffe zur Beseitigung von Herz- und Gefäßfehlbildungen (◘ Abb. 169.18a–f). Sie können korrigierend sein (z. B. bei der Pulmonalstenose, u. U. auch bei der Aortenisthmusstenose, beim Ductusverschluss, beim Vorhofseptumdefekt- oder Ventrikelseptumdefektverschluss und beim Verschluss von anomalen Gefäßen). Palliative Interventionen sind diejenigen, bei denen es nicht gelingt, den Fehler komplett zu beseitigen (z. B. Dilatation einer Aortenklappenstenose), wobei weitere Eingriffe, auch bei korrekter und zunächst erfolgreicher Intervention notwendig werden. Die Interventionen können statt einer Herzoperation oder auch in Kombination mit einer operativen Maßnahme durchgeführt werden (Hybridtechnik).

Mittels spezieller Schirme oder Metallspiralen können der Ductus arteriosus, anomale Gefäße, schließlich auch Defekte der Vorhof- und selten der Kammerscheidewand in einem hohen Prozentsatz komplett verschlossen werden. Mit Hilfe der Ballondilatation können stenotische Herzklappen (Pulmonalklappe, Aortenklappe) oder Gefäßengen (Pulmonalarterienstenosen, Aortenisthmusstenose) erweitert werden. Im Falle der Dilatation von Gefäßen wird häufig, ebenfalls mittels Ballonkatheter, ein Stent (Metallgitterröhrchen, häufig mit Kunstgewebe ummantelt, sog. Covered Stent) eingebracht, um eine Restenosierung zu vermeiden. Stents, in die eine aus biologischem Material gefertigte Herzklappe eingearbeitet ist, ermöglichen seit einigen Jahren in ausgewählten Fällen sogar einen interventionellen Herzklappenersatz. Wie bei konventionellen Stents wird der klappentragende Stent auf einem Ballon sitzend in Position gebracht und dann durch Inflation des Ballons entfaltet und im Klappenring verankert. In der pädiatrischen Kardiologie findet diese Technik in der Regel beim Ersatz der Pulmonalklappe

Anwendung, bei Erwachsenen werden teilweise auch Aortenklappen interventionell eingesetzt. Die Stents verbleiben für den Rest des Lebens im Körper, sofern sie nicht operativ entfernt werden. Dies kann gerade beim noch im Wachstum befindlichen Kind zu Problemen führen, obwohl die eingebrachten Stents durch Nachdilatation dem Wachstum angepasst werden können. Aus diesem Grund wird seit Jahren an biologisch abbaubaren Stents (sog. degradierbaren Stents) gearbeitet.

Literatur

American Academy of Pediatrics (1997) Athletic participation by children and adolescents who have systemic hypertension. Pediatrics 99:637–638

Apitz J (2002) Pädiatrische Kardiologie. Steinkopff, Darmstadt

Berger S (1999) The pediatric clinics of North America Bd. 46. Saunders, Philadelphia (No 2)

Crystal MA, Ing FF (2010) Pediatric interventional cardiology: 2009. Curr Opin Pediatr 22:567–572

Gutheil H (2009) EKG im Kindes- und Jugendalter, 6. Aufl. Thieme, Stuttgart

Hebestreit H, Lawrenz W, Zelger O, Kienast W, Jüngst B-K (1997) Ergometrie im Kindes- und Jugendalter. Monatsschr Kinderheilkd 145:1326–1336

Hijazi ZM, Award SM (2008) Pediatric Cardiac Interventions. J Am Coll Cardiol Intv 1:603–611

Hofmann V, Deeg KH, Hoyer PF (1996) Ultraschalldiagnostik in Pädiatrie und Kinderchirurgie. Thieme, Stuttgart

Lai WW, Mertens LL, Cohen MS, Geva T (2009) Echocardiography in pediatric and congenital heart disease. Blackwell, Chichester

Neubauer H, Wirbelauer J, Lengenfelder B, Hahn D, Beer M (2011) Kardiovaskuläre Magnetresonanztomographie bei pädiatrischen Patienten. Monatsschr Kinderheilkd 159:333–342

Netter FH (1976) Farbatlanten der Medizin Herz, Bd. 1. Thieme, Stuttgart

Robert-Koch-Institut R (2011) Referenzperzentile für anthropometrische Maßzahlen und Blutdruck aus der Studie zur Gesundheit von Kindern und Jugendlichen in Deutschland (KiGGS) 2003–2006

Park MK (1996) Pediatric cardiology for practitioners, 3. Aufl. Mosby, St. Louis

Pelech AN (1999) Evaluation of the pediatric patient with a cardiac murmur. Ped Clin North Am 46:167–188

Peters H, Deeg H-K, Weitzel D (1987) Ultraschalluntersuchung des Kindes. Springer, Berlin Heidelberg New York

Schmailzl KJG (1994) Kardiale Ultraschalldiagnostik. Blackwell Wissenschaft, Berlin

Schumacher G, Hess J, Bühlmeyer K (2007) Angeborene Herzfehler, 4. Aufl. Springer, Berlin Heidelberg New York

Soergel M, Kirschstein M, Busch C et al (1997) Oscillometric twenty-four-hour ambulatory blood pressure values in healthy children and adolescents: a multicenter trial including 1141 subjects. J Pediatr 130:178–184

170 Fetaler und neonataler Kreislauf

U. Herberg

Die fetale Zirkulation besitzt anatomische und funktionelle Besonderheiten, die für das Verständnis perinataler Anpassungsstörungen sowie der Auswirkungen von Herzfehlern vor und nach der Geburt von Bedeutung sind.

170.1 Fetale Zirkulation

Während der Fetalzeit erfolgt die Versorgung des Feten über die Plazenta und Nabelvene (◘ Abb. 170.1). Oxygeniertes, nährstoffreiches Blut mit einer Sauerstoffsättigung von ca. 80 % gelangt über die V. umbilicalis in den Feten und von dort an die Leberpforte. Über den Ductus venosus, eine fetale Shuntverbindung zwischen Umbilikalvene und unterer Hohlvene, werden etwa 50 % des sauerstoffreichen Blutes an der Leber vorbei in den rechten Vorhof geleitet. Bedingt durch die segelartige Anatomie der Eustachischen Klappe und des Foramen ovale strömt das sauerstoffreiche Blut durch das Foramen ovale, eine zweite Shuntverbindung, vorrangig in den linken Vorhof, linken Ventrikel und die aszendierende Aorta. Somit erfolgt die Versorgung der Koronarien und des Gehirns mit einer Sättigung von ca. 65 % (◘ Abb. 170.2). Nur ein kleiner Teil des Herzminutenvolumens fließt über den schmalen Aortenisthmus in die deszendierende Aorta.

Aus der unteren Hohlvene, den Lebervenen und der oberen Hohlvene gelangt sauerstoffärmeres, bereits im Feten zirkuliertes Blut präferenziell in den rechten Vorhof und rechten Ventrikel, hier beträgt die Sauerstoffsättigung ca. 55 %. Da die Lunge pränatal nicht entfaltet ist und Lungengefäßquerschnitt und damit Lungengefäßwiderstand hoch sind, wird nur ein geringer Teil der Lunge perfundiert, der wesentliche Anteil (90 % des von dem rechten Ventrikel ausgeworfenen Volumens) wird über den Ductus arteriosus, der dritten Shuntverbindung, in die deszendierende Aorta gepumpt; somit versorgt der rechte Ventrikel die Bauchorgane, die distalen Extremitäten und perfundiert die Plazenta.

Der fetale Kreislauf ist gekennzeichnet durch
- die Parallelschaltung des pulmonalarteriellen und systemischen Kreislaufs durch fehlende Trennung beider Kreisläufe (intrakardiale Shuntverbindungen sind Foramen ovale, Ductus Botalli),

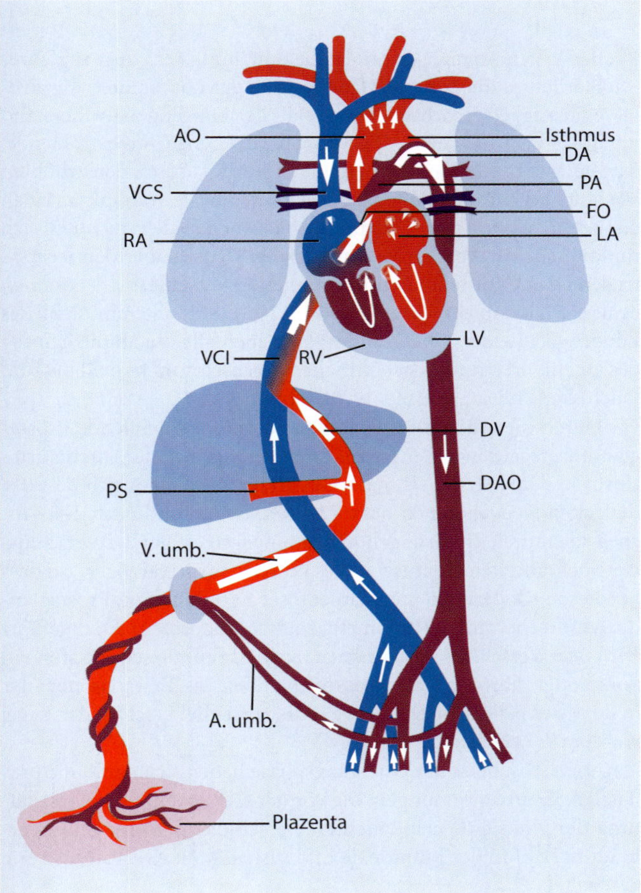

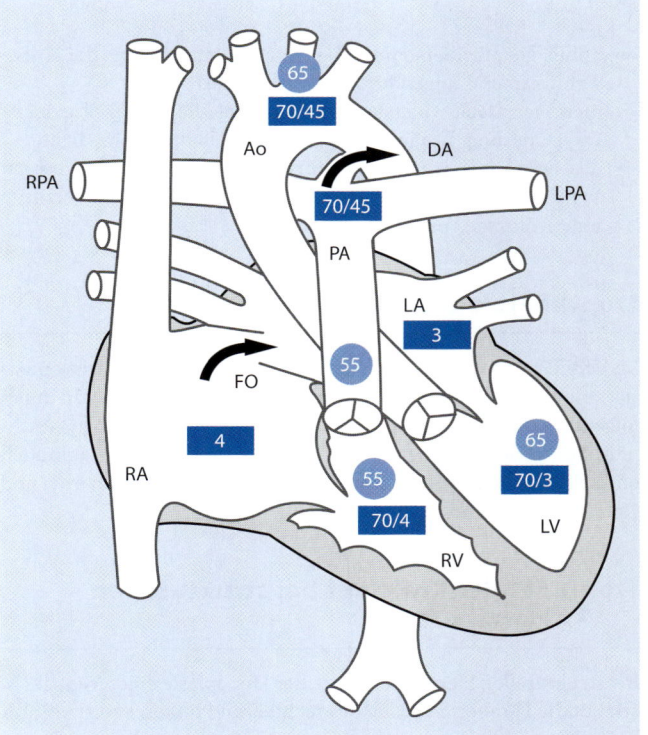

◘ **Abb. 170.1** Fetale Zirkulation: Hämodynamik und schematische Darstellung der Sauerstoffsättigungen durch Farbschattierungen von hoch *(rot)* zu niedrig *(blau)* (ausführliche Erklärung im Text). AO Aorta, *A. umb.* Arteria umbilicalis, *DA* Ductus arteriosus, *DAO* deszendierende Aorta, *DV* Ductus venosus, *FO* Foramen ovale, *LA* linker Vorhof, *LV* linker Ventrikel, *PA* Pulmonalarterie, *PS* Portalsinus, *RA* rechter Vorhof, *RV* rechter Ventrikel, *VCI* Vena cava inferior, *VCS* vena cava superior, *V. umb.* Vena umbilicalis

◘ **Abb. 170.2** Fetale Zirkulation: Sauerstoffsättigung und Druck in der späten Schwangerschaft (angelehnt an Rudolph 2009; fetales Lamm). *Zahlen in Kreisen:* Sauerstoffsättigung in %; *Zahlen in Rechtecken:* Druckwerte in mmHG. Über das Foramen ovale und den Ductus Botalli besteht ein Rechts-Links-Shunt mit Parallelschaltung der Zirkulation. *LPA* linke Pulmonalarterie, *RPA* rechte Pulmonalarterie, weitere Abkürzungen ◘ Abb. 170.1

G.F. Hoffmann, M.J. Lentze, J. Spranger, F. Zepp (Hrsg.), *Pädiatrie*,
DOI 10.1007/978-3-642-41866-2_170, © Springer-Verlag Berlin Heidelberg 2014

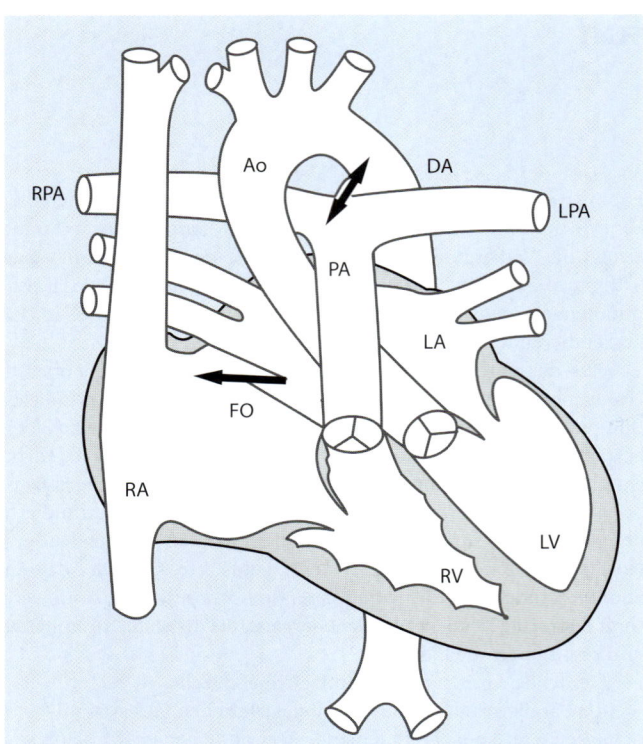

Abb. 170.3 Übergangszirkulation. Mit Abfall des Lungengefäßwiderstandes entstehen über dem Foramen ovale ein Links-rechts-Shunt und über dem Ductus arteriosus ein Wechselshunt. Abkürzungen Abb. 170.1 und 170.2

- hohen Gefäßwiderstand der nicht entfalteten Lunge, der einen signifikanten Lungendurchfluss verhindert,
- niedrigen Gefäßwiderstand der Plazenta, die gleichzeitig der Oxygenierung, Ernährung und Schadstoffentfernung dient,
- den Druckangleich beider Ventrikel mit Dominanz des rechten Ventrikels, der beim Feten ca. 60 % des kombinierten Herzminutenvolumens pumpt.

170.1.1 Fetale Sauerstoffversorgung

Im Vergleich zum Säugling ist der fetale Sauerstoffpartialdruck niedrig, eine ausreichende Sauerstoffversorgung des Gewebes wird durch folgende Kompensationsmechanismen ausgeglichen: hohe O_2-Affinität des fetalen Hämoglobins (HbF), verminderter O_2-Verbrauch und selektive Perfusion wichtiger Organe wie Leber, Koronarien und Gehirn durch höher oxygeniertes Blut.

170.1.2 Fetaler Kreislauf bei strukturellen Herzfehlern

Bei strukturellen Herzfehlern, z. B. der Hypoplasie eines Ventrikels, erlaubt die Parallelschaltung des rechten und linken Kreislaufs mit ihren Kurzschlussverbindungen die Versorgung lebenswichtiger Organe. Bei einer Hypoplasie des linken Ventrikels mit Aortenklappenatresie werden z. B. der Aortenbogen, die Hals-Arm-Gefäße und Koronarien retrograd von sauerstoffarmem Blut aus dem Ductus arteriosus perfundiert. Somit versorgt der rechte Ventrikel über den Ductus Botalli nicht nur die von der deszendierenden Aorta abgehenden Organe, sondern den kompletten Kreislauf. Im Falle einer rechtsventrikulären Hypoplasie z. B. bei einer Trikuspidalatresie strömt das gesamte venöse Blut über das Foramen ovale in den linken Vorhof, linken Ventrikel und Aorta, über den Ductus arteriosus erfolgt dann die Versorgung der Lungenarterien; in diesem Fall ist der linke Ventrikel als funktionell singulärer Ventrikel für die Aufrechterhaltung des kompletten Kreislaufs verantwortlich.

170.2 Übergangszirkulation von der fetalen zur neonatalen Zirkulation

Der Zeitraum der Umstellung von der fetalen zur neonatalen Zirkulation wird als Übergangszirkulation bezeichnet. Mit der Geburt, d. h. dem Abnabeln von der Plazenta und den ersten Atemzügen, erfolgt eine abrupte Umstellung, die gekennzeichnet ist durch
- Ausschaltung der plazentaren Perfusion;
- Etablierung der pulmonalen Perfusion: Expansion und Durchblutung der Lunge, Abfall des Lungengefäßwiderstandes;
- funktionellen Verschluss der Shuntverbindungen, damit Nacheinanderschaltung (Serienschaltung) des rechten und linken Kreislaufs;
- Erhöhung des Systemwiderstandes und der Arbeit des linken Ventrikels.

Mit den ersten Atemzügen erfolgt die Entfaltung der Lunge und ihres Kapillarbettes, die Lungengefäße werden gut durchblutet, die alveoläre Flüssigkeit resorbiert. Damit fällt der Lungengefäßwiderstand um das 5- bis 10-Fache ab. Das vermehrt die Lunge durchströmende, oxygenierte Blut gelangt in den linken Vorhof, durch den erhöhten Vorhofdruck wird die Valvula des Foramen ovale von linksatrial an das Vorhofseptum gedrückt und das Foramen ovale verschließt sich funktionell. Mit Anstieg des linksatrialen Drucks über den rechtsatrialen Druck entsteht bis zum kompletten Verschluss des Foramen ovale ein Links-rechts-Shunt (Abb. 170.3). Mit weiterem Abfall des Lungengefäßwiderstandes ändert sich ebenfalls die Shuntrichtung des Ductus arteriosus: nach initialem Wechselshunt besteht bis zum Ductusverschluss ein Links-rechts-Shunt.

Durch die erhöhte Sauerstoffkonzentration, abfallende Prostaglandinspiegel sowie weitere Faktoren verengt sich der Ductus arteriosus in den ersten 2–7 h nach Geburt; er verschließt sich bei 90 % der reifen Neugeborenen nach 72 h funktionell und nach 2–3 Wochen strukturell. Bei Frühgeborenen hingegen erfolgt der Verschluss des noch unreifen Ductusgewebes seltener sowie verzögert, so dass bei diesen Kindern ein medikamentöser Verschluss mit Prostaglandinsynthesehemmern (Indomethazin oder Ibuprofen) durchgeführt wird. Der Verschluss des Foramen ovale ist funktioneller Natur, ein kompletter fibröser Verschluss erfolgt bis ins Erwachsenenalter in 80 % der Fälle. Der Ductus venosus verschließt sich in der Regel vor dem 7. Lebenstag.

Nach Abschluss der Übergangsphase haben sich damit die pränatalen Shuntverbindungen, die vor der Geburt eine Parallelschaltung der Kreisläufe ermöglichten, verschlossen. Ohne Shuntverbindungen sind der pulmonale und systemische Kreislauf in Serie geschaltet.

Durch Abfall des Lungengefäßwiderstandes ist der rechte Ventrikel weniger druckbelastet. Im Gegensatz dazu steigt die Druckbelastung des linken Ventrikels an – er wird zum Systemventrikel. Durch Wegfall der Plazenta, durch Aufrechterhaltung der Körpertemperatur, Verdauungs- und Atemarbeit steigt der periphere Widerstand an. Mit Verschluss des Ductus arteriosus muss nun der linke Ventrikel den gesamten Systemkreislauf versorgen.

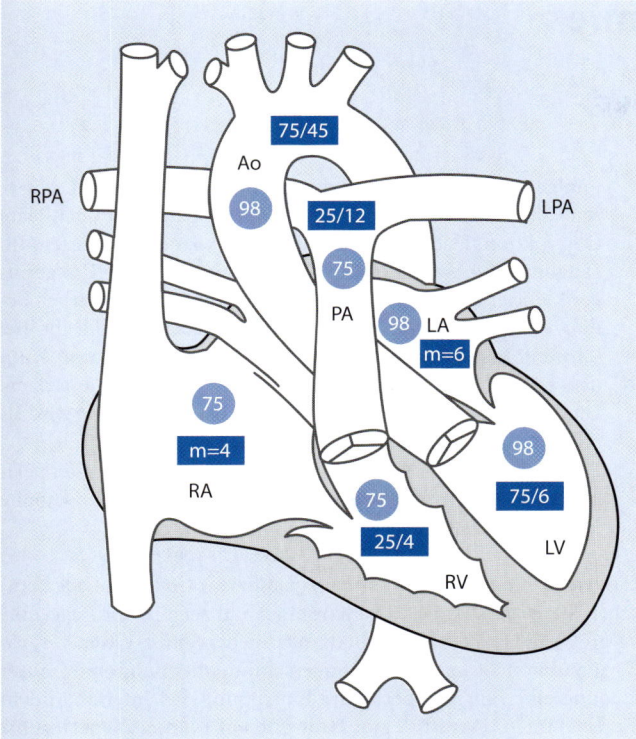

Abb. 170.4 Neonatale Zirkulation nach Abschluss der Übergangszirkulation. Sauerstoffsättigung und Druck. Die fetalen Shuntverbindungen (Foramen ovale und Ductus arteriosus) sind verschlossen. Serienschaltung der pulmonalen und systemischen Zirkulation. *Zahlen in Kreisen:* Sauerstoffsättigung in %; *Zahlen in Rechtecken:* Druckwerte in mmHG. Abkürzungen ◘ Abb. 170.1 und 170.2

Mit endgültigem Verschluss der Shuntverbindungen ist der Übergangskreislauf etwa 10–15 h nach Geburt abgeschlossen (◘ Abb. 170.4).

Allerdings erfolgen im Verlauf der Neonatal- und Säuglingszeit noch weitere Reifungsvorgänge vor allem der Lungengefäße, die zu einem weiteren Abfall des Lungengefäßwiderstandes führen.

170.2.1 Bedeutung für Neugeborene mit strukturellen Herzfehlern

Wie bei gesunden Neugeborenen verschließen sich auch bei Neugeborenen mit Herzfehlern die fetalen Shuntverbindungen (Ductus arteriosus, Foramen ovale) nach Geburt. Kinder mit schweren Herzfehlern (z. B. univentrikulärem Herzen), die auf Shuntverbindungen angewiesen sind, werden unter Umständen erst mit Verschluss dieser Verbindungen symptomatisch. Liegt ein ductusabhängiger Herzfehler vor, so kann der Ductus Botalli durch die Gabe von Prostaglandin E_2 offen gehalten werden; eine Erweiterung des Foramen ovale ist durch eine interventionelle Atrioseptostomie möglich.

Die Symptomatik von Neugeborenen mit Herzfehlern wird zudem durch die Myokardfunktion beeinflusst. Während der rechte Ventrikel pränatal als Systemventrikel an eine erhöhte Nachlast adaptiert ist und daher auch bei erhöhter Druckbelastung, z. B. einer Pulmonalstenose, eine ausreichende Funktion aufweist, kompensiert der linke Ventrikel – bedingt durch den erheblichen bereits physiologischen Anstieg seiner Druck- und Volumenarbeit – eine z. B. zusätzliche Druckbelastung durch eine Aortenstenose nur bedingt. Diese Kinder werden mit Verschluss des Ductus arteriosus mit einer Hypotension, Laktatacidose oder Schock symptomatisch.

Bei einem Teil der Neugeborenen verläuft die transiente Zirkulation nicht regelrecht, Risikofaktoren sind z. B. Frühgeburtlichkeit, maternaler Diabetes und pulmonale Erkrankungen. Fällt in schwerwiegenden Fällen der Lungengefäßwiderstand nicht ab, ist der pulmonalarterielle Widerstand größer als der Systemwiderstand. Diese Persistenz des pulmonalateriellen Widerstandes mit Rechts-links-Shunt über Foramen ovale und Ductus arteriosus wird persistierende fetale Zirkulation genannt (▶ Kap. 40 und ▶ Kap. 150).

Literatur

Friedman AH, Fahey JT (1993) The transition from fetal to neonatal circulation: Normal responses and implications for infants with heart disease. Semin Perinatol 17:106–121

Herberg U (2003) The neonate with congenital heart disease. Medical and interventional management. In: Yagel S, Silverman NH, Gembruch U (Hrsg) Fetal cardiology. Dunitz, London, S 439–467

Rudolph AM (2009) Congenital cardiovascular malformations and the fetal and neonatal circulation. In: Yagel S, Silverman NH, Gembruch U (Hrsg) Fetal cardiology. Informa Healthcare USA, New York, S 579–595

171 Herzinsuffizienz und Hypoxämie

H. H. Kramer

171.1 Herzinsuffizienz

Definition Eine Herzinsuffizienz liegt vor, wenn das Herz nicht in der Lage ist, ein für den metabolischen Bedarf des Organismus ausreichendes Herzminutenvolumen zu fördern.

Ätiologie Im Kindesalter beruht Herzinsuffizienz meistens auf einer Volumen- und/oder Druckbelastung durch angeborene Herzfehler. Selten ist sie auf eine primäre Myokardinsuffizienz, d. h. ungenügende myokardiale Kontraktilität, z. B. infolge Reduktion der Zahl kontraktiler Elemente bei Kardiomyopathie, arterielle Hypertension, tachy- und bradykarde Rhythmusstörungen oder metabolische Störungen, zurückzuführen.

Pathophysiologie Bei unzureichendem Herzminutenvolumen werden verschiedene neurohumorale Regulationsvorgänge aktiviert, speziell das Renin-Angiotensin-Aldosteron-System und der Sympathikotonus. Die gesteigerte Aldosteronproduktion führt über eine vermehrte Rückresorption von Natrium, Chlorid und Wasser zur Erhöhung des intravasalen Volumens und des venösen Drucks im großen und kleinen Kreislauf. In einem frühen Stadium der Herzinsuffizienz ist dieser Anstieg der sog. Vorlast für die Verbesserung des Schlagvolumens nützlich, da über den Frank-Starling-Mechanismus die Kontraktionskraft des Herzens erhöht wird. Die Vergrößerung des diastolischen Ventrikelvolumens verursacht aber eine erhöhte Wandspannung mit Steigerung des myokardialen Sauerstoffverbrauchs. Bei stark erhöhter Vorlast kommt es schließlich zu Stauungssymptomen im Lungen- und/oder Körperkreislauf.

Die vermehrte Produktion von Angiotensin II sowie der erhöhte Sympathikotonus führen zu einer arteriellen Vasokonstriktion, d. h. Zunahme des Systemwiderstands, der sog. Nachlast, und dadurch zur Abnahme des Schlagvolumens. Der verstärkte Sympathikotonus erhöht außerdem den myokardialen Sauerstoffverbrauch, bei chronischer Aktivierung resultiert eine Abnahme der myokardialen β-Rezeptoren-Dichte (Down-Regulation). Dies reduziert die Ansprechbarkeit des Herzens auf Katecholamine und fördert die Progredienz der Herzinsuffizienz. Die Klassifikation der Herzinsuffizienz erfolgt nach pathophysiologischen Aspekten in Links- bzw. Rechtsherzinsuffizienz sowie Globalinsuffizienz. Die im Erwachsenenalter bewährte Schweregradeinteilung nach NYHA (New York Heart Association) wird in modifizierter Form auch im Kindesalter angewendet (s. Leitlinien der DGPK).

Klinische Symptome Die Leitsymptome der Herzinsuffizienz spiegeln die gesteigerte myokardiale Belastung sowie die pulmonale und systemvenöse Kongestion wider.
1. Die Ruheherzfrequenz ist ständig erhöht (>160/min im Säuglingsalter; >100/min beim älteren Kind). Der Puls ist schwach palpabel, der Blutdruck erniedrigt, die Kapillarfüllung verzögert, die Temperatur der Extremitäten kühl. Bei schwerer Herzinsuffizienz kann eine periphere Zyanose infolge verstärkter Sauerstoffausschöpfung sichtbar und ein protodiastolischer 3. Herzton auskultierbar sein („Galopprhythmus").
2. Bei Linksherzinsuffizienz führt der Rückstau zu einer pulmonalen Kongestion. Sie führt zu Tachydyspnoe bis hin zur Orthopnoe, erkenntlich an inter- und subkostalen Einziehungen infolge forcierten Einsatzes der Atemhilfsmukulatur. In schweren Fällen kommt es zur Atembehinderung durch bronchioläre Obstruktion. Flachlagerung führt zu Dyspnoe und Husten. Im Säuglingsalter besteht oft eine Trinkschwäche. Wegen zu geringer Kalorienzufuhr bei speziell durch vermehrte Atemarbeit bedingtem hohem Kalorienbedarf ist das Gedeihen schlecht. Bei schwerer Insuffizienz, meist infolge Volumenüberlastung, kann das Gewicht infolge Flüssigkeitsretention sprunghaft ansteigen. Die z. B. beim Trinken zu beobachtende Schwitzneigung wird als Folge des gesteigerten Sympathikotonus angesehen.
3. Eine systemvenöse Kongestion führt zu Hepatomegalie, peripheren Ödemen und in schweren Fällen zu Aszites. Gestaute Jugularvenen sind beim Säugling schwer erkennbar.

Diagnose Die Diagnose der Herzinsuffizienz beruht auf der klinischen Symptomatik. Das Thoraxröntgenbild zeigt in der Regel eine vergrößerte Herzsilhouette, bei Links-rechts-Shunt-Vitien vergrößerte pulmonalarterielle Gefäßquerschnitte, bei pulmonalvenöser Stauung eine milchige perihiläre Eintrübung, bei Interlobärödem Curley-Linien. Das EKG gibt Hinweise auf Kammerhypertrophie und Vorhofbelastung, ist jedoch außer bei Herzinsuffizienz infolge anhaltender („incessant") Tachykardie nicht wegweisend. Spiroergometrie und 6-Minuten-Gehtest dienen der Beurteilung der körperlichen Leistungsfähigkeit. Durch Echokardiografie und (Farb-) Dopplersonografie ist die strukturelle Ursache der Herzinsuffizienz (in der Regel ein angeborener Herzfehler) zu diagnostizieren. Eine herabgesetzte systolische Kontraktion des linken Ventrikels ist an der erniedrigten Shortening Fraction erkennbar. Eine Herzkatheteruntersuchung und/oder kernspintomografische Untersuchung werden zur Abklärung des Grundes einer Herzinsuffizienz nur selten benötigt, sind aber vor kardiochirurgischen Eingriffen zur Darstellung der pathologischen Anatomie, Ermittlung der Druck- und Widerstandsverhältnisse im kleinen Kreislauf sowie Quantifizierung von Shuntgrößen in einzelnen Fällen erforderlich.

Bei Laboruntersuchungen zeigt sich in der Blutgasanalyse speziell bei schwerer pulmonalvenöser Stauung ein erniedrigter arterieller Sauerstoffpartialdruck (p_aO_2) und eine respiratorische Acidose, bei niedrigem Herzzeitvolumen eine metabolische oder gemischte Acidose. Eine Anämie ist auszuschließen, da sie eine vorhandene Herzinsuffizienz verstärken kann. Zum Basislabor gehören Elektrolyte und Kreatinin, während eine Bestimmung von Troponin nur bei Verdacht auf Ischämie oder Myokarditis und von BNP zur Differenzierung kardialer und pulmonaler Ursachen von Dyspnoe sinnvoll ist.

Kausale Therapie Die kausale Therapie der Herzinsuffizienz infolge einer kardiovaskulären Fehlbildung ist ein operativer oder interventioneller Eingriff zur Beseitigung oder Reduktion der kardialen Überlastung. Seine frühzeitige Durchführung ist die beste Prophylaxe der klinischen Auswirkungen der Herzinsuffizienz. Der kardiogene Schock beim Neugeborenen infolge Ductusverschluss bei ductusabhängigem Systemkreislauf verlangt den Einsatz von Prostaglandin E_1. Eine spezifische Behandlung ist bei entzündlichen Herzerkrankungen, tachy- und bradykarden Rhythmusstörungen (elektrische Kardioversion, Katheterablation, Herzschrittmacher) sowie selten metabolischen Störungen (z. B. Schilddrüse) oder Thalassämie (Desferal-Therapie) möglich. Eine dilatative Kardiomyopathie ist keiner spezifischen Therapie zugänglich.

Symptomatische Therapie Zur symptomatischen Behandlung einer schweren Herzinsuffizienz dient die Reduktion von körperlicher Belastung, z. B. Bettruhe, Nahrungsaufnahme durch Magensonde, ggf. parenterale Ernährung, bei Säuglingen Wärmebett. Lagerung mit erhöhtem Oberkörper erleichtert die Atmung durch Absinken von Ödemen in die unteren Körperpartien sowie Tiefertreten der gestauten Leber, bei älteren Kindern erleichtert dies auch den Einsatz der Atemhilfsmuskulatur. Eine Bilanzierung der Ein- und Ausfuhr ist bei akuter Herzinsuffizienz unerlässlich. Eine katabole Stoffwechsellage infolge hypokalorischer Ernährung sollte vermieden werden. In schweren Fällen sind CPAP-Atemunterstützung oder künstliche Beatmung erforderlich, welche bei Lungenödem auch dem Flüssigkeitsaustritt aus den Kapillaren durch die intraalveoläre Druckerhöhung entgegenwirken. Eine metabolische Acidose bei akuter kardialer Dekompensation muss durch Natriumbicarbonat ausgeglichen werden, da sie sich stark negativ inotrop auswirkt und eine pharmakologische Beeinflussung der Myokardinsuffizienz durch positiv inotrope Medikamente erschwert. Bei schwerer Anämie, die eine Erhöhung des für den Bedarf des Organismus notwendigen Herzzeitvolumens bewirkt, muss eine Bluttransfusion erfolgen.

Medikamentöse Therapie der chronischen Herzinsuffizienz In der Behandlung der chronischen bzw. akuten Herzinsuffizienz kommen zum Teil unterschiedliche Therapieprinzipien zum Tragen.

Bei der chronischen Herzinsuffizienz ist zu unterscheiden, ob sie Folge einer linksventrikulären Dysfunktion oder angeborener Herzfehler ist. Angesichts der geringen Anzahl prospektiver randomisierter Studien im Kindesalter stützt sich die Therapie auf Medikamente, die bei Erwachsenen einen eindeutig positiven Effekt auf Mortalität und Morbidität gezeigt haben. Im Vordergrund stehen neben Diuretika ACE-Hemmer und β-Rezeptoren-Blocker, welche die bei Herzinsuffizienz stimulierte neurohumorale Aktivität durch Inhibition des Renin-Angiotensin-Systems bzw. des sympathischen Nervensystems supprimieren.

ACE-Hemmer ACE-Hemmer supprimieren das Angiotensin-converting-Enzym, welches Angiotensin I in das stark vasokonstriktorische Angiotensin II umwandelt. Außerdem wird durch Dämpfung des sympathischen Nervensystems die noradrenerg bedingte Vasokonstriktion abgeschwächt. Wegen dieser umfassenden Beeinflussung der aktivierten neurohumoralen Systeme gelten die ACE-Hemmer Captopril und Enalapril heute als Grundpfeiler der Herzinsuffizienztherapie (NYHA I–IV).

Obwohl ACE-Hemmer zur Therapie der Herzinsuffizienz infolge angeborener Herzfehler seit langer Zeit eingesetzt werden, gibt es bisher keine prospektiven Studien, die außer im hämodynamischen Akutversuch einen positiven klinischen Effekt bei chronischer Anwendung in der großen Gruppe von Herzfehlern mit Links-rechts-Shunt nachweisen. Auch bei Patienten mit Fontan-Zirkulation und nach Vorhofumkehroperation einer Transposition der großen Arterien ist die Indikation individuell zu stellen. Einige dieser Patienten tolerieren die Nachlastsenkung aufgrund der potenziell limitierten Füllung des systemischen Vorhofs (Vorlast) wegen der Entwicklung einer Hypotension aber schlecht. Bei Mitralinsuffizienz ist der Nutzen der ACE-Hemmer belegt.

Die Therapie mit ACE-Hemmern wird zur Vermeidung von Hypotension mit niedriger Dosis begonnen und unter RR-Kontrolle in den therapeutischen Bereich gesteigert (Tab. 171.1). Bei Diuretikagabe muss ihr vorlastsenkender Effekt bedacht und ihre Dosis u. U.

Tab. 171.1 Dosisempfehlungen für Pharmaka bei chronischer Herzinsuffizienz im Kindesalter

Substanz	Anzahl der ED/Tag	Startdosis (mg/kgKG/Tag)	Tageserhaltungsdosis (mg/kg KG/Tag)
Captopril[a]	3	0,3	1–3
Enalapril[a]	2	0,06	0,15–0,3
Metoprolol	2	0,2–0,4	1–2,5
Carvedilol	2	0,1–0,2	0,5–0,8
Furosemid[a]	2–4		2–10
Hydrochlorothiazid[a]	2–4		2–4
Spironolacton[a]	1	5	2–3

[a] Für Kinder zugelassene Substanzen (Details siehe Produktinformation).

gesenkt werden. Wegen überwiegender renaler Elimination erfordert eine eingeschränkte Nierenfunktion eine Dosisreduktion. Seltene Nebenwirkungen sind trockener Husten, Geschmacksstörungen, Proteinurie, Neutro- bzw. Thrombopenie. Autoimmunerkrankungen sind eine Kontraindikation.

β-Rezeptoren-Blocker Die Substanzgruppe der β-Rezeptoren-Blocker ist nach bereits in den 1970er Jahren erkanntem, aber damals noch nicht anerkanntem Stellenwert für die Herzinsuffizienztherapie in den letzten beiden Dekaden erneut in ihren Fokus gelangt. Sie bietet einen Schutz vor der Down-Regulation der β-Rezeptoren und der toxischen Katecholaminwirkung durch eine Verminderung der Noradrenalinfreisetzung. In großen multizentrischen Studien sind vornehmlich Metoprolol, ein $β_1$-selektiver Antagonist, und Carvedilol, ein nichtselektiver β-Blocker mit zusätzlichen $β_1$-antagonistischen, d. h. vasodilatierenden Eigenschaften, an Patienten mit stabiler Herzinsuffizienz auf dem Boden einer koronaren Herzerkrankung sowie dilatativen Kardiomyopathie evaluiert worden. Beide Substanzen führten einige Monate nach einschleichendem Therapiebeginn – wahrscheinlich dosisabhängig – zu einer Steigerung der Ejektionsfraktion des Systemventrikels und Verbesserung der Prognose, jedoch nicht der Belastbarkeit.

Die Verwendung von β-Blockern bei Herzinsuffizienz im Kindesalter ist noch nicht gut durch wissenschaftliche Studien untermauert. Die Ergebnisse der Studien für erwachsene Patienten mit linksventrikulärer Dysfunktion scheinen auf das Kindesalter übertragbar zu sein. In einer prospektiv randomisierten Studie konnte eine positive Beeinflussung der klinischen Symptomatik und eine signifikante Reduktion der Aktivierung des Renin-Angiotensin-Aldosteron Systems von herzinsuffizienten Säuglingen mit Links-rechts-Shunt durch die Therapie mit Propranolol nachgewiesen werden. Die operative oder interventionelle Beseitigung lässt in diesen Fällen jedoch bereits in sehr frühem Lebensalter in den meisten Fällen eine ätiologische Behandlung der Herzinsuffizienz zu.

Die Therapie wird wie im Erwachsenenalter einschleichend über mehrere Wochen eingeleitet. Die Dosisempfehlungen bei Säuglingen und Kindern sind Tab. 171.1 zu entnehmen. Bei stabilen Patienten erfolgt die Steigerung in der Regel wöchentlich, um die Startdosis bis zum Erreichen der verträglichen Zieldosis, bei hochgradiger Herzinsuffizienz (NYHA III–IV) ggf. langsamer und unter stationären Bedingungen. Bei angeborenen Herzfehlern mit normaler Pumpfunktion kann die Titrationsphase oft auf 2–3 Wochen verkürzt werden. Bei klinischer Verschlechterung (z. B. symptomatische Hypotonie, Bradykardie) sollte die Dosissteigerung des β-Blockers verschoben und ggf. zunächst die Basismedikation (ACE-Hemmer, Diuretika) modifiziert werden. Das Risiko unerwünschter Nebenwirkungen ist bei Patienten mit Aorteninsuffizienz und bei chronotroper Inkompetenz wahrscheinlich erhöht. Als Kontraindikation gelten das Asthma bronchiale, Psoriasis und der AV-Block II. und III. Grades vor der Versorgung mit einem Herzschrittmacher.

Diuretika Diuretika verbessern umfassend die Arbeitsbedingungen des Herzens durch die Ausschwemmung von Ödemen, Senkung überhöhter kardialer Füllungsdrucke, Begünstigung der Sauerstoffaufnahme durch Reduktion des perialveolären Ödems, Senkung der myokardialen Wandspannung und damit des Sauerstoffbedarfs durch Reduktion des erhöhten diastolischen Volumens.

Schleifendiuretika Schleifendiuretika (z. B. Furosemid) bewirken durch Hemmung der Na- und Cl-Rückresorption im Bereich der Henle-Schleife eine Wasserausscheidung bis zu 20 % des Glomerulumfiltrats. Die Halbwertzeit von Furosemid beträgt 1 h und ist bei Früh- (20 h) und Neugeborenen (8 h) deutlich verlängert. Nach oraler Gabe hält seine Wirkung 6–8 h an. Die Dosisempfehlungen sind ◘ Tab. 171.1 zu entnehmen. Der positive klinische Effekt der Diuretikatherapie wird vor allem im Säuglingsalter von einer erheblichen Stimulation des Renin-Angiotensin-Aldosteron-Systems begleitet. Eine Kombinationstherapie mit Spironolacton, β-Blockern oder ACE-Hemmern ist daher sinnvoll.

An Nebenwirkungen kann sich wegen der renalen Verluste eine Hypokaliämie und hypochlorämische Alkalose entwickeln. Bei gleichzeitiger Therapie mit Aminoglykosiden ist auf Ototoxizität, mit Cephalosporinen auf Nephrotoxizität zu achten.

Thiazide Thiazide (z. B. Hydrochlorothiazid) hemmen den Na^+-Cl^--Kotransporter im distalen Tubulus und entfalten infolge des unterschiedlichen Angriffspunkts additive Effekte zu einem Schleifendiuretikum. Durch die sequenzielle Nephronblockade kann die Dosis beider Medikamente (◘ Tab. 171.1) reduziert und eine eventuelle Diuretikaresistenz ggf. überwunden werden.

Spironolacton Spironolacton ist ein Aldosteronrezeptorantagonist mit relativ geringem diuretischem Effekt, dessen Gabe bei Herzinsuffizienz von Kindern mit angeborenen Herzfehlern wegen der bei ihnen stark erhöhten Aldosteronwerte zusätzlich zur Basismedikation sinnvoll ist. Speziell bei höher dosierter Therapie mit Schleifendiuretika macht sich sein kaliumsparender Effekt bemerkbar. Die volle Wirkung tritt erst nach 3–4 Tagen ein. Die Resorption beträgt ca. 60 %. Eine Kombination mit ACE-Hemmern ist unter Beachtung des Serumkaliums möglich. Nebenwirkungen der Therapie sind selten. Als Kontraindikation gilt eine Niereninsuffizienz.

Digitalisglykoside Die Digitalisglykoside erhöhen durch Hemmung der Na/K-ATPase indirekt (Na/Ca-Austausch) die Ca-Konzentration im sarkoplasmatischen Retikulum und intensivieren durch seine vermehrte Freisetzung die systolische Interaktion des Aktins und Myosins. Durch Vagusstimulation senken sie die Herzfrequenz und verlängern so die diastolische Füllungsphase.

Bei Patienten mit systolischer Linksherzinsuffizienz und Sinusrhythmus liegen für eine Therapie mit Digitalisglykosiden zusätzlich zu ACE-Hemmern, β-Blockern und ggf. Diuretika nur unzureichende Daten vor. Die Digitalisierung von Kindern mit angeborenen Herzfehlern ist wegen der in diesen Fällen meist normalen Myokardfunktion dieser Patienten umstritten, zur Nutzung der neurohumoralen Effekte jedoch auch heute noch im Einzelfall berechtigt. Die Therapie sollte dann einen niedrigeren als früher empfohlenen Serumspiegel von 0,5–0,9 ng/ml anstreben.

Der Glykosidbedarf in den einzelnen Altersstufen ist unterschiedlich und bei Früh- und Neugeborenen wegen ihrer geringeren Muskelmasse und langsameren renalen Elimination erniedrigt (◘ Tab. 171.2).

Bei eingeschränkter Nierenfunktion muss die Glykosiddosis reduziert werden. Da die renale Ausscheidung durch verschiedene Antiarrhythmica (z. B. Propafenon, Flecainid, Amiodaron und Verapamil) herabgesetzt wird, muss bei gleichzeitiger Gabe zur Vermeidung toxischer Wirkspiegel eine Dosisreduktion vorgenommen werden.

Bei Digitalisvergiftung ist neben Giftelimination durch induziertes Erbrechen, Kohle und Magnesiumsulfat speziell bei Hyperkaliämie, höhergradigem AV-Block oder ventrikulären Arrhythmien die Gabe von Digitalisantidot notwendig. 80 mg Antikörper binden 1 mg Digoxin. Bei Hyperkaliämie ist eine Glukose-Insulin-Infusion, bei AV-Block III. Grades ein passagerer Schrittmacher, bei ventrikulären Arrhythmien eine Xylocain-Infusion erforderlich. Forcierte Diurese und Dialyse sind nutzlos.

Resynchronisationstherapie Eine kardiale Resynchronisationstherapie hat sich bei Erwachsenen mit schwerer Linksherzinsuffizienz und intraventrikulärer Erregungsausbreitungsverzögerung als effizient erwiesen. Die Indikationsstellung muss bei ähnlicher Konstellation im Kindesalter sowie in Abhängigkeit von der ggf. vorliegenden strukturellen Herzerkrankung von Einzelfall zu Einzelfall von diesbezüglich erfahrenen Zentren gestellt werden, da eine ausreichende Studienlage zur Zeit noch nicht gegeben ist.

Medikamentöse Therapie der akuten Herzinsuffizienz Bei akuter schwerer Herzinsuffizienz besteht neben den oben beschriebenen symptomatischen Maßnahmen und einer intensivierten diuretischen Therapie die Indikation zur intravenösen Verabreichung von Katecholaminen und Phosphodiesterasehemmern. Die Dosisempfehlungen sind in ◘ Tab. 171.3 zusammengefasst.

Katecholamine Katecholamine stimulieren die α- und β-Rezeptoren des Herzens, der Arteriolen und der Venen und erhöhen so die intrazelluläre Produktion von zyklischem Adenosinmonophosphat (cAMP). Die Stimulation der $β_1$- und $β_2$-Rezeptoren des Herzens erhöht seine Kontraktilität und Frequenz. Die α-Rezeptoren der Arteriolen und Venen lösen eine Vasokonstriktion aus, ihre $β_2$-Rezeptoren vermitteln eine Vasodilatation. Katecholamine müssen stets zentralvenös appliziert werden.

◘ **Tab. 171.2** Digoxin-Dosierung in verschiedenen Altersstufen

	Totale Sättigungsdosis	Tageserhaltungsdosis
Frühgeborene	20 μg/kg KG	5 μg/kg KG
Reife Neugeborene	30 μg/kg KG	8–10 μg/kg KG
Säuglinge und Kinder <2 Jahre	40–50 μg/kg KG	8–10 μg/kg KG
Kinder >2 Jahre	30–40 μg/kg KG	8–10 μg/kg KG
Maximale Dosis	1 mg	0,250 mg

Tab. 171.3 Dosisempfehlungen für Pharmaka bei akuter Herzinsuffizienz im Kindesalter

Substanz	Regeldosis	Hohe Dosis
Adrenalin[a]	0,05 µg/kg KG/min	0,1–0,3 µg/kg KG/min
Noradrenalin[a]	0,01–0,05 µg/kg KG/min	0,1–0,5 µg/kg KG/min
Dobutamin[a]	5–10 µg/kg KG/min	20 µg/kg KG/min
Dopamin[a]	3 µg/kg KG/min („Nierendosis")	10–15 µg/kg KG/min
Enoximon[a]	0,25–0,5 mg/kg KG als ED, Wiederholung nach 30 min (bis zur hämodynamischen Stabilisierung) 4–6 ED/Tag; ggf. DTI 2–10 µg/kg KG/min	
Milrinon	0,25 mg/kg KG, dann DTI 0,25–1 µg/kg KG/min	
Natriumnitroprussid[a]	0,3–2 µg/kg KG/min	2–6 µg/kg KG/min
Prostazyklin[a]	5–15 ng/kg KG/min	25 ng/kg KG/min
Furosemid[a]	2–10 mg/kg KG/Tag	
Enalaprilat[a]	5–20 µg/kg KG/min	
Etacrynsäure[a]	2–4 mg/kg KG/Tag	
Spironolacton[a]	2–5 mg/kg KG/Tag	

[a] Für Kinder zugelassene Substanzen (Details siehe Produktinformation).
DTI Dauertropfinfusion, *ED* Einzeldosis.

Adrenalin Adrenalin ist ein körpereigenes Katecholamin, das sowohl die kardialen $β_1$- und $β_2$-Rezeptoren als auch die vaskulären α- und $β_2$-Rezeptoren stimuliert („full agonist"). Bis 0,05 µg/kg KG/min überwiegt der $β_2$-stimulierende Effekt, ab 0,15 µg/kg KG/min nimmt infolge überwiegender α-Stimulation der Gefäßwiderstand deutlich zu. In der Regel braucht eine Dosierung von 0,10 µg/kg KG/min nicht überschritten zu werden. Zum Ausgleich des α-Effekts ist bei höherer Dosis die zusätzliche Gabe nachlastsenkender Medikamente erforderlich. Bei schwerer Herzinsuffizienz wird heute allerdings fast immer in erster Linie ein Phosphodiesterase(PDE)-Hemmer (s. unten) verwendet. Dies hat zur Folge, dass die Adrenalindosis deutlich niedriger gewählt werden kann. Adrenalin ist wegen seiner starken α- und $β_1$-stimulierenden Wirkung das Mittel der Wahl bei der Reanimation, um den diastolischen Aortendruck und damit den koronaren Perfusionsdruck zu erhöhen sowie die Herzfrequenz zu steigern.

Dobutamin Dobutamin ist ein synthetisches Sympathikomimetikum, welches als „partial agonist" relativ selektiv die kardialen $β_1$-Rezeptoren stimuliert; im vaskulären Bereich dominiert eine mäßige $β_2$-Stimulation über eine geringe α-Stimulation, so dass der Gefäßwiderstand sinkt.

Dopamin Dopamin steigert die Freisetzung von Noradrenalin an den sympathischen Nervenendigungen und entfaltet so am Herzen eine $β_1$- und an den Gefäßen eine α-stimulierende Wirkung. Durch Stimulation spezifischer renaler Dopaminrezeptoren kommt es in niedriger (sog. Nieren-) Dosis bis 3 µg/kg KG/min zur Erhöhung der glomerulären Filtrationsrate. Oberhalb dieser Dosis beginnt der positiv inotrope Effekt, ab 8–10 µg/kg KG/min nimmt der Gefäßwiderstand deutlich zu. Die Indikation von Dopamin ist bei akuter Herzinsuffizienz fast ausschließlich auf die oben genannte „Low-dose-Therapie" in Kombination mit Adrenalin oder Dobutamin beschränkt.

Noradrenalin Noradrenalin, Vorstufe des Adrenalins in der Biosynthese, stimuliert kardiale $β_1$- und vaskuläre α-Rezeptoren, besitzt dagegen aber keine $β_2$-vermittelten inotropen und vasodilatorischen Wirkungen. Bis 0,05 µg/kg KG/min sind α- und $β_1$-Effekt ausgeglichen, bei höherer Dosis dominiert der vasokonstriktorische α-Effekt, der genutzt wird, wenn eine Hypotension durch erniedrigten Systemwiderstand (z. B. Sepsis) die Organperfusion gefährdet.

Phosphodiesterasehemmer Die Phosphodiesterase(PDE)Hemmer Milrinon und Enoximon erhöhen den zellulären Gehalt an cAMP im Gegensatz zu den Katecholaminen durch Hemmung seines Abbaus. Beide Substanzgruppen steigern die myokardiale Inotropie additiv. An der glatten Gefäßmuskulatur inaktiviert die cAMP-Erhöhung die für die Kontraktion erforderlichen Proteinkinasen, so dass der arterielle Widerstand sinkt. Aufgrund der positiv inotropen und vasodilatierenden Eigenschaften werden die PDE-Hemmer auch als Inodilatatoren bezeichnet. Zur Vermeidung eines schweren Blutdruckabfalls muss das intravasale Volumen ausreichend sein. Milrinon kann als Dauertropfinfusion (DTI) auch über einen peripheren Venenweg appliziert werden, Enoximon sollte besser mit Einzelgaben als mit Dauerinfusion erfolgen, da mit vielen Infusionslösungen eine Inkompatibilität vorliegt und sich wegen der langen Halbwertszeit (4–6 h) durch Akkumulation eine übermäßige Nachlastsenkung mit Hypotension entwickeln kann. Bis zum 12. Lebensjahr besteht für Milrinon keine Zulassung.

Vasodilatatoren Vasodilatatoren dienen der Entlastung des Herzens durch Senkung des system-arteriellen Widerstands, d. h. der Nachlast, sowie erhöhter Füllungsdrucke, d. h. der Vorlast. Die Dosisempfehlungen sind ◘ Tab. 171.3 zu entnehmen.

Natriumnitroprussid Natriumnitroprussid (NNP) ist ein sehr effektiver venöser und arterieller Nitrovasodilatator, der intrazellulär zu NO und Zyanid metabolisiert wird. Wegen des photochemischen Abbaus sind Lichtschutzleitungen sowie -perfusorspritzen zu verwenden. Da das aus NNP entstehende zytotoxische Zyanid ab 2 µg/kg KG/min nicht ausreichend hepatisch abgebaut wird, ist simultan Natriumthiosulfat zwecks Umwandlung in das ca. 100-mal weniger toxische Thiozyanat (Spiegel <10 mg/dl) zu verabreichen. Bei Zyanidvergiftung ist der Methämoglobinbildner 4-DMAP (3–4 mg/kg KG) als Antidot zu geben.

ACE-Hemmer Die parenterale Gabe von ACE-Hemmern in Form des Enalaprilat ist sinnvoll, wenn eine Nachlastsenkung für den Systemventrikel angestrebt wird, der Patient jedoch noch keine orale Medikation erhalten kann (Dosis ◘ Tab. 171.3).

Stickstoffmonoxid Stickstoffmonoxid (NO) ist identisch mit dem Relaxationsfaktor des Endothels (EDRF) und gelangt durch die Zufuhr mit dem Beatmungsgas in selektiven Kontakt mit den pulmonalen Widerstandsgefäßen und entfaltet deshalb keine Wirkungen auf den Systemkreislauf. Es wird speziell nach Korrektur von Herzfehlern mit pulmonaler Hypertonie zur Bekämpfung hypertensiver Krisen in einer Dosis von 2-10 (-20) ppm (parts per million) eingesetzt, die durch geeignete Messinstrumente exakt überprüft werden muss, um Nebenwirkungen, speziell durch Bildung von Methämoglobin, zu vermeiden.

Prostazykline Prostazyklin wird in den Gefäßendothelzellen gebildet und spielt physiologisch eine Rolle als Modulator des Lungengefäßwiderstands. In pharmakologischen Dosen entfaltet es seine vasodilatierende Wirkung aber nicht nur im Lungenkreislauf, sondern etwa in gleichem Ausmaß auch im Systemkreislauf. Es kann nach Herzoperationen bei schwerer krisenhafter pulmonalvaskulärer Widerstandserhöhung eingesetzt und ggf. mit NO-Beatmung kombiniert werden (Dosis ◘ Tab. 171.3).

α-Blocker Die α-Blocker Phenoxybenzamin (Halbwertszeit 24 h) und Phentolamin (Halbwertszeit 1,5 h) finden bei spezifischen intensivmedizinischen Indikationen Anwendung, um einer starken systemischen Vasokonstriktion entgegenzuwirken, die durch Einsatz anderer oben genannter Medikamente nicht beherrschbar ist. Ein intravasales Volumendefizit muss durch adäquate Volumenzufuhr ausgeglichen werden. Eine invasive Überwachung der zentralvenösen und arteriellen Drucke ist ratsam.

Diuretika Die bei chronischer Herzinsuffizienz üblichen Diuretika Furosemid und Spironolacton werden intravenös in der in ◘ Tab. 171.3 genannten Dosis verabreicht. Zusätzlich kann Etacrynsäure, ebenfalls ein Schleifendiuretikum, wegen des anderen Angriffspunkts bei unzureichender Diurese zusätzlich zu Furosemid gegeben werden.

Weitere Therapiemaßnahmen Eine mechanische Nachlastsenkung mittels „assist device" steht heute in allen Altersstufen zur Behandlung eines pharmakologisch unbeeinflussbaren Linksherzversagens zur Verfügung. Bei schwerster Herzinsuffizienz ist die Herztransplantation eine realistische therapeutische Option, sowohl bei Kardiomyopathie als bei auch inoperablen Herzfehlern. Die Frühletalität beträgt ca. 10–15 %, die 5- und 10-Jahres-Überlebensrate 60 bzw. 50 %.

Prophylaxe ▶ Abschn. „Kausale Therapie".

171.2 Hypoxämie

Definition Unter einer Hypoxämie ist eine arterielle Sauerstoffsättigung unter 90 % zu verstehen. Sie resultiert aus pulmonalen Gründen oder durch eine intra- oder extrakardiale Beimischung von venösem zu arteriellem Blut. Bei kardialer Ursache bestimmt die Abnahme des Quotienten von pulmonalem zu systemischem Herzzeitvolumen den Grad der Hypoxämie.

Ätiologie und Pathogenese Am häufigsten beruht eine Hypoxämie auf einem Herzfehler mit Rechts-links-Shunt, z. B. Fallot-Tetralogie, Trikuspidalatresie, Pulmonalatresie, kritische Pulmonalstenose mit intaktem Septum oder einer kompletten Transposition. Nur noch selten liegt ihr heute eine irreversible pulmonale Druck- und Widerstandserhöhung (sog. Eisenmenger-Reaktion) infolge nicht operierter kardiovaskulärer Fehlbildung (Truncus arteriosus, Ventrikelseptumdefekt, kompletter atrioventrikulärer Kanal) zugrunde, ebenfalls relativ selten ist die primäre pulmonale Hypertonie.

Pathophysiologie Der O_2-Gehalt des Blutes basiert auf 3 Faktoren: dem die O_2-Kapazität bestimmenden Hämoglobinwert, der O_2-Affinität des Hämoglobins und dem Partialdruck des physikalisch gelösten O_2 (pO_2). Aufgrund des Verlaufs der O_2-Dissoziationskurve besteht keine lineare Beziehung zwischen arteriellem pO_2 und der O_2-Sättigung des Hämoglobins. Unterhalb eines pO_2 von 50 mmHg sinkt die Sauerstoffaffinität und folglich die O_2-Sättigung des Hämoglobins stark ab, während oberhalb dieses Wertes die Veränderungen der O_2-Sättigung nur gering sind. Dies erklärt auch die stärkeren Folgen, wenn der arterielle pO_2 auf den steilen Schenkel der O_2-Dissoziationskurve sinkt. Sowohl das systemische als auch das pulmonale Gefäßbett reagieren direkt auf Hypoxämie, und zwar führt sie zu einer systemischen Vasodilatation und einer pulmonalen Vasokonstriktion. Die teleologische Erklärung hierfür ist, dass bei Hypoxämie pulmonaler Areale dort ein Ventilations-Perfusions-Mismatch entsteht und die resultierende Vasokonstriktion eine Blutumverteilung zu besser belüfteten Arealen ermöglicht. Die systemische Vasodilatation senkt demgegenüber die Nachlast und erleichtert damit die systemische O_2-Versorgung. Leider begünstigt dieser Mechanismus bei Herzfehlern mit eingeschränkter Lungendurchblutung den Rechts-links-Shunt und kann zu einer kaskadenförmigen Zunahme der systemischen Hypoxämie mit kritischer Unterschreitung des O_2-Bedarfs des Gewebes und metabolischer Acidose führen.

Eine chronisch erniedrigte O_2-Sättigung stimuliert das Knochenmark über eine verstärkte renale Erythropoetinfreisetzung zu einer vermehrten Erythropoese. Die so erzielte Erhöhung der O_2-Kapazität ist bis zu einem Hämatokrit von 70 % ein nützlicher Kompensationsmechanismus, oberhalb dieser Grenze überwiegen die auf Hyperviskosität und verschlechterter O_2-Freisetzung beruhenden Nachteile.

Neben der arteriellen O_2-Sättigung und der O_2-Kapazität des Hämoglobins muss bei der pathophysiologischen Analyse einer Zyanose auch die arteriovenöse O_2-Differenz berücksichtigt werden, die bei erniedrigtem Herzzeitvolumen erhöht ist und eine Ausschöpfungszyanose erklärt.

Klinische Symptome Die Hypoxämie macht sich in einer Zyanose von Haut (besonders Finger- und Fußnägel) und Schleimhäuten (Lippen und Konjunktivae) bemerkbar, wenn bei normalem Hämoglobinwert der reduzierte Hb-Anteil im kapillären Blut von normal 2,25 g/dl[1] auf über 3 g/dl ansteigt, entsprechend einer O_2-Sättigung von etwa 80-85 %. Bei Anämie, z. B. auf 10 g/dl erniedrigtem Hämoglobinwert, beträgt die Menge des reduzierten Hämoglobins in den Kapillaren unter der Voraussetzung einer normalen arteriovenösen Sättigungsdifferenz von 40 % nur 2 g/dl. Daher besteht trotz einer O_2-Sättigung von 80 % keine Zyanose. Bei zyanotischem

---

1 Umrechnung: g/dl×0,62=mmol/l.

Herzfehler entwickeln sich innerhalb der ersten beiden Lebensjahre eine Verbreiterung und Verdickung der Fingerendglieder (Trommelschlägelfinger) und hyperkonvexe (Uhrglas-)Nägel. Bei älteren Kindern führt die Polyzythämie neben der Reduktion der körperlichen Leistungsfähigkeit zu vagen Symptomen wie Kopfschmerzen, Sehstörungen, Tinnitus, Aufmerksamkeitsdefizit, Mattigkeit, Parästhesie der Lippen und Endphalangen sowie Myalgien. Zu den schwersten Komplikationen zählen paradoxe Embolien speziell mit zerebralem Insult, der von transitorischen motorischen Defiziten bis hin zur Hemiplegie reichen kann. Heftige Kopfschmerzen, fokale neurologische Symptome oder gar ein Krampfanfall sowie Bewusstseinsverlust sollten den Verdacht auf einen Hirnabszess lenken. Zyanotische Patienten zählen wegen ihrer abnormalen intrakardialen Anatomie sowie der ggf. erfolgten Versorgung mit einem systemisch-pulmonalem Shunt zu der Patientengruppe mit dem höchsten Endokarditisrisiko. Die oft hypertrophierte Gingiva erschwert die Mundhygiene und erlaubt die Entstehung unentdeckter Abszesse als potenzieller Fokus von Bakteriämien. Hämoptysen können als Folge erodierter Pulmonalarterien oder Kollateralen auftreten.

Ebenso wie eine relative Anämie die systemische Sauerstoffversorgung beeinträchtigt, tut dies auch eine starke Polyzythämie, und zwar als Folge ihrer negativen Auswirkungen auf die Auswurfleistung des Herzens. Gründe sind die ab einem Hämatokrit von 70–75 % dramatisch ansteigende Blutviskosität, welche den System- und besonders den Pulmonalwiderstand steigert und auch die Koronarzirkulation beeinträchtigt, und die erhöhten Scherkräfte.

Patienten mit rechtsventrikulärer Ausflussbahnobstruktion, speziell der Fallot-Tetralogie, nehmen nach körperlicher Belastung eine Hockstellung ein, um durch Abknickung der Femoralgefäße den systemischen Widerstand zu erhöhen und den venösen Rückfluss aus den hochgradig untersättigten Beinen zu reduzieren. Zu den gefährlichsten Auswirkungen der Hypoxämie gehört bei dieser Patientengruppe der zyanotische Anfall. Er kann nach Schreien bei Hunger oder medizinischen Interventionen, aber auch ohne vorangehende Irritation auftreten und auch Säuglinge mit geringer oder fehlender Zyanose betreffen. Klinisch werden anfangs und in leichten Fällen eine auffällige Irritabilität, beim Säugling Weinen oder Schreien sowie eine Tachypnoe beobachtet, bei schwerer Obstruktion verstärkt sich die Zyanose massiv, und es kann zum Bewusstseinsverlust kommen.

Differenzialdiagnose Bei „low cardiac output" kann eine Zyanose auch bei normaler arterieller O_2-Sättigung vorliegen (Ausschöpfungszyanose). Sie manifestiert sich – meist ausschließlich – als Akrozyanose. Klinisch sind kühle Extremitäten und ein flacher Puls festzustellen, die arteriovenöse O_2-Sättigungsdifferenz ist von 40 auf mehr als 60 % erhöht. Ein weiterer Grund einer sichtbaren Zyanose ohne arterielle O_2-Untersättigung ist die überwiegend beim Neugeborenen vorkommende Polyzythämie. Unter diesen Bedingungen kann trotz normaler arteriovenöser O_2-Differenz der Anteil reduzierten Hämoglobins in den Kapillaren 3 g/dl überschreiten. Das umgekehrte Phänomen ist das bereits erwähnte Fehlen einer Zyanose bei anämischen Patienten trotz vorliegender Hypoxämie. Die Differenzierung einer pulmonal bedingten von einer kardial bedingten Zyanose kann durch Hyperoxygenation des Patienten erfolgen (z. B. bei einem Neugeborenen mit kompletter Transposition), obwohl in vielen Fällen das klinische Bild (mit Tachydyspnoe bei respiratorischer Hypoxämie) eine Unterscheidung erlaubt.

Therapie Ein früher häufiger bei Überschreiten hoher Hämatokritwerte praktizierter Aderlass – hierdurch kann die Häufigkeit zerebrovaskulärer Komplikationen nicht reduziert werden – wird heute nur noch bei auf die Hyperviskosität zurückzuführenden klinischen Symptomen (s. oben) empfohlen. Das Volumen des Aderlasses sollte ein Maß nicht überschreiten, das die Symptome des Patienten beseitigt oder mildert. Eine durch Eisenmangel verursachte Mikrozytose oder Anämie muss durch orale Eisensubstitution behandelt werden. Eine Dehydratation kann fatal sein und erfordert entsprechenden Flüssigkeitsersatz. Die Indikation zur Antikoagulation wird sehr zurückhaltend (z. B. indiziert bei Vorhofflattern/-flimmern) gestellt, da sie zu erheblichen Imbalanzen der Hämostase führen kann.

Beim zyanotischen Anfall kann der Circulus vitiosus von Schreien und Verstärkung der Zyanose durch Hochnehmen des Kindes mit gegen das Abdomen gepressten Knien und Beruhigung des Kindes vielfach durchbrochen werden. In der Klinik wird man zusätzlich Sauerstoff verabreichen, die nächsten Schritte bestehen in Gabe von Morphin s.c., β-Blockern und notfalls auch in Beatmung und Relaxation. Nach Stabilisierung des Zustands ist unverzüglich eine operative Behandlung entweder durch Schaffung einer systemisch-pulmonalen Shuntverbindung oder Korrekturoperation erforderlich. Bereits ein einmaliger zyanotischer Anfall ist eine Operationsindikation, die früher oft übliche prophylaktische β-Blocker-Therapie ist wegen ihres unzureichenden Schutzes nicht mehr zu empfehlen.

Literatur

Beekman RH, Tuuri DT (1985) Acute hemodynamic effects of increasing hemoglobin concentration in children with a right to left ventricular shunt and relative anemia. J Am Coll Cardiol 15:357–362

Benitz WE, Malachowski N, Cohen RS, Stevenson DK, Ariagno RL, Sunshine P (1985) Use of sodium nitroprusside in neonates: Efficacy and safety. J Pediatr 106:102–110

Buchhorn R, Hulpke-Wette M et al (2001) Propranolol treatment of congestive heart failure in infants with congenital heart disease: The CHF-PRO-INFANT Trial. Int J Cardiol 79:176–183

Buchhorn R, Kramer HH, Schranz D (2007) Chronische Herzinsuffizienz im Kindesalter. In: Deutsche Gesellschaft für Pädiatrische Kardiologie (Hrsg) Leitlinien zur rationalen Diagnostik und Therapie von Erkrankungen des Herzens und des Kreislaufs bei Kindern und Jugendlichen. Urban&Fischer, München, S 33–40

Canter CE, Shaddy RE, Bernstein D et al (2007) Indications for heart transplantation in pediatric heart disease: A scientific statement from the American Heart Association Council on Cardiovascular Disease in the Young; the Councils on Clinical Cardiology, Cardiovascular Nursing, and Cardiovascular Surgery and Anesthesia; and the Quality of Care and Outcomes Research Interdisciplinary Working Group. Circulation 115(5):658–676

Dubin AM, Janousek J, Rhee E et al (2005)) Resynchronization therapy in pediatric and congenital heart disease patients: an international multicenter study. J Am Coll Cardiol 46(12):2277–2283

Elkayam U, Janmohamed M, Habib M, Hatamizadeh P (2008) Vasodilators in the management of acute heart failure. Crit Care Med 36(1 Suppl):S95–105

Feldman AM, Bristow MR (1990) The β-adrenergic pathway in the failing human heart: Implications for inotropic therapy. Cardiology 77(1):1–32

Fink C, Schranz D (2007) Akute Herzinsuffizienz im Kindesalter. In: Leitlinien zur rationalen Diagnostik und Therapie von Erkrankungen des Herzens und des Kreislaufs bei Kindern und Jugendlichen. Urban & Fischer, München, S 25–32

Fisher DG, Schwartz PH, Davis AL (1993) Pharmacokinetics of exogenous epinephrine in critically ill children. Crit Care Med 21(111):117

Habib DM, Padbury JF, Anas NG, Perkin RM, Minegar C (1992) Dobutamine pharmacokinetics and pharmacodynamics in pediatric intensive care patients. Crit Care Med 20: 601–608

Hechter SJ, Fredriksen PM, Liu P et al (2001) Angiotensin-converting enzyme inhibitors in adults after the Mustard procedure. Am J Cardiol 87(5):660–663

Hoffman TM, Wernovsky G, Atz AM et al (2003) Efficacy and safety of milrinone in preventing low cardiac output in infants and children after corrective surgery for congenital heart disease. Circulation 107:996

Hunt SA, Abraham WT, Chin MH et al (2005) ACC/AHA 2005 Guideline update for the diagnosis and management of chronic heart failure in the adult. A Report of the American College of Cardiology/American Heart Association task force on practice guidelines. Circulation 112:1825–1852

Jain S, Vaidyanathan B (2009) Digoxin in management of heart failure in children: Should it be continued or relegated to the history books? Ann Pediatr Cardiol 2: 149–152

Koren G (1985) Interaction between digoxin and commonly coadministered drugs in children. Pediatrics 75:1032–1037

Digitalis Investigation Group (1997) The effect of digoxin on mortality and morbidity in patients with heart failure. N Engl J Med 336:525–533

Kramer HH (2007) Herzinsuffizienz. In: Reinhardt D (Hrsg) Therapie der Krankheiten des Kindesalters, 8. Aufl. Springer, Berlin Heidelberg New York Tokyo, S 853–873

Krum H, Teerlink JR (2011) Medical therapy for chronic heart failure. Lancet 378(9792):713–721

Mori Y, Nakazawa M, Tomimatsu H, Momma K (2000) Longterm effect of angiotensin-converting enzyme inhibitor in volume overloaded heart during growth: A controlled pilot study. J Am Coll Cardiol 36:270–275

Nadas AS (1992) Hypoxemia. In: Fyler DC (Hrsg) Nadas' pediatric cardiology. Hanley & Belfus, Philadelphia, S 73–76

Packer M (1992) Pathophysiology of chronic heart failure. Treatment of chronic heart failure. Lancet 340:88–95

Paridon SM (1990) Consequences of chronic hypoxemia and pulmonary vascular resistance. In: Garson A, Bricker JT, McNamara DG (Hrsg) The science and practice of peditatric cardiology. Lea & Febiger, Philadelphia, S 1996–2006

Patel AR, Shaddy RE (2010) Role of β-blocker therapy in pediatric heart failure. Ped Health 4:45–58

Rosenthal D, Chrisant MR, Edens E et al (2004) International Society for Heart and Lung Transplantation: Practice guidelines for management of heart failure in children. J Heart Lung Transplant 23(12):1313–1333

Shaddy RE, Boucek MM, Hsu DT et al (2007) Carvedilol for children and adolescents with heart failure: a randomized controlled trial. JAMA 298:1171–1179

Sleight P (2002) Angiotensin II and trials of cardiovascular outcomes. Am J Cardiol 89(2 A):11 A–16 A

Witte MK, Stork JE, Blumer JL (1986) Diuretic therapeutics in the pediatric patient. Am J Cardiol 57: 44 A–53 A

172 Angeborene Herz- und Gefäßanomalien

J. Breuer, J. Apitz, A. A. Schmaltz, D. Lang

172.1 Epidemiologie und Ätiologie

J. Breuer

Epidemiologie Acht bis zehn von 1000 lebend geborenen Kindern haben eine angeborene Herz- oder Gefäßanomalie. Hierbei sind der offene Ductus arteriosus des Frühgeborenen sowie im Kindesalter oft nicht auffallende, aber durchaus häufige Anomalien wie die bikuspide Aortenklappe, der Mitralklappenprolaps, asymptomatische Aortenbogenanomalien und eine persistierende linke V. cava superior nicht mitgerechnet. Bei 2–3 von 1000 Neugeborenen ist die Anomalie so schwer, dass sie bereits im Säuglingsalter Symptome verursacht und einer Behandlung bedarf. Die Prävalenz angeborener Herz- und Gefäßanomalien bei Spontanaborten bzw. Totgeburten ist mit ca. 15% bzw. 3–4% erheblich höher als bei lebendgeborenen Kindern.

Die relative Häufigkeit einzelner Herz- und Gefäßanomalien bei Neugeborenen geht aus Tab. 172.1 hervor, in der die Daten der sog. PAN-Studie aus Deutschland zusammengeführt sind. Da viele Anomalien in Kombination mit anderen auftreten, erfolgt die Klassifizierung nach dem klinisch führenden Defekt. Alle Untersuchungen zeigen übereinstimmend, dass der Ventrikelseptumdefekt der bei Weitem häufigste Herzfehler ist.

Durch die Verbesserung der fetalen Ultraschalldiagnostik werden immer häufiger Fehlbildungen bereits vor der Geburt festgestellt. So betrug der Anteil der bereits pränatal diagnostizierten Herz- und Gefäßfehlbildungen in der genannten PAN-Studie bereits 41,6%. Nach einer pränatalen Diagnose ist die sofort anschließende Beratung der Eltern über die Fehlbildung, die notwendigen therapeutischen Schritte sowie den Langzeitverlauf durch ein Behandlungsteam aus Neonatologen, Kinderkardiologen und Kinderherzchirurgen unabdingbar. Eine solch frühe Diagnosestellung belastet natürlich den weiteren Schwangerschaftsverlauf, hat aber für manche Kinder mit komplexen Herzfehlern den Vorteil, dass bereits unmittelbar nach der Geburt und ohne Zeitverzug die richtigen Behandlungsmaßnahmen ergriffen werden können.

Die Prävalenz angeborener Herz- und Gefäßanomalien ist bei Mädchen und Jungen etwa gleich, jedoch finden sich in der relativen Häufigkeit einzelner Anomalien Unterschiede. So kommen ein offener Ductus arteriosus, ein Vorhofseptumdefekt und eine Pulmonalstenose häufiger bei Mädchen, Linksherzobstruktionen und eine komplette Transposition der großen Arterien dagegen häufiger bei Jungen vor.

Es gibt keinen Anhalt dafür, dass die Prävalenz angeborener Herz- und Gefäßanomalien im Laufe der Zeit zugenommen hat. Eine höhere Prävalenz in jüngeren Studien ist vermutlich auf bessere Untersuchungsmethoden und damit vollständigere Erfassung zurückzuführen. Da jedoch immer mehr Träger von Anomalien erwachsen werden und da man weiß, dass die Prävalenz bei deren Kindern erhöht ist, ist in Zukunft mit einer höheren Prävalenz zu rechnen. Da andererseits fetale Herzfehler zunehmend frühzeitig erkannt werden, ist, falls dies zu häufigeren Schwangerschaftsabbrüchen führen sollte, auch ein gegenteiliger Trend denkbar.

Mit zunehmendem Alter nimmt die Prävalenz von angeborenen Herz- und Gefäßanomalien ab, und ihre relative Häufigkeit ändert sich. Die Prävalenz jeder einzelnen Anomalie ist dem Risiko ihres Auftretens beim Neugeborenen direkt proportional und ihrer Letalität, Spontanremissionsrate sowie Heilungsrate umgekehrt proportional. So nimmt die Prävalenz komplexer Herzfehler während des Säuglingsalters aufgrund ihrer Letalität, diejenige von Ventrikelseptumdefekten aufgrund ihres häufigen Spontanverschlusses sowie eines operativen Verschlusses ab. Andererseits hat in den letzten Jahren die Prävalenz von (palliierten oder korrigierten) komplexen Herzfehlern aufgrund der chirurgischen Fortschritte erheblich zugenommen. Ohne chirurgische Behandlung erreichten ca. 65% aller Kinder mit angeborenen Herz- und Gefäßanomalien das Erwachsenenalter, und zwar im Wesentlichen diejenigen mit leichteren Defekten, während diejenigen mit schwereren Defekten meist im frühen Säuglingsalter, seltener später verstarben. Heutzutage werden ca. 80% aller mit einer Herz- oder Gefäßanomalie geborenen Kinder erwachsen, und dieser Trend wird sich weiter fortsetzen.

Ätiologie Bis vor Kurzem wurde angenommen, dass ca. 80% aller angeborenen Herz- und Gefäßanomalien multifaktoriell bedingt sind. Multifaktoriell bedeutet, dass die Anomalie durch den kombinierten Effekt eines oder mehrerer Gene und auf den Embryo bzw. Feten einwirkender schädigender Umweltfaktoren entsteht. Eine Minderheit angeborener Herz- und Gefäßanomalien beruht demnach auf Chromosomenanomalien (5–12%), Defekten einzelner Gene (3–5%) und Teratogenen (1–2%). Während multifaktoriell bedingte Anomalien isoliert vorkommen, treten die Anomalien anderer Genese häufig in Verbindung mit extrakardialen Fehlbildungen auf. Insgesamt haben ca. 25% aller Patienten mit angeborenen Herz- und Gefäßanomalien zusätzliche extrakardiale Fehlbildungen. Unter den Chromosomenanomalien ist die Trisomie 21 am häufigsten und in ca. 50% der Fälle mit einem Herzfehler (oft atrioventrikulärer Septumdefekt) verbunden; es folgen Trisomie 18,

Tab. 172.1 Relative Häufigkeit angeborener Herz- und Gefäßanomalien. (Nach Schwedler et al. 2011)

Herz- und Gefäßanomalie	Relative Häufigkeit (%)
Ventrikelseptumdefekt	48,9
Pulmonalstenose	6,1
Vorhofseptumdefekt	17,0
Offener Ductus arteriosus	4,3
Aortenstenose	2,2
Aortenisthmusstenose	3,6
Atrioventrikulärer Septumdefekt	2,5
Transposition der großen Arterien	2,2
Fallot-Tetralogie	2,5
Hypoplastisches Linksherz	1,4
Univentrikuläres Herz	2,8
Double outlet right ventricle	1,0
Andere Herzfehler	6,8

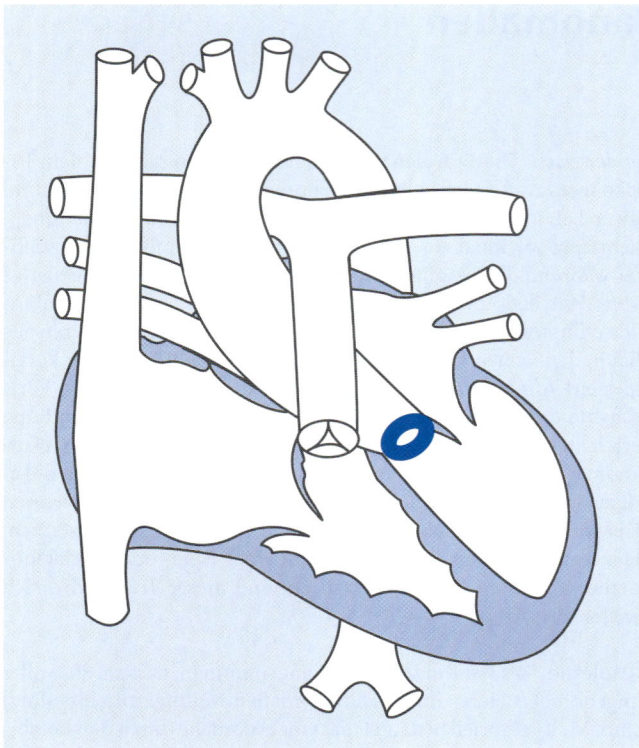

◨ **Abb. 172.1** Herzschema einer valvulären Aortenklappenstenose

Trisomie 13 und das Ulrich-Turner-Syndrom. Zu den Gendefekten zählen das Marfan- und Noonan-Syndrom, zu den teratogenen Einflüssen der mütterliche Diabetes mellitus, Röteln während der Schwangerschaft und chemische Substanzen wie Alkohol, Thalidomid, Lithium.

Klinische und molekulargenetische Untersuchungen der letzten Jahre haben gezeigt, dass sowohl isolierte als auch syndromale Anomalien häufiger als bisher angenommen auf Defekten einzelner Gene beruhen. Hierzu zählen die hypertrophische Kardiomyopathie, die supravalvuläre Aortenstenose, die Gruppe der sog. conotrunkalen Defekte und der atrioventrikuläre Septumdefekt. Für manche dieser Anomalien, so z. B. für die hypertrophische Kardiomyopathie, wurde eine genetische Heterogenität nachgewiesen, d. h. dass der gleiche Phänotyp durch Mutationen an unterschiedlichen Stellen verursacht werden kann. Andererseits hat sich gezeigt, dass Mutationen an gleicher Stelle verschiedene Phänotypen hervorrufen können, so z. B. eine Mikrodeletion am Chromosom 22q11 conotrunkale Herzfehler im Rahmen unterschiedlicher Syndrome (Di-George-Syndrom, velokardiofaziales Syndrom).

Genetische Beratung Für die genetische Beratung bei der Mehrzahl der isolierten Herz- und Gefäßanomalien sind folgende Erfahrungswerte von Nutzen: Ist ein Kind eines Elternpaares bereits betroffen, so beträgt das Risiko für ein weiteres Kind 2–5 % (bei Linksherzobstruktionen sogar ca. 10 %). Sind bereits 2 Kinder betroffen, so steigt das Risiko auf ca. 15 %. Häufig handelt es sich um die gleiche oder eine verwandte Anomalie, wobei die Ausprägung allerdings sehr unterschiedlich sein kann.

172.2 Primär nichtzyanotische Vitien

J. Breuer, J. Apitz, A. A. Schmaltz

172.2.1 Valvuläre, subvalvuläre und supravalvuläre Aortenstenosen

Die angeborenen Ausflussbehinderungen des linken Ventrikels können im Bereich der Klappe durch Verwachsungen der Kommissuren (valvuläre Stenose, ◨ Abb. 172.1), unterhalb der Klappe (subvalvulär) und oberhalb der Klappe (supravalvulär) gelegen sein. Die subvalvulären Stenosen sind fibrotisch (Ringleistenstenose), muskulär (hypertrophe obstruktive Kardiomyopathie, HOCM) oder fibromuskulär bedingt. Bei der valvulären Stenose ist die Aortenklappe oft bikuspidal angelegt mit erhöhter Endokarditisgefahr. Begleitfehlbildungen können eine Aortenbogenhypoplasie, eine Aortenisthmusstenose oder eine Mitralstenose sein. Die angeborenen Ausflussbehinderungen des linken Ventrikels führen zu einem Druckgradienten zwischen dem linken Ventrikel und dem poststenotisch gelegenen Teil des linken Ventrikels bzw. der Aorta. Bei den subvalvulären und valvulären Stenosen entspringen die Koronararterien aus einem Bereich mit vermindertem Druck. Bei den supravalvulären Stenosen ist der Zufluss zu den Koronararterien durch Verwachsungen zwischen den Klappensegeln und der Aortenwand häufig eingeschränkt. Bei hochgradiger Stenose kann es, insbesondere bei körperlicher Belastung mit Abfall des aortalen Mitteldrucks, zu einer schweren Koronarinsuffizienz kommen.

Die Hämodynamik und entsprechend der klinische Befund und die Prognose sind abhängig vom Schweregrad und Sitz der Stenose und vom Alter der Patienten beim Auftreten der ersten Symptome.

Kritische Aortenstenose des Neugeborenen

Von besonderer klinischer Bedeutung ist die hochgradige valvuläre Aortenstenose des Neugeborenen, die sog. kritische Aortenstenose. Diese Kinder können nur überleben, solange der Ductus arteriosus offen ist: Durch den Blutfluss von der A. pulmonalis in die Aorta hinein wird die Systemperfusion aufrechterhalten.

Klinische Symptome und Verlauf Bereits in den ersten Lebenstagen tritt eine Linksherzinsuffizienz auf. Auskultationsbefund und EKG sind uncharakteristisch. Die Diagnose wird echokardiografisch gestellt, der Druckgradient durch Doppleruntersuchung gemessen.

Therapie Unmittelbar nach der Diagnosestellung ist mittels Prostaglandininfusion der Ductus arteriosus offen zu halten. Ist der linke Ventrikel von ausreichender Funktion, erfolgt die Therapie entweder operativ in Form einer Kommissurotomie oder katheterinterventionell mittels Ballondilatation. Andernfalls muss eine univentrikuläre Behandlungsstrategie verfolgt werden. Im Laufe des Lebens ist mit einem Aortenklappenersatz zu rechnen.

Valvuläre Aortenstenose jenseits des Neugeborenenalters

Klinische Symptome und Verlauf Die Ausflussbehinderungen des linken Ventrikels im Säuglings- und Kindesalter sind oft allein durch den typischen Palpations- (systolisches Schwirren) und Auskultationsbefund zu diagnostizieren. Die Auskultation ergibt ein typisches systolisches Austreibungsgeräusch über der Herzbasis und Fortleitung des Geräusches in die Karotiden, oft ist ein frühsystolischer Extraton hörbar.

Erst jenseits des 1. Lebensjahres findet sich im EKG eine Linksventrikelbelastung.

Die Diagnose wird echokardiografisch gestellt, der Druckgradient durch Doppleruntersuchung bestimmt.

Therapie Die Indikation für die Behandlung ist ab einem maximalen Druckgradienten von 70 mm Hg im Doppler, bei belastungsabhängigen Symptomen oder bei Erregungsrückbildungsstörungen im EKG gegeben.

Eine Behandlung der valvulären Aortenstenose ist durch eine Katheterintervention (Ballonvalvuloplastie) möglich. Die erfolgreiche Reduzierung des Druckgradienten wird oft mit einer im Langzeitverlauf progredienten Aorteninsuffizienz erkauft.

Bei der operativen Behandlung werden bei der valvulären Aortenstenose die Kommissuren getrennt; das Operationsrisiko beträgt etwa 1-2%. Postoperativ ist auch hierbei mit einer Aorteninsuffizienz zu rechnen, sodass später die Aortenklappe durch einen Homograft oder eine mechanische bzw. biologische Klappe ersetzt werden muss. Es ist damit zu rechnen, dass in Zukunft auch für junge Patienten ein katheterinterventioneller Aortenklappenersatz in Frage kommt. Außerdem wird an der Entwicklung von aus menschlichem Gewebe gezüchteten Herzklappen gearbeitet.

Bei der subvalvulären Ringleiste wird die Stenose transortal exzidiert, das Operationsrisiko beträgt zwischen 1 und 7%, die Langzeitprognose ist gut.

Subvalvuläre Stenose

Bei der umschriebenen Ringleistenstenose findet sich bei einem Drittel der Patienten ein zusätzlicher Ventrikelseptumdefekt. Die Kombination mit einer Aortenisthmusstenose, einer supravalvulären Mitralstenose und einer „Parachute-Mitralklappe" wird Shone-Komplex genannt. Auch längerstreckige subvalvuläre Tunnelstenosen werden beobachtet.

Mit dem Wachstum wird bei der Subaortenstenose häufig eine Progredienz beobachtet. Diese und/oder eine zusätzliche Aorteninsuffizienz stellen die Operationsindikation dar. Das Risiko der transvalvulären Resektion liegt bei 0-6%.

Hypertrophe obstruktive Kardiomyopathie (HOCM)
▶ Abschn. 174.1

Supravalvuläre Aortenstenose

Pathophysiologie Die supravalvuläre Aortenstenose geht oft mit einer Hypoplasie der aszendierenden Aorta und des Aortenbogens einher, vielfach in Kombination mit multiplen peripheren Pulmonalstenosen. Zusätzliche Stenosen im Bereich der vom Aortenbogen abgehenden Gefäße sind durch die Blutdruckmessung an allen 4 Extremitäten nachweisbar. Die supravalvuläre Aortenstenose kann als isolierte Anomalie vorkommen und wird dann oft familiär gehäuft gefunden. Sie kann aber auch Teil eines Syndroms sein, so insbesondere des Williams-Beuren-Syndroms (WBS). Sowohl bei der isolierten familiären supravalvulären Aortenstenose als auch beim WBS sind Gendefekte nachgewiesen: eine Mikrodeletion am langen Arm eines Chromosoms 7 (=7q11.23). Das WBS kann allein durch die typische Fazies diagnostiziert werden und ist durch weitere Anomalien charakterisiert: heisere Stimme, typische Zahnanomalien, geistige und teilweise auch körperliche Retardierung.

Klinische Symptome Der Auskultationsbefund ähnelt dem der valvulären Aortenstenose, im EKG ist erst spät eine Linksventrikelbelastung nachweisbar. Bei hochgradigen peripheren Pulmonalstenosen kann die Rechtsventrikelhypertrophie dominieren.

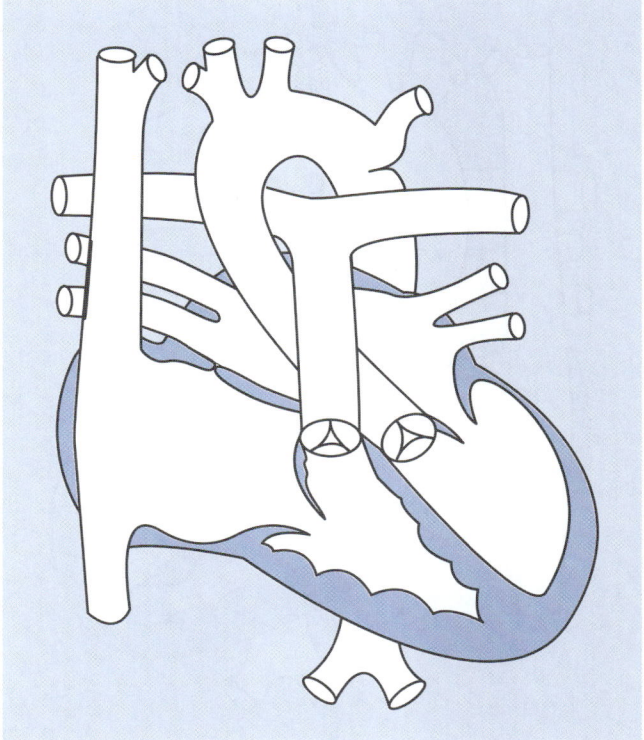

Abb. 172.2 Herzschema einer Aortenisthmusstenose

Die Diagnose der supravalvulären Aortenstenose wird echokardiografisch gestellt und der Druckgradient dopplersonografisch bestimmt. Zum Nachweis weiterer Gefäßstenosen im Bereich des arteriellen Gefäßsystems und des Lungenkreislaufs ist die invasive Diagnostik oder eine Angio-MRT notwendig.

Therapie Die Indikation zur Operation ist ab einem Druckgradienten von 60mmHg gegeben. Dabei muss die hypoplastische Aorta ascendens plastisch erweitert werden. Das Operationsrisiko beträgt 5-7%.

Eine Dilatation der supravalvulären Aortenstenose ist wenig erfolgversprechend.

Die multiplen peripheren Pulmonalstenosen sind keiner Operation zugänglich. Einzelne periphere Stenosen können interventionell (durch Ballondilatation bzw. Stentimplantation) erweitert werden.

172.2.2 Aortenisthmusstenose (ISTA) mit und ohne Ventrikelseptumdefekt

Die Aortenisthmusstenose (ISTA) ist eine Einengung im Bereich des anatomisch definierten Isthmus der Aorta distal des Abgangs der linken A. subclavia (◘ Abb. 172.2).

Nach der Lage der Stenose in Bezug auf den Ductus wird zwischen einer präduktalen und einer postduktalen Form unterschieden.

Präduktale Aortenisthmusstenose

Definition Bei der präduktalen ISTA liegt eine hochgradige Einengung der Aorta proximal der Einmündung des Ductus arteriosus oder im Bereich des Ductus vor (juxtaduktale ISTA). Häufig bestehen eine tubuläre Hypoplasie des Aortenbogens und ein Ventrikelseptumdefekt.

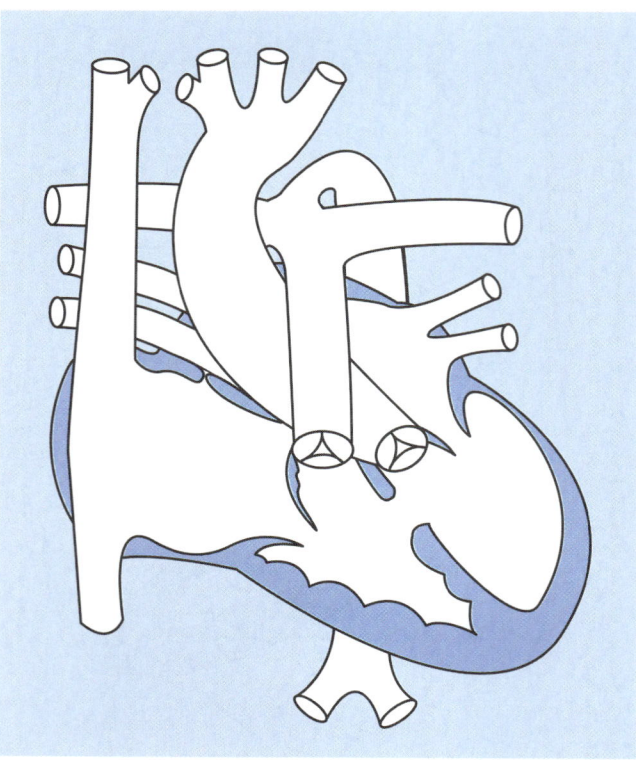

Abb. 172.3 Herzschema eines unterbrochenen Aortenbogens (Typ A)

Klinische Symptome Die kritische präduktale ISTA führt bereits im Neugeborenenalter zur Herzinsuffizienz und damit früh zu Symptomen. Die Aorta descendens wird aus der A. pulmonalis bei pulmonaler Hypertonie über den Ductus arteriosus mit Blut versorgt. Dann besteht eine Zyanose der unteren Körperhälfte (mit deutlicher O_2-Sättigungsdifferenz zu den Armen) bei meist gut tastbaren Femoralarterienpulsen. Das Blutdruckverhalten ist unauffällig. Kommt es postnatal zum Verschluss des Ductus, so sind die Femoralarterienpulse nicht mehr nachweisbar und es entwickelt sich eine Herzinsuffizienz (= kritische Aortenisthmusstenose). Initial besteht dann häufig die Verdachtsdiagnose einer Sepsis.

Diagnose Auskultationsbefund, EKG und Röntgenbefund sind uncharakteristisch. Echokardiografisch lassen sich die ISTA und der Ductus arteriosus direkt darstellen. Ebenso können zusätzliche intrakardiale Defekte erkannt werden. Bei der Doppleruntersuchung finden sich ein Rechts-links-Shunt über den Ductus arteriosus und weitere intrakardiale Shunts bei zusätzlichen Defekten entsprechend den Druckverhältnissen. Die invasive Diagnostik ist meist nicht indiziert. Eine zusätzliche Bildgebung (MRT, Angiografie) ist jedoch erforderlich, wenn keine vollständige Klärung zusätzlicher Anomalien möglich und eine Unterbrechung des Aortenbogens anders nicht auszuschließen ist.

Die Letalität beträgt ohne entsprechende Behandlung bis zu 90 % bereits im 1. Lebensjahr.

Therapie Die postnatale Prostaglandingabe ist lebensrettend: sie verhindert den Verschluss des Ductus arteriosus und damit die akute Herzinsuffizienz. Die Operation ist dringend indiziert. Das Operationsrisiko beträgt ca. 4 %, bei ungünstigen anatomischen Verhältnissen (tubuläre Hypoplasie des Aortenbogens), weiteren arteriellen Anomalien, bei pulmonaler Hypertonie und bei zusätzlichem Ventrikelseptumdefekt auch mehr.

Postduktale Aortenisthmusstenose

Definition Bei der postduktalen ISTA handelt es sich meist um eine eng umschriebene, sanduhrförmige Stenose. Dabei verschließt sich der Ductus arteriosus kurz nach der Geburt. Die Stenose führt zu einer Druckbelastung des linken Ventrikels und zu einem Hochdruck in der aszendierenden Aorta und in den vom Aortenbogen abgehenden Gefäßen. Jenseits der Stenose besteht eine Hypotonie mit niedrigem Druck und der Gefahr einer Minderdurchblutung der unteren Körperhälfte. Die Aortenklappe ist in 45 % der Fälle bikuspidal angelegt. Als weitere zusätzliche Anomalien können eine Aortenstenose und ein Ventrikelseptumdefekt vorkommen.

Klinische Symptome Leider wird die postduktale ISTA gelegentlich verspätet diagnostiziert, obwohl die Betroffenen seit Langem durch eine rote Gesichtsfarbe, durch stärkere Kopfschmerzen, häufiges Nasenbluten, durch kalte Füße, mitunter auch durch eine Claudicatio intermittens aufgefallen waren und allein die fehlenden Femoralarterienpulse und die Blutdruckmessung die Diagnose ermöglichen. Palpatorisch ist häufig ein systolisches Schwirren über der Herzbasis und im Jugulum nachweisbar, auskultatorisch ein typisches systolisches Austreibungsgeräusch über der Basis mit guter Fortleitung in die Karotiden, bei ausgeprägtem Kollateralkreislauf ein spätsystolisches bis kontinuierliches Geräusch vorzugsweise im Rücken interskapulär.

Diagnose Das EKG zeigt eine Linksventrikelhypertrophie, die Thoraxröntgenaufnahme ein aortal konfiguriertes Herz. Bei ausgeprägtem Kollateralkreislauf finden sich etwa vom 8. Lebensjahr an typische Rippenusuren an den Unterrändern der 4.–10. Rippe.

Die echokardiografische Darstellung der Aortenisthmusstenose ist bei Jugendlichen und Erwachsenen manchmal nicht möglich. Die Bildgebung erfolgt dann mittels MRT oder CT. Eine Herzkatheteruntersuchung ist in der Regel dann indiziert, wenn in gleicher Sitzung eine Intervention erfolgen soll.

Therapie Die Therapie der Wahl im Kindesalter besteht in der operativen Resektion der Stenose, das Operationsrisiko beträgt 1–2 %. Eine postoperative Querschnittslähmung ist eine sehr seltene, aber eingriffsspezifische Komplikation. Mitunter besteht postoperativ noch eine Hypertonie, die u. U. eine entsprechende medikamentöse Behandlung erfordert. Restenosierungen können unmittelbar nach der Operation oder auch erst nach Jahren in Abhängigkeit vom Operationsalter und von der Operations- und Nahttechnik auftreten.

Die Primärbehandlung einer postduktalen Aortenisthmusstenose durch Ballondilatation ist umstritten. Zwar kann der Druckgradient im Allgemeinen gesenkt werden, es besteht jedoch die Gefahr der schnellen Restenosierung und der Entwicklung eines Aortenaneurysma. Bei Stenosierung einer operierten ISTA ist die Ballondilatation jedoch heute das allgemein anerkannte Therapieverfahren. Als Alternative zur Operation kommt bei Jugendlichen und Erwachsenen die Stentimplantation in Frage.

Unterbrochener Aortenbogen

Definition Hierbei handelt es sich um die Extremform einer präduktalen ISTA mit Versorgung der unteren Körperhälfte ausschließlich über einen Ductus arteriosus (◘ Abb. 172.3). Der unterbrochene Aortenbogen findet sich in einer Häufigkeit von 1 % aller angeborenen Herzfehler. Nach dem Sitz der Stenose zwischen den vom Aortenbogen abgehenden Gefäßen werden 3 Typen unterschieden. Fast immer liegt ein zusätzlicher Ventrikelseptumdefekt vor, mitunter auch weitere angeborene Anomalien des Herzens und anderer Organsysteme (Di-George-Syndrom mit Mikrodeletion 22q11, Subaortenstenose, bikuspidale Aortenklappe). Auch hier führt postnatal der Ductusverschluss zu einer lebensbedrohlichen Situation.

Klinische Symptome Die Kinder fallen durch eine frühe Herzinsuffizienz, Zyanose und Schocksymptomatik auf. Auskultationsbefund, EKG und Röntgenbefund sind uncharakteristisch. Die Diagnose wird echokardiografisch gestellt. Dabei ist die A. pulmonalis dilatiert, die Aorta schmal und nur zu den Karotiden verfolgbar, die Unterbrechung des Aortenbogens direkt nachweisbar. Zusätzliche Anomalien sind in aller Regel erkennbar. Eine weitere Bildgebung ist in der Regel nicht indiziert.

Therapie Unbehandelt führt dieser Herzfehler innerhalb von wenigen Tagen zum Tode. Nach entsprechender Kreislaufstabilisierung (Acidoseausgleich, Herzinsuffizienzbehandlung, Prostaglandingabe, ggf. Beatmung) ist die sofortige Operation angezeigt. Das Operationsrisiko beträgt ca. 15 %.

172.2.3 Ausflussbehinderungen des rechten Ventrikels mit intaktem Ventrikelseptum

Ausflussbehinderungen des rechten Ventrikels (ohne Klappenatresie, s. unten) kommen bei etwa 10 % aller Kinder mit angeborenen Herzfehlern vor. Die Ausflussbehinderung betrifft zumeist die Klappe (valvulär) oder die subvalvuläre Region (infundibulär). Die Klappen können uni-, bi- oder trikuspid angelegt sein, die Kommissuren miteinander verwachsen, der Klappenring hypoplastisch und die Segel myxomatös verdickt sein.

Die infundibulären Stenosen sind fibromuskulär oder fibrös bedingt, eine muskuläre Einengung ist meist sekundär. Eine Sonderform ist der „double chambered right ventricle" (DRCV), bei dem ein anomales hypertrophiertes Muskelbündel den rechten Ventrikel in einen proximalen Hochdruck- und einen distalen Niederdruckteil teilt. Er ist häufig mit einem Ventrikelseptumdefekt, seltener mit einer membranösen Subaortenstenose assoziiert.

Supravalvuläre Pulmonalstenosen sind dicht oberhalb der Pulmonalklappe lokalisiert, periphere Stenosen am Abgang der Hauptäste aus dem Hauptstamm oder als multiple periphere Pulmonalstenosen an der Aufzweigung in die Lappen- oder Segmentarterien.

Symptome, klinische Befunde, Prognose und therapeutisches Vorgehen der Ausflussbehinderungen des rechten Ventrikels sind abhängig vom Sitz und vom Schweregrad der Stenose sowie vom Alter der Patienten.

Valvuläre Pulmonalstenose

Klinische Symptome und Verlauf Eine milde valvuläre Stenose (◘ Abb. 172.4) führt zu keiner nennenswerten Belastung des rechten Ventrikels. Diese Patienten sind symptomfrei und voll leistungsfähig. Außer einem leisen bis mittellauten Austreibungsgeräusch über der Herzbasis sind die klinischen Befunde unauffällig. Die Stenose zeigt keine Progredienz.

Eine stärkere valvuläre Stenose führt zu einer Druckbelastung des rechten Ventrikels. Bei einer hochgradigen Stenose kann der Druck im rechten Ventrikel bis auf 180–200 mmHg ansteigen. In diesen Fällen – bei Säuglingen schon viel früher – ist der rechte Ventrikel so stark druckbelastet, dass es zu einem Rechtsherzversagen kommen kann mit Dilatation des rechten Ventrikels, des rechten

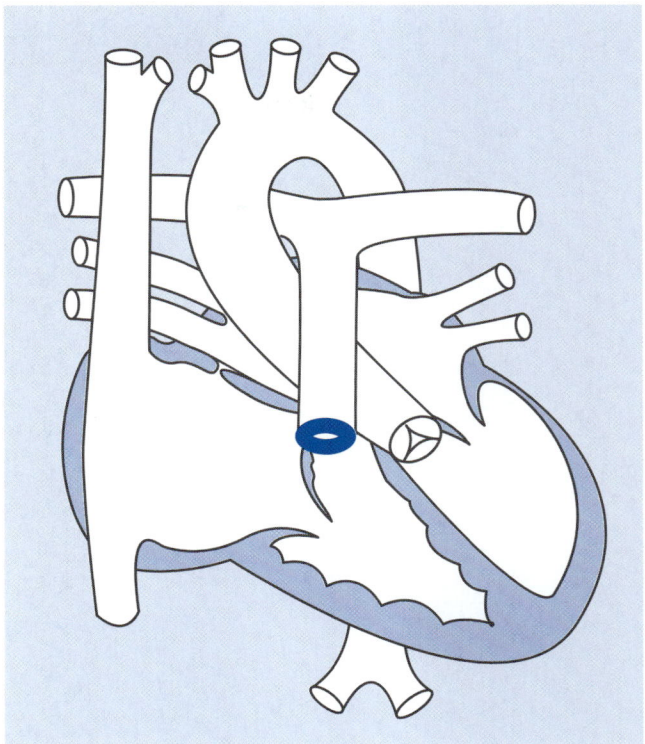

◘ **Abb. 172.4** Herzschema einer valvulären Pulmonalstenose

Vorhofs und Trikuspidalinsuffizienz mit Rückstau des Blutes in die Hohlvenen und in die Leber mit Lebervergrößerung, tastbarem Leberpuls und Stauung und Pulsationen der Jugularvenen. Über ein offenes Foramen ovale kann ein Rechts-links-Shunt auftreten und damit eine sichtbare Zyanose.

Bei hochgradiger Pulmonalstenose ist – insbesondere bei älteren Kindern – ein systolisches Schwirren im 2.–3. linken ICR zu tasten. Die Auskultation ergibt ein lautes systolisches Austreibungsgeräusch über dem ganzen Präkordium mit Punctum maximum im 2. linken ICR bei abgeschwächter Pulmonalkomponente des 2. Herztons. Vielfach besteht ein frühsystolischer Klick. Bei poststenotischer Dilatation des Hauptstamms der A. pulmonalis mit Dehnung des Pulmonalklappenrings hört man ein leises sofortdiastolisches Geräusch im 3. linken ICR als Ausdruck einer milden Pulmonalinsuffizienz.

Diagnose Im EKG findet sich abhängig vom Schweregrad der Stenose ein P-dextrocardiale mit Rechtsventrikelhypertrophie und Repolarisationsstörungen im Bereich des rechten Ventrikels. Im Röntgenbild ist das Herz zunächst nicht vergrößert, die Herzspitze vermehrt gerundet und angehoben, das Pulmonalsegment prominent, die Lungengefäßzeichnung im Hilusbereich vermehrt, in der Lungenperipherie vermindert.

Im Echokardiogramm stellt sich ein muskelkräftiger rechter Ventrikel dar, die A. pulmonalis ist dilatiert, die Pulmonalklappe in aller Regel verdickt mit systolischer Domstellung und verringerter Öffnung. Durch die Doppleruntersuchung kann der Druckgradient über der Pulmonalklappe zuverlässig bestimmt werden.

Therapie Eine Behandlung der Pulmonalstenose ist indiziert, wenn der maximale Doppler-Druckgradient über der Klappe 50 mmHg und mehr beträgt. Die Therapie der Wahl ist die Dilatation der Stenose mit Hilfe eines Ballonkatheters (Valvuloplastie) (◘ Abb. 172.5).

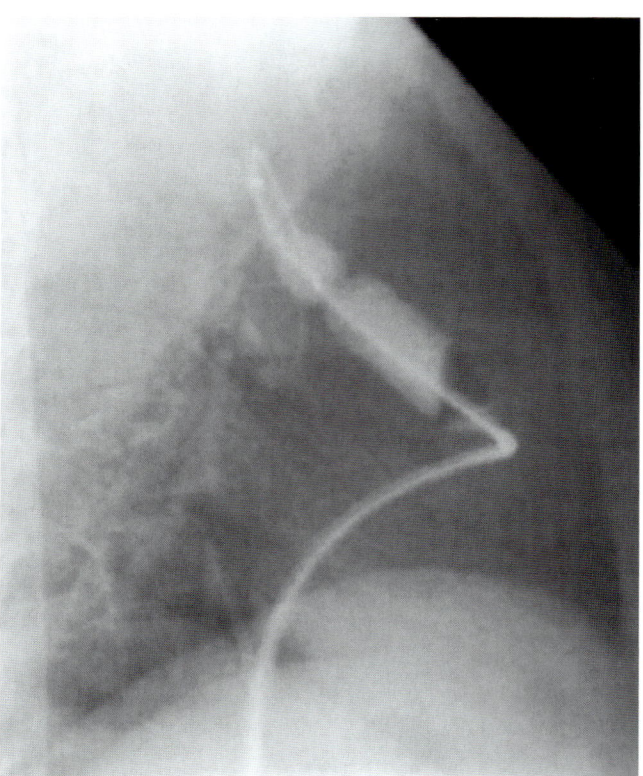

Abb. 172.5 Dilatation der Pulmonalstenose: Der Ballonkatheter liegt in der stenotischen Pulmonalklappe, die die Einschnürung des Ballons hervorruft. Der Ballon wird dann solange mit Kontrastmittel aufgefüllt, bis die Einschnürung verschwindet

Nach dem Eingriff besteht mitunter eine leichte Pulmonalinsuffizienz, schwerwiegende Komplikationen sind selten.

Die operative Kommissurotomie der Pulmonalklappe wird heute nur noch nach erfolgloser Ballondilatation durchgeführt.

Kritische Pulmonalstenose des Neugeborenen

Bei der kritischen Pulmonalstenose des Neugeborenen ist die Stenose so hochgradig, dass eine Ductusabhängigkeit besteht. Dies bedeutet, dass nur über einen offenen Ductus arteriosus genügend Blut für eine ausreichende Oxygenierung in die Lunge fließt. Verschließt sich der Ductus nach der Geburt spontan, kommt es zu einer Zyanose und das Kind erkrankt schwer. Auskultationsbefund, EKG und Röntgenbild sind uncharakteristisch. Die Diagnose wird echokardiografisch gesichert. Die Zeit bis zum korrektiven Eingriff wird mit einer Prostaglandininfusion zum Offenhalten des Ductus überbrückt.

Auch bei der kritischen Pulmonalstenose ist die Therapie der Wahl die Ballonvalvuloplastie. In der Regel wird für einige Tage danach der Ductus weiterhin mit Prostaglandin offen gehalten, bis sich der rechte Ventrikel erholt hat. Gelegentlich muss die Lungenperfusion durch die Implantation eines Stents in den Ductus arteriosus oder die Anlage eines aortopulmonalen Shunts (Blalock-Taussig-Shunt) für längere Zeit unterstützt werden.

Infundibuläre Pulmonalstenose

Die infundibuläre Pulmonalstenose mit intaktem Ventrikelseptum ist eine relativ seltene Anomalie. Symptome, klinischer Befund und diagnostisches Vorgehen sind ähnlich wie bei der valvulären Pulmonalstenose und auch hier abhängig vom Schweregrad. Bei älteren Kindern ist das systolische Austreibungsgeräusch am linken mittleren und unteren Sternalrand hörbar.

Therapeutisch kann zunächst eine medikamentöse Behandlung mit negativ inotrop wirkenden Medikamenten (z. B. β-Rezeptoren-Blocker) versucht werden. Eine Ballondilatation ist von einzelnen Arbeitsgruppen durchgeführt worden, die Ergebnisse sind jedoch sehr unbefriedigend. Die Behandlung der Wahl der hochgradigen Infundibulumstenose ist damit operativ. Dabei wird die Stenose transpulmonal oder transatrial reseziert. Bei engem Infundibulumkanal ist eine plastische Erweiterung erforderlich. Das Operationsrisiko beträgt 3–7 %.

Supravalvuläre und periphere Pulmonalstenosen

Die supravalvuläre Pulmonalstenose und die peripheren Pulmonalstenosen kommen oft in Kombination mit Chromosomenanomalien und Syndromen vor (Williams-Beuren-Syndrom, Noonan-Syndrom, Gregg-Syndrom). Auch hier sind die Symptome, der klinische Befund und die Prognose abhängig von der Lokalisation, vom Schweregrad und damit vom Alter der Patienten bei Auftreten der Symptome.

Bei der supravalvulären Pulmonalstenose ist das Austreibungsgeräusch im 1. linken ICR hörbar; dabei kann die Pulmonalkomponente des 2. Herztons akzentuiert sein. Bei peripheren Pulmonalstenosen ist ein mittel- bis spätsystolisches Geräusch zu auskultieren, das in die Diastole hineinreichen kann und besonders in der Lungenperipherie und im Rücken zu hören ist.

Die Rechtsventrikelbelastung im EKG ist abhängig vom Schweregrad der Stenosen und vom Alter der Patienten. Röntgenologisch kann die poststenotische Dilatation bei multiplen peripheren Pulmonalstenosen perihilär sichtbar sein. Die supravalvuläre Stenose lässt sich echokardiografisch gut darstellen und der Druckgradient durch die Doppleruntersuchung bestimmen. Auch die Stenosen am Abgang der Hauptäste vom Hauptstamm sind echokardiografisch nachweisbar. Periphere Pulmonalstenosen und eine Hypoplasie der peripheren Pulmonalarterienäste sind dagegen – insbesondere bei älteren Kindern – echokardiografisch schlecht oder nicht erfassbar. Hier ist eine weitere Bildgebung mittels MRT und CT indiziert. Eine Herzkatheteruntersuchung erfolgt in der Regel nur, wenn in gleicher Sitzung eine Katheterintervention vorgesehen ist.

Die supravalvuläre Pulmonalstenose ist durch eine Dilatation kaum zu beseitigen, in aller Regel ist hierzu eine Operation mit Erweiterungsplastik des Hauptstammes der A. pulmonalis notwendig. Das Operationsrisiko beträgt etwa 1–3 %. Ebenso können die singulären Stenosen am Abgang der beiden Hauptäste aus der Bifurkation operativ angegangen werden. Weiter peripher gelegene Pulmonalstenosen sind einer operativen Behandlung jedoch nicht zugänglich.

Eine Dilatation der Stenosen am Abgang der Hauptäste aus dem Hauptstamm sowie eine Ballondilatation einzelner peripherer Stenosen sind mit gutem Erfolg und geringerem Risiko möglich. Rekurrierende Stenosen können durch die Implantation nachdilatierbarer Stents angegangen werden. Hier ist die Entwicklung von In-Stent-Stenosen zu bedenken sowie die Relation zwischen maximalem Stentdurchmesser und notwendigem Gefäßquerschnitt, wenn der Patient das Erwachsenenalter erreicht hat.

Vorhofseptumdefekt

Definition und Epidemiologie Vorhofseptumdefekte sind Substanzdefekte im Bereich des Vorhofseptums, die zu einem Links-rechts-Shunt führen. Nach ihrer Lokalisation unterscheiden wir den oberen und unteren Sinus-venosus-Defekt (11 % der Vorhofseptumdefekte), der in 93 % der Fälle mit fehlmündenden Lungen-

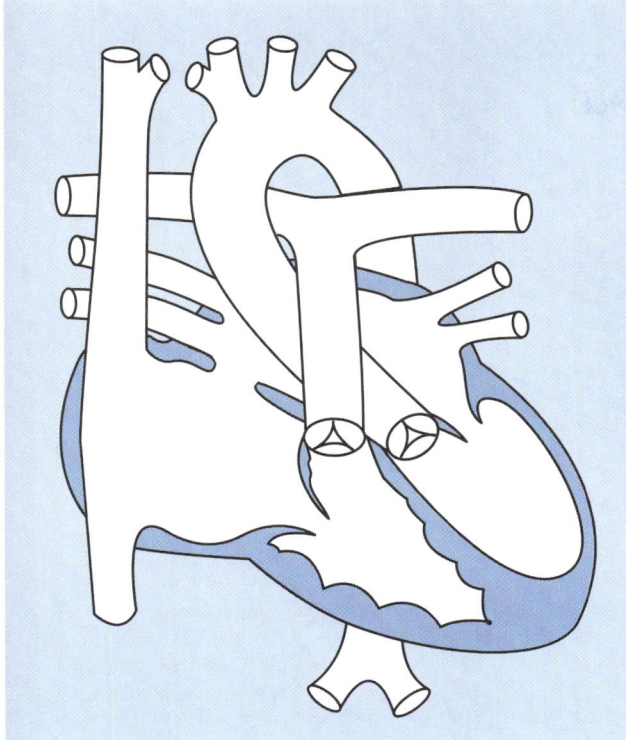

Abb. 172.6 Herzschema eines Vorhofseptumdefekts vom Sekundumtyp

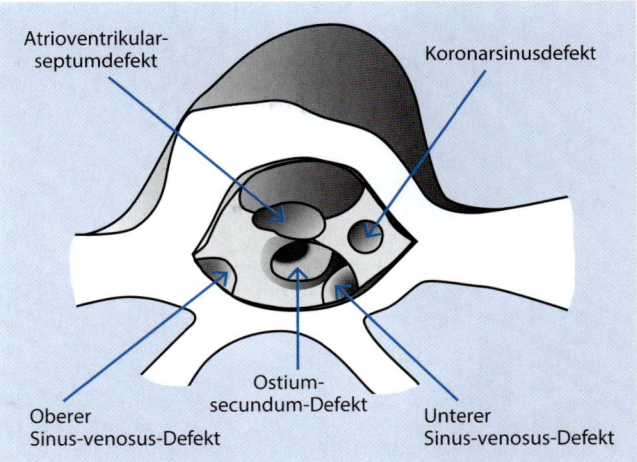

Abb. 172.7 Schematische Darstellung des Vorhofseptumdefekts aus der Blickrichtung des Chirurgen nach Eröffnung des rechten Vorhofs (kranial = links, kaudal = rechts)

venen einhergeht, den Sekundumdefekt im Bereich der Fossa ovalis (Abb. 172.6) und den Primumdefekt unmittelbar oberhalb der AV-Klappenebene, der zu den Endokardkissendefekten zählt und meistens mit Missbildungen der AV-Klappen einher geht (Abb. 172.7). Ein gemeinsamer Vorhof („common atrium") entsteht durch das komplette Ausbleiben der Vorhofseptierungen und ist meistens mit Anomalien der AV-Klappen und des ventrikulären Anteils des AV-Septums kombiniert. Vorhofseptumdefekte gehören zu den häufigsten Rezirkulationsfehlern. Selten tritt der Vorhofseptumdefekt familiär mit autosomal-dominanter Vererbung sowie in Kombination mit einer Radiusaplasie, komplettem Rechtsschenkelblock oder AV-Block beim Holt-Oram-Syndrom auf. Das weibliche Geschlecht überwiegt in einem Verhältnis von 1,5–2,5:1.

Pathophysiologie Die Hämodynamik des Vorhofseptumdefekts hängt von der Defektgröße, dem geringen intraatrialen Druckunterschied zwischen linkem und rechtem Vorhof und der diastolischen Dehnbarkeit – der Compliance – der nachgeschalteten Ventrikel ab. Wenn die Dehnbarkeit des vom fetalen Kreislauf her muskelstarken rechten Ventrikels postpartal besonders rasch zunimmt, der Lungengefäßwiderstand besonders stark abfällt, kommt es – ausgesprochen selten – bereits im Säuglingsalter zu einer Herzinsuffizienz. Aber auch eine Persistenz der fetalen pulmonalen Hypertonie in Verbindung mit Lungenhypoplasie oder bronchopulmonaler Dysplasie kann die Symptomatik verursachen.

Der Links-rechts-Shunt auf Vorhofebene bewirkt eine Dilatation des rechten Ventrikels, die das Septum nach hinten drängt und abflacht. Im verschmälerten linken Ventrikel ist dann das Mitralklappengewebe im Überschuss vorhanden, was zu dem oft beobachteten sekundären Mitralklappenprolaps führt.

Klinische Symptome und Verlauf Der im Kleinkindalter häufig symptomarme Vorhofseptumdefekt verursacht durch die relative Pulmonalstenose ein Systolikum am linken oberen Sternalrand mit fixiert gespaltenem 2. Herzton, durch eine relative Trikuspidalstenose ein Diastolikum am unteren Sternalrand. Beim Ostium-primum-Defekt findet sich häufig das typische Mitralinsuffizienzgeräusch. Als Zeichen der vermehrten Lungendurchblutung finden sich eine vermehrte Infektanfälligkeit und (Belastungs-)Dyspnoe. Ausgeprägte Herzinsuffizienzzeichen (Hepatosplenomegalie, Gedeihstörungen, Ödeme) sind selten.

Spontanverschlüsse eines Vorhofseptumdefekts werden seit Einführung der 2D-Echokardiografie häufiger berichtet; 80 % der Defekte mit einem Durchmesser <5 mm verschließen sich spontan in den ersten 4 Lebensjahren. Mit steigendem Alter nehmen die Zahl der Herzrhythmusstörungen und die pulmonale Hypertonie (PH) zu (>4. Lebensjahrzehnt PH-Häufigkeit 40 %!). Wie weit der Vorhofseptumdefekt bzw. ein offenes Foramen ovale – sondendurchgängig bei 30 % der Normalbevölkerung – über den Weg der paradoxen Embolie an der Genese von unklaren Schlaganfällen im jungen Alter beteiligt ist, wird zurzeit heftig diskutiert.

Diagnose Das Systolikum ist meist der Anlass zur kardiologischen Diagnostik. Im EKG finden sich Zeichen der Rechtsherzbelastung und die Röntgenthoraxaufnahme zeigt neben dem vergrößerten Herzen eine verstärkte Lungengefäßzeichnung als Hinweis auf eine Lungenüberflutung. Der Vorhofseptumdefekt (Größe, Lage, Ausmaß und Richtung des Shunts) sowie Begleitfehlbildungen können in der Echokardiografie dargestellt werden. Eine besondere Herausforderung stellt gelegentlich die genaue Erkennung aller Lungenveneneinmündungen dar. In Zweifelsfällen ist dann eine transösophageale Echokardiografie oder ein MRT notwendig.

Die hämodynamische Bedeutung lässt sich echokardiografisch an der Defektgröße, der Größe des rechten Vorhofs und rechten Ventrikels sowie der abgeflachten Bewegung des interventrikulären Septums abschätzen. Bei kongruenten Befunden ist eine Herzkatheteruntersuchung nicht mehr indiziert. Sie dient bei Zweifeln an der Operationsindikation der Shuntbestimmung, dem Ausschluss von Begleitanomalien bzw. heute dem interventionellen Verschluss.

Therapie Bei einer relevanten Volumenbelastung des rechten Herzens ist nach den Leitlinien der Deutschen Gesellschaft für Pädiatrische Kardiologie der Verschluss indiziert.

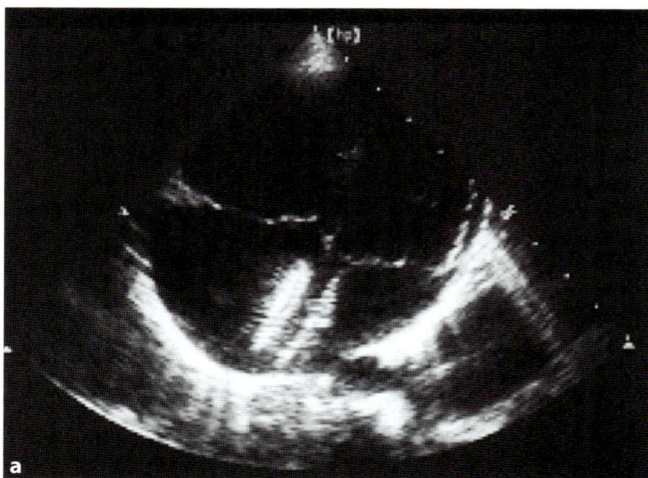
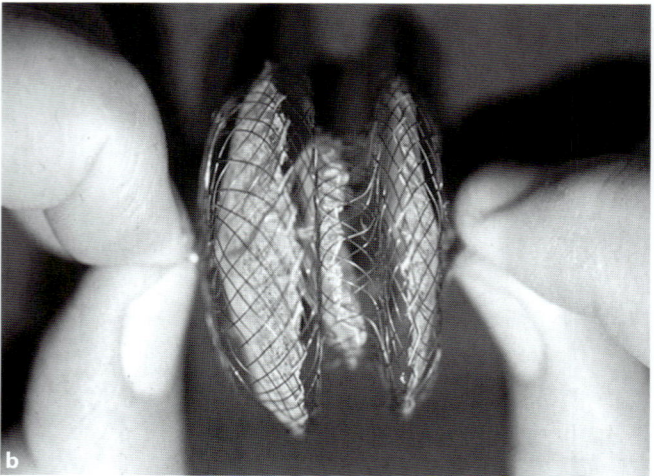

Abb. 172.8 **a** Echokardiografischer 4-Kammer-Blick nach Verschluss eines Vorhofseptumdefekts mittels eines Amplatzer-Occluders. **b** Ansicht eines Amplatzer-Occluders

Kirklin empfiehlt, Kinder mit einem pulmonal-systemischen Blutflussverhältnis $Q_p/Q_s>1{,}5–2$ zu behandeln. Das Alter sollte – jenseits eines möglichen Spontanverschlusses – zwischen 3 und 5 Jahren liegen.

Therapie der Wahl bei einem Vorhofseptumdefekt vom Sekundumtyp ist der katheterinterventionelle Verschluss mit einem der verschiedenen Schirmsysteme. Liegt einer der anderen Defekttypen vor, ist der Defekt zu groß oder besteht ein nur unzureichender Randsaum für die Fixierung des Schirmsystems, kommt der chirurgische Verschluss in Frage.

Operativer Zugang ist eine mediane Sternotomie oder beim Mädchen ein anterolateraler Zugang im 5. ICR rechts. Der Verschluss des Vorhofseptums erfolgt unter Zuhilfenahme der Herz-Lungen-Maschine in der Regel durch direkte Naht, bei sehr großen Defekten durch Patch. Das operative Risiko liegt in den meisten Zentren unter 1% an Frühtodesfällen.

An diesem Goldstandard muss sich der interventionelle Verschluss mittels verschiedener Occluder-Systeme messen lassen. Voraussetzung für einen guten Halt der Systeme ist, dass der Defekt zentral im Vorhofseptum liegt und zu allen angrenzenden Strukturen ein guter Randsaum besteht (◘ Abb. 172.8). Bei Fossa-ovalis-Defekten liegt die Erfolgsquote bei 90%, die Restshuntquote – systemabhängig – bei 5–10%. Komplikationen (Embolisation, langsame Perforation mit Hämoperikard, Gefäßkomplikationen) sind seltener als beim chirurgischen Vorgehen, die Hospitalisationsdauer kürzer.

Prognose Die Spätergebnisse nach operierten Vorhofseptumdefekten sind gut. Zwar bleibt der rechte Ventrikel bei 24% der Patienten dilatiert, die körperliche Leistungsfähigkeit ist aber normal (95%); supraventrikuläre und ventrikuläre Rhythmusstörungen fanden sich im Langzeit-EKG bei 65%, aber nur 3% benötigen eine antiarrhythmische Medikation. Die Lebenserwartung unterscheidet sich nicht von der Normalbevölkerung, vorausgesetzt die Patienten wurden vor dem 24. Lebensjahr oder bei einem präoperativen systolischen Pulmonalisdruck <40 mmHg operiert. Die kürzere Nachbeobachtungszeit nach interventionellem Verschluss erbrachte bisher ein geringeres Arrhythmierisiko und keine spezifischen Probleme. Eine langfristige Endokarditisprophylaxe ist nicht notwendig.

Ventrikelseptumdefekt (VSD)

Definition und Epidemiologie Der Ventrikelseptumdefekt (◘ Abb. 172.9) ist der häufigste angeborene Herzfehler und führt primär zu einem Links-rechts-Shunt. Nach der anatomischen Lokalisation unterscheiden wir perimembranöse, muskuläre, infundibuläre und Inletdefekte (◘ Abb. 172.10). Eine besondere Bedeutung für den chirurgischen Verschluss und mögliche Komplikationen hat der Verlauf des Reizleitungssystems, das bei perimembranösen Defekten am posterior-inferioren, beim Inlettyp (oder AV-Kanal-Typ) am anterior-superioren Rand verläuft.

Pathophysiologie Für Klinik und Hämodynamik stellen die Größe des Defekts und das Verhältnis von Lungen- und Systemgefäßwiderstand die entscheidenden Einflussgrößen dar. Ab einer Größe von ¾ des Aortendurchmessers muss mit einem Druckangleich zwischen rechtem und linkem Ventrikel gerechnet werden. Nach der Geburt

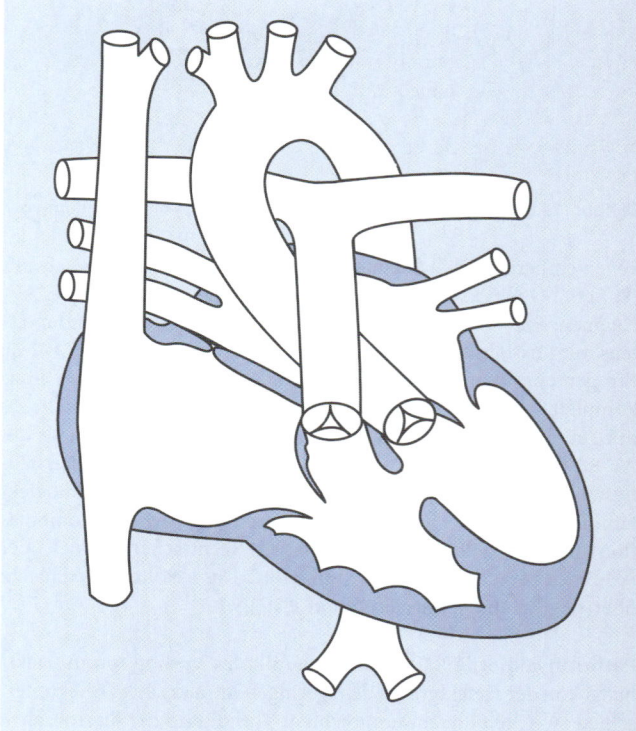

Abb. 172.9 Herzschema eines Ventrikelseptumdefekts

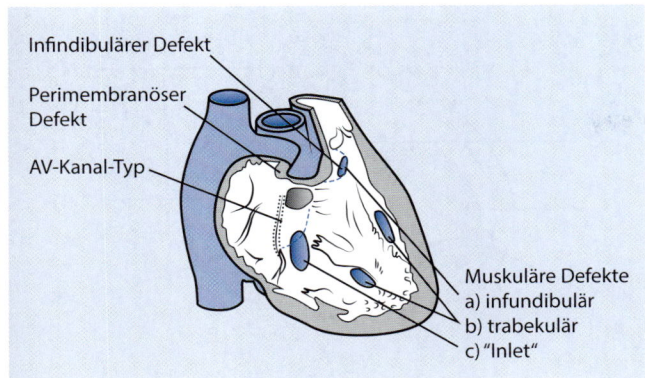

Abb. 172.10 Lokalisation der Ventrikelseptumdefekte vom rechten Ventrikel aus gesehen

verändern sich Lungen- und Systemgefäßwiderstand sehr stark, so dass in den ersten Lebensjahren mit dynamischen Veränderungen der Hämodynamik und der Klinik zu rechnen ist.

Zunächst kommt es durch die physiologische Abnahme der fetalen Lungengefäßengstellung zu einer Erhöhung des Links-rechts-Shunts mit daraus resultierender Lungenüberflutung. Die konsekutive Volumenbelastung des Herzens führt, meist in der 6.–8. Lebenswoche, zu einer schweren Herzinsuffizienz. Im weiteren Verlauf kommt es durch eine reaktive Engstellung der Lungengefäße zu einer Reduktion des Links-rechts-Shunts, die Herzinsuffizienz bessert sich (Eisenmenger-Reaktion). Nach dem 1. Lebensjahr schreitet diese zunächst nur muskuläre Gefäßengstellung weiter fort und es entwickelt sich eine pulmonale Vaskulopathie. Schließlich übersteigt der pulmonale Gefäßwiderstand den Systemwiderstand, es kommt zur „Shuntumkehr" in einen Rechts-links-Shunt (Eisenmenger-Syndrom). In manchen Fällen bleibt von vornherein die postpartale Mediainvolution und damit die Shuntzunahme in den ersten Lebenswochen aus und geht unmittelbar in bleibende Gefäßveränderungen über.

Spontane Verkleinerungen von perimembranösen und muskulären Defekten bis hin zum Spontanverschluss sind häufig. Insbesondere bei einer Defektgröße von <0,5 cm^2/m^2 KOF tritt in 42 % innerhalb eines Jahres, kumulativ in 70–75 % bis in das Adoleszentenalter hinein ein Spontanverschluss ein. Begleitfehlbildungen sind häufig und kommen in chirurgischen Serien bei nahezu 50 % vor. Im Säuglingsalter spielen der persistierende Ductus arteriosus und die Aortenisthmusstenose die wichtigste Rolle, während sich die Subaortenstenose häufig erst im späteren Alter, mitunter auch erst nach Verschluss des Defekts herausbildet. Bei infundibulären Defekten kann komplizierend ein Aortensegel in den Ventrikelseptumdefekt prolabieren und sich eine Aorteninsuffizienz ausbilden.

Klinische Symptome und Verlauf Bei kleinen Defekten bestehen außer dem 2-4/6° lauten Geräusch und evtl. zarten Schwirren keine weiteren Symptome. Bei großem Ventrikelseptumdefekt zeigen bereits junge Säuglinge ausgeprägte Symptome: starkes Schwitzen, Atemnot, bronchopulmonale Infekte und Gedeihstörungen. Dazu tastet man bei dem dystrophen Kleinkind eine deutliche Überaktivität und Schwirren am linken Sternalrand sowie eine Hepatosplenomegalie. Bei zunehmender pulmonaler Hypertonie wird das Systolikum wieder leiser, der 2. Herzton lauter, die klinische Symptomatik bildet sich zurück. Im 2. Lebensjahrzehnt kann eine Zyanose auftreten.

Diagnose Im EKG sieht man zunächst die Rechtsventrikelhypertrophie der ersten Lebensmonate mit dem normalen Alterswandel.

Bei mittelgroßem Shunt entwickelt sich eine Linksvolumenhypertrophie, während sich bei großem Shunt und Druckgleichheit eine immer stärker werdende Rechtshypertrophie ausbildet. Das Thoraxröntgenbild zeigt die Herzgröße und das Ausmaß der Lungendurchblutung. Die Farbdopplerechokardiografie erlaubt unter Ausnutzung der verschiedenen Schnittebenen die Lokalisation des Defekts oder der Defekte, ihre Größenbestimmung und die Aufdeckung einer Aorteninsuffizienz. Mit dem CW-Doppler lassen sich der intraventrikuläre Druckgradient bestimmen und damit Rückschlüsse auf die pulmonale Drucksteigerung ziehen. Eine exakte Shuntdiagnostik sowohl zur Entscheidung über eine Operationsindikation bei kleinem VSD wie auch zur Bestimmung der Widerstandsverhältnisse und einer möglichen Operabilität bei großem VSD ist nur auf invasivem Weg möglich. Zusätzliche Vitien werden dadurch aufgedeckt. Pharmakologische Tests (O_2- und NO-Beatmung, Prostazyklin) können Aufschluss über die Reversibilität der pulmonalen Drucksteigerung und damit das Operationsrisiko geben. Bei isolierten Defekten wird auf eine Herzkatheterisierung verzichtet.

Therapie Bei bestehender Herzinsuffizienz wird diese medikamentös (β-Blocker, ACE-Hemmer, Diuretika) behandelt. Bei therapieresistenter Herzinsuffizienz und deutlicher Gedeihstörung wird die Operation bereits im Säuglingsalter durchgeführt, wobei der isolierte Ventrikelseptumdefekt primär korrigiert wird und ein zweizeitiges Vorgehen nur noch multiplen Defekten oder komplexen Vitien vorbehalten bleibt. Im späteren Alter gilt – nach Kirklin – ein Q_p/Q_s Verhältnis >1,5 als OP-Indikation. Beim Auftreten einer Aorteninsuffizienz oder nach durchgemachter Endokarditis wird die Indikation schon bei kleineren Defekten gestellt. Ventrikelseptumdefekte werden mit kardiopulmonalem Bypass in der Regel durch den rechten Vorhof mittels Patch oder direkter Naht verschlossen. Die operative Mortalität hängt wesentlich vom Operationsalter und eventuellen Begleitfehlbildungen ab; sie liegt heute unter 1-2 %, steigt mit der Höhe des pulmonalen Gefäßwiderstandes.

Ein katheterinterventioneller Verschluss ist bei großen, spitzennahen Defekten indiziert, da hier der chirurgische Zugang problematisch ist. Bei perimembranösen Defekten ist der Schirmverschluss wegen der Nähe zur Aortenklappe und zum Reizleitungssystem mit der Gefahr plötzlich auftretender kompletter AV-Blockierungen umstritten.

Postoperativ kommt es zu einer raschen Besserung der Symptome und einem Aufholwachstum. Im EKG findet sich nicht selten ein kompletter Rechtsschenkelblock, insbesondere wenn der VSD durch Ventrikulotomie verschlossen wurde. Restshunts werden mit unterschiedlicher Häufigkeit (1–10 %, bei multiplen Defekten bis 30 %) angegeben.

Prognose Die Prognose operierter Ventrikelseptumdefekte ist gut. Symptomatische Arrhythmien sind ausgesprochen selten. Bei 10 % der Patienten beobachtet man auch postoperativ das Auftreten einer Aorteninsuffizienz.

Atrioventrikulärer Septumdefekt (AVSD)

Definition und Epidemiologie Bei einem atrioventrikulären Septumdefekt (Abb. 172.11) besteht ein Defekt im Zentrum des Herzens am Übergang zwischen Vorhof- und Ventrikelseptum, wodurch regelmäßig auch die AV-Klappen betroffen sind. In der Regel liegt eine gemeinsame AV-Klappe vor, die aus 5 Klappensegeln besteht (Abb. 172.12a–c).

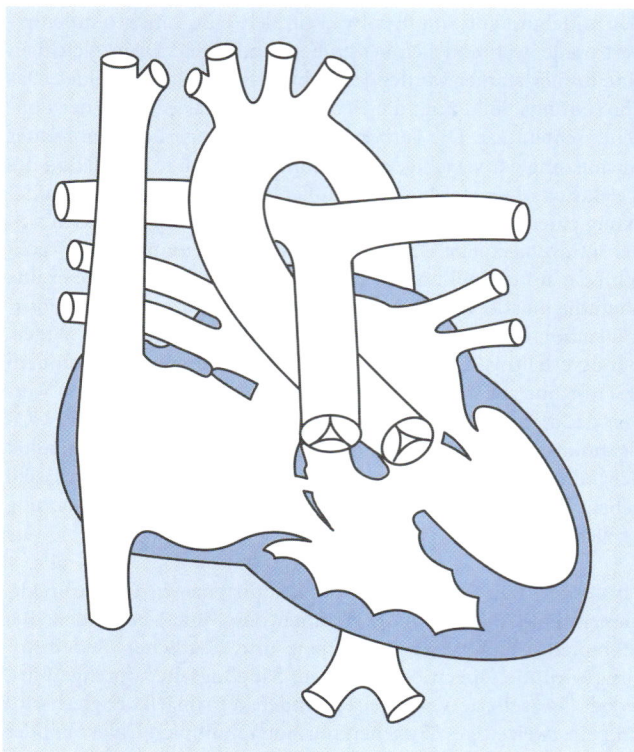

Abb. 172.11 Herzschema eines atrioventrikulären Septumdefekts

Der linksventrikuläre Ausflusstrakt ist nach vorne oben verlagert und dadurch deutlich länger als der Einflusstrakt. Beim inkompletten AVSD finden sich 2 AV-Klappenöffnungen sowie ein funktionell intaktes Ventrikelseptum, beim kompletten in der Regel nur eine gemeinsame AV-Klappe und ein unterschiedlich großer Ventrikelseptumdefektanteil (Abb. 172.12). Die Ventrikeldurchmesser können erheblich variieren, mitunter dominiert ein Ventrikel. Das Erregungsleitungssystem ist verlagert.

Bei Kindern mit Morbus Down kommt schon der komplette AVSD in 38–40 % der Herzfehler vor, der Vorhofseptumdefekt in 13 %. Häufigste Begleitfehlbildungen sind persistierender Ductus (10 %) und Fallot-Tetralogie (6,5 %).

Pathophysiologie Beim inkompletten AVSD oder restriktiver intraventrikulärer Verbindung ist der Druck im rechten Ventrikel nur mäßig erhöht, der Shunt mäßig groß, während beim kompletten AVSD meist ein großer Links-rechts-Shunt zwischen beiden Kammern besteht, der durch eine Mitralinsuffizienz verstärkt wird. Hier kommt es initial rasch zur Herzinsuffizienz und später zur pulmonalen Widerstandserhöhung.

Klinische Symptome und Verlauf Beim inkompletten AVSD hört man das leise Systolikum wie beim Vorhofseptumdefekt, beim kompletten AVSD das laute Systolikum des Ventrikelseptumdefekts. Zusätzlich kann ein AV-Klappeninsuffizienzgeräusch bestehen. Der Shunt verursacht die Herzinsuffizienz mit all ihren Symptomen. Wenigstens 20 % der Kinder werden schon im Säuglingsalter symptomatisch. Beim Fortschreiten der Eisenmenger-Reaktion wird das Geräusch leiser, der 2. Herzton lauter, die Herzinsuffizienzzeichen verschwinden. Die Kinder werden zyanotisch. Unoperiert sterben ca. 80 % der Kinder in den ersten beiden Lebensjahren. Spontanverschlüsse werden nur im Bereich eines flachen Ventrikelseptumdefekts beobachtet.

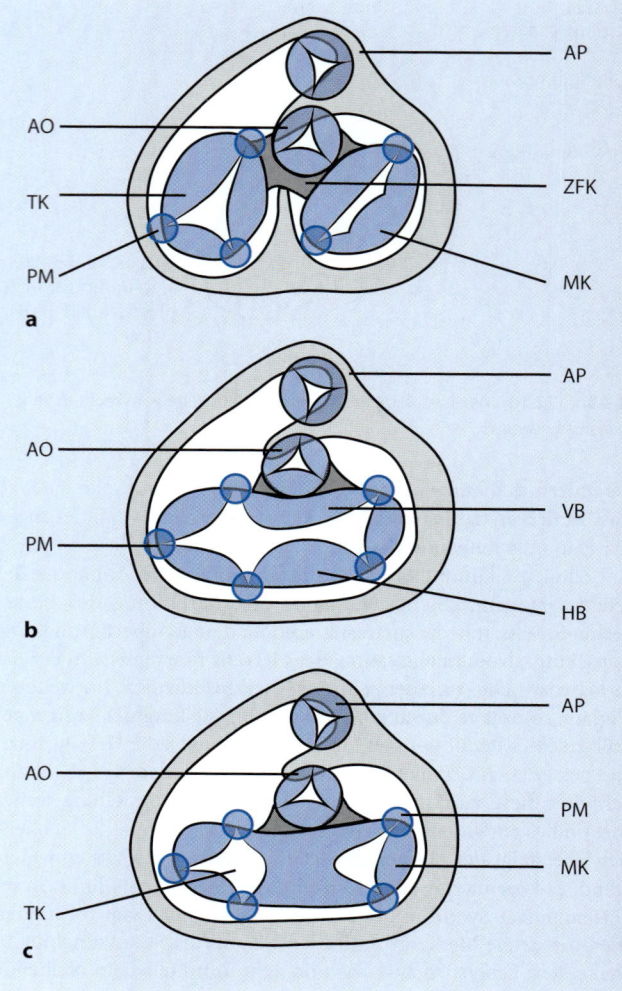

Abb. 172.12a–c Einteilung der atrioventrikulären Septumdefekte: Darstellung der Klappenebene beim Blick von unten (Blickrichtung des echokardiografischen Untersuchers). **a** AV-Klappenebene mit den AV-Klappensegeln und ihren Beziehungen zu den septalen Strukturen des Herzens sowie die Papillarmuskeln beim normalen Herzen. **b** Beim kompletten AVSD gibt es nur eine gemeinsame Klappenöffnung mit einem vorderen und hinteren überbrückenden Segel (Bridging leaflet). Der Papillarmuskelansatz ist verlagert. **c** Inkompletter AVSD: Die beiden AV-Klappenöffnungen sind getrennt, vorderes und hinteres überbrückendes Segel sind durch eine Gewebszunge miteinander verbunden. Bei beiden Formen ist die Aorta anteponiert und nicht keilförmig zwischen die AV-Klappen gelagert. (*AO* Aorta, *AP* A. pulmonalis, *TK* Trikuspidalklappe, *MK* Mitralklappe, *PM* Papillarmuskel, *VB* vorderes Bridging leaflet, *HB* hinteres Bridging leaflet, *ZFK* zentraler fibröser Körper

Diagnose und Differenzialdiagnose 95 % der Kinder mit AVSD haben im EKG einen überdrehten Lagetyp; AV-Leitungsstörungen sind häufig. Im Thoraxröntgenbild sieht man die Kardiomegalie und die deutliche Lungenüberflutung. Von subkostal und parasternal lässt sich die Anatomie der Crux cordis echokardiografisch in allen Einzelheiten darstellen: die gemeinsame Klappenöffnung, die dreizipfelige linksseitige AV-Klappe, das überbrückende obere und untere Segel sowie die Anheftung der Chordae tendineae des oberen Segels (Rastelli-Einteilung A), die Größe der Ventrikel und – mit dem Farbdoppler – Ort und Ausmaß des Links-rechts-Shunts sowie der AV-Klappeninsuffizienz. Durch genaue Analyse lassen sich auch die genannten Begleitvitien nachweisen, so dass meistens auf eine invasive Diagnostik verzichtet wird, die lediglich der Bestimmung der Hämodynamik (Pulmonalisdruck) dient. In der Angiografie ist das Bild des „goose-neck" pathognomonisch.

Therapie Die Herzinsuffizienz wird medikamentös stabilisiert, gilt aber letzten Endes als Operationsindikation. Beim inkompletten AVSD mit einer mäßigen Mitralinsuffizienz kann man dabei wie beim Vorhofseptumdefekt bis zum Alter von 3–5 Jahren abwarten und dann den Defekt verschließen. Beim kompletten AVSD wird die Korrekturoperation im 1. Lebensjahr durchgeführt. Diese besteht in einem Verschluss des Ventrikelseptum- und Vorhofseptumdefekts, der Rekonstruktion der AV-Klappen mit Verschluss der Appositionszone („cleft") und ggf. der Korrektur von Begleitfehlbildungen.

Die Operationsletalität liegt beim inkompletten AVSD ähnlich dem einfachen Vorhofseptumdefekt bei 0–3%, beim kompletten in gleicher Weise für Down- und Nicht-Down-Kinder zwischen 0 und 10%. Pulmonale Hypertonie und Begleitfehlbildungen lassen sie bis auf 40% ansteigen.

Der postoperative Verlauf ist wesentlich abhängig von der Qualität der AV-Klappenrekonstruktion und der Rückbildungsfähigkeit der pulmonalen Gefäßkrankheit. Erstere macht nach 10 Jahren bei bis zu 20% Reoperationen nötig, Letztere verursacht besonders im frühen postoperativen Verlauf pulmonal-hypertensive Krisen. Herzrhythmusstörungen treten als AV-Dissoziation, Knotentachykardien und Vorhofflattern auf. Ein kompletter AV-Block wurde bei bis zu 11% der Fälle nach Korrektur eines kompletten AVSD, bei bis zu 5,7% nach Korrektur eines inkompletten Typs beobachtet und fordert in der Regel die Implantation eines Schrittmachers.

Prognose 95% der Patienten sind klinisch asymptomatisch, auch wenn eine deutliche lebenslange Mitralinsuffizienz und signifikante Herzrhythmusstörungen in 20% der Fälle beobachtet werden.

Subaortaler Ventrikelseptumdefekt ohne Pulmonalstenose bei Ursprung beider großen Arterien aus dem rechten Ventrikel

Klinische Symptome und Diagnose Das klinische Bild entspricht einem nichtrestriktiven Ventrikelseptumdefekt mit großem Links-rechts-Shunt. Herzinsuffizienzzeichen können schon in der frühen Säuglingszeit auftreten, die sich klinisch, röntgenologisch und im EKG als biventrikuläre Hypertrophie dokumentieren. Bei Druckangleich in beiden Ventrikeln ist das Systolikum durch den Septumdefekt wenig eindrucksvoll. Die morphologischen Kriterien sind echokardiografisch nachzuweisen: a) der rechtsventrikuläre Ursprung von Aorta und Pulmonalarterie, b) der subaortale Ventrikelseptumdefekt und c) die fehlende Kontinuität von Mitral- und Aortenklappe. Die Herzkatheterisierung dient vor allem der pulmonalen Druck- und Widerstandsmessung sowie dem Ausschluss weiterer Anomalien und ist oft schon im frühen Säuglingsalter indiziert.

Therapie Beim jungen Säugling kommt neben der medikamentösen Herzinsuffizienzbehandlung die Bändelung der Pulmonalarterie zur Minderung der Lungenüberflutung und pulmonalen Hypertonie in Betracht. Es wird die Primärkorrektur angestrebt, bei der eine tunnelartige Verbindung vom großen Ventrikelseptumdefekt zur Aorta hergestellt wird. Ein restriktiver Ventrikelseptumdefekt muss dann erweitert werden. Wenn der Tunnel die rechtsventrikuläre Ausflussbahn einengt, wird eine plastische Erweiterung der rechtsventrikulären Ausflussbahn oder Conduitoperation durchgeführt. Im Langzeitverlauf können hämodynamische und rhythmologische Störungen auftreten.

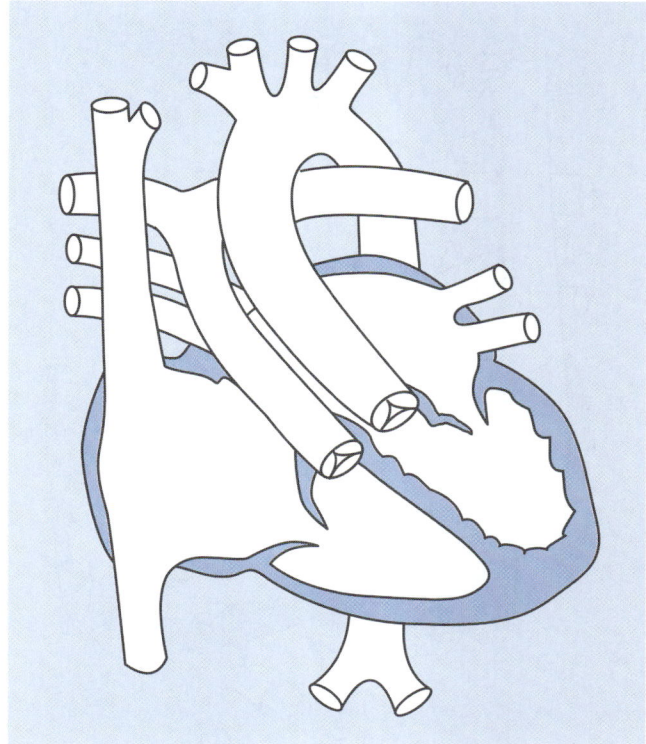

Abb. 172.13 Herzschema einer kongenital korrigierten L-Transposition der großen Arterien

Kongenital korrigierte L-Transposition der großen Arterien

Definition und Epidemiologie Das Vitium ist durch eine Transposition der großen Arterien mit gleichzeitiger Inversion der Herzkammern gekennzeichnet (Abb. 172.13). Es bestehen eine atrioventrikuläre und eine ventrikuloarterielle Diskordanz. Kongenital korrigiert bedeutet, dass die hämodynamische Auswirkung der arteriellen Fehlkonnektion durch die fehlerhafte Verbindung der Vorhöfe mit den Kammern aufgehoben ist. Die Anomalie ist unter den kongenitalen Herzfehlern mit 1% vertreten, sie kommt etwa mit 1 unter 13.000 Geburten vor.

Ätiologie und Pathogenese Der Herzfehler tritt sporadisch ohne familiäre Häufung auf. Die Entwicklungsstörung wird auf eine atypische Drehung des embryonalen Herzschlauchs (Linksdrehung) zurückgeführt, so dass daraus eine seitenvertauschte Lage der Ventrikel in Beziehung zu den Vorhöfen resultiert. Die Ventrikelinversion geht fast ausnahmslos mit einer abnormen Septierung des infundibulären und arteriellen Segments einher, die zur Transposition der großen Arterien führt. Die komplexe Entwicklungsstörung begünstigt das Auftreten septaler Defekte und Klappenfehler, so dass das unkomplizierte Erscheinungsbild die Ausnahme ist.

Assoziierte Fehlbildungen In der überwiegenden Zahl der Fälle bestehen zusätzliche Fehlbildungen. Ein großer Ventrikelseptumdefekt, eine valvuläre oder subvalvuläre Pulmonalstenose und eine Dysplasie der Trikuspidalklappe sind am häufigsten. In etwa 10% der Fälle besteht ein Situs inversus.

Pathophysiologie Lungen- und Körperkreislauf sind regelrecht hintereinander geschaltet. Beim Fehlen anderweitiger Anomalien ist die Kreislauffunktion nicht gestört. Die Tatsache, dass der ana-

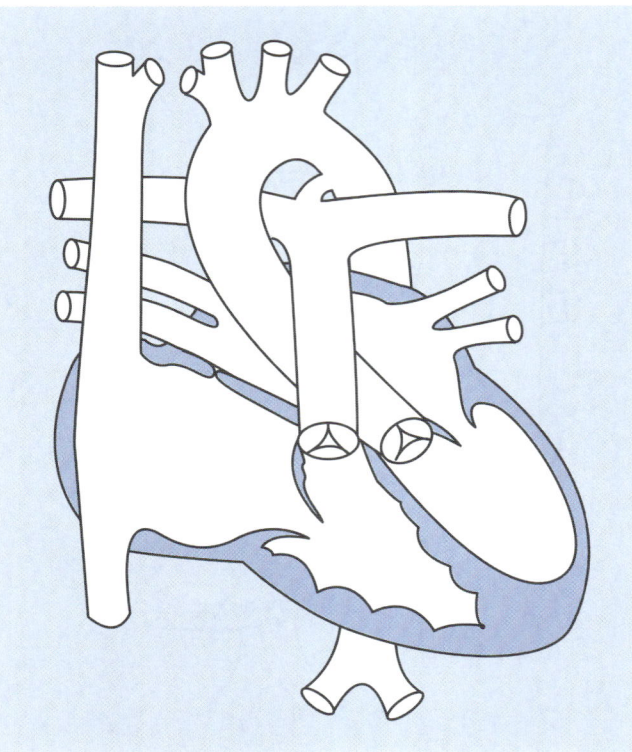

◘ **Abb. 172.14** Herzschema eines persistierenden Ductus arteriosus

tomisch rechte Ventrikel den Körperkreislauf versorgt, hat immer wieder die Frage seiner Leistungsfähigkeit in dieser Funktion aufgeworfen. Dieses betrifft vor allem druck- und volumenbelastete Vitien, d. h. bei Ventrikelseptumdefekt und/oder Pulmonalstenose sowie bei AV-Klappeninsuffizienz.

Diagnose Ein systolisches Herzgeräusch ist bei Klappenfehlern und Septumdefekten charakteristisch. Im Falle fehlender Begleitanomalien ergeben sich für eine korrigierte Transposition am ehesten Hinweise aus dem EKG, das eine abnorme Depolarisation des Ventrikelseptums mit einer Q-Zacke rechts- und fehlender Q-Zacke linkspräkordial zeigt (Q-Umkehr). Auch die röntgenologische Dextro- oder Mesokardie ist verdächtig. Die Schnittbildechokardiografie zeigt den parallelen, nicht überkreuzenden Verlauf der großen Arterien. Die Ventrikelinversion findet in der Kontinuität zwischen rechtsseitiger AV-Klappe und hinten gelegener (Pulmonal-)Arterie Bestätigung.

Dopplerechokardiografisch kann die hämodynamische Bedeutung der Shunt- und Klappenvitien abgeschätzt werden. Die genaue Schweregradbestimmung erfolgt durch Herzkatheterisierung und Angiokardiografie.

Therapie und Prognose Im natürlichen Verlauf des unkomplizierten Herzfehlers tritt gehäuft ein AV-Block 3. Grades auf. Operative Maßnahmen sind bei signifikanten Begleitvitien unumgänglich. Bei großem Ventrikelseptumdefekt kommt bis zum 1. Lebensjahr palliativ die Bändelung der Pulmonalarterie, bei hochgradiger Pulmonalstenose ein aortopulmonaler Shunt in Betracht. Die operative Beseitigung eines Ventrikelseptumdefekts oder einer Pulmonalstenose wird durch den atypischen Verlauf der rechten Koronararterie (über die Ausflussbahn) und den abnormen Verlauf des His-Bündels kompliziert. Bei bedeutsamer Funktionsstörung des Systemventrikels und Trikuspidalinsuffizienz wurde über die erfolgreiche, aber aufwendige anatomische Korrektur (Operation nach Rastelli plus Vorhofumkehr sowie Double-switch-Operation) berichtet.

Persistierender Ductus arteriosus

Definition und Epidemiologie Als Relikt der linken 6. Kiemenbogenarterie ist der Ductus arteriosus eine Gefäßverbindung zwischen Bifurkation der A. pulmonalis und Aorta descendens kurz nach Abgang der A. subclavia (◘ Abb. 172.14). Er ist wesentlicher Bestandteil des fetalen Kreislaufsystems und verschließt sich normalerweise innerhalb der ersten 24 h postpartal zunächst funktionell, später anatomisch. Bei rechtsseitigem Aortenbogen kann der Ductus entweder zur rechten A. pulmonalis laufen oder von der linken zum Truncus brachiocephalicus. Doppelseitige Ductus sind sehr selten. Die Namensverbindung zu Leonardo Botallo ist ein medizinhistorischer Irrtum, dieser hat den Ductus nie erwähnt.

Der isolierte persistierende Ductus gehört mit 8–11 % zu den häufigen Herzfehlern und tritt zusätzlich noch als komplizierender Defekt auf. Er zeigt eine deutliche Mädchenwendigkeit (2:1).

Pathophysiologie Die Hämodynamik des isolierten persistierenden Ductus arteriosus ist von seiner Länge und Weite abhängig; in jedem Fall führt er zunächst zu einem Links-rechts-Shunt, der bei dem hohen Lungengefäßwiderstand unmittelbar postpartal nur in der Systole, mit Absinken des Gefäßwiderstandes und des Pulmonalisdrucks dann systolisch-diastolisch auftritt und so das typische kontinuierliche Herzgeräusch hervorruft. Weite, kurze Ductus können rasch zur pulmonalen Drucksteigerung und zur Widerstandserhöhung führen. Enge Ductus, deren Fluss nicht die Vorderwand der Pulmonlaarterie erreicht, können klinisch stumm sein.

Klinische Symptome und Verlauf Das anfangs systolische, sehr bald jedoch kontinuierliche Geräusch am linken oberen Sternalrand fällt bei der Routineuntersuchung der meist asymptomatischen Patienten auf. Charakteristisch für den hämodynamisch bedeutsamen Ductus sind präkordiale Überaktivität, hebende Pulse und große Blutdruckamplitude. In 15 % der Fälle kommt es im Säuglingsalter zur Manifestation einer Herzinsuffizienz.

Die Daten zum Spontanverlauf sind ausgesprochen problematisch zu bewerten, da sie sich früher nur auf eine klinische Diagnose stützten. Eine signifikante Verschlussrate wird bis zum Alter von 6 Monaten angenommen. Die Hauptkomplikation, die Endarteriitis, findet sich mit einer jährlichen Rate von 0,14 % und wird in Einzelfällen auch bei stummen Ductus beschrieben.

Diagnose und Differenzialdiagnose Die klinische Verdachtsdiagnose aufgrund des typischen Auskultationsbefundes wird echokardiografisch bestätigt; bei großem Shunt können linker Vorhof und linker Ventrikel dilatiert sein. Im Farbdoppler sieht man den Blutfluss von der Aorta descendens zur Bifurkation und im Pulmonalishauptstamm oft viel deutlicher, als sich die anatomische Struktur im Schnittbild abgrenzen lässt. Durch Messung der Blutflussgeschwindigkeit lässt sich der Druckgradient abschätzen. Eine Herzkatheterisierung ist allenfalls zur Intervention oder bei dringendem Hinweis auf Begleitvitien indiziert. Klinische Differenzialdiagnosen können Venengeräusche sein, arteriovenöse Fisteln in der Lunge, Ruptur des Sinus von Valsalva, Koronarfisteln, periphere Pulmonalstenosen, oder – am schwierigsten – das aortopulmonale Fenster.

Therapie Eine medikamentöse Therapie einer möglichen Herzinsuffizienz ist nur in seltenen Fällen notwendig. Bei hämodynamisch wirksamem Ductus besteht kein Zweifel an der Indikation zur Operation oder zum interventionellen Verschluss. Bei hä-

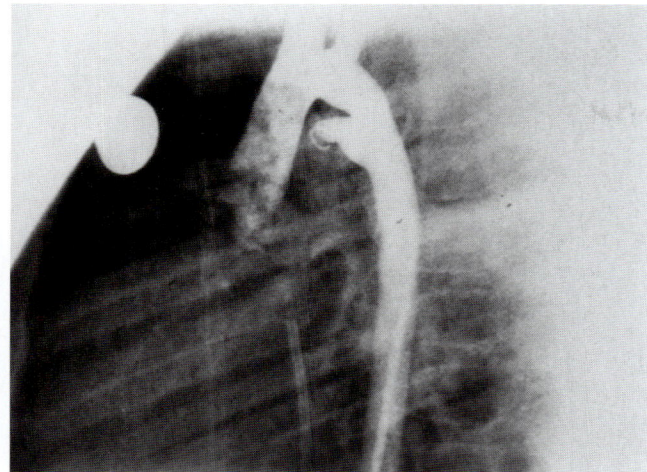

Abb. 172.15 Aortografie eine Kindes, bei dem der Ductus mit einer Gianturco-Spirale verschlossen wurde: Die erste Windung der Spirale ragt in die Bifurkation hinein, die weiteren Windungen liegen in der aortalen Ampulle des Ductus. Es ist kein Shunt mehr sichtbar

modynamisch unbedeutendem oder stummem Ductus besteht möglicherweise dennoch ein erhöhtes Endarteriitisrisiko. Diese so begründete Therapieindikation wird in jüngster Zeit allerdings auch angezweifelt.

Bei kleinem Ductus kommen transvenös oder retrograd platzierte Spiralen (Abb. 172.15), bei größeren der Amplatzer-Occluder oder andere Implantate in Frage. Bei allen interventionellen Verschlussmethoden besteht ein Embolisations- und Restshuntrisiko. Beim Frühgeborenen empfiehlt sich die chirurgische Therapie, entweder als Durchtrennung, Ligatur oder Clip-Verschluss. Auch die chirurgische Ligatur hat ein Restshuntrisiko.

Prognose Die Prognose des verschlossenen Ductus ist – abgesehen vom möglichen Restshunt – gut. Komplikationen werden nur bei präoperativer pulmonaler Hypertonie beobachtet. Eine Endokarditisprophylaxe ist bei Restshunt indiziert, ohne Restshunt für das erste postoperative Halbjahr.

Ductus bei Frühgeborenen

Eine Sonderform in Ursache, Therapie und Verlauf stellt der persistierende Ductus bei Frühgeborenen dar. Unreife des Ductusgewebes und ein erhöhter Prostaglandin-E_1-Spiegel führen bei einem Geburtsgewicht unter 1750 g in 45–60 %, unter 1200 g in 80 % der Fälle zu einer Persistenz des Ductus. Da bei offenem Ductus das Risiko für pulmonale Komplikationen des Frühgeborenen erhöht ist, wird sein Verschluss angestrebt: zunächst medikamentös, wobei heute Ibuprofen dem Indomethacin wegen geringerer renaler Komplikationen vorgezogen wird, bei Nichtwirksamkeit auch chirurgisch (möglichst auf der Neugeborenen-Intensivstation).

Aortopulmonales Fenster

Definition und Epidemiologie Das aortopulmonale Fenster ist ein runder bis ovaler Defekt, der sich zwischen Aorta und A. pulmonalis befindet (Abb. 172.16). Semilunarklappen und Ausflusstrakte der beiden Ventrikel sind regelrecht angelegt.

Mit 0,15–0,6 % aller angeborenen Herzfehler gehört das aortopulmonale Fenster zu den kinderkardiologischen Raritäten und tritt in über der Hälfte der Fälle mit weiteren kardiovaskulären Fehlbildungen assoziiert auf (unterbrochener Aortenbogen, Fallot-Tetralogie, Ventrikelseptumdefekt, DiGeorge-Syndrom).

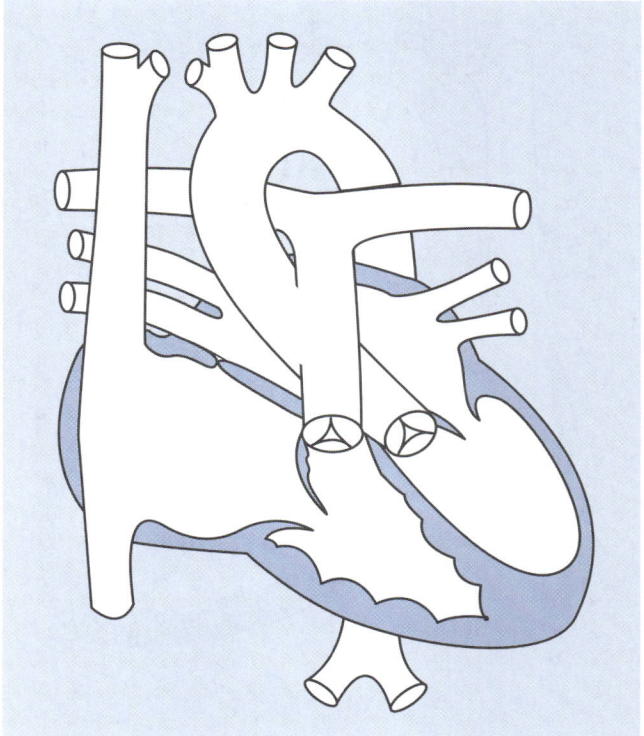

Abb. 172.16 Herzschema eines aortopulmonalen Fensters

Pathophysiologie Hämodynamisch gleicht das aortopulmonale Fenster dem Ductus arteriosus, wobei wiederum alle Verlaufsformen vorkommen, vom kleinen restriktiven Fenster mit geringem Shunt bis hin zum großen Defekt, der rasch zur pulmonalen Hypertonie führt.

Klinische Symptome und Diagnose Die Symptomatik gleicht bei restriktivem Fenster der des persistierenden Ductus, bei großem Fenster dem eines großen Ventrikelseptumdefekts. Aufmerksam muss man werden, wenn sich dopplerechokardiografisch ein turbulenter Fluss in der A. pulmonalis findet, sich dieser aber nicht an typischer Stelle darstellt. Mit dem Farbdoppler lässt sich dann der Ort des Shunts genauer lokalisieren. Auch kernspintomografische Befunde sind beschrieben. Bei der Häufigkeit weiterer Fehlbildungen ist eine invasive Diagnostik zu ihrem Nachweis und zur Bestimmung der Hämodynamik indiziert.

Therapie Die Operation sollte vor Ansteigen des Lungengefäßwiderstandes erfolgen und besteht in einem transaortalen Patch-Verschluss des Fensters mit Hilfe der extrakorporalen Zirkulation. Bei kleinem Fenster wurden auch interventionelle Verschlüsse beschrieben. Die Operationsletalität bewegt sich zwischen 0 und 10 % und ist im Wesentlichen von den Begleitvitien abhängig.

Prognose Gelegentliche Restshunts oder Restenosierungen am assoziierten unterbrochenen Aortenbogen bestimmen den in der Regel guten Langzeitverlauf.

Partielle Lungenvenenfehlmündungen

Definition und Epidemiologie Bei der Lungenvenenfehlmündung fließen meist eine oder beide rechte Lungenvenen in die obere Hohlvene oder den rechten Vorhof. Gelegentlich können auch die linken Lungenvenen ganz oder teilweise in die V. anonyma, seltener in den

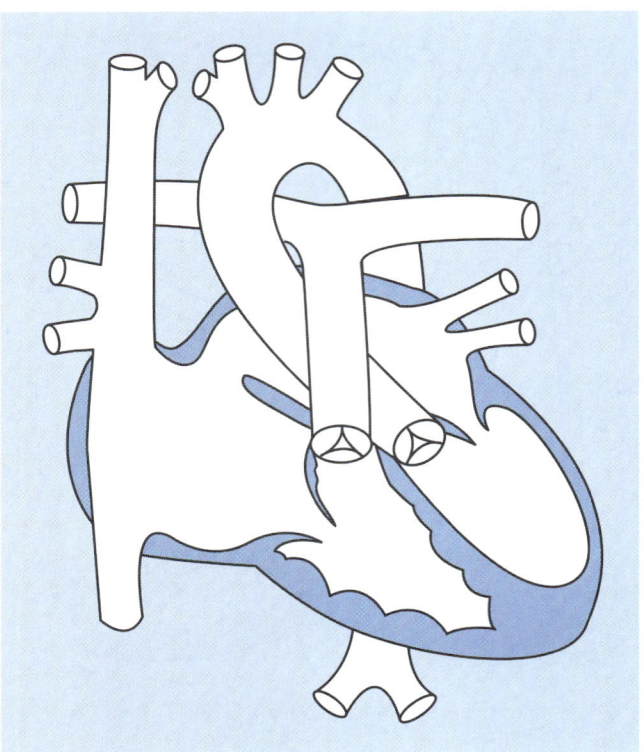

Abb. 172.17 Herzschema einer partiellen Lungenvenenfehleinmündung

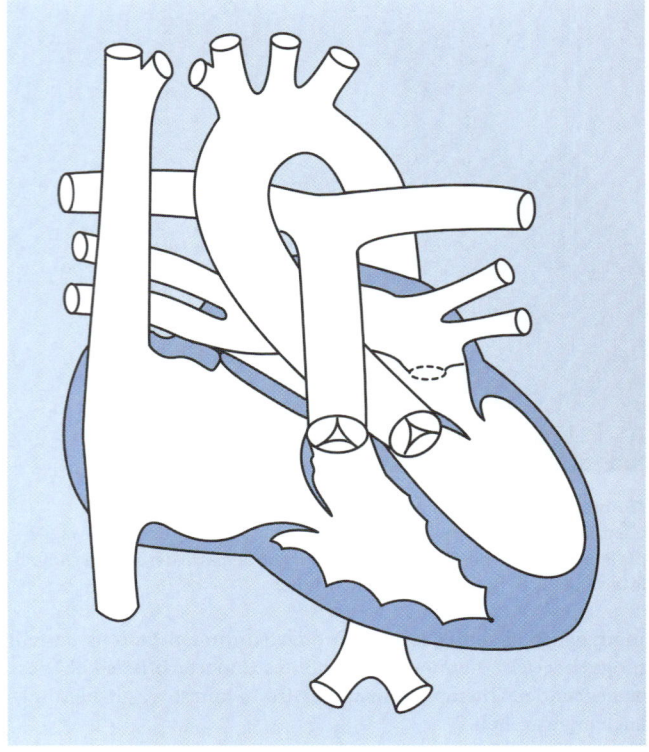

Abb. 172.18 Herzschema eines Cor triatriatum

Koronarsinus oder direkt in den rechten Vorhof, oder rechte und linke/untere Lungenvene in die untere Hohlvene (Abb. 172.17) münden. Bei einer Häufigkeit von 0,6 % in Autopsieserien bleiben viele Lungenvenenfehlmündungen klinisch unentdeckt.

Ätiologie, Pathologie und Pathophysiologie Im frühen Embryonalstadium entwickeln sich die Lungenknospen aus dem Vorderdarm und werden vom Plexus splanchnicus versorgt, der zum Kardinalvenensystem drainiert. Aus dem linken Vorhof stülpt sich eine gemeinsame Lungenvene aus, die zum Plexus Anschluss gewinnt. Unvollständige Entwicklungen, Atresien oder ein Persistieren primärer Verbindungen führen zu den vielgestaltigen Formen der Lungenvenenfehlmündung, die in ca. 80 % mit einem Vorhofseptumdefekt (am häufigsten dem Sinus-venosus-Defekt) vergesellschaftet sind. Die Hämodynamik entspricht der des Vorhofseptumdefekts; durch den Links-rechts-Shunt kommt es zu einer Dilatation und Volumenbelastung der rechten Herzhöhlen. Wenn eine Lungenvene bei intaktem Vorhofseptum fehlmündet, erhöht sich der gesamte Lungendurchfluss um etwa 20 %; münden die Venen einer ganzen Lunge fehl, macht das Rezirkulationsvolumen 66 % des Lungendurchflusses aus.

Klinische Symptome und Verlauf Die Fehlmündung einer einzelnen Lungenvene verursacht keine klinischen Symptome. Münden mehrere Lungenvenen fehl oder besteht gleichzeitig ein Vorhofseptumdefekt, entspricht die Klinik der des Vorhofseptumdefekts. Der natürliche Verlauf ist häufig unauffällig, erst in vorgerücktem Alter kommt es zu einer mäßigen Herzinsuffizienz oder zur pulmonalen Widerstandserhöhung.

Diagnose und Differenzialdiagnose Elektrokardiografische und röntgenologische Befunde entsprechen denen des Vorhofseptumdefekts. Echokardiografisch versucht man die Lungenveneneinmündung in den linken Vorhof darzustellen. Gelingt dies nicht, sollte ein MRT oder CT durchgeführt werden. Die Herzkatheterisierung ist in Zweifelsfällen indiziert.

Therapie Die Operationsindikation ist nur bei großem Shunt oder in Verbindung mit der Operation eines Vorhofseptumdefekts gegeben. Entsprechend der Vielfältigkeit der Lungenvenenfehlmündung muss auch die Operationsmethodik vielfältig sein; eine direkte Redirektion, eine Tunnelung mit und ohne Erweiterung der Hohlvene, eine Redirektion mittels Patch oder Translokation des Vorhofseptums wird in der Literatur angegeben.

Komplikationen Die postoperative Nachsorge erstreckt sich auf Herzrhythmusstörungen sowie system- und pulmonalvenöse Obstruktionen, die als relativ seltene Komplikationen bei sonst guter Prognose auftreten können.

Cor triatriatum

Definition und Epidemiologie Das Cor triatriatum wird durch eine perforierte Membran im linken Vorhof gebildet; sie trennt eine akzessorische Vorkammer, die die Lungenvenen aufnimmt, vom mitralklappennahen Vorhofteil ab, zu dem auch das linke Herzohr gehört (Abb. 172.18). Das Cor triatriatum ist eine ausgesprochen seltene Fehlbildung.

Ätiologie, Pathologie und Pathophysiologie Das Cor triatriatum stellt eine Hemmungsmissbildung dar, bei der der embryologisch pulmonalvenöse Vorhofteil nicht vollständig mit dem linken Vorhof verschmilzt. So ragt von links lateral eine Membran in den linken Vorhof, die mit einer restriktiven Öffnung den Blutstrom erheblich behindern kann und zur postkapillaren pulmonalen Hypertension mit Lungenödem und intraalveolären Blutungen führt, manchmal aber aufgrund weiter Verbindung die Hämodynamik kaum beeinträchtigt. Zusätzliche Vorhofseptumdefekte können sowohl zur akzessorischen Kammer wie auch zum rechten und linken Vorhof führen.

Klinische Symptome und Verlauf Die meisten Patienten werden bereits in den ersten Lebensjahren symptomatisch; schlechtes Gedeihen, Tachydyspnoe, rezidivierende Pneumonien und die Zeichen des Rechtsherzversagens weisen auf die pulmonale Hypertension hin. Die laute Pulmonalkomponente des 2. Herztons und ein kurzes Systolikum sind typische physikalische Befunde. Das Ausmaß der pulmonalen Hypertension bestimmt den Verlauf.

Diagnose und Differenzialdiagnose Im EKG findet sich eine Rechtshypertrophie. Im Röntgenbild sieht man die diffuse, retikuläre Zeichnungsvermehrung als Ausdruck der pulmonalvenösen Stauung. Echokardiografisch fällt zunächst als unspezifisches Zeichen die Dilatation der rechten Herzhöhlen auf. Sodann lässt sich die Membran im linken Vorhof transthorakal, noch besser aber transösophageal darstellen. Die Farbdopplerechokardiografie zeigt Ort, Ausmaß und Druckgradient der bestehenden Konnektion. Differenzialdiagnostisch müssen das Confluens der totalen Lungenvenenfehlmündung und die ringförmige supravalvuläre Mitralstenose ausgeschlossen werden. Bei der invasiven Diagnostik findet man die pulmonale Hypertonie einschließlich des erhöhten PC-Drucks, während sich die Membran angiografisch nur schwer darstellen lässt.

Therapie und Prognose Die Therapie besteht in einer chirurgischen Exzision der Membran, die unter Einsatz der Herz-Lungen-Maschine heute mit niedriger Letalität durchgeführt wird. Die pulmonale Hypertonie ist auch nach mehrjährigem Bestehen meist gut rückbildungsfähig, die Prognose deshalb gut.

Sonderform: Lungenvenenstenose

Ausgesprochen selten ist eine weitere Form der Obstruktion im linken Vorhof, die Lungenvenenstenose. Sie wird durch eine Mediahypertrophie oder Intimaproliferation hervorgerufen und kann bis zur Atresie gehen. Es können eine, mehrere oder alle Lungenvenen betroffen sein. Für die Diagnostik stellt wiederum die transösophageale Echokardiografie einen großen Fortschritt dar, da hiermit Durchmesser und Flussgeschwindigkeit der Lungeneinmündung genau bestimmt werden können. Die Therapie ist extrem problematisch; da operative Maßnahmen häufig zu einem Rezidiv führen, werden neuerdings Ballondilatation und Stentimplantationen, aber auch Lungentransplantationen durchgeführt.

Mitralstenose

Definition und Epidemiologie Angeborene Mitralstenosen sind Fehlbildungen, die dem Einstrom des Blutes aus dem linken Vorhof in den linken Ventrikel auf verschiedenen Ebenen einen anatomisch fixierten Widerstand entgegensetzen. Sie treten sowohl als isolierte Anomalien als auch in Kombination mit anderen linksventrikulären Obstruktionen oder weiteren angeborenen Herzfehlern auf. Mit einer Häufigkeit von 0,24–0,42 % in klinischen Untersuchungsreihen und von 1,2 % in Autopsieserien sind es ausgesprochen seltene Herzfehler.

Pathologie und Pathophysiologie Wie bei allen Klappenstenosen unterscheiden wir 3 Arten von kongenitalen Mitralstenosen: den supravalvulären stenotischen Ring, die rein valvuläre Stenose und die subvalvuläre Stenose (◘ Abb. 172.19a–c). Beim supravalvulären Ring liegen im Gegensatz zum Cor triatriatum Foramen ovale und linkes Herzohr immer oberhalb der Membran. Die rein val-

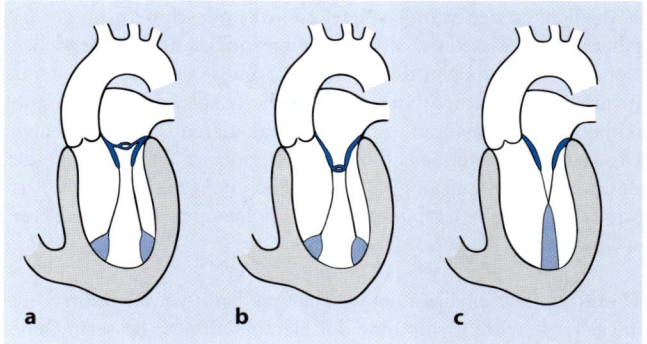

◘ **Abb. 172.19a–c** Schematische Einteilung der verschiedenen Mitralstenosen. **a** Supravalvuläre Mitralstenose: die Obstruktion wird durch eine supravalvuläre Membran unmittelbar oberhalb der Klappe gebildet; **b** valvuläre Mitralstenose: Stenose im Bereich der Klappensegel; **c** subvalvuläre Mitralstenose im Bereich der Chordae und des Papillarmuskels

vuläre Mitralstenose mit verschmolzenen Komissuren und engem Klappenring ist als kongenitale Stenose ausgesprochen selten; viel häufiger ist die rheumatische Genese, insbesondere in Ländern der Dritten Welt. Die subvalvuläre Stenose wird durch Verschmelzung der Papillarmuskeln und einen arkadenförmigen Ansatz der verkürzten Sehnenfäden (Parachute-Klappe) hervorgerufen und findet sich besonders häufig in Kombination mit Subaorten- und Aortenisthmusstenose (Shone-Komplex). Die Pathophysiologie wird vom Schweregrad der Stenose bestimmt. Aufgrund des Rückstaus im kleinen Kreislauf kommt es zum Flüssigkeitsaustritt sowohl in das Interstitium der Lunge als auch in die Alveolen bis hin zum Lungenödem. Die zum Teil reflektorisch ausgelöste pulmonale Hypertension ist notwendig, um diesen Widerstand im kleinen Kreislauf zu überwinden. Gleichzeitig kommt es zur Ausbildung einer obstruktiven Krankheit der Lungengefäße mit schwerer Muskularisierung und Fibrose der Lungenvenen und Arteriolen – Veränderungen, die anders als bei der erworbenen Mitralstenose bereits im 1. Lebensjahr irreversibel werden können. Besonders bei einer gleichzeitig bestehenden Insuffizienz nimmt die Dilatation des linken Vorhofs erhebliche Ausmaße an.

Klinische Symptome und Verlauf Zwei Drittel der Patienten mit signifikanter Mitralstenose werden in den ersten beiden Lebensjahren symptomatisch: Eltern klagen über Gedeihstörungen und Trinkschwäche, Dyspnoe und Stauungshusten sowie rezidivierende Infekte. Hepatosplenomegalie, Ödeme und gestaute Halsvenen weisen auf die dekompensierte Herzinsuffizienz hin. Auskultatorisch findet sich neben dem diastolischen Einstromgeräusch nur selten der Mitralöffnungston. Der 2. Herzton wird mit Zunahme der pulmonalen Hypertonie lauter. Die begleitende Mitralinsuffizienz verursacht das Systolikum. Der natürliche Verlauf hängt vom Schweregrad der Stenose ab; bei schwerer unbehandelter Mitralstenose ist die Prognose auf die ersten Lebensjahre begrenzt.

Diagnose und Differenzialdiagnose Im Thoraxröntgenbild lässt sich oft im vergrößerten Herzschatten der Kernschatten des großen linken Vorhofs abgrenzen. Kerley-Linien und flächige Eintrübungen der Unterfelder weisen auf die Lungenstauung hin, ein prominentes Pulmonalsegment auf die pulmonale Hypertonie. Das EKG zeigt einen Steil- bis Rechtstyp, eine Rechtshypertrophie und ein P-sinistrocardiale. Vorhofflattern und -flimmern finden sich erst im späteren Alter. Diagnostisch entscheidend ist die Echokardiografie: Sowohl die supravalvuläre Membran wie auch die eingeschränkte

Beweglichkeit der mitralen Segel oder die Verschmelzung der Papillarmuskeln lassen sich im zweidimensionalen Bild gut darstellen, wobei der Farbdoppler die Ebene der Stenose und die begleitende Insuffizienz erkennen lässt. Die Dopplerechokardiografie erlaubt schließlich die Bestimmung des transvalvulären Druckgradienten. Die Herzkatheteruntersuchung und Angiokardiografie dienen der Bestimmung des Lungengefäßwiderstands, dem Nachweis bzw. Ausschluss von Begleitfehlbildungen, wobei häufig transseptale Untersuchungstechniken erforderlich sind.

Therapie Die medikamentöse Therapie kann vor allem im Säuglingsalter befristet Symptome der Herzinsuffizienz bessern. Dabei wirken Diuretika besonders auf die Lungenstauung. Ist die Herzinsuffizienztherapie refraktär oder die pulmonale Hypertonie ausgeprägt, so ist die Operationsindikation gegeben. Nach Beseitigung der Begleitfehlbildungen gestaltet man den Eingriff an der Klappe so konservierend wie möglich (Trennung von verwachsenen Komissuren, Papillarmuskeln und Chordae), um einen Klappenersatz mit nachfolgend nötiger Antikoagulation und wachstumsbedingten Reoperationen zu vermeiden. Bei hypoplastischer Mitralklappe mit schmalem linkem Ventrikel muss der Eingriff in supraanulärer Position durchgeführt werden. Das Operationsrisiko wird mit 4–11 %, zum Teil bis 50 % angegeben. Deshalb kann als erster therapeutischer Schritt die Ballondilatation der Mitralklappe indiziert sein, die allerdings auch nicht ohne Mortalitätsrisiko durchgeführt wird.

Prognose Spätkomplikationen beim konservierenden Vorgehen bestehen in einer Zunahme der Mitralinsuffizienz, die dann operationsbedürftig wird. Im günstigen Fall kann eine Reoperationsfreiheit bis zu 80 % nach 15 Jahren erreicht werden. Der supravalvuläre Ring neigt besonders häufig zu Rezidiven. Das Endokarditisrisiko ist hoch.

Mitralinsuffizienz

Definition und Epidemiologie Die Schlussunfähigkeit der Mitralklappe führt zu einer Regurgitation des Blutes in den linken Vorhof und ist als isolierte Fehlbildung ausgesprochen selten. Häufig findet sie sich beim atrioventrikulären Septumdefekt, bei angeboren korrigierten Transposition der großen Gefäße, beim Marfan-Syndrom oder als überreitende Klappe. Beim Bland-White-Garland-Syndrom wird sie durch die ischämische Papillarmuskeldysfunktion hervorgerufen.

Pathologie und Pathophysiologie Dilatation des Klappenrings, hypoplastische Segel, elongierte Chordae, Spaltbildungen oder zusätzliche Öffnungen sind Ursachen einer kongenitalen Mitralinsuffizienz. In jedem Fall führt sie zu einer Dilatation des linken Vorhofs, später auch des linken Ventrikels und bei stärkerem Ausmaß zu einer pulmonalen Hypertonie.

Klinische Symptome und Diagnose Eine ausgeprägte Tachydyspnoe und die weiteren Zeichen der Herzinsuffizienz beherrschen das klinische Bild. Bei der Auskultation steht das gießende Systolikum, das bis in die Axilla reicht, im Vordergrund. Häufig hört man einen 3. Herzton und – bei pulmonaler Hypertonie – eine Akzentuierung der pulmonalen Komponente des 2. Herztons. Röntgenologisch finden sich neben der Kardiomegalie die Zeichen der pulmonalvenösen Stauung und des interstitiellen Ödems, wobei der rechte Oberlappen bei einem Viertel der Patienten besonders betroffen ist.

Wie bei der Mitralstenose ist die Echokardiografie diagnostisch ausschlaggebend. Mit der zweidimensionalen Technik lassen sich eine doppelte Öffnung oder der Spalt im vorderen Mitralsegel gut dokumentieren, mit dem Farbdoppler Ausmaß und Anzahl der Regurgitationsjets beurteilen und graduell quantifizieren.

Therapie und Prognose Führt die antikongestive Therapie zu keinem anhaltenden Erfolg, ist die Operationsindikation gegeben. Während bei der Mitralstenose Klappenring und linker Ventrikel häufig hypoplastisch sind, erleichtert die bestehende Dilatation bei der Insuffizienz den chirurgischen Eingriff. Dieser sollte so konservierend wie möglich gestaltet werden.

Mitralklappenprolaps

Definition und Epidemiologie Ein Mitralklappenprolaps tritt ein, wenn sich ein oder mehrere Teile eines oder beider Mitralsegel während der Systole mehr als 2 mm über die AV-Klappenebene hinweg in den linken Vorhof vorwölben und dadurch eine Mitralinsuffizienz verursachen. Der Mitralklappenprolaps gehört mit einer Häufigkeit von 6 % bei gesunden jungen Frauen und 0,5 % bei Männern zu den häufigsten kongenitalen Anomalien, findet sich bei Kindern aber relativ selten und prägt sich erst mit zunehmendem Alter stärker aus. So fand sich in einer japanischen Untersuchung bei Neugeborenen kein Mitralklappenprolaps, bei 6–7 Jahre alten Kindern in 2,1 % und bei 12- bis 15-Jährigen in 5,1 %. Familienuntersuchungen ergaben einen Hinweis auf eine autosomal-dominante Vererbung: 30 % der Verwandten 1. Grades sind mitbetroffen.

Ätiologie, Pathogenese und Pathologie Neben der autosomal-dominanten Form, für die Genloci auf Chromosom 11 und 16 gefunden wurden, findet sich der Mitralklappenprolaps als Bestandteil erblicher Bindegewebskrankheiten, die als „MASS-Phänotyp" (Mitralklappe, Aorta, Skelett, Haut = „skin") zusammengefasst werden und vom Marfan-Syndrom über das Ehlers-Danlos-Syndrom, das Stickler-Syndrom bis hin zur Osteogenesis imperfecta reichen. Einen sekundären Mitralklappenprolaps findet man beim Vorhofseptumdefekt und der hypertrophen Kardiomyopathie, wo infolge der zu kleinen Ventrikelhöhle ein Missverhältnis zwischen Segelfläche und Klappenöffnung besteht. Beim primären Mitralklappenprolaps wird dieses Missverhältnis durch überschüssiges Segelmaterial infolge myxomatöser Degeneration oder durch überlängte Chordae tendineae hervorgerufen. Dieses sich vorwölbende Segelmaterial führt zu endokardialen Reibungsläsionen und Bildung von Fibrin- und Plättchenthromben im Vorhofsegelwinkel, die für die Komplikationen verantwortlich gemacht werden. Die aus dem Prolaps resultierende Insuffizienz wird erst nach einem Chordaabriss oder einer Endokarditis klinisch relevant.

Klinische Symptome und Verlauf Nur 20 % der Kinder (80 % der Erwachsenen) geben Beschwerden an: Herzklopfen, Pulsunregelmäßigkeiten und verminderte Belastbarkeit sowie Zeichen einer vegetativen Labilität. Häufig sind die Kinder schmächtig, haben eine Kyphoskoliose oder eine Trichterbrust. Der über der Herzspitze zu hörende systolische Klick und das spätsystolische Geräusch gaben früher dem Syndrom seinen Namen, können aber variieren oder fehlen. Mit zunehmendem Alter nehmen Beschwerden und Komplikationen zu: Mitralinsuffizienz, Endokarditis, orthostatische Synkopen, zerebrale Insulte und tödliche Arrhythmien als Komplikationsrisiken finden sich im Alter von 75 Jahren, bei den betroffenen Männern zu 5–10 %, bei Frauen zu 2–5 %. Wesentlicher Risikofaktor ist die Mitralinsuffizienz.

Diagnose Im EKG finden sich bei 60 % der Kinder Linkshypertrophiezeichen und linksventrikuläre Erregungsrückbildungsstörun-

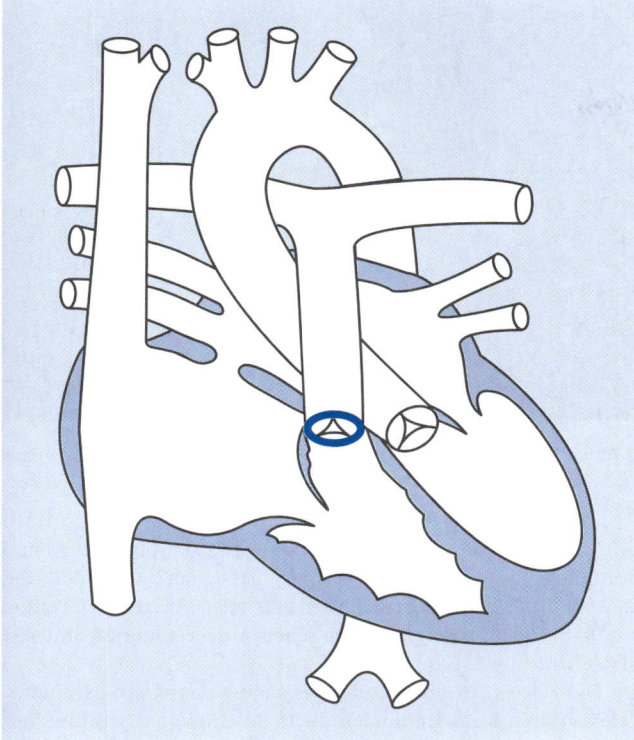

Abb. 172.20 Herzschema einer Fallot-Tetralogie

gen. Das Langzeit-EKG deckt eine erhöhte Variabilität der Herzfrequenz sowie bei 55 % Rhythmusstörungen auf. Die entscheidende diagnostische Methode ist die Echokardiografie: Sie zeigt die spätsystolische posteriore-superiore Verlagerung eines oder beider Segel über die Mitralklappenringebene hinaus sowie im Farbdoppler die mögliche Mitralinsuffizienz.

Therapie und Prognose Therapeutische Maßnahmen sind im Kindesalter selten indiziert. Neben allgemein roborierenden Maßnahmen für die häufig neurasthenischen Patienten erfordern allenfalls Rhythmusstörungen eine Therapie mit β-Blockern. Die Prognose für das Kindesalter ist gut. Im späteren Alter muss mit Komplikationen gerechnet werden.

172.3 Primär zyanotische Vitien

J. Breuer

172.3.1 Fallot-Tetralogie

Definition und Epidemiologie Die Fallot-Tetralogie gehört zur Gruppe der zyanotischen Herzfehler mit verminderter Lungendurchblutung (◘ Abb. 172.20). Die 4 charakteristischen Merkmale sind nach der klassischen Beschreibung ein subaortaler Ventrikelseptumdefekt, das Septum „überreitende Aorta", die Pulmonalstenose und die rechtsventrikuläre Hypertrophie. Als weitere Besonderheit ist die Einengung der rechtsventrikulären Ausflussbahn infolge Lageanomalie des infundibulären Septums kennzeichnend. Dieses unterscheidet die Fallot-Tetralogie von dem weniger komplexen Krankheitsbild eines Ventrikelseptumdefekts mit Pulmonalklappenstenose. Anomalien der Pulmonalklappe sind bei der Fallot-Tetralogie obligat. In etwa 70 % der Fälle sind sie stenotisch, in 10 % atretisch. Die sog. Pulmonalatresie mit Ventrikelseptumdefekt stellt eine extreme Form der Tetralogie dar.

Ätiologie und Pathogenese Die Fallot-Tetralogie ist eine konotrunkalen Fehlbildung mit multifaktorieller Genese. Es gibt Hinweise für einen Zusammenhang der Fallot-Tetralogie mit Aberrationen des Chromosoms 8. Bei Mikrodeletionen auf dem Chromosom 22q11 sind Anomalien der ventrikulären Ausflusstrakte und des Aortenbogens häufig. Umgekehrt finden sich aber bei konotrunkalen Missbildungen die genannten Mikrodeletionen nur selten. Die konotrunkale Entwicklungsstörung fällt in die 5. Embryonalwoche. Zu dieser Zeit wird der primitive Truncus arteriosus durch unphysiologische Septierung in einen unterdimensionierten pulmonalen und einen erweiterten aortalen Abschnitt unterteilt. Entscheidende Bedeutung für die kardiale Fehlbildung wird der anterioren Verlagerung des infundibulären Septums zugeschrieben: Seine räumliche Fehlstellung in Beziehung zum muskulären Septum („malalignment") verhindert die Fusion dieser Septumabschnitte und hat den subaortalen Ventrikelseptumdefekt sowie die Stenosierung des Infundibulums zur Folge.

Pathologische Morphologie und Physiologie Die Hypoplasie der rechtsventrikulären Ausflussbahn, des Pulmonalklappenrings und der Pulmonalarterien ist individuell unterschiedlich stark ausgeprägt und bestimmt damit letztlich das Ausmaß der Lungendurchblutung. Dies wiederum definiert die Ausprägung der Zyanose und damit die klinischen Symptome. Die Stenose im rechtsventrikulären Ausflusstrakt kann im Krankheitsverlauf zunehmen, wodurch sich ein „azyanotischer Fallot" mit geringem Rechts-links-Shunt zum „schweren Fallot" mit ausgeprägter Hypoxämie entwickelt. Durch akute Obstruktion der Ausflussbahn kann es zum plötzlichen Sistieren der Lungenperfusion und anfallartiger Hypoxämie kommen. Die Druckbelastung des rechten Ventrikels wird im Kindesalter durch Hypertrophie der Kammer ausreichend kompensiert.

Assoziierte Fehlbildungen Zu den relevanten Begleitanomalien zählen der Vorhofseptumdefekt, der atypische Ursprung und Verlauf der Koronararterien, Anomalien des Aortenbogens und erweiterte Bronchialarterien bzw. aortopulmonale Kollateralen, insbesondere bei Pulmonalatresie. Die Kombination mit dem Atrioventrikularkanal, einer partiellen Lungenvenenfehlmündung oder der Ebstein-Anomalie der Trikuspidalklappe ist selten. Beim Zusammentreffen eines velokardiofazialen Syndroms mit der Fallot-Tetralogie sind die kardialen Anomalien häufig stark ausgeprägt.

Klinische Symptome und Verlauf Beim Neugeborenen ist das laute Systolikum der Pulmonalstenose das häufigste Leitsymptom, während die Zyanose oft erst im Laufe der Säuglingszeit in Erscheinung tritt. Mit abnehmender Sauerstoffsättigung wird die Belastungsdyspnoe deutlich. Die progressive Symptomatik ist Folge der hämodynamisch zunehmenden Infundibulumstenose. Chronischer Sauerstoffmangel führt zur Polyglobulie, Trommelschlägelfingern und Uhrglasnägeln.

Diagnose und Differenzialdiagnose Das EKG ist mit dem Nachweis von Rechtshypertrophiezeichen für die Diagnosestellung wenig spezifisch. Die Thoraxröntgenaufnahme ist durch eine angehobene Herzspitze, verstärkte Herztaille und verminderte Lungengefäßzeichnung gekennzeichnet. Hiervon abweichend zeigt die Pulmonalklappenaplasie ein vergrößertes Herz und vermehrte perihiläre Gefäßzeichnung durch Pulmonalinsuffizienz (◘ Abb. 172.21). Die 2D-

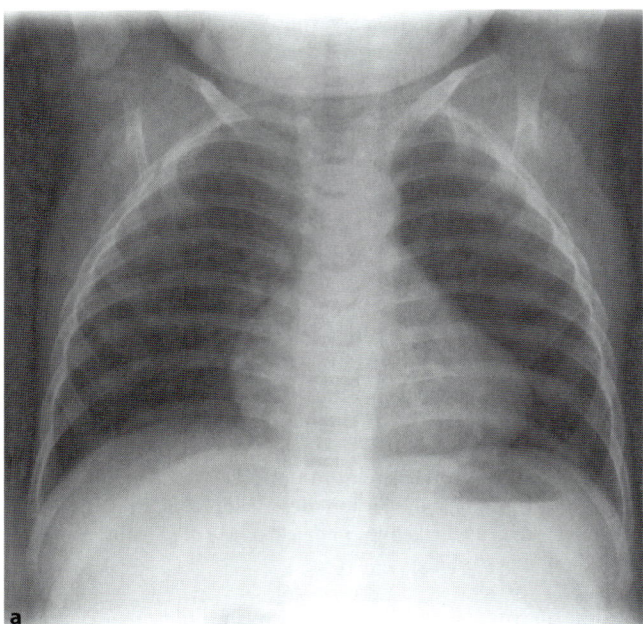

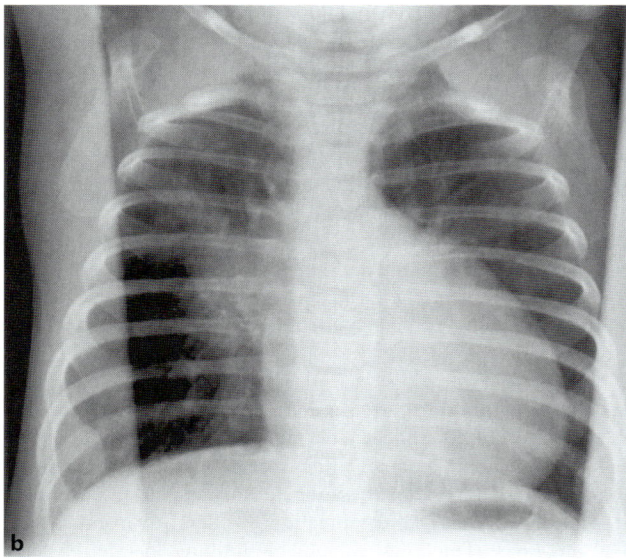

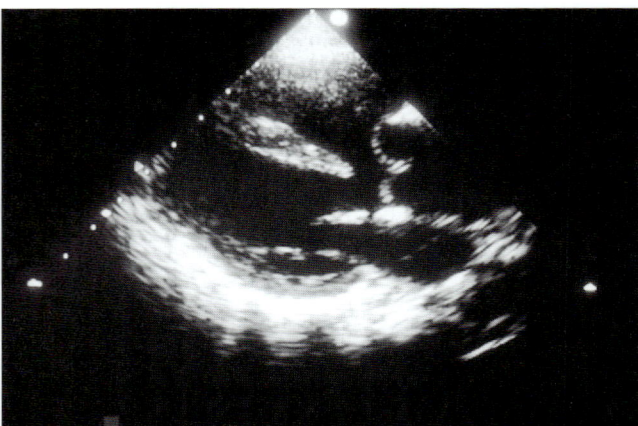

Abb. 172.22 Echokardiografische Darstellung der Fallot-Ventrikelmorphologie: subaortaler Ventrikelseptumdefekt und starkes Überreiten der Aorta (50%)

Abb. 172.21a,b Thoraxröntgenbilder bei **a** Fallot-Tetralogie und **b** Aplasie der Pulmonalklappe

Echokardiografie sichert die Diagnose durch Darstellung des großen subaortalen Ventrikelseptumdefekts mit dextroponierter Aorta und infundibulärer sowie valvulärer Pulmonalstenose (Abb. 172.22). Die Abgrenzung zum „double outlet right ventricle" mit Pulmonalstenose ist durch Ausschluss einer subaortalen Konusmuskulatur (fehlende Kontinuität zwischen Aortenhinterwand und anteriorem Mitralsegel) möglich. Dopplerechokardiografisch bestätigen hohe Geschwindigkeiten (>4 m/s) in der Pulmonalarterie die hochgradige Stenose. Eine präoperative Herzkatheteruntersuchung wird in vielen Herzzentren nicht mehr routinemäßig, sondern nur bei speziellen Fragestellungen oder im Rahmen einer Interventionsbehandlung durchgeführt.

Therapie Die medikamentöse Behandlung wird zur Prophylaxe und zum Kupieren hypoxämischer Anfälle eingesetzt. Gefährdete Kinder erhalten bis zur Operation β-Blocker (Propranol 1–3 mg/kg KG in 3–4 Einzeldosen/Tag). Zur Unterbrechung eines hypoxämischen Anfalls werden eingesetzt: Morphin (0,1 mg/kg KG s.c oder i.v.), Volumengabe, O_2-Vorlage, Noradrenalin, ggfs. Intubation und Beatmung. Positiv inotrope Medikamente (Digitalis, Adrenalin) sind kontraindiziert. Grundsätzlich wird eine frühe Korrekturoperation vor dem Auftreten von hypoxämischen Anfällen angestrebt, meist in der Mitte des 1. Lebensjahres.

Die Korrektur umfasst den Verschluss des Ventrikelseptumdefekts durch Kunststoffmaterial, die Beseitigung der Infundibulum- und Pulmonalklappenstenose, ggf. durch eine transanuläre Patchplastik. In seltenen Fällen kann eine Ballonvalvuloplastie der stenotischen Pulmonalklappe indiziert sein, wenn eine kurze Zeit bis zur Korrekturoperation überbrückt werden muss.

Postoperativer Verlauf und Prognose Trotz bestmöglicher Korrektur bestehen immer residuale Funktionsstörungen der Pulmonalklappe. Sie sind leichtgradig (geringe Stenose und/oder Insuffizienz), sofern der Klappenring nicht chirurgisch erweitert werden musste. Nach einer transanulären Erweiterungsplastik (etwa 50% der Fälle) resultiert eine höhergradige Pulmonalinsuffizienz, die eingeschränkte Belastbarkeit, eine zunehmende RV-Dilatation und Herzrhythmusstörungen zur Folge haben kann. Die Symptomatik nimmt mit dem Alter zu und kann zur medikamentösen Behandlung oder chirurgischen Therapie (Pulmonalklappenersatz) zwingen. Mit behandlungsbedürftigen, ventrikulären Herzrhythmusstörungen ist bei 10% aller Patienten (10 Jahre postoperativ) zu rechnen. Eine kardiologische Überwachung ist lebenslang notwendig.

172.3.2 D-Transposition der großen Arterien

Definition Es besteht eine ventrikuloarterielle Diskordanz, d. h. die Aorta entspringt aus dem anatomisch rechten Ventrikel, die Pulmonalarterie aus dem linken Ventrikel (Abb. 172.23). Dadurch sind der Lungen- und Körperkreislauf parallel geschaltet und der Austausch von sauerstoffarmem und sauerstoffreichem Blut ist nur über persistierende fetale Shuntverbindungen (Ductus arteriosus, Foramen ovale) möglich. Die Neugeborenen sind meist gut gediehen und das männliche Geschlecht ist 2- bis 4-mal häufiger betroffen als das weibliche.

Assoziierte Fehlbildungen Ein Ventrikelseptumdefekt kommt in 40% der Fälle vor. Häufig besteht eine Pulmonalstenose, die valvulär oder subpulmonal auftritt. Die Koronararterien zeigen hinsichtlich Ursprung und Verlauf ein variables Muster.

172.3 · Primär zyanotische Vitien

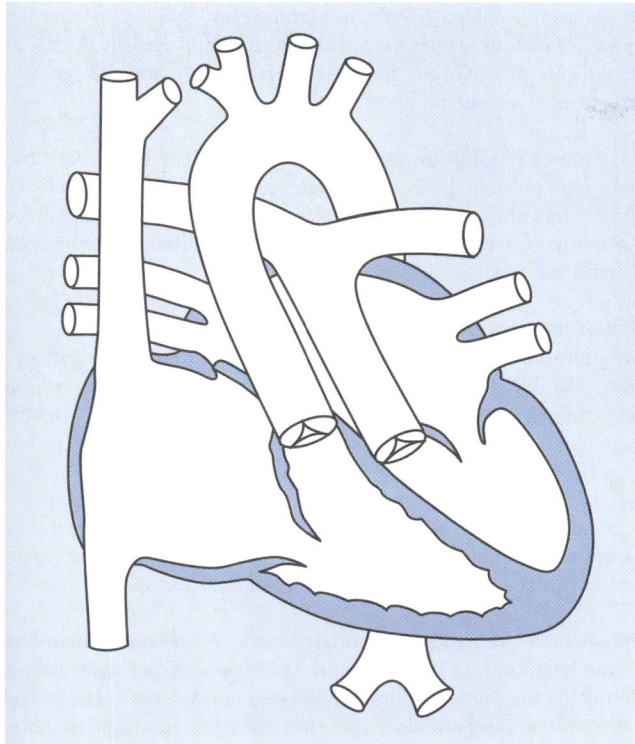

Abb. 172.23 Herzschema einer D-Transposition der großen Arterien

Pathophysiologie Die Lunge und der Körper werden als zwei voneinander unabhängige Kreislaufsysteme durchblutet. Der Sauerstofftransport aus der hochgesättigten Lungenstrombahn in den Körper ist nur durch Kurzschlussverbindungen (septale Defekte oder/und offener Ductus arteriosus) gewährleistet, die einen ausreichenden Blutaustausch (gekreuzter Shunt) sicherstellen. Kommt es zum postpartalen Ductusverschluss und zur Verkleinerung der Vorhofkommunikation, nimmt die Hypoxämie zu. Darüber hinaus sind die Kinder durch die bei diesem Vitium typischerweise vermehrte Lungendurchblutung belastet. Durch myokardiale Sauerstoffuntersättigung und Lungenüberflutung tritt rasch kardiale Dekompensation ein.

Klinische Symptome und Verlauf Das Leitsymptom der D-Transposition beim Neugeborenen ist die durch reine Sauerstoffatmung nicht zu behebende generalisierte Zyanose. Der physikalische Untersuchungsbefund ist meistens normal, ein pathologisches Herzgeräusch fehlt, sofern nicht ein Ventrikelseptumdefekt oder eine Pulmonalstenose vorliegen. Zunehmende Tachydyspnoe und metabolische Acidose sind Ausdruck der Herzinsuffizienz, die ohne kausale Therapie zum Tode führt.

Diagnose und Differenzialdiagnose Die Diagnose wird durch die 2D-Echokardiografie gestellt (Abb. 172.24). In der kurzen Achse werden die Aorten- und Pulmonalwurzel im Gefäßquerschnitt (Doppelring) dargestellt, da eine Überkreuzung der Ausflusstrakte fehlt. Die Gefäße zeigen in der langen Achse einen parallelen Verlauf. Die Aorta liegt häufig rechts anterior zur Pulmonalarterie. Dopplerechokardiografisch ist der aortopulmonale Ductusfluss nachweisbar. Die Herzkatheterisierung ist bei der unkomplizierten Form der Transposition auch unter Berücksichtigung atypischer Koronararterien nicht mehr obligat.

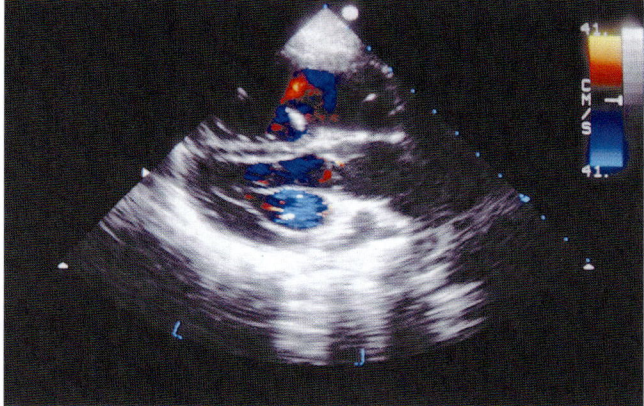

Abb. 172.24 Echokardiografischer Nachweis des Fehlursprungs der Pulmonalarterie bei Transposition im parasternalen Längsschnitt: Das aus dem linken Ventrikel entspringende Gefäß wird durch den nach dorsal abknickenden Verlauf als Pulmonalarterie identifiziert

Therapie Nach der Diagnosestellung wird der Ductus durch eine Prostaglandininfusion offen gehalten. Bei unzureichender Größe der Vorhoflücke kann diese durch eine Ballonatrioseptostomie (Rashkind-Manöver) erweitert werden. Dieser Eingriff kann im Herzkatheterlabor oder auch auf der Intensivstation unter echokardiografischer Kontrolle durchgeführt werden. Die Operation erfolgt in den ersten 2–3 Lebenswochen als „arterielle Switchoperation", bei der der Herzfehler anatomisch korrigiert wird. Hierbei werden die großen Arterien oberhalb des Sinus durchtrennt und in vertauschter Position mit den Gefäßstümpfen anastomosiert. Die Koronararterien werden in die Neoaortenwurzel implantiert. Sollte die primäre Korrektur wegen bedeutsamer Begleitanomalien nicht möglich sein, werden chirurgische Palliativmaßnahmen wie die Atrioseptektomie zur stabilen Oxygenierung, die Shuntversorgung bei hochgradiger Pulmonalstenose und die Bändelung der Pulmonalarterie bei sehr großen Ventrikelseptumdefekten durchgeführt. Wenn die anatomische Korrektur aufgrund der besonderen Herzfehlermorphologie nicht möglich ist, stehen als Alternative zur Switchoperation die „Vorhofumkehr" nach Mustard oder Senning zur Verfügung.

Prognose Die Switchoperation, die seit den 1980er Jahren als Methode der Wahl gilt, hat gegenüber der bis dahin gebräuchlichen Vorhofumkehroperation eine geringere Morbidität, soweit man dieses bei der bislang begrenzten Beobachtungszeit sagen kann. Residuelle Veränderungen nach Switchoperation sind im Allgemeinen auf leichtgradige Engen im Anastomosenbereich der Aorta und Pulmonalarterie sowie auf milde Klappeninsuffizienzen beschränkt. Es wurde allerdings auch über Koronarstenosen (8 % der Fälle) und gelegentlich über symptomatische Herzrhythmusstörungen berichtet, die für einzelne Früh- und Spättodesfälle verantwortlich gemacht werden. Reoperationen nach arterieller Switchoperation sind selten. Im Gegensatz dazu kommt es nach Vorhofumkehr im Laufe des Wachstums häufig zu Hohlvenenstenosen (15 %), die eine Reoperation oder Katheterintervention notwendig machen, und zu schwerwiegenden Herzrhythmusstörungen (35 %). Meist handelt es sich hierbei um Sinusknotenfunktionsstörungen (Sick-Sinus-Syndrom), die medikamentös schwer zu beeinflussen sind und oft zur Schrittmacherimplantation zwingen.

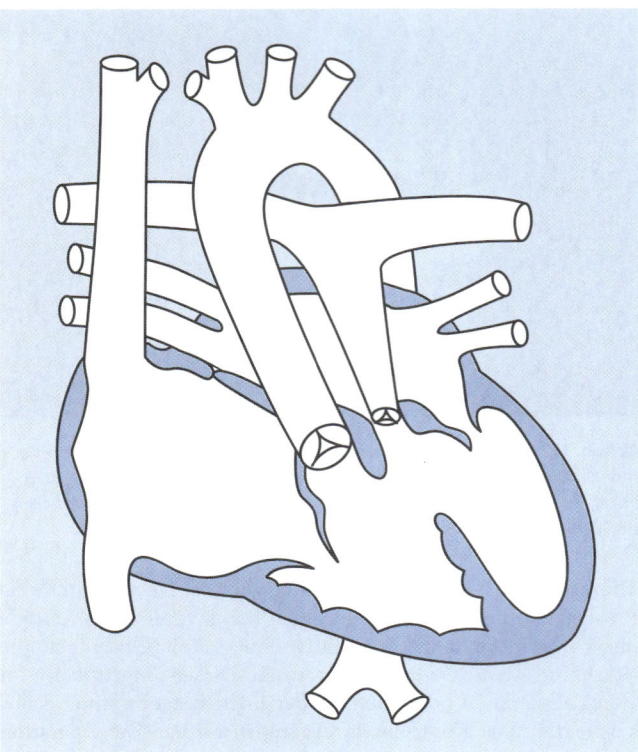

● Abb. 172.25 Herzschema eines Double outlet right ventricle

172.3.3 Ursprung beider großer Arterien aus dem rechten Ventrikel

Definition und Epidemiologie Über die eindeutige Charakterisierung dieses in seiner kardialen Morphologie und Hämodynamik vielfältigen Krankheitsbildes ist lange diskutiert worden. Die heute anerkannte Definition berücksichtigt allein die ventrikuloarterielle Konnektion: Die Aorta und die Pulmonalarterie entspringen entweder ausschließlich oder überwiegend aus dem rechten Ventrikel, d. h. dass eines der beiden Gefäße vollständig, das andere zu mehr als 50 % seiner Klappenfläche dem rechten Ventrikel zugeordnet ist (● Abb. 172.25). Das Überreiten betrifft häufig die Aorta, selten die Pulmonalarterie. Die Ausbildung bilateraler Infundibula ist die Regel, wurde aber nicht als essenzieller Bestandteil in die Definition aufgenommen. Dasselbe gilt für den an sich obligaten Ventrikelseptumdefekt. Die Häufigkeit des seltenen Herzfehlers beträgt 1:10.000 Geburten.

Pathologische Morphologie und Physiologie Die uneinheitliche hämodynamische Situation wird durch die räumliche Lagebeziehung des Ventrikelseptumdefekts zu den großen Arterien entscheidend bestimmt. Da der Septumdefekt der Auslass des linken Ventrikels ist, begünstigt eine subaortale Lokalisation den Abstrom oxygenierten Blutes in die Aorta. Bei subpulmonaler Lage kommt es zur Rezirkulation des oxygenierten Blutes in die Lungenstrombahn, während die Aorta bevorzugt venöses Blut erhält. Diese seltene Form des subpulmonalen Ventrikelseptumdefekts führt zur „Transpositionshämodynamik" und wird als Taussig-Bing-Anomalie bezeichnet. Eine weitere wichtige hämodynamische Komponente bildet die Pulmonalstenose. Sie spiegelt in Kombination mit dem subaortalen Ventrikelseptumdefekt häufig das Bild der Fallot-Tetralogie wider. Wenn die bilateralen Infundibula gering ausgebildet sind, d. h. eine Kontinuität zwischen Aorta und Mitralklappe vorzuliegen scheint, ist die morphologische Diskriminierung zum Fallot schwierig. Bei apikaler Lokalisation des Ventrikelseptumdefekts wird die Hämodynamik von seiner Größe, den arteriellen Stenosen und dem pulmonalen Gefäßwiderstand bestimmt.

Assoziierte Fehlbildungen In mehr als der Hälfte der Fälle besteht eine Pulmonalstenose, die valvulär oder subvalvulär auftritt. Die Aortenisthmusstenose, der unterbrochene Aortenbogen und die Aortenstenose sowie Funktionsstörungen der Mitralklappe kommen gehäuft vor.

Klinische Symptome und Diagnose
Subpulmonaler Ventrikelseptumdefekt (Taussig-Bing-Komplex) Das klinische Bild spiegelt das der kompletten Transposition der großen Arterien mit Ventrikelseptumdefekt wider. Seit Geburt besteht eine Zyanose, die bei pulmonaler Widerstandserhöhung zunimmt. Echokardiografisch ist neben der Fehlstellung der großen Arterien die Lokalisation des subpulmonalen Ventrikelseptumdefekts und das Fehlen einer Pulmonalstenose kennzeichnend. Die Diagnose wird durch Herzkatheterisierung gesichert, bei der assoziierte Fehlbildungen objektiviert werden.

Subaortaler Ventrikelseptumdefekt mit Pulmonalstenose Die Hämodynamik und Klinik entspricht weitgehend der einer Fallot-Tetralogie mit lautem Pulmonalstenosegeräusch und Zyanose. Die echokardiografischen Bilder und Herzkatheterbefunde gleichen denen der Fallot-Tetralogie mit sehr starkem Überreiten der Aorta.

Therapie
Subpulmonaler Ventrikelseptumdefekt (Taussig-Bing-Komplex) Ein einheitliches chirurgisches Regime gibt es nicht. Das Patientenalter, die klinische Symptomatik und individuell morphologische Veränderungen bestimmen die geeignete Operationsart, zu der Verfahren wie die Gefäßumpflanzung, die intrakardiale Tunnelung vom linken Ventrikel zur Aorta oder die Fontan-Operation gehören. Die Langzeitprognose dieser Patienten bleibt problematisch.

Subaortaler Ventrikelseptumdefekt mit Pulmonalstenose Die pulmonale Obstruktion kann in der Säuglingszeit zur aortopulmonalen Shuntoperation zwingen. Die kausale Therapie entspricht der bei Fallot-Tetralogie mit Verschluss des Ventrikelseptumdefekts und Erweiterung der rechtsventrikulären Ausflussbahn oder Conduitoperation. Im Langzeitverlauf sind kardiologische Kontrollen zur Beurteilung von Restenosen, Klappeninsuffizienzen und Herzrhythmusstörungen notwendig.

172.3.4 Truncus arteriosus communis

Definition und Epidemiologie Kennzeichnend ist die Existenz einer großen, singulären Arterie (Truncus) mit einer einzigen Semilunarklappe (Truncusklappe), die aus beiden Ventrikeln Blut erhält und den koronaren, pulmonalen und systemischen Kreislauf versorgt (● Abb. 172.26). Für die Definition ist das Fehlen einer 2. Semilunarklappe entscheidend, womit die Abgrenzung gegenüber dem „Hemitruncus" und „Pseudotruncus" getroffen wird, die trotz namentlicher Verwandtschaft aus embryologischer und morphologischer Sicht andere Krankheitsbilder darstellen. Die Häufigkeit unter den kongenitalen Vitien beträgt 2 %.

Pathologische Morphologie und Physiologie In Abhängigkeit des Pulmonalarterienursprungs aus der Aorta wird der Truncus

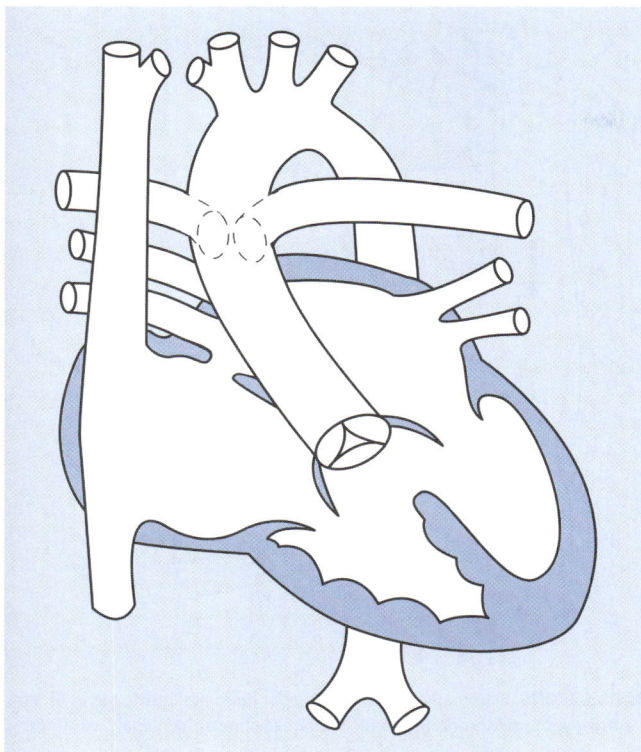

Abb. 172.26 Herzschema eines Truncus arteriosus communis (Typ A2)

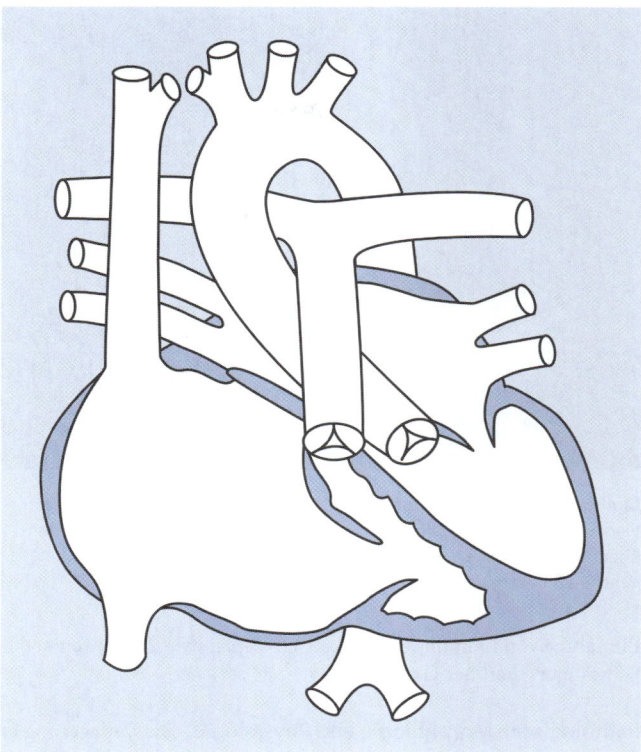

Abb. 172.27 Herzschema einer Ebstein-Anomalie

arteriosus wie folgt klassifiziert: Beim Typ 1 findet sich ein kurzer Pulmonalstamm. Bei Typ 2 entspringen die linke und die rechte Pulmonalarterie separat, jedoch in unmittelbarer Nähe zueinander aus der Aortenhinterwand. Bei Typ 3 findet sich ihr Ursprung an der linken bzw. rechten Wand der Aorta ascendens, d. h. in größerer Distanz voneinander. Der Truncus reitet über dem Ventrikelseptum, die Truncusklappen haben eine variable Anzahl von Segeln (2–6), die häufig dysplastisch verändert sind. Meist besteht eine Truncusklappeninsuffizienz. Häufig vorkommende Begleitanomalien sind der Rechtsaortenbogen, die Atresie des Ductus arteriosus, Anomalien der Koronararterie und gelegentlich das einseitige Fehlen einer Pulmonalarterie. Die Hämodynamik der parallel geschalteten Kreisläufe wird vom pulmonalvaskulären Widerstand bestimmt. Überschreitet dieser die Größenordnung des systemvaskulären Widerstandes, steht die Zyanose im Vordergrund. Bei niedrigem Widerstandsniveau ist die Sauerstoffsättigung infolge Lungenüberflutung nur mäßig erniedrigt. Es wird die kardiale Volumenbelastung symptomatisch, die durch insuffiziente Truncusklappen verstärkt wird. In seltenen Fällen sind die zentralen Pulmonalarterien stenotisch, so dass ein pulmonalvaskulärer Schutz mit balancierten Durchblutungsverhältnissen und ausreichender Sauerstoffsättigung bestehen kann.

Klinische Symptome Die Kinder werden meist in der Neugeborenenzeit durch Zyanose oder/und Herzinsuffizienzzeichen auffällig. Der wenig charakteristische Auskultationsbefund entspricht weitgehend dem eines großen Ventrikelseptumdefekts mit pulmonaler Hypertonie. Im Falle einer Truncusklappeninsuffizienz findet sich ein langgezogenes Diastolikum. Kontinuierliche Gefäßgeräusche sind die Ausnahme.

Diagnose Die Klassifizierung des Vitiums gelingt echokardiografisch mit der Darstellung einer breiten Kommunikation des Pulmonalarterienstamms oder der einzeln aus der Aorta ascendens entspringenden Pulmonalarterien. Das weite arterielle Gefäß mit subarteriellem Septumdefekt bietet ein ähnliches Bild wie die Fallot-Tetralogie, jedoch fehlt der rechtsventrikuläre Ausflusstrakt, der normalerweise die Aorta (anterior) kreuzt. Im EKG ist die biventrikuläre Hypertrophie sichtbar. Eine röntgenologische Kardiomegalie mit Rechtsaortenbogen sollte beim zyanotischen Säugling an dieses Vitium denken lassen.

Therapie Nach medikamentöser Rekompensation der Kinder wird die Korrekturoperation in den ersten Lebensmonaten unter Verwendung eines klappentragenden Conduits vom rechten Ventrikel zu den Pulmonalarterien durchgeführt. Gleichzeitig wird der Ventrikelseptumdefekt durch Kunststoffmaterial verschlossen. Das Operationsrisiko ist mit ca. 17 % nach wie vor relevant. Die Bändelung der Pulmonalarterie ist wegen hoher Komplikationsraten verlassen worden. Das Erstimplantat im Bereich des rechtsventrikulären Ausflusstraktes muss allerdings wegen „Auswachsens" nach einigen Jahren ersetzt werden. Die Langzeitprognose ist gut. Bei Insuffizienz der Truncusklappe wird der Klappenersatz möglichst lange hinausgeschoben.

172.3.5 Morbus Ebstein

Definition und Epidemiologie Es handelt sich um eine Anomalie der Trikuspidalklappe, bei der die freie Klappenöffnung zur Trabekelzone des rechten Ventrikels hin verlagert ist (Abb. 172.27). Sie wird durch partielle Anheftung der Klappensegel an die rechtsventrikuläre Wand bzw. das Septum verursacht. Die seltene Anomalie tritt mit einer Häufigkeit von 1:20.000 Geburten auf.

Ätiologie und Pathogenese Eine familiäre Häufung des Herzfehlers stellt die Ausnahme dar. Ein 400-fach erhöhtes Risiko wurde bei

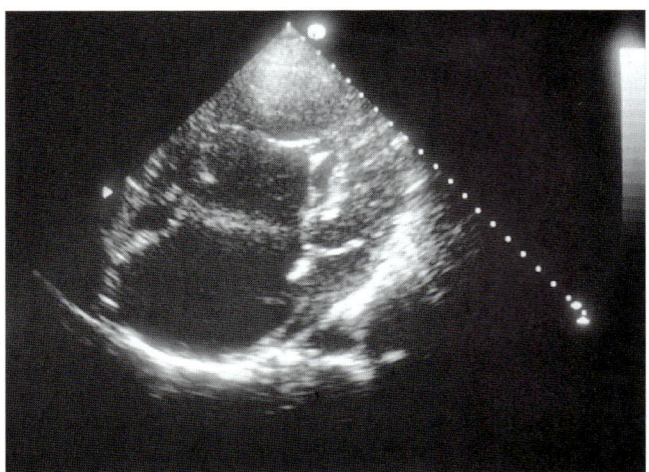

◘ Abb. 172.28 Echokardiografische Darstellung der Ebstein-Anomalie im Vierkammerblick. Das (hell gezeichnete) septale Trikuspidalsegel ist gegenüber dem (unscharf konturierten) Trikuspidalring deutlich in den rechten Ventrikel hinein verlagert

Einnahme von Lithium wegen manisch-depressiver Psychosen in der Schwangerschaft berichtet.

Pathologische Morphologie und Physiologie Die Verlagerung in die rechte Kammer betrifft das septale und das posteriore Segel, so dass eine dreieckige Fläche der rechtsventrikulären Wand funktionell zum rechten Vorhof gehört. Die nicht beweglichen Anteile der Segel sind überwiegend mit dem Myokard verschmolzen, so dass sie als Klappenstruktur nicht zu identifizieren sind. In anderen Fällen sind die Segel punktuell an die Wand angeheftet, ohne sich frei bewegen zu können. Das Ausmaß der Anheftung bestimmt die Größe des verbleibenden, funktionsfähigen rechten Ventrikels. Der „atrialisierte Teil des rechten Ventrikels" ist typischerweise dünnwandig und aneurysmatisch dilatiert. Die hämodynamischen Konsequenzen umfassen ein weites Spektrum. Im schlimmsten Fall kommt es zum intrauterinen Tod, im günstigsten Fall bleibt der Klappenfehler bis in das späte Erwachsenenalter asymptomatisch. Neben dem Grad der Klappenverlagerung hat die Ausprägung der Klappendysplasie Bedeutung. Sowohl Stenoseeffekt wie Klappeninsuffizienz können die Hämodynamik bedeutsam beeinträchtigen. Häufig besteht auch ein offenes Foramen ovale oder ein Vorhofseptumdefekt. Aufgrund des verkleinerten rechten Ventrikels und des Klappenvitiums ist der Abstrom aus dem rechten Vorhof behindert. Erhöhte Vorhofdrucke führen zum Rechts-links-Shunt. Weiterhin besteht Disposition zu tachykarden Herzrhythmusstörungen, die u. a. durch paranodale Leitungsbahnen begünstigt werden.

Klinische Symptome Die Symptomatik ist von der Ausprägung der Klappenfehlbildung und dem Vorhandensein eines Vorhofseptumdefekts abhängig. Etwa die Hälfte der betroffenen Patienten fällt in der Neugeborenenzeit durch Zyanose auf. Mit abnehmendem pulmonalvaskulärem Widerstand kann die Zyanose rückläufig sein, um nach vielen Jahren erneut aufzutreten. Auskultatorisch ist das Systolikum der Trikuspidalinsuffizienz weniger auffällig als das Verhalten der Herztöne mit weiter Spaltung des 1. und 2. Tons sowie betontem 3. und 4. Ton.

Diagnose Die sichere Diagnosestellung erfolgt durch die Echokardiografie, mit der die Verlagerung der frei beweglichen Segel in Relation zur Ebene der AV-Klappenringe bewertet wird (◘ Abb. 172.28). Der

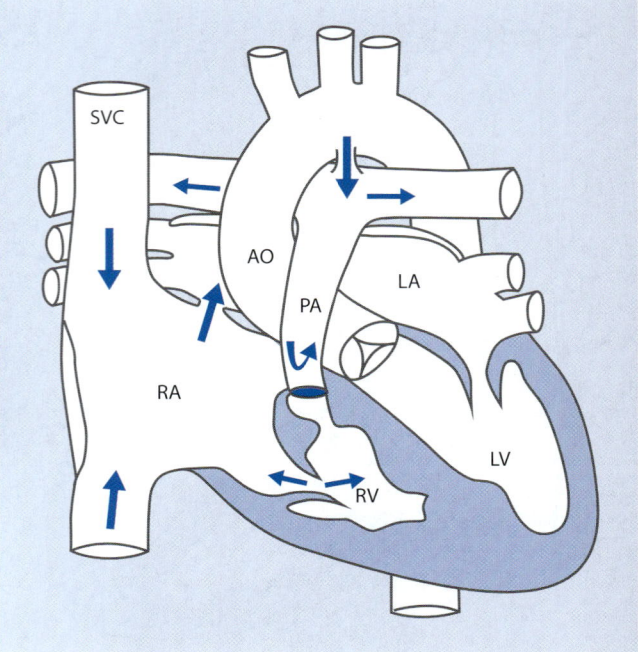

◘ Abb. 172.29 Schematische Darstellung der Pulmonalatresie mit intaktem Ventrikelseptum (Koronarfisteln nicht eingezeichnet). *SVC* Vena cava superior, *AO* Aorta, *LA* linker Vorhof, *PA* Pulmonalarterie, *RA* rechter Vorhof, *LV* linker Ventrikel, *RV* rechter Ventrikel

Stenosegrad und die Klappeninsuffizienz können dopplersonografisch abgeschätzt werden, so dass eine Herzkatheteruntersuchung nicht erforderlich ist. Die Zurückhaltung gegenüber invasiven Untersuchungen leitet sich von dem Risiko maligner Herzrhythmusstörungen ab. Das EKG ist durch den Rechtsschenkelblock und sehr hohe P-Wellen sowie AV-Leitungsstörungen und Präexzitationszeichen charakteristisch.

Therapie Beim Neugeborenen kann die Behandlung der Herzinsuffizienz und die Senkung des pulmonalen Gefäßwiderstandes im Vordergrund stehen. Grundsätzlich ist kritisch abzuwarten, ob eine Besserung im natürlichen Verlauf des Krankheitsbildes eintritt, bevor operative Maßnahmen erwogen werden. Palliative Operationen wie der aortopulmonale Shunt haben den Nachteil, dass der pulmonale Druck erhöht wird und die Trikuspidalinsuffizienz zunehmen kann. In verzweifelten Fällen wurde diese Maßnahme bei gleichzeitigem Verschluss der Trikuspidalklappe durchgeführt. Der alleinige Verschluss eines Vorhofseptumdefekts hat sich nicht als vorteilhaft erwiesen. Wenn eine Rekonstruktion der Trikuspidalklappe nicht möglich ist, kommt die cavopulmonale Anastomose in Betracht. Günstigste Voraussetzungen für eine Klappenrekonstruktion finden sich bei adhärenten Klappensegeln, die operativ von der rechtsventrikulären Wand gelöst werden können.

172.3.6 Pulmonalatresie mit intaktem Ventrikelseptum (PA-iVS)

Definition und Epidemiologie Bei einer Pulmonalatresie mit intaktem Ventrikelseptum ist die Pulmonalklappe vollständig verschlossen. Aufgrund des fehlenden Blutflusses durch den rechten Ventrikel entwickelt sich dieser in der Fetalzeit nicht richtig und bleibt klein. Zusätzlich zu der atretischen Klappe kann der rechtsventrikuläre Ausflusstrakt atretisch sein (◘ Abb. 172.29).

172.3 · Primär zyanotische Vitien

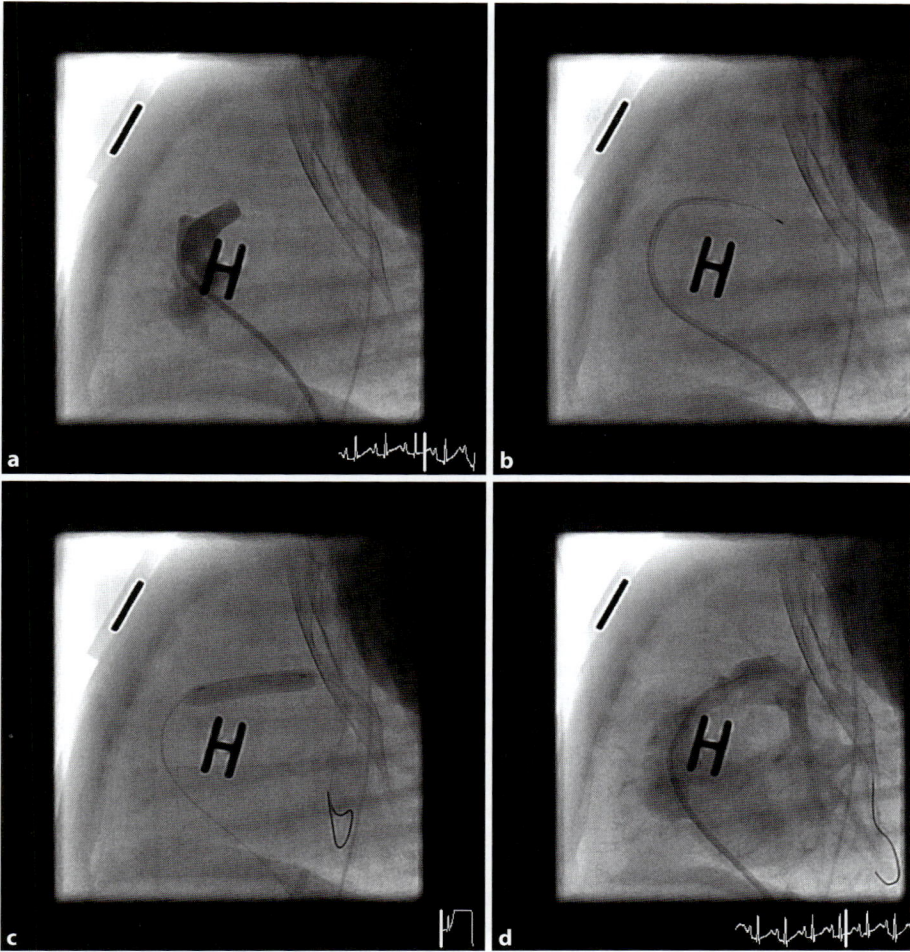

Abb. 172.30a–d Phasen der Radiofrequenzperforation der Pulmonalklappe im seitlichen Strahlengang. **a** Darstellung der nicht durchgängigen Pulmonalklappe und des schmalen rechtsventrikulären Ausflusstrakts, **b** Perforation der Klappe mit dem Hochfrequenzdraht, **c** Ballondilatation der Klappe, **d** jetzt gut durchgängige Pulmonalklappe mit guter Kontrastmitteldarstellung der Pulmonalgefäße

Pathophysiologie Entscheidend für den langfristigen Verlauf ist hier nicht so sehr die verschlossene Pulmonalklappe, sondern der meist hypoplastische rechte Ventrikel. Bei sehr ausgeprägter Hypoplasie und insbesondere wenn nicht alle 3 Kompartimente des Ventrikels vorhanden sind (Einlass- und Auslassteil sowie trabekulärer Anteil), bestehen häufig Fistelverbindungen zu den Koronararterien (ehemalige Myokardsinusoide).

In diesen seltenen Fällen können Koronargefäßstenosen dazu führen, dass ein Teil der Koronararterien zwar regelrecht über die Aorta versorgt wird, während der andere Teil ausschließlich vom rechten Ventrikel her perfundiert wird (RV-abhängige Koronarperfusion).

Der offene Ductus arteriosus sichert zunächst die Lungendurchblutung, während das Offenbleiben des Foramen ovale den lebensnotwendigen Rechts-links-Shunt auf Vorhofebene und damit die Entlastung des rechten Vorhofs ermöglicht. Der rechte Ventrikel kann sich teilweise über die insuffiziente Trikuspidalklappe oder bei den stark hypertrophierten Formen über die Koronargefäße entlasten und steht häufig unter suprasystemischem Druck. Die Pulmonalarterien sind bei über 90 % der Patienten mit PA-iVS normal groß. Die Funktion des linken Ventrikels kann gestört sein.

Klinische Symptome und Verlauf Die klinischen Symptome, EKG und Röntgenbefunde entsprechen demjenigen eines zyanotischen Herzfehlers mit Rechtsherzbelastung, singulärer Taschenklappe und ductusabhängiger Lungendurchblutung. Der natürliche Verlauf richtet sich nach Weite und Offenbleiben des Ductus. Verschließt sich dieser, so kommt es über die einsetzende Hypoxie und metabolische Acidose zum Tod des Kindes. Ein restriktives Foramen ovale führt zur Stauung mit Hepatomegalie und Ödembildung. Unbehandelt sterben innerhalb der ersten 6 Lebensmonate 85%, der überwiegende Teil im Neugeborenen- und frühen Säuglingsalter.

Diagnose Diese wird echokardiografisch gestellt. Sie erlaubt die exakte anatomische Beschreibung vor allem bezüglich Ventrikelgröße, Größe und Funktion der Trikuspidalklappe, Größe des rechtsventrikulären Ausflusstrakts und des Pulmonalklappenrings sowie des -stamms und der zentralen Pulmonalarterien. Bei PA-iVS mit starker RV-Hypoplasie gelingt der sonografische Nachweis größerer Koronarfisteln. Der endgültige Nachweis der Fisteln und vor allem einer evtl. bestehenden RV-Abhängigkeit der Koronarperfusion erfolgt mittels Herzkatheteruntersuchung und Angiokardiografie.

Therapie Das Offenhalten des Ductus mittels Prostaglandin E_1 ist die wichtigste initiale Behandlungsmaßnahme, um das Überleben des Kindes in der Neugeborenenperiode zu sichern.

Bei ausreichender Größe des rechten Ventrikels erfolgt die umgehende Dekompression durch eine Eröffnung der Pulmonalklappe. Dies kann entweder chirurgisch oder – in jüngster Zeit zunehmend – katheterinterventionell durch eine Radiofrequenzperforation geschehen (**Abb. 172.30**). Im Rahmen der Operation wird häufig zur Sicherung der Lungenperfusion zusätzlich ein aortopulmonaler Shunt angelegt. Äquivalent dazu kann interventionell der Ductus durch Implantation eines Stents längere Zeit offen gehalten werden.

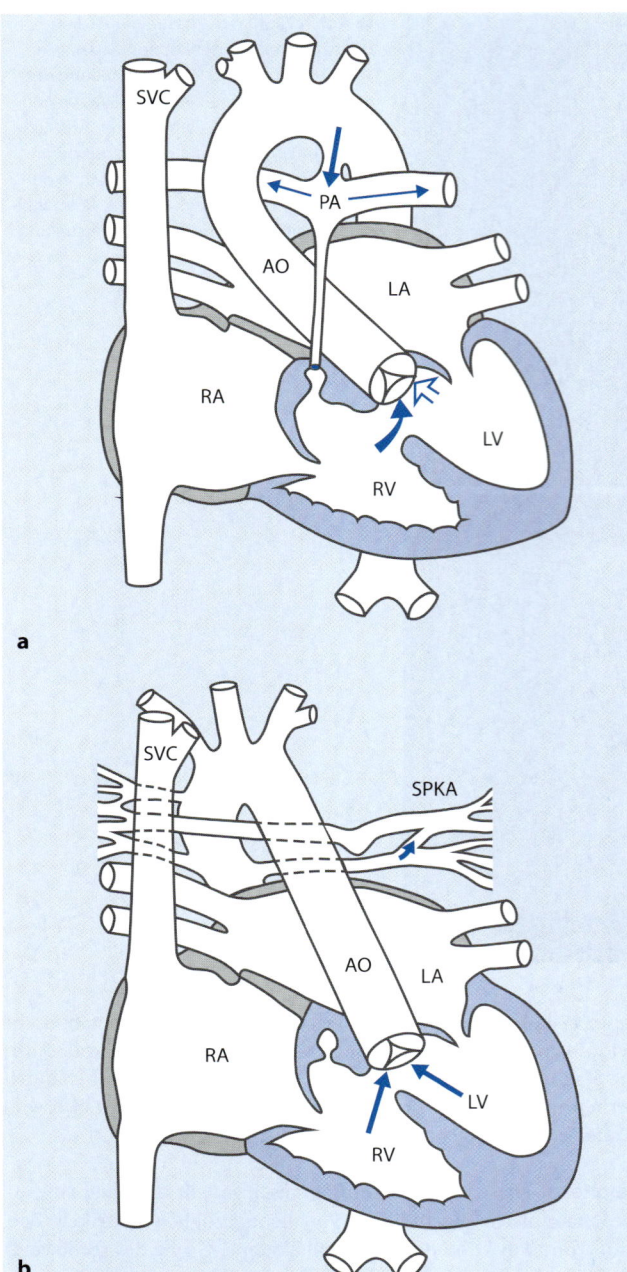

Abb. 172.31a,b Schematische Darstellung der Pulmonalatresie mit Ventrikelseptumdefekt **a** mit retrograder Lungenperfusion über den offenen Ductus arteriosus, **b** über systemikopulmonale Kollateralarterien aus der deszendierenden Aorta. *SVC* Vena cava superior, *AO* Aorta, *LA* linker Vorhof, *PA* Pulmonalarterie, *RA* rechter Vorhof, *LV* linker Ventrikel, *RV* rechter Ventrikel, *SPKA* systemikopulmonale Kollateralarterie

Die Dekompression ist nicht möglich bei RV-abhängiger Koronarperfusion. Nach der Eröffnung der Pulmonalklappe kann der rechte Ventrikel seine Funktion aufnehmen, und es kommt häufig über längere Zeit zu einer allmählichen Größenzunahme des Ventrikels. Ziel ist dann das Erreichen eines normalen Kreislaufsystems. Ist das nicht möglich, kann ein 1-1/2-Ventrikel-Kreislaufsystem angestrebt werden. Dabei werden eine bidirektionale cavopulmonale Anastomose und die Dekompression eines kleinen rechten Ventrikels kombiniert. Damit wird der Tatsache Rechnung getragen, dass dieser Ventrikel nicht in der Lage ist, den gesamten systemischen Rückfluss in die Lungen zu fördern. Ist auch dies nicht möglich, erfolgt die Kreislauftrennung nach dem Fontan-Prinzip (▶ Abschn. 172.3.8).

Risikofaktoren für jede operative Therapie sind niedriges Geburtsgewicht, die Morphologie des rechten Ventrikels (sog. unipartiter rechter Ventrikel und ein besonders stark dilatierter rechter Ventrikel). Ein kleiner Trikuspidalklappenring, Fisteln zwischen rechtem Ventrikel und Koronargefäßsystem auch mit RV-abhängiger Koronarperfusion haben sich dagegen nicht als zusätzlich tödliche Risikofaktoren erwiesen.

Prognose Die ursprünglich sehr schlechte Prognose bei Kindern mit operativ behandelter PA-iVS konnte in den letzten Jahren wesentlich verbessert werden, so dass heute 3- bis 10-Jahres-Überlebensraten zwischen 66 % und sogar 80 % berichtet werden. Allerdings besteht eine erhebliche Reoperationsrate.

172.3.7 Pulmonalatresie mit Ventrikelseptumdefekt (PA-VSD)

Definition und Epidemiologie Bei der Pulmonalatresie mit Ventrikelseptumdefekt handelt es sich um die schwerste Form der Fallot-Tetralogie. Die Verbindung zwischen rechtem Ventrikel und den Pulmonalarterien ist unterbrochen. Bei einem Teil der Fälle besteht die volle Ductusabhängigkeit der Lungendurchblutung, während diese bei anderen Patienten über sog. systemikopulmonale Kollateralarterien gewährleistet wird. Gerade bei diesen Patienten findet sich gehäuft eine Monosomie 22q11.2. Insgesamt wird die Häufigkeit der PA-VSD mit 0,4–2 % aller angeborenen Herzfehler angegeben, dies entspricht einer Häufigkeit von 0,42 Patienten auf 1000 Lebendgeborene.

Pathologie und Pathophysiologie Relativ uniform besteht die Ventrikelmorphologie einer Fallot-Tetralogie aus Malalignment-Ventrikelseptumdefekt und hypoplastischem bzw. atretischem Ausflusstrakt des rechten Ventrikels. Jenseits davon umfasst die Atresie die Pulmonalklappe, den Pulmonalarterienstamm bzw. die Bifurkation und in seltenen Fällen auch die zentralen Pulmonalarterien. Dementsprechend sind 2 völlig verschiedene Formen der PA-VSD zu unterscheiden (◘ Abb. 172.31). Bei der ersten Form erfolgt die Lungendurchblutung über den zunächst offenen Ductus arteriosus, die Pulmonalarterien weisen meist eine nur geringe, höchstens mäßige Hypoplasie auf; häufig ist das Gefäßkaliber sogar normal. Zusätzliche Fehlbildungen im Lungengefäßsystem sind eher selten. Ganz anders ist die Situation, wenn die kollaterale Lungendurchblutung mono- oder multifokal über sog. systemikopulmonale Kollateralarterien erfolgt. Die dann vorliegende hochgradige Hypoplasie der zentralen Pulmonalarterien, Verzweigungsanomalien, intrapulmonale Stenosen, Lungensegmente ohne Anschluss an die Pulmonalarterien komplizieren das Bild und machen eine konventionelle kreislauftrennende Operation schwierig oder unmöglich. Das Ausmaß der Zyanose wird allein von der Lungendurchblutung bestimmt. Bei gering ausgeprägter Zyanose und den klinischen Zeichen der Herzinsuffizienz kann man auf eine sehr gute Lungendurchblutung über große Kollateralen oder einen sehr weit offenen Ductus arteriosus mit der Gefahr späterer obstruktiver Lungengefäßveränderungen schließen.

Klinische Symptome und Verlauf Auch die klinischen Symptome werden von Art und Ausmaß der Lungendurchblutung bestimmt. Bei PDA-Abhängigkeit der Lungendurchblutung droht zu jedem Zeitpunkt nach der Geburt der tödliche Ductusverschluss mit Hypoxie und Acidose. Bei Patienten mit durch SPKA (systemikopulmonale Kollateralarterien) gesicherter Lungendurchblutung ist diese Gefahr nicht gegeben. Zunehmende Stenosierungen können im Langzeitverlauf zu einer Minderung der Lungenperfusion führen. Andererseits bergen sehr große SPKA ohne Stenosen die Gefahr der Herzinsuffizienz und der pulmonalen Hypertonie mit irreversiblen obstruktiven Lungengefäßveränderungen (Eisenmenger-Reaktion). Patienten mit ductusabhängiger Lungendurchblutung sind zunächst im Neugeborenenalter akut gefährdet, haben aber bessere Aussichten auf einen auch langfristig günstigeren postoperativen Verlauf. Dagegen können Patienten mit SPKA das 3. oder gar 4. Lebensjahrzehnt auch ohne Operation erreichen, sie bieten aber ungleich schwierigere operative Probleme bis zur Inoperabilität. Erhebliche Komplikationen bis hin zur tödlichen Lungenblutung belasten den Spontanverlauf dieser Patienten.

Diagnose EKG und Thoraxröntgenaufnahme geben Hinweise auf das Vorliegen eines zyanotischen Herzfehlers mit Rechtsherzbelastung und verminderter Lungendurchblutung. Dagegen klärt die Sonografie die kardiale Anatomie auf: 2 annähernd gleich große Ventrikel, ein Malalignment-Ventrikelseptumdefekt mit mehr oder weniger überreitender Aorta, die fehlende Verbindung zwischen rechtem Ventrikel und Pulmonalarterie sowie evtl. vorliegende Ductusabhängigkeit. Details der Lungengefäßversorgung werden durch Angiokardiografie, MRT oder CT erfasst.

Therapie Die operative Therapie hängt fast ausschließlich von der Art der Lungendurchblutung ab. In der Neugeborenenperiode sichert Prostaglandin das Offenbleiben des Ductus und damit das Überleben der Kinder. Operativ stehen die Anlage eines aortopulmonalen Shunts, die plastische Erweiterung des rechtsventrikulären Ausflusstrakts oder die direkte Verbindung der Pulmonalisbifurkation mit dem rechten Ventrikel, meist zunächst unter Belassung des Ventrikelseptumdefekts, zur Verfügung. Bei Patienten mit SPKA-Lungendurchblutung versucht man, in einem meist mehrstufigen Operationskonzept periphere Lungenarterien miteinander zu anastomosieren (Unifokalisation) und mittels eines Conduits mit dem rechten Ventrikel zu verbinden. Erscheint das so entstandene Lungengefäßbett insgesamt ausreichend groß, um den gesamten systemisch-venösen Rückfluss aufzunehmen, kann der Ventrikelseptumdefekt verschlossen werden. Ist dies nicht der Fall, kann dies nach einer etwaigen Größenzunahme der anastomosierten Pulmonalarterien später nachgeholt werden. Insgesamt können fast alle Patienten mit ductusabhängiger Lungendurchblutung einer kreislauftrennenden Operation zugeführt werden. Für die Patienten mit SPKA haben sich die Operationsmöglichkeiten in den letzten Jahren so weit verbessert, dass lediglich 5% der Patienten keine komplette Korrektur (kreislauftrennende Operation) erhalten haben. Nach 10 Jahren beträgt die Überlebensrate 85±4%. Chirurgische Reoperationen (Conduitwechsel) oder Kerzkatheterinterventionen (Ballondilatationen ± Stent) sind häufig (55±8% nach 10 Jahren).

Der komplette Conduit-Ersatz und die Verwendung eines Xenografts sowie die möglichst vollständige Beseitigung des Druckgradienten zwischen rechtem Ventrikel und Pulmonalarterie sind für die Reoperationsintervalle günstig. Der interventionelle Pulmonalklappenersatz muss seinen Wert im mittelfristigen Verlauf noch beweisen.

172.3.8 Trikuspidalatresie (TA) und singulärer Ventrikel (SV)

Definition und Epidemiologie Hierbei handelt es sich um zyanotische Herzfehler mit einem normal dimensionierten oder sogar vergrößerten funktionierenden Ventrikel. Obwohl erhebliche morpho-

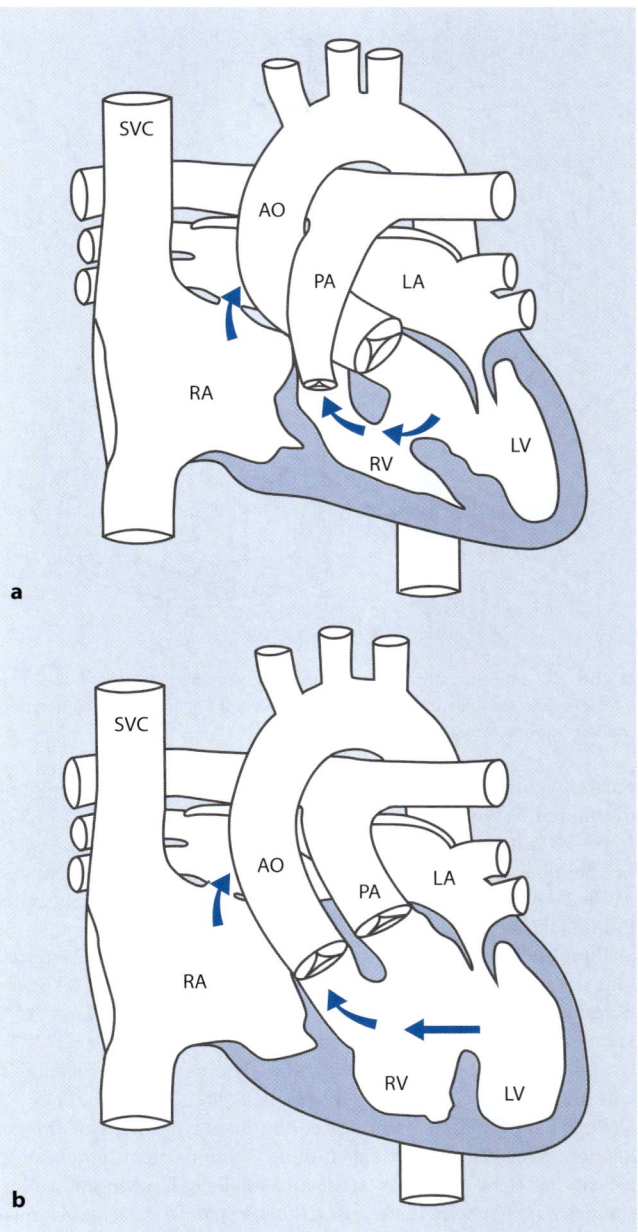

Abb. 172.32a,b Schematische Darstellung der Trikuspidalatresie mit Vorhoflücke und Ventrikelseptumdefekt **a** mit Pulmonalstenose und normalem Abgang der großen Arterien, **b** mit Transpositionsstellung der großen Arterien. Abkürzungen Abb. 172.31

logische Unterschiede bestehen, lassen das meist ähnliche klinische Bild und die einzig mögliche therapeutische Konsequenz in Form der totalen cavopulmonalen Anastomose (modifizierte Fontan-Operation) eine gemeinsame Besprechung der Fehlbildungen zu. Für die Trikuspidalatresie wird die Häufigkeit mit 0,3–3,7% aller Herzfehler angegeben, während der singuläre Ventrikel im engeren Sinne 1–3% der angeborenen Herzfehler ausmacht.

Pathologie und Pathophysiologie Bei den TA wird in etwa 70% eine normale und in 30% der Fälle eine Transpositionsstellung der großen Arterien gefunden (Abb. 172.32a,b). Vorhandensein und Größe eines Ventrikelseptumdefekts, die Weite der subpulmonalen Ausflussbahn (von normal weit bis zur Atresie) sowie die Größe des

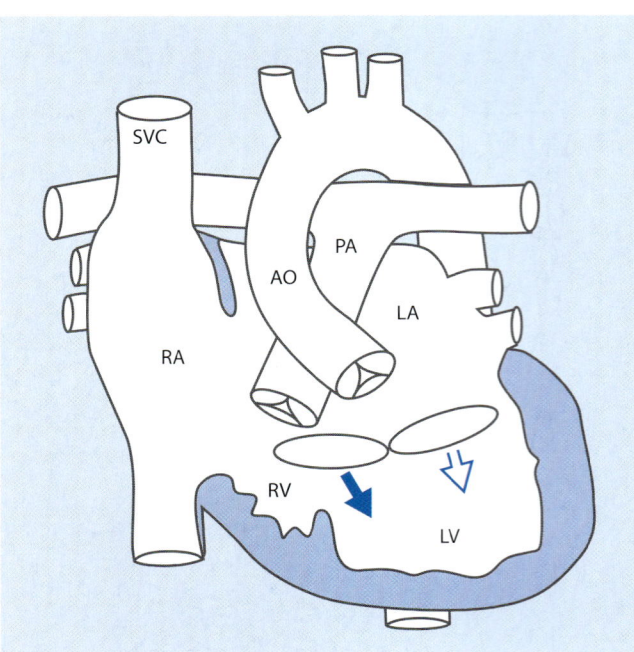

Abb. 172.33 Schematische Darstellung des singulären Ventrikels (Double inlet left ventricle mit rudimentärem rechten Ventrikel) mit Transposition der großen Arterien. Abkürzungen **Abb. 172.31**

rechten Ventrikels variieren beträchtlich. Beim SV im engeren Sinne drainieren beide AV-Klappen in einen Ventrikel (Abb. 172.33). In 68–78 % handelt es sich um einen morphologisch linken Ventrikel, der über einen „Ventrikelseptumdefekt" mit einer rudimentären Auslasskammer in Verbindung steht. Daraus entspringen entweder Pulmonalarterie oder Aorta. Die Lage der Auslasskammer und die Stellung der großen Arterien zueinander lassen eine weitere Unterteilung des sog. Double inlet ventricle zu. Viel seltener (15–18 %) ist der dominierende Ventrikel ein anatomisch rechter Ventrikel, bei 4–10 % kann eine bestimmte Morphologie nicht angegeben werden.

Pathophysiologisch entscheidend ist trotz einer sehr großen Zahl von morphologischen Variationsmöglichkeiten sowohl bei der TA als auch beim SV die Verteilung der Blutflüsse zwischen großem und kleinem Kreislauf. In den Fällen ohne Pulmonalstenose kommt es jenseits der Neugeborenenperiode mit Abfall des Lungengefäßwiderstandes zu einer sehr starken Rezirkulation, die zwar eine Zyanose weitgehend verhindert, dafür aber über die starke Volumenbelastung des Herzens zur Herzinsuffizienz führt. Liegen gleichzeitig eine Ausflussbahnobstruktion zum großen Kreislauf (Subaortenstenose) oder eine AV-Klappeninsuffizienz vor, wird die Herzbelastung lebensgefährlich verstärkt. Die günstigste Situation besteht bei einer mäßiggradigen Pulmonalstenose, durch die Lungen- und Großkreislauffluss weitgehend balanciert sind. Bei höhergradiger Pulmonalstenose kommt es zur Minderperfusion der Lungen, der Rechts-links-Shunt überwiegt.

Klinische Symptome und Verlauf Bei vermehrter Lungendurchblutung dominieren die Zeichen der Herzinsuffizienz, während bei deutlich verminderter Lungenperfusion die Zyanose, oft kompliziert von hypoxämischen Anfällen, im Vordergrund steht. Der Auskultationsbefund richtet sich nach den morphologischen und funktionellen Gegebenheiten (s. oben).

Diagnose und Differenzialdiagnose Für das EKG und den Thoraxröntgenbefund gelten auch bei der TA und SV die oben gemachten prinzipiellen Anmerkungen. Diagnostiziert werden beide Fehlbildungen mit Hilfe der Sonografie, die Auskunft über die morphologischen und funktionellen Besonderheiten der jeweiligen Fehlbildung gibt. Zur Vorbereitung der kreislauftrennenden Operation ist eine genaue Bestimmung der Hämodynamik und vor allem des Lungengefäßwiderstandes im Rahmen einer Herzkatheteruntersuchung unerlässlich.

Therapie Kreislauftrennende Operationen sind beim Vorliegen nur eines einzigen ausreichend dimensionierten und funktionierenden Ventrikels nur über die sog. totale cavopulmonale Anastomose (Fontan-Operation) möglich. Im Neugeborenen- und Säuglingsalter notwendige vorgeschaltete Palliativeingriffe zur Verbesserung bzw. Drosselung der Lungendurchblutung und zur Erweiterung einer restriktiven Vorhoflücke und schließlich zur Beseitigung oder Umgehung einer subaortalen Ausflussbahnobstruktion dürfen nicht zusätzliche Probleme schaffen, die eine spätere totale cavopulmonale Anastomose erschweren oder unmöglich machen.

Prognose Bei kritischer Patientenauswahl sind die kurz- und mittelfristigen Ergebnisse der Fontan- bzw. modifizierten Fontan-Operation gut. Die 10-Jahres-Überlebensrate dieser Patienten wurde mit 81 %, die 15-Jahres-Überlebensrate mit 73 % angegeben. Die meisten dieser Patienten waren in einem klinisch sehr guten bis guten Zustand. Schwerwiegende Probleme wie zunehmendes Myokardversagen, ein sich verschlechternder Allgemeinzustand, Arrhythmien, Leberfunktionsstörungen und schließlich die eiweißverlierende Enteropathie belasten allerdings den weiteren Langzeitverlauf ganz erheblich und machen bei einem Teil der Patienten eine spätere Herztransplantation notwendig. Die Patienten sind bei komplikationslosem Verlauf den Belastungen des täglichen Lebens sehr gut gewachsen. Bei höherer Leistungsanforderung zeigt sich die eingeschränkte kardiopulmonale Belastbarkeit.

172.3.9 Hypoplastisches Linksherzsyndrom (HLHS)

Definition und Epidemiologie Für das hypoplastische Linksherzsyndrom charakteristisch ist die Hypoplasie unterschiedlichen Ausprägungsgrades und damit Funktionslosigkeit des linken Ventrikels mit Mitralatresie und Aortenatresie (bzw. hochgradiger Stenosierung dieser Klappen) und mit einer ausgeprägten Hypoplasie der aszendierenden Aorta (Abb. 172.34). Insgesamt ist die Unterentwicklung der linksseitigen Herz- und Gefäßstrukturen sehr unterschiedlich ausgeprägt. Das HLHS macht fast 25 % aller kardialen Todesfälle in dieser Altersgruppe aus.

Pathophysiologie Das Offenbleiben des Ductus arteriosus, die Weite des Foramen ovale, das Verhalten des Lungengefäßwiderstandes und die Kontraktilität des rechten Ventrikels, der als Systemventrikel beide Kreisläufe antreibt, bestimmen die Pathophysiologie nach der Geburt. Das pulmonal-venöse Blut fließt über den oft sehr kleinen linken Vorhof und die Vorhoflücke in den rechten Ventrikel und von hier aus über die Pulmonalarterie sowohl in den großen als auch in den kleinen Kreislauf. Das systemisch-venöse Blut wird bereits auf Vorhofebene zugemischt. Das Offenbleiben des Ductus arteriosus ist lebensnotwendig, da eine ductusabhängige Perfusion des großen Kreislaufs besteht. Durch die Weite des Foramen ovale bzw. der Vorhoflücke wird der Abstrom des pulmonal-venösen Blutes aus dem linken in den rechten Vorhof und damit in den großen Kreislauf kontrolliert. Ideal ist eine mäßig restriktive Vorhoflücke, da über den dadurch gering angehobenen Druck in den Lungenvenen der Links-rechts-Shunt in die Pulmonalarterien vermindert wird. Ein zu enges Foramen ovale führt zu einer schweren Lungenstauung mit Rechtsherzbelastung, Hypoxämie und Zyanose. Der bei Neugeborenen zunächst hohe Lungengefäßwiderstand verhindert einen überschießenden Abstrom des Blutes in die Lungenarterien und damit eine gefährliche Überlastung des rechten Ventrikels. Ideale Verhältnisse bestehen dann, wenn die Flüsse im großen und kleinen Kreislauf annähernd ausgeglichen sind.

Klinische Symptome und Verlauf Wird der Arzt vom spontanen Ductusverschluss überrascht, so entwickelt das Neugeborene schlagartig das Bild des kardiogenen Schocks. Bei protrahierter Einengung des Ductus bestehen neben dem uncharakteristischen Geräuschbefund die Zeichen der Herzinsuffizienz mit Dyspnoe. Fast alle Kinder sterben ohne Operation innerhalb der ersten 3 Monate, die meisten davon innerhalb der ersten Lebenstage.

Diagnose und Differenzialdiagnose Während der EKG-Befund bezüglich der Herzachse und des Verhältnisses der R- und S-Zacken in den Brustwandableitungen unspezifisch ist, können entsprechende Erregungsrückbildungsstörungen auf eine prognostisch ungünstige Myokardischämie hinweisen. Je nach den morphologischen und funktionellen Gegebenheiten variiert der Thoraxröntgenbefund beträchtlich. Eine fast milchglasartige Eintrübung der Lungen als Stauungsfolge weist auf eine stark restriktive Vorhoflücke hin, die Kardiomegalie auf die Volumenbelastung des rechten Vorhofs, des rechten Ventrikels und der Pulmonalarterie. Diagnostiziert wird das HLHS mittels der Echokardiografie. Wenn auch die genaue Abklärung des Aortenbogens (A. lusoria?, Aortenisthmusstenose?) gelingt, kann der erste Schritt der Norwood-Operation ohne Herzkatheteruntersuchung vorgenommen werden.

Therapie Für den späteren Erfolg der Norwood-Operation ist die postpartale Therapie mit dem Ziel, einen möglichst balancierten Fluss zwischen kleinem und großem Kreislauf aufrecht zu erhalten, entscheidend. Das Offenhalten des Ductus arteriosus, der Erhalt der Spontanatmung, das Vermeiden von jeder Hyperventilation im Beatmungsfall sind neben den allgemeinen Herzinsuffizienzmaßnahmen besonders wichtig. Die weitere Behandlung des HLH hat in den letzten 10 Jahren entscheidende Fortschritte gemacht, vor allem im Hinblick auf die 95%ige Sterblichkeit dieser Kinder im 1. Lebensmonat bei unbehandeltem HLH. Zur Verfügung steht die Herztransplantation und die in 3 Stufen ablaufende kreislauftrennende Operation nach Norwood (◘ Abb. 172.35). In der ersten Stufe wird aus dem großen Pulmonalarterienstamm der hypoplastischen Aorta ascendens meist unter Einsatz von zusätzlichem plastischem Material eine neue Aorta geschaffen. Da jetzt keine Verbindung zwischen rechtem Ventrikel und Pulmonalarterie mehr besteht, wird mittels eines Goretex-Shunts die Pulmonalarterie an die Neoaorta oder an den rechten Ventrikel angeschlossen. Das Vorhofseptum wird operativ entfernt. In der 2. Stufe (6. Lebensmonat) wird der Goretex-Shunt in eine bidirektionale cavopulmonale Anostomose umgewandelt. In der 3. Stufe schließlich erfolgt die Ergänzung zur totalen cavopulmonalen Anastomose (Fontan-Operation). Die Ergebnisse dieser Operationskaskade konnten so verbessert werden, dass 3-Jahres-Überlebensraten von 70–80 % berichtet werden. Beunruhigend hoch ist auch heute noch der hohe Prozentsatz postoperativer zerebraler Probleme. Allerdings darf nicht übersehen werden, dass auch die zunächst Überlebenden der insgesamt ungünstigen Langzeitprognose einer modifizierten Fontan-Operation unterworfen sind. Deswegen erscheint es auch heute noch gerechtfertigt, dass Eltern nach besonders sorgfältiger und umfassender Aufklärung die

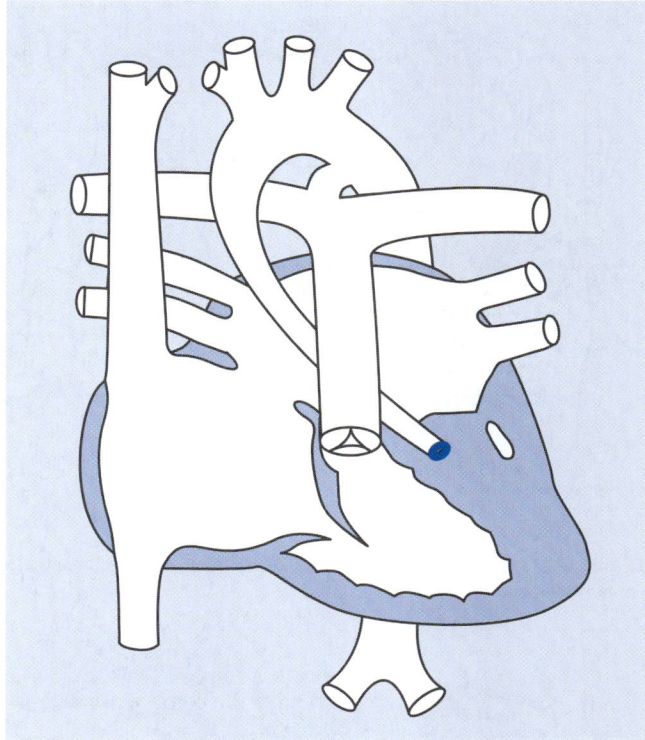

◘ **Abb. 172.34** Herzschema des hypoplastischen Linksherzsyndroms

Möglichkeit haben, auf jeden operativen Eingriff bei ihrem Kind zu verzichten. Eine hilfreiche und fürsorgliche Sterbebegleitung nicht nur des kleinen Patienten, sondern auch seiner Eltern ist dann die vornehmliche Aufgabe des Arztes und des Intensivpflegepersonals.

172.3.10 Totale Lungenvenenfehleinmündung

Definition und Epidemiologie Bei dieser Herzfehlbildung besteht keine direkte Verbindung zwischen den Lungenvenen und dem linken Vorhof.

Pathophysiologie Sämtliche Lungenvenen münden nach der Vereinigung in einem Sammelgefäß in die obere Hohlvene (suprakardiale Form), direkt in den rechten Vorhof bzw. in den Koronarvenensinus (kardiale Form) oder in das Pfortadersystem (infradiaphragmale Form) (◘ Abb. 172.36a–d). Der gesamte pulmonal-venöse Rückfluss wird auf den genannten Wegen zunächst dem rechten Herzen zugeleitet. Ein Teil dieses Blutes rezirkuliert in die Lunge, während der andere Teil über eine Vorhoflücke das linke Herz und damit den großen Kreislauf erreicht.

Verläuft der Blutfluss aus den Lungenvenen in den großen Kreislauf ohne Obstruktion, so beherrschen eine geringe Zyanose und die Folgen einer ausgiebigen Rezirkulation das klinische Bild. Notfallsituationen sind hier selten. Bestehen dagegen hämodynamisch wirksame Engstellen, so kommt es zu einem Aufstau im pulmonal-venösen Schenkel des Kreislaufs, zur schweren pulmonalen Hypertension mit bis zu suprasystemischen Drucksteigerungen im rechten Ventrikel. Zyanose, das erheblich verminderte Herzzeitvolumen und die Lungenstauung (im Röntgenbild bis zur weißen Lunge) beherrschen das klinische Bild. Während Obstruktionen bei den supra- und kardialen Formen seltener vorkommen, sind sie bei der infradiaphragmalen Form die Regel. Hier wirkt die Zwischen-

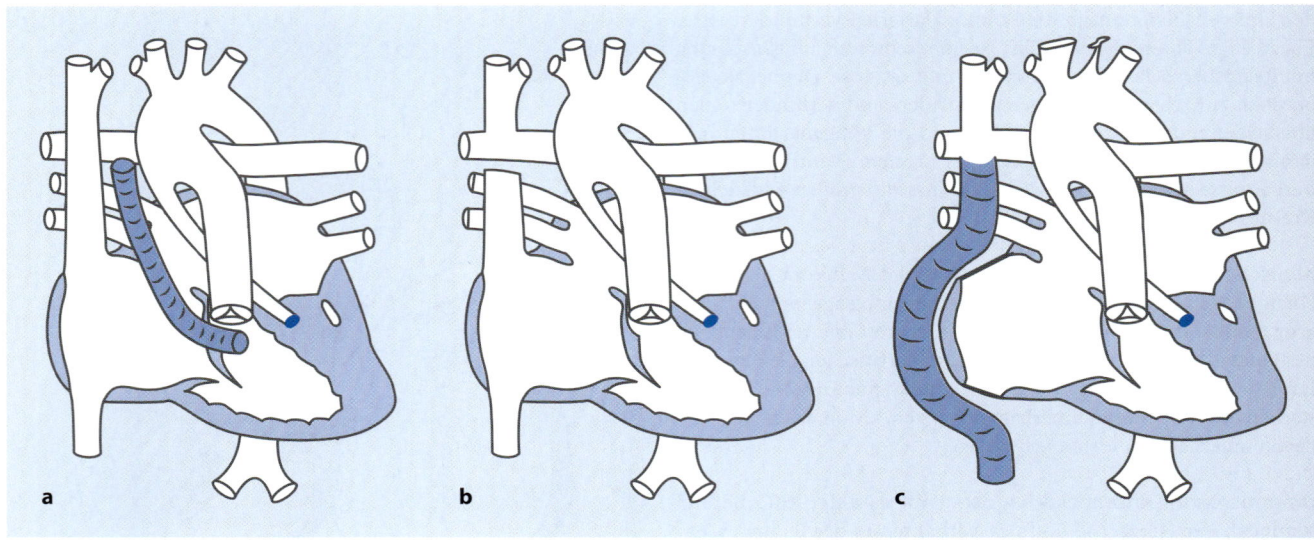

Abb. 172.35a–c Schema der insgesamt in 3 Schritten durchzuführenden Norwood-Operation. **a** Norwood-I-Operation, **b** Glenn-Operation, **c** modifizierte Fontan-Operation

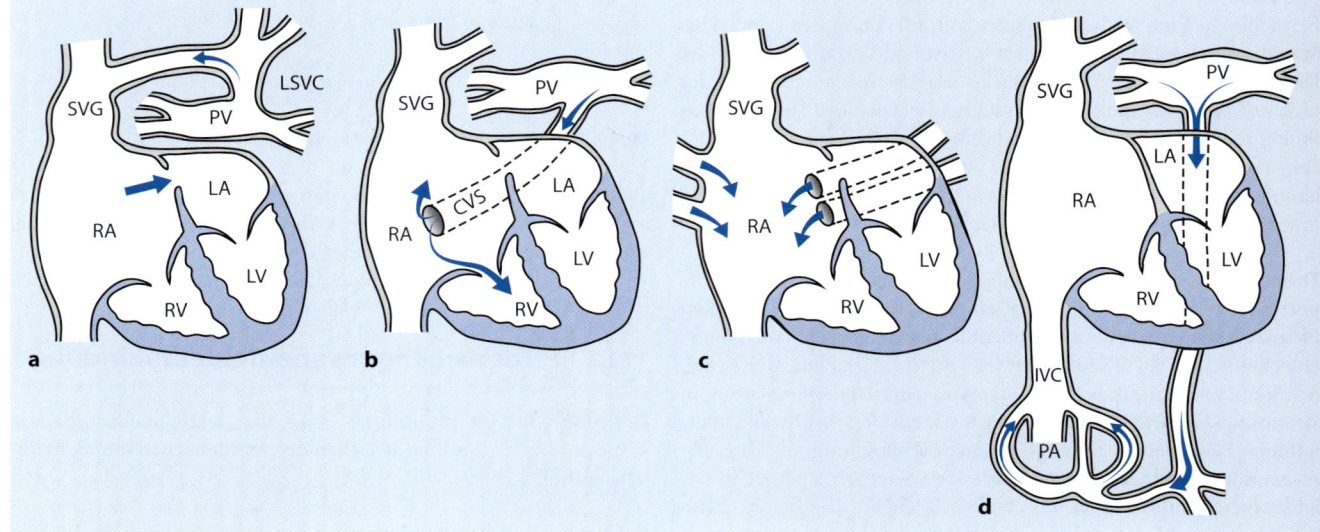

Abb. 172.36a–d Schematische Darstellung der 4 Formen der kompletten (totalen) Lungenvenenfehleinmündung. **a** Suprakardiale Form, **b** kardiale Form, **c** direkt in den rechten Vorhof, **d** intrakardiale Form. CVS Koronarvenensinus, PA Pfortader. Weitere Abkürzungen **Abb. 172.32**

schaltung des Leberparenchyms als hochgradige Obstruktion auf dem Weg des Lungenvenenblutes in den großen Kreislauf. Daher ist die infradiaphragmale totale Lungenvenenfehleinmündung heute der einzig echte Notfall, der mit der Diagnosestellung eine sofortige Operation notwendig macht. Gemischte Formen von totalen Lungenvenenfehleinmündungen kommen vor.

Diagnose Die vollständige Diagnose wird heute mittels der Echokardiografie gestellt, so dass eine Herzkatheteruntersuchung mit Angiokardiografie in der Regel nicht mehr notwendig ist. Besonders die farbcodierte Dopplersonografie identifiziert die venösen Flusswege und macht auf vorliegende Engstellen aufmerksam. Röntgenologisch weisen die Stauungszeichen auf die mögliche Obstruktion hin.

Therapie und Prognose Operativ bestehen bei den nichtobstruktiven Formen keine besonderen technischen Probleme. Die Art des Vorgehens richtet sich nach dem morphologischen Befund. So wird bei der häufigsten, nämlich der suprakardialen Form, und bei der infradiaphragmalen Form der meist hinter dem linken Vorhof liegende Konfluenz der Lungenvenen direkt mit dem linken Vorhof (Seit-zu-Seit) anastomosiert. Dabei versucht man, soweit als möglich, etwaige Mündungsstenosen der Lungenvenen mittels entsprechender Anastomosentechnik zu beseitigen. Die intrakardialen Formen der totalen Lungenvenenfehleinmündung werden durch entsprechende Septierung der Vorhöfe korrigiert. Das Operationsrisiko ist für die unkomplizierten Fälle gering (weniger als 10%). Es ist dann am höchsten, wenn die sofortige Notfalloperation bei einem Patienten mit infradiaphragmaler Form der Lungenvenenfehleinmündung verzögert wurde, hier kommt es rasch zu irreversiblen Lungenschäden. Die Langzeitergebnisse sind bei initial gutem Operationserfolg gut. Herzrhythmusstörungen aus dem Formenkreis des Sick-Sinus-Syndroms treten besonders bei der kardialen Form auf. Lungenvenenstenosen und das Restriktivwerden der venoatrialen Anastomose sind mögliche Folgen, die meist innerhalb des ersten postoperativen Jahres auftreten.

172.3.11 Heterotaxiesyndrom

Die Verbindung von komplexen Herzfehlern mit Lateralisationsstörungen der abdominalen und thorakalen Eingeweide sowie Fehlbildungen bis zum völligen Fehlen der Milz werden im Heterotaxiesyndrom zusammengefasst. Die Konstellation des Asplenie-, Polypleniesyndroms wird bei 3 % aller Neugeborenen mit angeborenen Herzfehlern, meist sporadisch auftretend, gefunden. Patienten mit Aspleniesyndrom (Rechtsisomeriesyndrom) haben gravierendere Fehlbildungen, wobei die häufig obstruktive Form der kompletten Lungenvenenfehleinmündung für die hohe Sterblichkeit verantwortlich ist. Die atrioventrikulären (besonders häufig gemeinsame AV-Klappe, Ventrikelinversion) und ventrikuloarteriellen (Double outlet right ventricle) Konnektionen sind schwer gestört. Pulmonalstenosen treten in 96 % der Fälle auf. Das Fehlen einer AV-Verbindung und die Hypoplasie eines Ventrikels lassen als operative Behandlungsmaßnahme lediglich die totale cavopulmonale Anastomose zu. Bei Patienten mit Polypleniesyndrom bestimmen AV-Klappendefekte bei allerdings normalen ventrikuloarteriellen Konnektionen bei 62 % der Patienten sowie subpulmonale und subaortale Stenosen die vorliegende kardiale Fehlbildung.

Die Klinik der Neugeborenen mit Aspleniesyndrom wird in der Regel von der Pulmonalstenose bestimmt – die Zyanose ist Leitsymptom; man muss entsprechend rasch die komplette kardiale Diagnostik veranlassen. Das klinische Bild der Kinder mit Polypleniesyndrom ist weniger dramatisch und variabler. Aufgrund des pathologischen Reizleitungssystems sind AV-Blockierungen häufiger als beim Aspleniesyndrom. Die Prognose des Aspleniesyndromes ist bei unbehandeltem Herzfehler sehr schlecht. Die Sterblichkeit im 1. Lebensjahr wird mit bis zu 95 % angegeben. Beim Polypleniesyndrom dagegen versterben bis zum 5. Lebensjahr 75 % der Patienten. Durch die antibakteriellen Impfungen, die Antibiotikaprophylaxe und die rechtzeitige energische Behandlung bakterieller Infektionen hat sich die Prognose bei Patienten mit Aspleniesyndrom, die alle an einer Immundefizienz leiden, verbessert.

Die herzchirurgische Behandlung der Patienten mit Heterotaxiesyndrom richtet sich nach den morphologischen und hämodynamischen Gegebenheiten. Häufig ist eine totale cavopulmonale Anastomose nicht zu umgehen. Das Aspleniesyndrom stellt allerdings heute noch einen erheblichen Risikofaktor für die kreislauftrennende Operation dar. So betrugen die Überlebensraten nach 5, 10 und 15 Jahren lediglich 64 %, 57 % und 53 % (Studie aus der Mayo-Clinic 2006).

172.4 Angeborene Gefäßanomalien

J. Breuer, D. Lang

172.4.1 Vaskulärer Ring

Definition Es gibt zahlreiche Abweichungen von der normalen Entwicklung des Aortenbogens und der Pulmonalarterie, aber nur wenige sind bedeutsam. Die wichtigsten sind diejenigen, die den Ösophagus und die Trachea durch einen Gefäßring oder eine Schlinge einschnüren. Dies sind:
1. der doppelte Aortenbogen,
2. der rechte Aortenbogen mit aberrierender linker A. subclavia inklusive linkem Ductus arteriosus/Ligamentum arteriosum,
3. die anomale linke A. pulmonalis oder pulmonalarterielle Schlinge.

Anatomie Beim doppelten Aortenbogen teilt sich die Aorta ascendens vor der Trachea in einen rechten und linken Bogen, die an beiden Seiten der Trachea vorbeiziehen. Gewöhnlich ist der rechte Bogen größer als der linke. Er zieht hinter dem Ösophagus zur linken Seite und konfluiert dort mit dem linken Bogen, der gelegentlich nur als bindegewebiger Strang ausgebildet ist, zur Aorta descendens. Auf diese Weise wird ein vollständiger Ring gebildet, in dem der meist linksseitige Ductus zwar kein essenzieller Bestandteil ist, jedoch je nach Länge die Konstriktion des Rings reguliert.

Beim rechten Aortenbogen mit Fehlabgang von linker A. subclavia und Ductus führt der Bogen rechts an der Trachea vorbei und deszendiert rechts der Wirbelsäule. Als erstes Gefäß vom Aortenbogen entspringt die linke A. carotis, als 4. Gefäß die linke A. subclavia zusammen mit dem Ductus/Ligamentum aus dem Kommerel-Divertikel von der Aorta descendens. Die linke A. subclavia zieht hinter dem Ösophagus zum linken Arm, der linke Ductus zur linken A. pulmonalis und schließt so den Ring um Trachea und Ösophagus, der nur dann Symptome verursacht, wenn der Ductus kurz ist.

Klinische Symptome Bei Patienten mit doppeltem Aortenbogen treten durch Kompression der Trachea bereits im frühen Säuglingsalter schwerwiegende Symptome mit Stridor, Dyspnoe und bellendem Husten auf, die bei Fütterung, Anstrengung oder Infektion kritisch verstärkt werden. Eine Reflexapnoe kann durch Fütterung ausgelöst werden. Bei älteren Kindern können die Symptome als Asthma fehlgedeutet werden. Symptome von Seiten der Ösophaguskompression sind meist wenig ausgeprägt und uncharakteristisch. Patienten mit rechtem Aortenbogen und anomalem Abgang der linken A. subclavia sind meist asymptomatisch. Treten jedoch bei kurzem Ductus Symptome auf, sind sie ähnlich wie beim doppelten Aortenbogen.

Diagnose Mittels Bronchoskopie kann die Morphologie der Trachealstenose erfasst und im MRT bzw. CT die Gefäßanatomie und ihre räumliche Beziehung zur Trachea und zum Ösophagus dargestellt werden

Therapie Eine Operation ist indiziert, wenn Symptome auftreten: Durchtrennung des kleineren, meist linken Bogens beim doppelten Aortenbogen, Dissektion des linken Ductus bzw. Ligamentum beim rechten Aortenbogen mit aberrierender linker A. subclavia. Bei asymptomatischen Patienten mit rechtem Bogen und aberrierender linker A. subclavia besteht kein Behandlungsbedarf. Die Operationsmortalität ist mit weniger als 1 % gering, frühpostoperativ können infolge Tracheomalazie noch Symptome bestehen, die nach einigen Wochen verschwinden.

172.4.2 Gefäßschlinge

Definition Die anomale linke Pulmonalarterie oder pulmonalarterielle Schlinge ist eine seltene kongenitale Anomalie, bei der die linke A. pulmonalis anomal von der rechten A. pulmonalis entspringt und hinter der Trachea und vor dem Ösophagus zur linken Lunge zieht (Abb. 172.37). Der Verlauf des anomalen Gefäßes verursacht eine Kompression des rechten Hauptbronchus und/oder der Trachea und eine Deviation der Trachea nach links. Assoziierte kongenitale kardiale Anomalien finden sich in der Hälfte der Patienten, extrakardiale Anomalien, vor allem der Lunge und der kartilaginären Anteile der Trachea und Bronchien bei über der Hälfte der Betroffenen.

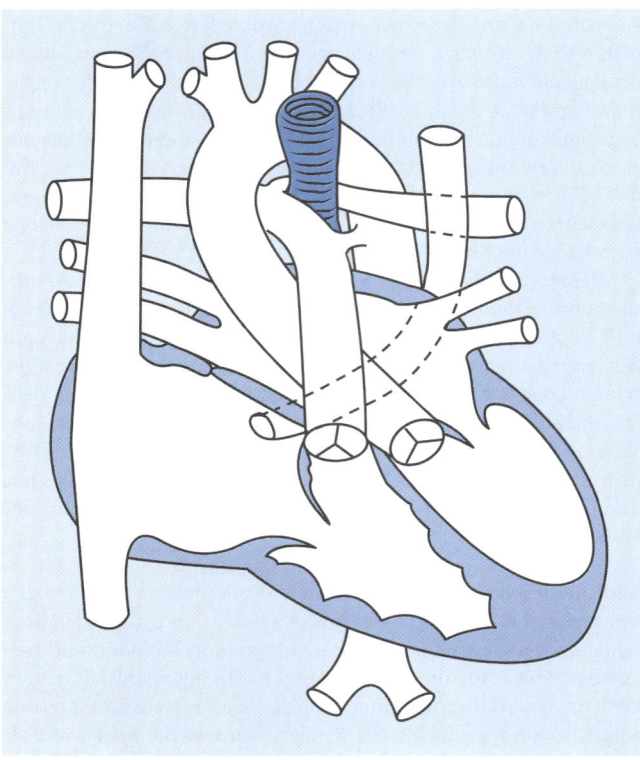

Abb. 172.37 Herzschema einer Pulmonalarterienschlinge

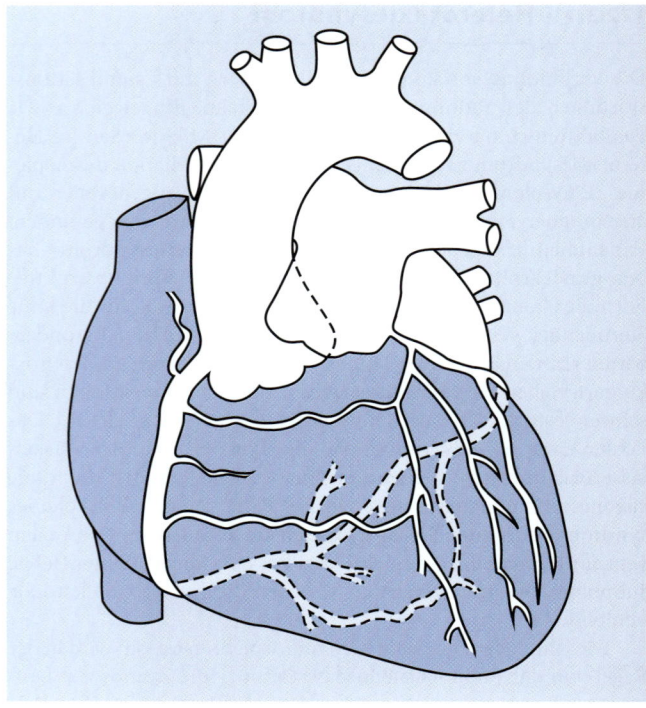

Abb. 172.38 Herzschema eines Fehlabgangs der linken Koronararterie aus der A. pulmonalis

Klinische Symptome und Diagnose In- und exspiratorischer Stridor, Dyspnoe und häufige bronchopulmonale Infektionen treten bereits im frühen Säuglingsalter auf. Aufgrund der trachealen und/oder bronchialen Obstruktion findet man radiologisch eine Überblähung oder Atelektase der rechten oder der linken Lunge. Zur Sicherung der Diagnose und Darstellung begleitender kardialer Fehlbildungen bieten sich Echokardiografie, MRT und CT an. Außerdem ist eine Bronchoskopie indiziert.

Therapie Das übliche Verfahren ist die Abtrennung der anomalen linken A. pulmonalis von der rechten und Reanastomosierung vor der Trachea. Gegebenenfalls müssen in gleicher Sitzung stenotische Trachealringe reseziert werden. Für den postoperativen Verlauf sind die tracheobronchialen Fehlbildungen von Bedeutung.

172.4.3 Abnormer Ursprung der linken Koronararterie aus der A. pulmonalis (Bland-White-Garland-Syndrom)

Epidemiologie Mit einer Häufigkeit von weniger als 1 % ist der abnorme Ursprung der linken Koronararterie aus der A. pulmonalis (Abb. 172.38) eine seltene Fehlbildung, für den Kinderarzt und Kinderkardiologen aber die wichtigste Koronaranomalie und ein bedeutsames Krankheitsbild in der Differenzialdiagnose myokardialer Erkrankungen.

Pathophysiologie Mit Abfall des Lungengefäßwiderstandes nach der Geburt und Absinken des Perfusionsdrucks in der anomalen linken Koronararterie übernehmen Kollateralen der rechten Koronararterie die Myokardperfusion des Versorgungsgebietes der linken. Kehrt sich schließlich der Fluss in der linken Koronarie um, kommt es zu einem Steal-Effekt mit inadäquater Myokardperfusion, die im EKG sichtbar wird. Das ischämische Myokard verliert seine Kontraktionskraft, und der linke Ventrikel dilatiert. Sind die linksseitigen Papillarmuskeln betroffen, kommt eine Mitralinsuffizienz hinzu. Manche Patienten entwickeln aufgrund guter Kollateralisation eine adäquate Myokardperfusion und werden erst im Kindesalter symptomatisch.

Klinische Symptome Mehr als die Hälfte der Patienten fallen bereits in den ersten Lebenswochen durch eine Herzinsuffizienz auf und zeigen unspezifische Symptome, wie Unruhe, Blässe und Schreiattacken. Bei symptomatischen Patienten ist im EKG fast immer der Befund eines anterolateralen Myokardinfarkts zu erheben. Eine Kardiomegalie mit normaler Lungenperfusion im Thoraxröntgenbild weist auf eine primäre Myokarderkrankung hin. Als Faustregel gilt, dass bei allen Patienten mit unklarer Myokarderkrankung der Ursprung der Koronararterien geklärt werden muss. Dies gelingt in einem hohen Prozentsatz mittels zweidimensionaler Echokardiografie inklusive Farbdoppler, am sichersten jedoch angiokardiografisch. Nach Darstellung einer großen rechten Koronararterie füllt sich über Kollateralgefäße die linke Koronararterie, die in die A. pulmonalis drainiert. Der linke Ventrikel ist dilatiert und kontrahiert schlecht, die Mitralklappe ist häufig insuffizient.

Therapie Therapeutisches Ziel ist die chirurgische Korrektur mit Verpflanzung der linken Koronararterie in die Aorta, um eine antegrade Perfusion herzustellen. Eine Ligatur des Gefäßes zur Vermeidung eines Steal-Phänomens mag bei kleiner linker Koronararterie die einzige Option sein, sie stellt jedoch im Allgemeinen keine Alternative dar. Unbehandelt versterben 65–85 % der Patienten vor Ablauf des 1. Lebensjahres an einer Herzinsuffizienz. Bei einigen Kindern entwickeln sich ausgeprägte interkoronare Kollateralen, die über eine verbesserte Myokardperfusion eine Abnahme der Herzinsuffizienz bewirken. Das Risiko eines plötzlichen Herztodes bleibt jedoch bestehen.

172.4.4 Abnormer Ursprung der linken Koronararterie aus dem rechten Sinus Valsalvae

Definition Die linke Koronartarie entspringt aus dem rechten Sinus Valsalvae und zieht zwischen Aorta und A. pulmonalis nach hinten und links. Auf diesem Weg wird sie von den beiden großen Gefäßen komprimiert, wodurch der Abgangswinkel verkleinert und das Lumen kritisch eingeengt wird. Patienten mit dieser seltenen Anomalie sind gefährdet, einen plötzlichen Tod zu erleiden.

Klinische Symptome In der Regel sind die Patienten asymptomatisch, wenngleich unter körperlicher Anstrengung Angina-pectoris-ähnliche Symptome oder präsynkopale Zustände auftreten können.

Bei Patienten mit verdächtigen Symptomen ist eine diagnostische Evaluierung mit Belastungs-EKG, Echokardiografie und Koronarangiografie indiziert und, falls sich der Verdacht bestätigt, eine chirurgische Umverpflanzung der linken Koronararterie erforderlich, um einem plötzlichen Tod vorzubeugen, der besonders häufig bei jungen Sportlern auftritt.

172.4.5 Koronararterielle Fisteln

Definition und Epidemiologie Koronararterielle Fisteln sind Verbindungen zwischen der rechten oder linken Koronararterie mit dem rechten oder linken Vorhof, dem rechten oder linken Ventrikel, der A. pulmonalis, der V. cava superior und dem Sinus coronarius. Ihre Prävalenz wird mit 0,2–0,4 % aller angeborenen Herzfehler angenommen.

Anatomie Die häufigste Verbindung ist die zum rechten Ventrikel, gefolgt vom rechten Vorhof, der in zwei Dritteln der Fälle mit der rechten Koronararterie kommuniziert. Die beteiligte Koronararterie ist gewöhnlich dilatiert, geschlängelt oder aneurysmatisch erweitert und hat eine oder mehrere Mündungen.

Klinische Symptome Die Symptome sind abhängig von der Größe der Fistel und dem Shuntvolumen. Es können eine Herzinsuffizienz, eine belastungsabhängige Myokardischämie durch ein sog. Steal-Phänomen oder eine Endokarditis auftreten. Der Hauptbefund ist ein kontinuierliches systolisch-diastolisches Geräusch, wie beim offenen Ductus arteriosus, das im Gegensatz zu diesem am lautesten am rechten oder linken Sternalrand zu hören ist. Echokardiografie inklusive Farbdoppler lassen die Anomalie erkennen. Weitere anatomische Details liefert die Koronarangiografie. Wegen der Größenzunahme mit dem Alter ist ein operativer oder interventioneller Verschluss angezeigt. Bei größeren Fisteln ist ein interventioneller oder – seltener – chirurgischer Verschluss indiziert.

172.4.6 Angeborene Gefäßfisteln

Angeborene Gefäßfisteln sind Kurzschlüsse zwischen Arterien und Venen, die das Kapillarbett umgehen und im systemischen wie im pulmonalen Kreislauf vorkommen.

Systemische Fisteln

Die systemischen Fisteln sind meist intrakraniell, in der Leber, im Bereich der Extremitäten und nahe der Thoraxwand lokalisiert. Am häufigsten sind intrakranielle Fisteln mit Einschluss der V. cerebri magna (Galeni) und die arteriovenöse Fistel der Leber, die auch als Hämangiom oder Hämangioendotheliom beschrieben wird.

Physiologie und klinische Symptome In der systemischen Zirkulation haben die arteriovenösen Fisteln einen Links-rechts-Shunt zur Konsequenz, der abhängig von der Größe der Fistel durch Volumenüberlastung zur Herzinsuffizienz führen kann, die sich bereits intrauterin als Hydrops fetalis oder unmittelbar nach der Geburt manifestiert. Weitere Symptome sind abhängig von der Lokalisation und Größe der beteiligten Gefäße.

Mithilfe der Echokardiografie und des farbcodierten Dopplers sind die Fisteln bereits intrauterin zu erkennen und hämodynamisch zu beurteilen, nach der Geburt kommen auch alle anderen bildgebenden Techniken zur Anwendung.

Je früher eine Herzinsuffizienz auftritt, umso schlechter ist die Prognose und die Aussicht, die zuführenden Gefäße chirurgisch oder interventionell zu verschließen. Fisteln der V. Galeni können durch Raumforderung auch zu einem späteren Zeitpunkt Probleme verursachen, hepatische Fisteln können sich mit der Zeit spontan oder unter dem Einfluss von Medikamenten zurückbilden.

Pulmonale Fisteln

Arteriovenöse Fisteln der Lunge kommen als Kurzschluss zwischen großen Gefäßen vor oder sind multiple, kleine Fisteln, die diffus über die gesamte Lunge verstreut sind. Letztere treten in Verbindung mit Teleangiektasien der Haut als Teil der Osler-Weber-Rendu-Krankheit auf, deren Ätiologie ungeklärt ist.

Pathophysiologie Durch die Umgehung des Lungenkapillarbettes wird systemvenöses Blut oxygeniertem pulmonalvenösem Blut beigemischt und eine arterielle Untersättigung hervorgerufen. Darüber hinaus ergeben sich keine Konsequenzen für Herz und Kreislauf, wenn man von den Folgen der Untersättigung absieht.

Klinische Symptome und Therapie Leitsymptom ist eine zentrale Zyanose, die von der Größe des intrapulmonalen Rechts-links-Shunts abhängt. Isolierte große Fisteln können ein kontinuierliches Geräusch verursachen und sich radiologisch als Transparenzminderung darstellen. Eine Herzkatheteruntersuchung mit Angiografie liefert die notwendigen anatomischen Details, um die Behandlung, in Form einer Lobektomie bei lokalisierten Läsionen oder in Form von interventionellen Verschlussmethoden mit Spiralen oder Verschlussstopfen bei multiplen Fisteln, durchzuführen. In den meisten Fällen ist eine elektive Behandlung jenseits des Säuglingsalters möglich.

Literatur

Allen HD, Gutgesell HP, Clark EB, Driscoll DJ (2001) Moss and Adams' heart disease in infants children and adolescents, 6. Aufl. Lippincott Williams & Wilkins, Philadelphia

Alsoufi B, Bennetts J, Verma S, Caldarone CA (2007) New developments in the treatment of hypoplastic left heart syndrome. Pediatrics 119:109–117

Amark KM, Karamlou T, O'Carroll A et al (2006) Independent factors associated with mortality, reintervention, and achievement of complete repair in children with pulmonary atresia with ventricular septal defect. J Am Coll Cardiol 47:1448–1456

Anderson RH, Webb S, Brown NA (1998) Defective lateralisation in children with congenitally malformed hearts. Cardiol Young 8:512–531

Apitz J (2002) Pädiatrische Kardiologie, 2. Aufl. Steinkopff, Darmstadt

Bagtharia R, Trivedi KR, Burkhart HM, Williams WG, Freedom RM, Van Arsdell GS, McCrindle BW (2004) Outcomes for patients with an aortopulmonary

window, and impact of associated cardiovascular lesions. Cardiol Young 14: 473–480
Balzer DT, Spray TL, McMullin D et al (1993) Endarteriitis associated with a clinically silent ductus arteriosus. Am Heart J 125:1192–1993
Bartz PJ, Driscoll DJ, Jearani JA et al (2006) Early and late results of the modified Fontan-operation for heterotaxy syndrome. JACC 48:2301–2305
Bol-Raap G, Weerheim J, Kappetein AP, Witsenburg M, Bogers AJ (2003) Follow-up after surgical closure of congenital ventricular septal defect. Eur J Cardiothorac Surg 24: 511–515
Boughman JA, Berg KA, Astemborski JA et al (1987) Familial risks of congenital heart disease in a population based epidemiologic study. Am J Med Genet 26:839–850
Buheitel G, Böhm B, Koch A, Trusen B, Hofner G, Singer H (2001) Die Ballondilatation der Pulmonalklappe: Kurz-, mittel- und langfristige Ergebnisse. Z Kardiol 90: 503–509
Calder L, van Praagh R, van Praagh S et al (1976) Truncus arteriosus communis. Clinical, angiographic and pathologic findings in 100 patients. Am Heart J 92:23–38
Castaneda AR, Jonas RA, Mayer JE, Hanley FL (1994) Cardiac surgery of the neonatate and infant. Saunders, Philadelphia
Chang R-KR, Chen AY, Klitzner TS (2002) Clinical management of infants with hypoplastic left heart syndrome in the United States 1988–1997. Pediatrics 10:292–298
Chauvaud SM, Fuzellier JF, Houel R, Berrebi A, Mihaileanu S, Carpentier A (1998) Reconstructive surgery in congenital mitral insufficiency (Carpentier's technique): long term results. J Thorac Cardiovasc Surg 115: 84–93
Dallapiccola B, Marino B, Digilio MC et al (1996) The mendelian basis of congenital heart defects. Cardiol Young 6:264–271
Daubeney PEF, Wang D, Keeton BR, Anderson RH, Slavik Z, Flather M, Webber SA (2005) Pulmonary atresia with intact ventricular septum: predictors of early and medium-term outcome in a population-based study. J Thorac Cardiovasc Surg 130:1071
Devereux RBN (1995) Recent developments in the diagnosis and management of mitral valve prolapse. Curr Opin Cardiol 10:107–116
Deutsche Gesellschaft für Kinder- und Jugendmedizin (Hrsg) (2005) Leitlinien Kinderheilkunde und Jugendmedizin, M Kardiologie (Leitlinien der DGPK). Elsevier, Urban & Fischer, München
Du ZD, Hijazi ZM, Kleinman CS, Silverman NH, Larntz K, Amplatzer investigators (2002) Comparison between transcatheter and surgical closure of secundum atrial septal defect in children and adults: results of a multicenter nonrandomized trial. J Am Coll Cardiol 39:1836–1844
EACTS Congenital Database: http://www.eactscongenitaldb.org/db/public-reports.py?fnc=r42&dbname=ecdb6y2005. Zugegriffen: 6. August 2012
Edwards JE (1948) Anomalies of the derivatives of the aortic arch system. Med Clin North Am 32:925–949
Ewert P, Kretschmar O, Peters B et al (2004) Interventioneller Verschluss angeborener Ventrikelseptumdefekte – Breitere Indikationsstellung dank neuer Implantate. Z Kardiol 93: 147–155
Ferencz C, Rubin JD, McCarter RJ et al (1987) Cardiac and noncardiac malformations: Observations in a population-based study. Teratology 35:367–378
Franklin R (1998) The Fontan circulation. In: Redington AN, Brawn WJ, Deanfield JE, Anderson RH (Hrsg) The right heart in congenital heart disease. Greenwich Med Media, London, S 137–144
Friesen CLH, Zurakowski D, Thiagarajan RR, Forbess JM, del Nido PJ, Mayer JE, Jonas RA (2005) Total anomalous pulmonary venous connection: an analysis of current management strategies in a single institution. Ann Thorac Surg 79:596–606
Galal MO, Wobst A, Halees Z et al (1994) Peri-operative complications following surgical closure of atrial septal defect type II in 232 patients – a baseline study. Eur Heart J 15:1381–1384
Galal MO, Schmaltz AA, Joufan M, Benson L, Samatou L, Halees Z (2003) Balloon dilatation of native aortic coarctation in infancy. Z Kardiol 92: 735–741
Greil GF, Schöbinger M, Küttner A et al (2006) Imaging of aortopulmonary collateral arteries with high-resolutin multidetector CT. Pediatr Radiol 36:502–509
Gilljam T, McCrindle BW, Smallhorn JF, Williams WG, Freedom RM (2002) Outcome of left atrial isomerism over a 28-year period at a single institution. J Am Coll Cardiol 36:908–916
Griselli M, McGuirk SP, Winlaw DS et al (2004) The influence of pulmonary artery morphology on the results of operations for major aortopulmonary collateral arteries and complex congenital heart defects. J Thorac Cardiovasc Surg 127:251–258
Hayek E, Gring CN, Griffin BP (2005) Mitral valve prolapse. Lancet 365: 507–518
Hofbeck M, Rauch A, Leipold G, Singer H (1998) Diagnosis and treatment of pulmonary atresia and ventricular septal defect. Prog Pediatr Cardiol 9:113–118
Hofbeck M, Bartholomaeus G, Buheitel G et al (1999) Safety and efficacy of interventional occlusion of patent ductus arteriosus with detachable coils: a multicentre experience. Eur J Pediatr 159:331–337
Hoffman JIE (1995) Congenital anomalies of the coronary vessels and the aortic root. In: Emmanouillides GC, Riemenschneider TA, Allen HD, Gutgesell HP (Hrsg) Heart disease in infants, children and adolescents. Including the fetus and young adult, 5. Aufl. Williams & Wilkins, Baltimore
Jackson M, Walsh KP, Peart I et al (1996) Epidemiology of congenital heart disease in Merseyside – 1979 to 1988. Cardiol Young 6:272–280
Kaulitz R, Hofbeck M (2005) Current treatment and prognosis in children with functionally univentricular hearts. Arch Dis Child 90:757–762
Kirklin JW, Barrat-Boyes BG (1993) Cardiac surgery, 2. Aufl. John Wiley, New York
Kleinert S, Sano T, Weintraub RG et al (1997) Anatomic features and surgical strategies in double-outlet right ventricle. Circulation 96:1233–1239
Koch A, Singer H (2004) Fontan-Zirkulation bei Patienten mit funktionell univentrikulärem Herz. Herzmedizin 21:134–139
Kouchoukos NT, Blackstone EH, Doty DB, Hanley FL, Karp RB (2003) Kirklin/Barrat-Boyes cardiac surgery, 3. Aufl. Elsevier, Philadelphia
Lorier G, Kalil RAK, Barcellos C et al (2001) Valve repair in children with congenital mitral lesions: Late clinical results. Pediatric Cardiol 22:44–52
Mahle WT, Visconti KJ, Freier MC et al (2006) Relationship of surgical approach to neurodevelopmental outcomes in hypoplastic left heart syndrome. Pediatrics 117:E90–E97
Masamichi O, Böthig D, Görler H, Lange M, Westhoff-Bleck M, Breymann T (2006) Clinical outcome of patients 20 years after Fontan-operation – effect of fenestration on late morbidity. Eur J Card-Thorac Surg 30:923–929
Mavroudis C, Backer CL (2003) Pediatric cardiac surgery, 3. Aufl. Mosby, St Louis
McLean KM, Pearl JM (2006) Pulmonary atresia with intact ventricular septum: initial management. Ann Thorac Surg 82:2214–2220
Meisner H, Guenther T (1998) Atrioventriculer septal defect. Pediatr Cardiol 19: 276–281
Mitchell ME, Ittenbach RF, Gaynor JW, Wernovsky G, Nicolson S, Spray TL (2006) Intermediate outcomes after the Fontan procedure in the current era. J Thorac Cardiovasc Surg 131:172–180
Mohammadi S, Belli E, Martinovic I et al (2005) Surgery for right ventricle to pulmonary artery conduit obstruction: risk factors for further reoperation. Eur J Card Thorac Surg 28:217–222
Moore P, Adatia I, Spevak PJ, Keane JF, Perry SB, Castaneda AR, Lock JE (1994) Severe congenital mitral stenosis in infants. Circulation 89:2099–2106
Müller-Scholden J, Bürsch J, Wessel A et al (1993) Quantifizierung der postoperativen Pulmonalinsuffizienz: Schweregrad und klinische Symptomatik. Z Kardiol 82:692–699
Neill CA, Zuckerberg AL et al (1995) Syndromes and congenital heart defects. In: Nichols DG, Cameron DE, Greeley WJ (Hrsg) Critical heart disease in infants and children. Mosby, St Louis, S 987–1012
Nichols CA, Cameron DE, Greeley WJ et al (Hrsg) (1995) Critical heart disease in infants and childeren. Mosby, St Louis
Nollert G, Fischlein T, Bouterwerk S et al (1997) Longterm survival in patients with repair of tetralogy of Fallot: 36-year follow-up of 490 survivors of the first year after surgical repair. JACC 30:1374–1383
Nora JJ, Nora AH (1994) From generational studies to a multilevel genetic-environmental interaction. J Am Coll Cardiol 23:1468–1471
Obeid AI, Carlson RJ (1995) Evaluation of pulmonary vein stenosis by transeophageal echocardiography. J Am Soc Echocardiogr 8:888–896
Ohara N, Mikajima T, Tagaki J, Kato H (1991) Mitral valve prolapse in childhood: the incidence and clinical presentations in different age groups. Acta Paediatr Jpn 33:467–475
Peterson C, Schilthuis JJ, Dodge-Khatami A, Hitchcock JF, Meijboom EJ, Bennonk GB (2003) Comparative longterm results of surgery versus balloon

valvuloplasty for pulmonary stenosis in infants and children. Ann Thorac Surg 76:1078–1082

Reddy VM, McElhinney DB, Silverman NH, Hanley FL (1997) The double switch for anatomical repair of congenitally corrected transposition of the great arteris in infants and children. Eur Heart J 18:1470–1477

Reddy VM, McElhinney DB, Amin Z, Moore P, Parry AJ, Teitel DF, Hanley FL (2000) Early and intermediate outcomes after repair of pulmonary atresia with ventricular septal defect and major aortopulmonary collateral arteries. Circulation 101:1826

Roos-Hesselink, Meijboom FJ, Spitaels SEC et al. (2003) Excellent survival and low incidence of arrhythmias, stroke and heart failure long-term after surgical ASD closure at young age. A prospective follow-up study of 21–33 years. Eur Heart J 24: 190–197

Roos-Hesselink, Meijboom FJ, Spitaels SEC et al (2004) Outcome of patients after surgical closure of ventricular septal defect at young age: longitudinal follow-up of 22–34 years. Eur Heart J 25:1057–1062

Samanek M, Slavik Z, Zborilova B et al (1989) Prevalence, treatment, and outcome of heart disease in live-born children: a prospective analysis of 91,823 live-born children. Pediatr Cardiol 10:205–211

Schmaltz AA, Reidemeister JC, Neudorf U, Doetsch N, Hentrich F (1994) Restshunts nach chirurgischer Ductusligatur. Z Herz Thorax Gefäßchir 8: 91–94

Schmaltz AA, Neudorf UE, Galal MO (2001) Dilatation von Klappen- und Gefäßstenosen. Monatsschr Kinderheilkd 149:1011–1017

Schwedler G, Lindinger A, Lange PE, Participants of the PAN Study et al (2011) Frequency and spectrum of congenital heart defects among live births in Germany. Clin Res Cardiol 100:1111–1117

Shuler CO, Fyfe DA, Sade R, Crawford FA (1995) Transoesophageal echocardiographic evaluation of cor triatratum in children. Am Heart J 129:507–510

Sittiwangkul R, Ma RY, McCrindle BW, Codes JG, Smallhorn JF (2001) Echocardiographic assessment of obstructive lesions in atrioventricular septal defects. J Am Coll Cardiol 38(253):261

van Son JAM, Danielson GK, Schaff HV, Puga FJ, Seward JB, Hagler DJ, Mair DD (1993) Cor triatriatum: diagnosis, operative approach, and late results. Mayo Clin Proc 68:854–859

Stasik CN, Goldberg CS, Bove EL, Devaney EJ, Ohye RG (2006) Current outcomes and risk factors for the Norood procedure. J Thorac Cardiovasc Surg 131:411–417

Stewart WJ (1994) Choosing the »golden moment« for mitral valve repair. J Am Coll Cardiol 24:1544–1545

Thomson JDR (2005) Management of valvar aortic stenosis. Heart 90: 5–6

Trowitzsch E, Braun W, Stute M, Pielemeier W (1990) Diagnosis, therapy, and outcome of ventricular septal defects in the first year of life: a two-dimensional colour-Doppler echocardiography study. Eur J Pediatr 149: 758–761

Tulloh RMR, Bull C, Elliott MJ, Sullivan ID (1995) Supravalvar mitral stenosis: risk factors for recurrence or death after resection. Br Heart J 73:164–168

Turner SW, Hornung T, Hunter S (2002) Closure of ventricular septal defects: a study of factors influencing spontaneous and surgical closure. Cardiol Young 12: 357–363

Watson H (1974) Natural history of Ebstein's anomaly of the tricuspid valve in childhood and adolescence. An international cooperative study of 505 cases. Br Heart J 36: 417Weinberg PM (1995) Aortic arch anomalies. In: Emmanouillides GC, Riemenschneider TA, Allen HD, Gutgesell HP (eds) Heart disease in infants, children and adolescents. Including the fetus and young adult, 5th edn. Williams & Wilkins, Baltimore

Wingen MJ, Günher RW (2001) Pulmonale arteriovenöse Fisteln. Diagnostik und interventionelle Therapie. Dtsch Ärzteblatt 98(20):A1326–A1330

Wooley MM, Stanley P, Wesley JR (1977) Peripherically located congenital fistulae in infancy and childhood. J Pediatr Surg 12:165–176

Yoshimura N, Yamaguchi M, Oshima Y et al (1999) Surgery for mitral valve disease in the pediatric age group. J Thorac Cardiovasc Surg 118:99–106

Ziemer G, Haverich A (2010) Herzchirurgie, 3. Aufl. Springer, Berlin

173 Herzrhythmusstörungen

T. Paul

173.1 Bradykarde Herzrhythmusstörungen

Definition Unter bradykarden Herzrhythmusstörungen versteht man Herzrhythmusstörungen mit einer temporär oder permanent abnorm verminderten Herzfrequenz unterhalb der Altersnorm im Oberflächen-EKG bzw. im Langzeit-EKG. Klinisch bedeutsame Formen bradykarder Herzrhythmusstörungen im Kindesalter sind die Sinusbradykardie bzw. die Sinusknotendysfunktion, das Bradykardie-Tachykardie-Syndrom sowie der hochgradige atrioventrikuläre Block (AV-Block II° Typ 2, AV-Überleitung ≥3:1) und der komplette atrioventrikuläre Block (AV-Block III).

Ätiologie, Pathogenese und Pathophysiologie Die Sinusknotendysfunktion tritt überwiegend postoperativ und gelegentlich auch postinfektiös bzw. idiopathisch auf. Der hochgradige sowie der komplette AV-Block können angeboren sein. Eine typische Konstellation ist der immunologisch vermittelte komplette AV-Block bei einer Kollagenose der Mutter. Darüber hinaus tritt ein angeborener AV-Block bei angeborenen Herzfehlern wie z. B. der kongenital korrigierten Transposition der großen Arterien auf. Häufig ist der hochgradige/komplette AV-Block erworben, typischerweise infolge eines kinderherzchirurgischen Eingriffs. Seltene Ursachen sind eine Myokarditis/Endokarditis bzw. ein Trauma. Pathophysiologisch bedeutsam sind das durch die niedrigen Kammerfrequenzen reduzierte Herzzeitvolumen sowie längere Asystolien, die zur Synkope (Adam-Stokes-Anfall) sowie zum plötzlichen Herztod führen können.

Klinische Symptome Symptome bradykarder Herzrhythmusstörungen sind eine reduzierte Belastbarkeit bis zur manifesten Herzinsuffizienz. Weitere typische Symptome sind Schwindel und Synkopen in Ruhe oder unter Belastung sowie der plötzliche Herztod.

Diagnose und Differenzialdiagnose Die Diagnose wird mit dem Standard-EKG sowie dem 24-h-EKG gestellt. Das Belastungs-EKG erlaubt eine Aussage zur chronotropen Kompetenz des Kindes. Die echokardiografische Untersuchung erfolgt zur Darstellung der kardialen Anatomie sowie zur Bestimmung der linksventrikulären Pumpfunktion.

Differenzialdiagnostisch abzugrenzen ist die physiologische Sinusbradykardie, wie sie z. B. bei Hochleistungssportlern beobachtet wird. Kardioinhibitorische Bardykardien bzw. Asystolien sind funktionell bedingt. Die Ätiologie kann meist durch eine gezielte Anamnese geklärt werden, eine Kipptischuntersuchung ist selten hilfreich.

Therapie Eine Behandlung ist bei Kindern mit symptomatischen und/oder potenziell lebensbedrohlichen bradykarden Herzrhythmusstörungen indiziert. Die einzig sinnvolle und effektive Therapie ist die Implantation eines permanenten Herzschrittmachers. Eine medikamentöse Therapie (z. B. Isoprenalin, Orciprenalin, Ipratropiumbromid) kann nur zur Überbrückung bis zur Implantation eines Schrittmachers eingesetzt werden, da sie nicht ausreichend und zuverlässig wirksam ist.

Die Indikationen für die Implantation von Herzschrittmachern bei Kindern sind kürzlich in Form einer Leitlinie der Deutschen Gesellschaft für Pädiatrische Kardiologie aktualisiert worden.

Generatoren und Stimulationsweise Die Entscheidung hinsichtlich des Implantationsmodus (endokardial versus epikardial) sowie der Zahl der Elektroden (Einkammer- versus Zweikammersystem) richtet sich nach der Größe des Patienten und der individuellen Anatomie. Die gebräuchlichsten Schrittmachertypen sind der VVI-Schrittmacher (ventrikulärer Demand-Schrittmacher), der AAI-Schrittmacher (atrialer Demand-Schrittmacher) und der DDD-Schrittmacher (AV-sequenzieller Schrittmacher, Zweikammer-Schrittmacher). Die Schrittmacher können in einem frequenzadaptierten Modus programmiert werden, so dass die Stimulationsfrequenz der körperlichen Belastung angepasst wird. VVI- und DDD-Schrittmacher können bereits im Neugeborenen- und Säuglingsalter implantiert werden (◘ Abb. 173.1). Die bei Säuglingen und Kleinkindern bevorzugt implantierten epikardialen Schrittmachersysteme weisen im Vergleich zu den endokardialen Systemen höhere Reizschwellen und dadurch bedingt eine kürzere Funktionsdauer auf. Bei größeren Kindern und Jugendlichen erfolgt die Implantation – sofern kein Herzfehler mit einem intrakardialen Shunt vorliegt – transvenös-endokardial wie bei Erwachsenen.

173.2 Tachykarde Herzrhythmusstörungen

Definition Tachykarde Herzrhythmusstörungen sind durch eine paroxysmal oder chronisch-permanente Erhöhung der Vorhof- und/oder Kammerfrequenz gekennzeichnet. Sie beruhen auf verschiedenen pathologischen Mechanismen und werden prinzipiell in supraventrikuläre und ventrikuläre Tachyarrhythmien eingeteilt. Supraventrikuläre Arrhythmien sind in Abgrenzung zu den ventrikulären Arrhythmien dadurch definiert, dass anatomische Strukturen oberhalb der Bifurkation des His-Bündels an der Entstehung und Aufrechterhaltung der Arrhythmie wesentlich beteiligt sind.

Supraventrikuläre Extrasystolen, selten oder gehäuft, sind bei Kindern in der Regel nicht behandlungsbedürftig. Ebenso besteht bei Kindern mit isolierten uniformen ventrikulären Extrasystolen keine Therapieindikation, sofern eine kardiale Strukturanomalie und eine Infektion des Herzmuskels ausgeschlossen sind, im Oberflächen-EKG keine Verlängerung des QT-Intervalls besteht sowie unter Belastung die ventrikuläre Ektopie supprimiert ist. Gleiches gilt für supraventrikuläre und ventrikuläre Couplets im Kindesalter.

Bei ≥3 aufeinander folgenden frühzeitig einfallenden Impulsen liegt eine Tachykardie vor. Sofern diese >30 s andauert und/oder eine hämodynamische Kompromittierung des Kindes besteht, spricht man von einer anhaltenden Tachykardie. Anderenfalls ist die Tachykardie nicht anhaltend. Bei ventrikulären Tachyarrhythmien unterscheidet man darüber hinaus aufgrund der Morphologie der Komplexe eine uniforme von einer multiformen Ektopie.

Ätiologie, Pathogenese und Pathophysiologie Die elektrophysiologischen Ursachen für tachykarde Herzrhythmusstörungen im Kindesalter sind prinzipiell ein Reentry-Mechanismus bei den paroxysmalen Tachykardien, wie z. B. bei der supraventrikulären Tachykardie auf der Grundlage einer akzessorischen Leitungsbahn, und eine pathologisch gesteigerte Spontandepolarisation bei den chronisch-permanenten Tachykardien, wie z. B. bei einer fokalen atrialen Tachykardie. Pathophysiologisch kommt es bei den par-

173.2 · Tachykarde Herzrhythmusstörungen

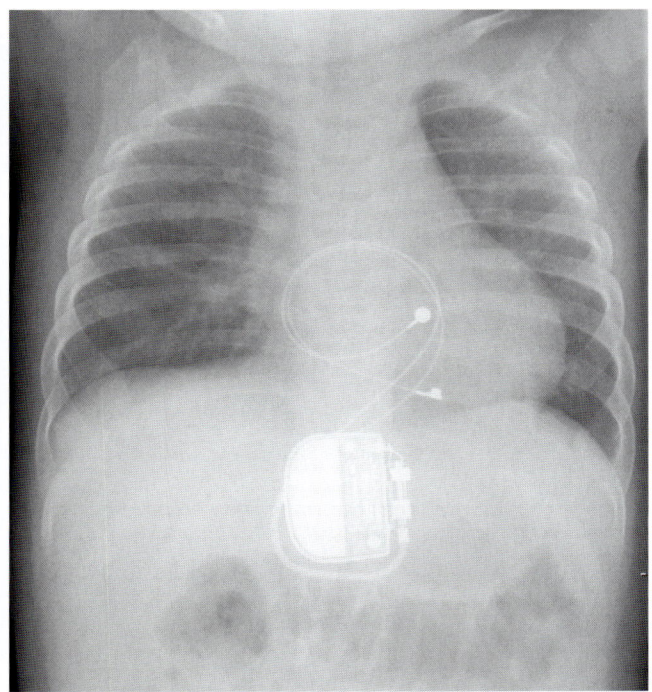

Abb. 173.1 Thoraxröntgenbild eines 6 Monate alten Säuglings mit einem angeborenen kompletten AV-Block. Im Alter von 3 Monaten wurde eine ventrikulärer Demand-Schrittmacher aufgrund rezidivierender Bradykardien <40/min implantiert. Es wurden über eine partielle inferiore Sternotomie bipolare steroideluierende Elektroden an der Vorderwand des rechten Ventrikels aufgenäht. Das Schrittmacheraggregat befindet sich im rechten Oberbauch

und zur Beurteilung der Herzfunktion erforderlich. Die Dokumentierung der spontanen Tachykardie mit dem Standard-EKG (12 Ableitungen) erlaubt in den meisten Fällen aufgrund der Morphologie der QRS-Komplexe die Differenzierung einer supraventrikulären Tachykardie von einer ventrikulären Tachykardie. Die Identifikation der abnorm einfallenden bzw. abnorm konfigurierten P-Wellen führt zur Abgrenzung von einer Sinustachykardie. Im 24-h-EKG kann das chronisch-permanente Andauern einer fokalen atrialen Tachykardie erfasst werden.

Bei Kindern mit Verdacht auf das Vorliegen von angeborenen Ionenkanalerkrankungen finden sich im Ruhe-EKG zum Teil die typischen pathologischen Erregungsausbreitungs- und Rückbildungsmuster im Standard-EKG wie beim Long-QT-Syndrom, Brugada-Syndrom und der arrhythmogenen rechtsventrikulären Kardiomyopathie. Bei Kindern mit dem klinischen Verdacht auf eine Ionenkanalerkrankung (z. B. Long-QT-Syndrom) ist die molekulargenetische Diagnostik zum Nachweis der typischen Genmutationen hilfreich. Dies trifft ebenfalls auf die erweiterte Diagnostik der asymptomatischen Familienmitglieder zu.

Die invasive elektrophysiologische Untersuchung erfolgt bei Kindern mit supraventrikulären und ventrikulären Tachykardien zur Identifizierung des elektrophysiologischen Mechanismus. Das endokardiale Mapping wird zur Lokalisationsdiagnostik des anatomischen Substrats vor einer Ablationsbehandlung durchgeführt. Darüber hinaus erlaubt die programmierte Stimulation eine Risikostratifizierung bei Kindern und Jugendlichen >8 Jahre mit permanenter Präexzitation bei klassischem Wolff-Parkinson-White-Syndrom sowie eine Abschätzung des Risikos des plötzlichen Herztodes bei Patienten mit einem angeborenen Herzfehler, speziell der Fallot-Tetralogie.

oxysmalen Reentry-Tachykardien durch die verkürzte diastolische Füllung bzw. durch den pathologischen Erregungsablauf in den Ventrikeln zu einer Verringerung des Herzzeitvolumens trotz erhöhter Herzfrequenz. Bei den chronisch-permanenten Tachykardien kann es aufgrund der permanent erhöhten Herzfrequenz zur Ausbildung einer zum Teil dramatischen Einschränkung der linksventrikulären Pumpfunktion mit dem Bild einer sekundären tachykardieinduzierten Kardiomyopathie kommen.

Klinische Symptome Die klinische Symptomatik richtet sich nach dem Lebensalter, der kardialen Anatomie sowie nach dem Typ der vorliegenden Tachyarrhythmie. Bei ansonsten herzgesunden Neugeborenen und Säuglingen entwickelt sich bei den paroxysmalen supraventrikulären Tachykardien mit Kammerfrequenzen von mitunter >250/min rasch eine Herzinsuffizienz. Bei größeren Kindern und Jugendlichen sind Palpitationen das führende Symptom, gefolgt von Schwindel und Unwohlsein. Synkopale Ereignisse sind selten. Bei den chronisch-permanenten supraventrikulären Tachykardien findet sich aufgrund der nicht kritisch erhöhten Herzfrequenz häufig keine akute Symptomatik; dafür können diese Kinder eine ausgeprägte Herzinsuffizienz entwickeln. Ventrikuläre Tachykardien sind mit Palpitationen, Schwindel und Synkopen assoziiert und können bei hohen Herzfrequenzen besonders in Kombination mit einem angeborenen Herzfehler zum plötzlichen Herztod führen.

Diagnose und Differenzialdiagnose Ziele der Diagnostik sind die Dokumentation, Identifikation und Bestimmung von Dauer und Häufigkeit der Tachykardien sowie deren Beziehung zu klinischen Symptomen. Darüber hinaus ist eine bildgebende Diagnostik (Echokardiografie, evtl. Kernspintomografie) zum Nachweis bzw. Ausschluss anatomischer oder funktioneller Ursachen der Tachykardie

Therapie Eine Therapie ist bei Kindern mit symptomatischen und/oder potenziell lebensbedrohlichen tachykarden Herzrhythmusstörungen indiziert. Ziele der Behandlung sind die Terminierung einer akuten Tachyarrhythmie sowie die Prävention des Wiederauftretens.

Supraventrikuläre Tachykardien können durch Vagus-Manöver (z. B. Eisbeutel, Bauchpresse usw.), Antiarrhythmika (◘ Tab. 173.1, ◘ Tab. 173.3, ◘ Tab. 173.2) sowie die externe Kardioversion behandelt werden. Die Vorgehensweise richtet sich nach dem klinischen Zustand des Kindes. Vagale Manöver erfolgen mit dem Ziel der Verlängerung der Refraktärzeiten des AV-Knotens. Die Adenosinapplikation bewirkt einen kurzfristig anhaltenden AV-Block, so dass bei sachgerechter Applikation (möglichst herznah als rascher Bolus) fast alle AV-Knoten-abhängigen Tachykardien zumindest kurzfristig terminiert werden können (◘ Tab. 173.1; ◘ Abb. 173.2). Bei drohendem Herz-Kreislauf-Versagen erfolgt als primäre Maßnahme die umgehende externe Kardioversion mit 0,5–1 J/kg KG in Kurznarkose.

Bei ventrikulären Tachykardien sollte möglichst auf eine medikamentöse Intervention verzichtet werden und primär eine externe Kardioversion mit durchgeführt werden. Bei einem frühen Tachykardierezidiv wird der Einsatz von Amiodaron und Lidocain empfohlen (◘ Tab. 173.3).

Zu den therapeutischen Maßnahmen zur Prävention des Wiederauftretens einer tachykarden Herzrhythmusstörung zählen prinzipiell Antiarrhythmika (◘ Tab. 173.2, ◘ Tab. 173.4), Herzschrittmacher bei bradykardieinduzierten Tachykardien, chirurgische Eingriffe (z. B. linksseitige kardiale Sympathektomie bei Long-QT-Syndrom), die Hochfrequenzstromablation des anatomischen Substrats der Tachyarrhythmie sowie die Implantation eines internen Kardioverter-Defibrillators. Der Stellenwert der einzelnen Therapiemodalitäten wird im Weiteren bei den verschiedenen tachykarden Herzrhythmusstörungen beschrieben.

Tab. 173.1 Medikamentöse Therapie der akuten Episode einer supraventrikulären Tachykardie mit regelmäßigen Abständen der QRS-Komplexe und hämodynamischer Stabilität. (Nach Paul 2011)

Medikament	Dosierung
Adenosin	0,1–0,3 mg/kg KG i.v. (rasche Bolusinjektion)
Flecainid	0,5–1 mg/kg KG i.v. über 5 min
Amiodaron	5 mg/kg KG über 20–60 min als Kurzinfusion, Dauerinfusion 10 mg/kg/Tag, Bolus kann wiederholt werden
Verapamil	0,1 mg/kg KG i.v. (max. 5 mg; nicht bei Neugeborenen und Säuglingen, sicher ab Schulalter)

Tab. 173.2 Medikamentöse Dauertherapie von supraventrikulären Tachykardien im Kindesalter; Auswahl im alphabetischer Reihenfolge. (Nach Paul 2011)

Medikament	Dosierung
Amiodaron	3–5 mg/kg KG (initial 10 mg/kg KG über 5 Tage)
β-Blocker (z. B. Propranolol)	2–6 mg/kg KG
Flecainid	100–200 mg/m² KOF
Propafenon	200–600 mg/m² KOF
dl-Sotalol	2–6 mg/kg KG
Verapamil	4–10 mg/kg KG (nicht bei Präexzitationssyndrom)
Digoxin	0,2 mg/m² KOF (nicht bei Präexzitationssyndrom)

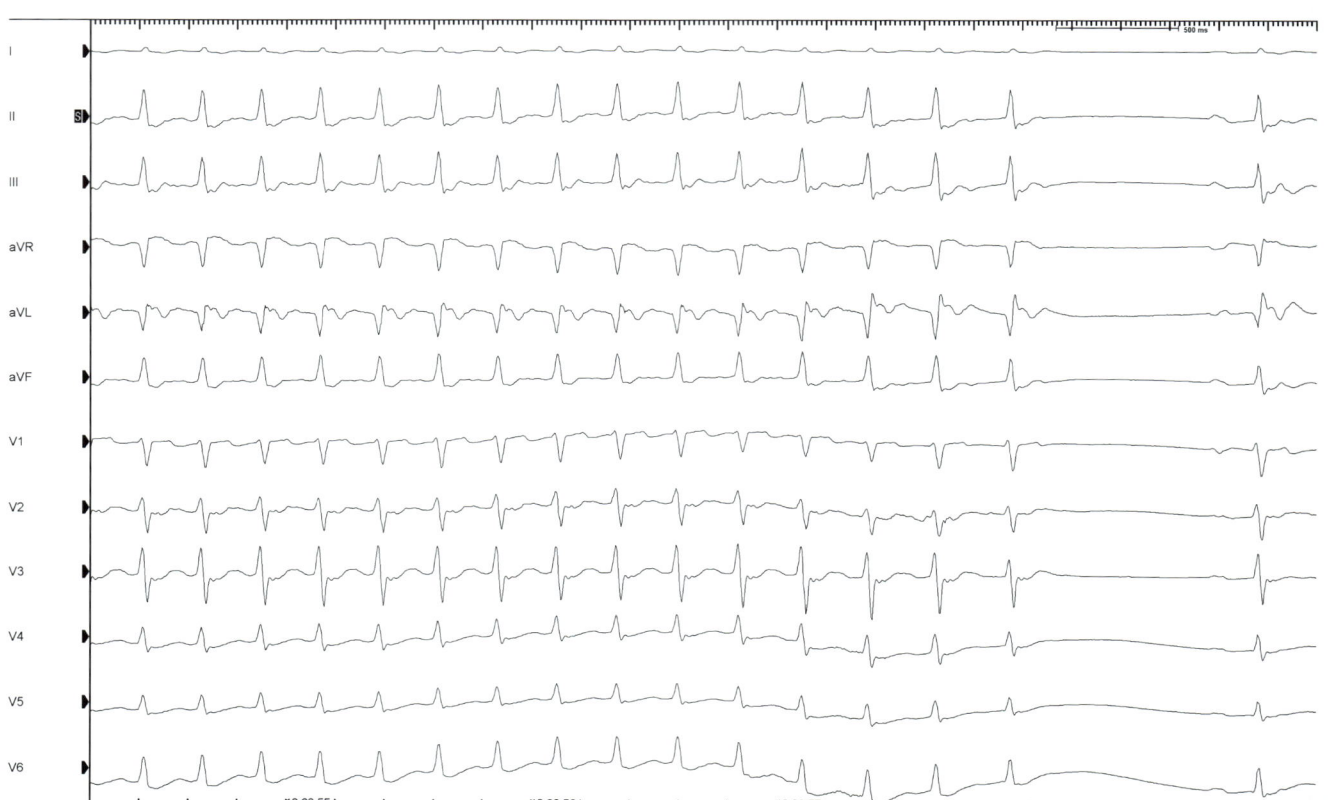

Abb. 173.2 Supraventrikuläre Tachykardie mit einer Kammerfrequenz von 230/min bei einem 8 Jahre alten Mädchen. Nach Adenosinapplikation (0,1 mg/kg KG) kommt es zur Terminierung der Tachykardie, anschließend liegt ein Sinusrhythmus vor

Tab. 173.3 Medikamentöse Therapie bei akuten ventrikulären Tachykardien. (Nach Paul 2011)

Medikament	Dosierung
Amiodaron	5 mg/kg KG über 20–60 min als Kurzinfusion, Dauerinfusion 10 mg/kg KG/Tag, Bolus kann wiederholt werden
Lidocain	1 mg/kg KG i.v., Infusion mit 1 mg/kg KG/h

Tab. 173.4 Medikamentöse Dauertherapie junger Patienten mit ventrikulären Tachykardien. (Nach Paul 2011)

Medikament	Dosierung
Mexiletin	10–20 mg/kg KG
Propranolol	2–6 mg/kg KG
dl-Sotalol	2–6 mg/kg KG
Amiodaron	3–5 mg/kg KG (initial 10 mg/kg über 5 Tage)
Verapamil	2–8 mg/kg KG (bei verapamil-sensitiver ventrikulärer Tachykardie)

Supraventrikuläre Tachykardien Akzessorische atrioventrikuläre Leitungsbahnen sind die häufigste Ursache atrioventrikulärer Reentry-Tachykardien im Kindesalter. Bei einer Delta-Welle im Oberflächen-EKG in Kombination mit supraventrikulären Tachykardien liegt ein Wolff-Parkinson-White(WPW)-Syndrom vor. Die supraventrikulären Tachykardien manifestieren sich im EKG als regelmäßige Tachykardien mit retrograden, den QRS-Komplexen nachfolgenden P-Wellen, welche fast immer – zumindest kurzfristig – durch die Applikation von Adenosin terminiert werden können (◘ Tab. 173.1). Beim WPW-Syndrom kann neben den typischen atrioventrikulären Reentry-Tachykardien auch Kammerflimmern bei hochfrequenter Überleitung von primären atrialen Tachykardien (z. B. Vorhofflattern) über die akzessorische Leitungsbahn auftreten. Die anterograden Leitungseigenschaften der akzessorischen Leitungsbahn determinieren das Risiko des möglichen plötzlichen Herztods.

Bei Neugeborenen und Säuglingen mit einem WPW-Syndrom steht die Prävention eines Rezidivs der supraventrikulären Tachykardie im Vordergrund, während bei Kindern und Jugendlichen mit einer permanenten Präexzitation zusätzlich das Risiko des plötzlichen Herztods besteht. Bei Säuglingen kommt es mehrheitlich im Verlauf des 1. Lebensjahres zu einem spontanen Sistieren der Tachykardien. Somit ist in diesem Lebensalter die medikamentöse Therapie das sinnvolle Therapiekonzept (◘ Tab. 173.2). Bei Kindern (>5 Jahre) und Jugendlichen mit häufig auftretenden, symptomatischen Tachykardien auf der Grundlage akzessorischer Leitungsbahnen ist die Ablationstherapie als kausale Behandlungsmaßnahme aufgrund der hohen Sicherheit und Effizienz (Erfolgsrate >95 % in Abhängigkeit von der Lokalisation der Leitungsbahn, AV-Block-Risiko <1 %) in dieser Altersklasse heute eine sinnvolle Alternative zur langjährigen medikamentösen Therapie.

Bei asymptomatischen Patienten mit einem permanenten Präexzitationsmuster im Ruhe-EKG und einer Persistenz der Delta-Welle bei Belastung ist bei einem Alter >8 Jahre eine elektrophysiologische Untersuchung zur Erfassung der antegraden effektiven Refraktärperiode der akzessorischen Leitungsbahn und evtl. die Katheterablation zu empfehlen.

Zweithäufigste Form der supraventrikulären Tachykardie im Kindesalter ist die AV-Knoten-Reentry-Tachykardie. Diese Form der supraventrikulären Tachykardie kann ebenfalls durch Adenosin terminiert werden. Die Indikation zur Dauertherapie ergibt sich aus der Symptomatik und dem individuellen Leidensdruck der Patienten. Ein potenziell letales Risiko wie beim WPW-Syndrom besteht nicht. Wie bei der supraventrikulären Tachykardie auf der Grundlage einer akzessorischen Leitungsbahn wird bei einem Alter <5 Jahre eine medikamentöse Therapie (◘ Tab. 173.2), später eine Hochfrequenzstromablation empfohlen. Die Erfolgsrate liegt bei Kindern bei >96 % mit einem Risiko der Induktion eines AV-Blocks von ca. 1,2 %. Die Kryoablation bei AV-Knoten-Reentry-Tachykardien ist bislang mit geringeren Erfolgsraten und höheren Rezidivraten assoziiert, allerdings besteht mit dieser Behandlungsmethode praktisch kein Risiko eines AV-Blocks.

Die permanente Form der junktionalen Reentry-Tachykardie (PJRT) sowie die fokale atriale Tachykardie (FAT) zählen zu den chronisch-permanenten supraventrikulären Tachykardien. Die Indikation zur Behandlung ergibt sich aus der erhöhten mittleren Herzfrequenz sowie der Einschränkung der linksventrikulären Pumpfunktion. Im Säuglings- und Kleinkindalter bis zu einem Gewicht von ca. 15 kg wird die medikamentöse Therapie (◘ Tab. 173.2), danach die Katheterablation empfohlen.

Intraatriale Reentry-Tachykardien und Vorhofflattern treten vor allem nach chirurgischen Eingriffen bei Kindern mit einem angeborenen Herzfehler auf. Akute Behandlung ist die externe Kardioversion bzw. eine Überstimulation (endokardial oder transösophageal) nach Ausschluss intrakardialer Thromben mittels einer transösophagealen echokardiografischen Untersuchung. Adenosin führt über den kurzfristig anhaltenden AV-Block zur Demaskierung der schnellen P-Wellen, ohne die Tachykardie zu terminieren. Zur Rezidivprophylaxe erfolgt eine Therapie mit Antiarrhythmika (◘ Tab. 173.2). Bei medikamentös nicht beherrschbaren Tachykardien ist die Indikation zur elektrophysiologischen Untersuchung mit dem Ziel der Katheterablation gegeben.

Ventrikuläre Tachykardien Ventrikuläre Tachykardien sind im Kindesalter im Verhältnis zu den supraventrikulären Tachykardien deutlich seltener. Bei der ventrikulären Tachykardie unterscheiden sich die Morphologie sowie der Vektor des QRS-Komplexes vom Grundrhythmus. Es kommt häufig zu einer Verbreiterung des QRS-Komplexes über die altersspezifische Norm hinaus. Eine atrioventrikuläre Dissoziation ist typisch. Die Akuttherapie der ventrikulären Tachykardie richtet sich nach dem klinischen Zustand des Patienten. Bei hämodynamisch instabilem Patienten ist die primäre Notfallbehandlung die externe Kardioversion (0,5–1 J/kg KG) bzw. die Defibrillation bei Kammerflimmern (2–4 J/kg KG) in Kurznarkose (◘ Abb. 173.3). Bei Säuglingen und Kleinkindern <10 kg sollten spezielle pädiatrische Flächenelektroden eingesetzt werden. Die weitere Vorgehensweise richtet sich nach der zugrunde liegenden Ursache der ventrikulären Tachykardie.

Bei jungen Patienten mit einem angeborenen Herzfehler und ventrikulären Tachykardien besteht ein signifikantes Risiko des plötzlichen Herztods. Eine medikamentöse Therapie ist kein sicherer Schutz vor dem Auftreten anhaltender Tachykardien und somit vor einem möglichen plötzlichen Herztod, so dass die Indikation bei anhaltenden ventrikulären Tachykardien zur Implantation eines internen Kardioverter-Defibrillator-Systems gegeben ist.

173.2.1 Idiopathische ventrikuläre Tachykardien

Eine idiopathische ventrikuläre Tachykardie liegt bei Kindern mit einem strukturell normalen Herz und fehlenden Hinweisen für eine Myokarditis/Kardiomyopathie bzw. für Ionenkanalerkrankungen vor. Gravierende Symptome sind selten, das Risiko des plötzlichen Herztodes ist sehr gering. Die Prognose ist gut, bei der Mehrzahl der Kinder kommt es zu einem spontanen Sistieren der Tachykardien mit höherem Alter. Eine Dauertherapie, bevorzugt mit einem β-Blocker, ist im Einzelfall effektiv (◘ Tab. 173.4). Bei rezidivierenden Tachykardien trotz medikamentöser Behandlung ist die Katheterablation eine effektive Therapieoption.

173.2.2 Ventrikuläre Tachykardien bei Ionenkanalerkrankungen (genetische Arrhythmiesyndrome)

Den genetischen Arrhythmiesyndromen liegt eine meistens autosomal-dominant vererbte Genmutation zugrunde, die in die Funktion der Ionenkanäle der Kardiomyozyten eingreift. Beim Long-QT-Syndrom, Short-QT-Syndrom und Brugada-Syndrom sind die Ionenkanäle für Kalium oder Natrium in der Zellwand verändert, bei der katecholaminsensitiven polymorphen ventrikulären Tachykardie ist der Kalziumaustausch innerhalb der Zelle gestört. Hieraus entstehen Verlängerungen oder Verkürzungen des Aktionspotenzials mit der Folge des Auftretens von lebensbedrohlichen Arrhythmien wie poly-

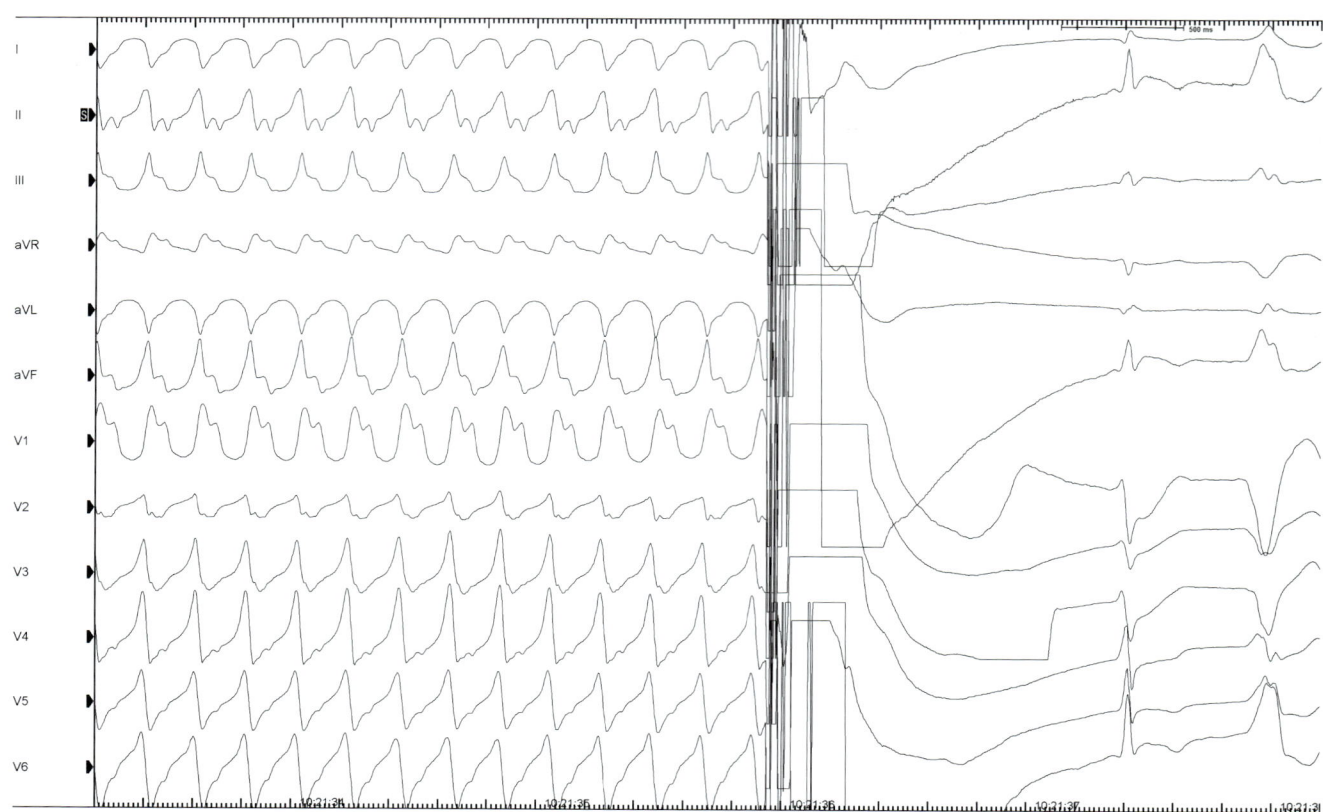

Abb. 173.3 Monomorphe ventrikuläre Tachykardie mit einer Kammerfrequenz von 295/min bei einem 17 Jahre alten Mädchen nach Korrekturoperation eines komplexen angeborenen Herzfehlers. Die Tachykardie wird durch eine externe Kardioversion mit 1 J/kg KG erfolgreich terminiert

morphen ventrikulären Tachykardien (z. B. Torsade de pointes) und/oder Kammerflimmern. Der Auslöser für diese schnellen ventrikulären Tachykardien ist oft körperlicher oder emotionaler Stress. Weitere typische Auslöser sind Schwimmen beim Long-QT-Syndrom und Fieber beim Brugada-Syndrom. Die Tachykardien sind oft kurz und nicht anhaltend, so dass es zu Synkopen kommt. Der plötzliche Herztod als Erstmanifestation einer Ionenkanalerkrankung ist eher selten. Da die Ausprägung der typischen EKG-Muster sehr variabel sein kann, ist die korrekte Diagnosestellung mitunter sehr schwierig. Die Diagnose wird anhand der klinischen Symptomatik, spezifischer Untersuchungsbefunde und der Molekulargenetik gestellt.

Long-QT-Syndrom

Beim Long-QT-Syndrom besteht eine Verlängerung der Aktionspotenzialdauer der Kardiomyozyten durch eine verzögerte Repolarisation, erkennbar im EKG an einer Verlängerung des QT-Intervalls. Das frequenzkorrigierte QT-Intervall wird anhand der Bazett-Formel bestimmt. Hierfür wird das QT-Intervall in den Ableitungen II oder V5 gemessen und das korrigierte QT-(QTc-)Intervall wie folgt berechnet: $QTc = QT (s)/\sqrt{RR (s)}$. Für Jungen gilt ein QTc >0,44, für Mädchen >0,46 als pathologisch. Weitere signifikante EKG-Veränderungen beim Long-QT-Syndrom sind eine Sinusbradykardie und eine auffällige T-Wellen-Morphologie. Zur Diagnosestellung werden die modifizierten Schwartz-Kriterien angewandt. Aufgrund der molekulargenetischen Diagnostik können heute mindestens 9 verschiedene Formen des Long-QT-Syndroms unterschieden werden. Die medikamentöse Therapie des Long-QT-Syndroms erfolgt prinzipiell mit β-Blockern, bei der Long-QT-3-Unterform ist eine Behandlung mit Mexiletin häufig erfolgreich. Als zusätzliche effektive Maßnahme bei medikamentös refraktären Patienten kann die linksseitige kardiale Sympathektomie durchgeführt werden. Die Entscheidung zur Implantation eines internen Kardioverter-Defibrillators erfolgt im Einzelfall entsprechend Alter, Genotyp, QTc-Zeit, Symptomen und Geschlecht. Bei Kindern mit einem Long-QT-Syndrom sollen auf keinen Fall QT-verlängernde Medikamente verabreicht werden. Die Patienten sollen nicht am Leistungssport teilnehmen, außergewöhnliche körperliche und emotionale Belastungen sollen vermieden werden.

Brugada-Syndrom

Das Brugada-Syndrom ist durch spezifische ST-Streckenhebungen in den rechtspräkordialen Ableitungen charakterisiert, die durch i.v. Gabe von natriumblockierenden Antiarrhythmika (Ajmalin und Flecainid) verstärkt werden können. Die Patienten haben ein deutlich erhöhtes Risiko des plötzlichen Herztods durch Kammerflimmern, das typischerweise durch Fieber provoziert wird. Die einzige effektive Maßnahme zur Prävention des plötzlichen Herztods ist die Implantation eines internen Kardioverter-Defibrillators. Die molekulargenetische Diagnostik sichert die Diagnose. Die Erkenntnisse zu dieser Erkrankung sind im Kindesalter bislang begrenzt.

Kathecholaminerge polymorphe ventrikuläre Tachykardie (CPVT)

Die CPVT manifestiert sich durch belastungsinduzierte polymorphe ventrikuläre Extrasystolen, bidirektionale ventrikuläre Tachykardien und Kammerflimmern mit Synkopen und dem Risiko des plötzlichen Herztods. Klinisch sind die Patienten durch belastungsgetriggerte Synkopen auffällig. Das Ruhe-EKG ist unauffällig, das Belastungs-EKG führt mit dem Auftreten von ventrikulären Extrasystolen zur Diagnose. Die Therapie beruht auf β-Blockern. Kürzlich wurde ein positiver Effekt von Flecainid bei der Therapie der CPVT berichtet. Die linksseitige kardiale Sympathektomie ist bei unzureichender β-Blocker-Wirkung effektiv. Die molekulargenetische Diagnostik sichert die Diagnose und erlaubt weitere gezielte Diagnostik im familiären Umfeld.

Arrhythmogene rechtsventrikuläre Kardiomyopathie

Die arrhythmogene rechtsventrikuläre Kardiomyopathie ist eine autosomal-dominant vererbte Form der Kardiomyopathie, die zu einer fibrotischen Degeneration und Fetteinlagerung vorwiegend in der Wand des rechten Ventrikels führt, so dass es zu lebensbedrohlichen ventrikulären Tachykardien kommen kann. Im EKG findet sich typischerweise eine verzögerte rechtsventrikuläre Erregungsausbreitung mit einer ε-Welle. Die Behandlung besteht aus Sotalol, Katheterablation monomorpher ventrikulärer Tachykardien und der Implantation eines internen Kardioverter-Defibrillators.

Literatur

Ackerman MJ, Priori SG, Willems S et al (2011) HRS/EHRA expert consensus statement on the state of genetic testing for the channelopathies and cardiomyopathies. Heart Rhythm 8:1308–1339

Davignon A, Rautaharju P, Boiselle E, Soumis F, Megelas M, Choquette A (1980) Normal ECG standards for infants and children. Pediatr Cardiol 1:123–131

Fortescue EB, Berul CI, Cecchin F, Walsh EP, Triedman JK, Alexander ME (2004) Patient, procedural, and hardware factors associated with pacemaker lead failures in pediatrics and congenital heart disease. Heart Rhythm 1:150–159

Janousek J, Ruschewski W, Paul T (2010) Leitlinie 21b Pädiatrische Kardiologie: Tachykarde ventrikuläre Herzrhythmusstörungen – Indikationen zur ICD-Therapie

Khairy P, Landzberg MJ, Gatzoulis MA et al (2004) Value of programmed ventricular stimulation after tetralogy of Fallot repair: A multicenter study. Circulation 109:1994–2000

Kugler JD, Danford DA, Houston KA et al (2002) Pediatric radiofrequency catheter ablation registry. Success, fluoroscopy time, and complication rate for supraventricular tachycardia: Comparison of early and recent eras. J Cardiovasc Electrophysiol 13:336–341

Paul T (2002) Elektrophysiologische Untersuchung und interventionelle Behandlung von Herzrhythmusstörungen. In: Apitz J (Hrsg) Pädiatrische Kardiologie. Erkrankungen des Herzens bei Neugeborenen, Säuglingen, Kindern und Heranwachsenden, 2. Aufl. Steinkopf, Darmstadt, S 173–196

Paul T, Ruschewski W, Janousek J (2010) Leitlinie 22 Pädiatrische Kardiologie: Bradykarde Herzrhythmusstörungen

Paul T, Gebauer R, Kriebel T, Schneider H, Janousek J (2011) Leitlinie 21a Pädiatrische Kardiologie: Tachykarde Herzrhythmusstörungen

Salameh A, Gebauer RA, Grollmuss O, Vit P, Reich O, Janousek J (2008) Normal limits for heart rate as established using 24-hour ambulatory electrocardiography in children and adolescents. Cardiol Young 18:467–472

Santinelli V, Radinovic A, Manguso F et al (2009) The natural history of asymptomatic ventricular pre-excitation a long-term prospective follow-up study of 184 asymptomatic children. J Am Coll Cardiol 53:275–280

Schwartz PJ, Moss AJ, Vincent GM, Crampton RS (1993) Diagnostic criteria for the long QT syndrome. An update. Circulation 88:782–784

174 Andere Herzkrankheiten

L. Sieverding, W. Kienast, H. H. Kramer

174.1 Kardiomyopathien

L. Sieverding

Definition Nach aktueller Definition sind Kardiomyopathien myokardiale Erkrankungen, die strukturelle oder funktionelle Herzmuskelveränderungen aufweisen, die nicht Folge einer koronaren Herzerkrankung, eines Hochdrucks, eines Herzklappenfehlers oder einer angeborenen Herzerkrankung sind. Phänotypisch imponieren sie als hypertrophe, dilatative, restriktive oder arrhythmogene rechtsventrikuläre Kardiomyopathie. Sie sind zu einem erheblichen Anteil genetisch verursacht. Sie können isoliert oder als Teil einer systemischen Erkrankung auftreten und sind mit einer nennenswerten kardiovaskulären Letalität und herzinsuffizienzbedingten Morbidität behaftet.

Klassifikation Seit der erstmaligen Verwendung des Begriffs Kardiomyopathie im Jahre 1957 unterliegt die Definition und Klassifikation der Kardiomyopathien einem stetigen Wandel. Frühzeitig abgegrenzt wurden die spezifischen Kardiomyopathien bekannter Ursache, während die Gruppe der primären Kardiomyopathien zunächst per definitionem Herzmuskelerkrankungen unbekannter Ursache umfasste. Zu den spezifischen Kardiomyopathien zählten Herzmuskelerkrankungen, die als Folge anderer Systemerkrankungen (Stoffwechseldefekte, Speichererkrankungen, Mitochondriopathien, neuromuskuläre Erkrankungen, Dysmorphiesyndrome) oder einer Herzmuskelentzündung (Myokarditis) oder toxisch bedingt (Adriablastin, Cyclophosphamid) auftreten.

Die familiäre Häufung der primären, insbesondere der hypertrophen Kardiomyopathien legte eine genetische Ursache nahe. Nach dem ersten Nachweis einer Genmutation für die schwere Myosinkette im Jahre 1990 konnten bis heute für die hypertrophe Kardiomyopathie Mutationen in mehr als 23 verschiedenen Genen nachgewiesen werden, für die dilatative Kardiomyopathie wurden mehr als 40 Krankheitsgene identifiziert mit starken Überlappungen zwischen beiden Kardiomyopathieformen. Die einzelnen Gene kodieren für unterschiedliche Bestandteile des Kardiomyozyten; am häufigsten betroffen sind Proteine des Sarkomers, der Z-Scheibe und des Zytoskeletts.

Die spezifischen Kardiomyopathien sind dagegen oft keine Erkrankungen des Kardiomyozyten, sondern Folge interstitieller Infiltration oder intrazellulärer Akkumulation pathologischer Metabolite.

Aufgrund des zunehmenden Nachweises genetischer Defekte bei den primären Kardiomyopathien wurde eine Einteilung in Erkrankungen des Sarkomers (hypertrophe Kardiomyopathie, restriktive Kardiomyopathie), des Zytoskeletts (dilatative Kardiomyopathie, arrhythmogene rechtsventrikuläre Dysplasie), und der Ionenkanäle (u. a. Long-QT-Syndrom, Brugada-Syndrom) vorgeschlagen.

Dies findet sich ansatzweise in der genotypisch orientierten Klassifikation der American Heart Association von 2006 wieder, die zwischen primären und sekundären Kardiomyopathien unterscheidet. Der Terminus „spezifische Kardiomyopathie" wurde aufgegeben. Die primären Kardiomyopathien, zu denen alle Erkrankungen gezählt werden, bei denen ausschließlich der Herzmuskel betroffen ist, werden eingeteilt in angeborene, erworbene und gemischte Formen (▶ Übersicht). Damit verbunden ist eine Umgruppierung von bis dahin als spezifische Kardiomyopathie geltenden Erkrankungen in die Gruppe der primären Kardiomyopathien, da die sekundären Kardiomyopathien nur noch Teil einer Multiorganerkrankung darstellen (▶ Übersicht).

Primäre Kardiomyopathien nach der Klassifikation der American Heart Association (AHA) von 2006

- Angeboren/genetisch
  - Hypertrophe Kardiomyopathie
  - Arrythmogene rechtsventrikuläre Kardiomyopathie
  - Noncompaction-Kardiomyopathie
  - Glykogenspeichererkrankungen (z. B. PRKAG2-Mutationen, Danon Disease)
  - Leitungsdefekte (z. B. Wolff-Parkinson-White-Syndrom)
  - Mitochondriale Kardiomyopathien (z. B. Kearns-Sayre-, MELAS-Syndrom)
  - Ionenkanaldefekte (z. B. Long-QT-, Brugada-Syndrom)
- Gemischt (angeboren und erworben)
  - Dilatative Kardiomyopathie
  - Restriktive Kardiomyopathie
- Erworben
  - Myokarditis
  - Stressprovozierte Kardiomyopathie (Tako-Tsubo)
  - Schwangerschaftskardiomyopathie
  - Tachykardieinduzierte Kardiomyopathie
  - Neugeborene diabetischer Mütter mit insuffizienter Stoffwechseleinstellung

---

Sekundäre Kardiomyopathien nach der Klassifikation der American Heart Association (AHA) von 2006

- Speichererkrankungen: Hämochromatose, M. Fabry, Glykogenspeicherkrankheit vom Typ 2 (M. Pompe), M. Niemann-Pick
- Endokrin: Diabetes mellitus, Hyper-, Hypothyreose, Phäochromozytom, Akromegalie
- Neuromuskulär/neurologisch: Friedreich-Ataxie, Muskeldystrophie Duchenne und Becker-Kiener, Emery-Dreifuß, myotone Dystrophie Typ 1, Neurofibromatose, tuberöse Sklerose
- Autoimmun: Lupus erythematodes, Dermatomyositis, rheumatoide Arthritis, Sklerodermie, Polyarteritis nodosa
- Toxisch: z. B. Folgen einer Antimetabolitentherapie, u. a. nach Anthracyclin, Cyclophosphamid und nach Strahlentherapie, Drogen, Anabolika
- Infiltrativ: Amyloidose, M. Gaucher, M. Hurler, M. Hunter
- Weitere: z. B. Fehlernährung, Carnitin- und Selenmangel

Der Klassifikation der European Society of Cardiology von 2008 liegt weiterhin eine phänotypisch begründete Einteilung in hypertrophe, dilatative, restriktive, arrythmogene rechtsventrikuläre und unklassifizierte Kardiomyopathien zugrunde, die sich jeweils in eine familiär/genetische und eine nichtfamiliär/nichtgenetische Form differenzieren lassen. Darunter werden sowohl die primären als auch die spezifischen oder sekundären Formen subsumiert (◘ Abb. 174.1). Die als

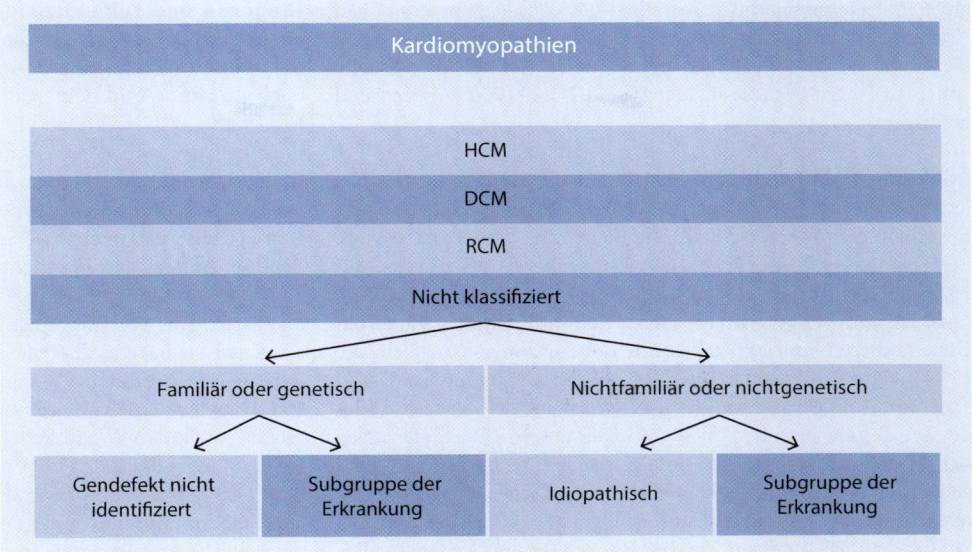

Abb. 174.1 Einteilung der Kardiomyopathien nach der Klassifikation der European Society of Cardiology (ESC) von 2008

überholt angesehene Unterteilung in primäre und spezifische oder sekundäre Kardiomyopathien wird vermieden und gleichzeitig die Notwendigkeit einer weitergehenden Differenzialdiagnostik betont. Eine Übernahme der Ionenkanalerkrankungen in diese Klassifikation erfolgte nicht, da die Ionenkanalerkrankungen häufig keinen der genannten Phänotypen aufweisen.

Genetische Untersuchungen und Differenzialdiagnostik Bei Diagnose einer Kardiomyopathie sind zunächst einmal alle spezifischen oder sekundären Formen auszuschließen, wobei in diesen Fällen die Kardiomyopathie meist nicht Erstsymptom ist und klinisch nicht im Vordergrund steht. Ferner wird eine Familienanamnese über 3 Generationen empfohlen und Verwandte ersten Grades sollten kardiologisch untersucht werden. Soweit keine Familiarität oder andere wegweisende Symptome für eine genetische Kardiomyopathie vorhanden sind, sollte ein differenzialdiagnostisches Basisprogramm durchgeführt werden (▶ Übersicht). Bei familiärer Kardiomyopathie sollte eine Gendiagnostik für die am meisten betroffene Person durchgeführt werden, um einerseits eine individuelle Prognose des Krankheitsverlaufs zu ermöglichen, andererseits das Risiko asymptomatischer Familienmitglieder abzuschätzen.

Diagnostikplan zur Differenzialdiagnostik der Kardiomyopathien
- Blutentnahmen
  - Elektrolyte: Magnesium, Phosphat, Kalium, Natrium, Kalzium, Chlorid
  - Blutgasanalyse, Anionenlücke, Laktat
  - Schilddrüse: FT_4, TSH
  - Organische Säuren und Aminosäuren, Carnitinstoffwechsel (freies Carnitin, Acylcarnitine)
  - Virusuntersuchungen
  - Borrelien und Q-Fieber
  - Immunologie: Antikörper gegen Herzmuskelzellen, glatte Muskulatur
  - Spurenelemente (Selenmangel)
  - Vitaminmangel: Vitamin B_1, E, B_6, B_{12}
  - Eisenstoffwechsel: Hb-Elektrophorese (Sichelzellen, Thalassämie, Hämosiderose)
  - Katecholamine: Autoantikörper gegen β1-Adrenozeptor
  - Glykogenspeicherkrankheit Typ 4
  - GM_1-Gangliosidose
  - Toxikologie (bei klinischem Anhalt): Antracycline, Alkohol, Kobalt-Bestrahlung, Kollagenose, Phenothiazine, trizyklische Antidepressiva, Clozapin, Lithiumcarbonat, Drogenscreening (vor allem Kokain)
- Herzmuskelbiopsie
- Herpes-simplex-Virus (HSV) 1/2, Varizella-Zoster-, Zytomegalie- (CMV), Ebstein-Barr-(EBV), Hepatitis-B- (HBV) und -C- (HCV), Coxsackie-Virus, HIV 1/2, Borrelien, Mycoplasma pneumoniae, Candida, Toxoplasmose
- Sonstige Untersuchungen
  - Echokardiografie
  - Herzkatheteruntersuchung
  - Augenuntersuchung: Ophthalmoplegie, Kearns-Sayre-Syndrom, Stoffwechselstörungen, Strukturanomalien
  - Neurologische Untersuchung: Friedreich-Ataxie, EMG
  - Haut-Muskel-Nerven-Biopsie
  - Myopathien: muskuläre Dystrophie, myotone Dystrophie, Mitochondriopathie, Nemalin-Myopathie

Bei insgesamt nicht unumstrittener prädiktiver Gendiagnostik wird eine Gendiagnostik bei asymptomatischen Familienmitgliedern ab 10 Jahren empfohlen.

174.1.1 Hypertrophe Kardiomyopathie (HCM)

Definition Die hypertrophe Kardiomyopathie gilt heute als genetisch determinierte Erkrankung des Sarkomers. Das pathognomonische Merkmal ist die meist asymmetrische, aber auch konzentrische oder apikale ventrikuläre Hypertrophie ohne erkennbare hämodynamische Ursache. Bei Vorliegen einer konzentrischen Form sollte insbesondere im Kindesalter eine Systemerkrankung ausgeschlossen werden.

Häufigkeit Mit einer Inzidenz von 4,7 auf 1.000.000 Kinder gehört die HCM zu den seltenen Erkrankungen. Ein deutlicher Häufigkeitsgipfel im Säuglingsalter (Inzidenz 30/1.000.000) liegt in dem hohen Anteil symptomatischer Stoffwechsel- und Systemerkrankungen, die mit einer HCM einhergehen, begründet. Für die Altersgruppe von 1–18 Jahren liegt die Inzidenz mit 3,2/1.000.000 entsprechend niedriger.

Ätiologie Die isolierte HCM ist eine häufig familiär auftretende, in 90 % autosomal-dominant vererbbare, aber genetisch heterogene Erkrankung mit unterschiedlicher Penetranz und Expressivität. Bisher konnten <1400 krankheitsverursachende Mutationen auf 23 Genen identifiziert werden, die teilweise mit einem prognostisch ungünstigem Verlauf einhergehen. Die am häufigsten mutierten Gene kodieren kontraktile Proteine des Sarkomers (u. a. schwere Myosinkette 7, Myosin bindendes Protein C3, Troponin T und Troponin I). In geringerem Maße sind Proteine der Z-Scheibe oder des Zytoskeletts betroffen. In 40–60 % der untersuchten Fälle lassen sich Mutationen nachweisen. Infolge neuerer Technologien („next generation sequenzing"), die in einem analytischen Ansatz die Untersuchung aller relevanten Gene ermöglichen, dürfte dieser Anteil künftig deutlich ansteigen. Dies dürfte auch für die pädiatrische Population zutreffen, bei der neben einem hohen Anteil von Systemerkrankungen in 70 % ätiologisch ungeklärte Kardiomyopathien vorliegen, deren Ursache im Rahmen einer systematischen genetischen Untersuchung geklärt werden könnte.

Pathologie und Pathophysiologie Makroskopisch regelhaft mit einer Myokardverdickung einhergehend, finden sich histologisch hypertrophierte Herzmuskelzellen mit chaotischem Myofibrillenmuster, abnorm verdickte intramurale Koronargefäße und fibrotische Myokardareale. Nach dem morphologischen Erscheinungsbild können Formen mit asymmetrischer Septumhypertrophie, konzentrische und die seltenen apikalen Formen unterschieden werden. Im Vordergrund steht die diastolische Compliancestörung mit einer abnormen Relaxation und verzögerten Mitralklappenöffnung. Insbesondere bei den Patienten mit asymmetrischer Septumhypertrophie findet sich in 20–50 % eine systolische dynamische Obstruktion der linksventrikulären Ausflussbahn (hypertrophe obstruktive Kardiomyopathie). Die systolische Einengung des linksventrikulären Ausflusstrakts führt durch den Venturi-Effekt zu einer Vorwärtsbewegung des Mitralsegels und seiner Chordae, wodurch sich der Berührungspunkt der Mitralsegels verlagert, der Klappenschluss aufgehoben wird und als Folge eine Mitralinsuffizienz entsteht.

Klinische Symptome und Verlauf Die Erkrankung manifestiert sich selten bereits im Säuglingsalter, häufiger in der Adoleszenz. Bei einer Obstruktion der linksventrikulären Ausflussbahn kann ein entsprechendes systolisches Herzgeräusch zur weiteren Diagnostik Anlass geben. Häufiger sind Palpitationen und Synkopen, zunehmende Leistungseinschränkung und Belastungsdyspnoe bei den bis dahin oft symptomlosen Patienten erste Krankheitszeichen. Sie sind Folge von Herzrhythmusstörungen oder einer Obstruktion der Ausflussbahn, die insbesondere unter Belastung zunehmen und zum plötzlichen Herztod führen können. Mit einer Todesrate von 1–6 % pro Jahr stellt die HCM die häufigste Ursache des belastungsinduzierten plötzlichen Herztods bei älteren Kindern und jungen Erwachsenen unter 35 Jahren dar. Eine einschlägige Familienanamnese, anamnestische (Prä-)Synkopen, eine ausgeprägte Ventrikelhypertrophie, vorangegangenes Kammerflimmern, ventrikuläre Tachykardien und Blutdruckabfall unter Belastung gelten als Risikofaktoren. Seltener findet sich ein Übergang der hypertrophen Kardiomyopathie in eine dilatative Kardiomyopathie mit zunehmendem Pumpversagen oder ein thrombembolisches Ereignis.

Diagnose und Differenzialdiagnose Die klinische Untersuchung zeigt bis auf das Systolikum bei vorhandener Ausflussbahnobstruktion häufig keine Besonderheiten, wobei das Systolikum nach Belastung und beim Valsalva-Pressversuch lauter wird. Im EKG findet sich bevorzugt eine Linkshypertrophie mit spitzwinkelig negativem T. Wegweisend ist die Echokardiografie. Bei einer enddiastolischen Myokarddicke oberhalb von 2 Standardabweichungen sollte an eine hypertrophe Kardiomyopathie gedacht werden. Eine asymmetrische Septumhypertrophie liegt bei einem Septum/Hinterwand-Quotienten von mehr als 1,3 vor. Bei den apikalen Formen ist die Hypertrophie im Bereich der Herzspitze lokalisiert. Das Vorhandensein einer linksventrikulären Obstruktion (meist subaortal, aber auch mittventrikulär oder selten apikal lokalisiert) wird durch PW- und Farbdoppler aufgedeckt. Mittels CW-Doppler kann der Spitzendruckgradient bestimmt werden. Die rechtsventrikuläre Wand kann ebenfalls hypertrophiert sein und sollte in der subkostalen oder parasternalen Achse gemessen werden. Die systolische Vorwärtsbewegung der Mitralklappe (SAM, „systolic anterior movement") sowie eine Vorwärtsverlagerung des Mitralklappenapparats in das verkleinerte Kavum des linken Ventrikels sind weitere Charakteristika der hypertrophen Kardiomyopathie. Einen zunehmenden Stellenwert in der Diagnostik gewinnt die kardiale MRT. Sie erlaubt neben der Quantifizierung der Myokardhypertrophie und Myokardfunktion auch einen frühen Nachweis einer interstitiellen Fibrose mittels Late Gadolinium Enhancement (LGE) (◘ Abb. 174.2). Dieser Nachweis kann ergänzend zur Risikostratifizierung herangezogen werden. Begrenzt hilft die kardiale MRT auch bei der Differenzialdiagnostik der konzentrischen Hypertrophie, da einige der Speichererkrankungen wie Amyloidose, Glykogenose, Gaucher, Hämochromatose oder Morbus Fabry, die durch interstitielle Infiltration oder intrazelluläre Akkumulation pathologischer Metabolite zur Hypertrophie führen, typische Verteilungsmuster eines LGE zeigen. Bei unklarem klinischem Phänotyp hilft oft jedoch nur eine Herzkatheteruntersuchung mit Endomyokardbiopsie weiter.

Wie oben bereits angeführt, wird die genetische Diagnostik zunehmend an Bedeutung gewinnen. Generell ist bei neu diagnostizierter hypertropher Kardiomyopathie eine Familienuntersuchung angezeigt.

Therapie Wegen der Gefahr belastungsinduzierter Rhythmusstörungen dürfen Patienten mit hypertropher Kardiomyopathie keinen Leistungssport betreiben und insbesondere keine isometrischen Muskelanstrengungen durchführen. Mittels β-Blockern können bei einem Drittel der Patienten die Druckgradienten reduziert und die Symptome gemildert werden. Empfohlen wird eine Tagesdosierung von 2 mg/kg KG Propranolol. Zur vollständigen Unterdrückung der sympathischen Stimulation wurden einschleichend Dosierungen von 5–23 mg/kg KG/Tag verabreicht. Die Implantation eines implantierbaren Cardioverter-Defibrillators (ICD) ist indiziert zur Sekundärprophylaxe nach einem überlebten Reanimationsereignis. Ist eine ICD-Implantation nicht möglich, kann Amiodaron eingesetzt werden, erfordert aber aufgrund der Nebenwirkungen (Lungenfibrose, Kornea-Einlagerungen, Schilddrüsenveränderungen) ein enges Monitoring. Bei höhergradiger Obstruktion des linksventrikulären Ausflusstrakts ist eine chirurgische Erweiterung durch Myotomie oder Myektomie indiziert. Die Septumablation mit Alkohol stellt im Erwachsenenalter eine Alternative dar, spielt bei Kindern und Jugendlichen aber (noch) eine untergeordnete Rolle. Als letzte Möglichkeit der Behandlung der hypertrophen Kardiomyopathie verbleibt die Herztransplantation.

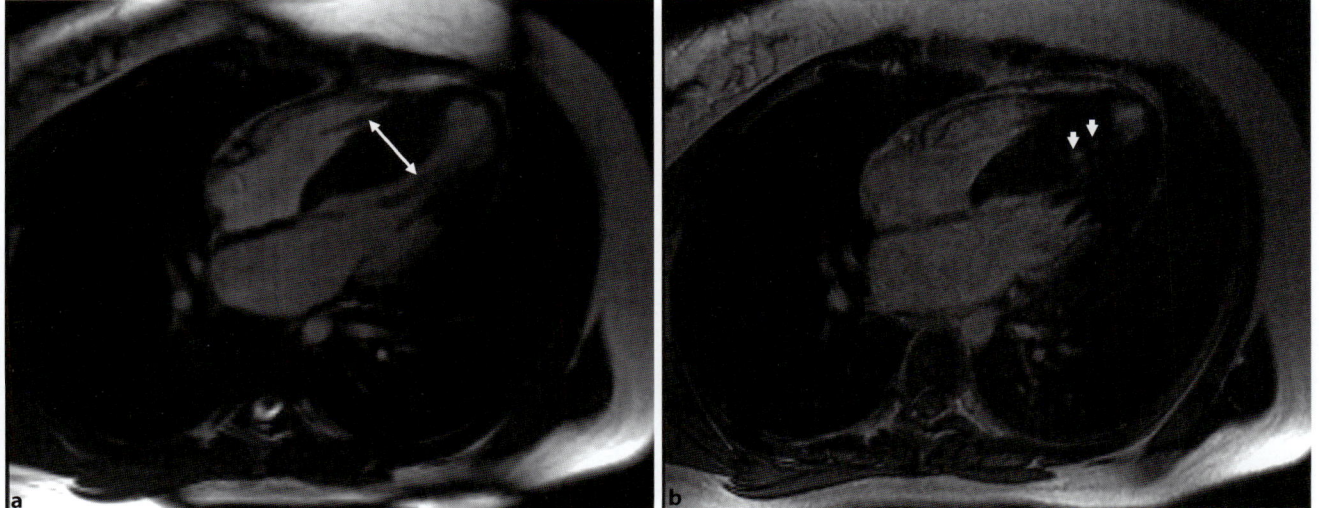

◻ Abb. 174.2a,b 18-jährige Patientin mit asymmetrischer hypertropher Kardiomyopathie. a MRT, Vierkammerblick: Maximale enddiastolische Myokarddicke 3,47 cm *(Doppelpfeil)*. b MRT, Vierkammerblick, 15 min nach Kontrastmittelgabe (LGE): Das vitale Myokard erscheint schwarz. Die hellen Zonen *(Pfeile)* entsprechen einer pathologischen Kontrastmittelanreicherung und weisen auf eine Fibrosierung hin

Prognose Die HCM ist eine progressive Erkrankung mit fortschreitender Verschlechterung und zunehmender Symptomatik, wobei die systolische Funktion lange Zeit erhalten bleibt. Da sich die malignen Genotypen früh manifestieren, haben Kinder eine stärker ausgeprägte Myokardhypertrophie und sie werden früher symptomatisch. Die jährliche Mortalitätsrate wird mit 1–6 % angegeben. Trotz der sich abzeichnenden, kontinuierlichen Besserung infolge der zunehmend standardisierten Behandlung und Prophylaxe, verbleibt ein nennenswertes Risiko, da der plötzliche Herztod das erste Krankheitszeichen überhaupt sein kann.

174.1.2 Dilatative Kardiomyopathie (DCM)

Definition Die dilatative Kardiomyopathie ist durch eine Ventrikeldilatation (LV >117 % der Altersnorm) mit Einschränkung der systolischen Pumpfunktion (LV-Ejektionsfraktion <45 %) gekennzeichnet, die nicht durch eine koronare Herzerkrankung, Hypertonie oder Herzklappenerkrankung begründet ist.

Häufigkeit Die DCM ist die häufigste Herzmuskelerkrankung im Kindesalter. Sie geht mit einer erheblichen Mortalität einher und stellt die häufigste Indikation zur Herztransplantation im Kindesalter dar. Aus epidemiologischer Sicht ist sie dennoch mit einer Prävalenz von 2,6 auf 100.000 Einwohner selten.

Ätiologie Die häufigste Ursache der DCM im Kindesalter ist eine abgelaufene Myokarditis. Etwa 30 % der DCM dürften monogenetisch bedingt sein und betreffen Proteine der Zellmembran, des Zellkerns, des Zytoskeletts, des Sarkomers oder der Mitochondrien. Das klinisch bedeutendste und häufigste Krankheitsgen ist das Gen für Lamin A/C, ein Protein, das an der inneren Zellmembran lokalisiert ist. Die toxische Adriablastinkardiomyopathie und sekundäre Formen im Rahmen metabolischer und neuromuskulärer Erkrankungen sind weitere häufige Ursachen der DCM im Kindesalter.

Pathologie und Pathophysiologie Der pathogenetische Ablauf ist bei allen Formen relativ uniform. Zunächst kommt es zu einer Zytolyse der Myofibrillen, die dann von mononukleären Zellen resorbiert werden, so dass sich eine interstitielle Fibrose ausbildet. Benachbarte Myozyten hypertrophieren kompensatorisch, das zelluläre Infiltrat bildet sich zurück. Die Histologie zeigt lichtmikroskopisch unspezifische Befunde. Die Myofibrillen weisen ein unterschiedliches Kaliber auf, man findet eine interstitielle Fibrose sowie eine geringe mononukleäre Infiltration. Diese zellulären Infiltrate können immunhistochemisch als Makrophagen oder T-Lymphozyten charakterisiert werden und weisen bei stärkerer Ausprägung (≥14 Lymphozyten/mm²) und/oder Virusnachweis auf einen entzündlichen Prozess hin. Ein Virusnachweis gelingt molekularbiologisch durch Polymerase-Kettenreaktion und In-situ-Hybridisierung bei 20 % der Patienten.

Makroskopisch findet sich ein dilatierter Ventrikel mit nur mäßiger Wandhypertrophie. Abhängig von der Dilatation des Mitralklappenrings findet sich in unterschiedlicher Ausprägung eine Mitralinsuffizienz. Aufgrund der Blutstase im Ventrikel besteht eine erhöhte Thromboseneigung mit großem Embolierisiko. Die systolische Dysfunktion verstärkt durch die Mitralklappeninsuffizienz führt zur pulmonalvenösen Stauung mit konsekutiv interstitiellem Lungenödem. Das unzureichende Herzzeitvolumen löst neurohumorale Adaptationsmechanismen aus, um die renale Perfusion durch Aktivierung des Renin-Angiotensin-Aldosteron-Systems zu sichern. Die Konsequenz ist eine Wasser- und Salzretention mit starker peripherer Vasokonstriktion.

Klinische Symptome und Verlauf Die Symptome sind Folge der Herzinsuffizienz, 75 % der Kinder werden in den ersten beiden Lebensjahren symptomatisch. Der Schweregrad ist abhängig vom Ausmaß der Funktionseinschränkung und der Progredienz. So bestehen initial oft unspezifische Symptome (vermehrtes Schwitzen, erhöhte Infektanfälligkeit, Ernährungs- oder Gedeihstörungen), bei deren Abklärung erstmalig eine Kardiomegalie auffällt. Tachydyspnoe, Reizhusten, periphere Erschöpfungszyanose und Ödemneigung zeigen die schon fortschreitende Herzinsuffizienz an. Auskultatorisch findet sich häufig das systolische Geräusch der Mitralinsuffizienz sowie feine Rasselgeräusche über den basalen Lungenabschnitten. Seltener sind die akute kardiale Dekompensation oder akute zerebrale Ischämien als Folge thrombembolischer Ereignisse.

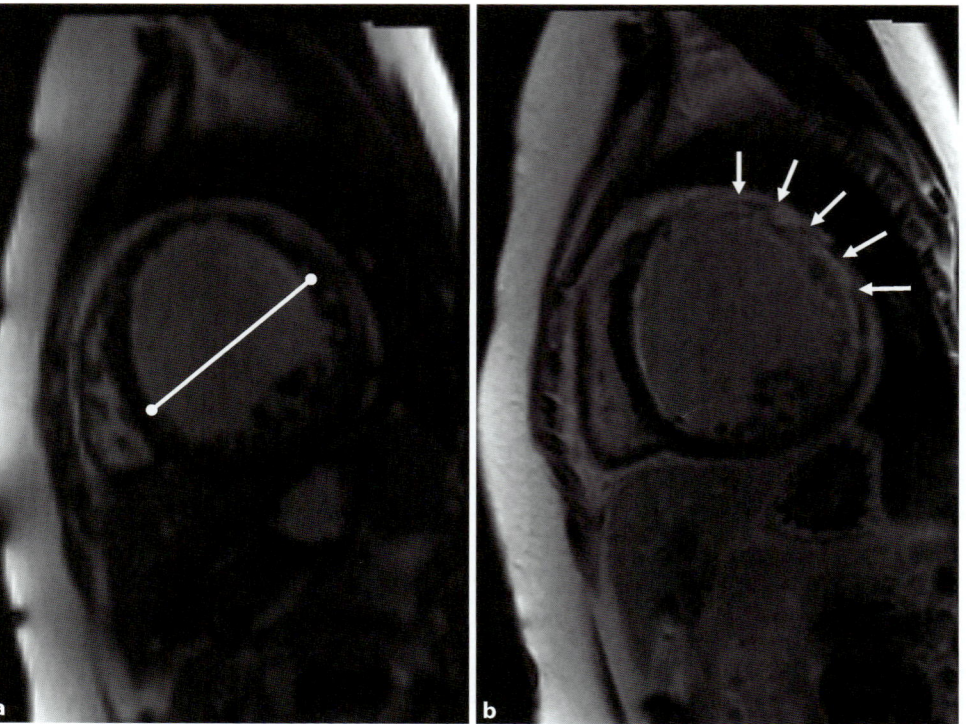

Abb. 174.3a,b 10-jährige Patientin mit dem Bild einer dilatativen Kardiomyopathie. **a** MRT, kurze Achse: Der linke Ventrikel ist erheblich dilatiert (*eingezeichneter Durchmesser:* 66 mm) und die Funktion deutlich eingeschränkt (EF 15 %). **b** MRT, kurze Achse, 10 min nach Kontrastmittelgabe (LGE): Deutliche transmurale Kontrastmittelanreicherung anterior, anterolateral und inferolateral *(Pfeile)* als Hinweis auf ein abgelaufenes ischämisches Geschehen, vorzugsweise im Versorgungsgebiet des Ramus circumflexus (LCX), aber auch des Ramus interventricularis anterior (LAD)

Diagnose und Differenzialdiagnose Im EKG finden sich unspezifische Zeichen der Linksherzbelastung mit Erregungsrückbildungsstörungen, gelegentlich Arrhythmien. Bei anhaltenden tachykarden Rhythmusstörungen muss differenzialdiagnostisch an eine Tachykardiomyopathie (energetisches Herzversagen infolge der Tachykardie, in der Regel reversibel) gedacht werden. Wie bei den hypertrophen Kardiomyopathien ist die Echokardiografie wegweisend. Hier stellt sich der dilatierte linke Ventrikel mit herabgesetzter Verkürzungsfraktion und der farbdopplerechokardiografisch nachweisbaren Mitralklappeninsuffizienz dar. Sorgfältig muss in allen Schnittebenen nach intrakavitären Thromben gesucht werden. Durch die Darstellung regelhafter Koronararterienabgänge aus der Aortenwurzel können Koronaranomalien, insbesondere der Fehlabgang einer Koronararterie aus der A. pulmonalis, ausgeschlossen werden.

Herzinsuffizienzmarker wie NT-pro/BNP sind zur Beurteilung des Krankheitsverlaufs geeignet. Die erweiterte Labordiagnostik dient der differenzialdiagnostischen Abklärung von infektiösen, metabolischen und anderen Systemerkrankungen.

Im Vordergrund steht der Nachweis oder Ausschluss einer Myokarditis. Hier kann die Kernspintomografie durch den Nachweis ödematöser Veränderungen zur Unterscheidung einer dilatativen Kardiomyopathie von einer Myokarditis beitragen (Abb. 174.3). Gleichzeitig sind eine zuverlässige Quantifizierung der Myokardfunktion und ein Ausschluss von Koronaranomalien möglich.

Eine Herzkatheteruntersuchung mit Endomyokardbiopsie gehört zur Primärdiagnostik, sollte aber erst nach klinischer Stabilisierung des Patienten durchgeführt werden. Die Myokardbiopsie mit histologischer, immunhistologischer, molekularpathologischer Aufarbeitung und Bestimmung der Viruslast dient der Abgrenzung der Myokarditis von der familiären dilatativen Kardiomyopathie. Letztere verbleibt als Ausschlussdiagnose, eine genetische Diagnostik wird für die pädiatrische Population noch nicht empfohlen.

Therapie Die Therapie der primären dilatativen Kardiomyopathie ist symptomatisch. Sie besteht in der Behandlung der Herzinsuffizienz, die entsprechend den Regeln der Herzinsuffizienztherapie durchgeführt wird. Eine Antikoagulation soll thrombembolischen Ereignissen vorbeugen. Bei Vorliegen von Risikofaktoren wie Synkopen, linksventrikulärem LGE, vorangegangenem Kammerflimmern, nicht anhaltenden Kammertachykardien und einer Ejektionsfraktion unter 30 % ist eine ICD-Implantation zu erwägen. Die Erfahrungen mit einer kardialen Resynchronisationstherapie (CRT-Therapie) sind für das Kindesalter noch beschränkt. Bei rascher Progredienz oder Therapieversagen ist eine Herztransplantation, wenn nötig mit vorübergehendem Einsatz eines mechanischen Herzunterstützungssystems als Überbrückungsmaßnahme, indiziert.

Prognose Eine populationsbasierte Studie aus Australien zeigt für die Altersgruppe von 0–10 Jahren, dass 72 % das 1. Jahr nach Diagnosestellung ohne Transplantation überleben, nach 5 Jahren trifft dies nur noch für 63 % der Patienten mit DCM zu. Als Risikofaktoren gelten ein Alter unter 5 Jahren sowie die familiäre dilatative Kardiomyopathie. Das Risiko steigt mit dem Ausmaß der pathologisch eingeschränkten Verkürzungsfraktion bei Diagnosestellung und bei ausbleibender oder nur geringer Verbesserung der Verkürzungsfraktion im Verlauf.

174.1.3 Restriktive Kardiomyopathie (RCM)

Definition Die restriktive Kardiomyopathie ist eine äußerst seltene Erkrankung mit herabgesetzter Dehnbarkeit des Myokards infolge bindegewebigen Umbaus. Bei normaler Myokarddicke, normaler oder reduzierter Ventrikelgröße ist die Ventrikelfüllung behindert, die systolische Funktion annähernd normal.

Ätiologie Neben sporadischen sind familiäre Formen bekannt mit Mutatation des Troponin I. Im Kindesalter ist die Erkrankung äußerst selten, ca. 50 Patienten sind dokumentiert.

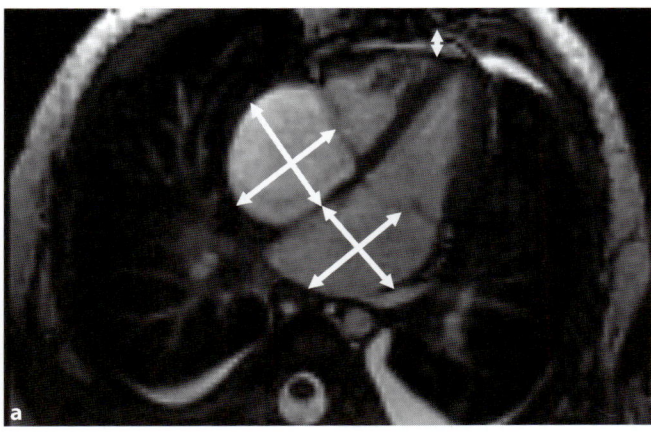 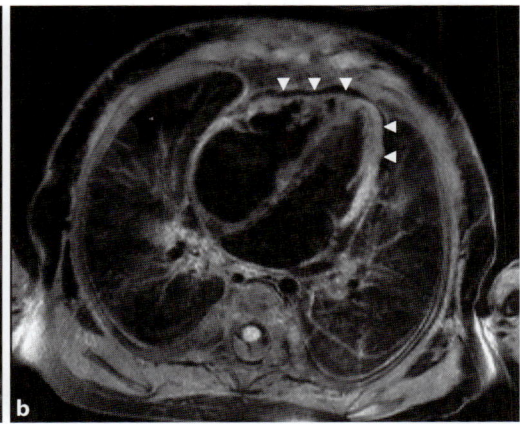

Abb. 174.4a,b 12-jähriger Patient mit dem klinischen Bild einer restriktiven Kardiomyopathie. **a** MRT, Vierkammerblick:. Deutliche Vergrößerung beider Vorhöfe (*eingezeichnete Durchmesser:* rechter Vorhof 30×32 mm, linker Vorhof 25×31 mm) bei eher kleinem rechten und linken Ventrikel. Verdicktes Perikard (*kleiner Doppelpfeil,* 3,1 mm) als Hinweis auf eine Pericarditis constrictiva. **b** MRT, Vierkammerblick, T1-betont, Fettsättigung: Mit zusätzlicher Fettsättigung und T1-Betonung gelingt eine bessere Abgrenzung des Perikards *(Pfeile)*

Pathologie und Pathophysiologie Bei den familiären Formen scheint eine gesteigerte Kalziumsensitivität für die erhöhte Myokardsteifigkeit verantwortlich zu sein. Die daraus resultierende Behinderung der Ventrikelfüllung führt zu einem verminderten diastolischen Ventrikelvolumen und einer deutlichen Vergrößerung der Vorhöfe. Histologisch sieht man allenfalls eine leichte interstitielle Fibrose, keine Entzündungszeichen.

Klinische Symptome und Verlauf Das klinische Bild ist uncharakteristisch und durch eine chronische Herzinsuffizienz bestimmt. Die pulmonalvenöse Stauung führt zu (belastungsabhängiger) Tachy-/Dyspnoe, die systemvenöse Stauung zur Hepatomegalie mit Ödemen und Stauungsergüssen.

Diagnose und Differenzialdiagnose Das EKG zeigt ein P-dextroatriale oder P-biatriale als Zeichen der Vorhofbelastung und in fortgeschrittenen Krankheitsstadien Erregungsrückbildungsstörungen.

Echokardiografisch finden sich eine deutliche Vorhofvergrößerung bei annähernd normal großem Ventrikel. Der diastolische Einstrom über die Mitralklappe ist behindert mit einem pathologisch veränderten Verhältnis von passiver Ventrikelfüllung (E-Welle) zur aktiven Ventrikelfüllung (A-Welle) durch die Vorhofkontraktion (E/A-Verhältnis >2,9). Die immer infolge des erhöhten postkapillären Widerstandes bestehende pulmonale Druckerhöhung kann über die Trikuspidalklappeninsuffizienz dopplerechokardiografisch abgeschätzt werden.

Abzugrenzen sind andere Erkrankungen mit diastolischer Einflussbehinderung wie die Endokardfibroelastose und die Pericarditis constrictiva. Zum Ausschluss der wichtigsten Differenzialdiagnose, der Pericarditis constrictiva, sollte ein Kardio-MRT mit Bestimmung der Perikarddicke durchgeführt werden (◘ Abb. 174.4). Wie bei den hypertrophen Kardiomyopathien können sekundäre Formen mit pathologischer Infiltration oder Akkumulation durch ihr Verteilungsmuster im LGE demaskiert werden. Eine Herzkatheteruntersuchung mit Testung der pulmonalvaskulären Gefäßreagibilität und Endomyokardbiopsie sollte immer durchgeführt werden.

Therapie Eine kausale Therapie existiert nicht, die Behandlung bleibt symptomatisch (Herzinsuffizienztherapie, antiarrhythmische Therapie). Im Einzelfall ist eine ICD-Therapie zu erwägen. Vor Auftreten einer fixierten pulmonalen Hypertonie sollten die Patienten einer Herztransplantation zugeführt werden.

Prognose Die Prognose ist äußerst schlecht, nur eine rasche Herztransplantation erscheint als hoffnungsvolle Option

174.1.4 Arrhythmogene rechtsventrikuläre Dysplasie (ARVD)

Vorbemerkung Die arrhythmogene rechtsventrikuläre Dysplasie ist eine seltene, angeborene Erkrankung mit typischen elektroanatomischen Auffälligkeiten, die aufgrund der altersabhängigen Penetranz im Kindesalter kaum diagnostiziert wird. Erstes Krankheitszeichen sind ventrikuläre Arrhythmien oder krankheitstypische EKG-Veränderungen. Eine vornehmlich rechtsventrikuläre Dysfunktion tritt häufig erst im Spätstadium auf. Neben der hypertrophen Kardiomyopathie stellt die ARVD eine der häufigsten Ursachen des plötzlichen Herztods bei jungen Erwachsenen, insbesondere Sportlern, dar.

Ätiologie Meistens besteht eine autosomal-dominante Vererbung mit inkompletter Penetranz. Bekannt sind 8 Mutationen auf 4 verschiedenen Genen, die hauptsächlich desmosomale Proteine (Desmoplakin, Plakoglobin, Plakophilin 2, Desmocollin 2, Desmoglein 2) kodieren und bei mehr als 50 % der Patienten mit gesicherter ARVD nachgewiesen werden können.

Pathologie und Pathophysiologie Die Erkrankung ist charakterisiert durch einen zunehmenden Zerfall von Myozyten mit Ersatz durch (fibröses) Fettgewebe vor allem an der freien rechtsventrikulären Wand. Die früh einsetzende elektromechanische Entkopplung bildet das Substrat für ventrikuläre Tachyarrhythmien. Der zunehmende Gewebeumbau führt mit fortschreitender Erkrankung zu einer Vergrößerung der rechten Herzkammer mit Einschränkung der rechtsventrikulären Funktion. Seltener ist der linke Ventrikel betroffen.

Klinische Symptome und Verlauf Als sich erst langsam entwickelnde Erkrankung sind die Befunde im Kindesalter eher subtil. Klinisch manifestiert sich die Erkrankung typischerweise im Jugend- oder jungen Erwachsenenalter. Leitsymptom der arrhythmogenen rechtsventrikulären Kardiomyopathie ist das plötzliche Auftreten maligner ventrikulärer Arrhythmien unter Belastung. Selten bestehen klinische Symptome einer rechts- oder biventrikulären Herzin-

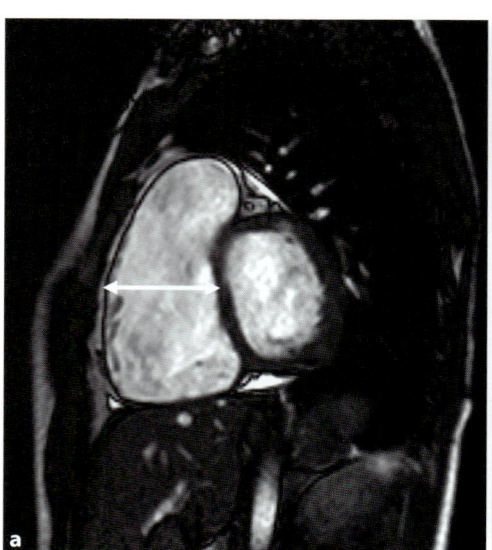 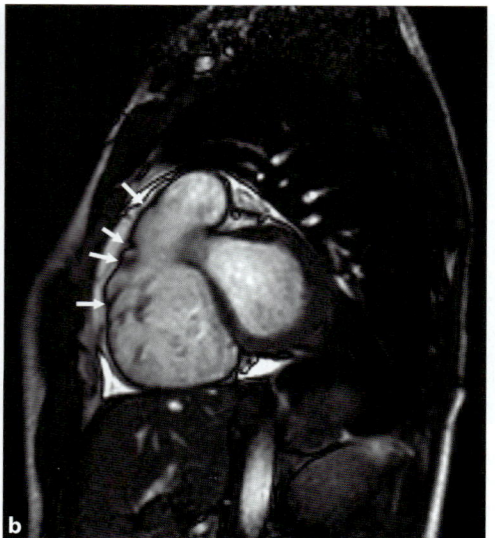

Abb. 174.5a,b 17-jähriger Patient mit ventrikulären Rhythmusstörungen und eingeschränkter rechtsventrikulärer Funktion. **a** MRT, rechtsventrikulärer Ausflusstrakt, enddiastolisch: Der RV ist erheblich dilatiert und schlecht kontrahierend (*eingezeichneter Durchmesser* 55 mm). **b** MRT, rechtsventrikulärer Ausflusstrakt, endsystolisch: Typische Kräuselung (*Pfeile*) der rechtsventrikulären Vorderwand während der Kontraktion („accordeon sign") als oftmals einziges Zeichen der ARVD im Kindesalter

suffizienz. Synkopen oder Palpitationen unter Belastung können ein anamnestischer Hinweis sein.

Diagnostik und Differenzialdiagnose Die Diagnose einer ARVD ist aufgrund der unspezifischen klinischen Symptome, der unterschiedlichen klinischen Manifestation und der beschränkten Aussagekraft einzelner diagnostischer Tests schwierig und erst in Kombination der verschiedenen Untersuchungsmethoden zu sichern. EKG-Kriterien sind: QRS-Verbreiterung >110 ms, Rechtsschenkelblock, Epsilon-Welle, ST-Hebungen und T-Welleninversion (bei Jugendlichen älter als 14 Jahre beinahe pathognomonisch) in den rechtspräkordialen Ableitungen V_1–V_3, bei Beteiligung des linken Ventrikels auch in V_4–V_6. Typisch sind ventrikuläre Extrasystolen und Tachyarrhythmien. Echokardiografisch kann ein vergrößerter rechter Ventrikel und die dünne rechtsventrikuläre Wand mit eingeschränkter Pumpfunktion darstellbar sein. Das Kardio-MRT kann den Ersatz der Muskulatur der rechten Herzkammer durch Fettgewebe zeigen. Wichtiger ist der Nachweis regionaler Wandbewegungsstörungen mit typischen, multiplen Ausstülpungen während der Kontraktion („accordeon sign"), die im Kindesalter einziges Zeichen der Erkrankung sein können (◘ Abb. 174.5). Im Einzelfall kann eine rechtsventrikuläre Myokardbiopsie den Nachweis pathognomonischer fibrolipomatöser Veränderungen erbringen. Eine genetische Diagnostik kann zur Sicherung der Diagnose durchgeführt werden. Familienmitglieder symptomatischer Patienten sollten regelmäßig untersucht werden.

Therapie Im Vordergrund steht die medikamentöse antiarrhythmische Behandlung ergänzt durch eine elektrophysiologische Ablation arrhythmogener Substrate und Implantation eines ICD. Für die Patienten gilt ein lebenslanges strenges Sportverbot.

Prognose Nach kleineren retrospektiven Studien liegt die jährliche Letalität bei etwa 2,3 %. Patienten mit milden Symptomen und nicht anhaltender ventrikulärer Tachykardie haben eine bessere Prognose als Patienten mit Herzinsuffizienz und anhaltenden ventrikulären Tachykardien.

174.1.5 Linksventrikuläre Noncompaction-Kardiomyopathie (LVNC)

Definition Die isolierte Noncompaction-Kardiomyopathie ist eine seltene Herzmuskelerkrankung, die vor allem an der Herzspitze ein zweischichtiges, endoluminal stark aufgelockertes Myokard mit tiefen intertrabekulären Recessus aufweist.

Ätiologie Die Unterbrechung der normalen Embryogenese des Myokards führt zu einer Persistenz des losen, endokardialen Myofibrillenmaschenwerks, die sich nicht verdichten und keinen Anschluss an die Koronarzirkulation gewinnen. Sie verbleiben als ungewöhnlich starke Trabekel, die mit tiefen dazwischen liegenden Recessus in das Ventrikellumen vorspringen, was dem Myokard eine „schwammige" Struktur verleiht. Bei den familiären Formen finden sich Mutationen in Genen, die Proteine des Sarkomers, des Zytoskeletts aber auch des Mitochondriums kodieren. Eine X-chromosomal gebundene Form kann beim Barth-Syndrom gefunden werden. Nichtisolierte Formen sind in Assoziation mit komplexen angeborenen Herzfehlern beschrieben.

Pathologie und Pathophysiologie Neben der vorbeschriebenen Texturstörung findet sich histologisch eine subendokardiale Fibrose. Diese ist Folge der mikrozirkulatorischen Dysfunktion und führt zur systolischen und diastolischen Funktionseinschränkung.

Klinische Symptome und Verlauf Aufgrund einer uneinheitlichen Beschreibung des klinischen Phänotyps wird der klinische Verlauf divergierend beurteilt mit hoher Inzidenz schwerwiegender Ereignisse oder eher benignem Verlauf. Leitsymptome der LNCV können die Zeichen der Herzinsuffizienz, das Auftreten maligner Arrhythmien oder thrombembolische Ereignisse sein.

Diagnose und Differenzialdiagnose Im EKG können unspezifische ST-Strecken und T-Wellen-Veränderungen sowie Schenkelblockbilder nachweisbar sein, im Langzeit-EKG supra- und ventrikuläre Tachykardien. Die Diagnose der isolierten Noncompaction-Kardiomyopathie wird echokardiografisch oder MR-tomografisch gestellt und gilt als gesichert bei einem endsystolischen Verhältnis >2 zwischen nichtkompakter subendokardialer Schicht und kompakter subepikardialer Schicht (◘ Abb. 174.6).

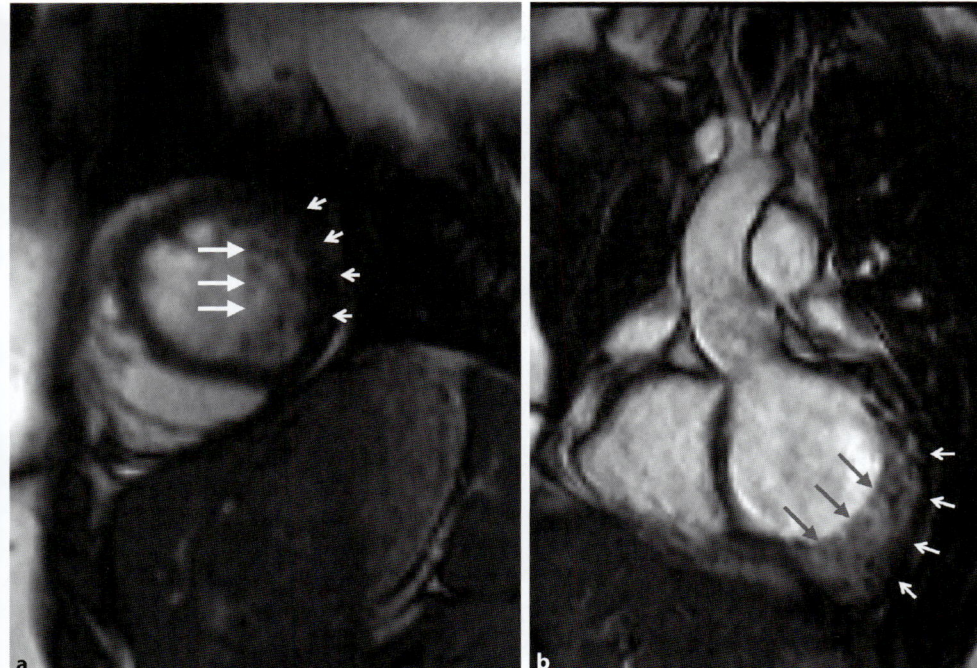

Abb. 174.6a,b 20-jährige Patientin mit echokardiografischem Verdacht auf eine Noncompaction-Kardiomyopathie bei deutlicher Funktionseinschränkung des linken Ventrikels („fractional shortening", FS 14%). **a** MRT, kurze Achse: Mäßig dilatierter linker Ventrikel (58 mm) mit Funktionseinschränkung (Ejektionsfraktion, EF 37%). In der kurzen Achse deutlich zweischichtiges Myokard mit kompakter epikardialer Schicht *(kurze Pfeile)* und aufgelockerter endokardialer Schicht *(lange Pfeile)*. **b** MRT, koronare Achse: Die Zweischichtigkeit des Myokards wird hier im Bereich der Herzspitze noch deutlicher. Das Verhältnis der nichtkompakten Innenschicht *(lange Pfeile)* zur kompakten äußeren Schicht *(kurze Pfeile)* beträgt 3,47:1. Damit kann die Diagnose einer Noncompaction-Kardiomyopathie als gesichert angesehen werden

Therapie Die Therapie ist symptomatisch (Herzinsuffizienztherapie, antiarrhythmische Therapie). Eine Thrombembolieprophylaxe sollte bei einer verminderten LV-Funktion (LV-EF ≤35% für Erwachsene) durchgeführt werden. In Analogie zur DCM muss bei rasch fortschreitender Symptomatik eine Herztransplantation erwogen werden.

Prognose Obgleich im Kindesalter lediglich bei einem Drittel der Patienten Symptome bestehen, entwickeln 90% der Patienten nach 10 Jahren eine Herzinsuffizienz oder werden durch ventrikuläre Arrhythmien symptomatisch. Nach eher pessimistischer Einschätzung überleben nur 58% der Patienten 5 Jahre nach Diagnosestellung ohne Transplantation. Verlaufsbestimmend ist das Ausmaß der Ventrikeldilatation, weitere Risikofaktoren sind die NYHA-Klassen III–IV und ein chronisches Vorhofflimmern.

174.2 Herztumoren

L. Sieverding

Häufigkeit Zahlreiche Literaturübersichten und Fallberichte dürfen nicht darüber hinwegtäuschen, dass Herztumoren im pädiatrischen Krankengut äußerst seltene Fehlbildungen des Herzens darstellen. So liegt die Inzidenz in echokardiografischen Studien bei 0,32%, in Autopsieserien bei 0,027%. Die Einteilung erfolgt in primäre und sekundäre Tumoren. Die primären Tumoren sind überwiegend (90%) gutartig. Dabei finden sich bei Säuglingen in 75% der Fälle Rhabdomyome und Teratome. Bei Kindern und Jugendlichen stellen ebenfalls Rhabdomyome die häufigste Tumorart dar, gefolgt von Fibromen, Myxomen und Hämangiomen. Bei den seltenen malignen Tumoren überwiegen Sarkome (Rhabdomyosarkome, Fibrosarkome, Angiosarkome, Synovialsarkome) and Lymphome (Burkitt-Lymphom, B-Zell-Lymphom, lymphoblastische Lymphome). 20- bis 40-mal häufiger als primäre Tumoren finden sich allerdings sekundäre Tumoren des Herzens (Non-Hodgkin-Lymphome Leukämien, Neuroblastome, Nephroblastome, Sarkome und Hepatoblastome).

Klinisches Bild Das klinische Bild wird wesentlich durch Rhythmusstörungen, Obstruktionen, Kompression oder Embolisation bestimmt. Daneben finden sich unspezifische Allgemeinsymptome wie Abgeschlagenheit, Fieber, Gewichtsverlust, Dyspnoe, Schwindel oder Palpitationen. Perikarditiden oder Perikardergüsse treten vor allem bei metastasierenden Tumoren auf.

Intramural wachsende Tumoren bleiben lange symptomlos, können aber durch eine direkte Beeinträchtigung der spezifischen Leitungsbahnen oder durch akzessorische Leitungsfasern im Tumor bereits frühzeitig zu Tachyarrhythmien oder Reizleitungsstörungen führen. Intrakavitäre Tumoren oder per continuitatem einwandernde Tumoren können Obstruktionen im Bereich von Klappen, Lungenvenen oder Koronararterien verursachen. Intraperikardiale Tumoren und benachbarte extrakardiale Neoplasien können durch Kompression, Verdrängung oder Ausbildung eines Perikardergusses zur Einflussstauung und Herzbeuteltamponade führen. Eine Tumorembolisation wird vor allem bei Myxomen beobachtet.

Diagnose Nachweis des Tumors, Quantifizierung von Ausdehnung und Größe, Analyse der hämodynamischen Auswirkungen und Bestimmung der Tumorart sind die wesentlichen Ziele der Diagnostik, die primär echokardiografisch erfolgt. Dabei weisen bewegliche echodichte Massen, lokalisierte Verdickungen auf oder im Muskel (meist mit verändertem Signalverhalten), auf das Epi-

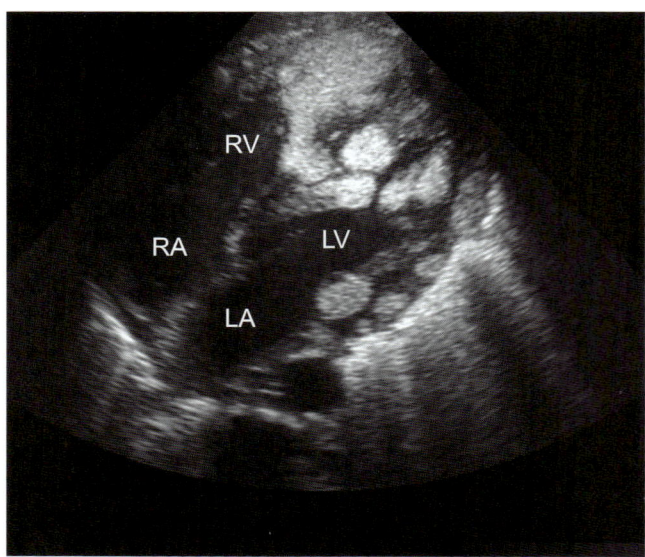

◘ **Abb. 174.7** Echo, Vierkammerblick: Neugeborenes mit multiplen Rhabdomyomen im rechten und linken Ventrikel. *LA* linker Vorhof, *LV* linker Ventrikel, *RA* rechter Vorhof, *RV* rechter Ventrikel

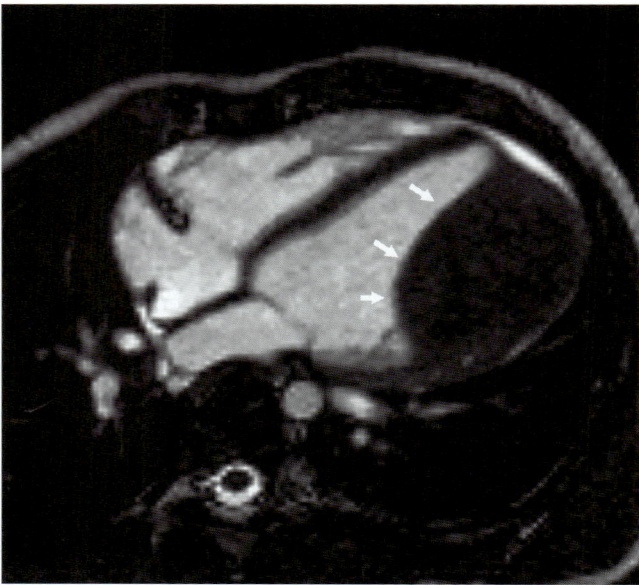

◘ **Abb. 174.8** MRT, Vierkammerblick: 9-jähriger Junge mit ausgedehntem Fibrom des linken Ventrikels *(Pfeile entlang der endoluminalen Grenze des Fibroms)* mit höhergradigen ventrikulären Arrhythmien

kard beschränkte, dies durchwachsende oder verdrängende Massen auf das Vorliegen eines Herztumors hin. Ergänzt werden sollte die echokardiografische Diagnostik durch eine kernspintomografische Untersuchung. Unabhängig von einem limitierenden Schallfenster ist sie in der uneingeschränkten Darstellung aller Tumoranteile, auch peri- und extrakardial gelegener Tumoren der Echokardiografie überlegen. Das Signal- und Kontrastverhalten von Myokard, Blut, Fett und Tumorgewebe kann durch Applikation unterschiedlich T1- oder T2-gewichteter Sequenzen gezielt verändert werden. Typischerweise erscheinen alle Tumoren mit Ausnahme der Fibrome und Lipome auf den T2-gewichteten Bildern heller als das normale Myokard. Eine Signalverstärkung nach Kontrastmittelgabe auf T1-gewichteten Bildern ist Folge einer verstärkten Tumorvaskularisierung und wird häufig bei malignen Tumoren gefunden. Mittels Late Gadolinium Enhancement (LGE) lassen sich Thromben von Tumoren abgrenzen. Bei Anwendung eines standardisierten Protokolls lässt sich so die Tumorart in den meisten Fällen bestimmen.

174.2.1 Rhabdomyome

Rhabdomyome sind häufig mit einer tuberösen Sklerose assoziiert. Meist multipel vorkommend können alle Herzstrukturen mit Ausnahme der Klappen und des Perikards betroffen sein (◘ Abb. 174.7). Der Tumor kann symptomlos bleiben oder aber schwere Rhythmusstörungen verursachen. Spontane Remissionen sind möglich, die chirurgische Therapie sollte daher auf symptomatische Patienten insbesondere mit Einfluss- oder Ausflussbahnobstruktion infolge flottierender Tumoranteile beschränkt bleiben.

174.2.2 Teratome

Teratome stellen den zweithäufigsten Herztumor im 1. Lebensjahr dar. Teratome sind ausschließlich intraperikardial lokalisiert und wachsen verdrängend. Wegen der Größe und des meist vorhandenen Perikardergusses werden die Kinder früh symptomatisch mit Dyspnoe, Zyanose, Kardiomegalie, Einflussstauung bis zur Herzbeu-

teltamponade. Wegen der raschen Größenzunahme und der Gefahr der malignen Entartung ist die Operation die Therapie der Wahl.

174.2.3 Fibrome

Fibrome stellen jenseits des Säuglingsalters den zweithäufigsten Tumor im Kindesalter dar. Sie sind meist singulär, gehen von der freien Wand des linken Ventrikels, vom Ventrikelseptum, oder selten auch vom rechten Ventrikel oder Vorhof aus (◘ Abb. 174.8). Aufgrund ihrer Größe führen sie regelhaft zu Obstruktionen, infolge der hämodynamischen Obstruktion, der Beteiligung des Reizleitungssystems und ventrikulärer Arrhythmien ist der plötzliche Herztod häufig. Eine frühzeitige Diagnose und operative Resektion, zumindest Teilresektion, ist daher anzustreben.

174.2.4 Myxome

Myxome machen mehr als 50 % der primären Tumoren im Erwachsenenalter aus, sind im Kindesalter jedoch deutlich seltener. Sie sind überwiegend in den Vorhöfen lokalisiert, vorzugsweise im linken Vorhof. Meist wachsen sie mit kurzem Stiel von der Fossa ovalis aus und können zur Einflussbehinderung führen. Gefährdet sind die Patienten vor allen Dingen durch systemische oder pulmonalarterielle Embolien. Die Therapie ist ausnahmslos chirurgisch.

174.2.5 Hämangiome

Hämangiome machen etwa 4–5 % der primären Tumoren im Kindesalter aus. Sie können in allen Herzstrukturen vorkommen und werden wegen ihres meist asymptomatischen Verlaufs meist zufällig entdeckt. Rhythmusstörungen, Füllungsbehinderungen oder Ausflussbahnobstruktionen können eine Behandlungsindikation darstellen.

174.2.6 Maligne Tumoren

Maligne Teratome, Rhabdomyosarkome, neurogene Sarkome und Fibrosarkome stellen den Hauptanteil der malignen Tumoren dar. Die Prognose ist äußerst schlecht und das klinische Bild durch Metastasen bestimmt. Generell wird eine Behandlung entsprechend den histologisch vergleichbaren Tumoren anderer Lokalisation empfohlen.

174.2.7 Sekundäre Tumoren

Sekundäre Tumoren nehmen infolge verbesserter Überlebenschancen bei der Behandlung des Primärtumors zu. Mit Ausnahme der Tumoren des ZNS können fast alle Tumoren per continuitatem, hämatogen oder lymphatisch ins Herz metastasieren. Fortgeschrittene Wilms-Tumoren können direkt über die Vena cava inferior einwachsen. Die Therapie richtet sich nach dem Primärtumor, begleitend sind palliative Maßnahmen bei kardialen Komplikationen erforderlich.

174.3 Myokarditis

W. Kienast

Definition Die Myokarditis ist eine Entzündung des Myokards mit Ödem, Gefügedilatation und Nekrose der Myozyten. Sie kann sowohl isoliert infolge einer Infektion durch unterschiedliche Erreger als auch im Rahmen einer rheumatischen, granulomatösen, toxischen oder immunologischen Krankheit oder Kollagenose vorkommen.

Epidemiologie Die Myokarditis kommt in allen Altersgruppen einschließlich des Neugeborenen selten vor. Bei Kindern, die einen plötzlichen Tod erleiden, wurde in 16–21 % der Fälle eine Myokarditis autoptisch festgestellt.

Ätiologie und Pathogenese Ursächlich kommen viele Erreger in Frage: Viren (95 % der Fälle), vor allem Parvovirus B19, Entero- und Adenoviren, fakultativ humane Zytomegalie- und Herpesviren u. a. Die akute Virusmyokarditis kann fulminant verlaufen, aber auch nach entsprechenden reparativen Vorgängen folgenlos ausheilen. Bei einem Teil der Patienten kann das Virusgenom im Myokard persistieren und in ein chronisches Stadium übergehen. Aufgrund einer möglichen genetischen Disposition kann auch ein autoimmunologischer Prozess in Gang gesetzt werden, der den Entzündungsprozess unterhält. Kennzeichen dieser Form ist die Infiltration des Myokards mit T-Lymphozyten. Selten sind Bakterien, Rickettsien, Pilze und parasitäre Organismen Erreger einer Myokarditis.

Klinische Symptome und Verlauf Bei einer akuten Myokarditis werden neben allgemeinen Entzündungszeichen meist Zeichen einer Herzinsuffizienz beobachtet: reduzierter Allgemeinzustand, Tachykardie, Atemnot, Blässe bzw. Zyanose, retrosternale Schmerzen, Einflussstauung mit Hepatosplenomegalie. Spezifischer sind Herzrhythmusstörungen, abgeschwächte Herztöne und Galopprhythmen. Die Unterscheidung zwischen funktionellen Herzgeräuschen und dem einer relativen Mitralinsuffizienz ist schwierig, nach Perikardreiben sollte gezielt auskultiert werden. Im chronischen Stadium sind die Symptome uncharakteristischer – Abgeschlagenheit, Leistungsminderung, Appetitstörung und Gewichtsabnahme.

Diagnose Da es keine klinisch sicheren Zeichen einer akuten Myokarditis gibt, ist es erforderlich, diese aus der Synopsis klinischer und apparativer Befunde zu bestätigen oder weitestmöglich auszuschließen. Im Vordergrund steht die Echokardiografie. Diese dient zur Beurteilung der myokardialen Funktion initial und im Verlauf, mit ihr können eine Wandverdickung, begleitende Perikarditis und eine mögliche AV-Klappeninsuffizienz festgestellt werden. Außerdem dient sie zum Nachweis oder Ausschluss einer funktionellen und/oder strukturellen Anomalie des Herzkreislaufsystems. Häufige EKG im akuten Stadium als auch im Verlauf dienen der Erfassung von AV-Überleitungsstörungen, Herzrhythmusstörungen, die insbesondere durch polymorphe ventrikuläre Extrasystolen und ventrikuläre Tachykardien charakterisiert sind, sowie Erregungsrückbildungsstörungen. Die Labordiagnostik erfasst Parameter der Entzündung, Kreatinkinase-Isoenzym MB (CK-MB), Troponin T, im Einzelfall BNP („brain natriuretic peptide"). Eine Röntgenaufnahme des Thorax kann die Vergrößerung des Herzens im Verlauf dokumentieren sowie begleitende pulmonale und pleurale Veränderungen. Das MRT kann das entzündliche Ödem und mittels Gadolinium Nekrose und Fibrose darstellen. Für die Diagnose einer chronischen Myokarditis ist jedoch die Endomyokardbiopsie zur histologischen, immunologischen und auf den Nachweis von Virusgenom gerichteten Untersuchungen entscheidend.

Differenzialdiagnose Serologische Untersuchungen und Blutkulturen dienen zum Ausschluss bakterieller Myokarditiden im Rahmen einer Sepsis, Tuberkulose, Lyme-Borreliose, Yersiniose u. a. bei entsprechender entzündlicher Konstellation. Außerdem sollten toxische Myokarditiden z. B. durch Paracetamol, metabolische, neuromuskuläre oder mitochondriale Erkrankungen sowie angeborene Herzfehler, insbesondere Koronaranomalien, ausgeschlossen werden.

Therapie Eine kausale Therapie ist bei der Virusmyokarditis noch nicht etabliert. Bei hochakuten Verläufen steht zunächst die Aufrechterhaltung der Pumpfunktion durch intensivtherapeutische Maßnahmen im Vordergrund. In diesem Fall ist auch die Therapie mit hoch dosierten Immunglobulinen gerechtfertigt. Weniger foudroyante Fälle werden mit Bettruhe, Diuretika, ACE-Hemmern, β-Blockern und Aldosteronantagonisten behandelt, bei hämodynamisch wirksamen Herzrhythmusstörungen ggf. mit Antiarrhythmika. Die Anwendung von Kortikosteroiden hat sich als nachteilig erwiesen, da sie die myokardiale Replikationsrate der Viren steigert.

Für die Behandlung der chronischen Myokarditis sollte neben der allgemeinen Herzinsuffizienztherapie der Befund der Endomyokardbiopsie herangezogen werden. Bei Annahme einer sekundären Immunpathogenese wird eine immunsuppressive Therapie mit Prednisolon in Kombination mit Azathioprin empfohlen. Bei Virusgenomnachweis kann eine Behandlung mit Interferon erwogen werden.

Bei Verdacht auf Diphtherie ist wegen der hohen Gefährdung von Myokard und Reizleitung durch das Exotoxin die frühzeitige Antitoxinbehandlung entscheidend.

Beim foudroyanten Verlauf trotz maximaler Therapie ist der Einsatz von Assist-Systemen zur Überbrückung einer schweren linksventrikulären Dysfunktion durchaus erfolgversprechend. Gegebenenfalls sollte eine Herztransplantation erwogen werden.

Prognose Aufgrund der hohen Letalität von ca. 25 % ist die Prognose bei der akuten Myokarditis im Kindesalter mit Vorsicht zu stellen. Es gibt aber auch günstige Verläufe mit vollständiger Remission auch nach initial schwerem Pumpversagen. Die chronischen Verlaufsformen erfordern eine intensive Behandlung und Rehabilitation.

174.4 Perikarditis

W. Kienast

Definition Die Perikarditis ist eine entzündliche Erkrankung des Herzbeutels, die überwiegend fibrinös (Pericarditis sicca) oder exsudativ sein kann. Die Besonderheit dieser Erkrankung besteht darin, dass sie durch Ergussbildung zu einer Tamponade mit lebensbedrohlicher Beeinträchtigung der Herzfunktion führen kann. Auch das Narbenstadium einer Entzündung kann als konstriktive Perikarditis die Herzfunktion erheblich beeinträchtigen. Deshalb ist es wichtig, die Erkrankung frühzeitig zu diagnostizieren und entsprechend zu behandeln. Die Perikarditis ist häufig mit einer Myokarditis vergesellschaftet.

Epidemiologie Nach dem Rückgang des rheumatischen Fiebers und der Tuberkulose ist die Perikarditis im Kindesalter selten und wird sowohl isoliert, vorwiegend viral, als auch im Rahmen einer mehrere Organsysteme betreffenden Krankheit beobachtet.

Ätiologie und Pathogenese Die akute (benigne) Perikarditis ist in der Regel durch Viren bedingt. Selten ist die bakterielle Perikarditis, die vor allem bei Säuglingen und Kleinkindern vorkommen kann. Aber auch Traumata, Tumoren, metabolische Störungen, Autoimmunerkrankungen sowie medikamentös induzierte Entzündungen können zu einer Perikarditis führen. Als sog. Postkardiotomiesyndrom wird eine mit mäßigen Entzündungszeichen einhergehende Ergussbildung als verzögerte Reaktion auf eine Herzoperation bezeichnet. Größere Ergüsse können die Herzfunktion erheblich beeinträchtigen und zur Herzinsuffizienz führen.

Klinische Symptome und Verlauf Neben einem beeinträchtigten Allgemeinzustand sind Fieber und Thoraxschmerzen die hauptsächlichen Symptome einer akuten Perikarditis. Der akustische Befund des Perikardreibens ist spezifisch und findet sich bei der Virusperikarditis bei ca. 80 % der Patienten. Auf eine drohende Herzbeuteltamponade weisen Tachykardie, Dyspnoe, Einflussstauung, Oligurie, Blutdruckabfall und Erbrechen hin. Im Inspirium kann es zu einer tastbaren Verkleinerung der arteriellen Pulse kommen (Pulsus paradoxus). Für die ursächliche Klärung ist die Anamnese zu beachten, Vorerkrankungen im Sinne eines respiratorischen und gastrointestinalen Infektes finden sich bei der Virusperikarditis in 40-75 % der Fälle. Bei der purulenten Perikarditis spielen andere bakterielle Erkrankungen (Pneumonie, Meningitis, septische Arthritis oder Osteomyelitis) bzw. eine Tuberkulose im Sinne einer metastatischen Absiedlung eine Rolle.

Diagnose Bei der Symptomatik Thoraxschmerzen und Fieber muss auskultatorisch sorgfältig nach Perikardreiben gesucht werden. Eine Abschwächung der Herztöne deutet auf eine zunehmende Ergussbildung, desgleichen eine Lebervergrößerung und Halsveneneinflussstauung. Diagnostisch ist die Echokardiografie mit Nachweis des Ergusses, des gestörten Füllungsverhaltens der Ventrikel und der abnormen Septumbewegung, bei Einflussstauung auch der erweiterten Hohlvenen, entscheidend. Demgegenüber treten EKG- und Röntgenveränderungen in der Beurteilung einer Perikarditis zurück. Eine sog. Niedervoltage findet sich erst bei stärkeren Ergüssen. Zur ursächlichen Klärung tragen virologische, nach Perikardpunktion bakteriologische und zytologische Untersuchungen des Perikardergusses sowie die Bewertung der Entzündungsdiagnostik bei. Im Einzelfall kann eine MRT- oder CT-Untersuchung gekammerte Ergüsse oder eine Perikardschwiele darstellen. Weitere nützliche Diagnostik im Einzelfall sind die Bestimmung antinukleärer Antikörper, Komplement und der Tuberkulintest. Bei Verdacht auf bakterielle Perikarditis und bei unklarem Erguss sollte eine echokardiografisch gestützte Perikardpunktion erfolgen. Zum Ausschluss einer restriktiven Kardiomyopathie kann eine Herzkatheterisierung beitragen. EKG-Untersuchungen im Verlauf können neben der Tachykardie typische Veränderungen mit einer ST-Hebung, später T-Negativierung dokumentieren. Die Röntgenaufnahme zeigt ggf. die globale Vergrößerung des Herzschattens (sog. Bocksbeutelform) sowie begleitende Ergüsse der Pleura, pulmonale Erkrankungen und Tumoren. Eine Besonderheit stellt ein chylöser Perikarderguss dar, der mittels Triglyceridbestimmung verifiziert werden kann. Im Erguss von Patienten mit einer Hypothyreose ist der Cholesterolspiegel charakteristisch erhöht.

Therapie Bei der am häufigsten vorkommenden Virusperikarditis kommt eine kausale Behandlung in der Regel nicht in Betracht. Bei der akuten Perikarditis mit stärkerer Ergussbildung ist die rechtzeitige Perikardpunktion eine vordringliche therapeutische Maßnahme. Sie vermeidet eine Kompression und trägt wesentlich zur Diagnostik bei. Bei purulenter Perikarditis ist eine chirurgische installierte großlumige Drainage und lokale Behandlung angezeigt. Bei tuberkulöser Perikarditis erfolgt neben der Behandlung der Grundkrankheit eine lokale Kortikoidgabe zur Vermeidung einer konstriktiven Perikarditis. Virusbedingte Perikardergüsse werden in der Regel nichtsteroidal entzündungshemmend behandelt, desgleichen postoperative Ergüsse, die nur bei stärkerer und rezidivierender Exsudation mittels Kortikoidtherapie behandelt werden. Initial sind Bettruhe und ggf. zusätzliche Analgetikagaben angezeigt. Der Perikarderguss lässt sich auch durch Diuretika vermindern.

Bei purulenter Perikarditis ist die hoch dosierte Antibiotikatherapie nach Keimisolierung und Testung der Resistenzlage entscheidend. Nach Perikardiozentese und Einlegen einer Drainage wird eine Spülbehandlung möglich. Bei zunächst noch unklarem Erreger sollte eine Breitbandantibiotikatherapie mit Bevorzugung einer Wirksamkeit gegen Staphylococcus aureus, der in 50-80 % der Fälle vorkommt, bedacht werden. Weniger häufig finden sich Haemophilus influenzae, Neisseria meningitidis, Pseudomonas aeruginosa und Salmonellenspecies. Selten wurden Listeria monocytogenes und Escherichia coli isoliert. Bei chylösem Perikarderguss ist zusätzlich eine MCT-Diät angezeigt. Bei über längere Zeit rezidivierenden Ergüssen kann eine perikardiopleurale Fensterung indiziert sein. Die therapieresistente, rezidivierende Perikarditis wird zunächst mit 0,5-2 mg Colchicin/Tag, bei häufigen Krisen und schlechtem Allgemeinzustand mit Prednisolon behandelt. Für medikamentös induzierte (lupusähnliche) Perikarditiden ist die Kenntnis und das Absetzen der Medikation (z. B. Hydralazin, INH, Procainamid) wesentlich. Eine chirurgische Indikation stellen auch Tumoren wie Mesotheliome, Angiosarkome, Lymphome und perikardiale Teratome dar. Die meisten Fälle maligner perikardialer Beteiligungen sind aber metastatisch.

Bei konstriktiver Perikarditis kann die Indikation zu einer Perikardektomie gegeben sein. Eine Perikarditis im Rahmen eines rheumatischen Fiebers erfordert eine konsequente Penicillin-Dauerprophylaxe. Das Ausmaß der Immobilisation und Rehabilitation ist in der Regel von einer begleitenden Myokarditis abhängig.

174.5 Infektiöse Endokarditis

H. H. Kramer

Definition Eine Endokarditis stellt einen durch Bakterien und selten Pilze hervorgerufenen entzündlichen Prozess im Bereich der Herzklappen, des muralen Endokards oder des Endothels der herznahen großen Arterien dar.

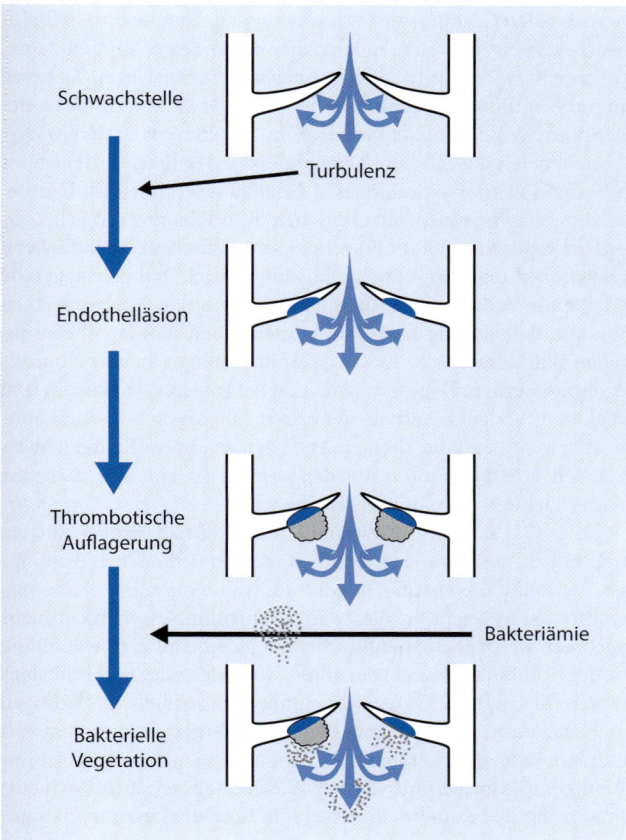

Abb. 174.9 Pathogenese der bakteriellen Karditis

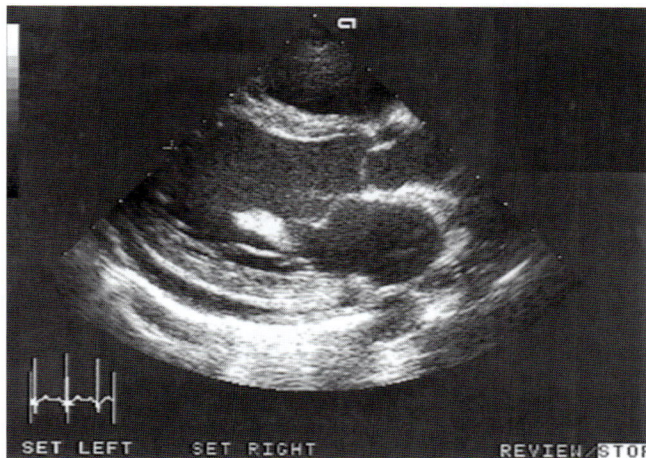

Abb. 174.10 Große endokarditische Vegetation der Mitralklappe

Pathogenese Der häufigste prädisponierende Faktor für eine Endokarditis im Kindesalter ist mit ca. 90 % ein angeborener Herzfehler, während in ca. 10 % der Fälle keine vorbestehende Herzkrankheit gefunden werden kann. Ein rheumatisches Klappenvitium als prädisponierender Faktor ist im Kindesalter sehr selten. Unter den azyanotischen angeborenen Herzfehlern erkranken Patienten mit Aortenstenose bzw. Aortenisthmusstenose überdurchschnittlich häufig. In der zyanotischen Gruppe liegt eine besondere Gefährdung vor, wenn zur Verbesserung der Lungendurchblutung eine systemisch-pulmonale Anastomose angelegt wurde. Eine Endokarditis nach korrigierender Operation, z. B. einer Fallot-Tetralogie, ist dagegen viel seltener.

Pathophysiologie Bei kardiovaskulären Fehlbildungen bestehen im Bereich des Defekts turbulente Blutströmungen, die zu Läsionen des benachbarten Endokards bzw. Endothels führen. Auf diesen Bezirken entwickeln sich thrombotische Auflagerungen, an die sich vor allem grampositive Bakterien anheften können (Abb. 174.9). Die für die Entstehung der Infektion wichtige Adhärenzfähigkeit der Mikroorganismen an diese Auflagerungen beruht auf verschiedenen Faktoren, so der Produktion von hochmolekularen Dextranen bzw. proteaseempfindlichen Faktoren durch einige Viridans-Stämme. Als Adhärenzfaktor für Staphylokokken, aber auch einige Streptokokken dienen Teichonsäuren. Auf der Gewebsseite haben sich Fibronektin, Laminin und Kollagen als Rezeptoren für Viridans-Streptokokken und Staphylococcus aureus finden lassen.

Klinische Symptome und Verlauf In der Anfangsphase ist das Krankheitsbild – mit Ausnahme des septischen Verlaufs bei Endokarditis durch Staphylococcus aureus und einige seltene gramnegative Erreger – oft sehr unspezifisch. Es wird über Leistungsabfall und Appetitlosigkeit geklagt, ausnahmslos besteht aber Fieber, das in manchen Fällen nicht sehr hoch ist oder nur intermittierend auftritt und zunächst als Ausdruck eines „banalen" Infekts fehlgedeutet wird. In vielen Fällen erfolgen Verordnungen von Antibiotika, zum Teil . sogar über mehrere Behandlungszyklen mit verschiedenen Medikamenten, die das Krankheitsbild verschleiern und die Diagnosestellung verzögern. Aus diesem Grund muss bei Kindern mit angeborenem Herzfehler stets äußerst sorgfältig nach der Ursache des Fiebers gefahndet werden. Ergeben sich bei gründlicher Untersuchung der häufigsten als Infektionsherd in Betracht kommenden Organsysteme (also HNO-Bereich, Lunge, ableitende Harnwege) keine eindeutigen Befunde, sprechen aber die Laborparameter für eine bakterielle Infektion, sollte das Vorliegen einer bakteriellen Endokarditis erwogen und unbedingt ausgeschlossen werden.

Bei der klinischen Untersuchung ist in knapp 40 % der Fälle ein neues systolisches oder diastolisches Herzgeräusch als Hinweis auf eine Klappeninsuffizienz zu auskultieren. Wegen bereits länger bestehender Infektion weisen 40 % der Kinder eine Gewichtsabnahme auf, 65 % eine Splenomegalie. Besonders bei Staphylococcus-aureus-Endokarditiden führen durch Embolien bedingte neurologische Symptome, z. B. Paresen, Verwirrtheit oder Krampfanfälle, zur Krankenhauseinweisung (ca. 17 %). Hauterscheinungen werden im Kindesalter relativ selten beobachtet, am häufigsten finden sich neben Petechien noch die sog. Osler-Knötchen, die vor allem im Bereich der Handteller und Fußsohlen lokalisiert und Ausdruck einer Immunvaskulitis sind.

Die Laborbefunde sind Ausdruck eines schweren, zum Teil lang anhaltenden Entzündungsprozesses, der in der Hälfte der Fälle zu einer Anämie geführt hat. Besonders wichtig ist die quantitative Bestimmung des C-reaktiven Proteins (CRP). Kann bei erhöhtem CRP ein Infektionsherd nicht sicher lokalisiert werden, sollte eine bakterielle Endokarditis in die differenzialdiagnostische Erwägung einbezogen werden. Eine Mikrohämaturie deutet auf eine immunologisch bedingte glomeruläre Schädigung hin.

Die zweidimensionale Echokardiografie ist bei positivem Nachweis endokarditischer Vegetationen, speziell im Bereich der Herzklappen, ein wesentlicher diagnostischer Pfeiler (Abb. 174.10). Dies trifft für ca. 60 % der Fälle zu. Bei negativem transthorakalem Befund sollte bei strengem Endokarditisverdacht eine transösophageale Untersuchung erfolgen.

Der Erregernachweis in der Blutkultur ist sowohl für die Sicherung der Diagnose als auch für eine gezielte Antibiotikatherapie von

Tab. 174.1 Erreger der bakteriellen Endokarditis

Erreger	Anzahl der Patienten	
	(n=65)	(%)
Grampositive Erreger	54	83
α-hämolysierende Streptokokken	30	46
Andere Streptokokken	5	
Pneumokokken	3	
Aerokokken	2	
Enterokokken	1	
Staphylococcus aureus	10	15
Staphylococcus albus	3	5
Gramnegative Erreger	8	12
Haemophilus influenzae	2	
Escherichia coli	1	
Serratia marrescens	1	
Enterobacter	1	
Pseudomonas aeruginosa	1	
Sphaerophorus	1	
Citrobacter	1	
Negative Kulturen	3	5

größter Bedeutung. Er ist in 90–95 % der Fälle durch eine positive Kultur zu führen (◘ Tab. 174.1). In den meisten Fällen (ca. 80 %) handelt es sich um grampositive Erreger: Während jedoch früher die α-hämolysierenden, d. h. vergrünend wachsenden Streptokokken (S. viridans), mit ca. der Hälfte der Fälle der häufigste Erreger der bakteriellen Endokarditis von Kindern mit angeborenem Herzfehler waren, ist der Anteil der Staphylokokken-Endokarditiden (Staph. aureus und Staph. epidermidis) in den letzten Dekaden gestiegen. Beide Keimgruppen machen aktuell ein gutes Drittel aller Endokarditiden aus. Die für die Angina tonsillaris verantwortlichen β-hämolysierenden Streptokokken der Gruppe A verursachen nur extrem selten eine Endokarditis. Seltene Erreger sind auch Pneumokokken, Enterokokken sowie aus der gramnegativen Gruppe u. a. Haemophilus influenzae, E. coli und Enterobacter.

Als potenzieller Ausgangsort der Viridans-Endokarditis ist der Oropharynx zu nennen, in dem vergrünende Streptokokken saprophytisch leben. Da im Säuglings- und Kleinkindalter periodontale Entzündungen selten sind, sind Endokarditiden in dieser Altersstufe deutlich seltener als nach dem 4. Lebensjahr. Schlechte Zahnhygiene ist als ein wichtiger Risikofaktor anzusehen. Speziell Patienten mit zyanotischem Herzfehler haben häufig chronische Entzündungen des Periodontiums. Die wichtigste Eintrittsstelle für Staphylokokken als Endokarditis-Erreger ist die Haut (z. B. Akne). Eine bakterielle Endokarditis als Komplikation eines herzchirurgischen Eingriffs ist ein sehr seltenes, dann aber äußerst bedrohliches Ereignis.

Therapie Ziel der antibiotischen Therapie ist die Abtötung der Mikroorganismen innerhalb kürzester Zeit. Daher ist der gezielte Einsatz bakterizid wirkender Antibiotika in sicher keimabtötender Dosis erforderlich. Bakteriostatische Antibiotika reichen nicht aus, weil die Bakterien in der Tiefe der Vegetationen nur schwer von phagozytierenden Granulozyten erreicht werden. Um die dort befindlichen Bakterien abzutöten, müssen die verwendeten Antibiotika des Weiteren hervorragende Diffusionseigenschaften besitzen. Generell muss die antibiotische Therapie bei positiver Blutkultur auf einer quantitativen Empfindlichkeitsprüfung der Erreger basieren. Hieraus leitet sich die absolute Notwendigkeit des Erregernachweises ab, zumal sonst mit einer höheren Letalität zu rechnen ist. Der Behandlungsbeginn muss vom klinischem Bild abhängig gemacht werden; bei septischem Bild und echokardiografischem Nachweis von Vegetationen und somit hochgradigem Verdacht auf eine aggressiv verlaufende Endokarditis durch koagulasepositive Staphylokokken muss die Behandlung nach 3 in kurzen Zeitabständen abgenommenen Blutkulturen vor Erhalt des mikrobiologischen Ergebnisses begonnen werden. Dagegen sollte man bei längerer Anamnese, d. h. subakutem Verlauf innerhalb der ersten 24–48 h bis zu 6 Blutkulturen abnehmen und die Therapie erst nach erfolgtem Keimnachweis beginnen. Hierdurch soll vermieden werden, ggf. eine Therapie ohne Erregernachweis durchführen zu müssen.

Etwa 40 % der für die Viridans-Endokarditis verantwortlichen Streptokokkenstämme sind nicht optimal auf Penicillin G empfindlich. Da heute die entsprechenden mikrobiologischen Nachweisverfahren zum Nachweis dieser sog. Penicillintoleranz nicht mehr angeboten werden, empfiehlt es sich, in jedem Fall die Behandlung mit der Kombination von Penicillin G (0,5 Mega/kg/Tag) und Gentamicin (3–4 mg/kg KG/Tag) zu beginnen. Ist schnell ein Abklingen des Fiebers und ein Rückgang der Entzündungsparameter zu verzeichnen, kann die Therapie nach ca. 1 Woche mit einer Penicillin-Monotherapie fortgeführt werden. Anderenfalls empfiehlt sich eine Fortsetzung der Kombinationstherapie über die gesamte Therapiedauer von 4 Wochen.

Bei Endokarditis durch koagulasepositive Staphylokokken besteht die Therapie aus Oxacillin mit 200 mg/kg KG/Tag (max. 12 g/Tag) in 4 Dosen. In der Anfangsphase ist eine kombinierte Therapie mit Gentamicin (2–3 mg/kg KG/Tag) empfehlenswert. Eine Alternative bei Penicillinallergie stellt Lincomycin dar. Bei Oxacillinresistenz ist Vancomycin (40–60 mg/kg KG/Tag in 4 ED) oder, speziell bei eingeschränkter Nierenfunktion, Teicoplanin (initial 20 mg/kg KG/Tag, danach 6–10 mg/kg KG/Tag) zu verwenden. Beim Nachweis von z. B. durch Embolie bedingten Abszessen sowie bei Prothesenendokarditis muss die zusätzliche Gabe von Rifampicin erwogen werden, da es auch auf phagozytierte Staphylokokken wirkt und in vitro die Sterilisierung von Abszessen beschleunigt. Wegen hohen Embolierisikos oder Ineffektivität der antibiotischen Behandlung erfordert eine Staphylococcus-aureus-Endokarditis häufig einen operativen Eingriff (s. unten).

Koagulasenegative Staphylokokken, die häufigsten Erreger der Endokarditis an Herzklappenprothesen, stellen ein therapeutisches Problem dar, da sie häufig gegen Oxacillin und andere β-Laktam-Antibiotika resistent sind. Außerdem besitzen sie durch ihre Fähigkeit zur Schleimbildung, die sog. Glykokalix, einen biologischen Schutz gegen die Wirkung der Antibiotika. Meistens wird die Kombination aus Vancomycin und Gentamicin verwendet werden müssen.

Die Dauer der Therapie beträgt bei Streptokokken-Endokarditis 4 Wochen, bei Staphylokokken und gramnegativen Erregern im Regelfall 6 Wochen.

Komplikationen Die bakterielle Endokarditis führt bei etwa der Hälfte der Patienten zu Komplikationen und dauerhaften Folgeschäden, wobei die Quote bei Endokarditis mit α-hämolysierenden Streptokokken bei einem Drittel der Fälle liegt, bei anderen Endokarditiserregern jedoch doppelt so hoch ist.

Klappenzerstörung Eine Klappenzerstörung mit konsekutiver Klappeninsuffizienz entwickelt sich bei mehr als einem Drittel der Patienten. Hierbei handelt es sich meistens um die Aorten- und/oder Mitralklappe. Ein akuter operativer Klappenersatz im Stadium der floriden Endokarditis muss erfolgen, wenn schwerste hämodynamische Auswirkungen bestehen oder die Infektion antibiotisch nicht beherrscht werden kann oder es durch Ablösung eines Teils der Vegetation zu einer Hirnembolie gekommen ist. Wenn nach erfolgreich medikamentös behandelter Endokarditis eine schwere Klappeninsuffizienz besteht, muss ein elektiver Klappenersatz durchgeführt werden.

Mykotisches Aneurysma Eine Zerstörung der Gefäßwand, d. h. ein mykotisches Aneurysma, welches sich im Bereich der Aorta, der Pulmonalarterie sowie der Koronararterien entwickeln kann, führt durch perakute Ruptur oft zum Tode.

Extrakardiale Komplikationen Bei den extrakardialen Komplikationen handelt es sich vor allem um Embolien von Anteilen der Vegetationen, die bei ca. einem Viertel der Patienten auftreten. Die systemischen Embolien können in das Gehirn oder andere Körperregionen, z. B. die Extremitäten erfolgen. Bei zerebraler Embolie kann sich ein Hirnabszess entwickeln. Die Lungenembolien haben meistens keine schweren hämodynamischen Konsequenzen, jedoch können die röntgenologisch nachgewiesenen Infiltrate die Diagnose der bakteriellen Endokarditis erschweren, da zunächst an eine Pneumonie gedacht wird.

Eine Mikrohämaturie (ca. 30 %) ist Ausdruck einer Glomerulonephritis, die zu einer dialysepflichtigen Niereninsuffizienz führen kann.

Prophylaxe Hinsichtlich der Prophylaxe bakterieller Endokarditiden sind 3 Aspekte von Bedeutung:
1. Korrigierende Operationen werden heute bereits im Säuglings- und Kleinkindalter durchgeführt, und zwar in der Regel ohne vorherige Palliativoperation, wie z. B. einen systemisch-pulmonalen Shunt. Nach Korrekturoperation ist das Endokarditisrisiko bei vielen Herzfehlern als geringer anzusehen.
2. Größte Bedeutung hat eine gute Mund- und Zahnhygiene, da der Oropharynxbereich als eine Haupteintrittspforte der Endokarditiserreger anzusehen ist. Regelmäßige zahnärztliche Kontrollen sind zu empfehlen.
3. Endokarditisprophylaxe im engeren Sinn: Verschiedene medizinische und zahnmedizinische Eingriffe bergen ein beträchtliches Risiko der Auslösung einer Bakteriämie, die für herzgesunde Patienten belanglos ist, für einen Teil der herzkranken Kinder jedoch gefährlich, da es zu einer bakteriellen Besiedlung der bei ihnen vorhandenen Endokard- bzw. Endothelläsionen kommen kann. Um dies zu verhindern, muss zum Zeitpunkt des Auftretens der Bakteriämie eine ausreichende Serumkonzentration eines geeigneten Antibiotikums vorliegen. Daher muss vor dem Eingriff ein für das potenzielle Keimspektrum adäquates Antibiotikum verabreicht werden. Hierin besteht der Sinn der Durchführung der Endokarditisprophylaxe.

Während früher eine Endokarditisprophylaxe mit wenigen Ausnahmen für alle Herzfehler als indiziert angesehen wurde, gelten seit 2007 neue Empfehlungen, denen sich auch die deutschen kardiologischen Fachgesellschaften angeschlossen haben. Das Ziel aller bisherigen Leitlinien war, möglichst bei allen gefährdeten Patienten die Entstehung einer Endokarditis im Zusammenhang mit medizinischen Eingriffen zu verhindern. Die neue Leitlinie zielt nun darauf ab, die Prophylaxe nur bei denjenigen Patienten durchzuführen, die das höchste Lebenszeitrisiko für eine Endokarditis oder ein sehr hohes Komplikationsrisiko im Falle einer Endokarditis haben.

Hierzu zählen Patienten mit zyanotischem Vitium, das operativ nicht oder nur mit einem systemisch-pulmonalen Shunt versorgt wurde. Gleiches gilt für Herzfehler, bei deren operativer Behandlung Conduits (mit und ohne Klappe) oder sonstiges prothetisches Material verwendet wurden, in dessen Umgebung postoperativ ein turbulenter Blutfluss besteht. Wenn keine Turbulenzen durch residuelle Defekte vorhanden sind und das prothetische Material nach 6 Monaten vollständig durch Neoendokard/-thel (z. B. nach VSD-Verschluss mit Dacron-Patch) inkorporiert werden konnte – in diesen ersten 6 Monaten muss allerdings eine Prophylaxe erfolgen – ist nicht mehr von einem erhöhten Risiko auszugehen.

Kinder, bei denen eine mechanische Herzklappenprothese eingesetzt werden musste, benötigen eine strikte Endokarditisprophylaxe, da Patienten mit Klappenprothesenendokarditis bei identischem Erreger eine wesentlich höhere Letalität aufweisen als Patienten mit Nativklappenendokarditis und signifikant häufiger von Komplikationen betroffen sind.

Da Patienten nach einer Herztransplantation häufig eine Valvulopathie entwickeln, besteht bei ihnen ebenfalls ein hohes Risiko für einen schweren bzw. letalen Verlauf einer infektiösen Endokarditis. Auch Patienten mit einem Endokarditisrezidiv entwickeln häufiger Komplikationen und haben eine höhere Letalität als Patienten mit einer Erstinfektion, so dass für die beiden glücklicherweise kleinen Patientengruppen ebenfalls die medikamentöse Endokarditisprophylaxe indiziert ist.

Der aktuelle Ausweis der Deutschen Gesellschaft für Pädiatrische Kardiologie zur Endokarditisprophylaxe enthält diese neuen Empfehlungen (◘ Abb. 174.11). und wird vom Kinderkardiologen all denjenigen Patienten ausgehändigt, bei denen eine Endokarditisprophylaxe aufgrund der neuen Kriterien indiziert ist.

Die Endokarditisprophylaxe wird in Form einer einmaligen peroralen Gabe des Antibiotikums 30–60 min vor dem geplanten Eingriff durchgeführt (◘ Abb. 174.11). Lassen die Umstände des Eingriffs eine längere Bakteriämie befürchten, sollte nach 6–8 h eine 2. Dosis verabreicht werden. Erfolgt der Eingriff in Narkose, wird das jeweilige Antibiotikum zu Beginn des Eingriffs intravenös verabreicht.

Die Wahl des Antibiotikums richtet sich nach dem für den Ort des vorgesehenen Eingriffs typischen Erregerspektrum. Penicillin erfasst nach wie vor gut die im Oropharynx- und Respirationstrakt vorkommenden grampositiven Erreger. Bei Eingriffen im Urogenital- und Gastrointestinalbereich ist nach den neuen Leitlinien keine Endokarditisprophylaxe erforderlich, es sei denn, dass hier eine lokale Infektion vorliegt. In diesem Fall wird ein Aminopenicillin (Ampicillin, Amoxicillin) verwendet. Ist die Eröffnung eines oberflächlichen Hautabszesses beabsichtigt, ist bei gefährdeten herzkranken Kindern zuvor Flucloxacillin zu verabreichen. Bei Penicillinunverträglichkeit wird Penicillin bzw. Flucloxacillin durch Clindamycin ersetzt. Bei Eingriffen im Magen-Darm- und Urogenitaltrakt kann Teicoplanin oder Vancomycin eingesetzt werden, wobei Vancomycin zur Vermeidung toxischer Serumkonzentrationen langsam über 1 h infundiert werden muss.

Bei der Entscheidung über die Notwendigkeit einer Endokarditisprophylaxe muss sich der behandelnde Arzt/Zahnarzt die für den Pathomechanismus der Endokarditis entscheidende Frage stellen, ob die Gefahr der Auslösung einer transitorischen Bakteriämie bei dem von ihm beabsichtigten Eingriff besteht. In ◘ Tab. 174.2 sind häufigere Eingriffe mit und ohne nötige Prophylaxe zusammengestellt.

Die Ursache von Fieber ist bei Kindern mit Herzfehlern sorgfältig zu klären. Bei unklaren Fieberzuständen sollte eine Blutkultur veranlasst werden. Eine vorbeugende Antibiotikagabe (z.B. bei Virusinfekten der oberen Luftwege) sollte *nicht* erfolgen. Bei bakteriellen Infektionen (z.B. eitrige Bronchitis, eitrige Nebenhöhleninfektion, Harnweginfekt) ist eine konsequente antibiotische Therapie über acht bis zwölf Tage durchzuführen.

Stand: März 2008

Diagnose:

Operation (Art, Resultat):

Adresse und Telefon des behandelnden Arztes (Krankenhaus):

Wenn Sie mehr wissen wollen, fordern Sie das Merkblatt *Endokarditis-Prophylaxe* bei der Deutschen Herzstiftung an.

Deutsche Gesellschaft für Pädiatrische Kardiologie
Geschäftsstelle:
Achenbachstr. 43
40237 Düsseldorf
Telefon 0211 602 6655
www.kinderkardiologie.org

— Vertrieb: —

Deutsche Herzstiftung e.V.
Vogtstraße 50
60322 Frankfurt am Main
Telefon 069 955128-0
info@herzstiftung.de
www.herzstiftung.de

Ausweis für Endokarditis-Prophylaxe bei Kindern

Name:

geb. am:

erhält die bakterielle Endokarditis-Prophylaxe wegen:

Der Patient hat eine Penicillin-Unverträglichkeit.

❏ ja

❏ nein

Endokarditis-Prophylaxe bei Eingriffen im Mund, Rachen und Atemwegen

	Medikament und Dosis
Applikationsart	Oral 30 bis 60 Minuten vor dem Eingriff
Normalfall	Amoxicillin 50 mg/kg KG (max. 2g) Alternativ: V-Penicillin 50.000 E/kgKG (max. 2 Mega)
Penicillin- oder Ampicillinallergie	Clindamycin 20 mg/kgKG (max. 600 mg)

Wenn orale Einnahme nicht möglich ist, z.B. bei Operationen: Ampicillin oder Penicillin G mit gleicher Dosis iv. Bei Penicillin- oder Ampicillinallergie Clyndamycin mit gleicher Dosis iv.

Herausgeber: DGPK und Deutsche Herzstiftung e.V., www.herzstiftung.de
 in inhaltlicher Übereinstimmung mit den
■ Leitlinien der Deutschen Gesellschaft für Kardiologie,
 Der Kardiologe 4/2007
■ Leitlinien der American Heart Association, Circulation Oktober 2007

Abb. 174.11 Ausweis für die Endokarditisprophylaxe (Hrsg.: Deutsche Gesellschaft für Pädiatrische Kardiologie und Deutsche Herzstiftung, mit freundl. Genehmigung)

Bei Kindern mit Herzfehlern erfolgt oft eine! großzügige Verwendung von Antibiotika auch bei Virusinfekten, in der Annahme, so der Entstehung einer Endokarditis vorzubeugen. Eine in dieser Absicht vorgenommene Antibiotikaverordnung kann jedoch eine bakterielle Endokarditis verschleiern und ihre frühzeitige Erkennung erheblich verzögern. Bei Kindern mit angeborenen Herzfehlern hat die einwandfreie Klärung von Fieberursache bzw. Infektionsherd daher besondere Bedeutung. Eine antibiotische Therapie sollte nur bei diagnostischen Hinweisen auf eine bakterielle Infektion erfolgen, eine rein prophylaktische Antibiotikagabe bei Virusinfekten hingegen vermieden werden.

Prognose Die ernste Prognose der bakteriellen Endokarditis wird durch die hohe Letalität von insgesamt 20 % belegt. Sie beträgt bei Streptokokken-Endokarditis ca. 10 %, während bei anderen Erregern (Staphylokokken etc.) eine Letalität von ca. 30 % besteht.

Tab. 174.2 Endokarditisprophylaxe bei im Kindesalter häufigen Eingriffen im Mund, Rachen und Atemwegen

Mit Prophylaxe	Ohne Prophylaxe
– Zahnextraktion	– Kieferorthopädische Klammern
– Eingriff mit potenzieller Läsion der Gingiva	– Zahnabdruck/-röntgen
– Zahnsteinentfernung	– Lippentraumata
– Adenotomie/Tonsillektomie	– Physiologischer Milchzahnverlust
– Bronchoskopie mit Biopsie	– Paukenröhrchen-Einlage
	– Bronchoskopie ohne Biopsie

174.6 Rheumatische Herzkrankheiten und Herzbeteiligung bei Kollagenosen

W. Kienast

174.6.1 Rheumatische Karditis

Definition Die rheumatische Karditis ist eine diffuse entzündliche Erkrankung bindegewebiger Strukturen des Herzens im Rahmen des rheumatischen Fiebers, die sich auch an den großen Gelenken, dem Gehirn, an Blutgefäßen und subkutanem Gewebe als immunologische Folgeerkrankung nach Infektion mit β-hämolysierenden Streptokokken der Gruppe A bestimmter M-Serotypen manifestiert.

Epidemiologie Betroffen sind vor allem Kinder über 3 Jahre und junge Erwachsene mit offensichtlich genetisch determinierter Empfänglichkeit. Das rheumatische Fieber ist die häufigste Ursache erworbener Herzerkrankungen bei Kindern und jungen Erwachsenen in den Entwicklungsländern. In den Industriestaaten ist es bis auf lokale Häufungen in den USA und einigen deutschen Ballungsräumen mit ca. 4 Fällen auf 100.000 sehr selten geworden.

Ätiologie und Pathogenese ▶ Kap. 82.

Pathologie Unter Nutzung der Echokardiografie zur primären Diagnosestellung ist mit einer Herzbeteiligung in 70–80 % und damit deutlich häufiger als bei rein klinischer Beurteilung bei der Erstmanifestation des rheumatischen Fiebers zu rechnen. Alle kardialen Strukturen können betroffen sein: Perikarditis (serofibrinöse Entzündung mit Ergussbildung), Myokarditis (interstitielle Entzündung und Nekrose von Myozyten, spezifisches Substrat sind die Aschoff-Knötchen), Endokarditis (vor allem Mitral- und Aortenklappe, selten Trikuspidal- oder Pulmonalklappe). Bei der am häufigsten beobachteten rheumatischen Endokarditis entwickeln sich nach warzenförmigen Proliferationen fibrotische Veränderungen mit Klappeninsuffizienzen. Erst nach vielen Jahren, meist in Folge von Rezidiven, kann es auch zu Stenosen mit Verkalkungen kommen. Initial beobachtete, vor allem linksseitige Klappeninsuffizienzen durch eine Valvulitis mit Ödem können sich in etwa der Hälfte der Fälle wieder zurückbilden.

Klinische Symptome und Verlauf Allgemeinsymptome der Karditis sind Abgeschlagenheit, Blässe, Appetitlosigkeit in Verbindung mit Fieber, Dyspnoe und Thoraxschmerzen. Spezifischer sind die Geräuschphänomene der Valvulitis: pansystolisches apikales Geräusch einer Mitralinsuffizienz und/oder basales, oft sehr leises diastolisches

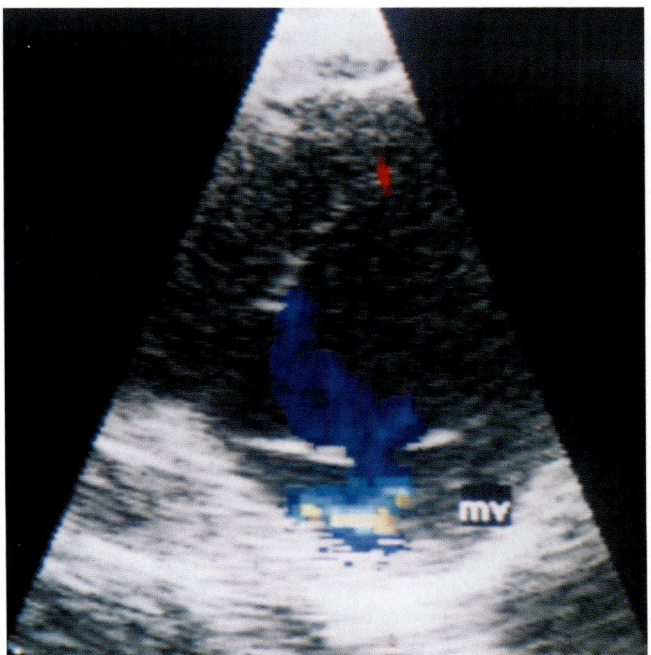

Abb. 174.12 Valvulitis der Mitralklappe mit Mitralinsuffizienz bei einem 12 Jahre alten Mädchen mit Chorea minor (farbkodierte Echokardiografie, Vierkammerblick)

Sofortgeräusch der Aorteninsuffizienz. Zusätzlich können Zeichen der Herzinsuffizienz auftreten. Häufigstes Symptom des rheumatischen Fiebers ist die migratorische Polyarthritis, die vor allem die großen Gelenke betrifft und rasch auf nichtsteroidale Antiphlogistika anspricht. Atypische Verläufe mit nichtmigratorischer Gelenkmanifestation wie Befall kleinerer Gelenke sind jedoch möglich. Ein weiteres Symptom ist die Chorea minor. Selten sind Erythema anulare und subkutane Knötchen, deren Nachweis aber für die Diagnostik des rheumatischen Fiebers wichtig sind (Hauptkriterien nach Jones). Milde Verläufe mit geringem Fieber sind möglich, bei einigen Patienten kann aber auch Herzversagen die einzige Manifestation der ersten Episode des rheumatischen Fiebers sein. Der Beginn kardialer Symptome später als 3 Wochen nach der Arthritis ist sehr selten.

Diagnose Für die Diagnostik des rheumatischen Fiebers gelten die Jones-Kriterien (▶ Kap. 82).

Folgende Ausnahmekriterien lassen jedoch allein die Diagnosestellung eines rheumatischen Fiebers zu: isolierte Chorea minor, diskrete/inapparente Karditis und Rezidiv des rheumatischen Fiebers.

Eine Chorea minor tritt erst nach mehreren Wochen bis Monaten nach der Infektion auf und bedarf deshalb keiner weiteren Kriterien, sondern des Ausschlusses anderer Ursachen. Neben der Entzündungsdiagnostik und dem Nachweis von Streptokokken-Antikörpern und -Antigen ist die Echokardiografie zum Nachweis bzw. Ausschluss morphologischer und funktioneller Klappenveränderungen der Valvulitis (◻ Abb. 174.12), der Vergrößerung und Funktionsbeeinträchtigung des linken Ventrikels und der Erkennung einer Perikarditis entscheidend. In der Farbkodierung können auch klinisch inapparente Klappeninsuffizienzen dopplersonografisch festgestellt werden. Häufige EKG-Ableitungen im akuten Stadium dienen der Erfassung von Tachykardie, AV-Überleitungsverlängerung und Erregungsrückbildungsstörungen. Eine Röntgenaufnahme dient zur globalen Beurteilung der Herzgröße und bei Dyspnoe zum Ausschluss pulmonaler Veränderungen. Nützliche Diagnostik im Einzelfall sind 24-h-Langzeit-EKG zur Erfassung von Herzrhythmusstörungen, ggf.

Tab. 174.3 Herzbeteiligung bei chronisch-rheumatischen Erkrankungen und Kollagenosen

	Perikarditis	Myokarditis	Endokarditis	Sonstige	Therapie
Juvenile idiopathische Arthritis					
Systemische Form (Morbus Still)	+ 20–30 %	+ 1–10 %	(+)	Arrhythmien	Kortikosteroide, Methotrexat
Oligoarthritische Form	(+)	–	–	–	–
Polyarthritische Form	(+)	–	(+)	–	Selten erforderlich
Juvenile Spondylarthritiden	–	–	Aortitis (sehr selten)	–	Selten erforderlich
Lupus erythematodes disseminatus	+ 31 %	+ 40 %	+ (Libman-Sacks) 13–65 % Mitralklappe (Aortenklappe)	Koronar-arteriopathie, pulmonale Hypertonie	Kortikosteroide
Sonderform: neonataler Lupus (Mutter Anti-SS-A/B-AK)	–	–	–	AV-Block 3. Grades	Herzschrittmacher

transösophageale Echokardiografie und kultureller Nachweis von Streptokokken. Letzterer ist nur in 25 % der Fälle positiv, aber in Zweifelsfällen stellt er einen wichtigen diagnostischen Hinweis dar. Der Antistreptolysintiter ist in ca. 80 % der Fälle positiv nach akuter Streptokokken-A-Pharyngitis, je nach epidemiologischer Situation wird ein erhöhter Titer oder auch ein Titeranstieg um 2 Stufen als positiv bewertet. In Zweifelsfällen kann die Bestimmung der Anti-DNase B und der Antihyaluronidase erfolgen.

Differenzialdiagnose Bei Nichterfüllung der modifizierten Jones-Kriterien kommen atypische Verläufe oder auch andere Differenzialdiagnosen in Betracht: Andere Formen der Karditis, dilatative Kardiomyopathie, kongenitale Mitralinsuffizienz bzw. Mitralklappenprolaps, eine Aorteninsuffizienz im Rahmen einer kongenitalen Anomalie der Aortenklappe sowie akzidentelle und funktionelle Herzgeräusche.

Bei der Polyarthritis sind die juvenile idiopathische Arthritis und Arthritiden anderer Genese abzugrenzen. Erstere ist durch einen anhaltenden Zustand und systemische Aktivität charakterisiert, Letztere müssen differenzialdiagnostisch sorgfältig ausgeschlossen werden.

Neben den Aschoff-Knötchen gibt es bei der Myokarditis kein spezifisches Substrat, so dass eine Endomyokardbiopsie zum Nachweis einer rheumatischen Karditis nicht relevant ist.

Therapie Als kausale Therapie einer möglicherweise persistierenden Streptokokken-Besiedlung bzw. eines Rezidivs ist eine initiale Penicillinbehandlung indiziert (10 Tage 100.000 IE/kg KG in 3 Einzeldosen Penicillin V/Tag, maximal 3,6 Mio. IE/Tag, bei Penicillinallergie 10 Tage 40 mg/kg KG/Tag Erythromycin in 2-4 Dosen). Im akuten Stadium ist Bettruhe angezeigt. Liegt keine karditische Beteiligung vor, kann nach Abklingen der Gelenksymptomatik leichte körperliche Aktivität erlaubt werden. Kinder mit Herzbeteiligung sollten sich 2-3 Monate nicht stärker körperlich belasten.

Eine entzündungshemmende Therapie sollte erst nach Bestätigung der Diagnose eingeleitet werden. Mittel der Wahl sind Salicylsäurepräparate (80-120 mg/kg KG/Tag in 4 Dosen) mit Serumtalspiegelbestimmung (15-25 mg/dl). Nach Besserung der Symptomatik sollte die Dosis auf zwei Drittel reduziert und für 6-9 Wochen fortgeführt werden (Cave: Rebound bei vorzeitigem plötzlichem Absetzen). In einer randomisierten Studie bei Kindern mit rheumatischem Fieber ohne Karditis wurde ein gleicher Effekt mit Naproxen erreicht. Der Einsatz von Kortikosteroiden ist bei ausbleibender Salicylatwirkung, bei Nebenwirkungen und bei ausgeprägter karditischer Symptomatik indiziert, da diese stärker entzündungshemmend wirken. Initiale Dosierung mit 2 mg/kg KG/Tag Prednisolon, maximal 60 mg/Tag für 3-4 Wochen. Zusätzliche Maßnahmen bei Herzinsuffizienz ▶ Kap. 171.

Herzchirurgische Maßnahmen werden im Kindesalter in der Regel erst bei Rezidiverkrankungen in Abhängigkeit vom hämodynamischen Schweregrad der Klappenveränderungen erforderlich.

Prophylaxe Eine primäre Prävention gegenüber dem Auftreten eines rheumatischen Fiebers erfolgt durch eine adäquate antibiotische Behandlung von Streptokokken-Infekten. Kinder mit einem erworbenen Klappenfehler infolge eines rheumatischen Fiebers bedürfen einer langzeitigen Prophylaxe gegenüber einer Streptokokken-A-Infektion (Durchführung der Prophylaxe ▶ Kap. 82). Außerdem sind persistierende Klappenveränderungen gegenüber einer bakteriellen Endokarditis gefährdet und sollten im Bedarfsfall ähnlich wie kongenitale Vitien einer Endokarditisprophylaxe unterzogen werden (▶ Abschn. 174.5).

174.6.2 Herzbeteiligung bei chronisch rheumatischen Erkrankungen und Kollagenosen

Bei dieser pathogenetisch heterogenen Gruppe von chronisch-entzündlichen Erkrankungen kommt es in unterschiedlicher Häufigkeit, in der Regel aber in Verbindung mit dem Ausmaß der Entzündungsreaktion zu einer Mitbeteiligung verschiedener Anteile des Herzens, die aber außer beim Lupus erythematodes disseminatus und einer Sonderform, dem neonatalen Lupus, den Verlauf in der Regel nicht entscheidend beeinflussen.

Hinsichtlich Ätiologie und Pathogenese wird auf die entsprechenden Kapitel verwiesen. Klinik und Diagnostik siehe die vorhergehenden Abschnitte. Häufigkeit, Art und ggf. Therapie der kardialen Beteiligung ◘ Tab. 174.3.

Literatur

Araoz PA, Mulvagh SL, Tazelaar HD, Julsrud PR, Breen JF (2000) CT and MR imaging of benign primary cardiac neoplasms with echocardiographic correlation. Radiographics 20:1303–1319

Awadallah SM, Kavey RE, Byrum CJ, Smith FC, Kveselis DA, Blackman MS (1991) The changing pattern of infective endocarditis in childhood. Am J Cardiol 68:90–94

Bauce B, Corrado D, Thiene G (2012) Clinical phenotype and diagnosis of arrhythmogenic right ventricular cardiomyopathy in pediatric patients carrying desmosomal gene mutations. Heart Rhythm 9(11):12

Beghetti M, Gow RM, Haney I, Mawson J, Williams WG, Freedom RM (1997) Pediatric primary benign cardiac tumors: A 15-year review. Am Heart J 134:1107–1114

Breda L, Marzetti V, Gaspari S et al (2012) Population-based study of incidence and clinical characteristics of Rheumatic Fever in Abruzzo, Central Italy, 2000–2009. J Pediatr 160(5):832–836.e1

Breinholt JP, Moulik M, Dreyer WJ et al (2010) Viral epidemiologic shift in inflammatory heart disease: The increasing involvement of Parvovirus B 19 in the myocardium of pediatric cardiac transplant patients. J Heart Lung Transplant 29:739–746

Charron P, Arad M, Arbustini E et al (2010) Genetic counselling and testing in cardiomyopathies: A position statement of the European Society of Cardiology Working Group on Myocardial and Pericardial Diseases. Eur Heart J 31:2715–2726

Colan SD, Lipshultz SE, Lowe AM et al (2007) Epidemiology and cause-specific outcome of hypertrophic cardiomyopathy in children: Findings from the Pediatric Cardiomyopathy Registry. Circulation 115:773–781

Cooper LT, Baughman KL, Feldman AM et al (2007) The role of endomyocardial biopsy in the management of cardiovascular disease: A scientific statement from the American Heart Assiciation, the American College of Cardiology, and the European Society of Cardiology. J Am Coll Cardiol 50:1914–1931

Corrado D, Basso C, Pilichou K, Thiene G (2011) Molecular biology and clinical management of arrhythmogenic right ventricular cardiomyopathy/dysplasia. Heart 97:530–539

Coward K, Tucker N, Darville T (2003) Infective endocarditis in Arkansan children from 1990 through 2002. Pediatr Infect Dis J 22:1048–1052

Daubeney PE, Nugent AW, Chondros P et al (2006) Clinical features and outcomes of childhood dilated cardiomyopathy: Results from a national population-based study. Circulation 114:2671–2678

Del Pont JM, De Cicco LT, Vartalitis C et al (1995) Infective endocarditis in children: Clinical analyses and evaluation of two diagnostic criteria. Pediatr Infect Dis J 14(12):1079–1086

Denfield SW, Webber SA (2010) Restrictive cardiomyopathy in childhood. Heart Fail Clin 6:445–452

Dupuis C, Gronnier P, Kachaner J et al. (1994) Bacterial pericarditis in infancy and childhood. Am J Cardiol 74: 807–809

Eisenberg MJ (1993) Rheumatic heart disease in the developing world: Prevalence, prevention and control. Eur Heart J 14: 122–128

Elliott P, Andersson B, Arbustini E et al (2008) Classification of the cardiomyopathies: A position statement from the European Society Of Cardiology Working Group on Myocardial and Pericardial Diseases. Eur Heart J 29:270–276

Engberding R, Stollberger C, Ong P, Yelbuz TM, Gerecke BJ, Breithardt G (2010) Isolated non-compaction cardiomyopathy. Dtsch Ärztebl Int 107:206–213

Freedom RM, Lee KJ, MacDonald C, Taylor G (2000) Selected aspects of cardiac tumors in infancy and childhood. Pediatr Cardiol 21:299–316

Friedrich MG, Sechtem U, Schulz-Menger J et al (2009) Cardiovascular magnetic resonance in myocarditis: A JACC white paper. J Am Coll Cardiol 53:1475–1487

Gersh BJ, Maron BJ, Bonow RO et al. (2011) 2011 ACCF/AHA guideline for the diagnosis and treatment of hypertrophic cardiomyopathy: A report of the American College of Cardiology Foundation/American Heart Association Task Force on Practice Guidelines. Circulation 124: e783–e831

Goland S, Czer LSC, Siegel RJ et al (2008) Intravenous immunoglobulin treatment for acute fulminant inflammatory cardiomyopathy: Series of six patients and review of literature. Can J Cardiol 24:571–574

Goldenberg J, Ferraz MB, Pessoa AP, Fonseca AS, Carvalho AC, Hilario MO, Atra E (1992) Symptomatic cardiac involvement in juvenile rheumatoid arthritis. Int J Cardiol 34: 57–62

Gupta A, Singh GG, Seth S, Sharma S (2012) Cardiac MRI in restrictive cardiomyopathy. Clin Radiol 67:95–105

Gurion R, Lehman TJA, Moorthy LN (2012) Systemic arthritis in Children: a review of clinical presentation and treatment. Int J Inflamm 271569

Hansen D, Schmiegelow K, Jacobsen JR (1992) Bacterial endocarditis in children: Trends in its diagnosis, course, and prognosis. Pediatr Cardiol 13:198–203

Hashkes PJ, Tauber T, Somekh E et al. (2003) Naproxen als an alternative to aspirin fort the treatment of arthritis of rheumatic fever: an randomized trial. J Pediatr 143: 399–401

Hickey EJ, Jung G, Manlhiot C et al (2009) Infective endocarditis in children: native valve preservation is frequently possible despite advanced clinical disease. Eur J Cardiothorac Surg 35:130–135

Hoffmann U, Globits S, Schima W et al (2003) Usefulness of magnetic resonance imaging of cardiac and paracardiac masses. Am J Cardiol 92:890–895

Holzinger D, Frosch M, Föll D (2010) Methotrexat in der Therapie der Juvenilen Idiopathischen Arthritis. Z Rheumatol 69:496–504

Hugo-Hamman CT, Scher H, de Moor MMA (1994) Tuberculous pericarditis in children: A review of 44 cases. Pediatr Infect Dis J 13(13):18

Izmirly PM, Llanos C, Lee LA et al (2010) Cutaneous manifestations of neonatal lupus and risk for subsequent congenital heart block. Arthritis Rheum 62:1153–1157

Jacoby D, McKenna WJ (2012) Genetics of inherited cardiomyopathy. Eur Heart J 33:296–304

Kiaffas MG, Powell AJ, Geva T (2002) Magnetic resonance imaging evaluation of cardiac tumor characteristics in infants and children. Am J Cardiol 89:1229–1233

Kramer HH, Horstkotte D, Rammos S (1991) Bacterial endocarditis in infants, children and adolescents. In: Horstkotte D, Bodnar E (Hrsg) Infective endocarditis. ICR, London, S 137–153

Kühl U, Pauschinger M, Schwimmbeck PL et al (2003) Interferon-β treatment eliminates cardiotropic virus and improves left ventricular function in patients with myocardial persistence of viral genomes and left ventricular dysfunction. Circulation 107:2793–2798

Maisch B, Noutsias M, Ruppert V, Richter A, Pankuweit S (2012) Cardiomyopathies: Classification, diagnosis, and treatment. Heart Fail Clin 8:53–78

Maron BJ, Chaitman BR, Ackerman MJ et al (2004) Recommendations for physical activity and recreational sports participation for young patients with genetic cardiovascular diseases. Circulation 109:2807–2816

Maron BJ, Towbin JA, Thiene G et al (2006) Contemporary definitions and classification of the cardiomyopathies: An American Heart Association Scientific Statement from the Council on Clinical Cardiology, Heart Failure and Transplantation Committee; Quality of Care and Outcomes Research and Functional Genomics and Translational Biology Interdisciplinary Working Groups; and Council on Epidemiology and Prevention. Circulation 113:1807–1816

Martin JM, Neches WH, Wald ER (1997) Infective endocarditis: 35 years of experience at a children's hospital. Clin Infect Dis 24(4):669–675

Martin M, Barriales V, Corros C, Santamarta E (2011) Usefulness of cardiac magnetic resonance imaging in left ventricular non-compaction cardiomyopathy. Eur J Heart Fail 13:577

McAllister HA, Fenoglio JJ (1978) Tumors of the cardiovascular system. Atlas of tumor Pathology, 15. Aufl. Armed Forces Institute of Pathology, Washington, DC, S 1–141

McLellan AJ, McKenzie SC, Taylor AJ (2012) Cardiac magnetic resonance imaging predicts recovery of left ventricular function in acute onset cardiomyopathy. Heart Lung Circ 21:30–35

Meder B, Katus HA (2012) Clinical and genetic aspects of hypertrophic and dilated cardiomyopathy. Internist (Berl) 53:408

Megged O, Argaman Z, Kleid D (2011) Purulent pericarditis in children: Is pericardiotomy needed? Pediatr Emerg Care 27:1185–1187

Moon RY, Greene MG, Rehe GT, Katona IM (1995) Poststreptococcal reactive arthritis in children: A potential predecessor of rheumatic heart disease. J Rheumatol 22(529):532

Naber CK, Al-Nawas B, Baumgartner H et al (2007) Prophylaxe der infektiösen Endokarditis. Kardiologe 1:243–250

Nadas AS, Ellison RC (1968) Cardiac tumors in infancy. Am J Cardiol 21:363–366

Nagueh SF, Bierig SM, Budoff MJ et al (2011) American Society of Echocardiography clinical recommendations for multimodality cardiovascular imaging of patients with hypertrophic cardiomyopathy: Endorsed by the American Society of Nuclear Cardiology, Society for Cardiovascular Magnetic Resonance, and Society of Cardiovascular Computed Tomography. J Am Soc Echocardiogr 24:473–498

Nomura F, Penny DJ, Menahem S, Pawade A, Karl TR (1995) Surgical intervention for infective endocarditis in infancy and childhood. Ann Thorac Surg 60:90–95

O'Donnell DH, Abbara S, Chaithiraphan V et al (2009) Cardiac tumors: Optimal cardiac MR sequences and spectrum of imaging appearances. Am J Roentgenol 193:377–387

Ostman-Smith I (2010) Hypertrophic cardiomyopathy in childhood and adolescence – strategies to prevent sudden death. Fundam Clin Pharmacol 24:637–652

Ostman-Smith I, Wettrell G, Riesenfeld T (1999) A cohort study of childhood hypertrophic cardiomyopathy: Improved survival following high-dose beta-adrenoceptor antagonist treatment. J Am Coll Cardiol 34:1813–1822

Pankuweit S, Richter A, Ruppert V, Maisch B (2009) Classification of cardiomyopathies and indication for endomyocardial biopsy revisited. Herz 34:55–62

Roberts S, Kosanke S, Terrence Dunn S, Jankelow D, Duran CM, Cunningham MW (2001) Pathogenic mechanisms in rheumatic carditis: focus on valvular endothelium. J Infect Dis 183(507):511

Rockmann HA, Adamson RM, Dembitsky WP et al. (1991) Acute fulminant myocarditis: Long-term follow-up after circulatory support with left ventricular assist device. Am Heart J 121: 922–926

Saiman L, Prince A, Gersony WM (1993) Pediatric infective endocarditis in the modern era. J Pediatr 122(6):847–853

Schmaltz AA (2001) Dilated cardiomyopathy in childhood. Z Kardiol 90:263–268

Sen-Chowdhry S, Syrris P, McKenna WJ (2010) Genetics of restrictive cardiomyopathy. Heart Fail Clin 6:179–186

Yetman AT, McCrindle BW (2005) Management of pediatric hypertrophic cardiomyopathy. Curr Opin Cardiol 20:80–83

Yoo SJ, Grosse-Wortmann L, Hamilton RM (2010) Magnetic resonance imaging assessment of arrhythmogenic right ventricular cardiomyopathy/dysplasia in children. Korean Circ J 40:357–367

WHOIISFC task force on the definition classification of cardiomyopathies (1980) Report of the WHO/ISFC task force on the definition and classification of cardiomyopathies. Br Heart J 44:672–673

Wilson W, Taubert KA, Gewitz M et al (2007) Prevention of infective endocarditis: Guidelines from the American Heart Association: a guideline from the American Heart Association Rheumatic Fever, Endocarditis, and Kawasaki Disease Committee, Council on Cardiovascular Disease in the Young, and the Council on Clinical Cardiology, Council on Cardiovascular Surgery and Anesthesia, and the Quality of Care and Outcomes Research Interdisciplinary Working Group. Circulation 16:1736–1754

Wilson NJ, Webber SA, Patterson MWH et al. (1994) Double-blind placebo-controlled trial of corticosteroids in children with postpericardiotomy syndrome. Pediatr Cardiol 15: 62–65

Yoshinaga M, Niwa K, Niwa A, Ishiwada N, Takahashi H, Echigo S, Nakazawa M, Japanese Society of Pediatric Cardiology and Cardiac Surgery (2008) Risk factors for in-hospital mortality during infective endocarditis in patients with congenital heart disease. Am J Cardiol 101:114–118

Zayas R et al. (1995) Incidence of specific etiology and role of methods for specific etiologic diagnosis of primary acute pericarditis. Am J Cardiol 75: 378–382

175 Arterielle Hypertonie

B. Stiller

Während mehr als 20 % der Erwachsenen von Bluthochdruck betroffen sind, ist dieser im Kindesalter ist eine zwar seltene, aber oftmals nicht erkannte Erkrankung. Unbehandelt führt Bluthochdruck unabhängig von der Ätiologie zur Arteriosklerose und weiterer Progredienz von Gefäßveränderungen. Daher hat bereits der Bluthochdruck in Kindesalter eine erhöhte Morbidität und Mortalität im späteren Lebensalter zur Folge. Um das Risiko späterer zerebrovaskulärer ischämischer oder hämorrhagischer Ereignisse zu reduzieren, ist die frühzeitige Diagnosestellung und Behandlung auch bei asymptomatischen Kindern und Jugendlichen wichtig.

Definition Als arterielle Hypertonie bezeichnet man eine dauerhafte Erhöhung des systolischen und/oder diastolischen Blutdruckwertes über der 95. Perzentile der Altersnorm. Es sollten mindestens 3 Messungen zu verschiedenen Gelegenheiten erfolgt sein. Blutdruckwerte bis zur 90. Perzentile bezogen auf Geschlecht, Alter, Körpergröße gelten als normal, Werte zwischen der 90. und der 95. Perzentile als hochnormal (◘ Abb. 175.1).

Ein Blutdruck von 120/80 sollte bei Schulkindern und Jugendlichen nicht überschritten werden, bei Säuglingen sollten systolisch 105 mmHg nicht überschritten werden. Beim Erwachsenen gilt <130/85 als normal und >140/90 als Hypertonie.

Normwerttabellen für den Blutdruck im Kindesalter wurden in verschiedenen Studien erstellt. Für die grobe Abschätzung der Hypertoniegrenze im Kindesalter bietet sich folgende Formel an:

Hypertonie: (95. Perzentile) in mmHg
- Systolisch:
100 + Alter (Jahre) × 2
- Diastolisch:
1–10 Jahre: 60 + Alter (Jahre) × 2
11–17 Jahre: 70 + Alter (Jahre)

Ätiologie Unterschieden werden essenzieller arterieller Hypertonus und sekundärer, organisch bedingter Hypertonus.

Im Säuglings- und Kleinkindesalter überwiegen die sekundären Formen der arteriellen Hypertonie, wobei die häufigste Ursache neben den renovaskulären Erkrankungen (▶ Kap. 205) die Aortenisthmusstenose darstellt (▶ Übersicht). Bei der essenziellen Hypertonie sind die Kinder oft übergewichtig und haben eine positive Familienanamnese mit erhöhten Serumtriglyceridwerten, niedrigem HDL-Cholesterinspiegel und anderen kardiovaskulären Erkrankungen in der Familie.

Ursachen der sekundären arteriellen Hypertonie im Kindesalter
- Renale Erkrankungen:
  - Renalparenchymatöse Ursachen
  - Hämolytisch-urämisches Syndrom
  - Glomerulonephritis
  - Pyelonephritis
  - Polyzystische oder multizystische Nierendegeneration
  - Obstruktive Uropathie
  - Diabetische Nephropathie
- Tumoren:
  - Wilms-Tumor (Neuroblastom)
- Renovaskuläre Ursachen:
  - Nierenarterienstenose oder fibromuskuläre Dysplasie
  - Nierenvenenthrombose
- Kardiovaskuläre Ursachen:
  - Aortenisthmusstenose
  - Midaortic-Syndrom
  - Williams-Beuren-Syndrom
  - Entzündliche Prozesse der Aorta
- Endokrinologische und systemische Ursachen:
  - Phäochromozytom, Nebennierenrindentumor, Cushing-Syndrom
  - Primärer Hyperaldosteronismus
  - Hyperthyreose
  - Adrenogenitales Syndrom
  - Lupus erythematodes
  - M. Recklinghausen
- Zentralnervöse Ursachen:
  - Hirntumor
  - Intrakraniale Blutung
  - Erhöhter Hirndruck
  - Enzephalitis
  - Neuroblastom
- Autoimmunerkrankungen:
  - Systemischer Lupus erythematodes
  - Polyarteritis nodosa
  - Rheumatoide Arthritis
  - Goodpasture-Syndrom
  - Wegener-Krankheit
  - Mixed connective tissue disease
- Sonstiges:
  - Adipositas
  - Schwangerschaft
  - Schmerzen
  - Ehemalige Frühgeburt
  - Intrauterine Wachstumsretardierung
  - Stressreaktion

Gelegentlich entwickelt sich eine Hypertonie nach Einstellung auf Medikamente ober bei Missbrauch von Medikamenten oder stimulierenden Substanzen (▶ Übersicht). Cave: Bei Kindern mit „Hyperaktivitätssyndrom" kann die medikamentöse Einstellung mit Methylphenidat zu arteriellem Hypertonus führen.

Frühgeborene oder Kinder, die in der Neonatalperiode einen Nabelarterienkatheter hatten, weisen ebenfalls ein erhöhtes Risiko für Hypertonus auf.

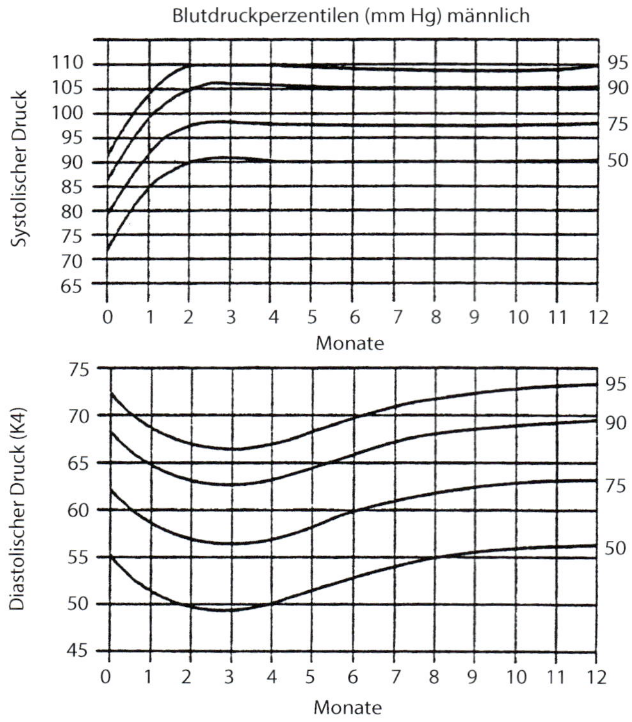

Blutdruckperzentilen (mm Hg) männlich

Werte der 90. Perzentile und Körpermaße (cm, kg)

systolisch	87	101	106	106	106	105	105	105	105	105	105	105	105
diastolisch	68	65	63	63	63	65	66	67	68	68	69	69	69
Länge	51	59	63	66	68	70	72	73	74	76	77	78	80
Gewicht	4	4	5	5	6	7	8	9	9	10	10	11	11

Blutdruckperzentilen (mm Hg) weiblich

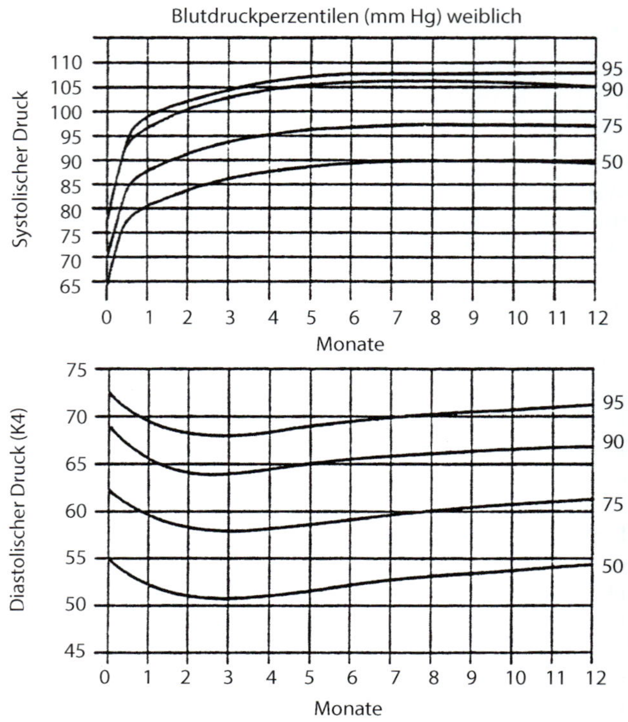

Werte der 90. Perzentile und Körpermaße (cm, kg)

systolisch	76	98	101	104	105	106	106	106	106	106	106	105	105
diastolisch	68	65	64	64	65	66	66	66	67	67	67	67	67
Länge	54	55	56	58	61	63	66	68	70	72	74	75	77
Gewicht	4	4	4	5	5	6	7	8	9	9	10	10	11

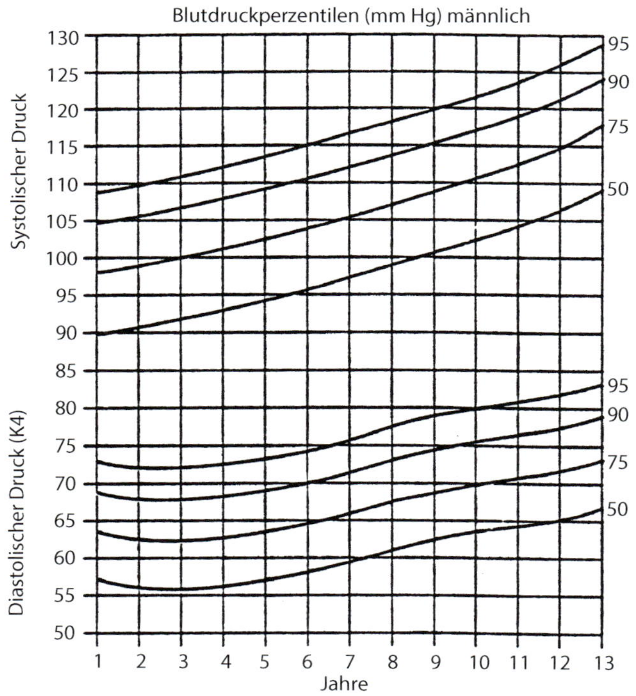

a

Blutdruckperzentilen (mm Hg) männlich

Werte der 90. Perzentile und Körpermaße (cm, kg)

systolisch	105	106	107	108	109	111	112	114	115	117	119	121	124
diastolisch	69	68	68	69	69	70	71	73	74	75	76	77	79
Länge	80	91	100	108	115	122	129	136	141	147	153	159	165
Gewicht	11	14	16	18	22	25	29	34	39	44	50	55	62

Blutdruckperzentilen (mm Hg) weiblich

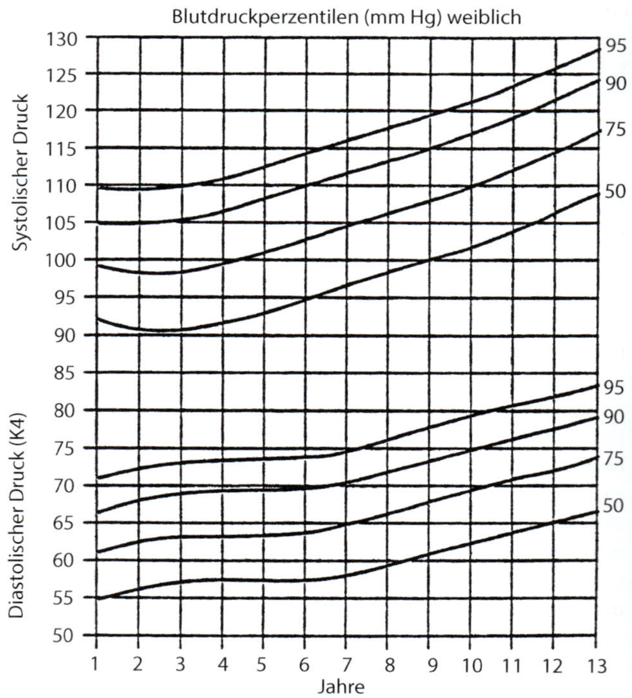

Werte der 90. Perzentile und Körpermaße (cm, kg)

systolisch	105	105	106	107	109	111	112	114	115	117	119	122	124
diastolisch	67	69	69	69	69	70	71	72	74	75	77	78	80
Länge	77	89	98	107	115	122	129	135	112	148	154	160	165
Gewicht	11	13	15	18	22	25	30	35	40	45	51	58	63

b

Abb. 175.1a,b Blutdruckperzentilen für die Altersgruppen **a** 0–12 Monate und **b** 1–13 Jahre

Medikamente, die einen Hypertonus auslösen können
- Schleimhautabschwellende Nasentropfen (Phenylephrin, Epinephrin, Oxymetazolin)
- Nichtsteroidale Antirheumatika
- Glukokortikosteroide
- Immunsuppressiva (Calcineurininhibitoren: Ciclosporin, Tacrolimus)
- Mineralokortikoide (Fluorocortisol, -prednison)
- Ketokonazol
- Lakritze
- Sexualhormone (Östrogene, Gestagene, Androgene)
- Anästhetika (Ketamin, Naloxon)
- Antidepressiva, Anxiolytika und Neuroleptika
- Antiemetika (Metoclopramid, Alizaprid)
- Stimulanzien (Amphetamine, Kokain, Alkohol, Koffein, Nikotin)

Pathogenese Der Blutdruck wird durch das Herzzeitvolumen und den peripheren Gefäßwiderstand beeinflusst. Hier liegt ein komplexer Regulationsmechanismus vor, in dem sowohl das vegetative Nervensystem als auch das endokrinologische System ineinandergreifen. Der Sympathikotonus wird in der Medulla oblongata reguliert und von Hypothalamus und Kortex moduliert. Der Sympathikotonus erreicht schließlich über Rückenmark und Grenzstrang die Endorgane der Kreislaufregulation (Nieren, Blutgefäße). Die Endorgane bestimmen letztlich den Blutdruck. Hinzu kommen hormonelle Einflüsse aus der Hypophyse und der Nebenniere. Die parasympathische Gegenregulation mit Stimulation von Barorezeptoren sorgt letztlich für einen Reflexbogen, der wieder zur Medulla oblongata zurückführt.

Bei der sekundären Hypertonie liegen renale (75 %), kardiovaskuläre (15 %) und endokrine Ursachen (5 %) vor, welche systematisch behandelt werden sollten (renale Hypertonie ▶ Kap. 205, pulmonale Hypertonie ▶ Kap. 176).

Diagnose

Klinische Untersuchungen Während der ausführlichen Eigen- und Familienanamnese bezüglich Diabetes, Hyperlipämie, Hypertonie, kardiovaskulären Erkrankungen und Adipositas sollte auch die Perinatalperiode erfragt werden. Risikofaktoren zur Entwicklung der späteren arteriellen Hypertonie sind: Frühgeburt, Mangelgeburt bei intrauteriner Wachstumsretardierung, Oligo- oder Polyhydramnion und die postnatale Anlage eines Nabelarterienkatheters.

Ferner muss anamnestisch nach Thorax- und Kopfschmerzen, Nasenbluten, Flush-Symptomatik, Erbrechen, Flankenschmerz, Polyurie, intermittierender Hämaturie und temporären Sehstörungen gefragt werden.

Die häufigste Ursache einer kardiovaskulären Hypertonie ist die Aortenisthmusstenose. Diese Fehlbildung führt zu einer Blutdruckerhöhung im prästenotischen Bereich (RR-Messung rechter Arm) und zu einer Minderdurchblutung im poststenotischen Bereich. Hier sollte als Referenzwert der Blutdruck an den Beinen gemessen werden. Der Abgang der A. subclavia sinistra kann bereits auf Höhe der Isthmusstenose liegen und falsch-hohe oder falsch-niedrige Werte anzeigen. Bei der Auskultation sollte zum Ausschluss der Aortenisthmusstenose neben der vorderen Thoraxapertur auch am Rücken zwischen den Schulterblättern abgehorcht werden.

Der Blutdruck sollte mit passender Manschette bei ruhigem Kind am rechten Arm gemessen werden. Bei der erstmaligen Blutdruckmessung sollte die Messung einmalig an allen Extremitäten erfolgen. Bei Säuglingen und Kleinkindern ist die Blutdruckmessung aufwendig und ergibt bei unsachgemäßer Durchführung falsche Werte. In diesem Alter ist eine oszillometrische Messung am ehesten zuverlässig. Die Manschette muss der Körpergröße des Kindes entsprechen. Zu kleine Manschetten erzeugen falsch-hohe Werte. Der aufblasbare Teil der Manschette sollte zwei Drittel des Oberarms umschließen. Die breiteste Manschette, die bei angewinkeltem Arm noch bequem angelegt werden kann, ist am besten geeignet.

EKG und Echokardiografie sind bei der Erstdiagnose obligat. Bei manifester Hypertonie ist ferner die Augenhintergrunduntersuchung notwendig. Die wiederholte 24-h-Langzeit-Blutdruckmessung ermöglicht Aussagen über periodische Blutdruckspitzen, ferner über Blutdruckverhalten bei Belastung und über die zirkadiane Variabilität des Blutdrucks. Ferner hilft sie, eine harmlose „Praxishypertonie" auszuschließen.

Befundkonstellation bei essenzieller Hypertonie Folgende Befundkonstellation ist charakteristisch für eine essenzielle Hypertonie:
- fortgeschrittenes Schulalter,
- positive Familienanamnese,
- moderate Erhöhung des systolischen Wertes,
- Variabilität bei nachfolgenden Messungen
- hoher Ruhepuls, ausgeprägte Stressreaktion mit überschießendem Anstieg von Herzfrequenz und Blutdruck,
- Adipositas, ungenügende Bewegung.

Befundkonstellation bei sekundärer Hypertonie
- Lebensalter unter 10 Jahre,
- plötzlicher Beginn der Symptomatik,
- typische Vorerkrankungen,
- Auffälligkeiten bei körperlicher Untersuchung, z. B. Mangelgedeihen,
- fehlende positive Familienanamnese.

Indikationen zur Blutdruckmessung
- Screening:
    - Vorsorgeuntersuchungen ab dem Schulalter,
    - bei jedem unklaren Krankheitsbild.
- Gezielte Messung bei:
    - Verdacht auf renale Erkrankung,
    - Verdacht auf kardiale Erkrankung,
    - akuter neurologischer Erkrankung (Krampfanfall, Bewusstseinstrübung etc.),
    - Kopfschmerzen,
    - Nasenbluten,
    - familiärer Belastung,
    - vor und während spezieller Medikamenteneinstellung (◘ Tab. 175.1).

Labordiagnostik
- Primär:
    - Blutbild,
    - Harnstoff und Kreatinin,
    - Serumelektrolyte,
    - Blutfette (Cholesterin, Triglyceride),
    - Blutzucker, nüchtern,
    - Urinstatus und -elektrolyte.
- Erweitert:
    - thyroidstimulierendes Hormon (TSH), freies Trijodthyronin (T_3), freies Thyroxin (T4),
    - Renin, Aldosteron und Kortisol,
    - HbA_1C,

- 24-h-Urin auf Katecholamine,
- Parathormon,
- antinukleäre Antikörper (ANA), Erythrozyten-Senkungsreaktion (ESR), C-reaktives Protein (CRP), Anti-dsDNA, antinukleäre zytoplasmatische Antikörper (ANCA),
- Toxikologiescreening,
- Schwangerschaftstest.

Bildgebende Diagnostik Die bildgebende Diagnostik umfasst die Echokardiografie und Sonografie des Abdomens mit Ausmessung der Größe der Nieren und dem Doppler der Nierenvenen- und Nierenarterienflüsse. Im EKG sollten Zeichen der Linkshypertrophie ausgeschlossen werden. Die Augenhintergrunduntersuchung dient zum Ausschluss eines Fundus hypertonicus, also einer pathologischen Veränderung an den Netzhautarterien.

Klinische Symptome Kinder mit arterieller Hypertonie sind oft beschwerdefrei. Im weiteren Verlauf kommt es zu Sehstörungen, Nasenbluten und vermehrten Kopfschmerzen.

Im Rahmen einer hypertensiven Krise treten Symptome einer Hochdruckenzephalopathie auf, welche mit Bewusstseinsstörung, Schwindel, neurologischen Ausfallerscheinungen, Sehstörungen, Kopfschmerzen und möglicherweise auch einem zerebralen Krampfanfall vergesellschaftet sind (s. unten).

Therapie des Hypertonus

Nichtmedikamentöse Therapie Nach Ausschluss behandelbarer grundlegender Erkrankungen, die zum Hypertonus führen, sollte zeitgleich mit einer medikamentösen Therapie auch die nichtmedikamentöse Therapie eingeleitet werden. Hierzu gehört in erster Linie bei Adipositas die Gewichtsreduktion durch eine Verminderung der Fettaufnahme und der Kochsalzzufuhr. Stattdessen sollten Früchte und Gemüse in der täglichen Nahrungsaufnahme einen höheren Stellenwert erlangen. Neben der Ernährungsumstellung ist die körperliche Aktivität durch Ausdauertraining (3- bis 5-mal/Woche 30 min) wesentlich. Der Ausdauersport führt zur Dämpfung des Sympathikus, ferner erfolgt durch Gewichtsabnahme und Steigerung der körperlichen Leistungsfähigkeit eine Reduktion der Salzempfindlichkeit, und der Blutdruck nimmt ab. Ausdauersportarten wie Radfahren, Joggen, Schwimmen und Tanzen sind empfehlenswert. Durch ein Tagebuch mit der genauen Dokumentation der täglichen Blutdruckwerte, des Gewichts und der Nahrungsaufnahme kann dieser Weg unterstützt werden. Tabakkonsum ist unbedingt zu vermeiden. Allerdings ist diese „Lifestyle-Änderung" im Kindes- wie auch im Erwachsenenalter nur sehr schwer und nur von der Minderheit der Patienten durchzuhalten. Aus der Kenntnis dieser Realität heraus sollte ein ausgeprägter Hypertonus kombiniert medikamentös und nichtmedikamentös behandelt werden, um nicht zu viel Zeit zu verlieren. Gelingt die Lebensumstellung, können die medikamentösen Blutdrucksenker nachfolgend ausgeschlichen werden.

Medikamentöse Therapie Bei Kindern mit chronischer arterieller Hypertonie stehen Medikamente mit folgenden Wirkansätzen zur Verfügung:
1. Renin-Angiotensin-System (RAS):
   a. ACE-Hemmer
   b. Angiotensin-II-Blocker (AT-II-Blocker),
   c. AT-I-Blocker,
2. β-Blocker,
3. Kalziumantagonisten,
4. Diuretika.

Bei vorbestehenden Nephropathien oder bei Proteinurie sollten RAS-wirksame Medikamente bevorzugt werden. In einigen Fällen müssen zur wirksamen Blutdrucksenkung Kombinationstherapien begonnen werden. Einen nachgewiesen additiven Effekt haben Kombinationen aus RAS-Inhibitoren + Diuretikum oder Kalziumantagonisten, ebenso wie die Kombination von β-Blocker + Kalziumantagonisten. ◘ Tab. 175.1 zeigt Antihypertensiva und deren Dosierungsempfehlungen.

Unerwünschte Wirkungen Unter Kalziumantagonisten können Kopfschmerzen, Flush und Ödeme auftreten. Unter Diuretika und β-Blockern ist eine Asthenie möglich. Fast nebenwirkungsfrei sind die AT-II-Blocker.

Nebenwirkungen oder Müdigkeit durch eine zu rasche Blutdrucknormalisierung führen zu schlechter Compliance, da die Mehrzahl der Hypertoniker im Kindes- und Jugendalter bezüglich des Hypertonus asymptomatisch war. Es empfiehlt sich eine einschleichende Dosierung mit ambulanter Dosissteigerung alle 4–6 Wochen.

Häufig über den Tag verteilte Medikamentenverordnungen führen ebenfalls zu einer schlechten Compliance. Medikamente mit einmaliger täglicher Einnahme sind zu bevorzugen. Die im Jugendlichen- und Erwachsenenalter empfehlenswerten Retardpräparate sind für kleinere Kinder nicht möglich, da diese Medikamente nicht zerkleinert werden dürfen und keine Suspensionen herstellen lassen können.

Klinische Symptome und Therapie der hypertensiven Krise Ursächlich muss im Säuglingsalter besonders an die Aortenisthmusstenose und Nierenvenen- oder Nierenarterienthrombose gedacht werden. Im späteren Kindesalter kommen ursächlich bei hypertensiver Krise parenchymale Nierenerkrankungen, bei Mädchen eine Schwangerschaft, die Aortendissektion, Stoffwechselerkrankungen, Autoimmunerkrankungen, Medikamentenmissbrauch, Drogen und Alkohol in Betracht. Chronische Glomerulonephritiden gehen seltener mit Krisen als mit kontinuierlicher Blutdruckerhöhung einher.

Die hypertensive Krise kann sich akut mit Endorganstörungen von Herz, Auge, Niere und Gehirn manifestieren:

Kardiovaskuläre Manifestation Linksventrikuläre Hypertrophie kann zu nachfolgendem Linksherzversagen mit Dyspnoe, Brustschmerz und Rhythmusstörungen und zu koronarer Herzkrankheit führen.

Neurologische Manifestation Der Verlust der zerebralen Autoregulation kann mit Störung der Blut-Hirn-Schranke und endothelialer Dysfunktion, Hirnödem und Mikrohämorrhagien einhergehen. Mögliche Symptome sind Krampfanfälle, Bewusstseinstrübung, Kopfschmerzen, Übelkeit und Erbrechen sowie fokale neurologische Ausfälle und die Fazialisparese. Bei dem Posterior reversible encephalopathy syndrome (PRES) ist überwiegend okzipital-parietal die weiße Substanz und möglicherweise auch die Basalganglien, das Kleinhirn und der Hirnstamm betroffen. Das MRT ist wegweisend, die Symptome meist komplett reversibel.

Renale Manifestation Hämaturie, Flankenschmerz und Oligurie zeigen die renale Beteiligung. Hypertensive Nierenschäden betreffen präglomeruläre Gefäße oder die Glomerula. Bei längerfristigem Hochdruck entsteht eine Nephrosklerose.

Ophthalmologische Manifestation Retinale Blutung, Visusverlust, akute ischämische Optikusneuropathie und Rindenblindheit sind

Tab. 175.1 Antihypertensive Medikamente im Kindesalter

Medikament	Dosierung (mg/kg KG/24 h)	Dosis-intervall (h)	Wirkungen	Nebenwirkungen
Diuretika			Blutvolumen ↓	
Hydrochlorothiazid	1–2	12	Vasodilatation	Hypokaliämie Hyperurikämie
Furosemid	0,5–5	8–12		Hypokaliämie
Sympathikushemmstoffe			Herzzeitvolumen ↓	Bradykardie, Sedierung
Propanolol (β-Blocker)	1–5	8–12	Vasodilatation	Bronchospasmus
Atenolol (β-Blocker)	1–2	24		
Prazosin (α_1-Blocker)	0,02–0,5	8–12	Vasodilatation	Tachykardie Orthostatischer Kollaps
Clonidin	0,005–0,03	8–12	Zentrale Erregung des Baroreflexes	Sedierung
Kalziumantagonisten (Retardpräparate)			Kalziumkanalblockade, Vasodilatation	Tachykardie Ödeme, Flush
Nifedipin	0,5–3	8–12		
ACE-Hemmer			Hemmung des Konversionsenzyms Vasodilatation	Nierenversagen bei eingeschränkter Funktion
Captopril	0,5–3 <6 Monate: 0,05–0,5	8		Leukozytopenie
Enalapril	0,15–0,5	24		
Angiotensin-II-Rezeptor-Blocker			Angiotensin-II-Rezeptor-Blockade Vasodilatation	Hyperkaliämie Neutropenie
Losartan	0,7–1,4	24		Schwindel
Vasodilatatoren			Vasodilatation	
Dihydralazin	1–5	8–12		Tachykardie Allergie Schlagvolumen ↑
Minoxidil	0,1–0,5	12	Salz- und Wasserretention Sympathische Gegenregulation	Hypertrichiose

bei hypertensiven Krisen beschrieben. Der Visusverlust ist nicht immer reversibel. Die Funduskopie sollte vom erfahrenen Augenarzt durchgeführt werden.

Die hypertensive Krise ist ein Notfall und muss prompt erkannt und auf der Intensivstation zügig behandelt werden, um Organschäden zu verhindern. Der Blutdruck sollte invasiv mittels Radialis- oder Femoralarterie kontinuierlich gemessen werden. Innerhalb der ersten Stunde sollte er nicht mehr als 25 % gesenkt werden. Die komplette Normalisierung sollte innerhalb der nächsten 24–48 h erfolgen. Die Dosierungsempfehlungen für intravenöse Medikamente wie Natrium-Nitroprussid, Nifedipine, Esmolol, Clonidin, Hydralazin, Phentolamin zeigt ◘ Tab. 175.2.

Tab. 175.2 Medikamente zur Therapie der hypertensiven Krise im Kindesalter

Medikament		Dosierung Applikationsart	Wirkungseintritt Wirkungsmaximum Wirkungsdauer	Bemerkungen
Wirkstoff	Medikamentenname			
Nifedipin	Adalat Nifedipin-ratiopharm Corinfar	0,25–0,75 mg/kg KG Sublingual Max. 3 mg/kg KG/24 h	Nach 5 min Nach 30 min 3–6 h	Gleiche Dosis kann nach 15–30 min erneut verabreicht werden
	Adalat pro infusione	10–20 mg/m2KOF/24 h i.v.	–	–
Urapidil	Ebrantil	Initial 1–3(–5) mg/kg KG/h i.v. Säuglinge 2 mg/kg KG/h i.v. Anschließend 0,2–3,3 mg/kg KG/h i.v. Säuglinge 1 mg/kg KG/h i.v.	Nach 2 min Nach 5 min 2–3 h	Orthostasesyndrom Bradykardie Übelkeit, Erbrechen Kontraindikation: Aortenisthmusstenose, AV-Shunt
Dihydralazin	Nepresol inject Depressan	0,2–0,4 mg/kg KG i.v. Max. 25 mg	Nach 1–10 min Nach 10–80 min 1–4 h	Effekt oft unzureichend Nebenwirkung: Tachykardie
Natrium-Nitroprussid	Nipruss	0,5 µg/kg KG/min i.v. Infusionsrate ständig aktuellem RR anpassen Max. 8 µg/kg KG/min	Sofort Nach 1 min 10 min	Als Ultima Ratio bei Therapieresistenz, kontinuierliche Überwachung! Bei Niereninsuffizienz Thiozyanatvergiftung möglich

Literatur

Bianchetti MG, Ardissino G, Fossali E, Ramelli GP, Salice P (2004) Tips for the use of antihypertensive drugs: DELTAREPROSI. J Pediatr 145(3):288–290

Ellis D, Vats A, Moritz ML, Reitz S, Grosso MJ, Janosky JE (2003) Long-term antiproteinuric and renoprotective efficacy and safety of losartan in children with proteinuria. J Pediatr 143(1):89–97

Falkner B, Lurbe E, Schaefer F (2010) High blood pressure in children: Clinical and health policy implications. J Clin Hypertens (Greenwich) 12(4):261–276

Flynn JT (2008) Pediatric hypertension: Recent trends and accomplishments, future challenges. Am J Hypertens 21(6):605–612

Lurbe E, Cifkova R, Cruickshank JK et al (2009) Management of high blood pressure in children and adolescents: Recommendations of the European Society of Hypertension. J Hypertens 27(9):1719–1742

Martinez-Raga J, Knecht C, Szerman N, Martinez MI (2013) Risk of serious cardiovascular problems with medications for attention-deficit hyperactivity disorder. CNS Drugs 27(1):15–30

Simonetti GD, Rizzi M, Donadini R, Bianchetti MG (2007) Effects of antihypertensive drugs on blood pressure and proteinuria in childhood. J Hypertens 25(12):2370–2376

Singh D, Akingbola O, Yosypiv I, El-Dahr S (2012) Emergency management of hypertension in children. Int. J Nephrol 420247

Task Force on Blood Pressure Control in Children (1987) Report of the Second Task Force on Blood Pressure Control in Children 1987. National Heart, Lung, and Blood Institute, Bethesda, Maryland. Pediatrics 79(1):1–25

176 Pulmonale Hypertonie

J. Breuer

Definition Von einer pulmonalen Hypertonie (PH) spricht man, wenn der pulmonalarterielle Mitteldruck in Ruhe mehr als 25 mmHg beträgt. Ein Mitteldruck von weniger als 21 mmHg ist normal, bei Werten von 21–25 mmHg liegt eine „Borderline-PH" vor. Der erhöhte Lungendruck führt zu einer chronischen Druckbelastung des rechten Ventrikels und später oft zu einem Rechtsherzversagen. Nach der Ätiologie wird die pulmonale Hypertonie in 5 Klassen eingeteilt (▶ Übersicht).

> **Vereinfachte Dana-Point-Klassifikation 2008 (nach Galiè et al. 2009)**
>
> 1) Pulmonalarterielle Hypertonie (PAH)
>   1. Idiopathische pulmonalarterielle Hypertonie (IPAH)
>   2. Familiäre pulmonalarterielle Hypertonie (FPAH)
>   3. Arzneimittel- und toxininduziert
>   4. Assoziierte pulmonalarterielle Hypertonie (APAH) bei:
>   – Kollagenosen
>   – HIV-Infektion
>   – Portale Hypertonie
>   – Angeborene Herzfehler
>   – Bilharziose
>   – Chronisch hämolytische Anämie
>   5. Persistierende pulmonalarterielle Hypertonie des Neugeborenen (PPHN)
> 1') Pulmonale venookklusive Erkrankung (PVOD) und/oder pulmonal kapilläre Hämangiomatose (PCH)
> 2) Pulmonale Hypertonie bei Erkrankungen des linken Herzens
> 3) Pulmonale Hypertonie bei Lungenerkrankung und/oder Hypoxie
> 4) Pulmonale Hypertonie aufgrund chronischer Thromboembolien (CTEPH)
> 5) Pulmonale Hypertonie mit unklaren multifaktoriellen Mechanismen

Gesondert betrachtet wird unter klinischen Aspekten in der Regel die persistierende pulmonale Hypertonie des Neugeborenen, die pulmonale Hypertonie bei Obstruktion der oberen Atemwege und die pulmonale Hypertonie infolge von Nebenwirkungen bei medikamentöser Therapie (Appetitzügler) und die seltene akute Höhenkrankheit im Säuglingsalter.

Bei einer pulmonalen Hypertonie in Assoziation mit einem angeborenen Herzfehler findet sich in der Regel eine Shuntverbindung zwischen dem Lungen- und Systemkreislauf. In diesen Fällen sind der klinische Zustand, die medikamentöse Therapie und auch die Operabilität des Herzfehlers stark von der Höhe des Lungengefäßwiderstandes abhängig. Der Lungengefäßwiderstand (Rp) beträgt beim Gesunden jenseits der Säuglingszeit etwa 1–4 Wood-Einheiten·m² KOF und das Verhältnis zum Systemwiderstand Rp/Rs beträgt 0,1–0,2.

176.1 Pulmonale Hypertonie bei angeborenen Herzfehlern

Physiologie und Pathophysiologie Das Verhalten der pulmonalen Gefäßstrombahn ist ein zentrales Problem der Kinderkardiologie. Der Abfall des Lungengefäßwiderstandes, der sich normalerweise in den ersten Lebenstagen und -wochen durch Dilatation der Muskulatur, vor allem der Präkapillaren, vollzieht, kann in einzelnen Fällen ausbleiben. Bei Herzfehlern mit Lungenüberflutung, d. h. Vitien mit initialem Links-rechts-Shunt, können verschiedene Faktoren zusammenwirken und zu einer erneuten Einengung der Lungengefäße mit Anstieg des pulmonalen Gefäßwiderstandes und damit zu einer pulmonalen Hypertension führen (pulmonale Vaskulopathie). In frühen Stadien ist die Muskelschicht der Präkapillaren verdickt, aber noch reagibel. Später folgen jedoch ausgedehntere Umwandlungen der Gefäßwände mit Zunahme bindegewebiger Strukturen und weitere morphologische Gefäßveränderungen, die den Gesamtquerschnitt der Lungenstrombahn irreversibel vermindern (◘ Abb. 176.1). Diese Entwicklung kann rasch – im Laufe von Monaten im 1. Lebensjahr – oder langsam über viele Jahre verlaufen. Wird der Lungengefäßwiderstand größer als der Widerstand im Systemkreislauf, dann entwickelt sich aus dem ursprünglichen Links-rechts-Shunt ein Rechts-links-Shunt mit mehr oder weniger ausgeprägter Zyanose. Die Situation wird durch den Begriff „Eisenmenger-Reaktion" beschrieben.

Die pulmonale Vaskulopathie spielt eine entscheidende Rolle für die Prognosen und Operabilität vieler Herzfehler mit Lungenüberflutung. Durch Korrektur des Fehlers mit Normalisierung des Blutvolumens im kleinen Kreislauf und ggf. Wegfall der Zyanose kann die Progredienz der pulmonalen Gefäßkrankheit in der Regel gestoppt werden. In seltenen Fällen besteht eine Eigendynamik dieser Veränderungen mit fortschreitender Ausprägung. Höhergradige, irreversible Stadien der obstruktiven pulmonalen Gefäßkrankheit schließen eine Operation aus. Als Ultima Ratio muss dann eine (Herz-)Lungentransplantation diskutiert werden.

Bei der Herzkatheteruntersuchung muss deshalb definitiv geklärt werden, inwieweit die pulmonale Hypertonie volumenbedingt oder widerstandsbedingt ist. Bei erhöhtem Widerstand muss dann getestet werden, ob er fixiert oder reversibel ist. Klinische Befunde und Alter des Patienten erlauben vorab eine Abschätzung.

Sehr kompliziert stellt sich die Situation gelegentlich bei Pulmonalatresien mit Ventrikelseptumdefekt dar, wo je nach Zustand der Kollateralen zwischen Aorta und Pulmonalarterien bei ein- und demselben Patienten neben minderdurchbluteten Segmenten auch solche mit Hyperperfusion und entsprechenden anatomischen Veränderungen vorkommen.

Die Tendenz zur Entwicklung der pulmonalen Gefäßveränderungen ist von verschiedenen Faktoren abhängig. Die Erfahrung zeigt, dass unterschiedliche Herzfehler unterschiedlich gefährdet sind; große Ventrikelseptumdefekte oder persistierende Ductus haben ein deutlich höheres Risiko als Vorhofseptumdefekte, die erst im Erwachsenenalter eine pulmonale Hypertension entwickeln können. Besonders hoch ist das Risiko bei Kindern mit komplettem atrioventrikulärem Septumdefekt (AVSD), und hier wieder sind Kinder mit Trisomie 21 offenbar noch stärker gefährdet als andere. Einzelfälle haben bereits im 1. Lebenshalbjahr irreversible Lungengefäßveränderungen entwickelt und sind damit inoperabel. Auch Patienten mit großen aortopulmonalen, chirurgisch angelegten Shunts können betroffen sein. Ebenfalls erhöht ist das Risiko, wenn zu der Lungenüberflutung eine Zyanose tritt (Transposition der großen Arterien mit großem Ven-

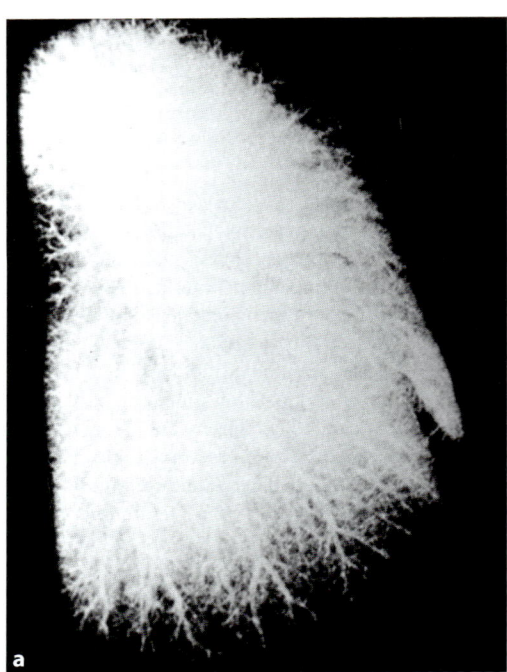
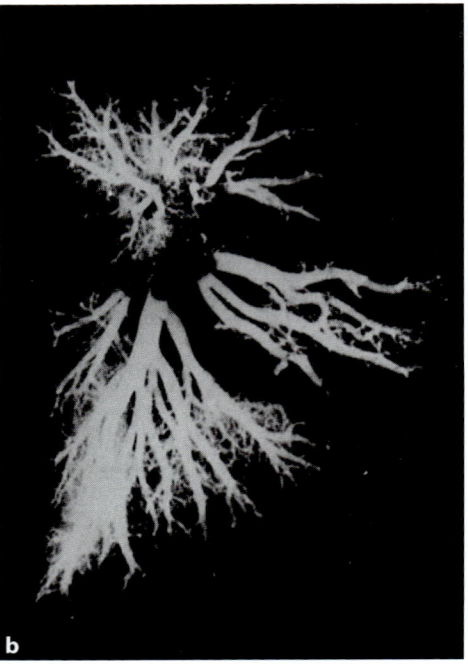

Abb. 176.1a,b Ausgusspräparate arterieller Lungengefäße. **a** Normal, **b** bei obstruktiver pulmonaler Gefäßkrankheit (Eisenmenger-Syndrom)

trikelseptumdefekt [VSD] und/oder persistierendem Ductus arteriosus [PDA], Truncus arteriosus u. a.). Hier steigt das Risiko für irreversible Veränderungen bereits im 2. Lebenshalbjahr deutlich an. Dass nicht alle Patienten diese Komplikationen entwickeln, liegt an offenbar individuell unterschiedlichen Reaktionsmustern der Pulmonalgefäße.

Ätiologie Intensive Forschungen zur pulmonalen obstruktiven Gefäßkrankheit (pulmonale Hypertonie) haben die Einblicke in die morphologischen Veränderungen der Gefäßwand und in die zellulären Prozesse ihrer Entstehung vertieft. Eine zentrale Rolle spielt die endotheliale Dysfunktion als Ursache der erhöhten pulmonalen Reagibilität (Vasoreaktivität) und der Proliferation der glatten Muskulatur. Dies führt zu abnormen Wechselwirkungen mit Blutbestandteilen (Thrombozyten, Leukozyten) und der Freisetzung von pulmonalen vasoaktiven Substanzen und Mitogenen der glatten Muskulatur. Vermindert ist die Produktion von NO und Prostazyklin, die zu einer Vasodilatation führen. Andererseits ist offenbar die Absonderung von Endothelin mit vasokonstriktiven Effekten vermehrt. Aus diesen Kenntnissen haben sich therapeutische Ansätze für die Verwendung von NO, Prostazyklin und Endothelin-Antagonisten ergeben. Darüber hinaus wurden in den letzten Jahren zahlreiche weitere Substanzen gefunden, die an den komplexen lokalen, zellulären, regulativen und Wachstumsprozessen beteiligt sind.

Klinische Symptome und Diagnose Das Vollbild des Patienten mit Eisenmenger-Reaktion zeigt eine mehr oder weniger ausgeprägte Zyanose und evtl. auch Trommelschlägelfinger und -zehen und eine entsprechend eingeschränkte Leistungsfähigkeit. Auskultatorisch fällt ein knallender 2. Herzton auch dem Ungeübten auf. Ein signifikantes systolisches Geräusch fehlt, allenfalls findet sich ein frühdiastolisches Decrescendogeräusch als Ausdruck einer Pulmonalinsuffizienz. Bevor sich das Vollbild entwickelt, sind Übergänge vom Bild mit reinem Links-rechts-Shunt zu beobachten; die fragliche Zyanose wird durch transkutane Oxymetrie mit subnormalen Sättigungswerten, evtl. auch durch eine beginnende Polyglobulie objektiviert. Das ursprüngliche organische Geräusch verkürzt sich und verschwindet allmählich. Wertvolle Hinweise gibt die Echokardiografie; u. a. lässt sich am Rückfluss über die Trikuspidalklappe mithilfe der Dopplertechnik der Druck im rechten Ventrikel abschätzen. Die Dicke der Muskulatur des rechten Ventrikels, eine veränderte Konfiguration und das Flussmuster in der A. pulmonalis lassen mit den verschiedenen Methoden der echokardiografischen Untersuchungen weitere Rückschlüsse zu.

Liegt eine pulmonale Hypertonie im Zusammenhang mit einem angeborenen Herzfehler vor, ist zunächst durch den Einsatz verschiedener bildgebender Verfahren (Echokardiografie, CT und MRT, ggf. Angiokardiografie) und einer Testung der Lungengefäßreagibilität im Herzkatheterlabor sorgfältig zu prüfen, ob der Herzfehler noch korrigiert werden kann, ohne den Patienten zu gefährden. Ein wichtiger Parameter ist dabei das Verhältnis von Lungen- zu Systemwiderstand Rp/Rs. Liegt dieses, auch während der Gabe von pulmonalen Vasodilatatoren, über 0,3–0,5, ist eine Inoperabilität anzunehmen.

Perioperative Probleme bei Patienten mit pulmonaler Hypertonie Patienten (vorwiegend Säuglinge), bei denen eine pulmonale Hypertension mit noch reagiblem Pulmonalgefäßsystem vorliegt, können im unmittelbaren postoperativen Verlauf durch die zunächst weiterbestehende Gefäßstruktur und -reagibilität pulmonale hypertensive Krisen entwickeln. Erkennbar am „low output" im Systemkreislauf bei gleichzeitigem Anstieg der pulmonalen Druckwerte hat sich mit Einsatz von inhaliertem NO oder Prostazyklin in den letzten Jahren eine wirkungsvolle Therapie ergeben.

Therapie und Prognose Die Lebenserwartung ist bei Patienten mit manifester Eisenmenger-Reaktion eingeschränkt. Viele Patienten erreichen dennoch das frühe Erwachsenenalter und evtl. das mittlere Lebensalter, sehr selten wird aus dem 5. oder 6. Dezennium berichtet. Die Leistungsfähigkeit ist mehr oder minder eingeschränkt. Von einer Schwangerschaft ist dringend abzuraten.

Da eine kurative Therapie noch nicht zur Verfügung steht, beinhalten die Therapieziele eine Besserung der Symptome und der Belastbarkeit. Es kommen verschiedene supportive und medikamentöse Maßnahmen zum Einsatz (Tab. 176.1).

Tab. 176.1 Supportive und medikamentöse Maßnahmen bei Patienten mit pulmonaler Hypertonie. Einige der aufgeführten Maßnahmen gelten allerdings nicht für Patienten mit angeborenen Herzfehlern!

Maßnahme	Kommentar
Sauerstoffgabe	Lediglich indiziert bei Hypoxämie und Zyanose
Eisensubstitution	Bei relativer Anämie daran denken
Kontrazeption	– Erhöhtes Risiko der Patientinnen bei Schwangerschaft – Bei Verabreichung von Bosentan
Antikoagulanzien	Kontraindiziert bei Patienten mit Eisenmenger-Syndrom wegen der Gefahr von Lungenblutungen
Moderate körperliche Betätigung	Überanstrengungen aber vermeiden
Gute Mundhygiene; Endokarditisprophylaxe	Bei Patienten mit Eisenmenger-Syndrom wegen des erhöhten Endokarditisrisikos
Phosphodiesterase-Inhibitoren	Orale Medikation
Endothelin-Antagonisten	Orale Medikation; Transaminasen kontrollieren!
Prostanoide	Werden meist inhalativ oder über eine zentralen Katheter i.v. verabreicht
Kalzium-Antagonisten	Nur bei Patienten, die in der Testung eine erhaltene Lungengefäßreagibilität zeigen
Diuretika	Bei Rechtsherzinsuffizienz
Digitalis	Bei Rechtsherzinsuffizienz; selten eingesetzt
Interventionelle Atrioseptostomie	Nur bei Patienten ohne Shunt-Vitum sinnvoll; Überbrückung bis zur Lungentransplantation
Herz-Lungen-Transplantation	Als Ultima Ratio

Bei Patienten mit Rechts-links-Shunt entwickelt sich in der Folge der Hypoxämie in einer Gegenregulation eine Polyglobulie mit erhöhten Hämoglobin- bzw. Hämatokritwerten. Finden sich trotz der Hypoxämie Normalwerte, so liegt eine relative Anämie vor (z. B. durch Blutverluste, Eisenmangel), eine Anhebung auf supranormale Werte ist immer anzustreben. Andererseits drohen bei sehr hohen Hämatokritwerten (>60%-70%) Risiken infolge der erhöhten Viskosität (cave! Flüssigkeitsrestriktion).

Nicht zu vergessen sind die Endokarditisprophylaxe und das Risiko septischer Embolien (Hirnabszess) bei Patienten mit Rechts-links-Shunt.

Patienten mit einem Eisenmenger-Syndrom haben ein erhöhtes Risiko für spontane Lungenblutungen, weswegen sie keine Antikoagulanzien erhalten sollen.

In den letzten Jahren haben sich im Wesentlichen 3 Medikamentengruppen für die Therapie der pulmonalen Hypertonie herauskristallisiert, die jeweils einen anderen pathophysiologischen Angriffspunkt haben: Phosphodiesterase-Inhibitoren (p.o.), Endothelin-Antagonisten (p.o.) und Prostanoide (inhalativ oder i.v. als Dauerinfusion über einen zentralen Katheter). Die Notwendigkeit eines zentralen Katheters macht die Prostanoid-Dauerinfusion wenig praktikabel. Am ehesten ist der Einsatz wohl zur Überbrückung bis zur Lungentransplantation sinnvoll. Die genannten Medikamente werden auch in einer 2er- oder 3er-Kombination verabreicht. Kalzium-Antagonisten kommen dagegen nur bei Patienten in Frage, die in der Testung eine erhaltene Lungengefäßreagibilität zeigten. Zurzeit sind weitere Medikamente in der Entwicklung, die entweder ebenfalls den NO-, Prostazyklin- bzw. Phosphodiesterase-Signalweg beeinflussen oder aber andere pathophysiologische Angriffspunkte haben.

In jüngster Zeit gibt es ermutigende Berichte über den Einsatz von Bosentan und Sildenafil bei Erwachsenen und auch bei Kindern. Im Einzelfall konnte eine deutliche Verbesserung der Gesamtsituation erzielt werden. Die Wirksamkeit scheint die der bisherigen Behandlungsmaßnahmen zu übertreffen. Auswirkungen auf die mittel- und langfristige Prognose bleiben freilich abzuwarten. Zur Überbrückung bis zur evtl. Lungentransplantation dient eine interventionelle Atrioseptostomie mit Entlastung des rechten Vorhofs in fortgeschrittenen Fällen. Erkauft wird der Vorteil mit einer Zunahme der Zyanose durch den so geschaffenen Rechts-links-Shunt.

Digitalis und Diuretika spielen allenfalls bei schwerer Rechtsherzinsuffizienz (Lebervergrößerung, Ödeme) eine Rolle. Ihr Einsatz muss kritisch erfolgen.

Schließlich bleibt als Ultima Ratio die ein- oder doppelseitige Lungentransplantation. Die Entscheidung für diese Maßnahme ist jedoch zurzeit schwierig, da die Überlebenswahrscheinlichkeit nach diesem Eingriff nicht unbedingt größer ist als nach Einsatz aller bisher möglichen konservativen Behandlungsmaßnahmen.

176.2 Idiopathische pulmonale Hypertonie (IPAH)

Definition Die idiopathische pulmonale Hypertonie ist charakterisiert durch eine Druckerhöhung im rechten Ventrikel und in der A. pulmonalis infolge Widerstandserhöhung im Pulmonalkreislauf ohne erkennbare Ursache. Es handelt sich somit praktisch immer um eine Ausschlussdiagnose.

Epidemiologie Es handelt sich um eine sehr seltene Krankheit. Für die Gesamtbevölkerung rechnet man mit etwa 2 Fällen auf 1 Mio. Entsprechend handelt es sich im Kindesalter um eine ausgesprochene Rarität.

Klinische Symptome und Verlauf Im Vordergrund steht eine verminderte Leistungsfähigkeit. Auch Synkopen können als Erstmanifestation auftreten. Jugularvenenstauung, Lebervergrößerung, manifeste Herzinsuffizienz können in fortgeschrittenen Stadien das klinische Bild beherrschen, dann wird auch eine Zyanose beobachtet.

Diagnose und Differenzialdiagnose Die klinischen Zeichen und Symptome sind oft eher wenig eindrucksvoll. Bei der Auskultation kann ein funktionelles systolisches Geräusch über der Pulmonalklappe und ein betonter 2. Herzton registriert werden. Eine Pulmonalklappeninsuffizienz kann außerdem ein frühdiastolisches Decrescendogeräusch verursachen.

Das EKG signalisiert eine Belastung des rechten Vorhofs. Eine Röntgenaufnahme zeigt als eindrucksvollen Befund eine Dilatation der A. pulmonalis und eine verlängerte Kontaktstrecke zwischen rechtem Ventrikel und Sternum bei seitlichem Strahlengang.

Bei der Echokardiografie sind die Muskelmasse des rechten Ventrikels und das Cavum des rechten Ventrikels vergrößert. Aus einer Trikuspidalklappeninsuffizienz kann der erhöhte rechtsventrikuläre Druck ermittelt werden. Weitere Hinweise sind die dilatierte A. pulmonalis, der im Querschnitt entrundete linke Ventrikel sowie die charakteristische Flusskurve an der Pulmonalklappe. Wichtig ist, dass Anomalien des Herzens ausgeschlossen werden.

Eine Herzkatheteruntersuchung dient neben dem Ausschluss anderer organischer Herzkrankheiten der Bestätigung der echokardiografischen Befunde und insbesondere der Testung der Reversibilität des Widerstandes. Gelingt unter Prüfung mit 100 % Sauerstoff, NO, Prostazyklin allein oder in Kombination eine Senkung des Drucks um 20 %, kann eine Reagibilität angenommen werden. Eine entsprechende Therapie (s. unten) lässt sich damit begründen.

Differenzialdiagnostisch müssen angeborene Herzfehler mit pulmonaler Hypertonie (insbesondere PDA, VSD, Cor triatriatum, Lungenvenenstenosen, Mitralstenose u. a.) ausgeschlossen werden.

Pulmonale Erkrankungen sind, sofern sie zur sekundären pulmonalen Druckerhöhung führen, a priori klinisch vordergründig als respiratorische Erkrankungen erkennbar (Mukoviszidose, Asthma, bronchopulmonale Dysplasie). Obstruktionen der oberen Atemwege (Tonsillen, Schlafapnoe usw.) müssen hingegen gezielt gesucht und ausgeschlossen werden.

Therapie Die Behandlung der idiopathischen pulmonalen Hypertonie bei Kindern folgt den Prinzipien, wie sie für die pulmonale Hypertonie bei angeborenen Herzfehlern beschrieben sind.

Prognose Die Prognose ist nach der Literatur überwiegend durch kurze deletäre, seltener protrahierte Verläufe charakterisiert.

176.3 Pulmonale Hypertonie bei pulmonalen Erkrankungen

Definition Für eine Druckerhöhung in der A. pulmonalis und im rechten Ventrikel bei primären Krankheiten der Lunge wird im Allgemeinen der Terminus „Cor pulmonale" verwendet.

Ätiologie Ätiologisch spielen hier neben der alveolären Hypoventilation mit dem verminderten Sauerstoffpartialdruck auch entzündliche Prozesse der Grundkrankheit und Druckerhöhung in den tiefen Atemwegen mit Behinderungen des Blutflusses in den Kapillaren eine Rolle.

Klinische Symptome Die Bewertung der klinischen Bedeutung der pulmonalen Hypertonie bei primär pulmonalen Erkrankungen ist schwierig. Zwar entwickelt die Mehrzahl von Patienten mit Mukoviszidose ein Cor pulmonale, jedoch ist die Todesursache kaum jemals kardialer Natur. Demgegenüber spielt bei der bronchopulmonalen Dysplasie das Herz öfter eine Rolle bei dem evtl. tödlichen Ausgang.

Therapie Aus der Kenntnis der Pathophysiologie der pulmonalen Hypertension in anderen klinischen Zusammenhängen kommt der Therapie der Grundkrankheit mit ihren etablierten Maßnahmen (hier Entzündungsbehandlung, Verabreichung von Komplementärsauerstoff usw.) vordergründige Bedeutung zu. Der abgestufte Einsatz der in ◘ Tab. 176.1 genannten Medikamente ist zu erwägen.

Eine akute Widerstandserhöhung im pulmonalen Gefäßsystem kann auch im Zusammenhang mit akuten Krankheiten der tieferen Atemwege, z. B. bei Pneumonien, entstehen. Wegen des in der Regel unbeschädigten Myokards im Kindesalter wird diese Druckerhöhung oft gut kompensiert.

176.4 Pulmonale Hypertonie bei chronischer Obstruktion der oberen Atemwege

Wiederholte Phasen von ausgeprägter Hypoxie führen zunächst zu intermittierender pulmonaler Hypertonie, die jedoch in eine permanente Druckerhöhung einmünden kann.

Die Patienten mit Obstruktionen der oberen Atemwege (stark vergrößerte Tonsillen u. a.) oder auch bei Schlafapnoe zeigen oft keine kontinuierliche respiratorische Symptomatik. Im Intervall stehen dann andere, oft wenig charakteristische Erscheinungen im Vordergrund: extreme Müdigkeit, schlechte Schulleistungen, Verhaltensauffälligkeiten, morgendliche Kopfschmerzen, Enuresis, Gedeihstörungen. Hinweisend sind stridoröse Atmung, Schnarchen, unruhiger Schlaf mit häufigem Aufwachen, Einziehungen, Atemnot. Selten kann auch eine Rechtsherzinsuffizienz im Vordergrund stehen. Bei allen Kindern mit Hinweisen auf eine pulmonale Hypertonie muss nach Obstruktion der oberen Atemwege und nach Schlafapnoe gezielt gesucht werden. Dies gilt insbesondere für Kinder mit einer Trisomie 21, die gehäuft die Kombination eines angeborenen Herzfehlers mit einer Obstruktion der oberen Atemwege aufweisen.

176.5 Akute Höhenkrankheit

Ein verminderter Sauerstoffpartialdruck und eine individuelle erhöhte Reaktionsbereitschaft des Lungengefäßsystems spielen eine Rolle bei der sehr seltenen akuten Höhenkrankheit. Dabei können Patienten in großen Höhen (über 3000 m) akut mit Zyanose, Dyspnoe, Tachypnoe und Krämpfen erkranken. Wird die Krankheit nicht erkannt und entsprechend behandelt, kann sie rasch tödlich verlaufen. Sauerstoffgabe und Verbringen in niedrigere Höhenlagen sind lebensrettend.

Literatur

Adatia I, Wessel DL (1994) Therapeutic use of inhaled nitric oxid. Curr Opin Pediatr 6: 583–590

Barst RJ (1999) Recent advances in the treatment of pediatric pulmonary hypertension. Pediatr Clin North Am 46: 331–345

Breuer J (2002) Behandlung der postoperativen pulmonalen Hypertonie. In: Apitz J (Hrsg) Pädiatrische Kardiologie. Steinkopff, Darmstadt, S 752–756

Dimopoulos K et al (2010) Improved survival among patients with Eisenmenger syndrome receiving advanced therapy for pulmonary arterial hypertension. Circulation 121:20–25

Galiè N et al (2009) The Task Force for the Diagnosis and Treatment of Pulmonary Hypertension of the European Society of Cardiology (ESC) and the European Respiratory Society (ERS), endorsed by the International Society of Heart and Lung Transplantation. Eur Heart J 30:2493–2537

Literatur

McLaughlin VV, Genthner DE, Panella MM, Rich S (1998) Reduction in pulmonary vascular resistance with long-term epoprostenol (prostacyclin) therapy in primary pulmonary hypertension. N Engl J Med 338(5):273–277

Rabinovitch M (1989) Structure and function of the pulmonary vascular bed: an update. Cardiol Clin 7(4):895–914

Rosenzweig EB, Widlitz AC, Barst RJ (2004) Pulmonary arterial hypertension in children. Pediat Pulmol 38: 2–22

Turanlahti MI, Laitinen, Sarna SJ, Pesonen E (1998) Nitric oxide, oxygen, and prostacyclin in children with pulmonary hypertension. Heart 97(2):169–174

177 Orthostatische Dysregulation

K.-O. Dubowy

Definition Die Blutdruckregulierung im Stehen unterliegt der Schwerkraft (Orthostase – aufrechtes Stehen) und erfordert eine Anpassung des Gefäßtonus. Die orthostatische Dysregulation bzw. Intoleranz ist eine Funktionsstörung des autonomen vegetativen Nervensystems, die sich akut als neurokardiogene/vasovagale Synkope, chronisch zumeist als posturales orthostatisches Tachykardiesyndrom zeigt.

Epidemiologie Neurokardiogene Synkopen werden bereits im Kindesalter beobachtet. Die chronische Form als posturales orthostatisches Tachykardiesyndrom wird typischerweise im Jugendalter beobachtet. Mädchen sind 5-mal häufiger betroffen.

Ätiologie und Pathophysiologie Aufrichten oder längeres Stehen führen zu einem zunehmenden venösen Pooling und reduziertem Volumenangebot an das Herz. Es kommt zur reflexvermittelten Aktivierung der arteriellen Barorezeptoren im Bereich der Arteria carotis und des Aortenbogens, der Mechanorezeptoren der linken Herzkammer und der Koronorarterien. Der Sympathikus gleicht die reduzierte Vorlast aus. Die zentrale Kreislaufregulation erfolgt überwiegend in der Amygdala und im Hypothalamus mit Aktivierung der peripheren Muskelpumpe und peripherer Vasokonstriktion. Das Renin-Angiotensin-Aldosteron-System führt zur Na/H_2O-Rückresorption und reguliert die chronische Orthostase. Während der systolische Blutdruck sinkt, steigt der diastolische Blutdruck geringfügig an. So wird in vertikaler Körperlage die zerebrale Perfusion konstant gehalten. Die neurokardiogene Synkope wird durch eine übersteigerte Aktivierung der Rezeptoren des linken Ventrikels mit reflektorischer Abnahme sympathischer Aktivität und Zunahme vagaler Efferenzen ausgelöst. Der parasympathisch verursachten Bradykardie folgt die periphere Vasodilatation. Freude, Schmerz, Angst können diesen Reflexbogen gleichfalls auslösen. Das posturale orthostatische Tachykardiesyndrom weist eine inadäquate überschießende Frequenzsteigerung im Stehen auf – Auslöser ist die gesteigerte sympathische Stimulation auf physiologische Reize. Periphere Neuropathien werden als Auslöser diskutiert.

Klinische Symptome und Diagnose Diagnostisch wegweisend ist die strukturierte und ausführliche Anamnese: Schwarzwerden vor den Augen, Schwächegefühl, Schwindel, Übelkeit, Häufigkeit, Dauer, familiäre Vorgeschichte, Umgebungsfaktoren, situativer Kontext etc. Blässe folgt der Verlust des Muskeltonus. Die Bewusstseinstrübung hält Sekunden, selten Minuten an. Die klinische Untersuchung mit Beurteilung der Peripherie – kalte oder feuchtwarme Hände – und ein EKG zum Ausschluss rhythmogener Ursachen sind hinreichend. Durch körperliche Aktivität ausgelöste Synkopen bedürfen der Differenzialdiagnostik: Echokardiografie, (Spiro-)Ergometrie.

Die Kipptischuntersuchung ist dem Schellong-Test vorzuziehen, da bei Letzterem durch aktives Stehen die Beinmuskulatur aktiviert wird. Die simultane Registrierung von EKG und Blutdruck erlaubt die Unterscheidung zwischen dem häufigsten Reaktionstyp der Mischform der neurokardiogenen Synkope – Blutdruckabfall und Bradykardie – von der vasodepressiven Form – Hypotonie bei stabiler Herzfrequenz. Die seltenere kardioinhibitorische Form ist gekennzeichnet durch Bradykardie bis Asystolie bei unverändertem Blutdruck. Das posturale orthostatische Tachykardiesyndrom zeigt einen Herzfrequenzanstieg um mehr als 30/min oder auf über 120/min nach 10 min Stehen.

Therapie und Prophylaxe Nach ausführlicher Anamnese und Diagnosestellung erfolgt die Beratung über die Gutartigkeit der Symptomatik im Sinne einer Funktionsstörung. Patient und Umfeld lernen mit der drohenden Synkope umzugehen – z. B. durch Hinlegen mit angehobenen Beinen, Lehnen an einer Wand mit Aktivierung der peripheren Beinmuskulatur. Schwimmen und Radfahren haben einen hohen orthostatischen Trainingseffekt. Demgegenüber sinkt bei dynamischer Belastung wie Laufen oder Joggen der periphere Gefäßwiderstand, so dass diese Sportarten durch isometrische Bewegungselemente unterbrochen werden sollten. Der intravasalen Hypovolämie kann durch eine tägliche Trinkmenge von 2 l und kochsalzreiche Kost, im Einzelfall durch medikamentöse Behandlung mit Fludrocortison, entgegengewirkt werden. α-Agonisten führen zu einer arteriellen Vasokonstriktion und venöser Tonuserhöhung. β-Rezeptorenblocker reduzieren die adrenalinvermittelten sympathischen Effekte zur Optimierung der Kontraktilität des linken Ventrikels. Auch Serotonin hemmt den Sympathikus und kann bei der neurokardiogenen Synkope eingesetzt werden. In den weitaus meisten Fällen ist eine medikamentöse Therapie nicht erforderlich. Eine Schrittmachertherapie ist auch bei kardioinhibitorischen neurokardiogenen Synkopen umstritten und in der Regel im Kindes- und Jugendlichenalter nicht indiziert.

Prognose Zu unterscheiden ist zwischen Patienten mit transienter Beschwerdedauer und jenen mit jahrelangen Beschwerden. Letztere bedürfen einer halbjährlichen Überprüfung der eingeleiteten Maßnahmen. Unter orthostatischem Training ist eine medikamentöse Therapie selten länger als 6–12 Monate erforderlich. Eine Befreiung vom Schulsport sollte nur als sportartspezifische Teilbefreiung – z. B. für Dauerlauf, Joggen, Walken – ausgesprochen werden.

Literatur

Benditt DG (1999) Cardiac pacing for prevention of vasovagal syncope. JACC 33:2–23

Benditt DG, Ferguson DW, Grubb BP et al (1996) Tilt table testing for assessing syncope. American College of Cardiology. JACC 28(1):263–275

El Syaed H, Hainsworth R (1996) Salt supplement increase plasma volume and orthostatic tolerance in patients with unexplained syncope. Heart 75:134–140

Grubb BP, Karas B (1996) Current trends in etiology, diagnosis and management of neurocardiogenic syncope. Curr Opin Cardiol 11:32–41

Grubb BP, Klingenleben T (2000) Posturales orthostatisches Tachykardiesyndrom (POTS): Ätiologie, Diagnose und Therapie. Med Klin 95:442–446

Stewart JM (2002) Orthostatic intolerance in pediatrics. J Pediatr 140(4):404–411

# XX Krankheiten der blutbildenden Organe, Gerinnungsstörungen und Tumoren

178 Erythrozyten

J. Kunz, A. Kulozik

178.1 Physiologische Besonderheiten im Kindesalter

Das rasche Wachstum des Feten und Säuglings sowie die Umstellung von intrauterin nach extrauterin bestimmen die Entwicklung und die Besonderheiten der Erythropoese im Neugeborenen- und Säuglingsalter.

178.1.1 Ontogenese der Erythropoese

Ab dem 18. Tag post conceptionem kann im Dottersack die Bildung „primitiver" Erythroblasten beobachtet werden. Diese Megaloblasten unterscheiden sich von ihren Nachfolgern durch das Ausreifen innerhalb der Gefäße, ihre Größe (mean corpuscular volume [MCV] um 250 fl), das sehr späte Ausstoßen des Zellkerns und ihr deutlich kürzeres Überleben. Die primitive Erythropoese wird abgelöst durch die fetale, normoblastäre Erythropoese in der Leber (◘ Abb. 178.1a), die durch Besiedlung mit Erythroblasten und mit Stammzellen der AGM-Region (Aorta-Gonaden-Mesonephros) begründet wird. Sie zeichnet sich dadurch aus, dass die Zellkerne vor dem Eintritt in die Blutbahn ausgestoßen werden und dass die embryonalen Hämoglobine durch fetales (HbF, $\alpha_2\gamma_2$) und später auch durch adultes Hämoglobin (HbA, $\alpha_2\beta_2$) ersetzt werden (◘ Abb. 178.1b). Bei Geburt besteht das Gesamthämoglobin normalerweise aus etwa 80 % HbF und 20 % HbA. Der Wechsel von HbF zu HbA ist 6–12 Monate nach der Geburt abgeschlossen. Ab dem letzten Monat der Schwangerschaft liegt auch die Minorkomponente HbA_2 ($\alpha_2\delta_2$) vor. Im letzten Trimenon der Schwangerschaft wird die Erythropoese zunehmend in das Knochenmark verlagert, das nach der Geburt beim Gesunden als einziges hämatopoetisches Organ verbleibt.

Fetale Erythrozyten

Fetale Erythrozyten zeigen eine heterogene Verteilung von HbF und HbA: Manche Zellen enthalten überwiegend HbF oder HbA, daneben existieren auch Mischformen mit Koexpression beider Hämoglobintypen. HbF weist im Vergleich zu HbA eine höhere Sauerstoffaffinität und eine geringere Affinität für 2,3-Bisphosphoglycerat (2,3-BPG) auf: Während fetale Erythrozyten bei einer Sauerstoffspannung von 21 mmHg halbmaximal gesättigt sind, sind es adulte Erythrozyten erst bei 26 mmHg, d. h. der Bereich der optimalen Ausschöpfung der Sauerstoffbeladung ist beim Feten in Richtung Hypoxie verschoben. Ebenso bedeutsam ist der beim HbF gegenüber dem HbA verstärkte Bohr-Effekt: Die Verringerung der Sauerstoffaffinität bei fallendem pH erleichtert die Freisetzung von Sauerstoff ins Gewebe. Diese Eigenschaften begünstigen sowohl den transplazentaren Sauerstofftransport als auch die Sauerstoffabgabe ins Gewebe und können als Anpassung an das intrauterine Leben in relativer Hypoxie gedeutet werden.

Neben der Hämoglobinexpression unterscheiden sich fetale Erythrozyten in weiteren Parametern von adulten Erythrozyten: Sie sind größer und enthalten weniger Hämoglobin, entsprechend einem höheren MCV und einer niedrigeren MCHC (mean corpuscular hemoglobin concentration). Möglicherweise als Ausdruck einer höheren Motilität finden sich in fetalen Erythrozyten ein erhöhter Myosingehalt und veränderte Membraneigenschaften sowie höhere osmotische Resistenz und erniedrigte mechanische Belastbarkeit. Dies korrespondiert bei Neugeborenen mit einem erhöhten Anteil an dysmorphen Erythrozyten. Auch Oberflächenmerkmale, darunter Blutgruppendeterminanten wie AB oder I, sind auf fetalen Erythrozyten schwächer exprimiert als auf adulten Erythrozyten. Unterschiede in der Enzymausstattung zwischen fetalen und adulten Erythrozyten basieren nicht nur auf dem relativ höheren Retikulozytenanteil mit entsprechend höherer Enzymaktivität, sondern auch auf der Expression alternativer Enzymisoformen mit veränderten Eigenschaften.

Die fetale Erythropoese ist empfindlicher als die postnatale Erythropoese für die Stimulation durch Erythropoetin. Dieses ist nicht plazentagängig, sondern wird von der fetalen Leber synthetisiert. Das rasche Wachstum des Feten, gekoppelt mit der kürzeren Überlebenszeit der fetalen Erythrozyten von etwa 45–70 Tagen, bedingt einen im Vergleich zum Erwachsenen 3- bis 5-fach gesteigerten Erythrozytenausstoß. Dies spiegelt sich wider in dem relativ höheren Anteil an rotem Knochenmark, der erhöhten Zahl an roten Vorstufen im Knochenmark und der erhöhten Retikulozytenzahl im Nabelschnurblut.

Normalwerte des roten Blutbildes während der Entwicklung

Unmittelbar nach der Geburt entwickelt das Neugeborene, in Abhängigkeit vom Zeitpunkt der Abnabelung und damit vom Ausmaß der plazentaren Transfusion, eine Hypervolämie. Begünstigt durch die geringe Flüssigkeitszufuhr in den ersten Lebenstagen mit konsekutiver Hämokonzentration geht diese in eine physiologische Polyglobulie über. Entsprechend ist der im Nabelschnurblut gemessene Hämatokrit geringer als der im Laufe des ersten Lebenstags venös gemessene Hämatokrit.

Der Übergang zu höheren Sauerstoffpartialdrücken nach der Geburt führt gleichzeitig zu einem starken Rückgang der Erythropoetinsekretion und in der Folge zu einer dramatischen Drosselung der Erythropoese um etwa den Faktor 10 in der ersten Lebenswoche. In der zweiten Lebenswoche wird das Minimum der Erythrozyten-

G.F. Hoffmann, M.J. Lentze, J. Spranger, F. Zepp (Hrsg.), *Pädiatrie*,
DOI 10.1007/978-3-642-41866-2_178, © Springer-Verlag Berlin Heidelberg 2014

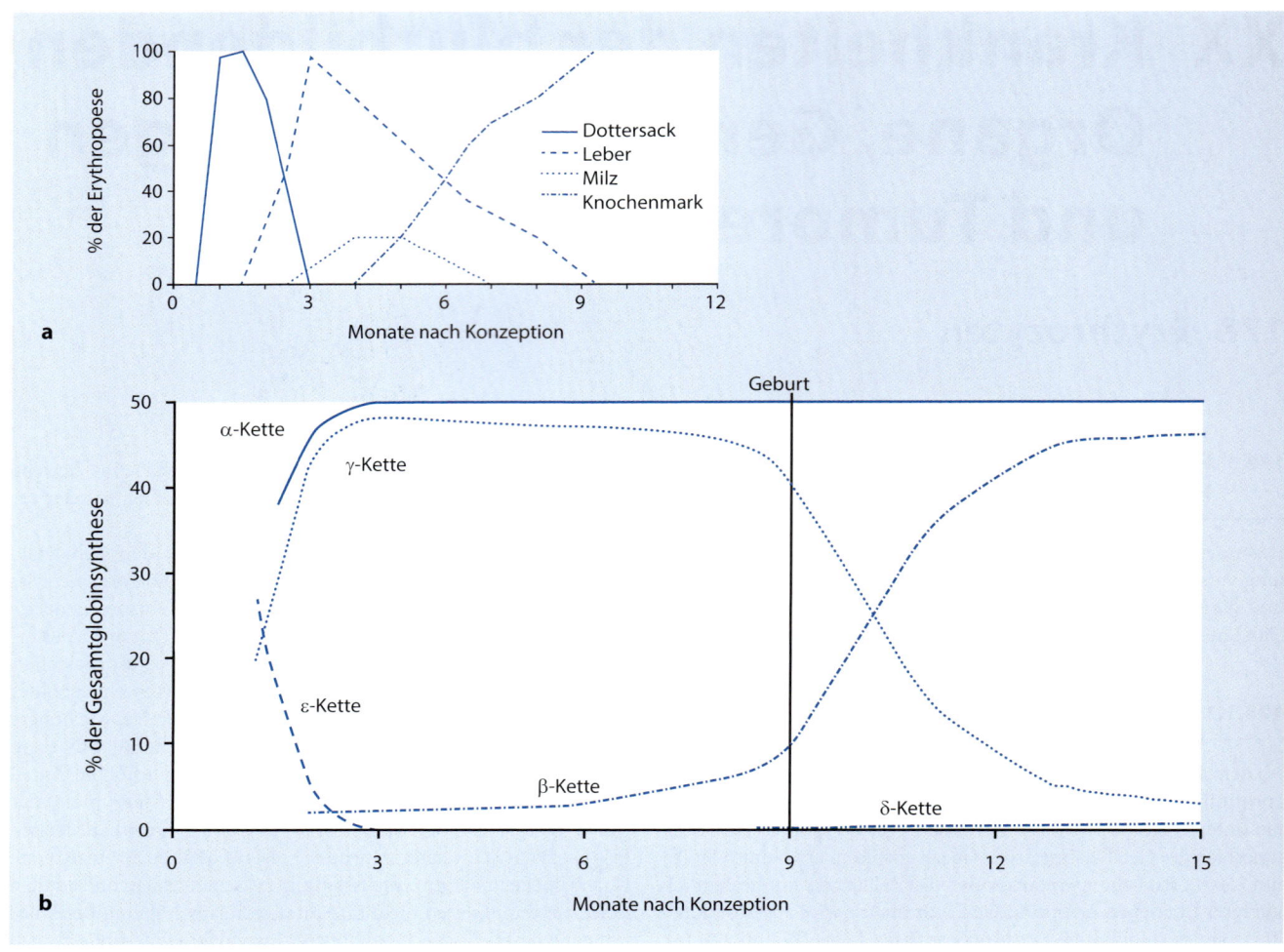

Abb. 178.1a, b Erythropoese. a Ort der Blutbildung. (adaptiert nach Knoll u. Pingel 1949; mit frdl. Genehmigung von S. Karger AG, Basel). **b** Sequenzielle Expression embryonaler, fetaler und adulter Hämoglobinvarianten

produktion erreicht. Die beiden gegenläufigen Effekte der Hämokonzentration und der reduzierten Erythropoese führen während der ersten Lebenswochen zu einem Abfall des Hämoglobingehalts, der entsprechend der Lebensdauer der Erythrozyten in der „Trimenonreduktion" mündet. Während dieser wird im Alter von rund 8 Wochen physiologischerweise eine minimale Hämoglobinkonzentration von 11,2 ± 1,8 g/dl erreicht (Tab. 178.1). Gleichzeitig reduziert sich das mittlere Erythrozytenvolumen, das im Alter von etwa 6 Monaten sein Minimum erreicht.

Während der gesamten folgenden Kindheit bleiben relativ zum Erwachsenenalter eine physiologische Reduktion der Hb-Konzentration und eine Mikrozytose bestehen. Diese finden sich auch in Patientenkohorten, bei denen nachgewiesenermaßen kein Eisenmangel besteht und dürfen trotz der Häufigkeit der Eisenmangelanämie im Kleinkindesalter nicht mit dieser verwechselt werden.

178.1.2 Eisenstoffwechsel

Physiologische Grundlagen

Etwa 70 % des gesamten Körpereisens sind gebunden in Hämoglobin und damit in der Summe aller Erythrozyten und ihrer Vorläufer. Diese Zahl verdeutlicht die enge Verbindung zwischen Erythropoese und Eisenstoffwechsel: Erstere hängt von der Eisenzufuhr ab, die sie folgerichtig auch mit reguliert. Neben dem im Hämoglobin gebundenen Eisen bestehen weitere Kompartimente, auf die sich das gesamte Körpereisen von geschätzt 50 mg/kg Körpergewicht aufteilt:
- Rund 20 % finden sich als „Eisenspeicher" im retikuloendothelialen System,
- 5 % in Myoglobin,
- 0,3 % in eisenhaltigen Enzymen und
- 0,1 % als transferringebundenes Plasmaeisen.

Der retikuloendotheliale Eisenspeicher kann grob über das Serumferritin abgeschätzt werden, hierfür wird die Relation „1 µg/l Serumferritin entspricht 8 mg Speichereisen" angegeben. Jedoch muss beachtet werden, dass die Serumferritinkonzentration und die Organeisenkonzentration, insbesondere bei der Eisenüberladung, quantitativ nicht gut korrelieren. Obwohl das ebenfalls der Messung leicht zugängliche Plasmaeisen, das physiologischerweise transferringebunden vorliegt, quantitativ wenig bedeutsam erscheint, ist es doch das Eisenkompartiment mit dem höchsten Durchsatz: Die geschätzten 4 mg Plasmaeisen beim Erwachsenen werden bei regelrechter Erythropoese täglich mehrfach ausgetauscht. Über den Umschlagplatz des Serumeisens werden täglich nicht nur das über den Darm resorbierte Eisen, beim gesunden Erwachsenen 1–2 mg, sondern zusätzlich auch etwa 25 mg Eisen aus dem Abbau gealterter Erythrozyten verstoffwechselt. Die über ferrokinetische Studien gemessene Plasmahalbwertszeit für Eisen beträgt etwa 75 min, der Hauptanteil des umgesetzten Eisens wird für die Erythropoese ge-

178.1 Physiologische Besonderheiten im Kindesalter

Tab. 178.1 Normwerte für Hämoglobin, Retikulozyten und MCV im Kindes- und Jugendalter. (Nach: Kunz u. Kulozik 2012)

Alter	Hämoglobin (g/dl) Mittelwert/ 95 % RI		MCV (fl) Mittelwert/ 95 % RI		Retikulozyten (10^9/l) Mittelwert/95 % RI
1. Lebenswoche	19,3/15,4–25,9		109,6/101–119		212/97–316
14 Tage	16,6/13,4–19,8		105,3/88–122		
1 Monat	13,9/10,7–16,1		101,3/91–111		
2 Monate	11,2/9,4–13		94,8/84–105		
4 Monate	12,2/10,3–14,1		86,7/76–97		46/25–82
6 Monate	12,6/11,1–14,1		76,3/68–84		45/25–82
9 Monate	12,7/11,4–14,0		77,7/70–86		47/29–77
12 Monate	12,7/11,3–14,1		77,7/71–85		51/27–96
1–2 Jahre	12,0/10,5–13,6		79,5/69–87		
3–5 Jahre	12,4/10,9–13,9		82,0/72–89		49/26–89
6–8 Jahre	12,9/11,3–14,4		83,3/75–90		49/26–89
9–11 Jahre	13,2/11,7–14,7		84,0/75–91		49/26–89
	Weiblich	Männlich	Weiblich	Männlich	
12–14 Jahre	13,3/11,3–15,1	14,1/12,1–16,3	86,2/76–93	85,3/77–92	49/26–89
15–19 Jahre	13,2/11,2–14,7	15,1/13,1–16,9	87,8/78–97	88,3/81–96	49/26–89

Die Werte für die erste Lebenswoche gelten für reife Neugeborene und hängen stark vom Zeitpunkt der Blutentnahme ab: Während das Neugeborene in den ersten Lebenstagen an Gewicht abnimmt, tritt eine Hämokonzentration ein. Aus diesem Grund sind die angegebenen Normwerte höher als im Nabelschnurblut. *RI* Referentielle Integrität

nutzt. Bei gesteigerter Erythropoese, wie nach Blutverlusten oder bei dyserythropoetischer Anämie, kann nicht nur der Plasmaeisenumsatz, sondern auch die intestinale Eisenaufnahme um ein Mehrfaches gesteigert werden.

Eisen wird an der apikalen Seite duodenaler Enterozyten über den „divalent metal transporter" DMT1 als Fe^{2+} aufgenommen (Abb. 178.2). Da es keinen regulierbaren Mechanismus der Eisenausscheidung gibt, ist die intestinale Eisenaufnahme der regulierte kritische Schritt der Eisenhomöostase. Um den verfügbaren Plasmaeisenspiegel aufrecht zu erhalten, ist jedoch weniger die intestinale Eisenaufnahme bedeutsam, sondern zu über 90 % das Recycling von Eisen aus gealterten Erythrozyten durch Makrophagen. Aus diesen Makrophagen wird Eisen, wie an der basalen Membran von Enterozyten, durch den Transporter Ferroportin in das Plasma abgegeben. Im Plasma liegt dreiwertiges Eisen an Transferrin gebunden vor, wodurch es in Lösung gehalten wird und Redoxreaktionen verhindert werden. Durch über den Transferrinrezeptor vermittelte Endozytose wird Eisen gezielt in Zellen mit Eisenbedarf aufgenommen.

Ferroportin ist außerdem der Rezeptor für den zentralen Regulator der Eisenhomöostase, das in der Leber synthetisierte Peptidhormon Hepcidin. Durch die Bindung von Hepcidin wird Ferroportin internalisiert und lysosomal abgebaut. Erhöhte Hepcidinspiegel führen dazu, dass Eisen in Makrophagen als Speichereisen verbleibt bzw. mit abschilfernden Enterozyten wieder an das Darmlumen abgegeben wird und infolgedessen im Plasma weniger Eisen zur Verfügung steht. Die Synthese von Hepcidin wird durch mehrere, teils auch gegenläufige Stimuli reguliert. Transferringebundenes, systemisch verfügbares Eisen induziert im Sinne eines Rückkopplungsmechanismus die Hepcidinsekretion. Als Gegenspieler hierzu wirkt ein vom aktiven erythropoetischen Knochenmark ausgeschütteter humoraler Faktor, der die Hepcidinsekretion hemmt und damit die Eisenversorgung der Erythropoese sichert. Wahrscheinlich über diesen Umweg bewirkt auch Erythropoetin eine verminderte Hepcidinausschüttung. Daneben wirken auch inflammatorische Zytokine wie IL1 und IL6 im Rahmen einer Akut-Phase-Reaktion als potente Induktoren der Hepcidinexpression.

Störungen der Hepcidinregulation mit inadäquat hohen Hepcidinspiegeln, etwa bei der Anämie der chronischen Erkrankung, bewirken einen (funktionellen) Eisenmangel. Bei inadäquat niedrigen Hepcidinspiegeln, etwa bei der Hämochromatose, resultiert eine Eisenüberladung.

Besonderheiten des Kindesalters

Reife Neugeborene wurden in utero mit einem Eisenvorrat ausgestattet, der überwiegend in der physiologischen Polyglobulie angelegt ist. Dementsprechend ist der junge Säugling weitgehend unabhängig von alimentärer Eisenzufuhr. Das in der Muttermilch vorhandene Laktoferrin dient wahrscheinlich weniger der Eisenaufnahme, sondern vielmehr als Chelatbildner, das durch Eisen katalysierte Redoxreaktionen im Darmlumen verhindert. Junge Säuglinge können nicht wie ältere Kinder und Erwachsene die intestinale Eisenaufnahme an den Bedarf anpassen. Erst etwa ab der Verdopplung des Geburtsgewichts im Alter von 6 Monaten setzt aufgrund des raschen Wachstums ein gesteigerter Eisenbedarf ein. Frühgeborene, deren relativ erhöhter Eisenbedarf aus der geringeren Eisenmitgift nicht gedeckt werden kann, sind schon früher abhängig von intestinaler Eisenaufnahme. Auch während des Wachstumsschubs in der Pubertät besteht ein erhöhter Eisenbedarf. Letzterer wird bei Mädchen durch die Blutverluste über die Regelblutung noch erhöht.

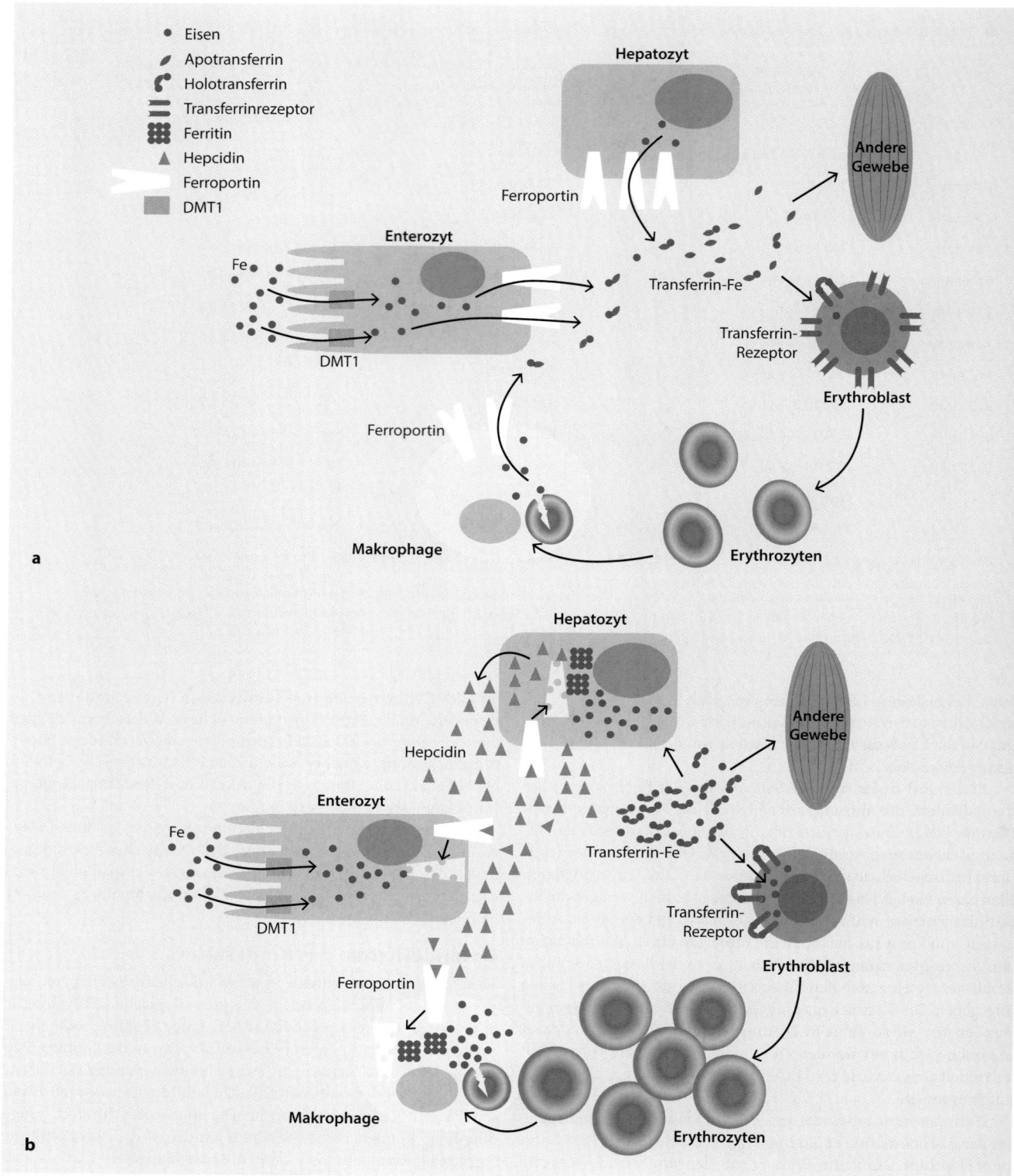

Abb. 178.2a, b Das an Transferrin gebundene Plasmaeisen wird mehrmals täglich ausgetauscht und versorgt die Erythropoese, aber auch andere Organe mit Eisen. In diesem Schema ist der Eisenstoff stark vereinfacht dargestellt: Bei Eisenmangel (**a**) wird die Hepcidinausschüttung gehemmt, Ferroportin bleibt aktiv und transportiert Eisen aus dem Intestinum und aus den Eisenspeichern ins Blut. Bei Eisenüberladung (**b**) wird Hepcidin ausgeschüttet und das für die Eisenfreisetzung aus Enterozyten, Hepatozyten und Makrophagen notwendige Ferroportin abgebaut. Damit wird Eisen enteral nicht aufgenommen und in Leber und retikuloendothelialem System als Ferritin gespeichert.

Tab. 178.2 Körperliche Symptome bei Anämien

Organ	Symptom	Mögliche Bedeutung
Haut, Haare, Nägel	Blässe	Unspezifisches Anämiezeichen
	Ikterus	Hämolyse, Hepatitis
	Blutungszeichen: Petechien, Hämatome	Thrombozytopenie bei Knochenmarksversagen, Autoimmunzytopenien, Mikroangiopathie
	Haarausfall, Löffelnägel	Eisenmangel
	Nageldystrophie	Dyskeratosis congenita
Schleimhäute	Mundwinkelrhagaden	Eisenmangel
	Glossitis	Eisenmangel, Vitamin-B_{12}-Mangel
	Leukoplakie	Dyskeratosis congenita
Skelett	Prominente Jochbögen und Maxilla	β-Thalassämie, schwere hämolytische Anämien
	Schildbrust	Diamond-Blackfan-Anämie
	Thenarhypoplasie	Fanconi-Anämie
Abdomen	Splenomegalie	Hämolyse, Infektion, Leukämie, Lymphome
	Hepatomegalie	Hepatitis, Leukämie

178.2 Anämien

178.2.1 Anamnese und klinische Symptome bei Anämien

Die Anamnese beim Kind mit Anämie zielt zuerst darauf, den Schweregrad und die Geschwindigkeit des Einsetzens der Symptome zu erkennen. Hierzu dienen Blässe, Lethargie, Trinkfaulheit, Spielunlust und Belastungsdyspnoe. Bei chronischen, gut kompensierten Anämien sind diese Zeichen in der Regel wesentlich weniger ausgeprägt als bei akuten Anämien.

Die weitere Anamnese dient der Bewertung von Differenzialdiagnosen. Symptome oder Blutbildauffälligkeiten bei einem Elternteil oder in der weiteren Familie lassen eine erbliche Anämie vermuten. Die Herkunft aus Endemiegebieten kann auf eine Hämoglobinopathie oder einen Glukose-6-Phosphat-Dehydrogenasemangel hinweisen. Bei hämolytischen Anämien werden Ikterus und Dunkelfärbung des Urins, oft in Episoden, berichtet. Ein prolongierter Neugeborenenikterus kann Anzeichen einer hereditären hämolytischen Anämie sein. Zeichen eines relevanten Blutverlusts, wie Teerstuhl, Nasenbluten und bei jugendlichen Mädchen die Dauer und Ausprägung der Monatsblutung müssen ebenso erfragt werden wie die Ernährungsgewohnheiten bezüglich Eisen- und Vitaminaufnahme. Zu Begleiterkrankungen, die eine Anämie verursachen oder verstärken können, zählen neben akuten und chronischen Entzündungen vor allem die Zöliakie, entzündliche Darmerkrankungen und die chronische Niereninsuffizienz.

Auch die körperliche Untersuchung dient zunächst dazu, die klinische Bedeutsamkeit einer Anämie zu objektivieren. Alarmsignale sind Zeichen der kardialen Dekompensation wie Tachykardie und Somnolenz. Oftmals wird als offensichtliches Symptom einer Anämie die Blässe von Haut und Schleimhäuten wahrgenommen. An den Konjunktiven, wo Blutgefäße unmittelbar eingesehen werden können, kann der Grad der Blässe am besten beschrieben werden. Allerdings gilt es zu beachten, dass die Blässe weder sensitiv noch spezifisch eine Anämie anzeigt.

Der körperlichen Untersuchung zugängliche Zeichen einer Hämolyse sind Ikterus und Splenomegalie. Hautveränderungen wie Xerodermie, Mundwinkelrhagaden oder Löffelnägel können auf einen schweren Eisenmangel hindeuten. Zeichen einer nicht nur auf die Erythropoese beschränkten Störung der Blutbildung sind Petechien und andere Blutungszeichen sowie die mit einer Leukopenie assoziierten Symptome wie Fieber oder Stomatitis. Fehlbildungen des Skeletts können auf angeborene Syndrome mit Knochenmarkinsuffizienz wie Fanconi-Anämie, Dyskeratosis congenita oder Diamond-Blackfan-Anämie hinweisen (Tab. 178.2, ▶ Abschn. 178.5.4).

178.2.2 Klassifikation der Anämien anhand der hämatologischen Basisuntersuchung

Erster Schritt und unabdingbar notwendig für die Anämiediagnostik ist das Blutbild. Die automatisierte Messung des Blutbildes liefert neben den Angaben zur Erythrozytenzahl, der Thrombozytenzahl und der Leukozytenzahl auch die Erythrozytenindices MCV, MCH und MCHC. Außerdem wird mit der RDW, der „red cell distribution width", ein quantifizierbares Maß für die Anisozytose der Erythrozyten ausgegeben. Die mikroskopische Beurteilung der Erythrozytenmorphologie ergänzt die automatisierte Zählung.

Aus dem Hämoglobingehalt ergeben sich, unter Berücksichtigung der altersentsprechenden Normwerte, die Diagnose und der Schweregrad einer Anämie. Deren Klassifizierung wird nach der Größe der Erythrozyten in mikrozytär, normozytär oder makrozytär vorgenommen, die Bestimmung der Retikulozytenzahl ermöglicht zusätzlich die Unterscheidung von hypo- und hyperregeneratorischen Anämien. Auf diesen Kriterien beruhen zahlreiche erprobte Diagnosealgorithmen zu Anämien.

Die mikrozytären Anämien sind stets auch hypochrom und zeichnen sich dadurch aus, dass die Erythrozyten nicht ausreichend mit Hämoglobin gefüllt werden und zu klein bleiben. Ursachen der unzureichenden Hämoglobinsynthese in Erythrozyten können folgende sein:

- Störungen beim Eiseneinbau (Eisenmangel, Anämie chronischer Erkrankung, sideroblastische Anämie),
- Störungen bei der Globinsynthese (Hämoglobinopathien) oder

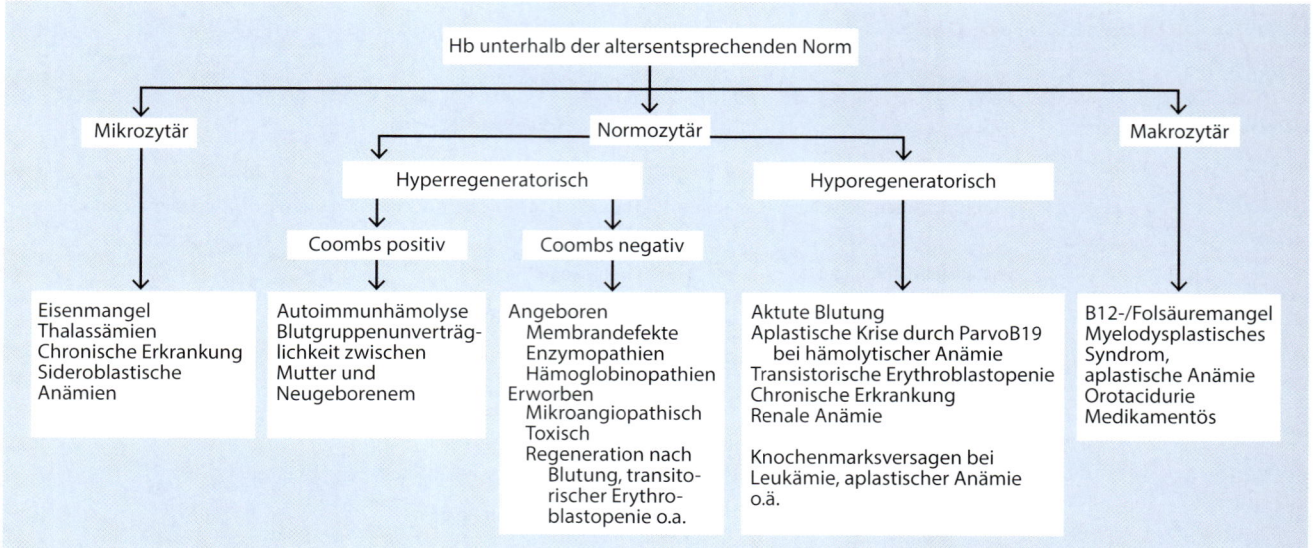

◘ Abb. 178.3 Algorithmus zur Anämiediagnostik

- Störungen bei der Hämsynthese (Bleivergiftung, erythropoetische Protoporphyrie).

Gemeinsame pathogenetische Grundlage der makrozytären, meist hyporegeneratorischen Anämien ist eine Störung der Zellteilung, im klassischen Fall durch Störung der DNA-Synthese und -Methylierung bei Vitamin B_{12}- oder Folsäuremangel. Die normozytären Anämien umfassen zahlreiche Diagnosen, zu deren Klassifizierung die Einteilung anhand der Retikulozytenzahl besonders hilfreich ist.

Zur weiteren Diagnosefindung können über das Blutbild hinaus u. a. das Serumferritin als Maß für die Füllung der Eisenspeicher und die Hämolyseparameter Bilirubin und Haptoglobin hilfreich sein.

178.2.3 Algorithmus Anämiediagnostik

Anhand des automatisierten Blutbildes mit Retikulozytenzählung können gemäß des dargestellten Algorithmus die Differenzialdiagnosen einer Anämie oft so weit eingegrenzt werden, dass neben den anamnestischen und klinischen Befunden keine oder nur wenige gezielte weitere Untersuchungen nötig sind (◘ Abb. 178.3). Im Folgenden werden die verschiedenen Anämieformen anhand des Merkmals hyporegeneratorisch versus hyperregeneratorisch gruppiert.

178.2.4 Hyporegeneratorische Anämien

Frühgeborenenanämie

Pathogenese Da die Erythrozytenmasse physiologischerweise erst während des letzten Schwangerschaftsdrittels stark ansteigt, bringen Frühgeborene eine wesentlich verringerte Eisenmitgift mit. Hinzu kommen die geringere Lebensdauer fetaler Erythrozyten, iatrogene Blutverluste und ein rasches Wachstum bei unverhältnismäßig geringer Kapazität zur enteralen Eisenaufnahme. Da der Übergang der Erythropoetinsynthese von der Leber in die Niere eher vom postkonzeptionellen Alter abhängt als von der Geburt und da die hepatische Erythropoetinsynthese durch die erhöhte Sauerstoffverfügbarkeit postnatal supprimiert wird, liegt der Frühgeborenenanämie nicht nur ein Eisenmangel zugrunde, sondern gleichzeitig eine inadäquate Erythropoetinsekretion.

Prophylaxe und Therapie Durch ein verzögertes Abnabeln können die Erythrozytenmasse des Frühgeborenen vergrößert und damit spätere Transfusionen eingespart werden. Hierzu trägt auch die Minimierung iatrogener Blutverluste bei. Therapeutisch werden vorsichtige enterale und ggf. parenterale Eisensupplementation eingesetzt, begleitet durch die Substitution von rekombinantem humanem Erythropoetin. Dieses muss bei Frühgeborenen aufgrund pharmakokinetischer Unterschiede höher dosiert werden als bei Erwachsenen und wird aufgrund des erhöhten Risikos der Retinopathia praematurorum zurückhaltend eingesetzt.

Über kritische, beim asymptomatischen Frühgeborenen die Erythrozytentransfusion indizierende Grenzen des Hämatokrits oder des Hämoglobins besteht keine Einigkeit. Beachtet werden müssen insbesondere bei jungen Frühgeborenen die im Vergleich zum adulten Hämoglobin geringere Sauerstofftransportkapazität des fetalen Hämoglobins und die fehlende Spezifität von Anämiesymptomen. Hierzu können neben Apnoen und Bradykardien auch Nahrungsunverträglichkeit, geblähtes Abdomen und unzureichende Gewichtszunahme zählen.

Eisenmangelanämie

Ätiologie und Pathogenese Beim Eisenmangel steht zu wenig Eisen für die Synthese von Hämoglobin, aber auch von anderen eisenhaltigen Proteinen, zur Verfügung. Werden die Erythrozyten unzureichend mit Hämoglobin gefüllt, bleiben sie klein und es resultiert eine hypochrome und mikrozytäre Anämie (◘ Abb. 178.2a, ◘ Abb. 178.4). Die Anämie ist jedoch nur der offensichtliche hämatologische Aspekt eines systemischen Eisenmangels.

Epidemiologie und Ätiologie Dem Eisenmangel liegt ein Missverhältnis zwischen Eisenbedarf und Eisenaufnahme zugrunde. Ersterer ist im Kindesalter im Vergleich zu Erwachsenen aufgrund des Wachstums erhöht. Dies trifft insbesondere auf Säuglinge ab dem 2. Lebenshalbjahr und Kleinkinder zu. Eine zweite Periode erhöhten Eisenbedarfs ist der Wachstumsschub in der Pubertät, bei Mädchen akzentuiert durch die Blutverluste nach der Menarche. Auch anderweitige relevante Blutverluste, wie sie beispielsweise bei hämorrhagischer Diathese, rezidivierender Epistaxis oder chronischen intestinalen Blutungen auftreten, bedingen einen gesteigerten Eisenbedarf.

Häufigste Ursache einer ungenügenden Eisenaufnahme ist weltweit, aber auch in Mitteleuropa, eine zu geringe Zufuhr mit der Nahrung. Pflanzliche Nahrung enthält deutlich weniger Eisen als tierische und außerdem oft Bestandteile wie organische Polyphosphate, die die Eisenresorption hemmen. An Häm gebundenes Eisen, wie es in rotem Fleisch enthalten ist, wird deutlich besser aufgenommen als anorganisches Eisen. Letzteres wird erst im sauren Milieu des Magens in Lösung gebracht und damit verfügbar. Wird, beispielsweise durch die Einnahme von Protonenpumpeninhibitoren, der Magen-pH angehoben, resultiert das in einer verminderten Eisenaufnahme. Die enterale Resorption von Eisen kann bei Schädigungen der intestinalen Mukosa verringert sein, beispielsweise bei Zöliakie oder chronisch entzündlichen Darmerkrankungen. Bei mit unprozessierter Kuhmilch ernährten Säuglingen tritt ebenfalls oft eine Störung der enteralen Eisenresorption auf mit chronischen, oft okkulten, enteralen Blutverlusten. Aus diesem Grund wird von der Ernährung mit unprozessierter Kuhmilch im ersten Lebensjahr abgeraten.

Die Eisenmangelanämie gilt als häufigste erworbene Anämie im Kindesalter. Die Prävalenz eines Eisenmangels bei Kleinkindern, definiert über erniedrigtes Serumferritin und Transferrinsättigung, wird in Mitteleuropa auf etwa 10 % geschätzt. Davon hat allerdings nur etwa ein Drittel auch eine Anämie. Umgekehrt hat weniger als die Hälfte der Kleinkinder mit Anämie auch einen Eisenmangel.

Klinische Symptome Häufiger Vorstellungsgrund ist die Kombination aus Blässe und Müdigkeit. Zusätzlich treten bei Eisenmangel Schädigungen von Schleimhäuten und Haut auf. Diese äußern sich bei schwerem Eisenmangel in Mundwinkelrhagaden, atropher Glossitis und selten Löffelnägeln. Ebenfalls mit schwerstem Eisenmangel assoziiert sein kann Pica, also der zwanghafte Verzehr ungenießbarer Substanzen wie Erde oder Lehm. Eisenmangel führt auch zu einer Verzögerung des Wachstums und der intellektuellen Entwicklung. Auch aus diesem Grund ist eine ausreichende Eisenversorgung aller Kinder wichtig.

Diagnose Morphologisch findet sich eine mikrozytäre, hypochrome Anämie mit Anisozytose, die aus der automatisierten Blutbildmessung als erhöhte RDW („red cell distribution width") abgelesen werden kann. Oft findet sich begleitend eine Thrombozytose. Grundsätzlich erfordert die Diagnose einer Eisenmangelanämie als weiteren Schritt die Identifikation der Ursache. Liegt eine für den häufigen alimentären Eisenmangel typische Anamnese vor, so ist ein Therapieversuch mit oraler Eisensupplementation gerechtfertigt. Die Diagnose kann dann durch den Anstieg der Retikulozyten innerhalb einer Woche und konsekutiv des Hämoglobins bewiesen werden. Dieses sollte um 1–2 g/dl wöchentlich ansteigen (Abb. 178.5).

Ist die Anamnese nicht typisch oder erbringt die orale Eisensupplementation nicht den gewünschten Erfolg, muss die Diagnose einer alimentären Eisenmangelanämie mit zusätzlichen Methoden hinterfragt werden. Hierzu zählt zuerst die Bestimmung des Serumferritins, das jedoch nur bei Infektfreiheit verwertbar ist. Zusätzlich hilfreich sein können die Bestimmung der Transferrinsättigung als Maß für das verfügbare Eisen, des löslichen Transferrinrezeptors als Maß für die Aktivität der Erythropoese und des Zink-Protoporphyrins als Indikator einer mangelnden Versorgung der Erythropoese mit Funktionseisen. Zink-Protoporphyrin entsteht, wenn anstelle von zweiwertigem Eisen ein zweiwertiges Zink in Protoporphyrin IX eingebaut wird.

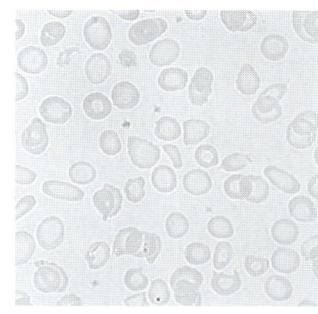

Abb. 178.4 Erythrozytenmorphologie bei Eisenmangelanämie: Hypochromie, Mikrozytose, Anisozytose, Poikilozytose

Liegt kein alimentär bedingter Eisenmangel vor, muss stets nach der Ursache der Imbalance zwischen Eisenbedarf und Eisenaufnahme gesucht werden. Hierzu zählt die Suche nach Blutverlusten und nach Malabsorptionssyndromen, selten auch nach genetischen Ursachen einer gestörten Eisenhomöostase.

Differenzialdiagnose Im Gegensatz zu anderen Ursachen einer mikrozytären Anämie (▶ Abschn. 178.2.3) ist einzig die isolierte Eisenmangelanämie mit einem erniedrigten Serumferritin verbunden. Die β-Thalassaemia minor kann bei Herkunft aus Endemiegebieten vermutet werden, kommt allerdings auch bei der autochthon deutschen Bevölkerung vor. Sie grenzt sich zum Eisenmangel durch das Fehlen der Anisozytose, also durch die normwertige RDW, ab. Richtungsweisend ist die Untersuchung des Blutbildes beider Eltern und des HbA_2, das bei der heterozygoten β-Thalassämie erhöht ist.

Therapie Der alimentäre Eisenmangel wird durch die Substitution mit Fe^{2+}-Salzen behandelt (2–5 mg/kg täglich, in 2–3 Einzelgaben, möglichst nicht zum Essen). Gelegentlich wird die Compliance durch gastrointestinale Beschwerden beeinträchtigt. Auch deshalb ist die Erfolgskontrolle anhand des Blutbildes notwendig. Die Eisensubstitution wird mindestens für 3 Monate mit dem Ziel der Normalisierung von Hämoglobin und MCV sowie dem Auffüllen der Eisenspeicher fortgesetzt. Nur bei schweren Resorptionsstörungen oder fehlender Verträglichkeit ist die parenterale Eisensubstitution indiziert. Ergänzt wird die medikamentöse Behandlung des alimentären Eisenmangels durch eine Ernährungsberatung. Bei anderen Ursachen eines Eisenmangels muss selbstverständlich die Grundkrankheit therapiert werden.

Die unkontrollierte Einnahme von Eisenpräparaten, insbesondere durch Kleinkinder, kann zu lebensbedrohlichen Intoxikationen führen und ist auch sonst als prophylaktische Maßnahme nicht indiziert.

IRIDA

Eine hereditäre Form der isolierten Eisenresorptionsstörung und Eisenmangelanämie, die auf enterale Eisensupplementation nicht und auf parenterale Eisengabe nicht adäquat anspricht („iron refractory iron deficiency anemia"), wird autosomal-rezessiv vererbt. Zugrunde liegt eine inadäquat hohe Hepcidinsekretion, die meist durch Mutationen eines negativen Regulators der Hepcidinsynthese TMPRSS6 bedingt ist. Hieraus resultiert nicht nur eine Störung der Eisenresorption, sondern auch der Eisenutilisation.

Anämie chronischer Erkrankung

Pathophysiologie Die Anämie chronischer Erkrankung findet sich bei Kindern typischerweise bei chronisch entzündlichen Erkrankungen. Hierzu zählen neben chronischen Infektionen insbesondere Autoimmunerkrankungen. Die durch die chronisch entzündliche Aktivität erhöhten Serumspiegel proinflammatorischer Zytokine wie

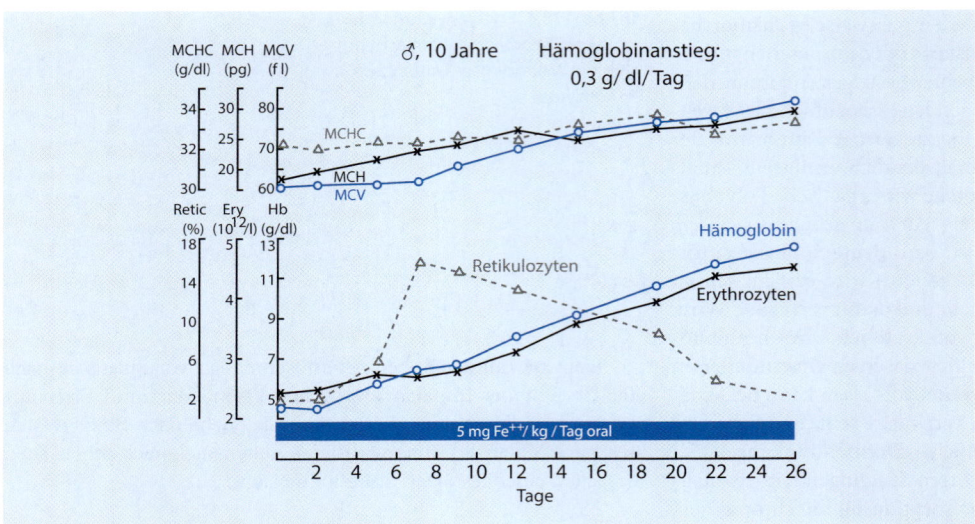

Abb. 178.5 Charakteristischer Verlauf bei erfolgreicher oraler Behandlung einer Eisenmangelanämie

IL1, IL6 und TNF-α wirken direkt auf die Erythropoese, indem sie die Dichte der Erythropoetinrezeptoren reduzieren und die Apoptoserate erythropoetischer Vorläufer erhöhen. Gleichzeitig induzieren sie die Hepcidinsynthese, wodurch die intestinale Eisenaufnahme und die Eisenutilisation aus Makrophagen gehemmt werden. Die resultierende verminderte erythropoetische Aktivität führt zu einer typischerweise normochromen, normozytären Anämie bei normalem oder erhöhtem Ferritin. Die Eisenverwertungsstörung kann jedoch auch zu einem funktionellen Eisenmangel mit mikrozytärem Blutbild führen.

Bei akuten Entzündungen, wie durch virale und bakterielle Infektionen, führen dieselben Mechanismen wie bei der Anämie chronischer Erkrankung zu einer verminderten Erythropoese. Schätzungen zufolge fällt bei akuten Infektionen der Hämoglobinwert wöchentlich um etwa 1–3 %. Klinisch bedeutsam wird dies nur bei über Wochen anhaltenden Entzündungen. Die Häufigkeit dieser Anämie bei akuten Infektionen rechtfertigt in minderschwer ausgeprägten Fällen (Hb > 9 g/dl) Kontrolluntersuchungen vor der weiterführenden Diagnostik.

Diagnose Die Diagnose erfolgt anhand der normo-, seltener mikrozytären Anämie mit Retikulozytopenie und des normalen oder erhöhten Serumferritins in Zusammenschau mit klinischen Befunden, die die chronische Inflammation erklären. Begleitend finden sich oft laborchemische Anzeichen der Entzündung, wie beschleunigte Blutsenkung, erhöhtes C-reaktives Protein oder Hyperfibrinogenämie.

Differenzialdiagnose Bei mikrozytärem Blutbild müssen Thalassämiesyndrome, sideroblastische Anämien und insbesondere die Eisenmangelanämie abgegrenzt werden. Hierzu sind die Messung des löslichen Transferrinrezeptors (sTfR) und des Serumferritins hilfreich. Auch der reduzierte Hämoglobingehalt der Retikulozyten kann sensitiv einen Eisenmangel anzeigen, selbst wenn dieser in Kombination mit der Anämie chronischer Erkrankung auftritt. Bei der normozytären hyporegeneratorischen Anämie müssen infiltrative Erkrankungen des Knochenmarks ausgeschlossen werden und bei Kleinkindern auch an die harmlose transitorische Erythroblastopenie gedacht werden. Außerdem führt auch die chronische Niereninsuffizienz zur renalen Anämie.

Therapie Kausale Therapie der Anämie chronischer Erkrankung ist die Korrektur der chronischen Entzündung durch Behandlung der Grundkrankheit. Beispielsweise führt die antiinflammatorische Therapie mit TNFα-Antagonisten bei rheumatoider Arthritis über eine Reduktion der IL6-Spiegel auch zu einer Besserung der Anämie.

Bei fortbestehender Entzündungsaktivität kann durch die Gabe pharmakologischer Dosen von Erythropoetin die relative Erythropoetinresistenz der Anämie chronischer Erkrankung überwunden werden. Dies gilt insbesondere für Patienten, bei denen vor Behandlungsbeginn niedrige Erythropoetinspiegel gemessen werden. Eisengaben sind wegen der durch Hepcidin vermittelten Störung von Resorption und Recycling nur bei nachgewiesenem koexistentem Eisenmangel indiziert.

Akute transitorische Erythroblastopenie des Kindesalters

Definition und Ätiologie Die transitorische Erythroblastopenie des Kindesalters ist eine selbstlimitierte Form der „pure red cell aplasia", die bei ansonsten gesunden Säuglingen und Kleinkindern auftritt. Bei rund der Hälfte der Patienten findet sich neben der normozytären Anämie mit Retikulozytopenie eine leicht ausgeprägte Neutropenie. Oft wird anamnestisch von vorangegangenen Virusinfekten berichtet, die Virusgenese dieser Erkrankung ist jedoch nicht belegt. Die Inzidenz liegt im Kleinkindesalter mit rund 4/100.000 etwa im Bereich der akuten lymphoblastischen Leukämie. Allerdings dürfte ein Teil der Kinder mit transitorischer Erythroblastopenie der Diagnosestellung entgehen, weil sich die Erythropoese erholt, bevor die Anämie klinisch auffällig wird.

Klinische Symptome und Verlauf Da die transitorische Erythroblastopenie auf einer Hemmung der Erythrozytenbildung ohne gesteigerten Verbrauch beruht, fällt der Hämoglobinwert langsam über Wochen ab. Typischerweise präsentieren sich die Kinder mit ausgeprägter Blässe und einem Hb im Bereich von 6–8 g/dl, sind klinisch aber gut an die Anämie adaptiert.

Diagnose Bei typischer Anamnese und Präsentation, d.h. sonst körperlich unauffälligem Kleinkind mit klinisch kompensierter normozytärer hyporegeneratorischer Anämie ohne weitere Blutbildauffälligkeiten, darf auf weiterführende Diagnostik verzichtet werden. Etwa 5–10 % der Kinder werden erst in der Regenerationsphase vorstellig, so dass die typische Retikulozytopenie schon einer Retikulozytose gewichen ist. Dann kann die Unterscheidung von einer hämolytischen Anämie durch die Verlaufsdiagnostik gestellt werden.

Das Vorliegen weiterer Blutbildveränderungen, wie einer Thrombopenie oder ausgeprägten Neutropenie, rechtfertigt die Durchführung einer Knochenmarkzytologie zum Ausschluss anderer Ursachen einer Knochenmarkinsuffizienz.

Differenzialdiagnose Wichtigste Differenzialdiagnose bei Präsentation im Säuglingsalter ist die Diamond-Blackfan-Anämie, bei der im Gegensatz zur transitorischen Erythroblastopenie Eigenschaften fetaler Erythrozyten persistieren wie Makrozytose, erhöhter HbF-Anteil und erhöhte Expression des i-Antigens. Auch Infektionskrankheiten können eine kurzzeitige Hypoplasie der Erythropoese bewirken, die in der Regel jedoch nicht zu einer so ausgeprägten Anämisierung wie die transitorische Erythroblastopenie führt.

Therapie und Prognose Die transitorische Erythroblastopenie ist eine gutartige Erkrankung. Bei über 80 % der Patienten setzt die Erythropoese innerhalb eines Monats nach Diagnosestellung wieder ein, bei fast allen innerhalb von 2 Monaten. Gelegentlich sind bei symptomatischer Anämie zur Überbrückung der Zeit bis zur Spontanremission Erythrozytentransfusionen indiziert.

Kongenitale hypoplastische Anämie Typ Diamond-Blackfan

Definition und Ätiologie Die Diamond-Blackfan-Anämie (DBA) ist eine angeborene hypoplastische Anämie, die überwiegend im Säuglingsalter diagnostiziert wird. Die Erythropoese ist weitgehend aplastisch mit persistierenden Merkmalen fetaler Erythrozyten als Ausdruck einer Stresserythropoese. Andere Zellreihen sind nicht betroffen. Bei rund einem Drittel der Patienten finden sich angeborene Malformationen des Skeletts, des Gesichts und des Urogenitaltrakts, wie sie in ähnlicher Weise auch bei der Fanconi-Anämie vorkommen. Die Inzidenz wird auf 5 pro 1.000.000 Neugeborene geschätzt.

Im späteren Krankheitsverlauf kann es zur generalisierten Knochenmarkhypoplasie mit Panzytopenie kommen. Ab dem 2. Lebensjahrzehnt treten bei rund 4 % der Patienten mit DBA Malignome auf, insbesondere myeloische Neoplasien und Osteosarkome.

Die DBA gilt als Prototyp einer Ribosomopathie: In knapp zwei Drittel der untersuchten Patienten finden sich Mutationen, die die Synthese ribosomaler Proteine beeinträchtigen. Der Grund für die besondere Sensitivität der Erythropoese auf Störungen der Ribosomensynthese ist unbekannt. Ein großer Teil der Fälle tritt familiär mit meist autosomal-dominantem Vererbungsmodus, jedoch unvollständiger Penetranz auf.

Diagnose Hauptkriterien für die Diagnose DBA sind:
- das Auftreten im Säuglingsalter,
- die Retikulozytopenie,
- die makrozytäre Anämie ohne weitere Zytopenien und
- die regelrechte Zellularität des Knochenmarks mit Fehlen erythropoetischer Vorläufer.

Treffen nicht alle der Hauptkriterien zu, kann eine „wahrscheinliche" Diagnose gestellt werden, wenn Nebenkriterien vorliegen. Hierzu zählen eine positive Familienanamnese, der Nachweis einer mit DBA assoziierten Genmutation, das Vorliegen von kongenitalen Anomalien, ein erhöhter HbF-Anteil sowie die erhöhte Aktivität der erythrozytären Adenosindeaminase.

Therapie Da bei der DBA schon bei Diagnosestellung im Säuglingsalter eine ausgeprägte Anämisierung mit Hämoglobinwerten um 4–6 g/dl gefunden wird, sind Bluttransfusionen regelhaft notwendig. Ein kleiner Teil der Patienten erreicht eine Spontanremission, die teils nach Jahren auftritt und meist anhaltend ist. Durch eine Kortikosteroidtherapie kann bei etwa 80 % der Patienten vorübergehend Transfusionsunabhängigkeit erreicht werden, allerdings erreichen nur 20 % eine Remission nach Beendigung der Steroidtherapie. Die anderen Patienten bleiben entweder steroidabhängig oder werden steroidrefraktär und benötigen weiterhin Transfusionen. Wegen der Nebenwirkungen der Kortikosteroidtherapie wird diese Therapie erst ab einem Alter von 6–12 Monaten empfohlen. Wird ein Ansprechen auf Kortikosteroide beobachtet, wird die Dosis langsam bis zur individuellen minimalen effektiven Dosis reduziert. Dauerhaft transfundierte Patienten bedürfen einer Eiseneliminationstherapie, um den Komplikationen der transfusionsassoziierten Hämosiderose zu entgehen. Bei Patienten mit HLA-kompatiblem Spender ist die hämatopoetische Stammzelltransplantation indiziert.

Megaloblastäre Anämien

Pathophysiologische Grundlagen Megaloblastäre Anämien betreffen nicht nur die Erythropoese, sondern sind Ausdruck einer tiefgreifenden Störung der Gesamthämatopoese mit meist gleichzeitig vorliegender Leukopenie und Thrombopenie. Gemeinsame pathogenetische Grundlage der megaloblastären Anämien ist eine Störung der Zellteilung, im klassischen Fall durch Störung der DNA-Synthese und -Methylierung bei Vitamin B_{12}- oder Folsäuremangel. Diese Störungen können durch Medikamente, insbesondere Zytostatika und Virostatika, nachgeahmt werden. Sehr seltene Ursachen für eine megaloblastäre Anämie sind die Orotacidurie und die Thiamin-responsive Anämie. Auch erworbene Störungen der Hämatopoese, wie das myelodysplastische Syndrom, können sich mit megaloblastärer Morphologie präsentieren.

Zytologisch findet sich eine ineffektive Erythropoese mit hyperplastischem Knochenmark und megaloblastärer Ausreifungsstörung. Die reifen, makrozytären Erythrozyten zeigen eine deutliche Aniso- und Poikilozytose, die erythrozytären Vorstufen im Knochenmark sind reifungsgestört mit einem im Verhältnis zum Zytoplasma unreifen, aufgelockert erscheinenden Kern. Die Neigung der erythrozytären Vorstufen vorzeitig in die Apoptose einzutreten bedingt die laborchemisch nachweisbaren Hämolysezeichen mit erhöhten Serumkonzentrationen von Bilirubin und Laktatdehydrogenase (LDH).

Die Störung der Granulopoese erkennt man im peripheren Blut an hypersegmentierten Granulozyten (> 5 Segmente), im Knochenmark an vergrößerten myeloischen Vorstufen und an Riesenformen der Metamyelozyten und der stabkernigen Granulozyten.

Durch den Mangel an Vitamin B_{12} und Folsäure ist nicht nur die DNA-Synthese hämatopoetischer Vorläufer, sondern auch anderer sich schnell teilender Gewebe wie der intestinalen Mukosa betroffen. Entsprechend liegen oft begleitend auch gastrointestinale Symptome vor. Neurologisch steht die Degeneration der Hinterstrangbahnen, der Pyramidenbahnen und peripherer Nerven im Vordergrund, die sich durch Sensibilitätsstörungen und Zeichen der Spastik äußert.

Vitamin B_{12}-Mangel

Ätiologie und Pathogenese Häufigste Ursache einer megaloblastären Anämie ist die mangelnde Zufuhr von Vitamin B_{12} mit der Nahrung. Besonders voll gestillte Säuglinge sind hierfür empfindlich, wenn bei der Mutter ein Vitamin B_{12}-Mangel vorliegt. Meist fallen diese Kinder weniger durch die Anämie als durch eine Gedeihstörung und Entwicklungsverzögerung auf. Weitere Ursache des Vitamin B_{12}-Mangels bei Säuglingen sind die verschiedenen genetisch bedingten Störungen der Resorption, des Transportes und des Stoffwechsels von Vitamin B_{12}.

Der Vitamin B_{12}-Mangel bei älteren Kindern und Jugendlichen hat dieselben Ursachen wie im Erwachsenenalter. Hierzu zählen Resorptionsstörungen nach Resektion des terminalen Ileums, streng vegane Ernährung und selten die autoimmun bedingte perniziöse Anämie.

Diagnose Präsentierende Symptome sind die Neuropathie und die der Anämie. Hinweise im Blutbild ergeben sich aus der Makrozytose, oft mit Leuko- und Thrombopenie. Die ineffektive Erythropoese drückt sich in erhöhtem Serumbilirubin und erhöhter LDH aus. Der direkte Nachweis des Vitamin B_{12}-Mangels ist ein erniedrigter Serumspiegel. Da Vitamin B_{12} für den Stoffwechsel von Methylmalonsäure und Homocystein unabdingbar ist, kann durch die Messung von Methylmalonsäure und Homocystein in Plasma und Urin die funktionelle Bedeutsamkeit des Vitamin B_{12}-Mangels nachgewiesen werden.

Therapie Die Therapie des Vitamin B_{12}-Mangels erfolgt bei alimentärem Mangel durch orale Substitution und Umstellung der Ernährung. Bei anderen Ursachen erfolgt initial die subkutane Gabe von Vitamin B_{12}. Der Nachweis einer in den folgenden Tagen eintretenden Retikulozytose bestätigt die Diagnose.

Im Zusammenhang mit dem intrazellulären Kaliumeinstrom in die sich erholende Hämatopoese kam es bei der Substitution von Vitamin B_{12} bei schwerer megaloblastärer Anämie zu lebensbedrohlichen Hypokaliämien. Deshalb soll die Substitution mit geringen Dosen begonnen werden, typischerweise 0,2 µg/kg Cyanocobalamin täglich. Weiterhin wurde im zeitlichen Zusammenhang mit dem Beginn einer Vitamin B_{12}-Substitution bei schwerer megaloblastärer Anämie über das Auftreten thrombembolischer Ereignisse berichtet. Der Erfolg der Therapie kann nicht nur am Blutbild, sondern auch biochemisch anhand der Methylmalonsäure- und Homocysteinspiegel verfolgt werden. Patienten mit Störung des Transports und Metabolismus von Vitamin B_{12} können supraphysiologische Substitutionsdosen benötigen.

Folsäuremangel

Folsäure ist, wie auch Vitamin B_{12}, von zentraler Bedeutung im Stoffwechsel von C_1-Gruppen. Ein Folsäuremangel führt zu einem klinischen Bild, dessen hämatologische Facette nicht von der eines Vitamin B_{12}-Mangels unterschieden werden kann.

Ätiologie und Diagnose Weltweit gesehen ist die Malnutrition die häufigste Ursache eines Folsäuremangels. In westlichen Ländern tritt der Folsäuremangel überwiegend bei Malabsorptionssyndromen wie etwa der Zöliakie auf. Bei schwergradigen hämolytischen Anämien ist ebenso wie bei schwangeren Frauen der Bedarf an Folsäure erhöht, so dass diese Patienten einem erhöhten Risiko für einen Folsäuremangel ausgesetzt sind. Antimetabolite der Folsäure, wie Methotrexat oder Trimethoprim, werden als Chemotherapeutika und Antibiotika eingesetzt und können einen funktionellen Folsäuremangel pharmakologisch induzieren. Sehr selten treten hereditäre Störungen des Transports und Metabolismus der Folsäure auf.

Die im Serum gemessenen Folsäurespiegel fallen bei Folsäuredeprivation innerhalb von 2 Wochen unter den Normbereich. Da Erythrozyten nur während ihrer Reifung, nicht aber später Folsäure aufnehmen können, reflektiert der Folsäurespiegel in Erythrozyten die Folsäureversorgung der vergangenen 3–4 Monate. Bei Folsäuremangel findet sich ein erhöhtes Homocystein im Plasma, im Gegensatz zum Vitamin B_{12}-Mangel jedoch keine erhöhte Methylmalonsäure.

Therapie Bei Patienten mit alimentärem Folsäuremangel sollten die Ernährung umgestellt und die Ursache einer möglichen Malabsorption behandelt werden. Darüber hinaus kann Folsäure oral oder parenteral verabreicht werden; der Tagesbedarf für Jugendliche und Erwachsene wird mit 400 µg angegeben. Ein potenziell koexistenter Vitamin B_{12}-Mangel sollte gesucht und ggf. ebenfalls behandelt werden.

Sideroblastische Anämien

Pathophysiologische Grundlagen Sideroblastische Anämien sind seltene, hypochrome Anämien, bei denen im Knochenmark nach spezifischer Eisenfärbung Ringsideroblasten mit ringförmig perinukleär angeordneten Eisengranula nachweisbar sind. Gleichzeitig besteht oft eine ineffektive Erythropoese und eine dadurch bedingte chronische Hämosiderose. Gemeinsame pathophysiologische Grundlage ist eine Störung der Eisenverwertung, beispielsweise bei der häufigsten X-chromosomal vererbten Form aufgrund einer Mutation in dem erythropoesespezifischen Gen für die δ-Aminolävulinatsynthetase, das Schlüsselenzym der Hämbiosynthese. Ein Teil der sideroblastischen Anämien geht mit einer neurodegenerativen Symptomatik einher, die man der Eisenüberladung in neuronalen Mitochondrien zuschreibt.

Die X-chromosomal vererbte, durch eine Mutation des Gens für die δ-Aminolävulinatsynthase hervorgerufene Form der sideroblastischen Anämie kann durch die Supplementation mit Pyridoxin gebessert werden. Neben einer symptomatischen Therapie wurde bei einigen sideroblastischen Anämien auch eine vorsichtige Eiseneliminationstherapie angewendet, durch die die mitochondriale Eisenüberladung und klinische Symptome verbessert werden konnten.

Erworbene sideroblastische Anämie

Eine Reihe von Medikamenten und Toxinen können eine Störung der Hämbiosynthese verursachen und damit das Erscheinungsbild einer sideroblastischen Anämie imitieren. Hierzu zählen unter anderen anorganisches Blei, Chloramphenicol und Isoniazid. Neben der Anämie können dabei auch neurologische Symptome auftreten. Nach diesen reversiblen Ursachen muss bei der Diagnosestellung einer sideroblastischen Anämie gesucht werden.

Auch erworbene klonale Erkrankungen wie das myelodysplastische Syndrom können mit einer Eisenverwertungsstörung auf zellulärer Ebene einhergehen und sich morphologisch mit Ringsideroblasten präsentieren.

Erworbene chronische hypoplastische Anämie

Seltenere Differenzialdiagnosen erworbener chronischer hypoplastischer Anämien finden sich häufiger im Erwachsenenalter als im Kindesalter. Hierzu zählen die renale Anämie, die „pure red cell aplasia", die mit Malignomen und Autoimmunerkrankungen assoziiert ist, und chronische Viruserkrankungen, die insbesondere bei Immundefekten auftreten.

Anämien durch Knochenmarkversagen

Finden sich im Blutbild neben einer hyporegeneratorischen Anämie weitere Zytopenien wie eine Thrombozytopenie oder eine Neutropenie, so muss von einem generellen Knochenmarkversagen ausgegangen werden. Diese Situation indiziert die Untersuchung der Knochenmarkzytologie und ggf. auch der Knochenmarkhistologie.

Häufigste Ursache einer Panzytopenie im Kleinkindesalter ist die akute lymphoblastische Leukämie. Aber auch andere maligne Erkrankungen, wie die akute myeloische Leukämie, das myelodysplastische Syndrom oder solide Tumoren wie das Neuroblastom können über eine Verdrängung der Hämatopoese zu einer Panzytopenie führen. Weitere Differenzialdiagnosen einer Panzytopenie sind die Aplastische Anämie und die verschiedenen Formen der angeborenen Syndrome mit Knochenmarkinsuffizienz (▶ Abschn. 178.5).

Aplastische Krisen bei chronischen hämolytischen Anämien

Ätiologie und Pathogenese Eine lebensbedrohliche, akute, hyporegeneratorische Anämie ist die aplastische Krise bei chronischen hämolytischen Anämien. Durch eine Infektion mit Parvovirus B19, dem Erreger der Ringelröteln, wird für 10–14 Tage die Ausreifung erythropoetischer Vorläufer gestoppt. Bei hämatologisch Gesunden entspricht diese Zeit etwa 10 % der Lebensdauer der Erythrozyten, so dass mit der Parvovirus-B19-Infektion kein klinisch relevanter Abfall des Hämoglobins einhergeht. Bei Patienten mit hämolytischer Anämie liegt die Lebensdauer der Erythrozyten, je nach Schweregrad, im Bereich der Dauer des Ausreifungsstopps, so dass es im Verlauf der aplastischen Krise zu einer raschen Anämisierung kommt.

Klinische Symptome Klinisch äußert sich das durch eine rasch progrediente Blässe und Schwäche zusätzlich zu den oft okkulten Symptomen der Ringelröteln mit Fieber, Übelkeit, Myalgien und gelegentlich Exanthem. Da die Zahl der gealterten, hämolysierenden Erythrozyten im Verlauf der Krise rasch abnimmt, fallen klinisch oft keine Hämolysezeichen auf.

Diagnose Die Diagnose der aplastischen Krise durch Parvovirus-B19-Infektion erfolgt typischerweise durch die Kombination einer bekannten hämolytischen Grundkrankheit mit rasch einsetzender Anämisierung und Retikulozytopenie. Bestätigt wird die Diagnose durch Virusnachweis mittels PCR oder, allerdings erst retrospektiv, den Nachweis einer Serokonversion. Ist die Diagnose einer chronischen hämolytischen Anämie nicht schon vor der aplastischen Krise bekannt, kann sie zunächst nur vermutet werden. Patienten mit bekannter hämolytischer Anämie, wie hereditärer Sphärozytose oder Sichelzellkrankheit, sollten über das Risiko einer aplastischen Krise aufgeklärt werden. Aufgrund der raschen und tiefen Anämisierung ist zur Überbrückung der hyporegeneratorischen Phase oft eine Bluttransfusion unumgänglich. Da aplastische Krisen fast ausschließlich durch Parvovirus B19 ausgelöst werden und die Primärinfektion eine Immunität hinterlässt, sind Rezidive die Ausnahme.

Komplikationen Bei Primärinfektion mit Parvovirus B19 während der Schwangerschaft kann ein Hydrops fetalis auftreten. Da nur etwa die Hälfte bis zwei Drittel der Schwangeren protektive Antikörpertiter aufweisen und Parvovirus B19 hoch kontagiös ist, wird Schwangeren nach Kontakt mit infektiösen Patienten empfohlen, sich serologisch testen zu lassen. Zu beachten ist dabei, dass das Exanthem der Ringelröteln in 75 % der Infizierten nicht auftritt und sonst der Virämie erst nach ca. 1 Woche folgt. Das Risiko für einen Hydrops fetalis bei Erstinfektion besteht in der ersten Hälfte der Schwangerschaft und liegt bei etwa 4 %. Im Fall einer Serokonversion kann ein Hydrops fetalis sonografisch nachgewiesen und ggf. durch intrauterine Transfusionen behandelt werden.

178.2.5 Hämolytische, hyperregeneratorische Anämie

Pathogenese Die Erythrozytenlebensdauer beträgt beim Gesunden jenseits des Neugeborenenalters etwa 120 Tage, d. h. täglich wird knapp 1 % der Erythrozytenmasse umgesetzt. Gealterte Erythrozyten werden vom retikuloendothelialen System der Milz, der Leber und des Knochenmarks abgebaut. Während der Passage durch die rote Pulpa der Milz werden die Erythrozyten einem relativ hypoxischen und sauren Milieu ausgesetzt und geraten in engen Kontakt mit Makrophagen. Dort verlieren Retikulozyten ihre letzten Organellen und auch unreife Teile ihrer Membran, während reife, gesunde Erythrozyten diese Qualitätskontrolle ohne Verluste passieren und durch die engen endothelialen Zellzwischenräume die venösen Sinus erreichen. Erythrozyten, deren Oberfläche mit Immunglobulinen oder Komplement markiert ist oder die ihre Verformbarkeit eingebüßt haben, werden in der Milz phagozytiert.

Bei hämolytischen Anämien ist die Lebensdauer der Erythrozyten verkürzt. Meist folgt der beschleunigte Erythrozytenabbau dem physiologischen Weg und findet in der Milz und Leber statt, also extravasal. Erfolgt der Erythrozytenabbau in der Blutbahn, beispielsweise bei der durch Kälteagglutinine vermittelten Autoimmunhämolyse, spricht man von intravasaler Hämolyse.

Eine gesteigerte Hämolyse kann, insbesondere bei chronischen Prozessen, durch eine mehr als 10-fach gesteigerte Erythropoese kompensiert werden. Eine schwere Anämie tritt erst auf, wenn die Lebensdauer der Erythrozyten auf etwa ein Zehntel der Norm verkürzt ist, also auf rund 12 Tage. Die gesteigerte Erythropoese kann über eine Suppression der Hepcidinsynthese eine gesteigerte enterale Eisenresorption vermitteln und birgt langfristig das Risiko einer Eisenüberladung.

Bei chronischen hämolytischen Anämien besteht eine Balance zwischen beschleunigtem Erythrozytenabbau und gesteigerter Erythropoese. Das Gleichgewicht kann sowohl durch eine gesteigerte Hämolyse als auch durch eine gedrosselte Erythropoese verschoben werden. Dies wird besonders offensichtlich bei der durch Parvovirus B19 induzierten aplastischen Krise (▶ Abschn. 178.2.4, Aplastische Krisen bei chronischen hämolytischen Anämien), gilt aber auch bei anderen Infekten, die zu einer Anämisierung führen können.

Die Ursachen einer verkürzten Erythrozytenlebensdauer können intrinsisch sein, also den Erythrozyten innewohnen, oder extrinsisch, also durch äußere Einwirkung auf die Erythrozytenmembran entstehen. Die meisten intrinsischen oder korpuskulären Hämolysen sind hereditär bedingt. Hierzu zählen die Erythrozytenmembrandefekte, die Erythrozytenenzymdefekte und die Hämoglobinopathien. Sie manifestieren sich überwiegend postnatal, selten in utero. Extrinsische oder extrakorpuskuläre Hämolysen sind seltener als die intrinsischen und umfassen die Autoimmunhämolysen und Hämolysen durch physikalische oder toxische Schädigung der Erythrozytenmembran.

Klinische Symptome Die klinischen Zeichen der Hämolyse sind, neben der Anämiesymptomatik, Ikterus und Splenomegalie. Neugeborene mit hämolytischer Anämie präsentieren sich oft mit Icterus gravis et prolongatus. Im Blutbild spiegelt sich die kompensatorisch gesteigerte Erythropoese in einer Retikulozytose wider, in extremen Fällen und vor allem bei Neugeborenen finden sich im peripheren Blut Normoblasten. Diese gelten jenseits des Neugeborenenalters als Ausdruck einer extramedullären Erythropoese. Der beschleunigte Erythrozytenabbau setzt Hämoglobin frei, welches an Haptoglobin bindet und dessen Plasmakonzentration verringert. Produkt des Hämabbaus ist Bilirubin, das biliär ausgeschieden wird und zur Bildung von Pigmentgallensteinen führen kann. Bleibt die Hämolyse nicht auf das extravasale Kompartiment beschränkt, finden sich im Serum auch freies Hämoglobin und eine stark erhöhte Laktatdehydrogenase. Bei akuten, schweren Hämolysen kann im Urin Hämoglobin nachgewiesen werden und makroskopisch den Urin dunkel rot verfärben.

Diagnose Neben den genannten, auf eine Hämolyse hinweisenden Parametern Retikulozyten, unkonjugiertes Bilirubin und Haptoglobin ist der erste Schritt bei der Diagnostik einer hämolytischen Anämie die Beurteilung der Erythrozytenmorphologie. Sphärozyten, die

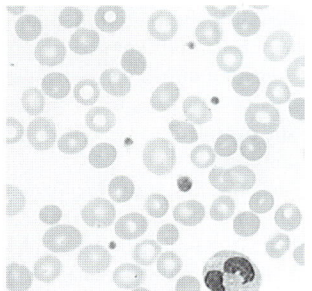

◻ **Abb. 178.6** Erythrozytenmorphologie bei Sphärozytose: kleine, dichte Kugelzellen ohne zentrale Aufhellung

◻ **Abb. 178.7** Erythrozytenmorphologie bei Pyropoikilozytose: Elliptozyten, Erythrozytenfragmente

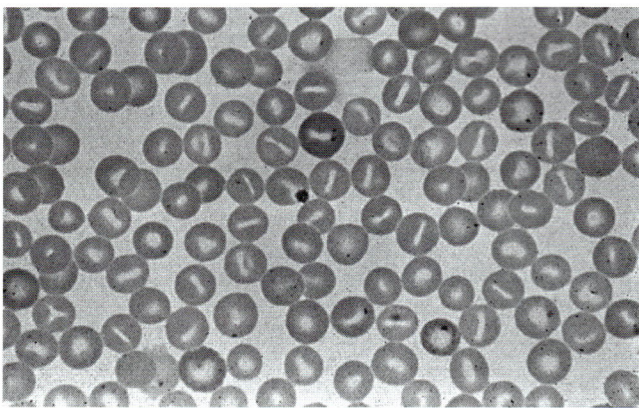

◻ **Abb. 178.8** Erythrozytenmorphologie bei hereditärer Stomatozytose

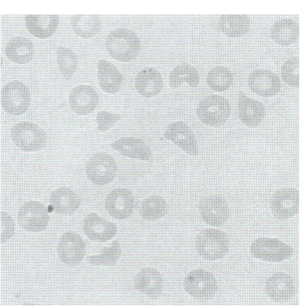

◻ **Abb. 178.9** Erythrozytenmorphologie bei mikroangiopathisch bedingter hämolytischer Anämie: Fragmentozyten

im Ausstrich als kleinere, dunkle Zellen ohne zentrale Aufhellung erscheinen (◻ Abb. 178.6), können auf eine Sphärozytose, aber auch auf Membranverluste der Erythrozyten bei Autoimmunhämolyse hindeuten. Spezifischere Formen sind Elliptozyten (◻ Abb. 178.7), Stomatozyten (◻ Abb. 178.8) und insbesondere Fragmentozyten (◻ Abb. 178.9). Letztere sind bizarr geformte, wie „angebissen" erscheinende, oft auch in Helmform auftretende Erythrozytenfragmente, die als Alarmsignal eine mechanische, meist mikroangiopathisch bedingte Hämolyse anzeigen.

Hereditäre Membrandefekte

Die Erythrozytenmembran besteht aus einer Doppelschicht asymmetrisch angeordneter Lipide, aus integralen Membranproteinen wie dem Bande-3-Protein und aus peripheren Membranproteinen wie dem Spektrin. Spektrin bildet ein elastisches Netzwerk, das über verschiedene andere periphere Membranproteine, insbesondere Ankyrin, an integrale Membranproteine angeheftet ist und dem Erythrozyten Form und Verformbarkeit verleiht (◻ Abb. 178.10). Ist die „vertikale" Interaktion des Spektrinnetzwerks mit den integralen Membranproteinen geschwächt, verliert der Erythrozyt Membranvesikel und wandelt sich dadurch zum Sphärozyt. Bei Krankheiten mit veränderter Erythrozytenform ohne Membranverlust, wie der Elliptozytose oder der Pyropoikilozytose, ist die „horizontale" Interaktion zwischen den Spektrindimeren gestört.

Schon Reduktionen in der Expression von Proteinen des Zytoskeletts und der erythrozytären Membran um 10–15 % führen zu einer messbaren und klinisch relevanten Erhöhung der Membranfragilität.

Hereditäre Sphärozytose

Pathogenese Die hereditäre Sphärozytose wird in rund drei Viertel der Fälle dominant vererbt. Etwa ein Viertel der Patienten hat eine negative Familienanamnese, so dass man eine rezessive Vererbung oder Neumutationen annehmen muss. Unter den molekular charakterisierten Sphärozytoseerkrankungen fanden sich bei europäischen Patienten in etwa der Hälfte der Fälle Mutationen in Ankyrin-1, in einem Viertel der Fälle im Bande-3-Protein und in einem Fünftel in β-Spektrin. Seltene Ursachen sind Mutationen in α-Spektrin und im Protein 4.2. Die reduzierte Expression der betroffenen Proteine führt zu einem Verlust von Membranbestandteilen als Mikrovesikel. Der verbleibende Sphärozyt hat ein verringertes Verhältnis von Oberfläche zu Volumen und ist dadurch weniger verformbar. Gleichzeitig sind die Zellen relativ dehydriert, woraus auch eine erhöhte zelluläre Hämoglobinkonzentration (MCHC) resultiert.

Obwohl diese veränderten Eigenschaften der Erythrozyten auch in vitro nachweisbar und von diagnostischer Bedeutung sind, werden sie in vivo nur bei regelrechter Funktion der Milz relevant. Zur Ausprägung einer Anämie bei Sphärozytose bedarf es also nicht nur des intrinsischen Defekts der Erythrozytenmembran, sondern auch der Filterfunktion der Milz.

Epidemiologie Die Häufigkeit der klinisch relevanten Sphärozytose wird in der nordeuropäischen Bevölkerung mit etwa 1:2000 angegeben, asymptomatische Merkmalsträger mit pathologischer Erythrozytenfragilität finden sich unter gesunden Blutspendern zu etwa 1 %.

Klinische Symptome Die typische Manifestation einer Sphärozytose ist die eines schweren und prolongierten Neugeborenenikterus, der in eine Anämie mit Ikterus und Splenomegalie übergeht. Allerdings kann der Schweregrad einer Sphärozytose stark variieren und reicht von dauerhafter Transfusionsbedürftigkeit bis hin zu klinisch asymptomatischen Merkmalsträgern. Bei letzteren kann eine aplastische Krise bei Primärinfektion mit Parvovirus B19 erste und einzige Manifestation sein und mitunter bei mehreren bis dato asymptomatischen Familienmitgliedern gleichzeitig auftreten. Bei Neugeborenen und jungen Säuglingen wird die Anämie oft durch eine inadäquat niedrige Retikulozytenzahl aggraviert, die wiederum auf einer niedrigen Erythropoetinsekretion beruht.

Häufige Komplikationen sind Gallensteine (bei 5 % der Patienten im Alter von 10 Jahren, bis 50 % im Alter von 40 Jahren) und infektgetriggerte hämolytische Krisen. Diese zeichnen sich durch

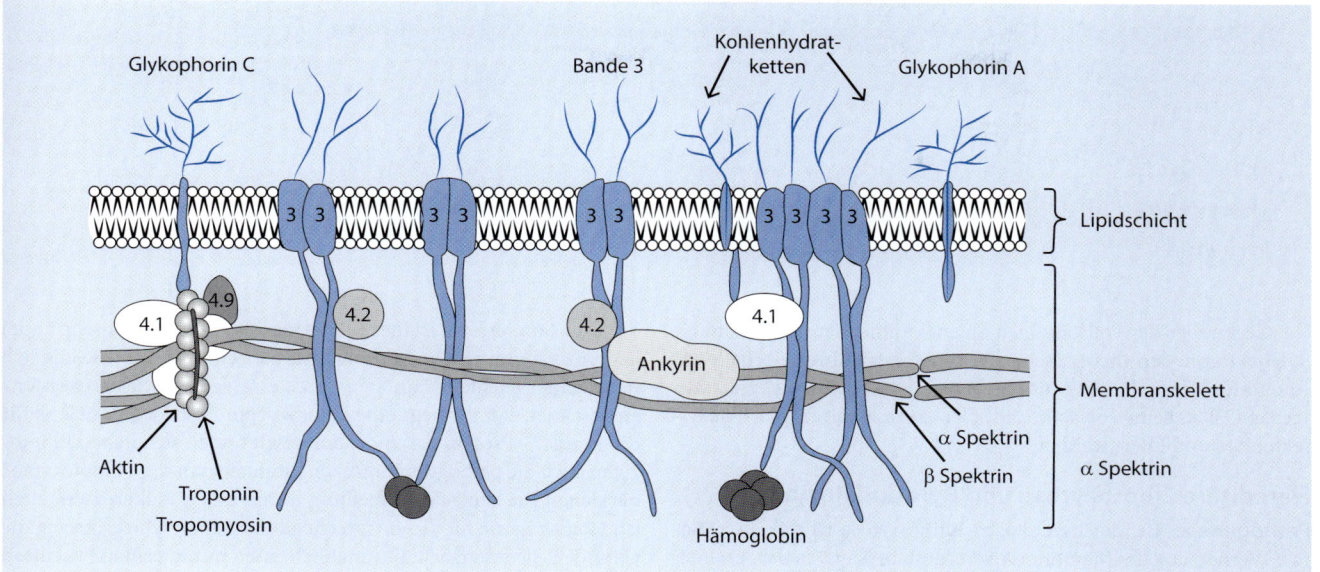

Abb. 178.10 Modell der Erythrozytenmembran

einen verstärkten Ikterus aus, verlaufen leichter als aplastische Krisen und können im Gegensatz zu letzteren wiederholt auftreten. Komplikationen durch die gesteigerte Erythropoese, wie sie bei den Thalassämien auftreten, sind bei der Sphärozytose seltene Ausnahmen.

Der klinische Schweregrad der Sphärozytose wird gemäß ◘ Tab. 178.3 eingeteilt und leitet therapeutische Entscheidungen. Aufgrund der altersbedingt oft unzureichenden Kompensation der Anämie im Neugeborenenalter gehen Transfusionen während dieser Zeit nicht in die Bewertung des Schweregrades ein.

Diagnose Die Sphärozytose ist die häufigste Differenzialdiagnose der hämolytischen Anämien mit negativem Antikörpersuchtest. Anamnestisch hinweisend können die Familienanamnese und auch die Untersuchung der Eltern (Splenomegalie) sein. In der Basisdiagnostik fällt eine hyperregeneratorische, normozytäre Anämie auf, oft ist die MCHC über die Norm erhöht. Im Blutausstrich finden sich typischerweise Sphärozyten (◘ Abb. 178.6), deren Nachweis ist jedoch weder spezifisch noch sensitiv für die hereditäre Sphärozytose. Die seit Jahrzehnten etablierte Messung der osmotischen Resistenz in abnehmend konzentrierter Kochsalzlösung ist schwer standardisierbar und hat sich, auch in der Modifikation mit 24 h Vorinkubation bei 37 °C, als nicht ausreichend sensitiv herausgestellt. Sie wurde abgelöst durch die Messung der Bindung von Eosin-5-Maleimid (EMA) an die Erythrozyten mittels Durchflusszytometrie und durch den „acidified glycerol lysis test", eine Modifikation der Messung der osmotischen Resistenz. Die Kombination dieser beiden Methoden hat sich als sehr sensitiv herausgestellt. In der Mehrheit der Fälle ist die elektrophoretische Auftrennung der Erythrozytenmembranproteine oder eine genetische Untersuchung nicht notwendig.

Differenzialdiagnose Die Differenzialdiagnose der hämolytischen Anämie mit negativem Coombs-Test umfasst neben der häufigen Sphärozytose andere hereditäre Membrandefekte, die Defekte des erythrozytären Stoffwechsels und die Hämoglobinopathien. Diese Gruppe der seltenen „nicht-sphärozytotischen hereditären hämolytischen Anämien" erfordert zur Diagnosestellung oft Untersuchungen in spezialisierten Labors. Eine weitere am peripheren Blutbild nicht immer abgrenzbare Differenzialdiagnose ist die kongenitale dyserythropoetische Anämie (◘ Tab. 178.7). Diese kann sich aufgrund der ineffektiven Erythropoese ebenfalls mit einer Erhöhung von Bilirubin und mit einer Splenomegalie präsentieren. Sie kann anhand der relativ zum Hämoglobinwert nicht adäquat erhöhten Retikulozytenzahl meist abgegrenzt werden. In Zweifelsfällen kann der häufigere Typ II der kongenitalen dyserythropoetischen Anämie anhand der Hypoglykosylierung des Bande-3-Proteins und mittels Sequenzanalyse des *SEC23B*-Gens nachgewiesen werden.

Therapie Die symptomatische Therapie der Sphärozytose besteht aus Bluttransfusionen bei aplastischen oder ausgeprägten hämolytischen Krisen. Auch im jungen Säuglingsalter können, bedingt durch den altersbedingt niedrigen Erythropoetinspiegel, Transfusionen notwendig werden. In Einzelfällen wurden durch die vorübergehende Gabe von Erythropoetinanaloga im Säuglingsalter Transfusionen eingespart.

Da die Erythrozyten bei der Sphärozytose nahezu ausschließlich in der Milz abgebaut werden, können durch eine Splenektomie Hämoglobinwert, Bilirubin und Retikulozytenzahl normalisiert werden. Die mit verschiedenen Methoden nachweisbare erhöhte Fragilität der Erythrozyten bleibt auch nach Splenektomie bestehen.

Gegen den Vorteil einer Normalisierung der hämatologischen Parameter und damit einer klinischen Gesundung ist neben dem operativen Risiko der Splenektomie insbesondere das lebenslang andauernde Risiko von infektiösen Komplikationen abzuwägen: Patienten mit leichter und oft auch mittelschwerer Verlaufsform bedürfen keiner Intervention, bei wiederholter Transfusionsbedürftigkeit wird jedoch die Splenektomie empfohlen. Das Risiko der Postsplenektomiesepsis durch kapseltragende Bakterien wie Pneumokokken oder Hämophilus influenzae betrifft insbesondere Kleinkinder, die noch keine humorale Immunität gegen diese Erreger erworben haben. Daher wird die Splenektomie möglichst erst jenseits des Alters von 5 Jahren und nach vollständiger Immunisierung gegen bekapselte Erreger durchgeführt. In 100 Patientenjahren treten 0,05–0,3 Postsplenektomieseptikämien auf. Dieses Risiko kann durch die prophylaktische Gabe von Penicillin verringert werden. Zur Dauer der Penicillinprophylaxe gibt es keine gesicherten Daten. Auch nach ihrer Beendigung sollten die Patienten bei Fieber unverzüglich eine antibiotische Therapie beginnen und einen Arzt aufzusuchen.

Tab. 178.3 Schweregrade der hereditären Sphärozytose (modifiziert nach Eber, 2010, AWMF-Leitlinie 025/018)

Parameter	Leicht	Mittelschwer	Schwer	Sehr schwer
Hb (g/dl)	11–15	8–11	6–8	<6
Retikulozyten (%)	1,5–6	60–10	>10	>10
Bilirubin (mg/dl)	1–2	>2	2–3	>3
Transfusionen	0–1	0–2	>2	Regelmäßig

Gegenüber der vollständigen Splenektomie bietet die subtotale Splenektomie den theoretischen Vorteil einer teilweise erhaltenen Immunfunktion, allerdings um den Preis einer erhöhten Rezidivrate. Liegen Gallensteine vor, sollte die Splenektomie mit einer Cholezystektomie kombiniert werden.

Hereditäre Elliptozytose und Pyropoikilozytose

Pathogenese Bei der hereditären Elliptozytose ist die „horizontale" Vernetzung des Membranskeletts destabilisiert, so dass es unter mechanischem Stress zur Fragmentierung von Erythrozyten und zur Hämolyse kommt. Häufigste molekulare Ursache hierfür sind Mutationen, die die Heterodimerisierung des Spektrins beeinträchtigen. Neben Mutationen des α-Spektrins wurden auch solche des β-Spektrins und des Protein 4.1 beschrieben.

Aufgrund der oft subklinischen Ausprägung liegen keine sicheren Aussagen zur Prävalenz der Elliptozytose vor, sie soll mit rund 1:2000 etwa derjenigen der Sphärozytose entsprechen. Im Gegensatz zu dieser treten manche Formen der Elliptozytose in den Malariagebieten Zentralafrikas gehäuft auf.

Klinische Symptome und Diagnose Die hereditäre Elliptozytose ist eine meist dominant vererbte hämolytische Anämie, die sich durch eine große Variabilität des Schweregrades und der klinischen Ausprägung auszeichnet. Die häufigste Form, die gewöhnliche hereditäre Elliptozytose, liegt bei heterozygoter α-Spektrinmutation vor und manifestiert sich typischerweise als asymptomatische, kompensierte Hämolyse mit Nachweis von > 30 % Elliptozyten im Blutbild, niedrigem Haptoglobin und mäßig erhöhter Retikulozytenzahl. Durch das gleichzeitige Vorliegen mehrerer Mutationen, die die Vernetzung des Membranskeletts beeinträchtigen, können alle Schweregrade einer hämolytischen Anämie bis hin zur Transfusionsbedürftigkeit entstehen. Neugeborene können sich mit schwerem Neugeborenenikterus präsentieren, jedoch liegen nicht immer die typischen Elliptozyten in diagnostischer Zahl vor. In diesen Fällen kann eine Untersuchung der Erythrozytenmorphologie beider Eltern wegweisend sein. Die Diagnose der hereditären Elliptozytose stützt sich vorwiegend auf die Erythrozytenmorphologie bei Patient und Eltern, Spezialuntersuchungen wie die Quantifizierung von Spektrinoligomeren oder der molekulare Mutationsnachweis sind selten indiziert.

Die hereditäre Pyropoikilozytose (griech.: pyr „Feuer", poikilo „bunt", „verschiedenartig" und cýtos „Zelle") wird als Extremvariante der Elliptozytose aufgefasst, bei der neben einer ausgeprägten hämolytischen Anämie eine bunte Erythrozytenmorphologie mit Sphärozyten und Erythrozytenfragmenten, jedoch oft nur wenige Elliptozyten vorliegen (◘ Abb. 178.7). Durch die zahlreichen Erythrozytenfragmente imponiert die Pyropoikilozytose als mikrozytär. Namensgebend war hier die ausgeprägte thermische Instabilität: Während normale Erythrozyten bei 49 °C fragmentieren, ist das bei der Pyropoikilozytose schon bei 45 °C der Fall. Bei der Pyropoikilozytose besteht im Säuglings- und Kleinkindesalter häufig Transfusionsbedarf, der sich später zurückbilden kann.

Eine Sonderform ist die auf Melanesien (pazifische Inselgruppe) begrenzte, dominant vererbte südostasiatische Ovalozytose, die sich neben einer leichten Hämolyse durch eine relative Malariaresistenz auszeichnet. Bei ihr liegt eine heterozygote Mutation des Gens für das Bande-3-Protein vor, morphologisch finden sich neben Elliptozyten auch die pathognomonischen „stomatozytischen Elliptozyten", bei denen die zentrale Aufhellung durch einen Balken zweigeteilt ist. Homozygotie für die entsprechende Mutation wurde bislang nie gefunden, sie verursacht mutmaßlich einen intrauterinen Fruchttod durch Hydrops fetalis.

Wie andere chronische hämolytische Anämien auch kann sich die Elliptozytose mit einer aplastischen Krise bei Erstinfektion mit Parvovirus B19 oder auch mit einer Cholelithiasis manifestieren.

Therapie Wie bei der hereditären Sphärozytose kann auch bei der Elliptozytose durch eine Splenektomie die Hämolyse verringert und der Hämoglobinwert normalisiert werden. Die Indikation hierzu wird in Analogie zur Sphärozytose in Abhängigkeit vom Schweregrad gestellt, in der Regel anhand des Transfusionsbedarfs.

Andere hereditäre Membrandefekte

Eine heterogene Gruppe von dominant vererbten Veränderungen der Erythrozytenmembran ist durch die veränderte Membranpermeabilität für Kationen charakterisiert. Diese kann durch einen vermehrten Natriumeinstrom zu einem Anschwellen der Zellen (hereditäre Stomatozytose, ◘ Abb. 178.8) oder über einen vermehrten Kaliumausstrom zu einem Schrumpfen der Zellen (hereditäre Xerozytose) führen. Über die Messung des MCHC können, über die charakteristische Erythrozytenmorphologie hinaus, Formen mit dehydrierten Erythrozyten von solchen mit überhydrierten Erythrozyten unterschieden werden. Dazwischen besteht ein breites Spektrum von Mischformen, zu denen neben hämolytischen Anämien auch die familiäre Pseudohyperkaliämie zählt. Jüngst konnten Mutationen in dem mechanosensitiven Kationenkanal PIEZO1 als Ursache der hereditären Xerozytose identifiziert werden.

Die Diagnose wird anhand der Erythrozytenmorphologie und der Familienanamnese vermutet. Die Abgrenzung zur hereditären Sphärozytose und zur Elliptozytose ist relevant, weil eine Splenektomie bei der Xerozytose und bei der Stomatozytose mit einem hohen Risiko für thrombembolische Komplikationen bis hin zum fatal verlaufenden pulmonalen Hypertonus verbunden und deshalb kontraindiziert ist.

Hereditäre Enzymdefekte der Erythrozyten
Allgemeines

Erythrozyten sind Zellen ohne Organellen und verfügen damit über ein stark eingeschränktes Stoffwechselrepertoire (◘ Abb. 178.11). Einzige Energiequelle ist der glykolytische Abbau von Glukose zu Laktat. Das dabei frei werdende ATP wird hauptsächlich für den Erhalt des elektrochemischen Gradienten der Zellmembran benötigt. Da Erythrozyten in ihrer Eigenschaft als Sauerstofftransporter

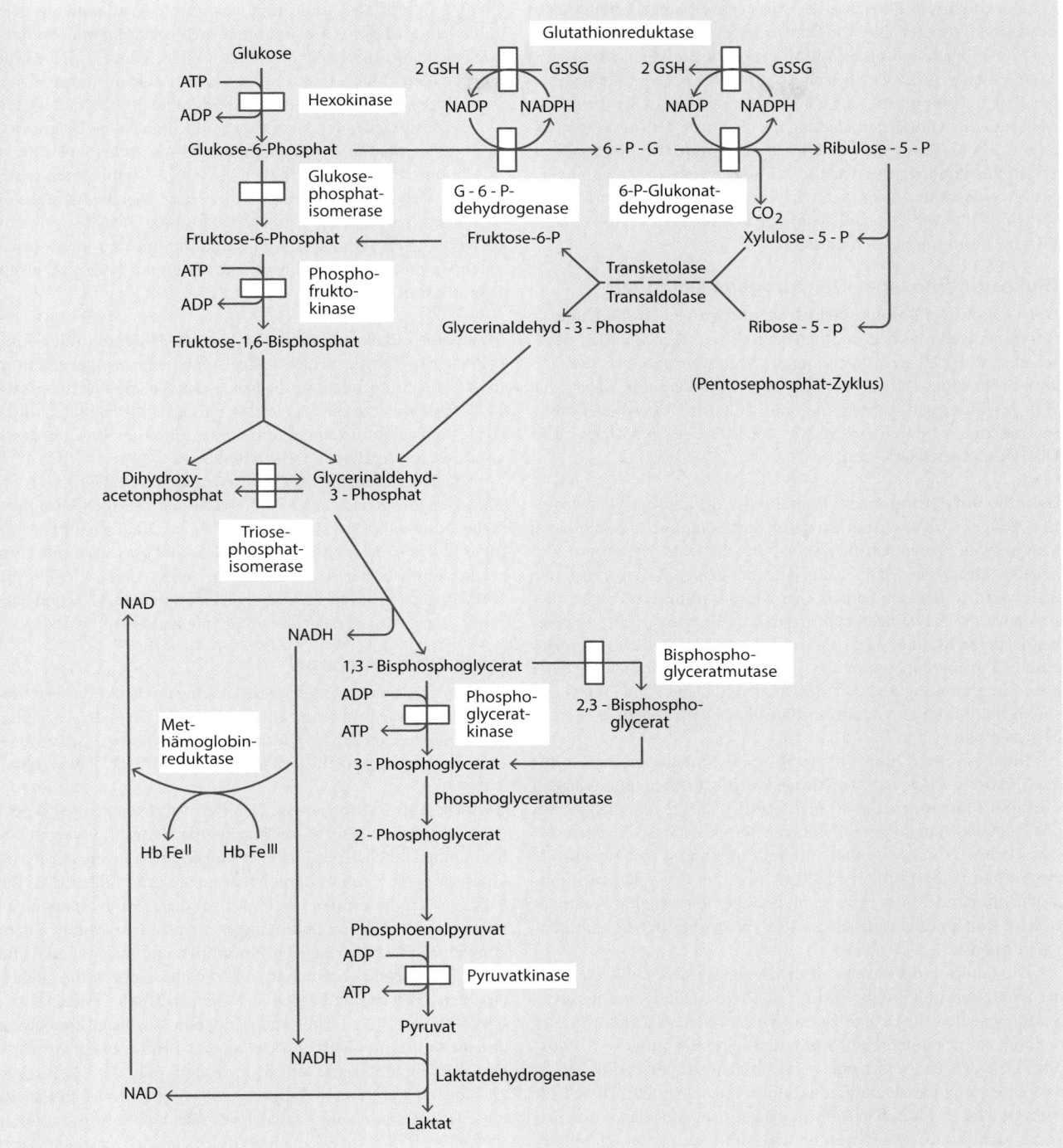

Abb. 178.11 Stoffwechselschema des Erythrozyten. Die hereditären Enzymdefekte sind mit einem Rahmen markiert

und aufgrund der Redoxeigenschaften des Hämeisens einem unablässigen oxidativen Stress ausgesetzt sind, müssen sie nicht nur Energie in Form von ATP, sondern auch Reduktionsmittel in Form von NADPH bereitstellen. Letzteres wird für die Entgiftung von Peroxiden über das Glutathionsystem eingesetzt. Die Reduktion des ständig spontan entstehenden Methämoglobins wird über das bei der Glykolyse anfallende NADH bestritten.

Nahezu alle Zellen des Körpers hängen von der Glykolyse ab, dennoch manifestieren sich die meisten Enzymopathien der Glykolyse ausschließlich mit Hämolyse. Nur wenige Glykolysedefekte betreffen auch andere Gewebe und verursachen etwa schwere neuromuskuläre Störungen wie der seltene Triosephosphatisomerasemangel. Die scheinbar exklusive Sensitivität der Erythrozyten gegenüber Enzymopathien erklärt sich nicht nur aus der gewebsspezifischen Expression von Isoenzymen, sondern vor allem auch aus dem Unvermögen reifer Erythrozyten, Proteine neu zu synthetisieren und damit die verminderte Stabilität eines Enzyms zu kompensieren.

Die meisten erythrozytären Enzymdefekte sind autosomal-rezessiv vererbt. Wichtigste Ausnahme ist der häufige Mangel der Glukose-6-Phosphat-Dehydrogenase, der X-chromosomal vererbt wird.

Der Glukose-6-Phosphat-Dehydrogenase-Mangel verläuft meist in Schüben, seltener als chronische hämolytische Anämie. Die anderen Enzymopathien werden vermutet bei kongenitalen chronischen hämolytischen Anämien, die keine charakteristischen Auffälligkeiten der Erythrozytenmorphologie aufweisen und bei denen kein Hinweis auf eine Antikörperbeladung der Erythrozyten, also ein negativer Coombs-Test, vorliegt („hereditäre, chronische, nicht-sphärozytotische hämolytische Anämie"). Ein universeller Screening-Test für Enzymopathien steht nicht zur Verfügung, so dass zur Diagnosestellung die Aktivitäten aller infrage kommenden erythrozytären Enzyme bestimmt werden müssen.

Glukose-6-Phosphat-Dehydrogenasemangel

Der Glukose-6-Phosphat-Dehydrogenasemangel ist die häufigste Enzymmangelkrankheit und betrifft weltweit über 400 Mio. Menschen. Aus der Übereinstimmung des Verbreitungsgebiets des Glukose-6-Phosphat-Dehydrogenasemangels mit dem der Malaria hat man geschlossen, dass Menschen mit Glukose-6-Phosphat-Dehydrogenasemangel durch eine relative Resistenz gegen Malaria einen Überlebensvorteil genießen.

Genetik und Pathogenese Der Glukose-6-Phosphat-Dehydrogenasemangel wird X-chromosomal vererbt. Dennoch können auch heterozygote Frauen betroffen sein: Nach der Lyon-Hypothese wird in jeder Körperzelle zufallsmäßig eines der beiden X-Chromosomen inaktiviert, so dass ein somatisches Mosaik resultiert. Folglich besitzt etwa die Hälfte der Erythrozyten die Enzymausstattung eines hemizygoten Mannes und ist entsprechend empfindlich gegen Hämolyse. Darüber hinaus können vor allem in Kulturkreisen mit einer hohen Rate konsanguiner Partnerschaften Mädchen und Frauen von einem homozygoten Glukose-6-Phosphat-Dehydrogenase-Mangel betroffen sein.

Bislang wurden rund 140 verschiedene Mutationen im Gen für die Glukose-6-Phosphat-Dehydrogenase beschrieben, überwiegend Missense-Mutationen, die die Stabilität des Enzyms verringern. Bei den häufigen Mutationen mit höherer Restaktivität des Enzyms tritt eine Hämolyse nur krisenhaft auf bei Einwirkung von Noxen, wie der Einnahme bestimmter Medikamente. Bei den selteneren sporadisch auftretenden Mutationen mit geringer Restaktivität kommt es zu dem Bild einer chronischen, nicht sphärozytotischen hämolytischen Anämie.

Die Glukose-6-Phosphat-Dehydrogenase als Schlüsselenzym des Pentosephosphatwegs wird für die Bereitstellung von Reduktionsäquivalenten zur Detoxifizierung von reaktiven Sauerstoffspezies benötigt. In gesunden Erythrozyten arbeitet die Glukose-6-Phosphat-Dehydrogenase nur mit 1–2 % ihrer maximalen Aktivität, so dass eine große Reserve an Reduktionspotenzial besteht. Diese fehlt beim Glukose-6-Phosphat-Dehydrogenasemangel, so dass oxidativer Stress nicht kompensiert werden kann und zur akuten Hämolyse führt.

Klinische Symptome und Diagnose Viele Menschen mit reduzierter Glukose-6-Phosphat-Dehydrogenase-Aktivität bleiben lebenslang asymptomatisch. Im symptomfreien Intervall ergeben sich aus dem Blutbild keine Auffälligkeiten. Erstes Krankheitszeichen kann ein Neugeborenenikterus sein. Die typische klinische Manifestation jedoch ist die akute hämolytische Krise mit Ikterus, Rückenschmerzen, Anämie und Hämoglobinurie, selten bis zum akuten Auftreten eines Nierenversagens. Im Blutbild finden sich oft Heinz-Körperchen, also Präzipitate denaturierten Hämoglobins, eine Anisozytose und eine Poikilozytose. Ausgelöst werden diese Krisen durch Infektionen (u. a. Hepatitis, Zytomegalievirus), den Verzehr von Saubohnen (Vicia faba) und durch bestimmte Medikamente. Hierzu zählen unter anderen Malariamittel wie Primaquin und Antibiotika wie Sulfamethoxazol oder Nitrofurantoin. Eine ausführliche Liste risikobehafteter Medikamente wird von der „Associazione Italiana Favismo" gepflegt und kann unter ▶ www.g6pd.org abgerufen werden.

Bei entsprechender Anamnese und Klinik ist die Diagnose Glukose-6-Phosphat-Dehydrogenasemangel wahrscheinlich und kann durch eine Messung der Enzymaktivität in Erythrozyten bestätigt werden. Dabei muss beachtet werden, dass unmittelbar nach einer hämolytischen Krise ein Glukose-6-Phosphat-Dehydrogenasemangel verschleiert sein kann, weil Retikulozyten und junge Erythrozyten wesentlich höhere Enzymaktivitäten aufweisen als gealterte Erythrozyten.

Therapie und Prophylaxe Die meisten Patienten mit Glukose-6-Phosphat-Dehydrogenasemangel können ein weitgehend normales Leben führen, indem sie die Noxen meiden, die eine hämolytische Krise auslösen können. Das setzt voraus, dass die Patienten und ihre Ärzte die Diagnose kennen und über auslösende Faktoren geschult sind. Selbsthilfegruppen tragen hierzu bei.

Die Behandlung des Neugeborenenikterus bei Glukose-6-Phosphat-Dehydrogenasemangel unterscheidet sich nicht von der des Neugeborenenikterus aus anderer Ursache. Häufig sind Fototherapie und Transfusionen notwendig. Obwohl Patienten mit chronischer hämolytischer Anämie aufgrund eines Glukose-6-Phosphat-Dehydrogenasemangels gelegentlich eine Splenomegalie entwickeln, profitieren sie meist nicht von einer Splenektomie.

Pyruvatkinasemangel

Der Pyruvatkinasemangel ist der häufigste Defekt der erythrozytären Glykolyse und damit die häufigste Ursache der hereditären, chronischen, nichtsphärozytotischen hämolytischen Anämie. Seine Prävalenz in der weißen Bevölkerung wird auf 1:20.000 geschätzt.

Genetik und Pathogenese Der Pyruvatkinasemangel wird autosomal-rezessiv vererbt. Bislang wurden etwa 160 verschiedene Mutationen beschrieben, die über eine Verminderung der Pyruvatkinaseaktivität zu einer hämolytischen Anämie führen. Die Pyruvatkinase katalysiert den letzten Schritt der Glykolyse, nämlich die unter physiologischen Bedingungen nahezu irreversible Übertragung eines Phosphatrests von Phosphoenolpyruvat auf ADP. Beim Pyruvatkinasemangel wird die ATP-Synthese durch die Glykolyse blockiert, gleichzeitig häufen sich die proximalen Metabolite der Glykolyse an. Hierzu zählt unter anderem 1,3-Bisphosphoglycerat, das wiederum im Gleichgewicht mit 2,3-Bisphosphoglycerat steht. Dieser Metabolit senkt die Sauerstoffaffinität des Hämoglobins und fördert die Sauerstoffabgabe ins Gewebe, wodurch Patienten mit Pyruvatkinasemangel niedrigere Hämoglobinwerte tolerieren als Patienten mit Anämien anderer Ursache. Auf welchem Weg die ATP-Depletion der Erythrozyten zur Hämolyse führt und ob daran noch andere Mechanismen beteiligt sind, ist unbekannt.

Klinische Symptome und Diagnose Der klinische Schweregrad des Pyruvatkinasemangels kann variieren von einer subklinischen, kompensierten hämolytischen Anämie bis zum anhaltenden Transfusionsbedarf ab dem Neugeborenenalter. Präsentierende Symptome sind Ikterus in der Neonatalzeit und darüber hinaus, Anämiezeichen und Splenomegalie. Im Gegensatz zu anderen hämolytischen Erkrankungen sind die Retikulozytenzahlen oft nicht proportional zur Hämolyseaktivität erhöht, weil Retikulozyten und junge Erythrozyten bevorzugt in der Milz sequestriert werden. Als Komplikationen können insbesondere Gallensteine und eine Hämosiderose auftreten.

Tab. 178.4 Seltene hereditäre Defekte des erythrozytären Stoffwechsels

Enzym	Vererbung	Klinik	Therapie	Besonderheit
Hexokinase	Autosomal-rezessiv	Chronische Hämolyse	Symptomatisch	Unvollständiges Ansprechen auf Splenektomie
Glucosephosphatisomerase	Autosomal-rezessiv	Chronische Hämolyse, gelegentlich krisenhaft; selten neuromuskuläre Erkrankung	Symptomatisch; Splenektomie	Retikulozytose nach Splenektomie
Phosphofructokinase	Autosomal-rezessiv	Chronische Hämolyse; Myopathie (entspricht Glykogenose Typ VII, Tarui)	Symptomatisch	Je nach Art der Mutation nur Muskelzellen oder nur Erythrozyten oder beide betroffen
Aldolase	Autosomal-rezessiv	Chronische Hämolyse; Myopathie	Symptomatisch	Schweregrad der Myopathie sehr variabel
Triosephosphatisomerase	Autosomal-rezessiv	Chronische Hämolyse, schwere neuromuskuläre Störung	Symptomatisch, allogene Stammzelltransplantation	Schweregrad der neuromuskulären Erkrankung ist limitierend und führt oft im Kleinkindalter zum Tod
Phosphoglyceratkinase	X-chromosomal-rezessiv	Chronische Hämolyse; bei ♂ gelegentlich auch neurologische Störungen oder Myopathie in wechselnder Ausprägung	Symptomatisch; Splenektomie	Heterozygote Frauen können als somatisches Mosaik symptomatisch mit Hämolyse, nicht jedoch mit neuromuskulärer Störung sein.
Pyrimidin 5′-Nucleotidase	Autosomal-rezessiv	Chronische Hämolyse	Symptomatisch	Charakteristische basophile Tüpfelung DD Bleivergiftung!
Adenosindesaminase	Autosomal-dominant	Chronische Hämolyse	Symptomatisch	Einzige Enzymopathie, bei der erhöhte Enzymaktivitäten eine Hämolyse bedingen

Letztere ist nicht nur durch wiederholte Transfusionen begünstigt, sondern auch durch die Suppression von Hepcidin durch die gesteigerte Erythropoese.

Die Diagnose wird anhand der Aktivitätsmessung der Pyruvatkinase aus Erythrozyten gestellt. Der Schweregrad der Hämolyse korreliert nur schwach mit der gemessenen Enzymaktivität. Häufige Fehlerquellen bei der Messung sind die Verunreinigung der Probe durch vorangegangene Transfusionen oder durch Leukozyten, die im Vergleich zu Erythrozyten eine um den Faktor 300 höhere Pyruvatkinaseaktivität aufweisen.

Therapie Besonders im Neugeborenen- und Säuglingsalter sind Transfusionen oft unumgänglich. Aufgrund der oben erwähnten erniedrigten und damit für die Sauerstoffabgabe günstigen Sauerstoffaffinität der Erythrozyten bei Pyruvatkinasemangel sollte die Entscheidung zur Transfusion noch weniger als sonst durch den Hämoglobinwert, sondern durch die funktionelle Beeinträchtigung indiziert werden. Viele Patienten werden während des Kleinkindesalters transfusionsunabhängig oder brauchen Transfusionen nur noch in Ausnahmesituationen, wie bei Infektionen oder während der Schwangerschaft.

Bei anhaltendem Transfusionsbedarf ist die Splenektomie indiziert. Durch sie steigt in der Regel die Retikulozytenzahl stark an, der Hämoglobinwert wird um 1–3 g/dl angehoben. Auch nach einer Splenektomie besteht die Hämolyse weiter und kann unter anderem eine Cholelithiasis und eine Hämosiderose begünstigen. Zumindest bei regelmäßigen Transfusionen ist eine Chelattherapie nötig, um eine Eisenüberladung zu vermeiden.

Andere erythrozytäre Enzymdefekte

Neben den beiden relativ häufigen Mängeln der Glukose-6-Phosphat-Dehydrogenase und der Pyruvatkinase sind noch weitere, seltene Enzymopathien als Ursache hämolytischer Anämien beschrieben worden. Sie werden in Tab. 178.4 zusammengestellt. Gemeinsam ist allen Erkrankungen das Fehlen kausaler Therapieoptionen. Die symptomatische Therapie besteht aus Transfusionen bei entsprechender Indikation, ggf. begleitet von einer Eisenchelattherapie. Wie bei allen chronischen hämolytischen Anämien kann dem erhöhten Folsäurebedarf durch Folsäuresubstitution begegnet werden.

Immunhämolytische Anämien

Im Gegensatz zu den intrinsischen oder korpuskulären hämolytischen Anämien, die durch Veränderungen der Membran oder des Stoffwechsels der Erythrozyten selbst verursacht sind, zählen die immunhämolytischen Anämien zu den extrinsischen Hämolysen. Gemeinsam ist allen Formen der immunhämolytischen Anämien das Vorliegen von gegen Erythrozyten gerichteten Antikörpern. Diese verkürzen die Lebensdauer der Erythrozyten entweder, indem sie die Erythrozyten für die Makrophagen des retikuloendothelialen

Systems zum Abbau markieren oder indem sie die Erythrozyten direkt durch Aktivierung des Komplementsystems zerstören. Im ersten Fall spricht man von einer extravasalen Hämolyse, im zweiten von intravasaler Hämolyse.

Die Geschwindigkeit der extravasalen Hämolyse wird durch die Kapazität des retikuloendothelialen Systems von Milz und Leber begrenzt, der Abbauort der Erythrozyten wird klinisch durch eine Splenomegalie, seltener Hepatomegalie offensichtlich. Bei einer alleinigen extravasalen Hämolyse treten zwar die laborchemischen Zeichen der Hämolyse mit Anämie, Retikulozytose, Hyperbilirubinämie und Haptoglobinerniedrigung auf, jedoch findet sich typischerweise kein freies Hämoglobin im Plasma, keine exzessiv erhöhte LDH und keine Hämoglobinurie. Die seltenere intravasale, komplementvermittelte Hämolyse wird durch komplementaktivierende Antikörper ausgelöst und geht aufgrund des fulminanteren Verlaufs mit der Freisetzung von Hämoglobin ins Plasma häufiger mit einer Hämoglobinurie und mit der Gefahr des akuten Nierenversagens einher.

Diagnostisch wegweisend für immunhämolytische Anämien ist der Nachweis einer Antikörperbeladung der Erythrozyten im direkten Antiglobulin-Test, auch Coombs-Test genannt. Hierfür werden Patientenerythrozyten mit Serum inkubiert, das gegen humane Immunglobuline gerichtet ist. Eine Agglutination zeigt die Antikörperbeladung der Erythrozyten an.

Isoimmunhämolytische Anämien

Unter isoimmunhämolytischen Anämien versteht man antikörpervermittelte Hämolysen, die nicht durch Autoantikörperbildung vermittelt werden. Sie kommen zustande durch passive Übertragung von antierythrozytären Antikörpern von der Mutter auf das ungeborene, nicht blutgruppenkompatible Kind (Morbus haemolyticus neonatorum), durch Transfusion von erythrozytären Antikörpern mit nicht blutgruppenkompatiblem Plasma oder durch Transfusion von nicht kompatiblen Erythrozytenkonzentraten.

Die Symptomatik der isoimmunhämolytischen Anämie hängt von der Art der Autoantikörper ab. Beim Morbus haemolyticus neonatorum, der Rhesus-Erythroblastose, werden Antikörper der Klasse IgG übertragen, die eine chronische extravasale Hämolyse verursachen und bei Überschreitung der Kompensationsfähigkeit des Feten zum Hydrops fetalis führen. Bei der Transfusion von im AB0-System inkompatiblen Blutkonserven führen die Isoagglutinine des Empfängers, die der Klasse IgM angehören, über eine Komplementaktivierung zu einer fulminanten intravasalen Hämolyse mit schwersten Allgemeinreaktionen bis zum Schock und zur Verbrauchskoagulopathie. Bei den ersten Anzeichen einer solchen Transfusionsreaktion muss die Transfusion abgebrochen und eine Schocktherapie eingeleitet werden. Hochdosierte Glucokortikoide können hilfreich sein.

Autoimmunhämolytische Anämie

Autoimmunhämolytische Anämien (AIHA) gelten als im Kindesalter selten, ihre Inzidenz wird auf weniger als 1:100.000 geschätzt. Bei rund der Hälfte der Patienten tritt die AIHA nicht isoliert (primäre AIHA), sondern im Kontext einer systemischen Autoimmun- oder Immundefekterkrankung (sekundäre AIHA) auf. Eine Assoziation mit malignen Erkrankungen, wie sie im Erwachsenenalter besteht, ist bei Kindern und Jugendlichen selten.

Klassifizierung Die gebräuchlichste Klassifizierung der AIHA berücksichtigt das Temperaturoptimum für die Bindung der Autoantikörper an Erythrozyten in vitro und die Klasse der Autoantikörper.

Die AIHA vom Wärmetyp wird überwiegend durch IgG-Autoantikörper verursacht, die bei Körpertemperatur optimal an Erythrozyten binden. Wärmeantikörper können meist in vivo kein Komplement aktivieren und führen zu einer extravasalen Hämolyse. Klinisch fallen neben Anämiezeichen, Splenomegalie und Ikterus bei der akuten Form oft auch Fieber und Bauchschmerzen auf, gelegentlich kann die Hämolyse jedoch auch kompensiert sein und chronisch verlaufen.

Bei der AIHA vom Kältetyp liegen Autoantikörper der Klasse IgM vor, überwiegend postinfektiös nach Mykoplasmenpneumonie oder EBV-Primärinfektion. Diese binden in vitro bei etwa 4 °C optimal an Erythrozyten und können bei höheren Temperaturen über eine direkte Komplementaktivierung zur intravasalen Hämolyse führen. Das Ausmaß der Hämolyse wird durch die Temperaturamplitude und den Titer der Autoantikörper bestimmt, die Klinik gleicht derjenigen der akuten AIHA vom Wärmetyp. Durch die intravasale Hämolyse tritt jedoch häufiger eine makroskopisch sichtbare Hämoglobinurie mit dunkel roter Urinfarbe auf. Meist ist die Erkrankung akut auftretend und innerhalb von Tagen reversibel. Die bei älteren Erwachsenen beschriebene chronische AIHA vom Kältetyp ist im Kindesalter eine Rarität.

Die paroxysmale Kältehämoglobinurie oder AIHA vom Typ Donath-Landsteiner tritt ausschließlich im Kindesalter nach viralen Infekten auf und wird durch Autoantikörper der Klasse IgG verursacht, die in der Kälte an Erythrozyten binden und durch Komplementaktivierung zur intravasalen Hämolyse führen. Klinisch fällt neben den anderen Hämolysezeichen vor allem die durch Kälteexposition induzierte Hämoglobinurie mit Bauchschmerzen, Übelkeit, Erbrechen und Fieber auf. Auch die AIHA vom Typ Donath-Landsteiner ist, wie die AIHA vom Kältetyp mit IgM-Autoantikörpern, oft innerhalb von Tagen reversibel.

Eine bei Kindern extrem seltene Sonderform der AIHA ist die durch medikamenteninduzierte oder medikamentenabhängige Autoantikörper ausgelöste. Häufigste auslösende Medikamente sind Antibiotika und nichtsteroidale Antiphlogistika.

Diagnose und Differenzialdiagnose Wie bei hämolytischen Anämien aus anderer Ursache findet sich bei der AIHA laborchemisch eine Anämie mit Retikulozytose und Hyperbilirubinämie. Das Ausmaß der LDH-Erhöhung im Plasma und der Nachweis freien Hämoglobins im Plasma weisen auf eine intravasal ablaufende Hämolyse hin. Auch eine Hämoglobinurie ist Zeichen der intravasalen Hämolyse und Warnsignal für ein drohendes Nierenversagen. Im Blutausstrich können sich agglutinierte Erythrozyten finden, oft auch eine durch die Autoantikörper vermittelte Kugelzellbildung, die morphologisch von der hereditären Sphärozytose nicht unterschieden werden kann.

Für die Diagnose und Klassifizierung entscheidend sind der Nachweis von gebundenen und freien Autoantikörpern und deren Klasse sowie einer Komplementbeladung der Erythrozyten. Bei vortransfundierten Patienten muss auch nach Alloantikörpern gesucht werden.

Nach Diagnose einer AIHA sollte stets auch nach zugrunde liegenden Immundefekt- und Autoimmunerkrankungen gesucht werden. Hierzu zählen die Messung der IgG-, IgA- und IgM-Spiegel, eine Immunphänotypisierung der Lymphozyten und der Nachweis antinukleärer Antikörper.

Therapie und Prognose Bei lebensbedrohlicher Anämisierung ist die Transfusion von Erythrozytenkonzentraten trotz grundkrankheitsbedingt positiver Kreuzprobe wirksam und sicher.

Die AIHA vom Wärmetyp spricht oft auf eine immunsuppressive Therapie mit Glukokortikoiden (Prednisolon 2 mg/kg/Tag oder Dexamethasonpulse 0,5 mg/kg/Tag für 4 Tage) an. Diese muss dann vorsichtig über Wochen reduziert werden. Die Therapie der steroidrefraktären und der steroidabhängigen AIHA kann die Hinzunahme von Azathioprin, in Ausnahmefällen auch Rituximab, Cyclophosphamid oder Cyclosporin A erfordern.

Die kälteabhängige AIHA ist oft rasch reversibel, so dass der Schutz vor Kälteexposition meist genügt. Glukokortikoide sind beim Vorliegen von Kälteantikörpern nicht gut wirksam.

Paroxysmale nächtliche Hämoglobinurie (PNH)

Definition und Pathogenese Die Paroxysmale nächtliche Hämoglobinurie (PNH) ist eine erworbene, klonale Erkrankung des Knochenmarks. Dem pathologischen Klon fehlt durch eine somatische Mutation des PIG-A-Genes die Fähigkeit zur Synthese von Membranproteinen mit Glykosylphosphatidylinositol (GPI)-Anker. Davon betroffen ist unter anderen das Protein CD59, dessen Wirkung als membranständiger Inhibitor der komplementvermittelten Lyse in den Zellen des pathologischen Klons fehlt. Obwohl auch Granulozyten und Monozyten denselben Defekt tragen, sind insbesondere Erythrozyten ohne GPI-verankerte Proteine empfindlich gegen komplementvermittelte, intravaskuläre Hämolyse.

Die PNH kann isoliert auftreten oder im Zusammenhang mit einem Knochenmarkversagen bei Aplastischer Anämie oder im Rahmen eines myelodysplastischen Syndroms. Sie ist eine seltene Erkrankung, die überwiegend im Erwachsenenalter, gelegentlich jedoch auch bei Schulkindern und Jugendlichen auftritt.

Klinische Symptome und Diagnose Die komplementvermittelte, intravasale Hämolyse ist, aufgrund des oft nächtlichen und krisenhaften Auftretens mit Hämoglobinurie, namensgebendes und oft auch präsentierendes Symptom der PNH. Ihr Schweregrad hängt von dem Anteil des GPI-defizienten Klons, dem Schweregrad der GPI-Defizienz und von der Komplementaktivität ab. Durch letzteres erklärt sich die oft durch Infekte ausgelöste Hämolyse. Die Hämolyse und damit verbundene Hämoglobinurie kann neben der Anämisierung zu weiteren Komplikationen führen, darunter zum akuten Nierenversagen, zur Hämosiderose der Nierentubuli mit chronischer Niereninsuffizienz und zum Eisenmangel. Freies Hämoglobin im Plasma bindet Stickstoffmonoxid (NO), wodurch dessen relaxierende Wirkung auf glatte Muskulatur verloren geht. Dadurch wird die insbesondere im Rahmen von hämolytischen Krisen auftretende gastrointestinale Symptomatik mit Bauchkrämpfen und Ösophagusspasmen, aber auch die typische erektile Dysfunktion erklärt.

Neben der Hämolyse die zweite bedrohliche Komplikation der PNH ist die Neigung zu venösen Thrombosen, oft auch in ungewöhnlichen Stromgebieten wie den Lebervenen oder den intrakraniellen Sinus venosus.

Die PNH kann mit Thrombozytopenie und Neutropenie, also einer Knochenmarkinsuffizienz, einhergehen, die bis zur Aplastischen Anämie fortschreiten kann. Bei einem Teil der Patienten mit Aplastischer Anämie und refraktärer Zytopenie/myelodysplastischem Syndrom finden sich ebenfalls kleine GPI-defiziente Klone. Allerdings können auch bei gesunden Menschen gelegentlich Granulozyten mit PIG-A-Mutation und GPI-Defizienz nachgewiesen werden.

Die Diagnose einer PNH muss erwogen werden bei anderweitig nicht erklärlicher Hämolyse oder Zytopenie, bei Hämoglobinurie, bei ungewöhnlichen Thrombosen sowie bei allen Patienten mit Aplastischer Anämie und myelodysplastischem Syndrom. Sie wird gesichert durch den durchflusszytometrischen Nachweis des GPI-defizienten Klons in Erythrozyten, Granulozyten oder beiden.

Therapie Die etablierten Therapieoptionen bei der PNH sind Bluttransfusionen, Substitution von Eisen und Folsäure, Antikoagulation mit Vitamin-K-Antagonisten oder fraktioniertem Heparin und bei Aplastischer Anämie eine immunsuppressive Therapie. In ausgewählten Fällen wurde die allogene Stammzelltransplantation erfolgreich eingesetzt. Prognoselimitierend sind insbesondere thrombotische Ereignisse, die auch unter prophylaktischer Antikoagulation auftreten, aber auch die Progression in eine Aplastische Anämie, ein MDS oder auch eine akute Leukämie.

Mit dem monoklonalen Antikörper Eculizumab, der gegen das Komplementprotein C5 gerichtet ist und die Bildung des terminalen Komplementkomplexes C5b-9 verhindert, wurde eine an der Pathophysiologie orientierte Therapie der PNH entwickelt. Eculizumab kann den Transfusionsbedarf verringern und die Komplikationen der Hämolyse verhindern, inklusive die belastenden gastrointestinalen Symptome. Auch die Rate bedrohlicher thrombotischer Ereignisse scheint durch Eculizumab deutlich gesenkt zu werden. Dennoch kann durch Eculizumab keine Heilung erzielt werden, da der GPI-defiziente und potenziell prämaligne Klon bestehen bleibt.

Mikroangiopathische hämolytische Anämie

Bei den mikroangiopathisch bedingten hämolytischen Anämien kommt es zur intravasalen Hämolyse durch mechanische Schädigung der Erythrozyten in einem pathologischen Gefäßbett. Meist ist die Hämolyse nur ein Aspekt einer schwerwiegenden Erkrankung, sie wird regelhaft von einer Thrombozytopenie begleitet. Im Blutausstrich finden sich die typischen Fragmentozyten, oft in Helmform (◘ Abb. 178.9). Beispiele für Mikroangiopathien mit Hämolyse sind das hämolytisch-urämisch Syndrom (HUS) (▶ Kap. 200), die thrombotisch-thrombozytopenische Purpura (TTP) (▶ Kap. 200) und das Kasabach-Merritt-Syndrom bei großen gefäßreichen Tumoren (▶ Kap. 287).

Hämolytische Anämien aufgrund einer pathologischen Hämoglobinzusammensetzung

Hereditäre Störungen des Hämoglobins, also Hämoglobinopathien, können entsprechend der Funktion und relativen Abundanz des Hämoglobins eine Vielzahl von Symptomen verursachen. Diese werden bedingt durch Störungen des Sauerstofftransports, Störungen der rheologischen Eigenschaften des Blutes, Störungen der Blutbildung, Störung der Membraneigenschaften der Erythrozyten und Instabilität der Erythrozyten, also Hämolyse. Bei jeder einzelnen Hämoglobinopathie können die genannten Aspekte in wechselnder Ausprägung vorhanden sein.

Hämoglobin (HbA) ist ein Heterotetramer aus je 2 α- und β-Globinketten mit insgesamt 4 Hämgruppen als Sauerstoffbindungsstelle. Die Bindung von Sauerstoff erfolgt kooperativ, d. h. wenn eine Sauerstoffbindungsstelle besetzt und die stabile Deoxyform aufgebrochen ist, werden auch die übrigen Bindungsstellen leichter besetzt. Daraus resultiert die sigmoide Kurve der Sauerstoffbindung, die durch physiologische Veränderungen u. a. des pH-Werts, der Chlorid- und Kohlendioxidkonzentration und der Konzentration an 2,3-Bisphosphoglycerat verschoben wird. Dadurch werden Sauerstoffaufnahme und -abgabe in der Lunge bzw. im Gewebe optimiert. Hämoglobin in Vollblut ist bei einer Sauerstoffspannung von 26 mmHg halbmaximal mit Sauerstoff gesättigt. Dies liegt im Bereich der mittleren venösen Sauerstoffspannung von 30 mmHg und erlaubt eine gute Ausschöpfung der Sauerstofftransportkapazität.

Genetisch liegen den Hämoglobinopathien Mutationen der Globingene zugrunde. Grundsätzlich unterscheidet man zwei Typen von Globingenmutationen:

- Bei der einen wird das Expressionsniveau der betroffenen Globinkette reduziert, was zur Thalassämie führt.
- Bei der anderen ändert sich durch eine Aminosäuresubstitution die Struktur des Hämoglobins, was als Hämoglobinanomalie bezeichnet wird.

Viele der Hämoglobinanomalien bleiben asymptomatisch. Für die klinische Ausprägung ist von Bedeutung, wann während der Entwicklung eine Globinkette exprimiert wird. Störungen des β-Globins beispielsweise werden erst ab einem Alter von 6 Monaten symptomatisch, wenn physiologischerweise die Expression des fetalen γ-Globins abgelöst wird durch β-Globin.

Bei den Thalassämien kann sich kein normales Heterotetramer bilden. Das quantitativ regelrecht gebildete andere Globinkettenpaar ist nicht funktionell, schlecht löslich und als sog. Überschussglobin toxisch für die erythropoetische Zelle. Bei den homozygoten β-Thalassämien führt das überschüssige α-Globin zur ineffektiven Erythropoese, d. h. zum Zelltod bereits auf der Stufe der erythroiden Vorläuferzellen im Knochenmark bei nur geringgradiger peripherer Hämolyse. Bei den α-Thalassämien findet sich vornehmlich eine periphere Hämolyse. Das Überschusshämoglobin ist stabiler als bei der β-Thalassämie und kann ab der späteren Säuglingszeit im frischen Blut als HbH ($β_4$) und in der Fetalzeit, der Neugeborenenperiode und in der frühen Säuglingszeit als Hb Bart's ($γ_4$) nachgewiesen werden. Bei den schweren Formen der α-Thalassämie haben diese Überschußhämoglobine den jeweiligen klinischen Erkrankungen als HbBart's Hydrops fetalis bzw. als HbH-Krankheit den Namen gegeben. Es gibt auch Thalassämien, bei denen es zusätzlich zu Veränderungen der Globinkettenstruktur kommt. Häufiges Beispiel ist das HbE.

Die in Europa zahlenmäßig bedeutsamsten Hämoglobinopathien sind die Sichelzellkrankheit und die Thalassämiesyndrome. In Asien ist das HbE ausgesprochen häufig.

Hämolytische Anämien aufgrund instabiler Hämoglobine

Beispielhaft für diese seltene Form der hereditären hämolytischen Anämie ist das Hb Köln, bei dem eine Mutation der Hämbindetasche die Häm-Globin-Interaktion und damit das Hämoglobin insgesamt destabilisiert. Dadurch wird die Oxidation des Hämeisens begünstigt. Das oxidierte Häm kann vom Globin dissoziieren oder aber kovalent an den Globinanteil gebunden werden. Letztlich kommt es zur irreversiblen Denaturierung des Hämoglobins mit Bildung der mikroskopisch nachweisbaren Heinz-Körperchen.

Instabile Hämoglobine werden autosomal-dominant vererbt. Klinisch zeigen sich Blässe, Ikterus und Splenomegalie, die Abbauprodukte des Häms können den Urin braun färben (Mesobilifuszinurie). Die Hämolyse kann krisenhaft verstärkt werden durch Infektionen oder auch durch Exposition mit Medikamenten wie Sulfonamiden. Die typischen Heinz-Innenkörper können am besten im mit Brilliantkresylblau gefärbten Blutausstrich dargestellt werden. Die Diagnose wird durch die DNA-Analyse der Globingene gesichert.

Die meisten Patienten mit Heinz-Körper-Anämie bedürfen keiner spezifischen Therapie. Auslösende Agentien sollten gemieden werden, hämolytische oder aplastische Krisen können durch Transfusionen überbrückt werden. Eine Splenektomie ist nur bei Hypersplenismus indiziert. Einzelne Patienten wurden, in Analogie zur Sichelzellkrankheit, mit Hydroxycarbamid behandelt.

Sichelzellkrankheit

Definition und Pathophysiologie Die Sichelzellkrankheit ist eine autosomal-rezessiv vererbte hämolytische Anämie, die sich aufgrund der Neigung zu Gefäßverschlüssen durch pathologisch veränderte Erythrozyten, die Sichelzellen, als Multiorganerkrankung manifestiert (Tab. 178.5).

Genetisch liegt der Sichelzellkrankheit Homozygotie für die HbS-Mutation (β6Glu→Val), eine gemischte Heterozygotie für HbS und β-Thalassämie (Sichelzell-β-Thalassämie) oder eine gemischte Heterozygotie für HbS und andere anomale Hämoglobine, z. B. HbC (HbSC-Krankheit) zugrunde. Da bei Heterozygoten eine relative Resistenz gegen schwere Verlaufsformen der Malaria besteht, ist das Vorkommen der HbS-Mutation an das Vorkommen der Malaria gebunden („balancierende Selektion"). In Deutschland tritt die Sichelzellkrankheit nahezu ausschließlich bei Immigranten aus dem Mittelmeerraum, Zentralafrika, dem Nahen Osten und Indien auf.

HbS polymerisiert im deoxygenierten Zustand zu langen Aggregaten und zwingt dem betroffenen Erythrozyten die namensgebende Sichelform auf (Abb. 178.12). Diese geschädigten Erythrozyten verlieren ihre Verformbarkeit und werden durch das retikuloendotheliale System bevorzugt abgebaut. Sie sind, gemeinsam mit einer chronischen Hyperkoagubilität und einer multifaktoriell bedingten Endothelschädigung, verantwortlich für die Neigung zu Gefäßverschlüssen, die zu den zahlreichen Komplikationen der Sichelzellkrankheit führt.

Klinische Symptome Die chronische hämolytische Anämie ist meist gut kompensiert und zeigt sich als Blässe, Ikterus, beim Kleinkind auch mit einer Splenomegalie. Symptomatisch werden die Kinder meist im Alter von einigen Monaten, wenn die γ-Globin-Synthese von der Synthese des mutierten β-Globins abgelöst wird. Wie bei anderen chronischen hämolytischen Anämien ist eine Cholezystolithiasis häufig. Die Erstinfektion mit Parvovirus B19 kann eine aplastische Krise auslösen.

Für die Prognose und auch die Lebensqualität von Patienten mit Sichelzellkrankheit sind die durch Vasookklusion hervorgerufenen Symptome wesentlich beeinträchtigender als die der Hämolyse. Häufigste solche Ereignisse sind akute Schmerzkrisen, die bei kleinen Kindern bevorzugt als Hand-Fuß-Syndrom auftreten, bei größeren Kindern die langen Röhrenknochen und auch den Rumpf betreffen. Sie werden ausgelöst durch Kälte, Infektionen oder Dehydratation. Die Schmerzen werden als vernichtend empfunden und bedürfen regelhaft einer intensiven Analgesie, oft auch mit Opioiden. Schmerzkrisen können als entzündliche Reaktion von Fieber und einem lokalen Ödem begleitet sein, so dass im Einzelfall die Abgrenzung zur Osteomyelitis schwierig sein kann. Okklusionen der Mesenterialgefäße manifestieren sich mit Bauchschmerzen und paralytischem Ileus und werden als Girdle-Syndrom bezeichnet.

Das relativ saure und hypoxische Milieu der roten Milzpulpa begünstigt die Aggregation des HbS. Dies kann bei Kleinkindern zur lebensbedrohlichen Milzsequestration führen, die sich als rasch einsetzende Milzvergrößerung mit krisenhafter Anämisierung trotz hoher Retikulozytenzahlen äußert und eine dringliche Transfusionsindikation darstellt. Auch ohne klinisch apparente Milzsequestration kommt es aufgrund rezidivierender Milzinfarkte typischerweise zur funktionellen Asplenie, die sich in der besonderen Anfälligkeit für bekapselte Erreger äußert. Ähnlich wie die Milz sind auch die Papillen des Nierenmarks anfällig für die Sichelzellbildung. Daraus resultierten Papillennekrosen, die sich akut als Makrohämaturie und chronisch als Hyposthenurie und Niereninsuffizienz manifestieren.

Durch die Sequestration von Blut in der Lungenstrombahn kommt es zum akuten Thoraxsyndrom. Dieses äußert sich durch Thoraxschmerzen, Husten, Tachydyspnoe und radiologisch als neu aufgetretenes Infiltrat, so dass es von einer Pneumonie meist nicht unterschieden werden kann. Auslösend können pulmonale Infekte mit Minderperfusion einzelner Lungenabschnitte sein, aber auch Fettembolien nach vorangegangenen Schmerzkrisen. Das akute Thoraxsyndrom löst jenseits des Kleinkindesalters die Milzsequestration als häufigste letal verlaufende Komplikation der Sichelzellkrankheit ab und wird wie diese mittels (Austausch-)Transfusionen behandelt.

Tab. 178.5 Ausgewählte Organmanifestationen der Sichelzellkrankheit

Organ	Manifestation
ZNS	Kinder: Ischämische Infarkte durch Verschlüsse großer Arterien Erwachsene: Intrakranielle Blutungen
Lunge	Akutes Thoraxsyndrom Pulmonaler Hypertonus
Gastrointestinaltrakt	Girdle-Syndrom: Paralytischer Ileus bei Mesenterialinfarkt Cholecystolithiasis und Cholecystitis Leber: Sequestration, Infarkte
Milz	Milzsequestration Funktionelle Asplenie durch Milzinfarkte
Skelettsystem	Schmerzkrisen Osteomyelitis Avaskuläre Osteonekrosen
Urogenitaltrakt	Verlust der Urinkonzentrationsfähigkeit Makrohämaturie durch Papillennekrosen Proteinurie Chronisches Nierenversagen Priapismus
Auge	Proliferative Retinopathie
Blut	Chronische hämolytische Anämie Aplastische Krise

Etwa 7 % der Sichelzellpatienten erleiden, oft schon im Kindesalter, Verschlüsse oder auch Blutungen der großen intrakraniellen Gefäße, die sich als Apoplex äußern. Beschleunigungen der Flussraten in der A. cerebri media können mittels transkranieller Doppler-Messung festgestellt werden und zeigen an, welche Patienten einem hohen Risiko für solche Infarkte ausgesetzt sind. Sie werden ebenso wie Patienten mit bereits erfolgten Schlafanfällen einem prophylaktischen chronischen Transfusionsprogramm zugeführt.

Bei männlichen Patienten jenseits des 5. Lebensjahres, insbesondere bei solchen mit ausgeprägter Hämolyse, kann ein Priapismus akut Schmerzen und auf Dauer eine Impotenz verursachen.

Diagnose Laborchemisch findet sich bei der homozygoten Sichelzellkrankheit eine hyperregeneratorische hämolytische Anämie mit der typischen Morphologie (Abb. 178.12). Die Auftrennung der Hämoglobinvarianten ergibt den Nachweis von HbS ohne Nachweis von HbA. Die isolierte Heterozygotie für HbS, bei der etwa 30–40 % HbS nachgewiesen werden, hat keinen Krankheitswert. Die Diagnose kann im Neugeborenenscreening wie auch später im Leben mittels Hämoglobinanalyse oder auch molekulargenetisch gestellt werden. Aufgrund der niedrigen Gesamtprävalenz wurde ein solches Screening in Deutschland bisher nicht etabliert.

Therapie und Prävention Die frühzeitige Diagnosestellung und Prophylaxe mit Penicillin kann die Mortalität durch die infektiösen Komplikationen der funktionellen Asplenie verringern. Die Eltern der Patienten mit Sichelzellkrankheit sollten zur täglichen Milzpalpation angeleitet werden, um eine Milzsequestration frühzeitig zu erkennen.

Die prophylaktische Gabe von Hydroxycarbamid kann in allen untersuchten Altersgruppen, u. a. durch die Induktion der HbF-Synthese, die Häufigkeit von Schmerzkrisen und des akuten Thoraxsyn-

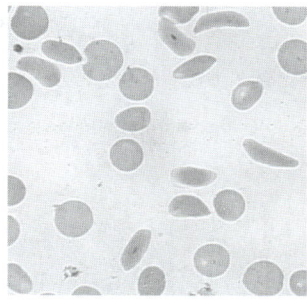

Abb. 178.12 Erythrozytenmorphologie bei Sichelzellkrankheit: Sichelzellen

droms senken. Obwohl auch bei frühzeitigem Einsatz kein positiver Effekt auf die Milz- und Nierenfunktion gezeigt werden konnte, hat sich Hydroxycarbamid auch bei Kleinkindern als sicher erwiesen und wird zunehmend eingesetzt.

Etablierte Indikation für ein chronisches Transfusionsprogramm ist die Verhinderung eines ZNS-Infarktes nach vorangegangenem Infarkt und bei erhöhten Flussgeschwindigkeiten in der A. cerebri media. Vor größeren chirurgischen Eingriffen kann ebenfalls durch Transfusionen das Risiko perioperativer vasookklusiver Komplikationen verringert werden.

Schmerzkrisen bedürfen einer schnellen und intensiven Analgesie. Indikationen zur Transfusion bzw. Austauschtransfusion sind lebensbedrohliche vasookklusive Ereignisse, also die Milzsequestration, das akute Thorax-Syndrom, ein akuter ZNS-Infarkt und das Girdle-Syndrom.

Der Priapismus bei Sichelzellpatienten kann konservativ mit ausreichender Flüssigkeitszufuhr, Blasenentleerung, Analgetika und oral verabreichten α-adrenergen Agonisten (Effortil) behandelt werden. Persistiert hierunter der Priapismus über >3 h, wird die intrakavernöse Gabe von α-Adrenergika (Suprarenin) empfohlen. Auch Transfusionen sind gegen chronisch rekurrierenden Priapismus wirksam.

Prognose Wie der klinische Verlauf ist auch die Prognose der Sichelzellkrankheit ausgesprochen variabel und hängt u. a. vom genetischen Hintergrund ab. Bei optimaler Betreuung erreichen 80–90 % der Patienten mit Sichelzellkrankheit das Erwachsenenalter, die durchschnittliche Lebenserwartung wird mit 40–50 Jahren angegeben.

178.2.6 Anämien mit Dyserythropoese und ineffektiver Erythropoese

Von ineffektiver Erythropoese spricht man, wenn im Knochenmark zwar erythropoetische Vorläufer in großer Zahl nachweisbar sind, aber aufgrund einer beschleunigten Apoptose der Vorläufer nur unverhältnismäßig wenige Retikulozyten in das periphere Blut ausgeschwemmt werden. Einige der zuvor unter „hyporegeneratorische Anämien" beschriebenen Erkrankungen wie die megaloblastären Anämien und die sideroblastischen Anämien zeichnen sich neben anderen Merkmalen auch durch eine ineffektive Erythropoese aus. Im Folgenden werden angeborene Erkrankungen beschrieben, bei denen eine vererbte Störung zur ineffektiven Erythropoese führt.

Thalassämiesyndrome

Thalassämien sind Erbkrankheiten, bei denen die verminderte Expression einer Hämoglobinkette zu einer mikrozytären Anämie mit intra- und extramedullärer Hämolyse führt. Durch das Ungleichgewicht zwischen den Globinketten präzipitieren die überschüssigen Globinketten oder bilden infunktionale Tetramere wie das HbH (β_4)

Tab. 178.6 Klinische Erscheinungsformen der β-Thalassämie

Parameter	β-Thalassaemia minor	β-Thalassaemia intermedia	β-Thalassaemia major
Hämoglobinkonzentration (g/dl)	>10	7–10 Kein regelmäßiger Transfusionsbedarf	<7 Regelmäßiger Transfusionsbedarf
MCV (fl)	55–69	50–60	50–60
HbA_2 (%)	3,5–8	Variabel	Variabel
HbF (%)	1–5	20–80	70–90 (vor Transfusionen)
Hepatosplenomegalie, Skelettveränderungen durch Knochenmarkhyperplasie	–	++	Bei nicht transfundierten Patienten +++
Organsiderose	–	++	+++
Therapie	Keine; humangenetische Beratung, wenn beide Eltern heterozygot sind	Optionen: Transfusionen bei Bedarf Eisenchelattherapie bei Bedarf Hydroxycarbamid Splenektomie	Regelmäßige Erythrozytentransfusionen Eisenchelattherapie Allogene Stammzelltransplantation

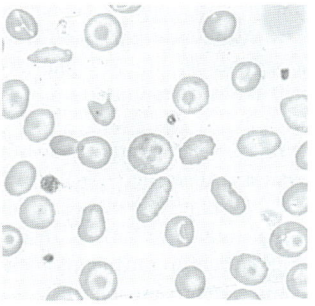

Abb. 178.13 Erythrozytenmorphologie bei Thalassaemia major: Targetzellen, Anisozytose

oder Hb Bart's (γ_4). Wenn diese mit pathologischen Innenkörpern beladenen Erythrozyten das Knochenmark verlassen können, werden sie bevorzugt von der Milz abgebaut.

Es wurden mehrere Hundert Mutationen der Globingene beschrieben, die Thalassämiesyndrome verursachen können. Je nachdem, welche Globinkette vermindert gebildet wird, spricht man von α-, β-, γ- oder δ-Thalassämie. Davon sind insbesondere die ersten beiden von klinischer Bedeutung und zählen zu den häufigsten Erbkrankheiten weltweit. Die Thalassämiesyndrome werden in der Regel rezessiv vererbt. Aufgrund der Vielzahl der Thalassämiemutationen mit variabler Auswirkung auf das Expressionsniveau der betroffenen Globinkette, aufgrund des gleichzeitigen Vorliegens von mehreren Thalassämiemutationen und aufgrund des Einflusses modifizierender genetischer Faktoren ist die klinische Ausprägung der Thalassämiesyndrome sehr variabel und kann nicht immer aus der Sequenzanalyse der Globingene vorhergesagt werden (◘ Tab. 178.6).

Die Prävalenz der Thalassämie ist, wie auch die der Sichelzellkrankheit und des Glukose-6-Phosphat-Dehydrogenasemangels, in Malariaendemiegebieten erhöht. Durch die Immigration aus dem Mittelmeerraum, Afrika, dem Nahen und Mittleren Osten sowie aus Indien ist vor allem die β-Thalassämie auch in Mitteleuropa zu einem relevanten Gesundheitsproblem geworden. Die α-Thalassämie ist vor allem in Südostasien, weniger in Afrika und den Mittelmeerländern verbreitet.

Heterozygote β-Thalassämie

Das Vorliegen einer heterozygoten β^0- oder β^+-Mutation, also einer Mutation des β-Globingens mit vollständig oder teilweise fehlender Expression, führt zu einer ausgeprägt mikrozytären jedoch nur leichtgradigen Anämie ohne klinische Symptome (Thalassaemia minor). Die fehlende Anisozytose und das normwertige Ferritin unterscheiden die Thalassaemia minor von der Eisenmangelanämie. Hilfreich bei der Diagnose kann das Blutbild beider Eltern sein, von denen mindestens ein Teil ebenfalls eine Mikrozytose aufweisen sollte. Die Diagnose wird über die Hämoglobinanalyse bestätigt. Die in relativem Überschuss vorliegenden α-Globinketten binden sich unter diesen Bedingungen vermehrt an die δ-Globinketten, so dass das HbA_2 ($\alpha_2\delta_2$) erhöht ist. Eine molekulargenetische Sicherung der Diagnose ist im Kontext einer humangenetischen Beratung indiziert, wenn beide Eltern heterozygot sind.

Die Thalassaemia minor erfordert keine Therapie. Häufig führt die Mikrozytose ohne oder bei leichter Anämie zu der Fehldiagnose einer Eisenmangelanämie. Eine Eisensubstitution ist jedoch bei der Thalassaemia minor nur bei nachgewiesenem Eisenmangel mit erniedrigtem Serumferritin indiziert. Liegt bei beiden Eltern eine Thalassaemia minor vor, besteht das humangenetische Risiko einer homozygoten Thalassaemia major. Hierüber sollten Paare mit Kinderwunsch in einer humangenetischen Beratung aufgeklärt werden.

Homozygote β-Thalassämie

Pathogenese Bei der β-Thalassaemia major sind beide Allele des β-Globingens mutiert, so dass je nach Mutationstyp kein oder nur sehr wenig β-Globin gebildet werden kann. Durch diese erebte Störung der Hämoglobinsynthese erklärt sich die Mikrozytose und Hypochromie der Thalassämie. Gleichzeitig besteht ein Überschuss an α-Globinketten, die noch in den erythropoetischen Vorläufern präzipitieren und deren Ausreifung verhindern. Daraus resultieren eine intramedulläre Hämolyse und ineffektive Erythropoese, außerdem veränderte Membraneigenschaften und verkürzte Lebensdauer der reifen Erythrozyten. Die Bildung des HbF ($\alpha_2\gamma_2$) ist nicht gestört. Deshalb werden Patienten mit β-Thalassaemia major meist erst im Alter von etwa 6 Monaten symptomatisch. Ohne regelmäßige Transfusionen versterben Patienten mit β-Thalassaemia major in den ersten Lebensjahren.

Klinische Symptome Im Säuglingsalter fallen die Blässe mit Ikterus und Hepatosplenomegalie auf. Paraklinisch zeigt sich eine mikrozy-

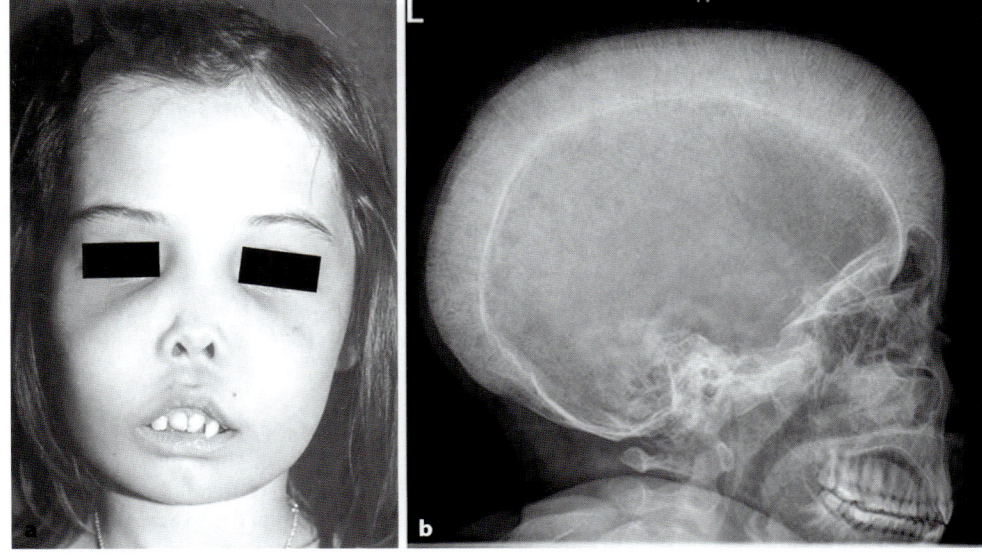

Abb. 178.14a,b Skelettveränderungen bei homozygoter β-Thalassämie. **a** Facies thalassaemica mit prominenten Jochbögen. **b** Bürstenschädel mit Aufweitung der Diploe

täre Anämie mit Hyperbilirubinämie und inadäquat niedrigen Retikulozytenzahlen. Im Blutausstrich findet sich eine Poikilozytose mit Targetzellen, Anisozytose, basophiler Tüpfelung und Erythroblasten (● Abb. 178.13). Durch die stark gesteigerte, aber ineffektive Erythropoese kommt es über eine maximale Expansion der Knochenmarkräume zu den typischen Skelettdeformitäten und zur Osteoporose. Diese betreffen die Schädelknochen mit prominenten Jochbögen und Oberkiefer (Facies thalassaemica) (● Abb. 178.14), verdickter Schädelkalotte, später auch die Wirbelkörper und die Rippen. Durch die gesteigerte intestinale Eisenresorption und die unausweichlichen Erythrozytentransfusionen kommt es rasch zur Hämosiderose von Leber, Herz und endokrinen Organen, die zu Leberzirrhose, chronischer Herzinsuffizienz und Polyendokrinopathie führen kann.

Bei Patienten, die noch eine Restsynthese von Hämoglobin aufweisen und nur gelegentlich, beispielsweise anlässlich infektgetriggerter hämolytischer Krisen, transfundiert werden müssen, spricht man von β-Thalassaemia intermedia. Auch diese Patienten erleiden die Folgen der ineffektiven Erythropoese, der chronischen Hämolyse, der Skelettdeformitäten und der Eisenüberladung.

Diagnose Die Diagnose wird anhand der Hämoglobinanalyse bestätigt: Diese zeigt eine deutliche Erhöhung des HbF. Die zusätzliche molekulargenetische Analyse kann für eine pränatale Diagnostik hilfreich sein und bei der β-Thalassaemia intermedia Anhalt für die molekulare Pathogenese des varianten Phänotyps geben. Letzterem dient auch der molekulare Nachweis modifizierender Faktoren, wie gleichzeitig vorliegender α-Thalassämiedeletionen oder aktivierender Mutationen des γ-Globinpromotors. Beide Veränderungen verringern den Überschuss freier α-Globinketten und führen so zu einer leichteren Verlaufsform der homozygoten β-Thalassämie.

Therapie
Stammzelltransplantation Bislang einzige kausale Therapie der β-Thalassaemia major ist die allogene Stammzelltransplantation (▶ Kap. 186). Aufgrund des erheblichen Risikos eines Wiederkehrens der β-Thalassämie bei autologer Rekonstitution und insbesondere aufgrund der therapiebedingten Morbidität und Mortalität gilt sie aktuell nur bei Verfügbarkeit eines HLA-identischen Stammzellspenders als indiziert. Gentherapieversuche mit lentiviraler Transduktion autologer hämatopoetischer Zellen haben in Einzelfällen viel versprechende Verläufe ergeben, müssen jedoch noch als experimentell gewertet werden.

Erythrozytentransfusion Die konventionelle Therapie der β-Thalassämie besteht in der regelmäßigen Transfusion von Erythrozytenkonzentraten. Neben der Korrektur der Anämie ist das Ziel, die ineffektive Eigenerythropoese zu supprimieren, um den deformierenden Skelettveränderungen und der Ausbildung von raumfordernden extramedullären Blutbildungsstrukturen vorzubeugen. Das kann erreicht werden, wenn der minimale Hämoglobinwert unmittelbar vor Transfusion nicht unter 9,5–10 g/dl liegt. Neben den potenziellen infektiösen und immunologischen Komplikationen der Transfusionen ist besonders die Störung der Eisenhomöostase von Bedeutung: Die Eisenzufuhr über die Erythrozytentransfusionen (ca. 1 mg/ml Erythrozytenkonzentrat) überschreitet bei weitem die physiologische Eisenzufuhr (rund 1 mg/d). Unbehandelt führt die daraus resultierende Eisenüberladung zur Leberzirrhose, zum Hypogonadismus, zum Diabetes mellitus, zur Hypothyreose und im Mittel um das 15.–16. Lebensjahr meist durch Kardiomyopathie zum Tod.

Eisenelimination Zur Eisenelimination bei Patienten mit β-Thalassämie stehen mittlerweile drei verschiedene Chelatbildner zur Verfügung. Das seit Jahrzehnten erprobte Deferoxamin ist wirksam, muss jedoch aufgrund der fehlenden enteralen Resorptionsfähigkeit und der kurzen Plasmahalbwertszeit täglich über mindestens 10 h subkutan über eine Pumpe appliziert werden. Diese Therapie überfordert die Compliance vieler Patienten. Seit mehreren Jahren sind alternativ die oral verfügbaren Chelatbildner Deferipron und Deferasirox verfügbar. Deferipron wurde aufgrund der potenziell bedrohlichen Nebenwirkung der Agranulozytose in den USA nicht zugelassen, steht jedoch in Europa zur Verfügung und bietet den Vorteil einer guten Mobilisierung des Herzeisens. Es wurde in der Kombination mit Deferoxamin insbesondere bei fortgeschrittener Hämosiderose mit Kardiomyopathie erfolgreich eingesetzt. Deferasirox wurde bislang in Kombinationstherapien nicht getestet, wird jedoch aufgrund der guten Wirksamkeit, des relativ günstigen Nebenwirkungsprofils und der einmal täglichen oralen Applikation zunehmend eingesetzt. Mit der verfeinerten Diagnostik der organspezifischen Eisenüberladung mittels Biomagnetometrie und MRT sowie der Verfügbarkeit dreier Chelatbildner mit jeweils unterschiedlicher Pharmakodynamik kann die Chelattherapie zunehmend auf die Bedürfnisse des einzelnen Patienten angepasst werden. Dennoch müssen nicht nur das Ausmaß, sondern auch die Folgen

Tab. 178.7 Kongenitale dyserythropoetische Anämien (CDA)

CDA Typ	Verändertes Gen (OMIM#)	Vererbungsmodus	
I	CDAN1 (#224120)	Autosomal-rezessiv	Bisher ca. 100 Fälle beschrieben, Interferon α2a wirksam
II	SEC23B (#224100)	Autosomal-rezessiv	Häufigste Form der CDA; Hypoglykosylierung des Bande-3-Proteins; Splenektomie wirksam
III	KIF23 (#105600)	Autosomal-dominant	Vorwiegend in einer schwedischen Großfamilie
IV	KLF1 (erythroid Krüppel-like factor, #613673)	Autosomal-dominant/Neumutationen	Bisher 2 Fälle beschrieben; Splenektomie wirksam

der Hämosiderose regelmäßig überwacht und ggf. durch Hormonsubstitution behandelt werden.

Die bei den Thalassämien obligat vergrößerte Milz kann zu Hypersplenismus und erhöhtem Transfusionsbedarf führen. Dann sollte sie operativ entfernt werden. Allerdings wird insbesondere bei der β-Thalassaemia intermedia nach Splenektomie eine erhöhte Rate thrombembolischer Komplikationen bis hin zum pulmonalen Hypertonus beobachtet, so dass die Splenektomie zunehmend zurückhaltend eingesetzt wird. Eine Alternative bei der β-Thalassaemia intermedia ist die Induktion der HbF-Synthese mittels Hydroxycarbamid in Analogie zur Sichelzellkrankheit.

α-Thalassämie

Im Gegensatz zu dem β-Globingen liegt das α-Globingen in der diploiden Zelle vierfach vor. Die meisten α-Thalassämiemutationen sind Deletionen und wirken sich aufgrund der Beeinträchtigung der HbF-Synthese ($α_2γ_2$) schon in utero und im Neugeborenenalter aus.

Mit der Zahl der deletierten α-Globingene nimmt der Schweregrad der hämolytischen Anämie zu: Bei Deletion eines α-Globingens resultiert die asymptomatische α-Thalassaemia minima, die nur molekulargenetisch nachweisbar ist. Bei Deletion zweier α-Globingene findet sich, ähnlich der β-Thalassaemia minor, eine Mikrozytose ohne oder mit geringfügiger Anämie ohne Auffälligkeiten der Hämoglobinanalyse jenseits des Neugeborenenalters (α-Thalassaemia minor).

Die Deletion von 3 der 4 α-Globingene führt zur HbH-Krankheit oder α-Thalassaemia intermedia, die sich als angeborene chronische, mikrozytäre, hämolytische Anämie manifestiert. Da freie β-Ketten im Vergleich zu freien α-Ketten weniger zur Präzipitation neigen, sondern das infunktionelle HbH ($β_4$) bilden, kann ein größerer Anteil der erythropoetischen Vorstufen ausreifen. Damit stehen bei der α-Thalassämie im Vergleich zur β-Thalassämie die Dyserythropoese und die Expansion des Knochenmarkraums weniger im Vordergrund. In der Hämoglobinanalyse findet sich postpartal vermehrt Hb Bart's ($γ_4$), später das namensgebende HbH ($β_4$). Viele der Patienten benötigen zumindest zeitweise Erythrozytentransfusionen und werden im Lauf der Adoleszenz splenektomiert. Wie bei anderen chronischen hämolytischen Anämien besteht eine Neigung zur Cholezystolithiasis. Da das HbH durch Oxidanzien leicht denaturiert werden kann, können Infektionen und Medikamente, in Analogie zum Glukose-6-Phosphat-Dehydrogenase-Mangel, hämolytische Krisen auslösen.

Bei der homozygoten α-Thalassämie mit Deletion aller vier α-Globingene können weder HbF noch HbA oder HbA_2 gebildet werden. Diese Krankheit führt meist während des 3. Trimenons zum Hydrops fetalis und zum intrauterinen oder unmittelbar postpartalen Kindstod, weil die funktionellen embryonalen Hämoglobine Gower I ($ζ_2ε_2$), Gower II ($α_2ε_2$) und Portland ($ζ_2γ_2$) in der späten intrauterinen Phase nicht mehr gebildet werden und das während der Fetalzeit überwiegend gebildete Hb Bart's ($γ_4$) aufgrund seiner extrem hohen Sauerstoffaffinität nicht wirksam Sauerstoff transportieren kann. Einzelne Kinder wurden nach intrauteriner Transfusion lebend geboren und überleben analog der β-Thalassaemia major transfusionsabhängig.

Kongenitale dyserythropoetische Anämien

Die kongenitalen dyserythropoetischen Anämien (CDA), für die 4 Typen beschrieben und zum Teil molekular charakterisiert sind, zeichnen sich durch eine Anämie mit relativer Retikulozytopenie und intramedullärer Hämolyse aus (Tab. 178.7). In der Knochenmarkzytologie zeigen sich typische morphologische Veränderungen mit u. a. Chromatinbrücken und Multinuklearität (Abb. 178.15).

Der Schweregrad der Erkrankung kann sehr unterschiedlich sein, dem entsprechend wird die Diagnose teilweise schon bei Säuglingen, teilweise auch erst im Erwachsenenalter gestellt. Komplikationen sind die chronische Hämolyse mit Cholezystolithiasis und eine Eisenüberladung infolge der gesteigerten intestinalen Eisenresorption.

Ein Teil der Patienten bedarf regelmäßiger Transfusionen, diese Patienten wie auch die mit Eisenüberladung wegen erhöhter intestinaler Resorption sollten eine Eisenchelattherapie erhalten. Bei CDA Typ II ist die Splenektomie wirksam, bei CDA Typ I kann die regelmäßige Gabe von Interferon α-2a hilfreich sein.

178.2.7 Anämien durch Blutverlust und Blutverdünnung

Anämie durch akuten Blutverlust

Bei akuten Blutverlusten >10 % des Blutvolumens treten die Zeichen eines Volumenmangelschocks mit Tachykardie, Blutdruckabfall und Bewusstseinsstörung ein, bevor im Blutbild Änderungen von Hämatokrit oder Hämoglobinkonzentration messbar sind. Erst nach 8–24 h fällt der Hämatokrit durch Einstrom von extravasaler Flüssigkeit ab. Die sich entwickelnde Anämie ist bei akuter Blutung normozytär, während eine mikrozytäre Anämie auf einen chronischen Blutverlust mit Eisenmangel hindeutet. Nach etwa 5 Tagen ist ein reaktiver Retikulozytenanstieg zu erwarten.

Anämie durch chronischen Blutverlust

Der Eisenverlust durch chronischen Blutverlust kann die Kapazität zur intestinalen Eisenaufnahme übersteigen und dann zu einer hypochromen mikrozytären Anämie führen. Ursachen sind insbesondere okkulte Blutungen aus dem Gastrointestinaltrakt, aber auch

Hypermenorrhagien bei adoleszenten Mädchen und rezidivierende Epistaxis. Neben der Beseitigung der Blutungsquelle ist eine Eisensubstitution erforderlich.

178.3 Funktionsstörungen des Hämoglobins

Bei den weltweit häufigen Thalassämien führt die verminderte Globinkettensynthese zu ineffektiver Erythropoese und zur Hämolyse (▶ Abschn. 178.2.5, Hämolytische Anämien aufgrund einer pathologischen Hämoglobinzusammensetzung, ▶ Abschn. 178.2.6, Thalassämiesyndrome). Bei zahlreichen selteneren Hämoglobinvarianten sind Syntheserate und Stabilität nicht relevant eingeschränkt, wohl aber die Funktion.

178.3.1 Instabile Hämoglobinvarianten

Instabile Hämoglobinvarianten führen zu einer autosomal dominant vererbten Heinz-Körper-Anämie und wurden unter dem Kapitel der hämolytischen Anämien beschrieben (▶ Abschn. 178.2.5, Hämolytische Anämien aufgrund instabiler Hämoglobine).

178.3.2 Thalassämische Hämoglobinvarianten

Bei thalassämischen Hämoglobinvarianten ist ein Strukturdefekt des Hämoglobins mit einer verminderten Synthese verbunden ▶ Abschn. 178.2.6, Thalassämiesyndrome). Häufigste solche Variante ist das HbE, bei dem eine Mutation des β-Globins sowohl die mRNA-Prozessierung als auch die Stabilität des Proteins beeinträchtigt. Homozygot Betroffene leiden unter einer leicht ausgeprägten hämolytischen Anämie. Die gemischte Heterozygotie für HbE und eine $β^0$-Mutation verläuft meist als transfusionsbedürftige Thalassaemia major oder aber aus bislang unbekannten Gründen auch als leichte Thalassaemia intermedia. Ein Thalassämiephänotyp ergibt sich auch bei hyperinstabilen Globinvarianten, die schon vor Einbau in das Hämoglobintetramer degradiert werden.

178.3.3 Hämoglobinvarianten mit veränderter Sauerstoffaffinität

Liegt eine erhöhte O_2-Affinität und damit eine verminderte O_2-Abgabe ins Gewebe vor, führt dies zu einer Polyglobulie (▶ Abschn. 178.4). Eine verringerte O_2-Affinität resultiert in einer verbesserten O_2-Abgabe ins Gewebe, jedoch einer geringeren Funktionsreserve und damit geringeren körperlichen Belastbarkeit. Die Untersättigung kann durch die verminderte Erythropoetinausschüttung zu einer leichtgradigen Anämie und zur Zyanose führen. Oft durchlaufen solche Patienten einen aufwendigen diagnostischen Parcours, bevor die Diagnose durch Hämoglobinanalyse oder molekulargenetisch gestellt werden kann.

178.3.4 Methämoglobinämie

Methämoglobin, also oxidiertes Hämoglobin mit an Häm gebundenem Fe^{3+}, entsteht unter physiologischen Umständen ständig spontan und wird durch die Methämoglobinreduktase zu Hämoglobin reduziert. Eine Methämoglobinämie von >1,5 g/dl äußert sich aufgrund des veränderten Absorptionsspektrums als schmutzig

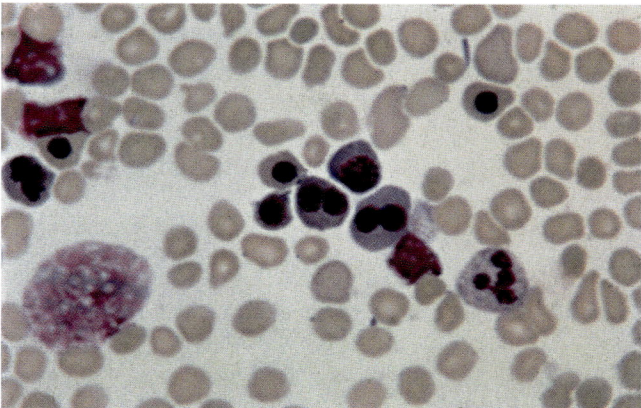

Abb. 178.15 Knochenmarkzytologie bei CDA Typ II: Multinuklearität der Erythroblasten

grau-braune Zyanose. Da Methämoglobin nicht zur reversiblen Sauerstoffbindung befähigt ist, führt ein Methämoglobinanteil von >40% zu Allgemeinsymptomen wie Dyspnoe und Tachykardie, noch höhere Methämoglobinanteile können letal sein.

Toxische Methämoglobinämie
Die toxische Methämoglobinämie tritt auf, wenn die Exposition gegenüber oxidierenden Substanzen wie Nitrit oder Sulfonamiden die Kapazität der Erythrozyten zur Methämoglobinreduktion überschreitet. Aufgrund der leichteren Oxidierbarkeit des HbF und der relativ geringen Methämoglobinreduktaseaktivität sind besonders Früh- und Neugeborene anfällig für die toxische Methämoglobinämie. Auslöser können die Therapie mit Stickstoffmonoxid oder die Zubereitung der Milchnahrung mit nitrathaltigem Wasser sein.

Therapeutisch wird neben der Meidung auslösender Noxen die intravenöse Gabe von Methylenblau eingesetzt, wodurch ein Teil des Methämoglobins wieder reduziert werden kann.

Kongenitale enzymopenische Methämoglobinämie
Seltene Ursache einer Methämoglobinämie ist der autosomal rezessiv vererbte Mangel der NADH-Methämoglobinreduktase. Eine Therapie ist meist nicht notwendig, die Gabe von Ascorbinsäure kann den Methämoglobinanteil senken.

Hämoglobin M-Varianten
Bei den seltenen Hämoglobin M-Varianten ist die Hämbindungsstelle durch Mutationen so verändert, dass oxidiertes Häm durch die Methämoglobinreduktase nicht wieder reduziert werden kann. Die Krankheit wird autosomal-dominant vererbt und führt trotz der ausgeprägten Zyanose nur zu einer geringen Einschränkung der körperlichen Leistungsfähigkeit. Die Diagnose wird, als Differenzialdiagnose kardiopulmonaler Ursachen einer Zyanose, durch die Hämoglobinanalyse oder durch Sequenzierung der Globingene gestellt. Reduzierende Agentien wie Methylenblau sind bei Hämoglobin M-Varianten wirkungslos. Eine Therapie ist meist nicht erforderlich.

178.4 Polyzythämien

Definition und klinische Symptome Unter Polyzythämie oder Erythrozytose versteht man eine Vermehrung der Erythrozytenmasse. Wenn diese auf einer autonomen, nicht von Erythropoetin abhängigen Proliferation der Erythrozyten beruht, spricht man von

Tab. 178.8 Klassifikation und Differenzialdiagnose der Polyzythämie

Art der Polyzythämie	Erworben/kongenital	Pathogenese	Beschreibung
Primäre Polyzythämie	Erworben	Polyzythämia vera	Myeloproliferative Erkrankung mit Veränderungen aller drei Zellreihen und Splenomegalie
	Kongenital	EPO-Rezeptor-Mutationen	Autosomal dominant vererbt mit unvollständiger Penetranz
Sekundäre Polyzythämie	Erworben	Bei Hypoxie	SaO_2 anhaltend < 92 % (zyanotische Vitien, chronische pulmonale Insuffizienz)
		Bei autonomer EPO-Sekretion	U. a. bei Nephroblastom, Hämangioblastom
	Kongenital	Hämoglobinvarianten mit erhöhter O_2-Affinität	Erhöhtes EPO bei Gewebshypoxie
		2,3-BPG-Mutasemangel	Erhöhte O_2-Affinität durch niedrige 2,3-BPG-Spiegel
		Mutationen im von Hippel-Lindau-Gen	Unkontrollierte EPO-Sekretion

einer primären Polyzythämie. Wird die Erythropoese durch erhöhte Erythropoetinspiegel verursacht, wie sie bei chronischer Hypoxie oder deregulierter EPO-Sekretion vorliegen, spricht man von sekundärer Polyzythämie (◘ Tab. 178.8). Alle Polyzythämien im Kindesalter sind extrem selten, die häufigste Form ist die erworbene sekundäre Polyzythämie bei chronischer Hypoxie.

Gemeinsam ist allen Polyzythämien der rosige, bei Hypoxie jedoch schnell ins zyanotische wechselnde Teint. Die subjektiv wahrgenommenen Symptome, nämlich Kopfschmerz, Schwindel, Tinnitus, Sehstörungen und Synkopen, werden durch die Hyperviskosität und die mit ihr im Zusammenhang stehende Minderperfusion ausgelöst. Die bedrohlichste Komplikation der Polyzythämie sind thrombotische Ereignisse, insbesondere das Budd-Chiari-Syndrom.

Diagnose und Therapie

Eine Polyzythämie wird vermutet, wenn bei wiederholten Untersuchungen ein Hämatokrit bzw. Hämoglobinwert oberhalb der 97,5 Perzentile gemessen wird. Dann sollten neben den genannten Parametern O_2-Sättigung und Erythropoetinspiegel insbesondere Ursachen einer Hypoxie gesucht werden. Hierzu zählt u. a. auch die obstruktive Schlafapnoe. Die im Kindesalter extrem seltene Polyzythaemia vera kann durch eine Knochenmarkhistologie und den Nachweis typischer klonaler Mutationen bestätigt werden. Hämoglobinvarianten mit erhöhter O_2-Affinität werden durch Sequenzierung der β- und α-Globingene nachgewiesen.

Wichtigste Therapiemaßnahme bei symptomatischer Polyzythämie ist der regelmäßige Aderlass. Bei zugrunde liegender Hypoxie dient die Polyglobulie der Kompensation der Hypoxie. Dann ist ein Aderlass zurückhaltend zu indizieren und vorsichtig durchzuführen, da sonst eine kardiale Dekompensation die Folge sein könnte. Die Polyzythaemia vera kann zusätzlich zytoreduktiv behandelt werden und indiziert zumindest bei Risikopatienten eine Antikoagulation.

178.5 Aplastische Anämien

178.5.1 Definition der Aplastischen Anämie

Die Aplastische Anämie zeichnet sich durch eine Panzytopenie auf der Grundlage einer verminderten Bildung aller drei Zellreihen der Hämatopoese aus. In diesem Abschnitt wird die Aplastische Anämie durch Insuffizienz, nicht maligne Verdrängung, der Hämatopoese behandelt. Obwohl der irreführende Begriff „Aplastische Anämie" eine isolierte Störung der Erythropoese suggeriert, sind bei dieser Erkrankung stets auch die Thrombozytopoese und die Myelopoese betroffen. Die Aplastische Anämie kann Ausdruck einer vererbten, syndromalen Störung sein oder erworben, dann meist ohne erkennbare Ursache, auftreten. Die Inzidenz der Aplastischen Anämie im Kindes- und Jugendalter wird mit rund 2/1.000.000 angegeben. Damit ist die Aplastische Anämie im Verhältnis zu den Leukämien eine seltene Differenzialdiagnose der Panzytopenie im Kindesalter.

Das blutbildende Knochenmark ist bei der Aplastischen Anämie weitgehend ersetzt durch Fettmark, lediglich eingestreut finden sich Hämatopoese-Inseln. Dies resultiert in einer niedrigen Zelldichte der Knochenmarkausstriche, die Zellularität des Knochenmarks kann jedoch nur in der Knochenmarkhistologie zuverlässig beurteilt werden. Aus diesem Grund ist eine Knochenmarkbiopsie für die Diagnose der Aplastischen Anämie unabdingbar.

178.5.2 Symptome und Diagnose

Bei den angeborenen Formen entwickelt sich die Panzytopenie graduell, bei der erworbenen Aplastischen Anämie rasch. Die Symptome der Aplastischen Anämie sind die der Panzytopenie: Die Patienten stellen sich vor wegen Blässe, Leistungsknick, Haut- und Schleimhautblutungen, Fieber und Stomatitis.

Conditio sine qua non für die Aplastische Anämie ist die Panzytopenie. Die Knochenmarkhistologie zeigt eine reduzierte Zellularität des Knochenmarks. Eine schwere Aplastische Anämie liegt vor, wenn zwei der drei folgenden Grenzwerte unterschritten werden:
- Granulozyten < 500/µl,
- Thrombozyten < 20.000/µl,
- Retikulozyten < 20.000/µl.

Insbesondere bei den angeborenen Aplastischen Anämien können als Ausdruck einer Stresserythropoese eine Makrozytose und ein erhöhter HbF-Anteil, außerdem dysplastische Veränderungen vorliegen. Dadurch ist die Abgrenzung zu einem hypozellulären myelodysplastischen Syndrom erschwert. Nahezu alle anderen Ursachen der Panzytopenie zeichnen sich durch eine gesteigerte, nicht reduzierte Zellularität des Knochenmarks aus.

Tab. 178.9 Angeborenes Knochenmarkversagen: Ausgewählte Syndrome

Syndrom	Genetische Veränderung	Begleitsymptome
Fanconi-Anämie	Fanconi-Anämie-Komplex (DNA-Reparatur): mehrere Komplementationsgruppen; autosomal rezessiv vererbt	Café-au-lait-Flecken, Fehlbildungen der oberen Extremitäten (Radiushypoplasie, Daumenfehlbildung), Endokrinopathien (Kleinwuchs, Hypothyreose), Urogenitalfehlbildungen
Dyskeratosis congenita	Telomerasekomplex: mehrere Komplementationsgruppen; Vererbungsmodus autosomal dominant, autosomal rezessiv oder X-chromosomal	Klassische Triade: retikuläre Hyperpigmentierung, Nageldystrophie, orale Leukoplakie; zusätzlich Konjunktivitis, Blepharitis, Katarakt, spärlicher Haarwuchs, Karies, Lungenfibrose u. a.
Shwachman-Diamond-Syndrom	*SBDS*-Gen; autosomal-rezessiv vererbt	Exokrine Pankreasinsuffizienz; keine Neigung zu soliden Tumoren
Amegakaryozytäre Thrombozytopenie	TPO-Rezeptor: fehlende Wirksamkeit von Thrombopoetin; autosomal-rezessiv vererbt	Keine; Progression zur aplastischen Anämie mit Prädisposition für Leukämien, aber keine Neigung zu soliden Tumoren

Bei dem Verdacht auf eine Aplastische Anämie sollte zytogenetisch nach MDS-typischen klonalen chromosomalen Veränderungen und mittels FACS-Analyse nach dem Vorliegen eines PNH-Klons (▶ Abschn. 178.2.5, Paroxysmale nächtliche Hämoglobinurie) gesucht werden. Die Unterscheidung zwischen angeborener und erworbener Aplastischer Anämie ist von großer therapeutischer Bedeutung und kann durch den Nachweis assoziierter Fehlbildungen, einer gesteigerten Chromosomenbrüchigkeit (Fanconi-Anämie) und einer verkürzten Telomerlänge (Dyskeratosis congenita) gelingen.

178.5.3 Erworbene Aplastische Anämie

Ätiologie Rund 90 % der erworbenen aplastischen Anämien treten ohne erkennbare Ursache idiopathisch auf. Aufgrund des häufigen Ansprechens auf eine immunsuppressive Therapie liegt ein Autoimmungeschehen nahe. Auch für die gelegentliche Assoziation der Aplastischen Anämie mit einer Hepatitis ohne Virusnachweis wird ein autoimmunologischer Prozess angenommen.

Seltene Ursachen einer erworbenen Aplastischen Anämie sind Medikamente (u. a. Chloramphenicol), Chemikalien (u. a. Benzol), ionisierende Strahlung und Virusinfektionen.

Therapie und Prognose Zu Beginn der Therapie einer Aplastischen Anämie steht die Symptomkontrolle durch Transfusionen und die Vermeidung und Behandlung von Infektionen durch Hygienemaßnahmen und Antibiotika. Eine immunsuppressive Therapie mit Antilymphozytenglobulin und Cyclosporin A induziert in etwa 80 % der Patienten eine Remission, birgt jedoch das Risiko von Rezidiven. Auch aufgrund der oft monatelangen Panzytopenie bis zum Ansprechen auf eine immunsuppressive Therapie gilt bei Verfügbarkeit eines HLA-identischen Geschwisters die allogene Stammzelltransplantation als Therapie der ersten Wahl. Alternative Stammzellspender kommen beim fehlenden Ansprechen auf eine immunsuppressive Therapie in Betracht.

Sowohl mit der immunsuppressiven Therapie als auch mit der Stammzelltransplantation kann ein langfristiges Überleben bei 80–90 % der Patienten erreicht werden. Prognosebestimmend sind neben schweren Infektionen auch die Komplikationen der Therapie, wie die Graft-versus-host-Erkrankung nach Stammzelltransplantation, selten der Übergang in eine myeloische Neoplasie.

178.5.4 Genetisch bedingte (konstitutionelle) Aplastische Anämie

Bei etwa einem Drittel der Patienten mit Aplastischer Anämie im Kindes- und Jugendalter kann eine angeborene Form diagnostiziert werden, am häufigsten die Fanconi-Anämie. Die Fanconi-Anämie beruht auf einer Störung der DNA-Reparatur und damit einer erhöhten Chromosomenbrüchigkeit. Diese Patienten sind außergewöhnlich empfindlich gegen Chemotherapeutika, die DNA-Strangbrüche verursachen, und gegen ionisierende Strahlung. Bei der Dyskeratosis congenita ist die Funktion der Telomerase gestört, so dass bei dieser Krankheit die Telomere verkürzt und die Chromosomen destabilisiert sind (◘ Tab. 178.9).

Klinische Symptome
Allen angeborenen Syndromen mit Aplastischer Anämie ist gemeinsam, dass die Knochenmarkinsuffizienz nur eines von mehreren Symptomen ist, wenn auch oft das präsentierende und die Prognose bestimmende. Daneben können zahlreiche andere Symptome auftreten, u. a. Skelettveränderungen, Veränderungen der Haut und Hautanhangsgebilde, Fehlbildungen des Urogenitaltraktes. Im späteren Leben haben die Patienten eine unterschiedlich ausgeprägte Prädisposition für Karzinome.

Diagnose Wenn nicht schon beim Kleinkind klinische syndromale Stigmata (◘ Tab. 178.9) die Diagnose vermuten lassen, ist häufig die Knochenmarkinsuffizienz das präsentierende Symptom. Bei allen Patienten mit Aplastischer Anämie sollte eine Fanconi-Anämie durch die Untersuchung der Chromosomenbrüchigkeit nach Inkubation von Lymphozyten mit DNA-vernetzenden Substanzen wie Diepoxybutan ausgeschlossen werden. Ein in einigen Speziallabors mittlerweile etablierter Screening-Test auf die Dyskeratosis congenita ist die Messung der Telomerlänge. Diese Untersuchung ist wichtig, weil die epidermalen Veränderungen der Dyskeratosis congenita Jahre nach der Knochenmarkinsuffizienz auftreten können.

Therapie Die Supportivtherapie bei angeborenen Knochenmarkversagen umfasst Transfusionen, die Gabe von Wachstumsfaktoren, Schleimhautpflege mit dem Ziel der Vermeidung von Blutungen und eine antibiotische und antimykotische Prophylaxe. Bei der Fanconi-Anämie kann durch die Gabe von Androgenen häufig die Panzytopenie gebessert werden. Die Begleiterkrankungen, u. a. Endokrinopathien und Skelettdeformitäten, bedürfen der Behandlung durch ein multidisziplinäres Team. Eine besondere Herausforderung ist die bei diesen Erkrankungen bestehende Malignomneigung, so dass eine angepasste Tumorvorsorge erforderlich ist.

Einzige kurative Therapie bezüglich der hämatologischen Erscheinungen der Syndrome mit konstitutionellem Knochenmarkversagen ist die allogene Stammzelltransplantation. Sie ist jedoch aufgrund der genetischen Eigenheiten der Erkrankungen mit hohen Risiken belastet. Auch nach einer erfolgreichen Stammzelltransplantation bleiben die nichthämatologischen Manifestationen bestehen, insbesondere die Neigung zu Karzinomen. Ein konsequentes Vorsorgeprogramm kann zur Früherkennung von u. a. Plattenepithelkarzinomen der Haut und des Kopf-Hals-Bereichs und wahrscheinlich zu einem verbesserten Überleben der Patienten beitragen.

Literatur

Alter BP (2007) Diagnosis, genetics, and management of inherited bone marrow failure syndromes. Hematology Am Soc Hematol Educ Program 2007: 29–39

Behnisch W, Muckenthaler M, Kulozik A (2010) Eisenmangelanämie. Leitlinie der Gesellschaft für Pädiatrische Onkologie und Hämatologie. AWMF-Register-Nr. 025/021

Collard KJ (2009) Iron homeostasis in the neonate. Pediatrics 123(4):1208–1216

Brodsky RA, Young NS, Antonioli E et al (2008) Multicenter phase 3 study of the complement inhibitor eculizumab for the treatment of patients with paroxysmal nocturnal hemoglobinuria. Blood 111:1840–1847

Cappellini MD, Fiorelli G (2008) Glucose-6-phosphate dehydrogenase deficiency. Lancet 371(9606):64–74

Cario H (2005) Childhood polycythemias/erythrocytoses: classification, diagnosis, clinical presentation, and treatment. Ann Hematol 84(3):137–145

Finberg KE, Heeney MW, Campagna DR et al (2008) Mutations in TMPRSS6 cause iron-refractory iron deficiency anemia (IRIDA). Nat Genet 40(5):569–571

Gallagher PG (2005) Red cell membrane disorders. Hematology Am Soc Hematol Educ Program. 2005: 13–8

Ganz T, Nemeth E (2009) Iron sequestration and anemia of inflammation. Semin Hematol 46(4):387–393

Heimpel H (2004) Congenital dyserythropoetic anemias: epidemiology, clinical significance, and progress in understanding their pathogenesis. Ann Hematol 83(10):613–621

Hentze MW, Muckenthaler MU, Galy B, Camaschella C (2010) Two to tango: regulation of mammalian iron metabolism. Cell 142(1):24–38

Knoll W, Pingel E (1949) Der Gang der Erythropoese beim menschlichen Embryo. Acta Haematol 2:369–377

Kunz JB, Kulozik AE (2012) Differenzialdiagnose der kindlichen Anämie. Monatsschrift Kinderheilkunde 160(4):395–406

Mentzer WC (2003) Pyruvate kinase deficiency and disorders of glycolysis. In: Nathan and Oski's hematology of infancy and childhood, Nathan DG, Ginsburg D und Orkin SH, eds. 6. ed, Saunders

Niemeyer CM, Baumann I (2011) Classification of childhood aplastic anemia and myelodysplastic syndrome. Hematology Am Soc Hematol Educ Program 2011: 84–9

Higgs DR, Douglas Engel J, Stamatoyannopoulos G (2012) Thalassaemia. Lancet 379:373–383

Iolascon A, de Falco L, Beaumont C (2009) Molecular basis of inherited microcytic anemia due to defects in iron acquisition or heme synthesis. Haematologica 94:395–408

Palis J (2008) Ontogeny of erythropoiesis. Curr Opin Hematol 15(3):155–161

Parker C, Omine M, Richards S et al (2005) Diagnosis and management of paroxysmal nocturnal hemoglobinuria. Blood 106:3699–3709

Perrotta S, Gallagher PG, Mohandas N (2008) Hereditary spherocytosis. Lancet 372(9647):1411–26

Rees DC, Williams T, Gladwin MT (2010) Sickle-cell disease. Lancet 376(9757):2018–31

Salama A, Ahrens N, Kiesewetter H (2002) Serological and clinical aspects of autoimmune hemolytic anemias. Infus Ther Transfus Med 29:206–217

Serjeant G et al (1993) Human parvovirus infection in homozygous sickle cell disease. Lancet 34:1237–40

Skeppner G, Wranne L (1993) Transient erythroblastopenia of childhood in Sweden: incidence and findings at the time of diagnosis. Acta Paediatr 82(6-7):574–8

Strauss RG (2010) Anaemia of prematurity: Pathophysiology and treatment. Blood Rev 24(6):221–5

Vlachos A et al (2008) Diagnosing and treating Diamond Blackfan anaemia: results of an international clinical consensus conference. Br J Haematol 142(6):859–76

Whitehead VM (2006) Acquired and inherited disorders of cobalamin and folate in children. Br J Haematol 134(2):125–36

Zanella A, Fermo E, Bianchi P, Valentini G (2005) Red cell pyruvate kinase deficiency: molecular and clinical aspects. British Journal of Haematology 130:11–25

179 Leukozyten

M. Gahr, C. Zeidler

179.1 Neutrophilie

M. Gahr

Definition Bei Werten der Granulozyten und ihrer Vorstufen von über $8 \times 10^9/l$ im peripheren Blut spricht man von Neutrophilie. Eine Ausnahme sind die ersten Lebenstage, während derer der Normbereich zwischen 7 und $13 \times 10^9/l$ liegt (▶ Kap. 292).

Ätiologie und Pathophysiologie Eine Neutrophilie kann durch eine gesteigerte Myelopoese im Knochenmark entstehen. Sie kann auch das Resultat einer vermehrten Mobilisierung der Granulozyten aus den Speichern (Retikoloendotheliales System) sein, wobei es zu einer vermehrten Ausschüttung aus dem Knochenmark oder zu einer Verschiebung vom marginalen in den zirkulierenden Pool kommen kann. Eine verminderte Extravasation, d. h. ein verlängertes Überleben der Granulozyten in der Blutbahn, begünstigt ebenfalls eine Neutrophilie.

Die einzelnen Ursachen der Neutrophilie, eingeteilt nach diesen pathophysiologischen Gesichtspunkten, sind in der ▶ Übersicht aufgeführt.

Ursachen der Neutrophilie
- Gesteigerte Produktion:
  - Bakterielle Infektionen
  - Chronische Entzündungen (Morbus Still, Colitis ulcerosa)
  - Verbrennungen
  - Diabetische Ketoazidose
  - Kawasaki-Syndrom
  - Tumoren
  - Hämolytische Anämien
  - Chronischer Blutverlust
  - Medikamente (Lithium, Ranitidin, G-CSF, GM-CSF)
- Vermehrte Mobilisierung aus den Speichern (Knochenmark und marginaler Pool):
  - Akute Infektion
  - Körperliche Anstrengung
  - Stress
  - Adrenalin
  - Kortikosteroide
  - Hypoxie
  - Endotoxin
  - Abrupte Schwankung der Körpertemperatur
- Verlängertes intravasales Überleben durch verminderte Extravasation und verminderte Entfernung alter Granulozyten:
  - Splenektomie
  - Funktionelle und angeborene Asplenie
  - Leukozytenadhäsionsdefekt
  - Kortikosteroide

Klinische Situationen Nach körperlicher Anstrengung wird durch Adrenalinfreisetzung innerhalb von Minuten ein Anstieg der Neutrophilen ausgelöst, indem Zellen vom marginalen in den zirkulierenden Pool wechseln. Durch Kortikosteroide oder bei entzündlichen Prozessen kommt es über Endotoxinausschüttung oder die Wirkung von TNF-α bzw. Interleukin-1 zur Ausschüttung schon gebildeter neutrophiler Granulozyten aus dem Knochenmark mit einem langsameren, über Stunden sich hinziehenden Anstieg der neutrophilen Granulozyten.

Chronische Neutrophilien entstehen durch eine anhaltend stimulierte Myelopoese, wobei vermutet wird, dass hier eine Störung des Rückkopplungsmechanismus vorliegt. Solche chronischen Neutrophilien werden bei Dauertherapie mit Kortikosteroiden, bei persistierenden entzündlichen Prozessen und bei chronischem Blutverlust gesehen. Nach Splenektomie oder bei funktioneller Asplenie wird die Neutrophilie dadurch erklärt, dass die normalerweise in der Milz stattfindende Entfernung alter Granulozyten entfällt. Bei dem seltenen Krankheitsbild des Leukozytenadhäsionsdefekts Typ 1 und 2 beruht die massive Neutrophilie auf einem Defekt der Adhärenz, so dass das Gefäßsystem nicht verlassen werden kann.

Erreicht eine Neutrophilie Werte von mehr als $50 \times 10^9/l$, spricht man von einer leukämoiden Reaktion. Weil dabei auch vermehrt unreife myeloische Vorstufen im peripheren Blut gesehen werden, gibt es gelegentlich Abgrenzungsprobleme zur chronisch-myeloischen Leukämie. Hilfreich ist hier der zytochemische Nachweis der alkalischen Phosphatase in den neutrophilen Granulozyten, der bei dieser Leukämie negativ ausfällt. Leukämoide Reaktionen kommen vor bei bakteriellen Infektionen einschließlich Tuberkulose, Protozoonose und Toxoplasmose, aber auch bei akuter Glomerulonephritis, juveniler rheumatoider Arthritis und diabetischem Koma. Patienten mit Trisomie 21 präsentieren sich gelegentlich mit einer leukämoiden Reaktion unklarer Genese, die gerade bei diesen Patienten von einer Leukämie abzugrenzen ist.

179.2 Phagozytendefekte

Die Phagozyten und ihre Defekte werden in ▶ Kap. 78 beschrieben.

179.3 Neutrophile Granulozytopenien/Neutropenien

C. Zeidler

Definition Granulozytopenien sind Erkrankungen, bei denen die Zahl der neutrophilen Granulozyten im peripheren Blut vermindert ist. Sie werden daher auch kurz Neutropenien genannt. Die Hauptaufgabe der neutrophilen Granulozyten („Neutrophilen") besteht in der Abwehr bakterieller Infektionen. Angelockt durch die bei Entzündungen freigesetzten Chemokine wandern die Neutrophilen aus der Blutbahn in das entzündete Gewebe. Die neutrophilen Granulozyten phagozytieren Bakterien und töten sie dann mittels in Vesikeln gespeicherter Noxen ab.

Die normale Zahl der peripheren Neutrophilen unterliegt im Kindesalter erheblichen Schwankungen. Es ist daher für die Diagnosestellung einer Neutropenie von größter Wichtigkeit, die Absolutwerte zu errechnen und mit den altersentsprechenden Normwerten zu vergleichen. Die absolute Neutrophilenzahl (ANZ) errechnet sich aus:

% (stabkernige + segmentkernige Granulozyten) × Leukozytenzahl.

Die Einteilung der Schweregrade der Neutropenie in ◘ Tab. 179.1 gibt eine altersunabhängige Richtlinie.

Weiterhin können Neutropenien nach der Dauer und dem Verlauf in akute, transiente (vorübergehende), chronische (bei Dauer von mehr als 3 Monaten), nach dem Zeitpunkt der Entstehung in angeborene (kongenitale) und erworbene und nach der Pathophysiologie in Bildungsstörung, verminderte Ausschleusung aus dem Knochenmark und vermehrten peripheren Verbrauch/Abbau eingeteilt werden.

Epidemiologie Im Kindesalter sind die Autoimmunneutropenien (AIN) am häufigsten; genaue Zahlen zur Häufigkeit liegen hierfür jedoch nicht vor, da die Erkrankungen bisher nicht systematisch erfasst werden. Angeborene Neutropenien dagegen sind mit 1–4 Erkrankungen auf 1 Mio. Einwohner sehr selten.

Klinische Symptome Die Krankheitssymptome eines Patienten hängen sowohl vom Schweregrad und der Dauer einer Neutropenie als auch von der Art der zugrunde liegenden Erkrankung ab. Generell gilt: Je niedriger die Neutrophilenzahl ist, desto höher ist das Risiko für eine Infektion. Das Risiko erhöht sich weiter, wenn die Neutrophilenzahlen länger als drei Tage vermindert bleiben. Die verschiedenen Formen von Neutropenien unterscheiden sich hinsichtlich ihrer Schwere und Begleitsymptome. Auch innerhalb der gleichen Erkrankungsgruppe kann es von Patient zu Patient große Unterschiede geben. Bei einigen schweren angeborenen (kongenitalen) Neutropenien können aufgrund einer Ausreifungsstörung im Knochenmark keine reifen Granulozyten gebildet werden. Schwere Infektionen sind die Folge. Demgegenüber weisen Kinder mit einer erworbenen Autoimmunneutropenie (AIN) nur sehr selten ein erhöhtes Infektionsrisiko auf, obwohl die Granulozyten im peripheren Blut genauso stark vermindert sein können wie bei kongenitaler Neutropenie.

Differenzialdiagnose der schweren chronischen Neutropenie Die Neutropenie kann isoliert oder in Verbindung mit weiteren Symptomen vorkommen. Die ▶ Übersicht gibt Beispiele für die verschiedenen Formen der Neutropenien.

Verschiedene Formen der Neutropenien
- Angeborene Neutropenien:
  - Isolierte Neutropenien (z. B. ELANE-CN, Kostmann-Syndrom, zyklische Neutropenie)
  - Neutropenie mit Stoffwechselerkrankung (z. B. Shwachman-Diamond-Syndrom, Glykogenose Typ 1b)
  - Neutropenie mit Beteiligung anderer Organsysteme (z. B. G6PC3-CN, Barth-Syndrom, Dyskeratosis congenita)
  - Neutropenie bei Immundefekterkrankungen (z. B. Hyper-IgM-Syndrom, Griscelli-Syndrom)
  - Neutropenie bei verminderter Ausschleusung reifer Granulozyten (z. B. Myelokathexis, WHIM-Syndrom)
- Erworbene Neutropenien:
  - Idiopathische Neutropenie
  - Alloimmun-, Autoimmunneutropenie
  - Virusinduzierte Neutropenie (z. B. nach EBV-, CMV-Infektion)
- Neutropenien im Rahmen von anderen hämatologischen Erkrankungen:
  - (z. B. Aplastische Anämie, Fanconi-Anämie)

◘ **Tab. 179.1** Schweregrade der Neutropenien

Schweregrad der Neutropenie	Absolutwerte für neutrophile Granulozyten
Leicht	Werte zwischen 1000–1500/µl
Mittelschwer	Werte zwischen 500–1000/µl
Schwer	Werte < 500/µl

Im Folgenden werden einzelne Formen der Neutropenie exemplarisch erläutert.

179.3.1 Schwere kongenitale Neutropenien

Der Begriff „Schwere chronische Neutropenie (SCN)" beschreibt eine Gruppe unterschiedlicher Erkrankungen, deren gemeinsames Merkmal eine anhaltende Verminderung der Neutrophilenwerte auf < 500/µl verbunden mit einer erhöhten Infektanfälligkeit ist. Die meisten dieser seltenen Erkrankungen sind vererbt oder ursächlich durch einen genetischen Defekt bedingt; inzwischen sind ursächliche Mutationen in mehr als zehn unterschiedlichen Genen beschrieben worden (◘ Abb. 179.1). Häufige mit diesen Erkrankungen assoziierte Infektionen sind Mittelohrentzündungen, Mandelentzündung (Tonsillitiden), Entzündungen der Schleimhaut (insbesondere im Mund) und Hautabszesse. Seltener treten Pneumonien und Abszesse der inneren Organe, wie Leberabszesse, auf. Zu systemischen Pilzinfektionen, die rasch progredient verlaufen können, kommt es vermehrt nach prolongierter Antibiotikatherapie ohne gleichzeitige medikamentöse Pilzprophylaxe. Diese Infektionen können lebensbedrohlich verlaufen, wenn der Patient dauerhaft neutropenisch ist. Jedes Fieber (Körpertemperatur über 38,5 °C) muss bei Patienten mit schwerer Neutropenie sehr ernst genommen werden und den behandelnden Arzt zu entsprechender Diagnostik veranlassen.

Noch bis in die späten 1980er Jahre waren schwere kongenitale Neutropenien nicht behandelbar und verliefen oft tödlich. Die Entdeckung hämatopoetischer Wachstumsfaktoren in den 1980er Jahren und deren pharmakologische Verfügbarkeit, insbesondere des Granulozytenkoloniestimulierenden Faktors (G-CSF), veränderten die Prognose für Patienten mit Neutropenien maßgeblich. Während für die angeborenen Neutropenien vor der Zytokin-Ära die einzige Therapieoption in einer Knochenmarktransplantation bestand, können diese Patienten heute mit einer Dauertherapie mit G-CSF, einem hämatopoetischen Wachstumsfaktor, erfolgreich behandelt werden.

Aufgrund der geringen Inzidenz der einzelnen Erkrankungen sind die heutigen Erkenntnisse zu Pathophysiologie und klinischem Verlauf vor allem dem Aufbau eines internationalen Erkrankungsregisters für Neutropenie zu verdanken: Seit 1994 sammelt das „Severe Chronic Neutropenia International Registry (SCNIR)" mit Sitz in Seattle (University of Washington), USA und Hannover (Medizinische Hochschule Hannover), Deutschland, weltweit Longitudinaldaten von mehr als 1000 Patienten mit angeborenen und erworbenen schweren chronischen Neutropenien zu Erkrankungsverlauf, sekundären Erkrankungen, Therapieansprechen und Nebenwirkungen der Therapie. Gleichzeitig haben neue molekularbiologische Techniken und die Grundlagenforschung in den letzten Jahren auch bei diesen Erkrankungen neue Einblicke in die Mechanismen der Erkrankungsentstehung und malignen Transformation eröffnet.

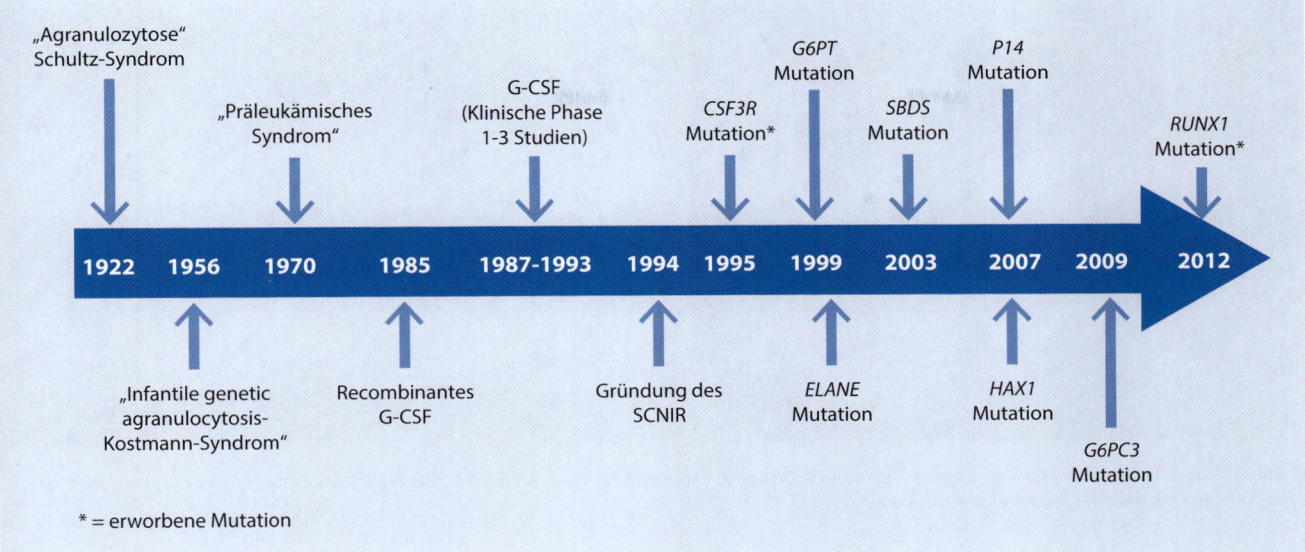

Abb. 179.1 Entdeckung der für schwere chronische Neutropenien ursächlichen Gene im zeitlichen Überblick

Isolierte Neutropenien
ELANE-CN und Kostmann-Syndrom (HAX1-CN)

Definition Mutationen im Elastase-Gen (*ELANE*) werden autosomal-dominant vererbt oder treten sporadisch auf. Sie sind bei der Mehrzahl der nordeuropäischen und US-amerikanischen Patienten mit schwerer kongenitaler Neutropenie nachweisbar, finden sich aber auch bei Patienten mit zyklischer Neutropenie. Das sog. Kostmann-Syndrom wird dagegen durch autosomal-rezessiv vererbte Mutationen im *HAX1*-Gen verursacht und findet sich vor allem in konsanguinen Familien.

Diagnose Beide Erkrankungen lassen sich aufgrund klinischer Merkmale nicht unterscheiden: Im Blutbild fehlen neutrophile Granulozyten häufig vollständig. Zusätzlich kann eine leichte Anämie (Hämoglobinwert 10–12 g/dl), Eosinophilie und Thrombozytose (bis ca. 800.000/μl) vorliegen. Die chronische Neutropenie wird durch wiederholte Differenzialblutbilder bestätigt. Im Knochenmark zeigt sich typischerweise ein „Ausreifungsstopp" auf einer frühen Vorstufe der Myelopoese (Stadium der Promyelozyten-/Myelozyten). Morphologisch fallen die Promyelozyten durch Veränderungen wie Vakuolisierung oder Kernatypien auf. Eine Knochenmarkeosinophilie findet sich häufig. Die Anzahl und Morphologie der Megakaryozyten ist normal. Eine typische Knochenmarkmorphologie zeigt ◘ Abb. 179.2a. Eine Erhöhung der Immunglobulinspiegel für IgG findet sich bei der Mehrzahl der Patienten unabhängig von ihrem Infektionsstatus. Die spezifische Immunkompetenz nach Impfung ist normal.

Ohne Behandlung erleiden die Patienten rezidivierend schwere bakterielle Infektionen, z. B. Nabelentzündungen (Omphalitis), Bronchitiden, Lungenentzündungen (Pneumonien), Hautabszesse oder Mittelohrentzündungen (Otitis media) – häufig bereits während der ersten Lebensmonate. Differenzialdiagnostisch sind ELANE-CN und HAX1-CN von der primären Autoimmunneutropenie (AIN) dadurch abzugrenzen, dass bei der AIN alle Vorstufen der neutrophilen Granulopoese bis zu den stabkernigen Granulozyten vorhanden sind (◘ Abb. 179.2b). Bei Verdacht auf ELANE-CN und HAX1-CN sollte eine Knochenmarkuntersuchung und ggf. eine molekulargenetische Analyse erfolgen. Differenzialdiagnostisch sind bei den isolierten angeborenen Neutropenien auch andere seltene Genmutationen zu berücksichtigen, z. B. *WASP*- und *GFI-1*-Mutationen.

Therapie
Granulozytenkoloniestimulierender Faktor (G-CSF) G-CSF (Filgrastim, Lenograstim) wirkt überwiegend stimulierend auf die Proliferation und Differenzierung der Myelopoese. Das Ansprechen auf G-CSF, gemessen an der Zahl der neutrophilen Granulozyten im Blut, ist sehr heterogen. Etwa zwei Drittel der Patienten benötigen Dosen zwischen 3 und 10 μg/kg Körpergewicht pro Tag (μg/kg/Tag), während ein Drittel zwischen 20 und 60 μg/kg/Tag benötigt, um mehr als 1000 neutrophile Granulozyten/μl im Blut aufzuweisen. Die mediane Dosis liegt bei 5 μg/kg/Tag.

Etwa 5–10 % der Kinder sprechen selbst auf G-CSF-Dosen von bis zu 120 μg/kg/Tag nicht an. Eine Behandlung mit Granulozyten-Makrophagen-koloniestimulierenden Faktoren (GM-CSF) führt bei Patienten mit kongenitaler Neutropenie nicht zu einem Anstieg der Neutrophilen, sondern lediglich der Eosinophilen.

Patienten, die auf G-CSF ansprechen, erleiden signifikant seltener schwere bakterielle Infektionen, dementsprechend sind nahezu keine Krankenhausaufenthalte mehr erforderlich. Patienten können am alltäglichen Leben nahezu ohne Einschränkungen teilnehmen, dies schließt im Kindesalter den Besuch von Kindergarten und Schule und später eine freie Berufswahl ein.

Entwicklung von sekundären myelodysplastischen Syndromen (MDS) und sekundären Leukämien Bereits vor der Verfügbarkeit einer G-CSF-Therapie gab es einzelne Berichte über die Entwicklung von Leukämien bei Patienten mit chronischer Neutropenie. Wegen der kurzen Lebenserwartung der meisten Patienten konnte das tatsächliche Leukämierisiko jedoch nicht bestimmt werden. Es bleibt daher unklar, ob die heute verlängerte Lebenserwartung das erhöhte Leukämierisiko nur offen legt und somit den natürlichen Verlauf der Grunderkrankung darstellt, oder ob G-CSF einen zusätzlichen Einfluss auf die maligne Transformation ausübt, z. B. durch Wachstumsvorteil eines malignen Klons unter G-CSF.

Die Inzidenz eines sekundären myelodysplastischen Syndroms und einer Leukämie liegt für alle Untergruppen der kongenitalen Neutropenie derzeit bei über 10 %; innerhalb der molekulargenetischen Untergruppen variiert das Risiko jedoch erheblich (zum Vergleich: die Inzidenz des sekundären MDS und

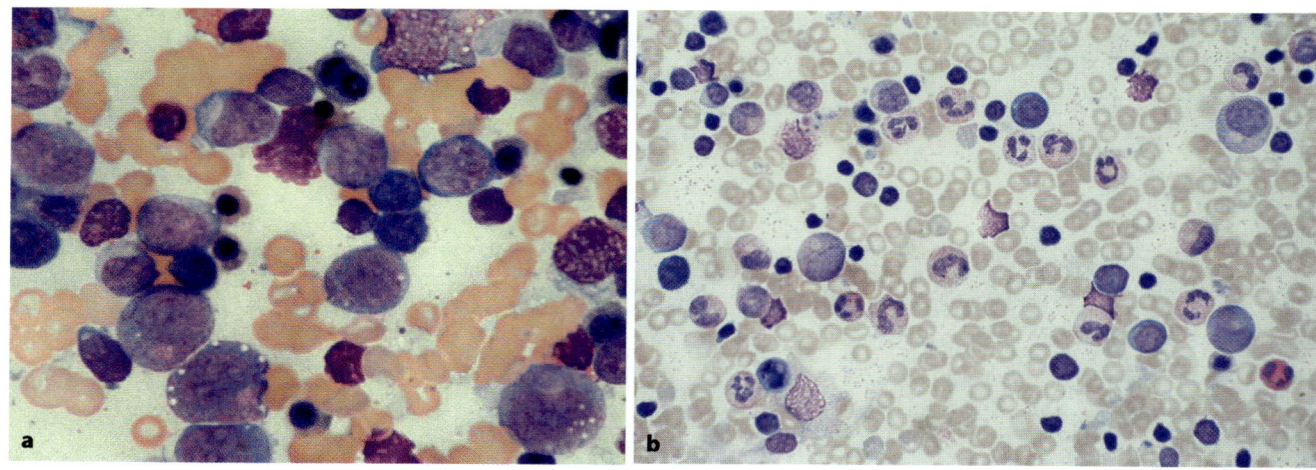

Abb. 179.2a, b **a** Typischer Knochenmarkausstrich eines Patienten mit kongenitaler Neutropenie. **b** Im Vergleich dazu typischer Knochenmarkausstrich eines Patienten mit primärer Autoimmunneutropenie

einer Leukämie in der allgemeinen pädiatrischen Population liegt bei 3–5/100.000).

Auffallend ist der hohe Anteil von genetischen Aberrationen bei Patienten mit Konversion in MDS/Leukämie, z. B. Monosomie-7, Trisomie 21, Mutation im G-CSF-Rezeptor (*CSF-3R*) oder im Run×1-Transkriptionsfaktor. Eine Mutation in der kritischen Region des G-CSF-Rezeptors resultiert in einer trunkierten C-terminalen zytoplasmatischen Region des Proteins, einem Bereich, der eine entscheidende Rolle in der Übertragung von Ausreifungssignalen spielt. Diese genetischen Veränderungen sind jeweils erworben und treten meist zu unterschiedlichen Zeitpunkten im Verlauf der Erkrankung auf. Dies deutet darauf hin, dass es sich bei der Entwicklung eines MDS/Leukämie um eine schrittweise Entwicklung mit einer Serie zellulärer genetischer Veränderungen handelt, die auf eine genetische Prädisposition für eine maligne Transformation hinweisen. Die Leukämogenese folgt demnach einem Multistep-Prozess bei genetischer Instabilität. Die G-CSF-Rezeptor Analyse wird in Speziallaboren durchgeführt. Sie kann aus den genannten Gründen zwar nicht zur Diagnosestellung von CN herangezogen werden, jedoch kann sie helfen, das individuelle Leukämierisiko eines Patienten abzuschätzen und wird heute neben der Knochenmarkzytogenetik im Rahmen der Verlaufskontrollen empfohlen.

Hämatopoetische Stammzelltransplantation Für Patienten, die nicht auf G-CSF ansprechen, und Patienten, die im Verlauf der Erkrankung eine sekundäre Leukämie entwickeln, ist die hämatopoetische Stammzelltransplantation (HSCT) zurzeit die einzige Behandlungsmöglichkeit (▶ Kap. 186). Bei erfolgreichem Verlauf normalisiert sich die Hämatopoese der Patienten nach der Transplantation, so dass keine weitere Zytokin-Therapie benötigt wird. Die Option einer Stammzelltransplantation für Patienten, die gut auf die G-CSF-Therapie ansprechen und keinen Hinweis auf eine bevorstehende maligne Transformation aufweisen, muss trotz der kurativen Chancen der Stammzelltransplantation sorgfältig abgewogen werden.

Langzeitprognose Patienten mit ELANE- oder HAX1-CN werden lebenslang mit dem hämatopoetischen Wachstumsfaktor G-CSF behandelt, um die neutrophilen Granulozytenzahlen dauerhaft auf Werte > 1000/µl Blut anzuheben (▶ Abschn. Therapie mit G-CSF). Eine Isolation zum Schutz vor bakteriellen Infektionen ist dann nicht mehr notwendig, da die neutrophilen Granulozyten in der Lage sind, Bakterien normal zu phagozytieren und intrazellulär abzutöten. Die Patienten erreichen mit dieser Therapie heute das Erwachsenenalter. Durch die Verlängerung der Lebenserwartung wurde für beide Gendefekte ein erhöhtes Leukämierisiko aufgedeckt. Bei mehr als 10 % der Patienten wurde der Übergang in ein myelodysplastisches Syndrom oder eine akute Leukämie beobachtet.

Monitoring Das SCNIR Advisory Board empfiehlt regelmäßige Blutbildkontrollen zur Überwachung der Zytokintherapieeinstellung und eine jährliche Kontrolle der Knochenmarkmorphologie und -zytogenetik, um eine Monosomie 7 oder andere Veränderungen zu identifizieren, die auf eine Transformation hinweisen. Bei den angeborenen Neutropenien empfiehlt sich darüber hinaus die Suche nach erworbenen Mutationen in den Genen *CSF3R* (G-CSF-Rezeptor), *RUNX1* und weiteren Leukämie-assoziierten Genen, die bereits frühzeitig auf den Beginn einer Transformation hinweisen können.

Zyklische Neutropenie

Definition und Pathogenese Die zyklische Neutropenie ist eine Sonderform aus der Gruppe der angeborenen Neutropenien, bei der die Neutrophilenzahlen einem regelmäßigen, typischerweise 21 Tage dauernden Zyklus folgen. Bei einigen Patienten besteht die Neutropenie während des gesamten Zyklus, andere haben nur an wenigen Tagen niedrige Neutrophilenwerte und ein normales Blutbild während des restlichen Zyklus. Nicht nur die neutrophilen Granulozyten, sondern auch andere Blutzellen (Retikulozyten, Thrombozyten, etc.) können in ihrer Zahl oszillieren.

Die zyklische Neutropenie wird autosomal-dominant vererbt oder tritt sporadisch auf. Bei Familien mit zyklischer Neutropenie konnten ebenfalls Mutationen im Gen für die Neutrophilen-Elastase (*ELANE*) gefunden werden. Der exakte regulatorische Defekt, der für den zyklischen Verlauf verantwortlich ist, ist bislang nicht bekannt.

Epidemiologie Die Häufigkeit bakterieller Infektionen hängt von der Länge der neutropenischen Phase während eines Zyklus ab. Patienten mit einer Neutropeniedauer von mehr als 1 Woche leiden häufiger an Infektionen. Schwere Infektionen, z. B. Pneumonien und Sepsis, sind jedoch selten. In der neutropenischen Zyklusphase treten vor allem Stomatitiden, Lymphadenopathien oder Hautabszesse auf. Im Erwachsenenalter kommt es ohne Behandlung häufig zu frühzeitigem Zahnverlust durch Parodontitis.

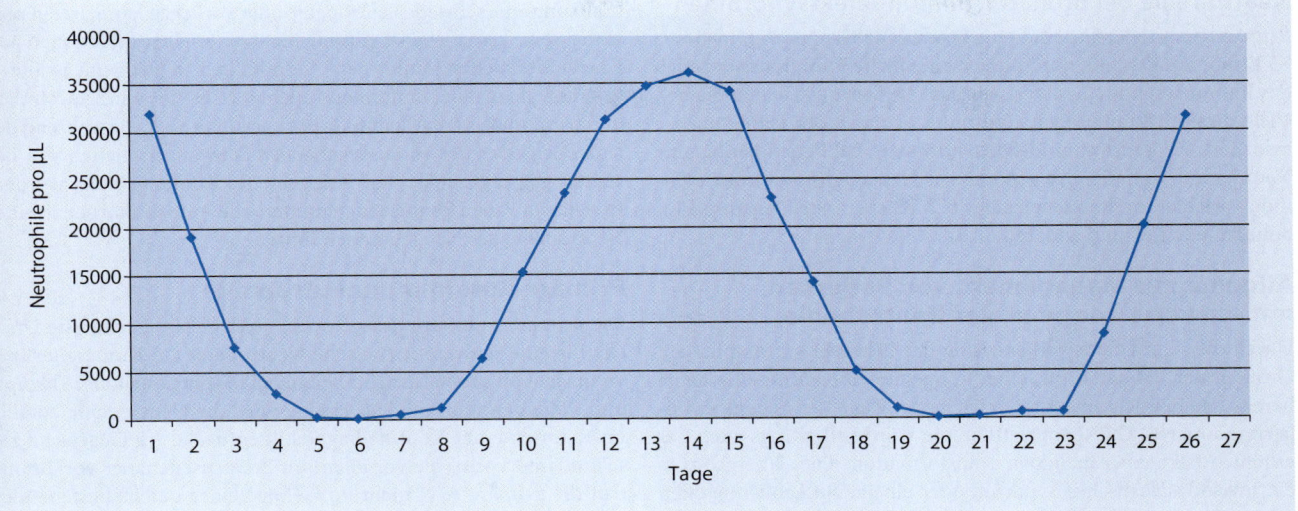

Abb. 179.3 Blutbildverlauf bei zyklischer Neutropenie

Diagnose Bei regelmäßig auftretenden Infektionen sollte an eine zyklische Neutropenie gedacht werden. Der typische zyklische Verlauf der neutrophilen Granulozyten kann nur durch wiederholte Blutbildkontrollen (mindestens 3 Differenzialblutbilder pro Woche über 6 Wochen) identifiziert werden. Die Diagnose ist durch Dokumentation des Zyklus der neutrophilen Granulozytenzahlen zu stellen (Abb. 179.3).

Das Knochenmark zeigt eine je nach Entnahmezeitpunkt während des Zyklus unterschiedliche Zellularität: Kurze Zeit vor und während der Neutropenie ist eine starke Verminderung der neutrophilen Granulozytenvorstufen zu finden. Dazwischen normalisiert sich die Granulopoese, entsprechend sind alle Vorstufen der neutrophilen Granulozyten in normaler Verteilung zu sehen.

Therapie G-CSF wird auch bei zyklischer Neutropenie erfolgreich eingesetzt, allerdings benötigen Patienten in der Regel eine geringere Dosis als Patienten mit anderen schweren angeborenen Neutropenien. Der zyklische Verlauf der Neutrophilenzahlen wird durch die Gabe von G-CSF nicht aufgehoben, sondern nur auf ein höheres Niveau mit einer kürzeren Neutropeniephase angehoben. Dabei verkürzt sich der Zyklus auf etwa 14 Tage.

Die Zahl und Schwere der bakteriellen Infekte nehmen dadurch signifikant ab. Im Unterschied zu Patienten mit ELANE-CN gibt es unter Langzeitbehandlung mit G-CSF für Patienten mit zyklischer Neutropenie und *ELANE*-Mutation (ELANE-CyN) bislang keine Hinweise auf ein erhöhtes Risiko für eine leukämische Transformation. Zurzeit ist G-CSF die Therapie der Wahl für Patienten mit zyklischer Neutropenie.

Neutropenie mit Stoffwechselerkrankungen
Shwachman-Diamond Syndrom (SDS)

Shwachman beschrieb 1964 erstmals ein Syndrom mit sehr unterschiedlichen Manifestationen, bei dem hauptsächlich Pankreas, Hämatopoese und Skelettsystem Veränderungen aufwiesen. Erst 2003 konnte gezeigt werden, dass Mutationen in einem bislang nicht charakterisierten Gen, genannt *SBDS* (Shwachman-Bodian-Diamond-Syndrom), für diese rezessiv vererbbare Erkrankung verantwortlich sind.

Während der ersten Lebensjahre steht häufig eine Gedeihstörung im Vordergrund, die durch Maldigestion aufgrund exokriner Pankreasinsuffizienz hervorgerufen wird. An SDS sollte auch dann gedacht werden, wenn Anzeichen für eine Störung der Bauchspeicheldrüsenfunktion fehlen, da sich die Funktionsstörung der Bauchspeicheldrüse bei nahezu 50 % der SDS Patienten im Verlauf der Krankheit verbessern kann. Die Mehrzahl der Patienten weist eine persistierende oder intermittierende Neutropenie auf. Zusätzlich können weitere hämatopoetische Zellreihen bei dieser Erkrankung vermindert sein (Anämie bei 42 % der Patienten, Thrombozytopenie bei 34 % der Patienten, Panzytopenie bei 19 % der Patienten). Außerdem finden sich bei SDS-Patienten vermehrt zytogenetische Veränderungen und gehäuft Transformationen in maligne hämatologische Erkrankungen, insbesondere akute myeloische Leukämien. Heute sind neben den Organmanifestationen auch psychomentale (psychomotorisch?) und neurologische Veränderungen bei einem Teil der Patienten beschrieben.

Glykogenose Typ 1b

Die Glykogenose Typ 1b (GSD1b) ist eine Unterform der Glykogenspeichererkrankungen (▶ Kap. 57), die das Transportsystem des Glukose-6-Phosphatase Stoffwechsels betrifft. Neben der Stoffwechselstörung (Hypoglykämien, Azidose, Hepatomegalie) liegt bei Patienten mit GSD1b zusätzlich eine Neutropenie vor. Bei Glykogenose-Patienten, die an wiederholten Infektionen leiden, sollte an diese Unterform gedacht werden. Die Milzvergrößerung kann zu einer zusätzlichen Verminderung anderer Blutzellen mit nachfolgender Anämie und Thrombozytopenie führen, während die Neutropenie immer vorhanden ist. Die phagozytischen Zellen dieser Patienten sind zusätzlich durch eine verminderte Superoxidanionen-Produktion, Kalziummobilisation und Chemotaxis charakterisiert. Bei GSD 1b-Patienten führt die Therapie mit G-CSF nicht nur zum Anstieg der Neutrophilenzahlen, sondern auch zu einer Verbesserung der phagozytischen Aktivität der Neutrophilen. Auch Patienten mit GSD 1b können im Verlauf Leukämien entwickeln.

G6PC3-CN

Patienten mit *G6PC3*-Mutationen (autosomal rezessiv vererbt) leiden neben der Neutropenie unter Minderwuchs oder Wachstumsverzögerung, Herz- und Urogenitalfehlbildungen sowie einer Innenohrschwerhörigkeit. Besonders auffällig sind die durchscheinenden Unterhautvenen. Aufgrund der wenigen bisher bekannten Patienten ist es möglich, dass zukünftig noch weitere Auffälligkeiten beschrieben werden. Auch diese Patienten profitieren von einer G-CSF-Therapie.

Neutropenie bei primären Immundefektsyndromen

Primäre Immundefekte sind eine heterogene Gruppe von mehr als 75 Erkrankungen, die durch unterschiedliche Funktionsstörungen des Immunsystems charakterisiert sind (▶ Sektion X: Immunologie). Viele dieser Erkrankungen sind mit Störungen der Hämatopoese assoziiert. Zu den Immundefektsyndromen, bei denen häufig eine Neutropenie zu finden ist, gehören das Hyper-IgM-Syndrom, common variable immunodeficiencies (CVID), X-linked Agammaglobulinämie (XLA) und andere.

Allgemeines Management von Patienten mit schwerer kongenitaler Neutropenie

Durch die signifikante Verbesserung der Lebenserwartung hat ein Großteil der Patienten mit einer kongenitalen Neutropenie heute bereits das Erwachsenenalter erreicht. Im Zuge der Lebensverlängerung unter G-CSF-Langzeittherapie wurde allerdings auch das erhöhte Risiko einer malignen Transformation, eines Übergangs in ein myelodysplastisches Syndrom oder eine akute Leukämie offen gelegt. Die exakte Diagnosestellung und Kenntnis der Prognose ist für die adäquate Therapie und Aufklärung des Patienten von größter Bedeutung. Bei einer guten Therapieeinstellung und einem verantwortungsbewussten Umgang mit der Erkrankung steht einem „normalen" Leben des Patienten und seiner Familie kaum etwas im Wege.

Alle Patienten mit chronischer Neutropenie sollten mindestens 2-mal Mal im Jahr von einem Arzt gesehen werden. Unter G-CSF-Therapie sollten mindestens alle 3 Monate eine Kontrolle der Blutwerte (Leukozyten, Hämoglobin, Thrombozyten und Differenzialblutbild) und eine körperliche Untersuchung erfolgen. Die Untersuchung des Knochenmarkes (Morphologie und Zytogenetik) ist einmal im Jahr empfohlen, um nach zytogenetischen Veränderungen zu suchen. Die Analyse des G-CSF-Rezeptorgens (*CSF3R*) sollte bei Patienten mit kongenitaler Neutropenie ebenfalls regelmäßig durchgeführt werden.

Eine Registrierung der Patienten im Internationalen Register für schwere chronische Neutropenien (▶ www.scnir.de) ist sehr wünschenswert, da nur durch ausreichende Patientenzahlen Aussagen über die Langzeitprognose und sekundäre Erkrankungen seltener Erkrankungen, wie den chronischen Neutropenien möglich sind. Hier können auch Informationen zu Diagnostik, Therapieeinleitung und -management sowie Langzeitprognose der zahlreichen Neutropenieuntergruppen erfragt werden.

179.3.2 Erworbene Neutropenien

Idiopathische Neutropenie

Der Ausdruck „idiopathische Neutropenie" beschreibt verschiedene Formen von Neutropenie, die aus ungeklärter Ursache zu jedem beliebigen Zeitpunkt im Leben auftreten können. Eine idiopathische Neutropenie kann daher sowohl im Kindesalter als auch bei Erwachsenen entstehen. Neutrophilenzahlen und klinische Probleme variieren bei diesen Patienten erheblich. Generell leiden diejenigen Patienten mit schwerer ausgeprägter Neutropenie (niedrigere Neutrophilenzahl) auch häufiger an Infektionen. Eine andere Ursache der Neutropenie (siehe Differenzialdiagnose) sollte sicher ausgeschlossen sein, bevor die Neutropenie als idiopathisch klassifiziert wird.

Immunneutropenie

Die Immunneutropenie wird durch die Bildung von neutrophilenspezifischen Antikörpern ausgelöst. Obwohl durch die vermehrte Zerstörung neutrophiler Granulozyten im Blut auch bei dieser Erkrankung eine schwere Neutropenie oder vorliegen kann, treten normalerweise keine lebensbedrohlichen bakteriellen Infektionen auf. Ein Sonderfall der Antikörper – vermittelten Neutropenie ist die so genannte neonatale Immunneutropenie (NIN). Sie wird gewöhnlich durch granulozytäre Alloantikörper hervorgerufen, die während der laufenden oder der vorausgegangenen Schwangerschaften von der Mutter gegen granulozytäre Antigene des Kindes gebildet wurden. In seltenen Fällen können auch mütterliche Autoantikörper zu einer Neutropenie des Neugeborenen führen.

Primäre Autoimmunneutropenie

Die primäre Autoimmunneutropenie (AIN) ist die häufigste Ursache für eine schwere chronische Neutropenie im Kindesalter und verursacht oft große Unsicherheiten bei Diagnosestellung, Therapie und Patientenmanagement. Häufig wird die Neutropenie zufällig im Rahmen einer Routinediagnostik entdeckt. Im Gegensatz zur sekundären Form, die vor allem im Erwachsenenalter vorkommt, tritt die primäre AIN nicht im Gefolge einer bereits bestehenden Grunderkrankung auf.

Die primäre AIN tritt am häufigsten bei Kindern im Alter zwischen 6 Monaten und 4 Jahren auf. Neutrophile werden durch Autoantikörper gegen neutrophilenspezifische Antigene gebunden und im Blut abgebaut. In mehr als 95 % der Fälle von AIN handelt es sich um Immunglobulin-G-Antikörper, die bei 30 % der Patienten gegen das Neutrophilen Antigen NA1 (FcgammaRIIIb) gerichtet sind. Ein Zusammenhang der Autoantikörperbildung mit vorausgegangenen Virusinfekten wird vermutet, konnte jedoch bisher nicht nachgewiesen werden. Differenzialdiagnostisch ist vor allem die Abgrenzung der AIN von den kongenitalen Neutropenien von Bedeutung.

Diagnostik

Blutbild Bei verminderter Neutrophilenzahl wird das Differenzialblutbild kurzfristig wiederholt, um zu überprüfen, ob die Neutropenie persistiert. Bei Patienten mit AIN kann die Neutrophilenzahl erheblich schwanken. Im Unterschied zu Patienten mit kongenitaler Neutropenie können die ANZ im Infekt oder nach Impfung durch eine Immunstimulation ansteigen.

Nachweis granulozytärer Antikörper Aufgrund unterschiedlicher Eigenschaften der Antikörper kommen verschiedene immunologische Testmethoden zum Einsatz. Beim Granulozytenagglutinationstest (GAT) nutzt man die Fähigkeit granulozytärer Antikörper, (Test-)Granulozyten direkt zu aggregieren. Da nicht alle Granulozytenantikörper eine Aggregation induzieren, benutzt man zusätzlich einen Granulozytenimmunfluoreszenztest (GIFT). Hier werden mithilfe eines fluoreszenzmarkierten Sekundärantikörpers, membrangebundene Antikörper nachgewiesen. Der GIFT lässt durch die Wahl des Sekundärantikörpers auch die Unterscheidung zwischen IgG-, IgM- und IgA-Antikörpern zu. Die Antigenspezifität der in den Suchtests identifizierten Antikörper wird, wenn möglich, in einem glykoproteinspezifischen ELISA (Monoclonal Antibody Immobilization of Granulocyte Antigens = MAIGA) bestimmt. Da der Titer freier Antikörper im Serum meistens sehr niedrig sind, müssen bei ca. 30 % der Patienten die Suchtests mehrfach wiederholt werden.

Knochenmarkpunktion In Einzelfällen können die Antikörper auch nach wiederholten Untersuchungen nicht nachgewiesen werden. In solchen Fällen ist zum Ausschluss einer Bildungsstörung eine Punktion des Knochenmarks zu überlegen. Die Produktion der Granulozyten im Knochenmark ist nicht gestört. Entsprechend findet sich ein normo- bis hyperzelluläres Mark mit allen Reifungsstufen der Granulopoese (◘ Abb. 179.2).

Therapie und Prognose Die Prognose der Erkrankung ist ausgesprochen gut, da die Antikörper meist noch im Kleinkindesalter, spätestens aber im frühen Schulalter spontan wieder verschwinden. Bei keinem der bisher beschriebenen Patienten sind nachfolgende Immunerkrankungen aufgetreten. Eine Therapieindikation ergibt sich ausschließlich bei rezidivierenden Infektionen und ist unabhängig von den Blutwerten. Bei der Mehrzahl der Patienten mit leichten bakteriellen Infektionen reicht eine Antibiotikaprophylaxe mit Cotrimoxazol aus, bei schwereren Infektionen kann auch eine interventionelle Therapie mit G-CSF hilfreich sein. Diese Therapie ist bei der Autoimmunneutropenie jedoch nur in Ausnahmefällen notwendig. Die empfohlenen Impfungen, inklusive Lebendimpfungen, sollten entsprechend den Empfehlungen der STIKO zeitgerecht durchgeführt werden.

Sekundäre Autoimmunneutropenie

Im Unterschied zu der primären Form kann eine sekundäre AIN gelegentlich auch bei Jugendlichen und jungen Erwachsenen auftreten. Hauptsächlich betroffen sind junge Frauen, bei denen die Autoimmunneutropenie dann häufig mit anderen Autoimmunphänomenen, wie Arthritiden, Thyreoiditis, etc. assoziiert ist.

Virusinduzierte Neutropenie

Eine Knochenmarkschädigung wurde bei zahlreichen Virusinfektionen beschrieben, vor allem sind jedoch das Parvovirus B19, Zytomegalie- und Epstein-Barr-Virus hierfür bekannt. Meist kommt es hierbei zu einer generellen Knochenmarkdepression aller Zellreihen. Der ursächliche Zusammenhang mit einer Viruserkrankung lässt sich bei zeitlichem Abstand der Blutbildveränderungen von dem Virusinfekt häufig nicht mehr eindeutig klären. Auch die Bildung von Autoantikörpern nach Virusinfekten kommt als Ursache für eine Neutropenie infrage.

Literatur

Bux J, Behrens G, Jaeger G, Welte K (1998) Diagnosis and clinical course of autoimmune neutropenia in infancy: analysis of 240 cases. Blood 91:181–186

Calhoun DA, Kirk JE, Christensen RD (1996) Incidence significance, and kinetic mechanism responsible for leukemoid reactions in patients in the neonatal intensive care unit: A prospective evaluation. J Pediatr 129:403

Christensen RD (1989) Neutrophil kinetics in the fetus and neonate. Am J Pediatr Hematol Oncol 11:215

Dale DC, Bolyard AA, Schwinzer BG et al (2006) Support Cancer Ther 3(4):220–231

Dale DC, Welte K (2011) Cyclic and chronic neutropenia. Cancer Treat Res 157:97–108 (Review)

Rosenberg PS, Zeidler C, Bolyard AA et al (2010) Stable long-term risk of leukaemia in patients with severe congenital neutropenia maintained on G-CSF therapy. Br J Haematol 150(2):196–199

Zeidler C, Germeshausen M, Klein C, Welte K (2009) Br J Haematol 144(4):459–467

180 Thrombozyten und Gerinnung

R. Schneppenheim, F. Bergmann

180.1 Physiologie der Gerinnung

An den Aufgaben der Hämostase, die Fließfähigkeit des Bluts optimal zu erhalten und gleichzeitig Blutverluste nach Verletzungen zu verhindern, sind im Wesentlichen 3 Systeme beteiligt:
1. das Gefäßsystem selbst, ausgekleidet mit Endothel, das den Durchtritt von Wasser, Ionen, Sauerstoff, CO_2, Nährstoffen, Stoffwechselprodukten, Proteinen und zellulären Komponenten ermöglichen, auf der anderen Seite jedoch den Austritt von Blut verhindern soll,
2. die Blutplättchen oder Thrombozyten und
3. die plasmatische Gerinnung.

Gefäßwand und Thrombozyten kooperieren in der primären Hämostase. Den Vorgang der Blutgerinnung bezeichnet man als sekundäre Hämostase, an der neben den eigentlichen Gerinnungsfaktoren, deren Inhibitoren und den Faktoren der Fibrinolyse auch die Thrombozyten einen wesentlichen Anteil haben.

Das zentrale Enzym der Hämostase ist Thrombin – wie die meisten der enzymatisch aktiven Gerinnungsfaktoren eine Serinprotease. Es ist der letztlich wirksame Faktor, der aus Fibrinogen proteolytisch Fibrinmonomere als Grundsubstanz für das Fibringerüst erzeugt. Die Generation von Thrombin ist das Produkt der Gerinnungskaskade, an der neben anderen aus Zymogenen aktivierten Serinproteasen, wie FXIIa, FXIa, FIXa, FVIIa, FXa, auch Kofaktoren wie FVIIIa sowie FVa beteiligt sind (◘ Abb. 180.1).

Deutlich mehr als bei Erwachsenen unterliegt die Hämostase im Kindesalter entwicklungsbedingten Veränderungen. Dabei finden sich die größten Veränderungen während der Fetalzeit und der Neugeborenenperiode bis zum Alter von 6 Monaten. Im weiteren Verlauf der Entwicklung bis etwa zur Pubertät bleiben die Parameter der Gerinnung relativ stabil, um sich mit dem Eintritt in die Pubertät den Erwachsenenwerten anzugleichen.

Dieser Entwicklung ist bei der Beurteilung von Physiologie oder Pathologie Rechnung zu tragen. Diesbezügliche Normwerte müssen daher stets altersbezogen sein. Generell lässt sich sagen, dass bei Früh- und Neugeborenen nicht nur die Gerinnungsfaktoren, sondern auch die Inhibitoren der Gerinnung in deutlich niedrigerer Konzentration vorliegen als bei älteren Kindern und Erwachsenen. Ausnahmen sind jedoch der Faktor VIII und der Von-Willebrand-Faktor (VWF) mit Werten im oberen Erwachsenennormbereich und der Faktor V im unteren Erwachsenennormbereich (► Kap. 292). Die allgemein niedrigeren Werte werden für eine gewisse Labilität des hämostatischen Gleichgewichts bei Früh- und Neugeborenen verantwortlich gemacht. Blutungen, aber vor allem auch Thrombosen treten in dieser Altersstufe häufiger als im späteren Kindesalter auf.

180.2 Hämorrhagische Diathesen

Definition Es handelt sich um angeborene oder erworbene Störungen der Blutstillung im Sinne einer verstärkten Blutungsneigung (hämorrhagische Diathese), bedingt durch Defekte und Veränderungen der Gefäßwand (Vasopathie), Verminderung (Thrombozytopenie) oder Dysfunktion (Thrombozytopathie) der Thrombozyten sowie durch Defekte und Verminderung bzw. Fehlen der Gerinnungsfaktoren (Koagulopathie).

180.2.1 Störungen der primären Hämostase

Definition Bei den Störungen der primären Hämostase besteht eine Blutungsneigung aufgrund von Defekten im Bereich der Gefäßwand, der Thrombozyten oder im Rahmen des Von-Willebrand-Syndroms (s. unten).

Epidemiologie Störungen der primären Hämostase sind die häufigste Ursache einer Blutungsneigung im Kindes- und Erwachsenenalter. Bei den hereditären Störungen steht das Von-Willebrand-Syndrom (VWS) an erster Stelle. Die häufigsten Ursachen insgesamt sind die erworbenen Thrombozytopenien und Thrombozytenfunktionsstörungen; die angeborenen Thrombozytopenien und Thrombozytenfunktionsstörungen sind wesentlich seltener. Die Vasopathien zählen zu den Raritäten.

Physiologie und Pathophysiologie Bei einer Gefäßverletzung ändert sich durch den Kontakt mit subendothelialen Strukturen die Form der Thrombozyten und es kommt zur Adhäsion der Thrombozyten am subendothelialen Kollagen sowie am plasmatischen und thrombozytären Von-Willebrand-Faktor (VWF). Es folgen die Ausbreitung der Thrombozyten und die Sekretion von Inhaltsstoffen aus ihren Speichergranula. Unterschieden werden α- und β- bzw. dense-Granula sowie Lysosomen. Die durch Stimulation sezernierten Substanzen wie Thromboxan, ADP, ATP, Serotonin, Fibrinogen, VWF, Plättchenfaktor 4 etc. führen zur weiteren Autoaktivierung.

Die Thrombozyten haften aneinander und formen Aggregate; es entsteht der Thrombozytenpfropf. Zusätzlich kommt es durch die Freisetzung von Gewebethromboplastin in Anwesenheit von Kalzium und weiteren Faktoren zur Thrombinbildung, wodurch die Bildung und Stabilisierung des Fibringerinnsels – sekundäre Hämostase – beschleunigt wird, in das sich weitere Thrombozyten einlagern.

Thrombozytenmembranrezeptoren Voraussetzung für diesen Reaktionsablauf ist das Vorhandensein intakter Rezeptoren (◘ Tab. 180.1) der Thrombozytenmembran. Die Identifizierung dieser Membranrezeptoren war essenziell zur Klärung wichtiger pathophysiologischer Mechanismen bei Patienten mit Störungen der primären Hämostase infolge von Thrombozytopenie oder Thrombozytenfunktionsstörung.

Jeder Thrombozyt verfügt über multiple Rezeptoren, multifunktionelle Glykoproteine eingelagert in eine Phospholipiddoppelschicht. Diese Glykoproteine, allein oder in Komplexen, sind Rezeptor für verschiedene Liganden und spielen eine entscheidende Rolle für bestimmte Thrombozytenfunktionen (◘ Tab. 180.1). Zudem besitzen sie wichtige allo- und autoantigene Eigenschaften und vermitteln die Interaktion mit Neutrophilen und Endothelzellen. Im Folgenden werden klinisch relevante Krankheitsbilder behandelt, die u. a. durch angeborene oder erworbene Störungen dieser Rezeptoren bedingt sind.

Thrombopoetin Für die Ausreifung von Stammzellen zu Megakaryozyten und Thrombozyten bedarf es eines komplexen Wech-

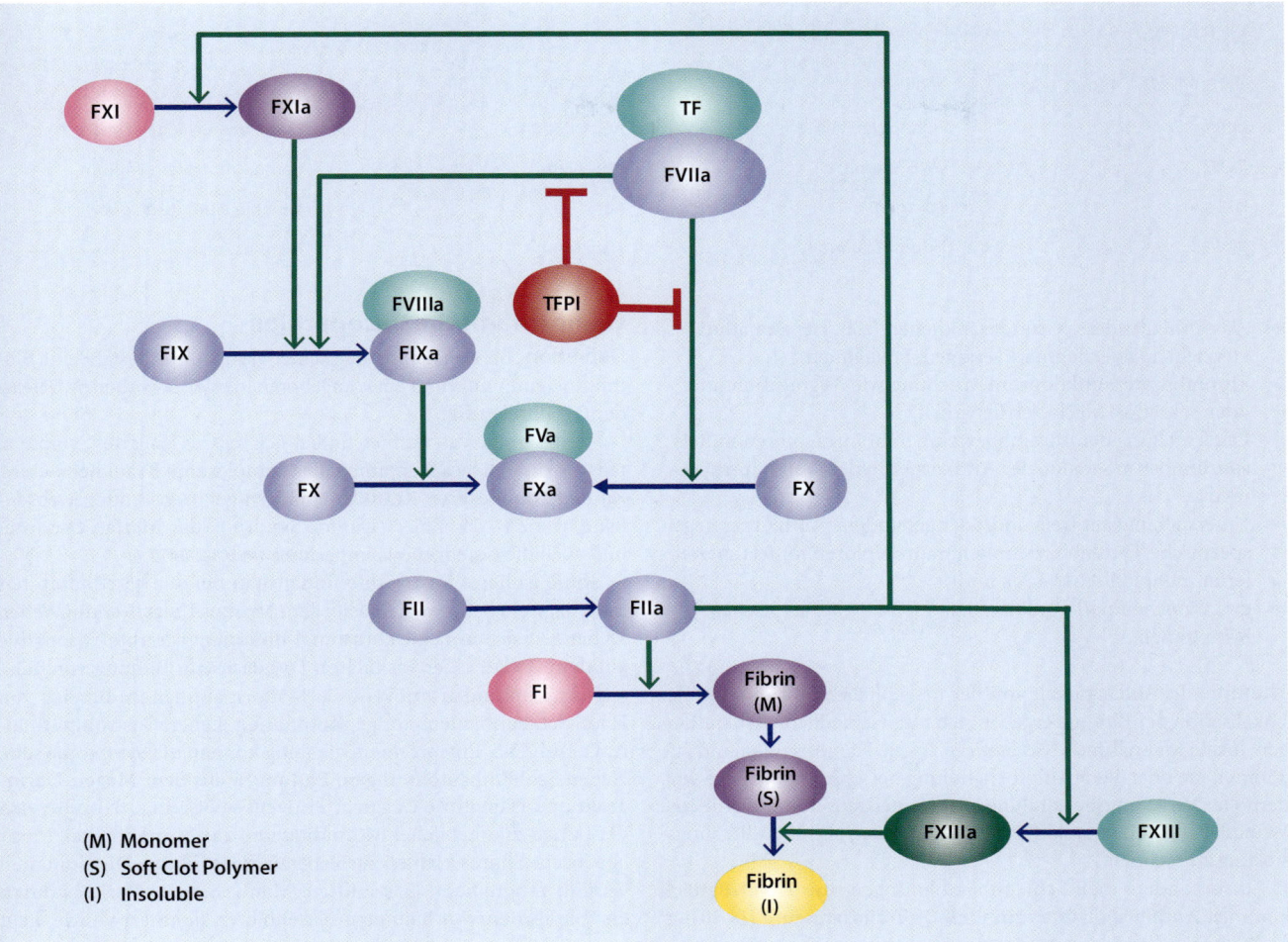

Abb. 180.1 Heutige Vorstellung des Gerinnungsablaufs mit Betonung der Bedeutung der initialen Aktivierung über das exogene System. TF/FVIIa aktivieren FX, der Komplex aus FXa und FVa aktiviert in geringem Maße Prothrombin zu Thrombin. Ebenso kann der TF/FVII-Komplex FIX zu FIXa aktivieren, was zur zusätzlichen Aktivierung von FX und in der Endstrecke zu Thrombin führt. Dieser Rückkopplungsmechanismus (Josso Loop) führt zur verstärkten Thrombingenerierung. Ohne weitere Verstärkung würde dieser Mechanismus dennoch durch den Tissue-factor-pathway-Inhibitor *(TFPI)* zum Erliegen kommen, welcher sowohl die Generation von FXa als auch die Aktivierung von FIX durch den TF/FVII-Komplex hemmt. Da Thrombin jedoch FXI zu FXIa aktiviert, kann hierdurch der FXI/FIX/FVIII-abhängige endogene Weg der Gerinnung die Hauptrolle für die Thrombingenerierung übernehmen. Blau dargestellt die Vitamin-K-abhängigen Faktoren, türkis die Kofaktoren der Serinproteasen. *TF* Tissue-factor

spiels verschiedener Zytokine, als dessen Schlüsselhormon der Megakaryozytenwachstumsfaktor Thrombopoetin (TPO) identifiziert wurde. Mit seiner Entdeckung konnten die Megakaryopoese und die Regelung der Thrombozytenproduktion weiter aufgeklärt werden. In Anwesenheit von TPO nehmen Größe und Anzahl der Megakaryozyten zu. Es kommt zur vermehrten Expression thrombozytenspezifischer Oberflächenmarker wie CD41 und CD61. TPO beeinflusst die Ausreifung und Freisetzung der Thrombozyten aus dem Knochenmark stärker als alle anderen Zytokine. Hohe TPO-Konzentrationen finden sich in Leber, Niere, glatter Muskulatur und Knochenmark.

Der TPO-Spiegel im Plasma wird durch die Thrombozyten geregelt. Sie verfügen über Rezeptoren, die TPO binden: In Phasen niedriger peripherer Thrombozytenzahlen ist der TPO-Spiegel hoch, wodurch es zur Stimulation der Megakaryopoese durch freies TPO kommt. Der entsprechend umgekehrte Mechanismus gilt für höhere Thrombozytenzahlen. Hierdurch gelingt es dem Organismus, eine konstante Thrombozytenmasse einzustellen. Die Gabe von Thrombozyten kann daher theoretisch die Megakaryopoese bei thrombozytopenischen Patienten negativ beeinflussen.

Klinische Symptome Charakteristisch für eine Störung der primären Hämostase sind: Neigung zu Hämatomen, spontan oder nach Bagatelltrauma, Petechien, Schleimhautblutungen, intraoperative Blutung und postoperative Nachblutung, insbesondere bei Operationen an den Schleimhäuten – z. B. Zahnextraktion, Adenotomie, Tonsillektomie, Zirkumzision – sowie Hypermenorrhö.

Diagnose und Differenzialdiagnose Bei Verdacht auf eine Störung der primären Hämostase ist neben der Erhebung der Eigen- und Familienanamnese schrittweise folgende Diagnostik zu veranlassen:

- Blutbild mit Thrombozytenzahl und Beurteilung des Ausstrichs,
- Blutungszeit oder In-vitro-Blutungszeit (PFA100/200) in Abhängigkeit von Alter und Kooperation des Kindes (cave bei Thrombozytopenie!),
- Von-Willebrand-Diagnostik (s. unter Von-Willebrand-Syndrom)
- Gerinnungsstatus mit Thromboplastinzeit (Quick-Test), PTT und Fibrinogen,

Tab. 180.1 Klinisch relevante Glykoproteinkomplexe (GP) der Thrombozytenmembran

GP-Komplex	Liganden	Funktion	Defekt
IIb/IIIa	Fibrinogen, VWF	Aggregation	Glanzmann-Naegeli-Syndrom
Ib/IX	VWF, Thrombin	Adhäsion	Bernhard-Soulier-Syndrom
Ia/IIa, VI	Kollagen	Adhäsion	Variable Blutungsneigung
IV	Thrombospondin	Adhäsion	Nicht bekannt

- Ausschluss anderer Grundkrankheiten (z. B. Hepatopathie, Herzfehler, Knochenmarkversagen, Leukämien),
- Thrombozytenfunktionsuntersuchung wie Aggregation und/oder Sekretion (nach Verfügbarkeit),
- Untersuchung der Thrombozytenmembranrezeptoren mittels spezifischer monoklonaler Antikörper in der Durchflusszytometrie,
- Untersuchung auf freie und/oder gebundene Antikörper gegen spezifische Thrombozytenmembranrezeptoren mittels spezieller immunologischer Tests und
- evtl. Knochenmarkpunktion, insbesondere bei atypischen Symptomen.

Therapie In Abhängigkeit von der ursächlichen Störung und der Lokalisation der Blutung ergeben sich unterschiedliche Behandlungen: lokale Maßnahmen Nasenpflege, lokale Hämostyptika und ggf. Tamponade oder Verätzungsbehandlung bei Epistaxis. Infolge wiederholter Verätzungsbehandlung oder Kauterisation ist mit größeren Wundflächen und konsekutiv stärkerer Blutung und Wundheilungsstörung zu rechnen.

Insbesondere bei Schleimhautblutungen im HNO-Bereich kommen Antifibrinolytika zum Einsatz (Tranexamsäure 10–20 mg/kg KG 3- bis 4-mal tgl. p.o. oder langsam i.v., max. Tagesdosis 2 g für Erwachsene). Weitere Behandlungsmöglichkeiten sind Desmopressin (DDAVP) in einer Dosierung von 0,3 µg/kg KG in NaCl 0,9 % als Kurzinfusion über 30 min (außer bei Kindern < 3 Jahre oder mit Neigung zu Krampfanfällen), Prednison, Thrombozytensubstitution, Immunglobulin G, ggf. Gabe von VWF-Konzentrat, Fibrinkleber oder Vitamin C.

Bei HB-wirksamer Regelblutung ist eine hormonelle Behandlung indiziert sowie passagere Eisensubstitution.

Verlauf und Prognose In Abhängigkeit von der zugrunde liegenden Störung ist die Blutungsneigung sehr variabel und die Gefährdung, insbesondere durch eine intrakranielle Blutung, unterschiedlich und in einigen Fällen nur schwer einzuschätzen. Die Prognose ist zumeist abhängig von der Grundkrankheit. Wenn möglich, sollten Risikosituationen vermieden und die Indikation zu elektiven Operationen bei diesen Kindern kritisch hinterfragt werden. Prinzipiell gilt für den Alltag, dass die Gabe von Medikamenten und Nahrungsergänzungsmitteln, die die Thrombozytenfunktion negativ beeinflussen, kontraindiziert ist. Dies gilt insbesondere für jedes acetylsalicylsäurehaltige (ASS) Präparat. Auf dem Markt ist eine Vielzahl von Mischpräparaten ohne Rezept erhältlich, die ASS enthalten. Paracetamol und Metamizol beeinflussen die Thrombozytenfunktion nicht. In vielen Fällen sind tiefe i. m.-, i. a.- und i. th.-Punktionen kontraindiziert, sofern keine Behandlung zur Verbesserung der Hämostase erfolgt ist.

Hämorrhagische Vasopathien

Definition Bei den hämorrhagischen Vasopathien besteht eine Blutungsneigung aufgrund eines angeborenen oder erworbenen Defekts der Gefäßintegrität.

Angeborene Vasopathien finden sich teils als isoliertes Symptom, teils als zusätzliches Symptom eines komplexeren Krankheitsbildes. Zu den komplexeren Krankheitsbildern gehören Bindegewebsdefekte, wie z. B. das Ehlers-Danlos-Syndrom, das Marfan-Syndrom und auch die Osteogenesis imperfecta (▶ Kap. 247).

Eine isolierte Vasopathie findet man bei der hereditären hämorrhagischen Teleangiektasie, dem Morbus Osler-Rendu-Weber. Es handelt sich um eine autosomal-dominant vererbte Vasopathie auf dem Boden einer vaskulären Dysplasie mit Bildung von Teleangiektasien und arteriovenösen Malformationen im Bereich von Haut, Schleimhäuten, Lunge, Koronarien, Leber, Gastrointestinaltrakt und ZNS. Entsprechend vielfältig können die Symptome sein. Neben Schleimhautblutungen, Blutungen aus dem Magen-Darm-Trakt und Hämaturie tragen arteriovenöse Fisteln z. B. im Bereich der Lunge zu erheblicher Morbidität und zur Mortalität bei. Intrahepatische Shunts können zur Leberzirrhose führen. Die Krankheit verläuft progredient. Das mittlere Manifestationsalter, das durch erste Episoden von häufigem Nasenbluten definiert wurde, liegt bei 12 Jahren.

Die Krankheit scheint genetisch heterogen zu sein. Das Gen für die häufigste Form ist auf dem langen Arm von Chromosom 9 lokalisiert (9q33–q34.1). Es werden 3 Kandidatengene aus dieser Region favorisiert. In einem dieser Gene (*ENG*), das für Endoglin, ein TGF-β-bindendes Protein kodiert, ließen sich bei 3 Patienten aus unterschiedlichen Familien Mutationen nachweisen.

Eine kausale Therapie existiert nicht. Bei rezidivierendem Nasenbluten kommt neben einer konsequenten Nasenpflege als lokale Behandlung eine Verödung des L. Kiesselbachi in Betracht. Bei Frauen können östrogenhaltige Kontrazeptiva die Häufigkeit und Schwere des Nasenblutens günstig beeinflussen durch Anhebung des von Willebrandfaktors (erworbenes vWS). Auch schwache Androgene (Danazol) sollen wirksam sein (nicht für Mädchen). Hämodynamisch bedeutsame arteriovenöse Shunts können evtl. über eine Katheterisierung verschlossen werden.

Als klassische Form der erworbenen Vasopathie ist die anaphylaktoide Purpura Schoenlein-Henoch zu nennen.

Thrombozytopenie

Definition Die Festlegung der Normwerte für Thrombozytenzahlen im Kindesalter ist umstritten. Im Allgemeinen gelten Werte zwischen 150–450/nl als normal. Insbesondere höhere Werte stellen bei Kindern nur in Ausnahmefällen einen pathologischen Befund dar, da es sich überwiegend um ein reaktives Phänomen handelt (s. unten ▶ Abschn. Thrombozytose). Thrombozytenzahlen < 150/nl gelten als pathologisch.

Diskutiert wird, ab welcher Untergrenze mit einer gefährlichen Blutung zu rechnen ist. Das Blutungsrisiko ist in Abhängigkeit von

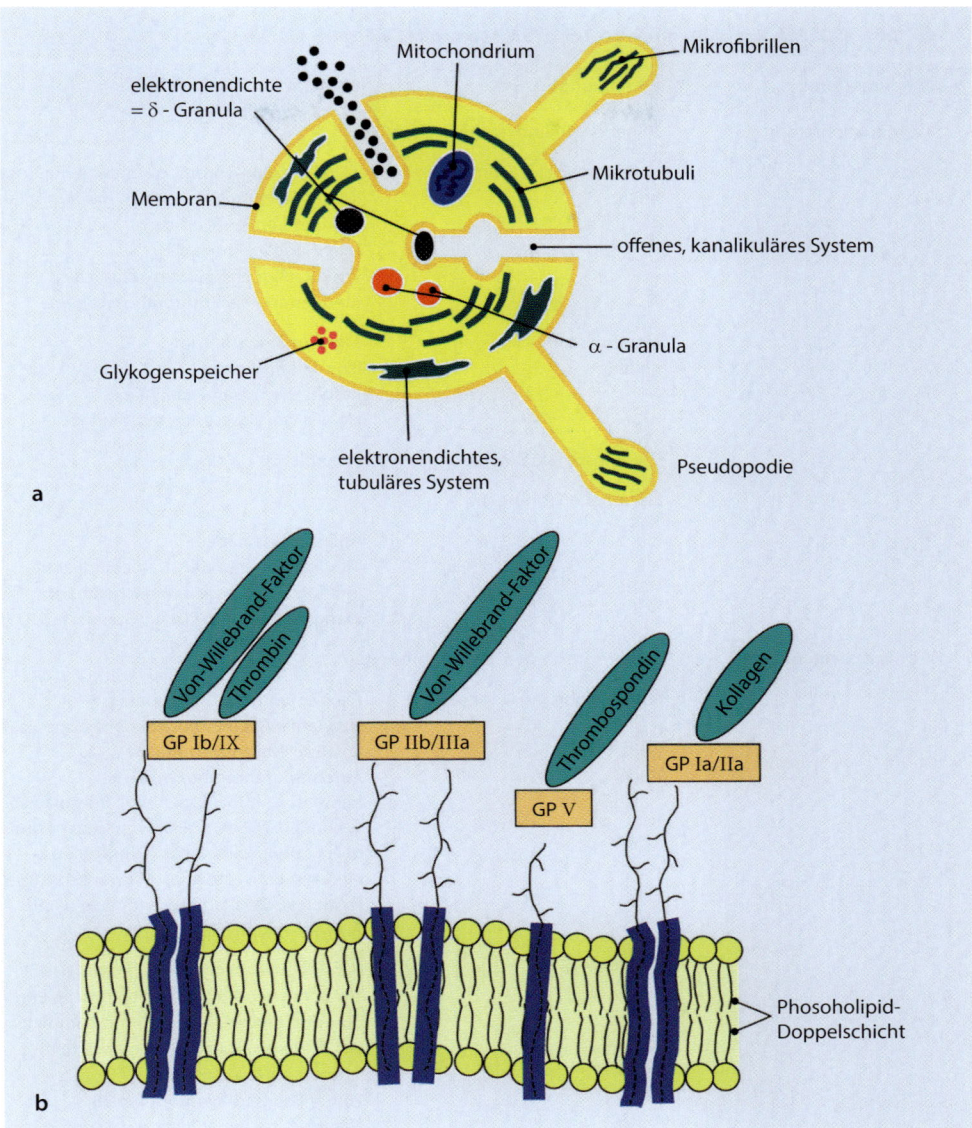

◘ Abb. 180.2a, b a Aktivierter Thrombozyt. Nach der Stimulation erfolgen die Ausbildung von Pseudopodien und die Kontraktion der Mikrotubuli. Anschließend werden nach Fusion der Granula mit der Membran die Inhaltsstoffe in das offene, kanalikuläre System freigesetzt und ins Plasma sekretiert; b Thrombozytenmembran mit Rezeptoren und korrespondierenden Liganden

der Genese der Thrombozytopenie zu bewerten. Eine Thrombozytenzahl von 10–20/nl ist z. B. bei einem Neugeborenen mit Alloimmunthrombozytopenie mit einem hohen und bei Kindern mit einer aplastischen Anämie mit einem niedrigen Risiko verbunden. Die Größe der Thrombozyten und damit die Thrombozytenmasse sind für die Funktion wichtiger als die absolute Zahl, denn junge, große Thrombozyten sind funktionsfähiger.

Pathogenese Zur Thrombozytenphysiologie siehe ◘ Tab. 180.2 und ◘ Tab. 180.4 sowie ◘ Abb. 180.2. Bei den Ursachen für eine Thrombozytopenie lassen sich 2 große Gruppen unterscheiden: Thrombozytopenie infolge verminderter Produktion oder Thrombozytopenie bei Umsatzsteigerung. Die für den Pädiater wichtigsten Krankheitsbilder, die mit diesen Mechanismen assoziiert sind, sind in ◘ Tab. 180.3 dargestellt.

Die Glykoproteine der Thrombozytenmembran verfügen über antigene Eigenschaften. Die bekannten humanen Thrombozytenalloantigene konnten auf bestimmten Glykoproteinen identifiziert werden. Da sich in der Vergangenheit die Nomenklatur geändert hat, sind in ◘ Tab. 180.4 auch die in der älteren Literatur verwendeten Synonyme aufgeführt. Bei einer Sensibilisierung gegen diese

◘ Tab. 180.2 Thrombozytenphysiologie

Charakteristikum	Beschreibung für Thrombozyten
Produktionsort	Knochenmark
Vorläuferzelle	Megakaryozyt
Form	diskoid
Durchmesser	1–4 µm
MPV	7–9 fl
Lebensdauer	7–10 Tage
Struktur	Kernlos, Zytoplasma mit Organellen, Membranrezeptoren
Funktion	primäre Hämostase
Abbauort	RES

Tab. 180.3 Differenzialdiagnosen der Thrombozytopenie im Kindesalter

Art der Störung	Erkrankungsgruppe	Krankheit
1. Produktionsstörung	Angeborene und hereditäre Störungen	
	Hämatologische Grundkrankheiten	TAR-Syndrom (Thrombozytopenie-Radiusaplasie-Syndrom) Weitere Thrombozytopenien mit Hypoplasie der Megakaryopoese Bernard-Soulier-Syndrom[a] May-Hegglin-Anomalie[a] Wiskott-Aldrich-Syndrom[a] (zusätzlich vermehrte Destruktion) Mediterrane Makrothrombozytopenie
	Metabolische Grundkrankheiten	Methylmalonazidurie Isovalerianazidurie Ketotische Hyperglycinämie Holocarboxylasesynthetasemangel
	Chromosomale Defekte	Trisomie 13, 15, 18, 21
	Erworbene Störungen	
		Aplastische Anämie Medikamenten- oder strahleninduziert Infiltrative Prozesse im Knochenmark Mangelernährung (Eisen-, Vitamin-B_{12}-, Folsäuremangel)
2. Umsatzsteigerung	Primäre Störungen der Thrombozyten	
	Immunologische Ursachen	Alloimmunthrombozytopenie Neonatale Alloimmunthrombozytopenie (NAIT) Posttransfusionspurpura Autoimmunthrombozytopenie Immunthrombozytopenische Purpura Sekundäre ITP bei SLE bzw. anderen Autoimmunkrankheiten, bei Tumoren und bei lymphoproliferativen Syndromen Medikamentös induzierte Thrombozytopenie Postinfektiöse Thrombozytopenie (viral) Allergie, Anaphylaxie
	Nichtimmunologische Ursachen	Hämolytisch-urämisches Syndrom (HUS) Thrombotisch-thrombozytopenische Purpura (TTP)[b] Chronisch-mikroangiopathisch-hämolytische Anämie mit Thrombozytopenie Herzfehler (kongenital oder erworben) Kardiopulmonaler Bypass Von-Willebrand-Syndrom Typ 2B Platelet-type-von-Willebrand-Syndrom Gray-platelet-Syndrom
	Kombinierte Störungen	
		Verbrauchskoagulopathie Kasabach-Merritt-Syndrom Andere lokale Ursachen
	Ursachen beim Neugeborenen	Asphyxie Phototherapie Polyzythämie Rhesus-Alloimmunisation Austauschtransfusion Stoffwechselkrankheiten PFC-Syndrom Ursachen bei der Mutter: Antiphospholipidsyndrom
	Andere Ursachen	Fettsäureninduzierte Thrombozytopenie
3. Sequestration		Hypersplenismus Hypothermie

[a] Normale gesteigerte Megakaryopoese
[b] Immunologische Ursache möglich (Auto-AK gegen VWF-spaltende Protease)

Tab. 180.4 Thrombozytenalloantigensysteme

Alloantigene	Häufigkeit des Phänotyps (%)	Synonyme	Glykoprotein
HPA-1a	97	Zw(a), Pl^{A1}	IIIa
HPA-1b	31	Zw(b), Pl^{A2}	IIIa
HPA-2b	12	Ko(a), Sib(a)	Ib
HPA-2a	>99	Ko(b)	Ib
HPA-3a	86	Bak(a), Lek(a)	IIb
HPA-3b	63	Bak(b)	IIb
HPA-4b	<0,1	Yuk(a)	IIIa
HPA-5b	21	Br(a), Zav(a), Hc(a)	Ia
HPA-5a	>98	Br(b), Zav(b)	Ia
HPA-6			
HPA-7			

Alloantigene entstehen 2 wichtige klinische Krankheitsbilder mit Umsatzsteigerung der Thrombozyten:
- die neonatale Alloimmunthrombozytopenie (NAIT) und
- die im Kindesalter bisher nur selten erkannte Posttransfusionspurpura (PTP).

Zusätzlich konnten Autoantigene auf den Glykoproteinen lokalisiert werden. Antikörper gegen diese Autoantigene spielen bei der Genese der erworbenen Thrombozytopenie – Autoimmunthrombozytopenie – eine bedeutende Rolle. Da durch die Verbesserung der Nachweistechniken bei ca. 50 % der erworbenen Thrombozytopenien Antikörper nachgewiesen werden können, hat auch hier eine Begriffswandlung stattgefunden. Das „I" in der Abkürzung ITP stand früher für „idiopathisch", heute für „immun": immunthrombozytopenische Purpura.

Klinische Symptome Die thrombozytopenische Blutungsneigung ist charakterisiert durch Petechien, Haut- und Schleimhautblutungen, gastrointestinale Blutungen, Hämaturie, Hypermenorrhö, Retina- und Hirnblutung. Bei Neugeborenen manifestiert sie sich auch in Form einer Nabelblutung.

Diagnose und Differenzialdiagnose Aufgrund der Vielzahl von möglichen Ursachen ist bei diagnostischen Unsicherheiten eine Beurteilung des Knochenmarks indiziert, insbesondere vor einer Behandlung mit Steroiden.

Unabhängig von der Thrombozytenzahl muss die Abklärung jeder symptomatischen Thrombozytopenie erfolgen, um die Behandlung festzulegen. Eine artifizielle Thrombozytopenie, z. B. durch eine angeronnene Probe bei einer erschwerten Blutentnahme, sollte ausgeschlossen sein. Die heutzutage eingesetzten automatischen Zählgeräte können Aggregate oder insbesondere Riesenthrombozyten nicht erkennen, d. h. nicht zählen. Die im Kindesalter extrem seltene EDTA-induzierte Pseudothrombozytopenie (durch das Antikoagulans EDTA kommt es zur Thrombozytenaggregatbildung, die durch die Blutbildautomaten nicht sicher erkannt werden) kann durch parallele Zählung der Thrombozyten im EDTA- und zitrat- oder heparinantikoagulierten Blut bzw. durch Anfertigung eines Blutausstrichs aus Kapillarblut ausgeschlossen werden. Für jede Thrombozytopenie gilt, dass immer auch eine Beurteilung des peripheren Blutausstrichs zu erfolgen hat.

Neonatale Alloimmunthrombozytopenie

Pathogenese Die neonatale Alloimmunthrombozytopenie (NAIT) entsteht durch Alloantikörperbildung der Mutter gegen Antigene der kindlichen Thrombozytenmembran. Die Sensibilisierung/Alloimmunisierung erfolgt während der Schwangerschaft nach Übertritt fetaler Thrombozyten auf die Mutter. Die in Mitteleuropa häufigsten Alloantigene sind HPA-1a (4Pl^{A1}-, Zw^a-Antigen) und HPA-5b (Br-, Zav-, Hc-). Trotz einer Frequenz von 2 % HPA-1a-negativen Müttern und deren zu 85 % HPA-1a-positiven Kindern wird die NAIT jedoch nur bei 1–2:5000 Geburten beobachtet, so dass weitere immunologische Faktoren für die Entwicklung einer NAIT von Bedeutung sein müssen (z. B. HLA-Typ B8, DR3).

Klinische Symptome Bereits intrauterin kommt es durch den Übertritt mütterlicher Alloantikörper (IgG) zur Zerstörung der fetalen Thrombozyten mit Blutungsgefahr für den Feten. Insbesondere die Rate an ZNS-Blutungen ist mit bis zu 15 % hoch, so dass die betroffenen Kinder u. U. bereits mit Folgeschäden wie posthämorrhagischem Hydrozephalus, Porenzephalie oder Krämpfen geboren werden. Postpartal besteht eine schwere Thrombozytopenie mit Petechien und Blutungszeichen bei einem ansonsten gesunden Kind (Abb. 180.3). Eine behandlungspflichtige Hyperbilirubinämie kann sich infolge größerer Einblutungen entwickeln. Die Blutungsneigung im Zusammenhang mit dem quantitativen Thrombozytendefekt kann durch eine qualitative Thrombozytenfunktionsstörung verstärkt werden. HPA-1a-Antikörper interferieren mit der Thrombozytenfunktion und führen zu einer gestörten Aggregation. Die Kinder, bei denen Blutungskomplikationen auftraten, hatten in der Regel minimale Thrombozytenzahlen von < 10/nl. Bei entsprechender Antigen-Konstellation ist die erste Schwangerschaft zu 50 %, die nachfolgenden sind zu >97 % betroffen. Daher wird die Sicherung der Diagnose nach der ersten Schwangerschaft dringend empfohlen, um die Eltern (und ggf. die Schwestern der Mutter) über das Risiko und über Behandlungsmöglichkeiten für weitere Schwangerschaften aufzuklären. Bei jeder folgenden Schwangerschaft ist mit einer Zunahme der Komplikationsrate zu rechnen.

Diagnose und Differenzialdiagnose Die Thrombozyten der Mutter bzw. des Kindes werden mittels spezieller immunologischer Methoden wie z. B. dem MAIPA-Test (monoclonal antibody immobilization of platelet antigens) auf Expression von HPA-1a (HPA-5b)

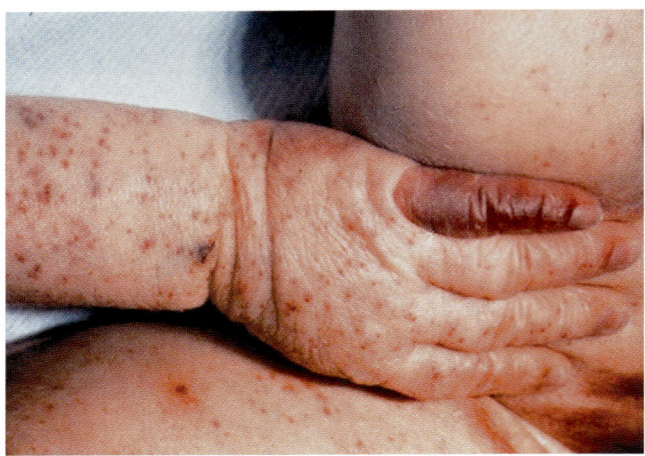

 Abb. 180.3 Petechien und Hämatom des 5. Fingers bei einem Neugeborenen mit NAIT

untersucht. Die Diagnose NAIT wird gestellt, wenn das Serum der Mutter einen thrombozytären Alloantikörper gegen ein Merkmal der Thrombozytenmembran enthält und das entsprechende Antigen auf den kindlichen Thrombozyten nachgewiesen wird.

Differenzialdiagnostisch sind andere Ursachen der neonatalen Thrombozytopenie auszuschließen (Tab. 180.3). Auf die Knochenmarkpunktion kann im Allgemeinen verzichtet werden, da insbesondere im Säuglingsalter die Beurteilbarkeit des Ausstrichs häufig eingeschränkt ist. Man würde eine gesteigerte Megakaryopoese finden.

Auch die Abgrenzung der neonatalen Thrombozytopenie infolge mütterlicher Autoantikörper (Immunthrombozytopenie, Antiphospholipid-Antikörper) kann differenzialdiagnostisch von Interesse sein (Tab. 180.3).

Therapie und Verlauf Nach Abfall der Thrombozyten < 30/nl hat sich als Therapie der Wahl die Gabe kompatibler Thrombozyten zur raschen Blutstillung und lang anhaltenden Anhebung der Thrombozytenzahl bewährt. Bereits bei Verdacht auf NAIT erfolgt die sofortige Gabe kompatibler Thrombozyten. Wegen der hohen Blutungsgefahr sollte nicht das Vorliegen der kompletten Untersuchungsergebnisse abgewartet werden. Zur Vermeidung einer Graft-versus-host-Reaktion sollten nur leukozytendepletierte und bestrahlte Thrombozyten infundiert werden. Mütterliche Thrombozyten sollten von überschüssigem Plasma befreit werden, um mit der Transfusion nicht weitere Alloantikörper zuzuführen.

Die Bereitstellung kompatibler Thrombozyten ist schwierig, da nur ca. 2 % der Bevölkerung HPA-1a-negative Thrombozyten haben. Bis zur Verfügbarkeit mütterlicher oder kompatibler Thrombozyten ist daher ein kurzfristiges Anheben der Thrombozytenzahl durch Gabe von Thrombozytenkonzentrat unselektierter Spender, insbesondere bei Blutungskomplikationen, zu gewährleisten. Die Halbwertszeit der HPA-1a-positiven Thrombozyten beträgt nur wenige Stunden.

Alternativ führt der Einsatz von intravenösem Immunglobulin G (IVIGG) zum Anstieg der Thrombozytenzahl, allerdings erst im Verlauf von Tagen. Empfohlen wird eine Dosierung von 0,4 g oder 1 g/kg KG und Tag über 1–3 Tage, d. h. bis die Thrombozytenzahlen zwischen 50 und 100/nl liegen. Eine Normalisierung der Thrombozytenzahl erfolgt nach ca. 1 Woche.

Für weitere Schwangerschaften werden je nach Risikokonstellation folgende Empfehlungen für die Therapie der Schwangeren gegeben:
- Standardrisiko: IVIGG 1 g/kg ab 20. SSW,
- hoch: IVIGG 1 g/kg ab 20 SSW, ggf. + Prednison 1 mg/kg ab 20. SSW,
- extrem hoch: IVIGG, Entbindung bevorzugt per sectio (intrauterine Transfusionen kompatibler Thrombozyten über Nabelschnur wird diskutiert).

Es sind engmaschige Ultraschallkontrollen erforderlich, um Blutungskomplikationen zu erfassen.

Immunthrombozytopenische Purpura

Definition und Epidemiologie Bei der immunthrombozytopenischen Purpura (ITP) handelt es sich um eine akut auftretende Autoimmunthrombozytopenie bei einem sonst gesunden Kind. Die jährliche Inzidenz wird für Kinder und Erwachsene zusammen mit 3–5/100.000 angegeben. Der Altersgipfel liegt im Vorschulalter, Jungen und Mädchen sind gleichermaßen betroffen. Vorausgegangen ist häufig ein viraler Infekt 1–3 Wochen vor Auftreten der Purpura. Die Megakaryopoese ist normal oder leicht gesteigert. Die ITP ist eine Ausschlussdiagnose (▶ http://www.awmf.org/uploads/tx_szleitlinien/086-001l_S2k_Immunthrombozytopenie_Kinder_Jugendliche_2011-08.pdf).

Pathogenese In ca. 50 % der Fälle können Autoantikörper gegen Determinanten der Thrombozytenmembran nachgewiesen werden. Zumeist handelt es sich um Antikörper gegen den GP-IIb/IIIa-, GP-Ib/IX- oder GP-Ia/IIa-Komplex.

Diagnose und Differenzialdiagnose In der Pädiatrie gibt es kaum ein anderes Krankheitsbild, dessen Diagnose und Therapie ähnlich umstritten ist wie die der ITP. Einen spezifischen Test gibt es nicht. Zur Sicherung der Diagnose ITP werden neben Anamnese und klinischer Untersuchung ein Differenzialblutbild und eine Beurteilung des Blutausstrichs gefordert.

Für die Diagnose ITP spricht:
- isolierte Thrombozytopenie, normal große und/oder leicht vergrößerte Thrombozyten und
- unauffällige Erythrozyten- und Leukozytenmorphologie.

Gegen die Diagnose ITP spricht:
- Überwiegen von Riesenthrombozyten,
- Erythrozytenmorphologie pathologisch: Poikilozyten, Schistozyten, Makrozyten, Retikulozyten und
- Panzytopenie, Leukopenie, Leukozytose mit unreifen oder abnormen Zellen.

Eosinophilie und atypische Lymphozyten sprechen nicht gegen die Diagnose!

Bei differenzialdiagnostischer Unsicherheit bzw. atypischen Merkmalen wird eine weitere Diagnostik empfohlen: Thrombozytenvolumen, Beurteilung des Knochenmarks, HIV-Antikörper, antinukleäre Antikörper und direkter Coombs-Test, Thrombozytenantikörper (mit geeigneten Methoden).

Als unnötig und unangemessen gelten laut der Konsensusempfehlung der American Society of Hematology: Bestimmung der Thrombozytenüberlebensdauer, Röntgen des Thorax, Ultraschall- oder CT-Untersuchung des Abdomens, Blutungszeit, Gerinnungsanalysen (inkl. Antiphospholipidantikörper), Komplementanalyse, thrombozytenassoziiertes IgG, Schilddrüsenparameter sowie weitere Serum- bzw. Urinanalysen.

Therapie Da es bis heute keine durch ausreichend große Studien statistisch gesicherten Daten zur Behandlungseffektivität bzw. Prophylaxe der gefürchteten Hirnblutung bei der ITP gibt und diese auch nicht zu erwarten sind (hierfür bedürfte es einer Studie mit 14.000 Kindern!), basiert eine Therapieentscheidung weiterhin auf Leitlinien und der individuellen Erfahrung des Behandlers. Weiterhin gilt, dass Vor- und Nachteile einer Therapie sowie deren Kosten gegenüber einer abwartenden Haltung abgewogen werden sollten.

In den meisten Fällen kann die Betreuung des Kindes ambulant erfolgen, Kindergarten- und/Schulbesuch sind mit Einschränkungen möglich. Es gilt Blutungen zu behandeln, nicht aber die Thrombozytenzahl. Daher kann auf häufige Laborkontrollen verzichtet werden.

Das Dilemma, ob behandelt werden soll oder nicht, wird durch die Tatsache verstärkt, dass 30–70% der Kinder auch ohne Behandlung binnen 3 Wochen Thrombozytenzahlen zwischen 50 und 100/nl erreichen. Durch Steroidtherapie oder Gabe von IVIGG wird letztlich nur das zeitliche Intervall bis zum Erreichen ausreichender Thrombozytenzahlen verkürzt. Es bleibt ungeklärt, ob ein rascherer Anstieg der Thrombozytenzahl einen Einfluss auf Morbidität und Mortalität hat. Die Thrombozyten steigen nach Gabe von IVIGG schneller an als nach Steroidtherapie. Auch konnte durch Behandlungsstudien nicht belegt werden, dass sich das Risiko der Entwicklung einer chronischen ITP durch eine frühzeitige Intervention vermindern ließe.

Ein einheitliches therapeutisches Vorgehen konnte bisher nicht konsentiert werden. So wird in einigen Zentren weiterhin eine Thrombozytenzahl < 20.000/μl als Indikation zur Intervention gesehen. Die aktuellen AWMF-Leitlinien stellen jedoch die klinische Symptomatik in den Vordergrund und geben die Definition der WHO-Definition der unterschiedlichen Blutungsgrade wieder:
- Moderate Blutungszeichen: in der Regel keine medikamentöse Therapie;
- bei beeinträchtigenden Schleimhautblutungen wäre Prednison oral 2 mg/kg KG/Tag für 4 Tage sowie eine antifibrinolytische Therapie zu erwägen (z. B. Tranexansäure lokal oder p.o. 3-mal 10–20 mg/kg KG/Tag), lokale Maßnahmen wie eine Nasentamponade ggf. hämostyptische Watte.
- Bei Thrombozytenzahlen < 20/nl und deutlichen Blutungszeichen bzw. bei Thrombozytenzahlen < 10/nl und geringer Purpura ist eine Behandlung mit IVIGG (einmalig 1 g/kg KG oder 2 g/kg KG verteilt über 2–5 Tage) oder hochdosierten Steroiden (Prednison oral 2 mg/kg KG für 14–21 Tage oder 60 mg/m² und Tag für 21 Tage, alternativ 4 mg/kg KG für 7 Tage und Reduktion bis Tag 21) indiziert.

Bei schweren Blutungszeichen und/oder anhaltenden Schleimhautblutungen wird folgendes Vorgehen empfohlen:
1. Steroide: Prednison 2–4 mg/kg KG/Tag für 4 Tage oder Dexamethason 0,7 mg/kg KG/Tag für 4 Tage, max. 40 mg,
2. IVIGG 1,0 g/kg KG einmalig,
3. Hormonelle Beeinflussung einer Hypermenorrhö.

Kinder mit schweren, evtl. lebensbedrohlichen Blutungskomplikationen sind stationär zu behandeln. Hier ist auch die Gabe eines Thrombozytenkonzentrats indiziert bzw. auch die Gabe von Methylprednisolon 30 mg/kg KG (max. 1 g) i.v. über 20–30 min. Inwieweit die (Teil-)Splenektomie indiziert sein kann, ist weiterhin umstritten und sollte insbesondere bei Erstdiagnose nicht erwogen werden.

Prognose Unabhängig von der Therapieform erreichen etwa 90% der Fälle eine Remission binnen 1–6 Monaten. Bei 30–70% der unbehandelten Kinder ist eine Spontanremission zu beobachten. Für die gefürchtete Hirnblutung wurde lange eine Häufigkeit von 1:100 angenommen, nach neueren Daten liegt diese jedoch nur bei 1:500. Mit einem ca. 8-fach erhöhten Risiko ist jedoch bei Kindern mit einer chronischen Verlaufsform oder bei zusätzlichen Risikofaktoren zu rechnen. Die Mortalität der Hirnblutung liegt deutlich < 1%. Etwa 10% der Kinder entwickeln eine chronische Verlaufsform (Werlhof-Krankheit), bei deren Therapie darauf zu achten ist, dass der Patient nicht unter den Nebenwirkungen der Therapie mehr leidet als unter der Thrombozytopenie selbst. An diesem Punkt ist die Diagnose ITP kritisch zu hinterfragen und jetzt ggf. eine weitere Diagnostik zu veranlassen (◘ Tab. 180.3).

Medikamenteninduzierte Thrombozytopenie

In der ▶ Übersicht sind für den Pädiater relevante Medikamente aufgeführt, die eine Thrombozytopenie auslösen können.

Medikamente, die häufig eine Thrombozytopenie auslösen können
- Aciclovir
- Barbiturate
- Carbamazepin
- Cephalosporine
- Chemotherapeutika/Antimetaboliten
- Chinin, Chinidin
- Chloramphenicol
- Chloroquin
- Cimetidin
- Colchicin
- Cotrimoxazol
- Diclofenac
- Digitalisglykoside
- Furosemid
- Ganciclovir
- Gold
- Heparin
- Insulin
- Lamivudin
- Hydroxyurea
- Indomethazin
- Isoniazid
- Methyldopa
- Nichtsteroidale Antirheumatika
- Nitrofurantoin
- Penicillin
- Phenacetin
- Phenylbutazon
- Phenytoin
- Prednison
- Pyrazolonderivate
- Ranitidin
- Reserpin
- Rifampicin
- Sulfonamide
- Streptomycin
- Spironolacton
- Tetrazykline
- Thiamazol
- Thiazide
- Tolbutamid
- Valproinsäure

Als ein Beispiel für die durch Medikamente ausgelöste Thrombozytopenie wird im Folgenden die heparininduzierte Thrombozytopenie ausführlich beschrieben.

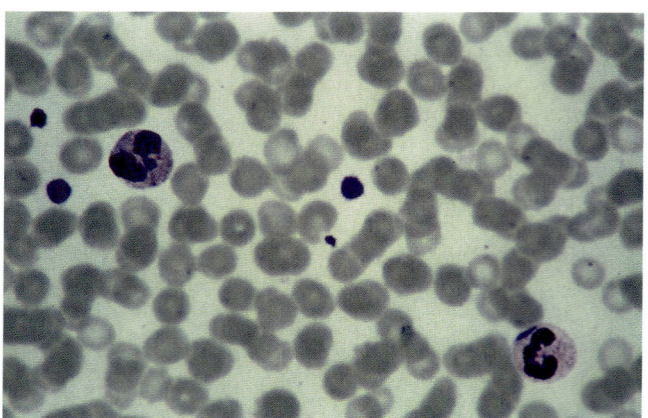

◘ **Abb. 180.4** Riesenthrombozyten und Granulozyten mit Döhle-Körperchen (*bläuliche Struktur* bei 11 Uhr des unteren Granulozyten)

Heparininduzierte Thrombozytopenie

Epidemiologie Die heparininduzierte Thrombozytopenie (HIT) gilt allgemein als häufigste medikamenteninduzierte Thrombozytopenie; sie ist bei Kindern allerdings bisher eine Rarität. Da jedoch durch die regelhafte Verwendung von Heparin bei intensivmedizinischen und auch (kardio-)chirurgischen Eingriffen mit einer Zunahme dieser Komplikation zu rechnen ist, wird dieses Krankheitsbild hier besprochen.

Pathogenese Heparin bindet an den aus aktivierten Thrombozyten freigesetzten Plättchenfaktor 4 (PF4). Der Komplex aus Heparin und dem Plättchenfaktor 4 wirkt immunogen. Gegen den Medikament/Proteinkomplex – das Antigen – entwickeln einige Patienten Antikörper. Nach der Bindung an den Komplex binden die Antikörper mit ihrem Fc-Teil an einen Rezeptor auf den Thrombozyten; dies führt zur weiteren Aktivierung der Thrombozyten mit weiterer Freisetzung von PF4 und konsekutiver Komplexbildung.

Die Thrombozytopenie ist nicht Folge einer Destruktion, sondern einer gesteigerten Aggregatbildung, d. h. eines intravasalen Verbrauchs mit Thromboseneigung. Typischerweise kommt es 4–15 Tage nach der Heparinzufuhr zum Abfall der Thrombozyten und mit einer variablen Latenzzeit zur Ausbildung lebensbedrohlicher arterieller und venöser Thrombosen.

Diese Nebenwirkung tritt unter der Gabe von unfraktioniertem Heparin 10-mal häufiger auf nach Behandlung mit niedermolekularem Heparin.

Diagnose Bei Entwicklung einer Thrombozytopenie oder Abfall der Thrombozytenzahl auf 50 % des Ausgangswerts unter Heparintherapie sollte an diese gefährliche Nebenwirkung gedacht und die Diagnostik zur Sicherung der Diagnose veranlasst werden. Unabhängig von der Thrombozytenzahl ist eine HIT bei arteriellen oder venösen Thrombosen unter Heparintherapie sowie bei zunehmendem Heparinbedarf und inadäquater PTT-Verlängerung in die differenzialdiagnostischen Überlegungen mit einzubeziehen.

Therapie Ist die Diagnose durch immunologische und/oder funktionelle Tests gesichert, muss jede Heparinzufuhr sofort gestoppt und wegen des hohen Thromboserisikos auch bei extremer Thrombozytopenie eine alternative Antikoagulation mit Argatroban (Argatra) oder Danaparoid-Natrium (Orgaran) begonnen werden. Eine Umstellung von Standardheparin auf niedermolekulares Heparin ist wegen der hohen Rate an Kreuzreaktionen kontraindiziert. Sind bereits thromboembolische Verschlüsse aufgetreten und besteht eine Indikation zur Lysetherapie, so stellt die Thrombozytopenie keine Kontraindikation dar, da diese wegen der Gerinnungsaktivierung nicht zu einer Blutungsneigung führt.

Prognose
Bei Nichterkennen ist von einer hohen Rate an arteriellen und venösen Verschlüssen auszugehen mit einem erhöhten Risiko von Amputationen. Bei Erwachsenen sind Todesfälle beschrieben.

Hereditäre hyporegeneratorische Thrombozytopenie

Thrombozytopenie-Radiusaplasie-Syndrom

Die seltenen, angeborenen, amegakaryozytären Thrombozytopenien sind häufig mit Skelettfehlbildungen assoziiert. Charakteristisch für das Thrombozytopenie-Radiusaplasie-Syndrom (*thrombocytopenia-absent radius-syndrome*; TAR-Syndrom) ist die Fehlbildung des Unterarms und des Daumens. Es wird ein autosomal-rezessiver Erbgang vermutet. Weitere Missbildungen der unteren Extremität sowie des Herzens können assoziiert sein. Die Thrombozytopenie ist sehr variabel mit unterschiedlich ausgeprägter Blutungsneigung. Im Allgemeinen wird von einer Besserung der Symptomatik mit zunehmendem Alter berichtet. Bei kleineren operativen Eingriffen kann die Hämostase durch Infusion von Desmopressin (DDAVP) verbessert werden. Die Effektivität der DDAVP-Behandlung könnte durch Verkürzung der Blutungszeit dokumentiert werden. Für größere Operationen oder zur Behandlung stärkerer Blutungen erfolgt die Gabe von Thrombozytenkonzentrat.

May-Hegglin-Anomalie

Die betroffenen Individuen fallen durch eine verminderte Thrombozytenzahl auf, im Blutausstrich zeigen sich Riesenthrombozyten und charakteristischerweise Neutrophile mit Döhle-Körperchen (◘ Abb. 180.4). Es handelt sich bei dieser autosomal-dominant vererbten Störung in der Regel um eine Anomalie ohne Krankheitswert (Genort: 22q11.2; Myosin-heavy-chain-9-(*MYH9*-)Gen). Nur in seltenen Fällen ist die Thrombozytopenie symptomatisch, häufig verursacht durch ein angeborenes/erworbenes Von-Willebrand-Syndrom (VWS), und erfordert entsprechende therapeutische Maßnahmen. Die Splenektomie ist nicht effektiv.

Wiskott-Aldrich-Syndrom

Der genetische Defekt des von Wiskott 1937 erstmals als „familiärer, angeborener Morbus Werlhof" beschriebenen Wiskott-Aldrich-Syndroms (WAS) ist auf Mutationen des *WASP*-Gens zurückzuführen, die eine Funktionsstörung von T-Lymphozyten und Thrombozyten hervorrufen (Genort: Xp11.23–p11.22) (▶ Kap. 73). Klinisch auffällig sind nur Knaben (X-chromosomal vererbt).

Die Thrombozytopenie ist durch den vermehrten Abbau der defekten Thrombozyten bedingt. Nach Splenektomie kann daher ein deutlicher Anstieg von Zahl und Größe der Thrombozyten beobachtet werden. Die Megakaryopoese des Knochenmarks ist unauffällig.

Der periphere Blutausstrich zeigt eine Verminderung der Thrombozytenzahl auf bis zu 10 % der Norm sowie auffallend kleine Thrombozyten. Dies spiegelt sich in einem verminderten mittleren Thrombozytenvolumen (MPV) sowie in einer Linksverschiebung der Thrombozytenvolumenverteilungskurve wider. Bedingt durch eine Kombination von Thrombozytopenie und Thrombozytenfunktionsstörung ist die Blutungszeit verlängert. Bei der Thrombozytenaggregation fallen die fehlende Antwort auf den Agonisten ADP und eine gestörte Freisetzungsreaktion der α-Granula auf. Bei einigen Patienten zeigt sich eine Verminderung der GPIb-Rezeptoren auf der Thrombozytenmembran und mittels FACS-Analyse die Verminderung von CD43 auf den Lymphozyten. Zu immunologischen Auffälligkeiten, Therapie und Prognose ▶ Abschn. 73.9.

Familiäre Thrombozytopenie

Die familiäre Thrombozytopenie (*familary platelet dysfunction*, FPD/AML) geht mit einer mäßigen Thrombozytopenie (Werte zwischen 60 und 140/nl) und einer Dysfunktion der Plättchen einher. Die Patienten sind heterozygot für Mutationen des hämatopoetischen Transkriptionsfaktors CBF-A2 (früher AML-1) auf Chromosom 21, der auch an der chromosomalen Translokation t (8; 21) bei der akuten myeloischen Leukämie FAB-M2 beteiligt ist (AML-1/ETO). Die Patienten haben ein deutlich erhöhtes Risiko für die Manifestation einer AML.

Thrombozytose

Definition Bei Thrombozytenzahlen > 450/nl bzw. bei Thrombozytenzahlen > 2 Standardabweichungen des Mittelwertes liegt eine Thrombozytose vor.

Pathogenese Unterschieden wird zwischen primärer oder essenzieller Thrombozytose bzw. Thrombozythämie (ET) aus dem myeloproliferativen Formenkreis durch Proliferation von Megakaryozyten und sekundärer, d. h. reaktiver Thrombozytose im Rahmen einer anderen Grundkrankheit (◘ Tab. 180.5). Die meisten Thrombozytosen im Kindesalter sind reaktiv infolge eines Eisenmangels, akuter Infektionen oder chronisch-entzündlicher Erkrankungen. Daher kann die Thrombozytenzahl häufig als ein Verlaufsparameter für die Aktivität der Krankheit dienen (z. B. Kawasaki-Syndrom). Die Gesamtthrombozytenmasse wird durch Thrombopoetin geregelt und physiologischerweise sind ca. ein Drittel der Gesamtthrombozyten in der Milz gespeichert. Bei einer Asplenie stellt die erhöhte Thrombozytenzahl somit keine absolute Erhöhung der Gesamtthrombozytenzahl dar.

Die Genese der Thrombozytose infolge von Eisenmangel ist weiterhin ungeklärt. Es wird angenommen, dass Erythropoetin ebenfalls ein Wachstumsfaktor für Megakaryozyten sein könnte. Dagegen spricht allerdings, dass der Einfluss des Höhentrainings bei Sportlern oder die Erythropoetingabe bei Niereninsuffizienz nicht zu einem parallelen Anstieg der Thrombozytenzahl führt.

Klinische Symptome Die reaktiven Formen sind zumeist asymptomatisch. Eine primäre Thrombozytose bzw. Thrombozythämie im Kindesalter ist eine Rarität. Von Patienten mit myeloproliferativem Syndrom ist bekannt, dass in ca. 25 % der Fälle, zumeist in Abhängigkeit von der absoluten Thrombozytenzahl, eine Thrombose- oder Blutungsneigung auftreten kann. Bei Werten von 500–1000/nl überwiegt die Thromboseneigung; ob dies auch für Kinder gilt, ist nicht sicher belegt. Die Blutungsneigung ist durch ein erworbenes VWS (s. oben) und/oder eine Thrombozytenfunktionsstörung bedingt.

Diagnose Ist eine reaktive Thrombozytose ausgeschlossen, so ist eine hämatologische Abklärung mit Beurteilung des Knochenmarkes zu fordern. Um insbesondere das Risiko der Blutungsneigung vor einer medikamentösen Behandlung abschätzen zu können, ist eine Untersuchung der Thrombozytenaggregation und -sekretion zu veranlassen, da sich bei Patienten mit Blutungsneigung eine charakteristische Befundkonstellation zeigt: Ausbleiben der adrenalininduzierten Aggregation und Defekt der δ-Granula mit konsekutiv erworbenem Storage-pool-Syndrom. Zusätzlich sollte ein erworbenes VWS ausgeschlossen werden (Analyse des VWF-Antigens, der Kollagenbindungsaktivität und ggf. zur Bestätigung die Analyse der VWF-Multimere). Die Bestimmung der Ristocetin-Kofaktoraktivität des VWF und der Blutungszeit sind für diesen Ausschluss nicht sensitiv genug.

Therapie Eine Behandlung der reaktiven Formen mit Thrombozytenaggregationshemmern (ASS) ist nicht indiziert. Eine medikamentöse Reduktion der Thrombozytenzahl ist in diesen Fällen nicht angezeigt. Vitamin- oder Eisenmangelzustände sind auszugleichen.

Die Behandlung der Thrombozythämie richtet sich nach der Ursache (◘ Tab. 180.5). Mit Auftreten von Symptomen wird im Allgemeinen eine myelosuppressive Behandlung mit Hydroxyurea, Busulphan und Anagrelide eingeleitet. Bei einer Thromboseneigung ist zusätzlich eine Antikoagulation indiziert. Zur Behandlung arte-

◘ **Tab. 180.5** Differenzialdiagnosen der Thrombozytose im Kindesalter

Syndrome/Erkrankungsgruppen	Krankheiten
Primäre oder autonome Thrombozytose	
Myeloproliferative Syndrome	Essenzielle Thrombozythämie Polyzythaemia vera Chronisch-myeloische Leukämie 5q(–)-Syndrom Idiopathisch-sideroblastische Anämie
Sekundäre oder reaktive Thrombozytose	
Entzündliche Erkrankungen	Akute virale und bakterielle Infektionen Akutes rheumatisches Fieber Chronische Hepatitis Chronische Osteomyelitis Entzündliche Darmerkrankungen Rheumatische Erkrankungen Tuberkulose Sarkoidose
Medikamenteninduzierte Defekte	Adrenalin Vinca-Alkaloide Therapie des Eisen- oder Vitamin-B_{12}-Mangels Neugeborene drogenabhängiger Mütter
Immunologische Erkrankungen	Kollagenosen Nephrotisches Syndrom Graft-versus-host-Reaktion
Hämatologische Erkrankungen	Eisenmangel, Vitamin-E-Mangel Chronisch-hämolytische Anämie und Hämoglobinopathien Rebound-Phänomen nach Thrombozytopenie
Onkologische Erkrankungen	Non-Hodgkin-Lymphome Hodgkin-Lymphom Neuroblastom Hepatoblastom Andere solide Tumoren Karzinome
Chirurgische oder funktionelle Asplenie	Posthämorrhagisch, postoperativ, posttraumatisch
Sonstiges	Kawasaki-Syndrom Nierenvenenthrombose

Tab. 180.6 Differenzialdiagnosen der Thrombozytenfunktionsstörung

Ätiopathogenese	Erkrankungsgruppe	Krankheit/Ursache
Angeborene Thrombozytopathien		Bernard-Soulier-Syndrom Glanzmann-Naegeli-Syndrom Wiskott-Aldrich-Syndrom Storage-pool-Syndrom (Fehlen der δ- und α-Granula) Gray-platelet-Syndrom (Fehlen der α-Granula) Andere seltene Defekte
Erworbene Thrombozytopathien	Medikamenteninduzierte Defekte	Acetylsalicylsäure Andere Thrombozytenaggregationshemmer (ADP-Rezeptorenblocker) Nichtsteroidale Antirheumatika/Antiphlogistika (u. a. auch Ibuprofen) Penicilline, Cephalosporine
	Andere Grundkrankheiten	Urämie Leberfunktionsstörungen Mukoviszidose

rieller Durchblutungsstörungen wäre Acetylsalicylsäure das Mittel der Wahl, ggf. besteht eine Indikation zur langfristigen s.c.-Gabe von niedermolekularem Heparin oder zur oralen Antikoagulation mit Vitamin-K-Antagonisten (Marcumar).

Verlauf und Prognose Die Prognose der reaktiven Thrombozytosen ist abhängig von der Grundkrankheit und als günstig zu beurteilen. Die primäre Thrombozytose stellt häufig die Vorstufe einer malignen Erkrankung dar, die Prognose ist ungünstig.

Thrombozytenfunktionsstörungen

Definition Wesentlich seltener als quantitative Störungen finden sich im Kindesalter qualitative Störungen der Thrombozyten. Differenziert wird zwischen angeborenen und erworbenen Thrombozytenfunktionsstörungen (◘ Tab. 180.6). Eine Thrombozytenfunktionsstörung besteht bei Fehlen, Dysfunktion oder Antikörperblockade von Thrombozytenmembranrezeptoren oder kann durch eine Störung des Thrombozytenstoffwechsels bedingt sein. Der klinische Schweregrad der Blutungsneigung ist variabel.

Diagnose und Differenzialdiagnose Hinweisend für eine Thrombozytenfunktionsstörung ist die verlängerte Blutungszeit. Einschränkend ist anzumerken, dass eine normale Blutungszeit eine Störung der primären Hämostase nicht ausschließt, da dieser In-vivo-Test, unabhängig von der gewählten Methode, über eine relativ niedrige Sensitivität verfügt und nicht nur von der Erfahrung des Untersuchers, sondern auch von der Kooperation des Kindes abhängt. Durch Pressen und Schreien kommt es rasch zur Verlängerung einer Blutungszeit. Weitere Störgrößen wie ein erhöhter Hämatokrit und kühle Akren sind zu beachten.

Mittlerweile stehen Geräte zur Erfassung einer primären Hämostasestörung zur Verfügung, die eine in-vitro-Blutungszeit aus antikoaguliertem Blut messen. Die sog. in-vitro-Blutungszeit (PFA100/200) eignet sich zur Diagnose von schweren Störungen der Thrombozytenfunktion. Bei Kindern mit häufigen Infekten ist allerdings mit einer großen Variabilität der In-vitro-Verschlusszeiten zu rechnen. Grundvoraussetzung für die Testdurchführung ist eine Thrombozytenzahl über 100/nl und ein Hämatokrit über 30 %.

Insbesondere bei kleinen Kindern sollte man bei Verdacht auf Thrombopathie direkt sensitive Methoden zur sicheren Diagnosestellung einsetzen, um wiederholte Blutentnahmen zu vermeiden. An erster Stelle steht die Untersuchung der Thrombozytenaggregation im plättchenreichen Plasma mit unterschiedlichen Agonisten. Üblicherweise werden 4 verschiedene Agonisten – Kollagen, ADP, Ristocetin, Adrenalin oder Arachidonsäure – eingesetzt. Auf diese Weise können die häufigsten hereditären und erworbenen Störungen erkannt werden. Eine Verarbeitung des Materials vor Ort innerhalb von 2–4 h muss gewährleistet sein. Zusätzlich kann die Beurteilung der Sekretionsleistung der thrombozytären α- und δ-Granula für die Diagnose (z. B. Storage-pool-Syndrom, MDS) hilfreich sein. Diese und weitere Techniken zur Untersuchung der Thrombozytenfunktion sind wenigen Speziallabors vorbehalten.

Die Sicherung der Diagnose einer hereditären Thrombozytopathie erfolgt heute neben der Ex-vivo-Thrombozytenaggregationsuntersuchung auch durch die Immunphänotypisierung von Thrombozyten mithilfe der Durchflusszytometrie (FACS). Mittels fluoreszierender, monoklonaler Antikörper können die Membranrezeptoren quantitativ im Vollblut oder in einer Thrombozytensuspension untersucht werden. Die Einführung automatisierter Methoden darf nicht zum Verzicht auf die Beurteilung des peripheren Blutausstrichs führen. Insbesondere die Beurteilung der Thrombozytengröße und der Granularität gehören weiterhin zur Basisdiagnostik. Sie wird durch die Thrombozytenvolumenverteilungskurve der automatischen Zählgeräte unterstützt.

Differenzialdiagnostisch muss ein VWS als Ursache der In-vivo/vitro-Blutungszeitverlängerung ausgeschlossen werden. In Fällen einer unklaren Blutungszeitverlängerung bzw. einer primären Hämostasestörung ist eine kritische Medikamentenanamnese zu erheben, und die zu Hause verabreichten Vitamintabletten oder Nahrungsergänzungsmittel sind ggf. vorzulegen (z. B. Vitamin-C-Brausetabletten mit ASS!).

Bernard-Soulier-Syndrom

Pathogenese Die Ursache dieser Krankheit ist das Fehlen des GP-Ib/IX-(und des GP-V-)Komplexes der Thrombozytenmembran. Der Erbgang dieser seltenen Krankheit ist autosomal-rezessiv. Der Genort für GPIbα ist 17pter–p12, für GPIbβ 22q11.2 und das Gen für GPIX liegt auf Chromosom 3q21.

Klinische Symptome Klinisch imponieren die Symptome der primären Hämostasestörung. Die Blutungsneigung ist variabel.

Diagnose Bei der Diagnosestellung ist der periphere Blutausstrich wegweisend: Es zeigen sich eine normale bis leicht verminderte Thrombozytenzahl und Riesenthrombozyten mit einem Durchmesser von bis zu 8 μm und fehlender Granularität. Insbesondere die Thrombozytenzahl kann stark schwanken bzw. die Riesenthrombozyten werden von den automatischen Zählgeräten nicht zuverlässig erfasst. Auch bei heterozygoten Merkmalsträgern werden Riesenthrombozyten (<50%) nachgewiesen. Die Blutungszeit ist verlängert. Die Thrombozytenaggregation ist charakterisiert durch das Ausbleiben der Aggregation nach Stimulation mit dem Agonisten Ristocetin. Die Sicherung der Diagnose erfolgt durch quantitative Rezeptorbestimmung (FACS-Analytik).

Therapie und Prognose Bei der Therapie von Blutungen sind primär lokale Maßnahmen, Desmopressin (DDAVP) und Antifibrinolytika einzusetzen, bei unstillbaren bzw. bedrohlichen Blutungen führt die Gabe von Thrombozytenkonzentraten HLA-identischer bzw. -halbidentischer Spender zur Blutstillung, sofern es nicht bereits durch vorausgegangene Transfusionen zur Bildung von Iso-/Alloantikörpern gekommen ist. Daher sollte die Thrombozytensubstitution nur in lebensbedrohlichen Situationen erfolgen, wenn andere Alternativen, z. B. Gabe von rekombinantem Faktor VIIa (NovoSeven), erfolglos eingesetzt wurden. In unkontrollierbaren Fällen ist als Ultima Ratio eine Knochenmarktransplantation zu erwägen.

Glanzmann-Naegeli-Syndrom
Pathogenese Die Krankheit, auch Thrombasthenie genannt, wurde erstmals 1918 von dem Schweizer Kinderarzt Glanzmann als Blutungsneigung vom Thrombozytopenietyp bei normaler Thrombozytenzahl beschrieben. Ursächlich ist das Fehlen (Typ I) oder eine erhebliche Reduktion (Typ II) des GP-IIb/IIIa-Komplexes. Die seltene Krankheit wird autosomal-rezessiv vererbt. Zahlreiche Mutationen des Genorts auf 17q21.23, die zum klinischen Bild des Glanzmann-Naegeli-Syndroms führen, sind bereits beschrieben.

Klinische Symptome Klinisch imponieren die Symptome einer primären Hämostasestörung. Die Eltern beschreiben die Hämatome häufig als „wie mit Kirschmarmelade bekleckert". Die Blutungsneigung ist variabel.

Diagnose Der periphere Blutausstrich zeigt eine normale Thrombozytenzahl und Morphologie. Die Blutungszeit ist stark verlängert. Die Thrombozytenaggregationsstörung ist charakterisiert durch das Ausbleiben der Aggregation nach Stimulation mit den Agonisten ADP, Kollagen und Adrenalin bei auslösbarer ristocetininduzierter Aggregation mit typischer Desaggregation. Typ I ist gekennzeichnet durch fehlendes Fibrinogen in den α-Granula und fehlende Gerinnselretraktion. Bei Patienten mit Typ II ist die Aggregation ebenfalls pathologisch, die Gerinnselretraktion ist erhalten und das thrombozytäre Fibrinogen vermindert. Die Sicherung der Diagnose erfolgt durch quantitative Rezeptorbestimmung (FACS-Analytik). Die klinisch asymptomatischen, heterozygoten Merkmalsträger können nur durch die quantitative Rezeptorbestimmung oder durch die Molekulargenetik erfasst werden.

Therapie und Prognose Zu Therapie und Prognose s. oben Bernard-Soulier-Syndrom.
Insbesondere die Regelblutung kann für betroffene Mädchen noch heute eine lebensbedrohliche Situation darstellen. Bei Mädchen in der Pubertät ist bei den Zeichen des akuten Abdomens an eine Follikelblutung (sog. Schokoladenzysten) zu denken.

Storage-pool-Syndrom
Pathogenese Ursächlich für diese zumeist angeborenen Defekte der Freisetzung von Thrombozyten ist das Fehlen der elektronendichten, dense- oder δ-Granula und/oder α-Granula. Ihr Fehlen führt zu einer verminderten Adhäsions- und Aggregationsfähigkeit.

Klinische Symptome Die Blutungsneigung ist variabel und im Allgemeinen geringer als bei den Rezeptormangelzuständen der Thrombozytenmembran. Die Symptome entsprechen denen der primären Hämostasestörung.

Diagnose und Differenzialdiagnose Neben der Untersuchung der Thrombozytenaggregation ist zur Sicherung der Diagnose die Sekretionsleistung zu beurteilen. Diese Untersuchung ist Speziallabors vorbehalten.

Therapie Bei leichteren Blutungen kann eine Blutstillung durch Infusion mit Desmopressin (DDAVP) erzielt werden, bei Therapieversagen oder größeren Blutungen ist nur die Gabe von Thrombozytenkonzentrat effektiv.

Verlauf und Prognose Die Blutungsneigung infolge eines Storagepool-Syndroms kann isoliert auftreten und in seltenen Fällen auch erworben sein. Die Prognose ist variabel, da diese Thrombozytenfunktionsstörung häufig mit einer anderen Grundkrankheit assoziiert ist (Chediak-Higashi-Syndrom, Hermansky-Pudlak-Syndrom, myeloproliferatives Syndrom).

Von-Willebrand-Syndrom
Definition Das Von-Willebrand-Syndrom (VWS) ist eine autosomal-dominant oder -rezessiv vererbte Störung der primären Hämostase, in schweren Fällen sowie bei Sonderformen auch der sekundären Hämostase auf der Grundlage quantitativer und/oder qualitativer Defizienzen des Von-Willebrand-Faktors (VWF). Leichte quantitative Verminderungen werden als VWS Typ 1, Defekte mit vollständigem Fehlen des VWF als Typ 3 bezeichnet. Qualitative Defekte werden unter VWS Typ 2 zusammengefasst. Das VWS ist die häufigste hereditäre hämorrhagische Diathese mit einer Prävalenz von bis zu 1%. Eine auffällige klinische Symptomatik findet sich jedoch nur bei ca. 1:10.000 Normalpersonen. Neben diesen hereditären Formen ist auch das erworbene VWS nicht selten.

Erbgang Der schwere, jedoch seltene Typ 3 des VWS mit einer Prävalenz von ca. 2–5/1.000.000 wird autosomal-rezessiv vererbt. In den meisten anderen Fällen ist der Erbgang dominant. Das Gen ist auf dem kurzen Arm von Chromosom 12 (12p13.3) lokalisiert (◘ Tab. 180.7). Es ist ca. 178 kb groß und besteht aus 52 Exons, von denen das erste nicht kodierend ist. Die Größe der kodierenden DNA beträgt 8439 bp. Nach primärer Translation zum aus 2813 Aminosäuren bestehenden Prä-Pro-Peptid erfährt der VWF eine erhebliche sekundäre Modifikation und polymerisiert zu sog. Multimeren.

Pathophysiologie Der VWF ist ein riesiges adhäsives Protein mit Bindungsstellen für zirkulierende Proteine (Faktor VIII), unlösliche Strukturen des Subendotheliums (Kollagen) sowie zellulären Oberflächenstrukturen (Thrombozytenoberflächen-Glykoproteine GP Ib, GP IIb/IIIa). Hierauf beruht seine Schlüsselstellung in der primären Hämostase als Mediator der Thrombozytenadhäsion an das verletzte Subendothel. Er besteht aus einer Vielzahl von identischen Monomeren die in unterschiedlich großen Multimeren kovalent miteinander verbunden sind. Seine Funktion in der primären Hämostase ist an die besonders großen VWF-Multimere gebunden, welche sich an Kollagen im verletzten Subendothel binden und sich unter Scherstress in der Zirkulation entfalten. Hierdurch kommt es zunächst zur reversiblen Thrombozytenadhäsion, in der Folge aber durch Thrombozytenaktivierung zur irreversiblen Thrombozytenaggregation an der Gefäßläsion. Eine Regulation dieser Reaktion erfolgt durch die VWF-Protease ADAMTS13. An dem initialen Thrombozytenaggre-

◘ Tab. 180.7 Liste der wichtigsten an der Hämostase beteiligten Faktoren mit Molekulargewicht, Plasmakonzentration, chromosomaler Lokalisation, genomischer Größe des Gens, Größe der kodierenden Sequenz, Anzahl der Exons und Vererbungsmodus

Faktor	MG (kDa)	Plasmakonzentration (mg/l)	Genort	Gen (bp)	Kodierende DNA (bp)	Exons	Erbgang
Fibrinogen (I)	340	3000	4q23–32	50.000			AR/AD
α-Kette	68		4q23–32	5177	1875	5	
β-Kette	52		4q23–32	7606	1383	8	
γ-Kette	49		4q23–32	8525	1440	10	
Prothrombin (II)	72	100	11p11–q12	21.000	1866	14	AR
V	330	7	1q23–25	>80.000	6672	25	AR
VII	48	0,5	13q34	12.800	1218	8	AR
VIII	275	0,1	Xq28	186.000	7053	26	XR
IX	57	5	Xq27	34.000	1383	8	XR
X	59	10	13q34	27.000	1475	8	AR
XI	143	4	4q35	23.000	1.875	15	AR
XII	80	35	5q33—qter	12.000	1788	14	AR
XIII	320						AR
XIII A	75	15	6q24–p25	160.000	2196	15	AR
XIII B	80		1q31.2–31.3	28.000	1983	12	AR
Tissuefaktor	44	m	1p21–22	12.400	885	6	#
VWF	bis 20.000	10	12p13.3	187.500	2850	52	AD; AR
TM	60	m	20p11.2		1725	1	
Antithrombin	58	140	1q23–25	13.477	1639	7	AD (AR)
Protein C	62	5	2q13–14	11.000	1383	9	AD (AR)
Protein S	69	15	3p11.1–q11.2	>80.000	2028	15	AD (AR)
TFPI	40		2q31–q32.1	85	912	9	
Plasminogen	92	200	6q26–27	52.500	2430	19	AR
t-PA	68	0,005	8p12	32.700	1686	14	AD/AR
u-PA	54	0,002	10q24	6400	1233	11	
PAI-1	52	0,01	7q21.3–22	12.200	1137	9	AR
Plasmininhibitor	70	70	17pter–p12		1356	10	AR (AD)

MG Molekulargewicht; *KD* Kilodalton; *bp* Basenpaare; *AR* autosomal-rezessiv; *AD* autosomal-dominant; *m* membranständig; *#* Fehlen mit dem Leben nicht vereinbar; *VWF* Von-Willebrand-Faktor; *TM* Thrombomodulin; *TFPI* Tissue-factor-pathway-Inhibitor; *XR* X-chromosomal rezessiv; *t-PA* Tissue-Plasminogenaktivator; *u-PA* Urokinase

gat spielt sich daraufhin die sekundäre Hämostase mit quervernetztem Fibrin als Endprodukt ab.

Die zweite wichtige Funktion des VWF ist die Bindung von Faktor VIII (FVIII), der hierdurch vor einem vorzeitigen Abbau z. B. durch aktiviertes Protein C geschützt ist (◘ Abb. 180.5).

Beim schweren VWS (Typ 3) sind alle Funktionen des VWFs beeinträchtigt. So ist neben der defekten primären Hämostase über eine ausgeprägte FVIII-Verminderung (<5%) auch die sekundäre Hämostase gestört. Dies ist für eine adäquate Therapie zu berücksichtigen.

Bei der leichten Form des VWS (Typ 1) ist die sekundäre Hämostase nicht beeinträchtigt.

Bei den verschiedenen übrigen Varianten des VWS (Typ 2) können auch nur einzelne Teilfunktionen des VWF reduziert sein. In diesem Zusammenhang ist vor allem das VWS Typ Normandie (VWS 2N) von Interesse, da dieses nur durch einen erniedrigten FVIII infolge einer gestörten FVIII-Bindung des Patienten-VWF auffällig wird und somit eine Hämophilie A vortäuscht (Pseudohämophilie). Das VWS Typ 2A ist durch ein Fehlen der besonders großen VWF-Multimere charakterisiert und der damit verbundenen

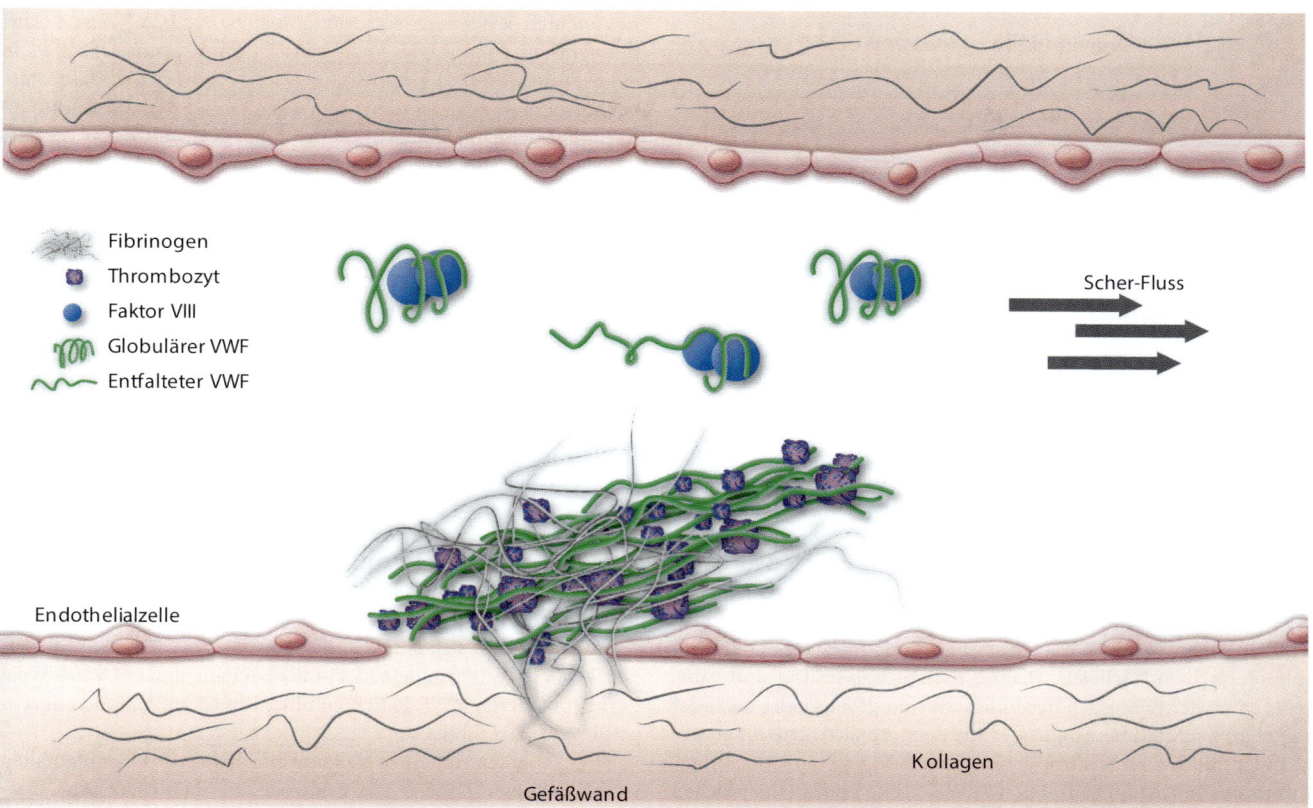

Abb. 180.5 Funktion des VWF in der primären und sekundären Hämostase. Hochmolekularer VWF bindet nach einer Gefäßläsion subendotheliales Kollagen. Durch die Scherkräfte im Blutfluss – vorwiegend im arteriellen System und in der Mikrozirkulation – wird er entfaltet und exponiert seine multiplen Bindungsstellen für Thrombozytenrezeptoren. Die Bindung des FVIII schützt diesen vor vorzeitigem Abbau. (Mit frdl. Genehmigung von Prof. S. Schneider, Heidelberg)

Störung der thrombozytenabhängigen Hämostase. Das VWS Typ 2B zeichnet sich durch eine gesteigerte Affinität des VWF an den Plättchenrezeptor GPIb der Thrombozyten aus und ist daher oft mit einer Thrombozytopenie assoziiert.

Ein erworbenes VWS kann durch Auftreten von spezifischen VWF-Autoantikörpern bedingt sein und mit erheblicher Blutungsneigung einhergehen. Diese Autoantikörper sind jedoch im Kindesalter sehr selten. Häufiger sind kardiale Vitien Ursache eines klinisch bedeutsamen, erworbenen VWS. Dabei kommt es bedingt durch Klappenfehler, Shunts oder Stenosen zu unphysiologisch hohen Scherkräften in der Zirkulation, mit der Folge verstärkter Aktivierung und gleichzeitig verstärktem proteolytischem Abbau des VWF durch dessen Protease ADAMTS13.

Klinische Symptome Leitsymptom des VWS als Ausdruck einer Störung der primären Hämostase ist im Gegensatz zur Hämophilie die profuse Schleimhautblutung, insbesondere im Nasen-Rachen-Raum. Nasenbluten ist das häufigste Symptom, aber unspezifisch. Im Gegensatz zur Hämophilie findet man lang anhaltende Blutungen auch aus kleinsten Schnitt- und Schürfwunden. Beinahe regelhaft kommt es zu andauernden Blutungen nach Zahnwechsel, Zahnextraktion, Einriss des Zungenbändchens, Tonsillektomie und seltener Adenotomie. Diese Blutungen werden bzgl. der Quantität oft unterschätzt, da das Blut verschluckt wird. Schwere Anämien sind die Folge. Starke Blutungen anlässlich operativer Eingriffe im Schleimhautbereich können allerdings auch das Erstsymptom bei vorher unauffälligen Personen sein.

Beim schweren VWS ist als Ausdruck des begleitenden FVIII-Mangels auch die sekundäre Hämostase betroffen. Neben Schleimhautblutungen werden auch hämophilieartige Blutungen, wie Gelenk- und Muskelblutungen, beobachtet. Von besonderer Bedeutung sind bei weiblichen Jugendlichen schwere und langanhaltende Regelblutungen. Auch diese Blutungen werden in ihrer Schwere oft unterschätzt, die Anwendung eines Blutungs-Scores (z. B. Pictorial Blood Assessment Chart) ist zu empfehlen.

Diagnose Bei positiver Eigen- und Familienanamnese sollten die quantitativen (VWF:Ag) und funktionellen Parameter (VWF:AC, VWF:RCo, VWF:CB) des VWF bestimmt werden. Das entsprechende Untersuchungsprogramm findet sich in ◘ Tab. 180.8 dargestellt. Als klinische Untersuchung ist die Bestimmung der Blutungszeit aufwendig und mit Fehlermöglichkeiten behaftet. Eine neuere Methode zur Bestimmung der „In-vitro-Blutungszeit", bei der die Verschlusszeit einer unter hohem Fluss mit der Blutprobe durchströmten Apertur in einer Membran gemessen wird (PFA 100/200), ist besser standardisierbar, führt aber oft zu falsch-positiven Befunden.

Der VWF wird quantitativ als VWF:AG (früher: Faktor-VIII-assoziiertes Ag) durch immunologischen Nachweis bestimmt. Einen gewissen Hinweis auf die biologische Aktivität erhält man über den Ristocetin-Cofaktor (VWF:RCo). Dieser Test wird derzeit durch einen neuen Assay zunehmend ersetzt (VWF:AC), der die Bindungsaktivität des VW Fan Thrombozyten-GPIbα direkt, ohne Zusatz von Ristocetin misst. Auch die Kollagenbindungsaktivität des VWF (VWF:CB) ist für die Diagnose hilfreich.

Schwierig und nur Speziallaboratorien vorbehalten ist die Differenzierung des VWS in die verschiedenen Typen und Subtypen, die jedoch wegen der typspezifischen Therapieoptionen notwendig ist.

Tab. 180.8 Diagnostisches Vorgehen bei Verdacht auf VWS

Art des Tests	Testverfahren
Suchtests	aPTT FVIII:C Thrombozytenzahl Blutungszeit
Erweiterte Tests	VWF:AG VWF:AC (misst die Bindung an Thrombozyten-GPIb) VWF:Ristocetin-Cofaktor (VWF:RCo) VWF:Kollagenbindungsaktivität (VWF:CB)
Spezialtests	Ristocetininduzierte Plättchenagglutination (VWF:RIPA) VWF:Multimeranalyse Analyse des thrombozytären VWF FVIII-Bindungsaktivität der VWF (VWF:FVIIIB) Gendiagnostik

Die wichtigste Methode zur Unterscheidung der VWS-Typ 2-Subtypen ist die VWF-Multimeranalyse. Diese beruht auf einer SDS-Agarosegel-Elektrophorese zur Auftrennung der unterschiedlich großen Polymere des VWF (Multimere) mit anschließendem immunologischem Nachweis. Diagnostisch aussagekräftig sind dabei das Fehlen der biologisch besonders aktiven großen oder auch der mittelgroßen Multimere und/oder von der normalen Struktur abweichenden aberranten Elektrophoresebanden. Mittels der ristocetininduzierten Plättchenagglutination (VWF:RIPA) im plättchenreichen Plasma des Patienten bei niedrigen Ristocetinkonzentrationen lässt sich eine verstärkte Affinität des VWF zum Plättchenrezeptor GPIb und damit ein VWS Typ 2B diagnostizieren. Obwohl sich dieser Subtyp durch einen Funktionsgewinn des VWF auszeichnet, führt die hierdurch in vivo ausgelöste spontane Aggregation der Thrombozyten nicht zu Gefäßverschlüssen, sondern über den Verbrauch der großen Multimere und eine evtl. zusätzlich auftretende Thrombozytopenie zu einer hämorrhagischen Diathese. Dieser Mechanismus ist therapeutisch von Bedeutung (s. unten).

Das VWS Typ 2B wird gelegentlich als Immunthrombozytopenie fehldiagnostiziert mit der Folge einer inadäquaten Behandlung, ggf. bis zur Splenektomie. Anders als bei der ITP bessert eine Splenektomie die Thrombozytopenie allerdings nicht und ist daher nicht indiziert.

Mittels Bestimmung der FVIII-Bindungsaktivität des VWF (VWF:FVIIIB) kann das VWS Typ 2N diagnostiziert werden, das sich bei homozygotem Defekt nur durch einen erniedrigten FVIII:C, ähnlich wie bei der Hämophilie A, zu erkennen gibt.

Problematisch ist die unzureichende Standardisierbarkeit vieler der genannten Untersuchungen, insbesondere der Multimeranalyse. Diese sollte daher nur in einem Referenzlabor durchgeführt werden. Mit der konventionellen Diagnostik nicht eindeutig klassifizierbare VWS-Typen können durch eine molekulargenetische Untersuchung näher charakterisiert werden.

Therapie Neben der lokalen Blutstillung kommen Fibrinolysehemmer wie Tranexamsäure (10–20 mg/kg KG) zur Anwendung sowie bei Nasenbluten gefäßwirksame Nasensprays.

Ein großes Problem sind Meno- und Metrorrhagien. Hier ist zur Zyklusregulierung frühzeitig ein Gestagenpräparat bzw. ein Kontrazeptivum mit höherem Gestagenanteil zu verordnen.

Desmopressin Neben der Möglichkeit der Substitution des VWF durch spezielle VWF-haltige FVIII-Konzentrate kann in Fällen eines leichten VWS auch endogen gespeicherter VWF durch Gabe des synthetischen ADH-Analogons Desmopressin (DDAVP) in einer Dosis von 0,3 µg/kg KG freigesetzt und für die Hämostase verfügbar gemacht werden. Die sog. Weibel-Palade-Bodies in Endothelzellen speichern VWF in hoher Konzentration, so dass dessen Freisetzung zu einem Anstieg auf das 3- bis 4-Fache des Ausgangswerts führen kann. Dies ist bei Patienten mit leichtem VWS ausreichend und daher – nach erfolgreicher Testung – Mittel der ersten Wahl.

Die Option ist für Patienten mit VWS Typ 3 nicht vorhanden, da definitionsgemäß bei ihnen kein VWF nachweisbar ist und somit auch keine VWF-Speicher vorliegen können. Auch beim Subtyp 2A ist die Therapie mit DDAVP zumindest problematisch; mit verstärkter Freisetzung eines qualitativ defekten VWF aus den Speicherorganellen geht theoretisch keine Verbesserung der Funktion einher. Dennoch kann in manchen Fällen, nach vorheriger Testung, DDAVP mit ausreichendem Erfolg eingesetzt werden. Beim Subtyp 2B ist allerdings mit einer durch DDAVP ausgelösten Thrombozytopenie zu rechnen, die zur Verschlechterung der Hämostase führen kann. Bei den leichteren Formen des VWS Typ 2N mit einer Restbindungsaktivität des VWF für FVIII kann hingegen durchaus mit einer Verbesserung der Hämostase gerechnet werden.

Letztlich lässt sich das Ansprechen auf DDAVP nur mithilfe eines DDAVP-Tests ermitteln, der außer bei Patienten mit VWS Typ 3 bei allen anderen VWS-Patienten ohne Kontraindikationen durchgeführt werden sollte.

Bei Patienten mit einer Neigung zu zerebralen Krampfanfällen ist die Gabe von DDAVP zur Kontrolle der Hämostase problematisch, da über die antidiuretischen Nebeneffekte oder direkt durch zentralnervöse Nebenwirkungen Anfälle ausgelöst werden können. Auch sollte DDAVP wegen der Gefahr der Entgleisung des Wasser- und Elektrolythaushalts Kindern < 3 Jahren nur unter kontrollierten Bedingungen gegeben werden. Generell sollte nach dem Einsatz von DDAVP für 24 h eine Flüssigkeitsrestriktion auf zwei Drittel des Tagesbedarfs eingehalten werden.

Substitutionstherapie Die Substitution des VWF durch VWF-haltige FVIII-Konzentrate ist vor allem beim VWS Typ 3 indiziert. Operative Eingriffe lassen sich bei diesen Patienten nur unter Substitution mit geeigneten Konzentraten durchführen. Gelegentlich ist auch dies nicht ausreichend. Hierbei mag das Fehlen des VWF auch in den Thrombozyten eine Rolle spielen. Es ist daher die zusätzliche Bereitstellung von Thrombozytenkonzentraten bei größeren operativen Eingriffen angezeigt, die bei nicht ausreichender Blutstillung transfundiert werden sollten.

Patienten mit VWS Typ 2 sollten bei größeren Eingriffen und bei nachgewiesener Unwirksamkeit von DDAVP mit VWF substituiert werden. Bei Vorliegen von Kontraindikationen gegen DDAVP (s. oben) sollten auch Patienten mit VWS Typ 1 notfalls mit einem Konzentrat behandelt werden.

Allerdings ist zu bedenken, dass nicht alle FVIII-Konzentrate gleichermaßen für die Therapie eines VWS geeignet sind. Der Trend zu immer reineren Konzentraten und die rekombinante Herstellung von FVIII haben Präparate ohne VWF-Anteil hervorgebracht, mit denen sich zwar gezielt die Hämophilie A, nicht jedoch ein VWS behandeln lässt. Die für die Therapie eines VWS geeigneten Präparate müssen daher ausreichende Mengen an VWF mit einer möglichst normalen Größenverteilung der VWF-Multimere enthalten. Auf dem deutschen Markt ist auch ein hochgereinigtes VWF-Konzentrat erhältlich. Ein rekombinant hergestelltes VWF-Konzentrat befindet sich derzeit in der klinischen Prüfung. Die erforderlichen Dosen für die Substitution sind in Tab. 180.9 aufgeführt.

180.2 · Hämorrhagische Diathesen

Tab. 180.9 Indikationen, Dosierung, Applikation und Therapiesteuerung bei der Behandlung von Störungen der Hämostase. (Alle Applikationen i.v., wenn nicht anders angegeben)

Indikation	Präparat	Dosis	Frequenz und Dauer	Zielbereich
Hämophilie A				
Kleinere Blutung	FVIII-Konzentrat	15–20 IE/kg KG	Nach Bedarf	
Gelenk-, Muskelblutung	FVIII-Konzentrat	20–30 IE/kg KG	2- bis 1-mal/Tag, 7–10 Tage	Initial > 50 %
ZNS-Blutung	FVIII-Konzentrat	75 IE/kg KG	Initial	> 100 %
		50 IE/kg KG	2-mal/Tag, Tag 1–14	> 100 %
		30 IE/kg KG	1-mal/Tag, Tag 15–21	> 15 %
		20–30 IE/kg KG	Alle 2 Tage als Prophylaxe	> 2 %
Prophylaxe	FVIII-Konzentrat	20–30 IE/kg KG	3-mal/Woche	> 2 %
Kleine OP	FVIII-Konzentrat	20–30 IE/kg KG	1-mal prä-op., 3–5 Tage 2-mal/Tag postoperativ	> 30 %
Große OP	FVIII-Konzentrat	50 IE/kg KG	Präoperativ	100 %
		30 IE/kg KG	2-mal/Tag, postoperativ, Tag 1–3	> 50 %
		20 IE/kg KG	2-mal/Tag, postoperativ, Tag 4–10 (14)	> 30 %
Gelenk-OP, Endoprothese	FVIII-Konzentrat	50 IE/kg KG	Präoperativ	> 100 %
		30 IE/kg KG	2-mal/Tag, postoperativ, Tag 1–3	> 50 %
		20 IE/kg Kg	Postoperativ, Tag 4–42	> 30 %
Dauerinfusion[a]	FVIII-Konzentrat	4–3 IE/kg KG/h	Tagesdosis (initial Bolus 50 IE/kg KG)	
Leichte Hämophilie	DDAVP	0,3 µg/kg KG, p.i. (30 min)	Max. 2-mal/Tag, max. für 2 Tage	> 30 %
Hämophilie B				
Kleinere Blutung	FIX-Konzentrat	30 IE/kg KG	Nach Bedarf	
Gelenk-, Muskelblutung	FIX-Konzentrat	40–60 IE/kg KG	1-mal/Tag, 7–10 Tage	Initial > 40 %
ZNS-Blutung	FIX-Konzentrat	80 IE/kg KG	Initial	> 80 %
		30 IE/kg KG	2-mal/Tag, Tag 1–15	60 %
		30 IE/kg KG	1-mal/Tag, Tag 16–21	30 %
		20 IE/kg KG	Alle 3 Tage als Prophylaxe	> 2 %
Prophylaxe	FIX-Konzentrat	20–30 IE/kg KG	2-mal/Woche	> 2 %
Kleine OP	FIX-Konzentrat	30 IE/kg KG	1-mal/Tag, 3–5 Tage	> 15 %

p.o. per os; *s.c.* subcutan; *p.i.* per infusionem; *(+TK)* evtl. zusätzliche Gabe von Thrombozytenkonzentraten erforderlich

[a] Die Dauerinfusion ist effektiv und spart ggf. Kosten.

[b] Bei wiederholter Applikation von gefrorenem Frischplasma (*FFP*) innerhalb kurzer Zeit ist auf das Problem der Volumenbelastung zu achten. Notfalls sind diuretische Maßnahmen indiziert.

[c] Die Angaben gelten für leichtere Formen dieser beiden Subtypen. Darüber hinaus können die gleichen Maßnahmen wie beim VWS Typ 3 bei Bedarf zum Einsatz kommen.

[d] Zur Steuerung der Therapie sind Anti-FXa-Einheiten 4 h nach Gabe zu bestimmen. Bei niereninsuffizienten Patienten ist auch ein Talspiegel vor der nächsten Gabe zu messen, um Überdosierungen zu verhindern.

[e] Eine zusätzliche Low-dose-Heparinisierung zur Reokklusionsprophylaxe ist erforderlich

RiCof Ristocetin-Cofaktor; *aPTT* aktivierte partielle Thromboplastinzeit; *INR* International Normalized Ratio

◘ **Tab. 180.9** (*Fortsetzung*) Indikationen, Dosierung, Applikation und Therapiesteuerung bei der Behandlung von Störungen der Hämostase. (Alle Applikationen i.v., wenn nicht anders angegeben)

Indikation	Präparat	Dosis	Frequenz und Dauer	Zielbereich
Große OP	FIX-Konzentrat	60 IE/kg KG	Präoperativ	60%
		40 IE/kg KG	1-mal/Tag, postoperativ, Tag 1–3	40%
		30 IE/kg KG	1-mal/Tag, postoperativ, Tag 4–10 (14)	>20%
Gelenk-OP, Endoprothese	FIX-Konzentrat	60 IE/kg KG	Präoperativ	60%
		40 IE/kg KG	1-mal/Tag, postoperativ, Tag 1–3	40%
		30 IE/kg KG	1-mal/Tag, postoperativ, Tag 4–42	>20%
Dauerinfusion[a]	FIX-Konzentrat	4–1 IE/kg KG und h	Tagesdosis (initial Bolus 50 IE/kg KG)	>50%
FVII-Mangel				
	FVII-Konzentrat	20–30 IE/kg KG	4- bis 6-mal/Tag (s. Hämophilie)	30–50%
	rFVII-Konzentrat	30–120 μg/kg KG	4- bis 6-mal/Tag (s. Hämophilie)	
F-I-Mangel				
	FI-Konzentrat	40–70 mg/kg KG	Nach Bedarf	>100 mg/l
FII-Mangel				
	Prothrombinkomplex	Defizit × IE/kg KG-Faktor		Quick >60%
	FX-Konzentrat	Defizit × IE/kg KG-Faktor		Quick >60%
FV-Mangel				
	FFP[b]	20 ml/kg KG	Alle 12 h	
FX-Mangel	FX-Konzentrat	Defizit × IE/kg KG-Faktor		
FXI-Mangel				
	FFP	20–20 ml/kg KG	Alle 24–48 h	>20%
FXIII-Mangel (schwer)				
	FXIII-Konzentrat	10 IE/kg KG	Alle 4 Wochen zur Prophylaxe	Nach Effekt
Große OP	FXIII-Konzentrat	35 IE/kg KG	Präoperativ; postoperativ. Bis zu 1-mal/Tag (Spiegel!)	>30%
Von-Willebrand-Syndrom				
VWS Typ 1[c]	DDAVP	0,3 μg/kg KG, p.i. (30 min)	Max. 2-mal/Tag, max. für 2 Tage	RiCof >50%
	FVIII/VWF-Konzentrat	20–30 IE/kg KG	Nach Bedarf	RiCof >50%

p.o. per os; *s.c.* subcutan; *p.i.* per infusionem; *(+TK)* evtl. zusätzliche Gabe von Thrombozytenkonzentraten erforderlich

[a] Die Dauerinfusion ist effektiv und spart ggf. Kosten.

[b] Bei wiederholter Applikation von gefrorenem Frischplasma (*FFP*) innerhalb kurzer Zeit ist auf das Problem der Volumenbelastung zu achten. Notfalls sind diuretische Maßnahmen indiziert.

[c] Die Angaben gelten für leichtere Formen dieser beiden Subtypen. Darüber hinaus können die gleichen Maßnahmen wie beim VWS Typ 3 bei Bedarf zum Einsatz kommen.

[d] Zur Steuerung der Therapie sind Anti-FXa-Einheiten 4 h nach Gabe zu bestimmen. Bei niereninsuffizienten Patienten ist auch ein Talspiegel vor der nächsten Gabe zu messen, um Überdosierungen zu verhindern.

[e] Eine zusätzliche Low-dose-Heparinisierung zur Reokklusionsprophylaxe ist erforderlich

RiCof Ristocetin-Cofaktor; *aPTT* aktivierte partielle Thromboplastinzeit; *INR* International Normalized Ratio

□ **Tab. 180.9** *(Fortsetzung)* Indikationen, Dosierung, Applikation und Therapiesteuerung bei der Behandlung von Störungen der Hämostase. (Alle Applikationen i.v., wenn nicht anders angegeben)

Indikation	Präparat	Dosis	Frequenz und Dauer	Zielbereich
VWS Typ 2[c]	DDAVP (nach Testung)	0,3 µg/kg KG, p.i. (30 min)	Max. 2-mal/Tag, max. für 2 Tage	RiCof > 50 %
	FVIII/VWF-Konzentrat	20–30 IE/kg KG	Nach Bedarf	RiCof > 50 %
VWS Typ 3				
Große OP	FVIII/VWF-Konzentrat	40 IE/kg KG (+TK)	2-mal/Tag, 10–14 (–21 Tage)	RiCof > 80–50 %
ZNS-, gastrointestinale Blutung	FVIII/VWF-Konzentrat	40 IE/kg KG (+TK)	2-mal/Tag, 10–14 (–21 Tage)	RiCof > 80–50 %
Adenotomie, Tonsillektomie	FVIII/VWF-Konzentrat	40 IE/kg KG	1-mal/Tag, 5–10 Tage	RiCof > 50–30 %
Zahnextraktion	FVIII/VWF-Konzentrat	30–40 IE/kg KG	1-mal/Tag, 3–5 Tage	RiCof > 30–50 %
Gelenk-, Muskelblutungen	FVIII/VWF-Konzentrat	30–40 IE/kg KG	2- bis 1-mal/Tag, 5–10 Tage	RiCof > 80–50 %
Dauertherapie	FVIII/VWF-Konzentrat	30–40 IE/kg KG	2-mal/Woche	RiCof > 5 %
Schleimhautblutung, OP	Tranexamsäure (zusätzlich)	10—20 mg/kg KG (auch p.o.)	Alle 6 h, max. 2 g/Tag	
Dauerinfusion[a]	FVIII/VWF-Konzentrat	5–1 IE/kg KG/h	Tagesdosis (initial Bolus 50 IE/kg KG)	
Antithrombinmangel				
Angeboren	AT-Konzentrat	Differenz zu 120 % × IE/kg KG	Alle 3 Tage als Prophylaxe	AT nicht < 60 %
Erworben	AT-Konzentrat	Defizit × IE/kg KG	Frequenz abhängig von Grundkrankheit	> 80 %
Protein-C-Mangel, schwer				
	PC-Konzentrat	Defizit × IE/kg KG	4-mal/Tag	> 70 %
	FFP[b]	10–20 ml/kg KG	4-mal/Tag	
Protein-S-Mangel, schwer				
	FFP[b]	10–20 ml/kg KG	2- bis 3-mal/Tag	

p.o. per os; *s.c.* subcutan; *p.i.* per infusionem; *(+TK)* evtl. zusätzliche Gabe von Thrombozytenkonzentraten erforderlich

[a] Die Dauerinfusion ist effektiv und spart ggf. Kosten.
[b] Bei wiederholter Applikation von gefrorenem Frischplasma (*FFP*) innerhalb kurzer Zeit ist auf das Problem der Volumenbelastung zu achten. Notfalls sind diuretische Maßnahmen indiziert.
[c] Die Angaben gelten für leichtere Formen dieser beiden Subtypen. Darüber hinaus können die gleichen Maßnahmen wie beim VWS Typ 3 bei Bedarf zum Einsatz kommen.
[d] Zur Steuerung der Therapie sind Anti-FXa-Einheiten 4 h nach Gabe zu bestimmen. Bei niereninsuffizienten Patienten ist auch ein Talspiegel vor der nächsten Gabe zu messen, um Überdosierungen zu verhindern.
[e] Eine zusätzliche Low-dose-Heparinisierung zur Reokklusionsprophylaxe ist erforderlich

RiCof Ristocetin-Cofaktor; *aPTT* aktivierte partielle Thromboplastinzeit; *INR* International Normalized Ratio

Tab. 180.9 *(Fortsetzung)* Indikationen, Dosierung, Applikation und Therapiesteuerung bei der Behandlung von Störungen der Hämostase. (Alle Applikationen i.v., wenn nicht anders angegeben)

Indikation	Präparat	Dosis	Frequenz und Dauer	Zielbereich
Antifibrinolyse				
	Tranexamsäure	10–20 mg/kg KG (auch p.o.)	Alle 6 h, max. 2 g/Tag, max. 5–7 Tage	
Antikoagulation				
Heparin, unfraktioniert	Prophylaxe	100–200 IE/kg KG	24-h-Dauerinfusion	
	Therapie (initialer Bolus)	100 IE/kg KG		
	Dauerinfusion	400–800 IE/kg KG	24-h-Dauerinfusion	aPTT: 60–80 s
	Säuglinge	Ca. 28 IE/kg KG	"	"
	>1 Jahr	Ca. 20 IE/kg KG	"	"
Heparin, niedermolekular	Prophylaxe	1 mg/kg KG, s.c.	1-mal/Tag	Anti-FXa-E.: 0,1–0,2
	(Neugeborene)	1,5 mg/kg KG, s.c.	1-mal/Tag	Anti-FXa-E.: 0,1–0,2
	Therapie[d]	1 mg/kg KG, s.c.	2-mal/Tag	4-h-Wert Anti-FXa-E.: 0,4–0,9
	(Neugeborene)	1,5 mg/kg KG, s.c.	2-mal tgl.	4-h-Wert Anti-FXa-E.: 0,4–0,9
Heparin-Antidot	Protaminsulfat	1 mg/100 IE unfraktioniertes Heparin	Ein Drittel der Dosis als Bolus, zwei Drittel p.i. (30 min)	
Langfristige Antikoagulation				
	Phenprocoumon	6 mg/m²	Tag 1	
	Phenprocoumon	3 mg/m²	Tag 2	
	Phenprocoumon	1–2 mg/m²	Tag 3–180	INR: 2–3,5 (nach Indikation)
Arterielle Thrombosen	Acetylsalicylsäure	ca. 1–2 mg/kg KG	1-mal/Tag (Wirkdauer 5–7 Tage)	
Lysetherapie[e]				
	rt-PA	0,1–0,2 mg/kg KG	Bolus i.v. (10 min)	
	rt-PA	0,8–2,4 mg/kg KG und Tag	Dauerinfusion bis zu 7 Tagen	

p.o. per os; *s.c.* subcutan; *p.i.* per infusionem; *(+TK)* evtl. zusätzliche Gabe von Thrombozytenkonzentraten erforderlich

[a] Die Dauerinfusion ist effektiv und spart ggf. Kosten.
[b] Bei wiederholter Applikation von gefrorenem Frischplasma *(FFP)* innerhalb kurzer Zeit ist auf das Problem der Volumenbelastung zu achten. Notfalls sind diuretische Maßnahmen indiziert.
[c] Die Angaben gelten für leichtere Formen dieser beiden Subtypen. Darüber hinaus können die gleichen Maßnahmen wie beim VWS Typ 3 bei Bedarf zum Einsatz kommen.
[d] Zur Steuerung der Therapie sind Anti-FXa-Einheiten 4 h nach Gabe zu bestimmen. Bei niereninsuffizienten Patienten ist auch ein Talspiegel vor der nächsten Gabe zu messen, um Überdosierungen zu verhindern.
[e] Eine zusätzliche Low-dose-Heparinisierung zur Reokklusionsprophylaxe ist erforderlich

RiCof Ristocetin-Cofaktor; *aPTT* aktivierte partielle Thromboplastinzeit; *INR* International Normalized Ratio

180.2.2 Störungen der sekundären Hämostase

Zu den Koagulopathien gehören quantitative und qualitative Defekte der Faktoren der Gerinnungskaskade (◘ Abb. 180.1). Die klinischen Konsequenzen sind, je nach betroffenem Faktor, sehr unterschiedlich. Eine schwere Blutungsneigung wird vor allem bei fehlendem FVIII (Hämophilie A) und FIX (Hämophilie B) beobachtet, jedoch auch bei den selteneren Defizienzen von FV, FVII, FX und FXI. Hingegen korreliert das Fehlen von FXII trotz erheblicher Auswirkungen auf die aPTT nicht mit einer Blutungsneigung. Im Folgenden werden Hämophilie A und Hämophilie B in Bezug auf Pathophysiologie, klinische Symptome und Therapie ausführlicher dargestellt. Die übrigen Defekte sind der Vollständigkeit halber ebenfalls aufgeführt. Eine Übersicht über die Gerinnungsfaktoren findet sich in ◘ Tab. 180.7. Die diagnostisch wegweisenden Partialtests der Gerinnung sind ◘ Abb. 180.6 zu entnehmen.

Hämophilie A

Definition Die Hämophilie A ist eine X-chromosomal-rezessiv vererbte Koagulopathie auf der Grundlage eines FVIII-Mangels, bedingt durch Defekte des *F8*-Gens. Leitsymptome sind Blutungen in die großen Gelenke und in die Muskulatur, auffallende Sugillationen nach Bagatelltraumen und gelegentlich auch Hirnblutungen. Betroffen sind Jungen in einer Häufigkeit von 1:5000.

Historie Die erste schriftliche Erwähnung von Blutern stammt aus dem Talmud des 5. Jahrhunderts n. Chr. und bezieht sich auf die Erlaubnis, die Beschneidung weiterer Söhne in Familien, in denen bereits Knaben anlässlich einer Beschneidung verblutet sind, zu unterlassen. Auch der große arabische Arzt Khalaf Ibn Abbas, genannt Albucasis, erwähnt in seinen Abhandlungen aus dem 10. Jahrhundert ein Dorf mit einer auffälligen Anzahl von Männern, die nach trivialen Wunden verbluteten. Die wissenschaftliche Erstbeschreibung der Hämophilie mit ihren typischen klinischen und hereditären Aspekten als *hemorrhagic disposition* stammt von dem Amerikaner Otto (1803). Der Begriff „Hämophilie" wurde von dem sprachlich korrekteren Ausdruck „Hämorrhagophilie" abgeleitet und stammt von dem deutschen Arzt Schoenlein (1839). Die klassische Hämophilie wurde einer breiteren Bevölkerungsschicht vor allem durch ihr Auftreten in den europäischen Fürstenhäusern bekannt. Als Stammmutter vieler hämophiler männlicher Nachkommen und weiblicher Konduktorinnen gilt Königin Victoria von England. Der bekannteste Hämophiliepatient war der junge Zarewitsch Alexander. In Deutschland waren die beiden Söhne des Prinzen Heinrich von Preußen betroffen, die mütterlicherseits Cousins des Zarewitsches Alexander waren. Kürzlich erst wurde durch molekulargenetische Methoden die Diagnose Hämophilie B in dieser Familie gestellt.

Erbgang Aufgrund des X-chromosomal-rezessiven Erbganges sind meist nur Jungen von einer klinisch bedeutsamen Hämophilie A betroffen. Frauen mit einem *F8*-Gendefekt sind entsprechend einem Heterozygotenstatus primär als Konduktorinnen zu betrachten und nur selten klinisch symptomatisch, z. B. bei einer ungleichmäßigen Inaktivierung der X-Chromosomen oder bei Homozygotie bzw. Compound-Heterozygotie für einen *F8*-Gendefekt. Töchter eines hämophilen Vaters sind obligate Konduktorinnen; seine Söhne sind nie betroffen, es sei denn, deren Mutter ist Konduktorin. Andere Ursachen für einen klinisch bedeutsamen FVIII-Mangel bei Frauen und auch bei Männern können Defekte des VWF-Gens (s. oben, Abschn. „Von-Willebrand-Syndrom") und des *LMAN1*-Gens sowie des *MCFD2*-Gens (s. Abschn. „Kombinierter FV- und FVIII-Mangel") sein sowie ein erworbener Antikörper gegen FVIII.

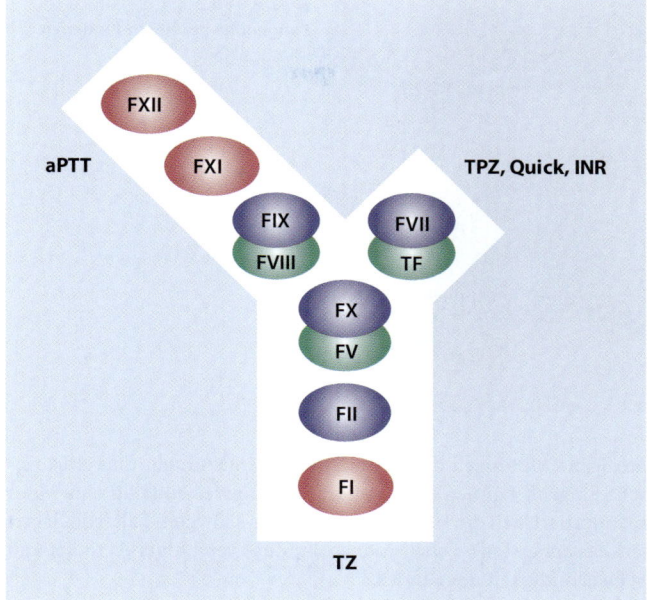

◘ **Abb. 180.6** Analyse plasmatischer Gerinnungsfaktoren mit Partialtests: Vitamin-K-abhängige Faktoren *(blau)* und Kofaktoren der Serinproteasen *(türkis)*. Ein Defekt einzelner Faktoren lässt sich grob orientierend näher lokalisieren und dann durch Einzelfaktorenanalyse identifizieren. Ein isolierter Faktor-VIII-Mangel, wie bei der Hämophilie A, fällt z. B. durch eine isolierte aPTT-Verlängerung auf, ein Faktor-VII-Mangel durch eine isolierte Verlängerung der Thromboplastinzeit bzw. durch eine Erniedrigung des Quick-Werts

Das *F8*-Gen ist ca. 186 kb groß und auf dem langen Arm von Chromosom X in der Region Xq 28 lokalisiert. Es besteht aus 26 Exons. Die Genstruktur und die abgeleitete Proteinsequenz sind homolog zum *F5*-Gen bzw. zum FV-Protein. Das größte Intron (Intron 22) enthält 2 weitere transkribierte Gene (*F8A*- und *F8B*-Gen) mit unbekannter Funktion. Das *F8A*-Gen findet sich in 2 weiteren Kopien ca. 500 kb telomerwärts gelegen. Es ist insofern von großer Bedeutung, als intrachromosomale Rekombination zwischen diesen homologen Sequenzen mit der Folge einer partiellen Geninversion für ca. 30–40 % der Fälle schwerer Hämophilie A verantwortlich ist.

Der FVIII ist ein großes Glykoprotein, das im Plasma durch nichtkovalente Bindung an den VWF stabilisiert wird. Er hat ein Molekulargewicht von ca. 265 KD und besteht aus einer Reihe sich wiederholender funktioneller Domänen. Er wird durch thrombinvermittelte begrenzte Proteolyse zu FVIIIa aktiviert und dient dann als Kofaktor für die Aktivierung von FX durch IXa. Als Inhibitor fungiert der aktivierte Protein-C-Komplex mittels proteolytischer Inaktivierung des FVIIIa.

Klinische Symptome Hämophilie-Patienten unterscheidet man nach Schweregraden in Abhängigkeit von gerinnungsspezifischen Laborparametern, die meist gut mit der Symptomatik korrelieren. Klinisch relevant sind die schwere Hämophilie (Restaktivität von FVIII bzw. FIX < 1 %), die mittelschwere Hämophilie (Restaktivität > 1 % bis < 5 %) und die leichte Hämophilie (Restaktivität > 5 % bis < 25 %). Die sog. Subhämophilie (> 25 % bis < unterer Normwert) wird in den meisten Fällen nur durch einen Zufallslaborbefund diagnostiziert.

Die Manifestation einer schweren Hämophilie bereits bei der Geburt ist eher selten. Bei schwieriger Entwicklung des Kindes können jedoch ausgeprägte Druckstellenhämatome und Kephalhämatome Anlass für eine Gerinnungsuntersuchung sein. Gelegentlich werden Weichteil- und zerebrale peripartale Blutungen beobachtet.

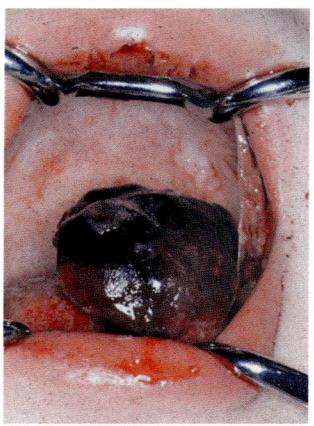

◻ **Abb. 180.7** Blutung durch Zungenbiss bei einem Jungen mit Hämophilie A

Iatrogene Blutungen durch Punktionen, Injektionen und chirurgische Eingriffe können bereits in der Säuglingszeit auffällig sein. Meist manifestiert sich die Hämophilie selbst im schweren Fall jedoch erst jenseits der ersten 6 Lebensmonate im Zuge verstärkter Aktivität und Selbstständigkeit des Kindes.

Eine kritische Zeit ist die des Laufenlernens. Auffallende Hämatome sind dann oft der Grund für die Diagnosestellung. Ab diesem Lebensalter beobachtet man auch die klassischen Blutungstypen der Hämophilie, z. B. schmerzhafte Muskel- und Gelenkblutungen. Obwohl in der Neonatalzeit ca. 20 % der Kinder bereits signifikante Blutungen erleiden, wird die Diagnose in diesem Alter nur bei 10 % der Hämophiliepatienten gestellt. Neben der Gefahr der schweren Anämie können akute Begleitkomplikationen auftreten, z. B. Verlegung der Atemwege nach Zungenbisshämatom (◻ Abb. 180.7), Kompartmentsyndrom und Kompression peripherer Nerven mit nachfolgender Parese. Die häufigste akut auftretende Todesursache ist jedoch die Hirnblutung. Eine schwere Blutungsanämie als Folge einer akuten Blutung wird meist nicht übersehen, da sich diese auch durch zusätzliche Symptome wie einen Volumenmangelschock manifestiert. Trotzdem kann eine schwere Anämie bei versteckter Blutungslokalisation, z. B. bei abdomineller Blutung nach inadäquatem Trauma, zunächst übersehen werden.

Die klassischen Blutungstypen der schweren Hämophilie sind die Gelenkblutung (◻ Abb. 180.8) und die Muskelblutung, die extrem schmerzhaft sein können und akut zu Schwellung, Bewegungseinschränkung und Schonhaltung führen. Unter den Muskelblutungen ist die M.-psoas-Blutung erwähnenswert, da die Symptome einer Hüftgelenkblutung bzw. einer Koxitis ähneln können, sie aber gelegentlich auch als Appendizitis fehldiagnostiziert werden kann. Abgesehen von der schweren akuten Beeinträchtigung der Patienten durch Muskel- und Gelenkblutungen sind es vor allem die chronischen Spätfolgen wie Muskelkontraktur, neurologische Schäden und die hämophile Arthropathie (◻ Abb. 180.9), die die Morbidität der Patienten ausmachen. Charakteristisch für die Hämophilie ist außerdem das Fehlen exzessiver Blutungen aus kleinsten Schnitt- und Schürfwunden, da die primäre Hämostase nicht beeinträchtigt ist.

Diagnose Wegweisend ist die verlängerte Gerinnungszeit, gemessen als aktivierte partielle Thromboplastinzeit (aPTT) bei normaler Thromboplastinzeit (TPZ, Quick) und normaler Thrombinzeit (TZ). Die Diagnose wird durch den Nachweis einer erniedrigten oder fehlenden FVIII-Gerinnungsaktivität (FVIII:C) gesichert. Differenzialdiagnostisch sind bei isolierter aPTT-Verlängerung eine Hämophilie B und ein VWS sowie ein FXI-Mangel auszuschließen. Die auffälligsten aPTT-Verlängerungen werden bei einem FXII-Mangel und bei Mangel an hochmolekularem Kininogen- oder Präkallikreinmangel beobachtet. Der schwere FXII-Mangel geht jedoch nicht mit einer Blutungsneigung einher. Eine mo-

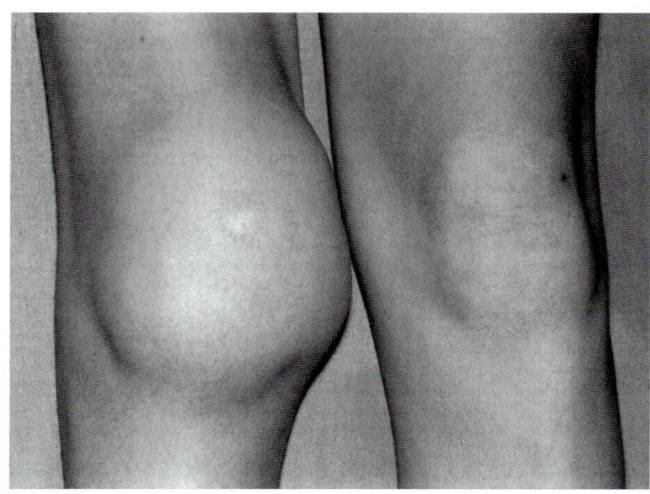

◻ **Abb. 180.8** „Ballonknie" nach Kniegelenkblutung bei Hämophilie A

lekulargenetische Diagnostik ist heute möglich und wünschenswert, da sie Aussagen über Schweregrad und Verlauf der Krankheit erlaubt und die Ergebnisse Voraussetzung für eine genetische Beratung sind.

Differenzialdiagnose und Therapie ▶ Abschn. Hämophilie B.

Hämophilie B

Definition Die Hämophilie B (Christmas disease) ist eine X-chromosomal-rezessiv vererbte Koagulopathie auf der Grundlage eines FIX-Mangels, bedingt durch Defekte des *F9*-Gens. Leitsymptome sind, wie bei der Hämophilie A, Blutungen in die großen Gelenke und in die Muskulatur sowie Hirnblutungen. Betroffen sind Jungen in einer Häufigkeit von 1:30.000.

Historie Im Jahre 1952 beschrieben mehrere Arbeitsgruppen ein von der Hämophilie klinisch nicht unterscheidbares Krankheitsbild, das jedoch mit normalen FVIII-Werten einherging. Verantwortlich war das Fehlen eines bis dahin nicht beschriebenen Faktors, der heute als FIX bezeichnet wird. Im Folgenden wurde dann zwischen Hämophilie A für den FVIII-Mangel und Hämophilie B für den FIX-Mangel unterschieden. Die Bezeichnung *Christmas disease* ist auf den erstbeschriebenen Patienten mit Hämophilie B namens Christmas zurückzuführen.

Erbgang Wie bei der Hämophilie A ist der Erbgang der Hämophilie B X-chromosomal-rezessiv. Die meist asymptomatischen Mütter der männlichen Patienten sind als Konduktorinnen zuverlässig nur über molekulargenetische Untersuchungen zu diagnostizieren. Ungleiche X-Inaktivierung sowie Homozygotie für *F9*-Gendefekte können aber auch bei Frauen zu einer klinisch relevanten Hämophilie B führen. Eine FIX-Defizienz kann im Rahmen einer allgemeinen Lebersynthesestörung oder bei Vitamin-K-Mangel auch erworben werden.

Das *F9*-Gen ist auf dem langen Arm des X-Chromosoms (Xq26–27.3) lokalisiert, mit 32 kb deutlich kleiner als das *F8*-Gen und mit nur 7 Exons weniger komplex, was eine molekulargenetische Diagnostik sehr erleichtert. Die cDNA besteht aus einem 2,8 kb großen offenen Leseraster und codiert für ein 461 Aminosäuren großes Vorläuferprotein von ca. 56.000 kDa. Wie viele andere Gerinnungsfaktoren mit enzymatischer Aktivität ist der aktivierte FIX eine Serinprotease. Voraussetzung ist eine proteolytische Spaltung mittels FXIa und/oder FVIIa. FIXa entfaltet seine Aktivität – zusammen mit FVIIIa als Kofaktor – bei der Aktivierung von FX. Inhibitor von FIXa ist Antithrombin.

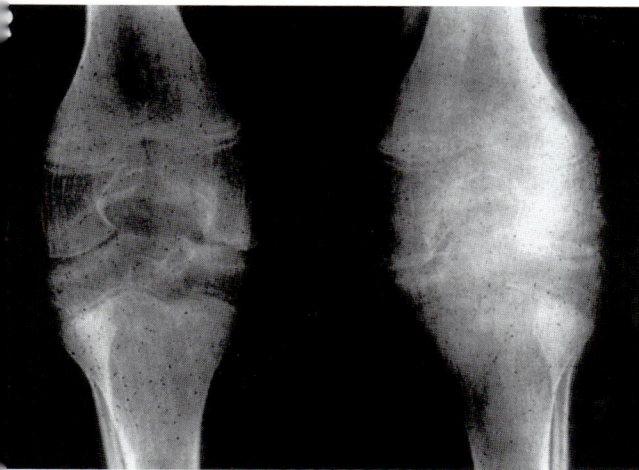

Abb. 180.9 Arthropathie nach rezidivierenden Kniegelenkblutungen. Im Vergleich zur Gegenseite ist der Kniegelenkspalt der linken Extremität nur noch schlecht abgrenzbar. Die Epiphysenzonen sind aufgetrieben

Klinische Symptome Das klinische Bild ist praktisch mit der Hämophilie A identisch.

Diagnose Wie bei der Hämophilie A ist eine verlängerte aPTT bei normaler TPZ (Thromboplastinzeit) und TZ wegweisend für die Diagnostik (Abb. 180.6). Ein erniedrigter oder fehlender FIX bei normalem FVIII bestätigt die Diagnose einer Hämophilie B. Insbesondere zum Zwecke der genetischen Beratung ist auch hier eine molekulargenetische Diagnostik angezeigt.

Therapie von Hämophilie A und Hämophilie B Grundsätzlich sollten Patienten mit Gerinnungsstörungen keine Acetylsalicylsäure enthaltenden Schmerzmittel einnehmen. Intramuskuläre Injektionen sind kontraindiziert!

Lokalen Maßnahmen zugängliche Blutungen können durch Kompression, lokale Hämostyptika und Ruhigstellung erstversorgt werden.

Bei beginnenden Gelenkblutungen ist oftmals noch kein eindeutiger klinischer Befund zu erheben. Die Patienten sind jedoch meist sehr gut in der Lage, den Beginn einer Gelenkblutung zu erkennen. Dieses Gefühl einer beginnenden Spannung im Gelenk, auch hämophile Aura genannt, ist immer ernst zu nehmen. Bei kleinen Kindern beobachtet man häufig als ersten Hinweis eine Schonhaltung. Eine sofortige Substitution mit Faktorkonzentrat kann die Blutung stoppen und ein starkes Anschwellen des Gelenks verhindern.

Bei fortgeschrittener Gelenkblutung ist nach primärer Substitution meist eine Klinikeinweisung notwendig. Hier sollte nach anfänglicher Ruhigstellung, Hochlagerung und Kühlung unter ausreichender Faktorsubstitution bereits frühzeitig eine krankengymnastische Mobilisierung mittels isometrischer Übungen beginnen.

Auch Muskelblutungen müssen rasch durch Substitution behandelt werden, um ein Kompartmentsyndrom zu verhindern und spätere Kontrakturen sowie neurologische Schäden zu vermeiden. Eine besondere Gefährdung in dieser Hinsicht ergibt sich bei Blutungen in den M. iliopsoas mit Schädigung des N. femoralis, in den M. gastrocnemius mit der Folge einer Spitzfußstellung und in die Unterarmmuskulatur mit Schädigung des N. ulnaris und des N. medianus.

Plötzliche, unerklärliche Kopfschmerzen, evtl. nach einer Schädelprellung, sollten immer an eine zerebrale Blutung denken lassen und zu einer entsprechenden Diagnostik Anlass geben. Vor einem Transport in eine Klinik muss eine Faktorsubstitution erfolgen.

Ähnlich wie beim VWS lassen sich Blutungen im Rahmen einer leichten Hämophilie A bei Fehlen von Kontraindikationen und nach vorheriger erfolgreicher Testung gut mit DDAVP behandeln.

Bei der schweren Hämophilie ist in vielen Fällen eine prophylaktische Dauersubstitution mit Gerinnungsfaktoren indiziert. Dies betrifft vor allem Kleinkinder und Schulkinder. Insbesondere die chronisch-rezidivierenden Gelenkblutungen im Kindesalter können die Entwicklung des wachsenden Organismus schwer beeinträchtigen. Darüber hinaus möchte man diesen Kindern ein einigermaßen normales Leben ermöglichen, um auch psychische Traumatisierungen zu vermeiden und die psychosozialen Auswirkungen der chronischen Krankheit wie Sonderstatus und Isolation möglichst zu mildern.

Ziel der Dauerprophylaxe ist es, einen Patienten mit schwerer Hämophilie zu einem Patienten mit mittelschwerer Hämophilie zu machen, d. h. seinen Gerinnungsfaktorspiegel nicht unter 2 % absinken zu lassen. Dies kann im Allgemeinen mit einer 3-mal wöchentlichen Gabe eines FVIII-Konzentrats bzw. mit einer 2-mal wöchentlichen Gabe eines FIX-Konzentrats erreicht werden. Die erforderlichen Dosen für die Substitution sind differenziert nach Art und Schwere der Blutung in Tab. 180.9 aufgelistet.

Komplikation der Substitutionstherapie war früher die Transmission von Virusinfektionen wie Hepatitiden- oder HIV-Infektionen. Diesem Problem wird heute durch sorgfältige Spenderauswahl und Virusinaktivierungsverfahren oder der Nutzung rekombinanter Präparate Rechnung getragen. Eine absolute Sicherheit bzgl. eines virusfreien Präparats kann jedoch nicht garantiert werden.

Inhibitoren im Sinne von Alloantikörpern gegen transfundierten FVIII oder sehr selten FIX sowie anaphylaktische Reaktionen, insbesondere bei der Hämophilie B, können als Folge der Substitution mit einem vom Immunsystem als „fremd" erkannten Protein auftreten. Charakteristischerweise treten Inhibitoren vorwiegend bei Patienten mit schwerer Hämophilie A auf, in der Regel bis zum 30. Expositionstag, nach dem 50. Expositionstag nur noch selten. Begünstigend für die Entwicklung eines Inhibitors sind bestimmte Mutationen sowie schwere Blutungen, Infektionen und Impfungen in Verbindung mit der Faktor-Gabe. Im Gegensatz dazu soll eine frühe Prophylaxe mit Konzentraten vor dem Auftreten von schweren Blutungen zu einer Immuntoleranz mit einer deutlich reduzierten Inibitor-Inzidenz einhergehen. Impfungen sollen streng subkutan erfolgen und nicht zeitnah mit einer Faktor-Substitution, um das Risiko einer Inhibitorbildung im Kontext eines aktivierten Immunsystems in Verbindung mit einem fremden Antigen zu vermindern. Neben schwersten Gelenk- und Muskelblutungen steigt die Inzidenz lebensbedrohlicher Hirnblutungen deutlich an. Ein hochtitriger Inhibitor ist als schwere Komplikation der Substitutionstherapie anzusehen und erfordert eine entsprechende Supportiv- und Inhibitoreliminationstherapie. Letztere besteht aus der hochdosierten Gabe von FVIII-Konzentrat (2-mal 100 IE/kg KG und Tag) über einen längeren Zeitraum. Bei Versagen dieser Therapie lassen sich alternativ, bei Vorliegen eines FVIII-Inhibitors, auch aktivierte Faktoren des Prothrombinkomplexes oder rekombinanter aktivierter FVII einsetzen. Die Therapie eines Patienten mit Vorliegen eines FVIII-Inhibitors ist mit hohen Kosten verbunden.

Differenzialdiagnose
Hämophilie A, Hämophilie B und Von-Willebrand-Syndrom Gemeinsames Kennzeichen der Hämophilien A und B ist die verlängerte Blutgerinnungszeit, gemessen als aktivierte partielle Thromboplastinzeit (aPTT). FVIII und FIX gehen in die aPTT-Messung ein (Abb. 180.6). Die Gleichartigkeit der klinischen Symptomatik erklärt sich auch durch die Cofaktorfunktion von FVIII für die Serinprotease FIX bei der Aktivierung von FX. Mit dem korrekten Nachweis eines isolierten FIX-Mangels ist die Diagnose Hämophi-

lie B gesichert. Ein nachgewiesener FVIII-Mangel hingegen erfordert eine weiterführende Diagnostik zum Ausschluss eines VWS. Dabei schließen auch sehr niedrige FVIII:C-Werte ein VWS nicht aus. Zur Unterscheidung zwischen Hämophilie A und VWS ist zumindest die Bestimmung des VWF als VWF:Aktivität (VWF:AC; VWF:RCo) und als VWF:Antigen (VWF:Ag) notwendig. Eine Ergänzung der Labordiagnostik durch Bestimmung der FVIII-Bindungsfähigkeit des VWF ist in allen Fällen eines Verdachts auf Hämophilie A bei unklarem oder widersprüchlichem Erbgang und „weiblicher Hämophilie A" indiziert (s. oben ▶ Abschn. Hämophilie A).

Fibrinogenmangel

Wie alle im Folgenden beschriebenen Koagulopathien ist der Fibrinogen-(FI-)Mangel (Afibrinogenämie, Hypofibrinogenämie, Dysfibrinogenämie) eine seltene Krankheit. Sie wird in der schweren Form autosomal-rezessiv, bei den leichteren Formen dominant vererbt. Blutungen nach Abfallen der Nabelschnur können das erste klinische Zeichen sein. Es finden sich meist profuse Blutungen nach inadäquatem Trauma und Wundheilungsstörungen. Auch intrakranielle Blutungen kommen vor, während Gelenkblutungen, anders als bei den Hämophilien, selten sind.

Die Hypofibrinogenämie ist definiert als FI-Mangel mit Werten zwischen 20 und 100 mg/dl. Klinische Manifestationen sind dabei eher selten.

Die Gene für die 3 Untereinheiten des Fibrinogenmoleküls finden sich eng benachbart innerhalb einer Region von ca. 50 kb auf Chromosom 4q23–32 (◘ Tab. 180.7). Je 2 der α-, β- und γ-Ketten bilden das Protein.

Hämostaseologisch finden sich bei FI-Mangel eine verlängerte aPTT, eine verlängerte Prothrombin- und eine verlängerte Thrombinzeit. Die funktionelle Aktivität, gemessen als Fibrinogen nach Clauss, und die immunologisch bestimmte Konzentration sind vermindert.

Therapeutisch kommen gefrorenes Frischplasma und FI-Konzentrat in Betracht. Die Substitution bei einer Blutung erfolgt im Regelfall nur alle 2 Tage, da die Halbwertszeit des FI mit 3 Tagen recht lang ist. Die erforderliche Dosis findet sich in ◘ Tab. 180.9.

Die Dysfibrinogenämie als qualitativer Defekt kann zusätzlich mit einer Defizienz kombiniert sein. Blutungen sind eher selten. Bestimmte Dysfibrinogenämien können auch mit einer Thrombosebzw. Abortneigung einhergehen.

FII-Mangel

Die Aprothrombinämie oder Hypoprothrombinämie wird in der Regel autosomal-rezessiv vererbt, wie ihr Auftreten in konsanguinen Familien vermuten lässt (zum Prothrombingen ◘ Tab. 180.7). Es sind auch verschiedene qualitative Defekte im Sinne einer Dysprothrombinämie beschrieben worden. Es ist daher sinnvoll, bei einem FII-Mangel auch den immunologischen Nachweis von FII:Ag zu führen.

Beschrieben werden Blutungen nach Abfallen der Nabelschnur, nach inadäquatem Trauma, sowie die Entwicklung von Hämatomen und Schleimhautblutungen, aber auch schwere Muskelblutungen, z. B. nach i.m.-Impfung.

Hämostaseologisch finden sich eine verlängerte aPTT und ein erniedrigter Quick-Wert bei normaler Thrombinzeit und normalen Werten für alle Einzelfaktoren außer FII.

Die therapeutische Substitution kann durch Prothrombinkomplexkonzentrat erfolgen, aber auch durch gefrorenes Frischplasma, da es wegen der langen Prothrombinhalbwertszeit (60 h) nicht zur Volumenüberladung kommen muss. Plasmaspiegel von 20–30 % genügen im Allgemeinen für eine effektive Hämostase (erforderliche Dosierungen ◘ Tab. 180.9).

FV-Mangel

Die schwere Form dieser seltenen Gerinnungsstörung, auch Parahämophilie genannt, wird autosomal-rezessiv vererbt (zum *F5*-Gen ◘ Tab. 180.7). Klinisch manifestiert sich der FV-Mangel durch Blutungen beim Abfall der Nabelschnur, Haut- und Schleimhautblutungen, Hämaturie, abdominelle Blutungen und Menorrhagien. Gelenkblutungen oder Hirnblutungen sind hingegen selten. Die Diagnose wird durch Einzelfaktorenanalyse nach pathologisch ausgefallener aPTT und erniedrigtem Quick-Wert bei normaler Thrombinzeit gestellt. Zur Therapie kommt im Wesentlichen nur gefrorenes Frischplasma infrage (erforderliche Dosierung ◘ Tab. 180.9), zudem kann auch Thrombozytenkonzentrat wegen des Gehalts von FV in den Plättchen die Hämostase dieser Patienten verbessern. Interessanterweise schützt der FV-Mangel nicht vor Thrombosen.

Eine Variante des FV, der sog. FV-Leiden, ist für die APC-Resistenz verantwortlich. Diese ist ein Risikofaktor für Thrombosen (▶ Abschn. 180.3.3, Störungen des Protein-C-Systems).

Kombinierter FV- und FVIII-Mangel

Diese Gerinnungsstörung ist eine eigene Entität. In der Literatur sind 58 Familien beschrieben worden. FV- und FVIII-Werte liegen im Bereich von 5–30 %. Der Erbgang ist autosomal-rezessiv. Der Defizienz beider Faktoren liegt ein gestörter posttranslationaler Prozess zugrunde, der beide Faktoren wegen ihrer Homologie betrifft. Mittels klassischer Kopplungsanalyse und Positionsklonierung konnte ein bereits früher isoliertes, auf Chromosom 18q21.3-q22 gelegenes Gen, *LMAN1*-Gen, als Kandidatengen identifiziert werden. Homozygote inaktivierende Mutationen in diesem Gen ließen sich bei den untersuchten Familien nachweisen und bewiesen damit die Kausalität von *LMAN1*-Gendefekten für den kombinierten FV/FVIII-Mangel. Das Genprodukt, dessen Funktion bisher unbekannt war, wird als intrazellulärer Proteintransporter (Chaperon) angesehen, der an der Sekretion beider Gerinnungsfaktoren beteiligt ist. An diesem Prozess ist ein weiteres Protein beteiligt, welches durch das *MCFD2*-Gen auf Chromosom 2p21-p16.3 kodiert wird. Defekte dieses Gens führen zum gleichen Krankheitsbild.

In Abhängigkeit vom FV- und FVIII-Spiegel sind die klinischen Symptome mehr oder weniger schwerwiegend. Therapeutisch kommen für die FV-Substitution nur gefrorenes Frischplasma, für die FVIII-Substitution FVIII-Konzentrate in Betracht, bei leichteren Formen ist ein Therapieversuch mit DDAVP indiziert (erforderliche Dosierungen ◘ Tab. 180.9).

FVII-Mangel

Der schwere FVII-Mangel ist mit einer Prävalenz von 1:500.000 sehr selten und folgt einem autosomal-rezessiven Erbgang (zum *F7*-Gen ◘ Tab. 180.7). Die klinischen Symptome ähneln der Hämophilie. Gelenkblutungen können wie bei der Hämophilie zu schweren Arthropathien führen. Neugeborene sind geburtstraumatisch bedingt durch ZNS-Blutungen gefährdet.

Die Diagnose wird bei Nachweis eines isoliert erniedrigten Quickwerts bei normaler aPTT und normaler Thrombinzeit vermutet und schließlich durch Einzelfaktorenanalyse bestätigt. Die Höhe der FVII-Restaktivität korreliert schlecht mit der Blutungsneigung. Auch Patienten mit einem FVII zwischen 5 % und 10 % können asymptomatisch sein und erst bei Operationen oder Beginn der Menstruationsblutungen auffallen. Heterozygote Personen haben normalerweise keine Blutungssymptome. Ein leichter, klinisch meist nicht relevanter FVII-Mangel (30–50 %) ist recht häufig und dann für eine isolierte Erniedrigung des Quickwerts < 60 % verantwortlich. In vielen Fällen liegt dies u. a. am Vorhandensein eines bi-allelen Polymorphismus, dessen selteneres Allel mit einem niedrigen FVII-Wert korreliert.

Meist liegt eine Compound-Heterozygotie für dieses Allel und eine weitere kausale *F7*-Mutation vor. In der präoperativen Situation führt ein zu niedriger Quickwert fast immer zum Wunsch nach weiterer Abklärung und damit zur Verzögerung einer elektiven Operation.

Therapeutisch kommt FVII-Konzentrat zum Einsatz. Im Notfall ist auch die Gabe von Prothrombinkomplexkonzentrat möglich. Gentechnisch hergestellter rekombinanter FVIIa ist ebenfalls verfügbar. Wegen der geringen Halbwertzeit von nur 3 h sind häufige Substitutionen bzw. Dauerinfusionen notwendig. Dabei ist eine Anhebung des FVII auf > 30 % (ggf. 50 %) meist ausreichend. Die Therapie, vor allem mit dem rekombinanten Präparat, ist sehr teuer (erforderliche Dosierungen ◘ Tab. 180.9).

FX-Mangel

Der schwere FX-Mangel ist eine sehr seltene, autosomal-rezessiv vererbte Gerinnungsstörung, die klinisch durch Haut- und Schleimhautblutungen, Epistaxis, Menorrhagien, Hämaturie, gelegentlich Gelenkblutungen sowie Blutungen nach inadäquatem Trauma gekennzeichnet ist (zum *F10*-Gen ◘ Tab. 180.7). Frauen mit schwerem FX-Mangel neigen zu Fehlgeburten, vorzeitiger Plazentalösung und Frühgeburten. Man kann zwischen rein quantitativen Defekten und dysfunktionellem FX unterscheiden. Zu beobachten sind eine verlängerte aPTT und ein erniedrigter Quick-Wert bei normaler Thrombinzeit. Durch Einzelfaktorenanalyse wird die Diagnose gesichert; durch Bestimmung des FX-Antigens wird zwischen dysfunktionellem und quantitativem Defekt differenziert.

Da der FX mit 40 h eine lange Halbwertszeit besitzt, ist die Gabe von gefrorenem Frischplasma in Fällen kleinerer Blutungen ausreichend. Darüber hinaus kann Prothrombinkomplexkonzentrat gegeben werden. Dabei müssen jedoch der sehr unterschiedliche Gehalt an FX in den verschiedenen Präparaten und die Möglichkeit von Thrombosen berücksichtigt werden. Insofern ist ein verfügbares FIX-Konzentrat, welches auch FX enthält, zu bevorzugen (erforderliche Dosierungen ◘ Tab. 180.9).

FXI-Mangel

Der schwere FXI-Mangel, auch Hämophilie C genannt, ist sehr selten, erreicht jedoch in einzelnen Populationen höhere Prävalenzen, z. B. wurde bei Ashkenazi-Juden eine Häufigkeit von 1–3:1000 ermittelt. Der Erbgang ist nicht streng autosomal-rezessiv, da auch bei Heterozygotie durchaus Blutungen beobachtet werden (zum *F11*-Gen ◘ Tab. 180.7). Die klinische Symptomatik ist variabel. Schwerere Blutungen sind selten und treten praktisch nur im Rahmen von Verletzungen und Operationen auf. Nasenbluten, Weichteil- und Nachblutungen nach Zahnextraktion sowie Menorrhagien werden gelegentlich beobachtet. Gelenkblutungen treten praktisch nie auf.

Wegweisend ist beim schweren FXI-Mangel die stark verlängerte aPTT bei normalem Quick-Wert und normaler Thrombinzeit. Die Diagnose wird durch Einzelfaktorenanalyse gesichert. Ähnlich deutliche Verlängerungen der aPTT werden beim schweren FXII-Mangel beobachtet.

Therapeutisch ist wegen der langen Halbwertszeit des FXI von 48 h die Gabe von gefrorenem Frischplasma in der Regel ausreichend. Insbesondere bei Blutungen oder Eingriffen im HNO-Bereich empfiehlt sich die zusätzliche Gabe von Fibrinolysehemmern wie Tranexamsäure.

FXII-Mangel

Der FXII-Mangel ist recht häufig, wird jedoch praktisch nur bei Routinegerinnungsuntersuchungen, z. B. präoperativ, durch die korrespondierende verlängerte aPTT entdeckt. Insbesondere bei Kindern wird der leichte FXII-Mangel als passageres, infektassoziiertes Phänomen häufig beobachtet. Der heterozygote FXII-Mangel ist klinisch inapparent. Es wurde allerdings in wenigen Familien eine Disposition zu frühen Hirninfarkten und erhöhtem Spontanabortrisiko gefunden. Der schwere FXII-Mangel, beruhend auf homozygoten oder compound-heterozygoten Gendefekten, fällt klinisch ebenfalls nicht durch eine Blutungsneigung auf. Der Widerspruch zwischen der beim FXII-Mangel exzessiv verlängerten In-vitro-Gerinnungszeit (aPTT) und der fehlenden Blutungsneigung ergibt sich aus der Tatsache, dass die Initiierung der Blutgerinnung primär über den exogenen Weg der Gerinnung durch den Tissue Factor/FVII-Komplex erfolgt; erst sekundär mit der Aktivierung von FXI durch das initial gebildete Thrombin erfüllt der endogene Weg seine Funktion.

FXIII-Mangel

Der FXIII-Mangel ist nur bei FXIII-Werten < 10 % von klinisch größerer Relevanz. Bei Werten < 30 % können Wundheilungsstörungen beobachtet werden. Bei Neugeborenen fällt der sehr seltene schwere FXIII-Mangel (< 1 %-Restaktivität) durch die prolongierte Nabelblutung, später durch Hämatome, verlängerte Blutungen nach Verletzungen und nicht selten durch Hirnblutungen auf. Wegweisend sind 2–3 Tage verspätet auftretende Nachblutungen nach Operationen. Die Patienten neigen außerdem zu schlecht heilenden Wunden mit ausgeprägter Narbenbildung.

Einen erworbenen FXIII-Mangel, der 30 % jedoch meist nicht unterschreitet, findet man bei der anaphylaktoiden Schoenlein-Henoch-Purpura sowie beim Morbus Crohn.

Bei Patienten mit angeborenem Mangel ist der FXIII im Plasma und in den Thrombozyten reduziert. Heterozygote Patienten mit FXIII-Werten um 40–50 % sind meist asymptomatisch.

Im Plasma besteht FXIII aus 2α-Ketten, die enzymatische Aktivität einer durch Thrombin und Ca^{2+} zu aktivierenden Transglutaminase tragen, und 2β-Ketten, die als Trägerprotein fungieren. Defekte in α- oder β-Ketten, die von unterschiedlichen Genen kodiert werden (◘ Tab. 180.7), können für den FXIII-Mangel verantwortlich sein. In Thrombozyten finden sich nur die α-Ketten. Die Funktion des FXIII besteht in der Quervernetzung von Fibrinmolekülen über Amidbindungen zwischen der Lysin-ε-Aminogruppe und der γ-Carbonylgruppe des Glutamins. Hierdurch wird Fibrin stabilisiert und vor vorzeitiger Lyse durch Plasmin geschützt.

Diagnose und Therapie Mit den üblichen Partialtests (aPTT, Quick, Thrombinzeit) lässt sich ein FXIII-Mangel nicht erfassen, da die Wirkung des FXIII erst nach der Fibrinbildung einsetzt, wohl aber zumindest bei der schweren Form mittels Thrombelastografie. Die Bestimmung erfordert z. B. die Messung der Transglutaminaseaktivität des FXIII an einem geeigneten synthetischen Substrat über die Freisetzung von Ammoniak oder immunologische Methoden. Hierbei kann zwischen den α- und den β-Ketten differenziert werden.

Therapeutisch ist die Substitution von FXIII-Konzentrat das Mittel der Wahl, ggf. auch die Gabe von gefrorenem Frischplasma. Zur Behandlung von Blutungen sollten FXIII-Werte > 30 % angestrebt werden. Der minimale notwendige Wirkspiegel ist jedoch mit 5–10 % sehr niedrig und die Halbwertszeit des FXIII mit 5–7 Tagen sehr lang. Es genügen daher meist Substitutionsabstände von mehreren Tagen bis Wochen (erforderliche Dosierungen ◘ Tab. 180.9).

180.3 Thrombophilie

Definition Die Thrombophilie ist definiert als Neigung zu Thromboembolien und Infarkten auf der Grundlage erworbener oder hereditärer Defekte und Störungen einzelner Gerinnungsfaktoren, der

Inhibitoren der Gerinnung, der Faktoren und Inhibitoren der Fibrinolyse sowie von die Funktion und Integrität des Endothels beeinflussender Faktoren. Auch über die Norm erhöhte prokoagulatorische Einzelfaktoren gehen mit einem erhöhten Thromboserisiko einher.

Thrombosen sind im Erwachsenenalter mit einer jährlichen Inzidenz von 1:1000 ein relativ häufiges Ereignis. Die Mehrzahl der Thrombosen wurde in der Vergangenheit als idiopathisch angesehen. In den letzten Jahren konnten jedoch zunehmend Risikofaktoren identifiziert werden, so dass heute in den meisten Fällen einer spontan aufgetretenen Thrombose entsprechende erworbene oder hereditäre prädisponierende Faktoren nachgewiesen werden können. Die hohe Prävalenz hereditärer Thrombophiliefaktoren auch in der Normalbevölkerung ist als Selektion für den präthrombotischen Zustand anzusehen. Offensichtlich wurde ein effektives System zur Blutstillung nach Verletzung und insbesondere bei Frauen zur Vermeidung starken Blutverlusts im Rahmen der Regelblutung und bei Geburten von der Evolution begünstigt. Auch soll die Fertilität von Frauen mit APC-Resistenz durch Begünstigung der Implantation der befruchteten Eizelle erhöht sein. Die negative Seite der Selektion, die Neigung zu Thrombosen, trifft das Individuum meist erst nach der Reproduktionsphase und ist damit zumindest aus evolutionärer Sicht nur von geringer Bedeutung für die Population.

Im Kindesalter treten Thrombosen deutlich seltener auf (5:10.000 Krankenhauseinweisungen in einer kanadischen Untersuchung), spielen aber, abgesehen von der unmittelbaren Bedrohung, aufgrund ihrer Bedeutung für Störungen des Wachstums und der Entwicklung von Kindern eine wichtige Rolle. Die Inzidenz bei Kindern ist altersabhängig mit einem Häufigkeitsgipfel in der prä- und perinatalen Phase sowie im Neugeborenen- und frühen Säuglingsalter. Im späteren Säuglingsalter bis zum Eintritt in die Pubertät ist die Inzidenz sehr niedrig und steigt mit der Pubertät auf die Thromboseinzidenz des jungen Erwachsenen an.

Thrombosen im Kindesalter sind in allen Fällen, auch bei Vorliegen exogener kausaler Faktoren (z. B. zentrale Katheter), ein ungewöhnliches Ereignis und sollten Anlass zur Erhebung einer ausführlichen Familienanamnese sowie zur Durchführung einer Thrombophiliediagnostik sein, die die allgemein akzeptierten Thrombophiliefaktoren umfasst. Wichtig sind vor allem solche Faktoren, die therapeutisch beeinflussbar sind (▶ Abschn. Therapie)

180.3.1 Antithrombinmangel

Definition Hier handelt es sich um einen erworbenen oder hereditären Mangel an dem Proteinaseinhibitor Antithrombin, heute als AT, früher als AT III bezeichnet (Gen *SERPINC1*). Der Genort liegt auf 1q23–25 (◘ Tab. 180.7). Die hereditäre Form wird unterteilt in einen quantitativen Typ-1- und einen qualitativen Typ-2-AT-Defekt. Die Häufigkeit eines klinisch relevanten hereditären AT-Mangels beträgt 1:2000–1:5000. Der Erbgang ist in der Regel autosomal-dominant. Ein völliges Fehlen von Antithrombin ist mit dem Leben wahrscheinlich nicht vereinbar. Entsprechend sind homozygote AT-Mutationen sehr selten. Eine homozygote Missense-Mutation (Typ Budapest III, Leu99Phe) findet sich jedoch gelegentlich bei Patienten mit ausgeprägter Thromboseneigung bereits im frühesten Kindesalter. Diese Patienten sind meist südosteuropäischer Herkunft.

Pathophysiologie Neben Thrombin inhibiert AT auch weitere Serinproteasen wie FXIIa, FXIa, FIXa und FXa des endogenen Systems, während FVIIa durch AT nur wenig inaktiviert wird. Die Wirkung von AT durch Bindung der o. g. Serinproteasen wird in Gegenwart von Heparin durch allosterische Konformationsänderung um den Faktor 1000 gesteigert. Für die hierzu nötige Bindung von Heparin an AT existieren spezielle Bindungsstellen.

Einen erworbenen Mangel an AT beobachtet man bei thrombotischen Ereignissen und Verbrauchskoagulopathie, bei schwerer Lebersynthesestörung, beim nephrotischen Syndrom, unter Heparinisierung und ausgeprägt unter Asparaginasetherapie bei akuter lymphatischer Leukämie. Hereditäre funktionelle Defekte beeinträchtigen z. B. die Heparinbindungsregion oder die Thrombinbindungsstelle.

Diagnose, Therapie und Prophylaxe Ein AT-Mangel kann vermutet werden bei relativer Heparinresistenz und im Rahmen der o. g. erworbenen Krankheiten. Bei Thrombosen im Kindesalter und bei familiärer Thromboseneigung gehört die AT-Bestimmung zum obligatorischen Routineprogramm. Durch Bestimmung der AT-Aktivität und des AT-Antigens lässt sich zwischen AT-Mangel Typ 1 und Typ 2 unterscheiden. Der AT-Mangel findet sich in Thrombosekollektiven bei ca. 1–2 % der Patienten. Ein hereditärer AT-Mangel ist mitunter von einem erworbenen Mangel schwer abzugrenzen. Hier können eine Familienanalyse und/oder die molekulargenetische Diagnostik weiterhelfen.

Für die Substitutionstherapie des AT-Mangels stehen mehrere virusinaktivierte AT-Konzentrate zur Verfügung. Sie kommt bei der Verbrauchskoagulopathie und anderen erworbenen schweren Mangelzuständen sowie bei hereditärem AT-Mangel in Verbindung mit einem thrombotischen Ereignis zum Einsatz. Die erforderlichen Dosierungen zur Substitution finden sich in ◘ Tab. 180.9.

Die Prophylaxe thrombotischer Ereignisse kann vorzugsweise durch Vitamin-K-Antagonisten (Phenprocoumon) erfolgen. Wegen der Möglichkeit der sog. Warfarinembryopathie sollten Vitamin-K-Antagonisten während der Schwangerschaft nicht verwendet werden. Eine Antikoagulation mit niedermolekularem Heparin ist dann die Alternative, in besonderen Fällen auch eine Dauersubstitution mit AT-Konzentrat. Bei einer Halbwertszeit von 36 h sollte eine Substitution alle 3 Tage ausreichend sein (◘ Tab. 180.9). Wegen der leichteren Steuerbarkeit, der geringeren Applikationsfrequenz, positiver Effekte auf die Fibrinolyse und deutlich geringerer Osteoporosegefahr ist niedermolekulares Heparin auch im Kindesalter vorzuziehen.

180.3.2 Störungen des Tissue-factor-pathway-Inhibitors

Der Tissue-factor-pathway-Inhibitor (TFPI), auch Lipoprotein-associated-coagulation-Inhibitor (LACI) genannt, wurde 1987 entdeckt und ist der zentrale Inhibitor für die TF-/FVIIa-abhängige Aktivierung von FIX und FX (◘ Abb. 180.1). Homozygote Defekte dieses Faktors beim Menschen sind nicht bekannt. Homozygote TFPI-knock-out-Mäuse sterben intrauterin an einer Verbrauchskoagulopathie. Homozygote schwere TFPI-Defekte sind daher wahrscheinlich mit dem Leben nicht vereinbar. Ein heterozygoter Aminosäureaustausch wurde 1998 beschrieben und geht möglicherweise mit einer Thromboseneigung einher.

180.3.3 Störungen des Protein-C-Systems

Definition Zum Protein-C-Inhibitorsystem gehören Protein C, Protein S und nicht aktivierter FV. Protein S und FV sind an der Aktivierung von Protein C zu APC (aktiviertem Protein C) beteiligt. Der Mangel an Inhibitoren der Gerinnung manifestiert sich in Form thromboembolischer Ereignisse sowie, bei schweren Mangelzuständen, mit dem charakteristischen Bild der Purpura fulminans (◘ Abb. 180.10). Es gibt hereditäre und erworbene Mangelzustände

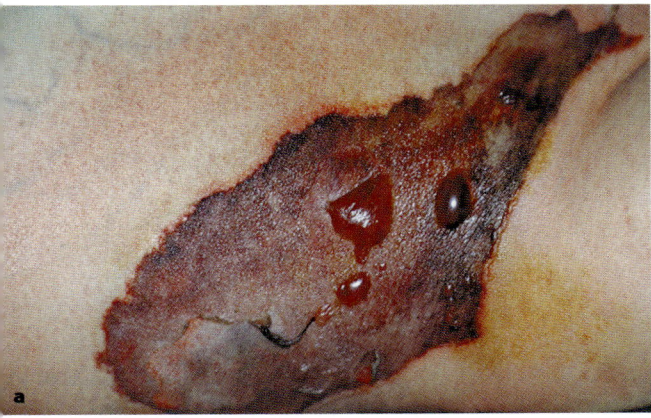
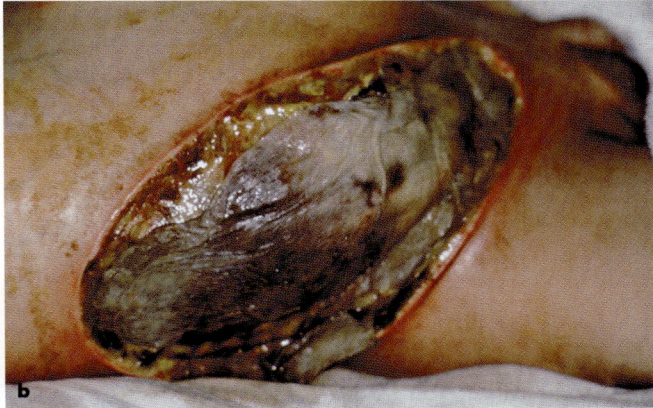

Abb. 180.10a, b Purpura fulminans. a Umfangreiche Hautnekrose der Bauchdecke bei einem Patienten unter Rezidivtherapie einer akuten lymphatischen Leukämie (ALL) mit erworbenem Protein-S-Mangel im Rahmen einer Sepsis; b Folgezustand mit vollständiger Hautnekrose bis zum Peritoneum

dieser Faktoren. Der Erbgang der angeborenen Formen ist autosomal-dominant mit erheblicher Variation in der Expressivität. Das Bild der Purpura fulminans findet sich praktisch nur bei homozygotem oder compound-heterozygotem Mangel oder aber bei den erworbenen Formen, im Rahmen eines schweren hypovolämischen Schocks, einer Sepsis durch Neisseria meningitidis, Streptococcus pneumoniae oder Staphylokokken aber u. U. auch im Rahmen von schweren Varizelleninfektionen.

Zu den Defekten des Protein-C-Systems gehört auch die Resistenz des aktivierten FV gegenüber seiner proteolytischen Inaktivierung durch aktiviertes Protein C. Diese sog. APC-Resistenz ist ein intrinsischer Defekt des FV (Faktor-V-Leiden-Mutation) und derzeit der häufigste bekannte Thrombophiliefaktor.

Pathophysiologie Protein C ist eine Protease, die an definierten proteolytischen Schnittstellen aktivierten FV und aktivierten FVIII inaktiviert (Abb. 180.11). Protein S fungiert als essenzieller Kofaktor und liegt in 2 Formen im Plasma vor: als freies, funktionell aktives Protein und in inaktiver Form im Komplex mit C4-Bindungsprotein. Aktiviertes Protein C (APC) ist auch an der Fibrinolyse durch Inaktivierung des Plasminogenaktivatorinhibitors (PAI) beteiligt (Abb. 180.12). Neben Antithrombin und TFPI ist das Protein-C-System der wichtigste Inhibitor der Blutgerinnung. Quantitative und qualitative Defekte von Protein C und Protein S sind Ursache von je ca. 2–3 % der Thrombosen im Erwachsenenalter.

Neben den Defekten von Protein C und Protein S selbst können auch Defekte der Zielfaktoren FV und FVIII die Wirkung des Protein-C-Systems beeinträchtigen. Dies wurde eindrucksvoll am Beispiel der APC-Resistenz (APCR) aufgezeigt, die auf eine Mutation des FV an einer proteolytischen Inaktivierungsstelle zurückzuführen ist. Diese Mutation, nach dem Ort der Erstbeschreibung auch Faktor-V-Leiden genannt, verlangsamt die Inaktivierung des aktivierten FV etwa um das 10-Fache und führt hierdurch zu einer Verschiebung des hämostaseologischen Gleichgewichtes in Richtung Thrombophilie. Die Prävalenz ist mit ca. 6 % in der deutschen Normalbevölkerung und mit bis zu 15 % in anderen Populationen erstaunlich hoch. Der Erbgang ist autosomal-dominant. Heterozygote erwachsene Personen tragen ein 6- bis 8-fach erhöhtes Risiko für ein thromboembolisches Ereignis; Homozygotie für die Mutation ist mit einem ca. 80-fach erhöhten Thromboserisiko verbunden. Bis zu ca. 30 % der im Kindesalter auftretenden Thrombosen korrelieren mit einer APCR.

Diagnose Bei jedem thrombotischen Ereignis im Kindesalter sollte auch nach Defekten des Protein-C-Systems geforscht werden. Neben der Bestimmung von Protein C und freiem Protein S durch funktionelle Tests sollte bei pathologischen Werten auch das jeweilige Antigen bestimmt werden, um zwischen quantitativen und funktionellen Defekten zu differenzieren. Wegen der altersabhängig großen Unterschiede der Normwerte sollte die Untersuchung der Eltern zur Unterstützung der Diagnose genutzt werden, ebenso wie der molekulargenetische Nachweis eines Protein-C- bzw. Protein-S-Defekts.

Der Nachweis einer APC-Resistenz gehört inzwischen zu den Routineuntersuchungen der Thrombophiliediagnostik. Wegen der hohen Prävalenz in der Bevölkerung ist die Chance eines positiven Nachweises bei Patienten mit Thrombosen sehr hoch. Die Bestimmung kann mittels einer modifizierten aPTT-Methode und/oder molekulargenetisch erfolgen. Ein positiver hämostaseologischer Befund kann immer durch eine molekulargenetische Untersuchung gesichert und ergänzt werden, um zwischen hetero- und homozygoten Anlageträgern zu unterscheiden. Allerdings können aus dem Vorliegen einer APC-Resistenz keine Schlüsse auf ein höheres Rethrombose-Risiko gezogen werden. Diesbezügliche Studien ergaben keinen Unterschied zwischen Thrombose-Patienten mit und ohne APC-Resistenz. Dies stellt die Bedeutung dieser Untersuchung für klinische Entscheidungen infrage.

Therapie und Prophylaxe Für die Substitutionstherapie des Protein-C-Mangels kommt ein kommerzielles aus Plasma gewonnenes Protein-C-Konzentrat infrage. In Einzelfällen kann man mit diesem Konzentrat sehr eindrucksvolle Therapieerfolge erzielen (Abb. 180.13). Protein S kann jedoch nur mit gefrorenem Frischplasma substituiert werden. Die hierdurch erzielten Spiegel sind zwar nicht hoch, jedoch im Falle einer Purpura fulminans lebensrettend. Die erforderlichen Dosen für die Substitution mit Faktoren finden sich in Tab. 180.9.

Die Langzeitthromboseprophylaxe und die Reokklusionsprophylaxe sollten mit Vitamin-K-Antagonisten erfolgen. Für die Schwangerschaft muss die Therapie wegen der damit verbundenen Teratogenität auf niedermolekulares Heparin umgestellt werden.

Bei der APCR handelt es sich nicht um einen Mangel eines Gerinnungsinhibitors, sondern um eine dominante Veränderung des FV, der gegenüber Inaktivierung resistenter ist. Eine Substitutionstherapie ist daher wirkungslos. Therapeutisch kommen wie bei idiopathischer Thrombose die Antikoagulation und ggf. eine Lysetherapie in Betracht.

Anders als für das Erwachsenenalter gibt es für das Kindesalter keine generellen Empfehlungen für eine Dauerantikoagulanzientherapie. Die Empfehlungen reichen von 3 bis zu 6 Monaten nach dem akuten Ereignis, ähnlich wie im Erwachsenenalter. Hilfreich

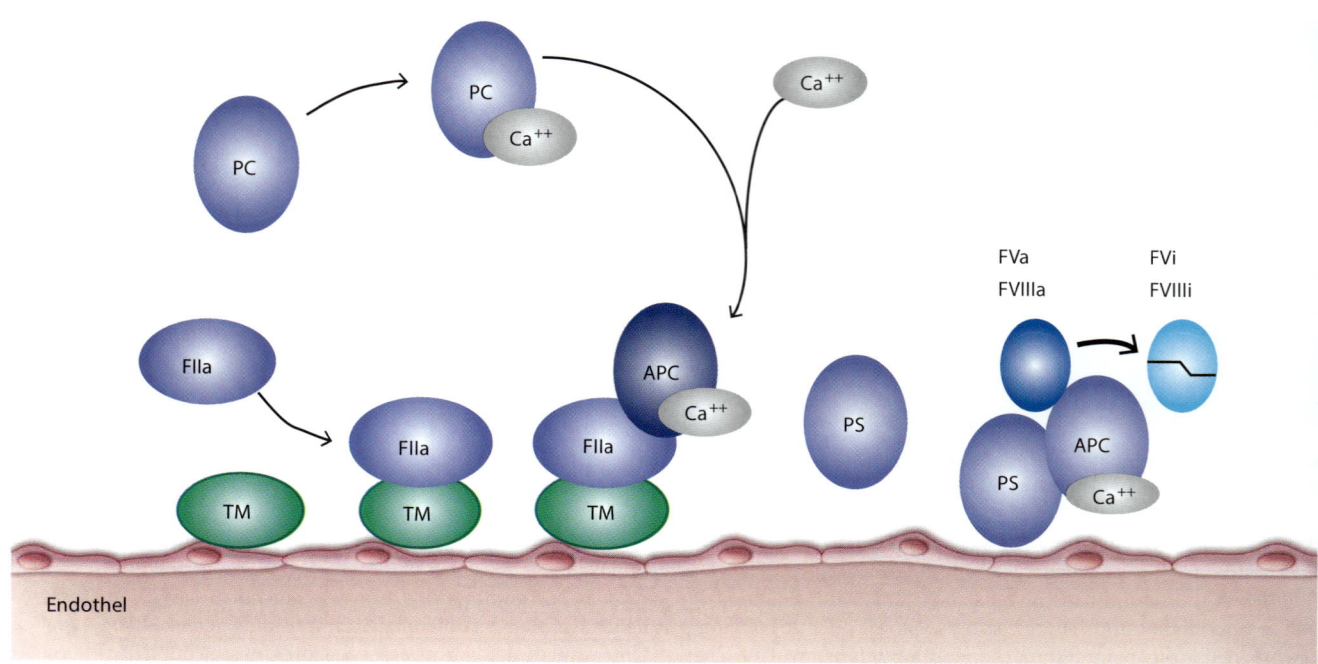

Abb. 180.11 Aktivierung und Funktion des Protein-C-Systems: Durch Bindung an endothelständiges Thrombomodulin (*TM*) verändert Thrombin (*FIIa*) seine Spezifität. Statt Fibrinogen ist das bevorzugte Substrat nun Protein C (*PC*), das durch Bindung von Ca^{2+} eine Konformationsänderung erfahren hat. PC/Ca^{2+} wird durch den TM/FIIa-Komplex durch begrenzte Proteolyse aktiviert. Aktiviertes PC (*APC*) bildet einen Komplex mit seinem Kofaktor Protein S (*PS*). Über diesen und das gebundene Ca^{2+} erfolgt die Bindung an das Endothel oder alternativ auch an die Thrombozytenoberfläche. Der APC-/Ca^{2+}/PS-Komplex kann nun *FVa* und *FVIIIa* durch proteolytische Spaltung an 3 definierten Schnittstellen inaktivieren. Die Mutation FV-Leiden (R506Q) führt zu einer Veränderung der zuerst von APC angegriffenen proteolytischen FV-Schnittstelle (Arginin 506) im Sinne einer erhöhten Resistenz des FVa (APC-Resistenz) und damit zu dessen 10-fach langsamerer Inaktivierung.

kann die Bestimmung der D-Dimere und des Faktor VIII sein. Werte < 0,5 für D-Dimere und < 150 IU/dl für FVIII:C sind mit einem geringeren Rethromboserisiko korreliert. Der Entschluss zu einer lebenslangen Antikoagulation nach Thrombosen auf der Basis eines hereditären AT-, Protein-C- oder Protein-S-Mangels im Kindesalter ist individuell zu treffen.

Eine Prophylaxe von Thrombosen kann auch über das Verhalten erfolgen. Lange Autofahrten und Flüge mit Behinderung der Blutzirkulation sollten ebenso vermieden werden wie Durst bzw. Dehydratation bei Säuglingen und Kleinkindern. Bei Jugendlichen spielen Rauchen und Kontrazeptiva als Auslöser für Thrombosen eine Rolle. Kontrazeptiva sollten daher Mädchen mit einem hereditären Defekt für PC, PS oder AT nicht verordnet werden.

180.3.4 Störungen der Fibrinolyse

Definition Die Fibrinolyse ist der proteolytische Abbau von Fibrin in Thromben durch die Protease Plasmin. Letztere entsteht durch begrenzte Proteolyse mittels Plasminogenaktivatoren (t-PA; Urokinase, u-PA) aus Plasminogen (Abb. 180.12).

Pathophysiologie Plasminogenaktivatoren sind Serinproteasen mit hoher spezifischer Aktivität für Plasminogen. Neben t-PA und u-PA besitzen auch die Kontaktfaktoren FXII und Kallikrein die Fähigkeit, Plasminogen zu aktivieren. Die t-PA-Wirkung ist fibrinabhängig, während u-PA auch in Abwesenheit von Fibrin Plasminogen aktivieren kann. Das entstehende Plasmin wird im Plasma praktisch vollständig an α_2-Antiplasmin gebunden und dadurch inaktiviert. Nur im Thrombus, in Abwesenheit von α_2-Antiplasmin, kann freies Plasmin seine Wirkung entfalten. Ein weiterer Regelmechanismus besteht in der Inhibition von t-PA durch Bindung an PAI-1. Auch APC ist an dem fibrinolytischen Regelkreis beteiligt. Bindung von APC an PAI-1 fördert die Wirkung von t-PA und damit die Plasminbildung.

Hereditäre und erworbene Defekte des Fibrinolysesystems können Ursache von Thrombosen, aber auch von Blutungen sein. Ein erhöhter PAI-1-Spiegel ist mit einer Thrombophilie assoziiert. Für eine Assoziation der hereditären Hypo-/Dysplasminogenämie mit einer Thrombophilie gibt es keinen eindeutigen Beweis – die Berichte hierüber sind widersprüchlich. Bemerkenswert ist, dass Patienten mit komplettem Plasminogenmangel aufgrund einer homozygoten Stoppmutation des Plasminogen-Gens klinisch nicht durch Thrombosen, sondern durch eine lignöse Konjunktivitis (seltene Form einer chronischen Konjunktivitis) auf der Basis primärer Fibrinablagerungen der konjunktivalen Membranen auffallen. Zusätzlich zu diesem Symptom, das zur Erblindung führen kann, treten tracheobronchiale Obstruktionen, Nasopharyngitis und ein Hydrocephalus internus auf. Alle Symptome sind durch exzessive Fibrinablagerungen erklärbar.

Die Produktion eines früher verfügbaren Lys-Plasminogenkonzentrats, das für die genannte Patientengruppe segensreich war, wurde leider eingestellt. Eine alternative therapeutische Möglichkeit ist die Gabe von Frischplasma auch als Augentropfen.

Bisher ließ sich kein Zusammenhang zwischen Mutationen des t-PA- oder des u-PA-Gens und einer klinisch relevanten Thromboseneigung feststellen.

Eine hämorrhagische Diathese wird in Verbindung mit einer verstärkten Fibrinolyse beobachtet. Diese findet man beim hereditären α_2-Antiplasminmangel und beim hereditären PAI-1-Mangel. Ein erworbener α_2-Antiplasminmangel tritt im Rahmen von Lebersynthesestörungen, bei disseminierter intravasaler Gerinnung, durch Verlust beim nephrotischen Syndrom und durch eine Lysetherapie auf.

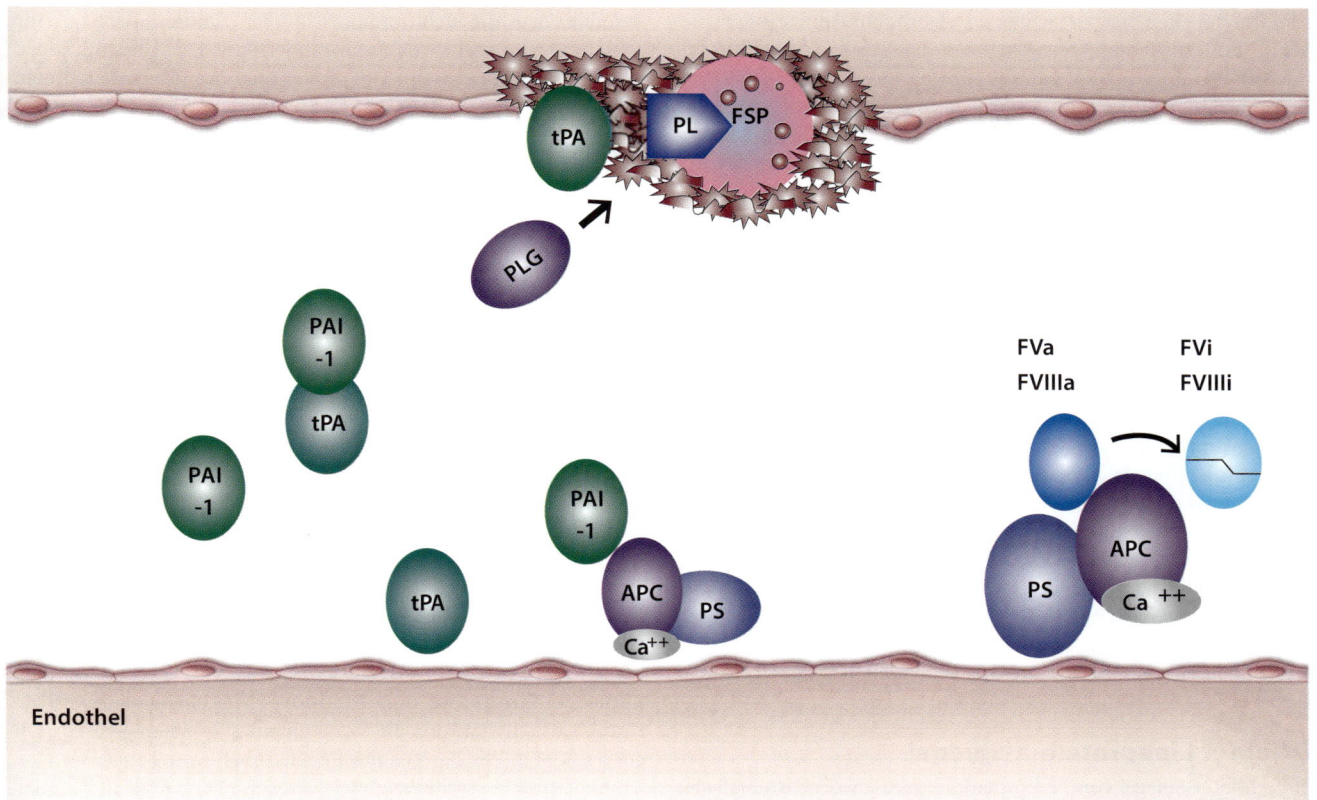

◘ Abb. 180.12 Ablauf der Fibrinolyse. Tissuetype-Plasminogenaktivator (t-PA) aktiviert proteolytisch Plasminogen (PLG) zu Plasmin (PL). Dieses wird in der Zirkulation rasch durch die Bindung an $α_2$-Antiplasmin ($α_2$-APL) inaktiviert (Plasmin-Antiplasmin-Komplex, PAP). Im Fibringerinnsel fehlt $α_2$-APL; daher kann Plasmin hier seine fibrinolytische Wirkung entfalten. Es entstehen Fibrinspaltprodukte (FSP). Ein weiterer Gegenspieler der Fibrinolyse ist Plasminogenaktivatorinhibitor 1 (PAI-1), der t-PA bindet und damit inaktiviert. Kompetitiv wird PAI-1 wiederum durch den aktivierten Protein-C-Komplex (PC) inaktiviert. Dies erklärt die fördernde Wirkung von Protein C auf die Fibrinolyse.

Insgesamt sind die hereditären Störungen der Fibrinolyse sehr selten. Die erworbenen Störungen sind jedoch auch quantitativ von erheblicher Relevanz.

180.3.5 Sonstige Thrombophilien

Hierzu gehören seltene hereditäre Defekte und häufigere Varianten weiterer Faktoren, deren Bedeutung für die Thrombophilie teils relevant ist, teils aber noch diskutiert wird und damit noch nicht abschließend beurteilt werden kann.

Mutation im Prothrombingen

Durch Kopplungsanalyse von Thrombosefamilien konnte ein weiterer hereditärer Thrombophiliefaktor identifiziert werden. Dabei handelt es sich um die Mutation G20210 A im 3'-untranslatierten Ende des Prothrombingens, die mit einem erhöhten Prothrombinspiegel verbunden ist. Diese Mutation findet sich zu ca. 2 % in der Normalbevölkerung, zu ca. 6 % in unselektierten Thrombosekollektiven junger Erwachsener und zu 18 % unter Probanden aus Thrombophiliefamilien. Bezüglich der Wertigkeit dieses Faktors gilt Ähnliches wie für die APC-Resistenz.

Hyperhomocysteinämie

Eine ausgeprägte Hyperhomocysteinämie, wie sie von der seltenen Stoffwechselkrankheit Homocystinurie bekannt ist, geht mit einer deutlichen Thromboseneigung einher. Pathophysiologisch wird ein

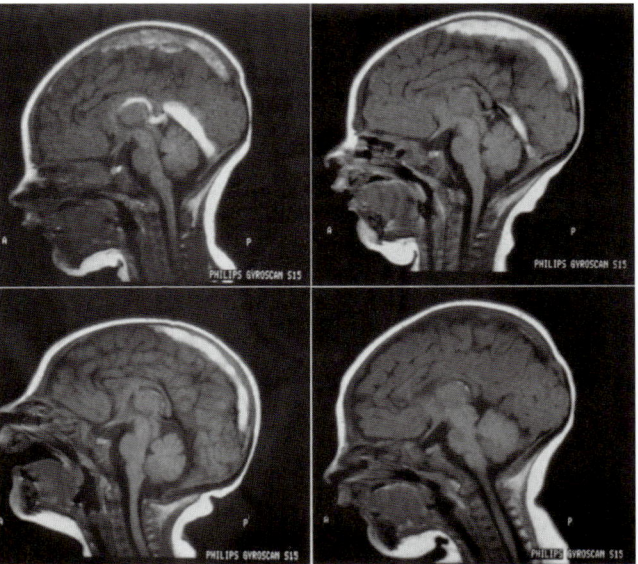

◘ Abb. 180.13 Sinusvenenthrombose bei einem Neugeborenen mit heterozygotem Protein-C-Mangel. Nach vorhergehender erfolgloser einwöchiger Heparintherapie führte die Substitution mit einem Protein-C-Konzentrat zu einer vollständigen Rekanalisierung aller Sinus ca. 4 Wochen nach Beginn der Substitution.

Endothelschaden, hervorgerufen durch erhöhte Homocysteinspiegel, diskutiert. Reduzierte Aktivitäten der Enzyme Cystathionin-β-Synthase und 5-Methyltetrahydrofolsäure-Homocystein-Methyltransferase führen zur Akkumulation von Homocystein. Die Aktivität der 5-Methyltetrahydrofolsäure-Homocystein-Methyltransferase wiederum ist vom Angebot an 5-Methyltetrahydrofolsäure abhängig, dessen Spiegel u. a. durch 5, 10-Methylentetrahydrofolsäure-Reduktase (MTHFR) reguliert wird. Eine häufige genetische thermolabile *MTHFR*-Variante (MTHFR, 677C > T) geht in ihrer homozygoten Form mit einem mäßig erhöhten Homocysteinspiegel im Blut einher. Das thermolabile *MTHFR*-Allel findet sich zu 30–35 % in der kaukasischen Normalbevölkerung, ca. 10 % sind homozygot. Somit ist die Definition eines Polymorphismus erfüllt.

Frühere Berichte eines Zusammenhangs zwischen der *MTHFR*-Mutante und thromboembolischen Ereignissen auch im Kindesalter konnten nicht bestätigt werden. Metaanalysen zahlreicher Studien zum Einfluss der *MTHFR*-Mutante auf das Auftreten von Thromboembolien ließen ebenfalls keinen signifikanten Zusammenhang erkennen, was durch den Einfluss des Folsäureangebots mit der Nahrung erklärt wird. Da der Homocysteinspiegel auch vom Angebot an Folsäure und Vitamin B$_{12}$ abhängig ist, lässt er sich diätetisch beeinflussen. Allerdings konnte eine Metaanalyse verschiedener Studien keinen Effekt einer Folsäure-Supplementation auf das Risiko für kardiovaskuläre Ereignisse nachweisen.

Erhöhter Lipoprotein-a-Spiegel

Ein erhöhter Spiegel von Lipoprotein a (Lp[a]) wurde ebenfalls als erblicher Thrombophiliefaktor beschrieben. So scheint Lp(a) mit der koronaren Herzkrankheit und mit zerebrovaskulären Ereignissen zu korrelieren. Lp(a)-Spiegel sind in der Bevölkerung sehr variabel und meist genetisch determiniert. Die Normwerte liegen zwischen 7,2 ± 13,1 mg/dl bei Singapur-Chinesen und 45,7 ± 25,9 bei Schwarzafrikanern, in der deutschen Bevölkerung bei 18,7 ± 23,1. Diese großen Unterschiede in den bisher untersuchten Populationen relativieren die Bedeutung von Lp(a) als etabliertem Risikofaktor für Thrombosen im Kindesalter.

Lp(a) besteht aus einem Low-density-Lipoproteinanteil und einem Glykoproteinanteil, dem Apolipoprotein a (Apo[a]). Apo(a) besitzt eine hohe strukturelle Homologie mit Plasminogen ohne dessen funktionelle Aktivität. Der pathophysiologische Mechanismus könnte daher auf einer kompetitiven Hemmung von Plasminogen beruhen. Gegen diese Hypothese spricht das Fehlen einer ausgesprochenen Thromboseneigung bei Patienten mit komplettem Plasminogenmangel (s. oben).

Schwerer ADAMTS13-Mangel

ADAMTS13, die spezifische VWF-spaltende Metalloprotease, wurde 2001 identifiziert. Das *ADAMTS13*-Gen ist 37 kb groß und liegt auf Chromosom 9q34. Das Gen, verteilt auf 29 Exons, kodiert für ein Protein von 1427 Aminosäuren. Die Protease spaltet normalerweise die besonders großen VWF-Multimere, die in der primären Hämostase, vor allem unter Bedingungen hoher Scherkräfte, wie sie in der Mikrozirkulation vorherrschen, eine besondere Rolle spielen. Die proteolytische Schnittstelle des VWF liegt in dessen A2-Domäne zwischen Y1605 und M1606.

Der schwere ADAMTS13-Mangel ist für das lebensbedrohliche Krankheitsbild der thrombotisch-thrombozytopenischen Purpura (TTP) in ca. 50 % der Fälle verantwortlich (Mortalität ohne Therapie 80–90 %). Ihr liegt eine Mikroangiopathie mit hyalinen Thromben in der Mikrozirkulation zugrunde, die erstmals von Moschkowitz beschrieben wurde. Es existieren eine hereditäre, autosomal-rezessiv vererbte Form, die auch Upshaw-Schulman-Syndrom (USS) genannt wird, und eine erworbene Form auf der Basis von Autoantikörpern gegen die Protease. Beim USS findet man homozygote und compound-heterozygote *ADAMTS13*-Mutationen, die über das gesamte Gen verteilt sind. Bisher wurde nur eine einzige Mutation identifiziert, die häufiger auftritt (4143insA). Sie ist auf Patienten aus Zentral- und Nordeuropa beschränkt.

Fehlt die Protease als Regulator der VWF-Multimergröße, findet eine unkontrollierte Adhäsion und Aggregation von Thrombozyten in der Zirkulation statt, mit der Folge der Bildung der o. g. hyalinen Thromben. Diese findet man in vielen Organen, insbesondere in den Nieren, dem ZNS, der Lunge und den Mesenterialgefäßen, dem Herzen, weniger in der Leber.

Bei Kindern mit einer TTP ist die hereditäre Form häufiger, während bei Erwachsenen meist durch Antikörper bedingte Formen vorherrschen. Beiden Formen gemeinsam ist klassischerweise die hämolytische Anämie mit Fragmentozyten und erhöhter LDH, die Thrombozytopenie, eine mehr oder weniger ausgeprägte neurologische Symptomatik und eine unterschiedlich schwere Einschränkung der Nierenfunktion. Die Unterscheidung zum hämolytisch-urämischen Syndrom (HUS) ist manchmal schwierig, aber von besonderer Bedeutung, da die therapeutischen Optionen unterschiedlich sind (▶ Kap. 200).

Klinische Symptome und Diagnose In Abhängigkeit von der Krankheitsaktivität kann die Symptomatik sehr heterogen sein. Oligosymptomatische Formen machen die Abgrenzung zu verwandten Krankheitsbildern schwierig. Beispielsweise kann eine Thrombozytopenie auch isoliert vorkommen und führt dann zur Verwechslung mit der ITP. So konnten bei 3 von 50 Kindern mit der vorherigen Diagnose einer ITP ein schwerer ADAMTS13-Mangel und damit eine TTP diagnostiziert werden. Meist ist aber auch eine Hämolyse nachweisbar, wenn auch nicht immer sehr ausgeprägt. Finden sich nur diese beiden Symptome, ist die Verwechslung mit einem Evans-Syndrom (sehr seltene autoimmunhämolytische Anämie in Kombination mit einer autoimmunen Thrombozytopenie) möglich, wobei bei diesem ein positiver Coombs-Test zur richtigen Diagnose führen sollte. Weiterführend ist hier auch die Bestimmung der ADAMTS13-Aktivität.

Wegen der klinisch individuell sehr unterschiedlichen Verläufe kann die klinische Manifestation bereits beim Neugeborenen, aber durchaus auch erst beim älteren Erwachsenen erfolgen. Die Neugeborenenperiode bietet allerdings ein diagnostisches Fenster, da praktisch alle erst später diagnostizierten Kinder retrospektiv eine passagere Thrombozytopenie und einen prolongierten Ikterus bereits postpartal aufwiesen.

Therapie Wichtig ist die Unterscheidung zwischen der hereditären Form und der erworbenen Form durch Antikörper wegen der unterschiedlichen therapeutischen Optionen. Während Erstere allein durch die Gabe von Frischplasma behandelt werden kann, erfordert Letztere einen wiederholt durchgeführten täglichen Plasmaaustausch bis zur Stabilisierung der Thrombozytenzahlen (ca. 150.000/µl) und zusätzliche immunsuppressive Maßnahmen. Die Prognose verbessert sich durch diese Therapie dramatisch von 10–20 % auf 80–90 % Überleben.

180.4 Erworbene Koagulopathien

Definition Die erworbene Koagulopathie ist eine Störung der sekundären Hämostase durch Synthesedefizite, immunologische oder medikamentöse Faktoren.

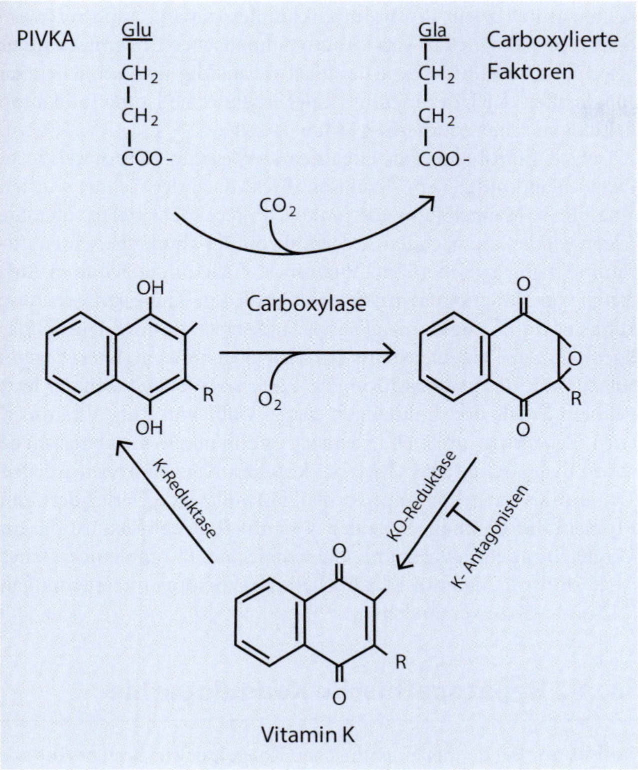

180.4 Erworbene Koagulopathien

◘ Abb. 180.14 Vitamin-K-Zyklus

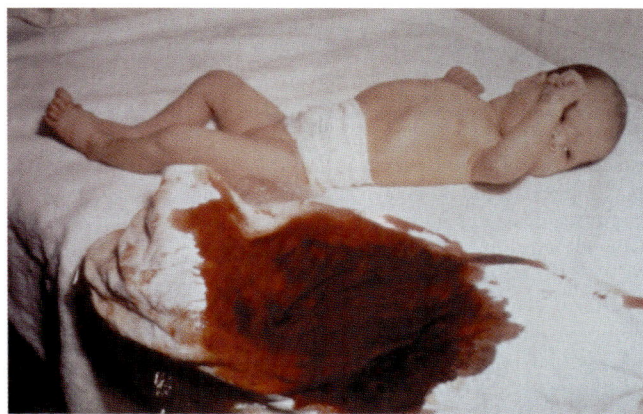

◘ Abb. 180.15 Meläna bei Vitamin-K-Mangelblutung des Neugeborenen

180.4.1 Vitamin-K-Mangelkoagulopathie

Definition Bei der Vitamin-K-Mangelkoagulopathie besteht eine hämorrhagische Diathese durch mangelnde Aktivität der Vitamin-K-abhängigen Gerinnungsfaktoren FVII, FIX, FX und FII. Unter besonderen Umständen kann der Mangel der ebenfalls Vitamin-K-abhängigen Inhibitoren Protein C und Protein S überwiegen, mit der Folge einer Thrombophilie. Der Vitamin-K-Mangel kann alimentär oder durch Resorptionsstörungen im Darm bedingt sein. Letztere wiederum sind ein sekundäres Phänomen bei Malabsorptions- oder Maldigestionssyndromen, z. B. bei Kurzdarmsyndrom, bei Zöliakie, bei zystischer Fibrose, bei postenteritischem Syndrom, bei Enterokolitis und bei Cholestasestörungen. Komplette parenterale Ernährung ohne Vitamin-K-Supplementation sowie aufgehobene endogene Biosynthese von Vitamin K im Darm durch die Darmflora bei langdauernder Antibiotikatherapie sind weitere Ursachen. Einen generellen Mangel aller Vitamin-K-abhängigen Faktoren ohne Vitamin-K-Mangel gibt es als Folge eines seltenen hereditären Defektes der γ-Carboxylase, die für die Carboxylierung der Gerinnungsfaktorvorstufen zuständig ist.

Kürzlich konnte auch das Gen für die Vitamin-K-Epoxid-Reduktase identifiziert werden (*VKORC1*). Mutationen dieses Gens können ebenfalls für den generellen Mangel der Vitamin-K-abhängigen Faktoren verantwortlich sein, aber auch für eine relative Resistenz oder – im Gegenteil – für eine besondere Empfindlichkeit gegenüber Vitamin-K-Antagonisten.

Die häufigste Vitamin-K-Mangelkoagulopathie, vor allem jenseits des frühen Säuglingsalters, ist Folge einer Phenprocoumon-(Marcumar-)Antikoagulanzientherapie und damit iatrogen. Dabei spielen unzuverlässige Einnahme und Dosierungsprobleme eine Rolle.

Physiologie Die Vitamin-K-abhängigen Faktoren werden nach ihrer primären Biosynthese an speziellen Glutaminsäureresten, die in der sog. Gla-Domäne der Gerinnungsfaktoren konzentriert sind, unter Addition von CO_2 durch die γ-Carboxylase karboxyliert. Die hierdurch entstandenen Gla-Reste mit ihren beiden Carboxylgruppen sind in der Lage, Kalzium zu binden. Diese Interaktion mit Kalzium ermöglicht erst die normale Bindung der Gerinnungsfaktoren an Membranoberflächen. Reduziertes Vitamin K (Vitamin-K-Hydroquinon) ist an der Carboxylierung der o. g. Gerinnungsfaktoren als Kofaktor beteiligt. Es wird dabei unter Aufnahme von Sauerstoff und Freisetzung von Wasser zu einem inaktiven Epoxid oxidiert. Eine Vitamin-K-Epoxidreduktase überführt das Vitamin-K-Epoxid wiederum in Vitamin K, das durch die Vitamin-K-Reduktase erneut zum aktiven Hydroquinon reduziert wird. Dieser Zyklus lässt sich durch Kumarine hemmen, die spezifisch die Epoxidreduktase inhibieren (◘ Abb. 180.14). Der Effekt wird für die Antikoagulanzientherapie durch Kumarine, d. h. durch Vitamin-K-Antagonisten wie Warfarin und Phenprocoumon, genutzt.

Vitamin K wird mit der Nahrung aufgenommen. Da es sich um ein fettlösliches Vitamin handelt, fördert eine lipidreiche Nahrung die Resorption. Zusätzlich wird Vitamin K durch die Standortflora des Darms synthetisiert. Die Speicherung von Vitamin K erfolgt in der Leber. Bei Vitamin-K-Mangel werden die nichtcarboxylierten Vorstufen (*protein induced in vitamine K absence*, PIVKA) weiterhin synthetisiert und können immunologisch nachgewiesen werden.

Klinische Symptome
Frühform der Vitamin-K-Mangelblutung Die früheste Manifestationsform der Vitamin-K-Mangelblutung besteht in einer schweren Blutungsneigung bereits während des 1. Lebenstages, häufig verbunden mit zerebralen Blutungen. Oft war bereits die Schwangerschaft kompliziert durch die Einnahme von Medikamenten wie Antikonvulsiva, Vitamin-K-Antagonisten und Antibiotika. Auch ein Laxanzienabusus kann eine Rolle spielen. Jedoch findet man nicht immer eine Ursache bei der Mutter.

Morbus haemorrhagicus neonatorum Die klassische Form der Vitamin-K-Mangelblutung, der Morbus haemorrhagicus neonatorum bei nicht ausreichendem Prothrombinkomplex, tritt bei nicht durchgeführter Vitamin-K-Prophylaxe bei 0,1–1 % der Neugeborenen während der ersten 2–5 Lebenstage auf und manifestiert sich als Nabelblutung, Schleimhautblutung und Neigung zu flächenhaften Hämatomen, durch Blutungen aus dem Magen-Darm-Trakt (Meläna; ◘ Abb. 180.15) und aus Punktionsstellen, z. B. nach Blutentnahme für Screeningtests. Manchmal treten auch zerebrale Blutungen auf. Der Vitamin-K-Mangel des Neugeborenen beruht auf ungenügendem diaplazentarem Transfer, einem nur geringen

Speicher in der Leber, fehlender Zufuhr während der ersten Lebenstage bei geringer Trinkmenge und niedrigem Vitamin-K-Gehalt der Muttermilch und auf fehlender Besiedelung des Darms durch Vitamin-K-produzierende Bakterien. Seit der Durchführung einer Vitamin-K-Prophylaxe wird der Morbus haemorrhagicus neonatorum praktisch nicht mehr beobachtet. Der Mangel an einem Prothrombinkomplex beruht zusätzlich auf einer verminderten Synthese der Gerinnungsfaktoren durch Unreife der Leber. Der Gerinnungsdefekt ist bei Frühgeborenen ausgeprägter.

Spätform der Vitamin-K-Mangelblutung Die späte Form der Vitamin-K-Mangelblutung jenseits der 1. Lebenswoche bis zu mehrere Wochen postnatal beruht auf nicht ausreichender oraler Zufuhr, meist in Verbindung mit einer Vitamin-K-Resorptionsstörung. Die gefürchtete Folge können subdurale und intrazerebrale Blutungen sein. Man beobachtet diesen Blutungstyp vor allem bei voll gestillten Säuglingen, da Muttermilch nur ein Viertel des Vitamin-K-Gehalts von Kuhmilch besitzt, und im Rahmen von Grundkrankheiten wie chronischer Diarrhöe, zystischer Fibrose, α1-Antitrypsinmangel, Hepatitiden und Cholestasesyndromen. Die späte Vitamin-K-Mangelblutung als isoliertes Symptom sollte daher immer Anlass zu einer entsprechenden Diagnostik sein. Ein Vitamin-K-Mangel wird auch bei Kindern beobachtet, die nur mit Sojamilch ernährt werden.

Eine gastrointestinale Blutung kann bei Neugeborenen und Säuglingen jedoch auch durch Verschlucken mütterlichen Bluts, z. B. aus Rhagaden der Brustwarzen, vorgetäuscht werden (Melaena spuria). Die Unterscheidung erfolgt durch den Apt-Test, der auf alkalischer Zerstörung mütterlichen Hämoglobins bzw. Alkaliresistenz fetalen Hämoglobins beruht.

Thrombophilie bei Therapie mit Vitamin-K-Antagonisten Abgesehen von der Koagulopathie kann es im Rahmen einer Antikoagulanzientherapie mit Vitamin-K-Antagonisten bei konstitutionellem Protein-C- oder Protein-S-Mangel auch zu thrombotischen Ereignissen kommen. Das klinische Bild der Kumarinnekrose entspricht der Purpura fulminans bei schwerem Protein-C- oder Protein-S-Mangel. Es wird hervorgerufen durch den vergleichsweise zu den Gerinnungsfaktoren schnelleren Abfall der Vitamin-K-abhängigen Gerinnungsinhibitoren Protein C und Protein S mit einer daraus resultierenden Verschiebung der Hämostase in Richtung Thrombophilie.

Diagnose In Korrelation zu den Vitamin-K-abhängigen Gerinnungsfaktoren findet sich bei der Vitamin-K-Mangelblutung eine starke Erniedrigung des Quick-Werts auf < 10 %. Die aPTT ist verlängert, da auch der FIX betroffen ist (◘ Abb. 180.6). Die Thrombinzeit kann wegen einer niedrigen Syntheserate von Fibrinogen verlängert sein; dies ist jedoch kein Vitamin-K-abhängiges Phänomen, sondern beruht dann auf geringer Syntheseleistung der Leber. Im Gegensatz zur Hepatopathie findet man einen normalen FV.

Therapie und Prophylaxe Wenn eine Vitamin-K-Mangelblutung heute noch auftritt, ist entweder keine Prophylaxe erfolgt oder die Resorption des oralen Präparats war nicht ausreichend (s. unten). Nur in äußerst seltenen Fällen können Stoffwechseldefekte, z. B. ein Carboxylasemangel (▶ Kap. 53) oder der VKORC1-Mangel, für eine Vitamin-K-Resistenz verantwortlich sein. Die Therapie sollte daher in der sofortigen i.v.-Gabe von Vitamin K bestehen: Rapide steigt der Quick-Wert schon innerhalb der ersten Stunde auf weniger bedrohliche Werte an. Zu erklären ist dies durch das Vorhandensein der bereits synthetisierten Gerinnungsfaktorvorstufen, die lediglich noch karboxyliert werden müssen. Bei lebensbedrohlichen Blutungen sollte zusätzlich ein Prothrombinkomplexpräparat appliziert werden. Wegen der Gefahr von thromboembolischen Ereignissen unter solch einer Substitution und der nicht vollständig auszuschließenden Möglichkeit der Übertragung viraler Infektionen ist die Indikation kritisch zu sehen (Dosierung ◘ Tab. 180.9).

Nach Einführung der allgemeinen Vitamin-K-Prophylaxe in Deutschland mittels i.m.-Injektion direkt nach der Geburt wurden Vitamin-K-Mangelblutungen praktisch nicht mehr beobachtet. Sie traten wieder auf, nachdem aufgrund von Berichten über einen Zusammenhang zwischen i.m.-Vitamin-K-Gabe und gehäuftem Auftreten von Malignomen im Kindesalter die i.m.-Gabe verlassen und zunächst durch nur einmalige orale Gabe ersetzt wurde. Die einmalige orale Gabe war bei einem Teil der Neugeborenen, überwiegend solchen mit Resorptionsstörungen, nicht ausreichend. Mit der jetzt geübten Praxis der dreimaligen oralen Gabe von 2 mg Vitamin K am 1. Lebenstag, am 5.–7. Lebenstag und in der 3.–4. Lebenswoche sowie der parenteralen Gabe bei kranken Neugeborenen werden Vitamin-K-Mangelblutungen erneut fast vollständig verhindert. Ein Problem der dreimaligen oralen Vitamin-K-Prophylaxe ist die im Vergleich zur einmaligen i.m.-Gabe schlechtere Compliance. Daher ist es sinnvoll, Vitamin K anlässlich der Vorsorgeuntersuchungen (U2 und U3) zu verabreichen.

180.4.2 Hepatopathische Koagulopathie

Definition Bei der hepatopathischen Koagulopathie besteht eine abnorme Blutungsneigung auf der Basis einer defekten primären und sekundären Hämostase sowie einer gesteigerten Fibrinolyse als Folge eines schweren akuten oder chronischen Leberversagens (▶ Kap. 140).

Pathophysiologie Da die meisten Gerinnungsfaktoren in der Leber gebildet werden, geht eine schwere Leberfunktionsstörung mit einer Koagulopathie einher. Darüber hinaus wird die Funktion der Leber als Clearanceorgan für aktivierte Gerinnungsfaktoren und Plasminogenaktivatoren eingeschränkt. Auch wird die Hämostase durch Verlust von Gerinnungsfaktoren in Aszitesflüssigkeit und durch abnorme Glykosylierung der Gerinnungsfaktoren beeinträchtigt. Sekundär wird außerdem ein Vitamin-K-Mangel beim Cholestasesyndrom beobachtet. Thrombozytopenie, bedingt durch portale Hypertension oder Sequestration in der Milz bei Hypersplenismus, gestörte Plättchenfunktion, disseminierte intravasale Gerinnung und gesteigerte Fibrinolyse tragen zum Gesamtbild der hepatischen Hämostasestörung bei. Ursachen können eine akute infektiöse, toxische oder immunologisch bedingte Hepatitis, Leberzirrhose, Synthesestörung nach Lebertransplantation, Thrombosen der Pfortader oder der größeren Lebervenen (Budd-Chiari-Syndrom) sowie Verschluss der kleinen Lebervenen (*veno occlusive disease,* VOD) sein.

Diagnose In den Partialtests ist eine Verlängerung aller Gerinnungszeiten zu beobachten. Nicht betroffen sind dabei anderenorts synthetisierte Faktoren, z. B. der VWF aus dem Endothel und den Thrombozyten. Dieser Faktor ist bei Leberfunktionsstörung häufig erhöht. Weniger erniedrigt und oft ebenfalls erhöht ist auch der FVIII, der nach neueren Erkenntnissen nicht nur in der Leber, sondern auch in Endothelzellen der Lungenstrombahn synthetisiert wird. Leichte bis mittelschwere Thrombozytopenien finden sich sowohl bei der akuten infektiösen Hepatitis als auch bei chronischer Leberkrankheit. Bei der Leberzirrhose und bei Thrombosen kann über den resultierenden Pfortaderhochdruck und den damit verbundenen erhöhten Druck der V. lienalis auch ein Hyperspleniesyndrom mit Thrombozytopenie auftreten.

180.4 · Erworbene Koagulopathien

Therapie Die Therapie besteht in der Substitution der leberabhängigen Faktoren durch gefrorenes Frischplasma oder Prothrombinkomplexkonzentrate (PPSB) sowie Antithrombin. Bei der Substitution mit PPSB ist allerdings wegen der Gefahr von Thrombosen Vorsicht angebracht.

Thrombozytopenien können durch Thrombozytenkonzentrate korrigiert werden. In vielen Fällen wird nach Anlegen einer portokavalen Anastomose eine Verbesserung der Thrombozytopenie beobachtet. Fibrinolysehemmer wie ε-Aminocapronsäure und Tranexamsäure scheinen in Situationen gesteigerter Fibrinolyse von Nutzen für die Blutungskontrolle zu sein. Eine generelle Therapieempfehlung ist bei dem komplexen Bild der hepatischen Hämostasestörung naturgemäß nicht möglich. Maßnahmen wie die Substitution mit Gerinnungsfaktoren und Inhibitoren wie Antithrombin oder Thrombozytenkonzentraten und die Gabe von Fibrinolysehemmern sind daher von der jeweils vorherrschenden Hämostasestörung abhängig zu machen (Dosierung ◘ Tab. 180.9).

180.4.3 Disseminierte intravasale Gerinnung

Definition Die disseminierte intravasale Gerinnung (DIG) ist durch eine diffuse Fibrinablagerung in den sehr kleinen Gefäßen gekennzeichnet. Der damit verbundene Verbrauch von Gerinnungsfaktoren und deren Inhibitoren sowie von Thrombozyten führt zu dem klinischen Bild der Verbrauchskoagulopathie, das durch ein Miteinander von Blutungen und Mikrothromben in den kleinen Gefäßen gekennzeichnet ist.

Pathophysiologie Die Ursachen für eine DIG, die mit einer Gerinnungsaktivierung ihren Anfang nimmt, sind sehr vielfältig. Peripartal spielt bei Früh- und Neugeborenen in erster Linie schwerer Sauerstoffmangel unter der Geburt mit der Folge einer Asphyxie mit Azidose und Schocksymptomatik eine Rolle. Mit Frühgeburtlichkeit öfter assoziierte Störungen wie Atemnotsyndrom, angeborene Viruskrankheiten und Hypothermie können ebenfalls zur DIG führen.

Bei älteren Kindern sind es im Wesentlichen Unfälle mit Schädel-Hirn-Trauma und Ertrinkungsunfälle, die mit einem Schockzustand und anschließender DIG einhergehen (▶ Teil XIV: Notfall- und Intensivmedizin). In allen Altersgruppen ist die bakterielle Sepsis als Auslöser einer DIG von Bedeutung. Bakterielle Endotoxine schädigen das Endothel, so dass ein daraufhin exponierter Tissuefaktor und auch Kollagen die Gerinnung initiieren können. Eine besondere Bedeutung hat hier die Meningokokkensepsis, die mit schwerer Verbrauchskoagulopathie und dem Bild der Purpura fulminans assoziiert ist.

Klinische Symptome Eine beginnende DIG ist klinisch schwer zu fassen, das Vollbild der Verbrauchskoagulopathie hingegen ist unverkennbar. Spontan auftretende Hämatome, Petechien, Schleimhaut- und gastrointestinale Blutungen sowie das typische Wiederauftreten von Blutungen aus alten Stichkanälen nach Punktionen sind charakteristisch. Die Purpura fulminans im Rahmen eines Waterhouse-Friderichsen-Syndroms bei Meningokokkensepsis und gelegentlich auch bei Pneumokokkeninfektion entspricht der schwersten Form einer Verbrauchskoagulopathie. Neben Petechien und Schleimhautblutungen finden sich sog. intravitale Totenflecke (◘ Abb. 180.16). Die pathologische Definition des Waterhouse-Friderichsen-Syndroms schließt eine hämorrhagische Nebennierennekrose ein, die mit entsprechenden endokrinologischen Defiziten einhergeht.

Diagnose Die klassische DIG verläuft ohne Intervention progredient und ist dann mit einer infausten Prognose zu sehen. Im frühen Sta-

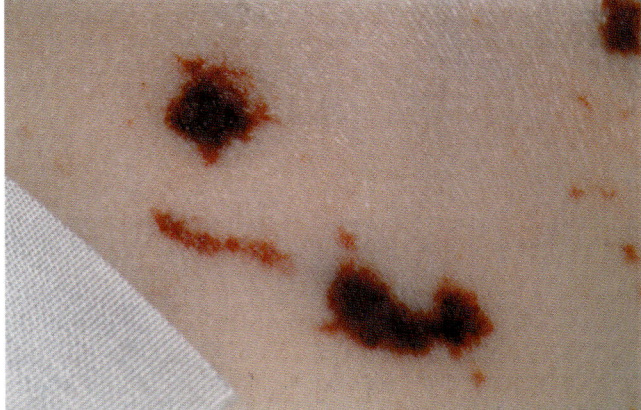
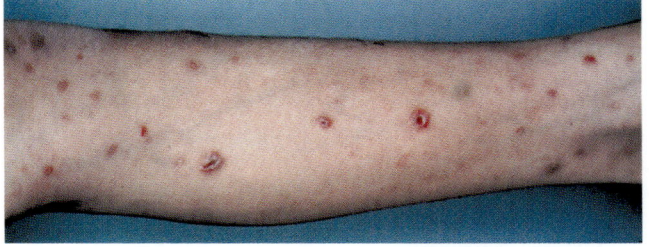

◘ **Abb. 180.16** Waterhouse-Friderichsen-Syndrom bei Meningokokkensepsis

dium korreliert sie noch nicht mit einer Koagulopathie, sondern ist lediglich durch eine Gerinnungsaktivierung, die man durch eine erhöhte Thrombingeneration (Thrombin-Antithrombin-Komplex: TAT und Prothrombinfragmente F1 + 2) nachweisen kann, sowie durch das Auftreten von Fibrinspaltprodukten gekennzeichnet. Die Globaltests, wie aPTT und Thrombinzeit, fallen normal oder verkürzt aus. Die Aktivität einzelner Faktoren wie FII, FV und FVIII ist gesteigert. Fibrinogen befindet sich im unteren Bereich der Norm, kann aber im Rahmen eines septischen Krankheitsbildes als Akute-Phase-Protein auch deutlich erhöht sein. Die Thrombozyten liegen noch im Normbereich.

Das Vollbild der Verbrauchskoagulopathie ist charakterisiert durch eine Defibrinierung mit hoch pathologischer Gerinnung bis zur Ungerinnbarkeit des Blutes. Somit sind die Globaltests stark verlängert bis unmessbar. Auch die übrigen Einzelfaktoren sind stark erniedrigt, ebenso wie die Thrombozytenzahl. Die Fibrinolyseparameter hingegen sind deutlich erhöht. Diagnostisch wegweisend sind erhöhte Fibrinogenspaltprodukte oder die sog. D-Dimere.

Therapie Die Therapie der Grundkrankheit, die zu einer DIG geführt hat, ist von elementarer Bedeutung. Somit haben die Bekämpfung eines Schockzustandes mit Volumenersatz und Katecholaminen und die rasche antibiotische Therapie bei einer Sepsis erste Priorität. Andererseits führen Katecholamine zu einer peripheren Gefäßverengung und einer Makrophagenaktivierung mit entzündungssteigernder Zytokinausschüttung, was die Mirkozirkulation vor allem in den Akren der Extremitäten verschlechtert mit der möglichen Folge von Nekrosen und der Notwendigkeit von Amputationen.

Als spezifische Standardtherapie wird allgemein die Antikoagulation mit therapeutischen Dosen von Heparin als Dauerinfusion gesehen. Dabei muss auf einen ausreichenden Antithrombinspiegel geachtet werden, da Heparin seine antikoagulatorische Wirkung als Kofaktor des Antithrombins entwickelt. Damit hat die Gabe von Antithrombin ebenfalls ihren Platz in der Behandlung der DIG.

Der Ersatz der Gerinnungsfaktoren und der übrigen Inhibitoren sollte durch gefrorenes Frischplasma erfolgen. Gefrorenes Frisch-

Tab. 180.10 Charakteristika von Lupusantikoagulanzien in Abhängigkeit vom Patientenalter			
	Kinder	Erwachsene	Senioren
Geschlecht	M = F	F > M	F > M
Thrombosen	+	+++	–
Auslöser	Infektionen	Autoimmun	Medikamente ↓ Immunität

plasma ist darüber hinaus auch bei Volumenmangel von Vorteil. Die erforderlichen Dosierungen sind in ◘ Tab. 180.9 angegeben. Der Einsatz von rekombinantem aktiviertem Protein C im Rahmen einer Sepsis hat in den ersten Studien zur Verbesserung der Prognose einer DIG geführt, allerdings um den Preis gefährlicher Blutungen, so dass dieses Präparat (Xigris) wieder vom Markt genommen wurde. Ein Protein-C-Konzentrat aus Plasma (CEPROTIN), welches nicht aktiviert ist, scheint diesbezüglich ein deutlich niedrigeres Risikoprofil zu haben. Organspezifische Supportivmaßnahmen ergänzen die intensivmedizinische Therapie bei diesen Patienten. Auch wenn derzeit keine harten Fakten für das adäquate therapeutische Vorgehen vorliegen, sollten in lebensbedrohlichen Situationen folgende Maßnahmen auf der Intensivstation ergriffen werden:
- Sofortige Frischplasma-Transfusion (15 ml/kg KG)
- Sofortige Protein-C-Injektion (2-mal 50 E/kg KG/Tag)
- Heparinisierung mit 400 E/kg KG/Tag
- Antithrombin-Substitution (auf >80%)
- Vorsichtiger Katecholamin-Support (cave Gefäßkonstriktion)
- Kälte vermeiden – Extremitäten warm halten
- Druckstellen polstern, Dekubitus-Prophylaxe

180.4.4 Immunologisch bedingte Störungen der plasmatischen Hämostase

Inhibitoren gegen Gerinnungsfaktoren Im Rahmen von Autoimmunprozessen können auch Autoantikörper gegen Gerinnungsfaktoren auftreten. Eine erworbene Hämophilie durch Autoantikörper gegen FVIII oder ein erworbenes VWS durch Autoantikörper gegen VWF sind im Erwachsenenalter nicht selten, im Kindesalter jedoch eine Rarität. Theoretisch sind Antikörper gegen jeden einzelnen Gerinnungsfaktor möglich. Auch gegen Inhibitoren der Gerinnung, z. B. gegen Protein S, sind Autoantikörper beobachtet worden. Bei Kindern können diese im Verlauf einer Varizeleninfektion auftreten und mit einer starken Erniedrigung von Protein S mit der Folge einer Purpura fulminans einhergehen.

In schweren Fällen von Autoimmunkoagulopathien führt eine Substitutionstherapie meist nicht zum Erfolg und eine immunsuppressive Therapie ist indiziert.

180.4.5 Antiphospholipidsyndrom

Definition Phospholipidantikörper sind die häufigsten erworbenen Inhibitoren der Gerinnung. Diese Antikörper vom Typ IgG oder IgM, seltener IgA, sind gegen phospholipidabhängige Plasmaproteine bzw. negativ geladene Phospholipidmembranen gerichtet. Erstmals wurden sie als sog. Lupusantikoagulanz bei Patienten mit systemischem Lupus erythematodes (SLE) beschrieben (◘ Tab. 180.10). Zur Gruppe der Antiphospholipidantikörper (APA) gehören neben dem Lupusantikoagulanz (funktionelle Bestimmung, Verlängerung von Gerinnungszeiten) auch Kardiolipinantikörper (immunologische Bestimmung mittels ELISA). In der Pädiatrie fallen diese Antikörper im Allgemeinen bei klinisch asymptomatischen Kindern im Rahmen der präoperativen Diagnostik durch eine verlängerte PTT, seltener durch verminderten Quick-Wert auf. Dies lässt, ebenso wie der Begriff Antikoagulans, eine Blutungsneigung vermuten, eine solche wird jedoch nur in Ausnahmefällen beobachtet.

Die klinische Relevanz dieser Antikörper im Kindesalter ist unklar. Im Erwachsenenalter stellt dieses Phänomen eine der wichtigsten erworbenen Ursachen für arterielle oder venöse Gefäßverschlüsse dar.

Epidemiologie In der Normalbevölkerung wird die Häufigkeit eines Antiphospholipidsyndroms in Abhängigkeit vom Alter mit ca. 2–8 % angegeben, in einem Thrombosekollektiv findet sich dieses Phänomen bei 10–20 % der Patienten. Da die Diagnostik schwierig ist, d. h. verschiedene Testsysteme notwendig sind, um APA zu erfassen, finden sich in der Literatur unterschiedliche Angaben zur Häufigkeit.

Pathogenese Die APA richten sich als Autoantikörper gegen Phospholipid-Protein-Komplexe von Zellmembranen. Bisher wurden folgende Proteine identifiziert, die diese Kofaktorfunktion ausüben können: FII, FV, Protein C und S, β_2-Glykoprotein I und Annexin V.

Im Kindesalter wird das Auftreten von APA im Rahmen von Infekten bzw. nach Antibiotikatherapie mit Penicillin beobachtet und stellt dann zumeist ein passageres Phänomen dar, das innerhalb von Wochen verschwindet. APA können aber auch sekundär im Rahmen einer anderen Grundkrankheit – SLE, andere Autoimmunkrankheiten, Kollagenosen, lymphoproliferative Erkrankungen, Hepatitis C, HIV, Borreliose – vorkommen oder durch Medikamente induziert sein (► Übersicht).

> **Antiphospholipidantikörper-induzierende Medikamente (Auswahl)**
> - Antibiotika: Penicillin, -derivate; Streptomycin
> - Antiarrhythmika: Procainamid, Quinin, Quinidin
> - Antihypertensiva: Propanolol, Hydralazine
> - Psychopharmaka: Chlorpromazin
> - Antikonvulsiva: Valproinsäure

Klinische Symptome Von den transitorischen APA bei ansonsten gesunden Kindern ist das klassische, primäre Antiphospholipidsyndrom (APS) klar abzugrenzen. Hierbei handelt es sich um den Symptomkomplex aus APA, Thrombozytopenie, arteriellen oder venösen Gefäßverschlüssen (bei Frauen ist auch eine Abortneigung zu beobachten) und falsch-positiver Lues-Serologie (◘ Tab. 180.10). Das Spektrum an assoziierten Symptomen ist in den letzten Jahren ergänzt worden durch Livedo reticularis, Schlaganfall/transitorische ischämische Attacke (TIA), MS-ähnliche Symptomatik, Mitralklappenvitium etc. Bei einer ungewöhnlichen Lokalisation des Gefäßverschlusses am Auge oder in den Mesenterialgefäßen sollten immer APA als Ursache ausgeschlossen werden.

Diagnose und Differenzialdiagnose In Abhängigkeit von der Sensitivität des PTT-Reagenz für APA fällt die Verlängerung der PTT auf. Zur Abklärung der verlängerten PTT eignet sich der Plasmatauschversuch. Anders als bei Patienten mit einem isolierten Faktormangel (z. B. FVIII) zeigt sich nach Zusatz von 25 bzw. 50 % Normalplasma zum Patientenplasma zumeist keine Normalisierung der PTT. Erst nach Zusatz von Phospholipiden im Überschuss kommt es zur Korrektur. Bei positivem Ausfall des Suchtests sind die. Antikardiolipin Antikörper (aCL) vom IgG- oder IgM-Subtyp und Anti-β2-Glykoprotein-1-Antikörper vom IgG- und/oder IgM-Typ zu bestimmen.

Ein definitives APS liegt vor, wenn mindestens ein klinisches und ein Laborkriterium erfüllt sind. In Zweifelsfällen, wie auch bei Kindern mit einer Blutungsneigung, muss ein Faktormangel durch Messung von Einzelfaktoren ausgeschlossen werden. Bei Kindern mit APA kann eine Blutungsneigung beobachtet werden, wenn eine Hypoprothrombinämie vorliegt und sich die Antikörper somit insbesondere gegen Prothrombin (FII) richten. Daher ist vor allem im Rahmen der präoperativen Diagnostik große Sorgfalt geboten und ein elektiver Eingriff im Zweifelsfall zu verschieben.

Therapie Die APA im Kindesalter bedürfen im Allgemeinen keiner Therapie, da sie passagerer Natur sind. Sollte es zur Ausbildung von Thrombosen gekommen sein, so besteht eine langfristige Indikation zur oralen Antikoagulation mit einer höheren Ziel-INR von 3–3,5, da ein signifikantes Rezidivrisiko vorliegt. Bei Kontraindikationen wäre die Gabe von niedermolekularem Heparin zu erwägen. Bei schwerer Thrombozytopenie mit Blutungssymptomen kann eine immunsuppressive Therapie indiziert sein. In Abhängigkeit von den weiteren Symptomen des primären oder sekundären APS kann neben der Antikoagulation ebenfalls die immunsuppressive Behandlung notwendig sein.

Verlauf und Prognose Die Zufallsdiagnose von APA im Kindesalter zeigt in den meisten Fällen keine klinische Relevanz und hat eine gute Prognose mit Verschwinden der Antikörper im Verlauf von Wochen. Die Prognose des primären oder sekundären APS ist insbesondere durch die arteriellen und venösen Gefäßverschlüsse bestimmt. Die Thromboseneigung ist unbehandelt mit einer hohen Morbidität und Letalität verbunden.

Literatur

Andrew M, Vegh P, Johnston M, Bowker J, Ofosu F, Mitchell L (1992) Maturation of the hemostatic system during childhood. Blood 80:1998–2005
Aschka I, Aumann V, Bergmann F et al (1996) Prevalence of factor V Leiden in children with thrombo-embolism. Eur J Pediatr 155:1009–1014
Aster RH (1995) Heparin-induced thrombocytopenia and thrombosis. N Engl J Med 332:1374–1376
Bazzano LA, Reynolds K, Holder KN, He J (2006) Effect of folic acid supplementation on risk of cardiovascular diseases: a meta-analysis of randomized controlledtrials. JAMA 296:2720–2726
Bertina RM (1998) The prothrombin 20210 G to A variation and thrombosis. Curr Opin Hematol 5:339–342
Bertina RM, Koeleman BP, Koster T et al (1994) Mutation in blood coagulation factor V associated with resistance to activated Protein C [see comments. Nature 369:64–67
Bick RL (1998) Disseminated intravascular coagulation: pathophysiological mechanisms and manifestations. Semin Thromb Hemost 24:3–18
Brenner B, Sanchez-Vega B, Wu SM, Lanir N, Stafford DW, Solera J (1998) A missense mutation in gamma-glutamyl carboxylase gene causes combined deficiency of all vitamin K-dependent blood coagulation factors. Blood 92:4554–4559
Broze GJ Jr (1995) Tissue factor pathway inhibitor. Thromb Haemost 74:90–93
Cooper DN, Millar DS, Wacey A, Banner DW, Tuddenham EG (1997) Inherited factor VII deficiency: molecular genetics and pathophysiology. Thromb Haemost 78:151–160
Cooper DN, Millar DS, Wacey A, Pemberton S, Tuddenham EG (1997) Inherited factor X deficiency: molecular genetics and pathophysiology. Thromb Haemost 78:161–172
Dahlback B, Carlsson M, Svensson PJ (1993) Familial thrombophilia due to a previously unrecognized mechanism characterized by poor anticoagulant response to activated Protein C: prediction of a cofactor to activated Protein C [see comments. Proc Natl Acad Sci U S A 90:1004–1008
David M, Andrew M (1993) Venous thromboembolic complications in children. J Pediatr 123:337–346
David M, Manco-Johnson M, Andrew M (1995) Diagnosis and treatment of venous thromboembolism in children and adolescents. On behalf of the Subcommittee on Perinatal Haemostasis of the Scientific and Standardization Committee of the ISTH. Thromb Haemost 74:791–792
Eichinger S, Pabinger I, Stümpflen A et al (1997) The risk of recurrent venousthromboembolism in patients with and without factor V Leiden. Thromb Haemost 77:624–628
Engesser L, Broekmans AW, Briet E, Brommer EJP, Bertina RM (1987) Hereditary protein S deficiency: clinical manifestations. Ann Intern Med 106:677–682
Fisher S, Rikover M, Naor S (1966) Factor 13 deficiency with severe hemorrhagic diathesis. Blood 28:34–39
Furie B, Furie BC (1990) Molecular basis of vitamin K-dependent gamma-carboxylation. Blood 75:1753–1762
George JN, Woolf SH, Raskob GE et al (1996) Idiopathic thrombocytopenic purpura: a practice guideline developed by explicit methods for the American Society of Hematology [see comments. Blood 88:3–40
Griffin JH, Evatt B, Zimmerman TS, Kleiss AJ, Wideman C (1981) Deficiency of protein C in congenital thrombotic disease. J Clin Invest 68:1370–1373
Ingram GIC (1997) The history of haemophilia. Haemophilia 3(1):5–15
Haemost, T (2001) Homozygous antithrombin deficiency type II (99 Leu to Phe mutation) and childhood thromboembolism. 86:1007–1011.
Higham JM, O'Brien PM, Shaw RW (1990) Br J Obstet Gynaecol 97:734–739
Kuhle S, Lane DA, Jochmanns K, Male C, Quehenberger P, Lechner K, Pabinger I (2001) Homozygous antithrombin deficiency type II (99 Leu to Phe mutation) and childhood thromboembolism. Thromb Haemost. 86:1007–101
Lillicrap D (1998) The molecular basis of haemophilia B. Haemophilia 4:350–357
Mammen EF (1983) Factor V deficiency. Semin Thromb Hemost 9:1–72
Mannucci PM (1998) Hemostatic drugs. N Engl J Med 339:245–253
Mannucci PM (1998) treatment protocols around the world: towards a consensus. Haemophilia 4:421
Mannucci PM (1998) Treatment of von Willebrand disease. Haemophilia 4:661–664
McDonagh J, Carrell N, Lee MH (1994) Dysfibrinogenemia and other disorders of fibrinogen structure and function. In: Colman RW, Hirsh J, Marder VJ, Salzman JB (Hrsg) Hemostasis and thrombosis: basic principles and clinical practice, 3. Aufl. Lippincott, Philadelphia, S 314–334
Peake I (1998) The molecular basis of haemophilia A. Haemophilia 4:346–349
Ragni MV, Sinha D, Seaman F, Lewis JH, Spero JA, Walsh PN (1985) Comparison of bleeding tendency, factor XI coagulant activity, and factor XI antigen in 25 factor XI-deficient kindreds. Blood 65:719–724
Remond-O'Donnell E, Rosen FS, Kenney DM (1996) Defects in Wiskott-Aldrich syndrome blood cells. Blood 87:2621–2631
Rost S, Fregin A, Ivaskevicius V et al (2004) Mutations in VKORC1 cause warfarin resistance and multiple coagulation factor deficiency type 2. Nature 427:537–541
Ruggeri ZM (1991) Structure and function of von Willebrand factor: relationship to von Willebrand's disease. Mayo Clin Proc 66:847–861
Schneppenheim R, Thomas KB, Sutor AH (1995) Von Willebrand disease in childhood. Semin Thromb Hemost 21:261–275

Schneppenheim R, Budde U (2011) von Willebrand factor: the complex molecular genetics of a multidomain and multifunctional protein. JTH 9(1):209–215

Schneppenheim R, Budde U, Oyen F et al (2003) Von Willebrand factor cleaving protease and ADAMTS13 mutations in childhood TTP. Blood 101:1845–1850

Sutor AH (1995) Thrombocytosis in childhood. Semin Thromb Hemost 21:330–339

Triplett DA (1998) Many faces of lupus anticoagulants. Lupus 7(2):18–22

Tuddenham EG, Pemberton S, Cooper DN (1995) Inherited factor VII deficiency: genetics and molecular pathology. Thromb Haemost 74:313–321

Wood AJJ (1998) Thrombopoietin. N Engl J Med 339:746–754

Zimmerman TS, Ratnoff OD, Powell AE (1971) Immunologic differentiation of classic hemophilia (factor 8 deficiency) and von Willebrand's dissase, with observations on combined deficiencies of antihemophilic factor and proaccelerin (factor V) and on an acquired circulating anticoagulant against antihemophilic factor. J Clin Invest 50:244–254

181 Krankheiten der Milz

M. Gahr

181.1 Anatomie und Funktionen der Milz

Der histologische Aufbau der Milz ermöglicht den Kontakt des zirkulierenden Blutes mit einer großen Anzahl von Zellen des lymphatischen und des Monozyten-Makrophagen-Systems. Die Hauptfunktionen des Organs sind die Klärung des Bluts von zirkulierenden Mikroorganismen, die Filterung von Blutzellen (rote Pulpa) und Initiierung immunologischer Reaktionen auf im Blutstrom zirkulierende Antigene (weiße Pulpa). Während der Fetalzeit findet in der Milz auch Hämatopoese statt.

Etwa 10 % aller Menschen haben eine akzessorische Milz.

181.2 Milzvergrößerung

Eine Splenomegalie, d. h. die Vermehrung des Milzgewebes kann durch die klinische Untersuchung und quantitativ durch die Sonografie erfasst werden. Bei 5–10 % aller gesunden Kinder (Neugeborene etwas häufiger) kann die Milz vergrößert getastet werden. Mit der Sonografie ist es auch möglich, über die Binnenstruktur der Milz Aussagen zu treffen.

Die häufigsten Ursachen einer Splenomegalie im Kindesalter sind in ◘ Tab. 181.1 zusammengefasst.

Eine Splenomegalie kann auch durch Milzzysten (angeboren oder erworben) sowie durch eine Vergrößerung des linken Leberlappens oder durch ein Hämatom vorgetäuscht werden.

Unabhängig von der zur Splenomegalie führenden Grundkrankheit (◘ Tab. 181.1) kann ein Hyperspleniesyndrom auftreten. Im Prinzip handelt es sich dabei um eine per se normale Milzfunktion, die sich aber aufgrund des hohen Organvolumens überschießend für den Organismus auswirkt. Ein Hyperspleniesyndrom wird durch folgende Kriterien definiert: Splenomegalie, Verminderung mindestens einer der folgenden Zellreihen wie Erythrozyten, Leukozyten, Thrombozyten, vermehrte Vorläuferzellen dieser Zellreihe im Knochenmark, Korrektur der peripheren Zellverminderung nach Splenektomie.

181.3 Fehlen der Milz

Kongenitale Asplenie Eine kongenitale Asplenie kann Teilsymptom des Ivemark-Syndroms sein. Zu dem Syndrom gehören weiterhin anatomische Fehlentwicklungen des Darms, der Lunge und – besonders wichtig – des Herzens. Häufig bestimmt die Schwere des Herzfehlers die Prognose. Hier, wie auch beim Fehlen der Milz aus anderer Ursache, findet man aufgrund der fehlenden Filterfunktion der Milz im peripheren Blutausstrich Howell-Jolly-Körperchen (Zellkernfragmente in den normalerweise kernlosen Erythrozyten). Die Prognose wird, wenn nicht durch die Schwere des Herzfehlers, durch die schweren bakteriellen Infektionen – oft durch kapseltragende Bakterien (s. unten) – bestimmt.

Funktionelle Asplenie Eine funktionelle Asplenie entsteht bei Patienten mit Sichelzellanämie durch wiederholte Milzinfarkte und anschließende Fibrosierung und kann schon in den ersten Lebensmonaten auftreten. Der häufigste Grund für das Fehlen der Milz in unseren Breiten ist jedoch die Splenektomie nach Trauma oder zur Therapie hämolytischer Erkrankungen.

Overwhelming postsplenectomy infection (OPSI) Nach Splenektomie oder kongenitaler und funktioneller Asplenie kann eine mit hoher Mortalität einhergehende, akut auftretende bakterielle Sepsis durch Streptococcus pneumoniae, seltener durch Haemophilus influenzae oder Neisseria meningitidis vorkommen. Das Risiko, an einer solchen Krankheit – *overwhelming postsplenectomy infection* (OPSI) – zu erkranken, ist bei Kindern generell größer als bei Erwachsenen und hängt darüber hinaus von der Grundkrankheit ab. Es ist am niedrigsten bei Milzentfernung nach Verletzung der Milz und steigt in der Reihenfolge folgender Diagnosen an: idiopathische trombozytopenische Purpura, hereditäre Sphärozytose, erworbene hämolytische Anämie, portale Hypertension und Thalassaemia major. Daher ist im Kindesalter die Indikation zur Splenektomie besonders streng zu stellen.

Bei der Therapie der hereditären Sphärozytose hat sich die partielle Splenektomie bewährt; das OPSI wird wahrscheinlich vermieden, ohne dass wieder ein Hyperspleniesyndrom auftritt.

Liegt der Splenomegalie eine Abflussstörung im Bereich von Milz, Vene oder Pfortader zugrunde, sollte die Milz möglichst erhalten werden, weil sonst die Möglichkeit der Anlage eines portokavalen Shunts vergeben wird.

Wenn irgendwie möglich, sollte nicht vor dem 5. Lebensjahr splenektomiert werden. Falls dies jedoch nötig werden sollte, ist die Vermeidung des OPSI von größter Wichtigkeit.

Folgende Maßnahmen werden dazu empfohlen:

- Alle splenektomierten Patienten sollten mit den 13-valenten Pneumokokken-Konjugatimpfstoffen geimpft werden. Auch wenn die Wirksamkeit der nicht konjugierten Pneumokokkenimpfstoffe bei jungen Kindern eingeschränkt ist wird anschließend eine Impfung mit dem 23-valenten reinen Polysachcharidimpfstoff empfohlen, um möglichst viele Pneumokokkenstämme im Impfschutz zu erfassen. Zudem wird für alle Altersgruppen eine Impfung mit einem Hämophilus influenzae-Typ B-Konjugatimpfststoff von der Ständigen Impfkommission angeraten. Gerade wegen der Empfänglichkeit gegenüber Infektionen durch kapseltragende Bakterien ist auch eine Impfung mit Meningokokken-Impfstoffen sinnvoll.
- Prophylaktische Antibiotikagabe mit Penicillin, wobei die Dauer dieser Therapie sich nach der zugrunde liegenden Krankheit und dem Alter des Kindes richtet. Je jünger das Kind und je größer das Grunderkrankungsrisiko, desto länger muss die Penicillinprophylaxe durchgeführt werden; bei hohem Risiko bedeutet das bis ins Erwachsenenalter.
- Sofortige Behandlung jeder fieberhaften Infektion mit Antibiotika, die neben Pneumokokken auch Haemophilus influenzae erreichen.

Tab. 181.1 Häufige Ursachen einer Splenomegalie

Pathomechanismus	Krankheit
Störungen der Milzblutzirkulation	Pfortaderkavernom, Portale Hypertension (Leberzirrhose, -fibrose, Milzvenenthrombose), Herzinsuffizienz
Infiltration des Milzgewebes	Extramedulläre Blutbildung bei Thalassämie, Osteoporose und nach GCSF-Therapie; Leukämie (CML und JCML), Lymphome, Metastasen
Hyperplasie des Monozyten-Makrophagen-Systems der Milz	Virusinfektionen: Bakterielle Sepsis, Endokarditis; Pilzinfektionen; Speichererkrankungen (Gaucher, Niemann-Pick, GM1-Gangliosidose, Hunter, Hurler, Mukolipidosen)
Immunologisch bedingte Krankheiten	Juvenile idiopathische Arthritis (Morbus Still), Lupus erythematodes, Mixed connective tissue disease (MCTD), Graft-versus-host-Erkrankung (GvH), Amyloidose, Autoimmunlymphoproliferatives Syndrom (ALPS), Hämophagozytische Syndrome
Verstärkte Blutzellsequestrierung	Membrandefekte der Erythrozyten (Kugelzellanämie u. a.), Sichelzellanämie, Rh- und AB0-Erythroblastose, Autoimmunhämolytische Anämien
Entzündungen	EBV, CMV, Malaria, Leishmaniose, Bruzellose, Typhus, HIV, Rickettsien, Miliartuberkulose Milz- und Leberabszess, Cholangitis

Literatur

Eraklis AJ, Filler RM (1972) Splenectomy in childhood: a review of 1431 cases. J PediatrSurg 7:382–388

Konradsen HB, Henrichsen J (1991) Pneumococcal infections in splenectomized children are preventable. ActaPaediatr Scand 80:423–427

Pedersen FK (1983) Postsplenectomy infections in Danish children splenectomized 1969–1978. ActaPaediatr Scand 72:589–595

Shapiro ED, Berg AT (1991) The protective efficacy of polyvalent pneumococcal polysaccharide vaccine. N Engl J Med 325:1453–1460

Tchernia G, Gauthier F (1993) Initial assessment of the beneficial effect of partial splenectomy in hereditary spherocytosis. Blood 81:2014–2020

182 Grundlagen der Onkologie

T. Klingebiel, P. Bader, S. Fulda

Allgemeines Krebs ist nach Unfällen die häufigste Todesursache von Kindern jenseits des 1. Lebensjahres. Gegenüber Krebskrankheiten im Erwachsenenalter bestehen erhebliche Unterschiede hinsichtlich Art, Häufigkeit, Behandlungskonzepten und Prognose. Bei Kindern treten vor allem akute Leukämien (akute lymphoblastische Leukämie, ALL, akute myeloische Leukämie, AML), Hirntumoren und Sarkome auf, während im Erwachsenenalter Karzinome und chronische Leukämien das Bild beherrschen. Wir wissen heute gut über die Epidemiologie der einzelnen Krankheiten in Deutschland Bescheid, nicht zuletzt, weil Pädiater diese seit 1980 an das Deutsche Kinderkrebsregister in Mainz melden und dort inzwischen mehr als 95 % aller Erkrankungsfälle erfasst werden.

Nahezu alle Kinder mit Tumorerkrankungen werden im Rahmen von multizentrischen, deutschlandweiten Therapieoptimierungsprotokollen behandelt. Dadurch haben sich in den letzten 3 Jahrzehnten die Behandlungschancen der Kinder deutlich gebessert. Die Überlebenswahrscheinlichkeit nach Diagnose ist auf 84 % nach 5 Jahren und 80 % nach 15 Jahren angestiegen. Die eindrucksvollen Behandlungserfolge der vergangenen Jahrzehnte sind begleitet von einer Abnahme der tödlichen Komplikationen der durchaus aggressiven Behandlungskonzepte, welche die Möglichkeiten der Chirurgie, der Chemo- und der Radiotherapie und zunehmend auch der Immuntherapie ausnützen. Die hohen Überlebensraten erfordern es, die Langzeitfolgen für den wachsenden und sich entwickelnden Organismus des Kindes und die Rate an Zweit-Krebserkrankungen intensiv zu beobachten und Strategien zu entwickeln, um sie zu minimieren. Die kumulative Inzidenz von Zweitneoplasien innerhalb von 20 Jahren nach Diagnosestellung beträgt gegenwärtig 2,9 %.

Epidemiologie In Deutschland erkrankten in den Jahren 2000–2009 nach den Daten des Mainzer Registers 159,5/1.000.000 Kinder unter 15 Jahren pro Jahr an Krebs (▶ www.kinderkebsregister.de). Eine Zunahme der Inzidenz wurde im Laufe der letzten 10 Jahre nicht verzeichnet. Häufigkeit und Verteilung in Abhängigkeit vom Lebensalter sind ◘ Abb. 182.1 zu entnehmen. Das Register zeigte zwischen 1982 und 1990 einen Anstieg der Zahl der gemeldeten Patienten mit ZNS-Tumoren. Dieser Trend ist auf eine Verbesserung der Erfassung zurückzuführen, da über viele Jahre ein großer Teil dieser Kinder nicht in pädiatrisch-onkologischen Zentren betreut wurde.

Epidemiologische Untersuchungen können zur Klärung der Ursache von Krebserkrankungen beitragen. Die Frage der Eltern „Warum hat mein Kind Krebs?" muss allerdings fast immer unbeantwortet bleiben. Wahrscheinlich entstehen die meisten Malignome durch eine Kombination genetischer Anlagen und Umweltfaktoren.

Pathogenese
Umweltfaktoren, Radioaktive Strahlung Dass Bestrahlung auch bei Kindern die Entstehung einer Krebserkrankung verursachen kann, weiß man seit den Atombombenabwürfen in Japan. Die Häufigkeit der Leukämien korrelierte dabei linear mit der Strahlendosis, während das Alter bei der Exposition die Latenzzeit bis zum Auftreten und die Art der Krankheit beeinflusste. Bei kleineren Kindern traten in Japan häufiger akute lymphoblastische und chronisch-myeloische Leukämien auf, bei den älteren Kindern waren es bevorzugt akute myeloische Leukämien.

Deutlich angestiegen und weiter steigend ist die Inzidenz von Schilddrüsenkarzinomen in den Staaten der früheren Sowjetunion, was gut damit übereinstimmt, dass man solche Tumoren früher vermehrt nach der „therapeutischen" Bestrahlung nichtmaligner Veränderungen wie einer Thymus- oder Tonsillenhyperplasie beobachtet hat. Nicht bewiesen ist eine erhöhte Krebsrate, wenn ein Fetus diagnostischen Röntgenstrahlen ausgesetzt wurde. Ausgedehnte Studien in Frankreich (Auftreten von Leukämien in den Jahren 1990–1998 in der Umgebung von 29 Kernkraftwerken) und in Deutschland haben bisher keinen Anhalt für eine erhöhte Inzidenz von Leukämien bzw. kindlichen Krebserkrankungen in der Umgebung von Kernkraftwerksanlagen erbracht.

UV-Strahlung Zweifelsfrei belegt ist hingegen die Rolle von Ultraviolettstrahlung bei der Entstehung von Melanomen; eine größere Zahl von Sonnenbränden im Kindesalter erhöht das Risiko. Besonders Kinder mit angeborenen Störungen der DNA-Reparaturmechanismen müssen vor Sonnenlicht geschützt werden.

Elektromagnetische Felder, Erdstrahlen, Wasseradern Elektromagnetische Felder (z. B. Hochspannungsleitungen) sind außer bei hoher und langdauernder Exposition nach gegenwärtigem Wissenstand ebenso wenig für die Entstehung von Krebserkrankungen verantwortlich wie sog. Erdstrahlen und Wasseradern. Der Nachweis letzterer durch Wünschelrutengänger in Häusern, in denen Kinder an Krebs erkrankt sind, ist häufig ein nicht seriöses, wohl aber einträgliches Geschäft für den Untersucher.

Medikamente und Chemikalien Bestimmte Medikamente können Krebserkrankungen bei Kindern erzeugen. Eine intrauterine Exposition mit Diethylstilbestrol führte zu einer erhöhten Rate von Adenokarzinomen der Vagina bei Töchtern von Frauen, die dieses Medikament während der Schwangerschaft erhalten hatten. Auch Fehlbildungen des Genitales kamen bei beiden Geschlechtern in vermehrtem Maße vor. Androgene wurden früher häufig zur Therapie von aplastischen Anämien eingesetzt mit der Folge eines gehäuften Auftretens von Lebertumoren. Auch Chemotherapeutika können Zweittumoren mit langer Latenz induzieren. Dazu gehören besonders die Alkylanzien (Cyclophosphamid, Busulphan, Chlorambucil und Ifosfamid) und die Epipodophyllotoxine (VP16, VM26). Die Gabe von immunsuppressiven Medikamenten, besonders nach Organtransplantationen, geht mit einer erhöhten Rate von malignen Non-Hodgkin-Lymphomen einher. Auch bei Kindern mit Immundefekten und AIDS wird dies beobachtet.

Epidemiologische Studien ergaben Anhalt dafür, dass die Belastung von Müttern in der präkonzeptionellen Phase und während der Schwangerschaft mit Farben und Lacken mit einem erhöhten Risiko für das noch ungeborene Kind, im späteren Leben an einer ALL zu erkranken, einhergeht.

Ernährung Ernährungsgewohnheiten lassen sich als Ursache für eine Krebserkrankung nicht verantwortlich machen.

Infektionen Manche Virusinfektionen sind mit Krebserkrankungen im Erwachsenenalter vergesellschaftet. Im Kindesalter ist bisher nur für das Epstein-Barr-Virus (EBV) eine Rolle bei der Entstehung von Tumoren belegt. Dies gilt für das afrikanische Burkitt-Lymphom, das

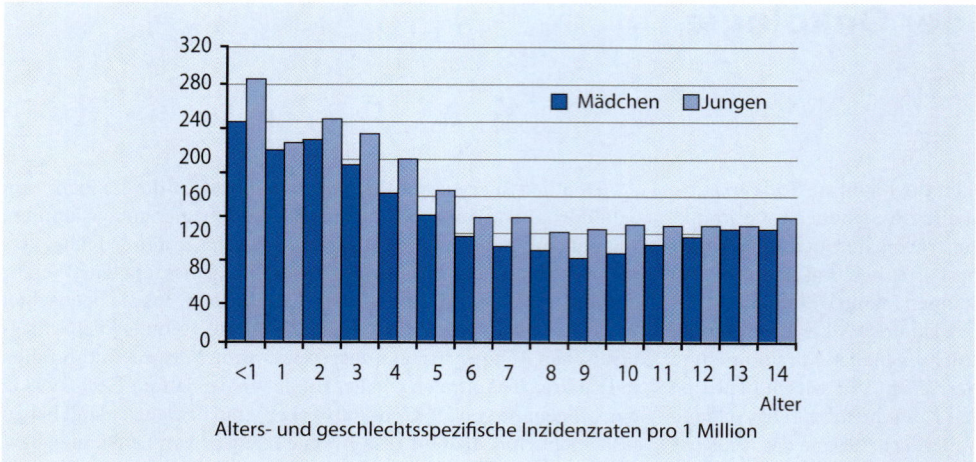

Abb. 182.1 Alters- und geschlechtsspezifische Inzidenzen, ermittelt in den Jahren 1995–2009 durch das Deutsche Kinderkrebsregister (► www.kinderkrebsregister.de)

zu 95 % mit diesem Virus „infiziert" ist, in Mitteleuropa hingegen trifft es nur für einen kleinen Teil der Kinder zu. EBV vermehrt sich in B-Zellen und induziert dort wahrscheinlich chromosomale Veränderungen, die dann zu ungebremstem Wachstum führen. Chronische Malariainfektionen scheinen die Entstehung dieser Lymphome zu fördern, möglicherweise durch eine Schwächung der Immunabwehr. Auch das bei uns seltene Nasopharynxkarzinom (Schmincke-Tumor) ist wie bei Erwachsenen auch im Kindesalter mit EBV-Infektionen assoziiert.

Rolle des Immunsystems Fallkontrollstudien zeigen, dass eine Atopie des Kindes und/oder der Eltern sowie Säuglingsernährung durch Stillen protektive Effekte hinsichtlich der Entstehung von Leukämien haben könnten. Diese Beobachtungen unterstützen eine Hypothese, dass eine frühe Herausforderung und Stimulation des Immunsystems leukämieverhindernd wirken könnte, wie Untersuchungen von Rudant et al. 2010 und MacArthur et al. 2008 nahelegen.

Zellbiologie Die zellbiologische und molekulargenetische Forschung hat in den letzten Jahrzehnten wegweisende neue Erkenntnisse über die Entstehung und Progression von Tumorerkrankungen erbracht. So geht man heutzutage davon aus, dass genetische und epigenetische Veränderungen zu Störungen in Signaltransduktionsnetzwerken führen, die ursächlich an der Krebsentstehung beteiligt sind. Maligne Neoplasien weisen trotz ihrer großen Vielfalt eine Reihe gemeinsamer Charakteristika auf, welche die Voraussetzungen für die maligne Transformation und ein autonomes, malignes Wachstum bilden (► Übersicht). So besitzen Krebszellen eine unbegrenzte Replikationsfähigkeit, wohingegen normale Zellen nach einer definierten Anzahl von Zellteilungen ihre Fähigkeit zur Replikation verlieren. Zudem ermöglicht die Resistenz gegenüber wachstumshemmenden Signalen die unkontrollierte Proliferation von Krebszellen. Außerdem wird das autonome Tumorwachstum über die Grenzen der physiologischen Homöostase von Geweben dadurch unterstützt, dass Krebszellen in ihrem Wachstum nicht mehr von exogenen Faktoren wie Wachstumsfaktoren oder Kontakten mit anderen Zellen oder Matrixkomponenten abhängig sind.

Neben diesen Faktoren, die das unbegrenzte Wachstum von Tumorzellen fördern, ist bei Krebszellen typischerweise das intrinsische Zelltodprogramm (Apoptose) gestört. Der programmierte Zelltod wird u. a. in einer normalen Zelle aktiviert, wenn die Gefahr einer Entartung besteht und dient der Aufrechterhaltung der Gewebehomöostase. Krebszellen können diesem intrinsischen Zelltodprogramm entrinnen, indem sie Resistenzmechanismen gegenüber der Induktion von Apoptose entwickeln. Darüber hinaus besitzen maligne Zellen die Fähigkeit, die Gefäßneubildung zu stimulieren und dadurch ihre Versorgung mit Nährstoffen zu gewährleisten (Angiogenese). Tumorzellen sind im fortgeschrittenen Stadium der Erkrankung meist auch in der Lage, in das umgebende Gewebe vorzudringen (Invasion). Diese erhöhte Invasionsfähigkeit trägt dazu bei, dass Krebszellen den Anschluss an das Gefäßsystem finden und sich im gesamten Körper ausbreiten können (Metastasierung). Darüber hinaus konnte gezeigt werden, dass Tumorzellen typischerweise eine erhöhte Instabilität ihres Genoms aufweisen. Außerdem ist der Energiestoffwechsel von Krebszellen verändert, so dass anabole Prozesse und Zellwachstum und -vermehrung gefördert werden.

Neben diesen vielfältigen Veränderungen in Krebszellen weist auch das Mikroumfeld eines malignen Tumors Veränderungen auf, die das Tumorwachstum begünstigen, z. B. Entzündungsprozesse (► Übersicht).

Charakteristische Merkmale maligner Tumoren
- Unbegrenzte Replikationsfähigkeit
- Resistenz gegenüber wachstumshemmenden Signalen
- Unabhängigkeit von exogenen Wachstumsstimuli
- Apoptoseresistenz
- Angiogenese
- Invasion und Metastasierung
- Genomische Instabilität
- Deregulierter Energiestoffwechsel
- Immunevasion (Immune-escape-Mechanismen)
- Verändertes Mikromilieu

Die Fehlregulation intrazellulärer Signalwege fördert nicht nur die Tumorentstehung und -progression, sondern spielt auch eine wichtige Rolle bei der Therapieresistenz. Dies ist damit zu erklären, dass die Wirkung der meisten Therapieverfahren in der Onkologie, wie der Chemo-, Radio- oder Immuntherapie, vor allem auf der Induktion des programmierten Zelltods in Krebszellen beruht. Defekte in Zelltodprogrammen, die zur Evasion von Apoptose führen, können daher auch Ursache für die Resistenz von Krebszellen gegenüber Therapieverfahren sein. Ein zunehmend besseres Verständnis der zugrunde liegenden molekularen Defekte von intrazellulären Signalwegen wird nicht nur weiterführende Einblicke in die Tumorbiologie gewähren, sondern kann auch Ansatzpunkte für neue therapeutische Strategien aufzeigen.

Molekulargenetik Man geht heute davon aus, dass sich Krebserkrankungen in einem dynamischen Prozess aus einer einzelnen, undifferenzierten Vorläuferzelle entwickeln. Diese Vorstellung wird als Theorie der „klonalen Evolution" bezeichnet. Im menschlichen Organismus werden pro Minute 200 Mio. Zellen gebildet und erneuert; Störungen, die bei diesen Prozessen auftreten, werden meist erkannt und kompensiert. Falls die vorhandenen Kompensationsmechanismen nicht ausreichen oder defekt sind, wird normalerweise der programmierte Zelltod (Apoptose) eingeleitet und die Zelle stirbt ab. Gelingt die Kompensation nicht oder sind die Mechanismen des programmierten Zelltods gestört, kann es zu einer Entartung der Zelle mit der Folge einer Krebskrankheit kommen.

Die meisten Malignome bei Kindern treten sporadisch auf. In etwa 10–15 % der Fälle liegt eine familiäre Assoziation mit Krebserkrankungen vor oder aber eine angeborene oder genetische Prädisposition, die bekanntermaßen mit einer höheren Rate an Krebserkrankungen einhergeht. Auch die erworbenen, nichtfamiliären Leukämien und soliden Tumoren weisen Veränderungen im Genom der betroffenen Zellen auf. Im Fall der ALL zeigen Studien an identischen Zwillingen, Nachuntersuchungen von Blutproben aus der Neugeborenenzeit und systematische prospektive Untersuchungen von Nabelschnurblut, dass chromosomale Translokationen in utero erworben werden und den ersten Schritt zu einer leukämischen Entartung darstellen können. Darüber hinaus müssen postnatal jedoch weitere genetische Veränderungen erfolgen, die dann zu einer offenen Leukämie führen. Bestimmte leukämietypische Fusionsgene sind bei Neugeborenen in einem Ausmaß nachweisbar, das weit über dem tatsächlichen kumulativen Risiko für eine ALL liegt.

Onkogene Onkogene sind menschliche DNA-Sequenzen, die von normalen Genen abstammen, den Protoonkogenen. Wie die meisten Gene enthalten Protoonkogene regulatorische und strukturelle Regionen. Letztere kodieren für bestimmte Proteine. Veränderungen in jeder der Regionen oder eine Translokation können zu einer Aktivierung eines Onkogens führen, das dann zur Entstehung eines Tumors beitragen kann. Strukturelle Änderungen werden durch Punktmutationen, kleine Deletionen oder Genfusionen verursacht. Regulatorische Änderungen entstehen durch eine Amplifikation oder eine Translokation eines größeren chromosomalen Abschnitts, der ein Protoonkogen enthält. Das Ergebnis ist dann eine veränderte Expression und nicht eine veränderte Struktur. Eine wichtige Rolle spielen strukturelle Änderungen oder Rearrangements von Genen, die für Fusionsproteine kodieren. Wenn derart veränderte Fusionsproteine als Aktivierungsfaktoren für normale, unter normalen Bedingungen nicht aktivierte Gene dienen, kann dies zur Tumorentstehung beitragen – wahrscheinlich der häufigste Mechanismus der Tumorgenese durch Onkogene.

Beispiele dafür sind das bcr/abl-Rearrangement bei der chronisch-myeloischen Leukämie und die Fusionsgene, die beim Ewing-Sarkom (t[11;22][q24;q12]:EWS-FLI1 und t[21;22][q22;q12]:EWS-RG) oder beim alveolären Rhabdomyosarkom (t[2;13][q35;q14]:PAX3- FOXO1 und t[1;13][q36;q14]:PAX7-FOXO1) nachgewiesen werden.

Aktivierte Onkogene funktionieren wie ein dominantes Gen, das eine Tumorzelle aus einer normalen Zelle entstehen lässt. Ein typisches Beispiel ist die durch eine Punktmutation ausgelöste Aktivierung des Ras-Onkogens, das bei etwa einem Drittel der embryonalen Rhabdomyosarkome gefunden wird, weitere Beispiele werden in der Übersicht beschrieben.

> **Beispiele für regulatorische Störungen durch Onkogene**
> Ein Beispiel für eine regulatorische Störung ist die für das Burkitt-Lymphom charakteristische Translokation t(8;14)(q24;q32). Hierbei wird das *C-myc*-Onkogen von seiner normalen Position auf Chromosom 8 in die Nähe des Gens für die schwere Immunglobulinkette auf Chromosom 14 transloziert. Dies führt zur ungeregelten und im Zellzyklus der B-Zelle zeitlich falschen Expression des Onkogens, das strukturell nicht verändert ist. Bei Neuroblastomen wird häufig die Amplifikation des *N-myc*-Onkogens beobachtet sowie die Mutation oder Amplifikation von „anaplastic lymphoma kinase" (ALK), einer transmembranären Rezeptortyrosinkinase. Beim pilozytischen Astrozytom tritt charakteristischer Weise eine Mutation in der Tyrosinkinase BRAF auf.

Tumorsuppressorgene Aktivierte dominante Onkogene erklären nicht alle Phänomene, die mit der Entstehung von Malignomen verbunden sind. Auch der Verlust von genetischem Material, wie er bei verschiedenen Tumoren beobachtet wird, kann der erste Schritt zu einer klonalen Evolution sein. Eine Tumorinduktion, ausgelöst durch spezifische chromosomale Deletionen, ist dadurch zu erklären, dass die verlorengegangenen Gene in intakten Zellen ein unkontrolliertes Wachstum unterdrücken. Gene mit dieser Funktion werden als Tumorsuppressorgene bezeichnet. Gerade die familiär auftretenden Tumoren können kaum durch Wachstum induzierende Onkogene erklärt werden, da ansonsten schon in den Keimzellen ein falsches Genprodukt entstehen müsste, was dann den Tod des Embryos oder Fetus zur Folge hätte. Mutierte Tumorsuppressorgene werden hingegen sowohl in Keimzellen als auch in somatischen Zellen gefunden. Vergleiche zwischen sowohl familiär als auch spontan auftretenden Tumoren haben zu der Hypothese geführt, dass die familiären Formen durch die konstitutionelle Mutation eines wachstumshemmenden Gens hervorgerufen werden, wobei der manifeste Tumor durch zwei Ereignisse ausgelöst wird.

Dies lässt sich am Beispiel des Retinoblastomgens *RB1* verdeutlichen. Bei der vererbten Form ist bereits in der Keimzelle die Mutation eines *RB1*-Gens vorhanden, die von einem der Eltern stammt. Die maligne Transformation entsteht dann, wenn eine weitere Mutation in dem unveränderten Allel in einer somatischen Zelle entsteht. Das betrifft etwa 40 % aller Retinoblastome, die dann meist beidseitig auftreten. Keimzellmutationen werden allerdings auch bei 5–10 % der einseitigen Retinoblastome nachgewiesen. Die anderen Fälle treten spontan auf, ohne dass eine Mutation in den Keimzellen nachweisbar ist. Trotzdem ist hier der den Tumor auslösende Mechanismus grundsätzlich derselbe, es müssen jedoch zwei Mutationen in den somatischen Zellen sukzessiv auftreten.

Mutationen des Retinoblastom-Gens *RB1* werden auch beim Osteosarkom und verschiedenen Tumoren des Erwachsenen gefunden, es ist also nicht nur ein regulierendes Gen in der Retina.

Auch beim Wilms-Tumor (Nephroblastom) treten in 10 % der Fälle beidseitige Tumoren entweder spontan oder im Kontext syndromaler Krankheiten auf: Bei letzteren handelt es sich um:
- das WAGR-Syndrom (Wilms-Tumor, Aniridie, urogenitale Fehlbildungen und mentale Retardierung),
- das Denys-Drash-Syndrom (Wilms-Tumor, schwere urogenitale Fehlbildungen und Glomerulonephropathie) und
- das Beckwith-Wiedemann-Syndrom (Exomphalos, Makroglossie, Gigantismus und andere angeborene Fehlbildungen).

Bei den ersten beiden Syndromen ist das *WT1*-Gen auf dem langen Arm von Chromosom 13 (11p13) von Bedeutung, beim Beckwith-

Tab. 182.1 Beschwerden, bei denen an eine Krebserkrankung gedacht werden sollte

Symptome	Mögliche Erkrankung
Blässe, mit oder ohne Blutungszeichen	Akute Leukämie, Neuroblastom
Petechien, Hämatome, Sugillationen	Akute Leukämie, Neuroblastom
Unklare Knochenschmerzen	Akute lymphoblastische Leukämie, Neuroblastom, Knochentumoren
Unklares Fieber	Leukämien, Hodgkin-Krankheit, Non-Hodgkin-Lymphome, Ewing-Sarkom
Nachtschweiß, verbunden mit Gewichtsverlust und unklarem Fieber	Hodgkin-Krankheit
Schmerzlose Lymphknotenschwellungen	Leukämien, Hodgkin-Krankheit, Non-Hodgkin-Lymphome
Exophthalmus	Akute Leukämie, Rhabdomyosarkom, Neuroblastom, Langerhans-Zell-Histiozytose
Leukokorie	Retinoblastom
Horner-Syndrom	Neuroblastom
Opsoklonus/Ataxie	Neuroblastom
Periorbitale Ecchymosis	Neuroblastom
Chronisches Ohrenlaufen	Rhabdomyosarkom, Langerhans-Zell-Histiozytose
Obere Einflussstauung (verschwollenes Gesicht)	Mediastinaltumor
Atemnot (Pleuraerguss und/oder Mediastinaltumor)	Leukämien, Lymphome
Ausladendes Abdomen	Wilms-Tumor, Neuroblastom, Hepatoblastom, Non-Hodgkin-Lymphom, Rhabdomyosarkom, Keimzelltumoren
Erbrechen, Kopfschmerzen, Sehstörungen, Ataxie	Hirntumoren, Hirnmetastasen
Makrohämaturie	Wilms-Tumor
Blutung aus der Scheide	Dottersacktumor, Rhabdomyosarkom
Hypertonie	Wilms-Tumor, Neuroblastom

Wiedemann-Syndrom ist ein Gen in der Nachbarschaft (11p15) involviert, das als *WT2* bezeichnet wird. Die Vererbungsmodi sind zudem durch das Imprinting kompliziert, bei dem es eine Rolle spielt, ob das väterliche oder das mütterliche Gen funktionsfähig ist.

Die Neurofibromatose (Morbus Recklinghausen) ist ein weiteres Beispiel für eine Erbkrankheit, die zur Entstehung von Tumoren der Nervenscheiden, der Glia und der Meningen führt. Das auf Chromosom 17q11 gelegene *NF1*-Gen ist verantwortlich für die klassische Form des Morbus Recklinghausen, der mit der Entwicklung verschiedenster Malignome einhergeht. Das *NF2*-Gen auf Chromosom 22q12 führt zur Neurofibromatose Typ 2, bei der das Auftreten von beidseitigen Akustikusneurinomen typisch ist.

Auch das p53-Gen (auf Chromosom 17p13) ist ein Tumorsuppressorgen, dessen Inaktivierung für die Entstehung einer großen Zahl von sporadisch auftretenden Tumoren verantwortlich ist. Das trifft wahrscheinlich auch auf das Li-Fraumeni-Syndrom zu, bei dem es ebenfalls zu einer familiären Häufung von Krebserkrankungen kommt: Bei den Verwandten ersten Grades eines Patienten treten gehäuft maligne Erkrankungen (Sarkome) vor dem 45. Lebensjahr (häufig im Kindesalter) auf. Genaue Familienanamnesen, besonders bei Kindern mit Sarkomen, können helfen, solche Risikofamilien zu erkennen.

Ein weiteres Tumorsuppressorgen, das bei Tumoren im Kindesalter häufig genetisch inaktiviert vorliegt, ist das Patched 1-Gen (*PTCH1*) auf Chromosom 9q22.3-9q31. *PTCH1*-Mutationen sind bei einer Untergruppe von Patienten mit Medulloblastom, beim Rhabdomyosarkom oder beim Basalzellnävus-Syndrom (Gorlin-Syndrom) beschrieben. Bei letzterem handelt es sich um eine autosomal-dominant vererbte Erkrankung mit kompletter Penetranz und variabler Expressivität. Neben der Assoziation mit bestimmten Neoplasien entwickeln die Patienten in der Regel in der 2.–4. Lebensdekade zahlreiche Basaliome sowie ein breites Spektrum von Entwicklungsdefekten.

Defekte der DNA-Reparatur Abgesehen von Onkogenen und Suppressorgenen können auch Defekte bei DNA-Reparaturprozessen zur Krebsentstehung beitragen. Hereditäre Krankheiten, die mit einer erhöhten Neigung zur malignen Entartung einhergehen, sind z. B. Xeroderma pigmentosum, Bloom-Syndrom, Ataxia teleangiectatica, Fanconi-Anämie sowie verschiedene Immundefekte.

Tumorimmunologie Das Immunsystem ist in der Lage, mittels $CD8^+$-zytotoxischer T-Zellen Tumoren zu erkennen und auf eine spezifische Immunantwort einzuleiten. Dazu bedarf es der Erkennung spezifischer Tumorantigene, die üblicherweise als kurze Peptide von antigenpräsentierenden Zellen (APC) den T-Zellen dargeboten werden. Die Initiierung einer suffizienten Immunreaktion hängt zudem von kostimulatorischen Signalen z. B. durch Zytokine oder die direkte zelluläre Interaktion von T-Zellen mit APC ab.

Klinische Symptome Die Symptome einer malignen Erkrankung im Kindesalter sind nur selten typisch. Aufgrund des meist unspezifischen Charakters lassen sie den Arzt, der das Kind als erster untersucht, eher an häufigere Krankheiten denken, z. B. Infektionskrankheiten. Der ambulant tätige Kinderarzt wird im Laufe seines Berufslebens selten mit einer onkologischen Neuerkrankung konfrontiert werden. Angesichts der guten Heilungschancen und der hohen Proliferationsraten der meisten Krankheiten ist es aber von großer Wichtigkeit, möglichst rasch die richtige Diagnose zu stellen. Wegweisend ist oft die begründete Sorge der Eltern, die mit gutem Gespür für ihr Kind intuitiv wahrnehmen, dass es sich um eine ernsthafte Erkrankung handelt, die sich von früheren, banalen Krankheitsepisoden unterscheidet.

Die Erhebung einer genauen Anamnese ist für die Diagnosestellung von großer Bedeutung. Symptome die auf eine onkologische Erkrankung hinweisen können, sind in ◘ Tab. 182.1 zusammengestellt.

Diagnose

Pathohistologie Ein spezielles Problem der Kinderonkologie ist die Festlegung einer präzisen pathohistologischen Diagnose. Trotz Immunhistologie bereitet die Klassifizierung mancher Tumoren dem Pathologen Schwierigkeiten. Das Aussehen vieler Tumorzellen (klein, rund und blau) und die fehlende organähnliche Struktur des Gewebes, wie sie bei den Karzinomen in der Regel vorliegt, erschweren die Differenzialdiagnose. Die Hinzuziehung von Referenzpathologen mit besonderer Expertise für bestimmte Tumorentitäten ist in Deutschland heute ein Standardverfahren. Neuerdings ist es möglich, durch molekulargenetische Methoden chromosomale Veränderungen auch noch an Blockmaterial nachzuweisen und damit wichtige ergänzende Informationen zur Einordnung zu gewinnen.

Eine Voraussetzung für eine korrekte pathohistologische Diagnostik ist die adäquate Gewinnung von Tumormaterial. Eine offene Biopsie kann dies immer noch am besten garantieren. Eine Stanzbiopsie, meist Ultraschall- oder CT-gesteuert, ermöglicht die Probeentnahme auch in Regionen, die einer offenen Biopsie nicht oder nur schwer zugänglich sind. Bei erfahrenen Untersuchern und der richtigen Indikationsstellung liefert diese Technik in der Regel genügend Material für eine Diagnosestellung.

Bildgebung Für die Diagnostik und insbesondere auch bei der Verlaufskontrolle haben bildgebende Verfahren eine ganz herausragende Bedeutung. Während das klassische Röntgen immer mehr in den Hintergrund getreten ist, spielt die Ultraschalluntersuchung eine wichtige Rolle, da sie vor allem das Abdomen der Diagnostik problemlos zugänglich macht und beliebig oft wiederholt werden kann. Die Computertomografie hat in der Vergangenheit besonders im Bereich des Schädels große Fortschritte gebracht. Aufgrund der mit einer CT-Untersuchung verbundenen hohen Strahlenbelastung verliert diese Technik in der pädiatrischen Onkologie allerdings an Bedeutung. Ihren Platz nimmt die Kernspintomografie (MRT) ein, die ohne Strahlenbelastung in den meisten Fällen eine bessere Differenzierung erlaubt. Auch die klassische Angiografie wird zunehmend durch Subtraktionsverfahren in der MRT ersetzt.

Einzelne nuklearmedizinische Verfahren haben trotz der damit verbundenen Strahlenbelastung für bestimmte Tumoren immer noch eine hohe Bedeutung. Dies gilt besonders für den Nachweis eines Tumorbefalls der Knochen durch den Primärtumor oder Metastasen. Ebenso ist diese Technik für die primäre und die Verlaufsdiagnostik der Neuroblastome mit der für diese sehr spezifischen Szintigrafie mit Metajodbenzylguanidin (MIBG) und die Diagnostik von Karzinomen der Schilddrüse nicht verzichtbar. Zunehmend häufiger wird auch die Positronenemissionstomografie (PET) in der Diagnostik und zur Verlaufsbeurteilung insbesondere bei malignen Lymphomen eingesetzt; welche Rolle sie bei soliden malignen Tumoren im Kindesalter einnehmen wird, ist noch nicht abschließend beurteilbar.

Therapie

Allgemeines Die Therapie der Krebserkrankungen im Kindesalter ist eine der großen Erfolgsgeschichten der modernen Medizin; die Prognose von Krebserkrankungen im Kindes- und Jugendalter hat sich in den letzten 4 Jahrzehnten dramatisch verbessert. Das liegt zum einen an ihrer hohen Empfindlichkeit gegenüber Chemo- und Strahlentherapie. Zum anderen haben pädiatrische Onkologen schon sehr früh damit begonnen, im Rahmen von multizentrischen Studien gemeinsam die vorhandenen therapeutischen Möglichkeiten auszuloten, um sie dann stetig zu verbessern (Therapieoptimierungsstudien).

Diese multizentrischen Therapiestudien basieren auf sehr detaillierten Protokollen, die genaue Anweisungen für das diagnostische Vorgehen sowie für die einzelnen Therapieschritte beinhalten. Das gilt nicht nur für die Chemotherapie, sondern auch für das chirurgische Vorgehen bei diagnostischen Biopsien und bei der endgültigen operativen Entfernung eines Tumors sowie für die Strahlentherapie. Zum Konzept der Therapiestudien gehört, dass für die einzelnen Spezialgebiete innerhalb der Studien Referenzzentren eingerichtet wurden. So wird kaum mehr ein Kind mit akuter Leukämie behandelt, dessen Knochenmark nicht zentral befundet wurde. Gleichermaßen werden solide Tumoren von Referenzpathologen beurteilt. In den meisten Studien (z. B. für die Hodgkin-Krankheit oder für Hirntumoren) werden auch die Bestrahlungspläne von der Studienleitung unter Mitarbeit von darin besonders erfahrenen Strahlentherapeuten erarbeitet.

Die Systemkrankheiten (Leukämien und maligne Lymphome) werden systemisch, d. h. chemotherapeutisch behandelt. Bei diesen Erkrankungen wird die Therapie meist mit einer Induktionstherapie eingeleitet, der eine Konsolidierungs- und eine Erhaltungsphase folgt. Die Induktionstherapie der akuten Leukämien sollte mit einer kompletten Remission, d. h. dem vollständigen Verschwinden aller Leukämiemanifestationen abgeschlossen werden, soweit sie bildgebend oder lichtmikroskopisch nachweisbar sind. Solide Tumoren werden in der Regel multimodal, d. h. mit einer systemisch wirksamen Chemotherapie und einer Lokaltherapie behandelt. Dabei dient die Chemotherapie der Größenreduktion der lokalen Tumormanifestation und vor allem der Behandlung von (subklinischen) Metastasen. Die Lokaltherapie, die als Radio- und oder chirurgische Therapie erfolgen kann, dient der Behandlung des lokalen Tumors selbst. Die Strategie der prächirurgischen Chemotherapie ermöglicht neben einer besseren Operabilität auch das Ansprechen auf die Chemotherapie als Risikoparameter einzusetzen.

Chemotherapie Die Entwicklung der Polychemotherapie verlief initial weitgehend empirisch. Lange Zeit war über die Wirkungsmechanismen und die Pharmakokinetik vieler Medikamente wenig bekannt. Auch die Kombinationen und die Reihenfolge wurden häufig empirisch festgelegt.

In ◘ Tab. 182.2 sind Wirkung, Pharmakokinetik, Indikation und Toxizität der am häufigsten eingesetzten Medikamente zusammengestellt.

Problematisch ist, dass auch heute viele Zytostatika für Kinder nicht zugelassen sind. Entwicklungsprogramme der europäischen Union mit dem Ziel die pharmazeutische Industrie vermehrt zu klinischen Studien speziell für Kinder und Jugendlich zu veranlassen, sollen diesem Missstand abhelfen.

Komplikationen der Chemotherapie Ein breites Spektrum möglicher akuter Nebenwirkungen und Komplikationen ist zu beachten, da die Chemotherapie in der pädiatrischen Onkologie oft die Grenzen der Belastbarkeit der Patienten erreicht. Das Auftreten therapieinduzierter Knochenmarkaplasien wird in den meisten Protokollen in Kauf genommen. Vor allem die daraus resultierende schwere Neutropenie (< 500 neutrophile Granulozyten/μl) und

Tab. 182.2 Die am häufigsten in der pädiatrischen Onkologie verwendeten Zytostatika

Zytostatika	Mechanismus	Metabolismus	Ausscheidung	Indikation	Toxizität[a]
Antimetaboliten					
Methotrexat (MTX)	Folsäureantagonist, Hemmung der Dihydrofolsäurereduktase	Hepatisch	Zu 50–90% unverändert renal, teils auch biliär	ALL, Lymphom, Medulloblastom, Osteosarkom	Myelosuppression (Nadir 7–10 Tage), Mukositis, Stomatitis, Dermatitis, Hepatitis, bei hochdosierter Anwendung auch nephro- und ZNS-toxisch, Spiegelüberwachung, Leukovorin-Rescue
6-Mercaptopurin (6-MP)	Purinanalogon, Inhibition der Purinsynthese	Hepatisch, Interaktion mit Allopurinol	Renal	ALL	Myelosuppression, Mukositis, Leberzellnekrose, Allopurinol erhöht Toxizität
Cytosinarabinosid (ARA-C)	Pyrimidinanalogon, Hemmung der DNA-Polymerase	Hepatisch	Renal	ALL, Lymphom	Myelosuppression, Mukositis, Konjunktivitis, ZNS-Störungen
Alkylanzien					
Cyclophosphamid (CPM)	Alkyliert bevorzugt Guanin, Hemmung der DNA-Synthese	Hepatisch	Renal	ALL, Lymphom, Sarkom	Myelosuppression, hämorrhagische Zystitis, Lungenfibrose, inadäquate ADH-Sekretion, Anaphylaxie, erhöhtes Gallenblasenkarzinomrisiko
Ifosfamid	Ähnlich wie Cyclophosphamid	Hepatisch	Renal	Lymphom, Nephroblastom, Sarkom, Keimzelltumor, Hodentumor	Ähnlich wie Cyclophosphamid, ZNS-Störungen, Kardiotoxizität, Tubulusschädigung
Antibiotika					
Doxorubicin (DOX) und Daunorubicin (DNR)	DNA-Interkalator, Hemmung der DNA-Topoisomerase II, Induktion von DNA-Strangbrüchen	Hepatisch	Biliär und renal	ALL, AML, Osteosarkom, Ewing-Sarkom, Lymphom, Neuroblastom	Kardiomyopathie, Gewebsnekrosen bei Paravasaten, Myelosuppression, Konjunktivitis, Bestrahlungsdermatitis, Herzrhythmusstörungen
Dactinomycin	Bindet an DNA, Hemmung der RNA-Polymerase und der Transkription		Renal, biliär, 30% unverändert	Nephroblastom, Rhabdomyosarkom, Ewing-Sarkom	Gewebsnekrosen bei Paravasaten, Myelosuppression, Bestrahlungsdermatitis, Schleimhautulzerationen
Bleomycin	Bindet an DNA, erzeugt DNA-Strangbrüche	Hepatisch	Renal	Hodgkin-Lymphom, Lymphom, Keimzelltumor	Pneumonitis, Stomatitis, Raynaud-Phänomen, Lungenfibrose, Dermatitis
Vinca-Alkaloide					
Vincristin (VCR)	Hemmung der Mikrotubuli	Hepatisch	Biliär	ALL, Lymphom, Nephroblastom, Hodgkin-Krankheit, Ewing-Sarkom, Neuroblastom, Rhabdomyosarkom	Lokale Zellulitis, periphere Neuropathie, Obstipation, Ileus, Kieferschmerz, inadäquate ADH-Sekretion, nur geringe Myelosuppression
Vinblastin	Hemmung der Mikrotubuli	Hepatisch	Biliär	Hodgkin-Lymphome, Histiozytose	Lokale Zellulitis, minimale Myelosuppression
Enzyme					
L-Asparaginase (L-ASP)	Depletion von Asparaginsäure		Retikuloendotheliales System	ALL	Allergische Reaktion, Pankreatitis, Hyperglykämie, Thrombozytenfunktionsstörungen, Gerinnungsstörungen, Enzephalopathie

ADH antidiuretisches Hormon; ALL akute lymphatische Leukämie; AML akute myeloische Leukämie; ZNS zentrales Nervensystem

[a] Viele Zytostatika verursachen Übelkeit und Erbrechen sowie Haarausfall

Tab. 182.2 (*Fortsetzung*) Die am häufigsten in der pädiatrischen Onkologie verwendeten Zytostatika

Zytostatika	Mechanismus	Metabolismus	Ausscheidung	Indikation	Toxizität[a]
Hormone					
Prednison (PRED) und Dexamethason (Dexa)	Vermutlich Aktivierung von DNA-Endonukleasen nach Steroidrezeptor-DNA-Bindung	Hepatisch	Renal	ALL; Hodgkin-Krankheit, Lymphom	Cushing Syndrom, Katarakt, Diabetes mellitus, Hypertension, Myopathie, Osteoporose, Infektion, peptische Ulzera, Psychose
Verschiedene					
Nitrosoharnstoff	Carbamethylierung von DNA, Hemmung der DNA-Synthese	Hepatisch	Renal	ZNS-Tumor, Lymphom, Hodgkin-Krankheit	Verzögerte Myelosuppression (Nadir 4–6 Wochen), Lungenfibrose, erhöhtes Karzinomrisiko, Stomatitis
Cisplatin oder Carboplatin	DNA-Modifizierung, Hemmung der DNA-Synthese		Renal	Gonadaler Tumor, Osteosarkom, Neuroblastom, ZNS-Tumor, Keimzelltumor	Nephrotoxizität, Myelosuppression, Innenohrtoxizität, Tetanie, Neurotoxizität, hämolytisch-urämisches Syndrom, Anaphylaxie
Etoposid oder Teniposid	Topoisomerase-II-Hemmstoff, Induktion von DNA-Strangbrüchen		Renal	ALL, Lymphom, Keimzelltumor	Myelosuppression, sekundäre Leukämie
Retinoide	Differenzierungsagens	Hepatisch	Biliär	Bestimmte Leukämien, Neuroblastom	Trockener Mund, Haarausfall, Pseudotumor cerebri, vorzeitiger Schluss der Epiphysenfugen

ADH antidiuretisches Hormon; ALL akute lymphatische Leukämie; AML akute myeloische Leukämie; ZNS zentrales Nervensystem
[a] Viele Zytostatika verursachen Übelkeit und Erbrechen sowie Haarausfall

Thrombozytopenie können zu lebensbedrohlichen Situationen führen. Während Thrombozyten ersetzt werden können, begünstigen ausgeprägte Neutropenien das Auftreten schwerwiegender Infektionen. Aufgrund des Mangels an neutrophilen Granulozyten ist die immunologische Abwehrreaktion eingeschränkt oder fehlend, typische Entzündungszeichen bleiben aus oder sind nur schwach ausgeprägt. Infiltrate in der Lunge können sich nicht oder nur gering ausbilden, und auch meningitische Zeichen entwickeln sich trotz massiver Infektion häufig nicht. Die Entwicklung einer Sepsis ohne ein vorheriges eindeutiges lokales Infektionsgeschehen ist nicht ungewöhnlich.

Eine Isolation der Kinder bei Neutropenie bietet keinen eindeutigen Schutz, da schwerwiegende Infektionen meist von der körpereigenen nasopharyngealen, gastrointestinalen oder Hautflora ausgehen. Die Entlassung der Kinder nach Hause sollte bei Wohlbefinden immer angestrebt werden, da in der häuslichen Umgebung kein Risiko besteht, sich mit resistenten nosokomialen Keimen zu infizieren. Steigt die Körpertemperatur anhaltend über 38 °C oder einmalig über 38,5 °C an, müssen die Kinder sofort vom pädiatrischen Onkologen gesehen werden. Die Behandlung solcher neutropenischer Fieberepisoden erfolgt mit standardisierter Antibiotikatherapie und muss notfallmäßig ohne jede Verzögerung einsetzen, da sich eine tödliche Sepsis in wenigen Stunden entwickeln kann. Die antibiotische Therapie muss angepasst und erweitert werden, wenn nach 48 h keine Entfieberung eintritt. Sie sollte solange durchgeführt werden, bis die Zahl der neutrophilen Granulozyten ansteigt und das CRP absinkt oder sich normalisiert. Die klinische Erfahrung hat gezeigt, dass eine Fortführung bis zur Normalisierung der neutrophilen Granulozytenzahlen nicht notwendig ist und den Fällen vorbehalten werden sollte, in denen eine Sepsis nachgewiesen wurde.

Sinkt das Fieber auch nach Wechsel des Antibiotikaregimes nicht, muss auch an das Vorliegen einer invasiven Pilzinfektion gedacht werden. In den letzten Jahren treten neben systemischen Candida-Infektionen zunehmend invasive Aspergillosen auf. Eine orale Prophylaxe gegen Pilzinfektionen ist während der Phase der intensiven Chemotherapie vor allem bei erheblich immunsuppressiven Therapieregimen sinnvoll. Seit Einführung der konsequenten prophylaktischen Gabe von Cotrimoxazol ist das Auftreten interstitieller Pneumonien durch Pneumocystis jirovecii praktisch verschwunden. Die prophylaktische orale Gabe nichtresorbierbarer Antibiotika zur selektiven Darmdekontamination ist weiterhin umstritten.

Vereinzelt kommt es auch zur Neuerkrankung oder zur Reaktivierung einer Zytomegalie-Infektion, die zu lang anhaltendem Fieber und vor allem zu Leberbeteiligung führen und eine längere Therapiepause erforderlich machen kann. Häufiger tritt ein Herpes zoster oder eine frische Windpockeninfektion auf. Beide können unter den Bedingungen der Immunsuppression letal verlaufen. Die sofortige Behandlung mit Aciclovir stoppt die Krankheit in der Regel rasch.

Nach der Einleitung der Therapie ist bei Erkrankungen mit rascher Proliferationsrate (z. B. B-Zell-Leukämien) im Rahmen eines Tumorlyse-Syndroms besonders das akute Nierenversagen zu fürchten, das durch einen raschen Anstieg der Harnsäure ausgelöst werden kann; zusätzlich können Hyperkaliämie, Hyperphosphatämie und Hypokalzämie auftreten. Die Bestimmung der Harnsäurewerte und des Kreatinins zu Beginn der Therapie ist unverzichtbar, hohe Flüssigkeitszufuhr und die Gabe von Allopurinol oder von Rasburicase können der Entwicklung eines Nierenversagens vorbeugen. Bei Erkrankungen mit einer besonders hohen Proliferationsrate (z. B. B- und T-Zell-Neoplasien) hat es sich mittlerweile bewährt, die entstandene Harnsäure mittels Rasburicase zu spalten und zur Ausscheidung zu bringen.

Ein spezielles Problem der Chemotherapie ist die schwere Mukositis im Gastrointestinalbereich, wobei besonders Ulzera im Oropharynx wegen der heftigen Schmerzen beim Schlucken und bei der Nahrungsaufnahme die Kinder schwer beeinträchtigen. In diesen recht häufigen Fällen sind Dauerinfusionen von Morphin angebracht, deren Dosierung die Kinder idealerweise selbst steuern sollten.

Die orale Ernährung kann in dieser Situation bei manchen Kindern schwierig sein und in Einzelfällen wird eine parenterale Ernährung notwendig.

Immuntherapie Neben dem besseren Verständnis von immunologischen Mechanismen der Tumorentstehung ist es ein wichtiges Ziel der Tumorimmunologie, neue Instrumente für Diagnostik und Therapie zu etablieren. Dazu gehören u. a. klinischen Studien zu Vakzinierungsstrategien, bei denen Patienten z. B. Tumorantigene oder mit Tumorantigenen beladene dendritische Zellen verabreicht werden, um eine spezifische Immunantwort gegen die tumorspezifischen Strukturen auszulösen. Bei der adoptiven Zelltherapie nach Stammzelltransplantation werden Immunzellen des Spenders nativ oder nach entsprechender Aufbereitung zur Rezidivprophylaxe oder zur Behandlung von Virusinfektionen gegeben.

Auch monoklonale Antikörper gegen gut definierte Tumorantigene werden mittlerweile therapeutisch eingesetzt. Die Antikörper werden in chimärer oder humanisierter Form eingesetzt und können „nackt" oder gekoppelt an Radioisotope, an Zytokine oder an Zellgifte verabreicht werden. Im Kindesalter ist besonders der chimäre Antigangliosid-GD2-Antikörper ch 14.18 in der Behandlung des Neuroblastoms intensiv untersucht worden. Dieser Antikörper erkennt das Gangliosid GD2, das von Neuroblastomzellen intensiv exprimiert wird und führt zu einer antikörper- (ADCC-) oder komplement-(CDC-)abhängigen Zytolyse. Erste Studien ergaben vielversprechende Ansprechraten. Im Augenblick wird der Antikörper in Phase-III-Studien vergleichend geprüft.

Minimale Resterkrankung Ein zentrales Anliegen der Onkologie ist die Ermittlung prognostischer Faktoren. Bekannt und gut etabliert ist die Erfassung des Ansprechens auf eine definierte Chemotherapie. Bei der ALL ist das Ansprechen auf eine 8-tägige Prednisontherapie ein entscheidendes Kriterium für die Zuweisung zu konkreten Behandlungsprotokollen. Mittlerweile ist bei Leukämien bekannt, dass auch das molekulare Ansprechen, messbar mit durchflusszytophotometrischen Methoden (FACS) oder den Methoden der Polymerase-Ketten-Reaktion (PCR) ein wichtiger Prognosefaktor ist. Man nennt die jenseits der Auflösung des Lichtmikroskops nachweisbare Leukämie „minimale Restkrankheit" (minimal residual disease, MRD) und versucht, mit deren Analyse die Therapie noch besser an den individuellen Krankheitsverlauf anzupassen. Welche Rolle diese Methoden bei der Prognoseabschätzung solider Tumoren spielen werden, ist noch nicht endgültig geklärt.

Pharmakogenetik Eine zunehmende Bedeutung haben pharmakogenetische Untersuchungen sowohl zum Verständnis der Wirkung der Chemotherapie als auch zur individuellen Therapieanpassung. Beispielsweise führen homo- oder heterozygote Defekte der Thiopurinmethyltransferase einerseits zu einem besseren leukämiefreien Überleben, andererseits aber auch zu schweren Nebenwirkungen wie einer ausgeprägten und verlängerten Knochenmarkunterdrückung nach Behandlung mit 6-Mercaptopurin wie auch zum vermehrten Auftreten von späteren Zweitmalignomen.

Langzeitfolgen der Therapie Da die Morbidität durch Langzeitfolgen der Therapie erheblich sein kann, ist es notwendig, diese Risiken und Belastungen bereits bei der Planung der Therapie in die Überlegungen mit einzubeziehen. Am offensichtlichsten sind die Verstümmelungen infolge von Tumoroperationen, die zum Verlust oder zur deutlichen Funktionseinschränkung von Extremitäten, aber auch der Harnblase, des Darms oder einzelner Sinnesorgane führen können. Weniger voraussagbar und oft erst spät manifest sind Folgen der Bestrahlung, die besonders bei dem wachsenden Organismus des Kindes zu einer Hypotrophie der bestrahlten Region mit entsprechenden Asymmetrien führen können. Aber auch die Beeinträchtigung endokriner Funktionen kann bleibende Schäden auslösen. So ist bei einer Strahlendosis von über 30 Gy auf die Hypophysenregion mit einem Wachstumshormonmangel zu rechnen, und eine Dosis von über 6 Gy auf die Gonaden führt fast regelhaft zur Infertilität.

Zu den weiteren Nebenwirkungen der Medikamente gehören Leberschäden durch Methotrexat, Tubulusschäden der Niere durch Ifosfamid, Innenohrschwerhörigkeit und Tinnitus durch Cisplatin, Infertilität der Jungen durch Procarbazin, Kardiomyopathie durch Anthrazykline wie auch die zahlreichen Nebenwirkungen der Steroide.

Ein besonderes Problem der Therapie von Tumoren im Kindesalter ist das Auftreten von Zweittumoren im späteren Leben. Noch ist das Ausmaß dieser Spätfolgen nicht klar zu erkennen. Im Moment geht man davon aus, dass das Risiko, erneut an Krebs zu erkranken, nach 10 Jahren bei ca. 3 % liegt, erneut an Krebs zu erkranken, nach 25 Jahren bei ca. 4,7 % liegt. Vor dem Hintergrund, dass in den westlichen Ländern in ca. 20 Jahren jeder tausendste Erwachsene ein ehemaliger Krebspatient sein wird, bekommen diese Aussagen Gewicht. Gesichert ist auch eine höhere Rate von Hirntumoren nach prophylaktischer Schädelbestrahlung im Rahmen einer Leukämie. In Analogie dazu werden im Bestrahlungsfeld anderer Tumoren ebenfalls häufiger Zweittumoren beobachtet. Gesichert ist auch eine höhere Rate von Hirntumoren nach prophylaktischer Schädelbestrahlung im Rahmen einer Leukämie. In Analogie dazu werden im Bestrahlungsfeld anderer Tumoren ebenfalls häufiger Zweittumoren beobachtet.

Psychosoziale Probleme Die lebensbedrohliche Krebserkrankung eines Kindes oder eines Jugendlichen bedeutet nicht nur für den Patienten selbst, sondern auch für die Familie eine große emotionale Belastung. Es ist daher dringend notwendig, dass neben den medizinischen Therapiestrategien auch Konzepte für die psychosoziale Unterstützung und Begleitung aller Betroffenen vorhanden sind. Die Lebensperspektive aller Familienmitglieder wird durch die Krankheit des Kindes verändert. Während dieses sich der Zuneigung seiner Eltern meist sehr sicher sein kann, werden die gesunden Geschwister nicht selten vernachlässigt, was oft zu Reaktionen führt, auf die wiederum die Eltern nur schwer adäquat reagieren können. Gleichermaßen werden die Partnerschaften häufig einer großen Belastungsprobe ausgesetzt. Die Patienten selbst müssen sich mit vielen Problemen auseinandersetzen: Lebensbedrohung, Verlust des Vertrauens in den eigenen Körper, Verlust des Selbstwertgefühls oder quälende Fragen nach Ursache und Schuld.

Es muss für alle Mitglieder eines Behandlungsteams selbstverständlich sein, dass die Patienten nicht belogen werden. Nur wenn die Patienten sich darauf verlassen können, dass man ihnen immer die Wahrheit sagt, können sie auch positive Aussagen als wahr und hilfreich akzeptieren. Die Vorstellung, dass Kinder nicht über ihre Krankheit oder gar den Tod nachdenken, sollte endgültig der Vergangenheit angehören. Nur wenn man durch Offenheit Kindern und Jugendlichen die Möglichkeit gibt, sich mit ihrer Krankheit und den möglichen Folgen auseinanderzusetzen, eröffnet man ihnen die Chance, auch langfristig damit umzugehen und Lebensperspektiven zu entwickeln.

Die Umsetzung solcher Konzepte im Alltag ist nicht immer einfach. Die Erfahrung hat aber gezeigt, dass es auf Dauer viel einfacher für alle Beteiligten ist, mit dieser Offenheit zu leben. Das gilt selbst dann, wenn eine kurative Therapie nicht mehr möglich ist und Kinder sterben müssen. Gerade in dieser Situation brauchen sie Offenheit. Trotz aller Bemühungen stirbt ein Fünftel der Patienten in der Kinderonkologie nach kürzerer oder längerer Zeit an den Folgen einer therapieresistenten Krankheit. Die Betreuung kann und darf nicht mit der Feststellung enden, dass alle Therapiemöglichkeiten ausgeschöpft sind, sondern sie muss auch für die Begleitung der Kinder und Jugendlichen in diesem letzten Lebensabschnitt Hilfestellung geben. Die Patienten müssen von dem Behandlungsteam, das sie häufig über Jahre betreut hat, erwarten können, dass sie zum Schluss nicht allein gelassen werden.

Literatur

Fulda S (2009) Tumor resistance to apoptosis. Int J Cancer 124:511–515

Greaves MF (2004) Biological model for leukemia and lymphoma. IARC Sci Publ 157:351–372

Hanahan D, Weinberg RA (2011) Hallmarks of cancer: the next generation. Cell 144:646–674

Kaatsch P, Spix C, Schulze-Rath R, Schmiedel S, Blettner M (2008) Leukaemia in young children living in the vicinity of German nuclear power plants. Int J Cancer 122:721–726

MacArthur AC, McBride ML, Spinelli JJ, Tamaro S, Gallagher RP, Theriault GP (2008) Risk of childhood leukemia associated with vaccination, infection, and medication use in childhood: the Cross-Canada Childhood Leukemia Study. Am J Epidemiol 167(5):598–606

Messhale B, Hing S, Nash R, Jeffrey I, Pritchard Jones K (2005) Clinical features of molecular pathology of solid tumours in childhood. Lancet Oncol 6:421–430

Niethammer D (2008) Das sprachlose Kind. Schattauer, Stuttgart, New York

Oeffinger KC, Mertens AC, Sklar CA, Childhood Cancer Survivor Study et al (2006) Chronic health conditions in adult survivors of childhood cancer. N Engl J Med 355:1572–1582

Rudant J, Orsi L, Menegaux F et al (2010) Childhood acute leukemia, early common infections, and allergy: The ESCALE Study. Am J Epidemiol 172(9):1015–1027

Visvader JE, Lindeman GJ (2008) Cancer stem cells in solid tumours: accumulating evidence and unresolved questions. Nat Rev Cancer 8:755–768

www.kinderkrebsregister.de

183 Leukämien

P. Bader, A. Borkhardt, T. Klingebiel

183.1 Grundlagen

Definition Leukämien sind maligne Proliferationen von Zellen des hämatopoetischen Systems. Sie entstehen im Knochenmark und infiltrieren sekundär extramedulläre Organe wie ZNS, Leber, Milz, Hoden, Ovarien u. a.

Die Erstbeschreibung der Erkrankung erfolgte fast zeitgleich vor mehr als 160 Jahren durch den Schotten John Bennet und Rudolf Virchow in Berlin. Die „Weißblütigkeit" wird durch die erhöhten Leukozytenzahlen im peripheren Blut bedingt, wobei zu Beginn des letzten Jahrhunderts dann aber auch „aleukämische Formen der Leukämie" – also mit normalen oder gar erniedrigten Leukozytenzahlen – bekannt wurden. Aus dieser Zeit stammt auch die bis heute geläufige Unterscheidung zwischen akuten und chronischen Leukämien.

Epidemiologie Im Kindesalter verlaufen 98 % aller Leukämien akut. Lediglich die im Kindesalter seltene chonisch-myeloische Leukämie (CML) nimmt mit 20–30 Neuerkrankungen/Jahr in Deutschland einen gewissen Stellenwert ein.

Akute Leukämien hingegen sind die häufigsten malignen Erkrankungen im Kindesalter, jährlich erkranken in Deutschland ca. 650 Kinder an einer akuten lymphatischen Leukämie (ALL) und 110–120 an einer akuten myeloischen Leukämie (AML). Die Inzidenz beträgt somit 3,7:100.000 für die ALL und 0,7:100.000 Kinder unter 15 Jahre für die AML. Kinder mit Trisomie 21 weisen deutlich erhöhte Leukämieerkrankungsraten sowohl für die ALL als auch für die AML (typisch, Megakaryozytenleukämie, AML-M7!) auf. Die Trisomie 21 ist jedoch nicht mit einem generell erhöhten Tumorrisiko verbunden; im Gegenteil erkranken betroffene Kinder seltener an soliden Tumoren als Kinder mit normalem diploiden Chromosomensatz. Demgegenüber haben Kinder mit angeborenen Chromosomen-Brüchigkeitssyndromen (Ataxia teleangiectasia, Bloom-Syndrom) oder anderen Immundefektsyndromen (Wiskott-Aldrich-Syndrom, X-chromosomale Agammaglobulinämie) ein erhöhtes Erkrankungsrisiko für eine Leukämie wie auch für andere Tumoren.

Myelodysplastische Syndrome (MDS) und einzelne, „typisch-pädiatrische" Sonderformen von Knochenmarkerkrankungen, wie die juvenile myelomonozytäre Leukämie (JMML) sind von den Leukämien abzugrenzen. Neuere molekularbiologische Erkenntnisse haben hier überraschende Beziehungen zu angeborenen, syndromalen Erkrankungen (Neurofibromatose-1, Noonan-Syndrom) zutage gebracht.

Neben der morphologischen Klassifizierung werden alle Leukämieformen heute umfangreich immunologisch sowie zyto-und molekulargenetisch untersucht, was für die differenzierte Auswahl der Chemotherapie oder für die rechtzeitige Durchführung einer allogenen Stammzelltransplantation von Bedeutung ist (▶ Kap. 186).

Die Ausgangszelle der klonalen Proliferation bedingt die Einteilung in lymphatische (oder lymphoblastische) und myeloische Leukämien. Störungen der Funktion des Knochenmarks, die häufig über längere Zeit bestehen und nachfolgend zur Entwicklung von akuten myeloischen Leukämien führen können, bezeichnet man als myelodysplastisches Syndrom (MDS).

183.2 Akute lymphoblastische Leukämie

Definition Bei der akuten lymphoblastischen Leukämie (ALL) handelt es sich um eine Gruppe von malignen Erkrankungen des lymphatischen Systems, die sich im Knochenmark, im peripheren lymphatischen Gewebe und auch in allen anderen Geweben manifestieren können. Mit immunologischen Methoden kann man die einzelnen Differenzierungsstufen der B-Zell-Reihe von Leukämien der T-Zell-Reihe abgrenzen, was therapeutische Konsequenzen hat. In ca. 80 % der Fälle findet man typische chromosomale Veränderungen in den Leukämiezellen, die eine Aktivierung von Onkogenen bzw. den Verlust von Tumorsuppressorgenen anzeigen (▶ Kap. 182). Die Non-Hodgkin-Lymphome (NHL) sind lokalisierte Formen derselben Krankheit, bei denen neben einem lokalen Tumor im Knochenmark definitionsgemäß nicht mehr als 25 % Blasten zu finden sind. Die Generalisierung eines primären, an einem Lymphknoten entstandenen Tumors ist wahrscheinlich nur eine Frage der Zeit.

Ätiologie In den vergangenen 10–15 Jahren haben epidemiologische, genetische und immunologische Untersuchungen zur Ätiologie der ALL einen deutlichen Wissenszuwachs erbracht. Diese Untersuchungen haben gezeigt, dass für die Entstehung einer akuten lymphatischen Leukämie regelmäßig das Zusammenwirken verschiedener Faktoren entscheidend ist. Prädisponierende Faktoren, die für die Entwicklung einer Leukämie Bedeutung haben, sind:
- Störungen des Immunsystems,
- chromosomale Störungen im Sinne von präexistenten Punktmutationen sowie
- Umwelteinflüsse.

Der britische Epidemiologie Leo Kinlen untersucht seit Ende der 1980er Jahre die Erkrankungsfälle von Kindern mit ALL im Zusammenhang mit Bevölkerungsbewegungen: ihm zufolge ist ein erhöhtes „population mixing" für eine Leukämieauslösung bedeutsam, insbesondere wenn Kindern aus ländlicher Umgebung mit „Stadtkindern" in Kontakt kommen. Kinlen führt die ALL-Entstehung auf eine seltene abnormale Immunreaktion gegen einen sonst meist harmlosen (viralen?) Erreger zurück. Zur Bestätigung dieser Theorie fehlt bisher jedoch der Nachweis eines infektiösen Agens. Nur bei älteren Erwachsenen (>60 Jahre) mit seltenen Formen der T-ALL ist die ursächliche Bedeutung von humanen Retroviren (HTLV-1) bewiesen. Die grundsätzliche Bedeutung einer adäquaten Immunreaktion ist aber auch im Kindesalter durch die Beobachtung belegt, dass Kinder mit einer immunologischen Grunderkrankung, wie Ataxia teleangiectatica, Agammaglobulinämie, schwerer kombinierter Immundefekt, Wiskott-Aldrich-Syndrom, Bloom-Syndrom und anderen, deutlich häufiger an einer Leukämie erkranken als Kinder, deren Immunsystem nicht beeinträchtigt ist.

Radioaktive Strahlung ist stark leukämogen, das belegen sowohl die nuklearen Katastrophen in Hiroshima und Nagasaki als auch die Leukämieerkrankungen von Wissenschaftlern und Ärzten (Radiologen), die die Radioaktivität in den ersten 20-40 Jahren des letzten Jahrhunderts ohne entsprechende Strahlenschutzmaßnahmen erforschten. Die strengen Strahlenschutzbestimmungen in Europa und Amerika machen es unwahrscheinlich, dass radioaktive Strahlung eine relevante Bedeutung für die Entstehung von Leukämien im

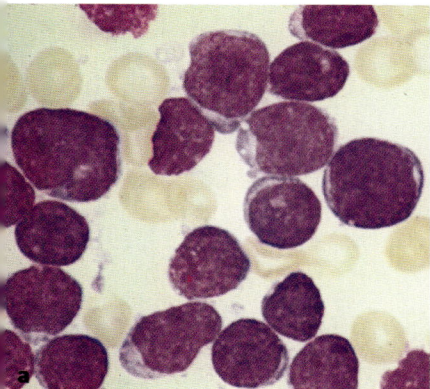 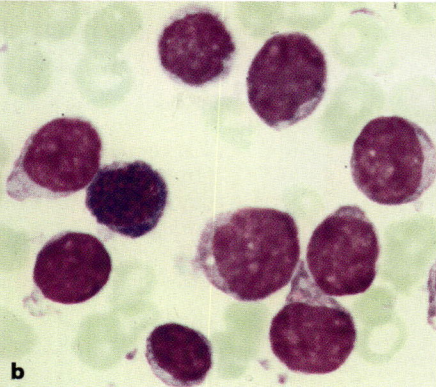 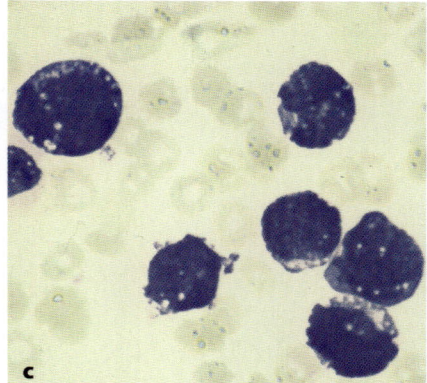

Abb. 183.1a–c Morphologie der ALL. **a** FAB-L1, **b** FAB-L2, **c** FAB-L3

Kindesalter hat. So ist die von Kernkraftwerken emittierte Strahlung um ein Vielfaches geringer als die natürliche radioaktive Strahlung der Erdkruste, der jeder Mensch ausgesetzt ist. Inwiefern andere exogene Faktoren, wie Infektionen, Chemikalien oder die Ernährung, Einfluss auf die Entstehung von Leukämien haben, ist noch nicht restlos geklärt.

Letztlich entstehen Leukämien durch das Zusammenwirken von genetischen, immunologischen und exogenen Faktoren. Es ist jedoch ungeklärt, wie der Prozess der klonalen Proliferation begonnen wird.

Pathogenese und Pathologie Der Entstehungsort einer primären ALL ist das Knochenmark, das von leukämischen Blasten diffus infiltriert wird. Gleichzeitig ist die Ausreifung der normalen Hämatopoese gestört, mit der Folge einer progressiven Knochenmarkinsuffizienz. Die Geschwindigkeit des Krankheitsverlaufs hängt wahrscheinlich von der Proliferationsrate der Blasten ab. Ein weiterer wichtiger Faktor ist die Fähigkeit der Blasten, das Knochenmark zu verlassen und andere Gewebe zu infiltrieren. Die Folge sind unterschiedliche Krankheitsverläufe mit einem uneinheitlichen klinischen Bild. Obgleich die ALL-Zellen Leber, Milz und Lymphknoten bevorzugen, kann sich die ALL in allen Organen und Geweben manifestieren.

Einteilung und Klassifikation

Morphologie Die morphologische Einteilung der Blasten ist nicht immer einfach und selbst bei einzelnen Patienten nicht immer homogen. Die Einteilung gemäß der French-American-British-Klassifikation (FAB-Klassifikation) in die Subtypen L1, L2 und L3 hat für die klinische Diagnostik durch die Möglichkeit der exakten Charakterisierung mittels Immunphänotypisierung an Bedeutung verloren. Die Zytomorphologie ist jedoch nach wie vor die schnellste Möglichkeit, zur Diagnose einer akuten lymphatischen Leukämie zu gelangen. Dabei wird wie folgt unterteilt (Abb. 183.1):

- L1-Blasten werden als kleine Lymphozyten beschrieben, die meist nacktkernig und mit einem schmalen Plasmasaum versehen sind.
- L2-Blasten sind größer, polymorpher mit zunehmendem Plasmasaum, irregulären Kernformen und prominenten Nukleoli.
- L3-Blasten sind ebenfalls größer und haben einen fein gekörnten homogenen Kern mit prominenten Nukleoli und ein tiefblaues Plasma mit ausgeprägter Vakuolisierung. Diese L3-Blasten sind im Gegensatz zu L1- und L2-Blasten klar abgrenzbar und signalisieren das Vorliegen einer reifen B-Zell-ALL.

Durch die zusätzliche zytochemische Färbung mit der Myeloperoxidasereaktion oder der sauren Phosphatase (PAS) kann die Abgrenzung zur akuten myeloischen Leukämie in vielen Fällen erfolgreich durchgeführt werden.

Wichtiger als die Zytomorphologie ist in den vergangenen Jahren jedoch die Charakterisierung der akuten lymphatischen Leukämie durch die Immunphänotypisierung geworden. Durch Markierung mit monoklonalen Antikörpern ist es inzwischen möglich geworden, eine Charakterisierung der verschiedenen Vorstufen von B- und T-Zellen vorzunehmen. In Europa findet nunmehr die Klassifikation der „European Group for Immunological Classification of Leukemias" (EGIL) Anwendung. In Tab. 183.1 sind die Definitionen zusammengestellt. Mehr als 80 % aller ALL-Fälle sind monoklonale Proliferationen von B-Vorläuferzellen unterschiedlichen Entwicklungsgrades. Die meisten ALL-Blasten der B-Zell-Reihe exprimieren das Antigen CD10, dieses wird deswegen auch common-ALL-Antigen genannt.

Chromosomale Veränderungen und Molekulargenetik Neben der Leukämieklassifizierung durch die Immunphänotypisierung sind für die Charakterisierung der akuten lymphatischen Leukämien die Zytogenetik und die Molekulargenetik von großer Bedeutung. So lassen sich bei verschiedenen Subtypen der akuten Leukämien unterschiedliche Chromosomenschädigungen und Translokationen nachweisen. Die bekannteste ist die Translokation t(9;22), die zur Entstehung des Fusionsgens *BCR-ABL* führt. Dieses Fusionsgen ist charakteristisch für chronisch myeloische Leukämien, kommt jedoch auch bei etwa 5 % akuter lymphatischer Leukämien vor. Bei letzteren ist das Fusionstranskript etwa 160 kD schwer und wird als Minor-BCR-ABL bezeichnet, während das Fusionsprodukt bei der CML 210 kD schwer ist und Major-BCR-ABL genannt wird.

In Tab. 183.2 sind die häufigsten Chromosomenveränderungen bei akuten Leukämien dargestellt. Chromosomale Veränderungen werden bei bis zu 90 % der Patienten nachgewiesen. Dabei sind hyperdiploide Chromosomensätze (51–65 Chromosomen) typisch für erkrankte Klein- und Vorschulkinder, die eine besonders gute Prognose haben, während sie sehr selten bei der prognostisch ungünstigen Säuglings-ALL gefunden werden. Bei den meisten typischen Veränderungen handelt es sich um Translokationen zwischen 2 Chromosomen, was es zunehmend ermöglicht, bei der Transformation beteiligte Gene zu charakterisieren und eine prognostische Aussage zu machen. Meistens haben die durch die Translokationen entstandenen Fusionsgene wachstumsregulierende Funktionen. Durch die Translokation können solche Gene aktiviert, deaktiviert oder dysreguliert werden (▶ Kap. 182).

Zur Charakterisierung der Klonalität der Leukämieblasten können bei Kindern mit akuten lymphatischen Leukämien zu-

Tab. 183.1 Immunologische Klassifizierung der akuten Leukämien (EGIL-Klassifikation: European Group for the Immunological Characterization of Leukemias)

ALL-Subtyp		Charakteristisches Antigenmuster
1. B-Linien-ALL		2 von 3 B-Linien-Markern sind positiv: - CD19$^+$ und/oder - CD22$^+$-Zytoplasma/-Membran und/oder - CD79a$^+$-Zytoplasma Meist HLA-DR$^+$; TdT$^+$; CD34$^{+/-}$ T-Zell-Antigene sind negativ
	Pro-B-ALL	CD10-Negativität aber Positivität weiterer B-Zell-Differenzierungsantigene
	Common-ALL	CD10+ plus weitere B-Zell-Differenzierungsantigene
	Prä-B-ALL	Expressionsmuster wie Common-ALL zusätzlich IgM zytoplasmatisch
	Mature-B-ALL	Leichtkettenrestriktion Kappa (κ) oder Lambda (λ): Zytoplasma/Membran CD10-Negativität Andere B-Zell-Differenzierungsantigene sind positiv TdT in der Regel negativ
2. T-Linien ALL		CD3$^+$-Zytoplasma/-Membran In der Regel HLA-DR-Negativität; TdT$^+$; CD34$^{+/-}$; CD10$^{+/-}$ B-Zell-Antigene sind negativ
	Pro-T-ALL	CD3$^+$-Zytoplasma CD7$^+$ Negativität anderer T-Zell-Antigene
	Prä-T-ALL	CD3$^+$-Zytoplasma CD7$^+$; CD2$^+$ Negativität anderer T-Zell-Antigene
	Kortikale T-ALL	CD3$^{+/-}$-Zytoplasma/-Membran CD1a$^+$ Andere T-Zell-Antigene sind positiv (CD2$^+$, CD7$^+$)
	Reife T-ALL	CD3$^+$-Membran (CD3-Zytoplasma: negativ) CD7$^+$; CD2$^+$ CD1a-Negativität
	Reife T-ALL Subtyp a	Wie reife T-ALL zusätzlich T-Zell-Rezeptor (TCR)α/β$^+$
	Reife T-ALL Subtyp b	Wie reife T-ALL zusätzlich T-Zell-Rezeptor (TCR)γ/δ$^+$
3. My$^+$-ALL		ALL mit Koexpression myeloischer Antigene
		Immunologisches Markerprofil wie B- oder T-Linien-ALL (s. oben) zusätzlich 1 oder 2 myelomonozytäre Antigene (meist CD13 und/oder CD33)

dem auch Genrearrangements der Immunglobulin-Schwerketten und T-Zell-Rezeptor-Gene charakterisiert werden. Die gefundenen Genrearrangements sind jedoch nicht linienspezifisch. Durch die klonale Expansion der lymphatischen Blasten und der damit einhergehenden Vermehrung des charakteristischen Genrearrangements entsteht ein für die jeweilige Leukämie spezifischer „Fingerabdruck". Diese genetischen Veränderungen lassen sich mit der Polymerasekettenreaktion (PCR) nachweisen. Diesem neuen molekularbiologischen Verfahren ist es zu verdanken, dass es mittlerweile gelungen ist, eine Leukämiezelle unter 10.000 bis 100.000 gesunden Zellen nachzuweisen. Diese Untersuchungstechnik ermöglicht dadurch den Nachweis der sog. minimalen Resterkrankung (MRD) (▶ Kap. 182).

Klinische Symptome und Verlauf Die klinischen Symptome und der Verlauf bis zur endgültigen Diagnosestellung variieren viel stärker als man das im Rahmen von ein und derselben Krankheit erwarten würde. Bei zwei Drittel der Kinder liegt die Anamnese dabei unter 4 Wochen. Bei dem restlichen Drittel bestehen die Beschwerden länger, manchmal über Monate hinweg. Der Verlauf ist häufiger schleichend als kurz und foudroyant. Letzteres ist besonders typisch für die T-ALL mit hoher initialer Blastenzahl (manchmal 500.000 und mehr Blasten/μl). Unspezifische Symptome wie unklare Fieberepisoden, Abgeschlagenheit, Blässe, Appetitlosigkeit oder wechselnde Schmerzzustände, insbesondere in den Beinen, erinnern initial an eine Virusinfektion. Die zunehmende Knochenmarkinsuffizienz führt dann zur Anämisierung, zu Hautblutungen aufgrund

Tab. 183.2 Chromosomenveränderungen bei akuten Leukämien

Chromosomenschädigung	Häufigkeit (%)	Molekulargenetische Veränderung	Assoziierter Phänotyp
Hyperdiploidie (> 50 Chromosomen)	27	Unbekannt	B-Zell-Vorstufen, bevorzugtes Alter 1–10 Jahre, niedrige Leukozytenzahl
t(12;21)(p12–13;q22)	21–24	TEL/AML1-Fusion (anderer Name ETV6/CBFA2-Fusion)	B-Zell-Vorstufen, bevorzugtes Alter 1–10 Jahre
t(1;19)(q23;p13.3)	5–6	E2A/PBX1-Fusion	B-Zell-Vorstufen, Pseudodiploidie, erhöhte Leukozytenzahl
t(4;11)(q21;q23) und andere 11q23-Translokationen	4–8	MLL/AF4-Fusion und andere MLL-Rearrangements	CD10-negative B-Zell-Vorstufen, Hyperleukozytose
t(9;22)(q34;q11)	3–4	BCR/ABL-Fusion	B-Zell-Vorstufen, höheres Lebensalter, erhöhte Leukozytenzahl
t(1;14)(p34;q11) und TAL1-Deletion	3	TAL1-(SCL-)Rearrangements	CD10-negative Zellen des T-Zellphänotyps, bevorzugt männliches Geschlecht, Hyperleukozytose
t(8;14)(q24;q32.3), t(2;8)(q12;q24) oder (t(8;22)(q24;q11)	2	MYC (IgA, IgG oder IgM)	B-Zell-Vorstufen, L3-Morphologie, bevorzugt männliches Geschlecht
t(11;14)(p13;q11)	1	TTG2/TCR-(RHOM2-)Fusion	T-Zellphänotyp, bevorzugt männliches Geschlecht, Hyperleukozytose, extramedullärer Befall
dic(9;12)(p11–12;?p12)	1	Unbekannt	B-Zell-Vorstufen, bevorzugt männliches Geschlecht
Hypodiploidie (< 45 Chromosomen) und Nahezu-Haploploidie	1	Unbekannt	Kein bevorzugter Phänotyp

der Thrombozytopenie und schließlich zu schweren lokalen Allgemeininfektionen infolge der Neutropenie. Es ist wichtig zu wissen, dass nicht alle Zellreihen gleichmäßig und auch nicht unbedingt in einer bestimmten Reihenfolge reduziert werden.

Eine mehr oder weniger ausgeprägte Splenomegalie mit oder ohne gleichzeitige Hepatomegalie findet sich bei zwei Drittel der Kinder. Eine prominente Lymphadenopathie ist im Gegensatz zur landläufigen Meinung (lymphatische Leukämie = Lymphknoten) eher nicht ausgeprägt. Der Befall der Meningen (Meningiosis leucaemica) führt zu Kopfschmerzen, Erbrechen und meist zu irreversiblen Lähmungen peripherer Hirnnerven, besonders des N. facialis. Die Nieren können sonografisch massiv vergrößert sein. Ein Exophthalmus, meist beidseitig, wird durch retrobulbäre Infiltrate verursacht. Eine obere Einflussstauung ist die Folge einer massiven Thymusinfiltration im Rahmen eines des T-NHL oder einer T-ALL. Diese kann auch zur meist einseitigen Bildung eines Pleuraergusses führen und von erheblicher Dyspnoe begleitet sein.

Ein besonderes Problem der ALL, insbesondere bei kleinen Kindern, sind Knochenschmerzen, die in Ausprägung und Intensität ständig wechseln können und nicht selten initial als Krankheiten aus dem rheumatischen Formenkreis fehlgedeutet werden, obgleich die Gelenke meist nicht geschwollen sind und die Schmerzen eher in der Diaphyse lokalisiert werden. Besonders häufig treten diese Schmerzen als Erstsymptome bei Kindern mit einer leukopenischen Form der ALL auf. Die Ursache hierfür ist wohl die Infiltration des perichondralen Gewebes oder wahrscheinlich sogar eher der intramedulläre Druck auf den Knochen durch die proliferierenden Leukämiezellen, die den Knochenmarkraum nicht oder nur sehr schlecht verlassen können.

Ein Hodenbefall ist selten bei der Erstdiagnose, aber nicht ungewöhnlich als Manifestation eines Rezidivs mit oder ohne gleichzeitigen Rückfall im Knochenmark.

Diagnose In ◘ Tab. 183.3 ist die Häufigkeit einiger typischer klinischer Befunde von Leukämien aufgelistet. Mehr als 50 % der Kinder haben uncharakteristische Fieberschübe, und nur bei 50 % wird eine Blutungsneigung evident. Selten ist der Befall der Meningen so ausgeprägt, dass Leukämiezellen im Liquor nachgewiesen werden können. Hohe Leukozytenzahlen sprechen für die Ausschüttung von Blasten in das periphere Blut, was dem Ungeübten bei einer ausgeprägten L1-Morphologie entgehen kann. Schwierig kann die Diagnosestellung bei normalen oder niedrigen Leukozytenzahlen sein. In diesen nicht seltenen Fällen (über 50 %!) sind leukämische Zellen peripher kaum oder nicht zu entdecken.

Nieren- und Leberfunktionsparameter sind, wenn überhaupt, nur geringgradig erhöht. Allerdings können eine Hyperurikämie und eine Erhöhung der LDH den vermehrten Zellumsatz der ALL reflektieren. Plasmatische Gerinnungsstörungen bestehen meist nicht.

Knochenmarkpunktion Bei Verdacht auf das Vorliegen einer ALL muss immer eine Knochenmarkpunktion durchgeführt werden, die in der Regel rasch zu einer eindeutigen Diagnose führt. In Einzelfällen, besonders bei Kindern mit Leukopenie und Knochenschmerzen kann es außerordentlich schwierig sein, genügend Material für die Diagnostik zu aspirieren. In solchen Fällen muss gelegentlich eine Stanzbiopsie für eine histologische Untersuchung durchgeführt werden.

Liquorbefund Eine Lumbalpunktion ist unbedingt notwendig, um die Beteiligung des Zentralnervensystems zu untersuchen. MRT-Untersuchungen des Kraniums sind zudem geeignet eine ZNS-Infiltration mit leukämischen Blasten auszuschließen.

Bildgebung Sonografische Untersuchungen dokumentieren das Ausmaß von Organvergrößerungen. Ein Röntgenbild des Thorax

Tab. 183.3 Klinische Veränderungen bei akuten Leukämien

Symptome und Laborwerte	Häufigkeit (% der Patienten)
Fieber	61
Blutungen (Haut und Schleimhaut)	48
Knochenschmerzen	23
Splenomegalie	63
Hepatomegalie	68
Lymphknotenvergrößerungen	50
Leukozytenzahl/µl – >50.000 – <10.000	 – 17 – 53
Hämoglobin (g/dl) – >11,0 – <7,0	 – 12 – 43
Thrombozyten/µl – >100.000 – <20.000	 – 25 – 28

ist notwendig, um eine Mediastinalvergrößerung oder einen Pleuraerguss zu entdecken. Ist dieser so groß, dass er zur Punktion Anlass gibt, kann in der Regel aus dem Punktat die Diagnose gestellt werden, da dieses sehr reichlich leukämische Blasten meist aus der T-Zell-Reihe enthält. Weitere Röntgenaufnahmen sind normalerweise nicht indiziert.

Differenzialdiagnose Differenzialdiagnostisch kommen folgende Erkrankungen in Betracht: rheumatische Arthritis, Eisenmangelanämie, infektiöse Mononukleose, aplastische Anämie, ITP, AML.

Therapie Die guten therapeutischen Chancen in der Behandlung von Kindern mit ALL basieren im Wesentlichen auf zwei Prinzipien. In den 1960er Jahren konnte durch Donald Pinkel am St. Jude Children's Research Hospital gezeigt werden, dass für die endgültige Heilung der kleinen Patienten eine prophylaktische Bestrahlung der Meningen notwendig ist, da selbst bei Kindern, bei denen bei Diagnosestellung keine leukämischen Zellen im Liquor nachweisbar waren, in über 50% ein Rezidiv in den Hirnhäuten auftrat. Durch eine prophylaktische Behandlung des ZNS ließen sich diese Rezidive zu einem großen Teil verhindern. Auch heute wird diese Prophylaxe erfolgreich eingesetzt. Zumindest bei einem Teil der Kinder wird sie jedoch nur noch mit hochdosiertem intravenösen und intrathekalen Methotrexat durchgeführt. Im Gegensatz dazu müssen bei Kindern mit einem höheren Rückfallrisiko auch heute noch prophylaktische ZNS-Bestrahlungen durchgeführt werden.

Der zweite wesentliche Schritt war das in den 1970er Jahren eingeführte Prinzip der Therapie-Intensivierung durch gleichzeitige Kombination von mehreren Medikamenten, um durch verschiedene Angriffsmodalitäten die Entwicklung chemotherapieresistenter Zellen möglichst zu verhindern.

In Deutschland werden sämtliche Kinder mit einer ALL entsprechend sog. Multicenterstudien-Protokollen behandelt, die in zwei Studiengruppen entwickelt werden. Die Größere ist die BFM-(Berlin-Frankfurt-Münster-)Studiengruppe, die kleinere ist die Hamburger Co-ALL-Studiengruppe. Beide Therapieprotokolle unterscheiden sich nicht grundsätzlich. Das Behandlungsprotokoll der BFM-Studiengruppe besteht aus einer Induktionstherapie, einer Konsolidierung, einer Prä-Intensivierung und einer oralen Erhaltungstherapie. Die Intensivphase beträgt etwa 6–8 Monate, die anschließende Erhaltungstherapie wird bis zu einer Gesamtdauer von 24 Monaten durchgeführt. Für die Remissionsinduktion werden 5 Substanzen eingesetzt: Kortikosteroide, Vincristin, Daunorubicin, Asparaginase und intrathekales Methotrexat. Dieses Therapieprinzip wird prinzipiell seit den 1970er Jahren angewandt.

Schon mit der Gabe von Prednisolon und Vincristin allein können 90% aller Kinder mit ALL in eine Remission gebracht werden. Das Ansprechen der Leukämie auf Steroide wird in der BFM-Studiengruppe zunächst über 1 Woche ausgetestet, da das Nichtansprechen in Kombination mit anderen Risikofaktoren zu einer Therapieintensivierung zwingt.

Konsolidierung Nach Erreichen einer Remission wird die Therapie mit der Konsolidierungsphase fortgesetzt. Dies ist eine Polychemotherapie mit Zyklophosphamid, Cytarabin, 6-Mercaptopurin und intrathekalen Methotrexatgaben. Zur Konsolidierung der präventiven Behandlung des ZNS sowie anderer Extrakompartimente wie der Hoden, werden hoch dosiertes Methotrexat und intrathekale Methotrexatgaben eingesetzt.

Reintensivierung Es folgt dann die Phase der Reinduktion. Diese Therapie besteht aus einer verkürzten Induktionsphase. Die Wichtigkeit dieser Reinduktion konnte erstmals in der Studie ALL-BFM 76 gezeigt werden.

Hochrisikobehandlung Patienten mit einem Hochrisikoprofil erhalten im Anschluss an die Induktionstherapie hochdosierte Hochrisikoblöcke. Ein Teil dieser Patienten qualifiziert sich zudem direkt für eine allogenen Stammzelltransplantation in erster Remission.

Im Anschluss an die Reinduktion erfolgt die Erhaltungstherapie mit 6-mal Mercaptopurin und Methotrexat. Diese Behandlung wird bis zum Abschluss von 24 Monaten durchgeführt.

Prognose Die Gesamtprognose, ausgedrückt als Wahrscheinlichkeit des rezidivfreien Überlebens, hat sich dramatisch verbessert und liegt heute bei ca. 80%. In ◘ Abb. 183.2 ist das ereignisfreie Überleben für verschiedene Risikogruppen aufgezeigt. Es ergibt sich daraus, dass es Patientengruppen mit unterschiedlichen Überlebenschancen gibt. Anhand von bestimmten Prognoseparametern kann das individuelle Risiko der Patienten abgeschätzt werden. Einige dieser Faktoren können bereits bei Diagnose erfasst werden. Dazu gehören u. a. die Leukozytenzahl im Blut, das Alter, der Immunphänotyp, das Vorhandensein von bestimmten Translokationen wie der Translokation t(9;22) oder der Translokation t(4;11). Andere Faktoren zeigen sich erst im Laufe der Therapie.

Für die ALL-BFM-Studiengruppe ist ein sehr wichtiger Prognoseparameter das Ansprechen auf die initiale Behandlung mit Prednisolon bis zum Tag 8. Patienten, die zu diesem Zeitpunkt <1000 Leukämieblasten/µl im peripheren Blut aufweisen, besitzen eine bessere Prognose. In der vergangenen Dekade ist es gelungen, mithilfe der Polymerasekettenreaktion zum Nachweis der MRD, das Ansprechen auf die Therapie noch sensiver beurteilen zu können (▶ Kap. 182). Erkenntnisse darüber, wie schnell und gründlich die Leukämie auf die angebotene Chemotherapie anspricht, haben dazu geführt, dass die weiterführende Therapie zunehmend individualisiert werden konnte.

Komplikationen der Therapie Wie in den vorangegangenen Abschnitten dargestellt, ist die Therapie der akuten lymphatischen Leukämie sehr erfolgreich, gleichzeitig aber auch sehr komplex geworden. Die Therapie-Intensivierung hat zu einem weiten Spektrum von möglichen Therapiekomplikationen geführt, die akut lebensbe-

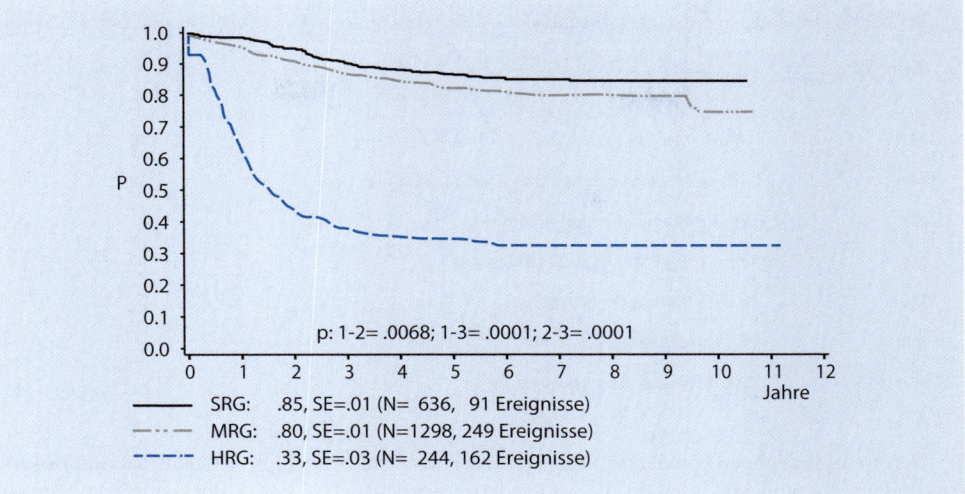

Abb. 183.2 Risikogruppen und Stratifizierung. (SRG: Standardrisikogruppe; MRG: Mittelrisikogruppe; HRG: Hochrisikogruppe) (Aus: Schrappe et al. 2000)

drohlich oder aber lebensqualitätsbeschränkend sein können. Zu den Ersteren zählt sicher das Tumorlyse-Syndrom. Darunter versteht man eine lebensbedrohliche Störung des Elektrolythaushalts, die meist mit einem Nierenversagen assoziiert ist. Ursache ist ein rasches Ansprechen auf die Therapie.

Die gefürchtete Uratnephropathie im Rahmen einer Hyperurikämie lässt sich heutzutage meist durch die Gabe von Uratoxidase verhindern. Eine weitere gefürchtete Komplikation ist die systemische Blutungsneigung durch die beim Zelluntergang freigesetzten proteolytischen Enzyme. Verbunden mit den zu diesem Zeitpunkt meist niedrigen Thrombozytenwerten können Blutungen besonders auch im ZNS auftreten.

Sowohl die Leukämie an sich als auch die Therapie führen zu einer deutlichen Herabsetzung der Immunkompetenz der kleinen Patienten, so dass die Kinder während der Anfangsphase der Therapie nicht nur von schweren bakteriellen Infektionen, sondern auch von Pilz-Infektionen bedroht sind.

Darüber hinaus entwickeln fast alle Kinder unter Polychemotherapie regelmäßig eine Alopezie und durch die Gabe der hochdosierten Steroide ein transientes Cushing-Syndrom.

Die in der Therapie eingesetzten Chemotherapeutika können weitere spezifische Nebenwirkungen auszulösen. Eine davon ist die Nierenfunktionsstörung mit verzögerter MTX-Ausscheidung im Rahmen hochdosierter Methotrexat-Therapien. Aber auch die ZNS-Toxizität durch die verzögerte MTX-Ausscheidung ist gefürchtet. Aus diesen Gründen muss die Chemotherapie sehr genau überwacht werden. Unter Asparaginase-Therapie kommt es regelmäßig zu erheblichen Störungen der Blutgerinnung, die entweder in Blutungskomplikationen oder aber auch in thromboembolischen Komplikationen enden können.

Zur Vermeidung dieser Komplikationen müssen die Patienten zusätzliche Supportivtherapien erhalten. Hierzu zählen neben Antimetika und Analgetika auch prophylaktisch verabreichte Antibiotika, Antimykotika und Virostatika. Insgesamt sollte die Therapie von Kindern mit akuten Leukämien nur in Zentren mit entsprechender Erfahrung durchgeführt werden.

183.3 Akute myeloische Leukämie

Definition Unter akuten myeloischen Leukämien (AML) werden die akuten Leukämien zusammengefasst, deren Zellen sich von verschiedenen Vorläuferstadien der Granulopoese, Monozytopoese, Erythropoese und Thrombopoese ableiten. Die einzelnen Subtypen lassen sich morphologisch unter Zuhilfenahme von zytochemischen Färbungen definieren. Mithilfe der Immunphänotypisierung können sie von der ALL abgrenzt werden.

Epidemiologie Die AML repräsentiert etwa 15–20 % aller Leukämien bei Kindern unter 15 Jahren. Es erkranken jährlich etwa 0,7 von 100.000 Kindern unter 15 Jahren an einer Form der AML. Die AML ist die häufigste Form der Leukämie beim Neugeborenen. Mit Ausnahme einer etwas erhöhten Inzidenz im Säuglings- und Kleinkindesalter ist die AML gleichmäßig über das gesamte Kindes- und Jugendalter verteilt. Jungen erkranken nur minimal häufiger als Mädchen; eine Zunahme der Erkrankung wurde nicht beobachtet.

Ätiologie Auch wenn die Ursachen der Entwicklung einer AML noch weitgehend unbekannt sind, gibt es einige genetische oder kongenitale Faktoren, die mit dem Auftreten einer AML assoziiert sind. Das trifft auf die Trisomie 21, die Fanconi-Anämie, die Blackfan-Diamond-Anämie, das Kostmann-Syndrom, das Chediak-Higashi-Syndrom und das Bloom-Syndrom zu. Eine akute Leukämie als Zweiterkrankung nach einer anderen Krebstherapie ist meist ebenfalls eine AML. Eine wichtige Rolle spielen dabei bestimmte Zytostatika (Chlorambucil, Cyclophosphamid, Melphalan). Sekundäre Leukämien treten 4–5 Jahre nach der Primärbehandlung auf, mit einem abnehmenden Risiko nach 12 Jahren. Belegt ist, dass eine über längere Zeit niedrig dosierte Gabe von Etoposid (VP16) eine AML bei Kindern auslösen kann. Auch erworbene schwere aplastische Anämien können nach längerer Laufzeit in eine AML übergehen.

Pathogenese und pathologische Physiologie Der Entstehungsort der AML ist das Knochenmark, isolierte Tumoren ohne Knochenmarkbeteiligung sind seltene Einzelfälle (Chlorome). Auch für die AML gibt es eine FAB-Klassifikation, die grundsätzlich auf morphologischen Kriterien basiert, aber auch histochemische Färbungen in der Immunphänotypisierung von Oberflächenmarkern den Karyotyp mit einbezieht. Es lassen sich 7 Formen unterscheiden, die unterschiedlich häufig auftreten (Tab. 183.4). Histochemische Untersuchungen ergänzen die morphologische Zuordnung: Die myeloische Reihe ist regelmäßig Myeloperoxydase positiv, die nonspezifische Esterase markiert die monozytären Zellen. Die Immunphänotypisierung ist besonders wichtig für die Monozytenleukämie, die sich morphologisch oft nur schwer von der lymphatischen L2-Morphologie abgrenzen lässt.

Tab. 183.4 Subtypen der akuten myeloischen Leukämie und deren relative Häufigkeit in Abhängigkeit vom Alter

FAB-Typ	Name	Patienten < 2 Jahre (%)	Patienten > 2 Jahre (%)
M1	Akute Myeloblastenleukämie ohne Ausreifung	7	25
M2	Akute Myeloblastenleukämie mit Ausreifung		27
M3	Akute Promyelozytenleukämie		
M4	Akute myelomonozytäre Leukämie	30	26
M5	Akute Monozytenleukämie	52	16
M6	Erythroleukämie		2
M7	Akute Megakaryozytenleukämie		5–7

Gerinnungsstörungen können bei allen Typen der AML auftreten, sind aber besonders typisch für die bei Kindern insgesamt seltene M3- (Promyelozyten-)Leukämie. Wichtig ist bei der AML-M3 die frühe Austauschtransfusion, selbst bei nur moderat erhöhten Leukozytenzahlen, um das Risiko für Blutungskomplikationen zu Therapiebeginn zu minimieren. Bei diesem Subtyp wird praktisch immer eine t(15;17)-Translokation nachgewiesen, die zu einem Fusionsgen führt, das das Gen für den α-Retinoidsäurerezeptor beinhaltet. Mittels Retinoidsäure (ATRA) kann bei diesen Patienten rasch eine Remission mit verschwindender hämorrhagischer Diathese erreicht werden, die allerdings nicht von Dauer ist. Eine Inversion inv16 ist häufig beim M4-Typ mit Eosinophilie, einem prognostisch günstigen Subtyp, und eine t(8;21)-Translokation ist häufig beim M2-Typ und damit auch beim Chlorom.

Klinische Symptome und Verlauf Grundsätzlich unterscheiden sich die klinischen Symptome aufgrund der Knochenmarkinsuffizienz nicht von denen der ALL. Es gibt jedoch einige Besonderheiten. Eine disseminierte intravasale Gerinnung begleitet nicht selten die Erstmanifestation und kann sich durch den Blastenzerfall bei der initialen Therapie dramatisch verschlimmern. Besonders für Kinder mit M4- oder M5-Typ ist eine ausgeprägte Lymphadenophathie nicht ungewöhnlich. Unerklärliche Gingiva-Hyperplasien oder Parotis-Schwellungen sind zwar nicht häufig, aber ein guter klinischer Hinweis auf das Vorliegen einer AML. Ein meningealer Befall tritt in bis zu 15 % der Fälle auf und ist damit häufiger als bei der ALL, während die Hoden als extramedullärer Manifestationsort eine Seltenheit darstellen.

Beim Neugeborenen manifestiert sich der M5-Typ nicht selten in Form von leicht bläulichen oder farblosen Hautinfiltraten.

Die Anamnese der Kinder mit AML ist meist kürzer und stürmischer als die der ALL.

Diagnose und Differenzialdiagnose Die Diagnose muss aus dem Knochenmark gestellt werden. In der Regel ist das Mark hyperzellulär und enthält 30–100 % Blasten. Bei weniger Blasten handelt es sich per definitionem um ein myelodysplastisches Syndrom. Morphologie und Histochemie zusammen versagen in bis zu 5 % der Fälle mit akuter Leukämie. Dann hilft meist die Immuntypisierung weiter. Eine klare Unterscheidung zur ALL ist schon wegen der unterschiedlichen Therapieprotokolle notwendig. Pathognomonisch für einige Formen der AML sind Auer-Stäbchen (azurophile Granula im Zytoplasma von Myeloblasten und Promyelozyten).

Therapie Kinder mit AML werden in der Bundesrepublik ebenfalls nach einheitlichen Therapiestandards behandelt. Das hier eingesetzte BFM-Protokoll hat Ähnlichkeiten mit dem ALL-Protokoll. Zu Beginn steht jedoch eine sehr aggressive Induktionstherapie, die mit einer ausgeprägten Aplasie des Knochenmarks einhergeht. In dieser Zeit kommt es nicht selten zu lebensbedrohlichen Infektionen und Blutungen. Der Konsolidierungstherapie schließt sich wie bei der ALL eine Dauertherapie an, hier mit 6-Thioguanin und Zytosinarabinosid.

Prognose Die Heilungsaussichten sind schlechter als bei der ALL, jedoch deutlich besser als für die myeloische Leukämie des Erwachsenenalters. Knapp 20 % der Kinder erreichen keine Remission, von den übrigen Kindern können etwas mehr als die Hälfte geheilt werden, so dass die Gesamtheilungsrate mittlerweile bei 50 % liegt. Deutlich bessere Prognose besteht für Kinder mit Down-Syndrom und AML, insbesondere beim Subtyp M7.

Darüber hinaus können Neugeborene mit Down-Syndrom Symptome und Blutbildveränderungen aufweisen, die nicht sicher von einer echten Leukämie abgegrenzt werden können, sich im Verlauf aber spontan zurückbilden (transitorische Leukämie). Ungefähr ein Fünftel dieser Kinder mit Trisomie 21 entwickelt später eine echte AML-M7.

183.4 Chronisch myeloische Leukämie

Definition Die chronisch myeloische Leukämie (CML) ist eine klonale maligne Erkrankung der hämatopoetischen Stammzellen, die charakterisiert ist durch eine typische chromosomale Translokation, eine Hyperplasie der Myelopoese mit massiver Expansion der granulozytären Vorläuferzellen im peripheren Blut und einem häufig langjährigen Verlauf. Nicht selten ist die Diagnose ein Zufallsbefund.

Epidemiologie Die CML ist eine Erkrankung des mittleren Erwachsenenalters und macht bei Kindern nur etwa 2–3 % aller Leukämien und 0,5 % aller malignen Erkrankungen aus. Die Mehrzahl der betroffenen Kinder ist älter als 4 Jahre.

Ätiologie und Pathogenese Charakteristisch ist die zum Philadelphia-Chromosom führende balancierte Translokation t(9;22) (q34;q1), bei der das *c-abl*-Gen vom Chromosom 22 neben das *bcr*-Gen auf Chromosom 9 positioniert wird. So entsteht das typische Fusionsprotein bcr/abl, das in 90 % aller Fälle nachweisbar ist. Das Philadelphia-Chromosom kommt aber auch bei akuten Leukämien vor, insbesondere bei der ALL.

Pathologie und Pathophysiologie Die Entwicklung der CML kann in mehreren Schritten erfolgen. Der erste Schritt ist wahrscheinlich die Translokation, die zum Philadelphia-Chromosom führt, und die Entwicklung eines prämalignen Klons. Als nächstes gewinnt dieser Klon Wachstumsvorteile gegenüber normalen Stammzellen mit der Folge der Überproduktion relativ normaler, überwiegend granulozytärer Zellen (chronischer Fall der CML). In der Folge treten weitere Chromosomenveränderungen auf und es entwickelt sich eine zunehmende Dissoziation zwischen Proliferation und Differenzierung. Schließlich entstehen unreife Blasten der myeloischen und der lymphatischen Reihe und es kommt zum akuten Blastenschub, der ohne Vorkenntnisse nicht von der entsprechenden ALL oder AML zu unterscheiden ist. Beim lymphatischen kann im Gegensatz zum myeloischen Blastenschub in der Regel mit Chemotherapie eine Remission erzielt werden, und es entsteht erneut eine chronische Phase, die dann zur Diagnose CML führt.

Klinische Symptome und Verlauf Unspezifische Symptome wie Fieber, Schwitzen, Schmerzen im linken Oberbauch durch eine Splenomegalie und Knochenschmerzen kommen vor. In seltenen Fällen kommt es zur Leukostase aufgrund der Hyperleukozytose und zu Symptomen wie neurologischen Ausfällen, Atemnot, Sehstörungen oder Priapismus. Der Übergang in eine Blastenkrise kann explosionsartig verlaufen, er kann aber auch ganz langsam vor sich gehen mit zunehmenden klinischen Beschwerden.

Diagnose und Differenzialdiagnose Die chronisch myeloische Leukämie manifestiert sich typischerweise mit einer Hyperleukozytose mit einem durchschnittlichen Wert von 250.000/μl. Eine leichte normozytäre, normochrome Anämie und eine Thrombozytose sind weitere häufige Befunde. Der Blutausstrich zeigt Zellen aller Reizungsstufen der Granulopoese, wobei Myeloblasten und Promyelozyten zusammen weniger als 15 % ausmachen. Eine Vermehrung von basophilen und eosinophilen Granulozyten ist ebenfalls auffällig. Harnsäure und LDH sind aufgrund des vermehrten Zellumsatzes erhöht. Das Knochenmark ist hyperzellulär und weist eine massive Vermehrung der Granulopoese und oft auch der Megakaryozyten auf. Der Nachweis des Philadelphia-Chromosoms ist pathognomonisch. Differenzialdiagnostisch ist an eine juvenile myelomonozytäre Leukämie (JMML), an andere myeloproliferative Erkrankungen sowie an eine leukämoide Reaktion im Rahmen einer schweren Infektion zu denken. Die oben erwähnten Laborwerte helfen bei der Diagnosestellung weiter.

Therapie Durch die Entwicklung und klinische Erprobung des selektiven Inhibitors der ABL-Tyrosinkinase Imatinib wurde die Behandlung der CML zumindest im Erwachsenenalter in den vergangenen Jahren revolutioniert. Dieses oral applizierbare Medikament induziert bei einem hohen Anteil erwachsener Patienten hämatologische und auch zytogenetische Vollremissionen. Gegenwärtig wird geprüft, ob auch Kinder lebenslang mit Imatinib oder verwandten Medikamenten behandelt werden können und damit auf eine allogene hämatopoetische Stammzelltransplantation verzichtet werden kann. Langzeitbeobachtungen an Kindern stehen derzeit jedoch noch aus. Neben Befürchtungen, dass die Leukämiezellen unter jahrelanger Therapie eine Imatinib-Resistenz erlangen können, bleibt derzeit noch offen, ob Imatinib das Knochenwachstum bei Kindern negativ beeinflussen kann.

Prognose Die Ergebnisse der Transplantation sind am besten in der chronischen Phase und liegen dort bei etwa 80–90 %, während die Ergebnisse der nach einem Blastenschub schlechter sind. Die chronische Phase kann zwischen Tagen nach Diagnosestellung und bis zu 12 Jahren dauern. Die Entscheidung über den geeigneten Zeitpunkt der Transplantation oder die jahrelange konservative Therapie mit Imatinib muss derzeit der individuellen Betrachtung im Einzelfall vorbehalten bleiben. Aspekte der leichten Stammzell-Spenderverfügbarkeit, Nebenwirkungen und die Dynamik des Größenwachstums unter Imatinib sind derzeit gegeneinander abzuwägen.

183.5 Myelodysplastisches Syndrom

Definition Beim myelodysplastischen Syndrom (MDS) handelt es sich um eine erworbene Erkrankung multipotenter hämatopoetischer Progenitorzellen, die eine ineffektive Hämatopoese bedingen, aus der sich häufig eine AML entwickelt. Einer peripheren progressiven Zytopenie steht ein normo-/hyperzelluläres Knochenmark gegenüber. Morphologische Veränderungen kommen in allen Zellreihen, bevorzugt jedoch der Erythropoese vor. Deletionen von Teilen von Chromosomen, im Besonderen von Chromosom 5 und 7 sind häufig, ebenso eine Trisomie 8 oder eine Monosomie 7.

Pathologie und Pathophysiologie Die Einteilung des MDS geht auf die 1982 vorgeschlagene FAB-Klassifikation von Bennett et al. zurück. Dieses System fand lange auch bei pädiatrischen Hämatologen Akzeptanz, gleichwohl es auf der Auswertung von Blut und Knochenmarkaspiraten erwachsener Patienten basierte. Im Jahr 2003 wurde dann eine pädiatrische Version der WHO-Klassifikation von Hasle et al. vorgestellt. Diese Einteilung berücksichtigt 3 Gruppen maligner Erkrankungen mit myelodysplastischen Veränderungen. Das myelodysplastische Syndrom wird zunächst in ein primäres und ein sekundäres MDS unterteilt. Jeweils 3 Untergruppen werden beschrieben:
- refraktäre Zytopenie (RC; PB-Blasten > 2 % und KM-Blasten < 5 %),
- Refraktäre Anämie mit Blastenexzess (RAEB) (Periphere Blut-Blasten 2–19 % oder KM-Blasten 5–19 %) und
- Refraktäre Anämie mit Blastenexzess in Transformation (RAEB-t) (PB- oder KM-Blasten 20–29 %).

Da viele Patienten mit einer refraktären Anämie bei Diagnose eine Granulozytopenie und/oder eine Thrombozytopenie zeigen, wurde diese Erkrankung als refraktäre Zytopenie bezeichnet.

Klinische Symptome, Differenzialdiagnose, Therapie und Prognose Die klinischen Symptome sind sehr variabel mit entsprechenden differenzialdiagnostischen Schwierigkeiten. Bei den meisten Patienten geht die Krankheit nach kurzer oder auch längerer Zeit in eine AML über, deren Prognose mit Chemotherapie ganz schlecht ist. Die einzig echte Heilungschance besteht für diese Patienten in einer allogenen Stammzelltransplantation.

183.6 Juvenile myelomonozytäre Leukämie

Die früher auch als juvenile Form der CML bezeichnete juvenile myelomonozytäre Leukämie (JMML) wird heute als eigenständiges Krankheitsbild gesehen. Die meisten Kinder sind bei Diagnosestellung älter als 2 Jahre.

Klinische Symptome sind Hautläsionen wie Ekzeme, Exantheme und Café-au-lait-Flecken, Lymphodenopathie, Hepatosplenomegalie und Blutungsneigung. Das Blutbild ist gekennzeichnet von Anämie und Thrombozytopenie und Hyperleukozytose mit Werten meist um 50.000/μl. Im Ausstrich finden sich reichlich Blasten, Lymphozyten und Monozyten bei Granulozytopenie. Im Knochenmark sieht man eine Hyperplasie von Erythropoese und Granulopoese bei weitgehendem Fehlen der Megakaryozyten. Unreife monozytäre Zellen sind prominent. Der Wert Hämoglobin F ist deutlich erhöht (bis 15%). Anders als bei der CML ist das Philadelphia-Chromosom nicht nachweisbar. Chromosomenveränderungen sind heterogen. Kürzlich konnten insbesondere Keimbahnmutationen im *PTPN-11*-Gen, das ein wichtiges intrazelluläres Signalmolekül kodiert, nachgewiesen werden. Diese Mutationen werden bei etwa 34% aller JMML-Patienten gefunden. Ebenso werden *NF1*-Mutationen gefunden. Diese Mutationen bedingen einen proliferativen Vorteil der Leukämiezellen.

Die einzig kurative Therapie besteht in einer allogenen Stammzelltransplantation (▶ Kap. 186). Die Ergebnisse haben sich hier in den vergangenen Jahren deutlich verbessert, die Wahrscheinlichkeit des ereignisfreien Überlebens liegt bei etwa 50%.

Literatur

van Dongen JJM, Seriu T, Panzer-Grümayer ER et al (1998) Prognostic value of minimal residual disease in childhood acute lymphoblastic leukemia: A prospective study of the International BFM Study Group. Lancet 352:1731–1738

Hasle H, Niemeyer CM, Chessells JM et al. (2003) A pediatric approach to the WHO classification of myelodysplastic myeloproliferative diseases. Leukemia 17: 277–282

Ritter J (1998) Acute myeloid leukemias. Eur J Cancer 34: 862–872

Schrappe M, Reiter A, Ludwig WD et al (2000) Improved outcome in childhood acute lymphoblastic leukemia despite reduced use of anthracyclines and cranial radiotherapy: results of trial ALL BFM-90. Blood 95:3310

184 Lymphome

A. Claviez

184.1 Non-Hodgkin-Lymphome

Definition Non-Hodgkin-Lymphome (NHL) stellen eine heterogene Gruppe maligner Tumoren verschiedener Subpopulationen des lymphatischen Systems dar. Die Einteilung gemäß der WHO-Klassifikation berücksichtigt neben klassischen klinischen und morphologischen auch immunologische, zytogenetische und molekulargenetische Kriterien. Hiermit gelingt die Klassifizierung von > 90 % der NHL. Wie bei den akuten lymphatischen Leukämien dominieren die NHL der B-Zell-Reihe gegenüber der T-Zell-Reihe. Anders als im Erwachsenenalter kommen bei Kindern und Jugendlichen fast ausschließlich hochmaligne, rasch proliferierende Lymphome vor, die generell gut auf eine Chemotherapie ansprechen.

Epidemiologie Leukämien und Lymphome machen zusammen fast 50 % der Tumoren im Kindesalter in Deutschland aus. Der Anteil der NHL an der Gesamtzahl aller Tumoren in dieser Altersgruppe beträgt ca. 7 %. Die jährliche Inzidenz liegt bei 0,9/100.000 Kindern und Jugendlichen unter 15 Jahren. Das Verhältnis von Jungen zu Mädchen beträgt 2,5:1. Die Patienten sind bei Diagnosestellung im Median 9 Jahre alt. Allerdings bestehen zum Teil deutliche Unterschiede hinsichtlich der Alters- und Geschlechtsverteilung bei den einzelnen Subtypen.

Ätiologie In den meisten Fällen ist die Ätiologie ungeklärt. Die Entstehung von NHL kann gelegentlich mit verschiedenen Störungen des Immunsystems verknüpft sein. Dazu gehören Immundefizienz-Syndrome, wie Ataxia teleangiectatica, Wiskott-Aldrich-Syndrom, Nijmegen-Breakage-Syndrom, CVID (common variable immunodeficiency), SCID (severe combined immunodeficiency). Daneben kommt der virusinduzierten Entstehung durch EBV, z. B. beim X-gekoppelten lymphoproliferativen Syndrom, und HIV eine Bedeutung zu. NHL treten gehäuft nach Transplantation solider Organe, aber auch nach hämatopoetischer Stammzelltransplantation auf (▶ Kap. 186). Hierbei sind verschiedene Faktoren von Bedeutung (Art des transplantierten Organs, Dauer und Intensität der Immunsuppression, HLA-Kompatibilität des Spenders).

Klassifikation Die NHL-Stadien bei Kindern werden nach der modifizierten St.-Jude-Klassifikation eingeteilt (◘ Tab. 184.1) und tragen der Besonderheit der Tumorlokalisation in dieser Altersgruppe Rechnung.

Klinische Symptome NHL zeigen im Kindesalter aufgrund ihres raschen Wachstums ein durchschnittliches Intervall zwischen ersten klinischen Symptomen und Diagnosestellung von 4–8 Wochen. Die klinische Symptomatik hängt von der primär befallenen anatomischen Region ab. Nahezu alle lymphatischen Gewebe inklusive peripherer Lymphknoten, Milz, Peyer-Plaques, Waldeyer-Rachenring, Tonsillen und Thymus können betroffen sein.

Periphere schmerzlose und verbackene Lymphknotenschwellungen stellen die häufigste klinische Präsentation in unseren Breitengraden dar. Der Befall im Kopf- und Halsbereich kann dabei initial als Tonsillitis, Otitis, peritonsillärer oder dentaler Abszess verkannt werden. Mediastinale Tumoren können zu Atemstörungen oder einer oberen Einflussstauung führen und zunächst als Pneumonie oder Asthma fehlgedeutet werden. Abdominelle Tumoren fallen durch eine palpable Resistenz und Schmerzen auf, die häufig intermittierend bzw. kolikartig sind und periumbilikal oder in den rechten unteren Quadranten lokalisiert werden. Eine Invagination bei ileozökalem Lymphknotenbefall ist häufig.

Diagnose Das Blutbild kann bei Diagnosestellung normal sein. Laborchemisch kommt der Bestimmung von LDH und Harnsäure besondere Bedeutung zu, da sie Hinweise auf die Tumorzellmasse, den Zellumsatz und ein sich abzeichnendes Tumorlyse-Syndrom geben können. Eine initiale Bildgebung einschließlich einer Röntgenaufnahme des Thorax und Sonografie aller betroffenen Regionen ist unverzüglich durchzuführen. Weitere bildgebende Verfahren (Computertomografie bzw. Kernspintomografie) werden nach Lokalisation des Tumors in Abhängigkeit von dem klinischen Zustand des Kindes eingesetzt. Die Diagnose eines NHL wird zytologisch, histopathologisch, immunphänotypisch und zytogenetisch gestellt. Aufgrund des raschen Tumorwachstums sollte sie zügig und so wenig invasiv wie möglich (z. B. Punktion maligner Ergüsse, Knochenmarkpunktion) erfolgen. Ein Knochenmarkbefall liegt bei ≥ 5 % Blasten, ein ZNS-Befall bei ≥ 5 Zellen/μl und Blastennachweis oder zerebralem Tumor vor.

Prognose Die Prognose der NHL im Kindesalter ist bei korrekt durchgeführter Therapie sehr gut; das ereignisfreie Überleben beträgt für die Gesamtgruppe > 80 %. Mit den aktuell durchgeführten risikoadaptierten und auf die Entitäten abgestimmten Polychemotherapie-Regimen kommt dem histologischen Subtyp praktisch keine prognostische Bedeutung mehr zu. Ein Befall des ZNS, fehlendes initiales Therapieansprechen und Alter (bei einigen Subgruppen, z. B. junges Alter bei lymphoblastischen Lymphomen vom B-Zell-Vorläufertyp, adoleszente Patientinnen mit lymphoblastischen Lymphomen vom T-Zelltyp) stellen ungünstige Faktoren dar. Innerhalb der Therapiegruppe für Burkitt-Lymphome/reifzellige B-ALL bestehen stadien- und LDH-abhängige Unterschiede der Ergebnisse. Die Rezidivkaskade bei B-NHL und großzellig anaplastischem Lymphom (anaplastic large cell lymphoma, ALCL) ist deutlich kürzer als bei B-Zell-Vorläufer ALL, dieses trifft vor allem für Burkitt-Lymphome bzw. B-ALL zu. Hier kann nach 9-monatiger rezidivfreier Beobachtung praktisch von einer Heilung ausgegangen werden. Im Gegensatz zu erwachsenen Patienten kommt dem ALK-Status (ALK: anaplastische Lymphomkinase) bei Kindern keine prognostische Bedeutung zu. Die allogene hämatopoetische Stammzelltransplantation stellt eine Therapieoption bei Patienten mit rezidivierten oder refraktären Lymphomen dar (▶ Kap. 186).

184.1.1 NHL: Wichtigste Formen

Aus der Vielzahl der NHL im Kindesalter sollen hier exemplarisch die 3 häufigsten Unterformen – NHL vom Burkitt-Typ/B-ALL, lymphoblastische Lymphome und großzellig anaplastische Lymphome – dargestellt werden.

Burkitt-Lymphome/B-ALL

Definition Burkitt-Lymphome bzw. ihre systemische Manifestation – B-ALL bei > 25 % Knochenmarkbefall – machen mit ca. 50 % die

Tab. 184.1 Modifizierte St.-Jude-Klassifikation

Stadium	Ausdehnung
I	Einzelner extranodaler Tumor oder nodales Gebiet, ausgenommen Mediastinum oder Abdomen
II	Einzelner extranodaler Tumor mit regionalem Lymphknotenbefall Zwei oder mehr nodale Regionen auf der gleichen Seite des Zwerchfells Zwei einzelne extranodale Tumoren mit oder ohne regionalen Lymphknotenbefall auf der gleichen Seite des Zwerchfells Primär gastrointestinaler, in der Regel ileozökaler Tumor mit oder ohne ausschließlich mesenterialen Lymphknotenbefall
III	Zwei einzelne extranodale Tumoren mit oder ohne regionalen Lymphknotenbefall auf kontralateralen Seiten des Zwerchfells Zwei oder mehr nodale Regionen oberhalb und unterhalb des Zwerchfells Primär intrathorakale Tumoren (Mediastinum, Pleura, Thymus) Ausgedehnte intraabdominelle Tumoren Paraspinale oder epidurale Tumoren unabhängig von anderen Tumorlokalisationen
IV	Jede der oben aufgeführten Ausbreitungen mit initialem Befall von Knochenmark und/oder ZNS Zusätzlich: multifokaler Knochenbefall (auch ohne Knochenmarkbefall)

häufigste Form der NHL im Kindesalter aus. Zytomorphologisch liegt ein L3-Phänotyp nach der FAB-Klassifikation vor. Es handelt sich um den am schnellsten wachsenden humanen Tumor mit einer mittleren Zellverdopplungszeit von 24 h und Proliferationsraten von >95 %.

Ätiologie Burkitt-Lymphome kommen in 2 morphologisch identischen Formen vor, endemisch und sporadisch. Mikroskopisch zeigt sich eine monomorphe Population undifferenzierter, mittelgroßer Lymphozyten mit basophilem Zytoplasma und prominenten Nukleolen sowie einzelnen eingestreuten benignen Histiozyten, die für das charakteristische „Sternenhimmel-Erscheinungsbild" verantwortlich sind. Immunphänotypisch weisen die Tumoren eine Expression der Oberflächenmarker sIg und κ-oder λ-Kette auf. Mittels Genexpressionsanalysen ist mittlerweile eine Unterscheidung zwischen Burkitt-Lymphomen und morphologisch nahezu identischen diffus großzelligen B-NHL möglich geworden.

Epidemiologisch bestehen erhebliche geografische Unterschiede; so handelt es sich bei der endemischen Form um den häufigsten Tumor bei Kindern im tropischen Afrika. Seine Verteilung geht mit Gebieten hoher Malariaprävalenz einher. Eine durch den Parasiten bedingte Immunsuppression ist mit der Tumorinduktion assoziiert worden. Demgegenüber liegt in Europa und Nordamerika fast ausschließlich die sporadische Form vor. Unterschiede zwischen beiden Formen bestehen darüber hinaus hinsichtlich einer assoziierten EBV-Infektion. Diese kommt bei endemischer Form zu >90 % vor, demgegenüber aber nur in ca. 20 % der sporadischen Formen. HIV-assoziierte Burkitt-Lymphome zeigen fast immer eine EBV-Positivität und häufig eine HHV8-Infektion der Tumorzellen.

Genetik Charakteristisch für Burkitt-Lymphome ist eine Deregulierung des auf dem langen Arm von Chromosom 8 lokalisierten *c-myc*-Onkogens durch Translokationen im Rahmen von Immunglobulin-Rearrangements. Die 3 häufigsten Translokationen – t(8;14)(q24;q32), t(2;8)(p11;q24) und t(8;22)(q24;q11) – betreffen den Lokus auf dem Immunglobulin-Gen für die Schwerkette (Chromosom 14), κ-Leichtkette (Chromosom 2) bzw. λ-Leichtkette (Chromosom 22) und machen ca. 80 %, ca. 15 % bzw. ca. 5 % der zytogenetischen Aberrationen aus. Mittlerweile sind für Burkitt-Lymphome mit Translokation t(8;14) unterschiedliche Bruchpunkte für die endemische und sporadische Form beschrieben worden.

Klinische Symptome Während zwei Drittel der Patienten mit endemischem Burkitt-Lymphom eine primäre Manifestation im Kieferbereich zeigen, ist das klinische Bild bei der sporadischen Form wesentlich variabler und mit einem häufigen Befall peripherer Lymphknoten und Manifestation im Knochenmark verbunden.

Therapie Die Therapie der Burkitt-Lymphome/B-ALL erfolgt nach einer Vorphase zur kontrollierten Zytoreduktion mit einer kurzen intensiven Chemotherapie rasch aufeinander folgender, auf Cyclophosphamid und Methotrexat beruhender Zytostatikakombinationen. Das Prinzip dieser 2–6 gepulsten Therapiezyklen (abhängig vom Stadium sowie LDH) orientiert sich an der extrem hohen Proliferation dieser Tumoren. Besonders Patienten mit großen abdominellen Tumoren weisen ein hohes Risiko für die Entwicklung eines lebensbedrohlichen Tumorlyse-Syndroms auf. Der Einsatz des monoklonalen Anti-CD20-Antikörpers Rituximab zeigt wie im Erwachsenenalter eine hohe Wirksamkeit bei pädiatrischen Patienten.

Lymphoblastische Lymphome

Epidemiologie und Ätiologie Lymphoblastische Lymphome machen ca. 20–25 % der NHL im Kindesalter aus. Die Tumorzellen ähneln überwiegend T-Zellen aus dem Thymus und zu einem geringeren Anteil B-Vorläuferzellen. Zytomorphologisch weisen sie einen L1/L2-Phänotyp nach FAB-Klassifikation auf (▶ Kap. 182, 183). Das immunologische Expressionsmuster variiert je nach Linienzugehörigkeit. So sind lymphoblastische Lymphome vom T-Typ generell positiv für CD1 und CD3 mit Koexpression von CD4 und CD8, meist positiv für TdT und negativ für HLA-DR und CD34. Weitere Merkmale hängen vom zellulären Reifungsgrad ab. Molekulargenetisch lassen sich Rearrangements an T-Zell-Rezeptorgenen für die verschiedenen Ketten (α, β, γ, δ) nachweisen. Bei der von B-Vorläuferzellen stammenden Form werden CD19, CD22, CD79, HLA-DR und TdT exprimiert. Auch hier kommen nach Differenzierungsgrad weitere Marker hinzu, wie CD10 oder cyIgM.

Klinische Symptome Klinisch besteht bei lymphoblastischen T-NHL häufiger ein Mediastinalbefall (◘ Abb. 184.1), bei den Formen vom B-Vorläufertyp findet sich bevorzugt ein nodaler Befall.

Therapie Die Therapie der lymphoblastischen Lymphome wird stadienabhängig durchgeführt, basiert auf den Grundlagen der Behandlung der ALL und ist mit dieser nahezu identisch. Eine lokale Strahlentherapie des Primärtumors wird nicht durchgeführt.

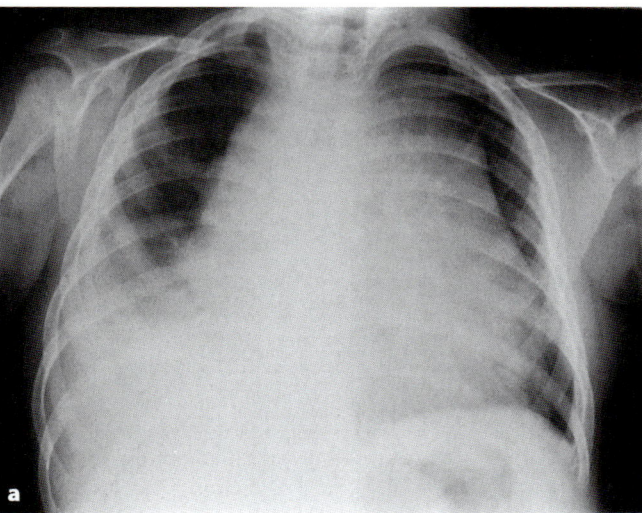 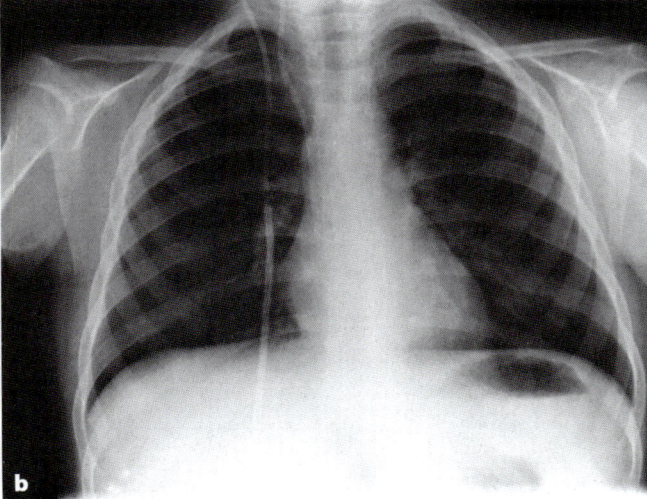

Abb. 184.1a, b a 4-jähriger Junge mit Mediastinaltumor bei lymphoblastischem Lymphom vom T-Zell-Typ. Die Diagnosestellung erfolgte aus dem Pleuraerguss. b Komplette Normalisierung des Röntgenbefundes 5 Wochen nach Therapiebeginn

Großzellig anaplastische Lymphome (Ki-1-Lymphome)

Definition und Ätiologie Das großzellig anaplastische Lymphom (ALCL; anaplastic large cell lymphoma) wurde erstmals 1985 als eigene Entität der NHL beschrieben. Früher wurde das ALCL für eine maligne Erkrankung der Histiozyten (maligne Histiozytosen) gehalten. Morphologisch finden sich pleomorphe, teils bizarre, teils Hodgkin-ähnliche anaplastische Zellen mit kohäsivem Wachstum und sinusoidaler Ausbreitung. ALCL sind durch die Expression von CD30 (Ki-1-Antigen) charakterisiert. Immunologisch werden ALCL vom T- und Null-Typ unterschieden. Ätiologisch wurde in den letzten Jahren die charakteristische Translokation t(2;5)(p23;q35) identifiziert. Mittlerweile wurden weitere Translokationen (z. B. t(1;2) (q21;p23), t(2;3)(p23;q21)) beschrieben. Als Subtyp ist das lymphohistiozytische Lymphom mit häufigem extranodalem Befall zu unterscheiden.

Epidemiologie Der Anteil der ALCL an den NHL im Kindesalter beträgt < 10 %. Jungen sind häufiger als Mädchen betroffen.

Klinische Symptome Der klinische Verlauf variiert abhängig von der Primärmanifestation. Fast alle Patienten weisen einen Befall peripherer Lymphknoten auf. Ein extranodaler Befall kommt häufiger als bei anderen Lymphomen im Kindesalter vor. Dieser manifestiert sich vor allem im Weichteilgewebe, Knochen, Haut und Lunge. Demgegenüber sind Knochenmark und ZNS nur selten befallen. Die Stadieneinteilung erfolgt nach der Ann-Arbor-Klassifikation. Die Diagnose wird histopathologisch gestellt und durch immunhistochemische, zytogenetische und molekularbiologische Untersuchungen weiter differenziert. Differenzialdiagnostisch sind Hodgkin-Lymphome (keine t(2;5)-Translokation) und NHL der B- und T-Zell-Reihe morphologisch, immunphänotypisch bzw. molekulargenetisch abzugrenzen.

Therapie Die Therapie der ALCL im Kindesalter erfolgt einheitlich und risikoadaptiert in Abhängigkeit vom Subtyp, Stadium und Resektabilität. Das Therapieprotokoll sieht den Einsatz kurzer, alternierender Polychemotherapie-Zyklen vor, ähnlich der Behandlung der B-ALL und reifen B-NHL. Durch die intensive zytostatische Therapie lassen sich Heilungsraten von ca. 80 % erzielen. Auch Patienten, die ein Rezidiv erleiden, können durch eine erneute Chemotherapie wieder in Remission kommen. Für Patienten mit prognostisch ungünstigen Parametern, z. B. sekundäres ALCL oder lymphohistiozytisches Lymphom, stellt im Falle eines Rezidivs die Hochdosistherapie mit nachfolgender autologer Transplantation hämatopoetischer Stammzellen eine therapeutische Option dar (▶ Kap. 186). Bei Patienten mit refraktären Lymphomen ist eine allogene hämatopoetische Stammzelltransplantation indiziert. Innovative Substanzen mit Wirkung gegen spezifische Zielstrukturen, wie die anaplastische Lymphomkinase ALK (Crizotinib) oder CD30 (Brentuximab Vedotin), werden derzeit in klinischen Studien getestet.

184.2 Hodgkin-Lymphome

Definition Das erstmals 1832 bei einem Kind beschriebene Hodgkin-Lymphom (früher Hodgkin-Krankheit, Lymphogranulomatose) gehört zur Gruppe der malignen lymphatischen Systemerkrankungen. Im Gegensatz zu den etwas häufiger vorkommenden Non-Hodgkin-Lymphomen (NHL) handelt sich um einen paucizellulären Tumor, der durch den Nachweis klonaler einkerniger (Hodgkin-) und zwei- oder mehrkerniger (Reed-Sternberg-) Zellen bei klassischen Hodgkin-Lymphomen bzw. lymphozytischer und histiozytischer (L- u. H-) Zellen bei nodulären Paragranulomen charakterisiert wird. Die Anzahl der Tumorzellen an der Gesamtzellpopulation liegt bei < 1 %. Es überwiegt ein buntes Infiltrat umgebender reaktiver Zellen.

Epidemiologie Hodgkin-Lymphome machen etwa 5 % aller pädiatrisch-onkologischen Patienten (< 15 Jahren) in Deutschland aus. Jährlich erkranken ca. 100 Patienten neu, entsprechend einer Inzidenz von 0,7/100.000. Jungen sind generell etwas häufiger als Mädchen betroffen (1,5:1). Während bei Kindern < 10 Jahren ein deutliches Übergewicht bei den Jungen besteht, sind bei Jugendlichen die Mädchen etwas häufiger betroffen. Dies liegt an der altersabhängig unterschiedlichen Verteilung der histologischen Subtypen. Der Altersmedian von Hodgkin-Lymphomen für Kinder und Jugendliche liegt bei 13 Jahren; ein Auftreten vor dem 3. Lebensjahr ist selten. Erwachsene erkranken in westlichen Ländern ca. 10-mal häufiger an Hodgkin-Lymphomen als Kinder; sie weisen neben einem Al-

Tab. 184.2 WHO-Klassifikation

Histologischer Subytp	Häufigkeit (%)
Noduläres lymphozytenprädominantes Hodgkin-Lymphom (NLPHL)	10
Klassisches Hodgkin-Lymphom (cHL)	90
Klassisches lymphozytenreiches Hodgkin-Lymphom (LRCHL)	1
Gemischtzelliges Hodgkin-Lymphom bzw. Misch-typ (MCHL)	23
Nodulär sklerosierendes Hodgkin-Lymphom bzw. noduläre Sklerose (NSHL)	65
Lymphozytenarmes Hodgkin-Lymphom (LDHL)	1

Tab. 184.3 Stadieneinteilung nach der Ann-Arbor-Klassifikation

Stadium	Ausdehnung
I	Befall einer Lymphknotenstation oder einer extralymphatischen Station (I_E)
II	Befall von ≥ 2 Lymphknotenstationen auf der gleichen Seite des Zwerchfells oder Befall einer Lymphknotenstation sowie lokalisierter Befall extralymphatischer Gebiete (II_E)
III	Lymphknotenbefall auf beiden Seiten des Zwerchfells, der von Milzbefall (III_S) oder extralymphatischem Organbefall (III_E) oder beidem (III_{ES}) begleitet sein kann
IV	Diffuser oder disseminierter Befall von einem oder mehreren extralymphatischen Organen mit oder ohne Lymphknotenbefall

tersgipfel um das 25. Lebensjahr einen zweiten Peak jenseits des 60. Lebensjahres auf.

Bezüglich des Vorkommens bestehen erhebliche geografische und soziokulturelle Unterschiede; so ist die Prävalenz von Hodgkin-Lymphomen bei Kindern in Mittel- und Südamerika erhöht, wohingegen sie in Japan äußerst gering ist.

Ätiologie Die Ätiologie ist unbekannt. Eine Häufung von Hodgkin-Lymphomen bei Patienten mit Immundefekten, z. B. Ataxia teleangiectasia, Wiskott-Aldrich-Syndrom oder AIDS ist wiederholt beschrieben. Daneben ist eine Assoziation mit autoimmunhämolytischen Anämien bekannt. Vereinzelt wurde über familiär auftretende Fälle von Hodgkin-Lymphomen berichtet. Studien an Zwillingen zeigen darüber hinaus erhöhte Raten gegenüber Kontrollpopulationen, was für einen Einfluss genetischer Faktoren spricht. Eine virale Genese des Lymphoms wird seit Langem diskutiert. Ein Bezug zur Epstein-Barr-Virus-Infektion (EBV-Infektion) kann aufgrund epidemiologischer und biologischer Daten, insbesondere bei Kindern, mittlerweile als gesichert gelten: Zum einen kommen Hodgkin-Lymphome gehäuft nach vorausgegangener infektiöser Mononukleose vor und es wurden ansteigende serologische EBV-Titer vor Diagnosestellung berichtet. Zum anderen ergeben sich aus dem Nachweis von EBV-Genom aus Hodgkin- und Reed-Sternberg-Zellen (H- u. RS-Zellen) direkte Hinweise für eine Rolle von EBV bei der Pathogenese. In Abhängigkeit von der untersuchten Population, dem Alter, dem Subtyp und der eingesetzten Technik kann bei bis zu 90 % der Patienten EBV-Genom in den Tumorzellen nachgewiesen werden. Hierbei handelt es sich fast ausschließlich um latente Infektionen – Latenztyp II: Expression von LMP und EBER, nicht aber EBNA-2.

Pathogenese Über Jahre wurde eine Vielzahl von Zellen als Ursprungszelle des Hodgkin-Lymphoms angesehen. Neuere Erkenntnisse durch molekularbiologische Studien sprechen allerdings für eine Abstammung der Hodgkin- und Reed-Sternberg-Zellen von B-Zellen auf verschiedenen Reifungsstufen. Dieses gilt insbesondere für das nodulär wachsende lymphozytenreiche Hodgkin-Lymphom (NLPHL). Es konnten Rearrangements aus der variablen Region der Schwer- und Leichtkette von Immunglobulinen nachgewiesen werden.

Außerdem werden komplexe und uneinheitliche zytogenetische Anomalien beschrieben, die auf einen instabilen Karyotyp hinweisen. Der Nachweis einer hohen Proliferation durch monoklonale Antikörper (Ki-67, MIB1) kontrastiert mit dem – im Gegensatz zu den meisten NHL im Kindes- und Jugendalter – langsamen Wachstum des Lymphoms und lässt sich durch eine Störung im Zellzyklus sowie aberranter Mechanismen der Apoptose erklären.

Ein begleitender funktioneller T-Zell-Defekt manifestiert sich u. a. durch abnorme Titerbewegungen bei Infektionen, z. B. Toxoplasmose.

Klassifikation Nach der auf der Rye-Klassifikation aufbauenden und seit 1999 gültigen WHO-Klassifikation werden klassische Hodgkin-Lymphome (cHL) vom NLPHL (früher noduläres Paragranulom) unterschieden, das aufgrund morphologischer, immunologischer und molekulargenetischer Kriterien mittlerweile als eigene Entität angesehen wird (Tab. 184.2).

Im Kindesalter dominiert in westlichen Ländern die noduläre Sklerose, gefolgt von den Subtypen MCHL und NLPHL. Bennett etablierte die Unterteilung der nodulären Sklerose in die Subtypen NSHL-Typ-1 und NSHL-Typ-2. Die LDHL- und LRCHL-Subtypen kommen nur gelegentlich vor. Bei NLPHL ist bei Erwachsenen wiederholt eine Transformation in hochmaligne B-NHL beschrieben worden. Die Stadieneinteilung erfolgt nach der Ann-Arbor-Klassifikation (Tab. 184.3).

E-Stadien (extranodaler Befall) (▶ Übersicht) sind gekennzeichnet durch einen extralymphatischen Befall, der per continuitatem mit befallenen lymphatischen Strukturen zusammenhängt, z. B. Einwachsen eines Mediastinaltumors in das Sternum, Pleura oder Perikard. Sie machen bis zu 15 % bei Kindern aus.

> **Zusatzbezeichnungen zur Ann Arbor Klassifikation**
> - E für den Befall von extranodalen Organen oder Ausbreitung vom Lymphknoten in umliegendes Gewebe.
> - S für den Befall der Milz (üblicherweise nur in Stadium III, Tab. 184.3).
> - X sog. Bulk oder bulky disease wird verwendet, wenn der maximale Durchmesser des Tumors beim Erwachsenen 10 cm überschreitet, oder das Mediastinum in einer Röntgenaufnahme des Thorax ein Drittel des Brustumfangs einnimmt.
> - A keine Allgemeinsymptome
> - B Vorliegen von Allgemeinsymptomen. Dies wird auch als B-Symptomatik bezeichnet

Klinische Symptome und Verlauf Hodgkin-Lymphome manifestieren sich in ca. 90 % der Fälle durch eine persistierende, schmerz-

Abb. 184.2 Zervikaler Lymphknotenbefall bei einem 7-jährigen Patienten mit Hodgkin-Lymphom (MCHL, Stadium IIA)

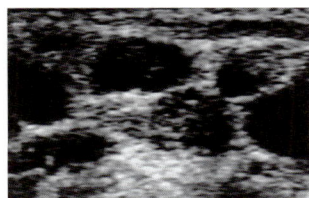

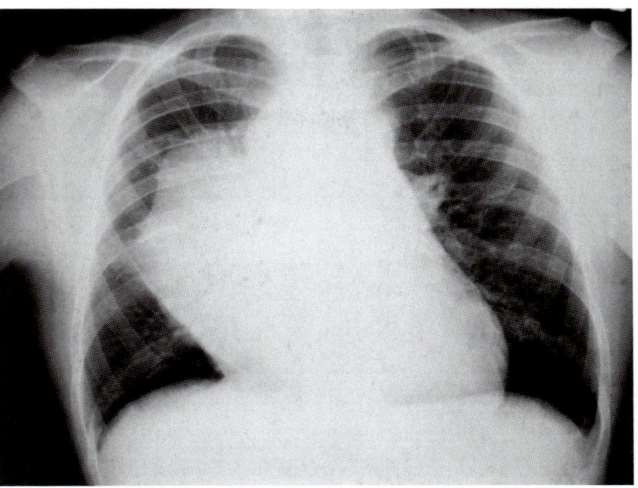

Abb. 184.3 Ausgedehnter initialer Mediastinalbefall mit sternaler Arrosion bei einem 11-jährigen Patienten (NSHL-Bennett-2, Stadium II$_E$A)

lose oberflächliche Lymphknotenschwellung. Die Hauptlokalisation liegt dabei zervikal, gefolgt von supraklavikulären, axillären und inguinalen Stationen. Bei dem häufig bestehenden Befall mediastinaler Lymphknoten können unproduktiver Husten oder andere Zeichen der Kompression der Atemwege imponieren. Ein Milzbefall ist häufiger als eine Manifestation in der Leber. Das Intervall zwischen dem Auftreten der ersten Symptome und Diagnosestellung ist variabel und kann Monate betragen. B-Symptome, wie Fieber >38,0 °C, Nachtschweiß, Gewichtsverlust >10 % in den letzten 6 Monaten kommen bei ca. einem Drittel der Patienten vor und stehen im Zusammenhang mit einer ungeregelten Zytokinproduktion durch die Tumorzellen und das umgebende Begleitinfiltrat.

Seltenere Organmanifestationen bei Diagnose betreffen das Skelettsystem, Haut und ZNS. In seltenen Fällen bestehen initial paraneoplastische Syndrome wie nephrotisches Syndrom, zerebelläre Ataxie, dermatologische Manifestationsformen. Bei Diagnosestellung überwiegen lokalisierte Stadien.

Diagnose und Differenzialdiagnose Laboruntersuchungen sind unspezifisch und können nur indirekte Hinweise geben: Leukozytose, Lymphopenie, Eosinophilie bei NSHL, BSG-Beschleunigung, Erhöhung von LDH, Ferritin, Haptoglobin, Kupfer und Eiweißelektrophorese.

Der sonografische Nachweis des „Nüsse im Sack"-Phänomens sollte an das Vorliegen eines Hodgkin-Lymphoms denken lassen (Abb. 184.2). Als verdächtig gelten je nach Lokalisation Lymphknoten mit einem Durchmesser >1,5 cm und sonografischen Auffälligkeiten (echoarm, rund, peripheres Gefäßmuster). Im Rahmen der Staging-Untersuchung ist eine genaue Untersuchung der Lymphknotenstationen und ihrer Abflusswege durch Thoraxröntgen, Sonografie, CT/MRT erforderlich (Abb. 184.3). Die Durchführung einer Skelettszintigrafie erfolgt bei Verdacht auf ossäre Metastasierung. Für den Nachweis eines Knochenbefalls war eine Knochenstanze (falls Stadium > II A) lange Zeit obligat. Inzwischen erlaubt die Fluorodeoxyglukose-Positronenemissionstomografie (FDG-PET) eine zuverlässige Aussage über das Vorliegen eines Knochenmarkbefalls. Eine Lymphangiografie wird bei Kindern mit Verdacht auf Hodgkin-Lymphom nicht mehr durchgeführt. Die FDG-PET-Untersuchung stellt für die initiale Diagnostik und Beurteilung des Therapieansprechens eine wichtige, prospektiv evaluierte funktionelle Bildgebung dar (Abb. 184.4).

Die Diagnosesicherung erfolgt durch eine offene Biopsie und erfordert den histologischen Nachweis der neoplastischen H- u. RS- oder L- u. H-Zellen. Eine Feinnadelpunktion ist aufgrund der aus der pauzicellulären Natur des Lymphoms herrührender technischer Probleme (Sampling-Error bei Mediastinalbefall mit Fibrose und Sklerose) nicht ausreichend. Immunhistochemisch werden je nach Subtyp der Nachweis von CD30, CD20 und CD15 in den Tumorzellen verlangt.

Differenzialdiagnostisch sind u. a. entzündliche Lymphknotenveränderungen bei Lymphadenitis colli, infektiöse Mononukleose, Toxoplasmose, CMV, atypische Mykobakterieninfektion und Brucellose zu erwägen. An malignen Erkrankungen sind NHL (vor allem ALCL, TCRBCL), Nasopharynxkarzinome, ALL, AML, CML und

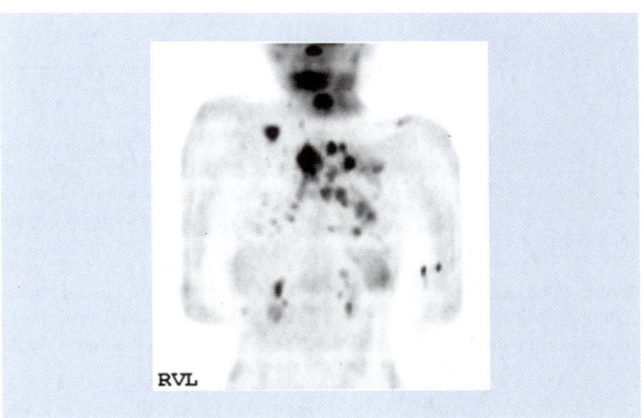

Abb. 184.4 FDG-PET bei einem 19-jährigen Patienten mit refraktärem Lymphom nach Primär- und Rezidivtherapie (multiple Nuklidmehrbelegungen infraklavikulär rechts, mediastinal beidseits und axillär links. NSHL-Bennett-1, Stadium II$_E$B)

Primärmanifestationen bzw. Metastasen solider Tumoren abzugrenzen.

Therapie Hodgkin-Lymphome zeichnen sich durch eine hohe Empfindlichkeit gegenüber Zytostatika und ionisierenden Strahlen aus und zählen zu den am besten behandelbaren Krebserkrankungen im Kindes- und Jugendalter. Die Behandlung sieht den risikoadaptierten Einsatz einer kombinierten Chemoradiotherapie vor. Die Chemotherapie des aus den GPOH-Therapiestudien weiterentwickelten prospektiv und multinational durchgeführten EuroNet-PHL-C1 Therapieprotokolls besteht aus 2–6 Zyklen unterschiedlicher Zytostatikakombinationen (OEPA: Vincristin/Oncovin, Etoposid, Prednison, Adriamycin; COPP: Cyclophosphamid, Vincristin, Prednison, Procarbazin oder COPDAC: Dacarbazin statt Procarbazin), an die sich bei unzureichendem Ansprechen auf die initiale Chemotherapie – nachgewiesen mittels funktioneller (FDG-PET) und anatomischer (MRT/CT) Bildgebung – eine niedrig dosierte „Involved-field-Bestrahlung" (20 Gy) anschließt (Abb. 184.5). Die Splenektomie ist, auch bei eindeutigem Milzbefall, mittlerweile obsolet. Bei Patienten mit einer geplanten Milzbestrahlung (funktionelle Asplenie) ist die vorherige Pneumokokkenimpfung zu empfehlen.

◨ **Abb. 184.5** Stratifizierter, stadienabhängiger Behandlungsplan der inzwischen abgeschlossenen Therapiestudie GPOH-HD95. (TG: Therapiegruppe; IF-RT: Involved-field-Radiotherapie; CR: komplette Remission; Gy Gray; OPPA: Vincristin, Procarbazin, Prednison, Adriamycin; COPP: Cyclophosphamid, Vincristin, Procarbazin, Prednison). OEPA: Vincristin/Oncovin, Etoposid, Prednison, Adriamycin

Patienten mit einem Hodgkin-Lymphom benötigen eine lange Nachbeobachtung, um späte Rezidive sowie therapiebedingte Spätfolgen (vor allem Sekundärmalignome nach Bestrahlung) frühzeitig erfassen zu können.

Prognose Die Prognose von Kindern und Jugendlichen mit Hodgkin-Lymphom ist exzellent. Die Gesamtüberlebensraten liegen für alle Subtypen und Stadien bei risikoadaptierter Therapie, auch bei längerer Nachbeobachtung, bei >90%. Auch die Wahrscheinlichkeit für das ereignisfreie Überleben (EFS) liegt stadienabhängig zwischen 80 und >90%. Dabei ist die Effektivität der primär eingesetzten Chemotherapie maßgeblich für den Erfolg der Behandlung. Als ungünstige prognostische Faktoren in der Therapiestudie GPOH-HD95 haben sich bei Kindern das männliche Geschlecht, B-Symptome, Stadium IV, E-Befall und der Subtyp NSHL-Bennett-2 herauskristallisiert.

Die in den letzten Jahren sukzessive durchgeführten Dosisreduktionen der Strahlentherapie und Modifikationen der Chemotherapie haben nicht zu einer Verschlechterung der Prognose geführt, es ist aber mit einer langfristigen Reduktion therapieassoziierter Nebenwirkungen zu rechnen.

Auch Patienten, die aufgrund eines Rückfalls eine Rezidivtherapie benötigen, haben mit einer konventionellen Rezidivtherapie gute Heilungsraten. Maßgeblich für die Prognose dieser Patienten ist der Rezidivzeitpunkt. Patienten mit einem frühen chemotherapiesensitiven Rezidiv profitieren von einer Hochdosistherapie mit nachfolgender autologer peripherer Blutstammzelltransplantation. Die allogene Transplantation ist derzeit lediglich für Patienten mit therapierefraktärem Lymphom, Rezidiv nach autologer Transplantation oder multiplen Rezidiven vorgesehen. Mittlerweile befinden sich neue, derzeit in Phase-I/II-Therapiestudien eingesetzte Substanzen jenseits der klassischen Chemotherapie (Antikörperkonjugate, Histondeacetylase-Inhibitoren), die molekulare Zielstrukturen angreifen, in Testung. Brentuximab Vedotin, ein Anti-CD30-Antikörper, der mit einem Zytostatikum konjugiert ist, hat bei rezidivierten und refraktären CD30-positiven Lymphomen sehr Erfolg versprechende Ergebnisse gezeigt und stellt damit eine neue Option für Hochrisikopatienten dar.

Spätfolgen der Therapie Eine wesentliche Bedeutung kommt bei der hohen Kurabilität von Hodgkin-Lymphomen im Kindesalter dem Auftreten von Spätfolgen durch die antineoplastische Therapie und deren Minimierung zu. Aufgrund der durch die alkylierende Substanz Procarbazin ausgelösten Gonadotoxizität bei bis zu 60% der Jungen wurde das Medikament bei männlichen Patienten teilweise erfolgreich durch Etoposid ersetzt. In der multinational konzipierten Hodgkin-Therapiestudie EuroNet-PHL-C1 wurde der Einsatz von Dacarbazin (keine Gonadotoxizität) randomisiert gegen Procarbazin getestet. Weitere Probleme betreffen das Auftreten einer meist subklinischen Hypothyreose bei Patienten nach Hals-/Mediastinalbestrahlung. Wachstumsstörungen stellen unter den reduzierten Strahlentherapiedosen keine nennenswerte Komplikation mehr dar. Eine anthrazyklininduzierte Kardiotoxizität ist bei den derzeit eingesetzten Adriamycindosen meist nicht zu erwarten. Heute werden im Regelfall keine Splenektomien durchgeführt, so dass infekiologische Komplikationen nach Abschluss der Therapie nur noch selten beobachtet werden.

Das Hauptproblem nach abgeschlossener erfolgreicher Tumortherapie stellt zweifellos die Entwicklung sekundärer maligner Neoplasien dar. Art und Zeitpunkt des Auftretens der beobachteten Tumoren hängen von der applizierten Therapie ab. Für die Entwicklung sekundärer Leukämien – meist AML – und myelodysplastischer Syndrome werden vor allem Alkylanzien und Topoisomerase-II-Inhibitoren verantwortlich gemacht, wohingegen solide Tumoren hauptsächlich im Bestrahlungsfeld auftreten. Das Risiko für die Entstehung von Zweitmalignomen mit der derzeit in Deutschland verwendeten risikoadaptierten Therapie liegt für hämatologische Neoplasien bei etwa 1 % und für solide Tumoren bei etwa 5 % nach 20 Jahren vor, wobei die Zahlen aufgrund der schwierigen Erfassung dieser vor allem im Erwachsenenalter auftretenden Komplikationen mit einer Ungenauigkeit behaftet sein können.

Literatur

Burkhardt B, Zimmermann M, Oschlies I et al (2005) The impact of age and gender on biology, clinical features and treatment outcome of non-Hodgkin lymphoma in childhood and adolescence. Br J Haematol 131:39–49

Dörffel W, Rühl U, Lüders H et al (2013) Treatment of children and adolescents with Hodgkin lymphoma without radiotherapy for patients in complete remission after chemotherapy: final results of the multinational trial GPOH-HD95. J Clin Oncol 31:1562–1568

Hummel M, Bentink S, Berger H et al (2006) A biologic definition of Burkitt's lymphoma from transcriptional and genomic profiling. N Engl J Med 354:2419–2430

Jaffe ES, Harris NL, Stein H et al (Hrsg) (2008) World Health Organization classification of tumours. Pathology and genetics of tumours of hematopoietic and lymphoid tissues. IARC, Lyon

Körholz D, Claviez A, Hasenclever D et al (2004) The concept of the GPOH-HD 2003 therapy study for pediatric Hodgkin's disease: evolution in the tradition of the DAL/GPOH studies. Klin Padiatr 216:150–156

Mauz-Körholz C, Hasenclever D, Dörffel W et al (2010) Procarbazine-free OEPA-COPDAC chemotherapy in boys and standard OPPA-COPP in girls have comparable effectiveness in pediatric Hodgkin's lymphoma: the GPOH-HD-2002 study. J Clin Oncol 28:3680–3686

Meinhardt A, Burkhardt B, Zimmermann M et al (2010) Phase II window study on rituximab in newly diagnosed pediatric mature B-cell non-Hodgkin's lymphoma and Burkitt leukemia. J Clin Oncol 28:3115–3121

Mossé, Lim, Voss et al (2013) Safety and activity of crizotinib for paediatric patients with refractory solid tumours or anaplastic large-cell lymphoma: a Children's Oncology Group phase 1 consortium study. Lancet Oncol 14:472–480

Murphy SB (1980) Classification, staging and end results of treatment of childhood non-Hodgkin's lymphomas: dissimilarities from lymphomas in adults. Semin Oncol 7:332–339

Neth O, Seidemann K, Jansen P et al (2000) Precursor B-cell lymphoblastic lymphoma in childhood and adolescence: clinical features, treatment, and results in trials NHL-BFM 86 and 90. Med Pediatr Oncol 35:20–27

Pinkerton R (2005) Continuing challenges in childhood non-Hodgkin's lymphoma. Br J Haematol 130:480–488

Reiter A, Schrappe M, Ludwig WD et al (2000) Intensive ALL-type therapy without local radiotherapy provides a 90 % event-free survival for children with T-cell lymphoblastic lymphoma: a BFM group report. Blood 95:416–421

Richter, Schlesner, Hoffmann et al (2012) Recurrent mutation of the ID3 gene in Burkitt lymphoma identified by integrated genome, exome and transcriptome sequencing. Nat Genet 44:1316–1320

Schellong G, Dörffel W, Claviez A et al (2005) Salvage therapy of progressive and recurrent Hodgkin's disease: results from a multicenter study of the pediatric DAL/GPOH-HD study group. J Clin Oncol 23:6181–6189

Schellong G, Pötter R, Brämswig J et al (1999) High cure rates and reduced long-term toxicity in pediatric Hodgkin's disease: The German-Austrian multicenter trial DAL-HD-90. The German-Austrian Pediatric Hodgkin's Disease Study Group. J Clin Oncol 17:3736–3744

Schellong G, Riepenhausen M, Creutzig U et al (1997) Low risk of secondary leukemias after chemotherapy without mechlorethamine in childhood Hodgkin's disease. German-Austrian Pediatric Hodgkin's Disease Group. J Clin Oncol 15:2247–2253

Seidemann K, Tiemann M, Schrappe M et al (2001) Short-pulse B-non-Hodgkin lymphoma-type chemotherapy is efficacious treatment for pediatric anaplastic large cell lymphoma: a report of the Berlin-Frankfurt-Munster Group Trial NHL-BFM 90. Blood 97:3699–3706

Tiemann M, Claviez A, Lüders H et al (2005) Proliferation characteristics in pediatric Hodgkin's lymphoma point to a cell cycle arrest in the G_1 phase. Mod Pathol 18:1440–1447

Woessmann W, Seidemann K, Mann G et al (2005) The impact of the methotrexate administration schedule and dose in the treatment of children and adolescents with B-cell neoplasms: a report of the BFM Group Study NHL-BFM95. Blood 105:948–958

Younes A, Bartlett NL, Leonard JP et al (2010) Brentuximab vedotin (SGN-35) for relapsed CD30-positive lymphomas. N Engl J Med 363:1812–1821

185 Histiozytosen

M. Minkov, G. Janka-Schaub

185.1 Grundlagen

Krankheiten, bei denen Histiozyten eine dominierende Rolle spielen, werden als Histiozytosen bezeichnet. Histiozyten sind spezialisierte Zellen des Immunsystems; sie stammen aus dem Knochenmark, sind sessile Makrophagen und werden dem mononukleär-phagozytären System zugeordnet. Hauptfunktion der dendritischen Zellen ist die Antigenpräsentation, während bei den Makrophagen die Phagozytose im Vordergrund steht. Beide Zellarten haben eine hohe sekretorische Leistung, u. a. von inflammatorischen Zytokinen. Wichtigste Vertreter der Krankheiten des histiozytären Systems im Kindesalter sind die Langerhans-Zell-Histiozytose, ausgehend von dendritischen Zellen, und die hämophagozytischen Lymphohistiozytosen, bei denen Makrophagen beteiligt sind.

185.2 Langerhans-Zell-Histiozytose

Definition Die Langerhans-Zell-Histiozytose (LCH) ist gekennzeichnet durch eine monoklonale Proliferation von dendritischen Zellen, deren Zelloberflächenphänotyp demjenigen der normalen Langerhanszellen der Haut sehr ähnlich ist. Ihre klinische Manifestation reicht vom isolierten Befall eines Organs (am häufigsten Skelett), mit exzellenter Prognose, bis hin zur multisystemischen Ausbreitung, die auch fatal verlaufen kann. Frühere Bezeichnungen waren eosinophiles Granulom für den isolierten Knochenbefall, Hand-Schüller-Christian-Krankheit für die Trias Knochenläsionen, Exophthalmus und Diabetes insipidus, und Abt-Letterer-Siwe-Krankheit für den disseminierten Befall von Haut und inneren Organen. Der frühere Begriff „Histiozytose X" fasste die 3 Krankheitsbilder zusammen, zwischen denen fließende Übergänge bestehen.

Epidemiologie Die Inzidenz wird auf 0,4–1,0/100.000 Kinder <15 Jahren geschätzt. Jungen sind etwas häufiger betroffen als Mädchen. Der Häufigkeitsgipfel liegt zwischen dem 1. und 3. Lebensjahr, die LCH kann jedoch in jedem Alter auftreten. Einen Befall mehrerer Organe findet man vor allem bei Kindern unter 2 Jahren, während ein isolierter Knochenbefall bei älteren Kindern häufiger ist. Trotz gelegentlichen Auftretens bei Geschwistern und eineiigen Zwillingen, gibt es wenig Anhalt für eine genetische Disposition. Bestimmte Risikofaktoren sind ebenfalls nicht bekannt.

Ätiologie Die Ätiologie der Krankheit ist nicht geklärt. Diskutiert werden sowohl eine reaktive als auch eine maligne Genese. Die Tatsache, dass die pathologischen LCH-Zellen monoklonal sind und der vor kurzem erbrachte Nachweis einer *BRAF*-Mutation, könnten zwar für letztere Annahme sprechen, ihre Bedeutung wird aber relativiert durch die benigne Morphologie und die Neigung der LCH zur spontanen Rückbildung.

Pathogenese Die vermehrte Expression verschiedener Zytokine in und auf den LCH-Zellen zeigt, dass diese Zellen aktiviert sind, aber ihre Fähigkeit zur Antigenpräsentation im Vergleich zu reifen normalen dendritischen Zellen herabgesetzt ist. Auch eine Herunterregulierung von Adhäsionsmolekülen wurde beschrieben und könnte die Ausbreitung der LCH-Zellen in verschiedene Organe erklären. Welche Rolle die stets ebenfalls vorhandenen Entzündungszellen, wie T- und B-Lymphozyten, Makrophagen und Eosinophile, für die Aktivierung der LCH-Zellen spielen, ist unklar. Bei Patienten mit einem schweren Verlauf bestehen viele Merkmale einer Makrophagenaktivierung (Fieber, Panzytopenie, Hepatopathie, Hepatosplenomegalie, Ausschüttung von inflammatorischen Zytokinen) und dadurch eine Ähnlichkeit zu den hämophagozytischen Lymphohistiozytosen.

Pathohistologie Die Läsionen bei der LCH sind gekennzeichnet durch Akkumulation von typischen LCH-Zellen, begleitet von Makrophagen, Lymphozyten und einer variablen Zahl von Eosinophilen und Riesenzellen. Für die definitive Diagnose einer LCH wird neben einem charakteristischen histologischen Bild auch der immunohistochemische Nachweis der Zellmarker CD1a und/oder CD207 (Langerin) an den LCH-Zellen gefordert.

Klinische Symptome und Verlauf Die Symptome der LCH sind sehr variabel und hängen von Art und Ausmaß des Organbefalls ab. Bei Säuglingen besteht häufig ein disseminiertes Krankheitsbild mit konstitutionellen Symptomen (Fieber, Gedeihstörung), Beteiligung von Haut, Leber, Milz, und Hämatopoese (Mono-, Bi- oder Panzytopenie im Blutbild), mit oder ohne Knochenläsionen. Die heute gebräuchliche klinische Einteilung der LCH wird in der ▶ Übersicht gezeigt.

> **Klinische Einteilung der LCH**
> Monosystemische LCH (Befall eines Organs, z. B. Haut, Knochen, Lymphknoten):
> – unifokal,
> – multifokal.
> Multisystemische LCH (Befall von mindestens 2 Organen):
> – mit Befall von Risikoorganen (Leber, Milz, hämatopoetisches System),
> – ohne Befall von Risikoorganen.
> Die Definition von Risikoorganen, deren Befall mit einer deutlich schlechteren Prognose verbunden ist, hat das frühere Konzept der Organdysfunktion abgelöst. Das Alter unter 2 Jahren wird nicht mehr als prognostisch ungünstig angesehen, wenn keine Risikoorgane betroffen sind.

Knochenläsionen Osteolytische Knochenläsionen sind die häufigste Manifestation der LCH und treten uni- oder multifokal bei 90 % der Patienten mit monosystemischer LCH und bis zu 70–80 % im Rahmen einer multisystemischen Beteiligung auf. Die am häufigsten betroffenen Knochen sind der Schädel, die langen Röhrenknochen, Becken und Wirbelsäule, wobei auch eine Beteiligung der anliegenden Weichteilstrukturen bestehen kann. Die Leitsymptome sind Weichteilschwellungen und Schmerzen. Der Befall des Mastoids kann sich durch eine persistierende Otorrhö manifestieren, und dadurch eine Mastoiditis oder chronische Otitis media vortäuschen. Ein Befall der Orbita kann sich als Exophthalmus präsentieren. Läsionen im Mastoid, Felsenbein und kraniofazialen Knochen haben sich als Risikolokalisationen für spätere neuro-endokrine Folgen, wie Diabetes insipidus, neurodegenerative Veränderungen im Kleinhirn und in den Basalganglien, herausgestellt (dies gilt nicht für Osteolysen in der Kalotte).

Röntgenologisch stellt sich der Knochenbefall in Form osteolytischer Herde dar (Abb. 185.1). An der Wirbelsäule kommt es häufig zur Frakturen der Wirbelkörper mit Ausbildung einer Vertebra plana. Knochenläsionen können eine Progredienz oder eine spontane Regression zeigen, aber auch über lange Zeitabschnitte unverändert persistieren.

Haut- und Schleimhautläsionen Hautbefall ist bei ca. 20 % der Patienten das erste Symptom; bei multisystemischer LCH ist zu über 60–70 % auch die Haut betroffen. Das klinische Bild ist variabel mit seborrhoischen, schuppenden oder xanthomatösen Papeln, Knoten sowie petechialen Blutungen (Abb. 185.2). Bevorzugte Stellen sind die intertriginösen Bezirke inguinal, perineal und axillär. Den seltenen isolierten Hautbefall findet man fast ausschließlich bei Säuglingen; spontane Remissionen sind häufig, möglich ist aber auch eine Progression mit Befall weiterer Organe. Kongenitale isolierte noduläre Hautläsionen, die sich oft innerhalb weniger Wochen spontan zurückbilden, werden auch als Hashimoto-Pritzker-Krankheit bezeichnet.

Schleimhautbefall äußert sich als ulzerative Gingivostomatitis oder als ulzerierende Läsionen im Anogenitalbereich.

Zerebrale Manifestation Ein Diabetes insipidus ist das Kardinalsymptom der häufigsten zerebralen Manifestation der LCH im Hypophysen-/Hypothalamusbereich. Er kann Jahre vor anderen Symptomen der Krankheit, gleichzeitig mit ihnen oder als Spätfolge auftreten. In der Kernspintomografie lassen sich eine Verdickung des Hypophysenstiels bis hin zur Tumorbildung und ein fehlendes Signal („posterior bright spot") der Neurohypophyse feststellen (Abb. 185.3). Auch ein Ausfall der Hormone der Adenohypophyse kann auftreten. Neurodegenerative Veränderungen im Kleinhirn, den Basalganglien und im Hirnstamm mit zerebral-pontiner Symptomatik oder Verhaltensstörungen sind in seltenen Fällen ebenfalls möglich. Diese werden als immunmediierte Folgen der Grundkrankheit gesehen und können erst mehrere Jahre später auftreten.

Weitere Symptome Lungenbefall wird häufig bei Patienten mit disseminierter Erkrankung gefunden und ist gekennzeichnet durch Husten, Tachypnoe und Dyspnoe. Röntgenologisch sind diffuse interstitielle Infiltrate typisch, später können sich Zysten – Gefahr des Pneumothorax – und eine Fibrose entwickeln.

Ein Lymphknotenbefall kann isoliert vorkommen, ist aber meist im Rahmen eines polysystemischen Befalls zu finden.

Die Zytopenie im peripheren Blut korreliert weder mit dem Ausmaß der Knochenmarkinfiltration noch mit der Splenomegalie. Sie hängt wahrscheinlich vor allem mit der Ausschüttung von Zytokinen zusammen, die die Hämatopoese beeinträchtigen.

Der Leberbefall präsentiert sich als Hepatomegalie mit oder ohne Funktionsstörung (erhöhte Transaminasen, Hypoalbuminämie, Hyperbilirubinämie). In seltenen Fällen entwickelt sich im Verlauf als Folge der LCH eine sklerosierende Cholangitis, die zu Cholestase und Zirrhose führt.

Andere selten befallenen Organsysteme sind der Gastrointestinaltrakt (Erbrechen bei Obstruktionen im oberen Gastrointestinaltrakt, chronische, zum Teil blutige Diarrhö bei Darmbefall), die Schilddrüse und der Thymus.

Diagnose und Differenzialdiagnose Die Diagnose ist bei typischen Haut- und Knochenläsionen nicht schwierig zu stellen. Die Knochenläsionen bei LCH verlangen eine breite Differenzialdiag-

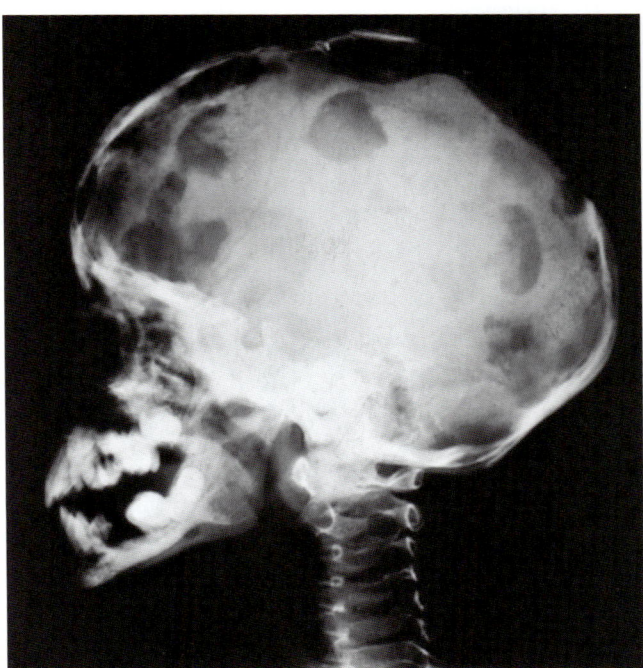

Abb. 185.1 Lytische Knochenläsionen des Schädels bei disseminierter LCH

nose mit anderen gutartigen (septische und chronisch-rezidivierende Osteomyelitis, fibröse Dysplasie, aneurysmatische Knochenzyste, Dermoidzysten, etc.) und malignen (Ewing-Sarkom, Osteosarkom) Knochenerkrankungen. Eine histologische Diagnosesicherung ist auch bei „typischen" klinisch-radiologischen Erscheinungen unerlässlich. Der Hautbefall im Windelbereich kann mit einer Windeldermatitis, im Kopfbereich mit seborrhoischer Dermatitis verwechselt werden.

Hepatosplenomegalie und Blutbildveränderungen können an eine Infektion, Speicherkrankheit oder eine maligne Erkrankung (Leukämie, vor allem juvenile myelo-monozytäre Leukämie) denken lassen, der Befall anderer Organe ist hier jedoch wegweisend. Eine ausgeprägte Hepatosplenomegalie findet man auch bei der familiären hämophagozytischen Lymphohistiozytose (s. unten), bei der aber Hautbefall und Knochenläsionen fehlen. Das Omenn-Syndrom, ein schwerer kombinierter Immundefekt, bei dem neben exsudativen Hautveränderungen, Fieber und Durchfällen auch eine Hepatosplenomegalie mit histiozytärer Infiltration bestehen kann, muss durch die entsprechende Immundiagnostik abgegrenzt werden.

Therapie und Prognose Das mangelnde Verständnis der Ätiologie der LCH spiegelt sich in den verschiedenen Behandlungsstrategien der letzten 50 Jahre wider. Als vermutliche Infektion wurde die Krankheit zuerst mit Antibiotika behandelt, später mit Zytostatika unter der Annahme eines malignen Prozesses. Die Vorstellung einer Immundysregulation führte schließlich zum Einsatz immunmodulatorischer/immunsuppressiver Medikamente.

Lokalisierter Befall Die Therapie der LCH richtet sich nach der Ausbreitung der Krankheit. Patienten mit Befall nur eines Organs haben eine Überlebenswahrscheinlichkeit von fast 100 %; Folgeschäden am Organ sind jedoch möglich. Bei Befall eines Knochens genügt die Kürettage; auch eine intraläsionale Kortikoidapplikation mit 50–150 mg Methylprednisolon in Depotform ist eine Option. Es muss betont werden, dass eine „radikale" Operation im onko-

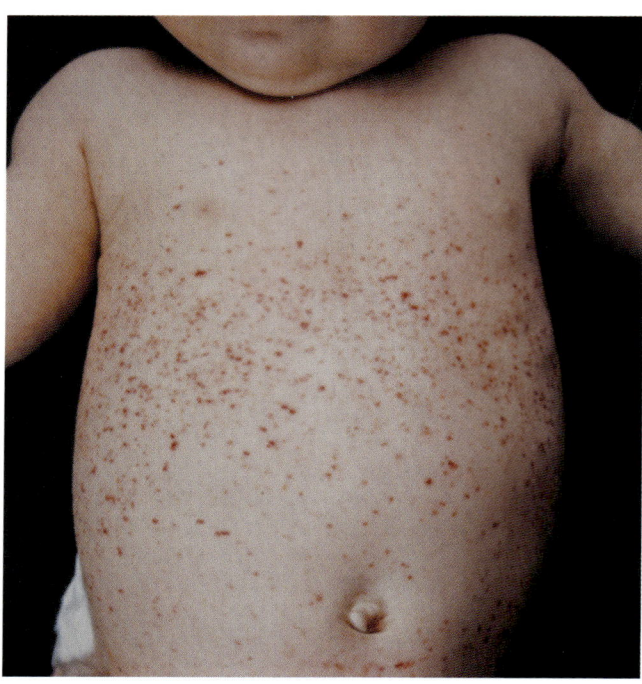

● Abb. 185.2 Isolierter Hautbefall bei einem Säugling

logischen Sinne nicht notwendig ist. Bei nicht gewichttragenden Knochen (z. B. Schädelkalotte) ist die Biopsie ausreichend, um einen Heilungsanreiz zu setzen. Dabei ist mit einer Reconstitutio ad integrum zu rechnen, bei einer radikalen Resektion hingegen entstehen bleibende Gewebsdefekte.

Sind mehrere Knochen betroffen, wäre eine systemische Therapie mit Steroiden und Vinblastin den lokalen Maßnahmen vorzuziehen. Eine Radiotherapie mit kleinen Dosen (6–10 Gy) sollte nur bei Läsionen erfolgen, die vitale Strukturen gefährden (z. B. N. opticus, Innenohr). Ansonsten wird diese Option bei LCH nicht mehr angewendet. Beim isolierten Hautbefall kann die spontane Regression abgewartet werden. Gelegentlich wird jedoch auch ein Übergang in eine generalisierte Erkrankung beobachtet, so dass eine lange Nachbeobachtung angezeigt ist. Bei hartnäckigem Hautbefall kann eine PUVA-Therapie (PUVA: UV-Bestrahlung nach Gabe von Psoralen als Sensitizer), eine topische Applikation von Tacrolimus oder eine systemische Steroidtherapie erwogen werden.

Multisystemischer Befall Bei multisystemischer LCH ist eine systemische Chemotherapie die Therapie der Wahl. Seit 1991 werden im Rahmen der Histiocyte Society internationale Therapiestudien durchgeführt. Als Standardtherapie wird ein 6-wöchiger Prednisolon/Vinblastin-Zyklus, mit evtl. Wiederholung bei nicht optimalem Ansprechen, empfohlen. Danach wird eine Dauertherapie (Prednisolon/Vinblastin Pulse ± 6-Mercaptopurin) bis zu einer Gesamtbehandlungsdauer von mindestens 12 Monaten angeschlossen. In der früheren deutsch-österreichischen Studie DAL-HX 83 konnte gezeigt werden, dass eine intensivere und längere Therapie Reaktivierungen der LCH verringern kann, ohne jedoch die Letalität von ca. 20 % in der gesamten multisystemischen LCH-Gruppe zu beeinflussen. Patienten mit Befall von Leber, Milz oder Insuffizienz des hämatopoetischen Systems gehören dabei zur Hochrisikogruppe in Bezug auf Mortalität.

Ein Nichtansprechen dieser Patienten auf die Initialtherapie (nach 6, spätestens 12 Wochen) ist mit einem Mortalitätsrisiko von 60–70 % verbunden. Erfolg versprechende Optionen bei solchen Patienten sind eine Kombination aus 2-Chlorodeoxyadenosin (2-CdA; Cladribin) und Cytarabin und die allogene Stammzelltransplantation nach nichtmyeloablativer Konditionierung.

Spätschäden, die vor allem durch erneute Schübe (Reaktivierungen) der Krankheit entstehen, sind ein erhebliches Problem bei der LCH und betreffen insbesondere das Skelett, endokrine Organe und das ZNS. Ein standardisiertes Vorgehen bei LCH-Reaktivierungen existiert nicht und muss erst im Rahmen einer klinischen Studie etabliert werden.

185.3 Hämophagozytische Lymphohistiozytosen

185.3.1 Definition

Die hämophagozytischen Lymphohistiozytosen (HLH) sind reaktive, oft tödlich verlaufende hyperinflammatorische Syndrome, bei denen es auf dem Boden einer Immundysregulation zu einer überschießenden, ineffektiven Immunantwort mit Aktivierung von Lymphozyten und Histiozyten (Makrophagen) mit Hämophagozytose kommt. Der zugrunde liegende Immundefekt bei der primären (familiären) hämophagozytischen Lymphohistiozytose (FHL) und bei den Immundefektsyndromen Chédiak-Higashi-Syndrom (CHS), Griselli-Syndrom-2 (GS-2), und X-linked lymphoproliferativem Syndrom (XLPS) ist vererbt. Erworbene Formen treten vor allem im Rahmen von Infektionen, bei autoinflammatorischen/autoimmunologischen Erkrankungen (Makrophagenaktivierungssyndrom; MAS) und bei malignen Erkrankungen auf. Nur wenige Patienten mit erworbener HLH haben eine zugrunde liegende iatrogene Immundefizienz, z. B. unter immunsuppressiver Therapie oder nach Transplantationen.

Da sowohl bei der primären als auch erworbenen HLH infektiöse Erreger die Krankheit auslösen können und die klinischen Symptome und Laborwerte sich nicht unterscheiden, ist eine Abgrenzung zwischen beiden aufgrund der Klinik nicht möglich.

185.3.2 Klassifikation

Genetische Formen der HLH

Familiäre hämophagozytische Lymphohistiozytose Die familiäre hämophagozytische Lymphohistiozytose (FHL) ist eine autosomal-rezessiv vererbte Krankheit und wurde 1952 erstmals von Farquhar und Claireaux beschrieben. Ihre Inzidenz wird auf 1/50.000 Geburten geschätzt. Jungen und Mädchen erkranken gleich häufig. In ethnischen Gruppen mit konsanguinen Ehen tritt die FHL gehäuft auf.

Immundefektsyndrome und HLH Während bei der familiären Form die Symptome der HLH die primäre und einzige Manifestation sind, gehen die Immundefektsyndrome CHS, GS-2 und XLP mit noch anderen Auffälligkeiten einher, z. B. Albinismus bei CHS und GS-2. Das Auftreten einer HLH ist nicht obligat, jedoch sehr häufig, und dann nicht selten eine Erstmanifestation der Erkrankung.

Ätiologie und Pathogenese Für die FHL wurden bislang 4 genetische Defekte beschrieben:
– Mutationen im Gen für *Perforin* (10q24) (FHL-2),
– für *UNC13D* (17q25) (FHL-3),
– für *Syntaxin-11* (6q24) (FHL-4) und
– für *STXBP2* (*UNC18D*) (19p13.2-3) (FHL-5).

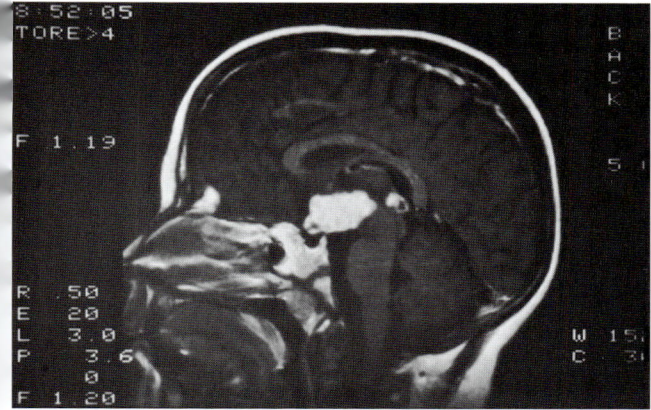

◨ Abb. 185.3 Suprasellärer Tumor bei LCH-Patient mit Diabetes insipidus

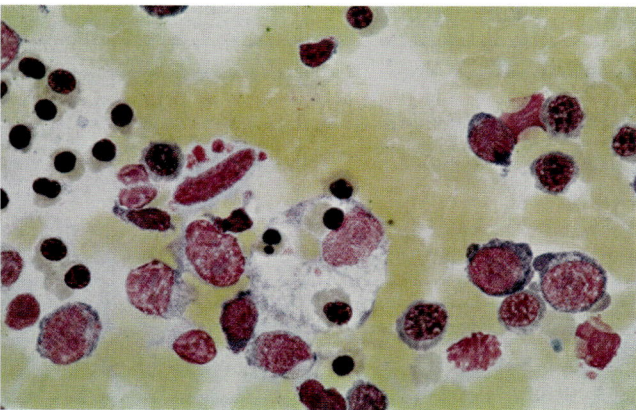

◨ Abb. 185.4 Histiozyt mit phagozytierten Blutzellen

Ein weiterer Genort (*FHL-1*) wurde noch nicht näher charakterisiert. Die 4 Gendefekte und die Gendefekte bei Patienten mit CHS und GS-2 betreffen den komplexen Vorgang der Bereitstellung oder die Funktion der zytolytischen Granula in natürlichen Killer (NK)-Zellen und zytotoxischen T-Zellen (CTL). Die Granula enthalten Perforin und Granzyme, die durch Exozytose in die immunologische Synapse abgegeben werden und dann in der (infizierten) Zielzelle zur Apoptose führen. Bei den 2 Gendefekten, die bei XLPS gefunden werden (*SH2D1A*; XLP-1 und *BIRC4*; XLP-2) führen andere Mechanismen zu einer gestörten Zytotoxizität der CTL. In Deutschland lassen sich etwa 10% der Patienten mit genetischer HLH keinem der obigen Gendefekte zuordnen.

Die unkontrollierte Aktivierung von Histiozyten und Lymphozyten, die Ausdruck einer ineffektiven und nicht mehr abschaltbaren Immunantwort ist, führt zu einer starken Ausschüttung von pro- und anti-inflammatorischen Zytokinen. Trotz der exzessiven Aktivierung und Expansion zytotoxischer Zellen zeigen Patienten mit HLH einen schweren Funktionsdefekt der NK-Zellen und zytotoxischen T-Zellen (CTL).

Pathohistologie Charakteristisch ist eine diffuse Infiltration mit Lymphozyten und Histiozyten vor allem in Leber, Milz, Lymphknoten, Knochenmark und ZNS. Die Histiozyten sind morphologisch benigne und zeigen Phagozytose von Erythrozyten, aber auch von kernhaltigen Zellen oder Thrombozyten (◨ Abb. 185.4). Ein weiteres Charakteristikum ist eine Atrophie des lymphatischen Gewebes, die auch bei Patienten ohne Vorbehandlung gefunden wird.

Das Knochenmark ist anfangs zellreich mit stark gesteigerter und oft dysplastischer Erythropoese, kann später aber aplastisch werden. Die Infiltration mit Histiozyten ist selten massiv. Periportale Leberinfiltrate können mit einer Hepatitis verwechselt werden.

Klinische Symptome und Verlauf Die Krankheit beginnt bei 70% der Patienten im Säuglingsalter, meist nach einem symptomfreien Intervall nach der Geburt. Die genetische HLH galt früher als alleinige Krankheit des Säuglings- und Kindesalters; in letzter Zeit werden jedoch zunehmend Jugendliche und auch Erwachsene mit genetischer HLH diagnostiziert, bei denen die Mutationen weniger schwerwiegend sind.

Die Initialsymptome sind hohes Fieber, Hepatosplenomegalie und Zytopenien, oft verbunden mit einem Infekt der oberen Luftwege oder einer Gastroenteritis. Einige Kinder haben Lymphknotenschwellungen, Ikterus, Ödeme oder Hautausschläge; ein Drittel weist neurologische Symptome wie opisthotone Haltung, Krampfanfälle und Hirnnervenlähmungen auf. Eine nur mäßige Erhöhung von mononukleären Zellen und Eiweiß im Liquor findet man bei der Hälfte der Patienten. Schwere protrahierte Diarrhöen, Tieftonschwerhörigkeit und Hypogammaglobulinämie sind für die FHL ungewöhnliche Symptome, die bei *STXPB2*-Mutationen beschrieben wurden.

Als pathologische Laborbefunde finden sich eine Erhöhung von Ferritin, Triglyceriden, Transaminasen, Lactatdehydrogenase (LDH) und direktem Bilirubin, sowie ein erniedrigtes Fibrinogen. Das CRP ist außer bei MAS nur mäßig erhöht. Die typische Hämophagozytose im Knochenmark fehlt initial bei vielen Patienten. Der lösliche Interleukin-2-Rezeptor ist als Ausdruck der T-Zellaktivierung erhöht.

Anfänglich kann das Krankheitsbild wie eine normale Infektion aussehen. Es ist die Progressivität der Befunde, die an die Diagnose denken lassen muss: Das Fieber ist andauernd und das Ausmaß von Panzytopenie und Hepatosplenomegalie ist völlig ungewöhnlich für eine normal verlaufende Infektion. Todesursachen sind Multiorganversagen, Infektionen durch Bakterien oder Pilze bei progredienter Neutropenie oder ein Versagen der zentralen Regulation durch den ZNS-Befall. Neben diesen klassischen Verläufen gibt es Patienten, die mit unspezifischen Maßnahmen wie Antibiotika und Transfusionen oder einer kurzfristigen Therapie mit Glukokortikoiden mehrere Remissionen haben, ehe es zur Notwendigkeit einer intensiveren Therapie kommt.

Diagnostik Diagnostische Methoden und Probleme Die für die Diagnose einer HLH (Ausnahme MAS) geltenden Richtlinien sind in der ▶ Übersicht zusammengefasst.

Diagnostische Kriterien für hämophagozytische Lymphohistiozytosen

- Familiäre Erkrankung/bekannter genetischer Defekt
- Klinische und Laborkriterien (5/8 Kriterien):
  - Fieber (≥ 7 Tage, ≥ 38,5 °C)
  - Splenomegalie (≥ 3 cm unter Rippenbogen)
  - Zytopenien (≥ 2/3 Zellreihen des peripheren Bluts):
    - Hämoglobin < 9 g/dl (unter 4 Wochen 12 g/dl)
    - Thrombozyten < 100×10^9/l
    - Neutrophile < $1,0 \times 10^9$/l
  - Hypertriglyceridämie und/oder Hypofibrinogenämie (Triglyceride ≥ 3,0 mmol/l, Fibrinogen ≤ 1,5 g/l)
  - Ferritin ≥ 500 µg/l
  - sCD25 ≥ 2400 U/ml[a]
  - verminderte oder fehlende NK-Zellaktivität

- Hämophagozytose in Knochenmark, Liquor oder Lymphknoten
- Zusätzliche Kriterien, die die Diagnose stark stützen:
  - ZNS-Symptome mit Liquorpleozytose (mononukleäre Zellen) und/oder erhöhtem Liquoreiweiß
  - erhöhte Transaminasen, Bilirubin, LDH

ªα-Kette des löslichen Interleukin-2-Rezeptors

Diagnostische Probleme können durch die initial oft fehlende Hämophagozytose entstehen. Sie ist aber nicht obligat und sollte nicht höher gewertet werden als die anderen diagnostischen Kriterien. Als guter, schnell verfügbarer Parameter hat sich das Ferritin erwiesen. Die Präsentation der Erkrankung als Leberversagen oder chronische Enzephalitis stellt eine diagnostische Herausforderung dar.

Während die Unterscheidung einer genetischen und erworbenen HLH bislang nur über den klinischen Verlauf oder den Nachweis einer Mutation möglich war, lassen sich heute die genetischen Formen in der Durchflusszytometrie durch die Messung der Degranulation von NK-Zellen und CTL (evtl. ergänzt durch Zytotoxizitätsteste) sowie die Expression von Perforin, SAP (XLP-1) und XIAP (XLP-2) diagnostizieren. Ein CHS lässt sich durch einen Blut- oder Knochenmarkausstrich erkennen. Die Suche nach einem geeigneten Stammzellspender kann somit rasch eingeleitet werden. Die Bestätigung des genetischen Defekts erfolgt gezielt nach dem Ergebnis der obigen Tests.

Differenzialdiagnose Auch bei einer normal verlaufenden Infektion können einzelne diagnostische Parameter der HLH erfüllt sein. Die Progredienz und das Ausmaß der Laborveränderungen helfen bei der Abgrenzung. Die disseminierte LCH lässt sich durch andere klinische Symptome und durch die Pathohistologie unterscheiden. Schwierigkeiten können bei der Differenzialdiagnose seltener Immundefekte im Säuglingsalter auftreten. Hier helfen spezielle immunologische Untersuchungen.

Therapie und Prognose Unbehandelt ist die FHL tödlich. Die Suche nach einem behandelbaren infektiösen Agens, der die HLH getriggert hat, ist wichtig; meist reicht eine antiinfektiöse Therapie jedoch nicht aus. Steroide, Etoposid und Ciclosporin A sind Standardmedikamente für die Therapie. Auch die gegen T-Zellen wirksamen Medikamente Antithymozytenglobulin und Alemtuzumab wurden erfolgreich eingesetzt. Bei Patienten mit EBV-getriggerter HLH ist Rituximab eine wertvolle Ergänzung zur Therapie. Bei ZNS-Befall ist eine zusätzliche intrathekale Methotrexat/Kortikoidtherapie üblich.

In den meisten Fällen gelingt es, die Hyperzytokinämie und damit die Krankheitssymptome durch die Behandlung zu unterdrücken, neue Schübe unter der Therapie sind jedoch häufig. Ereignen sie sich im ZNS, kann es zu irreversiblen Schäden kommen. Wie andere Immundefekte sind genetische Formen der HLH nur durch eine Stammzelltransplantation heilbar. Die Ergebnisse bei Transplantation von verwandten Spendern oder passenden Fremdspendern sind dabei gleich gut. Eine reduzierte Konditionierung ist mit weniger Toxizität, aber höherer Rate von gemischtem Chimärismus mit Notwendigkeit der Gabe von Donor-Lymphozyten verbunden. Insgesamt beträgt die Überlebensrate von Kindern mit FHL mit medikamentöser Therapie, gefolgt von einer Stammzelltransplantation, 50–60 %.

Erworbene Formen der HLH
HLH bei Infektionen

Das Krankheitsbild wurde erstmals bei Patienten mit einer Virusinfektion unter Immunsuppression beschrieben. Neben Viren können auch Bakterien, Pilze, Rickettsien und Protozoen eine HLH auslösen, wobei ein Immundefekt (z. B. Therapie mit Immunsuppressiva; AIDS) nur bei einer Minderzahl der Patienten vorliegt. Die Mechanismen, die zu einer erworbenen HLH führen, sind wahrscheinlich multifaktoriell und bedürfen weiterer Klärung.

Bei den pädiatrischen Fällen war das Epstein-Barr-Virus der führende Erreger, gefolgt von anderen Viren der Herpesgruppe, aber auch von Leishmanien. Da bei letzteren eine alleinige Therapie mit liposomalem Amphotericin ausreicht, sollte eine Leishmaniose stets ausgeschlossen werden.

Klinische Symptome und Laborbefunde unterscheiden sich nicht von denen der FHL. Die Degranulation und Perforinexpression sind jedoch bei Patienten mit erworbener HLH normal. Die Letalität ist hoch; sie betrug bei Kindern mehr als 50 %. Die Therapie richtet sich nach der Schwere der Erkrankung. Einige Patienten sprechen auf Immunglobuline oder nur Steroide an. Bei schwerer Symptomatik ist eine Therapie wie bei den genetischen Formen indiziert.

HLH bei autoinflammatorischen/autoimmunologischen Erkrankungen

Für eine HLH als Komplikation bei diesen Erkrankungen, speziell bei Morbus Still wurde der Ausdruck Makrophagenaktivierungssyndrom (MAS) geprägt. Häufig wird der Begriff MAS allerdings auch für alle nicht genetischen Formen der HLH verwendet, insbesondere in der internistischen Literatur. Die Inzidenz des MAS beim Morbus Still wird auf 10 % geschätzt. Die Letalität beträgt zwischen 10 und 20 %. Alle typischen klinischen Symptome und Laborwerte einer HLH können vorhanden sein. Nur ein Teil der Patienten erfüllt jedoch die diagnostischen HLH Kriterien und andere, vorläufige Kriterien wurden vorgeschlagen. Therapeutisch kommen üblicherweise hochdosierte Kortikosteroide, Ciclosporin A und in letzter Zeit zunehmend der Interleukin-1β-Rezeptorantagonist Anakinra zur Anwendung. Die enge Verwandtschaft des MAS zur HLH zeigt sich durch eine häufig verminderte NK-Zellfunktion und Perforinexpression sowie genetische Veränderungen in FHL-Genen.

HLH bei malignen Erkrankungen

Eine erworbene HLH bei malignen Erkrankungen, insbesondere bei Leukämien und Lymphomen, ist bei Kindern seltener als bei Erwachsenen. Sie kann vor, mit oder nach der Diagnose der malignen Krankheit auftreten. Für die Pathogenese werden Infektionen bzw. die Produktion spezieller Zytokine durch die malignen Zellen diskutiert.

Literatur

Allen CE, Li L, Peters TL et al (2010) Cell-Specific Gene Expression in Langerhans Cell Histiocytosis Lesions Reveals a Distinct Profile Compared with Epidermal Langerhans Cells. J Immunol 184:4557–4567

Badalyan-Very G, Vergilio J-A, Degar BA et al (2010) Recurrent BRAF mutations in Langerhans cell histiocytosis. Blood 116(11):1919–1923

Bryceson YT, Pende D, Maul-Pavicic A et al (2012) A prospective evaluation of degranulation assays in the rapid diagnosis of familial hemophagocytic syndromes. Blood 119(12):2754–2763

De Saint Basile G, Ménasche G, Fischer A (2010) Molecular mechanisms of biogenesis and exocytosis of cytotoxic granules. Nat Rev Immunol 11:568–579

Egeler RM, D'Angio GJ (1995) Langerhans cell histiocytosis. J Pediatr 127:1–11

Literatur

Egeler RM, van Halteren AGS, Hogendoorn PCW, Laman JD, Leenen PJM (2010) Langerhans cell histiocytosis: fascinating dynamics of the dendritic cell-macrophage lineage. Immun Rev 234:213–232

Favara BE, Feller AC (1997) Contemporary classification of histiocytic disorders. Med Pediatr Oncol 29:157–166

Gadner H, Heitger A, Grois N, Gatterer-Menz I, Ladisch S (1994) Treatment strategies for disseminated Langerhans cell histiocytosis. Med Pediatr Oncol 83(23):72–80

Henter JI, Arico M, Elinder G, Imashuku S, Janka G (1998) Familial hemophagocytic lymphohistiocytosis: primary hemophagocytic lymphohistiocytosis. Hematol Oncol Clin North Am 12:417–433

Henter JI, Horne A, Aricó M et al (2007) Diagnostic and therapeutic guidelines for hemophagocytic lymphohistiocytosis. Pediatr Blood Cancer 48:124–131

Janka G, Imashuku S, Elinder G, Schneider M, Henter JI (1998) Infection- and malignancy-associated hemophagocytic syndromes: secondary hemophagocytic lymphohistiocytosis. Hematol Oncol Clin North Am 12:435–444

Janka GE (2012) Familial and acquired hemophagocytic lymphohistiocytosis. Annu Rev Med 63:233–246

Minkov M (2011) Multisystem Langerhans cell histiocytosis in children: Current treatment and future directions. Pediatric Drugs 13(2):75–86

Rohr J, Beutel K, Maul-Pavicic A et al (2010) Atypical familial hemophagocytic lymphohistiocytosis due to mutations in *UNC13D* and *STXB2* overlaps with primary immunodeficiency diseases. Haematologica 95:2080–2087

Trottestam H, Horne A, Aricò M, Histiocyte Society et al (2011) Chemoimmunotherapy for hemophagocytic lymphohistiocytosis: long-term results of the HLH-94 treatment protocol. Blood 118:4577–4584

186 Transplantation hämatopoetischer Stammzellen

P. Bader

186.1 Allgemeines

186.1.1 Historisches

Die allogene Stammzelltransplantation ist mittlerweile zu einem etablierten Behandlungsverfahren in der Therapie verschiedener maligner und nichtmaligner Erkrankungen geworden (▶ Übersicht). Prinzipielles Ziel dieses Therapieverfahrens ist es, fehlende, dysfunktionelle oder maligne entartete Zellen des lymphohämatopoetischen Systems des Empfängers durch ein Hämatopoese-Immunsystem eines gesunden Spenders zu ersetzen.

> **Indikationen zur Stammzelltransplantation**
> Maligne Erkrankungen
> - Leukämien:
>   - Akute Lymphatische Leukämie
>   - Akute Myeloische Leukämie
>   - Chronisch Myeloische Leukämie
> - Myelodysplastische Syndrome:
>   - Maligne Lymphome
>   - Solide Tumoren: Neuroblastome, Ewing-Sarkome, Rhabdomyosarkome, Hirntumoren, u. a.
> Nichtmaligne Erkrankungen
> - Erworbene und kongenitale Anämien:
>   - Schwere aplastische Anämie
>   - Thalassämie
>   - Sichelzellanämie, u. a.
> - Immundefekte:
>   - Schwere kombinierte Immundefekte
>   - Wiskott-Aldrich-Syndrom
>   - Morbus Kostmann
>   - Septische Granulomatose, u. a.
> Knochenmarkversagen:
> - Diamond-Blackfan-Anämie
> - Amegakaryozytäre Thrombopenie, u. a.
> Stoffwechselerkrankungen, metabolische Erkrankungen
> - Adrenoleukodystrophie
> - Osteopetrose
> - Familiäre hämophagozytäre Lymphohistiozytose
> - Langerhans-Zell-Histiozytose
> - Morbus Faber, u. a.

Die Entwicklung der Stammzelltherapie reicht in die frühen 1950er Jahre zurück. Damals konnte durch tierexperimentelle Untersuchungen gezeigt werden, dass zuvor letal bestrahlte Mäuse durch die Übertragung von Knochenmarkblut eines anderen Mausstamms überleben können. Es war die Arbeitsgruppe um Donnall Thomas in Seattle (USA), die durch gezielte experimentelle Untersuchungen an Hunden die Grundlagen für die ersten therapeutischen Einsätze der Knochenmarktransplantation beim Menschen legten. Im Jahr 1959 erfolgte die erste Knochenmarktransplantation von einem eineiigen Zwillingsspender in Seattle.

Die Entdeckung des humanen Leukozyten-Antigen-Systems (HLA-System) durch Dausset im Jahre 1985 und deren Charakterisierung brachte für den klinischen Einsatz dieses Verfahrens die entscheidende Wende. Die erste erfolgreiche allogene Stammzelltransplantation konnte 1968 durch Bob Good und Mitarbeiter bei einem Kind mit schwerem kombiniertem Immundefekt (SCID) mithilfe von Knochenmark eines HLA-identischen Geschwisterkindes durchgeführt werden. Im Jahr 1971 gelang Donnall Thomas und Mitarbeitern die erste allogene Knochenmarktransplantation bei einem Patienten mit akuter Leukämie. Diese erfolgreichen Transplantationen legten den Grundstein für eine rasante und erfolgreiche Entwicklung der Stammzelltransplantationsmedizin. Weitere Meilensteine in der Entwicklung waren der Einsatz von HLA-identischen unverwandten Spendern, der Aufbau von international vernetzten Fremdspenderdateien, der Einsatz von Nabelschnurblut zur Transplantation sowie der Einsatz von Stammzellen haploidentischer Eltern. Heute ist die allogene Stammzelltransplantation unverzichtbarer Bestandteil der Therapie für eine Vielzahl von Erkrankungen (s. oben).

186.1.2 Begriffsbestimmungen

Arten der Transplantation

In Abhängigkeit von der Herkunft der hämatopoetischen Stammzellen gibt es zwei grundverschiedene Verfahren – die autologe und die allogene Stammzelltransplantation.

Autologe Stammzelltransplantation

Das Ziel der autologen Stammzelltransplantation ist die Dosisintensivierung der Radiochemotherapie in der Therapie maligner Erkrankungen. Ohne anschließende Retransfusion hämatopoetischer Stammzellen würde die intensive Chemotherapie zu einer lebensbedrohlichen Myelosuppression führen. Im eigentlichen Sinne handelt es sich hier also nicht um eine Transplantation von Stammzellen, sondern um eine Hochdosischemotherapie mit anschließendem autologem Stammzellrescue. Ein immunologischer „Graft versus tumor"-Effekt fehlt gänzlich.

Allogene Stammzelltransplantation

Ziel der allogenen Stammzelltransplantation ist es, das Hämatopoesesystem des Patienten durch hämatopoetische Stammzellen eines gesunden Spenders zu ersetzen. Die transplantierten Stammzellen sind in der Lage, ein voll funktionsfähiges Blutbildungssystem mit immunkompetenten Zellen zu generieren. Die theoretische Rationale dieser Therapieform in der Behandlung von Patienten mit malignen hämatologischen Systemerkrankungen basiert auf 3 Grundpfeilern:
1. durch das intensive, hoch dosierte Konditionierungsregime besteht die Möglichkeit, den „Anti-Tumor-Effekt" der Chemotherapie zu maximieren,
2. das erkrankte hämatopoetische System wird durch gesunde Spenderhämatopoese ersetzt und
3. durch das alloreaktive Potenzial des Spenderimmunsystems kann ein sog. „Graft-versus-leukemia-Effekt (GVL-Effekt) induziert werden.

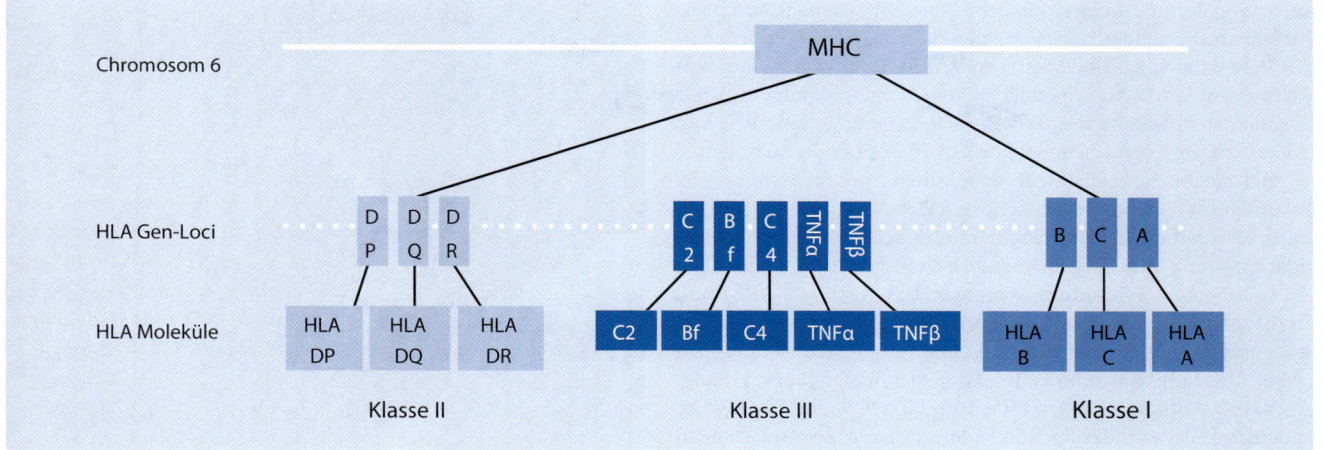

Abb. 186.1 Humanes Leukozyten-Antigen-System (HLA-System)

Major Histokompatibilität

Eine Grundvoraussetzung für die Durchführbarkeit einer allogenen Stammzelltransplantation ist prinzipiell das Vorhandensein eines „passenden" Spenders. Die Entwicklung einer Immuntoleranz nach allogener Transplantation wird im Wesentlichen durch die humanen Histokompatibilitätsantigene bestimmt. Die dafür kodierenden Gene sind beim Menschen auf dem kurzen Arm des Chromosoms 6 lokalisiert und bilden den Haupthistokompatibilitätskomplex (major histocompatibility complex; MHC, ◘ Abb. 186.1). Die MHC-Antigene können in 2 Gruppen eingeteilt werden:

- MHC-Klasse-I-Antigene, die aus einer α-Kette verbunden mit einem $β_2$-Mikroglobulin bestehen und in
- MHC-Klasse-II-Antigene, die aus 2 MHC kodierten α-Ketten und einer β-Kette bestehen.

HLA-Klasse-I-Antigene werden von 3 Loci kodiert (HLA-A; HLA-B und HLA-C). Bislang wurden 1176 HLA-A, 1641 HLA-B und über 808 HLA-C Allele beschrieben. HLA-Klasse-II-Antigene werden ebenfalls von 3 Loci kodiert. Im Rahmen der allogenen Stammzelltransplantation sind dabei die Loci HLA-DR und HLA-DQ relevant. Es sind gegenwärtig 704 HLA-DR- und 106 HLA-DQ-Allele beschrieben. Berechnet man die theoretischen Merkmalskombinationen so erhält man etwa $1,4^{1028}$ Möglichkeiten. Durch verbesserte Typisierungsmethoden steigt die Zahl der bekannten Ausprägungen stetig. Ohne „Kopplungsungleichgewichte" – d. h. bestimmte Ausprägungen der verschiedenen Loci tauchen gehäuft gemeinsam auf – wäre die Spendersuche fast aussichtslos.

HLA-Typisierung

Historisch erfolgte die HLA-Typisierung serologisch – dies blieb der Standard über 30 Jahre. Mithilfe der serologischen Typisierung ist es nicht möglich, die HLA-Antigene in ihre Allele aufzulösen. Dies gelingt nur durch DNA-Sequenzierung der infrage kommenden Gene. Man spricht von einer hoch aufgelösten HLA-Typisierung. Vergleichende Untersuchungen zeigen, dass durch hoch aufgelöste HLA-Typisierung viele Allele identifiziert werden können, die der serologischen Typisierung nicht zugänglich sind. Die DNA-Sequenzierung ist die präziseste Technik, den HLA-Status zu beschreiben. Diese Methode ist mittlerweile Standard und erlaubt eine exakte HLA-Charakterisierung von Spender und Empfänger. Zur Bestimmung der HLA-Identität werden die HLA-Allele der Loci HLA A, B, C, DR und DQ bestimmt. Die Gentypisierung der HLA-Allele resultiert in einer 4 oder mehrstelligen Zahl (z. B. A*2031, A*4023; B*2101; B*2001, usw.) durch „Sternchen" wird dabei angegeben, dass die HLA-Typisierung durch DNA-Sequenzierung erfolgte. Eine HLA-Identität zwischen Spender und Empfänger wird bei einer Merkmalsübereinstimmung von 10/10 Allelen angenommen.

186.1.3 Spenderauswahl

Ziel der Spendersuche ist die Identifikation eines HLA-identischen Stammzellspenders, der in erster Linie unter Geschwistern gesucht wird, bevor eine Fremdspendersuche eingeleitet wird. Im Falle einer vollständigen Übereinstimmung zwischen Spender und Patient an den Genorten HLA-A, B, C, DRB1, DQB1 spricht man von einem 10/10-Match. Steht kein HLA-identischer Familien- oder Fremdspender zur Verfügung, kann auch ein Spender mit einer HLA-Antigen-Differenz in GvH-Richtung und/oder HvG-Richtung ausgewählt werden (sog. 9/10-Match). Verläuft die Spendersuche erfolglos oder erfordert die klinische Situation des Patienten eine zeitnahe Transplantation, so können Patienten im Rahmen von Studienprotokollen auch mit einem HLA-haploidentischen verwandten Spender, Mutter oder Vater, transplantiert werden.

Suche eines Familienspenders

Im Rahmen der Suche nach einem HLA-identischen Familienspender werden in erster Linie die Geschwister des Patienten untersucht. Bei Geschwistern genügt die Testung der Genorte HLA-A, B, DRB1, DQB1 auf zweistelligem Niveau, falls die HLA-Identität schon aufgrund der HLA-Merkmalssegregation sichergestellt ist. Zur Sicherung der HLA-Haplotypen und deren Segregation muss daher zuvor eine HLA-Testung der Eltern erfolgt sein. Eine HLA-C-Testung und eine Testung auf vierstelligem Niveau werden empfohlen, wenn nur durch diese Zusatzuntersuchung die HLA-Identität sicher geklärt werden kann. Für etwa 25–30 % aller Patienten kann ein kompatibler Spender im eigenen Verwandtenkreis gefunden werden.

Unverwandte Spendersuche

Im Falle einer erfolglosen Familiensuche wird die Spendersuche auf HLA-kompatible, nicht verwandte Spender ausgeweitet. Der Auftrag zur Suche wird von einer Transplantationseinheit oder dem behandelnden Arzt in Absprache mit einer Transplantationseinheit erteilt. Die Fremdspendersuche erfolgt in Deutschland über das Zentrale Knochenmarkspenderegister (ZKRD) in Ulm, das die formalen Voraussetzungen und die Indikationsstellung erneut überprüft, bevor auf nationaler und internationaler Ebene ein Datenaustausch aus Knochenmarkspenderdateien erfolgen kann. Das ZKRD enthält derzeit Datensätze von über 4 Mio. Spendern aus Deutschland und kann weltweit auf fast 18 Mio. Spender zugreifen und ist damit die größte Spenderdatenbank in Europa. In der Regel gelingt es innerhalb von 3 Monaten für 7 von 10 Patienten einen 10/10 Spender zu finden.

Bei der Suche nach nicht verwandten Spendern sollten bei Patienten und Spendern die Genorte HLA-A, B, C, DRB1, DQB1 hochauflösend molekularbiologisch untersucht werden. Bei Bestätigungstestung von allogenem Nabelschnurblut ist grundsätzlich ein vollständiges Typisierungsergebnis (HLA-A, -B, -C, DRB1 und DQB1, molekularbiologisch, hohe Auflösung) zu erbringen. Die Bestätigungstestung umfasst ferner die Bestimmung der Blutgruppen (AB0, RhD) und bestimmter Infektionsparameter (Lues, HBsAg, Anti-HBc, Antikörper gegen HIV 1 und 2, HCV und CMV). Die endgültige Auswahl des Spenders obliegt dem transplantierenden Arzt. Wegen des erhöhten GvHD-Risikos sollte für einen männlichen Patienten möglichst ein männlicher Spender verwendet werden. Aus dem gleichen Grund sollten zudem junge Spender bevorzugt ausgewählt werden. Aufgrund der Gefahr der CMV-Reaktivierung sollte ein CMV-negativer Patient möglichst einen CMV-negativen Spender, ein CMV-positiver Patient einen CMV-positiven Spender bekommen. Die Blutgruppe spielt bei der Spenderauswahl keine übergeordnete Rolle, da im speziellen Falle der Transplantation von peripheren Blutstammzellen alle Blutgruppenkonstellationen denkbar sind.

Im Falle von Knochenmark sollte möglichst Blutgruppen- bzw. AB0-kompatibel transplantiert werden. Wenn eine blutgruppenkompatible Transplantation nicht möglich ist und der Patient hohe Antikörpertiter (Isohämagglutinin-Titer > 1:4) gegen die Blutgruppe des Spenders aufweist, besteht grundsätzlich die Möglichkeit der spenderinkompatiblen Transfusion (1–2 ml/kg des Empfängers langsam über mehrere Stunden), um die Antikörpertiter und damit das Hämolyserisiko im Vorfeld der Knochenmarktransplantation zu senken. Wegen des erhöhten Abstoßungsrisikos bei Patienten mit nichtmalignen Erkrankungen sollte ein geschlechtsidentischer Spender bevorzugt werden.

Wenn kein HLA-identischer Familien- oder Fremdspender gefunden werden kann, oder der 3-monatige Zeitraum bis zum Abschluss der Suche zu lange ist, können auch die Mutter oder der Vater als haploidentische Stammzellspender herangezogen werden. Aufgrund des GvHD-Risikos ist eine Aufarbeitung des Transplantats bestehend aus peripheren Stammzellen nötig, was eine Entfernung potenziell alloreaktiver Immunzellen aus dem Transplantat umfasst. Derzeit steht hierzu an ausgewählten Zentren neben der CD3/CD19-Depletion neuerdings auch eine Methode der TCRαβ-Depletion zur Verfügung.

186.1.4 Gewinnung des Stammzellpräparats

Knochenmark

Klassischerweise entstammen die hämatopoetischen Stammzellen dem Knochenmark. Die Knochenmarkentnahme erfolgt in Allgemeinnarkose im Operationssaal durch mehrmalige Punktion des hinteren Beckenkamms (◘ Abb. 186.2). Sofern es das Körpergewicht des Spenders erlaubt, werden etwa 20 ml/kg Körpergewicht des Patienten, maximal aber 1500 ml Knochenmarkblut entnommen. Darin sollten sich erfahrungsgemäß zwischen 2- bis 6-mal 10^8 kernhaltige Zellen (total nucleated cells, TNC)/kg Körpergewicht des Patienten befinden. Die durch Immunphänotypisierung bestimmte Anzahl CD34+ hämatopoetischer Stammzellen soll etwa 2- bis 6-mal 10^6/kg

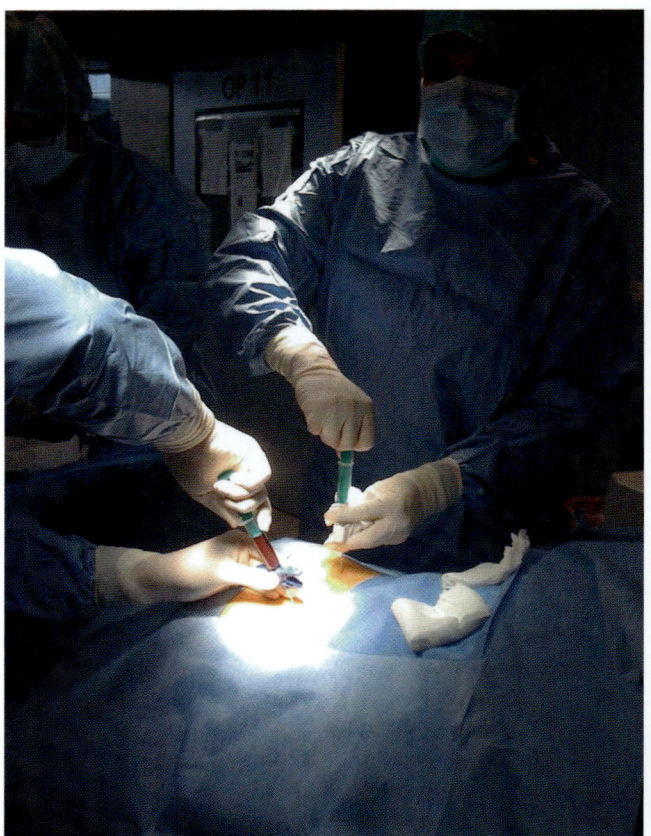

◘ Abb. 186.2 Knochenmarkentnahme

Patientenkörpergewicht betragen. Die Bestimmung dieser Zellzahlen gehört zu den Qualitätskriterien für die Freigabe des Transplantats. Bei der Entnahme dieser Menge Knochenmark, sollte der Blutverlust für den Spender keine kreislaufrelevanten Nebenwirkungen auslösen. Das entnommene Knochenmark wird mit Antikoagulanzien versetzt. In der Regel wird dazu Acid-Citrate-Dextrose (ACDA) im Verhältnis 1:10 und Heparin 10 E/ml Knochenmark eingesetzt, nachdem das Knochenmark über einen Filter von Knochenmarkbröckeln gereinigt wurde. Die Transplantation erfolgt meistens noch am selben Tag durch Transfusion über den zentralen Venenverweilkatheter.

In Abhängigkeit des Alters des Spenders und der Körpergewichtskorrelation zwischen Patient und Empfänger kann bei Kindern über 12 Jahren vor der Knochenmarkspende eine Eigenblutkonserve zur späteren Retransfusion entnommen werden. Die Spender werden am Vorabend stationär aufgenommen und werden regelmäßig am Tag nach der Spende entlassen.

Peripheres Blut

Hämatopoetische Stammzellen können nach 5-tägiger Stimulation mit rekombinantem humanen „granulocyte colony stimulating factor" (rh-GCSF) aus dem Knochenmark in großer Zahl in das periphere Blut mobilisiert werden. Durch eine Stammzellapherese lassen sich die mononukleären Zellen gewinnen. Ein peripheres Stammzellprodukt enthält etwa 10- bis 20-mal mehr Stammzellen als Knochenmark. Neben einem höheren Anteil an Stammzellen enthält das periphere Stammzellprodukt auch 10-mal soviel T-Zellen wie Knochenmark und eine große Anzahl von NK-Zellen. Durch Transplantation von peripheren Stammzellen tritt durchschnittlich eine um 4 Tage raschere Regeneration auf; die Rate schwer verlau-

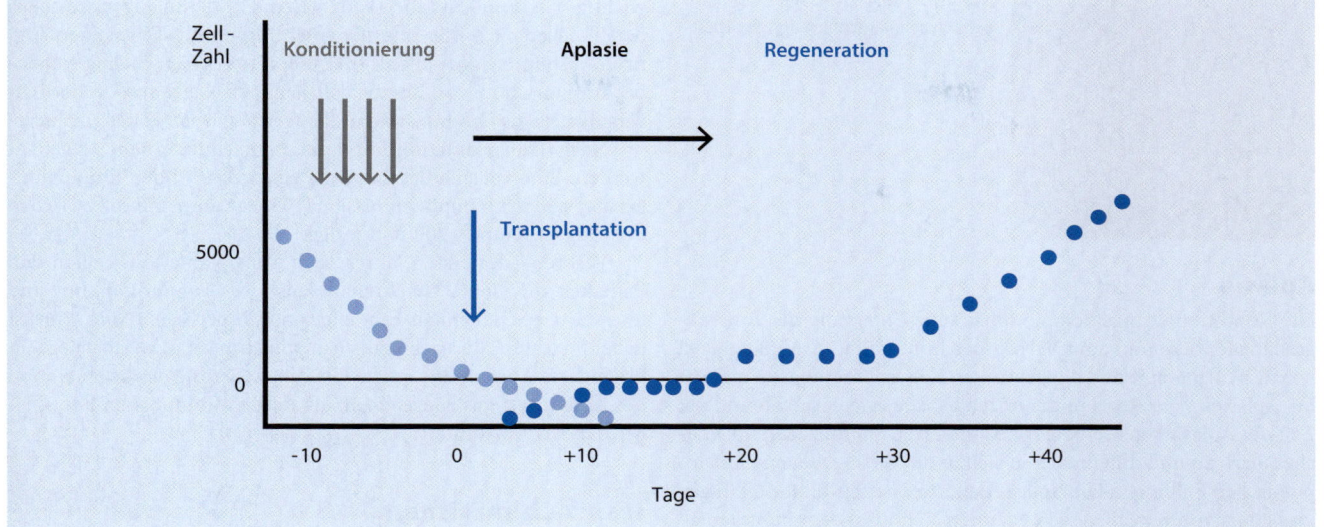

Abb. 186.3 Phasen einer Transplantation

fender akut GvH-Erkrankungen scheint im Kindes- und Jugendalter nicht erhöht zu sein.

Die hohe Anzahl von hämatopoetischen Stammzellen im Präparat erlaubt auch eine in vitro Manipulation des Stammzellprodukts. Mittlerweile sind verschiedene Verfahren in Anwendung, um das Aphereseprodukt so zu bearbeiten, dass auch Stammzelltransplantationen von nicht HLA-identischen Spendern mit einem vertretbaren Risiko durchgeführt werden können. Dies trifft insbesondere für haploidentische Stammzelltransplantationen zu, bei denen Eltern als Stammzellspender eingesetzt werden.

Plazentarestblut

Neben Knochenmark oder peripherem Blut sind hämatopoetische Stammzellen auch und in großer Zahl in Plazenta- oder Nabelschnurrestblut zu finden. Diese Stammzellen unterscheiden sich von Knochenmarkstammzellen durch eine höhere Plastizität; die im Präparat enthaltenen T-Zellen sind unreifer als in den vorgenannten Stammzellquellen. Diese T-Zellimmaturität verringert das Risiko der GvHD einerseits, andererseits ist sie aber auch für eine protrahierte Immunregeneration dieser Therapieform mitverantwortlich. Die hämatopoetische Regeneration ist im Vergleich zur Knochenmark- und Peripherbluttransplantation verzögert. Die Regenerationsgeschwindigkeit hängt allerdings stark von den im Transplantat enthaltenen Zellzahlen ab. Die aus der Plazenta gewinnbare Blutmenge schwankt zwischen 50 und 200 ml; entsprechend schwanken auch die zur Verfügung stehenden hämatopoetischen Stammzellen erheblich. Um ein rasches und sicheres Anwachsen des Transplantats (Engraftment) zu erreichen, sollten mehr als 3×10^7 TNC (total nucleated cells, s. oben) pro kg Empfängergewicht zur Verfügung stehen.

186.1.5 Phasen einer Transplantation

Der zeitliche Ablauf einer allogenen Stammzelltransplantation wird in 3 Phasen gegliedert (Abb. 186.3): Konditionierung, Aplasie, Regeneration.

Konditionierung

Die Transplantation beginnt mit der Phase der Konditionierung. Diese dauert zwischen 6 und 13 Tagen und beinhaltet die sequenzielle Gabe verschiedener Chemotherapeutika mit oder ohne Strahlentherapie. Aufgabe der Konditionierung ist die Myeloablation, d. h. das Eradizieren der Empfängerhämatopoese mit dem Ziel, Raum für das Engraftment der transplantierten Stammzellen zu schaffen. Gleichzeitig erfolgt mit der Konditionierung eine hochdosierte Radiochemotherapie zur Therapie der zugrunde liegenden malignen Erkrankung sowie eine substanzielle Immunsuppression, die die Abstoßung der transplantierten Stammzellen verhindern soll. Die wichtigsten und in der Konditionierung am häufigsten eingesetzten Chemotherapeutika sind Alkylanzien (Busulfan, Treosulfan, Melphalan, Cyclophosphamid, Thiotepa), Podophyllotoxine (Etoposid) sowie Antimetabolite (Fludarabin, Clofarabin). In Abhängigkeit von der gewählten Dosierung dieser Medikamente wird eine ausreichende Immunsuppression und Myeloablation erreicht.

Die fraktionierte Ganzkörperbestrahlung wird in der Behandlung von Kindern mit akuter lymphatischer Leukämie (ALL) einer reinen Chemotherapie bis heute vorgezogen, auch wenn keine kontrollierten Studien vorliegen, die den Vorteil beweisen. Die hochdosierte Ganzkörperstrahlentherapie ist nachgewiesenermaßen mit einer hohen Rate an kurz- und langfristigen Nebenwirkungen verbunden. Hierzu zählen im Besonderen Kataraktbildung, Infertilität, endokrine Störungen, Wachstumsstörungen sowie die Induktion von Zweitmalignomen. Es ist Gegenstand laufender Studien zu untersuchen, wann auf eine Ganzkörperbestrahlung verzichtet werden kann. Meist wird in der Konditionierungstherapie Antilymphozytenglobulin (ATG, Campath u. a.) gegeben, um Empfängerlymphozyten zuverlässig zu depletieren und so einer Transplantabstoßung vorzubeugen. Zwischen dem Abschluss der Konditionierungstherapie und der Transplantation muss ausreichend Zeit liegen, um eine Schädigung der im Transplantat enthaltenen hämatopoetischen Stammzellen durch zu hohe Serumspiegel der Chemotherapeutika zu verhindern.

Die Transplantation von Knochenmark oder peripheren Stammzellen erfolgt mittels Infusion über einen zentralen Venenkatheter. Die transfundierten Stammzellen perfundieren mit dem peripheren Blut die Knochenmarkräume. Dort kommt es begünstigt durch eine Reihe von sog. Homing- und Integrinfaktoren zur Besiedlung des Knochenmarks und nach der Zeit der Aplasie zur hämatopoetischen Regeneration.

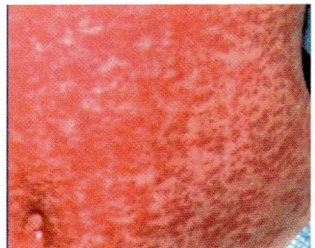

Abb. 186.4 GvhD mit Exanthem durch zelluläre Infiltration der Haut

Aplasie

Die Konditionierungstherapie führt zum Untergang der Empfängerhämatopoese und zum Verlust der Immunität. In Abhängigkeit von der Vortherapie und der gewählten Konditionierungstherapie ist die Aplasie in der Regel in der ersten Woche erreicht. Während der Zeit der Aplasie wachsen die transfundierten Stammzellen im Knochenmark an und differenzieren sich in die verschiedenen hämatopoetischen Zelllinien. Die Aplasie dauert zwischen 12 und 21 Tagen und hängt von verschiedenen Faktoren ab und ist definitionsgemäß dann beendet, wenn der Patient an 3 hintereinander folgenden Tagen mehr als 1000 Leukozyten/μl oder mehr als 500 Granulozyten/μl aufweist. Ein vollständiges Engraftment hat dann stattgefunden, wenn der Patient auch unabhängig von Erythrozyten- und Thrombozytentransfusionen geworden ist.

Während der Zeit der Aplasie ist neben der zellulären Abwehr auch die Schleimhaut des gesamten Gastrointestinaltrakts zerstört. Deswegen ist der Patient während dieser Phase vor allem durch Infektionen mit Bakterien und Pilzen bedroht. Aus diesem Grund ist eine intensive supportive Therapie notwendig. Diese umfasst die Applikation von nichtresorbierbaren Antibiotika zur Darmdekontamination, breite antibiotische Therapie bei ersten Hinweisen auf Infektionen, antimykotische Prophylaxe und die Gabe von Virostatika zur Verhinderung viraler Reaktivierungen. Zudem ist eine regelmäßige Substitution mit Immunglobulinen notwendig. Thrombozyten- und Erythrozytenkonzentrate müssen bis zur hämatopoetischen Regeneration substituiert werden. Dabei ist darauf zu achten, dass die Blutprodukte mit 30 Gy bestrahlt werden, um eine transfusionsvermittelte akute GvHD zu verhindern.

Regeneration

Der Phase der Aplasie folgt die hämatopoetische Regeneration. Diese setzt regelmäßig zwischen dem Tag +12 und +21 ein. Abhängig ist die Regeneration von der Art der Transplantation. Nach Transplantation von peripheren Stammzellen regenerieren Patienten schneller als nach der Gabe von Knochenmark. Auch hat die Gabe von niedrigdosiertem MTX zur GvHD-Prophylaxe nach Transplantation einen negativen Einfluss auf der Geschwindigkeit der Regeneration. Mit der hämatopoetischen Regeneration heilt regelmäßig auch die Mukositis ab und die Kinder können langsam mit der oralen Nahrungsaufnahme beginnen. Wenn es zudem gelingt, dass die Patienten die prophylaktischen Medikamente einnehmen, können sie nach Hause entlassen werden. Insgesamt dauert der stationäre Aufenthalt durchschnittlich etwa 8 Wochen.

186.1.6 Nachsorge

Auch nach Entlassung aus der Transplantationsstation sind die Patienten weiter gefährdet. Die Rekonstitution des Immunsystems ist abhängig von der Art der Stammzelltransplantation. Sie ist bei einer Übertragung von Knochenmark deutlich schneller als bei einer Transplantation T-Zell-depletierter peripherer Stammzellen. Es ist wichtig zu wissen, dass auch Patienten mit zahlenmäßig ausreichenden T-Zellen nach wie vor unter einer Immunschwäche leiden. Erst nach Ausbildung des vollen T-Zell-Repertoires liegt ein ausreichender Immunschutz vor. Bis zur vollständigen Regeneration und Diversifikation des Immunsystems kann es bis zu 12 Monaten dauern.

Nach Transplantation muss der Impfschutz erneut aufgebaut werden. Eine vollständige Impfung entsprechend den Empfehlungen der ständigen Impfkommission (STIKO) kann und soll zwischen dem Tag +100 und +200 stattfinden.

Während des ersten Jahres nach Transplantation drohen den Patienten vor allem 2 Gefahren: Rezidiv der Grunderkrankung und unerwartete Septikämien. Eine enge und aufmerksame Nachsorge ist daher im ersten Jahr nach Transplantation notwendig. Dabei liegt ein besonderes Augenmerk auf der Charakterisierung der Regeneration des Immunsystems. Gegebenenfalls werden Immunglobuline spiegeladaptiert substituiert.

186.1.7 Chimärismus

Durch Chimärismusanalysen kann nicht nur ein stabiles Engraftment der Spenderzellen dokumentiert werden. Ein kontinuierlich vollständiger Spenderchimärismus liefert wichtige Informationen über die Stabilität des Engraftments. Darüber hinaus kann ein gemischter Chimärismus, ein Nebeneinander von Empfänger- und Spenderhämatopoese, ein Frühwarnzeichen für das Wiederauftreten der Grunderkrankung darstellen. Chimärismusuntersuchungen sollten deswegen engmaschig durchgeführt werden. Das Standardverfahren zur quantitativen Chimärismusanalyse ist die PCR-gestützte Methode zur Charakterisierung sog. „short tandem repeats" (STR).

186.2 Spezielle Transplantationskomplikationen

186.2.1 Graft-versus-host-Reaktion

Akute Graft-versus-host disease

Definition und Klassifikation Nach einer allogenen Stammzelltransplantation vermittelt die Immunreaktion der Spenderlymphozyten bei Patienten mit malignen Grunderkrankungen einen erwünschten antileukämischen oder Antitumor-Effekt, die sog. Spender-gegen-Leukämie- (GvL) oder Spender-gegen-Tumor-Reaktion (GvT). Dies kann umso stärker ausfallen, je größer die HLA-Disparität zischen Spender und Empfänger ist. Dieser Effekt beinhaltet jedoch auch das Risiko einer potenziell tödlichen Spender-gegen-Empfänger-Erkrankung (graft-versus-host disease, GvHD) und sollte daher bei nichtmalignen Grunderkrankungen vermieden werden. Klassischerweise treten die ersten Anzeichen einer GvHD zum Zeitpunkt des Engraftments auf. Tritt die GvHD in den ersten 100 Tagen nach der Stammzelltransplantation auf, so spricht man von einer akuten GvHD. Diese kann 100 Tage nach der Transplantation in eine chronische Form übergehen.

Zielorgane der GvHD sind neben der Haut (◘ Abb. 186.4), der Gastrointestinaltrakt, die Leber und die Lunge. Bei der Einteilung des Schweregrades der GvHD unterscheidet man zwischen Grad I–IV in Abhängigkeit von der Anzahl beteiligter Organe und des Ausmaßes der Organbeteiligung (◘ Tab. 186.1). Anhand der Graduierung einzelner Organsysteme kann der Gesamtgrad (0–4) der GvHD bestimmt werden, dieser lässt Aussagen über das Risiko von Komplikationen zu. Eine schwere akute GvHD (> Grad II) und eine schwere chronische GvHD stellen eine lebensbedrohliche Komplikationen dar.

Tab. 186.1 Einteilung des Schweregrades der akuten Graft-versus-host-Erkrankung

Stadium	Haut (Exanthem)	Leber (Bilirubin mg/dl)	Darm (Diarrhö/Tag)
Grad der Beteiligung einzelner Organsysteme			
0	Kein Exanthem, kein Juckreiz	<2	<30 ml/kg, Übelkeit
1	Makulopapulös, <25% der KOF	2–3	>30 ml/kg, Übelkeit, Erbrechen, Anorexie
2	Makulopapulös, 25-50% der KOF	3–6	>60 ml/kg
3	Makulopapulös, generalisiert	6–15	>90 ml/kg
4	Blasenbildung, Desquamation	>15	Schmerzen, evtl. Ileus
Gesamtgradeinteilung der akuten GvHD			
I	Grad 1–2	–	–
II	Grad 1–3*	Grad 1*	Grad 1*
III	Grad 2–3*	Grad 2–3*	Grad 2–3*
IV	Grad 2–4*	Grad 2–4*	Grad 2–4*

KOF: Körperoberfläche
* eines oder alles ist zutreffend
I: keine Verschlechterung des Allgemeinzustandes
II: leichte Verschlechterung des Allgemeinzustandes
III: deutliche Verschlechterung des Allgemeinzustandes
IV: extreme Verschlechterung des Allgemeinzustandes

Häufigkeit In 20–30% der HLA-identischen Transplantationen kann eine akute GvHD beobachtet werden. Im nicht HLA-identischen Setting tritt die akute GvHD entsprechend häufiger auf und ist damit eine der Hauptkomplikationen nach allogener Stammzelltransplantation.

Pathophysiologie Die Entstehung der GvHD kann in 3 Phasen unterteilt werden. Die erste Phase umfasst eine entzündliche Gewebsreaktion des Empfängers, verursacht durch das jeweilige Konditionierungsregime. In der 2. Phase triggern antigenpräsentierende Zellen des Spenders und Empfängers zusammen mit Minorhistokompatibilitätsantigenen und freigesetzten Zytokinen die Aktivierung und Expansion von Spenderlymphozyten. In der 3. Phase greifen diese aktivierten Spenderlymphozyten über den FAS-Ligand und den Perforin-Granzym-B-Mechanismus sowie durch freigesetzte Zytokine (in erster Linie TNFα) geschädigtes Gewebe des Empfängers an. Die Aktivierung von Makrophagen, neutrophilen Granulozyten, B- und T-Zellen, die Sekretion weiterer inflammatorischer Zytokine und die gesteigerte Expression von HLA-Molekülen sowie die Zellzerstörung durch T-Lymphozyten führen zu den charakteristischen Gewebsschäden einer GvHD.

Risikofaktoren Zu den Hauptrisikofaktoren für die Entwicklung einer GvHD gehört in erster Linie die HLA-Disparität. Daneben ist die Stammzellquelle zu nennen. Durch das überwiegende Vorhandensein naiver Stammzellen im Nabelschnurblut sind HLA-disparate Transplantationen (4/6 oder 5/6) möglich, allerdings werden hierbei, verglichen mit peripheren Stammzellen und Knochenmark, auch häufiger Fälle mit akuter GvHD Grad II–IV beobachtet (41% gegenüber 27% und 28%). Weitere Faktoren, die das Risiko einer GvHD-Entwicklung beinhalten, umfassen ein höheres Alter von Spender und Empfänger sowie Unterschiede im Geschlecht (vor allem eine mehrfachgebärende Spenderin bei einem männlichen Empfänger). Daneben spielen auch ein Malignom als Grunderkrankung und die Intensität der Konditionierung eine Rolle.

Prophylaxe und Therapie Zur Prophylaxe der GvHD wird häufig eine Kombination aus Methotrexat und Calcineurin-Inhibitoren (Ciclosporin oder Tacrolimus) verwendet. Im Falle einer akuten Exazerbation ist eine zusätzliche Therapie mit Methylprednisolon und/oder Mycophenolatmofetil denkbar. Bei steroidrefraktärer GvHD bestehen weitere Therapiemöglichkeiten in der Gabe von Anti-Thymozytenglobulin (ATG), extrakorporaler Photopherese (ECP), Pentostatin, Sirolimus, monoklonalen Antikörpern und mesenchymalen Stromazellen.

Bei langfristigem Einsatz dieser medikamentösen Therapien bestehen ein hohes Infektionsrisiko sowie ein erhöhtes Rezidivrisiko im Falle einer malignen Grunderkrankung.

Im Rahmen der extrakorporalen Photopherese (ECP) werden Leukozyten abgesammelt, ex vivo mit 8-Methoxypsoralen inkubiert und mit UVA-Licht bestrahlt und in den Patienten zurückgegeben. Die Immuntoleranz wird dabei durch eine verminderte Stimulation und eine Depletion von Effektor-T-Zellen, eine gesteigerte Produktion anti-inflammatorischer Zytokine, eine geminderte Sekretion pro-inflammatorischer Zyokine und eine Expansion regulatorischer T-Zellen bewirkt. Patienten mit GvHD der Haut, Leber und des Gastrointestinaltrakts zeigten in bis zu 60% der Fälle ein klinisches Ansprechen. Letztendlich können auch Zelltherapieverfahren mit mesenchymalen Stromazellen (MSC) bei der GvHD-Behandlung eine Rolle spielen. MSCs werden aus Knochenmarkproben gewonnen und können unter geeigneten Bedingungen zu verschiedenen Gewebszellen ausreifen. MSCs haben neben immunmodulatorischen auch regenerative Effekte auf geschädigtes Gewebe und können unabhängig von MHC-Barrieren verabreicht werden.

Chronische GvHD

Pathophysiologie Der wichtigste Risikofaktor für eine chronische GvHD (cGvHD), die in 20–30% der Fälle auftritt, ist das Vorhandensein einer akuten GvHD. Die cGVHD ist eine chronische Multisystemerkrankung infolge gestörter immunologischer Toleranzmechanismen. Sie kann eine Vielzahl von Organen betreffen und dabei jede Autoimmunerkrankung imitieren.

Klinische Symptome Die cGVHD der Haut kann sich ähnlich einem Lichen ruber planus, aber auch wie ein fleckiges Exanthem präsentieren. Weitere Symptome können eine zunehmende Schuppung sowie Hypo- oder Hyperpigmentierung darstellen. Später können Hautveränderungen mit tiefer Hautsklerose auftreten. Darüber hinaus kann es zum Haarverlust kommen. Die cGVHD der Augen äußert sich meist in einer Keratokonjunktivitis sicca infolge einer Atrophie der Tränendrüsen. Mitbetroffen sind häufig auch die Meibom-Drüsen und die Lider durch eine ausgeprägte Blepharitis. Im Bereich der Bindehaut entwickeln sich häufig fibrotische Veränderungen und chronisch persistierende Inflammationen.

An der Mundschleimhaut können erythematöse, lichenoide und ulzeröse Veränderungen sowie Mukozelen beobachtet werden. Auch hier kann durch Destruktion der Speicheldrüsen eine Sicca-Symptomatik auftreten. Eine lang andauernde cGVHD kann darüber hinaus zu Gingivitis, Parodontose, vermehrtem Karies und zu Zahnverlusten führen.

Eine Leberbeteiligung manifestiert sich häufig als primäre Cholestase, aber auch hepatitische Verlaufsformen mit erhöhten Transaminasen sind beschrieben. Manifestationen des Gastrointestinaltrakts können zu Dysphagie, Übelkeit und Erbrechen sowie chronischen Durchfällen und einem Malabsorptionssyndrom führen.

Insgesamt bedarf es bei der Behandlung einer cGvHD in der Regel eines interdisziplinären Behandlungskonzepts.

186.2.2 Veno Occlusive Disease

Pathophysiologie Etwa 20 % aller Patienten nach allogener Stammzelltransplantation entwickeln einen teilweisen oder vollständigen Verschluss der Lebervenen (veno occlusive disease; VOD). Diese entsteht infolge einer toxischen Schädigung der Endothelien durch die Konditionierungstherapie. Es entwickelt sich eine lokale Entzündungsreaktion verstärkt durch die Bildung toxischer Metaboliten, welche durch das Glutahion-Enzymsystem eliminiert werden sollten. Bei Störungen dieses Gleichgewichts kommt es zur Induktion eines prokoagulatorischen Aktivitätszustandes und der Bildung von Fibrinaggregaten mit Thrombozyten und Leukozyten. Diese können zu einem Verschluss der Lebervenen führen.

Klinische Symptome und Therapie Die daraus resultierenden klinischen Symptome sind Hepatomegalie, Schmerzen im rechten Oberbauch, Aszites, Gewichtszunahme und Ikterus.

Die Infusion von niedrig dosiertem Heparin (100 IE/kg KG) ist zur prophylaktischen Therapie unterstützend. Durch eine jüngst durchgeführte prospektive Studie konnte zweifelsfrei nachgewiesen werden, dass Defibrotide die Inzidenz der VOD signifikant senken kann.

Bei der Substanz handelt es sich um ein Derivat aus Schweinedarm isolierter DNA, der protektive Effekte auf vaskuläre Endothelzellen besonders bei den kleinen Gefäßen hat. Defirbotide wirkt antithrombotisch, antientzündlich und antiischämisch.

186.3 Transplantationsindikationen – Ergebnisse

186.3.1 Maligne Erkrankungen

Akute lymphatische Leukämie (ALL)

Die ALL des Kindesalters ist eine Erkrankung, bei der die Wahrscheinlichkeit des Überlebens 85 % und die Wahrscheinlichkeit des ereignisfreien Überlebens (pEFS = event free survival) ca. 80 % beträgt. Sogar nach einem Rezidiv kann im Falle eines späten Knochenmark- oder eines isolierten extramedullären Rezidivs ein pEFS von 0,35 und 0,44 mit herkömmlicher Chemotherapie alleine erzielt werden.

Prinzipiell sind die ALL des Kindes- und Jugendalters eine Domäne der Chemotherapie. Für einzelne Kinder, deren ALL besondere Risikoparameter aufweisen oder ein schlechtes Ansprechen auf die Induktionschemotherapie zeigen, kann die allogene Stammzelltransplantation ein wertvolles Therapieelement darstellen. Grundsätzlich ähneln sich die Definitionen der Hochrisikopatienten weltweit; dennoch werden die Indikationen zur Transplantation im jeweils gültigen Therapieprotokoll festgelegt. Die sorgfältige Indikationsstellung zur Stammzelltransplantation bei ALL ist unerlässlich. Ein sorgfältiges Abwägen der Risiken und Nutzen verschiedener Behandlungsverfahren für Kinder und Jugendliche mit ALL kann nur in intensiver Abstimmung von Transplantations- und Chemotherapiestudiengruppen erfolgen.

Kinder in erster Remission Kinder mit ALL in erster Remission werden dann als Hochrisikopatienten eingestuft, wenn sie schlecht auf Steroide in der Therapievorphase reagieren (= prednisone poor responder, PPR und T-Phänotyp), sie am Tag 33 keine Remission erreichten, wenn ihre Leukämiezellen eine Translokation (4;11) oder eine Hyploidie mit < 44 Chromosomen aufweisen. Hinzu kommen Patienten mit persistierender minimaler Resterkrankung (MRD) im Verlauf der Chemotherapie.

Kinder in zweiter Remission Ähnliches trifft für Kinder in zweiter Remission zu. Generell gilt, dass Patienten mit einem späten Rezidiv einer ALL eine realistische Chance haben, ihre Erkrankung ohne Transplantation alleine mit einer erneuten Chemotherapie zu überleben. Auch in dieser Gruppe entscheidet der MRD-Response über die Prognose. Kinder, die im Verlauf der Chemotherapie eine bleibend hohe MRD-Last behalten, benötigen eine allogene Stammzelltransplantation um ihre Erkrankung zu überwinden. Gleiches gilt für Patienten mit einem frühen Rezidiv (< 6 Monate nach Ende der Dauertherapie) oder für Kinder mit einem sehr frühen Rezidiv (noch unter Chemotherapie). Diese Patienten haben ohne Transplantation derzeit keine realistische Chance, ihre Leukämie zu überleben.

Kinder mit zweitem Rezidiv Auch Patienten mit einem zweiten Rezidiv können nach gegenwärtigem Erfahrungsstand ohne Transplantation wahrscheinlich nicht gerettet werden.

Akute myeloische Leukämie

In den vergangenen 2 Dekaden hat sich die Prognose von Kindern mit AML durch Fortschritte in der Erstbehandlung signifikant verbessert. Heilungsraten von bis zu 75 % können durch intensive Chemotherapieprotokolle erreicht werden.

Kinder in erster Remission Indikationen für eine allogene Stammzelltransplantation in erster Remission werden weltweit kontrovers diskutiert. Auch für Kinder mit AML gilt, dass die Indikation für die allogene Stammzelltransplantation in engster Abstimmung mit der Erstbehandlung stattfinden muss und die Behandlung in kontrollierten Studien erfolgen sollte.

Kinder in zweiter Remission In zweiter Remission einer AML gilt die Stammzelltransplantation als „Standard of Care" in der Behandlung und wird unabhängig davon empfohlen, ob ein HLA-identischer Spender identifiziert werden konnte. Sollte kein identischer Spender gefunden werden, so sollte eine Transplantation auch mit einem alternativen Spender angestrebt werden. Zur Konditionierung von Patienten mit AML werden regelmäßig chemotherapeutische Regime eingesetzt.

Myelodysplastische Syndrome (MDS)

Es handelt sich um eine heterogene Gruppe von präleukämischen Erkrankungen der pluripotenten Stammzellen, wobei hypoplastische von hyperplastischen MDS unterschieden werden (▶ Abschn. 183.4). Differenzialdiagnostisch ist die Abgrenzung der hypoplastischen refraktären Zytopenie (RC) von der schweren aplastischen Anämie (SAA) problematisch. Die hyperplastische refraktäre Anämie mit Blasten in Transformation (RAEB-T) ist gelegentlich von einer AML schwierig zu unterscheiden.

Allen Erkrankungen aus dem Formenkreis des MDS ist gemeinsam, dass die einzig kurative Therapie in der Stammzelltransplantation besteht. Dementsprechend haben Kinder mit MDS eine Indikation zur Transplantation mit allen verfügbaren Formen von Spendern. Für die Transplantation von hypoplastischen MDS-Erkrankungen können toxizitätsreduzierte Konditionierungsprotokolle eingesetzt werden, wohingegen für die hyperplastischen MDS-Erkrankungen ausschließlich myeloablative Chemotherapieregimes eingesetzt werden.

Chronisch myeloische Leukämie

Wie bei erwachsenen Patienten gibt es mittlerweile auch in der Pädiatrie Hinweise dafür, dass durch Tyrosinkinase-Inhibitoren langfristige Remissionen erreicht werden können (▶ Abschn. 183.3). Die einzig kurative Therapie stellt hingegen die allogene Stammzelltransplantation dar. Die Indikation zur Transplantation ist eng mit der Familie und dem Patienten abzuwägen. Mit gut passenden Spendern liegen die Überlebenswahrscheinlichkeiten nach Transplantation bei 70 %.

Solide Tumoren

Nur für wenige fortgeschrittene solide Tumorentitäten gibt es eine gesicherte Indikation für die Hochdosischemotherapie mit anschließendem Stammzellrescue durch autologe Transplantation, so etwa für Neuroblastome Stadium IV und für Patienten mit metastasiertem Ewing-Sarkom und möglicherweise auch für Patienten mit rezidivierten Medulloblastomen. Für Rhabdomyosarkome besteht keine Indikation für eine autologe Transplantation. Gegenwärtig wird in verschiedenen kontrollierten Studien der Stellenwert der allogenen Stammzelltransplantation bei Patienten mit soliden Tumoren untersucht.

186.3.2 Nichtmaligne Erkrankungen

Schwere aplastische Anämie

Die Therapie der Wahl der schweren aplastischen Anämie besteht in der allogenen Stammzelltransplantation für Kinder, die über einen HLA-identischen Familienspender verfügen. Für Patienten ohne einen passenden Geschwisterspender stellt die immunsuppressive Therapie mit Ciclosporin A, Antilymphozytenglobulin und Methylprednisolon eine Therapiealternative dar. Mit zunehmenden Fortschritten in der Stammzelltransplantationsmedizin, u. a. durch verbesserte HLA-Typisierungen, konnten die Transplantationsergebnisse auch mit HLA-identischen nichtverwandten Spendern deutlich verbessert werden. Die publizierten Daten zeigen eine Überlegenheit der Stammzelltransplantation gegenüber der Immunsuppression. Wenngleich durch die differenzialdiagnostische Abgrenzung gegenüber der refraktären Zytopenie aus dem Formenkreis der myelodysplastischen Syndrome besser gelingt, so kommen doch klonale Erkrankungen nach Immunsuppression vor. Insgesamt sollten Transfusionen mit Blut und Thrombozyten auf das Nötigste begrenzt werden, um eine Sensibilisierung zu vermeiden und so das Risiko einer Abstoßung der Stammzellen zu minimieren. Die Überlebensraten nach allogener Stammzelltransplantation liegen bei 90 %.

Fanconi-Anämie

Die Fanconi-Anämie (FA) ist charakterisiert durch kongenitale Anomalien, Radiusaplasie, Panzytopenie, Myelodysplasie mit Tendenz zum Übergang in eine AML (▶ Kap. 178). In der Regel werden die Erkrankungen autosomal-rezessiv vererbt, der klinische Phänotyp ist sehr variabel. Die genetischen Veränderungen führen zu einer gesteigerten Chromosomenbrüchigkeit und zu einer Störung im DNA-Reparatur-Apparat der Zellen. Diese Störungen resultieren bei den meisten Patienten im Auftreten von Malignomen in der 3. Lebensdekade. Insbesondere der DNA-Reparaturdefekt ist für die gesteigerte Toxizität von Chemotherapie verantwortlich; entsprechend muss bei diesen Patienten die Intensität der Konditionierungstherapie drastisch reduziert werden. Die Erfolgsrate der Transplantation mit HLA-identischen Geschwistern liegt bei bei 70 %.

Thalassämie und Sichelzellanämie
Thalassämie

Bei der Thalassämie handelt es sich um eine hämolytische Anämie, deren konservative Therapie regelmäßige Erythrozytentransfusionen erforderlich macht (▶ Abschn. 178.2). Als Konsequenz stellt sich bei den meisten Patienten eine chronische Eisenüberladung ein. Trotz des intensiven Einsatzes von Chelatbildnern ist die Lebenserwartung gegenwärtig auf etwa 40 Jahre begrenzt.

Heute stellt die allogene Stammzelltransplantation eine kurative Therapie für diese Patienten dar. Die ersten Patienten mit Thalassämie wurden in Pesaro, Italien, zunächst mit HLA-identischen Geschwisterspendern transplantiert. Durch die vorangehend beschriebenen Fortschritte in der HLA-Typisierung und den dadurch möglich gewordenen verbesserten Ergebnissen der unverwandten Spendertransplantation, kann heute einer ständig wachsenden Zahl von Patienten die allogene Stammzelltransplantation als kurative Therapie angeboten werden. In Abhängigkeit vom bestehenden Risikoprofil können > 90 % der Patienten mit einem passenden Spender auf ein thalassämiefreies Leben hoffen.

Sichelzellanämie

Die Sichelzellanämie ist eine autosomal-rezessiv vererbte Anämie, die bei homozygot erkrankten Menschen zu Hämolysen und schweren Gefäßverschlusskrisen mit pulmonalen, ossären, vor allem aber zentralnervösen Schädigungen führen kann. Die Indikation für eine allogene Stammzelltransplantation ist immer noch Gegenstand der Diskussion und oft nur im Einzelfall nach gründlicher Abwägung zu entscheiden. Die Ergebnisse der allogenen Stammzelltransplantation bei Sichelzellanämie haben sich in den vergangenen 20 Jahren substanziell gebessert.

Störungen des Immunsystems

Für eine Vielzahl unterschiedlicher Störungen des Immunsystems stellt die allogene Stammzelltransplantation die einzig kurative Therapieoption dar. In der Tat wurde die erste erfolgreiche Stammzelltransplantation im Jahre 1968 von der Arbeitsgruppe um Bob Good bei einem Kind mit schwerem kombinierten Immundefekt (SCID) durchgeführt. Weitere Immundefekte, die mit einer Transplantation behandelt werden können, sind u. a. das Wiskott-Aldrich-Syndrom, Störungen der Myelopoese wie Morbus Kostmann, schwer verlaufende Langerhans-Zell-Histiozytosen sowie die Septische Granulomatose. Auch für Patienten mit familiärer Lymphohistiozytose können Indikationen für eine Stammzelltransplantation bestehen.

Insbesondere für Patienten mit einem SCID sind die rasche Diagnose und die Durchführung der Transplantation lebenswichtig. Bei SCID-Patienten mit fehlender T- und oder NK-Zell-Aktivität kann eine Transplantation ohne Konditionierungsregime durchgeführt werden. Für diese Kinder eignet sich die reine Stammzelltransplantation und so können periphere Stammzellen der haploidentischen Eltern nach entsprechender Behandlung des Transplantats erfolgreich eingesetzt werden. Jedoch gelingt auch bei diesen Patienten in der Regel die Regeneration des Immunsystems nach einer HLA-identischen Knochenmarktransplantation früher. Die Erfolgsaussichten der Therapie hängen von einer frühzeitigen Diagnose der zugrunde liegenden Erkrankung und der rechtzeitigen Planung und Durchführung der Transplantation ab. Chronische Infektionen sollten vor der Transplantation vermieden werden.

Metabolische Erkrankungen, Stoffwechselstörungen

Seit etwa 20 Jahren wird die Stammzelltransplantation auch für die Behandlung von verschiedenen angeborenen Stoffwechselstörungen durchgeführt. Hierzu gehören u. a. Osteopetrosis, Mukopolysaccharidose, Morbus Niemann Piek, Morbus Faber, Adrenoleukodystrophie. Die Indikationsstellung für diese Erkrankungen ist nicht immer einfach und sollte rechtzeitig, vor Manifestation des klinischen Bildes der zugrunde liegenden Erkrankung, zumindest in deren Frühstadium, erfolgen.

Literatur

Aversa F, Tabilio A, Velardi A et al (1998) Treatment of high-risk acute leukemia with T-cell-depleted stem cells from related donors with one fully mismatched HLA haplotype. N Engl J Med 339(17):1186–1193

Apperly E, Carreras E, Gluckman E, Gratwohl A, Masszi T, eds. (2008) EBMT Handbook – Hematopoietic Stem Cell Transplantation. Forum Service Editore (EBMT and ESH)

Bader P, Niethammer D, Willasch A, Kreyenberg H, Klingebiel T (2005) How and when should we monitor chimerism after allogeneic stem cell transplantation? Bone Marrow Transplant 35(2):107–119 (Review)

Blazar BR, Murphy WJ, Abedi M (2012) Advances in graft-versus-host-disease biology and therapy. Nat Rev Immunol 12(6):443–458

Blume KG, Formann SJ, Appelbaum FR (2004) Thomas' hematopoietic cell transplantation. Blackwell Publishing, Oxford, UK, Zeitschriften-Zitat, LANCET

Corbacioglu S, Cesaro S, Faraci M et al (2012) Defibrotide for prophylaxis of hepatic veno-occlusive disease in paediatric haemopoietic stem-cell transplantation: an open-label, phase 3, randomised controlled trial. Lancet 379(9823):1301–1309 (Epub 2012 Feb 23.)

Glucksberg H, Storb R, Fefer A et al (1974) Clinical manifestations of graft-versus-host disease in human recipients of marrow from HL-A-matched sibling donors. Transplantation 18(4):295–304

Handgretinger R, Klingebiel T, Lang P et al (2001) Megadose Transplantation of purified blood CD 34+ progenitor cells from HLA-mismatched parental donors in children. Bone Marrow Transplant 27:777–783

Lawitschka A, Ball L, Peters C (2012) Nonpharmacologic treatment of chronic graft-versus-host-disease in children and adolescents. Biol Blood Marrow Transplant 18(1):74–81 (Review)

Pizzo PA, Poplack DG (2002) Principles and Practice of Pediatric Oncology. Lippincott Williams & Wilkins, Philadelphia PA, USA

187 Solide Tumoren

T. Klingebiel, P. Gutjahr, A. Borkhardt

187.1 Neuroblastom

T. Klingebiel[1]

Grundlagen Das Neuroblastom ist der häufigste extrakranielle solide Tumor im Kindesalter. Trotz unzähliger Forschungsergebnisse sind viele seiner Rätsel ungelöst.

Epidemiologie 6,9% der malignen Erkrankungen im Kindesalter (<15 Jahre) sind Neuroblastome, 90% der Patienten sind jünger als 6 Jahre und ein Drittel erkrankt im 1. Lebensjahr. Die Inzidenz beträgt ca. 13,5/1. Mio. Kinder unter 15 Jahren. Das Verhältnis Jungen zu Mädchen beträgt 1,2:1 (Daten aus dem Jahresbericht 2012 des Kinderkrebsregisters; ► www.kinderkrebsregister.de).

Pathologie Das Neuroblastom ist ein maligner embryonaler Tumor und entsteht aus den Zellen der Neuralleiste. Da aus diesen Zellen die Ganglien des sympathischen Nervensystems und das Nebennierenmark hervorgehen, findet man Neuroblastome entlang des Grenzstrangs (zervikal, thorakal, abdominal) und in der Nebenniere. Eine Besonderheit ist das Einwachsen nach intraspinal als sog. Sanduhrtumor.

Klassifikation

Histopathologische Einteilung Das Neuroblastom gehört zur Gruppe der Tumoren, die sich durch „kleine, blaue und runde" Zellen auszeichnen; typischerweise können sie rosettenförmig angeordnet sein (Homer-Wright-Rosetten). Die histopathologische Einteilung erfolgt in Deutschland nach Hughes in 3 Malignitätsgrade entsprechend dem Ausreifungsgrad; die Shimada-Klassifikation führt die Einteilung nach dem Gehalt an Stroma-Zellen und dem Differenzierungsgrad der Neuroblasten durch.

Mittlerweile hat die International Neuroblastoma Pathology Classification (INPC) die Shimada-Klassifikation international abgelöst und unterscheidet:

- Neuroblastome (arm an Stroma),
- Ganglioneuroblastome und
- Ganglioneurome.

Diese Einteilung berücksichtigt die Ausreifungsmöglichkeit der Tumoren: Mit zunehmendem Anteil an reifen Ganglienzellen liegt ein Ganglioneuroblastom oder ein Ganglioneurom vor. Unerlässlich zur Einschätzung der Prognose und damit zur Therapiesteuerung sind molekulargenetische Untersuchungen. Folgende Veränderungen sind mit einer schlechten Prognose assoziiert: N-myc-Amplifikation, Verlust an Chromosom 1p=LOH 1p, Verlust von chromosomalem Material an Chromosom 11q oder 3p, niedrigere Expression des Neurotrophinrezeptors TrkA, niedrigere Expression des Adhäsionsmoleküls CD44.

Stadieneinteilung Die Stadieneinteilung wird nach dem System INSS (International Neuroblastoma Staging System) in 4 Stadien vorgenommen. Stadium 1–3 sind lokalisierte Tumoren; Stadium 4 ist durch eine Aussaat ins Knochenmark, ins Skelett, in entfernte Lymphknoten und in andere Organe definiert (◘ Tab. 187.1). Davon zu unterscheiden ist das Stadium 4S, das bei Säuglingen vorliegt, wenn zu einem lokalisierten Primärtumor (Stadium 1 oder 2) Metastasen in Haut Leber und/oder Knochenmark hinzukommen; der Knochenmarkbefall ist minimal (<10%), ein Knochenbefall muss ausgeschlossen werden. Mehr als 50% aller Neuroblastome sind bei Diagnosestellung bereits metastasiert.

Im Jahr 2009 wurde für lokoregionale Tumoren ein alternatives Stagingsystem vorgestellt, das radiologisch definierbare Risikofaktoren durch die präoperative Bildgebung erfasst (image defined risk factors), um für eine Operation eine Voraussage des operativen Risikos treffen zu können.

Klinische Symptome Die Symptomatik hängt vom Sitz des Tumors und der Ausbreitung ab. Lokalisierte Primärtumoren können symptomlos bleiben, sich als tastbare Raumforderung darstellen oder aber auch zu schwerwiegenden Folgen führen, wie Luftnot bei intrathorakalem Sitz oder Harnabflussstörung bei intraabdomineller Lage. Eine dramatische Symptomatik ist eine rasch sich entwickelnde Querschnittslähmung, die von Tumoren ausgelöst wird, die durch die Foramina intervertebralia nach intraspinal vorwachsen (sog. Sanduhrtumoren). Angesichts der häufigen Metastasierung in das Skelett können auch Metastasen in der Wirbelsäule zum Druck auf das Rückenmark führen. Zervikale Tumoren verursachen zu 15–20% eine Horner-Symptomatik. Selten werden arterielle Hypertonie, chronische Diarrhö und eine infantile myoklonische Enzephalopathie beobachtet.

Patienten mit metastasiertem Neuroblastom leiden oft unter erheblichen Skelettschmerzen und Allgemeinerscheinungen wie Fieber, Blässe, Inappetenz und Leistungsabfall. Charakteristisch sind sog. Brillenhämatome, die durch retrobulbäre Infiltrationen bei disseminierten Tumoren entstehen. Manchmal fallen diese Kinder auch durch die Metastasen auf, z. B. am Schädelskelett.

Diagnose

Screening Früherkennungsprogramme sind aufgrund der Katecholaminausscheidung im Urin prinzipiell möglich. Sie wurden in mehreren Ländern, darunter in einer nationalen, prospektiven Studie in Deutschland (1995–2000), auf ihren Nutzen hin untersucht. Obwohl das Screening erst am Ende des 1. Lebensjahrs durchgeführt wurde, kam es zu einer Zunahme der Neuroblastome niedriger Stadien in den Screeninggebieten, ohne dass gleichzeitig die Rate der metastasierten Neuroblastome verringert werden konnte. Man kann also davon ausgehen, dass ein Teil der Neuroblastome sich im Kindesalter spontan zurückbildet, was den Nutzen des Screenings erheblich einschränkt. Daher wurden entsprechende Früherkennungsprogramme nicht eingeführt.

Diagnostische Verfahren Die Sicherung der Diagnose erfordert neben der Klärung der Natur des Tumors die Erfassung des Ausmaßes des Tumorbefalls und der biologischen Eigenschaften des Tumors. Eine wichtige Rolle spielt die Labordiagnostik. Als Tumormarker dienen Katecholaminabbauprodukte in Serum und Urin (Homovanillinsäure, Vanillinmandelsäure). Sie liefern sowohl zur Diagnosesicherung als auch zur Verlaufskontrolle wertvolle Hinweise.

---

[1] Ich danke Herrn Prof. Dr. T. Vogl für die Bereitstellung von Röntgenbildern, CT- und MRT-Abbildungen, Frau Prof. Zanella für MRT-Darstellungen und Herrn Prof. Grünwald für szintigrafische und PET-CT-Darstellungen.

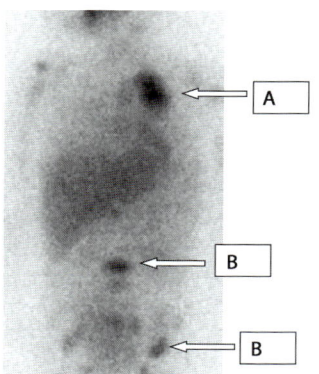

◘ **Abb. 187.1** ^{123}I-MIBG Darstellung eines metastasierten Neuroblastoms bei einem 2 Jahre alten Mädchen. Die Abbildung zeigt den Primärtumor linksseitig im Thorax gelegen (A) und Metastasen (B) im Skelett

◘ **Tab. 187.1** Stadieneinteilung des International Neuroblastoma Staging System (INSS)

Stadium	Ausdehnung
1	Lokalisierter Tumor, komplette chirurgische Entfernung möglich mit oder ohne mikroskopische Reste; ipsilaterale, nonadhärente Lymphknoten negativ
2 A	Lokalisierter Tumor, komplette chirurgische Entfernung nicht möglich; ipsilaterale, nonadhärente Lymphknoten negativ
2 B	Lokalisierter Tumor, komplette chirurgische Entfernung möglich oder nicht möglich; ipsilaterale, nonadhärente Lymphknoten positiv. Vergrößerte kontralaterale Lymphknoten müssen negativ sein
3	Nicht resektabler, einseitiger Tumor, der infiltrierend über die Mittellinie wächst, mit oder ohne regionale Lymphknotenbeteiligung. Oder lokalisierter, unilateraler Tumor mit kontralateraler Lymphknotenbeteiligung; oder Mittellinientumor mit beidseitiger Ausdehnung durch infiltratives Wachstum oder Lymphknotenbeteiligung.
4	Jeder Primärtumor mit Dissemination in entfernte Lymphknoten, Knochen, Knochenmark, Leber, Haut und/oder andere Organe, außer es handelt sich um ein Stadium 4S
4 S	Lokalisierter Primärtumor (wie für Stadium 1, 2A oder 2B definiert) mit Ausbreitung in die Leber, die Haut oder das Knochenmark (kann nur Kinder < 1 Jahr betreffen); der Knochenmarkbefall muss < 10 % bezogen auf die kernhaltigen Zellen des Knochenmarks sein.

Unspezifische, aber wichtige Laborparameter sind die Laktatdehydrogenase (LDH), die bei Erhöhung den Verdacht auf einen schnell wachsenden Tumor lenkt, Serum-Ferritin und neuronenspezifische Enolase (NSE). Bei Kindern mit Knochenmarkbefall kann es auch zu einer normochromen Anämie kommen.

Primärtumor und regionaler Lymphknotenbefall werden in erster Linie durch Sonografie und Kernspintomografie diagnostiziert (◘ Abb. 187.2, ◘ Abb. 187.3, vgl. auch ◘ Abb. 187.21 ▶ http://Springer.extras.com). Das Ausmaß des Tumorbefalls zeigen spezifisch szintigrafische Untersuchungen (◘ Abb. 187.1) mit ^{123}Jod-Metajodbenzylguanidin (MIBG) und neuerdings mit antiGD2. Bei Verdacht auf Skelettmetastasierung ist ein Technetium-Szintigramm unverzichtbar (vgl. auch ◘ Abb. 187.20 ▶ http://Springer.extras.com).

Die Entscheidung darüber, ob ein Neuroblastom vorliegt oder nicht, wäre aus der Zusammenschau von Bildgebung, Tumormarkern und MIBG-Szintigrafie ohne Biopsie möglich. Die angemessene Einstufung in ein therapeutisches Konzept erfordert jedoch unbedingt eine bioptische Sicherung, um die wichtigsten biologischen Risikofaktoren zu bestimmen. Wenn der Zugang gefahrlos möglich ist, wird die Biopsie in der Regel als Tumorstanze ausgeführt (◘ Abb. 187.4). Eine molekulargenetische Untersuchung des Biopsiematerials (N-myc-Amplifikation, 1p-Deletion) ist unerlässlich. Unbedingt erforderlich ist eine Knochenmarkpunktion, die an 2–4 Stellen im Beckenkamm erfolgen sollte (◘ Abb. 187.5). Differenzialdiagnostisch muss ein Nephroblastom ausgeschlossen werden, ebenso wie Lymphome und Sarkome.

Therapie Die Behandlung ist stadien- und altersabhängig. Bei Säuglingen und Kindern bis zum vollendeten 2. Lebensjahr mit lokoregionärem Befall ohne Nachweis von biologischen Hochrisikomerkmalen wird heute bei Fehlen bedrohlicher Symptome und bei Progressionsfreiheit auf eine weitergehende chirurgische Therapie und auf eine Chemotherapie verzichtet. Diese therapeutische Strategie beruht auf der nicht nur bei Säuglingen, sondern auch jenseits des Säuglingsalters beobachteten Fähigkeit des Neuroblastoms zur Spontanregression.

Bei älteren Kindern unterscheidet man Standard- und Hochrisikopatienten. Merkmale von Hochrisikokonstellationen sind ein disseminierter Befall und/oder das Vorhandensein von biologischen Risikoparametern. Hochrisikopatienten erhalten eine sehr intensive Chemotherapie (Ifosfamid, Cisplatin, Adriamycin, Vincristin, Dacarbazin, Etoposid) unter Einschluss einer Hochdosistherapie und einer Dauerbehandlung mit 13-cis-Retinsäure, die sich in randomisierten Prüfungen in USA und Deutschland überlegen gezeigt hatte. Die Rolle des Antikörpers antiCD2-ch14.18 wird seit Langem diskutiert; neuere Daten zeigen eine Überlegenheit eines Therapiekonzepts, das nach einer Hochdosistherapie den Antikörper mit dem Cytokin GM-CSF und Interleukin-2 kombiniert.

Prognose Die Prognose ist stadienabhängig: Während im Stadium 1 und 2 nach 5 Jahren noch 90 % der Patienten am Leben sind, sind es beim Stadium 3 etwa 70 % und im Stadium 4 mittlerweile ca. 50 %.

Nachsorge Patienten mit Neuroblastom bedürfen einer intensiven Nachsorge unter Einschluss von Röntgenverfahren, MRT und Sonografie ebenso wie Blutuntersuchungen (LDH, NSE) und der Bestimmung der Katecholaminmetabolite im Urin. Die Nachsorge dient gleichzeitig der frühen Diagnose eines Rezidivs, da selbst nach Rezidiv eines Patienten mit einem Hochrisikoneuroblastom eine zweite Behandlung auch unter Einschluss einer erneuten Hochdosistherapie sinnvoll sein kann. Gleichzeitig müssen Langzeitfolgen der Therapie (z. B. Hochtonschwerhörigkeit, tubuläre Nierenschädigung, kardiale Schädigung) sorgfältig erfasst werden – ebenso wie die Entwicklung einer sekundären Neoplasie (kumulative Inzidenz nach 20 Jahren 2,4 %).

Ausblick Der Einsatz einer Mikroarray-Gen-Vorhersage-Analyse (Prediction Analysis for Microarrays = PAM) auf der Basis von 144 Genen verbessert die Risikoeinschätzung und damit die Therapieauswahl vor allem für Patienten aus dem Nicht-Hochrisiko-Bereich. Solche und ähnliche Verfahren werden in den nächsten Jahren Eingang in den klinischen Alltag finden.

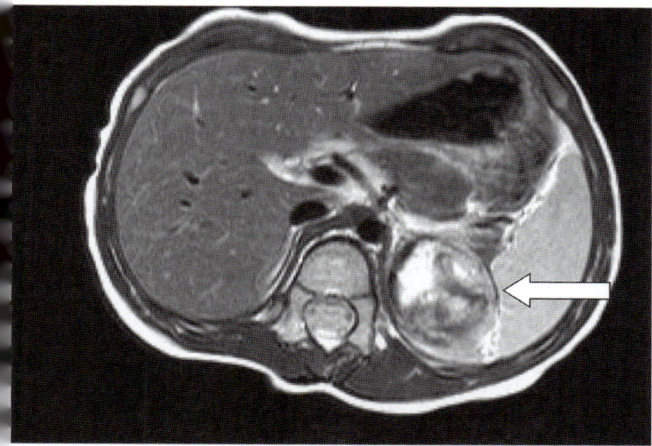

◘ **Abb. 187.2** MRT-Abdomen. Darstellung eines linksseitig in der Nebennierenregion gelegenen Neuroblastoms bei einem 3 Jahre alten Mädchen; in der T2-gewichteten Aufnahme sieht man einen sehr inhomogenen Tumor mit zystischen Anteilen

187.2 Weichteilsarkome (insbesondere Rhabdomyosarkome)

T. Klingebiel

Grundlagen Weichteilsarkome (WTS) stellen eine heterogene Gruppe maligner Tumoren dar, die primär in den Weichteilen entstehen und mesenchymaler Herkunft sind. Der wichtigste bei Kindern auftretende Tumor aus der Gruppe der WTS ist das Rhabdomyosarkom (RMS).

Epidemiologie Jährlich erkranken in Deutschland etwa 110 Kinder und Jugendliche bis zum Alter von 15 Jahren an einem Weichteilsarkom (WTS; 5,8 % aller malignen Neuerkrankungen/Jahr), dem zweithäufigsten extrakraniellen Tumor nach dem Neuroblastom. 55 % dieser Patienten haben ein Rhabdomyosarkom. Das entspricht einer Inzidenz von 5,4 auf 1 Mio Kinder unter 15 Jahren. Zwei Drittel der Kinder sind 6 Jahre oder jünger, Jungen sind etwas häufiger als Mädchen betroffen (1,2:1). Die meisten Fälle treten sporadisch auf, allerdings ist bekannt, dass RMS im Rahmen bestimmter familiärer Syndrome wie Neurofibromatosen oder Li-Fraumeni-Syndrom vorkommen können.

Pathologie Die häufigsten histologischen Entitäten im Kindesalter sind das Rhabdomyosarkom mit 55 %, extraossäre Ewing-Sarkome (EES) und periphere neuroektodermale Tumoren (PNET) mit 8 %, Synovialsarkome (SS) 7 %, Neurofibrosarkome (4 %), Fibrosarkome (ca. 3 %) und Leiomyosarkome (ca. 2 %).

Histologisch handelt es sich bei den Weichteilsarkomen um Tumoren, die sich durch „kleine, runde, blaue Zellen" auszeichnen. Die Diagnose Rhabdomyosarkom gelingt durch den Nachweis der Querstreifung, wie sie für Skelettmuskel typisch ist. Die histologische Abgrenzung zwischen der embryonalen und der alveolären Variante erfordert den Nachweis des typischen alveolären Musters von Zellen, die entlang von Hohlräumen Strukturen bilden, die Lungenalveolen ähneln. Dabei genügt der Nachweis eines einzigen typischen Musters zur Kategorisierung als alveolär.

Unerlässlich zur pathologischen Diagnostik gehört eine immunhistochemische Untersuchung (z. B. Desmin, Vimentin, Myoglobin, Aktin, NSE, S-100, MIC2). In der Abgrenzung zwischen den beiden

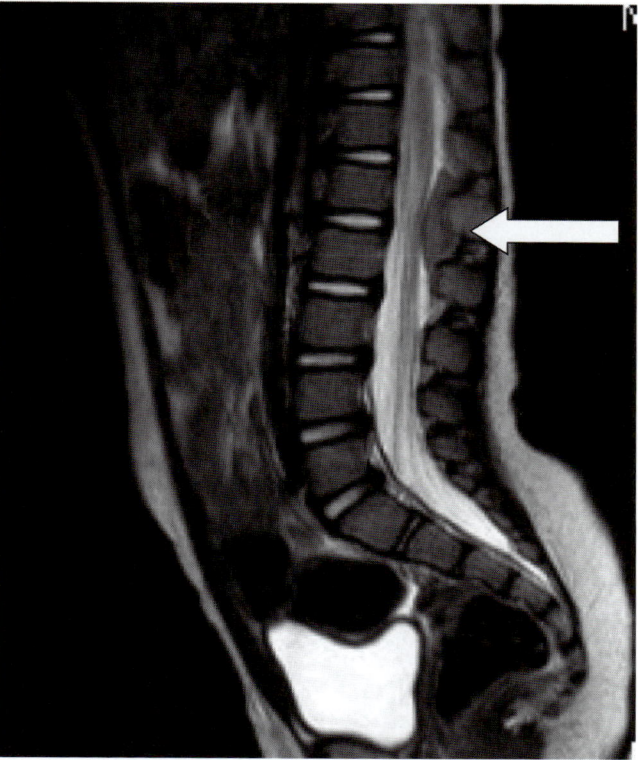

◘ **Abb. 187.3** MRT der Wirbelsäule bei einem 3 Jahre alten Mädchen mit einem Neuroblastom Stadium 4; in der T2-gewichteten Aufnahme sieht man im dorsalen Anteil des Spinalkanals eine Metastase, die die Cauda-Equina-Fasern pelottiert

auch prognostisch unterschiedlichen Formen spielt die Molekularbiologie allerdings eine immer wichtigere Rolle. Rhabdomyosarkome werden entsprechend der internationalen Rhabdomyosarkom-Klassifikation in 3 prognostisch unterschiedliche Subgruppen eingeteilt:
- Rhabdomyosarkome mit intermediärer Prognose. Dabei handelt es sich um das „klassische" embryonale Rhabdomyosarkom.
- Rhabdomyosarkome mit ungünstiger Prognose: Es handelt sich um alveoläre Rhabdomyosarkome einschließlich der sog. soliden Variante.
- Rhabdomyosarkome mit günstiger Prognose: Diese Gruppe fasst die Tumoren des botryoiden Typs und den Spindelzelltyp des embryonalen Rhabdomyosarkoms zusammen.

Das alveoläre RMS zeichnet sich durch zwei charakteristische Translokationen aus: In 65 % handelt es sich um die Translokation t (2;13) (q35;q14), in ca. 20 % um t(1;13)(p36;q14). Molekulargenetisch entsprechen diese Translokationen dem Rearrangement des *PAX3*- bzw. *PAX7*-Gens und des *FOXO1*-Gens. Es wird vermutet, dass diese Rearrangements zu einer Aktivierung der Transkription von Genen führt, die an dem abnormen Phänotyp beteiligt sind.

Das „klassische" embryonale RMS wird von den Tumoren abgegrenzt, die zu den Rhabdomyosarkomen mit günstiger Prognose oder zu den alveolären Histotypen gehören. Es zeichnet sich nicht durch einheitliche genetische Veränderungen aus; bekannt ist ein sog. Verlust von Heterozygotät (loss of heterozygosity) am 11p15-Locus. Dabei geht maternales Genmaterial verloren, so dass eine Disomie des väterlichen Genmaterials vorliegt. Es wird vermutet, dass diese Veränderung entweder zu einem Verlust eines Tumorsuppressorgens oder der Überexpression eines Wachstumsgens führt.

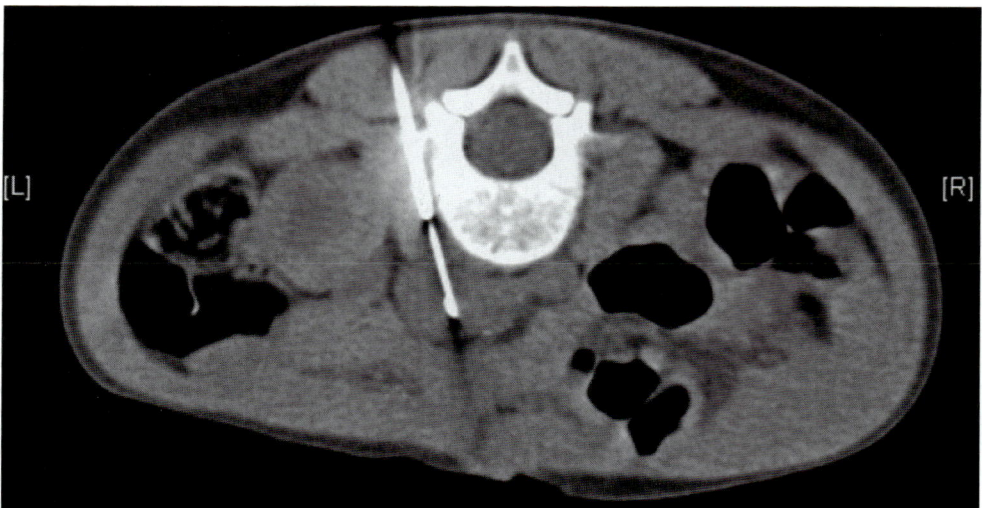

Abb. 187.4 CT-gesteuerte Punktion eines prävertebral gelegenen Neuroblastoms mittels Tru-cut-Technik. (Mit frdl. Genehmigung aus Klingebiel 2013)

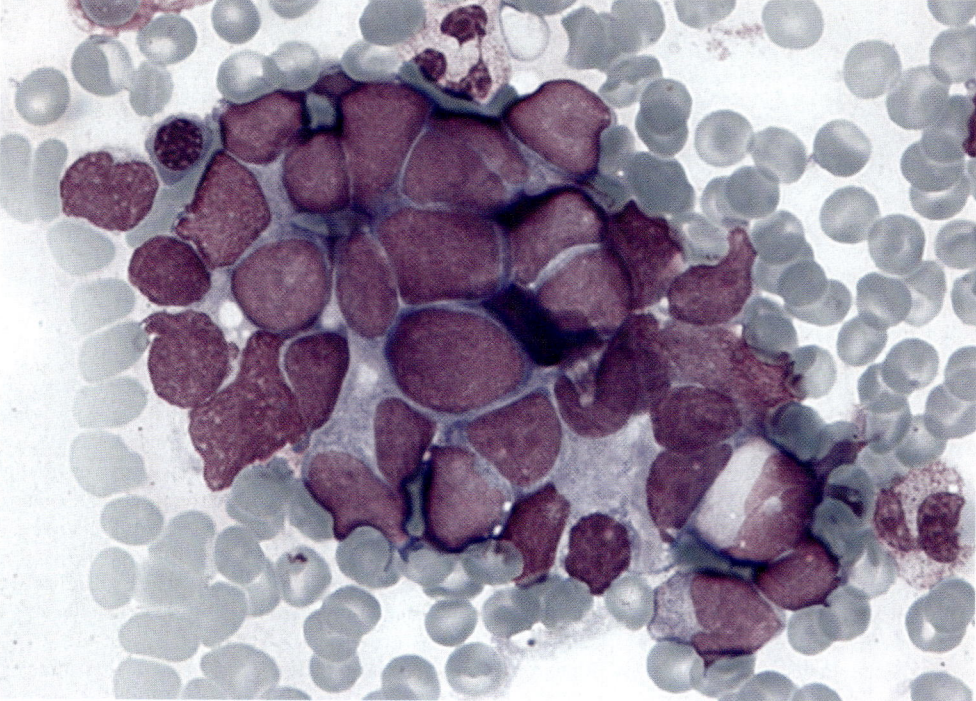

Abb. 187.5 Knochenmarkbefall bei einem 3 Jahre alten Kind mit Neuroblastom Stadium 4 (Pappenheim Färbung, 63×)

Eine weitere molekulargenetische Veränderung betrifft die Mutation des Onkogens *RAS*.

Angesichts der Komplexität der diagnostischen und therapeutischen Strategien wird im Folgenden lediglich auf die rhabdomyosarkomartigen Weichteilsarkome eingegangen (RMS, EES, PNET, SS).

Stadieneinteilung Für vergleichende Analysen wird vorwiegend das Stadieneinteilungssystem der früher Intergroup Rhabdomyosarcoma Study (IRS) genannten Studiengruppe (jetzt: Soft Tissue Sarcoma Committee der Children's Oncology Group) verwendet. Dieses Stagingsystem beruht auf einer Einteilung, die nach der ersten chirurgischen Maßnahme als Synthese aus klinischer Ausdehnung, Resezierbarkeit und histopathologischer Beurteilung erfolgt (◘ Tab. 187.2).

Tumoren im IRS-Stadium I können vollständig ohne mikroskopische und makroskopische Reste entfernt werden. Tumoren im IRS-Stadium II sind makroskopisch vollständig entfernt, jedoch findet der Pathologe noch mikroskopische Reste. Beim Stadium III ist keine vollständige Entfernung des Tumors und in der Regel nur eine Biopsie möglich; dieses Stadium liegt auch vor, wenn ein maligner Erguss in einer angrenzenden Körperhöhle gefunden wird. Ein Stadium IV wird dann festgestellt, wenn bei Diagnose Fernmetastasen im Skelett, im Knochenmark oder soliden Organen und/oder ein Befall nicht mehr regionärer Lymphknoten diagnostiziert wird (◘ Tab. 187.2).

Klinische Symptome Angesichts der Vielfalt der möglichen Lokalisationen von Weichteilsarkomen ist eine einheitliche Symptomatik nicht zu erwarten. Vielmehr sind die Symptome abhängig von der Lokalisation und dort von der vom Tumor ausgehenden raumfordernden Wirkung. Je weniger das gesunde Gewebe ausweichen kann, desto eher werden Obstruktion, Verlegung von Gangsystemen und Hohlräumen eintreten. So können Patienten mit Weichteilsarkomen im Kopf-Hals-Bereich völlig unbeeinträchtigt oder aber durch

187.2 · Weichteilsarkome (insbesondere Rhabdomyosarkome)

Tab. 187.2 Stadieneinteilung der Rhabdomyosarkome klinisch und postchirurgisch nach IRS (s. Text)

Stadium	Ausdehnung
I	Lokalisierte Erkrankung, komplett reseziert (tumorfreie Ränder) Regionale Lymphknoten nicht beteiligt – Lymphknotenbiopsie erforderlich bei Kopf-Hals-Tumoren
II	Makroskopisch entfernter Tumor mit mikroskopischen Resten
III	Inkomplette Entfernung mit makroskopisch residueller Erkrankung
IV	Fernmetastasen schon bei Diagnose vorhanden (z. B. in Lunge, Leber, Knochen, Knochenmark, Gehirn, in entfernten Lymphknoten und Muskeln; Nachweis von Tumorzellen in Liquor, Pleura- oder Aszitesflüssigkeit)

Schmerzen, Schwellungen, Hirnnervenparesen, Verlegung der Atemwege und Erbrechen erheblich geschädigt sein.

Orbitatumoren machen sich aufgrund der besonderen anatomischen Lage frühzeitig durch Störungen der Bulbusbeweglichkeit bemerkbar. Tumoren im Urogenitaltrakt werden üblicherweise durch Bauchschmerzen, Hämaturie, Dysurie, Hodenschwellung oder Obstipation auffällig. An den Extremitäten manifestieren sich Weichteilsarkome durch schmerzhafte oder auch indolente Schwellungen.

Diagnose Ziel der Diagnostik ist es, die Tumorgröße und das Tumorvolumen festzulegen, darüber hinaus die Beziehung zu den Nachbarorganen und -strukturen zu definieren und Metastasen zu erkennen. Die bildgebende Diagnostik des Primärtumors baut heutzutage auf der Sonografie auf, da die meisten Lokalisationen, in denen ein RMS auftreten kann, der Sonografie zugänglich sind. Der nächste Schritt in der präoperativen Bildgebung ist ein Schnittbildverfahren mit definierter Schnittführung. Bei Kindern sollte die Kernspintomografie in der Regel das Verfahren der Wahl sein (◘ Abb. 187.6, ◘ Abb. 187.7). Die Ausbreitungsdiagnostik wird komplettiert durch ein Thorax-Röntgenbild und evtl. eine Computertomografie des Thorax, eine Skelettszintigrafie sowie eine Knochenmarkpunktion. Im Einzelfall sind weitere Untersuchungen erforderlich, z. B. PET oder eine Liquordiagnostik. Bei ausgedehntem Primärtumor muss auch eine Knochenmarkpunktion erfolgen (◘ Abb. 187.8).

Nach internationaler Übereinkunft sollten RMS immer einer Region zugeordnet werden (Orbita, Kopf-Hals-Region, Blase-Prostata-Region, urogenital aber nicht Blase/Prostata, Extremitäten, andere Regionen).

Therapie Die Therapie des RMS hat das Problem zu lösen, den Tumor lokal und systemisch zu kontrollieren. Grundsätzlich sollte die Therapie im Rahmen kontrollierter Studien erfolgen. Zur lokalen Kontrolle stehen die Mittel und Möglichkeiten der Chirurgie und Strahlentherapie zur Verfügung, zur systemischen Kontrolle die Mittel der Chemotherapie. Überdies erleichtert eine adäquate Chemotherapie die Lokalkontrolle.

Die chirurgische Therapie ist immer dann Mittel der Wahl, wenn es möglich ist, den Tumor onkologisch radikal ohne Verstümmelung zu entfernen.

Die optimale Kombination der 3 Therapieprinzipien ist Gegenstand systematischer klinischer Studien und abhängig von Tumorausdehnung, Histologie, Tumorregion, Resezierbarkeit und Stadium. In den deutschen CWS-Studien (CWS: Cooperative

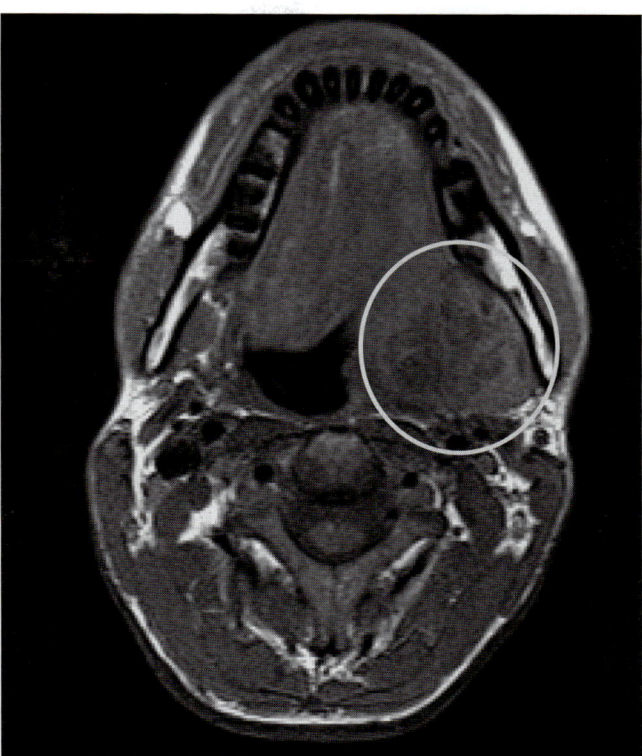

◘ **Abb. 187.6** MRT-Darstellung eines embryonalen Rhabdomyosarkoms ausgehend vom Zungengrund bei einem 17 Jahre alten Jungen

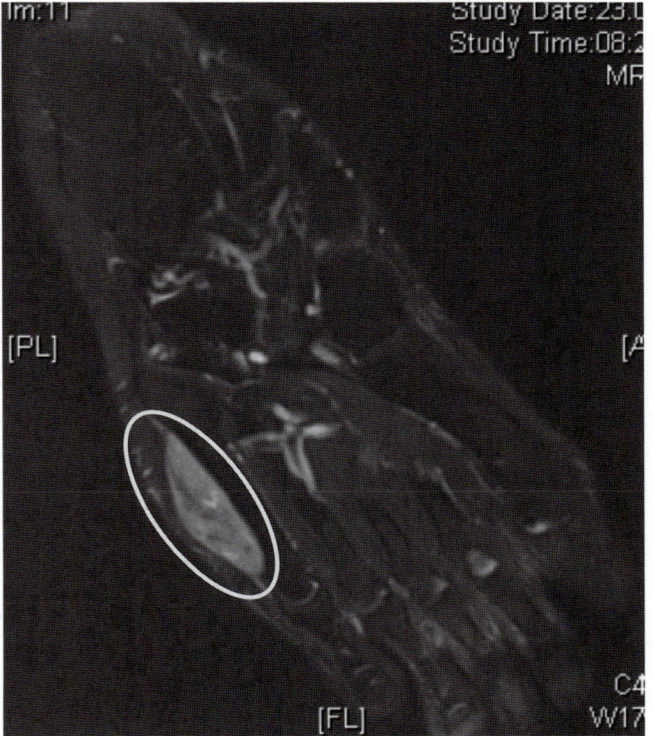

◘ **Abb. 187.7** MRT-Darstellung eines alveolären Rhabdomyosarkoms des Fußes bei einem 21-jährigen Patienten. (Mit frdl. Genehmigung aus Klingebiel 2013)

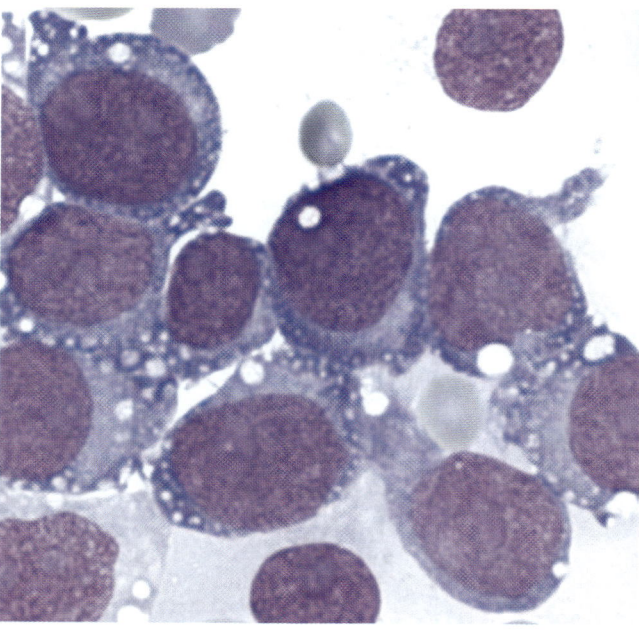

Abb. 187.8 Knochenmarkinfiltration durch ein alveoläres Rhabdomyosarkom (Pappenheim Färbung 100×)

Weichteilsarkom Studie seit 1981) wurde zudem das Kriterium des Ansprechens des lokalen Tumors auf die Chemotherapie eingeführt. In diesen Behandlungsstudien erfolgt neben einer stadienabhängigen Chemotherapie die Radiotherapie. Auf die Radiotherapie kann bei embryonalen RMS nur dann verzichtet werden, wenn es gelingt, den Tumor primär oder sekundär mikroskopisch komplett zu resezieren. Die Strahlendosis richtet sich nach Lokalisation, Ansprechen und Histologie und beträgt in den CWS-Studien zwischen 32 und 54 Gy.

Die Chemotherapie ist eine Kombinationschemotherapie und baut auf Medikamenten auf, die als Einzelmedikamente ein befriedigendes Ansprechen erreichen konnten. Eingesetzt werden Vincristin, Anthrazykline, Cyclophosphamid und Ifosfamid, Actinomycin D, Carboplatin und Etoposid.

Bei der Behandlung von Patienten mit Stadium-IV-Tumoren hat sich die Hochdosistherapie nicht durchsetzen können. Die CWS-Gruppe empfiehlt daher gegenwärtig für Patienten jenseits des Höchstrisikos (für die neue Wege gesucht werden müssen) eine metronomische Therapie mit oral einzunehmenden Medikamenten. Dabei handelt es sich um eine über lange Zeit regelmäßig durchgeführte Chemotherapie in niedrigen Dosen. Dieses Vorgehen richtet sich nicht nur gegen die Tumorzellen selbst, sondern auch gegen normale Körperfunktionen, die das Tumorsystem aufrechtzuerhalten scheinen.

Prognose Die Prognose ist abhängig von Histologie, Lokalisation, Ansprechen und Stadium. In der Studie CWS 91 betrug die rezidivfreie Überlebensrate nach 5 Jahren für alle Patienten mit lokalisierten Tumoren zwischen 59 und 64 % (Tab. 187.3).

Nachsorge Ähnlich wie bei anderen Tumoren erfolgt eine auf die Krankheit und die Spätfolgen bezogene Nachsorge, um Langzeitfolgen ebenso frühzeitig zu erkennen wie Rezidive und Zweitmalignome (kumulative Inzidenz 3,0 % nach 20 Jahren). Die Behandlung von Rezidiven ist sinnvoll und umso erfolgreicher, je später der Rückfall auftritt und je kleiner der Primärtumor war.

Tab. 187.3 Prognose des Rhabdomyosarkoms entsprechend der Ergebnisse der CWS-91-Studie. (Nach: Dantonello 2009)

Charakteristika	IRSG I		IRSG II		IRSG III	
	N=	EFS (%)	N=	EFS (%)	N=	EFS (%)
Alle	54	64	53	62	219	59
RME	39	71	34	69	161	66
RMA	13	37	17	45	53	38
RMO					5	80

EFS: Event Free Survival, RME: embryonales Rhabdomyosarkom, RMA: alveoläres Rhabdomyosarkom, RMO: anderes Rhabdomyosarkom

Tab. 187.4 Stadieneinteilung beim Wilmstumor

Stadium	Ausdehnung
I	Tumor auf die Niere beschränkt, vollständig entfernbar
II	Tumor reicht über die Niere hinaus, vollständig entfernbar
III	Unvollständige Tumorentfernung
IV	Fernmetastasen
V	Bilaterales Nephroblastom

187.3 Nephroblastom (Wilms-Tumor)

T. Klingebiel

Definition Das Nephroblastom ist ein maligner embryonaler Tumor der Niere.

Epidemiologie Mit einer Inzidenz von 9,7/1 Mio. Kindern unter 15 Jahren ist das Nephroblastom der häufigste Nierentumor im Kindesalter. 5,3 % aller malignen Tumoren im Kindesalter sind Nephroblastome. Der Häufigkeitsgipfel liegt zwischen dem 2. und 3. Lebensjahr; 85 % der betroffenen Kinder sind jünger als 5 Jahre. Mädchen erkranken ein einem Verhältnis von 1,1:1 etwa häufiger als Jungen.

Pathologie Es handelt sich um einen embryonalen Tumor, der histologisch in die Subtypen niedrigmaligne (10 %), intermediär (75–80 %) und hochmaligne (10–15 %) unterteilt wird. Bei der pathologisch-anatomischen Klassifikation muss beachtet werden, ob sie an einer Niere nach erfolgter Chemotherapie oder nach primärer Operation erfolgt. So zählt der blastemreiche Typ nach primärer Operation zur niedrigen Malignität, nach präoperativer Chemotherapie jedoch zur hohen Malignitätsgruppe.

In Tumorzellen von 10–30 % der Wilms-Tumoren lässt sich eine Deletion im Bereich des kurzen Arms des Chromosoms 11 nachweisen; dort liegt das sog. Wilms-Tumor-Suppressor-Gen (WT1). Eine Assoziation mit dem WAGR-Syndrom (Wilms-Tumor, Aniridie, urogenitale Fehlbildungen, geistige Retardierung) kommt vor. Wilms-Tumoren treten überhaupt gehäuft bei Kindern mit Fehlbildungssyndromen auf, z. B. WAGR-Syndrom (Wilms-Tumor, Aniridie, urogenitale Fehlbildung wie Gonadoblastom, geistige Retardierung), Beckwith-Wiedemann-Syndrom (Exomphalos, Makroglossie und Gigantismus), Denys-Drash-Syndrom (Wilms-Tumor,

187.3 · Nephroblastom (Wilms-Tumor)

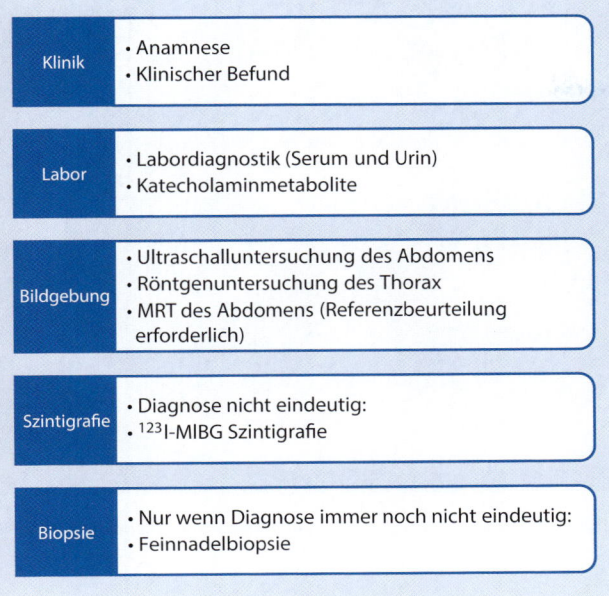

Abb. 187.9 Diagnostisches Vorgehen bei Verdacht auf Wilmstumor entsprechend den Vorschriften der Nephroblastomstudie der GPOH (nach: Prof. Graf, Homburg)

Pseudohermaphroditismus, Glomerulopathie), Perlman-Syndrom und Neurofibromatose Recklinghausen.

Stadieneinteilung Unterschieden werden 5 Stadien (Tab. 187.4), wobei immer das lokale Stadium des Primärtumors (in der Regel nach präoperativer Chemotherapie) angegeben wird. Beim Stadium I ist der Tumor auf die Niere begrenzt und hat die Nierenkapsel oder die Tumorpseudokapsel nicht durchbrochen. Im Stadium II finden sich vitale Tumoranteile außerhalb der Tumorpseudokapsel, sind aber vollständig entfernt. Im Stadium III ist eine unvollständige Tumorresektion erfolgt und/oder es liegt eine Befall von Lymphknoten vor. Ein Stadium III wird auch diagnostiziert, wenn es zu einer prä- oder intraoperativen Tumorruptur gekommen ist. Beim Stadium IV werden Fernmetastasen (Lunge, Leber, Skelett, Gehirn) gefunden und beim Stadium V sind beide Nieren von einem Wilms-Tumor befallen.

Klinische Symptome Das Hauptsymptom ist die schmerzlose Tumorschwellung. Hämaturie wird bei ca. 15 % beobachtet weitere Symptome wie Hypertonus oder Schmerzen sind selten. Rund 10 % der Kinder sind symptomfrei und werden bei Vorsorgeuntersuchungen zufällig diagnostiziert. Es ist nicht ungewöhnlich, dass Großeltern oder anderen Personen, die das Kind längere Zeit nicht gesehen haben, eine Schwellung des Bauchs auffällt. Eltern, die das Kind ja täglich sehen, entgeht eine solche allmähliche Veränderung in der Regel.

Diagnose Das Ziel des diagnostischen Vorgehens ist die eindeutige Zuordnung des Tumors unter Verzicht auf eine Biopsie (Abb. 187.9). Dazu ist vor allem eine gute bildgebende Diagnostik erforderlich. Neben der abdominellen Sonografie erfolgt die Magnetresonanztomografie (Abb. 187.10) und bei nicht ausreichender diagnostischer Sicherheit ist eine Computertomografie nötig. Zur Beurteilung der Ausbreitung ist ein Thoraxröntgenbild obligat, ein Thorax-CT bei Verdacht auf Metastasen (Abb. 187.11). Zur Abgrenzung gegenüber dem Neuroblastom sind Katecholaminbestimmungen im Urin und ein MIBG-Szintigramm erforderlich. Wichtig ist, dass die kontralaterale Niere immer dargestellt wird und sicher

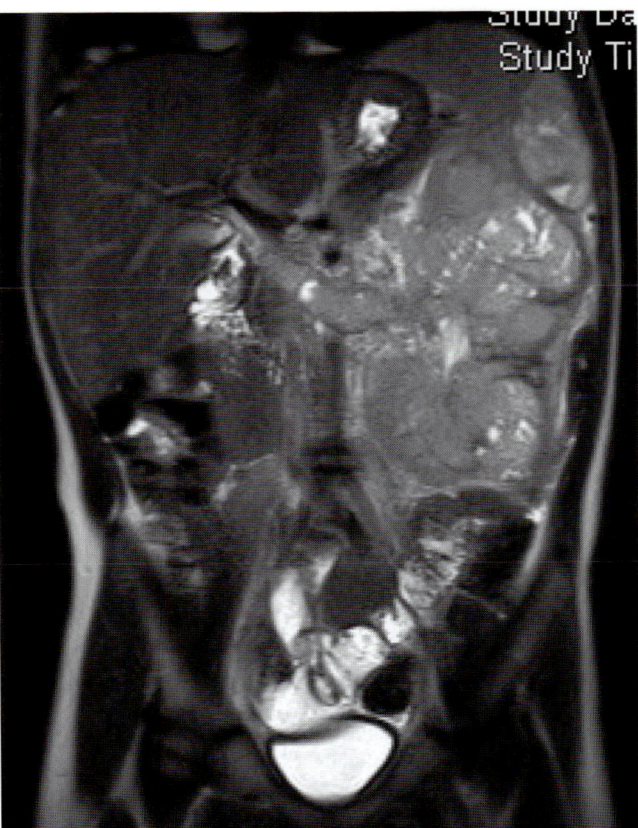

Abb. 187.10 T2-gewichtete MRT Aufnahme eines großen Wilmstumors mit zystischen Anteilen, der die Mittellinie überschreitet und über die linke Nierenvene in die V. cava vorwächst

beurteilt werden kann, ob sie tumorfrei ist. In der Regel kann die Diagnose durch ein solches systematisches Vorgehen sicher gestellt werden, vor allem wenn die in der Pädiatrischen Onkologie geübte Praxis der Einholung einer Referenzbeurteilung eingehalten wird. Nur in selteneren Fällen ist die bioptische Sicherung nötig.

Differenzialdiagnose Differenzialdiagnostisch muss vor allem das Neuroblastom abgegrenzt werden; aber auch Zystennieren sind auszuschließen. Abzugrenzen ist der Wilms-Tumor zudem von einem kongenitalen mesoblastischen Nephrom, einem Tumor der Perinatalperiode, der durch operative Entfernung geheilt werden kann, einem Klarzelltyp des Wilms-Tumors, der einer intensiveren Therapie bedarf, einem Rhabdoidtumor, einem bei Kindern sehr seltenen Nierenzellkarzinom und einer Nephroblastomatose, die auch beidseitig auftreten kann.

Therapie Die Behandlung beruht auf dem Einsatz von Chemotherapie, Operation und Radiotherapie. Nach den derzeitigen Therapiestandards beginnt die Therapie nach der eindeutigen, bildgebend gestellten Diagnose mit der präoperativen Chemotherapie, die nach der Tumorentfernung als postoperative Chemotherapie in Abhängigkeit vom lokalen Tumorstadium und von der Histologie des Tumors fortgesetzt wird. Nach der Tumorentfernung erfolgt die histologische Einordnung, die in der Regel Einfluss auf die weitere Chemotherapie hat. Die Chemotherapie ist nach Dauer und Intensität stadienabhängig und bezieht die Medikamente Vincristin, Actinomycin D, Adriamycin und in höheren Stadien auch Etoposid, Carboplatin und Ifosfamid ein. Die Radiotherapie ist ebenfalls stadienabhängig und

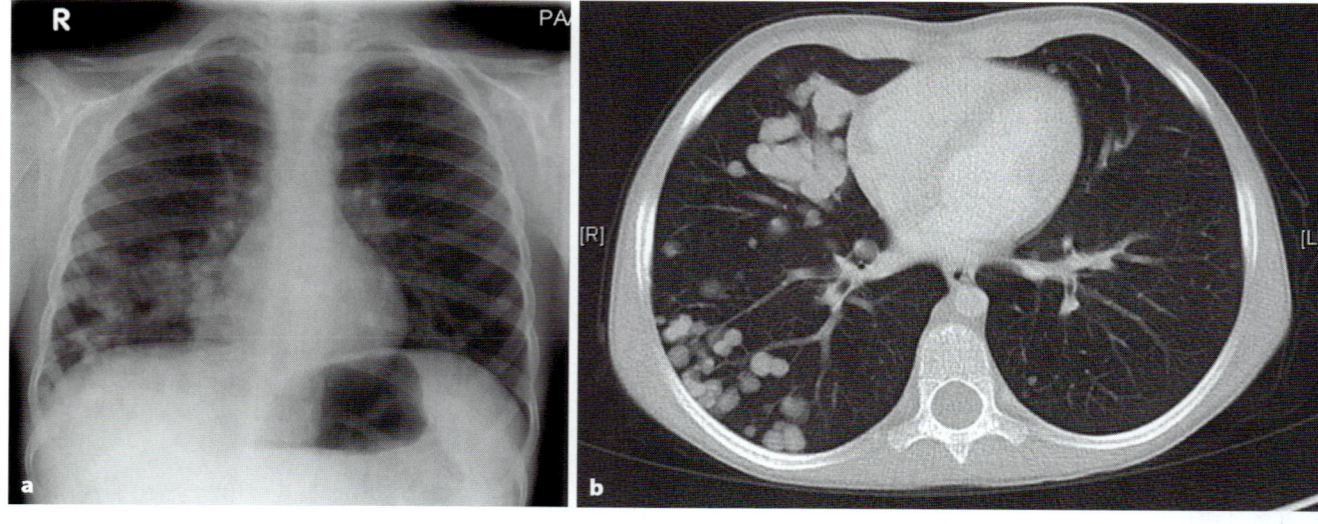

◘ **Abb. 187.11a,b** Wilmstumor bei einem 6 Jahre alten Jungen. **a** Röntgenbild des Thorax. **b** Thorax-CT mit typischen Lungenmetastasen: in beiden Darstellungen multiple Metastasen mit Betonung auf den rechten Lungenunterlappen

richtet sich nach Histologie und dem Stadium bei Operation. Die Dosis beträgt 15–30 Gy.

Prognose Die Prognose ist gut. Die rezidivfreie Überlebensrate liegt nach 5 Jahren für alle Patienten bei ca. 80 %, in den lokoregionären Stadien I bis III bei ca. 90 %.

Nachsorge Ähnlich wie bei anderen Tumoren erfolgt die Nachsorge krankheits- und spätfolgenbezogen. Die kumulative Inzidenz an Zweitmalignomen liegt bei 1,8 % nach 20 Jahren. Die Behandlung von Rezidiven auch unter Einschluss der Hochdosistherapie führt zu ermutigenden Ergebnissen.

187.4 Maligne Tumoren der Leber

T. Klingebiel

187.4.1 Hepatoblastom

Epidemiologie Das Hepatoblastom ist mit einer Inzidenz von 2,1 auf 1 Mio. Kinder unter 15 Jahren der häufigste Lebertumor im Kindesalter und macht 1,1 % aller malignen Tumoren des Kindesalters aus. Der Altersgipfel liegt zwischen 0,5 und 3 Jahren.

Pathologie Die Hepatoblastomzellen ähneln primitiven Leberparenchymzellen (vgl. ◘ Abb. 187.22 ► http://Springer.extras.com), allerdings können zusätzliche mesenchymale Zellen vorhanden sein. Man unterscheidet das rein epitheliale Hepatoblastom vom gemischten epithelial-mesenchymalen Tumor. Die epithelialen Zellen können wie „embryonale" oder wie „fetale" Zellen erscheinen, die mesenchymale Komponente kann als Osteoid-Inseln oder Knorpel- bzw. Muskeldifferenzierung imponieren.

Stadieneinteilung Im Rahmen kooperativer Studien in Deutschland und den USA werden je nach Resezierbarkeit die postchirurgischen Stadien I bis III definiert. Dabei bedeutet Stadium I eine primäre komplette Resektion, II mikroskopische und III makroskopische Reste. IV bedeutet Fernmetastasen; Metastasen treten vor allem in der Lunge auf, können jedoch auch das Skelett betreffen.

Klinische Symptome In der Regel fällt der Tumor durch die Schwellung auf, die er im Abdomen verursacht. Dazu treten Fieber und Störung des Allgemeinbefindens, das sich bei den meist betroffenen Säuglingen in der Regel als Gedeihstörung zeigt.

Diagnose Neben der Bildgebung (Sonografie, MRT oder CT des Abdomens; ◘ Abb. 187.12) spielt die Labordiagnostik eine wesentliche Rolle. Im Zusammenhang mit einem Lebertumor ist bei Kindern zwischen 0,5 und 3 Jahren eine Erhöhung des α-Fetoproteins (AFP) über 1000 ng/ml nahezu beweisend für das Vorliegen eines Hepatoblastoms. Außer in der Diagnostik ist das AFP auch für die Beurteilung des Krankheitsverlaufs wichtig. Differenzialdiagnostisch wesentlich sind das hepatozelluläre Karzinom, das Neuroblastom und der Wilms-Tumor.

Therapie Die Therapie sollte in kontrollierten Studien erfolgen und stellt eine Kombination aus Chemotherapie und chirurgischer Tumorentfernung dar. Nach Diagnosestellung erfolgt dann die primäre Tumorentfernung, wenn der Tumor klein und sicher auf einen Leberlappen beschränkt ist. Erscheint der Tumor nicht primär komplett entfernbar, erfolgt eine primäre Chemotherapie. Diese Chemotherapie sollte Cisplatin und Adriamycin enthalten. Bei primärer Resektion ist eine adjuvante Chemotherapie sinnvoll.

Prognose Mit dem kombinierten Verfahren können 70–75 % der Patienten geheilt werden.

187.4.2 Hepatozelluläres Karzinom

Epidemiologie Das hepatozelluläre Karzinom (HZK) ist der zweithäufigste maligne Lebertumor im Kindesalter und tritt vorwiegend bei Jungen auf. Die Inzidenz beträgt 0,3 auf 1 Mio. Kinder. Das mediane Erkrankungsalter beträgt 12 Jahre.

Pathologie Der Tumor gleicht dem des Erwachsenen. Es liegt eine Assoziation mit der Hepatitis-B-Virusinfektion vor. Kinder mit hereditärer Tyrosinämie erkranken gehäuft an HZK.

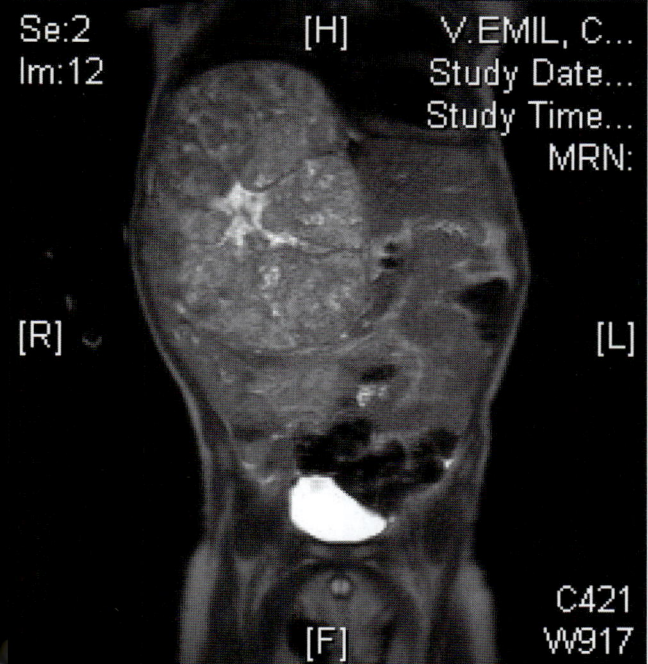

Abb. 187.12 MRT des Abdomens (T2-gewichtet) bei einem 1 Jahr und 10 Monate alten Jungen mit einem Hepatoblastom mit Überschreitung der Mittellinie und Zwerchfellhochstand rechts. (Mit frdl. Genehmigung aus Klingebiel 2013)

Klinik Leitsymptom ist die abdominelle Schwellung. Gewichtsverlust, Ikterus und weitere Allgemeinsymptome sind häufiger als beim Hepatoblastom.

Diagnose Das diagnostische Vorgehen gleicht dem beim Hepatoblastom.

Therapie Wichtigstes Therapieprinzip ist die komplette Tumorentfernung. Die Chemotherapie spielt eine untergeordnete Rolle; mit ihr lassen sich nur Teilremissionen erzielen.

Prognose Die Prognose (5-Jahres-Überlebensrate) ist abhängig von der Resezierbarkeit und liegt bei 30–35 %.

187.5 Osteosarkom

T. Klingebiel

Definition Das Osteosarkom ist der häufigste Knochentumor im Kindes- und Jugendalter, der vorwiegend die Metaphysen der langen Röhrenknochen befällt.

Epidemiologie Die Inzidenz beträgt 3,0/1 Mio. Kinder < 15 Jahre. Prädilektionsalter ist die 2. Lebensdekade. Jungen erkranken genauso häufig wie Mädchen.

Pathologie Charakteristisches histologisches Merkmal ist die Bildung von unreifer Knochenmatrix oder Osteoid. Hauptsitz sind die Metaphysen der langen Röhrenknochen. Pathologisch-anatomisch werden die Osteosarkome nach der WHO-Klassifikation in verschiedene Subtypen unterschieden. Überwiegend (80–90 %) liegt ein konventionelles hochmalignes Osteosarkom vor, das chondro-

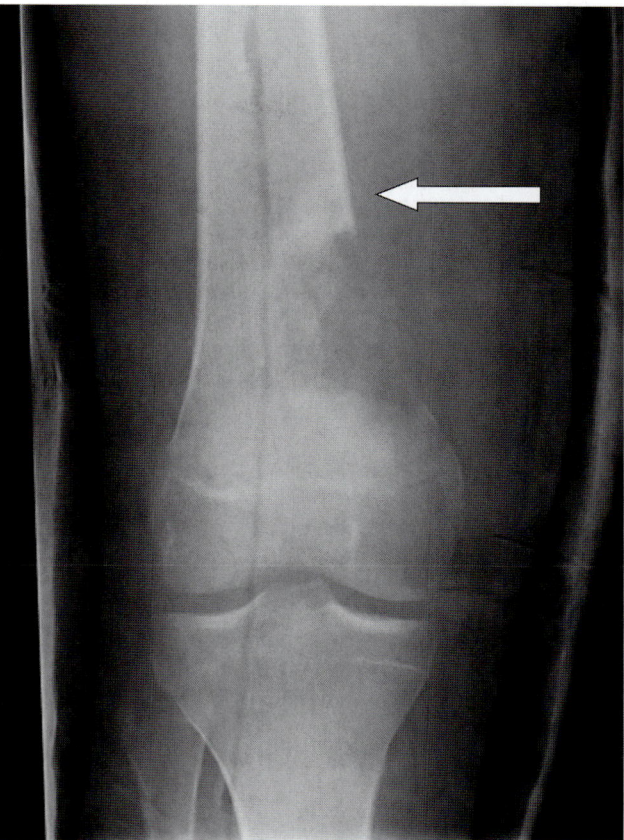

Abb. 187.13 Darstellung eines hochmalignen Osteosarkoms im Röntgenbild des rechten Oberschenkels bei dem Patienten ◘ Abb. 187.14. Man sieht die ausgeprägte Osteolyse, die Zerstörung der Corticalis und die Abhebung des Periosts (Pfeil). (Mit frdl. Genehmigung aus Klingebiel 2013)

blastisch, osteoblastisch oder fibroblastisch differenziert sein kann. Daneben gibt es weitere hochmaligne, seltenere Formen (teleangiektatisches Osteosarkom, hochmalignes Oberflächenosteosarkom) und noch seltener niedrigmaligne Formen (parossales Osteosarkom). Osteosarkome metastasieren vorzugsweise in die Lunge. Skelettmetastasen kommen vor. Wichtig sind sog. skip-lesions: dies sind Tumorzellnester proximal des Primärtumors ohne nachweisbare Verbindung im Markraum. Neben der initialen histologischen Diagnose ist die Aufgabe der Pathologie nach erfolgter Tumorentfernung zu beurteilen, ob der Tumor auf die präoperative Chemotherapie angesprochen hat.

Osteosarkome können als Zweittumoren nach vorausgegangener maligner Erkrankung, insbesondere nach Retinoblastomen auftreten.

Klinische Symptome Leitsymptom der Erkrankung sind Schmerzen und Schwellung in der betroffenen Extremität oder Region. Manchmal wird der Schmerz auch eine „Etage" höher (z. B. Lage des Osteosarkoms kniegelenksnah, jedoch Schmerz im Hüftgelenk) lokalisiert. Oft sind die Beschwerden auch so uncharakteristisch, dass viel Zeit (im Mittel 2 Monate) bis zur Diagnosestellung vergeht. Allgemeinsymptome sind selten.

Diagnose Die Diagnostik erfordert neben der präzisen Dokumentation des Tumors und seiner Ausdehnung mittels konventioneller Röntgenaufnahmen (◘ Abb. 187.13) heute als Methode der Wahl eine Abbildung des gesamten betroffenen Knochens durch ein MRT (◘ Abb. 187.14).

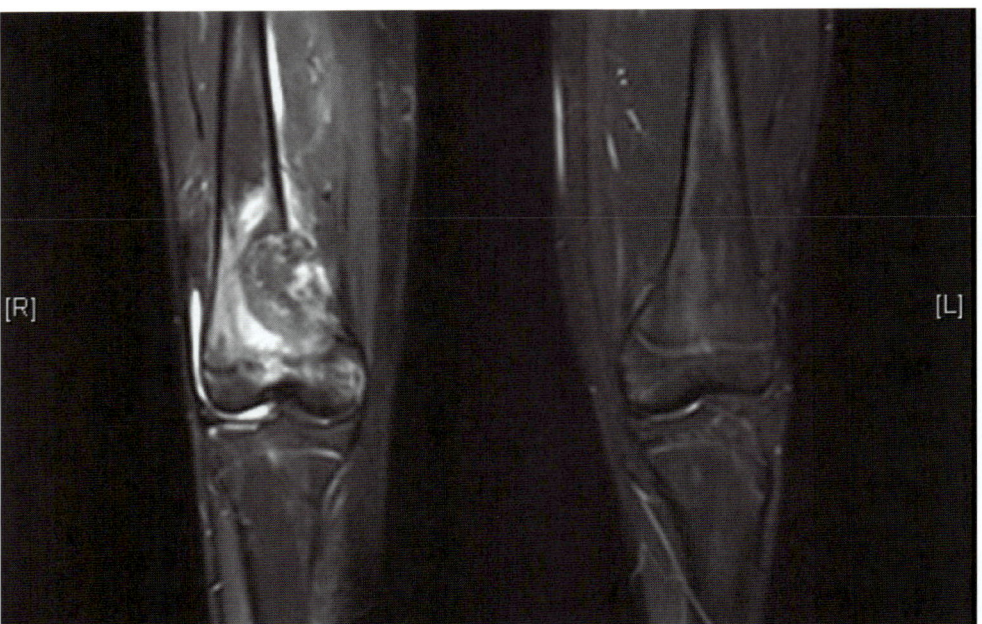

Abb. 187.14 MRT mit Darstellung eines hochmalignes Osteosarkoms des rechten Oberschenkels be einem 17 Jahre alten Jungen; in der Tirm-Sequenz stellt sich ein Tumor in der rechten distalen Meta- und Epiphyse dar, der die Corticalis destruiert, zu einer Periost-Reaktion und zu einem Gelenkserguss geführt hat. (Mit frdl. Genehmigung aus Klingebiel 2013)

Weiterhin ist eine szintigrafische Untersuchung des betroffenen Skelettabschnitts und des gesamten Skeletts erforderlich (3-Phasen Technik) (Abb. 187.15). Unerlässlich ist eine CT-Untersuchung des Thorax zum Ausschluss von Lungenmetastasen. Zur Diagnosesicherung ist immer eine Biopsie unerlässlich, die als offene Inzisionsbiopsie von dem Chirurgen durchgeführt werden sollte, der auch die definitive operative Versorgung vornehmen wird. Eine Referenzbeurteilung der Histologie ist immer erforderlich.

Differenzialdiagnostisch wichtig sind das Ewing-Sarkom, andere maligne (Chondrosarkome, Fibrosarkome, Riesenzelltumoren, Non-Hodgkin-Lymphom, Morbus Hodgkin, Histiozytose) und benigne (Osteochondrom, Osteoblastom, aneurysmatische Knochenzyste) Knochenläsionen. Sicher ausgeschlossen werden müssen auch eine fibröse Dysplasie, vermehrte Kallusbildung nach Trauma und eine Osteomyelitis.

Stadieneinteilung Die Stadieneinteilung erfolgt nach der TNM Classification of Malignant Tumours (Tumor/Node/Metastasis) der Union internationale contre le cancer (UICC). Danach liegt ein T1-Tumor bei einer Ausdehnung ≤ 8 cm, ein T2-Tumor bei Tumoren > 8 cm und T3-Tumor bei Skipmetastasen vor.

Therapie Die Behandlung von Kindern und Jugendlichen mit Osteosarkomen ist eine multidisziplinäre Aufgabe und sollte immer in kontrollierten Studien erfolgen. Die Rolle der Chemotherapie zur Verhinderung einer manifesten Metastasierung ist bei hochmalignen Osteosarkomen gesichert. Trotz optimaler chirurgischer Versorgung erleiden ohne Chemotherapie ca. 85 % der Patienten eine Metastasierung vor allem in die Lunge. Gute Resultate der Chemotherapie wurden mit Kombinationen aus Methotrexat, Cisplatin, Ifosfamid und Adriamycin erzielt. Heutzutage erfolgt die Chemotherapie teilweise präoperativ, um den tumorverkleinernden Effekt für die optimale lokale chirurgische Versorgung auszunutzen.

Für die weitere individuelle Therapie und die Entwicklung neuer Therapiestrategien hat sich das histopathologische Tumoransprechen als hilfreich erwiesen. Ein gutes Ansprechen auf eine präoperative Chemotherapie liegt vor, wenn der Pathologe ein histopathologisches Ansprechen Grad 1 (kein vitaler Resttumor), Grad 2 (vitaler Resttumor < 1 %) oder Grad 3 (vitaler Resttumor < 10 %) findet. Ein schlechtes Ansprechen muss diagnostiziert werden, wenn der Pathologe zwischen 10 und 50 % vitalen Resttumor (Grad 4), > 50 % (Grad 5) oder gar kein Ansprechen auf die Chemotherapie findet.

Zur Heilung ist eine komplette Tumorentfernung im Gesunden erforderlich. Wenn immer möglich wird die Operation extremitätenerhaltend durchgeführt. Der Knochendefekt kann dabei mit einer Endoprothese überbrückt werden (vgl. Abb. 187.23 ▶ http://Springer.extras.com). Möglich sind auch rekonstruktive Verfahren mit Verwendung von eigenen Skelettmaterial oder auch sog. Umkehrplastiken bei kniegelenknahen Tumoren.

Prognose Die Überlebenswahrscheinlichkeit liegt nach 5 Jahren bei ca. 65 %.

187.6 Ewing-Sarkom

T. Klingebiel

Definition Die Gruppe der Ewing-Sarkome umfasst morphologisch ähnliche Typen, die als klassisches Ewing-Sarkom (ES), atypisches Ewing-Sarkom und maligner peripherer neuroektodermaler Tumor (MPNET) bezeichnet werden. Ihre Zusammenfassung wird gerechtfertigt durch den Nachweis einer einheitlichen molekulargenetischen Veränderung bei allen zugehörigen Tumoren.

Epidemiologie Ewing-Sarkome sind die zweithäufigsten malignen Knochentumoren im Kindes- und Jugendalter. Der Häufigkeitsgipfel liegt zwischen 10. und 15. Lebensjahr. Es erkranken 2,8/1 Mio. Kinder < 15 Jahren (Verhältnis Jungen zu Mädchen: 1,3:1).

Pathologie Es handelt sich um einen Tumor, der sich, ähnlich wie andere hochmaligne Tumoren im Kindesalter, durch „kleine, runde blaue" Zellen auszeichnet. In der Abgrenzung zu anderen Tumoren ist es wesentlich, Glykoproteine durch die PAS-Reaktion und ggf. neuronale Marker (NSE, S-100) nachzuweisen. Von großer Bedeutung sind zytogenetische Untersuchungen, mit deren Hilfe in 85 % die Translokation t(11;22) (q24;q12) (betrifft die Gene *EWS* und *FLI1*) und in 10 % die Translokation t (11;22) (q22;q12) (betrifft die Gene

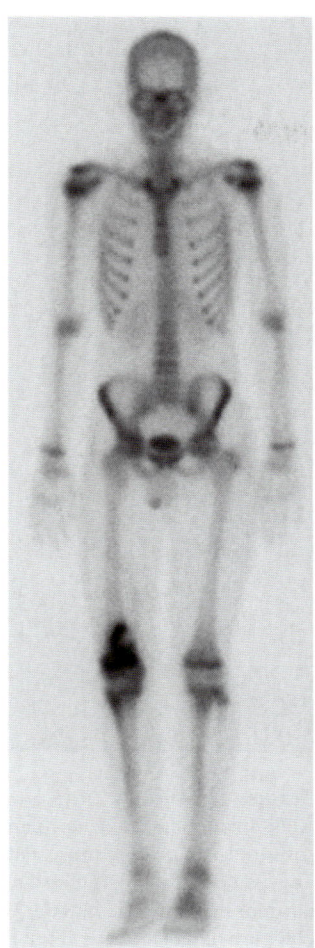

Abb. 187.15 Osteosarkom des rechten Oberschenkels in der Technetium-Szintigrafie

EWS und *ERG*) gefunden wird. Diese Untersuchungen sind nicht nur für die exakte Diagnose selbst, sondern auch für die Beurteilung des Verlaufs (Nachweis von minimaler Resterkrankung) hilfreich. Aufgabe des Pathologen ist es auch, nach Entfernung des Tumors das Ansprechen auf die präoperative Therapie zu beurteilen. Ein Anteil von ≤ 10 % vitaler Tumorzellen nach Ende der präoperativen Therapie gilt als „good response", > 10 % gelten als „poor response".

Stadieneinteilung Die Stadieneinteilung erfolgt analog zum Osteosarkom.

Klinik Leitsymptome der Erkrankung sind der lokale Schmerz, gefolgt von Schwellung und Funktionsverlust. Die Anamnese bis zur Diagnosestellung kann lang sein, da vor allem Beckentumoren wegen geringerer Beschwerden erst spät zum Arzt führen.

Diagnose und Differenzialdiagnose Abgegrenzt wird die lokoregionäre Erkrankung von der Erkrankung mit Metastasierung in Lungen und/oder Skelett, da eine solche Ausbreitung mit einer wesentlich schlechteren Prognose verbunden ist. Die bildgebenden Verfahren stehen naturgemäß im Mittelpunkt der Diagnostik (lokales Röntgen, CT und MRT, Sonografie der Abdominalorgane, Szintigrafie des Skeletts, CT der Lunge) (◘ Abb. 187.16, ◘ Abb. 187.17; vgl. auch ◘ Abb. 187.24, ◘ Abb. 187.25, ◘ Abb. 187.26 ▶ http://Springer.extras.com). Ergänzend kann bei Verdacht auf Metastasierung in das Skelett ein PET-CT sinnvoll sein (◘ Abb. 187.18). Die Diagnostik wird durch Serumuntersuchungen (LDH, Ferritin, CRP, BSG) vervollständigt. Die definitive Diagnosestellung ist letztlich nur durch

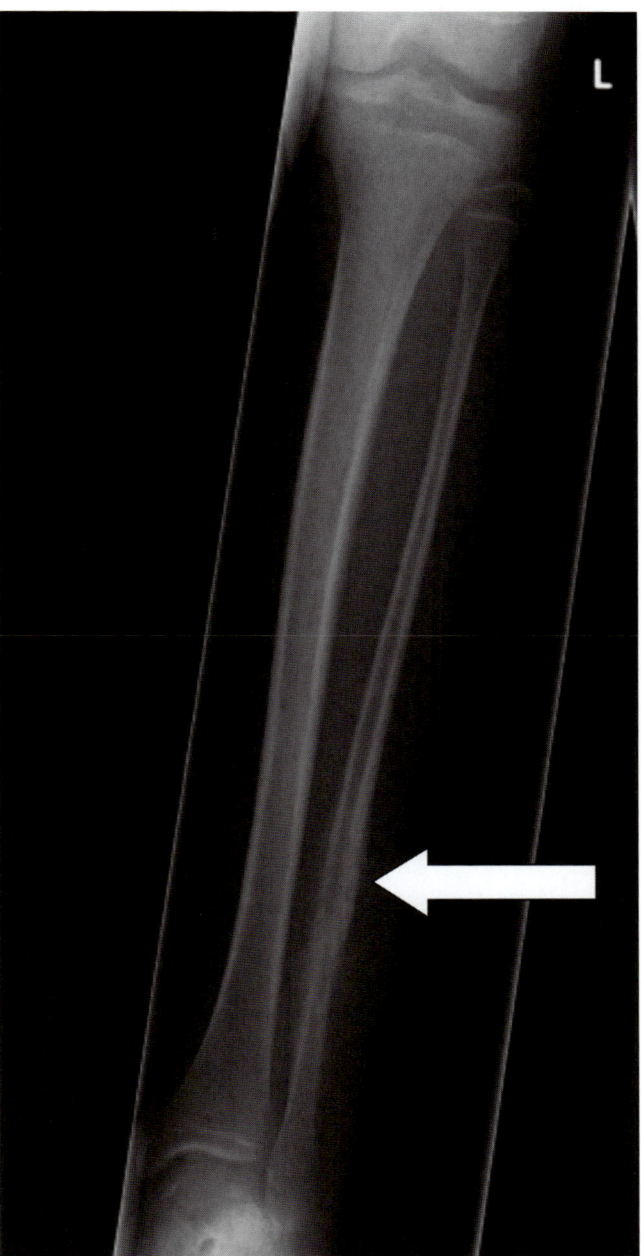

Abb. 187.16 Röntgendarstellung eines Ewing-Sarkoms in der linken distalen Fibula. (Mit frdl. Genehmigung aus Klingebiel 2013)

Biopsie möglich. Ähnlich wie beim Osteosarkom sollte die Biopsie durch den Chirurgen vorgenommen werden, der die endgültige Operation vornimmt.

Differenzialdiagnostisch muss ein Osteosarkom ausgeschlossen werden, darüber hinaus entspricht die Differenzialdiagnose der des Osteosarkoms.

Therapie Die Behandlung besteht aus der systemischen und lokalen Therapie. Ohne Chemotherapie liegt trotz adäquater Behandlung des Primärtumors bei nichtmetastasierter Erkrankung das Langzeitüberleben unter 10 %. Nach bioptischer Sicherung der Diagnose wird eine initiale Chemotherapie durchgeführt. Die lokale Therapie erfolgt durch Operation, durch Chemotherapie oder durch die Kombination beider Maßnahmen. Das Ewing-Sarkom ist im Gegensatz

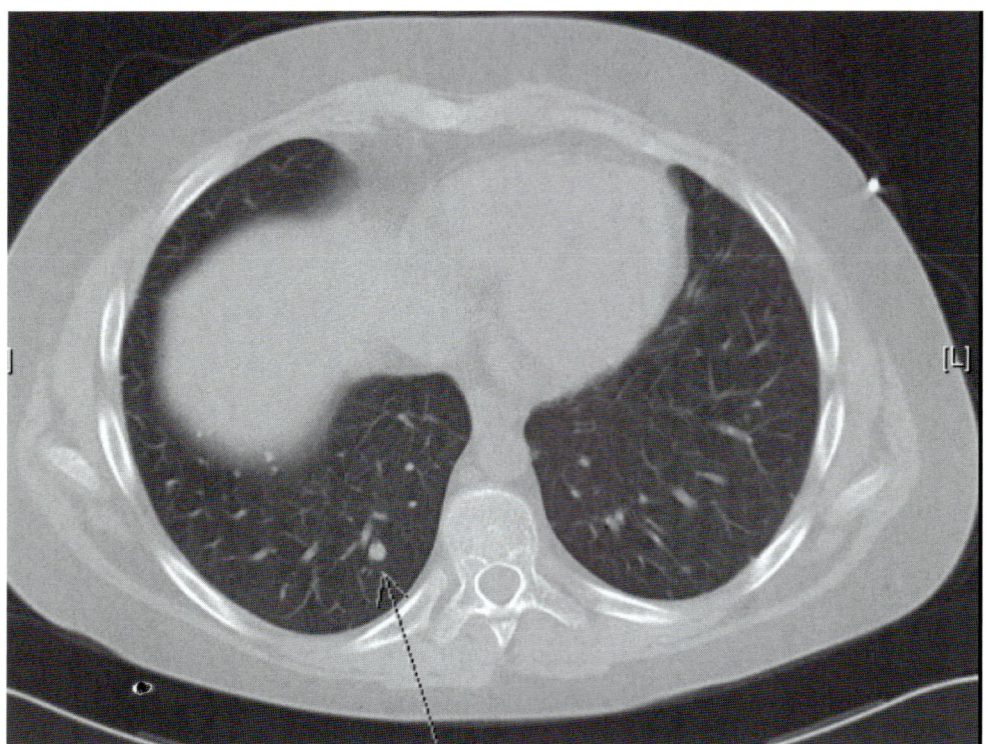

Abb. 187.17 CT der Lunge mit Metastase eines Ewing-Sarkoms mit Primärtumor im Becken bei einem 14 Jahre alten Jungen

zum Osteosarkom strahlensensibel. Die Rolle der Hochdosistherapie und die optimale Behandlung von Patienten mit primärer Metastasierung ist Gegenstand von Studien.

Prognose Mit den modernen Therapieprotokollen können 55–70 % der Patienten mit lokoregionärer Erkrankung geheilt werden. Patienten mit primärer Fernmetastasierung haben mit 15–20 % eine wesentlich schlechtere Prognose.

187.7 Keimzelltumoren

T. Klingebiel

Grundlagen Keimzelltumoren entwickeln sich aus pluripotenten Keimzellen, die in den Gonaden oder extragonadal zu benignen oder malignen Tumoren heranwachsen.

Epidemiologie 4,6/1 Mio. Kindern < 15 Jahren sind betroffen, das Verhältnis Mädchen zu Jungen beträgt 1:0,8. Im Deutschen Kinderkrebsregister machen diese Tumoren 2,9 % aus. Der Altersgipfel liegt im 1. Lebensjahr, mit starker Abnahme bis zum Alter von 4 Jahren.

Pathologie Die Aufgabe des Pathologen ist es, die Teratome, d. h. die nichtbösartigen Tumoren von den bösartigen Keimzelltumoren zu unterscheiden. Die histopathologische Diagnose beruht auf der WHO-Klassifikation, die im Kindes- und Kleinkindalter Teratome und Dottersacktumoren unterscheidet und im Adoleszenten- und Erwachsenenalter zwischen Teratomen, Seminomen (Synonym Dysgerminom bei Auftreten im Ovar und Germinom beim Auftreten im ZNS) und malignen Nichtseminomen (Synonym: sezernierende Keimzelltumoren) differenziert.

30 % der Keimzelltumoren enthalten mehr als eine Entität, wobei sich die Beurteilung immer nach dem Tumoranteil mit der höchsten Malignität richtet.

Stadieneinteilung Zur Stadieneinteilung gibt es verschiedene Klassifikationen. In Deutschland wird zur Einteilung von Hodentumoren für präpubertäre Patienten die Lugano-Klassifikation angewendet, für postpubertäre die UICC-Klassifikation. Ovarialtumoren werden gemäß der Fédération Internationale de Gynécologie et d'Obstétrique (FIGO) eingeordnet. Bei Steißbeinteratomen und allen anderen Lokalisationen kommt die internationale TNM-Klassifikation zum Einsatz.

Klinik Die Symptomatik ist abhängig von der Lokalisation des Tumors. Testikuläre Tumoren fallen durch eine schmerzlose Schwellung auf. Ovarialtumoren können endokrin aktiv sein und dadurch in Erscheinung treten (Pubertas praecox, ▶ Kap. 67). Bei fehlender endokriner Aktivität sind es meist unklare abdominelle Beschwerden oder erst die Zunahme des Bauchumfangs, die zur Diagnose führen. Thorakale Keimzelltumoren führen entsprechend ihrer Lage nicht selten zur Obstruktion der oberen Luftwege oder zu einer oberen Einflussstauung. Sakrokokzygeale Tumoren sind häufig schon vor der Geburt im Ultraschall sichtbar und werden manchmal so groß, dass sie ein Geburtshindernis darstellen. Intrakranielle Keimzelltumoren führen neben Zeichen der Raumforderung wie Kopfschmerzen, Schwindel, Erbrechen, Parinaud-Syndrom, Hemiparese und Gangstörungen auch zu neuroendokrinologischen Störungen wie Diabetes insipidus oder Pubertas praecox.

Diagnose Im Vordergrund der diagnostischen Maßnahmen stehen die bildgebende Darstellung (Sonografie und MRT) der jeweiligen Tumorregion (◘ Abb. 187.19). Daneben haben der Nachweis der Tumormarker α-Fetoprotein (AFP) und β-HCG einen hohen Wert. Diese Marker können sowohl im Serum als auch im Liquor cerebrospinalis nachgewiesen werden. Zu beachten sind die physiologisch erhöhten AFP-Werte in den ersten beiden Lebensjahren. AFP ist erhöht beim Dottersacktumor und seltener beim potenziell malignen unreifen Teratom, β-HCG beim Chorionkarzinom und seltener beim malignen Seminom bzw. Germinom.

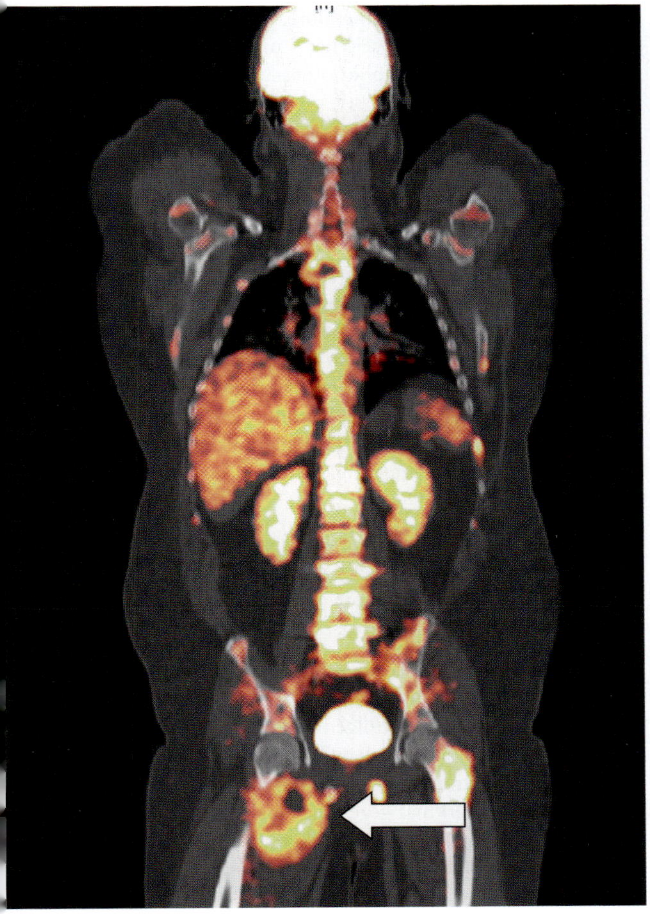

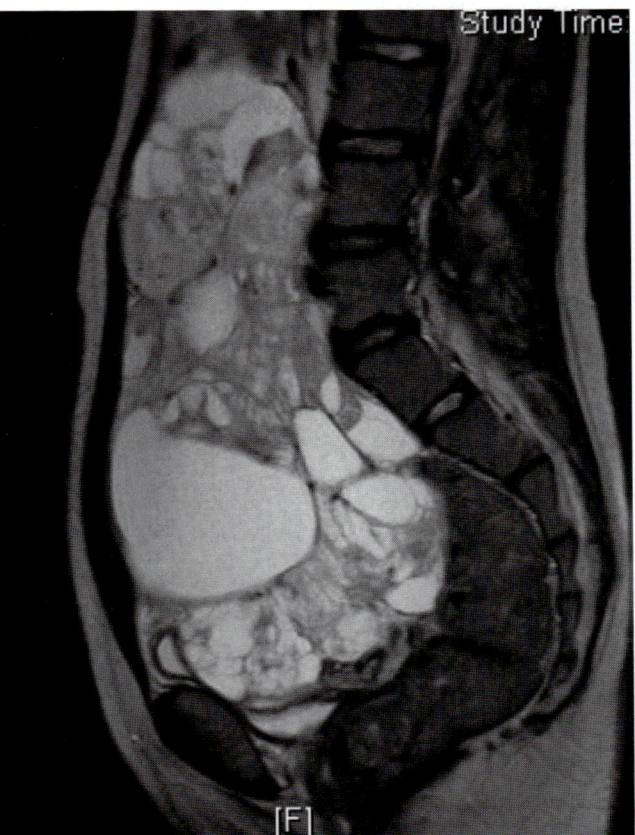

◘ **Abb. 187.18** PET-CT bei einem Patienten mit diffusem Wirbelsäulenbefall eines Ewing-Sarkoms; Primärtumor im rechten Oberschenkel. (Mit frdl. Genehmigung aus Klingebiel 2013)

Therapie Die Therapie ist abhängig von der Lokalisation und der Histologie. Prinzipiell sollte sie angesichts der Seltenheit dieser Tumoren im Rahmen kontrollierter Therapiestudien erfolgen. Eine komplette Tumorresektion ist anzustreben; eine inkomplette Resektion verschlechtert die Prognose, daher sollte bei absehbarer inkompletter Operabilität nur eine Biopsie erfolgen. Eine präoperative Chemotherapie ist bei malignen Tumoren dann hilfreich, wenn der Tumor primär nicht komplett reseziert werden kann. Chemotherapeutika, die sich als nützlich erwiesen haben, sind vor allem Cisplatin, aber auch Etoposid, Ifosfamid, Vinblastin und Bleomycin. Sakrokokzygeale Tumoren werden immer mitsamt dem Steißbein entfernt, da sonst Rezidive auftreten können. Strahlenempfindlich sind Seminome (Dysgerminome und Germinome), so dass bei diesen Tumoren, vor allem bei intrakraniellem Sitz, auch eine Radiotherapie eingesetzt wird.

Prognose Die Prognose hängt vom Alter, der Lokalisation und dem Stadium ab. Die Überlebenswahrscheinlichkeit nach 5 Jahren liegt für die Gesamtgruppe bei ca. 85 %. Hodentumoren haben die günstigste Prognose (99 %), intrakranielle die ungünstigste (ca. 65 %).

◘ **Abb. 187.19** Sezernierender Keimzelltumor des Ovars bei einem 11 Jahre alten Mädchen, AFP und β-HCG waren deutlich erhöht; in der T2-gewichteten sagittalen Aufnahme kommen die typischen großen Zysten zur Darstellung. (Mit frdl. Genehmigung aus Klingebiel 2013)

187.8 Retinoblastom

T. Klingebiel

Grundlagen Retinoblastome sind maligne Tumoren der Retina, die gleich häufig sporadisch oder familiär auftreten.

Epidemiologie 2,1 % aller bösartigen Erkrankungen im Deutschen Kinderkrebsregister sind Retinoblastome, die Inzidenz beträgt 4,1 pro 1 Mio. Kindern unter 15 Jahren, wobei der Erkrankungsgipfel bei den Kindern unter 4 Jahren liegt. Jenseits dieses Alters ist ein Retinoblastom extrem selten.

Pathologie Auch das Retinoblastom gehört zu den Tumoren mit „kleinen, runden blauen" Zellen, die Pseudorosetten bilden können. Ursächlich spielt das auf Chromosom 13 gelegene *RB*-Gen eine zentrale Rolle. Liegt es mutiert in der Keimbahn vor, können entsprechend der „Two-Hit"-Hypothese zur Entstehung maligner Tumoren durch ein zweites genetisches Ereignis familiäre und multifokale bzw. bilaterale Tumoren auftreten. Bei einer somatischen Mutation handelt es sich um einseitige, unifokale Tumoren.

Stadieneinteilung Man unterscheidet 4 Tumorstadien. Stadium I und II sind intraokulär lokalisierte Stadien, III beschreibt die extraokuläre Ausdehnung und IV eine Erkrankung mit Fernmetastasierung.

Klinische Symptome Oft nehmen Eltern einen hellen, weißlichen Fleck in der Pupille war. Eine Sehminderung wird angesichts der Manifestation im frühen Kindesalter von den betroffenen Kindern nicht beklagt und daher von Eltern nicht bemerkt. Protrusio bulbi und Schmerzen sind Zeichen für sehr fortgeschrittene Tumoren.

Diagnose Klinische augenärztliche Untersuchung in Narkose, Sonografie und MRT-Untersuchungen ermöglichen die sichere Diagnosestellung. Eine präoperative Biopsie erfolgt in der Regel nicht.

Therapie Neben der chirurgischen Therapie durch Entfernung des erkrankten Auges bei einseitigen Retinoblastomen kommt die Strahlentherapie (Brachytherapie, Photonentherapie, Protonenbestrahlung) vor allem bei zwei betroffenen Augen zum Einsatz. Die Chemotherapie spielt bei ausgedehnteren Tumoren eine zunehmend wichtigere Rolle.

Prognose Eine dauerhafte Heilung gelingt bei ca. 80 % der Kinder, in den lokalen Stadien I und II bei mehr als 90 %.

Nachsorge Kinder mit Retinoblastomen benötigen eine langfristige Nachsorge, da sie ein erhöhtes Risiko für sekundäre maligne Erkrankungen haben.

187.9 Schilddrüsenkarzinome

A. Borkhardt

Epidemiologie und Ätiologie Schilddrüsenkarzinome sind im Kindesalter selten; man rechnet, dass sie weniger als 0,5 % aller malignen Erkrankungen im Kindesalter ausmachen. Histologisch unterscheidet man papilläre, follikuläre und medulläre Schilddrüsenkarzinome.

Ätiologisch ist die Rolle einer akzidenziellen (Tschernobyl-Katastrophe) oder therapeutischen (Mediastinalbestrahlung bei Morbus Hodgkin) Bestrahlung gut dokumentiert. Neben den bestrahlungsinduzierten Schilddrüsenkarzinomen als Sekundärmalignome bei Kindern mit onkologischer Vorerkrankung ist für den Pädiater die Kenntnis der familiären Formen von praktischer Relevanz. Im Rahmen der multiplen endokrinen Neoplasie (MEN)-Syndrome 2a und 2b kommen medulläre Schilddrüsenkarzinome mit einer Häufigkeit von bis zu 100 % in den betroffenen Familien vor. Eine prophylaktische totale Thyrektomie mit konsekutiver lebenslanger Hormonersatztherapie kann in diesen Fällen die Entwicklung eines medullären Schilddrüsenkarzinoms effektiv verhindern.

Ursächlich sind Keimbahnmutationen im *RET*-Protoonkogen dafür verantwortlich, dass auch bei Kindern mit familiärer langstreckiger Aganglioise von Rektum und Kolon (familiärer Morbus Hirschsprung) mutiert vorkommt. Da sich der familiäre Morbus Hirschsprung in der Regel in der frühen Neonatalperiode manifestiert, ist die Kenntnis dieser Assoziation wichtig, um rechtzeitig die molekulargenetische Untersuchung und ggf. die chirurgische Prophylaxe eines medullären Schilddrüsenkarzinoms einleiten zu können. Hierbei sind die Familienmitglieder ersten Grades in die Untersuchung mit einzubeziehen. Betroffene Kinder mit *RET*-Mutation können schon im Alter von wenigen Monaten (!) ein medulläres Schilddrüsenkarzinom entwickeln, so dass die diagnostischen und therapeutischen Schritte zügig durchgeführt werden müssen.

Klinische Symptome, Diagnose und Therapie Schilddrüsenkarzinome manifestieren sich im Kindesalter nicht grundsätzlich anders als bei Erwachsenen als schmerzlose, einseitige Schwellung in der Schilddrüsenregion oder – seltener – unter dem klinischen Bild einer zervikal-lateralen Lymphknotenschwellung („lateral, aberrant thyroid").

Sonografisch imponiert das Schilddrüsenkarzinom meist als echoarmer Knoten, szintigrafisch als kalter Knoten. Die definitive Diagnosestellung der sporadischen Formen (intraoperative Schnellschnittdiagnostik!) geht mit der chirurgischen Therapie Hand in Hand. Knotenbiopsien und selektive Enukleationen sind obsolet. Die Hälfte der Kinder hat bei Diagnosestellung dennoch bereits nachweisbare Lymphknotenmetastasen, die wegen der guten Speicherung von Jod^{131} sehr effektiv mit einer Radiojodtherapie im Anschluss an die Operation behandelt werden können. Die Heilungsaussichten der Kinder liegen unter diesen Bedingungen bei über 80 %. Systemische chemotherapeutische Behandlungen sind bei Schilddrüsenkarzinomen nur bei den sehr seltenen nicht Jod^{131} speichernden progedienten Tumoren angezeigt.

187.10 Spätfolgen

P. Gutjahr

Maligne Erkrankungen der Säuglinge, Kinder und Jugendlichen unterscheiden sich maßgeblich von malignen Krankheiten des Erwachsenen. Für Verlauf und Spätfolgen wesentlich ist, dass sich pädiatrische Malignome in wachsenden Organismen ereignen; zudem sind ein Drittel der Erkrankungen embryonale Tumoren. Ein weiteres Unterscheidungsmerkmal gegenüber malignen Erkrankungen von Erwachsenen ist, dass alle diese Erkrankungen in der pädiatrischen Onkologie behandelt werden und nicht organspezifisch durch verschiedene Fachdisziplinen. Auch dies ist ein wichtiger Aspekt in der Nachsorge und im Hinblick auf die Erfassung und Betreuung von Spätfolgen.

Es gibt nicht die eine, selektiv Tumorzellen vernichtende Therapie. So basiert die Behandlung maligner Erkrankungen im Kindes- und Jugendalter auf krankheitsspezifisch wechselnden Kombinationen mit chirurgischer Intervention, Radiotherapie und zytostatischer Chemotherapie.

Jede einzelne dieser Therapien kann zu Spätfolgen führen, und natürlich auch die primäre maligne Erkrankung selbst.

Die aktuellen Therapierichtlinien zur Behandlung maligner Erkrankungen im Kindesalter sind gültige Handlungsanweisungen; auch vor dem Hintergrund möglicher Spätfolgen gibt es zu ihnen keine Alternative. Mit wachsenden Heilungsraten wird allerdings auch deutlich, dass Spätfolgen ein wesentliches Thema in der pädiatrischen Onkologie sind. Langjährigen Erfahrungen zufolge ist davon auszugehen, dass die Hälfte der von einer malignen Erkrankung geheilten Kinder Spätfolgen erleiden werden, die ihre körperliche Integrität beeinflussen wird. Dies betrifft Motorik, Wachstum, Organfunktionen, besonders auch endokrine und neurologische Funktionen. Darüber hinaus sind eine gestörte individuelle Wahrnehmung des äußeren körperlichen Erscheinungsbildes und psychosomatische Probleme relevante Spätfolgen, die nicht immer eindeutig von der malignomunabhängigen Persönlichkeitsentwicklung getrennt werden können. Schließlich stehen Fertilitätsstörungen und das Risiko für sekundäre maligne Erkrankungen im Vordergrund der Spätfolgen.

Auch wenn es gelingt, durch alleinige Operation eine maligne Erkrankung zu heilen (etwa durch Enukleatio bulbi bei Retinoblastom), sind Spätfolgen zu bedenken (in diesem Fall u. a. asymmetrisches Schädelwachstum; Folgen des Verlusts räumlichen

Sehens). Folgen operativer Maßnahmen sind ebenfalls wesentlich nach Operationen von Tumoren der Extremitäten (Amputationen) oder der Harnblase mit Harnblasenersatzplastik (Fertilität, Erektion, Elektrolytstoffwechsel). Bei den beiden letztgenannten Operationen sind zusätzliche mögliche Folgen der Chemotherapie (Doxorubicin, Ifosfamid, Vincristin, Etoposid, Actinomycin D) zu bedenken, insbesondere die mögliche Tubulusschädigung der Niere, die Fertilitätsstörung, die Kanzerogenität und die dilatative Kardiomyopathie.

Zentralnervensystem Operationen von Tumoren des Kleinhirnwurms, besonders Medulloblastome, führen wie diese selbst meist zu erheblichen Koordinationsstörungen, die nach Operation supratentorieller Tumoren neurologisch meist weniger gravierend sind. Radio- und Chemotherapie können zu kognitiven Störungen führen, vor allem bei jüngeren Kindern und bei Strahlendosen von über 18 Gy. Hochdosiertes Methotrexat kann Leukoenzephalopathien bedingen, insbesondere in Zusammenhang mit einer Schädelbestrahlung. Als eine Folge der Radiotherapie sind Kavernome in bis zu 30 % der hirnschädelbestrahlten Kinder zu sehen – mit einem erhöhten Risiko für zentralnervöse Blutungen. Mindestens 10 % der Kinder mit Hirnschädelbestrahlung entwickeln 10 bis > 30 Jahre später strahleninduzierte Hirntumoren, multifokale Meningeome oder Glioblastome. Störungen hypophysärer Funktionen kommen nach Schädelbestrahlung regelmäßig vor.

Schilddrüse Nach mediastinaler Radiotherapie, aber auch nach kraniospinaler Radiotherapie der Medulloblastome muss mit Schilddrüsenfunktionsstörungen gerechnet werden, bisweilen auch mit der Entwicklung von Schilddrüsenkarzinomen (meist papillär).

Abdomen Sowohl nach alleiniger Chemotherapie einer malignen Erkrankung, vor allem aber nach abdominaler Radiotherapie ist unter den Spätfolgen das erhöhte Risiko für die Entwicklung eines kolorektalen Karzinoms zu erwähnen. Die Langzeit-Nachsorge dieser Patienten ist entsprechend auszurichten.

Auge, Ohr Neben den schon erwähnten Folgen einer ZNS-Bestrahlung kann die Schädelbestrahlungen eine Katarakt auslösen. Weiterhin sind Hörstörungen nach Radiotherapie am Hirnschädel bekannt; obwohl diese häufiger eine Folge der Chemotherapie mit Platinderivaten darstellen.

Herz Die Bestrahlung des Mediastinums kann Folgen für das Herzwachstum haben und insbesondere auch die Herzklappen im Wachstum beeinträchtigen. Die Entwicklung einer dilatativen Kardiomyopathie ist eine mögliche Folge der Zytostatika-Therapie (Doxorubicin und Daunorubicin).

Fertilität Procarbazin und die Alkylanzien wie Ifosfamid und Cyclophosphamid sind potenziell fertilitätsschädigende Agenzien. Bei der Risikobewertung ist zwischen Mädchen und Knaben, wie auch zwischen Behandlung vor, während oder nach der Pubertät zu unterscheiden. Jedes ehemals krebskranke Kind sollte zu geeigneter Zeit genetisch beraten werden.

Sekundäre Malignome Abgesehen von den sog. Tumor-Prädispositions-Syndromen ist nach Radiotherapie in 10 % mit einer sekundären malignen Neoplasie zu rechnen, die Rate durch Chemotherapie induzierter Malignome liegt bei etwa 3 %.

Die vielfältigen möglichen Spätfolgen der Therapie maligner Erkrankungen im Kindes- und Jugendalter, wie auch die möglichen Folgen der Tumoren selbst, erfordern eine vieljährige, möglichst lebenslange Nachsorge, Dies gilt in besonderem Maße im Hinblick auf die Früherkennung von Sekundärmalignomen, die auch noch nach mehr als 30 Jahren auftreten können, und im Hinblick auf die Familienberatung aufgrund des kanzerogenen und mutagenen Risikos durch die frühere Erkrankung und Behandlung.

Literatur

Dantonello TM, Int-Veen C, Harms D et al (2009) Cooperative trial CWS-91 for localized soft tissue sarcoma in children, adolescents and young adults. J Clin Onc 27(9):1446–1455

Dinauer C, Francis GL (2007) Thyroid cancer in children. Endocrinol Metab Clin North Am 36:779–806

Klingebiel T (2013) Solide Tumoren. In: Speer CP, Gahr M (Hrsg) Pädiatrie. Springer, Heidelberg, S 646–658

O'Brien MM, Donaldson SS, Balise RR, Whittemore AS, Link MP (2010) Second malignant neoplasms in survivors of pediatric Hodgkin's lymphoma treated with low-dose radiation and chemotherapy. J Clin Oncol 28:1232–1239

Schwartz CL, Hobbie WL, Constine LS, Ruccione KS (2005) Survivors of Childhood and Adolescent Cancer. Springer, Berlin-Heidelberg

188 Tumoren des Gehirns und des Spinalkanals

G. Fleischhack

188.1 Grundlagen

Epidemiologie Im Kindes- und Jugendalter (<15 Jahre) sind die Tumoren des zentralen Nervensystems (ZNS) mit einem Anteil von ca. 23% aller onkologischen Erkrankungen die zweithäufigste onkologische Erkrankung. Insgesamt erkranken in Deutschland jährlich ca. 400 Kinder an einem Tumor des ZNS. Die Tumoren des ZNS treten mit einer leicht abnehmenden altersabhängigen Inzidenz auf: Inzidenz von 43,6 pro 1 Mio. Kinder im Alter unter 1 Jahr und von 28,4 pro 1 Mio. Kinder im Alter von 10–14 Jahren (Deutsches Kinderkrebsregister, Jahresbericht 2010, ► www.kinderkrebsregister.de). Die häufigsten ZNS-Tumoren sind Astrozytome (47%), gefolgt von Medulloblastomen (15%), Ependymomen (10%), supratentoriellen primitiv neuroektodermalen Tumoren des ZNS (stPNETs; 3%) und Kraniopharyngeomen (5%). Die Häufigkeit der verschiedenen Tumoren des ZNS ist altersabhängig.

Ätiologie Neben dem Geschlecht und daraus folgend der Tatsache, dass Jungen 1,2-mal häufiger als Mädchen erkranken, gehören ionisierende Strahlen (z. B. im Rahmen der Behandlung einer Leukämie oder eines Hirntumors), genetische Prädispositionen (in <5% aller Tumoren des ZNS, z. B. bei erblichen Krankheiten wie die tuberöse Sklerose, Neurofibromatose Typ 1 und 2, von-Hippel-Lindau-Syndrom, Li-Fraumeni-Syndrom, Gorlin-Goltz-Syndrom, Down-Syndrom, familiäre Polyposis) und lang anhaltende Immunsuppression zu den wenigen gut gesicherten Risikofaktoren für die Entstehung von ZNS-Tumoren beim Menschen. Ein Zusammenhang mit Virusinfektionen, Trauma oder der Exposition mit elektromagnetischen Feldern konnte bisher nicht bewiesen werden. Als mögliche Risikofaktoren werden darüber hinaus elterliches Rauchen in der Schwangerschaft, niedriges Geburtsgewicht und die Exposition gegenüber kanzerogenen chemischen Stoffen diskutiert.

Klassifikation und Pathologie Die aktuelle Klassifikation der ZNS-Tumoren erfolgt entsprechend der 2007 überarbeiteten Fassung der WHO-Klassifikation der Tumoren des Nervensystems. In diesem System erfolgt die Einteilung nach dem vermuteten ursprünglichen Zelltyp unter Einbeziehung der bisher bekannten molekularen neuropathologischen und molekulargenetischen Befunde. Die für das Kindesalter relevanten Tumorentitäten inklusive ihrer möglichen Malignitätsgrade sind in der ◘ Tab. 188.1 zusammengefasst. Insgesamt werden 4 histologische Malignitätsgrade (WHO-Grad I – niedriggradiger, benigner, hochdifferenzierter Tumor mit langsamer Wachstumstendenz – bis WHO-Grad IV – hochgradiger, maligner, undifferenzierter Tumor mit hoher Proliferationsrate) unterschieden, die mehrheitlich mit dem biologischen Verhalten und der klinischen Prognose korrelieren.

In der neuropathologischen Diagnostik werden mittels zytologischer und immunhistochemischer Verfahren die zelluläre Differenzierung, die zelluläre und nukleäre Polymorphie, die Tumorzelldichte, die Mitoserate, die Endothelproliferationsrate und die Gewebsnekrosen beurteilt. Molekularbiologische Methoden dienen u. a. zur Abgrenzung bzw. dem Nachweis spezifischer Tumorentitäten (z. B. des atypischen teratoiden/rhabdoiden Tumors, AT/RT), dem Nachweis von inaktivierten Tumorsuppressorgenen (z. B. *PTCH*-Gen), aktivierten Onkogenen (z. B. *C-Myc*, *N-Myc*) bzw. zur Beurteilung der Expression spezifischer Proteine (z. B. von beta-Katenin, Tyrosinkinasen). Zukünftig werden diese Methoden möglicherweise eine risikoadaptierte Therapie in Subgruppen spezifischer Tumorentitäten oder eine individuell zielgerichtete Tumortherapie erlauben.

Klinische Symptome Die klinischen Symptome sind vor allem abhängig vom Alter des Kindes, d. h. seinem physischen und psychomotorischen Entwicklungsstand, sowie von der Lokalisation, Ausbreitung und Histologie des Tumors. Im Säuglings- und Kleinkindalter ist die Diagnostik durch die mangelnde Kooperationsfähigkeit bzw. -bereitschaft der Kinder erschwert. Ältere Kinder zeigen häufig Symptome, die mit denen bei Erwachsenen vergleichbar sind. Während bei hochgradigen Tumoren die Anamnese in der Regel kurz ist und zumeist nur 2–6 Wochen beträgt, können die ersten Symptome bei benignen Tumoren mehrere Jahre zurückliegen oder gar ein Zufallsbefund bei einer aus anderen Gründen (z. B. bei Trauma) durchgeführten Computertomografie oder Magnetresonanztomografie sein.

Neben allgemeinen Symptomen finden sich spezifische neurologische Symptome, die durch die Lage des Tumors und die tumorbedingte Massenzunahme im Gehirn oder Spinalkanal bedingt sind (► Übersicht: Klinische Symptome). Die allgemeinen, unspezifischen Symptome werden zumeist primär durch die Eltern und andere Erziehungspersonen beobachtet und führen oft erst bei längerem Bestehen zum Arztbesuch. Erst mit dem Auftreten neurologischer Symptome wie Hirndruckzeichen, epileptischer Anfälle oder fokaler neurologischer Ausfallserscheinungen wird der Verdacht zielgerichtet auf einen Tumor des ZNS gelenkt und die entsprechende Diagnostik eingeleitet (► Übersicht: Neurologisch fokale Zeichen).

Klinische Symptome bei Tumoren des ZNS
Allgemeine Symptome:
- Reizbarkeit, Berührungsempfindlichkeit, Agitation bis Apathie
- Veränderungen von Schlafrhythmus, Gesichtsausdruck, Persönlichkeit (Wesen, Verhalten, mentale und physische Leistungsminderung, Konzentrationsstörung)
- Nahrungsverweigerung, Inappetenz, abnorme Gewichtsab- oder -zunahme
- Fieber

Neurologische Symptome:
- Zeichen des erhöhten Hirndrucks [Kopfschmerz, (Nüchtern-)Erbrechen, Sehstörung (Doppelbilder, Abduzensparese, Stauungspapille, Dyschromatopsie), bedrohlich: zentrale Dysregulation von Atmung und Herz-Kreislauf-System]
- Neurologisch fokale Symptome (► Übersicht: Neurologisch fokale Zeichen)
- Neuroendokrinologische Störungen

Neurologisch fokale Zeichen bei Tumoren des ZNS
Supratentorielle Tumoren:
- Hemiparese, fehlendes Krabbeln (Säuglinge)
- Hemihypästhesie

188.1 · Grundlagen

- Hirnlokales Psychosyndrom
- Epileptische Anfälle
- Aphasie, Apraxie, Agnosie
- Sehstörung
- Endokrinopathie
- Dienzephales Syndrom (hypothalamische Tumoren)

Infratentorielle Tumoren:
- Hirnstamm – Mittelhirn:
  - Parinaud-Syndrom
  - Konjugierte vertikale Blickparese
  - Reflektorische Pupillenstarre
- Hirnstamm – Pons:
  - Kontralaterale spastische Hemiparese oder Paraparese, Extremitätenataxie
  - Kontra-/bilaterale Sensibilitätsstörung
  - Störung der Hirnnerven VI und VII
- Hirnstamm – Medulla oblongata:
  - Störung der Hirnnerven VII, IX und X (spät VI) mit Dysphonie, Dysarthrie, Dysphagie
  - Kopfschiefhaltung
  - Regulationsstörungen vitaler Zentren
- Kleinhirn (KH):
  - Gang-, Rumpf-, Extremitätenataxie
  - Kopfschiefhaltung, Nackensteifigkeit
  - Störung der Hirnnerven selten, Hörstörung und Fazialisparese (KH-Brückenwinkeltumor)
  - Intentionstremor, Nystagmus, Dysdiadochokinese
  - Skandierende Sprache

Spinale Tumoren:
- Radikuläre Schmerzen
- Inkomplettes (selten komplettes) Transversalsyndrom mit motorischen (schlaffe Paresen) und/oder sensiblen Störungen (Hyp-, Hyper-, Parästhesien)
- Abschwächung bzw. Auslöschung der Muskeleigenreflexe
- Positive Pyramidenbahnzeichen
- Nackensteifigkeit (selten)
- Mastdarm- und/oder Blasendysfunktion
- Kyphoskoliose (bei langsamem Tumorwachstum)

Zeichen des erhöhten Hirndrucks Bei der Diagnosestellung von bösartigen Hirntumoren weist die Mehrzahl der kindlichen Patienten bereits die Zeichen eines erhöhten Hirndrucks (Normaldruck altersabhängig, Schulkind 4–10 cm, Erwachsene 7–20 cm Wassersäule) auf. Dieses ist zum einen durch die häufige mediane Lage der Hirntumoren mit Monroi-Blockade, Verschluss des Aquädukts oder des 4. Ventrikels mit einem konsekutiven Hydrocephalus occlusus und zum anderen durch den Masseneffekt der tumorösen Raumforderung mit perifokalem interstitiellen Ödem und einer venösen Abflussstauung bedingt. Selbst bei spinalen Tumoren ist bei 15 % der Patienten mit einer intrakranialen Druckerhöhung infolge eines Anstiegs des Gesamteiweißes im Liquor und einer damit verbundenen Viskositätserhöhung des Liquors und konsekutivem triventrikulärem Hydrocephalus malresorptivus zu rechnen. Die Zeichen des erhöhten Hirndrucks sind altersabhängig und können akut auftreten oder chronisch bestehen.

Säuglingsalter Bei Säuglingen sind die Zeichen der intrakranialen Druckerhöhung eine gespannte Fontanelle, dehiszente Schädelnähte, eine opisthotone Körperhaltung und eine unphysiologische Zunahme des Kopfumfangs. Ein Papillenödem wird meist nicht oder erst spät

Tab. 188.1 Klassifikation und Graduierung kindlicher ZNS-Tumoren – Auszug aus der WHO-Klassifikation 2007 (Louis et al. 2007)

Tumorentität	Subentität	WHO-Grad
1. Neuroepitheliale Tumoren		
a) Astrozytäre Tumoren	Pilozytisches Astrozytom	I
	Pilomyxoides Astrozytom	II
	Diffuses Astrozytom	II
	Pleomorphes Xanthoastrozytom	
	Anaplastisches Astrozytom	III
	Glioblastoma multiforme	IV
b) Oligodendrogliale Tumoren	Oligodendrogliom (anaplastisch)	II(III)
c) Oligoastrozytäre Tumoren	Oligoastrozytom (anaplastisch)	II (III)
d) Ependymale Tumoren	Subependymom	I
	Myxopapilläres Ependymom	I
	Ependymom	II
	Anaplastisches Ependymom	III
e) Tumoren des Plexus choroideus	Choroid Plexus Papillom	I
	Atypisches Plexuspapillom	II
	Choroid Plexus Carcinom	III
f) Neuronale und gemischt neuronal-gliale Tumoren	Gangliogliom (anaplastisch)	I (III)
	Dysembryoblastischer neuroepithelialer Tumor (DNET)	I
	Neurozytom	II
c) Pinealistumoren	Pineozytom	I
	Pineoblastom	IV
d) Embryonale Tumoren	Medulloblastom	IV
	Primitiv neuroektodermaler Tumor des ZNS (ZNS-PNET)	IV
	Atypischer teratoider Rhabdoidtumor (AT/RT)	IV
2. Tumoren des kranialen und paraspinalen Nervengewebes		
	Schwannom	I
	Neurofibrom	I
	Perineuriom	I
	Maligner peripherer Nervenscheidentumor (MPNST)	III, IV
3. Tumoren der Meningen		
a) Meningotheliale Tumoren	Meningeom	I, II, III
b) Mesenchymale Tumoren	Hämangioperizytom	II, IV
	Ewing-Sarkom	IV
4. Lymphome und hämatopoetische Neoplasien		
	Maligne Lymphome	
	Granulozytäres Sarkom	
5. Keimzelltumoren		
	Germinom	
	Embryonales Karzinom	
	Dottersacktumor	
	Chorionkarzinom	
	Teratome, reife und unreife	
	Gemischte Keimzelltumoren	
6. Tumoren der Sellaregion		
	Kraniopharyngeom	I
7. ZNS-Metastasen peripherer solider Tumoren		

beobachtet. Aber auch unspezifische Symptome wie Gewichtsstagnation, Erbrechen und Verhaltensänderungen können auftreten. Als Zeichen der chronischen Druckerhöhung auf das Mittelhirn findet sich ein sog. Sonnenuntergangsphänomen (vertikale Blickparese).

(Klein)Kinder Ältere Kinder zeigen als Zeichen der intrakranialen Druckerhöhung häufig Kopfschmerzen, Erbrechen und eine Parese des N. abducens (langer extraduraler Verlauf des Nervs an der Schädelbasis) mit Doppelbildern und kompensatorischer Kopfschiefhaltung. Eine Stauungspapille ist häufig und oft frühzeitig mit einer Störung des Farbsehens (Dyschromatopsie) und einer Vergrößerung des zentralen Skotoms vergesellschaftet. Langsam zunehmende chronische Druckerhöhung kann zusätzlich zu einer Atrophie des N. opticus (Papillenabblassung) zu Ohrensausen bzw. selten zu einem sog. Wolkenschädel (Verdünnung der Schädelkalotte inklusive der Sella) führen.

Unabhängig vom Alter und der Lage des Tumors ist für das Auftreten der o. g. Symptomatik die Dynamik der Volumenzunahme entscheidend.

Akuter Hirndruck Akuter Hirndruck kann sich zusätzlich in einer Bewusstseinsstörung, in einem Krampfanfall, in Regulationsstörungen vitaler Zentren mit Bradykardie und Hypertonus (Cushing-Reflex), Temperaturregulationsstörung, Apnoen, Mydriasis und pathologischen Bewegungsmustern im Sinne von Beuge- und Strecksynergismen äußern. Dieser als Herniation der Kleinhirntonsillen oder Einklemmung bezeichnete Zustand stellt für den Patienten immer eine akute schwerste Lebensbedrohung dar.

Kopfschmerzen Der im Rahmen der intrakranialen Druckerhöhung beobachtete Kopfschmerz kann uncharakteristisch diffus und nicht differenzierbar von häufigen Kopfschmerzen anderer Genese sein (z. B. bei respiratorischen Infekten, kindlicher Migräne, Meningitis, post contusionem). Charakteristischerweise treten die Kopfschmerzen bei der Hirndruckerhöhung aber bevorzugt morgendlich oder schlafassoziiert auf, sind mitunter okzipital betont (bei Tonsillentiefstand), oft lageabhängig (bei Lagewechsel, bei flachem Liegen), können mit Ohrensausen oder Druckgefühl in den Ohren einhergehen und verstärken sich beim Husten, Pressen oder anderen Valsalva-Manövern. Auch sollte jede Änderung des Kopfschmerzcharakters bei chronisch oder rezidivierend auftretenden Kopfschmerzen anderer Genese unbedingt Beachtung finden. Berührungsempfindlichkeit, Unruhe oder Apathie können mitunter bei Säuglingen und Kleinkindern indirekte Zeichen für Kopfschmerzen sein.

Erbrechen Ähnlich verhält es sich mit dem Erbrechen, das im Kindesalter sehr häufig andere Ursachen (z. B. gastrointestinale und respiratorische Infekte) hat. Das Erbrechen im Rahmen der intrakranialen Druckerhöhung wird durch die Reizung des Vaguskerns bzw. des Brechzentrums am Boden des vierten Ventrikels ausgelöst. Es tritt häufig morgendlich, z. T. schwallartig, bei nüchternem Patienten und mit nachfolgendem Wohlergehen auf. Dennoch findet es sich auch zu anderen Tageszeiten. Es kann symptomfreie Intervalle und eine Frequenzzunahme geben und bei Häufung von gastritischen Symptomen wie epigastrischen Schmerzen und Sodbrennen begleitet sein.

Neurologisch fokale Zeichen In Abhängigkeit von der Lage des Tumors und seiner Wachstumsdynamik können als spezifische Symptome neurologisch fokale Zeichen und neuroendokrinologische Störungen auftreten (s. oben ▶ Übersicht). Einige wenige Symptome werden nachfolgend detaillierter beschrieben.

Epileptische Anfälle Im Kindes- und Jugendalter treten bei etwa 15 % der Patienten mit Tumoren des ZNS epileptische Anfälle auf. Das entspricht etwa 1 % aller epileptischen Anfälle in dieser Altersgruppe. Krampfanfälle werden häufig bei supratentoriellen Tumoren (Häufigkeit: temporal > parietal > frontal > okzipital), sehr selten bei infratentoriellen Tumoren (bei Hirndruckerhöhung), häufiger bei kortexnahen Tumoren als bei Tumoren im Marklager, wie auch häufiger bei benignen Tumoren als bei malignen Tumoren beobachtet. Die Anfallsanamnese reicht von wenigen Wochen bis zu mehr als 10 Jahre vor der Tumordiagnose zurück, wobei längere anfallsfreie Intervalle regelhaft sind. Als klinische Erscheinungsformen werden neben einfach-partiellen Anfällen, komplex-partielle Anfälle und fokal beginnende Anfälle mit sekundärer Generalisierung im Sinne eines Grand-mal-Anfalls mit Bewusstlosigkeit beobachtet. Bis zu 80 % der Patienten mit epileptischen Anfällen in der Anamnese sind nach erfolgreicher Tumoroperation anfallsfrei. Bei der Häufigkeit von Epilepsien bei Kindern ist nicht auszuschließen, dass auch solch ein Kind einmal einen Hirntumor entwickeln kann, so dass den Veränderungen im Krampfmuster, im klinisch-neurologischen und EEG-Befund bei diesen Patienten eine besondere Beachtung gebührt.

Hirnlokales Psychosyndrom Verhaltensänderungen werden häufig als unspezifische Veränderungen im Rahmen der intrakraniellen Druckerhöhung oder spezifisch bei supratentoriellen Hirntumoren beobachtet. Bei Säuglingen und Kleinkindern ist die Erfassung spezifischer psychopathologischer Befunde altersbedingt erschwert bzw. nicht möglich. Auch jenseits des Kleinkindalters und bei Erwachsenen hat sich gezeigt, dass spezifische Symptomkonstellationen, die als hirnlokale Psychosyndrome beschrieben wurden, unter Berücksichtigung von bildgebenden und neuropathologischen Befunden nur eine schwache Korrelation zur Tumorlokalisation aufweisen. Dieses wird zusätzlich gestützt durch die Tatsache, dass die Mehrzahl der supratentoriellen Tumoren im Kindesalter häufig mehrere Hirnlappen einbezieht. Bei den hirnlokalen Psychosyndromen werden die Tumoren der jeweiligen betroffenen Region entsprechenden Symptomen zugeordnet:

- Frontallappen: Störungen von Affekt, Antrieb, Stimmung, Aufmerksamkeit, Merkfähigkeit und der formalen Denkfähigkeit,
- Temporallappen: Störungen von Wahrnehmung, Merkfähigkeit, Affekt, depressive Verstimmungen und paranoid-halluzinatorische Syndrome,
- Parietallappen: Lese- und Schreibstörung, apraktische Störungen, räumliche Orientierungsstörung.

Sehstörungen Charakteristisch für Tumoren im Bereich der Sehbahn sind Gesichtsfeldausfälle, die je nach Lokalisation eine homonyme oder kontralaterale Amaurose, Hemi- oder Quadrantenanopsie oder verbreiterte Zentralskotome hervorrufen können. Doppelbilder oder Blicklähmungen werden bei Ausfällen der Hirnnerven III, IV und VI gesehen. Kompensatorisch neigen die Patienten den Kopf zur Gegenseite (Parese N. trochlearis) bzw. drehen diesen zur gleichen Seite (Parese N. abducens). Bei Tumoren im Mittelhirn (Druck auf die obere Vierhügelplatte, vor allem bei Pinealistumoren) wird das sog. Parinaud-Syndrom beobachtet, das durch eine vertikale Blickparese nach oben, eine Konvergenzlähmung bei erhaltener Reaktion auf Akkomodation, aber abgeschwächter/fehlender Reaktion auf Licht, einer Pupillenerweiterung und einen Retraktions- und Konvergenznystagmus gekennzeichnet ist.

Dienzephales Syndrom Bei Tumoren im vorderen Hypothalamus kann es zur Störung im limbischen System kommen, die sich als dienzephales Syndrom manifestiert. Häufig sind das astrozytäre Tumoren (selten Keimzelltumoren) bei zumeist Kleinkindern, selten bei Jugendlichen. Bei diesen lässt sich ein Gewichtsstillstand bzw. -rückgang bei meist normalem Längenwachstum bei zumeist exzessivem, selten vermindertem Appetit und Hypoglykämien beobachten. Die betroffenen Kinder wirken blass (ohne Anämie), wach, fröhlich, z. T. euphorisch. Die endokrinologischen Ursachen sind unklar. Aufgrund der klinischen Symptomatik muss in der Differenzialdiagnostik der Dystrophie von Säuglingen und Kleinkindern und der Anorexie älterer Kinder (Tumorhäufigkeit < 5 %) ein hypothalamischer Tumor einbezogen werden. Im Gegensatz dazu wird bei diesen Tumoren mitunter auch das Bild einer dienzephalen Adipositas mit Inaktivität und Pubertas tarda beobachtet.

Neuroendokrinologische Störungen Insbesondere Tumoren der Hypothalamus- und Hypophysenregion führen zur endokrinen Dysfunktion. Häufig wird ein Diabetes insipidus centralis (verminderte ADH-Sekretion mit Hypernatriämie, Gewichtsverlust, Exsikkosezeichen mit Fieber und Durst, Gefahr von Krampfanfällen) beobachtet. Bei diesen Tumoren aber auch bei akuter intrakranieller Druckerhöhung durch andere Tumoren findet sich mitunter das Syndrom der inadäquaten ADH-Sekretion (SIADH, erhöhte ADH-Sekretion mit Hyponatriämie, Gewichtszunahme, Bewusstseinsstörung, Krampfanfällen). Tumoren der Hypophyse können zur partiellen Überfunktion (meist Adenome – im Kindesalter sehr selten, Befunde: Pubertas praecox, Laktation, Hyperthyreose, Cushing-Syndrom, Riesenwuchs und Akromegalie) oder zur partiellen bzw. Panhypophyseninsuffizienz führen (selläre und suprasselläre Tumoren: vor allem Kraniopharyngeome, Keimzelltumoren, Langerhans-Zell-Histiozytose; Befunde: Pubertas tarda, hypogonadotroper Hypogonadismus/Infertilität, Hypothyreose, NNR-Insuffizienz, Minderwuchs).

Diagnose
Bildgebende Diagnostik Die computertomografische Diagnostik hat heute nur noch Bedeutung in der Notfalldiagnostik (Neudiagnose, Therapiekomplikationen, Shuntkontrolle) und in der Planung stereotaktischer neurochirurgischer Eingriffe oder der Radiotherapie. Für die genaue Beurteilung der Tumorlage, -ausbreitung, -vaskularisierung und des perifokalen Ödems und zur Verlaufsdiagnostik über das Ansprechen des Tumors auf die Therapie ist die MRT (nativ und mit Gadolinium; T1-, T2-, FLAIR und DWI-Sequenzen) heute unabdingbar. Die Untersuchung sollte zur Beurteilung des Tumorrests postoperativ unbedingt innerhalb von 24–48 h (–72 h) wiederholt werden. Zu einem späteren Zeitpunkt ist die Beurteilung wegen der postoperativen Schrankenstörung erschwert. Bei malignen Hirntumoren ist zusätzlich ein spinales MRT (sagittale und axiale Aufnahmen) zum Ausschluss einer Metastasierung erforderlich. Weitere spezifische Untersuchungen dienen entweder zur differenzialdiagnostischen Beurteilung von vitalen Tumorresten oder Tumorrezidiven gegenüber postradiotherapeutischen Veränderungen (Gliose, Nekrose) wie die MR-Spektroskopie, die Octreotidszintigrafie oder die Positronenemissionstomografie (z. B. als Aminosäure-PET) oder zur Beurteilung der Liquorflussverhältnisse mittels Liquorfluss-Szintigrafie.

Liquordiagnostik Bei einer intrakraniellen Druckerhöhung darf eine Liquorpunktion nicht primär durchgeführt werden. Nach Druckentlastung sollte bei malignen Tumoren intraoperativ ventrikulär oder postoperativ (nach 2 Wochen) lumbal Liquor zum Ausschluss einer liquorgenen Tumorzellausbreitung entnommen werden. Die Bestimmung von Tumormarkern [α-Fetoprotein (AFP) und β-Choriongonadotropin(HCG)] im Liquor und Serum ist bei dem

Tab. 188.2 Modifizierte Stadieneinteilung für Medulloblastome nach Chang (Chang et al. 1969)

Stadium	Definition
Tumor	
T1	Tumor < 3 cm im Durchmesser und begrenzt auf Kleinhirn-Wurm, Dach des IV. Ventrikels oder Kleinhirn-Hemisphäre
T2	Tumor ≥ 3 cm im Durchmesser, Invasion in eine benachbarte Struktur oder den IV. Ventrikel teilweise ausfüllend
T3a	Tumor mit Invasion in zwei Nachbarschaftsstrukturen oder mit kompletter Ausfüllung des IV. Ventrikels; mit Ausdehnung in Aquädukt oder Foramen Magendi/Luschkae, die zum internen Hydrozephalus führt
T3b	Tumor vom Boden des IV. Ventrikel/vom Hirnstamm ausgehend und den IV. Ventrikel ausfüllend
T4	Tumor durch Aquädukt in III. Ventrikel oder in das Mittelhirn oder das obere zervikale Myelon eindringend
Metastasen	
M0	Kein Hinweis auf subarachnoidale oder hämatogene Metastasen
M1	Mikroskopischer Tumorzellnachweis im Liquor
M2	Makroskopische Metastasen im zerebralen/zerebellären Subarachnoidalraum oder in den Seitenventrikeln oder III. Ventrikel
M3	Makroskopische Metastasen im spinalen Subarachnoidalraum
M4	Metastasen außerhalb des ZNS

Verdacht auf einen Keimzelltumor (intraselläre, supraselläre und pineale Tumoren) unbedingt präoperativ erforderlich. Bildgebende Verfahren und Liquordiagnostik erlauben ein Tumorstaging, wobei für alle Tumoren des ZNS im Kindes- und Jugendalter heute die für Medulloblastome nach Chang et al. (1969) etablierte Stadieneinteilung (Graduierung der Metastasierung) benutzt wird (Tab. 188.2).

Weitere Diagnostik Bei allen Tumoren des ZNS sollte eine endokrinologische Bestimmung der Basalhormone erfolgen. Eine erweiterte Diagnostik mit endokrinologischen Stimulationstesten ist erforderlich bei allen Tumoren vor geplanter radiotherapeutischer Behandlung oder Sitz im Hypophysen-Hypothalamus-Bereich. Zu der weiteren Basal- und ggf. Verlaufsdiagnostik gehören das EEG, die ophthalmologische Untersuchung (Visus, Gesichtsfeld, Augenhintergrund, Pupillenreaktion), Audiometrie, die neuropsychologische Testung und ggf. die Ableitung evozierter Potenziale. Skelettszintigrafie und Beckenknochenstanzbiopsien sind nur bei klinischem Verdacht auf eine Skelett- oder Knochenmarksbeteiligung erforderlich. Lebensqualitätsuntersuchungen erfolgen prospektiv im Rahmen von klinischen Studien.

Prognose Die Prognose der Tumoren des ZNS ist insbesondere aufgrund der besonderen Lage (Blut-Hirn-Schranke, Operabilität, Resektabilität im Gesunden) etwas schlechter als für andere onkologische Erkrankungen im Kindes- und Jugendalter. Die 10-Jahres-Überlebensrate liegt unabhängig von der Histologie und dem Geschlecht bei ca. 70 %. Sie ist für Patienten mit benignen Tumoren besser als für maligne Tumoren.

Früh- und Langzeitfolgen der Erkrankung und Therapie Während sich die akute Hirndrucksymptomatik und eine Anfallssymptomatik nach der Tumorresektion und transienter oder permanenter Liquordrainage meist schnell zurückbilden oder nicht wieder auftreten, können die neurologisch fokalen Symptome (z. B. Hemiparesen, Sprachstörungen, Ataxie, Koordinationsstörungen) postoperativ mitunter aggravieren bzw. sie persistieren ggf. mit Besserungstendenz unter krankengymnastischer, ergotherapeutischer oder logopädischer Behandlung.

Tumoren der Sehbahn führen häufig zu bleibenden Sehstörungen, selten kommt es zur einseitigen oder zweiseitigen Erblindung. Bei lang bestehender Druckschädigung oder Infiltration der Sehbahnstrukturen zeigen sie meist keine Besserungstendenz unter der Behandlung.

Bei Hypophysen-Hypothalamus-Tumoren können neuroendokrinologische Ausfälle postoperativ persistieren, nach der Tumorresektion erst auftreten oder entwickeln sich bei anderen Tumoren als Folge einer Ganzhirnbestrahlung (am häufigsten Wachstumshormonmangel, primäre, seltener sekundäre Hypothyreose).

Weitere Langzeitfolgen können Störungen der Pubertätsentwicklung, der Fertilität (vor allem Jungen infolge der Chemotherapie mit Alkylanzien), nach spinaler Bestrahlung eine Wachstumsstörung der Wirbelsäule und Sekundärmalignome (in etwa 3 % der Patienten, Latenz 5–40 Jahre, vor allem als Meningeome, Glioblastome, Schilddrüsenkarzinome im Bestrahlungsfeld oder akute myeloische Leukämien nach Chemotherapie vor allem mit hohen kumulativen Dosen von Etoposid) sein.

Neuropsychologische Langzeitfolgen können Folge des Tumors selbst oder der Bestrahlung von Großhirn, Kleinhirn bzw. des gesamten Neurokraniums sein. Sie betreffen häufig Störungen der Konzentration und des Kurzzeitgedächtnisses, führen zu schnellerer Ermüdbarkeit und erhöhtem Schlafbedürfnis und können das Lernvermögen und damit die mentale Entwicklung der Patienten deutlich verzögern oder diesen bis hin zur Demenz beeinträchtigen. Prinzipiell gilt: Je jünger der Patient, desto höher ist das Risiko für das noch nicht ausgereifte Gehirn (physiologisch: überwiegende Ausreifung und Myelinisierung um das 7. Lebensjahr), Schäden durch eine Bestrahlung und/oder die neurotoxische Chemotherapie (vor allem Methotrexat) zu nehmen. Neuroradiologisch können bei diesen Patienten Zeichen einer Leukenzephalopathie (LEP, Untergang der weißen Hirnsubstanz mit hyperintensen Veränderungen in der T2-Wichtung des MRT) nachgewiesen werden, die nicht immer streng mit der klinischen Schwere korrelieren. In schwersten Fällen kann diese LEP zu einer schweren chronisch progredienten Enzephalopathie mit dem Verlust motorischer und geistiger Fähigkeiten bis zum Tod führen.

Als akute Nebenwirkungen der Tumortherapie muss ebenfalls auf das Fossa-posterior-Syndrom und das postradiotherapeutische Somnolenzsyndrom hingewiesen werden. Das Fossa-posterior-Syndrom tritt typischerweise nach Tumoroperationen im Bereich der hinteren Schädelgrube (bei < 10 % der Patienten) und bei Tumoren, die den Kleinhirnwurm einbeziehen, auf. Es ist durch einen Mutismus bzw. Sprach- und kognitive Störungen mit Verhaltensauffälligkeiten (vor allem Affektlabilität), z. T. mit Inkontinenz, Essstörung und herabgesetzten Willkürbewegungen gekennzeichnet, die mehrheitlich 1–2 Tage postoperativ einsetzen, transient auftreten (1–16 Wochen postoperativ) und selten persistieren (meist als verlangsamter Sprachfluss). Das postradiotherapeutische Somnolenzsyndrom tritt etwa 6–10 Wochen nach Ende der Strahlentherapiebehandlung des Neurokraniums auf. Es ist durch eine transiente Somnolenz, Apathie, z. T. mit Übelkeit, Erbrechen, gastrischen Beschwerden und selten mit Fieber gekennzeichnet, hält wenige Tage (selten länger als 10 Tage) an und kann durch Gabe von niedrig dosiertem Dexamethason erfolgreich behandelt werden.

Im Nachfolgenden erfolgt die Beschreibung der für das Kindes- und Jugendalter wichtigsten Tumorentitäten des ZNS. Hinsichtlich der selteneren Tumorentitäten muss an dieser Stelle auf die spezifischen Fachbücher für Neuroonkologie verwiesen werden.

188.2 Neuroepitheliale Tumoren

188.2.1 Astrozytäre Tumoren

Die häufigsten Astrozytome sind die benignen pilozytischen Astrozytome (> 50 %), gefolgt von den diffusen fibrillären Astrozytomen (25–30 %) und den malignen anaplastischen Astrozytomen und Glioblastomen (10–15 %).

Niedriggradige Astrozytome

Niedriggradige Astrozytome kommen in allen Abschnitten des ZNS vor und sind im Kleinhirn am häufigsten. Unter den primären ZNS-Tumoren des Kindes- und Jugendalters machen sie einen Anteil von 30–40 % aus. Bei etwa 10 % der Patienten sind diese Tumoren mit einer Phakomatose (Recklinghausen-Krankheit oder Neurofibromatose Typ I [NF 1], tuberöse Sklerose) als Grunderkrankung assoziiert. Dabei wird angenommen, dass in der Genese wahrscheinlich das *NF-1*-Gen bzw. sein Proteinprodukt Neurofibromin eine entscheidende Rolle spielen.

Während pilozytische Astrozytome im MRT vom umgebenden Hirngewebe meist gut abgrenzbar sind und aus einem zystischen und soliden gefäßreichen (gadoliniumanreichernden) Tumoranteil bestehen, sind die fibrillären Astrozytome ebenfalls langsam wachsende, aber bereits diffus infiltrierende, jedoch nicht destruierende Tumoren, die wenig Kontrastmittel anreichern und sich in der MRT-T2-Wichtung meist hyperintens darstellen.

Selten kommt es bei diesen Tumoren zur liquorgenen multifokalen Tumoraussaat (5–10 %) oder zu einem Übergang in ein malignes Astrozytom (ca. 2 %), wobei die maligne Transformation mehrheitlich mit einer Mutation des Tumorsuppressorgens *TP53* einhergeht.

Die Prognose der benignen Astrozytome ist für die Gesamtgruppe mit einer 10-Jahres-Überlebenswahrscheinlichkeit von 73–94 % gut. Dennoch wird ihre Therapie und Prognose nicht unerheblich durch die Lokalisation (Kleinhirn, Hirnstamm, Spinalkanal, Sehbahn, Mittellinie, Großhirnhemisphären) bestimmt.

Während ca. 90 % der Kinder mit Astrozytomen der Kleinhirnhemisphären durch eine mikrochirurgische Resektion geheilt werden können und selten bei Inoperabilität oder erneutem Wachstum einer Chemotherapie bzw. und/oder Strahlentherapie bedürfen, stellt bei Tumoren mit einer ausgedehnten Hirnstamminfiltration und Rückenmarksinfiltration die Strahlentherapie die wichtigste Therapieoption dar. Bei kleinen Kindern oder Patienten mit einer Phakomatose versucht man bei inoperablen oder teilresezierten Tumoren durch eine Chemotherapie die Strahlentherapie zu vermeiden bzw. hinauszuzögern.

Gliome der Sehbahn Eine Besonderheit stellen die Gliome der Sehbahn (ca. 5 % aller Hirntumoren im Kindesalter, im Bereich von N. opticus, Chiasma opticum oder Tractus opticus) dar. Ca. 50 % dieser Kinder leiden an einer NF 1. Mehrheitlich sind mehrere Anteile der Sehbahn betroffen, wobei sich im MRT häufig eine Auftreibung des N. opticus und/oder des Chiasma opticum mit variabler Aufnahme von Gadolinium findet (◘ Abb. 188.1). Klinisch können variable Sehstörungen bis hin zur Amaurose bestehen, die durch

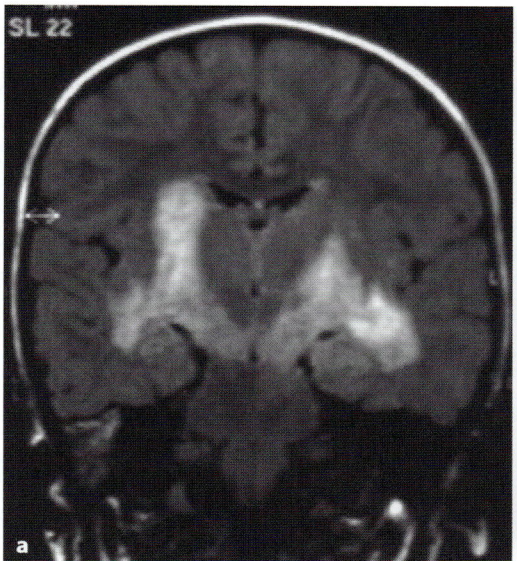
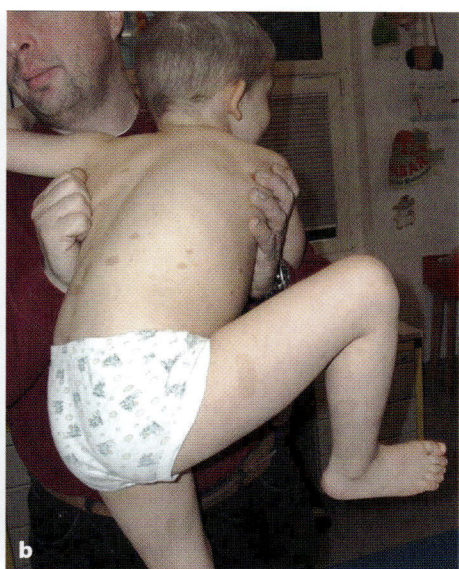

Abb. 188.1a, b Optikusgliom. **a** Das koronare MRT zeigt in der Flair-Wichtung eine hyperintense Raumforderung im Bereich des Chiasma opticum bzw. Tractus opticus beidseits. **b** Die Patientin hat klinisch eine beidseitige Amaurose und zeigt die für eine Neurofibromatose Typ I typischen Café-au-lait-Flecken

eine Biopsie aggraviert werden können, so dass bei typischem radiologischem Befund bewusst auf eine chirurgische Intervention verzichtet wird. Eine spontane Besserung der Sehstörung ist selten. Bei älteren Patienten (> 8 Jahre) ohne eine NF 1 gelingt es durch eine lokale Bestrahlung (45–55 Gy) den drohenden Visusverlust bei 90 % der Patienten aufzuhalten. Insbesondere bei jüngeren Patienten bzw. Patienten mit einer NF 1 wird durch eine Chemotherapie mit Vincristin, Carboplatin bzw. Cyclophosphamid versucht, ein weiteres Tumorwachstum mit zunehmender Sehstörung zu verhindern bzw. die Tumoren zu verkleinern bzw. die klinische Symptomatik zu verbessern.

Tumoren der Mittellinie Ein ähnlich therapeutisches Vorgehen wird bei den Tumoren der Mittellinie (Hypothalamus, Zwischen- und Mittelhirn) gewählt, die zumeist durch Inoperabilität und neben psychomotorischen Störungen durch Sehstörungen bzw. neuroendokrinologische Störungen gekennzeichnet sind. Trotz einer fokalen Strahlentherapie bei älteren Kindern und einer Chemotherapie bei den jüngeren Patienten ist die Prognose dieser Tumoren sehr ungünstig und nur 20 % der Patienten bleiben über die nächsten 5 Jahre progressionsfrei.

Die benignen Gliome der Großhirnhemisphären sind zumeist diffuse fibrilläre Astrozytome (WHO-Grad II), gehen klinisch häufig mit fokalen Krampfanfällen einher und lassen sich meist komplett oder partiell resezieren. Durch die komplette Resektion und ggf. eine sich anschließende lokale Bestrahlung bei teilresezierten Tumoren bei älteren Patienten bzw. eine adjuvante Chemotherapie bei jüngeren Patienten wird eine 5-Jahres-Überlebenswahrscheinlichkeit von > 80 % und eine Anfallsfreiheit bei mehr als 50 % der Patienten erreicht.

Treten niedriggradige Astrozytome multifokal auf, ist ihre Prognose trotz des Einsatzes einer multimodalen Therapie schlecht.

Maligne Astrozytome

Die malignen Astrozytome weisen neben der astrozytären Differenzierung ihrer Tumorzellen vor allem Zeichen der Malignität mit zellulärer Anaplasie, hoher Zelldichte mit einem hohen Mitoseindex, Nekrosen, starker Vaskularisierung und infiltrativem Wachstum auf. Übergänge von dem anaplastischen Astrozytom (WHO-Grad III) in das Glioblastoma multiforme (WHO-Grad IV) sind möglich. Sie kommen häufig supratentoriell, selten multifokal oder mit liquorgener Tumoraussaat bei Diagnosestellung (< 5 %) vor.

Die hochgradigen supratentoriellen Astrozytome stellen sich im MRT in der T1-Wichtung meist hypointens und in der T2-Wichtung meist hyperintens dar und reichern Gadolinium an. Mehr noch als das anaplastische Astrozytom ist das Glioblastoma multiforme immer von einem deutlichen Ödem umgeben. Letzteres reichert häufig ringförmig Gadolinium an (◘ Abb. 188.2).

Die Prognose maligner Gliome ist vor allem abhängig von der Histologie (WHO-Grad: III besser als IV), der Resektabilität (komplette Resektion besser als inkomplette) und der Lokalisation (diffus intrinsische Ponsgliome und multifokale Tumoren schlechter, kortikale Tumoren besser). Trotz des kombinierten Einsatzes einer Lokaltherapie (operative Resektion, lokale Bestrahlung 54–60 Gy) und Chemotherapie sind die rezidivfreien 5-Jahres-Überlebensraten gering. Sie betragen beim anaplastischen Astrozytom 30–50 %, beim Glioblastom 10–20 % und beim diffus intrinsischen Ponsgliom 0 %. Innovative Therapieformen, wie die synchrone Radiochemotherapie, hochdosierte Chemotherapie mit autologer Stammzelltransplantation, Immuntherapie, antiangiogenetische und andere zielgerichtete Therapien, werden aktuell in Studien weiter geprüft.

Hirnstammgliome Eine besondere Stellung nehmen die Hirnstammgliome (10 % aller ZNS-Tumoren des Kindes- und Jugendalters) ein. Diese lassen sich 5 radiomorphologisch und 2 biologisch unterschiedlichen Gruppen zuordnen. Zu der Gruppe der malignen Tumoren gehört das diffus intrinsische Ponsgliom (80 % aller Hirnstammtumoren; kurze Anamnese < 6 Monate; MRT: T1-Wichtung hypointens, T2-Wichtung hyperintens; keine relevante Aufnahme von Gadolinium, meist homogen, unscharf begrenzt mit Ausdehnung über mehr als die Hälfte des Ponsquerschnitts bis zur Ponsauftreibung) und das zystische Ponsgliom [selten; MRT: zystisch, ringförmige Kontrastmittel-(KM-)Aufnahme]. Zu der Gruppe der benignen Hirnstammtumoren gehören das fokale Hirnstammgliom (selten; meist Pons betreffend; MRT: scharf begrenzt, exophytisch wachsend, kann in Nachbarstrukturen einwachsen bzw. diese verdrängen), das zervikomedulläre Gliom (selten; meist Adoleszente mit langer Anamnese; MRT: meist dorsal verdrängend wachsend) und die Tektumgliome (selten, z. T. mit NF 1 assoziiert; lange Anamnese mitunter über Jahre, MRT: tektale Lage; Aquäduktstenose häufig). Wegen des hohen Risikos weiterer schwerer neurologischer Schädigungen wird bei den nach radiomorphologischen Kriterien malignen Hirnstammtumoren bewusst auf eine Tumorbiopsie bzw.

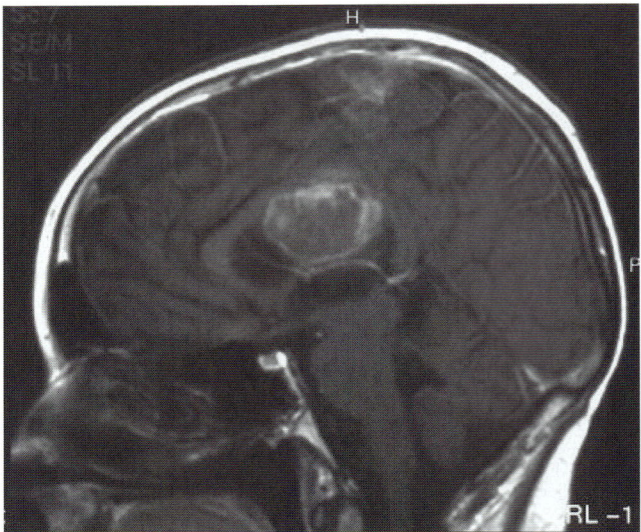

Abb. 188.2 Glioblastoma multiforme. Das sagittale MRT zeigt in der T1-Wichtung eine nahezu isointense Raumforderung im Bereich der Seitenventrikel, die randständig Gadolinium anreichert und bereits kortikal metastasiert ist

-resektion verzichtet. Im Gegensatz dazu werden bei den radiomorphologisch benignen Tumoren die Tumor(-teil-)resektion bzw. die bioptische Diagnosesicherung angestrebt, um sie dann wie andere niedriggradige Gliome mit guter Prognose zu behandeln.

188.2.2 Ependymome

Ependymome sind Tumoren, die von der ependymalen Auskleidung der Ventrikel ausgehen, in etwa 60 % infratentoriell lokalisiert sind (dann Ausbreitung in Kleinhirnbrückenwinkel, Hirnstamm, oberes Zervikalmark möglich), in 6–15 % der Fälle bei Neudiagnose bereits liquorgen metastasiert sind und je nach dem Grad ihrer Differenzierung in niedriggradige Ependymome (WHO-Grad I und II) und hochgradige, maligne, sog. anaplastische Ependymome (WHO-Grad III) unterteilt werden. Im MRT stellen sich Ependymome scharf abgrenzbar, z. T. mit Zysten und Hämorrhagien, hyperintens in der T1-Wichtung und meist homogen gadoliniumanreichernd dar (◘ Abb. 188.3). Bei supratentorieller Lokalisation finden sich im CT häufiger Zysten und auch Verkalkungen.

Die Prognose der Ependymome hängt maßgeblich vom histologischen Grad, der Resektabilität und dem Vorliegen einer Disseminierung ab. Mit einer kompletten Resektion und postoperativer Strahlentherapie werden rezidivfreie 5-Jahres-Überlebensraten von 50–75 % erzielt. Die alleinige Resektion ist bei niedriggradigen Ependymomen meist und bei malignen Ependymomen nur selten kurativ. Eine inkomplette Resektionen, vor allem bei Beteiligung von Hirnstamm oder Hirnnerven, und eine histologische Anaplasie sind prognostisch ungünstiger. Bei anaplastischen Ependymomen kommt daher eine kombinierte Therapie aus Strahlentherapie (bei Patienten > 18 Monate, 54–72 Gy) und eine adjuvante Chemotherapie zum Einsatz.

188.2.3 Plexustumoren

Plexustumoren sind selten und machen nur etwa 2–4 % der ZNS-Tumoren im Kindes- und Jugendalter aus (im 1. Lebensjahr 20 %

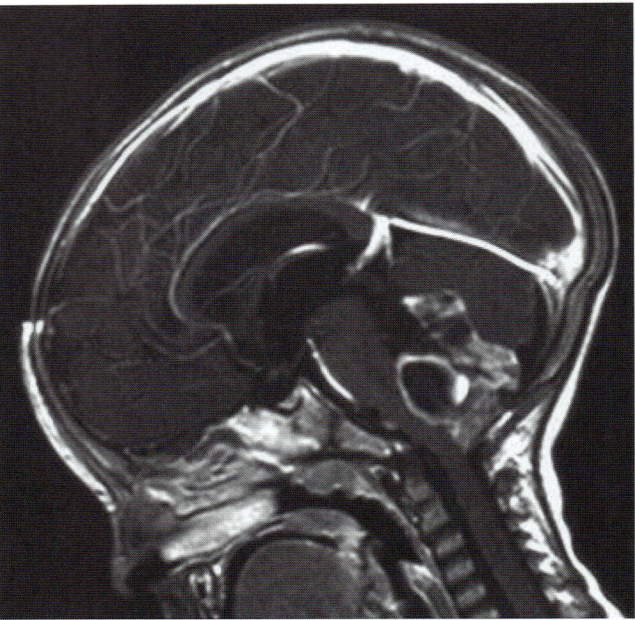

Abb. 188.3 Anaplastisches Ependymom. T1-Wichtung im sagittalen MRT mit Gadoliniumgabe. Scharf abgegrenzter Tumor im Bereich des 4. Ventrikels mit großer Zyste und relativ homogener Kontrastmittelaufnahme in den soliden Tumoranteilen

aller Hirntumoren). Sie sind Tumoren der Ventrikel und kommen überwiegend in den Seitenventrikeln vor. Selten werden sie bereits pränatal sonografisch diagnostiziert.

Es werden die benignen Plexuspapillome und die atypischen Plexuspapillome von den malignen Plexuskarzinomen unterschieden. Erstere zeichnen sich durch langsames Wachstum, meist beträchtliche Größe bei Diagnosestellung und einen hochgradigen Hydrozephalus infolge vermehrter Liquorproduktion und/oder verminderter Liquorresorption aus und werden durch eine Tumorresektion und ggf. zusätzliche VP-Shuntanlage meist (bei 80–90 %) kurativ behandelt.

Bei ca. 20 % der Plexustumoren liegt ein Plexuskarzinom vor, das destruierend und infiltrativ wächst und liquorgen metastasieren kann.

Klinisch stehen die Zeichen der intrakranialen Drucksteigerung im Vordergrund dieser Tumorentitäten. Das MRT zeigt einen mehr oder weniger gut abgrenzbaren, nodulären, homogen stark Gadolinium aufnehmenden Tumor. Im CT finden sich supratentoriell meist einseitige Verkalkungen, die gerade bei Kleinkindern und Säuglingen an Plexustumoren denken lassen sollten. Auch Plexuskarzinome bedürfen möglichst einer kompletten Tumorresektion und erhalten eine adjuvante Chemo- und Radiotherapie, wodurch ein medianes 2-Jahres-Überleben von ca. 50 % erreicht werden kann.

188.2.4 Pinealistumoren

Ca. 2 % aller Tumoren des ZNS im Kindesalter finden sich in der Pinealisloge. Mehrheitlich sind diese Tumoren Keimzelltumoren (60 %). Astrozytome und die eigentlichen parenchymalen Pinealistumoren machen je etwa 15 % aus. Keimzelltumoren und Astrozytome gleichen in ihrer Diagnostik, Biologie und Therapie den anderen supratentoriellen Tumoren dieser Entitäten (s. entsprechende Abschnitte).

Als eigentliche Pinealistumoren treten im Kindes- und Jugendalter die Pineoblastome auf, die den malignen supratentoriellen,

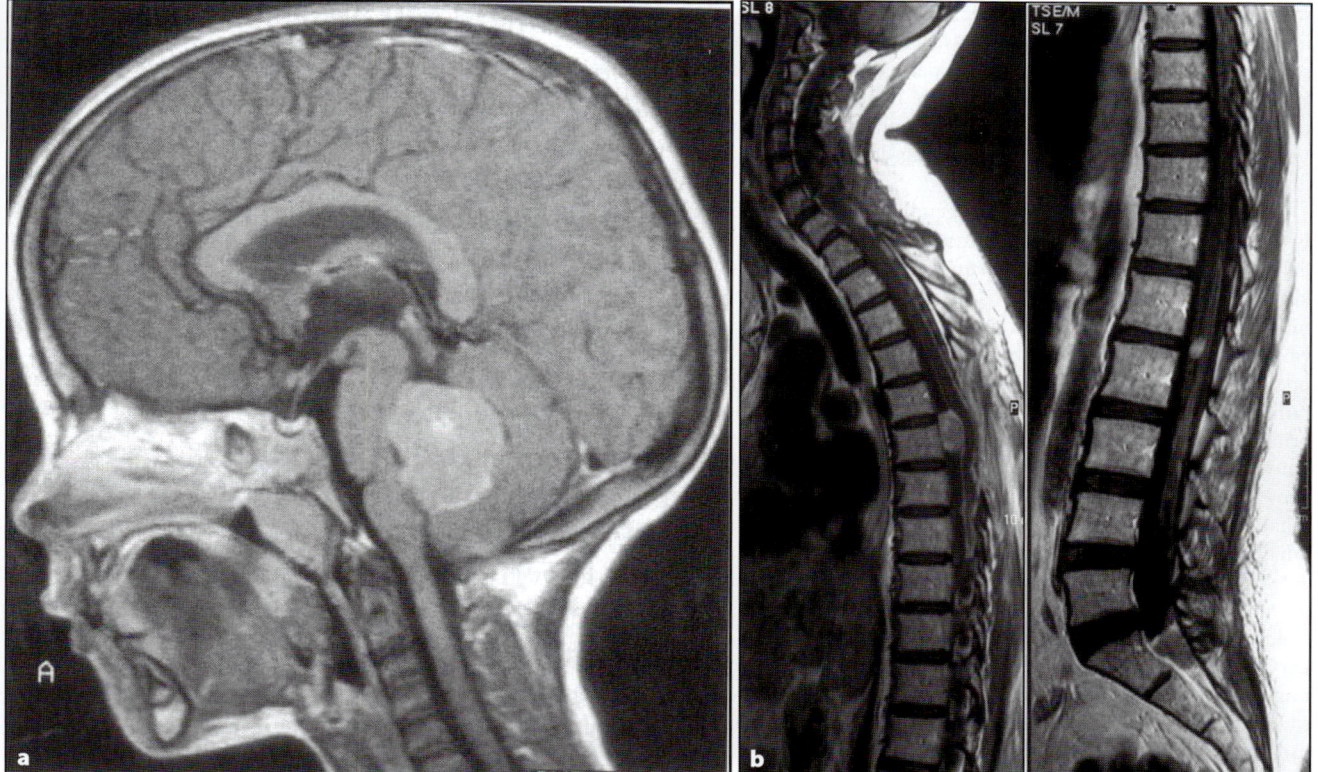

◘ Abb. 188.4a, b Medulloblastom. a Im sagittalen, T1-gewichteten MRT findet sich median im Bereich des Kleinhirnwurms ein nahezu isointenser Tumor. b Im spinalen MRT zeigen sich laminäre Tumorabsiedlungen am zervikothorakalen Übergang, noduläre Tumorabsiedlungen im thorakalen und lumbalen Spinalkanal und auskleidende Absiedlungen im Duralsack

primitiv neuroektodermalen Tumoren ähneln und wie diese multimodal behandelt werden. Daneben finden sich die benignen Pineozytome, die vor allem bei Adoleszenten und Erwachsenen auftreten, langsam und umschrieben wachsen und nur bei klinisch-neurologisch bedrohlicher Symptomatik einer operativen Tumorresektion bedürfen.

Pinealistumoren weisen häufig Verkalkungen und zystische Anteile auf und können je nach Entität unterschiedlich KM anreichern. Aufgrund der Lokalisation stehen eine akute Hirndrucksymptomatik und eine vertikale Blicklähmung (Parinaud-Syndrom) oder andere Sehstörungen im Vordergrund. Aber auch ein erhöhtes Schlafbedürfnis und ein Leistungsknick durch Druck auf das mesenzephale retikuläre System sind möglich. Die Prognose richtet sich nach der jeweiligen Tumorhistologie.

188.2.5 Embryonale Tumoren

Zu den embryonalen neuroepithelialen Tumoren des Kindesalters gehören das Medulloblastom als Tumor des Kleinhirns, die supratentoriellen PNETs (inkl. Medulloepitheliom, Ependymoblastom, ZNS-Neuroblastom) und der atypische teratoide rhabdoide Tumor (AT/RT). Pathogenetisch vermutet man, dass jeder dieser Tumoren aus einer gemeinsamen Progenitorzelle des ZNS ausgeht und die Differenzierungsmerkmale zeigt, die durch das Milieu des Entstehungsorts charakterisiert sind. Der größte Teil der neuroektodermalen Tumoren des ZNS ist undifferenziert, doch sind teilweise lokal oder generalisiert auch Zeichen der neuronalen, astrozytären, ependymalen, mesenchymalen oder oligodendralen Differenzierung zu finden. Das mediane Alter bei der Erstdiagnose der PNETs des ZNS liegt bei 6 Jahren, wogegen die Mehrzahl der Patienten mit einem AT/RT jünger als 2 Jahre ist.

Medulloblastom

Das Medulloblastom ist mit einem Anteil von 85 % der häufigste embryonale Tumor des ZNS und der häufigste maligne Hirntumor im Kindesalter. Er geht zumeist vom Kleinhirnwurm aus, wächst lokal infiltrierend in die Kleinhirnhemisphären, mitunter aber auch in den Hirnstamm, den Okzipitallappen und in den 4. Ventrikel, metastasiert über den Liquor in den gesamten Subarachnoidalraum (bis zu 40 %) und selten hämatogen systemisch (< 5 %, u. a. Knochen, Knochenmark, Lymphknoten). Beim klassischen Medulloblastom finden sich flächenhafte Nekrosen, Einblutungen und mitunter Verkalkungen (bis zu 20 %), Zysten sind selten. Eine desmoplastische Variante entwickelt sich häufiger bei Säuglingen und Kleinkindern und bei Jugendlichen bzw. jungen Erwachsenen.

Die häufigste genetische Veränderung ist das Isochromosom (chromosomale Aberration infolge einer falschen Teilung des Zentromers, das sich quer statt längs zur Chromosomenachse teilt) 17q [i(17q)] mit einem Allelverlust des kurzen Arms von Chromosom 17 (17p) bei mehr als der Hälfte der Tumoren.

Klinisch präsentieren sich die Patienten mehrheitlich mit akuten Hirndruckzeichen und typischer Kleinhirnsymptomatik (► Übersicht). In der Bildgebung findet sich in der T1-Wichtung ein zumeist hypo- bis isointenser und in der T2-Wichtung ein meist hyperintenser Tumor, der meist variabel und selten homogen Gadolinium anreichert (◘ Abb. 188.4).

In der initialen Therapie ist die primäre Tumorresektion von großer Bedeutung, da die Kinder häufig durch die lokale Raumforderung mit Verschluss des 4. Ventrikels vital bedroht sind. Dennoch sollte die Tumorresektion immer nur so weit wie verantwortbar und unter Vermeidung weiterer neurologischer Ausfälle erfolgen. Mikrochirurgisch kann der Primärtumor bei mehr als der Hälfte der Kinder komplett reseziert werden. Einige Patienten (10–20 %) benötigen einen permanenten ventrikuloperitonealen Shunt bzw. eine Ventrikulozisternostomie zur Regulierung des Liquordrucks bzw. des Liquorflusses.

Ältere Kinder (> 4 Jahre) und Jugendliche ohne metastasierte Erkrankung erhalten nach der Tumorresektion wegen der möglichen okkulten Mikrometastasierung über die Liquorwege eine kraniospinale Bestrahlung (24–35 Gy) mit lokaler Aufsättigung der hinteren Schädelgrube (54–72 Gy) und anschließend eine adjuvante Chemotherapie (Standardkombination: Cisplatin, Lomustin und Vincristin). Jüngere Kinder (< 4 Jahre) werden nach der Operation ebenso wie ältere Patienten mit metastasierter Erkrankung primär chemotherapeutisch behandelt. Den jüngeren Patienten wird bei Tumorfreiheit zur Vermeidung möglicher schwerer Spätfolgen keine Bestrahlung verabreicht. Nur Patienten im Alter > 18 Monate erhalten diese bei Vorliegen eines Resttumors nach Chemotherapie oder eines Rezidivs.

Prognostisch bedeutsam sind neben dem Alter die lokale Tumorausbreitung, der Grad der Metastasierung, der Resektionsgrad (totale und subtotale Resektion am günstigsten), biologische Marker und das Ansprechen auf die Chemotherapie. Als prognostisch ungünstig haben sich eine Metastasierung, die Amplifikation des Myc-Onkogens, der großzellig-anaplastische Subtyp und ein Resttumor von > 1,5 cm^2 erwiesen. Prognostisch günstig ist der desmoplastische und extensiv noduläre Subtyp (nur im Alter < 4 Jahre) und beta-Katenin-Mutationen. Entsprechend diesem Risikoprofil werden künftige Studien die Patienten risikoadaptiert stratifizieren und eine Therapiedeeskalation bei Niedrig-Risiko-Patienten evaluieren.

Aktuell konnte durch die multimodale Behandlung das 5-Jahres-Überleben insbesondere für die Patienten mit nichtmetastasierter Erkrankung auf über 75 % verbessert werden. Kinder mit primär metastasierter Erkrankung haben eine deutlich schlechtere Prognose, sodass bei diesen experimentelle Therapieansätze wie u. a. die Hochdosischemotherapie mit nachfolgender autologer Stammzelltransplantation evaluiert werden.

Primitiv neuroektodermale Tumoren des ZNS

Die supratentoriellen PNETs des ZNS kommen überwiegend im Vorschulalter vor. Diese sind häufig in dem Frontal- und Temporallappen, in der Pinealisregion, seltener in Mittellinienstrukturen lokalisiert. Die sich schnell manifestierende klinische Symptomatik ist von der Lokalisation abhängig und ein Zeichen der biologischen Aggressivität dieser Krankheit. Wegen der möglichen kraniospinalen Aussaat (ca. 10 % bei Neudiagnose) sind eine zusätzliche Bildgebung des Spinalkanals und die Liquordiagnostik wie beim Medulloblastom obligat. In der Bildgebung zeigen diese Tumoren wegen der Zystenbildung und der Nekrosehöhlen eine Inhomogenität sowie z. T. eine Kalzifizierung und reichern fast immer Kontrastmittel an.

Die Therapie orientiert sich an den Protokollen für das Medulloblastom und beinhaltet neben dem Versuch der kompletten Resektion, eine intensive Chemotherapie und eine kraniospinale Bestrahlung mit Aufsättigung des Tumorbetts. Die langfristigen Überlebensraten liegen trotz multimodaler Therapie mit 30–50 % deutlich niedriger als beim Medulloblastom.

Atypischer teratoider/rhabdoider Tumor

Der maligne Rhabdoidtumor des ZNS ist eine seltene Entität (~ 1 % aller ZNS-Tumoren des Kindesalters), die überwiegend (~ 40–60 %) im Kleinhirn und seltener im Großhirn oder spinal vorkommt. Das mediane Erkrankungsalter beträgt 17–24 Monate. Histologisch zeigen diese Tumoren polymorphes Gewebe mit Zeichen des neuroektodermalen, mesenchymalen oder epithelialen Typs mit dem namengebenden Rhabdoidgewebe. Molekulargenetisch sind Veränderungen in der Chromosomenbande 22q11 im Sinne einer Alteration (Verlust der Heterozygotie oder einer Mutation oder Deletion) des Tumorsuppressorgen *SMARCB1/HSNF5/INI1* charakteristisch. Diese findet sich bei ca. 95 % aller Patienten, wobei sie als Keimbahnmutation in ca. 20 % der Patienten nachweisbar ist.

Die Prognose dieses Tumors ist aufgrund seiner häufig bereits bei Diagnosestellung vorliegenden Metastasierung, seiner biologischen Aggressivität und häufigen Inoperabilität besonders ungünstig. Neue multimodale Therapieschemata mit chirurgischer Tumorresektion, intensiver Chemotherapie und Bestrahlung bei älteren Kindern werden derzeit evaluiert und konnten unter Inkaufnahme nicht unerheblicher Nebenwirkungen derzeit das mediane 2-Jahres-Überleben von ca. 20 % auf ca. 50–60 % verbessern.

188.3 Meningeale Tumoren

Meningeome machen ca. 1 % der kindlichen ZNS-Tumoren aus, die mehrheitlich im Schulalter und der Adoleszenz auftreten und gehäuft mit anderen Grunderkrankungen wie Neurofibromatose, Klinefelter-Syndrom oder balanzierten chromosomalen Translokationen assoziiert sind. Sie sind überwiegend (zwei Drittel) supratentoriell lokalisiert, rund 10 % liegen intraventrikulär. Der Anteil maligner Meningeome ist gering (ca. 20 %). In der Bildgebung finden sich häufig große Tumoren (> 5 cm Durchmesser), eine Hyperostose des angrenzenden Schädelknochens, Zeichen des erhöhten Hirndrucks, Verkalkungen im Tumor, z. T. eine Infiltration der Dura und eine mehr oder weniger homogene Kontrastmittelanreicherung im Tumorbereich. Die Resektion ist wie im Erwachsenenalter die wichtigste therapeutische Maßnahme und führt in 55- bis 80 % zur Rezidivfreiheit. Eine Strahlentherapie und eine Chemotherapie sind im Rahmen der Ersttherapie bisher wenig evaluiert. Sie sollte Patienten mit inoperablen malignen Tumoren oder Rezidiven vorbehalten bleiben.

188.4 Keimzelltumoren

Keimzelltumoren haben unter den ZNS-Tumoren einen Anteil von ca. 1–3 %. Sie gleichen histologisch und biologisch weitgehend den Tumoren außerhalb des ZNS. Etwa zwei Drittel sind Germinome und ein Drittel nicht-germinomatösen Tumoren (25 % reife oder unreife Teratome, 10 % maligne Tumoren – embryonales Karzinom, Chorionkarzinom, Dottersacktumor). Sie wachsen überwiegend in der Pinealisregion (ca. 60 %) oder suprasellär, seltener im Bereich des 3. Ventrikels oder anderen Regionen. Die klinische Symptomatik ist abhängig von der Lokalisation des Tumors. Die unreifen malignen Keimzelltumoren zeigen bei bis zu 15 % eine liquorgene kraniospinale Aussaat, metastasieren aber selten außerhalb des ZNS. Letztere stellen sich in der T1-Wichtung des MRT hypo- bis isointens und häufig als homogen kontrastmittelaufnehmende Raumforderung dar, Zysten und Verkalkungen (letztere sichtbar im CT/Nativ-Röntgenbild) kommen vor. Insbesondere bei den nichtgerminomatösen Keimzelltumoren sind die im Liquor und/oder Serum erhöhten Tumormarker α-Fetoprotein (AFP) und β-HCG entscheidend für die Diagnosestellung und helfen mitunter eine risikovolle Tumorbiopsie zu vermeiden.

Nach alleiniger Strahlentherapie haben Patienten mit Germinomen eine langfristige Überlebensrate von über 90 %. Bei Patienten mit sezernierenden nichtgerminomatösen Tumoren können mit Tumorresektion, Bestrahlung und auf Platinderivaten basierender Chemotherapie Überlebensraten von ca. 67 % erreicht werden.

188.5 Tumoren der Sellaregion

188.5.1 Kraniopharyngeom

Das Kraniopharyngeom ist ein gutartiger epithelialer, nichtglialer Tumor, der sellär und suprasellär wächst und aus Überresten der Rathke-Tasche entsteht. Er macht ca. 5 % aller ZNS-Tumoren im Kindes- und Jugendalter aus und ist dann meist vom adamantinösen Typ. Bei Diagnosestellung leiden mehr als 50 % der Kinder bereits unter Sehstörungen (Visusbeeinträchtigungen, Gesichtsfeldausfälle), neuroendokrinologischen Defiziten (partieller oder kompletter Hypopituitarismus mit vor allem Kleinwuchs, Adipositas und Diabetes insipidus neurohormonalis) und z. T unter einer Hirndrucksymptomatik.

Röntgenologisch finden sich häufig Verkalkungen, eine Aufweitung des Sellabodens oder eine Destruktion des Dorsum sellae. Im T1-gewichteten MRT-Bild sind solide, nativ hypointense, gadoliniumanreichernde Areale neben zystischen Arealen zu sehen (Abb. 188.5). Letztere stellen sich mit zunehmendem Kolloidgehalt hyperintens dar.

Wenn ohne weitere neurologische oder endokrinologische Ausfälle möglich, ist die mikrochirurgisch komplette Tumorresektion anzustreben (bei ca. 40 % im Kindesalter möglich). Für Patienten mit Resttumor (meist bei Beteiligung des Chiasmas oder Hypothalamus) wird ab 5 Jahren derzeit eine adjuvante prophylaktische Radiotherapie gegen eine Radiotherapie bei Progress geprüft. Bei großzystischen Kraniopharyngeomen (vor allem Säuglinge/Kleinkinder) kann ggf. eine Zystenkatheterimplantation zur Entlastung notwendig sein. Perioperativ verdienen die endokrinologischen Störungen eine besondere Beachtung (Flüssigkeitsbilanzierung, ggf. antiödematöse Therapie mit Dexamethason mit Umsetzung auf Hydrokortison, Vasopressin bei Diabetes insipidus). Die Wahrscheinlichkeit des rezidivfreien 5-Jahres-Überlebens nach kompletter Resektion beträgt 87 %, das 5-Jahres-Gesamtüberleben für alle Patienten 80 %. Die Prognose ist im Säuglings- und Kleinkindalter und bei ausgedehnt wachsenden Tumoren schlechter.

188.6 Spinale Tumoren

Die primären spinalen Tumoren haben einen Anteil von 2–5 % unter den ZNS-Tumoren. Niedriggradige, benigne Astrozytome sind am häufigsten (70–80 %), gefolgt von Ependymomen und Tumoren hoher Malignität. Die Tumoren wachsen überwiegend intramedullär und deutlich seltener intradural-extramedullär. Bei den sekundären extraduralen Tumoren handelt es sich überwiegend um Neuroblastome und Sarkome, seltener Lymphome. Die primären Tumoren niedriger Malignität gehen häufig vom Zervikal- oder Thorakalmark aus und erstrecken sich vielfach über mehrere Segmente. Die Röntgenaufnahme der Wirbelsäule zeigt nicht selten einen aufgeweiteten Spinalkanal mit vergrößertem Abstand der Bogenwurzeln und eine Kyphoskoliose. Bei niedriggradigen Gliomen findet sich im MRT außer einem soliden Tumoranteil häufig auch eine zystische Formation, die differenzialdiagnostisch auch an eine Syringomyelie oder eine Hydromelie denken lässt.

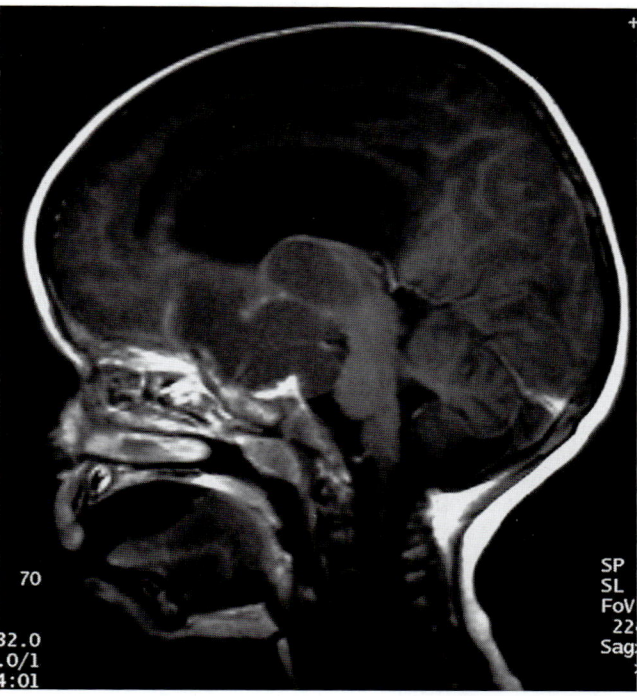

Abb. 188.5 Kraniopharyngeom. Im T1-gewichteten MRT zeigt sich ein suprasellärer Tumor mit großen, hypointensen Zysten. Der basale Tumoranteil nimmt Gadolinium auf

Eine frühzeitige Diagnosestellung gestattet die Tumorresektion vor Auftreten irreversibler Schäden. Eine komplette bzw. subtotale Resektion primärer spinaler Tumoren von niedriger Dignität gelingt in 50–80 % der Fälle auch bei intramedullärer Lokalisation mit einer rückfallfreien Überlebensrate nach kompletter Resektion von über 70 %. Dennoch besteht ein hohes Risiko zusätzlicher postoperativer Defizite. Die Prognose von Patienten mit inoperablen oder malignen Tumoren des Rückenmarks ist schlecht. Da die Strahlentoleranz des Myelons niedrig ist, sollten keine Bestrahlungsdosen von mehr als 45 Gy appliziert werden. Der zusätzliche Einsatz einer intensiven Chemotherapie richtet sich nach der Tumorentität.

Literatur

Calaminus G, Bamberg M, Harms D et al (2005) AFP/beta-HCG secreting CNS germ cell tumors: long-term outcome with respect to initial symptoms and primary tumor resection. Results of the cooperative trial MAKEI. Neuropediatrics 89(36):71–77

Chan MD, McMullen KP (2012) Multidisciplinary management of intracranial ependymoma. Curr Probl Cancer 36(1):6–19

Chang CH, Housepian EM, Herbert C Jr (1969) An operative staging system and a megavoltage radiotherapeutic technic for cerebellar medulloblastomas. Radiology 93:1351–1359

Frühwald MC, Rutkowski S (2012) ZNS-Tumoren bei Kindern und Jugendlichen. Dtsch Ärztebl Int 108(22):390–397

Gnekow AK, Kortmann RD, Pietsch T, Emser A (2004) Low grade chiasmatic-hypothalamic glioma-carboplatin and vincristin chemotherapy effectively defers radiotherapy within a comprehensive treatment strategy – report from the multicenter treatment study for children and adolescents with a low grade glioma – HIT-LGG 1996 – of the Society of Pediatric Oncology and Hematology (GPOH). Klin Pädiatr 216:331–342

Kool M, Korshunov A, Remke M et al (2012) Molecular subgroups of medulloblastoma: an international meta-analysis of transcriptome, genetic aberrations, and clinical data of WNT, SHH, Group 3, and Group 4 medulloblastomas. Acta Neuropathol 123(4):473–484

Louis DN, Ohgaki H, Wiestler OD et al (2007) The 2007 WHO Classification of Tumours of the Central Nervous System. Acta Neuropathol 114(2):97–109

Müller HL (2010) Childhood craniopharyngioma – current concepts in diagnosis, therapy and follow-up. Nat Rev Endocrinol 6(11):609–618

Perilongo G, Opocher E, Viscardi E (2012) Optic, hypothalamic, and thalamic tumors. Handb Clin Neurol 105:607–613

Pollack IF (2011) Multidisciplinary management of childhood brain tumors: a review of outcomes, recent advances, and challenges. J Neurosurg Pediatr 8(2):135–148

Rutkowski S, Gerber NU, von Hoff K et al (2009) Treatment of early childhood medulloblastoma by postoperative chemotherapy and deferred radiotherapy. Neuro Oncol 11(2):201–210

Schneppenheim R, Frühwald MC, Gesk S et al (2010) Germline nonsense mutation and somatic inactivation of SMARCA4/BRG1 in a family with rhabdoid tumor predisposition syndrome. Am J Hum Genet 86(2):279–284

Timmermann B, Kortmann RD, Kühl J et al (2002) Interdisciplinary therapy of childhood ependymomas. Strahlenther Onkol 178:469–479

von Hoff K, Hinkes B, Dannenmann-Stern E et al (2011) Frequency, risk-factors and survival of children with a typical teratoid rhabdoid tumors (AT/RT) of the CNS diagnosed between 1988 and 2004, and registered to the German HIT database. Pediatr Blood Cancer 57(6):978–985

Walker DA, Perilongo G, Punt JAG, Taylor RE (Hrsg) (2004) Brain and spinal tumors of childhood. Arnold, London

Wolff JE, Driever PH, Erdlenbruch B et al (2010) Intensive chemotherapy improves survival in pediatric high-grade glioma after gross total resection: results of the HIT-GBM-C protocol. Cancer 116(3):705–712

Wrede B, Liu P, Wolff JE (2007) Chemotherapy improves the survival of patients with choroid plexus carcinoma: a meta-analysis of individual cases with choroid plexus tumors. J Neurooncol 85(3):345–351

XXI Krankheiten der Niere, der ableitenden Harnwege und des äußeren Genitales

189 Physiologische Grundlagen der Nierenfunktion

S. Waldegger

189.1 Funktionen der Niere

Die Funktion der Nieren lässt sich in folgende wesentliche Aufgaben gliedern:
- Ausscheidung von Wasser und hydrophilen Substanzen,
- Konstanterhaltung des Wasser-, Mineral- und Säure-Basen-Haushalts,
- endokrine Regulation des Blutdrucks, der Kalzium-Phosphat-Homöostase und der Erythropoese sowie
- Beteiligung am Intermediärstoffwechsel (z. B. durch Glukoneogenese aus Aminosäuren und Laktat).

Entscheidend für die Ausscheidungsfunktionen der Niere ist die Produktion von Urin, die die Aufrechterhaltung eines Flüssigkeitsstroms entlang des gesamten tubulären Systems voraussetzt. Quelle des Flüssigkeitsstroms ist das Glomerulum, über dessen Kapillarschlingen ein Ultrafiltrat generiert wird, das in seiner Zusammensetzung einer nahezu proteinfreien Extrazellulärlösung entspricht. Das Ultrafiltrat generierende Glomerulum bildet mit dem sich über die Bowman-Kapsel anschließenden Tubulussystem eine funktionelle Einheit, das Nephron. Die Anzahl der Nephrone pro Niere zum Ende der fetalen Nephrogenese im Alter von 36 Schwangerschaftswochen ist großen Schwankungen unterworfen (zwischen 0,3 und 1,5 Mio.) und zeigt eine direkte Korrelation zum Geburtsgewicht. Eine inverse Korrelation zur Anzahl der Nephrone zeigt das Volumen der Glomerula. Dies wird als Ausdruck einer kompensatorischen Hypertrophie gewertet, bei der weniger Glomerula die gleiche Menge an Ultrafiltrat produzieren. Vermutlich besteht ein Zusammenhang dieser Hyperfiltration mit einer später sich auf dem Boden einer zunehmenden glomerulären Schädigung entwickelnden arteriellen Hypertonie (Brenner-Hypothese).

Trotz vergleichbarer Anzahl von Glomerula beträgt die auf die Körperoberfläche normierte glomeruläre Filtrationsrate (GFR) beim eutrophen Neugeborenen in den ersten Lebenstagen ungefähr nur 10 % der adulten Werte. Bei hypotrophen oder unreifen Neugeborenen reduziert sich die GFR auf 5 % der adulten Werte. Diese „physiologische Niereninsuffizienz" begrenzt die renale Ausscheidungsfähigkeit für Wasser, Elektrolyte oder wasserlösliche Xenobiotika, was in den entsprechenden Dosierungsempfehlungen berücksichtigt werden muss. Ursächlich verantwortlich für die niedrige GFR sind ein im Vergleich zum Erwachsenen niedriger renaler Blutfluss (5 % versus 25 % des Herzminutenvolumens), eine niedrigere hydraulische Permeabilität des glomerulären Filters sowie eine niedrigere Filtrationsfläche. Zudem nimmt mit zunehmender Unreife des Neugeborenen die Fähigkeit zur renalen Autoregulation der Durchblutung ab, so dass Schwankungen des arteriellen Blutdrucks sowohl nach unten als auch nach oben mit gleichsinnigen Veränderungen der GFR verbunden sind. Das unreife Neugeborene gerät somit bei arterieller Hypotension sehr rasch in ein prärenales Nierenversagen. Umgekehrt führt eine arterielle Hypertension leicht zu einem durch die Druckdiurese induzierten renalen Salzverlust. Beide Situationen begünstigen bei der üblichen hypotonen Flüssigkeitszufuhr die Entstehung einer Hyponatriämie, die als Risikofaktor für mehrere frühgeburtlichkeitsassoziierte Erkrankungen (Hirnblutung, infantile Zerebralparese, Schwerhörigkeit) gilt. Ein mit adulten Verhältnissen vergleichbares Ausmaß der GFR und Fähigkeit zur renalen Autoregulation der Durchblutung wird erst zum Ende des 1. Lebensjahres erreicht.

Das über die glomerulären Kapillaren generierte Ultrafiltrat gelangt über die Bowman-Kapsel in das tubuläre System. Überwiegend durch Resorptionsprozesse und im geringeren Ausmaß durch tubuläre Sekretion wird das Ultrafiltrat (Primärurin) entlang des Tubulus in seiner Zusammensetzung bis hin zum Endurin, der am Ende der Sammelrohre in das harnableitende System ausgeschieden wird, verändert. Im proximalen Tubulus direkt im Anschluss an die Bowman-Kapsel werden etwa 2/3 des filtrierten Volumens und der darin gelösten Substanzen resorbiert. Insbesondere Substrate wie Glukose, Aminosäuren, Bicarbonat, Phosphat, Laktat, Oligopeptide und niedermolekulare Plasmaproteine werden praktisch vollständig bereits entlang des proximalen Tubulus dem Ultrafiltrat entnommen und dem Kreislauf wieder zugeführt. Eine Ausscheidung dieser Substrate im Urin findet sich entweder bei einer Überschreitung der Resorptionskapazität (Nierenschwelle) des proximalen Tubulus (z. B. Glukosurie bei Hyperglykämie) oder bei einer generalisierten proximal tubulären Funktionsstörung (z. B. renales Fanconi-Syndrom mit Glukosurie, Aminoacidurie, tubulärer Proteinurie, Hypophosphatämie und renalem Bicarbonatverlust mit daraus resultierender metabolischer Acidose, ▶ Kap. 197).

Die führende Aufgabe der sich an den proximalen Tubulus anschließenden Henle-Schleife ist der Aufbau einer hohen Osmolalität im Nierenmark durch die NaCl-Resorption in der Pars ascendens. Das hypertone Mark entzieht den Sammelrohren Wasser und ist somit Grundvoraussetzung für die Urinkonzentrierung. Störungen im Bereich der Henle-Schleife führen somit zu einer Isosthenurie, d. h. einem Unvermögen, den Urin über die Plasmaosmolalität hinaus zu konzentrieren. Folge ist eine isotone Volumenkontraktion mit Aktivierung des Renin-Angiotensin-Aldosteron-Systems und Zeichen des sekundären Hyperaldosteronismus (Hypokaliämie, metabolische Alkalose).

Die Feineinstellung der Elektrolytausscheidung erfolgt im distalen Tubulus und im kortikalen Sammelrohr. Die Transportaktivitäten in diesen Tubulussegmenten ist Ziel diverser hormoneller Regulationsmechanismen. Besonders erwähnenswert hierbei ist die Wirkung von Aldosteron, das die transepitheliale Natriumresorption steigert. Bedingt durch die damit verbundene Depolarisation der tubulären Epithelzellen kommt es zu einem Ausstrom von Kalium in das Tubuluslumen und damit zu einer vermehrten Kaliumausscheidung. Ein Mangel an Aldosteron, ein Funktionsverlust des Aldosteronrezeptors oder des über diesen Rezeptor regulierten epithelialen Natriumkanals führen daher zu der typischen Konstellation von Hyponatriämie mit Hyperkaliämie, dem Leitsymptom des Sammelrohrdefekts. Umgekehrt führt die Überaktivität von einer der genannten Komponenten zu einer Natriumretention, die infolge osmoregulatorischer Mechanismen zu einer isotonen Volumenexpansion mit arterieller Hypertonie führt und zu einer gesteigerten Kaliumausscheidung mit Hypokaliämie.

Das medulläre Sammelrohr als letztes Segment des tubulären Systems schließlich dient der Feineinstellung der Wasserresorption. Hypothalamische Kerngebiete mit osmorezeptiven Neuronen steuern dabei die Inkretion von antidiuretischem Hormon (ADH) aus der Hypophyse. Nur unter Anwesenheit von ADH werden wasserpermeable Aquaporine (AQP-2) in die apikale Membran der Sammelrohrepithelzellen eingebaut. Die durch die Transportmechanismen der Henle-Schleifen generierte hohe Osmolalität des Nierenmarks erlaubt den osmotisch getriebenen Ausstrom von Wasser aus dem Lumen der Sammelrohre. Unter maximaler ADH-Stimulation kann der Urin auf ca. das Dreifache der Plasmaosmolalität konzentriert werden. Ein Mangel an ADH, ein Funktionsverlust von dessen Rezeptor (Vasopressin-V_2-Rezeptor) oder des AQP-2-Kanals führen zur Ausscheidung eines stark verdünnten Urins (Hyposthenurie). Nur mit Hilfe intakter Mechanismen der Durst- und Trinkregulation kann dann die Plasmaosmolalität durch vermehrtes Trinken von Wasser konstant gehalten werden. Ist dies nicht möglich, kommt es zu einer hypertonen Dehydratation mit Hypernatriämie bei gleichzeitig hypotonem Urin (Diabetes insipidus). Umgekehrt führt ein Überschuss an ADH (z. B. beim SIADH-Syndrom) oder – sehr selten – eine Überaktivität des V_2-Rezeptors zu einer inadäquaten Retention von Wasser mit Hypoosmolalität des Plasmas (erkennbar an der Hyponatriämie) bei gleichzeitig hoher Urinosmolalität. Bei der Interpretation von Laborwerten aus Plasma und Urin ist zu beachten, dass die Plasmanatriumkonzentration bei normalem Blutzucker einen brauchbaren Indikator der Plasmaosmolalität darstellt. Die Urinnatriumkonzentration hingegen hängt von der Natriumausscheidung und damit indirekt von der Natriumzufuhr ab und lässt keinen Rückschluss auf die Urinosmolalität zu. Rückschlüsse auf die Urinkonzentrierung und damit auf das Ausmaß der Wasserausscheidung lassen daher nur das spezifische Gewicht des Urins und – noch verlässlicher – die direkte Messung der Urinosmolalität zu.

189.2 Parameter zur Einschätzung der Nierenfunktion

Die Überwachung der Nierenfunktion gehört beim kritisch kranken Kind wie die regelmäßige Prüfung der Herz-Kreislauf-Funktion, der Atmung, der Temperatur und der Bewusstseinslage zu den elementaren Aufgaben der Intensivmedizin. Es besteht eine direkte Korrelation zwischen dem Ausmaß einer Nierenfunktionsbeeinträchtigung und dem negativen Outcome intensivmedizinisch betreuter Patienten.

189.2.1 Urinausscheidung

Der am einfachsten fassbare Parameter der Nierenfunktion ist die Urinausscheidung, die normalerweise etwa 1–5 ml/kg KG und h beträgt. Ein plötzlicher Rückgang der Urinproduktion bei gleichbleibender Volumenzufuhr ist dabei der verlässlichste Hinweis auf eine neu aufgetretene Nierenfunktionsstörung. Die absoluten Mengen der Urinausscheidung lassen weder im Normalbereich noch bei Polyurie einen Rückschluss auf die GFR zu, die in beiden Fällen normal oder reduziert sein kann. Lediglich bei Oligurie und Anurie ist – nach Ausschluss einer Harntransportstörung – eine eingeschränkte GFR anzunehmen. Laborchemisch lässt sich die Einschränkung der GFR durch den Verlauf der Plasmakonzentrationen von Kreatinin und/oder Cystatin C abschätzen. Auch hier sind die Verlaufsdaten aussagekräftiger als die absoluten Werte, die erheblichen individuellen Schwankungen unterworfen sind. Bei stabiler Nierenfunktion ist daher immer noch die Messung der Kreatinin-Clearance im 24-h-Sammelurin Goldstandard zur Ermittlung der GFR. Die Kalkulation des Filtratvolumens basiert dabei auf der Annahme, dass die Menge des im Urin über 24 h ausgeschiedenen Kreatinins (entspricht dem Produkt aus Urinvolumen und Kreatininkonzentration im Urin) der in 24 h glomerulär filtrierten Kreatininmenge (Produkt aus Ultrafiltratvolumen und Kreatininkonzentration im Ultrafiltrat) entspricht. Kreatinin wird frei filtriert, so dass die Konzentration im Ultrafiltrat der Plasmakonzentration entspricht. Da die Urinmenge/24 h (V_U), die Urin- ($Krea_U$) und die Plasmakonzentrationen ($Krea_P$) von Kreatinin bestimmbar sind, lässt sich die Menge des in 24 h produzierten Ultrafiltrates (V_{UF}) errechnen:

$$V_{UF} = (V_U \times Krea_U) / Krea_P$$

wobei der 24-h-Wert auf 1 min zurückgerechnet und auf 1,73 m² Körperoberfläche normiert wird. Nachteile dieses Verfahrens sind die fehleranfällige und lange Sammelperiode von 24 h, die eine Messung der GFR nur bei konstanter Nierenfunktion erlaubt, sowie eine geringe tubuläre Sekretion von Kreatinin, die insbesondere bei deutlichen Nierenfunktionseinschränkungen die GFR überschätzen lässt. Da im Gegensatz zu Kreatinin Harnstoff tubulär resorbiert wird, entspricht bei deutlich eingeschränkter Nierenfunktion die GFR eher dem arithmetischen Mittel aus Kreatinin- und Harnstoff-Clearance.

189.2.2 Fraktionelle Natriumexkretion

Zur Differenzierung der Ursache einer Einschränkung der GFR, insbesondere zur Unterscheidung einer prärenalen von einer renalen Nierenfunktionsstörung, ist die Bestimmung der fraktionellen Natriumexkretion (fENa) hilfreich. Diese beschreibt den prozentualen Anteil des im Urin ausgeschiedenen Natriums (Produkt aus Urinvolumen V_U und Natriumkonzentration im Urin Na_U) bezogen auf die filtrierte Natriummenge (Produkt aus Ultrafiltratvolumen V_{UF} und Natriumkonzentration im Plasma Na_P). Ersetzt man das Ultrafiltratvolumen V_{UF} durch oben genannte Kreatinin-Clearance, erhält man die fENa-Gleichung

$$fENa = (Na_U \times Krea_P) / (Na_P \times Krea_U),$$

Quotient × 100 zur Angabe in %.

Die quantitativ führende Aufgabe des Tubulussytems ist die Reabsorption von filtriertem NaCl. Die fENa dient daher als globaler

Tubulusfunktionsparameter, wobei eine eingeschränkte Tubulusfunktion mit einer Erhöhung der fENa einhergeht (normalerweise < 1 %). Eine prärenale Nierenfunktionsstörung beeinträchtigt zunächst nicht die Tubulusfunktion und führt daher üblicherweise nicht zu einem Anstieg der fENa. Berücksichtigt werden muss, dass die Fähigkeit zur tubulären Natriumreabsorption beeinträchtigt wird durch Unreife des Tubulussystems und durch Gabe von Diuretika, die den tubulären Natriumtransport inhibieren.

189.2.3 Sonografie

Unverzichtbare zusätzliche Informationen zur Ätiologie einer Nierenfunktionsstörung liefern neben den laborchemischen Analysen sonografisch erhobene Daten, die eine direkte Beurteilung von Parenchymstruktur und renaler Perfusion ermöglichen (▶ Kap. 190).

189.2.4 Fraktionelle Phosphatexkretion

Analog zur Bestimmung der fraktionellen Natriumexkretion lassen sich auch für alle anderen Urinelektrolyte fraktionelle Exkretionen errechnen. Eine gewisse praktische Bedeutung dabei hat die Bestimmung der fraktionellen Phosphatexkretion (fEPh) erlangt, da sie – im Gegensatz zur fENa – Rückschlüsse auf die Funktion eines spezifischen Tubulussegments, nämlich des proximalen Tubulus, zulässt. Gebräuchlich ist dabei die Angabe als tubuläre Reabsorption von Phosphat TRP = 100 – fEPh (Angabe in %). Bei ungestörter Funktion des proximalen Tubulus beträgt die TRP zwischen 78 und 98 % (entsprechend einer fEPh von 2–22 %). Eine gesteigerte fENa kombiniert mit einer reduzierten TPR deuten daher auf eine proximal tubuläre Funktionsstörung, z. B. im Rahmen eines Fanconi-Syndroms.

190 Diagnostische Methoden

A. Melk

190.1 Urinuntersuchungen

190.1.1 Uringewinnung

Urinuntersuchungen können an Proben aus Spontanurin (Einzelprobe, idealerweise der erste Morgenurin, in praxi bei Ambulanzpatienten zweiter Morgenurin) oder aus Sammelurin (Sammlung üblicherweise über 12 oder 24 h) erfolgen.

Spontanurinproben müssen frisch analysiert werden, d. h. dürfen nicht länger als 2 h bei Raumtemperatur bzw. 4 h im Kühlschrank (4 °C) aufbewahrt werden. Die Gewinnung des Urins erfolgt bei Kindern, die über eine willkürliche Blasenentleerung verfügen, als Mittelstrahlurin, der für eine zytologisch-bakteriologische und einfache chemische Beurteilung ausreichend ist. Bei Säuglingen und Kleinkindern werden sterile Plastikbeutel verwendet, die nach Reinigung der Genitalgegend über die Urethralöffnung geklebt werden. Aufgrund der hohen Kontaminationswahrscheinlichkeit von Beutelurinen sollten verdächtige Befunde durch einen Blasenpunktionsurin gesichert werden. Die transurethrale Katheterisierung sollte bei Kindern wegen der hohen Infektions- und Verletzungsgefahr nur in Ausnahmefällen (Intensivpflegepatient, urologischer Eingriff) erfolgen.

Da bei der Gewinnung von Sammelurin häufig die Sammelperioden von 12 oder 24 h in praxi nicht genau eingehalten werden können, ist es wichtig, dem Labor den exakten Zeitraum der Sammlung mitzuteilen, so dass die Ausscheidung der zu analysierenden Substanz pro Zeiteinheit angegeben werden kann. Es muss außerdem erwähnt werden, dass die Urinsammlung einer erheblichen Fehlerquote, insbesondere im pädiatrischen Bereich, unterliegt und deshalb im Falle von Alternativen zunehmend verlassen wird.

190.1.2 Urinbeurteilung

Eine Urinprobe kann bereits makroskopisch im Hinblick auf Farbe, Transparenz und Geruch beurteilt werden. Normaler Urin ist hellgelb, klar und riecht kaum.

Teststreifen

Mithilfe von Teststreifen kann man sich grob über krankhafte Veränderungen des Urins orientieren. Aus nephrologischer Sicht sollten Teststreifen folgendes Screeningprofil enthalten: Protein (mit höchster Sensitivität für Albumin), Erythrozyten (cave: freies Hämoglobin und Myoglobin führen ebenfalls zu einem positiven Testergebnis), Leukozyten, Nitrit (zum Nachweis nitritbildender Bakterien), Glukose und evtl. zusätzlich auf pH und spezifisches Gewicht. Aufgrund der einfachen Handhabung werden Teststreifen zur häuslichen Verlaufstestung bei chronisch rezidivierend verlaufenden Nierenerkankungen verwendet.

Mikroskopische Analyse

Die mikroskopische Analyse des Urins kann an einer frischen, nativen Urinprobe bzw. nach Zentrifugation im Urinsediment erfolgen. Dabei wird auf das Vorliegen von Erythrozyten, Leukozyten, Epithelien, Zylindern (= Ausgüsse der distalen Tubuli und Sammelrohre bestehend aus Eiweißen und/oder Zellen, Einteilung in zellfreie und Zellzylinder), Kristallen und Krankheitserregern (Bakterien, Pilze, Parasiten) geachtet. Die Zellzählung erfolgt in einer hierfür geeigneten Zählkammer (z. B. Neubauer-Kammer), als pathologisch werden Erythrozytenzahlen >5/µl und Leukozytenzahlen >10/µl angesehen. Bei einer Hämaturie ist der Nachweis von Akanthozyten und Erythrozytenzylindern ein sicherer Hinweis auf eine glomeruläre Erkrankung. In der Regel finden sich bei einer Leukozyturie neutrophile Granulozyten. Bei gleichzeitigem Auftreten von Leukozytenzylindern liegt der Ursprung in den Nieren. Epithelzellen finden sich häufig im Urin, nach Ursprung unterscheidet man Plattenepithel, Urothelzellen (aus den ableitenden Harnwegen) und Nieren- oder Tubulusepithelzellen. Letztere als einzelne Zellen im Urin zu identifizieren ist problematisch, in Verbindung mit dem Vorliegen von Epithelzylindern aber möglich und ein Hinweis auf eine interstitielle Nephritis oder auf die Regenerationsphase eines akuten Nierenversagens. Der Nachweis von Kristallen aus organischen und anorganischen Säuren ist im Hinblick auf Steinerkrankungen von Bedeutung (▶ Kap. 198). Die Erregerdiagnostik wird ausführlich in ▶ Kap. 192 beschrieben.

Diagnostik der Hämaturie und Proteinurie

Neben der Hämaturie stellt die Proteinurie eines der beiden wichtigsten Leitsymptome für akute und chronische Nierenerkrankungen dar (▶ Übersicht). Neben der semiquantitativen Erfassung mittels Teststreifen steht die quantitative Analyse im Sammelurin bzw. in der Einzelprobe bezogen auf die Kreatininkonzentration zur Verfügung. Die meisten Richtlinien bevorzugen den Albumin/Kreatinin-Quotienten (im Vergleich zum Protein/Kreatinin-Quotienten) wegen der höheren Spezifität und Genauigkeit der Albuminbestimmung.

Während die glomeruläre Proteinurie auf eine erhöhte Durchlässigkeit der glomerulären Schlitzmembran zurückzuführen ist, handelt es bei der tubulären Proteinurie um eine verminderte Rückresorption eher kleinmolekularer Proteine (α1-Mikroglobulin, β2-Mikroglobulin). Bei der glomerulären Proteinurie wird in Abhängigkeit von der Molekülgröße der ausgeschiedenen Proteine zwischen selektiver (Proteine mit 50–70 kDa wie Albumin, Transferrin) und unselektiver Proteinurie (Proteine mit 50–150 kDa, zusätzlich Immunglobuline) unterschieden.

Leitsymptome Proteinurie und Hämaturie, Definitionen
- **Proteinurie**
    - Sammelurin:
      Proteinausscheidung >4 mg/m²KOF/h
      Kleine Proteinurie: 4–40 mg/m² KOF/h
      Große Proteinurie: >40 mg/m² KOF/h
    - Spontanurin:
      Albumin/Kreatinin-Quotient >30 mg/g oder >3 mg/mmol
- **Hämaturie**
    - Mikrohämaturie:
      >5 Erythozyten pro µl frisch gelassenen, unzentrifugierten Urins
    - Makrohämaturie:
      Sichtbare Beimischung von Blut im Urin (≥1 ml/1 l)

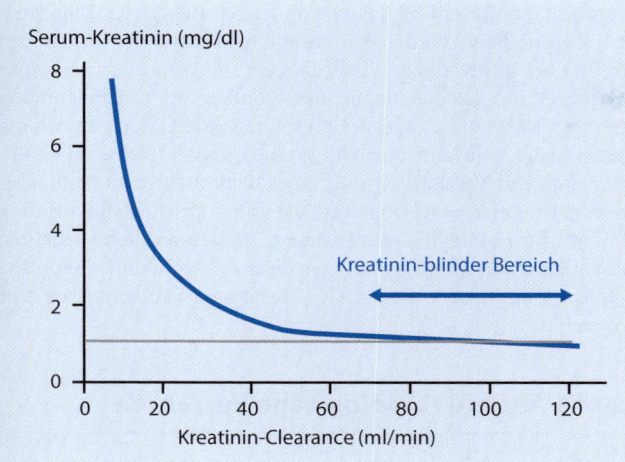

Abb. 190.1 Darstellung der nichtlinearen Beziehung zwischen GFR (gemessen über die Kreatinin-Clearance) und Serumkreatinin. Im sog. kreatininblinden Bereich wird eine Nierenfunktionseinschränkung noch nicht durch den Anstieg des Serumkreatinins erfasst. (Mod. nach Brandenburg et al. 2003; Internist 44(7): 819–830)

190.2 Blutuntersuchungen

Zu den aussagekräftigen Blutwerten bei akuten und chronischen Nierenerkrankungen gehören primär das Serumkreatinin und der Serumharnstoff zur Abschätzung der Ausscheidungsfunktion der Nieren. Die Elektrolyte Natrium und Kalium (Letzteres kann insbesondere bei fortgeschrittener Nierenerkrankung in kritischem Bereich erhöht sein) sowie Kalzium und Phosphat werden zum Monitoring der tubulären Ausscheidungsfunktion und der renalen Osteopathie bestimmt. In der (venösen) Blutgasanalyse interessiert das Ausmaß der metabolischen Acidose. Diese Laborwerte wird man sowohl beim ambulanten und stationären Patienten mit Nierenfunktionseinschränkung regelmäßig bestimmen. Als neuer Marker zur Abschätzung der exkretorischen Nierenfunktion hat das Cystatin C eine gewisse Bedeutung erlangt.

Des Weiteren kommt bestimmten immunologischen Parametern eine Bedeutung in der (Differenzial-)Diagnose von glomerulären und/oder autoimmun bedingten Nierenerkrankungen zu. Hierzu zählen Komplementfaktoren (C3, C4, CH50) und verschiedene Autoantikörper (antinukleäre Antikörper [ANA], dsDNA-Antikörper, extrahierbare nukleäre Antigene [ENA], Myeloperoxidaseantikörper [MPO-Antikörper], Proteinase-3-Antikörper [PR3-Antikörper], Anti-glomeruläre-Basalmembran-Antikörper [Anti-GBM-Antikörper]), um die wichtigsten zu nennen.

190.3 Nierenfunktionsuntersuchungen

Von entscheidender Bedeutung ist beim Patienten mit Nierenerkrankungen die Abschätzung der exkretorischen Funktion, die als glomeruläre Filtrationsrate (GFR) gemessen wird. Die GFR entspricht der Clearance eines Stoffes, der nur glomerulär filtriert und nicht tubulär sezerniert oder resorbiert wird. Die klassische Substanz ist das Inulin, die im Rahmen der Inulin-Clearance heute noch zu Forschungszwecken eingesetzt wird. Für die praktischen Belange der klinischen Medizin sind diese und verwandte Methoden, die andere Substanzen verwenden, aber zu aufwendig. Hier hat sich die Abschätzung der GFR über die Serumkreatininkonzentration und/oder die Kreatinin-Clearance durchgesetzt. Diese ist zwar für die Praxis geeignet, man sollte sich aber über die Limitationen im Klaren sein. Da Kreatinin das Abbauprodukt eines Muskelproteins ist, ist seine Konzentration sowohl von der Muskelmasse als auch (in geringerem Maße) vom Fleischkonsum abhängig. Der Zusammenhang zwischen Serumkreatinin und GFR ist nicht linear. Eine Einschränkung der GFR um bis zu 50 % führt nicht zwangsläufig zu einem Serumkreatininwert außerhalb der Norm (sog. kreatininblinder Bereich) (Abb. 190.1). Ebenso kommt es in niedrigeren GFR-Bereichen unter 25 ml/min zu einem überproportional raschen Ansteigen der Serumkreatininkonzentrationen. Hier kann der Spontanverlauf einer chronischen Niereninsuffizienz mit einer akuten Verschlechterung verwechselt werden und zu unnötiger weiterführender Diagnostik führen. Bei abnehmender Nierenfunktion nimmt die tubuläre Kreatininsekretion zu, so dass bei einer GFR im präterminalen Bereich eine falsch gute Nierenfunktion suggeriert wird. Schließlich ist natürlich die hierzu notwendige 24-h-Urin-Sammlung mit einer erheblichen Fehlerquote behaftet, die durch inkomplette Sammlung zu falsch niedrigen Werten oder durch das versehentliche Sammeln von beiden Morgenurinen zu falsch hohen Clearance-Werten führt. Viele Zentren verzichten daher völlig auf die Urinsammlung und verwenden zur Errechnung der GFR Formeln.

Die Schwartz-Formel verwendet das Serumkreatinin, die Körpergröße und eine Konstante k (= 0,413):

$$GFR(ml/min/1{,}73m^2 KOF) = 0{,}413 \times Körpergrösse(cm) / Serumkreatinin(mg/dl)$$

Cystatin C ist ein körpereigenes Protein, das von den meisten kernhaltigen Zellen in sehr konstanter Rate gebildet und ausschließlich glomerulär filtriert wird. Es ist dem Kreatinin überlegen, da es sensitiver auf geringe Einschränkungen der Nierenfunktion reagiert und unabhängig von Einflussgrößen wie der Muskelmasse ist. Die Cystatin-C-Clearance (nach Filler) wird unter Verwendung des im Serum gemessenen Cystatin C nach folgender Formel berechnet:

$$\log(GFR(ml/min/1{,}73m^2 KOF)) = 1{,}962 + \left[1{,}123 \times \log(1/Cystatin(mg/l))\right]$$

Die normale GFR liegt beim Neugeborenen um 25–30 ml/min/1,73 m² KOF und erreicht im 2. Lebensjahr die Normalwerte des Erwachsenen (90–140 ml/min/1,73 m² KOF). Dahingegen sind die Normwerte des Serumkreatinins entsprechend der Zunahme der Muskelmasse für die einzelnen Altersgruppen unterschiedlich.

190.4 Bildgebende Verfahren

190.4.1 Sonografie

Die Sonografie der Nieren und ableitenden Harnwege hat sich nicht zuletzt aufgrund der Tatsache, dass es sich hierbei um eine nichtinvasive diagnostische Maßnahme handelt, zum primären bildgebenden

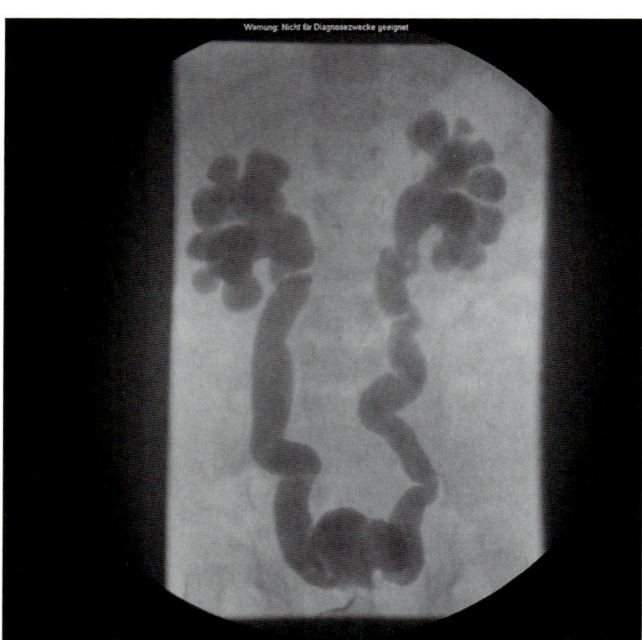

 Abb. 190.2 Nachweis eines beidseitigen vesikoureterorenalen Refluxes (VUR) mittels Miktionszystourethrografie (MCU). (Mit freundl. Genehmigung von Herrn Prof. Dr. Lars Berthold, Pädiatrische Radiologie, Medizinische Hochschule Hannover)

Verfahren in der pädiatrischen Nephrologie und Urologie entwickelt. In der klinischen Routine beginnt die Untersuchung mit der Darstellung der Blase von ventral (wobei eine Untersuchung bei nicht gefüllter Blase als unvollständig gilt) gefolgt von der Darstellung der Nieren von lateral und dorsal. Beurteilt werden Lage, Form und Achsenausrichtung beider Nieren sowie deren Echogenität (insbesondere im Vergleich zu angrenzenden abdominalen Organen wie Leber und Milz) und kortikomedulläre Differenzierung. Das Nierenvolumen wird bestimmt (Formel: Länge × Breite × Tiefe × 0,5) und anhand von längen- und gewichtsbezogenen Normalwerttabellen (nach Weitzel) beurteilt. Die Sonografie vermag eine Aussage über vorhandene Konkremente (als hyperechogene Strukturen mit charakteristischer distaler Schallauslöschung) sowie das Vorliegen einer Nephrokalzinose zu treffen. Im Hinblick auf die ableitenden Harnwege werden die Form und Weite des Nierenbeckenkelchsystems, die Darstellbarkeit der Ureteren (die immer pathologisch ist, da unauffällige Ureteren nicht dauerhaft darstellbar sind) sowie die Konfiguration, das Volumen, die Wand und die Schleimhautoberfläche der Harnblase beurteilt.

Der Einsatz der Dopplersonografie erlaubt zudem die Beurteilung der Flussgeschwindigkeit und Strömungsrichtung in renalen Gefäßen. Hierdurch kann eine Aussage über die renale Perfusion mit Perfusionsminderungen/-ausfällen durch Stenosen oder Thrombosen sowie die Ermittlung von Flussprofilen mit Berechnung des Gefäßwiderstandes („resistance index") einzelner intrarenaler Arterien erfolgen.

190.4.2 Miktionszystourethrografie

Die Miktionszystourethrografie (MCU) stellt derzeit die wichtigste im nephrologisch-urologischen Bereich verwendete Methode dar (Abb. 190.2). Hierbei wird Röntgenkontrastmittel mittels Katheter oder durch Blasenpunktion in die Blase eingebracht. Die Untersuchung gestattet die Beurteilung der Blase und Urethra unter Miktion und dient damit der Darstellung von anatomischen Auffälligkeiten (z. B. Pseudodivertikel der Blasenwand; Dilatation der proximalen Urethra bei infravesikaler Obstruktion) und dem Nachweis eines vesikoureterorenalen Refluxes. Insbesondere bei rezidivierenden Harnwegsinfektionen (▶ Kap. 192) stellt die MCU derzeit noch die Methode der Wahl zum Ausschluss eines vesikoureterorenalen Refluxes dar. Zur Verlaufskontrolle eines diagnostizierten vesikoureterorenalen Refluxes sei jedoch auf die sonografische Refluxprüfung (Miktionsurosonografie) hingewiesen. Vielversprechend scheinen auch aktuelle Urinproteomanalysen, die in naher Zukunft zumindest den Anteil der Kinder, die ein MCU benötigen, deutlich reduzieren könnten.

190.4.3 Andere radiologische Verfahren

Die Magnetresonanztomografie (MRT) als Untersuchung ohne Strahlenbelastung hat sicherlich die Indikationen für die Durchführung von Untersuchungen mittels Computertomografie und intravenöser Urografie deutlich eingeschränkt. Die Computertomografie kommt insbesondere bei Abdominaltraumen und – neben der MRT – bei raumfordernden Prozessen zum Einsatz. Zu den Indikationen für eine intravenöse Urografie, die mit relativ hoher Strahlenexposition einhergeht, gehören Konkremente sowie raumfordernde Prozesse im Bereich der Niere und des Retroperitoneums.

Eine Untersuchungsvariante der MRT stellt die Magnetresonanz(MR)-Urografie dar, die mit ihren statischen Sequenzen (mittels T2-Wichtung) eine detaillierte und exakte Abbildung der anatomischen Gegebenheiten liefert. Mit ihrer dynamischen Komponente (mittels T1-Wichtung) ahmt die MR-Urografie das Prinzip einer Szintigrafie mit intravenöser Kontrastmittelgabe nach. Dies ermöglicht die Beurteilung der Nierenfunktion bei gleichzeitiger morphologischer Zuordnung. Nachteile sind die derzeit noch lange Untersuchungsdauer, die durch die erforderliche Immobilisierung u. U. eine Sedierung erfordert, und die Tatsache, dass die Technologie derzeit nur in wenigen Zentren zur Verfügung steht.

190.4.4 Nuklearmedizinische Untersuchungen

Die Nierenszintigrafie ist eine nuklearmedizinische Technik, bei der nach Injektion eines Radionuklids die Anreicherung bzw. die Ausscheidung mittels Gammakamera untersucht wird. Man unterscheidet statische und dynamische Methoden. Die DMSA-Szintigrafie ist eine statische Methode und erlaubt den Nachweis von Perfusions- und Funktionsausfällen im Nierenparenchym („Parenchymnarben"). Das verwendete ^{99m}Technetium-gekoppelte Dimercaptosuccinat (DMSA) reichert sich im Nierenparenchym an und wird nur zu einem geringen Teil renal eliminiert. Hieraus ergibt sich eine relativ hohe Strahlenbelastung, hinzu kommen die unzureichende Spezifität der Methode und die fragliche prognostische Bedeutung der darstellbaren Parenchymnarben, weshalb die Methode kaum noch genutzt wird.

Eine dynamische Methode mit großer Bedeutung in der Betreuung nephrologisch-urologischer pädiatrischer Patienten ist die MAG3-Szintigrafie, für die ^{99m}Technetium-gekoppeltes Mercaptoacetyltriglycin (MAG3) verwendet wird. Die MAG3-Szintigrafie erlaubt Rückschlüsse auf die Nierenperfusion, den Transport und die Ausscheidung der eingesetzten Substanz, die seitengetrennten Funktionsanteile und Abflussverhältnisse im Harntrakt. Die urodynamische Relevanz postrenaler Abflussstörungen kann durch die Gabe eines Schleifendiuretikums (Diureseszintigrafie) und Analyse des Nuklidabflusses ermittelt werden.

190.5 Nierenbiopsie

Die perkutane, sonografiegesteuerte Nierenbiopsie mit halbautomatischen Schussautomaten stellt eine in geübter Hand komplikationsarme Methode dar, die bei korrekter Indikationsstellung oft erst die Diagnose der vorliegenden Nierenerkrankung ermöglicht. Hierdurch ergeben sich nicht nur wertvolle Hinweise im Hinblick auf die Prognose der Nierenerkrankungen, vielmehr ist die Biopsie häufig essenziell zur korrekten Therapiesteuerung. Deshalb sollte die Indikationsstellung zur Nierenbiopsie die potenziellen therapeutischen Konsequenzen im Auge haben.

Während beim Erwachsenen der Eingriff in Lokalanästhesie erfolgt, ist dies beim Kind nicht möglich. Dies macht bei kleineren Kindern eine Vollnarkose, bei Jugendlichen eine Analgosedierung erforderlich, um den Eingriff durchführen zu können.

Die Auswertung von Nierenbiopsien erfolgt in spezialisierten nephropathologischen Abteilungen lichtmikroskopisch mittels Standardfärbungen und speziellen immunhistochemischen Färbungen sowie in der Elektronenmikroskopie. Mit diesen Methoden kann in aller Regel die Diagnose der Nierenerkrankung gestellt werden. Weiterhin kann durch die Einschätzung der bereits vorliegenden chronischen Veränderungen die Prognose der Erkrankung oft besser abgeschätzt werden als durch die Messung der exkretorischen Nierenfunktion.

Eine besondere Bedeutung hat die Biopsie der transplantierten Niere. Die Biopsie ist technisch einfacher und noch komplikationsärmer. Bei transplantierten Nieren und dem Verdacht auf eine Abstoßungsreaktion ist die Biopsie das Mittel der Wahl, um die weitere immunsuppressive Therapie festzulegen.

191 Fehlbildungen der Nieren (inklusive zystischer Nephropathien) und ableitenden Harnwege

S. Weber

191.1 Grundlagen

Angeborene Fehlbildungen der Niere und ableitenden Harnwege („congenital anomalies of the kidney and urinary tract", CAKUT) bilden die Hauptursache für chronisches Nierenversagen im Kindesalter. Sie werden bei etwa 3–6 von 1000 Geburten beobachtet und gehören somit beim Menschen zu den häufigsten angeborenen Fehlbildungen. Bezogen auf die kindliche Mortalität sind sie für etwa 6 % aller Todesfälle verantwortlich. Neben den isolierten CAKUT-Fällen wurden Kombinationen von renalen und urogenitalen Malformationen mit Anomalien anderer Organsysteme bei mehr als 500 bekannten syndromalen Erkrankungen beschrieben. Zu den für CAKUT charakteristischen Krankheitsbildern zählen u. a. renale Malformationen wie Nierenagenesie, Nierenhypo- oder Dysplasie sowie Fehlbildungen der ableitenden Harnwege und der vesikoureterale Reflux (VUR). Im weiteren Sinne lassen sich auch Anomalien der Blase und Urethra dazu zählen. Von den zystisch-dysplastischen Nierenerkrankungen müssen die autosomal-dominante und autosomal-rezessive polyzystische Nierenerkrankung ätiologisch abgegrenzt werden. Sie werden nachfolgend gesondert behandelt.

Ätiologie In der Mehrzahl der Fälle treten Manifestationen des CAKUT-Komplexes sporadisch auf, es existieren jedoch auch zahlreiche Beschreibungen familiärer Formen, deren Pathogenese durch genetische Faktoren beeinflusst wird. Eine positive Familienanamnese für Anomalien der Nieren und Harnwege lässt sich bei etwa 10 % der Patienten erheben. Neben einer Vielzahl an Kandidatengenen, deren Relevanz für familiäre CAKUT-Formen derzeit in der Diskussion steht, existiert eine Anzahl an bereits bekannten Genen, die mit vererbten Nierenentwicklungsstörungen assoziiert sind (◘ Tab. 191.1).

Störungen der Interaktion zwischen Ureterknospe und dem metanephrogenen Blastem während der frühen Nierenentwicklung stellen einen zentralen Pathomechanismus für die Entstehung von Anomalien der Nieren und Harnwege dar. Die Beobachtung einer Korrelation zwischen dem Ort der Uretermündung in die Harnblase und dem Grad der renalen Hypo- oder Dysplasie sowie anderen Ureteranomalien in Feten und Neugeborenen mit Doppelnieren veranlasste Mackie und Stevens 1975 zur Aufstellung einer Hypothese, welche diese Erscheinungen als Folge einer einzigen Ursache sieht: Demnach ist eine Ektopie der Ureterknospe sowohl für die Hypo-/Dysplasie verantwortlich, da der Ureter an seiner ektopen Position auf ein nur schwach differenziertes metanephrogenes Mesenchym trifft, als auch für die ektope Mündung des Ureters in die Harnblase (◘ Abb. 191.1): Ein zu weit kranial aus dem Urnierengang entspringender Ureter wird nach Aufnahme des Ersteren in die Harnblase eine kaudale Position bekommen, während ein kaudal ektoper Ureter nach Abschluss der Entwicklung kranial-lateral des normalen Ostiums in die Harnblase münden wird. Ersteres führt häufig zu einer Obstruktion des distalen Ureters, Letzteres eher zu einer Insuffizienz des Ostiums und damit zu einem vesikoureteralen Reflux durch einen gestörten Ventilmechanismus. Harntransportstörung und Dysplasie sind also die Folge einer fehlerhaften, d. h. ektopen Aussprossung („Budding") der Ureterknospe. Zahlreiche Gene und ihre Genprodukte regulieren das Aussprossen der Ureterknospe und die Induktion des metanephrischen Mesenchyms. Obstruktive Veränderungen, die bei längerem Bestehen zu inflammatorischen Reaktionen im Nierengewebe führen können, können dieses sekundär weiter schädigen.

Diagnose Anamnese und sorgfältige klinische Untersuchung können richtungsweisend sein für den Nachweis einer Anlagestörung der Niere. Erhoben werden sollten Angaben zum Vorliegen von fieberhaften Harnwegsinfektionen, täglicher Trinkmenge und der allgemeinen körperlichen Entwicklung. Die Messung von Körpergröße, Körpergewicht und arteriellem Blutdruck gehört zu jeder klinischen Untersuchung in der Kindernephrologie. Rezidivierende Harnwegsinfektionen können auf das Vorliegen einer Harntransportstörung hinweisen, die häufig refluxiver Natur (VUR), seltener obstruktiver Genese ist (proximale bzw. distale Ureterenge). Polyurie, arterielle Hypertonie und Gedeihstörung/Minderwuchs können Zeichen einer bereits eingeschränkten Nierenfunktion sein (▶ Kap. 202).

Gesichert wird die Diagnose einer Nierenanlagestörung durch die Sonografie. Diese sollte die Untersuchung der Blase und der ableitenden Harnwege immer mit einschließen, da Anomalien der Nieren und Harnwege häufig kombiniert vorliegen. Bei Vorliegen einer Harntransportstörung wird die Diagnostik um eine dynamische Nierenszintigrafie mit ^{99m}Tc-MAG3 erweitert, bei Verdacht auf VUR sollte eine Miktionszystourethrografie (MCU) oder Miktionsurosonografie (MUS) durchgeführt werden. Nur in seltenen Fällen und mit spezifischer Indikation wird heute noch die Ausscheidungsurografie mittels konventioneller Röntgendiagnostik und i.v.-Kontrastmittelgabe durchgeführt. Sie ist ansonsten bei Kindern aufgrund der hohen Strahlenbelastung obsolet und durch die technisch verbesserte Ultraschalldiagnostik abgelöst worden. Defekte im Nierenparenchym, z. B. als Folge schwerer Pyelonephritiden, lassen sich mittels der DMSA-Szintigrafie nachweisen. Vor Durchführung einer DMSA-Szintigrafie sollte bedacht werden, dass hier die Strahlenbelastung erheblich ist und der Informationsgewinn in Relation zum Untersuchungsrisiko stehen sollte. Die kernspinbasierte Uro-MRT-Untersuchung ist dagegen strahlenfrei und in vielen Zentren zur genauen Darstellung der Nieren und des u. U. aufgeweiteten harnableitenden Systems verfügbar.

Da zahlreiche genetisch bedingte Störungen der Nierenentwicklung mit zusätzlichen Entwicklungsstörungen anderer Organe, insbesondere Auge und Ohr, assoziiert sein können, sollte bei Verdacht eine Hörprüfung und augenärztliche Untersuchung durchgeführt werden.

Zur Diagnosesicherung einer hereditären Erkrankung der Nierenentwicklung kann eine molekulargenetische Testung angeboten werden. Bei positivem Mutationsbefund sollte eine humangenetische Beratung erfolgen.

Therapie Die Therapie erfolgt in Abhängigkeit der klinischen Symptomatik und ist auf den Einzelfall abgestimmt. Obstruktive und refluxive Harntransportstörungen können in Abhängigkeit des Schweregrades operativ korrigiert werden. Rezidivierende Harnwegsinfektionen können eine Indikation zur antibiotischen Dauerprophylaxe darstellen. Sekundärkomplikationen der chronischen Niereninsuffizienz (arterielle Hypertonie, renale Anämie, renaler

Tab. 191.1 Übersicht über genetisch determinierte Störungen der Nierenentwicklung und ableitenden Harnwege (Auswahl, nicht alle im Text erklärt)

Klinisches Spektrum	Erbgang	Chromosom	Gen
Renale Hypodysplasie, häufig mit Zysten; RCAD-Syndrom (renales Zysten- und Diabetes-Syndrom); MODY 5, auch mit Fehlbildungen des Urogenitaltrakts	AD	17q12	HNF1β
Reno-Kolobom-Syndrom (RCS): Renale Hypodysplasie, MCDK, Augenbeteiligung, vereinzelt Hörminderung	AD	10q24.3–q25.1	PAX2
Branchiootorenales Syndrom (BOR): Renale Hypodysplasie, laterale Halszysten/-fisteln, Anomalien von äußerem und innerem Ohr, Ohranhängsel	AD	8q13.3	EYA1, SIX1, SIX5
Townes-Brocks-Syndrom (TBS): Anomalien von Niere, Finger (triphalangealer Daumen) und Zehen, imperforierter Anus, Innenohrschwerhörigkeit	AD	16q12.1	SALL1
Renal-tubuläre Dysgenesie (RTD)	AR	1q42–q43, 1q32, 17q23, 3q21–q25	AGT, REN, ACE, AGTR1
Vesikoureteraler Reflux (VUR)/CAKUT	AD	3p12.3	ROBO2
CAKUT	AD	1q32	DSTYK
Proximale Harnleiterstenose/VUR	AD	8q11.23	SOX17
Urofaziales Syndrom (UFS)/Ochoa-Syndrom: Dysmorphie der Harnblase, funktionelle Blasenentleerungsstörung	AR	10q24.2	HPSE2
Funktionelle Blasenentleerungsstörung/Prune-Belly-like-Syndrom (PBS)	AR	1q43	CHRM3
Autosomal-rezessive polyzystische Nierenerkrankung (ARPKD)	AR	6p12.3–12.2	PKHD1
Autosomal-dominante polyzystische Nierenerkrankung (ADPKD)	AD	16p13.3, 4q22.1	PKD1, PKD2

AD autosomal-dominant, *AR* autosomal-rezessiv, *MCDK* „multicystic dysplastic kidney", *MODY* „maturity onset diabetes of the young".

Minderwuchs etc.) sollten entsprechend der Leitlinienempfehlungen behandelt werden (sorgfältige Blutdruckeinstellung, Erythropoetin- und Wachstumshormongabe etc.). Eine dysplastische oder multizystisch-dysplastische Niere per se stellt keine Indikation zur Nephrektomie dar. Es besteht kein erhöhtes Entartungsrisiko.

Bei Vorliegen einer autosomal-rezessiven polyzystischen Nierenerkrankung (ARPKD, ▶ Abschn. 191.3) können die z. T. massiv vergrößerten Nieren und ein nicht einstellbarer Bluthochdruck eine Indikation zur uni- oder bilateralen Entfernung der Nieren darstellen. Bei bilateraler Nephrektomie muss sich naturgemäß eine Nierenersatztherapie anschließen.

191.2 Erkrankungen des CAKUT-Komplexes

191.2.1 Nierenhypoplasie

Entwicklungsstörungen des Metanephros können zu uni- oder bilateraler Nierenhypoplasie oder Dysplasie führen. Die Hypoplasie ist durch eine verminderte Nephronanzahl und eine reduzierten Organgröße gekennzeichnet. Die unilaterale Hypoplasie ist klinisch in der Regel asymptomatisch, bei bilateraler Hypoplasie hängt die Nierenfunktion des Patienten von dem Ausmaß der Anlagestörung ab. Die Maximalvariante der Hypoplasie ist die Nierenagenesie, d. h. das vollständige Fehlen von Nierengewebe. Nierenhypoplasie und Dysplasie kommen häufig gemeinsam vor, man spricht in diesen Fällen auch von renaler Hypodysplasie.

Differenzialdiagnostisch muss bei begleitendem VUR an eine sekundäre Verkleinerung der Nieren nach stattgehabten Pyelonephritiden durch Vernarbungen im Nierengewebe gedacht werden. Die „pyelonephritische Schrumpfniere" ist aber sehr viel seltener als die kongenitale Nierenhypoplasie und sollte nicht mit dieser verwechselt werden. Der Mehrzahl von pyelonephritischen Schrumpfnieren liegt vermutlich eine kongenitale Nierenhypoplasie zugrunde.

191.2.2 Nierendysplasie

Die Nierendysplasie ist durch unreifes, nicht ausdifferenziertes Nierengewebe gekennzeichnet; häufig finden sich histologisch primitive Tubulusstrukturen, fötale Glomeruli, zystische Areale und Knorpelinseln. Zeigen sich sonografisch deutliche Zysten im dysplastischen Nierengewebe, wird auch von zystischer Dysplasie gesprochen. Eine häufige Sonderform stellt hier die multizystisch-dysplastische Niere dar. Sie wird bei etwa 1:4500 Neugeborenen in unilateraler Form beobachtet. Die Diagnose wird in der Regel bereits pränatal in der Routinesonografie gestellt. Der ipsilaterale Harnleiter ist typischerweise obstruiert/atretisch.

Klinisch kann die multizystisch-dysplastische Niere als ausgeprägter abdominaler Tumor imponieren. Charakteristischerweise involutieren diese Nieren im Verlauf und erscheinen dann als „Nierenagenesie" im Erwachsenenalter. Häufig ist die multizystisch-dysplastische Niere mit begleitenden Fehlbildungen auf der kontralateralen Seite assoziiert (Harnleiterstenosen, VUR, Doppelnieren, Lageanomalien etc.).

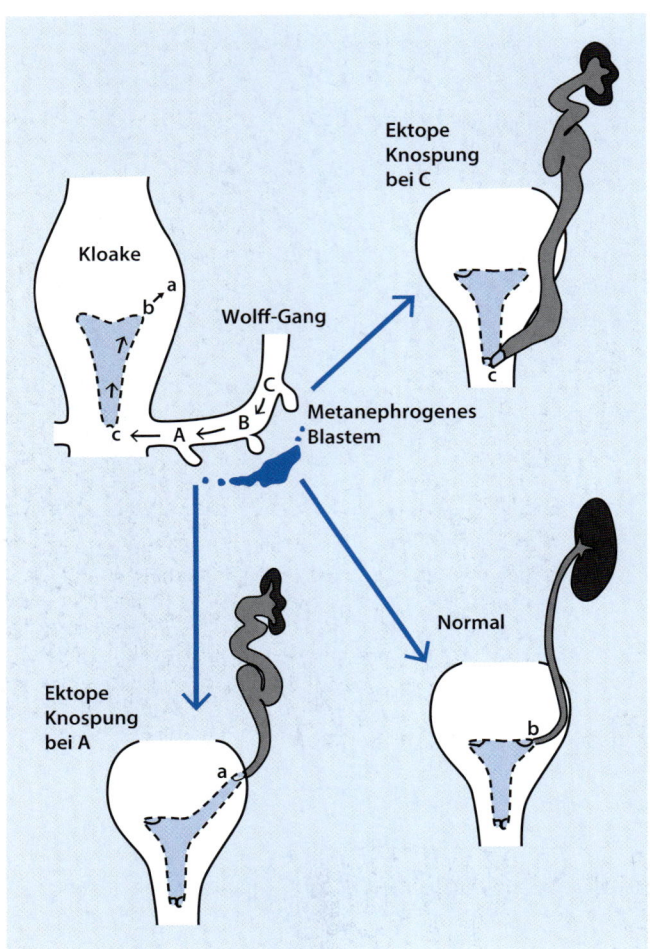

Abb. 191.1 Budding-Hypothese nach Pope et al., J Am Soc Nephrol, 1999

191.2.3 RCAD-Syndrom

Ätiologisch liegt einem nicht unerheblichen Teil der zystisch-dysplastischen Nieren bei Kindern eine Mutation bzw. Deletion des Gens *HNF1B* zugrunde, das für einen Transkriptionsfaktor (Hnf1β, „hepatocyte nuclear factor-1β") kodiert, der an der Morphogenese verschiedener Gewebe wie Niere Leber und Pankreas beteiligt ist. Mutationen im *HNF1B*-Gen können beim Menschen zum RCAD-Syndrom (renale Zysten und Diabetes) führen, das durch die Kombination aus renalen Malformationen (u. a. zystische Dysplasie und/oder hyperechogene Nieren) und früh einsetzendem Diabetes mellitus („maturity onset diabetes of the young", MODY Typ 5) gekennzeichnet ist. Auch Erhöhungen der Transaminasen und der Harnsäure und niedrige Serummagnesiumspiegel sind bei Patienten mit *HNF1B*-Mutationen beschrieben. Auch Patienten mit augenscheinlich isolierter zystischer Hypodysplasie zeigen in einem relevanten Prozentsatz (ca. 10 %) Mutationen im *HNF1B*-Gen, so dass ein systematisches genetisches Screening bei diesen Patienten sinnvoll erscheint, insbesondere im Hinblick auf die Spätmanifestation extrarenaler Symptome (Diabetes mellitus, Hyperurikämien, Leberfunktionsstörungen, Hypomagnesiämie). *HNF1B*-Mutationen treten sehr häufig de novo auf, d. h. Vater und Mutter der Patienten zeigen einen Normalbefund. In diesen Fällen ist die Familienanamnese für Nierenanlagestörungen (und/oder Diabetes mellitus) unauffällig. Bei positivem Mutationsbefund sollte eine humangenetische Beratung empfohlen werden.

191.2.4 Reno-Kolobom-Syndrom

Das Reno-Kolobom-Syndrom („renal coloboma syndrome") ist durch eine Kombination von Anomalien der Niere und Kolobomen des Sehnervs gekennzeichnet. Auch andere Anomalien des Auges können auftreten. Die Vererbung erfolgt autosomal-dominant. Ursächlich sind Mutationen im *PAX2*-Gen („paired-box gene 2"), das für einen Homeobox-Transkriptionsfaktor kodiert, der in direkter Weise an der Differenzierung des embryonalen Nierenparenchyms beteiligt ist. Die renale Beteiligung umfasst u. a. Hypoplasien mit oder ohne Nierenversagen, unilaterale Nierenagenesien, multizystisch-dysplastische Nieren (MCDK) sowie einen vesikoureteralen Reflux. Einige Patienten zeigen darüber hinaus auch eine Minderung des Hörvermögens, da PAX2 auch im Innenohr exprimiert wird. Bei klinischem Verdacht sollte eine genetische Testung und humangenetische Beratung angeboten werden.

191.2.5 Branchiootorenales Syndrom

Heterozygote Mutationen in *EYA1* liegen dem branchiootorenalen Syndrom (BOR-Syndrom) zugrunde, einem autosomal-dominant vererbten Symptomkomplex, bestehend aus der variablen Kombination von Anomalien der Nieren, Kiemenbögen und Ohren. Als klinische Befunde werden branchiale Zysten und Fisteln, strukturelle Defekte des Außen-, Mittel- und Innenohres, präaurikuläre Grübchen und Anhängsel, Schwerhörigkeit sowie renale Anomalien von leichterer Hypoplasie bis hin zu kompletter Agenesie beschrieben. Das BOR-Syndrom tritt mit einer Häufigkeit von 1:40.000 auf und ist für etwa 2 % aller Fälle von starkem Hörverlust bei Kindern verantwortlich. In einigen wenigen BOR-Familien konnten dominante Mutationen in *SIX1* und *SIX5* als kausale Ursache des BOR-Komplexes nachgewiesen werden, das Syndrom zeigt sich also genetisch heterogen.

191.2.6 Doppelnieren und Ureter duplex

Doppelbildungen des oberen Harntrakts (Doppelnieren, Ureter duplex, Ureter fissus) gehören zu den häufigen Störungen der Nierenentwicklung. Störungen der Ureterknospung und Induktion des metanephrischen Mesenchyms in der frühen Embryonalentwicklung liegen den Doppelbildungen zugrunde. Typisch sind das assoziierte Vorliegen weiterer Anomalien des Harntrakts wie VUR, Ureterektopie, Ureterozele und Megaureter. Der Meyer-Weigert-Regel folgend mündet der zum oberen Doppelnierenanteil gehörige Ureter bis auf wenige Ausnahmen ektop und kaudal der Einmündung des zum unteren Doppelnierenanteil gehörigen Ureters. Der obere Nierenanteil ist dabei häufig dysplastisch. Klinisch stehen rezidivierende Harnwegsinfektionen bei häufig bestehendem VUR im Vordergrund. Die Ureterektopie kann darüber hinaus bei Mündung distal des Sphinkterapparats der Blase zu Harnträufeln bei ansonsten normalem Miktionsverhalten führen. Auch können eine Mündung in die Vagina (bei Mädchen) oder den Ductus deferens, die Samenblase oder den Nebenhoden (bei Jungen) bestehen und entsprechende Symptome zeigen.

191.2.7 Ureterozele

Als Ureterozele wird die zystische Dilatation des Ureters in seinem submukösen, intravesikalen Verlauf bezeichnet. Dabei ist die ektope, extravesikale Ureterozele zu einem großen Prozentsatz mit dem oberen Anteil einer Doppelniere assoziiert. Anatomisch liegt sie im Bereich des Blasenhalses oder auch der proximalen Harnröhre. Klinisch kann die othotope Ureterozele durch eine Harntransportstörung und rezidivierende Harnwegsinfektionen auffallen, die ektope Ureterozele bei Prolaps in das Urethrallumen durch einen kompletten Harnverhalt.

191.2.8 Ureteropelvine Stenose

Die ureteropelvine Stenose ist eine im Rahmen der sonografischen Schwangerschaftsvorsorge mit ansteigender Häufigkeit diagnostizierte Harntransportstörung, die sich im pränatalen Ultraschall durch eine isolierte Aufweitung des intra- und extrarenalen Nierenbeckens präsentiert. Pathophysiologisch steht eine Harnabflussstörung am pyeloureteralen Übergang im Vordergrund. Bei bakterieller Infektion des aufgestauten Harns kann sich die ureteropelvine Stenose als Urosepsis manifestieren. Diese stellt eine Notfallsituation dar, und eine suffiziente antibiotische Behandlung bei häufig perkutaner Entlastung ist unmittelbar indiziert. Zweizeitig erfolgt dann die operative Korrektur mittels einer Nierenbeckenplastik. Bei urodynamisch nichtrelevanter Harntransportstörung und asymptomatischem Verlauf kann jedoch häufig auf eine operative Therapie verzichtet werden. Regelmäßige Ultraschallkontrollen sind dann im Rahmen der konservativen Überwachung durchzuführen.

191.2.9 Primärer Megaureter

Der primäre Megaureter ist neben der ureteropelvinen Stenose eine häufige Ursache einer pränatal diagnostizierten Nierenbeckenkelchdilatation. Ätiologisch liegt der konnatalen Aufweitung des Harnleiters eine multifaktoriell bedingte Unterbrechung der Ureterperistaltik zugrunde, insbesondere im prävesikalen Uretersegment. Klinisch imponiert der primäre Megaureter durch rezidivierende Harnwegsinfektionen, Jungen sind insgesamt häufiger betroffen. Diagnostisch sollte postpartal eine Kontrollsonografie in den ersten Lebenstagen bei guter Hydrierung des Patienten erfolgen. Im Verlauf dient die Miktionszysturethrografie zum Ausschluss eines VUR oder einer infravesikalen Obstruktion (z. B. einer posterioren Urethralklappe, s. unten). Die dynamische Nierenszintigrafie ermöglicht die Unterscheidung zwischen urodynamisch relevanter und nichtrelevanter Harntransportstörung. Eine relevante Harntransportstörung sollte operativ durch eine Harnleiterneueinpflanzung behoben werden. Instabile, kleine Säuglinge sollten eine passagere Harnableitung erhalten. Die Urosepsis bei primärem Megaureter stellt hier eine Notfallsituation mit sofortigem Handlungsbedarf dar. Urodynamisch nichtrelevante Harntransportstörungen können auch sonografisch nachverfolgt werden. In Abhängigkeit des klinischen Verlaufes kann eine antibiotische Dauerprophylaxe indiziert sein.

191.2.10 Posteriore Urethralklappe

Harnröhrenklappen zählen zu den häufigsten Ursachen einer obstruktiven Nephropathie im Kindesalter. Die Ätiologie der posterioren Harnröhrenklappe, die nur bei Jungen auftritt, ist bislang weitestgehend ungeklärt. Eine familiäre Häufung ist beschrieben, eine genetische Ursache bislang jedoch nicht identifiziert. Ihre Inzidenz wird mit 1:5000–8000 Jungen geschätzt. Anteriore Harnröhrenklappen, die anatomisch weiter distal liegen, sind eine Rarität und betreffen Kinder beiderlei Geschlechts.

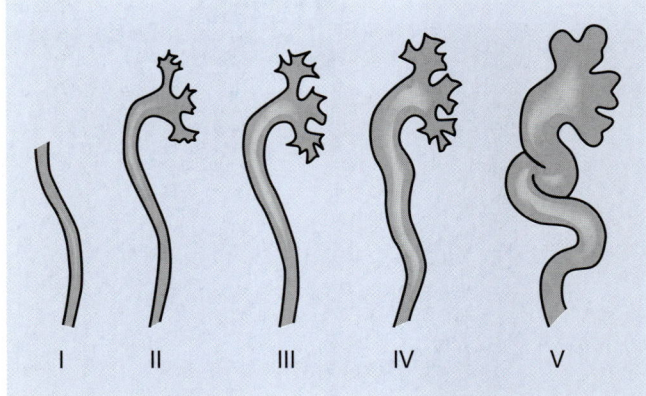

Abb. 191.2 Stadieneinteilung des vesikoureteralen Refluxes Grad I–V

Ätiologisch wird bei den hinteren Harnröhrenklappen eine Persistenz der Urogenitalmembran in der Entwicklung der Urethra diskutiert. Diese führt zu einer Verlegung des Lumens und zu einer kongenitalen infravesikalen Obstruktion, welche in fast allen Fällen mit einer uni- oder bilateralen Dilatation des oberen Harntrakts (sekundärer refluxiver Megaureter) vergesellschaftet ist. In ausgeprägten Fällen wird bereits in der Schwangerschaft ein Oligohydramnion diagnostiziert, das zu der typischen Sequenz mit Lungenhypoplasie, Arthrogryposis und fazialen Auffälligkeiten führt. Das Bestehen einer beidseitigen Nierendysplasie ist ebenfalls ein prognostisch ungünstiges Zeichen. Eine progrediente Niereninsuffizienz findet sich bei einem Großteil der Jungen mit Harnröhrenklappen, die zum einen auf die kongenital bestehende Refluxnephropathie zurückzuführen ist, zum anderen aber auch auf schwer therapierbare Blasenentleerungsstörungen, die häufig auch nach Klappenschlitzung fortbestehen. Posteriore Harnröhrenklappen sind eine wesentliche Ursache für terminales Nierenversagen und die Indikation zur Nierenersatztherapie bei männlichen Patienten im Kindes- und Jugendalter.

Unmittelbar postpartal stellt die Urosepsis bei Infektion des gestauten Harntrakts eine u. U. letale Komplikation dar. Therapeutisch steht bei klinisch stabilem Kind die Beseitigung der infravesikalen Obstruktion im Vordergrund; hier kommen neben der Inzision und der Elektrokoagulation auch laserchirurgische Verfahren zum Einsatz. Alternativ kann bei instabilem Kind der Harnaufstau über eine vorübergehende perkutane Zystostomie erfolgen. Eine persistierende Harntransportstörung des oberen Harntrakts kann durch hohe Stomata (Pyelokutaneostomie) abgeleitet werden – unter der Vorstellung, möglichst eine gute Restfunktion der Nieren zu erhalten. Eine bakterielle Infektion des aufgestauten Harns sollte konsequent vermieden werden.

Differenzialdiagnostisch müssen Formen der funktionellen Blasenentleerungsstörung (neurogene Blase, Megazystissyndrom, Blasenkontraktionsstörungen) von den Harnröhrenklappen unterschieden werden. Diagnostisch ist hier die Miktionszysturethrografie richtungsweisend, die das Vorliegen einer anatomischen Obstruktion ausschließt oder beweist.

191.2.11 Prune-Belly-Syndrom

Das Prune-Belly-Syndrom (auch Eagle-Barett-Syndrom) ist ein seltenes und häufig schwerwiegendes Erkrankungsbild, das durch die klassische Trias Bauchmuskelhypo/-aplasie (Prune-Belly-Aspekt bei stark ausladendem Abdomen), Fehlbildungen des Harntrakts

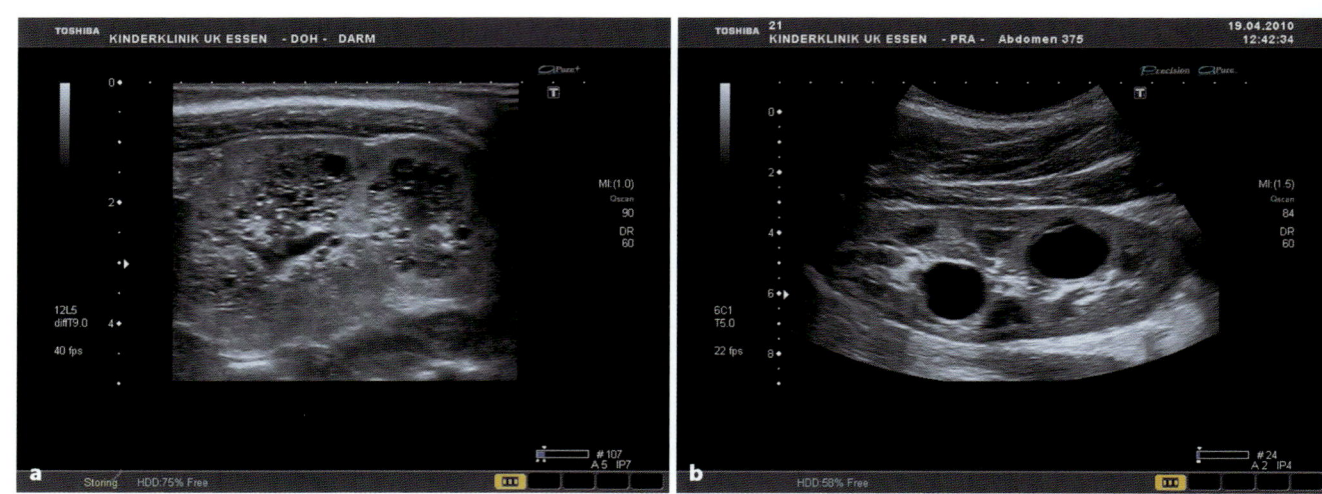

Abb. 191.3a, b **a** Autosomal-rezessive polyzystische Nierenerkrankung (8 Monate altes Mädchen). **b** Autosomal-dominante polyzystische Nierenerkrankung (14 Jahre alter Junge, Mutter und Großmutter mütterlicherseits an ADPKD erkrankt). (Mit freundl. Genehmigung von PD Dr. Udo Vester, Universitätskinderklinik Essen)

und Kryptorchismus gekennzeichnet ist. Das Vollbild betrifft daher ausschließlich das männliche Geschlecht. Eine infravesikale Obstruktion, beidseitig stark erweiterte Harnleiter und eine schwere Nierendysplasie sind die typischen Manifestationen im Urogenitaltrakt. Neben der häufig fortgeschrittenen Niereninsuffizienz können Oligohydramnion und eine begleitende Lungenhypoplasie prognoselimitierende Faktoren sein.

191.2.12 Vesikoureteraler Reflux

Ein Zurückfließen des Urins aus der Harnblase in die Ureteren während der Miktion wird als vesikoureteraler Reflux (VUR) bezeichnet.

Häufigkeit und Ätiologie Der VUR ist die häufigste angeborene Anomalie des Harntrakts, nachweisbar bei etwa 1 % aller Säuglinge nach der Geburt. Unterschiedliche Schweregrade werden hierbei unterschieden (◘ Abb. 191.2), wobei ein VUR I ein Zurückfließen des Urins ausschließlich in den Harnleiter beschreibt, ein VUR V dagegen ein Zurückfließen bis in das Nierenbecken mit deutlicher Aufweitung des Nierenbeckenkelchsystems, Verplumpung der Kelche und starker Schlängelung und Dilatation des Harnleiters. Niedriggradige Refluxe maturieren häufig in den ersten Lebensjahren, wohingegen hochgradige Refluxe meist persistieren und einen Risikofaktor für fieberhafte Harnwegsinfektionen und einen Verlust der Nierenfunktion darstellen. Bei etwa 30–40 % der Kinder mit Harnwegsinfektion lässt sich ein VUR nachweisen. Im ersten Lebensjahr ist überwiegend das männliche Geschlecht von Harnwegsinfektionen betroffen, später dagegen überwiegen die Mädchen in einem Verhältnis von 4:1. Etwa 30 % der Geschwisterkinder eines Patienten mit VUR zeigen ebenfalls einen Reflux, was eine genetische bzw. familiäre Komponente nahelegt. Bei einigen wenigen Kindern mit familiärem VUR ließen sich Mutationen in Entwicklungsgenen des Urogenitaltraktes nachweisen (*ROBO2* und *SOX17*). Bei einem Großteil der Patienten bleibt die Genese jedoch unbekannt. Pathogenetisch steht beim primären Reflux eine veränderte Einmündung des distalen Harnleiters im Vordergrund – mit einer Verkürzung des intramuralen Ureterabschnitts und ggf. einer Ektopie der Mündung. Intravesikale Druckerhöhungen, z. B. bei neurogener Blasenentleerungsstörung oder Detrusor-Sphinkter-Dyskoordination, können zu einem sekundären Reflux führen.

Diagnose Diagnostisch richtungsweisend kann bei höhergradigen Refluxen die Sonografie der Nieren und ableitenden Harnwege sein, für niedriggradige Refluxe ist die native Sonografie jedoch nicht sensitiv genug. Goldstandard ist die Miktionszystourethrografie (MCU). Hierbei wird nach intravesikaler Gabe eines Kontrastmittels miktioniert und die Phasen der Miktion radiologisch dargestellt. Die Einteilung der Schweregrade I–V erfolgt nach standardisierten Richtlinien. In einigen Zentren erfolgen Verlaufskontrollen zur Senkung der Strahlenbelastung nichtradiologisch, sondern nach Applikation von sonografisch darstellbaren, luftgefüllten Mikrobläschen. Hierbei wird jedoch die Harnröhre im Verlauf nicht dargestellt, so dass sich dieses Verfahren nicht primär zum Ausschluss des Vorliegens einer Harnröhrenklappe bei Jungen eignet.

Therapie Die Therapie des VUR umfasst konservative und operative Maßnahmen. Zu den konservativen Maßnahmen bei niedriggradigen Refluxen zählt die antibiotische Infektionsdauerprophylaxe und die Senkung des Blaseninnendrucks bei sekundären Formen des VUR. Bei persistierenden, hochgradigen und komplikationsreichen Formen des VUR sollte eine operative Antirefluxplastik in Erwägung gezogen werden (z. B. transvesikal nach Politano-Leadbetter oder extravesikal nach Lich-Gregoir). Auch endoskopische Unterspritzungen mit Deflux (Dextranomer/Hyalonronsäure) werden erfolgreich eingesetzt.

191.2.13 Refluxnephropathie

Der Begriff Refluxnephropathie beschreibt Nierenfunktionseinschränkungen bei Vorliegen eines meist hochgradigen VUR. Da eine Vielzahl der betroffenen Nieren mit großer Wahrscheinlichkeit primär dysplastisch angelegt sind, ist der Begriff Refluxnephropathie in heutiger Zeit umstritten. Die gemeinsame Entstehung von Harnleiterfehlmündung, VUR und Nierendysplasie aufgrund früher Störungen in der Interaktion zwischen Harnleiterknospe und metanephrischem Mesenchym (s. Budding-Hypothese) scheint regelhaft der begleitenden Nierenfunktionseinschränkung zugrunde zu liegen. Diese ist damit physikalisch nicht direkte Folge des Harnrückflusses.

191.3 Polyzystische Nierenerkrankungen

Ätiologie Von den zystisch-dysplastischen Nieren sind die polyzystischen Nierenerkrankungen (engl. „autosomal recessive polycystic kidney disease", ARPKD; autosomal dominant polycystic kidney disease", ADPKD) sowohl ätiologisch als auch prognostisch abzugrenzen. Hier handelt es sich um eine Störung ziliärer Proteine u. a. des Tubulussystems der Niere. Eine Dysregulation des Epithelzellwachstums und Störungen des transepithelialen Flüssigkeittransports werden als Folge dieser Zilienstörung diskutiert. ARPKD und ADPKD zählen damit zu den Ziliopathien und nicht im engeren Sinne zu den Erkrankungen des CAKUT-Komplexes. Je nach Erbgang wird zwischen autosomal-rezessiver und autosomal-dominanter polyzystischer Nierenerkrankung unterschieden. Der ARPKD liegen rezessive Mutationen in dem Gen *PKHD1* („polycystic kidney and hepatic disease 1") zugrunde, welches für das Transmembranprotein Fibrozystin im Basalkörpers der primären Zilien kodiert. Die ADPKD wird zu 85 % durch dominante Mutationen in *PKD1* und zu 15 % durch Mutationen in *PKD2* verursacht. Die Funktion des Genprodukts für Polyzystin 1 wird als G-Protein-gekoppelter Rezeptor beschrieben, die Funktion des Genprodukts für Polyzystin 2 als ein nichtselektiver kalziumpermeabler Kationenkanal. Es wird vermutet, dass ziliäres Polyzystin 1 und Polyzystin 2 als Mechanorezeptoren für den intrarenalen tubulären Harnfluss dienen.

Klinische Symptome und Verlauf Typischerweise manifestiert sich die ARPKD früh, z. T. schon antenatal, mit massiver Vergrößerung beider Nieren durch eine zystische Dilatation des Sammelrohrsystems (◘ Abb. 191.3a). In schweren Fällen kommt es bereits intrauterin zu einem Oligohydramnion und einer Lungenhypoplasie. Postnatale Verläufe sind durch einen palpablen Bauchtumor, das Auftreten einer hartnäckigen arteriellen Hypertonie und eine begleitende Leberfibrose gekennzeichnet. Die Veränderungen der Leber sind obligat und histologisch durch eine Proliferation der intra- und später extrahepatischen Gallengänge charakterisiert (keine Leberzysten!). Das Ausmaß der Leberbeteiligung korreliert dabei nicht immer mit der Schwere der Nierenbeteiligung. Bei progredientem Leberversagen kann die kombinierte Leber-und Nierentransplantation die Therapie der Wahl sein. Die ADPKD ist eine häufige Erkrankung des Erwachsenenalters mit einer Prävalenz von 1:500–1000. Die Zystenbildung ist progredient und eine der häufigsten Ursachen für die Nierenersatztherapie bei Erwachsenen. Dennoch gibt es frühmanifeste Verläufe (2 % aller ADPKD-Patienten), die sich ebenfalls – wie die ARPKD – bereits antenatal manifestieren können. Die Zysten bei ADPKD betreffen alle Tubulusabschnitte, und generell sind sie durch einen größeren Durchmesser gekennzeichnet (◘ Abb. 191.3b). Eine Leberfibrose tritt nicht auf, dagegen finden sich gelegentlich Leberzysten, meist aber erst im späteren Verlauf.

Diagnose Das sonografische Bild der ARPKD und auch der ADPKD ist relativ typisch (◘ Abb. 191.3), jedoch zeigen sich in manchen Fällen Überschneidungen und auch Übergänge zum sonografischen Bild bei *HNF1B*-assoziierter Nierendysplasie. Bei negativer genetischer Diagnostik der AR- und ADPKD-Gene sollte eine genetische Testung von *HNF1B* in Erwägung gezogen werden. Bei sonografisch schwieriger Unterscheidung zwischen ARPKD und ADPKD kann die Erhebung der Familienanamnese und die genetische Diagnostik hilfreich sein.

Therapie Therapeutisch stehen symptomatische, die Prognose verbessernde Maßnahmen im Vordergrund, da bislang keine kausale Therapieoption besteht. Eine konsequente Blutdruckeinstellung und die Behandlung der Komplikationen der chronischen Niereninsuffizienz haben die Langzeitprognose deutlich verbessern können. Inhibitoren des Renin-Angiotensin-Systems haben hier einen großen Stellenwert, da sie antihypertensiv, antiproteinurisch und nephroprotektiv wirken. Ultima Ratio ist die Nieren- (und ggf. Leber-)ersatztherapie. Bei potenziellen Lebendspendern aus der Familie sollte auf den Trägerstatus einer genetischen Veränderung geachtet werden. Dies gilt insbesondere für die dominanten Formen.

192 Harnwegsinfektionen

R. Beetz

Definition Eine Besiedlung des Harntrakts mit Keimen, die mit einer lokalen und/oder systemischen Entzündungsreaktion einhergeht, wird als Harnwegsinfektion bezeichnet. Von einer asymptomatischen Bakteriurie wird gesprochen, wenn eine bakterielle Besiedlung ohne lokale oder systemische Entzündungsreaktion vorliegt – definitionsgemäß besteht in diesem Falle keine Harnwegsinfektion.

Infektionen der Harnwege lassen sich nach Lokalisation, Symptomen und nach dem Vorliegen oder Fehlen komplizierender Faktoren einteilen (◘ Tab. 192.1).

Epidemiologie

Über 7 % aller Mädchen und 1,6 % aller Jungen erleiden bis zum Alter von 6 Jahren mindestens eine Harnwegsinfektion. Ihre erste symptomatische Harnwegsinfektion erleben mehr als die Hälfte dieser Kinder bereits in den ersten 3 Lebensjahren. Im ersten Lebenshalbjahr werden überwiegend Jungen von Harnwegsinfektionen betroffen, während in der weiteren Kindheit Mädchen 10- bis 20-fach häufiger als Jungen erkranken.

Mit einem Rezidiv muss bei mindestens einem Drittel der Kinder gerechnet werden. Das Risiko ist in den ersten 2–3 Monaten nach einer Harnwegsinfektion am größten und korreliert direkt mit der Zahl vorangegangener Infektionen. Von rezidivierenden Harnwegsinfektionen wird gesprochen, wenn sich 2 oder mehr Episoden innerhalb von 6 Monaten und 3 oder mehr Episoden im zurückliegenden Jahr ereignet haben.

Ätiologie und Pathogenese

Harnwegsinfektionen werden in der Regel durch uropathogene Bakterien aus dem Darmtrakt verursacht. Besondere Merkmale dieser Keime sind die Fähigkeit zur Besiedlung des Perineums und Präputiums, rasches Wachstum in Urin, Adhäsion an Uroepithelzellen und Aszension in den Harnwegen. In ca. 80 % der Fälle sind für die erste symptomatische Harnwegsinfektion uropathogene Stämme von Escherichia coli verantwortlich, ansonsten u. a. Enterobacteriaceae (Klebsiella, Enterobacter, Citrobacter, Proteus, Providencia, Morganella, Serratia und – selten – Salmonellen) sowie Pseudomonaden, Staphylokokken und Enterokokken. Pilzinfektionen der Harnwege (z. B. durch Candida) und virale Infektionen (z. B. durch Adenoviren) sind sehr selten.

Normalerweise stellt das Uroepithel eine immunologisch wirksame Barriere gegen die bakterielle Invasion dar. Durch die Interaktion bakterieller Membranstrukturen (u. a. Lipopolysaccharide und „Pili") mit uroepithelialen Rezeptoren (Toll-like-Rezeptoren und Glykolipidrezeptoren) wird eine intrazelluläre Signalkaskade ausgelöst, die zur Freisetzung von Entzündungsmediatoren und u. a. über die Expression epithelialer Defensine zur Abtötung adhärenter Keime führt. Störungen dieser Prozesse scheinen die Infektionsanfälligkeit zu erhöhen. Aber auch Blasenfunktionsstörungen (z. B. mit Restharnbildung) begünstigen rezidivierende Harnwegsinfektionen.

Im Anschluss an eine Pyelonephritis lassen sich bei ca. 10–40 % der Patienten Nierenparenchymschäden im Dimercaptosuccinylsäure-Scan (DMSA-Scan) nachweisen. Für die Entstehung entzündlicher Parenchymdefekte ist die Infiltration durch polymorphkernige Leukozyten, die toxische Metabolite freisetzen, von zentraler pathogenetischer Bedeutung. Zu den Risikofaktoren für pyelonephritische Parenchymschäden zählen insbesondere die Verzögerung einer adäquaten antibakteriellen Therapie, geringes Alter und ein dilatierender vesikorenaler Reflux. In vielen Fällen entstehen Nierennarben auch unabhängig vom Vorliegen eines vesikoureteralen Refluxes.

Klinische Symptome

Neugeborene Beim Neugeborenen können Trinkschwäche, graublasses Hautkolorit, Ikterus und Berührungsempfindlichkeit Symptome einer Pyelonephritis oder einer beginnenden Urosepsis sein.

Säuglinge Säuglinge mit Harnwegsinfektionen fallen oft nur durch hohes Fieber auf. Durchfälle, Erbrechen oder meningitische Zeichen sind nicht selten und können anfangs zur Fehldiagnose verleiten. Es kann zu Salzverlust, Elektrolytentgleisungen und septischem Schock kommen.

Kleinkinder Kleinkinder zeigen bei einer Zystitis oft eine Pollakisurie und neu einsetzendes Einnässen nach erreichter Harnkontinenz. Schmerzen oder „Brennen" beim Wasserlassen und Unterbauchbeschwerden sind weitere Hinweise. Bei einer Pyelonephritis fehlen diese Symptome häufig. Die fiebernden Kinder geben stattdessen oft Bauchschmerzen an; lokalisierte Flankenschmerzen können Kinder meist erst nach dem vierten bis fünften Lebensjahr äußern.

Ältere Kinder Ältere Kinder mit Zystitis leiden insbesondere unter Pollakisurie, imperativem Harndrang, Unterbauchschmerzen und gegebenenfalls Dranginkontinenz. Bei einer Pyelonephritis bestehen in der Regel ein- oder beidseitige Flankenschmerzen und Fieber über 38,5 °C.

Diagnose Entscheidend für die Diagnose ist der Urinbefund. Bei Kindern mit bereits vorhandener Blasenkontrolle kann Mittelstrahlurin gewonnen werden. Bei Säuglingen und Kindern mit (noch) nicht vorhandener Blasenkontrolle gibt es prinzipiell vier verschiedene Möglichkeiten, um Urin zu gewinnen (◘ Tab. 192.2).

Vorgehen zur Uringewinnung im Säuglings- und Kleinkindalter Für die Interpretation mikrobiologischer Kulturergebnisse ist die Art der Uringewinnung von besonderer Bedeutung. Bei Säuglingen und Kleinkindern wird in den aktuellen Leitlinien der American Academy of Pediatrics (AAP) die suprapubische Blasenpunktion insbesondere dann empfohlen, wenn die Einleitung einer antibakteriellen Therapie aus klinischen Gründen dringlich erscheint (z. B. bei septischem Krankheitsbild). In den übrigen Fällen kann zunächst die Gewinnung eines Beutelurins zur Mikroskopie und Teststreifenuntersuchung erfolgen. Ergeben sich daraus Hinweise für eine Pyelonephritis, wird zur Uringewinnung für die mikrobiologische Untersuchung die suprapubische Blasenpunktion oder der transurethrale Katheterismus empfohlen, bevor die kalkulierte antibakterielle Therapie eingeleitet wird (◘ Abb. 192.1).

Urinuntersuchung mittels Teststreifen

Leukozyten-Esterase-Reaktion Die Leukozyten-Esterase-Reaktion dient zur semiquantitaiven Bestimmung der Leukozytenzahl. Eine Leukozyturie macht eine Harnwegsinfektion wahrscheinlich, hat aber als isolierte Untersuchung eine relativ geringe Spezifität. Eine Leuko-

Tab. 192.1 Klassifikation von Harnwegsinfektionen

Nach Lokalisation	– Urethritis (z. B. Chlamydien, Mykoplasmen) – Zystitis (entzündliche Blasenschleimhautreaktion) – Pyelonephritis (entzündliche Nierenparenchymreaktion)
Nach Symptomatik	– Asymptomatische Bakteriurie (isolierte Bakteriurie ohne Symptome) – Asymptomatische Harnwegsinfektion (Bakteriurie und Leukozyturie ohne Symptome) – Symptomatische Harnwegsinfektion (Symptome, Bakteriurie und Leukozyturie)
Nach Komplikationen	– Unkomplizierte Harnwegsinfektion (bei normalem Harntrakt, normaler Blasenfunktion, normaler Nierenfunktion, Immunkompetenz) – Komplizierte Harnwegsinfektion (bei Nierenfehlbildung, Harntraktfehlbildung, vesikorenalem Reflux, Harnabflussbehinderung, Harnwegskonkrementen, neuropathischer Blasenfunktionsstörung, Immundefizienz, Diabetes mellitus, Fremdkörpern [z. B. transurethraler Katheter], Niereninsuffizienz, Zustand nach Nierentransplantation)
Nach Abfolge	– Erste Harnwegsinfektion: die erste diagnostizierte Harnwegsinfektion – Rezidiv bzw. Reinfektion: erneute Harnwegsinfektion mit einem von der Erstinfektion mindestens serotypisch unterschiedlichen Erreger – Relaps: erneute Infektion mit dem serotypisch gleichen Erreger wie bei der vorangegangenen Harnwegsinfektion. Dies ist möglich a) bei einer inadäquat behandelten Harnwegsinfektion (z. B. bei resistentem Erreger, unzureichendem Medikamentenspiegel im Urin) und b) bei Wiederauftreten einer Harnwegsinfektion nach vorübergehender Urinsterilität (z. B. bei Harnwegskonkrementen oder Fremdkörpern mit Biofilmbildung, die als Nidus für erneutes Bakterienwachstum dienen)

Tab. 192.2 Möglichkeiten zur Uringewinnung

Methode	Durchführung	Bemerkungen
Mittelstrahlurin	Der Urinbecher wird nach Verwerfen der initialen Urinportion kurz in den Harnstrahl gehalten	Bei Kindern mit vorhandener Blasenkontrolle das bevorzugte Verfahren zur Uringewinnung
Urinbeutel	Nach gründlicher Reinigung mit klarem Wasser und Abtrocknen des Genitals wird ein selbstklebender Urinbeutel befestigt und die spontane Miktion abgewartet	Für die mikrobiologische Urinkultur eignet sich der „Beutelurin" wegen der sehr häufigen Kontaminationen und falsch-positiven Befunde nicht
„Clean-catch-Urin"	Um frischen Blasenurin aufzufangen, wird das Kind von einem Elternteil bzw. von einem Mitglied des Pflegeteams mit entblößtem Genitale auf dem Schoß gehalten, nach größerer Trinkmenge die spontane Miktion abgewartet und der Urin mit einem sterilen Gefäß aufgefangen	Die Kontaminationsrate ist vergleichsweise gering und ähnelt der beim Mittelstrahlurin. Die Methode ist allerdings sehr aufwendig
Transurethraler Einmalkatheterismus	Bei Frühgeborenen kann eine Magensonde, bei Neugeborenen und älteren Säuglingen ein 6-Charr-Einmalkatheter verwendet werden. In der Klinik sind dabei sterile Bedingungen unabdingbar	Vor allem bei weiblichen Säuglingen und Kleinkindern eine mögliche Alternative zur suprapubischen Blasenpunktion
Suprapubische Blasenpunktion	Nach sonografischer Prüfung der Blasenfüllung und gründlicher Hautdesinfektion wird ca. 1 cm oberhalb des Schambeins punktiert und die Urinprobe in einer 2- bis 5-ml-Spritze gewonnen	Geeignetes Verfahren zur sterilen Uringewinnung, insbesondere bei männlichen Säuglingen und Kleinkindern

zytenzahl bis 20/μl gilt als normal, zwischen 21 und 50/μl als verdächtig und über 50/μl als sicher pathologisch. Bei Jungen über 3 Jahren ist bereits eine Leukozytenzahl über 10/μl als pathologisch zu betrachten.

Nitritprobe Die Nitritprobe erfasst die Fähigkeit der meisten uropathogenen Keime, Nitrat zu Nitrit zu reduzieren. Dieser Prozess benötigt Zeit, so dass die Testempfindlichkeit vor allem bei Säuglingen wegen ihrer häufigen Miktionen gering ist. Bei Mädchen jenseits des Kleinkindalters liegt die Wahrscheinlichkeit einer Harnwegsinfektion bei positivem Nitrittest bei mehr als 98 %, so dass ein positiver Test zusammen mit einer Leukozyturie eine Harnwegsinfektion nahelegt.

Urinuntersuchung im Mikroskop Die Untersuchung erfolgt in frischem Nativurin in einer Zählkammer (z. B. Fuchs-Rosenthal-Zählkammer).

Bakteriologische Diagnostik Die sog. signifikante Keimzahl bei sauber gewonnenem Mittelstrahlurin liegt bei ≥ 100.000/ml. Es werden jedoch auch geringere Keimzahlen im Mittelstrahlurin bei Patienten mit Symptomen einer Harnwegsinfektion gefunden, die durch Blasenpunktion bewiesen ist. Zeichen für eine Kontamination der Urinprobe sind niedrige Keimzahlen, Mischkulturen, unterschiedliche Keime in seriellen Proben oder Keime, die gewöhnlich nicht bei Harnwegsinfektionen gefunden werden.

Höhenlokalisation der Harnwegsinfektion Eine Differenzierung zwischen Pyelonephritis und Zystitis nicht immer möglich. Für die alltägliche Praxis hat sich die Beurteilung von Blutkörperchensenkungsgeschwindigkeit (BSG), Leukozytenzahl, C-reaktivem Protein (CRP) oder Prokalzitonin zusammen mit der klinischen Symptomatik und der Sonografie bewährt (Tab. 192.3). Als Goldstandard zur Diagnose einer Pyelonephritis, insbesondere im Zusammenhang mit wissenschaftlichen Fragestellungen, gilt der DMSA-Scan.

Weiterführende bildgebende Diagnostik Sonografische Diagnostik Vor allem bei fieberhafter Harnwegsinfektion im Säuglingsalter erfolgt die Sonografie so früh wie möglich, um konnatale Uropathien oder eine Urolithiasis nicht zu übersehen.

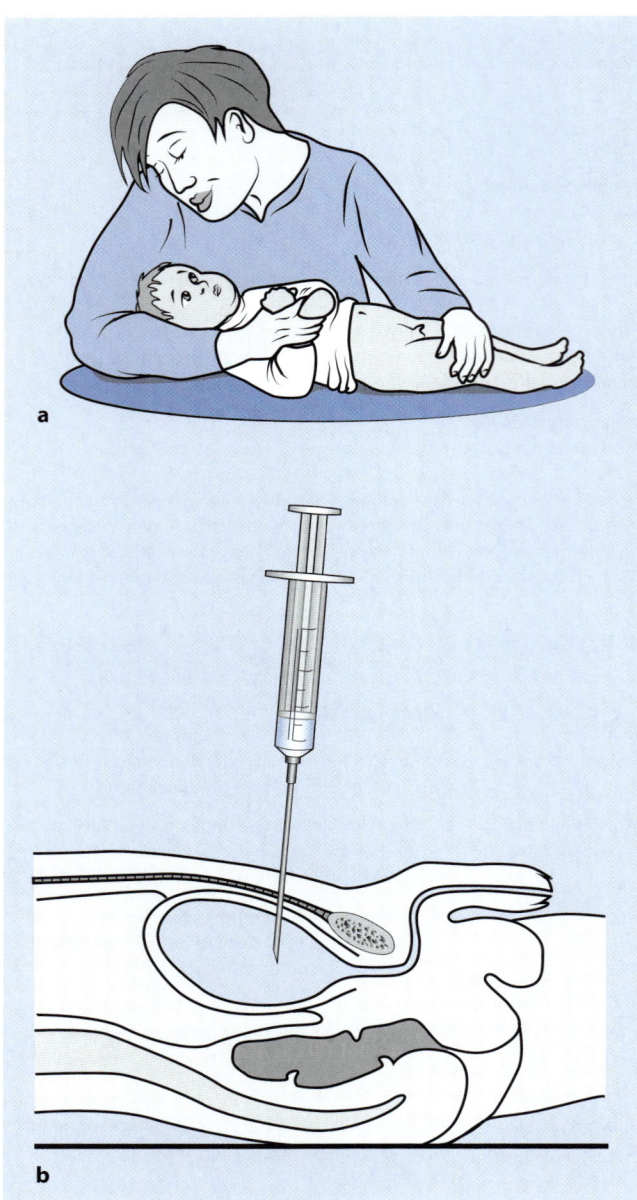

Abb. 192.1a,b Suprapubische Blasenpunktion. **a** Sichere Fixierung des Kindes, **b** Einführung der Nadel oberhalb des Schambeins

Tab. 192.3 Laborchemische und klinische Parameter, die in der Praxis häufig zur Höhenlokalisation der Harnwegsinfektion eingesetzt werden

	Pyelonephritis wahrscheinlich	Pyelonephritis unwahrscheinlich
BSG (1. Stunde)	> 25 mm nW	< 25 mm nW
CRP	> 20 mg/l	< 20 mg/l
Prokalzitonin	> 1,0 ng/ml	< 0,5 ng/ml
Fieber	> 38,5 °C	< 38,5 °C
Leukozytose und Linksverschiebung	Vorhanden	Nicht vorhanden
Leukozytenzylinder	Beweisend für Pyelonephritis	–
Sonografie: Nierenvolumen/Nierenlänge	Vergrößert (> 2 Standardabweichungen)	Nicht vergrößert

BSG Blutkörperchensenkungsgeschwindigkeit, *CRP* C-reaktives Protein.

Refluxdiagnostik Ein wesentlicher Risikofaktor für die Entstehung einer Pyelonephritis bei einer Harnwegsinfektion ist der vesikorenale Reflux. Das radiologische Miktionszysturethrogramm (MCU) ist der Goldstandard in der Refluxdiagnostik. Weitere Untersuchungstechniken stellen die sonografische Refluxprüfung (z. B. mit Levovist oder Luft als „Kontrastmittel") sowie die direkte und die indirekte Radionuklidzystografie dar. Da das Risiko der Entstehung neuer Nierenparenchymnarben bei Infektionen in Anwesenheit eines Refluxes im frühen Säuglingsalter am höchsten ist, besteht hinsichtlich der Indikation zum MCU in diesem Alter weitgehende Übereinstimmung. Ansonsten wird angesichts der (Strahlen-)Belastung für das Kind und des Untersuchungsaufwands eine Beschränkung auf gezielte Indikationen vorgeschlagen.

Diagnose von Nierenparenchymschäden Der Dimercaptosuccinyl-Acid-Scan (DMSA-Scan) ist ein statisches nuklearmedizinisches Untersuchungsverfahren, mit dem Perfusions- und Funktionsausfälle im Nierenparenchym diagnostiziert werden können. Lokale oder disseminierte hypoaktive Areale sind Hinweise für Parenchymdefekte. Wird die Untersuchung innerhalb der ersten Monate nach einer Pyelonephritis durchgeführt, so sind reversible, passagere Perfusionsstörungen nicht von bleibenden Defekten zu unterscheiden. Erst mehrere Monate nach einer Pyelonephritis ist eine sichere Aussage über das Vorhandensein irreversibler Parenchymnarben (Einziehungen der Außenkontur) möglich. Die MR-Urografie stellt aus Gründen der Verfügbarkeit und ihres technischen Aufwandes noch keine echte Konkurrenz zum DMSA-Scan dar.

Weiterführende Funktionsdiagnostik Bei anamnestischen und klinischen Hinweisen für eine Blasenentleerungsstörung (Harninkontinenz, auffälliges Miktionsverhalten, Restharn, sonografisch verdickte Blasenwand) bringen Uroflowmetrie und Beckenboden-EMG als orientierende, nichtinvasive Methoden weitere Klärung.

Therapie Meist erfordert die symptomatische Harnwegsinfektion eine kalkulierte antibakterielle Therapie, bevor der Erreger bekannt ist und das Ergebnis der Resistenztestung vorliegt. Vor Einleitung der Therapie sollte eine Urinkultur angelegt werden, um ggf. die Therapie entsprechend dem Kultur- und Resistenzergebnis später modifizieren zu können. Die Wahl der Therapiestrategie richtet sich u. a. nach dem Alter des Kindes und nach der Schwere der Harnwegsinfektion.

Neugeborene und Säuglinge Bei Neugeborenen und jungen Säuglingen bringt die parenterale Kombinationsbehandlung mit Ampicillin und einem Aminoglykosid (Tobramycin, Gentamicin) oder mit einem Cephalosporin der Gruppe 3 eine große therapeutische Treffsicherheit gegen übliche uropathogene Bakterien. Ein wichtiges Argument für Ampicillin in der Kombinationstherapie ist die „Enterokokkenlücke" des Kombinationspartners, die durch Ampicillin geschlossen wird. Bei unkompliziertem Verlauf kann die 3- bis 7-tägige parenterale Behandlung von einer oralen Therapie über weitere 8–10 Tage abgelöst werden.

Unkomplizierte Pyelonephritis Bei unkomplizierter Pyelonephritis jenseits des frühen Säuglingsalters kann nach sorgfältiger Abwägung die antibakterielle Behandlung mit einem Oralcephalosporin der Gruppe 3 erfolgen, sofern eine gute Compliance zu erwarten und die ärztliche Überwachung der Therapie gewährleistet ist. Die Behandlungsdauer beträgt 7–14 Tage.

Komplizierte Harnwegsinfektionen Bei komplizierten fieberhaften Harnwegsinfektionen muss häufiger mit Non-E.-coli-Keimen gerechnet werden.

Zystitis Bei symptomatischen afebrilen Harnwegsinfektionen (Zystitis) gilt bislang Trimethoprim als eines der Mittel der ersten Wahl. In Regionen mit hoher Resistenzquote von E. coli gegen Trimethoprim (>20%) wird jedoch die kalkulierte Therapie mit einem Oralcephalosporin oder Amoxycillin/Clavulansäure empfohlen. Bei Zystitiden älterer Mädchen kann auch Nitrofurantoin eingesetzt werden. Die empfohlene Therapiedauer liegt bei 3(–5) Tagen.

Prophylaxe Nach einer Pyelonephritis ist im Durchschnitt bei ca. 20–30% der Kinder mit einem Rezidiv zu rechnen.

Antibakterielle Langzeitprophylaxe Bei besonders hohem Rezidiv- und Schädigungsrisiko kann nach sorgfältiger Abwägung eine antibakterielle Langzeitinfektionsprophylaxe sinnvoll sein. Eine der Hauptindikationen zur antibakteriellen Langzeitprophylaxe ist der hochgradige vesikorenale Reflux. Nitrofurantoin und Trimethoprim sind Standardpräparate für die antibakterielle Infektionsprophylaxe bei Risikokindern.

Supportive prophylaktische Maßnahmen Finden sich auch im infektionsfreien Intervall Zeichen einer Blasenfunktionsstörung, so ist ihre Behandlung mitentscheidend für die Verhinderung weiterer Rezidive. Nicht selten besteht eine Kombination von Harninkontinenz und Stuhlentleerungsstörung, die mit der Infektanfälligkeit assoziiert ist. Durch wirksame Regulation des Stuhlverhaltens kommt es nachweislich zu einer Verminderung der Infektionshäufigkeit.

Prognose Viele Patientinnen leiden auch im Jugend- und Erwachsenenalter weiterhin unter Harnwegsinfektionen und sind für Bakteriurien in der Schwangerschaft besonders anfällig. Nach einer Pyelonephritis können längerfristige, reversible Verzögerungen des Nierenwachstums beobachtet werden. Irreversibel sind segmentale Nierennarben, die sich nach akuter Pyelonephritis bei ca. 15% der betroffenen Nieren nachweisen lassen, oder im Extremfall globale Dezimierungen des Parenchyms. Sie gehen mit einem erhöhten Risiko für arterielle Hypertonie einher. Es korreliert mit dem Ausmaß des Nierenparenchymschadens, bei bilateralen Nierennarben sowie mit steigendem Lebensalter. Eine Nierenfunktionseinschränkung ist lediglich bei ausgedehnten bilateralen (pyelonephritischen) Nierenparenchymdefekten zu erwarten. Schwangere mit Parenchymnarben und einer fortdauernden Bereitschaft für Harnwegsinfektionen haben ein erhöhtes Risiko für eine EPH-Gestose.

Literatur

AAP - Subcommittee on Urinary Tract Infection SCoQIaM (2011) Urinary tract infection: Clinical practice guideline for the diagnosis and management of the initial UTI in febrile infants and children 2 to 24 months. Pediatrics 128:595–610

Beetz R, Bachmann H, Gatermann S et al (2007) Urinary tract infections in infants and children – a consensus on diagnostic, therapy and prophylaxis. Urologe A 46(112):20–23

Bloomfield P, Hodson EM, Craig JC (2005) Antibiotics for acute pyelonephritis in children. Cochrane Database Syst Rev CD003772:

Faust WC, Diaz M, Pohl HG (2009) Incidence of post-pyelonephritic renal scarring: A meta-analysis of the dimercapto-succinic acid literature. J Urol 181:290–297 (discussion 7–8)

Hoberman A, Wald ER, Hickey RW et al (1999) Oral versus initial intravenous therapy for urinary tract infections in young febrile children. Pediatrics 104:79–86

Mannhardt W, Becker A, Putzer M et al (1996) Host defense within the urinary tract. I. Bacterial adhesion initiates an uroepithelial defense mechanism. Pediatr Nephrol 10:568–572

Montini G, Toffolo A, Zucchetta P et al (2007) Antibiotic treatment for pyelonephritis in children: Multicentre randomised controlled non-inferiority trial. BMJ 335:386

Neuhaus TJ, Berger C, Buechner K et al (2008) Randomised trial of oral versus sequential intravenous/oral cephalosporins in children with pyelonephritis. Eur J Pediatr 167:1037–1047

193 Enuresis und funktionelle Harninkontinenz

R. Beetz

Unter Harninkontinenz wird jeder unwillkürliche Urinverlust verstanden. Sie ist im Säuglings- und Kleinkindesalter noch „physiologisch". Mit zunehmendem Alter erreichen Kinder in der Regel mehr oder weniger früh eine vollständige Blasenkontrolle. Die Festlegung einer zeitlichen Grenze, nach der es sich bei einer kindlichen Inkontinenz um ein nicht mehr physiologisches Phänomen handelt, ist schwierig und nicht zuletzt von soziokulturellen Faktoren abhängig.

193.1 Enuresis nocturna

Epidemiologie Die Entwicklung der nächtlichen Blasenkontrolle zeigt starke interindividuelle Unterschiede: mit 4 Jahren nässen noch 30 % aller Kinder regelmäßig nachts ein; im Alter von 6 Jahren kommt es noch bei 10 %, im Alter von 10 Jahren bei 3 % und im Alter von 11–12 Jahren bei 1 % der Kinder nachts zu regelmäßigem Einnässen. Von einer Enuresis wird im Allgemeinen gesprochen, wenn ein Kind nach Abschluss des 5. Lebensjahres nachts noch nicht vollständig kontinent ist. Der Anteil Kinder, die pro Jahr nachts vollständig kontinent werden, liegt ab dem 6. Lebensjahr bei etwa 15 %. Bei Kindern mit Entwicklungsdefiziten in anderen Funktionsbereichen verzögert sich parallel auch oft der nächtliche Kontinenzerwerb.

Definition Nach der Terminologie der International Continence Society wird der Begriff „Enuresis" (oder „Enuresis nocturna") lediglich für das Einnässen im Schlaf verwendet. Von der monosymptomatischen Enuresis werden nochmals Symptombilder abgegrenzt, bei denen tagsüber Hinweise für eine Blasenfunktionsstörung mit oder ohne Inkontinenz bestehen und die als „nichtmonosymptomatische Enuresis" bezeichnet werden. War das Kind nie länger als 6 Monate „trocken", so spricht man von primärer Enuresis; nach mehrmonatiger Pause erneut einsetzendes Einnässen wird als sekundäre Enuresis bezeichnet.

Ätiologie und Pathogenese Der primären Enuresis nocturna liegt in den meisten Fällen eine biologisch determinierte Reifungsverzögerung zugrunde. Ein wesentlicher pathogenetischer Faktor ist die erhöhte Wahrnehmungsschwelle für die Blasenfüllung: offenbar ist auch die unbewusste Signalwirkung der gefüllten Blase während des Schlafs einem Reifungsprozess unterworfen. Bei einigen Kindern lässt sich eine Abweichung vom normalen Tag-Nacht-Rhythmus der Sekretion von antidiuretischem Hormon (ADH) nachweisen, die eine mangelhafte Drosselung der nächtlichen Urinproduktion bewirkt. Der Einfluss einer genetischen Disposition bei der Enuresis nocturna ist unbestritten: 70 % der Kinder, deren Eltern beide früher länger als normal eingenässt hatten, weisen ebenfalls eine Enuresis nocturna auf. Emotionale Störungen und Verhaltensauffälligkeiten werden bei Kindern mit primärer, monosymptomatischer Enuresis nicht oder nur unwesentlich häufiger gefunden als in der Normalbevölkerung.

Bei der sekundären Enuresis nocturna spielen psychologische Aspekte wie Trennungserlebnisse oder schwerwiegende innerfamiliäre Konfliktsituationen häufig eine pathogenetisch wichtige Rolle.

Klinische Symptome Kinder mit monosymptomatischer Enuresis nocturna nehmen während des Schlafs meist weder Harndrang noch die unwillkürliche Miktion wahr. Von den Eltern werden sie als „schwer erweckbar" geschildert. Das Miktionsmuster im Schlaf ist in der Regel weitgehend normal. Knaben sind wesentlich häufiger betroffen als Mädchen.

Diagnose und Differenzialdiagnose Erbringt die Basisdiagnostik den Nachweis einer monosymptomatischen primären Enuresis nocturna, so kann auf weitere Untersuchungen verzichtet werden. Bei zusätzlicher Harninkontinenz tagsüber oder Miktionsauffälligkeiten ist eine weiterführende Diagnostik ratsam (▶ Abschn. 193.2, „Diagnose und Differenzialdiagnose").

Therapie Bei der primären Enuresis sollte ein symptomorientiertes Vorgehen gewählt werden. Ziel der Behandlung ist ein positiver Einfluss auf die ohnehin relativ hohe spontane „Heilungsrate", die bei etwa 15 % pro Jahr liegt. Ebenso wichtig ist die Verhinderung psychosozialer Konflikte, die durch die Enuresis selbst entstehen. Zum Behandlungserfolg tragen die Einbeziehung des Kindes in die Therapieplanung und häufige Kontakte zwischen Familie und Therapeuten bei. Zunächst sollte in Gesprächen mit Eltern und Kind, durch Motivation und durch Bestärkungsstrategien (z. B. durch einen „Enuresiskalender") eine Ausgangsbasis für die geplante Therapie geschaffen werden. Die Flüssigkeitszufuhr wird so über den Tag verteilt, dass am Abend möglichst nur noch ein Drittel der Tagestrinkmenge konsumiert wird.

Apparative Verhaltenstherapie Bei Urinverlust wird durch einen in der Unterwäsche befindlichen Sensor ein Alarmton ausgelöst (◨ Abb. 193.1). Das ertönende Wecksignal bringt nicht nur die gerade einsetzende Miktion, sondern auch den damit verbundenen Harndrang ins Bewusstsein und bahnt offenbar so die Wahrnehmung der Blasenfüllung. Während des mindestens 6-wöchigen Trainings nehmen die Kinder den Harndrang immer häufiger bereits wahr, bevor der Alarm durch eine unwillkürliche Miktion ausgelöst werden kann. Bei Kindern über 6 Jahren zählt die Behandlung zu den am meisten geeigneten Maßnahmen mit einer Erfolgsquote um 70 %. Rückfälle werden in ca. 30 % beobachtet; in diesen Fällen führt oft die Wiederholung der Therapie zum Erfolg.

Medikamentöse Therapie Desmopressin (DDAVP) ist ein synthetisches Analogon zum antidiuretischen Hormon (ADH). Es wird abends vor dem Schlafengehen in einer Dosis von 0,1–0,2 mg oral appliziert und hat eine Wirkdauer von ca. 8–10 h. Die Therapie wird im Allgemeinen 4–6–12 Wochen durchgeführt. Trotz einer hohen Erfolgsquote von 60–80 % während der Behandlung beginnt das Einnässen nach Absetzen der Substanz bei vielen Kindern erneut. Der Langzeiteffekt nach Therapieende liegt in vergleichenden prospektiven Studien unter dem der Wecktherapie. Ein besserer Langzeiterfolg lässt sich erzielen, wenn die Desmopressindosis langsam ausgeschlichen wird.

Psychologische Betreuung Falls die Enuresis nocturna Ausdruck eines tiefer liegenden psychischen Konflikts ist, können die beschriebenen, rein symptomorientierten Behandlungsverfahren weitgehend wirkungslos bleiben. In diesen Fällen ist es ratsam, bereits vor möglicherweise frustranen verhaltenstherapeutischen oder medikamentösen Therapieversuchen frühzeitig die Betreuung durch einen Kinderpsychologen oder durch einen Kinderpsychotherapeuten einzuleiten. Dies gilt insbesondere für Kinder mit sekundärer Enuresis nocturna.

Vorgehen bei nichtmonosymptomatischer Enuresis nocturna Es ist ratsam, zunächst die Tagessymptomatik zu behandeln und dabei diejenigen Therapiemodalitäten anzuwenden, die für die jeweils vorliegende Form der Blasenfunktionsstörung geeignet erscheinen (s. unten). Nicht selten kommt es dadurch bereits zu einer Besserung der nächtlichen Harninkontinenz.

193.2 Funktionelle Harninkontinenz tagsüber

Definition und Epidemiologie Im Alter von 4 Jahren sind 98 % der Kinder tagsüber „trocken". Im Alter von 7 Jahren kommt es noch bei etwa 1 % der Kinder zum regelmäßigen Einnässen tagsüber. Harninkontinenz am Tage kann isoliert oder gemeinsam mit einer Enuresis nocturna auftreten. Von der nichtneurogenen „funktionellen Harninkontinenz" sind die Harninkontinenz bei neurogenen Blasenfunktionsstörungen und bei anatomischen Normabweichungen (z. B. bei ektop subsphinkterisch mündendem Ureter – nur bei Mädchen – oder Epispadie) zu unterscheiden, auf die hier nicht eingegangen werden soll.

Ätiologie und Pathogenese In vielen Fällen stellt die Harninkontinenz eine Entwicklungsstörung der Blasenkontrolle bzw. eine reversible Blasenfunktionsstörung dar. So erinnert z. B. das Bild der „hyperaktiven Blase" an eine frühkindliche Phase der Entwicklung der Blasenkontrolle, in welcher die Detrusoraktivität noch nicht bewusst gesteuert werden kann: um ein willkürliches Hinausschieben der Miktion zu erreichen, wird sie in diesem Lebensabschnitt bei Wahrnehmung des Harndrangs durch Kontraktion der externen Sphinktermuskulatur bis zum Abklingen der Detrusorkontraktion unterdrückt. Diese Übergangsphase scheint besonders vulnerabel zu sein. Verbleiben die Kinder darin oder führen exogene Ursachen (z. B. Harnwegsinfektionen) in dieses frühe Verhaltensmuster zurück, so kann das Symptombild der überaktiven Blase entstehen.

Klinische Symptome Es lassen sich vielfältige Symptombilder unterscheiden, die mit Auffälligkeiten während der Blasenfüllungsphase (z. B. Drangsymptomatik, Pollakisurie, Miktionsaufschub) oder/und der Miktion (Stakkato-Miktion, schwacher Harnstrahl, verlängerte Miktion), aber auch im Stuhlverhalten (Obstipationsneigung, Enkopresis, Stuhlschmieren) einhergehen können (◘ Tab. 193.1).

Diagnose und Differenzialdiagnose

Basisdiagnostik Die Anamnese mithilfe eines standardisierten Fragebogens kann Anhaltspunkte für das Vorliegen einer Blasenfunktionsstörung liefern. Häufig wird eine gleichzeitig bestehende Stuhlproblematik nicht erwähnt; nach ihr sollte gezielt gefragt werden. Die Ausprägung der Inkontinenzsymptomatik lässt sich durch ein „Blasentagebuch" abschätzen, in welchem über 14 Tage hinweg Einnässen bzw. Einkoten dokumentiert werden. In einem zweitägigen Miktionsprotokoll können unter Alltagsbedingungen Zeitpunkt und Volumina der Miktionen, die Entleerungsmenge, die Trinkmengen und Einnässepisoden notiert werden. Die körperliche Untersuchung umfasst neben einer neurologischen Untersuchung

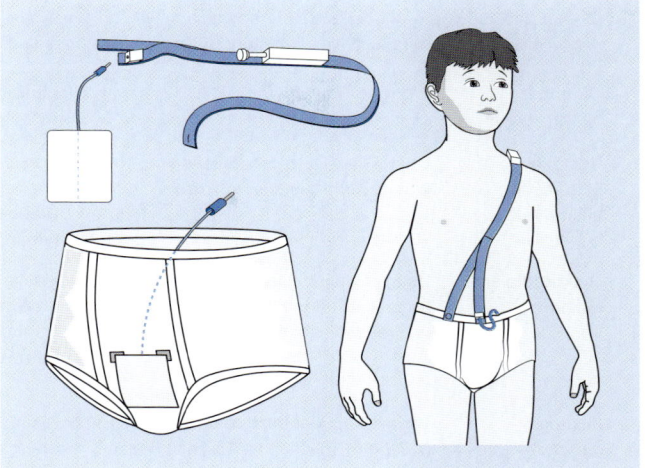

◘ **Abb. 193.1** Weckgerät zur Behandlung der isolierten Enuresis nocturna: Ein Vliesläppchen, in dem die Messfühler untergebracht sind, wird in die Unterhose eingenäht und mit einem Gurt verbunden. Auf ihm ist in Schulterhöhe der „Wecker" untergebracht. Wird das Läppchen feucht, entsteht ein Kontakt und ein hoher Dauerpfeifton wird ausgelöst. Er kann vom Kind unterbrochen werden, indem es auf der Toilette eine Kappe über die Weckvorrichtung schiebt und damit den Alarm inaktiviert

(Gangbild, Spontanmotorik, Muskeleigenreflexe) die Beurteilung der Lumbosakralregion (Spina bifida occulta, sakrale Dysgenesie?) und die Inspektion des Anogenitalbereichs (Labiensynechie, entzündliche Veränderungen, Meatusstenose [z. B. bei Z. n. Zirkumzision beim Jungen], anale Rhagaden etc.?). Bei Obstipation und Enkopresis ist eine rektale Untersuchung sinnvoll (Analsphinktertonus, Rektumfüllung, Stuhlkonsistenz?). Zur Basisdiagnostik gehört die Urinuntersuchung (Streifentest) (◘ Tab. 193.2).

Weiterführende Diagnostik Bei der sonografischen Untersuchung lassen sich Blasenkonfiguration, Blasenwand- bzw. Detrusordicke und postmiktioneller Restharn bestimmen. Ein vergrößerter Rektumdurchmesser weist auf eine Stuhlretention hin. Die Uroflowmetrie kann Anhaltspunkte für eine Blasenentleerungsstörung liefern; ein pathologischer Befund sollte jedoch immer zu einer mindestens einmaligen Kontrolle veranlassen. Bei Ableitung eines Beckenboden-EMG während der Miktion ist eine Prüfung des Shinkter-externus-Tonus möglich.

Mithilfe der genannten Maßnahmen lassen sich die meisten nichtneurogenen Blasenfunktionsstörungen einordnen. Nur in Ausnahmefällen muss eine weitergehende Diagnostik erfolgen.

Differenzialdiagnose Die in ◘ Tab. 193.1 aufgeführten Symptombilder können in unterschiedlichen Konstellationen gemeinsam auftreten, sich überschneiden und gelegentlich sogar mit der Zeit ineinander übergehen, so dass im Individualfall eine eindeutige Zuordnung zu einer der aufgeführten Diagnosen oft nicht möglich ist.

„Funktionelle" Formen der Inkontinenz sind von Inkontinenz bei neurogener Blasenfunktionsstörung (z. B. bei Spina bifida, sakraler Dysgenesie etc.) und von Inkontinenzformen mit anatomischen Ursachen (z. B. bei postsphinkterisch bzw. extravesikal ektopem Ureter, Epispadie) abzugrenzen. Sobald der Verdacht auf eine neurogene Ursache der Inkontinenz besteht, ist eine eingehende entsprechende Diagnostik indiziert (z. B. MRT des Spinalkanals; somatosensorisch evozierte Potenziale, SSEP etc.). Bei Verdacht auf Urethralklappen bei Jungen ist ein Miktionszystourethrogramm sinnvoll; bei Ver-

Tab. 193.1 Symptombilder und Differenzialdiagnosen bei funktioneller Harninkontinenz. (Mod. nach Vorschlägen der International Children's Continence Society zur Terminologie von Funktionsstörungen, Neveus et al. 2006, 2008)

Diagnose/Symptombild	Pathogenese	Klinische Symptomatik neben der Inkontinenz	Therapieansätze
Überaktive Blase/Dranginkontinenz	Überaktiver Detrusor, fehlende bewusste Kontrolle des Detzrusors	Hohe Miktionsfrequenz (bewertbar nur bei normalem Trinkverhalten!), Drangsymptomatik, -inkontinenz, Haltemanöver, oft Harnwegsinfektionen	Kognitives Blasentraining, Antimuskarinerika
Dyskoordinierte Miktion	Überschießende, fehlende oder mangelhafte Relaxation des Sphinkter externus während der Miktion	Stakkato-Miktion, verlängerte Miktion; oft Obstipationsneigung („dysfunctional elimination syndrome"), rezidivierende Harnwegsinfektionen	Kognitives Miktionstraining, Beckenboden-EMG-Biofeedback, Stuhlregulation, Obstipationsbehandlung, Physiotherapie (Körperwahrnehmung, Sphinkterrelaxation)
Miktionsaufschub	Vermeidung der Miktion bei Harndrang (z. B. beim Spielen, bei Abscheu gegenüber auswärtigen Toiletten)	Hinausschieben der Miktion bei Harndrang mit Einsatz von Haltemanövern, oft verminderte Miktionsfrequenz	Kognitives Blasentraining, geregelte Miktionszeitpunkte, Miktion „nach der Uhr" mit Alarmzeitgeber
Unteraktive Blase („lazy bladder")	Detrusorhypotonie; abnorm hohe Blasencompliance, gelegentlich Folge einer „Dekompensation" des Detrusors bei Miktionsaufschub oder dyskoordinierter Miktion	Geringe Miktionsfrequenz, zur Blasenentleerung Einsatz der Bauchpresse erforderlich, unregelmäßiger, unterbrochener Harnstrahl, abnorm hohe maximale Blasenkapazität, häufig Harnwegsinfektionen	Miktion „nach der Uhr" (auch ohne Harndrang), Miktionstraining zum Erlernen restharnfreier Miktionen, ggf. passagerer intermittierender (Selbst-)Katheterismus oder suprapubische Zystostomie
Belastungsinkontinenz	Unvollständiger Verschluss des Sphinkter externus bei passiver Blasendruckerhöhung	Unwillkürlicher Verlust geringer Urinmengen bei plötzlichem intraabdominalem Druckanstieg (z. B. Husten, Sport, Lachen). Bei Kindern extrem selten	Beckenbodenphysiotherapie mit oder ohne Beckenboden-EMG-Biofeedback
Giggle-Inkontinenz	Ungeklärt	Komplette Blasenentleerung beim Lachen oder direkt danach	Keine etablierten Therapiekonzepte bekannt. Antimuskarinika, ggf. probatorisch Methylphenidat, Beckenboden-EMG-Biofeedback
Vaginaler Influx	Während der Miktion Influx von Urin in die Vagina, unter anderem z. B. bei Labiensynechie	Oft bei präpubertären Mädchen; geringer Urinverlust innerhalb von ca. 10 min nach einer unauffälligen Miktion	Veränderung der Sitzposition bei Miktion, Lösung einer Labiensynechie (falls vorhanden) mit einer östrogenhaltigen Creme
Anatomische infravesikale Obstruktion	Z. B. Meatusstenose (bei Mädchen extrem selten, bei Jungen gelegentlich nach Zirkumzision), Urethralklappen bei Jungen	Verminderter maximaler und mittlerer Harnfluss bei mechanischem (z. B. Urethralklappen oder Urethrastriktur beim Jungen) oder funktionellem Blasenauslasshindernis	Operative Therapie

dacht auf eine Ureterektopie ist eine gezielte Diagnostik (z. B. MRT von Nieren und ableitenden Harnwegen oder DMSA-Scan) angebracht. Zur Harninkontinenz kann auch eine pathologisch erhöhte Urinproduktion (z. B. bei Diabetes insipidus, Diabetes mellitus, chronischer Niereninsuffizienz oder habitueller Polydipsie) beitragen; die Frage nach der Tagestrinkmenge ist daher ein wichtiger Bestandteil der Anamnese. Hinweisen für Verhaltensauffälligkeiten sollte nachgegangen werden – insbesondere das Aufmerksamkeitsdefizit-/Hyperaktivitätssyndrom (ADHS) geht nicht selten mit einer Harninkontinenz einher.

Therapie und Prognose In ◘ Tab. 193.1 sind einige Behandlungsansätze in Abhängigkeit vom jeweiligen Symptombild aufgeführt.

Einen innovativen Ansatz zur ganzheitlichen, kindgerechten Betrachtungsweise und nachhaltigen Therapie liefert die Urotherapie. Zum individuellen Therapiekonzept gehören je nach Symptombild verhaltenstherapeutische, kognitive, pädagogische und physiotherapeutische Elemente. Wesentliche Bestandteile der Urotherapie sind Informationen über die Entwicklung und Funktion der Harnblase, Anleitung zum angemessenen Miktionsverhalten, Empfehlungen zu ausgewogener Ernährung und optimalem Trinkverhalten und regelmäßiger Darmentleerung. Im Zentrum steht die nachhaltige Unterstützung und Begleitung von Eltern und Kind.

Tab. 193.2 Basisdiagnostik bei Harninkontinenz

Diagnostisches Instrument	Bemerkungen
Strukturierte Anamnese	– Familienanamnese – Einnässfrequenz und -menge – Miktionsverhalten – „Kontinenzverhalten" (Drangsymptome, Haltemanöver?) – Harnwegsinfektionen? – Stuhlverhalten (Obstipation, Enkopresis?)
Miktionsprotokoll („Blasentagebuch")	Aufzeichnung über mindestens 2 Tage: – Trinkmengen (Ausschluss Polydipsie/Polyurie u. a. bei Niereninsuffizienz, Diabetes mellitus, Diabetes insipidus) – Miktionszeiten und -mengen – Harndrang – Einnässen
14-Tage-Protokoll	Aufzeichnung über 14 Tage: – Einnässen tagsüber und nachts – Stuhlentleerung auf der Toilette – Unwillkürlicher Stuhlabgang
Klinische Untersuchung	– Allgemeiner Untersuchungsstatus – Orientierender Neurostatus – Muskeleigenreflexe der unteren Extremitäten – Grobe Kraft der unteren Extremitäten – Fußstellung, Gangbild – Inspektion und Palpation des Lumbosakralbereichs – Äußeres Genitale
Urinstatus	Spezifisches Gewicht, Leukozyten, Nitrit, Glukose

Literatur

Bachmann H-J, Steuber C (Hrsg) (2010) Kontinenzschulung im Kindes- und Jugendalter. Manual für die standardisierte Diagnostik, Therapie und Schulung bei Kindern und Jugendlichen mit funktioneller Harninkontinenz. Pabst, Lengerich

Beetz R (2010) Enuresis und funktionelle Harninkontinenz. U2date 5(4):335–362

Bijos A, Czerwionka-Szaflarska M, Mazur A, Romanczuk W (2007) The usefulness of ultrasound examination of the bowel as a method of assessment of functional chronic constipation in children. Pediatr Radiol 37:1247–1252

Hjalmas K, Arnold T, Bower W et al (2004) Nocturnal enuresis: An international evidence-based management strategy. J Urol 171:2545–2561

Neveus T, von Gontard A, Hoebeke P et al (2006) The standardization of terminology of lower urinary tract function in children and adolescents: Report from the Standardisation Committee of the International Children's Continence Society. J Urol 176:314–324

Neveus T (2008) The new International Children's Continence Society's terminology for the paediatric lower urinary tract – why it has been set up and why we should use it. Pediatr Nephrol 23:1931–1932

Schultz-Lampel D, Thüroff JW (2012) Enuresis und kindliche Harninkontinenz. In: Stein R, Beetz R, Thüroff JW (Hrsg) Kinderurologie in Klinik und Praxis, 3. Aufl. Thieme, Stuttgart, S 318–330

194 Nephritisches und nephrotisches Syndrom

L. T. Weber

Nierenerkrankungen, die sich am Nierenkörperchen abspielen, werden als Glomerulopathien bezeichnet. Es handelt sich um einen Oberbegriff für eine große Gruppe von Nierenerkrankungen. Häufig trifft man bei der Bezeichnung einzelner Erkrankungen auf den Begriff Glomerulonephritis, der synonym verwendet wird, obwohl nicht immer eine Entzündung zugrunde liegt. Das Risiko, im Verlauf einer Glomerulopathie eine akute oder chronische Niereninsuffizienz zu erleiden, ist groß, aber bei den verschiedenen Erkrankungen der Gruppe unterschiedlich. Die klinische Manifestation unterteilt sich in die nephritische und die nephrotische Verlaufsform, nicht selten mit Überschneidungen.

194.1 Nephritisches Syndrom

Definition und Klassifikation Das nephritische Syndrom ist ein auf einer inflammatorischen Erkrankung des Glomerulus beruhender Symptomenkomplex, der im Gegensatz zum nephrotischen Syndrom nicht einheitlich definiert ist. Das nephritische Syndrom kann folgende Symptome umfassen: Arterielle Hypertonie, glomeruläre Hämaturie (Leitsymptom), Ödeme (Volhard-Trias) sowie (kleine) Proteinurie, Zylindrurie, Oligurie und Einschränkung der glomerulären Filtration (GFR) bis hin zum akuten Nierenversagen. Eine Überlappung zwischen nephritischem und nephrotischem Syndrom ist möglich. Eine Einteilung kann aufgrund der Ursache (primäre oder sekundäre Glomerulonephritis, ◘ Tab. 194.1) oder des klinischen Verlaufs erfolgen, der sich akut, rapid-progressiv, rezidivierend oder im Sinne einer chronischen Glomerulonephritis manifestieren kann. Allerdings sind die Übergänge hier fließend.

Diagnose und Differenzialdiagnose Das nephrotische und das nephritische Syndrom sind klinisch definierte Symptomkomplexe. Eine Aussage über die zugrunde liegende glomeruläre Erkrankung ist nur durch eine histopathologische Untersuchung möglich. Dabei spielt der immunhistologische Nachweis eventueller Ablagerungen und deren Differenzierung eine besonders wichtige Rolle. Zur Abklärung der Ursache eines nephritischen Syndroms gehört daher auch die serologische Bestimmung der antinukleären Antikörper, ANCA (antineutrophile zytoplasmatische Antikörper), Anti-DNA-Antikörper, Antibasalmembran-Antikörper und die Messung des Komplementsystems sowie der Immunglobulinkonzentrationen.

194.2 Nephrotisches Syndrom

Definition Das nephrotische Syndrom ist die Folge einer erhöhten Durchlässigkeit der glomerulären Filtrationsbarriere aufgrund einer Nierenerkrankung. Es ist durch die Kombination aus großer Proteinurie (>1 g/m² Körperoberfläche [KOF]/Tag oder >40 mg/m² KOF/h im Sammelurin respektive eine Urineiweiß/Urinkreatinin-Ratio von >2000 mg/g im Spontanurin) und Hypalbuminämie (<2,5 g/dl) definiert. Meist bestehen zusätzlich Ödeme, insbesondere bei der Erstmanifestation. Bei langsam progredienten Verläufen sind bisweilen keine oder nur diskrete Ödeme zu beobachten. Ein nicht obligates, aber meistens nachweisbares Zeichen ist die Hyperlipidämie.

Klassifikation Wichtig für Therapie und Prognose des nephrotischen Syndroms im Kindesalter ist die Klassifikation hinsichtlich
- Ätiologie,
- Alter bei Erstmanifestation,
- Ansprechen auf die Therapie mit Glukokortikoiden und
- Histologie (▶ Kap. 195).

Diese 4 Kategorien sind nicht separat zu sehen, sondern bedingen sich auch gegenseitig (◘ Tab. 194.2).

Klassifikation nach Ätiologie Zunächst ist zu differenzieren, ob es sich um eine primäre (idiopathische) Schädigung der Niere respektive des glomerulären Filters handelt oder ob diese sekundär bedingt ist. Das primäre nephrotische Syndrom tritt ohne begleitende systemische Erkrankung auf. In diese Gruppe gehören das idiopathische nephrotische Syndrom, das mit etwa 90 % die häufigste Form des nephrotischen Syndroms im Alter zwischen >1 und 10 Jahren ist sowie primäre Glomerulonephritiden. Das sekundäre nephrotische Syndrom tritt in Anwesenheit einer systemischen Erkrankung auf (◘ Tab. 194.2).

Klassifikation nach Alter bei Erstmanifestation Sonderformen sind das kongenitale und infantile nephrotische Syndrom. Das kongenitale nephrotische Syndrom ist charakterisiert durch eine Manifestation bis zum 3. Lebensmonat, das infantile nephrotische Syndrom durch Manifestation zwischen dem 3. und dem 12. Lebensmonat.

Am häufigsten ist das kongenitale nephrotische Syndrom vom finnischen Typ (da es besonders häufig in der finnischen Population vorkommt). Es beginnt in 90 % der Fälle in der ersten Lebenswoche. Diese Form wird autosomal-rezessiv vererbt und durch *NPHS1* kodiert (Genprodukt: Nephrin). Eine weitere Form des kongenitalen bzw. meist infantilen nephrotischen Syndroms ist die diffuse mesangiale Sklerose. In etwa 30 % ist diese mit einem Pseudohermaphroditismus masculinus und/oder Wilms-Tumor assoziiert (Denys-Drash-Syndrom).

Patienten mit kongenitalem oder infantilem nephrotischen Syndrom sowie Patienten mit steroidresistentem nephrotischen Syndrom (SRNS) weisen meist bzw. häufig einen genetischen Hintergrund auf. Mutationen in Genen, deren Produkte an der glomerulären Filtrationsbarriere exprimiert werden, aber auch Mutationen in mitochondrialen Genen, führen zu einer Proteinurie.

Das Alter bei Erstmanifestation hat große Implikationen auf die anderen Kategorien. Ein kongenitales oder infantiles nephrotisches Syndrom ist häufig genetisch bedingt und spricht nicht auf eine Therapie mit Glukokortikoiden an. Histopathologische Ursache des im Alter zwischen dem 2. und 10. Lebensjahrs häufigen idiopathischen nephrotischen Syndroms ist bei ca. 77 % der Kinder eine Minimal-Change-Glomerulonephritis, die bei ca. 90 % auf eine Glukokortikoidtherapie anspricht (steroidsensibles nephrotisches Syndrom). Bei Kindern über 10 Jahren mit Erstmanifestation und solchen mit einem sekundären nephrotischen Syndrom sollte zur ätiologischen Klärung und Planung der Therapie eine Nierenbiopsie durchgeführt werden.

Klassifikation nach Ansprechen auf Glukokortikoide Die klinische Unterteilung nach dem Ansprechen auf Glukokortikoide beeinflusst

Tab. 194.1 Ursachen eines nephritischen Syndroms im Kindesalter

Primäre Glomerulonephritis	Sekundäre Glomerulonephritis
– IgA-Nephropathie	– Postinfektiöse Glomerulonephritis
– Membranoproliferative Glomerulonephritis Typ I oder Typ II	– Purpura-Schönlein-Henoch-Nephritis
– Antibasalmembran-Glomerulonephritis (mit pulmonaler Hämorrhagie: Goodpasture-Syndrom)	– Glomerulonephritis bei systemischem Lupus erythematodes
– Rapid-progressive Glomerulonephritis	– Glomerulonephritis bei Wegener-Granulomatose
	– Glomerulonephritis bei mikroskopischer Polyangiitis
	– Shuntnephritis

Tab. 194.2 Klassifikation des nephrotischen Syndroms

1. Ätiologie		
Primär	Idiopathisch	
	Genetisch	
Sekundär	Immunologische Systemerkrankungen Systemischer Lupus erythematodes (SLE), Purpura Schoenlein-Henoch (PSH), Morbus Wegener, Panarteriitis nodosa, Goodpasture-Syndrom, rheumatisches Fieber, Sarkoidose etc.	
	Infektionen Chronische Bakteriämie (z. B. bei Endocarditis lenta, bei Fremdkörperinfektionen), Hepatitis B und C, Zytomegalievirus (CMV), Ebstein-Barr-Virus (EBV), HIV, Malaria, Schistosomiasis etc.	
	Impfungen	
	Allergien	
	Tumoren Leukämien, Non-Hodgkin-Lymphome etc.	
	Hämodynamisch Nierenvenenthrombose, Herzinsuffizienz, Sichelzellanämie etc.	
	Medikamente und Toxine Nichtsteroidale Antiphlogistika, Gold, D-Penicillamin, Quecksilber	
2. Alter bei Erstmanifestation		
0–3 Monate	Kongenitales nephrotisches Syndrom	
4–12 Monate	Infantiles nephrotisches Syndrom	
1–10 Jahre	Häufig: Minimal-Change-Glomerulonephritis	
10–18 Jahre		
3. Ansprechen auf Glukokortikoide		
Steroidsensibles nephrotisches Syndrom (SSNS)	Remission nach 60 mg/m² KOF/Tag Prednison in weniger als 4 Wochen	
	In Abhängigkeit der Rezidivhäufigkeit wird das SSNS weiter unterteilt: – *Infrequent relapser:* < 4 Rezidive innerhalb von 12 Monaten oder < 2 Rezidive innerhalb von 6 Monaten nach Erstmanifestation – *Frequent relapser:* ≥ 4 Rezidive innerhalb von 12 Monaten oder ≥ 2 Rezidive innerhalb von 6 Monaten nach Erstmanifestation – *Steroidabhängiges nephrotisches Syndrom (SDNS):* Rezidiv unter der alternierenden Therapie mit Prednison oder innerhalb von 14 Tagen nach Absetzen von Prednison	
Steroidresistentes nephrotisches Syndrom (SRNS)	Keine Remission nach 60 mg/m² KOF/Tag Prednison über 4 Wochen	
4. Histologie		
Minimal Change Glomerulonephritis	77 %	
Fokal-segmentale Glomerulosklerose (FSGS)	9 %	

Tab. 194.2 *(Fortsetzung)* Klassifikation des nephrotischen Syndroms	
Diffuse mesangiale Sklerose	2%
Mesangial proliferative Glomerulonephritis	3%
Membranöse Glomerulonephritis	1%
Membranoproliferative Glomerulonephritis	6%
Andere/nicht klassifiziert	2%

direkt die weitere Therapie und insbesondere die Prognose (▶ Abschn. „Prognose"). Bei Vorliegen eines idiopathischen nephrotischen Syndroms (ca. 250 Neuerkrankungen pro Jahr in Deutschland) ist eine primäre Therapie mit Glukokortikoiden indiziert. Ungefähr 80–90 % der Patienten sprechen bei der Erstmanifestation primär auf Glukokortikoide an. Allerdings existiert in der Literatur keine einheitliche Definition für das SRNS, was die Aussage von Therapiestudien erschwert. Nach der deutschen Gesellschaft für pädiatrische Nephrologie (GPN) und der American Academy of Pediatrics ist ein Kind mit nephrotischem Syndrom als steroidresistent einzustufen, wenn nach 4 Wochen Therapie mit 60 mg/m² KOF/Tag Prednison keine Remission erfolgt ist (▶ Übersicht).

> **Kriterien für Remission und Rezidiv eines nephrotischen Syndroms**
> - Remission:
>   - Proteinurie < 100 mg/m² KOF/Tag oder < 4 mg/m² KOF/h oder Urineiweiß/Urinkreatinin-Ratio von < 200 mg/g oder Urinteststreifen Albustix negativ oder Spur
>   - Serumalbumin > 3,5 g/dl
>   - Keine Ödeme
> - Rezidiv:
>   - Wiederauftreten einer Proteinurie an wenigstens 3 aufeinander folgenden Tagen
>   - mit > 1 g/m² KOF/Tag oder > 40 mg/m² KOF/h oder Urineiweiß/Urinkreatinin-Ratio von > 2000 mg/g oder Urinteststreifen Albustix ≥ 2+

Klassifikation nach Histologie Bei etwa 77 % aller Patienten mit einem idiopathischen nephrotischen Syndrom finden sich histopathologisch minimale Glomerulusveränderungen (Minimal-Change-Glomerulonephritis, MCGN). In 9 % der Fälle ist eine fokal-segmentale Glomerulosklerose (FSGS) nachweisbar. Die primäre Steroidresistenz betrifft ca. 10 % der Patienten mit idiopathischem nephrotischen Syndrom. Histologisch findet man in diesen Fällen meist eine FSGS. Selten liegen eine diffuse mesangiale Sklerose (häufig bei kongenitalem und infantilem nephrotischen Syndrom, z. B. Denys-Drash-Syndrom), eine mesangial proliferative Glomerulonephritis (GN), eine membranöse GN oder eine membranoproliferative GN vor.

Pathogenese Die wesentlichen Aspekte in der Pathogenese eines nephrotischen Syndroms sind die Mechanismen, die zur Erkrankung des Glomerulus führen und in der großen Proteinurie münden. Folgende Mechanismen werden diskutiert:
- primärer glomerulärer Defekt,
- zirkulierende (immunologische) Faktoren,
- immunologische Dysbalance.

Die Proteinurie ist Folge der oben genannten Schädigungsmechanismen im Sinne einer erhöhten glomerulären Filtration von Makromolekülen wie z. B. Albumin. Diese entsteht durch den Verlust sowohl der Größenselektivität als auch der Ladungsselektivität des glomerulären Filters.

Diagnose Die Diagnose des nephrotischen Syndroms wird primär klinisch (◘ Abb. 194.1) respektive laborbiochemisch gestellt; bei Zweifel an der Diagnose eines idiopathischen nephrotischen Syndroms bzw. bei einem komplizierten Verlauf (z. B. bei häufigen Rezidiven, der Entwicklung einer Steroidabhängigkeit oder primärer Steroidresistenz) wird diese evtl. durch eine Nierenbiopsie ergänzt.

Therapie Die Therapie des idiopathischen nephrotischen Syndroms erfolgt im deutschsprachigen Raum standardisiert nach den Empfehlungen der Gesellschaft für pädiatrische Nephrologie (GPN) (◘ Abb. 194.2). Dieses standardisierte Vorgehen dient u. a. der weiteren Einteilung der Erkrankung und der Planung fortführender Therapien.

Die primäre Therapie eines nephrotischen Syndroms im Kindesalter sollte nicht zuletzt wegen potenzieller Komplikationen (z. B. Thromboembolien, Infektionen, Nierenversagen, Lungenödem, Hypothyreose, Hyperlipidämie) und der notwendigen supportiven Therapie (z. B. Flüssigkeitsmanagement) immer in einem kindernephrologischen Zentrum erfolgen.

Patienten mit steroidsensiblem nephrotischen Syndrom (SSNS) und wenigen Rezidiven (Infrequent relapser) werden bei einem Rezidiv jeweils nach dem in ◘ Abb. 194.2 genannten Schema therapiert. Bestehen jedoch inakzeptable Nebenwirkungen der Glukokortikoide (Adipositas, Striae, Hirsutismus, Katarakt, Glaukom, arterielle Hypertonie, psychologische Störungen, Kleinwuchs, Störung des Glukose- und Lipidstoffwechsels, Osteopenie, avaskuläre Knochennekrose) bei Patienten mit SSNS und häufigen Rezidiven (Frequent relapser) oder Steroidabhängigkeit, ist der Einsatz von alkylierenden Substanzen (Cyclophosphamid) oder Ciclosporin sowie Mycophenolsäure gerechtfertigt.

Eine kausale Therapie des nephrotischen Syndroms ist vornehmlich bei den sekundären Formen möglich, wenn das auslösende Agens benannt werden kann (z. B. Tumortherapie) oder selten bei monogenetischen Formen, wenn diese zu einem Mangel einer Substanz führen (z. B. Substitutionstherapie bei Koenzym-Q_{10}-Biosynthesestörungen).

Prognose Das primäre Ansprechen auf die Glukokortikoidtherapie ist der größte einzelne Prognosefaktor: Das SSNS hat ein sehr niedriges Risiko für die Entwicklung einer chronischen Niereninsuffizienz. Entsprechende Daten für Patienten mit steroidresistentem nephrotischem Syndrom und/oder FSGS schwanken stark, da sich durch die intensivierte aktuelle Therapie (immunsuppressiv, Blockade des Renin-Angiotensin-Systems) die Prognose zu bessern scheint. Bei den idiopathischen Formen des SRNS beobachtet man

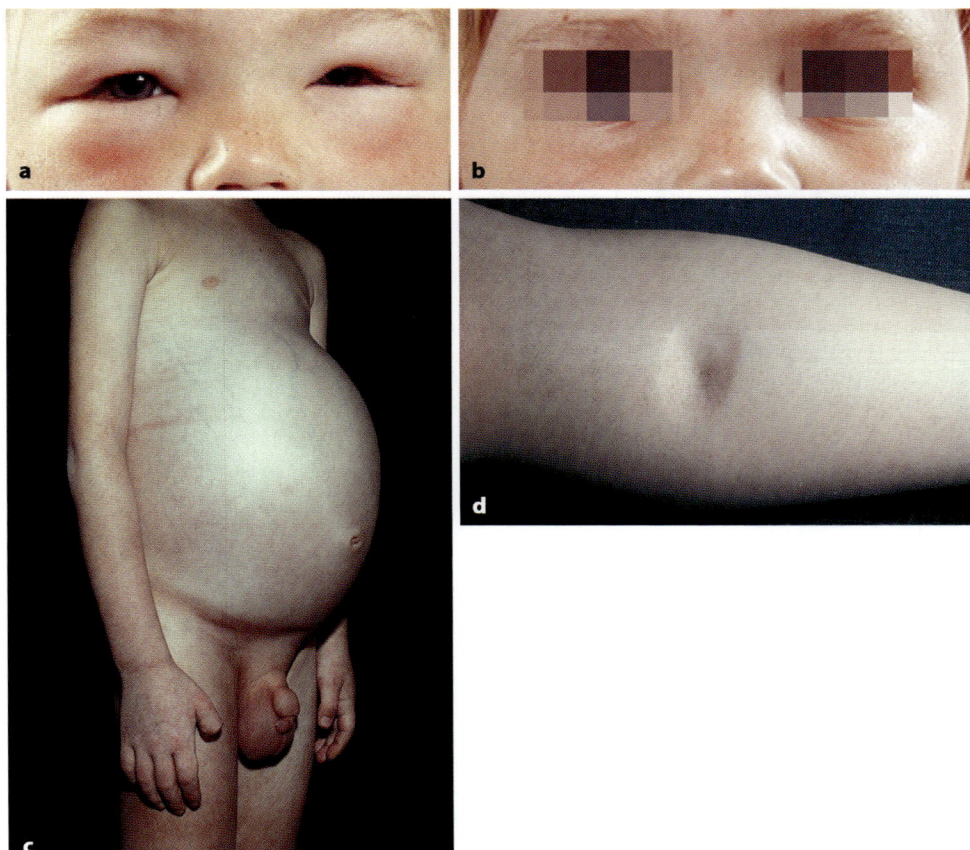

Abb. 194.1a–d Ödeme beim nephrotischen Syndrom. **a** Kind mit nephrotischem Syndrom – vor Therapie, **b** 6 Monate nach Beendigung der Glukokortikoidtherapie und ohne Rezidiv, **c** Aszites, **d** Unterschenkelödem. (Aus Benz u. Weber 2012; Bildrechte liegen bei den Erziehungsberechtigten des Patienten)

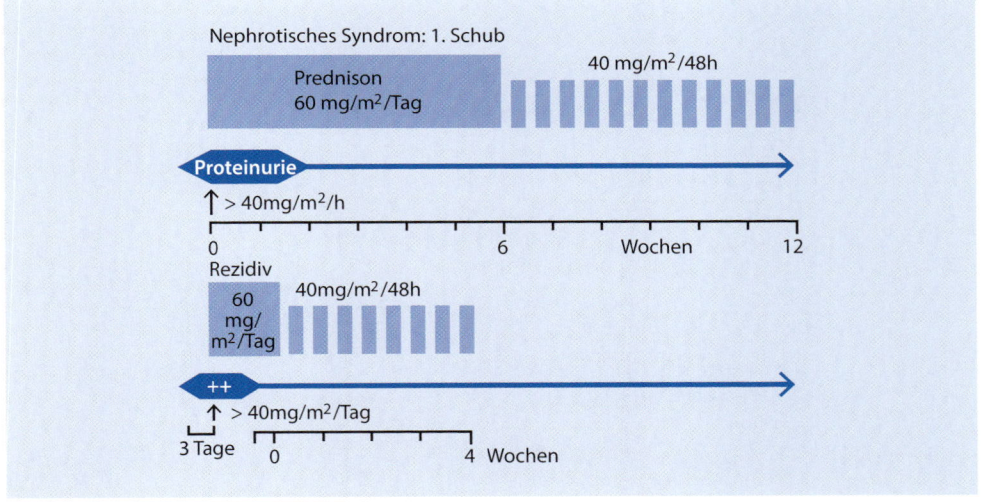

Abb. 194.2 Primärtherapie und Rezidivtherapie des idiopathischen nephrotischen Syndroms im Kindesalter. (Mod. nach Schärer u. Mehls 2002)

ein renales Langzeitüberleben von 75 %, 58 % und 53 % nach 5, 10 und 15 Jahren.

Das Risiko für ein Rezidiv beim SSNS liegt – je nach Autor – bei 50–70–90 %. Unter diesen haben 35–50 % häufige Rezidive. Welche Faktoren die Rezidivhäufigkeit bestimmen, ist nicht komplett verstanden, jedoch scheinen ein Alter bei Erstmanifestation unter 5 Jahren und ein verzögertes Ansprechen auf die Initialtherapie Risikofaktoren zu sein.

In ca. 70 % der Fälle verschwindet das idiopathische nephrotische Syndrom im Laufe der Pubertät. Bei Persistenz im Erwachsenenalter sinkt die Rezidivhäufigkeit meist ab.

Literatur

Benz MR, Weber LT (2012) Nephrotisches Syndrom im Kindesalter. Monatsschr Kinderheilk 160:787–804

Gbadegesin R, Smoyer WE (2008) Nephrotic syndrome. In: Geary DF, Schaefer F (Hrsg) Comprehensive pediatric nephrology. Mosby Elsevier, Philadelphia, S 205–218

Mekahli D, Liutkus A, Ranchin B et al (2009) Long-term outcome of idiopathic steroid-resistant nephrotic syndrome: A multicenter study. Pediatr Nephrol 24:1525–1532

Niaudet P (2012) Etiology, clinical manifestations, and diagnosis of nephrotic syndrome in children. http://www.uptodate.com/contents/etiology-clinical-manifestations-and-diagnosis-of-nephrotic-syndrome-in-children. Zugegriffen: 25. Juli 2013

Plank C, Kalb V, Hinkes B, Hildebrandt F, Gefeller O, Rascher W, Arbeitsgemeinschaft für Pädiatrische Nephrologie (2008) Cyclosporin A is superior to cyclophosphamide in children with steroid-resistant nephrotic syndrome – a randomized controlled multicentre trial by the Arbeitsgemeinschaft für Pädiatrische Nephrologie. Pediatr Nephrol 23:1483–1493

Schärer K, Mehls O (Hrsg) (2002) Pädiatrische Nephrologie. Springer, Berlin

195 Hereditäre Glomerulopathien

S. Weber

Unter dem Begriff Glomerulopathie subsumieren sich Erkrankungen der Niere, deren Ursache in einer Störung der Funktion der Nierenkörperchen liegt, die in ihrer Gesamtheit das Filtrationsorgan der Niere darstellen. Leitsymptome sind das Auftreten einer Proteinurie (nephrotisches Syndrom) oder einer Hämaturie und/oder Leukozyturie (nephritisches Syndrom). Die klassische Einteilung in nephrotisch und nephritisch wird nicht von allen Autoren geteilt, ist im klinischen Alltag aber häufig hilfreich. Das nephrotische Syndrom kann weiter unterteilt werden in primäre und sekundäre Formen, wobei die sekundären Formen das Auftreten einer Nephrose im Rahmen anderer Grunderkrankungen umfassen (z. B. immunologisch, metabolisch, infektiologisch, allergologischer oder toxischer Natur). Das primäre nephrotische Syndrom unterteilt sich darüber hinaus in steroidsensible und steroidresistente Formen, je nach Ansprechen auf eine standardisierte Prednisontherapie (s. unten).

Neue Erkenntnisse zeigen, dass viele der ursprünglich als primäre oder idiopathische Glomerulopathien bezeichnete Erkrankungen genetisch determiniert sind. Hierzu zählen das steroidresistente nephrotische Syndrom (SRNS) und das Alport-Syndrom.

195.1 Primäres/idiopathisches nephrotisches Syndrom

Definition Das nephrotische Syndrom ist laut der International Study of Kidney Disease in Children (ISKDC) definiert als das Auftreten einer großen Proteinurie (>40 mg/m^2/h; entsprechend der Körperoberfläche ca. >1 g/Tag) assoziiert mit einer Hypalbuminämie <25 g/l. Typisch ist das Auftreten von Ödemen, diese sind jedoch, ebenso wie die Hyperlipidämie und Hypercholesterinämie, kein obligates Kriterium. Initial steht häufig der Verlust von Albumin im Vordergrund (selektive glomeruläre Proteinurie), bei Fortbestand kann es dagegen auch zum Verlust höhermolekularer Eiweiße kommen (Immunglobulin G [IgG], Antithrombin III, thyroxinbindendes Globulin u. a.), man spricht dann von unselektiver glomerulärer Proteinurie. Eine Quantifizierung der Proteinurie erfolgt am genauesten über die Sammlung eines 24-h-Urins, wenn das Alter des Kindes dies erlaubt. Im Alltag bietet die Bestimmung des Eiweiß/Kreatinin-Quotienten aus dem Spontanurin jedoch eine sinnvolle Alternative (Referenzbereich <0,1 mg/mg). Morgendliche (semiquantitative) Urinstix-Untersuchungen sind insbesondere im Rahmen der häuslichen Verlaufskontrollen einzusetzen.

Pathophysiologie Pathophysiologisch steht der Verlust von Eiweißen über den Urin direkt mit einer Dysfunktion des glomerulären Filters in Zusammenhang. Endothel, glomeruläre Basalmembran (GBM) und die interdigitierenden Fußfortsätze der Podozyten bilden die Hauptstrukturen dieses Filters. Elektronenmikroskopisches Charakteristikum des nephrotischen Syndroms ist eine Abflachung und Verplumpung („Effacement") der Podozytenfußfortsätze und ein Verschwinden der podozytären Schlitzmembran, einer Struktur, die sich beim Gesunden zwischen den Fußfortsätzen aufspannt und der eine wesentliche Rolle für die glomeruläre Filterfunktion zukommt.

Klinische Symptome Klinisch manifestiert sich das primäre nephrotische Syndrom durch einen meist plötzlichen Beginn innerhalb weniger Tage mit Auftreten von peripheren Ödemen, die anfänglich insbesondere die abhängigen Körperpartien betreffen (Augenlider, Knöchel, Unterschenkel, bei kleinen Kindern auch im Windelbereich). Bei Fortbestehen können die Ödeme ein drastisches Ausmaß annehmen (Anasarka). Häufig kommt es bei schweren Verläufen zu Wasseransammlungen in Körperhöhlen mit dann entsprechenden Symptomen (Aszites, Pleura-, Perikarderguss). Begleitend können Unwohlsein, Übelkeit und ein allgemeines Krankheitsgefühl auftreten. Unbehandelt kann das nephrotische Syndrom zu schweren Komplikationen führen, die früher die Prognose der betroffenen Kinder limitiert haben. Hierzu zählen besonders das Auftreten von thromboembolischen Ereignissen, bedingt durch Veränderungen im Gerinnungssytem (Antithrombin-III-Mangel) und intravasaler Hypovolämie als Folge der Flüssigkeitsverschiebungen ins Interstitium. Bei ausgeprägtem intravasalem Volumenmangel kann ein hypovolämischer Schock resultieren. Weitere Komplikation umfassen Infektneigung, Peritonitis und Sepsis, die u. a. auf den renalen Verlust von Immunglobulinen zurückzuführen sind.

Therapie Die Therapie umfasst in der Akutphase eine Einschränkung der Salz- und Flüssigkeitszufuhr, um einer weiteren Zunahme der Ödeme entgegenzuwirken. Albumininfusionen können bei intravasaler Hypovolämie zur Erhöhung des onkotischen Drucks indiziert sein, ggf. in Kombination mit Furosemid zur Steigerung der Diurese. Begleitende Therapiemaßnahmen sind eine Heparinisierung zur Thromboembolieprophylaxe und ggf. eine antibiotische Infektionsprophylaxe bei Aszites/Pleura-/Perikarderguss. Zweite Säule der Initialtherapie ist eine standardisierte Steroidtherapie mit Prednison 60 mg/m^2 KOF/Tag per os über 6 Wochen, dann alternierend 40 mg/m^{2}KOF/48 h per os über weitere 6 Wochen. Steroidsensible Formen (SSNS), die eine immunologische und vermutlich nichtgenetische Ursache haben, sprechen häufig innerhalb der ersten 14 Tage auf diese Therapie an. Zeigt sich jedoch auch nach 4 Wochen keine Remission der Proteinurie, so handelt es sich definitionsgemäß um ein steroidresistentes nephrotisches Syndrom (SRNS). Die weiteren therapeutischen Maßnahmen sind in diesem Fall abhängig von der Ätiologie und dem klinischen Verlauf. Neben einer antiproteinurischen, antihypertensiven und nephroprotektiven Therapie mit ACE-Inhibitoren muss ggf. eine Intensivierung der immunsuppressiven Therapie mit Ciclosporin A oder anderen Immunsuppressiva in Erwägung gezogen werden. Das kongenitale nephrotische Syndrom ist immer steroidresistent, hier sollte daher auch keine Initialtherapie mit Prednison erfolgen.

195.2 Steroidresistentes nephrotisches Syndrom

Bei primärer Steroidresistenz und Ausschluss einer sekundären Genese des SRNS ist eine genetische Ursache der Erkrankung nicht unwahrscheinlich und sowohl therapeutisch als auch prognostisch von großer Relevanz. Daher sollte Kindern mit SRNS neben einer Nierenbiopsie auch eine genetische Testung angeboten werden. Veränderungen in verschiedenen Genen konnten mit der Manifestation eines SRNS assoziiert werden. Bei kongenitalem nephrotischen Syndrom gelingt ein Mutationsnachweis in nahezu 100 % der Fälle, bei infantilem/juvenilem SRNS in mindestens 20%. Gemeinsam ist den SRNS-assoziierten Genen, dass sie für Proteine kodieren, die wichtig für die Entwicklung und den strukturellen Aufbau der Podozyten sind. Während die Lichtmikroskopie verschiedenartige Veränderungen in der Nierenhistologie zeigen kann, beginnend mit der Minimal Change-Nephropathie, der fokal-segmentalen Glomerulosklerose (FSGS) bis hin zur diffusen mesangialen Sklerose (DMS), zeigt sich in der Elektronenmikroskopie bei allen Patienten mit SRNS das charakteristische Bild mit einem Effacement der Fußfortsätze.

Hinsichtlich des klinischen Verlaufs lassen sich zwei Gruppen unterscheiden:
- Störungen der frühen glomerulären Entwicklung, die sich bereits antenatal, unmittelbar nach der Geburt oder in der frühen Kindheit manifestieren und
- Erkrankungen mit einer späteren Manifestation in der Adoleszenz und im Erwachsenenalter, typischerweise als Late-onset-FSGS.

In Abhängigkeit vom zugrunde liegenden Gendefekt entwickeln einige Patienten mit SRNS spezifische extrarenale Symptome. Wichtige Krankheitsbilder, die mit einem hereditären nephrotischen Syndrom einhergehen, werden im Folgenden näher erläutert.

195.2.1 Hereditäre Störungen der frühen glomerulären Entwicklung

Kongenitales nephrotisches Syndrom

Das kongenitale nephrotische Syndrom („congenital nephrotic syndrome", CNS) vom finnischen Typ ist durch einen autosomal-rezessiven Erbgang und das häufig sehr frühe Auftreten einer Proteinurie bereits perinatal charakterisiert. Typischerweise manifestiert sich das kongenitale nephrotische Syndrom als schweres Krankheitsbild vor Ende des 3. Lebensmonats. Rasch kann es postpartal zu massiven Ödemen und Aszites kommen, die Hypoalbuminämie ist ausgeprägt. Sonografisch zeigen sich die Nieren stark vergrößert und hyperechogen. Aufgrund einer primären Steroidresistenz erfolgt die Behandlung rein symptomatisch. Im Vordergrund stehen Salz- und Flüssigkeitsrestriktion, die Anhebung des onkotischen Drucks mittels Albumininfusionen und ggf. die pharmakologische Intervention mit ACE-Inhibitoren und Indometacin. Bei nichtbeherrschbarer klinischer Symptomatik kommen mitunter die uni- oder bilaterale Nephrektomie zum Einsatz, in deren Folge entsprechend eine Nierenersatztherapie notwendig werden kann. Auch ohne Nephrektomie verschlechtert sich die Nierenfunktion betroffener Kinder häufig rasch.

Ätiologisch liegen dem kongenitalen nephrotischen Syndrom vom finnischen Typ Mutationen in dem Gen *NPHS1* zugrunde. *NPHS1* kodiert für Nephrin, welches mit seinem extrazellulären Proteinanteil eine wesentliche Komponente der podozytären Schlitzmembran darstellt. Hier bilden die Nephrinstränge Poren, denen eine besondere Rolle für die Größenselektivität der Schlitzmembran und der glomerulären Filtrationsbarriere zugeschrieben wird. Mutationen in *NPHS1* wurden zuerst in der finnischen Bevölkerung entdeckt, im Folgenden dann auch bei nichtfinnischen Patienten aus allen Teilen der Welt. Sie sind die Hauptursache für die Manifestation einer kongenitalen Nephrose in den ersten 3 Lebensmonaten.

WT1-assoziierte Erkrankungen

Eine Gruppe von proteinurischen Erkrankungen ist durch genetische Veränderungen des Wilms-Tumor-Suppressorgens *(WT1)* bedingt. *WT1* kodiert für einen Zinkfinger-Transkriptionsfaktor, der die Expression einer Vielzahl von Genen während der Entwicklung der Nieren und des Urogenitaltrakts reguliert. Mutationen in *WT1* wurden zunächst bei Kindern nachgewiesen, die von einem Wilms-Tumor, einer Aniridie, urogenitalen Malformationen und einer mentalen Retardierung betroffen waren (WAGR-Syndrom). Die genetischen Veränderungen bei diesen Patienten waren trunkierende Mutationen, assoziiert mit einem kompletten Funktionsverlust von *WT1*. *WT1*-Mutationen wurden in der Folge auch bei Patienten mit isoliertem Wilms-Tumor identifiziert und bei Patienten mit Denys-Drash-Syndrom, Frasier-Syndrom und Kindern mit diffuser mesangialer Sklerose mit isoliertem nephrotischem Syndrom.

Denys-Drash-Syndrom

Das Vollbild des autosomal-dominanten Denys-Drash-Syndroms ist durch ein early-onset-nephrotisches Syndrom, einen maskulinen Pseudohermaphroditismus, eine Gonadendysgenesie und die Entwicklung eines Wilms-Tumors (in mehr als 90%) gekennzeichnet. Der Wilms-Tumor kann der Manifestation des nephrotischen Syndroms vorangehen oder folgen. Der Beginn des nephrotischen Syndroms liegt im Allgemeinen in den ersten Lebensmonaten. In seltenen Fällen lassen sich die vergrößerten, hyperechogenen Nieren bereits pränatal sonografisch nachweisen. Die Nierenhistologie zeigt typischerweise eine DMS und eine Abflachung der Fußfortsätze in der Elektronenmikroskopie. Das nephrotische Syndrom ist steroidresistent und die Nierenfunktion verschlechtert sich rasch bis hin zum terminalen Nierenversagen bereits im (frühen) Kindesalter. Eine bilaterale Nephrektomie wird in diesen Fällen empfohlen, um die Entwicklung eines Wilms-Tumors zu verhindern. Ein Wiederauftreten der Proteinurie nach Nierentransplantation wurde bislang nicht beobachtet.

In fast allen Deny-Drash-Syndrom-Patienten ließen sich dominante Mutationen in *WT1* nachweisen. Diese Mutationen betreffen ganz überwiegend die Exone 8 und 9 des *WT1*-Gens und sind De-novo-Mutationen, die bei den Eltern nicht vorliegen. Interessanterweise zeigen einige Patienten mit *WT1*-Mutation in Exon 8 oder 9 nicht das Vollbild des Denys-Drash-Syndroms, sondern eine isolierte DMS. Eine *WT1*-Analyse sollte daher bei allen Kindern mit isolierter DMS und einem early-onset-nephrotischen Syndrom durchgeführt werden, da bei einem positiven Mutationsergebnis das Risiko für einen Wilms-Tumor hoch ist. Engmaschige Ultraschallkontrollen (z.B. alle 3 Monate) sind wichtig bei allen Kindern mit *WT1*-Mutation. Eine Karyotypisierung wird für alle Mädchen mit isolierter DMS empfohlen, um einen Pseudohermaphroditismus auszuschließen.

Frasier-Syndrom

Das Frasier-Syndrom ist ebenfalls charakterisiert durch eine progressive Glomerulopathie und einen maskulinen Pseudohermaphroditismus, zeigt aber spezifische Unterschiede zum DDS: die Proteinurie manifestiert sich später in der Kindheit und die Verschlechterung der Nierenfunktion erfolgt langsamer. Ein terminales Nierenversagen entwickelt sich meist erst in der 2. oder 3. Lebensdekade. Wie auch beim Denys-Drash-Syndrom sind Proteinurie und NS steroidresistent. Die Nierenhistologie zeigt jedoch typischerweise eine fokal-segmentale Glomerulosklerose (FSGS). 46,XX-Mädchen zeigen eine normale Geschlechtsentwicklung, während eine komplette Feminisierung mit begleitender Gonadendysgenesie bei 46,XY-Patienten beobachtet wird. Eine primäre Amenorrhö zusammen mit einem nephrotischen Syndrom ist eine typische Konstellation bei 46,XY-Patienten und sollte zu einer zügigen molekularen Analyse

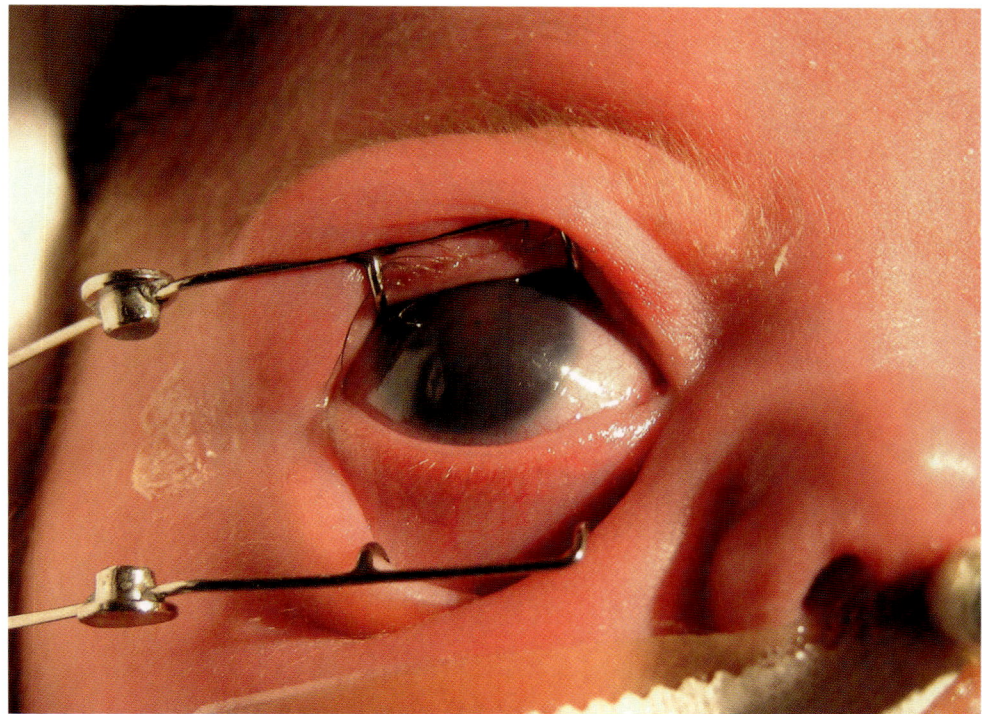

Abb. 195.1 Charakteristische Augenanomalie eines Patienten mit Pierson-Syndrom und Mikrokorie. (Aus Weber 2008, mit freundl. Genehmigung von Prof. Dr. Kveta Blahova, Universitäts-Kinderklinik Prag/Prof. Dr. Martin Zenker, Institut für Humangenetik, Universität Erlangen-Nürnberg)

von *WT1* führen. Während das Risiko, einen Wilms-Tumor zu entwickeln, gering ist bei Patienten mit Frasier-Syndrom, entwickeln viele Patienten Gonadoblastome, ausgehend von einer Gonadendysgenesie. Nach der Diagnose eines Frasier-Syndroms in 46,XY-Patienten ist die Entfernung der Gonaden zu empfehlen. *WT1*-Mutationen, die mit einem Frasier-Syndrom assoziiert sind, sind Donor-splice-site-Mutationen lokalisiert in Intron 9. Ähnlich wie beim Denys-Drash-Syndrom sind dies heterozygote *WT1*-Mutationen, die häufig de novo auftreten, also bei den Eltern selbst nicht vorliegen. Die Donor-Spleißstelle von Intron 9 spielt eine wichtige Rolle für die Bildung der KTS-Isoform des WT1-Proteins. Diese Isoform enthält drei zusätzliche Aminosäuren (Lysin-Threonin-Serin; KTS), und es konnte gezeigt werden, dass das Verhältnis der (+)KTS- und (−)KTS-Proteine eine große Bedeutung für die WT1-Aktivität während der Nieren- und Urogenitalentwicklung hat. Bei Frasier-Syndrom-Patienten ist dieses Verhältnis deutlich reduziert durch das Vorhandensein der Spleiß-Mutationen.

Pierson-Syndrom

Das Pierson-Syndrom ist durch ein kongenitales nephrotisches Syndrom und charakteristische Augenanomalien gekennzeichnet. Es wird autosomal-rezessiv vererbt. Typischerweise findet sich eine auffällige, nichtreaktive Verkleinerung der Pupillen (Mikrokorie, ◘ Abb. 195.1), aber auch andere Linsen- und Hornhautveränderungen. Mutationen in *LAMB2* wurden als genetische Ursache dieser seltenen Erkrankung entdeckt. *LAMB2* kodiert für das Protein Laminin-β2, das an der Verankerung des Podozyten an der GBM beteiligt ist. Die okuläre Expression von Laminin-β2 ist normalerweise am stärksten in den intraokulären Muskeln ausgeprägt, vereinbar mit der charakteristischen Hypoplasie der Ziliarmuskeln bei Pierson-Patienten. Neurologische Symptome und/oder eine psychomotorische Retardierung sind bei einigen Patienten mit Pierson-Syndrom beschrieben.

Autosomal-rezessives SRNS des Kindesalters

Mutationen in *NPHS2* stellen die häufigste Ursache eines hereditären SRNS im Kindesalter dar. *NPHS2* kodiert für Podocin, ein membranäres Protein, das auf der Höhe der podozytären Schlitzmembran exprimiert wird und über seine physikalische Interaktion mit Nephrin und CD2AP (▶ Abschn. 195.2.2) die Schlitzmembran mit dem Podozytenzytoskelett verankert (◘ Abb. 195.2). Bei Patienten mit rezessiven Mutationen in *NPHS2* ist die Bildung der Schlitzmembran gestört, und es zeigt sich die typische Abflachung der Fußfortsätze in der Elektronenmikroskopie. In Abhängigkeit der zugrunde liegenden Mutation kann sich das *NPHS2*-assoziierte nephrotische Syndrom bereits konnatal, aber auch erst in der Adoleszenz oder im Erwachsenenalter manifestieren. Typischerweise sind jedoch Klein- und Schulkinder von der Erkrankung betroffen. Die Nierenhistologie zeigt in der Regel eine FSGS, vereinzelt eine Minimal-Change-Nephropathie. In einigen Fällen konnte eine Progression von Minimal-Change-Läsionen bis hin zu einer FSGS in wiederholten Biopsien demonstriert werden.

Die Prognose des Nierenüberlebens ist bei der *NPHS2*-assoziierten Erkrankung schlecht. Die Mehrzahl der Betroffenen benötigt eine Nierenersatztherapie noch im Kindesalter. Langzeitstudien haben zeigen können, dass durch eine Intensivierung der Immunsuppression bei hereditärer SRNS-Erkrankung in der Regel keine vollständige Remission der Proteinurie erzielt wird, so dass die therapeutischen Möglichkeiten stark begrenzt sind und sich auf die symptomatische Therapie beschränken. Nach Nierentransplantation ist die Prognose der *NPHS2*-assoziierten Erkrankung jedoch gut, eine Rekurrenz im Transplantat tritt typischerweise nicht auf. Die nichthereditäre FSGS rekurriert dagegen in bis zu 30 % der Fälle nach Nierentransplantation.

Andere seltene Formen des autosomal-rezessiven SRNS werden durch Mutationen in *PLCE1*, *PTPRO* und *MYOE1* verursacht (◘ Tab. 195.1). Mutationen in *COQ6*, das für eine mitochondriale Koenzym-Q_{10}-Monooxigenase kodiert, wurden bei Patienten mit SRNS und Innenohrschwerhörigkeit beschrieben. Hier gibt es therapeutische Ansätze durch Verabreichung von Koenzym Q_{10}.

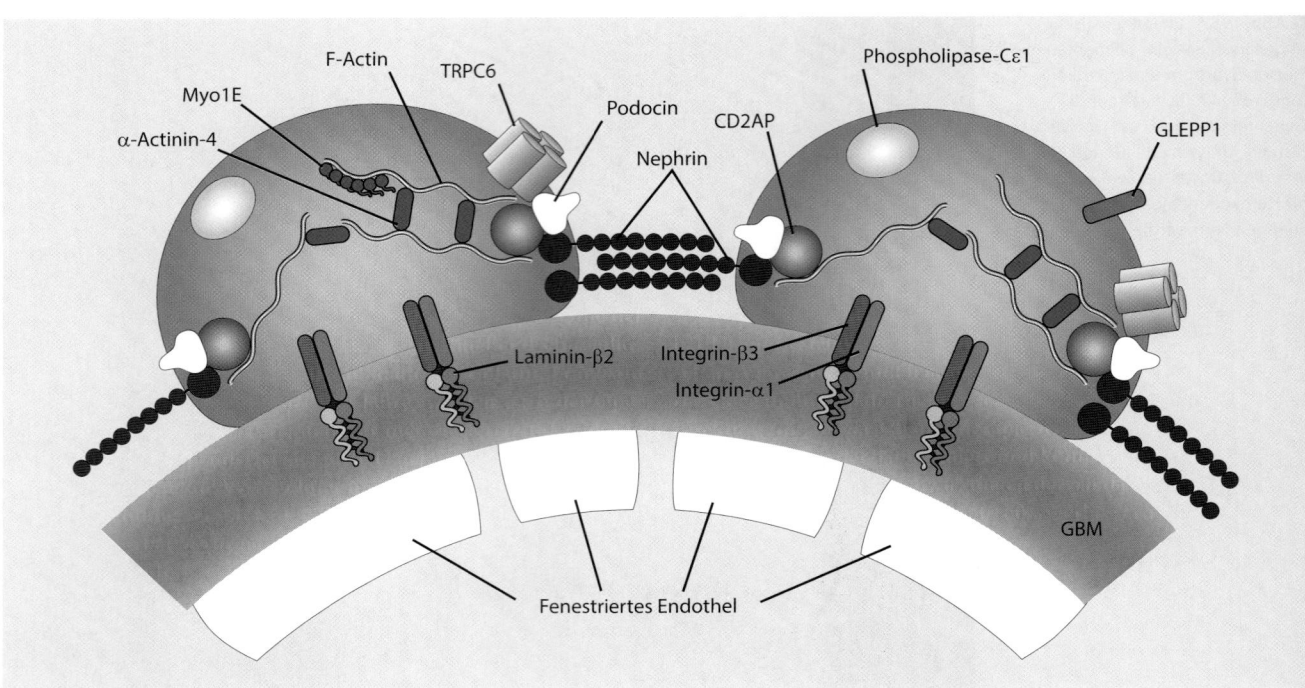

Abb. 195.2 Schematischer Querschnitt der Podozyten-Fußfortsätze mit Darstellung der Proteine, deren (hereditärer) Verlust/Defekt mit einem nephrotischen Syndrom einhergeht. *GBM* glomeruläre Basalmembran. (Aus Hoyer u. Weber 2012)

Tab. 195.1 Übersicht über hereditäre glomeruläre Erkrankungen (Auswahl)

	Vererbung	Genort	Gensymbol	Extrarenale Symptome
Frühmanifestes NS				
Kongenitales NS/finnischer Typ	AR	19q13	NPHS1	–
Isolierte DMS	AD	11p13	WT1	–
Denys-Drash-Syndrom (meist DMS)	AD	11p13	WT1	Pseudohermaphroditismus masculinus, Gonadendysgenesie, Wilms-Tumor
Frasier-Syndrom (meist fokal-segmentale Glomerulosklerose)	AD	11p13	WT1	Pseudohermaphroditismus masculinus, Gonadoblastome
Pierson-Syndrom	AR	3p21	LAMB2	Mikrokorie, zerebrale Symptome, psychomotorische Retardierung
Autosomal-rezessives SRNS	AR	1q25	NPHS2	–
Seltene Formen des autosomal-rezessiven NS	AR	10q23–q24, 12p13–12, 15q21–22	PLCE1, PTPRO, MYOE1	–
Mitochondriales steroidresistentes nephrotisches Syndrom mit Innenohrschwerhörigkeit	AR	14q24.3	COQ6	Innenohrschwerhörigkeit, Krampfanfälle, Ataxie
Spätmanifestes NS/fokal-segmentale Glomerulosklerose				
FSGS1	AD/AR	19q13	ACTN4	–
FSGS2	AD	11q21–22	TRPC6	–
FSGS3	AD	6p12.3	CD2AP	–

AD autosomal-dominant, *AR* autosomal-rezessiv, *DMS* diffuse mesangiale Sklerose, *FSGS* fokal-segmentale Glomerulosklerose, *NS* nephrotisches Syndrom, *SRNS* steroidresistentes nephrotisches Syndrom, XX-chromosomal.

Tab. 195.1 (Fortsetzung) Übersicht über hereditäre glomeruläre Erkrankungen (Auswahl)

	Vererbung	Genort	Gensymbol	Extrarenale Symptome
FSGS5	AD	14q32.33	INF2	INF2-assoziierte Charcot-Marie-Tooth-Erkrankung
Nail-Patella-Syndrom	AD	9q34.1	LMX1B	Nagelhypoplasie, Patelladysplasie, „iliac horns", Glaukom, Hörminderung
Alport-Syndrom, X-gebunden	X	Xq22.3	COL4A5	Innenohrschwerhörigkeit, Lentikonus, Makulopathie
Alport-Syndrom	AR/selten AD	2q36-37	COL4A3, COL4A4	Innenohrschwerhörigkeit, Lentikonus, Makulopathie
Isolierte familiäre Hämaturie	AD	2q36-37	COL4A3, COL4A4	–

AD autosomal-dominant, *AR* autosomal-rezessiv, *DMS* diffuse mesangiale Sklerose, *FSGS* fokal-segmentale Glomerulosklerose, *NS* nephrotisches Syndrom, *SRNS* steroidresistentes nephrotisches Syndrom, *X* X-chromosomal.

195.2.2 Hereditäre Erkrankungen mit einem späten Beginn des nephrotischen Syndroms

Pathophysiologisch gemeinsam ist den SRNS-Formen mit spätem Beginn vermutlich eine zunehmende Destabilisierung des podozytären Zytoskeletts. Elektronenmikroskopisch zeigt sich dies durch eine progrediente Schädigung der Podozyten mit Abflachung und Verschmelzung der Fußfortsätze.

Autosomal-dominante fokal-segmentale Glomerulosklerose (FSGS)

Die Late-onset-Formen der hereditären FSGS-Erkrankung sind insgesamt selten und werden dominant vererbt. Zugrunde liegen ihnen Mutationen in Genen, die für zytoskelettassoziierte Proteine im Podozyten kodieren. Zu diesen gehören *ACTN4*, *CD2AP* und *INF2* (◘ Tab. 195.1). Mutationen in diesen Genen scheinen mit der Aufrechterhaltung der Podozytenarchitektur zu interferieren, und eine korrekte Organisation des Zytoskeletts ist für die Funktion der Fußfortsätze von besonderer Bedeutung. Das Manifestationsalter ist variabel, ebenso die Ausprägung der Proteinurie. Einige Mutationsträger entwickeln eine isolierte Proteinurie im nichtnephrotischen Bereich. Eine Untergruppe von Patienten mit Mutationen in *INF2* zeigt neben der Nierenbeteiligung die Manifestation einer Charcot-Marie-Tooth-Neuropathie mit reduzierter Nervenleitgeschwindigkeit, hinweisend für eine Bedeutung von *INF2* in neuronalen Schwann-Zellen.

Neben Veränderungen in zytoskelettalen Proteinen können auch Mutationen in *TRPC6* zu einem autosomal-dominanten SRNS führen. *TRPC6* kodiert für den Kationenkanal TRPC6 und vermittelt einen Kalziumeinstrom in die Zelle. Sowohl aktivierende als auch inaktivierende Mutationen in *TRPC6* führen zu einer podozytären Schädigung. Auch hier ist das Manifestationsalter und die Penetranz sehr variabel, typischerweise liegt es in der Adoleszenz. In wenigen Fällen sind frühkindliche Verläufe beschrieben.

Nail-Patella-Syndrom

Mutationen in *LMX1B* verursachen das autosomal-dominante Nail-Patella-Syndrom. *LMX1B* kodiert für das LIM-Homeodomain-Protein Lmx1B, das eine zentrale Rolle für die Entwicklung der Extremitäten, der Nägel und der Nieren spielt. Die auffälligsten klinischen Merkmale der Patienten sind die hypoplastischen Nägel und die Dysplasie der Patellae. Bei einigen Patienten finden sich weiterhin charakteristische Verknöcherungen des Os iliacum („iliac horns"), dysplastische Ellenbogen, Glaukome oder eine Hörverminderung. Die Diagnose wird meist erst in der 2. und 3. Lebensdekade gestellt. *LMX1B* wird stark in den Podozyten exprimiert und betroffene Patienten können eine ausgeprägte Nierenbeteiligung mit Proteinurie, nephrotischem Syndrom und/oder chronischer Niereninsuffizienz entwickeln. Insgesamt wird eine Nierenbeteiligung bei ca. 40 % der Patienten beobachtet, ein terminales Nierenversagen tritt dagegen selten auf. Die Elektronmikroskopie bei Nail-Patella-Syndrom-Nephropathie zeigt fibrilläre kollagenähnliche Ablagerungen in der GBM mit typischen verstreuten, transparenten Arealen („Mottenfraß"). Verschiedene Lmx1B-Bindungsstellen wurden in regulatorischen Genregionen von *CD2AP* und *NPHS2* beschrieben, was die Bedeutung einer Kooperation von Lmx1B, CD2AP und Podocin für die Bildung der Fußfortsätze und der Schlitzmembran unterstützt (◘ Abb. 195.2).

Auch andere seltene syndromale Erkrankungen können mit der Entwicklung eines nephrotischen Syndroms assoziiert sein (u. a. das Galloway-Mowat-Syndrom und das Schimcke-Syndrom).

Alport-Syndrom

Das Alport-Syndrom ist eine progressive Erkrankung der Basalmembranen mit Veränderungen der Kollagensynthese innerhalb der GBM und der Basalmembran in Innenohr und Auge. Es ist genetisch heterogen und folgt unterschiedlichen Erbgängen. Zu 80–90 % wird das AS X-chromosomal vererbt (durch Mutationen in *COL4A5*), zu 10–20 % autosomal-rezessiv (durch Mutationen in *COL4A3* und *COL4A4*). Selten wurde eine autosomal-dominante Vererbung beobachtet. Betroffen ist die Synthese des Kollagens Typ IV, welches in der GBM der Niere und in Innenohr und Auge exprimiert wird. Klinisch imponieren eine progressive Hämaturie, Proteinurie und Innenohrschwerhörigkeit bei fortschreitender Einschränkung der Nierenfunktion. Auch charakteristische Augensymptome können auftreten (Lentikonus, Makulopathie). Erstes Symptom ist meist die persistierende Mikrohämaturie (selten Makrohämaturie), die sich schon im Kindesalter zeigen kann. Bei Fortbestand der Erkrankung kommen regelhaft Proteinurie und eine chronische Niereninsuffizient hinzu.

Aufgrund des meist X-chromosomalen Erbgangs sind überwiegend Jungen und Männer von der Erkrankung betroffen. Fast alle entwickeln im Verlauf ein terminales Nierenversagen. Häufig besteht eine arterielle Hypertonie. Die progrediente Schwerhörigkeit tritt bei bis zu 75 % der männlichen Patienten auf, sie beginnt meist schon im

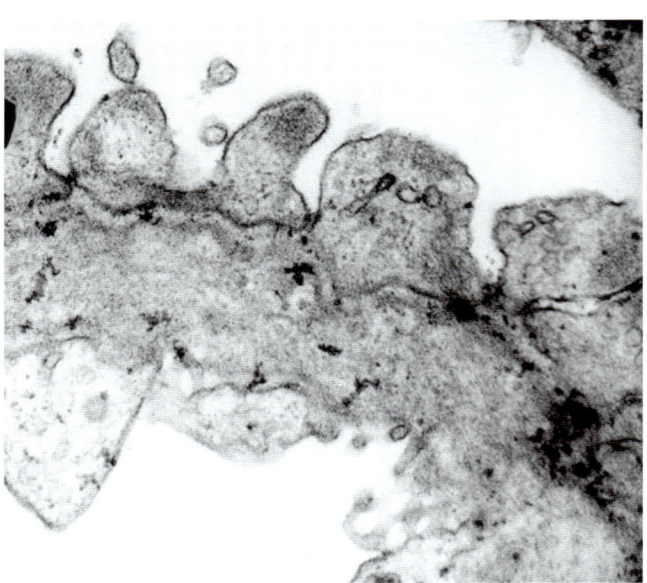

Abb. 195.3 Elektronenmikroskopische Aufnahme eines Patienten mit Alport-Syndrom. (Mit freundl. Genehmigung von PD Dr. Jan Ulrich Becker, Universität Hannover)

Literatur

Hoyer PF, Weber S (2012) Hereditäre Nierenerkrankungen. Nephrologe 7:339–355

Weber S (2008) Genetik des nephrotischen Syndroms. Nephrologe 3:394–407

Kindesalter. Wenngleich meist deutlich schwächer betroffen, können heterozygote Mutationen im X-gebundenen *COL4A5* aber auch bei Frauen (u. a. durch X-Inaktivierung) zu Hämaturie und Proteinurie führen – bis hin zum Vollbild des Alport-Syndroms. Eine Dialysepflichtigkeit wird jedoch im Durchschnitt seltener und in deutlich höherem Alter erreicht. Das autosomal vererbte Alport-Syndrom zeigt keine geschlechtsspezifischen Unterschiede. Diagnostisch lässt sich das Alport-Syndrom durch eine Nierenbiopsie und/oder genetische Testung sichern. Bioptisch ist es durch charakteristische Anomalien der GBM gekennzeichnet – mit einer Aufhebung der trilaminären Strukturen, initialer Verdünnung und dann Verdickung und Aufsplitterung der Lamina densa (Abb. 195.3).

Differenzialdiagnostisch sind hier Überlappungen zu *MYH9*-assoziierten Erkrankungen der Niere in Erwägung zu ziehen (Makrothrombozytopenie, Innenohrschwerhörigkeit, Leukozyteneinschlüsse, Nephropathie).

Sowohl nach klinischer als auch genetischer Diagnosesicherung des Alport-Syndroms sollte eine humangenetische Beratung erfolgen. Vor geplanter Lebendspende durch ein Familienmitglied ist der Anlageträgerstatus zu klären.

Eine kausale Therapie des Alport-Syndroms ist nicht bekannt, Langzeitstudien belegen aber einen deutlich protektiven Effekt einer frühen antiproteinurischen Therapie mit ACE-Inhibitoren.

Vom Alport-Syndrom abzugrenzen ist die isolierte familiäre Mikrohämaturie (früher benigne familiäre Hämaturie), die autosomal-dominant vererbt wird und mit heterozygoten Mutationen in *COL4A3* oder *COL4A4* bei Männern und Frauen assoziiert werden konnte. Histologisch zeigen sich typischerweise dünne Basalmembranen („thin basement membrane disease"), nur selten entwickelt sich eine Niereninsuffizienz. Verwechslungen mit dem Frühstadium eines Alport-Syndroms sind möglich und insbesondere die Abgrenzung zu den (seltenen) autosomal-dominanten Alport-Erkrankungen kann schwierig sein. Wichtig für die klinische und humangenetische Beratung ist die sorgfältige Erhebung des Familienstammbaums.

196 Glomerulonephritiden

B. Tönshoff

196.1 Primäre Glomerulonephritiden

196.1.1 Primäre IgA-Nephropathie

Definition und Epidemiologie Die Immunglobulin-A(IgA)-Nephropathie ist eine chronische Glomerulonephritis, die pathologisch-anatomisch durch mesangioproliferative Veränderungen und immunhistologisch durch IgA-Ablagerungen im Mesangium der Glomeruli gekennzeichnet ist (◘ Abb. 196.1); sie wird von manchen Autoren daher auch als monosymptomatische Form der Purpura Schönlein-Henoch aufgefasst. Die IgA-Nephropathie ist die weltweit häufigste Glomerulonephritis. Sie tritt bei Kindern und Jugendlichen häufig mit isolierter Mikrohämaturie (bis zu 35%) oder nichtnephrotischer Proteinurie (bis zu 30%) auf. Unterschiede in der Prävalenz bestehen in Abhängigkeit von der geografischen Region (häufiger im Mittelmeerraum, Nordeuropa, Asien und Australien). Jungen sind häufiger betroffen als Mädchen. Familiäre Fälle wurden beschrieben, so dass zumindest in einem Teil der Fälle genetische Faktoren an der Initiierung oder Progression der Erkrankung beteiligt sind.

Ätiologie und Pathogenese Die Ätiologie ist im Detail ungeklärt. Vermutlich besteht bei Betroffenen eine Hyperreagibilität des mukosalen IgA-Systems auf antigene Stimuli, z. B. Infektionen. Eine IgA-Überproduktion im Knochenmark führt dann sekundär zu vermehrten mesangialen IgA-Ablagerungen, die überwiegend aus polymerem IgA der Subklasse IgA1 bestehen.

Klinische Symptome Das klinische Spektrum der IgA-Nephropathie ist breit gefächert. Es finden sich alle Krankheitsbilder von zufällig diagnostizierter isolierter Mikrohämaturie bis zur rapid-progredienten Glomerulonephritis, die im Kindesalter seltener als bei Erwachsenen auftritt. Im typischen Verlauf erlaubt die Kombination aus persistierender Mikrohämaturie bzw. infektgetriggerter Makrohämaturie, stabiler oder nur langsamer abnehmender Nierenfunktion sowie kleiner Proteinurie, mit relativ hoher Sicherheit eine klinische Verdachtsdiagnose zu stellen. Bei nephritischem oder nephrotischem Syndrom ist der Blutdruck leicht oder mäßig erhöht.

Diagnose Die Diagnose basiert auf den typischen klinischen Befunden einer infektassoziierten Makrohämaturie (meist nur 2–6 Tage) sowie auf der häufig im symptomfreien Intervall zu findenden persistierenden Mikrohämaturie. Bei 20% der Patienten ist die Serum-IgA-Konzentration erhöht; dieser Befund hat jedoch keine Beziehung zum Krankheitsverlauf oder zur Krankheitsaktivität. Differenzialdiagnostisch ist bedeutsam, dass bei Patienten mit IgA-Nephropathie die Makrohämaturie bereits 1–3 Tage nach einem Luftwegs- oder gastrointestinalen Infekt auftritt, während das Intervall zwischen Infektion und Makrohämaturie bei der Poststreptokokken-Glomerulonephritis 1–2 Wochen beträgt. Das Komplementprotein C3 im Serum ist im Gegensatz zur Poststreptokokken-Glomerulonephritis nicht erniedrigt (◘ Tab. 196.1). Diagnostisch beweisend ist nur die Nierenbiopsie, die bei persistierender Proteinurie und/oder Nierenfunktionseinschränkung indiziert ist (◘ Abb. 196.1).

Therapie Die Therapie richtet sich nach dem Ausmaß der renalen Symptome und den histologischen Prognoseindizes. Folgende klinische Befunde weisen auf die erhöhte Wahrscheinlichkeit eines Nierenfunktionsverlusts hin:

- große Proteinurie,
- arterielle Hypertonie,
- persistierende Mikrohämaturie ohne Episoden von Makrohämaturie.

Patienten mit isolierter Mikrohämaturie, kleiner Proteinurie und normaler glomerulärer Filtrationsrate bedürfen keiner medikamentösen Therapie, sollten jedoch kindernephrologisch überwacht werden. Bei großer Proteinurie (>1 g/1,73 m² KOF pro Tag) müssen Angiotensin-converting-Enzym(ACE)-Inhibitoren oder Angiotensin-II-Rezeptor-Antagonisten zum Einsatz kommen, die nicht nur antihypertensiv, sondern auch antiproteinurisch und nephroprotektiv wirken. Der Blutdruck ist möglichst in den mittleren Normbereich einzustellen, um die Progression der Erkrankung zu verlangsamen. Bei eingeschränkter Nierenfunktion und großer Proteinurie ist zusätzlich eine immunsuppressive Therapie mit oralem Prednison indiziert. Bei rapid-progredienter Glomerulonephritis mit histologisch nachweisbaren extrakapillär-proliferativen Läsionen (Halbmonden) muss eine intravenöse Methylprednisolonpulstherapie, ggf. gefolgt von oralem Cyclophosphamid über 3 Monate, erfolgen. Die Prognose ist abhängig vom Ausmaß der histologischen Veränderungen und von einer rechtzeitig einsetzenden Therapie. Eine Tonsillotomie, die nur bei rezidivierender Angina tonsillaris indiziert ist, kann den Krankheitsverlauf günstig beeinflussen.

196.1.2 Membranöse Glomerulonephritis

Definition Die membranöse Glomerulonephritis ist histologisch durch subepitheliale Immunablagerungen gekennzeichnet ohne wesentliche weitere Veränderungen der Glomeruli wie Hyperzellularität oder Matrixvermehrung. Sie kann prinzipiell in jedem Lebensalter auftreten, ist jedoch im Kindesalter selten. Sekundäre Formen finden sich bei Tumoren, Infektionskrankheiten (Hepatitis B oder C, kongenitale Syphilis, Malaria), bei anderen Autoimmunerkrankungen, insbesondere Lupus erythematodes, oder werden durch Medikamente wie D-Penicillamin oder Gold induziert.

Ätiologie und Pathogenese Neben der Bildung subepithelialer Immunablagerungen mit nichtglomerulären Antigenen wird bei primärer membranöser Glomerulonephritis die Bildung subepithelialer Immunablagerungen durch direkte Bindung von Autoantikörpern an lokal exprimierte Antigene der glomerulären Epithelzelle, insbesondere den Phospholipase-A2-Rezeptor, angenommen.

Klinische Symptome Bei ca. 70% der Patienten ist ein nephrotisches Syndrom als Initialsymptom nachweisbar. Etwa 2–6% der Fälle eines nephrotischen Syndroms im Kindesalter werden durch eine membranöse Glomerulonephritis verursacht. In 10–20% kann auch eine makroskopische Hämaturie auftreten. Bei ca. der Hälfte der Fälle besteht eine nichtselektive Proteinurie mit einer Mikrohämaturie.

G.F. Hoffmann, M.J. Lentze, J. Spranger, F. Zepp (Hrsg.), *Pädiatrie*,
DOI 10.1007/978-3-642-41866-2_196, © Springer-Verlag Berlin Heidelberg 2014

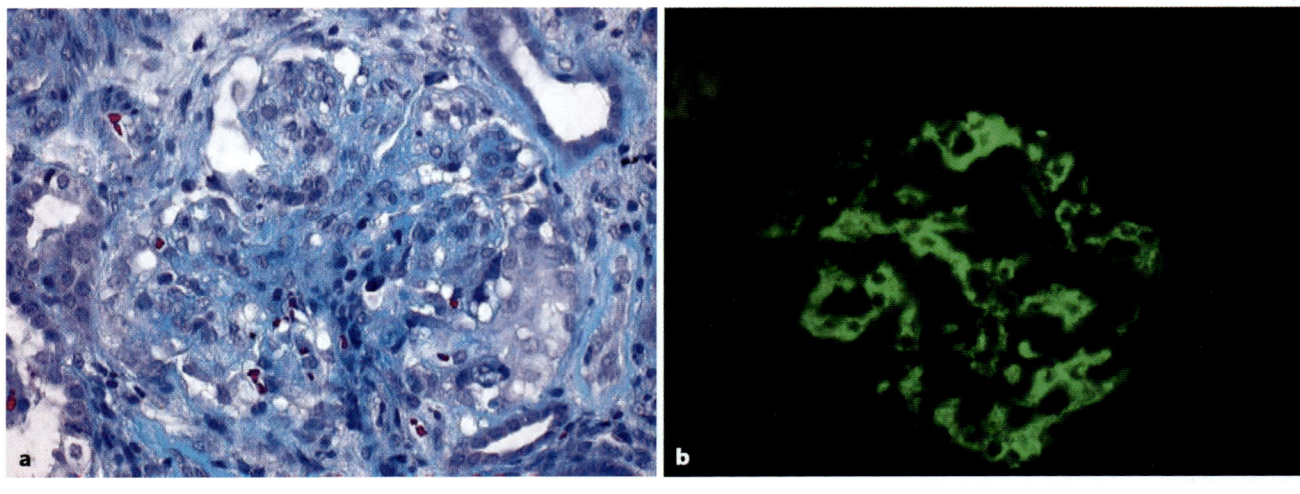

Abb. 196.1a,b Histologischer Befund einer rapid-progredienten IgA-Nephropathie. **a** Lichtmikroskopische Darstellung mit mesangialer Proliferation und zellulärer Halbmondbildung. **b** Immunhistologische Darstellung mit dem Nachweis mesangialer IgA-Ablagerungen

Tab. 196.1 Differenzialdiagnose der akuten Glomerulonephritis

Klinische Manifestation	IgA-Nephropathie	Poststreptokokken-Glomerulonephritis	Membranoproliferative Glomerulonephritis	Antibasalmembran-Glomerulonephritis (Goodpasture-Syndrom)
Alter und Geschlecht	10–35 Jahre 2:1 männlich	Alle Altersgruppen, mittleres Alter 7 Jahre 2:1 männlich	Ab dem 10. Lebensjahr	15–30 Jahre 6:1 männlich
Akutes nephritisches Syndrom	50 %	90 %	50 %	90 %
Asymptomatische Hämaturie	50 %	Gelegentlich	Gelegentlich	Selten
Nephrotisches Syndrom	Selten	10–20 %	50 %	Selten
Arterielle Hypertonie	30–50 %	70 %	70 %	Selten
Akutes Nierenversagen	Sehr selten	50 % (transient)	Selten	50 %
Andere Befunde	Latenzperiode von 3–5 Tagen nach Infekt	Latenzperiode von 1–2 Wochen nach Infekt	Selten assoziiert mit der partiellen Lipodystrophie	Lungenblutungen
Laborbefunde	Serum-IgA ↑ (20 %)	ASL-Titer ↑ (70 %) C3–C9 ↓, normal C1, C4	C3-Erniedrigung (70–90 %), bei MPGN Typ II C3-Nephritis-Faktor positiv	Positive Anti-GBM-Antikörper

ASL Antistreptolysin-Titer, *C3* Komplementglobulin C3; *IgA* Immunglobulin A, *GBM* glomeruläre Basalmembran, *MPGN* membranoproliferative Glomerulonephritis.

Diagnose Die Diagnose kann nur durch eine Nierenbiopsie gestellt werden. Wichtig ist der Ausschluss sekundärer Formen, die insbesondere mit Infektionskrankheiten wie Hepatitis B und C assoziiert sind. Bei sekundären Formen werden Remissionen bei erfolgreicher Therapie der Primärerkrankung häufig beobachtet.

Therapie Die Therapie richtet sich nach dem Risiko für einen progredienten Verlauf. Risikofaktoren sind eine große Proteinurie über mindestens 3 Monate, eine eingeschränkte Nierenfunktion und ein progredienter Verlust der Nierenfunktion. In jedem Fall ist eine nephroprotektive, antiproteinurische Therapie mit einem ACE-Hemmer oder Angiotensin-II-Rezeptor-Antagonisten indiziert. Der Blutdruck ist in den mittleren Normbereich abzusenken. Patienten mit mittlerem oder hohem Risiko für eine Progression benötigen zusätzlich eine immunsuppressive Therapie mit Calcineurininhibitoren (Ciclosporin A oder Tacrolimus) oder Cyclophosphamid; neuerdings kommt auch in ausgewählten Fällen der monoklonale Anti-B-Zell-Antikörper Rituximab zum Einsatz.

196.1.3 Membranoproliferative Glomerulonephritis

Als membranoproliferative Glomerulonephritis (MPGN) werden zwei unterschiedliche Glomerulonephritisformen bezeichnet, die eine Proliferation der mesangialen Zellen und Vermehrung der mesangialen Matrix aufweisen. Für beide Erkrankungen ist eine Aktivierung des systemischen Komplementsystems charakteristisch. Bei MPGN Typ I (ca. 80 % der Fälle) breitet sich die Proliferation des Mesangiums auch in den Bereich der peripheren Kapillarschlingen auf und führt zur Ausbildung einer weiteren Pseudobasalmembran in der glomerulären Kapillare. Bei MPGN Typ II, auch als „dense deposit disease" bezeichnet (ca. 20 % der Fälle), findet sich eine unregelmäßige Verdickung der glomerulären Basalmembran. Eine MPGN ist Ursache für ca. 10 % der Fälle von nephritischem Syndrom im Kindesalter.

Ätiologie und Pathogenese Die MPGN Typ I ist eine chronische Immunkomplexnephritis als Folge einer langfristigen Auseinandersetzung des Organismus mit Antigenen. Sekundäre Formen der MPGN treten bei Autoimmunerkrankungen, insbesondere systemischer Lupus erythematodes, Infektionskrankheiten (Shuntnephritis, Endokarditis, chronische Hepatitis B oder C) und hereditären Komplementdefekten auf. Bei der MPGN Typ II finden sich u. a. komplementaktivierende Autoantikörper wie der C3-Nephrektisfaktor, der durch Bindung an die C3-Konvertase des alternativen Komplementwegs den Abbau der C3-Konvertase hemmt und dadurch die Komplementaktivierung stimuliert. Bei einem Teil der Fälle sind auch Mutationen in komplementinhibitorischen Proteinen (Faktor H, Faktor I) nachweisbar. Es resultiert eine ständige Aktivierung des alternativen Komplementwegs.

Klinische Symptome Bei Diagnosestellung weisen ca. 50 % der Patienten mit MPGN Typ I oder II ein nephrotisches Syndrom auf. Eine Mikrohämaturie wird bei ca. 90 % der Patienten gefunden, ein nephritisches Syndrom bei ca. 20 %.

Diagnose Die Diagnose einer MPGN kann nur durch eine Nierenbiopsie gestellt werden. Eine Erniedrigung des Komplementproteins C3 im Serum ist bei einem Drittel der Patienten mit MPGN Typ I und bei zwei Dritteln der Patienten mit MPGN Typ II nachweisbar. Wichtig ist, das Vorliegen einer sekundären MPGN (insbesondere Hepatitis B und C) auszuschließen, da die Behandlung der Grundkrankheit zu einer Rückbildung der MPGN führen kann. Differenzialdiagnostisch ist u. a. das Vorliegen einer postinfektiösen Glomerulonephritis zu erwägen, bei der jedoch die Erniedrigung des Komplementproteins C3 im Serum nicht länger als 8 Wochen persistiert.

Therapie Die Therapie der MPGN hängt von der zugrunde liegenden Ursache ab. Bei sekundären Formen kann durch eine Interferontherapie der Hepatitis eine Besserung der MPGN erreicht werden. Bei Patienten mit nichtnephrotischer Proteinurie, normaler Nierenfunktion und normalem Blutdruck wird zunächst eine nephroprotektive antiproteinurische Therapie mit einem ACE-Inhibitor durchgeführt. Bei nephrotischem Syndrom erfolgt zusätzlich die Gabe von oralem Prednison (1 mg/kg Körpergewicht pro Tag über ca. 3 Monate); von manchen Autoren wird die Kombination von Prednison mit Mycophenolat-Mofetil empfohlen. Bei fehlendem Ansprechen kann auch die Gabe von Cyclophosphamid oder Rituximab erwogen werden. Bei rapid-progredienter Glomerulonephritis erfolgt eine intravenöse Methylprednisolonpulstherapie gefolgt von oralem Cyclophosphamid. Die Therapie der MPGN Typ II hängt von der zugrunde liegenden Ätiologie ab.

196.1.4 Antibasalmembran-Glomerulonephritis

Die Antibasalmembran-Glomerulonephritis ist im Kindesalter selten. Antiglomeruläre Basalmembranantikörper (Anti-GBM-Antikörper) gegen Kollagen Typ 4 induzieren eine Glomerulonephritis, die sich in der Regel als rapid-progrediente Glomerulonephritis mit glomerulärer Halbmondbildung und linearer Ablagerung von Antikörpern entlang der glomerulären Basalmembran manifestiert. Bei ca. zwei Dritteln der Patienten besteht zusätzlich eine pulmonale Beteiligung mit hämorrhagischer Pneumonitis im Sinne eines pulmorenalen Syndroms, dem sog. Goodpasture-Syndrom, da sich die Autoantikörper auch gegen Kollagen Typ 4 in der alveolären Basalmembran richten können.

Ätiologie und Pathogenese Das Auftreten von Anti-GBM-Antikörpern kann durch eine Infektionskrankheit, insbesondere eine Influenzainfektion, getriggert werden und wird durch inhalative Noxen wie Zigarettenrauch und Exposition mit organischen Lösungsmitteln begünstigt. Die glomerulären Läsionen und ihre weitere Entwicklung von zellulären zu fibrösen Halbmonden entsprechen den allgemeinen Charakteristika einer rapid-progredienten Glomerulonephritis.

Klinische Symptome Die renale Beteiligung manifestiert sich mit Flankenschmerzen, Hämaturie und mäßiggradiger Proteinurie. Bei ca. 50 % der Patienten besteht bereits initial eine dialysepflichtige Niereninsuffizienz. Eine pulmonale Beteiligung manifestiert sich in Form von intermittierenden Hämoptysen mit flüchtigen, radiologisch nachweisbaren pulmonalen Infiltraten.

Diagnose Die Diagnose basiert auf dem Nachweis von zirkulierenden Anti-GBM-Antikörpern und dem immunhistologischen Nachweis von linearen Immunglobulin-G-Ablagerungen entlang der glomerulären bzw. alveolären Basalmembran.

Therapie Die Behandlung basiert auf einer Entfernung der Anti-GBM-Antikörper durch tägliche Plasmapherese oder Immunadsorption und einer intensiven immunsuppressiven Therapie mit Steroidpulsen und Cyclophosphamid. Der Erfolg der immunsuppressiven Behandlung hängt von einer rechtzeitigen Diagnosestellung ab.

196.2 Sekundäre Glomerulonephritiden

196.2.1 Poststreptokokken-Glomerulonephritis

Streptokokkeninfektionen stellen eine der Hauptursachen für postinfektiöse Glomerulonephritiden in westlichen Ländern dar. Während in nördlichen Ländern am häufigsten eine Racheninfektion mit bestimmten nephritogenen Subtypen der β-hämolysierenden Streptokokken der Gruppe A ursächlich ist, geht der Nephritis in südlichen Ländern oft einer Hautinfektion im Sinne einer Pyodermie oder Impetigo contagiosa voraus. Die Inzidenz der Poststreptokokken-Glomerulonephritis in westlichen Ländern ist mit der kontinuierlichen Verbesserung der Hygiene und der medizinischen Versorgung rückläufig. Im Kindesalter tritt eine Poststreptokokken-Glomerulonephritis nach ca. 10–20 % aller Streptokokkeninfektionen auf.

Ätiologie und Pathogenese Die Poststreptokokken-Glomerulonephritis ist der Prototyp einer Immunkomplexnephritis; es finden sich zirkulierende Immunkomplexe mit Antikörpern gegen diverse Streptokokkenantigene. Auch den glomerulären Komplementablagerungen und dem entzündlichen Zellinfiltrat im Glomerulus kommt eine wichtige Rolle in der Pathogenese zu.

Klinische Symptome Die Poststreptokokken-Glomerulonephritis betrifft überwiegend Kinder zwischen 4 und 12 Jahren mit Bevorzugung des männlichen Geschlechts. Das Intervall zur akuten Nephritis beträgt 1–2 Wochen nach streptokokkeninduzierter Pharyngitis und 3–6 Wochen nach streptokokkeninduzierter Hautinfektion. Klinisch findet sich typischerweise ein akutes nephritisches Syndrom, eine Oligurie und meist periorbitale Ödeme. Selten kann ein enzephalopathisches Bild mit Kopfschmerzen, Somnolenz und gelegentlichen Krampfanfällen hinzutreten. Unspezifische Begleitsymptome der Glomerulonephritis sind Abgeschlagenheit, Schwäche, Übelkeit und bei 5–10 % der Patienten Flankenschmerzen, möglicherweise durch eine Dehnung der Nierenkapsel im Rahmen des akuten entzündlichen Prozesses.

Diagnose Die Diagnose basiert auf den typischen Befunden der akuten Nephritis und erhöhten unspezifischen Entzündungsparametern wie erhöhter Blutkörperchensenkungsgeschwindigkeit und C-reaktivem Protein. Bei ca. 90 % aller Patienten ist ein erniedrigtes C3-Komplementprotein bzw. eine erniedrigte Komplementgesamtaktivität (CH50) im Serum zu beobachten (◘ Tab. 196.1). Typischerweise normalisiert sich die C3-Konzentration im Serum innerhalb von wenigen Wochen. Bei Persistenz der C3-Erniedrigung über mehr als 8 Wochen muss differenzialdiagnostisch eine MPGN oder ein systemischer Lupus erythematodes ausgeschlossen werden. Der direkte Streptokokkennachweis gelingt nur selten. Einzelne oder mehrere Typen von Streptokokkenantikörpern sind bei praktisch allen Patienten erhöht, jedoch nicht spezifisch, da erhöhte Antistreptolysin-O-Titer auch nach Infektionen mit nichtnephritogenen Streptokokkentypen zu finden sind. Bei der pyodermieassoziierten Glomerulonephritis kommt diagnostisch einem erhöhten Anti-DNase-B-Titer eine größere Bedeutung zu. Bei einer typischen klinischen und laborchemischen Befundkonstellation kann angesichts der guten Prognose in der Regel auf eine Nierenbiopsie verzichtet werden. Indikationen für eine Nierenbiopsie sind atypische Verlaufsformen, klinische oder serologische Hinweise auf das Vorliegen einer Systemerkrankung, Oligurie über mehr als eine Woche, rapid-progredienter Nierenfunktionsverlust und Verdacht auf eine MPGN oder Lupusnephritis.

Therapie Die Elimination des auslösenden Antigens durch die Behandlung der zugrunde liegenden Infektion steht an erster Stelle; in der Regel wird eine Therapie mit oralem Penicillin G über einen Zeitraum von 10 Tagen verabreicht. Symptomatisch wird das typische akute nephritische Syndrom durch eine Einschränkung der Natrium- und Wasserzufuhr behandelt bei exakter Flüssigkeitsbilanzierung (Einfuhr = Ausfuhr plus Perspiratio insensibilis). Bei Oligurie und Überwässerung ist meist eine diuretische Therapie mit Schleifendiuretika erforderlich. Eine eventuell auftretende arterielle Hypertonie muss effektiv behandelt werden, um das Risiko einer enzephalopathischen Krise zu vermindern. Eine immunsuppressive Therapie ist nur in Ausnahmefällen bei pathologisch-anatomischem Nachweis von Halbmondformationen indiziert. Die Prognose ist in der Regel günstig. Eine isolierte Mikrohämaturie kann jedoch noch Monate nach der Erstmanifestation persistieren. Prognostisch besteht ein erhöhtes Risiko für einen persistierenden Nierenschaden bei fehlender Rückbildung der Proteinurie oder Nierenfunktionseinschränkung innerhalb weniger Wochen, initialer Oligoanurie für mehr als 9 Tage oder nephrotischem Syndrom. Eine chronische Nierenerkrankung resultiert in weniger als 2 % der Fälle durch eine erhebliche irreversible Schädigung funktionierender Nephrone in der Akutphase.

196.2.2 Shuntnephritis

Ätiologie und Pathogenese Ventrikuloatriale bzw. ventrikuloperitoneale Shunts zur Drainage eines Hydrozephalus können bakteriell besiedelt sein und dadurch eine Shuntnephritis auslösen. In ca. 70 % der Fälle findet sich als Erreger Staphylococcus epidermidis, in ca. 20 % Staphylococcus aureus.

Klinische Symptome und Diagnose An renalen Symptomen finden sich häufig eine Mikro- oder Makrohämaturie und eine Proteinurie mit einem nephrotischen Syndrom. Neben erhöhten laborchemischen Infektzeichen sind häufig erniedrigte Komplement-C3- und -C4-Globulin-Konzentrationen im Serum nachweisbar.

Therapie Die Infektion im Shunt ist häufig nicht medikamentös zu sanieren; daher ist meist eine Shuntexplantation und Neuanlage erforderlich. Durch die Sanierung des Infektionsfokus ist in der Regel auch die Shuntnephritis saniert, wenn nicht schon ein chronischer Nierenschaden gesetzt worden ist.

196.2.3 Glomerulonephritiden bei anderen Infektionskrankheiten

Es gibt eine Vielzahl von Krankheitserregern, die eine postinfektiöse Glomerulonephritis auslösen können. In vielen Fällen kann jedoch nur die Assoziation, nicht aber eine Kausalbeziehung zwischen spezifischem Infekt und Glomerulonephritis als gesichert gelten. Eine gesicherte Kausalbeziehung wird für folgende Mikroorganismen angenommen: Streptokokken, Staphylokokken, Klebsiellen, Yersinien, Salmonellen, Treponema pallidum, Mykoplasmen, Hepatitis-B-Viren, Hepatitis-C-Viren, HIV, Zytomegaloviren, Masernviren, Candida, Plasmodium malariae und Schistosomiasis.

Literatur

Bagga A (2009) Crescentic glomerulonephritis. In: Avner ED, Harmon WE, Niaudet P, Yoshikawa N (Hrsg) Pediatric nephrology. Springer, Berlin, S 815–828
Coppo R (2008) Pediatric IgA nephropathy: Clinical and therapeutic perspectives. Semin Nephrol 28:18–26
Jefferson JA, Couser WG (2009) Membranous nephropathy in the pediatric population. In: Avner ED, Harmon WE, Niaudet P, Yoshikawa N (Hrsg) Pediatric nephrology. Springer, Berlin, S 783–797
Kanjanabuch T, Kittikowit W, Eiam-Ong S (2009) An update on acute postinfectious glomerulonephritis worldwide. Nat Rev Nephrol 5:259–269
Rutgers A, Sanders JS, Stegeman CA, Kallenberg CG (2010) Pauci-immune necrotizing glomerulonephritis. Rheum Dis Clin North Am 36:559–572
Segal PE, Choi MJ (2012) Recent advances and prognosis in idiopathic membranous nephropathy. Adv Chronic Kidney Dis 19(2):114–119 (Review)
Sethi S, Fervenza FC (2012) Membranoproliferative glomerulonephritis – a new look at an old entity. N Engl J Med 366:1119–1131
Tarzi RM, Cook HT, Pusey CD (2011) Crescentic glomerulonephritis: New aspects of pathogenesis. Semin Nephrol 31:361–368

197 Tubulopathien

J. König, M. Konrad

Definition Tubulopathien sind Störungen einzelner oder mehrerer tubulärer Funktionen bei primär normaler glomerulärer Filtration. Meist handelt es sich um hereditäre Defekte, nur selten kommt es zu einer erworbenen Störung der Tubulusfunktion, z. B. durch Zufuhr nephrotoxischer Substanzen. Die hereditären Formen werden weiter unterteilt in primäre und sekundäre Tubulopathien. Während bei primären Tubulopathien – bedingt durch einen spezifischen genetischen Defekt – meist nur ein isolierter Transportprozess gestört ist (Tab. 197.1), treten die sekundären komplexen Tubulopathien oft im Rahmen angeborener Stoffwechselerkrankungen auf. Sie umfassen fast immer mehrere tubuläre Transportmechanismen und können auch mit Veränderungen am Glomerulus und anderen Organsystemen einhergehen (Tab. 197.2).

Klinische Symptome Tubulopathien führen infolge des renalen Verlusts von organischen und anorganischen Substanzen zu Veränderungen im intra- und extrazellulären Milieu. Als häufige Leitsymptome finden sich eine Polyurie, Nykturie und Polydipsie, oft verbunden mit nächtlichem Trinken. Außerdem präsentieren einige Patienten einen durch den renalen Salzverlust bedingten ausgeprägten Salzhunger. Typisch sind weiterhin eine Gedeihstörung im frühen Kindesalter sowie Wachstumsstörungen. Rachitische Knochenveränderungen werden beobachtet. Laborchemisch finden sich je nach Lokalisation des zugrunde liegenden Defekts ausgeprägte Elektrolytimbalancen. Einzelne Tubulopathien gehen mit einer progredienten Verschlechterung der Nierenfunktion einher.

Die Kenntnis der für den Tubulusabschnitt typischen Transportprozesse ermöglicht die schnelle Zuordnung einer auffälligen Laborkonstellation zur Lokalisation des Defekts im Tubulusapparat (Abb. 197.1). So können Störungen im proximalen Tubulus typischerweise mit einer Glukosurie, Aminoacidurie, Phosphaturie und/oder einer durch Bicarbonatverlust verursachten renal-tubulären Acidose (RTA) einhergehen. Das kombinierte Auftreten dieser Transportstörungen wird als „renales Fanconi-Syndrom" oder „Debré-de-Toni-Fanconi-Syndrom" bezeichnet. Für Störungen der NaCl-Resorption im dicken aufsteigenden Teil der Henle-Schleife (Bartter-Syndrom) oder im distalen Konvolut (Gitelman-Syndrom) ist das Auftreten einer hypokaliämischen Alkalose typisch. Tubulopathien des Sammelrohrs können die Wasserrückresorption, die Natriumresorption sowie die Exkretion von Kalium und Protonen betreffen und so zu entsprechenden Laborveränderungen führen.

Im Folgenden wird auf die häufigsten Tubulopathien näher eingegangen.

197.1 Aminoacidurien

Primäre Resorptionsstörungen von Aminosäuren zeichnen sich durch einen isolierten Verlust der betroffenen Aminosäuren aus. Sie können klinisch stumm verlaufen oder durch Steinbildung bzw. Ablagerungen von Kristallen manifest werden. Selten führt dies sekundär zu einer progredienten Niereninsuffizienz. Die einzelnen Aminoacidurien sind in Tab. 197.1 aufgeführt. Die Krankheitsbilder der Cystinurie und der Hartnup-Krankheit sind in ▶ Abschn. 53.2 ausführlich dargestellt.

197.2 Familiäre renale Glukosurie

Definition Unter einer familiären renalen Glukosurie versteht man eine vermehrte Ausscheidung von Glukose über den Urin (> 3 g/Tag) bei gleichzeitig normalen Blutzuckern und Fehlen anderer tubulärer Störungen.

Ätiologie und Pathogenese Unter physiologischen Bedingungen resorbiert die Niere ca. 180 g Glukose am Tag und trägt so zu einem ausgeglichenen Blutzuckerhaushalt bei. Hauptverantwortlich hierfür ist der natriumgetriebene Glukosetransporter (SGLT2) in der luminalen Membran der proximalen Tubuluszellen. Die Effektivität dieses Transportprozesses ist sehr hoch, so dass beim Gesunden < 0,5 g Glukose pro Tag über den Urin verloren gehen. Liegt ein genetischer Defekt der genannten Transportproteine vor, resultiert eine Glukosurie von bis zu 60 g/Tag. Die Störung findet sich in ca. 20 % familiär, die Vererbung erfolgt (inkomplett) autosomal-rezessiv.

Klinische Symptome und Diagnose Der klinische Verlauf ist in fast allen Fällen symptomlos, Hypoglykämien treten in der Regel nicht auf. Die Diagnose erfolgt meist als Zufallsbefund aufgrund einer Urinteststreifenuntersuchung, die ab Uringlukosekonzentrationen > 40 mg/dl positiv wird. Der Glukosetoleranztest ist unauffällig. Eine molekulargenetische Diagnosesicherung ist möglich, jedoch aufgrund der fehlenden therapeutischen Konsequenz so gut wie nie indiziert.

Therapie Auf eine Therapie kann fast immer verzichtet werden. Im Falle seltener symptomatischer Hypoglykämien sollte eine Zufuhr von Kohlenhydraten in zahlreichen kleinen Mahlzeiten erfolgen.

197.3 Renales Fanconi-Syndrom

Definition Als Fanconi-Syndrom (auch Debré-de-Toni-Fanconi-Syndrom) bezeichnet man eine komplexe Störung des proximalen Tubulus, die sich durch eine kombinierte Resorptionsstörung von Aminosäuren, Phosphat, Glukose und Bicarbonat (komplettes Fanconi-Syndrom) oder einzelner der genannten Substanzen (inkomplettes Fanconi-Syndrom) auszeichnet.

Ätiologie und Pathogenese Es werden eine primäre/idiopathische und eine sekundäre Form unterschieden. Die sekundäre Form tritt meist im Rahmen hereditärer Stoffwechselerkrankungen (Tab. 197.2) oder bedingt durch Intoxikation (Chemotherapie, Blei) auf. Das primäre Fanconi-Syndrom kommt familiär oder sporadisch vor und kann sich in jedem Alter manifestieren.

Klinische Symptome Infolge der Verluste von Wasser, Salz und organischen Substanzen präsentieren die Patienten eine Polyurie, Polydipsie, Dehydratationszustände, Salzhunger und eine metabolische Acidose. Ähnlich der renal-tubulären Acidose resultieren bei unzureichender Therapie rachitische Knochenveränderungen und ein Kleinwuchs. Häufiger als bei den isolierten Tubulopathien kann sich bei Patienten mit einem Fanconi-Syndrom im Langzeitverlauf eine chronische Niereninsuffizienz entwickeln.

Tab. 197.1 Primäre Tubulopathien	
Störung der Resorption von	Zugrunde liegende Tubulopathien
Aminosäuren	Zystinurie Hyperglycinurie Hyperhistidinurie Iminoglycinurie Dibasische Hyperaminoacidurie (mit intestinaler Lysinintoleranz) Hyperdicarboxylaminoacidurie Hartnup-Krankheit
HCO_3	Proximale renal-tubuläre Acidose (Typ 2) Gemischte renal-tubuläre Acidose (Typ 3)
Phosphat	Familiäre Hypophosphatämie Phosphatdiabetes Pseudohypoparathyreoidismus
Glukose	Primäre renale Glukosurie Renale Glukosurie bei kongenitaler Glukose-Galaktose-Malabsorption
Kombiniert Aminosäuren, Glukose, Phosphat und HCO_3	Primäres idiopathisches Fanconi-Syndrom
H^+-Ionen	Distale renal-tubuläre Acidose (Typ 1)
Kalzium	Idiopathische Hyperkalziurie Dent-Krankheit
Harnsäure	Renale Hypourikämie Hypourikosurische Hyperurikämie Hypoxanthin-Guanosin-Phosphoribosyltransferase-Mangel (HGPRT) Xanthinoxidasemangel
Magnesium	Familiäres Hypomagnesiämie-Hyperkalziurie-Syndrom (FHHNC) Renale Hypomagnesiämie
Natrium und Kalium	Antenatales Bartter-Syndrom Klassisches Bartter-Syndrom Gitelman-Syndrom Pseudohypoaldosteronismus Typ 1 und 2 (Gordon-Syndrom) Pseudohyperaldosteronismus (Liddle-Syndrom) Glukokortikoidvermittelter Hyperaldosteronismus Apparent mineralocorticoid excess
Wasser	Diabetes insipidus renalis V2-Rezeptor-Defekt (X-chromosomal) Aquaporindefekt (autosomal-rezessiv)

Diagnose Im Urin findet sich eine Hyperaminoacidurie, Glukosurie und Hyperphosphaturie. Im Blut zeigt sich dagegen häufig eine hyperchlorämische Acidose kombiniert mit niedrigen Serumsphosphatspiegeln und gelegentlich einer Hypokaliämie. Sonografisch kann eine Nephrokalzinose vorliegen.

Therapie Die Therapie erfolgt symptomatisch durch Substitution von Wasser (1–3 l/Tag zusätzlich), Phosphat (1–3 g/Tag) und Natrium- oder Kaliumbicarbonat bzw. -zitrat (15 mmol/kg KG/Tag). Die Substitution sollte möglichst gleichmäßig über den Tag verteilt erfolgen. Meist ist zusätzlich eine Vitamin-D-Substitution zur Verbesserung der intestinalen Phosphatresorption indiziert. Strenge Kontrolle der Serumspiegel von Kalzium, Phosphat und Parathormon sind zur Reduktion des Nephrokalzinoserisikos essenziell.

197.3.1 Lowe-Syndrom (okulozerebrorenales Syndrom, OCRL)

Das X-chromosomal vererbte Lowe-Syndrom ist durch kongenitale Katarakte und Glaukom, mentale Retardierung, muskuläre Hypotonie und ein renales Fanconi-Syndrom charakterisiert.

Mutationen im *OCRL1*-Gen führen zu einem Defekt der intrazellulären Phosphatidylinsositol-Biphosphat(PIP_2)-5-Phosphatase. Mutationen im gleichen Gen können auch den Phänotyp einer Dent-Krankheit hervorrufen.

Neben den Folgen des renalen Fanconi-Syndroms sind die Patienten durch das stark eingeschränkte Sehvermögen sowie langfristig durch die Entwicklung einer chronischen Niereninsuffizienz stark beeinträchtigt. Typisch ist das Vorliegen eines kongenitalen Katarakts in Kombination mit Zeichen eines renalen Fanconi-Syndroms. Die Diagnose wird molekulargenetisch gesichert. Die Therapie entspricht der des renalen Fanconi-Syndroms.

197.4 Hereditäre Salzverlusttubulopathien

Definition Angeborene Salzverlusttubulopathien wurden früher häufig unter den Begriffen „Bartter-Syndrom" und „Gitelman-Syndrom" zusammengefasst. Nach dem aktuellen molekulargenetischen Verständnis handelt es sich jedoch um pathophysiologisch eigenständige Erkrankungen des tubulären Ionentransports (Tab. 197.3). Die unterschiedlichen Formen des Bartter-Syndroms beruhen dabei auf Defekten im dicken aufsteigenden Teil der Henle-Schleife (TAL), die des Gitelman-Syndroms im Bereich des distalen Konvoluts (DCT). Als Leitsymptome sind allen Defekten ein schwerer Salzverlust mit ausgeprägtem Salzhunger, eine Polyurie sowie eine hypokaliämische metabolische Alkalose gemein.

197.4.1 Antenatales Bartter-Syndrom/Hyper-Prostaglandin-E-Syndrom

NKCC2-Defekt

Ursache ist ein Defekt des Natrium-2-Chlorid-Kalium-Kotransporters (NKCC2), der laborchemisch den Effekt von Furosemid imitiert. Bereits präpartal zeigt sich ein ausgeprägtes Polyhydramnion, das fast immer zu einer Frühgeburtlichkeit führt („antenatales Bartter-Syndrom"). Postpartal sind die Kinder durch eine lebensbedrohliche Polyurie bedroht. Aufgrund der begleitenden Hyperkalziurie entwickeln fast alle Kinder innerhalb weniger Wochen eine Nephrokalzinose.

ROMK-Defekt

Ursächlich ist ein defekter apikaler Kaliumkanal (ROMK), durch den das resorbierte Kalium nicht zurück ins tubuläre Lumen zirkulieren kann, womit die Salzreabsorption im TAL zum Erliegen kommt (Abb. 197.2). Das klinische Bild entspricht folglich dem des NKCC2-Defekts mit dem Unterschied einer oft nicht diagnostizierten initialen passageren Hyperkaliämie.

197.4 · Hereditäre Salzverlusttubulopathien

Tab. 197.2 Sekundäre Tubulopathien im Rahmen von Stoffwechselerkrankungen

Krankheit	Vererbung	Gen	Genprodukt	Klinik
Nephropathische Cystinose	AR	CTNS	Cystinosin	Renales Fanconi-Syndrom, Nierenversagen, Wachstumsretardierung, Kornealveränderungen
Lowe-Syndrom (okulozerebrorenales Syndrom)	XR	OCRL1	Phosphatidylinositol-Biphosphat(PIP_2)-5-Phosphatase	Vitamin-D-resistente Rachitis, mentale Retardierung, Katarakt, renales Fanconi-Syndrom, Nierenversagen
Fanconi-Bickel-Syndrom	AR	GLUT2	Faciliative glucose transporter	Malabsorption, Gedeihstörung, renales Fanconi-Syndrom
Primäre Hyperoxalurie Typ I	AR	AGXT	Alanin-Glyoxylat-Aminotransferase	Nephrolithiasis (Ca-Oxalat), Leber- und Nierenversagen
Adeninphosphoribosyltransferasemangel	AR	APRT	Adeninphosphoribosyltransferase	Nephrolithiasis (2,8 Dihydroxyadenin)
Galaktosämie	AR	GAL1PUT	Galaktose-1-Phosphat-Uridyltransferase	Renales Fanconi-Syndrom, Hepatomegalie, Katarakt
Hereditäre Fruktoseintoleranz	AR	ALDOB	Fruktose-1-Phosphat-Aldolase B	Renales Fanconi-Syndrom, mentale Retardierung, Hypoglykämie, Koma
Tyrosinämie Typ I	AR	FAH	Fumarylacetoacethydrolase	Renales Fanconi-Syndrom, Leberzirrhose, Gerinnungsstörung
Morbus Wilson	AR	ATP7B	Kupfertransportierende ATPase	Renales Fanconi-Syndrom, Leberzirrhose, Gerinnungsstörung
Zytochrom-C-Oxidase-Mangel	Mitochondrial		Zytochrom-C-Oxidase u. a.	Renales Fanconi-Syndrom, Multiorganbeteiligung

AD autosomal-dominant, *AR* autosomal-rezessiv, *XR* X-chromosomal-rezessiv.

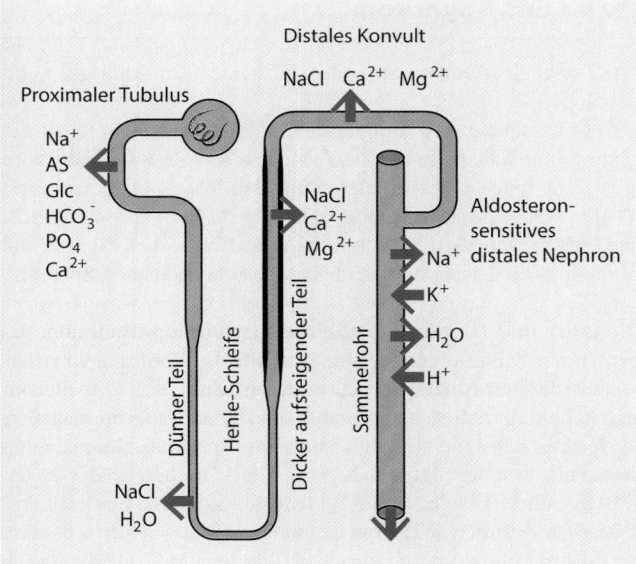

Abb. 197.1 Elektrolytresorption entlang des Tubulusapparats. (Mod. nach Seyberth u. Schlingmann 2011)

Barttin-Defekt

Dieser Defekt stellt die schwerste Subform dar, da er klinisch einer Kombination aus antenatalem und klassischem Bartter-Syndrom entspricht. Verantwortlich hierfür ist ein defektes Protein namens Barttin. Dieses fungiert als Untereinheit der beiden Chloridkanäle ClC-Ka und ClC-Kb im dicken aufsteigenden Teil der Henle-Schleife und dem distalen Konvolut, so dass die Salzreabsorption in beiden Tubulusabschnitten zum Erliegen kommt. Laborchemisch findet sich neben einer hypokaliämischen Alkalose eine Hypochlorämie, Hypomagnesiämie und Hyperkalziurie. Zusätzlich verursacht der Barttin-Defekt eine Innenohrschwerhörigkeit. Häufiger als bei den anderen Subtypen entwickeln die Patienten ein chronisches Nierenversagen.

197.4.2 Klassisches Bartter-Syndrom

Diesem Typ liegt ein Defekt des Chloridkanals ClC-Kb zugrunde, der basolateral den Austritt des apikal reabsorbierten Chlorids aus den Tubuluszellen des TAL und DCT ermöglicht. Da in diesen Tubulusabschnitten neben ClC-Kb mit ClC-Ka ein weiterer Chloridkanal exprimiert wird, erklärt sich ein im Vergleich zum antenatalen Bartter-Syndrom milderer Phänotyp mit meist weniger ausgeprägte Neonatalperiode und Gedeihstörungen im Kleinkindalter („klassisches Bartter-Syndrom"). Laborchemisch zeigt sich eine weniger ausgeprägte Hypochlorämie sowie ein für den distalen Tubulusabschnitt typischer Magnesiumverlust. Eine Nephrokalzinose tritt nur selten auf.

Tab. 197.3 Hereditäre Salzverlusttubulopathien

Nomenklatur	Gendefekt	Genprodukt	Klinisches Bild
Antenatales Bartter-Syndrom/Hyper-Prostaglandin-E-Syndrom	SLC12A1	Na-K-2Cl-Kotransporter (NKCC2)	Polyhydramnion, Polyurie, Hyperkalziurie, Nephrokalzinose
	KCNJ1	Luminaler Kaliumkanal (ROMK)	Polyhydramnion, Polyurie, Hyperkalziurie, Nephrokalzinose
Antenatales Bartter-Syndrom mit Innenohrschwerhörigkeit	BSND	Barttin	Polyhydramnion, Polyurie, Hypochlorämie, Hypomagnesiämie, Innenohrschwerhörigkeit, chronisches Nierenversagen
Klassisches Bartter-Syndrom	CLCNKB	Basolateraler Cl-Kanal (ClC-Kb)	Hypochlorämie, leichte Hypomagnesiämie, Gedeihstörung
Gitelman-Syndrom	SLC12A3	NaCl-Kotransporter (NCCT)	Hypomagnesiämie, Hypokalziurie, Tetanien
EAST-Syndrom	KCNJ10	Basolateraler Kaliumkanal (Kir4.1)	Hypomagnesämie, Hypokalziurie, EAST-Syndrom (Epilepsie, Ataxie, Innenohrschwerhörigkeit, Tubulopathie)

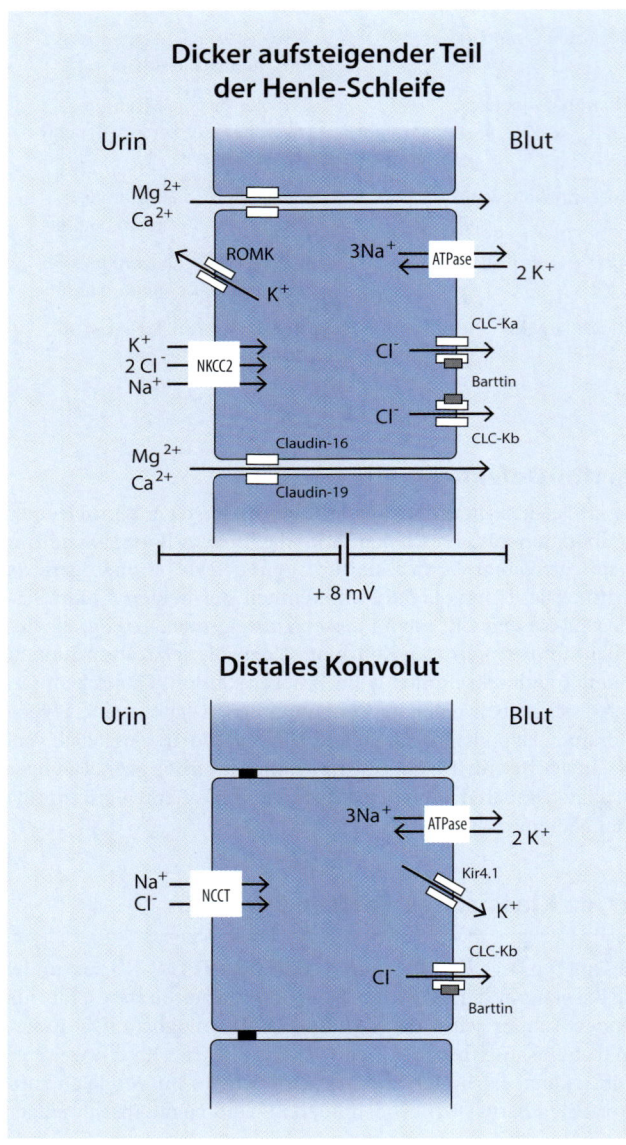

Abb. 197.2a,b Ionentransport **a** im dicken aufsteigenden Teil der Henle-Schleife (TAL) und **b** im distalen Konvolut (DCT). (Mod. nach Seyberth u. Schlingmann 2011)

197.4.3 Gitelman-Syndrom

Ursache ist ein genetischer Defekt des thiazidsensitiven Natriumchlorid-Kotransporters (NCCT), der im distalen Konvolut den wesentlichen Transportmechanismus für die Salzreabsorption darstellt. Klinisch fallen Patienten meist erst im Schulalter mit leichten unspezifischen Symptomen wie Muskelschwäche, allgemeiner Müdigkeit, Muskelkrämpfen und in manchen Fällen durch eine Wachstumsretardierung auf. Im weiteren Verlauf sind viele Patienten jedoch häufig stark in ihrer Lebensqualität eingeschränkt. Selten werden schwerwiegende Komplikationen wie eine hypokaliämische Rhabdomyolyse, Herzrhythmusstörungen, Krampfanfälle oder eine Chrondrokalzinose beobachtet. Laborchemisch sind eine Hypomagnesiämie sowie eine Hypokalziurie typisch.

197.4.4 EAST-Syndrom

EAST steht als Akronym für Epilepsie, Ataxie, Schwerhörigkeit und Tubulopathie.

Als Ursache dieses komplexen Krankheitsbilds konnte ein defekter Kaliumkanal (Kir4.1) identifiziert werden. An der Niere wird Kir4.1 im Bereich des distalen Konvoluts basolateral exprimiert (◘ Abb. 197.2) und stellt gemeinsam mit der Na/K-ATPase den gerichteten Salztransport in diesem tubulären Abschnitt sicher. Klinisch und laborchemisch entspricht die Tubulopathie dem Gitelman-Syndrom.

Diagnose und Therapie von Salzverlusttubulopathien Bei Patienten mit Polyurie und Salzhunger sollte das Vorliegen einer hypokaliämischen Alkalose an eine Salzverlusttubulopathie denken lassen. Eine Krankheitsmanifestation im frühen Neugeborenenalter sowie eine begleitende Hyperkalziurie mit Nephrokalzinose deuten darauf hin, dass der zugrunde liegende Defekt im Bereich des dicken aufsteigenden Teils der Henle-Schleife zu finden ist. Ein leichterer klinischer Verlauf, eine Hypomagnesiämie und das Fehlen einer Hyperkalziurie sind dagegen typisch für Tubulopathien, die das distale Konvolut betreffen. Eine exakte Diagnose kann meist nur molekulargenetisch getroffen werden. Alle Salzverlusttubulopathien gehen mit einem erhöhten Serumaldosteronspiegel einher. Erhöhte Prostaglandin-E2-Spiegel finden sich hingegen vor allem bei den 3 Formen des antenatalen Bartter-Syndroms.

Im Vordergrund steht die Substitution von Wasser und Elektrolyten. Daneben hat sich bei den 3 Varianten des antenatalen Bartter-Syndroms die pharmakologische Blockade der überschießenden

Prostaglandin-E2-Produktion mit Indometacin (0,5–2,0 mg/kg KG/Tag) als effektive Therapie erwiesen. Auf die Gabe von kalziumsparenden Thiaziddiuretika sollte beim antenatalen Bartter-Syndrom verzichtet werden, da so physiologische Kompensationsmechanismen außer Kraft gesetzt und die Patienten durch weitere Wasser- und Salzverluste gefährdet werden.

197.5 Familiäre Hypomagnesiämie mit Hyperkalziurie und Nephrokalzinose

Definition Die familiäre Hypomagnesiämie mit Hyperkalziurie und Nephrokalzinose (FHHNC) zählt zur Gruppe der Magnesiumverlusterkrankungen. Es handelt sich um eine autosomal-rezessiv vererbte Störung der parazellulären Elektrolytreabsorption im Bereich der Henle-Schleife (◘ Abb. 197.2).

Ätiologie und Pathogenese Ursächlich liegen der FHHNC Mutationen in zwei verschiedenen Genen (*CLND16* und *CLDN19*) zugrunde, die für Proteine kodieren, die an der Niere spezifisch in „tight junctions" der Henle-Schleife exprimiert werden. Die Defekte führen zu Veränderungen der parazellulären Elektrolytreabsorption mit ausgeprägten Magnesium- und Kalziumverlusten.

Klinische Symptome Typische Symptome bei Manifestation einer FHHNC sind Polyurie/Polydipsie und rezidivierende Harnwegsinfektionen. Laborchemisch bestehen eine Hypomagnesiämie und eine Hyperkalziurie. Im Verlauf der Erkrankung entwickelt sich bei allen Patienten eine medulläre Nephrokalzinose, auch Nierensteine kommen vor. Häufig kommt es zu einer progredienten Niereninsuffizienz, die bereits im Kindes- und Jugendalter eine Nierenersatztherapie erfordern kann. Ein Teil der Patienten zeigt zusätzlich schwere Augenveränderungen mit ausgeprägter Myopie, Nystagmus und/oder Makulakolobomen (nur bei *CLDN19*-Defekten).

Diagnose Laborchemisch kann die klinische Diagnose weiter untermauert werden durch den Nachweis eines erhöhten Parathormons und einer Hyperurikämie, dies bereits vor Eintreten einer Niereninsuffizienz. Letztendlich wird die Diagnose molekulargenetisch gesichert.

Therapie Die Therapie der FHHNC erfolgt rein symptomatisch, neben einer Magnesiumsubstitution und zusätzlichem Flüssigkeitsangebot zielt sie auf die Vermeidung weiterer Harnwegsinfektionen und die Reduktion der Kalziumausscheidung mit Thiaziddiuretika.

197.6 Renal-tubuläre Acidose

Definition Renal-tubuläre Acidosen (RTA) sind Störungen der renalen Säure-Base-Regulation. Sie sind laborchemisch durch eine hyperchlorämische Acidose bei normaler Anionenlücke charakterisiert und können primär als hereditäre Störung oder sekundär im Rahmen von Stoffwechselleiden, Autoimmunerkrankungen oder Intoxikationen auftreten.

Ätiologie und Pathogenese Gesunde Kinder produzieren täglich ca. 1–3 mmol/kg KG nichtflüchtige Säureäquivalente, die mithilfe der renalen Acidogenese ausgeschieden werden müssen. Zwei Mechanismen sind hierfür entscheidend: Die Rückresorption von filtriertem Bicarbonat, die zu 80–90 % im proximalen Tubulus erfolgt sowie die Sekretion von H^+-Ionen im Sammelrohr. Entsprechend werden 3 Formen der RTA unterschieden:

Proximale RTA (Typ 2) Störung der Bicarbonatresorption im proximalen Tubulus mit konsekutivem Abfall des Serumbicarbonats auf 12–15 mmol/l. Da die distale Ansäuerung des Urins noch funktioniert, kann der Urin-pH auf < 5,5 gesenkt werden.

Distale RTA (Typ 1) Störung der H^+-Sekretion im Sammelrohr, so dass der Urin-pH nicht unter 5,5 angesäuert werden kann. Die H^+-Sekretion wird sowohl durch eine H^+-ATPase als auch durch einen H^+/K^+-Austauscher generiert. Entsprechend kann die distale RTA mit und ohne Hypokaliämie auftreten. In der Cochlea hat dieselbe H^+-ATPase entscheidende Bedeutung für den pH-Wert der Endolymphe. Eine distale RTA geht daher häufig mit einer Innenohrschwerhörigkeit einher.

Hyperkaliämische RTA (Typ 4) Ursache ist ein Aldosteronmangel oder eine Aldosteronresistenz mit der Folge einer verminderten Na^+-Resorption und H^+- sowie K^+-Sekretion im Sammelrohr, was neben der RTA eine Hyperkaliämie hervorruft. Daneben existiert ein Mischtyp, der eine Kombination aus proximaler und distaler renal tubulärer Acidose darstellt (Typ 3).

Klinische Symptome Die meisten Kinder fallen im 1. Lebensjahr mit Erbrechen, Gedeihstörungen, einer Polyurie und Exsikkose auf. Häufig kommt es zur raschen Entgleisung im Rahmen gastrointestinaler Infektionen. Infolge der Acidose wird Kalzium aus den Knochen freigesetzt, was einerseits zu einer Hyperkalzämie mit dem Risiko einer Nephrokalzinose/Nephrolithiasis führt und andererseits in einem mangelnden Wachstum und rachitischen Knochenveränderungen resultieren kann. Bei der hyperkaliämischen Form (Typ 4) fehlt typischerweise die Nephrokalzinose; hier steht der durch Salzverlust bedingte Volumenmangel im Vordergrund. Ein Großteil der Kinder mit distaler RTA entwickelt im Krankheitsverlauf eine Innenohrschwerhörigkeit.

Diagnose Bei Vorliegen einer hyperchlorämischen Acidose mit normaler Anionenlücke (normal: $[Na^+ + K^+] - [Cl^- + HCO_3^-] = 8–13$ mmol/l) muss eine RTA vermutet werden. Durch Bestimmung der Elektrolytkonzentrationen im Urin kann zwischen den einzelnen Formen unterschieden werden: Ein Anionenüberschuss im Urin ($Cl^- > K^+ + Na^+$) bedeutet, dass die Ammoniumkonzentration im Urin normal ist und die Acidose durch einen proximalen Bicarbonatverlust hervorgerufen wird (RTA Typ 2). Ein Kationenüberschuss im Urin ($Cl^- < K^+ + Na^+$) hingegen deutet auf eine ungenügende Ammoniogenese im Sammelrohr durch eine gestörte H^+-Sekretion hin (RTA Typ 1). Auch durch zusätzliche Säurebelastung mit Ammoniumchlorid kann bei dieser Form der Urin-pH nicht auf < 5,5 gesenkt werden. Die Fähigkeit der tubulären Urinansäuerung kann relativ einfach mittels eines Furosemidtests untersucht werden (▶ Übersicht). Dieser Test hat die gleiche diagnostische Aussagekraft wie eine parenterale Säurebelastung, ist aber deutlich besser verträglich.

> **Urinansäurung mittels Furosemidtest**
> - **Grundlage:** Der Urin-pH hängt u. a. vom Natriumangebot im distalen Tubulus ab. Ein erhöhtes Natriumangebot durch Blockade der Natriumresorption weiter proximal mittels Furosemid führt über den distalen Ionenaustausch zu einer Anreicherung von H^+ im Urin und damit zu einem Abfall des Urin-pH.
> - **Durchführung:**
>   1. Sicherstellen, dass keine Bicarbonatsubstitution erfolgt
>   2. Kind ab 0:00 Uhr nüchtern lassen

> 3. Ausgangswerte für Na, K, Kreatinin und pH im Urin sowie Na, K, Kreatinin und Bicarbonat im Serum
> 4. Applikation von 1 mg/kg KG Furosemid p.o. (0,5 mg/kg KG i.v.)
> 5. Bestimmung des Urin-pH alle 30 min für 3 h
> 6. Nach 3 h Kontrolle des Serum-Na, -K, -Kreatinin und -Bicarbonats
>
> – **Beurteilung:**
>   – Sinkt der Urin-pH binnen 3h unter 5,5, liegt eine normale Urin-Ansäuerung vor.
>   – Wird kein Urin-pH < 5,5 erreicht, spricht dies für eine distale RTA.

Auch das Serumkalium kann Hinweise auf die zugrunde liegende RTA-Subform geben: Eine Hyperkaliämie ist für eine RTA Typ 4 typisch, erniedrigte Kaliumspiegel hingegen können auf das Vorliegen einer distalen RTA hindeuten.

Differenzialdiagnose Bei Vorliegen einer Hyperkaliämie (Typ 4) mit zusätzlicher arterieller Hypertonie sollte differenzialdiagnostisch ein Gordon-Syndrom (Pseudohypoaldosteronismus Typ II) ausgeschlossen werden.

Therapie Ziel der Behandlung ist eine Normalisierung des Serumbicarbonats (>20 mmol/l) sowie des Serumkaliums und der Hyperkalziurie. Hierzu muss eine orale Bicarbonatsubstitution möglichst gleichmäßig über den Tag verteilt erfolgen. Alternativ kann auch Zitrat (z. B. Kaliumzitrat), das in der Leber zu Bicarbonat verstoffwechselt wird, verabreicht werden. Bei der proximalen Form sind initial oft große Mengen Bicarbonat (5–15 mmol/kg KG/Tag) notwendig. Aufgrund einer spontanen Besserungstendenz kann die Substitution jedoch oftmals nach den ersten Lebensjahren sistiert werden. Dagegen sind bei der distalen Form geringere Substitutionsmengen (ca. 1–2 mmol/kg KG/Tag) notwendig, diese allerdings dauerhaft. Auch über die Pubertät hinaus sollte bei der distalen RTA die Bicarbonatsubstitution zur Reduktion des Nephrokalzinoserisikos und Vermeidung einer Niereninsuffizienz fortgesetzt werden. Bei Vorliegen rachitischer Knochenveränderungen ist zusätzlich eine Vitamin-D-Therapie indiziert. Die hyperkaliämische RTA erfordert vor allem eine Korrektur des renalen Salzverlusts sowie je nach Diagnose ggf. die Gabe eines synthetischen Mineralokortikoids (Fludrocortison 0,1–0,15 mg/Tag).

197.7 Pseudohypoaldosteronismus

197.7.1 Pseudohypoaldosteronismus Typ I

Definition Dem Pseudohypoaldosteronismus (PHA) Typ I liegt ein fehlendes Ansprechen auf Aldosteron im Sinne einer Endorganresistenz zugrunde. Leitsymptome sind ein ausgeprägter Salzverlust mit Hyperkaliämie und metabolischer Acidose. Die leichtere, autosomal-dominant vererbte Form betrifft ausschließlich die Nieren (renale Form), während die autosomal-rezessiv vererbte Form durch Beteiligung multipler Organe (Kolon, Speicheldrüsen, Schweißdrüsen) klinisch schwerwiegender verläuft (generalisierte Form).

Ätiologie und Pathophysiologie Der rein renalen Form liegt eine heterozygote Mutation im Mineralokortikoidrezeptor (MR) zugrunde. Die generalisierte Form ist hingegen auf Mutationen in der α-, β- oder γ-Untereinheit des epithelialen Natriumkanals (ENaC) zurückzuführen. In beiden Fällen resultiert eine verminderte Natriumresorption im Sammelrohr mit Salzverlust und erhöhten Serumspiegeln von Renin und Aldosteron (Pseudohypoaldosteronismus). Die gleichzeitig verminderte Sekretion von Kalium- und H^+-Ionen bewirkt eine metabolische Acidose mit Hyperkaliämie (◘ Abb. 197.3).

Klinische Symptome Die Kinder fallen in den ersten Lebenswochen durch rezidivierendes Erbrechen, Exsikkose und mangelndes Gedeihen auf. Salzverlustkrisen im Rahmen von Infektionen können lebensbedrohlich verlaufen. Die Symptomatik ist bei der generalisierten Form ausgeprägter als bei der rein renalen.

Diagnose Die Kombination eines renalen Salzverlusts mit hyperkaliämischer Acidose sollte an einen PHA Typ I denken lassen. Beweisend sind stark erhöhte Serumspiegel von Renin und Aldosteron sowie das fehlende Ansprechen auf Mineralokortikoidgabe. Die Diagnose kann molekulargenetisch durch Mutationsnachweis im Mineralokortikoidrezeptor (renale Form) oder in einer der 3 Untereinheiten des ENaC (generalisierte Form) gesichert werden. Insbesondere bei Geschwistern von Erkrankten sollte zur Vermeidung schwerwiegender Komplikationen direkt postpartal eine molekulargenetische Untersuchung erfolgen.

Therapie Neugeborene müssen aufgrund des teils schwerwiegenden Salzverlusts in den ersten Lebenswochen intensiv in Bezug auf Serumnatrium, -kalium und Säure-Base-Status überwacht werden. Die Therapie erfolgt durch orale Supplementation von NaCl (3–8 mmol/kg KG/Tag). Das Ausmaß der Substitution wird an der Normalisierung der Hyperkaliämie und des Reninspiegels ausgerichtet. Die renale Form zeigt mit zunehmendem Alter eine spontane Besserung, so dass ab dem 4. Lebensjahr meist auf eine NaCl-Supplementierung verzichtet werden kann. Auch die generalisierte Form bessert sich im Verlauf. Ein völliger Verzicht der NaCl-Gaben ist jedoch meist nicht möglich.

197.7.2 Gordon-Syndrom/Pseudohypoaldosteronismus Typ II

Definition Das Gordon-Syndrom zählt zu den seltenen erblichen Formen der arteriellen Hypertonie und wird durch eine überschießende Salzresorption im distalen Konvolut hervorgerufen. Autosomal-dominante, selten auch -rezessive Erbgänge sind beschrieben.

Ätiologie und Pathophysiologie: Eine gestörte Regulation des durch Thiazid hemmbaren Natriumchlorid-Kotransporters (NCCT) bewirkt eine fast vollständige Resorption des intraluminalen Natriumchlorids. Hierdurch kommt es einerseits zu einer Übersalzung des Blutes mit der Folge einer arteriellen Hypertonie, andererseits fehlt Natrium weiter distal im Sammelrohr als Triebkraft für die dort stattfindende Sekretion von K^+ und H^+ in den Urin. Es resultiert das Bild einer renal tubulären Acidose mit Hyperkaliämie (Typ 4). Mutationen der regulativen Kinasen Wnk1 und Wnk4 konnten als Ursache der überschießenden Funktion des NCCT identifiziert werden. Außerdem wurden Mutationen im sog. Actin-binding-protein-Kelch-like-3-Gen *(KLHL3)* beschrieben.

Klinische Symptome In der frühen Kindheit entspricht das klinische Bild einer renal-tubulären Acidose mit Hyperkaliämie. Im Rahmen intestinaler Infektionen können Elektrolytentgleisungen mit Serumkaliumspiegeln über 8 mmol/l die Patienten vital gefährden. Charakteristisch ist daneben eine oft nur schwer einzustellende arterielle Hypertonie, die teilweise bereits im frühen Kindesalter, oft jedoch erst jenseits des 10. Lebensjahres hinzutritt und bei unzureichender Behandlung mit einem erheblichen kardiovaskulären Risiko behaftet ist.

Diagnose Typisch ist eine hyperchlorämische Acidose mit Hyperkaliämie. Die Serumreninspiegel sind meist supprimiert, die Serumaldosteronspiegel jedoch normwertig (Pseudohypoaldosteronismus Typ II). Typisch ist ein transtubulärer Kaliumgradient (TTKG) < 5. Eine Normalisierung der Laborwerte durch Thiazidgabe bestätigt die Diagnose.

Therapie Die Therapie besteht in einer spezifischen Blockade des NCCT mit Thiaziddiuretika (Hydrochlorothiazid 1–2 mg/kg KG/Tag), was meist mit einer raschen Normalisierung der arteriellen Hypertonie sowie der Laborveränderungen beantwortet wird.

197.8 Liddle-Syndrom/Pseudohyperaldosteronismus

Definition Das Liddle-Syndrom ist die häufigste monogen vererbte Form der arteriellen Hypertonie. Es zeichnet sich aus durch eine überschießende Natriumresorption im Sammelrohr mit begleitender hypokaliämischer Alkalose, ohne dass erhöhte Aldosteronspiegel vorliegen (Pseudohyperaldosteronismus). Die Vererbung erfolgt autosomal-dominant.

Ätiologie und Pathophysiologie Mutationen in der β- und γ-Untereinheit des epithelialen Natriumkanals (ENaC) verhindern den Kanalabbau aus der luminalen Membran bei Nachlassen der Aldosteronwirkung und wirken so funktionssteigernd („gain of function mutations").

Klinische Symptome Es resultiert eine durch Salzüberladung bedingte arterielle Hypertonie. Gleichzeitig entsteht durch die kompensatorische Sekretion von Kalium- und H$^+$-Ionen eine hypokaliämische Alkalose.

Diagnose Typisch ist die Kombination einer verminderten fraktionellen Natriumexkretion (FeNa) mit begleitender hypokaliämischer Alkalose bei supprimierten Plasmarenin- und -aldosteronspiegeln. Die Diagnose wird durch den molekulargenetischen Mutationsnachweis gesichert.

Therapie Die Therapie besteht in einer salzarmen Diät sowie einer spezifischen Blockade des ENaC durch Amilorid oder Triampteren. Die pharmakologische Blockade des Mineralokortikoidrezeptors mit Spinorolakton zeigt hingegen keine Wirkung.

197.9 Diabetes insipidus renalis

Definition Der Diabetes insipidus renalis ist eine seltene kongenitale Erkrankung, der eine Endorganresistenz gegenüber antidiuretischem Hormon (ADH) zugrunde liegt. Klinisch äußert sich dies in einem fehlenden Konzentrationsvermögen der Niere mit hohem Flüssigkeitsverlust.

Ätiologie und Pathogenese Abhängig von der Plasmaosmolarität führt die Freisetzung von ADH aus dem Hypophysenhinterlappen

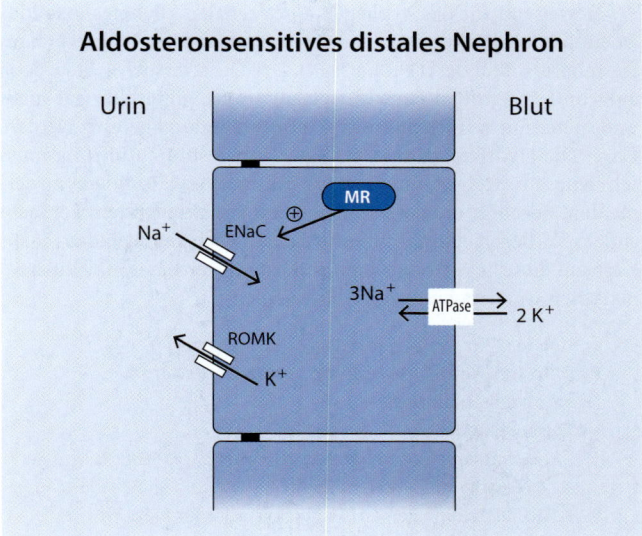

Abb. 197.3 Aldosteronabhängiger Ionentransport im distalen Nephron und Sammelrohr. *ENaC* epithelialer Natriumkanal, *MR* Mineralokortikoidrezeptor. (Mod. nach Seyberth u. Schlingmann 2011)

zu einer vasopressinrezeptorvermittelten Zunahme der Wasserresorption im Sammelrohr. Verantwortlich hierfür sind luminale Wasserkanäle, sog. Aquaporine. Die häufigere X-chromosomale Form des Diabetes insipidus renalis beruht auf einem genetischen Defekt des Vasopressin-V2-Rezeptor-Gens *(AVPR2)*. Seltener liegen dem Krankheitsbild autosomal-rezessiv vererbte Mutationen im Aquaporin-2-Gen (AQP2) zugrunde.

Klinische Symptome In der Säuglingszeit ist die Erkrankung durch die noch unreife Nierenfunktion maskiert. Betroffene Säuglinge fallen daher zunächst durch unspezifische Symptome wie erhöhte Irritabilität, schlechtes Gedeihen, Erbrechen, Exsikkose und Fieberschübe (Durstfieber) auf. Laborchemisch ist eine Hypernatriämie als Zeichen der hypertonen Dehydratation typisch. Erst mit Reifung der Nierenfunktion zeigt sich die klassische Symptomtrias einer ausgeprägten, tageszeitunabhängigen Polyurie, Polydipsie und Ausscheidung eines hypotonen Urins. Das Urinvolumen kann beim Jugendlichen dabei 10–20 l/Tag betragen. Häufig wird eine Einnässsymptomatik über das 6. Lebensjahr hinaus beobachtet.

Bei schwerer Dehydratation und zu schneller Rehydrierung besteht die Gefahr eines Hirnödems, das sich klinisch mit erhöhter Irritabilität, Somnolenz und Krampfanfällen bemerkbar macht. Bei wiederholten Episoden kann eine Enzephalopathie mit persistierender Retardierung entstehen. Infolge der anhaltenden Polyurie entwickeln manche Patienten eine Dilatation der ableitenden Harnwege bis hin zur Hydronephrose und Megazystis.

Diagnose An erster Stelle steht die oft typische Anamnese. Eltern berichten über sehr häufiges Windelwechseln mit großen Urinmengen. Das Vorliegen laborchemischer Veränderungen hängt von der Flüssigkeitszufuhr ab. Bei ausgeglichenem Wasserhaushalt zeigen sich keine Veränderungen, mangelnde Flüssigkeitszufuhr führt dagegen zur Hypernatriämie, Hyperchlorämie und erhöhten Plasmaosmolarität (> 310 mosmol/kg). Der Urin zeigt eine erniedrigte Osmolarität, ist ansonsten aber unauffällig. Die Plasma-ADH-Konzentration ist bei Dehydratation stark erhöht, bei Euvolämie jedoch normwertig.

Beweisend für das Vorliegen eines renalen Diabetes insipidus ist ein pathologischer Durstversuch mit fehlendem Ansprechen im Desmopressinkurztest (▶ Übersicht). Der Durstversuch sollte jedoch aufgrund der großen Exsikkosegefahr im Säuglingsalter gar nicht und später nur zeitlich auf max. 7 h begrenzt durchgeführt werden. Cave: Die Hydrierung nach erfolgreicher Testdurchführung muss sehr langsam erfolgen, um die Entwicklung eines Hirnödems zu vermeiden! Bei aufgrund der Familienanamnese dringendem Verdacht auf das Vorliegen eines X-chromosomalen Diabetes insipidus renalis kann auf diese belastende Diagnostik zugunsten einer molekulargenetischen Untersuchung verzichtet werden.

> **Praktische Durchführung von Durstversuch und Desmopressinkurztest**
> - **Durstversuch:**
>   - Kontinuierliche Überwachung während des Tests
>   - Zu Testbeginn Blase entleeren
>   - Ab Testbeginn keine Flüssigkeitszufuhr für max. 7 h
>   - Bestimmung von Körpergewicht, Urinmenge und -osmolarität alle 1–2 h
>   - Zu Testende Bestimmung von Osmolarität und Natriumspiegel in Urin und Serum
>   - **Beurteilung:**
>   - Anstieg der Urinosmolarität auf < 800 mosmol (Kinder), < 400–500 mosmol (Säuglinge): Diabetes insipidus
>   - Urin: Plasmaosmolarität < 1,5: Diabetes insipidus
> - **Desmopressinkurztest:**
>   - Im Anschluss an Durstversuch, wenn dieser keinen Anstieg der Urinosmolarität auf > 800 mosmol (Kinder)/> 400–500 mosmol (Säuglinge) zeigte
>   - Intravenöse oder subkutane Desmopressingabe (Säuglinge: 1,0 µg, Kinder 2,0 µg)
>   - Alternative Desmopressingabe intranasal (Säuglinge: 10 µg, Kinder: 20 µg)
>   - Bestimmung Körpergewicht, Urinmenge und -osmolarität alle 1–2 h
>   - Bestimmung von Osmolarität und Natriumspiegel in Urin und Serum nach 1 und 3 h
>   - **Beurteilung:**
>   - Urin-Plasma-Osmolarität > 1,5 nach Desmopressin-Gabe: Diabetes insipidus centralis
>   - Urin-Plasma-Osmolarität < 1,5 nach Desmopressin-Gabe: Diabetes insipidus renalis
> - **Abbruchkriterien:**
>   - Gewichtsabnahme > 3 %, Fieber, Tachykardie, Blutdruckabfall, neurolog. Symptome

Der Vasopressin-V2-Rezeptor besitzt auch eine Bedeutung im Gerinnungssystem und bewirkt physiologischerweise einen Anstieg von Gewebsplasminogenaktivator (t-PA), Faktor VIII und Von-Willebrand-Faktor. Das Ausbleiben eines solchen Anstiegs nach Desmopressingabe kann als zusätzlicher Hinweis auf das Vorliegen eines Vasopressin-V2-Rezeptor-Defekts und zur Abgrenzung gegenüber einem Aquaporindefekt verwandt werden.

Differenzialdiagnose Differenzialdiagnostisch müssen andere Ursachen einer Polyurie ausgeschlossen werden: Diabetes mellitus, Nephronophthise, chronische Niereninsuffizienz, Diuretikaabusus, Salzverlusttubulopathien, obstruktive Uropathien, Nierendysplasie, Hyperkalzämie. Bei den genannten Erkrankungen ist meist noch eine gewisse Konzentrationsfähigkeit der Nieren erhalten. Der Ausschluss einer habituellen Polydipsie mit sekundärer Polyurie kann sich anamnestisch schwierig gestalten. Typischerweise ist die Polyurie dabei jedoch auf den Tag beschränkt und sistiert nachts.

Therapie

Kurzfristig ist insbesondere im Säuglingsalter eine ausreichende Flüssigkeitszufuhr zur Vermeidung einer Exsikkose zu gewährleisten. Auf lange Sicht sollte zur Reduktion der Polyurie und Vermeidung einer hypertonen Dehydratation die Trinkmenge jedoch soweit wie möglich beschränkt werden. Durch salzarme (1 mmol/kg KG/Tag) und eiweißreduzierte Kost (2 g/kg KG/Tag) sinkt die osmotische Belastung der Nieren, wodurch der Flüssigkeitsverlust weiter gesenkt werden kann. Es muss jedoch darauf geachtet werden, dass insbesondere bei Säuglingen und Kleinkindern eine für das Wachstum ausreichende Eiweißversorgung sichergestellt ist.

Medikamentös vermögen Thiaziddiuretika (Hydrochlorothiazid 2 mg/kg KG/Tag) die Urinausscheidung effektiv zu senken. Diese paradoxe antidiuretische Wirkung beruht auf einer Reduktion der extrazellulären Natriumkonzentration mit kompensatorisch gesteigerter Salz- und Wasserresorption im proximalen Tubulus. Dem durch Hydrochlorothiazid verursachten Kaliumverlust kann durch zusätzliche Gabe kaliumsparender Diuretika (Amilorid) entgegengewirkt werden.

Prostaglandininhibitoren (Indomethazin 2 mg/kg KG/Tag) können den Urinfluss durch Drosselung der glomerulären Filtration senken. Indomethazin wirkt vor allem in Kombination mit Hydrochlorothiazid und sollte daher nicht als Monotherapie verabreicht werden. Unter Indomethazin muss die Nierenfunktion engmaschig kontrolliert werden.

Cave: Akut entstehende hypernatriämische Dehydratationszustände sind bei Diabetes insipidus anders als bei anderen Formen der hypertonen Dehydratation durch den Verlust reinen Wassers bedingt. Als Rehydrierungslösung sollte daher 2,5 %-Glukoselösung oder eine 0,3 %-Kochsalzlösung (sog. Drittellösung) verwandt werden. Die Rehydrierung mit physiologischer Kochsalzlösung (0,9 %) kann zum Tod durch Hirnödem führen. Auf jeden Fall muss eine engmaschige Kontrolle von Einfuhr, Ausfuhr, Gewicht und Serumnatrium unter Therapie erfolgen!

Literatur

Bökenkamp A, Ludwig M (2011) Disorders of the renal proximal tubule. Nephron Physiol 118(1):1–6

Emma F, Bertini E, Salviati L, Montini G (2012) Renal involvement of mitochondrial cytopathies. Pediatr Nephrol 27(4):539–550

Konrad M, Hou J, Weber S et al (2008) CLDN16 genotype predicts renal decline in familial hypomagnesemia with hypercalciuria and nephrocalcinosis. J Am SocNephrol 19(1):171–181

Barc J, Trujilano D et al (2012) KLHL3 mutations cause familial hyperkalemic hypertension by impairing ion transport in the distal nephron. Nat Genet 44(4):456–460 (S1–3)

Rodríguez-Soriano J (2000) New insights into the pathogenesis of renal tubular acidosis – from functional to molecular studies. Pediatr Nephrol 14(12):1121–1136

Santer R, Calado J (2010) Familial renal glucosuria and SGLT2: From a mendelian trait to a therapeutic target. Clin J Am SocNephrol 5(1):133–141

Seyberth HW, Schlingmann KP (2011) Bartter- and Gitelman-like syndromes: Salt-losing tubulopathies with loop or DCT defects. PediatrNephrol 26(10):1789–1802

Simonetti GD, Mohaupt MG, Bianchetti MG (2011) Monogenic forms of hypertension. Eur J Pediatr 171(10):1433–1439

Wesche D, Deen PM, Knoers NV (2012) Congenital nephrogenic diabetes insipidus: The current state of affairs. Pediatr Nephrol 27(12):2183–2204

198 Urolithiasis und Nephrokalzinose

B. Hoppe

Epidemiologie Im letzten Jahrzehnt konnte in den Industrieländern ein deutlicher Anstieg von Inzidenz (auf 1,5 %) und Prävalenz (auf 5,2 %) der Urolithiasis (UL) und Nephrokalzinose (NC) beim Erwachsenen beobachtet werden, am ehesten begründet durch das sog. metabolische Syndrom. Beim pädiatrischen Patienten sind immer noch genetische und anatomische Erkrankungen die Hauptursachen (~ 75 %) für Nierensteinerkrankungen.

Die Inzidenz der pädiatrischen UL wird auf ungefähr 10 % derer beim Erwachsenen geschätzt. Wahrscheinlich liegt sie aber höher, da relativ oft (bei 15–40 % der Kinder mit Steinen), unspezifische Symptome nicht direkt an eine UL denken lassen. Jedoch ist ein Anstieg von UL-bedingten Hospitalisationen zu erkennen.

Urolithiasis und/oder NC finden sich bei Kindern jeden Alters. Ein geschlechtsspezifischer Unterschied findet sich nicht mehr, aber das Risiko für Steinerkrankungen steigt eher beim weiblichen Geschlecht (metabolisches Syndrom?). Die NC tritt eher in den ersten Lebensjahren auf, sie ist häufiger bei Tubulopathien oder bei angeborenen Stoffwechselerkrankungen zu finden. Jüngere Kinder haben einen höheren Anteil an Nierensteinen, während ältere Patienten mit obstruktivem Ureterkonkrement zur Vorstellung kommen.

Definition Der Terminus Urolithiasis beschreibt Steine, die in den Nieren und ableitenden Harnwegen gefunden werden, also auch Blasensteine (◘ Abb. 198.1a). Unter Nephrolithiasis (NL) versteht man nur die in den Nieren lokalisierten Steine (◘ Abb. 198.1b–d), Nephrokalzinose meint Kalziumsalzablagerungen in den Tubuli, dem Tubulusepithel und/oder dem Interstitum (◘ Abb. 198.1e). Während die Zusammensetzung der Ablagerungen bei der Ultraschalluntersuchung meist unklar bleibt, unterscheiden die Pathologen zwischen einer Nephrokalzinose durch Kalziumphosphat und einer Oxalose durch Kalziumoxalat(CaOx)-Ablagerungen. Die Nephrokalzinose wird auch durch die anatomische Region der Ablagerung beschrieben: eine medulläre, unterteilt in 3 Subtypen aufbauend auf dem Ausmaß der Echogenitätserhöhung, wird von einer kortikalen (z. B. bei akuter kortikaler Nekrose) und einer diffusen, generalisierten Nephrokalzinose unterschieden.

Eine Nephrokalzinose führt nicht unbedingt zu Nierensteinen, und umgekehrt kann eine Urolithiasis mit oder ohne Nephrokalzinose einhergehen. Jedoch können sie auch beim selben Patienten zeitgleich oder nacheinander folgend auftreten (◘ Abb. 198.1c,d). Differenzialdiagnostisch sollte bei Verdacht auf Nephrokalzinose im Ultraschall auch an Mikrocalculi, erkennbar als kleine hyperechogene Spots < 3 mm Durchmesser, oder aber als kleine Steine von < 2 mm Durchmesser im Spiral-CT oder per endoskopischer Untersuchung gedacht werden. Auch die Einseitigkeit ist beschrieben.

Risikofaktoren für Urolithiasis und Nephrokalzinose

Hyperkalziurie Die Hyperkalziurie ist einer der Hauptrisikofaktoren für die Entstehung einer Urolithiasis oder Nephrokalzinose. Es gibt keine wirklich gute Trennlinie zwischen normalen (< 0,1 mmol/kg KG/Tag) und erhöhten Werten, bis auf wirklich exorbitant hohe Kalziumausscheidungen von > 0,2 mmol/kg KG/Tag. Die primäre, idiopathische Hyperkalziurie ist der häufigste Grund für kalziumhaltige Nierensteine.

Die primäre Hyperkalziurie wird auch als multifaktorielle Erkrankung mit einer komplexen Interaktion von Umwelt- und individuellen Faktoren beschrieben. Bis zu 50 % aller Patienten haben eine positive Familienanamnese. Das genetische ist hierbei jedoch höher als das ernährungsspezifische Risiko (s. ausführliche Auflistung genetischer Erkrankungen in der folgenden ▶ Übersicht).

Genetische Erkrankungen, die mit Urolithiasis und/oder Nephrokalzinose einhergehen

1. **Hyperkalziurie**
   - Autosomal-dominante hypokalzämische Hyperkalziurie (ADHH)
   - Hyperkalzämie mit Hyperkalziurie: Familiärer isolierter Hyperparathyroidismus (FIHP)
   - Idiopathische Hyperkalziurie
   - Bartter-Syndrome (BS)
   - Typ 1–5
   - Morbus Dent
   - Dent 1, 2
   - Morbus Lowe (okulorenozerebrales Syndrom)
   - Urolithiasis, Osteoporose und persistierende Hypophosphatämie
   - Hereditäre hypophosphatämische Rachitis mit Hyperkalziurie (HHRH)
   - Williams-Beuren-Syndrom
   - Familiäre Hypomagnesiämie mit Hyperkalziurie und Nephrokalzinose (FHHNC)
   - Familiäre Hypomagnesiämie mit Hyperkalziurie und Nephrokalzinose mit Augenbeteiligung
   - Morbus Wilson
   - Tyrosinämie Typ 1
   - Morbus Liddle (Pseudohyperaldosteronismus Typ 1)
   - Morbus Gordon (Pseudohypoaldosteronismus Typ 2)
   - Vitamin-D-induzierte infantile Hyperkalzämie, Hyperkalziurie und Nephrokalzinose
2. **Hyperoxalurie**
   - Primäre Hyperoxalurie
   - Typ I–III (PH I–III)
   - Unklassifizierte primäre Hyperoxalurie
3. **Cystinurie**
   - Cystinurie Typ I (heterozygote ohne Klinik)
   - Cystinurie Typ II (heterozygote zeigen eine variable Klinik)
   - Gemischter Typ
4. **Hyperurikosurie**
   - Lesch-Nyhan-Syndrom
   - Partialer HPRT-Mangel
   - Glykogenose Typ 1a
5. **Hypourikosurie**
   - Adeninphosphoribosyltransferase-Mangel (APRT-Mangel)
   - Xanthinuria
   - Urattransporter-1-Mangel
6. **Renal-tubuläre Acidose (RTA), Hypozitraturie und Hyperkalziurie**
   - Renal tubuläre Acidose (RTA)
   - Typ 1–3

G.F. Hoffmann, M.J. Lentze, J. Spranger, F. Zepp (Hrsg.), *Pädiatrie*,
DOI 10.1007/978-3-642-41866-2_198, © Springer-Verlag Berlin Heidelberg 2014

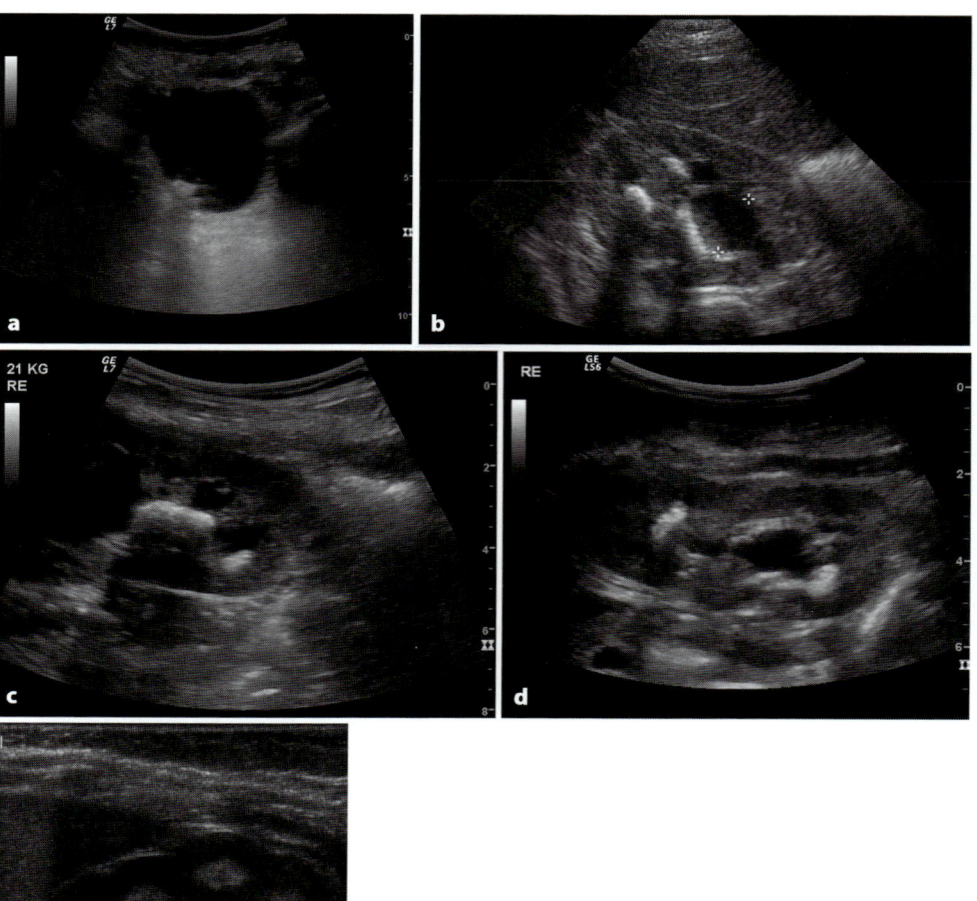

◘ Abb. 198.1a–e Urolithiasis und/oder Nephrokalzinose bei verschiedenen Grunderkrankungen: **a** Blasenstein nach Nierentransplantation bei einem 6 Jahre alten Patienten mit unklarem Syndrom verursacht durch Fadenmaterial, **b** Infektstein bei einem 9 Monate alten Jungen mit rezidivierenden Proteus-mirabilis-Harnwegsinfekten und Ureterabgangsstenose, **c** Nierenbeckenausgussstein und Nephrokalzinose bei einem 7 Jahre alten Patienten mit Mukoviszidose, sekundärer Hyperoxalurie und intermittierender Hypozitraturie, **d** Nierensteine und Nephrokalzinose bei einem 12 Jahre alten Jungen mit primärer Hyperoxalurie Typ I und **e** Nephrokalzinose bei einem 2 Jahre alten Patienten mit familiärer Hypomagnesiämie, Hyperkalziurie und Nephrokalzinosesyndrom (FHHNC)

Verschiedene Krankheitsbilder führen zur Hyperkalzämie und sekundär dann auch zur Hyperkalziurie. Der primäre Hyperparathyreoidismus, die häufigste Form der hyperkalzämischen Hyperkalziurie beim Erwachsenen, ist im Kindesalter eher selten. Die Hypervitaminosis D bei übermäßiger Einnahme von Multivitaminpräparaten, Milchpräparaten mit Vitamin-D-Zusatz oder sogar die Vitamin-D-Prophylaxe an sich bzw. eine erhöhte Vitamin-D-Sensitivität, kann eine Hyperkalzämie und Hyperkalziurie verursachen. Eine exzessive tägliche Aufnahme von Vitamin A führt ebenfalls zur Hyperkalzämie und Hyperkalziurie.

Andere Gründe für die Entwicklung einer Hyperkalziurie sind die Behandlung mit Furosemid, Dexamethason oder ACTH (adrenokortikotropes Hormon). Eine Hyperkalziurie findet sich auch bei diversen Syndromen, ausgelöst durch die Pathogenese der Grunderkrankung (Bartter-Syndrom, William-Syndrom) oder durch den erkrankungsspezifischen tubulären Nierenschaden (Morbus Wilson, Morbus Dent II). Auch Hyper- und Hypothyreoidismus, Cushing-Syndrom, Nebennierenrindeninsuffizienz und metastatische maligne Knochenerkrankung, Langzeitbeatmung, Immobilisation, persistierende metabolische Acidose (und reduzierte Knochendichte) sowie dauerhafte parenterale Ernährung führen zur Hyperkalziurie.

Hyperoxalurie Die Hyperoxalurie ist einer der wichtigsten Promotoren von Urolithiasis und Nephrokalzinose. Primäre werden von sekundären Gründen der Hyperoxalurie unterschieden:

Primäre Hyperoxalurie Alle derzeit bekannten Formen der primären Hyperoxalurie (PH I–III) sind seltene, autosomal-rezessiv vererbte Erkrankungen des Glyoxylatstoffwechsels. Die **PH I** basiert auf einer niedrigen, komplett fehlenden, oder mislokalisierten Aktivität der leberspezifischen peroxisomalen Alanin:Glyoxylat-Aminotransferase (AGT). Sie ist der häufigste Subtyp, die Prävalenz liegt aber nur bei etwa 2 Patienten pro 10^6 Population. Die extrem erhöhte Urinausscheidung von Oxalat und Glykolat (> 1 mmol/1,73 m² KOF/Tag, normal < 0,5) führt zur Bildung von Nierensteinen, (medullärer) Nephrokalzinose oder beidem (◘ Abb. 198.1d). Mit fortschreitender Erkrankung und abnehmender Nierenfunktion werden auch Kalziumoxalatkristalle systemisch abgelagert (= systemische Oxalose). Die Erkrankung ist extrem heterogen und die klinische Ausprägung reicht von der infantilen Oxalose mit frühzeitigem Verlust der Nierenfunktion bis hin zur späten Krankheitsmanifestation mit einem oligosymptomatischen Verlauf im hohen Erwachsenenalter. Leider entwickeln die meisten Patienten eine terminale Niereninsuffizienz, deswegen ist unbedingt eine frühzeitige Diagnosestellung und Therapieeinleitung notwendig. Allerdings wird die Diagnose in vielen

Fällen viel zu spät, oft erst an der Dialyse, oder aber nach einer fehlgeschlagenen, isolierten Nierentransplantation gestellt.

Die seltenere **primäre Hyperoxalurie Typ II** (PH II) basiert auf einem Mangel an D-Glyceratdehydrogenase und Hydroxypyruvatreduktase (GRHPR), was zur erhöhten Urinausscheidung von Oxalat und L-Glycerinsäure führt. Der klinische Verlauf der PH II ist deutlich benigner, aber die Symptome sind mit der der PH I vergleichbar. Nur bei 20 % der erwachsenen Patienten kommt es schließlich zur terminalen Niereninsuffizienz.

Bei der **PH III** liegt ein Defekt der mitochondrialen 4-Hydroxy-2-Oxoglutaratardolase (HOGA) vor. Die PH III ist der Subtyp mit dem besten Outcome, denn noch ist kein Patient mit terminaler Niereninsuffizienz beschrieben. Aber die initiale Klinik, meist schon im Säuglingsalter evident, geht mit massiver, rezidivierender Urolithiasis einher. Warum im weiteren Verlauf die klinischen Symptome (Steine) immer weniger werden, ist pathophysiologisch nicht erklärbar, denn sowohl die Hyperoxalurie als auch die oft begleitend auftretende Hyperkalziurie bleiben bestehen.

Sekundäre Hyperoxalurie Eine sekundäre, enterische Hyperoxalurie wird im Kindesalter häufig bei chronisch entzündlichen Darmerkrankungen (M. Crohn) oder bei Malabsorptionssyndromen (Mukoviszidose, Zöliakie, Abetalipoproteinämie, ◘ Abb. 198.1c) oder nach Darmresektionen gefunden. Normalerweise wird Oxalat intestinal an Kalzium gebunden, und diese wenig lösliche Verbindung wird nicht absorbiert. Es findet sich auch oft ein Mangel an intestinal oxalatdegradierenden Bakterien (Oxalobacter formigenes). Beides bedingt vermehrt freie, damit besser absorbierbare Oxalsäure. Die enterische Hyperoxalurie kann zu rezidivierender Urolithiasis und/oder progredienter Nephrokalzinose oft mit Entwicklung einer terminalen Niereninsuffizienz und systemischer Oxalose wie bei PH I führen.

Hypozitraturie Eine niedrige Zitratausscheidung ist ein oft nicht beachteter Risikoparameter bei der Entwicklung von kalziumhaltigen Nierensteinen. Dabei ist sie der häufigste Risikofaktor in verschiedenen Regionen der Welt, so z. B. in der Türkei, aber auch bei Risikopopulationen, wie z. B. den Frühgeborenen. Die Hypozitraturie ist charakteristisch bei distaler renal-tubulärer Acidose, bei leichter oder latenter metabolischer Acidose, bei Hypokaliämie und bei Patienten mit Malabsorptionssyndromen oder sekundär bedingt durch eine niedrige intestinale Alkaliabsorption.

Medikation und Intoxikation Ungefähr 1–2 % aller Nierensteine sind medikamenteninduziert, viele der betroffenen Patienten haben jedoch zusätzlich einen metabolischen Risikofaktor. Entweder findet man schlecht lösliche Medikamentenkomponenten im Urin, die als Steinnidus fungieren, oder die Ausscheidung lithogener Substanzen wird gesteigert (z. B. Hyperkalziurie durch Schleifendiuretika, Kalzium-/Vitamin-D-Supplemente) bzw. die antilithogenen Parameter reduziert (z. B. Hypozitraturie durch Carboanhydraseinhibitoren, Topiramat).

Eine schwere Hyperoxalurie findet sich nach Intoxikation mit Ethylenglykol, typischerweise nach akzidenteller Ingestion von Frostschutzmitteln. Hier führt die Konversion von Glykolsäure in Formalin und Oxalsäure via Alkoholdehydrogenase wegen massiver tubulärer und parenchymatöser Kalziumoxalatkristallaggregation oft zum akuten Nierenversagen.

Tumorbehandlung Die Prävalenz von symptomatischen Kalzifikationen nach Chemotherapie liegt bei 0,9 % und bei 4,5 % für asymptomatische Nierensteine bei Zustand nach akuter pädiatrischer lymphatischer Leukämie. Neben der steroidtherapieinduzierten Hyperkalziurie ist die Hyperurikosurie bei Tumorlysesyndrom und ein Tubulusschaden nach Chemotherapie Hauptgrund für die Entstehung von Urolithiasis und/oder Nephrokalzinose.

Risikofaktoren für Urolithiasis

Cystinurie Die autosomal-rezessiv vererbte Cystinurie ist mit einer Prävalenz von ~ 1:7000 eine der häufigsten genetischen Erkrankungen (s. auch ▶ Abschn. 53.2.4, „Cystinurie"). Sie ist der Grund für bis zu 10 % aller kindlichen Nierensteine, und 3 Typen werden aufgrund des Genotyps unterschieden. Mehr als 50 % der Patienten entwickeln eine bilaterale Urolithiasis und, ohne adäquate Behandlung, eine häufig rezidivierende Steinerkrankung. Der erste Steinabgang findet in den ersten Lebensjahren, spätestens in den ersten beiden Lebensdekaden, statt. Der Erkrankung liegt ein defekter Transport von Cystin und den anderen dibasischen Aminosäuren (Lysin, Ornithin und Arginin, COLA) über die Epithelzellen der Nierentubuli und auch des Intestinaltraktes zugrunde. Nur Cystin ist unlöslich genug, um Steine zu bilden.

Hyperurikosurie Harnsäuresteine werden sehr selten bei Kindern gefunden. Eine Hyperurikosurie findet sich bei purinreicher Ernährung, myeloproliferativen Erkrankungen, Tumorlysesyndrom oder enzymatischen Defekten. Viele Medikamente, z. B. Probenizid, hohe Dosen von Salicylaten oder Kontrastmittel erhöhen auch die Urinharnsäureausscheidung. Jedoch sind ein saurer Urin-pH oder ein niedriges Urinvolumen die stärksten Risikoparameter für die Steinentstehung.

Einige seltene angeborene Defekte der Purin abbauenden Enzyme (s. auch ▶ Kap. 59) wie der Hypoxanthin-Phosphoribosyltransferase (HPRT) und der Adenin-Phoshoribosyltransferase (APRT) führen zur primären Purinüberproduktion.

Harnwegsinfektionen Infektsteine bestehen hauptsächlich aus Struvit (Magnesium-Ammonium-Phosphat), aber enthalten oft auch Karbonatapatit, dessen Kristallisation durch einen hohen Urin-pH-Wert begünstigt wird (> 7,0). Urease produzierende Bakterien sind für die Bildung der Struvitsteine verantwortlich. Harnstoff wird zu Ammoniumionen abgebaut, dies führt zu einem hohen Urin-pH-Wert. Viele grampositive und gramnegative Bakterien produzieren Urease, vor allen Dingen jedoch die Proteus-Spezies.

Die meisten Struvitsteine finden sich in den Nieren (◘ Abb. 198.1), aber sie formen sich auch in der Blase. Sie finden sich vornehmlich beim Jungen im Alter von < 5 Jahren, meist vergesellschaftet mit primärer Anomalie der Nieren und ableitenden Harnwege mit Harnabflussbehinderung, oder auch bei neurogener Blasenentleerungsstörung (Meningomyelozele). Infektsteine können auch sekundär auf einem Nidus aus anderem Material entstehen. Es ist wichtig, keine zugrunde liegende Stoffwechselerkrankung zu übersehen.

Medikamente und Intoxikation Ein 5,4- bis 7-fach erhöhtes Risiko der Nierensteinbildung verursacht durch mit Melamin (synthetischer Stoff zur Proteinboosterung) kontaminiertes Milchpulver wurde 2008 in China beschrieben. Viele der betroffenen Kinder zeigten auch ein akutes oder chronisches Nierenversagen.

Indinavir, ein Proteaseinhibitor zur Behandlung von Aids, wird unverstoffwechselt im Urin ausgeschieden und führt bei bis zu 28 % der Patienten zur Steinentstehung (pures Indinavir oder aber Mischung aus Indinavir [Nidus] und Kalzium). Andere Medikamente, die auch schlecht im Urin löslich sind, aber selten einmal zur Steinbildung führen, sind Ceftriaxon, Sulfonamide, Ampicillin, Amoxicillin, Triamteren, Acyclovir und Oxypurin.

Risikofaktoren für Nephrokalzinose

Frühgeburtlichkeit Die Angaben zur Prävalenz (7–41 %) der Frühgeborenennephrokalzinose sind sehr unterschiedlich. Eine noch nicht abgeschlossene Nephrogenese begünstigt durch immatures Nierengewebe die Kristallretention und -aggregation. Zudem verursacht eine noch lange Henle-Schleife einen niedrigen Urinfluss und damit ein tubuläres Kristallisationsrisiko. So ist das Nephrokalzinoserisiko zu Gestationsalter und Geburtsgewicht korreliert. Weitere Risikofaktoren sind Furosemidtherapie von > 10 mg/kg KG/Tag (Steigerung des Risikos um Faktor 48) und Hyperkalziurie per se (Faktor 4,5 pro mmol/l Anstieg der Urinkalziumausscheidung). Die Hypozitraturie wurde vor allen Dingen bei sehr kleinen Frühgeborenen (< 1000 g) als Hauptursache beschrieben. Auch eine hohe Zufuhr von Kalzium, Phosphat und Vitamin C steigern das NC-Risiko bei Frühgeborenen, wie auch die Behandlung mit Gentamycin. Interessanterweise scheinen genetische Faktoren auch eine deutliche Rolle zu spielen, da sich bei Neonaten mit Nephrokalzinose oft eine positive Familienanamnese findet. Zudem ist die Nephrokalzinoseprävalenz beim männlichen Geschlecht sowie basierend auf dem ethnischen Hintergrund (Kaukasier) erhöht.

Eine spontane Auflösung der Frühgeborenennephrokalzinose wurde in vielen Langzeitverlaufsstudien berichtet, jedoch ist eine Befundpersistenz bei 15–25 % aller ehemaligen Frühgeburten beschrieben. Aber alle Daten basieren nur auf seriellen Ultraschalluntersuchungen, nicht auf histologischen Befunden. Ein negativer Einfluss auf die Nierenfunktion wurde bisher nicht gefunden, allerdings liegen nur Verlaufsbeobachtungen < 10 Jahre vor.

Nierentransplantation Unterschiedlich hohe Prävalenzangaben (2–60 %) an Organverkalkungen nach Nierentransplantation basieren auch auf der Unterschiedlichkeit der angewandten diagnostischen Methode. Hypozitraturie wie auch die immunsuppressive, nephrotoxische Medikation an sich werden hier als Risikofaktoren erwähnt. Die Bedeutung der Verkalkungen auf das Langzeittransplantatüberleben ist jedoch strittig. Die hohe Prävalenz (27 %) von Nierenverkalkungen bei Patienten mit primärer Transplantatdysfunktion könnte durch die stärkere Ausprägung von akuter tubulärer Nekrose verursacht sein. Sowohl das Langzeitpatienten- als auch das Transplantatüberleben scheint reduziert, wenn die Verkalkungen in den ersten 3 Monaten nach der Transplantation ersichtlich waren.

Klinische Symptome und Diagnose

Urolithiasis und Nephrokalzinose sind nur die Symptome einer Erkrankung, aber nicht die Erkrankung selber! Die Anamnese sollte alle notwendigen Informationen über Frühgeburtlichkeit, Begleiterkrankungen, Flüssigkeitszufuhr, Ernährung, Vitaminsupplementation und medizinische Behandlung beinhalten. Eine gute Familienanamnese ergibt zudem erste Hinweise auf mögliche genetische Erkrankungen.

Die Interpretation der klinischen Symptome kann schwierig sein, vor allem beim jüngeren Kind! Analog zum Erwachsenen berichten die meisten älteren Kinder über Flankenschmerzen oder aber diffuse Bauchschmerzen. Unspezifische Beschwerden finden sich eher bei Säuglingen und jüngeren Kindern. Ein Nierensteinabgang, Übelkeit, Erbrechen, Flankenschmerzen und Mikro- oder Makrohämaturie sollten an eine (rekurrierende) Urolithiasis denken lassen. Die Nephrokalzinose ist jedoch meist asymptomatisch und damit eher ein Zufallsbefund. Oft werden auch Mikro- und Makrohämaturie mit/ohne sterile Leukozyturie als Harnwegsinfektion missinterpretiert.

Die Untersuchung eines 24-h-Urins auf lithogene und inhibitorische Parameter sollte als Goldstandard angesehen werden, obwohl bei Säuglingen und kleineren Kindern primär nur die Evaluation von Spontanurinproben möglich ist (Tab. 198.1 und Tab. 198.2).

Der Ultraschall ist die erste bildgebende Diagnostik, aber nicht jeder kleine Stein ist klar ersichtlich, manchmal weist nur eine sekundäre Problematik (Obstruktion) auf die Steingenese hin. Eine low-enhanced Computertomografie des Abdomens hilft, deutlich kleinere Steine zu visualisieren.

Therapie

Management der akuten Urolithiasis Bei Steinkoliken ist direkt eine gute Analgesie notwendig. Auch die Gabe von Kalziumkanal- oder α-Blockern und die Gabe von Steroiden beschleunigen die Steinpassage. Das weitere Procedere basiert auf zusätzlichen Befunden (Ultraschall) wie z. B. Obstruktion oder Infektion. In einem solchen Fall ist eine prompte Steinentfernung oder Nephrostomanlage notwendig, um eine fortschreitende Nierenschädigung zu vermeiden.

Management der chronischen Urolithiasis

Reduktion lithogener Paramter Das präventive Management der Patienten mit Nephrokalzinose/Urolithiasis basiert vornehmlich auf der Reduktion der Konzentration lithogener Parameter im Urin. Unabhängig von der zugrunde liegenden Erkrankung sollte eine möglichst hohe, über den Tag verteilte Flüssigkeitszufuhr von > 1,5–2 l/1,73 m² Körperoberfläche pro Tag (bei primärer Hyperoxalurie 3–4 l/Tag) eingehalten werden. Ansonsten macht eine weitere präventive Therapie keinen Sinn! Ernährungsempfehlungen sollten nur ganz vorsichtig ausgesprochen werden, vor allem ist eine reduzierte Kalziumzufuhr bei Steinpatienten obsolet. Eine Steigerung der Kalium- und Verringerung der Natriumzufuhr ist bei Kindern oft schwierig zu erreichen.

Kristallisationsinhibitoren Zweites Standbein der Therapie ist die Gabe von Kristallisationsinhibitoren, meist sind dies Zitrat- oder Magnesiumpräparate. Zitrat wird in der Leber zu Bicarbonat metabolisiert, dies führt zu einem höheren Urin-pH-Wert, zu einer verringerten tubulären Zitratrückresorption und zu einer verbesserten Zitratausscheidung. Zitrat bindet an Kalzium, dies ist deutlich löslicher als die Verbindung von Kalzium zu Oxalat. Aber auch die Kalziumausscheidung wird mit dieser Behandlung um etwa 30 % reduziert. Die empfohlene Tagesdosis liegt bei 0,1–0,2 g/kg KG (0,3–0,6 mmol/kg KG) als Natrium-Kalium- oder am besten Kaliumzitratpräparat. Bei Patienten mit distaler renal-tubulärer Acidose ist eine höhere Dosis von 0,2–0,3 g/kg KG Kaliumzitrat, angepasst an den Serum-pH-Wert, notwendig. Eine Urinalkalisierung steigert auch die Löslichkeit von Cystin und Harnsäure. Allzu hohe pH-Werte (> 7), die das Risiko der Kalziumphosphatpräzipitation steigern würden, sollten vermieden werden.

Hyperkalziurie Eine ausgeprägte Hyperkalziurie wird mit Thiaziden behandelt, die die Kalziumausscheidung durch höhere Kalziumaufnahme im distalen und Stimulation der Kalziumrückresorption im proximalen Tubulus per Volumenkontrolle reduzieren. Vor allem bei Kindern mit negativer Kalziumbilanz und reduzierter Knochendichte macht eine Therapie in einer Dosis von 0,5–1 mg/kg KG (Hydrochlorothiazid, evtl. + Amilorid) Sinn. Nebenwirkungen wie Hypokaliämie, aber auch Hypotension müssen beachtet werden.

Primäre Hyperoxalurie Patienten mit PH I werden mit Pyridoxalphosphat, dem Kofaktor des defekten Enzyms, behandelt. Die Behandlung mit supraphysiologischen Dosen von 5–20 mg/kg KG/Tag hilft bei einem Drittel der Patienten die Urinoxalatausscheidung zu reduzieren oder sogar zu normalisieren. Wichtigste Nebenwirkung ist dabei die Polyneuropathie. Die intestinale Elimination von endogen produziertem Oxalat mittels oxalatdegradierender Bakterien konnte bisher nur in Pilotstudien erfolgreich gezeigt werden. Bei Pa-

Tab. 198.1 Normalwerte für lithogene bzw. inhibitorische Substanzen im Spontanurin (molare Kreatininquotienten)

Alter	Kalzium/Kreatinin		Alter	Zitrat/Kreatinin		Alter	Cystin/Kreatinin		Alter	Oxalat/Kreatinin		Alter	Harnsäure/Kreatinin	
	mol/mol	g/g		mol/mol	g/g		mmol/mol	mg/g		mmol/mol	mg/g		mol/mol	g/g
<12 Monate	<2,2	<0,8	0–5 Jahre	>0,12–0,25	>0,2–0,42	<1 Monat	<85	<180	0–6 Monate	<325–360	<260–288	<12 Monate	<1,5	<2,2
1–3 Jahre	<1,5	<0,53				1–6 Monate	<53	<112	7–24 Monate	<132–174	<110–139	1–3 Jahre	<1,3	<1,9
3–5 Jahre	<1,1	<0,4				>6 Monate	<18	<38	2–5 Jahre	<98–101	<80–81	3–5 Jahre	<1,0	<1,5
5–7 Jahre	<0,8	<0,3	>5 Jahre	>0,08–0,15	>0,14–0,25				5–14 Jahre	<70–82	<60–65	5–10 Jahre	<0,6	<0,9
>7 Jahre	<0,6	<0,21							>14 Jahre	<40	<32	>10 Jahre	<0,4	<0,6

Tab. 198.2 Normalwerte für lithogene bzw. inhibitorische Substanzen im 24-h-Sammelurin

Kalzium (alle Altersgruppen)	Zitrat (alle Altersgruppen)	Cystin	Oxalat (alle Altersgruppen)	Harnsäure
<0,1 mmol/kg KG/24 h <4 mg/kg KG/24 h	Jungen: >1,9 mmol/1,73 m² KOF/24 h >365 mg/1,73 m² KOF/24 h Mädchen: >1,6 mmol/1,73 m² KOF/24 h >310 mg/1,73 m² KOF/24 h	<10 Jahre: <55 umol/1,73 m² KOF/24 h <13 mg/1,73 m² KOF/24 h >10 Jahre: <200 µmol/1,73 m² KOF/24 h <48 mg/1,73 m² KOF/24 h	<0,5 mmol/1,73 m² KOF/24 h <45 mg/1,73 m² KOF/24 h	<1 Jahr: <70 µmol/kg KG/24 h <13 mg/kg KG/24 h 1–5 Jahre: <65 µmol/kg KG/24 h <11 mg/kg KG/24 h >5 Jahre: <55 µmol/kg KG/24 h <9 mg/kg KG/24 h

Urinproben sollten entweder mit Thymol 5 % in Isopropanol oder 6 N HCl vor der Sammlung zur Konservierung präpariert werden. Eine Urinsammlung sollte nach Steinabgang oder Operation wiederholt werden, weil Steine in situ die Ausscheidung von lithogenen Substanzen verändern könnten. Vor der Interpretation der Daten sollte die Korrektheit der Sammlung durch die Bestimmung der Kreatininausscheidung kontrolliert worden sein (2 mg/kg KG ± 0,8 mg).

tienten mit sekundärer Hyperoxalurie könnte die Verabreichung von oxalatdegradierenden Enzymen helfen, Nahrungsoxalat zu verstoffwechseln und damit die intestinale Oxalataufnahme zu minimieren.

Patienten mit PH und terminalem Nierenversagen sollten unbedingt so früh wie möglich transplantiert werden, weil keine Form der Dialyse adäquate Mengen Oxalat eliminiert. Eine kombinierte Leber-Nieren-Transplantation, sozusagen als kurative Maßnahme, wird bei Patienten mit PH I durchgeführt. Auch eine präemptive Lebertransplantation kann in Erwägung gezogen werden, aber das Timing ist wegen des heterogenen Verlaufs der PH I schwierig. Eine isolierte Nierentransplantation macht nur bei PH II Sinn, bei PH III wurde noch kein niereninsuffizienter Patient beschrieben.

Urinalkalisierung Wegen der besseren Löslichkeit von Cystin bei einem Urin-pH >8 ist die Urinalkalisierung das Hauptziel der Pharmakotherapie. Chelierende Medikamente (D-Penicillamin und α-Mercaptopropionylglycin) spalten die Disulfidbindung von Cystin und führen damit zur Umwandlung zu Cystein, einem 50-mal löslicheren Homodimer von Cystin. Nebeneffekte treten bei 20–50 % der Patienten auf (Ausschlag, Arthralgie, Thrombozytopenie, Polymyositis und nephritisches Syndrom), was die Anwendung limitiert. D-Penicillamin reduziert die Serumspiegel von Vitamin B_6, welches demzufolge supplementiert werden muss. Hoch dosierte Ascorbinsäure reduziert auch Cystin zu Cystein, aber die Effektivität der Behandlung ist nicht klar erwiesen und sie induziert eine Hyperoxalurie durch eine gesteigerte endogene Oxalatproduktion. Eine methionin-, also vorsichtige eiweißreduzierte Ernährung ist bei Cystinurie wichtig, da es im Körper zu Cystin metabolisiert wird.

Purinsteine Bei Patienten mit Purinsteinen (Harnsäure, 2,8-Dihydroxyadenin, Xanthin), muss unbedingt eine hohe Flüssigkeitszufuhr und Urinalkalisierung mit pH-Werten >6,5 eingehalten werden. Eine hohe Eiweiß- und damit Purinzufuhr sollte vermieden werden. Bei fortbestehender Hyperurikosurie werden Inhibitoren der Xanthinoxidase, z. B. Allopurinol, gegeben. Diese Inhibitoren müssen vorsichtig dosiert werden, da sie zu einer signifikanten Xanthinurie führen können! Xanthin ist im Gegensatz zu Harnsäure im alkalischen Urin nicht gut löslich, eine Alkalizitrattherapie wäre damit nicht nützlich. Bei Patienten mit 2,8-Dihydroxyadenin-Steinen sind die Harndilution und die Gabe von Inhibitoren der Xanthinoxidase neben diätetischen Restriktionen (Adenin, Purin) die einzigen möglichen Maßnahmen.

Infektsteine Bei Kindern mit rezidivierenden Infektsteinen steht die Steinentfernung und mögliche Operation von anatomischen Anomalien im Vordergrund der therapeutischen Maßnahmen. Bleibt der Stein in situ, findet sich ein erhöhtes Harnwegsinfektrezidivrisiko, weil der Stein als Nidus für Bakterienkulturen dient!

Literatur

Alon US, Zimmerman H, Alon M (2004) Evaluation and treatment of pediatric idiopathic urolithiasis-revisited. Pediatr Nephrol 19:516–520

Cochat P, Pichault V, Bacchetta J et al (2010) Nephrolithiasis related to inborn metabolic diseases. Pediatr Nephrol 25:415–424

Hoppe B, Leumann A, Milliner DS (2008) Urolithiasis and nephrocalcinosis in childhood. In: Geary DF, Schaefer F (Hrsg) Comprehensive pediatric nephrology. Elsevier, Philadelphia, S 499–525

Hoppe B, Beck BB, Milliner DS (2009) The primary hyperoxalurias. Kidney Int 75(12):1264–1271

Hoppe B, Kemper M (2010) Diagnostic examination of the child with urolithiasis or nephrocalcinosis. Pediatr Nephrol 25:403–413

López M, Hoppe B (2010) History, epidemiology and regional diversities of urolithiasis. Pediatr Nephrol 25:49–59

Monico CG, Rossetti S, Belostosky R et al (2011) Primary hyperoxaluria type III gene HOGA1 (formerly DHDPSL) as a possible risk factor for idiopathic calcium oxalate urolithiasis. Clin J Am Soc Nephrol 6:2289–2295

Sas DJ, Hulsey TC, Shatat IF et al (2010) Increasing incidence of kidney stones in children evaluated in the emergency department. J Pediatr 157:132–137

Schell-Feith E, Kist-van Holthe J, van der Heijden A (2010) Nephrocalcinosis in preterm neonates. Pediatr Nephrol 25:221–230

Sikora P, Roth B, Kribs A et al (2003) Hypocitraturia is one of the major risk factors for nephrocalcinosis in very low birth weight (VLBW) infants. Kidney Int 63:2194–2199

Spivacow FR, Negri AL, del Valle EE et al (2010) Clinical and metabolic risk factor evaluation in young adults with kidney stones. Int Urol Nephrol 42:471–475

VanDervoort K, Wiesen J, Frank R et al (2007) Urolithiasis in pediatric patients: A single center study of incidence, clinical presentation and outcome. J Urol 177:2300–2305

199 Vaskulitiden mit renaler Beteiligung

D. Haffner

199.1 Lupus erythematodes

Hierbei handelt es sich um eine Erkrankung aus dem Formenkreis der Kollagenosen, die gekennzeichnet ist durch Autoantikörper gegen DNS. Der Nierenbeteiligung kommt bei Patienten mit systemischem Lupus erythematodes (SLE) bezüglich der langfristigen Morbidität und Mortalität die entscheidende Rolle zu.

Ätiologie und Pathogenese Die Lupusnephritis ist in der Regel eine Immunkomplexglomerulonephritis, seltener eine tubulointerstitielle Nephritis, die sich klinisch sehr unterschiedlich von einer isolierten Hämaturie bis zum Vollbild eines nephritischen oder auch nephrotischen Syndroms manifestieren kann. Nierenbioptisch finden sich entsprechend unterschiedliche Veränderungen von Minimalveränderungen bis zur diffusen proliferativen Glomerulonephritis (Tab. 199.1). Eine vaskuläre Beteiligung mit Ablagerungen von endothelialen Immunkomplexen oder thrombotischer Mikroangiopathie findet sich nicht selten bei der Lupusnephritis und stellt einen prognostisch ungünstigen Faktor dar.

Diagnose Vor Therapiebeginn ist eine Nierenbiopsie obligat, um anhand der histologischen Befunde die notwendige immunsuppressive Therapie festzulegen. Typischerweise findet sich hierbei eine „Full-house-Immunfluoreszenz" mit Nachweis von Immunglobulin G (IgG), IgA, IgM und der Komplementfaktoren C3 und C1q.

Therapie und Prognose Insbesondere können Patienten mit diffus-proliferativer Lupusnephritis (Klasse IV) selbst bei relativ blander Klinik eine irreversible Nierenschädigung mit progredienter Niereninsuffizienz entwickeln. Daher sind eine frühzeitige Diagnosestellung und Einleitung einer entsprechenden immunsuppressiven Therapie unabdingbar. Patienten mit schwerer Lupusnephritis (Klasse III/IV) erhalten in der Regel eine Induktionstherapie mit Methylprednisolonpulsen (1 g/m² KOF/Tag an 3 Tagen) und Cyclophosphamid. Alternativ kommen Mycophenolat-Mofetil und Ciclosporin A zum Einsatz. Letztere werden in Kombination mit niedrig dosiertem Prednison (≤ 10 mg/m² KOF/48 h) bevorzugt in der Erhaltungstherapie eingesetzt, um die Nebenwirkungen einer langdauernden Cyclophosphamidtherapie zu vermeiden. Bei Therapieversagen kommt die Gabe von CD20-Antikörpern und/oder wiederholte Plasmapheresen in Betracht. Durch eine adäquate immunsuppressive und antihypertensive/nephroprotektive Behandlung mit ACE-Hemmern lässt sich langfristig bei mehr als 80 % der Patienten ein Erhalt der Nierenfunktion gewährleisten.

199.2 Vaskulitiden der kleinen Gefäße

Unter dem Begriff „Small-vessel-Vaskulitiden" werden Vaskulitisformen zusammengefasst, die bevorzugt kleinere Gefäße wie Kapillaren, Arteriolen oder Venolen verschiedener Organe befallen, bevorzugt die Nieren. Hierbei sind vor allem die Purpura Schönlein Henoch, die Wegener-Granulomatose und die mikroskopische Polyangiitis zu erwähnen. Als Pathomechanismen der primären Vaskulitiden werden Ablagerungen von Immunkomplexen in den Gefäßwänden, Komplementaktivierung und Bildung von Autoantikörpern, insbesondere von antineutrophilen zytoplasmatischen Antikörpern (ANCA) diskutiert. Die Antikörper können entweder ein granulozytäres zytoplasmatisches Muster (cANCA) oder ein perinukleäres Muster (pANCA) aufweisen. ANCA führen zu einer Bindung von Neutrophilen an die Endothelzellen und deren Schädigung. Die Nierenbeteiligung bei Vaskulitiden kann sich klinisch als Vollbild eines akuten nephritischen Syndroms oder auch als persistierende Mikro- bzw. Makrohämaturie mit variabler Proteinurie manifestieren. Zur Diagnosestellung sind neben der Nierenbiopsie die Beteiligung anderer Organe (z. B. Purpura der Haut bei Purpura Schönlein Henoch) sowie die Antikörperdiagnostik (cANCA, pANCA) entscheidend (Tab. 199.2). Die Nierenbeteiligung erfordert in der Regel eine intensive immunsuppressive Therapie, um eine progrediente Niereninsuffizienz zu vermeiden.

199.2.1 Purpura Schönlein-Henoch

Die Purpura Schönlein-Henoch (PSH) stellt die häufigste Vaskulitis des Kindesalters dar. Sie befällt hauptsächlich Haut, Gelenke, den Gastrointestinaltrakt und die Nieren. Eine Nephropathie wird je nach Selektion des Patientenkollektivs in 20–60 % der Fälle beobachtet. Hierbei findet sich meist eine Mikrohämaturie mit geringgradiger Proteinurie mit guter Prognose. Je nach Patientenselektion kommt es jedoch in ca. 1–10 % der Fälle zur Entwicklung eines nephritischen oder auch nephrotischen Syndroms mit der Gefahr einer terminalen Niereninsuffizienz.

Ätiologie und Pathogenese Die PSH ist pathogenetisch eng verwandt mit der IgA-Nephropathie. Die Nierenläsionen bei PSH werden wahrscheinlich nach Kontakt mit Fremdantigen (z. B. Bakterien) durch Ablagerungen von IgA-haltigen Immunkomplexen im Mesangium und auf der subendothelialen Basalmembranseite eingeleitet. Durch Komplementaktivierung kommt es zur Makrophageninfiltration und Proliferation von Mesangialzellen als mesangioproliferative Glomerulonephritis. In schweren Fällen zeigen sich zelluläre Halbmondbildungen an der Bowmann-Kapsel, die ohne adäquate Behandlung ausgedehnte Narben hinterlassen und über eine Einengung der Glomeruluskapillaren zur (terminalen) Niereninsuffizienz führen können.

Klinische Symptome Die Nierenveränderungen bei der PSH treten in der Regel wenige Tage bis Wochen nach Auftreten der ersten Hautpurpura auf. Meist findet sich eine Mikrohämaturie mit geringgradiger Proteinurie ohne Einschränkung der glomerulären Nierenfunktion. In ausgeprägteren Fällen können Makrohämaturie, nephrotisches und/oder nephritisches Syndrom mit progredienter Niereninsuffizienz dazukommen. Eine arterielle Hypertonie ist nahezu obligat.

Diagnose In der Urinmikroskopie finden sich ein nephritisches Sediment (dysmorphe Erythrozyten, Erythrozytenzylinder). Im Serum sind bei etwa der Hälfte der Fälle die IgA-Spiegel erhöht. Bei Patienten mit nephritischem oder nephrotischem Syndrom, erhöhtem Serumkreatinin oder auch prolongierter Proteinurie (> 6 Wochen) ist eine Nierenbiopsie indiziert. Hierbei findet sich meist eine me-

Tab. 199.1 Pathohistologische Klassifikation der Lupusnephritis. (International Society of Nephrology/Renal Pathology Society 2003, nach Weening et al. 2004)

Klasse	Merkmale
Klasse I	Minimale mesangiale LN: lichtmikroskopisch unauffällige Glomerula; geringe Immunablagerungen (IF oder EM)
Klasse II	Mesangiale proliferative LN: LM mesangiale Immunablagerungen
Klasse III	Fokale LN: aktive oder inaktive fokale, segmentale oder global endo- oder extrakapilläre GN (< 50 % der Glomerula), mit fokal-subendothelialen Immunablagerungen, mit oder ohne mesangiale Veränderungen
A	Aktive Läsionen: fokal-proliferative LN
A/C	Aktive und chronische Läsionen: fokal-proliferative und sklerosierende LN
C	Chronisch inaktive Läsionen mit Restzuständen: fokal sklerosierende LN
Klasse IV	Diffuse LN: aktive oder inaktive fokale, S/G endo- oder extrakapilläre LN, mit fokal-subendothelialen Immunablagerungen, mit oder ohne mesangiale Veränderungen
S/G (A)	Aktive Läsionen: diffuse proliferative LN (S/G)
S/G (A/C)	Aktive und chronische Läsionen: proliferative und sklerosierende LN (S/G)
S/G (C)	Chronisch inaktive Läsionen mit Narben: diffuse segmentale sklerosierende LN (S/G)
Klasse V	Membranöse LN: generalisierte segmentale oder generalisierte subepitheliale Immunablagerungen, mit oder ohne mesangiale Veränderungen, sichtbar durch LM, IF oder EM, mit oder ohne mesangiale Veränderungen
Klasse VI	Fortgeschrittene sklerosierende LN: ≥ 90 % sklerosierte Glomerula, ohne Restaktivität

LN Lupusnephritis, *A* akut, *C* chronisch, *S* segmental (< 50 % der Glomerula), *G* generalisiert, *EM* Elektronenmikroskop, *IF* Immunfluoreszenz, *LM* Lichtmikroskop.

Tab. 199.2 Differenzialdiagnose von Systemerkrankungen mit renaler Beteiligung

	Lupusnephritis	Purpura Schönlein-Henoch	Wegener-Granulomatose	Mikroskopische Polyangiitis	Panarteritis nodosa
Vorherige Infektion	Selten	35 %	Häufig	Häufig	Häufig
Makrohämaturie	< 5 %	20 %	30 %	30 %	40 %
Nephrotisches Syndrom	50 %	10 %	< 10 %	< 10 %	< 10 %
Serum-C3	↓	Normal	Normal	Normal	Normal
Serologie	ANA, Anti-DNA	Nein	cANCA	pANCA	ANCA 40 %
Extrarenale Symptome	Häufig	Regelmäßig	Häufig	Regelmäßig	Häufig
Nierenhistologie	Unterschiedlich; Full-house-IF	Mesangioproliferative GN IgA-Ablagerungen	Fokal-segmentale sklerosierende GN; pauci-immun	Fokal-segmentale sklerosierende GN; pauci-immun	Keine GN
Halbmonde	Häufig bei Klasse IV	Häufig	Häufig	Häufig	Häufig

ANA antinukleäre Antikörper, *ANCA* antineurophile zytoplasmatische Antikörper, *GN* Glomerulonephritis, *IF* Immunfluoreszenz.

sangioproliferative Glomerulonephritis mit Ablagerungen von IgA und C3-Komplement. In seltenen schweren Fällen findet sich eine extrakapilläre Glomerulonephritis mit Halbmondbildungen, die mit einer schlechten Prognose assoziiert ist.

Therapie Die bei abdominalen Beschwerden sehr erfolgreich eingesetzte orale Prednisontherapie (1–2 mg/kg KG/Tag) kann leider die Entwicklung einer Nephropathie kaum verhindern. Bei nephritischem oder nephrotischem Syndrom erfolgt eine intravenöse Methylprednisonpulstherapie (1 g/m² KOF/Tag an 3 Tagen) gefolgt von oralem Prednison. Beim Vorliegen von frischen zellulären Halbmonden oder Schlingennekrosen werden zusätzlich Cyclophosphamidpulse verabreicht. Auch die Elimination der IgA-Immunkomplexe mittels Immunadsorption oder Plasmapherese kann in schweren Fällen den Verlauf günstig beeinflussen. Zusätzlich erfolgt eine antiproteinurische/nephroprotektive Therapie mit ACE-Hemmern.

199.2.2 Wegener-Granulomatose

Die Wegener-Granulomatose (WG) ist definiert als eine nekrotisierende granulomatöse Entzündung kleiner und mittelgroßer Gefäße mit Beteiligung des Respirationstrakts.

Ätiologie und Pathogenese Neben exogenen Faktoren wie der Besiedlung und Infektion mit Staphylococcus aureus werden genetische Faktoren (z. B. Heterozygotie für einen α1-Antitrypsin-Mangel) für die Erkrankung verantwortlich gemacht. Pathogenetisch kommt es über die Bildung von cANCA zu einer pathologischen Aktivierung von Phagozyten im Rahmen der Transmigration durch die Gefäßwand. Die charakteristische Läsion in den Nieren ist eine fokal-segmentale sklerosierende Glomerulonephritis, meist mit extrakapillärer Proliferation (Halbmondbildung). Zusätzlich können Granulome mit Riesenzellen in der Niere und häufiger in den Schleimhäuten des oberen Respirationstrakts sowie in der Lunge nachgewiesen werden. Im fortgeschrittenen Stadium kommt es zur Glomerulosklerose und interstitiellen Fibrose. Immunhistologisch lassen sich in der Niere im Gegensatz zur Immunkomplexnephritis keine oder nur geringe Ablagerungen von Immunglobulinen und Komplementfaktoren nachweisen. Man spricht daher von einer pauci-immunen Glomerulonephritis.

Klinische Symptome Neben Allgemeinsymptomen wie Fieber, Unwohlsein und Anorexie sind Gelenk-, Muskel- und Bauchschmerzen, Hautveränderungen (Purpura, Ulzera, Exantheme) und Symptome des Respirationstrakts (Sinusitis, Otitis, ulzerierende Rhinitis, Husten, blutiges Bronchialsekret, subglottische Tracheastenose) häufig. Die respiratorischen Symptome gehen oft lange unerkannt der Nierensymptomatik voraus. An Nierenveränderungen beobachtet man häufig eine Mikro- oder Makrohämaturie (evtl. mit Erythrozytenzylindern), geringer oder starker Proteinurie bis hin zum nephrotischen Syndrom oder zur rasch progredienten Glomerulonephritis.

Diagnose Die Diagnose basiert auf den typischen Organmanifestationen an den oberen Luftwegen, Lungen und Nieren sowie dem histopathologischen Befund einer Vaskulitis, Granulomen und Nekrosen. Wegweisend sind erhöhte Serumtiter der cANCA (Sensitivität 95 %, Spezifität 90 %). Die ANCA-Bestimmung kann jedoch die histologische Sicherung der Diagnose mittels Nierenbiopsie nicht ersetzen.

Therapie Prinzipiell ist ein aggressives Vorgehen analog zur schweren Lupusnephritis notwendig, um eine progrediente Nierenschädigung mit (terminaler) Niereninsuffizienz zu verhindern. Es besteht eine hohe Rezidivgefahr, wobei die Höhe der cANCA-Titer nur bedingt die Krankheitsaktivität widerspiegelt. Bei Therapieversagen kommen wiederholte Plasmapheresen und die Gabe von CD-Antikörpern und/oder Immunglobulinen in Betracht. Unter einer Dialysetherapie bleibt die Rezidivrate etwa wie vorher. Nach Nierentransplantation nimmt die Rezidivhäufigkeit ab, und es ist nicht mit einem erhöhten Transplantatverlust zu rechnen.

199.2.3 Mikroskopische Polyangiitis

Die mikroskopische Polyangiitis ist definiert als eine nekrotisierende nichtgranulomatöse pauci-immune Entzündung kleiner Gefäße ohne Beteiligung des oberen Respirationstrakts, die bevorzugt die Nieren und Lungen befällt.

Ätiologie und Pathogenese Wie bei der Wegener-Granulomatose werden als exogene Faktoren Infektionen angeschuldigt, wobei keine spezifischen Antigene identifiziert werden konnten. Pathogenetisch sind pANCA analog zu den cANCA bei der Wegener-Granulomatose relevant. Zusammen mit der lokalen Bildung von Zytokinen und Chemokinen führen die pANCA zu einer Adhärenz von Leukozyten an die Gefäßwand mit konsekutiver Schädigung der glomerulären Kapillaren und Arteriolen.

Klinische Symptome Die Patienten zeigen eine progrediente Glomerulonephritis gegebenenfalls mit akuten pulmonalen Symptomen (Hämoptoe, Atemnot). Es findet sich ein nephritisches Sediment (dysmorphe Erythrozyten, Erythrozytenzylinder), eine geringe oder große Proteinurie und häufig bereits initial eine Einschränkung der glomerulären Nierenfunktion im Sinne einer rapid progredienten Glomerulonephritis.

Diagnose Die Diagnose basiert auf dem charakteristischen histologischen Befund einer pauci-immunen nekrotisierenden Glomerulonephritis mit extrakapillären Halbmonden und dem Nachweis von pANCA.

Therapie Die Behandlung erfolgt analog der bei der Wegener-Granulomatose. Die Prognose scheint insgesamt günstiger als bei der Wegener-Granulomatose zu sein, wobei auch unter aggressiver immunsuppressiver Therapie bei etwa 40 % der Patienten eine terminale Niereninsuffizienz nicht vermieden werden kann. Nach Nierentransplantation kommt es nur selten zu Rezidiven und keinem erhöhtem Transplantatverlust.

199.3 Panarteritis nodosa

Die Panarteritis nodosa (PAN) ist definiert als nekrotisierende systemische Entzündung der mittleren Arterien, die aneurysmatisch erweitert sind. Eine Beteiligung der kleineren Gefäße wie Kapillaren oder eine Glomerulonephritis finden sich definitionsgemäß nicht. Diese seltene Vaskulitis stellt eine besondere diagnostische und therapeutische Herausforderung dar.

Ätiologie und Pathogenese Die Ätiologie der PAN ist unklar. Auffällig ist das vermehrte Auftreten der PAN bei Patienten mit familiärem Mittelmeerfieber. Es wird wie bei anderen Vaskulitiden eine infektassoziierte Genese angenommen, wobei die bei Erwachsenen gut dokumentierte Assoziation zur Hepatitis B bei Kindern selten ist. Der Nachweis von ANCA gelingt bei ca. 40 % der Patienten. Histologisch beobachtet man entlang der Gefäße linsengroße Knötchen, die Mikroaneurysmen entsprechen. Die vaskulären Läsionen kann man zum Teil in tiefen Haut- oder Muskelbiopsien beobachten. In der Nierenbiopsie gelingt zum Teil der Nachweis fibrinoider Nekrosen der Aa. arcuatae und interlobares ohne glomerulonephritische Veränderungen.

Klinische Symptome Neben Allgemeinsymptomen wie Fieber und Abgeschlagenheit zeigen sich aufgrund der transmuralen Entzündungsreaktion je nach Organbefall Symptome der Organischämie. Es finden sich Hautveränderungen (Purpura, Nekrosen, subkutane Knötchen), neurologische Ausfälle, gastrointestinale Störungen und kardiale Symptome. Renale Symptome wie Hämaturie und arterielle Hypertonie bestehen bei ca. der Hälfte der Patienten. Der Hypertonus kann therapeutisch kaum beeinflussbar sein. Selten kommt es aufgrund der nekrotisierenden Vaskulitis der Nierenarterien zu einer akuten Niereninsuffizienz.

Diagnose Diagnostisch entscheidend ist die Angiografie der Nieren und Leber, bei der sich kleine Aneurysmen und segmentale Gefäßveränderungen darstellen lassen. Die MR-Angiografie dient der Verlaufskontrolle. Eine Nierenbiopsie ist nicht zielführend. Neben stark erhöhten Entzündungsparametern finden sich bei ca. 40 % der Patienten erhöhte ANCA.

Therapie Notwendig ist ein aggressives Therapieregime analog zu der Behandlung der Wegener-Granulomatose. Neben der immunsuppressiven Behandlung sollte je nach Gefäßbefall eine Antikoagulation sowie eine konsequente antihypertensive Therapie präferenziell mit ACE-Hemmern durchgeführt werden. Die Rezidivrate scheint im Kindesalter deutlich unter der bei Erwachsenen PAN-Patienten zu liegen (10 % versus 40 %).

Literatur

Dillon MJ, Eleftheriou D, Brogan PA (2010) Pediatr Nephrol 25:1641–1652

Geary DF, Schaefer F (Hrsg) (2007) Comprehensive pediatric nephrology. Mosby-Elsevier, Philadelphia

Gesellschaft für Pädiatrische Nephrologie (GPN), Pohl M, Dittrich K (2013) Behandlung der Purpura-Schönlein-Henoch-Nephritis bei Kindern und Jugendlichen: Therapieempfehlungen der Gesellschaft für Pädiatrische Nephrologie (GPN). Monatsschr Kinderheilkd 161:543–553

Haffner D, Hoyer PF, Zimmerhackl LB, Tönshoff B, Ehrich JHH, Gahr M, Müller-Wiefel DE, für die Arbeitsgemeinschaft für Pädiatrische Nephrologie (2007) Therapieempfehlung zur Behandlung der Lupusnephritis bei Kindern und Jugendlichen: Konsensuspapier der Arbeitsgemeinschaft für Pädiatrische Nephrologie. Monatsschr Kinderheilkd 155:1175–1188

Schärer K, Mehls O (Hrsg) (2002) Pädiatrische Nephrologie. Springer, Berlin

Weening JJ, D'Agati VD, Schwartz MM et al (2004) The classification of glomerulonephritis in systemic lupus erythematosus revisited. J Am Soc Nephrol 15:241–250

Zaffanello M, Fanos V (2009) Pediatr Nephrol 24:1901–1911

200 Hämolytisch-urämisches Syndrom

F. Schaefer

Das hämolytisch-urämische Syndrom (HUS) ist als Trias von hämolytischer Anämie, Thrombozytopenie und akuter Niereninsuffizienz definiert. Das HUS ist die häufigste Ursache des kindlichen akuten Nierenversagens jenseits der Neugeborenenperiode; die jährliche Inzidenz beträgt ca. 3 Fälle pro 100.000 Kinder unter 5 Jahren. Man unterscheidet eine typische und eine atypische Form der Erkrankung. Das klassische HUS macht 90 % der HUS-Fälle aus; es tritt überwiegend bei Kindern unter 5 Jahren im Anschluss an eine Darminfektion (Diarrhö) auf (D⁺-Form). Die atypische HUS-Variante kann in jedem Lebensalter auftreten und beginnt meist schleichend ohne gastrointestinale Prodromalerkrankung (D⁻-Form). Dem atypischen HUS liegen zumeist genetische oder erworbene Anomalien des alternativen Komplementwegs zugrunde.

200.1 Klassisches (diarrhö-positives, shigatoxinassoziiertes) HUS

Epidemiologie und Häufigkeit Die Symptomatik des klassischen HUS (D⁺) beginnt üblicherweise 5–7 Tage nach Beginn einer meist hämorrhagischen Enterokolitis. Auslösende Erreger sind zumeist Shigatoxin produzierende E. Coli (STEC) oder Shigellen. Der in Deutschland häufigste STEC-Serotyp ist O157:H7; aber auch andere Serotypen verursachen immer wieder regionale Epidemien. Die humanpathogenen STEC sind Bestandteil der Darmflora von Rindern, Schafen, Ziegen, Pferden und Hühnern und werden meist über ungenügend gegartes Fleisch und rohe Milch aufgenommen. Transmissionen von Mensch zu Mensch sind beschrieben, jedoch sehr selten. Aus unbekannten Gründen entwickeln nur 5–15 % der infizierten Enterokolitispatienten ein HUS. Das höchste relative Risiko besteht bei Kindern unter 5 Jahren; Erwachsene erkranken nur selten. Für Deutschland und Österreich wurde eine jährliche Erkrankungsinzidenz von 0,7–1 pro 100.000 Kinder unter 15 Jahren und 1,5–1,9 pro 100.000 Kinder unter 5 Jahren ermittelt. Länder mit hohem Rindfleischkonsum wie Argentinien weisen eine bis zu 5-fach höhere Inzidenz auf.

Pathogenese Oral aufgenommene Shigatoxin produzierende Bakterien zerstören die Darmschleimhaut. Shigatoxin gelangt dann vermutlich durch Bindung an Granulozyten in die Zirkulation und wird in die renalen Arteriolen und Glomeruluskapillaren transportiert, wo es an einen spezifischen Rezeptor (Gb3) auf Endothelzellen bindet, diese schädigt und eine lokale Gerinnungsreaktion auslöst. Die resultierende thrombotische Mikroangiopathie verursacht durch Thrombozytenverbrauch, mechanische Hämolyse, Verlegung der Glomeruli und ischämische Tubulusschädigung das klinische Bild des HUS (◉ Abb. 200.1).

Neben STEC können auch Endotoxine von Shigellen, Salmonellen, Yersinien, Campylobacter, Citrobacter und anderen Gastroenteritiserregern ein HUS auslösen.

Klinische Symptome In der Akutphase können auch in anderen Organen mikroangopathische Läsionen auftreten. ZNS-Symptome (Krampfanfälle, Sehstörungen, Hemiparese) werden bei bis zu 25 % der Patienten beobachtet und sind meist transient, obwohl in Einzelfällen schwere bis hin zu letalen Verläufen beobachtet wurden. In der Bildgebung finden sich typischerweise Ischämien der Basalganglien.

Diagnose Die Verdachtsdiagnose wird durch die typische Anamnese und die Trias von hämolytischer Anämie (mit Erhöhung der Laktatdehydrogenase [LDH] und Haptoglobinerniedrigung), Thrombozytopenie und Niereninsuffizienz gestellt. Pathognomonisch für das HUS ist der Nachweis von sog. Fragmentozyten im peripheren Blutbild. Die Diagnose einer STEC-Infektion gelingt entweder direkt durch kulturellen Nachweis der Bakterien oder die Detektion von Shigatoxin mittels PCR oder serologisch durch den Anstieg STEC-spezifischer IgM- und IgG-Antikörper. Prognostisch relevant ist die initiale Leukozytose, nicht aber der Schweregrad von Anämie, Hämolyse oder Thrombozytopenie.

Die Nierenbeteiligung reicht von einer leichten Hämaturie und Proteinurie bis hin zum oligoanurischen akuten Nierenversagen. Häufig besteht eine ausgeprägte arterielle Hypertonie.

Therapie Die Therapie besteht weitestgehend in supportiven Maßnahmen. Wichtig ist der konsequente Ausgleich von Wasser- und Elektrolytverlusten zur Vermeidung einer zusätzlichen prärenalen Nierenschädigung. Eine Behandlung mit Antibiotika und motilitätshemmenden Substanzen führt bei Enterokolitiden mit Shigatoxin bildenden Erregern potenziell zu verstärkter Toxinfreisetzung und ist daher allenfalls bei septischem Verlauf indiziert. Bei etwa 50 % aller Kinder mit STEC-HUS muss die Nierenfunktion mittels Hämo- oder Peritonealdialyse überbrückt werden.

Antikoagulatorische und gefäßdilatierende Therapien (Heparin, Aspirin, Urokinase, Dipyridamol) sind bei der Erkrankung ebenso wenig wirksam wie immunsuppressive Therapien. Auch die Wirksamkeit von Plasmapheresen ist nicht belegt. Neue Therapieansätze wie die Gabe von toxinneutralisierenden Antikörpern oder Gb3-Rezeptor-Analoga befinden sich derzeit in klinischer Erprobung.

Prognose Die akute Mortalität des STEC-assoziierten HUS liegt um 5 % und ist zumeist auf extrarenale Komplikationen zurückzuführen. Die Krankheitsaktivität klingt meist nach 1–3 Wochen spontan ab; die Nierenfunktion erholt sich in der Mehrzahl der Fälle vollständig. Eine chronische Niereninsuffizienz bleibt in der Regel nur bei Kindern zurück, die länger als 4 Wochen dialysiert werden mussten. Viele Kinder behalten aber eine Proteinurie und/oder Hypertonie, die bei unzureichender Behandlung langfristig zu einem sekundären Nierenfunktionsverlust führen können. Als Risikofaktoren gelten Anurie über 5 bzw. Oligurie über 10 Tage und eine initiale Leukozytose > 20,000/uL. Regelmäßige Nachbeobachtungen werden daher bei Kindern empfohlen, die 1 Jahr nach der akuten Erkrankung noch eine Proteinurie, Hypertonie, sonografisch hyperechogene Nieren oder eine eingeschränkte glomeruläre Filtrationsrate (GFR) aufweisen.

200.2 Atypisches hämolytisch-urämisches Syndrom (aHUS)

Das aHUS ist eine seltene Erkrankung mit einer Prävalenz von ca. 7 Fällen pro Mio. Kinder. Es tritt familiär und sporadisch auf

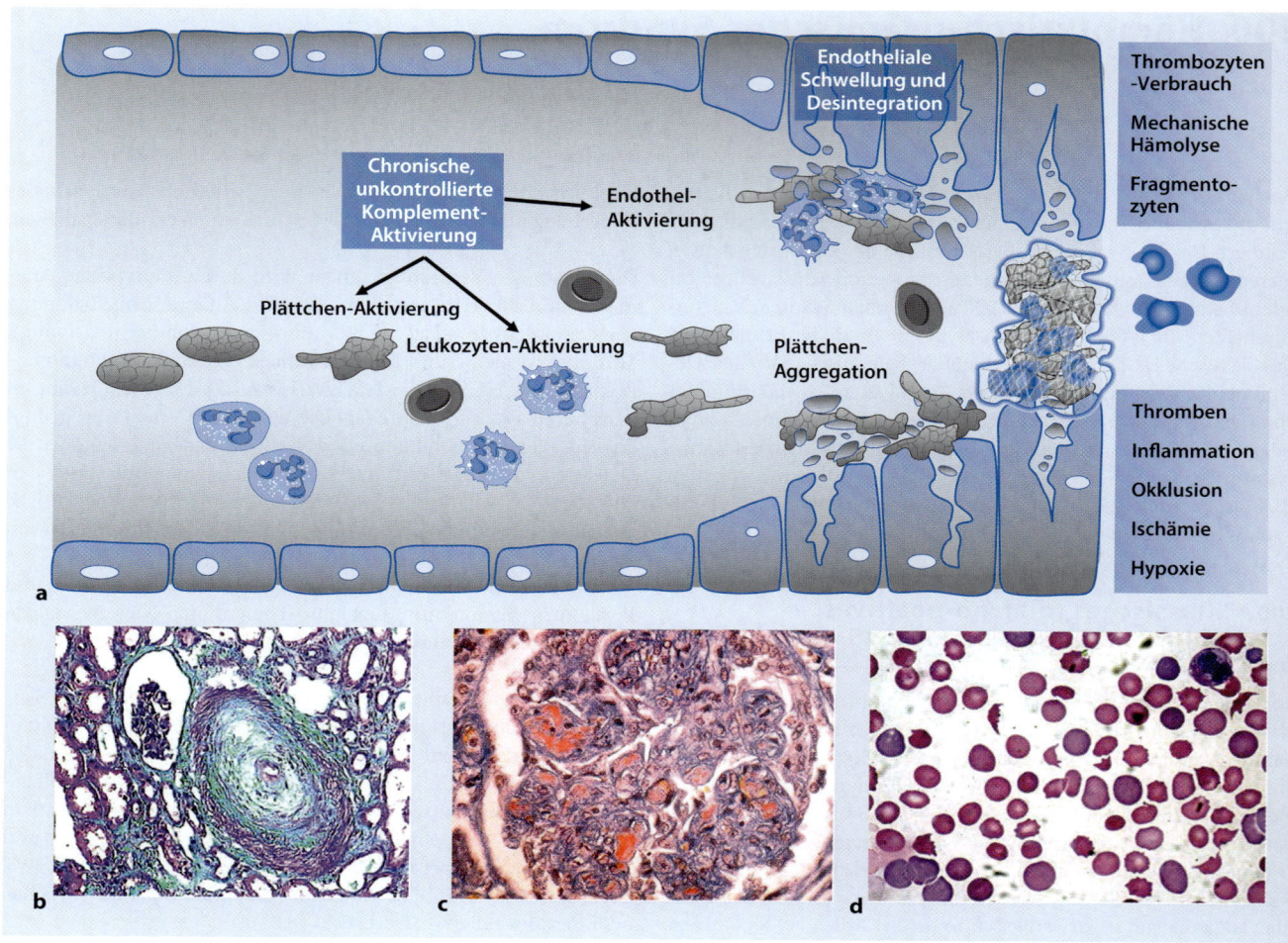

Abb. 200.1 a Entstehung der thrombotischen Mikroangiopathie. b Obliterierende Thrombose einer intrarenalen Arteriole; c thrombosierte Glomeruluskapillaren bei HUS; d Fragmentozyten im Blutausstrich

und kann durch verschiedenste Umstände ausgelöst werden. Diese umfassen nichtenterische bakterielle und virale Infektionen, Medikamente sowie genetische, immunologische und metabolische Anomalien. Die wichtigste prädisponierende Ursache stellen angeborene und erworbene Defekte des alternativen Komplementwegs dar. Klinisch unterscheidet sich diese häufigste aHUS-Form vom klassischen HUS durch ein eher subakutes Auftreten, das Fehlen einer Altersprädilektion, eine höhere Inzidenz von extrarenalen Krankheitsmanifestationen und einen rezidivierenden Verlauf mit hohem Risiko einer progredienten Niereninsuffizienz (◘ Tab. 200.1).

Ätiologie und Pathogenese

Pneumokokkenassoziiertes HUS Etwa 15–30 % der aHUS-Fälle treten im Rahmen von Infektionen mit Streptococcus pneumoniae auf (SPA-HUS). Der klinische Verlauf ist meist schwer mit respiratorischer Insuffizienz, Anurie und ZNS-Beteiligung. In der Regel sind jüngere Kinder betroffen. Die verursachenden Pneumokokkenstämme produzieren eine Neuraminidase, die zur Exposition des normalerweise verborgenen Thomsen-Friedenreich-T-Antigens auf Erythrozyten, Thrombozyten und Endothelzellen führt. Präformierte IgM-Antikörper können dann an das Antigen binden, was zu Hämolyse, Endothelzellschädigung und Plättchenaggregation führt. Der Ausgang der Erkrankung hängt von der Effizienz der antibiotischen Behandlung ab. Plasmapherese ist bei SPA-HUS kontraindiziert, da sie durch Zufuhr frischer Antikörper den Krankheitsprozess unterhält.

HUS bei Komplementanomalien Anomalien von Komponenten des komplementregulierenden Systems stellen die häufigste Ursache des aHUS dar. Zumeist liegen aktivierende Mutationen in Komplementgenen (Komponenten der C3-Konvertase: C3 und Faktor B) oder inaktivierende Mutationen in für Regulatorproteine kodierenden Genen vor (Faktor H, Faktor I, MCP und Thrombomodulin). Neben diesen genetischen Anomalien kann das Komplementsystem auch durch autoimmunologische Mechanismen (Faktor-H-Autoantikörper) gestört werden. Insgesamt finden sich bei bis zu 70 % der aHUS-Patienten Anomalien im Komplementsystem. Die gestörte Inaktivierung der C3-Konvertase nach Elimination des auslösenden Agens (meist bakterielle oder virale Erreger) führt zu einer persistierenden Aktivierung des alternativen Komplementwegs und Bildung von endotheliotoxischen terminalen C5-C9-Komplementkomplexen („membrane attack complex") (◘ Abb. 200.2). Die Endothelschädigung in Arteriolen und Kapillaren führt zum aHUS. Die genetische Prädisposition erklärt den häufig rezidivierenden Verlauf der Erkrankung, die in jedem Lebensalter auftreten kann. Bei fast 50 % der betroffenen Patienten erfolgt die erste Krankheitsmanifestation erst im Erwachsenenalter. Auch finden sich innerhalb der betroffenen Familien gesunde Mutationsträger; offenbar erkranken nur 50 % aller Individuen mit Anomalien im Komplementsystem an aHUS. Laborchemisch finden sich bei dieser Erkrankungsform häufig – aber nicht immer – erniedrigte C3- und erhöhte Konzentrationen des stabilen Metaboliten C3d im Serum. Beweisend ist der molekulargenetische

Tab. 200.1 Phänomenologische und ätiologische Klassifikation der verschiedenen HUS-Formen

Klassisches HUS	Atypisches HUS (idiopathisch)	Sekundäres HUS
Charakteristika		
Prädilektionsalter 2–5 Jahre Prodromal Enterokolitis Vollständige Ausheilung Keine Rezidive	Keine Alterspräferenz	Keine Alterspräferenz
	Schleichender Beginn, meist ohne GI-Symptomatik	Auslösung durch Trigger
	Häufige Rezidive Progrediente Niereninsuffizienz	
Ätiologie		
Infektionen mit Shigatoxin produzierenden Bakterien: – E. coli, meist Serotyp O157 – Shigella dysenteriae Typ 1	Mutationen in Komplementproteinen (ca. 60%): – Faktor H – Faktor I – MCP – Faktor B – C3 – Thrombomodulin Faktor-H-Autoantikörper	Invasive Infektionen mit Streptococcus pneumoniae Cobalamin-Synthese-Defekt Transplantation (Organe und Knochenmark) Calcineurin-Inhibitoren Maligne Tumoren Chemotherapie (Mitomycin), Ionisierende Strahlung HIV Influenza Autoimmunerkrankungen: SLE Schwangerschaft (Überlappung mit HELLP-Syndrom)

Nachweis von Mutationen in Komplementgenen bzw. die Detektion von Fakor-H-Autoantikörpern.

Von-Willebrand-Faktor-spaltende-Protease-Mangel (ADAMTS13-Mangel) Eine bei Kindern sehr seltene Differenzialdiagnose des aHUS ist der ADAMTS13-Mangel. Diese Protease degradiert zirkulierende Von-Willebrand-Faktor(vWF)-Multimere. Die Akkumulation von großen vWF-Multimeren führt zu einer systemischen Plättchenaggregation und thrombotischen Mikroangiopathie. Das klinische Bild der Erkrankung ist die thrombotisch-thrombozytopenische Purpura Moschkovitz (TTP). Bei dieser oft fulminant verlaufenden Erkrankung mit hoher Mortalität stehen extrarenale Manifestationen im Vordergrund; die Nierenfunktion ist zunächst oft nicht eingeschränkt. Diagnostisch beweisend ist eine ADAMTS13-Aktivität im Plasma unter 5% der Norm. Bei Kindern führen Mutationen im ADAMT13 zu einer Erkrankung mit autosomal-rezessivem Erbgang. Ein vermutlich sehr viel häufigerer Krankheitsmechanismus ist die Entwicklung von Autoantikörpern gegen ADAMTS13, die in der Regel aber erst im Erwachsenenalter auftritt.

Cobalamin-C-Synthase-Mangel Eine metabolische Ursache für das aHUS stellt der Cobalamin-C(CblC)-Synthase-Mangel dar. Dieser seltene Stoffwechseldefekt führt zu stark erhöhten endotheliotoxischen Homocysteinspiegeln im Plasma. Substitution von Vitamin B_{12} senkt die Homocysteinspiegel in den nichttoxischen Bereich und schützt wirksam vor Erkrankungsrezidiven. Die Homocysteinmessung gehört daher obligat zur diagnostischen Evaluierung bei aHUS.

Therapie Zur Initialbehandlung des aHUS hat sich der Plasmaaustausch (Plasmapherese) etabliert; in leichteren Fällen kommen auch Plasmainfusionen zur Anwendung. Das Ansprechen auf Plasmatherapie hängt vom zugrunde liegenden molekularen Pathomechanismus ab. Besonders wirksam ist die Plasmapherese bei autoantikörpervermittelten Formen (Faktor-H-, ADAMTS13-Antikörper). Die antikörpereliminierende Therapie muss von immunsuppressiven Maßnahmen zur Minimierung der Neusynthese begleitet werden (Steroide, Rituximab). Auch bei genetischen Komplementanomalien mit verminderter Synthese oder gestörter Funktion zirkulierender Komplementproteine (Faktor H, Faktor I, Faktor B, C3) ist der Plasmaaustausch vermutlich partiell wirksam, muss aber aufgrund des hohen Turnovers der Komplementproteine sehr intensiv durchgeführt werden und schützt meist nicht vor häufigen Rezidiven. Bei genetischen Anomalien membranständiger endothelialer Komplementproteine (MCP, Thrombomodulin) sowie beim CbC-Synthase-Mangel ist die Plasmapherese nicht wirksam, beim pneumokokken-assoziierten HUS kontraindiziert (s. oben).

Seit Kurzem steht mit Eculizumab ein humanisierter monoklonaler C5-Antikörper zur Verfügung, der hochwirksam und spezifisch die Aktivierung der distalen Komplementkaskade und Formation des zytotoxischen Membrane-Attack-Komplexes blockiert. Studien zeigen eine exzellente klinische Wirksamkeit von Eculizumab bei komplementvermitteltem aHUS mit raschem Sistieren der Symptomatik, guter Erholung der Nierenfunktion selbst bei fortgeschrittenen und plasmaresistenten Fällen und anhaltender Krankheitsremission unter Erhaltungstherapie. Eculizumab wird somit zukünftig die Therapie der ersten Wahl beim komplementvermittelten aHUS darstellen.

Prognose Die Prognose des aHUS war bisher ungünstig: Registerstudien zeigten trotz Plasmatherapie einen letalen Ausgang oder ein Fortschreiten zur terminalen Niereninsuffizienz bei 30% der Erstmanifestationen und bei 60% der Patienten innerhalb eines Jahres nach Erstmanifestation. Insbesondere Patienten mit Mutationen in Faktor H, I, B oder C3 zeigten häufig rasch progrediente Verläufe. Darüber hinaus lag das Risiko für Krankheitsrezidiv und Organverlust nach Nierentransplantation bei diesen Formen bei 50–90%, so dass für viele Patienten eine Transplantation als kontraindiziert galt. Durch die Verfügbarkeit von Eculizumab dürfte sich die Prognose der Erkrankung zukünftig drastisch bessern; eine terminale Niereninsuffizienz wird vermutlich nur noch in seltenen, spät diagnostizierten Fällen eintreten.

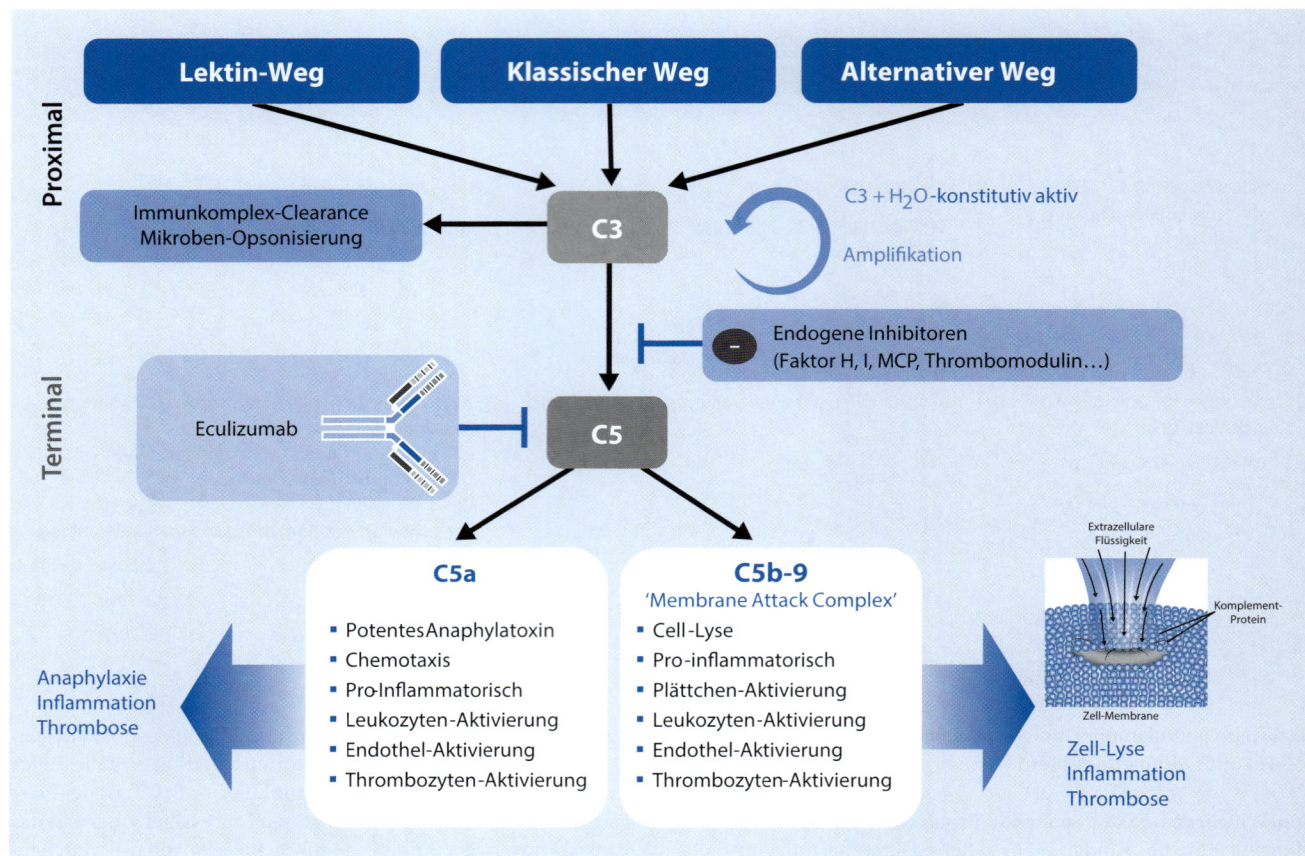

◘ **Abb. 200.2** Schematische Darstellung der Komplementaktivierung. Bei atypischem HUS verhindern defekte Komplementregulatorproteine die Überaktivierung von C3-Konvertase und C5-abhängigen Effekten. Der monoklonale Antikörper Eculizumab blockiert C5

Literatur

Bitzan M, Schaefer F, Reymond D (2010) Treatment of typical (enteropathic) hemolytic uremic syndrome. Semin Thromb Hemost 36:594–610

Malina M, Roumenina LT, Seeman T, Le Quintrec M, Dragon-Durey MA, Schaefer F, Fremeaux-Bacchi V (2012) Genetics of hemolytic uremic syndromes. Presse Med 41:e105–e114

Noris M, Remuzzi G (2009) Atypical hemolytic-uremic syndrome. New Engl J Med 361:1676–1687

201 Akutes Nierenversagen

C. Aufricht

Definition und Klassifikation Unter akutem Nierenversagen (ANV) versteht man eine akute und potenziell reversible Funktionseinschränkung mit Anstieg der Nierenfunktionsparameter (z. B. Kreatinin, Harnstoff, Cystatin C). Das ANV geht häufig mit einem Rückgang der Urinausscheidung einher (Oligurie < 300 ml/m² KOF/Tag, Anurie < 100 ml/m² KOF/Tag), kann jedoch auch mit einem abnorm erhöhten Urinvolumen (Polyurie: Diurese über 1200 ml/m² KOF/Tag) einhergehen.

In den letzten Jahren gibt es Bemühungen, den Schweregrad des ANV international einheitlich zu klassifizieren, mit der sog. RIFLE-Klassifikation (Risk Injury Failure Loss End-stage renal disease) sowie den AKIN-Kriterien (Kriterien des Acute Kidney Injury Network, ◘ Tab. 201.1). Dabei wird versucht, der besonderen Situation der Abschätzung einer Nierenfunktionsstörung durch Kreatininwerte im Kindesalter mit pädiatrischen Kriterien (pRIFLE) gerecht zu werden. Diese Einteilungen sind jedoch lediglich im Erwachsenenkranken gut validiert.

Insbesondere für das Neugeborenenalter stellen die Definition sowie der Schweregrad des ANV ein besonderes Problem dar. Die Höhe des Serumkreatinins beim Neugeborenen ist bei Geburt von der Nierenfunktion der Mutter bestimmt, die weitere Entwicklung dieser Werte (Abfall auf altersentsprechende Normwerte) unterliegt großen Schwankungen, die vom Reifegrad des Kindes abhängig sind. Dies macht die Erkennung und die Abschätzung des Ausmaßes des ANV beim Neugeborenen besonders schwierig. Die Suche nach spezifischen diagnostischen Parametern in dieser Altersgruppe („Biomarker") ist Gegenstand aktueller Forschung.

Epidemiologie Trotz der Bemühungen, Register zur genauen Abschätzung der Epidemiologie des ANV bei pädiatrischen Patienten einzuführen, gibt es – aufgrund der uneinheitlichen Definition des ANV – keine ausreichend großen epidemiologischen Studien.

Das primär renale ANV dürfte mit einer Inzidenz von etwa 25/1 Mio. Kindern und Jugendlichen unter 15 Jahren extrem selten sein (Schätzung der ESPED, Erhebungseinheit für seltene pädiatrische Erkrankungen in Deutschland). Die bei Weitem häufigste Ursache des primär renalen ANV ist das hämolytisch-urämische Syndrom, Glomerulonephritiden und andere renale Ursachen machen nur etwa jedes 5. renale Nierenversagen aus.

Getrennt davon ist das sekundäre ANV als Komplikation zugrunde liegender Erkrankungen zu sehen, hier wird die Inzidenz in der Pädiatrie bei etwa 5 % der Intensivpatienten angegeben. Ursachen für das sekundäre ANV sind in erster Linie Dehydratation, Schock oder Asphyxie, wobei der Altersgipfel im Neugeborenen- und Säuglingsalter liegt.

Insgesamt ist die Inzidenz eines ANV im Kindesalter deutlich niedriger als im Erwachsenenalter, einzig in der Neonatologie, wo eine Inzidenz von etwa 8–25 % angenommen wird, ist die Häufigkeit des ANV ähnlich hoch wie beim erwachsenen Intensivpatienten. Trotz des Mangels an validierten Daten wird davon ausgegangen, dass die Häufigkeit des sekundären ANV steigend ist, da zunehmend Kinder mit schweren Grunderkrankungen, wie z. B. extrem kleine Frühgeborene, Kinder mit Herzfehlern oder Stoffwechselerkrankungen durch Verbesserungen der Therapiemöglichkeiten, die allerdings häufig nierenschädigend sind, überleben.

Ätiologie und Pathogenese Das ANV ist die gemeinsame klinische Manifestation zahlreicher zugrunde liegender Erkrankungen. Aus dem bereits erwähnten epidemiologischen Hintergrund erfolgt eine mögliche Unterteilung in primär renale Ätiologien (hämolytisch-urämisches Syndrom, akute Nephritiden etc.) und in sekundäre ANV, verursacht durch ein oder mehrere andere Grunderkrankungen (Hypovolämie, „Schockniere", toxische Einflüsse, Infektionen, Obstruktion etc.).

Historisch hat sich die pathophysiologisch einfach nachvollziehbare Einteilung in prärenales, renales und postrenales ANV durchgesetzt, nicht zuletzt deswegen, weil entsprechende diagnostische Algorithmen und therapeutische Schritte gut auf diese Klassifizierung aufbauen können (◘ Tab. 201.2). In dieser Einteilung entspricht das sog. renale ANV zu einem großen Teil den bereits erwähnten primär nephrologischen Ätiologien. Zusätzlich kommen hier toxisch-metabolische, ischämische sowie entzündliche Schäden hinzu, wenn primär extrarenale Ursachen (z. B. Schock mit Minderdurchblutung der Nieren) bei anhaltender Einwirkung zu intrarenalen Parenchymschädigungen führen.

Weiterhin können die prärenalen Ursachen abgegrenzt werden, bei denen sich eine Summe von Erkrankungen findet, die zu einer inadäquaten Versorgung der Niere führt (wie z. B. akute Blutung, Dehydration, Herzinsuffizienz, Verletzungen und andere Ursachen von Hypovolämie) (◘ Tab. 201.2). Das prärenale ANV ist dadurch definiert, dass sich bei einer rechtzeitigen Verbesserung der Versorgung auch die Nierenfunktion verbessert und die akute Erhöhung der Retentionsparameter normalisiert. Alle diese prärenalen Ursachen haben gemeinsam, dass es bei Persistenz zu einer direkten Schädigung der Tubuluszellen kommt. Dadurch kann sich ein primär extrarenales ANV in ein renales entwickeln (s. oben). Tubuluszellen resorbieren unter hohem Sauerstoffbedarf über 99 % des glomerulär ausgeschiedenen Primärharns zurück und bedürfen für diese Funktion einer erhaltenen polaren Architektur der Zytoskelettstruktur. Persistierender Energiemangel führt zu einer Störung der Integrität dieses Systems und dadurch zu einer mit dem Leben nicht vereinbaren erhöhten Ausscheidung der Elektrolyte durch den Harn. Es kommt daher zu einer zunächst funktionellen Reduktion der Diurese, die dann durch Zelltod sowie Abschilferung von geschädigten Tubuluszellen in einem Funktionsversagen sowie einer mechanischen Obstruktion im Sinne der akuten Tubulusnekrose (Schockniere) endet.

Das postrenale Nierenversagen wird in weniger als 5 % der Fälle von ANV beobachtet. Die Ursachen sind hier überwiegend in einer Obstruktion des Ausflusstrakts durch Harntraktfehlbildungen (vor allem der Urethralklappe, ▶ Kap. 191), Tumoren, Steine oder Traumata bedingt. Diese Ursachen sind durch adäquate bildgebende Verfahren rasch festzustellen und spielen insbesondere im Neugeborenenalter eine große Rolle.

Klinische Symptome und Differenzialdiagnose Die Klinik des ANV ist von der zugrunde liegenden Erkrankung geprägt und dadurch entsprechend vielfältig. So können primär unspezifische Symptome auftreten, wie Abdominalschmerzen oder „Nierenschmerzen" bei obstruktiven oder infektiösen Ursachen für das ANV, aber auch Müdigkeit, Übelkeit und Erbrechen.

Tab. 201.1 Klassifikation des akuten Nierenversagens

AKIN	RIFLE	pRIFLE
Stadium 1 Serumkreatinin ↑ (Faktor > 1,5–2) oder > 0,3 mg/dl und/oder Diurese < 0,5 ml/kg KG/h in > 6 h	*Risk* Serumkreatinin ↑ (Faktor 1,5) oder GFR ↓ (> 25 %) und/oder Diurese < 0,5 ml/kg KG/h in > 6 h	*Risk* Geschätzte Kreatininclearance ↓ 25 % und/oder Diurese < 0,5 ml/kg KG/h in 8 h
Stadium 2 Serumkreatinin ↑ (Faktor > 2–3) und/oder Diurese < 0,5 ml/kg KG/h in > 12 h	*Injury* Serumkreatinin ↑ oder GFR ↓ (> 50 %) und/oder Diurese < 0,5 ml/kg KG/h in > 12 h	*Injury* Geschätzte Kreatininclearance ↓ 50 % und/oder Diurese < 0,5 ml/kg KG/h in 16 h
Stadium 3 Serumkreatinin ↑ (Faktor > 3) oder > 4,0 mg/dl mit akutem Anstieg von mindestens 0,5 mg/dl und/oder Diurese < 0,3 ml/kg KG/h in > 24 h oder Anurie > 12 h	*Renal Failure* Serumkreatinin ↑ (Faktor 3) oder GFR ↓ > 75 % oder Serumkreatinin ≥ 4,0 mg/dl mit akutem Anstieg von 0,5 mg/dl und/oder Diurese < 0,3 ml/kg KG/h in 24 h oder Anurie > 12 h	*Renal Failure* Geschätzte Kreatininclearance ↓ 75 % oder < 35 ml/min pro 1,73 m² KOF und/oder Diurese < 0,3 ml/kg KG/h in 24 h oder Anurie in 12 h
	Renal Loss Kompletter Verlust der Nierenfunktion und Dialyse > 4 Wochen	*Renal Loss* Kompletter Verlust der Nierenfunktion und Dialyse > 4 Wochen
	ESRD Dialyse > 3 Monate	*ESRD* Dialyse > 3 Monate

AKIN Acute Kidney Injury Network, *RIFLE* Risk Injury Failure Loss ESRD, *pRIFLE* pediatric RIFLE, *ESRD* End-stage renal disease, *GFR* glomeruläre Filtrationsrate.

Das klassische Leitsymptom für ANV ist die akute Verminderung der Harnausscheidung mit Oligurie oder Anurie, die jedoch nicht bei jeder Form des ANV vorliegen muss. Bei renalen Ursachen des ANV kann es zusätzlich zu einer auffallenden Verfärbung des Harns kommen (Pyurie, Hämaturie).

Zumeist wird die Diagnose des ANV jedoch im Rahmen der Bestimmung von Laborwerten gestellt. Bei den Laborbefunden finden sich zusätzlich zum Anstieg der harnpflichtigen Substanzen im Serum wie Kreatinin und Harnstoff-Stickstoff (Urämie) auch Elektrolytentgleisungen im Sinne einer reduzierten Ausscheidung (Hyperkaliämie, Hyperphosphatämie, metabolische Acidose), aber auch der Überwässerung (Hyponatriämie).

Anamnese, Untersuchung des Harns sowie bildgebende Verfahren (insbesondere Sonografie) erlauben zumeist rasch die Differenzierung zwischen prärenalem bzw. renalem ANV oder postrenalem ANV.

Die Unterscheidung zwischen prärenalem und renalem ANV ist durch das Ansprechen auf die Behandlung der zugrunde liegenden Ursache (vor allem Hypovolämie, s. unten) gegeben. Im Rahmen einer Ultraschalluntersuchung kann als prärenale Ursache z. B. eine Verminderung der Nierendurchblutung dargestellt werden.

Hinweise auf eine primär renale Ursache für das ANV ergeben sich meist aus der Anamnese, Harnverfärbungen, erhöhtem Blutdruck und speziellen immunologischen oder infektiösen Laborparametern. Des Weiteren spielt hier die Harndiagnostik zur Unterscheidung zwischen prärenalem und renalem ANV eine wesentliche Rolle (siehe Kapitel zu den jeweiligen Nierenerkrankungen). Bei entsprechenden Hinweisen auf renales ANV ist oft eine rasche Nierenbiopsie indiziert, sofern diese den Behandlungsbeginn nicht kritisch verzögert. Typischerweise ist bei einem postrenalen Nierenversagen eine Erweiterung der Harnwege zu sehen, eventuell kann auch die primäre Ursache (z. B. Nierenstein, Tumor) dargestellt werden.

Wichtig ist auch zu bedenken, dass ein ANV bei einer (evtl. undiagnostizierten) chronischen Nierenerkrankung vorkommen kann. Zur Erkennung eines ANV bei einer bereits vorbestehenden chronischen Nierenerkrankung hilft die Suche nach spezifischen Befunden (z. B. kleine dichte Niere in Sonografie, Hinweise auf renale Osteopathie, ▶ Kap. 202).

Klinische Zeichen wie Überwässerung (Ödeme inklusive Lungenödem bei einer Überwässerung von über 6–8 % des Körpergewichts) sowie arterielle Hypertonie mit den Folgen von Herzinsuffizienz, Enzephalopathie (Übelkeit, Erbrechen, Kopfschmerzen und Krampfanfälle) sind bereits als Komplikationen der reduzierten Nierenfunktion einzuschätzen und treten oft erst bei fortgeschrittenem ANV auf.

Therapie Die Therapie richtet sich nach der Schwere der Erkrankung. Sollten bereits potenziell lebensbedrohliche Komplikationen des ANV eingetreten sein, ist mit einer unverzüglichen Dialyse zu beginnen, ansonsten sind zunächst konservative Maßnahmen zu wählen. Bei vielen Kindern ist die Stabilisierung auf einer Intensiv- oder Überwachungsstation indiziert.

Oberstes Prinzip sollte die Therapie der Ursache für das Nierenversagen sein. Bei Vorliegen eines prärenalen ANV entspricht nach Identifikation des behandlungsbedürftigen Problems (z. B. Hypovolämie) dessen Beseitigung bereits der Therapie der Wahl. Ebenso ist bei Vorliegen einer postrenalen Ursache des ANV die Harnableitung bzw. die Beseitigung der Obstruktion die Behandlung der Wahl. Kann beim ANV durch Gabe eines ausreichenden Volumenbolus von 10–20 ml/kg KG die Diurese wieder in Gang gesetzt werden, so ist die Diagnose des prärenalen ANV bestätigt, und es folgt die adäquate Flüssigkeits- und Elektrolytbilanzierung unter sorgfältigem Monitoring von Elektrolyten, Gewicht und Kreislauf. Sollte eine Volumenzufuhr jedoch zu keiner Verbesserung der Diurese führen, so ist die Diagnose eines renalen ANV zu stellen.

Generell gilt bei der Behandlung des renalen ANV, dass die Zufuhr von Volumen und Elektrolyten der reduzierten renalen Ausscheidung anzupassen ist. Unter engmaschiger Bilanzierung und Gewichtskontrolle sollte sich die Flüssigkeitszufuhr am insensiblen Wasserverlust (400 ml/m² KOF) plus renaler Ausfuhr plus anderer Verluste orientieren. Kalium- und Phosphatzufuhr sind zu streichen, eine Acidose muss entsprechend gepuffert werden. Eine behandlungsbedürftige arterielle Hypertonie kann meist, vor allem mit peripher vasodilatierenden Substanzen, kontrolliert werden. Nephrotoxische Medikamente sind abzusetzen, und die restlichen Medikamente müssen an die abnorme Nierenfunktion angepasst werden.

Tab. 201.2 Ätiologische Einteilung des ANV

Prärenal	Renal	Postrenal
– Akute Blutung	– Akute Glomerulonephritis	Obstruktion des Ausflusstrakts durch:
– Akuter Flüssigkeitsverlust, z. B. im Rahmen einer Dehydration (bei Durchfallkrankheiten, schwerer Fehlernährung)	– Akute tubuläre Nekrose	– Hämatom, Trauma
– Kardiale Insuffizienz (chronisch, akut z. B. nach Herzoperation)	– Hämolytisch-urämisches Syndrom	– Harntraktfehlbildungen (Urethralklappen, Ureterozele, Ureterabgangsstenose bei Einzelniere etc.)
– Hypoproteinämie, nephrotisches Syndrom	– Interstitielle Nephritis:	– Intra-/extrarenale Raumforderungen wie Tumoren, Kristallurie, Steine
– Medikamentöse Perfusionsverringerung z. B. durch ACE-Inhibitoren	– Allergische Reaktion – Infektassoziiert (Leptospiren, Hantavirus etc.)	
– Schock	– Nierenvenenthrombose	
– Sepsis	– Nephrotoxine (Medikamente, Schwermetalle, Pflanzentoxine, Röntgenkontrastmittel, organische Lösungsmittel etc.)	
– Trauma	– Prolongierte arterielle Hypotension	
	– Prolongierte Dehydration	
	– Toxische Metaboliten bei Stoffwechselerkrankungen	
	– Schwere Infektion, septischer Schock	
	– Vaskuläre Ursachen im Rahmen von systemischen Vaskulitiden	

Erreicht man durch diese konservativen Maßnahmen eine klinische Stabilisierung, wird wertvolle Zeit für evtl. weitere notwendige Maßnahmen (z. B. Transferierung an ein pädiatrisch-nephrologisches Zentrum, Biopsie bei primärer Glomerulonephritis, Dialysekatheterimplantation) gewonnen.

Bei ausreichender Harnausscheidung kann beim klinisch stabilen Patienten eine Remission des ANV oft auch ohne Dialyse unter konservativen Maßnahmen abgewartet werden.

Beim oligoanurischen ANV ist die Indikation zur Dialyse besonders sorgfältig gegen den zu erwartenden Verlauf unter konservativer Therapie abzuschätzen. Vor allem beim kleinen und kritisch kranken Kind ist eine ausreichende Kalorienzufuhr häufig ohne Flüssigkeitsentzug durch Dialyse nicht möglich.

Kann man mittels konservativen Maßnahmen keine Stabilisierung erreichen, ist die Indikation zur Dialyse gegeben, bestimmt durch Beurteilung des klinischen Zustands des Patienten und der Laborparameter. Insbesondere eine lebensbedrohliche Hyperkaliämie (< 7 mmol) oder Hypervolämie (mit Lungenödem, hypertensiver Krise) sind Indikationen zur raschen Dialysetherapie. Um Zeit bis zum Dialysebeginn zu gewinnen, kann versucht werden, durch Pufferung (Natriumbicarbonatgabe) sowie Infusionen von Glukose/Insulin-Kombinationen, Kalium nach intrazellulär zu verschieben sowie durch orale und rektale Zufuhr von Ionenaustauscherharzen eine extrarenale Entfernung von Kalium durchzuführen.

Als Dialyseverfahren kommen Hämodialyse, Peritonealdialyse sowie kontinuierliche Hämofiltrationsverfahren zum Einsatz. Die derzeitige Datenlage erlaubt keinen Vergleich zwischen diesen drei Nierenersatztherapien. Zumeist erfolgt bei primär renalem ANV bei größeren Kindern die Hämo- und bei kleineren die Peritonealdialyse. An Intensivstationen kommen zunehmend die kontinuierlichen Filtrationsverfahren zum Einsatz, die an vielen Zentren auch bereits bei sehr kleinen Kindern angewendet werden. Neben der Erfahrung der einzelnen Zentren spielt für die Auswahl des Verfahrens somit das Alter des Kindes, aber auch die Dringlichkeit des Therapiebeginns, die allgemeinen Kreislauf- und Gerinnungsverhältnisse sowie die voraussichtliche Dauer dieses Verfahrens eine Rolle. Der Einsatz der Dialyse beim ANV des Frühgeborenen mit extrem niedrigem Geburtsgewicht ist derzeit Gegenstand aktueller Forschung.

Verlauf und Prognose Das ANV selber ist in der Regel gut therapierbar, konservativ oder auch mit Dialyse. Ausnahmen stellen in der Pädiatrie extrem kleine Frühgeborene dar. In diesem Patientenklientel ist die Durchführung der Dialyse oft eine technische Herausforderung und noch nicht wirklich etabliert.

Sowohl beim prärenalen als auch beim postrenalen ANV ist nach Beseitigung der zugrunde liegenden Ursache die Langzeitprognose bezüglich der Nierenfunktion in der Regel sehr gut. So erholen sich die Nieren nach Rehydrierung und Wiederherstellung einer stabilen Kreislaufsituation oder Entfernung der Obstruktion der Harnwege meist (nach unterschiedlich langen Zeitintervallen) vollständig. Allerdings kann eine ausbleibende oder verzögerte Therapie das primär prärenale bzw. postrenale ANV in ein renales ANV überführen.

Die Prognose des renalen ANV ist im Wesentlichen von der Ursache abhängig. Zum Beispiel ist die Prognose beim hämolytisch-urämischen Syndrom (▶ Kap. 200), der häufigsten Ursache für ANV im Kindesalter, meist sehr gut mit völliger Erholung der Nierenfunktion in über 90 % der Fälle. Allerdings können chronische Schäden bestehen bleiben, die erst in der Langzeitprognose klinische Relevanz zeigen. Bei renalen Erkrankungen aus dem Formenkreis der Glomerulonephritiden gibt es viele, die zu einer chronischen Niereninsuffizienz führen können (▶ Kap. 196 und 202). Generell gilt, je länger das renale ANV bestehen bleibt, umso eher ist mit einer chronischen Schädigung des Nierengewebes zu rechnen. Bezüglich der Langzeitmorbidität wirkt sich ein in der Kindheit überstandenes ANV evtl.

erst Jahre später mit Proteinurie, arterieller Hypertonie und anderen Zeichen fortschreitender chronischer Niereninsuffizienz aus. Neuere Studien weisen darauf hin, dass sich im Erwachsenenalter vermehrt chronische Nierenerkrankungen als Folge eines – primär prärenalen – ANV im Kindesalter ergeben. Beim Frühgeborenen scheinen spätere chronische Nierenschäden auch bei ursprünglich nicht dialysepflichtigen ANV häufiger als erwartet zu sein. Zusammengefasst ist bei Kindern, die ein ANV erlitten haben, die Indikation zu langjährigen Nachuntersuchungen der Nierenfunktion gegeben.

Die Beurteilung der extrarenalen Morbidität des ANV ist komplex, weil dies im Kontext mit den zugrunde liegenden Erkrankungen zu sehen ist. So ist bei einem intensivpflichtigen Patienten mit ANV die Prognose wesentlich ungünstiger als bei einem Patienten mit isolierter renaler Erkrankung. Das ANV scheint einen bislang vielleicht unterschätzten Einfluss auf andere Organsysteme zu haben. So hat man z. B. bei erwachsenen beatmeten Patienten einen Einfluss des ANV mit verzögerter Entwöhnung von der Beatmungsmaschine festgestellt.

Die Mortalität bei ANV wird ebenfalls durch die zugrunde liegende Ätiologie bestimmt. Kinder mit primär renaler Erkrankung weisen eine relativ geringe Mortalität (< 5 %) auf. Hier ist die Sterblichkeit eher durch extrarenale Komplikationen verursacht (z. B. zerebral-vaskuläre Ereignisse bei hämolytisch-urämischem Syndrom). Wesentlich höher ist die Mortalität bei ANV im Rahmen eines Schockgeschehens oder Multiorganversagens speziell bei intensivpflichtigen Patienten. Hier gilt das ANV als zusätzlicher Mortalitätsfaktor. Dies hat sich auch an neonatologischen Patienten gezeigt, bei denen eine Letalität bei oligoanurischem ANV mit etwa 80 % zu beobachten ist.

Somit stellt das ANV, auch wenn es im Vergleich zu Erwachsenen insgesamt seltener ist, in der Pädiatrie einen relevanten Morbiditäts- und Mortalitätsfaktor dar.

202 Chronische Niereninsuffizienz

F. Schaefer

Definition Die chronische Niereninsuffizienz (CNI) wird in 5 Schweregrade unterteilt (Klassifikation der KDOQI – Kidney Disease Outcomes Quality Initiative). Im CNI-Stadium 1 besteht eine chronische Nierenschädigung bei noch erhaltener oder sogar gesteigerter glomerulärer Filtrationsrate (GFR, > 90 ml/min/1,73 m² KOF). Im Stadium 2 liegt eine leichte (GFR 60–90), im Stadium 3 eine mäßige (GFR 30–60), im Stadium 4 eine fortgeschrittene (GFR 15–30) und im Stadium 5 eine subtotale Einschränkung oder vollständiger Verlust der Nierenfunktion vor (GFR 0–15 ml/min/1,73 m² KOF). Durch Normierung auf die Körperoberfläche ist diese für erwachsene Patienten konzipierte Klassifikation auch auf Kinder anwendbar. Bei Säuglingen ist allerdings zu berücksichtigen, dass die untere Grenze des GFR-Normbereichs erst gegen Ende des 1. Lebensjahres erreicht wird. Reife Neugeborene weisen eine GFR von etwa 30 ml/min/1,73 m² KOF auf.

Epidemiologie In Europa entwickeln jährlich etwa 11–12/Mio. Kinder und Jugendlichen eine CNI des Stadiums 3–5; die Prävalenz wird auf 60–70/Mio. altersbezogene Bevölkerung geschätzt. Jungen sind aufgrund ihrer höheren Disposition für Harnwegsfehlbildungen etwa doppelt so häufig betroffen wie Mädchen.

Ätiologie und Verlauf Etwa zwei Dritteln der Fälle kindlicher CNI liegen hypo- bzw. dysplastische Anlagestörungen der Nieren zugrunde, die häufig auch mit Fehlbildungen der ableitenden Harnwege einhergehen (CAKUT = „congenital anomalies of the kidney and urinary tract", ▶ Kap. 191); die übrigen umfassen hereditäre und erworbene Glomerulopathien (▶ Kap. 196) und Systemerkrankungen mit Nierenbeteiligung (▶ Kap. 199, ▶ Übersicht). Art und Schweregrad der primären Nierenerkrankung bestimmen den Verlauf der CNI. Eine kausale Therapie ist nur bei wenigen Grunderkrankungen möglich. Harnwegsobstruktionen müssen frühzeitig und vollständig beseitigt werden. Bei refluxiven Fehlbildungen ist die konsequente Prophylaxe aszendierender Harnwegsinfektionen zur Vermeidung zusätzlicher Narbenbildungen wichtig. Viele progressiv verlaufende Glomerulonephritisformen können durch den frühzeitigen Einsatz von Immunsuppressiva effektiv behandelt und eine CNI dauerhaft vermieden werden. Für einzelne Stoffwechselerkrankungen mit Nierenbeteiligung stehen spezifische kausale Therapieansätze zur Verfügung (z. B. Cysteamin bei Cystinose).

Verteilung der renalen Grunderkrankungen bei 700 europäischen Kindern mit CNI (4C-Studie)

CAKUT	63 %
Glomerulopathien	8 %
Polyzystische Nieren	6 %
Stoffwechselerkrankungen	5 %
Nephronophthise	4 %
Hämolytisch-urämisches Syndrom	3 %
Interstitielle Nephropathie	2 %
Postischämisch	1 %
Vaskulitis < 1 %	
Unbekannt	6 %
Andere	2 %

Bei kongenitalen Nephropathien lässt sich in den ersten Lebensjahren häufig noch eine gewisse Hypertrophie der vorhandenen Nephrone beobachten, die zu einem Anstieg der GFR führt. Spätestens im Adoleszentenalter führt aber das zunehmende Missverhältnis der eingeschränkten Filtrationsleistung zur wachsenden Körpermasse zu einer zunehmenden Niereninsuffizienz. Zudem tritt bei Unterschreiten einer kritischen Masse an funktionierenden Nephronen weitgehend unabhängig von der zugrunde liegenden Nierenerkrankung ein progredienter Nephronverlust ein. Eine zentrale Rolle kommt hierbei der Erhöhung des Blutflusses und -drucks in den verbliebenen Glomeruluskapillaren zu. Durch die chronische Hyperfiltration setzen Umbauprozesse ein; die Glomeruli hypertrophieren, Endothel- und viszerale Epithelzellen (Podozyten) werden geschädigt, die Mesangialzellen proliferieren und bilden vermehrt Matrix. Durch die resultierende Glomerulosklerose können sich Synechien der Kapillarschlingen mit dem Epithel der Bowman-Kapsel ausbilden. Hieraus kann eine fehlgerichtete Filtration des Primärharns ins interstitielle Gewebe resultieren, was eine entzündliche Gewebsreaktion auslöst. Sowohl im Glomerulus als auch im Tubulointerstitium werden vermehrt vasoaktive Peptide wie Angiotensin II und Endothelin sowie Wachstumsfaktoren wie Transforming growth factor β (TGF-β) exprimiert, die die glomeruläre Hyperfiltration und die Fibrosierungsprozesse sowohl im Glomerulus als auch im tubulointerstitiellen Kompartiment weiter verstärken. Zudem sezernieren die Tubulusepithelien Entzündungsmediatoren wie Komplementproteine, Zytokine und Chemokine, was zur Invasion von Monozyten und Lymphozyten führt. Die interstitielle Matrixvermehrung beeinträchtigt die Oxygenierung der Tubuluszellen und führt so zu Zellapoptose und Tubulusatrophie. Über diese Mechanismen kommt es zum Untergang weiterer Nephrone, wodurch sich die glomeruläre Hyperfiltration der verbleibenden Nephrone weiter verstärkt. Auf diese Weise beschleunigt sich der renale Funktionsverlust allmählich.

Der fortschreitende Verlust der glomerulären Filtration wird zunächst durch eine Steigerung der tubulären Sekretion kompensiert. So kann bis zu einem GFR-Verlust von 80–90 % eine ausgeglichene Elektrolyt- und Wasserbilanz aufrechterhalten werden. Allerdings manifestiert sich durch die limitierte tubuläre Bicarbonatrückresorption bereits ab einer GFR von ca. 50 % der Norm eine metabolische Acidose. Im Spätstadium der Niereninsuffizienz akkumulieren schließlich sog. Urämietoxine durch verminderte Elimination oder gesteigerte Produktion. Zu diesen gehören Phenole, Guanidine, Polyamine, aber auch Hormone wie Parathormon und vasoaktive Substanzen wie asymmetrisches Dimethylarginin.

Therapie In jüngerer Zeit wurden „nephroprotektive" Therapiekonzepte entwickelt, die diesen Progressionsmechanismen entgegenwirken sollen. Von zentraler Bedeutung sind hierbei die Absenkung der glomerulären Hyperfiltration und Proteinurie sowie die Normalisierung des systemischen Blutdrucks durch Einsatz von Inhibitoren des Renin-Angiotensin-Systems (ACE-Hemmer und Angiotensin-II-Rezeptorblocker). Durch Herabregulation der lokalen TGF-β-Synthese und Steigerung der renalen Matrixproteinasenaktivität wirken Medikamente dieser Substanzklassen zudem antifibrotisch. Der frühzeitige Einsatz von RAS-Inhibitoren kann die Progression der CNI vermutlich deutlich hinauszögern. Darüber hinaus wurde

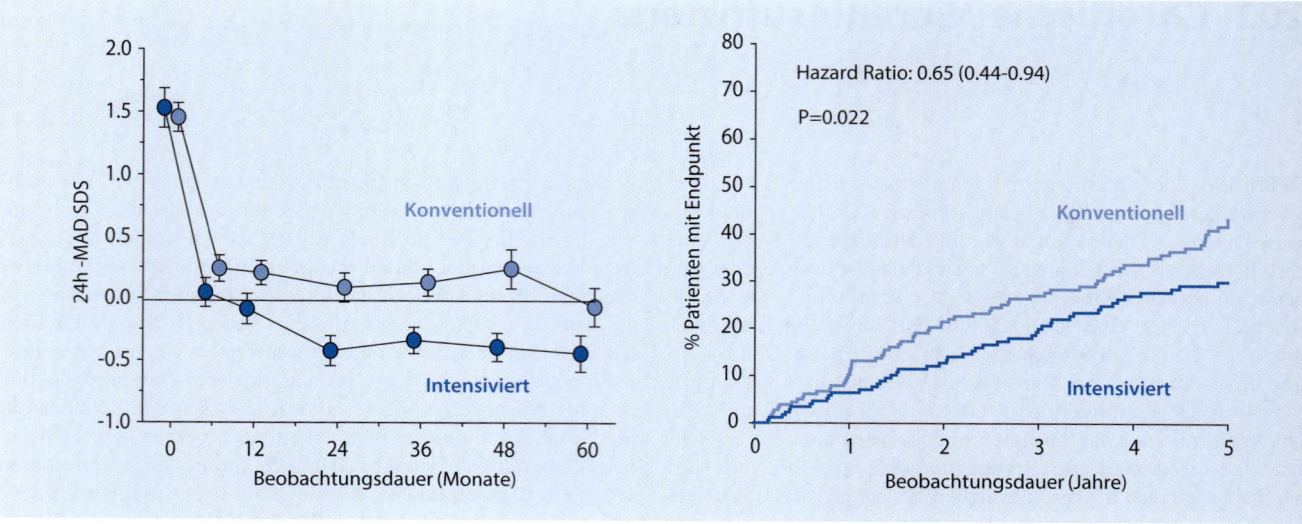

Abb. 202.1 Forcierte Blutdrucksenkung unter die 50. Perzentile des 24-h-Mitteldrucks *(MAD – Standard Deviation Score, SDS)* senkt bei Kindern mit CNI das Progressionsrisiko (Endpunkt: 50% GFR-Verlust oder terminale CNI). (Adaptiert nach ESCAPE Trial Group et al. 2009)

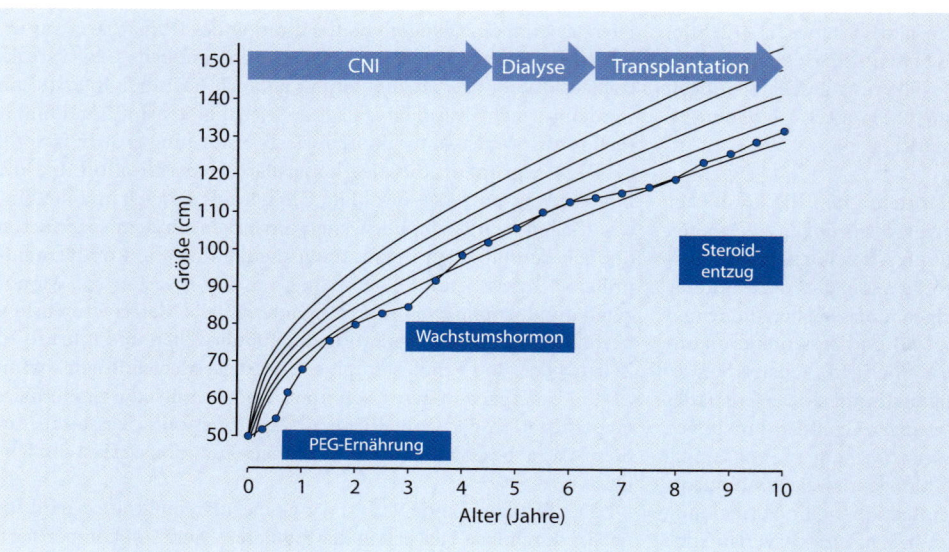

Abb. 202.2 Wachtumskurve eines Kindes mit kongenitaler CNI. Passagere Verbesserung des Längenwachstums durch Sondenernährung; Aufholwachstum unter Wachstumshormon; Wachstumsstopp nach Nierentransplantation; erneutes Aufholwachstum nach Ausschleichen der Steroidmedikation

gezeigt, dass eine strenge Blutdruckeinstellung zu einer stark verbesserten mittelfristigen Nierenfunktionserhaltung führt (◘ Abb. 202.1). Bei Kindern mit CNI sollte daher ein Blutdruckniveau im Bereich der 50. Altersperzentile angestrebt und durch ambulantes Blutdruckmonitoring verifiziert werden.

Sekundärkomplikationen Entsprechend den zahlreichen physiologischen Funktionen der Nieren führt die CNI zu einer vielfältigen klinischen Symptomatik.

Polyurie und -dipsie In der Frühphase der CNI besteht häufig eine Polyurie und Polydipsie infolge des eingeschränkten renalen Konzentrationsvermögens.

Gedeihstörung Im Säuglings- und Kleinkindesalter steht die urämische Anorexie mit häufigem Erbrechen im Vordergrund, die unbehandelt zu einer schweren Gedeihstörung führt (◘ Abb. 202.2). Die Inappetenz wird vermutlich durch die Akkumulation gastrointestinaler und zentraler Hormone vermutet, die eine verlangsamte Magenpassage und ein prolongiertes Sättigungsgefühl hervorrufen.

Eine ausreichende Nahrungsaufnahme muss daher meist mittels Sondenernährung gesichert werden. Kalorien- und Eiweißzufuhr sollten 100% der altersentsprechenden Richtlinien betragen. Die Phosphatzufuhr muss ab einer GFR von 30–40, die Kaliumzufuhr ab 10–20 ml/min/1,73 m² KOF eingeschränkt werden. Die metabolische Acidose wird durch orale Bicarbonatsubstitution korrigiert, sobald die Bicarbonatkonzentration im Blut 20 mmol/l unterschreitet. Mit diesen Maßnahmen kann im Säuglings- und Kleinkindesalter meist ein gutes Gedeihen und auch ein befriedigendes Längenwachstum erzielt werden.

Wachstumsstörungen Auch im späteren Kindesalter besteht eine Störung des Längenwachstums. Das Pubertätswachstum ist um ca. 50% vermindert (◘ Abb. 202.2). Die Wachstumsstörung wird durch eine multiple endokrine Resistenz verursacht. Die Stimulation von Insulin-like growth factor 1 (IGF-1) durch endogenes Wachstumshormon ist ebenso vermindert wie die Endorganwirkung von IGF-1. Zudem ist der Anteil an biologisch aktivem freiem IGF-1 durch Akkumulation von IGF-1-Bindungsproteinen vermindert. Die Pubertätsverzögerung bei CNI wird durch eine gestörte hypotha-

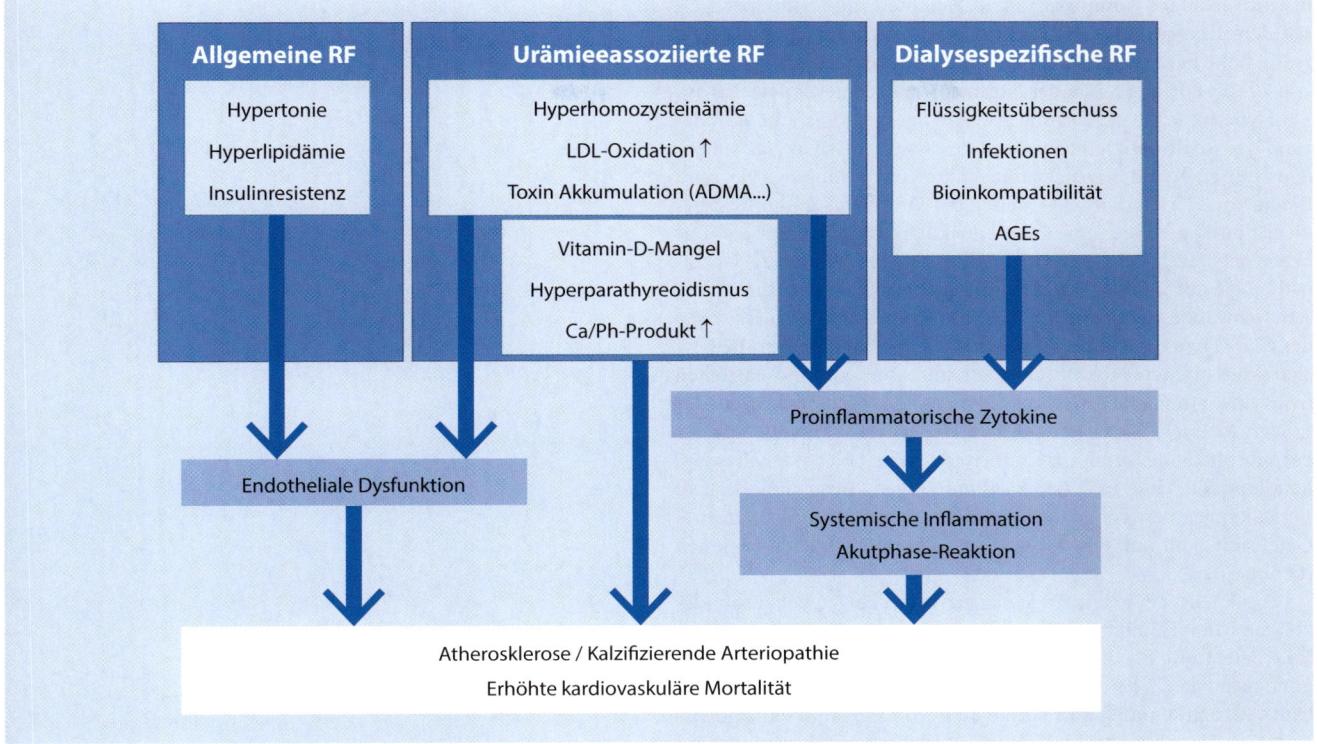

◘ Abb. 202.3 Kardiovaskuläre Risikofaktoren bei CNI. *AGEs* „advanced glycosylation end products", *LDL* „low density lipoproteins", *RF* Risikofaktoren

lamische Aktivierung der gonadotropen Hormonachse erklärt. Die Gonadenhormonproduktion bleibt auch nach Einsetzen der Gonadotropinsekretion vermindert, vermutlich infolge der Akkumulation rezeptorblockierender Hormonmetabolite. Die urämische Wachstumshormonresistenz lässt sich durch pharmakologische Dosen von rekombinantem Wachstumshormon überwinden. Durch tägliche subkutane Injektionen des Hormons kann das Wachstum beschleunigt und die Körpergröße langfristig in den Normbereich angehoben werden. Da die mit Wachstumshormontherapie zu erreichende Endgröße positiv mit der Therapiedauer und negativ mit der Zeitdauer der terminalen CNI korreliert ist, sollte die Behandlung frühzeitig im Krankheitsverlauf begonnen werden. Nebenwirkungen der Behandlung sind selten; ca. 1 % der behandelten CNI-Patienten entwickeln eine nach Absetzen reversible benigne intrakranielle Hypertension (Pseudotumor cerebri).

Urämische Ostheopathie Wegen der hohen Umbaugeschwindigkeit des wachsenden Skeletts treten bei Kindern mit CNI frühzeitig Symptome der urämischen Osteopathie auf, die durch Störungen im Vitamin-D-Stoffwechsel, eingeschränkte renale Phosphatausscheidung und sekundären Hyperparathyreoidismus hervorgerufen wird und sich klinisch mit Skelettdeformitäten und Knochenschmerzen manifestiert. Bereits im CNI-Stadium 2 ist die Produktion des Osteozytenhormons Fibroblast growth factor 23 (FGF-23) erhöht. FGF-23 supprimiert die renale 1α-Hydroxylase und hemmt somit die Umwandlung von 25(OH)2-Vitamin D_3 in aktives 1,25(OH)2-Vitamin D_3 (Calcitriol). Der Mangel an aktivem Vitamin D führt zu einer verminderten intestinalen Kalziumresorption. Niedrige Calcitriol- und Kalzium- sowie hohe Serumphosphatspiegel stimulieren ab CNI-Stadium 4 die Produktion des Nebenschilddrüsenhormons Parathormon (PTH). Der resultierende sekundäre Hyperparathyreoidismus führt zu einer vermehrten Bildung von nichtkalzifizierter Knochenmatrix mit dem klinischen Bild der Osteomalazie. Zur Prophylaxe der renalen Osteopathie und des Hyperparathyreoidismus sollte zunächst der bei CNI häufige alimentäre Vitamin-D-Mangel durch Supplementation verhindert bzw. korrigiert werden. Bei fortgeschrittener CNI wird zudem aktives Vitamin D (Calcitriol) verabreicht. Die alimentäre Phosphatzufuhr muss durch dietätische Maßnahmen und – bei fortgeschrittener CNI – Einnahme oraler Phosphatbinder reduziert werden. Bei länger bestehender CNI kann eine Vitamin-D-Resistenz eintreten; in diesen Fällen bietet die Stimulation des parathyroidalen Calcium-sensing-Rezeptors durch Kalzimimetika eine Therapiealternative. Eine prolongierte hochdosierte Behandlung mit aktivem Vitamin D kann zu einer Inaktivierung der Osteoblasten mit Hyperkalzämieneigung führen (sog. „low turnover bone disease").

Anämie Ab CNI-Stadium 3 entwickelt sich eine normochrome, normozytäre Anämie. Diese wird durch eine verminderte renale Produktion von Erythropoietin (EPO) verursacht. EPO induziert die Erythropoese, indem es die Apoptose erythroider Vorläuferzellen hemmt. Mit fortschreitender CNI beeinträchtigt vor allem die zunehmende Anämisierung die physische und kognitive Leistungskapazität der Kinder. Die renale Anämie ist durch die Gabe von rekombinantem EPO vollständig kompensierbar. Mittlerweile sind mehrere modifizierte EPO-Produkte mit verlängerter biologischer Aktivität verfügbar, die bis zu 4-wöchige Dosierungsintervalle erlauben. Wichtig ist auch eine ausreichende orale oder parenterale Eisensubstitution aufgrund der bei CNI erhöhten gastrointestinalen, unter Hämodialyse auch therapiebedingten Blutverluste. Einige Patienten zeigen auch bei adäquater Eisenversorgung eine partielle EPO-Resistenz, die zumeist auf manifeste oder okkulte Inflammationszustände (z. B. Katheterinfektionen) zurückzuführen ist. Auch ein schwerer Hyperparathyreoidismus kann zu EPO-Resistenz führen.

Kardiovaskuläre Komplikationen Patienten mit terminaler CNI seit dem Kindesalter weisen im jungen Erwachsenenalter eine exzessiv hohe kardiovaskuläre Morbidität und Mortalität auf, die der von 70- bis 80-Jährigen in der Normalbevölkerung vergleichbar ist.

Hypertonie, Hypervolämie und Anämie, aber auch die Aktivierung des Renin-Angiotensin- und des sympathischen Nervensystems führen zu einer Druck- und Volumenbelastung des Herzens. Bereits im CNI-Stadium 3–4 weisen ein Drittel, im Stadium 5 über die Hälfte aller Kinder eine linksventrikuläre Hypertrophie auf. Daneben entwickelt sich bereits im Kindesalter eine gravierende Gefäßpathologie mit einer Dickenzunahme und vermehrten Steifigkeit der Arterienwände. Begünstigt durch die metabolischen Auswirkungen der CNI (Hyperlipidämie, Hyperinsulinämie) und den für die CNI charakteristischen subklinischen Inflammationszustand entstehen frühzeitig atherosklerotische Läsionen und Medianekrosen der großen Arterien. Gleichzeitig führen Hyperparathyreoidismus, Hyperphosphatämie und Kalziumüberladung als Folge intensiver Behandlung mit Vitamin D und kalziumhaltigen Phosphatbindern zu Verkalkungen der großen Gefäße. Hieraus resultiert eine vermehrte Gefäßsteifigkeit und ein hohes Risiko für stenosierende Läsionen (◘ Abb. 202.3).

Angesichts der gravierenden langfristigen Folgen der kardiovaskulären Komorbidität gewinnt deren Vermeidung zunehmend zentrale Bedeutung für die Behandlungskonzepte der CNI im Kindes- und Jugendalter. Dies umfasst u. a. eine strenge Blutdruckeinstellung, frühzeitige Erkennung und Vermeidung von Salz- und Flüssigkeitsretention, Vermeidung von Kalzium- und Phosphatüberladung und Low turnover bone disease durch rationalen Einsatz von Vitamin-D-Produkten und frühzeitige Verwendung von kalziumfreien Phosphatbindern und Kalzimimetika.

Literatur

ESCAPE Trial Group et al (2009) Strict blood pressure control and progression of renal failure in children. N Engl J Med 361:1639–1650

Haffner D et al (2000) Effect of growth hormone treatment on the adult height of children with chronic renal failure. New Engl J Med 343:923–930

Klaus G et al (2006) Prevention and treatment of renal osteodystrophy in children on chronic renal failure: European guidelines. Pediatr Nephrol 21:151–159

Mahan JD, Warady BA (2006) Consensus Committee. Assessment and treatment of short stature in pediatric patients with chronic kidney disease: A consensus statement. Pediatr Nephrol 21:917–930

National Kidney Foundation (2009) KDOQI Clinical practice guidelines for nutrition in children with CKD: 2008 update. Am J Kidney Dis 53(3 Suppl 2):S11–104

Oh J et al (2002) Advanced coronary and carotid arteriopathy in young adults with childhood-onset chronic renal failure. Circulation 106:100–105

Shroff R (2011) Dysregulated mineral metabolism in children with chronic kidney disease. Curr Opin Nephrol Hypertens 20:233–240

Shroff R, Weaver DJ Jr, Mitsnefes MM (2011) Cardiovascular complications in children with chronic kidney disease. Nat Rev Nephrol 7:642–649

Trautmann A, Schaefer F (2011) Chronic kidney disease in children. In: Daugirdas J (Hrsg) Handbook of chronic kidney disease. Lippincott Williams & Wilkins, Philadelphia, S 349–374

Wühl E, Schaefer F (2010) Can we slow the progression of chronic kidney disease? Curr Opin Pediatr 22:170–175

203 Dialyse

C. P. Schmitt

Bei schwerer akuter und chronischer Vergiftung durch körpereigene Metabolite oder exogene Substanzen muss bei Kindern eine Blutreinigung (Dialyse) durchgeführt werden. Einige der Verfahren können in der Zwischenzeit weitgehend unabhängig vom Alter realisiert werden. Bei der Auswahl des Blutreinigungsverfahrens muss auch die zugrunde liegende Erkrankung bzw. die Art der Vergiftung berücksichtigt werden. Wasserlösliche Gifte benötigen grundsätzlich andere Dialyseformen als eiweißgebundene Substanzen.

Indikation Die häufigste Indikation für Dialyse bei Kindern ist das akute bzw. chronische Nierenversagen. Als Ursache für akutes Nierenversagen steht an erster Stelle das hämolytisch-urämische Syndrom, für chronisches Nierenversagen die angeborenen Nierenhypo- und -dysplasien. Ist die glomeruläre Filtrationsrate unter 10–15 ml/min/1,73 m² KOF gesunken und kann eine zeitnahe Nierentransplantation nicht erfolgen, muss mit der Dialyse begonnen werden. In Deutschland werden ca. 200–250 Kinder chronisch dialysiert, ungefähr dreimal so viele Kinder sind nierentransplantiert.

Bei Kindern mit Leberversagen sollte eine Dialyse nur begonnen werden, wenn Hoffnung auf Remission der zugrunde liegenden Erkrankung besteht oder innerhalb von wenigen Tagen bis Wochen mit einer Lebertransplantation gerechnet werden kann. Wasserlösliche Gifte können durch Hämodialyse, eiweißgebundene Toxine durch Plasmapherese eliminiert werden. Autoantikörper können bei schwer verlaufenden Autoimmunerkrankungen mithilfe von Plasmapherese oder Immunadsorption entfernt werden. Für seltene, angeborene Fettstoffwechselstörungen, die mit sehr hohen Cholesterinwerten und einer schlechten kardiovaskulären Prognose einhergehen, wurden spezielle Lipiddialyseverfahren entwickelt (▶ Übersicht).

> **Dialyse-Indikationen im Kindesalter**
> 1. Nierenversagen mit
>   - glomerulärer Filtrationsrate < 10–15 ml/min/1,73 m² KOF und/oder
>   - wiederholt stark erhöhten Retentionswerten (Harnstoff > 200 mg/dl) und/oder
>   - kritischer Überwässerung/unkontrollierbarem Bluthochdruck und/oder
>   - Elektrolytentgleisungen und/oder
>   - medikamentös nicht kontrollierbarer metabolischer Acidose und/oder
>   - urämischer Kardiopathie
> 2. Leberversagen mit
>   - hepatischer Enzephalopathie und/oder
>   - Gerinnungsausfall und/oder
>   - hepatischem Kreislaufversagen und/oder
>   - indirekten Bilirubinwerten > 25 mg/dl und/oder
>   - unerträglichem Juckreiz
> 3. Vergiftungen
>   - Akzidentell oder in suizidaler Absicht erfolgte, bedrohliche Intoxikationen, die durch andere Maßnahmen wie Magenspülung oder Kohlegabe nicht beherrscht werden können, z. B. durch sehr hohe Dosen Paracetamol
>   - Entgiftung bei akuten Krisen angeborener Stoffwechselerkrankungen, z. B. klassische Organoacidopathien und Harnstoffzyklusdefekte
> 4. Elimination von Antikörpern bei
>   - schweren Autoimmunerkrankungen, die auf medikamentöse Immunsuppression nicht ansprechen
>   - Elimination von Antikörpern, die gegen Gewebemerkmale von Transplantaten gerichtet sind, z. B. Blutgruppen-Antikörper
> 5. Hyperlipidämie
>   - Elimination von Cholesterin bei angeborenen, homozygoten Formen der Hyperlipidämie

Verfahren
Extrakorporale Verfahren

Hämodialyse Bei der Hämodialyse wird über einen großlumigen zentralen Venenkatheter bzw. eine arteriovenöse Fistel dem Patienten Blut entzogen, das heparinisiert und durch einen Dialysefilter geführt wird (◘ Abb. 203.1). Letzterer besitzt eine Membranoberfläche, die ungefähr der Körperoberfläche entspricht und dessen Kapillaren im Gegenstromprinzip mit einer Dialyseflüssigkeit umströmt werden. Die Dialyseflüssigkeit enthält neben Wasser lediglich Salze, etwas Glukose in physiologischer Konzentration und Bicarbonatpuffer, um die renale Acidose auszugleichen. Die Dialysemembran ist nur für kleine Moleküle durchlässig; für kleinere Proteine wie β2-Mikroglobulin ist sie teilweise permeabel, für größere Moleküle undurchlässig. Der Entzug von Toxinen und von überschüssigen Elektrolyte wie Kalium und Phosphat erfolgt dem Konzentrationsgradienten folgend durch Diffusion entlang einer semipermeablen Membran (= Osmose). Zusätzlich wird bei jeder Behandlung Wasser abgepresst (ultrafiltriert). Hierdurch wird die durch die fehlende Urinproduktion drohende Überwässerung verhindert. Mit dem Ultrafiltrat werden dem Organismus auch gelöste Teilchen entzogen, insbesondere im mittelmolekularen Bereich. Dieser Vorgang wird Konvektion genannt. Die Hämodialyse erfolgt in der Regel 3-mal pro Woche über 4–5 h, in einigen Dialysezentren mit sehr gutem Erfolg auch häufiger oder nachts.

Auch bei Kindern mit Stoffwechselerkrankungen und krisenhafter Entgleisung ist bei Überschreiten entsprechender Grenzwerte eine Hämodialyse indiziert (▶ Kap. 52). Stoffwechselmetabolite wie Ammoniak und Leucin sind wasserlöslich, ihre Plasmakonzentration kann durch Hämodialyse innerhalb von 6–8 h halbiert werden.

Nebenwirkungen sind bei adäquater Hämodialyse selten. Bei hohen Ultrafiltrationsraten kann der Patient hypotensiv werden, bei zu rascher Entgiftung ein „Dysäquilibrium" mit Kopfschmerzen, Übelkeit, Erbrechen und Muskelkrämpfen entwickeln. Die Heparingabe ist mit einem erhöhten Blutungsrisiko assoziiert.

Hämofiltration Bei der Hämofiltration wird Flüssigkeit in großen Mengen abgepresst und durch saubere Lösungen, die ähnlich wie die oben genannte Dialyseflüssigkeit zusammengesetzt sind, weitgehend ersetzt. Die nicht ersetzte Menge entspricht dem erwünschten Flüssigkeitsentzug. Die Entgiftung erfolgt langsamer, via Konvektion, nicht via Diffusion und ist schonender. Es kommt seltener zu Dys-

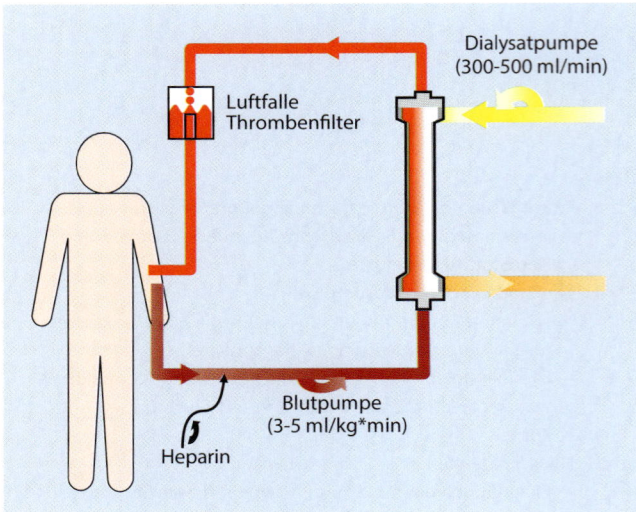

Abb. 203.1 Schematische Darstellung der Hämodialyse. Über eine arteriovenöse Fistel bzw. einen doppellumigen zentralen Venenkatheter wird mit hoher Flussrate dem Körper Blut entzogen und nach Heparinisierung zur Verhinderung von Thrombenbildung in einen Filter gepumpt. In diesem fließt das Blut durch Kapillaren, über deren Poren Toxine und Elektrolyte via Osmose und Konvektion in die Dialysatflüssigkeit übertreten. Der erforderliche Flüssigkeitsentzug erfolgt druckabhängig. Das weitgehend gereinigte Blut wird in den Patienten zurückgeführt

äquilibrium. Das Verfahren eignet sich insbesondere für den Entzug von Wasser und der langsamen Entgiftung bei instabilen Patienten, muss jedoch oft kontinuierlich über mehrere Tage erfolgen.

Hämodiafiltration Hierbei handelt es sich um die Kombination aus Hämodialyse und Hämofiltration, die die Vorteile beider Verfahren vereinigt. Sie ermöglicht eine effiziente und schonende Entgiftung, mit verstärktem Entzug mittelmolekularer Toxine und stellt die optimale Behandlungsform bei chronischem Nierenversagen dar.

Plasmapherese/Immunadsorption Bei der **Plasmapherese** wird ein Filter eingesetzt, der nur korpuskuläre Blutbestandteile zurückhält. Das abgepresste Plasma wird durch Spenderplasma (Fresh frozen plasma) oder durch isoonkotische Albuminlösung ersetzt. Es dient zur Elimination von Antikörpern oder bei Ersatz des Plasmas durch Fremdplasma zur Zufuhr von pathogenetisch relevanten Proteinen, z. B. von fehlenden Komplementfaktoren.

Bei der **Immunadsorption** werden Antikörpern bzw. Immunkomplexe an einer spezifischen Filtermembran adsorbiert und so aus dem Plasma entfernt. Der Patient erhält sein eigenes, gereinigtes Plasma zurück, Substitution von Fremdeiweiß ist nicht notwendig. Beide Verfahren werden insbesondere bei schweren Verläufen von Autoimmunerkrankungen wie dem systemischen Lupus erythematodes, Myasthenia gravis und Guillain-Barré-Syndrom sowie beim Vorhandensein von gegen Organtransplantate gerichteten Antikörpern eingesetzt.

Lipidapherese Bei schwerer, angeborener Hypercholesterinämie kann dem Blut mithilfe der Lipidapherese in großen Mengen Cholesterin entzogen werden. Durch Adsorption an Dextran- bzw. Zellulosemembranen oder Ausfällen der Fette bei saurem pH mittels Heparin wird das LDL-Cholesterin im Plasma auf < 160 mg/dl gesenkt. Bis zur nächsten Behandlung in ca. einer Woche steigt die Konzentration wieder deutlich an, dennoch kann die kardiovaskuläre Prognose erheblich verbessert werden.

Albumindialyse Die Albumindialyse wird vor allem bei Leberversagen angewandt (▶ Übersicht oben). Hierzu werden zwei in Serie geschaltete Dialysekreisläufe eingesetzt, ein Albuminkreislauf und ein konventioneller Hämodialysekreislauf (◘ Abb. 203.2). Alternativ zu diesem Verfahren kann eine Hämodialyse zur Entfernung wasserlöslicher Gifte mit einer Plasmapherese kombiniert werden, die die eiweißgebundenen Gifte entfernt. Wird das abgepresste Plasma durch Fremdplasma ersetzt, kann auch die Blutgerinnung verbessert werden.

Peritonealdialyse Bei der Bauchfelldialyse wird anstelle eines extrakorporalen Filters das Peritoneum als semipermeable Dialysemembran benutzt (◘ Abb. 203.3). Die peritoneale Oberfläche entspricht der Körperoberfläche und wird durch Mikrovilli weiter vergrößert. Bei Kindern wird mit Hilfe einer Maschine 6- bis 10-mal pro Nacht ca. 1 l Dialysat pro m^2 Körperoberfläche in die Peritonealhöhle infundiert und wieder kontrolliert abgelassen. Das Dialysat enthält neben Elektrolyten und einem Säurepuffer 1500–4300 mg/dl Glukose. Diese hochosmolare Lösung entzieht dem Körper neben Toxinen und akkumulierenden Elektrolyten die erforderliche Menge Wasser. Allerdings verursacht die chronische Glukoseexposition im Laufe der Jahre Veränderungen des Bauchfells, die die Dialysefunktion erheblich beeinträchtigen können. Weitere Komplikationen der Peritonealdialyse sind Infektionen im Eintrittsbereich des in die Peritonealhöhle implantierten Katheters und bakterielle Peritonitiden. Letztere können jedoch durch intraperitoneale Antibiotikagabe in der Regel gut behandelt werden. In Deutschland werden ca. zwei Drittel der dialysepflichtigen Kinder peritoneal dialysiert, ein Drittel hämodialysiert. Die Ursachen sind verfahrensbedingt (◘ Tab. 203.1). Bei Neugeborenen und Kleinkindern ist eine Hämodialyse nicht bzw. nur mit erhöhten Risiken realisierbar.

Prognose Kinder mit dauerhaftem Nierenversagen sollten möglichst rasch nierentransplantiert werden. Nach Nierentransplantation sind die körperliche Leistungsfähigkeit und die psychosoziale Rehabilitation meist sehr gut, trotz der zur Verhinderung von Abstoßungen erforderlichen Immunsuppression. Gelingt diese nicht, kann eine Dialyse auch bei Kindern über viele Jahre erfolgen. Allerdings nehmen im Laufe der Jahre die Sekundärerkrankungen chronischer Niereninsuffizienz wie Kleinwuchs und renale Osteodystrophie zu. Die langfristige Prognose ist durch bereits im jungen bis mittleren Erwachsenenalter auftretende kardiovaskuläre Komplikationen deutlich reduziert. Eine Nierentransplantation kann diese Folgeerkrankungen mildern, jedoch nicht beseitigen.

Bei Kindern mit akutem Leberversagen kann eine Leberersatztherapie allenfalls für wenige Wochen erfolgen. In ca. einem Drittel der Fälle kommt es jedoch zur Erholung der Leberfunktion. Ist eine Lebertransplantation möglich, ist die Prognose ebenfalls gut.

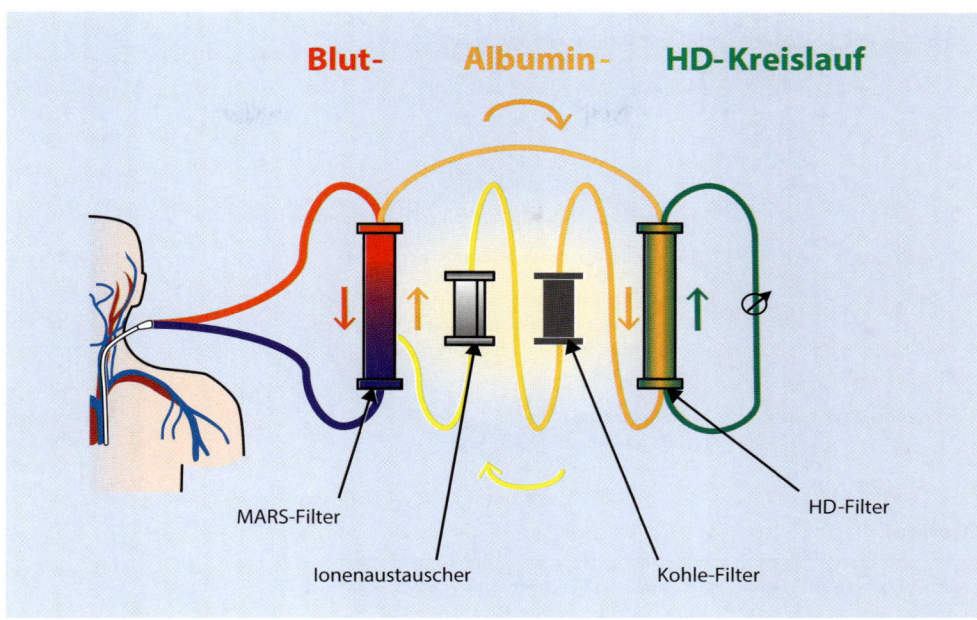

Abb. 203.2 Schematische Darstellung einer Albumindialyse. Blut strömt in einem „Molecular-Adsorption-Recirculating(MARS)-Filter" durch Kapillaren, die in entgegengesetzter Richtung von einer 20%-Albuminlösung umströmt werden. Über die Filtermembran werden wasserlösliche und eiweißgebundene Toxine dem Blut entzogen. Moleküle, die größer als Albumin sind, z.B. Immunglobuline und Gerinnungsfaktoren werden nicht aus dem Blut entfernt. Die Albuminlösung wiederum wird über einen Hämodialyse(HD)-Kreislauf von den wasserlöslichen Giften gereinigt, die eiweißgebundenen Gifte werden in einem Kohlefilter und einem Ionenaustauscher adsorbiert. Das so gereinigte Albumin kann wiederverwendet werden, alle 8–10 h muss das System erneuert werden

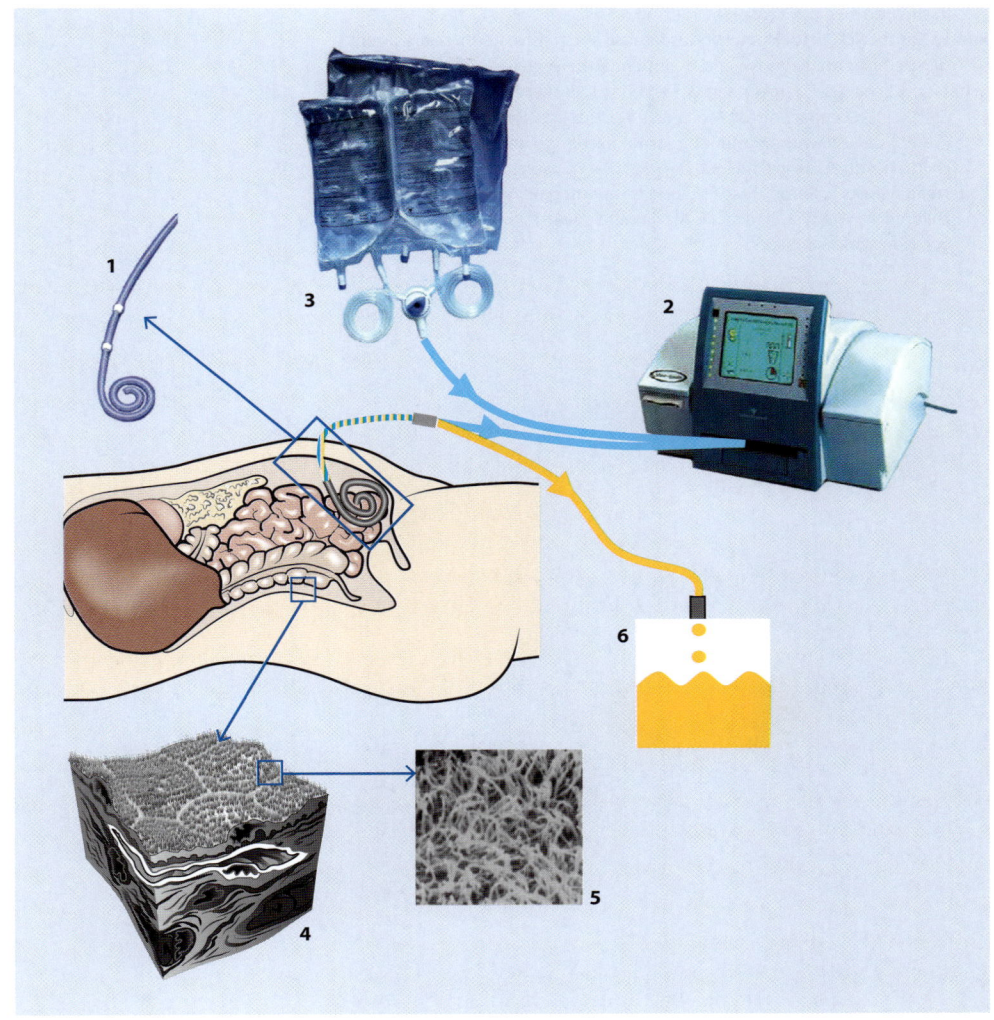

Abb. 203.3 Peritonealdialyse. Über einen in die Bauchhöhle implantierten Tenckhoff-Katheter *(1)*, der mit 2 Filzmuffen in der Bauchwand fixiert ist, wird mit Hilfe einer Maschine („Cycler", *2*), Dialyselösung *(3)* in die Peritonealhöhle infundiert. Die Oberfläche des Peritoneums *(4)* entspricht der Körperoberfläche und wird durch Mikrovilli *(5)* zusätzlich vergrößert. Nach einer ca. einstündigen Verweilzeit wird das Dialysat mit den aus dem Blut übergetretenen Elektrolyten, Toxinen und Wasser in einen Ablaufbeutel abgelassen *(6)*. Dieser Vorgang kann je nach Bedarf wiederholt werden

Tab. 203.1 Vergleich der Hämodialyse mit der Peritonealdialyse

	Hämodialyse	Peritonealdialyse
Alter	Ab Schulalter	Jedes Alter
Ort	Klinik	Zu Hause
Zugang	Arteriovenöse Fistel oder zentralvenöser Doppellumenkatheter	Abdominaler Katheter (Tenckhoff-Katheter)
Frequenz	3- (bis 4-)mal/Woche, tagsüber	Jede Nacht
Risiken	– Kreislaufbelastung durch extrakorporales Blutvolumen und relativ hohen Flüssigkeitsentzug in kurzer Zeit – Dysäquilibrium bei rascher Entgiftung – Antikoagulation	– Bauchschmerzen – Infektion im Bereich des Katheters – Peritonitis
Psychosoziale Aspekte	– Fistelpunktionsschmerz – Klinikaufenthalte	– Steriles Handling erforderlich – Hohe familiäre Belastung

Literatur

Müller D, Geary D (2011) Intensified hemodialysis in children. In: Wrady B, Schaefer F, Alexander S (Hrsg) Pediatric dialysis. Springer, New York, S 329–344

Tydén G, Kumlien G, Berg UB (2011) ABO-incompatible kidney transplantation in children. Pediatr Transplant 15(5):502–504

Raal FJ, Santos RD (2012) Homozygous familial hypercholesterolemia: Current perspectives on diagnosis and treatment. Atherosclerosis 223(2):262–268

Schaefer B, Schaefer F, Engelmann G, Meyburg J, Heckert KH, Zorn M, Schmitt CP (2011) Comparison of Molecular Adsorbents Recirculating System (MARS) dialysis with combined plasma exchange and haemodialysis in children with acute liver failure. Nephrol Dial Transplant 26(11):3633–3639

Lederman S, Rees L, Shroff R (2011) Long term outcome of chronic dialysis in children. In: Wrady B, Schaefer F, Alexander S (Hrsg) Pediatric dialysis. Springer, New York, S 645–660

204 Nierentransplantation

B. Tönshoff

Prinzipiell ist bei jeder Form der terminalen Niereninsuffizienz im Kindesalter die Nierentransplantation die Behandlungsmethode der Wahl. In Deutschland erfolgt eine Nierentransplantation bei ca. 120 Kindern und Jugendlichen pro Jahr, entsprechend ca. 5 % der Gesamtzahl an Nierentransplantationen. Bei etwa 16 % der Patienten erfolgt eine präemptive Transplantation, d. h. ohne vorherige chronische Dialysetherapie und bei etwa 33 % eine Nieren-Lebendspende. Die präemptive Nierentransplantation nach Lebendspende führt zu den besten Behandlungsergebnissen und ist daher anzustreben.

Indikationen und Kontraindikationen Die Nierentransplantation als Behandlungsmethode der terminalen Niereninsuffizienz ist der chronischen Dialysetherapie in jedem Fall vorzuziehen. Komplikationen der Urämie und der Dialysetherapie können durch eine erfolgreiche Nierentransplantation vermieden oder zumindest verbessert werden. Dadurch wird insbesondere die Überlebenszeit im Vergleich zur Dialysetherapie deutlich gesteigert, aber auch die Lebensqualität erheblich verbessert. Auch entfallen die unter der Dialysetherapie notwendige Reduktion der Trinkmenge und die diätetische Einschränkung der Kalium-, Phosphat- und Kochsalzzufuhr. Der Wegfall der aufwendigen Dialysetherapie führt zur Normalisierung des Familienlebens, der Schulaktivität und der beruflichen Ausbildung. Durch die Beseitigung der Urämie verlaufen Wachstum und Pubertätsentwicklung wesentlich ungestörter.

Bei Kleinkindern wird von den meisten Transplantationszentren ein Körpergewicht von mindestens 8–10 kg gefordert, da sonst das Transplantat aus anatomischen Gründen nicht gefahrlos platziert werden kann. In Ausnahmefällen werden von spezialisierten Zentren jedoch auch Empfänger mit einem Gewicht von 6–10 kg akzeptiert.

Absolute Kontraindikationen im Kindesalter sind floride Infektionskrankheiten, nicht kurativ behandelte maligne Erkrankungen und schwerwiegende zusätzliche Erkrankungen (z. B. Herz- und Gefäßerkrankungen, Bronchial- und Lungenerkrankungen, Lebererkrankungen), die entweder ein vitales Risiko bei der Transplantation darstellen oder den längerfristigen Transplantationserfolg infrage stellen. Bei Kindern mit einer schweren körperlichen oder geistigen Behinderung sollte eine Indikation zur Transplantation nur nach sorgfältiger Beurteilung der zu erwartenden allgemeinen Lebensprognose gestellt werden. Eine AB0-Blutgruppeninkompatibilität stellt heutzutage keine immunologische Kontraindikation mehr dar; diese Patienten können nach entsprechender Vorbehandlung zur Entfernung der Isoagglutinine mit Immunadsorption und dem monoklonalen Anti-B-Zell-Antikörper Rituximab erfolgreich einer Nierentransplantation nach Lebendspende unterzogen werden.

Vorbereitung des Empfängers zur Transplantation Zur Vorbereitung des Empfängers auf eine Nierentransplantation gehört die Abklärung von Risikofaktoren, die sowohl das Überleben des Patienten als auch die Funktionsdauer des Transplantats beeinträchtigen können. Die Voruntersuchungen erstrecken sich auch auf die Prüfung der Operabilität aus kardiopulmonaler Sicht und auf anatomische Besonderheiten insbesondere bezüglich des Gefäßstatus im kleinen Becken.

Vor einer Nierentransplantation sollte zunächst die renale Grundkrankheit festgestellt werden, da in manchen Fällen dadurch das spezifische weitere Vorgehen bestimmt wird. Bei Erkrankungen der ableitenden Harnwege (z. B. Harnröhrenklappe, neurogene Blasenentleerungsstörung) muss frühzeitig mit dem Kinderurologen ein Therapiekonzept erstellt werden. Eine sorgfältige Infektionsprophylaxe ist entscheidend vor einer geplanten Transplantation. Mögliche Infektionsherde (Harntrakt, Haut, Zähne, Nasennebenhöhlen) müssen saniert werden. Der Impfstatus des Kindes muss komplettiert werden, da unter Immunsuppression Lebendimpfstoffe (außer Varizellen) kontraindiziert und der Immunisierungserfolg von Totimpfstoffen oft fraglich ist. Bei der Abklärung des Empfängers ist auch die Frage nach besonderen immunologischen Risiken zu prüfen. Zur Vorbereitung auf eine Transplantation gehören auch eine eingehende Information und Gespräche mit dem Patienten und seinen Eltern über die praktische Durchführung des Eingriffs und die Nachsorge nach der Transplantation. Dies sollte frühzeitig, d. h. schon vor dem Beginn einer Dialysetherapie, erfolgen.

Befindet sich der Patient in einem transplantablen Zustand, erfolgt über das zuständige Transplantationszentrum die Anmeldung auf eine Warteliste, die für deutsche Zentren bei der Eurotransplant-Stiftung in Leiden (Niederlande), der mitteleuropäischen Verteilungszentrale für Spenderorgane, geführt wird. Die Organzuteilung erfolgt in erster Linie nach Kriterien der Histokompatibilität, in zweiter Linie nach Immunisierungsgrad und Wartezeit des Patienten. Kinder unter 16 Jahren und Jugendliche mit noch offenen Wachstumsfugen werden wegen der Gefahr von Störungen der körperlichen und seelischen Entwicklung unter Dialysetherapie bei der Organvergabe bevorzugt behandelt. Das Ziel einer baldigen Transplantation einer Verstorbenenniere kann im Kindesalter heute in vielen Fällen wegen der steigenden Zahl von Dialysepatienten, der in Deutschland vergleichsweise niedrigen Spenderrate und der dadurch ansteigenden Wartezeit bis zur Transplantation nicht erreicht werden. Die durchschnittliche Wartezeit für Kinder unter 16 Jahren liegt gegenwärtig in Deutschland bei 1,1–2,1 Jahren je nach Blutgruppe. Im Gegensatz zu Kindern werden Jugendliche ab 16 Jahren mit geschlossenen Wachstumsfugen bei der Organallokation von Eurotransplant gleich wie Erwachsene behandelt, so dass auch für sie die durchschnittliche Wartezeit derzeit 6–7 Jahre beträgt.

Lebendspende Circa ein Drittel der Nierentransplantationen bei Kindern und Jugendlichen bis 18 Jahren werden mit Nieren lebender Spender, in der Regel der Eltern, durchgeführt. Eine Lebendtransplantation hat gegenüber einer Verstorbenenniere folgende Vorteile:
- der Nierenspender ist meistens jung und gesund,
- der Eingriff ist zeitlich gut planbar,
- die immunologische Verträglichkeit ist wegen der Haploidentität von Eltern und Kind gewöhnlich besser als bei Verwendung einer Verstorbenenniere, so dass die Dosis der verabreichten Immunsuppressiva und dementsprechend deren Nebenwirkungen geringer sind, und
- es besteht keine Notwendigkeit einer längeren Organkonservierung, wodurch Struktur und Funktion des Transplantats besser erhalten bleiben.

Diese Faktoren tragen dazu bei, dass das 5-Jahres-Transplantatüberleben nach einer Lebendnierenspende um ca. 10 % besser ist als nach einer Verstorbenennierentransplantation. Zudem kann eine

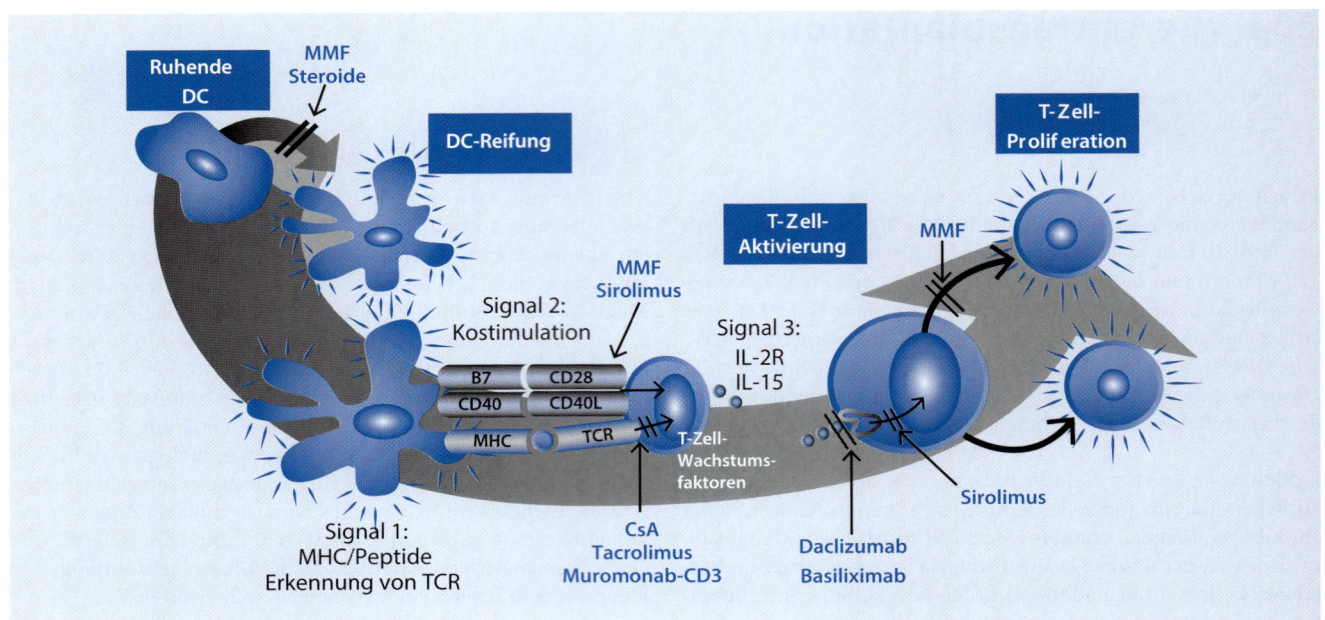

◘ **Abb. 204.1** Wirkmechanismus verschiedener immunsuppressiver Medikamente in der Aktivierungskaskade der Lymphozyten. *CD* „cluster of differentiation", *CsA* Ciclosporin A, *DC* dendritische Zelle, *IL* Interleukin, *MHC* „major histocompatibility complex", *MMF* Mycophenolat-Mofetil. (Aus Tönshoff et al. 2012)

Lebendnierenspende leichter präemptiv, d. h. vor der Notwendigkeit einer Dialysetherapie erfolgen, so dass mögliche dialyseassoziierte Komplikationen vermieden werden können. Das Risiko für einen Lebendspender ist als sehr gering anzusehen: Die operationsassoziierte Mortalität beträgt ca. 0,025 % und spätere Komplikationen wegen der „Einnierigkeit" sind äußerst selten.

Operative Technik Die operative Technik der Nierentransplantation ist gut etabliert. Das Organ wird in die linke oder rechte Fossa iliaca extraperitoneal transplantiert. Die A. renalis wird End-zu-Seit mit der A. iliaca communis (bei Kleinkindern mit der Aorta) oder End-zu-End mit der A. iliaca interna anastomosiert. Die V. renalis wird End-zu-Seit mit der V. iliaca (bei Kleinkindern mit der V. cava inferior) verbunden. Der Spenderureter wird mit einer antirefluxiven Implantationstechnik in die Blase eingepflanzt.

Immunsuppressive Therapie

Die immunsuppressive Therapie nach Nierentransplantation erfolgt mit einer Kombination von Medikamenten, die das Immunsystem auf verschiedenen Ebenen beeinflussen. Dadurch kann die Dosis des einzelnen Medikamentes reduziert und Nebenwirkungen können besser vermieden werden. Zur immunsuppressiven Erhaltungstherapie eingesetzte Medikamente sind Calcineurinantagonisten (Ciclosporin A, Tacrolimus), Mycophenolatmofetil als wirksamerer Ersatz für das früher gebräuchliche Azathioprin, Inhibitoren des Mammalian target of rapamycin (mTOR) wie Sirolimus und Everolimus und Glukokortikoide (Prednison und Methylprednisolon). Daneben kommen zur Induktionstherapie bei Risikopatienten oder zur Therapie steroidresistenter Rejektionen polyklonale (Antithymozytenglobulin) oder monoklonale Antikörper (Basiliximab, Rituximab) zum Einsatz. Diese Immunsuppressiva greifen an unterschiedlichen Stellen in der Kaskade der Lymphozytenaktivierung und Proliferation an (◘ Abb. 204.1), so dass eine Kombination dieser Medikamente sinnvoll ist. Die verwendeten Therapieprotokolle differieren abhängig vom Risikoprofil des Patienten und vom behandelnden Zentrum. In jedem Fall ist die Immunsuppression bei einem funktionstüchtigen Transplantat lebenslang fortzuführen.

Immunologische Komplikationen

Akute Abstoßungsreaktion Die Inzidenz akuter Abstoßungsreaktionen bei Kindern im 1. Jahr nach Nierentransplantation unter Einsatz moderner Immunsuppressiva beträgt derzeit 15–20 %. Die Verdachtsdiagnose einer akuten Abstoßungsreaktion wird aufgrund einer Kombination von klinischen, laborchemischen und sonografischen Parametern gestellt und muss durch eine Nierenbiopsie gesichert werden. Unter Ultraschallkontrolle ist eine Nierentransplantatbiopsie relativ gefahrlos möglich und nur mit einem sehr geringen Risiko (< 1 ‰) eines Transplantatverlusts verbunden. Die klassischen klinischen Symptome einer akuten Abstoßungsreaktion wie Fieber und schmerzhafte Transplantatschwellung sind seit der Einführung von Ciclosporin A und Tacrolimus selten geworden; umso wichtiger ist ein häufige Bestimmung des Serumkreatinins, d. h. mindestens täglich in den ersten 3 Wochen nach Nierentransplantation. Eine Erhöhung des Serumkreatinins um 20 % des Ausgangswertes muss differenzialdiagnostisch abgeklärt werden; ursächlich kommen insbesondere infrage: Harnwegsinfektion, Harntransportstörung, Nephropathie durch den BK-Virus, systemische Infektion, akute oder chronische Rejektion, akute oder chronische Calcineurininhibitortoxizität. Bei Kleinkindern ist die Diagnose einer akuten Abstoßungsreaktion gegen Nieren von Erwachsenen wegen der relativ großen transplantierten Parenchymmasse und des dadurch verzögert ansteigenden Serumkreatinins im Vergleich zu älteren Kindern schwieriger.

Chronische Transplantatrejektion Die häufigste Ursache eines Nierentransplantatverlusts im Kindesalter ist derzeit die chronische Transplantatabstoßung, der immunologische und nichtimmunologische Ursachen zugrunde liegen. Durch verbesserte analytische Methoden ist in den letzten Jahren die Relevanz von Donor-spezifischen Antikörpern gegen HLA-Klasse-I- oder -II-Antigene erkannt worden, die eine chronische humorale Rejektion verursachen können. An nichtimmunologischen Mechanismen sind insbesondere die arterielle Hypertonie und die glomeruläre Hyperfiltration zu nennen. Entscheidend für die differenzialdiagnostische Abgrenzung ist die histologische Untersuchung des Transplantats. Die genaue histo-

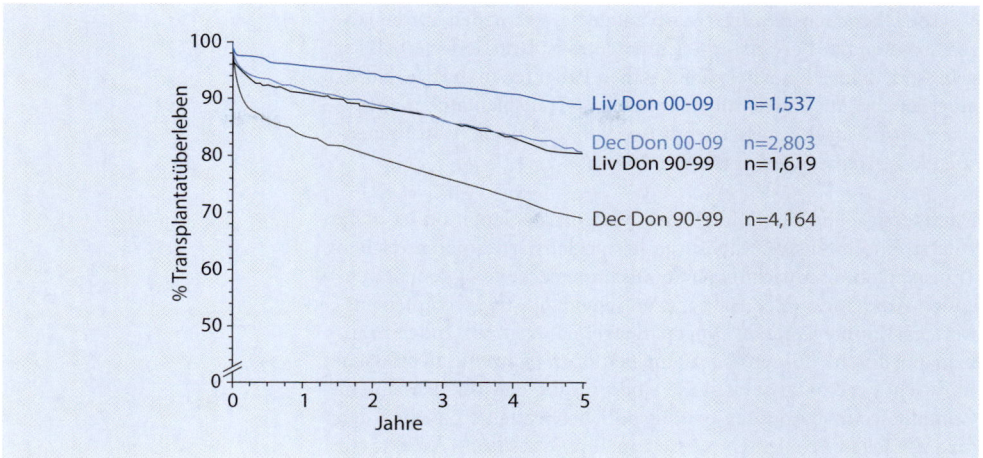

Abb. 204.2 5-Jahres-Nierentransplantatüberleben bei pädiatrischen Patienten in Europa, Nordamerika und Australien nach Verstorbenen- (Dec Don) bzw. Lebendspende (Liv Don) stratifiziert nach den Zeiträumen 1990–1999 und 2000–2009. (Mod. nach Opelz u. Döhler 2010, mit freundl. Genehmigung)

pathologische Charakterisierung erfolgt ähnlich wie bei der akuten Abstoßung nach der standardisierten Banff-Klassifikation. Da die therapeutischen Möglichkeiten bei der chronischen Transplantatrejektion begrenzt sind, kommt der Prophylaxe besondere Bedeutung zu. Viele späte Abstoßungsreaktionen sind Folge einer Unterimmunsuppression nicht zuletzt aufgrund einer unregelmäßigen Medikamenteneinnahme (Noncompliance) insbesondere bei Jugendlichen. Hier sind die engmaschige, vertrauensvolle ärztliche Führung sowie prophylaktische Schulungsmaßnahmen ein wichtiger Ansatzpunkt.

Nichtimmunologische Komplikationen

Akute tubuläre Nekrose Sie tritt in der Frühphase nach Transplantation bei ca. 5% der Fälle nach Lebend- und 19% nach Verstorbenennierentransplantation auf. Disponierende Faktoren sind neben spenderseitigen Ursachen:
- eine lange (>30 h) kalte Ischämiezeit, definiert als Dauer der extrakorporalen Organkonservierung in Hypothermie,
- eine lange warme Ischämiezeit, definiert als Dauer von der Organentnahme bis zur Konservierung in Hypothermie und Wiedererwärmung des Organs vor Eröffnung der Anastomosen,
- hypotensive Perioden während der Operation,
- Dehydratation und
- hochdosierter Einsatz von Katecholaminen.

Transplantatthrombose Die arterielle oder venöse Thrombose des Transplantats ist die dritthäufigste Ursache für ein Transplantatversagen. Wichtige Risikofaktoren sind:
- Alter des Transplantatspenders oder -empfängers unter 6 Jahren,
- anatomische Besonderheiten beim Spender (z. B. multiple Nierenarterien) oder Empfänger,
- eine vorbestehende Thrombophilie des Empfängers und
- ein Blutdruckabfall während der Operation.

Der Prophylaxe dieser gefürchteten Komplikation durch eine risikoadaptierte Antikoagulation kommt eine besondere Bedeutung zu. Neu auftretende Makrohämaturie und/oder plötzlicher Rückgang der Diurese sind Warnsignale, erfordern eine sofortige dopplersonografische Darstellung der Transplantatgefäße und im Falle einer Thrombose die umgehende operative Revision.

Infektionen und Tumoren Sie treten als Folge der immunsuppressiven Therapie gehäuft in den ersten Wochen nach Transplantation auf. Beispielhaft seien virale Infektionen insbesondere mit Herpesviren als eine gefürchtete Komplikation erwähnt. Zytomegalovirus-Infektionen treten insbesondere bei seronegativen Empfängern eines seropositiven Transplantates auf, können jedoch auch bei seropositiven Empfängern durch Reaktivierung oder Zweitinfektion mit einem andern Serotyp entstehen. Infektionen mit dem Epstein-Barr-Virus sind bei Transplantatempfängern ebenfalls häufig und verlaufen in der Regel asymptomatisch. Unter einer sehr potenten immunsuppressiven Therapie z. B. mit lymphozytendepletierenden Antikörpern ist jedoch, insbesondere bei einer Epstein-Barr-Virus-Neuinfektion und Empfängern im Kleinkindesalter, das Risiko für eine lymphoproliferative Erkrankung erhöht, die auch als „posttransplant lymphoproliferative disease" (PTLD) bezeichnet wird. Diese gefürchtete Komplikation tritt jedoch relativ selten auf mit einer Inzidenz von ca. 2%. Andere Malignome als Folge der immunsuppressiven Therapie wie z. B. Hauttumoren sind im Kindesalter noch seltener zu beobachten.

Arterielle Hypertonie In der Spätphase nach Transplantation ist häufig eine arterielle Hypertonie zu beobachten. Da sie neben den bekannten Risiken wie hypertensive Enzephalopathie und langfristige kardiovaskuläre Morbidität einen wichtigen Risikofaktor für die Progredienz einer chronischen Transplantatdysfunktion darstellt, muss sie konsequent abgeklärt und therapiert werden (▶ Kap. 205).

Wachstumsstörung Eine Störung des Längenwachstums nach Nierentransplantation ist teils auf die immunsuppressive Therapie mit Glukokortikoiden und teils auf eine eingeschränkte Transplantatfunktion zurückzuführen. Neuere Therapieprotokolle mit modernen Immunsuppressiva erlauben bei Patienten mit niedrigem oder mittlerem immunologischem Risiko ein Ausschleichen der Steroide 6–12 Monate nach Transplantation. Wenn auf Steroide nicht verzichtet werden kann oder die Transplantatfunktion bereits deutlich (glomeruläre Filtrationsrate < 40 ml/min/1,73 m² KOF) eingeschränkt ist, kann eine Therapie mit rekombinantem humanem Wachstumshormon erwogen werden.

Ergebnisse der Nierentransplantation Die 1-Jahres-Patientenüberlebensrate liegt gegenwärtig nach den Daten der „North American Pediatric Renal Trials and Collaborative Studies" (NAPRTCS) bei Lebend- bzw. bei Verstorbenen-Nierenspenden bei 98% bzw. 97%, die 5-Jahres-Überlebensrate bei 96% bzw. 93%. Die häufigsten Todesursachen sind Infektionen (40%), kardiopulmonale Erkrankungen (13%) und Malignome (10%). Insgesamt ist das Patientenüberleben im Kindesalter nach Nierentransplantation deutlich günstiger als unter einer Langzeit-Dialysetherapie.

Die Überlebensrate der Transplantate hat sich in den letzten Jahren insbesondere bei Verstorbenennierentransplantationen erheblich gebessert; derzeit kann bei pädiatrischen Patienten in Europa, Nordamerika und Australien mit einer 5-Jahres-Transplantatüberlebensrate von 90 % nach Lebendspende und von 82 % nach Verstorbenenspende gerechnet werden (◘ Abb. 204.2).

Nachsorge Für den Erfolg einer Nierentransplantation ist nicht zuletzt eine intensive Nachsorge in spezialisierten pädiatrischen Transplantationseinrichtungen in Zusammenarbeit mit dem betreuenden Kinderarzt oder Hausarzt entscheidend. Es ist empfehlenswert, bestimmte Untersuchungen in regelmäßigen Abständen routinemäßig durchzuführen, um Komplikationen frühzeitig zu erfassen. Ein wichtiger Punkt ist auch die Überprüfung der Medikamenten-Compliance insbesondere bei jugendlichen Patienten. Neben den medizinischen Problemen müssen auch psychosoziale Aspekte für eine umfassende familiäre, schulische und berufliche Rehabilitation adäquat berücksichtigt werden. Einem geregelten Übergang in die Erwachsenenbetreuung („Transition") kommt eine erhebliche Bedeutung zu.

Literatur

Cransberg K, Smits JM, Offner G et al (2006) Kidney transplantation without prior dialysis in children: the Eurotransplant experience. Am J Transplant 6:1858–1864

Grenda R, Webb NJ (2010) Steroid minimization in pediatric renal transplantation: Early withdrawal or avoidance? Pediatr Transplant 14:961–967

Höcker B, Tönshoff B (2009) Treatment strategies to minimize or prevent chronic allograft dysfunction in pediatric renal transplant recipients. Pediatr Drugs 11:381–396

Höcker B, Weber LT, Feneberg R et al (2010) Improved growth and cardiovascular risk after late steroid withdrawal: 2-year results of a prospective, randomised trial in paediatric renal transplantation. Nephrol Dial Transplant 25:617–624

McDonald SP, Craig JC (2004) Long-term survival of children with end-stage renal disease. N Engl J Med 350:2654–2662

NAPRTCS (2010) North American Pediatric Renal Transplant Cooperative Study (NAPRTCS) 2010 Annual Report. www.naprtcs.org. Zugegriffen: 24. Juli 2013

Opelz G, Döhler B (2010) Pediatric kidney transplantation: analysis of donor age, HLA match, and posttransplant non-Hodgkin lymphoma: a collaborative transplant study report. Transplantation 90:292–297

Sellarés J, de Freitas DG, Mengel M et al (2011) Understanding the causes of kidney transplant failure: The dominant role of antibody-mediated rejection and nonadherence. Am J Transplant 12(2):388–399

Sis B, Mengel M, Haas M et al (2010) Banff '09 meeting report: antibody mediated graft deterioration and implementation of Banff working groups. Am J Transplant 10:464–471

Tönshoff B, de Boer J, Rahmel A, Heemann U (2011) Änderungen der Allokation in der pädiatrischen Nierentransplantation bei Eurotransplant. Transplantationsmedizin 23:40–49

Tönshoff B, Billing H, Rieger S, Höcker B (2012) Nierentransplantation im Kindesalter. Monatsschr Kinderheilkd 160:335–342

205 Renale Hypertonie

E. Wühl

Definition Eine renale Hypertonie liegt vor, wenn eine renoparenchymatöse oder renovaskuläre Erkrankung ursächlich für die Blutdruckerhöhung ist.

Die entsprechenden Blutdruckgrenzen werden im Kindesalter über die Verteilung der Blutdruckmesswerte in einem gesunden pädiatrischen Kollektiv definiert. Eine Hypertonie besteht, wenn bei wiederholten Messungen der systolische und/oder diastolische Blutdruckwert auf oder über der 95. Perzentile der Norm liegt (▶ Kap. 175).

Pathogenese Die renale Hypertonie ist die häufigste Ursache einer sekundären Hypertonie im Kindesalter. Je jünger ein Kind, desto wahrscheinlicher ist eine sekundäre und somit renale Hypertonie (▶ Kap. 175). In etwa 75 % liegen renoparenchymatöse Erkrankungen zu Grunde, in etwa 10 % der Fälle ist eine renovaskuläre Erkrankung ursächlich.

Die häufigsten Ursachen für eine renale Hypertonie sind in ◘ Tab. 205.1 zusammengefasst.

Renoparenchymatöse Hypertonie Die Prävalenz der renoparenchymatösen Hypertonie bei Kindern mit akuten oder chronischen Nierenerkrankungen ist hoch. Schon eine leichte Einschränkung der Nierenfunktion („chronic kidney disease", CKD Stadium II, entsprechend einer glomerulären Filtrationsrate von 60–90 ml/min/1,73 m² KOF) kann mit einem Anstieg des Blutdrucks einhergehen. Etwa 50 % der Kinder mit einer chronischen Niereninsuffizienz unter konservativer Therapie und bis zu 80 % mit Dialysetherapie oder nach Nierentransplantation haben einen behandlungsbedürftigen Hypertonus. Der Bluthochdruck ist bei glomerulären Erkrankungen meist stärker ausgeprägt als bei Patienten mit Nierenhypoplasie oder Uropathien. Allerdings können insbesondere Patienten mit Zystennieren (autosomal-rezessive und autosomal-dominante polyzystische Nierenerkrankung) massiv erhöhte Blutdruckwerte haben.

Beim renoparenchymatösen Hypertonus kommt es durch eine Aktivierung des Renin-Angiotensin-Aldosteron-Systems (RAAS) zu einer vermehrten Sekretion von Angiotensin II, das zum einen eine direkte vasokonstriktive Wirkung hat, zum anderen über eine Stimulation der Aldosteronsynthese zu einer gesteigerten tubulären Wasser- und Salzretention führt. Zusätzlich besteht eine Aktivierung des Sympathikus mit Erhöhung des peripheren Gefäßwiderstandes.

Renovaskuläre Hypertonie Die häufigste Ursache für die renovaskuläre Hypertonie im Kindesalter ist die fibromuskuläre Dysplasie. Weitere mögliche Ursachen sind die Neurofibromatose Typ 1 (von Recklinghausen), die nicht nur die Nierenarterien, sondern auch intrarenale Arterien betreffen kann und das Williams-Beuren-Syndrom, bei dem es zusätzlich zu extrarenalen Gefäßstenosen kommen kann. Aber auch Vaskulitiden können durch sekundäre Gefäßveränderungen mit einhergehender relevanter Nierenarterienstenose zu einer ausgeprägten Hypertonie führen. Durch den poststenotisch verminderten renalen Perfusionsdruck kommt es zu einer Stimulation der juxtaglomerulären Zellen mit einer vermehrten Ausschüttung von Renin, einer gesteigerten Angiotensin-II-Aktivität und einer Stimulation des RAAS.

Klinische Symptome Patienten mit arterieller Hypertonie sind meist asymptomatisch. Daher lässt sich nur durch regelmäßige Blutdruckmessungen eine Hypertonie frühzeitig diagnostizieren. Bei länger bestehendem Hypertonus oder in der hypertensiven Krise kann es gelegentlich zu unspezifischen Symptomen wie Konzentrationsstörungen, Schlafstörungen, Gedeihstörungen, Kopfschmerzen, Schwindel, Übelkeit, Erbrechen, Sehstörungen, Krampfanfällen oder kardialen Symptomen kommen, bei Säuglingen auch zur akuten Herzinsuffizienz.

Diagnose Da Patienten mit Nierenerkrankungen ein hohes Hypertonierisiko haben, sollte bei diesen Patienten bei jeder ärztlichen Vorstellung der Blutdruck gemessen werden. Zusätzlich besteht bei vielen Patienten eine Störung der zirkadianen Blutdruckrhythmik, der physiologische nächtliche Blutdruckabfall („Dipping"; Blutdruckabfall um mindestens 10 % gegenüber dem mittleren Tageswert) ist abgeschwächt oder fehlt und es kann ein isolierter nächtlicher Hypertonus bestehen. Aus diesem Grund ist bei Patienten mit Nierenerkrankungen die Indikation zur ambulanten 24-h-Blutdruckmessung (ABDM) großzügig zu stellen. Die ABDM wird nicht nur zur Sicherung der Diagnose einer Hypertonie empfohlen, sondern auch zum Ausschluss einer isolierten nächtlichen Hypertonie.

Für Gelegenheitsblutdruckmessungen und ABDM im Kindesalter gibt es entsprechende Normwerttabellen. Bei der Beurteilung der Messwerte sollte bei der Auswahl der Normwerte die Messtechnik, Geschlecht, Alter und Körpergröße des Patienten berücksichtigt werden (▶ Kap. 175).

Im Hinblick darauf, dass bei der Hypertonie im Kindesalter meist eine renale Ursache vorliegt, sollte die Basisdiagnostik immer eine Serum- und Urinuntersuchung und einen Ultraschall der Nieren und Harnwege mit Dopplersonografie beinhalten.

Das empfohlene diagnostische Vorgehen bei Verdacht auf eine renale Hypertonie ist in ◘ Tab. 205.2 zusammengefasst.

Erhöhte Plasmareninwerte sind zwar hinweisend auf einen renovaskulären Hypertonus, allerdings schließen normalen Reninwerte oder ein unauffälliger Ultraschall der Nierenarterien eine Stenose nicht sicher aus, so dass ggf. eine weiterführende Bildgebung mittels CT- oder MR-Angiografie erforderlich ist.

Therapie

Renoparenchymatöser Hypertonus Patienten mit renoparenchymatösem Hypertonus benötigen in der Regel eine medikamentöse Dauertherapie. Aufgrund der Pathophysiologie des renoparenchymatösen Hypertonus bieten sich Antagonisten des RAAS (Angiotensin-converting-Enzym-Inhibitoren [ACEi] oder Angiotensinrezeptorblocker [ARB]) als Medikamente der ersten Wahl an. Zusätzlich zur antihypertensiven Wirkung haben diese Substanzen auch einen antiproteinurischen und nephroprotektiven Effekt.

Sollte eine Monotherapie nicht zum gewünschten Therapieerfolg führen, erfolgt die Therapieintensivierung nach einem Stufenschema, bei dem die antihypertensive Therapie um Diuretika, Kalziumantagonisten, β-Blocker oder α-Blocker erweitert werden kann (▶ Kap. 175 und ◘ Tab. 205.3).

Eine therapierefraktäre Hypertonie bei fortgeschrittener Niereninsuffizienz kann ein Hinweis auf eine Flüssigkeitsüberladung und eine Indikation zum Beginn einer Dialysetherapie sein. Auch bei Dialysepatienten kann die Hypertonie durch eine chronische Flüssigkeitsüberladung bei falscher Einschätzung des Zielgewichts (Trockengewichts) bedingt werden.

Tab. 205.1 Ursachen der renalen Hypertonie im Kindesalter

Ätiologie	Mögliche zugrunde liegende Erkrankungen
Renoparenchymatös	– Akute Glomerulonephritiden (z. B. Poststreptokokken-Glomerulonephritis, Purpura-Schönlein-Henoch) – Chronische Glomerulonephritiden (z. B. FSGS) – Hämolytisch-urämisches Syndrom – Kongenitale Nierenhypoplasie oder -dysplasie – Fehlbildungen der Harnwege mit obstruktiver oder refluxiver Uropathie – Zystennieren (ARPKD und ADPKD) – Rezidivierende Pyelonephritiden mit Narbenbildung – Akute Pyelonephritis – Urologische Eingriffe – Nierentumoren – Nierentrauma – Chronische Niereninsuffizienz – Zustand nach Nierentransplantation
Renovaskulär	– Nierenarterienstenose (fibromuskuläre Dysplasie bei Neurofibromatose, Williams-Beuren-Syndrom) – Vaskulitiden (Periarteriitis nodosa, Takayasu-Arteriitis) – Kompression der Nierenarterie durch Tumoren, Blutung, Abszesse
Andere Ursachen bei renalen Erkrankungen	– Überschätzung des Zielgewichts bei Dialysepatienten (Flüssigkeitsüberladung) – Medikamentennebenwirkung bei immunsupprimierten Patienten (z. B. durch Steroide oder Ciclosporin/Tacrolimus)

FSGS Fokal-segmentale Glomerulosklerose, *ADPKD* autososomal-dominante polyzystische Nierenerkrankung, *ARPKD* autosomal-rezessive polyzystische Nierenerkrankung.

Tab. 205.2 Basisdiagnostik bei Verdacht auf renale Hypertonie

Anamnese	
Familienanamnese	Hypertonie, kardiovaskuläre Erkrankungen, hereditäre renale Erkrankungen
Perinatalanamnese	Geburtsgewicht, Gestationsalter, Oligoanhydramnion
Aktuelle Befunde	Hypertonie, Harnwegsinfekte, renale oder urologische Erkrankungen
Mögliche renale Symptome	Dysurie, Polydipsie, Polyurie, Nykturie, Hämaturie, Ödeme, Gewichtsverlust, Gedeihstörung
Hinweisend auf Endorganschädigung	Kopfschmerzen, Nasenbluten, Schwindel, Sehstörungen, Fazialisparese, Krampfanfälle, Schlaganfall, Dyspnoe
Medikamente	Antihypertensiva, Steroide, Ciclosporin A, Tacrolimus …
Körperliche Untersuchung	
Allgemein	Größe, Gewicht, Bestimmung des Body-Mass-Index
Hypertonie-assoziierte Syndrome	Neurofibromatose, Williams-Beuren …
Kardiovaskuläre Untersuchung	Pulse und Blutdruckmessungen an allen 4 Extremitäten Herz-/Strömungsgeräusche über Herz, Abdomen, Flanken, Rücken, Hals, Kopf, Zeichen für Herzinsuffizienz
Abdomen	Raumforderung → Wilms-Tumor, autosomal-dominante oder -rezessive Zystennieren, multizystisch-dysplastische Nieren, obstruktive Uropathie Hepatosplenomegalie → autosomal-rezessive Zystennieren
Basisdiagnostik	Befunde → hinweisend auf …
Kreatinin, Harnstoff (Serum)	Kreatinin-/Harnstofferhöhung → Niereninsuffizienz
Elektrolyte (Serum)	Hypokaliämie → Nierenarterienstenose Hyperkaliämie → Niereninsuffizienz
Blutgasanalyse	Metabolische Acidose → Niereninsuffizienz
Urinuntersuchung: Urinstatus (Erythrozyten, Leukozyten, Eiweiß, Glukose), Eiweiß und Albumin im Urin[a]	Erythrozyturie, Proteinurie → Glomerulonephritis Leukozyturie → Pyelonephritis Glukosurie → Tubulopathie, Diabetes mellitus

[a] Quantitative Ausscheidung von Eiweiß und Albumin im 24-h-Sammelurin oder Eiweiß/Kreatinin-, Albumin/Kreatinin-Quotient im Spot-Urin.

Tab. 205.2 (Fortsetzung) Basisdiagnostik bei Verdacht auf renale Hypertonie

Sonografie der Nieren und ableitenden Harnwege	Vergrößerte, hyperechogene Nieren → Glomerulonephritis, Pyelonephritis Nierenzysten → polyzystische Nierenerkrankung, zystische Dysplasie, multizystische Nierendysplasie Kleine, hyperechogene Nieren → Nierenhypoplasie, Nierendysplasie Seitendifferenz → einseitige Nierenhypo/dysplasie, vesikoureteraler Reflux mit Narben, indirekter Hinweis auf Nierenarterienstenose Tumore
Augenärztliches Konsil	Fundus hypertonicus → Endorganschädigung
Echokardiografie	Linksventrikuläre Hypertrophie → Endorganschädigung
Weiterführende Diagnostik	**Befunde → hinweisend auf …**
Renin, Aldosteron Reninaktivität Renin/Aldosteron-Ratio	Hyperreninismus → Nierenarterienstenose, renoparenchymatöse Hypertonie
Dopplersonografie	Fluss in den Nierenarterien, seitendifferente Nierengröße und Resistenz-Indizes → Nierenarterienstenose
CT- oder MR-Angiografie	→ Nierenarterienstenose
Angiografie	→ Nierenarterienstenose
Nierenszintigrafie	Nierennarben, seitengetrennte Funktion (Captoprilszintigrafie bei Verdacht auf Nierenartenrienstenose)
Abdomen-MRT	Tumorlokalisation, -größe

[a] Quantitative Ausscheidung von Eiweiß und Albumin im 24-h-Sammelurin oder Eiweiß/Kreatinin-, Albumin/Kreatinin-Quotient im Spot-Urin.

Tab. 205.3 Medikamentöse Therapie der renalen Hypertonie im Kindesalter

Substanzgruppe	Präparate	Wirkungsprinzip	Nebenwirkungen
ACE-Inhibitoren	z. B.: Captopril[a] Enalapril[a] Ramipril Fosinopril Lisinopril[a]	Inhibition der Konversion von Angiotensin I zu Angiotensin II → Vasodilatation, Abnahme des Sympathikotonus, Abnahme der aldosteronabhängigen Salz- und Wasserretention Nephroprotektiv	Husten Selten Hyperkaliämie, Hypotonie, Lymphangioödeme, Neutropenie Bei hochgradiger Nierenarterienstenose sind ACE-Inhibitoren kontraindiziert
Angiotensinrezeptorblocker	z. B.: Candesartan Valsartan[a] Losartan[a]	Blockade des Angiotensin-II-Typ-1-Rezeptors Nephroprotektiv (s. auch ACE-Inhibitoren)	Nebenwirkungen entsprechen weitgehend denen des ACE-Inhibitors, kein Husten
Kalzium-antagonisten	z. B.: Nifedipin Nitrendipin Amlodipin	Verminderter Kalziuminflux in die Zelle → Relaxation der arteriellen Gefäßmuskulatur, Abnahme des peripheren Widerstandes	Kopfschmerz, Flush, Tachykardie, periphere Ödeme, Müdigkeit, Hypotonie, Gingivahyperplasie
Diuretika	z. B.: Furosemid[a] Hydrochlorothiazid	Steigerung der renalen Natriumausscheidung, Verminderung des peripheren Widerstandes	Hypokaliämie, Hyponatriämie, Alkalose, extrazelluläre Volumendepletion Diuretika verstärken die Wirkung von ACE-Inhibitoren Cave: Gefahr des akuten Nierenversagens bei Dehydratation
β-Blocker	z. B.: Atenolol Metoprolol[a]	Verminderung der kardialen Auswurfleistung, der Renin-Aldosteron-Ausschüttung und der zentralen sympathikotonen Aktivität	Müdigkeit, Schwindel, depressive Verstimmung, verminderte körperliche Leistungsfähigkeit, Bradykardie, Hypotonie, Übelkeit Cave: β-Blocker bei Diabetes mellitus und pulmonaler Obstruktion

Antihypertensiva mit Erfahrungen im Kindesalter;
[a] Antihypertensiva mit Anwendungsempfehlungen für das Kindesalter (deutsche Fachinformation; Stand 2/2012). ACE Angiotensin-converting-Enzym.

Renovaskulärer Hypertonus Bei Patienten mit renovaskulärem Hypertonus kann in Abhängigkeit von Ausprägung und Lokalisation der Stenose durch eine interventionelle Therapie (transluminale Ballonkatheter-Angioplastie) eine Senkung oder Normalisierung des Blutdrucks erzielt werden. Werden wiederholte Eingriffe erforderlich oder bleibt der Therapieerfolg aus, sollte die Stenose chirurgisch revidiert werden (z. B. Resektion der Stenose durch End-zu-End-Anastomose, Neuimplantation der Nierenarterie auf die Aorta oder Autotransplantation der Niere auf die Iliakalgefäße).

Therapieziel Es wird eine langfristige und konsequente Blutdruckeinstellung angestrebt. Kardiovaskuläre Endorganschäden wie eine linksventrikuläre Hypertrophie oder ein Fundus hypertonicus sowie eine Progredienz der Niereninsuffizienz sollen vermieden werden.

Ziel ist eine Blutdruckeinstellung unter der 75. Perzentile, bei proteinurischen Patienten unter der 50. Perzentile der Norm. Zur Sicherstellung einer langfristigen Blutdruckeinstellung im Zielbereich sind regelmäßige Verlaufskontrollen von großer Wichtigkeit.

Prognose Eine effektive Blutdruckeinstellung minimiert das Risiko für Endorganschäden und trägt zu einer Verminderung der erhöhten kardiovaskulären Morbidität und Mortalität von nierenkranken Patienten bei. Durch eine Blutdruckeinstellung in den oben genannten Zielbereich kann bei Kindern die Progression einer chronischen Niereninsuffizienz signifikant verlangsamt werden.

Literatur

Deutsche Gesellschaft für pädiatrische Kardiologie: AWMF-Leitlinie – Arterielle Hypertonie bei Kindern und Adoleszenten. www.awmf.org

Flynn J, Ingelfinger JR, Portman RJ (2011) Pediatric hypertension, 2. Aufl. Humana Press, New York

Lurbe E, Cifkova R, Cruickshank JK et al (2009) Management of high blood pressure in children and adolescents: Recommendations of the European Society of Hypertension. J Hypertens 27:1719–1742

National High Blood Pressure Education Program Working Group on High Blood Pressure in Children and Adolescents (2004) The fourth report on the diagnosis, evaluation, and treatment of high blood pressure in children and adolescents. Pediatrics 114:555–576

Wühl E, Witte K, Soergel M, Mehls O, Schaefer F, German Working Group on Pediatric Hypertension (2002) Distribution of 24-h ambulatory blood pressure in children: Normalized reference values and role of body dimensions. J Hypertension 20:1995–2007

Wühl E, Trivelli A, Picca S et al (2009) Strict blood pressure control and renal failure progression in children. The ESCAPE Trial Group. N Engl J Med 361:1639–1650

Neuhauser H, Schienkiewitz A, Schaffrath R, Dortschy R, Kurth B-M (2011) Referenzperzentile für anthropometrische Maßzahlen und Blutdruck aus der Studie zur Gesundheit von Kindern und Jugendlichen in Deutschland (KiGGS) 2003–2006. Robert Koch-Institut, Berlin

206 Fehlbildungen und Krankheiten des äußeren Genitales

O. Hiort, M. Brandis

206.1 Krankheiten des männlichen Genitales

206.1.1 Phimose

Eine Präputialverklebung ist bei Neugeborenen und Säuglingen physiologisch. Sie löst sich in den ersten Lebensjahren spontan. Eine hochgradige Vorhautverengung, die sich durch eine Ballonbildung bei der Miktion darstellt, gilt als eigentliche primäre, angeborene Phimose. Bei Fortbestehen dieser Enge nach dem 3. Lebensjahr mit distaler enger Vorhaut spricht man von kongenitaler Phimose. Bei vorzeitiger Manipulation und gewaltsamer Dehnung der Vorhaut kann es zu Einrissen der Haut und einer daraus resultierenden sekundären Narbenphimose kommen.

Diagnose Die Diagnose wird im entsprechenden Alter durch ein behutsames, vorsichtiges Überstreifen des Präputiums über die Glans gestellt. Gelingt dies nicht und zeigt sich ein rüsselförmiges, nicht zu öffnendes Vorhautstück, liegt eine Phimose vor. Lässt sich dagegen die Vorhaut leicht auseinanderdrängen, handelt es sich um eine physiologische Verklebung. Bei Miktionsstörungen, bei rezidivierenden entzündlichen Veränderungen im Sinne einer Balanitis und bei Vorliegen einer narbigen Phimose (Sekundärphimose) ist eine operative Zirkumzision indiziert.

Balanitis

Hierbei handelt es sich um eine Entzündung im Bereich der Glans und des Präputiums, meist im Rahmen einer bestehenden primären oder sekundären Phimose. Der distale Anteil des Penis ist hochrot geschwollen und schmerzhaft. Die Therapie besteht in Kamillen- und Kochsalzumschlägen. Nach Abklingen muss ggf. die Phimose operativ korrigiert werden.

Paraphimose

Bei zu engem Präputium und manuellem Überstreifen über die Glans kann es zur Einengung hinter der Glans kommen (Abb. 206.1). Infolge venöser Abflussbehinderung kann der distale Anteil des Penis so stark anschwellen, dass die Vorhaut nicht mehr vorgezogen werden kann. Der Penis wird ödematös und glasig-livide verfärbt. Wenn dieser Zustand länger anhält, kann es zu Ulzerationen und zu schweren Entzündungen kommen.

Therapie Bei ausreichender Sedierung oder auch in Narkose muss versucht werden, das Ödem zu vermindern und nach Vorlagen von feuchten Kompressen langsam eine Reposition des Präputiums über die Glans zu ermöglichen. Dies ist ein hochakuter Eingriff, mit dem nicht lange gewartet werden darf; ggf. muss der Schnürring hinter der Glans operativ eingeschnitten und eine anschließende Zirkumzision vorgenommen werden.

206.1.2 Hypospadie

Definition Die Hypospadie ist eine häufige Form der genitalen Fehlbildung. Hypospadie bezeichnet eine Fehlöffnung der Harnröhre an der Ventralseite des Penis. Die Urethralöffnung kann glandulär, am Penisschaft, penoskrotal am Übergang zum Skrotum, skrotal, oder perineal lokalisiert sein.

Häufigkeit Eine Hypospadie kommt bei 0,04–0,5 % aller Neugeborenen vor. Dabei sind glanduläre und penile Hypospadien häufiger als die schwerwiegenderen Formen. Eine Assoziation mit anderen Fehlbildungen des äußeren Genitale (Mikropenis, geteiltes Skrotum, Hodenhochstand) oder aber mit anderen Anomalien (kardiale und gastrointestinale Fehlbildungen) kommt vor und muss bei der klinischen Untersuchung unbedingt erfasst werden.

Ätiologie und Pathogenese Peniswachstum und Bildung der Urethralöffnung sind hormonabhängige Prozesse. Die Hypospadie hat multifaktorielle Ursachen. In die Differenzialdiagnostik müssen genetische Faktoren mit Störungen der Hodendifferenzierung und der endokrinen Hodenfunktion sowie eine Androgenresistenz und auch Umweltfaktoren oder syndromale Erkrankungen berücksichtigt werden. Kinder mit intrauteriner Wachstumsreduktion haben ein deutlich erhöhtes Risiko für Hypospadien. Die Ätiologie bleibt bei leichten Hypospadien ohne assoziierte Fehlbildungen oft ungeklärt, bei penoskrotalen, skrotalen und perinealen Hypospadien kann jedoch in etwa 30 % der Fälle eine genetische Ursache nachgewiesen werden. Bei etwa der Hälfte dieser Fälle liegt eine globale Störung der Hodenentwicklung im Sinne einer Gonadendysgenesie vor. Bei der anderen Hälfte lässt sich entweder ein Testosteronbiosynthesedefekt, ein 5-α-Reduktasemangel oder eine Androgenresistenz nachweisen. Eine Besonderheit stellt das autosomal-rezessive Smith-Lemli-Opitz-Syndrom dar. Hierbei liegt ein später Defekt in der Cholesterinbiosynthese vor, der mit multiplen Fehlbildungen und mentaler Retardierung einhergeht (s. auch▶ Abschn. 58.3.2). Obligat ist eine Hypospadie.

Diagnose Die Diagnostik bei penoskrotalen, skrotalen und perinealen Hypospadien orientiert sich an dem Vorgehen bei Störungen der Geschlechtsentwicklung (DSD; ▶ Abschn. 66.3). Die Anamnese soll insbesondere exogene Faktoren und familiäre Formen von Hypospadien erfassen. Bei der klinischen Untersuchung sind neben einer genauen Beschreibung der Harnröhrenöffnung eine Palpation der Gonaden sowie eine Dokumentation assoziierter Fehlbildungen notwendig.

Eine Chromosomenanalyse sollte erfolgen, um numerische Aberrationen oder strukturelle Auffälligkeiten zu erkennen. Eine Darstellung des inneren Genitale mittels Sonografie oder Genitografie dient dem eventuellen Nachweis von Müller-Strukturen bei Gonadendysgenesie im Sinne einer Störung der Sexualdeterminierung oder der Sekretion des Anti-Müller Hormons (AMH) oder dessen Wirkung. Ist das innere Genitale männlich und sind keine Müller-Strukturen (Uterus und Eileiter) nachweisbar, muss eine Sexualdifferenzierungsstörung angenommen werden. Störungen der Steroidhormonsynthese werden durch Hormonanalysen oder molekulargenetische Untersuchungen erfasst (▶ Abschn. 66.3). Wenn normale basale und im präpubertären Alter auch hCG-stimulierbare Testosteron- und Dihydrotestosteronwerte nachweisbar sind, ist eine Androgenresistenz in Erwägung zu ziehen.

Therapie Eine Meatusstenose wird frühzeitig operiert. Ziel ist die chirurgische Begradigung des Penisschaftes, die Ermöglichung eines

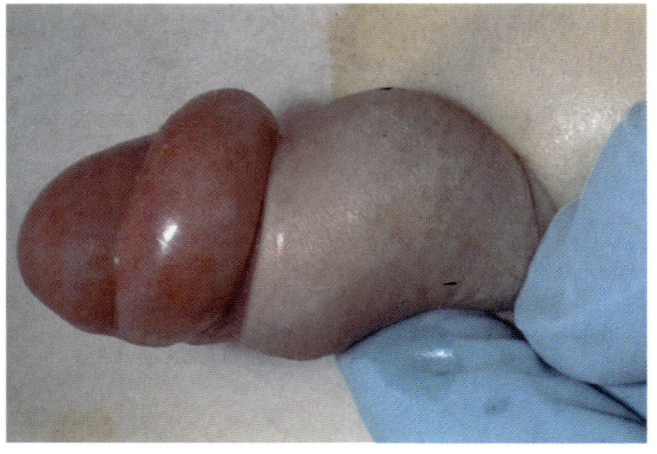

Abb. 206.1 Paraphimose. (Mit freundl. Genehmigung von PD Dr. A. Frankenschmidt, Urologische Universitätsklinik Freiburg)

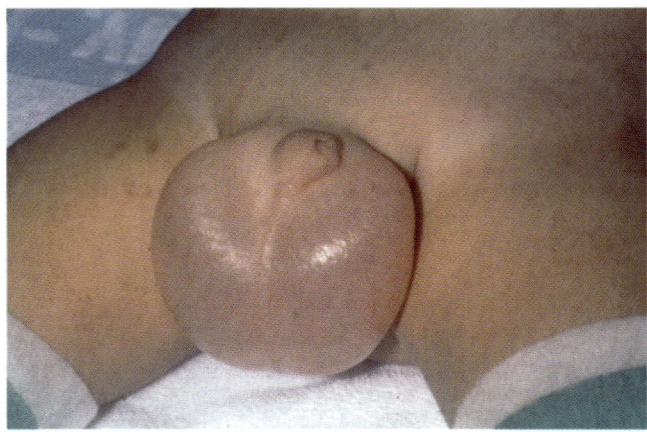

Abb. 206.2 Hydrozele. (Mit freund. Genehmigung von PD Dr. A. Frankenschmidt, Urologische Universitätsklinik Freiburg)

kräftigen, gebündelten und orthograden Harnstrahls und eine optimierte Kosmetik. Eine Frühkorrektur in den ersten beiden Lebensjahren ist heutzutage üblich. Hierbei wird ein fehlender Harnröhrenanteil aus distaler Schafthaut oder innerem Vorhautblatt gebildet. Gegebenenfalls sind Schleimhauttransplantate aus Harnblase oder Mundhöhle nötig.

Bei isolierten Hypospadien ist eine primäre chirurgische Korrektur im Kleinkindalter anzustreben. Sollte bei schweren Formen der Hypospadie eine definierte Besonderheit der Geschlechtsentwicklung nachgewiesen werden, ist entsprechend dem dort empfohlenen Vorgehen zu verfahren.

206.1.3 Krankheiten des Hodens und des Skrotums

▶ Kap. 66.

Hydrozele

Bei der Hydrozele (Wasserbruch) existiert ein pathologisches Transsudat zwischen den serösen Hodenhüllen oder innerhalb eines aberrierenden Processus vaginalis. Letzterer ist die häufigste Ursache bei kindlichen Formen. Das typische Symptom ist eine prall-elastische schmerzlose Schwellung des Skrotums (◘ Abb. 206.2). Die Diaphanie, d. h. die Durchleuchtung mit einem polarisierten Licht, ist positiv. Bei Neugeborenen und Säuglingen erfolgt zunächst keine Therapie. Bleibt die Hydrozele bis über das 1. Lebensjahr hinaus bestehen, ist meist eine operative Entfernung indiziert.

Hodentorsion

Die Hodentorsion ist ein hochakutes Ereignis, häufig ausgelöst durch das Vorhandensein einer Hydrozele und anderer Hemmungsmissbildungen. Bei der Torquierung des Samenstranges kommt es innerhalb kurzer Zeit zu einer venösen Stauung von Hoden und Nebenhoden mit einer folgenschweren ischämischen oder hämorrhagischen Minderdurchblutung (◘ Abb. 206.3). Innerhalb weniger Stunden kann es zum Funktionsverlust kommen. Das Krankheitsbild ist hochschmerzhaft, die betroffenen Säuglinge oder Kinder schreien, die Diagnose ist leicht zu stellen. Dopplersonografisch kann ggf. der fehlende venöse Rückstrom festgestellt werden, die Methode ist aber nicht absolut zuverlässig. Bei Hodentorsion ist eine sofortige Operation indiziert, um hodenerhaltend die Detorquierung vorzunehmen.

Orchitis

Bei der Orchitis bestehen akut entzündliche Veränderungen im Bereich des Hodens. Neben viralen Ursachen wie Mumps kommen selten auch bakterielle Erreger wie Salmonellen infrage. Die Orchitis ist ein akuter, schmerzhafter Prozess mit Schwellung des Hodens und Rötung der Skrotalhaut, selten begleitet von Fieber.

Therapie Die Therapie besteht in lokalen Maßnahmen, z. B. kühlen Umschlägen. Bei Hinweis auf bakterielle Ursachen ist eine antibiotische Behandlung indiziert.

Epididymitis

Die Epididymitis ist eine akute inflammatorische Krankheit mit Schmerzen im Skrotum und deutlicher Schwellung. Sie tritt selten vor der Pubertät auf. Gegebenenfalls muss an Fehlbildungen des Samenstranges oder an ektope Harnleiter gedacht werden. Nach der Pubertät ist die Epididymitis die häufigste Ursache einer akuten schmerzhaften Skrotalschwellung bei jungen Erwachsenen. Im Urin finden sich häufig Bakterien und Granulozyten. Als Ursache kommen Gonokokken oder Chlamydien infrage, meist bleiben die Erreger jedoch unbekannt. Die Behandlung besteht in Bettruhe und Antibiotika. Differenzialdiagnostisch muss immer an die Hodentorsion gedacht werden.

Varikozele

Die Erweiterung des Venenplexus ist meist Folge einer Klappeninsuffizienz der V. spermatica. Die Varikozele findet sich überwiegend auf der linken Seite. In 10 % der Fälle ist sie beidseitig. Sehr selten wird sie vor dem 10. Lebensjahr beobachtet. Eine große Varikozele kann Schmerzen bereiten, insbesondere während körperlicher Belastung.

Diagnose Die Untersuchung wird im Stehen durchgeführt. Hierbei zeigt sich die Varikozele entlang des Samenstranges besonders deutlich. Sie vergrößert sich beim Valsalva-Versuch und wird geringer im Liegen. Ändert die Varikozele ihre Form bei Lageverschiebung nicht, muss an einen retroperitonealen Tumor gedacht werden.

Therapie Operative Korrekturen sind möglich.

Epispadie

Bei der Epispadie handelt es sich um eine dorsale Fehlbildung der Harnröhre. Sie tritt meistens in Kombination mit einer Blasenexstrophie auf. Die Urethra ist gespalten und liegt vor den Corpora cavernosa. Die Spalte ist meist neben dem Blasenhals fortgesetzt und die Kinder sind inkontinent. Der Penis ist dabei nach dorsal abgeknickt und zu klein. In der Aufsicht ist die Schleimhaut der Urethrarinne sichtbar.

Therapie Das therapeutische Vorgehen ist ähnlich wie bei der Hypospadie und hat die Begradigung des Schaftes und den Verschluss der Rinne zum Ziel. Bei primärer Inkontinenz müssen Kontinenzplastiken am Blasenhals durchgeführt werden.

Blasenexstrophie

Bei Blasenexstrophie liegt eine Fehlbildung der Kloakenmembran vor. Die Bauchwand ist offen, und im Defekt liegt die breit offene Blase, von der nur die Hinterwand und das Trigonum mit Mündung der Harnleiter offen liegen. Diese Schleimhäute setzen sich kontinuierlich in die offene gespaltene Harnröhre fort. Der muskuläre Kontinenzapparat fehlt. Assoziiert liegt eine fehlende Symphyse vor, so dass die Schambeinäste weit auseinanderklaffen. Die Folge dieser Fehlbildung ist eine meist refluxive Verbindung zwischen Blasenstruktur und Harnleitern mit einer hochgradigen Neigung zu Infektionen, von denen auch die oberen Harnwege betroffen sind.

Therapie Das Ziel der Therapie muss sein, durch rekonstruktive Maßnahmen einen Blasenverschluss herzustellen und eine Rekonstruktion der Harnröhre und des Penisschaftes sowie eine Kontinenz zu erreichen. Dies gelingt unter spezifischen Voraussetzungen nur in gut der Hälfte der Fälle. Falls ein solches operatives Verfahren misslingt, muss zur Erhaltung der beidseitigen Nierenfunktion eine hohe Harnableitung erfolgen, um damit ein normales Gedeihen des Kindes zu ermöglichen.

206.2 Krankheiten des weiblichen Genitales

206.2.1 Labiensynechie

Diese funktionelle anatomische Veränderung ist die häufigste Ursache einer Verengung des Introitus vaginae. Sie kann Ursache für wiederholte Vulvovaginitiden sowie für rezidivierende Harnwegsinfekte sein. Mit zunehmendem Alter und mit Eintritt in die Pubertät wird der Vaginal-pH meist saurer und die Verklebungen verschwinden von selbst. Ist dies nicht der Fall, lässt sich mithilfe topisch aufgetragener östrogenhaltiger Cremes in über 90 % der Fälle eine sehr schnelle Lösung der Verklebung erreichen.

206.2.2 Hymenalatresie

Die Hymenalatresie ist eine schwerwiegende Form der angeborenen Stenosen. Das anfallende Sekret kann nicht abfließen. Dies kann zum Hydrometrokolpos führen. Dabei wölbt sich das Hymenalhäutchen vor und das Sekret schimmert gelb durch. Seltener kommt es bei der ersten Menstruationsblutung zu dem Phänomen des Hämatokolpos. Die Diagnose ist leicht durch Inspektion zu stellen. Die Therapie basiert auf einer Inzision oder einer partiellen Exzision des Hymens.

206.2.3 Vulvovaginitis

Die Vulvovaginitis ist die häufigste pädiatrisch-gynäkologische Krankheit im Kindes- und Jugendalter. Die Häufigkeit beruht auf

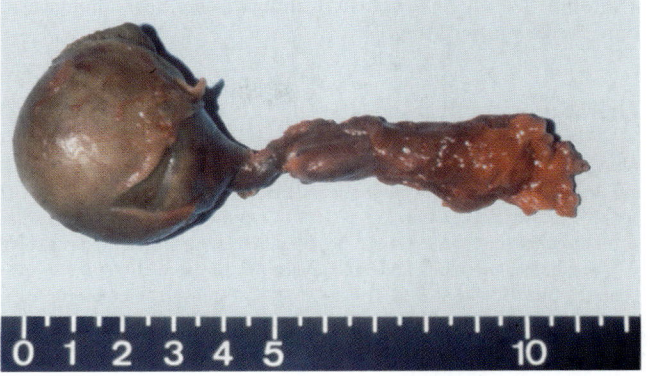

Abb. 206.3 Hodentorsion (OP-Präparat). (Mit freundl. Genehmigung von PD Dr. A. Frankenschmidt, Urologische Universitätsklinik Freiburg)

den anatomischen Voraussetzungen. Die Labia minora stehen im Kleinkindesalter noch offen. Dies führt zu einer Exposition der sensiblen Vaginalschleimhaut und des Hymenalrings. Die Nähe der Analöffnung erleichtert den Eintritt von Darmbakterien in den Scheideneingang. Während der Pubertät kommt es zur Veränderung des Scheidenepithels – Keime dringen nicht mehr so leicht ein, und es besteht nicht länger eine Anfälligkeit für diese Krankheit.

Klinische Symptome Als Erstes wird häufig ein Vaginalfluor beobachtet. Juckreiz, Neigung zur Pollakisurie, häufiges Wasserlassen und schmerzhafte Harnentleerung (Dysurie) bis hin zum Auftreten einer Enuresis sind Begleitsymptome. Oft findet sich ein Erythem um die Vulva herum.

Diagnose Die Krankheit wird durch die Kombination von vaginalem Fluor, Erythem und Juckreiz sowie Dysurie definiert. Die Erreger sind in 25 % der Fälle Candida, in 15 % β-hämolysierende Streptokokken und in 10 % Enterokokken. Bei persistierendem oder rezidivierendem Verlauf sind psychische Belastungen nicht selten vorhanden.

Therapie Voraussetzung für eine sinnvolle Therapie ist eine ausführliche Inspektion des Scheideneingangs. Die Labienverklebung kann ein begünstigender Faktor für das Auftreten der entzündlichen Veränderung sein. Je nach Erreger wird eine antimykotische oder eine antibiotische Therapie veranlasst. Die lokale Behandlung mit antimykotischen Salben ist häufig und schnell erfolgreich. Sie kann mit Sitzbädern mit Kaliumpermanganat kombiniert werden. Bei bakteriellen Ursachen ist eine systemische Therapie anzuraten.

206.2.4 Adnexitis

Die Adnexitis ist immer Folge einer aufsteigenden Infektion bei sexuell aktiven Jugendlichen. Daher muss heute schon bei Patienten ab dem 12. Lebensjahr an eine solche Krankheit gedacht werden. Ausgelöst wird die Krankheit durch Neisseria gonorrhoeae, Chlamydia trachomatis, Anaerobier und fakultative Bakterien, z. B. Gardnerella vaginalis, Escherichia coli und Mykoplasmen.

Klinische Symptome Die klinischen Erscheinungen sind wenig spezifisch. Es werden unspezifische Bauch- oder Flankenschmerzen beschrieben. Bisweilen treten diese besonders während der Menstruation auf. Bei entsprechender Anamnese wird die Diagnose durch sonografische Untersuchung und entsprechende pädiatrisch-gynäkologische Untersuchung erleichtert.

Therapie Die Therapie besteht in antibiotischer Behandlung, auch ohne Sicherung des Erregers.

Literatur

Albers N, Ulrichs C, Glüer S et al (1997) Etiologic classification of severe hypospadias. Implications for prognosis and management. J Pediatr 131:386–392

Jensen MS, Wilcox AJ, Olsen J et al (2012) Cryptorchidism and hypospadias in a cohort of 934,538 Danish boys: The role of birth weight, gestational age, body dimensions, and fetal growth. Am J Epidemiol 175(9):917–925

Loane M, Dolk H, Kelly A (2011) Paper 4: EUROCAT statistical monitoring: Identification and investigation of ten year trends of congenital anomalies in Europe. Birth Defects Res A Clin Mol Teratol 91(1):S31–S43

XXII Krankheiten des Nervensystems

207 Neurologische Untersuchung

F. Heinen, S. Berweck

Die neurologische Untersuchung ist eine genuin kinderärztliche Aufgabe. Mit ihr gestaltet der Kinder- und Jugendarzt den klinischen Zugang zu seinen Patienten, in jeder Altersgruppe, bei jeder Fragestellung, in jedem Versorgungssetting.

Mit – und nur mit – der neurologischen Untersuchung werden die Diagnosen gestellt. Die wichtigen und häufigen Fragen des pädiatrischen Alltags wie Therapieindikation (ja *oder* nein), Variabilität der Norm (*oder* Pathologie), Konstitution oder Erkrankung (Beispiel: konstitutionelle Hypotonie/Bindegewebsschwäche/Hypermobilität *oder* beginnende neuromuskuläre Erkrankung) werden mit dem Befund der neurologischen Untersuchung zuverlässig beantwortet.

Die neurologische Untersuchung ist das humane Untersuchungsinstrument schlechthin. Voraussetzung ist, dass sie mit Kompetenz und Zeit und in adäquater Umgebung durchgeführt wird.

Die neurologische Untersuchung betont die Variabilität der Entwicklung, sie ist behutsam und in jedem Alter respektvoll (mit dezidiertem Verzicht auf jede Provokation und jede unangenehme Belastung).

Die neurologische Untersuchung ist:

- eine Grundlage zum Verständnis der biologischen Wirklichkeit eines Kindes,
- eine paradigmatische Darstellung von Entwicklung,
- der ärztliche Zugang zur Entwicklung,
- Bestandteil jeder pädiatrischen Untersuchung,
- notwendiger kommunikativer Zugang zum Patienten und seinen Eltern,
- notwendiger Verlaufsparameter kontinuierlicher klinischer Arbeit,
- spielerisch, flexibel, der Situation und Fragestellung angepasst – von orientierend/kurz/pragmatisch bis zu detailliert/lang/ausführlich,
- präzise dokumentiert.

Die neurologische Untersuchung ist nicht:

- schematische (Konsil-)Leistung eines Neuropädiaters ohne klare Fragestellung,
- ersetzbar durch Delegation an (medizinische) Therapeuten,
- ideologischer Spielplatz oder Eigentum sog. (Therapie-)Schulen, Richtungen oder Moden,
- subjektive Vermutung, sondern systematisches klinisches Erkennen durch Beobachten und gezieltes Prüfen,
- Diagnose per se, sondern begründete Arbeitshypothese,
- „Nice-to-have", sondern „Must".

Setting Die neurologische Untersuchung findet in der richtigen Umgebung statt:

- Ruhe, Ungestörtsein, geeignete Raumtemperatur,
- Untersuchungsliege und geeignete Größe des Raums,
- Kompetenz,
- Konzentration und Fokussierung des Untersuchers,
- wache (5) Sinne (alle!),
- (ggf., aber nicht immer und nicht notwendigerweise) kindgerechte Untersuchungsinstrumente (Reflexhammer, Augenspiegel, [Tennis-]Ball, Maßband, Glöckchen/Hochtonrassel, Puppenhaus, etc.),
- respektvolle personale Gestaltung zwischen untersuchender „Hands-on-Nähe" und aktiv-beobachtender Distanz.

Materialien für die Praxis Die Möglichkeiten und Variationen einer neurologischen Untersuchung werden fokussiert auf:

1. die klassische neurologische Untersuchung (die mit ihrer Systematik ihren Schwerpunkt *ab* dem [4.–]6. Lebensjahr hat) (▶ Neurologische Untersuchungen, ▶ e-Material, ▶ http://extras.springer.com),
2. die hierzu erprobte Kurzversion, die als orientierender neurologischer Status als „6-Minuten-Screening" Anwendung finden kann (◘ Abb. 207.1),
3. die entwicklungsneurologischen Basisuntersuchungen (Grundsteine der Entwicklung) mit Anlehnung an die U-Untersuchungen (mit ihrem Schwerpunkt *bis zum* 2. Lebensjahr),
4. die aus den Elementen 1–3 situativ gestaltete „flexible Untersuchung" des Kindes zwischen dem 2. und dem 4.(–6.) Lebensjahr. Hier werden die Domänen der Untersuchungen 1–3 mal mehr mit der Systematik aus der Entwicklungsneurologie und mal mehr mit der Systematik aus der Neurologie herausgearbeitet. Instrumente dazu bieten die „Grenzsteine der Entwicklung" (Michaelis et al. 2013, ▶ http://dx.doi.org/10.1007/s00112-012-2751-0) sowie die ▶ Elternfragebögen zur kindlichen Entwicklung (Nennstiel-Ratzel 2013, ▶ http://www.lgl.bayern.de/gesundheit/praevention/kindergesundheit/kindliche_entwicklung.htm).

Untersuchungsschritte Die (klassische) neurologische Untersuchung umfasst folgende Domänen:

1. Hirnnerven,
2. Reflexe,
3. Sensibilität,
4. Motorik,
5. Koordination,
6. Neuroorthopädie,
7. Psyche, Kognition, Verhalten.
8. Domänenübergreifend werden valide Informationen zu Haltung, Tonus, unwillkürlichen Bewegungen, Balance, Feinmotorik und assoziierten sowie spiegelbildlichen Mitbewegungen etc. gewonnen.

Mit diesen 8 Domänen können die Fragen der klinischen Untersuchung an das zentrale ebenso wie an das periphere Nervensystem beantwortet werden. Dies gilt für die Frage „Pathologie?" ebenso wie für die Frage „Entwicklung?".

	Name:		Datum:	Untersuchungszeit in Min.:
Typisch	Atypisch			
☐	☐	**1. Erscheinungsbild, psychischer und mentaler Status:** Alter Klasse: Schule: Verhalten: Affekt: Orientierung: Gedächtnis:		
☐	☐	**2. Kopf:** • Normozephalie, Kopfumfang_____cm, Perzentile, Kurve • Form, Klopfschmerzhaftigkeit, Nervenaustrittpunkte (NAP) • Meningismus, Beweglichkeit der HWS		
☐	☐	**3. Visuelles System:** • Sehschärfe, Gesichtsfeld (orientierend) • Pupillen: Größe mm, Lichtreaktion re/li, Symmetrie • Augenbewegungen, Nystagmus • Augenhintergrund		
☐	☐	**4. Nichtokuläre Hirnnerven:** • Gesichtsmotorik • Zunge, Kiefergelenk, Masseter (Muskelbauch) und Gaumensegel • Artikulation, Sprechen • Schlucken (anamnestisch für flüssige und feste Nahrung)		
☐	☐	**5. Motorisches System:** • Stand/Gang: Freies Gehen, Zehen-, Hackengang, Seiltänzergang, Kniebeuge, u.U. Aufstehen vom Boden • Muskuläre Silhouette (Atrophie/Hypertrophie), Faszikulationen • Spiegelbildliche Mitbewegungen, assoziierte Bewegungen, Diadochokinese, Tremor, Ataxie • Kraft: Armheben über die Schulter, Armstreckung, Armbeugung, Händedruck, Hand- und Fußextension, -flexion, Hüftbeugung, Kniestreckung, -beugung • Muskeltonus (normoton/hypoton/hyperton)		
☐	☐	**6. Sensorisches System:** • Hören: Flüstern, Fingerreiben, Uhrticken • Berührung: Gesicht/Hände/Füße • Zahlenerkennen (Handrücken), Gelenkstellung, Vibration		
☐	☐	**8. Haut:** • Cafe au lait, white spots, Naevi, Dysmorphien		
☐	☐	**9. Entwicklung:** • Orientierend		

10. Arbeitshypothese:

11. Procedere:

Unterschrift

◻ **Abb. 207.1** Orientierender neurologischer Status (6-Minuten-Screening) für Patienten ohne neurologische Präsentierbeschwerden

Ein paradigmatisches, validiertes Beispiel für das Alter von 4 bis 18 Jahren, d. h. in der Vorschul- und Schulzeit ist die traditionsreiche „Untersuchung von Kindern mit leichten neurologischen Defiziten" von B.C.L. Touwen.

Leichte Neurologische Dysfunktionen (MND) Eine aktuelle (2010) Gruppierung dieser operationalisierten und quantifizierten neurologischen Untersuchungsschritte liegt von Mijna Hadders-Algra vor. Sie schlägt dabei folgende Gruppierung der Domänen vor:
9. Haltung („posture") und (Muskel-)Tonus,
10. Reflexe,
11. unwillkürliche Bewegungen,
12. Koordination und Balance,
13. Feinmotorik,
14. assoziierte Bewegungen (spiegelbildliche Mitbewegungen),
15. sensorische Funktionen,
16. Hirnnerven.

Mit dieser Gruppierung ist es systematisch möglich, zwischen „einfachen leichten Neurologischen Dysfunktionen" („simple MND") und „komplexen leichten Neurologischen Dysfunktionen" („complex MND") zu differenzieren.

Einfache MND sind dabei in der Regel Normvarianten nach dem Motto: „eine sog. idealtypische oder optimale motorische Entwicklung ist biologisch die Ausnahme und nicht die Regel".

Komplexe MND können die klinischen Korrelate von Entwicklungsverzögerungen oder -störungen sein und entsprechende Anamnesen stützen.

Eine MND als phänomenologische Beschreibung begegnet dem Kinder- und Jugendarzt vor allem bei den Fragen, was denn eine normale Entwicklung sei, wo denn der Cut-off zur Pathologie liege. Die Vielfältigkeit der Begrifflichkeit und der ihr zugrunde liegenden Konzepte belegt die besondere Schwierigkeit (und Faszination) des Grundthemas Entwicklung.

Zur Terminologie leichter neurologischer Dysfunktionen
- Developmental Coordination Disorder (DCD);
- klinischer Jargon „clumsy child";
- umschriebene Entwicklungsstörungen motorischer Funktionen (UEMF, AWMF-Leitlinie);
- Minimal cerebral dysfunction (MCD, historische Terminologie);
- Leichte Neurologische Dysfunktion (MND): Differenzierung zwischen „simple/einfach" oder „complex/komplex");
- Deficits in attention, motor control and perception (DAMP);
- Teilleistungsstörung oder Wahrnehmungsstörung: sehr ungenaue Begrifflichkeit, fehlende biologische Konzepte, häufig verwendete Terminologie medizinischer Therapeuten;
- etc.

Im Spannungsfeld zwischen Variabilität (biologisch begründet) und Optimalität (gesellschaftlich begründet, Zeitgeist) gilt es, für das einzelne Kind und für die Beratung der Familie die passende klinische Antwort zu finden, zu begründen und individuelle Förderung und Therapie des Kindes daraus abzuleiten oder konzeptuell und kontextuell eine Nicht-Förderung zu begründen.

Die Basis hierzu ist die neurologische (ärztliche!) Untersuchung, nicht nur als conditio sine qua non, sondern als conditio per quam.

Literatur

DeMyer WE (2004) Technique of the neurologic examination, 5. Aufl. McGraw-Hill, New York, S 721

Hadders-Algra M (2010) The neurological examination of the child with minor neurologigal dysfunction, 3. Aufl. Mac Keith, London

Heinen F et al (2009) Klinischer Zugang. In: Heinen F (Hrsg) Pädiatrische Neurologie. Kohlhammer, Stuttgart, S 697–715

Heinen F et al (2012) Neurologische Untersuchungen. In: Heinen F (Hrsg) Neuropharmakotherapie und klinische Systematik. Kohlhammer, Stuttgart, S 329–382 (Über „content plus" sind der Untersuchungsbogen für das Kind ab 4 Jahren, die Basisuntersuchungen im Alter von 0–2 Jahren, die Grenzsteine der Entwicklung im Alter von 0–5 Jahren und die neuroorthopädische Untersuchung abrufbar.)

Michaelis R, Berger R (2009) Neurologische Basisuntersuchung für das Alter von 0–2 Jahren. Monatsschr Kinderheilk 157(11):1103–1112

Michaelis R et al (2013) Validierte und teilvalidierte Grenzsteine der Entwicklung. Monatsschr Kinderheilk 161:898–910. doi:10.1007/s00112-012-2751-0

Nennstiel-Ratzel U (2013) Elternfragebögen zur kindlichen Entwicklung. Bayerisches Landesamt für Gesundheit und Lebensmittelsicherheit. http://www.lgl.bayern.de/gesundheit/praevention/kindergesundheit/kindliche_entwicklung.htm

208 Entwicklungsstörungen des Nervensystems

G. C. Schwabe, H. Bächli, E. Boltshauser, A. M. Kaindl

208.1 Grundlagen

Epidemiologie Kongenitale Anlage- und Entwicklungsstörungen sind mit einer erhöhten prä- und postnatalen Mortalität und Morbidität assoziiert. Sie treten isoliert oder im Rahmen genetischer Syndrome auf und werden in Malformationen, Deformationen, Disruptionen und Dysplasien unterteilt (◘ Tab. 208.1). Anomalien des Zentralnervensystems stellen mit einer Inzidenz von 1 % die größte Gruppe der Anlage- und Entwicklungsstörungen dar. Demgegenüber beträgt die Inzidenz von Herzfehlern 0,8 %, die Inzidenz von Nieren- und Extremitätenanomalien 0,4 % bzw. 0,1 %. Alle weiteren Anlage- und Entwicklungsstörungen weisen eine kumulative Inzidenz von 0,6 % auf. Die Entwicklung und Prognose betroffener Patienten hängt maßgeblich vom Ausmaß und von der Lokalisation der Störung sowie vom Vorhandensein weiterer Symptome ab.

Ätiologie und Pathogenese Für die Entstehung kongenitaler Entwicklungs- und Anlagestörungen sind genetische Veränderungen und umweltbedingte Faktoren bedeutsam. Genetische Ursachen umfassen chromosomale Veränderungen, Mutationen in einzelnen oder mehreren Genen. Eine hohe Gefährdung für die Entstehung von Anomalien im sich entwickelnden Nervensystem besteht zu Zeitpunkten besonders starker Zellproliferation und -migration im 1. Trimenon. Teratogen wirksam sind bestimmte Medikamente, Virusinfektionen, Stoffwechselkrankheiten und radioaktive Strahlung. Zu den wichtigsten teratogenen Medikamenten bzw. Noxen in der Schwangerschaft zählen Phenytoin, Valproinsäure, Carbamazepin, Primidon, Trimetoprim, Benzodiapine, Retinoide sowie Alkohol und Kokain. Fruchtschädigende Virusinfektionen umfassen Zytomegalie, Röteln, Windpocken, Herpes simplex und Toxoplasmose. Weitere Risikofaktoren stellen Mangel- und Fehlernährung, Hyperthermie, Adipositas, Diabetes mellitus sowie stark erhöhte oder erniedrigte Cholesterinwerte dar.

Entwicklung des Nervensystems Die Entwicklung des Nervensystems ist phylogenetisch hoch konserviert. Viele der für das Verständnis der embryonalen ZNS-Entwicklung wichtigen Erkenntnisse stammen daher aus Untersuchungen an Modellorganismen wie der Fruchtfliege oder der Maus. Mit Hilfe von Transgen- und Knockout-Technologie ist es mittlerweile möglich, die Funktion einzelner Gene während der Embryonalentwicklung in entsprechenden Tiermodellen detailliert zu untersuchen.

Neurulation Die Entwicklung des Nervensystems beginnt in der 3. Schwangerschaftswoche (SSW), nachdem sich bereits die dreiblättrige aus der zweiblättrigen Keimscheibe entwickelt hat (Gastrulation). Oberhalb des Primitivknotens induziert die zugrunde liegende Chorda dorsalis an der Dorsalseite des Embryos die Neuralplatte aus dem darüber liegenden Ektoderm (◘ Abb. 208.1). Dieses sog. Neuroektoderm stellt den Ursprung für die Entstehung des Zentralnervensystems dar. Im weiteren Verlauf verbreitert sich die Neuralplatte und erstreckt sich schließlich kranial über die Chorda dorsalis. Am Tag 18 der humanen Embryonalentwicklung stülpt sich die Neuralplatte entlang der zentralen Achse ein und bildet die Neuralrinne mit den lateral lokalisierten Neuralwülsten. Am Tag 22 fusionieren die Neuralwülste zunächst auf Höhe des 4.–6. Somiten und bilden das Neuralrohr. Aus den zwei oberen Dritteln der zu diesem Zeitpunkt bestehenden Neuralplatte entwickelt sich das Gehirn, während sich aus dem unteren Drittel das Rückenmark bildet. Der weitere Verschluss des Neuralrohrs folgt nun sowohl in kraniale als auch in kaudale Richtung. Am kranialen und kaudalen Ende des Neuralrohrs bleiben Öffnungen bestehen, die als kranialer und kaudaler Neuroporus bezeichnet werden und sich am Tag 25 bzw. 27 verschließen. Gleichzeitig trennt sich das Neuralrohr vom Oberflächenektoderm, welches zur Epidermis differenziert. Mit dem Verschluss des kranialen und kaudalen Neuroporus am Ende der 4. Woche ist die Neurulation abgeschlossen. Störungen beim Verschluss des Neuralrohrs führen zu Neuralrohrdefekten wie der Spina bifida. Störungen im kranialen Bereich des Neuralrohrs führen zur Anenzephalie.

Neuralleiste Während die Neuralwülste fusionieren und das Neuralrohr ausbilden, lösen sich einige neuroektodermale Zellen am Rand der Neuralwülste und verlieren ihre epithelialen Eigenschaften und ihre Verbindung zu den benachbarten Zellen. Diese sog. Neuralleistenzellen wandern nach ventrolateral und bilden zwischen dem Neuralrohr und dem Oberflächenektoderm die Neuralleiste (◘ Abb. 208.1). Im weiteren Verlauf trennt sich die Neuralleiste in einen rechten und linken Anteil beidseits des Neuralrohrs. Die Neuralleistenzellen bilden die Anlage für die Spinalganglien und die Ganglien des autonomen Nervensystems, die Schwann-Zellen, die Leptomeningen, Melanozyten, das Nebennierenmark sowie Knochen und Muskeln des Gesichtsschädels.

Rückenmark Das Rückenmark entwickelt sich aus den Anteilen des Neuralrohrs, die sich unterhalb des 4. Somitenpaars befinden. Während der weiteren Entwicklung verdicken sich die Seitenwände des Neuralrohrs und sein Lumen verkleinert sich zum Zentralkanal, der ab der 9. Woche erkennbar ist. Im sich entwickelnden Rückenmark bilden sich im Verlauf 3 Schichten aus: die äußere Marginalzone, die intermediäre Zone (Mantelschicht) und die ventrikuläre Zone. Durch Einsprossen von Axonen entwickelt sich aus der äußeren Marginalzone die weiße Substanz des Rückenmarks. Aus der ventrikulären Zone differenzieren einige neuroepitheliale Zellen in primitive Neurone, sog. Neuroblasten, die die intermediäre Zone (Mantelschicht) bilden und schließlich zu Neuronen differenzieren. Darüber hinaus entwickeln sich primitive Stützzellen, sog. Glioblasten, aus neuroepithelialen Zellen und wandern in die ventrikuläre, intermediäre und marginale Zone, um dort zu Astrozyten, Oligodendroblasten und Oligodendrozyten zu differenzieren. Nach der Entstehung der Neuro- und Glioblasten bilden sich aus dem Neuroepithel Ependymzellen, die den Zentralkanal auskleiden. Schließlich entwickeln sich die ventral bzw. dorsal lokalisierten neuroepithelialen Zellen zur ventralen Boden- und dorsalen Dachplatte. Die Zellen der Bodenplatte sezernieren das Morphogen Sonic hedgehog (SHH), das die Entstehung von Vorläuferzellen der Motoneurone und ventralen Interneurone induziert. Im Bereich der Dachplatte lokalisierte Zellen differenzieren unter dem Einfluss von Bone morphogenetic proteins (BMP) zu Vorläuferzellen von sensorischen Interneuronen (◘ Abb. 208.2). Störungen bei der Differenzierung des Rückenmarks führen zu Neuralrohrdefekten verschiedener Schweregrade: Spina bifida, Spina bifida occulta, Dermalsinus, Spina bifida cystica, Meningomyelozele.

208.1 · Grundlagen

Tab. 208.1 Zeitplan der Entwicklung des ZNS und korrespondierende Entwicklungsstörungen

Zeitpunkt	Entwicklungsvorgang	Malformation
1.–2. SSW	Anlage der Keimblätter	
3.–4. SSW	Neurulation (Entwicklung von Neuralplatte, -wülsten und -rinne)	Dysraphien: Anenzephalus, Enzephalozele, Myelomeningozele, Arnold-Chiari-Malformation
4.–6. SSW	Ventrale Induktion, Ausbildung von Telenzephalon, Rhombenzephalon, Auge, medianer Längsfissur, Kleinhirnanlage	Holoprosenzephalie, Dandy-Walker-Malformation, Kleinhirnhypoplasien, Mikroenzephalie
6.–16. SSW	Neuronale und später gliale Proliferation	Mikroenzephalie, Makroenzephalie
12.–24. SSW	Migrationsvorgänge, Ausbildung Corpus callosum, Fissura sylvii, Septum pellucidum, Kleinhirnwurm, Kleinhirnmassenzunahme ca. 5.–6. Monat	Lissenzephalie, Polymikrogyrie, Heterotopien, Schizenzephalie, septooptische Dysplasie, Corpus-callosum-Hypo/aplasie, Kleinhirnwurmhypo/aplasie,
25.–36. SSW	Zunehmend Organisationsprozesse inkl. Gyri/Sulci-Entwicklung mit Sekundär- und Tertiärfurchen, Myelinisierung	Fokale kortikale Dysplasien
24. SSW bis ca. 2. Lebensjahr	Fortschreiten der Myelinsierung, Gliazellproliferation, physiologische Apoptose, neuronale Differenzierung mit Synapsenbildung	Myelinisierungsstörung, Störung der zerebellären Mikroarchitektur

SSW Schwangerschaftswoche.

Gehirn Das Gehirn entwickelt sich aus den Anteilen des Neuralrohrs, die sich oberhalb des 4. Somitenpaars befinden. Mit Fusion des kranialen Neuroporus entwickeln sich in der 4. Woche die 3 primären Hirnbläschen: das Vorderhirn (Prosenzephalon), das Mittelhirn (Mesenzephalon) und das Stammhirn (Rhombenzephalon) (◘ Abb. 208.3). Einhergehend mit starkem Wachstum krümmt sich das Gehirn in der 4. Woche nach ventral. Dadurch entstehen verschiedene Flexuren (Mittelhirnflexur, zervikale Flexur, pontine Flexur). In der 5. Woche teilt sich das Vorderhirn in das Telenzephalon und Dienzephalon, und das Stammhirn trennt sich in das Met- und Myelenzephalon, so dass nun 5 sekundäre Hirnbläschen vorliegen (◘ Abb. 208.3).

Die weitere Entwicklung des Mesenzephalons wird durch den Fibroblastenwachstumsfaktor 8 (FGF8) und das Wingless-Gen *WNT1* gesteuert. Im Bereich des Rhombenzephalons bilden sich Fortsätze, sog. Rhombomere, in denen die Kerngebiete der Hirnnerven liegen und die je einem Kiemenbogen zugeordnet werden können. Die Anordnung der Neuronen in den einzelnen Rhobomeren wird durch Homöobox-(*Hox*-)Gene festgelegt. Das Dienzephalon umschließt den 3. Ventrikel, an dessen lateralen Flanken sich der Thalamus und der Hypothalamus bilden. Am Boden der zerebralen Hemisphären entsteht in der 6. Woche das Corpus striatum. Nervenfasern, die vom Kortex zum Corpus striatum ziehen, bilden die Capsula interna. Die Hypophyse beginnt sich in der 4. Woche aus einem Divertikel des oralen Ektoderms, der sog. Rathke-Tasche, und aus neuroektodermalem Gewebe des Dienzephalons zu bilden. Im Laufe der weiteren Entwicklung formieren sich Gruppen von Nervenfasern zwischen den Hemisphären zu Kommissuren (anteriore Kommissur, hippocampale Kommissur, Corpus callosum). Das Corpus callosum stellt die größte Kommissur dar und verbindet kortikale Anteile miteinander.

Das Kleinhirn entwickelt sich ab der 4. Woche aus den dorsalen Abschnitten der Dachplatte des Mesenzephalons. Die Kleinhirnkerne und Purkinje-Zellen entstehen zwischen der 8. und 13. Woche. Im weiteren Verlauf bildet sich im Bereich der Kleinhirnanlage durch Zellmigration ein sekundäres Neuroepithel (sog. äußere Körnerzellschicht), das für die Differenzierung des Kleinhirns bedeutsam ist.

Die Ausbildung der 6-schichtigen Großhirnrinde beginnt im 6. Monat und verläuft von innen nach außen (◘ Abb. 208.3). Bei der Differenzierung der Großhirnrinde werden exzitatorisch pyramidale Zellen, die von kortikalen in subkortikale Areale projizieren, und inhibitorische nichtpyramidale Zellen, sog. kortikale Interneurone, unterschieden. Pyramidale Neurone entwickeln sich aus dem Neuroepithel der ventrikulären Zone (VZ) und wandern entlang radiärer Gliazellen bis in die Kortikalplatte (CP), wo sie sich von innen nach außen aufreihen. Das heißt, früh gebildete Neurone bilden die inneren Rindenschichten, durch die spät gebildete Neurone hindurchwandern, um die äußeren Schichten zu formieren. Die Informationen über ihre Position im Kortex erhalten die Zellen vermutlich von den Stammzellen der ventrikulären Zone sowie von Cajal-Retzius-Zellen in der äußeren Schicht. Die meisten nichtpyramidalen Zellen stammen aus den ganglionären Eminenzen des ventralen Telenzephalons und wandern tangential, um ihre Position im Kortex zu erreichen. Einige Interneurone differenzieren zu Cajal-Retzius-Zellen und können so über die Ausschüttung von Reelin die Migration pyramidaler Neurone beeinflussen.

Diagnostik Eine gründliche Anamnese und körperliche Untersuchung stellen wesentliche Voraussetzungen für eine ätiologische und prognostische Einordnung einer Malformation des ZNS dar. Anamnestisch sollten pränatale und familiäre Risikofaktoren erfragt werden, z.B. ein gehäuftes Auftreten von Aborten und das Vorliegen von Erkrankungen bei den Angehörigen. Bei der körperlichen Untersuchung sollte besonders auf das Vorliegen von Dysmorphie-Stigmata geachtet werden, um festzustellen, ob die Anlagestörung Teil eines genetischen Syndroms ist.

Prä- und postnatal gehören die bildgebenden Verfahren zu den wichtigsten diagnostischen Mitteln. Sie umfassen insbesondere die Sonografie und die Magnetresonanztomografie (MRT). Die Sonografie wird pränatal in den Schwangerschaftsvorsorgeuntersuchungen eingesetzt. Es werden das Gestationsalter, intrauterines Wachstum, Entwicklung und die Fruchtwassermenge bestimmt. Anlagestörungen des ZNS können mithilfe des Ultraschalls bereits frühzeitig erkannt werden. Die Aussagekraft der Ultraschalldiagnostik nimmt mit steigendem Gestationsalter zu. So können die meisten Malformationen ab der 16. SSW im Ultraschall diagnostiziert werden. Schwere Malformationen wie eine ausgeprägte Holoprosenzephalie oder eine okzipitale Meningomyelozele sind bereits ab der 10.–12. SSW erkennbar. Bei der Diagnostik kleiner Veränderungen stößt die pränatale Ultraschalldiagnostik jedoch an ihre Grenzen.

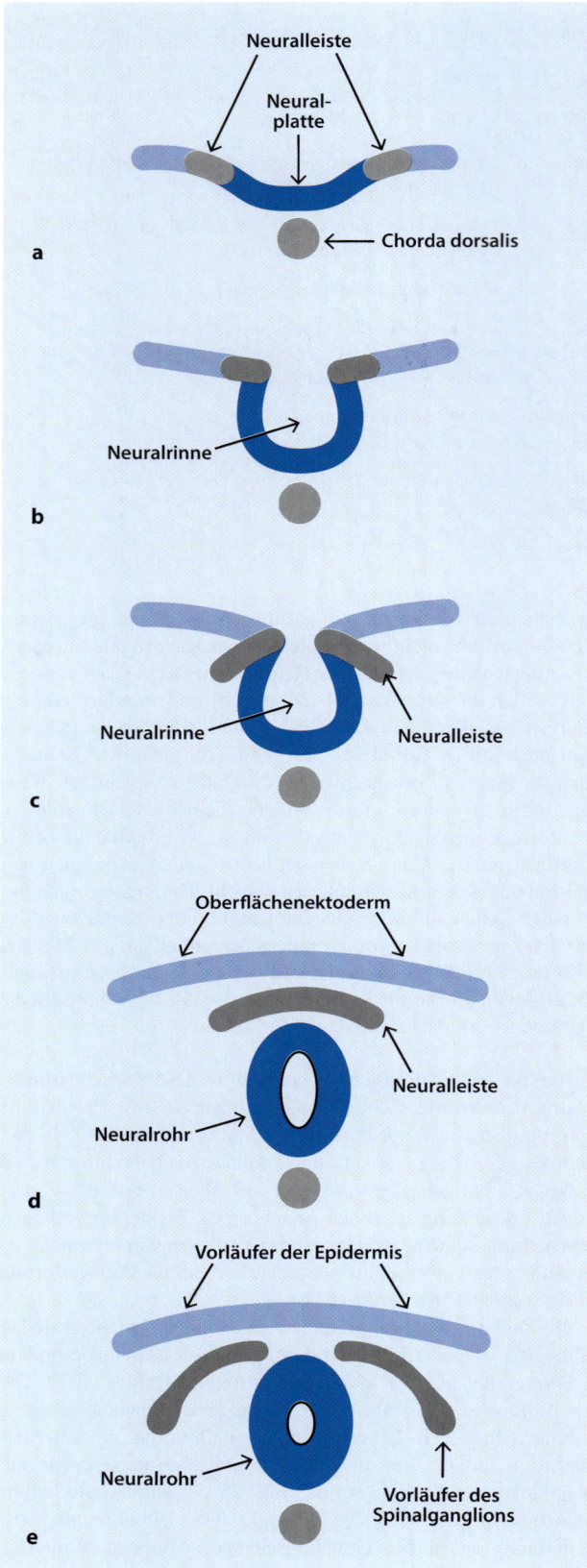

◨ **Abb. 208.1a–e** Schematische Darstellung der Formation der Neuralrinne, des Neuralrohrs und der Neuralleiste am Ende der 4. Woche der Embryonalentwicklung (transversale Schnittebene)

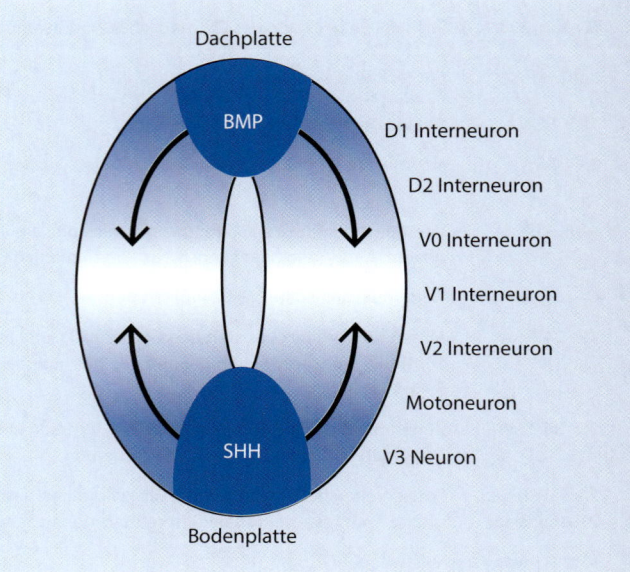

◨ **Abb. 208.2** Differenzierung verschiedener Subtypen von Inter- und Motoneuronen im sich entwickelnden Neuralrohr unter dem Einfluss der Morphogene SHH und BMP

Für die Beurteilung der Ultraschalldiagnostik ist die Erfahrung des untersuchenden Arztes von wesentlicher Bedeutung.

Während die MRT postnatal die Methode der Wahl darstellt, ist ihr Einsatz pränatal nur dann bedeutsam, wenn damit zusätzliche Informationen gewonnen werden können. Dies ist insbesondere bei kleineren Anomalien wie einer Dandy-Walker-Malformation oder einer Corpus-callosum-Agenesie bedeutsam. Artefakte durch die Bewegung des Fetus können allerdings zu einer eingeschränkten Bildqualität führen.

Für einen Teil der kongenitalen Anlage- und Entwicklungsstörungen des ZNS sind die zugrunde liegenden molekulargenetischen Ursachen bekannt. Im Einzelfall muss stets erwogen werden, ob eine genetische Untersuchung durchgeführt werden sollte. Zytogenetische Veränderungen können mittels Chromosomenanalyse und ggf. mikroarray-basierten Verfahren diagnostiziert werden. Beim Verdacht auf das Vorliegen einer spezifischen Mutation sollte eine Sequenzierung des Kandidatengens erwogen werden. Eine Untersuchung von fetalem Gewebe kann mittels Chorionzottenbiopsie ab der 12. SSW oder Amniozentese zwischen der 15. und 18. SSW durchgeführt werden. Aufgrund der phänotypischen Variabilität vieler Anlage- und Entwicklungsstörungen sollte die Diagnose stets unter Berücksichtigung der Klinik, der genetischen und bildgebenden Diagnostik gestellt werden.

208.2 Neuralrohrdefekte

Die häufigsten Malformationen des Nervensystems sind Verschlussstörungen des Neuralrohrs und werden auch als Dysraphien bezeichnet. Es handelt sich um eine gestörte Neurulation zwischen der 3. und 4. SSW. Der anteriore und posteriore Neuroporus sind die letzten Regionen, die sich zum Neuralrohr verschließen, und am vulnerabelsten für Malformationen. Hieraus können Kraniorachischisis, Anenzephalie, Enzephalozelen, Spina bifida aperta oder occulta resultieren.

208.2.1 Kraniorachischisis

Hierbei handelt es sich um den kompletten Verschluss des Neuralrohrs meist ohne häutige Deckung über die gesamte Körperachse. Häufig letal, hohe Spontanabortrate.

208.2.2 Anenzephalie

Die Anenzephalie beschreibt eine Verschlussstörung des anterioren Neuroporus mit fehlender Entwicklung wesentlicher Teile des Gehirns (Großhirn, Hypothalamus, Neurohypophyse und Zerebellum), Dura, Kalotte, Gesichtsschädel und Kopfhaut. Meist letal. Das Rezidivrisiko für weitere Schwangerschaften beträgt 3 %.

208.2.3 Enzephalozele

Cranium bifidum ist ein Fusionsdefekt des Schädelknochens und tritt typischerweise in der Medianlinie des Schädels auf, meist in der Okzipitalregion, und ist häufig von Haut bedeckt (◘ Abb. 208.4). Wenn Meningen und Liquor durch den Defekt hernieren, spricht man von Meningozelen, bei Hirngewebe von Enzephalozelen oder Zephalozele. Lokalisationen frontal, parietal, orbital oder nasal sind selten. Letztere können ausgedehnte kraniofaziale Defekte haben, die aufwendiger interdisziplinärer Deckungen bedürfen. Bei den okzipitalen Enzephalozelen sind häufig vaskuläre Strukturen vorhanden, was beim Verschluss berücksichtigt werden muss, um einen zu hohen Blutverlust zu vermeiden. Ein Hydrozephalus ist oft vorhanden und muss mitbehandelt werden. Die Prognose okzipitaler Meningozelen ist besser als die der Enzephalozelen, abhängig davon, wie viel zerebrales Gewebe und Ventrikelanteile sich in dem Zelensack befinden oder ob ein Hydrozephalus vorhanden ist. Weniger als 5 % der Kinder mit Enzephalozelen entwickeln sich normal.

208.2.4 Spina bifida

Der Begriff Spina bifida bezieht sich auf die defekte Fusion posteriorer spinaler knöcherner Elemente und wird generell als spinale Dysraphie bezeichnet. Spina bifida aperta oder occulta, d. h. offene oder geschlossene Defekte wurden bzw. werden auch als offene (OSD) oder geschlossene (CSD) spinale Dysraphien bezeichnet. Der Begriff Dysraphie ist aber an sich nicht veraltet, er wird sogar sehr häufig (auch 2013) in angloamerikanischen Publikationen gebraucht. Der Begriff Spina bifida occulta hat den Nachteil, dass er zum Teil von Radiologen für eine isolierte radiologische Spaltbildung eines Bogenfortsatzes gebraucht wird.

Spina bifida aperta

Epidemiologie Während vor 30 Jahren in Deutschland noch 4 von 1000 Lebendgeburten einen Neuralrohrdefekt zeigten, ist inzwischen die Prävalenz weltweit auf weniger als 1:1000 abgefallen. Die Prävalenz ist vermutlich aber wesentlich höher. Die verbesserte pränatale Diagnostik mit AFP-Bestimmung (α_1-Fetoprotein) zwischen der 16. und 18. SSW im Blut oder Fruchtwasser und Ultraschalluntersuchungen (Spina bifida feststellbar ab ca. der 10. SSW) führen nicht selten zu einem vorzeitigen Schwangerschaftsabbruch. Es gibt zudem geografische Unterschiede (geringere Häufigkeit in Asien als in England oder Deutschland), jahreszeitliche Schwankungen und eine Häufung bei Patienten niedriger sozioökonomischer Herkunft.

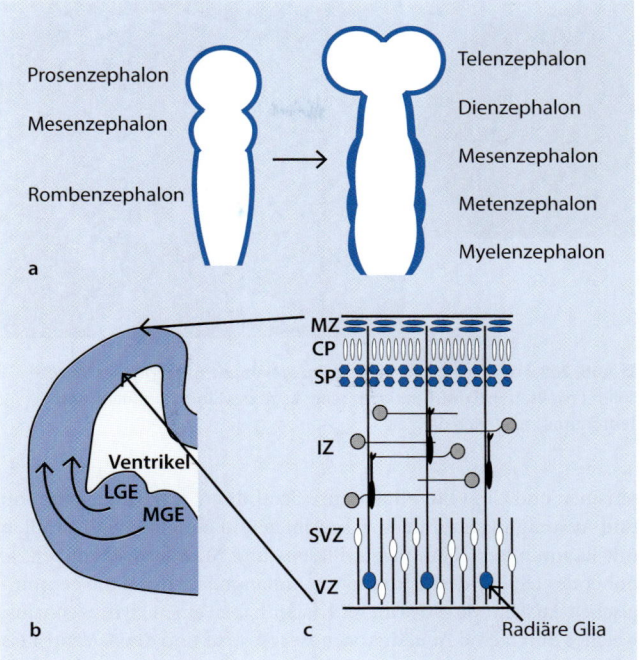

◘ Abb. 208.3a–c Schematische Darstellung der Formation der Hirnbläschen-Primordien und der kortikalen Entwicklung. **a** Formation der Hirnbläschen-Primordien für die verschiedenen ZNS-Strukturen. **b** Interneurone entstehen in den ganglionären Eminenzen des ventralen Telenzephalons und wandern von dort aus tangential in die kortikale Platte (CP) des dorsalen Telenzephalons. **c** Kortikale Schichtung. Kortikale Neurone werden von Vorläuferzellen in der ventrikulären Zone gebildet und wandern von dort aus in höher gelegene Schichten. *CP* kortikale Platte, *IZ* intermediäre Zone, *LGE* laterale ganglionäre Eminenz, *MGE* mediale ganglionäre Eminenz, *MZ* Marginalzone, *SP* Subplatte, *SVZ* subventrikuläre Zone, *VZ* ventrikuläre Zone

Ätiologie Es handelt sich um ein multifaktorielles Geschehen. Welche genauen genetischen und nichtgenetischen Faktoren hierzu beitragen, ist aber immer noch nicht vollständig geklärt. Obwohl es mehr als 200 Tiermodelle zu Neuralrohrschlussdefekten gibt, sind die meisten Modelle nicht unmittelbar auf den Menschen übertragbar. Man hat jedoch einzelne Risikofaktoren festgestellt, wie z. B. höheres maternales Alter, mütterlicher Diabetes, Hyperthermie und Alkoholabusus der Mutter während des 1. Schwangerschaftsmonats, teratogene Substanzen wie Vinblastin, Kalziumantagonisten, Vitamin A, Valproinsäure, Carbamazepin, Sulfonamide, Diuretika, Antihistaminika, Chromosomenaberrationen wie Trisomie 13, 18 oder 21 und Fehlen von Zink- und Folsäure. Die Einnahme von Folsäure in der Frühschwangerschaft kann die Entstehung eines Neuralrohrdefektes erheblich reduzieren, sollte allerdings, um effektiv zu sein, mindestens innerhalb der ersten 4 SSW eingenommen werden, also in einem Zeitraum, in dem die Schwangerschaft oft noch gar nicht bekannt ist. Als Prophylaxe wird die tägliche Einnahme von 4–5 mg Folsäure empfohlen, möglichst sogar 1 Monat vor der Konzeption. Neuere Studien konnten zeigen, dass Neuralrohrdefekte auch bei normalen Folsäurespiegeln im Blut auftreten und es sich somit nicht nur um eine Folge eines Folsäuremangels handelt. Vermutet wird ein gestörter Folatstoffwechsel oder Bildung von Autoantikörpern gegen Folsäurerezeptoren, so dass der Einbau von Folsäure in die Zellen verhindert wird.

Pathophysiologie Neuralrohrdefekte sind auf multifaktorielle Störungen, ein Zusammenspiel vieler Gene, genetische Polymor-

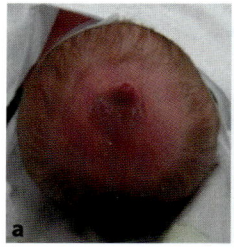
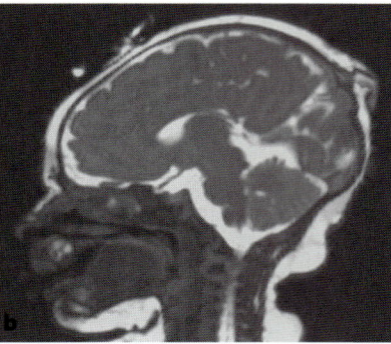

Abb. 208.4 a Atretische okzipitale Enzephalozele mit typischer Mittellinien-Lokalisation. **b** MRT mit atypischer Lage des Sinus confluens und Tentoriums im Bereich der Zele

phismen und Umwelteinflüsse zurückzuführen. Je nach Lokalisation und Ausprägung kommt es zu sensiblen und motorischen Ausfällen mit Lähmungserscheinungen, Blasen- und Mastdarmstörungen. Je höher der Defekt, desto größer und umfangreicher sind die neurologischen Ausfälle. 80–90 % dieser Kinder haben einen Hydrozephalus, welcher durch eine Aquäduktstenose, Obstruktion des 4. Ventrikels z. B. durch Tonsillentiefstand (Chiari-Malformation Typ II) und/oder gestörte Liquorresorption erklärt wird.

Klinische Symptome Neuralrohrdefekte sind am häufigsten lumbosakral (50 %), lumbal (20 %), thorakolumbal (20 %), sakrokokzygeal (9–10 %) oder zervikothorakal (1 %). Zervikale Defekte sind häufig mit dem Leben nicht vereinbar. Je höher die Läsion, desto schwerwiegender das Ausmaß der Lähmungen. In Abb. 208.5 sind unterschiedliche Erscheinungsformen der offenen Plakoden dargestellt. Häufig können zusätzlich Fußdeformitäten (Klump- und Hohlfüße), Kniekontrakturen, Hüftluxationen und Blasenfunktionsstörungen auftreten, die möglichst frühzeitig gesucht und behandelt werden sollten. Kontrakturen und Deformitäten der Beine sollten physiotherapeutisch und orthetisch ebenfalls früh behandelt werden, um Kontrakturen und Sehnenverkürzungen vorzubeugen. Ein spezielles Augenmerk gilt auch den Blasenstörungen, die gehäuft zu Harnwegsinfekten, Refluxstörungen und später mit Einbußen der Nierenfunktion bis zum Nierenversagen führen können. Die Bestimmung der Restharnmenge sowie die Durchführung einer Urodynamik zur Feststellung einer sog. Detrusor-Sphinkter-Dyssynergie sollten in regelmäßigen Abständen erfolgen.

Einen Hydrozephalus entwickeln 80–90 % der Spina-bifida-Kinder, häufig 48–72 h nach dem operativen spinalen Defektverschluss, 50 % haben ihn bereits bei Geburt oder sind im pränatalen Ultraschall bereits diagnostiziert worden. Eine gespannte Fontanelle, rasche Kopfumfangsvermehrung, Sonnenuntergangsphänomen, Schielen, Trinkschwäche, zunehmende Schläfrigkeit, vermehrte Irritabilität sowie vermehrtes Erbrechen und Entwicklungsrückschritte können Zeichen eines behandlungswürdigen Hydrozephalus sein. Häufig sind auch zusätzliche Malformationen wie Balkenhypo- oder -agenesie, zu kleine hintere Schädelgrube, Dysgenesie der Hirnnervenkerne, Kaudalverlagerung von Kleinhirn, Tonsillen, Vermis, 4. Ventrikel durch das Foramen magnum, Verlagerung und Kinking des Hirnstamms vorhanden. In 20 % der Fälle sind spinale Begleitfehlbildungen vorhanden wie eine Diastematomyelie (Zweiteilung des Rückenmarks), pathologisch verdicktes Filum terminale, Lipom, Hydrosyringomyelie oder Arachnoidalzysten (inkl. Arachnopathie). Orthopädische Deformitäten sind häufig und multifaktoriell. Dies betrifft Füße, Knie, Hüften und Wirbelsäule. Bei hohen lumbalen und thorakalen Verschlussdefekten entwickeln ca. 90 % Skoliosen. Deshalb sollten diese Kinder auch orthopädisch mitbetreut werden. 75 % haben einen Intelligenzquotienten > 80. Es ist nicht ganz klar, ob der Grad einer Intelligenzminderung im Zusammenhang steht mit der Anwesenheit eines Hydrozephalus. Von den Kindern mit normaler Intelligenz haben ca. 60 % Lernschwierigkeiten. Trotz diverser Handicaps sind ca. 82 % selbstständig im alltäglichen Leben.

Etwa 20–65 % der Kinder mit Myelomeningozele (MMC) zeigen eine Latexallergie, die bis zum anaphylaktischen Schock führen kann. Aus diesem Grund sollten Spina-bifida-Kinder nur in latexfreier Umgebung behandelt werden.

Therapie Die Therapie der Spina-bifida-Kinder erfordert eine lebenslange interdisziplinäre Zusammenarbeit von Neuropädiatern, Neurochirurgen, Orthopäden, Urologen, Nephrologen, Kinderchirurgen, Physio- und Ergotherapeuten sowie Logopäden und Sozialarbeitern.

MMC-Verschluss Innerhalb der ersten 48 h nach der Geburt. Das Niveau der Querschnittslähmung befindet sich auf Höhe der Zele.

Hydrozephalus 80–90 % der Kinder benötigen eine Liquorableitung, meist in Form eines ventrikuloperitonealen (VP) Shunts. Die Revisionsrate innerhalb des 1. Lebensjahres ist hoch (> 40 %), innerhalb der ersten 5 Jahre 60 % und 85 % im Verlauf von 10 Jahren. Hauptursachen sind Infektionen und Obstruktionen, die zur Verstopfung der Katheter oder des Ventils führen.

Chiari-II-Malformation Anatomisch haben 90 % eine Chiari-II-Malformation (Abb. 208.15, ▶ e-Material, http://extras.springer.com), 15 % frühe Symptome, 30 % werden insgesamt symptomatisch. Zu den Zeichen, die nicht selten übersehen werden, zählen u. a. Atemantriebsstörung (inkl. Apnoen), Stridor, Schluckstörungen, Stimmbandparesen und Fazialislähmung. Die initiale Therapie besteht aus der Shuntanlage, falls bereits vorhanden, der Funktionsüberprüfung und ggf. Revision. Bei fehlender Besserung 48 h nach Shunt besteht die Indikation zur knöchernen Dekompression des kraniozervikalen Übergangs. Nur ca. 10 % müssen zusätzlich chirurgisch behandelt werden. Wichtig ist, dass keine klare Korrelation zwischen anatomischem Befund und Symptomatik bzw. Behandlungsbedürftigkeit besteht.

Tethered spinal cord (TSC) Progrediente neurologische Defizite, urologische Dysfunktionen, orthopädische Deformitäten wie zunehmende Skoliosen und Kyphosen sind keine Zeichen einer zunehmenden Degeneration der Plakode oder Gewichtszunahme, sondern der Schädigung durch die Anheftung des Rückenmarks auf Höhe des Verschlusses. Zeichen hierfür sind: Schmerzen im Rücken oder in den Beinen, Verschlechterung der Motorik mit Abnahme der Muskelkraft oder Zunahme der Spastik, sensorische Defizite, Verschlechterung der Blasen- und Mastdarmfunktion (z. B. vermehrte Harnwegsinfekte), Gangverschlechterung, zunehmende orthopädische Deformitäten (Hüftluxation, Pes cavus, equinovarus) oder Skoliose. Neurochirurgisch wird ein Untethering mit Lösung und Durchtrennung der Narbenplatte durchgeführt, um eine Befreiung nervaler Strukturen zu erreichen. Manchmal müssen auch Einschlusstumoren, Dermoide, welche sich durch versprengte Hautzellen bei dem Primärverschluss entwickelt haben, entfernt werden.

Hydrosyringomyelie Hydromyelie ist eine Aufweitung des Zentralkanals, die Syringomyelie ist eine Liquorhöhle im Rückenmark, die in Kommunikation mit dem Zentralkanal steht. Klinisch und

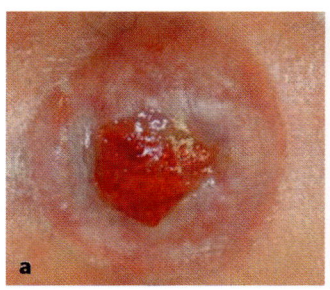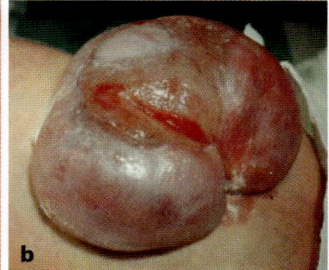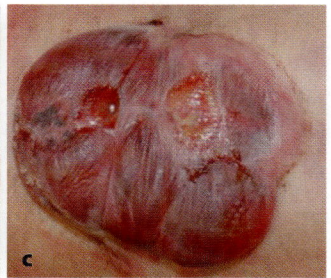

Abb. 208.5a–c Unterschiedliche Myelomeningozelen mit in der Mitte liegender offener Plakode

radiologisch sind diese häufig nicht zu unterscheiden und sind bei MMC-Patienten bis zu 80% in Kombination vorhanden, jedoch sind weniger als 5% therapiebedürftig. Die Klinik ist häufig überlappend mit denen der Chiari-II-Malformation und TSC. Eine sekundär entstandene kaudale Syringohydromyelie spricht eher für ein sekundäres Tethering, kranial für eine symptomatische Chiari-II-Malformation oder Shuntdysfunktion. Erst wenn diese Differenzialdiagnosen ausgeschlossen werden können, wäre an eine Ableitung der Syrinx in Form eines syringosubarachnoidalen oder syringoperitonealen Shunts oder Syringostomie zu denken.

Aktuell stehen fetalchirurgische Eingriffe um die 26. SSW in Diskussion. In den USA wird seit 2003 eine prospektive randomisierte Studie (MOMS-Studie; Management of Myelomeningocele Study) durchgeführt und mit postnatal „konventionell" operierten MMC-Kindern verglichen. Hierbei wird der Bauch und die Gebärmutter der Schwangeren eröffnet und die Plakode unter dem Mikroskop (wie postnatal) verschlossen. Vorteil ist, dass das freiliegende Rückenmark nun von toxischen Einwirkungen des Fruchtwassers, Stuhl, Urin und mechanischer Schädigung geschützt ist. Bei einem Beobachtungszeitraum von 30 Monaten konnte bei 183 Patienten eine geringere Rate an Shuntpflichtigkeit und ein besseres neurologisches Outcome festgestellt werden. Allerdings erhöhte sich auch die Rate an mütterlichen und fetalen Komplikationen bis hin zu vermehrten Aborten und Frühgeburtlichkeit, so dass zum jetzigen Zeitpunkt keine allgemeine Empfehlung ausgesprochen werden kann. Zudem ist der Zeitraum von 30 Monaten zu kurz, um Langzeitkomplikationen wie sekundäres Tethering suffizient zu erfassen.

Spina bifida occulta

Epidemiologie Die Prävalenz ist unbekannt, da die Fehlbildung häufig äußerlich nicht sichtbar ist und selbst kutane Veränderungen, die in 30% der Fälle auftreten können, als solches nicht erkannt werden. Typisch ist die mittellinige Lokalisation. Folsäuresubstitution scheint die Inzidenz von okkulten spinalen Malformationen nicht wesentlich zu reduzieren.

Ätiologie Diese ist multifaktoriell, d.h. exogene und genetische Faktoren spielen eine bedeutende Rolle, die genauen Ursachen sind unbekannt.

Pathophysiologie Bei dem „angehefteten Rückenmark", dem sog. Tethered cord, kommt es pränatal zur Verhinderung der Aszension mit daraus resultierendem Konustiefstand. Postnatal fehlt die Mobilität im Alltagsleben, was zu einer vermehrten Zugbelastung des Rückenmarks führt und letztendlich zu einer Durchblutungsstörung bis zur Hypoxie und Infarzierung mit irreversiblen neurologischen Defiziten.

Klinische Symptome Die Symptomatik hängt von der Höhe und dem Ausmaß des geschädigten Areals ab. Typische Tethered-cord-Symptome sind anfänglich Schmerzen im Rücken oder in den Beinen, Zunahme der Spastik, Auftreten bzw. Progredienz von Paresen oder Sensibilitätsstörungen, Fußdeformitäten, Kontrakturen, Skoliosen, neu aufgetretene Blasenstörungen oder Änderung des Typs der neurogenen Blasenstörung. In mehr als 30% der Fälle können Hautveränderungen (◘ Abb. 208.6), die sich immer in der Mittellinie des Rückens befinden, auf eine spinale Missbildung hinweisen. Dies können Haarbüschel (Hypertrichosis), kapilläre Hämangiome, Dermalsinus, atretische Meningozelen oder Lipome sein (◘ Abb. 208.16, ▶ e-Material, http://extras.springer.com). 2–4% der Neugeborenen zeigen ein Grübchen in der Mittellinie der Analfalte in Projektion auf die Spitze des Os coccygeum. Solche Coccygealgrübchen sind harmlos und bedürfen keiner weiteren Therapie. Bei auffälliger Konfiguration kann ein Ultraschall angefertigt werden.

Diagnose des TSC Mittel der Wahl ist die MRT, bei Neugeborenen kann auch der Ultraschall als Screeningmethode herangezogen werden. Selten ist eine Computertomografie (CT) bei spezieller Fragestellung hinsichtlich knöcherner Strukturen notwendig. Folgende radiologische Befunde sind suspekt auf ein TSC: Konustiefstand, verdicktes Filum terminale, Myelonhypo- bis -atrophie, waagerechter oder v-förmig (aszendierend) verlaufende Nervenwurzeln, Lipom, Narbe/Plakode mit Kontakt zum Myelon, Adhäsionen an der dorsalen Wand des Spinalkanals mit Verziehung des Myelons.

Therapie Eine neurologische Verschlechterung bei Tethered cord wird langfristig in mehr als 80% der Fälle gesehen. Hierbei gilt, dass bereits eingetretene Defizite nur bedingt reversibel sind. Dies bedeutet, dass bei Verdacht auf ein TSC so früh wie möglich ein Untethering durchgeführt werden sollte. Sind Defizite eingetreten, so kann durch eine Operation versucht werden, eine weitere Verschlechterung zu verhindern. Das OP-Risiko bezüglich neurologischer Ausfälle ist klein, hängt im Einzelfall jedoch sehr von vorausgegangenen Operationen und dem Ausmaß der Narbenbildung ab. Kontrovers diskutiert wird die „prophylaktische" Operation bei asymptomatischen Patienten, insbesondere da der natürliche Veralauf z.B. bei spinalen Lipomen weitgehend unbekannt ist. Allgemein gilt: Je einfacher die intraoperative Anatomie, desto risikoärmer die Operation. Bei den Lipomyelomeningozelen und kombinierten Malformationen korreliert der operative Schwierigkeitsgrad mit zunehmender neurologischer Verschlechterung. Ein sehr entscheidender Punkt ist auch die Erfahrung des Operateurs.

208.2.5 Lipome und Lipomyelomeningozele

Lipome und Lipomyelomeningozele (LMMC) zählen mit zu den häufigsten gedeckten spinalen Fehlbildungen (◘ Abb. 208.7). Man unterscheidet bei den Lipomen den dorsalen, kaudalen, kombinierten, filiären Typ und die Lipomyelomeningozelen. Letztere werden mit einer Inzidenz von ca 8:100.000 angegeben. Dabei handelt es

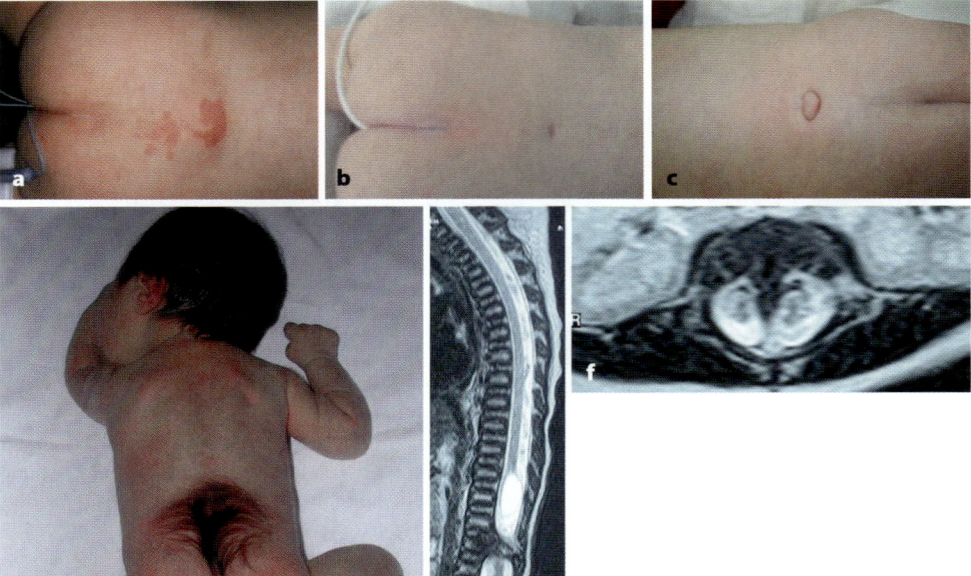

Abb. 208.6a–f Gedeckte spinale Malformationen. **a–d** Diverse mediane Hautveränderungen als Hinweis auf eine gedeckte spinale Malformation. **a** Hämangiom, **b** Dermalsinus mit sichtbarer Hautläsion in der Mittellinie, **c** atretische Meningozele, **d** Diastematomyelie Typ 1 (s. Text): sichtbare Hypertrichose in der Mittellinie als Hinweis auf Spina bifida occulta. **e** Sagittale MRT mit knöchernem Sporn und Syrinx und **f** axiale MRT mit 2 Rückenmarkhälften (Hemicords) in separaten Duralschläuchen

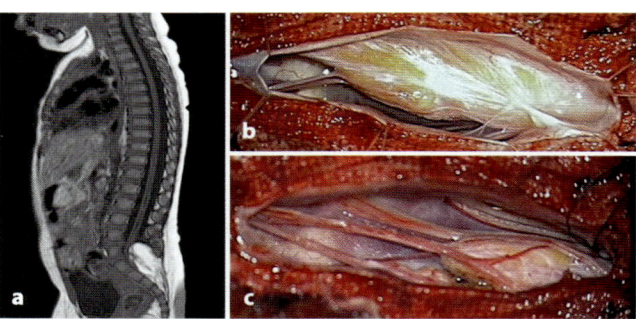

Abb. 208.7 **a** Lipomyelomeningozele (LMMC) mit Tethered cord und Syringomyelie in sagittaler MRT. **b** Intraoperatives Bild mit Lipom und Tethering. **c** Intraoperatives Bild nach Lipomreduktion und Untethering

sich um ein intraspinales mit dem Myelon verwachsenes Fettgewebe, welches zum Teil durch die Dura mit einem subkutanen Lipom in Verbindung steht. Die Anatomie dieser LMMC kann sehr einfach bis hoch kompliziert aufgebaut sein Es gibt aber auch intraspinale Lipome, die äußerlich nicht sichtbar sind inkl. fehlende Hautstigmata. Nicht selten haben diese Kinder eine längere Leidensgeschichte hinter sich. Typischerweise entwickeln sich Symptome langsam schleichend über mehrere Monate bis Jahre. Zu den neurologischen Beschwerden zählen Rückenschmerzen, Beinschwäche, schnelle Ermüdbarkeit und geringe Belastbarkeit und Inkontinenz sowie gehäuftes Auftreten von Harnwegsinfekten. Die MRT ist diagnostisches Mittel der Wahl. Konventionelles Röntgen zeigt den bifiden knöchernen Defekt, hilft aber in der detaillierten Diagnostik nicht weiter. Im Säuglingsalter kann Ultraschall als Suchverfahren weiterhelfen, ersetzt aber präoperativ nicht die MRT. Neurochirurgisch erfolgt die Myelolyse mit Loslösung der Fettgeschwulst vom Rückenmark, ggf. kann das Lipom auch mit einem CO_2-Laser reduziert und gelöst werden.

208.2.6 Dermalsinus

Unter einem Dermalsinus versteht man eine Öffnung in der Haut, die mit einem epithelialisierten Gang von der Hautoberfläche bis zur Dura oder intraspinal verbunden ist (Abb. 208.6b, Abb. 208.17, ▶ e-Material, http://extras.springer.com). Häufig ist dieser an der Oberfläche erhaben, zum Teil mit Haaren, kutanen Hämangiomen oder Nävi kombiniert. Die Hälfte dieser Gänge endet im Spinalkanal in einem Dermoid, in einer Einschlusszyste oder einem Tumor. Ein Dermalsinus hat ein hohes Meningitis- und/oder Abszessrisiko wegen bakterieller Kontamination. Klinisch zeigen sich rezidivierende Fieberschübe mit Meningismus und lokaler Schmerzsymptomatik. Der Dermalsinus wird nicht selten als „eiternder Pickel" fehlinterpretiert.

208.2.7 Diastematomyelie

Diastematomyelie bezeichnet eine Aufspaltung des Rückenmarks in 2 Hälften (Hemimyelie; Abb. 208.6 d–f). Man unterscheidet 2 Typen:
- Typ 1: zwei durch einen knöchernen Sporn getrennte Duraschläuche und Rückenmarkhälften;
- Typ 2: Hemimyelie in einem gemeinsamen Duraschlauch.

Es wird vermutet, dass beide Fehlbildungstypen durch einen abnormalen, persistierenden neurentischen Kanal zwischen Dottersack und Amnion verursacht wurden. In > 30 % der Fälle sind die Rückenmarkhälften asymmetrisch angelegt, d. h. eine Extremität ist schwächer ausgebildet mit entsprechender teilweiser Verkürzung und Hypotrophie und neurologischen Defiziten auf der benachteiligten Seite. Nicht selten ist äußerlich ein Haarbüschel (Hypertrichosis) über der Malformation vorhanden. Bekannt ist auch die Assoziation mit offenen Myelomeningozelen. Viele dieser Patienten haben ein

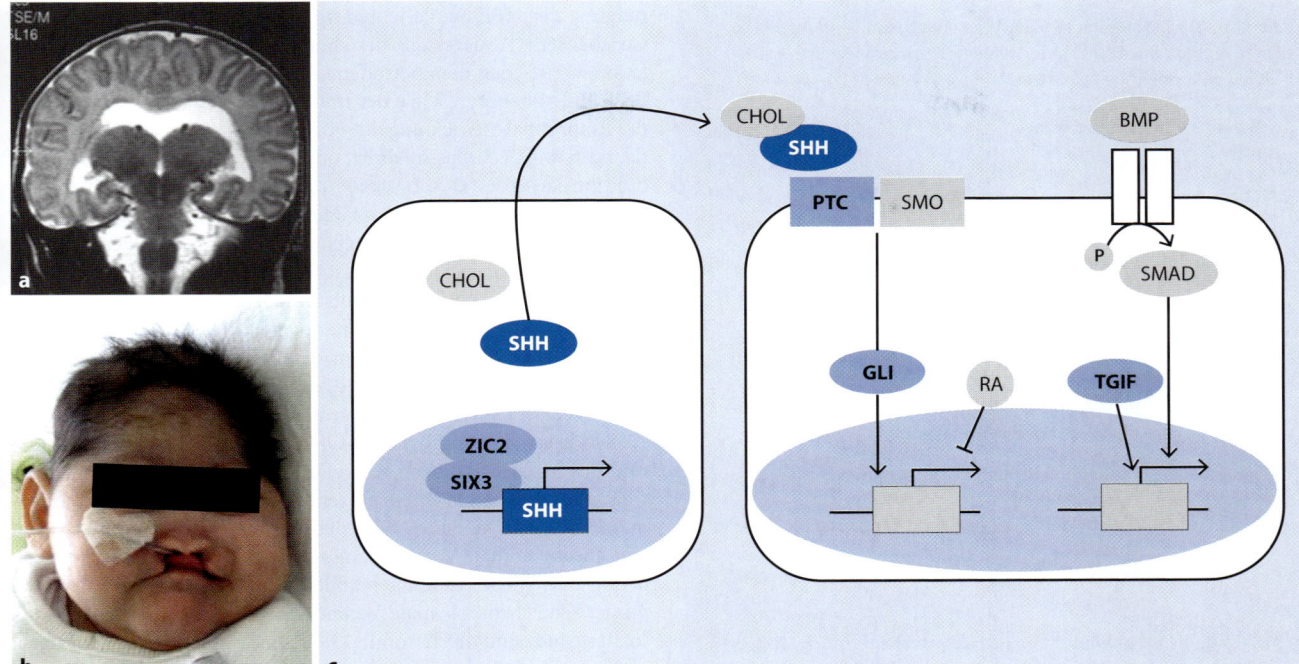

● Abb. 208.8a–c Holoprosenzephalie. a MRT eines Patienten mit semilobarer Holoprosenzephalie und Fusion der Frontallappen (mit freundl. Genehmigung von Frau Dr. Ianina Scheer, Kinderspital Zürich). b Lippen-Kiefer-Gaumen-Spalte und Mikrozephalie bei einer Patientin mit Holoprosenzephalie (mit freundl. Genehmigung der Erziehungsberechtigten des Patienten). c Schematische Darstellung der Sonic-hedgehog(SHH)-Signaltransduktionskaskade. SHH wird nach der Synthese prozessiert und sezerniert. Durch Bindung an seinen Rezeptor Patched (PTC) werden in der Zielzelle die GLI-Transkriptionsfaktoren aktiviert, die wiederum die Expression von Zielgenen steuern. ZIC2 und SIX3 aktivieren die SHH-Transkription vermutlich durch Bindung an regulatorische Sequenzen des SHH-Gens. TGIF ist in der BMP-Signaltransduktion bedeutsam und wirkt indirekt auf die SHH-Signaltransduktionskaskade. CHOL Cholesterin, P Phosphat, RA Retinoic acid, SMAD SMAD-Proteine (Homologe der Gene Sma1 [C. elegans] und mothers against decapentaplegic [(Drosophila]), SMO Smoothened

Tethering durch mediane Septen, ein Residuum des neurenterischen Kanals, die oft in den bildgebenden Verfahren inkl. MRT nicht zu sehen sind, da sie unterhalb der Nachweisgrenze liegen (< 1 mm). Zwischen 80 und 90 % haben zusätzliche Wirbelanomalien (z. B. Schmetterlingswirbel, Blockwirbel) und entwickeln Kyphosen und Skoliosen im weiteren Verlauf. Über den natürlichen Verlauf ist wenig bekannt, bei der Diastematomyelie Typ 1 wird eher eine OP-Indikation gestellt. Typ 2 ist häufig asymptomatisch und bedarf keiner operativen Intervention. Die MRT ist das diagnostische Mittel der Wahl, bei spezieller Fragestellung (knöcherne Pathologie) ggf. CT.

208.2.8 Lipom des Filum terminale

Ein Lipom des Filum terminale ist die häufigste Form der okkulten Malformationen (● Abb. 208.18, ▶ e-Material, http://extras.springer.com). Embryologisch handelt es sich dabei um eine Rückbildungsstörung nach erfolgter sekundärer Neurulation. Häufig ist es zusätzlich als „Begleitmissbildung" bei komplexen Fehlbildungen oder MMC anzutreffen. Typischerweise ist der Konus tief (unterhalb des 3. Lendenwirbels). Es finden sich klinische Symptome wie beim Tethered cord. Eine Operation wird prophylaktisch empfohlen, auch bei isolierten Formen, da es sich um einen risikoarmen Eingriff handelt.

208.3 Holoprosenzephalie

Definition Holoprosenzephalie (HPE; MIM%236100) bezeichnet eine strukturelle Malformation des Gehirns, die durch eine fehlende oder inkomplette Trennung der Großhirnhemisphären gekennzeichnet ist (● Abb. 208.8). Die Prävalenz der HPE während der Embryonalentwicklung beträgt 1:250 und für Lebendgeburten 1:16.000. Ätiologisch sind für die HPE sowohl genetische als auch teratogene Ursachen verantwortlich.

In der 3.–4. SSW der Embryonalentwicklung findet die Trennung des Vorderhirns (Prosenzephalon) in die rechte und linke Hemisphäre statt. Außerdem entwickeln sich die Bulbi und Tractus olfactorii und optici. Abhängig von der phänotypischen Ausprägung wird die HPE in 4 Schweregrade unterteilt: alobare, semilobare und lobare HPE sowie die mittlere interhemisphärische Fusionsvariante (● Tab. 208.2). Weitere mit der HPE vergesellschaftete ZNS-Veränderungen umfassen eine Hypoplasie oder Dysplasie der Mittellinienstrukturen, insbesondere des Thalamus, Corpus callosum, Septum pellucidum, Bulbus olfactorius oder Tractus opticus sowie das Vorliegen eines Hydrozephalus.

Kraniofaziale Malformationen Bei ungefähr 80 % der Patienten mit HPE liegen zusätzlich zur ZNS-Malformation kraniofaziale Anomalien vor. Diese lassen sich in verschiedene Schweregrade unterteilen:
- schwere Veränderungen: Anopthalmie, Zyklopie (Einäugigkeit), Proboscis (rüsselartige nasale Struktur);
- moderate Veränderungen: Lippen-Kiefer-Gaumen-Spalten, Mikrozephalie (● Abb. 208.8b);
- Minimalsymptome: Hypotelorismus, abgeflachte Nase, singulärer Schneidezahn.

Bei der Holoprosenzephalie korreliert der Schweregrad der kraniofazialen Veränderungen häufig mit der Ausprägung der ZNS-Malformationen. Die Verbindung wurde bereits 1964 vom amerika-

Tab. 208.2 Schweregrade und ZNS-Malformationen der Holoprosenzephalie (in absteigender Reihenfolge, mod. nach Barkovich u. Quint 1993, Solomon et al. 2011)

Schweregrad	Charakteristika
Alobar	– Singulärer Monoventrikel – Fehlende Trennung der kortikalen Hemisphären
Semilobar	– Fusion des linken und rechten Frontal- und Parietallappens – Interhemispärenspalt nur posterior präsent
Lobar	– Größtenteils Trennung der Hemisphären und Seitenventrikel – Ventrale Fusion des rostralen Anteils des Telenzephalons und der Frontallappen
MIHF	– Fehlende Trennung des posterioren Frontal- und Parietallappens – Variabel fehlende Trennung der Basalganglien und Thalami – Fehlen des Corpus callosum bei erhaltenem Genu und Splenium

MIHF mittlere interhemisphärische Fusionsvariante (auch MIHV oder Syntelenzephalie).

nischen Neuropädiater und -wissenschaftler DeMyer mit der These „The brain predicts the face" formuliert.

Endokrine Störungen Endokrine Störungen umfassen Dysfunktionen der Hypophyse und des Hypothalamus. Hypophysäre Dysfunktionen können partiell oder komplett sein und betreffen sowohl Hormone der Adeno- als auch der Neurohypophyse. Die häufigste endokrine Manifestation stellt der Diabetes insipidus centralis dar. Kleinwuchs tritt insbesondere bei schwer betroffenen Kindern auf und kann teilweise auf einen Mangel an Wachstumshormon zurückgeführt werden.

Neurologische Veränderungen Die meisten Kinder mit Holoprosenzephalie weisen eine Entwicklungsretardierung und eine Epilepsie auf. Störungen der oromotorischen Funktion und Dysautonomien führen zu Schwierigkeiten beim Schlucken bzw. zu einer gestörten Kreislaufregulation. Ernährungsschwierigkeiten sind häufig Folge der Muskelhypotonie, eines schwachen Saugreflexes oder eines gastroösophagealen Refluxes.

Ätiologie

Umweltbedingte Ursachen Die häufigste teratogene Ursache für HPE beim Menschen ist der maternale Diabetes mellitus. So weisen Kinder diabetischer Mütter ein Risiko von 1 % auf, eine HPE zu entwickeln. Für die Einnahme von Substanzen wie Alkohol und Retinsäure konnte im Tiermodell ein Zusammenhang zur Entstehung einer HPE gezeigt werden. Neuere Untersuchungen deuten ferner darauf hin, dass eine Hypocholesterinämie während der Schwangerschaft eine Prädisposition für die Entstehung einer HPE darstellt.

Genetisch bedingte Ursachen Unter den genetisch bedingten Ursachen spielen sowohl monogenetische Defekte als auch komplexe chromosomale Veränderungen eine Rolle. Die isoliert auftretenden HPE-Formen werden in der Regel autosomal-dominant vererbt und durch Mutationen in Genen hervorgerufen, die bei der Entwicklung des Frontalhirns und der ZNS-Mittellinie bedeutsam sind. Die Aus-

prägung der HPE bei Patienten mit derselben Mutation kann sehr variabel sein. Andererseits bestehen gewisse phänotypische Korrelationen zwischen dem betroffenen Gen, der Art der Mutation und dem HPE-Phänotyp. Viele der mit HPE assoziierten Gene sind bei der Embryonalentwicklung des Frontalhirns und der Mittellinie bedeutsam und beeinflussen direkt oder indirekt die SHH-Signaltransduktionskaskade (◘ Abb. 208.8c). Eine Übersicht der mit isoliert auftretender HPE assoziierten Gene ist in ◘ Tab. 208.3 aufgeführt.

Bestehen neben den oben genannten Veränderungen des ZNS bzw. der Kraniofazies Anomalien weiterer Organe, handelt es sich sehr wahrscheinlich um ein zugrunde liegendes genetisches Syndrom. Zu den autosomal-dominant vererbten Syndromen, bei denen eine HPE vorliegt, gehören das Pallister-Hall-Syndrom, das Rubinstein-Taybi-Syndrom und das Kallmann-Syndrom. Autosomal-rezessiv vererbte Syndrome umfassen das Pseudotrisomie-13-Syndrom, das Smith-Lemli-Opitz-Syndrom (▶ Abschn. 58.3.2) und das Meckel-Syndrom. Ungefähr 20 % der Patienten mit HPE weisen Mutationen in einem einzelnen Gen auf, die zu einer syndromalen HPE führen. Bei 25–50 % der Patienten mit HPE liegt dagegen eine chromosomale Veränderung zugrunde. Diese Patienten weisen häufig zusätzliche Anomalien anderer Organsysteme auf. Typische numerische chromosomale Veränderungen, die mit einer HPE assoziiert sind, sind die Trisomie 13, Trisomie 18 und die in der Regel nicht mit dem Leben vereinbare Triploidie. In letzter Zeit konnte durch hochauflösende mikroarray-basierte Karyotypisierung gezeigt werden, dass bei ca. 10–20 % der HPE-Patienten Mikrodeletionen oder -duplikationen vorliegen. Dabei sind häufig genomische Bereiche betroffen, auf denen Gene lokalisiert sind, die mit HPE in Zusammenhang gebracht werden.

Aufgrund der ausgeprägten phänotypischen Variabilität vermutet man, dass die Ausprägung der HPE durch multiple, interagierende genetische und/oder umweltbedingte Faktoren beeinflusst wird. Kürzlich konnte gezeigt werden, dass ein veränderter Cholesterinmetabolismus (Smith-Lemli-Opitz-Syndrom, ▶ Abschn. 58.3.2) mit HPE assoziiert ist. So wird das SHH-Molekül durch Cholesterin modifiziert und dadurch die Reichweite seiner Wirkung beeinflusst.

Diagnostik
Bei einer offensichtlichen HPE wird die Diagnose in der Regel klinisch gestellt und durch eine MRT-Untersuchung bestätigt. Um den Schweregrad der Erkrankung einschätzen zu können, sollte die Ausprägung der Veränderungen des ZNS, der kraniofazialen Dysmorphien und der hypophysären Störungen berücksichtigt werden. Bei der Anamnese sollte auf das Vorliegen pränataler und familiärer Risikofaktoren, z. B. gehäuftes Auftreten von Aborten, und das Vorliegen von kraniofazialen Auffälligkeiten bei Angehörigen geachtet werden. Für die HPE untypische Stigmata oder zusätzliche Veränderungen deuten auf das Vorliegen einer syndromalen HPE-Form hin.

Besteht pränatal der Verdacht auf das Vorliegen einer HPE, stellen der Ultraschall und die molekulargenetische Diagnostik die wichtigsten diagnostischen Maßnahmen dar. Eine schwere HPE kann bereits in der 16. SSW sonografisch diagnostiziert werden. Leichtere HPE-Formen können mit fetalem Ultraschall nicht immer sicher detektiert werden. Ab der 12. SSW können eine Chorionzottenbiopsie bzw. zwischen der 15. und 18. SSW eine Amniozentese durchgeführt werden. Aufgrund der phänotypischen Variabilität sollten bei der Pränataldiagnostik die molekulargenetischen Ergebnisse stets zusammen mit den bildgebenden Verfahren beurteilt werden.

Bei der Diagnose einer HPE sollte stets eine Chromosomenanalyse durchgeführt werden. Wenn eine monogenetische HPE wahrscheinlich ist, ist eine molekulargenetische Untersuchung der HPE-Kandidatengene *SHH*, *ZIC2*, *SIX3* und *TGIF1* zu erwägen. Liegt

Tab. 208.3 Molekulargenetik der Holoprosenzephalie. (Mod. nach Solomon et al. 2011)

Gen	Chromosom	Häufigkeit von Mutationen bei HPE		Phänotypische Charakteristika		
		familiär	sporadisch	ZNS	Kraniofazies	Sonstige
SHH	7q36	30–40%	<5%	+++	+++	
ZIC2	13q32	5%	2%	+++	+	
SIX3	2p21	1,3%	1,3%	+++		
TGIF1	18p11.3	1,3%	1,3%	+++	+++	
CDON	11q24.2	selten				
DLL1	6q27					
DISP1	1q42			+	+++	
FGF8	10q24					
FOXH1	8q24.3					Herzfehler
GAS1	9q21.33					
GLI2	2q14			Hypopituitarismus		Polydaktylie
NODAL	10q22.1					Herzfehler
PTC	9q22.3					
TDGF1	3p23-p21					

bei einem Probanden mit HPE eine ererbte oder neue aufgetretene chromosomale Veränderung, ein spezifisches Syndrom oder eine mit HPE assoziierte Mutation vor, ist eine genetische Beratung indiziert. Um das Wiederholungsrisiko einschätzen zu können, sollte in diesem Fall auch bei den Eltern eine molekulargenetische Diagnostik bzw. Chromosomenanalyse durchgeführt werden.

Therapie Die Behandlung der HPE hängt von der Art der ZNS-Malformation und der assoziierten Anomalien ab. Bei nahezu allen Individuen mit HPE tritt eine Entwicklungsverzögerung auf. Oftmals leiden die Betroffenen unter einer Epilepsie und den Folgen der hypophysären Dysfunktion. In der Regel ist für die Behandlung ein interdisziplinäres Team notwendig, das das operative Vorgehen koordiniert (ggf. mit Anlage eines ventrikuloperitonealen Shunts bei Hydrozephalus, Lippen-Kiefer-Gaumen-Spalten-OP). Bei Vorliegen einer Ernährungsstörung muss häufig eine perkutane endoskopische Gastrostomie (PEG-) Sonde angelegt oder bei ausgeprägtem gastroösopghagealem Reflux ggf. eine Fundoplikatio durchgeführt werden. Besteht ein Krampfleiden, sollte eine antikonvulsive Therapie eingeleitet werden. Patienten mit einer Hypophyseninsuffizienz benötigen eine adäquate Hormonsubstitution, die in Stresssituationen (OP, Infekt) gesteigert werden muss. Im Falle eines Diabetes insipidus ist auf einen ausgeglichenen Flüssigkeits- und Elektrolythaushalt zu achten.

Feten mit einer lobaren HPE und/oder mit einer Zyklopie, einem Proboscis oder einer Ethmozephalie überleben in der Regel nicht. Nur die Hälfte der Patienten mit alobarer HPE überlebt den 4. oder 5. Lebensmonat, und die Hälfte der Kinder mit semilobarer oder lobarer HPE wird älter als 1 Jahr. Leicht betroffene Personen, bei denen keine oder nur geringfügige neuroradiologische Auffälligkeiten bestehen, werden als HPE-Minimalform mit einer normalen Lebenserwartung eingeordnet.

Aufgrund der Schwere des Krankheitsbildes ist die genetische Beratung der Eltern und die interdisziplinäre Betreuung der Patienten besonders wichtig. Für die HPE existieren verschiedene Selbsthilfegruppen und Verbände, die Betroffenen und ihren Angehörigen Informationen und Unterstützung anbieten sowie Kontakt mit betroffenen Familien vermitteln.

208.4 Anomalien der Medianstrukturen

Anomalien der Medianstrukturen treten isoliert oder gehäuft in Kombination mit anderen Malformationen auf. Die bedeutsamsten Anomalien der Mittellinie sind die Agenesie des Corpus callosum und Anomalien des Septum pellucidum.

208.4.1 Agenesie des Corpus callosum

Das Corpus callosum stellt die größte Kommissur des Gehirns dar, sie verbindet die rechte mit der linken Hemisphäre. Während der Embryonalentwicklung bildet sich das Corpus callosum aus der Kommissurenplatte, indem die Axone in die gegenüberliegende Hemisphären kreuzen. Fehlt das Corpus callosum, liegt eine Agenesie vor; ist es nur inkomplett angelegt, spricht man von einer Hypoplasie. Ursächlich liegen der Balkenagenesie bzw. -hypoplasie verschiedene genetische oder teratogene/toxisch-metabolische Ursachen zugrunde. Ein isolierter Balkenmangel kann klinisch unbemerkt bleiben. Assoziierte ZNS-Anomalien umfassen kortikale Heterotopien, Mikro- oder Pachygyrie und fallen in der Regel klinisch durch eine Entwicklungsverzögerung, Krampfanfälle oder eine Zerebralparese auf.

Die Corpus-callosum-Agenesie kann autosomal-dominant oder X-chromosomal vererbt werden und tritt bei zahlreichen Syndromen auf. Eine Erkrankung, die durch das Fehlen des Balkens gekennzeichnet ist, ist das Aicardi-Syndrom. Neben der Corpus-callosum-Agenesie treten beim Aicardi-Syndrom chorioretinale Veränderungen und infantile Spasmen auf. Weitere Kennzeichen sind Mikrozephalie, Rumpfhypotonie, Hypertonie der Extremitätenmuskulatur und costovertebrale Anomalien. Charakteristische MRT-Veränderungen sind die Corpus-callosum-Agenesie, Polymikrogyrie, Pachygyrie, Heterotopien, Ventrikulomegalie und intrazerebrale Zysten. Da das Aicardi-Syndrom nur bei Mädchen auftritt, nimmt man an, dass der Erkrankung Mutationen in einem bisher noch nicht identifizierten Gen des X-Chromosoms zugrunde liegen, die bei männlichen Nachkommen letal sind.

208.4.2 Anomalien des Septum pellucidum und septooptische Dysplasie

Während der Entwicklung entstehen normalerweise Hohlräume im Septum pellucidum. Sie verschwinden meist nach der Geburt, können aber als 5. und 6. Ventrikel Verbindung mit dem übrigen Liquorraum haben (Cavum septi pellucidi, Cavum vergae). Selten kommen echte Zysten mit raumfordernder Wirkung vor. Die Agenesie des Septum pellucidum wird in Kombination mit einer Balkenagenesie oder Holoprosenzephalie beobachtet. Zerebrale Krampfanfälle und andere neurologische Störungen sind im Allgemeinen eine Indikation für eine MRT-Untersuchung.

Bei der septooptischen Dysplasie (SOD; De-Morsier-Syndrom) handelt es sich um eine heterogene und phänotypisch variable Malformation der ZNS-Mittellinie. Das Gesamtbild der SOD ist gekennzeichnet durch das Fehlen des Septum pellucidum in Kombination mit einer Hypoplasie des Nervus opticus und der Hypophyse. Bei zusätzlichem Vorliegen von Anomalien des Großhirns spricht man von einer SOD plus. Klinisch imponieren die Patienten meist im Neugeborenenalter mit muskulärer Hypotonie, Krampfanfällen, Hypoglykämien und einem Icterus prolongatus. Die Hypophyseninsuffizienz manifestiert sich in der Regel mit Wachstumshormonmangel, erniedrigten ACTH-Spiegeln und einer fehlenden Stimulierbarkeit der Hypophyse durch Thyreotropin-Releasing-Hormon. Aufgrund einer Mitbeteiligung des Hypothalamus besteht bei einigen Patienten eine gestörte Temperaturregulation und/oder ein Diabetes insipidus. Ätiologisch sind sowohl umweltbedingte als auch genetisch bedingte Ursachen für die SOD beschrieben. Zu den Umwelteinflüssen gehört vor allem die Exposition gegenüber Teratogenen während der Schwangerschaft, insbesondere Kokain, Alkohol oder Valproat. Genetische Faktoren umfassen Mutationen in den Genen *HESX1*, *SOX2*, *SOX3* und *OTX2*, die für bei der Frontalhirnentwicklung bedeutsame Transkriptionsfaktoren kodieren.

208.5 Störung der Entwicklung des Neokortex

Die Entwicklung des zerebralen Kortex (Neokortex) kann insbesondere durch genetische Veränderungen, Infektionen, Stoffwechselstörungen und Umwelteinflüsse/Noxen beeinträchtigt werden. Dies kann eine Störung der Proliferation neuraler Stammzellen oder von Gliazellen, eine Veränderung neuronaler Migration und/oder eine Störung weiterer Organisationsprozesse des Kortex betreffen (▶ Kap. 39). Im Folgenden soll auf häufige Erkrankungsgruppen eingegangen werden.

208.5.1 Lissenzephalien

Der Begriff Lissenzephalie („glattes Hirn") ist ein Oberbegriff für eine Reihe seltener Erkrankungen, denen eine Reduktion der Gyrierung und eine abnorme Schichtenausbildung des Neokortex zugrunde liegen. Es gibt keinen Konsens zur Klassifikation der unterschiedlichen Lissenzephalieformen; die in diesem Kapitel genannte Klassifikation berücksichtigt sowohl Ätiologie als auch assoziierte Malformationen (▶ Übersicht). Entsprechend dieser Klassifikation werden 3 Hauptformen unterschieden: Typ-I- oder klassische Lissenzephalien, Typ-II- oder „Cobblestone-"(Pflasterstein-)Lissenzephalien und Typ-III-Lissenzephalien, welche sich in keine der anderen beiden Gruppen einordnen lassen. Hier sind insbesondere Mutationen in Genen bekannt, welche für Zytoskelettbestandteile kodieren und damit für die neuronale Migration entscheidend sind (u. a. *LIS1*, Syn. *PAFAH1B1*; Doublecortin *DCX*; *ARFGEF2*, Filamin-A, Tubuline), welche als Signalmoleküle eine Rolle in der Schichtenausbildung des Kortex spielen (u. a. Reelin und dessen Rezeptoren), welche als Glykosylierungsproteine wichtig für die Beendigung der neuronalen Migration sind (u. a. *POMT1/2*, *POMTGnT1*, Fukutin, Fukutin-related Protein *FKRP*), und andere die neuronale Migration beeinflussende Faktoren (u. a. BDNF, Schilddrüsenhormone, GABA, Peroxisomen-Metabolismus, Umweltfaktoren wie Ethanol und Kokain).

> **Einteilung der Lissenzephalien**
> - I. Klassische Lissenzephalien und Varianten
>   - Klassische Lissenzephalie
>   - Varianten der Typ-I-Lissenzephalie:
>   - Mikrolissenzephalien (z. B. Norman-Roberts-Lissenzephalie)
>   - Lissenzephalien und Kleinhirnhypoplasien
>   - Syndromale Lissenzephalien (z. B. Warburg-Mikro-Syndrom, Miller-Dieker-Syndrom)
> - II. Cobblestone-Lissenzephalien
>   - Walker-Warburg-Syndrom
>   - Muscle-Eye-Brain-Krankheit
> - III. Weitere Lissenzephalien

Bei den klassischen Lissenzephalien liegt eine Agyrie (fehlende Hirnwindungen) oder eine Pachygyrie (schwach ausgeprägte, verdickte/vergröberte Hirnwindungen) vor; der Kortex ist dick, und die Neurone sind in weniger Schichten unregelmäßig verteilt. Es wurden insbesondere Mutationen im *LIS1*-Gen (ca. 70 % der Fälle) und im *DCX*-Gen (ca. 10 % der Fälle) als Ursache dieser Lissenzephalie-Form beschrieben. Außerdem können Mutationen in den Genen *TUBA1A*, *RELN*, *ARX* und *14-3-3ε* oder chromosomale Imbalancen als Ursache vorliegen. Der Gradient der in der MRT darstellbaren Malformation (anterior-posterior oder umgekehrt) kann u. a. als Unterscheidungsmerkmal der Subformen herangezogen werden. Zu den Typ-I-Lissenzephalie-Varianten zählen Mikrolissenzephalien, bei denen auch eine schwere Mikrozephalie vorliegt, Lissenzephalien mit Kleinhirnhypoplasien und syndromale Lissenzephalien wie das Warburg-Mikro-Syndrom (MIM#600118) aufgrund von Mutationen in den Genen *RAB3GAP1*, *RAB3GAP2* oder *RAB18* (Mikrozephalie, globale Retardierung, Augenmalformationen wie Mikrophthalmie, Mikrokornea, Katarakt, tonuslose Pupillen, Mikrogenitale, Corpus callosum Hypoplasie) und das Miller-Dieker-Syndrom (MIM#247200) durch eine Deletion des Chromosoms 17p13.3 (faziale Stigmata wie hohe Stirn, prominente Stirn, schmaler Unterkiefer, kurze Nase, antevertierte Nares und Epikanthus, weitere Hirnmalformationen wie Corpus-callosum-Agenesie/Hypoplasie, Malformationen anderer Organe wie Nierenagenesie, Herzfehler, Poly- und Syndaktylie, globale Retardierung, Epilepsie).

Die Typ-II-Lissenzephalien (Cobblestone-Lissenzephalie) Walker-Warburg-Syndrom und die etwas leichter verlaufende Muscle-Eye-Brain-Krankheit werden in ▶ Kap. 223 besprochen.

208.5.2 Subkortikale Bandheterotopien („double cortex")

Subkortikale Bandheterotopien stellen sich in der MRT als meist symmetrisches subkortikales Band grauer Substanz dar, das durch eine dünne Schicht weißer Substanz vom Kortex getrennt ist („double cortex"). Es können zusätzliche Hirnfehlbildungen wie eine Corpus-callosum-Hypoplasie, eine Hypoplasie des Kleinhirns und eine Pachygyrie auftreten. Klinisch können die Patienten eine globale Retardierung und symptomatische fokale oder generalisierte Epilepsien aufweisen. Genetische Ursachen umfassen eine Mutation im *DCX*-Gen bei fast 90 % der betroffenen Mädchen (heterozygote Mutation) und bei ca. 30 % der Jungen. Seltenere Ursachen stellen Mutationen in den Genen *LIS1* und *TUBA1A* dar.

208.5.3 Periventrikuläre (noduläre) Heterotopien

Periventrikuläre noduläre Heterotopien (PVNH) sind (oft symmetrische) Akkumulationen an grauer Substanz an den lateralen Wänden beider Seitenventrikel. Bei einzelnen Patienten sind diese mit einer Hypoplasie des Corpus callosum und/oder kleineren Fehlbildungen der hinteren Schädelgrube assoziiert. Die PVNH werden von periventrikulären Heterotopien unterschieden, die uni- oder bilateral als Heterotopien ohne örtliche Bindung an die Ventrikelwand auftreten. Als genetische Ursache der PVNH sind Mutationen im *Filamin-A*-Gen bekannt.

208.5.4 Fokale kortikale Dysplasien

Fokale kortikale Dysplasien sind eine häufige Ursache für therapierefraktäre Epilepsien und entstehen vermutlich durch eine fokale Störung neuronaler Migration. Sie werden in Routine-MRT-Untersuchungen oft übersehen, so nicht mittels hochauflösenden Sequenzen gezielt nach ihnen gesucht wird. Häufige Ursachen sind perinatale Hirnschäden, sie werden aber auch bei Patienten mit tuberöser Hirnsklerose beschrieben (▶ Abschn. 209.2). Betroffene Patienten können neben einer Epilepsie auch eine Entwicklungs- und Teilleistungsstörung aufweisen.

208.5.5 Polymikrogyrie

Polymikrogyrie, eine der häufigsten Kortexmalformationen, bezeichnet das Auftreten einer irregulären Kortexoberfläche durch eine Überzahl an abnorm kleinen Gyri („blumenkohlartig"). Diese Malformation kann fokal auftreten oder aber sich als uni- bzw. bilaterale Polymikrogyrie manifestieren. Klinisch leiden die Patienten abhängig von Lokalisation und Ausprägung des morphologischen Korrelats und assoziiert auftretenden Malformationen (z. B. Schizenzephalie) an mentaler Retardierung, Teilleistungsstörungen und/oder symptomatischer Epilepsie. Die Ursachen der Polymikrogyrie, welche vermutlich durch eine postmitotische Organisationsstörung des Kortex entsteht, sind mannigfaltig und reichen von Infektionen, vaskulären Störungen und Noxen bis zu genetischen Veränderungen (u. a. Mikrodeletion 22q11.2, Mutationen in den Genen *GPR56*, *TUBA1A*, *TUBB2B*, *TUBA8*, *TUBB3*, *SRPX2*, *PAX6*, *KIAA1279*, *COL18A1*, *TBR2*, *OCLN*).

208.5.6 Schizenzephalie

Schizenzephalie (MIM#269160) bezeichnet eine Spaltbildung der zerebralen Hemisphären meist im Bereich der Fissura sylvii. Große Teile der zerebralen Hemisphären können fehlen und durch Liquor ersetzt sein, und die Spalte kann von einem polymikrogyren Kortex gesäumt sein. Es werden 2 Formen unterschieden: Bei Typ I („fused cleft") besteht eine geschlossene Spalte und bei Typ II („unfused lips") eine offene Spalte. Die Klinik ist abhängig vom Ausmaß der Malformation und reicht von normalem klinischem Befund über Epilepsie und Pyramidenbahnzeichen bis zu schwerer globaler Retardierung und Blindheit.

208.6 Störung der Massenentwicklung des Gehirns: Mikrozephalie und Makrozephalie

Mikro- und Makrozephalie können u. a. das klinische Zeichen einer Entwicklungsstörung des Gehirns darstellen. Während eine Mikrozephalie vorliegt, wenn der frontookzipitale Kopfumfang unterhalb der 3. Perzentile liegt, ist die Makrozephalie definiert als ein Kopfumfang oberhalb der 97. Perzentile. Es gibt eine Vielzahl an Ursachen, von denen einige in den folgenden ▶ Übersichten aufgeführt sind.

Ätiologie der Mikrozephalie (Auswahl)
- Idiopathisch asymptomatische, familiäre oder sporadische Mikrozephalie
- Infektionen
  - z. B. Zytomegalie, Herpes simplex, Toxoplasmose, Varizellen, Röteln, Coxsackie B, Syphilis
- Medikamente, Drogen und Toxine
  - z. B. Alkohol, Nikotin, Kokain, Heroin, Chemotherapeutika, Antiepileptika
- Mangelversorgung/maternale Erkrankungen
  - z. B. Plazentainsuffizienz, maternale Mangelernährung oder systemische Erkrankung, maternale Phenylketonurie, maternale Anämie
- Kraniosynostose
- Vernachlässigung/Kindesmisshandlung
- Perinatale Hirnschäden
- Postnatale Hirnschäden
  - z. B. mechanisches Hirntrauma, Ischämie, post Enzephalitis
- Stoffwechselkrankheiten
  - z. B. Smith-Lemli-Opitz-Syndrom
- Chromosomeninstabilitätssyndrome
  - z. B. Fanconi-Anämie, Ataxia teleangiectasia, Nijmegen-Breakage-Syndrom
- Hereditär – Isolierte kongenitale Mikrozephalie
  - z. B. MCPH-Subtypen = Microcephalie vera
- Hereditär – Syndrome
  - Autosomale Chromosomenaberrationen (z. B. Trisomie 21)
  - Gonosomale Chromosomenaberrationen (z. B. Turner-Syndrom, Klinefelter-Syndrom)
  - Contigous-gene-Syndrome (z. B. Angelman-Syndrom)
  - Deletions-Sydrome (z. B. 4p-Wolf-Hirschhorn-Syndrom)

> **Ätiologie der Makrozephalie (Auswahl)**
> - Idiopathisch asymptomatische, familiäre oder sporadische Makrozephalie
> - Raumfordernde Prozesse
>   - Hydrozephalus (z. B. durch Malformationen, Tumor, Infektion, Trauma)
>   - Arachnoidalzyste
>   - Hirntumor
>   - Epi-/Subduralhämatome und Hygrome
> - Infektionsfolgen
>   - z. B. Abszess, Empyem
> - Schädeldysplasien
>   - z. B. Achondroplasie, Sotos-Syndrom
> - Neurokutane Syndrome
>   - z. B. Neurofibromatose Typ I, tuberöse Sklerose
> - Metabolische Erkrankungen
>   - Lysosomale Erkrankungen (z. B. metachromatische Leukodystrophie, G_{M2}-Gangliosidose, Mukopolysaccharidosen)
>   - Aminoacidopathien/Organacidopathien (z. B. Glutaracidurie Typ I, Morbus Canavan)
>   - Morbus Alexander
>   - Zystische Leukenzephalopathie mit Makrozephalie
>   - Mitochondriopathien
> - Heredität – Syndrome
>   - z. B. Ehlers-Danlos-Syndrom

208.7 Hydrozephalus

Definition Der kindliche Hydrozephalus ist ein heterogenes Krankheitsbild mit vielen Ursachen, Erscheinungsbildern und unterschiedlichen Behandlungsoptionen und unterscheidet sich signifikant von dem der Erwachsenen. Häufig tritt er bei Kindern auf als Folge angeborener Ursachen (dysraphische Malformationen wie Myelomeningozele, Enzephalozele, Syringomyelozele; Chiari-Malformation; Dandy-Walker-Syndrom, komplexe Hirnfehlbildungen oder knöcherne Malformationen, z. B. Klippel-Feil-Syndrom) oder erworbener Ursachen (Infektionen, Blutungen, Tumoren, Trauma). Er resultiert aus einer Akkumulation von Liquor im Ventrikelsystem und ist fast immer auf eine Flussobstruktion zurückzuführen. Eine seltene Ausnahme ist die Liquorüberproduktion bei Plexustumoren. Die bisherige Einteilung in „kommunizierenden" und „obstruktiven" Hydrozephalus sollte nicht mehr verwendet werden, da jede Form des Hydrozephalus als obstruktiv anzusehen ist. Entscheidend hierbei ist die Lokalisation und Ursache der Obstruktion.

Kinder, die mit einem Hydrozephalus aufwachsen, behalten ihn in der Regel und bleiben oft lebenslang shuntabhängig. Die Liquorableitung via Shunt wurde in den 1950er und 1960er Jahren entwickelt (erste Shuntimplantation via Nulsen und Spitz 1949). Davor betrug die Mortalitätsrate dieser Kinder über 80%. Die Erfindung der Ventile ist eines der bedeutendsten Beiträge zur Lebenserhaltung in der Neurochirurgie.

Ätiologie und Pathophysiologie Der Hydrozephalus ist ein Symptom zahlreicher unterschiedlicher Erkrankungen. Am häufigsten ist der posthämorrhagische Hydrozephalus, bei dem es im Rahmen von Kreislaufschwankungen zu Einblutungen aus der germinalen Matrix und Infarzierungen kommen kann. Frühgeborene können schwer einen adäquaten zerebralen Perfusionsdruck (CPP) aufrechterhalten aufgrund von Hypotension und niedrigem kardialen Output. Gerade Frühgeborene unter 1000 g neigen zur Hypotension. Zudem ist die Autoregulation im unreifen Gehirn vermindert, da es noch nicht ausreichend entwickelt ist und dementsprechend die Toleranzgrenzen enger und niedriger als bei älteren Kindern sind. Auch der zerebrale Blutfluss (CBF, „cerebral blood flow") ist erniedrigt, was die Vulnerabilität in der germinalen Zone noch weiter fördert. In Abhängigkeit von der Ausprägung der Blutung wurde diese nach Papile 1978 in 4 Schweregrade eingeteilt:
- Grad I: subependymale Blutung,
- Grad II: Ventrikeleinbruchsblutung ohne Hydrozephalus,
- Grad III: mit Hydrocephalus,
- Grad IV: mit Blutung ins Hirnparenchym.

Eine neuere Klassifikation nach Murphy et al. 2002 richtet sich nach dem Ultraschallbefund und teilt in 3 Schweregrade ein unter Berücksichtigung der Blutmenge und Beteiligung anderer Hirnstrukturen. Die Schwere der intraventrikulären Blutung korreliert mit einer Shuntbedürftigkeit des Hydrozephalus.

Etwa ein Drittel der Fälle des kindlichen Hydrozephalus geht auf angeborene Malformationen zurück (◘ Abb. 208.9). Hier ist speziell die Spina bifida aperta mit den Myelomeningozelen (MMC) erwähnenswert, bei der ein Hydrozephalus in mehr als 80% der Fälle vorhanden ist. Weitere Kombinationen sind bekannt bei Dandy-Walker- und Chiari-Malformation, insbesondere bei Aquäduktstenosen und Arachnoidalzysten. Infektionen des ZNS machen ca. 6% aus. Die häufigsten Erreger sind grampositive Kokken wie Staphylococcus aureus. Hirntumoren können je nach Lokalisation zu einem Hydrozephalus (z. B. pilozytisches zerebelläres Astrozytom, ◘ Abb. 208.9b–d, ◘ Abb. 208.19, ▶ e-Material, http://extras.springer.com) führen oder durch Liquorüberproduktion die Plexustumoren. Seltenere Ursachen sind Verklebungen bzw. Resorptionsstörungen durch Schädel-Hirn-Traumen. Bei einer Vielzahl der Fälle kann keine klare Ursache evaluiert werden und man spricht von einem idiopathischen Hydrozephalus.

Klinische Symptome Je nach Alter des Kindes können die Zeichen eines erhöhten intrakraniellen Drucks stark variieren und müssen nicht immer mit einer Erweiterung des Ventrikelsystems einhergehen, insbesondere nicht bei länger bestehenden Überdrainagen und sog. „arrested" Hydrozephalus. Letzterer ist besonders tückisch, da durch die mittlerweile starren Ventrikelwände, die sich nicht mehr aufweiten können, auch bei Schlitzventrikeln erhöhte intrakranielle Drücke vorliegen können. Dies kommt nicht selten erst durch eine invasive intraparenchymale Hirndruckmessung mittels ICP-Sonde zutage. Überdrainagen können nicht nur zu sekundären Kraniosynostosen (◘ Abb. 208.10), sondern auch zu einem „trapped" (isolierten) 4. Ventrikel führen, insbesondere bei Kindern mit posthämorrhagischem Hydrozephalus (◘ Abb. 208.11).

Besondere Zeichen beim Säugling, bedingt durch die spezielle Anatomie, sind u. a. eine vorgewölbte Fontanelle, klaffende Suturen, Zunahme des Kopfumfangs, ein Sonnenuntergangsphänomen, eine vermehrte venöse Zeichnung und eine Entwicklungsverzögerung. Weitere Symptome sind (inkl. ältere Kinder) ein Papillenödem (cave: entwickelt sich erst nach 48 h; bei intermittierenden Druckspitzen unauffälliger Augenbefund!), eine Abduzensparese, Hemiparese, zerebrale Krampfanfälle, Fieber, Nackensteifigkeit und andere neurologische Auffälligkeiten.

Diagnose und Differenzialdiagnose Der Goldstandard für die Diagnostik ist die Schädel-MRT, bei Säuglingen zur initialen Diagnose und Verlaufskontrolle auch der Ultraschall. Auf eine Computertomografie sollte aufgrund der erhöhten Strahlenbelastung, wenn möglich, verzichtet werden. Nachteil der MRT ist jedoch speziell bei

208.7 · Hydrozephalus

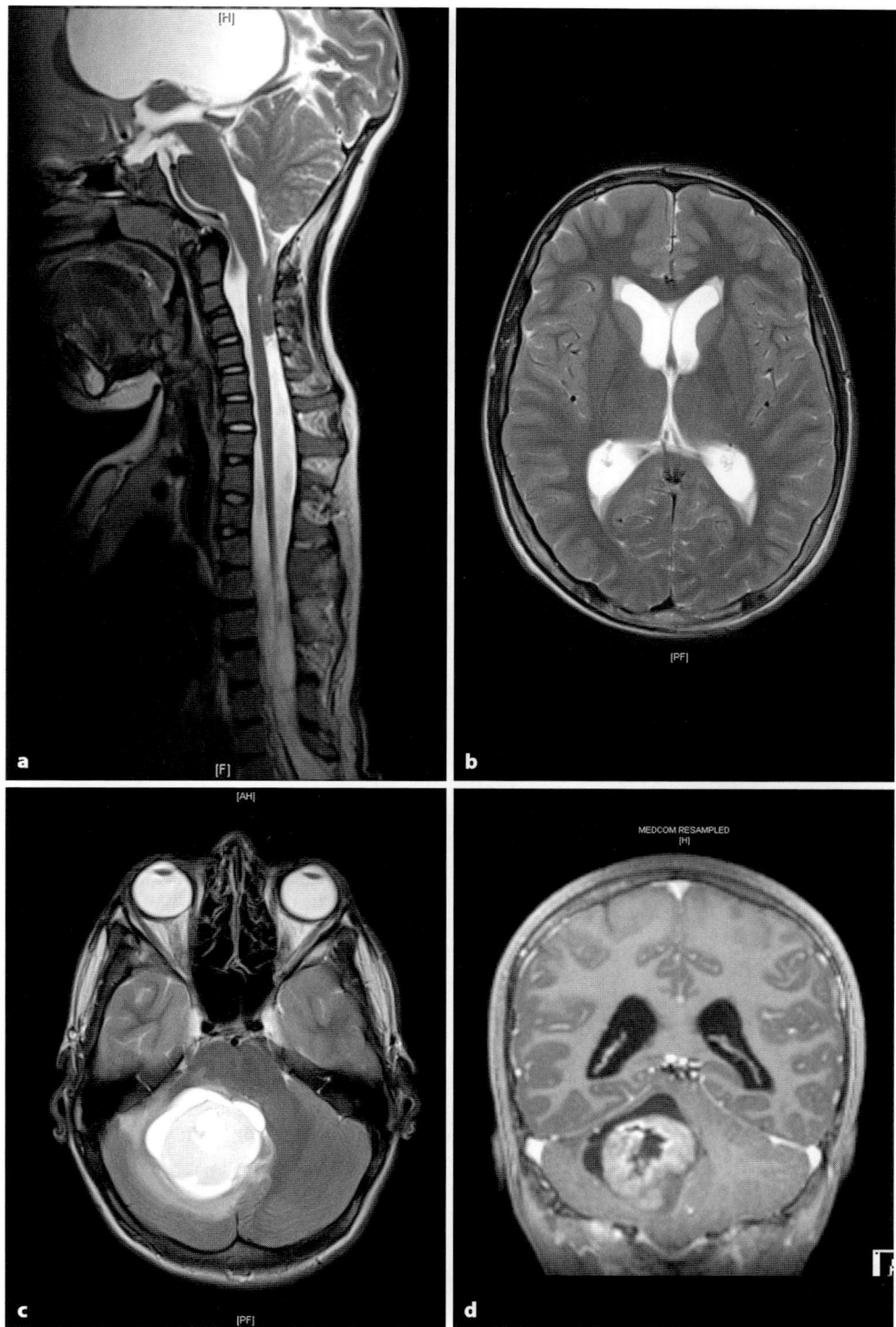

Abb. 208.9a–d Hydrozephalus. **a** T2-gewichtete MRT eines Kindes mit Myelomeningozele mit Hydrozephalus und Chiari-II-Malformation. Tonsillentiefstand bis HW4. **b–d** Dekompensierter Hydrozephalus mit Ventrikelaufweitung aufgrund eines pilozytischen zerebellären Astrozytoms mit Kompression des 4. Ventrikels mit Zeichen der Liquordiapedese (subependymaler Liquoraustritt). **b** und **c** axiale T2-gewichtete MRT; **d** koronares T1-gewichtete MRT mit Kontrastmittel

kleineren Kindern die längere Untersuchungszeit und damit häufig verbunden die Notwendigkeit zur Sedierung. Liquorflussmessungen in der MRT können in Spezial- und Einzelfällen zur genauen Lokalisation von Verwirbelungen und Zirkulationsstörungen herangezogen werden.

Therapie Die Indikation zur Therapie des Hydrozephalus sollte aufgrund der Klinik und der neuroradiologischen Bildgebung gestellt werden. Nie sollte man allein aufgrund der Bildgebung behandeln! Es stehen folgende Therapieoptionen zur Verfügung:

- Shuntimplantation (diverse Ventile, druck- und/oder flussgesteuert; Gravitationsventile; programmierbar/nicht programmierbar);
- endoskopische Verfahren (Ventrikulostomie, Aquäduktoplastie, Zystenfensterung etc.);
- neurochirurgische Entfernung der Raumforderung (Beispiel: Hirntumor).

Shuntimplantation Die Indikation zur Implantation eines Shuntsystems sollte immer reiflich überlegt werden, da häufig eine lebenslange

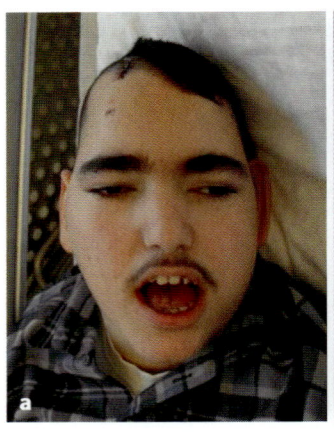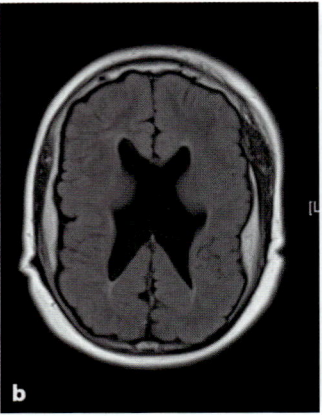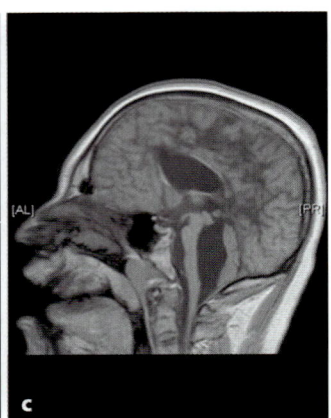

Abb. 208.10a–c Komplikationen langjähriger Shunt-Überdrainage: **a** Dolichozephale Dysproportion des Schädels, **b** Kalottenverdickung, **c** „trapped" 4. Ventrikel. (Mit freundl. Genehmigung der Erziehungsberechtigten des Patienten)

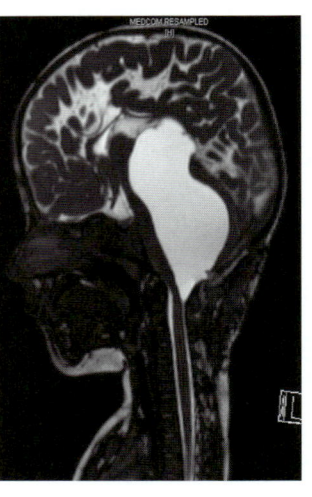

Abb. 208.11 Sagittales T2-gewichtetes MRT eines posthämorrhagischen Hydrozephalus mit isoliertem 4. Ventrikel einige Monate nach Shuntüberdrainage, Zufallsbefund im MRT, Kind bis dahin asymptomatisch. 1 Tag später akute Dekompensation mit Einklemmungssymptomatik

Abhängigkeit resultiert und etwa 50 % der Ventile Komplikationen mit Revisionen nach sich ziehen (insbesondere bei Frühgeborenen). Die häufigste Ableitungsform ist der ventrikuloperitoneale Shunt. Hierbei wird der Liquor über einen ventrikulär eingeführten Katheter (im Vorder- oder Hinterhorn), welcher über ein Ventil angeschlossen wird, über einen subkutanen Silikonschlauch in den Bauchraum abgeleitet. Der ventrikuloatriale Shunt mit Ableitung in den rechten Vorhof wird heute wegen des erhöhten Infektionsrisikos und der häufigeren Revisionsbedürftigkeit aufgrund des kürzeren ableitenden Katheters seltener angewendet. Bei abdominalen Verwachsungen oder eingeschränkter abdominaler Resorptionsfähigkeit wird diese Ableitungsart verwendet. Ist auch dies nicht möglich, so kann in Einzelfällen auf eine ventrikulopleurale Ableitung, bei Kindern seltener auch in die Gallenblase oder noch seltener vom Spinalraum ausgehend (lumboperitonealer Shunt), zurückgegriffen werden.

Bei der Auswahl des richtigen Ventils stehen zur Zeit über 200 verschiedene Modelle zur Verfügung, was letztlich bedeutet, dass das ideale Ventil bis heute nicht existiert und jeder Patient individuell behandelt werden sollte. Die druckgesteuerten (nicht programmierbaren) Ventile öffnen sich, wenn ein vorgeschriebener Differenzialdruck erreicht wird. Da in senkrechter Körperposition im Sitzen und Stehen physiologisch negative Drücke erreicht werden, neigen diese Ventile nicht selten zu Überdrainagen. Um diesen unerwünschten vermehrten Liquorfluss zu reduzieren, kann entweder ein sog. Antisiphon-Device oder Shuntassistent mit eingebauter Gravitationseinheit (unterschiedlicher Liquorfluss je nach Körperposition) eingebaut werden. Bei programmierbaren Ventilen kann der Druck jeweils über Magneten von außen eingestellt und geändert werden. Vor einer MRT sollte aber immer abgeklärt werden, ob sich das Ventil während der MRT verstellen kann. Sollte dies der Fall sein, so muss das Ventil im Anschluss an die MRT neu eingestellt werden. Aus diesem Grund sollte jeder Patient mit einem Ventil auch einen Ventilpass mit sich führen, in dem der Ventiltyp und die -einstellung sowie Zusatzkomponenten dokumentiert sind. Wichtig bei der Implantation eines Ventils ist der Eiweißgehalt des Liquors, welcher in der Regel unter 1500 mg/l liegen sollte. Sollte trotzdem bei erhöhten Werten eine dringende Indikation zur Ventilimplantation bestehen, so kann auch ein Monostep-Ventil implantiert werden. Nachteilig ist, dass das Monostep-Ventil nicht programmierbar ist, sondern auf eine konstante Druckstufe eingestellt ist.

Die häufigsten Shuntrevisionen werden innerhalb des 1. Lebensjahres durchgeführt und verringern sich anschließend proportional zum Alter. Mögliche Dysfunktionen bzw. Komplikationen sind in Tab. 208.4 aufgeführt.

Endoskopische Verfahren (Ventrikulostomie) Voraussetzung hierfür ist der Nachweis einer Abflussstörung zwischen inneren und äußeren Liquorräumen. Die häufigste Indikation ist der triventrikuläre Hydrozephalus bei Aquäduktstenose bzw. -verschluss. Hierbei wird ein Endoskop über das Vorderhorn via Foramen Monroi unter Sicht auf einem Monitor in den 3. Ventrikel vorgeschoben und ein Loch in den Boden des 3. Ventrikels kreiert (evtl. durch Laser oder Fogarty-Katheter), um so den Abfluss von innen nach außen zu rekonstruieren. Bei Säuglingen unter 1 Jahr ist dieses Verfahren oft erfolglos, da die Fensterungen schnell wieder zuwachsen (erhöhte Regenerationsfähigkeit des Gewebes?). Aus diesem Grund bieten manche Kliniken dieses Verfahren erst gar nicht als primäre Behandlungsoption an.

208.8 Entwicklungsstörungen von Kleinhirn und Hirnstamm

208.8.1 Kleinhirnhypoplasien

Kleinhirnhypoplasien (KH), die definitionsgemäß ein vermindertes Volumen des Kleinhirns aufweisen, sind ätiologisch sehr heterogen. Mögliche Ursachen sind pränatale Infektionen, Teratogene, Chromosomenaberrationen, Migrationsstörungen sowie syndromale, metabolische und genetische Krankheiten. Eine KH wird gehäuft nach ausgeprägter Frühgeburtlichkeit beobachtet. Nicht nur der bildgebende Befund, auch die klinische Symptomatik ist unspezifisch. In unterschiedlicher Ausprägung werden bei Betroffenen Entwick-

Tab. 208.4 Shuntkomplikationen

Dysfunktion	Diagnostik	Therapie
Obstruktion des Ventrikelkatheters	MRT/CT Ventrikelweite ↑	Neuanlage des Ventrikelkatheters
Obstruktion des distalen Katheters	Ultraschall Abdomen	Neuanlage des distalen Katheters
Obstruktion des Ventils	MRT/CT Ventrikelweite ↑	Ventilrevision (Austausch)
Diskonnektion	Röntgen Shuntverlauf	Rekonnektion bzw. Neuanlage des Katheters
Shuntinfektion	Labor; ggf. Liquorpunktion via Reservoirkapsel	Shuntausbau, externe Ventrikeldrainage (EVD), Shuntneuanlage frühestens nach 5 Tagen und unauffälligem Liquor
Überdrainage	MRT/CT Schlitzventrikel, Subdural-, Epiduralhämatom	Ggf. Ventiltausch bei programmierbaren Ventilen: Ventil hochstellen
Unterdrainage	MRT/CT unveränderte Ventrikelweite	Ventilwechsel bei programmierbaren Ventilen: Ventil herunterstellen

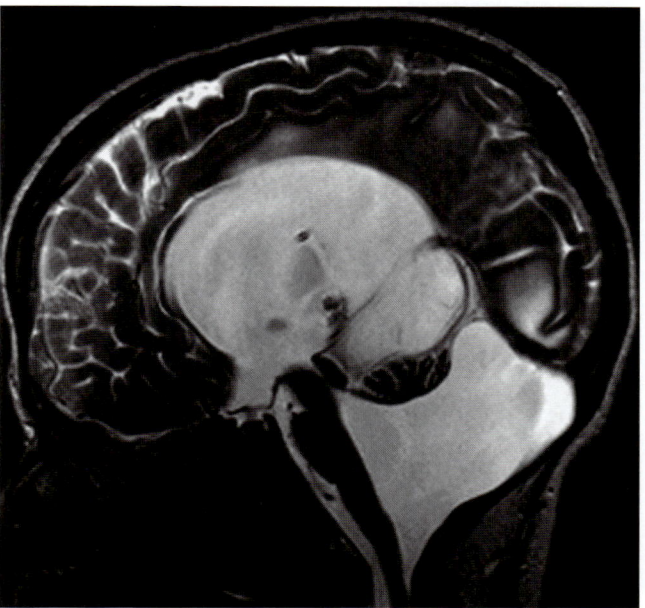

Abb. 208.12 Sagittale (T2-gewichtete) MRT-Aufnahme bei einem Säugling mit Dandy-Walker-Malformation. Der Vermis ist hypoplastisch, angehoben und im Gegenuhrzeigersinn rotiert, der 4. Ventrikel kommuniziert breit mit der erweiterten Fossa posterior

lungsverzögerungen, kognitive Einschränkungen, autistische Züge, zerebelläre Ausfallsymptome, abnorme Okulomotorik, epileptische Anfälle und Mikrozephalie beobachtet.

208.8.2 Dandy-Walker-Malformation

Ätiologie und Pathogenese der Dandy-Walker-Malformation (DWM) sind noch weitgehend ungeklärt. Die meisten Patienten haben eine isolierte DWM und treten sporadisch auf (empirisches Wiederholungsrisiko auf 1–5 % geschätzt), einzelne haben ein DWM in Rahmen eines definierten Syndroms. Bei isoliertem DWM wurden vereinzelt Chromosomenaberrationen und Mutationen der Gene ZIC1, ZIC4, FOX1 und FGF17 nachgewiesen. Die klinischen Befunde sind variabel und können einen Makrozephalus, Hydrozephalus, eine zerebelläre Symptomatik sowie kognitive Einschränkung (bei ca. 50 %) umfassen. Die Diagnose beruht auf folgenden bildgebenden Kriterien:
- zystisch dilatierter vierter Ventrikel, der mit der hinteren Schädelgrube breit kommuniziert,
- hypoplastischer, angehobener und rotierter Vermis (Abb. 208.12).

Inkonstante Befunde sind: ein Hochstand des Tentoriums, eine Erweiterung der hinteren Schädelgrube, ein Hydrozephalus und eine Balkendysgenesie. Als prognostisch ungünstig gelten die Balkendysgenesie und eine verminderte Lobulierung des Vermis. Die Indikation für eine Shuntanlage muss individuell erfolgen. Unter Beachtung der bildgebenden diagnostischen Kriterien und der neuroanatomischen Situation kann die DWM von Kleinhirnhypoplasien, retrozerebellären Arachnoidalzysten und der Megacisterna magna abgegrenzt werden. Der unverbindliche Begriff Dandy-Walker-Variante sollte nicht mehr gebraucht werden, eine deskriptive Bezeichnung der Strukturanomalien ist vorzuziehen.

208.8.3 Joubert-Syndrom

Das Joubert-Syndrom (JS) ist genetisch sehr heterogen, aktuell (Oktober 2013) sind 22 Gene bekannt, die alle für Elemente der primären (nichtmotilen) Zilien kodieren. Konstante klinische Befunde sind Muskelhypotonie, deutlich verzögerte allgemeine Entwicklung, später Ataxie und variable kognitive Einschränkung. Inkonstante Befunde sind okuläre Apraxie (> 80 %), abnormes Atmungsmuster mit Apnoen und Tachypnoe (50 %), Zungenapraxie, Retinadystrophie (50 %), Nephronophthise (ca. 20 %), Leberbeteiligung, Polydaktylie, Enzephalozele. Epileptische Anfälle sind sehr selten. Bildgebende diagnostische Kriterien sind eine ausgeprägte Vermishypoplasie und das „Molar tooth sign" (Backenzahnzeichen), das auf axialen Bildern durch eine vertiefte Fossa interpeduncularis des Mittelhirns und abnorm verdickte und verlängerte obere Kleinhirnschenkel gebildet wird (Abb. 208.13). Zusätzliche infra- und supratentorielle Veränderungen sind möglich. In sinnvollen Intervallen soll auf eine mögliche Beteiligung von Retina, Nieren und Leber geachtet werden.

208.8.4 Rhombenzephalosynapsis

Bei dieser Malformation sind die Kleinhirnhemisphären fusioniert, der Vermis cerebelli fehlt. Fakultativ kommen weitere Anomalien (wie Aquäduktstenose, Hydrozephalus, Fehlen des Septum pellucidum) vor. Der Befund ist in der Bildgebung leicht zu übersehen. Hilfreich sind hintere koronare Schnitte, auf denen die abnorm durchgehend verlaufenden zerebellären Folien ersichtlich sind. Die Pathogenese ist unklar, alle Fälle wurden bisher sporadisch beobachtet. Die Beziehung zum Gomez-Hernandéz-Lopéz-Syndrom (Rhombenzephalosynapsis, biparietale Alopezie, Trigeminushypästhesie) ist ebenfalls unbekannt. Die klinische Symptomatik ist unspezifisch (Entwicklungsstörungen, Ataxie, evtl. Hydrozephalus, gehäuft nickende oder laterale Kopfbewegungen). Eine normale kognitive Funktion wurde beschrieben.

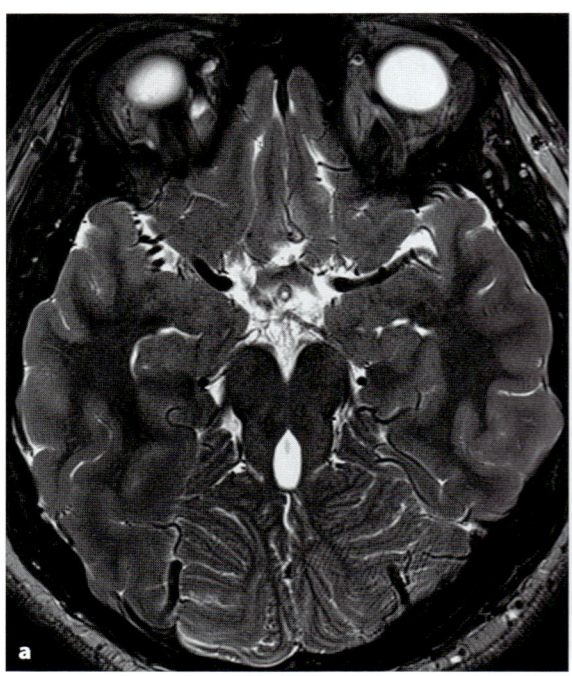
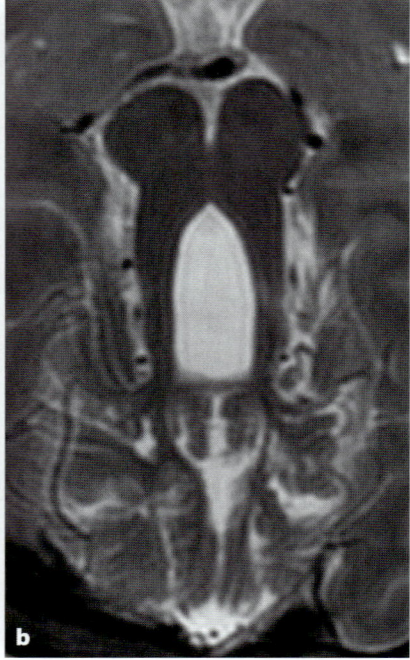

◘ Abb. 208.13a,b Joubert-Syndrom. **a** Axiale (T2-gewichtete) MRT-Aufnahme eines Kindes mit Joubert-Syndrom auf Höhe des Mittelhirns: Darstellung des Molar tooth signs (Backenzahnzeichen) mit vertiefter Fossa interpeduncularis und verdickten oberen Kleinhirnschenkeln. **b** Detailaufnahme mit Molar tooth sign

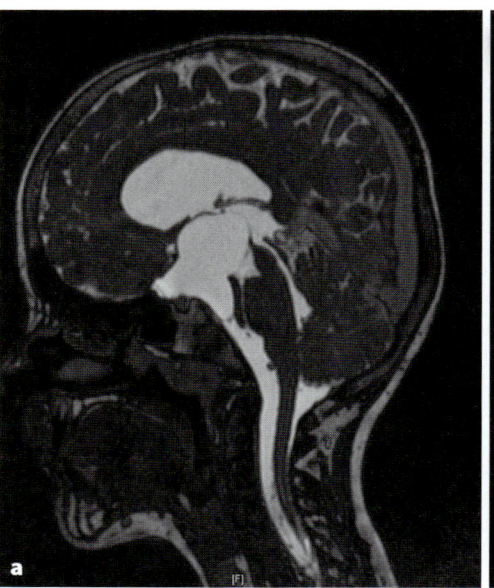
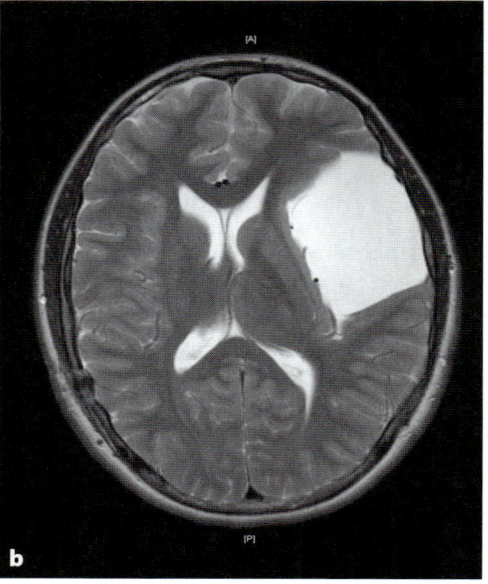

◘ Abb. 208.14a,b Arachnoidalzysten. **a** Sagittales T2-gewichtetes MRT mit suprasellärer Arachnoidalzyste und Hydrozephalus. Klinisch Kopfschmerzen und Visusstörungen mit Stauungspapillen. **b** Axiales T2-gewichtete MRT mit linkstemporaler Arachnoidalzyste mit subduralem Hämatom nach Bagatelltrauma. Klinisch symptomatisch mit zunehmenden Kopfschmerzen, Doppelbildern sowie neu aufgetretener Hemiparese rechts

208.8.5 Malformationen des Hirnstamms

Nebst sehr seltenen bildgebend definierten Malformationen (wie „brainstem disconnection", „pontine tegmental cap dysplasia") sind morphologische Veränderungen (wie Spaltbildung, abgeflachte Pons, veränderte Hirnstammsegmentation) bei genetischen, metabolischen und syndromalen Affektionen sowie bei kongenitalen Muskeldystrophien beschrieben.

208.9 Arachnoidalzysten

Definition und Epidemiologie Arachnoidalzysten sind benigne, angeborene, mit Liquor gefüllte Räume innerhalb der Arachnoidea des ZNS. Es handelt sich um meningeale Fehlentwicklungen, die isoliert lobuliert sind oder mit den umgebenden subarachnoidalen Zisternen kommunizieren können. Die Zystenwände bestehen aus vaskularisierten Membranen. Die Prävalenz beträgt ca. 1 %, meist supratentoriell, davon 50–60 % in der mittleren Schädelgrube, 10 % suprasellär und im Bereich der Lamina quadrigemina; die häufigsten infratentorielle Lokalisationen sind der Kleinhirnbrückenwinkel und die Cisterna magna. Arachnoidalzysten können in allen Altersklassen vorkommen, bevorzugt jedoch im Kindesalter (Beispiele ◘ Abb. 208.14). Neueren Untersuchungen zufolge wird eine Volumenzunahme nach initialer Diagnosestellung speziell bei jüngeren Kindern unter 4 Jahren beobachtet.

Klinische Symptome Der Großteil der Arachnoidalzysten sind Zufallsbefunde im Ultraschall, CT oder MRT. Die Symptome variieren in Abhängigkeit von der Lokalisation (◘ Tab. 208.5) und sind in der Regel im Verhältnis zur Größe oft nur leicht ausgeprägt. Die meisten Zysten bleiben größenkonstant, selten können sie sich auch voll-

Literatur

Tab. 208.5 Klinische Symptome in Abhängigkeit von der Lokalisation der Arachnoidalzysten		
Mittlere Schädelgrube ohne Hydrozephalus	**Suprasellär mit Hydrozephalus**	**Diffus supra- oder infratentoriell mit Hydrozephalus**
– Kopfschmerzen – Hemiparese – Krampfanfälle	– Kopfschmerzen – Schwindel – Makrozephalie – Visusstörungen – Entwicklungsverzögerung – Pubertas präcox	– Kopfschmerzen – Visusstörungen – Makrozephalie – Entwicklungsverzögerungen

ständig zurückbilden oder, speziell bei jüngeren Kindern, an Größe zunehmen, was nicht selten ohne Symptome geschieht.

Differenzialdiagnose

Epidermoidtumor Epidermoidtumoren treten speziell im Kleinhirnbrückenwinkel auf und sind gut unterscheidbar von Arachnoidalzysten aufgrund der eingeschränkten Diffusionsfähigkeit in den diffusionsgewichteten Aufnahmen. Die umgebenden Strukturen werden vom Tumor umhüllt, während Arachnoidalzysten diese nur verdrängen.

Megacisterna magna Membranen der Arachnoidalzysten sind gut in hochauflösenden T2-gewichteten Aufnahmen zu erkennen und von der Megacisterna magna zu unterscheiden.

Weitere Differenzialdiagnosen Zystische Tumoren, Infarkte, lobulierte chronische Subduralhämatome, Schizenzephalie.

Therapie Die meisten Arachnoidalzysten sind klinisch asymptomatisch und bedürfen keiner speziellen Behandlung. Die OP-Indikation bei symptomloser Größenzunahme wird kontrovers diskutiert, zumal die Progredienz stoppen oder gar spontan verschwinden kann.

Kinder mit Symptomen einer intrakraniellen Druckerhöhung und Größenzunahme der Arachnoidalzyste hingegen sollten operiert werden. Zu den operativen Verfahren zählen die endoskopische oder mikrochirurgisch offene Zystenfenestration oder Implantation eines Katheters in die Zyste mit peritonealer Ableitung (zystoperitonealer Shunt). Nicht zu unterschätzen ist aber die potenzielle Morbidität solcher Eingriffe, welche immer in Relation zu dem erwarteten Nutzen gestellt werden sollte. Sind die Symptome nicht klar, wird auch der operative Erfolg schwer evaluierbar sein. An Komplikationen zu erwähnen sind Pseudomeningozelen, Hirnnervenausfälle (meist transient), Liquorlecks, subdurale Hämatome und Wundinfektionen.

Literatur

Adzick NS, Thom EA, Spong CY et al (2011) A randomized trial of prenatal versus postnatal repair of myelomeningocele. N Engl J Med 364:993–1004

Aksu F (2011) Neuropädiatrie, 4. Aufl. Uni-Med, Bremen

Al-Holou WN, Yew AY, Boomsaad ZE, Garton HJL, Muraszko KM, Maher CO (2012) Prevalence and natural history of arachnoid cysts in children. J Neurosurg Pediatrics 5:578–585

Au KS, Ashley-Koch A, Northrup H (2010) Epidemiology and genetic aspects of spina bifida and other neural tube defects. Dev Disabil Res Rev 16:6–15

Barkovich AJ, Quint DJ (1993) Middle interhemispheric fusion: An unusual variant of holoprosencephaly. AJNR Am J Neuroradiol 14:431–440

Barkovich AJ, Raybaud C (Hrsg) (2005) Pediatric neuroimaging, 5. Aufl. Lippincott Williams &Wilkins, Philadelphia

Bode H, Wais U (1988) Age dependence of flow velocities in basal cerebral arteries. Arch Dis Child 63(6):606–611

Boltshauser E, Schmahmann D (2012) Cerebellar disorders in children. Mac Keith, London

Connor JM, Ferguson-Smith MA (1987) Essential medical genetics. Blackwell, Oxford

Demyer W, Zeman W, Palmer PG (1964) The face predicts the brain: Diagnostic significance of median facia anmalie für holoprosencephaly (argincencephaly). Pediatrics 34:256–263

Korinthenberg R, Panteliadis CP, Hagel C (2009) Neuropädiatrie: Evidenzbasierte Therapie. Elsevier Urban & Fischer, München

Lee JY, Kim JW, Phi JH, S-K K, Cho B-K, Wang K-C (2012) Enlarging arachnoid cyst: A false alarm for infants. Childs Nerv Syst 28(8):1203–1211

McCabe JM, Alatzoglou KS, Dattani MT (2011) Septo-optic dysplasia and other midline defects: The role of transcription factors: HESX1 and beyond. Best Pract Res Clin Endocrinol Metabolism 25:115–124

Moore KL, Persaud TVN (1993) The developing human – Clinically oriented embryology, 5. Aufl. Saunders, Philadelphia

Murphy BP, Inder TE, Roots V et al (2002) Posthaemorrhagic ventricular dilatation in the premature infant: Natural history and predictors of outcome. Arch Dis Child Fetal Neonatal Ed 87(1):37–41

Osborne AG (1994) Diagnostic neuroradiology. Mosby, St. Louis, S 639–642

Papile L, Burstein J, Burstein R, Koffer H (1978) Incidence and evolution of subependymal and intraventricular hemorrhage. A study of infants with birth weight less than 1500 grams. J Pediatr 92:529–534

du Plessis AJ (2008) Cerebrovascular injury in premature infants: Current understanding and challenges for future prevention. Clin Perinatol 35:609–641

Spranger J, Benirschke K, Hall JG et al (1982) Errors of morphogenesis: Concepts and terms. Recommendations of an international working group. J Pediatr 100:160–165

Solomon BD, Gropman A, Muenke M (2011) Holoprosencephaly overview. In: Pagon RA, Bird TD, Dolan CR, Stephens K (Hrsg) GeneReviews (Internet). University of Washington, Seattle

Sutton VR, van den Veyver IB (2010) Aicardi syndrome. In: Pagon RA, Bird TD, Dolan CR, Stephens K (Hrsg) GeneReviews (Internet). University of Washington, Seattle

Swaiman KF, Ashwal S, Ferreiro DM (2006) Pediatric neurology: Principles and practice, 4. Aufl. Elsevier Mosby, Philadelphia

209 Neurokutane Syndrome

G. Kurlemann

Die neurokutanen Syndrome sind eine heterogene Gruppe von Erkrankungen, die sich durch das gemeinsame Auftreten zerebraler und kutaner Symptome auszeichnen. Beteiligt sein können alle 3 Keimblätter, bevorzugt aber das Ekto- (Haut und Hautanhangsgebilde, ZNS) und Mesoderm (Bindegewebe). Die kutanen Merkmale sind häufig bereits bei der Geburt vorhanden und ermöglichen so eine frühzeitige Diagnose.

Der noch immer verwendete Begriff „Phakomatose" (griechisch: Linse, Mal, Geburtsmarke) sollte zugunsten der Bezeichnung „neurokutanes Syndrom" verlassen werden, da die Phakomatose medizinhistorisch nur die Neurofibromatose und die tuberöse Sklerose einschließt. Der Begriff der neurokutanen Syndrome umfasst alle Erkrankungen, bei denen die Haut neben einer Beteiligung des Nervensystems das führende Merkmal ist. In den folgenden Abschnitten werden die häufigen neurokutanen Erkrankungen beschrieben.

209.1 Neurofibromatose

209.1.1 Neurofibromatose Typ 1

Definition Die Neurofibromatose Typ 1 (NF1, Morbus von Recklinghausen) tritt geschlechterunabhängig ohne Rassenbevorzugung mit einer Prävalenz von 1:2500–3000 auf. NF1 ist eine autosomal-dominante Erkrankung mit 100%iger Penetranz, aber sehr variabler, insbesondere auch innerfamiliärer Expressivität. In über 50 % der Fälle handelt es sich um Spontanmutationen. NF1 ist eine Erkrankung, die zur Tumorentstehung prädisponiert. Das *NF1*-Gen wurde auf dem Chromosom 17 (17q11.2) identifiziert, das Genprodukt ist Neurofibromin, ein Tumorsuppressorgen, welches die Ras-Protoonkogene inaktivieren kann. Neurofibromin fungiert als ein Guanosintriphosphatase (GTPase) aktivierendes Protein (GAP), welches RAS-Onkogene negativ reguliert über eine Degradierung von GTP, zu der RAS konjugiert wird; so wird RAS-GTP (aktiv) zu RAS-GDP (inaktiv).

NF1 ist mit 90 % die häufigste Form der Neurofibromatose im Kindesalter. Nach der Mukoviszidose ist sie die zweithäufigste Erberkrankung im Kindesalter. Die Diagnose wird klinisch über die charakteristischen Hautmerkmale gestellt, nur in Ausnahmesituationen ist die Molekulargenetik zur Diagnosestellung notwendig. Große Gendeletionen bedingen einen schweren Phänotyp, haben eine frühere Manifestation von Neurofibromen und weisen in der Regel einen stärkere mentale Retardierung auf. Außerdem scheinen große Deletionen häufiger zum Entstehen maligner Nervenscheidentumoren auf dem Boden eines plexiformen Neurofibroms zu prädisponieren.

Klinische Symptome und Diagnose
Diagnosekriterien Die NF1 ist nach Vorschlag der Konsensus-Konferenz über Befunde der Haut (Café-au-Lait-Flecken, Freckling, Augen-Lisch-Knötchen), Befunde des peripheren oder zentralen Nervensystems (Neurofibrome, Optikusgliom), weitere Befunde an den Knochen (sphenoorbitale Dysplasie, Verdünnung der langen Röhrenknochen) sowie die Familienanamnese (Verwandter 1. Grades mit NF) zu diagnostizieren. Mindestens 2 diagnostische Kriterien sollten erfüllt sein, um die Diagnose NF klinisch zu stellen (▶ Übersicht).

> **Diagnosekriterien der Neurofibromatose Typ 1**
> - Mindestens 5 Café-au-Lait-Flecken größer 5 mm
> - Ein plexiformes Neurofibrom oder 2 oder mehr kutane/subkutane Neurofibrome
> - Axilläres oder inguinales Freckling
> - Keilbeinflügeldysplasie oder Dysplasie langer Röhrenknochen
> - Ein- oder beidseitiges Optikusgliom
> - Zwei oder mehr Lisch-Knötchen der Iris
> - Positive Familienanamnese

Hautbefunde Führendes kutanes Merkmal sind Café-au-Lait-Flecken (CLF), die gewöhnlich bereits bei der Geburt vorhanden sind, deren Anzahl und Farbintensität aber während des 1. Lebensjahres zunehmen kann, um dann konstant zu bleiben. Ihre Farbe ist homogen milchkaffeebraun; sie sind glatt begrenzt, flach und von unterschiedlicher Größe, die zwischen mehreren Millimetern und einigen Zentimetern schwanken kann (Abb. 209.1 und alle weiteren Abbildungen: ▶ e-Material, http://extras.springer.com). In der Regel lassen sich mehr als 6 CLF nachweisen, schwerpunktmäßig am Rumpf, gefolgt von den Extremitäten; Kopfhaut, Handinnenflächen und Fußsohle sind immer CLF-frei. Ist die Hyperpigmentierung segmental ausgedehnt, finden sich nur wenige CLF im Bereich der übrigen Haut. Unter einer inhomogen gefärbten Hyperpigmentierung, kombiniert mit einem Tierfellnävus, ist oft ein plexiformes Neurofibrom zusätzlich vorhanden. Etwa 10 % der Normalbevölkerung weisen 1–5 CLF als alleiniges Symptom auf.

Das Freckling besteht aus kleinfleckigen, clusterförmig auftretenden linsenkorngroßen Hyperpigmentierungen von der Intensität der Sommersprossen. Es entsteht im Laufe der Kindheit und ist mit Abschluss der Pubertät bei nahezu 100 % aller Patienten mit NF1 nachweisbar und ist somit ein wichtiges diagnostisches Merkmal. Hauptlokalisation des Frecklings sind die Axilla und die Inguinalregion; bei Frauen ist häufig auch die Submammillarregion betroffen (Abb. 209.2). Das verzögerte Auftreten und die Lokalisation des Frecklings wird mit physikalischen Eigenschaften wie Wärme, Reibung oder Schweißproduktion erklärt. Neben den CLF sind unterschiedlich große Hypopigmentierungen ohne Lokalisationsschwerpunkt bei Kindern mit NF1 nicht selten, sie sprechen nicht gegen die Diagnose NF1.

Neurofibrome Neurofibrome sind gutartige Tumoren, die in jedem peripheren Nerv entstehen können; sie können sich in jedem Lebensalter entwickeln, sind aber im Kindesalter eher selten. In ihrer Größe sind sie variabel, häufiger am Stamm als an den Extremitäten lokalisiert. Ihre Bestandteile sind Schwann-Zellen und Fibroblasten, aber auch Mastzellen, Perineural- und Endothelzellen. Unterschieden werden kutane, subkutane und plexiforme Neurofibrome (Abb. 209.3). Die kutanen Neurofibrome liegen innerhalb der Haut, sind weich und zentral eindrückbar („Klingelknopf-Fibrome"). Die subkutanen Neurofibrome sind dagegen hart und rund sowie gelegentlich schmerzhaft. Eine weitere Variante sind gestielte Fibrome. Sie können alle Abschnitte des Nervensystems befallen und je nach Lokalisation neurologische Defizite verursachen. Die plexiformen, diffus infiltrierend wachsenden Neurofibrome können

G.F. Hoffmann, M.J. Lentze, J. Spranger, F. Zepp (Hrsg.), *Pädiatrie*,
DOI 10.1007/978-3-642-41866-2_209, © Springer-Verlag Berlin Heidelberg 2014

gelegentlich zu elefantiasisähnlicher Entstellung und Hypertrophie ganzer Extremitäten führen, häufiger sind die plexiformen Neurofibrome periorbital lokalisiert und führen zu kosmetischen Problemen im Gesichtsbereich (Abb. 209.4). Eine Akzeleration des Wachstums der Fibrome in der Schwangerschaft oder unter Verhütung mit der Antibabypille sprechen für eine hormonelle Beeinflussung der Neurofibromentstehung; dieser Umstand könnte auch das Hervortreten der Neurofibrome im Jugendalter erklären (Pubertät). Eine operative Entfernung kutaner/subkutaner Neurofibrome ist nur bei lokaler Kompression erforderlich; die plexiformen Neurofibrome lassen sich wegen ihrer schlechten Abgrenzbarkeit bei diffuser Infiltration nur schlecht chirurgisch angehen. Bei entstellendem Wachstum periorbital mit Lidverschluss kann eine kosmetische Operation in Erwägung gezogen werden.

Ophthalmologische Befunde Charakteristisch für die NF1 ist das Auftreten von Lisch-Knötchen in der Iris. Lisch-Knötchen sind kuppelförmig gewölbte gelbliche bis braune melanozytäre Hamartome auf der Iris (Abb. 209.5), die mit zunehmendem Alter der Kinder nachweisbar sind; typischerweise erscheinen sie ab dem Alter von 5–6 Jahren, bei Erwachsenen mit NF1 sind sie zu 100 % vorhanden. Das erlaubt den diagnostischen Blick ins Auge bei der Frage der Merkmalsträgerschaft der Eltern!

Lisch-Knötchen sind nie das einzige Merkmal einer NF1, immer treten sie zusammen mit anderen NF1-Charakteristika auf. Sie führen nie zu ophthalmologischen Komplikationen. Am sichersten können sie mit der Spaltlampe nachgewiesen werden.

Andere seltene ophthalmologische Veränderungen bei NF1 sind ein kongenitales Glaukom, eine anteriore subkapsuläre Katarakt, retinale Gefäßverschlüsse und der pulsierende Exophthalmus als Folge einer sphenoorbitalen Dysplasie (Abb. 209.6). Wegweisend für die Diagnose NF1 kann der Nachweis eines Optikuglioms („optic pathway glioma", OPG) sein, dieses ist der häufigste neuroradiologische Befund bei NF1 mit einer Häufigkeit von etwa 15 % zwischen dem 3. und 6. Lebensjahr. OPG bei NF1 sind histologisch meist niedriggradig pilozytische Astrozytomen. Sie können beide Nn. optici, das Chiasma opticum und den Tractus opticus betreffen, sind aber häufig prächiasmatisch lokalisiert und präsentieren sich als diffuse Auftreibung des Sehnervs bzw. des Chiasmas (Abb. 209.7, 209.8). Für die Diagnostik und Verlaufskontrolle der Optikusgliome ist die Magnetresonanztomografie (MRT) Methode der Wahl. Anders als pilozytische Astrozytome zeigen OPG bei NF1 in vielen Fällen kein oder nur minimales Kontrastmittel-Enhancement. Während einige dieser Tumoren sehr aggressiv wachsen können, sieht man manchmal sogar eine spontane Rückbildung, daher bedürfen sie nur der klinischen Kontrolle durch regelmäßige ophthalmologische Befunderhebung und der bildgebenden Verlaufskontrolle in größeren Abständen. Bei intraorbitaler Lokalisation ist eine Protrusio bulbi das Erstsymptom. Erst bei gesicherter Visusverschlechterung oder progredient infiltrierendem Wachstum in das Chiasma opticum ist therapeutisches Handeln indiziert. Nach Abschluss der Pubertät ist ein Neuauftreten eines Optikusglioms äußerst selten und ungewöhnlich. Bei jedem Optikusgliom im Kindesalter muss wegen des unterschiedlichen therapeutischen Vorgehens differenzialdiagnostisch eine NF1 ausgeschlossen werden, 70 % der Kinder mit OPG haben eine NF1.

Seit Einführung der MRT lassen sich gehäuft Signalintensitäten im Bereich der Basalganglien, des Hirnstamms und des Kleinhirns bei Kindern mit NF1 nachweisen, die der Diagnostik in der cCT entgehen. Diese Veränderungen sind typischerweise multipel und haben ein hohes Signal auf T2-gewichteten cMRT-Aufnahmen (Abb. 209.9), sie zeigen kein Kontrastmittel-Enhancement. Typi-

Tab. 209.1 Altersabhängiges Auftreten der einzelnen Merkmale bei NF1

Merkmal	Alter bei Auftreten
Café-au-Lait-Flecken	Geburt
Dysplasie langer Röhrenknochen	Geburt
Plexiformes Neurofibrom	Geburt
Freckling axillär/inguinal	Vorschul- bis Schulalter
Neurofibrome	Schulalter bis Adoleszenz
Lisch-Knötchen	Vorschulalter bis Abschluss Pubertät
Optikusgliom	Vorschulalter
„Myelinisierungsflecken" – UBO („unidentified bright objects")	Vorschulalter

scherweise treten sie ab dem 3. Lebensjahr auf und sind ab dem 3. Dezennium nicht mehr nachweisbar. Dieses Phänomen des „Kommens und Gehens" sowie histologische Untersuchungen stützen die Annahme, dass es sich bei diesen Signalveränderungen nicht um „hamartomatöse" Läsionen handelt, wie man lange glaubte, sondern um Regionen mit Vakuolisierung des Myelins. Eine Biopsie ist nicht indiziert. Aufgrund des Gesamtverlaufs dieser Veränderungen sind Gliome ausgeschlossen. Eine periaquäduktale Lokalisation kann selten zum Verschlusshydrozephalus führen.

Tab. 209.1 gibt zusammenfassend eine Übersicht zum Auftreten einzelner Merkmale der NF1.

Neuropsychologische Befunde Neuropsychologische Defizite in Form von Lernstörungen, Aufmerksamkeitsstörungen, Hyperaktivität und Sprachstörungen treten bei 30–60 % der Kinder mit NF1 auf ohne spezifisches Störungsmuster.

Eine mentale Retardierung tritt in knapp 3 % der Fälle auf. Neurofibromin der Drosophila-Fliege weist eine 60%ige Übereinstimmung seiner 2803 Aminosäuren mit dem humanen NF1-Gen auf. Lern- und Gedächtnisfunktionen der Drosophila-Fliege werden durch das NF1-Gen maßgeblich beeinflusst, in dem Neurofibromin die G-Protein-stimulierte Adenylatzyklaseaktivität aktiviert. Ähnliche Mechanismen sind für die Entstehung der Lern- und Gedächtnisstörungen beim Menschen mit NF1 wahrscheinlich.

50 % der Kinder mit NF1 weisen einen Makrozephalus auf, dessen Genese unklar ist, ein Zusammenhang mit den bekannten kognitiven Defiziten besteht nicht.

Skelettbefunde Ausdruck einer mesodermalen Mitbeteiligung bei NF1 sind unterschiedlich häufig diagnostizierte Skelettveränderungen wie Keilbeinflügeldysplasie oft mit einseitig pulsierendem Exophthalmus einhergehend, Kyphoskoliosen, Verdünnung der langen Röhrenknochen in Kombination mit Pseudarthrosebildungen und häufig ein Makrozephalus (40–50 % der NF1-Kinder) (Abb. 209.10, 209.11).

Tumoren Besondere Beachtung verdient die Neigung zur malignen Entartung bei NF1-Patienten in Form von Leukämien, Wilms-Tumoren und Phäochromozytomen. Hier konnte der somatische Verlust des zweiten NF1-Allels nachgewiesen werden ebenso wie in malignen peripheren Nervenscheidentumoren und Gliomen, was insgesamt die These des Tumorsuppressorgens bei NF1 unterstützt.

Maligne periphere Nervenscheidentumoren entstehen auf dem Boden eines plexiformen Neurofibroms (10 %); Erstsymptom einer Malignisierung ist in der Regel eine Schmerzhaftigkeit des plexiformen Fibroms. In diesen Fällen ist eine zügige weiterführende Diagnostik mit PET, Biopsie und je nach Befund der Versuch einer Totalextirpation angezeigt, da die Prognose quod ad vitam ausgesprochen ungünstig ist.

Weitere Symptome Eine seltene viszerale Manifestation einer NF1 kann sich in Bauchschmerzen, Obstipation, blutigen Stühlen oder nephrogen bedingtem Hypertonus äußern, in 1 % der Fälle lassen sich Nierenarterienstenosen nachweisen, daher regelmäßige Blutdruckmessung! Zerebrale Aneurysmen und arteriovenöse Malformationen, Moya-Moya-Syndrom und andere Gefäßdysplasien können gehäuft in Assoziation mit NF1 auftreten.

Bei Verhütungswunsch junger Frauen mit NF1 muss auf die Möglichkeit der Beschleunigung des Fibromwachstums bei hormoneller Kontrazeption hingewiesen werden.

Therapie Kinder mit NF1 bedürfen einer regelmäßigen neuropädiatrischen Verlaufskontrolle in speziellen Ambulanzen, um Komplikationen rechtzeitig zu erkennen und eine Therapie einleiten zu können.

209.1.2 Neurofibromatose Typ 2

Definition Die Neurofibromatose Typ 2 (NF2) ist im Kindesalter sehr selten. Auch sie ist eine autosomal-dominante Erkrankung mit einer Inzidenz von 1:40.000. Das *NF2*-Gen wurde auf dem Chromosom 22 lokalisiert, das Genprodukt Merlin oder Schwannomin scheint eine Funktion bei der Verknüpfung von Bestandteilen der Zellmembran mit dem Zytoskelett zu haben. In zahlreichen Tumoren konnte ein Verlust des 2. NF2-Allels nachgewiesen werden, was für die Funktion eines Tumorsuppressorgens auch beim *NF2*-Gen spricht.

Klinische Symptome Tumoren des 8. Hirnnervs sind ein häufiger Befund bei NF2, dabei handelt es sich um ein- und beidseitige Vestibularisschwannome. Tinnitus, Schwindel oder Gleichgewichtsstörungen sind das klinische Leitsymptom. Sie können in jedem Lebensalter auftreten mit Manifestationsgipfel im 2. Lebensjahrzehnt. Häufig treten Schwann-Zell-Tumoren anderer Hirnnerven, Spinalwurzeln oder peripherer Nerven auf. Mittel der Wahl in der Diagnostik ist die zerebrale MRT, wobei die Schwann-Zell-Tumoren charakteristischerweise Kontrastmittel aufnehmen. Meningiome und spinale Raumforderungen finden sich bei NF2 häufig, können auch einmal sehr selten Erstsymptom im Kindesalter sein (Abb. 209.12).

Die posteriore subkapsuläre Katarakt ist ein Frühsymptom der NF2 und geht den Vestibularisschwannomen um Jahre voraus, so dass ihr zur Früherkennung der NF2 eine besondere Bedeutung zukommt. Auch scheinen kongenitale Katarakte mit NF2 häufiger assoziiert zu sein.

Die bei der NF1 so charakteristischen Hautbefunde lassen bei NF2 im Stich: Café-au-Lait-Flecken sind selten, das Freckling fehlt ebenso wie die Lisch-Knötchen immer bei NF2. Im Gegensatz zur NF1 treten Neurofibrome bei NF2 fast immer isoliert auf.

Therapie Therapeutische Konsequenzen haben der Nachweis von Meningiomen bei NF2 mit dem Risiko epileptischer Anfälle und der Notwendigkeit operativer Maßnahmen; bei Nachweis von Vestibularisschwannomen stellt sich die Frage nach der Möglichkeit gehörerhaltener Operationsverfahren durch frühzeitige Operation in einem spezialisiertem Zentrum. Nach Verlust des Gehörs stehen spezifische Betreuungskonzepte zur Verfügung. Parallel zur Schmerzhaftigkeit bei malignen peripheren Nervenscheidentumoren ist gerade Tinnitus, Schwindel und Hörstörung ein wichtiges ernstzunehmendes Frühsymptom, über das der Patient früh aufgeklärt werden muss!

209.2 Tuberöse Sklerose

Definition Die tuberöse Hirnsklerose (TS) ist ein autosomal-dominantes Erbleiden mit vollständiger Penetranz, wechselnder klinischer Expressivität und großer intrafamiliärer Variabilität. Mit einer Prävalenz von 1:5800 ist sie die zweithäufigste neurokutane Erkrankung.

Nach der klassischen Beschreibung durch Bourneville (1880) und Pringle (1890) wird die tuberöse Sklerose, die ihren Namen durch den Nachweis knollenförmiger verhärteter Hirnareale bekam, auch Bourneville-Pringle-Syndrom genannt; die Bezeichnung „tuberous sclerosis complex" (TSC) im angloamerikanischen Schrifttum trägt der Multiorganbeteiligung Rechnung.

Bei einer hohen Spontanmutationsrate (60 %) sind 2 Genloci bei der TSC beschrieben: 9q34 (*TSC1* – Genprodukt Hamartin) und 16p13 (*TSC2* – Genprodukt Tuberin); beide Loci halten sich bei den familiären Formen der TSC die Waage, während *TSC2* bei den sporadischen Fällen in über 70 % der Fälle mutiert ist. Hamartin und Tuberin bilden einen Komplex, der das GTPase aktivierende Protein Rheb aktiviert, um den Signalweg des „mammalian target of rapamycin" (mTOR), wichtig für Regulationsabläufe beim Zellwachstum, zu hemmen. So lassen sich identische klinische Symptome verursacht durch Defekte in unterschiedlichen Genen erklären. In 5 % der Fälle ist neben dem *TSC2*-Gen zusätzlich das benachbarte *PKD1*-Gen für die autosomal-dominante polyzystische Nierendegeneration (ADPKD) betroffen im Sinne eines Contiguous-gene-Syndroms.

Klinische Symptome und Diagnose

Hautbefunde Die Hautveränderungen bei der TSC sind wie bei allen neurokutanen Syndromen richtungsweisend für die Diagnose (Tab. 209.2, Tab. 209.3). Sie bestehen aus hypomelanotischen Flecken („white spots"), fazialen Angiofibromen, Chagrin-Flecken und fibrotischen Plaques.

Hypomelanotische Flecken Dabei handelt es sich um blattförmige oder längsovale Hautbezirke unterschiedlicher Zahl und Größe, die dem Eschenblatt ähneln („Ash leaf spots"). Sie sind diffus über den Körper verteilt, finden sich hauptsächlich am Stamm und den Extremitäten, selten auch im Gesicht (Abb. 209.13 und alle weiteren Abbildungen ▶ e-Material, http://extras.springer.com). Handinnenfläche und Fußsohle sind – wie bei NF1 – immer frei. Eine Lokalisation im Bereich des behaarten Kopfes, der Augenbrauen und Wimpern führt zur Poliosis, selten finden sich depigmentierte Flecken in der Iris. Gelegentlich folgt die Verteilung auch Dermatomen. Elektronenoptisch weisen diese Areale eine normale Zahl an Melanozyten, aber eine reduzierte Anzahl und Größe der Melanosomen innerhalb der Melanozyten auf. Sie sind angeboren und somit schon bei der Geburt nachweisbar und dann lebenslang vorhanden, so dass sie dem aufmerksamen Auge des Untersuchers nicht entgehen sollten. Häufig werden sie aber erst bei entsprechenden Zusatzsymptomen als richtungsweisender Befund interpretiert. Da dieses Hautmerkmal (> 90 % der Kinder) so charakteristisch für die Diagnose der TSC ist, muss jedes retardierte Kind, bei dem die Hautuntersuchung im normalen Licht unergiebig ist, zusätzlich im Wood-Licht (360 nm Wellenlänge) im abgedunkelten Raum untersucht werden (Abb. 209.13b)!

209.2 · Tuberöse Sklerose

Tab. 209.2 Diagnostische Kriterien für TSC

Sichere Symptome 1 Kriterium ausreichend	Unsichere Symptome Mindestens 2 Kriterien erforderlich
– Angiofibrome, subunguale Fibrome, fibröse Plaques der Stirn	– Zerebrale Anfälle, besonders BNS-Epilepsie
– Kortikale Tuber	– Ash leaf spots, weiße Flecken
– Subependymale Verkalkungen	– Chagrin-Fleck
– Multiple retinale Hamartome	– Rhabdomyome des Herzens
	– Multilokuläre bilaterale Zysten und Angiomyolipome der Nieren
	– Lymphangioleiomyomatose (LAM) der Lunge
	– Grübchenförmige Zahnschmelzdefekte
	– Nachweis von Symptomen bei einem Familienmitglied

Tab. 209.3 Symptomhäufigkeit bei TSC

Symptome	Häufigkeit (%)
Weiße Hautflecken („Ash leaf spots")	>90
Retinale Hamartome	87
Zerebrale Tuber	90
Angiofibrom	80
Angiomyolipom/Nierenzysten	75
Kardiale Rhabdomyome	60
Chagrin-Fleck	30
Unguale Fibrome	20
Subependymales Riesenzellastrozytom (SEGA)	15
Poliosis	Selten
Lymphangioleiomyomatose (LAM) – nur Frauen	6

Gelegentlich präsentieren sich die weißen Flecken als Anhäufung vieler kleiner hypopigmentierter Makulae, Konfetti ähnelnd, häufiges Merkmal (30%) des Erwachsenenalters. Ohne Manifestation einer TS werden einzelne weiße Flecken bei 0,5% aller gesunden Neugeborenen beobachtet. Die Ash leaf spots bei der TSC sind aufgrund des Musters klar von der Vitiligo zu unterscheiden.

Faziale Angiofibrome Faziale Angiofibrome sind rötliche, anfangs hirsekorngroße Knötchen mit weicher, glänzender Oberfläche, die in der Kleinkindzeit auftreten und im weiteren Verlauf an Größe und Ausdehnung zunehmen. Mit Beginn der Pubertät sind sie schmetterlingsförmig im Wangenbereich, in der Nasolabialfalte und auf der Nase bei 90% aller an TSC Erkrankten voll ausgeprägt. Die Lippen sind immer frei von Angiofibromen (Abb. 209.14). Histologisch handelt es sich um Angiofibrome und nicht um Talgdrüsentumoren, wie die frühere Bezeichnung „Adenoma sebaceum" fälschlicherweise suggeriert; bei mechanischer Alteration bluten sie leicht. Aufgrund des Verteilungsmusters werden die Angiofibrome gerade in ihrem Initialstadium immer wieder mit einer Acne vulgaris verwechselt und führen zur Fehldiagnose, wenngleich Komedonen histologisch nicht vorhanden sind. Eine Sonderform des Angiofibroms ist eine symmetrische, flächige Rötung im Wangenbereich, die bei guter Beobachtung dem Vollbild der Angiofibrome gelegentlich vorausgehen kann; beim Schreien der Kinder ist dieser „Vorläufer" der Angiofibrome deutlicher zu sehen (Abb. 209.15). Angiofibrome haben den gleichen hohen Stellenwert wie der Nachweis weißer Flecken für die Diagnose der TSC, sie erlauben aufgrund des späteren Auftretens jedoch keine Frühdiagnose. Bei starker kosmetischer Beeinträchtigung kann eine mechanische Dermabrasio oder eine Entfernung mittels Laser (CO_2-Laser oder Argonlaser) versucht werden, bleibt sehr häufig jedoch ohne langfristigen Erfolg.

Weitere Hautveränderungen An der Stirn oder im behaarten Kopf finden sich häufig klein- oder großflächige fibromatöse Plaques, ebenfalls von roter Farbe, weicher oder auch härterer Konsistenz, mit einer Wachstumstendenz, die selten einmal eine kosmetische Intervention erfordert. Auch diese Hautmerkmale sind angeboren (Abb. 209.16).

Bei ungefähr 50% der Kinder mit TSC entwickeln sich etwa ab dem 6. Lebensjahr Chagrin-Flecken (Plastersteinnävus); dabei handelt es sich um lederartig oder orangenhautähnliche Veränderungen von unterschiedlicher Größe mit histologisch nachweisbarer Bindegewebevermehrung. Hauptlokalisation ist die Lumbosakralregion (Abb. 209.17).

Pendelfibrome (Molluscum fibrosum pendulum) treten bei 30% der Patienten, überwiegend im höheren Alter, auf – typischerweise im Schulter- und Nackenbereich.

Subunguale Fibrome oder auch Koenen-Tumoren, im Zehenbereich häufiger als im Fingerbereich, entwickeln sich bevorzugt erst im Erwachsenenalter; sie sind bei Kindern äußerst selten. Histologisch entsprechen diese den Angiofibromen; enge Schuhe sollen förderlich für die Entwicklung dieser Fibrome sein. Das weibliche Geschlecht ist bevorzugt betroffen. Selten können sie einziges kutanes Merkmal des TSC sein und müssen gezielt gesucht werden (Abb. 209.18). Jeder Patient mit Verdacht auf TSC muss unbekleidet untersucht werden!

Daneben weisen viele Kinder mit TSC auch immer wieder einzelne Café-au-Lait-Flecken auf.

Das Zahnfleisch kann durch fibromatöse Hyperplasien betroffen sein; mit zunehmendem Alter weisen die Zähne kleine Zahnschmelzgrübchen (Pits) auf, die nach der Pubertät bei 100% der Kinder vorhanden sind.

Ein Teil der kutanen Merkmale entwickelt sich altersabhängig und ist bei der Geburt noch nicht vorhanden (Tab. 209.4).

Sonstige Organbeteiligungen

Augen Zahlreiche ophthalmologische Veränderungen werden in der Literatur in Zusammenhang mit TS beschrieben. Am häufigsten treten oft schon während der ersten Lebensjahre flache, lachsfarben bis graue rundlich-ovale, semitransparent erscheinende Hamartome vorzugsweise am hinteren Augenpol oder leicht erhabene maulbeerartige Hamartome überwiegend nahe der Papille auf. Diese Art der Hamartome neigt zur Verkalkung. Bei Lokalisation in der Makula können sie selten zu Sehbeeinträchtigung führen. In der Regel weisen die retinalen Veränderungen keine Progredienz auf (Abb. 209.19).

Herz Kardiale Rhabdomyome sind der häufigste intrakardiale Tumor im Kindesalter, sie weisen eine große Assoziation zur TSC auf und finden sich bei 50% der Kinder mit TSC. Sie sind ein sehr

Tab. 209.4 Altersabhängiges Auftreten der einzelnen Merkmale bei TSC

Merkmal	Alter bei Auftreten
Weiße Hautflecken (Ash leaf spots)	Geburt
Kardiale Rabdomyome	Geburt
Rote Stirnplaques	Geburt
Kortikale Tuber	Geburt
Poliosis	Geburt
Chagrin-Fleck	Vorschul- bis Schulalter
Angiofibrom	Vorschul- bis Schulalter
Unguale Fibrome (Koenen-Tumoren)	Adoleszenz bis Erwachsenenalter
Angiomyolipom/Nierenzysten	Schulalter bis Adoleszenz
Lymphangioleiomyomatose (LAM)	Erwachsenenalter

frühes Manifestationsmerkmal der TSC und lassen sich bereits pränatal durch Ultraschall beim Feten nachweisen. Diese Tumoren des Herzmuskels können solitär, multipel oder diffus infiltrierend auftreten, nur selten führen sie zu Obstruktionen des Ausflusstrakts des Herzens, die ein kardiochirurgisches Eingreifen erforderlich machen. Einmal nachgewiesen, vergrößern sie sich nicht, sondern werden in der Regel im Verlauf der Kindheit kleiner und lassen sich im Erwachsenenalter oft nicht mehr nachweisen. Kardiale Rhabdomyome können Ursache von Herzrhythmusstörungen bevorzugt im Erwachsenenalter sein.

Abdomen Eine Nierenbeteiligung in Form von Zysten oder Angiomyolipomen haben 80 % der betroffenen Kinder mit TSC, die sich in unterschiedlichen Altersphasen manifestiert. Während die Nierenzysten früh im Verlauf der Erkrankung auftreten, zeigen sich Angiomyolipome in der Regel erst nach dem 10. Lebensjahr. Allein der Nachweis von Nierenzysten und Angiomyolipomen muss den Verdacht auf eine TSC lenken. Sie treten typischerweise multipel und bilateral auf. Beide Veränderungen können durch Nierenvergrößerung und durch ihre Komplikationen klinisch symptomatisch werden, in der Regel sind sie im Kindesalter aber harmlos und klinisch inapparent. Das Angiomyolipom ist ein gutartiger Tumor der Niere, der bei Ruptur ins Nierenbeckenkelchsystem zur Hämaturie führt, bei Blutung unter die Nierenkapsel zu heftigen Flankenschmerzen bis hin zum akuten Abdomen. Eine ausgeprägte renale Zystenbildung kann einen renalen Hochdruck, selten auch mal ein Nierenversagen bedingen (◘ Abb. 209.20). Eine solitäre Nierenzyste oder ein Angiomyolipom ist nur selten Teil einer TSC. Bei Contiguous-gene-Syndrom (*TSC2* und *PKD1*) kann durch die Kombination beider Mutationen eine Nierenbeteiligung früher und in der klinischen Ausprägung stärker verlaufen. Eine Indikation zur Nephrektomie stellen die renalen Veränderungen bei TSC nicht mehr dar, da sie nur selten zu einem Nierenkarzinom entarten. Die Sonografie ermöglicht eine regelmäßige nichtinvasive Verlaufskontrolle der Nieren, bei Größenveränderungen ist ein Durchbruch der Nierenkapsel als Hinweis auf Malignität zu werten. In Kenntnis der Diagnose TSC kann bei einer Nierenbeteiligung im Bedarfsfall (blutiger Urin und akutes Abdomen) eine selektive radiologische Intervention erfolgen. Im Erwachsenenalter besteht bei fast allen Patienten mit TSC eine Nierenbeteiligung.

Sonografisch finden sich benigne zystische Veränderungen auch in anderen intraabdominalen Organen wie Pankreas und Leber. Wie die Nierenveränderungen sollten auch diese regelmäßig sonografisch verlaufskontrolliert werden.

Lungen Lungenveränderungen in Form der Lymphangioleiomyomatose treten fast ausschließlich bei Frauen im Alter von 30–35 Jahren auf, bei bis zu 6 % der Frauen mit TSC. Das nahezu ausschließliche Auftreten beim weiblichen Geschlecht im gebärfähigen Alter lässt an eine kausale Bedeutung weiblicher Hormone für die Ausbildung dieser Organmanifestation denken. Mittel der Wahl zur Diagnostik ist die Spiral-CT der Lunge.

Skelett Knöcherne Veränderungen in Form von Knochenzysten der Phalangen, Metacarpalia und Metatarsalia sowie sklerosierende Veränderungen der langen Röhrenknochen sind seltene, eher unspezifische Veränderungen bei TSC.

ZNS

Epilepsie Die wichtigsten klinischen Symptome der TSC sind zweifelsohne Symptome von Seiten des ZNS, im Vordergrund stehen zerebrale Krampfanfälle und eine psychomentale Retardierung unterschiedlichen Ausmaßes. Zerebrale Anfälle bzw. eine manifeste Epilepsie können sich bereits intrauterin oder im frühen Säuglingsalter manifestieren, können aber auch in jeder anderen Altersphase auftreten. Besonders häufig ist das altersgebundene West-Syndrom (Blitz-Nick-Salaam-Anfälle), welches in der Phase der Kortikalisation (5.–7. Lebensmonat) manifest wird. Im eigenen Krankengut waren zerebrale Krampfanfälle in 95 % der Fälle Erstsymptom der TSC, 50 % als West-Syndrom.

Intrazerebrale Veränderungen Pathologisch-anatomisch lassen sich bei Kindern mit TSC charakteristische angeborene intrazerebrale Veränderungen nachweisen. Bei den bildgebenden Verfahren dominiert die cMRT, die cCT ist zum Nachweis intrakranieller Verkalkungen sinnvoll. Die Veränderungen variieren in ihrer Lokalisation und Größe; an der Hirnoberfläche bzw. in der grauen Substanz präsentieren sie sich als kortikale oberflächennahe Tubera (◘ Abb. 209.21), die in der Erstbeschreibung durch Bourneville und Pringle der Krankheit den Namen „tuberöse Sklerose" verliehen, in der Tiefe des Hirns periventrikulär als subependymale Knoten.

Bei Neugeborenen zeigen sie sich als Gyri, die im Vergleich zur angrenzenden (unmyelinisierten) weißen Substanz hyperintens auf T1-gewichteten und hypointens auf T2-gewichteten MRT-Aufnahmen sind. Mit zunehmender Hirnreifung ändert sich das Erscheinungsbild: Bei älteren Kindern ist das Zentrum der Tubera hypointens auf T1-gewichteten Aufnahmen und hyperintens auf T2-gewichteten cMRT-Aufnahmen im Vergleich zu weißer Substanz. Im reifen Hirn sind Tubera trotz möglicher Isointensität auf T1-gewichteten Aufnahmen praktisch immer hyperintens auf T2-gewichteten Aufnahmen. Die FLAIR-Technik („fluid attenuation inversion recovery") kann hilfreich sein, wenn es darum geht, nicht nur zu klären, ob Tubera vorhanden sind, sondern um die Gesamtzahl aller vorhandenen Tubera zu bestimmen. Tubera können in etwa 5 % der Fälle Kontrastmittel aufnehmen. Neoplastische Degeneration ist extrem selten. Im Falle solitärer Tubera und bei Fehlen weiterer Stigmata der TSC stellt sich manchmal die Frage, ob überhaupt ein Hamartom oder etwa eine echte Neoplasie, z. B. ein Astrozytom, vorliegt. Hier kann die Protonen-MR-Spektroskopie zur Abgrenzung hilfreich sein.

Die kortikalen Tubera sind gewöhnlich größer als die subependymalen Knoten (◘ Abb. 209.22a) und grenzen sich durch ihre blassere Färbung gegen das umliegende Hirngewebe ab. Histologisch sind die Veränderungen gleich. Die Tubera können Riesenaxone enthalten und lassen als Ausdruck der kortikalen Aufbaustörung die typische Hirnrindenarchitektur vermissen. Die Gliose und gestörte Myelinisation innerhalb der Tubera können sich auf die tieferen Hirnregionen ausdehnen. Die subependymalen Knoten sind typischerweise um die Seitenventrikel lokalisiert, in der striothalamischen Falte zwischen dem Nucleus caudatus und dem Thalamus. Subependymale Knoten sind primär gutartige Hamartome aus mehrkernigen Riesenastrozyten und großen Spindelzellen. Sie sind scharf begrenzt und können sich bei entsprechender Größe in das Ventrikellumen vorwölben. Sie verkalken in der Regel früh und sind eindeutig von anderen intrazerebralen Verkalkungen zu differenzieren. Bei 5–15 % der TS-Patienten entwickeln sich subependymale Riesenzellastrozytome (SEGA, „subependymal giant astrocytomas"). Dabei handelt es sich um langsam wachsende Tumoren. Diese entwickeln sich in der Regel aus subependymalen Knoten des Nucleus caudatus in der Nähe des Foramen Monroi, durch ihre Wachstumstendenz können sie den Seitenventrikel komprimieren oder bei Obstruktion des Foramen Monroi zum Verschlusshydrozephalus mit der Notwendigkeit einer neurochirurgischer Intervention (Abb. 209.22b). In 10 % der Fälle lassen sich kortikale Tubera auch im Kleinhirn nachweisen. Nach heutigen Untersuchungen besteht kein direkter Zusammenhang zwischen der Schwere einer Epilepsie, der mentalen Retardierung und dem Nachweis zerebraler Veränderungen bei Kindern mit TS. So weisen 13 % der Patienten mit TSC keine intrazerebralen Veränderungen auf und haben dennoch eine Epilepsie oder eine mentale Retardierung. Autismus und Grad der Behinderung korrelieren nicht mit der Anzahl der kortikalen Tubera.

Weitere, weniger typische Manifestationen am Zentralnervensystem sind Parenchymzysten in den Großhirnhemisphären, zerebrale Aneurysmen, eine Erweiterung der Ventrikel in etwa 30 % und Hamartien des Kleinhirns in etwa 10 % der Fälle.

Genetische Beratung Die Diagnose der TSC erfolgt oft nicht aufgrund eines einzelnen Befundes, sondern setzt sich aus der Kombination der oben aufgeführten Symptome zusammen. Aufgrund der erheblichen klinischen Variabilität kann die Diagnose erschwert sein. Vielfach führt gerade im Kindesalter der erste zerebrale Anfall zur Abklärung zum Kinderarzt, der dann aufgrund der typischen frühen kutanen Merkmale die diagnostischen Weichen stellen muss, da jede Erkrankung neben der Therapie auch zu einer genetischen Beratung führen muss, insbesondere bei oft schwer mehrfach behinderten Kindern (Tab. 209.2). In der Regel sollte aber die Sichtung eines der kutanen Merkmale bei TSC zu einer gründlichen Befunderhebung führen, die fast immer weitere Symptome zutage fördert.

Der genetischen Beratung der Familie zur Einschätzung des Wiederholungsrisikos kommt eine große Bedeutung zu. Dazu müssen beide Elternteile und bereits vorhandene Geschwister wegen der oft erheblichen intrafamiliären Variabilität äußerst sorgfältig untersucht werden. Diese Untersuchung sollte beinhalten: Hautinspektion im Wood-Licht, Untersuchung der Zähne, Augenhintergrundinspektion, Ultraschall des Herzens und des Abdomens, gezielte Inspektion der Finger- und Zehennägel und zerebrale Bildgebung (cMRT). Bei fehlendem innerfamiliärem Nachweis TSC-spezifischer Merkmale liegt das Wiederholungsrisiko bei 2 %, ansonsten bei autosomaldominantem Erbgang bei 50 %.

Therapie Häufig ist die Epilepsie im Rahmen einer TSC therapieschwierig bis therapieresistent. Gerade beim West-Syndrom im Rahmen einer TSC ist das Antiepileptikum Vigabatrin – ein irreversibler Hemmer der GABA-Transferase – trotz der Gefahr einer Gesichtsfeldeinschränkung Mittel der ersten Wahl zur Therapie. Die Initialdosierung beträgt 100 mg/kg KG Vigabatrin, dessen Therapieeffekt in der Regel schon nach 1 Woche beurteilbar ist, zügig kann dann weiter auf 150 mg/kg KG aufdosiert werden. Trotz der gefürchteten Nebenwirkung einer konzentrischen Gesichtsfeldeinschränkung (35 % im Kindesalter) sollte gerade bei einem West-Syndrom auf dem Boden einer TSC spezifisch bevorzugt Vigabatrin in der Auswahl des Medikaments sein. Insgesamt ist die Prognose der Epilepsie bei TSC weniger günstig; gelegentlich ist ein epilepsiechirurgischer Eingriff erfolgreich. Mittels α-Methyl-L-Tryptophan-PET lassen sich gerade bei TSC die epileptogenen Tuber identifizieren.

Für die Gesamtentwicklungsprognose der Kinder ist die Epilepsie von fundamentaler Bedeutung: die mentale Prognose ist umso besser, je früher es gelingt, die Epilepsie erfolgreich zu behandeln, sei es medikamentös oder epilepsiechirurgisch, was nochmals unterstreicht, an eine mögliche epilepsiechirurgische Therapieoption früh im Therapieplan zu denken. Kinder mit Epilepsie bei TSC sollten in speziellen pädiatrischen Epilepsiezentren betreut werden.

Verhaltensauffälligkeiten bei Kindern mit TSC sind nicht selten; 20 % der Kinder mit TSC sind autistisch bzw. zeigen autistische Züge. Mitbedingt durch die oft therapieschwierige Epilepsie ist ein hoher Prozentsatz der Kinder mit TS in unterschiedlichem Ausmaß retardiert und bedarf einer multiprofessionellen Betreuung.

Auf der Basis der molekulargenetischen Befunde eröffnet die Zulassung von Everolimus mit einer Beeinflussung des mTOR-Pathways zur Behandlung des wachsenden Riesenzellastrozytoms neue zielorientierte Behandlungsmöglichkeiten. Nicht nur das Riesenzellastrozytom lässt sich im Wachstum aufhalten, sondern auch das Angiomyolipom und das Angiofibrom werden in ihrem Wachstum gehemmt. Erste Berichte lassen auch einen positven Einfluss auf die oft therapieschwierige Epilepsie und die Lymphangioleiomyomatose der Lunge vermuten.

209.3 Incontinentia pigmenti Bloch-Sulzberger

Definition Die Incontinentia pigmenti Bloch-Sulzberger (IP) ist eine X-chromosomal-dominante Multisystemerkrankung, in der Regel mit Erstmanifestation an der Haut. Die IP wurde erstmals von Garrot 1903 als systematisierte Nävusbildung beschrieben, die Namensgebung geht auf Bloch und Sulzberger 1926 zurück. Der Name Incontinentia pigmenti beschreibt den charakteristischen, wenngleich nicht spezifischen, histologischen Befund, der in einer Inkontinenz (Abtropfen) des Melanins der Melanozyten in die Dermis der Basalschicht der Epidermis der Haut beruht. Das Syndrom ist mit einer Frequenz von etwa 1:40.000 selten.

Das Gen für die IP ist auf dem langen Arm des X-Chromosoms an der Position q28 lokalisiert. Bei 85 % der Betroffenen lässt sich eine Mutation im *NEMO*-Gen mit einer NFκB-Dysfunktion nachweisen. Der Transkriptionsfaktor NFκB reguliert die Expression zahlreicher Gene für die Immunantwort, Entzündungsreaktionen, Zelladhäsion und Apoptoseschutz. Die häufigste Mutation ist die NEMOΔ4–10-Mutation in 70–80 % der Fälle, sie ereignet sich während der der paternalen Gametogenese durch intrachromosomalen Austausch.

Für betroffene männliche Nachkommen wird eine letale Genwirkung angenommen. Das Überleben einiger männlicher Individuen kann durch eine Halbchromatidenmutation, eine frühe somatische Mutation, durch eine mosaikartige instabile Prämutation oder ein Klinefelter-Syndrom (47, XXY) erklärt werden.

Klinische Symptome und Diagnostik

Hautbefunde Der Hautbefund bei IP ist diagnostisch, sein Fehlen schließt die IP jedoch nicht aus. Typischerweise lassen sich 4 nacheinander ablaufende Stadien mit möglichen Überlappungen im Verlauf unterscheiden.

Stadium 1 Kurz nach der Geburt treten Blasen auf, denen oft ein Erythem vorausgegangen ist. Sie können diffus über den Körper verteilt sein, häufig aber linear mit bevorzugter Lokalisation an den Extremitäten, die Mittellinie des Körpers nicht überschreitend. Am Rumpf sind sie wirbel- oder spiralförmig angeordnet, den Blaschko-Linien folgend. Das Gesicht ist in der Regel ausgespart. Das Stadium 1 der IP ist begleitet von einer Eosinophilie sowohl in der Epidermis, im Blaseninhalt als auch im Blut. Dieses Stadium dauert wenige Wochen bis längstens 4 Monate. Im Rahmen fieberhafter Infekte kann erneut ein Blasenschub auftreten, allerdings von weniger starker Ausprägung, aber typischer Entwicklung der Hautveränderungen, immer wieder den Blaschko-Linien folgend, jetzt aber mit fehlender Begleiteosinophilie und kürzerer Dauer (◘ Abb. 209.23 und alle weiteren Abbildungen ► e-Material, extras.springer.com).

Stadium 2 Aus den Bläschen entwickeln sich trockene verruköse Effloreszenzen mit Persistenz über mehrere Monate (◘ Abb. 209.24).

Stadium 3 Dieses Krankheitsstadium ist durch die Entwicklung von Hyperpigmentierungen variabler Ausprägung gekennzeichnet (◘ Abb. 209.25). Diese verblassen und sind am Ende der 2. Lebensdekade nur noch schwer zu erkennen. Der Gebrauch des Wood-Lichts zum Erkennen der noch bestehenden, blassen Hyperpigmentierungen ist hilfreich. Ihr Verteilungsmuster bevorzugt die Blaschko-Linien mehr am Stamm als im Bereich der Extremitäten (◘ Abb. 209.26), es ist unabhängig vom zuvorigen Bläschenstadium. Die Mamillen sind oft in die Hyperpigmentierung einbezogen, ebenso die Axilla und die Leistenregion. An diesen Stellen kann sie auch permanent bis ins Erwachsenenalter bestehen bleiben (◘ Abb. 209.27).

Stadium 4 Paradoxerweise finden sich streifenförmige Hypopigmentierungen atrophischer Haut ohne Haarfollikel, betont an den Beinen.

Weitere Organmanifestationen

Nägel, Haare, Zähne In 40 % der Fälle kommen Dystrophien der Nägel vor; der Grad der Veränderungen reicht von streifiger Rillenbildung mit grübchenförmigen Defekten bis hin zur Onychogryposis. Vereinzelt treten subunguale keratotische Tumoren auf, die im Gegensatz zu den subungualen Fibromen bei tuberöser Hirnsklerose sehr schmerzhaft sein können. Histologisch zeigen sie eine Hyperkeratose, Akanthozytose, Papillomatose und eine fokale dermale Dyskeratosis. 50 % der Betroffenen weisen Veränderungen der Haare in Form von schütterem, stumpfem, drahtig lichtem Haarwuchs auf. Sollte der behaarte Kopf im Stadium 1 betroffen sein, so tritt in diesem Bereich eine Alopezie auf. Der Zahndurchbruch ist immer verzögert. Die charakteristische Zahnbeteiligung besteht aus einer partiellen Anodontie, selten auch einmal einer kompletten Anodontie oder der Ausbildung von konischen, weit auseinanderstehenden Zähnen. Betroffen sind sowohl die Milch- als auch die bleibenden Zähne, die Histologie der Zähne ist unauffällig.

ZNS Die neurologische Beteiligung bei der IP variiert in seiner klinischen Ausprägung erheblich. Epilepsie, spastische Paresen, motorische und mentale Retardierungen unterschiedlichen Ausmaßes kommen vor ohne ein für die IP typisches neurologisches Störungsmuster; der Großteil der IP-Patienten ist jedoch psychomental normal entwickelt. Überlebende Jungen sind in der Regel schwerer betroffen als Mädchen. Es besteht eine erheblich innerfamiliäre Variabilität bezüglich der neurologischen Beteiligung; bei familiären IP-Fällen beträgt die Inzidenz einer schweren mentalen Retardierung nur 3 %, im Gegensatz zu 15 % bei sporadischen Fällen Da eine frühzeitige Diagnose aufgrund der Hautveränderungen möglich ist, sind regelmäßige EEG-Ableitungen gerade in der Phase der Kortikalisation zwingend, um die Manifestation eines West-Syndroms nicht zu übersehen. Bildgebende Verfahren weisen unterschiedliche zerebrale Läsionen auf, wobei zwischen dem klinischen Ausprägungsgrad und dem neurologischen Bild ein direkter Zusammenhang zu bestehen scheint.

Augen Ophthalmologische Veränderungen treten bei 40 % der Betroffenen auf mit retinaler Pigmentepitheliopathie, retinaler Vaskulopathie, ähnlich der Retinopathia praematurorum mit Gefäßproliferation, Glaskörperblutungen und retinaler Fibrose. Kommt der Prozess nicht spontan in einem frühen Stadium zum Stillstand, so kann ein totaler Visusverlust eintreten. Um diesem vorzubeugen, sind gerade in den ersten Lebensmonaten konsequente engmaschige ophthalmologische Untersuchungen notwendig, da eine Kryotherapie den Prozess der Gefäßneubildung beeinflussen kann. Neben diesen retinalen Veränderungen sind Mikrophthalmie, Katarakt und Optikusatrophie bei IP keine Seltenheit.

Skelett Als Ausdruck der mesodermalen Mitbeteiligung lassen sich knöcherne Veränderungen wie Spina bifida, Rippen- und Wirbelfehlbildungen unterschiedlichen Ausmaßes nachweisen.

209.4 Sturge-Weber-Syndrom

Definition Das Sturge-Weber-Syndrom (SWS) ist nach der NF1, der TSC (tuberösen Sklerose) und der IP (Incontinentia pigmenti Bloch-Sulzberger) das vierthäufigste neurokutane Syndrom, es tritt mit einer Frequenz von 1:40.000 auf. Beide Geschlechter in allen Rassen sind betroffen. Das SWS tritt in der Regel sporadisch auf.

Sturge erkannte 1879 als Erster den Zusammenhang zwischen neurologischen Symptomen und einem fazialen Gesichtsnävus. Die typischen röntgenologisch sichtbaren intrazerebralen Verkalkungen wurden 1922 erstmals von Weber mitgeteilt. Diese Beschreibungen führten zur Namensgebung des Krankheitsbildes. Aktuell konnte die Hypothese einer somatischen Mutation im *GNAQ*-Gen auf Chromosom 9q21 bestätigt werden. Die Mutation, nachgewiesen bei nichtsyndromalem und syndromalem Nävus bei SWS auch im Gehirn, erhöht über Gαq die Aktivität einer Untereinheit des GCPR (G-protein-coupled receptor) in der Signaltransduktion im MAPK-Signalweg.

Klinische Symptome

Hautbefunde Der Nävus beim SWS – wegen seiner Farbe auch Portwein-Nävus genannt – tritt kongenital auf und erlaubt bereits direkt nach der Geburt eine Blickdiagnose. Im Gesicht ist er im Bereich des N. trigeminus lokalisiert, das Verteilungsmuster entsprechend den einzelnen Trigeminusanteilen ist für die zerebrale Mitbeteiligung von ausschlaggebender Bedeutung: Beim Sitz des Nävus im Bereich des 1. Trigeminusastes V1 besteht ein 75%iges Risiko einer intrazerebralen und retinalen Beteiligung, ist die Verteilung anders, minimiert sich dieses Risiko.

Häufig überschreitet der Nävus nicht die Mittellinie, eine bilaterale faziale Ausbreitung, bei der die farbliche Intensität des Nävus oft unterschiedlich ist, kommt wohl öfter als berichtet vor und ist kein Letalfaktor, wie angenommen wurde (◘ Abb. 209.28 und alle weiteren Abbildungen ► e-Material, http://extras.springer.com). Der Nävus kann Lippen, Gaumen, Zunge, Zahnfleisch und den Pharynx mit einbeziehen. In 5–10 % der Fälle lässt sich der Nävus in anderen Körperregionen als dem Gesicht nachweisen, in weiteren 5 % der Fälle fehlt eine kutane Beteiligung, hier lässt sich die Diagnose SWS über charakteristische radiologische Befunde stellen (◘ Abb. 209.29, ◘ Abb. 209.30).

Roach schlug 1992 folgende Klassifikation für das SWS vor:
- Typ 1: fazialer Nävus und leptomeningiale Angiomatose, Glaukom möglich;
- Typ 2: fazialer Nävus, Glaukom möglich;
- Typ 3: leptomeningeales Angiom ohne faziale oder okuläre Beteiligung.

Zerebrale Beteiligung Das zerebrale Korrelat beim SWS besteht in einem venösen Angiom der Leptomeningen beschränkt auf die Pia mater; es enthält dilatierte und geschlängelte Venen, oft auch im Bereich der tiefen Venen des ZNS mit einer Betonung des Plexus choroideus auf der betroffenen Seite. Unterhalb der angiomatösen Fehlbildung kommt es zu einer progredienten Verkalkung des Kortex, in den tieferen Schichten des Kortex beginnend und zur Hirnoberfläche sich ausbreitend. Krabbe hat 1934 als erster zeigen können, dass die Verkalkungen nicht in den Venen stattfindet, sondern direkt im Hirn entsteht als Folge einer venösen Stase bei venöser Fehlbildung als Grundlage für das SWS. Nativröntgenologisch präsentiert sich die intrazerebrale Verkalkung als eine den Gyri folgende Doppelstruktur. Aufgrund des charakteristischen Befundes wird diese auch als „straßenbahnschienenähnliche Strukturen" oder „tram sign" bezeichnet (◘ Abb. 209.31, ◘ Abb. 209.32).

Im Zuge der immer progredienten intrazerebralen Verkalkung entwickelt sich eine ebenfalls progrediente Hirnatrophie. Aufgrund eines choroidalen Angioms manifestiert sich in knapp 45 % der Fälle ein Glaukom, was einer frühzeitigen ophthalmologischen Intervention bedarf, um den Visus nicht zu gefährden (◘ Abb. 209.33).

Klinisch-neurologische Befunde Auf dem Boden der leptomeningealen Malformation mit konsekutiver zerebraler Verkalkung und progredienter Hirnatrophie steht die Epilepsie oft von Beginn an im Vordergrund des klinischen Bildes. 75–90 % der Patienten mit SWS sind von ihr betroffen. Alle Anfallsformen können auftreten, führend sind komplexe Partialanfälle. Häufig erweist sich die Epilepsie als therapieresistent; in diesen Fällen darf nicht gezögert werden, die Kinder früh einem epilepsiechirurgischen Eingriff zu unterziehen. Je früher die Operation, desto günstiger ist die Prognose bezüglich der allgemeinen mentalen Entwicklung. In Abhängigkeit vom Ausmaß der zerebralen Verkalkung entsteht kontralateral zum Gesichtsnävus eine Hemiplegie und Hemianopsie. Transiente Hemiplegien – oft nach minimalen Schädel-Hirn-Traumen – oder migräneähnliche Kopfschmerzen sind nicht ganz selten und werden als vasomotorische Störungen bei zugrunde liegender Gefäßpathologie interpretiert.

Das piale Angiom lässt sich heute problemlos mittels cMRT nach Kontrastmittelgabe darstellen. Nahezu pathognomonisch für ein SWS ist die leptomeningeale Kontrastmittelanreicherung, am sensitivsten in der T1-gewichteten FLAIR nach Gadoliniumgabe. Diese wird durch persistierende embryonale Gefäße hervorgerufen, die sich normalerweise in der 8. Schwangerschaftswoche zurückgebildet haben (◘ Abb. 209.34). Unterhalb der Angiomatose kann bei noch nicht abgeschlossener Myelinisierung das Marklager hypodens sein, wobei noch nicht geklärt ist, ob es sich um eine beschleunigte Myelinisierung oder Akkumulation von Deoxyhämoglobin handelt.

Der Nachweis der zerebralen Verkalkung gelingt am besten mit der CT. Im Knochenfenster lässt sich dabei auch das typische „tram sign" darstellen, so dass sich die Röntgenaufnahme des Schädels zu diesem Zwecke erübrigt. Funktionelle Untersuchungen wie PET, SPECT oder Perfusions-MRT zeigen den Hypometabolismus bzw. die Perfusionsminderung des Kortex im Angiombereich, wobei die Ergebnisse zum klinischen Bild korrespondieren.

Stroke-like Episoden bei Kindern mit SWS treten bevorzugt nach Bagatell-Kopftraumen (z. B. Fußball an den Kopf) auf. Diese lassen sich möglicherweise mit einer niedrigen Aspirin-Dauertherapie (3–5 mg/kg KG/Tag) minimieren oder ganz verhindern.

209.5 Hypomelanosis Ito – Incontinentia pigmenti achromians

Definition Die Hypomelanosis Ito (HI) wurde erstmals 1952 von dem japanischen Dermatologen Ito beschrieben, mit bilateralen, systematisierten Nävi, die unregelmäßig geformt, teils zickzackartig, teils punktförmig an Stamm und Extremitäten einer 22-jährigen japanischen Patientin sichtbar waren. Ito nannte diese Hautveränderungen „Incontinentia pimenti achromians", da die hypopigmentierten Hautstellen einem Negativbild der hyperpigmentierten Hautveränderungen der Incontinentia pigmenti Bloch-Sulzberger entsprachen. Die Hypomelanosis Ito zählt zu den häufigeren neurokutanen Syndromen, ohne dass genaue Inzidenzzahlen bekannt sind.

In der Regel tritt die HI sporadisch und nicht geschlechtsgebunden auf; eine monogene, autosomal-dominante Vererbung wird zwar immer wieder postuliert, lässt sich aber anhand von Literaturdaten nicht belegen. Alle klinischen Daten der in der Literatur berichteten Fälle mit HI sind das Ergebnis einer somatischen Mosaikbildung. Patienten mit einem somatischen Mosaik weisen 2 genetisch unterschiedliche Zelllinien auf, die von einer Zygote abstammen. Das somatische Mosaik entsteht während der frühen Embryogenese, nachdem sich die befruchtete Eizelle wenigstens einmal geteilt hat. Das entstandene Mosaik bleibt stabil über die gesamte weitere Zellteilung. Die den Blaschko-Linien folgenden Pigmentstörungen bei der HI sind Ausdruck einer klonalen Migration und Proliferation embryonaler Melanoblasten mit unterschiedlichem Mosaik. 60 % der berichteten Fälle mit HI haben eine chromosomale Mosaikbildung bei Untersuchung peripherer Lymphozyten; der positive Nachweis eines Mosaiks kann gesteigert werden durch die Untersuchung von Fibroblasten. Am besten eignen sich Melanozyten oder Keratinozyten zum Nachweis eines Mosaiks, da diese Zelllinien an der Melaninbildung beteiligt sind.

Klinische Symptome

Hautbefunde Die HI ist charakterisiert durch streifige, retikuläre oder spiralförmige Depigmentierungen am Stamm und an den Extremitäten, oft vergesellschaftet mit Anomalien des ZNS, des Skelettsystems, der Zähne und anderer Organe.

Die richtungsweisenden Pigmentanomalien der Haut sind in der Regel schon bei der Geburt vorhanden; sie können ein- oder beidseitig an den Extremitäten auftreten, den Blaschko-Linien folgend. Bei Lokalisation am Rumpf überschreiten sie die Mittellinie nicht. An den Extremitäten überwiegen streifige Muster (◘ Abb. 209.35 und alle weiteren Abbildungen ► e-Material, http://extras.springer.com), am seitlichen Rumpf können auch wirbelartige Hypopigmentierungen auftreten (◘ Abb. 209.36), über dem Rücken findet man V-förmige

Muster; sie fehlen am behaarten Kopf, den Schleimhäuten, den Fußsohlen und den Handinnenflächen. Die Hypopigmentierungen können auch blatt- oder quadrantenartig auftreten (◻ Abb. 209.37). Die Hautveränderungen sind begleitet von einer Hypohidrosis. Bei dunkelhäutigen Individuen lassen sie sich leicht diagnostizieren, während bei Hellhäutigen die Diagnose oft nur im Wood-Licht gestellt wird. Die hypopigmentierten Hautareale weisen eine verminderte Anzahl von Melanozyten und Melanosomen auf. Das Depigmentierungsmuster ist die Folge einer zufälligen Verteilung zweier funktionell unterschiedlicher Zellklone, die durch somatische Mutation in der frühen Embryogenese entstehen; durch ihre Lokalisation entlang dem Primitivstreifen wachsen sie zunächst transversal aus und bilden die Haut; die transversale Proliferation interferiert aber mit dem Längenwachstum und der zunehmenden Beugung des Embryos, so dass das typische Hautverteilungsmuster bei HI entsteht. Zusätzliche Hautanomalien bei HI kommen häufiger vor als Café-au-Lait-Flecken, Naevus marmoratus und angiomatöse Nävi, gelegentlicher als streifenförmige Hyperkeratose. Heterochromie der Iris und der Haare, Alopecia areata, Hypertrichose und dünnes Haar sind ebenfalls nicht selten. Die Hautveränderungen verblassen mit zunehmender Zeit, sind aber noch lange mit dem Wood-Licht zu entdecken (◻ Abb. 209.38).

Neurologische Befunde Die häufigste neurologische Symptomatik ist eine Entwicklungsverzögerung unterschiedlichen Ausmaßes bei bis zu 80 % der Kinder mit HI, häufig assoziiert mit unterschiedlichen Epilepsiesyndromen. Das Ausmaß der Depigmentierung korreliert nicht mit dem Schweregrad der mentalen Retardierung. Zu den übrigen assoziierten Fehlbildungen zählen Makrozephalie, Mikrozephalie, Hemihypertrophien, Skoliosen mit oft frühzeitiger Progression und der Notwendigkeit einer frühen Stabilisierung, Augenbeteiligung in Form von Strabismus, Mikrophthalmie, Optikusatrophie, retinaler Pigmentverschiebung, Glaskörpertrübungen und Choroidalatrophien. Die Zähne können beteiligt sein in Form von Schmelzdefekten und Formanomalien ähnlich wie bei IP. Wie bei allen neurokutanen Syndromen muss auch bei HI immer eine Schwerhörigkeit ausgeschlossen werden.

Neuroradiologisch lassen sich bei der HI Atrophien des Groß- und Kleinhirns in unterschiedlichem Ausmaß nachweisen, daneben Migrationsstörungen, porenzephale Zysten, Ventrikolomegalien und Corpus-callosum-Anomalien unterschiedlichster Form.

209.6 Seltene neurokutane Syndrome

209.6.1 Ataxia teleangiectasia

▶ Abschn. 211.6.

209.6.2 Neurokutane Melanose

Die neurokutane Melanose (Toutaine-Syndrom) ist eine seltene nichtfamiliäre Erkrankung. Die Hautveränderungen bestehen aus angeborenen melanozytären Nävi, von denen zwei Drittel Riesennävi vom Badehosen- oder Kapuzentyp sind, zum Teil behaart mit zahlreichen Satellitennävi (◻ Abb. 209.39 und alle weiteren Abbildungen ▶ e-Material, http://extras.springer.com).

Der klinische Verlauf ist abhängig von einer Malignisierung mit Entwicklung eines malignen Melanoms (kumulatives Risiko von 12 %) und einer zerebralen Beteiligung in Form einer leptomeningealen Beteiligung (neurokutane Melanose), die häufiger bei dem Badehosen- oder Kapuzentyp auftritt, nicht aber bei einer Nävuslokalisation an den Extremitäten. Die zerebrale Beteiligung besteht aus einer Infiltration melaninhaltiger Zellen mit Bevorzugung des Hirnstamms, der zerebralen Pedunkeln und der Hirnbasis. Die Leptomeningen des oberen Halsmarks sind in 20 % betroffen. Durch Verlegung der Foramina, der Arachnoidalzotten über der Hirnkonvexität und Verlegung der basalen Zysternen entsteht in zwei Dritteln der Fälle ein schwer behandelbarer obstruktiver Hydrozephalus. 50 % der Patienten entwickeln ein primäres malignes Melanom des ZNS mit schlechter Prognose.

Die Leptomeningen weisen normalerweise schon eine Melanosis auf – sog. benigne melanozytäre Zellen – im Bereich Hirnkonvexitäten, der Amygdala, des Hirnstamms, der basalen Pia und Arachnoidea, des oberen Zervikal- und Lumbalmyelons. Eine pathologische Melanosis ist weniger durch die Lokalisation, als vielmehr durch die Menge und Infiltration in die Robin-Virchow-Räume gekennzeichnet. Im MRT zeigen sich fokale Läsionen des Hirnparenchyms oder der Leptomeningen mit hohem Signal auf T1-gewichteten und niedrigem Signal auf T2-gewichteten Aufnahmen bereits früh im Säuglingsalter. Häufigste pathologische Lokalisationen sind der vordere Teil des Temporallappens, die Kleinhirnkerne, die zerebelläre weiße Substanz, der Hirnstamm und die Amygdala (◻ Abb. 209.40). Leptomeningeales Enhancement bei erhöhtem intrakraniellem Druck (Hydrozephalus) spricht für eine diffuse leptomeningeale Tumoraussaat, die auch im Liquor durch Nachweis melaninhaltiger Zellen gesichert werden kann. Die Prognose des Hydrozephalus bei neurokutaner Melanose ist ungünstig.

209.6.3 Hemiatrophia facialis progressiva – Parry-Romberg-Syndrom

Ohne vorausgegangene Hautveränderungen entwickelt sich halbseitig im Gesicht eine progrediente Atrophie der Haut, des subkutanen Fettgewebes, der Muskulatur, der Knochen und der Hautanhangsgebilde wie Drüsen und Haare. Parallel zur Gesichtsatrophie kann sich eine gleichseitige Zungenatrophie entwickeln. Zerebrale Anfälle sind nicht selten, häufig in Form fokaler Anfälle. Der progrediente Atrophieprozess kann auf jeder Stufe stoppen, in der Regel aber immer in der Pubertät (◻ Abb. 209.41).

Die Genese dieses seltenen neurokutanen Syndroms ist bislang nicht bekannt, diskutiert wird ein pathogenetischer Zusammenhang mit den Kollagenosen wie z. B. der Sklerodermie. Eine Abgrenzung von der fazialen linearen Sklerodermie „en coup de sabre" ist bei seltenen fließenden Übergängen nicht immer einfach.

Bei bis zu 20 % der Patienten mit Parry-Romberg-Syndrom besteht eine zerebrale Beteiligung häufig in Form fokaler epileptischer Anfälle auf dem Boden unterschiedlich ausgeprägter intrazerebraler Veränderungen, was sich auch in den bildgebenden Verfahren wiederfindet: Verkalkungen der Hirnrinde auf der Seite der fazialen Atrophie, Hyperintensitäten in der ipsilateralen weißen Substanz und in den Basalganglien. Diese Herde können an Größe zunehmen und temporär Kontrastmittel aufnehmen. Oft nur im MRT sind fokale Dysmorphien von Hirnrinde und -furchen nachweisbar. Diese Veränderungen können meningeal oder kortikal vermehrt Kontrastmittel aufnehmen. Daneben sind im CT wie im MRT eine einseitige Verminderung des subkutanen und retroorbitalen Fettes, eine einseitige Atrophie des Augapfels und der Gesichtsmuskulatur nachweisbar. Ähnliche radiologische Befunde finden sich auch bei der noch selteneren Variante des Coup de sabre (◻ Abb. 209.42), einer Erkrankung aus dem Formenkreis der Sklerodermie, was für einen gemeinsamen pathogenetischen Zusammenhang beider Erkrankungen mit fließendem Übergang spricht.

209.6.4 Epidermales Nävus-Syndrom – Schimmelpenning-Feuerstein-Mims-Syndrom

Es handelt sich um eine sporadische neurokutane Erkrankung mit einer Kombination aus epidermalem Nävus mit Veränderungen des ZNS, des Skelettsystems und der Augen.

Der Nävus ist ein streifenförmiger, den Blaschko-Linien folgender, Naevus sebaceus unterschiedlicher Lokalisation (Abb. 209.43). Die zerebralen Symptome sind mentale Retardierung und fokale Epilepsien. Am Auge findet sich ein Kolobom oder ein Lipodermoid der Konjunktiven, selten besteht eine Hemihypertophie. Neuroradiologisch können eine zerebrale Hemiatrophie, Balkendysgenesie, Hemimegalenzephalie oder kortikale Dysplasien nachgewiesen werden.

209.6.5 Chediak-Higashi-Syndrom

Die Symptomenkombination des Chediak-Higashi-Syndroms (CHS) besteht aus einem partiellen okulokutanen Albinismus mit moderater Photophobie und Nystagmus, progredienten neurologischen Symptomen und sich früh in der Kindheit manifestierenden rezidivierenden bakteriellen Infekten, die bereits früh zum Tode führen können. Die Gesamtlebenserwartung der CHS-Patienten ist reduziert, nur wenige Patienten erreichen das 40. Lebensjahr. Zur pränatalen Diagnostik eines CHS kann der Nachweis großer und bizarr geformter Pigmentgranula im Haarschaft Betroffener im Vergleich zu klinisch Gesunden herangezogen werden.

Das CHS manifestiert sich immer im Kindesalter. Im Rahmen des partiellen Albinismus ist der Pigmentgehalt der Haut, Haare und Augen reduziert, oft jedoch nur so leicht, dass er erst im Vergleich mit dem Pigmentierungsgrad der anderen Familienmitglieder bemerkt wird. Die Zahl der Melanozyten ist normal mit unauffälliger Tyrosinaseaktivität; die Mehrzahl der Melanosomen weist jedoch die typischen abnorm großen Einschlusskörperchen auf, so dass der Pigmenttransfer in die Keratinozyten, die für den Pigmentgehalt verantwortlich sind, gestört ist. Die Hautfarbe bei CHS variiert von cremefarben bis schiefrig-grau; die Haare haben einen ungewöhnlich metallisch-mattgrauen bis silbrigen Schimmer. Die Funduskopie zeigt einen hellen hypopigmentierten Augenhintergrund, die Iris ist in der Regel intensiver pigmentiert. Die Photophobie ist nur mäßig schwer ausgeprägt mit einem Nystagmus und Strabismus unterschiedlicher Intensität. Einige Kinder haben eine verminderte Tränenproduktion.

Bereits im Kleinkindesalter entwickeln viele Kinder mit CHS eine progrediente periphere und zentrale Polyneuropathie, bei der sich große lysosomale intrazytoplasmatische Einschlusskörperchen in den Schwann-Zellen nachweisen lassen. In der Folge stellen sich Muskelschwäche, vermindert auslösbare Muskeleigenreflexe und Gangstörungen bis hin zur Rollstuhlpflicht ein. Richtungsweisend für das CHS ist neben dem klinischen Bild der Nachweis von großen, peroxidase-positiven, lysosomalen, intrazytoplasmatischen Granula in den Neutrophilen des peripheren Blutes mit gestörter Chemotaxis und Bakterizidie. Diese Einschlusskörperchen lassen sich auch in allen anderen Zellen des Körpers nachweisen. Die gestörte Funktion der Neutrophilen führt bereits in früher Kindheit zu schwer verlaufenden, rezidivierenden, bakteriellen Infektionen, bevorzugt mit Staphylokokken und Streptokokken. Bei zwei Dritteln der Kinder tritt im finalen Krankheitsverlauf eine sog. akzelerierte Phase auf, die durch lymphohistiozytäre Infiltrate in nahezu allen Organen mit Hepatosplenomegalie, Lymphadenopathie und Panzytopenie gekennzeichnet ist.

Die therapeutischen Optionen neben allgemeinen symptomatischen Maßnahmen bestehen in einer frühzeitigen Knochenmarktransplantation.

209.6.6 Von-Hippel-Lindau-Syndrom

Das Von-Hippel-Lindau-Syndrom (VHL) wird autosomal-dominant vererbt, das Gen ist auf Chromosom 3p25–26 lokalisiert und hat die Funktion eines Tumorsuppresorgens.

Das VHL zählt nur entfernt zu den neurokutanen Syndromen, da es keinen kutanen Markerbefund aufweist. Namensgebende Läsionen sind die Angiomatosis retinae (Abb. 209.44) (von Hippel) und das Hämangioblastom des ZNS, im Kleinhirn bevorzugt lokalisiert mit zystischen Anteilen (Lindau-Tumoren). Weitere Läsionen sind Nieren- und Pankreaszysten, Nierenkarzinome, Phäochromozytome und Nebenhodenzystadenome.

209.6.7 Weitere seltene neurokutane Krankheiten

Neben den hier dargestellten häufigeren neurokutanen Syndromen gibt es eine Fülle von Erkrankungen, bei denen ein kutanes Merkmal in das Auge des Untersuchers und Diagnostizierenden „springt". Diese können hier nicht alle umfassend dargestellt werden. Wichtig ist es, das Organ Haut, das größte Organ unseres Körpers, wegen des ektodermalen Ursprungs als ein diagnostisches Fenster zum ZNS zu betrachten und daher Gemeinsamkeiten nicht zu übersehen.

Weitere seltene neurokutane Erkrankungen sind z. B.:
- Wyburn-Mason-Syndrom,
- Gorlin-Syndrom,
- Riesenaxonopathie,
- Menkes-Syndrom (▶ Abschn. 122.1.12),
- Fukosidose (▶ Abschn. 57.3.1),
- Fabry-Syndrom (▶ Abschn. 211.2.5),
- Xeroderma pigmentosum, Cockayne-Syndrom,
- Cowden-Syndrom,
- PHACE-Syndrom: „posteria fossa malformations, large facial hemangiomas, arterial anomalies, coarctation of the aorta, cardiac defects, eye abnormalities".

Literatur

Aradhya S, Woffendin H, Jakins T et al (2001) A recurrent deletion in the ubiquitously expressed NEMO (IKK-gamma) gene account for the vast majority of incontinentia pigmenti mutations. Hum Mol Genet 10:2171–2179

Arun D, Gutman DH (2004) Recent advances in neurofibromatosis type. Curr Opin Neurol 1(17):101–105

Barak Y, Nir E (1987) Chediak-Higashi syndrome. Am J Pediatr Hematol Oncol 9:42–55

Barkovich AJ, Frieden IJ, Williams ML (1994) Magnetic resonance of neurocutaneous melanosis. AJN 5:859–866

Belohradsky BH, Laminger B (1992) Das Chediak-Higashi Syndrom. Ergeb Inn Med Kinderheilkd 60:151–240

Benedikt RA, Brown DC, Walker R, Ghaed VN, Mitchell M, Geyer CA (1993) Sturge-Weber syndrome: Cranial MR imaging with Gd-DTPA. AJNR 14:409–415

Berlin AL, Pallar AS, Chan LS (2002) Incontinentia pigmenti: A review and update on the molecular basis of pathophysiology. J Am Acad Dermatol 47:169–187

Braffman BH, Bilaniuk LT, Zimmerman RA (1988) The central nervous system manifestation of the phakomatoses on MR. Imaging in neuroradiology. Radiol Clinics North Am 26:773–800

Comi AM (2003) Pathophysiology of Sturge-Weber syndrome. J Child Neurol 18:63–67

Cory RC, Clayman DA, Failace WJ, McKee SW, Gama CH (1997) Clinical and radiologic findings in progressive facial hemiatrophy (Parry-Romberg syndrome). AJNR 18:751–757

Costello LC, Hartman TE, Ryu JH (2000) High frequency of pulmonary lymphangioleiomyomatosis in woman with tuberous sclerosis complex. Mayo Cli Pro 75:591–594

Crino PB, Nathanson KL, Henske EP (2006) The Tuberous sclerosis complex. N Engl J Med 355:1345–1356

Edelstein S, Naidich TP, Newton TH (2004) The rare phakomatoses. Neuroimag Clin N Am 14:185–217

Ess KC (2006) The neurobiology of tuberous sclerosis complex. Semin Pediatr Neurol 13:37–42

Forster RD, Williams ML, Barkovich AJ, Hoffman WY, Mathes SJ, Frieden IJ (2001) Giant congenital melanocytic nevi: The significance of neurocutaneous melanosis in neurologically asymptomatic children. Plast Reconstr Surg 107:933–941

Franz DN (2004) Non-neurologic manifestations of tuberous sclerosis complex. J Child Neurol 19:690–698

Garcia-Penas JJ, Sanchez M (1994) Incontinentia pigmenti: MR demonstration of brain changes. A J N 15:1521–1527

Gareth D, Evans R (2004) Neurofibromatosis type 2. In: Roach ES, van Miller S (Hrsg) Neurocutaneous disorders. Cambridge University Press, Cambridge

Guo H, Tong J, Hannan F et al (2005) A neurofibromatosis –1-regulated pathway is required for learning in Drosophila. Nature 403:895–898

Happle R (1985) Lyonization and the lines of Blaschko. Hum Genet 75:200–206

Hyman SL, Gill D, Shores EA, Steinberg A, Joy P, Gibikote SV, North KN (2003) Natural history of cognitive deficits and their relationship to MRI T2-hyperintensities in NF1. Neurology 60:1139–1145

Jentarra G, Snyder SL, Narayanan V (2006) Genetic aspects of neurocutaneous disorders. Semin Pediatr Neurol 13:43–47

Juhasz C, Chugani DC, Muzik O et al (2003) Alpha-methyl-L-tryptophan PET detects epileptogenic cortex in children with intractable epilepsy. Neurology 60:960–968

Korf BR, Rubenstein AE (2005) Neurofibromatosis, 2. Aufl. Thieme, New York

Krueger DA, Care MM, Holland K et al (2010) Everolimus for subependymal giant-cell astrozytomas in tuberous sclerosis. N Engl J Med 363:1801–1811

Lance EI, Sreenivan AK, Zabel TA, Kossoff EH, Comi AM (2013) Aspirin use in Sturge-Weber-Syndrome: Side effects and clinical outcomes. J Child Neurol 28:213–218

Lin DD, Baker PB, Hatfield LA, Comi AM (2006) Dynamic MR perfusion and proton MR spectroscopic imaging in Sturge-Weber syndrome: Correlation with neurological symptoms. J Magn Reson Imaging 24:274–281

Lisch K (1937) Über die Beteiligung der Augen, insbesondere das Vorkommen von Iris-Knötchen bei der Neurofibromatose (Recklinghausen). Z Augenheil 93:137–143

Listernick R, Guttmann DH et al (1999) Optic pathway gliomas. In: Friedman JM (Hrsg) Neurofibromatosis: Phenotype, natural history and pathogenesis. Johns Hopkins University Press, Baltimore

Loomis CA (1997) Linear hypopigmentation and hyperpigmentation, including mosaicism. Sem Cutaneous Med Surg 16:44–53

Lubs MLE, Bauer MS, Formas ME, Djokic B (1991) Lisch nodules in neurofibromatosis type I. NEJM 25:1264–1266

Niederstadt T, Kurlemann G (2007) Neurokutane Erkrankungen. Radiologie up2date 3:247–261

Nir A, Tajik AJ, Freeman WK et al (1995) Tuberous sclerosis and cardiac rhabdomyoma. Am J Cardiol 76:419–421

Pascual-Castroviejo I, Roche MC, Martinez-Bermelo A (1998) Hypomelanosis of Ito. A study of 76 infantile cases. Brain Dev 20:36–43

Pascual-Castroviejo I, Roche MC, Fernandez VM, Perez-Romero M, Escudero RM, Williams DW, Elster AD (1990) Cranial MR imaging in hypomelanosis of Ito. J Comp Ass Tomog 14:981–983

Peters R, Jansen G, Engelbrecht V (2000) Neurocutaneous melanosis with hydrozephalus, intraspinal arachnoid collections and syringomyelia: Case report and literature review. Pediatr Radiol 30:238–288

Rosser T, Panigrahy A, McClintock W (2006) The diverse clinical manifestations of tuberous slerosis complex: A review. Semin Pediatr Neurol 13:27–36

Ruggieri M, Pavone L (2000) Hypomelanosis of Ito: Clinical syndrome or just phenotype? J Child Neurol 15:635–644

Shirley MD, Tang H, Gallione CJ et al (2013) Sturge-Weber syndrome and portwine stains caused by somatic mutation in *GNAQ*. NJME 368:1971–1979

Smahi A, Courtois G, Hadj Rabia S et al (2002) The NF-κB signaling pathway in human disease: From incontinentia pigmenti to ectodermal dysplasias and immune-deficiency syndromes. Hum Mol Genet 11:2371–2375

Tello R, Blickman JG, Buonomo C, Herrin J (1998) Meta analysis of the relationship between tuberous sclerosis complex and renal cell carcinoma. Eur J Radiol 27:131–138

Thomas-Sohl KA, Vaslow DF, Maria BL (2004) Sturge-Weber syndrome: A review. Pediatr Neurol 30:303–310

Tong J, Hannant F, Zhu Y, Bernards A, Zhong Y (2002) Neurofibromin regulates G protein – stimulated adenylyl cyclase activity. Nat Neurosci 5:95–96

Vehring KH, Kurlemann G, Traupe H, Bonsmann G, Gerding H, Möllmann S, Hamm H (1993) Incontinentia pigmenti bei einem männlichen Säugling. Hautarzt 44:726–730

Witkop CJ, Quevedo WC, Fitzpatrick TB, King RA (1993) Albinism. In: Scriver CR, Beaudet AL, Sly WS, Valle D (Hrsg) The metabolic basis of inherited disease, 7. Aufl. McGraw Hill, New York, S 2905–2949

210 Zerebralparesen

I. Krägeloh-Mann

Definition Die Zerebralparesen (CP) stellen kein einheitliches Krankheitsbild dar, sondern bilden einen Symptomenkomplex, der eine Gruppe von statischen Enzephalopathien zusammenfasst, die gekennzeichnet sind durch
- eine neurologisch klar definierbare Störung – Spastik, Dyskinesie, Ataxie,
- eine Entstehung vor dem Ende der Neonatalperiode,
- das Fehlen einer Progredienz des zugrunde liegenden Prozesses und
- häufig assoziierte zusätzliche Störungen wie Lernbehinderung, geistige Behinderung, Sehstörungen, Epilepsie.

Einige Autoren kennzeichnen auch statische Enzephalopathien mit entsprechender Symptomatologie, die nach dem Ende der Postneonatalperiode entstehen, als Zerebralparesen; zum Teil wird der Zeitraum mit 1, 2 oder 5 Jahren nach der Geburt angegeben. Da sich diese Bilder ätiologisch und klinisch jedoch von den konnatalen stark unterscheiden und üblicherweise ätiologisch klar zugeordnet werden können, werden sie hier nicht abgehandelt, sondern in den entsprechenden Kapiteln (z. B. ▶ Kap. 214, 215, 217).

Den international gebräuchlichen Definitionen, die sich im Wortlaut etwas unterscheiden können, liegt im Prinzip einheitlich zugrunde, dass es sich bei den Zerebralparesen um eine Gruppe von Störungen handelt,
- die eine dauerhafte Symptomatologie zeigen, deren Ausprägung sich jedoch im Verlauf der Entwicklung etwas verändern kann,
- die die motorischen Funktionen – in klar neurologisch definierter Form – betrifft,
- die durch eine nichtprogrediente Erkrankung
- des unreifen, sich entwickelnden Gehirns entsteht.

Ausgeschlossen sind also Krankheiten des Gehirns, die progredienter Natur sind, Krankheiten des Nervensystems außerhalb des Gehirns, also spinale Krankheiten (wie spinale Dysraphien etc.) oder Krankheiten des peripheren Nervensystems. Ausgeschlossen sind weiterhin Krankheiten, die keine neurologisch klar beschreibbare und persistierende Störung der Motorik beinhalten.

In Europa gibt es seit einigen Jahren ein Einvernehmen bezüglich Definition und Klassifikation der CP, das über ein europaweites Netzwerk, Surveillance of Cerebral Palsy in Europe (SCPE), etabliert worden ist. Die Definition der CP fasst die oben genannten Kriterien sowie Ein- und Ausschlussparameter zusammen und definiert weitere Parameter zu Klassifikation und auch Risikofaktorenerfassung, mit dem Ziel, dass Daten zur Veränderung der CP-Rate verglichen werden können. Dies stellt eine wichtige Grundlage für die Bedarfsplanung in der Versorgung von diesen Kindern dar.

Klassifikation Die SCPE schlägt eine einfache Klassifikation vor, die sich einerseits an der Neurologie orientiert und andererseits die Schwere der Behinderung vorwiegend in motorischer Beziehung durch funktionelle Scores abbildet (▶ Übersicht).

> **CP-Klassifikation (SCPE 2000)**
> - Spastische CP
>   - Bilateral spastische CP (BS-CP)
>   - Unilateral spastische CP (US-CP)
> - Dyskinetische CP
>   - Dystone CP
>   - Choreoathetoide CP
> - Ataktische CP (oder nonprogressive kongenitale zerebelläre Ataxie)

Die Klassifizierung richtet sich nach den vorherrschenden neurologischen Symptomen.

In dieser Klassifikation werden die Begriffe Diplegie, Tetraplegie, Quadriplegie durch bilateral spastische CP ersetzt und die Begriffe Hemiplegie oder Hemiparese durch unilateral spastische CP. Die bisherige Unterscheidung z. B. in Diplegie oder Tetraplegie führte dazu, dass die Zuordnung von erkrankten Kindern in diese Gruppen sehr untersucherabhängig war. Es konnten daher keine vergleichenden Untersuchungen durchgeführt werden. Die Einführung von standardisierten funktionellen Scores ermöglicht eine Vergleichbarkeit.

Folgende funktionelle Scores werden empfohlen: Zur Beurteilung der Grobmotorik dient das Gross Motor Function Classification System (GMFCS). Dieses Score-System gibt altersabhängig die Möglichkeit, die Fähigkeit der Kinder bezüglich der Grobmotorik in 5 Klassen einzustufen: die Stufe 1 gibt die beste Stufe an, Stufe 5 die schlechteste (▶ Kap. 39). Für die feinmotorischen Funktionen wird die Beurteilung nach dem BFMF-Score (Bimanual Fine Motor Function) empfohlen. Auch hier wird die bimanuelle Fähigkeit in 5 Stufen beurteilt: Stufe 1 beschreibt die beste, Stufe 5 die schlechteste Fähigkeit. Alternativ kann die feinmotorische Funktion mit dem MACS (Manual Ability Classification System for Children) erhoben werden, dies ist ein Score, der bimanuelle Funktionen bei Kindern mit CP im Alter von 4–18 Jahren prüft und in 5 Stufen darstellt, wobei die Stufe 5 die schlechteste Funktion beschreibt.

Neurologische Kriterien für die Klassifikationszuordnung der CP
- **Kriterien für eine Spastik:** abnorm erhöhter Muskeltonus; abnorm gesteigerte Muskeleigenreflexe (MER), positive Pyramidenzeichen; abnorme Haltungs- und Bewegungsmuster (wie Spitzfußstellung, Innenrotation und Adduktion in der Hüfte, Pronation und Flexion im Unterarm). Bei schweren klinischen Bildern können im Verlauf positive Pyramidenzeichen und gesteigerte MER wegen Sekundärveränderungen wie Kontrakturen evtl. nicht mehr sicher nachweisbar sein.
- **Kriterien für eine dyskinetische Bewegungsstörung:** unwillkürliche, unkontrollierte, wiederholte, manchmal stereotype Bewegungen; Vorherrschen von persistierenden Primitivreflexen; wechselnder Muskeltonus. Die dyskinetische CP wird unterteilt in eine Form mit vorwiegend dystonen und eine mit vorwiegend choreoathetoiden Symptomen.
- **Kriterien für eine Dystonie:** abnorme Haltung, die hypokinetisch imponieren kann; sehr wechselnder Tonus mit leicht evozierbarer Tonuserhöhung; unwillkürliche Bewegungen, verzerrte Willkürbewegungen, abnorme Haltung aufgrund

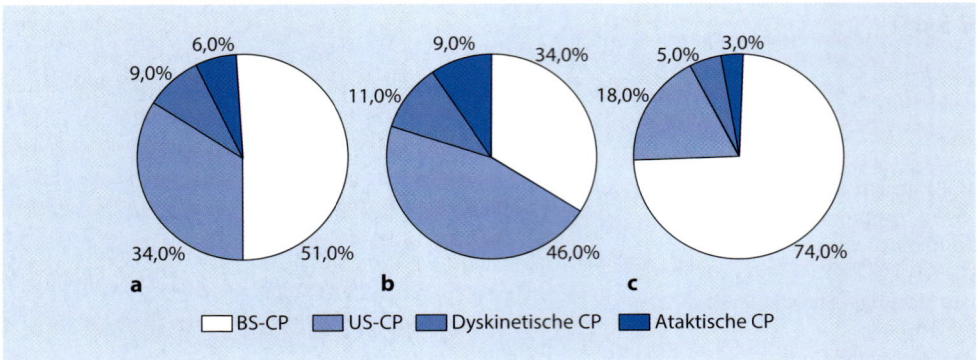

◘ Abb. 210.1a–c Vorkommen der CP-Unterformen. **a** Gesamt, **b** Reifgeborene (≥ 37°SSW), **c** Frühgeborene (< 37°SSW). Daten der Geburtsjahre 1979–1986. (Adaptiert nach Hagberg u. Hagberg 1993)

von anhaltenden Muskelkontraktionen (langsame Rotation, Extension, Flexion von Körperteilen).
- **Kriterien für eine Choreoathetose:** Hyperkinesie (vermehrte Aktivität, Bewegungsstürme), fluktuierender, jedoch eher verminderter Muskeltonus. Dabei bedeutet Chorea schnelle unwillkürliche zuckende, oft fragmentierte Bewegungen; Athetose heißt langsamere, ständig wechselnde, windende oder drehende Bewegungen.
- **Kriterien für eine Ataxie:** Verlust von geordneter Muskelkoordination, Bewegungen nur abnormer Kraft, Rhythmus und Zielsicherheit möglich: Rumpf- und Gangataxie mit oft gestörter Balance, Dysmetrie (über- oder unterschießende Zielbewegungen), Tremor, hauptsächlich langsamer Intentionstremor; Muskelhypotonie.

Epidemiologie Die Prävalenz bezeichnet das Vorkommen eines bestimmten Krankheitsbildes in der Bevölkerung zu einem bestimmten Zeitpunkt, während die Inzidenz angibt, wie viel Neuerkrankungen in einer bestimmten Zeiteinheit auftreten. Da die Diagnose der Zerebralparese nur in einem deutlichen zeitlichen Abstand zur Entstehung der Gehirnstörung oder -läsion gestellt werden kann, ist eine wahre Angabe zur Inzidenz nicht möglich. Es können also Kinder mit einer CP-verursachenden Gehirnschädigung schon gestorben sein, bevor die Diagnose gestellt werden konnte (oft z. B. bei Frühgeborenen mit relativ hoher Sterblichkeit in der Neonatalperiode). Epidemiologische Studien zur CP geben üblicherweise also die Prävalenz an, wobei zwischen der Prävalenz in Bezug auf die Lebendgeborenen bzw. in Bezug auf diejenigen, die die Neonatalzeit überleben, zu differenzieren ist.

Gesamtprävalenz und Prävalenz in Geburtsgewichtsgruppen Für die 80er und die 90er Jahre des vorigen Jahrhunderts liegt laut mehrerer epidemiologischer Studien die Prävalenz international relativ einheitlich bei 2,0–2,5 pro 1000 Lebendgeburten.

Die CP-Prävalenz bei Frühgeborenen stieg in den 1970er und 1980er Jahren parallel zum drastischen Rückgang der neonatalen Sterblichkeit von Frühgeborenen an. Seit Beginn der 1990er Jahre gibt es deutliche Hinweise für eine Prävalenzstabilisierung bei den Kindern unter 1000 g Geburtsgewicht bzw. eine Abnahme bei den Kindern mit einem Geburtsgewicht von 1000–1500 g und 1500–2500 g – dies trotz weiter sinkender Mortalität. Bezüglich der CP-Unterformen zeigen die epidemiologischen Studien, dass die spastischen Formen bei Weitem vorherrschend sind und 85 % aller CP betreffen. Interessant ist hier die Prädominanz der unilateralen spastischen CP bei den Reifgeborenen, die Prädominanz der bilateralen spastischen CP dagegen bei den Frühgeborenen. Dyskinetische und ataktische Formen machen die Minderzahl aus und finden sich eher bei Reifgeborenen (◘ Abb. 210.1).

Ätiologie und Pathogenese Die oben genannte Definition ist eine phänomenologische mit der Eingrenzung der Entstehung auf einen bestimmten Zeitraum (bis 4 Wochen nach der Geburt; wenn die postneonatalen Formen zugerechnet werden, entsprechend länger). Dieser phänomenologischen Definition wird häufig eine ätiologische zugeordnet, die für die Ursache der CP eine prä-, peri- oder neonatal entstandene Läsion des Gehirns angibt. Dieser Ansatz ist jedoch problematisch, da er impliziert, dass die Genese der CP immer eine läsionelle, d. h. erworbene und damit bekannte sein müsste. Tatsächlich ist es jedoch so, dass die Ätiologie der CP heterogen ist, wie einleitend bereits angeführt. Sie konnte erst in den letzten Jahren zunehmend zugeordnet werden und war vor den Möglichkeiten einer differenzierteren Diagnostik (besonders vor der Einführung einer differenzierteren Bildgebung des Gehirns, wie der Kernspintomografie) großenteils nicht gesichert bzw. war zum Teil völlig unbekannt oder präsumptiv.

Pathogene Ereignisse, die das sich entwickelnde Gehirn betreffen, verursachen Fehlbildungen oder Läsionen, deren Muster abhängig ist von dem Stadium der Gehirnentwicklung (◘ Tab. 210.1).

In der Embryonal- und frühen Fetalperiode (bis zur 24. Woche) wird die „Grobarchitektur" des Gehirns entwickelt. Die Migration der neuronalen Zellen aus der Mittellinie zum zukünftigen Kortex prägt diesen Zeitraum. Störungen führen zu Fehlbildungsmustern, sie können genetisch bedingt sein oder erworben (z. B. infektiös oder hypoxisch-ischämisch). So sind einige der Migrationsstörungen, besonders der frühen und schweren, als familiär beschrieben (z. B. bilaterales perisylvisches Syndrom) oder sogar einer bestimmten Chromosomenstörung zugeordnet (z. B. bestimmte Lissenzephalieformen zu Chromosom 17), wogegen unilaterale Migrationsstörungen und die späteren Formen der Migrationsstörung, die Polymikrogyrien, wohl eher erworben sind. Letztere z. B können auftreten im Rahmen von intrauterinen Zytomegalievirus(CMV)-Infektionen.

Ab dem späten 2. Trimenon entstehen bei Störungen der Gehirnentwicklung kaum mehr Fehlbildungsmuster (außer Polymikrogyrien bis etwa zur 30. Schwangerschaftswoche, SSW), vielmehr bestimmen Schädigungsmuster das Bild, die inzwischen für akute Störungen wie hypoxisch-ischämische Ereignisse, Blutungen oder Infektionen gut beschrieben sind. Bis zur 36. SSW stehen Läsionen der weißen Substanz, vorwiegend periventrikulär, im Vordergrund. Dafür sind wahrscheinlich mehrere Faktoren bestimmt: Endstrombereich, Zone höherer metabolischer Aktivität (Beginn der Myelinisierung) und besondere Vulnerabilität gewisser Zellgruppen (Oligodendroglia). Blutungen des sehr unreifen Frühgeborenen (besonders bis zur 32. Woche) entstehen vorwiegend peri- und intraventrikulär; ihre schweren Formen (Grad III und VI) können zu hämorrhagischer Infarzierung und zu sekundärer Parenchymschädigung mit Entwicklung eines Hydrozephalus führen. Ein typisches Läsionsmuster dieser Periode ist die periventrikuläre Leukomalazie

Tab. 210.1 Fehlbildungen und Läsionen des Gehirns abhängig vom Zeitraum des Entstehens	
1. und 2. Trimenon	„Grobarchitektur" des Gehirns erstellt Migrationsprozesse im Vordergrund
4.–15. SSW	Anenzephalie, Heterotopien, Schizenzephalie, Lissenzephalie, Pachygyrie, Agenesie, Corpus callosum
20.–24. SSW	Polymikrogyrie (bis 30. SSW), Hydranenzephalie
3. Trimenon	„Feinarchitektur": Synapsen-/Dendritenbildung, Myelinisierungsbeginn
24.–30. SWW	Intraventrikuläre Blutung, periventrikuläre Infarzierung, periventrikuläre Leukomalazie (wenig Gliosebildung)
30.–36. SWW	Periventrikuläre Leukomalazie (PVL) (bis 39. SWW vereinzelt beschrieben)
36.–44. SSW	Kortikosubkortikale Schädigung (parasagittal, Gyrus prae/postcentralis), Basalganglien-/Thalamusschädigung[a], thrombembolische Schädigung[a]

SSW Schwangerschaftswoche.
[a] Auch in früheren SSW beschrieben.

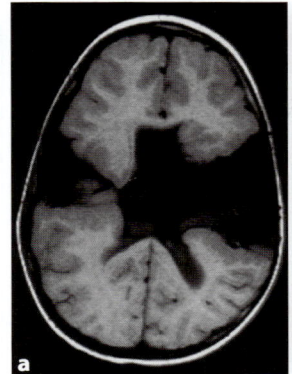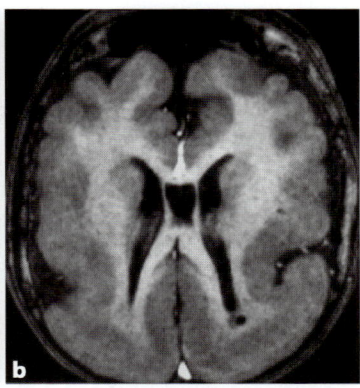

Abb. 210.2 **a** Bilaterale Schizenzephalie und **b** Lissenzephalie als Beispiele für Fehlbildungsmuster des Gehirns, entstehend im 1. Trimenon bzw. genetisch, die zu einer schweren BS-CP führen. Kernspinbilder T1-gewichtet axial nach abgeschlossener Myelinisierung

(PVL). Der Schweregrad reicht von leichten Formen mit periventrikulärer Gliosebildung ohne wesentlichen Parenchymverlust (vorwiegend im Trigonombereich, bei schwererer Ausprägung über das Centrum semiovale bis frontal reichend) bis zur schweren zystischen PVL mit ausgeprägtem periventrikulären Parenchymverlust, der bis subkortikal reichen oder sogar zum Bild einer multizystischen Enzephalomalazie führen kann. Für die Entstehung der PVL sind vorwiegend inflammatorische Mechanismen verantwortlich – im Rahmen einer Hypoxie/Ischämie oder Infektion –, ein mitbedingender Faktor ist die leicht störbare zerebrale Autoregulation beim Frühgeborenen.

Beim reifen Kind (ab 37. Woche) ist die graue Substanz Prädilektionsort hypoxisch-ischämischer Schädigungen. Verschiedene Muster sind beschrieben, wahrscheinlich abhängig von Schwere und Dauer der Hypoxie/Ischämie (Ableitung aus dem Tiermodell): Die parasagittale Schädigung entsteht im Endstrombereich der großen Arterien, betrifft Marklager und Kortex im parasagittalen Bereich und kann in ihrer schwersten Form das Bild einer multizystischen Enzephalomalazie darstellen. Ein weiteres hypoxisch-ischämisches Muster, das vorwiegend beim Reifgeborenen, seltener beim mäßig unreifen Frühgeborenen beschrieben wird, ist eine Schädigung im Bereich der Basalganglien (posteriorer Anteil des Pallidum und Putamen, beidseitig) zusammen mit dem beidseitigen mediolateralen Thalamus. Beim Reifgeborenen zeigt sich dabei zusätzlich häufig eine kortikosubkortikale bilaterale Schädigung im Bereich des Gyrus prae- und postcentralis.

Ein weiteres Läsionsmuster stellen Infarkte der großen Hirnarterien dar, vorwiegend der A. cerebri media. Ihre Entstehung wird vorwiegend ab der 30.–32. SSW mit einem Schwerpunkt gegen Ende der Gestation und neonatal (beim Reifgeborenen) beschrieben. Es handelt sich hier um eine Ischämie im Versorgungsbereich des okkludierten Gefäßes, deren Entstehung vorwiegend außerhalb einer globalen hypoxisch-ischämischen Situation anzunehmen ist, jedoch auch vereinzelt in deren Rahmen beschrieben ist.

Früher war die Diagnose solcher Muster nur post mortem möglich und ist daher selten gestellt worden. Heute ermöglichen Fortschritte in der Bildgebung des Gehirns (Kernspintomografie eher als Computertomografie, auch neonataler Ultraschall) dies schon zu Lebzeiten. Die ◘ Abb. 210.2, ◘ Abb. 210.3, ◘ Abb. 210.4, ◘ Abb. 210.5, und ◘ Abb. 210.6 zeigen beispielhaft einige der in ◘ Tab. 210.1 angegebenen Muster. Entsprechende bildgebende Befunde machen so eine ätiologische Zuordnung eher möglich und bieten zumindest für den größten Teil eine pathogenetische Erklärung. ◘ Tab. 210.2 fasst den aktuellen Kenntnisstand zur Entstehung der CP in ihren Unterformen zusammen. Die Grundlage dazu bilden Studien zur Bildgebung des Gehirns (vorwiegend Kernspintomografie) bei definierten Gruppen von Kindern mit CP, die Schädigungs- bzw. Fehlbildungsmuster des Gehirns im Zusammenhang mit klinischen Daten analysierten.

Bei den spastischen und auch dyskinetischen CP-Formen findet sich ganz überwiegend eine Läsion des Gehirns, die eine Entstehung jenseits des 1. und 2. Trimenons der Schwangerschaft impliziert.

Bei den Kindern mit bilateral spastischer CP finden sich bei über 80 % Gehirnläsionen: Beim Reifgeborenen zeigen sich zu etwa 40 % Läsionsmuster des 3. Trimenons, die eine intrauterine Entstehung wahrscheinlich machen, da sie mit unauffälliger Peri- und Neonatalanamnese einhergehen und vorwiegend das kernspintomografische Äquivalent einer PVL aufweisen (periventrikuläre Gliose ohne/mit periventrikulärer Marklagerreduktion und konsekutiver Ventrikelerweiterung). Seltener, aber beschrieben sind intrauterin entstandene Muster des späten 3. Trimenons. Zu etwa 30 % ist die Entstehung peri- und neonatal zuzuordnen, da sich als Folge einer hypoxisch-ischämischen Enzephalopathie nach Asphyxie oder Schock entsprechende Läsionsmuster des späten 3. Trimenons nachweisen lassen (kortikosubkortikale Schädigung parasagittal oder im Bereich des Gyrus prae-/postcentralis, Basalganglien/Thalamusschädigung). Bei Frühgeborenen finden sich überwiegend Läsionsmuster des frühen 3. Trimenons, d. h. das kernspintomografische Äquivalent einer PVL, fokale oder globale Marklagerreduktion ohne Gliose nach Blutungen (▶ Kap. 39).

Für die unilateral spastische CP ist eine Läsion des Gehirns in etwa zwei Dritteln der Fälle ursächlich. Bei den Reifgeborenen entspricht dies zur Hälfte Infarkten im Stromgebiet der A. cerebri media und zur anderen Hälfte periventrikulären, häufig unilateralen Gliosen, deren Entstehung wahrscheinlich am ehesten im frühen und mittleren 3. Trimenon zu sehen sind (ähnlich der intrauterinen PVL bei den BS-CP). Bei Frühgeborenen finden sich vorwiegend läsionelle Ursachen in Form von unilateralen porenzephalen periventrikulären Marklagerreduktionen nach intraventrikulärer Blutung mit hämorrhagischer Infarzierung oder sehr asymmetrische periventrikuläre Leukomalazien; auch Mediainfarkte sind bei reiferen Frühgeborenen möglich.

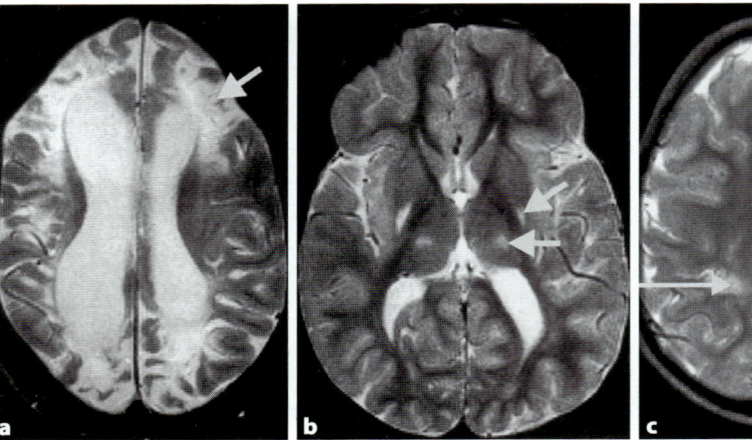

Abb. 210.3a–c Läsionsmuster des späten 3. Trimenons nach Hypoxie/Ischämie: **a** parasagittale Marklagerschädigung, **b** bilaterale Basalganglien- und Thalamusschädigung *(Pfeile)*, die allein oder **c** in Kombination mit einer Läsion um den Sulcus centralis *(Pfeile)* auftreten kann. Das Kind in **a** hat eine schwere BS-CP, das Kind in **b** und **c** hat eine beinbetonte BS-CP mit deutlicher dystoner Komponente. Kernspinbilder T2-gewichtet axial nach geschlossener Myelinisierung

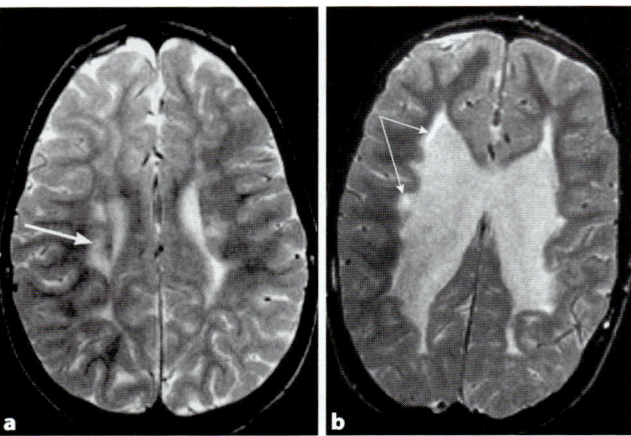

Abb. 210.4a,b Periventrikuläre Leukomalazie als Läsionsmuster des frühen und mittleren 3. Trimenons. **a** In leichter Form ohne Marklagerreduktion bei leichter BS-CP ohne kognitive Defizite, **b** in schwerer Form mit Marklagerreduktion bei schwerer BS-CP mit kognitiven Defiziten. Die *Pfeile* bezeichnen die periventrikulären Gliosen. Kernspinbilder T2-gewichtet axial nach abgeschlossener Myelinisierung

Auch die dyskinetische CP zeigt beim Reifgeborenen, bei dem sie vorwiegend auftritt, eine überwiegend läsionelle Genese. Bei mehr als 50 % der Reifgeborenen ist die dyskinetische CP mit Läsionen im Thalamus und den Basalganglien bilateral assoziiert, die typischerweise hypoxisch-ischämisch nach Asphyxie oder Schock entstehen. Choreoathetoide Zerebralparesen nach Kernikterus sind heute sehr selten geworden.

Lediglich die ataktische CP unterscheidet sich bezüglich der Pathogenese deutlich, läsionelle Muster sind hier die Seltenheit. Die Ursache, die insgesamt wohl sehr heterogen ist, bleibt meist unklar; familiäre Fälle sind etwa bei einem Drittel der Reifgeborenen beschrieben; bei über 50 % der Kinder gibt die Bildgebung keinen Hinweis für eine Ursache der Krankheit. 30–40 % der Bildgebungsbefunde zeigen eine zerebelläre Hypoplasie unterschiedlicher Ausprägung, die nicht mit der Schwere der Klinik korreliert.

Bei den meisten Formen der CP sind also Anlagestörungen des Gehirns als morphologische Befunde sehr selten, d. h. Befunde, die genetische und frühe Entstehungsmechanismen (d. h. die im 1. oder 2. Trimenon der Schwangerschaft zu Fehlbildungen führen) nahelegen. Tatsächliche Läsionsmuster, d. h. Defektbildungen, die Entstehungsmechanismen im 3. Trimenon vor, unter oder kurz nach der Geburt nahelegen, stehen stark im Vordergrund. Bei differenzierterer diagnostischer Aufarbeitung für die spastischen und dyskinetischen CP-Formen bestätigt sich damit, dass tatsächlich der Großteil durch eine prä-, peri- oder neonatal entstandene Läsion des Gehirns verursacht wird. Da es jedoch außerdem auch phänomenologisch davon nicht primär unterscheidbare CP-Formen gibt, die nicht aufgrund einer Läsion entstanden sind, sondern aufgrund einer Gehirnfehlbildung, einer genetisch bedingten Gehirnkrankheit, kann die Definition der Zerebralparese nicht einfach ätiologisch determiniert werden. Dies insbesondere, solange ein gewisser Prozentsatz der phänomenologisch zuordenbaren Fälle auch trotz intensiver diagnostischer Bemühungen nicht weiter abklärbar ist.

Eine Sonderform bildet bei der ätiologischen Aufarbeitung die ataktische CP, so dass eine Diskussion berechtigt ist, ob diese Form auf die Dauer der CP-Gruppe zugeordnet oder nicht vielmehr als eigene Entität definiert werden soll, z. B. wie vorgeschlagen, auch von der Hagberg-Arbeitsgruppe selbst, als nonprogressive konnatale zerebelläre Ataxie.

Klinische Symptome und Verlauf Das klinische Bild der CP ist einerseits geprägt durch die Art und Schwere der motorischen Behinderung und andererseits wesentlich dadurch bestimmt, ob zusätzliche Störungen assoziiert sind. Letztere sind bei den vorwiegend läsionell bedingten Formen (den spastischen und dyskinetischen) abhängig von Ausmaß und Topik der Läsion. Häufig sind Störungen der kognitiven Entwicklung – von der Lernstörung bis zur schweren geistigen Behinderung –, zerebrale Sehstörungen, die häufig übersehen werden, Epilepsien, vorwiegend bei kortikalen und kortexnahen Läsionen oder bei kortikalen Fehlbildungen; seltener sind Hörstörungen.

Bilaterale spastische CP Wenn standardisierte funktionelle Scores für die Funktion von Beinen und Händen benutzt werden, so zeigen sich beinbetonte Formen (früher Diplegien) in gut 60 %, tribetonte Formen in 10 % und die schwersten Formen, bei denen die Arme mindestens so sehr wie die Beine betroffen sind (früher Tetraplegien) in knapp 20 % der Fälle. Es gibt außerdem eine Überlappung zu den dyskinetischen CP-Formen, da ein gewisser dystoner Anteil bei praktisch allen schweren spastischen CP-Formen zu sehen ist, der bei Betroffensein der Hände zum Ausdruck kommt in Form der typischen dystonen Stellung bei Aktion (Pronation, Beugung im Handgelenk, Streckung der Finger mit Beugung im Grundgelenk). Bei ausgeprägter dystoner Komponente (zusätzliches Betroffensein von Schultergürtel und Gesicht bei Spastik im Bereich der Beine) spricht man daher von einer dyskinetisch spastischen Form, die bei Prädominanz der dystonen Komponente der dyskinetischen CP zugeordnet wird. Die Zuordnung zu diesen Unterformen gibt einen

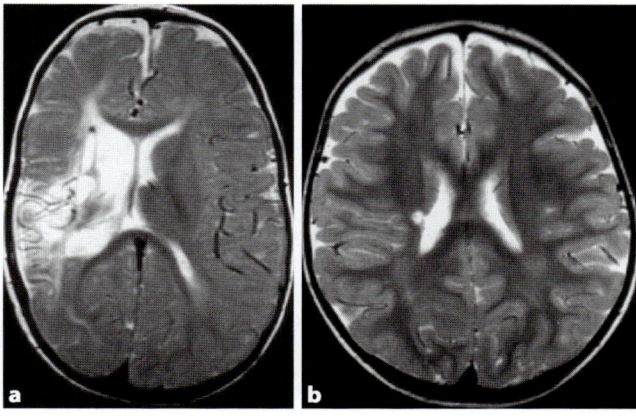

Abb. 210.5a,b Läsionsmuster, die häufig bei Reifgeborenen mit BS-CP gefunden werden: **a** Mediaverschluss, **b** periventrikuläre Gliose. Kernspinbilder T2-gewichtet axial, **a** im Alter von 12 Monaten, **b** nach abgeschlossener Myelinisierung

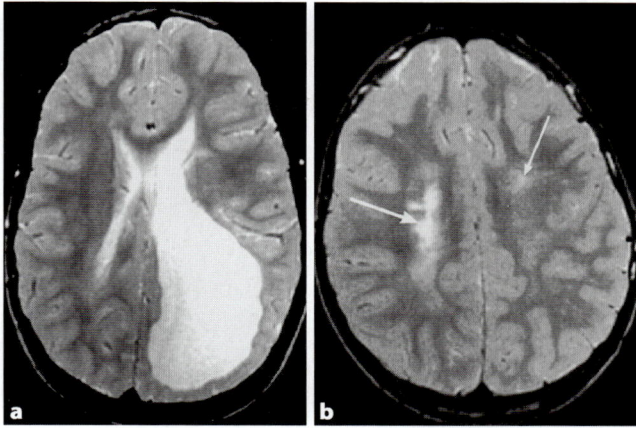

Abb. 210.6a,b Läsionsmuster, die häufig bei Frühgeborenen mit BS-CP gefunden werden: **a** unilaterale porenzephale Marklagerreduktion nach Blutung, **b** asymmetrische periventrikuläre Leukomalazie. Kernspinbilder T2-gewichtet axial nach abgeschlossener Myelinisierung

gewissen Hinweis zur Ätiologie; die beinbetonte bilateral spastische CP (BS-CP) tritt eher beim Frühgeborenen (gut 60 %), die komplette beim Reifgeborenen auf (knapp 60 %); die tribetonte tritt besonders beim Frühgeborenen nach schwerer intrakranialer Blutung (ICH) auf, die dyskinetisch spastische Form zeigt beim Reifgeborenen den höchsten Anteil (etwa 60 %) hypoxisch-ischämischer Schädigungen nach schwerer Asphyxie/Schock.

Die BS-CP ist die typische CP des ehemaligen Frühgeborenen, nur etwa ein Drittel der Betroffenen sind Reifgeborene, ein knappes Drittel betrifft die Gruppe der sehr kleinen Frühgeborenen (< 1500 g oder < 32 SSW), ein gutes Drittel die reiferen Frühgeborenen.

Motorische Behinderung Die motorische Behinderung ist bei mehr als zwei Dritteln der Kinder schwer – definiert als „kein freies Gehen mit 5 Jahren", danach wird selten ein funktionell ordentliches freies Gehen erlernt. Im Gegensatz zu etwa 50 % bei den beinbetonten BS-CP zeigen bei den tribetonten, kompletten und dyskinetisch spastischen Formen um 90 % eine schwere motorische Behinderung.

Motorische Sekundärprobleme entwickeln sich besonders bei schwerer betroffenen, nicht gehfähigen Kindern: Kontrakturen im Bereich der Hüfte mit Abduktions- und Streckdefiziten, die im Verlauf zu Sub- oder völligen Hüftluxationen führen können, Kniebeugekontrakturen und besonders Fußgelenkkontrakturen mit Spitzfuß- und Pronationsstellungen (Letzteres auch bei gehfähigen Kindern). Kontrakturen im Bereich der oberen Extremitäten sind dagegen sehr viel seltener und treten nur bei kompletten BS-CP-Formen auf, betreffen dann eher Handgelenk, Finger und Ellbogen als das Schultergelenk. Trotz des häufigen Betroffenseins der Rumpfmuskulatur sind fixe Skoliosen selten.

Geistige Behinderung Eine Lern- oder geistige Behinderung tritt bei etwa 20 % bzw. 50 % auf. Auch hier zeigt sich ein deutlicher Unterschied zwischen den beinbetonten BS-CP, die zu etwa 40 % eine normale Begabung, zu 20 % eine Lernbehinderung und zu 40 % eine geistige Behinderung zeigen, und den anderen Formen, die zu deutlich unter 10 % normal begabt sind, zu 20–30 % lernbehindert, ansonsten geistig behindert (am schlechtesten schneiden hier die Kinder mit kompletter BS-CP ab, die zu etwa 90 % geistig behindert sind).

Sehstörungen Eine zerebrale Sehstörung schwerer Art, d. h. „blind oder fast blind" mit Visus < 0,3, tritt bei 20 % der Kinder mit BS-CP auf, wieder deutlich seltener bei den beinbetonten BS-CP (< 10 %) als bei den anderen Formen. Hier zeigt besonders die komplette BS-CP einen sehr hohen Anteil von schweren Sehstörungen (> 50 %). Diese werden bei den schwer mehrfach behinderten Kindern nicht selten übersehen, obwohl es für den Umgang mit dem Kind sehr wichtig wäre. Die Analyse der Bildgebung, die mittlerweile zum diagnostischen Standard gehört, müsste jedoch erlauben, eine schwere Schädigung der Sehrinde und/oder Sehstrahlung zu identifizieren; auch sind heute spezielle Visusprüfungen bei behinderten Kindern etabliert (nach der Methode des „preferential looking"). Auch leichtere Visusminderungen bei ehemaligen Frühgeborenen mit einer PVL, die Teile der Sehstrahlung betrifft, werden nicht selten übersehen.

Epilepsie Eine Epilepsie tritt bei knapp der Hälfte der betroffenen Kinder auf, in etwa 10 % handelt es sich um ein West-Syndrom. Diese Epilepsie ist ganz überwiegend symptomatischer Art, da sie eindeutig zur Schwere der Behinderung, zum Sitz und Ausmaß der Läsion korreliert; die Kinder mit Epilepsie sind zu 85 % schwer motorisch behindert, zu 90 % lernbehindert oder geistig behindert (nach Auftreten eines West-Syndroms sogar zu 100 % geistig behindert).

Häufig treten Epilepsien nach kortikosubkortikalen Schädigungen auf (wie parasagittale Marklagerschädigung, multizystische Enzephalomalazie), verständlicherweise auch nach Fehlbildungen wie Migrationsstörungen, aber auch nach schweren PVL mit extensiver Marklagerreduktion bis subkortikal. Im Gegensatz dazu scheinen Kinder mit einer leichten PVL ohne wesentliche Marklagerschädigung kein eindeutig erhöhtes Epilepsierisiko zu haben.

Unilateral spastische CP Es wird hier unterschieden zwischen den arm- und beinbetonten Formen, die jeweils knapp die Hälfte der unilateral spastischen CP (US-CP) betreffen, etwa 10 % sind gleichförmig betroffen. Beinbetonte US-CP finden sich vorwiegend bei ehemaligen Frühgeborenen. Parallel zu der beinbetonten BS-CP des Frühgeborenen besteht hier eine Korrelation zur Topik der Läsion: Die hier vorherrschende periventrikuläre Läsion betrifft bei geringerem Ausmaß die ventrikelnahen Teile der Pyramidenbahn, die Beinen und Rumpf zugeordnet sind.

Motorische Behinderung Die motorische Behinderung ist selten schwer im oben definierten Sinn, ein Nichterlernen des freien Gehens ist sehr selten (< 2 % in der Serie von Uvebrant), über 50 % errei-

Tab. 210.2 Ätiopathogenetische Zuordnung der CP-Unterformen, Zuordnung vorwiegend aufgrund von Studien zur Bildgebung des Gehirns (die zu 100% fehlenden Anteile sind auch durch Bildgebung und andere Zusatzdiagnostik nicht weiter zuordenbar)

CP-Form	Betroffene Kinder	Anteil (%)	Ätiologie/Pathogenese
Bilateral spastische CP (Di- und Tetraplegien)	RG	15	1./2. Trimenon oder genetisch (zu jeweils etwa 50%; z. B. Migrationsstörungen)
		40	Frühes 3. Trimenon – intrauterin (periventrikuläre Läsionen – intrauterine PVL)
		30	Ende 3. Trimenon – peri-/neonatal nach schwerer Asphyxie/Schock (z. B. multizystische Enzephalomalazie, parasagittale Marklagerschädigung, Thalamus-/Basalganglienschädigung +/− kortikale Schädigung um Sulcus centralis)
	FG	>90	Frühes 3. Trimenon (PVL oder porenzephale periventrikuläre Marklagerreduktion nach ICH)
Unilateral spastische CP (spastische Hemiplegie)	RG	−30	1./2. Trimenon oder genetisch (z. B. Migrationsstörungen, Sturge-Weber)
		−30	Periventrikuläre, oft unilaterale Gliosen, für die eine Entstehung im frühen 3. Trimenon intrauterin angenommen wird
		−30	Infarkt im Stromgebiet der A. cerebri media (= 3. Trimenon)
	FG	>90	Frühes 3. Trimenon (fokale, porenzephale, periventrikuläre Marklagerreduktion nach ICH, asymmetrische PVL, auch Mediainfarkt möglich)
Dyskinetische CP	RG		Vorwiegend peri-/neonatale Entstehung nach schwerer Asphyxie/Schock (Thalamus/Basalganglienschädigung); Kernikterus heute sehr selten
	FG		Unklar
Ataktische CP	RG		Ursache heterogen, läsionelle Entstehung selten, genetische Ursache in ~25%; Bildgebung in >50% unauffällig, in 30–40% zerebelläre Hypoplasie
	FG		Unklar, Hinweis für Familiarität

RG Reifgeborene, *FG* Frühgeborene, *PVL* periventrikuläre Leukomalazie, *ICH* intrakraniale Blutung

chen ein fast normales Gehen, 30% hinken mäßig und 10% schwer. Die Handfunktion wird in 50% als noch gut, nur in 20% der Fälle als schwer beeinträchtigt, d. h. ohne Funktion beschrieben. Sensorische Störungen der betroffenen Hand beeinträchtigen zusätzlich die Funktion und finden sich bei etwa 20% der Kinder, sie sind testbar über Diskriminationsprüfungen (2-Punkt-Diskrimination oder Erkennen von z. B. Kreuz oder Kreis), über das Erkennen, d. h. Erfühlen von Objekten. Sekundärprobleme entwickeln sich im Verlauf in Form einer Hypotrophie der betroffenen Extremitäten und in Form von Kontrakturen besonders des betroffenen Fußes.

Geistige Behinderung Kognitive Störungen treten bei US-CP deutlich seltener auf als bei den anderen CP-Formen. Uvebrant fand bei seiner Serie in 12% der Frühgeborenen eine leichte geistige Behinderung, in 6% der Reifgeborenen eine schwere und in 13% eine leichte geistige Behinderung, d. h. 80–90% der Kinder mit US-CP haben keine wesentlichen Beeinträchtigungen der geistigen Entwicklung.

Sehstörungen Schwere Sehstörungen sind selten und werden vorwiegend bei Reifgeborenen berichtet (etwa 5%). Eine Hemianopsie nach unilateraler Schädigung von Sehrinde und/oder Sehstrahlung (z. B. Abb. 210.6a) kann von den Kindern gut kompensiert werden und wird häufig übersehen.

Epilepsie Epilepsien treten auch bei Kindern mit konnataler spastischer Hemiparese relativ häufig auf (etwa 30%, davon sind etwa ein Viertel schwer, d. h. therapieresistent). Auch hier ist eine Korrelation zur Art der Läsion deutlich und bestätigt die Epilepsie als symptomatisch: Bei Gehirnfehlbildungen wie Migrationsstörungen, bei kortikosubkortikalen Defekten ist das Auftreten einer Epilepsie wesentlich häufiger als bei periventrikulären Läsionen oder asymmetrischen Ventrikelerweiterungen.

Dyskinetische CP Bei der dystonen Form der dyskinetischen CP ist eine spastische Komponente häufig, wie oben beschrieben. Für sie gilt im Wesentlichen die dort beschriebene klinische Charakteristik. Die dyskinetische Bewegungsstörung, ob vorwiegend athetoid oder vorwiegend dyston, ist praktisch immer generalisiert ausgeprägt, betrifft also nicht nur Beine und Rumpf, sondern auch Arme, Schultergürtel und insbesondere Gesicht. Sehr selten gibt es unilaterale dyskinetische Formen. Aktivierung und Erregung können wahre Bewegungsstürme auslösen. Es ist daher oft sehr schwierig, bei den meist motorisch sehr schwer behinderten Kindern (wenige haben eine Rumpfkontrolle, noch weniger erlernen das freie Gehen) die kognitiven Fähigkeiten der Kinder zu beurteilen, die durchaus gut sein können. Bei dyskinetischer CP nach Basalganglien- und Thalamusschädigung (Abb. 210.3b) ist die Prognose bezüglich geistiger und motorischer Entwicklung deutlich besser, wenn nicht zusätzlich eine Beteiligung der Zentralregion (Abb. 210.3c) besteht.

Ataktische CP Da diese nonprogressive konnatale Ataxie ätiologisch eine sehr heterogene Gruppe darstellt, ist auch das klinische Bild variationsreich. Zwei systematische Untersuchungen aus Göteborg und Zürich zeigen bezüglich der motorischen Problematik eine deutlich retardierte motorische Entwicklung bei allen Betroffenen, mehr als 10% erlernen nicht das freie Gehen. Bei den kognitiven Fähigkeiten werden bei etwa zwei Dritteln der Patienten eine geistige

Behinderung angegeben, die etwa zur Hälfte schwer ist; bei über 50 % werden leichtere oder schwere Sehfunktionsstörungen angegeben, bei 20–30 % der Patienten entwickelt sich eine Epilepsie.

Diagnose Klinische Diagnose und Zeitpunkt der Diagnosestellung Die Diagnose der CP ist in Anbetracht der phänomenologischen Definition ganz wesentlich eine klinische. Die Dynamik der Entwicklung, die Zuordnung der neurologischen Symptomatik erlauben eine Diagnose bzw. die Abgrenzung gegenüber transitorischen oder progredienten Prozessen.

Die CP beschreibt eine Behinderung, deren Verursachung vor, während oder in den ersten 4 Wochen nach der Geburt stattgefunden hat (wenn die postneonatalen Fälle ausgeschlossen werden). Das klinische Erscheinungsbild entwickelt sich jedoch erst im Verlauf: Die Läsion oder Störung des Gehirns zeigt beim unreifen Gehirn klinisch noch ein unspezifisches Erscheinungsbild, erst beim Fortschreiten von Gehirnentwicklung und -reifung prägt sich das typische klinische Bild aus. Folgende Faktoren machen eine frühe Diagnosestellung schwierig:

1. Frühe neurologische Zeichen können transitorisch sein. Asymmetrien von Haltung und Tonus, Hyperexzitabilität und Muskelhypertonie, auch Muskelhypotonie treten transitorisch im 1. Lebensjahr bei über 90 % der so betroffenen Kinder auf; negative prognostische Zeichen sind eine zusätzlich vorhandene Retardierung der motorischen und/oder geistigen Entwicklung und eine – sich entwickelnde – Mikrozephalie.
2. Frühe neurologische Zeichen können sich verändern. Speziell ataktische oder dyskinetische Zeichen können fluktuieren, imponieren im 1., manchmal sogar 2. Lebensjahr, oft als Hypotonie. Auch die typischen Tonus- und Haltungsveränderungen einer Spastik können im 1. Lebensjahr noch fehlen und durch unspezifische Vorboten angekündigt werden wie Hyperexzitabilität, Retardierung etc. Speziell bei US-CP ist selbst bei Wissen um die verursachende Läsion in den ersten Monaten häufig keine sichere Asymmetrie zu sehen.
3. Auch der Ausschluss eines progredienten Prozesses bedarf natürlich einer gewissen Beobachtungsdauer.

Es gilt allgemein, dass die Diagnose einer CP definitiv frühestens mit 3, idealerweise mit 5 Jahren gestellt werden kann. Dies schließt natürlich nicht aus, dass in der individuellen Situation, besonders wenn die Ätiologie klar ist, bei einem schweren Bild eine frühe Diagnosestellung möglich ist. Eine schwere BS-CP kann z. B. sich schon im 1. Lebenshalbjahr deutlich klinisch zeigen. Wenn dafür z. B. eine multizystische Enzephalopathie nach hypoxisch-ischämischer Schädigung sicher verantwortlich zu machen ist, ist die Diagnose auch zu diesem Zeitpunkt schon klar zu stellen.

Zusätzliche Diagnostik zur Abklärung der Ätiologie und Pathogenese Aufgrund der obigen Darstellung wird verständlich, dass bei der zusätzlichen Diagnostik die Bildgebung mit der Fragestellung im Vordergrund steht, ob typische Läsionsmuster oder Fehlbildungen des Gehirns vorliegen.

Sonografie Die Ultraschalluntersuchung ist neonatal und im 1. Lebensjahr von vorrangiger Bedeutung und sehr sensitiv in der Darstellung schwerer hypoxisch-ischämischer Läsionsmuster – wie zystische PVL, multizystische Enzephalopathie, hämorrhagische Infarzierung – und Blutungen. Sie ist weniger sensitiv bei nichtzystischer PVL, bei geringer ausgeprägten parasagittalen Marklagerschädigungen, kortikalen Schädigungen und Basalganglien-, Thalamusschädigungen nicht hämorrhagischer Natur.

MRT Die kernspintomografische Untersuchung ist für die oben angegebenen Muster wesentlich sensitiver, insbesondere wenn die Myelinisierung schon deutlich vorangeschritten ist, d. h. ab dem Alter von 12–18 Monaten. Zuvor kann eine definitive Zuordnung schwierig sein – z. B. grenzen sich evtl. Gliosen periventrikulär, subkortikal oder im Bereich der Basalganglien, des Thalamus noch nicht ab.

CT Für die computertomografische Untersuchung gilt eine ähnliche Sensitivität wie für den Ultraschall, jedoch noch nach dem 1. Lebensjahr, die Kernspintomografie ist daher vorzuziehen. Eine Ausnahme bildet die Darstellung von Verkalkungen (z. B. bei intrauterinen Infektionen).

Weitere Untersuchungen Bei der US-CP mit nachgewiesenen Infarkten ist eine Abklärung bezüglich einer Thrombembolientstehung angezeigt (Protein C, S, APC-Resistenz, immunologische und evtl. entzündliche Abklärung).

Ist anhand der Anamnese und der Bildgebung eine läsionelle Entstehung im 3. Trimenon oder peri- und neonatal nicht wahrscheinlich, sind weitere diagnostische Schritte indiziert – abhängig von evtl. zusätzlich vorliegenden Informationen des Bildgebungsbefundes wie
- Abklärung intrauteriner Infektionen,
- Chromosomenanalyse, evtl. molekulargenetische Untersuchung (z. B. bei Vorliegen einer Lissenzephalie) oder
- Stoffwechseldiagnostik bei Verdacht auf progredienten Verlauf, atypischer Neurologie (▶ Abschn. „Differenzialdiagnose").

Zusätzliche Diagnostik zur Beurteilung von zusätzlichen Störungen Hier geht es vorrangig um die Abklärung, ob eine zusätzliche kognitive Beeinträchtigung besteht (über eine Entwicklungsdiagnostik), ergänzt durch eine psychologische Testung zur Einschulung, sowie ob eine Seh- oder Hörstörung vorliegt (augenärztliche Untersuchung und Hörprüfung). Eine EEG-Diagnostik ist nicht nur bei klinischem Hinweis auf Anfälle wichtig, sondern bei Kindern mit schweren hypoxischen Läsionen oder kortikalen Fehlbildungen (z. B. Lissenzephalie) schon bei Stagnation oder Rückschritten der kognitiven Entwicklung oder des Kontaktverhaltens. Hier sind die Wahrscheinlichkeit für die Entwicklung eines symptomatischen West-Syndroms hoch und die Anfälle klinisch zum Teil schwer erkennbar.

Differenzialdiagnose Wie oben diskutiert, findet sich bei einem großen Teil der spastischen CP-Formen und der dyskinetischen CP-Formen eine eindeutige läsionelle Genese. Bei einem wesentlich kleineren Teil ist eine Zuordnung zu Fehlbildungen des Gehirns (zum Teil auf genetischer Basis) möglich. Eine differenzialdiagnostische Abklärung ist also insbesondere dann notwendig, wenn die differenzierte Bildgebung des Gehirns (heute üblicherweise Kernspintomografie) kein entsprechendes Läsions- oder Fehlbildungsmuster zeigt bzw. das klinische Bild durch das morphologische Bild nicht ausreichend erklärt wird. Dann sind besonders sorgfältig langsam verlaufende, früh beginnende progrediente Krankheiten auszuschließen.

Differenzialdiagnose der BS-CP und der dyskinetischen CP
Myelinaufbaustörung Eine Myelinaufbaustörung zeigt beim klassischen Bild der Pelizaeus-Merzbacher-Krankheit im Allgemeinen eine klinisch wegweisende Symptomatik mit Frühsymptomen wie Nystagmus, Stridor, die dann zur molekulargenetischen Sicherung führen. Es existieren jedoch weitere Myelinaufbaustörungen mit Hypomyelinisierungen, die eine bilateral spastische, zum Teil auch dyskinetische Bewegungsstörung (mit häufig relativ niedrigem

Grundtonus) zeigen und über lange Zeit ohne Regression stabil sein können. Sie erlauben Entwicklungsfortschritte und können so zum Teil nicht von der CP-Diagnose im phänomenologischen Sinn ausgeschlossen werden. Die Kernspintomografie kann neben der Hypomyelinisierung wegweisende Befunde zur Zuordnung bestimmter Gruppen geben – wie Hypolasie/Atrophie von Kleinhirn oder Basalganglien.

Genetische Formen Spastische Paraparesen auf genetischer Grundlage zeigen nach einem unterschiedlich langen normalen Entwicklungsverlauf üblicherweise einen erkennbaren Beginn und eine deutliche Progredienz der Symptomatik. In einem kleineren Prozentsatz (10–20 %) zeigt sich der Beginn der Symptomatik jedoch schon vor Erlernen des freien Gehens und kann klinisch evtl. nicht sofort als progredient erkannt werden. Genetisch sind X-gebundene Formen beschrieben, die *Proteolipid-Protein(PLP)*-Gen-assoziiert sind; sie zeigen kernspintomografisch zerebral eine Myelinaufbaustörung, die eine entsprechende molekulargenetische Abklärung sinnvoll macht. Neben dominanten Formen, die aufgrund eines betroffenen Elternteils leicht zuordenbar sind, sind rezessive und X-gebundene Formen beschrieben, die klinisch „pur", d. h. ohne, oder „kompliziert", d. h. mit anderen neurologischen Auffälligkeiten wie Ataxie, peripherer Neuropathie, Retinopathie, Optikusatrophie oder kognitiven Störungen auftreten können; Sphinkterstörungen, die jedoch nicht konstant auftreten, erleichtern die Zuordnung. Die Klassifikation wird über das betroffene *Spastic paraplegia gene (SPG)* vorgenommen, früh beginnen können die SPG1, -2, -4, -16, -23 und -24.

Segawa-Syndrom Eine dopaminresponsive Dystonie (Segawa-Syndrom) und andere Dopaminstoffwechseldefekte (▶ Abschn. 211.4) (kann bei einem relativ frühen Beginn in den Anfangsstadien mit einer BS-CP oder dyskinetischen CP verwechselt werden. Bei normalem MR, normaler Intelligenz und spastisch-dystoner neurologischer Symptomatik, die evtl. fluktuiert (was jedoch am Anfang dieses Krankheitsbildes relativ wenig in Erscheinung treten kann), ist ein Dopamintherapieversuch angezeigt, bzw. Diagnostik zum Ausschluss dieser Krankheit.

Nonprogressive konnatale Ataxie Die Ätiologie der nonprogressiven konnatalen Ataxie ist, wie oben beschrieben, heterogen. In jedem Fall ist hier eine ätiologische Abklärung notwendig, die Bilder wie chromosomale Störungen, das Angelman-Syndrom, das Joubert-Syndrom oder die pontozerebelläre Hypoplasie einschließt; Letztere sind allerdings schon aufgrund der Bildgebungsbefunde zuzuordnen. Differenzialdiagnostisch kommen progrediente Krankheiten im Bereich der Aminosäuren und organischen Säuren, Congenital-disorders-of-glycosylation(CDG)-Syndrome und das Louis-Bar-Syndrom in Betracht.

Therapie Die CP ist eine persistierende Krankheit, eine Behinderung. Therapie meint also die Unterstützung und die Optimierung vorhandener Möglichkeiten, insbesondere auch vorhandener Möglichkeiten des Lernens. Sie stellt eine Langzeittherapie mit interdisziplinärer Ausrichtung dar. Therapie meint nicht Heilung, obwohl dies von Therapieformen (besonders sog. alternativer Therapien) immer wieder in Anspruch genommen wird. Bemüht wird in letzter Zeit dafür vermehrt der Begriff der Plastizität des unreifen Gehirns, das frühe Störungen/Schädigungen kompensieren kann. Es existiert jedoch keinerlei Beleg, dass für diese sehr wichtigen Mechanismen, insbesondere während der frühen Entwicklung, bestimmte Therapieformen von größerer Bedeutung wären als andere. Auch spricht die ähnliche CP-Prävalenz und die ähnliche Verteilung des Schweregrades der motorischen Behinderung bei einer vergleichenden Studie in den westlichen Ländern mit ähnlicher medizinischer Versorgung, jedoch unterschiedlicher krankengymnastischer Schwerpunkte, wie in Schweden, England, Westaustralien, Süddeutschland, gegen eine herausragende Wirkung einer spezifischen Therapieform. Diese Diskussion, dass CP potenziell heilbar ist, liegt natürlich nahe in Anbetracht der Tatsache, dass eine frühe Diagnosestellung schwierig ist und transitorische und wechselnde neurologische Zeichen im 1. und 2. Lebensjahr häufig sind (▶ Abschn. „Klinische Diagnose und Zeitpunkt der Diagnosestellung"). Wenn transitorische, CP-assoziierte Symptome Ausheilung bedeuten würden, wäre auch anzunehmen, dass Kinder mit kleinen Läsionen – wie z. B. einer parietookzipital gelagerten PVL, die bei ausgedehnterer Ausprägung (bis zur Pyramidenbahn) eine beinbetonte BS-CP verursachen würde – vermehrt im 1./2. Lebensjahr als CP-Patienten diagnostiziert würden und sich dann normalisierten bzw. dass Kinder, die aus der „CP herauswüchsen" vermehrt solche „kleinen Läsionen" haben, die sie dann kompensierten. Dies hat sich bislang jedoch in entsprechenden bildgebenden Studien nicht bestätigt.

Krankengymnastik Sie stellt im Rahmen der Früherkennung schon vor der definitiven Diagnosestellung den ersten therapeutischen Schritt dar und ist nach Bestätigung der Diagnose umso mehr indiziert. Ihre Ziele sind eine Verbesserung des motorischen Lernens im Rahmen der vorhandenen motorischen Möglichkeiten durch Reduktion des Muskeltonus, Vermeidung abnormer Bewegungsabläufe und Unterstützung funktioneller zielgerichteter Abläufe sowie die Vermeidung von Sekundärproblemen wie Kontrakturen. Bislang hat sich hier keine der Methoden als den anderen überlegen herausgestellt (s. oben).

Wichtig ist therapeutisch auch eine Anleitung der Eltern, die sie in den täglichen Ablauf übernehmen können. Dies gilt nicht nur für die Krankengymnastik, sondern auch für Frühförderung, Ergotherapie oder Heilpädagogik. Die Therapeuten spielen eine wichtige Rolle, den Eltern und Bezugspersonen ein Verständnis für die Behinderung des Kindes näherzubringen und ihnen in der Bewältigung dieser Situation in regelmäßigem Austausch zur Verfügung zu stehen.

Zunehmend wichtig für den Therapieerfolg und die Zufriedenheit der Beteiligten ist es, konkrete, kurzfristig erreichbare Therapieziele zu formulieren.

Hilfsmittelversorgung Hilfsmittel dienen der funktionellen Verbesserung, der Vermeidung von Sekundärfolgen wie Kontrakturen, Hüftluxationen (z. B. Innenschuhe, Gehorthesen, Schienen zur Veränderung der Position), der Unterstützung von nicht selbstständig möglichen Positionen (Sitzschalen, Stehbrett – Letzteres auch zur Prophylaxe einer Osteoporose. Sie können notwendig sein, um eine Fortbewegung zu ermögliche (Rollstuhl, Rollator) und die Pflege zu erleichtern (z. B. Badehilfe).

Medikamentöse Therapie Zur Beeinflussung der Spastik werden vorwiegend eingesetzt: Baclofen (oral oder auch intrathekal bei extremer Spastik) und Memantin, bei der Dystonie Dopamin oder Trihexyphenidyl. Botulinumtoxin lokal injiziert in die vorwiegend betroffenen Muskelgruppen stellt bei Formen der spastischen und zum Teil auch dystonen CP einen erfolgversprechenden medikamentösen Behandlungsansatz dar. Besonders bei frühem Einsatz verspricht diese Behandlung eine funktionelle Verbesserung, auch durch eine erweiterte Möglichkeit des motorischen Lernens.

Operative Versorgung Bestimmte Formen der beinbetonten BS-CP profitieren von einer dorsalen Rhizotomie, die Indikation und

Durchführung sollte jedoch erfahrenen Zentren vorbehalten werden. Sekundärprobleme wie Kontrakturen, Hüftluxationen oder Skoliosen erfordern zum Teil ein operatives Vorgehen. Dies sollte nur im Zusammenhang mit einer intensiven krankengymnastischen Vor- und Nachbetreuung durchgeführt werden. Die medikamentöse Therapie kann begleitend eingesetzt werden. Der optimale Zeitpunkt der operativen Therapie muss individuell und im interdisziplinären Kontext abgestimmt werden.

Therapie der zusätzlichen Störungen Eine Frühförderung, Ergotherapie oder Heilpädagogik ist häufig begleitend angezeigt bei zusätzlichen kognitiven Problemen, bei deutlich beeinträchtigten motorischen Fähigkeiten und damit begrenzter Erfahrungsmöglichkeit im spielerischen Bereich. Eine logopädische Betreuung kann nicht nur zur Unterstützung der Sprachentwicklung, sondern auch zur Verbesserung der Mundmotorik wichtig sein. Besonders bei Kindern mit einer dyskinetischen Bewegungsstörung kann eine massive Dysarthrie zu erheblichen Kommunikationsproblemen führen. Computerisierte Kommunikationshilfen können hier indiziert sein. Die Benutzung eines PC ist auch bei Kindern mit erheblichen feinmotorischen Problemen und entsprechenden Schwierigkeiten mit der Handschrift eine wichtige und möglichst früh einzusetzende Hilfestellung. Eine eventuelle Sehstörung ist oft zerebraler Ursache und kann dann nicht spezifisch behandelt werden (Ausnahme: Strabismus), ist sie schwer, wird die Einleitung einer Sehbehindertenförderung notwendig.

Bei Auftreten einer Epilepsie gelten die Richtlinien für die Behandlung einer symptomatischen Epilepsie.

Schwer mehrfach behinderte Kinder mit CP zeigen sehr häufig ausgeprägte Essschwierigkeiten, woraus eine kalorische Unterversorgung, eine verminderte Gewichts- und auch Wachstumsentwicklung resultieren kann. Die Anlage einer perkutanen endoskopischen Gastrostomie (PEG) sollte daher in einer entsprechenden Situation frühzeitig diskutiert werden. Wichtig ist hier insbesondere, den Eltern nahezubringen, dass dies ein Füttern und Selbstessen nicht ausschließt.

Literatur

Aicardi J, Bax M (1997) Cerebral Palsy. In: Aicardi J (Hrsg) Diseases of the nervous system in childhood, 2. Aufl. Mac Keith, Cambridge, S 210–239

Andersen G, Romundstad P, de la Cruz J et al (2011) Cerebral palsy among children born moderately preterm or at moderately low birthweight between 1980 and 1998: A European register-based study. Dev Med Child Neurol 53:913–919

Ashwal S, Russman BS, Blasco BA, Miller G, Sandler A, Shevell M, Stevenson R (2004) Practice parameter: Diagnostic assessment of the child with cerebral palsy. Neurology 62:851–863

Beckung E, Hagberg G (2002) Neuroimpairments, activity limitations, and participation restrictions in children with cerebral palsy. Dev Med Child Neurol 44:309–316

Beckung E, Hagberg G, Uldall P, Cans C (2008) Probability of walking in children with cerebral palsy in Europe. Pediatrics 121:187–192

Eliasson AC, Rösblad B, Krumlinde-Sundholm L, Beckung E, Arner M, Rosenbaum P (2006) Manual Ability Classification System (MACS), for children with cerebral palsy – a field version. Dev Med Child Neurol 48:549–554

Esscher E, Flodmark O, Hagberg G, Hagberg B (1996) Non-progressive ataxia: Origins, brain pathology and impairments in 78 Swedish children. Dev Med Child Neurol 38:285–296

Gasser T, Finsterer J, Baets J et al (2010) EFNS guidelines on the molecular diagnosis of ataxias and spastic paraplegias. Eur J Neurol 17:179–188

Hagberg B, Hagberg G (1993) The origins of cerebral palsy. In: David TJ (Hrsg) Recent advances in paediatrics, Bd. 11. Churchill Livingstone, Edinburgh, S 67–83

Hagberg B, Hagberg G, Olow I, von Wendt L (1996) The changing panorama of cerebral palsy in Sweden. VII. Prevalence and origin in the birth year period. Acta Paediatr 85:954–960

Krägeloh-Mann I (2004) Imaging of early brain injury and cortical plasticity. Exp Neurol 190:S84–S90

Krägeloh-Mann I, Horber V (2007) The role of magnetic resonance imaging in elucidating the pathogenesis of cerebral palsy: a systematic review. Dev Med Child Neurology 49:144–151

Krägeloh-Mann I, Hagberg G, Meisner C et al (1993) Bilateral spastic cerebral palsy – A comparative study between south-west Germany and western Sweden. I. Clinical patterns and disabilities. Dev Med Child Neurol 35:1037–1047

Krägeloh-Mann I, Hagberg G, Meisner C et al (1994) Bilateral spastic cerebral palsy – A comparative study between south-west Germany and western Sweden. II. Epidemiology. Dev Med Child Neurol 36:473–483

Krägeloh-Mann I, Petersen D, Hagberg G et al (1995b) Bilateral spastic cerebral palsy – MRI pathology and origin. Analysis from a representative series of 56 cases. Dev Med Child Neurol 38:379–397

Kyllermann M (1977) Dyskinetic cerebral palsy. An analysis of 115 Swedish cases. Neuropaediatr 8:28–32

Michaelis R, Asenbauer C, Buchwald-Saal M et al (1993) Transitory neurological findings in a population of high risk infants. Early Hum Dev 43:143–153

Niemann G, Wakat JP, Krägeloh-Mann I et al (1994) Congenital hemiparesis and periventricular leucomalacia: pathogenic aspects from MRI. Dev Med Child Neurol 36:943–950

Palisano R, Rosenbaum P, Walter S, Russell D, Wood E, Galuppe B (1997) Development and reliability of a system to classify gross motor function in children with cerebral palsy. Dev Med Child Neurol 39:214–223

Pharoah POD, Cooke T, Johnson MA et al (1998) Epidemiology of cerebral palsy in England and Scotland, 1984–1989. Arch Dis Child Fetal Neonatal Ed 79:F21–F25

Platt MJ, Cans C, Johnson A, Surman G, Topp M, Torrioli MG, Krägeloh-Mann I (2007) Trends in cerebral palsy among infants of very low birthweight (<1500 g) or born prematurely (<32 weeks) in 16 European centres: A database study. Lancet 369:43–50

Rankin J, Cans C, Garne E, Colver A, Dolk H, Uldall P, Amar E, Krägeloh-Mann I (2010) Congenital anomalies in children with cerebral palsy: A population-based, record linkage study. Dev Med Child Neurol 52:345–351

SCPE working group SCPE (2000) Surveillance of cerebral palsy in Europe: A collaboration of cerebral palsy surveys and registers. Dev Med Child Neurol 42:816–824

Surveillance of Cerebral Palsy in Europe (2002) Prevalence and characteristics of children with cerebral palsy in Europe. Dev Med Child Neurol 44:633–640

Stanley FJ, Watson L (1992) Trends in perinatal mortality and cerebral palsy in Western Australia, 1967 to 1985. BMJ 304:1658–1663

Steenweg ME, Vanderver A, Blaser S et al (2010) Magnetic resonance imaging pattern recognition in hypomyelinating disorders. Brain 133:2971–2982

Steinlin M, Zangger B, Boltshauser E (1998) Non-progressive congenital ataxia with or without cerebellar hypoplasia: A review of 34 subjects. Dev Med Child Neurol 40:148–154

Topaloglu H, Pinarli G, Erdem H et al (1998) Clinical observations in autosomal recessive spastic paraplegia in childhood and further evidence for genetic heterogeneity. Neuropediatry 29:189–194

Van Haastert IC, Groenendaal F, Uiterwaal CSP et al (2011) Decreasing incidence and severity of cerebral palsy in prematurely born children. J Pediatr 159:86–91

211 Neurometabolische und neurodegenerative Erkrankungen

F. Hanefeld, A. Kohlschütter, K. Brockmann, M. Henneke, B. Assmann, B. Plecko, N. I. Wolf, R. Korinthenberg

211.1 Rett-Syndrom und Varianten

F. Hanefeld

Das Rett-Syndrom (RTT) wurde 1966 erstmals als zerebrale Atrophie mit Hyperammonämie bei Mädchen beschrieben. Da die Hyperammonämie auf einem Messfehler beruhte, fand das Krankheitsbild kaum Beachtung. Erst 1983 wurde es von Hagberg als eine eigenständige Krankheit etabliert. 1999 wurden Mutationen des Gens *MECP2* als Ursache des RTT bei Mädchen entdeckt. Basierend auf den in Datenbanken weltweit gesammelten Erfahrungen bei mehreren tausend Patienten mit RTT bzw. mit *MECP2*-Mutationen erfolgte 2010 eine letzte Revision der diagnostischen Kriterien und Nomenklatur. Man unterscheidet zwischen klassischen (typischen) RTT und atypischen Varianten des RTT.

Definition Das RTT (RTT, MIM 312750) ist eine geschlechtsgebundene (X-linked) Entwicklungsstörung, die primär nur Mädchen betrifft.

Epidemiologie Es tritt mit einer Häufigkeit von 1:10.000 in weiblichen Geburten auf. Nach dem Morbus Down ist es die zweithäufigste genetische Ursache einer mentalen Behinderung bei Mädchen.

Ätiologie Die meisten Fälle (>95%) von RTT sind durch Mutationen im *MECP2*-Gen (MECP2e2) verursacht. Als Amir 1999 die Mutation im *MECP2*-Gen von Mädchen mit typischem Rett-Syndrom erstmals beschrieb, war das MeCP2-Protein seit seiner Entdeckung 1992 bereits Gegenstand intensiver Forschung. Damit war erstmals ein Zusammenhang zwischen Methylierung der DNS und erblichen Veränderungen der Genexpression nachgewiesen. Neben dem bereits bekannten MeCP2-Protein wurde 2004 eine zweite Isoform (MeCP2e1) beschrieben. Etwa 1% der menschlichen DNS ist am Kohlenstoff 5 des Cytosinrings methyliert, vorwiegend an den CpG-Dinukleotiden. Durch die Methylierung wird die Genexpression beeinflusst. Derzeit sind bei Säugern 5 Proteine bekannt, die an methyliertes CpG binden. Vier dieser Proteine, nämlich MeCP2, MBD1, MBD2 und MBD4, unterdrücken die Transkription am methylierten Promotor des Gens.

Das *MECP2*-Gen ist auf dem langen Arm des X-Chromosoms im Bereich q28 lokalisiert und unterliegt der X-Inaktivierung. Es besteht aus 4 Exons, welche die zwei für das RTT relevanten *MECP2*-Isoformen kodieren. Sie agieren zwar hauptsächlich als Repressoren der Transkription, doch wird auch eine Aktivatorfunktion als relevant beim RTT diskutiert. Die MeCP2-Proteine sind besonders in neuronalen Strukturen im ZNS nachweisbar. Für die Pathogenese, besonders die Progression, des RTT sind nach neueren Untersuchungen auch die Astroglia und die Mikroglia von Bedeutung. Der Einfluss von *MECP2* auf die Expression und Funktion anderer Gene bzw. Proteine im Gehirn (z. B. BDNF – Brain-derived neurotrophic factor), wird zunehmend erkannt. Die Expression von *MECP2* weist sowohl lokalisatorische wie auch entwicklungsabhängige Schwankungen auf. In Neuronen ist sie besonders während der Maturation und vor der Synaptogenese prominent. Eine Reihe humaner Erkrankungen sind Folge einer Methylierungsstörung der DNS. Man hat deshalb den übergeordneten Begriff der *MECP2*-related-Disorders eingeführt, hierzu zählt das klassische RTT. Mehr als 200 verschiedene Mutationen sind im *MECP2*-Gen beschrieben worden. Die 8 häufigsten Missense-Mutationen werden bei 70–75% aller Patienten gefunden, 10–15% weisen große Deletionen auf. Nach umfangreichen Genotyp-Phänotyp-Studien zeigen die häufigen Mutationen (R133C, R294X) einen leichten Phänotyp, andere (R255X, R270X) einen schwereren Phänotyp. Ein leichter Phänotyp ist in den seltenen Fällen einer extrem ungleichen X-Inaktivierung beschrieben worden.

Die meisten Mutationen beim RTT sind paternalen Ursprungs, sie entstehen während der Spermatogenese. Bereits vor Entdeckung des Rett-Gens wurden Knaben mit dem Phänotyp eines RTT beobachtet. Bei ihnen sind die gleichen Mutationen wie bei weiblichen Patienten mit RTT nachweisbar. Klinisch imponiert eine epileptische Enzephalopathie mit gehäuften Apnoen. Des Weiteren sind bei Einzelfällen mit Klinefelter-Syndrom oder Behinderungssyndromen, die den Phänotyp des weiblichen RTT zeigen, *MECP2*-Mosaike beschrieben worden. Auch der Nachweis von *MECP2*-Mutationen bei Knaben mit Erkrankungen ohne Ähnlichkeit zum RTT nimmt ständig zu. Erwähnenswert sind Überlappungen mit dem Angelman-Syndrom (Kombination von UBE3A und *MECP2*-Mutationen) und Mikrodeletionsstörungen (z. B. innerhalb der Banden 5q14.3q15).

Pathologie und Pathophysiologie Die neuropathologischen Befunde beim RTT sind zwar relativ konsistent, aber unspezifisch. Das Gehirn verstorbener Mädchen ist auf 66–86% der Norm verkleinert, ohne dass es zu einem generellen Verlust von Neuronen gekommen ist. Die Zahl der Dentriten und ihre Komplexität sind reduziert. Die Volumenreduktion betrifft besonders das Frontalhirn und die Basalganglien ohne sichere Hinweise auf degenerative Prozesse oder einen progredienten Abbau. In der Substantia nigra fallen die Nervenzellen durch eine Hypopigmentation auf. Lediglich im Kleinhirn und Rückenmark sind Zeichen einer Atrophie, eine Gliose und spongiforme Veränderungen beschrieben worden.

Die Neuropathologie des RTT spricht zusammen mit klinischen Beobachtungen eher für eine Störung in der Entwicklung als für eine degenerative Erkrankung des ZNS. Unter der Pathologie der übrigen Organsysteme verdient die Osteopenie im Knochen besondere Erwähnung. Die in molekulargenetischen Untersuchungen nachgewiesenen Mutationen in den Astrozyten und der Mikroglia finden in neuropathologischen Beschreibungen kaum Erwähnung. Für das Verständnis der Pathogenese und Pathophysiologie des RTT ist der Zeitpunkt und Ort entscheidend, an dem die *MECP2*-gesteuerten Entwicklungsprozesse ablaufen. In neurophysiologischen Untersuchungen wurden am Hirnstamm erhebliche Auffälligkeiten im primären Atemzentrum registriert, die mögliche Ursachen der beim RTT häufigen Störungen der Atmung (Apnoe, Hyperventilation) sind.

Diagnose Die letzte im Jahre 2010 publizierte Revision und Nomenklatur zum RTT durch das RettSearch Consortium stellt explizit fest: „da *MECP2*-Mutationen weder notwendig sind noch ausreichen um die Diagnose RTT zu stellen, bleibt das Rett-Syndrom eine klinische Diagnose." Es scheint deshalb sinnvoll, das RTT bei Mädchen als eine Form der *MECP2*-Störungen zu klassifizieren.

Tab. 211.1 Varianten des Rett-Syndroms

Variante mit erhaltener Sprache (Zapella-Variante)	Variante mit Anfällen im frühen Kindesalter (Hanefeld-Variante)	Angeborenes Rett-Syndrom (Rolando-Variante)
Klinische Merkmale		
Regression im Alter von 1–3 Jahren, Verringerung der Handfertigkeiten Erhaltener Gebrauch der Hände Wiedererwerb der Sprache nach Regression mit ~ 5 Jahren, Worte oder Sätze Leichte intellektuelle Einschränkung (IQ bis 50) Häufig autistische Wesenszüge Rett-Merkmale weniger ausgeprägt: – Normaler Kopfumfang – Meist normale Größe und Gewicht – Selten Epilepsie – Selten vegetative Störungen – Leichtere Skoliose und Kyphose	Frühes Einsetzen von Anfällen, oft vor 5 Lebensmonaten Anfallsbeginn vor der Regression Blitz-Nick-Salaam-Anfälle (BNS) Refraktäre myoklonische Epilepsie	Ab Geburt gestörte Entwicklung Gehfähigkeit wird nie erworben Mikrozephalie ab 4. Monat Kein intensives Fixieren Rett-typische Störungen ausgeprägt: – Kleine, kalte Hände und Füße – Atemstörungen im Wachzustand – Typische Bewegungsstereotypien der Zunge Zuckungen der Extremitäten
Molekulargenetik		
In der Mehrheit *MECP2*-Mutation nachweisbar	*MECP2*-Mutationen selten nachweisbar Analyse von *CDKL5*-Mutationen sollte durchgeführt werden evtl. *MEF2C*	*MECP2*-Mutationen selten nachweisbar Analyse von *FOXG1*-Mutationen sollte durchgeführt werden

Das RTT-Konsortium 2010 formulierte Haupt- und Ausschlusskriterien für das RTT. Dabei wird unterschieden zwischen typischen (klassischen) RTT und dem atypischen RTT, von dem Varianten zu trennen sind.

Die Diagnose RTT sollte beim Nachweis einer postnatalen Dezeleration des Kopfwachstums (sowie bei jedem Mädchen mit unklarer postnataler Entwicklungsverzögerung) erwogen werden. Hierzu sind für das typische RTT Hauptkriterien und zusätzlich unterstützende Kriterien für das atypische RTT formuliert worden (▶ Übersicht).

Diagnostische Kriterien des Rett-Syndroms
- Hauptkriterien:
  1. Teilweiser oder kompletter Verlust erworbener Handfunktionen
  2. Teilweiser oder vollständiger Verlust der erworbenen Sprachfähigkeit
  3. Gangstörungen: eingeschränkt (Dyspraxie) oder Gehunfähigkeit
  4. Stereotype Handbewegungen: knetend, ringend, reibend, waschend, beißend
- Ausschlusskriterien:
  1. Hirnverletzungen oder Traumen (peri- und postnatal), neurometabolische Erkrankungen, schwere Infektionen mit ZNS-Beteiligung
  2. Deutliche Störung der psychomotorischen Entwicklung in den ersten 6 Lebensmonaten
- Unterstützende Kriterien für das atypische RTT:
  3. Störung der Atmung im Wachzustand
  4. Bruxismus im Wachzustand
  5. Gestörter Schlafrhythmus
  6. Abnormer Muskeltonus
  7. Periphere vasomotorische Störungen
  8. Skoliose/Kyphose
  9. Wachstumsretardierung
  10. Kleine kalte Hände und Füße

Zur Standardisierung von Verlaufsbeobachtungen hat sich die von Hagberg vorgeschlagene Stadieneinteilung bewährt (▶ Übersicht, ◘ Tab. 211.1, ◘ Abb. 211.1).

Klinische Stadien des Rett-Syndroms (nach Hagberg)
- **Stadium 1:** Frühe Stagnation zwischen 6 und 18 Monaten
- **Stadium 2:** Schnelle Regression der psychomotorischen Entwicklung mit Verlust erworbener Fähigkeiten (Dauer: Wochen bis Monate)
- **Stadium 3:** Pseudostationäre Periode (Dauer: Jahre)
- **Stadium 4:** Späte motorische Verschlechterung (Dauer: Dekaden)

Klinische Symptome und Verlauf Die betroffenen Mädchen werden nach unauffälliger Entwicklung durch eine Muskelhypotonie und den Verlust erworbener Funktionen, besonders im sinnvollen Gebrauch der Hände und der Sprache, auffällig. Es kommt zu einer Dezeleration des Kopfwachstums und autistischen Verhaltensmustern. Eine Mikrozephalie ist nicht obligat für die Diagnose RTT. Die charakteristischen waschenden, knetenden Handbewegungen sind zwar sehr typisch, aber nicht spezifisch. Dysmorphiezeichen sind nur selten vorhanden. 60–90 % der Patientinnen entwickeln epileptische Anfälle. In einer eigenen Studie bei 71 Mädchen mit klassischem RTT erkrankten 44 Mädchen an einer Epilepsie. Das Alter beim ersten Anfall schwankte zwischen dem 1. und 26. Lebensjahr (Median 4 Jahre). Unterschiedlich zu Patienten mit anderen mentalen Behinderungen begann die Entwicklungsverzögerung vor Auftreten des ersten Anfalls. Eine kausale Beziehung zu Fieberkrämpfen oder Impfungen bestand nicht. Unter den Anfallstypen überwiegen generalisierte, tonisch-klonische Anfälle. Eine Trennung von nichtepileptischen Ereignissen ist besonders im Zusammenhang mit Hyperventilationsattacken und Apnoen schwierig, nicht selten unmöglich. Eine Ausnahme bilden Patienten mit Blitz-Nick-Salaam(BNS)-ähnlichen Anfällen im 1. Lebensjahr. In diesen Fällen muss eine der genannten Varianten bzw.

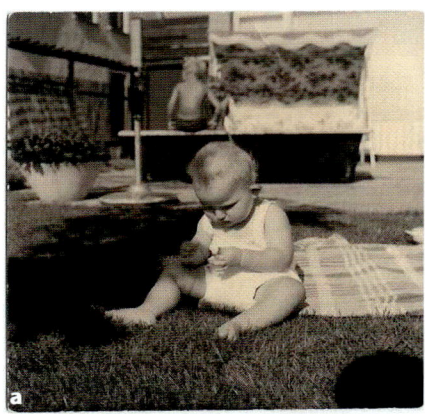
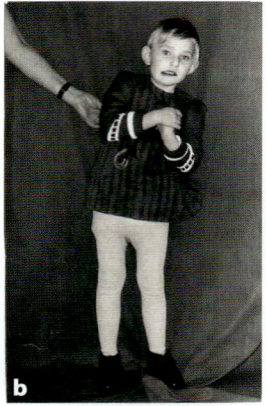
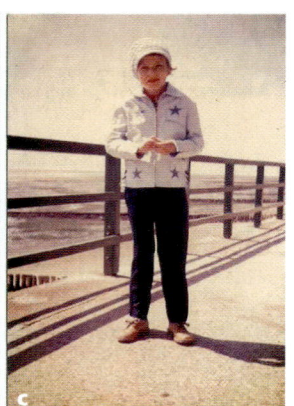
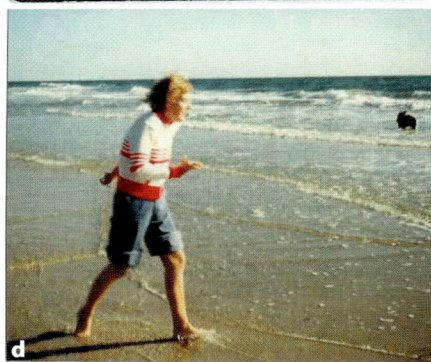
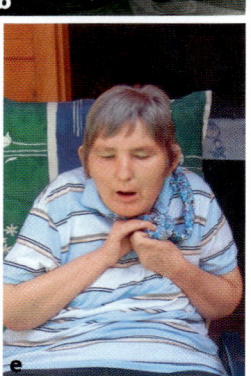

Abb. 211.1a–e Verlauf des Rett-Syndroms. Patientin im Alter von **a** 9 Monaten, **b** 5 Jahren, **c** 10 Jahren, **d** 15 Jahren, **e** 48 Jahren. Sie verstarb im Alter von 49 Jahren. (Mit freundl. Genehmigung der gesetzlichen Vertreter der Patientin)

eine *CDKL5*-, *MEF2C*- oder *FOXG1*-Mutation ausgeschlossen werden (Tab. 211.1). Ein Teil der Patientinnen erlernt nie das freie Laufen. Im Schulalter oder später kann sich eine schwere Skoliose entwickeln. Die Pubertät setzt früh ein, meist nicht begleitet von dem physiologischen Wachstumsschub. Die meisten Mädchen mit RTT sind kleinwüchsig und zeigen eine Akromikrie, besonders der Füße.

Nach der initialen Regression kann ein über viele Jahre anhaltendes stationäres Stadium folgen, bevor im Adoleszentenalter eine weitere motorische Verschlechterung eintritt, häufig mit Verlust der Gehfähigkeit, Zunahme der Skoliose und Muskelatrophien. Mit zunehmendem Alter treten vermehrt extrapyramidale, besonders dystone Bewegungsstörungen auf. Visus und Gehör sind meist nicht betroffen. Dagegen sind autonome Störungen häufig, ebenso Schreiattacken und Störungen des Schlaf-Wach-Rhythmus. Oft besteht ein gastroösophagealer Reflux. Wegen Schluckstörungen mit erhöhter Aspirationsgefahr und zur Sicherung einer kalorisch ausreichenden Ernährung ist die Anlage einer PEG-Sonde meist notwendig. Als Folge der erwähnten Osteopenie ist das Frakturrisiko erhöht. Die Lebenserwartung ist beim RTT nicht regelhaft verkürzt. Nach einer amerikanischen Studie überleben 90 % das Alter von 20–25 Jahren, verglichen mit 98 % in der Normalbevölkerung. Zwischen dem 25. und 40. Lebensjahr sinkt die Überlebensrate auf 69 % beim RTT verglichen mit 97 % in der weiblichen Gesamtbevölkerung. Daraus hat man eine mittlere Lebenserwartung von 47 Jahren errechnet. Als Todesursache werden zerebrale Anfälle, kardiale Überleitungsstörungen (verlängerte QT-Zeit) und Störungen der Atemregulation im Schlaf diskutiert. Die meisten Todesfälle traten im Zusammenhang mit bronchopulmonalen Störungen, einschließlich Aspirationsereignissen auf.

Diagnose und Differenzialdiagnose Die Diagnose des RTT basiert auf den oben beschriebenen klinischen Kriterien. In mehr als 90 % der Fälle gelingt der Nachweis einer Mutation im *MECP2*-Gen. Das MRT zeigt häufig eine Atrophie des Frontal- und Kleinhirns. Hilfreich ist das EEG, das früh im Krankheitsverlauf in der Einschlafphase Spikes oder Sharp-wave-Entladungen zeigt. Biochemische Auffälligkeiten im Liquor und Blut sind inkonsistent und nicht diagnostisch.

Die Differenzialdiagnose zum RTT umfasst altersabhängig zahlreiche neurodegenerative und neurometabolische Erkrankungen, z. B. neuronale Zeroidlipofuszinose, tuberöse Sklerose, West-Syndrom, CDG-Syndrom, neurometabolische Krankheiten (z. B. OTC-Mangel), Fragiles-X-Syndrom, Angelman-Syndrom und infantilen Autismus.

Therapie Eine kausale Behandlung ist für das RTT nicht bekannt. Krankengymnastik, Beschäftigungs- und Musiktherapie werden eingesetzt. Die Skoliose und Fußfehlstellungen erfordern häufig eine chirurgische Intervention. Die Anlage einer PEG-Sonde sollte aus den oben genannten Gründen nicht verzögert werden. Sie gewährleistet auch eine ausreichende Flüssigkeitszufuhr, die bei den häufig bestehenden Obstipationen sehr wichtig ist. Zur antikonvulsiven Behandlung haben sich Sultiam, Carbamazepin, Valproat, Lamictal und Levetiracetam bewährt. Die häufig auftretende Osteoporose sollte mit Vitamin D und Kalziumsubstitution behandelt werden. In einem Mausmodell für das RTT ist es gelungen, durch Aktivierung der *MECP2*-Expression die krankheitsspezifischen Symptome zu korrigieren. Daran knüpfen sich große Hoffnungen auf eine kausale Therapie für diese Krankheit. Neben der medizinischen und psychologischen Betreuung des individuellen Patienten ist eine Hilfe für die Familien (besonders der Eltern und Geschwister) bei dieser häufigen und schweren, lebenslang bestehenden Behinderung von großer Bedeutung. In Deutschland haben sich die Eltern in der Elternhilfe für Kinder mit Rett-Syndrom in Deutschland e. V. organisiert, Geschäftsstelle: 65510 Hünstetten, Telefon 06126-500306.

	Beginn	Enzymdefekt	Gen
G_{M1}-Gangliosidosen			
Typ 1	Infantil, „MPS-artig"	β-Galaktosidase	GLB1
Typ 2	Spätinfantil, juvenil	β-Galaktosidase	GLB1
G_{M2}-Gangliosidosen			
Morbus Tay-Sachs	Infantil	Hexosaminidase A	HEXA
Morbus Sandhoff	Wie Morbus Tay-Sachs	Hexosaminidasen A und B	HEXB
AB-Variante	Wie Morbus Tay-Sachs	G_{M2}-Hydrolase	GM2A
Juvenile G_{M2}-Gangliosidose	2–6 Jahre	Hexosaminidase A	HEXA

Tab. 211.2 Gangliosidosen im Kindesalter

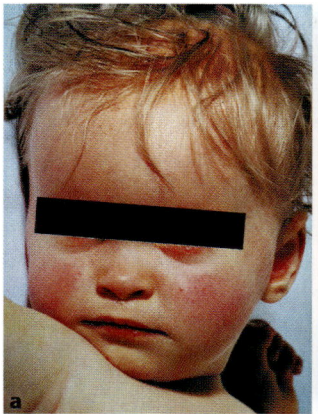 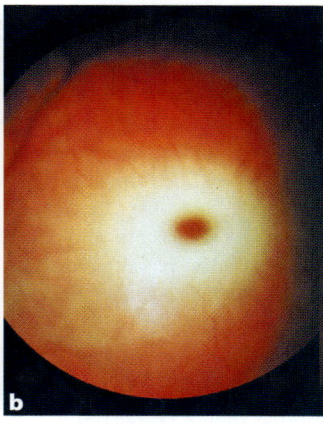

Abb. 211.2a,b G_{M2}-Gangliosidose. **a** Makrozephalie bei erblindetem Kind mit Epilepsie, **b** kirschroter Makulafleck" der Netzhaut. (Bildrechte liegen bei den Erziehungsberechtigten des Patienten)

211.2 Genetische Krankheiten der grauen Substanz

A. Kohlschütter

Genetische degenerative Krankheiten des Gehirns können pathogenetisch und klinisch eingeteilt werden in solche vorwiegend der grauen oder der weißen Gehirnsubstanz (Leukoenzephalopathien, ▶ Abschn. 211.3), wobei diese Trennung nicht absolut ist. Degeneration der Neuronen in der grauen Substanz führt initial hauptsächlich zu Demenz und Epilepsie; manchmal wegen Befall der Netzhaut auch zu Visusverlust. Viele dieser Krankheiten sind lysosomale Speicherkrankheiten (s. auch ▶ Abschn. 57.2 und 57.3). Ihr wesentliches klinisches Kennzeichen ist die Progredienz der Symptome, die sehr langsam sein kann. Besonders ist auf das Erkrankungsalter zu achten, da die Krankheiten als infantile, spätinfantile oder juvenile Formen auftreten können.

211.2.1 Gangliosidosen

Ganglioside sind komplexe, kohlenhydrathaltige Sphingolipide. Sie werden bei lysosomalen Enzymdefekten intrazellulär gespeichert.

G_{M1}-Gangliosidosen
Siehe auch ▶ Abschn. 57.3.

Pathogenese Defekte der β-Galaktosidase führen zur Speicherung eines Gangliosids mit sog. M1-Struktur. Geschädigt werden Neuronen, wobei es zu einem Umbau der interneuronalen Konnektivität kommt. Die Neuropathologie beschränkt sich auf die graue Substanz des ZNS und Ganglienzellen der Netzhaut. Deren Fotorezeptoren sind nicht betroffen, das Elektroretinogramm daher nicht ausgelöscht. Je nach Substrataffinität der β-Galaktosidase kommt es auch außerhalb des Nervensystems zu Speichererscheinungen.

Klinische Symptome und Verlauf Die infantile G_{M1}-Gangliosidose (Typ 1) beginnt nach den ersten Lebensmonaten mit Entwicklungsstillstand. Gesichtsdysmorphie, Skelettauffälligkeiten und Organomegalie bestehen seit Geburt. Die Kinder werden hypoton, später spastisch, areaktiv, blind und taub.

Die spätinfantile oder juvenile G_{M1}-Gangliosidose (Typ 2) beginnt nach dem 1. Lebensjahr mit psychomotorischem Abbau ohne extraneurale Symptome. Ein „kirschroter Makulafleck" (Abb. 211.2b) und Optikusatrophie sind typisch, später Schreckreaktionen auf Geräusche.

„Adulte" G_{M1}-Gangliosidosen (Typ 3) zeigen variable motorische Störungen (z. B. Dystonien) mit geringer mentaler Beteiligung.

G_{M2}-Gangliosidosen

Pathogenese Speichermaterial sind Ganglioside mit M2-Struktur bei gestörtem Abbau (durch Hexosaminidasen und ein Aktivatorprotein). Zu Varianten siehe Tab. 211.2. Die Neuropathologie ist ähnlich wie bei G_{M1}-Gangliosidosen, doch kommt es nicht zu extraneuralen Organveränderungen.

Klinische Symptome und Verlauf Die infantile G_{M2}-Gangliosidose (Morbus Tay-Sachs) ist häufig bei aschkenasischen Juden und gekennzeichnet durch einen Entwicklungsstillstand mit 3–6 Monaten. Ein „kirschroter Makulafleck" (Abb. 211.2b) ist nachweisbar. Später wird das Kind lethargisch, bewegt sich kaum und spricht nicht. Spastik und Anfälle treten auf. Stimulation kann heftige Reaktionen auslösen. Es entwickeln sich eine Makrozephalie (Abb. 211.2a) und ein Zustand mit Blindheit, Krämpfen, vegetativen und Atemstörungen. Biochemische Varianten (Tab. 211.2) sind klinisch nicht abgrenzbar. Das EEG zeigt anfangs hohe langsame Wellen, später multifokale Spikes. MRT-Bilder zeigen Auflockerungen in den Basalganglien und in der weißen Gehirnsubstanz.

Juvenile G_{M2}-Gangliosidosen beginnen mit 2–6 Jahren mit Gangstörungen und Dysarthrie. Später treten motorische Verschlechterung, Wesensveränderungen und Demenz auf. Die Retina ist nicht betroffen. „Adulte" G_{M2}-Gangliosidosen können vor dem 10. Lebensjahr mit Dysarthrie und Dystonie beginnen.

Diagnose und Differenzialdiagnose Bei Verdacht muss fundoskopisch nach einem „kirschroten Fleck" der Netzhaut gesucht werden (Abb. 211.2b). Dieses Phänomen entsteht durch Lipideinlagerungen in Nervenzellen am Rand der Makula. Es wird auch bei anderen Krankheiten beobachtet (▶ Übersicht). Die infantile G_{M1}-Gangliosidose erweckt den Verdacht auf eine Mukopolysaccharidose (MPS), doch werden nicht vermehrt Mukopolysaccharide, sondern Oligosaccharide im Urin ausgeschieden. Die Enzymdefekte (β-Galaktosidase, Hexosaminidasen A und B) sind in Leukozyten und Hautfibroblasten nachweisbar. Eine molekulargenetische Bestätigung der Diagnose ist bei allen Formen möglich (◻ Tab. 211.2).

> **Vorkommen eines „kirschroten Makulaflecks"**
> — G_{M1}- und G_{M2}-Gangliosidosen
> — Morbus Niemann-Pick Typ A und B
> — Morbus Farber (Lipogranulomatose)
> — Galaktosialidose (▶ Kap. 57.3)
> — Sialidose Typ 1 und 2 (▶ Kap. 57.3)
> — Multipler Sulfatasenmangel (▶ Kap. 57.3)

Differenzialdiagnostisch ist bei frühkindlichen Formen u. a. an den Morbus Krabbe (▶ Abschn. 211.3) und die infantile CLN1-Krankheit (s. unten) zu denken.

Genetische Beratung Heterozygotenerkennung und pränatale Diagnostik erfolgen auf der Basis von in der Familie nachgewiesenen Mutationen.

Therapie Spezifische Therapien sind nicht bekannt.

211.2.2 Neuronale Ceroidlipofuszinosen

Neuronale Ceroidlipofuszinosen (NCL) sind die häufigsten erblichen hirndegenerativen Krankheiten bei Kindern. Gemeinsam sind ihnen progrediente Amaurose und Demenz sowie die ubiquitäre intrazelluläre Speicherung von Ceroidlipofuszin. Geschädigt werden nur Gehirn und Augen. Ursächlich sind Mutationen in 14 bekannten Genen, wobei die Verlaufsform jeweils unterschiedlich sein kann. Die heutige Klassifizierung berücksichtigt sowohl das betroffene Gen als auch den Verlaufstyp (◻ Tab. 211.3). Alle NCL des Kindes- und Jugendalters werden autosomal-rezessiv vererbt.

Klinische Symptome und Verlauf Bei kongenitalem Beginn (CLN10-Krankheit) haben die Kinder postnatal Krampfanfälle bei Mikrozephalie.

Bei infantilem Beginn (CLN1-Krankheit) sind erste Anzeichen im Alter von 10–18 Monaten Stillstand und Rückschritte der psychomotorischen Entwicklung, gefolgt von Muskelhypotonie, später Spastik, Myoklonien und Epilepsie. Progrediente Hirnatrophie führt zur Mikrozephalie. Das EEG wird flach. Der Blickkontakt geht verloren.

Bei spätinfantilem Beginn (CLN2-, CLN5-, CLN6-Krankheit) sind erste Zeichen im Alter von 2–3 Jahren Muskelhypotonie, Entwicklungsrückschritte und Epilepsie, später Spastik und Myoklonien. Das EEG zeigt oft posteriore Spikes unter langsamer Fotostimulation (◻ Abb. 211.3), das MRT eine zerebrale und zerebelläre Atrophie. Der Visusverlust wird oft spät bemerkt.

Bei juvenilem Beginn (besonders CLN3-Krankheit, ◻ Tab. 211.3) beginnt die Krankheit mit 4–7 Jahren, meist mit Visusverlust. Es imponiert ein „Vorbeisehen" oder „Darüberhinwegsehen" beim Versuch des Fixierens. Das Elektroretinogramm ist früh ausgelöscht, später ist der Augenfundus auffällig (◻ Abb. 211.4). Ein Absinken schulischer Leistungen, Grand-Mal-Anfälle und parkinsonartige Störungen treten hinzu, außerdem psychoorganische Syndrome mit Panikzuständen, Halluzinationen, Depressionen oder Aggressivität.

Bei adultem Beginn (◻ Tab. 211.3) sind die Symptome sehr variabel (progressive Myoklonusepilepsie, Demenz und Ataxie, Verhaltensauffälligkeiten), kein Visusverlust.

◻ **Tab. 211.3** Einteilung der NCL-Krankheiten

Bezeichnung der Krankheit	Gen	Defektes Protein	Diagnostik
CLN1-Krankheit – infantil – spät-infantil – juvenil – adult	CLN1 (PPT1)	PPT1	PPT1[a]
CLN2-Krankheit – spät-infantil – juvenil	CLN2 (TPP1)	TPP1	TPP1[a]
CLN3-Krankheit, juvenil	CLN3	Transmembranprotein	Lymphozytenvakuolen[b]
CLN4-Krankheit, adult	CLN4 (DNAJC5)	Cystein-String-Protein	
CLN5-Krankheit – spät-infantil – juvenil – adult	CLN5	Lösliches Protein	EM + MG[c]
CLN6-Krankheit – spät-infantil – adult	CLN6	Transmembranprotein	EM + MG[c]
CLN7-Krankheit, spät-infantil	CLN7 (MFSD8)	Transmembranprotein	EM + MG[c]
CLN8-Krankheit – spät-infantil – juvenil	CLN8	Transmembranprotein	EM + MG[c]
CLN10-Krankheit – kongenital – juvenil – adult	CLN10 (CTSD)	Cathepsin D	Cathepsin D[a]
CLN11-Krankheit, adult	CLN11 (GRN)	Progranulin	EM + MG[c]
CLN12-Krankheit, juvenil	CLN12 (ATP13A2)	ATPase Typ 13A2	EM + MG[c]
CLN13-Krankheit, adult	CLN13 (CTSF)	Cathepsin F	EM + MG[c]
CLN14-Krankheit, infantil	CLN14 (KCTD7)	Kaliumkanalprotein	EM + MG[c]

[a] Lysosomale Enzyme, testbar.
[b] Lymphozytenvakuolen im Blutausstrich (◻ Abb. 211.5).
[c] Elektronenmikroskopie (EM) (Haut, Lymphozyten), dann bei typischem Speichermaterial Molekulargenetik (MG)
PPT1 Palmitoylprotein-Thioesterase 1, TPP1 Tripeptidyl-Peptidase 1.

Diagnose und Differenzialdiagnose Die Diagnostik hängt vom Erkrankungsalter ab (◻ Tab. 211.3). Weitere Hinweise siehe Literatur oder das NCL-Informationsnetzwerk (▶ http://www.ncl-netz.de). Metabolische Retinopathien mit neurologischer Symptomatik kommen u. a. vor bei Gangliosidosen (s oben), Hyperornithinämie (▶ Abschn. 53.2.6), peroxisomalen Stoffwechselstörungen (▶ Abschn. 58.1), Mitochondriopathien (▶ Abschn. 56.2), Friedreich-Ataxie (▶ Abschn. 211.6).

Die für die juvenile CLN3-Krankheit charakteristischen Lymphozytenvakuolen im Blutausstrich zeigt ◻ Abb. 211.5.

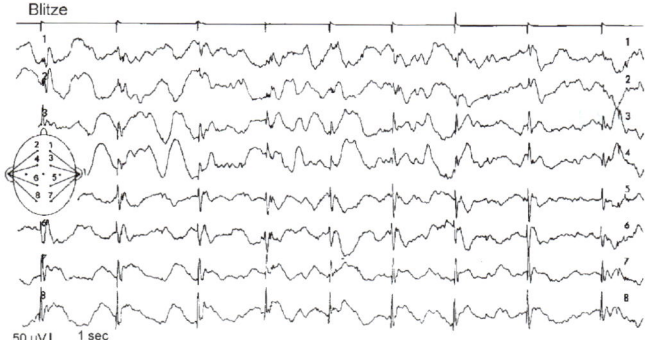

◘ Abb. 211.3 EEG bei 5-jährigem Kind mit spätinfantiler NCL. Posteriore Spikes bei Einzelblitzstimulation. (Mit freundl. Genehmigung von Prof. Dr. H. Doose, Kiel)

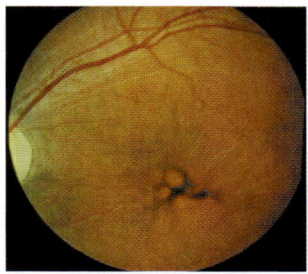

◘ Abb. 211.4 Augenhintergrund bei juveniler NCL: Atrophie der Retina, dünne Gefäße, Pigmentverschiebungen. (Mit freundl. Genehmigung von Dr. K.-L. Elze, Hamburg)

Therapie Erfolgreiche Therapien sind nicht bekannt. Versuche mit intrathekalem Enzymersatz verliefen bei Hunden mit CLN2-Krankheit positiv und haben eine solche Behandlung in greifbare Nähe gerückt.

211.2.3 Morbus Gaucher

Unter dieser Bezeichnung werden 3 autosomal-rezessiv erbliche Sphingolipidspeicherkrankheiten zusammengefasst, bei denen große Mengen von Glukozerebrosid in phagozytierenden Zellen gespeichert werden. Sie verursachen in unterschiedlicher Weise neurologische und andere Symptome. Glukozerebrosid ist ein Sphingolipid mit Glukose als Kohlenhydratanteil und Bestandteil von Membranlipiden. Sein Abbau erfolgt durch enzymatische Abspaltung der Glukose. Bei genetischen Störungen des Abbaus (Defekt der β-Glukozerebrosidase, selten von Saposin, einem Kofaktor des Enzyms) kommt es zu Ansammlungen des Lipids in Phagozyten.

Morbus Gaucher Typ I

Dieser häufigste „chronische non-neuronopathische" Typ (MIM #230800) macht primär keine neurologischen Symptome. Seine Prävalenz ist weltweit wahrscheinlich > 1:40.000, bei Ashkenazi-Juden sehr viel höher.

Pathogenese Vom Speicherprozess besonders geschädigt werden Leber, Milz, Knochenmark und lymphatisches Gewebe. Diese Organe enthalten charakteristische lipidgefüllte PAS-positive Riesenzellen („Gaucher-Zellen"). In der Leber sind vorwiegend die Kupffer-Zellen betroffen. Die Hepatozyten sind intakt, dennoch kann sich eine Leberzirrhose entwickeln. Im Knochenmark führt die Ausbreitung der Speicherzellen zu extramedullärer Blutbildung und pathologischer Knochenbrüchigkeit. Gaucher-Zellen werden auch in der Lunge und anderen Organen gefunden. Im Nervensystem, dessen Zellen nicht primär betroffen sind, können Durchblutungsstörungen durch angeschwollene Adventitiazellen der Gefäße entstehen.

Klinische Symptome und Verlauf Die klinischen Befunde sind sehr variabel und bestehen hauptsächlich aus den Folgen von Hypersplenismus sowie Schäden an Knochenmark und Skelett. Typisch sind Splenomegalie, hämorrhagische Diathese, Anämie, Leukopenie und Thrombopenie. Das Abdomen kann gewaltig aufgetrieben sein. Die Leber ist nicht immer vergrößert, und Leberfunktionsstörungen liegen oft nicht vor. Gelegentlich ist die Lunge deutlich befallen. Akute Schmerzen können durch Milzinfarkte und pathologische Knochenfrakturen entstehen. Neurologische Symptome sind bei jüngeren Patienten selten und beruhen auf Komplikationen wie Rückenmarkläsionen bei Wirbelbrüchen, Fettembolien oder Blutungen ins Nervengewebe.

Diagnose und Differenzialdiagnose Die Verdachtsdiagnose lässt sich bei allen Gaucher-Formen durch Messung der β-Glukozerebrosidase-Aktivität in Leukozyten bestätigen. Eine molekulargenetische Untersuchung des *GBA*-Gens ist ebenfalls möglich. Es gibt jedoch noch unbekannte Mutationen, so dass bei negativem Resultat die Diagnose nicht ausgeschlossen ist. Differenzialdiagnostisch kommt neben entzündlichen und infektiösen Krankheiten der Morbus Niemann-Pick infrage.

Therapie Überwiegend wird heute ein Enzymersatz durch lebenslänglich ca. 14-tägliche intravenöse Gabe sinnreich modifizierter, außerordentlich teurer Glukozerebrosidasepräparate betrieben. Die Wirkung des Enzyms, das von Makrophagen aufgenommen wird, ist am Rückgang der Organomegalie und an der Besserung der hämatologischen Parameter erkennbar. Schäden am Skelettsystem werden weniger gut gebessert. Die Indikationsstellung zu dieser Behandlung und ihre Dosierung ist verantwortungsvoll, da auch leichte Spontanverläufe vorkommen. Eine Alternative zum enzymatischen Abbau des Speichermaterials ist die Hemmung seiner Synthese durch oral verabreichbare Enzyminhibitoren (Miglustat). Die Splenektomie wird heute nur noch vereinzelt in anderweitig therapierefraktären Fällen durchgeführt. In solchen Fällen ist die Transplantation hämatopoetischer Stammzellen eine weitere Alternative, die (bei allerdings hohen Risiken) zu endgültiger Heilung führt.

Morbus Gaucher Typ II

Diese rasch progrediente Säuglingskrankheit (MIM #230900, „akuter infantiler neuronopathischer Typ") schädigt primär das Gehirn. Die Pathologie ist wie beim Typ I. Das Gehirn ist mit Abräumzellen hämatogener Herkunft infiltriert, die Nervenzellen phagozytieren (Neuronophagie).

Klinische Symptome und Verlauf Symptome und Verlauf sind recht uniform. Die Hepatosplenomegalie wird meist mit 3–6 Monaten bemerkt. Im Laufe weniger Monate entwickeln sich Anämie, Verlust psychomotorischer Fähigkeiten, Schluckstörungen und spastische Lähmungen. Organomegalie und Spastik tragen zu einer Überstreckung des Rumpfes bei. Krämpfe sind selten. Die Kinder werden nicht älter als 1–2 Jahre.

Diagnose und Differenzialdiagnose Die Diagnostik erfolgt wie bei Typ I. Das schwere Bild mit Hepatosplenomegalie, großen Lymphknoten und Anämie kann an eine explodierende maligne Krankheit denken lassen. Es besteht eine Ähnlichkeit zum Morbus Niemann-Pick Typ A (s. unten).

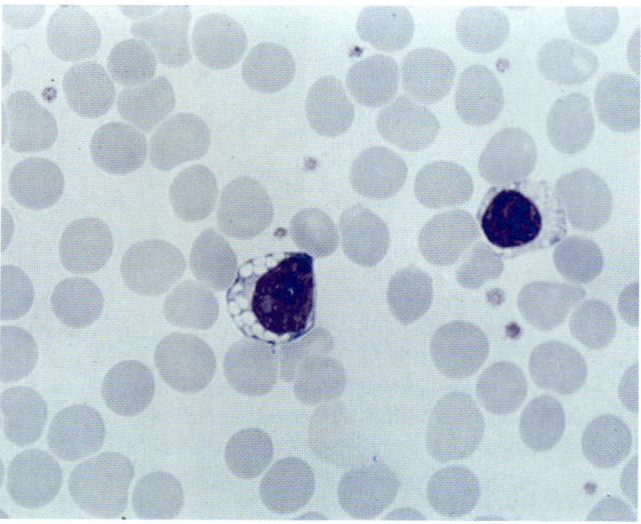

Abb. 211.5 Lymphozytenvakuolen bei juveniler NCL. (Pappenheim-Färbung, Vergr. 600:1)

Therapie Therapieversuche mit Enzymersatz sind bei diesem Typ nicht aussichtsreich.

Morbus Gaucher Typ III

Der juvenile neuronopathische Typ tritt in der Adoleszenz oder im frühen Erwachsenenalter auf. Der Leber-, Milz- und Knochenmarkbefall ist dabei ähnlich wie beim Typ I. Es wird eine Variante unterschieden, die sich bei relativ geringer systemischer Ausprägung der Speicherkrankheit durch Demenz, therapieresistente myoklonische und generalisierte tonisch-klonische Anfälle sowie durch eine horizontale supranukleäre Blicklähmung auszeichnet. Eine andere Variante hat die Blicklähmung während der Kindheit als einziges neurologisches Zeichen, aber einen aggressiven Verlauf, der in wenigen Jahren zum Tod durch Versagen von Leber oder Lungen führt. Über die therapeutische Wirksamkeit von Enzymersatz oder Hemmung der Substratsynthese besteht noch keine Klarheit.

211.2.4 Morbus Niemann-Pick

Hierzu gehören autosomal-rezessiv erbliche Lipidspeicherkrankheiten mit Hepatosplenomegalie, mit und ohne Beteiligung des Nervensystems. Biochemisch unterscheidet man Krankheiten mit Speicherung von Sphingomyelin aufgrund eines Mangels an Sphingomyelinase (Typ A und B, Defekt im Gen *SMPD1*, MIM #257200) und solche mit Speicherung vorwiegend von Cholesterin aufgrund einer Cholesterintransportstörung (Typ C1 und C2, Defekte im Gen *NPC1* bzw. *NPC2*).

Morbus Niemann-Pick Typ A und B

Pathogenese und Pathologie Sphingomyelin ist ein phosphorhaltiges Membranlipid. Sein Abbau erfolgt durch die lysosomale Sphingomyelinase, deren Aktivität bei Typ A und B vermindert ist. Beim Typ A ist die Residualaktivität offenbar so gering, dass der im Gehirn vergleichsweise geringe Anfall an Sphingomyelin nicht bewältigt wird. Die größere Residualaktivität beim Typ B vermag das Gehirn vor Schaden zu bewahren und führt lediglich zur Viszeromegalie. Die Grenze zwischen Typ A und B ist unscharf. Histopathologisch charakteristisch sind für beide Typen lipidreiche Riesenzellen („Niemann-Pick-Zellen") in Leber, Milz, lymphatischem Gewebe, Nebennierenrinde und Knochenmark, die mikroskopisch von Gaucher-Zellen unterscheidbar sind. In Nervenzellen des Gehirns findet man beim Typ A Speichervakuolen mit einer für die Krankheit typischen Feinstruktur. Die Zahl der Neuronen im Gehirn ist stark vermindert, und es findet sich eine Gliaproliferation, manchmal auch Zeichen der Demyelinisierung.

Klinische Befunde und Verlauf Morbus Niemann-Pick Typ A ist durch Hepatosplenomegalie und einen schweren Befall des ZNS mit rascher Progredienz im Säuglingsalter ausgezeichnet. Er ist häufig bei Ashkenazi-Juden. Säuglinge mit Typ A haben eine so erhebliche Organomegalie, dass sie fast immer vor dem 6. Lebensmonat entdeckt werden. Auffällig ist auch eine bräunlich-gelbliche Hautverfärbung. Es kommt rasch zu Stillstand und Verfall der psychomotorischen Entwicklung; die Fähigkeit zu sitzen wird praktisch nicht erreicht. Ophthalmoskopisch werden in etwa der Hälfte der Fälle ein kirschroter Makulafleck und gelegentlich eine Verfärbung der Augenlinsen beobachtet. Erbrechen, unklares Fieber und Durchfälle treten auf. Die Patienten werden hypoton. Krämpfe sind selten. Die Patienten werden meist nicht älter als 2 Jahre.

Diagnose und Differenzialdiagnose Bei Verdacht kann im Knochenmarkausstrich nach Niemann-Pick-Zellen gesucht werden. Die Bestätigung der Diagnose erfolgt durch enzymatischen Nachweis des Sphingomyelinasedefekts in Leukozyten oder gezüchteten Fibroblasten. Im *SMPD1*-Gen für die Sphingomyelinase wurden viele Mutationen gefunden, die sich für die pränatale Diagnostik und für Heterozygotenteste eignen. Eine pränatale Diagnose ist auch auf enzymatischer Basis möglich. Differenzialdiagnostisch ist in erster Linie an den Morbus Gaucher Typ II (s. oben) zu denken.

Morbus Niemann-Pick Typ B weicht durch das Fehlen deutlicher ZNS-Symptome und durch eine größere Variabilität vom Typ A ab. Im Vordergrund steht hier die Erkrankung der Leber. Meist ist auch die Milz vergrößert, doch sind die Zeichen des Hypersplenismus (Anämie, Leukopenie, Thrombopenie) nicht so ausgeprägt wie beim Morbus Gaucher. Häufig sind die Lungen befallen, manchmal sehr schwer. Verschiedene Störungen treten am Auge auf, wie Minderung des zentralen Visus wegen retinaler Veränderungen, abnorme visuell evozierte Potenziale und periorbitale Ödeme. Überdurchschnittlich häufig findet man eine Hyperlipidämie mit Erhöhung sowohl der Triglyceride als auch des Cholesterins. Einige Patienten weisen eine vorzeitige Atherosklerose auf.

Therapie Es sind nur supportive Maßnahmen möglich.

Morbus Niemann-Pick Typ C

Beim Morbus Niemann-Pick Typ C (MIM #607625) handelt es sich um eine autosomal-rezessiv erbliche, klinisch sehr variable Lipidspeicherkrankheit, bei der anfangs viszerale Erscheinungen im Vordergrund stehen und erst in großem Abstand unterschiedlich schwere neurologische Symptome auftreten. Zugrunde liegen zwei verschiedene genetische Defekte (*NPC1* und *NPC2*).

Pathogenese und Pathologie In inneren Organen kommt es zur Anhäufung großer Mengen nichtveresterten Cholesterins und auch einer Vermehrung des Sphingomyelins, was die Krankheit in die Gruppe der Sphingomyelinspeicherkrankheiten gebracht hat, doch liegt kein Defekt der Sphingomyelinase vor. Die Proteine NPC1 und NPC2 sind am intrazellulären Cholesterintransport beteiligt, die basalen Mechanismen sind nicht völlig geklärt. Die Milzpulpa ist mit lipidhaltigen Schaumzellen infiltriert, in der Leber vor allem die

Kupffer-Zellen. In der Leber kann eine Vakuolisierung mit Cholestase und Riesenzellbildung imponieren. Fast immer werden Schaumzellen im Knochenmark nachgewiesen, oft in Form sog. „sea-blue histiocytes". Im ZNS findet man kortikale Atrophien und aufgetriebene Neuronen mit charakteristischen Einschlusskörperchen. Basalganglien und Hirnstamm sind stark, das periphere Nervensystem nur wenig betroffen.

Klinische Symptome und Verlauf Der Beginn ist sehr variabel zwischen dem Neugeborenenalter und der 6. Dekade. Meist findet sich eine mäßig ausgeprägte Hepatosplenomegalie. Häufig besteht ein pathologischer Neugeborenenikterus mit Cholestase und „Riesenzellhepatitis". Die Leberkrankheit wird in der Regel überwunden, doch mit wechselnder Verzögerung machen sich neurologische Symptome bemerkbar. Wichtigstes Frühzeichen ist eine supranukleär bedingte vertikale Blicklähmung. Krämpfe und Pyramidenzeichen sowie extrapyramidale Störungen (Dystonie, Tremor und Choreoathetose) treten auf. Die peripheren Nerven sind kaum betroffen. Bildgebende Verfahren zeigen eine Atrophie von Groß- und Kleinhirn. Es entwickeln sich Rindenblindheit, Dysarthrie, Dysphagie und Schluckstörungen mit Aspirationspneumonien.

Diagnose und Differenzialdiagnose Die Diagnose ist nicht einfach und muss bei progredienten neurodegenerativen Leiden aller Altersstufen erwogen werden, besonders wenn eine Anamnese mit Leberstörungen und eine auch nur mäßige Hepatosplenomegalie vorliegen. Der Nachweis erhöhter Plasmachitotriosidaseaktivität und von Schaumzellen im Knochenmark ist hilfreich. Erforderlich ist eine Hautbiopsie mit Anlage einer Fibroblastenkultur und möglichst auch einer elektronenmikroskopischen Untersuchung. In Fibroblasten spricht ein positiver Filipintest (ein charakteristisches Färbemuster, erfahrenes Labor erforderlich) für eine Cholesterinverarbeitungsstörung. Die hieran anschließende molekulargenetische Untersuchung erfordert vor allem beim häufig gefundenen *NPC1*-Gen wegen zahlreicher Polymorphismen besondere Vorsicht. Differenzialdiagnostisch ist bei Hepatospleno- oder Splenomegalie an Morbus Gaucher und Morbus Niemann-Pick Typ A und B zu denken.

Therapie Der prinzipiell fortschreitende neurologische Verlauf kann durch einen Hemmstoff der Lipidsynthese (Miglustat) bei frühzeitigem Behandlungsbeginn in gewissem Maße günstig beeinflusst und stabilisiert werden.

211.2.5 Morbus Fabry

Dies ist eine seltene geschlechtsgebunden vererbte Sphingolipidspeicherkrankheit (MIM #301500) mit weit im Körper verbreiteten und oft schwer interpretierbaren Symptomen, die gelegentlich auch beim weiblichen Geschlecht vorkommt.

Pathogenese und Pathologie Ein Defekt der lysosomalen α-Galaktosidase A im *GLA*-Gen führt zur intrazellulären Akkumulation komplexer Sphingolipide (Ceramiddi- und -trihexoside). Die Vielfalt der Symptome beruht auf Gefäßschäden durch Materialeinlagerung in den Gefäßwänden. Man findet Schaumzellen mit vakuoliertem Zytoplasma in glatter, gestreifter und in Herzmuskulatur, im Knochenmark, im retikulohistiozytären System und in den Nierenglomeruli. Gefäßbedingt kommt es zu Funktionsstörungen im Herz-Kreislauf-System und in den Nieren. Im ZNS ist der Speicherprozess ebenfalls sehr selektiv auf die Blutgefäße begrenzt und führt dadurch zu degenerativen Vorgängen und Thrombosen.

Klinische Symptome und Verlauf Bei männlichen Patienten beginnt die Krankheit meist in den Kinder- oder Jugendjahren mit periodisch auftretenden Schmerzkrisen und Akroparästhesien. An der Haut entwickeln sich Angiokeratome und Hypohydrose, am Auge charakteristische Einlagerungen in Hornhaut und Linsen. Die Gefäßeinlagerungen führen zu Ischämien und Infarkten in Herz, Gehirn und in den Nieren und dadurch zum Tod in der 4. oder 5. Dekade. Leichtere Varianten wurden auch beobachtet. Patientinnen haben meist keine oder geringere, später auftretende Symptome und eine normale Lebenserwartung; häufig fallen sie dem Augenarzt durch Hornhauteinlagerungen (Cornea verticillata) auf. Vereinzelt können Frauen jedoch sehr stark erkranken.

Diagnose An Morbus Fabry ist bei älteren Jungen zu denken, die unter intermittierenden brennenden Schmerzen in Füßen, Beinen oder Fingerspitzen leiden. Sorgfältig sollte die Haut auf Angiokeratome untersucht werden (besonders in der Hodenregion). Der Nachweis der fehlenden α-Galaktosidase A kann in Leukozyten, Fibroblasten und in Trockenblut erfolgen. Da die enzymatischen Befunde bei weiblichen Patienten variieren, kann hier die erhöhte Urinausscheidung von Glykolipiden oder die Analyse des *GLA*-Gens genutzt werden.

Therapie Die häufig wiederkehrenden schweren Schmerzkrisen lassen sich mit Phenytoin oder Carbamazepin günstig beeinflussen. Die Niereninsuffizienz führt zur Dialysebehandlung oder Nierentransplantation. Da die transplantierte Niere die fehlende Enzymaktivität mitbringt, erkrankt sie nicht am Gefäßprozess des Morbus Fabry. Seit einigen Jahren steht eine wirksame Enzymersatztherapie mit α-Galaktosidase zur Verfügung.

211.2.6 Morbus Farber (Lipogranulomatose)

Diese seltene autosomal-rezessiv erbliche Sphingolipidspeicherkrankheit (MIM #228000) verursacht Erscheinungen an den Gelenken, den Stimmbändern und in wechselnder Weise am Nervensystem.

Pathogenese und Pathologie Wegen einer fehlenden lysosomalen Ceramidase bewirken nicht abgebaute Ceramide unter Beteiligung von Histiozyten in einer Art „Fremdkörperreaktion" die Entstehung von Gewebsgranulomen, besonders im Subkutangewebe der ceramidreichen Haut. Die Granulome bestehen aus proliferierten und angeschwollenen Mesenchymzellen, die in fibröses Gewebe eingebettet sind. Im Nervensystem können sowohl Neuronen als auch Gliazellen Lipidspeichermaterial enthalten.

Klinische Symptome und Verlauf Leitsymptom sind schmerzhafte Gelenkschwellungen und subkutane Knötchen, besonders über den kleinen Gelenken der Extremitäten. Dazu kommen das Heiserwerden der Stimme und eine sehr unterschiedliche Beeinträchtigung der psychomotorischen Entwicklung. Während einige Kinder im 1. Lebensjahr an den Komplikationen der Krankheit sterben, werden andere beträchtlich älter. Die Krankheit kann zu stark behindernden Verkrüppelungen führen.

Diagnose und Differenzialdiagnose Die Triade von Gelenkerkrankung, subkutanen Knötchen und Heiserkeit bei einem Kleinkind gilt als pathognomonisch. Schwierig ist das Aufkommen des richtigen Verdachts in Fällen mit viszeralem Befall und Übergang in ein neurologisches Bild bei nur geringer Granulombildung. In bioptisch entnommenen Granulomen ist die Ceramidanhäufung chemisch nachweisbar; die Sicherung der Diagnose erfolgt enzymatisch in gezüchteten Hautfibroblasten oder durch molekulargenetische Analyse des *ASAH*-Gens. Differenzialdiagnostisch sind Formen der juvenilen rheumatoiden Arthritis und der Histiozytose X zu erwägen.

Therapie Die Transplantation hämatopoetischer Stammzellen hat gute Chancen, den Krankheitsprozess zu heilen, falls er auf Weichteilgewebe beschränkt ist, keine Hepatosplenomegalie und kein Befall des ZNS vorliegen. Nonsteroidale Antirheumatika lindern die Gelenkschmerzen, halten aber die Progression der Läsionen nicht auf.

211.3 Genetische Krankheiten der weißen Substanz

K. Brockmann, M. Henneke, A. Kohlschütter

Krankheiten der weißen Substanz des Zentralnervensystems (ZNS) werden auch als Leukoenzephalopathien (LE) bezeichnet. LE sind genetisch bedingt oder erworben. In der Diagnostik spielt die Magnetresonanztomografie (MRT) eine große Rolle (Abb. 211.6).

Erworbenen LE können entzündliche, vaskuläre, toxisch-metabolische oder traumatische Ursachen zugrunde liegen, auf sie wird hier nicht eingegangen. Bei den genetischen LE handelt es sich überwiegend um monogen vererbte, metabolische Krankheiten. Eine klare Einteilung der im Kindesalter auftretenden LE, die klinische, neuroradiologische, pathologisch-anatomische, biochemische und genetische Merkmale gleichermaßen einbezieht, gelingt nicht. Als Leukodystrophien (LD) werden klinisch progredient verlaufende genetische LE bezeichnet, bei denen Stoffwechselstörungen entweder zu einer Demyelinisierung, d. h. Zerstörung der Myelinmembranen des ZNS (in einigen Fällen auch des peripheren Nervensystems) oder zu einem konstant vermindert bzw. fehlerhaft gebildeten Myelin führen. Letzteres wird als Hypo- bzw. Demyelinisierung bezeichnet. Hiervon abzugrenzen sind psychomotorische Entwicklungsstörungen mit verzögerter Myelinbildung.

Genetische LE manifestieren sich vorwiegend im Kindes- und Jugendalter, können aber in jedem Lebensalter auftreten. Klinische Leitsymptome sind muskuläre Hypotonie, später progrediente Spastik und Ataxie. Typischerweise, jedoch nicht immer, ist zunächst die Motorik und erst im Verlauf die Kognition betroffen. Nur für wenige LE bestehen derzeit effektive Behandlungsverfahren.

Die Zahl bekannter genetischer LE ist groß. Nachfolgend werden wichtige und gut erkennbare Krankheiten besprochen. Im Einzelfall muss die Differenzialdiagnose auf sehr seltene Formen ausgedehnt werden (Tab. 211.4). Manche Formen sind nur als Krankheitsentität definiert, die verursachenden genetischen Defekte aber noch nicht identifiziert. Auch Krankheiten, die in erster Linie die graue Substanz betreffen (▶ Abschn. 211.2), können im MRT als LE imponieren (z. B. Mitochondriopathien, Organoacidopathien, Fukosidose und andere Speicherkrankheiten, CDG-Syndrome).

Die wegen ihrer Häufigkeit, der ungewöhnlichen initialen Symptomatik und der Therapieoptionen besonders wichtige X-chromosomal vererbte Adrenoleukodystrophie (Abb. 211.6b) wird in ▶ Abschn. 58.1 dargestellt.

Eine genetische Familienberatung, Heterozygotentests und pränatale Diagnostik sind bei den meisten LE/LD möglich und erfolgen am sichersten auf der Basis von in der Familie nachgewiesenen Mutationen.

211.3.1 Metachromatische Leukodystrophien

Definition Metachromatische Leukodystrophien (MLD) sind autosomal-rezessiv vererbte Speicherkrankheiten mit Demyelinisierung, die in unterschiedlichen Lebensaltern auftreten können.

Ätiologie Ursächlich sind Gendefekte im lysosomalen Abbau von Sulfatid, einem sauren Sphingolipid, das sich in der weißen Substanz und anderen Organen anreichert.

Pathologie und Pathogenese Der Abbau von Sulfatid kann durch verschiedene Defekte gestört sein. Am häufigsten ist ein Defekt der lysosomalen Arylsulfatase A aufgrund von Mutationen des *ARSA*-Gens. Der sehr variable Verlauf der MLD wird durch unterschiedliche Restaktivität des Enzyms erklärt. In Fällen mit normaler Enzymaktivität fehlt ein Kofaktor (Saposin B; OMIM 249900). Bei einer Variante mit multiplem Sulfatasenmangel reichern sich sulfatierte Substrate auch in extraneuralen Organen an (MSD; OMIM 272200). Neuropathologisches Kennzeichen ist ein diffuser Myelinabbau mit Anhäufung von metachromatisch reagierendem Material. Elektronenmikroskopisch sieht man zytoplasmatische Einschlusskörperchen sowie Veränderungen der Myelinstruktur. Der Abbauvorgang spart die subkortikalen U-Fasern lange aus (Abb. 211.6c). Periphere Nerven sind unterschiedlich betroffen. Evozierte Potenziale zeigen verlängerte Latenzzeiten; das EEG ist anfangs normal. Extraneural finden sich Sulfatidanreicherungen u. a. in der Gallenblase.

Klinische Symptome und Verlauf

Spätinfantile MLD Die spätinfantile MLD beginnt mit 15–24 Monaten mit einer Verschlechterung des erlernten Gehens, gefolgt von Störungen des Spracherwerbs. Die Kinder werden schlaff, verlieren die Fähigkeit zu gehen und zu sitzen. Es entwickelt sich eine ausgeprägte spastische Tetraparese, wegen der peripheren Neuropathie können die Muskeleigenreflexe abgeschwächt sein. Berührungsempfindlichkeit, Optikusatrophie und Verlust aller Fähigkeiten kommen hinzu, bis das Kind nach einigen Jahren verstirbt.

Juvenile MLD Bei frühjuvenilem Beginn (mit 4–6 Jahren) ist der Verlauf der spätinfantilen Form ähnlich, doch langsamer. Es kommt zu motorischer Hilflosigkeit bei erhaltener emotionaler Reaktivität, später zu zerebralen Anfällen. Periphere Nerven sind unterschiedlich betroffen. Das Erwachsenenalter wird kaum erreicht. Spätjuvenile Formen beginnen schleichend mit 6–10 Jahren, teils mit feinmotorischen, teils mit mentalen Störungen. Motorischer und demenzieller Abbau können sich bis in die 4. Dekade hinziehen.

Adulte MLD Die „adulte" MLD kann in der Adoleszenz mit Schulschwierigkeiten beginnen. Störungen der Sprache, der Kognition und des Verhaltens können an eine jugendliche Psychose denken lassen. Es entwickelt sich eine schwere spastische Tetraparese, doch überleben viele Patienten mehrere Jahrzehnte.

Weitere MLD-Formen Die MLD mit multiplem Sulfatasenmangel ähnelt der spätinfantilen MLD, doch treten den Mukopolysaccharidosen (MPS) ähnliche Dysmorphien an Gesicht und Skelett auf. Von der Variante mit Aktivatorproteinmangel sind nur wenige Fälle beschrieben.

Diagnose und Differenzialdiagnose Im MRT sieht man im Frühstadium eine diffuse, von den Ventrikeln nach peripher fortschreitende Demyelinisierung, die die subkortikalen U-Fasern unangetastet lässt (Abb. 211.6c). Das Liquoreiweiß ist bei den frühen

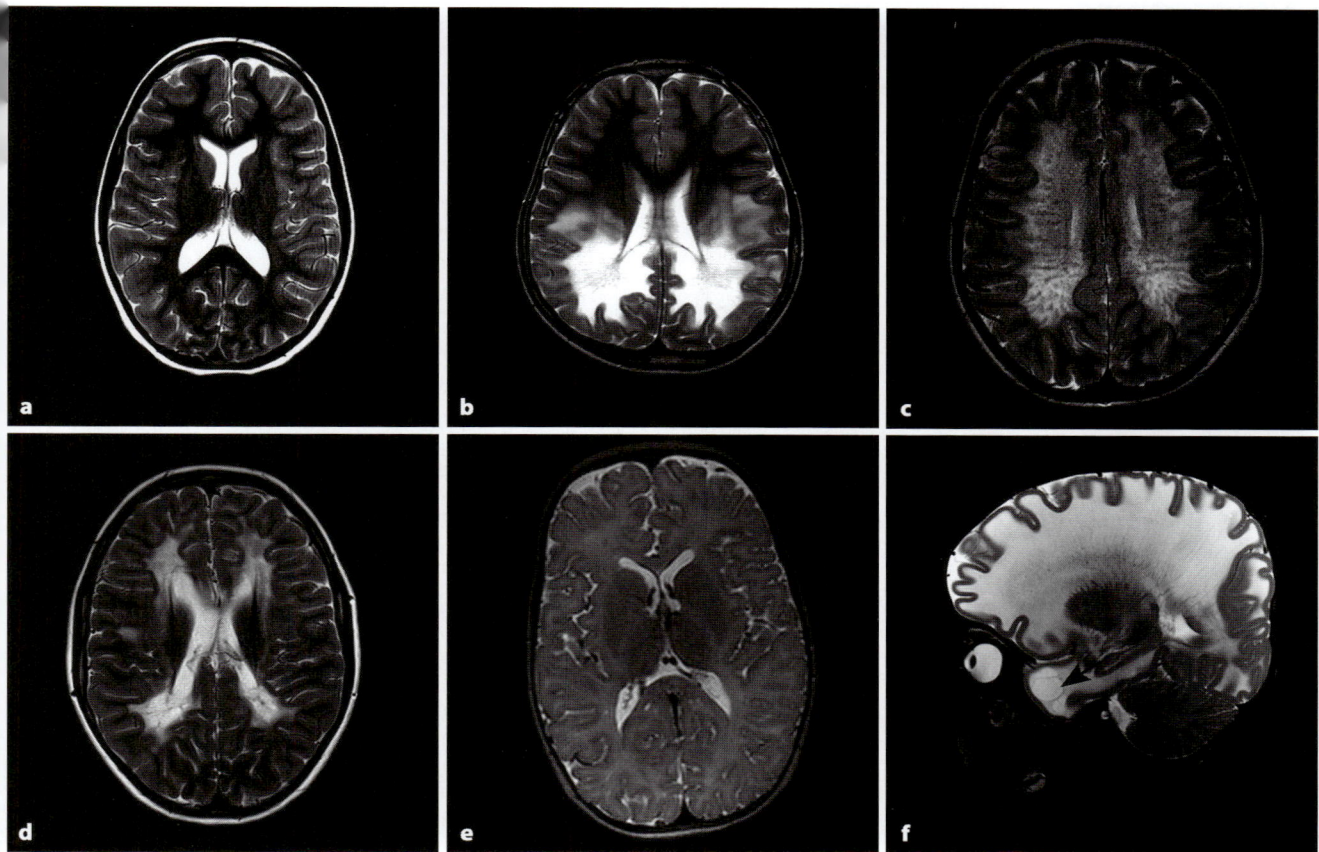

Abb. 211.6a–f Axiale (a–e) und sagittale (f) MR-Tomografien in T2-Wichtung. **a** Normalbefund bei einem 10-jährigen Mädchen; **b** annähernd symmetrische Demyelinisierung beidseits parietookzipital bei einem 3-jährigen Knaben mit X-chromosomal vererbter Adrenoleukodystrophie (X-ALD); **c** bilateral-symmetrische diffuse periventrikuläre Leukoenzephalopathie mit streifigem Muster und Aussparung der kortexnahen U-Fasern der weißen Substanz bei juveniler metachromatischer Leukodystrophie (MLD); **d** bilateral symmetrische homogene Demyelinisierung bei einem 10-jährigen Knaben mit Vanishing white matter (VWM); **e** Hypomyelinisierung bei einem 11-jährigen Knaben mit Morbus Pelizaeus-Merzbacher (PMD); **f** Signalanhebung und Schwellung der gesamten supratentoriellen weißen Substanz mit temporaler Zyste *(Pfeil)* bei einem 3-jährigen Knaben mit megalenzephaler Leukoenzephalopathie mit subkortikalen Zysten (MLC)

Formen erhöht, kann bei den später beginnenden Formen normal sein. Fehlende Aktivität der Arylsulfatase A ist in Leukozyten nachzuweisen. Niedrige Enzymaktivitäten kommen aber auch bei vielen gesunden Personen vor (sog. Pseudodefizienz der Arylsulfatase A). Daher gehört zur biochemischen Diagnose neben der fehlenden Enzymaktivität auch die Akkumulation von Sulfatid (im 24-h-Urin). Bei MLD-typischen Befunden und normaler Enzymaktivität kann ein Mangel des Aktivatorproteins Saposin B vorliegen.

Therapie Versuche einer Korrektur des Enzymdefekts durch Transplantation hämatopoetischer Stammzellen haben bisher nicht zu eindeutigen Empfehlungen geführt. Bei der spätinfantilen MLD bringt dieses Verfahren, selbst bei Durchführung kurz nach Geburt, bestenfalls eine geringe Verlangsamung des Verlaufs. Bessere Chancen werden dieser Therapie bei den juvenilen Fällen eingeräumt. Eine (intrathekale) Enzymersatztherapie ist in Entwicklung. Gentherapeutische Versuche können noch nicht beurteilt werden.

211.3.2 Morbus Krabbe (Globoidzellen-Leukodystrophie)

Definition Der Morbus Krabbe (Globoidzellen-Leukodystrophie, GLD) ist eine autosomal-rezessiv vererbte LE mit Demyelinisierung und Speichererscheinungen im ZNS.

Ätiologie Ursache sind Mutationen des *GALC*-Gens, die zu einer Defizienz der Galaktozerebrosid-β-Galaktosidase (Galaktozerebrosidase) und damit zu Störungen im lysosomalen Abbau der Gehirnlipide Galaktozerebrosid und Psychosin führen.

Pathologie und Pathogenese Defizienz des lysosomalen Enzyms Galaktozerebrosidase führt zu Akkumulation von Galaktozerebrosid (Galaktosylceramid) und Psychosin. Dabei zerstört das zytotoxische Psychosin die für die Aufrechterhaltung der Myelinmembran zuständigen Oligodendrozyten. Dadurch kommt es rasch zu einer Hirnatrophie. Neuropathologisch zeigt die weiße Substanz ausgedehnte Demyelinisierung auch der subkortikalen U-Fasern und einen Verlust der Oligodendrozyten. Man findet zahlreiche mehrkernige PAS-positive Riesenzellen (Globoidzellen), die Galaktosylceramid enthalten. Periphere Nerven zeigen segmentale Demyelinisierungen.

Klinische Symptome und Verlauf Der häufigste infantile Morbus Krabbe beginnt im Alter von 4–6 Monaten mit Unruhe, Irritabilität und spastischer Tetraparese. Die Kinder werden opisthoton, bewegen sich kaum, zeigen starke Schreckreaktionen und Optikusatrophie. Auffällig ist der Kontrast zwischen Tetraspastik und abgeschwächten Muskeleigenreflexen. Im Endstadium werden die Kinder schlaff und haben bulbäre Störungen. Sie werden selten älter als 1 Jahr. Bei spät beginnenden Varianten sieht man meist

Tab. 211.4 Merkmale ausgewählter genetischer Leukoenzephalopathien im Kindesalter

Krankheit (Abkürzung)	Erbgang; Krankheitsgen (OMIM-Nummer)	Klinische Symptomatik	Neuroradiologie	Diagnostik
Leukoenzephalopathien mit Demyelinisierung				
Metachromatische Leukodystrophie	AR; *ARSA* (250100) *PSAP* (249900)	Spätinfantil: motorische Regression, Optikusatrophie, Spastik, demyelinisierende Neuropathie Juvenil, adult: Verhaltensstörung, Psychose	Diffuse, zentrifugale Demyelinisierung, subkortikale U-Fasern ausgespart	Arylsulfatase A, Urin-Sulfatide, MG
Morbus Krabbe, Globoidzell-Leukodystrophie	AR; *GALC* (245200)	Infantil: Irritabilität, Opisthotonus, rasche Verschlechterung, Optikusatrophie, Neuropathie Juvenil: leichterer Verlauf		Galaktozerebrosidase, MG
X-chromosomal vererbte Adrenoleukodystrophie (X-ALD)	XR; *ABCD1* (300100)	Knaben initial mit Verhaltensstörung, Schulproblemen, Morbus Addison	Meist symmetrische LE parietookzipital, oft beginnend im Splenium des Corpus callosum, Kontrastaufnahme	Überlangkettige Fettsäuren im Plasma, MG
Vanishing white matter (VWM)	AR; *EIF2B1–5* (603896)	Beginn und Verlauf sehr variabel, stressgetriggerte Krisen mit Ataxie und Spastik, chronisch-progrediente motorische Regression, Optikusatrophie	Diffuse symmetrische LE, im Verlauf weiße Substanz isointens zu Liquor	MG
Leukoenzephalopathien mit Hypomyelinisierung				
Morbus Pelizaeus-Merzbacher (PMD)	XR/*de novo*; *PLP1* (312080)	Hypotonie, Nystagmus, Stridor, Retardierung, später Spastik, Ataxie, Dystonie, Dysarthrie	Hypomyelinisierung	AEP pathologisch, MG
Pelizaeus-Merzbacher-ähnliche Krankheit (PMLD1, HLD2)	AR; *GJC2* (608804)	Wie PMD, etwas leichterer Verlauf	Hypomyelinisierung	MG
Hypomyelinisierung mit Atrophie der Basalganglien und des Cerebellums (H-ABC, HLD6)	AD/*de novo*; *TUBB4A* (612438)	Beginn im 1.–2. Lebensjahr, Retardierung, Dystonie, Choreoathetose, Optikusatrophie, später Verschlechterung	Hypomyelinisierung, Putamen fehlt oder atrophiert, progrediente Kleinhirnatrophie	MRT-Muster, MG
Hypomyelinisierung, Hypodontie und hypogonadotroper Hypogonadismus (4H-Syndrom, HLD7 und -8)	AR; *POLR3A, POLR3B* (607694, 614381)	Hypo- oder Oligodontie, Ataxie, später motorische, evtl. leichte kognitive Regression	Hypomyelinisierung, Corpus callosum dünn, Kleinhirnatrophie	MG
Chromosom 18q Deletions-Syndrom (18q⁻)	AD/*de novo* (601808)	Intelligenzminderung, Kleinwuchs, Mikrozephalie, mult. Dysmorphien	Hypomyelinisierung	Chromosomenanalyse
Leukoenzephalopathien mit Zystenbildung				
Megalenzephale Leukoenzephalopathie mit subkortikalen Zysten (MLC)	AR; *MLC1* (604004) AR, AD/*de novo*; *HEPACAM* (613925, 613926)	Klassische Form mit früher Makrozephalie, motorische Regression, Spastik, Ataxie, relativ gute Kognition; leichte Form ohne motorische Verschlechterung, zum Teil mit mentaler Retardierung	Diffuse Schwellung der weißen Substanz, subkortikale Zysten frontal und temporal	MG
Zystische Leukoenzephalopathie ohne Megalenzephalie (CLminusM)	AR; *RNASET2* (612951)	Normaler Kopfumfang oder Mikrozephalie, primäre Retardierung, ähnelt konnataler CMV-Infektion	Betont subkortikale LE, Zysten im anterioren Temporallappen, Kalzifikationen	

AD autosomal-dominant, *AR* autosomal-rezessiv, *AEP* akustisch evozierte Potenziale, *CT* Computertomografie, *HLD* hypomyelinisierende Leukodystrophie, *LE* Leukoenzephalopathie, *LD* Leukodystrophie, *MG* Molekulargenetik, *MRS* Magnetresonanzspektroskopie, *MRT* Magnetresonanztomografie, *XR* X-chromosomal-rezessiv.

OMIM Online Mendelian Inheritance in Man. ▶ http://www.ncbi.nlm.nih.gov/omim.

Tab. 211.4 (Fortsetzung) Merkmale ausgewählter genetischer Leukoenzephalopathien im Kindesalter (Fortsetzung)

Krankheit (Abkürzung)	Erbgang; Krankheitsgen (OMIM-Nummer)	Klinische Symptomatik	Neuroradiologie	Diagnostik
Aicardi-Goutières-Syndrom (AiGS) Typ 1–5	AR, AD/de novo; TREX1, RNASEH2B, RNASEH2C, RNASEH2A, SAMHD1, ADAR1 (225750, 610181, 610329, 610333, 612952)	Schwere primäre Entwicklungsstörung, Mikrozephalie, Frostbeulen	Kalzifikationen in Basalganglien und periventrikulär, Zysten anteriortemporal	MG
Leukoenzephalopathie mit Kalzifikationen und Zysten (LCC), Labrune-Syndrom	Unklar (614561)	Spastik, Ataxie, Dystonie, später kognitive Verschlechterung	Progrediente Kalzifikationen und Zysten	MRT/CT-Muster
Andere Leukoenzephalopathien				
Morbus Alexander	AD/de novo; GFAP (203450)	Infantil: Makrozephalie Juvenil: Hirnstammsymptome	Frontal betonte LE, Basalganglien, Hirnstamm involviert	MG
Morbus Canavan (▶ Abschn. 53.3)	AR; ASPA (271900)	Infantil: Makrozephalie, Sehstörung	Diffuse, betont subkortikale LE	N-Acetylaspartat im Urin und in zerebraler MRS erhöht, MG
Leukoenzephalopathie mit Hirnstamm- und Rückenmarkbeteiligung und Laktaterhöhung (LBSL)	AR; DARS2 (611105)	Beginn und Schweregrad sehr variabel, Ataxie, Spastik, später kognitive Regression	Symmetrische diffuse LE mit Beteiligung von Hirnstamm, Kleinhirn, Rückenmark; MRS: Laktat erhöht	MG
Zerebrotendinöse Xanthomatose	AR; CYP27A1 (213700)	Chronische Diarrhö, Katarakt, Sehnenverdickungen, Ataxie, Anfälle, axonale Neuropathie	Kleinhirnbeteiligung, Kalzifikationen	Cholestanol im Plasma, MG

AD autosomal-dominant, *AR* autosomal-rezessiv, *AEP* akustisch evozierte Potenziale, *CT* Computertomografie, *HLD* hypomyelinisierende Leukodystrophie, *LE* Leukoenzephalopathie, *LD* Leukodystrophie, *MG* Molekulargenetik, *MRS* Magnetresonanzspektroskopie, *MRT* Magnetresonanztomografie, *XR* X-chromosomal-rezessiv.
OMIM Online Mendelian Inheritance in Man. ▶ http://www.ncbi.nlm.nih.gov/omim.

zuerst eine langsam zunehmende spastische Paraparese, manchmal eine sensomotorische Neuropathie, Ataxie oder kortikale Blindheit, wobei die intellektuellen Fähigkeiten lange erhalten bleiben können.

Diagnose und Differenzialdiagnose Die Erkennung der infantilen Form beruht auf der raschen Progredienz im Säuglingsalter sowie auf der Verbindung von Spastik und peripherer Neuropathie. Das Liquoreiweiß ist erhöht. Differenzialdiagnostisch kommen neurodegenerative Krankheiten wie die G_{M2}-Gangliosidose und die infantile NCL (CLN1-Krankheit) in Betracht (▶ Abschn. 211.2). Bei spätem Krankheitsbeginn können Liquoreiweiß und Nervenleitgeschwindigkeit (NLG) normal, aber im MRT eine LE erkennbar sein. Die Bestätigung der Diagnose erfolgt durch Nachweis der fehlenden Galaktozerebrosidaseaktivität in Leukozyten oder Fibroblasten. Bei Krabbe-typischen Befunden und normaler Enzymaktivität ist an die Möglichkeit eines Kofaktordefekts zu denken.

Therapie Beim symptomatischen Säugling gibt es keine spezifische Therapie. Versuche mit Transplantation hämatopoetischer Stammzellen haben bei Anwendung im prämorbiden Stadium der infantilen Form eine Abmilderung des Verlaufs gebracht, aber grobmotorische Störungen traten dennoch auf, und der Langzeitnutzen ist noch unbekannt. Bei Spätformen kann es zu Besserungen kommen, aber die Beurteilung der Therapieresultate ist schwierig.

211.3.3 Vanishing white matter

Definition Die LE mit Vanishing white matter (VWM), eine autosomal-rezessive Krankheit, stellt eine relativ häufige LE mit großer Variabilität des Manifestationsalters und der klinischen Symptomatik dar.

Ätiologie Mutationen in den auf unterschiedlichen Chromosomen lokalisierten 5 Genen, die für Untereinheiten des Translationsinitiationsfaktors EIF2B kodieren, wurden als Ursache der VWM nachgewiesen.

Pathologie Die Krankheit ist durch vakuolisierende, zystische, schließlich zu großen Kavitäten führende Läsionen der weißen Substanz gekennzeichnet. Histopathologisch findet sich eine Degeneration reifer Oligodendrozyten infolge Apoptose als entscheidender pathogenetischer Vorgang in der Initialphase der Krankheit, gefolgt von sekundärer axonaler Läsion.

Klinische Symptome und Verlauf VWM kann im Säuglingsalter beginnen, rasch progredient verlaufen und bald zum Tode führen, aber auch erst im Erwachsenenalter mit schleichender, zunächst rein psychopathologischer Symptomatik auftreten. Bei der häufigsten infantilen Form kommt es nach initial normaler Entwicklung zu einer langsam progredienten, beinbetonten spastisch-ataktischen Bewegungsstörung, die häufig durch fieberhafte Infekte oder Schädelprellungen initial ausgelöst oder erheblich verschlechtert wird. Im Verlauf treten Optikusatrophie und gelegentlich zerebrale Anfälle auf. Die mentalen Fähigkeiten bleiben lange relativ gut erhalten. Der Kopfumfang ist normal, die peripheren Nerven sind nicht betroffen.

Diagnose und Differenzialdiagnose Die MRT zeigt sehr charakteristische Befunde mit schon zu Beginn der Erkrankung ausgeprägter diffuser homogener symmetrischer T2-Hyperintensität der gesamten supratentoriellen weißen Substanz, die im weiteren Verlauf in allen MR-Wichtungen liquorisointenses Signalverhalten aufweist (Abb. 211.6d). Die Mutationsanalyse der Gene *EIF2B1–5* liefert die definitive genetische Bestätigung der Diagnose, die nach klinischem Verlauf und typischem MRT-Muster aber oft schon recht zuverlässig gestellt werden kann. Klinische Symptome und MRT-Befunde sind gelegentlich denen bei LE mit Hirnstamm- und Rückenmarkbeteiligung und Laktaterhöhung (LBSL) sehr ähnlich.

Therapie und Prognose Eine kausale Therapie ist nicht bekannt. Zum Schutz vor Stressoren (Fieber, Schädelprellung), die eine erneute Verschlechterung auslösen können, werden medikamentöse Fiebersenkung und Sturzhelm eingesetzt. Der weitere Verlauf ist im Einzelfall nicht abzusehen. Je früher die Symptomatik einsetzt, desto schwerer ist meist das klinische Bild und desto ungünstiger die Prognose.

211.3.4 Morbus Pelizaeus-Merzbacher

Definition Der Morbus Pelizaeus-Merzbacher (Pelizaeus-Merzbacher disease, PMD) ist eine seltene X-chromosomal-rezessiv vererbte Krankheit und gilt als der Prototyp einer genetisch bedingten LE mit primärer Hypomyelinisierung. Verlässliche Zahlen zu Inzidenz und Prävalenz existieren nicht.

Ätiologie Die PMD wird durch vererbte oder de novo entstandene Mutationen des das Proteolipidprotein 1 (PLP1) kodierenden Gens auf Chromosom Xq22 verursacht. Am häufigsten finden sich das gesamte *PLP1*-Gen einschließende genomische Duplikationen, daneben auch Punktmutationen, Deletionen und Insertionen. PLP1 ist ein Hauptstrukturprotein der Myelinmembran des ZNS.

Pathologie Makroskopisch zeigt das Gehirn einschließlich Cerebellum und Hirnstamm eine diffuse Atrophie, die weiße Substanz ist in ihrem Volumen reduziert, der Balken verschmälert. Histopathologisch besteht ein Myelinmangel im gesamten ZNS, Oligodendrozyten sind in ihrer Anzahl vermindert.

Klinische Symptome und Verlauf Die klassische Form der PMD manifestiert sich bei Jungen im 1. Lebensjahr. Erste Symptome sind Nystagmus und muskuläre Hypotonie sowie in einigen Fällen ein Stridor. Im weiteren Verlauf zeigen sich eine psychomotorische Entwicklungsverzögerung mit gemischter Bewegungsstörung aus progredienter Spastik, Ataxie, Tremor, Dystonie und Choreoathetose sowie eine Optikusatrophie. Epileptische Anfälle sind selten. Wachstumsretardierung und Mikrozephalie können auftreten. In der 1. Lebensdekade sind stetig kleine Entwicklungsfortschritte zu verzeichnen, bevor eine langsam progrediente neurologische Verschlechterung einsetzt. Einige Betroffene erlangen eine von Dysarthrie gekennzeichnete Sprachfähigkeit und mit Hilfe auch Gehfähigkeit. Soziale Interaktion und Kognition sind besser ausgeprägt als die motorischen Funktionen. Die klassische Erkrankungsform ist Teil eines klinischen Spektrums, das von schwerer ausgeprägten, konnatalen Verläufen bis hin zu weniger ausgeprägten Phänotypen, bei denen auch eine Polyneuropathie auftreten kann, reicht. Die hereditäre spastische Paraplegie Typ 2 (SPG2; OMIM 312920) stellt als allelische Variante die leichteste Form der durch *PLP1*-Mutationen verursachten Krankheiten dar.

Diagnose Die Frühsymptome Nystagmus, muskuläre Hypotonie und Stridor führen zur Verdachtsdiagnose. In der MRT zeigt sich die Hypomyelinisierung des Marklagers als pathologische diffuse T2-Signalanhebung in Kombination mit einem normalen hyperintensen oder abnormen isointensen Signal auf T1-gewichteten Aufnahmen im Vergleich zur grauen Substanz (Abb. 211.6e). Die Mutationsanalyse des *PLP1*-Gens bestätigt die Diagnose molekulargenetisch.

Differenzialdiagnose Patienten mit dem klinischen und neuroradiologischen Bild einer PMD ohne nachweisbaren *PLP1*-Defekt werden der Pelizaeus-Merzbacher-ähnlichen Krankheit (Pelizaeus-Merzbacher-like disease, PMLD) zugeordnet. Die PMLD wird bei einigen Patienten durch autosomal-rezessiv vererbte Mutationen des das Gap-Junction-Protein γ2 (GJC2) kodierenden Gens auf Chromosom 1q41 verursacht. Daneben sind weitere seltene hypomyelinisierende LD (HLD) bekannt. Diese Erkrankungen sind durch zusätzliche phänotypische oder neuroradiologische Besonderheiten (z. B. Hypodontie, Atrophie der Basalganglien) gekennzeichnet (Tab. 211.4); nicht für alle PMLD ist das Krankheitsgen schon identifiziert. Die Abgrenzung einer Hypomyelinisierung von einer verzögerten Myelinisierung ist häufig, insbesondere im 1. Lebensjahr, nicht sicher möglich. Eine permanente Hypomyelinisierung kann zuverlässig nur nach dem 1. Geburtstag anhand von mindestens zwei im Abstand von wenigstens 6 Monaten angefertigten MRT-Untersuchungen festgestellt werden.

Therapie und Prognose Eine wirksame kausale Therapie ist bislang nicht bekannt. Im Tiermodell werden jedoch unterschiedliche Therapieansätze untersucht. Die klassische Form der PMD kann bis ins Erwachsenenalter verlaufen. Daher ist eine umfassende symptomatische multidisziplinäre Behandlung sowie schulische und berufliche Integration für die Betroffenen von großer Bedeutung.

211.3.5 Megalenzephale LE mit subkortikalen Zysten

Definition Die megalenzephale LE mit subkortikalen Zysten („megalencephalic leukoencephalopathy with subcortical cysts", MLC) ist eine seltene, autosomal-rezessiv oder -dominant vererbte Krankheit, zählt zu den LE mit Makrozephalie und ist ein Beispiel für eine zystische LE. Ein relativ zu anderen LE leichter klinischer Verlauf steht im Gegensatz zu ausgeprägten MRT-Veränderungen.

Ätiologie Die klassische Form der MLC wird durch autosomal-rezessiv vererbte Mutationen des das MLC1-Protein kodierenden Gens auf Chromosom 22q13 (MLC1) oder des das „hepatic and glial cell adhesion molecule" (HEPACAM) kodierenden Gens auf Chromosom 11q24 verursacht (MLC2A). Ursache der leichteren Form sind autosomal-dominant vererbte oder de novo entstandene Mutationen des *HEPACAM*-Gens (MLC2B).

Pathologie und Pathogenese Die weiße Substanz erscheint geschwollen, histopathologisch zeigt sich eine ausgedehnte Vakuolisierung des Myelins mit ausgeprägter Astrogliose. MLC1 und HE-

PACAM sind miteinander interagierende Transmembranproteine, ihre genaue Funktion ist bislang unbekannt.

Klinische Symptome und Verlauf Patienten mit der klassischen Form entwickeln im 1. Lebensjahr einen Makrozephalus, die initiale psychomotorische Entwicklung ist unauffällig oder leicht verzögert. Nach einigen Jahren kommt es zu einer langsam fortschreitenden Verschlechterung motorischer Funktionen mit zerebellarer Ataxie und spastischer Bewegungsstörung. Die meisten Betroffenen werden zum Ende der 1. oder während der 2. Lebensdekade rollstuhlpflichtig. Die Verschlechterung kognitiver Funktionen beginnt etwas später und ist leicht ausgeprägt. Eine Epilepsie kann auftreten. Daneben ist eine leichtere Form der Krankheit bekannt. Hier kommt es im Verlauf nicht zu motorischen Verschlechterungen, sondern zur Verbesserung oder Normalisierung der initialen klinischen Symptomatik und neuroradiologischen Auffälligkeiten, die Makrozephalie bleibt jedoch in der Regel bestehen. Bei einigen Patienten liegt eine nichtprogrediente mentale Retardierung mit autistischen Verhaltenszügen vor.

Diagnose und Differenzialdiagnose In Diskrepanz zur relativ leichten klinischen Symptomatik zeigt sich in der MRT ein deutlich pathologischer und charakteristischer Befund mit supratentoriell diffus veränderter Signalintensität der geschwollen wirkenden weißen Substanz; im vorderen Temporallappen, häufig auch frontoparietal finden sich bilateral subkortikal gelegene Zysten (◘ Abb. 211.6f). Die Mutationsanalyse des *MLC1*- bzw. *HEPACAM*-Gens bestätigt die Diagnose molekulargenetisch. Andere LE mit Makrozephalie (z. B. Morbus Canavan, Morbus Alexander) sind über die klinische Symptomatik und das MRT-Bild von der MLC zu unterscheiden. Abzugrenzen sind andere zystische LE (z. B. Aicardi-Goutières-Syndrom, erworbene LE bei konnataler Zytomegalivirus-Infektion).

Therapie und Prognose Die Therapie ist symptomatisch. Einige Patienten mit der klassischen Form sind in der 2.–3. Lebensdekade verstorben, Verläufe bis ins höhere Erwachsenenalter sind bekannt.

211.3.6 Morbus Alexander (fibrinoide Leukodystrophie)

Definition Der Morbus Alexander ist eine dominant erbliche Krankheit, die auf einer Störung der Astrozyten beruht.

Ätiologie Ursächlich sind heterozygote Mutationen im Gen für die Synthese eines Astrozytenproteins („glial fibrillary acidic protein", GFAP).

Pathologie und Pathogenese Man nimmt an, dass Mutationen des *GFAP*-Gens durch Überexpression zytotoxisch wirken. Typisch im ZNS sind fibrinoide „Rosenthal-Fasern", Ablagerungen eines GFAP-reichen Materials, sowie ausgedehnte Zerstörungen der weißen Substanz. Bei früh beginnenden Fällen wird sehr wenig Myelin gebildet, während bei spät beginnenden Fällen u. U. keinerlei Pathologie der weißen Substanz nachweisbar ist.

Klinische Symptome und Verlauf Bei infantilem Beginn kommt es zu Entwicklungsverzögerung, zerebralen Anfällen, Megalenzephalie und rascher Verschlechterung. Bei juvenilem Beginn findet man Hyperreflexie, bulbäre Symptome und Ataxie bei geringen motorischen und kognitiven Ausfällen und einen langsameren Verlauf. Die MRT-Befunde können charakteristisch sein und, neben ausgedehnten Signalveränderungen in der frontalen weißen Substanz, längs der Ventrikelwände girlandenartige Strukturen zeigen. Spätfälle zeigen nur Atrophien und Signaländerungen in der Medulla oblongata.

Diagnose und Differenzialdiagnose Der Verdacht kann durch die Analyse des *GFAP*-Gens bestätigt werden. In einigen Fällen wurde keine Mutation gefunden. Initial wird bei Spätfällen oft an multiple Sklerose oder an Gliome gedacht. Die genetische Beratung muss berücksichtigen, dass es sich meist um dominante *De-novo*-Mutationen handelt. Obwohl ein Keimzellmosaik bei Eltern theoretisch ein hohes Wiederholungsrisiko bedeutet, ist dieses bei Morbus Alexander extrem gering.

Therapie Kurative Therapien sind nicht bekannt.

211.3.7 Morbus Canavan

▶ Abschn. 53.3.

211.4 Krankheiten des extrapyramidalen Systems und Neurotransmitterkrankheiten

B. Assmann

Der Begriff „extrapyramidales System" (EPS) ist mit seinen ursprünglichen anatomischen und funktionellen Implikationen inhaltlich überholt. Die Basalganglien, die ursprünglich als anatomischer Sitz des EPS definiert wurden, sind komplex mit kortikalen Arealen verschaltet (s. unten). Es ist daher davon auszugehen, dass die pathophysiologisch relevante Störung bei einigen der extrapyramidalen Erkrankungen nicht in den Basalganglien selbst liegt. Das EPS hat nicht nur die Funktion einer Optimierung unserer Willkürmotorik, sondern spielt auch eine wesentliche Rolle bei der Integration von Informationen aus dem limbischen System und ist essenziell für kognitive Prozesse.

Dieser Abschnitt behandelt die für Kinderärzte relevanten extrapyramidalen Krankheiten mit besonderer Wichtung der effektiv behandelbaren Störungen.

Physiologie Kernstück des EPS sind die Basalganglien (◘ Abb. 211.7): Nucleus (N.) caudatus, Putamen, Globus pallidus (internus, externus, ventralis), N. subthalamicus, Substantia nigra sowie N. accumbens und Teile des Tuberculum olfactorium. Die beiden letztgenannten Kerne gehören auch zum limbischen System. „Corpus striatum" ist synonym für die miteinander anatomisch zusammenhängenden Strukturen N. caudatus und Putamen sowie N. accumbens und partiell Tuberculum olfactorium. Von der Eingangsstation der Basalganglien (Striatum und Teile des N. subthalamicus) führen 2 Hauptwege zur Ausgangsstation (internes Pallidum und Substantia nigra pars reticularis), der direkte und der indirekte Weg. Dysbalancen zwischen diesen wurden zur Erklärung von hypokinetischen versus hyperkinetischen Bewegungsstörungen herangezogen. Auf dem heutigen Erkenntnisstand ist diese Deutung ein Teilaspekt in einem sehr komplex verschalteten System, z. B. wurde der N. subthalamicus als wichtige Schaltstelle erkannt, u. a. da er auch unter Umgehung des Striatums direkte Impulse aus motorischen kortikalen Arealen erhält („hyperdirekter Weg"). Dieser hyperdirekte Weg sowie weitere fokussierte und zeitgleich oder zeitversetzt divergierende Impulse dienen dazu, die im Rahmen eines kortikal entworfenen Bewegungs-

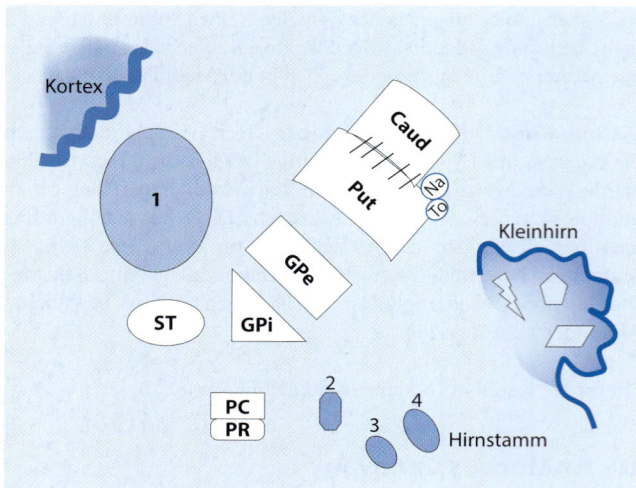

◘ **Abb. 211.7** Skizze der Basalganglien mit kommunizierenden Strukturen. *Caud* N. caudatus, *Put* Putamen, *Na* N. accumbens, *To* Tuberculum olfactorium, *GPe* Globus pallidus externus, *GPi* Globus pallidus internus, *PC* Pars compacta der Substantia nigra, *PR* Pars reticularis der Substantia nigra, *ST* N. subthalamicus, *1* Thalamus, *2* pedunculopontiner Nukleus, *3 und 4* dorsale Raphekerne

plans gewünschte motorische Aktivität selektiv zu fördern, während gleichzeitig die dem Bewegungsplan entgegengesetzten Impulse unterdrückt werden. Weiterhin bestehen 5 basalganglionär-thalamokortikale Regelkreise („Basalganglienschleifen"), die nach aktuellem Stand in 3 Familien untergliedert werden: motorische Schleifen, präfrontale Schleifen (für komplexe kognitive Funktionen) sowie limbische Schleifen. Sie projizieren streng somatotop getrennt und damit parallel von kortikalen Zellen oder wenigen Zellsäulen über unterschiedliche Kerne der Basalganglien zum Thalamus und von dort zu kortikalen Arealen. Diese Regelkreise bestehen also jeweils aus unzähligen „Privatleitungen" („miniloops").

Damit wird plausibel, dass Dysfunktionen des EPS komplexe Mischungen von Bewegungs- und Verhaltensstörungen/Zwangshandlungen zeigen können, wie z. B. beim Tourette-Syndrom. Pathophysiologische Details sind bei vielen Störungen noch ungeklärt.

Begriffsbestimmungen extrapyramidaler Bewegungsstörungen

- **Akinetisch-rigides Syndrom (syn. Parkinsonismus):** Rigor (nicht geschwindigkeitsabhängige Tonuserhöhung), erschwerte Initiation von Bewegungen (Bradykinese oder Akinese), reduzierte Spontanmotorik, reduziertes Mitschwingen der Arme beim Gehen, reduzierte Mimik, evtl. „Einfrieren" der Bewegungen, ggf. Mikrografie, ggf. Tremor.
- **Dystonie:** Kontraktion von Agonist und Antagonist, so dass drehende, repetitive Bewegungen oder abnorme Haltungen entstehen. **Athetose** wird überwiegend als distale Ausprägung von Dystonie eingeordnet.
- **„Dystonie-Parkinsonismus-Syndrom":** Eine Kombination, die sich meist bei ausgeprägtem kongenitalem Dopaminmangel findet, synonym Parkinsonismus-Dystonie-Syndrom
- **Chorea:** Rasche, unregelmäßige, aber kontinuierlich auftretende, teilweise ruckartige Bewegungen, die in zufälliger Sequenz verschiedene Körperteile involvieren. **Ballismus** bezeichnet ruckartige Kontraktionen proximaler Muskeln und ist wahrscheinlich eine proximale Variante der Chorea. **Hemiballismus** ist meist Folge einer einseitigen Läsion des N. subthalamicus.
- **Myoklonus:** Ruckartige Muskelkontraktion, meist irregulär, auch rhythmisch. Myoklonien können von verschiedenen Zentren des Nervensystems generiert werden (z. B. Kortex, Hirnstamm, Rückenmark). Bei extrapyramidalen Bewegungsstörungen treten sie meist im Zusammenhang mit Dystonien auf.
- **Tic:** Stereotype Bewegungsstörung mit einem breiten Spektrum. Einfache motorische Tics bestehen meist aus Zuckungen oder Bewegungen im Gesicht- und Schulterbereich (Zwinkern, Naserümpfen, Kopfschütteln usw.). Kennzeichnend ist, dass die pathologische Bewegung vom Patienten vorübergehend unterdrückt werden kann. Tics interferieren nicht mit Willkürmotorik, zeigen sich bei Anspannung seltener (z. B. Arztbesuch). Persistenz im Schlaf ist möglich. Komplexe motorische Tics bestehen aus „Handlungen", z. B. Nasekratzen, Hüpfen o. Ä. Vokale Tics können aus einfachem Räuspern oder Grunzen über stereotype Imitation von Lauten bis hin zur Echolalie oder Koprolalie führen (▶ Kap. 237).
- **Tremor:** Oszillierende, meist rhythmische Bewegungen. Halte- (Aktions-) und Ruhetremor findet sich bei einigen extrapyramidalen Störungen, Intentionstremor ist Ausdruck zerebellärer Dysfunktion (◘ Tab. 211.5).

Diese Bewegungsstörungen können in Kombination oder chronologischen Abfolgen im Rahmen der jeweiligen Grunderkrankung vorkommen (z. B. erst Dystonie, dann zusätzlich Parkinsonismus). Im Schlaf sistieren die Störungen fast immer, im Wachzustand führt psychische Anspannung außer bei Tics meist zur Verstärkung. Der Begriff „Dyskinesie" wird häufig für medikamenteninduzierte hyperkinetische Bewegungsstörungen verwendet oder wenn die Zuordnung unsicher erscheint und eine Mischung aus Chorea > Dystonie beobachtet wird. Für die meisten extrapyramidalen Störungen existieren primäre (genetisch bedingte) und sekundäre Formen (z. B. bei genetisch bedingten Stoffwechseldefekten wie Mitochondriopathien oder Organoacidopathien, nach Hirnblutung etc.). Auch paroxysmale Choreoathetosen können als primäre genetische Erkrankung oder sekundär, z. B. bei Hirnfehlbildung auftreten.

Bildgebung bei Krankheiten des extrapyramidalen Systems Goldstandard ist eine Magnetresonanztomografie. Spezielle Verfahren (z. B. SPECT – „single photon emission computer tomography" oder PET – Positronenemissionstomografie) sind für Kinder nicht validiert, für Jugendliche im Einzelfall möglicherweise hilfreich.

211.4.1 Transiente Störungen zur Differenzialdiagnose von extrapyramidalen Krankheiten

Transiente Dystonie des Säuglings

Beginn meist < 6 Monate, bis ca. 2 Jahre möglich, Dauer meist 1–6 Monate, typischerweise sind die Arme betroffen (Pronation und Hyperflexion des Handgelenks bei Stütz in Bauchlage), seltener Rumpf oder Bein. Weitere Kennzeichen sind: Sistieren der Dystonie bei Willkürbewegungen der betroffenen Extremität, normale Entwicklung, normale klinische, biochemische und MRT-Befunde. Die Ursache ist unklar, vereinzelt wurde familiäre Häufung beobachtet.

Benigner paroxysmaler Tortikollis

Manifestation meist zwischen Neugeborenenalter und 10 Monaten. Typischerweise ereignen sich 1–3 Attacken pro Monat mit einer Dauer von 10 min bis zu 2 Wochen. Auch Latero- oder Retrocollis

Tab. 211.5 Qualitäten verschiedener extrapyramidaler Bewegungsstörungen. (Mod. nach Surtees mit freundl. Genehmigung; Unterrichtsmaterial des Great Ormond Street Hospital, London)

		Chorea	Dystonie	Tic[a]	Myoklonus[b]	Tremor[b]
Intention	Ruhe	(+)	(+)	++	(+)	++
	Intention	++	++		++	
Geschwindigkeit	schnell	++		++	++	
	langsam		++			++
Region	proximal	++	++	++	++	
	distal	++	++	++	++	++
Komplexizität	einfach			++[a]	++	++
	komplex	++	++			
Variabilität	stereotyp			++	++	++
	variabel	++	++			

[a] Tic bezieht sich hier auf die einfachen Tics, komplexe Tics werden im Text erläutert.
[b] Hier ist extrapyramidaler Myoklonus und Tremor gemeint.

sowie Rumpf- und Beckenbeteiligung werden beobachtet (Ähnlichkeit mit asymmetrisch tonischem Nackenreflex), teilweise auch Blickdeviation oder rollende Augenbewegungen, Ptosis und Mydriasis oder zerebelläre Ataxie. Auslösung oft durch Lagewechsel von horizontal nach vertikal. Prodromi mit Blässe, Irritabilität, Weinen, Ataxie, Erbrechen sind häufig (Verdacht auf Dysfunktion des Labyrinthorgans, Beziehungen zur benignen paroxysmalen Vertigo? Migräneäquivalent?). Zerebrale Bildgebung (hintere Schädelgrube und kraniozervikaler Übergang!), Suche nach gastroösophagealem Reflux und EEG sind indiziert. Im Intervall zeigt sich ein normaler neurologischer Befund. Eine wirksame Prophylaxe ist nicht bekannt, im Anfall kann ggf. ein Antiemetikum eingesetzt werden. Die Attacken sistieren spontan bis etwa zum 5. Geburtstag.

Transiente infantile Chorea

Bei Säuglingen um 6 Monate tritt Chorea bei emotionaler Erregung auf, es liegt keine Interferenz mit Willkürmotorik vor. Der neurologische Befund und die Entwicklung sind normal.

Paroxysmale tonische Blickdeviation (= benigner tonischer Aufwärtsblick), Spasmus nutans und „shuddering attacks" (= benigner Säuglingsmyoklonus) sind in ▶ Kap. 219 beschrieben.

211.4.2 Dystonien, Dystonie-Parkinsonismus und Parkinson-Syndrome

Die Reihenfolge in der genetischen Klassifikation entstand historisch, nachdem zunächst eine Region, dann ein Genort der idiopathischen Torsionsdystonie zugeordnet werden konnte (9q32 = DYT1) und weitere eindeutig genetische Dystonien entsprechend nummeriert wurden (zurzeit bis DYT25). Die Darstellung in diesem Kapitel orientiert sich jedoch an der klinischen Symptomatik. Eine neue Klassifikation der Dystonien wird aktuell diskutiert.

Primäre Dystonien können in unterschiedlichem Ausmaß kontextabhängig sein („task specificity"). Dieses kann im Extremfall so ausgeprägt sein, dass eine Dystonie der Hand beim Halten eines Stifts auftritt, beim Halten einer Gabel jedoch nicht. Die extremen Ausprägungen hiervon sind Schreibkrampf und fokale Dystonien von Berufsmusikern (z. B. Dystonie der Hand ausschließlich beim Klavierspielen). Auch bei sekundären Dystonien sind geübte Bewegungsabläufe meist stärker betroffen als ungeübte. Daher kann ein Patient, der beim Vorwärtsgehen eine ausgeprägte Dystonie zeigt, beim Rückwärtsgehen kaum beeinträchtigt sein, evtl. sogar von einem auf den nächsten Punkt zielgerichtet springen (analog: Ballfangen bei Dystonie der oberen Extremitäten). Diese Fakten sowie die häufig bizarren Köperhaltungen führen immer wieder dazu, dass die Bewegungsstörung fälschlich als psychogen eingeordnet wird. Fokale Dystonien bei Kindern sind fast immer progredient bis zur Generalisierung – je jünger, desto mehr (d. h. differenzialdiagnostische Überlegungen sollten primär nicht unter dem Stichwort „fokale Dystonie" erfolgen!). Auch bei Patienten mit Morbus Parkinson sind geübte Bewegungsabläufe stärker betroffen, so dass das „eingefrorene" Gehen z. B. gelöst werden kann, indem man dem Patienten ein Hindernis vor die Füße legt, das er übersteigen muss.

Primäre Dystonien
Generalisierende Torsionsdystonie mit frühem Beginn, DYT1

Früher: idiopathische Torsionsdystonie, „Dystonia musculorum deformans", idiopathische generalisierte Dystonie.

Klinische Symptome, Verlauf und Prognose In typischen Fällen beginnt die Erkrankung nach dem Vorschulalter mit intermittierender Dystonie in einem Fuß, anfangs häufig nur bei bestimmten Tätigkeiten, z. B. nur im Ballettunterricht, nur beim Rennen etc. Eine Progredienz zur generalisierten Dystonie (zunächst ipsilateral aufsteigend) erfolgt typischerweise im Verlauf von 5–10 Jahren. Im Endstadium ist die Gesichts- und Oropharyngealmuskulatur beteiligt. Die mentale Entwicklung ist unbeeinträchtigt, es liegen keine Augenbewegungsstörungen, keine pyramidalen, zerebellären oder sensiblen Störungen vor. Labordiagnostik und zerebrale Bildgebung sind unauffällig. Die Lebenserwartung ist nicht grundsätzlich reduziert. Bei Manifestation in oder nach der Adoleszenz beginnt die Dystonie häufig in oberen Extremitäten und verläuft insgesamt leichter, eine Generalisierung ist nicht obligat.

Genetik und Pathogenese Der Erbgang ist autosomal-dominant mit reduzierter Penetranz. Je nach ethnischem und geographischem Hintergrund (Aschkenasim, Nordamerika, Europa) haben ca. 30–60 % der Patienten mit dem skizzierten Verlauf eine Mutation im *TOR1A*-Gen bei 9q32 (Protein Torsin A). Die genaue Funktion des Torsin A in der Pathogenese ist noch unbekannt. Die Pathophysiologie synaptischer Vesikel ist diesbezüglich ein Fokus der Forschung. Bei europäischen Patienten, bei denen auch die größte Heterogenität von Mutationen zu finden ist, ist die Symptomatik insgesamt heterogen. Die Patienten mit DYT1-Mutation profitieren fast alle extrem stark von einer tiefen Hirnstimulation im Globus pallidus.

DYT2-Dystonie Autosomal-rezessive Variante der idiopathischen generalisierenden Dystonie, die bei spanischen, hochgradig konsanguinen Sippen gefunden wurde (Genort unbekannt).

DYT6-Dystonie *THAP1*-Gen (Thanatos-associated protein domain-containing apoptosis-associated protein 1), 8p21. Fokaler Beginn in Arm, Hals Zunge oder Stimmlippen mit Ausbreitung auf weitere Regionen, aber nicht immer Generalisierung. Manifestation meist > 10 Jahre, Erbgang autosomal-dominant mit reduzierter Penetranz. Normalbefunde für Labordiagnostik und zerebrale Bildgebung.

DYT13-, DYT17-Dystonie Jeweils 1 Sippe, der Erbgang für DYT13 ist autosomal-dominant, für DYT17 autosomal-rezessiv. Beginn bei Jugendlichen kraniozervikal, kann auch generalisieren.

Primäre Dystonie-plus-Syndrome
Paroxysmale Choreoathetosen

Sie werden den Dystonien zugerechnet, zeigen jedoch meist eine Mischung aus Chorea (auch „ballistische" Bewegungen) und Dystonie. Die genetische Aufklärung ist noch im Fluss, Mutationen betreffen zumeist Ionenkanäle, der Erbgang ist meist autosomal-dominant. Die aktuelle Klassifikation unterscheidet folgende Varianten:

- kinesiogen (DYT10, 16p11.2; DYT19, 16q13),
- belastungsinduziert („exercice-induced"),(DYT18, 1p35, *Glukosetransporter-1-Gen*)
- non-kinesiogen (DYT8, 2q35, *Myofibrinogenesis-Regulator-1*-Gen; DYT20, 2q31)

„Kinesiogen" bedeutet durch (schnelle) Bewegung ausgelöst. Die früher hinzugerechnete „nächtliche paroxysmale Dystonie" konnte als Frontallappenepilepsie auf der Grundlage von Mutationen im nikotinischen Acetylcholinrezeptor identifiziert werden (ADNFLE, „autosomal dominant nocturnal frontal lobe epilepsy", ▶ Abschn. 218.3). Die Patienten sind im Intervall neurologisch unauffällig, Auslöser und Attackendauer bestimmen die Zuordnung.

Kinesiogene paroxysmale Choreoathetose, DYT10, DYT9

Als ursächlich für die DYT10 wurden Mutationen im *PRRT2*-Gen identifiziert (16p11.2). Klinisch gekennzeichnet ist die Erkrankung durch viele kurze Attacken pro Tag (Sekunden bis ca. 2[–5] min), die durch schnelle Bewegungen ausgelöst werden. Sie beginnt im Lebensalter von 6 Monaten bis > 30 Jahren, meist zwischen 7 und 15 Jahren. Häufig kommt es zu einer „Aura", meist einer Hemidystonie, bei Gesichtsbeteiligung Dysarthrie/Anarthrie. Eine Besserung kann mit Carbamazepin (z. B. 8–12 mg/kg KG/Tag), Oxcarbazepin, Phenytoin (antikonvulsive Standarddosis), Topiramat, Lamotrigin und evtl. Azetazolamid erreicht werden. Nach der Pubertät werden die Attacken weniger.

Non-kinesiogene paroxysmale Choreoathetose, DYT8, DYT20

Charakteristisch sind lange Attacken (ca. 10 min bis 6 h [(2–12 h]), typischerweise in Intervallen von Tagen bis Monaten. Auslöser sind Aufregung, Müdigkeit, Koffein, Alkohol, evtl. Schokolade. Nach der Pubertät kommt es zu weniger Attacken. Medikamente sind in manchen Fällen hilfreich (z. B. Clonazepam, Valproat, Gabapentin, Azetazolamid, Dopamin-2-Rezeptorblocker, evtl. L-Dopa).

Belastungsinduzierte paroxysmale Choreoathetose, DYT18

Früher als „intermediate form" bezeichnet. Bei dieser Form beträgt die Dauer der Attacken meist 5–30 min, sie werden durch länger dauernde körperliche Aktivität ausgelöst und können halbseitig auftreten. Genetisch ist die Erkrankung heterogen, jedoch beruht ein großer Anteil auf dem Glukosetransporter-1-Defekt (DYT18), der mit ketogener Diät erfolgreich behandelt werden kann. Die als DYT9 (1p21) im Jahre 1996 publizierte Sonderform konnte 2011 von Weber als Glukosetransporter-1-Defekt identifiziert werden. Die Symptomatik wurde auch als Frühzeichen eines Morbus Parkinson mit *PARKIN*-Mutation beschrieben. Die medikamentöse Therapie ist meist wenig erfolgreich, jedoch können Gabapentin, Carbamazepin (Oxcarbazepin), Azetazolamid, Trihexyphenidyl oder L-dopa versucht werden.

Myoklonus-Dystonien
DYT11-Dystonie

Bei diesem Gendefekt besteht im typischen Fall eine Mischung aus bilateralen, aktionsinduzierten Myoklonien mit Dystonie, Genort 7q21, Erbgang autosomal-dominant mit unvollständiger Penetranz, wobei maternales Imprinting eine Rolle spielt, das betroffene Protein ist ε-Sarcoglycan (*SGCE*-Gen). Die Dystonie beginnt häufig in den oberen Extremitäten oder der Nackenregion bei Kindern unter 10 Jahren, anfangs oft mit reinen Myoklonien. Eine Besserung durch Alkohol ist feststellbar, Progredienz bis zur Gehunfähigkeit ist nicht bekannt. Therapeutisch sind Valproat, Trihexyphenidyl (Anticholinergikum), Benzodiazepine oder/und lokale Botulinumtoxintherapie evtl. effektiv. Tiefe Hirnstimulation hat sich als effizient erwiesen, bei ausgeprägtem Myoklonus evtl. kombiniert pallidal und thalamisch.

DYT15-Dystonie

Alkoholresponsive myoklonische Dystonie, Genort 18p11, Manifestation ähnlich DYT11, bekannt bei einer kanadischen Familie.

Primäre Dystonie-Parkinsonismus-Syndrome
Dopa-responsive Dystonie, DYT5

DYT5 wird 2 Genorten zugeordnet: 14q22 (GTCPH1, Guanosintriphosphatcyclohydrolase I) und 11p11 (TH, Tyrosinhydroxylase), ▶ Abschn. „Biosynthesestörungen von Dopamin und Serotonin". Die Dopa-responsive Dystonie DYT14 konnte als GTPCH1-Mangel identifiziert werden.

Rapid-onset dystonia-parkinsonism, DYT12

Das Manifestationsalter liegt bei ca. 14–30 (1–58) Jahren, ein schweres, meist asymmetrisches Dystonie-Parkinsonismus-Syndrom mit prominenter Bulbärsymptomatik entwickelt sich innerhalb von Stunden bis Wochen. Nach wenigen Wochen ist die Plateauphase bei erhaltenem Intellekt erreicht. Die zerebrale Bildgebung ist unauffällig, die Lebenserwartung primär normal.

Es handelt sich um einen autosomal-dominanten Erbgang mit reduzierter Penetranz, Genort 19q13, Protein ATP1A3, die α3-

211.4 · Krankheiten des extrapyramidalen Systems und Neurotransmitterkrankheiten

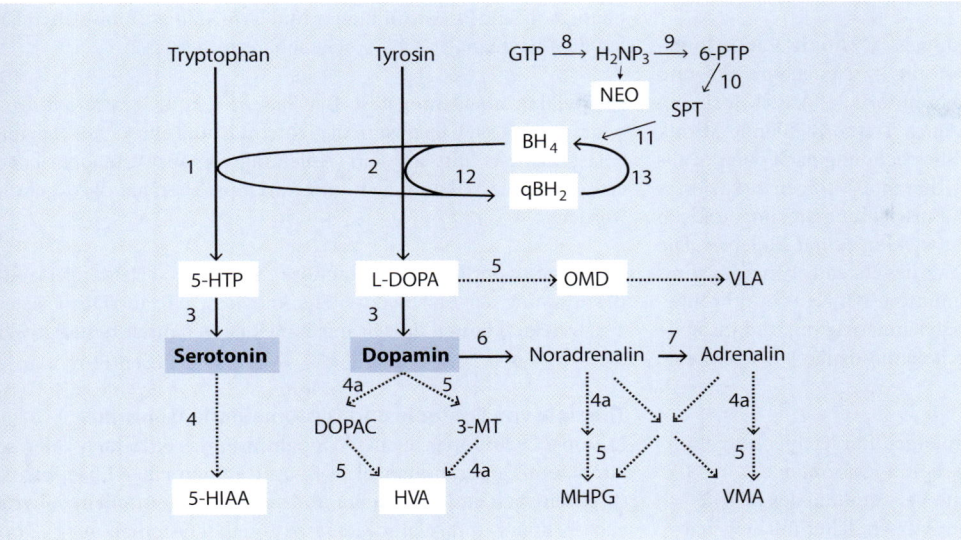

Abb. 211.8 Synthese und Abbau der biogenen Amine Serotonin und Dopamin. *Weiß hinterlegt* sind die Metabolite, die in der Liquordiagnostik erfasst werden sollten. *5-HTP* 5-Hydroxytryptophan, *L-DOPA* Levodopa, *OMD* Ortho-Methyldopa, *VLA* Vanillyllaktat, *DOPAC* 3,4-Dihydroxyphenylacetat, *3-MT* 3-Methoxytyramin, *5-HIAA* 5-Hydroxyindolacetat, *HVA* Homovanillinsäure, *MHPG* 3-Methoxy-4-Hydroxyphenylglycol, *VMA* Vanillylmandelat, *GTP* Guanosintriphosphat, H_2NP_3 Dihydroneopterin-Triphosphat, *6-PTP* 6-Pyruvoyltetrahydropterin, *NEO* Neopterin, *SPT* Sepiapterin, BH_4 Tetrahydrobiopterin, qBH_2 Quinonoid-Dihydrobiopterin. *1:* Tryptophanhydroxylase (TRH), *2:* Tyrosinhydroxylase (TH), *3:* aromatische L-Aminosäuredecarboxylase (AADC), *4:* Monoaminoxidase (MAO), *4a:* Monoaminoxidase plus Aldehyddehydrogenase, *5:* Catechol-O-Methyltransferase (COMT), *6:* Dopamin-β-Hydroxylase, *7:* Phenylethanolamin-N-Methyltransferase, *8:* GTP-Cyclohydrolase I (GTPCH1), *9:* 6-Pyruvoyltetrahydropterin-Synthase (PTPS), *10:* Aldosereduktase, *11:* Sepiapterinreduktase (SR), *12:* Pterin-4α-Carbinolamin-Dehydratase, *13:* Dihydropteridinreduktase (DHPR).

Untereinheit einer ATPase. Hinweise auf genetische Heterogenität liegen vor.

Der Pathomechanismus ist unbekannt, es handelt sich nicht um eine Dopaminmangelerkrankung. Die Therapie ist daher symptomatisch (z. B. mit oralen Anticholinergika, evtl. mit Baclofen oder versuchsweise mit Dopaminagonisten, ggf. Botulinumtoxin in die Glandula parotis).

DYT16-Dystonie

Autosomal-rezessives Dystonie-Parkinsonismus-Syndrom mit Beginn im Kindesalter (2–18 Jahre). Betroffen ist das *PRKRA*-Gen („protein kinase, interferon-inducible double-stranded RNA-dependent activator"). Es ist gekennzeichnet durch fokalen Beginn an einer Extremität und Generalisierung mit prominenter orobulbärer Beteiligung, dabei sind Dystoniesymptome vorherrschend, teilweise Bradykinese.

Dopamintransporter-Defektsyndrom (MIM 613135)

Betroffen ist das *SLC6A3*-Gen, Genort 5p15.33, Protein DAT1 (synaptischer Dopamintransporter). Klinisch führend ist ein progredientes infantiles Parkinsonismus-Dystonie-Syndrom mit stark erhöhten Dopaminmetaboliten im Liquor (s. unten), meist im Verlauf einer Sakkadeninitiationsstörung, evtl. auch einem „ocular flutter". Im Säuglingsalter kann die Bewegungsstörung zunächst choreatiform imponieren, im Verlauf werden die Patienten hypokinetisch-rigide. Im Gegensatz zur progredienten Bewegungsstörung bleibt die mentale Entwicklung mit Fortschritten bestehen. Therapeutisch liegen bislang nur symptomatische Ansätze vor.

Biosynthesestörungen von Dopamin und Serotonin

Physiologie und Pathophysiologie In ▢ Abb. 211.8 ist der Biosyntheseweg der Neurotransmitter Dopamin und Serotonin skizziert, die zusammenfassend auch „biogene Amine" genannt werden. Die wesentlichen Enzyme sind:

a) Enzyme der Biosynthese von Tetrahydrobiopterin: Guanosintriphosphatcyclohydrolase I (GTPCH1), 6-Pyruvoyltetrahydopterin-Synthase (PTPS), Sepiapterinreduktase (SR), Dihydropteridinreduktase (DHPR), s. auch ▶ Abschn. 53.2,
b) Enzyme der Synthese von Dopamin und Serotonin: Tyrosinhydroxylase (TH), Tryptophanhydroxylase (TRH), aromatische L-Aminosäuredecarboxylase (AADC),
c) Enzyme des Abbaus von Serotonin und Dopamin: Catechol-O-Methyltransferase (COMT), Monoaminoxidase (MAO).

Ein Defekt der Tyrosinhydroxylase (TH) führt zu isolierter Dopaminverarmung, alle anderen Defekte zu simultanem Mangel von Serotonin und Dopamin. Ein genetischer Defekt der Tryptophanhydroxylase wurde bislang bei keinem Patienten gefunden, so dass die Symptomatik des isolierten Serotoninmangels, der bei diesem Defekt bestehen würde, bislang unbekannt ist. Autosomal-rezessive Defekte der Synthese von Tetrahydrobiopterin (PTPS-, SR-, DHPR-Mangel) führen zusätzlich zu einem Mangel an NO (Stickoxid), der wahrscheinlich Schäden an Neuronen und Myelin verursacht. Diese Patienten können eine kongenitale Mikrozephalie und sehr früh einsetzende Epilepsie zeigen. PTPS- und DHPR-Mangel sowie der seltene autosomal-rezessiv erbliche GTPCH1-Mangel fallen im Neugeborenenscreening durch erhöhte Phenylalaninwerte auf („atypische PKU", ▶ Abschn. 53.2). SR-Mangel sowie der autosomal-dominante GTPCH1-Mangel zeigen keine Hyperphenylalaninämie. Durch spezielle Liquor- und ggf. weiterführende Untersuchungen (s. unten) kann in den meisten Fällen das defekte Enzym identifiziert werden. Die klinischen Symptome dieser Störungen sind am deutlichsten durch das Ausmaß des Dopaminmangels geprägt, so dass die Zuordnung zum zugrunde liegenden Defekt nicht allein klinisch erfolgen kann. Die Mehrzahl der Patienten kann kausal behandelt werden, daher sollte die Indikation zu entsprechender Liquordiagnostik (s. unten) großzügig gestellt werden!

Klinische Symptome

Vollbild des schweren Dopaminmangels (Dystonie-Parkinsonismus-Syndrom) Ausgeprägte Hypotonie im Neugeborenen- und Säuglingsalter mit fehlender Spontanmotorik, Ptosis, Miosis, im Verlauf leichte distale Chorea, evtl. auch Tremor, fehlende Mimik und okulogyre Krisen (konjugierte Blickwendung nach oben). Falls nicht behandelt wird (▶ Abschn. „Therapie"), folgen reduziertes Hirnwachstum, psychomotorische Entwicklungsstörung und ab dem 2. Lebenshalbjahr häufig die Entwicklung einer Epilepsie. Die Dystonie zeigt sich ebenfalls gegen Ende des ersten Lebenshalbjahres ggf. mit Rigor und Bradykinese kombiniert. Bei Neu- und Frühgeborenen können evtl. anfangs Hypoglykämieneigung und instabile Blutdrucke beobachtet werden (Katecholaminmangel). Die zerebrale Bildgebung ist meist normal.

Leichter und moderater Dopaminmangel Ein leichter Dopaminmangel zeigt sich in 3 klinischen Erscheinungsformen:

- **Segawa-Syndrom** (uneinheitliche Verwendung des Begriffs in der Literatur): Beginn meist im Vorschulalter mit „eigenartigem", dystonem Gangbild. Verstärkung der Symptomatik im Verlauf des Tages, Besserung nach Schlaf. Langsame Progredienz zu oberen Extremitäten (im Erwachsenenalter zusätzlich Parkinson-Symptome). Die mentale Entwicklung ist unbeeinträchtigt. Biochemisch findet sich meist ein GTPCH1-Mangel, aber auch Parkin-Mutationen (PARK2) sind möglich.

Anmerkung: Häufig wird „Segawa-Syndrom" mit „dopa-responsiver Dystonie" (DRD) gleichgesetzt. 25 % der DRD-Patienten zeigen keine tageszeitabhängigen Fluktuationen. Jedoch sind einige primäre und auch sekundäre Dystonien mit L-Dopa/Carbidopa zu bessern!

- **Spastische Diplegie**, die sich klinisch nicht von einer hereditären spastischen Spinalparalyse unterscheiden lässt (z. B. GTPCH1- und TH-defiziente Patienten beschrieben). Daher sollte immer ein L-Dopa/Carbidopa-Versuch (s. unten) bei Verdacht auf hereditäre spastische Spinalparalyse durchgeführt werden!
- **Zerebralparese:** Bei einigen Patienten wurde eine Zerebralparese diagnostiziert, bevor eine kongenitale Neurotransmitterstörung gefunden wurde. Hohe phänotypische Variabilität monogener Defekte findet sich auch innerhalb der gleichen Familie (meist bei GTPCH1-Mangel).

Diagnose

Liquordiagnostik Ein typisches Segawa-Syndrom kann ohne Untersuchung des Liquor cerebrospinalis diagnostiziert und behandelt werden, bei weniger typischem Bild sollte *vor* Beginn einer Therapie immer eine gezielte Liquoranalytik erfolgen. Dopaminmetabolite im Liquor sind u. a. bei intravenöser Dopamintherapie erfahrungsgemäß nicht auswertbar, obwohl Dopamin eine intakte Blut-Hirn-Schranke nicht passieren sollte. Medikamente, die in anderen Transmittersystemen wirken, z. B. GABA-erge Substanzen, müssen zur Punktion nicht abgesetzt werden. Wegen kraniokaudaler Gradienten der Metabolite sowie ausgeprägter Altersabhängigkeit sollten die Abnahmemodalitäten vorher mit dem jeweiligen Labor abgeklärt werden, da die wenigen Labore, die diese Spezialanalytik anbieten, eigene Abnahmeprotokolle und Referenzbereiche erarbeitet haben. Wichtigster Punkt ist das sofortige Tieffrieren in Trockeneis oder flüssigem Stickstoff am Patientenbett, außerdem sollten die Fraktionen in nummerierten Gefäßen asserviert werden und für die Bestimmung der Pterinspezies lichtgeschützt (Alufolie) und evtl. mit den Stabilisatoren DTE und DETAPAC versetzt sein (Letzteres ebenfalls abhängig vom Labor). Junge Säuglinge mit DHPR-Mangel zeigen häufig normale Pterine in Liquor und Urin, daher ist in solchen Fällen die Enzymanalyse aus Trockenblut erforderlich.

Phenylalaninbelastungstest Bei Patienten mit Segawa-Syndrom oder in unklaren Fällen kann die Durchführung eines Phenylalaninbelastungstests hilfreich sein (Anleitung von auswertendem Labor erfragen). Dieser kann auch unter L-Dopa-Therapie durchgeführt werden.

Bestätigung der Verdachtsdiagnose Außer bei TH-Mangel ist die Bestimmung der Enzymaktivitäten möglich, z. B. aus Fibroblasten. TH-Defekte können derzeit nur molekulargenetisch bestätigt werden.

Therapie von Dystonie und Dystonie-Parkinsonismus

L-Dopa/Carbidopa Neben Dopaminsynthesedefekten oder sekundärem Dopaminmangel (z. B. im Rahmen einer Enzephalitis) sprechen auch andere primäre und sekundäre Dystonien, teilweise auch primäre und sekundäre paroxysmale Dystonien auf L-Dopa an, so dass ein entsprechender Therapieversuch bei fast allen Dystonien an erster Stelle steht. Einige Empfehlungen sind im Folgenden aufgelistet.

- L-Dopa bis zu einer Tagesdosis von ca. (300–)400 mg immer mit 25 % Carbidopa, bei höheren Dosen vorzugsweise mit 10 % Carbidopa verordnen (Carbidopa verhindert Inaktivierung in der Darmmukosa und Blut-Hirn-Schranke, fixe Kombinationen im Handel). Mischungen mit Benserazid präpubertär nicht empfohlen.
- Mindestens 4(–6) Einzeldosen (ED), solange kein Retardpräparat eingesetzt werden kann.
- Je ausgeprägter der Dopaminmangel/die Symptomatik, desto vorsichtiger soll dosiert werden. Bei schwer betroffenen Patienten Therapiebeginn z. B. mit 0,5 mg/kg KG/Tag in 4 ED, Steigerung frühestens nach 3 Tagen um die gleiche Dosis bis maximal 10–12 mg/kg KG/Tag. Bei typischem Segawa-Syndrom Anfangsdosis von 1–2 mg/kg KG/Tag in 4 ED möglich mit Steigerung alle 1–2 Wochen um die gleiche Menge bis zur erforderlichen Dosis. Die „volle Substitutionsdosis", z. B. bei TH-Mangel, beträgt ca. 10(–12) mg/kg KG/Tag. Gerade bei schwer betroffenen Patienten ist jedoch im Bereich von 5–8 mg/kg KG/Tag oft die Grenze der Verträglichkeit erreicht, obwohl noch eine Hypotonie/Dystonie vorliegt.
- Nebenwirkungen (bei zu schneller Aufdosierung oder Erreichen der maximal tolerierten Dosis) sind: Chorea ca. 1 h nach Gabe (bei nicht retardiertem L-Dopa), Übelkeit, Erbrechen, Schlafstörung. Domperidon kann gegen Übelkeit eingesetzt werden, ggf. Verteilung auf zusätzliche Einzeldosen, Reduktion der Tagesdosis bzw. Reduktion der Abenddosis effektiv. Evtl. auch Einsatz von Selegelin (s. unten).
- Dauer eines L-Dopa-Versuchs: Atypische Patienten benötigen evtl. 2–3 Monate und/oder die volle Dosis von ca. 10 mg/kg KG/Tag bis zum Ansprechen, während Patienten mit typischem Segawa-Syndrom innerhalb von Stunden auf geringe Dosen L-Dopa ansprechen. Um atypischen Patienten nicht die Chance einer effektiven Therapie zu nehmen, sollte ein L-Dopa-Versuch daher mit einschleichender Dosierung (s. oben) bis zur maximal tolerierten Dosis bzw. 10 mg/kg KG/Tag durchgeführt werden, die dann über 2–3 Monate beibehalten wird. Das Absetzen kann in deutlich größeren Dosissprüngen erfolgen. Wenn nach dieser Zeit kein Effekt auf die Symptomatik beobachtet wurde, kann diese als „Dopa-nonresponsiv" beurteilt werden.

Bei Dopa-responsiven Patienten mit weniger ausgeprägter Symptomatik oder starken Fluktuationen (mit und ohne L-Dopa) kann im Rahmen eines individuellen Heilversuchs auch Pramipexol eingesetzt werden, ein Agonist an dopaminsyntheseregulierenden Autorezeptoren (D3/D2). Da L-Dopa auch zur Bildung freier Radikale führt, wird bei Parkinson-Patienten im frühen Stadium jetzt häufig die Therapie mit Pramipexol begonnen. Der Dopaminagonist Pergolid hat Affinität zu Dopamin-1- und -2-Rezeptoren (D1/D2) und kann ebenfalls im Rahmen eines Heilversuchs eingesetzt werden, z. B. bei AADC-Mangel, der in der Regel nicht L-Dopa-responsiv ist. Falls Fluktuationen bestehen (Wechsel zwischen Dystonie-Parkinsonismus und Chorea als Folge des An- und Abflutens von Dopamin), kann der Zusatz von Selegelin (je 0,1 mg/kg KG morgens und mittags) durch Verzögerung des Dopaminabbaus helfen (Selegelin hemmt MAO-B). Man sollte zu Beginn der Zusatztherapie die L-Dopa-Dosis um (30–)50 % reduzieren und ggf. anschließend langsam wieder steigern. Ein erheblicher Teil der L-Dopa-responsiven Patienten ist alternativ oder zusätzlich mit Anticholinergika behandelbar (z. B. Trihexyphenidyl, Beginn bei Schulkindern mit 2 mg/Tag und Steigerung um 2 mg/Woche bis zur Toleranzgrenze, max. bis 60 mg/Tag in 3 ED). Hochdosiertes Baclofen kann mit L-Dopa kombiniert werden.

Pterinsynthesedefekte Bei Pterinsynthesedefekten fehlt auch Serotonin, so dass diesen Patienten auch 5-Hydroxytryptophan (5-HTP, Vorstufe des Serotonin, ◘ Abb. 211.8) substituiert werden muss: im Allgemeinen ca. 2 mg/kg KG/Tag weniger als L-Dopa mit einer Maximaldosis von 8(–10) mg/kg KG/Tag. Das mit L-Dopa fix kombinierte Carbidopa ist ausreichend für beide Substanzen; sollte 5-HTP alleine verabreicht werden, ist analog ein Zusatz von 25 % bzw. 10 % Carbidopa erforderlich. 5-HTP muss mindestens so vorsichtig eindosiert werden wie L-Dopa und zeigt vor allem gastrointestinale Unverträglichkeiten, Zieldosis max. 6–9 mg/kg KG/Tag). Patienten mit PTPS- und PCD-Mangel sollen zusätzlich Tertahydrobiopterin (BH$_4$), 5–10 mg/kg KG/Tag zur Behandlung der peripheren Hyperphenylalaninämie erhalten. Bei leichtem PTPS- und PCD-Mangel ist eine Monotherapie mit BH$_4$ ausreichend. Bei Patienten mit DHPR-Mangel soll die Hyperphenylalaninämie nicht mit BH$_4$, sondern diätetisch behandelt werden, zusätzlich ist die Gabe von Folinsäure (10–20 mg/Tag) erforderlich.

AADC-Mangel Dieser Defekt ist unbefriedigend therapierbar, da L-Dopa und 5-Hydroxytryptophan nicht weiter metabolisiert werden können. Behandlungserfolge sind in ca. 50 % mit Dopaminagonisten (Bromocriptin, Pramipexol, Pergolid) erreichbar. Kombinationen mit Pyridoxin, Selegelin sowie Anticholinergika können versucht werden.

L-Dopa-nonresponsive Dystonie Im Folgenden wird eine „Rangliste" verschiedener therapeutischer Strategien skizziert:
- Zunächst ein Anticholinergikum (Trihexyphenidyl, s. oben),
- dann Tetrabenazin (entspeichert Dopamin- und Noradrenalinvesikel),
- dann Baclofen hochdosiert.
- Evtl. Dopamin-2-Rezeptorblockade mit Tiapredex oder vorzugsweise atypische Neuroleptika.
- Wenn die Tonuserhöhung im Vordergrund steht, können Tonussenker wie Dantrolen oder Tizanidin helfen (evtl. auch die tonussenkenden Nebenwirkungen einer antikonvulsiven Therapie).
- Wenn eine eher hyperkinetische Dystonie besteht, kann im individuellen Heilversuch Zopiclon eingesetzt werden. Es wirkt auf die α1-Untereinheit des GABA-A-Rezeptors und zeigt keine Toleranzeffekte mit dann zunehmenden Nebenwirkungen.
- Benzodiazepine sollten überwiegend beim Status dystonicus eingesetzt werden, ggf. Gasnarkose.
- In verzweifelten Fällen kann die Kombinaton von Tetrabenazin + Neuroleptikum + Trihexyphenidyl versucht werden, die dem Patienten anstelle der Dystonie ein akinetisch-rigides Syndrom verursacht, das besser erträglich ist (Therapie des Tremors mit Trihexyphenidyl).
- Intrathekales Baclofen mit hochthorakal liegendem Katheter ist eine Option.
- Für manche Patienten kommt die tiefe Hirnstimulation in Frage.
- Botulinumtoxin kann in einige Muskelgruppen oder in die Glandula parotis zusätzlich injiziert werden.

Parkinson-Syndrome

Bei genetischen Formen des Morbus Parkinson mit früher Manifestation (< 40 Jahre) wurden in den mit *PARK2*, *PARK6* und *PARK7* bezeichneten Genen Mutationen gefunden, die alle autosomal-rezessiv vererbt werden. Manifestation im Kindesalter ist vor allem für *PARK2*-Mutationen belegt. Die Symptomatik zeigt im Beginn typischerweise auch eine Dystonie, die gegen Abend stärker wird und sehr gut auf L-Dopa/Carbidopa anspricht, so dass klinisch das Bild einer Dopa-responsiven Dystonie imponieren kann.

Parkinsonismus im Sinne einer hypokinetisch-rigiden Bewegungsstörung mit Bradykinesie, evtl. auch posturaler Instabilität findet sich auch als früher oder prominenter Teil der Symptomatik bei verschiedenen genetischen Störungen, z. B. juvenile neruonale Ceroidlipofuszinose, Kufor-Rakeb-Syndrom, Niemann Pick Typ C, Neuronal intranuclear inclusion disease (vgl. auch sekundäre Dystonie-plus-Syndrome).

Sekundäre Dystonien und Dystonie-plus-Syndrome

Die meisten der folgenden Erkrankungen, insbesondere ihre Therapie, werden in anderen Kapiteln dieses Buches dargestellt. Hier sollen die effektiv behandelbaren Störungen aufgelistet werden, bei denen extrapyramidale Symptome vorkommen (▶ Übersicht). Diese sollten großzügig in die Diagnostik einbezogen werden.

Effektiv behandelbare Krankheiten mit extrapyramidalen Symptomen (sekundäre Dystonien)

- Manifestation < 2 Jahre
  - GAMT-Mangel (Guanidoacetat-Methyltranferase-Mangel, s. auch ▶ Abschn. 56.3.1)
  - GLUT1-Defekt (Glukosetransporter-1-Mangel, s. auch ▶ Abschn. 54.4.3)
  - Biotinidasemangel (s. auch ▶ Abschn. 53.3.1)
  - Purinnukleosid-Phosphorylase-Mangel (s. auch ▶ Kap. 59)
  - Glutaracidurie Typ I, Methylmalonacidurie und Propionacidurie (s. auch ▶ Abschn. 53.3.1 und 53.3.2)
- Manifestation > 2 Jahre
  - GLUT1-Defekt (Glukosetransporter-1-Mangel, s. auch ▶ Abschn. 54.4.3)
  - Methylmalonacidurie, Propionacidurie und Glutaracidurie Typ I (s. auch ▶ Abschn. 53.3.1 und 53.3.2)
  - Biotin-responsive Basalganglienberkrankung (Thiamintransporter-2-Defekt) (s. unten und ▶ Abschn. 211.5.2)
  - Homocystinurie (s. auch ▶ Abschn. 53.2.4)
  - Morbus Wilson (s. unten)

Purinnukleosid-Phosphorylase-Mangel

Kombinierter Immundefekt, bei dem die pyramidale und extrapyramidale Symptomatik vor dem Immundefekt manifest sein kann, Therapie ggf. durch Knochenmarktransplantation.

Biotin-responsive basal ganglia disease

▶ Abschn. 211.5. Erstbeschreibung 1998 als subakut oder akut – teilweise im Rahmen von Infekten – einsetzende Enzephalopathie bei Patienten von ca. 3–15 Jahren mit residuell überwiegend extrapyramidaler Symptomatik und Signalsteigerungen in Caudatum > Putamen. Eine Beendigung des Komas und erhebliche Besserung der neurologischen Symptomatik wird durch 5–10 mg/kg KG/Tag Biotin erzielt. 2005 erfolgte die genetische Klärung als SLC19A3-Mutation. Ursächlich ist der Thiamintransporter 2, der keine Transportfunktion für Biotin hat. Der Mechanismus der Biotinresponsivität ist noch nicht endgültig geklärt. Seitdem wurde beobachtet, dass Patienten teilweise nur auf Thiamin oder eine Kombinationstherapie reagieren und in der Akutphase auch außerhalb der Basalganglien Signalsteigerungen zeigen (u. a. subkortikal, kortikal, periaquäduktal). Darüber hinaus wurden 2 altersspezifische neue Phänotypen identifiziert:

- Manifestation im 1. Lebensjahr, mit Blitz-Nick-Salaam(BNS)-artigen Anfällen ohne Hypsarrhythmie, im Verlauf schwere psychomotorische Retardierung und Tetraparese, pyramidale Zeichen sowie Schluckstörung und progrediente Hirnatrophie im MRT mit Signalsteigerungen in Caudatus, Putamen und Thalamus.
- „Wernicke's-like encephalopathy" mit Beginn in der Adoleszenz einschließlich Hirnnervenparesen und Status epilepticus sowie symmetrischen MRT-Veränderungen in medialem Thalamus und periaquäduktal (FLAIR-Wichtung, „fluid attenuated inversion recovery"). In der Akutphase waren 500–600 mg Thiamin pro Tag effizient, danach 100 mg/Tag als Dauertherapie erforderlich.

MCT8-Transporterdefekt

Der Monocarboxylattransporter (MCT) 8 ist entscheidend für die Aufnahme von Trijodthyronin in Neurone, genetische Defekte (SLC16A2) haben X-gebundene schwere mentale Retardierung mit extremer Muskelhypotonie und in typischen Fällen dystonen Handhaltungen zur Folge bei niedrig-normalem Kopfwachstum und einer erheblichen Verzögerung der Myelinisierung in der zerebralen Bildgebung, soweit diese früh genug durchgeführt wurden. Es entwickelt sich eine Tetraspastik, die trotz Besserung der MRT-Befunde fortbesteht. Bei einigen Patienten wurden stimulus-sensitive paroxysmale Dystonien/choreoathetotische Bewegungen beobachtet. Diagnostisch wegweisend sind Schilddrüsenparameter im Plasma: T_3 und fT_3 stark erhöht, T_4 und fT_4 normal oder niedrig bei (hoch-)normalem TSH. Bei ausgeprägter Kachexie kann ein Behandlungsversuch mit Propylthiouracil und L-Thyroxin hilfreich sein.

X-linked deafness-dystonia syndrome (Mohr-Tranebjaerg-Syndrom)

Mitochondriale Erkrankung (s. auch ▶ Kap. 56) mit Defekt des „deafness-dystonia peptide 1" (synonym TIMM8a), Genort Xq22. Dieses Peptid ist zwischen innerer und äußerer Mitochondrienmembran lokalisiert und im komplexen Zusammenspiel mit weiteren Proteinen für den Import von Vorläuferproteinen in das Innere der Mitochondrien erforderlich. Klinische Symptome: zunächst progrediente Innenohrschwerhörigkeit (< 10 Jahren), Entwicklung der Dystonie bei Adoleszenten, Latenz auch > 20 Jahre. Fakultativ progrediente Sehstörung – größtenteils durch Degeneration der Okzipitallappen sowie leichte Optikusatrophie und Retinopathie –, Demenz, psychiatrische Erkrankungen oder Verhaltensauffälligkeiten. Die Dystonie kann evtl. durch Clonazepam oder Propranolol gebessert werden.

Primäre und sekundäre Dystonien und Dystonie-plus-Syndrome nach Manifestationsalter

- **< 1 Monat:** Mitochondriopathien, bilaterale Basalganglieninfarkte, kongenitale Glykosilierungsstörungen (CDG), evtl. transiente Dystonie des Säuglings, Neurotransmitterdefekte mit ausgeprägtem Dopaminmangel (ggf. + Serotoninmangel)
- **1–6 Monate:** Mitochondriopathien, Pelizaeus-Merzbacher-Krankheit, transiente Dystonie des Säuglings, evtl. Ureidopropionasemangel, Herzoperation, Neurotransmitterdefekte mit ausgeprägtem Dopaminmangel (ggf. + Serotoninmangel), evtl. Biotinidasemangel, evtl. GLUT1-Transporterdefekt
- **6 Monate bis 2 Jahre:** Mitochondriopathien, Pelizaeus-Merzbacher-Krankheit, transiente Dystonie des Säuglings, Neurotransmitterdefekte mit Dopaminmangel (ggf. + Serotoninmangel), GAMT-Defekt, Glutacidurie Typ I, Lesch-Nyhan-Syndrom, olivopontozerebelläre Atrophien, neuronale Ceroidlipofuszinose (infantile Form), Sulfitoxidasedefekt oder Molybdänkofaktordefekt (leichte Verläufe), Methylmalonacidurie, Propionacidurie, evtl. GLUT1-Transporterdefekt, evtl. Pantothenatkinase-2-assoziierte Neurodegeneration (PKAN), MCT8-Transporterdefekt
- **Sekundäre* Dystonien > 2 Jahre:** Mitochondriopathien, Methylmalonacidurie, Propionacidurie, L-2-Hydroxy-Glutaracidurie, GLUT1-Transporterdefekt, Morbus Wilson, Homocystinurie, Morbus Gaucher (juv.), metachromatische Leukodystrophie, Triosephosphatisomerasemangel (+ hämolytische Anämie), Ataxia teleangiectatica, Morbus Krabbe (juv.), GM_1-Gangliosidose (adulte Form), GM_2-Gangliosidose (adulte Form), Pantothenatkinase-2-assoziierte Neurodegeneration (PKAN), Neuronal intranuclear inclusion disease (MIM 603472, Paviour), Machado-Joseph-Krankheit (autosomal-dominante nigrostriatale Degeneration), olivoponotozerebelläre Atrophien, Mohr-Tranebjaerg-Syndrom

*Anmerkung: Aus Gründen der Übersichtlichkeit wurden primäre Störungen mit Manifestation > 2 Jahre nicht einbezogen, sie sind in diesem Kapitel beschrieben.

211.4.3 Differenzialdiagnosen der Dystonien

Transiente Bewegungsstörungen wurden zu Beginn des Kapitels vorgestellt.

Sandifer-Syndrom

Das Sandifer-Syndrom ist charakterisiert durch die unten beschriebene Symptomatik bei bestehendem gastroösphagealem Reflux, oft – aber nicht obligat – aufgrund einer axialen Hernie des Magens. Betroffen sind neurologisch gesunde Kinder oder Patienten mit zerebraler Mehrfachbehinderung oder/und vorbestehender extrapyramidaler Erkrankung(!). Die Pathogenese ist unklar. Die klinischen Symptome sind ein rezidivierender oder fluktuierender Tortikollis, eine rezidivierende Überstreckung, Verdrehung oder auch rezidivierende Seitwärtsneigung des Rumpfes, bei Säuglingen evtl. nach Mahlzeiten gehäuft, bei älteren Kindern auch unabhängig von Nahrungsaufnahme. Eine begleitende Anämie kann als Folge von Schleimhautblutungen auftreten.

Die Diagnose wird gesichert mittels pH-Metrie, Sonografie, Kontrastmitteldarstellung des Ösophagus und Ösophagogastroduodenoskopie. Die operative Korrektur der Magenhernie führt zum Sistieren, sofern kein Restreflux bestehen bleibt. Eine symptomatische Therapie führt zur Besserung der Bewegungsstörung.

Wegen der Notwendigkeit einer gezielten Therapie muss die Differenzialdiagnose eines Sandifer-Syndroms bei der Abklärung einer Dystonie stets bedacht werden (Risiko der peptischen Ösophagusstenose und Entwicklung von Metaplasien!).

211.4.4 Chorea

Primäre Chorea

Die benigne hereditäre Chorea wird in vielen Familien ätiologisch einer Mutation des *NKX2.1*-Gens zugeordnet, das für den Thyreoid transcription factor 1 (TITF-1) kodiert. Es besteht genetische und phänotypische Variabilität bei meist autosomal-dominantem Erbgang. Der Beginn ist variabel, meist um den 1. Geburtstag (0–12 Jahre, bei TITF-1 < 5 Jahre). Die Chorea betrifft in wechselnder Ausprägung alle Körperteile. Es besteht Interferenz mit Willkürmotorik. Der Verlauf ist nach der Anfangsphase nicht progredient mit Besserungstendenzen im Erwachsenenalter.

Sekundäre Chorea

Chorea Sydenham ist eine im Rahmen des rheumatischen Fiebers auftretende Chorea, wobei die Karditis nicht selten klinisch stumm verläuft und die Chorea den anderen Symptomen eines rheumatischen Fiebers um Wochen bis Monate „hinterherhinken" kann. Vor Beginn der Chorea treten häufig „innere Unruhe", Stimmungslabilität, Grimassieren, evtl. Hypotonie und vermehrte Stürze sowie Ungeschicklichkeit auf. Auch eine Hemichorea kommt vor.

Weitere Erkrankungen mit Chorea: Morbus Wilson, spätmanifester Sulfitoxidasemangel, Propionacidurie, Lupus erythematodes, primäres Antiphospholipidsyndrom, bilaterale infantile Nekrose des Corpus striatum, Hyperthyreose, Urämie, hormonelle Antikonzeption u. a.

Chorea bei Neugeborenen (< 4 Wochen korrigiertes Alter) tritt auf bei pontozerebellärer Hypoplasie Typ II, mitochondrialen Erkrankungen, kongenitalen Glykosilierungsstörungen (CDG), hypoxisch-ischämisch bedingt, nach Herzoperation.

Therapie der Chorea Eine nichtimmunologisch bedingte Chorea kann antidopaminerg behandelt werden, d. h. mit Tetrabenazin oder Dopamin-2-Rezeptorblockade (Tiapridex oder Neuroleptika) oder auch mit Antikonvulsiva wie Carbamazepin oder Valproat sowie evtl. Clonazepam. Die Langzeitbehandlung mit Neuroleptika, geringfügiger auch mit Tiapredex, beinhaltet das Risiko von Spätdyskinesien, die oft therapieresistent sind. Entsprechend gibt es Ärzte, die in erster Präferenz Antikonvulsiva einsetzen. Wenn beide Strategien fehlschlagen, kann Amantadin versucht werden. Bei immunologisch bedingter Chorea steht Immunmodulation an erster Stelle und ggf. Erregereradikation. Als individueller Heilversuch kann Zopiclon als GABA-erges Therapeutikum helfen.

211.4.5 Weitere extrapyramidale Syndrome

Morbus Wilson

▶ Kapitel 136. Eine neurologische Manifestation ist bei Kindern nicht auszuschließen, ab frühestens 5 Jahre beschrieben sind: schleichender Beginn mit leichtem Tremor (Aktions- oder Ruhetremor), Dysarthrie (verwaschene Artikulation, monotone Sprachmelodie), ataktischem Gangbild oder fokalen Dystonien. Bei manchen Patienten besteht ein Aktions-/Intentionstremor, der die proximalen Muskeln einbezieht bei typischerweise gebeugten Armen („Flügelschlagen"), dazu Dysarthrie. Seltener imponiert ein akinetisch-rigides Syndrom oder eine Chorea. Intellektueller Abbau oder/und psychiatrische Symptome sollen bei ca. 25 % der Patienten die Erstsymptome sein (dissoziales Verhalten, Angstneurosen, Depressionen u. a.). Wegen der Wichtigkeit frühzeitiger Therapie sollte großzügig Diagnostik erfolgen. Der pathognomonische (aber nicht spezifische) Kayser-Fleischer-Ring der Kornea kann bei Kindern noch fehlen.

Restless-legs-Syndrom

Häufigkeit und Ätiologie Quälende und insgesamt unterdiagnostizierte Erkrankung unklarer Ätiologie. Bei Manifestation < 30 Jahre meist idiopathisch mit wahrscheinlich autosomal-dominantem Erbgang, bei späterer Manifestation oft sekundär (Urämie, Eisenmangel, rheumatische Erkrankungen, Polyneuropathie, multiple Sklerose u. a.). Der Beginn liegt bei 15–20 % der Patienten im Kindesalter.

Klinische Symptome und Verlauf Kennzeichnend sind Missempfindungen in den Beinen (selten anderen Körperregionen), die in Ruhephasen, vor allem abends, zunehmen und *nur* durch Bewegung (oder Reiben, Schütteln) gebessert werden. Daraus resultieren erhebliche Schlafstörungen mit konsekutiven Konzentrationsstörungen (cave: Verwechslung mit Aufmerksamkeitsdefizitsyndrom). Periodische Beinbewegungen (PLM) im Schlaf sind häufig, aber nicht obligat. Der Verlauf ist langsam progredient.

Diagnose Die Diagnose ist klinisch möglich, in Zweifelsfällen mit Hilfe einer Polysomnografie. Die in einer Konsensus-Konferenz festgelegten Diagnosekriterien für Kinder beinhalten in Kurzfassung:
2. Bewegungsdrang der Beine begleitet von Missempfindungen oder Schmerzen in den Beinen,
3. Auftreten oder Verstärkung der Missempfindungen in Ruhe und Erleichterung durch motorische Aktivität,
4. Verstärkung der Missempfindungen abends und nachts und Erleichterung durch motorische Aktivität,
5. Leidensdruck des Kindes aufgrund der Missempfindungen,
6. die Punkte 1–4 bestehen seit mindestens 6 Monaten.

Therapie Falls die Schlafstörung nicht tolerabel ist, kann zunächst mit L-Dopa/Carbidopa (1–3 mg/kg KG 1 h vor dem Schlafengehen – einschleichend! – ggf. bis zu 4 Dosen erforderlich, bis maximal ca. 10 mg/kg KG/Tag L-Dopa) oder Dopaminagonisten, z. B. Pramipexol, behandelt werden. Für Kinder gibt es bislang keine etablierten Therapierichtlinien. Der Effekt von Eisensubstitution lässt sich in Metaanalysen nicht eindeutig belegen. Gabapentin-Enacarbil, eine Gabapentinvorstufe mit besserer Bioverfügbarkeit und längerer Wirkung, zeigte sich in wenigen Studien effizient ohne die für Dopaminantagonisten bekannte Toleranzentwicklung („Augmentation"), ist jedoch bislang nicht zugelassen.

PANDAS („pediatric autoimmune neuropsychiatric disorders associated with streptococcal infections")

Die Symptome bestehen in Tics und /oder Zwangsneurosen („obsessive-compulsive behaviour"), die 1 Woche bis 6 Monate (meist 2–3 Wochen) nach einer Streptokokken-Infektion auftreten. Der Beginn ist oft plötzlich, die Symptomatik besteht über Wochen bis Monate, evtl. Jahre. Bei langer Latenz können serologische Nachweise negativ ausfallen. Eine Therapie mit Penicillin (10 Tage therapeutische Dosis, dann Langzeitprophylaxe), Erythromycin, Azithromycin oder Cephalosporinen wird zur Eradikation der Erreger empfohlen. Jedoch sind die Entität und ihre Pathogenese bei widersprüchlichen Studienergebnissen letztlich nicht bestätigt. Daher sind Serumanalysen der verschiedenen Antikörper zurzeit nicht als verlässliche klinische Routine zu empfehlen und nur im Rahmen von Forschungsprojekten sinnvoll.

Morbus Huntington

Autosomal-dominant erbliche neurodegenerative Krankheit (Genort 4p16.3, Huntingtin, CAG-repeat-Defekt). Bei Antizipation mit zunehmender CAG-repeat-Länge ist eine Manifestation bereits ab dem Alter von 2 Jahren publiziert. Bei kindlichem Morbus Huntington dominieren ein akinetisch-rigides Syndrom, teilweise mit Dystonie kombiniert, Verhaltensstörungen und Demenz sowie bei einem Teil der Patienten Ataxie oder/und tonisch-klonisch generalisierte Anfälle. Im Frühstadium sind isolierte Verhaltensstörungen oder isolierte Dystonie möglich. Eine leichte Chorea findet sich häufiger mit zunehmendem Manifestationsalter. Die Überlebensdauer nach Manifestation beträgt ca. 10 Jahre (bei Erwachsenen ca. 15 Jahre). Die Therapie ist symptomatisch. Im MRT findet sich anfangs ein Normalbefund, später Verschmächtigung des N. caudatus und Putamen, evtl. mit Signaländerungen, sowie eine progrediente Hirnatrophie.

Huntington disease-like 1 (HDL1)

Autosomal-dominante Huntington-Erkrankung mit Beginn im Erwachsenenalter (20pter-p12).

Huntington disease-like 2 (HDL2)

Autosomal-dominante Huntington-Erkrankung mit CAG-repeat bei 16.p24.3, (*Junctophilin-3*-Gen).

Huntington disease-like 3 (HDL3)

Autosomal-rezessive Huntington-Erkrankung, Genort 4p15.3, Protein unbekannt, klinische Manifestation im Vorschulalter(!).

Hemiplegia alternans

Siehe auch ▶ Kap. 219. In der Initialphase (Manifestationsalter 10 Tage bis 18 Monate) kommt es zu paroxysmalen Ereignissen variabler Symptomatik – überwiegend halbseitige Lähmung und/oder Dystonie oder tonische Versteifung mit kurzzeitigen Augenbewegungsstörungen verschiedener Art, wobei der ipsilaterale, einseitige Nystagmus für die Dauer von Minuten am häufigsten ist. Bei einem Teil der Patienten kommen zusätzlich Dyspnoe oder Apnoe (vermutlich aufgrund tonischer Kontraktion der Kehlkopfmuskulatur) sowie vasomotorische Störungen hinzu. Die Intensität der Symptomatik ist fluktuierend, die Dauer der Attacken reicht von Minuten bis Wochen, mit Sistieren im Schlaf und für kurze Zeit nach Erwachen. Die Seite der Lähmung kann innerhalb einer Attacke wechseln und so vorübergehend zur Tetraparese führen. Die beiden letztgenannten Phänomene gelten als pathognomonisch. Im EEG zeigen sich ipsilaterale Verlangsamung, keine pyramidalen Zeichen, laborchemische und bildgebende Untersuchungen bleiben ohne wegweisende Befunde. Im Verlauf entwickeln sich meist eine chronische Bewegungsstörung (überwiegend Choreoathetose, auch assoziierte Dystonie und zerebelläre Ataxie) sowie kognitive Defizite und zunehmend epileptische Anfälle, die unabhängig von fortbestehenden hemiplegischen Attacken auftreten. Meist tritt die Krankheit sporadisch auf, vereinzelt gibt es eine familiäre Häufung. Nachdem lange nur in wenigen Familien Mutationen im *ATP1A2*-Gen (1q21) oder *CACNA1*-Gen gefunden wurden, ist jetzt möglicherweise der häufigste zugrunde liegende Gendefekt gefunden: *ATP1A3*. Es ist möglicherweise das identische Gen zur DYT12-Dystonie, wobei bei DYT12 zusätzlich zur reduzierten Enzymaktivität noch eine Einschränkung der Proteinexpression selbst vorliegen soll. Die pathophysiologischen Zusammenhänge werden nun gezielter untersucht werden können. Die Therapie mit Flunarizin (5–20 mg/Tag) oder Topiramat kann zur Reduktion der Attacken führen, die Beeinflussung des Verlaufs ist ungewiss. Einzelberichte über Erfolge mit Haloperidol, Amantadin u. a. liegen vor.

Pantothenatkinase-2-assoziierte Neurodegeneration (ehemals Hallervorden-Spatz-Krankheit)

Dies ist die häufigste Erkrankung aus der Gruppe der „Neurodegenerative diseases with brain iron accumulation" (NBIA, s. unten), mit autosomal-rezessivem Erbgang (Genort 20p13). Neben der Eisenablagerung insbesondere in Pallidum und Substantia nigra finden sich Sphäroide (Axonschwellungen) in Basalganglien und Kortex sowie Dysmyelinisierungen. Die infantile Form manifestiert sich im Alter von (6–)12 Monaten durch unsicheres Laufen, verspätete Sprachentwicklung. Ab dem Alter von ca. 5 Jahren kommt es zur deutlichen Progredienz mit Stürzen, Entwicklung einer zunächst armbetonten Dystonie, die Rumpf- und Schlundmuskulatur frühzeitig einbezieht, sowie Verhaltensstörungen und intellektuellem Abbau. Das Sprachverständnis bleibt vergleichsweise gut erhalten bei Anarthrie, Schluckstörung und generalisierter Dystonie. Die juvenile Form beginnt zwischen 6 und 14 Jahren mit eher beinbetonter Dystonie, pyramidalen Zeichen, Dystonie der Schlundmuskulatur, Stagnation, schließlich Regression der intellektuellen Fähigkeiten, Verhaltensstörungen. Zusätzlich findet sich manchmal ein Rigor, bei ca. 20 % eine Epilepsie. Bei beiden Verlaufsformen sind häufig Retinopathie und/oder Akanthozytose assoziiert. Wegweisender Befund im MRT des Schädels ist das „Tigeraugenzeichen" (in T2-Wichtung internes Pallidum hyperintens, externes Pallidum hypointens), das jedoch nicht spezifisch ist und im Verlauf der Erkrankung verschwinden kann. Eine kausale Therapie existiert nicht, die Lebenserwartung ist stark verkürzt. Die tiefe Hirnstimulation kann eine deutliche Besserung erzielen, Chelatbildner werden kontrovers diskutiert. Akanthozyten finden sich bei einem Teil der Patienten, hauptsächlich jedoch beim Chorea-Akanthozytose-Syndrom, dem McLeod-Syndrom (beide meist im Erwachsenenalter manifest) und dem Bassen-Kornzweig-Syndrom.

Neurodegeneration with brain iron accumulation (NBIA)

Hierunter fallen auch Patienten mit infantiler neuroaxonaler Dystrophie (Phospholipase-A2G6-Mutation), Patienten mit „Fatty acid 2-hydroxylase-associated neurodegeneration" (die klinisch teils als Leukodystrophie mit Spastik und teils als vorwiegend dystone Störung imponieren), manche lysosomale Erkrankungen wie GM_1-Gangliosidose oder die neue Subgruppe der c19orf12-Mutationen, die ein mitochondriales Protein noch unbekannter Funktion betreffen.

Serotoninsyndrom

Das Serotoninsyndrom entsteht durch Überdosierung von serotoninergen Medikamenten oder diesbezüglich additiv wirksamen Kombinationen. Klinisch im Vordergrund steht eine ausgeprägte vegetative Hyperaktivität (Atmung, Schweiß, Hauttemperatur, Darmmotilität). Tremor, Hyperreflexie, Chorea oder akinetisch-rigides Syndrom sind ebenfalls möglich. In diesem Zusammenhang ist zu beachten, dass Kokain ebenfalls die Serotoninwiederaufnahme hemmt.

211.4.6 Sekundäre extrapyramidale Erkrankungen

Sekundäre extrapyramidale Erkrankungen nach Hypoxie, entzündlichen (demyelinisierenden) Krankheiten, Tumoren, Gefäßprozessen oder Traumata stellen normalerweise kein diagnostisches Problem dar, da eine MRT-Untersuchung des Gehirns üblicherweise im Rahmen der Abklärung durchgeführt wird. Es soll jedoch darauf hingewiesen werden, dass auch paroxysmale Choreoathetosen nichtgenetische Ursachen haben können. Sie können z. B. eine seltene Manifestationsform eines Moya-Moya-Syndroms (MR-Angiografie indiziert!), einer Arnold-Chiari-Malformation oder einer hochsitzenden Syringomyelie sein sowie als Nebenwirkung von Methylphenidat, evtl. auch Ovulationshemmern, oder als Folge eines pathologischen Parathormonstoffwechsels oder eines Phospholipidantikörpers auftreten (vgl. entsprechende Kapitel).

211.5 Vitaminresponsive Enzephalopathien

B. Plecko

Vitamine sind als Kofaktoren zahlreicher Enzyme wichtige Bestandteile unserer Nahrung. Ein alimentärer Vitaminmangel ist in westlichen Ländern nur noch selten im Rahmen schwerer Grunderkrankungen oder Fehlernährung anzutreffen. Hingegen wurden in den letzten Jahren zahlreiche genetische Defekte im endogenen Vitaminstoffwechsel entdeckt. Diese können die Resorption, den Transport, die Aktivierung oder Bioverfügbarkeit einzelner Vitamine betreffen. Dabei können organspezifische Prozesse zu einer isolierten ZNS-Manifestation führen. Vitaminabhängige Enzephalopathien können sich mit therapieresistenter Epilepsie, Bewegungsstörungen oder als Bewusstseinsstörung manifestieren. Für einen Teil der Erkrankungen sind spezifische Biomarker verfügbar. Nur bei raschem Therapieversuch können irreversible Schäden vermieden werden.

211.5.1 Vitamin-B_6-abhängige epileptische Enzephalopathien

Vitamin B_6 wird in verschiedenen Formen resorbiert und in der Leber durch die Pyridox(am)in-5'Phosphat-Oxidase (PNPO) in den einzig aktiven Kofaktor, Pyridoxal-5'-Phosphat (PLP) oxidiert (▶ Abschn. 53.2). Durch die Funktion von PLP als Kofaktor im Aminosäure- und Neurotransmitterstoffwechsel führen alle Defekte mit zerebralem PLP-Mangel zum Bild einer epileptischen Enzephalopathie mit Beginn im Neugeborenen- oder Kleinkindalter. Grundsätzlich können Defekte mit PLP-Inaktivierung (Antiquitinmangel und Hyperprolinämie Typ II) von gestörter PLP-Synthese (PNPO-Mangel) sowie gestörter intrazellulärer Aufnahme (kongenitale Hypo- und Hyperphosphatasie) unterschieden werden (◻ Abb. 211.9). ◻ Tab. 211.6 zeigt die relevanten Biomarker der verschiedenen Entitäten, welche als Wegweiser für die molekulargenetische Untersuchung dienen. Auffälligkeiten im Plasmaaminogramm sowie der Neurotransmitteranalyse sind sekundär und nur inkonstant nachweisbar. Bei jedem Neugeborenen mit ätiologisch unklaren und vor allem therapieresistenten Anfällen sollte ein standardisierter Therapieversuch mit Pyridoxin, 30 mg/kg KG/Tag in 2 Einzeldosen (ED) p.o. oder i.v. über 3 Tage erfolgen. Bei Ineffektivität ist ein Umstellen auf PLP, 30–50 mg/kg KG/Tag in 4–6 ED p.o. empfohlen. Für alle genannten Formen besteht ein autosomal-rezessiver Erbgang mit

◻ **Tab. 211.6** Biomarker der Vitamin-B_6-abhängigen Epilepsien

	Urin	Plasma	Liquor
PNPO	↑ Vanillaktat	↓ PLP[a], As	↓ PLP[a], As, Neurotransmitter
Kongenitale Hypophosphatasie		↓ Alkalische Phosphatase, Ca, Ph	
Kongenitale Hyperphosphatasie		↑ Alkalische Phosphatase	
PDE	↑ AASA	↑ AASA, PA, P6C	↑ AASA, PA, P6C, As, Neurotransmitter
HP II	As, ↑ P5C	As, ↑ P5C	As, ↑ P5C

[a] Vor Therapie.
↑ erhöht, ↓ erniedrigt.
PNPO Pyridox(am)in-5'-Phosphatoxidase, *PLP* Pyridoxal-5'-Phosphat, *As* Aminosäuren, *Ca* Kalzium, *Ph* Phosphor, *PDE* „pyridoxine-dependent epilepsy" (pyridoxinabhängige Epilepsie durch Antiquitinmangel), *AASA*: α-Aminoadipin-Semialdehyd, *PA* Pipecolinsäure, *HP II* Hyperprolinämie Typ II, *P5C* Pyrrolin-5-Carboxylat, *P6C* Piperidein-6-Carboxylat.
Bei PNPO-Mangel und PDE kann die Analyse der Aminosäuren und Neurotransmitter fakultativ auch normal sein.

25 % Wiederholungsrisiko sowie die Möglichkeit einer molekulargenetisch basierten Pränataldiagnostik.

Antiquitinmangel

Die Mehrheit pyridoxinabhängiger Anfälle wird durch den Antiquitinmangel im Abbau der Aminosäure Lysin verursacht (◻ Abb. 211.9). Zerebral akkumulierendes Piperidein-6-Carboxylat (P6C) führt zu einer Inaktivierung von PLP und damit zu hyperphysiologischem Bedarf an Vitamin B_6. Typisch kommt es bereits neonatal zum Auftreten myoklonischer, aber auch tonisch-klonischer Anfälle mit statusartiger Häufung. Ein partielles Ansprechen auf Phenobarbital ist möglich. Circa 20 % der Patienten zeigen einen komplizierten Geburtsverlauf und verzögerte Adaptation, bei 30 % besteht eine Enzephalopathie mit schrillem Schreien und Schlaflosigkeit. Galliges Erbrechen und geblähtes Abdomen sowie Hypoglykämie und Laktacidose können die initiale Diagnostik komplizieren. Das EEG ist variabel mit diffuser Verlangsamung bis hin zum Burst-Suppression-Muster. Das MRI kann eine Megacisterna magna oder partielle Agenesie des Corpus callosum zeigen. Selten sind Erstmanifestationen bis in das 3. Lebensjahr beschrieben. Die Gabe von Pyridoxin, 30 mg/kg KG als Einzeldosis p.o. oder i.v. führt bei 85 % der Patienten zu einem prompten Sistieren der Anfälle. Zur Erkennung von „late respondern" ist eine Testphase mit 30 mg/kg KG/Tag über 3 Tage empfohlen. Bei Erstapplikation sind schwere Apnoen möglich, eine simultane EEG-Ableitung ist nicht erforderlich. Mit Bestimmung des α-Aminoadipin-Semialdehyds (AASA) im Urin sowie der Pipecolinsäure im Plasma stehen für den Antiquitinmangel zuverlässige Biomarker zur Verfügung. Ein diagnostischer Absetzversuch vor Eintreffen der Biomarker ist obsolet. Im Jahre 2008 wurden folinsäureabhängige Anfälle als allelisch erkannt und stellen somit keine eigene Entität mehr dar. In der Langzeittherapie sollten wegen der Gefahr einer peripheren Neuropathie Pyridoxindosen von 300 mg (bis max. 500 mg/Tag) nicht überschritten werden. Ein Add-on-Versuch mit Folinsäure,

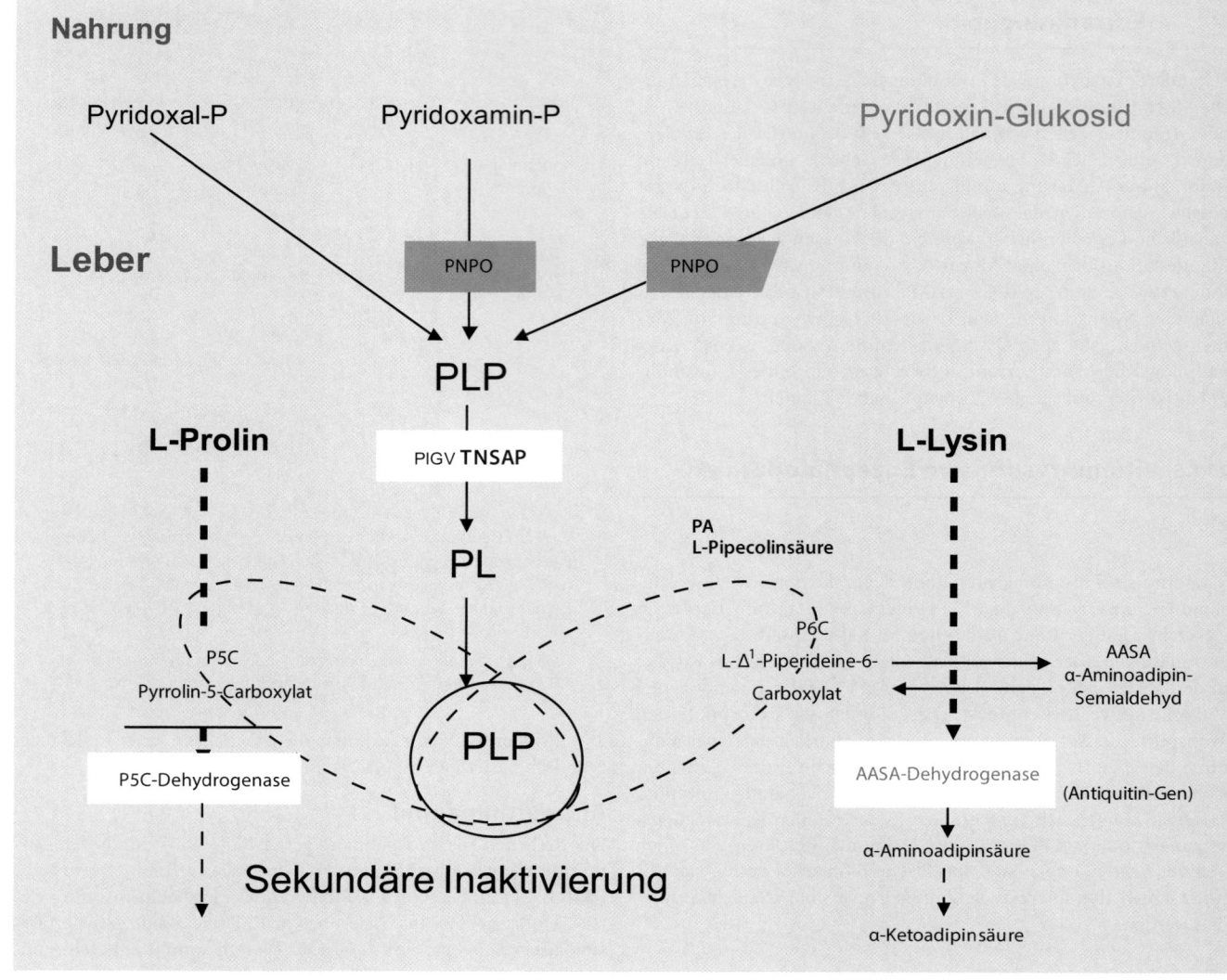

◘ **Abb. 211.9** Vitamin-B_6-Stoffwechsel und schematische Darstellung der bislang bekannten Defekte bei Vitamin-B_6-abhängigen Epilepsien. Abkürzungen: *PNPO* Pyridoxam(in)-5'-Phosphat-Oxidase, *TNSAP* „tissue non-specific alkaline phosphatase", *PL* Pyridoxal, *PLP* Pyridoxal-5'-Phosphat

3–5 mg/kg KG/Tag erscheint bei instabiler Anfallssituation, gerade bei Neugeborenen unter Vitamin-B_6-Monotherapie indiziert. In nachfolgenden Schwangerschaften kann die Einnahme von Pyridoxin, 100 mg/Tag p.o. im Sinne einer intrauterinen Behandlung evtl. das Outcome betroffener Kinder verbessern.

PNPO-Mangel

Bei Defekt der PNPO kommt es zu einem systemischen PLP-Mangel (◘ Abb. 211.9). Im Gegensatz zu den übrigen Vitamin-B_6-abhängigen Epilepsien existiert für die PLP-abhängige Epilepsie kein spezifischer Biomarker, lediglich eine unspezifische, aber deutlich erniedrigte Konzentration von PLP im Liquor vor Therapiebeginn. Klinisch ist er vom Antiquitinmangel nicht zu unterscheiden, allerdings besteht bei PNPO-Mangel eine sehr hohe Tendenz zu Frühgeburtlichkeit sowie postpartaler Gedeihstörung und Anämie. Im MRI kann sich eine diffuse Signalalteration der weißen Substanz zeigen. Patienten mit PNPO-Mangel zeigen zumeist kein Ansprechen auf Pyridoxin, jedoch promptes Sistieren der Anfälle auf Pyridoxal-5'-Phosphat (PLP). Die übliche Testdosis beträgt 30 mg/kg KG/Tag über 3 Tage. Auch hier kann es bei Erstanwendung zu schweren Apnoen kommen. PLP ist außerhalb Japans nur als Chemikalie erhältlich. Da die Erkrankung unbehandelt jedoch tödlich verläuft, scheint eine auf „informed consent" der Eltern beruhende Anwendung gerechtfertigt. PNPO-Patienten benötigen häufig höhere PLP-Dosen von 30–50 mg/kg KG/Tag in 4–5 ED. Auf einen Transaminasenanstieg ist zu achten.

Kongenitale Hypophosphatasie

Die kongenitale Hypophosphatasie beruht auf einem Mangel der gewebsunspezifischen alkalischen Phosphatase (AP) mit massiv erniedrigter AP im Plasma. Neben der Schlüsselfunktion in der Knochenmineralisation regelt dieses Enzym die intrazelluläre Aufnahme von PLP. Patienten mit schwerem Phänotyp zeigen neonatal pyridoxinresponsive Anfälle. Die Langzeitprognose ist jedoch von der Thoraxdystrophie und frühen Ateminsuffizienz geprägt.

Kongenitale Hyperphosphatasie

Verursacht durch einen Gendefekt im PIGV-Anker der TNSAP („tissue non-specific alkaline phosphatase") mit geringfügig, aber persistent erhöhter AP, weisen Patienten mit Mabry-Syndrom eine kongenitale Muskelhypotonie, faziale Dysmorphie sowie Epilepsie ab dem Kleinkindalter auf. Der Pyridoxin-Respons scheint variabel.

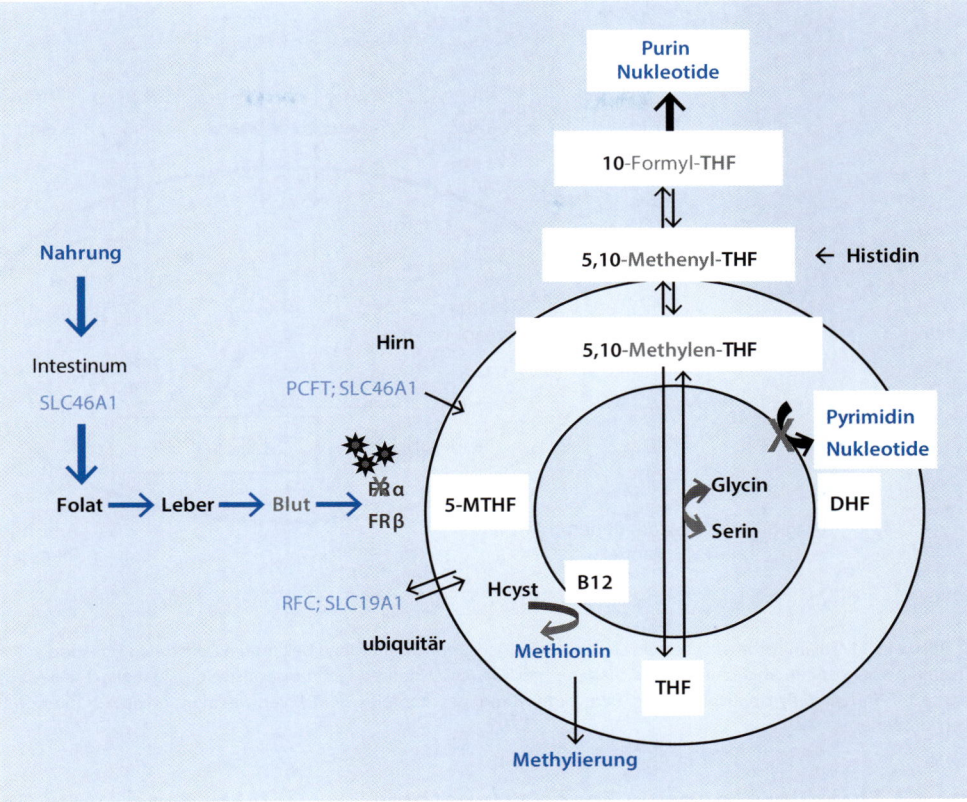

Abb. 211.10 Defekte im Folatstoffwechsel. *DHF* Dihydrofolat, *FR* Folatrezeptor, *Hcyst* Homocystein, *MTHF* Methylentetrahydrofolat, *THF* Tetrahydrofolat

Hyperprolinämie Typ II

Dieser Stoffwechseldefekt ist vermutlich durch den oft benignen Verlauf mit Fieberkrämpfen, Epilepsie mit oder ohne mentale Retardierung und Ansprechen auf konventionelle Antikonvulsiva unterdiagnostiziert.

211.5.2 Folinsäureresponsive Enzephalopathien

Folate werden in das Gehirn über 2 Transporter (SLC46A1 und SLC19A1) sowie in den Plexus choroideus und Liquor über über den Folatrezeptor α (FOLR1) aufgenommen und im Folsäurezyklus zu spezifischen Kofaktoren für Enzyme des Eiweiß- sowie Nukleotidstoffwechsels umgewandelt (◘ Abb. 211.10). Die Folsäure ist ein synthetisches Folat, welches im Körper in die aktive und gut liquorgängige Folinsäure umgewandelt werden muss. Neben Defekten mit systemischem Folatmangel sind aktuell 3 Erkrankungen mit isoliert zerebralem Folatmangel bekannt.

FOLR1-Defekte

Einer gestörten Funktion des FOLR1 kann entweder ein autoimmun vermittelter Prozess oder ein autosomal-rezessiv vererbter Defekt des FOLR1 zugrunde liegen. Patienten zeigen nach initial unauffälliger Entwicklung ab dem 2.–3. Lebensjahr eine Ataxie, erworbene Mikrozephalie sowie therapieresistente Anfälle. Das MRT kann eine Hypomyelinisierung, die MRS stark erniedrigtes Cholin und Myoinositol zeigen. Bei beiden Erkrankungen ist das Methylentetrahydrofolat (MTHF) im Liquor massiv erniedrigt (<10 nmol/l), der Folsäurespiegel im Plasma sowie das Blutbild sind jedoch unauffällig. Die Diagnose wird durch Nachweis von Autoantikörpern im Blut bzw. molekulargenetische Analyse des FOLR1 gestellt. Unter hochdosierter Substitution von Folinsäure 3 mg/kg KG/Tag kann eine rasche Besserung der Symptome eintreten. Bei genetischen Defekten des FOLR1 kann eine intrathekale Substitutionsbehandlung erforderlich sein.

Dihydrofolatreduktase(DHFR)-Mangel

Ein Defekt der DHFR führt ab dem 3. Lebensmonat zu megaloblastärer Anämie, evtl. Panzytopenie, progredienter Entwicklungsstörung, Mikrozephalie und Krampfanfällen mit globaler Hirnatrophie im MRT. Neben MTFH ist auch Tetrahydrobiopterin im Liquor erniedrigt, die Folsäurekonzentration im Plasma hingegen normal. 10–30 mg Folinsäure p.o. führen zu einer raschen Besserung.

211.5.3 Biotinresponsive Basalganglienerkrankung (BBGD)

Die Erstbeschreibung erfolgte als infektgetriggerte subakute Enzephalopathie mit extrapyramidaler Bewegungsstörung, Dysarthrie, Somnolenz und Epilepsie mit symmetrischen Signalalterationen des Nucleus caudatus und Putamens und Besserung auf Biotin, 5–10 mg/kg KG (s. auch ▶ Abschn. 211.4). Es existiert kein Biomarker, bei rascher und hochdosierter Substitution von Biotin, 5–10 mg/kg KG/Tag ist die Prognose gut. 2005 wurde als molekulargenetische Ursache ein autosomal-rezessiv vererbter Defekt des *SLC19A3*-Gens – eines Thiamintransporters – identifiziert. Die Dauertherapie besteht in der oralen Substitution von Thiamin, 100–300 mg/Tag. Die zusätzliche Gabe von Biotin führt vermutlich zu einer Hochregulation der SLC19A3-Genexpression.

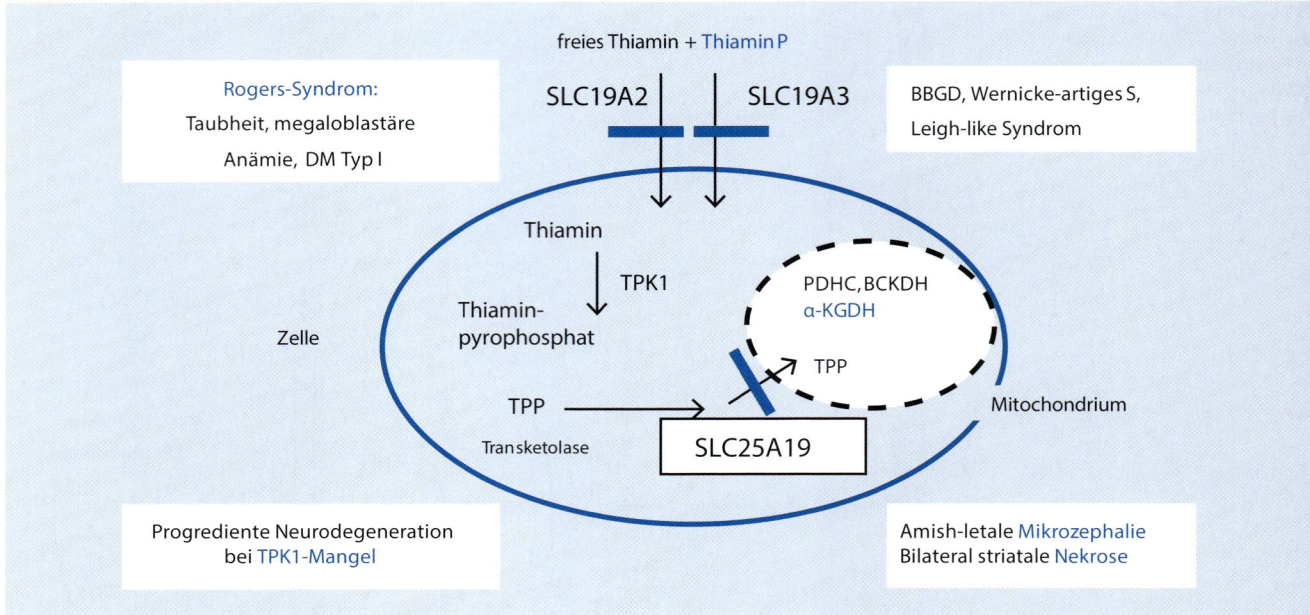

Abb. 211.11 Thiaminstoffwechsel und schematische Darstellung der bislang bekannten Defekte im Transport sowie der Umwandlung in das aktive Thiaminpyrophosphat. Abkürzungen: *DM* Diabetes mellitus, *BBGD* Biotin-thiamin-responsive basalganglia disease, *S* Syndrom, *TPK1* Thiaminpyrophosphokinase 1, *TPP* Thiaminpyrophosphat, *PDHC* Pyruvatdehydrogenasekomplex, *BCKDH* verzweigtkettige α-Oxosäuren-Dehydrogenase, α-KGDH α-Ketoglutarat-Dehydrogenase

211.5.4 Thiaminresponsive Enzephalopathien

Thiamin wird durch den SLC19A2- sowie SLC19A3-Transporter in die Körperzellen aufgenommen, intrazellulär durch die Thiaminpyrophosphokinase in den aktiven Kofaktor Thiaminpyrophosphat umgewandelt und durch den SLC25A19-Transporter in das Mitochondrium aufgenommen, wo es die Aktivität der Pyruvatdehydrogenase der verzweigtkettigen α-Oxosäuren-Dehydrogenase, sowie der α-Ketoglutarat-Dehydrogenasekatalysiert katalysiert (◘ Abb. 211.11).

Defekte des *SLC19A2*-Gens

Das *SLC19A2*-Gen kodiert für einen Thiamintransporter mit hoher Affinität, aber niedriger Kapazität. Defekte im *SLC19A2*-Gen manifestieren sich als sog. Rogers-Syndrom (Taubheit, megaloblastäre Anämie, Diabetes mellitus). Das Ansprechen auf Thiamin ist variabel und gilt in erster Linie für die Anämie.

Defekte des *SLC19A3*-Gens

Das *SLC19A3*-Gen kodiert für einen Thiamintransporter mit niedriger Affinität, aber hoher Kapazität. Das klinische Spektrum von *SLC19A3*-Defekten erweitert sich laufend. Neben der biotin-thiamin-responsiven Basalglienerkrankung ist weiterhin eine Wernicke-artige Enzephalopathie ein Leigh-like Phänotyp sowie infantile Spasmen mit jeweils distinkten Befunden der kranialen Bildgebung beschrieben. Bei frühmanifestierenden Verlaufsformen kann als Ausdruck des intrazerebralen Thiaminmangels und gestörter Pyruvatoxidation eine Laktaterhöhung vorliegen.

Thiaminpyrophosphatkinasemangel

Er führt zu progressiver Ataxie, Dystonie, episodischer Enzephalopathie und Laktaterhöhung mit Störung der Pyruvatoxidation und variablem Ansprechen auf Thiamin, 100–200 mg/Tag.

Defekte des *SLC25A19*-Gens

Diese führen zur letalen Mikrozephalie der Amish und in Einzelfällen zur bilateralen striatalen Nekrose.

211.6 Spinozerebelläre Ataxien und hereditäre spastische Paraplegien

N. I. Wolf

211.6.1 Spinozerebelläre Ataxien

Die zerebellären Ataxien zeichnen sich aus durch eine Störung von Gleichgewicht und Koordination. Muskelkraft und Sensibilität sind intakt. Wichtige klinische Zeichen einer zerebellären Ataxie sind Gleichgewichtsstörungen beim Stehen auf einem Bein sowie beim Seiltänzergang, Intentionstremor und Dysmetrie beim Finger-Nase-Versuch, eine gestörte Diadochokinese und sakkadische Folgebewegungen der Augen. Bei älteren Säuglingen und Kleinkindern ist die Diagnose einer leichten Ataxie manchmal nur schwierig und im Verlauf zu stellen.

Die Differenzialdiagnose einer zerebellären Ataxie im Kindesalter ist breit. Akute Ataxien erfordern akute Diagnostik: Blutungen oder Infarkte in der hinteren Schädelgrube, Intoxikationen, Meningitis oder ein zerebellärer Abszess sind kinderneurologische Notfälle. Intermittierende akute („episodische") Ataxien haben eine andere Differenzialdiagnose; neurometabolische Erkrankungen, basiläre Migräne und Kanalopathien stehen hier ganz oben.

Für die hereditären spinozerebellären Ataxien (SCA) ist eine langsam progrediente Ataxie das Leitsymptom. In der kraniellen Bildgebung findet sich häufig eine zerebelläre Atrophie. Andere Symptome wie Dystonie oder Spastizität sind selten und im Vergleich zur Ataxie geringfügig. Den hereditären Ataxien, die bereits im Kindesalter beginnen, liegt in der Regel ein autosomal-rezessiver

Erbgang zugrunde. Im Erwachsenenalter sind die dominanten Formen häufiger.

Morbus Friedreich

Die häufigste Heredoataxie im Kindesalter ist der Morbus Friedreich (FRDA) mit einer Prävalenz von 2–3:100.000. Die Erkrankung beginnt meist zwischen 5 und 16 Jahren. Die Ataxie ist langsam progredient, in der Regel ab dem Alter von 25 Jahren sind die Patienten rollstuhlabhängig. Bei Erstpräsentation besteht bereits eine Areflexie. Weitere typische Symptome sind Hohlfüße und im Verlauf eine Skoliose. Im Verlauf entstehen Dysarthrie und Pyramidenbahnzeichen, manchmal auch eine Optikusatrophie. Wichtig sind die extrazerebralen Symptome, vor allem die Kardiomyopathie, die bei der Hälfte der Patienten die Todesursache darstellt. Die zerebrale MRT zeigt *keine* zerebelläre Atrophie. In späteren Stadien ist das zervikale Myelum atrophisch. Die FRDA wird verursacht durch rezessive Mutationen des Gens *FXN* auf Chromosom 9. Es kodiert für Frataxin, ein mitochondriales Protein, das für die Bildung der Eisen-Schwefel-Cluster der Atmungskette bedeutsam ist. 96 % aller Patienten tragen eine homozygote Trinukleotid-(GAA-)Expansion in Intron 1 von *FXN*. Die Erkrankung ist nicht kausal behandelbar, allerdings kann Idebenon, ein Koenzym-Q_{10}-Analog, die Kardiomyopathie verbessern bzw. stabilisieren.

Ataxia teleangiectasia

Die zweithäufigste Heredoataxie des Kindesalters ist die Ataxia telangiectasia (AT, Louis-Bar-Syndrom). Sie beginnt wesentlich früher als die FRDA – die Ataxie wird bereits deutlich, wenn die Kinder zu laufen beginnen, und schreitet langsam voran. Intentionstremor und Dysarthrie beginnen etwas später. Am Ende der ersten Lebensdekade werden die Kinder rollstuhlpflichtig. Typische weitere Zeichen sind Choreoathetose, Dystonie und okulomotorische Apraxie. Die Muskeleigenreflexe sind zu Beginn der Erkrankung noch auslösbar, aber können im Verlauf verschwinden. Distale Muskelatrophien werden in späteren Stadien häufig gesehen. Die typischen Teleangiektasien erscheinen meist erst nach dem Alter von 5 Jahren, erst auf der äußeren Helix und den Konjunktiven. Später haben die Kinder ein progeroides Äußeres. Viele Patienten haben einen Immundefekt mit Lymphopenie und erniedrigtem IgG und IgA und entwickeln häufige Infekte. In seltenen Fällen sind die immunologischen Probleme das Leitsymptom und die Ataxie nur sehr leicht ausgeprägt. Die Patienten haben ein hohes Risiko für maligne Erkrankungen, erst für Lymphome und Leukämien, später für epitheliale Tumoren. Auch heterozygote Träger haben ein erhöhtes Risiko für bestimmte Tumoren. AT wird verursacht durch rezessive Mutationen in *ATM* („ataxia telangiectasie-mutated gene"), das für ein DNA-Reparatureiweiß kodiert. Mutationen in *MRE11* kodieren für eine ähnliche, wenn auch leichter verlaufende Erkrankung, ATLD („ataxia telangiectasia-like disorder"). Ein einfacher Labortest zur Diagnose der AT ist das α-Fetoprotein (AFP), das von Beginn an deutlich erhöht ist. Bestrahlung von Lymphozyten führt zu einer erhöhten Chromosomenbrüchigkeit. Die zerebrale Bildgebung zeigt eine zerebelläre Atrophie.

Ataxie mit okulomotorischer Apraxie

Eine okulomotorische Apraxie ist auch für zwei andere Heredoataxien ein wichtiges Symptom. Die Ataxie mit okulomotorischer Apraxie Typ I (AOA1) gleicht, was die neurologischen Symptome angeht, der AT. Ein Immundefekt besteht allerdings nicht. Die AOA1 beginnt etwas später als die AT, zwischen 2 und 6 Jahren. Eine axonale Neuropathie führt früh zu einer Areflexie und distalen Atrophien. Die meisten Patienten werden vor dem Erwachsenenalter rollstuhlabhängig. Die AOA2 beginnt erst in der Adoleszenz und schreitet nur langsam voran; eine okulomotorische Apraxie tritt lediglich bei der Hälfte der Patienten auf. AFP ist auch bei dieser Erkrankung erhöht. Die AOA1 wird durch rezessive Mutationen in *APTX*, das für Aprataxin kodiert, verursacht, die AOA2 durch rezessive Mutationen in *SETX* (Senataxin). Aprataxin spielt eine Rolle in der DNA-Einzelstrangreparatur, Senataxin bei der Regulation der Proteintranskription.

Vitamin-E-abhängige Ataxie

Die Vitamin-E-responsive Ataxie („ataxia with vitamin E deficiency", AVED) ist eine seltene, aber in der Frühphase gut behandelbare Erkrankung. Bei Patienten aus Nordafrika wird diese Diagnose häufiger gestellt. In ihrem klinischen Verlauf ähnelt sie der FRDA. Beginn ist meist in der Pubertät. Auch hier besteht eine Areflexie häufig mit einem positiven Babinski-Zeichen. Wichtige andere Symptome sind eine Kardiomyopathie und eine Retinitis pigmentosa. Der Plasmaspiegel von Vitamin E ist deutlich erniedrigt. Das MRT zeigt inkonstant eine leichte zerebelläre Atrophie. Die Erkrankung wird durch rezessive Mutationen im Gen *TTPA* verursacht, das für ein Vitamin-E-Transportprotein kodiert. Eine Substitution mit Vitamin E ist lebenslang notwendig. Eine präsymptomatische Therapie kann die Manifestation der Erkrankung verhindern, was wichtig für das Screening von Geschwistern ist. Auch ein sekundärer Vitamin-E-Mangel kann zu vergleichbaren Symptomen führen. In der Regel haben diese Patienten eine Steatorrhö.

Weitere Heredoataxien

Neben diesen wichtigeren Erkrankungen wurde in den letzten Jahren noch eine Vielzahl weitere Heredoataxien genetisch aufgeklärt, die hier nicht alle besprochen werden. Die autosomal-rezessive spastische Ataxie Typ Charlevoix-Saguénay (ARSACS) wurde erstmals in Québec beschrieben und durch Mutationen in *SACS* verursacht. Die Erkrankung beginnt häufig bereits im 2. Lebensjahr mit unsicherem Gang und einem milden Pyramidenbahnsyndrom. Typisch sind bei vielen, aber nicht allen Patienten hypermyelinisierte Nervenfasern in der Retina.

Die „infantile-onset spinocerebellar ataxia" (IOSCA) wurde zuerst in Finnland beschrieben. Betroffene Kinder entwickeln neben der Ataxie eine meist refraktäre Epilepsie mit häufigem Status, Taubheit und externer Ophthalmoplegie. Der Erkrankung liegen rezessive Mutationen in *C10orf2* zugrunde, das für das mitochondriale Eiweiß Twinkle kodiert.

Auch andere mitochondriale Erkrankungen (s. auch ▶ Abschn. 56.2) zeigen manchmal als Erstsymptom eine Ataxie. Wie bei IOSCA treten in der Regel schnell auch andere neurologischen Symptome hinzu. Eine möglicherweise noch wachsende Gruppe zerebellärer Ataxien ist diejenige mit einem Mangel an Koenzym Q_{10} in Muskelgewebe. Dieser Mangel kann sekundär sein und wird beispielsweise auch bei AOA1 gefunden; in einigen Familien konnten aber inzwischen Defekte in verschiedenen Enzymen des Koenzym-Q_{10}-Syntheseweges nachgewiesen werden. Meistens handelt es sich dabei um Multisystemerkrankungen. Einzelne Patienten zeigen als Hauptsymptom eine progrediente Ataxie. Bei ihnen konnten rezessive Mutationen in *ADCK3* (*CABC1*) nachgewiesen werden. Bei der seltenen X-gebundenen sideroblastischen Anämie mit Ataxie (XLSA/A) sind Ringsideroblasten im Knochenmark typisch. Ursächlich sind Mutationen in *ABCB7*.

Die autosomal-dominanten spinozerebellären Ataxien (SCA) sind im Kindesalter im Gegensatz zum Erwachsenenalter sehr selten. Meist ist die Familienanamnese positiv. Lediglich die SCA7 kann eine extreme Antizipation zeigen. Einige der SCA werden durch Polyglutamin-repeat-Expansionen verursacht. Die meisten Patienten haben eine zerebelläre Atrophie. Ein typisches Symptom für die SCA7 ist eine Retinopathie.

211.6.2 Hereditäre spastische Paraplegien

Die hereditären spastischen Paraplegien (HSP) sind vor allem Erkrankungen des Erwachsenenalters; in den letzten Jahren werden allerdings zunehmend auch Manifestationen im (Klein)Kindesalter beschrieben. Meist ist der Erbgang dominant; De-novo-Mutationen werden allerdings regelmäßig nachgewiesen. Erworbene Formen einer Spastik nach perinataler Asphyxie (stationär) oder bei spinalen Tumoren oder angeborene Formen bei beispielsweise Erkrankungen der weißen Substanz (progredient) sind im Kindesalter häufiger als die Erkrankungen aus der Gruppe der HSP. An eine HSP sollte man immer dann denken, wenn klinisch eine progressive spastische Paraparese vorliegt oder wenn die Erkrankung (noch) stationär imponiert, aber die zerebrale und spinale Bildgebung normal ist.

Die HSP werden eingeteilt in reine und komplizierte Formen. Im Kindesalter am wichtigsten ist die SPG3A, die durch dominante Mutationen in *ATL1* (Atlastin) verursacht wird. Beinahe alle Fälle werden symptomatisch vor dem Alter von 20 Jahren. SPG4, verursacht durch dominante Mutationen in *SPAST* (Spastin), ist die häufigste HSP überhaupt und führt bei einem Drittel der Patienten zu Symptomen vor dem Erwachsenenalter. SPG6 (*NIPA1*), SPG10 (*KIF5A*), SPG12 (*RTN2*) und SPG31 (*REEP1*) können ebenfalls bereits im Kindesalter oder der Adoleszenz beginnen, wobei SPG31 nach SPG3A und SPG4 am häufigsten vorkommt. Bei Kindern mit isolierter HSP sollten deshalb erst *ATL1* und *SPAST*, dann *REEP1* untersucht werden.

Bei den komplizierten Formen treten neben der spastischen Paraplegie noch andere Symptome wie mentale Retardierung, Neuropathie, Optikusatrophie, Retinopathie, Schwerhörigkeit oder Epilepsie auf. SPG11 ist die häufigste Form. Typisch im MRT sind ein dünnes Corpus callosum und periventrikuläre Signalveränderungen der weißen Substanz. Erstes Symptom ist eine leichte mentale Retardierung; die spastische Paraplegie kann erst in der Pubertät beginnen. Die SPG15 (*ZVYVE26*) führt zu einem vergleichbaren klinischen und neuroradiologischen Bild. SPG17 (*BSCL2*; Silver-Syndrom) führt neben der spastischen Paraplegie zu einer prominenten Neuropathie mit distaler Muskelatrophie vor allem des Thenars. Diese drei Erkrankungen folgen einem autosomal-rezessiven Erbgang. Die SPG2 wird X-gebunden vererbt und durch bestimmte Mutationen in *PLP1* verursacht. Am anderen Ende des klinischen Spektrums der *PLP1*-Alterationen steht der Morbus Pelizaeus-Merzbacher, eine Leukoenzephalopathie mit ausgeprägter Hypomyelinisierung des ZNS, spastischer Tetraplegie, Ataxie, Nystagmus und mentaler Retardierung (▶ Abschn. 211.3).

211.7 Weitere schwer klassifizierbare neurodegenerative Erkrankungen

R. Korinthenberg

211.7.1 Infantile neuroaxonale Dystrophie Seitelberger (INAD, NBIA2A)

Die infantile neuroaxonale Dystrophie (INAD) wurde erstmals 1952 von Seitelberger beschrieben. Es handelt sich um ein seltenes, autosomal-rezessiv erbliches Leiden, das heute als NBIA2A zu den Neurodegenerationen mit Eisenakkumulation im Gehirn gezählt wird. Das verantwortliche Gen wurde als *PLA2G6* auf Chromosom 22q13.1 identifiziert. Pathologisch-anatomisch finden sich in der grauen Substanz, vor allem in den Hinterhörnern und Clarke-Säulen des Rückenmarks, in den Hirnstammkernen und in der Substantia nigra große eosinophile Spheroide, die axonalen Anschwellungen entsprechen. Sie stellen vergrößerte präsynaptische Endigungen dar. Elektronenmikroskopisch bestehen die Spheroide und eosinophilen Körperchen aus Aggregaten von glatten Membranen und tubulären Strukturen.

Klinische Symptome und Verlauf Während der ersten 6–24 Lebensmonate entwickeln sich die betroffenen Kinder unauffällig. Im typischen Fall tritt kurz vor dem Erreichen des freien Gehens ein Entwicklungsstillstand ein, bald gefolgt von motorischer und mentaler Regression sowie frühem Visusverfall. Der Muskeltonus ist reduziert, vor allem im Bereich der Beine. Die Sehnenreflexe sind meist abgeschwächt, selten aber auch gesteigert. Die Pyramidenbahnzeichen sind auch bei fehlenden Sehnenreflexen positiv. Die Optikusatrophie führt nach 10–24 Monaten zur Erblindung. Die Kinder erlernen fast nie eine verständliche Sprache. Epileptische Anfälle und extrapyramidale Symptome gehören allenfalls zu den Spätsymptomen. Unter zunehmender Schwere der Behinderung mit zunehmender Spastizität versterben die Patienten meist vor dem 10. Geburtstag. Abweichend von diesem klassischen klinischen Verlauf weisen wenige Patienten eine atypische Symptomatik, auch mit juvenilem Beginn, auf. Hier können die Optikusatrophie, eine Ataxie oder auch spastische Paresen für längere Zeit ganz im Vordergrund stehen, so dass die korrekte Diagnose über lange Zeit verschleiert wird.

Diagnose Die Verdachtsdiagnose der INAD ist aus der Kombination typischer, wenn auch unspezifischer klinischer, neurophysiologischer und bioptischer Befunde zu stellen, nachdem vor allem die lysosomalen Krankheiten mit Untergang von Myelin ausgeschlossen wurden. Die Bestätigung der Diagnose erfolgt molekulargenetisch.

Elektrophysiologie und weitere Befunde Die zu erhebenden Zusatzbefunde sind unspezifisch, in ihrer Kombination aber typisch. Im EEG manifestiert sich mit zunehmendem Alter eine rasche hochamplitudige β-Aktivität, die visuell evozierten Potenziale lassen eine zunehmende Leitungsstörung bei Optikusatrophie erkennen. Die motorische Nervenleitgeschwindigkeit (NLG) ist normal, die Elektromyografie (EMG) zeigt jedoch zumindest in fortgeschritteneren Fällen Zeichen einer chronischen wie auch frischeren Denervierung. CCT und MRT lassen eine leicht bis mäßig ausgeprägte supratentorielle, vor allem aber infratentorielle Hirnatrophie erkennen. Im MRT zeigt die Kleinhirnrinde eine auffallende Signalanhebung. Es finden sich keine Hinweise auf eine Demyelinisierung. Die Eiweißkonzentration im Liquor cerebrospinalis ist normal.

Bioptische Befunde Die klinische Verdachtsdiagnose kann durch den elektronenmikroskopischen Nachweis der typischen neuroaxonalen Spheroide in peripheren Nerven (Suralis-, Haut-, Konjunktiva- oder Rektumbiopsie) gestützt werden. Auch dieser Befund ist aber nicht krankheitsspezifisch, sondern er findet sich in gleicher Weise bei anderen mit axonaler Dystrophie einhergehenden Leiden. Hierzu gehören die Pantothenatkinase-2-assoziierte Neurodegeneration (PKAN, NBIA1), die Niemann-Pick-Krankheit, die infantile G_{M2}-Gangliosidose und der α-N-Acetylglucosaminidase-Mangel (Morbus Schindler). Bei Vitamin-E-Mangel, auch im Rahmen einer Mukoviszidose und bei biliärer Atresie, werden ähnliche Einschlüsse beobachtet.

Differenzialdiagnose Differenzialdiagnostisch sind bei typischem klinischem Verlauf vor allem die ebenfalls mit einer kombinierten Schädigung des 1. und 2. motorischen Neurons einhergehenden metabolisch definierten Leukodystrophien (Morbus Krabbe, metachromatische Leukodystrophie) abzugrenzen. In der hypotonen Phase kann das Krankheitsbild auch mit neuromuskulären Krankheiten verwechselt werden.

Therapie Die Behandlung ist symptomatisch. Von außerordentlicher Bedeutung sind eine adäquate genetische Beratung und die ärztliche Begleitung des Patienten und seiner Familie.

211.7.2 Cockayne-Syndrom

Beim Cockayne-Syndrom (CS) handelt es sich um eine seltene, autosomal-rezessiv erbliche Erkrankung, deren klinische Aspekte erstmals 1950 beschrieben wurden. Wachstumsstörung, Neurodegeneration und eine erhöhte Empfindlichkeit von Haut und Fibroblastenkulturen gegenüber UV-Bestrahlung führten schon früh zu der Erkenntnis, dass die Erkrankung in die Gruppe der Störungen von DNA-Reparaturmechanismen fällt, zusammen mit Xeroderma pigmentosum (XP). Auf molekulargenetischer Ebene wurden bisher 2 verantwortliche Gene identifiziert. Mutationen im „group 8 excision-repair cross-complementing protein" (*ERCC8*) auf Chromosom 5q11 liegen dem Cockayne-Syndrom Typ A zugrunde, solche im *ERCC6*-Gen auf 10q11.23 dem Typ B. Etwa 80 % der Patienten tragen Mutationen im *ERCC6*-Gen. Mutationen weiterer Gene finden sich bei Patienten im Übergang zwischen XP und CS.

Klinische Symptome und Verlauf Die Symptomatik entwickelt sich meist am Ende des 1. Lebensjahres mit nachlassender Gewichts-, Längen- und Kopfumfangsentwicklung. Die Haut zeigt eine erhöhte Lichtempfindlichkeit mit Fotodermatose und Atrophie. Schwund des Unterhautfettgewebes führt zu einem präsenilen Aspekt mit tiefliegenden Augen und spitzer Nase („kachektischer Zwergwuchs"). Progressive Beugekontrakturen der großen Gelenke führen zu einer abnormen Haltung im Stand und beim Gehen. Die psychomotorische Entwicklung verläuft verzögert, und bald tritt ein progressiver demenzieller Abbau hinzu. Eine progrediente Retinopathie und sensorineurale Schwerhörigkeit tragen zur Behinderung bei. Die mittlere Lebenserwartung wird mit 12,5 Jahren angegeben, es gibt aber auch leichtere Verläufe mit Überleben bis in die späte Adoleszenz und das Erwachsenenalter. Ein besonders schwer verlaufender kongenitaler Typ manifestiert sich bereits im ersten Halbjahr und führt am Ende des Vorschulalters zum Tode. Im Unterschied zum XP zeigen die Patienten keine erhöhte Tumorrate.

Paraklinische Befunde Im Bereich der Stammganglien finden sich schon früh im Krankheitsverlauf diffuse Verkalkungen, die am besten und frühesten im CCT nachweisbar sind. Neurografisch und myografisch kann eine gemischt axonale/demyelinisierende Neuropathie nachgewiesen werden, die aber klinisch nicht im Vordergrund steht. Augenärztliche und HNO-ärztliche Befunde ergeben die oben genannten Auffälligkeiten. Evozierte Potenziale können zur Aufdeckung der neuralen Funktionsstörungen beitragen. Der gestörte DNA-Reparaturmechanismus ist in Fibroblastenkulturen aus einer Hautbiopsie nachweisbar.

Diagnose Die Diagnose beruht auf dem charakteristischen klinischen Verlauf, insbesondere dem „Knick" in der Wachstumskurve für alle 3 Wachstumsmaße bei einem retardierten Kleinkind. Relativ spezifisch erscheint in dieser Situation der Nachweis diffuser Stammganglienverkalkungen. Der Nachweis der gestörten DNA-Reparatur dürfte heute in vielen Fällen gegenüber dem Nachweis einer Mutation in einem der beiden ursächlichen Gene zurücktreten.

Differenzialdiagnose Andere Erkrankungen mit Gedeihstörung (Zöliakie, zystische Fibrose), Fotodermatose (XP, Dubowitz-Syndrom, Nijmegen-Breakage-Syndrom), Progerie (Hutchinson-Gilford-Syndrom) oder progredienter „Leukodystrophie" und Stammganglienverkalkungen (Hypoparathyreoidismus und Pseudo-Hypoparathyreoidismus, Fahr-Syndrom).

Therapie Die Behandlung ist symptomatisch mit Physiotherapie, heilpädagogischer Förderung, orthopädischer Behandlung der Kontrakturen. Eine Lichtschutzsalbe zum Schutz der Haut ist notwendig. Einzelne Autoren gaben anekdotisch eine Verminderung der Progression bei Behandlung mit L-DOPA + Carbidopa oder 5-OH-Tryptophan an. Bedeutsam sind die adäquate genetische Beratung und die ärztliche Begleitung der Familie.

Literatur

Aicardi J, Castelein P (1979) Infantile neuroaxonal dystrophy. Brain 102:727–748

Amir RE et al (1999) Rett syndrome is caused by mutations in X-linked *MECP2*, encoding methyl-CpG-binding protein 2. Nature Genetics 23:185–188

Anheim M, Tranchant C, Koenig M (2012) The autosomal recessive ataxias. New Engl J Med 366:636–646

Baumeister FA, Auer DP, Hortnagel K et al (2005) The eye-of-the-tiger sign is not a reliable disease marker for Hallervorden-Spatz syndrome. Neuropediatrics 36(3):221–222

Bley AE, Giannikopoulos OA, Hayden D et al (2011) Natural history of infantile G(M2) gangliosidosis. Pediatrics 128:e1233–e1241

Cario H, Smith DE, Blom H et al (2011) Dihydrofolate reductase deficiency due to a homozygous DHFR mutation causes megaloblastic anemia and cerebral folate deficiency leading to severe neurologic disease. Am J Hum Genet 88(2):226–231

Cartier N, Aubourg P (2008) Hematopoietic stem cell gene therapy in Hurler syndrome, globoid cell leukodystrophy, metachromatic leukodystrophy and X-adrenoleukodystrophy. Curr Opin Mol Ther 10:471–478

Ceballos-Baumann A, Conrad B (Hrsg) (2005) Bewegungsstörungen, 2. Aufl. Thieme, Stuttgart

Chen WJ, Lin Y, Xiong et al (2011) Exome sequencing identifies truncating mutations in PRRT2 that cause paroxysmal kinesigenic dyskinesia. Nature Genet 43:1252–1255

De Bot ST, van de Warrenburg BPC, Kremer HPH, Willemsen MAAP (2010) Child neurology: Hereditary spastic paraplegia in children. Neurology 75(75):79

Dürr A (2010) Autosomal dominant cerebellar ataxias: Polyglutamine expansions and beyond. Lancet Neurology 9:885–894

Ehlert K, Frosch M, Fehse N et al (2007) Farber disease: Clinical presentation, pathogenesis and a new approach to treatment. Pediatr Rheumatol Online J 5:15

Fernandez-Alvarez E, Aicardi J (2001) Movement disorders in children. Mac Keith, London

Fernandez-Alvarez E, Arzimanoglou A, Tolosa E (Hrsg) (2005) Paediatric movement disorders. Libbey, New Barnet

Goebel HH, Kohlschütter A, Schulte FJ (1980) Rectal biopsy findings in infantile neuroaxonal dystrophy. Neuropediatrics 11:388–392

Gravel RA, Kaback MM, Proia RL et al et al (2008) The GM2 gangliosidoses. In: Valle D, Beaudet A, Vogelstein B (Hrsg) The online metabolic and molecular bases of inherited disease. McGraw-Hill, New York, S 1–91

Hagberg B (1983) A progressive syndrome of autism, dementia, ataxia, and loss of purposeful hand use in girls: Rett's syndrome: Report of 35 cases. Ann Neurol 14:471–479

Hanefeld F (1985) The clinical pattern of the Rett syndrome. Brain Dev 7:320–325

Hoffmann GF, Schmitt B, Windfuhr M et al (2007) Pyridoxal 5'-phosphate may be curative in early-onset epileptic encephalopathy. J Inherit Metab Dis 30(1):96–99

Hornyak M, Schlüter B, Scholle S et al (2004) Das Restless-legs-Syndrom im Kindesalter. Nervenarzt 75:742–748

Guy J et al (2007) Reversal of neurological defects in a mouse model of Rett syndrome. Science 315:1143–1147

van der Knaap MS, Valk J (2005) Magnetic resonance of myelination and myelin disorders, 3. Aufl. Springer, Berlin

Kohlschütter A, Eichler F (2011) Childhood leukodystrophies: A clinical perspective. Expert Rev Neurother 11:1485–1496

Kono S, Miyajima H, Yoshida K et al (2009) Mutations in a thiamine-transporter Gene and Wernicke's-like encephalopathy. N Engl J Med 360:1792

Kurian M, Gissen P, Smith M et al (2011) The monoamine neurotransmitter disorders: An expanding range of neurological syndromes. Lancet Neurol 10:721–733

Licht CL, Stevnsner T, Bohr VA (2003) Cockayne Syndrome group B cellular and biochemical functions. Am J Hum Genet 73:1217–1239

Mayr JA, Freisinger P, Schlachter K et al (2011) Thiamine pyrophosphokinase deficiency in encephalopathic children with defects in the pyruvate oxidation pathway. Am J Hum Genet 89(6):806–812

Mengel E, Beck M, Das AM et al (2012) Morbus Niemann-Pick Typ C: Klinik, Diagnostik und Therapie. Monatsschr Kinderheilkd 160:47–54

Mole SE, Williams R, Goebel HH (Hrsg) (2011) The neuronal ceroid lipofuscinoses (Batten disease). Oxford University Press, Oxford

Nance MA, Berry SA (1992) Cockayne syndrome: Review of 140 cases. Am J Med Genet 42:68–84

Nardocci N, Zorzi G, Farina L et al (1999) Infantile neuroaxonal dystrophy: Clinical spectrum and diagnostic criteria. Neurology 52:1472–1478

Neul JL et al (2010) Rett syndrome: Revised diagnostic criteria and nomenclature. Ann Neurol 68:944–950

Ozand PT, Gascon GG, Essa AM et al (1998) Biotin-responsive basal ganglia disease: A novel entity. Brain 121:1267–1279

Paviour DC, Revesz T, Holton JL et al (2005) Neuronal intranuclear inclusion disease: Report on a case originally diagnosed as dopa-responsive dystonia with Lewy bodies. Mov Disord 20:1345–1349

Petrucci S, Valente EM (2013) Genetic issues in the diagnosis of dystonia. Front Neurol 4:34 doi:10.3389/fneur.2013.00034

Plecko B (2012) Metabolische Epilepsien mit spezifischen Therapieoptionen. Monatsschr Kinderheilkd 160:723–733

Ramaswami U, Parini R, Pintos-Morell G et al (2012) Fabry disease in children and response to enzyme replacement therapy: Results from the Fabry Outcome Survey. Clin Genet 81:485–490

Raymond GV, Eichler F, Fatemi A et al (Hrsg) (2011) Leukodystrophies. Mac Keith, London

Rett A (1966) Über ein eigenartiges hirnatrophisches Syndrom bei Hyperammonämie im Kindesalter. Wien Med Wochenschr 166:723–738

Robinson R, McCarthy GT, Bandmann O et al (1999) GTP cyclohydrolase deficiency; intrafamilial variation in clinical phenotype, including levodopa responsiveness. J Neurol Neurosurg Psychiatry 66:86–89

Rosewich H, Thiele H, Ohlenbusch A et al (2012) Heterozygous de-novo mutations in ATP1A3 in patients with alternating hemiplegia of childhood: A whole-exome sequencing gene-identification study. Lancet Neurol 9:764–773

Tassin J, Durr A, Bonnet AM et al (2000) Levodopa-responsive dystonia. GTP cyclohydrolase I or parkin mutations? Brain 123:1112–1121

Salinas S, Proukakis C, Crosby A, Warner TT (2008) Hereditary spastic paraplegia: Clinical features and pathogenetic mechanisms. Lancet Neurology 7:1127–1138

Schiffmann R, van der Knaap MS (2009) Invited article: An MRI-based approach to the diagnosis of white matter disorders. Neurology 72:750–759

Schulz A, Kohlschütter A (2012) NCL – metabolische Demenzkrankheiten im Kindesalter. Monatsschr Kinderheilkd 160(8):734–741

Singer H, Mink J, Gilbert D, Jankovic J (2010) Movement disorders in childhood. Saunders Elsevier, Mosby

Steenweg ME, Vanderver A, Blaser S et al (2010) Magnetic resonance imaging pattern recognition in hypomyelinating disorders. Brain 133:2971–2982

Steinfeld R, Grapp M, Kraetzner R et al (2009) Folate receptor alpha defect causes cerebral folate transport deficiency: A treatable neurodegenerative disorder associated with disturbed myelin metabolism. Am J Hum Genet 85(3):354–363

Stockler S, Plecko B, Gospe SM Jr et al (2011) Pyridoxine dependent epilepsy and antiquitin deficiency: Clinical and molecular characteristics and recommendations for diagnosis, treatment and follow-up. Mol Genet Metab 104(1–2):48–60

Suzuki Y, Nanba E, Matsuda J et al et al (2008) β-galactosidase deficiency (β-galactosidosis): GM1 gangliosidosis and Morquio B disease. In: Valle D, Beaudet A, Vogelstein B (Hrsg) The online metabolic and molecular bases of inherited disease. McGraw-Hill, New York, S 1–101

Wang JL, Cao L, L XH et al (2011) Identification of PRRT2 as the causative gene of paroxysmal kinesigenic dyskinesias. Brain 134:3493–3501

Weber YG, Kamm C, Suls A et al (2011) Paroxysmal choreoathetosis/spasticity (DYT9) is caused by a GLUT1 defect. Neurology 77:959–964

Wémeau JL, Pigeyre M, Proust-Lemoine E et al (2008) Beneficial effects of propylthiouracil plus L-thyroxine treatment in a patient with a mutation in MCT8. J Clin Endocrinol Metab 93:2084–2088

Werner ER, Blau N, Thöny B (2011) Tetrahydrobiopterin: Biochemistry and pathophysiology (review). Biochem J 438:397–414

Yamada K, Miura K, Hara K et al (2010) A wide spectrum of clinical and brain MRI findings in patients with SLC19A3 mutations. BMC Med Genet 11:171

Zeng WQ, Al-Yamani E, Acierno JSJ et al (2005) Biotin-responsive basal ganglia disease maps to 2q36.3 and is due to mutations in SLC19A3. Am J Hum Genet 77:16–26

Zimran A (2011) How I treat Gaucher disease. Blood 118:1463–1471

Zweier M et al (2010) Mutations in MEF2 C from the 5q14.3q15 microdeletation syndrome region area frequent cause of severe mental retardation and dimish MECP2 and CDKL5 expression. Hum Mutat 31:722–733

212 Vaskuläre Krankheiten

M. Schöning

212.1 Vaskuläre Malformationen

Nach neuropathologischer Einteilung werden folgende zerebrale Gefäßmalformationen unterschieden:
- arteriovenöse Malformationen (V.-Galeni-Malformation und V.-Galeni-Dilatation als Sonderformen),
- kavernöse Angiome oder Kavernome,
- sog. venöse Angiome und
- kapilläre Teleangiektasien.

Aneurysmen sind ebenfalls zu den Entwicklungsstörungen zerebraler Gefäße zu rechnen.

212.1.1 Arteriovenöse Malformationen

Definition Arteriovenöse Malformationen (AVM) oder AV-Angiome des Gehirns sind kongenitale Fehlbildungen des arteriolär-kapillären Gefäßbettes (◘ Abb. 212.1). Sie entstehen zwischen der 4. und 8. Gestationswoche aus direkten Verbindungen zwischen arteriellen und venösen Schenkeln eines primitiven vaskulären Plexus. AV-Angiome sind überwiegend in den zerebralen Hemisphären lokalisiert; 90% liegen supratentoriell (davon 10% im Stammganglienbereich), 10% zerebellär oder im Hirnstamm.

Pathologie und Pathophysiologie Pathologisch-anatomisch stellen sich AV-Angiome als ein Gefäßkonvolut (Nidus) variabler Größe dar, das von einer oder mehreren zerebralen Arterien gespeist und von großen oberflächlichen oder tiefen Venen drainiert wird (◘ Abb. 212.1). Somit entstehen Kurzschlussverbindungen zwischen dem arteriellen und dem venösen Gefäßbett, die keiner geordneten Gefäßregulation unterliegen. Die AVM werden in plexiforme (mit multiplen arteriovenösen Verbindungen), fistulöse (mit direkter Verbindung zwischen einer Arterie und einer Vene) und gemischte Formen eingeteilt.

Da der normale Gefäßwiderstand des arteriolär-kapillären Gefäßbettes fehlt, führt der verminderte Gesamtwiderstand zu einer erhöhten Durchblutungsrate der AVM (arteriovenöse Shunts) und einer Flussbeschleunigung in den zuführenden Arterien und drainierenden Venen. Nidus und drainierende Venen sind einem erhöhten intravaskulären Druck ausgesetzt, so dass weniger resistente AVM-Gefäße rupturieren können. Bei sulkaler Lage der AVM kommt es zu einer Subarachnoidalblutung, bei Lage innerhalb des Gyrus oder der Basalganglien zu einer intraparenchymatösen Hämorrhagie, bei Beteiligung des Plexus chorioideus oder Lage in Ventrikelnähe zu einer intraventrikulären Blutung.

Ein erhebliches Shuntvolumen der AVM kann zu einer verminderten Durchblutung des umgebenden Hirngewebes führen (sog. Steal-Effekt). Fluktuierende oder langsam progrediente neurologische Störungen sind als Folge der Ischämie zu erklären. Außerdem behindert die Druckerhöhung im venösen Schenkel die Drainage der angrenzenden weißen Substanz. Der ansteigende intrakranielle Druck kann zu Kopfschmerzen, Sehstörungen und selten zu einer Stauungspapille führen. Epileptische Anfälle können Ausdruck einer hämorrhagischen oder ischämischen kortikalen Schädigung sein.

Epidemiologie Die AVM-Häufigkeit in der Bevölkerung beträgt etwa 1:1000. AV-Angiome können während des gesamten Lebens asymptomatisch bleiben. Nur 20% der AVM werden bis zum 20. Lebensjahr symptomatisch. Zunehmende hämodynamische Veränderungen manifestieren sich meist zwischen dem 20. und 40. Lebensjahr. Bei Kindern unter 15 Jahren stellen AVM die häufigste Ursache einer spontanen intrakraniellen Blutung oder eines vaskulären Insults dar (Blutungsinzidenz 1:100.000 pro Jahr).

Klinische Symptome und Verlauf Initialsymptome im Kindes- und Jugendalter sind Blutungen (zu 75%), zerebrale Krampfanfälle (15%), rezidivierende Kopfschmerzen und neurologische Ausfallserscheinungen (je 5%). Die erste Blutung geht mit einer Letalität von 10% einher und hinterlässt bei der Hälfte der Überlebenden bleibende neurologische Ausfallserscheinungen. Kleine AVM bluten eher häufiger als große. Die Wiederholungswahrscheinlichkeit einer Blutung liegt bei 25% innerhalb von 5 Jahren. Mortalität und Morbidität steigen mit jeder Blutung weiter an. Das Risiko einer AVM-Blutung bei Patienten, die erstmals durch Epilepsie oder Kopfschmerzen auffallen, wird mit ca. 2% pro Jahr angegeben. Die 10-Jahres-Mortalitätsrate liegt bei unbehandelten Kindern bei 23%.

Zerebrale Krampfanfälle präsentieren sich überwiegend als fokale und sekundär generalisierte Anfälle. Sie erweisen sich nur selten als therapierefraktär. Kopfschmerzen können eine Migränesymptomatik mit visuellen Symptomen und heftigem, konstant einseitigem Schmerz imitieren.

Diagnose Bei etwa der Hälfte der AVM-Patienten ist ein pulsierendes Gefäßgeräusch über der Kalotte auskultierbar. Eine transkranielle Doppler- oder Farbduplexsonografie kann eine erhöhte systolische und enddiastolische Flussgeschwindigkeit in den zuführenden basalen Hirnarterien nachweisen. Zur Bestätigung des Verdachts sollte eine Kernspintomografie (MRT) mit -angiografie (MRA) durchgeführt werden. Lage, Größe und Hauptversorgung der AVM können so festgestellt werden. Voraussetzung einer Behandlung ist eine invasive Angiografie aller hirnversorgenden Gefäße einschließlich der A. carotis externa (zum Ausschluss einer zusätzlichen duralen Versorgung).

Therapie Therapiemöglichkeiten bestehen in operativer Ausschaltung des Angioms, einer Protonenbestrahlung (vorzugsweise kleiner, operativ unzugänglicher AV-Malformationen) und einer Obliteration der/des zuführenden Gefäße(s) mittels Embolisation. Eine embolisatorische Vorbehandlung kann sowohl die Operabilität als auch die Strahlenbehandlung optimieren. In jedem Fall sollte der therapeutische Plan im Team mit Neurochirurgen, interventionellen Neuroradiologen und Strahlentherapeuten individuell abgestimmt werden. Die Behandelbarkeit einer AVM hängt von Größe, Lage und der venösen Drainage ab. Jede der Therapien birgt Risiken. Aktuell wird die Indikation zur Behandlung nichtrupturierter AVM bei Erwachsenen in einer prospektiven Untersuchung grundsätzlich überprüft. Angesichts der hohen Erwartungswahrscheinlichkeit und des hohen Risikos einer ersten oder wiederholten AVM-Blutung bei Kindern sollte stets eine Behandlung angestrebt werden. Behandlungsziel ist immer die vollkommene Ausschaltung der AVM, da die Blutungsgefahr bei inkompletter Behandlung nur wenig abnimmt. Bei totaler AVM-Exzision liegt die 15-Jahres-Überlebensrate bei 97%.

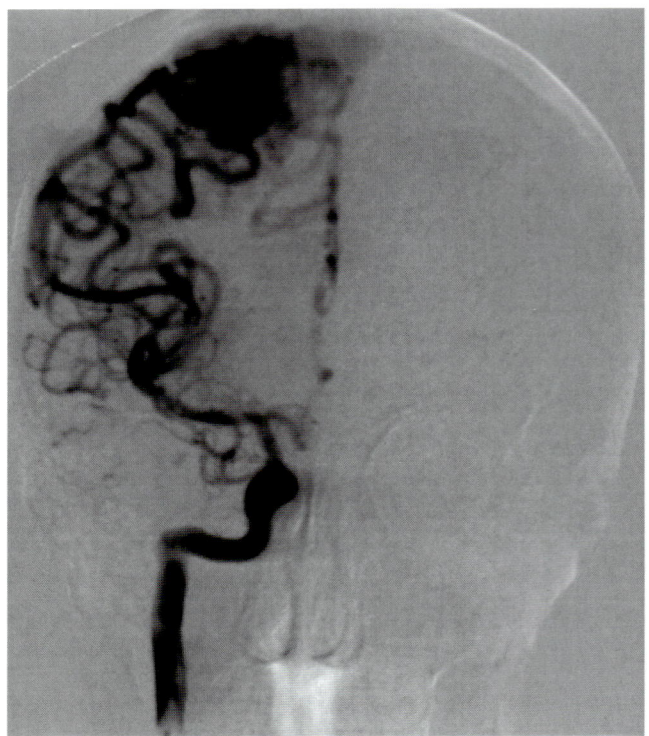

Abb. 212.1 Plexiformes, kortikales Angiom, versorgt von Ästen der rechten vorderen und mittleren Hirnarterien (Karotisangiografie)

212.1.2 V.-Galeni-Malformation

Definition Bei der aneurysmatischen Malformation der V. Galeni (VG) handelt es sich um eine vor der 11. Schwangerschaftswoche (SSW) entstehende arteriovenöse Gefäßfehlbildung mit Persistenz des embryonalen Vorläufers der V. magna Galeni, der sog. V. prosencephalica. Diese wird von einer bis wenigen arteriovenösen Fisteln (muraler Typ) oder multiplen Fisteln (choroidaler Typ) gespeist und mündet mit schräg ansteigendem Verlauf über den Sinus falciformis in den Sinus sagittalis superior (Abb. 212.2). Die eigentliche V. Galeni ist bei dieser Fehlbildung nicht angelegt. Wegen des hohen Shuntvolumens kommt es zu einer sackförmigen, aneurysmatischen Erweiterung der V. prosencephalica im Mündungsbereich der Fisteln.

Klinische Symptome und Verlauf Bei der choroidalen Form der VG-Malformation mit multiplen Shunts stehen postnatal die Zeichen der Volumenbelastung im Vordergrund: massiv erhöhtes Herzminutenvolumen mit systolischem Herzgeräusch, Tachykardie, Kardiomegalie und Herzinsuffizienz, Hepatomegalie, Atemnotsyndrom und Lungenödem. Ein bestehender Hydrops weist auf eine bereits pränatal vorhandene Herzinsuffizienz hin. Über der Kalotte ist ein lautes Gefäßgeräusch zu auskultieren, die sichtbaren kranialen Venen sind gestaut. Die Herzinsuffizienz, deren Manifestation in den ersten Lebenstagen (und nie nach der 2. Lebenswoche) einsetzt, bestimmt Therapie und Prognose in dieser Phase.

Ist das Shuntvolumen nicht exzessiv erhöht, z. B. bei der muralen Form, können sich VG-Malformationen auch erst in der Säuglings- und Kleinkindzeit manifestieren; pathogenetisch steht eine venöse Abflussstörung des erhöhten Shuntvolumens im Vordergrund. Der venöse Druck in den großen venösen Blutleitern und deren vorgeschalteten Venen steigt an. Infolgedessen nimmt die Liquorresorptionskapazität ab. Auch eine okklusive Liquorzirkulationsstörung kann durch Druckwirkung der VG-Malformation auf den Aquädukt wirksam sein. Der resultierende Hydrocephalus internus führt zur zunehmenden Makrozephalie (Leitsymptom) mit Sonnenuntergangsphänomen und gestauten Schädelvenen. Die zum Teil erhebliche venöse Hypertension in den kortikalen Venen kann zu Perfusionsstörung und Hypoxie des Hirnparenchyms und dadurch zu ausgedehnten Verkalkungen im subkortikalen Marklager führen. Mögliche Folgen sind zerebrale Krampfanfälle und eine Retardierung der Gesamtentwicklung. Auch hämorrhagische Komplikationen wie parenchymatöse Diapedeseblutungen, subependymale und subarachnoidale Blutungen sind auf die genannten hämodynamischen Veränderungen zurückzuführen.

Diagnose Die Diagnose kann prä- und postnatal durch Ultraschall gestellt werden: es zeigt sich eine große, zentrale, zystische Formation, die farbdopplersonografisch eindeutig durchflossen ist. Auch die fistulösen Zuflüsse und der Abfluss über die dilatierte V. prosenzephalica sind nachweisbar. MRT und MRA können die Veränderungen des Parenchyms, der Liquorräume und der Gefäßarchitektur detailliert darstellen. Verkalkungen lassen sich im kranialen Computertomogramm (CT) nachweisen.

Therapie Eine Embolisationsbehandlung sollte nur in spezialisierten Zentren durchgeführt werden. Der optimale Zeitpunkt wird mit 5–6 Monaten angegeben. Eine Indikation zur Embolisation bei Neugeborenen wird von Lasjaunias erst bei Beherrschung der Herzinsuffizienz und Ausschluss enzephalomalazischer Veränderungen gesehen (neonataler Bicêtre-Score > 7 von 21 Punkten): die Letalität nach Embolisation lag bei Neugeborenen bei 52 %, bei Säuglingen bei 7 %. Nach Embolisation im Neugeborenenalter (vs. im Säuglings- und Kindesalter) ist eine normale Entwicklung in 36 % (vs. 76 %), eine mäßige Retardierung in 55 % (vs. 13 %), eine schwere Retardierung in 9 % (vs. 10 %) zu erwarten. Beim muralen Typ ist die Prognose deutlich besser. Die Begleittherapie besteht in der Behandlung der Herzinsuffizienz und der Kontrolle zerebraler Anfälle. Eine operative Shuntanlage bei Hydrozephalus sollte möglichst vermieden werden, da die venöse Hypertension und die Rate subkortikaler Verkalkungen zunehmen können.

212.1.3 V.-Galeni-Dilatation

Eine V.-Galeni-Dilatation liegt vor, wenn ein arteriovenöses Angiom in eine regelrecht angelegte V. Galeni drainiert und diese sich infolge des hohen Shuntvolumens bei gleichzeitiger umschriebener venöser Abflussstörung aneurysmatisch erweitert. Der natürliche Verlauf der VG-Dilatation entspricht der tief sitzender AV-Angiome (▶ Abschn. 212.1.1).

212.1.4 Kavernome

Definition Kavernome oder kavernöse Hämangiome stellen 5–15 % aller intrakraniellen vaskulären Malformationen dar. Pathologisch-anatomisch handelt es sich um multiple, sinusoidal erweiterte, vaskuläre Räume, die von einer einfachen Epithelzellschicht begrenzt werden. Das Fehlen von Hirngewebe zwischen den einzelnen vaskulären Räumen ist typisch. Kavernome werden als Slow-flow- und Low-pressure-Läsionen bezeichnet. Sie besitzen weder zuführende, dilatierte Arterien noch drainierende Venen und sind daher angiografisch okkult.

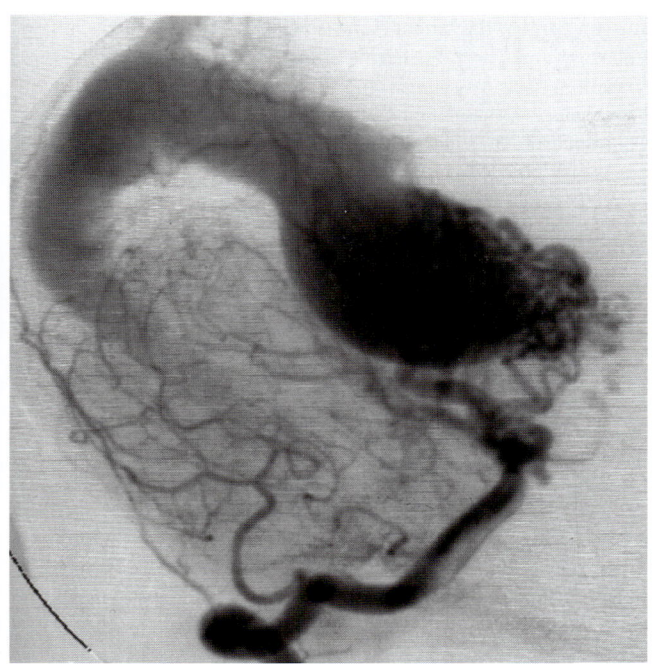

Abb. 212.2 V.-Galeni-Malformation vom choroidalen Typ (Vertebralisangiografie, seitlich)

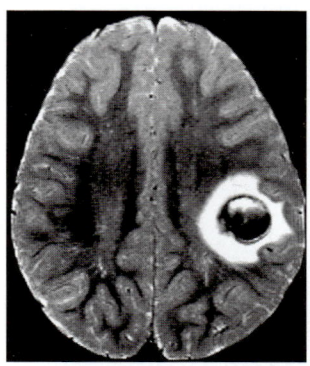

Abb. 212.3 Kavernom links parietal (MRT, T2-Bild)

75% der Kavernome liegen supratentoriell, meist im frontalen oder parietalen Marklager. Infratentoriell ist vor allem der Pons betroffen, eine intraspinale Lokalisation ist sehr selten. In 20% der Fälle liegen multiple Kavernome vor. In etwa 30% wird eine familiäre Häufung berichtet; drei Genloci wurden bisher beschrieben.

Epidemiologie Nach autoptischen Studien liegt die Prävalenz von Kavernomen bei 0,1–0,5%. Nur 5% aller Kavernome werden im Laufe des Lebens symptomatisch. Charakteristisch sind rezidivierende Einblutungen, vermutlich infolge intraluminaler Druckschwankungen. Die Kavernome können mit der Zeit an Größe zunehmen und einen raumfordernden Effekt ausüben.

Klinische Symptome und Verlauf Symptomatische Kavernome werden in 20–25% der Fälle vor dem 20. Lebensjahr manifest, in 3% bereits im 1. Lebensjahr. Erstsymptome im Kindesalter sind überwiegend fokale Krampfanfälle. Die zunehmende raumfordernde Wirkung kann zu progressiven neurologischen Defiziten führen. Unspezifische Kopfschmerzen liegen bei einem Viertel der Patienten vor. Fatale Hämorrhagien sind sehr selten, obwohl bei nahezu allen symptomatischen Kavernomen Zeichen einer abgelaufenen Blutung nachweisbar sind. Bei Beobachtung des natürlichen Verlaufs asymptomatischer Kavernome zeigt sich ein jährliches Blutungsrisiko von etwa 0,5–1%.

Diagnose Im MRT zeigt sich eine charakteristische popcornähnliche Formation mit gemischter Signalintensität: im T2-Bild finden sich signalarme Hämosiderinablagerungen im umgebenden Hirnparenchym und eine reaktive Gliose als Folge kleiner Sickerblutungen (Abb. 212.3), im T1-Bild stellt sich frisches Methämoglobin hyperintens dar, Verkalkungen sind hypointens. Kontrastangehobene MRT-Bilder sollten zum Nachweis eines möglicherweise assoziierten venösen Angioms angefertigt werden. Im kranialen CT lassen sich oft unregelmäßig konfigurierte, hyperdense, leicht raumfordernde Formationen mit Verkalkungen nachweisen. Die invasive Angiografie zeigt meist nur eine zarte Anfärbung („blush") oder ein avaskuläres Areal mit diskreter Verlagerung benachbarter Gefäße.

Therapie Asymptomatische Kavernome werden unabhängig von ihrer Lokalisation in der Regel nur beobachtet. Bei operativ zugänglichen, symptomatischen Kavernomen stellt die mikrochirurgische Entfernung die Behandlung der Wahl dar.

Prognose Die Prognose hängt vor allem von der Lokalisation der Läsion ab. Sie ist günstiger bei oberflächlichen als bei tief liegenden Kavernomen. Die Morbidität nach Operation liegt bei 5%. Über 90% der Patienten werden nach operativer Kavernomentfernung anfallsfrei.

212.1.5 Sogenannte venöse Angiome („developmental venous anomalies", DVA)

Bei dieser vaskulären Besonderheit handelt es sich um eine seltene Form der Drainage der weißen Substanz. Multiple kleine intramedulläre Venen konvergieren wie in einem Caput medusae zu einer dilatierten, transzerebral verlaufenden Sammelvene, die entweder in das oberflächliche oder in das tiefe venöse System drainiert. Hämodynamisch verhalten sich diese wie normale Venen. In der Regel sind sog. venöse Angiome asymptomatisch. Blutungen sind sehr selten und treten dann meist als Folge eines assoziierten Kavernoms auf. Diagnostisch wegweisend sind MRT und MRA. Bei Assoziation mit einem symptomatischen Kavernom sollte dieses chirurgisch entfernt, die venöse Anomalie zur Gewährleistung einer adäquaten venösen Drainage (Gefahr venöser Infarkte) jedoch belassen werden.

212.1.6 Kapilläre Teleangiektasien

Bei den kapillären Teleangiektasien handelt es sich um eine Ansammlung von abnorm dilatierten Kapillaren, die durch normales Hirngewebe getrennt werden. Sie sind am häufigsten im Pons lokalisiert, seltener im zerebralen Kortex und im Rückenmark. Klinisch sind diese Läsionen gewöhnlich stumm und werden nur zufällig im MRT entdeckt. Eine Therapie ist weder erforderlich noch möglich.

212.1.7 Aneurysmen

Definition Als Aneurysmen werden umschriebene Gefäßerweiterungen bezeichnet. Sie sind in über 90% der Fälle kongenitalen Ursprungs und beruhen auf einer anlagebedingten Schwäche der

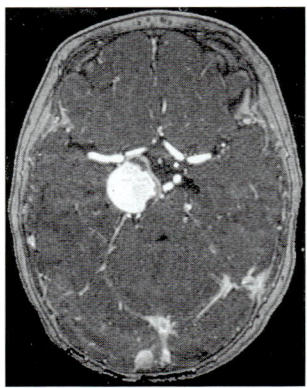

Abb. 212.4 Sackförmiges Riesenaneurysma der rechten A. communicans posterior (kontrastmittelangehobenes MRT)

Tunica media. Diese wirkt sich meist an einer arteriellen Bifurkation mit bogigem Gefäßverlauf aus, wo besondere Druck- und Scherkräfte auf die Gefäßwand wirken und dort zu sack- oder beerenförmigen Ausstülpungen führen können. Während im Erwachsenenalter anhaltende hämodynamische Belastungen zu einer fokalen Degeneration der Lamina elastica interna führen, sind im Kindesalter eher „intrinsische Faktoren" wie kongenitale Mediadefekte wirksam. Sie treten gehäuft bei Kollagenkrankheiten (z. B. Ehlers-Danlos-Syndrom) sowie in Assoziation mit polyzystischer Nierenerkrankung, Aortenisthmusstenose, arteriovenösen Malformationen und Moya-Moya-Syndrom auf. Außerdem ist eine familiäre, genetische Disposition erkennbar.

Epidemiologie Aneurysmen finden sich in 4 % der Autopsiefälle im Erwachsenenalter. Nur 0,5–3 % aller Aneurysmen werden bis zum Alter von 20 Jahren symptomatisch. Jungen sind häufiger betroffen als Mädchen (Verhältnis etwa 2:1). Die Mehrheit der Aneurysmen ist an Teilungsstellen im vorderen Anteil des Circulus Willisii gelegen. Atypische Lokalisationen (im posterioren Anteil und im Bereich peripherer Äste) kommen im pädiatrischen Krankengut häufiger vor als bei Erwachsenen. Dies gilt auch für den deutlich höheren Anteil (etwa 20 %) von Riesenaneurysmen über 2,5 cm Durchmesser (◘ Abb. 212.4). Seltenheiten sind multiple kongenitale und traumatisch oder infektiös erworbene Aneurysmen und Riesenaneurysmen.

Klinische Symptome und Verlauf Die Ruptur eines Aneurysmas führt zur Subarachnoidalblutung. Sie ist mit 80 % die häufigste Primärmanifestation. Akut treten stärkste Kopfschmerzen und Nackensteifigkeit auf. Bewusstseinsstörung (bis zum Koma) und Hirnnervenparesen können hinzukommen. Konsekutive Liquorzirkulationsstörungen können zum Hydrocephalus internus führen. Zwischen dem 3. und 10. Tag nach Blutung können Vasospasmen im Bereich der basalen Hirngefäße mit möglicher Folge eines sekundären ischämischen Defizits auftreten. Die Prognose wird durch das Ausmaß der Blutung und der initialen Bewusstseinsstörung und eine Aneurysmalokalisation im hinteren Hirnkreislauf negativ beeinflusst. Riesenaneurysmen können sich primär auch durch isolierte Hirnnervenausfälle (vor allem Nn. II und III) und Zeichen der Hirnstammkompression bemerkbar machen.

Diagnose Bei Blutungsverdacht wird sofort ein kraniales CT veranlasst. Der Nachweis einer Subarachnoidalblutung zwingt zur digitalen Subtraktionsangiografie aller 4 hirnversorgenden Gefäße. Die Aneurysmasuche mittels dreidimensionaler computertomografischer Angiografie bzw. MRT ist mit einer Sensitivität von jeweils 96 % diagnostisch nicht sicher ausreichend. MRT und MRA können Form, Lagebeziehung, Gefäßverdrängung und -abgänge, Ein- und Ausgangszonen des Aneurysmas sowie intraaneurysmatische Turbulenzen und Thrombosierungen meist nachweisen, so dass diese Verfahren nach Ausschluss einer Blutung Vorrang vor einer invasiven Angiografie haben. Eine Liquorpunktion zum Blutungsnachweis (xanthochromer Liquor) ist nur bei negativem CT-Befund indiziert. Die transkranielle Doppler- oder Farbduplexsonografie wird zur Diagnostik und Verlaufskontrolle eines Vasospasmus eingesetzt.

Therapie Die Behandlung des rupturierten Aneurysmas besteht, wenn möglich, in der frühzeitigen mikrochirurgischen Clippung zur Vermeidung einer fatalen Nachblutung. Das OP-Risiko steigt bei Sopor und Koma und nach mehr als 72 h (wegen der Gefahr des dann einsetzenden Vasospasmus) deutlich an. Externe Drainage bei Hydrozephalus, Einsatz des Kalziumantagonisten Nimodipin und hypervolämisch-hypertensive Therapie bei Vasospasmen können nach Absprache mit dem Neurochirurgen eingesetzt werden. Die Prognose rupturierter, operativ nicht behandelbarer Aneurysmen ist deutlich eingeschränkt. Die Behandlung nichtrupturierter Riesenaneurysmen mittels endovaskulärer Therapie oder Operation muss individuell im Spezialistenteam abgesprochen werden. Infektiöse und mykotische Aneurysmen werden breit antibiotisch und antimykotisch, traumatische Aneurysmen chirurgisch behandelt.

212.2 Ischämische zerebrale Insulte

Klassifikation Als ischämischer Schlaganfall (Hirninsult) wird ein akutes fokales neurologisches Defizit aufgrund einer umschriebenen Durchblutungsstörung des Gehirns bezeichnet. Eine zerebrale Ischämie kann durch eine Stenose oder den Verschluss einer hirnversorgenden Arterie oder durch einen hämodynamisch bedingten Abfall des zerebralen Perfusionsdrucks verursacht werden. Die daraus resultierende regionale oder globale Minderdurchblutung des Gehirns und somit verminderte Zufuhr von Sauerstoff und Glukose führt zu vorübergehenden oder dauerhaften neurologischen Funktionsstörungen und schließlich zum Absterben von Hirngewebe („Hirninfarkt"). Der zeitliche Verlauf ist sehr variabel. Die Symptome können nur Minuten oder Stunden andauern (sog. transitorisch ischämische Attacke, TIA) oder dauerhaft anhalten (vollendeter Schlaganfall).

Epidemiologie Schlaganfälle im Kindes- und Jugendalter sind sehr selten. Die Inzidenz wird mit 2–5/100.000 pro Jahr angegeben. Jungen sind etwas häufiger betroffen als Mädchen.

Pathogenese Bei Unterschreiten eines Durchblutungsgrenzwerts von ca. 20 ml/min pro 100 g Hirngewicht treten Störungen der neuronalen Funktion auf, bei Werten unter 12 ml/min pro 100 g Hirngewicht kommt es – abhängig von der Dauer der Mangelversorgung – schließlich zu irreversiblen morphologischen Schäden. Diese sind im Zentrum einer Infarktregion am stärksten ausgeprägt (Nekrose aller Gewebsbestandteile). Dagegen ist in der Infarktperipherie, der sog. Penumbrazone, der Strukturstoffwechsel zunächst noch erhalten und die Schädigung bei rechtzeitiger Reperfusion prinzipiell reversibel.

Der komplette Verschluss eines Stammastes führt zu einem keilförmigen Territorialinfarkt im zugehörigen distalen Versorgungsgebiet mit Beteiligung der Hirnrinde und des subkortikalen Marklagers. Eine hämodynamisch bedingte Minderperfusion kann einen Wasserscheideninfarkt verursachen, der sich vor allem im subkortikalen Grenzbereich zweier benachbarter Gefäßterritorien manifestiert. Im Kindesalter extrem selten sind hämodynamische Low-flow-Infarkte im Versorgungsgebiet kleiner Endarterien sowie lakunäre Infarkte auf der Basis mikroangiopathischer Veränderungen z. B. der lentikulostriären Gefäße.

Ätiologie Zur ätiologischen Zuordnung der meisten kindlichen Insulte muss nach vielen zum Teil sehr seltenen Krankheitsursachen gesucht werden (▶ Übersicht).

> **Ursachen ischämischer zerebraler Insulte des Kindes- und Jugendalters**
> 1. **Kardiogene Ursachen:** zyanotische Herzfehler, Rechts-links-Shunts, rheumatische Herzerkrankungen, Myokarditis, Endokarditis, Vorhofmyxom, Mitralklappenprolaps, Überleitungsstörungen und Arrhythmien, künstliche Herzklappen, Operation komplexer Herzvitien
> 2. **Gefäßerkrankungen:**
>   a) Infektiöse und parainfektiöse Gefäßaffektionen: virale Krankheiten (Post-Varizella, Herpes zoster, HIV, Coxsackie A9, Parvo B19); bakterielle Meningitiden, tuberkulöse Meningitis, Borreliose; vorausgehende respiratorische oder HNO-Infektionen als Risikofaktor
>   a) Immunvaskulitiden: primäre Angiitis des ZNS, systemischer Lupus erythematodes, Panarteritis nodosa, Morbus Behçet, Takayasu-Krankheit, Schönlein-Henoch-Purpura, Kawasaki-Syndrom
>   b) Vaskuläre Dysplasien: idiopathisches und erworbenes Moya-Moya-Syndrom, Neurofibromatose Typ I, fibromuskuläre Dysplasie
>   c) Bindegewebserkrankungen: Marfan-Syndrom, Ehlers-Danlos-Syndrom, Pseudoxanthoma elasticum
>   d) Traumatische und toxische Ursachen: Schädel- oder Halstrauma; Gefäßdissektion der A. carotis interna oder der Vertebralarterien; Heroin-, Kokain- und Lösungsmittelabusus; Bestrahlung von Tumoren der Hirnbasis
> 3. **Hämatologische Erkrankungen und Thrombophilien:** Sichelzellkrankheit, Eisenmangelanämie, Polyzythämie, Thrombozytose, Antithrombinmangel, Protein-C-Mangel, Protein-S-Mangel, APC-Resistenz bei Faktor-V-Leiden-G1691A-Mutation, Prothrombin-G20210A-Variante, Antiphospholipidantikörpersyndrom, L-Asparaginase-Behandlung bei Leukämien, methotrexatinduzierte Thrombose
> 4. **Metabolische Krankheiten:** mitochondriale Enzephalomyopathie mit Laktatacidose und Stroke (MELAS), Dyslipoproteinämien und Erhöhung von Lipoprotein (a), Homozystinurie, Methylentetrahydrofolsäure-Reduktase-Mangel; Propion- und Methylmalonacidämien, Congenital disorders of glycosylation (CDG-Syndrom), Harnstoffzykluskrankheiten, Sulfitoxidasemangel, Menkes-Krankheit, Fabry-Krankheit
> 5. **Varia:** familiäre hemiplegische Migräne, Insult bei Migräne

Veränderungen der Hals- oder Hirngefäße lassen sich bei über 50 % der Patienten nach einem Schlaganfall nachweisen. Kardiale Vorerkrankungen liegen bei etwa 20 % der Patienten vor. Bei vorher gesunden Insult-Patienten werden signifikant gehäuft vorausgehende Infektionen oder ein Nacken- bzw. Schädeltrauma, eine frühere Varizella-Infektion, eine Anämie oder eine Blutdruckerhöhung gefunden. Bei der Vielzahl seltener ischämischer Syndrome können nur einige Sonderformen etwas näher betrachtet werden:

Moya-Moya-Syndrom Das Moya-Moya-Syndrom zeichnet sich durch eine langsam progrediente Stenose und Okklusion basaler Hirngefäße aus, deren Genese unklar ist. Diese beginnt meist im Endabschnitt der A. carotis interna einer oder beider Seiten und bezieht die Stammsegmente der mittleren und vorderen, seltener auch der hinteren Hirnarterien ein. Es bilden sich vor allem im Stammganglienbereich Umgehungskreisläufe aus, die sich angiografisch „wie eine Rauchwolke" (japanisch: „moya-moya") darstellen. Das sehr variable Symptomenbild kann mit transitorisch-ischämischen, hemiplegischen Attacken, fokalen epileptischen Anfällen, Kopfschmerzen, Blutungen und kognitiven Störungen einhergehen. Die Krankheit setzt meist zwischen dem 4. und 10. Lebensjahr ein. Sie führt in etwa 40 % der Fälle zu leichten bis schweren Behinderungen und verläuft in 10 % letal. Behandlungsversuche bestehen in verschiedenen Techniken einer operativen Anlage vaskulärer Anastomosen vom Externastromgebiet zum Hirnkreislauf und in einer niedrigdosierten Dauerprophylaxe mit Acetylsalicylsäure.

Sichelzellanämie Die Sichelzellanämie führt bei etwa 10 % der Patienten zu ischämischen Insulten, die unbehandelt häufig fortschreiten und rezidivieren. Stenosierende Prozesse im Bereich basaler Hirngefäße basieren auf Schädigung und Proliferation der Gefäßintima. Eine mittels transkranieller Dopplersonografie in der A. cerebri media nachgewiesene Erhöhung der mittleren Flussgeschwindigkeit über 170 cm/s gilt als Alarmzeichen; eine chronische Transfusionstherapie senkt in diesem Fall das Insultrisiko deutlich.

MELAS (s. a. ▶ Kapitel 56.2) Bei der MELAS-Krankheit („mitochondrial encephalomyopathy, lactic acidosis and stroke-like episodes") treten im 1.–3. Jahrzehnt Infarkte auf, die häufig im hinteren Anteil des Gehirns lokalisiert und nicht an ein vaskuläres Territorium gebunden sind. Basalganglienverkalkungen sind häufig nachweisbar. Typische Symptome sind Hemiparese, Dysphasie, Hemianopsie, kortikale Sehstörungen. Weitere Symptome können in Minderwuchs, Diabetes mellitus, Innenohrschwerhörigkeit, kardialen Leitungsstörungen, myoklonischen Anfällen und Entwicklungsstörungen bestehen. Die Vererbung erfolgt über die mütterliche mitochondriale DNA.

Weitere hämatologische Krankheiten Mangel an Protein C oder dessen Kofaktor (Protein S) können ebenso wie die Resistenz auf aktiviertes Protein C zur Hyperkoagulabilität führen. Bei der APC-Resistenz liegt eine Punktmutation des Faktor-V-Leiden-Gens vor, wodurch der aktivierte Faktor V resistent gegen die inhibitorische Wirkung des Protein-C-Komplexes wird. Die daraus resultierende thrombogene Disposition kann als Triggerfaktor wirken und in Kombination mit anderen Ereignissen eine Thrombose induzieren. Auch nach entzündlichen oder infektiösen Prozessen, die mit einer Abnahme aktivierter Protein-C-Spiegel und einer Verminderung der endogenen Fibrinolyse einhergehen können, findet sich eine erhöhte Inzidenz von Insulten. Der Nachweis von Antiphospholipidantikörpern bei zerebralen Ischämien wurde auch im Kindesalter beschrieben. Auch diese wirken vermutlich additiv im Sinne einer multifaktoriellen Genese.

Diagnose Akut auftretende neurologische Defizite lassen Rückschlüsse auf das betroffene Gefäßterritorium zu: armbetonte Hemiparese, Fazialisparese und Dysphasie bei Beteiligung der mittleren Hirnarterie; beinbetonte Hemiparese im Gebiet der vorderen Hirnarterie; Hemianopsie, Ataxie, Schwindel, Nystagmus und Hirnnervenausfälle im Versorgungsgebiet des hinteren Hirnkreislaufs. Bei Kleinkindern ist der Verlauf oft atypisch mit initialen Krampfanfällen und Koma, während fokale neurologische Ausfälle sich primär meist bei älteren Kindern manifestieren.

Anamnestisch wichtig sind Hinweise auf frühere ischämische Ereignisse, ein bekanntes Vitium cordis, ein vorausgegangenes

Trauma, begleitende Entzündungen, Kopf- oder Nackenschmerzen. Bei der klinischen Untersuchung ist u. a. auf Herzrhythmus und -geräusche, Blutdruck, Strömungsgeräusche über Kopf und Hals, Traumazeichen, Haut- und Schleimhautblutungen sowie Fundusveränderungen (Blutungen, Papillenödem) zu achten.

Eine kraniale MRT sollte so bald wie möglich angefertigt werden. Mittels diffusionsgewichteter MR-Aufnahmen kann bereits in der ersten Stunde der Ischämie der Infarktkern dargestellt werden. Gradienten-Echo-Sequenzen (T2*) sind zum Blutungsausschluss erforderlich. Die ergänzende MR-Angiografie erlaubt eine rasche Beurteilung basaler Hirngefäße (Stenose, Verschluss). Bei Verdacht auf eine Gefäßdissektion sind T1-Sequenzen der Halsarterien (mit Fettabsättigung) anzufertigen. Morphologisch nachweisbare Infarktläsionen lassen sich mit konventionellen (T1- und T2-) MRT-Sequenzen ebenso wie mittels kranialer Computertomografie (cCT) erst mehrere (2–6) Stunden nach Symptombeginn nachweisen. Steht ein MRT nicht zur Verfügung, dann sollte eine cCT-Untersuchung zum Blutungsausschluss durchgeführt werden. Mit CT-Angiografie können die großen extra- und intrakraniellen Arterien und venösen Blutleiter dargestellt werden. Eine invasive Angiografie ist selten erforderlich, z. B. bei Verdacht auf vaskulitische Veränderungen distaler Gefäße oder unklaren Infarktrezidiven. Verlaufskontrollen nach Insult erfolgen mit den genannten MR-Techniken.

Doppler- und farbduplexsonografische Untersuchungen der extra- und intrakraniellen hirnversorgenden Arterien können Hinweise auf Gefäßstenosen oder -abbrüche sowie Dissektionen geben und erlauben eine orientierende Beurteilung der Kollateralversorgung.

Eine eingehende kardiologische Diagnostik (ggf. mit transösophagealer Echokardiografie) muss zur Suche nach einer kardialen Emboliequelle veranlasst werden. Laborchemische Kontrollen umfassen Entzündungsparameter, einen kompletten Lipidstatus, Lipoprotein (a), Homocystein im Serum (nüchtern); ausführliche Gerinnungsanalysen und ein Thrombophiliescreening (inklusive Protein-C- und -S-Aktivität, freies Protein-S-Antigen, APC-Resistenz, Antithrombin, Plasminogen, Fibrinogen, Faktor VIII:C, Faktor XII:C – bei pathologischem Resultat sind diese 3–6 Monate nach der Akutphase zu wiederholen), Lupus-Antikoagulans-Tests; Molekulargenetik auf Faktor-V-Leiden und Faktor-II-G-20210A; immunologische Untersuchungen (Antiphospholipidantikörper, antinukleäre Faktoren). Mögliche Zusatzuntersuchungen sind: Serumlaktat und Ammoniak; Aminosäuren im Serum, organische Säuren im Urin; serologische Untersuchungen (Varizella, Coxsackie, Borrelien, Mykoplasmen); Transferrin- und Hämoglobinelektrophorese sowie Liquoruntersuchung (u. a. auf Laktat und Varizella-Serologie).

Differenzialdiagnose Embolische Insulte setzen mit plötzlichem, bereits initial voll ausgeprägtem Funktionsverlust ein. Hirnblutungen gehen mit massiven Kopfschmerzen, Papillenödem und progressivem Funktionsverlust einher. Die Abgrenzung gegen eine postkonvulsive Hemiparese (Todd-Lähmung) fällt nicht schwer. Die Symptome einer hemiplegischen Migräne bilden sich meist innerhalb weniger Stunden komplett zurück. Bei langsam oder akut einsetzender Hemiparese ist auch an Enzephalitiden, Hirnabszesse, Hirntumoren und eine multiple Sklerose zu denken. Neben der Konstellation klinischer Symptome ist die kraniale MR-Untersuchung hier wegweisend.

Therapie

Versorgung in der Akutphase Eine optimale Versorgung in der Akutphase soll eine Vergrößerung des Infarktkerns verhindern. Primäre Maßnahmen sind daher stabilisierend: Vermeidung einer Hypoxie und arteriellen Hypotonie, fiebersenkende Maßnahmen bereits bei Temperatur über 37,5 °C, Korrektur einer Hypo- oder Hyperglykämie, Kontrolle des Wasser- und Elektrolythaushalts sowie ggf. Behandlung von Schmerzen, Herzrhythmusstörungen und zerebralen Anfällen.

Spezielle Akuttherapie Zur speziellen Akuttherapie des ischämischen Insults im Kindesalter gibt es in Anbetracht der niedrigen Inzidenz und des heterogenen ätiologischen Spektrums bisher keine verbindlichen Leitlinien. Im Erwachsenenalter kommt eine lokale oder systemische Fibrinolysebehandlung mit rTPA („recombinant tissue plasminogen activator") bei einem thromboembolischen Gefäßverschluss grundsätzlich nur innerhalb der ersten 3–4,5 h nach Beginn der Symptome unter Beachtung zahlreicher Ausschlusskriterien (u. a. Hirnblutung!) in Betracht. Für das Kindesalter liegen keine randomisierten prospektiven Studien vor. Eine rTPA-Applikation im Kindesalter wird aktuell nur im Rahmen von Studien unter Einhaltung der etablierten Kriterien empfohlen.

Sekundärprophylaxe Bei Schlaganfällen im Erwachsenenalter hat sich in großangelegten Studien die Sekundärprophylaxe mit Acetylsalicylsäure (ASS) durchgesetzt. Im Kindesalter gibt es noch keine einheitlichen Empfehlungen. Es sollte jedoch nach der zugrunde liegenden Ätiologie differenziert werden: Falls keine intrakranielle Blutung oder andere Kontraindikationen vorliegen, wird zur frühen Prophylaxe initial mit niedermolekularem Heparin (LMWH) oder unfraktioniertem Heparin bis zum Ausschluss einer kardiogenen Embolie, einer extrakraniellen Gefäßdissektion oder einer schweren prothrombotischen Koagulopathie (z. B. Protein-C- und -S-Mangel, APC-Resistenz, Antithrombinmangel, Antiphospholipidsyndrom) behandelt. Bei Bestätigung dieser Ätiologien wird die Therapie mit LMWH oder oraler Antikoagulation (Phencoproumon) fortgeführt. In allen anderen Fällen erfolgt die Sekundärprophylaxe mit ASS (Dosis: 3–5 mg/kg KG/Tag).

Unter erneuter MR-Kontrolle nach 3–6 Monaten wird individuell über die Fortsetzung der Therapie entschieden, meist mit niedrigdosierter Aspirintherapie (2–3 mg/kg KG), bei erhöhter Rezidivgefahr (kardiogener Embolie, schwerer Thrombophilie) mit oraler Antikoagulation oder subkutaner LMWH-Therapie.

Die Mortalität von Schlaganfällen wird mit 10–20 % angegeben. Die Morbidität mit persistierenden neurologischen Defiziten ist hoch (70 %). Eine Frührehabilitation ist in allen Fällen mit neurologischen Funktionsstörungen anzustreben. Das Risiko eines Schlaganfallrezidivs innerhalb von 5 Jahren liegt bei etwa 10–30 %; es ist vor allem erhöht bei Insulten vaskulärer Genese.

Bei Neugeborenen wird keine generelle Sekundärprophylaxe empfohlen. Antikoagulation mit LMWH kann bei schwerer Thrombophilie oder multiplen zerebralen Emboli erwogen werden.

212.3 Sinus- und Hirnvenenthrombosen

Thrombosen zerebraler Venen im Kindes- und Jugendalter sind selten. In der bisher größten Studie aus Kanada wird die Inzidenz von Sinusvenenthrombosen (SVT) mit 0,67/100.000 pro Jahr angegeben. Über 40 % aller SVT treten bereits neonatal auf. Die klinische Erscheinungsform ist sehr variabel. Auch atypische Verläufe können mittels neuer MRT-Verfahren zunehmend besser diagnostiziert werden. Wichtig ist die Erkennung disponierender Faktoren. Da prospektive, randomisierte Therapiestudien für das Kindesalter nicht vorliegen, lehnen sich die Therapieempfehlungen an die des Erwachsenenalters an.

Definition und Pathophysiologie Man unterscheidet aseptische und (seltenere) septische Sinusvenenthrombosen (SVT), neonatale und spätere Manifestationen. Zahlreiche disponierende Faktoren können (einzeln oder kumulativ) zur Entstehung beitragen: Bei Neugeborenen sind dies perinatale Komplikationen (traumatische Geburt, Asphyxie), Thrombophilie und verminderte Konzentration antikoagulatorischer Proteine, Dehydratation, bakterielle Sepsis, Meningitis und Infektionen im HNO-Bereich sowie mütterlicher Diabetes und Eklampsie, bei älteren Kindern vor allem prothrombotische Faktoren, Infektionen im HNO-Bereich (Mastoiditis, Otitis, Sinusitis), Schädeltrauma, Autoimmunerkrankungen (Lupus erythematodes, Morbus Crohn, Colitis ulcerosa), nephrotisches Syndrom, hämatologisch-onkologische Erkrankungen (Thrombozytose, Leukosen, maligne Lymphome), akute Dehydratation, zyanotische Vitien, Katheterlage in der V. jugularis interna sowie thrombosefördernde Medikamente (Steroide, L-Asparaginase, Antifibrinolytika, orale Kontrazeptiva). Die multifaktorielle Genese der SVT wird durch das nachgewiesene, erhöhte Risiko der Kombination von prothrombotischen mit anderen prädisponierenden Faktoren unterstrichen.

SVT können mit einem partiellen oder kompletten Verschluss einhergehen. Pathophysiologisch führt die SVT im vorgeschalteten Gefäßgebiet zur venösen Stase, zur Erhöhung des Kapillardrucks und zu fortschreitender Thrombosierung kortikaler Venen. Als mögliche Folgen können eine hämorrhagische Infarzierung des regionalen Hirnparenchyms oder eine oberflächliche (subarachnoidale oder subdurale) Blutung auftreten. Die venöse Abflussstörung führt schließlich zu einer verminderten Liquorreabsorption und einer Erhöhung des intrakraniellen Drucks.

Klinische Symptome und Verlauf Die Symptome entwickeln sich teils akut, teils subakut oder chronisch; fluktuierende Verläufe sind möglich. Bei Neugeborenen können zerebrale Anfälle, Apnoen, Vigilanzstörung, Zittrigkeit, Hirnnervenlähmung und Hemiparese erste Zeichen einer SVT sein. Bei älteren Kindern stellen sich primär Zeichen des erhöhten intrakraniellen Drucks (Kopfschmerzen, Nüchternerbrechen, Bewusstseinsstörung jeden Grades, Stauungspapille) ein; infolge einer hämorrhagischen Infarzierung können fokale neurologische Zeichen (Hemiparesen, Sehstörungen, Abduzensparese, Ataxie, Aphasie) und epileptische Anfälle auftreten. Symptomarme Verläufe sind bei isolierter Thrombose des Sinus transversus oder sigmoideus und ungehindertem kontralateralem Abfluss möglich (Kopfschmerzen, retroaurikuläre Schmerzen), z. B. bei Mastoiditis oder nach Schädelfraktur.

Die seltenen Thrombosen der inneren Hirnvenen führen zur hämorrhagischen Infarzierung der Thalami und können unter einem enzephalitisähnlichen Bild mit schwerer Bewusstseinsstörung, zerebralen Krampfanfällen und extrapyramidalmotorischen Störungen in Erscheinung treten.

Die septische Sinus-cavernosus-Thrombose geht meist auf eine Infektion der Orbita, der Nasennebenhöhlen oder der Haut im Mittelgesichtsbereich zurück. Sie manifestiert sich mit Chemosis, Protrusio bulbi, Läsionen der Hirnnerven II–VI und hohem Fieber. Bei septischen Thrombosen der duralen Blutleiter addieren sich die Symptome einer schweren Entzündung zu denen der blanden Thrombosen.

Diagnose Im nativen, kranialen CT ist der betroffene Sinus meist hyperdens, nach Kontrastmittelgabe zeigt sich ein „Empty-delta-Zeichen" mit Enhancement um den thrombosierten Sinus. In bis zu 30 % der Fälle ist die CT in der Frühphase allerdings unauffällig. MRT (nativ und kontrastangehoben) und MR-Phlebografie sind bevorzugt einzusetzen. Sie lassen den stadienhaften Ablauf der Krankheit bis zur möglichen Rekanalisation verfolgen: Innerhalb des normalerweise leeren Sinuslumens („flow void") sind im Frühstadium T2-hypointense Veränderungen erkennbar, die nach 5 Tagen hyperintens werden und im Verlauf von 3–4 Monaten allmählich normalisieren, teilweise auch rekanalisieren können. Hämorrhagische Infarzierung und Hirnödem sind in der MRT und im CT erkennbar. Die am häufigsten betroffenen Sinus sind: S. sagittalis superior 55 %, S. lateralis 51 %, S. rectus 24 %, Vv. cerebri internae 10 %, V. Galeni 9 %, Jugularvenen 9 %, kortikale Venen 6 %. Eine invasive Angiografie ist nur noch in Ausnahmefällen zum Nachweis kortikaler Venenthrombosen indiziert.

Ausführliche Gerinnungsdiagnostik (einschließlich Fibrinogen und Plasminogen) wird primär durchgeführt. D-Dimere sind meist erhöht. Die Suche nach disponierenden Faktoren beinhaltet ein Thrombophiliescreening (Antiphospholipidantikörper, Lupus-Antikoagulans-Tests, Molekulargenetik auf Faktor-V-G1691A- und Prothrombin-Gen-20210A) sowie die Untersuchung von Lipoprotein (a) und Nüchtern-Homocystein im Serum. Da in der Akutphase der Thrombose und unter Antikoagulation sowohl Antithrombin als auch die Protein-C- und -S-Aktivität erniedrigt sein können, sind diese Parameter erst 3–6 Monate nach dem Ereignis verlässlich beurteilbar. Der Liquor ist nur in 50 % der Fälle pathologisch (Druckerhöhung, Pleozytose, Schrankenstörung, Blutbeimengung); bei Verdacht auf infektiöse Genese ist Erregerdiagnostik durchzuführen.

Therapie Therapienahziel ist die Verhinderung einer zunehmenden Thrombosierung, Fernziel die komplette Rekanalisation. Im Erwachsenenalter wird zur Verhütung einer fortschreitenden Thrombosierung möglichst früh eine PTT-wirksame Heparinisierung eingeleitet und bis zum Ausklang der akuten Phase fortgesetzt. Das Vorliegen einer Hirnblutung stellt keine Kontraindikation gegen eine Heparinisierung dar. Sekundäre Hämorrhagien unter adäquater Heparintherapie sind selten. Das Risiko eines weiteren Thromboswachstums ohne Therapie erscheint höher als das der Vergrößerung des Blutungsareals unter Heparin. Eine orale Behandlung mit Cumarinderivaten schließt sich bis zur Beseitigung der ursächlichen Störung an. Unter antikoagulativer Therapie hat sich die Prognose der SVT deutlich verbessert (komplette Heilung in über 80 % bei Erwachsenen).

Für das Kindesalter wurden trotz des Fehlens randomisierter Studien diese Konzepte weitgehend übernommen. Jenseits der Neonatalperiode wird eine Behandlung mit unfraktioniertem Heparin (Zielbereich: 1,5-fache Verlängerung der anfänglichen aktivierten partiellen Thromboplastinzeit [aPTT]) oder – derzeit bevorzugt – mit niedermolekularem Heparin (LMWH) eingeleitet (Zielbereich des Anti-Faktor-Xa-Spiegels 4h nach s.c.-Injektion: 0,4–0,6 E/ml), auch wenn bereits initial eine Blutung vorliegt. Eine MRT-Kontrolle 5–7 Tage nach Beginn der Therapie und nach 3 Monaten wird empfohlen. Die Fortführung der Therapie über weitere 3 Monate (mit LMWH oder Vitamin-K-Antagonisten) ist abhängig vom Ausmaß der Rekanalisierung und weiter bestehenden Symptomen. Eine abschließende MRT-Kontrolle ist erforderlich.

Bei Neugeborenen mit SVT gelten ähnliche Empfehlungen; bei bereits initial vorliegender signifikanter Hämorrhagie wird eine Heparinisierung aber erst dann eingeleitet, wenn eine MRT-Kontrolle nach 5–7 Tagen eine Zunahme und Ausbreitung des Thrombus aufzeigt. Die MRT-Kontrolle erfolgt bei Neonaten bereits nach 6 Wochen, die maximale Behandlungsdauer beträgt 3 Monate.

Die Manifestation zerebraler Anfälle erfordert eine antikonvulsive Therapie. Bei infektiöser Genese der SVT ist eine breite, systemische antibiotische Therapie zwingend erforderlich. Bei lokaler

Infektion ist die Frage eines operativen Eingriffs (z. B. Mastoidektomie) mit den HNO-Ärzten zu diskutieren. Persistierende Liquorzirkulationsstörungen können eine Shuntanlage erforderlich machen.

Regelmäßige Visus- und Gesichtsfeldkontrollen sollten nach SVT erfolgen, da eine persistierende intrakranielle Hypertension im Sinne eines „Pseudotumor cerebri" eine progrediente Visusminderung verursachen kann.

Prognose In der kanadischen Studie mit 160 Kindern erholten sich 54 % völlig, bei 38 % blieben neurologische Defizite zurück, 8 % starben. Ungünstige prognostische Faktoren waren zerebrale Anfälle bei älteren Kindern und hämorrhagische Infarkte. Thromboserezidive traten bei 13 % auf.

Literatur

Amlie-Lefond C, deVeber G, Chan AK et al (2009) International Pediatric Stroke Study. Lancet Neurol 8:530–536

deVeber G, Adams M, Andrew C (2001) Cerebral sinovenous thrombosis in children. N Engl J Med 345:417–423

Fullerton HJ, Achrol AS, Johnston SC et al.; UCSF BAVM Study Project (2005) Long-term hemorrhage risk in children versus adults with brain arteriovenous malformations. 36: 2099–2104

Heller C, Heinecke A, Junker R (2003) Cerebral venous thrombosis in children: A multifactorial origin. Circulation 108:1362–1367

Khullar D, Andeejani AM, Bulsara KR (2010) Evolution of treatment options for vein of Galen malformations. 6: 444–451

Lasjaunias PL, Chng SM, Sachet M, Alvarez H, Rodesch G, Garcia-Monaco R (2006) The management of vein of Galen aneurysmal malformations. 59(5 Suppl 3): S184–194

Monagle P, Chalmers E, Chan A, DeVeber G, Kirkham F, Massicotte P, Michelson AD (2008) Antithrombotic therapy in neonates and children: American College of Chest Physicians Evidence-Based Clinical Practice Guidelines. 133 (6 Suppl): 887S-968S

Roach ES, Golomb MR, Adams R et al. (2008) Management of stroke in infants and children: A scientific statement from a Special Writing Group of the American Heart Association Stroke Council and the Council on Cardiovascular Disease in the Young. 39: 2644–2691

Saposnik G, Barinagarrementeria F, Brown RD Jr et al. (2011) Diagnosis and management of cerebral venous thrombosis: A statement for healthcare professionals from the American Heart Association/American Stroke Association. 42: 1158–1192

Steinlin M (2012) Neuropediatrics 43:1–9

213 Kopfschmerzen

F. Ebinger

213.1 Grundlagen

Epidemiologie Kopfschmerzen gehören zu den häufigen Vorstellungsgründen beim Pädiater. Die altersbezogene Migräneinzidenz hat ihr deutliches Maximum in der 2. Lebensdekade. Aber Kopfschmerzen scheinen immer früher zu beginnen und an Häufigkeit zuzunehmen. Circa ein Drittel aller Kinder hat bereits im Vorschulalter Erfahrungen mit Kopfschmerzen. Bei Erstklässlern in Turku stieg die Prävalenz von Kopfschmerzen von 1974 bis 2002 von 14 % auf 63 %, die Häufigkeit einer Migräne von 2 % auf 9 %. Mit der Einschulung findet sich ein erster klarer Anstieg der Kopfschmerzprävalenz, ein erneuter noch deutlicher ausgeprägter Anstieg mit 10–15 Jahren. Im Pubertätsalter liegt die Prävalenz der Migräne bei 10–20 %, diejenige von Kopfschmerzen überhaupt – je nach Studie – bei über 80 %. Ab diesem Alter ist für die Migräne eine klare Mädchenwendigkeit zu erkennen.

Klassifikation Für die Einordnung der Kopfschmerzen gilt auch im Kindes- und Jugendalter die umfangreiche Klassifikation der International Headache Society – IHS (im Internet unter http://ihs-classification.org/de/). In ihr werden verschiedene Kopfschmerzen operational differenziert. Hauptunterscheidung ist diejenige in primäre Kopfschmerzen (4 Gruppen), sekundäre Kopfschmerzen (8 Gruppen) und Neuralgien (2 Gruppen). Allerdings ist im Kindesalter gerade bei den häufigsten primären Kopfschmerzen Migräne und Kopfschmerz vom Spannungstyp (s. unten) eine Einordnung mit den Kriterien der Klassifikation nicht immer eindeutig möglich. Keineswegs entspricht die Unterscheidung in primäre und sekundäre Kopfschmerzen einer Unterscheidung in nichttherapiebedürftige und therapiebedürftige Erkrankungen.

Pathogenese Schmerzempfindliche Strukturen des Neurokraniums sind neben Skalp und Muskeln die Meningen und das Tentorium und speziell deren Gefäße. Der Aktivierung der dort lokalisierten Nozizeptoren liegen bei sekundären Kopfschmerzen Erkrankungen oder Ereignisse zugrunde; bei primären Kopfschmerzen werden die Nozizeptoren rezidivierend ohne zugrunde liegende Erkrankung aktiviert, oder Veränderungen des modulierenden Einflusses endogener Schmerzkontrollsysteme führen zu einer Schmerzwahrnehmung ohne adäquate Nozizeptorreizung.

Diagnose Es gibt keinen Laborparameter und keine sonstige technische Untersuchung, die beweisen würden, dass ein Patient primäre Kopfschmerzen hat. Die Diagnose gründet sich vielmehr auf die gründliche Anamnese, bei der auch die typischen Charakteristika der verschiedenen Kopfschmerzformen erfasst werden (s. unten), und auf die körperliche Untersuchung zum Ausschluss anderer Ursachen der Kopfschmerzen.

Anamnese In der Anamnese sind der Verlauf der Kopfschmerzerkrankung (Beginn, Progredienz, begleitende andere Schmerzen oder Erkrankungen usw.), eventuelle Auslöser für Kopfschmerzattacken (Anstrengung, Aufregung, Wärme, Kälte, Lärm, bestimmte Nahrungsmittel, Koffein, Flüssigkeitsmangel), der Ablauf der Kopfschmerzattacken (Tageszeit, Wochentag, Prodromi, Aura, Begleitphänomene, Lokalisation, Intensität, Charakteristik, Dauer, verstärkende und mildernde Einflüsse, Medikamente) und eventuelle Einflussgrößen (Familienanamnese, Vorerkrankungen, Trinkmenge, Koffeinkonsum, Medikamente wie z. B. hormonelle Kontrazeptiva, Schlafverhalten, Fernsehkonsum, Familienkonstellation, Schul- und Freizeitstress, Leistungsbewusstsein usw.) gezielt zu erfragen. Hilfreich ist ein kindgerechter Kopfschmerzkalender, in dem Auslöser, Dauer, Intensität, Begleitsymptome, Medikation und Auswirkungen von Kopfschmerzen eingetragen werden.

Körperliche Untersuchung Die körperliche Untersuchung umfasst neben einem vollständigen internistischen Status eine detaillierte neurologische Untersuchung, bei der auf fokale Ausfälle und auf Zeichen einer intrakraniellen Drucksteigerung zu achten ist. An die Messung des Blutdrucks, die Inspektion der Haut (Phakomatose?), die orientierende Untersuchung des HNO-Bereichs, des Kauapparats und nicht zuletzt des Muskel- und Skelettsystems (Fehlhaltungen, Myogelosen bzw. Triggerpunkte?) ist zu denken. Der Verlauf von Kopfumfang (dekompensierender Hydrozephalus bei Aquäduktstenose?) und von Größe und Gewicht (Kraniopharyngeom?) sind zu erfassen. Ergänzend sollte eine gezielte ophthalmologische Untersuchung (Organbefund, Visus, Refraktion, Binokularfunktion) erfolgen. Weitere technische Untersuchungen sind bei Auffälligkeiten in Anamnese oder körperlicher Untersuchung angezeigt (s. unten).

213.2 Sekundäre Kopfschmerzen

Ätiologie Kopfschmerzen können durch Erkrankungen im Schädelinneren oder im Bereich anderer Schädelstrukturen oder durch Systemerkrankungen verursacht werden. Häufigste Ursache sekundärer Kopfschmerzen im Kindesalter ist ein grippaler Infekt. Die folgende ▶ Übersicht differenziert sekundäre Kopfschmerzen nach topografischen Gesichtspunkten.

> **Ätiologie sekundärer Kopfschmerzen**
> - Intrakranielle Ursachen
>   - Intrakranielle Druckerhöhung (oder -erniedrigung)
>   - Meningitis, Enzephalitis, Meningiosis
>   - Trauma
>   - Epileptischer Anfall (okzipital, temporal), MELAS-Syndrom
>   - Infarkt, intrakranielle Blutung, Vaskulitis
> - „Kranielle" Ursachen
>   - Augen, Hals-Nasen-Ohren, Zahn-Mund-Kiefer, Halswirbelsäule, Neuralgien
> - Extrakranielle Ursachen
>   - Allgemeininfektion, Fieber
>   - Hypertonus, hypotone Kreislaufregulationsstörung
>   - Anämie, Hypoxie, Hyperkapnie, Hypoglykämie
>   - Drogen, Koffein
>   - Medikamente: Analgetika, Ergotamin, orale Kontrazeptiva

Verlauf und Diagnose Wichtige differenzialdiagnostische Hinweise gibt der Verlauf der Kopfschmerzsymptomatik (◘ Tab. 213.1).

Tab. 213.1 Kopfschmerzverlauf und typische Diagnosen

Akut	Akut-rekurrierend	Chronisch-progredient	Chronisch-nichtprogredient
– Grippaler Infekt – Sinusitis, Otitis – Meningitis – Hirnabszess – Intrakranielle Blutung – Hypertonus – Substanzabusus – Migräne	– Migräne ohne Aura – Migräne mit Aura – KS vom Spannungstyp – Clusterkopfschmerz – Neuralgien – Epileptischer Anfall – Hypertonus – Substanzabusus (z. B. Kokain) – MELAS-Syndrom	– Tumor – Pseudotumor cerebri – Hirnabszess – Subduralblutung – Sinusvenenthrombose – Hydrozephalus – Chiari-Malformation – Medikamente – Somatoforme Störung	– Chronic daily headache – Chronischer KS vom Spannungstyp – Chronische Migräne – Posttraumatischer KS – Zervikogener KS – Stomatognath verursachter KS – Okulär verursachter KS

KS Kopfschmerz.

Bei heftigen akuten Kopfschmerzen muss gegebenenfalls an eine intrakranielle Blutung, eine Meningitis, eine Sinusitis oder einen Abszess gedacht werden. Mit identischem Muster wiederkehrende Kopfschmerzen entsprechen meist einer primären Kopfschmerzerkrankung; sehr viel seltener liegen ein arterieller Hypertonus oder Kopfschmerzen bei epileptischen Anfällen zugrunde. Episoden eines MELAS-Syndroms (▶ Kap. 56) können einer Migräne mit Aura ähneln. Auch bei primären Kopfschmerzen können sich chronische Kopfschmerzen entwickeln; bei diesen und insbesondere bei chronisch-progredienten Kopfschmerzen sind jedoch organische Ursachen sorgfältig zu erwägen. So können dahinter auch intrakranielle Veränderungen, Koffeinabusus, Medikamenteneffekte oder okuläre Ursachen stecken. Der Kopfschmerz bei zu häufiger Analgetikaeinnahme nimmt bei Jugendlichen an Häufigkeit zu, und auch die Einnahme oraler Kontrazeptiva kann zu vermehrten Kopfschmerzen führen. Fehlhaltungen und Muskelverspannungen können Kopfschmerzen verstärken und sind im Einzelfall therapeutisch anzugehen. Die Rolle von Hyperopie, Anisometropie und Störungen der Binokularfunktion als Auslöser von Kopfschmerzen ist in der Diskussion.

Ein intrakranieller Tumor, die Hauptbefürchtung von Eltern und Arzt, führt so gut wie immer nicht nur zu Kopfschmerzen, sondern zu weiteren Symptomen. Auch eine chronische Borreliose zeigt sich in aller Regel nicht nur durch Kopfschmerzen. Ein Pseudotumor cerebri scheint jedoch häufiger die Ursache von Kopfschmerzen sein als bislang angenommen. Hinweise auf Hirndrucksteigerung sind Nüchternerbrechen, Doppelbilder, aber auch das regelhafte Auftreten von Kopfschmerzen im Liegen, beim Husten oder bei der Defäkation. Bei einer Anamnese, die an primären Kopfschmerzen (s. unten) zweifeln lässt, bei auffälligen auxologischen Maßen und bei entsprechenden Auffälligkeiten in der körperlichen Untersuchung sind weitere Untersuchungen wie eine MRT des Neurokraniums indiziert. Sie sollten jedoch nicht bei jedem Kopfschmerz eingesetzt werden. Die folgende ▶ Übersicht stellt wichtige Indikationen dafür zusammen.

Indikationen zur kraniellen Schichtbildgebung (in der Regel MRT)
- Plötzlicher akuter starker Schmerz
- Exazerbation, d. h. völlig ungewöhnliche Intensität
- Lang andauernde Dauerschmerzen
- Chronisch-progrediente Schmerzen
- Ausschließlich okzipitale Schmerzen
- Kopfschmerzen, die im Liegen, beim Husten oder der Defäkation auftreten
- Nüchternerbrechen, Stauungspapille
- Epileptische Anfälle
- Persönlichkeitsveränderungen, Kognitionsstörungen
- Auffälligkeiten bei der neurologischen Untersuchung
- Phakomatose
- Anthropometrische Auffälligkeiten
- Perzentilenschneidendes Kopfumfangswachstum
- Vorhandensein eines Liquorshunts
- Eventuell bei posttraumatischen Kopfschmerzen
- Beruhigung der Familie, falls Angst vor einem intrakraniellen Prozess einen adäquaten Umgang mit den Kopfschmerzen verhindert

Therapie Die Therapie sekundärer Kopfschmerzen richtet sich nach der Grunderkrankung. Symptomatisch sind Analgetika wie bei den primären Kopfschmerzen anwendbar.

213.3 Migräne

Klinische Symptome und Verlauf

Migräne ohne Aura Bei einer Migräne ohne Aura (früher einfache Migräne) treten paroxysmal starke Kopfschmerzen auf, zwischen denen die Patienten typischerweise symptomlos sind. Je jünger die Betroffenen, umso schwieriger ist die Anwendung der Kriterien der IHS (▶ Übersicht). Die Attackendauer ist bei Kindern kürzer als bei Erwachsenen, und auch Attacken unter 1 h sind belegt. Lokalisieren Erwachsene die Kopfschmerzen meist halbseitig, sind sie bei Kindern und Jugendlichen meist bifrontal oder bitemporal. Sie werden von ihnen in der Regel als drückend beschrieben; erst im Jugendalter findet sich die Beschreibung der Schmerzen häufiger als pochend-hämmernd. Die Schmerzen sind in der Regel so stark, dass sie Aktivitäten behindern. Leichte Erschütterungen können die Kopfschmerzen oft verstärken. Kinder beenden meist auch ohne Aufforderung Tätigkeiten, die ihnen sonst angenehm sind. Sie ziehen sich in eine dunkle und ruhige Umgebung zurück. Während sich dies in der Anamneseerhebung gut erfragen lässt, werden die direkten Fragen nach Lärm- oder Lichtempfindlichkeit von Kindern oft verneint. Übelkeit und Erbrechen sowie auch Bauchschmerzen sind bei Kindern oft besonders stark ausgeprägt. Das Erbrechen wird von manchem als Erleichterung erlebt. Den Eltern fällt oft eine deutliche Blässe auf. Besonders Jugendliche können über Schwindel klagen. Kinder schlafen im Verlauf einer Migräneattacke oft ein und erwachen oft weitgehend beschwerdefrei. Häufig, aber keineswegs immer liegt bei den Patienten eine familiäre Belastung vor.

> **Kriterien für Migräne ohne und mit Aura (zusammengefasst nach International Headache Society)**
> - Migräne ohne Aura
>   a) Wenigstens 5 Attacken, welche den Kriterien b–d entsprechen
>   b) Dauer der Kopfschmerzen unbehandelt bei Erwachsenen 4–72 h, bei Kindern 1–72 h (schläft ein Patient ein, zählt die Zeit bis zum Erwachen)
>   c) Mindestens 2 der folgenden Charakteristika:
>   1. Einseitig (bei Kindern meist beidseitig)
>   2. Pulsierend
>   3. Mittlere oder starke Intensität, die Aktivitäten behindert
>   4. Verstärkung durch körperliche Routineaktivitäten (Gehen, Treppensteigen)
>   d) Mindestens 1 der folgenden Begleitphänomene:
>   1. Übelkeit und/oder Erbrechen
>   2. Fotophobie und Phonophobie (bei Kindern entsprechendes Verhalten)
>   e) Nicht auf eine andere Erkrankung zurückzuführen
> - Migräne mit Aura
>   a) Mindestens 2 Attacken, welche die Kriterien b–d erfüllen
>   b) Mindestens ein reversibles Aurasymptom:
>   3. Visuell
>   4. Sensibel
>   5. Aussprache oder Sprachvermögen
>   6. Motorisch
>   7. Hirnstamm
>   8. Retina
>   c) Mindestens zwei der folgenden Charakteristika:
>   9. Mindestens ein Symptom entwickelt sich allmählich über ≥ 5 min und/oder zwei oder mehr Symptome folgen aufeinander
>   10. Jedes einzelne Symptom dauert 5–60 min (motorisch bis 72 h)
>   11. Mindestens ein Symptom ist einseitig (Aphasie ist einseitig)
>   12. Kopfschmerzen begleitend zur Aura oder dieser innerhalb 60 min folgend
>   d) Nicht auf eine andere Erkrankung zurückzuführen

Migräne mit Aura Bei 15–30 % der Kinder tritt im Rahmen einer Migräneattacke eine Aura auf (Migräne mit Aura, klassische Migräne, „migraine accompagnée"). Dabei handelt es sich um Reiz- oder Ausfallerscheinungen von Kortex oder Hirnstamm. Sie entwickeln sich typischerweise schleichend über Minuten und halten zwischen 20 min und einer Stunde an, wobei auch prolongierte Auraphasen bei Kindern nicht ganz ungewöhnlich sind. Die Symptomatik ist im Normalfall komplett reversibel. Typischerweise treten Kopfschmerzen innerhalb einer Stunde nach Beginn der Aura auf, gelegentlich aber auch mit ihr zusammen. Die Schmerzen sind nicht immer typisch migräneartig; in einzelnen Fällen können sie sogar ganz fehlen (isolierte Migräneaura, „migraine sans migraine"), was eine besonders sorgfältige Abklärung notwendig macht.

Bei einer typischen Aura berichten die Patienten über Sehstörungen einer Gesichtsfeldhälfte wie Flimmerskotome oder Zickzacklinien („Fortifikationspektren"), über sich langsam ausbreitende (z. B. Hand → Arm → Mundwinkel) einseitige Kribbelparästhesien oder über eine dysphasische Sprachstörung. Tritt eine einseitige motorische Schwäche auf, spricht man von einer (familiären oder sporadischen) hemiplegischen Migräne. Bei einer Migräne mit Hirnstammaura (früher „Basilarismigräne") finden sich Dysarthrie, Vertigo, Tinnitus, Hypakusis, Diplopie, Sehstörungen beider Gesichtsfelder, Ataxie oder eine Bewusstseinsstörung. Bei der konfusionellen Migräne sind migräneartige Kopfschmerzen mit Verwirrtheit, Desorientierung, Agitiertheit und Aggressivität verbunden. Diese charakteristische, aber seltene Migräneform tritt vor allem bei Jungen nach einem leichten Kopftrauma auf. Natürlich sind hier andere Ursachen wie eine intrakranielle Blutung sorgfältig auszuschließen. Eine weitere spezielle Auravariante ist das „Alice-im-Wunderland-Syndrom" mit Mikropsie und Makropsie sowie eventuell halluzinatorisch anmutenden Verkennungen.

Periodische Syndrome Die sog. periodischen Syndrome in der Kindheit sind Varianten oder Vorläufer einer Migräneerkrankung. Zu ihnen zählen zyklisches Erbrechen, abdominale Migräne, benigner paroxysmaler Schwindel im Kleinkindalter sowie für viele Autoren auch benigner paroxysmaler Tortikollis im Kleinkindalter (s. auch ▶ Kap. 219). Die Zuordnung der alternierenden Hemiplegie im Kindesalter ist umstritten (s. auch ▶ Kap. 219). Die Diagnose dieser Erkrankungen erfordert den Ausschluss anderer Ursachen und wird durch eine positive familiäre Migräneanamnese erleichtert. Benigner paroxysmale Schwindel und benigner paroxysmaler Tortikollis bedürfen keiner Therapie. Die oft schwierige Behandlung des sehr belastenden zyklischen Erbrechens erfolgt in der Attacke mit Antieemetika und Prokinetika, eventuell auch mit Triptanen, sowie im Intervall mit Migräneprophylaktika (s. unten).

Pathophysiologie Hinsichtlich der Pathophysiologie der Migräne ergaben die letzten Jahre deutliche Fortschritte. Nach aktuellem Stand liegt bei Betroffenen eine eventuell genetisch geprägte veränderte kortikale Erregbarkeit vor, die das Auftreten einer sog. „cortical spreading depression" (CSD) begünstigt. Diese sich langsam über den Kortex ausbreitende Aktivitätsänderung scheint bei einer Migräne mit Aura und wahrscheinlich auch bei einer Migräne ohne Aura am Anfang einer Attacke zu stehen. Die CSD führt über die Freisetzung von Metaboliten und Neuropeptiden zu einer meningealen perivaskulären Entzündung, die wiederum nozizeptive Afferenzen im ersten Trigeminusast aktiviert. Dauert diese Aktivierung an, führt dies zu einer Sensibilisierung, so dass in der Attacke leichte Erschütterungen oder eine Berührung der Kopfhaut zu einer Schmerzverstärkung führen. Auch eine veränderte Erregbarkeit im Trigeminuskerngebiet sowie Aktivitätsänderungen endogener Schmerzkontrollsysteme im Hirnstamm scheinen in der Pathophysiologie der Migräne eine Rolle zu spielen. Das Zusammenspiel dieser verschiedenen Phänomene ist jedoch nicht abschließend geklärt.

Diagnose Zur Diagnose der Migräne sind bei typischer Anamnese, die ggf. durch einen Kopfschmerzkalender bestätigt wurde, und unauffälliger körperlicher Untersuchung keine weiteren Untersuchungen notwendig. Ein EEG ist dann sinnvoll, wenn differenzialdiagnostisch an Kopfschmerzen im Rahmen epileptischer Anfälle gedacht wird. Bei einer nicht nur visuellen Migräneaura wird bei Kindern und Jugendlichen meist ein MRT angefertigt; Hauptindikation dafür ist jedoch oft die Beruhigung der Familie, wenn dies anders nicht möglich ist.

Therapie Zur Therapie einer Migräneattacke gehören Verhaltensmaßnahmen wie die Unterbrechung der Aktivität und Rückzug, aber in aller Regel sind auch Medikamente notwendig. Diese sind bei

Tab. 213.2 Medikamentöse Migräneprophylaxe

Medikamentengruppe	Substanz	Tagesdosis	Nebenwirkungen
Kalziumkanalblocker	Flunarizin	5–10 mg abends (initial jeden 2. Tag)	Gewichtszunahme, Müdigkeit
β-Blocker	Propranolol	1–2 mg/kg KG abends	Müdigkeit, Bronchospasmus, Bradykardie
	Metoprolol	1–2 mg/kg KG abends	
Nichtsteroidale Antirheumatika	Acetylsalicylsäure	2–3 mg/kg KG abends	Magenschmerzen, Thrombozytenfunktionsstörung
Spurenelemente	Magnesium	150–300–600 mg	Durchfall
Phytotherapeutikum	Petadolex (Pestwurzextrakt)	2-mal 2 Kapseln	Aufstoßen, Übelkeit, Hepatopathie
Antikonvulsiva	Topiramat	1–2 mg/kg KG	Müdigkeit, Gewichtsverlust, Denkstörungen
	Valproat	15–45 mg/kg KG	Gewichtszunahme, Haarausfall, Gerinnungsstörungen, Tremor, Hepatopathie, Pankreatitis, Enzephalopathie
Trizyklische Antidepressiva	Amitriptylin	0,5–2 mg/kg KG	Müdigkeit, Mundtrockenheit, Hypotonie, Tachykardie
NMDA-Rezeptor-Antagonist	Cyclandelat	300–600 mg	Müdigkeit
Serotoninrezeptor-Antagonist (5HT$_2$-Rezeptor)	Pizotifen	0,5–1,5 mg abends	Müdigkeit, Gewichtszunahme

einer Migräne frühzeitig und in ausreichender Dosierung einzunehmen. Mittel erster Wahl ist eindeutig Ibuprofen (10–15 mg/kg KG); auch die Anwendung anderer Nichtopioid-Analgetika (▶ Kap. 114) ist möglich. Reichen diese nicht aus, sind auch bei Kindern und Jugendlichen Triptane indiziert. Hier liegen für nasales Sumatriptan (10–20 mg) die breitesten Erfahrungen vor. Ist Sumatriptan ohne Effekt oder zeigt Nebenwirkungen, ist es sinnvoller, andere Triptane einzusetzen. Auch eine Kombination von Analgetikum und Triptan kann sinnvoll sein. Analgetika und Triptane sollen an nicht mehr als 10 Tagen im Monat eingenommen werden, da sonst die Gefahr analgetikainduzierter Kopfschmerzen steigt. Antiemetika sind nur bei massiver „abdominaler Symptomatik" indiziert.

Prophylaxe Nicht weniger wichtig als die Therapie der Attacken ist deren Vorbeugung. An erster Stelle steht die Entlastung von durch die Kopfschmerzen verursachten Ängsten sowie verhaltensmedizinische Maßnahmen wie regelmäßiger Schlaf, Ausgleichssport und Stressmodifikation auch durch den Einsatz von Techniken zur Entspannung und Körperwahrnehmung. Biofeedback verschiedener Modalitäten ist wirksam, allerdings selten verfügbar. Multikomponentenprogramme mit informativ-edukativen, verhaltenstherapeutischen und/oder hypnotherapeutischen Elementen haben als wichtiges Ziel, die Autonomie und die Selbstwahrnehmung des Kopfschmerzpatienten zu stärken und Strategien der Schmerzabwehr oder der Salutogenese zu entwickeln.

Die Indikation zur medikamentösen Migräneprophylaxe (◘ Tab. 213.2) muss individuell gestellt werden; sie ist bei Kindern und Jugendlichen nur selten gegeben. Hochdosiertes Magnesium kann jedoch frühzeitig eingesetzt werden. β-Blocker sind trotz fehlender Studiendaten im Kindesalter klinisch gut etabliert. Auch das die Schmerzverarbeitung modifizierende trizyklische Antidepressivum Amitriptylin ist bewährt. Die besten Daten liegen für den Kalziumantagonisten Flunarizin und das Antikonvulsivum Topiramat vor, die jedoch beide – ebenso wie Valproat – wegen ihrer Nebenwirkungen zurückhaltend eingesetzt werden. Entscheidet man sich für eine medikamentöse Prophylaxe, sollte diese einschleichend begonnen werden. Nach ca. 8 Wochen sollte der Effekt überprüft werden und nach einem halben Jahr macht ein Absetzversuch Sinn.

213.4 Kopfschmerz vom Spannungstyp

Der Kopfschmerz vom Spannungstyp ist von leichter bis mittelstarker Intensität und beeinträchtigt das Allgemeinbefinden deutlich geringer als eine Migräne. Er wird meist als drückend beschrieben und ist frontal oder holozephal lokalisiert. Die begonnene Aktivität kann meist fortgeführt werden, und Ablenkung kann eine Besserung der Symptomatik herbeiführen. Man unterscheidet eine sporadische (< 12-mal/Jahr), eine häufige (1–14 Tage/Monat) und eine chronische (≥ 15 Tage/Monat) Form des Kopfschmerzes vom Spannungstyp. Zur Diagnosestellung genügen in der Regel Anamneseerhebung und körperliche Untersuchung. Dabei ist es im Kindergarten- und Grundschulalter oft schwierig, zwischen Migräne und episodischen Kopfschmerzen vom Spannungstyp zu unterscheiden. Falls eine Akutmedikation notwendig ist, ist Ibuprofen Mittel erster Wahl. Triptane sind nicht hilfreich. Bei der Prophylaxe stehen verhaltensmedizinische Maßnahmen im Vordergrund.

Chronische tägliche Kopfschmerzen sind solche, die für länger als 3 Monate an mindestens 15 Tagen pro Monat mit einer Dauer von mindestens 4 h am Tag auftreten. Oft findet sich eine Kombination von gelegentlichen Migräneattacken und häufigeren Kopfschmerzen vom Spannungstyp. Beim neu aufgetretenen täglichen Kopfschmerz kann der Betroffene Tag und Stunde des Beginns angeben. Die Grenze zu somatoformen Kopfschmerzen ist oft fließend (vgl. ▶ Kap. 240). Neben verhaltensmedizinischen Maßnahmen ist bei chronischen Kopfschmerzen oft der Einsatz von Amitriptylin sinnvoll, welches wie bei der Migräneprophylaxe (s. oben) anzuwenden ist.

213.5 Weitere primäre Kopfschmerzen

213.5.1 Idiopathischer stechender Kopfschmerz

Nicht ungewöhnlich bei Kindern und Jugendlichen ist der idiopathische stechende Kopfschmerz, auch „Eispickelkopfschmerz" genannt, mit einzeln oder in Serien auftretenden, nur wenige Sekunden dauernden eng umschriebenen heftig stechenden Kopfschmerzen. In der

Regel wechseln die Schmerzen die Lokalisation; anderenfalls ist eine MRT zu erwägen. Falls notwendig, ist eine prophylaktische Therapie mit Indometacin möglich.

213.5.2 Trigeminoautonome Kopfschmerzen

Viel seltener finden sich im Kindes- und Jugendalter trigeminoautonome Kopfschmerzen. Diese sind durch Begleitsymptome wie z. B. Miosis, Ptosis, konjunktivale Rötung, Tränen, nasale Kongestion, Rhinorrhö oder Schwitzen gekennzeichnet, die auf derselben Seite wie die Kopfschmerzen auftreten. Insbesondere beim Cluster-Kopfschmerz sind die meist männlichen Patienten oft extrem unruhig. Häufiger als der Cluster-Kopfschmerz scheint bei Kindern und Jugendlichen die paroxysmale Hemikranie aufzutreten. Die Diagnose trigeminoautonomer Kopfschmerzen impliziert spezifische therapeutische Konsequenzen, die entsprechender Erfahrung bedürfen.

Literatur

Abu-Arafeh I (Hrsg) (2013) Childhood headache, 2. Aufl. Mac Keith Press, London
Denecke H, Kröner-Herwig B (2000) Kopfschmerz-Therapie mit Kindern und Jugendlichen. Ein Trainingsprogramm. Hogrefe, Göttingen
Ebinger F (2011a) Kopfschmerzen. In: Ebinger F (Hrsg) Schmerzen bei Kindern und Jugendlichen. Ursachen, Diagnostik und Therapie. Thieme, Stuttgart, S 116–129
Ebinger F (2011b) Kopfschmerzen. Pädiatrie up2date 6:269–292
Ebinger F, Kropp P, Pothmann R et al (2009) Therapie idiopathischer Kopfschmerzen im Kindes- und Jugendalter. Monatsschr Kinderheilkd 157:599–610
Gaul C, Kraya T, Holle D et al (2011) Migränevarianten und ungewöhnliche Manifestationen der Migräne im Kindesalter. Schmerz 25:148–156
Headache Classification Committee of the International Headache Society (2013) The international classification of headache disorders. Cephalalgia 33:629–808 (3rd edn. (beta version))
Lewis DW, Gozzo YF, Avner MT (2005) The „other" primary headaches in children and adolescents. Pediatr Neurol 33:303–313
Seemann H (2013) Kopfschmerzkinder. Migräne und Spannungskopfschmerz verstehen und behandeln. Klett-Cotta, Stuttgart

214 Bakterielle Infektionen des zentralen Nervensystems

D. Nadal, H. Schroten, F. J. Schulte

214.1 Bakterielle Meningitis

Definition Es handelt sich um eine durch Bakterien ausgelöste Entzündung der Meningen und benachbarter Strukturen.

Epidemiologie Die Inzidenz der bakteriellen Meningitis hängt von Alter, Rasse, geografischer Lage und Erreger ab. Die höchste Inzidenz lag bis 1985 im Säuglings- und Kleinkindesalter. Nach Einführung der Konjugatimpfung gegen Haemophilus influenzae Typ b wurde die durch diesen Erreger bedingte, in den ersten 2 Lebensjahren häufig auftretende Meningitis um 94–100 % gesenkt. Heute liegt die höchste Inzidenz im jungen Erwachsenenalter. Die Urbevölkerung Amerikas und Afroamerikaner sind etwas häufiger betroffen als andere Rassen. Im Meningitisgürtel Afrikas (Subsahara) ist die Inzidenz der Meningitis durch H. influenzae und Pneumokokken bei kleinen Kindern sowie durch Meningokokken der Gruppe A für alle Altersgruppen erhöht. Gruppe-B- und -C-Meningokokken kommen vor allem in Europa und Nordamerika vor. Für invasive Meningokokken-Behandlungen betrug die Inzidenz in Deutschland im Jahr 2010 0,5 Erkrankungen pro 100.000 Einwohner. Bei 70 % wurde eine Meningitis angegeben. Der größte Risikofaktor ist die im Säuglings- und Kleinkindesalter physiologisch schwache Immunantwort gegenüber polysaccharidbekapselten Bakterien. Rund 95 % der Meningitiden beim Kind treten im Alter zwischen 1 Monat und 5 Jahren mit einer Häufigkeitsspitze zwischen 1 und 12 Monaten auf (Abb. 214.1a). Weitere begünstigende Faktoren sind in der ▶ Übersicht zusammengefasst. Die Infektion wird durch Nasopharyngealsekret (Tröpfcheninfektion) von Mensch zu Mensch übertragen.

Epidemien entstehen aufgrund verschiedener Faktoren wie Virulenz des Mikroorganismus, Empfänglichkeit der Bevölkerungsgruppe sowie Umgebungsfaktoren.

> **Die bakterielle Meningitis begünstigende Faktoren**
> - Verminderte Immunantwort gegenüber polysaccharidbekapselten Bakterien
> - Bakterielle Neukolonisation des Nasopharynx
> - Fehlende Muttermilchernährung
> - Enger Kontakt zu Personen mit invasiven bakteriellen Infekten
> - Schwarze Rasse
> - Männliches Geschlecht
> - Okkulte Bakteriämie
> - Systemische Infektion
> - Asplenie
> - Defekte Immunabwehr
> - Angeborene kraniale Missbildung
> - Mittel- oder Innenohrmissbildung
> - Lumbosakraler Dermalsinus
> - Myelomeningozele
> - Schädel-Hirn-Trauma mit Eröffnung des Liquorraums

Ätiologie Die in den ersten 2 Lebensmonaten beim normalen Kind als Erreger der Meningitis isolierten Bakterien spiegeln die mütterliche Intestinal- sowie Urogenitalflora (gramnegative Enterobakterien, Listeria monocytogenes sowie Streptokokken der Gruppe B und H. influenzae nichttypisierbar und Typ b; ▶ Kap. 45) wider. Die Meningitis kann in dieser Altersgruppe auch durch die beim älteren Kind vorwiegend beobachteten Mikroorganismen wie Streptococcus pneumoniae, Neisseria meningitidis oder H. influenzae Typ b hervorgerufen werden (Abb. 214.1b). Verminderte Infektabwehr durch anatomische Abnormitäten oder Immunschwäche erhöhen das Risiko für eine Meningitis durch Bakterien wie Pseudomonas aeruginosa, Staphylococcus aureus oder S. epidermidis, Salmonellen oder L. monocytogenes.

Pathogenese und Pathologie Die bakterielle Meningitis entsteht überwiegend hämatogen nach Aussaat des Erregers aus entfernten Stellen des Organismus mit bakterieller Besiedelung oder Infektion. Daher können bei Diagnose der Meningitis oft Bakteriämie oder Septikämie festgestellt werden. Häufigster Ausgangspunkt der Aussaat ist der kolonisierte Nasopharynx (Abb. 214.2). Sie kann durch eine lokale Virusinfektion begünstigt werden. Eine hämatogene Meningitis kann auch aufgrund septischer Embolien bei Endokarditis, Pneumonie oder Thrombophlebitis auftreten.

Die beim normalen Wirt üblicherweise eine Meningitis auslösenden Bakterien sind bekapselt und somit gegenüber Opsonisation und Phagozytose gut geschützt. Die Bakterien gelangen aus dem Blutkreislauf über den Plexus choreoideus der lateralen Ventrikel und die Meningen in den Liquor cerebrospinalis und zirkulieren im extrazerebralen Liquor- und im Subarachnoidalraum. Hier vermehren sie sich aufgrund geringer lokaler Konzentration an Komplement und spezifischer Antikörper rasch. Bakterielle Zellwandbestandteile lösen lokale Ausschüttung von Entzündungsmediatoren (Interleukin[IL]-1β, Tumor-Nekrose-Faktor[TNF]-α, IL-6, IL-10 sowie Chemokine) und damit eine Entzündung im Subarachnoidalraum aus (Abb. 214.3). Platelet activating factor (PAF) führt zur Thrombozytenaggregation und Thrombose, durch chemotaktische Wirkung zur Infiltration von Granulozyten und durch Erhöhung der Durchlässigkeit der Blut-Hirn-Schranke zu Hirnödem. Die Gefäßpermeabilität wird zusätzlich gesteigert durch NO, das auf Endothelzellen toxisch wirkt und durch Vasodilatation den zerebralen Blutfluss verändert. Das Kapillarendothel wird zudem durch Zytokine, freie Sauerstoffradikale, bakterielle Zellwandbestandteile, Proteasen und mehrfach ungesättigte Fettsäuren aus Leukozyten geschädigt. Ischämie und toxische Effekte von Entzündungsmediatoren schädigen angrenzendes Hirngewebe. Pleozytose und erhöhte Proteinkonzentration im Liquor sind Folgen der vermehrt durchlässigen Blut-Hirn-Schranke und des geschädigten Epithels des Plexus choreoideus.

Ein zweiter, seltenerer Infektionsweg ist die Invasion der Bakterien per continuitatem aus einem benachbarten kontagiösen Fokus (z. B. bei Paranasalsinusitis, Otitis media, Mastoiditis, orbitaler Zellulitis, Osteomyelitis des Schädels oder der Wirbelsäule, Meningomyelozelen oder bei offenem Schädel-Hirn-Trauma). Dazu gehören auch die besonders tückischen, weil oft schwer erkennbaren Infektionen des Subarachnoidalraums über einen okzipitalen oder lumbalen Dermalsinus (▶ Abschn. 208.6) oder über eine posttraumatische Liquorfistel an der Rhinobasis oder in der Paukenhöhle (▶ Kap. 217),

Klinische Symptome und Verlauf Unabhängig vom Erreger können Symptomatik und Verlauf unterschiedlich ausgeprägt sein. Bei

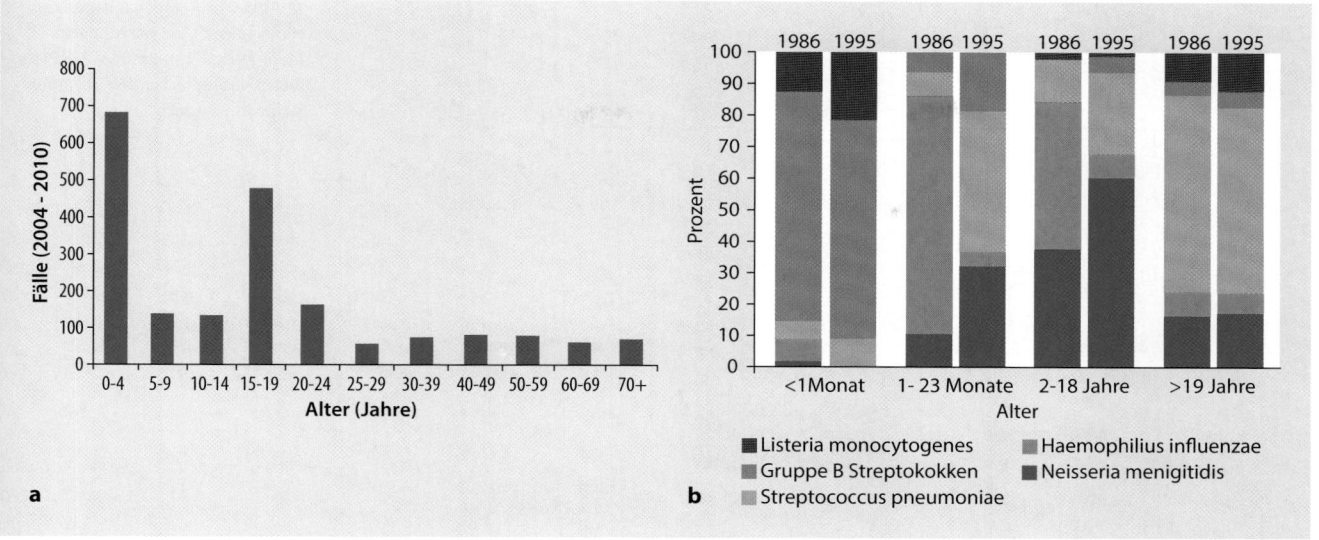

■ **Abb. 214.1** a Altersverteilung der Meningokokken-Meningitis in Deutschland 2004–2010. (Nach Angaben von Hellebrand, Robert Koch-Institut). b Altersabhängige Ätiologie der bakteriellen Meningitis zwischen 1986 und 1995

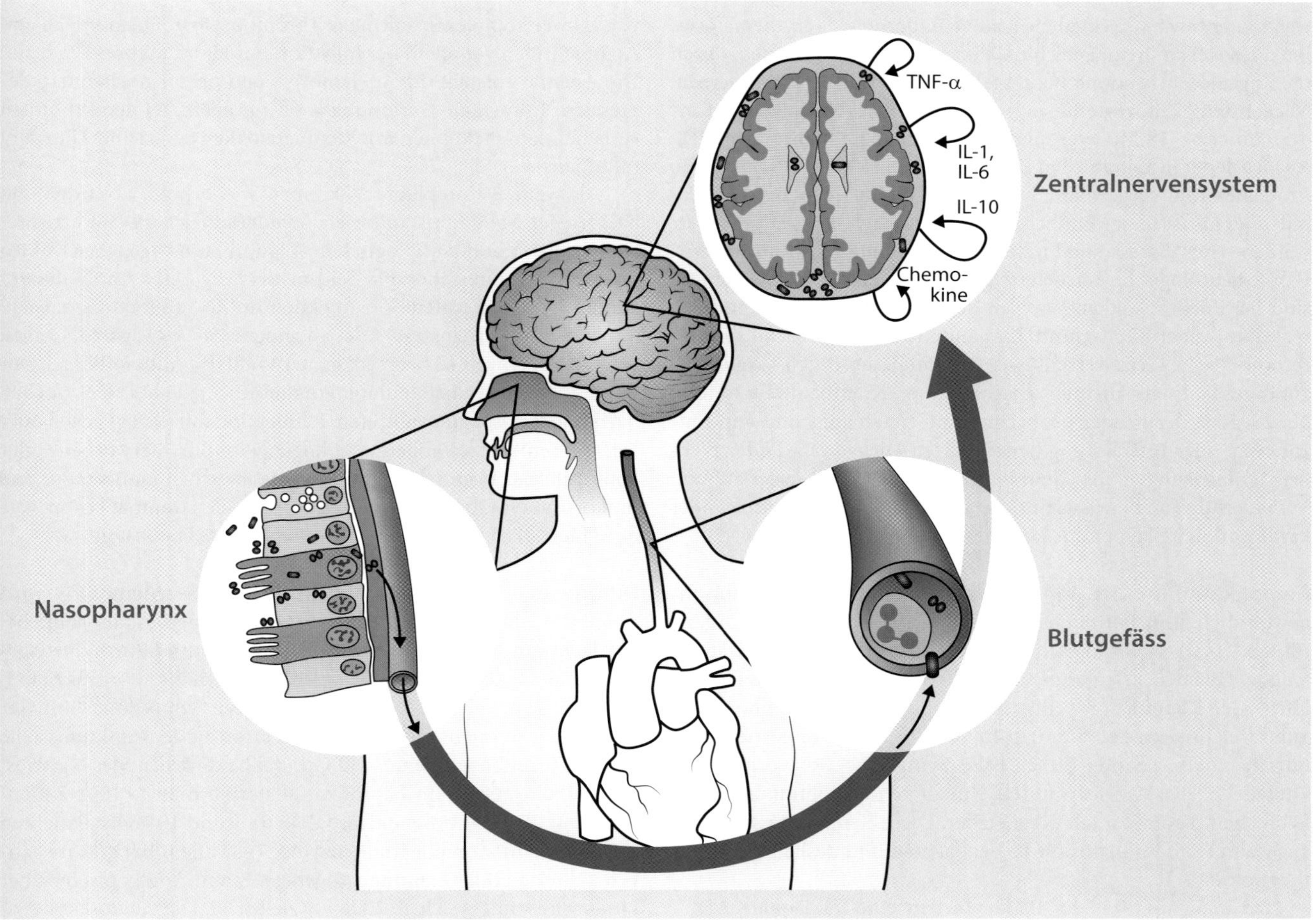

■ **Abb. 214.2** Pathogenese der bakteriellen Meningitis. *IL* Interleukin, *TNF-α* Tumor-Nekrose-Faktor α

der rasch progredienten Form treten häufiger zerebrale Krampfanfälle und schwere Bewusstseinstrübung auf als bei der langsamer progredienten. Zudem ist die rasche Verlaufsform mit schwererer Symptomatik und schlechterer Prognose assoziiert.

Es lassen sich nichtspezifische von spezifischen Zeichen sowie Zeichen der intrakraniellen Drucksteigerung unterscheiden (■ Tab. 214.1). Die nichtspezifischen, mit der systemischen Infektion zusammenhängenden Zeichen umfassen Fieber, Nahrungsver-

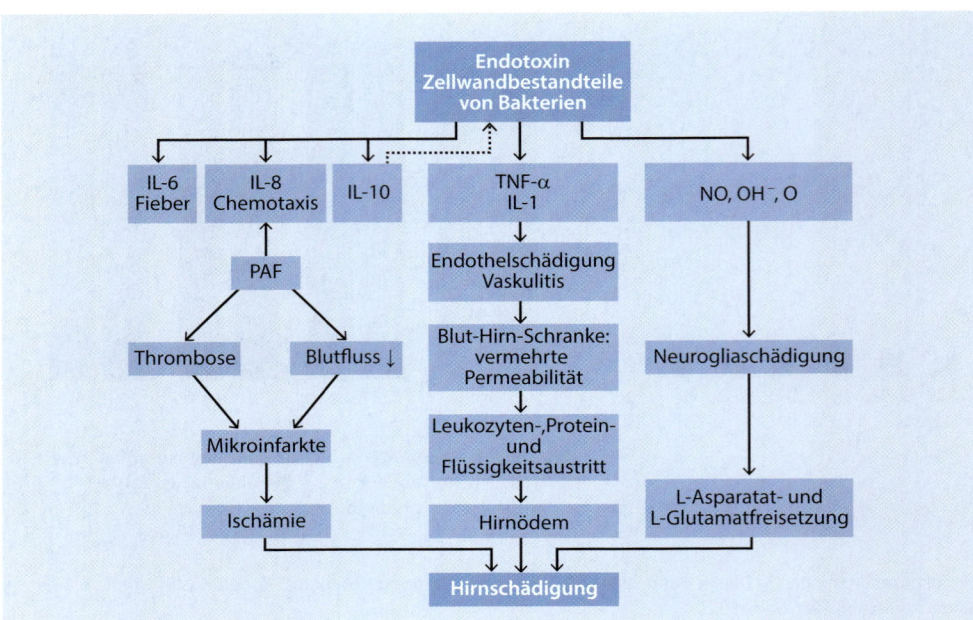

Abb. 214.3 Mechanismen des Hirnschadens bei bakterieller Meningitis. *IL* Interleukin, *PAF* Platelet activating factor, *TNF-α* Tumor-Nekrose-Faktor α

weigerung sowie verschiedene Hautveränderungen (erythematöses, makulöses Exanthem, Petechien, Purpura). Die spezifischen, durch meningeale Entzündung bedingten Zeichen sind Kopfschmerzen, Nackensteifigkeit sowie Kernig- und Brudzinski-Zeichen. Bei Kindern unter 12–18 Monaten sind diese Zeichen oft nicht vorhanden. Ausdruck der intrakraniellen Drucksteigerung sind Kopfschmerzen, Erbrechen und vorgewölbte Fontanelle. Die Entwicklung eines Papillenödems ist ungewöhnlich; andere Ursachen müssen postuliert werden (Hirnabszess, subdurales Empyem, Sinusvenenthrombose). Fokale neurologische Zeichen treten bei 10–20 % der Kinder auf und sind bei Pneumokokken – wegen der ausgeprägten Entzündungsreaktion – überdurchschnittlich häufig (> 30 %). Ursache sind oft thrombotische Gefäßverschlüsse, Ischämie oder durch fokale Entzündung bedingte Hirnnervenschädigung. Krampfanfälle werden bei 20–30 % der Kinder beobachtet und treten aufgrund von Entzündung oder Infarzierung benachbarten Hirngewebes oder Elektrolytentgleisungen vor allem bei raschem Krankheitsverlauf auf. Veränderung von Bewusstseinslage, Irritabilität und Lichtscheu oder kardiovaskuläre Hypotonie kommen oft vor.

Komplikationen Sie sind während der akuten Phase nicht ungewöhnlich und betreffen das ZNS selbst und andere Organe (◘ Tab. 214.2). Neurologische Komplikationen umfassen Krampfanfälle, Hirndrucksteigerung, Hirnnervenausfälle, Herniation von Hirn oder Kleinhirn, Myelitis, Ataxie, Sinusvenenthrombose und Subduraleffusion. Letztere tritt in 10–30 % auf, manifestiert aber nur in einem Zehntel dieser Fälle Symptome wie vorgewölbte Fontanelle, Diastase der Suturen, Zunahme des Kopfumfangs und Erbrechen, Krampfanfall oder Fieber. Diese Symptome sind aber auch ohne Subduraleffusion zu beobachten und deshalb nicht pathognomonisch.

Bei mehr als 50 % der Patienten tritt eine inadäquate ADH-Sekretion auf mit nachfolgender Hyponatriämie und erniedrigter Serumosmolarität, was zu Hirnödem und anderen neurologischen Symptomen führen kann. Persistierendes Fieber ist bei Infektionen mit H. influenzae Typ b häufiger zu beobachten als bei solchen mit Pneumo- oder Meningokokken, bei denen nach 6 Tagen > 90 % der Patienten afebril sind. Perikarditis und Arthritis können im Krankheitsverlauf aufgrund bakterieller Dissemination oder Ablagerung von Immunkomplexen auftreten. Thrombozytose, Eosinophilie und Anämie treten vor allem bei Infektion mit H. influenzae Typ b auf. Die Anämie entsteht durch Hämolyse und/oder Knochenmarkdepression. Intravasale Gerinnung wird vor allem bei den fulminant verlaufenden Infektionen mit Meningokokken beobachtet (Purpura fulminans).

Als weitere Komplikation können wiederholte Episoden von bakterieller Meningitis auftreten: Wiederaufflackern mit erneuter Symptomatik und pathologischem Liquorbefund (gleicher Mikroorganismus) unter Therapie bei Entwicklung einer Antibiotikaresistenz. Durch Persistenz der Infektion im ZNS (Subduralempyem, Ventrikulitis, Hirnabszess) oder an anderer Stelle (Mastoid, Orbita, Schädelosteomyelitis) bei inadäquater Wahl des Antibiotikums, Dosis und Dauer der Behandlung können Rückfälle bis zu 3 Wochen nach Infektionsbeginn auftreten. Reinfektion mit dem gleichen oder Infektion mit einem anderen Pathogen wird durch erworbene oder kongenitale anatomische Verbindungen zwischen Liquorraum und mukokutanen Oberflächen (angeborene oder traumatisch erworbene Liquorfisteln) oder durch Immundefekte begünstigt.

Diagnose Die klinische Verdachtsdiagnose Meningitis wird durch die Untersuchung des Liquors bestätigt. Deshalb sollte bei Verdacht auf Meningitis immer eine Lumbalpunktion durchgeführt werden (◘ Abb. 214.4), außer bei 1. erhöhtem intrakraniellem Druck, 2. schweren kardiopulmonalen Symptomen mit Gefahr der Dekompensation, 3. Hautinfektion an der Punktionsstelle und 4. Thrombozytopenie < 50 G/l. Bei bakterieller Meningitis ist die Leukozytenzahl im Liquor meist stark erhöht (> 1000 Zellen/μl, davon 75–90 % polynukleäre Zellen). Rund 10 % der Patienten zeigen eine mononukleäre Pleozytose (vor allem bei gramnegativen Bakterien oder L. monocytogenes). Ein makroskopisch trüber Liquor präsentiert sich ab 200–400 Zellen/μl. Die Glukosekonzentration im Liquor ist bei etwa 60 % der Patienten vermindert, das Verhältnis der Liquor-/Serumglukose liegt bei 70 % unter 0,3. Der Proteingehalt im Liquor ist nahezu immer erhöht (◘ Tab. 214.3). Das Grampräparat lässt in 60–90 % der Fälle Mikroorganismen erkennen, der Antigen-Suchtest in 50–100 %. Die Liquorkultur ergibt in 75–90 % Wachstum von Bakterien. Bei antimikrobiell anbehandelten Patienten sinkt die Sensitivität von Grampräparat und Kultur

214.1 · Bakterielle Meningitis

Tab. 214.1 Klinik der bakteriellen Meningitis

Nichtspezifische Zeichen	Spezifische Zeichen	Zeichen bei intrakranieller Druckerhöhung
Fieber	Kopfschmerzen	Erbrechen
Unwohlsein	Nackensteifigkeit	Vorgewölbte Fontanelle
Nahrungsverweigerung	Rückenschmerzen	Diastase der Suturen
Myalgie	Kernig-Zeichen	Hirnnervenparesen
Arthralgie	Brudzinski-Zeichen	Krampfanfall
Tachykardie	Lasègue-Zeichen	Hypertonie
Hypotension	Dreifuss-Zeichen	Bradykardie
		Apnoe
		Hyperventilation
		Koma

Tab. 214.2 Komplikationen der bakteriellen Meningitis

Nervensystem	Andere Organe
Krampfanfälle	Persistierendes Fieber
Hirndrucksteigerung	Perikarditis
Hirnnervenausfälle	Arthritis
Inadäquate ADH-Sekretion	Blutbildveränderungen
Herniation von Hirn und Kleinhirn	Intravasale Gerinnung
Myelitis	Reinfektion
Ataxie	
Sinusvenenthrombose	
Subduraleffusion	

auf unter 50 %. Hier kann die Polymerase-Kettenreaktion (PCR) weiterhelfen. Blutkulturen sollten immer abgenommen werden. Sie zeigen in etwa 80 % Wachstum und ergänzen die ätiologische Diagnostik insbesondere bei Patienten, bei welchen eine Lumbalpunktion kontraindiziert ist.

Patienten mit raschem Verlauf zeigen häufiger Bakterien im Grampräparat, positive Blutkulturen, eine stärker erhöhte Liquorproteinkonzentration, ein stark erhöhtes C-reaktives Protein sowie erhöhte Natriumausscheidung im Urin.

Differenzialdiagnose Neben H. influenzae Typ b, S. pneumoniae und N. meningitidis können eine Reihe anderer Mikroorganismen eine meningitische Symptomatik hervorrufen: Tuberkulosebakterien, Borrelien, Nokardien, Treponemen und Viren sowie beim immunkompromittierten Patienten auch Pilze oder Parasiten. Nichtinfektiöse Krankheiten können ebenfalls zu Meningitis führen, kommen aber vergleichsweise seltener vor (bösartige Tumoren, Kollagenkrankheiten, Toxine). Fokale ZNS-Infektionen wie Hirnabszess, parameningeale Infektion und Subduralempyem können sich mit meningitischen Zeichen manifestieren. Die Untersuchung des Liquors mit Antigentest, Serologie und evtl. PCR sowie weitere Untersuchungen wie CT oder MRI führen diagnostisch weiter. Bei antimikrobiell vorbehandelten Patienten kann der Erregernachweis im Liquor mittels Grampräparat und Kultur negativ, mittels Antigentest oder PCR jedoch positiv ausfallen.

Therapie

Antibiotika Die initiale Antibiotikatherapie ist empirisch und richtet sich nach den für den jeweiligen Patienten wahrscheinlichsten Erregern (Tab. 214.4). Eine intravenöse Therapie mit einem Breitspektrum-Cephalosporin (Ceftriaxon [80–100 mg/kgKG/Tag, 1. Dosis 100, dann 80 mg/kg KG in 1–2 Einzeldosen (ED), max. 4 g/Tag] oder Cefotaxim [200 mg/kg KG/Tag in 3–4 ED max. 9 g/Tag]) ist meistens adäquat. Bei Kindern unter 3 Monaten, bei welchen Streptokokken der Gruppe B und L. monocytogenes häufiger vorkommen, muss bis zur Identifikation des Erregers zusätzlich Ampicillin (200 mg/kg KG/Tag in 4 ED, max. 1 g/Tag) verabreicht werden (▶ Kap. 45.1). Immunkompromittierte Patienten erhalten neben einem auch gegen Pseudomonaden wirksamen Breitspektrum-Cephalosporin (Ceftazidim; 125–150 mg/kg KG/Tag in 3 ED, max. 6 g/Tag) oder Carbapenem (Meropenem; 120 mg/kg KG/Tag in 3 ED) auch das gegen L. monocytogenes wirksame Ampicillin. Patienten nach neurochirurgischen Eingriffen oder Trauma werden Breitspektrumantibiotika gegen grampositive und gramnegative Erreger verabreicht (z. B. Vancomycin [40–60 mg/kg KG/Tag in 4 ED, max. 3 g/Tag] plus Ceftazidim). Bei allen Patienten sollte die Therapie nach Erhalt der Resultate von Liquor- und Blutkultur sowie Antibiogramm entsprechend modifiziert werden. Bei penicillinsensiblen Pneumokokken und Meningokokken soll die initial begonnene Therapie mit Ceftriaxon, Cefotaxim oder Meropenem weitergeführt werden. Eine Umstellung auf Penicillin G ist nicht günstig, da Penicillin mit abnehmender Entzündung der Meningen schlechter in den Liquor penetriert. Bei β-Laktam-resistenten Stämmen ist eine Kombinationstherapie mit Ceftriaxon oder Cefotaxim plus Vancomycin (40–60 mg/kg KG/Tag in 4 ED, max. 3 g/Tag) oder Rifampicin (20 mg/kg KG/Tag in 2 ED, max. 600 mg/Tag) durchzuführen. Für Meningitis durch H. influenzae gilt als Mittel der Wahl Ceftriaxon oder Cefotaxim. Ampicillin als Monotherapie sollte aufgrund der β-Laktamase-Bildung in 10–40 % nicht angewendet werden. Die Therapiedauer beträgt 7–10 Tage.

Dexamethason Dieses hemmt die Produktion von IL-1β und TNF-α. Tierexperimente zeigten, dass Dexamethason die zerebrale Perfusion erhöht, den intrakraniellen Druck sowie die Laktatkonzentration und die Entwicklung von Hirnödem bei Meningitis durch H. influenzae Typ b vermindert. Klinische Untersuchungen ergaben, dass die Häufigkeit persistierender Schwerhörigkeit oder anderer neurologischer Defizite nach Meningitis durch H. influenzae Typ b und initialer additiver Dexamethasontherapie vermindert werden kann. Dieser Effekt konnte bei Meningitis durch Pneumo- oder Meningokokken nicht nachgewiesen werden. Dexamethason kann rasch zu deutlicher klinischer Besserung führen auch bei Persistenz der Bakterien im Liquor. Empfohlen ist Dexamethason (0,6 mg/kg KG/Tag in 4 ED während 2 Tagen; erste Dosis vor erster Antibiotikagabe zu verabreichen) bei Verdacht auf Meningitis durch H. influenzae Typ b (nicht geimpfte Kinder) für Kinder > 2 Monate. Bei Meningitis durch Pneumo- oder Meningokokken kann eine Dexamethasontherapie in Betracht gezogen werden.

Supportive Maßnahmen Supportiv sollte für Kopfhochlagerung bei 30° und adäquate Flüssigkeitszufuhr (cave: Hirnödem, Minderperfusion) gesorgt werden.

Prophylaxe Impfungen, ▶ Kap. 10.

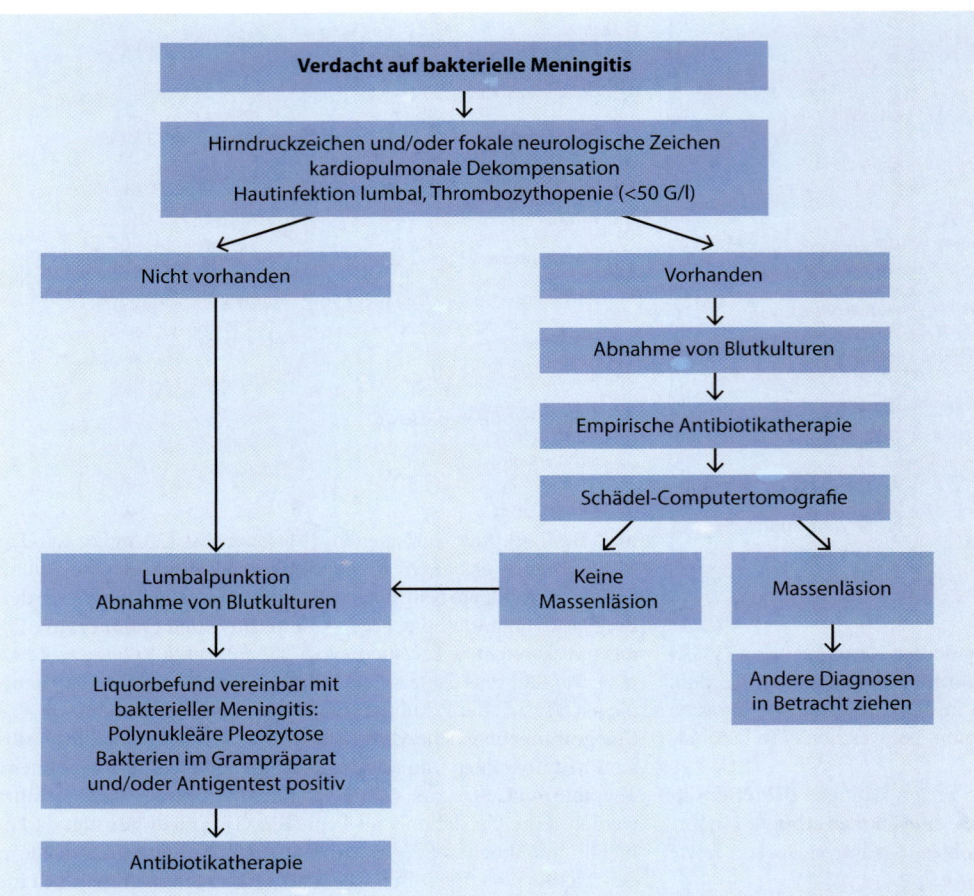

Abb. 214.4 Vorgehen bei Verdacht auf bakterielle Meningitis

Chemoprophylaxe Sie ist empfohlen für Personen, die in einem Zeitraum von 7 Tagen vor Ausbruch der Meningitis durch Meningokokken beim Indexpatienten in engem Kontakt zu diesem waren. Dies schließt Personen im gleichen Haushalt, in Kinderkrippe und Kindergarten mit ein. Die Chemoprophylaxe besteht in 4 Einzeldosen von Rifampicin 10 mg/kg KG, max. 600 mg, alle 12 h. Bei Kindern unter 1 Monat wird die Dosis auf 5 mg/kg KG reduziert. Für Erwachsene genügt eine Einzeldosis Ciprofloxacin von 250–500 mg.

Prognose Prompte Diagnose und Antibiotikatherapie sowie Supportivmaßnahmen haben die Letalität der bakteriellen Meningitis nach der Neonatalperiode auf 1–8 % gesenkt. Die höchste Letalitätsrate wird bei Meningitis durch S. pneumoniae beobachtet. Schwere entwicklungsneurologische Defizite treten in 10–20 % auf, leichte neurologische oder Verhaltensauffälligkeiten bei 50 % der Patienten. Krampfanfälle über mehr als 4 Tage nach Therapiebeginn, Koma oder fokale neurologische Ausfälle sind häufiger mit transitorischen oder persistierenden neurologischen Auffälligkeiten vergesellschaftet. Transitorische neurologische Ausfälle treten bei 37 % der Patienten auf und manifestieren sich als Schwerhörigkeit, Hemiparese, Ataxie, Hirnnervenausfälle und Reflexanomalien. Sie sind meist schon im ersten Monat nach akuter Erkrankung zu beobachten und verschwinden auch meist innerhalb von 12 Monaten. Persistierende neurologische Ausfälle im Sinne von Schwerhörigkeit, psychomotorischem Entwicklungsrückstand, Hemi- oder Tetraparese sowie Blindheit treten bei 14 % der Patienten auf. Zerebrale Krampfanfälle (primär fokale Anfälle) als Spätkomplikation treten meist in den ersten 5 Jahren nach akuter Meningitis und gehäuft bei Patienten mit schweren persistierenden neurologischen Defiziten (außer Schwerhörigkeit) auf. Diese Anfälle sind oft schwierig zu behandeln. Die häufigste neurologische Folgekrankheit ist die Hörschädigung. Sie entsteht aufgrund einer Labyrinthitis nach Infektion der Cochlea oder durch Entzündung des Hörnervs. Die Rate der Hörschädigung ist je nach Ätiologie der Meningitis verschieden: H. influenzae Typ b 10 %, N. meningitidis 5–20 %, S. pneumoniae 30 %. Zur Erfassung einer möglichen Hörstörung und rechtzeitiger Einleitung von Hilfsmaßnahmen bedürfen alle Patienten mit bakterieller Meningitis – ungeachtet des Erregers – einer sorgfältigen audiologischen Untersuchung vor oder kurz nach Entlassung aus dem Krankenhaus sowie 4–6 Wochen und 6 Monate nach der akuten Krankheit.

214.2 Bakterielle Enzephalitis und Hirnabszess

Definition Die bakterielle, eitrige Enzephalitis ist eine herdförmige, manchmal auch multifokale, rasch fortschreitende und zu einem oder zu mehreren Abszessen einschmelzende entzündliche Erkrankung des Hirnparenchyms.

Ätiologie und Pathogenese Die Erreger der eitrigen Enzephalitis und des Hirnabszesses sind Bakterien. Besonders häufig werden Staphylokokken, Streptokokken und Pneumokokken gefunden, seltener Pyoceaneus, Proteus, Salmonellen oder die üblichen Erreger der bakteriellen Meningitis.

Eine diffuse eitrige Enzephalitis und/oder Hirnabszesse treten im Rahmen einer spät diagnostizierten oder unzureichend behandelten bakteriellen Meningitis auf sowie im Verlauf einer schweren Sepsis, insbesondere bei Endokarditis und Mukoviszidose. Die früher

	Leukozyten (Total/µl)	Neutrophile (%)	Eiweiß (g/l)	Glukose (mmol/l)
Normalwerte				
Neonatal	<30	<60	<100	>3,0
>1 Monat	0–5	vereinzelt	<40	3,0
Erreger				
Bakterien (eitrig)	100–20.000	>75	1,0–5,0	<2,5
Bakterien (serös)	10–1000	25–75	0,5–2,0	<2,5
Viren	10–1000	<25	0,5–2,0	2,5–4,2
Pilze und Parasiten	10–1000	25–75	0,15–1,0	<2,5–4,2

Tab. 214.3 Liquorbefunde bei Meningitis

Patientengruppe	Erreger	Antibiotikum
Alter <3 Monate	Streptokokken Gruppe B Escherichia coli Listeria monocytogenes	Ampicillin plus Aminoglykosid (Gentamicin) oder Breitspektrum-Cephalosporin (Ceftriaxon oder Cefotaxime)
Alter 3 Monate bis 18 Jahre	Neisseria meningitidis Streptococcus pneumoniae Haemophilus influenzae	Breitspektrum-Cephalosporin (Ceftriaxon oder Cefotaxime)

Tab. 214.4 Empirische Antibiotikatherapie bei immunkompetenten Patienten mit bakterieller Meningitis

sehr häufigen, fast regelhaft jenseits des 3. Lebensjahres auftretenden Hirnabszesse bei Kindern mit zyanotischem Herzfehler als Folge des Rechts-links-Shunts kommen heute nicht mehr vor.

Eine umschriebene eitrige Enzephalitis oder ein Hirnabszess können von einer Mittelohr- bzw. Nasennebenhöhlenentzündung ausgehen (otogener bzw. rhinogener Hirnabszess). Schließlich kommen Hirnabszesse nach offenen Schädel-Hirn-Verletzungen vor.

Klinische Symptome und Verlauf Allgemeinsymptome des Hirnabszesses sind Fieber, zunehmendes Krankheitsgefühl mit Gewichtsabnahme, Entzündungszeichen mit Leukozytose, Linksverschiebung und Anstieg der Entzündungsproteine im Blut. Diese Symptome können stark ausgeprägt und akut auftreten. Häufiger ist der Verlauf subakut und schleichend, manchmal ausgeprägt chronisch.

Der Durchbruch eines Hirnabszesses in die Ventrikel oder in den Subarachnoidalraum ist immer eine hochakute Komplikation mit den Zeichen einer schweren Meningitis.

Diagnostisch hinweisend, in ausgeprägten Fällen sogar bereits beweisend, ist die Kombination der hier beschriebenen Allgemeinsymptome mit Hirndruckzeichen und fokalen neurologischen Ausfällen. Häufig treten primär fokale zerebrale Anfälle auf. Die Art der neurologischen Herdsymptome ist ähnlich wie bei den Hirntumoren abhängig von der Lokalisation des Abszesses.

Diagnose Eine Lumbalpunktion verbietet sich wegen des bestehenden Hirndrucks. Der Liquor kann – abgesehen von der manchmal möglichen Erregeridentifizierung – nichts zur Sicherung der Diagnose beitragen. Es findet sich eine leichte Eiweißerhöhung, eine mäßige Pleozytose. Wichtiger sind Blutkulturen und die Aufdeckung der Grundkrankheit (z. B. Endokarditis, Mukoviszidose, Otitis, Nasennebenhöhlenentzündungen) mit entsprechendem Erregernachweis bei der Primärkrankheit.

Die Diagnose gelingt regelhaft zweifelsfrei durch die bildgebenden Untersuchungen der Computer- bzw. Magnetresonanztomografie.

Differenzialdiagnose Ein Hirntumor kann ähnliche Symptome verursachen wie der Hirnabszess, dabei fehlen die Allgemeinsymptome der Entzündung. Die Unterscheidung vom subduralen oder epiduralen Abszess und von der entzündlichen Sinusvenenthrombose gelingt durch die bildgebenden Untersuchungen.

Therapie Die Behandlung der eitrigen Enzephalitis und des Hirnabszesses ist in der Regel zunächst konservativ mit hirngängigen Antibiotika (▶ Abschn. 214.1, wobei sich die Verwendung der Kombination Ceftriaxon/Metronidazol bei unklarem Erreger bewährt hat). Ein bestehendes Hirnödem wird zusätzlich mit Dexamethason behandelt. Falls die Symptome unter der Behandlung nicht schnell eindeutig geringer werden und schließlich verschwinden, ist die chirurgische Behandlung mittels Punktion oder Drainage angezeigt. Insbesondere bei den oft akut verlaufenden, manchmal sogar rasch zunehmenden Symptomen der otogenen und rhinogenen Hirnabszesse darf man diese chirurgische Behandlung nicht hinauszögern. Die vollständige Exstirpation des Abszesses mit ausgedehnten Kapselanteilen ist bei frühzeitiger und effizienter Behandlung heute selten notwendig.

Prognose Bei früh einsetzender Behandlung und bei beherrschbarer Grundkrankheit kann die Prognose der sonst schweren und gefährlichen Krankheit gut sein. Dann heilen die eitrige Enzephalitis und der Hirnabszess oft ohne bzw. mit geringen fokalen Residualschäden aus. Bei lang dauernder Erkrankung, bei multiplen Abszessen und bei einer diffusen eitrigen Enzephalitis, z. B. im Rahmen einer Meningitis sind die Heilungsaussichten schlecht.

214.3 Epidurale und subdurale Abszesse und entzündliche Sinusvenenthrombose

Epidurale und subdurale Abszesse treten nach offenen Schädelhirnverletzungen, nach Operationen und als gefährliche Komplikation bei eitrigen Erkrankungen des Ohres bzw. der Nasennebenhöhlen auf.

Die klinischen Symptome entsprechen denen der Hirnabszesse mit allgemeinen Entzündungszeichen, Hirndruck und fokalen neurologischen Ausfällen sowie primär fokalen zerebralen Anfällen. Die Diagnose der epiduralen oder subduralen Abszesse gelingt durch die bildgebenden Verfahren mittels Computer- oder Magnetresonanztomografie.

Die Behandlung ist immer und sofort eine chirurgische mit gleichzeitig einsetzender und nachfolgender antibiotischer Behandlung.

Die entzündliche Sinusvenenthrombose entsteht im Rahmen einer eitrigen Meningitis oder fortgeleitet aus dem Nasen-Rachen-Raum, dem Ohrbereich und – typisch, aber heute selten – ausgehend von einem Oberlippenfurunkel.

Kinder mit einer Sinusvenenthrombose sind schwer krank mit hohem Fieber und mit Entzündungszeichen im Blut. Die erhebliche intrakranielle Drucksteigerung ist bedingt durch die venöse Abflussbehinderung, durch hämorrhagische Infarkte der sinusnahen Hirnanteile und durch das Hirnödem. Dementsprechend treten heftige Kopfschmerzen mit Erbrechen, Somnolenz und Bewusstlosigkeit auf. Lidödeme, ein Orbitaödem und ein Exophtalmus können auf diese Krankheit hinweisend sein.

Die Diagnose wird durch die bildgebenden Untersuchungen ermöglicht.

Die Behandlung ist antibiotisch. Hinsichtlich einer evtl. zu diskutierenden Thrombosebehandlung ▶ Abschn. 212.3.

214.4 Nichteitrige bakterielle Infektionen

Die nichteitrigen bakteriellen Infektionen des Nervensystems und die Rickettsiosen sind in der Sektion XIII (Infektionskrankheiten) mit abgehandelt, weil das Nervensystem nur eines unter mehreren Zielorganen ist. Zu diesen bakteriellen Infektionen gehören die Spirochäten, also Syphilis (s. auch ▶ Sektion VI, Neonatologie) und Borreliose (Lyme-Krankheit), die Brucellose, die Infektionen mit Mykoplasmen, Listerien (s. auch ▶ Sektion VI), mit Proteobakterien (Katzenkratzkrankheit) und mit Legionellen. Die Clostridien (Tetanus und Botulismus) wirken auf das Nervensystem über ihre Toxine.

Literatur

Brouwer MC, McIntyre P, Gans J de, Prasad K, Beek D van de (2010) Corticosteroids for acute bacterial meningitis. 8(9): CD004405

Curtis S, Stobart K, Vandermeer B, Simel DL, Klassen T (2010) Clinical features suggestive of meningitis in children: A systematic review of prospective data. 126: 952–960

Mook-Kanamori BB, Geldhoff M, Poll T van der, Beek D van de (2011) Pathogenesis and pathophysiology of pneumococcal meningitis. 24: 557–591

Trivedi K, Tang CM (2011) Mechanisms of meningococcal colonisation. Trends Microbiol 19:456–463

215 Virusinfektionen und antikörpervermittelte Krankheiten des Gehirns und des zentralen Nervensystems

D. Nadal, M. Kieslich, M. Häusler, A. van Baalen

215.1 Virusenzephalitis

D. Nadal, M. Kieslich

Definition Unter Enzephalitis versteht man eine Entzündung des Hirnparenchyms. Sie kann erregerbedingt oder infektionsassoziiert auftreten oder eine nicht erregerbedingte Ätiologie haben. Dieser Abschnitt behandelt die Gruppe der viral bedingten Enzephalitiden.

Epidemiologie und Ätiologie Die virale Enzephalitis ist relativ selten. Ihre Inzidenz hat seit Einführung der Polioimpfung deutlich abgenommen und beträgt in den westlichen Ländern ca. 10,5–13,8:100.000. Betroffen sind alle Altersgruppen. Enteroviren und Arboviren sind häufige Erreger mit Spitzen im Sommer und Herbst. Bei Arboviren variieren Inzidenz und Virustyp weltweit je nach Region. In Europa und der ehemaligen Sowjetunion ist die Frühsommermeningoenzephalitis (FSME) am verbreitetsten. Sie ist endemisch und tritt von Frühjahr bis Herbst auf. In Mittelitalien ist das Toscana-Virus eine häufige Ursache der akuten Meningoenzephalitis, in Asien die Japanische B-Enzephalitis mit >20.000 Fällen pro Jahr, die weltweit größte Zahl arboviraler Enzephalitiden. In Amerika und Südamerika wird die Arbovirus-Enzephalitis je nach Region und Virus unterschiedlich benannt: Western-Equine-, Eastern-Equine-, Venezuelan- und LaCrosse-Enzephalitis sind dort die häufigsten Formen. Rabies ist in den westlichen Ländern seit der Impfung von Haustieren verschwunden, jedoch in Entwicklungsländern nach wie vor ein Problem.

Demgegenüber ist die Herpes-simplex-Virus(HSV)-Enzephalitis zwar seltener, aber auf Grund der klinisch oft schweren Verläufe und der Therapierbarkeit im klinischen Alltag eine sehr präsente Virusenzephalitisform. Sie wird bei Kindern und Erwachsenen fast ausschließlich durch HSV-1 verursacht (Inzidenz 1:250.000–1:500.000). In den ersten 3 Lebensmonaten und bei immunsupprimierten Patienten ist bei einem größeren Anteil der HSV-Enzephalitiden HSV-2 verantwortlich.

Pathogenese Es handelt sich um eine ungewöhnliche Komplikation eines viralen Infekts. Weitet sich ein solcher auf das ZNS aus, sind meist entweder die Meningen (virale oder aseptische Meningitis, ▶ Abschn. 215.2) oder Meningen und in leichter Form Hirnparenchym (Meningoenzephalitis) betroffen. Die alleinige Entzündung des Hirnparenchyms (Enzephalitis) bleibt die Ausnahme.

Jedes Virus zeigt einen eigenen Zelltropismus und unterschiedlich starken Zellbefall (◘ Abb. 215.1). HIV-1 befällt im ZNS vor allem Makrophagen und Mikroglia, Poliovirus vor allem Motoneuronzellen, Rabiesvirus das limbische System und Mumpsvirus bei Neugeborenen die Ependymzellen. Während Mumpsvirus nur zu leichter zellulärer Dysfunktion führt, bedingen HSV und Eastern-Equine-Encephalitis-Virus meist ausgeprägten Zellschaden und -untergang. Dennoch lassen weder betroffene Zellen noch Stärke des Zellschadens auf die Ätiologie schließen.

Je nach Eintrittspforte vermehrt sich das Virus primär an Schleimhäuten, im retikuloendothelialen System oder an anderen Geweben, bevor es ins ZNS eintritt. Dies kann hämatogen, was weitaus am häufigsten ist, nach Durchkreuzen der Blut-Hirn-Schranke (Arbo-, Mumps-, Enterovirus) oder durch retrograden axonalen Transport (Rabiesvirus, HSV, Varizella-zoster-Virus) geschehen (◘ Abb. 215.1).

Bei HSV-1 kann die Infektion des ZNS auch retrograd über den Tractus olfactorius erfolgen. In der Regel führt bei HSV erst eine Reaktivierung zum ZNS-Befall mit Enzephalitis. Ausnahme ist die subpartale Infektion mit HSV-2 beim Neugeborenen.

Arboviren werden durch Vektoren wie Insekten oder Zecken übertragen, replizieren lokal in der Haut und gelangen nach transitorischer Virämie zum retikuloendothelialen System, insbesondere in Milz, Leber und Lymphknoten sowie gelegentlich zu Muskeln. Nach weiterer Replikation und sekundärer Virämie kann es zu einem Befall anderer Organe einschließlich des ZNS kommen.

Zur Durchkreuzung der Blut-Hirn-Schranke benutzen Viren 3 verschiedene Mechanismen: direkte Infektion der Endothelzellen der zerebralen Kapillaren, transepitheliale Transportmechanismen und Transport im Innern von Blutzellen (◘ Abb. 215.1).

Pathologie Die akute virale Enzephalitis ist die Folge eines Virusbefalls von Zellen im ZNS. Alle Zellarten können befallen werden. Es resultieren perivaskuläre Entzündung, Nervenzellzerstörung, Neuronophagie und Gewebsnekrose. Sie können diffus, fokal oder multifokal ablaufen. Betroffen ist vor allem die graue Substanz mit Befall des Kortex, der Kerne der Basalganglien, des Thalamus, des Hypothalamus sowie auch des Rückenmarks. Während HSV typischerweise die temporale sowie orbitofrontale Region des Gehirns befällt, führt die Enterovirus-Enzephalitis meist zu einem diffusen Gehirnbefall. Weitere Prädilektionsstellen sind Kleinhirn und Hirnstamm.

Klinische Symptome und Verlauf Die Symptomatik kann von leichter febriler Erkrankung mit Kopfschmerzen bis hin zur fulminanten Erkrankung mit fokal neurologischem Defizit, zerebralen Krampfanfällen und Koma variieren.

Erstes und wichtigstes Zeichen ist das plötzliche Auftreten einer febrilen Krankheit. Nackensteifigkeit und Lichtscheu manifestieren sich bei Mitbeteiligung der Meningen. Art und Stärke der neurologischen Symptome sind nur zu einem geringen Teil durch die Virusart bedingt. Vielmehr bestimmt die Lokalisation, das Ausmaß der Entzündung und des assoziierten Hirnödems die Symptomatik und insbesondere die Stärke der Vigilanzveränderung. Komplizierend können sich ein Hydrozephalus, Hirnnervenausfälle, eine Dysfunktion des hypothalämischen Systems und eine Einklemmung im Tentoriumschlitz oder im kraniokaudalen Übergang mit Todesfolge entwickeln. Bei Befall der Hypothalamus-Hypophysen-Region können Hypothermie, Poikilothermie, zentraler Diabetes insipidus und inadäquate ADH-Sekretion auftreten. Bei assoziiertem Befall des Rückenmarks können schlaffe Paresen mit Verlust der Muskeleigenreflexe, Sensibilitätsstörungen sowie eine neurogene Blasen-Mastdarm-Lähmung hinzukommen.

Bei der HSV-Enzephalitis führt der Befall der Temporalregion häufig primär zu einem fokalen zerebralen Krampfanfall. An eine HSV-Enzephalitis sollte vor allem dann gedacht werden, wenn ein Kind mit febrilem zerebralem Krampfanfall postiktal wesens- bzw. vigilanzverändert bleibt.

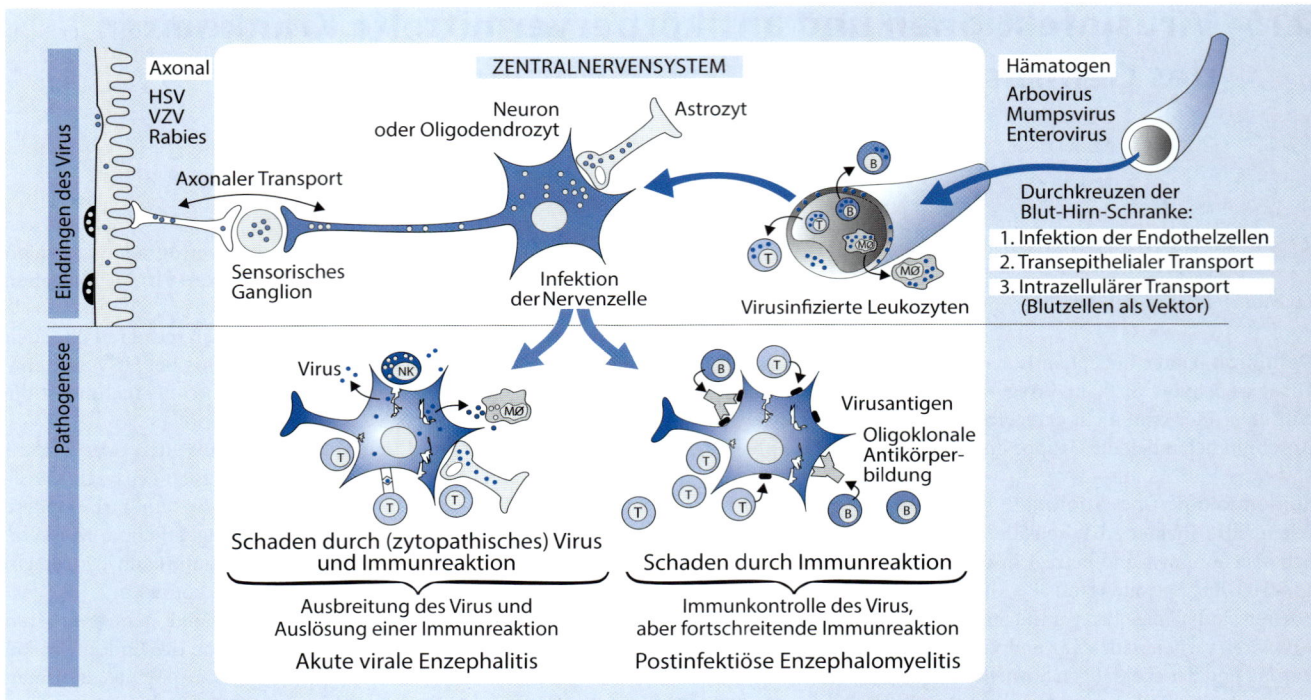

◘ **Abb. 215.1** Pathogenese der Enzephalitis. *HSV* Herpes-simplex-Virus, *VZV* Varizella-zoster-Virus, *NK* Natural-killer-Zellen, *MØ* Makrophage, *T* T-Lymphozyt, *B* B-Lymphozyt

Die HSV-Infektion beim Neugeborenen kann sich in 3 verschiedenen Formen manifestieren, wobei ca. 50 % der Fälle einen Befall des ZNS zeigen (◘ Tab. 215.1).

Varizella-zoster-Virus (VZV) verursacht äußerst selten eine akute Enzephalitis, in diesem Fall ist das Kleinhirn ein Prädilektionsort. Bezüglich der ZNS-Komplikationen der kongenitalen Zytomegalievirus-Infektion sei auf ▶ Kap. 100 verwiesen. Humanes-Herpes-Virus-6 (HHV-6), die Ursache des Exanthema subitum (Dreitagefieber), ist in ca. 10 % der Fälle mit Fieberkrämpfen kombiniert und führt nur selten zur (Meningo-)Enzephalitis, jedoch mit optional fatalem Verlauf. Gefährdet dafür sind insbesondere immunkomprimierte Patienten. Betroffen sind in über 90 % der Fälle Säuglinge. Humanes-Herpes-Virus-7 (HHV-7) kann, allerdings seltener als HHV-6, Fieberkrämpfe sowie eine akute Hemiplegie und eine (Meningo-)Enzephalitis verursachen. Auch Masern- und Mumps- und Epstein-Barr-Virus-Infektionen können komplizierend mit einer Enzephalitis einhergehen. Eine Sonderform der masernbedingten Enzephalitis stellt die subakute sklerosierende Panenzephalitis (SSPE) dar. Betroffen sind Kinder und Jugendliche, die früh, in der Regel vor dem 2. Lebensjahr, eine Maserninfektion durchgemacht haben und klinisch mit Verlust intellektueller Funktionen, epileptischen Krampfanfällen, Myoklonien, Ataxie, extrapyramidalen Bewegungsstörungen und Pyramidenbahnzeichen auffallen. Diagnostisch ist der Nachweis von periodischer hochamplitudiger paroxysmaler δ-Aktivität (Radermecker-Komplexe) im EEG sowie der serologische Nachweis von Masernantikörpern im Liquor. Bei rein symptomatischer Behandlungsoption ist der Verlauf ungünstig.

Der Befall des ZNS durch HIV-1 bei Kindern wird HIV-1-assoziierte progressive Enzephalopathie (PE) genannt (▶ Übersicht). Unterschieden wird zwischen einer Früh- („early onset") und Spätform („late onset"). Bei 75 % der Kinder mit einer HIV-1-Enzephalopathie wird diese vor dem Alter von 3 Jahren diagnostiziert.

◘ **Tab. 215.1** Klinik, Häufigkeit und Prognose der Herpes-simplex-Infektion beim Neugeborenen

Befall	Häufigkeit (%)	Letalität (%)	ZNS-Befall
Haut, Augen, Mund	45	?	Hämatogen; ZNS-Beteiligung ausschließen!
Enzephalitis	35	50	Neuronal
Disseminierte Krankheit	20	90	Hämatogen; ¾ der Fälle mit ZNS-Beteiligung

Besonderheiten der HIV-1-Enzephalopathie bei Kindern
- Aseptische Meningitis
- Störung des Hirnwachstums, Entwicklung einer Mikrozephalie
- Meist Verhaltensauffälligkeiten
- Bewegungsstörungen und Zerebralparesen
- Diffuse Affektion der weißen Substanz (Leukenzephalopathie)
- Teilweise Verkalkungen in den Basalganglien
- Eventuell kombinierte opportunistische Infektionen des ZNS (z. B. Toxoplasmose, Kryptokokken)

Enteroviren verursachen in der Regel eine aseptische, manchmal sogar subklinische Meningitis oder Enzephalitis, beim immundefizienten Patienten auch eine chronische Meningoenzephalitis. Sie treten in den Sommermonaten gehäuft auf. Die perinatale Echovirus- und Coxsackievirus-Enzephalitis zeigt schwere und teilweise fatale Verläufe. Die Infektion mit Poliovirus verläuft zu 90–95 % inapparent. 4–8 % der Kinder entwickeln eine aseptische Meningitis, von der sie sich innerhalb von 5–10 Tagen erholen. Eine paralytische Erkran-

Tab. 215.2 Häufigste Erreger der akuten viralen Enzephalitis, relative Häufigkeit je nach Alter des Patienten und mikrobiologische Diagnostik

Viren	Relative Häufigkeit		Nachweis des Erregers						Nachweis der Immunantwort[a]	
	< 1. LM	> 1. LM	RA	ST	U	BI	L	NPS	S	L[b]
Enteroviren										
Poliovirus	(+)	(+)	K	K			PCR			
Coxsackie-/Echovirus	+++	+++	K	K			PCR			
Enteroviren 70/71	+	+	K	K			PCR			
Paramyxoviren										
Masern/Mumps	–	+	K					K	sAK	iAK
Arboviren									sAK	ilAK
FSME	–	+							sAK	iAK
Toscana-Virus	((+))	+							sAK	iAK
Je-Virus	(+)	++							sAK	iAK
Rubella	+	+	K		K				sAK	
Herpesviren										
HSV-1	+	++	K			K, EM	PCR		sAK	iAK
HSV-2	++	+	K			K, EM	PCR		sAK	iAK
VZV	((+))	(+)	K			K, EM	PCR		sAK	
CMV	(+)	(+)	K		K, Ag		PCR		sAK	
EBV	–	(+)					PCR		sAK	iAK
HHV-6	–	(+)					PCR		sAK	iAK
HHV-7	–	(+)					PCR		sAK	iAK
Rabies[c]										
HIV[d]	(+)	+					PCR, Ag		sAK	
Respiratorische Viren	(+)	(+)	Ag, K					Ag, K		

Ag Antigen, AK Antikörper, Bl Bläscheninhalt, CMV Zytomegalievirus, EBV Epstein-Barr-Virus, EM Elektronenmikroskopie, *FSME* Frühsommerme-ningoenzephalitis-Virus, *HHV* Humanes-Herpes-Virus, *HSV* Herpes-simplex-Virus, iAK intrathekale AK/gepaartes Serum + Liquor, JE-Virus Japanese-Encephalitis-Virus, K Kultur, *L* Liquor, LM Lebensmonat, NPS Nasopharyngealsekret, PCR Polymerase-Kettenreaktion, RA Rachenabstrich, S Serum, sAK Serum-AK/gepaarte Seren, ST Stuhl, U Urin, *VZV* Varizella-zoster-Virus.
[a] Die Immunantwort kann früh im Krankheitsverlauf oder bei Immundefekt fehlen.
[b] Intrathekale Antikörper.
[c] Ag-Nachweis im Corneaabstrich, Hauptgewebe und in der Hirnbiopsie. Kultur des Sputums, des RA und von peripherem Nervengewebe. Bei Nichtgeimpften: sAK und iAK.
[d] PCR und Ag im Serum.

kung tritt in 1–2 % der Fälle auf. Sie verläuft in der Regel biphasisch mit einer initialen selbstlimitierten leichten Erkrankung. Danach folgen hohes Fieber, heftige Muskelschmerzen und Verlust der Reflexe. Die Lähmung tritt plötzlich auf und dehnt sich innerhalb weniger Stunden auf eine oder mehrere Extremitäten aus. Asymmetrische Parese oder Paralyse ist charakteristisch. Proximale Muskelgruppen sind häufiger betroffen als distale. Hirnnerven sind in 5–35 % der Fälle betroffen. Bedingt durch die etablierten Impfprogramme ist Europa inzwischen poliofrei.

Die FSME verläuft bei Kindern in der Regel leicht und nur selten treten neurologische Folgezustände auf. Bei schweren Verläufen dominieren Vigilanzminderung, zerebrale Krampfanfälle mit kernspintomografisch darstellbaren T2-Signalerhöhungen im Bereich des Mesenzephalons, der Pons, des Thalamus und der Basalganglien.

Die Übertragung der Rabies (Tollwut) erfolgt meist durch Hundebisse oder Kontakt zu wilden Tieren. Das Erregerreservoir stellt in Europa vor allem der Fuchs dar. Nach einer Inkubationszeit von in der Regel 1–2 Monaten zeigen sich in der Prodromalphase Schmerzen und Parästhesien an der heilenden Bisswunde, unspezifische grippale Symptome, nachfolgend „rasende" Wutzustände mit Hydrophobie, Überstreckung des Rumpfes und Kontraktionen der Gesichtsmuskulatur, ferner Erregungszustände mit Halluzinationen und im Weiteren ein fataler Verlauf.

Diagnose Die Diagnose einer Virusenzephalitis beruht meist auf klinischen Befunden. Der Erregernachweis gelingt nur in ca. der Hälfte der Fälle. Er ist jedoch aus therapeutischen und prognostischen Gründen unbedingt anzustreben.

Wichtige Hinweise auf den möglichen Erreger (◘ Tab. 215.2) liefert oft die Anamnese. Fragen nach früheren Impfungen, Herkunft, Reisen, Insektenstichen oder Zeckenbissen, Kontakt mit (tollwütigen) Tieren, viralen Krankheiten sowie Exanthemen beim Patienten oder in seiner Familie sind unabdingbar. Je nach jahreszeitlichem Auftreten kann das Erregerspektrum eingegrenzt werden.

Die Enzephalitis beim immundefizienten Patienten stellt eine besondere Situation dar. Das Spektrum der zu suchenden möglichen Erreger muss ausgeweitet werden. Bei humoralem Immundefekt muss an die chronische Enteroviren-Meningoenzephalitis gedacht werden, bei primärem oder sekundärem zellulärem Immundefekt an die progressive multifokale Leukenzephalopathie durch Polyomaviren, die subakute HSV-Infektion, die subakute Masserninfektion, die progressive Rötelninfektion (Panenzephalitis), die HIV-1-Enzephalopathie sowie zusätzlich an Zytomegalievirus, Varizella-Zoster-Virus und nichtviral vor allem an Toxoplasma gondii und Cryptococcus neoformans.

Ergibt sich klinisch der Verdacht auf eine möglicherweise virale Enzephalitis, muss diesem sofort diagnostisch nachgegangen werden. Hier steht vor allem die Lumbalpunktion mit dem Ziel des Nachweises einer Pleozytose und des Erregernachweises, z. B. durch spezifische Antikörper, Antigene bzw. eine intrathekale Immunreaktion, und die kranielle Kernspintomografie mit Kontrastmittel an erster Stelle, gefolgt von der Elektroenzephalografie (EEG).

MRT Eine computertomografische Untersuchung ist insbesondere oft wenig hilfreich, da parenchymatöse Prozesse initial nicht dargestellt werden können. Möglicherweise findet man Hinweise auf ein fokales oder diffuses Hirnödem. Die Kernspintomografie ist hier viel sensiter und stellt die vorzuziehende Methode zur Darstellung enzephalitischer Parenchymveränderungen, Ödeme oder einer Blut-Hirn-Schrankenstörung dar. Fokale Ödeme in der Temporalregion sind ein starkes Indiz für eine HSV-1-Enzephalitis. Die Kernspintomografie stellt die wichtigste differenzialdiagnostische Untersuchung dar (▶ Übersicht unten). Die MR-Spektroskopie kann bei der oft schwierigen Differenzialdiagnose Hirnstammenzephalitis vs. Hirnstammtumor hilfreich sein.

Liquordiagnostik Vor einer Lumbalpunktion sollte ein erhöhter intrakranieller Druck mit dem Risiko einer Einklemmung bei kaudaler Druckentlastung, soweit möglich (z. B. Ophthalmoskopie, Bildgebung), sowie eine möglicherweise vorliegende assoziierte Gerinnungsstörung ausgeschlossen werden. Der Liquor zeigt bei viralen Infektionen meist eine Pleozytose mit Überwiegen der mononukleären Zellen, ein leicht erhöhtes Protein und eine normale Glukose. Bei 3–5 % der Patienten ist unabhängig von der Schwere der Enzephalitis der Liquor normal. Im Anfangsstadium können polynukleäre Zellen überwiegen und die Glukose erniedrigt sein. Die Liquorkultur auf Viren ist meist unergiebig. Stark an Bedeutung hat hingegen die Polymerase-Kettenreaktion-(PCR-)Untersuchung des Liquors gewonnen. Die PCR-Untersuchung bietet die Vorteile eines Resultats innerhalb von Stunden, einer höheren Sensitivität als die Kultur und einer fast 100%igen Antigenspezifität. Aber auch die initiale Liquoruntersuchung kann z. B. bei einer Herpesenzephalitis eine negative PCR aufweisen. Deshalb sollte bei einem begründbaren klinischen Verdacht auf HSV-Enzephalitis auch bei negativer PCR eine Aciclovir-Therapie initiiert werden und eine erneute Lumbalpunktion, z. B. 2–7 Tage später durchgeführt werden. Weitere wichtige Liquorparameter sind die intrathekalen Immunglobulinfraktionen (Reiber-Schema, oligoklonale Banden), das Liquorlaktat und der Liquoröffnungsdruck.

EEG Das EEG zeigt meist eine allgemeine diffuse oder fokale Verlangsamung, hypersynchrone Potenziale oder periodische Muster (PLED – „periodic lateralized epileptiform discharges", Radermecker-Komplexe). Lokalisieren sich diese Veränderungen in der Temporalregion, ist dies ein starker Hinweis – jedoch kein Beweis – für eine HSV-Enzephalitis, denn fokale Veränderungen im EEG werden auch durch andere Viren verursacht.

Jegliche diagnostische Bemühungen sollten bei gravierender Klinik und begründetem Verdacht auf eine virale Enzephalitis die Initiierung einer antiviralen Therapie nicht verzögern.

Differenzialdiagnose Verschiedene Ursachen, die jedoch alle eher selten sind, können das Bild einer akuten viralen Enzephalitis imitieren (▶ Übersicht). Toxoplasmose und Cryptococcus neoformans sind vor allem bei Patienten mit zellulärem Immundefekt gefürchtete Erreger.

> **Übersicht der Differenzialdiagnosen zur viralen Enzephalitis: „encephalitis-like picture"**
> - Infektiöse Enzephalitiden nichtviraler Ätiologie (Bakterien, atypische Bakterien, Pilze, Parasiten)
> - Autoimmunentzündliche Erkrankungen (akute disseminierte Enzephalomyelitis, multiple Sklerose, Rassmussen-Enzephalitis, NMDA-Rezeptorantikörper-Enzephalitis, limbische Enzephalitis, ZNS-Vaskulitiden, z. B. Lupus erythematodes oder sarkoidoseassoziiert)
> - Hämatologisch-onkologische Erkrankung (Hirnstammgliom, Meningiosis leucaemica, hämophagozytierende Lymphohistiozytose)
> - Metabolische Erkrankungen (Organoacidämie, Aminoacidämie, Harnstoffzyklusdefekte, β-Oxidationsdefekte, Mitochondriopathien, Ahornsiruperkrankung, akute intermittierende Porphyrie)
> - Intoxikationen
> - Andere Ursachen (intrakranielle Blutung, Sinusvenenthrombose, Ischämie)

Therapie Eine gezielte antivirale Therapie ist nur in bestimmten Fällen möglich. Besteht bei einem Kind der Verdacht auf eine HSV-Enzephalitis, muss sofort eine Therapie mit i.v.-Aciclovir (45 mg/kg KG/Tag in 3 Einzeldosen, bei Neugeborenen bis zu 60 mg/kg KG/Tag in 3 Einzeldosen) begonnen und bei Bestätigung der Ätiologie für 14–21 Tage weitergeführt werden. Eine schwer verlaufende HHV-6-Enzephalitis kann mit Ganciclovir (10–15 mg/kg KG in 3 Einzeldosen – off-label) behandelt werden, da HHV-6 im Gegensatz zu HSV-1 relativ resistent gegen Aciclovir ist. Therapie der Wahl bei Zytomegalievirus-Enzephalitis ist Ganciclovir (10–15 mg/kg KG in 3 Einzeldosen – off-label) und/oder Foscarnet (180 mg/kg KG/Tag in 3 Einzeldosen – off-label). Bei Enteroviren-Enzephalitis in der Neugeborenenperiode oder bei Antikörpermangelsyndrom ist ein Behandlungsversuch mit intravenösen Gammaglobulinen und/oder Pleconaril möglich.

Die kombinierte Gabe von Steroiden bei Virusenzephalitiden ist umstritten und kann, insbesondere bei immunsupprimierten Patienten, nicht generell empfohlen werden.

Abgesehen von einer möglichst gezielten Therapie sind supportive Therapien mit Kontrolle der Krampfanfälle, der Temperatur und der Elektrolyte, Gewährleistung einer ausreichenden Kalorienzufuhr sowie Korrektur der Dysfunktion anderer Organe weitere Hauptbestandteile der Therapie. Bei erhöhtem Hirndruck ist eine kontinuierliche Überwachung und bei der Poliomyelitis evtl. eine maschinelle Beatmung notwendig.

Prophylaxe Aktive Impfung ist die wichtigste Maßnahme zur Reduktion der Morbidität und Letalität durch virale Enzephalitis. Beste Beispiele sind die Impfungen gegen Masern-, Mumps- und Poliovirus. Sie haben die Enzephalitis durch diese Viren zum Verschwinden gebracht. Die Impfung gegen FSME wird nur exponierten Personen in Risikogebieten empfohlen. Die Impfung gegen Japanische-B-Enzephalitis, die häufigste Ursache der akuten viralen Enzephalitis im asiatischen Raum, bietet einen Impfschutz von gegen 80 % bei exponierten Personen. Rabies-Enzephalitis ist seit der Impfung der Haustiere in den westlichen Ländern extrem rar geworden, bleibt aber nach wie vor ein großes Problem in Entwicklungsländern.

Prognose Die Prognose ist je nach Virus verschieden. Junges Alter, ausgeprägte klinische Symptome, insbesondere tiefer Glasgow-Coma-Scale und Hirnstammbeteiligung, sind per se prognostisch ungünstige Faktoren.

Die HSV-1-Enzephalitis ist ein schweres Krankheitsbild mit oft fatalem Ausgang und schweren neurologischen Folgezuständen. Unbehandelt beträgt die Letalität > 70 %. Seit der Anwendung von i.v.-Aciclovir wurde die Letalität auf 19 % gesenkt. Nur 40 % der Kinder zeigen eine komplette Erholung. Schwere neurologische Residualzustände mit Epilepsie, Spastik und geistiger Retardierung sind häufig. Die Prognose der HSV-Enzephalitis beim Neugeborenen ist noch schlechter. Je nach Klinik der Infektion sterben 50–90 % der Neugeborenen. Die Epstein-Barr-Virus-Enzephalitis, die VZV-Enzephalomyelitis sowie die FSME haben eher eine günstige Prognose mit häufigen Restitutiones ad integrum.

215.2 Virusmeningitis

M. Häusler

Bei Vorliegen der Symptome Meningismus, Kopfschmerzen, Fieber und reduzierter Allgemeinzustand ist die virale Meningitis die wichtigste Differenzialdiagnose zur bakteriellen Meningitis. Meist wird sie durch Viren des Genus Enterovirus (Enteroviren, Echoviren, Coxsackieviren) verursacht, welche weltweit vorkommen und im Sommer häufig zu Endemien führen. Meist geht der Meningitis eine Atemwegsinfektion oder Gastroenteritis voraus. Da die Enterovirus-Meningitis in der Regel benigne verläuft, genügt eine symptomatische Therapie mit Analgesie und intravenöser Flüssigkeitsgabe.

Eine rasche Abgrenzung zur bakteriellen Meningitis ist wichtig, da eine indizierte Antibiotikagabe unverzüglich begonnen bzw. eine unnötige Therapie vermieden werden sollte. Die Liquorzytologie alleine ist unzuverlässig, da auch Enteroviren eine Liquorgranulozytose verursachen können. Daher wurden klinische Scores entwickelt, wie der „Bacterial Meningitis Score", bei dem das Auftreten eines der folgenden Kriterien eine Antibiotikagabe indiziert: Krampfanfall, positives Liquor-Gramdirektpräparat, Blut-Neutrophilenzahl > 10.000/µl, Liquorprotein > 80 mg/dl oder Liquor-Neutrophilenzahl > 1000/µl. Bei hoher Sensitivität ist die Spezifität dieser Scores eingeschränkt, was eine hohe Rate unnötiger Behandlungen bedingt. Andere Ansätze postulieren daher die rasche Durchführung einer Enterovirus-PCR (Polymerase-Kettenreaktion) aus Liquor, um bei positivem Befund eine begonnene Antibiotikatherapie zu beenden. Selten kommen jedoch auch Koinfektionen mit Bakterien und Enteroviren vor.

Von der klassischen Enterovirus-Meningitis abzugrenzen sind virale Meningitiden bei Patienten mit Immundefizienz, die protrahierter und schwerer verlaufen können, und Infektionen durch andere Viren.

Die Immundefizienz kann auf einer iatrogenen Immunsuppression (JC-Virus, Herpes-simplex-Virus [HSV], Humanes-Herpes-Virus-7 [HHV-7], West-Nile-Virus, Varizella-zoster-Virus [VZV]), einer Natalizumabtherapie bei multipler Sklerose (HSV), einer HIV-Infektion (Enteroviren, HSV, VZV) und einer Hypogammaglobulinämie (Enteroviren, West-Nile-Virus) beruhen, aber auch Neugeborene betreffen (HSV, Parechoviren, Enteroviren). Therapeutisch werden eine Beendigung der Immunsuppression, Virostatika (Aciclovir, Ganciclovir) sowie Immunglobuline eingesetzt.

Bei verschiedenen Herpesviren (VZV, Epstein-Barr-Virus [EBV], HSV) ist zu bedenken, dass die Meningitis auch nach Virusreaktivierung auftreten kann. Die HSV-Meningitis (oft Typ 2) kann rezidivieren und eine Aciclovirbehandlung erfordern. Die Mumpsmeningitis kann zum Hörverlust führen. Eine weitere Gruppe bilden im Ausland erworbene Infektionen. Einige sind prognostisch günstig (Japanese-Encephalitis-Virus; Sandfly-fever-Viren [Sicilian Virus, Naples-Virus, Toskana-Virus]), andere können in schwere zerebrale Verläufe münden (Dengue-Virus, West-Nile-Virus, Chikungunya-Virus). Spezifische Therapien sind nicht verfügbar.

Die Diagnose viraler Meningitiden erfolgt in der Regel mittels PCR aus Liquor. Bei Verdacht auf einen seltenen Erreger sollte die Diagnostik mit dem virologischen bzw. mikrobiologischen Institut eng abgestimmt werden.

Die Liste weiterer Differenzialdiagnosen ist umfangreich und schließt Infektionen durch Mykobakterien und Pilze, Neoplasien sowie Nebenwirkungen durch Medikamente ein.

215.3 Antikörpervermittelte Enzephalitiden

A. van Baalen

Die Enzephalitis ist eine (sub-)akute Enzephalopathie mit Verhaltensänderungen, Bewusstseins- und Gedächtnisstörungen und epileptischen Anfällen durch eine Inflammation der grauen Hirnsubstanz. Trotz erheblicher Fortschritte in der Diagnostik (z. B. PCR, MRT) ist die Ursache einer Enzephalitis nicht immer zu klären. In den letzten Jahren wurden neue antikörpervermittelte Enzephalitiden auch bei Kindern beschrieben. Die neuronalen Antikörper sind entweder gegen Membranproteine (z. B. Ionenkanäle, Rezeptoren) oder intrazelluläre Antigene (z. B. onkoneuronale Antikörper) gerichtet. Es ist aber nicht immer klar, ob diese Antikörper, die meistens höher im Serum als im Liquor konzentriert sind, pathogen oder nur Ausdruck eines Immunprozesses sind. Da potenziell nur Immuntherapien (Steroide, Immunglobuline oder Plasmapherese) helfen, ist es wichtig, bei der Verdachtsdiagnose „Enzephalitis ohne Erregernachweis" trotz Seltenheit antikörpervermittelter Enzephalitiden frühzeitig daran zu denken.

215.3.1 Limbische Enzephalitis (LE)

Das limbische System koordiniert Emotionen und Gedächtnis. Demzufolge ist eine LE charakterisiert durch die subakute Störung des Kurzzeitgedächtnisses, Affektstörungen und Temporallappenanfälle. Neben der klinischen Symptomatik ist die MRT essenziell für die Verdachtsdiagnose (◘ Abb. 215.2). Die Diagnose wird gesichert

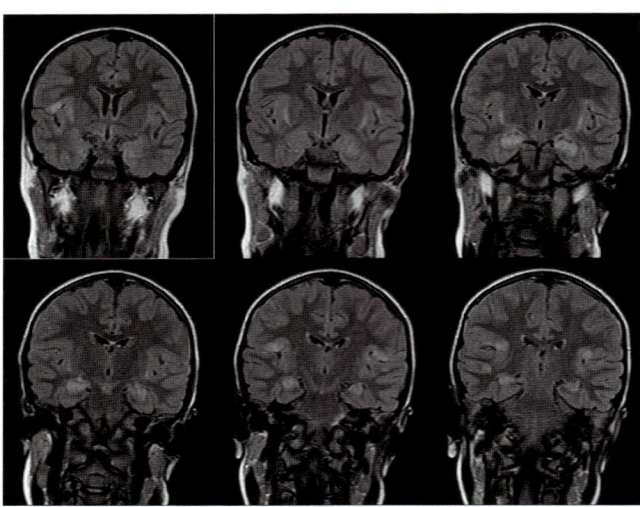

Abb. 215.2 MRT: Signalanhebungen und Ödeme der Hippocampi, Amygdalae und Inselrinde beidseits bei limbischer Enzephalitis

durch Biopsie, Tumor- (z. B. Neuroblastom) oder Antikörpernachweis. Im Gegensatz zur paraneoplastischen LE des Erwachsenen finden sich statt onkoneuronaler häufiger VGKC-, NMDA-Rezeptor- und GAD-Antikörper. Hochdosierte Immuntherapien werden bereits bei Verdachtsdiagnose empfohlen.

215.3.2 NMDA-Rezeptorantikörper-Enzephalitis

Die zuerst bei Frauen mit Ovarialteratom beschriebene Enzephalitis mit Antikörpern gegen den N-Methyl-D-Aspartat-Rezeptor ist bei Kindern meistens nicht paraneoplastisch und charakterisiert durch eine vorausgehende unspezifische Infektion, Verhaltens- und Schlafstörungen, Mutismus, epileptische Anfälle, Dystonien oder orofaziale Dyskinesien, häufig leichte lymphozytäre Liquorpleozytose und diffuse EEG-Verlangsamung, seltener autonome Instabilität und zentrale Hypoventilation. Die frühzeitige Immuntherapie und ggf. Tumorentfernung ist entscheidend für eine gute Prognose.

215.3.3 Febrile infection-related epilepsy syndrome (FIRES)

Bei bisher gesunden Kindern beginnt wenige Tage nach Beginn eines banalen Infekts ein äußerst therapierefraktärer Status epilepticus gefolgt von einer therapieschwierigen fokalen Epilepsie und häufig neuropsychologischen Störungen (Abb. 215.3). Es gibt aber Einzelfälle einer Heilung trotz wochenlanger Intensivtherapie. Liquor, MRT und Stoffwechseldiagnostik ergeben keine spezifischen Befunde. Selten sind Autoantikörper nachweisbar und Immuntherapie wirksam. Wegen phänotypischer Überschneidung sind aber immer Antikörpersuche und Immuntherapieversuch erforderlich.

215.3.4 Steroidresponsive Enzephalopathie assoziiert mit Autoimmunthyreoditis (SREAT oder Hashimoto-Enzephalopathie)

Die Diagnose wird bei neuropsychiatrischer Symptomatik (z. B. Halluzinationen, Verwirrtheit, Veränderungen der Persönlichkeit und

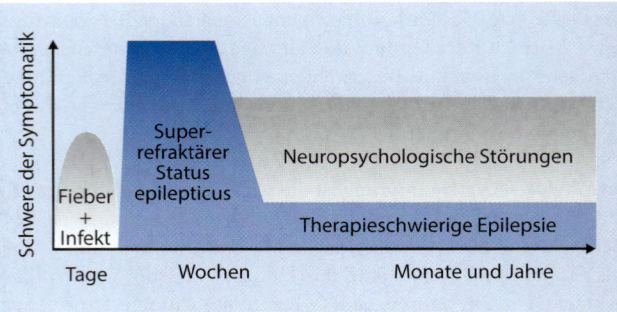

Abb. 215.3 FIRES: Charakteristischer phasenhafter Verlauf

Emotionen, Tremor, Myoklonien) durch den Nachweis von Antikörpern gegen Thyreoperoxidase (TPO) im Serum gestellt, wenn (wie bei allen antikörpervermittelten Enzephalitiden) infektiöse, toxische, metabolische, vaskuläre und neoplastische Ursachen ausgeschlossen wurden. Die Patienten haben oft epileptische Anfälle mit schwerer Allgemeinverlangsamung im EEG, eine hohe Liquorproteinkonzentration und sind meistens euthyreot. Die frühzeitige Methylprednisolon-Pulstherapie ist wichtig, auch wenn Immuntherapien nicht immer helfen.

Literatur

van Baalen A, Häusler M, Boor R et al (2010) Febrile infection-related epilepsy syndrome (FIRES): A nonencephalitic encephalopathy in childhood. Epilepsia 51:1323–1328

Exhenry C, Nadal D (1996) Vertical immunodeficiency virus-1 infection: Involvement of the central nervous system and treatment. Eur J Pediatr 155:839–850

Dubos F et al (2010) Distinguishing between bacterial and aseptic meningitis in children: European comparison of two decision rules. Arch Dis Child 95:963–967

Florance-Ryan N, Dalmau J (2010) Update on anti-N-methyl-D-aspartate receptor encephalitis in children and adolescents. Curr Opin Pediatr 22:739–744

Haberlandt E, Bast T, Ebner A et al (2011) Limbic encephalitis in children and adolescents. Arch Dis Child 96:186–191

Jmor F, Emsley HCA, Fischer M, Solomon T, Lewthwaite P (2008) The incidence of acute encephalitis syndrome in Western industrialised and tropical countries. Virol J 5:1

Kennedy C (1995) Acute viral encephalitis in childhood. BMJ 310:139–140

Kieslich M, Acconci D, Berger A et al (2002) Diagnostic and outcome of neurotropic enterovirus infections in childhood. Klin Päd 214:327–331

Kneen R, Michael BD, Menson E et al (2012) National guideline for the management of suspected viral encephalitis in children. J Infection 64:449–477

Nigrovic LE et al (2010) Low risk of bacterial meningitis in children with a positive enteroviral polymerase chain reaction result. Clin Infect Dis 51:1221–1222

O'Meara M, Ouvrier R (1996) Viral encephalitis in children. Curr Opin Pediatr 8:11–15

Shah SD, Murali H (2011) Steroid-responsive encephalopathy and autoimmune thyreoditis in a young boy. Pediatr Neurol 45:132–134

Vincent A, Bien CG, Irani SR, Waters P (2011) Autoantibodies associated with diseases of the CNS: New developments and future challenges. Lancet Neurol 10:759–772

Whitley RJ, Gnann JW (2002) Viral encephalitis: Familiar infections and emerging pathogens. Lancet 359:507–513

Whitley RJ, Kimberlin DW (2005) Herpes simplex encephalitis: Children and adolescents. Sem In Ped Infect Dis 16:17–23

216 Multiple Sklerose und ähnliche Erkrankungen

J. Gärtner, P. Huppke

216.1 Grundlagen

Die multiple Sklerose (MS) und die MS-ähnlichen Erkrankungen bilden die Gruppe der entzündlich demyelinisierenden Erkrankungen des zentralen Nervensystems (ZNS), bei der autoimmunologische Prozesse zu einer vorübergehenden und/oder dauerhaften Entmarkung im Gehirn oder Rückenmark führen. Hierzu zählen die akute disseminierte Enzephalomyelitis (ADEM), die MS, die Optikusneuritis, die Myelitis transversa und die Neuromyelitis optica (NMO). Während die MS immer eine chronisch lebenslange Erkrankung ist, können die übrigen Erkrankungen dieser Gruppe sowohl chronisch als auch vorübergehend auftreten. Im Gegensatz zu den Leukenzephalopathien, die eine wichtige Differenzialdiagnose darstellen und in der Regel klinisch progredient verlaufen, sind die MS und MS-ähnliche Erkrankungen durch Krankheitsschübe mit häufig kompletter Restitution der klinischen Beschwerden gekennzeichnet.

Differenzialdiagnose Die Diagnosestellung ist insbesondere bei Erstmanifestation häufig schwierig. Im Kindes- und Jugendalter bilden Leukenzephalopathien die wichtigste Differenzialdiagnose. In aller Regel weisen diese Erkrankungen jedoch in der Bildgebung des Gehirns (Magnetresonanztomografie, MRT) ein charakteristisches Muster mit symmetrischen Veränderungen der weißen Hirnsubstanz auf. Ebenso kann ein fehlendes Ansprechen auf eine Hochdosis-Steroidtherapie auf das Vorliegen einer Leukenzephalopathie hinweisen. Im Gegensatz hierzu haben Hirntumoren, Lymphome und die hämophagozytierende Lymphohistiozytose (HLH) eine den entzündlich demyelinisierenden Erkrankungen des ZNS ähnliche klinische Symptomatik, ähnliche MRT-Veränderungen und auch ein gutes klinischen Ansprechen auf Steroidgaben. Da es jedoch bei MS und MS-ähnlichen Erkrankungen meist zu einer Rückbildung der Läsionen im ZNS kommt, kann eine kurzfristige MRT-Verlaufskontrolle häufig zur Diagnosefindung beitragen. Ansonsten ist eine Hirnbiopsie zu erwägen.

Bei bereits bekanntem schubhaftem Krankheitsverlauf ist die Anzahl der als Differenzialdiagnose in Frage kommenden Erkrankungen deutlich geringer. Einzelne metabolische Erkrankungen, insbesondere Mitochondriopathien, aber auch die biotinresponsive Störung der Basalganglien (OMIM 607483) und die akute nekrotisierende Enzephalopathie (ANE1, OMIM 601181) können zu schubhaften Verschlechterungen meist im Rahmen von Traumen, Fieber und Infekten führen. Bei diesen Erkrankungen finden sich jedoch charakteristische MRT-Veränderungen, und im Gegensatz zu den entzündlich demyelinisierenden Erkrankungen kommt es meist nicht zu einer fast vollständigen Rückbildung der Krankheitssymptome. Nicht immer einfach ist die Unterscheidung der entzündlich demyelinisierenden Erkrankungen von den zerebralen Vaskulitiden, insbesondere dann, wenn kleinere Gefäße betroffen sind und die Angiografie nicht wegweisend ist. Da die notwendige Behandlung dieser Erkrankungen sich unterscheidet, ist im Zweifelsfall auch hier eine Hirnbiopsie notwendig.

Therapie des Erkrankungsschubs Als Schub bezeichnet man ein neu aufgetretenes oder reaktiviertes neurologisches Symptom bei einem Patienten mit entzündlicher ZNS-Erkrankung, welches mindestens 24 h andauert. Es sollte mindestens 30 Tage Abstand zu vorangegangenen Schüben haben und nicht durch Infektionen erklärbar sein. Die Schubtherapie unterscheidet sich bei den einzelnen entzündlichen demyelinisierenden Erkrankungen nicht und sollte möglichst innerhalb von 3–5 Tagen nach Beginn der Beschwerden erfolgen. Diese besteht in der intravenösen Gabe von einmal täglich 20 mg/KG Methylprednisolon (Maximaldosis 1 g/Tag) unter Magenschutz für 3–5 Tage, je nach Schwere des Schubs, und wird ohne Ausschleichen beendet. 7–14 Tage nach Beendigung des Steroidpulses erfolgt eine Reevaluation. Bei ungenügender Besserung oder Zunahme der klinischen Symptomatik wird die Pulstherapie wiederholt. Sind die Symptome gravierend, z. B. Hemiparese, Tetraparese oder Blindheit, und bessern sich nicht durch die erste oder zweite Steroidbehandlung, sollte möglichst zeitnah eine Plasmapheresebehandlung durchgeführt werden.

216.2 Akute disseminierte Enzephalomyelitis (ADEM)

Die ADEM ist eine meist postinfektiös auftretende inflammatorische Erkrankung des ZNS, bei der vor allem die weiße Substanz des Gehirns und des Rückenmarks betroffen ist und die zu einem multifokalem Krankheitsbild mit Enzephalopathie führt.

Epidemiologie und Pathogenese Die ADEM tritt bevorzugt bei Kindern im Alter von 5–8 Jahren auf und betrifft Mädchen und Jungen gleichermaßen. Mehr als 90 % der Patienten haben zuvor eine Infektion durchgemacht, etwa 5 % sind im Monat zuvor geimpft worden. Die Pathogenese ist unklar, es wird angenommen, dass es im Rahmen der Infektion zur Bildung von Autoantikörpern gegen Myelinbestandteile kommt.

Klinische Symptome und Verlauf Bei Patienten mit ADEM tritt häufig vor Krankheitsbeginn eine Prodromalphase mit Fieber, Übelkeit, Erbrechen, Kopfschmerzen und starkem Krankheitsgefühl auf. Über Stunden bis wenige Tage entwickelt sich dann ein multifokales neurologisches Krankheitsbild abhängig von der Lokalisation der Läsionen im ZNS. Häufige klinische Symptome sind Hemiparese, Ataxie, Hirnnervenlähmungen und Optikusneuritiden, seltener auch Krampfanfälle und Aphasie. Im Unterschied zur MS gehört zur ADEM eine Enzephalopathie mit Verwirrtheit, Irritabilität, Lethargie oder Koma. Eine sichere Unterscheidung zwischen MS und ADEM erlaubt dieses Kriterium aber nicht. Bei mehr als 10 % der Patienten wird im weiteren Krankheitsverlauf eine MS diagnostiziert. Der Schub einer ADEM kann bis zu 3 Monate andauern mit fluktuierenden klinischen Symptomen und MRT-Auffälligkeiten. Bei mehr als 50 % der Patienten kommt es zu einer Restitutio ad integrum, bei den anderen bleiben Residualsymptome zurück. Die ADEM ist in der Regel eine monophasische Erkrankung. Eine multiphasische ADEM ist selten. Hierbei treten im Abstand von mindestens 3 Monaten nach Erstmanifestation erneut multifokale klinische Symptome mit Enzephalopathie auf. Eine Sonderform der ADEM ist die hämorrhagische Leukenzephalitis, bei der es meist nach Infektionen im oberen Respirationstrakt zu einer fulminanten hämorrhagischen Demyelinisierung kommt mit häufig letalem Ausgang.

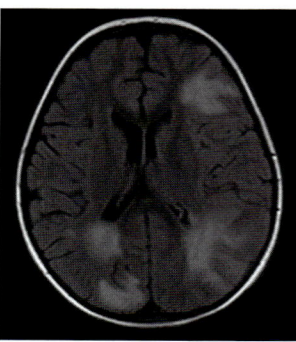

Abb. 216.1 ADEM. 6 Jahre altes Mädchen mit Gangstörung, Optikusneuritis und Enzephalopathie. In der FLAIR-Wichtung zeigen sich für die ADEM typische großflächige schlecht begrenzte hyperintense Läsionen

Diagnose In der zerebralen MRT findet sich ein vielgestaltiges Muster von hyperintensen T2-Läsionen, die alle Regionen des ZNS einschließlich der Basalganglien und des Rückenmarks betreffen können. Im Gegensatz zu den MS-Läsionen sind diese meist großflächig, schlecht begrenzt sowie asymmetrisch und betreffen nicht die periventrikuläre weiße Hirnsubstanz (◘ Abb. 216.1). Während bei der MS typischerweise nur einzelne Läsionen Gadolinium aufnehmen, sind dies bei der ADEM meist entweder alle oder keine der Läsionen. Im Liquor findet sich meist eine lymphozytäre Pleozytose und Eiweißerhöhung, oligoklonale Banden sind nur selten nachweisbar.

Therapie Die Therapie der ADEM folgt der oben beschriebenen Schubtherapie. Bei fulminanten Verläufen sollte frühzeitig eine Plasmapherese erwogen werden.

216.3 Multiple Sklerose (MS)

Die MS ist eine chronisch-entzündliche, multifokale, demyelinisierende Erkrankung des ZNS ungeklärter Ätiologie, die klinisch durch das meist schubförmige Auftreten neurologischer Defizite in unterschiedlichen Funktionsgebieten des Gehirns und Rückenmarks imponiert. Grundsätzlich handelt es sich bei der MS des Kindes- und Jugendalters und bei der des Erwachsenenalters wahrscheinlich um die gleiche Erkrankung, allerdings ist noch unklar, inwieweit klinische Symptomatik, Krankheitsverlauf und therapeutische Beeinflussbarkeit altersabhängige Besonderheiten aufweisen. Unter einer MS des Kindes- und Jugendalters (pädiatrische MS) wird ein Krankheitsbeginn vor dem 16. Geburtstag verstanden.

Epidemiologie Die MS ist die häufigste zur Behinderung führende neurologische Erkrankung im jungen Erwachsenenalter und hat in Europa eine Häufigkeit von 50–170/100.000 Einwohner. Etwa 3–5 % aller Patienten erkranken bereits vor dem 16. Lebensjahr. Die pädiatrische MS tritt meist nach der Pubertät auf, allerdings können bereits Kleinkinder an einer MS erkranken. Eine Besonderheit ist, dass das Geschlechterverhältnis vor der Pubertät ausgeglichen ist, während nach der Pubertät ebenso wie im Erwachsenenalter weibliche Jugendliche deutlich häufiger an einer MS erkranken.

Ätiologie und Pathogenese Die MS ist eine Autoimmunerkrankung, gekennzeichnet durch multiple aktive und inaktive entzündliche Herde im ZNS, die meist kleine Gefäße umgeben. Autoreaktive T-Zellen passieren die Blut-Hirn-Schranke, werden durch Kontakt zu antigenpräsentierenden Zellen reaktiviert und richten sich dann über verschiedene Mediatorwege gegen Oligodendrozyten. Die multifokale, entzündliche Destruktion des Myelins wird durch die alternative Krankheitsbezeichnung „Enzephalomyelitis disseminata" beschrieben. Histologisch sieht man entmarkte Plaques mit reaktiver glialer Narbenbildung, die der Erkrankung den Namen „multiple Sklerose" gegeben hat.

Bei der Entstehung der MS scheinen sowohl genetische als auch Umweltfaktoren eine Rolle zu spielen. Untersuchungen an Zwillingen belegen eine genetische Prädisposition für das Auftreten einer MS mit einer Konkordanzrate von bis zu 25 % für monozygote und bis zu 3 % für dizygote Zwillinge. Auch wurden bislang mehr als 70 Suszeptibilitätsgene für die MS beschrieben, deren Kenntnis aber bisher keine klinische Anwendung gefunden hat. Als Umweltfaktoren wurden niedrige Vitamin-D-Spiegel, frühere Epstein-Barr-Virus-Infektionen und Rauchen bzw. Rauchexposition identifiziert. Auch ist beschrieben, dass Menschen die nahe dem Äquator aufgewachsen sind und leben, ein geringeres Risiko haben, an MS zu erkranken.

Klinische Symptome und Verlauf Fast alle Patienten haben einen schubförmigen Krankheitsverlauf, der durch klar voneinander abgrenzbare Schübe mit kompletter oder inkompletter Remission definiert ist. Zwischen den Krankheitsschüben kommt es zu keiner Progression. Die primär progrediente MS mit bereits zu Beginn der Erkrankung progressiver Verschlechterung ist im Kindes- und Jugendalter eine Rarität. Kinder und Jugendliche haben im Vergleich zu Erwachsenen mit MS höhere Schubraten, jedoch ist die Chance auf eine vollständige Rückbildung der Symptome nach einem Schub besser. Als Schubsymptomatik können vielfältige neurologische Symptome auftreten. Besonders häufig sind Optikusneuritiden, Sensibilitätsstörungen und motorische Störungen. Unabhängig von den Schüben klagen einzelne Patienten über Müdigkeit (Fatigue) und Depressionen. Die pädiatrische MS schreitet nur langsam voran. Eine sekundär progrediente MS tritt in der Regel erst nach 10–20 Jahren auf. Allerdings sind pädiatrische MS-Patienten aufgrund ihres frühen Erkrankungsalters bei Eintritt eines gravierenden Behinderungsgrades etwa 10 Jahre jünger als erwachsene MS-Patienten.

Diagnose Für die MS gibt es keinen diagnostischen Biomarker, so dass zunächst andere Erkrankungen ausgeschlossen werden sollten. Die Diagnosestellung erfolgt analog zur MS des Erwachsenenalters anhand der zuletzt 2010 revidierten McDonald-Kriterien (► Übersicht). Mittels dieser Kriterien wird nachgewiesen, dass der Patient eine chronisch-entzündliche Erkrankung des ZNS hat (zeitliche Dissemination), die mehr als nur eine anatomische Struktur betrifft (räumliche Dissemination). Eine Besonderheit der pädiatrischen MS ist, dass ein erster Schub nicht als solcher gewertet werden kann, wenn eine komplexe multifokale Symptomatik mit Enzephalopathie besteht, da in dieser Altersgruppe eine ADEM häufig ist und nicht von einem ersten MS-Schub unterschieden werden kann.

> **McDonald-Kriterien – Diagnosestellung einer multiplen Sklerose (mod. nach Polman et al. 2010)**
> Es gibt 4 Situationen, in denen die Diagnose multiple Sklerose gestellt werden kann:
> 1. Nach ≥ 2 Schüben, wenn mindestens ein Schub klinisch objektiviert werden konnte (z. B. durch neurologische Untersuchung, visuell oder somatosensorisch evozierte Potenziale [VEP oder SSEP]) und der zweite Schub mit hoher Wahrscheinlichkeit einem Schubereignis entsprach
> 2. Nach ≥ 2 Schüben, von denen ein Schub objektiviert werden konnte *und* Nachweis einer räumlichen Dissemination in der MRT durch: ≥ 1 T2-Läsion in mindesten 2 von 4 MS-typischen Regionen des ZNS (infratentoriell, juxtakortikal, periventrikulär, spinal)

3. Nach einem Schub *und* ≥ 2 klinisch objektivierbaren Läsionen *und* Nachweis einer zeitlichen Dissemination in der MRT durch:
   a) das gleichzeitige Auftreten von Gadolinium aufnehmenden und nicht aufnehmenden Läsionen *oder*
   b) den Nachweis von neuen Läsionen in einer zweiten MRT
4. Nach einem Schub *und* ≥ 1 objektivierbaren Läsion *und* Nachweis einer räumlichen Dissemination in der MRT durch: ≥ 1 T2-Läsion in mindesten 2 von 4 MS-typischen Regionen (infratentoriell, juxtakortikal, periventrikulär, spinal) *und* Nachweis einer zeitlichen Dissemination durch:
   a) das gleichzeitige Auftreten von Gadolinium aufnehmenden und nicht aufnehmenden Läsionen *oder*
   b) den Nachweis von neuen Läsionen in einer zweiten MRT

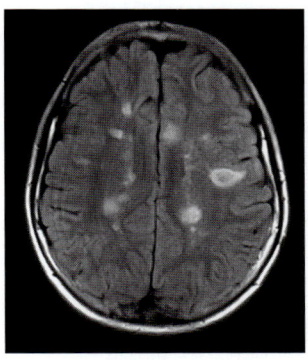

Abb. 216.2 Multiple Sklerose. 11 Jahre alter Junge, bei dem im Rahmen einer Optikusneuritis eine MS diagnostiziert wurde. In der FLAIR-Wichtung zeigen sich oväläre scharf begrenzte hyperintense Läsionen

In der Anamnese sollten frühere schubverdächtige Ereignisse, d. h. neurologische Symptome, die anders nicht erklärbar waren und länger als 24 h angehalten haben, erfragt werden. In der MRT-Aufnahme des Gehirns sind Entmarkungsherde in der T2-Wichtung gut zu erkennen und häufig im periventrikulären Marklager, subkortikal, im Corpus callosum sowie spinal lokalisiert (◘ Abb. 216.2). Darüber hinaus können Hypointensitäten einzelner Herde in der T1-Wichtung nachweisbar sein. Typischerweise nimmt ein Teil der Läsionen, d. h. die derzeit aktiven, Gadolinium auf. Falls sich die Gadoliniumaufnahme in allen Läsionen oder in keiner der Läsionen zeigt, ist differenzialdiagnostisch eine ADEM zu erwägen. Die Liquorbefunde sind nicht mehr Bestandteil der aktuellen Diagnosekriterien. Eine einmalige Liquoruntersuchung ist jedoch zur Diagnosestellung weiterhin obligat, da sie zum Ausschluss anderer Erkrankungen notwendig ist. Bei mehr als 90 % der pädiatrischen MS-Patienten sind oligoklonale Banden im Liquor nachweisbar. Darüber hinaus können eine geringgradige lymphozytäre Pleozytose und Eiweißerhöhung sowie Antikörper gegen verschiedene Virusantigene (MRZ-Reaktion) gefunden werden. Eine Übersicht zu den bei MS im Vergleich zu ADEM bedeutenden Befunden gibt ◘ Tab. 216.1.

Therapie Die Therapie des akuten Schubes erfolgt wie bereits beschrieben. Allerdings ist der Nachweis einer Gadolinium anreichernden Läsion im MRT ohne klinisches Korrelat keine Indikation zur Schubtherapie. Sind die Diagnosekriterien nach McDonald erfüllt, sollte unabhängig vom Alter der MS-Patienten eine immunmodulatorische Basistherapie begonnen werden, da diese die Schubschwere und -frequenz verringert und den Langzeitverlauf günstig beeinflussen kann. In Deutschland sind als Basistherapie β-Interferone und Glatiramerazetat ab 12 Jahren zugelassen. Diese werden in einer entsprechend dem Körpergewicht angepassten Dosis subkutan oder intramuskulär verabreicht. Wesentliche Nebenwirkungen sind grippeähnliche Beschwerden und Lokalreaktionen an den Injektionsstellen. Eine Eskalationstherapie ist dann zu erwägen, wenn unter der Basistherapie weiterhin gehäuft Schübe auftreten oder aber nicht zu tolerierende Nebenwirkungen. Als Eskalationstherapie stehen im Erwachsenenalter derzeit Natalizumab und Fingolimod zur Verfügung. Bei pädiatrischen MS-Patienten wurde bislang ausschließlich Natalizumab angewandt. Natalizumab ist ein rekombinanter, humanisierter Anti-α4-Integrin-Antikörper, der sich auch bei pädiatrischer MS als wirkungsvoll erwiesen hat. Da unter der Therapie mit Natalizumab ein nicht unerhebliches Risiko von ca. 1:1000 besteht, an einer progressiven multifokalen Leukenzephalopathie (PML) zu erkranken, sollte der Beginn einer solchen Therapie sorgfältig erwogen und nur in spezialisierten Zentren durchgeführt werden. In den nächsten Jahren ist die Zulassung zahlreicher neuer MS-Therapeutika zu erwarten.

216.4 Optikusneuritis

Bei einer Optikusneuritis sind eine Papillitis und eine Retrobulbärneuritis zu unterscheiden. Bei einer Papillitis ist die entzündliche Läsion am Eintritt des Nervus opticus in die Retina gelegen. Die Papille stellt sich unscharf und prominent dar. Betrifft die entzündliche Läsion den Verlauf des Nerven, liegt eine Retrobulbärneuritis vor.

Klinische Symptome und Verlauf Typische klinische Symptome sind Schleier- und Verschwommensehen sowie ein gestörtes Farbsehen. Häufig tritt zuvor ein Bulbusbewegungsschmerz auf. Im Kindes- und Jugendalter ist die Optikusneuritis meist beidseitig mit guter Prognose. Bei etwa einem Drittel der Patienten manifestiert sich später eine MS. Das Risiko ist besonders hoch, wenn die MRT des Gehirns MS-typische Befunde ergeben hat oder wenn Optikusneuritiden wiederholt auftreten.

Diagnose und Differenzialdiagnose Die augenärztliche Untersuchung von Augenhintergrund, Visus, Gesichtsfeld und Farbsehen bildet die Grundlage der Diagnose. Eine kranielle MRT sollte durchgeführt werden um das MS-Risiko abzuschätzen bzw. die Diagnose einer MS zu stellen. Der Nachweis einer Gadoliniumaufnahme in den Nervus opticus bestätigt die Diagnose, ist aber nicht obligat. Differenzialdiagnostisch sind eine Neuromyelitis optica und eine Leber'sche hereditäre Optikusneuropathie zu erwägen bzw. auszuschließen.

Therapie Die Therapie der Optikusneuritis entspricht der oben beschriebenen Schubtherapie.

216.5 Myelitis transversa

Eine Myelitis ist eine meist monophasisch verlaufende akute oder subakute Entzündung des Rückenmarks, die zu motorischen, sensorischen und/oder autonomen Ausfällen führt. Ursache können Infektionen, postinfektiöse oder postvakzinale Immunprozesse oder Autoimmunerkrankungen sein. Im Kindesalter sind postinfektiöse Myelitiden am häufigsten. Bei der Myelitis transversa ist der gesamte Rückenmarksquerschnitt von der Entzündung betroffen.

Klinische Symptome und Verlauf Die klinischen Symptome entwickeln sich über Stunden bis wenige Tage und betreffen bei der

Tab. 216.1 Bedeutende Befunde bei ADEM, multipler Sklerose und Neuromyelitis optica

	ADEM	Multiple Sklerose	Neuromyelitis optica
Alter	< 10 Jahre	> 10 Jahre	Jedes Alter
Vorausgehende Infektion/Impfung	+	–	+
Multifokale Symptomatik	+	–	–
Enzephalopathie	+	–	–
Bilaterale Optikusneuritis	+	(–)	+
Läsionen in der kranialen MRT	Großflächig, unscharf, unregelmäßig Tiefe weiße Substanz, graue Substanz	Scharf begrenzt Weiße Substanz, periventrikulär, Balken Einzelne hypointense T1-Läsionen	Normal, evtl. unspezifische wolkige Läsionen
Läsionen in der spinalen MRT	Langstreckig	Kurzstreckig, lateral	Langstreckig (≥ 3 Segmente) zentral
Liquorpleozytose	+	(+)	+
Oligoklonale Banden	(–)	+	(–)
Aquaporin-4-Antikörper	–	–	(+)

+ Befunde vorhanden (+) selten, – keine Befunde, (–) selten.

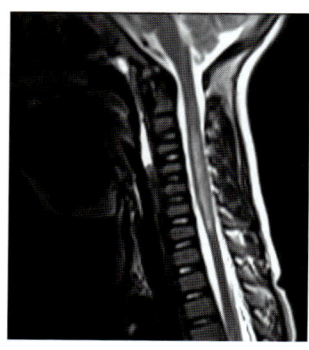

Abb. 216.3 Neuromyelitis optica. 6 Jahre altes Mädchen mit bilateraler Optikusneuritis, Paraparese und Blasenentleerungsstörung. In der T2-Wichtung zeigt sich eine langstreckige zentrale T2-hyperintense Myelonläsion

Myelitis transversa beide Körperhälften. Unterhalb des betroffenen Rückenmarksegments kommt es zu Lähmungen, Sensibilitätsausfällen sowie autonomen Störungen, insbesondere Blasenentleerungsstörungen. Die zunächst schlaffen Paresen gehen innerhalb von Wochen in eine spastische Tonuserhöhung über. Am Übergang zwischen den betroffenen und nichtbetroffenen Segmenten kann es zu Schmerzen, Brennen und/oder Juckreiz kommen. Die Prognose der transversen Myelitis ist im Kindes- und Jugendalter auch bei rechtzeitiger Behandlung nicht gut. Ein Großteil der Patienten behält residuelle Schäden zurück wie Sensibilitäts-, Blasenentleerungs- oder Gangstörungen. Positive prognostische Faktoren sind ein höheres Lebensalter, eine inkomplette Querschnittssymptomatik, eine kurzstreckige spinale Läsion im MRT, ein normaler Liquorbefund und ein früher Behandlungsbeginn.

Diagnose und Differenzialdiagnose Eine akut aufgetretene Querschnittssymptomatik ist ein Notfall und erfordert eine umgehende Abklärung einschließlich einer MRT-Untersuchung des gesamten Rückenmarks. Hierdurch können Tumoren, vaskuläre Störungen und Kompressionen des Rückenmarks ausgeschlossen werden. Bei einer Myelitis transversa erstreckt sich die Läsion meist über mehrere Wirbelkörpersegmente und nimmt Kontrastmittel auf. Bei kleineren Läsionen ist eine MS zu erwägen, bei Läsionen über mehr als 3 Segmente eine ADEM oder Neuromyelitis optica (NMO). Im Anschluss an die MRT sollte eine Liquorpunktion durchgeführt werden, die vor allem dem Ausschluss infektiöser Ursachen dient. Patienten mit Myelitis transversa haben meist eine Pleozytose, eine Eiweißerhöhung sowie eine lokale Immunglobulin-G(IgG)-Synthese. Oligoklonale Banden werden seltener gefunden und sollten an eine MS denken lassen. Der Übergang einer Myelitis transversa in eine MS ist selten.

Therapie Die Therapie der Myelitis transversa entspricht der oben aufgeführten Schubtherapie. Bei kompletter Querschnittssymptomatik sollte frühzeitig eine Plasmapherese erwogen werden.

216.6 Neuromyelitis optica (NMO)

Die NMO ist die seltenste unter den entzündlichen demyelinisierenden ZNS-Erkrankungen. Die Erkrankung, früher Devic-Syndrom genannt, ist charakterisiert durch monophasisch oder polyphasisch auftretende Myelitiden und Optikusneuritiden. Seit 2004 ist bekannt, dass bei fast allen Patienten als diagnostischer Biomarker Antikörper gegen Aquaporin-4 nachweisbar sind.

Klinische Symptome und Verlauf Bei der NMO treten entweder zeitgleich oder aber mit einem Abstand von Monaten oder Jahren Myelitiden sowie einseitige und häufig beidseitige Optikusneuritiden auf. Die Erstmanifestation folgt meist einem Virusinfekt. Im Kindesalter können darüber hinaus zerebrale Symptome wie Anfälle, Enzephalopathie, Ataxie, Hydrozephalus oder Augenmuskelparesen auftreten. Die Prognose der NMO ist bei Patienten mit nachgewiesenen Antikörpern gegen Aquaporin-4 deutlich schlechter als die bei der MS. Die Patienten haben einen schubhaften Verlauf, wobei die Schübe meist mit Residuen ausheilen. Fünf Jahre nach Krankheitsbeginn sind mehr als die Hälfte der Patienten auf einem Auge blind oder nicht mehr gehfähig. Neben der klassischen NMO scheint es im Kindesalter eine monophasische Verlaufsform ohne Aquaporin-4-Antikörper zu geben, bei der die Myelitis zeitgleich mit der Optikusneuritis auftritt und die eine bessere Prognose hat.

Diagnostik In der spinalen MRT zeigen Patienten mit NMO Signalveränderungen, die sich über mehr als 3 Rückenmarksegmente erstrecken (◘ Abb. 216.3). Das kranielle MRT ist unauffällig oder zeigt wolkige, schlecht begrenzte, nicht MS-typische Läsionen in der T2-Wichtung. Ein wichtiger Bestandteil der Diagnostik ist auch der Nachweis von Aquaporin-4-Antikörpern im Serum, wobei dieser aber für die Diagnose nicht zwingend notwendig ist (◘ Übersicht). Die Liquoruntersuchung kann eine geringe Pleozytose ergeben, oligoklonale Banden sind meist nicht nachweisbar. Eine Übersicht zu den bei NOM im Vergleich zu ADEM und MS bedeutenden Befunden gibt ◘ Tab. 216.1.

> **Diagnosekriterien für die Neuromyelitis optica (mod. nach Wingerchuk et al. 2006)**
> - Alle Hauptkriterien sowie ≥ 2 unterstützende Kriterien
> - Hauptkriterien
>   1. Optikusneuritis
>   2. Akute Myelitis
> - Unterstützende Kriterien
>   1. Spinale MRT: Signalveränderungen über ≥ 3 Wirbelkörpersegmente
>   2. Kraniale MRT bei Erkrankungsbeginn: Kriterien der MS nicht erfüllt
>   3. Positiver Aquaporin-4-Antikörper-Nachweis

Therapie Die Therapie des akuten Schubes erfolgt wie oben beschrieben. Für die Dauertherapie der rekurrierenden NMO werden vor allem Azathioprin und bei schweren Verläufen auch Rituximab eingesetzt.

Literatur

Absoud M, Cummins C et al (2011) Childhood optic neuritis clinical features and outcome. Arch Dis Childhood 96(9):860–862

ChildrenMS: www.childrenMS.de

Huppke P, Bluthner M et al (2010) Neuromyelitis optica and NMO-IgG in European pediatric patients. Neurology 75(19):1740–1744

Krankheitsbezogenes Kompetenznetz Multiple Sklerose. Geschäftsstelle Klinikum rechts derIsar, TU München, München. http://www.kompetenznetz-multiplesklerose.de

Pidcock FS, Krishnan C et al (2007) Acute transverse myelitis in childhood: Center-based analysis of 47 cases. Neurology 68(18):1474–1480

Polman CH, Reingold SC et al (2011) Diagnostic criteria for multiple sclerosis: 2010 revisions to the McDonald criteria. Ann Neurol 69(2):292–302

Stark W, Gärtner J (2009) Multiple Sklerose im Kindes- und Jugendalter. Monatsschr Kinderh 157:67–80

Stark W, Huppke P et al (2008) Paediatric multiple sclerosis: The experience of the German Centre for Multiple Sclerosis in Childhood and Adolescence. J Neurol 255(Suppl 6):119–122

Tenembaum S, Chitnis T et al (2007) Acute disseminated encephalomyelitis. Neurology 68(16 Suppl 2):S23–36

Wingerchuk DM, Lennon VA et al (2006) Revised diagnostic criteria for neuromyelitis optica. Neurology 66:1485–1489

217 Verletzungen des zentralen Nervensystems

M. Spranger, S. Berweck, F. Heinen

217.1 Schädel-Hirn-Trauma

M. Spranger

Definition Abhängig vom Schädigungsmechanismus kann das Schädel-Hirn-Trauma (SHT) in fokale und diffuse, geschlossene und offene sowie primäre und sekundäre Hirnschädigungen unterteilt werden. Diese Unterscheidungen gehen mit verschiedenen pathophysiologischen Vorgängen, klinischen Erscheinungsbildern, Verläufen, Behandlungsnotwendigkeiten und Prognosen einher. Die klinische Differenzierung des Schweregrades in leichte, mittelschwere, schwere SHT anhand der Glasgow Coma Scale (◘ Tab. 217.1) ist für das klinische Management des verletzten Patienten relevanter als die nur rückblickend mögliche Unterscheidung in Commotio mit kurz dauernder neurologischer Funktionsstörung ohne Herdsymptomatik, Amnesie, Kopfschmerzen, Erbrechen und Contusio mit länger dauernder Depression der zerebralen Funktionen mit oder ohne Herdsymptomatik.

Epidemiologie, Risikofaktoren Verschiedene epidemiologische Studien lassen den Schluss zu, dass jährlich ca. 270.000 Menschen Kopfverletzungen bei Unfällen erleiden. Mehr als die Hälfte dieser schädelhirnverletzten Menschen ist jünger als 25 Jahre, in 15 % der Fälle handelt es sich um Kinder bis zum 5. Lebensjahr. Während ca. 90 % aller SHT als leicht eingestuft werden und häufig ohne wesentliche Folgen ausheilen, ist das schwere SHT mit einer Mortalität von 9–15 % für die Hälfte aller Todesfälle im Kindesalter verantwortlich und damit die häufigste Todesursache jenseits des 1. Lebensjahres. In Industrienationen sterben 5-mal mehr Kinder an einem SHT als an Leukämie. Darüber hinaus haben Verletzungen des Gehirns wegen der zum Teil schweren Langzeitbehinderungen eine enorme ökonomische Bedeutung.

Ätiologie Während im Säuglingsalter Stürze und Kindesmisshandlungen, im Kleinkindalter zusätzlich Verkehrsunfälle als Fahrzeuginsassen ein SHT zur Folge haben, verletzen sich ältere Kinder und Jugendliche häufiger im Rahmen von Verkehrs- und Sportunfällen. Damit besteht ein Häufigkeitsgipfel bei den unter 5-Jährigen und in der späten Adoleszenz (s. auch ▶ Abschn. 15.5).

Schädigungsmechanismen und Pathophysiologie Der zeitliche Ablauf eines SHT wird in die primäre Verletzung und die sekundäre Hirnschädigung unterschieden. Während senkrechte Gewalteinwirkung auf den knöchernen Schädel als Impakttrauma zu intrakraniellen Hämatomen und Kontusionen mit Einblutungen in Form des klassischen Coup und Contrecoup führt, verursacht das Akzelerations-/Dezelerationstrauma insbesondere bei hohen Geschwindigkeiten Scherverletzungen. Da Scherkräfte an Grenzen zwischen Geweben unterschiedlicher Festigkeit besonders ausgeprägt sind, resultieren die größten Verletzungen zwischen Kalotte und Dura, zwischen Dura und Gehirn sowie zwischen grauer und weißer Substanz. Die Folgen sind subdurale Blutungen durch Zerreißung der Brückenvenen und diffuse axonale Hirnschädigungen.

Nach dem initialen Trauma führt eine Kaskade von metabolischen Ereignissen zu sekundären Hirnschädigungen, die das Ausmaß der primären Schädigung meist übersteigt. Am Ort der initialen Hirnverletzung verursacht die Ausschüttung exzessiver Mengen exzitatorischer Aminosäuretransmitter über die Aktivierung von NMDA-Rezeptoren den Einstrom von Kalziumionen, Natriumionen und Wasser in die Zelle. Das entstehende zytotoxische intrazelluläre Ödem potenziert das durch den Verlust der zerebralen Autoregulation und den Zusammenbruch der Blut-Hirn-Schranke entstandene vasogene extrazelluläre Hirnödem. Es resultiert ein Circulus vitiosus aus steigendem Hirndruck, Senkung des zerebralen Blutflusses, folgender globaler Hypoxie und Ischämie und weiterer Ausschüttung exzitatorischer Aminosäuretransmitter. Der massive Ioneneinstrom stößt eine Reihe von Stoffwechselprozessen an, die letztlich durch gesteigerte Lipo- und Proteolyse sowie durch Oxidation von Proteinen und DNA durch freie Sauerstoffradikale zum Zelltod führen, der im Verlauf mehrerer Tage auch tiefere und nicht primär verletzte Hirnstrukturen erreicht. Viele der beschriebenen Stoffwechselwege laufen Stunden bis Tage nach dem initialen Trauma ab und sind damit durch therapeutische Interventionen beeinflussbar. Die Kenntnis der beschriebenen metabolischen Veränderungen ist Voraussetzung für eine sinnvolle, pathophysiologisch begründete Behandlung.

Die Pathophysiologie des SHT beim Kind unterscheidet sich in vielfacher Hinsicht von der des Erwachsenen. Der Schutz des Gehirns durch die Kalotte ist durch die noch nicht abgeschlossene Kalzifizierung und den unvollständigen Nahtverschluss eingeschränkt. Aufgrund der noch nicht abgeschlossenen Myelinisierung ist das Gehirn weniger resistent gegenüber Scherkräften. Als Folge erleiden Kinder häufiger als Erwachsene ein diffuses axonales Trauma mit dem Risiko eines generalisierten Hirnödems. Dessen Entwicklung wird durch den erhöhten extrazellulären Wassergehalt begünstigt, da im kindlichen Gehirn Myelinisierung, synaptische Verknüpfung und Gliogenese noch nicht abgeschlossen sind. Auch ist die unreife Blut-Hirn-Schranke empfindlicher gegenüber mechanischer Disruption.

Auch die sekundäre metabolische neuronale Schädigung hat im unreifen Gehirn eine größere Bedeutung als im adulten. Durch eine erhöhte NMDA-Rezeptordichte führt eine exzessive Ausschüttung von Aminosäuretransmittern zu einem stärkeren Kalzium-Ionen-Einstrom. Zusätzlich ist das unreife Hirn durch geringere Glutathionperoxidaseaktivität und Glutathionspeicher vulnerabler gegenüber oxidativem Stress.

Klinische Symptome

Akutfolgen Abhängig vom Unfallmechanismus können alle Strukturen des Kopfes verletzt werden: In der Regel sind das subgaleale Hämatom zwischen Haut und Periost und das Cephalhämatom zwischen Periost und Kalotte nicht behandlungspflichtig. Geschlossene Schädelfrakturen verlaufen in 75 % der Fälle linear, weisen nicht sicher auf eine intrakranielle Schädigung hin und sind als solche nicht interventionspflichtig. Allerdings kann bei dehiszenten Frakturen und späterem Frakturwachstum eine sekundäre Operation notwendig werden. Eine Impressionsfraktur sollte operativ angehoben werden, wenn sie mehr als eine Kalottendicke imprimiert ist. Schädelbasisfrakturen sind verhältnismäßig selten (5 % aller Frakturen), aber im Fall einer Felsenbeinfraktur kompliziert durch Schädigungen des VII. und VIII. Hirnnervs mit Gesichtslähmung und Hörverlust bzw. durch ein Hämatotympanon oder eine Liquorfistel. Diese führt häufiger zur Oto- (85 %), seltener zur Rhinoliquorrhö. Auch wenn sich Liquorfisteln, insbesondere otogene, meist spontan

Tab. 217.1 Glasgow Coma Scale (GCS) *(und Adaption für Kinder entsprechend der Frankfurter GCS)*

Score	Motorische Antwort	Verbal	Augenöffnen	Augensymptome
6	Befolgt Aufforderung/spontane Bewegungen, greift gezielt			
5	Gezielte Abwehr	Orientiert *(fixiert, erkennt, lacht)*		
4	Ungezielte Beugebewegung	Desorientiert *(fixiert, verfolgt und erkennt nicht sicher)*	Spontan	Konjugierte Augenbewegungen, Lichtreaktion der Pupillen auslösbar
3	Flexion der Arme, Extension der Beine	Inadäquate Antworten *(nur zeitweise erweckbar, isst und trinkt nicht)*	Auf Ansprache	Puppenaugenphänomen auslösbar, dabei konjugierte Bulbusbewegungen
2	Extension aller Extremitäten	Unverständliche Laute *(Bedrohreflex [ab 4 Monate] nicht sicher auslösbar, motorisch unruhig, jedoch nicht erweckbar)*	Auf Schmerzreiz	Divergenzstellung der Bulbi; Ausbleiben der Augenbewegungen bei Kaltspülung des äußeren Gehörgangs
1	Keine motorische Antwort	Keine *(tief komatös, kein Kontakt zur Umwelt, keine visuell, akustisch oder sensorisch ausgelöste motorische Reizbeantwortung)*	Kein	Keine spontane Augenbewegungen; weite, lichtstarre Pupillen

verschließen, besteht in 4 % der Fälle die Gefahr einer sekundären Meningitis. Bei über 1–2 Wochen persistierender Liquorrhö oder auftretender Meningitis sind daher eine Dünnschicht-CT und die Messung von β2-Transferrin in austretender Flüssigkeit und ggf. operative Deckung der Liquorfistel indiziert.

Epidurale Hämatome entwickeln sich als Folge einer Ruptur meist der A. meningea media oder seltener der Duralsinus in 3 % aller SHT (Abb. 217.1). Sie sind gehäuft assoziiert mit Schädelfrakturen, die die Sinus kreuzen. Das als typisch geltende luzide Intervall tritt nur in 33 % der Fälle auf und ist damit kein sicheres Zeichen. Zunehmende Kopfschmerzen, Verwirrtheit, Reduktion der Wachheit oder eine sich entwickelnde Halbseitensymptomatik sollten immer eine Kontrolle durch eine kraniale Computertomografie (CCT) induzieren.

Subdurale Hämatome entstehen durch den Einriss der Brückenvenen meist durch Hochgeschwindigkeitstrauma, auch bei Kindesmisshandlung, (Abb. 217.2). Hinweise sind fokal neurologische Zeichen einschließlich fokaler Krampfanfälle.

Neben diesen extraaxialen Blutungen können intrazerebrale Blutungen in Form von Kontusionsblutungen oder intrazerebralen Hämatomen auftreten. Wegen der erhöhten Mortalität sollte bei Vorliegen intrakranieller Blutungen immer ein Neurochirurg hinzugezogen werden.

Kleine petechiale Hämorrhagien sind meist an der Grenze zwischen weißer und grauer Substanz, im Splenium corpus callosum, im dorsolateralen Hirnstamm, der Capsula interna und in den Basalganglien lokalisiert und weisen auf ein diffuses axonales Schertrauma hin.

Leitsymptome des SHT Die Symptome sind abhängig von der Schwere des SHT:
- Retrograde oder anterograde Amnesie;
- vegetative Symptome (Blässe, Übelkeit, Erbrechen, Schwindel, Kopfschmerzen);
- neurologische Herdzeichen (Hemiparese, Aphasie, Hemianopsie, Hirnnervenausfälle);
- multiple und mehrzeitige Verletzungen an Haut, Skelett und Auge bei Kindsmisshandlung;
- vegetative Krise mit erhöhtem Sympathikotonus bei gegenregulatorisch gesteigertem Parasympathikotonus mit Herzrhythmusstörungen, Schweißausbrüchen, hyper- und hypotonen Blutdruckentgleisungen, Störungen der Pupillo- und Okulomotorik und erhöhter Grundumsatz;
- Störung der Wachheit:
  - Somnolenz: abnorme Schlafneigung, Patient ist jederzeit erweckbar,
  - Sopor: schlafähnlicher Zustand, erweckbar nur mit starken Reizen und
  - Koma: unerweckbare Bewusstlosigkeit, beeinträchtige Atmung, Massenbewegungen.

Das Koma ist abzugrenzen von
- der seltenen **Katatonie**: aktives Zukneifen der Augenlider und Augenfolgebewegungen bei Bewegungen eines Spiegels vor dem Gesicht des Patienten;
- dem **Locked-in-Syndrom** durch ausgedehnte, aber isolierte Hirnstammläsionen. Die Patienten sind wach. Wahrnehmung, Kognition und Sprachverständnis sind unbeeinträchtigt. Vertikale Augenbewegungen sind erhalten, die gesamte übrige Motorik ist gelähmt;
- dem **dissoziierten Hirntod**: Zustand der irreversibel erloschenen Gesamtfunktion des Großhirns, des Kleinhirns und des Hirnstamms infolge Stillstands der zerebralen Zirkulation, wobei durch kontrollierte Beatmung die Herz- und Kreislauffunktion noch künstlich aufrechterhalten wird.
- Die Diagnose des Hirntodes erfordert:
  1. die Erfüllung der Voraussetzungen, d. h. „Vorliegen einer akuten schweren primären oder sekundären Hirnschädigung", und Ausschluss potenziell reversibler Ursachen z. B. Intoxikation, primäre Hypothermie, Kreislaufschock, endokrine, metabolische oder entzündliche Erkrankung;
  2. die Feststellung der klinischen Symptome Bewusstlosigkeit (Koma), Hirnstammareflexie und Atemstillstand (Apnoe) und
  3. den Nachweis der Irreversibilität der klinischen Ausfallsymptome.

Hinsichtlich des diagnostischen Vorgehens wird auf die detaillierten Ausführungen in der „Dritte[n] Fortschreibung 1997" der „Richtlinie zur Feststellung des Hirntodes" der Bundesärztekammer verwiesen.

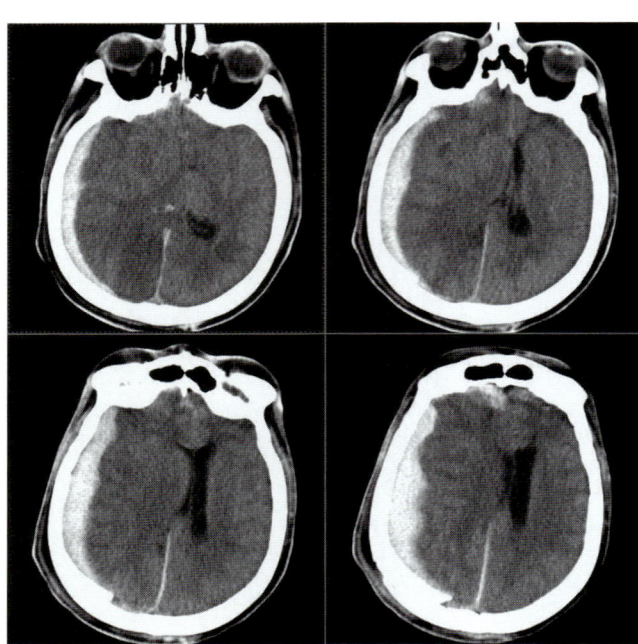

Abb. 217.1 Subdurales Hämatom im CCT

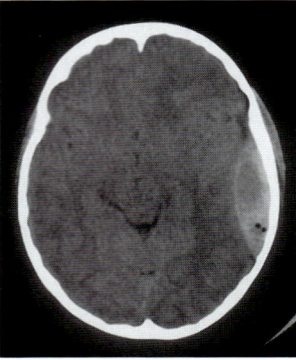

Abb. 217.2 Epidurales Hämatom mit Schädelfraktur im CCT

Akutversorgung

Anamnese Bei aller Dramatik steht die Erhebung anamnestisch relevanter Daten auch beim SHT am Anfang:
- Zeitpunkt und Mechanismus der Schädigung,
- Ausmaß und Erfolg der Notfallbehandlung,
- initialer klinischer Status (GCS),
- Akutverlauf.

Untersuchung Die anschließende neurologische Untersuchung insbesondere von Patienten mit schwerem SHT beschränkt sich auf für die Akutversorgung relevanten Befunde und dient als Leitfaden für die anschließende apparative Diagnostik (Tab. 217.2).

Die Einteilung des Schweregrades anhand der Glasgow Coma Scale (GCS, Tab. 217.1) erlaubt bei Anwendung noch vor Beginn der Neurointensivbehandlung eine Einschätzung der Schwere des SHT in leichte (13–15), mittelschwere (9–12) und schwere SHT (3–8) und gibt bereits im Initialstadium gute prognostische Hinweise.

Für das Kindesalter hat sich die Frankfurter erweiterte und adaptierte Form der GCS als geeignet erwiesen mit Adaptation der „verbalen Antwort" an das Säuglings- und Kleinkindesalter und zusätzlicher Einbeziehung der Pupillo- und Okulomotorik als 4. Symptomengruppe mit einem Summenscore von max. 19 Punkten.

Eine mindestens tägliche, in schweren Verläufen 6- bis 8-stündliche Wiederholung der neurologischen Untersuchung ist notwendig, um sekundäre Komplikationen rechtzeitig zu erkennen und die kausale Behandlung einzuleiten.

Behandlungsrichtlinien

Leichtes SHT Da intrakranielle Verletzungen selten sind, wird ein CCT empfohlen bei ausgeprägtem Galeahämatom, hoher Traumageschwindigkeit, Krampfanfällen, anterograder Amnesie und klinischem Verdacht auf Schädelfraktur. Bei Nachweis einer Fraktur sollte eine stationäre Überwachung für 24–48 h erfolgen. Andernfalls kann bei einer GCS von 15 und verantwortungsbewussten Eltern eine Entlassung erwogen werden, wenn folgende Risikofaktoren ausgeschlossen sind:
- längere Bewusstlosigkeit,
- mehr als eine Episode Erbrechen,
- Verschlechterung des Bewusstseinszustands im Beobachtungszeitraum,
- fokal-neurologische Zeichen,
- posttraumatische Krampfanfälle,
- Liquorrhö,
- Schock,
- Verletzung anderer Organe,
- Antikoagulanzieneinnahme,
- Verdacht auf Kindesmisshandlung,
- vorherige neurochirurgische Operation,
- intrakranielle Veränderungen im CCT.

Schweres SHT Nach Stabilisierung der Atmung mit großzügiger Intubationsindikation, des Kreislaufs, ggf. mit Schockbekämpfung und Versorgung lebensbedrohlicher Begleitverletzungen anderer Organe, ist bei einer GCS < 9 immer ein CCT durchzuführen und die Neurochirurgie einzuschalten, bei einer GCS von 9–12 immer dann, wenn eine sekundäre Bewusstseinsverschlechterung auftritt, eine offene Schädel- oder Impressionsfraktur, fokal neurologische Defizite, Krampfanfälle, Zeichen erhöhten Hirndrucks, Liquorrhö oder Polytrauma vorliegen. Ein Elektroenzephalogramm (EEG) sollte bei Verdacht auf subklinisch ablaufende epileptische Staten durchgeführt werden, evozierte Potenziale (akustisch evozierte Hirnstammpotenziale – AEHP, somatosensorisch evozierte Potenziale – SSEP) zur Verlaufsbeurteilung und Prognose.

Arterielle Hypotonie/Hypovolämie

Pathophysiologie Blutdruckabfall, z. B. durch Blutverlust und Schock, vermindert den für die neuronale Funktion wesentlichen Hirnperfusionsdruck (CPP).

Monitoring Arterielle Druckmessung, zentraler Venendruck.

Therapeutische Intervention Bei Hypotonie Flüssigkeits- und Volumensubstitution mit Kristalloiden (z. B. Ringer-Lösung), Kolloiden (z. B. Albumin, HAES), hypertoner Kochsalzlösung, ggf. Vasopressoren wie Norepinephrin. Therapeutisches Ziel ist ein leicht erhöhter Blutdruck (MAP = 90 + 2 × Alter in Jahren mmHg).

Hyponatriämie

Pathophysiologie Salzverlustsyndrom durch inadäquate Sekretion von antidiuretischem Hormon. Die relative Hypoosmolarität führt zur Diffusion von Wasser in das Hirngewebe und Verstärkung des vasogenen Ödems.

Tab. 217.2 Untersuchung und Diagnosestellung bei Schädel-Hirn-Trauma

Untersuchung	Symptome	Hinweis auf …
Vitalfunktion	Atmung, Zirkulation	Hirnstammbeteiligung
Kopfinspektion	Periorbitale, retroaurikuläre Schwellung, Hämatotympanon, Rhinorrhö, Otorrhö	Schädel(basis)fraktur
Funduskopie	Einblutungen	Kindesmisshandlung
Wachheit	Sekundäre Eintrübung	Entwicklung von intrakraniellen Hämatomen und Hirndruck
Fokale neurologische Zeichen	Hirnnervenausfälle	Schädelbasisfraktur
	Mydriasis	Hirndrucksteigerung, Herniation (DD okuläres Trauma, postiktal, medikamentös, Fraktur mit Schädigung des N: oculomotorius)
	Miosis	Dissektion der A. carotis
	Halbseitensymptomatik (kontralateral) Konjugierte Blickwendung (ipsilateral)	Intrakranielle fokale Schädigung oder sekundäre Einblutung

Monitoring Serum-Na sollte auf 140–150 mmol/l und die Osmolarität 290 +/–10 mosmol/l eingestellt werden, bei Neugeborenen 266–280 mosmol/l, bei Säuglingen 275–295 mosmol/l.

Therapeutische Intervention Hypertone Kochsalzlösung.

Hypoxie, Hyper-/Hypokapnie

Pathophysiologie Hypoxie erhöht in Kombination mit vermindertem Blutdruck die Mortalität eines SHT um das Vierfache. Hyperkapnie erhöht den intrakraniellen Druck (ICP) durch die zerebrale Vasodilatation, während eine höhergradige Hypokapnie mit begleitender Alkalose durch die Vasokonstriktion der zerebralen Arteriolen eine zerebrale Ischämie begünstigt.

Monitoring Pulsoxymetrische O_2-Messung, arterielle Blutgasanalyse bei GCS < 9.

Therapeutische Intervention Frühzeitige Intubation und Beatmung, immer bei GCS < 9, Atemwegsobstruktion, begleitender Lungenverletzung oder reduzierter Wachheit mit Gefahr der Aspiration. Eine frühe Oxygenierung erhöht das Überleben um das 2- bis 4-Fache.

In der Notfallversorgung ist eine Hyperventilation mit Hypokapnie zu vermeiden. Eine Indikation zu einer leichten Hypokapnie besteht allenfalls zur kurzfristigen Senkung des ICP im Falle von Hirndruckkrisen, wenn andere Maßnahmen nicht ausreichen.

Intrakranielles Hämatom, Hirnödem, erhöhter Hirndruck

Pathophysiologie Jede fokale oder generalisierte Raumforderung erhöht den ICP und reduziert damit bei gleich bleibendem mittlerem arteriellen Blutdruck die zerebrale Perfusion (CPP = MAP – ICP).

Monitoring CCT initial und bei klinischer Verschlechterung. ICP-Messung bei GCS < 9 und pathologischem CCT. Die arterielle Durchblutung kann mittels transkraniellem Doppler überwacht werden, die Funktionen des Hirnstamms mittels akustisch und somatosensibel evozierten Potenzialen.

Therapeutische Intervention Minimales Handling, Hochlagerung des Oberkörpers auf 30°, axiale Kopfstellung, um den venösen Abfluss nicht zu behindern. Eine tiefe Analgosedierung verhindert die Stimulation des sympathischen Nervensystems, das Hirndruck und zerebralen Metabolismus erhöht. Gegebenenfalls kann nur eine Muskelrelaxation Husten mit konsekutiver Hirndruckerhöhung verhindern. Kurzfristige Hyperventilation nur bei akut drohender Herniation.

Die medikamentöse Hirndrucktherapie ist nach wie vor umstritten. Die Anwendungsdauer von Mannitol (0,25–1 g/kg KG) ist nach Ausgleich von Hypovolämie und Hyponatriämie begrenzt, da Mannitol im geschädigten Gehirn nicht abgebaut wird und es zu einer osmotischen Umkehr kommt. Eine prophylaktische Gabe von Mannitol ist aus diesem Grund kontraindiziert.

Die Gabe von hochprozentiger Kochsalzlösung (3%, 0,1–1,0 ml/l/kg KG/h) zeigte in verschiedenen Studien positive Ergebnisse.

Barbiturate reduzieren den zerebralen Metabolismus und die Produktion von freien Sauerstoffradikalen, senken aber den systemischen Blutdruck. Insbesondere die längere Gabe ist mit schweren systemischen Infektionen und einer erhöhten Mortalität assoziiert; Barbiturate sind daher nur Mittel zweiter Wahl unter strikter Blutdruckkontrolle.

Steroide zeigen keine Vorteile, sondern erhöhen die Komplikationsrate.

Bei drohender Einklemmung hat sich die neurochirurgische Intervention etabliert. Umstritten ist allerdings der genaue Zeitpunkt. Empfohlen wird ein früher Eingriff innerhalb von 12–24 h nach Trauma, bereits bei klinischer Verschlechterung durch die Entwicklung eines generalisierten Hirnödems oder ersten Zeichen einer Einklemmung.

Die in Tierversuchen sehr wirksame leichte bis moderate Hypothermie auf 30–34 °C ist beim Menschen noch nicht wissenschaftlich gesichert.

SHT-Folgen

Postkontusionssyndrom Das Postkontusionssyndrom tritt auch nach leichtem SHT auf und ist durch verzögert auftretende Verhaltensänderungen mit Lethargie oder Irritabilität mit Erbrechen gekennzeichnet. Als Ursachen werden migräneartige Veränderungen wie „spreading depression" oder Änderungen der zerebralen Perfusion diskutiert. Eine engmaschige Beobachtung ist erforderlich, um eine intrakranielle Raumforderung rechtzeitig zu erkennen. Bei normalem CCT bilden sich die Symptome innerhalb von 2–12 h zurück.

Posttraumatische Epilepsie Die Entwicklung einer posttraumatischen Epilepsie, deren Inzidenz mit 3–12 % angegeben wird, kann in Abhängigkeit von Anfallsart und -häufigkeit zu einer wesentlichen Verschlechterung des Behandlungsergebnisses führen. Sie manifestiert sich in ca. 80 % der Fälle bis zum Ende des 2. posttraumatischen Jahres, in Einzelfällen aber auch wesentlich später. Risikofaktoren sind ein offenes SHT, Frühanfälle und die Schwere des SHT. Für die Wirksamkeit einer prophylaktischen antikonvulsiven Einstellung fehlt bislang die Evidenz.

Komaremission An das tiefe Koma bei schweren SHT schließt sich häufig ein apallisches Syndrom an (auch Coma vigile oder vegetativer Status/Zustand). Es ist durch Wach- und Schlafperioden entkoppelt vom Tag-Nacht-Rhythmus und fehlende Kontaktaufnahme gekennzeichnet. Welche Reize aus der Außenwelt wahrgenommen werden, bleibt unsicher. Die Möglichkeiten der Rückäußerung beschränken sich auf vegetative Reaktionen, die allerdings eindeutig und differenziert sein können. Eine komplette Deafferentierung liegt bei den meisten Patienten nicht vor. In jedem Fall sind Menschen im persistierenden vegetativen Status zwar schwerst beeinträchtigt, sind aber nicht als Sterbende zu betrachten.

Im Zuge der Komaremission können die nach Klüver-Bucy und Korsakow benannten Zustände als Durchgangsstadium, aber auch als bleibende Defektsyndrome auftreten.

Das Klüver-Bucy-Syndrom durch Läsionen des limbischen Kortex, z. B. nach bilateraler Schädigung der mediobasalen Temporallappen infolge transtentorieller Herniation, ist gekennzeichnet durch eine starke „orale Tendenz" verbunden mit optischer und taktiler Agnosie, Hyperphagie, Hypersexualität mit fehlender Scham und Angst sowie eine ausgeprägte Merkfähigkeitsstörung und euphorisch-flache Stimmungslage.

Es schließt sich die Korsakow-Phase an, die durch eine schwere Störung der Merkfähigkeit, zeitliche und örtliche Desorientiertheit, ausgeprägte Konfabulationen und hochgradige Suggestibilität sowie emotionale Labilität gekennzeichnet ist. Ursache sind bilaterale Schädigungen in den Wänden des III. Ventrikels, der Corpora mamillaria und des Hippokampus.

Neuroplastizität und Rehabilitation Nach einem SHT verbessert sich meist die klinische Symptomatik über mehrere Monate oder sogar Jahre. Zu dieser Fähigkeit des Gehirns, seine eigene Struktur und Organisation den veränderten biologischen Grundlagen und Anforderungen anzupassen, tragen verschiedene zelluläre und biochemische Mechanismen bei.

Die Aktivierung nicht benutzter neuronaler Verbindungen führt zu einer Verschiebung kortikaler Repräsentationsfelder in nichtbetroffene benachbarte oder kontralaterale homologe Areale („unmasking").

Die Aktivierung neurotropher Faktoren durch Dopamin, Amphetamin, Noradrenalin oder Serotonin, aber auch durch Training im Rahmen der Rehabilitation induziert neue Nervenendigungen (Sprouting) und synaptische Verbindungen (synaptische Plastizität). Pathophysiologisch begründete Rehabilitationsmethoden wie Forced-use-Therapie, repetitive Stimulation, differenzielle Spastiktherapie oder computergestützte neuropsychologische Trainingsmethoden haben in den letzten Jahren zu einer deutlichen Verbesserung des Rehabilitationsergebnisses beigetragen.

Insbesondere bei kindlichen Schädel-Hirn-Traumen ist jedoch zu beachten, dass bei den häufig anzutreffenden frontalen Hirnschäden übergeordnete kognitive Fähigkeiten wie Handlungsplanung, Antrieb oder Aufmerksamkeit geschädigt werden, die für zukünftige Entwicklungsschritte benötigt werden. Eine fundierte neuropsychologische Testuntersuchung ist daher bei allen schweren und mittelschweren SHT notwendig, um den häufigen psychiatrischen Folgen eines SHT wie hyperkinetische Syndrome, Impulskontrollstörungen, Apathie, Stimmungsschwankungen oder Depressionen vorzubeugen.

Bei allen SHT gilt es daher frühzeitig die Frage der Rehabilitationsbedürftigkeit zu klären. Gemäß den Richtlinien der gesetzlichen Unfallversicherungsträger ist eine Rehabilitationsbehandlung nach allen SHT mit einer Bewusstlosigkeit von mehr als 24 h, allen offenen Hirnverletzungen, intrakraniellen Blutungen und bleibenden Ausfallserscheinungen indiziert.

Ziel der Rehabilitation hirnverletzter Kinder ist neben der Wiedererlangung zuvor vorhandener Fähigkeiten die Wiedergewinnung der prätraumatisch gegebenen Entwicklungsmöglichkeiten, d. h. des individuellen Entwicklungspotenzials. Daher ist ein spezifisches Behandlungskonzept notwendig, das den altersspezifischen Bedürfnissen von Kindern und Jugendlichen gerecht wird.

Prognose Die höchste Mortalität hat aufgrund der Schädigungsmechanismen und der pathophysiologischen Besonderheiten die Altersgruppe von 0–4 Jahren. Während statistisch gesehen Kinder unter 12 Jahren eine bessere Überlebensrate haben als Erwachsene oder Jugendliche, sind die Langzeitfolgen häufig aufgrund der Einschränkungen des Entwicklungspotenzials gravierender. Während die Restitution motorischer Funktionen überwiegend im 1. Halbjahr nach SHT erfolgt, manifestieren sich neuropsychologische Defizite von z. B. Aufmerksamkeit, Gedächtnis oder Handlungsplanung und Strukturierung häufig erst in den Folgejahren in der Konfrontation mit zunehmend höheren und spezifischeren Anforderungen. So kann eine linkstemporofrontale Schädigung vor abgeschlossenem Spracherwerb desolate Auswirkungen auf die gesamte weitere Sprachentwicklung haben.

217.2 Rückenmarkverletzungen

M. Spranger

Ätiologie Verkehrsunfälle und Stürze sind die wichtigsten Ursachen für Rückenmarkverletzungen jenseits der Neugeborenenperiode. Aufgrund der erhöhten Beweglichkeit in diesen Bereichen treten sie am häufigsten in der Halswirbelsäule und im thorakolumbalen Übergang auf.

Epidemiologie In industrialisierten Staaten liegt die jährliche Inzidenz akuter traumatischer Rückenmarkläsionen bei 10–40 Fällen pro 1 Mio. Einwohner, die Häufigkeit bei 0,7/1000, der Altersgipfel liegt zwischen 16 und 30 Jahren.

Rückenmarksyndrome Rückenmarkläsionen führen entsprechend der Läsionshöhe zu Tetra- oder Paraplegie. In etwa der Hälfte der Fälle ist die Querschnittslähmung inkomplett. Meist betreffen traumatische Verletzung die vorderen zwei Drittel des Rückenmarks (Anterior-Cord-Syndrom) mit vorwiegenden Ausfällen der Motorik und der Schmerz-/Temperaturwahrnehmung, während die Hinterstrangbahnen weniger betroffen sind. Klinisch und bezüglich der ungünstigen Prognose vergleichbar ist das Spinalis-Anterior-Syndrom mit Schädigung der vorderen zwei Drittel des Rückenmarks. Das Brown-Séquard-Syndrom mit ipsilateraler Halbseitenlähmung und kontralateraler dissoziierter Sensibilitätsstörung und das Central-Cord-Syndrom nach Verletzungen der zentralen Rückenmarkanteile, meist im Bereich der Halswirbelsäule (HWS) mit vorwiegenden Ausfällen im Bereich der Arme, zeigen dagegen meist eine gute Erholung der Steh- und Gehfunktion.

Im Verlauf wird der spinale Schock mit schlaffer Lähmung, Areflexie, Blasenatonie und komplettem Ausfall aller sensiblen Qualitäten nach Tagen bis Wochen durch die Entwicklung spinaler Automatismen mit Spastik, Hyperreflexie, Pyramidenbahnzeichen, spastischer Reflexblase und Ausfall der Sensibilität unterhalb des Verletzungsniveaus abgelöst.

Diagnose Nach detaillierter Anamneseerhebung mit Angaben zum Unfallhergang, Zeitintervall und Verlauf seit Trauma erfolgt eine standardisierte klinisch-neurologische Untersuchung entsprechend dem Untersuchungsprotokoll der American Spinal Injury Association (ASIA). Die Bestimmung der Läsionshöhe wird untermauert durch fraktionierte evozierte Potenziale und ggf. Elektromyografie (EMG; Denervierung auf Läsionshöhe). Entscheidend für die weitere Behandlung ist die Bildgebung mit Magnetresonanztomografie (MRT) und/oder CT.

Generelle Akutbehandlung Die akute Querschnittslähmung erfordert initial eine intensivmedizinische Überwachung, da sie zu ausgeprägten kardiovaskulären, gastrointestinalen und (insbesondere bei hohem Querschnitt) pulmonalen Komplikationen führen kann: hochfrequente neurologische Untersuchung zum Nachweis z. B. einer sekundären intraspinalen Blutung, Messung der Vitalkapazität bei hohem Querschnitt mit der Indikation zur Intubation, suprapubische Harnableitungen zur Vermeidung der Blasenüberdehnung und sekundärer Pyelonephritiden/Zystitiden und Thrombembolieprophylaxe mit niedermolekularen Heparinen.

Da ebenso wie im Gehirn die Schädigungen des Rückenmarks zum Teil verzögert ablaufen, ergibt sich ein Zeitfenster für die therapeutische Intervention. Immunkompetente Zellen wandern in das geschädigte Rückenmark und setzen durch die Sekretion von freien Sauerstoffradikalen und exzitatorischen Neurotransmittern eine Kaskade von Stoffwechselereignissen in Gang, die zu Entzündung und Ödembildung führen und letztlich im verzögerten, apoptotischen Zelltod enden. Zur Unterdrückung der Immunreaktion wurde in fünf randomisierten Studien die Gabe von hochdosiertem Methylprednisolon überprüft. In den amerikanischen Studien NASCIS I–III zeigte sich eine Besserung der motorischen Funktionen bei Gabe von 30 mg/kg KG i.v. innerhalb von 8 h mit anschließender Dauerinfusion von 5,4 mg/kg KG/h für 24 h. Wegen methodischer Kritik an diesen Studien und einer späteren negativen randomisierten Studie ist die Gabe von hochdosiertem Methylprednisolon jedoch nach wie vor umstritten.

Der Erkenntnisgewinn über pathophysiologische und molekularpathologische Schädigungsmechanismen nach einer Rückenmarkverletzung sowie die Identifikation inhibitorischer und trophischer Proteine in der axonalen Umgebung und deren intrazelluläre Signalkaskaden haben zu neuen Therapieansätzen geführt, die allerdings erst im tierexperimentellen Stadium sind. Ebenso wie die Transplantation von pluripotenten Stammzellen oder Schwann-Zell-Brücken verspricht die medikamentöse Unterstützung der Regeneration zukünftig verbesserte Behandlungsmöglichkeiten.

Ein großer Teil der Rückenmarkverletzten kann zwar zu einem weitgehend selbstständigen Leben zurückkehren, viele behalten jedoch ein lebenslanges Handicap. Die Rehabilitation mit Adaptation und der Kompensation der sensomotorischen Funktionsausfälle mit vielfältigen Hilfsmitteln zielt daher auf die Wiedererlangung einer weitestgehenden Autonomie, die zukünftig durch Prothesen mit neuromechanischer oder -elektrischer Kopplung noch erweitert werden könnte.

217.3 Komadiagnostik

S. Berweck, F. Heinen

Dieser Abschnitt fokussiert auf den klinischen Zugang zum Patienten mit einer gestörten Bewusstseinslage. Die Untersuchung des Patienten zielt dabei vornehmlich darauf ab, die Akuität der Gesundheitsstörung (und die daraus resultierende Dringlichkeit der Intervention), den Schweregrad der Bewusstseinsstörung und die differenzialdiagnostisch wegweisenden Befunde zu erfassen.

Definition Bewusstsein ist definiert als die Fähigkeit, sich selbst und die Umwelt wahrzunehmen. Im klinischen Kontext wird dies operationalisiert: Reagiert der Patient adäquat auf Umweltreize? Bewusstseinsstörungen sind dabei Beeinträchtigungen der Wachheit, Aufmerksamkeit und Erweckbarkeit und abzugrenzen von Zuständen, in denen der Patient aufgrund von Funktionsausfällen im afferenten und efferenten System nicht mehr in der Lage ist, Reize wahrzunehmen und/oder Reizantworten zu geben, z. B. im Rahmen einer Polyradikulitis, einer Querschnittläsion oder eines Locked-in-Syndroms.

Die schwerste Bewusstseinsstörung ist das Koma, in dem der Patient durch äußere Reize nicht erweckbar ist, die Augen geschlossen sind und kein Schlaf-Wach-Rhythmus abzugrenzen ist. Ein Koma kann diagnostiziert und nur dann von anderen vorübergehenden Beeinträchtigungen abgegrenzt werden, wenn der Zustand länger als 1 h fortbesteht.

Evaluation Das Ausmaß der Bewusstseinsstörung wird traditionell mit der Glasgow-Coma-Skala erfasst (▶ Abschn. 217.1, ◘ Tab. 217.1). Sie beruht auf dem Prinzip der besten Antwort in den Dimensionen Augenöffnen, verbale und motorische Reaktion. Die Verwendung der Skala fördert die systematische und genaue Untersuchung des Patienten. Für die Zustandsbeschreibung des Patienten ist sie aber nicht ausreichend und sollte durch freie Formulierungen ergänzt werden. Die FOUR-Skala („Full Outline of UnResponsiveness") ist eine vergleichbar valide, wenngleich (noch) nicht vergleichbar etablierte Skala, die auch bei intubierten Patienten angewendet werden kann. Sie umfasst die Dimensionen Augenöffnen, Motorik, Hirnstammfunktion und Atmung.

Für Patienten mit länger bestehender Bewusstseinsstörung gilt die revidierte Coma Recovery Scale (Coma Recovery Scale – Revised, CRS-R) als valideste Beurteilungsskala, um auch subtile Veränderungen im zeitlichen Verlauf abzubilden. Es werden dabei Reaktionen auf äußere Reize oder beobachtete Verhaltensänderungen in 6 Dimensionen beurteilt: (1) Erweckbarkeit/Aufmerksamkeit, (2) motorische Antwort, (3) Reaktion auf akustische Reize, (4) Reaktion auf visuelle Reize, (5) Reaktion auf taktile Reize, (6) Laut- und Sprechäußerungen.

Neuroanatomie/Pathophysiologie Das aufsteigende retikuläre aktivierende System (ARAS) ist das für Wachheit und Bewusstsein wesentliche System. Es besteht aus Zellpopulationen im pontomesenzephalen Tegmentum und Dienzephalon. Bereits kleine, bilaterale Läsionen infolge fokaler Ischämien, infratentorieller Blutungen oder auch mechanischer Verletzungen im Rahmen von z. B. Verkehrsunfällen (DAI, „diffuse axonal injury") oder Strangulationstraumen führen zu schweren Bewusstseinsstörungen. Eine Dysfunktion des ARAS tritt auch bei metabolischen oder toxischen Störungen auf.

Unilaterale hemisphärale Läsionen führen nicht zu einer Bewusstseinsstörung (z. B. Patienten nach Hemisphärotomie).

Tab. 217.3 Wichtigste Formen der Herniation, beteiligte anatomische Strukturen und klinische Erscheinungsformen

Herniation	Anatomische Strukturen	Klinik
Transfalxiale (syn. subfalxiale) Herniation = Verschiebung des Gyrus cinguli nach medial mit Herniation an der Falx cerebri bei einseitigem supratentoriellem raumforderndem Prozess	Gyrus cinguli, A. cerebri anterior	Verwirrtheit, Desorientierung, kontralaterale Parese des Beines durch kortikale Ischämie im Versorgungsbereich der A. cerebri anterior
Transtentorielle Herniation = Verschiebung des Uncus nach medial und kaudal und des Gyrus parahippocampalis nach kaudal durch den Tentoriumsschlitz bei einseitigem oder zweiseitigem supratentoriellem raumforderndem Prozess	Druck auf den paramedianen Kortex, Zwischen- und Mittelhirn und damit Beeinträchtigung des ARAS	Bewusstseinsstörung (progredient)
	Abschnürung A. cerebri posterior	Homonyme Hemianopsie
	Druck auf N. oculomotorius (III), parasympathische Fasern	Weite, bei direkter und indirekter Beleuchtung lichtstarre Pupille(n)
	Hämorrhagische (druckbedingte) Nekrosen im kontralateralen Hirnschenkel	„Paradoxe", ipsilateral zur Raumforderung auftretende Hemiparese („Dekortikationshaltung")
	Sekundär hämorrhagische Nekrosen in Mittelhirn, Pons und Medulla oblongata	Störung der Pupillo- und Okulomotorik und von vestibulookulären und zervikookulären Reflexen, Dezerebrationshaltung, autonome Störungen (Bradykardie, arterielle Hypertonie, Temperaturstörungen), Störungen des Atemmusters
Transforaminale Herniation = Verschiebung der Kleinhirntonsillen und der Medulla oblongata nach kaudal durch das Foramen magnum bei supratentoriellem oder bei infratentoriellem raumforderndem Prozess	Kompression und Infarzierung des zervikomedullären Übergangs und rostraler spinaler Segmente durch Abschnüren der Aa. spinales; hämorrhagische Nekrosen der Kleinhirntonsillen	Apnoe infolge Tetraparese und Unterbrechung der retikulospinalen Bahnen
Transtentorielle kraniale Herniation = Verschiebung des Vermis cerebelli und der Medulla oblongata durch den Tentoriumsschlitz bei infratentoriellem raumforderndem Prozess	Kompression des Mittelhirns, selten Okulomotoriusstörung	Augenbewegungsstörungen, Nystagmus, Kopfschiefhaltung, Strabismus; Übelkeit, Erbrechen, Kopfschmerz, Ataxie. Tiefere Bewusstseinsstörung selten. Bei gleichzeitig ablaufender kaudaler transforaminaler Herniation abrupte Tetraparese und Atemstörung aus nur wenig beeinträchtigter Bewusstseinsstörung heraus möglich

Bewusstseinsstörungen treten auf bei bilateraler Schädigung folgender Strukturen:
- rostrales pontomesenzephales Tegmentum,
- Dienzephalon,
- paramedianer Kortex und basales Vorderhirn,
- Globus pallidus und Striatum
- sowie bei extensiven Schädigungen des Marklagers oder des Kortex.

Eine nur einseitige Läsion z. B. in einer Großhirnhemisphäre bei einer intrazerebralen Blutung erklärt damit per se *nicht* eine Bewusstseinsstörung. Die Bewusstseinsstörung weist vielmehr darauf hin, dass sekundär ein erhöhter intrakranieller Druck entstanden ist und zur Herniation von Hirngewebe und Einklemmungssyndromen führt. Das möglichst frühzeitige Erkennen solcher Plausibilitäten und Zusammenhänge ist lebensrettend, verhindert das Eintreten oder reduziert den Schweregrad bleibender neurologischer Störungen.

Einklemmungssyndrome aufgrund der Herniation von Hirnanteilen Kontusionen, Blutungen, Hirnödem, Abszesse und Tumoren sind die häufigsten Ursachen für ein Einklemmungssyndrom. Die Sequenz „Volumenzunahme → erhöhter intrakranieller Druck → Verschiebung von Hirngewebe und Herniationen → Druckschädigung, Durchblutungsstörung und Funktionsstörung" resultiert in Bewusstseinsstörungen und final dem Ausfall der Atem-, Kreislauf- und Temperaturregulation.

Das Einklemmungssyndrom entwickelt sich bei Nichtintervention in kraniokaudaler Abfolge (Dienzephalon, Mesenzephalon, Pons und Medulla oblongata).

Die Kenntnis der den klinischen Einklemmungssyndromen zugrunde liegenden neuroanatomischen Grundlagen erhöht die Wahrscheinlichkeit, diese bedrohliche Gesundheitsstörung in einem frühen Stadium zu erkennen. Für die klinisch bedeutendsten Herniationen gibt Tab. 217.3 die neuroanatomischen Grundlagen und die resultierenden klinischen Erscheinungen wieder (s. auch Abb. 217.3).

Auf die initial wenig eindrücklichen klinischen Symptome eines infratentoriellen Prozesses (s. transtentorielle kraniale Herniation) mit dann plötzlicher, rascher und bedrohlicher Einklemmung transforaminal sei noch einmal ausdrücklich hingewiesen. Eine (wiederholte) klinisch-neurologische Untersuchung ist der beste Schutz gegen eine verzögerte Diagnosestellung.

Anamnese Die Anamnese kann Hinweise auf die Ursache des Komas geben. Bestehen epileptische Anfälle, Diabetes mellitus, Hin-

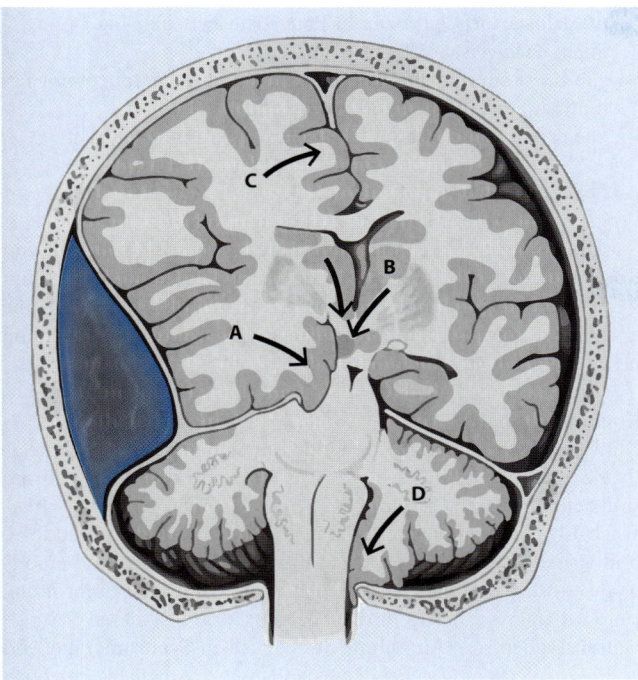

◘ **Abb. 217.3** Herniation des Gehirns bei intrakranieller Druckerhöhung (Koronarschnitt): *A* transtentoriell-medial-uncal, *B* transtentoriell-kaudal-zentral, *C* transfalxial (syn. subfalxial) medial, *D* transforaminal-kaudal

weise für eine Infektion, ein Trauma, eine adrenale Insuffizienz, kardiale Vorerkrankungen oder rekurrierende Episoden vergleichbarer Zustände? Das „5-H"-Memo zeigt die zu erkennenden, für das Gehirn bedrohlichen Zustände an: Hypoxie, Hypotension, Hypoglykämie, Hyperthermie und Herniation.

Klinische Untersuchung Ziel ist zunächst das rasche Erkennen akut bedrohlicher Zustände, im zweiten Schritt die differenzialdiagnostische Zuordnung. Die hiesige Darstellung fokussiert auf die neurologische Untersuchung. Zur weiteren differenzialdiagnostischen Einordnung bedarf es einer vollständigen körperlichen Untersuchung.

Die Sicherung der Vitalfunktionen (ABC-Regel) hat Vorrang vor allen anderen Maßnahmen.

Initiales neurologisches Screening des bewusstseinsgetrübten Patienten
1. Atmet der Patient normal? Sind die oropharyngealen Reflexe vorhanden?
   Wenn ja, zeigt dies die regelrechte Funktion der Hirnnerven XI, X und XII sowie der Formatio reticularis an und spricht gegen eine schwere Beeinträchtigung des Zervikal- oder Thorakalmarks.
2. Blinzelt der Patient oder sind die Augenlider tonisch geschlossen? Wenn ja, sind Hirnnerven V und VII intakt.
3. Zeigen sich langsame, horizontale, konjugierte Augenbewegungen?
   Wenn ja, sind Hirnnerven III, IV und VI sowie die frontopontinen Bahnen für die Augenbewegungssteuerung intakt.

Diese Gesamtkonstellation spricht für ein intaktes pontines und mesenzephales Tegmentum und gegen eine akut bedrohliche Einklemmungssituation. Zeigt der Patient spontane, mehr oder weniger zielführende Bewegungen, spricht das zunächst auch für ein funktionierendes pyramidales System.

Klinische Zeichen, die eine schwerste Beeinträchtigung anzeigen: keine Atemtätigkeit, schlaffe Augenlider, lichtstarre Pupillen, fixierte Bulbi, keine Motorik.

Klinische Zeichen, die eine bedrohliche Beeinträchtigung anzeigen: fixierte Streck- oder Beugehaltungen, tonische Blickdeviationen.

Neurologische Untersuchung des bewusstseinsgestörten Kindes
1. Grad der Bewusstseinstrübung (GCS, ◘ Tab. 217.1)
   - Ansprechen
   - Berühren (z. B. Kopf streicheln)
   - Hand drücken, passiv bewegen
   - Schmerzreiz setzen[1] und dabei beobachten, ob der Patient
   - die Augen öffnet, eine verbale oder eine motorische Reaktion zeigt
2. Pupillomotorik
   - Weite der Pupille (in mm), Pupillenform
   - Direkte und konsensuelle Lichtreaktion („swinging flashlight", pro Auge ca. 5 s): normal/träge/ausbleibend
3. Augenlider
   - Spontanes Blinzeln?, Lider tonisch oder schlaff?, Ptosis?, Seitendifferenz beim Augenschluss nach passiver Hebung des Augenlides?
4. Kornealreflex
   - Mit abgezupfter Watte von der Seite die Kornea vorsichtig berühren
   - Druck mit Fingernagel auf den Nervenaustrittspunkt. Reizantwort: ipsilaterales Grimassieren. Eine seitendifferente Antwort ist Hinweis auf eine Hemiplegie.
5. Augenstellung und -bewegungen
   - Patient versuchen zu wecken, da dyskonjugierte Bewegungen auch im Leichtschlaf auftreten
   - Ruhestellung: Parese III, VI? Deviation conjugée?
   - Bulbusbewegungen beobachten:
     – Leichte Bewusstseinsstörung: konjugierte, horizontale Pendelbewegungen
     – Tiefere Bewusstseinsstörung: Divergenzstellung und dyskonjugierte Bewegungen
     – Schwerste Störung: Sistieren aller Bewegungen, fixierte Divergenz
6. Vestibulookulärer Reflex („Puppenkopfphänomen")
   - Kontraindikation: zervikale Verletzung!
   - Kopf in Neutralstellung, passive rasche Rotation (horizontal oder vertikal) und Halten des Kopfes in neuer Position
   - Beobachtung der Bulbi hinsichtlich gegenläufiger, konjugierter Bewegung und Rückdrift (positive Reflexantwort)
   - Bewusstseinsstörung und Reflex positiv: wahrscheinlich supratentorielle oder metabolisch-toxische Ursache
   - Bewusstseinsstörung und dyskonjugierte Antwort: mesenzephale Störung
   - Bewusstseinsstörung und Reflex negativ: sedierende Medikamente, Hirnstammläsion (Pons, Medulla oblongata)
7. Untersuchung des Augenhintergrunds
   - Stauungspapille?
   - Venöse Pulsationen?

---

1 Schmerzreize können (1) durch Druck hinter den Ramus mandibularis (starker Schmerzreiz, bitte im Selbsttest prüfen), (2) durch Drücken/Reiben mit den Fingerknöcheln auf dem Sternum oder (3) durch Druck auf den Fingernagel ausgelöst werden. Cave: An der unteren Extremität besteht Verwechslungsgefahr von Schmerzreaktion und spinalem Reflex, deshalb bevorzugte Testung an der oberen Extremität.

8. Gehör
    - In die Hände klatschen und dabei den Patienten beobachten
9. Inspektion und Palpation des Kopfes
10. Meningismus
11. Sensomotorik
    - Spontane Haltung
    - Spontane Bewegungen
    - Provozierte Bewegungen
    - Hinweise für Hemiparese: Periorale unilaterale faziale Parese? Seitendifferente Handgelenkflexion beim passiven Armvorhalteversuch? Seitendifferentes Fallenlassen des Unterschenkels bei passiver Unterstützung unter den Knien?
    - Tonus: Auf der betroffenen Seite ist der Tonus schlaff
    - Bewegungsstörungen oder Hinweise auf epileptische Anfälle?
    - Muskeleigenreflexe:
        – Je nach Komatiefe unterschiedliches Reflexniveau
        – Seitendifferente Muskeleigenreflexe ohne lateralisierende Zeichen schwer verwertbar (welche Seite ist pathologisch?)
        – Positiver Babinski auch beim Gesunden im tiefen Schlaf möglich
    - Fremdreflexe (Bauchhautreflexe)
    - Neugeborenenreflexe

Die Untersuchungsschritte 2–6 prüfen die Integrität des Hirnstamms. Diese, zusammen mit der GCS und dem Untersuchungsschritt 11 sind regelmäßig zu wiederholen, um Veränderungen über die Zeit zu erfassen.

Neurophysiologische Diagnostik
Eine regelrechte Antwort auf sensorische Reize setzt ein funktionierendes efferentes Nervensystem voraus. Eine Alternative bei ausgefallener Efferenz stellen somatosensorische (N. medianus, N. tibialis), akustische und visuell evozierte Potenziale dar (SSEP, AEP, VEP).

Das EEG ist insbesondere zum Ausschluss eines nichtkonvulsiven Status dienlich, liefert aber über Allgemeinveränderungen und fokale Zeichen auch Hinweise auf Komatiefe und Ätiologie.

Zerebrale Bildgebung
Die kraniale MRT (cMRT) ist die bevorzugte Methode, aber nur wenn sie ohne Zeitverlust durchführbar ist. Ansonsten ist eine cCT obligat. Im Säuglingsalter kann ergänzend die transfontanelläre Sonografie eingesetzt werden.

Neuroophthalmologische Untersuchung
Bei erhöhtem Hirndruck dauert es etwa 24 h, bis sich eine Stauungspapille (und dies keineswegs immer) entwickelt. Aussagekräftiger, meist jedoch keineswegs im Repertoire eines jeden Arztes vorhanden, ist der Nachweis venöser Pulsation am Augenhintergrund, der einen erhöhten Hirndruck nahezu ausschließt.

Prognose Nach einer evidenzbasierten Leitlinie der American Academy of Neurology für (erwachsene) Patienten nach kardiopulmonaler Reanimation ist die Prognose schlecht, wenn
- die Lichtreaktion der Pupille und der Kornealreflex ausgefallen sind und in der GCS keine motorische Antwort oder nur eine Extension zu beobachten ist;
- ein myoklonischer Status epilepticus innerhalb eines Tages nach kardiopulmonaler Reanimation eintritt, die N20-Antwort somatosensorisch evozierter Potenziale zwischen Tag 1 und 3 nicht nachweisbar ist;
- ein Burst-supression-Muster oder generalisierte epileptoforme Entladungen im EEG vorhanden sind (Level C);
- die neuronenspezifische Enolase an Tag 1–3 > 33 µg/l ist.

Aus bildgebenden Verfahren kann keine verlässliche Aussage zur Prognose gestellt werden.

Die Übertragbarkeit dieser Ergebnisse auf die Vielgestalt von Koma-Ursachen und -Verläufen bei Kindern ist – wenn überhaupt – nur bedingt möglich, trotzdem ist mit diesen Informationen eine erste Richtungsentscheidung möglich. Die klinische Beurteilung bleibt das wichtigste Kriterium.

Komaremission
Klinische Kriterien für die Zustände Koma, persistierender vegetativer Zustand, minimal bewusster Zustand und Locked-in-Syndrom sind definiert durch den Grad der Bewusstseinsstörung, den Schlaf-Wach-Rhythmus, motorische Fähigkeiten, die Reaktion auf auditive und visuelle Reize sowie kommunikative Fähigkeiten und emotionale Ausdrucksfähigkeit. Dennoch bleibt die exakte Einordnung eines Patienten schwierig, da der Übergang zwischen diesen Gesundheitszuständen (mit Ausnahme des Locked-in-Syndroms) fließend ist, die zur Verfügung stehenden diagnostischen Möglichkeiten noch immer unzureichend sind und damit die Einschätzung (zu) häufig fehlerhaft ist. Zuletzt wurde vorgeschlagen, den Begriff des persistierenden, vegetativen Zustands (gleichzusetzen mit apallischem Syndrom) durch den Terminus „Syndrom reaktionsloser Wachheit" zu ersetzen, um negative Assoziationen (persistierend = dauerhaft, ohne Hoffnung auf Besserung; vegetativ = fälschliche Assoziation zu „vegetieren") zu minimieren.

Für Kinder mit Bewusstseinsstörungen entwickelt sich mit dem „Remi-Pro" (Remissionsprofil für Kinder und Jugendliche nach schweren erworbenen Hirnschädigungen im Alter von 3–16 Jahren) eine standardisierte und valide Methode zur differenzierten Dokumentation des Remissionsverlaufs in der Rehabilitation von Kindern und Jugendlichen im Wachkoma. Es empfiehlt sich, alle Kinder und Jugendlichen regelhaft mit einem standardisierten Untersuchungsinstrument zu untersuchen.

Die Prognose für eine Komaremission ist für Kinder mit hypoxischer Enzephalopathie (die Schädigung ist generalisierter) schlechter als bei traumatischen Schädigungen des ZNS (die Schädigung ist fokaler).

Literatur

AAN summary of evidence-based guidelines for clinicians: Prediction of outcome in comatose survivors after cardiopulmonary resuscitation. http://aan.tools.com/professionals/practice/guidelines/coma_clinician.pdf, abgerufen am 22.09.2012

Adelson PD, Bratton SL, Carney NA et al (2003) Guidelines for the acute medical management of severe traumatic brain injury in infants, children, and adolescents. Pediatr Crit Care Med 4(3):1–75

Bauer R, Fitz H (2004) Pathophysiology of traumatic injury in the developing brain: An introduction and short update. Exp Toxicol Pathol 56:65–73

Bittigau P, Sifringer M, Felderhoff-Mueser U, Hansen HH, Ikonomidou C (2003) Neuropathological and biochemical features of traumatic injury in the developing brain. Neurotoxicol Res 5:475–490

Boller F (2004) Rational basis of rehabilitation following cerebral lesions: A review of the concept of cerebral plasticity. Funct Neurol 19:65–72

Bracken MB, Shepard MJ, Holford TR et al (1997) Administration of methylprednisolone for 24 or 48 hours or tirilazad mexylate for 48 hours in the treat-

Literatur

ment of acute spinal cord injury. Results of the Third National Acute Spinal Cord Injury Randomized Controlled Trial. National Acute Spinal Cord Injury Study. JAMA 277:1597–1604

Coleman WP, Benzel D, Cahill DW et al (2000) A critical appraisal of the reporting of the National Acute Spinal Cord Injury Studies (II and III) of methylprednisolone in acute spinal cord injury. J Spinal Disord 13:185–199

Coma Science Group der Université de Liège : http://www.coma.ulg.ac.be/index.html. Zugegriffen: 22. September 2012 (Online Informationen zu Koma und verwandten Zuständen)

DeMyer WE (2004) Examination of the patient who has a disorder of consciousness. In: DeMyer WE (Hrsg) Technique of the neurologic examination, 5. Aufl. McGraw-Hill, New York

Fehlings MG, Baptiste DC (2005) Current status of clinical trials for acute spinal cord injury. Injury 36(2):B113–B122

Giacino JT, Ashwal S, Childs N et al (2002) The minimally conscious state: Definition and diagnostic criteria. Neurology 58:349–343

Giacino JT, Kalmar K, Whyte J (2004) The JFK Coma Recovery Scale-Revised: Measurement characteristics and diagnostic utility. Arch Phys Med Rehabil 85:2020–2029

Posner JB, Saper CB, Schiff N, Plum F (2007) Plum and Posner's diagnosis of stupor and coma, 4. Aufl. University Press, Oxford

Reiter K, Kluger G et al (2009) Koma. In: Heinen F (Hrsg) Pädiatrische Neurologie. Kohlhammer, Stuttgart

Romein E, Hessenauer M, Kluger G (2011) Remi-Pro – eine standardisierte und valide Methode zur Dokumentation des Remissionsverlaufs in der Rehabilitation von Kindern und Jugendlichen im Wachkoma. In: Jox RJ, Borasio GD, Kühlmeyer K (Hrsg) Leben im Koma. Interdisziplinäre Perspektiven auf das Problem des Wachkomas. Kohlhammer, Stuttgart

Schnakers C, Vanhaudenhuyse A, Giacino J et al (2009) Diagnostic accuracy of the vegetative and minimally conscious state: Clinical consensus versus standardized neurobehavioral assessment. BMC Neurol 9:35

Short DJ, El Masry WS, Jones PW (2000) High dose methylprednisolone in the management of acute spinal cord injury – a systematic review from a clinical perspective. Spinal Cord 38:273–286

Society of Critical Care Medicine (2003) Guidelines for the acute medical management of severe traumatic brain injury in infants, children and adolescents. Critical Care Med 31:407–491

Wijdicks EFM, Bamlet WR, Maramattom BV, Manno EM, McClelland RL (2005) Validation of a new coma scale: The FOUR score. Ann Neurol 58(4):585–593

von Wild K, Laureys S, Dolce G (2012) Apallisches Syndrom, vegetativer Zustand: Unangemessene Begriffe. Dtsch Ärztebl 109(4):A-143, B-131, C-131 (http://www.aerzteblatt.de/archiv/119915. Zugegriffen: 22. September 2012)

218 Epilepsien

B. A. Neubauer, T. Bast

218.1 Epileptische Anfälle, Epilepsien und Epilepsiesyndrome

B. A. Neubauer

Definition und Epidemiologie Das wiederkehrende Auftreten von unprovozierten epileptischen Anfällen ist die Definition einer Epilepsie. Mehrere Anfälle, die innerhalb eines Tages auftreten, werden wie ein einzelner Anfall gewertet. Patienten, die nur Fieberkrämpfe oder Neugeborenenanfälle haben, sind von dieser Definition ausgenommen. Von einer aktiven Epilepsie spricht man, wenn innerhalb der letzten 3–5 Jahre mindestens ein epileptischer Anfall auftrat. Trat innerhalb dieses Zeitraums kein Anfall auf, befindet sich die Epilepsie – mit oder ohne Medikation – in Remission.

Im Mittel erkranken in den entwickelten Ländern ca. 50 von 100.000 Kindern jedes Jahr an einer Epilepsie. Die Verteilung der Neuerkrankungen hat einen zweigipfeligen Verlauf. Im 1. Lebensjahr ist dieser Anteil fast 3-mal so hoch und fällt dann bis zum 5.–10. Lebensjahr kontinuierlich ab. Nach einer Plateauphase (ca. 15.–65. Lebensjahr) steigt die Zahl der Neuerkrankungen dann wieder stark an. Insgesamt machen Kinder einen Anteil von ca. 25 % aller Neuerkrankungen aus. Die Prävalenz der (aktiven) Epilepsien im Kindesalter beträgt etwa 0,5 %. In der Gesamtgruppe aller Erkrankten überwiegen etwas die Jungen.

Etwa 2/3 aller Kinder mit Epilepsie sind kognitiv normal entwickelt. Eine mentale Retardierung (IQ <70) ist jedoch die häufigste Komorbidität bei Kindern mit Epilepsie. Zerebralparese, Hydrozephalus, tuberöse Sklerose und Sturge-Weber-Syndrom waren in den epidemiologischen Studien die nächsthäufigsten Begleiterkrankungen.

Ätiologie Symptomatische Epilepsien können entweder läsionell oder durch genetische Erkrankungen (z. B. tuberöse Sklerose) ausgelöst werden. Die idiopathischen Epilepsien dagegen sind genetische Epilepsien, bei denen – abgesehen von der Epilepsie selbst – keine weiteren Symptome auftreten. Der Anteil idiopathischer und symptomatischer Epilepsien ist im Kindesalter etwa gleich hoch.

Eine große Anzahl genetisch bedingter monogener Erkrankungen ist fakultativ mit einer (symptomatischen) Epilepsie assoziiert (Tab. 218.3, ▶ http://e-Material, extras.Springer.com). Hierzu gehören zahlreiche Stoffwechselstörungen, Phakomatosen, chromosomale Syndrome sowie genetisch bedingte Hirnfehlbildungen. Insgesamt handelt es sich um fast 300 einzelne Erkrankungen, so dass Tab. 218.3 nur einige exemplarisch aufführen kann. Eine Sonderstellung nehmen die sog. progressiven Myoklonusepilepsien ein. Es handelt sich um eine Gruppe von neurometabolischen und neurodegenerativen Erkrankungen, bei denen die Epilepsie als erstes und oft auch im Verlauf führendes Symptom auftritt. Außer der MERRF („myoclonic epilepsy with ragged red fiber") und der CLN2 (neuronale Zeroidlipofuszinose Typ 2) sind sie in Deutschland sehr selten. Einige seltene idiopathische Epilepsiesyndrome folgen auch einem autosomal-dominanten (monogenen) Erbgang.

Insgesamt werden aber nur knapp 2 % der genetisch bedingten Epilepsien monogen vererbt. Die im klinischen Alltag relevanten, häufigen genetischen (idiopathischen) Epilepsiesyndrome sind auf das komplexe Zusammenspiel mehrerer genetischer Faktoren mit den modifizierenden Einflüssen von Umweltfaktoren zurückzuführen. In den letzten Jahren konnten bei vielen Epilepsiesyndromen – oft in exemplarischen Großfamilien – Defekte in verschiedenen spannungsabhängigen und liganden-mediierten Ionenkanälen nachgewiesen werden. Diese stellen die meisten idiopathischen Epilepsien in eine Reihe mit anderen paroxysmalen neuromuskulären Erkrankungen, den sog. Ionenkanalerkrankungen (▶ Abschn. 218.3).

Klassifikation Die Klassifikation der epileptischen Anfälle und Epilepsiesyndrome stellt ein schwieriges, bis heute nur unvollkommen gelöstes Problem dar. Die ursprünglichen Klassifikationsansätze von 1981 und 1989 wurden 2001, 2006 und kürzlich 2010 von einer durch die Internationale Liga (ILAE) berufenen Kommission überarbeitet. Um die Grundlagen dieser neuen Klassifikation zu verstehen, muss man sich mit folgenden Instrumenten vertraut machen.
- der Klassifikation von epileptischen Anfällen (▶ Übersicht)
- den „Beschreibungsmerkmalen fokaler Anfälle in Abhängigkeit von der Bewusstseinslage" (▶ Übersicht)
- der Liste „Klassifikation elektroklinischer Syndrome und anderer Epilepsien nach dem Manifestationsalter" (▶ Übersicht). Hier findet eine Unterteilung der verschiedenen Epilepsien in elektroklinische Syndrome (höchster „Evidenzgrad"), sog. unverwechselbare Konstellationen, strukturell/metabolische Epilepsien und Epilepsien unbekannter Ursache statt.
- dem Glossar einer deskriptiven Terminologie für die iktale Semiologie (Tab. 218.4, ▶ e-Material, http://extras.springer.com).

Klassifikation von epileptischen Anfällen
1. Generalisierte Anfälle
   - Tonisch-klonisch (in jeder Kombination)
   - Absence
     - Typisch
     - Atypisch
     - Mit speziellen Merkmalen:
     Myoklonische Absence
     Lidmyoklonien mit Absence
   - Myoklonisch
     - Myoklonisch
     - Myoklonisch-atonisch
     - Myoklonisch-tonisch
   - Klonisch
   - Tonisch
   - Atonisch
2. Fokale Anfälle
3. Unbekannt
4. Epileptische Spasmen

Beschreibungsmerkmale fokaler Anfälle in Abhängigkeit von der Beeinträchtigung während des Anfalls
— Ohne Einschränkung des Bewusstseins oder der Aufmerksamkeit mit beobachtbaren motorischen oder autonomen Komponenten (entspricht in etwa dem alten Konzept des „einfachen fokalen Anfalls")

- Mit nur subjektiven sensiblen/sensorischen oder psychischen Phänomenen (entspricht dem Konzept einer Aura)
- Mit Einschränkung des Bewusstseins oder der Aufmerksamkeit (entspricht in etwa dem alten Konzept des „komplexen fokalen Anfalls"). Für dieses Konzept wurde der Ausdruck „dyskognitiv" vorgeschlagen
- Mit Entwicklung zu einem bilateralen, konvulsiven Anfall (mit tonischen, klonischen oder tonischen und klonischen Komponenten (ersetzt den Begriff „sekundär generalisierter Anfall")

Klassifikation elektroklinischer Syndrome und Epilepsien nach dem Manifestationsalter
- Neugeborenenzeit
  - Benigne familiäre neonatale Epilepsie (BFNE)
  - Frühe myoklonische Enzephalopathie (FME)
  - Ohtahara-Syndrom (OS)
- Säuglings- und Kleinkindalter
  - Epilepsie der frühen Kindheit mit migratorischen fokalen Anfällen
  - West-Syndrom (WS)
  - Myoklonische Epilepsie der frühen Kindheit (MEI)
  - Benigne frühkindliche Epilepsie (BFE)
  - Benigne familiäre frühkindliche Epilepsie (BFFE)
  - Dravet-Syndrom (DS)
  - Myoklonische Enzephalopathie bei nichtprogredienten Störungen
- Kindheit
  - Fiebergebundene Anfälle plus (FA+; „Fieberkrämpfe" plus; können in der frühen Kindheit bzw. im Kleinkindalter beginnen)
  - Panayiotopoulos-Syndrom
  - Epilepsie mit myoklonisch-atonischen (früher „-astatischen") Anfällen
  - Benigne Epilepsie mit zentrotemporalen Spikes (BEZTS; Rolando-Epilepsie)
  - Autosomal-dominante nächtliche Frontallappenepilepsie (ADNFLE)
  - Spät beginnende kindliche Okzipitallappenepilepsie (Gastaut-Typ)
  - Epilepsie mit myoklonischen Absencen
  - Lennox-Gastaut-Syndrom (LGS)
  - Epileptische Enzephalopathie mit kontinuierlichen Spike- und-Wave-Entladungen im Schlaf (CSWS)
  - Landau-Kleffner-Syndrom (LKS)
  - Kindliche Absenceepilepsie (KAE)
- Adoleszenz bis Erwachsenenalter
  - Juvenile Absenceepilepsie (JAE)
  - Juvenile myoklonische Epilepsie (JME)
  - Epilepsie mit nur generalisierten tonisch-klonischen Anfällen
  - Progressive Myoklonusepilepsien (PME)
  - Autosomal-dominante fokale Epilepsie mit akustischen Merkmalen (ADFEAM)
  - Andere familiäre Temporallappenepilepsien
- Weniger spezifische Altersbeziehung
  - Familiäre fokale Epilepsie mit variablen Herden (Kindheit bis Erwachsenenalter)
  - Reflexepilepsien
- Unverwechselbare Konstellationen
  - Mesiale Temporallappenepilepsie mit Hippokampussklerose (MTLE mit HS)
  - Rasmussen-Syndrom
  - Gelastische Anfälle bei hypothalamischen Hamartomen
  - Hemikonvulsions-Hemiplegie-Epilepsie(-Syndrom)
  - Epilepsien aufgrund von und eingeteilt nach strukturell-metabolischen Ursachen
  - Malformationen der kortikalen Entwicklung (Hemimegalenzephalie, Heterotopien etc.)
  - Neurokutane Syndrome (Tuberöse-Sklerose-Komplex, Sturge-Weber-Syndrom etc.)
  - Tumoren
  - Infektionen
  - Traumen
  - Angiome
  - Perinatale Insulte
  - Schlaganfälle
  - etc.
- Epilepsien unbekannter Ursache
- Zustände mit epileptischen Anfällen, die traditionell nicht als eine Epilepsieform per se betrachtet werden
  - Benigne neonatale Anfälle (BNA)
  - Fiebergebundene Anfälle (FA, „Fieberkrämpfe")

Prinzipiell bedient sich die Klassifikation der Epilepsiesyndrome der Ätiologie, der Anfallssymptomatik und zum Teil des EEG. Klassifiziert werden die einzelnen Anfallstypen, aus denen sich dann – zusammen mit der vermuteten Ätiologie – die Diagnose des Epilepsiesyndroms zusammensetzt. Als genetisch (früher: idiopathisch) werden Epilepsiesyndrome bezeichnet, wenn sie genetischen Ursprungs sind und die Betroffenen sonst neurologisch unauffällig sind. Als strukturell-metabolisch (früher: symptomatisch) bezeichnet man Epilepsien mit belegbarer Ursache. Als unbekannt (früher: kryptogen) solche, bei denen ein Auslöser wahrscheinlich erscheint, aber nicht sicher bewiesen werden kann.

Die Benutzung der Begriffe Krampf oder Krampfanfall sollte aus Gründen der Deutlichkeit zugunsten des Begriffs epileptischer Anfall vermieden werden. Prinzipiell werden die epileptischen Anfälle unterteilt in fokale und generalisierte Formen. Fokale Anfälle können sekundär generalisieren. Generalisierte Anfälle können somit generalisierten als auch fokalen Ursprungs sein. Fokale Anfälle können mit oder ohne Bewusstseinseinschränkung einhergehen. Die Symptomatik der Anfälle hängt von ihrem Entstehungsort und ihrer Ausbreitungsregion ab (z. B. temporal, frontal oder okzipital). Als elementare Symptomatik wird eine gleichbleibende sensorische Wahrnehmung einer einzelnen Sinnesmodalität bezeichnet (z. B. Wahrnehmung eines leuchtenden Punkts im Blickfeld bei Okzipitallappenanfällen).

Diagnose Wie kommt man von der Anfallsbeschreibung zur Diagnose eines Epilepsiesyndroms?

Beispiel 1 Ein 9-jähriger Junge wird mit mehrfach am Tage auftretenden, seit Wochen bestehenden Abwesenheitszuständen mit Lidflattern vorgestellt. Im EEG finden sich typische 3-Hz-Spike-Wave-Paroxysmen, die durch Hyperventilation aktiviert werden. Der Junge hatte bereits im Alter von 3 Jahren einen Fieberkrampf und vor einer Woche einen afebrilen generalisierten tonisch-klonischen Anfall. Der Junge ist normal entwickelt, der Untersuchungsbefund und das MRT sind unauffällig.

Als dominierender Anfallstyp wären typische Absencen zu nennen. Einzelne generalisierte tonisch-klonische Anfälle kommen bei ca. 30 % der Kinder mit Absenceepilepsie vor, vorausgehende Fieberkrämpfe bei 5–10 %. Der normale Untersuchungsbefund, die Entwicklungsanamnese und das unauffällige MRT schließen andere Grunderkrankungen aus und belegen die genetische (idiopathische) Genese. Fasst man Anfallsanamnese, EEG-Befund und vermutete Ätiologie zusammen, kann die Diagnose einer Absenceepilepsie des Kindesalters gestellt werden.

Beispiel 2 Die Eltern eines ansonsten gesunden und normal entwickelten 5-jährigen Mädchens werden in der Nacht durch gurgelnde Geräusche ihrer Tochter geweckt. Sie finden das Kind mit allen 4 Extremitäten zuckend im Bett. Das Mädchen hat während des Anfalls eingenässt, zeigt starken Speichelfluss und eine verwaschene Sprache. Bei Ankunft in der Klinik fällt nur noch eine leichte Parese des rechten Arms auf, die sich innerhalb einer Stunde komplett zurückbildet. Im EEG findet sich bei normaler Grundaktivität ein hochamplitudiger, 5-phasiger Sharp-slow-wave-Fokus zentrotemporal links, der im Schlaf deutlich aktiviert wird. Ein MRT des Gehirns ergibt einen unauffälligen Befund.

Die Anfallsschilderung ist typisch für einen generalisierten tonisch-klonischen Anfall. Zusammen mit der Anfallssymptomatologie erlaubt das EEG anhand von Lokalisation, Konfiguration und Aktivierung der epilepsietypischen Potenziale im Schlaf bei normalem MRT und neurologisch unauffälligem Kind die Diagnosestellung einer benignen idiopathischen Partialepilepsie (Rolando-Epilepsie). Die transiente postiktale Parese (Todd-Parese) weist ebenso wie das EEG auf eine fokale Genese hin und kommt bei einem Rolando-Anfall in ca. 10 % der Fälle vor.

218.1.1 Epilepsien und Epilepsiesyndrome mit Beginn im 1. Lebensjahr

Die häufigsten Ursachen von symptomatischen Anfällen im Neugeborenenalter sind eine hypoxisch-ischämische Enzephalopathie, konnatale und neonatale Infektionen, akute Stoffwechselentgleisungen (Glukose, Elektrolyte) und kortikale Affektionen (Infarkte, Fehlbildungen). Idiopathische Epilepsiesyndrome sind selten.

In dieser Altersgruppe zeigen epileptische Anfälle eine weitgehend andere Morphe als im späteren Kindesalter. Einige, für Neu- und Frühgeborene typische Bewegungsmuster können sowohl ein epileptisches Anfallskorrelat als auch harmloser Automatismus sein. Sie werden von vielen Autoren nur dann als epileptisch klassifiziert, wenn zusätzlich gleichzeitig ein entsprechendes EEG-Korrelat nachgewiesen ist. Dies trifft vor allem auf Bewegungsmuster zu, die sich durch Stimulation verstärken lassen bzw. aktiv reproduzierbar bzw. unterbrechbar sind. Es kann sich hierbei um Bulbusbewegungen, kurze tonische Versteifungen des Körpers oder rhythmisches Strampeln handeln. Viele Autoren folgen jedoch der Auffassung, dass in dieser Altersgruppe epileptische Anfälle auch ohne iktale EEG-Veränderungen möglich, wenn auch selten sind. Sicher ist umgekehrt, dass Anfallsentladungen im EEG auch ohne klinisches Korrelat bleiben können.

Der häufigste Anfallstyp (ca. 50 %) im Neugeborenenalter sind die klinisch leider wenig charakteristischen subtilen Anfälle. Die häufigsten Symptome eines subtilen Anfalls betreffen die Augen (Bulbusbewegungen horizontal oder vertikal, Nystagmus, Lidkloni, starrer Blick). Apnoen oder Hyperpnoen kommen vor. Typisch sind auch orale Symptome mit Schmatzen, Saugen oder Protrusion der Zunge sowie Ruder- und Strampelbewegungen der Extremitäten.

Von den im höheren Alter üblichen Anfallssymptomen kommen im Neugeborenenalter myoklonische, klonische und tonische Anfälle vor. Die Anfälle können fokal, multifokal oder generalisiert auftreten.

Im Neugeborenenalter und Säuglingsalter werden u. a. folgende Epilepsiesyndrome unterschieden:

Benigne nichtfamiliäre Anfälle des Neugeborenen

Man beobachtet sie meist zwischen dem 1. und 7. Lebenstag bei ansonsten gesunden Reifgeborenen. Oft handelt es sich um fokale Anfälle. Die Diagnose muss retrospektiv über den Verlauf gestellt werden.

Bei den benignen, familiären, autosomal-dominanten Neugeborenenanfällen kommt es zu fokalen oder generalisierten Anfällen zwischen dem 2. und 3. Lebenstag, die meist nach 2–6 Wochen persistieren.

Benigne infantile Partialepilepsie

Sie manifestiert sich zwischen dem 3. und 20. Lebensmonat. Sie kann sporadisch und familiär auftreten. Es kommt zum Innehalten der Bewegungen, Augenverdrehen und fokalen Kloni evtl. mit sekundärer Generalisation. Dieses Epilepsiesyndrom ist recht häufig. Erkrankt ein Kind nach der 4. Lebenswoche (trotz unauffälliger Anamnese) an fokalen Anfällen, so ist, bei gleichzeitig normalem Untersuchungsbefund, normaler Entwicklung, normalem EEG und normaler Bildgebung, die Prognose in 75 % der Fälle gut.

Frühinfantile myoklonische/epileptische Enzephalopathie

Die frühinfantile myoklonische Enzephalopathie und die frühinfantile epileptische Enzephalopathie (Otahara-Syndrom) beginnen meist in den ersten 3 Lebensmonaten, zeigen im EEG ein sog. Burst-suppression-Muster und sind schwer behandelbar. Beim Ohtahara-Syndrom dominieren tonische und fokale Anfälle. Man findet oft strukturelle ZNS-Anomalien. Bei der frühinfantilen myoklonischen Enzephalopathie kommen, neben den myoklonischen Anfällen, auch fokale Anfälle vor. Ursächlich sind meist metabolische Störungen (z. B. nichtketotische Hyperglycinämie u. a.). Beide Enzephalopathien können in ein West-Syndrom und später in ein Lennox-Gastaut-Syndrom übergehen.

Dravet-Syndrom

Die schwere myoklonische Epilepsie des Säuglingsalters beginnt im 1. Lebensjahr bei bis dahin normal entwickelten Kindern mit febrilen und afebrilen generalisierten tonisch-klonischen Anfällen und Halbseitenanfällen (meist wechselnder Körperseite!). In der Folge kommt es zu massiven myoklonischen Anfällen und Staten. Falls myoklonische Anfälle nicht im Vordergrund stehen, wird die Epilepsie im deutschen Sprachgebrauch als frühkindliche Grand-Mal-Epilepsie mit alternierenden Hemi-Grand-Mal bezeichnet (▶ Abschn. 213.3). Typisch ist die ausgeprägte Temperatur- bzw. Infektabhängigkeit der Anfälle beider Epilepsiesyndrome.

West-Syndrom

Betroffen sind meist Säuglinge zwischen dem 2. und 8. Lebensmonat, dabei Jungen häufiger als Mädchen. In ca. 2/3 der Fälle lässt sich letztlich eine Ätiologie nachweisen (▶ Abschn. 213.3). Häufige Ursachen sind pränatal angelegte oder erworbene kortikale Anomalien, hypoxisch-ischämische Insulte, konnatale und neonatale ZNS-Infektionen und die tuberöse Sklerose (mit Hautdepigmentierungen, die in diesem Alter nur unter Wood-Licht zu erkennen sind).

Klinisch charakterisiert ist das West-Syndrom durch die Trias Blitz-Nick-Salaam-Anfälle (im englischen „Spasm"), Hypsarrhythmie im EEG und durch die Entwicklungsregression. Je nachdem wie schnell die Epilepsie diagnostiziert wird, kann die Regression (noch) fehlen. Die Anfälle treten häufig bei Müdigkeit und in Serien auf und können anfangs nur aus Lidflattern oder Blinzeln bestehen. Die häufigste Anfallsform sind symmetrische Beuge- und Streckkrämpfe der Extremitäten, die an den Armen am deutlichsten zu sehen sind. Blitzanfälle bestehen aus heftigen myoklonischen Stößen, bei denen Arme und Beine nach vorne geschleudert werden. Kopf und Rumpf werden dabei gebeugt. Die Kinder scheinen zu erschrecken oder Schmerzen zu empfinden und weinen dabei oft. Nickanfälle sind kurze, oft diskrete (myoklonische) Beugungen des Kopfes. Die Prognose, vor allem eines symptomatischen West-Syndroms, ist ungünstig, aber in der Hand des Erfahrenen keineswegs aussichtslos.

Die Behandlung mit Steroiden oder ACTH (adrenokortikotropes Hormon, sog. ACTH-Kur) führt zu den besten Ansprechraten (ca. 70 %). Die Rückfallrate nach Reduktion ist jedoch hoch (ca. 30 %). Die Therapie spricht meist schnell an, ist aber auf Dauer sehr belastend und, vor allem bei ungenügender Überwachung, gefährlich. In letzter Zeit haben sich sog. Pulstherapien (3–5 Tage hochdosiert Dexamethason oder Methyprednisolon im Abstand von 3–4 Wochen) etabliert. Bei einigen Patienten waren solche Schemata erfolgreich und ausreichend. Die Methode ist aber weder standardisiert noch vergleichend überprüft. Vigabatrin gilt immer noch als ein Mittel der ersten Wahl zur Therapie des West-Syndroms (vor allem bei tuberöser Sklerose!), obwohl vor einigen Jahren irreversible partielle Gesichtsfeldausfälle bei ca. 20 % der Fälle beschrieben wurden. Man versucht, diese Komplikation durch kurze Anwendung des Präparats (max. 4 Monate) zu vermeiden. Ob dies so gelingt, kann derzeit allerdings noch nicht beantwortet werden. Hoch dosiertes Valproat oder Benzodiazepine sind weniger wirksam. Andere Präparate, die erfolgreich eingesetzt wurden, sind z. B. Sultiam, Topiramat, Lamotrigin, Felbamat und Levetirazetam.

218.1.2 Epilepsien und Epilepsiesyndrome mit Beginn im frühen Kindesalter

Doose-Syndrom

Die myoklonisch-astatische Epilepsie (Doose-Syndrom) gehört zu den idiopathischen generalisierten Epilepsien und tritt zwischen dem 2. und 5. Lebensjahr auf. Meist beginnt die Epilepsie mit febrilen oder afebrilen generalisierten tonisch-klonischen Anfällen. Wenige Wochen später setzten dann oft explosionsartig myoklonisch-astatische Anfälle ein, die von da an den Verlauf dominieren. Absencen, myoklonische Anfälle und nächtliche tonische Anfälle (seltener) kommen auch vor. Ein nichtkonvulsiver Status, der wie ein Stupor manifestiert, ist typisch. Lässt sich die Epilepsie schnell und nachhaltig beherrschen, ist die Prognose gut (ca. 50 % der Fälle). Gelingt dies nicht, droht demenzieller Abbau. Die Therapie kann sehr schwierig sein. Zum Einsatz kommen u. a. Valproat, Ethosuximid, Benzodiazepine, ACTH, die ketogene Diät und evtl. auch Topiramat.

Lennox-Gastaut-Syndrom

Das Lennox-Gastaut-Syndrom wird zu den epileptischen Enzephalopathien gezählt. In 2/3 der Fälle lässt sich eine ZNS-Fehlbildung oder kortikale Läsion nachweisen. Die meisten Fälle manifestieren sich zwischen dem 2. und 6. Lebensjahr. Die Diagnose basiert auf dem Auftreten von tonischen Anfällen, atypischen Absencen und Sturzanfällen, denen eine Myoklonie vorausgehen kann. Die Mehrzahl der Patienten (ca. 90 %) ist intellektuell beeinträchtigt. Die tonischen Anfälle bestehen meist in einer axialen Beugung des Rumpfes und treten bevorzugt im Schlaf auf. Im EEG zeigen sich hierbei ca. 10- bis 20-Hz-Spike-Entladungen (sog. tonische Muster). Tonische Anfälle oder zumindest der Nachweis der tonischen EEG-Muster werden zur Diagnosestellung gefordert. Im interiktalen EEG dominiert das klassische Muster langsamer Spikes mit langsamer Nachschwankung (sog. Slow-Spike-Wave oder Spike-Wave-Varianten) von ca. 2 Hz. In der Therapie kommen Valproat, Benzodiazepine, Felbamat, Lamotrigen, Topiramat u. a. zum Einsatz. Die Prognose des Lennox-Gastaut-Syndroms bleibt auch mit den neuen Präparaten schlecht. Das Syndrom wird in den technisierten Ländern immer seltener, was vermutlich auf den frühzeitigen und konsequenten Einsatz der (neuen) Antiepileptika zurückzuführen ist.

Frühkindliche Absenceepilepsie

Im deutschen Sprachgebrauch wird zwischen der frühkindlichen Absenceepilepsie der ersten 4 Lebensjahre und der Absenceepilepsie des Kindesalters (Pyknolepsie) sowie der juvenilen Absenceepilepsie unterschieden. Die internationale Klassifikation folgt dieser Einteilung nicht und subsumiert die frühkindliche Absenceepilepsie und die Absenceepilepsie des Kindesalters unter den Überbegriff der Absenceepilepsie des Kindesalters (▶ Abschn. 218.3). Betroffen sind vorwiegend Jungen im Alter zwischen 2 und 4 Jahren. Gelegentlich besteht bereits initial eine leichte Entwicklungsretardierung. In etwa der Hälfte der Fälle gehen den Absencen generalisierte tonisch-klonische Anfälle voraus oder folgen kurz nach Beginn der Epilepsie. Eine myoklonisch-astatische Epilepsie kann mit Absencen beginnen, was im Verlauf zu einer wichtigen Differenzialdiagnose werden kann. Das Ansprechen auf die Medikamente der Wahl, Ethosuximid, Valproat und Lamotrigin ist etwas schlechter als bei der Pyknolepsie. Das Risiko für generalisierte tonisch-klonische Anfälle liegt bei mindestens 60 %, und die Prognose bezüglich Epilepsie und kognitiver Entwicklung ist zurückhaltender zu stellen als bei der klassischen Pyknolepsie.

218.1.3 Epilepsien und Epilepsiesyndrome mit Beginn im Kindesalter

Absenceepilepsie des Kindesalters (Pyknolepsie)

Die Erkrankung tritt meistens im Alter zwischen 5 und 8 Jahren auf. Mädchen sind häufiger betroffen als Jungen (▶ Abschn. 218.3). Ganz überwiegend handelt es sich um normal intelligente Kinder. Absencen selbst sind kurz und dauern im Mittel zwischen 5 und 30 s an. Bei der Pyknolepsie häufen sich Absencen auf täglich manchmal über 100. Man beobachtet eine Zunahme der Absencen in Phasen nervöser Aufmerksamkeit (Prüfungssituationen) und bei Müdigkeit. In Phasen entspannter Wachheit (z. B. angeregtes Gespräch etc.) lassen sich die Absencen hingegen nicht provozieren, sondern scheinen eher unterdrückt zu werden. Video-EEG-Untersuchungen konnten zeigen, dass Absenceentladungen von bis zu 3 s Dauer für den Beobachter klinisch nicht zu erkennen sind. Die meisten Absencen dauern länger und es zeigte sich, dass nur etwa 10 % aller Absencen völlig frei von Begleitphänomenen sind (sog. einfache Absence). Je länger die Zeitdauer der einzelnen Absencen, desto höher ist die Wahrscheinlichkeit, dass sie mit motorischer oder vegetativer Symptomatik einhergehen (sog. komplexe Absencen). Man unterscheidet vorwiegend klonische, tonische, atone und autonome Phänomene. Klonische Phänomene, z. B. ein Blinzeln der Lider im 3-Hz-Rhythmus werden in fast der Hälfte der Fälle beobachtet. Eine tonische Kontraktion der Gesichtsmuskulatur, meist im Augenbereich mit Blickwendung nach oben, manchmal auch mit Reklination des Kopfes kann ebenso als typisch gelten. An autonomen bzw. vegetativen Phänomenen kann eine Dilatation der Pupillen, eine Tachykardie oder Blässe bzw. Rötung des Gesichts auftreten. In einem geringen Prozentsatz kommt es zur Erstmanifestation der Absenceepilepsie in Form eines nichtkonvulsiven Status epilepticus (früher Petit-Mal-Status genannt). Die Patienten reagieren dabei extrem verlangsamt, sind desorientiert, vermindert ansprechbar und führen unsinnige (manchmal aber noch sehr komplexe) Handlungen durch.

Zur Abgrenzung von komplexen Partialanfällen ist die Beachtung folgender Parameter nützlich: Absencen sind kurz (meist unter 30 s), beginnen und enden plötzlich, das Bewusstsein wird sofort wiedererlangt und die Patienten sind anschließend unbeeinträchtigt. Auren fehlen und im EEG zeigen sich die typischen ca. 3-Hz-Spike-Waves. In Europa wird üblicherweise Valproat als Mittel der ersten Wahl betrachtet. In den USA wird unverändert Ethosuximid bevorzugt. Lamotrigin ist ebenfalls oft wirksam. Carbamazepin führt regelhaft zu einer Provokation der Absencen. Die Prognose ist meist gut (in ca. 85 % der Fälle).

Epilepsie mit myoklonischen Absencen

Die Epilepsie mit myoklonischen Absencen (Tassinari-Syndrom) ist ein seltenes Krankheitsbild. Die Absencen werden durchgehend von zeitgleich auftretenden rhythmischen Myoklonien der Schultern und der oberen Extremitäten, manchmal auch der Beine, begleitet. Es gibt Patienten, bei denen Augenlidmyoklonien mit und ohne Absencen den dominierenden Anfallstyp repräsentieren, so dass die ILAE die Augenlidmyoklonien mit Absencen als eigenes Epilepsiesyndrom definiert (Jeavons-Syndrom).

Benigne idiopathische Partialepilepsien
Rolando-Epilepsie (idiopathische Partialepilepsie mit zentrotemporalen Spikes)

Die Rolando-Epilepsie (RE) gehört zu den idiopathischen, fokalen Epilepsien und ist neben der Absenceepilepsie die häufigste Epilepsie im Kindesalter (10–15 %). Die meisten Fälle manifestieren sich zwischen dem 6. und 9. Lebensjahr. Als charakteristisch gelten sensomotorische Herdanfälle der Perioralregion. Diese bestehen aus seitenbetonten Parästhesien der Lippe, der Zunge und des Gaumens sowie aus perioralen myoklonischen, klonischen und tonischen Anfällen. Die Kinder können im Anfall nicht schlucken und sprechen. Es kommt zu Speichelfluss. Nach dem Anfall ist die Sprache oft noch für eine kurze Zeit undeutlich, was diagnostisch genutzt werden kann. In mindestens der Hälfte der Fälle kommt es zu einer sekundären Generalisation. Die meisten der Anfälle treten nachts auf, so dass die Mehrzahl der Kinder wegen nächtlicher Grand-Mal-Anfälle vorgestellt wird. Im EEG der klinisch unauffälligen, normal entwickelten Kinder zeigen sich dann die typisch geformten (5-phasigen) zentrotemporalen Spikes und Sharp-Waves mit deutlicher Schlafaktivierung, die zur Diagnose führen. Etwa 1/3 der Kinder erlebt nur einen Anfall. Im Alter von 12–14 Jahren sind praktisch alle Betroffenen (auch ohne Therapie) anfallsfrei. Die Epilepsie beeinträchtigt bei typischem Verlauf die langfristige kognitive Entwicklung nicht. Vermutlich zeigen einige Kinder aber assoziierte Teilleistungsstörungen und Verhaltensauffälligkeiten (vor allem in Phasen mit ausgeprägter EEG-Pathologie). Diese Frage gilt aber als noch nicht abschließend beantwortet. Bei typischem, also benignem Verlauf kann die Therapieindikation zurückhaltend gestellt werden. Die Therapie der Wahl ist Sultiam oder Gabapentin (vermutlich weniger wirksam). Carbamazepin und Oxcarbazepin können die Epilepsie und das EEG deutlich verschlechtern.

Bei einem kleinen Anteil der Patienten (evtl. 2–3 %) steigert sich die nächtliche Aktivierung des EEG-Merkmals bis hin zum bioelektrischen Status (sog. ESES). Der Verlauf der Krankheit ist dann keineswegs mehr benigne. Die Kinder entwickeln das Bild einer atypischen idiopathischen Partialepilepsie (sog. Pseudo-Lennox-Syndrom) mit Rolando-Anfällen, atypischen Absencen und myoklonischen und astatischen Anfällen oder das eines Landau-Kleffner-Syndroms mit erworbener Aphasie. Die Prognose der Epilepsie bleibt gut, die Entwicklungsprognose ist zurückhaltend zu stellen. Die atypische benigne Partialepilepsie, ESES oder Landau-Kleffner-Syndrom haben zum Teil eine idiopathische, aber zum Teil auch eine symptomatische Genese. Es muss daher eine sehr präzise Darstellung der perisylvischen Region erfolgen.

Benigne Epilepsie mit okzipitalen Paroxysmen und frühem Beginn (Panayiotopoulos-Syndrom)

Sie tritt meist zwischen dem 4. und 5. Lebensjahr auf und ist durch okzipitale Anfallssymptome mit Übelkeit, Erbrechen und tonischer Augendeviation gekennzeichnet. Die Anfälle können generalisieren.

Benigne Epilepsie mit okzipitalen Paroxysmen vom Gastaut-Typ

Diese Form beginnt etwas später (5–7 Jahre) und manifestiert sich mit Sehverlust, Halbseitenanfällen und postiktalen Kopfschmerzen. Beide Syndrome sind nicht immer leicht von der Rolando-Epilepsie abzugrenzen.

218.1.4 Epilepsien und Epilepsiesyndrome mit Beginn im Jugendlichenalter

Juvenile Absenceepilepsie

Die juvenile Absenceepilepsie (JAE) manifestiert sich mit einem Altersmaximum von 9–12 Jahren (▶ Abschn. 218.3). Das Geschlechtsverhältnis ist ausgeglichen und wie bei der Pyknolepsie ist die vorausgehende Entwicklung der Kinder normal. Die Abgrenzung der juvenilen Absenceepilepsie zu anderen Epilepsiesyndromen, wie z. B. der Aufwach-Grand-Mal-Epilepsie oder der juvenilen myoklonischen Epilepsie, kann in einigen Fällen schwierig sein, da bei diesen Epilepsiesyndromen Absencen vorkommen, die juvenile Absenceepilepsie allerdings in ca. 70 % der Fälle von generalisierten tonisch-klonischen Anfällen begleitet ist. Die Absencen gleichen denen der Absenceepilepsie des Kindesalters, treten aber meist seltener auf. Blinzeln und Lidflattern sind häufig beobachtete motorische Phänomene. Je länger die Absence andauert und je tiefer die Bewusstseinseinschränkung, umso häufiger treten Automatismen weiter in den Vordergrund. Tonische, klonische und autonome Phänomene kommen, genauso wie bei der kindlichen Absenceepilepsie, vor. Generalisierte tonisch-klonische Anfälle sind deutlich häufiger. Die generalisierten tonisch-klonischen Anfälle treten oft in Form von Aufwach-Grand-Mal auf. Es wurde gezeigt, dass in etwa 5–10 % der Fälle nach einer Latenz von über einem Jahr Myoklonien ohne begleitende Absencen hinzukommen. Diese treten bei Müdigkeit, oft in den Nachmittagsstunden auf.

Psychischer Stress kann die Absencefrequenz anheben. Die begleitenden generalisierten tonisch-klonischen Anfälle werden lediglich durch die üblichen Provokationsfaktoren wie Schlafentzug, Alkoholkonsum oder, bei bestehender Fotosensibilität, durch Fotostimulation ausgelöst. Im EEG zeigen sich 3- bis 4-Hz-Spike-Wave-Paroxysmen, die zu Beginn der Absencen etwas schneller sind als zum Ende hin. Der Beginn ist abrupt. Am Ende des Paroxysmus verlieren sich als Erstes die Spikes und dann meist schnell auch die langsamen Wellen. Die Absencen können frontal betont sein. Oftmals findet sich auch eine gewisse Asymmetrie, was nicht zur Fehldiagnose einer fokalen Epilepsie verleiten darf. In mindestens 1/3 der

Fälle besteht eine Fotosensibilität. Therapeutische Prinzipien wie bei der Absenceepilepsie des Kindesalters, ▶ Abschn. 218.1.3.

Genetische (idiopathische) generalisierte Epilepsie mit isolierten, generalisierten tonisch-klonischen Anfällen

Die Betroffenen zeigen nur generalisierte tonisch-klonische Anfälle (ohne fokale Symptomatik). Im deutschen Sprachraum ist die „Aufwach-Grand-Mal-Epilepsie" nach Janz die bekannteste Bezeichnung. Die Patienten erleiden ihre Anfälle meist innerhalb der ersten 2 h nach dem Erwachen (Nacht- oder Mittagsschlaf). Die Erkrankung tritt mit einem Maximum um das 16. Lebensjahr auf (Spanne: ca. 10–25 Jahre). Die Anfallsfrequenz ist oft gering, Provokationsfaktoren wie Schlafentzug, Alkoholkonsum oder starke seelische Belastung sind häufig. Bei Frauen können die Anfälle auch katamenial gehäuft auftreten. Eine besonders unangenehme Variante ist die Anfallsprovokation durch Entspannung (Feierabend, Wochenende, Urlaub). Bei vielen Patienten lässt sich die Epilepsie bereits durch geeignete Lebensführung gut beherrschen. Regelmäßige Schlafphasen sind wichtig. Vor- oder Nachschlafen bietet keinen (verlässlichen) Schutz. Im EEG findet man eine normale Grundaktivität, die typischen Zeichen der idiopathisch generalisierten Erregbarkeitssteigerung mit irregulären generalisierten Spike-Waves und häufig eine Fotosensibilität. Valproat und Lamotrigin sind wirksam.

Juvenile myoklonische Epilepsie (Janz-Syndrom)

Diese Epilepsie ist häufig (5–10 % aller Epilepsien) und betrifft normal intelligente Kinder und Jugendliche (▶ Abschn. 218.3). Der Beginn liegt meist zwischen 13 und 18 Jahren, mit weiter Spanne (ca. 10–25 Jahre). Das Kardinalsymptom sind morgendliche, oft innerhalb der ersten 30 min nach dem Erwachen auftretende, kurze Myoklonien der Schultern und der Arme. Das „Zucken" führt zum Verschütten von Getränken, Wegschleudern der Zahnbürste oder einfach zum Fallenlassen von Gegenständen. Die Myoklonien verängstigen die Patienten und sind ihnen peinlich. Für Monate können diese Myoklonien das einzige Symptom sein. In ca. 90 % der Fälle treten im Verlauf generalisierte tonisch-klonische Anfälle hinzu, die sich manchmal aus den Myoklonien entwickeln. In etwa 30 % der Fälle kommen Absencen vor. Die Anfälle lassen sich durch Schlafentzug, Alkohol etc. provozieren. Die Epilepsie spricht sehr gut auf Valproat, Lamotrigin, Levitirazetam und Topiramat an. In der Regel gelingt es mit gut verträglichen Medikamenten komplette Anfallsfreiheit zu erzielen. Die Therapie ist in den meisten Fällen vermutlich lebenslang nötig. Im EEG zeigen sich eine normale Grundaktivität, generalisierte Spikes und Polyspikes, die in ca. 30 % der Fälle frontal und deutlich seitenbetont auftreten. Eine Fotosensibilität ist ebenfalls häufig.

Trotz seiner charakteristischen Symptomatik kann das Janz-Syndrom diagnostische Fallstricke bereithalten, die die Diagnosestellung immer wieder um viele Jahre verzögern. Dies ist für die Patienten tragisch, da die Epilepsie unter geeigneter Therapie eine sehr gute Prognose hat. Immer wieder trifft man aber auf Jugendliche mit juveniler myoklonischer Epilepsie, deren Myoklonien als Tic oder Verhaltensstörung verkannt wurden. Die oft lateralisiert beginnenden EEG-Veränderungen führen nicht selten zur Fehldiagnose einer fokalen Epilepsie mit Fehlmedikation und daraus resultierender Anfallsprovokation.

218.1.5 Symptomatische fokale Epilepsien

Diese Epilepsien treten nicht streng altersgebunden auf und werden durch fokale kortikale Affektionen unterschiedlicher Genese ausgelöst (▶ Abschn. 218.3). Migrationsstörungen, dysontogenetische Tumoren, postentzündliche Sklerosen und, seltener, vaskuläre Prozesse sind übliche Ursachen.

Banale Schädel-Hirn-Traumata (ohne Bewusstlosigkeit und Amnesie etc.) sind nicht mit einem signifikanten Risiko für epileptische Anfälle oder posttraumatische Epilepsien assoziiert. Bei schwereren Schädel-Hirn-Traumata steigt das Risiko mit zunehmendem Schweregrad. Unterschieden werden Sofortanfälle, die unmittelbar nach Gewalteinwirkung auftreten. Diese sind nicht mit einem erhöhten Risiko für eine spätere Epilepsie assoziiert. Frühanfälle treten innerhalb 1 Woche nach dem Trauma auf und sind mit dem erhöhten Risiko einer Folgeepilepsie assoziiert. Die genauen Risikozahlen sind von verschiedenen Einflussfaktoren (Schweregrad des Traumas, Art und Lokalisation der Läsion, Alter des Patienten etc.) abhängig. Spätanfälle treten nach mehr als 1 Woche Latenz auf. Zwei Spätanfälle definieren eine posttraumatische Epilepsie. Posttraumatische Epilepsien beginnen meist innerhalb von 2 Jahren nach dem Trauma. Eine prophylaktische antiepileptische Therapie kann das Auftreten einer posttraumatischen Epilepsie nicht verhindern und ist daher nicht indiziert.

Fokale Anfälle, die über dem primär motorischen, dem primär sensorischen und dem visuellen Kortex entstehen, erlauben es oft, allein durch Anamnese oder Beobachtung der initialen klinischen Symptomatik, den Ursprungsort des Anfalls zu identifizieren. Dies gelingt nur, falls sich diese nicht zu schnell ausbreiten und somit nicht – für den Beobachter zeitgleich – mehrere Kortexareale erfassen. Bei anderen Ursprungsorten ist dies oft schlecht möglich, da sich die Anfallsentladungen erst bemerkbar machen, wenn sie benachbarte Regionen (sog. symptomatogene Zone) erreichen. Die typische Anfallssemiologie verschiedener Hirnregionen ist sehr variabel. Die wichtigsten Muster sollen hier besprochen werden.

Epilepsie des Temporallappens

Betroffen sind meist Kinder am Ende des 1. und Beginn des 2. Lebensjahrzehnts. Im Erwachsenenalter ist die Temporallappenepilepsie das häufigste fokale Epilepsiesyndrom (ca. 60–70 % der Fälle). Im Kindesalter verhält es sich umgekehrt (ca. 30 %). Vorausgehende febrile Staten und prolongierte bzw. komplizierte Fieberkrämpfe sind bei (erwachsenen) Patienten mit therapieresistenter Temporallappenepilepsie anamnestisch in über 30 % der Fälle zu erfassen. Umgekehrt ist jedoch das Risiko für eine Temporallappenepilepsie bei Kindern mit Fieberkrämpfen nicht nennenswert erhöht (▶ Abschn. 218.4). Im Erwachsenenalter lässt sich oft eine Hippocampussklerose nachweisen. Im Kindesalter gelingt dies meist nicht. Bei dieser Epilepsieform sind fokale Anfälle mit Bewusstseinseinschränkung (früher: komplexe Partialanfälle, psychomotorische Anfälle) charakteristisch und werden bei praktisch allen Patienten beobachtet. Die mittlere Anfallsdauer liegt bei ca. 2 min. Die mesiale Temporallappenepilepsie ist die häufigste Form (80–90 % der Fälle). Charakteristisch ist ein Beginn mit Aura. Die Patienten schildern ein aus der Magenregion aufsteigendes Brennen, Hitzegefühl (sog. epigastrische Aura) oder auch nur diffuse Angst. Die Anfälle werden oft von heftiger autonomer Symptomatik wie Blässe oder Gesichtsrötung begleitet. Oroalimentäre Automatismen (Schmatzen oder Kauen) sowie Handautomatismen (z. B. Nesteln) sind charakteristisch. Die Anfälle beginnen langsam und enden langsam. Die Patienten sind postiktal oft noch desorientiert und haben Gedächtnislücken. Im EEG sind meist frontotemporale Spikes und Sharp-Waves evtl. mit fokaler Verlangsamung kombiniert zu sehen. Oft (ca. 25 % der Fälle) zeigen sich die Entladungen bilateral. Je jünger die Kinder sind, desto seltener gelingt der Nachweis wegweisender EEG-Befunde.

Die seltenere (ca. 10–20 % der Fälle) laterale Temporallappenepilepsie geht mit sensorischen und psychischen Phänomenen einher (▶ Abschn. 218.3). Typisch sind auditive Auren. Halluzinationen und illusionäres Verkennen kommen vor, sind im Kindesalter aber selten.

Epilepsie des Frontallappens

Betroffen sind hier Patienten aller Altersstufen. Die Anfälle kommen meist ohne Vorboten, oft aus dem Schlaf, setzen abrupt ein und enden ebenso. Die Patienten sind postiktal sofort orientiert. Fokale Anfälle mit und ohne Bewusstseinsverlust und sekundärer Generalisation sind möglich. Clusterhaftes Auftreten ist ebenso typisch. Bei einigen Patienten lassen sich die Anfälle durch Ansprache oder andere äußere Reize beeinflussen (wechselnde Vigilanzlage), was nicht automatisch zur Diagnose „psychogen bzw. dissoziativ" führen darf. Frontale (und frontotemporale) Anfälle können von starker Angst begleitet sein (sog. „terror fits"). Zu unterscheiden sind hauptsächlich 3 Anfallstypen:

- Hypermotorische frontale Anfälle mit Bewusstseinseinschränkung mit oft bizarren, den ganzen Körper einbeziehenden Bewegungsstürmen wie Strampeln, Treten, Umsichschlagen, Radfahren, Wälzen etc.
- Asymmetrische tonische (supplementär motorische) Anfälle sind durch ein- oder beidseitiges „posturales" Anheben der Arme, Versivbewegung des Kopfes und erhaltenes Bewusstsein gekennzeichnet.
- Fokale klonische Anfälle bestehen aus einseitigen Kloni der Arme, der Hände oder des Gesichts mit Spracharrest und Versivbewegungen.

Epilepsie des Okzipitallappens

Einfache und komplex fokale Anfälle mit visueller Symptomatik sind typisch. Positive visuelle Phänomene wie Phosphene (leuchtende geometrische Strukturen) oder negative wie Skotome oder graue Stellen und Flächen im Blickfeld gehören zu den einfachen Halluzinationen und stellen die häufigste visuelle Anfallsymptomatik dar. Seltener sind Mikropsie, Makropsie, Metamorphosie oder komplexe Halluzinationen. Bei kleinen Kindern beobachtet man manchmal Augenreiben oder Blinzeln als Reaktion auf die veränderte Wahrnehmung. Nystagmus, tonische Augendeviation, Erbrechen und iktale oder postiktale Kopfschmerzen sind ebenfalls charakteristisch. Okzipitale Anfälle können sich schnell ausbreiten und dann Symptome, wie sie für frontale sowie temporale Anfälle typisch sind, hervorrufen.

Epilepsie des Parietallappens

Sie ist selten isoliert zu beobachten. Meist kommt es zu fokalen Anfällen ohne Bewusstseinsstörung mit Kribbeln, Brennen etc. großer (kontralateraler) Körperflächen, Körperschemastörungen und Bauchschmerzen.

218.1.6 Diagnostik und Therapie bei Kindern mit Epilepsie

Diagnose In jedem Alter muss bei Auftreten eines ersten epileptischen Anfalls an eine symptomatische Genese gedacht werden. Dies gilt besonders für Patienten, die aufgrund ihres Alters oder eingeschränkten Bewusstseins nicht ausreichend beurteilbar sind. Bei Patienten mit bekannter Epilepsie und unerwarteten Rezidivanfällen, massiver Anfallshäufung etc. muss ebenso nach einem zusätzlichen Auslöser gesucht werden. Zu Beginn jeder diagnostischen Abklärung stehen 3 Fragen: War es ein epileptischer Anfall? Gibt es eine symptomatische Ursache? Wie kann der Anfallstyp eingeordnet werden? Die letzte Frage lässt sich, außer bei Fieberkrämpfen, meist erst aus dem Verlauf heraus beantworten. Eine kategorielle Aufstellung möglicher Ursachen symptomatischer epileptischer Anfälle gibt die folgende ▶ Übersicht.

> **Mögliche Ursachen symptomatischer epileptischer Anfälle**
> - ZNS-Infektionen (bakteriell, viral, andere)
> - Metabolische Ursachen (Elektrolyte, Glukose, Reye-Syndrom, neurometabolische Erkrankungen etc.)
> - Para- und postinfektiöse Ursachen (z. B. akute disseminierte Enzephalomyelitis – ADEM, Typhus)
> - Hypoxisch-ischämische Enzephalopathie (Ertrinken, Herzrhythmustörungen etc.)
> - Schädel-Hirn-Trauma (Sofortanfälle, Blutung etc.)
> - Schütteltrauma (mit vaskulär/traumatischer Enzephalopathie)
> - Bluthochdruckkrise (Thyreotoxikose, Neuroblastom etc.)
> - Medikamente, Toxine (Drogen, Ciclosporin etc.)
> - Vaskulitiden (Lupus, Schoenlein-Hennoch-Purpura, Morbus Still etc.)
> - ZNS-Raumforderungen (Tumoren, Blutungen etc.)
> - Akute Organausfälle (Leber-, oder Nierenversagen etc.)

Sorgfältige Anamneseerhebung und komplette internistisch-pädiatrische und neurologische Untersuchung sind die Eckpfeiler der Diagnostik. Falls irgend möglich, sollten die Eltern aufgefordert werden, anfallsverdächtige Zustände mittels Videokamera aufzuzeichnen.

EEG Das EEG ist bei epileptischen Anfällen das aussagekräftigste Instrument. Im Kindesalter sollte es immer eine Schlafphase beinhalten. Im Schlaf verschwinden die bei Wachableitungen störenden Muskel- und Bewegungsartefakte. Herdbefunde werden oft aktiviert und okzipitale Spitzenpotenziale sind manchmal durch die sich im Schlaf auflösende Grundaktivität besser zu erkennen. Bei idiopathisch generalisierten Epilepsien aktivieren sich die Spike-Wave-Potenziale beim Durchlaufen der Leichtschlafstadien. Im Tiefschlaf fehlen sie dann meist wieder. Das Einbeziehen einer Schlafphase sowie der Provokationsmechanismen Fotostimulation und Hyperventilation verdoppelt die Sensitivität einer EEG-Ableitung im Kindesalter. Patienten mit Sichelzellanämie, Moya-Moya-Syndrom und ZNS-Infarkten sollten nicht hyperventilieren, da dies zu einer Vasokonstriktion und so evtl. zu einer Verschlechterung der Symptomatik führt. Einige der frühkindlichen generalisierten Epilepsiesyndrome zeigen erst spät epilepsietypische Potenziale im EEG. Bei etwa 20 % der Fälle von symptomatisch fokalen Epilepsien verlaufen auch mehrfache EEG-Untersuchungen erfolglos.

Bildgebung Eine MRT-Untersuchung des Gehirns (in geeigneter Technik) sollte bei jeder Erstmanifestation einer Epilepsie erfolgen. Eine Ausnahme kann evtl. bei typischen 3-Hz-Spike-Wave-Absencen, typischer Rolando- oder juveniler myoklonischer Epilepsie gemacht werden. Die MRT-Untersuchung muss nur dann notfallmäßig erfolgen, falls die Patienten fokale neurologische Ausfälle oder Vigilanzstörungen haben, die sich nach einem Anfall nicht zügig (1–2 h) zurückbilden. Im 1. Lebensjahr kann auch die Sonografie des Schädels eingesetzt werden und die MRT dann zu einem späteren Zeitpunkt nachgeholt werden. Die Sensitivität der MRT ist ungleich höher. CCT-Untersuchungen sind nur in Notfällen indiziert, sollten generell sparsam erfolgen und ersetzen eine MRT nicht.

218.1 · Epileptische Anfälle, Epilepsien und Epilepsiesyndrome

Lumbalpunktion Eine Lumbalpunktion gehört in der Regel nicht zur Abklärung eines ersten afebrilen Anfalls jenseits des Säuglingsalters. Eine neurometabolische Erkrankung mit epileptischen Anfällen als erstes und einziges Manifestationszeichen kommt fast ausschließlich im Neugeborenen- und Säuglingsalter vor.

Therapie

Grundzüge der medikamentösen Therapie Die medikamentöse Therapie einer Epilepsie sollte in der Hand eines hierin Erfahrenen liegen, da die Kombination aus Epilepsiebehandlung und Patientenführung den Lebensweg des Patienten und seiner Familie entscheidend beeinflussen wird. Im Folgenden sollen die für den Pädiater wichtigsten Prinzipien herausgestellt werden. Prinzipiell erfolgt die Therapie zunächst als Monotherapie. Beim Umsetzen der Antiepileptika werden die Präparate meist für wenige Wochen überlappend verabreicht. Kombinationstherapien sind erst indiziert, wenn die Präparate der ersten Wahl als Monotherapie versagt haben.

Neugeborenenalter Epileptische Anfälle und Epilepsien im Neugeborenenalter (s. auch ▶ Abschn. 39.1) nehmen eine Sonderstellung ein. Elektrolytentgleisungen (Na, Ca, Mg) und Hypoglykämien müssen als Erstes ausgeschlossen bzw. behandelt werden. Viele Befunde weisen darauf hin, dass epileptische Anfälle im Rahmen der hypoxisch-ischämischen Enzephalopathie des Neugeborenen deren Prognose noch weiter verschlechtern. Eine suffiziente Behandlung der Anfälle ist daher Bestandteil der Therapie.

In dieser Altersgruppe muss – vor allem bei leerer Anamnese – auch die Möglichkeit von Vitamin-B_6- (Pyridoxin-HCl), Pyridoxalphosphat- und Folinsäure- (nicht Folsäure!) abhängigen Anfällen in Betracht gezogen werden. Anfälle bei diesen Stoffwechselstörungen sprechen nur auf Substitution des jeweiligen Vitamins an. Mögliche Therapieregime sind:

- Pyridoxin-HCL 100 mg/Tag für 7 Tage i. v. oder für 10 Tage p.o.;
- Pyridoxalphosphat 40 mg/kg KG auf 3 Dosen verteilt für 10 Tage p.o.;
- Folinsäure 5 mg/kg KG für 5 Tage i.v. auf 3 Dosen verteilt.

Diese Erkrankungen sind so selten, dass es sich entgegen den sonst gültigen Regeln empfiehlt, die nötigen Therapieversuche gleichzeitig durchzuführen. Falls nötig, müssen auch frühzeitig (parallel) Antiepileptika eingesetzt werden, da die weit überwiegende Anzahl der Patienten auf diese Therapie nicht ansprechen wird. Kommt es zu einer Verbesserung oder einem Sistieren der Anfälle, muss die Frage, welche Maßnahme zum Erfolg führt, biochemisch und molekular überprüft werden. Eine Dosierungsempfehlung der zur akuten Anfallsunterbrechung eingesetzten Antiepileptika gibt ◻ Tab. 218.1. Phenobarbital wird bei Neugeborenen höher dosiert als bei älteren Kindern!

Die Dauertherapie wird meist mit Phenobarbital und, falls nicht ausreichend wirksam, mit Levetirazetam oder Topiramat erfolgen. Die nötige Therapiedauer bei Neugeborenen ist umstritten. Die meisten Autoren plädieren für ein sehr frühes Absetzten der Antiepileptika bei Anfallsfreiheit (also nach 3–6 Wochen). Bei Hirnfehlbildungen oder schweren ischämischen Enzephalopathien kann eine längere Therapie gerechtfertigt werden. Man geht davon aus, dass die Entwicklungsprognose in diesem Alter stärker durch die Grunderkrankung als durch den Epilepsieverlauf bestimmt wird. Zudem werden Langzeitnebenwirkungen der Antiepileptika auf das sich entwickelnde Gehirn befürchtet.

Höheres Kindesalter Im höheren Kindesalter (und im Erwachsenenalter) sistieren afebrile generalisierte tonisch-klonische Anfälle

◻ **Tab. 218.1** Dosierung und mögliche Reihung von Antiepileptika bei akuten Neugeborenanfällen

Reihung	Dosierung
1. Phenobarbital	20 mg/kg KG langsam i.v. 3–4 mg/kg KG/Tag als Erhalt
2. Lorazepam	0,1 mg/kg KG langsam i.v. ggf. wiederholen
oder Diazepam	0,2 mg/kgKG langsam i.v. ggf. wiederholen
3. Phenytoin	20 mg/kg KG als Sättigung (1 mg/kg KG/min) 5 mg/kg KG/Tag Erhalt

in 70 % der Fälle spontan innerhalb von 3–4 min. Dauert ein Anfall länger als 5 min, sollte ein Benzodiazepin verabreicht werden. Falls dies nach 5 min keine Wirkung zeigt, muss die Gabe wiederholt werden. Nach weiteren 5–10 min muss dann entweder Phenobarbital oder Phenytoin i.v. eingesetzt werden (▶ Übersicht).

> **Medikamentöse Anfallsunterbrechung**
> - Anfallsunterbrechung oral oder rektal
>   - Diazepam-Rektiole 5 mg (bis 20 kg KG); 10 mg (über 20 kg KG) oder
>   - Midazolam (Buccolam) 0,2–0,5 mg kg KG ab 3 Monate stationär, ab 6 Monate ambulant (max. 10 mg), alternativ
>   - Tavor expidet 1 mg (bis 25 kg KG); 2,5 mg (ab 25 kg KG) (zur Anfallsunterbrechung nicht zugelassen)
> - Anfallsunterbrechung i.v.
>   1. Lorazepam: i.v. 0,1 mg/kg KG ggf. wiederholen oder Diazepam: i.v. 0,3 mg/kg KG ggf. wiederholen
>   2. Phenobarbital: i.v. 10–20 mg/kg KG über 5(–10) min
>   3. Phenytoin: i.v. 20 mg/kg KG über 30 min

Erreicht der Anfall eine Dauer von 30 min, spricht man von einem Status epilepticus. Dies gilt auch für Anfallsserien von mindestens 30 min Dauer, zwischen denen der Patient sein Bewusstsein nicht zurückerlangt. Ziel muss es sein, den Anfall vorher zu unterbrechen. Sollte ein epileptischer Anfall innerhalb von 15–20 min keine Besserung zeigen, muss unter intensivmedizinischen Bedingungen weiterbehandelt werden. Bis zum 2. Lebensjahr muss an die Möglichkeit pyridoxinabhängiger Anfälle gedacht werden (s. oben)!

Dauertherapie Die Indikation zu einer Dauertherapie wird nach dem Auftreten von mindestens zwei (unprovozierten) epileptischen Anfällen oder eines Status epilepticus gestellt. Zu Beginn der Therapie muss festgestellt werden, welches Epilepsiesyndrom vorliegt, da eine falsche Einordnung und damit falsche Wahl der Medikamente Anfälle provozieren kann. Hierzu muss zwischen 3 Gruppen differenziert werden, deren Therapie sich prinzipiell unterscheidet:

Genetische Epilepsien mit generalisierten Anfällen Die genetischen (früher: idiopathischen) Epilepsien mit generalisierten Anfällen (Hauptvertreter: juvenile myoklonische Epilepsie, generalisierte Epilepsie mit tonisch-klonischen Anfällen; Absenceepilepsien) werden mit Valproat oder Levetirazetam oder Lamotrigin in Monotherapie behandelt. Falls nötig, müssen 2 Präparate (meist Valproat mit Lamotrigin oder Levetirazetam mit Lamotrigin) miteinander kombiniert werden. Topiramat ist ebenso wirksam. Benzodiazepine sind wirksam, aber für eine Dauertherapie in aller Regel ungeeignet. Absencen sprechen am besten auf Ethosuximid und Valproat an. Lamotrigin kann (selten!) myoklonische Anfälle provozieren. Die frühkindliche Grand-Mal-Epilepsie lässt sich oft nur mit Brom wirkungsvoll behandeln. Vigabatrin, Tiagabin, Carbamazepin und Phenytoin aggravieren Anfälle bei idiopathisch generalisierten Epilepsien und können einen Status epilepticus auslösen.

Genetisch fokale Epilepsien Die genetisch fokalen Epilepsien (Hauptvertreter: Rolando-Epilepsie) machen einen großen Anteil der genetisch bedingten Epilepsien im Kindesalter aus. Die Epilepsien verlaufen meist gutartig. Bei typischem Verlauf kommt eine Therapie nur mit gut verträglichen Medikamenten in Betracht. Hervorragend wirksam ist Sultiam. Das Präparat kann ggf. mit niedrig dosiertem Clobazam kombiniert werden. Gut verträglich und wirksam ist auch Gabapentin. Zu vermeiden sind wiederum Carbamazepin, Oxcarbazepin, Phenytoin, Vigabatrin und Tiagabin, die diese die Epilepsie verschlechtern können. Die Therapie atypischer Verlaufsformen ist oft sehr schwierig und bleibt spezialisierten Zentren vorbehalten.

Fokale symptomatische Epilepsien Fokale symptomatische Epilepsien (Hauptvertreter: Epilepsie des Temporallappens etc.) werden mit Lamotrigin, Oxcarbazepin, Levetirazetam oder Valproat behandelt. Ist die Monotherapie erfolglos, kann z. B. Valproat oder Levetirazetam mit Lamotrigin oder Oxcarbazepin kombiniert werden. Topiramat ist ein hoch wirksames Antiepileptikum. Es sollte aber in aller Regel nur als niedrig dosierte Monotherapie (z. B. 50 mg Gesamttagesdosis bei Kindern und Jugendlichen) eingesetzt werden, da das Risiko kognitiver Nebenwirkungen hoch ist.

Kontrollen

Kontrolle von Medikamentenspiegeln Sie ist nur selten nötig und wird insgesamt zu häufig durchgeführt. Indiziert ist sie bei Auftreten von Nebenwirkungen, die mit dem eingesetzten Präparat in Verbindung stehen könnten, bei mangelnder Anfallskontrolle trotz abgeschlossener Aufdosierung, bei besonders hoher Dosierung, bei Non-Compliance und bei Menschen mit Behinderung, die bestimmte Nebenwirkungen (Schwindel, Übelkeit etc.) nicht berichten können. Bei Phenytoin sind regelmäßige Konzentrationsbestimmungen erforderlich, da das Präparat eine sehr geringe therapeutische Breite hat. Makrolidantibiotika (Erythromycin etc.) dürfen nicht mit Carbamazepin, sondern nur mit Oxcarbazepin kombiniert werden.

Laborkontrollen zur Erfassung von organspezifischen Nebenwirkungen Sie sind bei klinisch unauffälligen und gut beurteilbaren Kindern ohne Vorerkrankung meist nicht indiziert. So kommen z. B. bei Patienten unter Oxcarbazepin- und Carbamazepintherapie Hyponatriämien vor. Eine Elektrolytkontrolle muss aber nur bei klinischen Auffälligkeiten (oder dem Verdacht hierauf) und nicht routinemäßig erfolgen. Es gibt aber Ausnahmen und der behandelnde Arzt muss diese Frage für jedes ihm neue Präparat getrennt überprüfen (Beipackzettel lesen!). So kann es z. B. bei einer Valproattherapie, vor allem im Alter unter 2 Jahren, zu irreversiblen Leberschäden kommen. Risikofaktoren sind hierfür, neben dem Alter, eine nicht diagnostizierte Stoffwechselerkrankung, Polytherapie, eine vorbestehende Lebererkrankung oder Erhöhung der Transaminasen auf das 3-Fache der Norm und Infektionen. Übelkeit, Erbrechen, Nahrungsverweigerung, Anfallszunahme, Blutungsneigung etc. sind hinweisende Symptome. Eine Früherkennung – auch durch Laborkontrollen – ist nicht verlässlich möglich. Eine umfassende Diagnostik, vor allem bezüglich einer möglichen Grunderkrankung vor Beginn der Therapie, ist obligat. Die Hepatopathie tritt am häufigsten 4 Wochen bis 3 Monate nach Therapiebeginn auf. Es empfiehlt sich, Laborkontrollen natürlich sofort bei klinischer Symptomatik und zusätzlich vor Beginn der Therapie, nach 4 Wochen sowie nach 3 und 6 Monaten durchzuführen. Zusätzlich sollte vor Operationen eine um die Blutungszeit erweiterte Gerinnungsdiagnostik erfolgen. Valproat kann zu einem erworbenen Von-Willebrand-Jürgens-Syndroms führen. Es ist zu beachten, dass auch bei unauffälligen Patienten in bis zu 15 % der Fälle unter Valproat die Leberwerte im Labor (Transaminasen, Ammoniak, alkalische Phosphatase etc.) leicht ansteigen, ohne dass dies prognostisch relevant wäre. Bei einem pathologischen 4-Wochen-Laborwert und unauffälligen Kind sollte der Wert erst 2-wöchentlich, dann 4-wöchentlich bis zum 6. Behandlungsmonat kontrolliert werden.

Alternative Behandlungsmethoden Die derzeit alternativ eingesetzten oder intensiv evaluierten Behandlungsmethoden sind die Epilepsiechirurgie (▶ Abschn. 218.2), die Vagusnervstimulation und die ketogene Diät. Die Vagusnervstimulation wird bei Patienten mit therapierefraktärer Epilepsie eingesetzt, bei denen auch keine operative Behandlung möglich ist. Es steht zu hoffen, dass ca. 50 % der Kinder durch diese Methode eine Anfallsreduktion erfahren. Anfallsfreiheit ist die große Ausnahme. Die ketogene Diät gilt heute als nachgewiesen wirksam. Sie sollte bei Versagen anderer Therapieoptionen eingesetzt werden. Die Methode scheint ihre beste Wirksamkeit bei myoklonischen und astatischen Anfällen im Säuglings- und jungen Kindesalter zu haben. Auch fokale symptomatische und idiopathische generalisierte Epilepsien können ansprechen. Die Diät ist sehr eingreifend und Diätfehler führen zu prompten Anfallsrezidiven. Die langfristigen Nebenwirkungen dieser unphysiologischen Ernährung sind noch nicht genau bekannt. Der Beginn der Behandlung muss engmaschig kontrolliert werden und erfolgt meist unter stationären Bedingungen (Gefahr der Hypoglykämie, Acidose etc.). Die Dauer der Therapie sollte, falls möglich, nicht länger als 2 Jahre betragen. Wachstumsstörungen, Osteoporose, Nephrokalzinose u. a. werden befürchtet.

Verlauf und Prognose Ein einzelner epileptischer Anfall kann durchaus ein isoliertes Ereignis bleiben. Im Mittel liegt das Rezidivrisiko bei 40–50 %. Ein gesunder Jugendlicher, der einen ersten generalisierten tonisch-klonischen Krampfanfall im Wachen erleidet und ein normales EEG aufweist, hat nur ein ca. 25%iges Rezidivrisiko. Eine Therapie wäre unnötig. Ein neurologisch auffälliges Kind mit pathologischem EEG und (epileptogener) Läsion im MRT hat ein Rezidivrisiko von ca. 75 %. In diesem Fall könnte bereits nach einem ersten Anfall eine Einstellung gerechtfertigt sein. Das Rezidivrisiko nach 2 unprovozierten Anfällen (zeitlich getrennte Episoden) liegt wiederum bei ca. 65 %, was die Grundlage für die erwähnte Empfehlung zu einer medikamentösen Therapie nach 2 Anfällen darstellt.

Die individuelle Prognose einer Epilepsie hängt hauptsächlich vom jeweiligen Epilepsiesyndrom ab (s. oben). Allgemein kann man sagen, dass, wenn alle Epilepsieformen gemeinsam betrachtet werden, je nach Einschlusskriterien ca. 70 % aller Epilepsien im Kindesalter in Remission kommen (mit oder ohne Medikation). Kinder ohne fokal neurologische und intellektuelle Defizite und mit niedriger Anfallsfrequenz erreichen noch bessere Werte (80–90 %). Kinder mit neurologischen Auffälligkeiten, intellektuellen Einschränkungen und vielen Anfällen erreichen deutlich seltener eine Remission (20–30 %). Bleibt ein Patient unter antiepileptischer Therapie mindestens 2 Jahre anfallsfrei, kann ein Absetzversuch unternommen werden. Bei Epilepsien mit hohem Rezidivrisiko wird meist ein längerer Zeitraum gewählt. Es zeigt sich, dass – alle Patienten im Kindesalter zusammen betrachtet – ca. 40 % ein Anfallsrezidiv erleiden. Die meisten der Rezidive ereignen sich innerhalb des ersten Jahres nach Absetzen, aber fast alle innerhalb der ersten 2 Jahre. Es empfiehlt sich, das Medikament über 3 bis max. 6 Monate „auszuschleichen". Schnelleres Absetzten führt vermutlich nicht zu höheren Rezidivraten, doch ist im Rezidiv eine schnellere Wiederaufsättigung möglich, wenn ein Teil der Medikamente noch verabreicht wird.

Epilepsie und Schule Etwa 2/3 aller Menschen mit Epilepsie, also der überwiegende Anteil, sind normal intelligent. Es wäre zu wünschen, dass der gleiche Anteil von Patienten einen entsprechenden Schulabschluss erzielt. Dies entspricht leider nicht der Realität. Von allen „normal" intelligenten Kindern ohne Epilepsie besuchen ca. 10 % eine Schule für Lernhilfe. Von Kindern mit Epilepsie und normalem IQ sind es ca. 30 %. Dies hat mehrere Gründe: Kinder mit Epilepsie haben häufiger als ihre gesunden Klassenkameraden Teilleistungsstörungen und Aufmerksamkeitsprobleme. Die antiepileptische Medikation leistet hierzu oft einen Beitrag. Zudem besteht bei vielen Laien, Lehrern und Ärzten das Vorurteil, dass Epilepsie und Erfolg auf einer normalen Schule nicht miteinander zu vereinbaren sind. Es ist die Pflicht des behandelnden Pädiaters, diesen Problemen bereits im Vorfeld durch präzise Diagnostik zu begegnen. Eine testpsychologische Untersuchung kann die geeignete und erreichbare Beschulungsform festlegen und bestehende Teilleistungsstörungen etc. aufdecken. Die rechtzeitig einsetzende Therapie und Förderung sollte ein Schulversagen verhindern können. Als Faustregel kann gelten, dass ein Antiepileptikum, in mittlerer Wirkdosis verabreicht, den Schulerfolg nicht negativ beeinflusst. Bei Kindern, deren intellektuelle Kapazität sich aber an der Untergrenze des jeweiligen Anforderungsprofils befindet, können Probleme durch die Medikation auftreten. Erwähnt werden soll auch, dass z. B. eine Stimulanzientherapie bei Kindern mit Epilepsie in aller Regel problemlos möglich ist. Weitere häufig gestellte Fragen der Patienten sind in ◘ Tab. 218.5 (▶ e-Material, http://extras.springer.com) zusammengefasst.

218.2 Epilepsiechirurgie

T. Bast

Bei etwa 70–80 % aller Kinder mit Epilepsie lassen sich die Anfälle durch Medikamente gut kontrollieren. Bei den übrigen Patienten wird dieses Ziel der Anfallsfreiheit nicht oder nur unter Inkaufnahme von Nebenwirkungen erreicht. Kinder mit schlecht kontrollierter Epilepsie sind zahlreichen Risiken ausgesetzt. Anfälle können zu Unfällen führen oder in bedrohliche Status übergehen. Zusätzlich können therapiebedingte Komplikationen auftreten. Das Mortalitätsrisiko ist für Kinder mit aktiver Epilepsie erhöht. Eine hohe Anfallsfrequenz und/oder eine ausgeprägte interiktale epilepsietypische Aktivität können betroffene Kinder im Rahmen epileptischer Enzephalopathien in der Entwicklung beeinträchtigen. Gerade im frühen Kindesalter kann dies zu nicht wiederaufholbaren Verlusten an Entwicklungspotenzial führen. Auch medikamentöse (Poly-)Therapien können sich negativ auf die kognitive Entwicklung auswirken. Etwa 10–15 % der Patienten mit schlecht kontrollierter Epilepsie sind Kandidaten für einen epilepsiechirurgischen Eingriff. Dieser hat in der Regel das Ziel, die epileptogene (anfallsgenerierende) Zone operativ zu entfernen oder zu dekonnektieren, um so eine Anfallsfreiheit zu erreichen. Dabei stellt die Epilepsiechirurgie längst nicht mehr eine Therapie mit dem Charakter einer Ultima Ratio dar. Bei geeigneten Kandidaten ist sie auch früh im Epilepsieverlauf die Therapie der Wahl. Die Entscheidung darüber, ob ein epilepsiechirurgischer Eingriff bei einem Kind möglich und sinnvoll ist, setzt eine eingehende, multimodale prächirurgische Epilepsiediagnostik voraus.

Tab. 218.2 Kandidaten für eine prächirurgische Epilepsiediagnostik

Indikation zur prächirurgischen Epilepsiediagnostik	Fortbestehen epileptischer Anfälle trotz Einsatz von 2 geeigneten Antiepileptika in adäquater Dosierung
und	(uniforme) fokale Anfälle unabhängig vom MRT-Befund
oder	potenziell epileptogene Läsion im MRT unabhängig von der Anfallssymptomatik
Dringende Kandidaten	Wie oben und Alter < 2 Jahre mit epileptischer Enzephalopathie
Optimale Kandidaten	Eine einzige umschriebene MRT-Läsion fernab eloquenter kortikaler Areale mit einem einzigen dazu passenden Anfallstyp

Indikation für die prächirurgische Epilepsiediagnostik Jedes Kind mit fokalen Anfällen und einem pharmakorefraktären Verlauf sollte prächirurgisch abgeklärt werden. Pharmakoresistenz bedeutet nicht, dass bereits alle verfügbaren Antiepileptika in verschiedenen Mono- und Kombinationstherapien erfolglos eingesetzt worden sein müssen. Die Belastung einer jahrelangen Austestung von Medikamenten und der damit verbundene Zeitverlust sollten Kindern mit aktiver Epilepsie erspart werden. Bei Versagen von 2 geeigneten Antiepileptika in adäquater Dosis ist mit hoher Wahrscheinlichkeit eine Pharmakoresistenz anzunehmen.

Eine Operationsmöglichkeit sollte insbesondere bei Säuglingen und Kleinkindern mit dramatischem Epilepsieverlauf und kognitiven Einschränkungen im Sinne einer epileptischen Enzephalopathie frühzeitig überprüft werden. Gerade in dieser Altersgruppe können sich fokale Anfälle mit einer scheinbar generalisierten Symptomatik z. B. als epileptische Spasmen oder bilaterale tonische Anfälle präsentieren.

Bei konstantem Herdbefund im EEG, neurologischen Befunden, die für eine unilaterale Pathologie sprechen, und vor allem bei Nachweis einer potenziell epileptogenen Läsion im MRT ist eine prächirurgische Diagnostik unabhängig von der Anfallssymptomatik indiziert (◘ Tab. 218.2). Umgekehrt sollten Kinder mit eindeutigen fokalen Anfällen unabhängig vom möglicherweise „normalen" MRT einer prächirurgischen Diagnostik zugeführt werden, um die Möglichkeiten der strukturellen und funktionellen Bildgebung hypothesenbasiert auszuschöpfen.

„Routine-MRTs" genügen den technischen Ansprüchen einer spezifischen Epilepsiediagnostik meist nicht. Epileptogene Läsionen, wie die häufigen fokalen kortikalen Dysplasien, werden nicht selten von Ungeübten übersehen. Hinzukommt, dass gerade diese fokalen kortikalen Dysplasien dem MRT im Alter zwischen 6 und 18 (bis 24) Monaten wegen der noch nicht abgeschlossenen Myelinisierung entgehen können. Bei einem dringenden Verdacht müssen also andere diagnostische Methoden, wie z. B. die Positronenemissionstomografie (PET) herangezogen werden. Die Frage, ob ein epilepsiechirurgischer Eingriff für einen Patienten infrage kommt oder nicht, kann und soll keineswegs im Vorfeld vom behandelnden Arzt entschieden werden. Die Empfehlung für oder gegen eine Operation ist das Ergebnis am Ende der Diagnostik unter Kenntnis aller Befunde und Abwägung der individuellen Chancen und Risiken.

Typische Läsionen, die häufig die Möglichkeit einer Epilepsiechirurgie bieten, sind: gutartige Tumoren (vor allem Fehlbildungstumoren wie Gangliogliome oder dysembryonale neuroektodermale Tumoren [DNET], aber auch Astrozytome), fokale kortikale Dys-

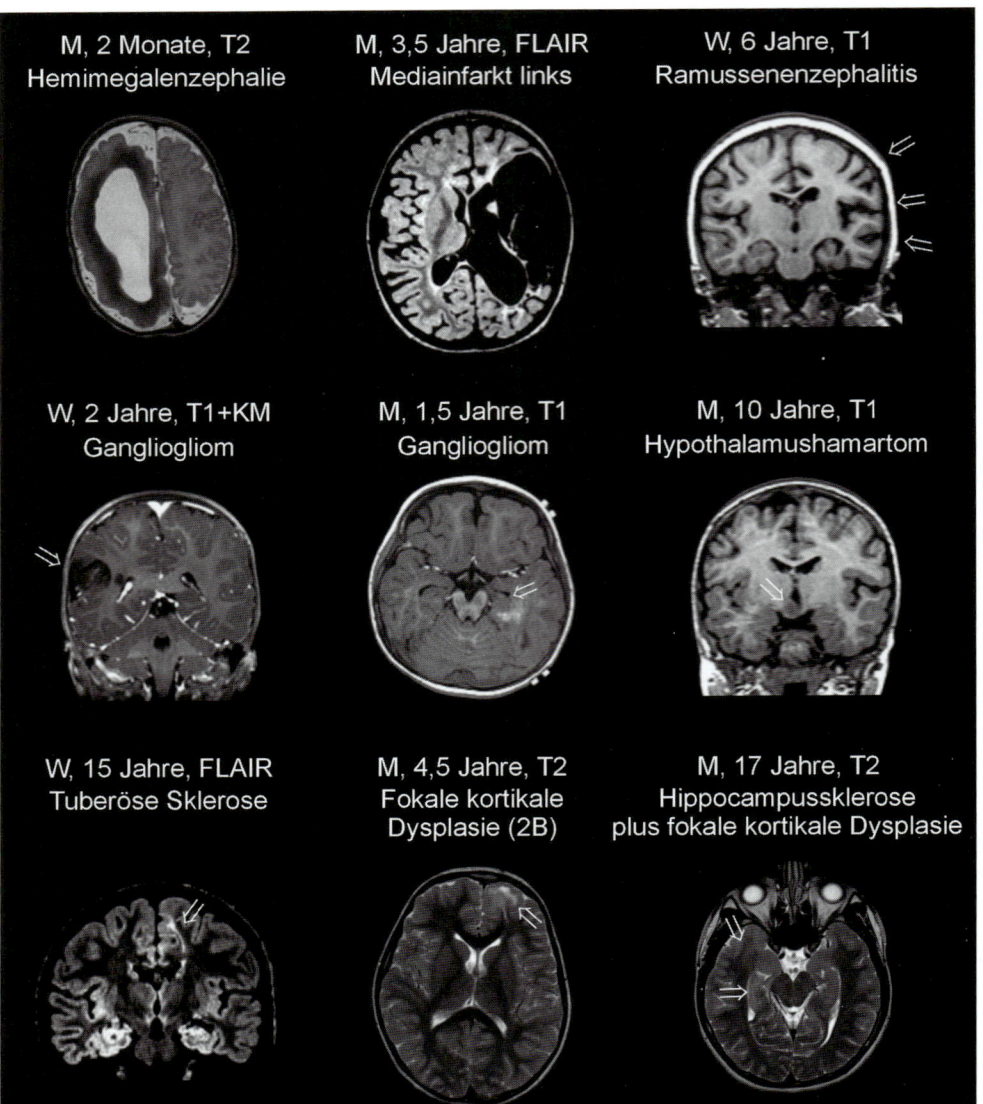

Abb. 218.1 Verschiedene epileptogene Läsionen im MRT. Bei Vorhandensein einer solchen Läsion sollten Patienten spätestens nach Versagen von 2 adäquaten Antiepileptika prächirurgisch evaluiert werden. (Mod. nach Bast 2007)

plasien, Hemimegalenzephalie, tuberöse Sklerose, Polymikrogyrien, Hypothalamushamartome, postischämische Läsionen (z. B. perinataler Mediainfarkt), Sturge-Weber Syndrom, Rasmussen-Enzephalitis, postentzündliche Läsionen, Kavernome oder andere Gefäßanomalien, Hippocampussklerose u. a. (◘ Abb. 218.1).

Wichtig ist, dass epileptische Anfälle nicht immer von der im MRT sichtbaren Läsion direkt ausgehen, sondern häufig aus dem umgebenden Kortex. Darüber hinaus können duale Pathologien, z. B. die Kombinationen Dysplasie plus Hippocampussklerose oder Fehlbildungstumor plus Dysplasie, bestehen, nach denen explizit gefahndet werden muss. Die Chance auf Anfallsfreiheit ist nach einer rein läsionsorientierten Operation für viele Patienten geringer als nach einer prächirurgischen Diagnostik mit einem nachfolgenden „maßgeschneiderten" Eingriff.

Prächirurgische Epilepsiediagnostik Eine prächirurgische Epilepsiediagnostik im Kindesalter sollte nur an Zentren mit entsprechender pädiatrischer Expertise durchgeführt werden. Die Gründe sind vielfältig. Eine genaue Kenntnis kindlicher Epilepsiesyndrome einschließlich der anfalls- und therapiebedingten Effekte auf die Entwicklung ist notwendig. Im Vergleich zu Erwachsenen zeigen sich teilweise unterschiedliche Ätiologien und das Potenzial für Plastizitätsprozesse (bezogen auf die Läsion oder eine mögliche frühzeitige Operation) ist dynamisch und damit abhängig vom Zeitpunkt. Diagnostische Schwierigkeiten bestehen bei noch nicht abgeschlossener Hirnreifung für die bildgebenden Verfahren. Die obligate neuropsychologische Evaluation, die präoperativ und im postoperativen Verlauf durchgeführt werden muss, erfordern adäquate altersbezogene Testverfahren und eine persönliche Erfahrung im Umgang mit Kindern.

Die prächirurgische Diagnostik dient zunächst einmal der Identifikation und Abgrenzung der epileptogenen Zone, also jenes kortikalen Areals, das die Anfälle generiert und dessen Resektion für eine postoperative Anfallsfreiheit notwendig ist. Dies setzt die Ableitung habitueller Anfälle mittels Langzeit-Video-EEG-Monitoring voraus. Die epileptogene Zone kann eine strukturelle epileptogene Läsion einschließen, ist aber nicht selten ausgedehnter. Eine strukturelle Bildgebung mittels hochauflösender MRT und spezieller, an die Bedürfnisse der Epilepsiediagnostik angepasster Protokolle (z. B. hochauflösende T2- und FLAIR-Sequenzen, temporale Angulierung bei Verdacht auf mesiotemporale Epileptogenese u. a.) ist unabdingbar. Postprocessing-Verfahren, die auch geringste umschriebene Abweichungen der Hirnanlage gegenüber der Norm identifizieren sollen, gewinnen an Bedeutung. Unter der irritativen Zone versteht man kortikale Areale, die interiktale epilepsietypische Aktivität generieren. Die irritative Zone überlappt häufig, aber nicht immer mit der epileptogenen Zone (z. B. multifokale interiktale Spikes bei nur einem Anfallsgenerator). Die für den Patienten wahrnehmbare oder von außen sichtbare Anfallssemiologie hängt von der symptomatogenen Zone ab. Klinische Anfallssymptome können bei Kenntnis der funktionellen Anatomie und typischer Propagationswege epileptischer Aktivität Rückschlüsse auf die Lateralisation und den Ort des Anfallsgenerators zulassen. Unter der funktionellen Defizitzone versteht man Areale, die aufgrund epileptischer Aktivität in ihrer Funktion beeinträchtigt sind, was sich in der neuropsychologischen Testung oder auch der fakultativen funktionellen Bildgebung (z. B. PET) darstellen kann.

Die Basis der prächirurgischen Diagnostik bilden das interiktale und iktale Langzeit-Video-EEG, die hochauflösende MRT und die neuropsychologische Testung. Zeigen sich hierbei kongruente Befunde, mit denen sich die Ausdehnung der epileptogenen Zone hinreichend abschätzen lässt, und liegt die epileptogene Zone fernab sog. eloquenter Areale (Sprachzentrum, motorische Primärregion, Sehrinde etc.), so kann hierauf basierend ein epilepsiechirurgischer Eingriff empfohlen werden. Eine weitergehende Diagnostik mit anderen nichtinvasiven Verfahren (PET, Single photon emission computed tomography [SPECT], Magnetoenzephalografie [MEG], funktioneller MRT [FMRT], diffusionsgewichteter MRT [Fiber tracking], Wada-Test u. a.) kann notwendig sein, um die Ausdehnung der epileptogenen Zone besser abzuschätzen oder eloquente Areale zu identifizieren. Bei widersprüchlichen Befunden wird ein epilepsiechirurgisches Vorgehen in der Regel abgelehnt. Eine invasive Diagnostik mit subduralen oder intrazerebralen Elektroden kann indiziert sein, um die genaue Ausdehnung der epileptogenen Zone zu kartieren und ggf. gegenüber nahegelegenen eloquenten Arealen mittels Elektrostimulation abzugrenzen.

Operationsverfahren In der Regel wird eine Resektion oder Dekonnektion der epileptogenen Zone angestrebt. Dies kann im Sinne einer Läsionektomie oder als „tailored resection", also erweiterte Läsionektomie oder Topektomie erfolgen. Grundsätzlich gilt, dass so viel Kortex wie nötig und so wenig wie möglich reseziert werden soll. Das Verbleiben von Läsionsresten ist einer der größten Risikofaktoren für eine fehlende postoperative Anfallsfreiheit. In manchen Fällen kommen Standardresektionen, wie die selektive Amygdalohippokampektomie, die 2/3-Temporallappenresektion oder die anatomische Frontallappenresektion, zur Anwendung. Bei ausgedehnten Läsionen können Multilobektomien, z. B. temporoparietookzipital, indiziert sei. Hemisphärische Eingriffe werden als Hemisphärotomie mit Resektion umschriebener Kortexareale und über diesen Zugang Dekonnektion der übrigen Hemisphäre einschließlich einer Balkendurchtrennung vorgenommen. Die isolierte Kallosotomie wird nur selten und im Sinne eines palliativen Verfahrens zur Behandlung von tonischen Sturzanfällen eingesetzt. Mittels multipler subpialer Transektionen (MST) kann auch in eloquenten Arealen operativ behandelt werden, indem intrakortikale horizontale Konnektionen großflächig durchtrennt werden. Der Stellenwert der MST wird aber als eher gering eingeschätzt. Stimulationsverfahren, wie die Vagusnervstimulation oder die Tiefenhirnstimulation, z. B. im anterioren Thalamuskern, sollten wegen des palliativen Charakters nur nach Ausschluss der Möglichkeit eines potenziell kurativen epilepsiechirurgischen Eingriffs durchgeführt werden.

Prognose Die Rate an postoperativ anfallsfreien Patienten beträgt, auch im Langzeit-Follow-up, 55–80 %. Gerade im (frühen) Kindesalter kann aber auch eine Anfallsreduktion ohne komplette Anfallsfreiheit in Bezug auf die Entwicklung und Lebensqualität eine entscheidende Verbesserung darstellen, was bei weiteren 15–25 % der Patienten erreicht wird. Temporale Resektionen haben prinzipiell eine höhere und extratemporale Eingriffe eine demgegenüber geringere Chance auf Anfallsfreiheit. Die Rate anfallsfreier Patienten ist nach Multilobektomien am geringsten. Nach Hemisphärotomien werden abhängig von der Ätiologie 45–80 % der Kinder anfallsfrei. So ist die Chance auf Anfallsfreiheit nach Mediainfarkt oder bei Rasmussen-Enzephalitis hoch und bei Hemimegalenzephalie deutlich eingeschränkt. Grundsätzlich kann nach einem gescheiterten epilepsiechirurgischen Eingriff, z. B. nach unvollständiger Resektion, überprüft werden, ob möglicherweise eine Reoperation infrage kommt.

Die Mortalität epilepsiechirurgischer Eingriffe hängt vom Operationsverfahren ab. Sie liegt bei 0–2 % und ist damit leicht höher als bei Erwachsenen. Bei einem Teil der Kinder kommt es postoperativ aufgrund der Lokalisation des Eingriffs zu bereits präoperativ absehbaren und bleibenden neurologischen Defiziten, z. B. einer Quadranten- oder Hemianopsie. Nicht absehbare, also echte Komplikationen mit bleibenden Defekten sind mit unter 5 % selten.

Ziel der Epilepsiechirurgie im Kindesalter ist nicht nur eine Anfallskontrolle, sondern auch eine Verbesserung der kognitiven und psychosozialen Entwicklungschancen. Daher sollten Kinder mit therapieschwieriger fokaler Epilepsie bei einer entsprechenden Möglichkeit eher früh operiert werden. Die Datenlage zur Verbesserung von Kognition, Verhalten und Lebensqualität erlaubt aktuell noch keine generelle Beurteilung, wobei die vorliegenden Berichte gerade bei sehr jungen Patienten durchaus positive Ergebnisse zeigten. Bei schweren kognitiven Einschränkungen ist eine postoperative Normalisierung der Entwicklung sehr unwahrscheinlich. Nach einer durch die Epilepsie bedingten Stagnation oder Regression ist es aber möglich, dass sich die Entwicklungsgeschwindigkeit normalisiert, so dass eine Weiterentwicklung, wenngleich unterhalb, so doch parallel zur Norm möglich wird.

218.3 Genetik der Epilepsien

B. A. Neubauer

Fast 300 monogen vererbte Krankheitsbilder gehen fakultativ mit Epilepsie einher. Neben Stoffwechselstörungen und Hirnfehlbildungen gehören hierzu auch einige epileptische Enzephalopathien. Rund 98–99 % der häufigen genetischen Epilepsien weisen aber einen polygenen Erbgang auf. Etwa 50 % der Epilepsien mit Beginn im Kindes- und Jugendalter haben vorwiegend genetische Ursachen. Es handelt sich dabei vor allem um die große Gruppe der Patienten mit idiopathischen Epilepsien.

Bislang wurden nur in einigen wenigen Familien mit häufigen idiopathischen Epilepsien funktionell relevante Gendefekte nachgewiesen. Es handelte sich dabei zumeist um Mutationen in Ionenkanalgenen, die zwar in der jeweiligen Familie den Hauptgeneffekt darstellen, aber in der weit überwiegenden Mehrzahl anderer Familien mit derselben Epilepsieform nicht zu finden waren. Diese Befunde sind gut vereinbar mit der Hypothese der „common disease – rare variant". Im Unterschied dazu fand sich in einem Kollektiv von Patienten mit Rolando-Epilepsie und idiopathisch generalisierter Epilepsie im Vergleich zu einer gesunden Kontrollgruppe ein Polymorphismus (*KCNQ2*_rs1801545) in einem Kaliumkanalgen *(KCNQ2)* bei den Patienten etwa 1,7-mal häufiger. Ein solcher Befund ist am ehesten mit dem sog. Common-disease-common-variant-Modell zu erklären. Diese beiden Beispiele bilden die Enden eines kontinuierlichen Spektrums und es ist anzunehmen, dass die Ausprägungen der meisten noch zu identifizierenden genetischen Auffälligkeiten und Variationen zwischen diesen beiden Extremen einzuordnen sein werden.

218.3.1 Fieberkrämpfe

Bei ca. 15 % der idiopathischen Epilepsien gehen Fieberkrämpfe der Epilepsie voraus. Das Risiko für Fieberkrämpfe bei Geschwistern und Nachkommen beträgt etwa 15 %. Für Fieberkrämpfe konnte zwar eine Kopplung zu verschiedenen chromosomalen Loci (8q13–21 = FEB1, 19q = FEB2, 2q23–24 = FEB3, 5q14–15 = FEB4, 6q22–24 = FEB5 und 18p11.2 = FEB6) hergestellt werden, doch gelang es bisher nicht, an diesen Loci ein spezifisches Gen zu identifizieren.

Eine seltene Variante von Fieberkrämpfen ist das GEFS+-Syndrom (generalisierte Epilepsie, Fieberkrämpfe plus). Gemeint sind damit Familien, in denen Fieberkrämpfe, die meist noch bis über das 6. Lebensjahr hinaus andauern, zusammen mit genetischen generalisierten Epilepsien vorkommen. Haben diese Familien eine bestimmte Größe und sind mehrere Familienmitglieder betroffen, so lassen sich in ca. 20 % Defekte in einem Gen, das für einen zentral exprimierten Natriumkanal *(SCN1A)* kodiert, nachweisen. Sehr viel seltener wurden in solchen Familien auch Defekte in anderen Genen gefunden *(SCN1B, GABRD* und *GABRG2)*. Bei einfachen (sporadischen) Fieberkrämpfen finden sich *SCN1A*-Defekte in rund 1 % der Fälle.

218.3.2 Genetisch fokale Epilepsien

Obwohl nur etwa 2 % dieser Epilepsien einem monogenen Erbgang folgen, wurden die meisten molekulargenetischen und zellbiologischen Auffälligkeiten bislang bei dieser Untergruppe der Epilepsien erhoben.

Benigne familiäre neonatale Anfälle (BFNS)

Es handelt sich um eine autosomal-dominante Erkrankung mit hoher Penetranz (ca. 80 %). Es konnten Defekte in zwei Genen, *KCNQ2* und *KCNQ3*, identifiziert werden. Beide kodieren integrale Membranproteine eines spannungsabhängigen Kaliumkanals, der den sog. M-Kaliumeinstrom in die Nervenzelle ermöglicht. Dieser M-Strom stabilisiert das Membranpotenzial unterhalb der Erregungsschwelle. Die überwiegende Mehrzahl der Patienten (ca. 90 %) weist Mutationen im *KCNQ2*-Gen auf. Retigabin ist ein neu entwickeltes Antiepileptikum, das diesen Kaliumkanal aktiviert.

Benigne familiäre infantile Epilepsie (BFIE)

In Deutschland wird gelegentlich auch die Bezeichnung „Watanabe-Epilepsie" verwendet. Kürzlich konnte bei der Mehrzahl der untersuchten Familien ein ursächliches Gen *PRRT2* auf Chromosom 16 identifiziert werden. Das gleiche Gen ist ebenfalls für die paroxysmale kinesiogene Choreoathetose verantwortlich (allelische Erkrankungen). In einigen Familien und Einzelfällen treten beide Phänotypen gemeinsam auf. Der klinische Phänotyp der Bewegungsstörung ist sehr breit. Die Funktion des Transmembranproteins PRRT2 ist noch unbekannt.

Benigne familiäre neonatale/infantile Anfälle (BFNIS)

Bei dieser Epilepsieform beginnen die Anfälle zwischen dem 2. Lebenstag und dem 7. Lebensmonat und sistieren bis zum 12. Lebensmonat. Die Anfälle unterscheiden sich nicht von denen bei Patienten mit BFNS oder BFIS. In vielen Familien konnten Defekte des *SCN2A*-Gens auf Chromosom 2q23-q24.3, das für einen zentral exprimierten Natriumkanal (Na$_v$1,2) kodiert, gefunden werden. Die meisten nachgewiesenen Defekte führen zu einem Funktionsgewinn dieses Ionenkanals. Im Tiermodell konnte gezeigt werden, dass Na$_v$1,2 im Verlauf der Gehirnentwicklung durch einen anderen Natriumkanal (Na$_v$1,6) ersetzt wird. Dies könnte eine Erklärung für den selbstlimitierenden Verlauf der Krankheit sein.

Rolando-Epilepsie (RE)

Die RE gehört zu den häufigsten Epilepsiesyndromen des Kindesalters. Das EEG zeigt typischerweise zentrotemporal lokalisierte Spikes, die im Schlaf aktiviert werden. Nicht die Anfälle, sondern diese Spikes sind der genetische neurobiologische Marker der Erkrankung. Wesentlich seltener als die RE ist die atypische benigne Partialepilepsie (ABPE). Beide Erkrankungen folgen einem komplexen (polygenen) Erbgang. Zwar ist das Epilepsierisiko für Geschwister von Kindern mit RE kaum erhöht, doch fanden sich in Familien-EEG-Untersuchungen bei etwa 15 % der Geschwister ebenfalls fokale Spikes. Bei der ABPE ist der Prozentsatz positiver Geschwisterbefunde im EEG mit rund 40 % noch wesentlich höher. Zudem konnten bei einer geringen Zahl von Kindern mit RE oder ABPE Mutationen und Sequenzvariationen in den Genen *KCNQ2*, *KCNQ3* und *GRIN2A* sowie vereinzelt heterozygote Mikrodeletionen am Locus des *ACHRNA7*-Gens nachgewiesen werden. Eine molekulargenetische Diagnostik ist aber noch nicht möglich.

Genetische (idiopathische) Okzipitallappenepilepsie des Kindesalters (Panayiotopoulos-Syndrom)

Bei zwei Familien mit allerdings atypischem Verlauf konnten Mutationen im *SCN1A*-Gen nachgewiesen werden.

Autosomal-dominante nächtliche Frontallappenepilepsie (ADNFLE)

Diese seltene Epilepsieform tritt familiär gehäuft oder sporadisch auf. In etwa 10 % der Fälle lassen sich Mutationen in den Genen, die für Acetylcholinrezeptoren kodieren (*CHRNA4*, *CHRNA2*, *CHRNA3*), nachweisen. Diese Rezeptoren regulieren vermutlich die GABA-Freisetzung im zentralen Nervensystem. Zusätzlich wurden vereinzelt Mutationen im Kortikotropin-Releasing-Hormon *(CRH)*-Gen gefunden.

Laterale Temporallappenepilepsie (ADLTE)

Diese Epilepsie wird autosomal-dominant mit einer Penetranz von etwa 70 % vererbt und kann sich bereits in der ersten Lebensdekade manifestieren. Ursächlich sind Mutationen im *LGI1*-Gen („leucine-rich glioma inactivated"). Die Funktion des Proteins ist noch nicht vollständig geklärt. Man nimmt aber an, dass es das dendritische Zellwachstum beeinflusst. Während sich bei positiver Familienanamnese bei rund der Hälfte der Patienten Defekte im *LGI1*-Gen nachweisen lassen, finden sich Mutationen in diesem Gen nur bei 2 % der sporadischen Fälle.

218.3.3 Genetische (früher: idiopathisch) generalisierte Epilepsien (IGE)

Die häufigen IGE haben ein komplexes Vererbungsmuster. Zwillingsstudien haben gezeigt, dass der genetische Anteil an der Ätiologie etwa 70–80 % ausmacht. Die Interaktion genetischer Dispositionen mit (unbekannten) Umweltfaktoren löst dann die Epilepsie aus. Neben primären Veränderungen der DNA-Sequenz sind wahrscheinlich auch sekundäre Modifikationen wie z. B. die Methylierung oder die Acetylierung der DNA für die Epilepsieentstehung bedeutsam. Dies wird mit dem Begriff „Epigenetik" bezeichnet. Gut charakterisierte Verlaufsformen sind die juvenile myoklonische Epilepsie (JME), die kindliche Absenceepilepsie (CAE), die jugendliche Absenceepilepsie (JAE) und die sog. Aufwach-Grand-Mal-Epilepsie (EGMA).

In den letzten Jahren wurden in einzelnen Großfamilien mit mehreren Betroffenen verschiedene Gene (z. B. *GABRA1* und *GABG2*) mit einem Hauptgeneffekt identifiziert, doch konnten diese Befunde in anderen Familien zumeist nicht reproduziert werden. Zudem konnten in Kollektiven von mehreren kleineren Familien Gendefekte bzw. Genvarianten gefunden werden, die zwar in statistisch relevanter Weise ein gesteigertes Risiko für Epilepsie bedingen, aber für sich allein genommen nicht ausreichen, um die Manifestation einer Epilepsie zu erklären.

Frühkindliche Absenceepilepsie

Die frühkindliche Absenceepilepsie manifestiert sich typischerweise zwischen dem 2. und 4. Lebensjahr. Kürzlich konnte in einer Studie bei 12 % der untersuchten Patienten mit frühkindlicher Absenceepilepsie ein Glukosetransporterdefekt (*GLUT1*, *SLC2A1*) nachgewiesen werden. Diese Stoffwechselstörung ist bei frühzeitiger Diagnosestellung durch eine ketogene Diät gut behandelbar. Der Liquor/Serum-Quotient für Glukose ist vermutlich nicht immer verlässlich erniedrigt. Es ist daher eine molekulargenetische Diagnostik zu empfehlen.

Absenceepilepsie des Schulalters (Pyknolepsie)

Bei dieser Verlaufsform beginnen die Anfälle in der Regel zwischen dem 5. und 8. Lebensjahr. In einzelnen seltenen Fällen konnten Defekte in zwei GABA-Rezeptor-Genen (*GABRG2* und *GABRA1*) gefunden werden. In einer chinesischen Population (Han-Chinesen) zeigte ein hoher Prozentsatz von Kindern Defekte in einem Kalziumkanalgen (*CACNA1H*). In Europa fanden sich solche Defekte aber nur bei einigen wenigen Patienten. Eine molekulargenetische Diagnostik ist derzeit also nicht möglich.

Juvenile Absenceepilepsie

Gendefekte bei Patienten mit JAE wurden vorwiegend bei gemeinsamer Analyse verschiedener Epilepsiesyndrome (z. B. Kohorten aus Patienten mit JME und JAE) beschrieben. Die bisher vorliegenden genetischen Befunde sind noch wenig konklusiv. So wurde eine Variante (CYS259TYR) im Myoklonin-1- oder EF-hand-domain-containing-1-Gen (*EFHC1*) bei einem Patienten mit juveniler Absenceepilepsie gefunden. Weitaus größere Bedeutung scheint dieses Gen aber bei amerikanischen und asiatischen Patienten mit JME zu haben.

Juvenile myoklonische Epilepsie (JME, Janz-Syndrom)

Das Janz-Syndrom gilt als Prototyp einer IGE. So sind nahezu ausnahmslos neurologisch unauffällige und normal entwickelte Jugendliche betroffen. Die Konkordanzraten bei eineiigen Zwillingen sind mit über 90 % sehr hoch. Trotz dieser eigentlich „idealen" Voraussetzungen wurden bisher nur wenige genetische Defekte aufgedeckt, die, wie aufgrund der elektroenzephalografischen und klinischen Symptome zu erwarten, mit den bei anderen idiopathischen Epilepsiesyndromen nachgewiesenen überlappen. So wurden in einzelnen Familien oder Individuen Defekte in einem GABA-Rezeptor-Gen (*GABRA1*), einem Kalziumkanalgen (*CACNB4*), einem Chloridkanalgen (*CLCN2*) und im Myoclonin-1-Gen (*EFHC1*) entdeckt. EFH1C oder Myoclonin 1 ist ein Protein mit noch unklarer Funktion. Es wird vermutet, dass es Einfluss auf die Apoptose und den Kalziumumsatz neuronaler Zellen hat.

Spektrum idiopathischer generalisierter Epilepsien (IGE)

In größeren Familien mit mehreren an einer IGE Erkrankten leiden die einzelnen betroffenen Familienmitglieder in der Regel an unterschiedlichen Epilepsiesyndromen. Selten konnten in einzelnen solcher Familien krankheitsverursachende Gene identifiziert werden (z. B. *GABRD* und *CLCN2*).

Wahrscheinlich wesentlich bedeutsamer ist aber, dass etwa 3 % aller Patienten mit IGE sog. „copy number variations" (CNV) aufweisen. Solche genetischen Defekte konnten durch die bis vor Kurzem angewandten DNA-Analysen kaum erfasst werden. Erst mit dem Einsatz der sog. Chiptechnologie wurde deutlich, dass 3 % des humanen Genoms in bestimmten dafür prädestinierten Bereichen Mikrodeletionen oder auch Mikroduplikationen aufweisen. Befinden sich innerhalb dieser DNA-Abschnitte wichtige Gene, so führt deren Deletion zur Prädisposition für verschiedene Erkrankungen. Bei idiopathischen Epilepsien wurden mehrere wiederkehrende Mikrodeletionen, z. B. auf Chromosom 15q13.2, 15q11 und 16p13, identifiziert. Die bedeutendste Deletion ist die auf 15q13. Diese DNA-Region beinhaltet u. a. das Gen der α7-Untereinheit des nikotinischen Acetylcholinrezeptors. Zur genetischen Diagnostik sind diese Mikrodeletionen aber *nicht* geeignet, da sie überwiegend als Prädispositionsfaktoren wirken.

218.3.4 Epileptische Enzephalopathien

Im Unterschied zu anderen Epilepsien gehen diese Epilepsiesyndrome regelhaft mit einem kognitiven Abbau einher. Die genetisch bedeutsamsten Epilepsien dieser Gruppe sind das Dravet- und das West-Syndrom (inkl. des Ohtahara-Syndroms).

Dravet-Syndrom (DS)

Das DS wurde bis vor Kurzem als schwere myoklonische Epilepsie des frühen Kindesalters (SMEI) bezeichnet. Da aber bei etwa 30 % der Patienten myoklonische Anfälle nicht das führende Anfallssymptom darstellen, erscheint es in der Tat sinnvoll, den Begriff SMEI durch Dravet-Syndrom zu ersetzen. Im deutschsprachigen Raum findet häufig auch noch die Bezeichnung „frühkindliche Grand-Mal-Epilepsie nach Doose" Verwendung. Diese von Doose beschriebene Epilepsieform entspricht weitgehend dem DS. Jedoch ordnete er hier nur Kinder ein, bei denen myoklonische Anfälle nicht den Hauptanfallstyp darstellten und schloss auch Verläufe mit schweren rezidivierenden Fieberkrämpfen ein. Folgende Kriterien sind für die Diagnosestellung eines DS relevant:

- Normale Entwicklung bis zum Epilepsiebeginn (ca. 99 %),
- Beginn mit febrilen oder afebrilen Grand Mal im 1. Lebensjahr (ca. 95 %),
- Auftreten von Hemi-Grand Mal (ca. 75 %)
- Auftreten von myoklonischen Anfällen (ca. 75 %)
- Temperatursensibilität der Anfälle (ca. 75 %)
- Therapieresistenz der Anfälle (ca. 90 %)
- Mentale Entwicklungsverzögerung im Verlauf (ca. 90 %)

Treffen mindestens 4 dieser Kriterien zu, besteht eine etwa 75%ige Wahrscheinlichkeit, einen Defekt im *SCNA1*-Gen nachzuweisen. Es handelt sich in 90 % der Fälle um Neumutationen. Bei familiären

Fällen (GEFS+) kann dieselbe Mutation bei einem Betroffenen zu prolongierten Fieberkrämpfen führen und bei einem anderen ein DS hervorrufen.

Etwa 10–15 % der Mädchen mit dem klinischen Bild eines DS, bei denen kein Defekt des *SCN1A*-Gens nachgewiesen werden kann, zeigen Mutationen im *PCDH19*-Gen. Oft beginnt die Epilepsie etwas später als bei anderen Kindern mit DS. Folgende Kriterien erleichtern die Entscheidung für eine Diagnostik auf Vorliegen eines *PCDH19*-Defekts:
- Weibliches Geschlecht,
- Epilepsie (90 %),
- Beginn der Anfälle mit 6–36 (im Mittel mit 14) Monaten,
- Auftreten von generalisierten tonisch-klonischen, klonischen, myoklonischen Anfällen, Absencen, Hemi-Grand Mal, Fieberkrämpfen,
- spontane Remission der Anfälle bzw. Besserung der Epilepsie ab etwa dem 12. Lebensjahr,
- Intelligenzminderung (ca. 2/3 der Fälle),
- Regression der psychomotorischen Entwicklung (ca. die Hälfte der Fälle),
- plötzlicher Tod bei Epilepsie (SUDEP) (mehrere Fälle),
- psychiatrische Komorbidität (Autismusspektrum-Erkrankungen).

West-Syndrom (WS)
Zumeist hat das WS eine symptomatische Genese. Genetische Ursachen eines WS können Defekte des Aristaless-related-homeobox-Gens *(ARX)*, des Cyclin-dependent-kinase-like-5-Gens *(CDKL5*, Rett Syndrome with early onset epilepsy), des Syntaxin-binding-protein-1-Gens *(STXBP1)* und des Phospholipase-C-β1-Gens *(PLC-β1)* sein. Defekte des *STXBP1*- und *PLC-β1*-Gens sind auch die Ursache des Ohtahara-Syndroms bzw. einer epileptischen Enzephalopathie mit neonatalem Beginn und Suppression-burst-Muster im EEG.

218.3.5 Chromosomale Abberationen

Bei allen Patienten mit therapierefraktärer Epilepsie unklarer Ursache muss auch an klassische Chromosomenanomalien gedacht werden. Diese müssen nicht regelhaft mit deutlichen Dysmorphiezeichen einhergehen und können durch ein Karyogramm diagnostiziert werden. Zu den häufig mit Epilepsie assoziierten Chromosomenabberationen zählen das Ringchromosom 20, die invertierte Duplikation 15 und das Ringchromosom 14. Bei Patienten mit chromosomalen Mosaiken kann eine Behinderung fehlen und nur eine Epilepsie vorliegen.

218.4 Fieberkrämpfe

B. A. Neubauer

Definition und Einteilung Fieberkrämpfe sind die häufigste Form epileptischer Krampfanfälle. Die derzeit gängige Definition der internationalen Fachgesellschaft (ILAE) lautet: Ein Fieberkrampf ist ein epileptischer Anfall jenseits des 1. Lebensmonats, der in Verbindung mit einer fieberhaften Erkrankung – meist bei Temperaturen > 38 °C – auftritt, die nicht durch eine ZNS-Infektion verursacht ist. Anfälle symptomatischer Genese und vorausgehende Neugeborenenanfälle oder afebrile Anfälle sind Ausschlusskriterien. Fieberkrämpfe ereignen sich meist im Alter zwischen 3 Monaten und 5 Jahren.

Fieberkrämpfe werden als einfach bezeichnet, wenn sie:
- als generalisierte tonisch-klonische Anfälle verlaufen,
- weniger als 15 min dauern und
- innerhalb von 24 h nur einmalig auftreten.

Fieberkrämpfe gelten entsprechend als kompliziert, wenn sie:
- als fokaler Anfall verlaufen,
- länger als 15 min dauern und
- sich innerhalb von 24 h wiederholen.

Etwa 70 % der Fieberkrämpfe verlaufen „einfach".

Ätiologie Wichtigste Einflussfaktoren sind Alter, Fieber und genetische Disposition. Die Pathophysiologie der Fieberkrämpfe ist unbekannt. Hypothesen, die auf der Annahme von Störungen im Interleukinstoffwechsel beruhen, gelten als nicht ausreichend belegt. Herpes-Typ-6-Virusinfektionen (Dreitagefieber) lassen sich oft bei Kindern mit Fieberkrämpfen serologisch nachweisen. Fieberkrämpfe treten gehäuft (ca. 1/10.000) innerhalb der ersten 24(–72) h nach Masernimpfung und (früher auch) nach Impfung mit der Pertussis-Ganzkeimvakzine auf. Ursache ist vermutlich der schnelle hohe Fieberanstieg.

Obwohl Fieberkrämpfe nicht die Definition der Epilepsie treffen, sind sie ätiologisch hiervon nicht komplett zu trennen. Die Neigung zu Fieberkrämpfen folgt einem komplexen Vererbungsmuster. Vielen symptomatischen und idiopathischen Epilepsien gehen Fieberkrämpfe voraus. Eine besondere Form der Epilepsie mit häufigen Fieberkrämpfen ist das sog. GEFS+-Syndrom (generalisierte Epilepsie mit Fieberkrämpfen plus). In GEFS-Großfamilien (und in sehr wenigen Einzelfällen) konnten Defekte in vier verschiedenen Ionenkanalgenen nachgewiesen werden (▶ Abschn. 218.3). Für die weit überwiegende Mehrzahl der Kinder mit Fieberkrämpfen scheinen diese Befunde jedoch keine Bedeutung zu haben.

Häufigkeit und Risikofaktoren Etwa 3–4 % aller Kinder erleiden bis zum 7. Lebensjahr einen Fieberkrampf. Asiaten haben ein noch etwas höheres Risiko (ca. 6 %). Betroffen sind meist normal entwickelte Kinder zwischen 6 Monaten und 5 Jahren. Das Risiko für einen ersten Fieberkrampf wird durch folgende Faktoren weiter erhöht:
- positive Familienanamnese für Fieberkrämpfe,
- bestehende Entwicklungsverzögerung,
- komplizierte Perinatalanamnese,
- Besuch eines Kinderhorts oder Kindergartens.

Klinische Symptome Die überwiegende Zahl der Fieberkrämpfe verläuft als generalisierter tonisch-klonischer Anfall (Grand Mal) und dauert meist 2–3 min. Anfälle, die länger als 10 min dauern, enden häufiger nicht spontan, gehen also in einen febrilen Status über. Atone oder tonische Anfälle kommen in weniger als 10 % der Fälle vor. Fokale Anfälle (ca. 15 % der Fälle) dauern oft deutlich länger als generalisierte Anfälle. Eine postiktale Halbseitenlähmung (sog. Todd-Parese) kommt nach protrahierten fokalen Anfällen (Mindestdauer 20–30 min) vor. Die Parese muss sich innerhalb von 1–2 h deutlich bessern, ansonsten muss spätestens dann eine weitere Diagnostik erfolgen. Dies gilt vor allem in zweifelhaften Fällen (niedriges Fieber, Anamnese unsicher, an sich zu kurzer Anfall, um eine Hemiparese zu erklären etc.). Nach dem Fieberkrampf fallen die Kinder meist in einen postiktalen Schlaf.

Die EEG-Befunde bei Fieberkrämpfen sind nicht oft hilfreich. Bei einem unmittelbar postiktal abgeleiteten EEG zeigt sich in den meisten Fällen eine generalisierte oder fokale Verlangsamung ohne prognostische Relevanz. Noch ca. 5 Tage nach dem Fieberkrampf sind ca. ein Drittel der EEG auffällig. Eine Woche später muss die

Verlangsamung verschwunden sein. Bei Folgeuntersuchungen finden sich in 25–45 % der Fälle Spike-Wave-Entladungen, allerdings oft erst deutlich später (Maximum im Alter von 5 Jahren). Das spätere Epilepsierisiko lässt sich nicht am EEG-Befund nach Fieberkrampf ablesen. Allenfalls massive, also quantitative sehr ausgeprägte und konstant fortbestehende EEG-Veränderungen begründen ein erhöhtes Epilepsierisiko. Nach einfachen Fieberkrämpfen muss kein EEG erfolgen. Bei komplizierten Fieberkrämpfen sollte es durchgeführt werden.

Diagnose und Differenzialdiagnose Febrile (und afebrile) Synkopen können von kurzen, wechselseitig unterschiedlich ausgeprägten Kloni begleitet werden und sind vermutlich die häufigste Fehldiagnose. Die Kloni dauern meist nicht länger als 10–20 s und sind damit deutlich kürzer als die üblichen Fieberkrämpfe. Ein postiktaler Nachschlaf fehlt. Schüttelfrost und Fieberdelir sind ebenso mögliche Differenzialdiagnosen.

Etwa 20 % aller Kinder mit Meningitis zeigen früh im Verlauf Krampfanfälle. Man kann grob abschätzen, dass etwa 2–3 % aller febrilen Anfälle in der relevanten Altersgruppe eine Meningitis/Enzephalitis zugrunde liegt. Im höheren Alter zeigt sich in den meisten Fällen die übliche klinische Symptomatik einer Meningitis, so dass Meningitis und Fieberkrampf klinisch und anamnestisch gut zu differenzieren sind. Im Säuglings- und jungen Kleinkindalter können die klinischen Zeichen einer Meningitis fehlen. Das gleiche gilt nach antibiotischer Vorbehandlung. Kinder mit einem febrilen Anfall im 1. Lebensjahr sollten daher immer, Kinder bis zu 18 Monaten in der Regel, lumbalpunktiert werden. Kürzlich veröffentlichte US-amerikanische Leitlinien äußern sich hier zurückhaltender und erlauben es bei gut beurteilbaren unauffälligen Kindern, ohne antibiotische Vorbehandlung und mit sicher komplettem Impfstatus (Haemophilus, Pneumokokken) von einer Lumbalpunktion ab zu sehen. Jenseits des 5. Lebensjahres sind Fieberkrämpfe als Ursache febriler Anfälle nicht mehr anzunehmen.

Die Herpesenzephalitis präsentiert sich im Säuglingsalter und Kleinkindesalter praktisch immer wie ein komplizierter Fieberkrampf. In der Lumbalpunktion zeigt sich meist eine leichte bis mäßige Zellzahlerhöhung. Noch mehr als bei der bakteriellen Meningitis ist die weitere Prognose direkt von der Zeitdauer abhängig, die bis zu Beginn der Therapie verstreicht!

Prognose und Komplikationen Die Prognose auch wiederholt auftretender Fieberkrämpfe ist sehr gut (95 % der Fälle). Weder wird die statomotorische Entwicklung beeinträchtigt noch steigt das Epilepsierisiko nennenswert an. Das Wiederholungsrisiko für einfache Fieberkrämpfe liegt bei 30–40 %. Faktoren, die das Wiederholungsrisiko erhöhen sind:

- Auftreten des Fieberkrampfs innerhalb der ersten 18 Lebensmonate,
- positive Familienanamnese für Fieberkrämpfe (weniger für afebrile Anfälle),
- Fieberkrampf bereits bei geringer Temperaturerhöhung und
- Fieberkrampf nach kurzer Fieberdauer (also im ersten Fieberanstieg).

Komplizierte Fieberkrämpfe sind ein Risikofaktor für eine Folgeepilepsie, aber nicht für Fieberkrampfrezidive. Kinder, deren Fieberkrämpfe im 1. Lebensjahr auftreten, haben ein besonders hohes Rezidivrisiko (50 %). Bei Kindern mit ausgeprägter fokaler Symptomatik findet man häufiger eine belastete Perinatalanamnese als eine positive Familienanamnese.

Nur etwa 2–3 % der Kinder mit Fieberkrämpfen erkranken später an einer Epilepsie. Fokale symptomatische Epilepsien kommen etwas häufiger vor als idiopathische generalisierte Formen. Risikofaktoren, die für eine spätere Epilepsie prädisponieren, sind:
1. positive Familienanamnese für Epilepsie,
2. neurologische Auffälligkeiten oder Entwicklungsverzögerung und
3. komplizierte Fieberkrämpfe.

In Serien mit erwachsenen Patienten und therapieresistenter Temporallappenepilepsie konnte eine Assoziation mit vorausgehenden komplizierten Fieberkrämpfen oder febrilen Staten klar belegt werden. Prospektive Studien an Kindern mit komplizierten Fieberkrämpfen konnten diese Assoziation jedoch nicht nachweisen. Dies muss bedeuten, dass diese Assoziation entweder sehr selten ist oder nur eine quantitativ kleine Untergruppe betrifft. Man geht heute davon aus, dass Patienten, die an komplizierten Fieberkrämpfen und späterer Temporallappenepilepsie erkranken, eine Vorschädigung bzw. eine anlagebedingte Störung des Temporallappens oder angrenzender kortikaler Areale haben, die beide Ereignisse auslöst (sog. duale Pathologie).

Eine heute nur noch seltene, aber zu Recht gefürchtete Komplikation eines lang anhaltenden febrilen Status, ist das Hemikonvulsions-Hemiplegie-Epilepsie-Syndrom (HHE-Syndrom). Die Anamnese ist meist uniform. Die Eltern finden ihr Kind morgens mit hohem Fieber krampfend im Bett vor – der Anfall war (evtl. über Stunden) unbemerkt geblieben. Es besteht eine Hemiparese, die sich nicht mehr zurückbildet. Im MRT zeigt sich ein mehr oder minder streng einseitiges Hirnödem. Im Verlauf der nächsten Wochen entwickelt sich eine Atrophie der betroffenen Hemisphäre. Innerhalb der folgenden Monate kommt es zu fokalen Anfällen und es entwickelt sich eine zunehmend deutlicher werdende geistige Behinderung. Febrile Staten von 30–60 min Dauer, die dann unterbrochen werden, führen meist nicht zu dauerhaften neurologischen Komplikationen. Für das HHE-Syndrom muss daher eine deutlich längere Anfallsdauer angenommen werden.

Therapie und Rezidivprophylaxe Sollte der Fieberkrampf nicht innerhalb von 2–3 min spontan sistieren, muss er medikamentös unterbrochen werden. Eltern müssen mit einem oral oder rektal verabreichbaren Medikament zur Anfallsunterbrechung ausgestattet sein (▶ Abschn. 218.1, ▶ Übersicht „Medikamentöse Anfallsunterbrechung"). Bei richtiger Dosierung ist eine klinisch relevante Atemdepression die große Ausnahme.

Das allgemeine Rezidivrisiko für Fieberkrämpfe liegt bei ca. 30 %. Um Rezidivfieberkrämpfe zu vermeiden, werden oft konsequente antipyretische Maßnahmen bei fieberhaften Infekten empfohlen. Das ist eine pragmatische, sinnvolle Maßnahme und bessert den Allgemeinzustand der Kinder. Es ist jedoch gut belegt, dass dies zu keiner nennenswerten Reduktion des Wiederholungsrisikos führt. Eine intermittierende Diazepamprophylaxe bei Infekt ist erst bei einer Dosierung von 0,33 mg/kg KG/Tag wirksam, evtl. aber nebenwirkungsträchtig (Müdigkeit, Schwindel, Verletzungsgefahr durch Sturz). Falls man sich dazu entscheidet, sollte dies erst nach wiederholten Fieberkrämpfen geschehen und nicht länger als 72 h durchgeführt werden. Bei inakzeptablen Nebenwirkungen muss die Diazepamgabe reduziert oder beendet werden.

Eine Dauertherapie mit Phenobarbital oder Valproat ist wirksam (Carbamazepin nicht!), bleibt aber exzeptionellen Fällen vorbehalten. Man kann erwarten, dass diese Therapie etwa 2/3 der Fieberkrampfrezidive verhindert. Nötig kann eine Dauertherapie bei Kindern werden, deren (vorausgehende) Fieberkrämpfe als febriler Status verlaufen sind und die auf orale bzw. rektale Diazepam- oder Lorazepamgabe zur Anfallsunterbrechung nicht ansprechen. Wiederholen sich die Anfälle zu häufig, dauern zu lange (über 10 min), treten sie in Serien auf oder kommt es zu wiederholten postiktalen Hemiparesen, muss mit den Eltern gemeinsam eine Abwägungsentscheidung über eine Dauerbehandlung getroffen werden. Phenobarbital führt zu Konzentrations-, Lern- und Verhaltensproblemen. Valproat ist vor allem innerhalb der ersten 2 Lebensjahre mit einem erhöhten Risiko für eine Hepatopathie verbunden (▶ Abschn. 218.1). Die neuen nebenwirkungsärmeren Antiepileptika sind diesbezüglich leider noch nicht untersucht. Aus pragmatischen Gesichtspunkten spricht jedoch nichts gegen einen Therapieversuch (z. B. mit Levetirazetam oder Lamotrigin).

Literatur

Annegers JF, Hauser WA, Shirts SB, Kurland LT (1987) Factors prognostic of unprovoked seizures after febrile convulsions. N Engl J Med 316:494–498

Arzimanoglou A, Guerrini R, Aicardi J (2004) Aicardi's epilepsy in children, 3. Aufl. Lippincott Williams & Wilkins, Philadelphia

Bast T (2007) Diagnostik schwer behandelbarer Epilepsien bei Kindern und Jugendlichen. Monatsschr Kinderheilkd 155:1189–1202

Bast T, Holthausen H, Tuxhorn I (2009) Epilepsiechirurgische Behandlung bei Kindern und Jugendlichen. In: Wirth S, Böhles H, Creutzig U (Hrsg) Leitlinien Kinder- und Jugendmedizin. Elsevier, Urban & Fischer, München, S 1–10 (Lieferung 19. Q4B)

Berg AT, Shinnar S, Hauser WA, Leventhal JM (1990) Predictors of recurrent febrile seizures: A metaanalytic review. J Pediatr 116:329–337

Berg AT, Samuel F, Berkovic et al (2010) Revised terminology and concepts for organization of seizures and epilepsies: Report of the ILAE Commission on Classification and Terminology. Epilepsia 51:676–685 (Dt. Übersetzung: Krämer G (2010) Epileptologie 27: 101–114)

Berkovic SF, Howell RA, Hay DA, Hopper JL (1998) Epilepsies in twins: Genetics of the major epilepsy syndromes. Ann Neurol 43:435–445

Blume WT, Lüders HO, Mizrahi E et al (2001) Glossary of descriptive terminology for ictal semiology: Report of the ILAE Task Force on Classification and Terminology. Epilepsia 42:1212–1218 (Dt. Übersetzung: Krämer G (2001) Akt Neurol 28: 305–312)

Camfield PR, Camfield CS, Gordon K, Dooley JM (1983) Prevention of recurrent febrile seizures. J Pediatr 126:929–930

Combi R, Dalprà L, Ferini-Strambi L, Tenchini ML (2005) Frontal lobe epilepsy and mutations of the corticotropin-releasing hormone gene. Ann Neurol 58:899–904

Cross JH, Jayakar P, Nordli D et al (2006) Proposed criteria for referral and evaluation of children for epilepsy surgery: Recommendations of the Subcommission for Pediatric Epilepsy Surgery. Epilepsia 47:952–959

Depienne C, Bouteiller D, Keren B et al (2009) Sporadic infantile epileptic encephalopathy caused by mutations in PCDH19 resembles Dravet syndrome but mainly affects females. PLoS Genet 5:e1000381

Doose H (2002) Das EEG bei Epilepsien im Kindes- und Jugendalter. Desitin, Hamburg

Ebach K, Joos H, Doose H et al (2005) SCN1A mutation analysis in myoclonic astatic epilepsy and severe idiopathic generalized epilepsy of infancy with generalized tonic-clonic seizures. Neuropediatrics 36:210–213

Ellenberg JH, Nelson KB (1978) Febrile seizures and later intellectual performance. Arch Neurol 35:7–21

Freitag H, Tuxhorn I (2005) Cognitive function in preschool children after epilepsy surgery: Rationale for early intervention. Epilepsia 46:561–567

Grosso S, Orrico A, Galli L et al (2007) SCN1A mutation associated with atypical Panayiotopoulos syndrome. Neurology 69:609–611

Hahn A, Neubauer BA (2009) Sodium and potassium channel dysfunctions in rare and common idiopathic epilepsy syndromes. Brain Dev 31:515–520

Heron SE, Grinton BE, Kivity S et al (2012) PRRT2 mutations cause benign familial infantile epilepsy and infantile convulsions with choreoathetosis syndrome. Am J Hum Genet 90(1):152–160

König SA, Elger CE, Vassella F et al (1998) Recommendations for blood studies and clinical monitoring in early detection of valproate-associated liver failure. Nervenarzt 69:835–840

Kwan P, Arzimanoglou A, Berg AT et al (2010) Definition of drug resistant epilepsy: Consensus proposal by the ad hoc Task Force of the ILAE Commission on Therapeutic Strategies. Epilepsia 51:1069–1077

Loddenkemper T, Holland KD, Stanford LD, Kotagal P, Bingaman W, Wyllie E (2007) Developmental outcome after epilepsy surgery in infancy. Pediatrics 119:930–935

Neubauer BA, Hahn A (2012) Dooses Epilepsien im Kindes- und Jugendalter. Springer, Heidelberg

Neubauer BA, Waldegger S, Heinzinger J et al (2008) KCNQ2 and KCNQ3 mutations contribute to different idiopathic epilepsy syndromes. Neurology 71:177–1783

Obeid M, Wyllie E, Rahi AC, Mikati MA (2009) Approach to pediatric epilepsy surgery: State of the art, Part I: General principles and presurgical workup. Eur J Paediatr Neurol 13:102–114

Obeid M, Wyllie E, Rahi AC, Mikati MA (2009) Approach to pediatric epilepsy surgery: State of the art, Part II: Approach to specific epilepsy syndromes and etiologies. Eur J Paediatr Neurol 13:115–127

Rosanoff MJ, Ottman R (2008) Penetrance of LGI1 mutations in autosomal dominant partial epilepsy with auditory features. Neurology 71:567–571

Rosman NP, Colton T, Labazzo J et al (1993) A controlled trial of diazepam administered during febrile illnesses to prevent recurrence of febrile seizures. N Engl J Med 329:79–84

Sillanpää M, Shinnar S (2010) Long-term mortality in childhood-onset epilepsy. N Engl J Med 363:2522–2529

Sisodiya SM, Mefford HC (2011) Genetic contribution to common epilepsies. Curr Opin Neurol 24:140–145

Spencer S, Huh L (2008) Outcomes of epilepsy surgery in adults and children. Lancet Neurol 7:525–537

Steinlein OK, Bertrand D (2010) Nicotinic receptor channelopathies and epilepsy. Pflugers Arch 460:495–503

Subcommittee on Febrile Seizures American Academy of Pediatrics (2008) Febrile seizures: Clinical practice guideline for the long-term management of the child with simple febrile seizures. Pediatrics 121(6):1281–12816

Subcommittee on Febrile Seizures American Academy of Pediatrics (2011) Neurodiagnostic evaluation of the child with a simple febrile seizure. Pediatrics 127:389–394

Suls A, Mullen SA, Weber YG et al (2009) Early-onset absence epilepsy caused by mutations in the glucose transporter GLUT1. Ann Neurol 66:415–419

Wyllie E, Cascino GD, Gidal BE, Goodkin HP (Hrsg) (2011) Wyllie's treatment of epilepsy: Principles and practice, 5. Aufl. Lippincott Williams & Wilkins, Philadelphia

Yamada K, Miura K, Hara K et al (2010) A wide spectrum of clinical and brain MRI findings in patients with SLC19A3 mutations. BMC Med Genet 11:171

219 Nichtepileptische Anfälle und paroxysmale Phänomene

B. A. Neubauer

Viele paroxysmal auftretende Phänomene bzw. Krankheiten können epileptischen Anfällen mehr oder minder ähneln und stellen somit relevante Differenzialdiagnosen dar, die dem Pädiater bekannt sein müssen. Die Qualität der Anamnese ist der entscheidende Faktor in der Diagnostik. Es konnte gezeigt werden, dass 10–20 % aller Patienten, die wegen einer therapierefraktären Epilepsie in einem spezialisierten Zentrum vorgestellt werden und bereits mehrere Antiepileptika erhielten, an nichtepileptischen Anfällen leiden. Diese Patienten litten meist an Synkopen, psychogenen Störungen, Affektkrämpfen oder Parasomnien. Die übergeordnete Zuordnung einzelner Krankheiten kann unterschiedlich getroffen werden. Eine für den klinischen Alltag benutzbare Einteilung gibt folgende ▶ Übersicht.

Einteilung einzelner Krankheiten, die epileptischen Anfällen ähneln

1. Synkopen und Affektkrämpfe
   - Blasse Affektkrämpfe
   - Zyanotische Affektkrämpfe
   - Kardiogene Synkopen
   - Vasovagale Synkopen
2. Myoklonien und myoklonische Phänomene
   - Schlafmyoklonien des Neugeborenen
   - Benigne Myoklonien des Säuglings
   - Myoklonus-Opsoklonus-Syndrom
   - Hyperekplexie
   - Einschlafmyoklonien
3. Paroxysmale Bewegungsstörungen
   - Gratifikationsphänomene (kindliche Masturbation)
   - Benigner paroxysmaler Vertigo
   - Paroxysmaler Tortikollis
   - Paroxysmale kinesiogene Choreoathetose
   - Paroxysmale dystone Choreoathetose (Mount-Reback)
   - Episodische Ataxien (Typ 1 und 2)
   - Alternierende Hemiplegie des Kindesalters
   - Sandifer-Syndrom
   - Spasmus nutans
   - Benigner paroxysmaler tonischer Aufwärtsblick
4. Migräne und verwandte Krankheitsbilder
   - Konfusionelle Migräne
   - Alice-im-Wunderland-Syndrom
   - Basilarismigräne
   - Periodisches Syndrom (zyklisches Erbrechen)
5. Schlafgebundene Störungen
   - Pavor nocturnus
   - Schlafwandeln (Somnambulismus)
   - Schlafparalyse
   - Narkolepsie und Kataplexie
6. Psychogene oder partiell psychogen bedingte Störungen
   - Dissoziative Anfälle (früher: psychogene Anfälle)
   - Hyperventilationssyndrom

219.1 Synkopen und Affektkrämpfe

Affektkrämpfe, vasovagale Synkopen, neurogene und neurokardiogene Synkopen greifen vermutlich auf gemeinsame Pathomechanismen zurück. Die früher versuchte genaue Untergliederung wird heute weniger streng betrieben. Die Subsumierung unter dem Überbegriff „neurogene Synkopen" ist vertretbar. Wichtig ist die sichere Abgrenzung der neurogenen Synkopen von den kardialen Synkopen und der Epilepsie. Alle Synkopen, egal ob neurogen oder kardiogen ausgelöst, können Myoklonien und zum Teil auch Kloni zeigen. Zuerst kommt es zu einem Tonusverlust und anschließend treten die meist irregulären, extremitätenbetonten Myoklonien und Kloni auf. Allerdings gibt es (selten) auch epileptische Anfälle, die nur zum Tonusverlust führen. Urinabgang kommt ebenfalls sowohl bei epileptischen Anfällen als auch bei Synkopen vor.

Selten kann die durch eine Synkope ausgelöste (stark ausgeprägte) Hypoxie einen generalisierten epileptischen Krampfanfall auslösen. Um solche Situationen korrekt zu erfassen, sind meist iktale EEG-Aufzeichnungen nötig.

219.1.1 Blasse Affektkrämpfe

Blasse Affektkrämpfe (anoxische Reflexanfälle oder asystolische Reflexanfälle) treten bei Kindern bis zum 5. Lebensjahr meist nach einem unerwarteten Schlag gegen den Kopf oder anderen schmerzhaften – in der Regel überraschenden – Ereignissen auf. Es folgt sofort eine reflektorische Asystolie (bzw. Bradykardie) oder ein deutlicher Blutdruckabfall, der zur Sauerstoffunterversorgung zuerst des Hirnstamms und dann des gesamten Gehirns führt. Die Kinder werden sofort blass und sinken meist regungslos zu Boden. Tonische Versteifung und einzelne Myoklonien folgen. Im EEG zeigen sich zeitgleich generalisierte hohe langsame Wellen von 1–3 Hz, ohne epilepsietypische Potenziale, als Ausdruck der zerebralen Ischämie. Die Dauer des Zustands ist kurz und beträgt meist deutlich weniger als 1 min. Anschließend werden die Kinder wieder rosig, benötigen aber eine kurze Phase der Reorientierung. Ein Nachschlaf ist ungewöhnlich. In aller Regel ist die Symptomatik harmlos und selbstlimitierend.

219.1.2 Zyanotische Affektkrämpfe

Zyanotische Affektkrämpfe (respiratorische Affektkrämpfe, Schreikrämpfe, „breath-holding spells") sind mit den blassen Affektkrämpfen zwar verwandt, verlaufen in typischen Fällen aber anders. Die Kinder schreien nach einem schmerzhaften Reiz oder auch nur nach einem Frustrationserlebnis heftig und blockieren ihre Exspiration. Im Anschluss verlieren sie den Tonus und werden bewusstlos. Bei manchen Kindern kommt es in der Exspiration bereits zu einer starken tonischen Versteifung und einzelnen Kloni. Die Zyanose kann dann sehr bedrohlich wirken. Im EEG zeigen sich während des Affektkrampfs generalisierte langsame Wellen ohne epilepsietypische Potenziale. Im höheren Alter benutzen Kinder den Mechanismus manchmal absichtlich, um kurze Ohnmachten (und damit verbundene Halluzinationen) herbeizuführen. Dies gelingt z. B. durch

Hyperventilation und anschließender Bauchpresse bei maximaler Inspiration (Valsalva-Versuch).

219.1.3 Kardiogene Synkopen

Sie sind im Kindesalter viel seltener, aber auch gefährlicher als neurogene Synkopen. Typisch, wenn auch nicht obligat, ist ein Auftreten aus körperlicher Bewegung bzw. Aktion heraus. Sie können durch viele Herzfehler (z. B. Aortenstenose, Fallot) oder bei strukturell normalem Herzen von Herzrhythmusstörungen (z. B. langes QT-Syndrom) ausgelöst werden. Die relevanten Herzrhythmusstörungen müssen sorgfältig durch Langzeit- und Belastungs-EKG ausgeschlossen werden. Nicht selten sind einzelne EKG-Ableitungen mit „langem Streifen" falsch-negativ.

219.1.4 Vasovagale Synkopen

Diese können in allen Altersgruppen vorkommen. Zu fordern ist ein (typischer) Auslöser (schnelles Aufstehen, Hyperventilation, Blutsehen etc.), oft folgen eine Aura (Schwindel, Schwarz-vor-den-Augen-Werden, Tinnitus etc.) und dann der Tonusverlust. Nachdem die Patienten zu Boden gesunken sind, können in ca. 40 % der Fälle irreguläre bilaterale Kloni beobachtet werden. In vielen Fällen ist die Familienanamnese positiv. Selten kommen auch Synkopen bei liegenden Personen vor. Vagovagale Synkopen kommen durch den Kehldeckelreflex z. B. nach Erbrechen oder Verschlucken zustande.

219.2 Myoklonien und myoklonische Phänomene

219.2.1 Benigne Schlafmyoklonien des Neugeborenen

Diese sind die wichtigste Differenzialdiagnose zur Epilepsie dieser Altersgruppe und müssen jedem Pädiater geläufig sein (▶ Abschn. 39.1). Sie bestehen aus irregulären oder rhythmischen Myoklonien und Kloni der Extremitäten und kommen nur im Schlaf vor. Die oft clusterhaft auftretenden Myoklonien erfassen nicht das Gesicht und auch der Rumpf ist meist nur leicht betroffen. Die Symptomatik kann sehr heftig ausgeprägt sein und einem epileptischen Anfall täuschend ähnlich sehen. Die Kinder sind (zerebral) gesund, die Myoklonien verschwinden durch Wecken immer sofort, das EEG ist unauffällig und die Symptomatik endet spontan innerhalb der ersten 6 Lebensmonate. Im Gegensatz zur Hyperexzitabilität (Zittrigkeit) beim älteren Neugeborenen beendet das Fixieren der Extremitäten die Symptomatik nicht – es sei denn, das Kind wird dabei wach. Phenobarbital und Benzodiazepine aktivieren die Myoklonien! Es kommt immer wieder vor, dass diese gesunden Kinder bis zur Phenobarbitalnarkose behandelt werden oder umfangreicher und belastender Diagnostik unterzogen werden.

219.2.2 Benigner Myoklonus des Säuglings

Der benigne Myoklonus des Säuglings (auch „shuddering" oder Schauderattacken) kommt meist bei Säuglingen zwischen dem 3. und 8. Lebensmonat vor. Extremitäten, Rumpf und geringer ausgeprägt auch der Nacken zeigen tremorartige ca. 10-Hz-Zuckungen, die sehr diskret ausgeprägt sein können. Das Bewusstsein der Kinder ist unbeeinträchtigt. In einigen (seltenen) Fällen können die Kloni wegen ihrer niedrigen Amplitude wie ein tonisches Anheben der Arme wirken. Dann kann das Phänomen an die Salam-Komponente des Blitz-Nick-Salaam(BNS)-Anfalls erinnern. Einige Kinder können später einen essenziellen Tremor entwickeln.

219.2.3 Myoklonus-Opsoklonus-Syndrom (Kinsburn-Enzephalopathie)

Dieses Syndrom besteht aus heftigen Myoklonien, chaotischen ungerichteten Bulbusbewegungen und später einer Ataxie. Auch während der Myoklonien ist das EEG (abgesehen von den Bewegungsartefakten) unauffällig. Die Krankheit tritt meist in den 3 ersten Lebensjahren auf. Ursache ist entweder ein Neuroblastom oder ein para- bzw. postinfektiöser Auslöser. Eine Epilepsie kann wohl nur ganz zu Beginn der Symptomatik als Differenzialdiagnose in Betracht kommen.

219.2.4 Hyperekplexie (Startle disease)

Sie wird durch Defekte in einem spinal exprimierten Glycinrezeptor ausgelöst. Der Erbmodus ist meist autosomal-dominant. Mehrere ursächliche Gene sind identifiziert (*GLRA1*, *GLRA2* u. a.). Die Krankheit kann sich in der Neugeborenenperiode mit tonischer Versteifung des gesamten Körpers und mit schwerer Zyanose manifestieren. Die zunehmende Schreckhaftigkeit wird oft erst in den kommenden Wochen und Monaten deutlich. Als diagnostischer Test wird das Anstubsen der Nase (sog. „nose tapping") benutzt. Bei gesunden Neugeborenen löst dies keine nennenswerte Reaktion aus. Bei den Betroffenen kommt es zu einer klonusartigen Reklination des Kopfes oft unter gleichzeitiger Beugung der Arme. Die Krankheit spricht gut auf Benzodiazepine (Clonazepam) an. Im höheren Alter kommt es leider immer wieder zu schweren Stürzen, da während des Startles (Schrecks) die Schutzreflexe ausfallen. Reflexepilepsien können eine Differenzialdiagnose darstellen. Der beschriebene Provokationsversuch erlaubt die Unterscheidung.

219.2.5 Einschlafmyoklonien

Sie können sehr heftig sein und sogar zum Erwachen der Kinder führen, stellen aber differenzialdiagnostisch selten ein Problem dar.

219.3 Paroxysmale Bewegungsstörungen

▶ Abschn. 211.4.

219.3.1 Gratifikationsphänomene bzw. kindliche Masturbationen

Diese treten vorwiegend innerhalb der ersten 5 Lebensjahre bei Mädchen auf. Typisch sind gekreuzt und aneinander gepresste Beine bzw. Oberschenkel. Die Kinder wirken abwesend, blicken verklärt, oft bemerkt man eine Gesichtsrötung. Rhythmische Beckenbewegungen sind typisch, können aber auch ganz fehlen. Manchmal pressen die Mädchen ihren Schritt auch gegen Gegenstände (Tisch- oder Stuhlbeine). Versucht man die Kinder anzusprechen, reagieren sie nur unwillig. Beendet man die Bewegung aktiv, werden sie ärgerlich und fahren anschließend wieder damit fort. Die Symptomatik kann sehr ausgeprägt sein, sich mehrfach am Tag wiederholen und über längere Zeiträume erstrecken. Es liegen keine psychologischen Konfliktsituationen zugrunde! Die kindliche Masturbation ist von sexualisierten Verhaltensmustern – die im Gegensatz hierzu andere Personen miteinbeziehen – zu differenzieren. Die Therapie besteht in Abwarten.

219.3.2 Benigner paroxysmaler Vertigo

Dieser betrifft Kinder der ersten 5 Lebensjahre; der Beginn ist plötzlich. Die Patienten legen sich zu Boden, halten sich an Gegenständen oder Personen fest. Die Attacken dauern meist ca. 1 min. Das Bewusstsein bleibt erhalten, oft werden die Kinder blass. Manchmal können die Eltern einen Nystagmus beobachten. Die Episoden treten meist nur wenige Male im Jahr auf, sind unangenehm, aber harmlos.

219.3.3 Benigner paroxysmaler Tortikollis

Er dauert meist mehrere Stunden (manchmal Tage) an und wird üblicherweise von Übelkeit und Erbrechen begleitet. Der Kopf bleibt dauerhaft gewendet, manchmal beugt sich auch der Rumpf in die gleiche Richtung. Selten tritt der paroxysmale Tortikollis infektassoziiert auf.

219.3.4 Kinesiogene Choreoathetose

Sie stellt ein beeindruckendes Krankheitsbild dar, das denjenigen, der es noch nie gesehen hat, an eine Epilepsie denken lassen kann. Schnelle oder ständig wiederholte Bewegungen (z. B. schnell auf der Stelle treten) lösen wilde, zum Teil absurd wirkende Bewegungsstürme, am ehesten als hampelmannartig zu beschreiben, aus. Die Zustände dauern meist weniger als 1 min und werden von den Betroffenen als unangenehm empfunden. Carbamazepin, Benzodiazepine und Phenytoin wirken oft bereits in niedriger Dosis. Viele Fälle treten familiär auf. Ein Gen ist noch nicht identifiziert.

219.3.5 Paroxysmale dystone Choreoathetose (Mount-Reback)

Diese lässt sich durch Stress, Tee, Koffein, Cola etc. auslösen. Die Attacken dauern mehrere Minuten und können sich oft hintereinander wiederholen. Es kommt zu heftigen ausfahrenden ballistischen und dystonen Bewegungsabläufen oft mit Sturz. Die Therapie mit Antiepileptika gelingt nicht in allen Fällen. Die Krankheit folgt einem autosomal-dominanten Erbgang. Mutationen im Myofibrillogenesis-Regulator-1-Gen *(MR1)* sind für den Phänotyp verantwortlich. Tatsächlich kommt in den Familien und bei den Betroffenen selbst auch manchmal eine Epilepsie vor.

219.3.6 Paroxysmale belastungsinduzierte Dystonie

Es werden dystone, meist proximal betonte Bewegungsabläufe beobachtet, die zu Sturz etc. führen. Die Attacken treten vermehrt bei Müdigkeit bzw. Erschöpfung nach körperlicher Tätigkeit oder Anspannung auf. Die Erkrankung ist deshalb bedeutsam, da sie in vielen Fällen auf einem sog. Glukosetransporterdefekt (Glut1-Mangel, s. auch ▶ Abschn. 54.4.3) beruht. Hier ist die ketogene Diät eine ursächlich wirksame Therapie.

219.3.7 Episodische Ataxien

Bei den episodischen Ataxien werden zwei Formen unterschieden. Die episodische Ataxie Typ 1 führt zu Episoden zerebellärer Ataxie, die Sekunden bis wenige Minuten anhält. Zusätzlich zeigen die Betroffenen zwischen den Attacken dauernde Myokymien (langsame wellenförmige Muskelkontraktionen, die an der Hautoberfläche sichtbar sind und im Schlaf fortbestehen). Die autosomal-dominante Krankheit wird durch Defekte des spannungsabhängigen Kalziumionenkanals KCNA1 ausgelöst. Fälle mit isolierter Myokymie, aber auch mit Ataxie und Epilepsie kommen vor. Die episodische Ataxie Typ 2 führt zu Ataxieepisoden von mindestens 10–20 min Dauer. Zusätzlich kommen interiktal zerebelläre Symptome wie Nystagmus und Augenbewegungsstörungen vor. Die Krankheit wird u. a. durch autosomal-dominant vererbte Defekte im *CACNA1A*-Gen (einem Kalziumkanal) ausgelöst, die je nach Mutation zu episodischer Ataxie, familiärer hemiplegischer Migräne oder zur spinozerebellären Ataxie Typ 6 führen. Beide Formen der episodischen Ataxie sprechen gut auf Azetazolamid an.

219.3.8 Alternierende Hemiplegie des Kindesalters

Diese stellt ein progredient verlaufendes Krankheitsbild dar, das zu Beginn der Krankheit mit einer Epilepsie verwechselt werden kann. Zusätzlich treten im Verlauf bei einem Teil der Patienten epileptische Anfälle auf. Die Erkrankung beginnt bereits im 1. Lebensjahr mit schlaffen, wechselnd lateralisierten Hemiparesen, tonischen Versteifungen, Nystagmus und autonomen Phänomenen (Blässe etc.). Die Attacken kommen oft mehrfach monatlich vor. Manchmal wechselt die Hemiplegie im Anfall die Seite, noch bevor die zuerst betroffene Körperhälfte sich wieder erholt hat. Die Kinder sind dann völlig plegisch und haben Schluck- und Sprachstörungen. Die Krankheit ist für die betroffenen Kinder quälend. Im Schlaf verschwindet die Symptomatik. Besserung kann mit dem Kalziumantagonisten Flunarizin und evtl. auch mit Nemantin, Chloralhydrat oder Niaprazin erzielt werden. Einige Kinder entwickeln im Verlauf zusätzlich eine Migräne mit Aura. In einigen Fällen konnten Defekte im *ATP1A2*-Gen (eine Na+-K+-ATPase-Pumpe) identifiziert werden.

219.3.9 Sandifer-Syndrom

Dieses bezeichnet tonische Kopfwendungen, die sich auch auf Extremitäten und Körper ausdehnen können. Die Kinder nehmen dabei zum Teil bizarre Haltungen ein. Ursprünglich wurde angenommen, dass dieses Syndrom nur bei Kindern mit gastroösophagealem Reflux oder axialer Gleithernie auftritt. Beides kann jedoch fehlen.

219.3.10 Spasmus nutans

Er äußert sich durch einen asymmetrischen Nystagmus, eine Kopfschiefhaltung und Kopfnicken. Die Symptomatik kann dauerhaft oder auch episodisch auftreten und ist meist selbstlimitierend. In mehreren gut dokumentierten Fällen stellten sich jedoch verschiedene ZNS- oder Retinaläsionen als ursächlich heraus. Ausführliche Diagnostik wird daher angeraten.

219.3.11 Benigner paroxysmaler tonischer Aufwärtsblick

Dieser tritt meist im 1. oder 2. Lebensjahr auf. Es kommt zu tonischen Augenbewegungen nach oben, die meist weniger als 1 min dauern. Die Episoden können sich mehrfach am Tag wiederholen. Beim Versuch, nach unten zu blicken, kommt es zu einem Nystagmus. Berichtet wird auch eine leichte Ataxie. Der Verlauf ist gutartig.

219.3.12 Okulomotorische Apraxie (Typ Cogan)

Diese wird nicht selten mit myoklonischen Anfällen verwechselt. Die Kinder können die Bulbi nicht zielgerichtet bewegen. Um eine Blickrichtungsänderung zu erzielen, führen sie ruckartige Bewegungen des gesamten Kopfes aus. Viele der beschriebenen Patienten zeigten auch mehr oder minder stark ausgeprägte Entwicklungsverzögerungen. Die Symptomatik bessert sich im Verlauf etwas.

219.4 Migräne und verwandte Krankheitsbilder

▶ Abschn. 213.3.

219.5 Schlafgebundene Störungen

Seit Einführung der 24-h-EEG bzw. 24-h-Polygrafien steigt die Zahl der unterschiedlichen Formen der Parasomnien Jahr für Jahr weiter an. Einige Prinzipien der Klassifizierung und häufigen Vertreter sollen im Folgenden besprochen werden.

Im EEG werden 5 Schlafstadien voneinander abgegrenzt. Nach Beginn des nächtlichen Schlafs fällt der Mensch innerhalb von ca. 1 h in das Schlafstadium 4 (Tiefschlaf). Anschließend wird der Schlaf wieder leichter und nach einer weiteren Stunde kommt es zur ersten REM-Schlafphase, die aus dem Leichtschlaf (Schlafstadium 1) heraus auftritt und ca. 10 min dauert. Diesen Ablauf nennt man eine Schlafperiode. Insgesamt kommt es im Laufe der Nacht zu 3–5 solcher Perioden. Die meisten Parasomnien des Kindesalters treten im Non-REM-Schlaf beim allmählichen Erwachen aus den Tiefschlafstadien (Stadium 3 und 4) heraus auf und sind möglicherweise Ausdruck eines partiellen Wiedererlangens des Bewusstseins. In diesen Phasen (frühestens 1–2 h nach dem Einschlafen) traten die meisten Fälle von polygrafisch erfasstem Pavor nocturnus und Somnambulismus auf.

219.5.1 Parvor nocturnus

Der Parvor nocturnus betrifft Kinder im Vorschulalter. Es kommt zu heftigen nächtlichen Angstzuständen. Die Kinder erwachen, wirken stark agitiert, sitzen schreiend im Bett und laufen manchmal sogar umher. Anschließend erfolgt eine kurze Reorientierungsphase. Für das Ereignis besteht retrograde Amnesie (es wird im Gegensatz zum Albtraum kein Trauminhalt berichtet!). Zur Unterscheidung von epileptischen Anfällen dient neben der typischen Anamnese die Tatsache, dass der Pavor als Non-REM-Parasomnie frühestens 1 h nach dem Einschlafen auftritt, wohingegen fokale epileptische Anfälle oft schon im ersten Leichtschlaf auftreten.

219.5.2 Narkolepsie und Kataplexie

Bei der Narkolepsie handelt es sich um eine wichtige, wenn auch seltene Differenzialdiagnose der Epilepsie. Die Narkolepsie ist durch plötzliches übergangsloses Einschlafen und vermehrte Tagesmüdigkeit gekennzeichnet. Die Patienten kommen zu schnell nach dem Einschlafen in den REM-Schlaf und haben ein übermäßiges Schlafbedürfnis. Polygrafisch lässt sich dies durch den sog. multiplen Schlaflatenztest überprüfen, bei dem die Zeitdauer von Schlafbeginn bis zum Erreichen des REM-Schlafs mehrfach gemessen wird. Die meisten Patienten zeigen zusätzlich eine Kataplexie, die anamnestisch besser zu fassen ist als übermäßige Müdigkeit. Hier kommt es zu einem Muskeltonusverlust, der durch starke emotionale Reize (Schreck, Freude etc.) ausgelöst wird. Das Bewusstsein bleibt während des kataplektischen Anfalls erhalten. Zusätzlich kommt es oft zu Schlafparalyse und hypnagogen Halluzinationen. In etwa einem Drittel der Fälle manifestiert sich die Erkrankung in den ersten 2 Lebensdekaden, wird aber oft erst nach langer Latenz diagnostiziert. Die häufigste Fehldiagnose ist die Epilepsie. Ursächlich ist ein Hypokretinmangel; zusätzlich besteht sehr häufig die Assoziation zu einem HLA-Allel (DQB1-0602). Die Krankheit zeigt keine Spontanremissionen und erfordert eine spezifische Therapie (Stimulanzien u. a.).

219.6 Psychogene Störungen: Dissoziative Anfälle

Dissoziative Anfälle (früher: psychogene Anfälle, hysterische Anfälle) kommen in allen Altersgruppen vor und können normal und verzögert entwickelte Kinder und Erwachsene betreffen. Meist dient ein Vorbild, das anamnestisch evtl. erfragt werden kann. Wichtig ist zu wissen, dass epileptische Anfälle in aller Regel nicht länger als 2–5 min dauern. Eine Anfallsdauer darüber hinaus rechtfertigt Zweifel. Zumindest im Verlauf nehmen dissoziative Anfälle oft auch appellativen Charakter an, mit schmerzhaftem Schreien, verletzungsträchtigen Bewegungsstürmen, fremd- und autoaggressivem Verhalten. Häufig werden auch Grand-Mal-Anfälle oder tonische Anfälle imitiert. Inkontinenz, Zungenbiss, Zyanose, Auftreten im Schlaf oder in unbeobachteten Situationen sprechen gegen dissoziative Anfälle. Das iktale EEG erlaubt die sichere Zuordnung.

Leider kommen dissoziative Anfälle häufig auch bei Patienten mit (echter) Epilepsie vor. Diese Kinder können naturgemäß epileptische Anfälle oft täuschend gut imitieren. Erst über einen gewissen Zeitraum schleifen sich dann Übersteigerungen ein. Manchmal ist es hilfreich, den Kindern die verdächtigen Episoden auf Video vorzuspielen. Die Anfallsfrequenz sinkt dann oft deutlich. Das Verabreichen von Placebo (z. B. NaCl-Lösung anstelle von Diazepam) zur Anfallsunterbrechung wird in Deutschland nicht empfohlen. Dies kann zwar diagnostisch weiterhelfen, verstärkt aber die Psychopathologie des Patienten. In anderen Ländern ist es aber übliche Praxis.

Literatur

Stephenson JBP (1990) Fits and faints (Series: Clinics in developmental medicine). Cambridge University Press, Mac Keith, New York
Neubauer BA, Hahn A (2012) Dooses Epilepsien im Kindes- und Jugendalter. Springer, Heidelberg
Schneider SA, Paisan-Ruiz C, Garcia-Gorostiaga I et al (2009) GLUT1 gene mutations cause sporadic paroxysmal exercise-induced dyskinesias. Mov Disord 24:1684–1688

XXXIII Krankheiten der Muskulatur und Nerven

220 Spinale Muskelatrophien

J. Kirschner

Definition Bei den spinalen Muskelatrophien (SMA) handelt es sich um eine Gruppe genetischer Erkrankungen, die durch eine primäre Schädigung der spinalen Motoneurone gekennzeichnet sind. Im Kindes- und Jugendalter ist das bis auf wenige Ausnahmen die spinale Muskelatrophie durch Mutationen im *SMN1*-Gen auf Chromosom 5. Die Erkrankung wird autosomal-rezessiv vererbt und tritt mit einer Inzidenz von mindestens 1:10.000 auf. Klinisch manifestiert sich die spinale Muskelatrophie als ein Krankheitsspektrum mit sehr unterschiedlichem Schweregrad. Je nach maximal erreichter motorischer Funktion unterscheidet man klinisch 3 Verlaufsformen:
- Typ I (Werdnig-Hoffmann-Krankheit): Symptombeginn in den ersten Lebensmonaten, freie Sitzfähigkeit wird nie erreicht.
- Typ II (intermediärer Typ): Symptombeginn meist vor dem 18. Lebensmonat, freie Sitzfähigkeit wird erreicht, aber nicht die freie Gehfähigkeit.
- Typ III (Kugelberg-Welander-Krankheit): Späterer Symptombeginn, freie Gehfähigkeit wird erreicht, kann aber im Verlauf wieder verloren gehen.

Unter den 3 Typen der SMA ist der Typ I der häufigste und macht über die Hälfte der SMA-Fälle im Kindesalter aus. Die SMA Typ I gehört damit zu den häufigsten genetisch bedingten Todesursachen im Kindesalter. Die unterschiedliche Manifestation der spinalen Muskelatrophie wird vor allem durch die individuelle Anzahl der *SMN2*-Genkopien verursacht. Hierbei handelt es sich um ein Gen, das partiell die Funktion des *SMN1*-Gens übernehmen kann. Statistisch führt eine höhere Anzahl von *SMN2*-Kopien zu einem milderen Phänotyp. Eine Vorhersage für einen individuellen Patienten lässt sich daraus aber nicht ableiten.

Klinische Symptome und Verlauf Gemeinsames klinisches Merkmal der spinalen Muskelatrophien ist eine proximal betonte Muskelschwäche in Verbindung mit einer normalen zerebralen Funktion. Der Symptombeginn kann je nach Schwergrad in jedem Lebensalter von Geburt bis zum späten Erwachsenenalter sein.

SMA Typ I (Werdnig-Hoffmann-Krankheit) Bei dieser Form treten erste Symptome meist in den ersten Lebensmonaten auf. Leitsymptome im Kindesalter sind:
- ausgeprägte proximal betonte Muskelschwäche,
- wacher Blick mit meist gut erhaltener Mimik,
- Zungenfaszikulationen,
- Areflexie, normale Sensibilität,
- paradoxes Atemmuster mit vor allem abdominaler Atembewegung.

Bei der schweren neonatalen Verlaufsform kann bereits bei Geburt eine respiratorische Insuffizienz mit Beatmungspflichtigkeit auftreten. Typischer ist aber, dass die respiratorischen Probleme innerhalb des 1. Lebensjahres zunehmen. Die Schwäche der Atemmuskulatur führt neben einer Hypoventilation vor allem zu einem ineffizienten Hustenstoß, so dass insbesondere im Rahmen von Atemwegsinfekten ein hohes Risiko für Atelektasen und bakterielle Superinfektionen bis hin zur Beatmungspflichtigkeit besteht. Im Verlauf macht die Beteiligung der Schluckmuskulatur meist die Ernährung über eine Sonde erforderlich. Eine Herzbeteiligung tritt bei der spinalen Muskelatrophie nicht auf. Der Krankheitsverlauf ist in Bezug auf die Muskelschwäche langsam progredient, kann aber in einigen Fällen über längere Zeiträume stabil bleiben. In der Regel ist eine Bewegung der Extremitäten gegen die Schwerkraft kaum noch möglich. Falls nicht eine invasive oder nichtinvasive Beatmung erfolgt, versterben 90 % der Kinder mit SMA innerhalb der ersten 2 Lebensjahre. Bei Kindern, die im Krankheitsverlauf nie eine aktive Kopfkontrolle erreicht haben, ist die Prognose noch ungünstiger.

SMA Typ II Hier ist der Krankheitsverlauf leichter und der Krankheitsbeginn liegt meist zwischen dem 6. und 18. Lebensmonat. Auffällig ist initial vor allem die Muskelschwäche, die zu einem motorischen Entwicklungsstillstand oder evtl. zum Verlust motorischer Funktionen führt. Definitionsgemäß erlernen die Kinder das freie Sitzen, aber nicht das freie Gehen. Im Verlauf entwickeln die meisten Patienten mit SMA Typ II eine Hypoventilation, die eine nächtliche nichtinvasive Beatmung erforderlich macht. Die Muskelschwäche und Immobilität führt außerdem zu progredienten Kontrakturen und einer Skoliose. Je nach Schweregrad überleben die meisten Kinder heute bis in das Erwachsenenalter.

SMA Typ III Hierbei handelt es sich um die leichteste Verlaufsform mit Symptombeginn nach Erreichen der freien Gehfähigkeit. Der Krankheitsverlauf ist nur langsam progredient und kann über viele Jahre stabil sein. Nicht selten kommt es im langfristigen Verlauf zum Verlust der Gehfähigkeit. Eine klinisch relevante respiratorische Beteiligung mit Beatmungspflichtigkeit ist beim Typ III eher selten und die Lebenserwartung ist kaum eingeschränkt.

Sonderformen Neben der häufigen spinalen Muskelatrophie mit Mutationen im *SMN1*-Gen gibt es einige seltene Sonderformen, die in Tab. 220.1 zusammengefasst sind.

Diagnose Die Verdachtsdiagnose einer SMA ergibt sich vor allem aufgrund der typischen klinischen Manifestation. Die Kreatinkinase im Serum ist normal oder leicht erhöht. Hilfreich ist im Säuglingsalter die Muskelsonografie. Dabei zeigt sich eine atrophe Muskulatur mit inhomogener Echogenitätsvermehrung. Elektromyografisch lässt sich meist eine neurogene Schädigung durch Spontanaktivität und ein gelichtetes Interferenzmuster nachweisen. Entscheidender diagnostischer Schritt ist die genetische Analyse des *SMN1*-Gens durch eine MLPA-Analyse („multiplex ligation-dependent probe

Tab. 220.1 Sonderformen der spinalen Muskelatrophie (SMA)

Sonderform der SMA	Genetischer Defekt	Klinische Charakteristika
SMA mit Respiratory Distress (SMARD)	IGHMBP2 (autosomal-rezessiv)	Eher distale Schwäche, betonte respiratorische Insuffizienz mit Zwerchfellparese
SMA mit pontozerebellärer Hypoplasie	VRK1, RARS2, TSEN54, EXOSC3 (autosomal-rezessiv)	Meist schwerer Krankheitsverlauf mit pontozerebellärer Hypoplasie
Neonatale X-chromosomale SMA mit Arthrogrypose	UBA1 (X-chromosomal)	Neonataler Beginn mit Kontrakturen, Frakturen und respiratorischer Insuffizienz

amplification"). Typischerweise zeigt sich eine homozygote Deletion von Exon 7 (und 8). Sehr selten kann auch eine hemizygote Deletion in Kombination mit einer Punktmutation auftreten. Eine Muskelbiopsie ist nur bei unauffälliger genetischer Untersuchung oder unklarer Differenzialdiagnose erforderlich. Die klassische spinale Muskelatrophie wird autosomal-rezessiv vererbt. Neumutationen sind sehr selten, so dass bei weiteren Kindern von einem Wiederholungsrisiko von 25 % auszugehen ist.

Therapie Die Therapie der SMA ist symptomatisch. Kausale Therapiemöglichkeiten stehen bisher nicht zur Verfügung. Regelmäßige Physiotherapie dient dem Erhalt der Gelenkbeweglichkeit und der optimalen Nutzung der vorhandenen Muskelkraft. Bei respiratorischer Beteiligung ist auch Sekretmobilisation und Hustenhilfe von entscheidender Bedeutung. Bei der SMA Typ I steht die respiratorische Problematik mit respiratorischen Infekten und Atelektasen meist ganz im Vordergrund.

Aufgrund von Schluckstörungen ist im Verlauf meist eine Sondenernährung erforderlich. Das kann vorübergehend über eine nasale Sonde oder längerfristig über eine PEG-Sonde erfolgen. Aufgrund der geringen Reserven sollte auch im Rahmen von akuten Erkrankungen möglichst rasch eine ausreichende Kalorienzufuhr angestrebt werden. Nicht unumstritten ist die Frage, ob eine nichtinvasive oder invasive Beatmung bei Säuglingen mit SMA Typ I aufgrund der Schwere der Erkrankung sinnvoll ist. Hierbei handelt es sich um einen kontinuierlichen Entscheidungsprozess. Es erscheint sinnvoll, die verschiedenen Optionen und die damit verbundenen Auswirkungen auf die Lebenslänge und Lebensqualität mit den Eltern vor definitiven Therapieentscheidungen zu besprechen. Unter Berücksichtigung des Schweregrads der Erkrankung und der Einstellung und Ressourcen der Eltern muss dann eine individuelle Entscheidung getroffen werden. Falls möglich, ist es sehr hilfreich, therapeutische Maßnahmen im Rahmen einer möglichen akuten Verschlechterung vorausschauend festzulegen.

Bei der SMA Typ II und III ist eine Betreuung durch ein multidisziplinäres Team erforderlich, wie es in den Spezialsprechstunden der Muskelzentren angeboten wird. Neben der Physiotherapie ist eine adäquate Hilfsmittelversorgung zum Erhalt der Beweglichkeit und Mobilität sinnvoll. Bereits im Kindergartenalter sollte ggf. durch die Versorgung mit einem (Elektro-)Rollstuhl eine selbstständige Fortbewegung der Betroffenen ermöglicht werden. Bei progredienter Skoliose oder Kontrakturen kann bei älteren Kindern eine operative Korrektur sinnvoll sein. Aufgrund der Immobilität besteht ein erhöhtes Risiko für Osteoporose, so dass auf eine ausreichende Vitamin-D-Zufuhr bzw. Supplementation geachtet werden sollte. Die Beteiligung der Atemmuskulatur muss regelmäßig durch eine Lungenfunktionstestung untersucht werden. Liegt die Vitalkapazität unter 50 % der altersentsprechenden Norm oder bestehen klinische Hinweise auf eine nächtliche Hypoventilation, sollte eine Untersuchung mittels Polysomnografie erfolgen. Eine eventuell erforderliche Beatmung erfolgt in der Regel nichtinvasiv über eine Maske und ist meist nur nachts erforderlich. Dadurch lässt sich die Leistungsfähigkeit und Lebensqualität der betroffenen Patienten deutlich verbessern. Bei einem Peak-Cough-Flow unter 180 l/min oder bei rezidivierenden Infekten muss die Atemtherapie durch Physiotherapie oder eine mechanische Hustenhilfe intensiviert werden. Bei respiratorischen Infekten kann es bei schwerer betroffenen Patienten auch zur vorübergehenden Notwendigkeit der invasiven Beatmung kommen. Nach Abklingen des Infektes und adäquatem Weaning ist aber meist wieder ein Übergang auf eine nichtinvasive Maskenbeatmung möglich. Mit Diagnosestellung sollten die Familien auch auf bestehende Patientenregister für spinale Muskelatrophie hingewiesen werden (► www.sma-register.de). Dadurch können Betroffene gezielt über neue Therapieempfehlungen und klinische Studien informiert werden.

Literatur

Mercuri E, Bertini E, Iannaccone ST (2012) Childhood spinal muscularatrophy: Controversies and challenges. Lancet Neurol 11:443–452

Wang CH, Finkel RS, Bertini ES et al (2007) Consensus statement for standard of care in spinal muscularatrophy. J Child Neurol 22:1027–1049

221 Krankheiten der peripheren Nerven

R. Korinthenberg

Epidemiologie Krankheiten der peripheren Nerven können bei Kindern wie bei Erwachsenen sehr verschiedene Ursachen haben. Akute para- sowie postinfektiöse Neuritiden und hereditäre Polyneuropathien machen jeweils etwa 1/3 der Gesamtzahl der Fälle aus. Von den chronisch verlaufenden Neuropathien sind im Kindesalter mehr als 3/4 hereditär bedingt.

Klinische Symptome und Verlauf Klinisch manifestieren sich die peripheren Neuropathien mit Muskelschwäche, Verlust der Muskeleigenreflexe und Muskelatrophie. Sensibilitätsstörungen unterschiedlichen Ausmaßes können hinzutreten, wobei die Funktion der großen sensiblen Fasern (Berührung, Tiefensensibilität) meist mehr betroffen ist als die der kleinen (Schmerz, Temperatur). Im ausgeprägten Fall kann eine neuropathische Ataxie auftreten. Vegetative Funktionsstörungen im Bereich der Haut (Kälte, Hypohidrose), aber auch autonome Regulationsstörungen durch Beeinträchtigung von vegetativen Steuerfunktionen können hinzutreten. Bei Polyneuropathien ist die Symptomatik überwiegend symmetrisch ausgebildet und distal im Bereich vor allem der unteren Extremitäten betont. Mit Fortschreiten der Krankheit werden die oberen Extremitäten und rumpfnahe Muskelgruppen zunehmend einbezogen. Aber auch ein primäres Betroffensein der oberen Extremitäten, der Gliedergürtelmuskulatur oder der Hirnnerven ist möglich. Demgegenüber beschränkt sich die Symptomatik bei fokalen Neuropathien, Plexusneuritis und der Mononeuropathia multiplex auf den Versorgungsbereich der betroffenen Nerven.

Pathologie Unter neuropathologischen Gesichtspunkten können Krankheiten mit primärer Schädigung des Axons von solchen mit primären Veränderungen der Myelinscheide unterschieden werden. Letztere manifestieren sich als Hypomyelinisierung oder als segmentale De- und Remyelinisierung mit Ausbildung von sog. Zwiebelschalenformationen, bestehend aus Schwann-Zell-Fortsätzen (klassisch) oder auch nur aus Basalmembranen. Wenn in klinisch und elektrophysiologisch unklaren Fällen eine Nervenbiopsie indiziert erscheint, ist standardmäßig eine licht- und elektronenmikroskopische Aufarbeitung erforderlich, wobei meist auf eine Biopsie des rein sensiblen N. suralis zurückgegriffen wird.

Elektrophysiologie Axonale und demyelinisierende Schädigungsmuster können orientierend mit elektrophysiologischen Methoden unterschieden werden. Bei axonalen Funktionsstörungen finden sich vor allem Zeichen der Denervierung im Elektromyogramm (EMG), während die Bestimmung der motorischen Nervenleitgeschwindigkeit (mNLG) Werte im unteren Normbereich oder knapp unter der Normgrenze ergibt. Die sensible Leitgeschwindigkeit (sNLG) lässt meist deutlichere Veränderungen erkennen. Demyelinisierende Prozesse manifestieren sich hingegen mit einer deutlichen Verminderung der mNLG (an der oberen Extremität auf <38 m/s, an der unteren auf <30 m/s), einem peripheren Leitungsblock, einer Verlängerung der distalen motorischen Latenz und bei Beteiligung der motorischen Wurzeln und einer verspäteten oder fehlenden F-Welle.

Diagnose Die differenzialdiagnostische Aufarbeitung erfordert in jedem Fall eine detaillierte Anamnese (Genetik – ggf. Familienuntersuchung, Toxinbelastung) sowie klinische und elektrophysiologische Untersuchungen. Darüber hinausgehende Untersuchungen (Biopsie, Liquor, Metabolismus, Toxikologie) werden nach diesen Befunden indiziert und keinesfalls schematisch durchgeführt.

221.1 Hereditäre und degenerative Neuropathien

Klassifikation Die hereditären Polyneuropathien (PNP) gehören mit einer Prävalenz von 20–40/100.000 zu den häufigsten Erbkrankheiten. Sie sind jedoch genetisch, pathologisch und elektrophysiologisch heterogen. Nach Erstbeschreibung durch Charcot und Marie im 19. Jahrhundert wurde 1975 durch Dyck et al. eine Klassifikation vorgeschlagen und weithin akzeptiert, die diese 3 diagnostischen Ebenen berücksichtigte.

> **Klinisch-elektrophysiologische Klassifikation der hereditären Neuropathien nach Dyck et al.**
> - Hereditäre motorisch-sensible Neuropathien (HMSN) Typ I–VII
> - Hereditäre sensibel-autonome Neuropathien (HSAN) Typ I–V

Neue diagnostische und klassifikatorische Aspekte ergaben sich in den letzten Jahrzehnten auf molekulargenetischer Ebene. Ein großer Teil der Erkrankungen kann damit ätiologisch erklärt und dem pathophysiologischen Verständnis näher gebracht werden. Es entwickelt sich seit einiger Zeit ein neues genetisches Klassifikationssystem, das aufgrund ausgeprägter Polygenie (verschiedene Gene bei gleichem Phänotyp), aber auch Polyphänie (verschiedene Phänotypen bei gleichem Gen) außerordentlich komplex geworden ist und auch die so hilfreiche Dyck'sche Unterteilung in demyelinisierende (HMSN1) und axonale (HMSN2) Erkrankungen teilweise obsolet macht (◘ Tab. 221.1). Dennoch muss auch zukünftig die Diagnostik von dieser klinischen und elektrophysiologischen Klassifikation ihren Ausgang nehmen.

221.1.1 Hereditäre motorisch-sensorische Neuropathien, Charcot-Marie-Tooth-Syndrom

Demyelinisierende hereditäre Polyneuropathien (HMSN-Typ I, CMT1, CMT4, CMTX)

Klinische Symptome und Verlauf Die Klinik der HMSN-Typ I entspricht dem klassischen Charcot-Marie-Tooth-Syndrom (CMT) mit symmetrischer Schwäche und Atrophie der distalen Beinmuskeln (peroneale Muskelatrophie), Abschwächung der Muskeleigenreflexe und neurogenem Hohlfuß. Distale Sensibilitätsstörungen sind in der Regel gering ausgeprägt. Die Expression der Krankheit ist außerordentlich variabel. Meist manifestiert sie sich in den ersten 2 Lebensjahrzehnten mit Fußfehlstellung und Fußheberschwäche, selten Schmerzen im Bereich der Waden. Die Progredienz ist gering, diese Patienten werden meist nicht gehunfähig. Nach vielen Jahren kann sich die Symptomatik auf die Hand- und Oberschenkelmuskulatur ausdehnen. Sehr selten treten Tremor oder Ataxie hinzu (Roussy-

Tab. 221.1 Molekulargenetische Klassifikation der hereditären Neuropathien (Auswahl)

Krankheit, Name des Genlocus	Erbmodus	Gensymbol	Genprodukt
Demyelinisierende Charcot-Marie-Tooth Neuropathie, autosomal-dominant (CMT1)			
CMT1A	AD	PMP22	Peripheral myelin protein 22
CMT1B	AD	MPZ	Myelin protein Zero
CMT1C	AD	LITAF	Lipopolysaccharide-induced tumor necrosis factor α
CMT1D	AD	EGR2	Early growth response protein 2
Demyelinisierende Charcot-Marie-Tooth-Neuropathie, autosomal-rezessiv (CMT4)			
CMT4A	AR	GDAP1	Ganglioside-induced differentiation associated protein 1
CMT4B	AR	MTMR2	Myotubularin-related protein 2
CMT4C	AR	SH3TC2	SH3 domain and teratricopeptide repeats-containing protein 2
CMT4D (HMSN Lom, mit Taubheit)	AR	NDRG1	N-myc downstream regulated gene
CMT4E (kongenitale hypomyelinisierende Neuropathie)	AR	EGR2	Early growth response 2
CMT4F	AR	Prx	Periaxin
Demyelinisierende Charcot-Marie-Tooth-Neuropathie, X-gebunden (CMTX)			
CMTX1	XD	GJB1	Gap junction β-1 protein (Connexin 32)
CMTX5 (mit Taubheit und Optikusneuropathie)	XD	PRPS1	Ribosephospat-Pyrophosphokinase 1
Hereditäre Neuropathie mit Neigung zu Drucklähmungen			
HNPP	AD	PMP22	Peripheral myelin protein P22
Axonale Charcot-Marie-Tooth-Neuropathie, dominant und rezessiv (CMT2)			
CMT2A2	AD	MFN2	Mitofusin 2
CMT2B1	AD	LMNA	Lamin A/C
CMT2D	AD	GARS	Glycyl-tRNA synthetase
CMT2E	AD	NFL	Neurofilament-light polypeptid
CMT2H	AR	GDAP1	Ganglioside-induced differentiation associated protein 1
Autosomal-dominante intermediäre (axonal-demyelinisierend) Neuropathien			
DI-CMTB	AD	DNM2	Dynamin 2
DI-CMTC	AD	YARS	Tyrosyl-tRNA-Synthetase
DI-CMTD	AD	MPZ	Myelin protein Zero
Kongenitale Hypomyelinisierung	AD (AR)	EGR2	Early growth response 2
Hereditäre sensorisch-autonome Neuropathien (HSAN)			
HSN1	AD	SPTLC1, SPTLC2	Serin palmitoyltransferase long chain subunit 1 und 2
HSN2	AR	WNK1	WNK lysine-deficient protein kinase 1
HSN3 (Riley-Day-Syndrom)	AR	IKBKAP	Inhibitor of κ light polypeptide enhancer in B-cells, kinase complex-associated protein
HSN4	AR	TRKA	Tyrosinrezeptorkinase A
HSN5	AR	NGFB	Nerve growth factor β

AD autosomal-dominant, *AR* autosomal-rezessiv, *XD* X-chromosomal-dominant.

Levy-Syndrom). Viele Fälle bleiben bis ins höhere Alter nahezu symptomlos und werden erst im Rahmen einer Familienuntersuchung entdeckt. Es sind aber in der gleichen Familie auch einzelne Patienten mit kongenitaler generalisierter Schwäche und schwerem Verlauf nachgewiesen worden. Arthrogrypose, ZNS-Störungen, manifeste Sinnesbehinderungen, Störungen der Okulomotorik und Bulbärparalyse gelten als Ausschlusskriterien.

Diagnose Bei der häufigsten, dominanten Form handelt es sich um eine demyelinisierende Polyneuropathie durch primär abnormes Myelin (CMT1). In der Suralisbiopsie ist die Zahl der großen und kleinen markhaltigen Fasern reduziert. Es findet sich segmentale De-/Remyelinisierung mit klassischen Zwiebelschalenformationen. Bei der elektrophysiologischen Untersuchung ist die mNLG an oberen und unteren Extremitäten auf minimal 6–7 m/s vermindert. Die autosomal-rezessiv vererbten Formen sind bioptisch u. a. durch Basalmembran-Zwiebelschalen oder fokal gefaltete Myelinscheiden abzugrenzen (CMT4). Bei den X-chromosomal-rezessiven Formen (CMTX) nimmt man heute eine primär axonale, sekundär demyelinisierende Pathogenese an. Zur Diagnosesicherung kann vielfach auch auf molekulargenetische Untersuchungen zurückgegriffen werden (s. unten und ◘ Tab. 221.1).

Axonale hereditäre Polyneuropathien (HMSN-Typ II, CMT2)

Die HMSN Typ II ist eine axonale Variante des CMT-Syndroms mit entsprechenden neuropathologischen und elektrophysiologischen Befunden. Das Manifestationsalter der dominant erblichen Formen ist etwas später als bei HMSN-Typ I und der Verlauf leichter, mit allerdings manchmal ausgeprägteren Sensibilitätsstörungen und Muskelkrämpfen. Eine nur klinische Unterscheidung von der demyelinisierenden HMSN ist aber nicht möglich. Bei meist normaler mNLG erfordert die Diagnose eine Elektromyografie, vor allem auch zur Erfassung subklinisch betroffener Familienangehöriger.

Autosomal-rezessive HMSN-Typ-II-Krankheiten sind sehr selten. In den belegten Fällen ist das Krankheitsbild sehr schwer, mit Manifestation im frühen Kleinkindalter und ausgeprägter Behinderung.

Dejerine-Sottas-Syndrom und kongenitale hypomyelinisierende Polyneuropathie (HMSN-Typ III)

Definition und Klassifikation dieser Syndrome sind umstritten. Der Erbgang ist autosomal-rezessiv oder -dominant. Ursprünglich wurde die HMSN-Typ III als Dejerine-Sottas-Syndrom mit schon im Säuglingsalter beginnender demyelinisierender und hypertropher Neuropathie, ausgeprägten Sensibilitätsstörungen, Liquoreiweißerhöhung und sehr schwerem Verlauf definiert. Diese Kriterien trennen jedoch genetisch nicht von den übrigen Syndromen. Mutationen in *PMP22*-, *MPZ*-, *EGR2*-, *GJB1*- und *PRX*-Genen wurden nachgewiesen, meist als Punktmutationen. Elektrophysiologisch wurde zur Abgrenzung von HMSN-Typ I eine auf unter 10, besser unter 6–7 m/s reduzierte mNLG am N. medianus vorgeschlagen. Differenzialdiagnostisch muss auch eine behandelbare chronisch entzündliche Polyneuropathie erwogen werden.

Kongenitale Polyneuropathien manifestieren sich klinisch als Floppy-Baby-Syndrom wie bei kongenitalen Myopathien, gelegentlich mit angeborenen Kontrakturen und neonataler Ateminsuffizienz. Die mNLG ist ebenfalls extrem, auf unter 6–7 m/s erniedrigt. Pathologisch und klinisch kann eine Form nahezu ohne peripheres Myelin („amyelinating PNP") mit infauster Prognose und eine Form mit verminderter Myelinisierung („*hypomyelinating PNP*", Lyon-Typ) mit langem Überleben und normaler geistiger Entwicklung, jedoch persistierender signifikanter Behinderung unterschieden werden. Auch hier wurden Mutationen in Genen der CMT1-, CMT4- und intermediären Gruppe nachgewiesen.

Therapie der HMSN Bis zum Vorliegen zukünftiger gentherapeutischer Möglichkeiten können die hereditären Neuropathien nur symptomatisch behandelt werden. Dies ist jedoch für die Lebensqualität der Betroffenen eminent wichtig. Trotz des besseren Verständnisses der Pathophysiologie stehen noch keine ursächlich angreifenden Therapien zur Verfügung. Therapiestudien mit Ascorbinsäure haben nicht zu den nach einem Rattenmodell erhofften positiven Effekten geführt, Gestagenantagonisten sind noch in der präklinischen Phase. Hingegen sind physiotherapeutische Maßnahmen und die Versorgung mit Hilfsmitteln (Innenschuh, Peroneusschiene, Handschienen, spezielles Essbesteck und Werkzeug, Rollator oder Posteriorwalker, Aktivrollstuhl) hilfreich. Operative Kontrakturbehandlungen und die Stabilisierung einer Skoliose können bei korrekter Indikationsstellung und Durchführung sinnvoll sein.

221.1.2 Hereditäre sensorisch-autonome Neuropathien

Definition Als hereditäre sensorisch-autonome Neuropathien (HSAN, HSN) wird eine Gruppe von extrem seltenen (2–3 % der chronischen Neuropathien im Kindesalter) hereditären Polyneuropathien klassifiziert, die klinisch in erster Linie durch distal betonte sensible Funktionsstörungen und evtl. autonome Symptome und nur durch allenfalls geringe motorische Störungen charakterisiert ist. Die weitere Unterteilung in 5 Typen richtet sich nach Genetik, Klinik und bioptischen Befunden. Auch hier wurden in den vergangenen Jahren verantwortliche Gene und pathophysiologische Prinzipien identifiziert (◘ Tab. 221.1).

Klinische Symptome und Klassifikation Die autosomal-dominant vererbten HSN1-Erkrankungen (HSN1A–C) beginnen frühestens im 2. Lebensjahrzehnt und sind zu Beginn durch Störungen des Schmerz- und Temperatursinns charakterisiert. Später treten der Ausfall anderer sensibler Qualitäten und spontane Schmerzen hinzu. In der Suralisbiopsie sind die marklosen und dünnen bemarkten Nervenfasern stärker vermindert als die großen. Die HSAN-Typen II–V werden autosomal-rezessiv vererbt und manifestieren sich bereits im Säuglingsalter. Beim Typ II führt die Einschränkung sämtlicher sensibler Qualitäten früh zu schmerzlosen Verletzungen, Akrodystrophie und Gelenkdegeneration. Bioptisch werden ein erheblicher Verlust sämtlicher bemarkter Nervenfasern und eine geringere Verminderung unbemarkter Fasern nachgewiesen. Der HSAN-Typ III ist auch als Riley-Day-Syndrom bekannt. Hier stehen autonome Regulationsstörungen und eine mentale Retardierung im Vordergrund, Sensibilitätsstörungen sind aber ebenfalls nachweisbar. Auf der Zunge fehlen die fungiformen Papillen. Die Diagnose kann durch einen negativen Histamintest erhärtet werden. Beim Typ IV dominiert eine generalisierte Anhidrose mit unklaren Fieberschüben schon im Säuglingsalter, begleitet von Verlust der Schmerzempfindung und mentaler Retardierung. In der Suralisbiopsie fehlen die unbemarkten Nervenfasern. Der HSAN-Typ V ist ebenfalls durch einen Verlust der Schmerzempfindung und Anhidrose bei normaler Berührungs- und Lageempfindung charakterisiert. In der Biopsie sind selektiv die kleinen markhaltigen Fasern stark vermindert. Elektrophysiologisch sind diese Krankheiten durch einen Verlust der sensorischen Nervenaktionspotenziale und durch geringere Veränderungen auch motorischer Parameter gekennzeichnet.

Differenzialdiagnose Differenzialdiagnostisch abzugrenzen ist die kongenitale Indifferenz gegenüber Schmerzreizen, bei der durch normale elektrodiagnostische Befunde und eine normale Suralisbiopsie eine Neuropathie ausgeschlossen ist. Als Ursache wurde eine Loss-of-function-Mutation neuronaler Natriumkanäle (SCN9A) nachgewiesen, deren Überfunktion zum Krankheitsbild der Erythromelalgie führt.

221.1.3 Polyneuropathien im Rahmen neurometabolischer Krankheiten und degenerativer Krankheiten mit Beteiligung des ZNS

Demyelinisierende oder auch neuroaxonale Polyneuropathien finden sich bei vielen neurometabolischen und neurodegenerativen Krankheiten. Ihre Zahl sprengt den Rahmen dieses Lehrbuchs, in Detailfragen muss deshalb auf Spezialtexte verwiesen werden. Im Folgenden soll nur ein Überblick über die wichtigsten Syndrome gegeben werden.

(Neuro-)Metabolische Krankheiten

Zu den metabolischen Krankheiten mit im Vordergrund stehender Polyneuropathie gehören das Refsum-Syndrom und die Adrenomyeloneuropathie, die A- (Bassen-Kornzweig) und Hypo-Beta-Lipoproteinämie, die A-Alpha-Lipoproteinämie (Tangier) und die Vitamin-E-Malabsorption. Das Refsum-Syndrom wurde früher als HMSN IV klassifiziert. Es handelt sich um eine peroxisomale Funktionsstörung mit Speicherung von Phytansäure. Die progredienten Symptome umfassen Retinitis pigmentosa, Taubheit und demyelinisierende Polyneuropathie. Eine Behandlung ist mit Phytansäurerestriktion und Plasmapherese möglich (▶ Abschn. 58.1). Das Bassen-Kornzweig-Syndrom und die Vitamin-E-Malabsorption können durch hohe Dosen Vitamin E behandelt werden.

Bei der metachromatischen Leukodystrophie (▶ Abschn. 211.3.1) und der Globoidzellleukodystrophie (Morbus Krabbe, ▶ Abschn. 211.3.2) kann die demyelinisierende Polyneuropathie im Anfangsstadium das klinische Bild weitgehend beherrschen. In späteren Stadien ist ihr Nachweis ein wichtiger Bestandteil der differenzialdiagnostischen Aufarbeitung. Mitochondriopathien, das Leigh-Syndrom (▶ Abschn. 56.2) und die CDG-Syndrome (▶ Abschn. 58.2) beinhalten ebenfalls häufig eine Polyneuropathie, die aber zumindest im Kindesalter klinisch eher im Hintergrund bleibt.

Neurodegenerative Krankheiten

Häufig oder sogar obligat treten axonale Polyneuropathien im Rahmen der Heredoataxien und Heredoparaplegien auf. Ihr Nachweis ist vielfach differenzialdiagnostisch hilfreich. Klinisch können sie zu der ataktischen Symptomatik (sensorische Ataxie) und zur Entstehung von Fußfehlstellung und Kontrakturen beitragen.

Wichtige Krankheitsbilder dieser Gruppe sind die Friedreich-Ataxie, die Ataxia teleangiectatica (Louis-Bar) und das Marinesco-Sjögren-Syndrom. Die Kombination einer spastischen Spinalparalyse mit axonaler Neuropathie wurde früher als HMSN-Typ V klassifiziert. Zu den progredienten zentralnervösen degenerativen Krankheiten mit Entwicklung von Demenz und Spastik bei begleitender axonaler Neuropathie gehören die infantile neuroaxonale Dystrophie, das Cockayne- und das Rett-Syndrom.

Die Riesenaxonneuropathie (GAN) ist eine sehr seltene autosomal-rezessiv erbliche Krankheit mit verdickten Nerven, zerebellärer Ataxie und Epilepsie. Die Symptome der axonalen Neuropathie überwiegen anfangs die zentralnervöse Komponente bei Weitem. Klinisch ist diese Krankheit an dem auffallend krausen Kopfhaar zu erkennen. Ursächlich sind Mutationen im *Gigaxonin*-Gen.

221.2 Metabolische und toxische Neuropathien

Im Kindes- und Jugendalter spielen nichtgenetisch bedingte metabolische Polyneuropathien vor allem bei der chronischen Niereninsuffizienz und beim Diabetes mellitus eine Rolle. Bei langem Verlauf können sie durch Sensibilitäts- und autonome Störungen zum Krankheitsbild beitragen. Vitaminmangelneuropathien kommen bei Fehlernährung, Resorptionsstörungen und parenteraler Ernährung durch Mangel des Vitamin-B-Komplexes (B_1, B_2, B_6, B_{12}) und von Vitamin E zustande. Die Prophylaxe und Behandlung besteht in der Therapie der Grundkrankheit und Substitution. Die Ursache der „critical illness neuromyopathy", wie sie gelegentlich bei intensivmedizinisch behandelten Patienten auftritt, ist nicht geklärt.

Toxische Neuropathien werden durch Medikamente, Schwermetalle, organische Lösungsmittel und organische Phosphorsäureester verursacht (▶ Übersicht).

Ursachen toxisch ausgelöster Polyneuropathien (Auswahl)
- Medikamente:
  - Vincristin
  - cis-Platin
  - Nitrofurantoin
  - Isoniazid (INH)
  - Hydantoine
  - Chloramphenicol
  - Metronidazol
  - Amphotericin
- Schwermetalle:
  - Blei
  - Gold
  - Thallium
  - Arsen
  - Quecksilber
- Lösungsmittel:
  - n-Hexan
  - Methyl-n-Butylketon
  - Triorthocresylphosphat

Die Pathophysiologie ist die einer axonalen Schädigung mit unterschiedlichen zellulären Angriffspunkten. Eine toxische Ursache ist bei chronischen Polyneuropathien immer zu erwägen. Diagnostische Hinweise geben die Anamnese und gezielte Laboruntersuchungen. Die periphere Neurotoxizität von Vincristin ist obligat und gilt als dosislimitierender Faktor. Nach 4-wöchiger Behandlung bei akuter lymphoblastischer Leukämie zeigten je 1/3 der Patienten einen Verlust der Achillessehnenreflexe, eine generalisierte Areflexie und eine deutliche Fußheberschwäche mit Gangstörung. Eine Isoniazidneuropathie im Rahmen der Tuberkulosebehandlung tritt vor allem bei Individuen mit langsamer Inaktivierung der Substanz in Erscheinung. Distale Parästhesien werden gefolgt von Schwäche, die Erholung kann Monate in Anspruch nehmen. Die klassische Bleineuropathie mit asymmetrischer Radialisparese ist unter den modernen industriellen Bedingungen der westlichen Länder selten geworden. Anämie, abdominale Koliken und vor allem bei Kindern enzephalopathische Symptome vervollständigen das klinische Bild. Aktuell und auch für das Kindes- und Jugendalter relevant sind Neuropathien als Folge des missbräuchlichen Schnüffelns von Lösungsmitteldämpfen. Auf ein Taubheitsgefühl der Hände und Füße folgt Schwäche und Atrophie der intrinsischen Hand- und Fußmuskeln, eine Generalisierung bis zur Tetraplegie ist möglich. Während die Intoxikation bei berufsbedingter Exposition meist schleichend verläuft, sind bei exzessivem Missbrauch der Substanzen rasch voranschreitende Verläufe nicht selten.

221.3 Mononeuritiden

Infektiöse Neuritiden manifestieren sich im Rahmen definierbarer Infektionskrankheiten. Sie können das Krankheitsbild wesentlich mitbestimmen oder als untergeordnetes Begleitphänomen nahezu unerkannt bleiben. Pathogenetisch werden sie durch direkte Erregerinvasion mit entzündlichen Infiltraten in Nerven und Spinalganglien (Herpes zoster, Herpes simplex, lepromatöse und tuberkuloide Form der Lepra, verschiedene Parasitosen), vaskulitische Veränderungen (Borreliose, frühsymptomatische HIV-Infektion) oder fokale Demyelinisierung (Diphtherie) verursacht. Die klinische Symptomatik ist fokal oder multifokal, häufig sind Hirnnerven betroffen. Seltener ist eine symmetrische Polyneuritis. In diesem Fall kann eine Unterscheidung von einem postinfektiösen Guillain-Barré-Syndrom schwierig sein.

Eine kraniale und spinale Neuritis oder eine Mononeuritis multiplex kann auch im Rahmen entzündlicher Systemkrankheiten auftreten. Diese Neuropathien sind pathologisch durch segmentale perivaskuläre Infiltrate und axonale Läsionen charakterisiert. Sie finden sich beim Lupus erythematodes, der Panarteriitis nodosa, der Wegener-Granulomatose und anderen Autoimmunkrankheiten. Auch hier ist zusätzlich das Auftreten eines Guillain-Barré-Syndroms möglich und wegen unterschiedlicher therapeutischer Konsequenzen zu beachten.

221.3.1 Fazialisparese

Bei einer peripheren oder nukleären Läsion des N. facialis kommt es zu einer Parese der mimischen Muskulatur im Bereich aller drei Fazialisäste. Im Unterschied dazu bleibt bei einer Läsion der kortikobulbären Bahn die Funktion des Stirnastes aufgrund doppelseitiger kortikaler Repräsentation intakt. Bei einer Nervenläsion im Verlauf des Fazialiskanals in der Schädelbasis kann es je nach Lokalisation zum Ausfall der Tränensekretion, des Stapediusreflexes und der Geschmacksempfindung auf der betroffenen Seite kommen.

Die Ursache der Fazialisparese ist im Kindesalter überwiegend entzündlich. Bei der idiopathischen Bell-Parese liegt eine fokale Neuritis, meist im Verlauf des Nervenkanals vor. Zunehmend werden Fazialisparesen als Symptom einer Neuroborreliose beobachtet. Hier bestehen häufig begleitend leichte meningitische Symptome, in mehr als 90 % der Fälle findet sich eine mononukleäre Liquorpleozytose. Weitere Ursachen sind Zoster oticus, Otitis media, Felsenbeinfrakturen und Tumoren des Hirnstamms und Kleinhirnbrückenwinkels.

Die Prognose der idiopathischen Fazialisparese ist im Kindesalter gut. Der Wert einer Behandlung mit oralem Prednisolon wurde für das Erwachsenenalter durch mehrere placebokontrollierte Studien gut belegt (etwa 0,5 mg/kg KG über 10 Tage, Beginn innerhalb von 72 h nach Symptombeginn). Bei Kindern fehlen vergleichbare Daten. Selten kommt es im Heilungsprozess zu Fehlinnervierungen. Die Behandlung der Neuroborreliose erfordert zur zuverlässigen Erregeradikation eine 14-tägige parenterale Behandlung mit Penicillin G oder Ceftriaxon.

221.4 Postinfektiöse/idiopathische inflammatorische demyelinisierende Polyneuropathien

221.4.1 Guillain-Barré-Syndrom

Die akute Polyradikuloneuritis Guillain-Barré tritt bei Kindern mit einer Inzidenz von 0,5–1/100.000 nur halb so häufig auf wie bei Erwachsenen.

Vorausgehende Ereignisse Bei 80 % der Kinder geht der neurologischen Krankheit eine akute Infektion um 1–4 Wochen voraus. Diese betrifft meist den Respirations- oder den Gastrointestinaltrakt, häufig bestand auch ein unspezifischer Infekt mit Fieber. Serologisch finden sich am ehesten Hinweise auf eine frische Infektion mit Zytomegalievirus, Epstein-Barr-Virus, Mycoplasma pneumoniae oder Campylobacter jejuni. Seltener sind Infektionen mit Masern-, Mumps-, Varicella-Zoster-Virus, Borrelien oder HIV. Während eine Assoziation des Guillain-Barré-Syndroms (GBS) mit bestimmten Grippe- und Tollwutimpfstoffen als bewiesen gelten kann, ist ein Zusammenhang mit der Typhus-, FSME- und Polioimpfung umstritten.

Ätiologie und Pathogenese Die Pathogenese des GBS ist noch weitgehend unklar. Das Auftreten nach Infektionen und Impfungen lässt eine fehlgesteuerte Immunantwort vermuten. Antikörper gegen Myelinbestandteile konnten mit unterschiedlicher Frequenz nachgewiesen werden. Auch Untersuchungen der zellulären Immunität zeigten signifikante, krankheitsspezifische Abweichungen, ohne dass deren genaue pathogenetische Bedeutung bekannt wäre. Neuere Untersuchungen bewiesen die Bedeutung einer vorangehenden Infektion mit Campylobacter jejuni und zirkulierender Antikörper gegen saure Glykokonjugate (Ganglioside). Dies führte zur Hypothese einer immunologischen Kreuzreaktion gegen Erregerbestandteile oder Enterotoxine und peripheren Myelinantigenen. Neben demyelinisierenden Antikörpern spielen auch diffusionsfähige Peptide mit leitungsblockierenden Eigenschaften an Natriumkanälen eine pathogenetische Rolle.

Klinische Symptome und Verlauf Die Krankheit beginnt häufig mit Rücken- und Beinschmerzen, gefolgt von Reflexverlust und symmetrischen, von den unteren Extremitäten aufsteigenden Paresen. Eine Hirnnervenbeteiligung mit ein- oder beidseitiger Fazialisparese, seltener mit Parese der Augenmuskeln oder der unteren Hirnnervengruppe findet sich auf dem Höhepunkt der Krankheit bei 35 % der Kinder. Miktions- und Defäkationsstörungen gehören selten zu den Erstsymptomen, finden sich im späteren Verlauf aber ebenfalls bei 10–30 %. Verlauf und Schwere der Krankheit sind außerordentlich variabel. Die Symptome schreiten im Mittel über 7–10 Tage fort, der Höhepunkt wird spätestens nach 4 Wochen erreicht. Zu diesem Zeitpunkt sind 75 % der Kinder nicht mehr frei gehfähig, 15–20 % müssen wegen neurogener Ateminsuffizienz oder einer Aspiration beatmet werden. Eine Lebensbedrohung besteht bei respiratorischen Komplikationen und bei begleitender vegetativer Neuropathie mit Bluthochdruck und kardiovaskulärer Instabilität.

Nach einem Plateau von 1–4 Wochen setzt die Remissionsphase ein, deren Dauer mit 3 Wochen bis 24 Monaten ebenfalls sehr variabel ist. Bei gehunfähigen Kindern kehrt die freie Gehfähigkeit nach durchschnittlich 30, maximal nach 180 Tagen wieder. Die Erholungsrate ist bei Kindern mit 96 % höher als bei Erwachsenen mit nur 67 %. Nach einem unkomplizierten GBS verbleiben nur bei einer geringen Zahl von Kindern Fußheberparesen und leichte Gangstörungen. Während die maximale Schwere der Krankheit der wichtigste Prognosefaktor für die Geschwindigkeit der initialen Symptomrückbildung ist, stellt sie nicht unbedingt einen negativen Prognosefaktor im Hinblick auf eine bleibende Behinderung dar.

Diagnose Die klinischen Symptome werden durch typische liquor- und elektrodiagnostische Befunde ergänzt. Bei 80–90 % der Patienten ist spätestens ab dem 10. Krankheitstag das Liquoralbumin erhöht. Die Liquorzytologie zeigt weniger als 10 mononukleäre Zellen pro mm³. Die elektrophysiologischen Parameter des GBS entwickeln sich im Laufe der ersten Krankheitswochen. Im Vordergrund stehen die Zeichen der Demyelinisierung. Die seltener anzutreffenden Zeichen einer zusätzlichen axonalen Schädigung und eine verminderte Amplitude des Summenaktionspotenzials sprechen für einen verzögerten Heilungsverlauf.

> **Diagnosekriterien für das Guillain-Barré-Syndrom (GBS)**
> - Befunde, die für die Diagnose notwendig sind:
>   – Fortschreitende Schwäche mehr als einer Extremität
>   – Abschwächung aller, Verlust der distalen Muskeleigenreflexe
> - Befunde, die für die Diagnose GBS sprechen:
>   – Relative Symmetrie der Paresen
>   – Leichte Ataxie
>   – Beteiligung der Hirnnerven
>   – Nur leichte sensorische Symptome
>   – Autonome Dysregulation
>   – Kein Fieber bei Beginn der Neuropathie
>   – Progredienz, maximal über 4 Wochen
>   – Erholung nach 1- bis 4-wöchiger Plateauphase
>   – Erhöhte Liquoreiweißkonzentration
>   – Im Liquor weniger als 10 Zellen/mm³
>   – Typische elektrodiagnostische Befunde
> - Befunde, die die Diagnose GBS zweifelhaft erscheinen lassen:
>   – Deutliche, anhaltende Asymmetrie der Paresen
>   – Sphinkterdysfunktion schon zu Beginn
>   – Anhaltende Blasen-/Mastdarmfunktionsstörung
>   – Scharf abgegrenztes sensibles Niveau
>   – Mehr als (10–)50 mononukleäre Zellen/mm³ im Liquor
>   – Granulozytenvermehrung im Liquor
>   – Liquoreiweiß über 2,5 g/l

Varianten des akuten GBS Verglichen mit dem klassischen Verlauf des GBS sind Varianten im Kindesalter selten. Das Miller-Fisher-Syndrom ist durch Hirnnervenparesen mit Ataxie, die pharyngeal-zervikal-brachiale Variante durch Paresen der Schlund-, Nacken- und Schultermuskulatur und die paraparetische Variante durch ausschließliche Beteiligung der Beine gekennzeichnet. Die akute motorische axonale Neuropathie (AMAN) und die akute motorisch-sensible axonale Neuropathie (AMSAN) sind Varianten mit ausschließlich axonaler Schädigung, die in westlichen Ländern selten, aber häufig in Südamerika und im fernen Osten angetroffen werden. Prognostisch ungünstig ist eine zentralnervöse Beteiligung im Sinne einer Polyradikulomyeloneuritis.

Therapie Das akute GBS des Kindes ist eine Krankheit mit überwiegend guter Langzeitprognose, in deren Verlauf aber Komplikationen eine beträchtliche Morbidität und sogar Mortalität mit sich bringen können. In jedem Fall ist wegen der drohenden Ateminsuffizienz und kardiovaskulären Komplikationen eine Überwachung nicht nur der neurologischen Funktion, sondern auch der respiratorischen und kardiovaskulären Parameter erforderlich. Gegebenenfalls sind eine frühzeitige Intubation und Beatmung, Antihypertensiva und Antiarrhythmika indiziert. Bei einer Sedierung sind beim nicht intubierten Patienten Benzodiazepine wegen ihrer muskelrelaxierenden Wirkung kontraindiziert.

Die Immunpathogenese der Krankheit gibt Anlass zu immunmodulierenden Maßnahmen. Kontrollierte Studien zeigten jedoch, dass selbst hochdosierte Steroide weitgehend wirkungslos sind. Ebenfalls placebokontrollierte Studien ergaben hingegen, dass durch frühen Einsatz der Plasmapherese beim schweren GBS des Erwachsenen die Dauer der Beatmungsbedürftigkeit halbiert und die Dauer bis zur Wiedererlangung der Gehfähigkeit verkürzt wird. Einzelbeobachtungen und Fallserien mit historischen Kontrollen bestätigen bei Kindern die bei Erwachsenen gewonnenen Erfahrungen.

Intravenöse Immunglobuline (IVIG) werden bei zahlreichen immunologisch vermittelten Krankheiten mit Erfolg eingesetzt. Randomisierte Studien bei Erwachsenen mit schwerem akutem GBS zeigten, dass die Infusion von 400 mg/kg KG Immunglobulin an 5 aufeinanderfolgenden Tagen der Behandlung mit Plasmapherese ebenbürtig ist. Bei Kindern wurden keine vergleichbar gut kontrollierten Therapiestudien durchgeführt. Zahlreiche Einzelberichte und retrospektive Fallserien zeigen aber, dass die Erholung auch bei Kindern nach IVIG schneller als nach dem Spontanverlauf zu erwarten eintritt. Bei einer größeren Zahl von Kindern verkürzte die Behandlung mit Immunglobulinen die Zeit bis zum Verlassen des Bettes von im Median 23 auf 18 Tage und bis zum freien Gehen von 33 auf 23 Tage. 10 % der Patienten zeigen jedoch einen frühen Relaps und 15–20 % der Patienten sprechen nicht erkennbar auf die Behandlung an. Eine niederländische Arbeitsgruppe konnte anhand von umfangreichen Daten zeigen, dass der Behandlungseffekt vor allem dann unbefriedigend ist, wenn der Serum-IgG-Spiegel 14 Tage nach Behandlungsbeginn nicht um mindestens 7–10 g/l gegenüber dem prätherapeutischen Wert angestiegen ist. In diesen Fällen könnte sich eine Wiederholung der Behandlung lohnen.

221.4.2 Chronische inflammatorische demyelinisierende Neuropathie

Die chronische inflammatorische demyelinisierende Polyneuropathie (CIDP) kann in allen Altersstufen auftreten. Sie ist im Kindesalter um ein Vielfaches seltener als das GBS. Wie dieses tritt sie in mehr als der Hälfte der Fälle im Anschluss an eine unspezifische Infektion auf. Eine ähnliche dysimmune Pathogenese wie beim GBS ist anzunehmen.

Klinische Symptome und Verlauf Im Unterschied zum akuten GBS nimmt die chronische inflammatorische demyelinisierende Neuropathie einen chronischen, stetig oder stufenweise progressiven oder rezidivierenden Verlauf. Die Diagnosekriterien fordern eine mindestens 8-wöchige Progredienz. Die klinischen Symptome bestehen in einer motorischen und sensiblen Funktionsstörung, seltener in der Störung nur einer Funktion. Die Sensibilitätsstörungen betreffen vor allem die Berührungs- und Tiefensensibilität, Einschränkungen der Schmerz- und Temperaturempfindung. Autonome Störungen sind selten. Die Verteilung ist in der Regel symmetrisch und distal-beinbetont. Symptombeginn an den Armen und Einbeziehung der Nackenmuskulatur sind möglich. Die Hirnnerven sind ebenfalls häufig mit betroffen, eine Ateminsuffizienz tritt aber seltener als beim GBS auf. Ein hoher Prozentsatz der Patienten verliert die Fähigkeit zum freien Gehen. Die Dauer der Krankheit beträgt Monate bis viele Jahre.

Tab. 221.2 Klinik und Ursache peripherer Nervenverletzungen

Läsionsort	Motorischer Ausfall	Sensibler Ausfall	Ursachen
Oberer Armplexus	Schulterabduktion und -Außenrotation, Ellenbogenbeugung, Supination	Außenseite des Arms von der Schulter bis zum Daumengrundglied	Zerrungstrauma (Motorrad), neuralgische Schulteramyotrophie, serogenetische Neuritis, Tumorinfiltration
Unterer Armplexus	Finger- und Handgelenkbeugung, Fingerab- und Adduktion, evtl. Horner-Syndrom	Achselhöhle und Ulnarseite des Arms vom Ellbogen bis zur Hand inkl. 4.+5. Finger	Trauma wie oben, Halsrippe, Skalenussyndrom, Tumorinfiltration
N. thoracicus longus	Hochstand und Rotation der Scapula, Scapula alata beim Anstemmen	–	„Rucksacklähmung"
N. radialis	Streckung der Hand- und Fingergrundgelenke, Abduktion des Daumens, Streckung von Daumen und Zeigefinger („Fallhand")	Handrücken über I. und II. Strahl	Oberarmfraktur, Druckparese
N. medianus	Handgelenkbeugung, Beugung Finger I–III („Schwurhand")	Volarseite der Hand und Finger vom I. bis zur Radialseite des IV. Strahls, Dorsalseite der gleichen Finger	Suprakondyläre Humerusfraktur, Druckläsion, Karpaltunnelsyndrom
N. ulnaris	Flexion von Handgelenk und Grundgelenk Finger IV–V, Ab-/Adduktion III–V, Daumenadduktion („Krallenhand")	Volar- und Dorsalseite der Hand und Finger über dem IV. und V. Strahl (ohne Radialseite IV. Finger)	Ellbogenfrakturen, Drucklähmung
N. ischiadicus	Kombination aus Tibialis- und Peroneusläsion	Kombination aus Tibialis- und Peroneusläsion	„Spritzenlähmung", Beckenfrakturen
N. tibialis	Fuß- und Zehenflexoren, ASR-Verlust	Fußsohle, lateraler Fußrand	Frakturen, Verletzungen der Kniekehle
N. peroneus	Fußheber („Steppergang")	Lateraler Unterschenkel, Fußrücken	Fibulafraktur, Druckläsion

Diagnose Die liquorchemischen, zytologischen und elektrophysiologischen Zusatzbefunde entsprechen weitgehend denen beim akuten GBS. Eine Unterscheidung ist meist erst möglich, wenn die initiale Progredienz über mehr als 5–8 Wochen anhält oder wenn nach vorübergehender spontaner Besserung eine erneute Verschlechterung eintritt. Einige Patienten zeigen in der Magnetresonanztomografie eine abnorme Kontrastmittelaufnahme im Bereich der Cauda equina oder in der zentralnervösen weißen Substanz.

Differenzialdiagnose Vor allem bei sehr langsamer Progredienz kann die Krankheit leicht mit einer CMT oder einem Dejerine-Sottas-Syndrom verwechselt werden. Aufgrund der andersartigen therapeutischen Möglichkeiten ist die Unterscheidung aber essenziell. Gelegentlich kann sich die CIDP auch auf eine hereditäre Neuropathie aufpfropfen. Infektiöse, toxische oder metabolische Neuropathien sowie ein zentralnervöser Prozess mit sensiblem Niveau und Sphinkterlähmung müssen ausgeschlossen werden. Bei rezidivierender axonaler Neuropathie mit Liquorlaktaterhöhung ist eine Mutation im PDH-Komplex wahrscheinlich.

Therapie Bei Erwachsenen mit CIDP ist der therapeutische Effekt von Kortikoiden, Plasmapherese und Immunglobulinen durch zum Teil sehr umfangreiche kontrollierte Studien gut belegt. Bei 60–80 % der Patienten können Therapieerfolge erzielt werden, wobei aber häufig wiederholte Behandlungen über Monate und Jahre erforderlich sind. Zur Therapie der CIDP des Kindes liegen aufgrund der Seltenheit der Krankheit keine systematischen Studien vor. Die klinischen Erfahrungen zeigen aber, dass die Resultate mindestens ebenso gut sind wie bei Erwachsenen. Die durch die Behandlung mit Immunglobulinen oder Plasmapherese induzierten Remissionen halten bei vielen Patienten nur für wenige Wochen an. Sekundäre Therapieresistenzen sind möglich und erfordern eine immunsuppressive Behandlung, die überwiegend empirisch gesteuert werden muss. Schließlich wird aber im Kindesalter ein hoher Prozentsatz der Patienten gesund oder erreicht einen Zustand mit relativ geringen Restparesen.

221.5 Nervenverletzungen

Pathophysiologie Nervenverletzungen kommen durch akute oder chronische, scharfe oder stumpfe mechanische Einwirkungen auf den Nervenverlauf zustande. Durch Zerrung können Nerven zerrissen oder Nervenwurzeln aus dem Rückenmark ausgerissen werden. Bei der Neurapraxie kommt es zu einer Leitungsstörung, nicht jedoch Durchtrennung des Axons. Die Erholung erfolgt meist relativ rasch. Von einer Axonotmesis spricht man bei einer Durchtrennung des Axons, nicht jedoch der begleitenden Strukturen. Hier ist eine Erholung durch Aussprossung des proximalen Axonstumpfes zum denervierten Muskel zu erwarten. Die Geschwindigkeit dieser Aussprossung beträgt etwa 3 cm pro Monat. Bei der Neurotmesis ist die Kontinuität des ganzen Nervs durchtrennt. Hier ist die Ausbildung eines Narbenneuroms zu befürchten.

Klinische Symptome Die Läsionsmuster einzelner Nerven oder Nervenplexus folgen meist typischen Unfallhergängen oder Traumen. Im Kindesalter relevant sind hier vor allem Druckläsionen durch falsch angelegte Gipsverbände oder falsche Lagerung in Narkose (N. peroneus, N. ulnaris), Mitverletzungen bei Knochenbrüchen vor allem von Oberarm und Ellenbogengelenk (N. radialis, N. ulnaris) und falsch platzierte intramuskuläre Injektionen (N. ischiadicus). Wenn bei einem traumatisierten Patienten mehrere dieser potenziellen Ursachen gleichzeitig vorliegen, kann die für die Therapie und ggf. forensische Fragen wichtige exakte Analyse der Ätiologie sehr schwierig sein. Die geburtstraumatisch erworbenen Nervenläsionen werden in ▶ Abschn. 39.4.2 abgehandelt.

Die klinische Symptomatik hängt von der Funktion des Nervs (motorisch-sensibel-gemischt) und vom Läsionsort ab. Bei einer vollständigen Durchtrennung kommt es zur Paralyse der Kennmuskeln, zum Sensibilitätsausfall und zum Verlust der Schweißsekretion im Versorgungsbereich. Bestehende Restfunktionen sprechen für einen Erhalt der Kontinuität und Erholungsfähigkeit. Eine Läsion des N. peroneus führt zum Bild des „Steppergangs". Typische Lähmungsbilder an der Hand bei Armnervenläsionen sind die „Fallhand" durch Lähmung der Handgelenksstrecker bei Radialisparese, „Krallenhand" durch Lähmung der intrinsischen Handmuskeln bei Ulnarisparese und „Schwurhand" bei Medianusparese. In ◘ Tab. 221.2 sind die wichtigsten postnatal auftretenden Nervenläsionen mit ihrer motorischen und sensiblen Symptomatik und ihren häufigsten Ursachen aufgelistet.

Therapie Bei der Behandlung peripherer Nervenverletzungen sind zwei sich widersprechende Prinzipien zu beachten. Zum einen müssen durchtrennte Nerven rasch wiedervereinigt werden, um eine optimale Erholung zu ermöglichen und irreversible Denervierungsfolgen am Zielorgan zu vermeiden. Zum anderen kann kein chirurgisches Behandlungsergebnis so gut sein wie die spontane Erholung des Nervs, wenn die Kontinuität der Leitstrukturen für das Wachstum des Axons nicht zerstört worden ist. Scharfe Durchtrennungen und Zerreißungen erfordern deshalb eine primäre chirurgische Versorgung, die bei polytraumatisierten Patienten ggf. um 2–3 Wochen verschoben werden kann. Bei stumpfen Verletzungen wird man zunächst die spontane Erholung unter krankengymnastischer Behandlung abwarten. 85 % der frakturbedingten Nervenläsionen heilen innerhalb von einigen Monaten aus. Kommt es innerhalb von 2–3 Monaten nicht zu einer Erholung oder zumindest deutlichen Zeichen einer Reinnervierung, ist eine chirurgische Exploration zur Neurolyse und evtl. Nervennaht zu diskutieren. Der klinische Befund hat bei der Indikationsstellung Vorrang vor den elektrophysiologischen Untersuchungen. Myografische Reinnervierungszeichen beinhalten nicht notwendigerweise eine günstige Prognose und dürfen deshalb nicht zur Verzögerung einer notwendigen Operation führen. In verschleppten oder ungünstigen Fällen kann auch noch nach mehrjährigem Verlauf eine funktionelle Verbesserung durch operativen Sehnen- oder Muskeltransfer erreicht werden.

Literatur

Bird TD (2012) Charcot-Marie-Tooth hereditary neuropathy overview. Gene Reviews [Internet] http://www.ncbi.nlm.nih.gov/books/NBK1358/. Zugegriffen: 12. September 2013

Dyck PJ, Thomas PK (2005) Peripheral neuropathy, 4. Aufl. Saunders, Philadelphia

Gabreëls-Festen A, Gabreëls F (1993) Hereditary demyelinating motor and sensory neuropathy. Brain Pathol 3:135–146

Hughes R, Donofrio P, Bril V et al (2008) Intravenous immune globulin (10 % caprylate-chromatography purified) for the treatment of chronic inflammatory demyelinating polyradiculoneuropathy (ICE study): A randomised placebo-controlled trial. Lancet Neurol 7:136–144

Jones HR, De Vivo DC, Darras BT (2003) Neuromuscular disorders of infancy, childhood, and adolescence. Butterworth, Amsterdam

Kaplan J-C, Hamroun D (2013) Gene table of neuromuscular disorders. www.musclegenetable.org Zugegriffen: 12. September 2013

Korinthenberg R (1999) Chronic inflammatory demyelinating polyradiculoneuropathy in children and their response to treatment. Neuropediatrics 30:190–196

Korinthenberg R, Schulte Mönting J (1996) Natural history and treatment effects in Guillain-Barré syndrome: A multicentre study. Arch Dis Child 74:281–287

Plasma Exchange, Sandoglobulin Guillain Barré Syndrome Trial Group (1997) Randomised trial of plasma exchange, intravenous immunoglobulin, and combined treatments in Guillain-Barré syndrome. Lancet 349:225–230

Thomas PK (1993) Hereditary sensory neuropathies. Brain Pathol 3:157–163

Wilmshurst JM (2011) Hereditary peripheral neuropathies of childhood: An overview for clinicians. Neuromuscul Disord 21:763–775

222 Krankheiten der neuromuskulären Übertragung

U. Schara, A. Abicht

222.1 Kongenitale myasthene Syndrome

U. Schara, A. Abicht

Definition und Epidemiologie Kongenitale myasthene Syndrome (CMS) sind genetisch und klinisch heterogene Erkrankungen der neuromuskulären Endplatte (NME), die zu einer Störung der neuromuskulären Übertragung führen. Abhängig von der Lokalisation des genetisch determinierten Defekts unterscheidet man präsynaptische Störungen am Nervenende, Störungen der muskulären basallaminaassoziierten Acetylcholinesterase (AChE) und Defekte der postsynaptischen Muskelmembran. Die Erkrankungen sind selten; sie machen ca. 10 % aller Myasthenien aus (hier Prävalenz 25–125:1 Mio.).

Pathophysiologie und Genetik Derzeit sind 18 genetisch determinierte CMS-Formen bekannt, deren zugrunde liegende Defekte die neuromuskuläre Übertragung über verschiedene Pathomechanismen beeinflussen (◘ Abb. 222.1). Mutationen der Cholinacetyltransferase *(CHAT)* sind Ursache eines präsynaptischen CMS, bei dem besonders häufig episodische Apnoen auftreten. Mutationen des Proteins Col-Q *(COLQ)*, dem synaptischen Verankerungsprotein der AChE, kennt man als Ursache der Endplatten-AChE-Defizienz. Mutationen der Gene, die die verschiedenen Untereinheiten des adulten postsynaptischen Acetylcholinrezeptors (AChR) kodieren, können – je nach Lokalisation und Art der Mutation – unterschiedliche Auswirkungen haben: Mutationen, die Einfluss auf die elektrophysiologischen Eigenschaften des AChR haben, können zu „slow-channel-kongenitalen" myasthenen Syndromen (SCCMS, meist autosomal-dominant) mit einer verlängerten Kanalöffnungszeit oder zu „fast-channel-kongenitalen" myasthenen Syndromen mit verkürzter Öffnungszeit (autosomal-rezessiv) führen. Insgesamt am häufigsten sind jedoch autosomal-rezessive Loss-of-function-Mutationen, insbesondere der ε-Untereinheit, die zu einer verminderten Dichte von AChR im Bereich der Endplatte führen (weitere Untereinheiten des AChR kodiert durch *CHRNA1, CHRNB1, CHRND*). Relativ häufige Ursachen postsynaptischer CMS sind weiterhin Veränderungen der Proteine Rapsyn *(RAPSN)* und Dok-7 *(DOK7)*. Nur in Einzelfällen beschrieben sind bislang Defekte der muskelspezifischen Kinase (MUSK) und des spannungsabhängigen Natriumkanals (SCN4A) sowie der Gene AGRN (Agrin), LAMB2 (Laminin-β2) und der Gene, die Enzyme der Glykosylierung kodieren (GFPT1, DPAGT1, ALG2, ALG14). Nur in Einzelfällen beschrieben sind bislang Defekte der muskelspezifischen Kinase *(MUSK)* und des spannungsabhängigen Natriumkanals *(SCN4A)* sowie der Gene *AGRN* (Agrin,) *LAMB2* (Laminin-β2) und des Enzyms GFAT (Glutamin-Fruktose-6-Phosphat-Amidotransferase 1; Gen *GFPT1*). Mutationen der genannten Gene sind für ca. 50 % der klinisch diagnostizierten CMS verantwortlich. Weitere Veränderungen dürften in bislang nicht als ursächlich für CMS identifizierten Genen liegen.

Klinische Symptome und Verlauf Die Erkrankung manifestiert sich überwiegend in den ersten 2 Lebensjahren, wobei sich Symptome auch erst im späteren Kindes- und Jugendalter zeigen können. Das klinische Bild kann sehr variabel sein von leichter Muskelschwäche mit Belastungsintoleranz (◘ Abb. 222.2) bis zur generalisierten Muskelhypotonie und -schwäche mit bulbärer Symptomatik und respiratorischer Insuffizienz. Suggestive klinische Symptome eines CMS im Neugeborenen- und Säuglingsalter sind: Floppy infant, schwaches Schreien, Saug- und Schluckstörungen, respiratorische Probleme unterschiedlicher Ausprägung sowie Arthrogryposis multiplex congenita. In jedem Alter zu beobachten: Ptosis, externe Ophthalmoplegie, faziale Schwäche mit Hypomimie, bulbäre Symptome, Belastungsintoleranz, Fluktuation der Symptome über Tage/Wochen, Krisen mit/ohne respiratorische Insuffizienz bedingt durch Fieber, Infektion und Belastung sowie wiederholte Apnoen.

Eine frühe Diagnose ermöglicht auch einen frühen Beginn der Therapie, die meist zu einer Besserung der Symptomatik führt. Insbesondere bei Patienten mit krisenhafter Verschlechterung und respiratorischer Insuffizienz kann dadurch Folgeschäden entgegengewirkt werden. Im natürlichen Verlauf ohne adäquate Therapie können Patienten eine Skoliose, Gelenkkontrakturen, eine muskuläre Atrophie und/oder eine kontinuierliche Muskelschwäche entwickeln; im Rahmen von Apnoen kann es zu Todesfällen kommen.

Diagnose und Differenzialdiagnose Nach einer ausführlichen Anamnese und klinischen Untersuchung sind folgende Untersuchungen sinnvoll:

Antikörperbestimmung Die Acetycholinrezeptor-Antikörper (AChR), Anti-Titin-Antikörper und Antikörper gegen die muskelspezifische Tyrosinkinase (MuSK) sind bei einem CMS immer negativ zu erwarten.

Neurophysiologische Diagnostik Die neurophysiologische Diagnostik mit repetitiver Stimulation (niederfrequent mit 3 Hz, ◘ Abb. 222.3) kann grundsätzlich an jedem Nerv erfolgen, sinnvoll distal am N. medianus/N. ulnaris und/oder proximal am N. accessorius, abhängig auch von der Compliance des Patienten. Ein pathologisches Dekrement liegt bei einem Abfall der Amplitude von der 1. zur 5. Reizantwort von über 10 % vor und ist hinweisend für eine Transmissionsstörung; ein pathologischer Befund mit doppelten Muskelaktionspotenzial kann auf eine AChE-Defizienz oder ein Slow-channel-CMS hinweisen. Selten kommen Einzelfaserelektromyogramm (Single-Fiber-EMG) und hochfrequente Einzelstimulation bei speziellen Fragestellungen zum Einsatz.

Edrophoniumchloridtest Die intravenöse Gabe von Edrophoniumchlorid (früher auch als „Tensilon-Test" bekannt) ist erst ab dem 1. Lebensjahr indiziert und soll bei Kindern immer unter stationären intensivmedizinischen Bedingungen erfolgen. Die klinischen Symptome sollen ausreichend ausgeprägt sein (z. B. deutliche Ptosis, bulbäre Symptome), sonst ist die Beurteilung eines klinischen Effekts nur eingeschränkt möglich. Bei positiver Wirkung kommt es innerhalb von Minuten zu einer deutlichen Besserung der Symptomatik (besonders deutlich bei fazialen Symptomen zu sehen). Beim Verdacht auf AChE-Defizienz ist dieser Test kontraindiziert, bei Verdacht auf SCCMS zurückhaltend zu verwenden und nur inkonstant positiv. Ein negativer Test schließt ein CMS nicht aus; er fällt auch bei einer autoimmun bedingten Mysthenia gravis positiv aus.

Muskelbiopsie Für die Muskelbiopsie sind endplattenreiche Muskeln (externe Interkostalmuskel und M. anconeus) geeignet. Die spe-

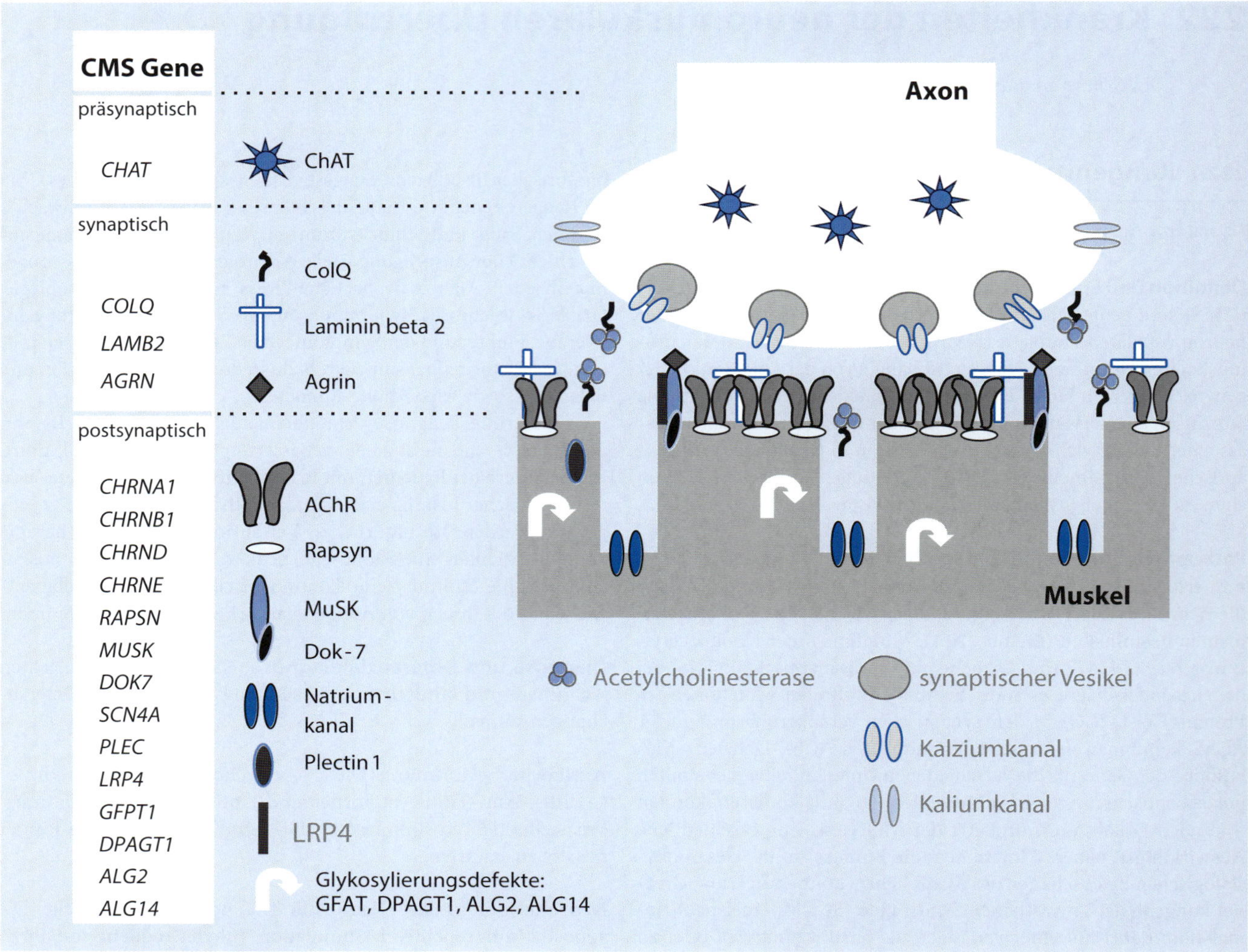

Abb. 222.1 Genetische Defekte der neuromuskulären Übertragung

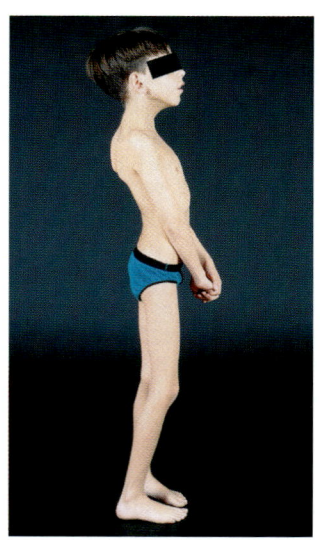

Abb. 222.2 Patient mit CMS und Mutation im *DOK7*-Gen. Der Patient zeigt einen sehr schlanken Habitus mit generalisierter Schwäche. (Mit freundl. Genehmigung des Patienten)

Genanalyse Die genetische Diagnose eines CMS ist für eine individualisierte medikamentöse Therapie von Bedeutung. Durch eine Analyse der bekannten CMS-Gene kann die klinische Diagnose bei ca. 50 % der Patienten genetisch gesichert werden. Der Nichtnachweis einer Mutation in den derzeit bekannten CMS-Genen schließt die Erkrankung nicht aus, da es vermutlich weitere, bislang unbekannte ursächliche genetische Veränderungen gibt.

Differenzialdiagnose In Abhängigkeit von der Anamnese und vorherrschenden klinischen Symptomatik können die transiente neonatale Myasthenie, eine autoimmune Myasthenia gravis, andere neuromuskuläre Erkrankungen wie spinale Muskelatrophie, kongenitale Muskeldystrophien oder Myopathien, Mitochondriopathien und Gliedergürtel-Muskeldystrophien abzugrenzen sein.

Therapie Die Therapie ist bislang symptomatisch; AChE-Hemmer, 3,4-Diaminopyridine, Ephedrin, Fluoxetin, Chinidinsulfat, Azetazolamid und Albuterol haben nachweislich positive Effekte bei Patienten mit CMS gezeigt (Detailangaben in **Tab. 222.1**, ▶ e-Material, http://extras.springer.com). Das therapeutische Vorgehen ist abhängig vom zugrunde liegenden/vermuteten genetischen Defekt und die Medikation ist sehr sorgfältig unter Berücksichtigung der bis dahin vorliegenden Daten zu wählen; insbesondere sollte die Möglichkeit einer AChE-Defizienz vor einem Therapieversuch mit

ziellen morphologischen und elektrophysiologischen Untersuchungen sind nur an wenigen Zentren weltweit möglich und werden nicht in der Routine, sondern zur weiteren Charakterisierung spezieller CMS-Defekte eingesetzt.

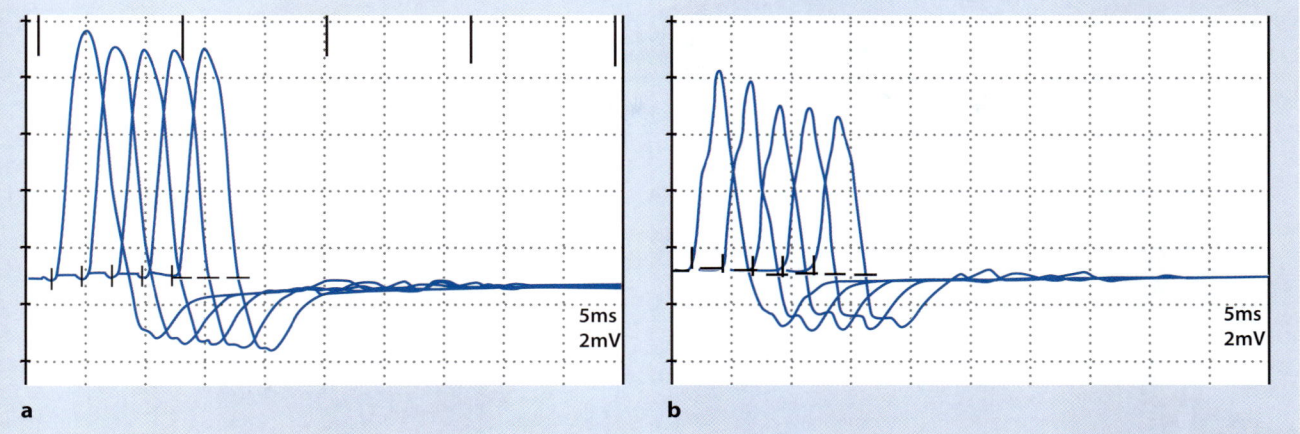

Abb. 222.3a,b Repetitive Stimulation: **a** Normalbefund, **b** pathologisches Dekrement von über 10% bei der Stimulation mit 3 Hz

AChE-Hemmern ausgeschlossen sein. Zusätzlich zur medikamentösen Therapie soll bei Patienten mit CMS eine begleitende bedarfsorientierte Therapie einschließlich Physiotherapie, Logopädie, Ergotherapie, Atemhilfe, PEG und evtl. auch Hilfsmittelversorgung eingeleitet werden.

222.2 Myasthenia gravis

U. Schara

Definition und Epidemiologie Die juvenile Myasthenia gravis ist eine Autoimmunerkrankung, verursacht durch Antikörper gegen Proteine der neuromuskulären Endplatte. Es resultiert eine gestörte neuromuskuläre Transmission mit den für die Erkrankung wegweisenden Befunden, s. unten. Sie ist insgesamt selten; weltweit zeigt sich eine Prävalenz von 25–125:1 Mio., wobei in ca. 10% der Fälle eine Manifestation ab dem Kindesalter vorliegt. Nur sehr selten ist ein Beginn im 1. Lebensjahr berichtet. In der asiatischen Bevölkerung ist der Anteil der juvenilen Myasthenia gravis mit Beginn vor dem 15. Lebensjahr mit 33% deutlich höher, wobei ein Erkrankungsgipfel um das 2.–3. Lebensjahr liegt. Vor der Pubertät ist eine Geschlechterwendigkeit nicht eindeutig zu belegen; nach der Pubertät ist das weibliche Geschlecht 2- bis 4-mal häufiger betroffen.

Pathophysiologie Bei der Myasthenia gravis handelt es sich um eine antikörpervermittelte und T-Zell-abhängige Autoimmunerkrankung. Im Kindesalter sind überwiegend Antikörper gegen den nikotinergen Acetylcholinrezeptor (AChR) zu finden (in ca. 50% der Fälle präpubertär, in 70% peripubertär), selten gegen die muskelspezifische Kinase und nur in Einzelfällen bei Thymom gegen Titin. Diese Mechanismen führen zu einer gestörten neuromuskulären Überleitung, z.B. bewirken die AChR-Antikörper einen rascheren Abbau der AChR und somit eine Verminderung an der postsynaptischen Membran. Darüber hinaus kommt es zu einer Zerstörung der Endplatte mit Umbau des postsynaptischen Faltenapparates und zu einer direkten Blockade der AChR-Ionenkanäle durch die Antikörper. Auf zellulärer Ebene findet sich im Thymus bei der juvenilen wie adulten Myasthenie häufig eine lymphofollikuläre Hyperplasie. Im Gegensatz dazu ist bei der juvenilen Form das im Erwachsenenalter häufigere Thymom selten. Die Myasthenia gravis ist assoziiert mit den HLA-Haplotypen der Klassen I und II; ein Auftreten mit anderen Autoimmunerkrankungen, z.B. mit einer juvenilen Dermatomyositis, Erkrankungen der Schilddrüse oder mit einem juvenilen Diabetes mellitus, ist in 10% der Fälle zu beobachten.

Klinische Symptome und Verlauf Die Symptome können plötzlich oder langsam schleichend auftreten; gerade bei der juvenilen Form sind sie ähnlich denen im Erwachsenenalter. Nicht selten wird die Symptomatik durch einen vorangehenden fieberhaften Infekt getriggert. Typisch ist eine Symptomverstärkung im Tagesverlauf oder nach körperlicher, aber auch emotionaler Belastung. Häufig beginnt die Erkrankung mit den okulären Symptomen Ptosis, Ophthalmoplegie, Doppelbilder, kombinierte Augenmuskelparesen. Dann kann es zu bulbären Symptomen kommen: näselnde und/oder verwaschene Sprache, Kau- und Schluckbeschwerden, Speichelfluss, faziale Schwäche.

Bei Generalisation der rein motorischen Muskelschwäche kommt es zu Belastungsintoleranz und proximal betonter Schwäche. Die Beteiligung der Atemmuskulatur führt zur respiratorischen Beeinträchtigung unterschiedlichen Ausmaßes und muss, besonders mit bulbären Symptomen, immer an eine Myasthenia gravis denken lassen und umgehend einer Therapie zugeführt werden (s. unten).

Angaben zum Beginn mit rein okulären Symptomen schwanken von 50 bis 75%. Davon bleiben einige rein okulär, auch hier variieren die Angaben von 10 bis 93%; mit zunehmender Zeit nach Manifestation nimmt die Anzahl der unbehandelten Patienten mit Generalisation der Symptome zu. Besonders Kleinkinder können fluktuierend rein okuläre Symptome haben; sie äußern ihre Beschwerden nur selten; sie sind indirekt durch kompensatorische Kopfbewegungen oder aktives Zuhalten eines Auges zur Vermeidung von Doppelbildern zu beobachten (◘ Abb. 222.4). Ein Teil von ihnen zeigt eine komplette spontane Remission, andere im Verlauf eine Ausbreitung der Symptome. Bei Schulkindern und Jugendlichen ist eine Spontanremission selten zu beobachten, diese dann in der Regel nur vorübergehend.

Wichtig für die Patienten sind myasthenieverstärkende Faktoren:
- Infekte mit/ohne Fieber,
- zusätzliche Erkrankungen, z.B. der Schilddrüse,
- Hitze,
- körperliche und psychische Belastungssituationen,
- hormonelle Umstellungen, z.B. Menstruation, Schwangerschaft,
- bestimmte Medikamente, z.B. Antibiotika (im Notfallpass für Myasthenie-Patienten sind die Medikamente aufgelistet!),
- Narkosen.

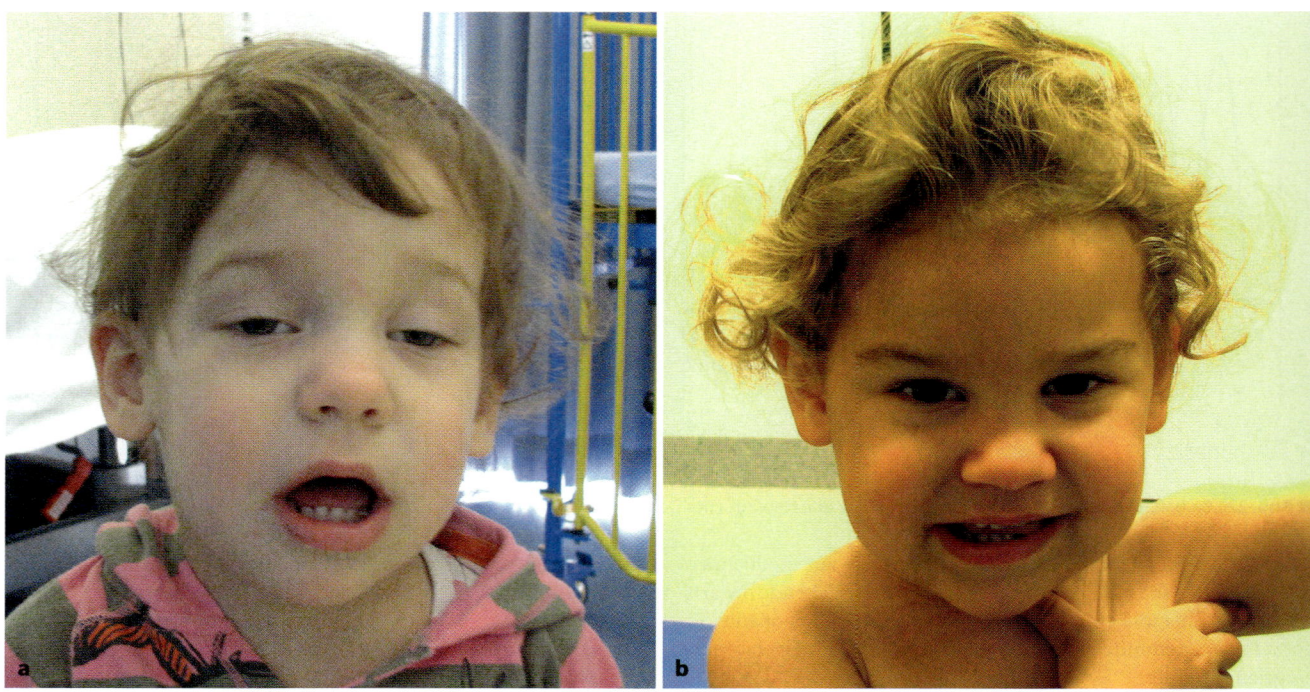

Abb. 222.4 a 19 Monate altes Mädchen mit seit einigen Wochen zunehmender okulärer, bulbärer und aktuell auch generalisierter Schwäche mit respiratorischer Beeinträchtigung bei Infekt. **b** Das gleiche Mädchen 4 Monate nach Therapiebeginn mit AChE-Inhibitoren, Steroiden und Azathioprin. Die deutliche Besserung ist offensichtlich. (Mit freundl. Genehmigung der Erziehungsberechtigten des Patienten)

Transiente neonatale Myasthenie Die diaplazentare Übertragung von Antikörpern der Mutter (in der Regel AChR-, in Einzelfällen MuSK-Antikörper) mit erkannter oder nicht erkannter Myasthenia gravis führen bei 10–20 % der Neugeborenen in den ersten 72 Lebensstunden zu unterschiedlich ausgeprägten Symptomen. Sie zeigen eine generalisierte Muskelhypotonie, schwaches Schreien und Trinkschwäche; okuläre Symptome sind selten zu beobachten. Der Großteil der Kinder von Müttern mit Myasthenie zeigt keine Symptome, aber alle müssen während der ersten Lebenstage intensiv überwacht werden. Die Therapie besteht bei klinischer Symptomatik aus der Gabe von AChE-Inhibitoren; auf Nebenwirkungen, besonders der cholinergen Überdosierung, ist zu achten. Bei Schluckstörungen soll über eine Magensonde gefüttert werden, eine Beatmung ist selten erforderlich. Die Symptomatik klingt in der Regel entsprechend der Halbwertszeit der Antikörper nach Wochen ab; die Medikation muss parallel mit der Symptombesserung reduziert und beendet werden.

Diagnose und Differenzialdiagnose Nach der ausführlichen Anamnese sind folgende Untersuchungen sinnvoll:

Klinische Untersuchung Hier ist besonders die Muskelschwäche und abnorme Ermüdbarkeit zu beachten, wichtig auch die Fluktuation im Tagesverlauf. Bei älteren Kindern/Jugendlichen kann ein Myasthenie-Score (z. B. Basinger Score) benutzt werden, darüber hinaus der Simpson- (Zunahme der Ptosis bei Blick nach oben) oder der „Ice"-Test (Besserung der Ptosis nach Kälteapplikation auf dem betroffenen Auge). Bei Kleinkindern sind diese Untersuchungen nicht immer so standardisiert durchführbar; hier liefert oft die Beobachtung der spontanen Motorik zusätzlich wichtige Hinweise.

Bestimmung der Serumantikörper AChR-Antikörper sind bei Betroffenen vor der Pubertät in 50 %, nach der Pubertät in 70 % der Fälle mit generalisierter Symptomatik zu finden. Bei Kleinkindern und bei rein okulären Formen ist der Anteil AChR-Antikörper-positiver Befunde geringer; dann ist die klinische Symptomatik für die weitere Diagnostik wegweisend. Muskelspezifische-Tyrosinkinase-Antikörper (MuSK) sind im Kindes- und Jugendalter seltener, besonders bei betonter fazialer, bulbärer und respiratorischer Muskelschwäche zu berücksichtigen. Titinantikörper sind im Erwachsenenalter mit einem Thymom assoziiert, im Kindesalter ist dieses eine Rarität. Die Bestimmung der Low-sensitivity-AChR-Antikörper und der Antikörper des Low-density lipoprotein receptor-related protein 4 (Lrp4) sind nur in spezialisierten Laboren möglich und sollten bei seronegativen Patienten veranlasst werden. Für das Kindes- und Jugendalter sind bisher nur Einzelfälle berichtet.

Neurophysiologische Diagnostik mit repetitiver Stimulation (niederfrequent mit 3 Hz) Diese kann grundsätzlich an jedem Nerv erfolgen, sinnvoll distal am N. medianus/N. ulnaris und/oder proximal am N. accessorius, abhängig auch von der Compliance des Patienten. Ein pathologisches Dekrement liegt bei einem Abfall der Amplitude von 1. zur 5. Reizantwort von über 10 % vor und ist hinweisend für eine Transmissionsstörung. Bei rein okulärer Myasthenie kann das Ergebnis falsch-negativ sein. Selten kommen Einzelfaser-Elektromyogramm (Single-Fiber-EMG) und hochfrequente Einzelstimulation bei speziellen Fragestellungen zum Einsatz.

Edrophoniumchloridtest Bedingungen und Durchführung ▶ Abschn. 222.1.

Muskelbiopsie Die Muskelbiopsie zeigt unspezifische Befunde und wird nur bei schwieriger differenzialdiagnostischer Abgrenzung eingesetzt.

Differenzialdiagnose In Abhängigkeit von Anamnese und vorherrschender klinischer Symptomatik ist differenzialdiagnostisch ein kongenitales myasthenes Syndrom, insbesondere im jungen Alter und bei fehlendem Nachweis von Serumantikörpern, zu berücksichtigen. Eine fluktuierende Symptomatik und „Einbruch" bei Infekten werden auch bei mitochondrialen Myopathien beobachtet; ebenso ist bei zunehmender motorischer Schwäche an ein Guillain-Barré-Syndrom zu denken. Bei vorherrschender fazialer, bulbärer Symptomatik ist die progressive Bulbärparalyse im Kindesalter (Fazio-Londe-Krankheit) abzugrenzen.

Therapie Grundsätzlich gleicht die Therapie der der Myasthenia gravis im Erwachsenenalter, wenngleich spezielle Aspekte bei den Kindern zu beachten sind. AChE-Inhibitoren, Immunsuppression und die Thymektomie sind wichtige Therapieoptionen, häufig ist eine Kombination notwendig; evidenzbasierte Daten für das Kindesalter fehlen.

AChE-Inhibitoren (Pyridostigminbromid) Sie wirken symptomatisch. Beginn mit 0,5–1 mg/kg KG in 4 Einzeldosen (ED) alle 4 h während der Wachphasen, wenn notwendig, auch zusätzlich nachts. Die Tagesdosis von 4–5 mg/kg KG in 4–6 ED wird in der Regel gut vertragen, eine Dosissteigerung ist immer individuell anzupassen. Cholinerge Nebenwirkungen bei Überdosierung wie Übelkeit, Durchfall, Schwitzen mit zunehmender Muskelschwäche sind unbedingt zu beachten. Der Wirkungseintritt ist rasch innerhalb von 15–30 min nach Einnahme, die Wirkungsdauer beträgt ca. 3–4 h.

Steroide Sie sind initial bei generalisierten Symptomen oft zusätzlich zur AChE-Hemmer-Therapie indiziert. Die positive Wirkung tritt nach wenigen Wochen ein, in den ersten 10–14 Tagen kann es aber zunächst zu einer Verschlechterung kommen. Deshalb ist die Startdosis mit 0,5 mg/kg KG/Tag, max. 30 mg/Tag, zu wählen und langsam zu steigern bis auf max. 2 mg/kg KG/Tag, max. 60–80 mg/Tag. Zur Minimierung der Nebenwirkungen empfiehlt sich eine alternierende Gabe alle 2 Tage. Bei schwer kranken Patienten sollte die Aufdosierung rascher erfolgen, wegen möglicher Verschlechterung ist der Therapiebeginn mit Steroiden grundsätzlich in einem stationären Umfeld zu empfehlen. An Nebenwirkungen sind insbesondere Gewichtszunahme, Flüssigkeitsretention, Hypertonus, Diabetes mellitus, Osteoporose, psychische Störungen, Hautveränderungen, Katarakt, Glaukom, Ulzera und gesteigerte Infektneigung zu nennen. Deshalb sollte die Dosis und Dauer der Medikation so niedrig und kurz wie möglich gehalten werden; abhängig vom Schweregrade der Erkrankung und Dauer der Therapie sind frühzeitig steroidsparende Medikamente einzusetzen.

Immunsuppressive Therapie Hier ist Azathioprin das meist benutzte steroidsparende Immunsuppressivum. Es sollte möglichst zeitgleich mit dem Steroid eingesetzt werden, weil der Wirkungseintritt erst nach bis zu 6 Monaten zu erwarten ist. In der Zwischenzeit muss die Immunsuppression mit einer Steroidtherapie erfolgen (s. oben), um eine baldige Verbesserung der Symptomatik zu erreichen. Die Dosis zu Beginn ist 1 mg/kg KG/Tag in 1–2 ED, alle 4 Wochen ist eine Steigerung um 0,5 mg/kg KG/Tag bis zu einer Enddosis von 2–3 mg/kg KG/Tag sinnvoll. An Nebenwirkungen müssen besonders Schläfrigkeit, Knochenmarkdepression, eine reversible Hepatitis oder Pankreatitis berücksichtigt werden, bei Langzeittherapie sind im Jugendalter Assoziationen mit fatalen hepatosplenischen T-Zell-Lymphomen berichtet. Regelmäßige klinische und Laborkontrollen sind wichtig; bei weiblichen Patientinnen muss zu dem teratogenen Effekt beraten werden.

Ciclosporin wird aufgrund seines Nebenwirkungsprofils nur als zweite Wahl eingesetzt. In Einzelfällen sind positive Effekte von neueren Medikamenten wie Mycophenolat-Mofetil, Rituximab, Tacrolimus berichtet, sie sind bisher nicht für die Myasthenia gravis im Kindes- und Jugendalter zugelassen.

Die hochdosierte Immunglobulingabe (IVIG 2 g/kg KG, aufgeteilt über 2–5 Tage) ist effektiv bei akuter Eskalation der Therapie oder auch in Einzelfällen in größeren Abständen (alle 4–6 Wochen) zur Dauertherapie, bei Versagen anderer Therapieoptionen. Nebenwirkungen wie Kopfschmerzen, Übelkeit und Erbrechen, allergische Reaktionen und eine aseptische Meningitis sind zu beachten.

Plasmaaustauschverfahren Die Plasmapherese ist zur Behandlung der myasthenen Krise einzusetzen; hier haben Studien im Erwachsenenalter diese mit der Gabe von hochdosierten IVIG als gleich wirksam bewertet. Wichtig ist der Einsatz dieser Therapie in einem Zentrum mit einem erfahrenen interdisziplinären Team.

Thymektomie Die Thymektomie ist auch im Kindes- und Jugendalter indiziert und zeigt positive Effekte auf den Krankheitsverlauf. Sie sollte immer frühzeitig im individuellen Fall diskutiert und gegenüber einer Langzeitimmunsuppression mit den Nebenwirkungen abgewogen werden. Es stehen heute offene und endoskopische Operationsverfahren zur Verfügung. Da im Kindes- und Jugendalter ein Thymom selten ist, kommt häufig das endoskopische Verfahren nach entsprechender präoperativer Bildgebung des Thymus zum Einsatz.

Prognose Bei adäquater Diagnose und Therapie ist die Prognose der Kinder und Jugendlichen gut, wenngleich eine Therapie über viele Jahre und eine Betreuung in einem spezialisierten Zentrum notwendig sind. Rehabilitative Maßnahmen und die psychosoziale Betreuung sind wichtige Aspekte neben der oben genannten Therapie in der Langzeitbetreuung der Patienten. Daten zu Langzeitverläufen und möglichen späteren Komorbiditäten liegen noch nicht vor.

Literatur

Chaouch A, Beeson D, Hantaï D, Lochmüller H (2012) Workshop report. 186th International Workshop: Congenital Myasthenic Syndromes, 24–26 June 2011, Naarden, The Netherlands. Neuromuscul Disord 22(6):566–576

Della Marina A, Abicht A, Schara U (2011) Kongenitale myasthene Syndrome. Vom Symptom zur Diagnose und Therapie. Nervenheilkunde 10:797–804

Drachman DB, Therapy of myasthenia gravis. In: Engel AG (Hrsg) (2008) Handbook of clinical neurology. Neuromuscular junction disorders. Elsevier, Amsterdam, S 253–272

Engel AG (2008) Congenital myasthenic syndromes. In: Engel AG (Hrsg) Handbook of clinical neurology. Neuromuscular junction disorders. Elsevier, Amsterdam, S 285–331

Engel AG (Hrsg) (2008) Handbook of clinical neurology. Neuromuscular junction disorders. Elsevier B.V., Amsterdam

Henze T, Janzen RWC, Schumm F et al (2010a) Immuntherapie bei Myasthenia gravis und Lambert-Eaton-Syndrom. Teil 1: Medikamentöse Immunsuppression. Akt Neurol 37:505–517

Henze T, Janzen RWC, Schumm F et al (2010b) Immuntherapie bei Myasthenia gravis und Lambert-Eaton-Syndrom. Teil 2: Intravenöse Immunglobuline und Plasmaaustauschverfahren. Akt Neurol 37:518–523

McMillan HJ, Darras BT, Kang PB (2011) Autoimmune neuromuscular disorders in childhood. Curr Treat Options Neurol 13(6):590–607

Pevzner A, Schoser B, Peter K et al (2012) Anti-LRP4 autoantibodies in AChR- and MuSK-antibody-negative myasthenia gravis. J Neurol 259:427–435

Sanders DB, Massey JM. Clinical features of myasthenia gravis. In: Engel AG (Hrsg) (2008) Handbook of clinical neurology. Neuromuscular junction disorders. Elsevier, Amsterdam, S 229–252

Schara U, Lochmüller H (2008) Therapeutic strategies in congenital myasthenic syndromes. Neurotherapeutics 5:542–547

Sieb JP, Schrank B (2009) Myasthenia gravis und andere Endplattenerkrankungen. In: Sieb JP, Schrank B (Hrsg) Neuromuskuläre Erkrankungen. Kohlhammer, Stuttgart, S 216–240

223 Kongenitale Myopathien und Muskeldystrophien

U. Schara

223.1 Kongenitale Myopathien

Definition und Epidemiologie Die kongenitalen Strukturmyopathien bezeichnen eine seltene heterogene Erkrankungsgruppe mit einer angenommenen Inzidenz von 6:100.000 Lebendgeborenen.

Die Einteilung erfolgt nach histologischen, immunhistologischen, ultrastrukturellen sowie molekulargenetischen Gesichtspunkten, wobei die Zahl der kausal verantwortlichen Gendefekte stetig zunimmt. Die Heterogenität der klinischen und muskelbioptischen Befunde bei Defekten im gleichen Gen oder die genetische und muskelbioptische Heterogenität bei ähnlichem klinischen Bild machen eine Einteilung allein nach Veränderungen der Muskelbiopsie zunehmend schwierig.

Zu den häufigsten Formen der kongenitalen Strukturmyopathien gehören die Nemaline-Myopathie, die Central-Core-Myopathie und die zentronukleären Myopathien.

Ätiologie und Pathogenese Die kongenitalen Strukturmyopathien sind durch folgende morphologische Phänomene in der Biopsie der quergestreiften Muskulatur gekennzeichnet:
- Ablagerungen von Proteinen des Sarkomers, sog. Stäbchen (Rods) (◘ Abb. 223.1a),
- große zentral oder exzentrisch liegende umschriebene Sarkomerläsionen mit fehlenden Mitochondrien, sog. Cores in den oxidativen Enzymreaktionen (◘ Abb. 223.1b) bei Core-Myopathie,
- überwiegend zentralliegende Zellkerne in abgerundeten Muskelfasern bei myotubulärer Myopathie (◘ Abb. 223.1c),
- vermehrte Typ-1-Muskelfasern mit kleinerem Durchmesser im Vergleich zu den Typ-2-Muskelfasern mit größerem Durchmesser, sog. kongenitale Fasertypendisproportion,
- seltene Veränderungen wie zylindrische Spiralen, tubuläre Aggregate, „fingerprint bodies", Zebrakörper,
- geringfügige, eher unspezifische morphologische Veränderungen, sog. „minimal change myopathy".

Trotz zunehmender Kenntnis molekularer Ursachen sind derzeit noch nicht für alle Strukturmyopathien der Gendefekt und/oder die entsprechende Pathophysiologie bekannt. Eine Tabelle aktuell bekannter Gendefekte findet sich in ◘ Tab. 223.2, ▶ e-Material, http://extras.springer.com.

Klinische Symptome und Verlauf Die Symptome können sehr variabel sein, manifestieren sich pränatal oder unmittelbar postnatal, im Kindesalter und seltener mit wenig ausgeprägter Symptomatik im Erwachsenenalter. Sie sind für die einzelne Erkrankung nicht spezifisch. Der Verlauf ist in der Regel nur langsam oder gar nicht progredient.

Klinische Hinweise auf eine kongenitale Strukturmyopathie können pränatal, bei Neugeborenen und jungen Säuglingen sein: fetale Minderbewegungen in utero, postnatale Muskelhypotonie und generalisierte muskuläre Schwäche im Sinne eines Floppy-infant-Syndroms, respiratorische Insuffizienz, bulbäre Symptome, hypomimische Fazies mit/ohne Ptose, selten externe Ophthalmoplegie und Katarakte, muskuläre Hypotrophie, Hypo- bis Areflexie.

Spätere Zeichen sind auch: verzögerte motorische Entwicklung, (selten) mentale Beeinträchtigung, Überstreckbarkeit der Gelenke, distal mehr als proximal, Kontrakturen und Skoliose, seltener Myalgien, Krämpfe, Muskelrigidität, Myotonie, Wadenhypertrophie, Tremor, cave: maligne Hyperthermie bei Central-Core-Myopathie und selten assoziierte medizinische Probleme (z. B. bei myotubulärer Myopathie Gallensteine, Pylorusstenose, Vitamin-K-Blutungen, abnorme Leberfunktionsstörungen, Nephrokalzinose, bei zentronukleärer Myopathie mit *DNM2*-Mutationen verzögerte Nervenleitgeschwindigkeiten).

Diagnose und Differenzialdiagnose Bei Verdacht auf eine kongenitale Strukturmyopathie hat sich folgendes diagnostisches und differenzialdiagnostisches Vorgehen bewährt:
- Anamnese inkl. Schwangerschafts- und Familienanamnese,
- ausführlicher klinischer Befund,
- Ausschluss von Infektionen, zerebralen Blutungen und Fehlbildungen, Intoxikationen, Medikamenteneinfluss, metabolischen Störungen, syndromalen Erkrankungen und von Störungen der neuromuskulären Transmission (kongenitale myasthene Syndrome),
- Bestimmung von Kreatinkinase (CK), Glutamat-Oxalacetat-Transaminase (GOT), Glutamat-Pyruvat-Transaminase (GPT), Laktatdehydrogenase (LDH),
- kardiologische Untersuchungen (EKG, ggf. Langzeit-EKG, Echokardiografie) bei möglicher kardialer Beteiligung,
- Lungenfunktionstest, Polysomnografie bei respiratorischer Problematik,
- Myosonografie und ggf. muskuläre Kernspintomografie (MRT, Verteilungsmuster kann wegweisend für die Diagnose sein),
- ggf. elektrophysiologische Abklärung (Messung der Nervenleitgeschwindigkeiten, repetitive Stimulation, selten Elektromyografie [EMG]),
- augenärztlicher Befund mit der Frage nach Katarakt, Glaukom,
- MRT/Sonografie des Gehirns zum Ausschluss struktureller Auffälligkeiten (dadurch möglicherweise Abgrenzung zu bestimmten Formen der kongenitalen Muskeldystrophien mit Hirnfehlbildungen, z. B. Walker-Warburg-Syndrom),
- bei begründetem klinischem Verdacht Muskelbiopsie und histologische sowie elektronenmikroskopische Beurteilung,
- gezielte genetische Analysen.

Wichtige neuromuskuläre Differenzialdiagnosen sind die autosomal-rezessive proximale Muskelatrophie (SMA), kongenitale Muskeldystrophien, kongenitale myasthene Syndrome und früh manifeste hereditäre Neuropathien sowie syndromale Erkrankungen (z. B. Prader-Willi-Syndrom).

Therapie und Prognose Die Therapie ist symptomatisch und orientiert sich an den jeweiligen Symptomen; durch den multidisziplinären Therapieansatz können häufig Lebensqualität und Lebensdauer verbessert werden. Dazu gehören neben orthopädischer und rehabilitativer Intervention die Überprüfung der Notwendigkeit einer nichtinvasiven Beatmung, in Abhängigkeit von der klinischen Symptomatik und der molekulargenetischen Diagnose kardiale Verlaufskontrollen, Ernährungsberatung und Überprüfung einer

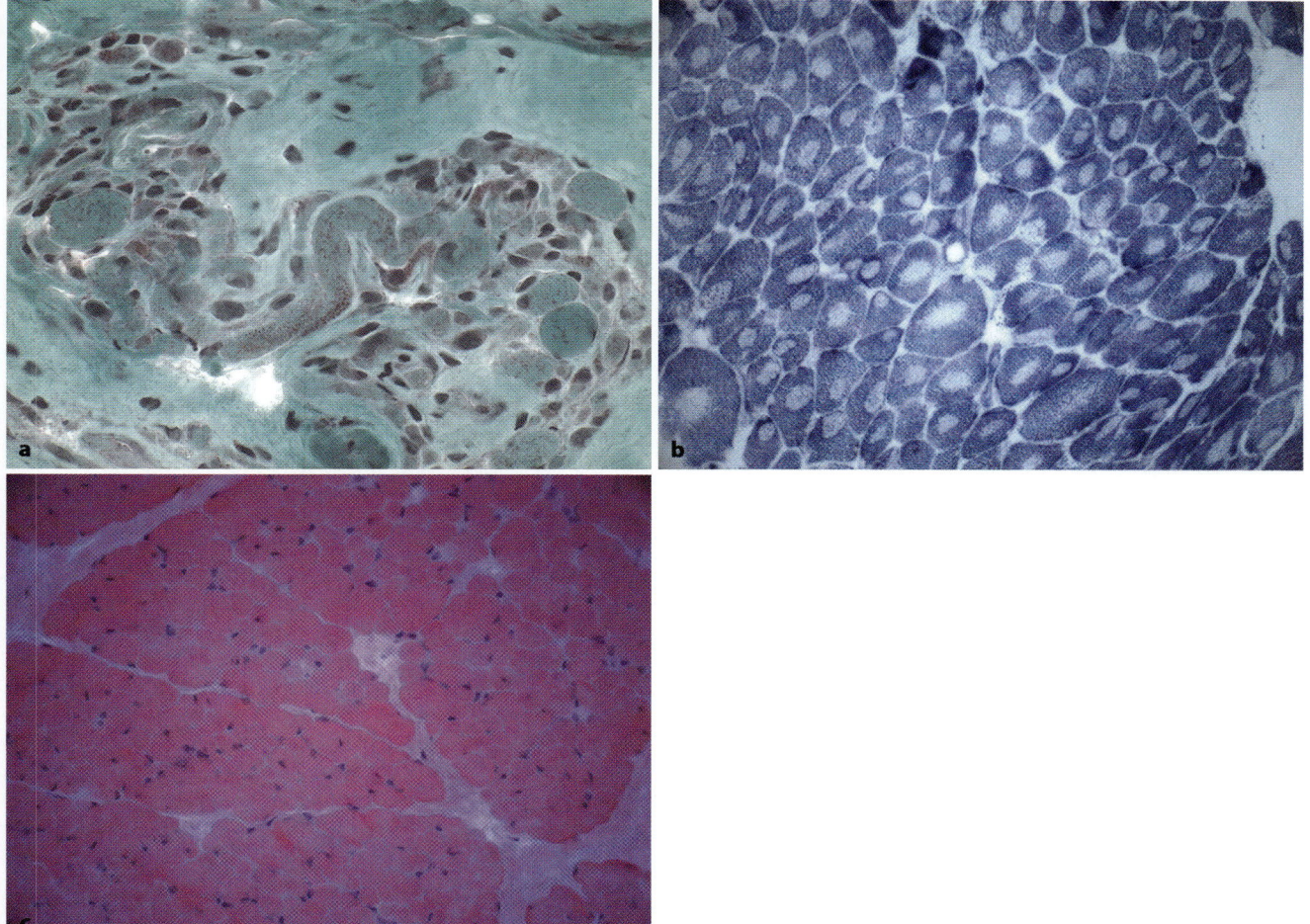

◘ Abb. 223.1 a Stäbchen (Rods) bei Nemaline-Myopathie (TC-Färbung, 60-fach); b Cores bei Central-Core-Myopathie in den oxidativen Enzymreaktionen (NADH-Färbung, 40-fach); c zentralliegende Zellkerne in abgerundeten Fasern bei myotubulärer Myopathie (HE-Färbung, 40-fach)

ausreichenden Kalorienzufuhr sowie die Ausstattung mit notwendigen Hilfsmitteln und eine psychosoziale Betreuung der Familie. Bei erfolgter genetischer Diagnose kann für die Familien eine gezielte genetische Beratung und ggf. die pränatale Diagnostik angeboten werden. Bei notwendigen Narkosen muss die Möglichkeit der malignen Hyperthermiereaktion oder malignen hyperthermieartigen Reaktion berücksichtigt werden. Die Prognose der kongenitalen Myopathien ist im Einzelfall sehr variabel.

223.1.1 Nemaline-Myopathie

Die klinischen Symptome der häufigsten kongenitalen Strukturmyopathie mit einer geschätzten Inzidenz von 0,2:1000 Lebendgeborenen lassen sich unterschiedlichen Verlaufsformen zuordnen: schwer verlaufend neonatal (◘ Abb. 223.5, ▶ e-Material, http://extras.springer.com), leichter verlaufend mit Beginn in Kindheit und Jugendalter, Auftreten erster subjektiver Symptome im Erwachsenenalter.

Klinische Symptome Das klinische Erscheinungsbild ist charakterisiert durch generalisierte Muskelschwäche mit Bevorzugung der proximalen Extremitäten- und Atemmuskulatur sowie Einbeziehung der fazialen Muskulatur und Ptosis. Die kongenitalen Formen können sich mit einer Arthrogryposis multiplex congenita manifestieren; Skoliose und Rigidität der Wirbelsäule kommen vor. Nur selten sind Kardiomyopathie und externe Ophthalmoplegie vorhanden. Die Erkrankung verläuft bei späterem Beginn oft ohne wesentlichen Progress, allerdings bestimmt sehr häufig die Ateminsuffizienz über Prognose und weiteren Verlauf.

Diagnose Laborchemisch findet sich keine oder nur eine milde CK-Erhöhung.

Elektrophysiologisch ist kein spezifischer Befund zu erheben, wie bei anderen Strukturmyopathien kann sich im EMG ein myopathisches Bild zeigen.

In der Muskelbiopsie zeigen sich bei schweren Fällen schon in der HE-Färbung die typischen und namensgebenden Stäbchen (Nemaline Rods), die auch schon in der Gomori-Trichrom-Färbung lichtmikroskopisch zu sehen sein können (◘ Abb. 223.1a). Die Schwere der Erkrankung korreliert nicht mit der Anzahl und Größe der Rods. In der Elektronenmikroskopie scheinen die Rods von der Z-Linie der Muskelfaser auszugehen (◘ Abb. 223.6, ▶ e-Material, http://extras.springer.com); bei schweren neonatalen Formen sind sie manchmal innerhalb des Nucleus zu finden.

Genetik Die Erkrankung folgt einem autosomal-dominanten oder autosomal-rezessiven Erbgang, Spontanmutationen vor allem im α-Aktin-Gen *(ACTA1)* sind bekannt. Bisher kennt man 7 die Krankheit verursachende Gendefekte (◘ Tab. 223.2, ▶ e-Material, http://extras.springer.com); die durch die Gene kodierten Proteine sind

Bestandteile der dünnen Filamente des kontraktilen Apparates der Muskelzelle. Heterozygote Mutationen im *NEB*-Gen (ca. 50 %) und im *ACTA1*-Gen (ca. 20 %) stellen die häufigsten Ursachen dar.

223.1.2 Central-Core-Myopathie

Die Central-Core-Myopathie ist gekennzeichnet durch zentrale oder exzentrisch gelegene umschriebene Sarkomerläsionen, die infolge fehlender Mitochondrien in diesen Läsionen in oxidativen Enzymreaktionen des Muskelgewebes durch Substratdefekte als Cores sichtbar sind (◘ Abb. 223.1b).

Klinische Symptome Die klinischen Symptome variieren von milder Muskelschwäche, insbesondere der proximalen und axialen Muskulatur und Muskelhypotonie, verzögerter motorischer Entwicklung ohne deutliche Progredienz und teilweise sogar erfreulicher Verbesserung während der Kindheit bis hin zu schweren Verläufen mit intrauteriner Akinesie. In der Regel zeigen sich die typischen Zeichen der Erkrankung mit Muskelhypotonie und Muskelschwäche bereits in der Neonatalzeit. Eine leichte faziale Muskelschwäche kann vorhanden sein, eine Ptosis findet sich meistens nicht, ebenso ist eine externe Ophthalmoplegie selten. Schluckstörungen und respiratorische Insuffizienz sind zu berücksichtigen, besonders bei der neonatalen Manifestation; Zwerchfell und Herz sind selten betroffen. Eine Beteiligung des Knochen- und Bänderapparats tritt fast immer auf und betrifft neben einer frühen Skoliose Brustwanddeformitäten sowie Fußdeformitäten, frühe Hüftluxationen und Kontrakturen. Bei den seltenen sehr leichtgradig Verläufen klagen die Patienten oft nur über muskuläre Schmerzen.

Diagnose Laborchemisch zeigen sich normale bis möglicherweise bis auf das 5- bis 10-Fache der Norm erhöhte Kreatinkinase(CK)-Werte.

Kernspintomografisch stellen sich selektive Muskeln betroffen dar und erlauben so möglicherweise eine Differenzialdiagnose. In der T1-Wichtung sind am Oberschenkel betroffen: Mm. vastus, sartorius, adductor magnus; ausgespart sind: Mm. rectus, gracilis, adductor longus. Am Unterschenkel sind betroffen: Mm. soleus, gastrocnemius, peronaeus; ausgespart ist: M. tibialis anterior.

Elektrophysiologisch finden sich in der Regel normale Nervenleitgeschwindigkeiten, im EMG kann sich ein unauffälliger Befund ebenso wie ein myopathisches Bild mit niedrigen Amplituden und polyphasischen Entladungen zeigen.

Die Muskelbiopsie zeigt eine Prädominanz der Typ-1-Fasern mit typischerweise Cores in den oxidativen Enzymreaktionen, die Elektronenmikroskopie teilweise eine Verdichtung von Myofibrillen und eine Verminderung oder ein Fehlen von Mitochondrien in diesen Arealen. Die Verteilung und Größe der Cores ist sehr variabel, die Entwicklung dieser auch erst im Verlauf möglich. Die phänotypisch-klinische Überlappung zu Myopathien mit multiplen Cores (Multiminicore-Myopathie) ist breit.

Genetik Genetisch folgen die Central-Core-Myopathien in der Regel einem autosomal-dominanten Erbgang; es liegen auch Berichte über eine autosomal-rezessive Vererbung sowie Spontanmutationen (ca. 10 %) vor (◘ Tab. 223.2, ▶ e-Material, http://extras.springer.com). Bei Patienten mit einer autosomal-dominanten Vererbung finden sich häufig Mutationen im Ryanodinrezeptor kodierenden Gen *RYR1* auf Chromosom 19q13.1. Die Central-Core-Myopathie ist eine allelische Erkrankung mit der Disposition zur malignen Hyperthermie (MH); für 50 % der Fälle einer Disposition zur malignen Hyperthermie konnten *RYR1*-Mutationen nachgewiesen werden. Die Aufklärung über die Vermeidung von Triggersubstanzen im Rahmen von Narkosen (Inhalationsanästhetika, Muskelrelaxanzien) ist sehr wichtig, ein Muskelpass muss ausgestellt werden. Familienangehörige sind auf ein Betroffensein zu überprüfen.

223.1.3 Zentronukleäre Myopathie

Namengebend für diese Untergruppe sind die zentralliegenden Zellkerne in den Muskelfasern. Bei der X-chromosomal vererbten myotubulären Myopathie (MTM1) handelt es sich um eine Reifestörung der Muskelfasern, die bei Geburt noch den Myotuben ähnlich sind.

Klinische Symptome Die klinischen Symptome sind sehr variabel; sie betreffen bevorzugt die Gliedergürtel- sowie die paravertebralen Muskeln. Eine ein- oder beidseitige Ptose kommen ebenso vor eine externe Ophthalmoplegie; es besteht eine Areflexie. Die X-chromosomale Form (geschätzte Inzidenz 2:100.000 männliche Lebendgeborene) ist bei männlichen Individuen überwiegend durch einen schweren Verlauf gekennzeichnet mit muskulärer Schwäche, Muskelhypotonie, fazialer Schwäche mit externer Ophthalmoplegie und Ateminsuffizienz. Verminderte fetale Bewegungen, Polyhydramnion und radiologisch verschmälerte Rippenzwischenräume sind bekannt, Zeichen der peripartalen Asphyxie können vorkommen. Betroffene Neonaten zeigen nicht selten eine Makrosomie mit einem Körpergewicht über der 90. Perzentile sowie einen Nondescensus testis. Fehlgeburten oder Totgeburten kommen in den betroffenen Familien häufiger vor. Liegt bei Konduktorinnen eine skewed X-Inaktivierung vor, können auch Mädchen und Frauen klinisch betroffen sein.

Diagnose Laborchemisch ist eine normale bis geringfügige CK-Erhöhung zu diagnostizieren.

In der Kernspintomografie sind die Mm. adductor magnus, gracilis, sartorius, semitendinosus, vastus lateralis, vastus medialis und peronaeus weitgehend ausgespart. Die erhöhte Signalintensität der T1-Wichtung als Zeichen des Betroffenseins findet sich in den Mm. adductor longus, semimembranosus, rectus femoris, biceps femoris, vastus intermedius, gastrocnemius, soleus und tibialis anterior.

Elektrophysiologisch finden sich in der Regel normale Nervenleitgeschwindigkeiten; im EMG zeigt sich ein unauffälliger Befund oder ein myopathisches Bild mit niedrigen Amplituden und polyphasischen Entladungen.

Muskelbioptisch lassen sich bei der MTM1 ein bis mehrere zentral lokalisierte Kerne in den meist abgerundeten Muskelfasern darstellen; in direkter Umgebung der Kerne fehlen die Myofibrillen; eine Typ-1-Faser-Prädominanz sowie eine Typ-1-Faser-Atrophie sind mit den anderen Auffälligkeiten evtl. diagnostisch beweisend (◘ Abb. 223.1c). Bei den autosomal-dominanten und -rezessiven Formen kann das Ausmaß dieser Veränderungen variieren.

Genetik Genetisch konnten für die autosomal-dominante Form Mutationen im Dynamin-2-Gen *(DNM2)*, für die autosomal-rezessive Form u. a. Mutationen im Amphiphysin-2-Gen *(BIN1)* entdeckt werden (◘ Tab. 223.2, ▶ e-Material, extras.springer.com). Die funktionelle Interaktion zwischen den Proteinen Amphiphysin 2 und Dynamin 2 scheint sowohl für die normale Muskelfunktion als auch für die Lage der Kerne in den Muskelfasern verantwortlich zu sein. Die X-gebundene Form verläuft meist schwer und beruht auf einer

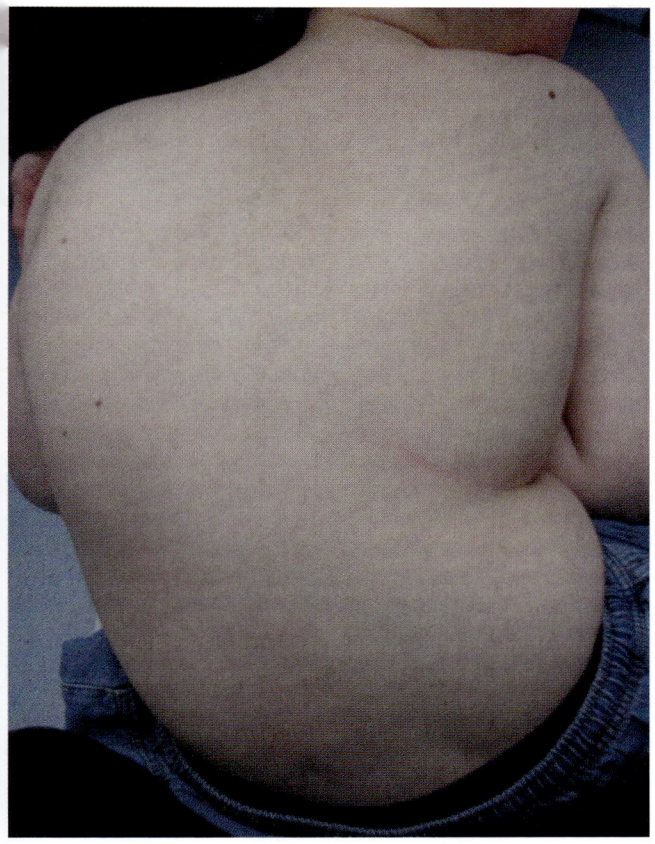

Abb. 223.2 Deutliche Skoliose bei einem Jungen mit neuromuskulärer Erkrankung

Mutation im Myotubularin-Gen *(MTM1)*. Es findet sich eine gewisse Genotyp-Phänotyp-Korrelation. So ist bei Splice- und Nonsense-Mutationen mit schwereren Verläufen, Respiratorabhängigkeit und frühem Tod zu rechnen, wohingegen bei Missense-Mutationen und der Deletion lediglich einer Aminosäure leichtere Verläufe möglich sind.

223.2 Kongenitale Muskeldystrophien

Definition und Epidemiologie Kongenitale Muskeldystrophien (CMD) sind eine heterogene Gruppe von genetisch determinierten Erkrankungen charakterisiert durch eine Muskelschwäche seit Geburt oder frühem Säuglingsalter assoziiert mit variablen klinischen Symptomen besonders der Augen und des zentralen Nervensystems. Die Muskelpathologie zeigt dystrophe oder myopathische Veränderungen. Der Verlauf variiert von sehr schwer mit frühem Tod in den ersten Lebensjahren bis leicht mit Erreichen des Jugend- und Erwachsenenalters. Die Erkrankungen sind selten, die Inzidenz aller CMD wird mit 4–5:100.000 angenommen.

Ätiologie und Pathogenese Derzeit sind Mutationen in einer Vielzahl verschiedener Gene bekannt, die eine CMD verursachen können. Bei weiteren ist eine Zuordnung des Defekts zu einem Chromosom, aber noch nicht die Identifikation des Gens gelungen, oder der Defekt ist molekular bekannt, aber die chromosomale Zuordnung ist noch zu bestimmen. Diese genetischen Veränderungen bedingen Defekte von Strukturproteinen der Skelettmuskelfaser, Defekte der Proteinglykosylierung und Defekte der Proteine im endoplasmatischen Retikulum oder im Nucleus. Trotz der stetig zunehmenden Anzahl bekannter Gene können mit den aktuellen diagnostischen Möglichkeiten nur ca. 30–50 % aller CMD genetisch aufgeklärt werden. Bei überlappenden klinischen Symptomen bei verschiedenen Gendefekten bleibt aber eine Einteilung anhand des Phänotyps auch unzureichend. Eine Tabelle aktuell bekannter Gendefekte findet sich unter ▶e-Material, http://extras.springer.com (Tab. 223.3).

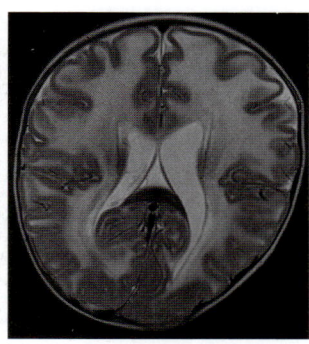

Abb. 223.3 Leukenzephalopathische Veränderungen im cMRT bei einem 2-jährigen Mädchen mit kongenitaler Muskeldystrophie mit kompletter α2-Laminin-Defizienz (MDC1A)

Klinische Symptome und Verlauf Als wesentliche Symptome für eine CMD gelten:
- Muskelhypotonie und generalisierte muskuläre Schwäche im Sinne eines Floppy-infant-Syndroms postnatal oder in den ersten Lebensmonaten,
- Kontrakturen und Skoliose (Abb. 223.2), neonatal Arthrogryposis multiplex congenita möglich,
- histologische Befunde im Sinne eines dystrophen Prozesses (d. h. Degeneration, Regeneration, Fibrose und Lipomatose),
- normale bis erhöhte CK im Serum,
- normale oder beeinträchtigte psychomotorische Entwicklung,
- komplexe Hirnfehlbildungen, z. B. Veränderungen der weißen Substanz (Abb. 223.3), Störungen der Migration und Kleinhirn- oder Hirnstammdefekte.

Zusätzlich können auftreten:
- fetale Minderbewegungen in utero,
- hypomimische Fazies mit/ohne Ptose,
- Hypo- bis Areflexie,
- fortbestehende Hypotonie und Muskelschwäche (Abb. 223.4a),
- bulbäre Symptome,
- respiratorische Insuffizienz, Trichterbrust (Abb. 223.4b),
- komplexe Augenfehlbildungen mit Sehstörungen unterschiedlichen Ausmaßes,
- Hörstörungen,
- zerebrale Krampfanfälle,
- Gedeihstörung.

Häufig ist die Symptomatik schwerer und komplexer als bei den kongenitalen Myopathien; Phänotyp und Verlauf variieren von einer schweren kongenitalen Arthrogrypose bis zur Gehfähigkeit für viele Jahre mit/ohne assoziierte Fehlbildungen.

Die häufigste Form der kongenitalen Muskeldystrophie ist die α2-Lamininopathie (sog. merosin-negative CMD, MDC1A); sie macht ca. 30–40 % aller CMD in der kaukasischen Bevölkerung aus. Die Gruppe der merosin-positiven CMD ist heterogen; hier sind besonders die CMDs mit Glykosylierungsstörungen und die kollagenassoziierten CMDs (UCMD, Bethlem-Myopathie) zu nennen. Weitere Details zu den häufigeren CMD-Subtypen finden sich in Tab. 223.1.

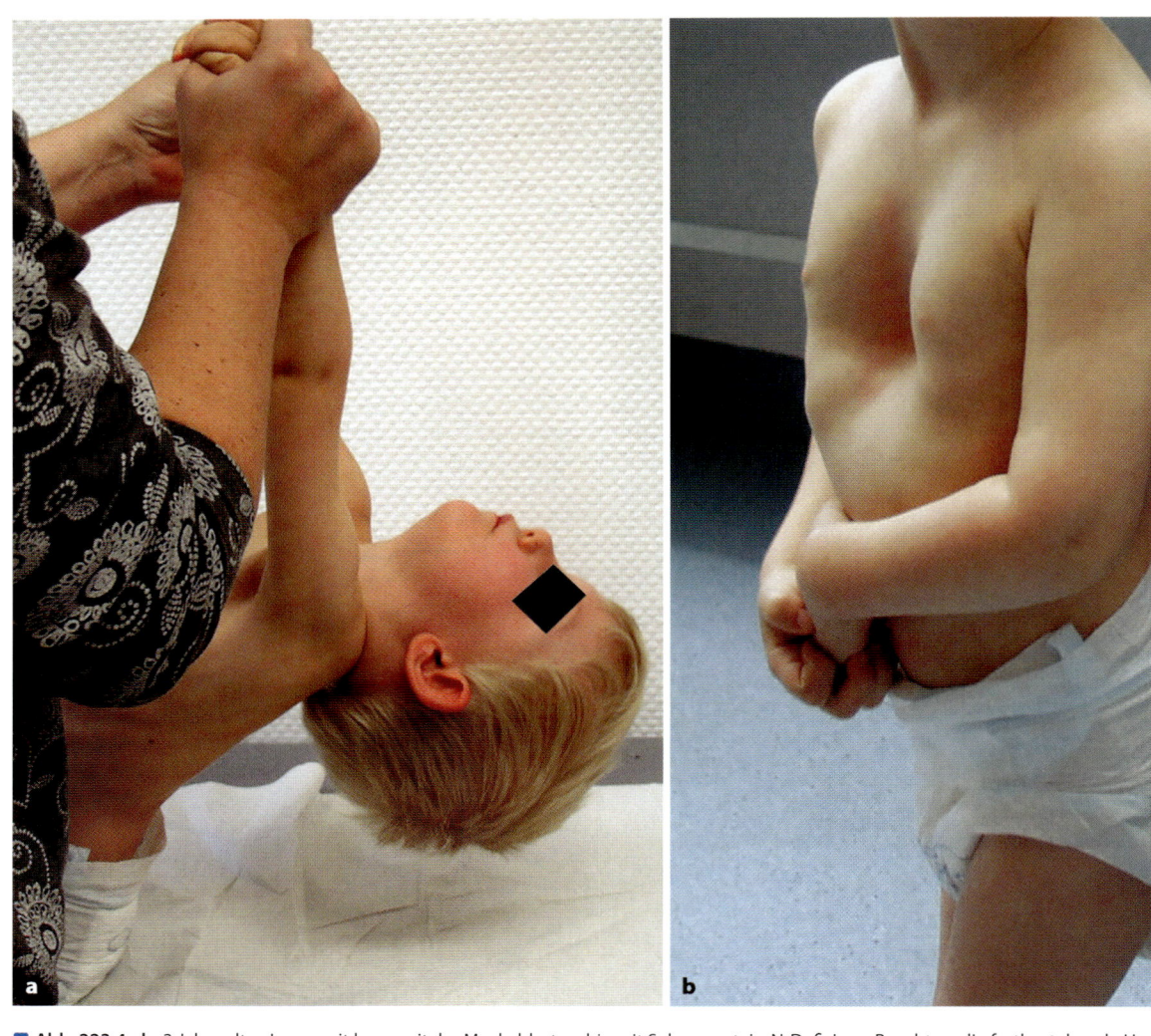

Abb. 223.4a,b 3 Jahre alter Junge mit kongenitaler Muskeldystrophie mit Selenoprotein-N-Defizienz. Beachte **a** die fortbestehende Hypotonie und axial betonte Muskelschwäche sowie **b** die deutliche Trichterbrust. (Mit freundl. Genehmigung der Erziehungsberechtigten des Patienten)

Diagnose und Differenzialdiagnose Bei der phänotypischen Vielfalt sind folgende diagnostische und differenzialdiagnostische Untersuchungen sinnvoll:

- Anamnese inkl. Schwangerschafts- und Familienanamnese,
- ausführlicher klinischer Befund,
- Bestimmung CK, GOT, GPT, LDH,
- kardiologische Untersuchungen (EKG, ggf. Langzeit-EKG, Echokardiografie) bei möglicher kardialer Beteiligung,
- Polysomnografie bei respiratorischer Problematik, bei älteren Kindern vorher evtl. Lungenfunktion, wenn Mitarbeit möglich,
- Myosonografie und ggf. muskuläre Kernspintomografie (MRT, Verteilungsmuster kann wegweisend für die Diagnose sein),
- ggf. elektrophysiologische Abklärung (Messung der Nervenleitgeschwindigkeiten, repetitive Stimulation, selten EMG),
- augenärztlicher Befund bei assoziierten Fehlbildungen der Augen,
- pädaudiologische Untersuchung bei möglicher assoziierter Hörstörung,
- MRT/Sonografie des Gehirns bei möglicher Fehlbildung des zentralen Nervensystems (z. B. Lissenzephalie, Walker-Warburg-Syndrom, Muscle-eye-brain-Krankheit),
- bei begründetem klinischem Verdacht Muskelbiopsie mit histologischen, immunhistologischen und Western-Blot-Untersuchungen; eine elektronenmikroskopische Beurteilung ist selten notwendig,
- Veranlassung gezielter genetischer Analysen.

Differenzialdiagnosen Wichtige neuromuskuläre Differenzialdiagnosen sind die autosomal-rezessive proximale Muskelatrophie (SMA), kongenitale Strukturmyopathien, kongenitale myasthene Syndrome und früh manifeste hereditäre Neuropathien sowie selten syndromale Erkrankungen (z. B. Prader-Willi-Syndrom).

Therapie und Prognose Die Therapie ist symptomatisch und orientiert sich an den jeweiligen Symptomen; durch den multidisziplinären Therapieansatz können häufig Lebensqualität und Lebensdauer verbessert werden. Dazu gehören neben orthopädischer (Kontrakturlösungen, Skoliosekorrektur) und rehabilitativer Intervention die Überprüfung der Notwendigkeit einer nichtinvasiven Beatmung, kardiale Verlaufskontrollen und ggf. medikamentöse Therapie bei Kardiomyopathie oder Rhythmusstörungen. Die Indikation zu invasiven Maßnahmen bei Rhythmusstörungen oder zu einer Herztransplantation ist immer interdisziplinär unter Berücksichtigung der Gesamtsituation zu diskutieren. Die Ernährungsberatung

223.2 · Kongenitale Muskeldystrophien

Tab. 223.1 Häufige kongenitale Muskeldystrophien (CMD) – Klinische Aspekte

Erkrankung	Bekannte Gendefekte	Klinische Symptome
Kongenitale Muskeldystrophie mit Merosindefizienz (MDC1A) AR	LAMA2	Beginn prä-/postnatal, generalisierte Hypotonie und Schwäche, Kontrakturen möglich, keine hyperlaxen Gelenke, keine Augenbeteiligung, gute mentale Entwicklung, deutlich erhöhte Kreatinkinase, im cMRT leukenzephalopathische Veränderungen, seltener Polymikrogyrie oder fokale kortikale Dysplasien bevorzugt okzipital, zerebrale Krampfanfälle in 30 % der Fälle, begleitende Neuropathie und Kardiomyopathie möglich, maximale motorische Entwicklung bis zum freien Sitzen und Stehen mit Unterstützung, respiratorische Beeinträchtigungen bis zur Insuffizienz zu beachten, Prognose eingeschränkt
Kongenitale Muskeldystrophie mit partieller Merosindefizienz (MDC1B) AR	zum Teil LAMA2	Seltener als der komplette Merosinmangel, Manifestation von postpartal bis zu 12 Jahren, Verlauf variabel, freies Laufen möglich, häufig Muskelpseudohypertrophie, Gliedergürtel-Muskelschwäche, Kreatinkinase erhöht, im cMRT leukenzephalopathische Veränderungen und zerebrale Krampfanfälle möglich, respiratorische Beeinträchtigungen bis zur Insuffizienz zu beachten, Prognose variabel
Kongenitale Muskeldystrophie mit abnormer Glykosylierung von α-Dystroglykan		
CMD mit Defizienz des Fukutin-assoziierten Proteins (MDC1C) AR	FKRP	Beginn in ersten 6 Lebensmonaten, klinisches Bild ähnlich der MDC1A, aber Verlauf variabler, Kontrakturen in Ellbogen-, Knie- und Fingergelenken, keine zerebralen Krampfanfälle, im cMRT Normalbefunde und Strukturauffälligkeiten berichtet, Kreatinkinase oft deutlich erhöht, überwiegend normale mentale Entwicklung, in Einzelfällen mentale Retardierung berichtet, Prognose variabel
LARGE-assoziierte CMD (MDC1D) AR	LARGE	Beginn im 1. Lebensjahr, generalisierte Hypotonie und Schwäche, Kontrakturen möglich, keine hyperlaxen Gelenke, keine Augenbeteiligung, keine zerebralen Krampfanfälle, mentale Retardierung, im cMRT Störungen der weißen Substanz, Pachygyrie, Hirnstammhypoplasie, Kreatinkinase erhöht bis > 1000 U/l, Überlappung des klinischen Bildes mit Walker-Warburg-Syndrom/Muscle-eye-brain-Krankheit, Prognose eingeschränkt
Kongenitale Muskeldystrophie Typ Fukuyama AR	FKTN	Häufiger in Japan, Manifestation neonatal, generalisierte Hypotonie und Schwäche, Kontrakturen möglich, keine hyperlaxen Gelenke, Augenbeteiligung in bis zu 50 % der Fälle, zerebrale Krampfanfälle, mentale Retardierung, im cMRT Migrationsdefekte, Kardiomyopathie möglich, Kreatinkinase erhöht bis > 1000 U/l, Überlappung des klinischen Bildes mit Muscle-eye-brain-Krankheit, freies Laufen wird nicht erreicht, Prognose eingeschränkt
Walker-Warburg-Syndrom (WWS) AR	FKTN FKRP POMT1 POMT2 POMGNT1	Manifestation neonatal, schwere generalisierte Hypotonie und Schwäche, Kontrakturen möglich, keine hyperlaxen Gelenke, Augenbeteiligung mit Mikrophthalmie, Kolobome, Katarakte, zerebrale Krampfanfälle, mentale Retardierung, im cMRT Pflasterstein-Lissenzephalie, Kreatinkinase erhöht bis > 1000 U/l, Überlappung des klinischen Bildes mit Muscle-eye-brain-Krankheit, schwerer Verlauf mit Tod in den ersten Lebensjahren bei ausgeprägter zentralnervöser Beteiligung
Muscle-eye-brain-Krankheit (MEB) AR	POMGNT1 FKRP POMT2	Manifestation neonatal, schwere generalisierte Hypotonie und Schwäche, Kontrakturen möglich, keine hyperlaxen Gelenke, Augenbeteiligung mit schwerer Myopie, retinaler Dysplasie, großer Kopf, betonte Stirn, flaches Mittelgesicht, zerebrale Krampfanfälle, mentale Retardierung, motorisch eingeschränkt bei sich zusätzlich entwickelnder Spastik, im cMRT Pflasterstein-Lissenzephalie, Kreatinkinase erhöht bis > 1000 U/l, Überlappung des klinischen Bildes mit Walker-Warburg-Syndrom, freies Laufen wird nur selten erreicht, Prognose eingeschränkt
Kongenitale Muskeldystrophie mit rigidem Wirbelsäulensyndrom		
CMD mit Selenoprotein-N1-Defizienz AR	SEPN1	Manifestation in den ersten Lebensmonaten, Hypotonie und axial betonte Schwäche, unzureichende Kopfkontrolle, keine Kontrakturen, keine hyperlaxen Gelenke, frühe rigide Wirbelsäule und Skoliose, keine Augenbeteiligung, keine zerebralen Krampfanfälle, im cMRT Normalbefund, normale mentale Entwicklung, Kreatinkinase normal bis leicht erhöht, motorische Meilensteine werden im 1. Lebensjahr verzögert, das freie Laufen aber häufig normal erreicht, respiratorische Beeinträchtigung bis zur Insuffizienz regelhaft, häufig bei noch erhaltener Gehfähigkeit, Prognose variabel

AR autosomal-rezessiv, *cMRT* kranielle Magnetresonanztomografie, *AD* autosomal-dominant

Tab. 223.1 (Fortsetzung) Häufige kongenitale Muskeldystrophien (CMD) – Klinische Aspekte

Erkrankung	Bekannte Gendefekte	Klinische Symptome
Kollagen-assoziierte kongenitale Muskeldystrophie		
Ullrich-Syndrom (UCMD) und Bethlem-Myopathie AR und AD	COL6A1 COL6A2 COL6A3	Manifestation im 1. Lebensjahr, generalisierte Muskelschwäche distal > proximal, Kontrakturen der großen Gelenke, Tortikollis, hyperlaxe distale Gelenke, keine Augenbeteiligung, normale mentale Entwicklung, keine zerebralen Krampfanfälle, im cMRT normaler Befund, follikuläre Hyperkeratose, Kreatinkinase normal bis leicht erhöht, Erreichen motorischer Fähigkeiten variabel, in Einzelfällen bis zum freien Laufen für einige Jahre, respiratorische Beeinträchtigung möglich, auch bei noch erhaltener Gehfähigkeit. Bei diesen beiden Erkrankungen können die Symptome ähnlich sein, wobei sie bei der UCMD schwerer ausgeprägt sind, Prognose variabel
Kongenitale Muskeldystrophie mit Integrindefekt AR	ITGA7	Selten, Manifestation in den ersten 2 Lebensmonaten, muskuläre Hypotonie und proximal betonte Schwäche, Tortikollis, keine hyperlaxen Gelenke, keine Augenbeteiligung, keine zerebralen Krampfanfälle, im cMRT Normalbefund, mentale Retardierung bis zu 30%, Kreatinkinase leicht erhöht, motorische Meilensteine werden verzögert erreicht, freies Laufen mit 2–3 Jahren, Prognose variabel
Lamin-A/C-assoziierte kongenitale Muskeldystrophie AR	LMNA	Manifestation bei Geburt, Hypotonie und axial betonte Schwäche, unzureichende Kopfkontrolle, Kontrakturen distal > proximal, keine hyperlaxen Gelenke, frühe rigide Wirbelsäule und Skoliose, keine Augenbeteiligung, keine zerebralen Krampfanfälle, im cMRT Normalbefund, normale mentale Entwicklung, Kardiomyopathie und Reizleitungsstörungen möglich, Kreatinkinase normal bis leicht erhöht, motorische Meilensteine werden verzögert erreicht, Prognose variabel

AR autosomal-rezessiv, *cMRT* kranielle Magnetresonanztomografie. *AD* autosomal-dominant

und Überprüfung einer ausreichenden Kalorienzufuhr sowie die Ausstattung mit notwendigen Hilfsmitteln und eine psychosoziale/palliative Betreuung der Familie sind unerlässlich, ebenso die opthalmologischen und pädaudiologischen Interventionen bei Bedarf sowie die antikonvulsive Therapie bei zerebralen Krampfanfällen. Bei erfolgter genetischer Diagnose kann für die Familien eine gezielte genetische Beratung und ggf. die pränatale Diagnostik angeboten werden. Bei notwendig werdenden Narkosen muss die Möglichkeit der malignen Hyperthermiereaktion oder malignen hyperthermieartigen Reaktion berücksichtigt werden. Die Prognose der kongenitalen Muskeldystrophien ist grundsätzlich eingeschränkt, kann im Einzelfall aber variabel sein.

Literatur

Gene table of monogenic neuromuscular disorders (nuclear genome only) (2011) Neuromuscul Disord 21: 833–861, http://www.musclegenetable.org/

Lutz S, Stiegler B, Kress W, von der Hagen M, Schara U (2009) Kongenitale Strukturmyopathien. Eine Übersicht. Medgen 21:316–321

North K (2004) Congenital myopathies. In: Engel AG, Franzini-Armstrong C (Hrsg) Myology, 3. Aufl. Bd. 2. McGraw-Hill, New York, S 1473–1533

North K (2008) What's new in congenital myopathies? Neuromuscul Disord 18:433–442

Sparks SE, Escolar DM (2011) Congenital muscular dystrophies. In: Amato AA, Griggs RC (Hrsg) Handbook of child neurology. Muscular Dystrophies, Bd. 101 (3rd series). Elsevier, Amsterdam, S 47–79

Voit T, Tomé FMS (2004) Congenital muscular dystrophies. In: Engel AG, Franzini-Armstrong C (Hrsg) Myology, 3. Aufl. Bd. 2. McGraw-Hill, New York, S 1203–238

Wang CH, Bonnemann CG, Rutkowski A et al (2010) Consensus statement on standards of care for congenital muscular dystrophies. J Child Neurol 25:1559–1581

224 Progressive Muskeldystrophien und fazioskapulohumerale Muskeldystrophie

J. Kirschner

Definition, Epidemiologie und Pathogenese

Progressive Muskeldystrophien Progressive Muskeldystrophien sind eine Gruppe von Krankheiten, die durch einen dystrophen Untergang der Skelettmuskulatur und einen damit verbundenen über Jahre progredienten Kraft- und Funktionsverlust charakterisiert sind.

Die X-chromosomal vererbte Muskeldystrophie Duchenne betrifft etwa 1:3500–1:5000 der männlichen Neugeborenen und ist damit die häufigste neuromuskuläre Erkrankung im Kindes- und Jugendalter. Ursache sind Mutationen im Dystrophin-Gen, die zu einem kompletten Fehlen des Dystrophinproteins in der Muskulatur führen. Wesentlich seltener sind die allelische Becker-Muskeldystrophie, bei der noch eine Restfunktion des Dystrophinproteins vorhanden ist und die Gruppe der sog. Gliedergürtelmuskeldystrophien („limb girdle muscular dystrophy", LGMD) mit anderen genetischen Ursachen (◘ Tab. 224.1). Die Gliedergürtelmuskeldystrophien (Gesamtprävalenz etwa 2–3:100.000) werden entsprechend dem zugrunde liegenden Vererbungsgang in Typ 1 (autosomal-dominant) und Typ 2 (autosomal-rezessiv) unterschieden und in der Reihenfolge ihrer Erstbeschreibung mit Buchstaben versehen (LGMD2A, LGMD2B etc.), mit Überwiegen der rezessiven Formen insbesondere im Kindes- und Jugendalter. Während die Muskeldystrophie Duchenne einen relativ uniformen Krankheitsverlauf mit Beginn im Kleinkindalter zeigt, variieren Verlauf und Progredienz bei der Becker-Muskeldystrophie und den Gliedergürtelmuskeldystrophien von Patient zu Patient. Selten ist der Verlauf ähnlich schwer wie bei der Muskeldystrophie Duchenne. Meistens treten die Symptome später, teilweise erst im Erwachsenenalter auf, und der Krankheitsverlauf ist deutlich leichter.

Fazioskapulohumerale Muskeldystrophie Die fazioskapulohumerale Muskeldystrophie (FSHD) ist mit einer Prävalenz von 4:100.000 Einwohnern eine seltene autosomal-dominant vererbte Muskelerkrankung, die klinisch durch einen prominenten Befall der Gesichts- und Schultermuskulatur gekennzeichnet ist. Ursache sind Deletionen der subtelomerischen Region auf Chromosom 4q35.

Klinisches Bild

Muskeldystrophie Duchenne Die Muskeldystrophie Duchenne ist klinisch durch einen proximal betonten, progredienten Kraftverlust gekennzeichnet. In der Regel fallen die Kinder im Kindergartenalter durch Schwäche der rumpfnahen Muskulatur auf, die sich in einem watschelnden Gang, vermehrtem Stolpern, Schwierigkeiten beim Treppensteigen und Aufstehen vom Boden mit dem positiven Gowers-Zeichen (◘ Abb. 224.1) zeigt. In diesem Alter wird meist die Diagnose der Muskeldystrophie Duchenne gestellt. Während zu diesem Zeitpunkt trotz klar erkennbarer Muskelschwäche motorische Fortschritte erzielt werden, erreichen betroffene Kinder in der Regel zwischen dem 5. und 7. Lebensjahr die sog. Plateauphase, in der keine motorischen Zugewinne mehr erlangt werden, aber auch noch keine Rückschritte erkennbar sind. In den folgenden Jahren kommt es zu motorischen Rückschritten, einem progredienten Kräfteverlust und der Unfähigkeit, vom Boden aufzustehen und Treppen zu steigen. Die Rollstuhlpflichtigkeit tritt bei natürlichem Verlauf um das 10. Lebensjahr ein, bei optimaler supportiver Therapie auch deutlich später. Nach dem Verlust der Gehfähigkeit rücken auf neuromuskulärer Ebene die Muskelschwäche der oberen Extremitäten und des Rumpfes in den Fokus: Willkürliche motorische Bewegungen der Arme sind später auf Fingerbewegungen reduziert, und das Sitzen wird durch eine neuromyopathische Skoliose zunehmend schwieriger. In diesem Stadium entwickelt sich dann eine zunehmende respiratorische Insuffizienz durch die Schwäche der Atemmuskulatur. Die meisten Patienten entwickeln innerhalb des 2 Lebensjahrzehnts eine progressive dilatative Kardiomyopathie. Hierbei ist zu beachten, dass klinische Zeichen der Herzinsuffizienz aufgrund der eingeschränkten Mobilität erst sehr spät auftreten. Mit Einführung der nichtinvasiven Heimbeatmung ist die Lebenserwartung der Patienten mit Muskeldystrophie Duchenne deutlich gestiegen und viele Betroffene erreichen das Erwachsenenalter.

Bei etwa einem Drittel der Patienten mit Muskeldystrophie Duchenne bestehen Lernstörungen bis hin zu einer geistigen Behinderung, da Dystrophingenprodukte auch im Gehirn exprimiert werden. Die kognitive Beeinträchtigung fällt manchmal bereits auf, bevor die Muskelschwäche manifest wird, ist im Gegensatz zu dieser jedoch nicht progredient.

Muskeldystrophie Becker Die Muskeldystrophie Typ Becker zeigt je nach vorhandener Restexpression von Dystrophin einen sehr variablen Schweregrad. Die Krankheit kann sich einerseits bereits im Kindesalter manifestieren und im frühen Erwachsenenalter zum Verlust der Gehfähigkeit führen. Andererseits gibt es Patienten, bei denen erste Symptome überhaupt erst im späten Erwachsenenalter auftreten. Das Befallsmuster der verschiedenen Muskelgruppen ist aber mit der Muskeldystrophie Duchenne durchaus vergleichbar.

Gliedergürtelmuskeldystrophien Bei den Gliedergürtelmuskeldystrophien (LGMD) tritt als Hauptsymptom ebenfalls eine langsam progrediente proximale Muskelschwäche auf. Einige genetische Typen (z. B. *FKRP*-Mutationen) zeigen ein Spektrum von einem Beginn im Säuglingsalter (kongenitale Muskeldystrophie) bis hin zu einer Erstmanifestation im Erwachsenenalter als Gliedergürtelmuskeldystrophie. Erkrankungsbeginn, Verteilungsmuster der Schwäche, Höhe der Kreatinkinase im Serum und weitere Krankheitssymptome wie Kontrakturen oder eine kardiale und respiratorische Manifestation können bei der differenzialdiagnostischen Einordnung hilfreich sein. Die autosomal-rezessiv vererbten Formen (LGMD2) sind wesentlich häufiger als die dominant vererbten Formen (LGMD1). In ◘ Tab. 224.1 sind die häufigsten Formen der Gliedergürtelmuskeldystrophie mit möglicher Manifestation im Kindes- und Jugendalter zusammengestellt.

Der Krankheitsbeginn ist häufig später und der Verlauf leichter als bei der Muskeldystrophie Duchenne, kann aber manchmal auch ähnlich schwer sein.

FSHD Das klinische Bild der fazioskapulohumeralen Muskeldystrophie ist sehr variabel und erste Symptome können in jedem Lebensalter auftreten. Typisch ist ein Beginn im späten Kindesalter mit deutlicher Beteiligung der mimischen Muskulatur mit inkomplettem

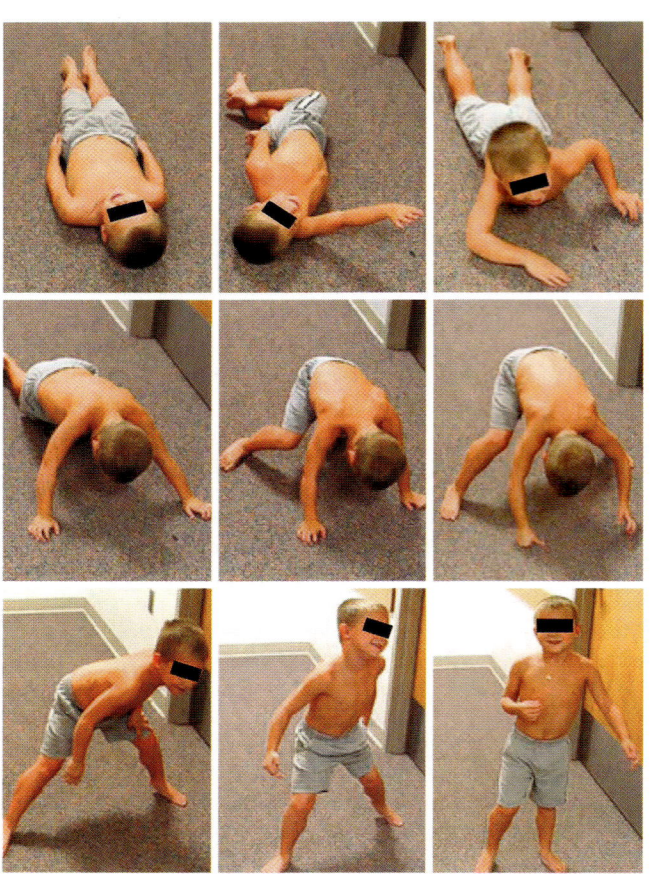

Abb. 224.1 Positives Gowers-Zeichen: Aufstehen vom Boden nur mit Abstützen der Hände an Boden bzw. Oberschenkeln möglich. (Aus Vry et al. 2012)

Lidschluss und der Unfähigkeit zu pfeifen oder mit dem Strohhalm zu trinken. Des Weiteren fallen eine ausgeprägte Schwäche der Schultermuskulatur (Scapula alata) sowie der Brustmuskeln und der Fußheber (Steppergang) auf. Gerade im Anfangsstadium kann die Schwäche asymmetrisch sein. Der Erbgang ist autosomal-dominant, so dass nicht selten auch ein Elternteil betroffen ist. Die Erkrankung ist über Jahre meist langsam progredient und führt bei etwa 20 % der Patienten letztendlich zum Verlust der Gehfähigkeit.

Diagnose

Progressive Muskeldystrophien Besteht der klinische Verdacht auf eine Muskeldystrophie, so erfolgt zunächst die Bestimmung der Kreatinkinase im Serum. Diese ist bei der Muskeldystrophie Duchenne und bei den autosomal-rezessiven Gliedergürtelmuskeldystrophien immer deutlich erhöht. Zusätzlich kann der Befall der Muskulatur durch die Bildgebung (Muskelsonografie oder Kernspintomografie) oder ein Elektromyogramm bestätigt werden. Bei Jungen mit Symptombeginn im Kleinkindalter und deutlich erhöhter Kreatinkinase besteht der dringende Verdacht auf eine Muskeldystrophie Duchenne, und es kann direkt eine genetische Untersuchung des Dystrophin-Gens veranlasst werden (Abb. 224.2). In etwa zwei Dritteln der Fälle liegt eine Deletion oder Duplikation vor, die mit der MLPA-Methode erfasst wird. Bei negativem Befund ist eine Muskelbiopsie erforderlich. Neben dem Nachweis von dystrophen Veränderungen lassen sich Dystrophin und andere Membranproteine immunhistochemisch darstellen und somit die Diagnose eine Muskeldystrophie Duchenne oder einer Gliedergürtelmuskeldystrophie sichern. Lässt sich keine oder eine deutlich reduzierte Dystrophinexpression nachweisen, so bestätigt das die Diagnose einer Muskeldystrophie Duchenne oder Becker. Ursache kann dann z. B. eine Punktmutation im Dystrophin-Gen sein.

Bei den verschiedenen Gliedergürtelmuskeldystrophien kann aufgrund der Ergebnisse der Muskelbiopsie meist eine gezieltere genetische Diagnostik durchgeführt werden.

FSHD Hier kann die Kreatinkinase im Serum normal oder nur leicht erhöht sein. Die Verdachtsdiagnose wird meist klinisch aufgrund des typischen Verteilungsmusters gestellt. Zur Bestätigung der Diagnose wird dann direkt eine genetische Untersuchung durchführt. Ursache der Erkrankung ist eine Deletion des polymorphen Abschnitts D4Z4 auf Chromosom 4. Die Muskelbiopsie zeigt nur unspezifische myopathische Veränderungen und ist zur Diagnosesicherung nicht geeignet.

Therapie Auch wenn sich kausale Therapieansätze zur Verbesserung der Proteinexpression in der klinischen Entwicklung befinden, ist die Therapie der progressiven Muskeldystrophien bisher rein symptomatisch. Mit einer vorausschauenden, multidisziplinären Versorgung kann aber ein gegenüber dem natürlichen Verlauf der Erkrankung deutlich verlängertes und oft erfülltes Leben ermöglicht werden. Aufgrund der Häufigkeit der Erkrankung beziehen sich die meisten therapeutischen Erfahrungen und Empfehlungen auf die Muskeldystrophie Duchenne. Bis auf die kausalen Therapieansätze und die Steroidtherapie lassen sich die Therapieprinzipen aber durchaus auf die anderen Krankheiten übertragen.

Die Therapie der progressiven Muskeldystrophien erfordert ein interdisziplinäres Team von Neuropädiatern, Orthopäden, Pulmologen, Kardiologen, Physiotherapeuten, Sozialarbeitern und Psychologen. Hierfür wurden in Deutschland die sog. Neuromuskulären Zentren etabliert. Die Physiotherapie wird eingesetzt, um die vorhandene Muskelkraft optimal einzusetzen und durch Dehnungsübungen progrediente Kontrakturen zu vermeiden. Später kommt auch der Atemtherapie eine große Bedeutung zu. Eine adäquate Hilfsmittelversorgung ist wichtig, um die Selbstständigkeit der Patienten möglichst lange zu erhalten.

Muskeldystrophie Duchenne

Medikamentöse Therapie Für die Muskeldystrophie Duchenne belegen mehrere kontrollierte Studien, dass der Einsatz von Glukokortikoiden den Kraftverlust verzögern kann und die freie Gehfähigkeit etwa 2 Jahre länger erhalten bleibt. Deshalb wird ab der Plateauphase, in der keine weiteren motorischen Fortschritte auftreten, eine mehrjährige Therapie mit Glukokortikoiden (0,75 mg/kg KG/Tag Prednison oder 0,9 mg/kg KG/Tag Deflazacort) empfohlen. Die Therapie erfordert ein engmaschiges Monitoring von möglichen Nebenwirkungen, und im Verlauf kann eine Dosisanpassung erforderlich werden. Für die Knochengesundheit ist auf eine ausreichende Versorgung mit Vitamin D und Kalzium zu achten. Auch nach Verlust der Gehfähigkeit sind positive Effekte der Glukokortikoide auf Herz- und Lungenfunktion sowie die Entwicklung einer Skoliose beschrieben.

Chirurgische Interventionen Orthopädische Operationen werden teilweise bei ausgeprägten Kontrakturen erforderlich, sollten aber nicht in der Phase kurz vor Verlust der Gehfähigkeit durchgeführt werden. Zeigt sich nach Verlust der Gehfähigkeit eine progrediente Skoliose, so ist eine chirurgische Versteifung der Wirbelsäule indiziert, um spätere Komplikationen zu vermeiden.

Tab. 224.1 Häufigste Formen der Gliedergürtelmuskeldystrophien mit möglichem Beginn im Kindes- und Jugendalter

Krankheitsname (betroffenes Gen)	Klinische Charakteristika	Diagnosesicherung
LGMD2A (Calpain-3)	Beginn um das 10. Lebensjahr, aber variabel, frühe Beteiligung der Schulter-/Oberarmmuskeln, Hüftabduktion kaum betroffen, eher frühe Kontrakturen	CK ca. 1000–5000 U/l, histologisch dystrophes Bild teilweise mit lobulierten Fasern, IB für Calpain-3 (eingeschränkte Spezifität), Mutationsanalyse
LGMD2B (Dysferlin)	Beginn frühes Erwachsenenalter mit proximaler oder auch distaler Schwäche, frühe Beteiligung des M. gastrocnemius	CK meist > 10.000 U/l, histologisch dystrophes Bild mit negativer IH und IB für Dysferlin, sekundäre Reduktion von Dysferlin auch bei Calpainopathie, Mutationsanalyse
LGMD2C-F (γ-, α-, β- bzw. δ-Sarkoglykan)	Duchenne-ähnlicher Verlauf aber auch wenig ausgeprägte Phänotypen, sehr häufig Wadenhypertrophie, kognitive Entwicklung normal, teilweise Herzbeteiligung	CK > 1000 U/l, Reduktion von Sarkoglykanen im IH und IB, sekundäre Reduktion aller Sarkoglykane und von Dystrophin, meist Mutationsanalyse zur Diagnosesicherung notwendig, regionale Häufung bestimmter Typen (z. B. Nordafrika)
LGMD2I (FKRP)	Spektrum von kongenitaler Muskeldystrophie bis zu Spätmanifestation, Herzbeteiligung häufig, Muskelhypertrophie häufig	CK deutlich erhöht, histologisch dystrophes Bild mit sekundärer Reduktion von glykosyliertem α-Dystroglykan (IH und IB), Mutationsanalyse
LGMD2L (Anoctamin-5)	Beginn im Jugend oder Erwachsenenalter, häufig Schmerzen, teilweise nach Belastung, evtl. asymmetrische Schwäche	CK deutlich erhöht, histologisch dystrophes Bild, Mutationsanalyse

CK Kreatinkinase, *IB* Immunoblot (Western Blot), *IH* Immunhistologie, LGMD Limb girdle muscular dystrophy.

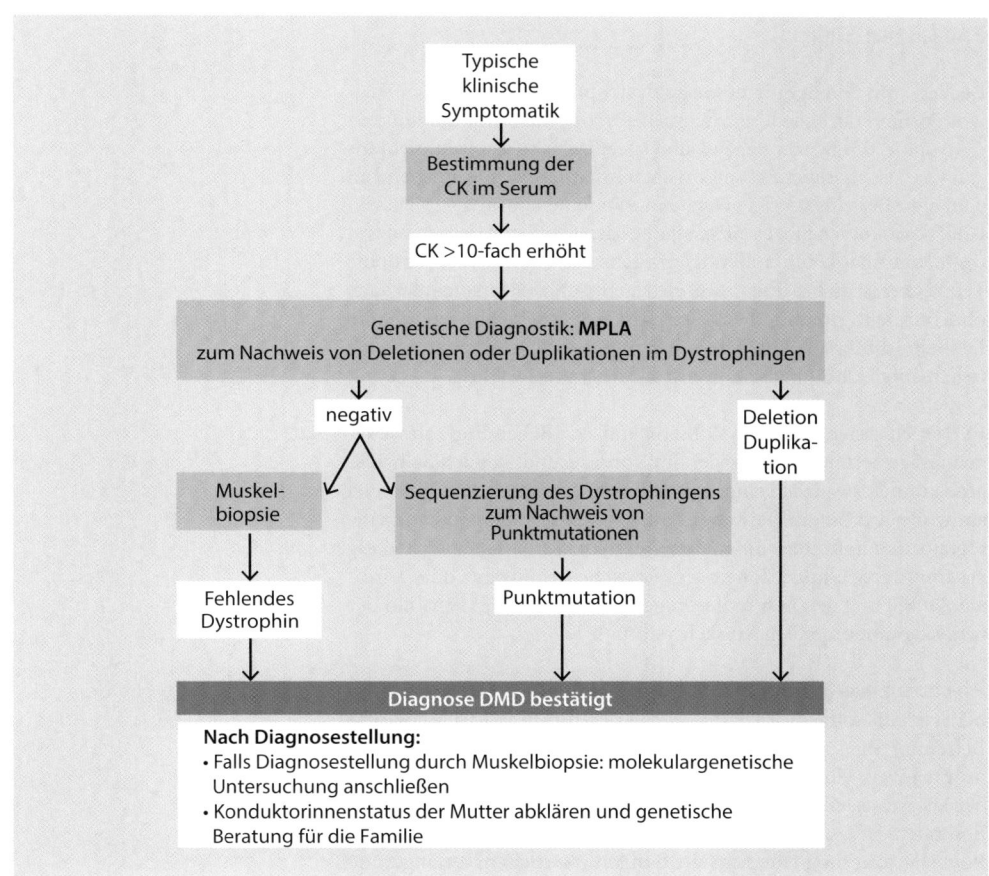

Abb. 224.2 Stufendiagnostik bei Verdacht auf Muskeldystrophie Duchenne *(DMD)*, *CK* Kreatinkinase, *MLPA* „multiplex ligation-dependent probe amplification". (Aus Vry et al. 2012)

Ateminsuffizienz Ab dem 10. Lebensjahr sind mindestens jährliche Kontrollen von Atmung und Herzfunktion erforderlich. Hierzu zählen die Lungenfunktionsdiagnostik (Vitalkapazität und Peak Cough Flow) sowie ein Elektrokardiogramm und eine Ultraschalluntersuchung des Herzens. Ergeben sich klinische Hinweise auf eine nächtliche Hypoventilation oder liegt die Vitalkapazität deutlich unter 50 % der Norm, sollte zusätzlich eine nächtliche Überwachung mittels Polysomnografie durchgeführt werden. Die Zeichen einer nächtlichen Hypoventilation können häufig unspezifisch sein, so dass bei Symptomen wie Leistungsknick, Gewichtsverlust oder depressiver Verstimmung immer auch an diese Differenzialdiagnose gedacht werden muss. Bei respiratorischer Insuffizienz besteht die Indikation zur nichtinvasiven Beatmung, die zunächst für viele Jahre nur nachts erforderlich ist. Dadurch lässt sich die Schlaf- und Lebensqualität der Patienten signifikant verbessern. Zusätzlich sind im Verlauf aufgrund des meist insuffizienten Hustenstoßes intensive Atemtherapie und mechanische Hustenhilfen sinnvoll. Im weiteren Krankheitsverlauf und insbesondere bei schlecht beherrschbaren Problemen mit dem Sekretmanagement kann die Anlage eines Tracheostomas erwogen werden. In diesem Krankheitsstadium sollten aber alle therapeutischen Maßnahmen mit dem Patienten und den betroffenen Familien vorausschauend besprochen werden.

Herzinsuffizienz In Bezug auf die Herzinsuffizienz wird bei der Muskeldystrophie Duchenne derzeit ein Therapiebeginn mit einem ACE-Hemmer empfohlen, sobald sich echokardiografisch eine eingeschränkte Ventrikelfunktion zeigt. Aufgrund der eingeschränkten Mobilität treten klinische Zeichen der Herzinsuffizienz oft erst deutlich später auf.

Becker- und Gliedergürtelmuskeldystrophien Für die verschiedenen Formen der Gliedergürtelmuskeldystrophien und die Muskeldystrophie Typ Becker liegen kaum spezifische Therapieempfehlungen vor. Das therapeutische Vorgehen orientiert sich weitgehend an dem der Muskeldystrophie Duchenne. Für einen positiven Effekt von Glukokortikoiden gibt es allerdings bei den Gliedergürtelmuskeldystrophien bisher keine eindeutige Evidenz. Bei der Muskeldystrophie Typ Becker ist zu beachten, dass die Herzinsuffizienz manchmal auch ohne eindeutig manifeste Skelettmuskelschwäche auftreten kann. Deshalb ist hier auch bei klinisch wenig betroffenen Patienten eine regelmäßige kardiologische Kontrolle besonders wichtig.

FSHD Hier stehen die physiotherapeutische Behandlung sowie regelmäßige aerobische Übungen im Vordergrund. Je nach Schweregrad können zusätzlich eine logopädische Betreuung und Hilfsmittel sinnvoll sein. Gerade bei schwerer betroffenen Patienten kann eine Hörstörung auftreten, die insbesondere im Kindesalter rechtzeitig erkannt werden muss. Eine respiratorische Insuffizienz oder kardiale Beteiligung gehören in der Regel nicht zum Krankheitsbild der fazioskapulohumeralen Muskeldystrophie.

Psychosoziale Betreuung Aufgrund des meist schweren Krankheitsverlaufs sollte die sozialrechtliche Beratung und psychologische Betreuung integraler Bestandteil der Versorgung von Patienten mit progressiven Muskeldystrophien sein. Dies gilt für den Zeitpunkt der Diagnosestellung, aber auch für den weiteren Krankheitsverlauf. Besondere Herausforderungen sind der Verlust der Gehfähigkeit, die Pubertät und mögliche Entscheidungen über lebensverlängernde Maßnahmen.

Literatur

Bushby K, Finkel R, Birnkrant DJ et al (2010a) Diagnosis and management of Duchenne muscular dystrophy. Part 1: Diagnosis, and pharmacological and psychosocial management. Lancet Neurol 9:77–93

Bushby K, Finkel R, Birnkrant DJ et al (2010b) Diagnosis and management of Duchenne muscular dystrophy. Part 2: Implementation of multidisciplinary care. Lancet Neurol 9:177–189

Grimm T, Kress W, Meng G (2009) Muskeldystrophien Duchenne und Becker. Molekulargenetische Diagnostik und genetisches Modell. Med Genet 21:327–331

Manzur AY, Kuntzer T, Pike M, Swan A (2008) Glucocorticoid corticosteroids for Duchenne muscular dystrophy. Cochrane Database Syst Rev 23:CD003725

Tawil R, van der Maarel S, Padberg GW, van Engelen BG (2010) st ENMC International Workshop: Standards of care and management of facioscapulohumeral muscular dystrophy. Neuromuscul Disord 171(20):471–475

Vry J, Schara U, Lutz S, Kirschner J (2012) Diagnose und Therapie der Muskeldystrophie Duchenne. Monatsschr Kinderheilkd 160:177–186

Windisch W, Brambring J, Budweiser S et al (2010) Nicht invasive und invasive Beatmung als Therapie der chronischen respiratorischen Insuffizienz. S2-Leitlinie herausgegeben von der Deutschen Gesellschaft für Pneumologie und Beatmungsmedizin e. V. Pneumologie 64:207–240

225 Myotone Dystrophie Typ 1 (DM1)

U. Schara, S. Lutz

Definition und Epidemiologie Die myotone Dystrophie Typ 1 (DM1) ist nach der Muskeldystrophie Duchenne die weltweit zweithäufigste Muskelerkrankung und erreicht in Europa und Nordamerika eine Inzidenz von 1:8000 bei einer Prävalenz von 1:37.000. Sie ist eine Multisystemerkrankung, wenngleich der Verlauf durch Veränderungen von Skelett- und Herz- wie auch von glatter Muskulatur dominiert wird. Die schwere kongenitale Form der DM1 mit Symptomen unmittelbar postnatal hat einen Anteil von 10–15 % an allen DM1-Fällen, etwa ein Viertel der Patienten hat eine an DM1 erkrankte Mutter. Dieser Verlauf muss von leichteren Formen bei Kindern und Jugendlichen abgegrenzt werden, die Symptome hierbei sind teilweise unspezifisch und können lediglich Teilleistungsstörungen oder sprachliche Entwicklungsverzögerung umfassen. Aufgrund ihrer Heterogenität und oft nur unspezifischer Befunde vergeht oft ein längerer Zeitraum bis zur Diagnosestellung.

Pathophysiologie und Genetik Ursächlich für die DM1 ist eine 1992 gefundene Expansion eines CTG-Triplets (C = Cytosin, T = Thymin, G = Guanin) am nichttranslatierten 3'-Ende des Dystrophia-myotonica-Proteinkinase-Gens (*DMPK*-Gen) auf Chromosom 19q13. Beim Gesunden sind zwischen 5 und 37 CTG-Trinukleotide vorhanden, bei DM1-Patienten findet sich eine Kopienzahl von über 50, eine höhere Expansion korreliert für gewöhnlich mit der Schwere des Verlaufs bzw. der Symptome. So finden sich bei den schweren kongenitalen Formen meist mehr als 1000 Repeats. Die Erkrankung folgt einem autosomal-dominanten Erbgang mit unvollständiger und von der Anzahl der Repeats abhängiger Penetranz. Die DM1 folgt oft dem Prinzip der Antizipation, bei der die jeweils nächste Generation schwerere klinische Verläufe bei höherer Trinukleotidzahl aufweist. Eine genaue Vorhersage des Verlaufs aufgrund der vorhandenen Anzahl ist allerdings nicht sicher möglich. In der klinischen Ausprägung sind die Erkrankten heterogen und werden teilweise erst als Erwachsene klinisch auffällig.

Die charakteristische Myotonie wird auf einen Verlust des Chloridkanalproteins an der Muskelzellmembran zurückgeführt, was eine reduzierte Leitfähigkeit für Chlorid und eine Hyperexzitabilität nach sich zieht.

Klinischer Verlauf

Kongenitale Form Bei der kongenitalen Form der DM1 sind anamnestisch oft verminderte fetale Bewegungen und ein Polyhydramnion beschrieben und die Erkrankung bei der Mutter bereits bekannt (◘ Abb. 225.1). Die Patienten können muskelhypoton, muskelschwach und ateminsuffizient sein. In schweren Fällen sind die Patienten frühgeboren; eine maschinelle Beatmung oder Atemunterstützung muss bei über 80 % aller Patienten aufgrund einer Schwäche diaphragmaler und interkostaler Muskulatur erfolgen. Dabei korreliert eine längere Beatmungsdauer mit schlechterer Prognose. Auffälligkeiten bestehen in einer Facies myopathica mit zeltförmiger Oberlippe (◘ Abb. 225.1, ◘ Abb. 225.2), einem hohen Gaumen, einem hohen Haaransatz (Stirnglatze) sowie einer Ptosis als Zeichen einer Schwäche des M. levator palpebrae. Gelenkkontrakturen betreffen meist die unteren Extremitäten, es ist aber auch der Befund einer Arthrogryposis multiplex congenita möglich.

Fast ausnahmslos bestehen Saug- und Trinkschwäche durch die betroffene glatte Schlundmuskulatur, so dass eine Ernährung über eine nasogastrale Sonde oder via PEG (perkutanes endoskopisches Gastrostoma) erfolgen muss. Eine Myotonie tritt klinisch meist erst ab der 2. Lebensdekade auf. Neben einem hohen und schmalen Gaumen können bereits im Neugeborenenalter Hypotrophien des M. temporalis superficialis und des M. sternocleidomastoideus vorliegen. Bei Überleben der Neonatalzeit bleibt die motorische Entwicklung trotz positiver Fortschritte verzögert, das Gehen wird zwar deutlich verspätet, aber meist erreicht. In der Folge bleiben eine faziale Schwäche sowie eine muskuläre Hypotonie bestehen. Die Sprach- und auch kognitive Entwicklung sind häufig erheblich eingeschränkt. Der Verlauf ist durch Symptome verschiedener Organsysteme, wie sie auch bei älteren bzw. erwachsenen Patienten vorkommen können, geprägt (◘ Tab. 225.1).

Infantile und juvenile Formen Im Rahmen infantiler bzw. juveniler Formen der DM1 können Patienten bei der Geburt klinisch unauffällig sein oder eine leichte muskuläre Hypotonie aufweisen. Der Zeitpunkt des Auftretens und die Konstellation der möglichen Symptome sind dabei variabel, sie nehmen an Ausprägung aufgrund der Antizipation in den nachfolgenden Generationen zu. Oft werden die Eltern pädiatrischer Patienten erst durch intensive Anamneseerhebung im Rahmen der Patientenvorstellung selbst zum Verdachtsfall, dem Auftreten von Katarakten oder Muskelsteifheit alleine wird bis zu diesem Zeitpunkt oft keine Bedeutung beigemessen. Die Vielfalt der Symptome (◘ Tab. 225.1) macht das Vorliegen einer Multisystemerkrankung deutlich und zeigt, warum einzelne Symptome oft nicht primär einer DM1 zugeordnet werden. So können offensichtliche, nicht progrediente kognitive Einschränkungen unterschiedlicher Schwere mit damit verbundenen Schulschwierigkeiten das führende Symptom sein. Koinzidenzen von Aufmerksamkeitsstörungen bis hin zum Aufmerksamkeitsdefizit- und Hyperaktivitätssyndrom (ADHS) und Störungsbildern aus dem Autismusspektrum sind beschrieben. Faziale Auffälligkeiten und die hypotrophierte Temporalmuskulatur können nahezu vollständig fehlen (◘ Abb. 225.3).

Schmerzhafte Myotonien – verstärkt durch Kälte – und abnehmende Leistungsfähigkeit können ebenso auftreten wie symptomatische Arrhythmien. Das Risiko für einen plötzlichen Herztod ist bei DM1 erhöht, dabei korrelieren ein höheres Alter sowie eine höhere Repeat-Länge der CTG-Triplets mit dem Risiko einer linksventrikulären Dysfunktion.

Die Muskelatrophie betrifft vor allem die Temporalmuskulatur, die kleinen Handmuskeln, Thenar und Hypothenar, die Unterarm- und die Wadenmuskulatur. Somit grenzt sich die DM1 von anderen Muskelerkrankungen mit überwiegend proximaler Kraftminderung ab und zeigt muskuläre Atrophien, wie sie sonst eher bei neuropathischen Erkrankungen auftreten. Aufgrund muskulärer Veränderungen entwickeln sich Gelenkkontrakturen sowie eine Skoliose. Mit zunehmendem Alter wird eine Tagesmüdigkeit beklagt, polysomnografisch lassen sich Schlafapnoen nachweisen. Die Reaktion der Patienten auf Hypoxien ist vermindert. Nicht selten ist eine nächtliche BIPAP-Beatmung („biphasic positive airway pressure") indiziert.

Diagnose Aufgrund besonderer Befundkonstellation, einer Perkussionsmyotonie, einem betroffenen Eltern- oder Geschwisterteil kann die Verdachtsdiagnose gestellt werden. Elektromyografische

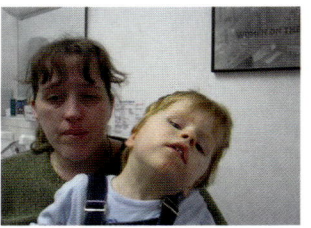

◨ Abb. 225.1 Betroffene Mutter mit typischer Facies myopathica und Ptosis zusammen mit ihrem 2-jährigen Sohn mit kongenitaler Form einer DM1. (Mit freundlicher Genehmigung der Erziehungsberechtigten des Patienten)

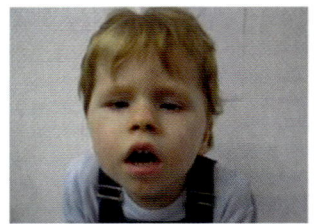

◨ Abb. 225.2 Zweijähriger Patient mit kongenitaler DM1, typische Fazies mit zeltförmiger Oberlippe, Ptosis, hohem Haaransatz sowie motorischer und mentaler Behinderung. (Mit freundlicher Genehmigung der Erziehungsberechtigten des Patienten)

◨ Tab. 225.1 Organmanifestationen bei DM1

Organe/Organsysteme	Symptome
Skelettmuskulatur	Myalgien, Muskelschwäche und -atrophie besonders distal, Myotonie
Glatte Muskulatur/Gastrointestinaltrakt	Schluckstörung, (Pseudo-)Obstipation; symptomatische Gallensteine meist ab Erwachsenenalter
Herz	Arrhythmien (AV-Block 1.–3. Grades), Vorhofflattern, Tachyarrhythmien, linksventrikuläre Myokardhypertrophie und -dilatation sowie Zeichen kardialer Insuffizienz
Auge	Hintere subkapsuläre Katarakt, retinale Degeneration; häufig Hyperopie und Astigmatismus, Ptosis, schwacher Lidschluss („signe des cils")
Endokrine Organe	Hypo-/Hyperthyreose, Diabetes mellitus durch Endorganresistenz gegenüber Insulin, primärer Hypogonadismus und testikuläre Atrophie mit Oligospermie/Azoospermie, Infertilität
Psyche/Kognition	Lernbehinderung, geistige Behinderung, Konzentrationsschwäche, Demenz, erhöhte Reizbarkeit, Depression
ZNS und periphere Nerven	Kortikale Atrophie besonders frontal und temporal, Veränderung der weißen Substanz subkortikal Vorwiegend axonale motorisch-sensorische Neuropathie
Immunsystem	Erniedrigte Immunglobulin-G(IgG)-Spiegel
Ventilation und Schlaf	Obstruktives Schlafapnoe-Syndrom, Hypoventilation, verminderter Atemantrieb, exzessive Tagesmüdigkeit, verminderte Reaktion auf Hypoxie

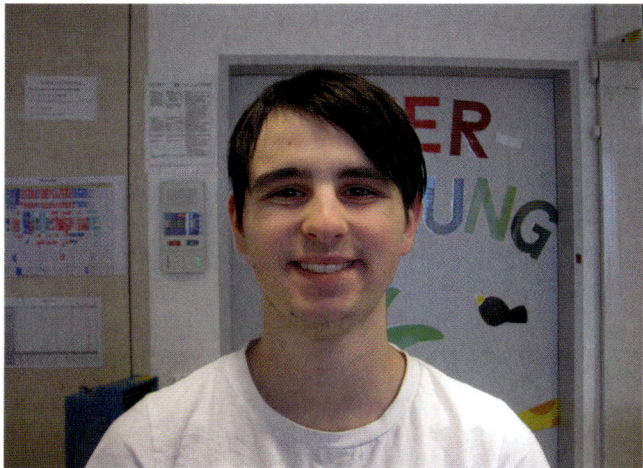

◨ Abb. 225.3 17 Jahre alter Patient mit nur gering reduzierter Mimik bei leichter juveniler Form einer DM1. Im Vordergrund steht bei ihm die mentale Beeinträchtigung. (Mit freundl. Genehmigung der Erziehungsberechtigten des Patienten)

Untersuchungen zeigen bei älteren Kindern die typischen myotonen Entladungen. Die Kreatinkinase (CK) kann normal oder leicht erhöht sein. Reduzierte Immunglobulin-M- (IgM-) und IgG-Spiegel sind typisch. Die Muskelbiopsie ist bei dieser Erkrankung unspezifisch verändert und bei dieser Verdachtsdiagnose nicht indiziert. Die Bestätigung erfolgt molekulargenetisch durch Untersuchung des *DMPK*-Gens auf die Anzahl der CTG-Trinukleotide aus EDTA-Blut.

Differenzialdiagnose Die Differenzialdiagnosen der kongenitalen DM1 sind neben einer spinalen Muskelatrophie (SMA) Erkrankungen aus der Gruppe der kongenitalen Myopathien und Muskeldystrophien sowie die kongenitalen myasthenen Syndrome.

Bei leichteren Verläufen bzw. Formen der DM1 sind differenzialdiagnostisch bei Vorliegen einer Myotonie die kongenitalen Myotonien wie die Myotonia congenita Becker und Thomsen zu berücksichtigen. Eine proximale myotone Myopathie (PROMM/myotone Dystrophie Typ 2) ist im Kindesalter selten, Einzelfälle ab einem Alter von 8 Jahren beschrieben.

Therapie Eine spezifische medikamentöse Therapie bei DM1 existiert nicht.

Zur Verminderung einer starken und teilweise schmerzhaften Myotonie galt Mexiletin als Mittel der Wahl, ist aber aufgrund zum Teil gravierender Nebenwirkungen in Deutschland nicht mehr im Handel. Alternativ sind positive Effekte durch Phenytoin, Carbamazepin und Gabapentin beschrieben. Die antikongestive Therapie ist symptomatisch. Nichtinvasive Maskenbeatmung gilt als Option bei nächtlicher Ventilationsstörung.

Prognose Sie wird maßgeblich bestimmt von regelmäßigen Überprüfungen potenziell lebensbedrohlicher kardialer und pulmonologischer Komplikationen. Bei schweren kongenitalen Formen der DM1 spielt das Überleben in den ersten Lebenswochen die entscheidende Rolle. Die Patienten bleiben oft ein Leben lang teilweise oder komplett auf Unterstützung angewiesen. Akutes Herzversagen bei teilweise zuvor nicht bekannter Grunderkrankung sowie respiratorische Insuffizienz insbesondere im Rahmen von Infekten sind hohe Risikofaktoren und stellen die häufigsten Todesursachen im Rahmen dieser Erkrankung dar. Das mittlere zu erwartende Lebensalter liegt bei ca. 60 Lebensjahren, variiert aber abhängig von der Schwere und dem Beginn der Erkrankung.

Literatur

Harper PS (2001) Major problems in neurology: Myotonic dystrophy, 3. Aufl. Saunders, Philadelphia, PA, S 345–346

Harper PS, Monckton DG (2004) Myotonic dystrophy. In: Engel AG, Franzini-Armstrong C (Hrsg) Myology, 3. Aufl. Bd. 2. McGraw-Hill, New York, S 1039–1076

Schara U, Schoser BG (2006) Myotonic dystrophies type 1 and 2: A summary on current aspects. Semin Pediatr Neurol 13:71–79

Echenne B, Rideau A, Roubertie A et al (2008) Myotonic dystrophy type I in childhood. Long-term evolution in patients surviving the neonatal period. Eur J Paediatr Neurol 12:210–223

226 Erkrankungen mit Myotonie oder periodischen Paralysen

U. Schara, B. Uhlenberg

226.1 Chloridkanalmyotonien

Definition und Epidemiologie Die Chloridkanalmyotonien gehören zu den nichtdystrophen Myotonien und sind Ionenkanalkrankheiten, bei der nur die Muskulatur betroffen ist. Das vorherrschende Symptom ist eine Störung der Muskelrelaxation (Myotonie), die von den Betroffenen als Steifheit wahrgenommen wird. Die Erkrankung kann einem autosomal-rezessiven Erbgang folgen, sog. Myotonia congenita Becker (Prävalenz 1:25.000) oder seltener autosomal-dominant vererbt werden, Myotonia congenita Thomsen (Prävalenz 1:400.000).

Ätiologie und Pathogenese Mutationen des CLCN1-Gens kodieren den Skelettmuskelchloridkanal CLC-1 auf Chromosom 7q35. In aller Regel sind Mutationen, die eine Verkürzung des synthetisierten Proteins zur Folge haben, Ursache für die rezessive Form der Myotonia congenita. Die Ursache für den dominanten Typ Thomsen ist ein dominant negativer Effekt des mutierten Proteins auf die intakten Untereinheiten des CLC-1-Kanals. Die Mutationen bedingen eine Verminderung oder das Fehlen der Chloridkanäle in der Muskelmembran. Das Ruhepotenzial des Chloridkanals ist vermindert, was zur Erhöhung der Membranerregbarkeit führt, Serien von willkürlichen und unwillkürlichen Aktionspotenzialen führen zur Muskelsteifheit. Die Schwere der Symptomatik scheint abhängig von Ausmaß und Anzahl der defekten Chloridkanäle zu sein, die Grenzen von dominant, partiell dominant und rezessiv sind fließend.

Klinische Symptome und Verlauf Die rezessive Myotonia congenita vom Typ Becker ist mit 80% aller Fälle die häufigste Form und wird ohne große intra- oder interfamiliäre Variabilität des klinischen Bildes zwischen dem 3. und 30. Lebensjahr klinisch manifest mit:
- einer myotonen Muskelversteifung beginnend in den Beinen, im Verlauf Generalisierung möglich,
- vorher und nachher möglicher begleitender Muskelschwäche,
- einer Verspannung der Kiefer-, Nacken-, Schulter-, Arm-, Hand- oder Beinmuskulatur,
- einer Verzögerung der initialen Willkürmotorik beim raschen Aufstehen aus sitzender Position oder beim Öffnen der Hände nach Faustschluss,
- einer Verstärkung der Beschwerden bei Kälte, emotionalen Stresssituationen oder nach Ruhe,
- häufig deutlicher Hypertrophie der Gluteal-, Oberschenkel- und Wadenmuskeln, selten auch generalisiert (◘ Abb. 226.1), selten auch der extraokularen Muskeln,
- einer möglichen permanenten Muskelschwäche in einzelnen Muskelgruppen und einer distalen Muskeldystrophie mit erhöhten Werten für die Kreatinkinase (CK),
- einer Perkussionsmyotonie,
- Lid-lag, Graefe-Zeichen (bei Blickwendung nach unten geht das Oberlid nur verzögert mit, Augenweiß bleibt sichtbar),
- Warm-up-Phänomen (wiederholte Kontraktionsbewegungen führen zu einer Lösung der Muskelsteifheit),
- selten kardialer Affektion, z. B. ein Wolff-Parkinson-White-Syndrom,
- bei betroffenen Neugeborenen verzögertem Augenöffnen nach Schreien.

Väter und Brüder der Merkmalsträger mit heterozygotem Erbgut zeigen klinisch und im EMG möglicherweise eine latente Myotonie, dies ist bei den Müttern und Schwestern mit heterozygoten Mutationen nicht der Fall. Schon Becker erkannte, dass die im Vergleich zum Typ Thomsen schwerere Verlaufsform vom Typ Becker beim männlichen Geschlecht häufiger auftritt als beim weiblichen (M:W = 3:1).

Der dominante Typ Thomsen stellt in 90% der Fälle eine leichtere Verlaufsform mit wenig ausgeprägter Symptomatik im Vergleich zum Typ Becker (s. oben) dar. Weitere 10% der Patienten sind klinisch symptomlos, deren Erkrankung ist phänotypisch nur durch das EMG zu diagnostizieren.

Diagnose und Differenzialdiagnose Neben Anamnese (Erfragen von typischen Symptomen einer Myotonie, Verschlechterung bei Kälte) und klinischer Untersuchung ist die Elektromyografie (EMG) mit myotonen Entladungen pathologisch; laborchemisch ist die Kreatinkinase in der Regel normal bis leicht erhöht. Die Diagnosesicherung erfolgt durch die genetische Analyse im *CLCN1*-Gen. Eine Muskelbiopsie zeigt unspezifische Veränderungen und ist bei dieser Verdachtsdiagnose nicht indiziert.

Differenzialdiagnostisch sind andere nichtdystrophe Myotonien, die Paramyotonia congenita und die myotonischen Dystrophien (DM1 und DM2) in unklaren Fällen abzugrenzen.

Therapie Meist ist eine Therapie nicht nötig, Verhaltensregeln für ein Warm-up sind hilfreich. Bei schwerem Verlauf oder passager abzusehenden deutlichen Belastungen sind Medikamente, die durch eine Interaktion mit den Natriumkanälen zu einer Verminderung der Exzitabilität der Membran führen, wie Mexiletin, wirksam. Die potenziell schweren Nebenwirkungen wie Herzrhythmusstörungen, Lungenfibrose oder Leukopenie sind bei der Indikation zur Therapie streng zu beachten. Mittel der zweiten Wahl sind Phenytoin und Carbamazepin.

Prognose Die Chloridkanalerkrankungen sind nach Erreichen des klinischen Vollbildes nicht progredient, und die Lebenserwartung ist nicht eingeschränkt.

226.2 Periodische Paralysen, Paramyotonia congenita und kaliumaggravierte Myotonie

Ätiologie und Pathogenese Die Muskelkontraktion erfordert eine intakte Signalübertragung vom Nerv zur Muskelmembran, in das T-tubuläre System und zum sarkoplasmatischen Retikulum zur Kalziumfreisetzung. In dieser Signalkaskade spielen kationische Kanäle jeweils ihre zentrale Rolle in der Signalvermittlung: Die hypokaliämische Paralyse beruht meist auf Mutationen des auf Chromosom 1q32 kodierten *CACNA1C*-Gens für die α_1-Untereinheit des dihydropyridin-sensitiven L-Typ-Kalziumkanals. Die hyperkaliämische Paralyse, die Paramyotonia congenita, die kaliumaggravierte Myotonie und andere Phänotypen der Myotonie sind durch Mutationen des *SCN4A*-Gens für die α-Untereinheit des Skelettmuskel-Natriumkanals auf Chromosom 17q23.1-q25.3 verursacht. Bei der hypokaliämischen Paralyse findet man auch Mutationen des *KCNE3*-Gens für die Kaliumkanal-β-Untereinheit.

Pathologie Ein leichtes myopathisches Muster mit Faserdisproportionen und zentralen Kernen, eine Defizienz der Typ-IIb-Fasern und auch Vakuolen in den Muskelfasern sind bei der Paramyotonia congenita bekannt. Die hypokaliämische und die hyperkaliämische Paralyse sind von einer ausgeprägten Vakuolenmyopathie begleitet. Spezifisch ist keiner der Befunde.

Klinische Symptome und Verlauf Ist das Sarkolemm hyperexzitabel, so kann sich eine Myotonie entwickeln, ist die Membran hypoexzitabel, so kommt es zu einer Muskelschwäche oder -paralyse. Gemeinsam sind den hier vorgestellten Krankheiten das periodische oder anfallsartige Auftreten von Myotonie oder Muskelschwäche, die abgelöst werden von Phasen normaler Muskelfunktion. Die einzelnen Aspekte sind in ◘ Tab. 226.1 aufgeführt.

Die kaliumaggravierte Myotonie ist eine in der Pädiatrie wichtige Form der Natriumkanalmyotonie. Für das klinische Bild einer Myotonia fluctuans, die leicht verwechselt wird mit der Paramyotonia congenita oder Myotonia congenita, ist eine Fluktuation der Ausprägung der Myotonie von Tag zu Tag charakteristisch. Die Patienten leiden niemals unter Muskelschwäche. Die Myotonie wird durch Muskelbelastung leicht provoziert. Die Einnahme von Kalium und anderen depolarisierenden Agenzien wie dem Muskelrelaxans Suxamethonium aggraviert die Myotonie, führt aber nicht zur Provokation einer Muskelschwäche wie bei der hyperkaliämischen periodischen Paralyse. Auch die Myotonia permanens, die im Kindesalter zu der Fehldiagnose Epilepsie führen kann, und die acetazolamidresponsive Myotonie gehören in diesen Formenkreis. Die Myotonia permanens besteht aus einer kontinuierlichen Myotonie, die sich im EMG nachweisen lässt. Eine ausgeprägte Muskelhypertrophie, besonders im Nacken und Schultergürtel, ist typisch. Während der Attacken leiden die Patienten unter Ventilationsbeschwerden, die bis zur Dauerbeatmung führen können.

Diagnose und Differenzialdiagnose Die Verdachtsdiagnose ergibt sich meist aus der typischen Anamnese unter Nennung der Provokationssituationen durch die Betroffenen. An apparativer Diagnostik ist ein EMG hilfreich, wenn auch in vielen Fällen nicht wegweisend. Durch Molekulardiagnostik kann die klinische Verdachtsdiagnose bestätigt werden (◘ Tab. 226.1). Bei der kaliumaggravierten Myotonie sind ebenfalls Mutationen im *SCN4A-Gen* beschrieben.

Therapie Bei der hypokaliämischen periodischen Paralyse können Anfälle einer generalisierten Paralyse durch die perorale Einnahme von 2–10 g Kaliumchlorid abgemildert werden. Eine möglichst niedrige Dauermedikation mit Acetazolamid, der Einsatz von Diazoxid, Spironolacton, Triamteren, β-Rezeptoren-Blockern wie Propranolol oder auch Verapamil und Lithium sollten dem Spezialisten überlassen werden. Bei der hyperkaliämischen periodischen Paralyse wirken zahlreiche kohlenhydratreiche, kaliumarme Mahlzeiten insbesondere morgens eingenommen präventiv. Anfälle von Myotonie oder Schwäche können durch die perorale Einnahme von 2 g/kg KG Traubenzucker abgefangen werden. Indikation und Einsatz einer Therapie mit Thiaziddiuretika, Acetazolamid, Inhalation β-adrenerger Medikamente wie Salbutamol, Kalziumglukonat oder der Einsatz von Mexiletin erfordern eine große Erfahrung. Bei der Paramyotonia congenita ist eine Therapie meist überflüssig. Bei der Therapie der kaliumaggravierten Myotonie haben sich Mexiletin und Carbamazepin bewährt, mit Ausnahme bei der acetazolamidresponsiven Myotonie, bei der es durch die Verabreichung von Acetazolamid zu einer dramatischen Verbesserung der Symptomatik kommt.

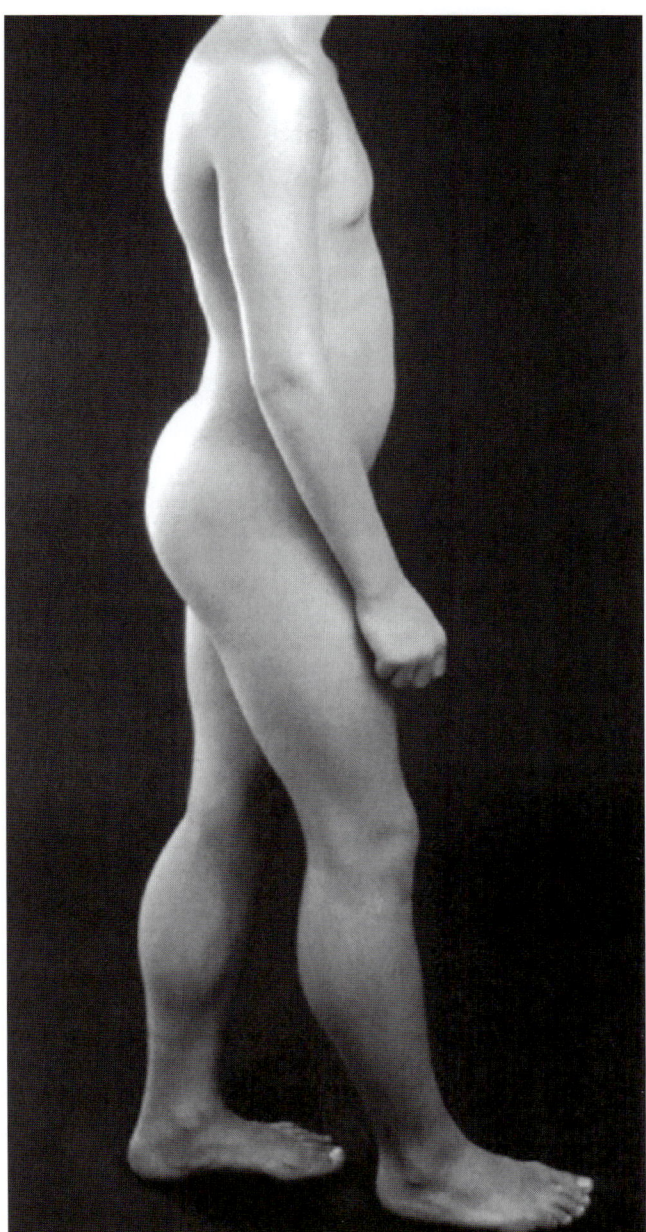

◘ **Abb. 226.1** Rezessive Mytotonia congenita Becker. 11-jähriger Junge mit dem typischen Verteilungsmuster einer Hypertrophie der Gluteal-, Oberschenkel- und Wadenmuskeln

Prognose Diese scheint bei den meisten Formen recht günstig zu sein, allerdings erleiden bei der hypokaliämischen Paralyse rund 30 % aller Patienten eine progrediente Myopathie.

226.3 Schwartz-Jampel-Syndrom

Ätiologie und Pathogenese Das Schwartz-Jampel-Syndrom, auch chondrodystrophe Myotonie genannt, ist eine seltene Krankheit. Die meisten beschriebenen Fälle folgen einem autosomal-rezessiven Erbgang und werden durch Mutationen im *HSPG2-Gen* (Chromosom 1p36.1) verursacht. Dessen Produkt, das Heparansulfat-Proteoglykan 2 oder Perlecan, wird in Basalmembranen und Knorpel synthetisiert.

Tab. 226.1 Klinisches Bild und Genetik der periodischen Paralysen (es fehlen hier die Myotonia fluctuans und permanens, s. Text)

	Hypokaliämische periodische Paralyse	Hyperkaliämische periodische Paralyse	Paramyotonia congenita
Manifestation	Frühe Kindheit bis 30. Lebensjahr	< 20. Lebensjahr, auch normokaliämische Verläufe möglich	Neugeborenes kann nach dem Waschen mit kaltem Wasser Augen nicht öffnen, Anfälle: < 14. Lebensjahr
Anfälle einer Myotonie	Keine	Selten	Typisch, Zunahme bei Belastung, kalter Außentemperatur, Regen: Schwierigkeiten, Augen zu öffnen, und Amimie
Anfälle einer Muskelschwäche	Oft schwer und generalisiert, transitorische Quadriplegie, Atemmuskulatur selten betroffen, Beginn nachts	Oft leicht und lokalisiert, selten generalisiert, Beginn frühmorgens	Selten, Atemmuskulatur nicht betroffen
Anfallsdauer	Stunden bis Tage	Kürzer	Sekunden (Augen) bis ein Tag (Oberarme)
Anfallsfrequenz	Niedrig, oft einige pro Jahr	Hoch, oft einige pro Tag	Bei Kälte, variabel bei normaler Temperatur
Anfallsprovokation	Kohlenhydrate, ($K^{+\downarrow}$), Stress, Ruhe nach Muskelbelastung, Provokationstest mit Glukose/Insulin	Fasten, Hunger, Ruhe nach Belastung, Kälte	Kälte, kontinuierliche Muskelbelastung
Verlauf	Nicht progredient, selten progrediente Myopathie	Wechselnde Anfallsfrequenz, nicht progredient	Nicht progredient
Vererbung	Autosomal-dominant, Penetranz M:F = 3:1	Autosomal-dominant, vollständige Penetranz	Autosomal-dominant, hohe Penetranz
Defektes Gen	*CACNA1S* (Ca^{++}-Kanal, α_1-Untereinheit) *KCNE3* (K^+-Kanal, β-Untereinheit)	*SCN4A* (Na^+-Kanal, α-Untereinheit)	*SCN4A* (Na^+-Kanal, α-Untereinheit)
Chromosom	1q32; 11q13–q14	17q23.1–q25.3μ	17q23.1–q25.3

Pathologie Im Knorpel ist die Organisation der säulenartig angeordneten Chondrozyten gestört. Im Muskelgewebe finden sich leichte und unspezifische dystrophe Veränderungen. Eine partielle Defizienz der Acetylcholinesterase an der Endplatte ist möglicherweise ein ursächlicher Teilaspekt der Muskelsteifheit.

Klinische Symptome und Verlauf Das Zusammentreffen der Symptome einer Myotonie und osteoartikulärer Dysplasie sollte an die Diagnose denken lassen. Die Myotonie wird im Laufe des 1. Lebensjahres manifest. Die Kinder fallen durch ein maskenartiges Gesicht mit nur minimaler Mimik und Blepharophimose auf. Die Oberschenkelmuskulatur ist oft hypertroph, der Schultergürtel eher atroph. Im EMG der Oberschenkelmuskulatur sieht man eine pseudomyotone recht monomorphe Spontanaktivität. Thoraxdeformitäten wie Pectus carinatum, Gelenkkontrakturen, irreguläre Epiphysen und eine Krümmung der Diaphysen sind typische Skelettfehlbildungen. Zu diesen gehören auch eine Platyspondylie und Kyphoskoliosen, die den Eindruck des Kleinwuchses noch verstärken. In einigen Fällen ist eine Progredienz oder eine Fluktuation der Ausprägung der Myotonie bis zur Pubertät beschrieben.

Diagnose und Differenzialdiagnose Die Verdachtsdiagnose ergibt sich bei der typischen Konstellation aus Myotonie und osteoartikulären Dysplasien und kann durch ein EMG und Röntgenaufnahmen der entsprechenden Regionen erhärtet werden.

Therapie Die Therapie ist symptomatisch. Carbamazepin ist zur Behandlung der Myotonie als hilfreich beschrieben.

Literatur

Barchi RL (1997) Molecular pathology of the periodic paralyses. In: Rosenberg RN, Prusiner SB, DiMauro S, Barchi RL (Hrsg) The molecular and genetic basis of neurological disease, 2. Aufl. Butterworth-Heinemann, Boston, S 723–731

Jentsch TJ (1997) Myotonia congenita. In: Rosenberg RN, Prusiner SB, DiMauro S, Barchi RL (Hrsg) The molecular and genetic basis of neurological disease, 2. Aufl. Butterworth-Heinemann, Boston, S 715

Lehmann-Horn F, Rüdel R, Jurkat-Rott K (2004) Nondystrophic myotonias and periodic paralyses. In: Engel AG, Franzini-Armstrong C (Hrsg) Myology, 3. Aufl. Bd. 2. McGraw-Hill, New York, S 1257–1300

Lehmann-Horn F, Jurkatt-Rott K, Rüdel R (2008) Diagnostics and therapy of muscle channelopathies – Guidelines of the Ulm Muscle Centre. Acta Myologica 27:98–113

Mailänder V, Heine R, Deymeer F, Lehmann-Horn F (1996) Novel muscle chloride channel mutations and their effect on heterozygous carriers. Am J Hum Genet 58: 317–324

Nicole S, Topaloglu H, Fontaine B (2003) 102nd ENMC International Workshop on Schwartz-Jampel Syndrome, 14–16 December, 2001, Naarden, The Netherlands. Neuromuscul Disord 13: 347–351

Miller TM, da Dias Silva MR, Miller HA et al (2004) Correlating phenotype and genotype in the periodic paralyses. Neurology 63:1647–1655

Stum M, Girard E, Bangratz M et al (2008) Evidence of a dosage effect and a physiological endplate acetylcholinesterase deficiency in the first mouse models mimicking Schwartz-Jampel syndrome neuromyotonia. Hum Mol Genet 17(20):3166–3179

227 Idiopathische entzündliche Myopathien

T. Kallinich

227.1 Grundlagen

Definition und Epidemiologie Der heterogenen Gruppe der idiopathischen entzündlichen Myopathien werden unterschiedliche systemische Autoimmunerkrankungen zugeordnet, bei denen entzündliche Veränderungen der Muskulatur im Vordergrund stehen. Am weitaus häufigsten sind die Dermatomyositis (ca. 85 % der Fälle einer idiopathischen entzündlichen Myopathie) sowie die Polymyositis (2–8 %). Diese beiden Entitäten werden an anderer Stelle beschrieben (▶ Kap. 87). Die Einschlusskörpermyositis ist die häufigste Myositis des älteren Patienten, im Kindesalter wurde diese Entität allerdings nur in einzelnen Fällen beschrieben.

Klassifikation ◘ Tab. 227.1 fasst die Entitäten zusammen, die im Allgemeinen zu den idiopathischen entzündlichen Myopathien des Kindesalters gezählt werden.

Darüber hinaus werden bei einer Vielzahl der zum Teil sehr seltenen Myositiden autoimmunologische Mechanismen beobachtet:

- Nicht nur bei der Dermatomyositis und den Overlap-Myositiden können spezifische Antikörper nachgewiesen werden (z. B. Myopathie mit Nachweis von Antikörpern gegen die HMG-CoA-Reduktase und Decorin).
- Eine Reihe an Erkrankungen ist mit dem Symptom der Myositis assoziiert. Prominent ist die Assoziation bei der brachiozervikalen inflammatorischen Myopathie und der Myasthenia gravis. Hierbei können mitunter Antikörper gegen Muskelstrukturen (Titin, Ryanodin-Rezeptoren, Kv1.4) nachgewiesen werden. Das Auftreten von Myositiden wird auch bei Sarkoidosen, Graft-versus-Host-Reaktionen, lymphoproliferativen Erkrankungen, Fasziitiden, Thyreotoxikosen und hämophagozytären Lymphhistiozytosen beobachtet.
- Medikamente können ursächlich eine Myositis induzieren. Diese Nebenwirkung ist insbesondere nach Einnahme von Procainamid sowie Inhibitoren der HMG-CoA-Reduktase (Statine) beschrieben. Sie kann aber auch nach Applikation von z. B. Minozyklin, Interferon-α und Phenytoin auftreten.
- Distinkte Pathomechanismen können eine entzündliche Veränderung der Muskel hervorrufen (mitochondriale Störungen, Defizienz des Chondroitinsulfat C).
- Familiäre Häufungen sind beschrieben (fazioskapulohumerale Muskeldystrophie, familiäre Einschlusskörpermyositis, familiäre idiopathische inflammatorische Myopathien).

Diagnose Wegweisend ist die meist proximal betonte Muskelschwäche mit Erhöhung der Kreatinkinase im Serum. Assoziierte klinische Symptome können die Diagnose erleichtern. Gerade bei der Dermatomyositis sind häufig, aber nicht immer, myositisassoziierte bzw. myositisspezifische Antikörper diagnoseweisend (▶ Kap. 87). Zur Abgrenzung der Overlap-Myositiden können ebenfalls spezifische Antikörper hilfreich sein (α-PM-Scl, α-U-RNP, α-Ro, α-Ku). Als weitere diagnostische Maßnahmen kann die Durchführung einer Elektromyografie sowie einer Sonografie und/oder Magnetresonanztomografie indiziert sein. Häufig wird die definitive Diagnose durch eine licht- und elektronenmikroskopische histologische Untersuchung mit zusätzlichen immunhistologischen Färbungen gestellt.

Gerade im Erwachsenenalter treten Myositiden auch im Rahmen von Malignomen auf, dennoch muss auch im Kindesalter im Einzelfall eine maligne Erkrankung in Erwägung gezogen werden.

Differenzialdiagnose Bei der immunvermittelten nekrotisierenden Myopathie, welche auch im Rahmen von Autoimmunerkrankungen und Malignomen auftreten kann, kommt es meist zu einer subakuten proximalen, zum Teil sehr schweren Muskelschwäche. Histologisch finden sich charakteristischerweise wenige Lymphozyten. Gerade bei jüngeren Patienten finden sich gehäuft Antikörper gegen „signal recognition particles" (SRP).

Eine Vielzahl an Bakterien und Viren kann zu einer Entzündung der Muskulatur führen. Die wesentlichen Erreger sind in ◘ Tab. 227.2 aufgeführt, wobei insbesondere Influenza-A-Viren zum klinischen Bild der benignen akuten Myositis des Kindesalters führen können. Teilweise lenkt die initiale klinische Präsentation den Verdacht auf eine infektiöse Ursache der Myositis, insbesondere bei bakteriellen Infektionen mit möglicherweise septischem Krankheitsbild. Aber gerade bei chronisch verlaufenden Infektionen kann die Abgrenzung zu idiopathischen entzündlichen Myopathien schwierig sein. Interessant ist, dass ein Teil dieser Erreger im Verdacht steht, als Triggerfaktor die Ausbildung idiopathischer Myopathien zu begünstigen.

Therapie Es existieren keine verbindlichen Empfehlungen für die Therapie idiopathischer inflammatorischer Myopathien. Neben Glukokortikoiden wird häufig Methotrexat eingesetzt. Für den Einsatz weiterer immunsuppressiver Medikamente existieren Fallberichte. Für die Einschlusskörpermyositis ist der Nutzen einer immunsuppressiven Therapie umstritten.

227.2 Ausgewählte Krankheitsbilder

227.2.1 Overlap-Myositis

Overlap-Myositiden treten als Übergangsformen bei den unterschiedlichsten autoimmunologischen Erkrankungen, wie z. B. dem systemischen Lupus erythematodes, der juvenilen idiopathischen Arthritis, den inflammatorischen Darmerkrankungen und dem Diabetes mellitus Typ 1, auf. Im Kindesalter wird am häufigsten eine Mischform beim Zugrundeliegen einer Sklerodermie beobachtet.

227.2.2 Fokale Myositis

Bei der fokalen Myositis kommt es über Wochen zu einem relativ schmerzarmen Wachstum einer solitären tumorartigen Masse (Größe 1–20 cm) am ehesten im Bereich der Muskulatur der Ober- und Unterschenkel sowie des Nackens (◘ Abb. 227.1). In der Regel kommt es zu keinen systemischen Begleitreaktionen. In aller Regel bilden sich die Läsionen spontan zurück. In ca. 10 % der Fälle wird die Erkrankung im Kindes- und Jugendalter manifest.

Tab. 227.1 Klinische Klassifikation juveniler idiopathischer entzündlicher Myopathien

Entität	Wesentliche Charakteristika
Dermatomyositis	▶ Kap. 87
Polymyositis	▶ Kap. 87
Amyopathische Dermatomyositis	▶ Kap. 87
Overlap-Myositis	Prinzipiell können Myositiden bei jeder Autoimmunerkrankung begleitend auftreten. Im Kindesalter jedoch am häufigsten Übergang zur Sklerodermie. Wird bei 2–8 % aller Patienten mit juveniler idiopathischer entzündlicher Myopathie beobachtet
Fokale Myositis	Relativ schmerzarme fokale tumorartige entzündliche Infiltration (s. Text)
Orbitale Myositis	Fokale Myositis der extraokulären Muskulatur (s. Text)
Einschlusskörpermyositis	Charakterisiert durch langsam progrediente Schwäche der proximalen und distalen Muskulatur, niedrige Kreatininkinase und das typische histologische Bild (Einschlusskörperchen und Vakuolen). Einzelfallberichte im Kindesalter
Tumorassoziierte Myositis	Myositis entwickelt sich in der Regel 2 Jahre nach der primären Diagnosestellung solider Tumoren sowie von Lymphomen und Leukämien. Im Kindesalter wenige Fallberichte insbesondere bei untypischen Verläufen einer Dermatomyositis beschrieben
Granulomatöse Myositis	Granulombildung im Bereich der Muskulatur assoziiert mit distaler Schwäche. Vorwiegend idiopathisch oder in Verbindung mit einer Sarkoidose. Einzelfallberichte im Kindesalter
Makrophagenmyofasziitis	Infiltration von Makrophagen insbesondere der Quadrizeps- und Deltoideusmuskulatur (s. Text)
Eosinophile Myositis	Eosinophile Myositis mit peripherer Eosinophilie. Mögliche Manifestationsform eines hypereosinophilen Syndroms. Einzelfallbericht im Kindesalter. Aufgrund der zum Teil nachgewiesenen Calpain-3-Mutation Zuordnung zu den Muskeldystrophien diskutiert
Tumorrezeptor-assoziiertes periodisches Syndrom (TRAPS)	Myalgieforme Schmerzen und muskuläre Ödeme lassen Muskelbeteiligung vermuten. Histologische Untersuchungen weisen eher auf eine Fasziitis hin

Tab. 227.2 Infektiöse Ursachen einer Myositis

Gruppe	Spezies
Grampositive Bakterien	Staphylococcus aureus[a], Streptokokken der Gruppe A[b]
Gramnegative Bakterien	Citrobacter freundii[b], Escherichia coli[b], Enterobacter[b], Proteus ssp.[b], Salmonellen[b]
Anaerobier	Bacteroides[b], Clostridien[b]
Mykobakterien	Mycobacterium tuberculosis[b]
Atypische Bakterien	Brucellen[b], Mykoplasmen[b]
Pilze	Candida ssp.[a]
Parasiten	Trichinellen[a], Taenia solium[b], Plasmodien[b]
Viren	Influenzaviren[a], Enteroviren (Coxsackie-B- und ECHO-Viren)[b], HIV[b], TTLV-1[b]

[a] Häufige Verursacher einer Myositis.
[b] Gelegentliche Verursacher einer Myositis; Organismen, die im Einzelfall eine Myositis auslösen, sind nicht aufgeführt.
TTLV-1 T-cell lymphotrophic virus 1.

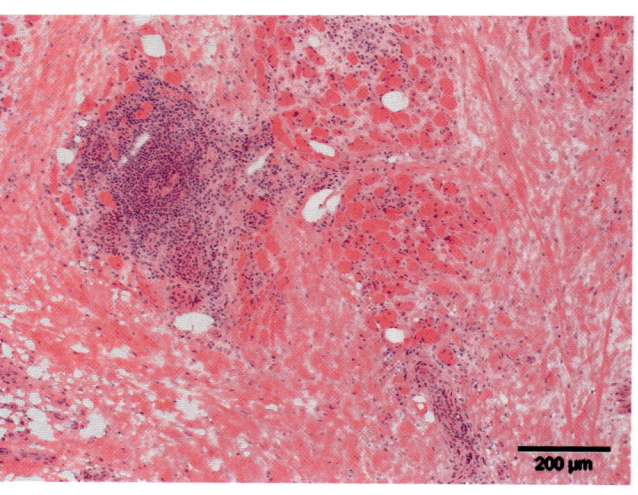

Abb. 227.1 Histologisches Bild einer fokalen Myositis: Man erkennt zahlreiche atrophe und abgerundete Fasern sowie eine ausgeprägte Vermehrung des endo- und perimysialen Bindegewebes. Zusätzlich sieht man fokal dichte monozytäre Infiltrate. (Mit freundl. Genehmigung von Prof. Dr. W. Stenzel, Institut für Neuropathologie, Charité, Berlin)

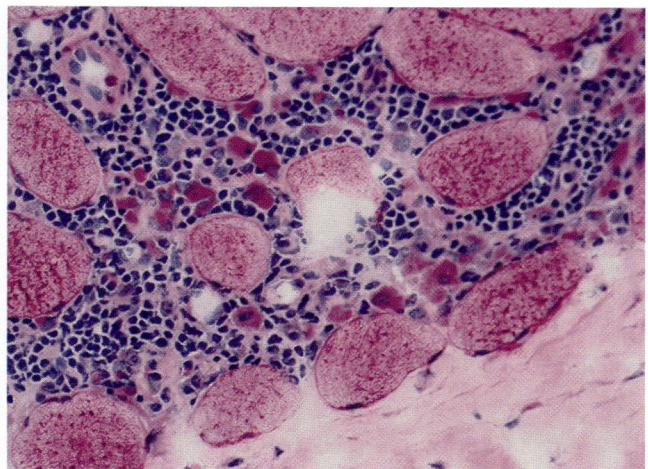

Abb. 227.2 Histologisches Bild einer Makrophagenmyofasziitis: Das Präparat zeigt abgerundete, atrophe Fasern in Fasziennähe. Das entzündliche Infiltrat besteht aus kräftig Periodic-acid-Schiff(PAS)-positiven Makrophagen und zahlreichen kleineren Lymphozyten. (Mit freundl. Genehmigung von Prof. Dr. W. Stenzel, Institut für Neuropathologie, Charité, Berlin)

227.2.3 Orbitale Myositis

Eine orbitale Myositis tritt bei unterschiedlichsten Erkrankungen auf, welche im Allgemeinen unter dem Begriff der orbitalen inflammatorischen Erkrankungen subsumiert werden. Bei Entzündungen der Augenmuskulatur muss so insbesondere das Vorliegen einer Hyperthyreose, einer Sarkoidose oder einer Wegener-Granulomatose bedacht werden. Orbitale Inflammationen treten auch idiopathisch auf.

227.2.4 Makrophagenmyofasziitis

Bei der Makrophagenmyofasziitis (Abb. 227.2) legt der Nachweis von Aluminiumeinschlüssen in Lysosomen infiltrierter Makrophagen die Vermutung nahe, dass die Applikation dieses Adjuvans in bestimmten seltenen Fällen eine inadäquate immunologische Reaktion ausgelöst hat. Es wird diskutiert, dass die morphologischen Veränderungen mit weiteren klinischen Manifestationen assoziiert sind: Im Erwachsenenalter wird die Symptomatik durch eine Asthenie und Arthromyalgie begleitet. Im Kindesalter ist eine Assoziation zu einer verzögerten psychomotorischen Entwicklung, einer Gedeihstörung sowie einer muskulären Hypotonie beschrieben.

Literatur

Crum-Cianflone NF (2008) Bacterial, fungal, parasitic, and viral myositis. Clin Microbiol Rev 21:473–494. doi:10.1128/CMR.00001-08

Feldman BM, Rider LG, Reed AM, Pachman LM (2008) Juvenile dermatomyositis and other idiopathic inflammatory myopathies of childhood. Lancet 371:2201–2212. doi:10.1016/S0140-6736(08)60955-1

Rider LG, Miller FW (1997) Classification and treatment of the juvenile idiopathic inflammatory myopathies. Rheum Dis Clin North Am 23:619–655

Neuromuscular Disease Center (Washington University, St. Louis, MO): http://neuromuscular.wustl.edu/

228 Stoffwechselmyopathien

B. Plecko

228.1 Grundlagen

Physiologie Metabolische Myopathien werden durch angeborene Gendefekte in der Bereitstellung oder Verstoffwechselung energieliefernder Substrate verursacht (s. auch ▶ Kap. 56 und ▶ Abschn. 57.1).

Zur Erzeugung von Muskelkraft benötigt der menschliche Skelettmuskel die 2 Substrate Glukose und Fett. Hierfür müssen Glukose über den Pyruvatstoffwechsel sowie Fettsäuren über Carnitinzyklus und β-Oxidation zu Acetyl-CoA verstoffwechselt werden. Acetyl-CoA wird über den Zitratzyklus als NADH und $FADH_2$ der mitochondrialen ATP-Produktion zugeführt (◘ Abb. 228.1). ATP kann im Muskel in Form von Kreatinphosphat gespeichert und über Vermittlung der Kreatinkinase (CK) für den Phosphatshuttle genutzt werden. In Abhängigkeit von Belastungsdauer und Belastungsintensität kann der Muskel die unterschiedlichen Substrate konsekutiv nutzen. In den ersten Minuten der Muskelarbeit wird vorhandenes ATP sowie Kreatinphosphat genutzt und später durch Aktivierung der anaeroben und nachfolgend aeroben Glykolyse abgelöst. Erst bei einer Muskelarbeit über 10–15 min kommt es zu einer Aktivierung der Lipolyse sowie der β-Oxidation.

Klinisches Bild Metabolische Myopathien können zu statischen oder belastungsinduziert episodischen Beschwerden führen. Im Säuglingsalter dominiert eine chronische Muskelschwäche unter dem Bild eines Floppy infant (z. B. Morbus Pompe, mitochondriale Depletionssyndrome, Carnitintranslokasemangel) oder als Multisystemerkrankung mit z. B. Hepatopathie, Kardiomyopathie und Muskelschwäche (Glykogenosen, Fettsäureoxidationsdefekte, Mitochondriopathien). Später stehen Belastungsintoleranz sowie belastungsinduzierte Muskelschmerzen und -krämpfe im Vordergrund, woraus sekundär eine chronische Muskelschwäche hervorgehen kann. Die Anamnese liefert bei metabolischen Myopathien wesentliche Hinweise. Muskelkrämpfe nach kurzer Belastung mit hoher Intensität sind verdächtig auf Glykogenosen und mitochondriale Myopathien, Schmerzen nach prolongierter Anstrengung typisch für Fettsäureoxidationsdefekte. Bei Mitochondriopathien oder Fettsäureoxidationsdefekten können auch Kälte, Infekte oder Stress zu ähnlichen „Muskelkrisen" führen. Nicht selten gehen die Muskelschmerzen mit massiven Rhabdomyolysen und Myoglobinurie einher. In der Anamnese soll daher gezielt nach Triggern, Dauer der körperlichen Tätigkeit und Ausscheidung von bierbraunem Urin gefragt werden.

Diagnose Als Basisdiagnostik erfolgt die Analyse der CK und des Acylcarnitinprofils im Serum sowie des Plasmalaktats. Ein modifizierter, nichtischämischer Vorderarm-Exercise-Test kann durch den fehlenden Laktatanstieg den Verdacht einer Glykogenose erhärten. Eine Muskelsonografie ist zumeist nicht hilfreich. Nach einer evtl. begleitenden Kardiomyopathie muss in jedem Fall gezielt mittels Herzultraschall gesucht werden. Eine Muskelbiopsie kann durch Nachweis von gespeichertem Substrat (Glykogen oder Fett) sowie Ragged red fibers oder parakristallinen Einschlusskörperchen bei Mitochondriopathien wichtige Hinweise liefern, ist jedoch nicht immer informativ. Die Enzymhistochemie im Muskelgewebe ist für einzelne Glykogenosen sowie den Zytochrom-C-Oxidase-Mangel wegweisend. Entitäten wie der Carnitinpalmitoyltransferasemangel Typ 2 (CPT2-Mangel) und Morbus Pompe können primär enzymatisch, weitere Glykogenosen enzymatisch (durch Muskel- oder Leberbiopsie) oder primär molekulargenetisch bestätigt werden. Die Befundkonstellation verschiedener metabolischer Myopathien ist in ◘ Tab. 228.1 dargestellt.

Therapie Rhabdomyolysen mit CK-Werten über 10.000 U/l erfordern eine rigorose Flüssigkeitszufuhr zur Vermeidung oder Behandlung des Nierenversagens, evtl. kombiniert mit einer Alkalisierung des Urins. Für zahlreiche metabolische Myopathien steht eine kausale Therapie mittels Diätbehandlung sowie für den Morbus Pompe als Enzymersatztherapie zur Verfügung. Aufgrund des erhöhten Risikos einer malignen Hyperthermie soll bei Notwendigkeit einer Narkose auf depolarisierende Muskelrelaxanzien sowie Inhalationsnarkotika verzichtet werden.

Differenzialdiagnose Differenzialdiagnostisch müssen bei akuter Rhabdomyolyse körperliche Überanstrengung, Intoxikationen, infektiöse und autoimmunologische Entzündungen sowie endokrine Störungen (Hypo- und Hyperthyreose) berücksichtigt werden. Bei neu aufgetretener, schmerzhafter Muskelschwäche sollte an einen Vitamin-D-Mangel gedacht werden.

228.2 Glykogenosen mit muskulärer Symptomatik

▶ Abschnitt 57.1.

Der Begriff der Glykogenosen umfasst Störungen der Glykogensynthese, Glykogenolyse sowie der Glykolyse. In Abhängigkeit von der Organspezifität des jeweiligen Enzymdefekts besteht eine isolierte Myopathie oder Kombination mit Kardiomyopathie und Hepatomegalie. Die Glykogenosen Typ II, III, und XII zeigen eine chronische Muskelschwäche, die Glykogenosen Typ V (McArdle), VII (Tarui), IX, X und XI manifestieren sich meist ab dem Jugendalter durch Belastungsintoleranz und Muskelkrämpfe. Es muss angemerkt werden, dass die Bezeichnung für Leberglykogenosen und Muskelglykogenosen bislang keiner einheitlichen Nomenklatur folgen.

228.2.1 Morbus Pompe

Die frühinfantile Form der Glykogenose Typ II (Morbus Pompe, ▶ Abschn. 57.1.2), manifestiert sich in den ersten Säuglingsmonaten mit generalisierter Muskelschwäche, Trinkschwäche und Makroglossie. Häufig führt ein Systolikum im Rahmen der hypertrophen Kardiomyopathie und der typische, schlanke, hohe QRS-Komplex im EKG zur Verdachtsdiagnose. Unbehandelt führt die Kardiomyopathie oder Ateminsuffizienz zum Tod im 1. Lebensjahr. Jenseits des Säuglingsalters manifestieren sich attenuierte Formen des Morbus Pompe mit isolierter, proximal betonter Muskelschwäche ähnlich dem Bild einer Gliedergürteldystrophie. Typischerweise ist die Vitalkapazität im Liegen deutlich schlechter als im Sitzen. Der Verlauf ist langsam progredient, wobei Gehunfähigkeit und Ateminsuffizienz unabhängig voneinander auftreten. Die Serum-CK ist zumeist

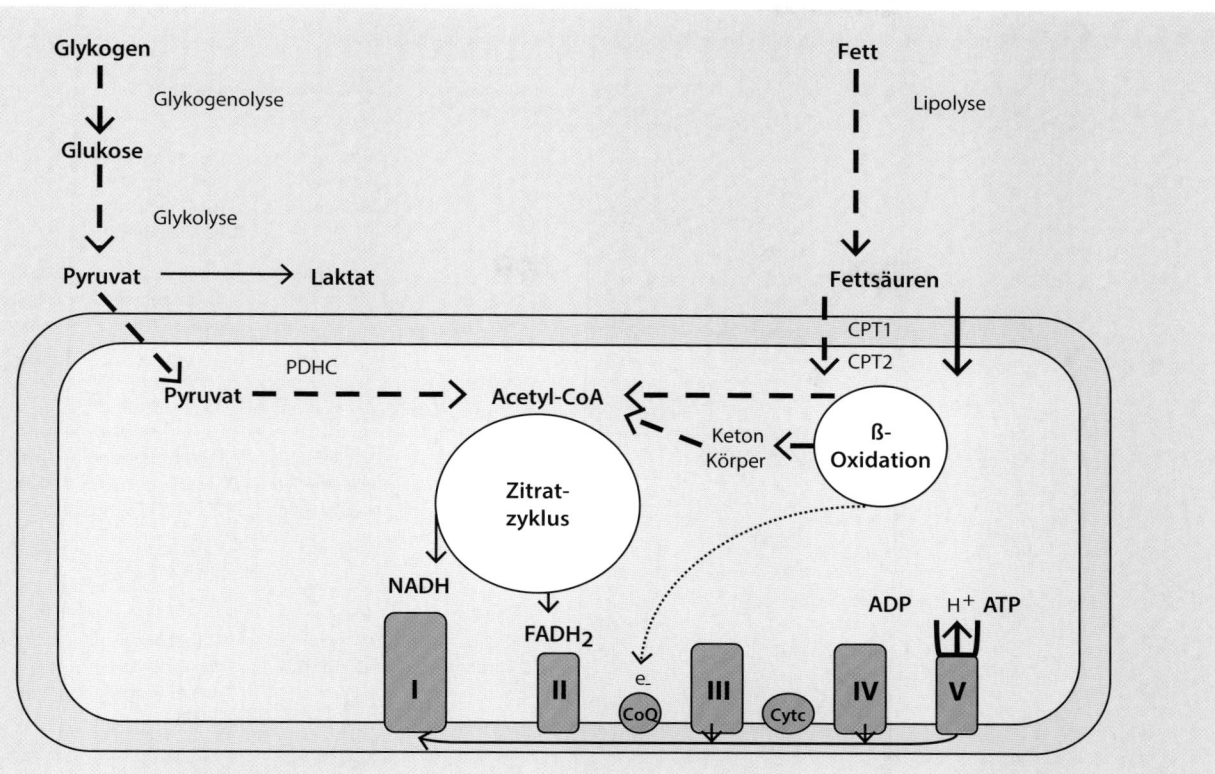

○ **Abb. 228.1** Schema des Energiestoffwechsels im Muskel. *CoQ* Koenzym Q, *Cytc* Zytochrom C, *PDHC* Pyruvat-Dehydrogenase-Komplex

○ **Tab. 228.1** Befundkonstellation und molekulare Ursachen metabolischer Myopathien

Erkrankung/ Enzymdefekt	Muskel- schwäche	Serum-CK	Plasma-laktat	Acylcarnitin- Profil/OS	Zusatzbefunde	Enzymdefekt	Genetik
GSD II (Pompe)	chronisch	↑	n	n	CMP (inf.)	α-Glukosidase[a]	
GSD IIIa, c, d (Cori-Forbes)	chronisch		n	n	Hepatomegalie (1.–2. Dekade)	Amylo-1-6-Glukosidase[b,c] (Debranching-Enzym)	AGL-Gen
GSD V (McArdle)	BI ++	↑–↑↑↑	n	n	Pathologischer Vorderarm-Ischämietest	Muskelphos-phorylase[b]	Muskelphos-phorylase-Gen
GSD VII (Tarui)	BI +++	↑–↑↑↑	n	n	Hämolytische Anämie Pathologischer Vorderarm-Ischämietest	Phosphofrukto-kinase[b]	Muskelphos-phofrukto-kinase-Gen (PFKM)
GSD IXb, d	BI	↑	n	n	Hämolytische Anämie MR	Phosphorylase-Kinase[b]	Typ b: β-Untereinheit der Phospho-rylase-Kinase (PHKB) Typ d: PHKA1

[a] Leukozyten.
[b] Muskel.
[c] Leber.
[d] Fibroblasten.

BI Belastungsintoleranz, *CK* Kreatinkinase, *CMP* Kardiomyopathie, *CPT2* Carnitinpalmitoyltransferase 2, *CT* Carnitintranslokase, *FFS* freie Fettsäuren, *GSD* Glykogenspeicherkrankheit, *inf.* infantil, *MAD* multiple Acyl-CoA-Dehydrogenase, *MR* mentale Retardierung, *MTP* Mitochondriales Trifunktio-nales Protein, *n* normal, *OS* organische Säuren, *VLCAD* Very-long-chain-Acyl-CoA-Dehydrogenase.

Tab. 228.1 *(Fortsetzung)* Befundkonstellation und molekulare Ursachen metabolischer Myopathien

Erkrankung/ Enzymdefekt	Muskel- schwäche	Serum-CK	Plasma-laktat	Acylcarnitin- Profil/OS	Zusatzbefunde	Enzymdefekt	Genetik
GSD X	BI	↑	n	n	Pathologischer Vorderarm- Ischämietest	Phosphogly- ceratmutase[b] (uneinheitliche Bezeichnung)	Phosphoglyce- ratmutase-Gen
GSD XI	BI		n	n		Muskuläre Laktatdehydro- genase A[b]	Muskuläre- Laktatdehydro- genase-Gen
GSD XII	chronisch		n	n	Hämolytische Anämie MR	Aldolase A	Aldolase-Gen
CT	chronisch	n–↑	n	↓↓ freies Carnitin	CMP (inf.), Reye-like-Syn- drom möglich	Carnitintranslo- kase[c]	Carnitintrans- lokase-Gen
CPT2	BI	n–↑↑↑	n		CMP (inf.)	Carnitinpal- mitoyltransfe- rase 2[d]	CPT2-Gen
MTP	chronisch BI	n–↑↑↑	n–↑	↑ FFS, ↑ Dicarbon- säure	CMP, Neuropa- thie möglich	Mitochondri- ales Trifunkti- onales Protein (MTP)[d]	MTP-Gen
VLCAD	BI	n–↑↑↑	n–↑		CMP (inf.), Leberversagen (inf.)	Very-long- chain-Acyl- CoA-Dehy- drogenase- Mangel[d]	VLCAD-Gen
MAD	chronisch	n–↑↑↑	n–↑	↑	Multiorgan- beteiligung möglich	Multipler Acyl-CoA-De- hydrogenase- Mangel[d]	Elektronen- transfer- Flavoprotein (ETFDH) oder ETFQO
Mitochondri- ale Myopa- thien	Chronisch oder BI	(n)–↑	(n)–↑↑	n	Multiorgan- beteiligung möglich	OXPHOS- Defekte[b,d]	mtDNA oder nukleäre DNA

[a] Leukozyten.
[b] Muskel.
[c] Leber.
[d] Fibroblasten.

BI Belastungsintoleranz, *CK* Kreatinkinase, *CMP* Kardiomyopathie, *CPT2* Carnitinpalmitoyltransferase 2, *CT* Carnitintranslokase, *FFS* freie Fettsäuren, *GSD* Glykogenspeicherkrankheit, *inf.* infantil, *MAD* multiple Acyl-CoA-Dehydrogenase, *MR* mentale Retardierung, *MTP* Mitochondriales Trifunktio- nales Protein, *n* normal, *OS* organische Säuren, *VLCAD* Very-long-chain-Acyl-CoA-Dehydrogenase.

leicht erhöht, eine Muskelbiopsie zeigt in 3/4 der Fälle intralysosomal gespeichertes Glykogen. Die Aktivität der α-Glukosidase in Leuko- zyten oder Trockenblut ist erniedrigt, bei Spätformen besteht meist eine messbare Restaktivität.

Für die Behandlung des Morbus Pompe steht eine rekombinante Enyzmersatztherapie zur Verfügung. Das Ansprechen ist individuell unterschiedlich und mit dem Genotyp sowie der Ausbildung neut- ralisierender Antikörper korreliert.

228.2.2 Morbus McArdle

Die Glykogenose Typ V (▶ Abschn. 57.1.5) ist eine der häufigsten metabolischen Myopathien mit Muskelkrämpfen und Myoglobinurie nach kurzer, intensiver Belastung. Pathognomonisch zeigt sich nach 7- bis 10-minütiger aerober Belastung eine deutliche Verbesserung der Muskelleistung (Second-wind-Phänomen). Bei den Glykogenosen Typ VII und XII kann durch Expression des Enzymdefekts in Ery- throzyten eine hämolytische Anämie, bei Typ IX und XII zusätzlich eine mentale Retardierung vorliegen. Glukoseaufnahme vor Belastung führt bei Typ V meist zu einer Besserung, bei Typ VII jedoch stets zu einer Aggravierung der Symptome. Neben der Vermeidung exzessiver Belastung kann, je nach Enzymdefekt und individuellem Effekt, eine

Glukoseaufnahme vor Belastung sowie ein Therapieversuch mit niedrig dosiertem Kreatinmonohydrat (50–60 mg/kg KG/Tag) erfolgen.

228.3 Defekte in Carnitinzyklus und Fettsäureoxidation

▶ Abschnitt 56.1.

Bei körperlicher Anstrengung über 10–15 min erfolgt die muskuläre Energiegewinnung aus der Oxidation von Fettsäuren. Hierfür müssen langkettig aktivierte Fettsäuren über den Carnitinzyklus der Carnitinpalmitoyltransferase (CPT) 1 und 2 in das Mitochondrium importiert werden, während mittel-und kurzkettige Fettsäuren frei in das Mitochondrium übertreten. Im Mitochondrium erfolgt die β-Oxidation der Fettsäuren in einer Kreisreaktion durch kettenlängenspezifische Enzyme unter Bildung von Acetyl-CoA und Ketonkörpern (◘ Abb. 228.1).

Defekte im Carnitinshuttle sowie der mitochondrialen β-Oxidation (▶ Abschn. 56.1) sind autosomal-rezessiv vererbt und können sich als schwerste Multisystemerkrankung mit Hepatopathie, Hypoglykämie, Kardiomyopathie und generalisierter Muskelschwäche manifestieren. In zahlreichen europäischen Ländern werden einzelne Defekte der β-Oxidation im Neugeborenenscreening identifiziert. Jenseits der potenziell lebensbedrohlichen Defekte existieren jedoch leichtere Defekte im Carnitinzyklus sowie der mitochondrialen β-Oxidation. Typisch ist das Auftreten von Symptomen nach protrahierter Anstrengung über 10–15 min Dauer mit Muskelschmerzen (jedoch nur selten Muskelkrämpfen) bis zur Gehunfähigkeit und Rhabdomyolysen mit bierbraunem Urin.

228.3.1 Carnitintranslokasemangel

Der primäre Carnitinmangel (Carnitintranslokasemangel, ▶ Abschn. 56.1.1) beruht auf einem Transporterdefekt des endogen synthetisierten oder mit der Nahrung aufgenommenen Carnitins. Neben einer Kardiomyopathie mit akuten Rhythmusstörungen und Hepatopathie kann eine isolierte chronische Muskelschwäche vorkommen. Die Plasmawerte des Gesamtcarnitins sind dabei auf 5–10 % der Norm erniedrigt, die renale Ausscheidung von Carnitin (üblicherweise werden 98 % rückresorbiert) massiv erhöht. Die Muskelbiopsie kann Fetteinlagerungen zeigen, ist jedoch für die Diagnosestellung nicht erforderlich. Die Therapie besteht in einer lebenslangen Substitution von L-Carnitin, 50–100 mg/kg KG/Tag p.o.

228.3.2 CPT2-Mangel

Der Carnitin-Palmitoyl-CoA-Transferase-2-Mangel (CPT2-Mangel, ◘ Abschn. 56.1.1) kann sich als frühe Multisystemerkrankung mit Reye-artigen Krisen oder jenseits des Kleinkindalters als die häufigste metabolische Myopathie mit typischer Belastungsintoleranz manifestieren. Die körperliche Untersuchung inklusive Kraftmessung im Intervall ist unauffällig. Das Acylcarnitinprofil im Plasma oder Trockenblut zeigt erhöhte Werte für langkettige, nicht hydroxylierte Acylcarnitine (C16 und C18), in symptomatischen Episoden ausgeprägter als im Intervall. Das Gesamtcarnitin kann sekundär erniedrigt sein. Eine Carnitinsubstitution ist jedoch aufgrund der vermehrten Bildung potenziell toxischer, langkettiger Acylcarnitine kontraindiziert. Kohlenhydratreiche, langsam resorbierbare Vollkorn-Snacks oder Einnahme von MCT-Ölen vor körperlicher Anstrengung können die Belastbarkeit im Einzelfall verbessern. Rhabdomyolysen sollen wegen der Gefahr einer chronischen Nierenschädigung jedenfalls vermieden werden.

228.3.3 Defekte der mitochondrialen β-Oxidation

Leichtere Ausprägungen betreffen den Very-long-chain-Acyl-CoA-Dehydrogenase-Mangel (VLCAD-Mangel), den Mangel an Mitochondrialem Trifunktionalem Protein (MTP-Mangel) sowie den multiplen Acyl-CoA-Dehydrogenase-Mangel (MAD-Mangel, vormals Glutaracidurie Typ II) (◘ Abschn. 56.1.2).

Die Symptomatik des VLCAD-Mangels ähnelt dem CPT2-Mangel. Das Acylcarnitinprofil erlaubt zumeist eine klare Differenzierung.

Attenuierte Formen des MAD-Mangels zeigen sich als chronisch progrediente, proximal und axial betonte Muskelschwäche des Jugendlichen oder jungen Erwachsenen. Neben einer Lipidspeicherung kann ein sekundärer, muskulärer Koenzym-Q_{10}-Mangel bestehen. Häufig besteht ein sehr gutes Ansprechen auf Riboflavin (Vitamin B_2) und/oder orale Substitution von Koenzym Q_{10}.

Der MAD-Mangel in seiner rein myopathischen Form ist dem muskulären riboflavin-responsiven Koenzym-Q_{10}-Mangel allelisch (identisch) und wird durch Mutationen im Elektronentransfer-Flavoprotein-Dehydrogenase-Gen *(ETFDH)* verursacht.

228.4 Mitochondriale Myopathien

▶ Abschnitt 56.2.

Mitochondrien sind die wichtigsten Zellorganellen in der aeroben Energieproduktion. Über 1000 nukleäre Gene und 13 Gene der mtDNA kodieren die Enzyme der 4 Atmungskettenkomplexe, welche in der oxidativen Phosphorylierung über einen Protonengradienten die ATP-Synthese im Komplex V steuern. Zusätzlich ermöglichen Koenzym Q_{10} und Zytochrom C einen raschen Elektronentransfer zwischen den Enzymkomplexen II, III und IV.

Mitochondriopathien zeigen sich zumeist als Multisystemerkrankung, wobei Manifestationen in Organen mit hohem Energieumsatz dominieren (Skelettmuskel, Herzmuskel, Hirn, Retina, Leber, endokrines System, Niere). Zusätzlich bestimmt der Anteil pathologisch veränderter Mitochondrien (Heteroplasmiegrad) Schweregrad und Verlauf der Erkrankung. Durch die Kodierung der Atmungskettenkomplexe im nukleären sowie mitochondrialen Genom kann ein Mendel'scher oder maternaler Erbgang zugrunde liegen.

Bei Auftreten im Rahmen erkennbarer Syndrome aufgrund von Mutationen der mtDNA (z. B. Mitochondrial encephalomyopathy with stroke-like episodes/MELAS-Syndrom oder Myoclonus epilepsy with ragged red fibers/MERRF-Syndrom, Kearns-Sayre-Syndrom) kann die Diagnostik primär molekulargenetisch aus Blut oder Harnepithelzellen erfolgen. Bei isolierten Myopathien oder unklaren Multisystemerkrankungen ist hingegen eine Muskelbiopsie zur Durchführung einer Respirografie sowie Aktivitätsmessung der einzelnen Atmungskettenkomplexe im frischen Muskelgewebe erforderlich.

Isolierte Myopathien können in jedem Lebensalter auftreten und zeigen sich typischerweise durch eine Belastungsintoleranz, welche die variabel ausgeprägte, chronische Muskelschwäche übertrifft. Im Gegensatz zur GSD V und zum CPT2-Mangel bestehen keine Krämpfe oder Schmerzen. Rhabdomyolysen sind selten. Im

Sinne eines Rückstaus von Substraten ist das Ruhelaktat, die Laktat/Pyruvat-Ratio sowie das Plasma-Alanin erhöht. Im standardisierten Belastungstest zeigt sich ein pathologischer Laktatanstieg. Bei sekundärem Koenzym-Q_{10}-Mangel kann die orale Substitution von hochdosiertem Koenzym Q_{10} zu einer Besserung der Symptomatik führen. Bei Komplex-I-Defekten kann eine ketogene Diät versucht werden.

228.5 Lipindefizienz

Lipin 1, 2 und 3 sind Proteine in der Synthese von Glycerolipiden und Steuerung der Genexpression des Lipidstoffwechsels. Patienten mit Lipin-1-Defizienz sind im Intervall gesund und zeigen eine unauffällige Muskelkraft. Bei Infekten oder auch spontan kann es jedoch ab dem Kleinkindalter zu massivsten Rhabdomyolysen mit heftigen Muskelschmerzen, akutem Nierenversagen und letalem Ausgang kommen. Eine kausale Therapie ist derzeit nicht verfügbar.

Literatur

Berardo A, DiMauro S, Hirano M (2010) AAA diagnostic algorithm for metabolic myopathies. Curr Neuro Neurosci Rep 10:118–126

Das A, Steuerwald U, Illsinger S (2010) Inborn errors of energy metabolism associated with myopathies. J Biomed Biotech 2010:340849. doi: 10.1155/2010/340849. Epub 2010 May 26

Horvath R (2012) Update on clinical aspects and treatment of selected vitamine responsive disorders II (Riboflavin and CoQ_{10}). J Inherit Metab Dis 35:679–687

Quinlivan R, Jungbluth H (2012) Myopathic causes of exercise intolerance with rhabdomyolysis. Dev Med Child Neurol 54(10):886–891

Mannix R, Tan ML, Wright R, Baskin M (2006) Acute pediatric rhabdomyolysis: Causes and rates of renal failure. Pediatrics 118(18):572

XXIV Seelische Entwicklung und ihre Störungen

229 Kinder- und jugendpsychiatrische und -psychologische Untersuchung

F. Resch

229.1 Kinder- und jugendpsychiatrische Diagnostik

Die kinder- und jugendpsychiatrische Diagnostik versucht, für die Palette psychischer Leidenszustände und Verfassungen sowie die vielfältigen Störungen von Verhalten und Kommunikation im Kindes- und Jugendalter verbindliche Begriffe festzulegen, die eine Verständigung zwischen den Helfersystemen erlauben und zur Grundlage therapeutischer Entscheidungen gemacht werden können. Handlungsleitend ist jedoch nicht nur die Feststellung einer psychischen Störung, die im Klassifikationssystem aufgelistet ist, wichtig für den Therapeuten sind auch die sozialen Rahmenbedingungen, das persönliche und emotionale Umfeld in Familie, Verwandtschaft und Nachbarschaft, die Leistungsfähigkeit in Schul- und Arbeitssituationen und die Frage der Ausgestaltung von Freundschaften. Auch die körperliche Verfassung darf aus der diagnostischen Entscheidung nicht ausgeklammert werden. Die Diagnose in der Kinder- und Jugendpsychiatrie ist immer eine biopsychosoziale Diagnose.

229.1.1 Der diagnostische Prozess

Der diagnostische Prozess beginnt mit der Definition einer psychischen Störung: Eine psychische Störung im Kindes- und Jugendalter ist eine psychopathologisch definierbare, aus Symptomen aufgebaute unwillkürliche Beeinträchtigung wichtiger Lebensfunktionen. Jede psychische Störung weist eine zeitliche Dimension auf, die durch Beginn, Verlauf und ggf. auch ein Ende gekennzeichnet ist, sie hindert das Kind oder den Jugendlichen entscheidend daran, an den alterstypischen Lebensvollzügen aktiv teilzunehmen und die notwendigen Entwicklungsaufgaben zu bewältigen. Körperliche, seelische und soziale Risikofaktoren können am Aufbau und der Entwicklung psychischer Störungen beteiligt sein. Vor einer prinzipiellen Ausweitung des Krankheitsbegriffs auf Kinder, die unter Risikobedingungen leben – beispielsweise Kinder mit massiven sozialen Schwierigkeiten und Lebensproblemen – muss ausdrücklich gewarnt werden. Es droht dabei die Gefahr einer Pathologisierung von gesunden Bewältigungs- und Verarbeitungsprozessen, die versuchen, die abnormen Umwelt- und Lebensbedingungen zu kompensieren. Immer sollte der diagnostische Blick nicht nur isoliert das Kind betreffen, sondern auch die Familie und das weitere Lebensumfeld in den Fokus nehmen.

Die Voraussetzung für das Erkennen einer psychischen Störung bildet das Wissen der Psychopathologie. Psychopathologische Symptome sind aber nicht nur Krankheitszeichen, sie werden erst im Kontext von Anpassung und Entwicklung verständlich. Der diagnostische Prozess oszilliert also zwischen den Polen von Verständnis und Einfühlung einerseits sowie Objektivieren und Ordnen andererseits.

Im Rahmen des Ordnungssystems können Einzelsymptome bei regelhaft gemeinsamem Auftreten zu Symptomgruppen und Syndromen zusammengefasst werden. Jene Syndrome, die in Entstehung, Aufbau, Verlauf und psychosozialen Auswirkungen auf die kindliche Entwicklung eine Gesetzmäßigkeit erkennen lassen, werden schließlich zu psychischen Störungen gruppiert. Darüber hinaus lassen psychische Krankheiten noch typische Muster der Verursachung erkennen, weisen einen individuellen Leidensdruck auf und zeigen eine deutliche Beeinträchtigung der kindlichen Alltagsbewältigung.

Grundlage und Ausgangspunkt für den diagnostischen Prozess ist das ärztlich-therapeutische Gespräch, das einerseits Beschwerden und anamnestische Details zu Tage fördert und andererseits den Patienten in der Gesprächssituation klinisch beurteilen lässt: Die Psychopathologie konzentriert sich nicht nur auf die beobachtbare Außenseite des Verhaltens, sondern auch auf die nur indirekt erfahrbare Innenseite des Empfindens und Betroffenseins. Diese Innenseite kann durch verbale Äußerungen der Patienten benannt oder durch eine teilnehmende Einfühlung des Untersuchers erschlossen werden. Im explorativen Gespräch können somit psychopathologische sowie darüber hinausgehende kognitiv-emotionale Befunde erhoben werden, Risikoverhaltensweisen können diagnostiziert, Familieninteraktionsmuster festgestellt und die Beziehung zu Gleichaltrigen und Freunden erhellt werden. Ebenso sind die Leistungssituation in der Schule, der Kontakt zu Lehrern sowie das Spektrum der Interessen und Freizeitaktivitäten diagnostisch wertvoll. Auch die Ergebnisse einer körperbezogenen Anamnese und der körperlichen Untersuchungen müssen in den diagnostischen Prozess einfließen. Gegebenenfalls ist nach diesen ersten Einschätzungen eine vertiefende standardisierte und/oder apparative Diagnostik zur Erhärtung diagnostischer Hypothesen angezeigt. Schließlich gipfelt der diagnostische Prozess in einer multiaxialen Diagnose, wobei mögliche differenzialdiagnostische Überlegungen anzustellen sind (◘ Abb. 229.1).

229.1.2 Klassifikationssysteme

Im Rahmen der psychiatrischen Klassifikation werden psychopathologische Symptome zu unterschiedlichen Störungskategorien und nosologischen Konstrukten zusammengefasst. Ein ideales Klassifikationssystem muss gut anwendbar sein und eine logische Konsistenz

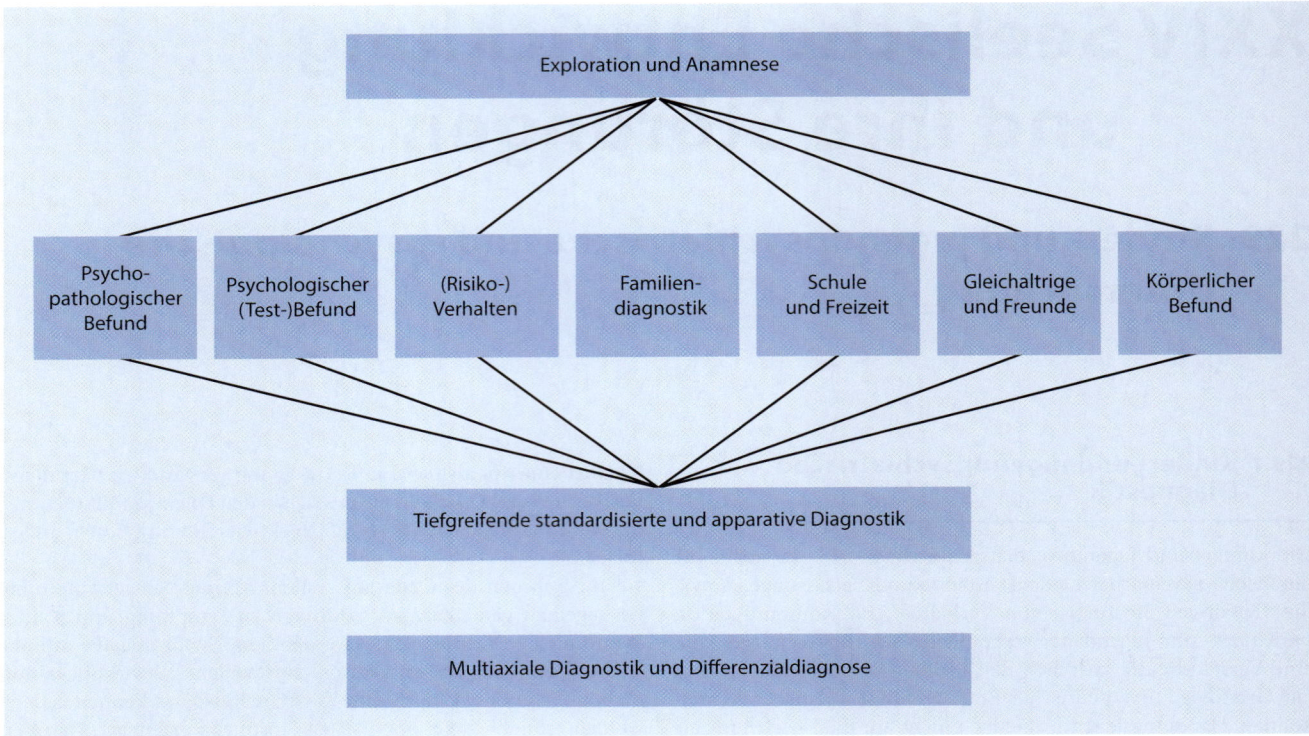

◘ **Abb. 229.1** Der diagnostische Prozess

aufweisen. Im klinischen Alltag haben sich zwei Klassifikationssysteme in der Psychiatrie etabliert:
- das Diagnostische und Statistische Manual Psychischer Störungen (DSM-IV) der American Psychiatric Association und
- die Internationale Klassifikation Psychischer Störungen (ICD-10) der World Health Organization (WHO).

Im Bereich der deutschsprachigen klinischen Kinder- und Jugendpsychiatrie sowie der entsprechenden Krankenhausdokumentationen hat sich die ICD-10-Klassifikation durchgesetzt (◘ Tab. 229.1, ▶ e-Material, http://extras.springer.com).

Um zu entscheiden, ob jemand eine bestimmte psychische Störung aufweist oder nicht, bedarf es der kategorialen Diagnostik, die klare Festlegungen der Zuordnung trifft. Darüber hinaus gibt es auch eine dimensionale Diagnostik, welche Übergänge und Grauzonen zwischen Normalität und psychischen Störungen einerseits, zwischen unterschiedlichen Störungen andererseits fassbar macht und zur Schweregradmessung einer bestimmen psychischen Störung geeignet ist. So kann auf dimensionale Weise zwischen einer leichtgradigen Depression und einer schweren, vital beeinträchtigenden Major Depression unterschieden werden.

229.1.3 Exploration und Anamnese

In der diagnostischen Situation möchte der Untersucher sowohl über Erlebnisweisen und Verhalten des Kindes als auch über seine Erlebniswelten Informationen gewinnen. Schon im ersten Explorationsgespräch kommen Beziehungs- und Beurteilungsaspekte in dynamischer Wechselwirkung zum Tragen. Das besondere Anliegen des Untersuchers ist die Herstellung eines Rapports. Da das Kind in der Regel in Begleitung seiner Bezugspersonen zur Erstvorstellung kommt, sollten im Familienkontext zuerst die diagnostischen und therapeutischen Wunschvorstellungen geklärt werden, die an den Untersucher herangetragen werden. Nach einer solchen ersten Einschätzung im familiären Kontext erfolgt das explorative Gespräch mit dem Kind allein, indem es sich besonders empfiehlt, auf den persönlichen Leidensdruck und etwaige Mitteilungswünsche des Kindes einzugehen – auch wenn das Kind von den Eltern einer ganz anderen Problematik wegen zur Untersuchung gebracht wurde. Schließlich kann das Explorationsgespräch in alleiniger Sitzung mit den Eltern fortgesetzt werden, um schließlich zum Ende des Gesprächs allen Beteiligten die bisherige Einschätzung und die weiteren Vorgehensweisen zu erklären. Die Zusammenarbeit mit den Eltern ist für die Untersuchung und Behandlung eines Kindes oder Jugendlichen eine unbedingt notwendige Voraussetzung. Koalitionen mit dem Kind gegen die Eltern oder mit den Eltern gegen das Kind sollten immer zugunsten der Herstellung eines Vertrauensverhältnisses gegenüber allen Beteiligten vermieden werden. Basale Kriterien zur Erhebung der anamnestischen Inhalte zeigt die folgende ▶ Übersicht.

Basale Anamnesekriterien
- **Vorstellungsmodus:** Datum, Uhrzeit, Zuweisungsgrund, Zuweisungsmodus. Wer begleitet das Kind? Welche diagnostischen/therapeutischen Wünsche werden vorgebracht? Welche Befürchtungen werden geäußert? Welches Hilfeangebot wird erwartet? Wer will was von wem?
- **Problemschilderung und situativer Kontext:** Ausführliche freie Schilderung der aktuellen Probleme. Leidensdruck. Wer ist beteiligt? Bestehen emotionale Symptome und Verhaltensauffälligkeiten? Welche Beziehung findet sich zwischen den Problemen und Symptomen? Auswirkungen der Probleme auf Familie und Entwicklungskontext. Welche Befürchtungen, Sorgen und Nöte werden berichtet? Welche Hoffnungen

> bestehen? Welche Maßnahmen zur Problemlösung wurden bisher unternommen? Welche diagnostischen/therapeutischen Bemühungen sind bisher erfolgt?
> - **Familienanamnese:** Beschreibung der familiären Rahmenbedingungen, Wohnsituation, sozioökonomischer Status, Alltagsgestaltung, familiäre Freizeitgestaltung, Alter, Persönlichkeit und Entwicklungslinien der Eltern und Geschwister, Geschwisterkonstellation, partnerschaftliche Entwicklungen, berufliches Engagement der Eltern, Kontakte zu und Einflüsse durch Großeltern, Beziehung der Eltern zu ihrer Aszendenz, körperlicher und psychischer Gesundheitszustand der Eltern, psychische Auffälligkeiten und Krankheiten in der weiteren Familie.

Die erste klinische Untersuchung mit Exploration und Anamnese endet schließlich im Beisein aller in einer ersten Synopsis, die eine diagnostische Hypothese ermöglicht. In dieser Synopsis können weitere vertiefende, standardisierte und apparative diagnostische Untersuchungsschritte beschlossen werden.

229.2 Die Erhebung des psychischen Befundes

Unter Bezugnahme auf das psychopathologische Befundsystem für Kinder und Jugendliche (CASCAP-E) können 13 Merkmalsgruppen zur Erhebung beschrieben werden:

Störungen der Interaktion   Ist das Kind überangepasst, scheu/unsicher, sozial zurückgezogen, verweigert es das Sprechen (Mutismus), kaspert es gerne herum, zeigt es demonstratives Verhalten, ist es distanzgemindert und enthemmt, lässt es verminderte Empathie im altersbezogenen Vergleich erkennen, lässt es einen Mangel an sozialer Gegenseitigkeit erkennen (tiefgreifende Störung der Kommunikation und Interaktion)?

Oppositionell-dissoziales Verhalten   Zeigt sich das Kind dominant, die Untersuchungssituation bestimmend, kann es Gebote und Regeln nur schwer einhalten, ist es verbal aggressiv, schimpft, bedroht, schlägt oder verletzt andere, lügt und betrügt, stiehlt und läuft weg, schwänzt die Schule, zerstört das Eigentum anderer oder legt Feuer?

Entwicklungsstörungen   Zeigt sich das Kind in der Altersanpassung intelligenzgemindert, hat es Artikulationsstörungen oder andere expressive Sprachstörungen mit eingeschränktem Vokabular, grammatischen Fehlern und verballhornten Satzstrukturen?

Zeigt es rezeptive Sprachstörungen, so dass das Sprachverständnis hinsichtlich Wortschatz und grammatischer Struktur nicht altersgerecht entwickelt ist? Stottert es, poltert es, zeigt es Entwicklungsstörungen der Statomotorik?

Zeigt das Kind Störungen in Rollenspielen und Spielen am Spiegel, zeigt es Beeinträchtigungen schulischer Fertigkeiten wie Teilleistungsschwächen, Lese-Rechtschreib-Störung oder Rechenschwäche?

Aktivität und Aufmerksamkeit   Hat das Kind eine gesteigerte oder verringerte körperliche Aktivität und Impulsivität, wie richtet es seine Aufmerksamkeit sowohl auf die anamnestischen Schilderungen als auch auf die Untersuchungssituation selbst?

Psychomotorik   Zeigt das Kind motorische Tics, vokale Tics, zeigt es Stereotypien in Mimik, Gestik und Körperhaltung wie Schaukeln oder Haareziehen, zeigt es Manierismen in Mimik, Gestik, Sprache und Körperhaltung oder abnorme Gewohnheiten wie Nägelbeißen und Nagelbettbeißen?

Angst   Hat das Kind Trennungsängste, umschriebene Phobien (wie Tierphobie, Höhenphobie oder Angst vor Injektionen), zeigt es Leistungsängste, soziale Furcht vor prüfender Beachtung durch andere Menschen, Angst vor Beschämung in sozialen Situationen, leidet es an Agoraphobie (deutliche und anhaltende Angst vor Menschenmengen, öffentlichen Plätzen und Verkehrsmitteln), leidet das Kind an Panikattacken oder generalisierter Angst?

Zwang   Hat das Kind Zwangsgedanken, zeigt es Zwangshandlungen und/oder Zwangsimpulse?

Stimmung und Affekt   Zeigt sich das Kind depressiv oder traurigverstimmt, ist es freudlos, lustlos, hat es seine Interessen verloren? Ist das Kind verzagt und innerlich gequält, reizbar oder dysphorisch, ist es anhedonisch, zeigt es mangelndes Selbstvertrauen mit Insuffizienzgefühlen? Lässt das Kind Hoffnungslosigkeit und Verzweiflung erkennen, hat es Schuldgefühle, macht es sich Selbstvorwürfe? Ist seine Gefühlsansprechbarkeit gering, wirkt es gleichgültig und apathisch, ist es affektlabil, zeigt es innere Unruhe, fühlt sich getrieben und voll innerer Spannung oder ist es euphorisch mit übersteigertem Wohlbefinden und übertriebener Heiterkeit?

Essverhalten   Zeigt das Kind selbst herbeigeführten Gewichtsverlust durch Nahrungskarenz, gibt es andere Auffälligkeiten bei Esssituationen? Zeigt das Kind Heißhunger oder Essattacken oder nimmt das Kind zu viel Nahrung zu sich, was zur deutlichen Gewichtszunahme führt?

Ist Rumination erkennbar (werden bereits geschluckte Speisen willkürlich heraufgewürgt, erneut gekaut, geschluckt oder ausgespuckt) oder zeigt das Kind Pika (Verzehr nicht essbarer Substanzen)?

Körperliche Beschwerden   Zeigt das Kind Appetitverlust, erbricht, nässt ein oder kotet ein?

Zeigt es Einschlafstörungen, Durchschlafstörungen oder frühmorgendliches Erwachen, finden sich dissoziative Reaktionen in Wahrnehmung und Selbstreflexion, zeigt sich vegetative Übererregbarkeit des Herz-Kreislauf-Systems, des Gastrointestinaltrakts, des respiratorischen Systems oder Urogenitalsystems?

Hat das Kind Schmerzzustände, z. B. Kopf-, Bauch- und Gliederschmerzen, zeigt es chronische Müdigkeit und Kraftlosigkeit oder ängstlich getönte Beziehungen zum eigenen Körper mit ausgeprägter Sorge um die eigene Gesundheit (Hypochondrie)?

Denken und Wahrnehmung
- **Formale Denkstörungen:** Ist das kindliche Denken gehemmt, verlangsamt, umständlich, weitschweifig, eingeengt? Zeigt es Perseverationen mit Haftenbleiben an Worten und Inhalten, zeigt es Grübeln mit Beschäftigtsein mit meist unangenehmen Gedankengängen? Hat das Kind Ideenflucht, zeigt es Inkohärenz und zeigt es Zerfahrenheit des Denkens (der Gedankenfluss ist durch Sperrungen, Gedankenabreißen und plötzliche Gedankenblockaden beeinträchtigt)?
- **Inhaltliche Denk- und Wahrnehmungsstörungen:** Zeigt das Kind magisches Denken, ein dem Alter nicht mehr angemessenes Verhaftetsein in magischen Denkschemata? Finden sich Wahnstimmung, Wahnwahrnehmung und Wahngedanken, ist das Kind sensitiv misstrauisch, erlebt es sich verfolgt und als

Ziel von Feindseligkeit? Finden sich Phänomene der Derealisation mit fremdartig veränderten Umwelteindrücken, finden sich Depersonalisationen mit Störungen des Einheitserlebnisses der Identität der Person, zeigt das Kind Gedankenlautwerden, Gedankenausbreitung und Gedankeneingebung oder Gedankenentzug? Zeigt es illusionäre Verkennungen, Halluzinationen oder andere Wahrnehmungsbeeinträchtigungen?

Gedächtnis, Orientierung und Bewusstsein Zeigt das Kind Merkfähigkeits- und Gedächtnisstörungen, ist es orientiert in zeitlicher, räumlicher, situativer und persönlicher Hinsicht, zeigt das Kind Störungen der Wachheit, des Bewusstseins mit Vigilanzherabsetzung verschiedenen Grades von Benommenheit über Somnolenz, Sopor bis zu Präkoma oder Koma?

Andere Störungen und Risikoverhaltensweisen Zeigt das Kind abnorme Bindungen an Objekte mit stereotypen Interessen? Hat das Kind selbstverletzende Verhaltensweisen, zeigt es suizidale Handlungen, hat es Suizidgedanken? Gibt es Anzeichen für Alkoholmissbrauch oder Drogenabusus? Liegt eine Störung des Körperschemas vor? Finden sich sexuelle Störungen der Geschlechtsidentität, sexuelle Beziehungsprobleme oder sexualisierte Verhaltensweisen?

Zusätzlich zu den erfassten Symptomen kann noch beurteilt werden, ob das Kind einen deutlichen Leidensdruck erlebt und auch Hilfe wünscht. Die Symptome selbst können in der Exploration zum Ausdruck kommen oder aus anderen Lebensfeldern des Kindes berichtet werden.

229.3 Diagnostische Erweiterungen

229.3.1 Entwicklungs- und somatische Diagnostik

Im Rahmen der Untersuchungssituation sollte auch eine Entwicklungsdiagnostik durchgeführt werden: Alle Erlebnis- und Verhaltensweisen der Kinder und Jugendlichen sollten an einem Maßstab der Entwicklung ihrer kognitiven emotionalen und sozialen Fertigkeiten nochmals im Hinblick auf ihre Altersgerechtheit geprüft werden. Darüber hinaus sollte auf die körperliche Diagnostik nicht verzichtet werden, die Beachtung von Schamgrenzen und Körpergrenzen hat bei Kindern und Jugendlichen Vorrang. In der Tat ist jedoch eine respektvolle und behutsame Vorgangsweise bei der somatischen Diagnostik nicht beziehungsgefährdend! Die Deutsche Gesellschaft für Kinder- und Jugendpsychiatrie und -psychotherapie hat in einer Empfehlung ihrer Ethikkommission festgestellt, dass im Rahmen einer vollständigen Diagnostik in der Kinder- und Jugendpsychiatrie auf eine körperlich-neurologische Untersuchung nicht verzichtet werden sollte. Die Eltern und Sorgeberechtigten sollten auf Wunsch des Kindes in die Untersuchung einbezogen werden, wobei eine ausreichende Erläuterung der gewählten Untersuchungsprozedur notwendig ist. Die körperliche Untersuchung sollte dem Beginn einer kinder- und jugendpsychiatrischen Behandlungsmaßnahme vorausgehen und in altersgerechter Weise durchgeführt werden. Auf Wunsch ist auch die Durchführung der körperlichen Untersuchung durch einen gleichgeschlechtlichen Untersucher zu gewährleisten, um den Bedürfnissen nach Einhalt der Intimitätsgrenzen Rechnung zu tragen.

229.3.2 Familiendiagnostik

Die Familiendiagnostik ist ebenfalls ein unverzichtbarer Bestandteil des diagnostischen Prozesses. Hier sollen nicht nur die familiären Beziehungsmuster und Erziehungsstile erfasst werden, sondern darüber hinaus sollten auch Geschwisterkonstellationen, Eifersuchtsreaktionen, Rivalität und unterschiedliche Entwicklungsgeschwindigkeiten von Geschwisterkindern erfasst werden. Darüber hinaus erscheint es wichtig zu erkennen, wie das familiäre Umfeld auf entstandene psychische Probleme beim Kind oder Jugendlichen reagiert. Die assoziierten aktuellen abnormen psychosozialen Umstände in der Familie und dem weiteren Umfeld werden schließlich in Achse 5 des multiaxialen Klassifikationssystems systematisch erfasst. Die Exploration der Familie kann in freier Form erfolgen und soll Beziehungen, Rollen und Grenzen in der Familie fassbar werden lassen. Auch die Familiendiagnostik kann durch standardisierte Verfahren ergänzt werden, wobei Videotechnik und Fragebogen ebenso wie standardisierte Interaktionsaufgaben zur Anwendung kommen.

229.3.3 Interviews und Checklisten

Strukturierte Interviews, wie z. B. das „Diagnostic Interview Schedule for Children – DISC" sowie das „Kinder-DIPS", die beide hochstrukturierte Verfahren darstellen, können zur standardisierten Diagnostik herangezogen werden, wie auch das „Kiddie-SADS", das einen geringeren Strukturierungsgrad aufweist und eine besonders gute Erfassung affektiver Störungen erlaubt. Solche strukturierten diagnostischen Vorgehensweisen können die klinische Untersuchung zur Verbesserung der Vergleichbarkeit zwischen unterschiedlichen Zentren oder zu wissenschaftlichen Zwecken bereichern. Zur dimensionalen Diagnostik können neben strukturierten Interviews einzelne psychopathologische Auffälligkeiten mittels Fragebogen-Methoden erfasst werden. Besonders hervorzuheben ist die „Child Behavior Checklist" sowie der „Youth Self Report" (YSR) von Achenbach. Für einzelne Störungsbilder finden sich Vertiefungen in strukturierten Interviews und speziell entwickelten Fragebögen.

229.3.4 Testpsychologische Diagnostik

Mithilfe der testpsychologischen Diagnostik kann der psychische Befund bei Kindern und Jugendlichen vervollständigt werden. Die standardisierte psychologische Diagnostik erlaubt mittels Testverfahren, Befunde zur kognitiven, emotionalen und psychosozialen Entwicklung, zur Persönlichkeit und zur aktuellen Lebenssituation zu erstellen.

Die Auswahl, Anzahl und Reihenfolge der unterschiedlichen Testverfahren hat sich nach den jeweils spezifischen Fragestellungen zu richten, die sich aus der Exploration und Anamneseerhebung ergeben. Die Testdurchführung hat sich grundsätzlich an den Bedürfnissen des Kindes zu orientieren und muss die entwicklungspsychologischen Voraussetzungen und psychopathologischen Befunde berücksichtigen. Die testpsychologische Diagnostik soll auch mit dem Aufbau und der Aufrechterhaltung einer positiven Beziehung zum Untersucher einhergehen.

Psychologische Testverfahren werden in der Regel in leistungsdiagnostische Verfahren zur Beurteilung des kognitiven Entwicklungsstandes und persönlichkeitsdiagnostische Verfahren zur Beurteilung von Verhalten, emotionaler Verfassung und Persönlichkeitsentwicklung eingeteilt. Bei Kindern, die im klinischen Gespräch und in der Spielsituation keine Äußerungen über ihr

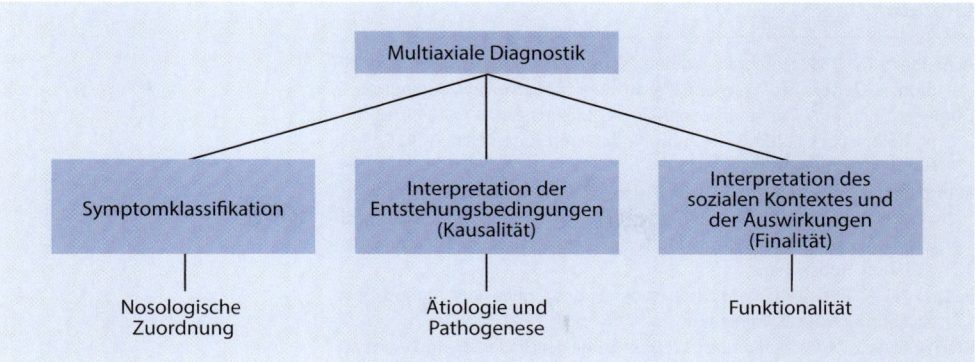

■ Abb. 229.2 Vom Symptom zur Indikation

Gefühlsleben machen, können projektive Testverfahren die klinische Untersuchung stützen. Bei der Interpretation von Bildern oder Geschichten (z. B. des thematischen Gestaltungstests oder des Satzergänzungstests) werden vom Kind nicht selten Konflikt- und Lebensthemen angesprochen, die aus der eigenen Erfahrungswelt stammen. Auch wenn projektive Testverfahren die methodische Exaktheit anderer psychologischer Messinstrumente nicht erreichen können, ist ihnen doch ein klinischer Stellenwert zuzumessen, da sie thematische Vorlagen bieten und einen Einstieg in den diagnostischen Dialog bilden können.

Die individuellen Messwerte, die sich bei der Durchführung psychometrischer Testverfahren ergeben, müssen hinsichtlich ihrer Bedeutung erst anhand von Altersnormen beurteilt werden. Ein einheitliches Maß zur Bestimmung des Abstandes eines Messwerts vom Mittelwert ist die Standardabweichung. Die einfachste Form standardisierter Messwerte sind Z-Werte, die einen Mittelwert von 0 und eine Standardabweichung von 1 aufweisen. In der Praxis werden anstelle von Z-Werten meist andere standardisierte Skalenwerte, wie z. B. T-Werte, IQ-Werte oder Wertpunkte verwendet.

In der Beurteilung der Testbefunde empfiehlt es sich, deskriptive Inhalte und deren Interpretation möglichst voneinander abzugrenzen.

Alle Testverfahren und Informationsquellen sollen explizit genannt werden, damit in der Beurteilung deutlich wird, auf welche Fakten und interpretativen Schritte die Beurteilung sich bezieht. Eine Übersicht über für die klinische Praxis geeignete und bewährte Testverfahren findet sich in ■ Tab. 229.2, ▶ e-Material, http://extras.springer.com.

229.3.5 Multiaxiale Diagnostik

Ebenso wie der psychologische Befund zu weiterführenden testpsychologischen Untersuchungen Anlass geben kann, kann die körperliche Untersuchung eine vertiefte apparative Folgediagnostik, beispielsweise mittels EEG und/oder bildgebender Verfahren bzw. pädiatrische, humangenetische oder andere fachärztliche Konsile notwendig machen.

Um der Entwicklungsdynamik von Kindern und Jugendlichen Rechnung zu tragen, erscheint es zu kurz gegriffen, sich im Rahmen der diagnostischen Klassifikation auf die Hauptdiagnose zu beschränken. Aus diesem Grund wurde das multiaxiale Klassifikationsschema psychischer Störungen des Kindes- und Jugendalters (MAS) durch Remschmidt und Schmidt entwickelt. Es enthält in seinem Aufbau neben dem klinisch-psychiatrischen Syndrom auf Achse I 4 weitere Achsen, auf denen umschriebene Entwicklungsstörungen (Achse II), das Intelligenzniveau (Achse III), körperliche Symptome (Achse IV) und assoziierte aktuelle abnorme psychosoziale Umstände (Achse V) dokumentiert werden können. In der neusten Fassung wurde Achse VI durch eine Globalbeurteilung der psychosozialen Anpassung ergänzt. Mit dem multiaxialen Klassifikationsschema stützt sich die Kinder- und Jugendpsychiatrie auf ein nosologieorientiertes Klassifikationssystem, das einer Mehrebenen-Betrachtungsweise gerecht werden kann. Es hat in die Basisdokumentationssysteme vieler universitärer und nichtuniversitärer Behandlungseinrichtungen Eingang gefunden.

229.4 Vom Symptom zur Indikation

Um schließlich aus der multiaxialen Diagnostik handlungsanleitende Folgerungen zu ziehen, bedarf es einer entwicklungspsychopathologischen Sichtweise. Die Entwicklungspsychopathologie setzt sich zum Ziel, die Verursachungen und den Verlauf individueller Störungen der Lebensfunktionen unter Entwicklungsgesichtspunkten zu betrachten. Dabei stützt sich die Diagnostik auf 3 Aspekte: die situative, die biografische und die strukturelle Analyse.

Die situative Analyse hat zum Ziel, den unmittelbaren Kontext eines bestimmten psychopathologischen Symptoms fassbar zu machen. Die Auslöser werden verdeutlicht, die im Spannungsfeld zwischen Entwicklungsaufgaben und traumatischen Ereignissen zu suchen sind. Aktuelle Konflikte oder Anpassungsprobleme werden mit dem Handlungsspielraum verglichen, der vom familiären und weiteren sozialen Umfeld dem Kind gegenüber eröffnet wird.

Die biografische Analyse soll die bisherigen Entwicklungsbedingungen von der Geburt bis zum gegebenen Zeitpunkt verdeutlichen. Sie erfolgt unter einer biopsychosozialen Modellvorstellung. Die Passung des Kindes in sein soziales Umfeld wird dabei in den Fokus genommen. Chronische Fehlanpassungen und emotionale Vernachlässigungszustände und die Wirkung entsprechender Risikofaktoren und Traumen in Wechselwirkung mit protektiven Faktoren und familiären Ressourcen werden dabei beachtet.

Die strukturelle Analyse schließlich hat zum Ziel, den aktuellen Entwicklungsstand unter biopsychosozialen Gesichtspunkten festzustellen. Kognitive Fertigkeiten, die Selbstintegration und vorhandene Anpassungskapazitäten sind ebenso wichtig wie die Feststellung von individuellen und sozialen Ressourcen, die eine gegenwärtige Auseinandersetzung mit der psychischen Störung erlauben. Schließlich erfolgt eine nosologische Zuordnung in multiaxialer Gliederung. Durch Interpretation der Entstehungsbedingungen soll eine Hypothese über Ätiologie und Pathogenese gebildet werden und durch Interpretation des sozialen Kontexts unter Auswirkungen von Symptomen auf die Umwelt soll die Funktionalität des gegenwärtigen psychischen Geschehens ermittelt werden. Auf der Basis dieser 3 Beurteilungsschritte erfolgt schließlich unter Zuhilfenahme aller vertiefenden standardisierten und apparativen Befunde eine Entscheidung zum therapeutischen Handeln (■ Abb. 229.2).

Literatur

Achenbach TM (1991) Integrative guide to the 1991 CBCL/4-18, YSR, and TRF profiles. University of Vermont, Department of Psychology, Burlington

Döpfner M, Berner W, Flechtner H, Lehmkuhl G, Steinhausen H-C (1999) Psychopathologisches Befundsystem für Kinder- und Jugendliche (CASCAP-E). Hogrefe, Göttingen

Remschmidt H, Schmidt MH, Poustka F (Hrsg) (2006) Multiaxiales Klassifikationsschema für psychische Störungen des Kindes- und Jugendalters nach ICD-10 der WHO. Mit einem synoptischen Vergleich von ICD-10 und DSM-IV, 5. Aufl. Huber, Bern

Resch F (1999) Entwicklungspsychopathologie des Kindes- und Jugendalters: ein Lehrbuch. Beltz, Weinheim

Resch F, Fegert JM, Buchmann J (2012) Grundzüge der Diagnostik. In: Fegert JM, Eggers C, Resch F (Hrsg) Psychiatrie und Psychotherapie des Kindes- und Jugendalters. Springer, Heidelberg, S 143–176

Schumacher J, Brähler E (2007) Klinische Psychodiagnostik. In: Strauß B, Hohagen F, Caspar F (Hrsg) Lehrbuch Psychotherapie. Hogrefe, Göttingen, S 647–683

230 Psychiatrische und psychologische Behandlung im Kindes- und Jugendalter

B. Herpertz-Dahlmann, M. Simons

230.1 Allgemeine Gesichtspunkte

Es ist das Ziel kinder- und jugendpsychiatrischer Behandlung, Veränderungen im Erleben, Verhalten, in der Einstellung und ggf. körperlichen Verfassung des Patienten zu bewirken, die für den Patienten und seine Umwelt zu einer Verbesserung der Lebensqualität führen. Die moderne kinder- und jugendpsychiatrische Therapie ist störungsspezifisch und meist multidisziplinär und multimodal, d.h. umfasst unterschiedliche Berufsgruppen und Methoden (z.B. Elternberatung, individuelle Psychotherapie und medikamentöse Behandlung).

230.1.1 Behandlungsansätze

Der mehrdimensionale Ansatz lässt sich anhand folgender Aspekte belegen: er ist
- diagnosegeleitet und problemlösungsorientiert,
- individuum- und familienorientiert,
- mehrebenenorientiert (psychisch, somatisch, soziale Funktionen),
- entwicklungs- und verlaufsadaptiert (Modifikation der Therapie in Bezug auf das Lebensalter und den Verlauf der Störung).

Eine Übersicht über mögliche Behandlungsansätze geht aus Tab. 230.1 hervor.

Die Arzt/Patient- oder Therapeut/Patient-Interaktion sollte durch spezifische Merkmale gekennzeichnet sein:
- Die Ziele der Diagnostik/Behandlung sollten mit dem Kind und mit den Eltern abgestimmt werden.
- Der Arzt/Therapeut sollte Empathie, Verständnis, Akzeptanz und Wertschätzung gegenüber dem Patienten (und den Eltern) zeigen; sein Verhalten sollte authentisch sein.
- Die Regeln der Kooperation sollten miteinander abgestimmt werden (z.B. Einwilligungsfähigkeit und Compliance des Patienten).
- Das Behandlungsziel soll sich an den individuellen Möglichkeiten des Patienten orientieren, d.h. an seiner Begabung, seinem Durchhaltevermögen, umfeldabhängigen Ressourcen und der Veränderungsbereitschaft des Patienten und seiner Umwelt.
- Einhaltung ethischer Prinzipien.

Die Behandlungsformen der Kinder- und Jugendpsychiatrie und Psychotherapie lassen sich bezüglich des Behandlungssettings und der Behandlungsmethoden unterscheiden. Die Behandlung hat sich an empirischen Wirksamkeitsnachweisen und/oder den „Leitlinien für Diagnostik und Therapie" der Arbeitsgemeinschaft der Wissenschaftlichen Medizinischen Fachgesellschaften (AWMF) zu orientieren.

230.1.2 Behandlungssetting

Ambulante Behandlung/Home treatment Die ambulante Behandlung ist das häufigste und kostengünstigste Behandlungssetting. Ein weiterer Vorteil ist die Alltagsnähe. Patienten verbleiben in ihrem natürlichen Umfeld und riskieren weniger, ihre Integration in Familie, Schule und Freundeskreis zu verlieren als in der stationären Behandlung. Das Home treatment ist eine intensivere Form der ambulanten Behandlung, bei dem der Therapeut die Intervention im alltäglichen Umfeld des Patienten, meist mit intensiver Einbindung der Familie vornimmt.

Stationäre/teilstationäre Behandlung Die stationäre Behandlung ist indiziert bei schweren und chronischen Störungen, wenn das Funktionsniveau des Patienten zu eingeschränkt ist, erhebliche körperliche Einschränkungen bestehen (z.B. ausgeprägte Kachexie bei der Anorexia nervosa) oder bei akuter Selbst- oder Fremdgefährdung (z.B. Suizidalität oder homizide Absichten). Nicht nur aus Kostengründen, sondern auch um die Integration des Patienten in seinem natürlichen Umfeld nicht zu sehr zu gefährden, sollten die stationären Liegezeiten möglichst kurz gehalten werden. Tagesklinische/teilstationäre Behandlungen bieten häufig einen guten Kompromiss zwischen ambulanter und vollstationärer Behandlung, dienen der Verkürzung des stationären Aufenthaltes oder der schrittweisen Wiedereingliederung bzw. Belastungserprobung im Anschluss an eine stationäre Behandlung.

230.1.3 Behandlungsformen

Primäre Behandlungsformen sind die psychotherapeutische und die pharmakologische Behandlung. Je nach Schweregrad empfiehlt sich eine Kombination dieser beiden Behandlungsformen. Die Annahme, dass eine Kombinationsbehandlung immer besser als eine Monotherapie ist, ist empirisch nicht belegt.

Neben diesen primären Behandlungsformen können mithilfe eines interdisziplinären Teams ergänzende übende, kreative oder aktivierende Therapieformen (Ergotherapie, Krankengymnastik, Sporttherapie, Kunsttherapie, Musiktherapie) indiziert und hilfreich sein. Insbesondere sehr junge und schwerkranke Patienten profitieren von diesen sog. nonverbalen Behandlungsformen. Bei der Behandlung von Essstörungen hat die Ernährungsberatung einen hohen Stellenwert. Zur Behandlung von Teilleistungsstörungen von Lesen, Schreiben und Rechnen empfehlen sich Lerntherapien (Übersicht Tab. 230.1).

230.2 Psychotherapie

In der Psychotherapie werden störungsübergreifende unspezifische und störungsspezifische Behandlungsansätze unterschieden.

Tab. 230.1 Therapeutische Ansätze in der Kinder- und Jugendpsychiatrie (nach Herpertz-Dahlmann et al. 2008)

Störungsspezifisch		
Patientenzentriert		Umweltzentriert
Somatisch	Intrapsychisch	Sozial-situativ
Medikation	Beratung	Milieutherapie: Strukturelle, materielle, personelle, institutionelle, erzieherische, schulische, berufliche Maßnahmen
Ernährung	Individuelle Psychotherapie	Gruppentherapie
Körperbezogene Therapien: Krankengymnastik, Mototherapie, Entspannungsverfahren, Biofeedbackverfahren	Heilpädagogik	Familientherapie
	Funktionelle Übungsbehandlungen	Erzieher-/Lehrerberatung
	Weitere Verfahren: Musiktherapie, Kunsttherapie, Ergotherapie etc.	Supervision
		Kooperation mit Jugendhilfe
Setting: Stationär – teilstationär – ambulant – mobil – „home treatment"		

230.2.1 Störungsübergreifende unspezifische Therapieverfahren

In psychoanalytischen und tiefenpsychologischen Therapieverfahren stehen weniger das offene Verhalten und bewusste Gedanken im Fokus. Die Probleme der Patienten werden eher auf unbewusste Denkprozesse, die nach dem tiefenpsychologischen Konzept durch frühkindliche Interaktionsprozesse mit den primären Bezugspersonen geprägt sind, zurückgeführt. Diese werden im möglichst wenig vorstrukturierten Gespräch, im Spiel und dabei auch in der Interaktion mit dem Therapeuten deutlich. Das Kind überträgt nach diesem Konzept seine frühen Beziehungserfahrungen auf die Beziehung zum Therapeuten. In der Therapie kann das Kind dann korrigierende Beziehungserfahrungen machen.

In der systemischen Familientherapie wird davon ausgegangen, dass der Sinn der Symptome nur begreifbar wird, wenn die familiären Interaktionen, in die die Symptome eingebettet sind, verstanden werden. Allein die Einigung der Familienmitglieder darauf, was als Störung oder Problem betrachtet wird, wird hier als Anzeichen problematischer Interaktionsmuster betrachtet. Daher steht die Auflösung dieser pathologisierenden Zuschreibung im Fokus der Behandlung.

Die unspezifischen Therapieverfahren beschäftigen sich weniger mit offensichtlichen Verhaltensweisen oder gut zugänglichen Gedanken (psychoanalytische und tiefenpsychologische Therapie) oder möglichst objektiv festgestellten Diagnosen (systemische Therapie). Genau diese Faktoren sind jedoch wesentlich bei der empirischen Wirksamkeitsüberprüfung von Psychotherapie. Die unspezifischen Therapieverfahren sind daher nicht leicht zu überprüfen; entsprechend liegen wenige empirische Wirksamkeitsnachweise vor. Dennoch werden diese Therapieverfahren häufig verwandt.

230.2.2 Störungsspezifische Psychotherapie

Grundannahmen Insbesondere innerhalb der Verhaltenstherapie (VT) und ihrer Weiterentwicklung zur kognitiven Verhaltenstherapie (KVT) liegen gut überprüfte störungsspezifische Therapieprogramme vor. Der Behandlung geht eine umfassende und an objektiven Maßstäben orientierte Diagnostik voraus. Im Rahmen der Psychoedukation werden mit den Patienten und den Eltern möglichst transparent die Faktoren besprochen, die die Symptomatik aufrechterhalten und die zu einer Minderung und ggf. Remission der Symptome führen können. In der Verhaltenstherapie sind dies Lernerfahrungen, die den Regeln der klassischen und operanten Konditionierung oder des sozialen Lernens folgen. Lernen bedeutet hier, dass sich die Auftretenswahrscheinlichkeit eines Verhaltens verändert, d. h. sich bei unerwünschtem, krankhaftem Verhalten vermindert, bei erwünschtem Verhalten erhöht.

Klassische Konditionierung (Signallernen) Eine Reaktion wird durch Assoziation mit einem unkonditionierten Reiz gelernt. Beispiel: Das Kind assoziiert den weißen Arztkittel mit einer schmerzhaften Punktion, die es erhalten hat, und beginnt, sich vor weißen Kitteln zu fürchten.

Operante Konditionierung (Lernen am Erfolg) Ein Verhalten tritt deswegen häufiger auf, weil es mit positiven Konsequenzen assoziiert wird. Dabei werden positive und negative Verstärkung unterschieden. Positive Verstärkung meint das Hinzufügen eines positiven Reizes. Beispiel: Das Kind meistert die Punktion mutig, die Ärztin lobt das Kind. Außerdem darf es sich noch ein kleines Spielzeug aus der Geschenkebox aussuchen. Bei der negativen Verstärkung besteht die (indirekte) Belohnung in der Beendigung (oder des Wegfalls) eines negativen Reizes. Beispiel: Das Kind kooperiert sehr gut bei der Punktion, die deshalb fast schmerzfrei erfolgt. Bei der Löschung wird ein Verhalten abgebaut, indem es ignoriert wird. Dies kann gut mit positiver Verstärkung für angemessenes Verhalten kombiniert werden. Beispiel: Das Kind zeigt vor der Punktion störendes Verhalten. Die Ärztin wendet sich erst ab; als das Kind sich beruhigt und angemessener verhält, wendet sich die Ärztin ihm wieder zu, lächelt und sagt: „Du machst das gut, wir kriegen das hin."

Soziale Lerntheorie/Lernen am Modell Ein Verhalten kann durch Berichte von anderen oder direkte Beobachtung gelernt werden. Beispiel: Ein Mädchen sieht zu, wie ihr großer Bruder große Angst bei einer Impfung hat, und entwickelt darauf selbst Angst vor der anstehenden Impfung.

Kognitive Therapie In der kognitiven Therapie ist weniger die beobachtete Situation bzw. der Reiz für die Reaktion ausschlaggebend, als vielmehr die Interpretation dieses Reizes. Beispiel: Ein Kind wacht nachts von einem knackenden Geräusch auf. Es denkt, dass das Geräusch von einem Einbrecher stammt und bekommt Angst. Dann sieht es die Katze vorbeilaufen und denkt, dass sie die Ursache des Geräusches war. Das Kind beruhigt sich.

Familientherapie Die Familientherapie als Behandlungssetting ist fester Bestandteil in störungsspezifischen/verhaltenstherapeutischen Verfahren. Als Faustregel gilt dabei: Je jünger das Kind ist, desto mehr werden die Eltern in die Behandlung mit einbezogen. Bei Vorschulkindern wird häufig schwerpunktmäßig mit den Eltern gearbeitet, während sie in die Behandlung mit älteren Jugendlichen nur noch reduziert mit einbezogen werden.

230.2.3 Anwendung auf einzelne Störungsbilder

Angststörungen

Angststörungen wie die Trennungsangst werden aufrechterhalten durch Denkfehler (z. B. „Es ist gefährlich, von meinen Eltern getrennt zu sein"), perseverierende Denkprozesse (übermäßiges Sich-Sorgen-Machen), Vermeidungsverhalten (z. B. nicht in die Schule gehen) und übermäßiges Einholen von Rückversicherungen bei den Eltern („Versprich mir, dass du nicht weggehst!"). Die Eltern regulieren die kindlichen Ängste viel mehr als das Kind selbst, so dass dieses nicht lernt, die Trennung von den Eltern einzuüben. Ungewollt verstärken die Eltern das Angstverhalten des Kindes positiv (mit vermehrter Zuwendung) und negativ (durch Erlassen des Schulbesuchs und Einholen einer Krankschreibung beim Kinderarzt). In der Behandlung werden die Eltern über die ungewollten Konsequenzen ihres Verhaltens aufgeklärt. Mit dem Kind wird ein Plan entwickelt, den Schulbesuch stundenweise aufzubauen und die dabei aufkommenden Ängste zu ertragen (gestufte Konfrontations- oder Expositionstherapie). Die Erfolge des Kindes werden mittels eines Punkteplanes festgehalten und belohnt. Das Kind lernt, seine fehlerhafte Annahme („Es ist gefährlich, von meinen Eltern getrennt zu sein") zu revidieren: Es ist nicht gefährlich, ich kann die Angst ertragen, die Angst ist nur vorübergehend.

Zwangsstörungen

Bei Zwangsstörungen – hier am Beispiel des Waschzwangs – bestehen Zwangsgedanken, durch Kontakt mit Türklinken, Geldstücken, anderen Menschen etc. kontaminiert worden zu sein. Diese Gedanken lösen große Angst aus, die durch übermäßiges und ritualisiertes Händewaschen reduziert werden können (negative Verstärkung). Die Hände werden zunehmend trocken und gerötet, was zu vermehrtem Juckreiz führt, der wiederum die Befürchtung, kontaminiert zu sein, befördert. Zudem wird im Rahmen der Zwangsstörung die Bedeutung der Gedanken überschätzt, sie signalisieren dem Kind Gefahr. Versuche, diese Gedanken zu unterdrücken, bewirken paradoxerweise eher eine Zunahme der Gedanken („Reboundeffekt"). Die Behandlung der Wahl ist die Exposition mit Reaktions- bzw. Ritualverhinderung. Das Kind lernt zunehmend, vermeintlich kontaminierte Gegenstände anzufassen und aufkommende Ängste zu ertragen, ohne sich die Hände zu waschen. Kognitive oder metakognitive Interventionen zielen auf die Veränderung der Bewertung der Gedanken ab: Sie sind „falscher Alarm" oder eben „einfach nur Gedanken". Eine erfolgreiche Therapie beinhaltet ein Zulassen und „Vorbeilaufenlassen" der Gedanken.

Depressive Störungen

Depressive Störungen gehen häufig mit sozialem Rückzug einher. Dadurch hat das Kind weniger Gelegenheit, positive Erfahrungen mit anderen Kindern zu machen (Verstärkerverlust). Es grübelt stundenlang darüber nach, warum alles so schwierig ist, und kommt zu dem Schluss: „Ich bin nicht normal, deswegen mag mich niemand. Damit ich nicht immer wieder auf Ablehnung stoße, ziehe ich mich lieber noch mehr zurück." Es wird zunehmend lustlos. Die Eltern reagieren besorgt und machen Vorschläge, was das Kind Schönes unternehmen könnte. Das Kind fühlt sich dazu jedoch nicht in der Lage, weil es sich nicht so gut fühlt und demotiviert ist. In der Therapie lernt das Kind, dass übermäßiges Grübeln die Stimmung nur noch weiter verschlechtert. Es lernt Techniken, das Grübeln zu reduzieren („Das sind nur Gedanken, ich kümmere mich später darum") und seinen Gefühlen entgegenzuhandeln: Anstatt – den Gefühlen folgend – sich zurückzuziehen, aufs Bett zu legen und traurige Musik zu hören, soll es schrittweise sein Aktivitätsniveau erhöhen (Verhaltensaktivierung) und darüber mehr Gelegenheit erhalten, positive (belohnende) Interaktionserfahrungen zu machen. Es lernt, die Bedeutung der Gefühle zu modifizieren („Warte nicht auf das richtige Gefühl, um aktiv zu werden, sondern verändere deine Gefühle dadurch, dass du aktiv wirst"). In der kognitiven Umstrukturierung wird deutlich, dass die Gedanken, nicht normal zu sein, Folge des übermäßigen Grübelns sind. Ferner kann das Kind seine Überzeugungen dadurch revidieren, dass es sich in neu geknüpften Beziehungen als wertgeschätzt erlebt.

230.2.4 Pharmakotherapie

In diesem Abschnitt soll weniger auf einzelne Medikamente als auf allgemeine Behandlungsprinzipien der Psychopharmakologie eingegangen werden, da die unterschiedlichen Substanzen in den Kapiteln zu den jeweiligen Störungen dargestellt werden.

In der Kinder- und Jugendpsychiatrie ist Pharmakotherapie fast nie die einzige Therapieoption. Sie ist – wie bereits oben beschrieben – in ein multimodales Therapiekonzept eingebunden und wird in fast allen Fällen mit psychotherapeutischen Verfahren, Psychoedukation oder einer Übungsbehandlung bzw. Lerntherapie kombiniert. Bei einigen Krankheitsbildern wie der Depression ist es sogar obsolet, eine Pharmakotherapie ohne Psychotherapie durchzuführen. Bei leichteren oder mittelschweren Erkrankungen (z. B. Depression, Zwangsstörung oder Bulimie) empfehlen die meisten Leitlinien, primär mit einer psychotherapeutischen Behandlung zu beginnen und erst bei Nichtansprechen auf diese Therapie nach 6–8 Terminen eine medikamentöse Therapie zu initiieren. In manchen Fällen – z. B. bei einer schweren Depression – kann aber auch eine medikamentöse Behandlung den psychotherapeutischen Zugang erst ermöglichen.

Behandlungsindikation Es gibt absolute und relative Behandlungsindikationen; Beispiele für absolute Behandlungsindikationen sind psychotische Erkrankungen aus dem schizophrenen oder bipolaren Formenkreis sowie Zustände mit ausgeprägter Eigen- oder Fremdgefährdung, wobei es sich bei Letzterem in den meisten Fällen nicht um eine Dauermedikation handelt. Für eine relative Behandlungsindikation, die bei der Mehrzahl der psychischen Störungen des Kindes- und Jugendalters zutrifft, sind verschiedene Gesichtspunkte zu berücksichtigen:
- Schweregrad der Störung,
- Alter des Patienten (z. B. keine Psychostimulanzien bei Kleinkindern),
- Compliance des Patienten (z. B. regelmäßige Einnahme, zusätzlicher Alkohol- oder Drogenmissbrauch, Missbrauch von Psychostimulanzien zur Gewichtsabnahme),

- subjektive Betroffenheit und Leid des Patienten (z. B. bei der Ticstörung),
- Einschränkung der sozialen Integration und daraus resultierende Sekundärsymptome (z. B. depressive Entwicklung bei einem Kind mit ADHS),
- Verlauf der Erkrankung (z. B. Rückfallrisiko, Entwicklung komorbider Erkrankungen),
- Selbst- und Fremdgefährdung (z. B. Suizidgefahr bei trizyklischen Antidepressiva oder Lithiumtherapie).

Rechtliche Besonderheiten In der Regel müssen beide Sorgeberechtigte bis zur Vollendung des 17. Lebensjahres in die Behandlung ihres Kindes einwilligen, da eine Therapie mit Psychopharmaka nicht als Angelegenheit des alltäglichen Lebens anzusehen ist. Bei entsprechender Reife muss der Jugendliche auch selbst einer Behandlung zustimmen, in bestimmten Fällen kann er gegen den Willen seiner Eltern in eine Behandlung einwilligen. In diesen Fällen sollte die kognitive und emotionale Reife des Patienten genau überprüft und dokumentiert werden. Die Aufklärung des Patienten sollte entsprechend seiner Entwicklung erfolgen, sie ist unabhängig von seiner Einwilligungsfähigkeit. Dem Patienten sollte immer auch die Möglichkeit eingeräumt werden, allein mit dem Arzt zu sprechen und seine Bedenken bezüglich einer Medikation vorzutragen (für eine ausführliche Übersicht s. Kölch et al. 2012).

Nicht zugelassene Medikamente (sog. Off-label-Gebrauch) Ähnlich wie in der Pädiatrie sind viele Psychopharmaka nicht für das Kindes- (und manchmal Jugendalter) zugelassen, so dass sich bei der Verordnung Probleme stellen und die Familie z. B. bei einigen Neuroleptika oder Antidepressiva gezwungen ist, die Medikation selbst zu finanzieren. Darüber hinaus besteht bei unzureichender Prüfung für das entsprechende Lebensalter ein erhöhtes Risiko für Nebenwirkungen bzw. für eine unwirksame Therapie. Da auch Kindern und Jugendlichen bei entsprechender Indikation eine Pharmakotherapie nicht vorenthalten werden kann, werden Medikamente im Rahmen eines „individuellen Heilversuchs" verabreicht, wenn z. B. eine Wirksamkeit bei dem entsprechenden Störungsbild bei Erwachsenen bekannt ist. Dabei ist eine Aufklärung des Patienten und seiner Sorgeberechtigten über das Medikament mit Vorteilen und Risiken sowie die Information über Alternativbehandlungen besonders wichtig und dokumentationspflichtig (für eine genauere Übersicht s. Gerlach et al. 2009).

230.2.5 Freiheitsentziehende Behandlungsmaßnahmen

Entgegen landläufiger Vorurteile sind freiheitsentziehende Maßnahmen in der Kinder- und Jugendpsychiatrie nur sehr selten erforderlich. Die Kinderrechtskonvention der Vereinten Nationen, die von Deutschland 1992 unterschrieben wurde, stellt fest, dass „keinem Kind die Freiheit rechtswidrig oder willkürlich" entzogen werden darf. „Festhalten, Freiheitsentzug oder Freiheitsstrafe darf bei einem Kind in Einklang mit dem Gesetz nur als letztes Mittel und für die kürzeste angemessene Zeit angewendet werden" (§ 37, Kinderrechtskonvention). Gründe für eine Einweisung in die Kinder- und Jugendpsychiatrie gegen den Willen eines Kindes können nur erhebliche Eigen- oder Fremdgefährdung bei Vorliegen einer psychischen Störung sein. Aggressives Verhalten, das nicht durch eine psychische Störung bedingt ist, ist kein hinreichender Grund für eine Aufnahme in die Kinder- und Jugendpsychiatrie, obwohl diese Vorstellung weit – auch bei ärztlichen Kollegen – verbreitet ist. Die Rechtsgrundlage für den Freiheitsentzug bei Kindern und Jugendlichen stellt im Allgemeinen ein Antrag der Personensorgeberechtigten nach § 1631 b BGB dar, über den das Familiengericht seit 1998 entscheidet:

> Eine Unterbringung des Kindes, die mit Freiheitsentziehung verbunden ist, bedarf der Genehmigung des Familiengerichts. Die Unterbringung ist zulässig, wenn sie zum Wohl des Kindes, insbesondere zur Abwendung einer erheblichen Selbst- oder Fremdgefährdung, erforderlich ist und der Gefahr nicht auf andere Weise, auch nicht durch andere öffentliche Hilfen, begegnet werden kann. Ohne die Genehmigung ist die Unterbringung nur zulässig, wenn mit dem Aufschub Gefahr verbunden ist; die Genehmigung ist unverzüglich nachzuholen (§ 1631 b BGB).

Das Gericht hat die Genehmigung zurückzunehmen, wenn das Wohl des Kindes die Unterbringung nicht mehr erfordert. Der Richter muss selbst den Betroffenen befragen.

Der Fokus des Gesetzes liegt eindeutig auf dem Kindeswohl, während das sog. Unterbringungsgesetz der Länder eine allgemein-öffentliche Gefahrenabwehr zum Ziel hat (z. B. § 11 PsychKG NRW).

Stimmen die Eltern einer freiheitsentziehenden Maßnahme nicht zu, die aber durch den behandelnden Arzt als notwendig erachtet wird (z. B. bei Vorliegen einer Schizophrenie), kann eine Inobhutnahme durch das Jugendamt nach § 42 SGB VIII für die Begleitung zur Untersuchung/Einleitung einer Behandlung erfolgen.

Freiheitsentziehende Maßnahmen können lebensrettend sein; sie sollten aber nur als Ultima Ratio bei akuter Suizidalität und/oder schweren psychischen Störungen wie Schizophrenie oder bipolaren Erkrankungen, lebensgefährlichem Untergewicht bei Anorexia nervosa, Intoxikationen mit deutlich herabgesetzter Steuerungsfähigkeit oder vitaler Gefährdung eingesetzt werden.

Literatur

Fonagy P, Target M, Cottrell D, Phillips J, Kurtz Z (2005) What works for whom?: A critical review of treatments for children and adolescents. Guilford, New York

Gerlach M, Wewetzer C (2008) Entwicklungspsychopharmakologie. In: Herpertz-Dahlmann B, Resch F, Schulte-Markwort M, Warnke A (Hrsg) Entwicklungspsychiatrie, 2. Aufl. Schattauer, Stuttgart, S 372–407

Gerlach M, Mehler-Wex C, Walitza S, Warnke A, Wewetzer C (2009) Neuropsychopharmaka im Kindes- und Jugendalter. Springer, Wien

Häßler F (2011) Unterbringungsverfahren bei Minderjährigen und Erwachsenen. In: Häßler F, Kinze W, Nedopil N (Hrsg) Praxishandbuch Forensische Psychiatrie des Kindes-, Jugend- und Erwachsenenalters. MWV, Berlin, S 569–583

Herpertz-Dahlmann B, Resch F, Schulte-Markwort M, Warnke A (2008) Entwicklungspsychiatrische Grundlagen von Diagnostik, Klassifikation, Therapie und Ethik. In: Herpertz-Dahlmann B, Resch F, Schulte-Markwort M, Warnke A (Hrsg) Entwicklungspsychiatrie, 2. Aufl. Schattauer, Stuttgart, S 303–351

Kölch M, Plener P, Fegert J (2012) Psychostimulanzien und verwandte Substanzen bei psychisch Kranken. In: Gründer G, Benkert O (Hrsg) Handbuch der Psychopharmakotherapie, 2. Aufl. Springer, Berlin Heidelberg, S 765–784

Mattejat F (2007) Verhaltenstherapie mit Kindern und Jugendlichen Lehrbuch der Psychotherapie, Bd. 4. CIP-Medien, München

Schneider S, Margraf J (Hrsg) (2009) Störungen im Kindes- und Jugendalter Lehrbuch der Verhaltenstherapie, Bd. 3. Springer, Heidelberg

Simons M, Herpertz-Dahlmann B (2012) Angststörungen – Therapie bei Kindern und Jugendlichen. In: Rupprecht R, Kellner M (Hrsg) Angststörungen: Klinik, Forschung, Therapie. Kohlhammer, Stuttgart, S 288–311

Vloet TD, Simons M, Herpertz-Dahlmann B (2012) Psychotherapeutische und medikamentöse Behandlung der kindlichen Zwangsstörung. Z Kinder Jugendpsychiatr Psychother 40:29–40

231 Psychische Störungen bei Säuglingen, Klein- und Vorschulkindern

A. von Gontard

Definition und Einteilung Psychische Störungen sind in diesem frühen Alter mit 10–15 % genauso häufig wie bei älteren Kindern und Jugendlichen, werden jedoch häufig übersehen und seltener vorgestellt, diagnostiziert und behandelt, obwohl spezifische, wirksame Therapien zur Verfügung stehen. Sie unterscheiden sich je nach Entwicklungsstand mit einer alterstypischen Symptomatik. Hilfreich dabei ist die angloamerikanische Alterseinteilung nach „infants" (0–18 Monate), „toddlers" (18–36 Monate) und „preschoolers" (4–5 Jahre), die sehr gut der Entwicklungspsychologie dieses Altersabschnitts entsprechen.

Typische Störungen bei jungen Kindern sind (betroffenes Alter in Klammern): Aufmerksamkeitsdefizit-/Hyperaktivitätsstörung (ADHS) und hyperkinetische Störung (HKS) (ab 3 Jahren), Störung des Sozialverhaltens mit oppositionellem Verhalten (ab 3 Jahren), Ausscheidungsstörungen (ab 4 bzw. 5 Jahren), posttraumatische Belastungsstörungen (ab 18 Monaten), Bindungsstörungen (ab 9 Monaten), depressive Störungen (ab 3 Jahren), Angststörungen (ab 18 Monaten), sog. Regulationsstörungen (ab Geburt), autistische Störungen (ab Geburt), Fütterstörungen (ab 4 Wochen) und Schlafstörungen (ab 12 Monaten). Da einige dieser Störungen in weiteren Kapiteln behandelt werden, soll hier der Schwerpunkt auf den Regulations-, Schlaf-, Fütter- und Bindungsstörungen liegen.

Diagnose Grundlage jeder Therapie ist eine genaue Diagnostik, die eine besonders gute Zusammenarbeit zwischen Pädiatrie und Kinder- und Jugendpsychiatrie erfordert. Dazu werden demnächst interdisziplinäre Leitlinien veröffentlicht.

Für das junge Alter wurden spezielle Diagnosekriterien formuliert, z. B. nach dem Klassifikationssystem DC:0-3R. Die Diagnostik umfasst immer eine ausführliche Anamnese, eine Interaktionsbeobachtung zwischen Kind und Bezugsperson und eine körperliche Untersuchung. Dies kann ergänzt werden durch einen psychopathologischen Befund sowie standardisierte Verfahren wie Entwicklungs- und Intelligenztests, Fragebögen und Interviews. Je nach Diagnose wird die wirksamste Therapie gewählt, die immer Eltern intensiv mit einbezieht.

231.1 Regulationsstörungen

Definition Im deutschsprachigen Bereich wurden bisher unter dem Begriff Regulationsstörungen global Fütter- und Schlafstörungen, das exzessive Schreien und eine Reihen von anderen Symptomen zusammengefasst. International werden Fütter- und Schlafstörungen separat klassifiziert und das exzessive Schreien als belastendes Symptom, aber nicht als Störung angesehen.

Dagegen wird unter „Regulationsstörungen der sensorischen Verarbeitung" eine Gruppe von Störungen verstanden, bei denen Kinder inhärente Schwierigkeiten zeigen, externe Reize adäquat zu verarbeiten und zu regulieren, d. h. eine innere emotionale Homöostase aufrechtzuerhalten, so dass spezielle motorische und Verhaltensmuster ausgelöst werden. Es wird zwischen einem überempfindlichen, einem unterempfindlichen und einem stimulationssuchenden impulsiven Typ unterschieden.

Diagnose und Therapie Nach der Diagnostik werden Eltern dahingehend beraten, die jeweils optimale Stimulationsmenge für ihre Kinder zu dosieren und den Alltag zu strukturieren. Adäquate Grenzsetzung und die Bearbeitung von Schuldgefühlen können ebenfalls Themen der Beratung sein. Manche Kinder profitieren von Ergo- und Physiotherapie. Insgesamt sind die Regulationsstörungen eine schlecht operationalisierte Gruppe von Störungen mit einer geringen empirischen Forschungsbasis.

231.2 Schlafstörungen

Definition Nach der DC:0-3R werden Schlafstörungen als ausgeprägte Probleme beim Ein- und/oder Durchschlafen ab dem Alter von 12 Monaten definiert. Bei jüngeren Kindern können Schlafprobleme für die Familie hoch belastend sein und eine intensive Beratung erfordern – sie werden in diesem Alter aber nicht als Störungen angesehen,

Diagnose Neben der allgemeinen Diagnostik sollten Schlafprotokolle über mindestens 2 Wochen geführt werden, in denen Schlaf- und Wachzeiten sowie das Interaktionsverhalten dokumentiert werden. Fragebögen können ebenfalls hilfreich sein.

Therapie Therapeutisch steht eine Beratung und Informationsvermittlung an erster Stelle, die Strukturierung des Alltags mit sog. positiven Einschlafroutinen und -ritualen ist zu empfehlen. Die Therapie besteht aus verhaltenstherapeutischen Extinktionsverfahren, bei denen das unerwünschte Schlafverhalten „gelöscht" wird durch Beruhigung, positive Verstärkung, aber auch durch ein graduelles Weinenlassen. Sie haben sich in vielen Studien mit hohem Evidenzgrad als wirksam gezeigt. Eltern müssen bei diesen Verfahren vorbereitet, unterstützt und begleitet werden. Das Vorgehen wird protokolliert und besprochen. Bei familiären Konflikten oder eigenen psychischen Störungen der Eltern können weitergehende Psychotherapien notwendig sein. Eine Pharmakotherapie ist nicht indiziert.

231.3 Fütterstörungen

Definition Von Fütterstörungen spricht man, solange das Kind nicht eigenständig isst – danach von Essstörungen. Fütterprobleme sind häufig und betreffen 20 % der jungen Kinder, manifeste Fütter- und Essstörungen haben eine Prävalenz von 1–2 %. Nach DC:0-3R werden 6 verschiedene Subtypen unterschieden, deren Hauptätiologie zum Teil mehr beim Kind, zum Teil mehr bei den Eltern liegt, aber immer die Interaktion beeinträchtigt:

Manche Kinder haben Schwierigkeiten, beim Füttern/Essen ihre Vigilanz und Aufmerksamkeit aufrechtzuhalten. Sie sind zu müde oder hyperexzitabel und brechen das Essen ab. Bei anderen liegt eine schwere Interaktionsstörung, zum Teil mit emotionaler Deprivation und elterlichen psychischen Störungen vor. Einige Kinder zeigen ein gesteigertes Temperament im Sinne eines Hyperarousals, haben an Spiel und Exploration Interesse, aber verweigern hartnäckig das Essen bei mangelndem Appetit. Bei anderen liegt eine sensorische

Nahrungsverweigerung vor, d. h. sie verweigern Nahrung mit bestimmter Farbe, Konsistenz, Geruch oder Geschmack. Bei einer weiteren Gruppe liegt eine schwere pädiatrische Grunderkrankung vor, die die Fütter-/Esssituation beeinträchtigt. Schließlich kann eine Essensverweigerung durch aversive Reize im Mund- und Rachenraum konditioniert werden durch Würgen, Verschlucken, Sondierung oder Absaugen.

Diagnose Diese Störungen erfordern eine besonders intensive pädiatrische Diagnostik, um organische Grunderkrankungen (wie z. B. die gastroösophageale Refluxkrankheit) auszuschließen. Eine Videodiagnostik der Fütter- und Esssituation sollte immer erfolgen.

Therapie Die Therapie richtet sich nach der spezifischen Diagnose und kombiniert Interaktionstherapien, Verhaltenstherapie und andere psychotherapeutische Methoden. Eltern werden intensiv angeleitet, die Esssituation zu strukturieren und die Nahrungsaufnahme zwischen den geplanten Mahlzeiten zu unterbinden. Bei schweren Störungen ist eine stationäre Behandlung in einem interdisziplinären Team notwendig, um u. a. durch kontrollierte Hungerversuche die kindliche Eigeninitiative zum Essen anzuregen.

231.4 Exzessives Schreien

Nach der klassischen „Wessel-Regel" versteht man unter exzessivem Schreien ein unstillbares Schreien an mehr als 3 h und mehr als 3 Tagen pro Woche über einen Zeitraum von mindestens 3 Wochen. Das exzessive Schreien wird nach DC:0-3R als belastendes Symptom, aber nicht als Störung angesehen. Bis zum Alter von 3 Monaten ist es ein normales Reifungsphänomen ohne Langzeitfolgen, das Eltern durchaus belasten kann. Bei Säuglingen ab 3 Monaten kann das persistierende, exzessive Schreien mit späteren neurologischen, psychischen und sonstigen Entwicklungsstörungen assoziiert sein. Nach der Diagnostik werden Eltern gestützt, beraten bezüglich Alltagsstrukturierung und eigenen Bewältigungsmechanismen. Nur bei psychischen Störungen der Eltern ist eine weitergehende Psychotherapie indiziert.

231.5 Bindungsstörungen

Definition Bindungsstörungen sind schwere Störungen, die als Residuum von Vernachlässigung, Misshandlung und Missbrauch auftreten und lange persistieren können. Entscheidend ist ein gestörtes, wahlloses und nicht altersadäquates Bindungsverhalten, bei dem das Kind sich nicht an eine spezifische Bezugsperson wendet, um Trost, Unterstützung und Umsorgung zu erhalten. Es werden zwei Subtypen unterschieden: ein gehemmtes, zurückgezogenes Muster, bei dem das Kind traurig, ängstlich und emotional unterreagierend wirkt. Dieser Subtyp hat eine gute Prognose im Gegensatz zu dem enthemmten Muster, das chronisch-persistierend verläuft. Für diese Kinder sind die Bezugspersonen austauschbar, sie sind distanzlos, hyperaktiv und oft gefahrenblind.

Therapie Grundlage jeder Therapie ist eine verlässliche Bezugsperson und eine sichere Umgebung ohne weitere Gefährdung des Kindes. Fremdplatzierung in Pflegefamilien ist oft notwendig. Eltern-Kind-Therapien mit dem Fokus auf dem Beziehungsverhalten stehen therapeutisch im Vordergrund.

Literatur

AWMF (2014) Leitlinien zu psychischen Störungen im Säuglings-, Kleinkind- und Vorschulalter (S2k). AWMF Nr. 028-041. http://www.awmf.org/leitlinien

Bolten M, Möhler E, von Gontard A (2013) Leitfaden: Psychische Störungen im Säuglings- und Kleinkindalter: Exzessives Schreien, Schlaf- und Fütterstörungen. Hogrefe, Göttingen

von Gontard A (2010) Lehrbuch der Säuglings- und Kleinkindpsychiatrie. Kohlhammer, Stuttgart

Luby JL (Hrsg) (2006) Handbook of preschool mental health – development, disorders, and treatment. Gilford, New York

Zero to Three (2005) Diagnostic classification of mental health and developmental disorders of infancy and childhood: Revised edition (DC:0–3R). Zero to Three Press, Washington DC

232 Posttraumatische Belastungsstörungen

M. Noeker, I. Franke, B. Herrmann

Definition Mehr als 1 von 4 Kindern erlebt ein signifikantes traumatisches Ereignis vor Erreichen des Erwachsenenalters. Solche Erfahrungen umfassen Kindesmissbrauch, Gewalterfahrungen im häuslichen Umfeld, der Schule oder Gemeinde, Naturkatastrophen, Verkehrsunfälle oder sonstige Unfälle, Krieg, Flucht und nicht zuletzt auch Traumatisierung im medizinischen Behandlungskontext durch Hospitalisierung, invasive Behandlungen und Operationen. Obwohl viele Kinder ein traumatisches Ereignis psychisch ohne Störungsentwicklung kompensieren können, entwickeln einige anhaltende, schwerwiegende, nicht spontan remittierende Beeinträchtigungen ihrer psychischen Funktionsfähigkeit in Form einer posttraumatischen Belastungsstörung (PTBS) oder anderer Störungen. Kinderärzte sind häufig die ersten Fachpersonen, denen traumatische Erfahrungen mitgeteilt werden. Der Kinderarzt kann erste eigene Unterstützung anbieten sowie auch die Indikation für weitergehende psychotherapeutische bzw. psychiatrische Anschlussbehandlung stellen und in die Wege leiten.

Der Begriff des Traumas beinhaltet sowohl Aspekte eines Ereignisses als auch des subjektiven Erlebens. Nicht jedes traumatische Ereignis führt zwangsläufig zu einer subjektiven Traumatisierung im Erleben des Patienten. Ob sich eine PTBS entwickelt, hängt wesentlich von den kognitiven und emotionalen Bewertungen des Traumaereignisses ab. Ein Trauma entfaltet seine entwicklungsbeeinträchtigende Wirkung wesentlich dadurch, dass es grundlegende Glaubenssysteme des Kindes bezüglich der eigenen Sicherheit und Geborgenheit, der Vorhersagbarkeit von Geschehensabläufen, der Vertrauenswürdigkeit, Loyalität und Wahrhaftigkeit anderer Menschen in Frage stellt bzw. erschüttert. Das traumatische Ereignis selbst ist nicht reversibel zu machen, veränderbar ist nur die Bedeutung, die das Kind aus dieser Erfahrung für seine Haltung gegenüber der Welt, den Menschen und sich selbst generiert. Interventionen nach erfolgter Traumatisierung zielen demnach vorrangig darauf ab, die kognitiven und emotionalen Bedeutungen zu modulieren und das Kind von belastenden Gefühlen wie Schuld, Scham und Ekel zu entlasten.

Klassifikation Typ-1-Traumata beziehen sich auf ein kurz andauerndes Ereignis wie z. B. einen schweren Verkehrsunfall, Überfall, eine Naturkatastrophe, Entführung, Vergewaltigung oder Operation. Das Kind verfügt häufig über eine klare, lebendige Erinnerung.

Typ-2-Traumata beziehen sich auf eine Serie miteinander verknüpfter Ereignisse. Vorherrschend sind durch Menschen intendierte Schädigungen wie z. B. wiederholte sexuelle oder körperliche Misshandlungen, eine chronische Vernachlässigung, wiederkehrende und nicht zu kontrollierende Mobbingerfahrungen, chronische Kriegserfahrung oder Flucht. Bei dem Kind dominieren diffuse Erinnerungen, in denen sich die einzelnen Episoden überlagern. Das Kind fühlt sich nicht in der Lage, aus eigener Kraft heraus die Traumatisierung zu beenden. Die fehlende Kontrolle bzw. der fehlende Schutz durch wichtige Erwachsene erzeugen zusätzlich traumatisierende Erfahrungen von Ohnmacht und Hilflosigkeit, Schutzlosigkeit und Verrat.

In der ICD-10 bilden die posttraumatische Belastungs*störung* (PTBS; F43.1) und die akute Belastungs*reaktion* (F43.0) zusammen mit der Anpassungsstörung eine eigene Störungsgruppe. Die PTBS ist sowohl durch Merkmale des Traumaereignisses (objektive Parameter) als auch durch die Reaktionen der betroffenen Person (subjektive Parameter) während der Traumaexposition gekennzeichnet. Eine PTBS wird erst als erfüllt gesehen, wenn die spezifischen psychischen Symptome über einen Zeitraum von mindestens 1 Monat nach dem Ereignis persistieren. Das Auftreten von postakuten Paniksymptomen scheint ein Prädiktor für eine längerfristige Herausbildung einer PTBS zu sein. Paniksymptome im Rahmen der akuten Anpassungsreaktionen sollten daher diagnostisch als frühes Zeichen eines möglicherweise komplizierten Verlaufs bzw. einer Anbahnung einer PTBS weiter beobachtet werden.

Epidemiologie In einer großen amerikanischen Kohorte ergab sich eine Punktprävalenz von 3,7 % bei männlichen und von 6,3 % bei weiblichen Jugendlichen im Alter zwischen 12 und 17 Jahren, die die störungswertigen Kriterien einer PTBS erfüllen. Viele traumaexponierte Kinder entwickeln eine subklinische Symptomatik, die die Diagnosekriterien nicht vollständig erfüllt.

Ätiologie und Pathogenese Eine prämorbide psychische Vulnerabilität bzw. schon manifeste psychischen Störungen beeinträchtigen die adäquate Verarbeitung eines traumatischen Ereignisses. Innerfamiliär erzeugte Traumata (z. B. körperliche Misshandlung) sind regelhaft in Cluster weiterer assoziierter familiärer Risikofaktoren (u. a. negativer Erziehungsstil, elterliche Psychopathologie, allgemeine Vernachlässigung) eingebettet. Die klinische Abgrenzung des Wirkungsanteils der Traumatisierung von der Exposition an weitere familiäre Risikobedingungen ist oft schwierig. Diese Abgrenzung wird relevant bei der Indikationsstellung für eine spezifische Traumatherapie bei isolierter Traumatisierung einerseits versus breiter angelegter Interventionen beim Vorliegen eines komplex gefährdeten Lebenskontexts.

Chronisches Bedrohungsgefühl Bei vielen Kindern mit einer PTBS persistiert ein unterschwelliges Bedrohungsgefühl, auch wenn das traumatisierende Ereignis faktisch vergangen ist und keine relevante Wiederholungsgefahr besteht. Das Bedrohungsgefühl wird begleitet von intrusiven Wiedererinnerungen, einer Hypervigilanz und Schreckhaftigkeit, chronischer Übererregung und starken emotionalen und sensorischen Reaktionen bei Konfrontation mit traumaassoziierten Hinweisreizen. Das Kind „screent" seine Umgebung nach Hinweisreizen ab, die eine erneute Gefährdung anzeigen könnten. Es extrapoliert beispielsweise übersensitiv von negativen Erfahrungen mit einzelnen auf prinzipiell alle (z. B. männlichen) erwachsenen Personen. Solche übergeneralisierenden Schussfolgerungen von der traumatischen Erfahrung auf andere Beziehungen und Kontexte sowie eine stabile Verankerung des Ereignisses im Traumagedächtnis sind entscheidende Mechanismen einer Störungschronifizierung. Solche menschlich-empathisch zwar nachvollziehbaren, letztlich aber „falschen" und „kontraproduktiven" kognitiven Bewertungen und Schlussfolgerungen stellen einen zentralen Ansatzpunkt kognitiv-verhaltenstherapeutischer Interventionen bei PTBS dar.

Risikofaktoren Weibliches Geschlecht, vorangegangene Traumaexposition, multiple Traumata, Stärke des traumatischen Ereignisses, Vorliegen vorbestehender psychiatrischer Störung in der Eigen- und Familienanamnese (vor allem im Bereich der Angststörung, elterlicher Psychopathologie und Fehlen von sozialer Unterstützung) sind herausgehobene Risikofaktoren für die Entwicklung einer PTBS nach Traumaexposition.

Neurobiologie Patienten nach PTBS zeigen eine Reihe radiologisch dokumentierbarer ZNS-Abweichungen. Hypertrophie und Überaktivierung der Amygdala sowie Minderaktivierung präfrontaler Strukturen sind zunächst funktionelle und zeitverzögert auch strukturell verankerte neurobiologische Korrelate. Die jüngere neurobiologische Forschung hat Hinweise geliefert, dass die psychische Reagibilität bei identischer Traumaexposition und damit Intensität der Ausbildung von PTBS-Symptomen auch von genetischen Faktoren moduliert wird.

Klinische Symptome
Drei Symptomcluster stehen im Vordergrund:
1. Das Wiedererleben des traumatischen Ereignisses wird erkennbar in rekurrierenden und intrusiven Nachhallerinnerungen, Albträumen oder anderen sensorischen Erfahrungen des Wiedererlebens der traumatischen Erfahrung. Bei kleinen Kindern kann dies in Form eines repetitiven Spiels beobachtet werden, in dem Themen des Traumas inszeniert bzw. wiederholt werden.
2. Dauerhafte Vermeidung von traumabezogenen Hinweisreizen und emotionales Taubheitsgefühl. Das Kind vermeidet Erinnerungsspuren sowie das Gespräch über das Ereignis. Sein Interesse an Spielen und Aktivitäten, für die es sich vorher interessiert hat, nimmt ab. Abgeflachter Affekt, Teilnahmslosigkeit oder Rückzug von anderen vorher nahestehenden Personen entwickeln sich.
3. Persistierende Symptome einer Übererregung zeigen sich in Einschlaf- oder Durchschlafstörungen, erhöhter Irritabilität oder Wutausbrüchen, Konzentrationsstörungen und einer gesteigerten Orientierungsreaktion.

Verlauf und Komorbidität
Phobien, Zwangsstörungen, Essstörungen können sich zeitgleich oder nach einer PTBS entwickeln. Somatoforme und dissoziative Symptome in Form von Konversionsstörungen resultieren häufig als Folge dissoziativer Bewältigungsmechanismen. Gesteigerte Wachsamkeit und Hypervigilanz mit rekurrierenden Gedankenkreisläufen können einer generalisierten Angststörung Vorschub leisten.

Diagnose
Anamnese und Exploration Für die Diagnose einer PTBS sind im Kern zwei Befunde erforderlich:
- Der glaubwürdige Bericht des Kindes oder eines Angehörigen über ein umschriebenes traumatisierendes Ereignis und
- spezifische psychische Symptome, die sich im Nachgang zu dem traumatischen Ereignis entwickelt haben.

Eine sensitive, empathische, respektvolle Gesprächsführung ist nicht nur ethisch geboten, sondern entscheidende Voraussetzung valider und vollständiger Untersuchungs- und Befragungsbefunde. Es empfiehlt sich, so konkret und spezifisch wie möglich zu fragen, also z. B.: „Als du neulich wieder in das Haus gingst, in dem alles passiert ist, wie hast du dich da gefühlt? Warst du besonders aufgeregt? Erzähl mir davon, wie es dir ging."

Klinisch-psychologische Beurteilung
- **Kognitive Verzerrungen:** Maladaptive Denkmuster über sich selbst, über andere und über Situationen einschließlich Verzerrungen oder unzutreffende Gedanken (z. B. Selbstbeschuldigung für traumatische Ereignisse).
- **Beziehungsschwierigkeiten:** Schwierigkeiten mit Gleichaltrigen, schlechte sozial-kommunikative Fertigkeiten, Überempfindlichkeit und Reizbarkeit bei Interaktionen, fehlende Strategien zum Schließen von Freundschaften, gestörtes interpersonelles Vertrauen.
- **Situationsgerechte affektive Schwingungsfähigkeit:** Geringe Fähigkeit, negative affektive Zustände zu tolerieren oder zu regulieren, Unfähigkeit zur Selbstberuhigung.
- **Familienprobleme:** Defizite in der elterlichen Erziehungskompetenz, entwertende, drohende, unangemessen strafende Interaktion, unsichere Eltern-Kind-Bindung.
- **Verhaltensprobleme:** Je nach traumatischen Erfahrungen sexualisierte, aggressive oder oppositionelle, die Verlässlichkeit von Beziehungen „testende" Verhaltensmuster.
- **Funktionell-vegetative Störungen:** Schlafstörungen, Übererregung, Hypervigilanz, erhöhter Muskeltonus.
- **Psychopathologischer Befund:** Äußeres Erscheinungsbild, Kontaktverhalten und Kooperation, Psychomotorik, Sprache, Antrieb, Aufmerksamkeit und Impulskontrolle, Merkfähigkeit, Orientierung, Bewusstsein, formales und inhaltliches Denkvermögen, akute/latente Suizidalität.
- **Hinweise auf eine spezifische psychische Störung:** Ängste, Zwänge, Phobien, Depressionen, Essstörungen, funktionelle und somatoforme Störungen, dissoziative Zustände (Entfremdungserleben), selbstverletzendes Verhalten.
- **Bisherige Maßnahmen, Therapien, Hilfsversuche:** Vorausgehende Behandlungsversuche des Kindes, der Eltern? Hat das Kind sich schon einmal anvertraut? Wem? Positive oder negative Erfahrungen damit? Akuter kinder- und jugendhilferechtlicher, kinder- und jugendpsychotherapeutischer bzw. -psychiatrischer Behandlungsbedarf?

Differenzialdiagnose Viele Symptome einer PTBS sind unspezifisch und können daher mit anderen psychischen Störungen des Kindes- und Jugendalters verwechselt werden: Aufmerksamkeitsdefizit-/Hyperaktivitätsstörung (ruheloses, desorganisiertes oder agitiertes Verhalten), oppositionelles Verhalten bei Kleinkindern (Wut- und Trotzanfälle bei Kleinkindern, Irritabilität), Panikstörung (akute, frei flottierende Angstgefühle), Angststörungen (generalisierte Angststörungen, soziale Phobien, spezifische Phobien), depressive Störungen (reduzierte affektive Schwingungsfähigkeit, Schlafstörungen, Interesselosigkeit), Persönlichkeitsstörungen (selbstverletzendes Verhalten bei Borderline-Typus), riskanter Alkohol- oder Drogenkonsum (Betäubung), bipolare Störungen (Wechsel zwischen Übererregungszuständen einerseits und ängstlich-depressivem Rückzugsverhalten).

Für die differenzialdiagnostische Abgrenzung ist eine Anamneseerhebung zentral, die den zeitlichen Zusammenhang zwischen traumatischem Ereignis und akutem Anstieg der psychischen Symptomatik sowie den Zusammenhang zwischen Stärke der psychischen Symptomatik und akuter Konfrontation mit traumabezogenen Hinweisreizen prüft.

Therapie
Veränderung traumatisierender Lebensbedingungen Vor allem bei Gefährdungen des Kindeswohls infolge sexuellen Missbrauchs, körperlicher Misshandlung oder Vernachlässigung konzentriert sich das kinderärztliche Handeln vorrangig auf die Wiederherstellung des Schutzes des Kindeswohls. Die erfolgreiche Wiederherstellung eines äußeren, sicheren Lebensumfeldes verändert nachhaltig die kognitiv-emotionalen Einschätzungen des Kindes über mögliche

zukünftige Bedrohungen und wirkt damit implizit auch enorm psychotherapeutisch heilsam. Dringlichste Interventionen umfassen daher zunächst:

- eingehende interdisziplinäre, u. a. pädiatrische, rechtsmedizinische und psychologische Diagnostik mit Abschätzung fortbestehender akuter Gefährdung des Kindes;
- interdisziplinär abgestimmtes Fallmanagement auf der Basis von vorliegenden Behandlungspfaden (vgl. Arbeitsgemeinschaft Kinderschutz in der Medizin; ▶ www.ag-kim.de);
- bei Bedarf Akutinterventionen in Zusammenarbeit mit der Jugendhilfe und weiteren medizinischen wie psychosozialen Diensten (z. B. Inobhutnahme), ▶ Abschn. 15.2 und ▶ Kap. 233.

Aufklärung und Psychoedukation Kinder erleben über die direkte Traumatisierungswirkung hinaus eine zusätzliche Verunsicherung bezüglich ihrer eigenen psychischen und funktionell-vegetativen Reaktionen, die ihnen fremd erscheinen und die sie nicht stimmig einordnen können. Zustände wie Übererregbarkeit, emotionale Taubheit, Schlafstörungen, Gereiztheit erleben sie als irritierend und beschämend. Eine Schlüsselintervention liegt in der Normalisierung dieser Reaktionsweisen („eine normale Reaktion auf ein extrem unnormales Ereignis"; „nicht Du bist verrückt, sondern die Situation, der Du ausgesetzt warst"). Eine solche Konnotation erleichtert auch die Annahme einer psychotherapeutischen Intervention, die ansonsten als zusätzlich kränkender Beleg gewertet werden könnte, dass der Kinderarzt das Kind für „gestört und verrückt" halten könnte. Ebenso stützend ist die Bezeichnung „Überlebender eines Traumas" anstelle von „traumatisiertes Kind".

Kognitiv-behaviorale Psychotherapie Metaanalysen haben überzeugend eine deutlich höhere Wirksamkeit kognitiv-behavioraler Psychotherapie gegenüber Spieltherapie, Kunsttherapie, psychodynamischer Therapie oder pharmakologischer Therapie nachweisen können. Die traumafokussierte kognitive Verhaltenstherapie nach Cohen (Trauma-Focused Cognitive-Behavoioral Therapy, TF-CBT) ist empirisch besonders gut evaluiert, hat eine besondere Verbreitung gefunden und liegt in deutscher Übersetzung vor. Die TF-CBT umfasst regulär 12–20 Sitzungen und ist für Kinder und Jugendliche im Alter von 3–18 Jahren geeignet. Das Konzept sieht vor, dass der Kliniker sowohl mit dem Kind als auch mit demjenigen Elternteil arbeitet, der keine Übergriffe begangen hat.

Es enthält folgende Module: Psychoedukation, Stärkung von Elternfertigkeiten, Vermittlung von Entspannungstechniken, Ausdruck und Modulation von Affekten, kognitive Verarbeitung und Bewältigung des Traumas, Erstellung eines Traumanarrativs, In-vivo-Bewältigung von traumatischen Erinnerungen, gemeinsame Eltern-Kind-Sitzungen, Verbesserung von künftiger Sicherheit. Die Erstellung eines Traumanarrativs verdeutlicht exemplarisch das Rationale dieses Therapieansatzes:

Über mehrere Sitzungen hinweg wird das Kind ermutigt, mit immer differenzierteren Details zu beschreiben, was vor, während und nach dem traumatischen Ereignis passiert ist und welche Gedanken und Gefühle ihm dabei durch den Sinn gehen. Die Herausarbeitung der situativen Details und der dazugehörigen kognitiven, emotionalen und körperlichen Begleitreaktionen bemisst sich kontinuierlich am Erhalt der psychischen Stabilität des Kindes. Der Therapeut registriert genau, welche Aspekte innerhalb des Traumanarrativs besonders starke und bedrohliche Affekte auslösen. In den ersten Durchgängen wird das Ereignis aus der retrospektiven Sicht der Gegenwart heraus beschrieben. Dies erlaubt eine mentale Distanzierung und damit Stabilisierung des Kindes. In einem zweiten Schritt kann das Kind sich in die damalige Situation zurückversetzen und die Sequenz des traumatischen Ereignisses aus der Perspektive seines damaligen Empfindens heraus beschreiben. Wie bei der Betrachtung eines Videos kann vor- und zurückgespult werden, die Pausentaste bei kritischen Situationen genutzt werden. Zur Reorientierung kann das Kind sich immer wieder in den Therapieraum zurückversetzen, um sich zu vergegenwärtigen, dass das Geschehen jetzt Vergangenheit und es nun in Sicherheit in diesem Zimmer ist. Der wiederholte Prozess der Erzählung der traumatischen Episode trägt dazu bei, diese als eine singuläre Erfahrung in den gesamten Lebensablauf des Kindes zu integrieren. Es wird erkennbar, dass diese Erfahrung nicht den gesamten Erfahrungsschatz des Kindes ausmacht, sondern „nur" eine sehr bedrohliche Episode und strapaziöse Facette. Dieser Erfahrung steht aber ein Universum positiver Lebenserfahrungen mit anderen Menschen und Kontexten gegenüber.

In einer Multicenter-Studie wurde die TF-CBT bei 229 Kindern im Alter von 8–14 Jahren zum Einsatz gebracht, von denen 90 % im Durchschnitt 3,7 verschiedene Traumaarten erlitten hatten (u. a. sexueller Missbrauch). Am Ende der Behandlung wiesen weniger als die Hälfte der behandelten Patienten in der TF-CBT-Gruppe noch die Störungskriterien einer PTBS als in der Kontrollgruppe, die eine klientenzentrierte Behandlung erhalten hatte.

Literatur

Cohen JA, Bukstein O, Walter H et al (2010) Practice parameter for the assessment and treatment of children and adolescents with posttraumatic stress disorder. J Am Acad Child Adolesc Psychiatry 49:414–430

Cohen JA, Mannarino A, Deblinger E (2009) Traumafokussierte kognitive Verhaltenstherapie bei Kindern und Jugendlichen. Springer, Heidelberg

Corwin DL, Keeshin BR (2011) Estimating present and future damages following child maltreatment. Child Adolesc Psychiatr Clin N Am 20:505–518

De Young AC, Kenardy JA, Cobham VE (2011) Trauma in early childhood: A neglected population. Clin Child Fam Psychol Rev 14:231–250

Dorsey S, Briggs EC, Woods BA (2011) Cognitive-behavioral treatment for posttraumatic stress disorder in children and adolescents. Child Adolesc Psychiatr Clin N Am 20:255–269

Foa EB, Keane TM, Friedman MJ et al (2009) Effective treatments for PTSD: Practice guidelines from the International Society for Traumatic Stress Studies. Guilford, New York

Kowalik J, Weller J, Venter J et al (2011) Cognitive behavioral therapy for the treatment of pediatric posttraumatic stress disorder: A review and meta-analysis. J Behav Ther Exp Psychiatry 42:405–413

Makley AT, Falcone RA Jr (2010) Posttraumatic stress disorder in the pediatric trauma patient. Semin Pediatr Surg 19:292–299

Robjant K, Fazel M (2010) The emerging evidence for Narrative Exposure Therapy: A review. Clin Psychol Rev 30:1030–1039

Stamatakos M, Campo JV (2010) Psychopharmacologic treatment of traumatized youth. Curr Opin Pediatr 22:599–604

Steil R, Rosner R (2009) Leitfaden Posttraumatische Belastungsstörungen bei Kindern und Jugendlichen. Hogrefe, Göttingen

Wilson DR (2010) Health consequences of childhood sexual abuse. Perspect Psychiatr Care 46:56–64

233 Prävention und Intervention bei Vernachlässigung und Deprivation

M. Noeker, B. Herrmann, I. Franke

Klinische Präsentation Psychische Vernachlässigung sowie sensorische, emotionale und soziale Deprivation eines Kindes stellen in vielen Fällen eine diagnostisch besonders schwierig zu identifizierende und therapeutisch zu beeinflussende Form der Kindesmisshandlung dar. Die Diagnose lässt sich nicht zielgerichtet auf die Abklärung konkreter Episoden ausrichten wie beim zeitlich-räumlich umschriebenen gewaltsamen oder sexuellen Übergriff. Vernachlässigung und Deprivation des Kindes sind vielmehr Ergebnis einer überdauernd gestörten Beziehungsgestaltung der Eltern zu ihrem Kind. Medizinisch-pädiatrische Befunde alleine führen selten zu einer Bestätigung oder zum Ausschluss eines Verdachts. Aufmerksame Verhaltensbeobachtung der Eltern-Kind-Interaktion in der pädiatrischen Untersuchungssituation, eine fehlende Passung von Angaben der Elternexploration mit fremdanamnestischen Angaben von weiteren Bezugspersonen (Kindergärtnerin, Großeltern, Geschwister, anderer Elternteil), das Gespräch mit dem Kind unter vier Augen sowie Verdachtsmomente aus der langzeitigen Kenntnis schwieriger psychosozialer Entwicklungsbedingungen in der Familie (z. B. im Rahmen der Entwicklungsuntersuchungen) liefern in der Regel diagnostisch sensitivere und verwertbarere Hinweiszeichen als eine eingehende medizintechnische Untersuchung. Der Zugang zu den Informationsquellen im Umfeld des Kindes und die Validität der anamnestischen Angaben steigen mit dem Vertrauen, das dem Kinderarzt entgegengebracht wird. Abweisendes Verhalten der Eltern, einsilbige oder pauschal beschwichtigende Antworten auf offene Fragen nach der Entwicklung des Kindes sollen dem Kinderarzt signalisieren, die „Privatsphäre" der Familie zu respektieren und kein „Verhör" zu inszenieren. Taktvolles und gleichzeitig ernsthaftes Ausdrücken der Sorge um die Entwicklung des Kindes sind dem entgegenzusetzen, um zunächst unspezifische Verdachtshinweise weiter eingrenzen zu können.

Manifestation und Wirkmechanismen

Deprivation Deprivation resultiert aus der elterlichen Einschränkung von essenziellen Bedingungen für eine gesunde Entwicklung des Kindes:

- **Sensorische Deprivation** ist Folge einer unzureichenden visuellen, akustischen, taktilen Stimulation. Beispiel: Ein Kleinkind wird lang andauernd in gleicher Position in eine Wippe abgelegt und alleine gelassen.
- **Emotionale Deprivation** ist Folge mangelnder Responsivität der Eltern. Beispiel: Verbale Äußerungen und Bedürfnisartikulation des Kindes werden ignoriert bzw. nicht sinnvoll gespiegelt. Die Eltern modulieren mimisch, gestisch, verbal ihre Reaktionen auf Verhalten und Beziehungsinitiativen des Kindes nicht, sondern antworten – wenn überhaupt – sehr stereotyp. Gemeinsames Spiel fehlt. Kontaktaufnahme des Kindes wird als lästig und fordernd abgewertet.
- **Soziale Deprivation** ist Folge einer Restriktion des sozialen Kontaktradius des Kindes. Beispiel: Ein Schulkind darf keine Freunde einladen, besuchen, treffen.

Der Pathomechanismus der Deprivation liegt in einer Entmutigung und Blockade des natürlichen kindlichen Explorationsverhaltens und einer damit einhergehenden defizitären Stimulation der neurokognitiven und sozioemotionalen Entwicklung. Auf neurobiologischer Ebene resultiert eine unzureichende Ausdifferenzierung, Verknüpfung und Stabilisierung synaptisch-neuronaler Netzwerke.

Vernachlässigung Eltern können psychische Vernachlässigung aktiv durch eigenes Handeln oder passiv durch Unterlassung und Verweigerung erzeugen. Vernachlässigung kann verbal oder nonverbal, mit oder ohne Absicht zu schaden erfolgen. Die folgende ▶ Übersicht unterteilt verschiedene Manifestationsformen vernachlässigenden Elternverhaltens. Je nach Vernachlässigungsform ergeben sich spezifische Folgen für die psychische Entwicklung des Kindes.

Manifestationsformen psychischer Vernachlässigung

1. Demütigungen
   - Verunglimpfung, Beleidigung, Ablehnung der ganzen Person bei kleinen „Verfehlungen"
   - Lächerlich machen für den Ausdruck normaler, menschlicher Gefühle
   - Demütigung oder hämische Herabsetzung in der Öffentlichkeit
2. Bedrohen und terrorisieren
   - Hineinmanövrieren des Kindes in chaotische, gefährliche, ungeschützte Situationen
   - Rigide, überfordernde Erwartungen formulieren mit Strafandrohung, falls diese nicht erfüllt werden
   - Gewalt androhen bzw. verüben gegenüber dem Kind, aber auch gegenüber geliebtem Spielzeug oder Stofftieren
3. Isolieren und Einschränken sozialer Interaktion
4. Ausnutzen, ausbeuten, korrumpieren
   - Zeigen, Fördern und moralisches Bagatellisieren von antisozialem Verhalten
   - Instrumentalisieren für eigene Zwecke (Diebstahl, verordnete Lügen gegenüber Dritten, um den Elternteil vor Konsequenzen zu schützen)
   - Einschränkung altersgerechter Selbstbestimmung
5. Emotionale Ansprache verweigern
   - Unbeteiligte, gleichgültige, nicht mitfühlende Interaktion, reduziert auf Sachliches, Anordnungen und Verbote
   - Verweigern emotionaler Wärme, fehlendes Mitgefühl (z. B. bei Traurigkeit des Kindes)
   - Verweigern von Lob und Anerkennung
6. Mangelnde Fürsorge für die körperliche und psychische Gesundheit des Kindes
   - Kein angemessenes Angebot an Nahrung, Kleidung, Spielzeug
   - Begrenzung des Zugangs zur Gesundheitsversorgung
   - Verweigerung von Entwicklungsförderung und Zugang zu Bildung

---

Ein wichtiger Pathomechanismus der Vernachlässigung liegt in fortgesetzter Herabsetzung des Selbstwerts und des Vertrauens in andere Menschen, vermittelt über die wiederholte Erfahrung, ungeliebt, unerwünscht und nichts wert zu sein. Das Kind lernt, Kontrolle vor elterlichen Übergriffen nur durch Überanpassung an deren fluktuierenden Stimmungslagen, Erwartungen und Instrumentalisierungen und ein konsequentes Zurückstellen eigener Bedürfnisse herstellen zu können. Längsschnittstudien belegen eine hohe Prädiktion von Vernachlässigung für Folgeprobleme in den Bereichen schulisch-beruflicher Entwicklung, Peer-Beziehungen, Intimität und partnerschaftlicher Beziehungsfähigkeit, Kriminalität und Suizidversuche. Psychische Folgestörungen beim Kind können in vielen Fällen zunächst als reaktive Bindungsstörung (vgl. ICD-10 F94.1) sowie als Anpassungsstörung (ICD-10 F43) klassifiziert und diagnostiziert werden. Im weiteren Verlauf ergeben sich Störungsübergänge sowohl in internalisierende Störungsbilder (Depression, Angst) wie externalisierende Störungsbilder (Aggression, Dissozialität).

Intervention Vernachlässigung und Deprivation sind in vielen Fällen eingebunden in umfassende Cluster von sozialen, ökonomischen, bildungsbezogenen, partnerschaftlichen, psychopathologischen Risikokonstellationen, mit deren Management der Kinderarzt sich schnell überfordert fühlen kann. Manche Schlüsselintervention insbesondere in Form der Motivierung und Weichenstellung kann jedoch auch bei knappen zeitlichen Ressourcen bewerkstelligt werden. Entsprechend bedeutsam ist die interdisziplinäre Abstimmung und Kooperation mit professionellen Partnern u. a. aus Jugendhilfe und psychosozialen Diensten. Ebenso wichtig kann die Aktivierung und Anleitung nichtprofessioneller Hilfesysteme im Umfeld des Kindes sein, also die Ansprache unterstützungsbereiter Großeltern, Nachbarn, Kindergärtnerinnen oder Lehrer, die bei dem Kind und den Eltern Vertrauen genießen. Eine wichtige Aufgabe des Kinderarztes kann darin liegen, bei vernachlässigenden Eltern dafür zu werben, wohlmeinende Unterstützung aus dem Laiensystem annehmen zu können. Viele vernachlässigende Eltern weisen Unterstützung von Laien wie Professionellen zurück, weil sie die Annahme von Hilfe als kränkenden Beleg für ihre Unwilligkeit oder Unfähigkeit, für ihr Kind Sorge tragen zu können, werten. Hier kann der Kinderarzt gestützt auf seinem Status positiv vermitteln („Tun Sie es für Ihr Kind. Es wird es Ihnen danken.").

Die folgenden Hinweise zur Intervention und Management berücksichtigen explizit die eingeschränkten Ressourcen des Kinderarztes. Die folgenden Empfehlungen zum Procedere werden daher bestimmten markanten familiären Risikokonstellationen zugeordnet:

Armut, Wohnungsnot und Bildungsferne Protektiv für die Kindesentwicklung wirkt eine umfassende Integration des Kindes in öffentlichen Bildungseinrichtungen, die gleichermaßen die Exposition an häusliche Vernachlässigung minimieren wie sensorische, emotionale, soziale Stimulation bieten und damit Deprivation entgegenwirken. Für das Kind wird eine Tagesstruktur mit möglichst kontinuierlichem und extensivem Zugang zu Kindertagesstätte mit Nachmittagsbetreuung, Ganztagsschule sowie weiteren außerschulischen Bildungs- und Freizeiteinrichtungen organisiert. Vernachlässigende und deprivierende Eltern zeigen sich für diese Unterstützung häufig sehr aufgeschlossen, da sie subjektiv eine eigene Entlastung von dem „fordernden" Kind erleben. Die Kinder gewinnen so Chancen zur Kompensation der defizitären Familiensituation durch Kontakte in außerfamiliäre Beziehungen und Aktivitäten.

Psychische Erkrankung auf Elternseite Psychopathologie eines oder beider Elternteile erzeugt über mehrere, parallele Wirkungsmechanismen Entwicklungsauffälligkeiten beim Kind (u. a. genetisch-konstitutionelle Transmission psychischer Vulnerabilität, Modellwirkung gestörten Verhaltens auf das Kind, erkrankungsbedingte Selbstzentrierung des elterlichen Verhaltens und damit mangelnde Fürsorge für das Kind, Parentifizierung des Kindes als Partnerersatz). Die wirksamste Intervention für das Kindeswohl kann folglich die Motivierung, Einleitung, Vermittlung einer psychiatrischen bzw. psychotherapeutischen Behandlung für die betroffenen Eltern sein. Die therapeutische Stabilisierung des psychischen Erlebens und Verhaltens der Eltern stärkt immer auch den sozioemotionalen und kommunikativen Nahraum des Kindes. Insbesondere die Therapie schwerwiegender elterlicher Psychopathologie (z. B. psychotische Störungen, bipolare Störungen, schwere Depression) wirkt somit häufig nachhaltiger als eine kindzentrierte Intervention (z. B. Psychotherapie oder Ergotherapie des Kindes).

Suchtentwicklung der Eltern Chronischer Substanzmittelabusus geht mit Persönlichkeitsveränderungen im Sinne einer Verflachung bzw. Labilisierung des Affektes und damit Gleichgültigkeit gegenüber kindlichen Bedürfnissen bzw. Unbeherrschtheit bei geringfügigen Anlässen einher. Chronische Suchterkrankung ist damit ein umschriebener Risikofaktor für viele in der obigen Übersicht aufgeführte Vernachlässigungsformen. Die prognostische Beurteilung des zukünftigen Verlaufs der elterlichen Suchterkrankung ist relevant für die einzuleitenden Interventionen mit Blick auf die Sicherung bzw. Wiederherstellung des Kindeswohls. In aller Regel ist eine Beteiligung des Jugendamtes angezeigt, das das gesamte Spektrum der Maßnahmen des Kinder- und Jugendhilferechts einsetzen kann.

Medizinische Vernachlässigung des Kindes Bei chronisch kranken Kindern mit aufwendigem, risikobehaftetem Behandlungsregimen (z. B. Diabetes mellitus, chronische Niereninsuffizienz) können sich folgenschwere, teilweise lebensbedrohliche Komplikationen bei einer unzureichenden elterlichen Therapiemitarbeit im Kontext einer globalen Vernachlässigung ergeben. Compliance-Probleme im Kontext einer Vernachlässigung sind diagnostisch abzugrenzen von solchen, die auf einem fehlenden oder abweichenden Krankheitskonzept der Eltern basieren, die andere Interventionen verlangen (z. B. Schulungsmaßnahmen). Auch hier kann der Einbezug des Jugendamtes (z. B. im Rahmen einer sozialpädagogischen Familienhilfe) angezeigt sein. Engmaschige Wiedervorstellungstermine sowie die Organisation einer häuslichen (Kinder-)Krankenpflege zur Überwachung, Motivierung und schrittweisen Anleitung zur erkrankungs- und behandlungsgerechten Lebensführung können in solchen Konstellationen zielführender als eine im Schwerpunkt sozialpädagogisch ausgerichtete Hilfe des Jugendamtes sein.

Mangelnde Feinfühligkeit des Elternverhaltens Bei Eltern, die trotz vorhandener sozioökonomischer Ressourcen erkennbare kommunikative Defizite in der Beziehungsaufnahme zum Kind aufweisen, haben spezifische Trainings zur Einübung elterlicher Feinfühligkeit und Responsivität gute Erfolge belegen können. Hierfür sind in den letzten Jahren verschiedene Konzepte entwickelt worden, die auch in populär verfasste Broschüren und Laienratgeber Eingang gefunden haben. Ziel ist es, die Kompetenzen der Eltern zu sensibilisieren, Signale ihres Kindes differenzierter lesen und kindgerechter interpretieren zu lernen, um abgestimmt auf die jeweilige Befindlichkeit des Kindes reagieren zu können. Solche Trainings sind besonders bei Säuglingen und Kleinkindern indiziert und präventiv wirksam. Feinfühligkeitstrainings können daher unmittelbar nach der Geburt schon durch Hebammen im Kontext früher Hilfen angeboten werden („Ihr Kind schreit. Versetzen Sie sich nun in Ihr Kind hinein! Sehen Sie die Welt mit den Augen Ihres Kindes! Was fehlt ihm jetzt in diesem Moment? Hat es Hunger? Durst? Schmerzen? Ist es müde und will schlafen? Ist es überreizt? Möchte es mit Ihnen spielen?

Wie erkennen Sie, was es will und braucht?"). Manchen Eltern fällt es schwer, zwischen ihren eigenen Gefühlszuständen („Ich bin müde und ich will mich zurückziehen") und den eventuell entgegenstehenden Bedürfnissen des Kindes („Meinem Kind ist langweilig und es sucht Kontakt zu mir") zu differenzieren.

Globale elterliche Erziehungsinkompetenz Manche Eltern lassen irrige, entwicklungsgefährdende Grundannahmen zu natürlichen Entwicklungsbedürfnissen von Kindern und Erziehungsregeln erkennen („Mein schreiender Säugling will nur seinen Willen durchsetzen. Das darf ich von Anfang an nicht zulassen. Da lasse ich ihn einfach brüllen, bis er Ruhe gibt. Das funktioniert zunehmend besser."). In solchen Konstellationen ist Erziehungsberatung in unterschiedlicher Ausgestaltung erforderlich. Bei psychisch primär gesunden Eltern kann Erziehungsberatung eher kognitiv im Sinne einer Informationsvermittlung über normale kindliche Entwicklungsprozesse und adäquate elterliche Reaktionen erfolgen. Das Spektrum reicht von der einfachen Aushändigung von Broschüren, Ratgeberbüchern und Internetadressen über die persönliche Beratung mit dem Fokus auf adäquates elterliches Zielverhalten in häuslich eskalierten Situationen bis hin zu verhaltensbezogenen Elterntrainings (z. B. Triple P) im Einzel- oder Gruppenformat. Bei Eltern, bei denen ein vernachlässigender Erziehungsstil wesentlich in den Kontext einer persönlich biografisch belasteten Persönlichkeitsentwicklung eingebettet ist, ergeben sich fließende Übergänge von einer kindzentrierten Erziehungsberatung hin zu einer elternzentrierten psychotherapeutischen Intervention. Auch hier können ergänzende Interventionen des Jugendamtes z. B. in Form sozialpädagogischer Familienhilfe angezeigt sein.

Literatur

Flaherty E, Stirling J Jr, Committee on Child Abuse and Neglect (2010) The pediatrician's role in child maltreatment prevention. Pediatrics 126:833–841

Herrmann B, Banaschak S, Thyen U, Dettmeyer RB (2010) Kindesmisshandlung. Medizinische Diagnostik, Intervention und rechtliche Grundlagen, 2. Aufl. Springer, Berlin

Hibbard R, Barlow J, MacMillan J, Committee on Child Abuse and Neglect, American Academy of Child and Adolescent Psychiatry, Child Maltreatment and Violence Committee (2012) Psychological maltreatment. Pediatrics 130:372–378

Jenny C (2007) Recognizing and responding to medical neglect. Pediatrics 120:1385–1389

234 Sprachentwicklungsstörungen

W. von Suchodoletz

Definition und Klassifikation Sprachentwicklungsstörungen sind Störungen beim Erwerb des sprachlichen Regelsystems. Die Symptomatik ist heterogen, da bei den Kindern die einzelnen Sprachebenen unterschiedlich stark betroffen sind:
- Lautrepertoire (Phonetik und Phonologie),
- Wortschatz (Lexikon und Semantik),
- Grammatik (Morphologie und Syntax),
- Sprechmelodie (Prosodie),
- Sprachgebrauch (Pragmatik).

Verbreitet ist eine Einteilung nach der Ätiologie in umschriebene (spezifische) und sekundäre Sprachentwicklungsstörungen (▶ Übersicht).

> **Klassifikation von Sprachentwicklungsstörungen**
> - Umschriebene Entwicklungsstörungen des Sprechens und der Sprache (ICD-10: F80)
>   – Artikulationsstörung (F80.0)
>   – Expressive Sprachentwicklungsstörung (F80.1)
>   – Rezeptive Sprachentwicklungsstörung (F80.2)
> - Sekundäre Sprachentwicklungsstörungen (Synonym: Sprachentwicklungsstörung mit Komorbidität)
>   – Bei Hörstörungen
>   – Bei Intelligenzminderung (infolge Frühgeburtlichkeit, genetischer Syndrome u. a.)
>   – Bei sonstigen neurologischen oder psychiatrischen Erkrankungen (Autismus u. a.)

Wegen der hohen Variabilität des frühen Spracherwerbs kann die Diagnose erst nach dem 3. Lebensjahr gestellt werden. Zuvor wird weniger spezifisch von Sprachentwicklungsverzögerung anstelle von -störung gesprochen und die Kinder werden als Spätsprecher (Late Talkers) bezeichnet (◘ Tab. 234.1).

Epidemiologie Die Grenze zwischen der normalen Variationsbreite sprachlicher Fähigkeiten und einer Sprachstörung ist fließend. Je nachdem wo der Cut-off gesetzt wird und wie die Untersuchung erfolgt (Elternrating, Screening, Sprachtest), werden Häufigkeiten zwischen 5 und 20 % gefunden. Werden die Kriterien der ICD-10 herangezogen, wird die Häufigkeit für umschriebene Sprachentwicklungsstörungen mit 5–8 % angegeben, insgesamt werden 10–12 % der Kinder als sprachgestört klassifiziert. Jungen sind im Vergleich zu Mädchen etwa doppelt so häufig betroffen. Die Prävalenz hat sich nicht verändert, auch wenn Medienberichte und eine Zunahme der Zahl der Kinder in Sprachtherapie anderes vermuten lassen.

Ätiologie und Pathogenese Sekundäre Sprachentwicklungsstörungen sind Folge einer sensorischen, neurologischen oder psychiatrischen Grunderkrankung. Bei umschriebenen Sprachentwicklungsstörungen lässt sich keine offensichtliche Erklärung für die Sprachauffälligkeiten finden (normale Intelligenz, keine Hörstörung oder sonstige Erkrankung, ausreichende Sprachanregung). Als ätiologischer Hauptfaktor gilt eine genetische Disposition (polygene, multifaktorielle Vererbung unter Beteiligung eines Hauptgens mit geschlechtsspezifischer Penetranz). Eine unzureichende Förderung erhöht das Risiko für die Manifestation einer genetisch bedingten Veranlagung, ist aber nur in Ausnahmefällen alleinige Ursache (Kaspar-Hauser-Syndrom). Ähnlich moderierend wirken hirnorganische Faktoren. Frühkindliche Hirnschädigungen führen bei Kindern ohne genetische Vorbelastung nicht zu umschriebenen, sondern zu sekundären Sprachentwicklungsstörungen im Rahmen einer allgemeinen kognitiven Beeinträchtigung.

Hinsichtlich der Pathogenese werden Funktionsstörungen in spezifischen Sprachregionen vermutet, die zu Fehlverarbeitung und einer unzureichenden Repräsentation von Sprache führen. Hypothesen, die eine der Sprachstörung zugrunde liegende neuropsychologische Basisstörung (auditive Wahrnehmungsstörung u. a.) als pathogenetischen Hintergrund annehmen, konnten nicht bestätigt werden.

Klinische Symptome und Verlauf Umschriebene Artikulationsstörungen (F80.0) werden auch als Dyslalie bzw. phonologische, Lautbildungs- oder Aussprachestörung bezeichnet. Sie sind durch ein Auslassen, Ersetzen und fehlerhaftes Bilden von Lauten und durch Lautdifferenzierungsschwächen gekennzeichnet. Wortschatz- und Grammatikerwerb verlaufen altersentsprechend.

Leitsymptom expressiver Sprachentwicklungsstörungen ist ein Dysgrammatismus oft verbunden mit einem geringen Wortschatz und Lautbildungsstörungen. Bei rezeptiven Sprachentwicklungsstörungen ist zusätzlich das Sprachverständnis beeinträchtigt. Die Symptomatik besteht primär und ist altersabhängig (◘ Tab. 234.1).

Diagnose und Differenzialdiagnose Die Diagnostik bei einem Verdacht auf eine Sprachentwicklungsstörung hat zum Ziel, die Art und Schwere der sprachlichen Auffälligkeiten zu klären, Begleitstörungen zu erfassen, ursächliche Faktoren zu identifizieren und hemmende sowie fördernde Umwelteinflüsse zu erkennen. Sie beinhaltet folgende Schritte:
- problemzentrierte Anamnese,
- Beurteilung der Spontansprache in einer Spiel- oder Gesprächssituation,
- differenzierte Beurteilung sprachlicher Fähigkeiten mit standardisierten und informellen Sprachtests,
- Untersuchung auf häufig vorkommende Komorbiditäten (insbesondere Lese-Rechtschreib-Störung, emotionale und Verhaltensauffälligkeiten, motorische Koordinationsstörungen),
- Abklärung möglicher Ursachen (insbesondere Hörstörung, Fehlbildungen der Sprechorgane, Intelligenzminderung, psychiatrische oder neurologische Erkrankungen),
- Abgrenzung anderer Sprachstörungen (insbesondere Aphasie, Dysarthrie, Sprechapraxie, Dysglossie),
- Beurteilung der Umweltbedingungen.

Bei mehrsprachig aufwachsenden Kindern ist differenzialdiagnostisch eine Sprachentwicklungsstörung von Sprachauffälligkeiten durch einen unzureichenden Kontakt zur deutschen Sprache abzugrenzen. Nur wenn Spracherwerbsprobleme auch in der Muttersprache bestehen, ist von einer Entwicklungsstörung auszugehen und eine Sprachtherapie indiziert. Ansonsten sollte eine spezifische pädagogische Förderung in Deutsch erfolgen.

Tab. 234.1 Leitsymptome von Sprachentwicklungsverzögerungen und -störungen

Sprachentwicklungsverzögerung	
1. Lebensjahr	Verspätetes und vermindertes Lallen
2. Lebensjahr	Verminderter Wortschatz
3. Lebensjahr	Verminderte Äußerungslänge
Sprachentwicklungsstörung	
4.–6. Lebensjahr	Fehler bei Syntax und Morphologie
Schulalter	Kurze, einfache Sätze; Probleme beim Erzählen
Jugend- und Erwachsenenalter	Probleme bei komplexen grammatischen Strukturen, idiomatischen Wendungen, Doppeldeutigkeiten und Ironie

Therapie Bei der Behandlung sprachgestörter Kinder steht eine Sprachtherapie im Vordergrund. Häufig sind jedoch weitere Interventionen erforderlich (▶ Übersicht). Eine intensive Beratung und Einbeziehung der Eltern sollte in jedem Fall erfolgen. In den ersten Lebensjahren hat sich eine Anleitung der Eltern zu sprachförderndem Verhalten in Elterngruppen als besonders effektiv erwiesen.

Multimodale Therapie bei Sprachentwicklungsstörungen
- Sprachtherapie
- Beratung und Anleitung der Eltern
- Gegebenenfalls Therapie von Begleitstörungen
    - Motorische Koordinationsschwächen (Mototherapie)
    - Aufmerksamkeitsstörungen (Ergotherapie)
    - Emotionale oder Verhaltensstörungen (Psychotherapie)
- Unterstützung der Integration in Kindergruppen

In der Sprachtherapie wird der Spracherwerbsprozess durch eine quantitative Erhöhung und qualitative Verbesserung des Sprachangebots und durch Anregung der Kinder zum aktiven Sprachgebrauch gefördert. Die zahlreichen sprachtherapeutischen Methoden beruhen auf zwei Grundkonzepten: einer Sprachförderung nach lerntheoretischen Prinzipien (strukturiert, übende Verfahren) und einer Sprachförderung in einer alltagsnahen Situation vergleichbar dem natürlichen Erstspracherwerb (naturalistische Methoden).

Häufig erfolgt zusätzlich ein Training von Basisfunktionen (Training der auditiven Wahrnehmung, der phonologischen Merkfähigkeit, des Rhythmusempfindens, der Motorik, der taktilen Wahrnehmung, der gerichteten Aufmerksamkeit u. a.). Die Effektivität solcher Trainings ist nicht belegt.

Die Wirksamkeit alternativer Methoden geht nicht über Placebo- und Kontexteffekte hinaus. Zu nennen sind: Tomatis-Therapie, anthroposophische Sprachgestaltung, Training der Seitigkeit, Training der Hemisphärenkoordination mit Lateraltrainer oder Audio-Video-Trainer, Osteopathie, Therapie eines KISS/KIDD-Syndroms, Therapie nach Doman und Delakato, neurofunktionelle Reorganisation nach Padovan, HANDLE-Therapie und neurophysiologische Entwicklungsförderung.

Prognose Kinder mit einer umschriebenen Artikulationsstörung haben eine insgesamt gute Prognose. Die Langzeitprognose bei expressiven und insbesondere bei rezeptiven Sprachstörungen ist, wenn Sprachauffälligkeiten auch noch im Einschulungsalter nachweisbar sind, deutlich beeinträchtigt. Dann ist in einem hohen Prozentsatz mit einem Persistieren von Sprachauffälligkeiten, dem Auftreten einer Lese-Rechtschreib-Störung, emotionalen und Verhaltensstörungen und mit einer deutlichen Beeinträchtigung der schulischen und sozialen Entwicklungschancen zu rechnen.

Literatur

AWMF-Leitlinie (2011) Diagnostik von Sprachentwicklungsstörungen (SES), unter Berücksichtigung umschriebener Sprachentwicklungsstörungen (USES). Arbeitsgemeinschaft der Wissenschaftlichen Medizinischen Fachgesellschaften (AWMF), Interdisziplinäre S2k-Leitlinie, Registernr: 049/006. http://www.awmf.org/leitlinien/detail/ll/049-006.html. Zugegriffen: 02.Oktober 13

Keilmann A, Büttner C, Böhme G (2009) Sprachentwicklungsstörungen. Huber, Bern

von Suchodoletz W (2010) Therapie von Sprech- und Sprachentwicklungsstörungen. In: von Suchodoletz W (Hrsg) Therapie von Entwicklungsstörungen. Was wirkt wirklich? Hogrefe, Göttingen, S 57–87

von Suchodoletz W (2012) Sprech- und Sprachstörungen. Hogrefe, Göttingen

von Suchodoletz W (2013) Sprech- und Sprachstörungen. Leitfaden Kinder- und Jugendpsychotherapie Bd. 18. Hogrefe, Göttingen

von Suchodoletz W (2013) Ratgeber Sprech- und Sprachstörungen. Informationen für Betroffene, Eltern, Lehrer und Erzieher Bd. 18. Hogrefe, Göttingen

235 Umschriebene Entwicklungsstörungen

G. Schulte-Körne, A. Warnke

Definition und Klassifikation Umschriebene Entwicklungsstörungen (UES) sind durch einen frühen Beginn (meist im Vorschulalter), durch eine spezifische Beeinträchtigung in den Bereichen der motorischen, der sprachlichen und in einzelnen Bereichen der schulischen Fertigkeiten (Lesen, Rechtschreiben, Rechnen) gekennzeichnet. UES beeinflussen nachhaltig die psychosoziale, schulische und berufliche Entwicklung der Kinder und Jugendlichen. Die Symptomatik unterliegt einem Entwicklungsverlauf, und eine Restsymptomatik bleibt bis ins Erwachsenenalter bestehen. Die UES werden von Entwicklungsverzögerungen abgegrenzt, die vorübergehend auftreten und durch Faktoren der Umwelt (z. B. fehlende Sprachförderung oder Unterrichtung) erklärt werden können.

Umschriebene Entwicklungsstörungen werden auf der zweiten Achse des multiaxialen Klassifikationssystems für psychiatrische Erkrankungen im Kindes- und Jugendalter (MAS) klassifiziert. Eine Übersicht zeigt ◻ Tab. 235.1.

235.1 Lese- und Rechtschreibstörung (Legasthenie)

Definition Mit dem Begriff Lese-Rechtschreib-Störung (LRS) werden alle Störungen zusammengefasst, die durch eine erhebliche Beeinträchtigung im Erlernen des Lesens und der Rechtschreibung trotz ausreichender Intelligenz, ausreichender Unterrichtung und intakter Seh- und Hörfunktionen charakterisiert sind. Von dieser kombinierten Störung werden eine isolierte Rechtschreibstörung und eine isolierte Lesestörung abgegrenzt (Letztere ist allerdings nicht in der ICD-10 klassifiziert).

Epidemiologie Die Prävalenz der LRS liegt zwischen 5 % und 8 %, Jungen sind etwa doppelt so häufig von einer Rechtschreibstörung betroffen, bei der Lesestörung findet sich kein bedeutsamer Geschlechtseffekt. Die LRS wird in allen Schriftsprachen beobachtet und gehört zu den psychischen Erkrankungen.

Klinische Symptome Kindern und Jugendlichen mit einer LRS haben beim Lesenlernen ausgeprägte Schwierigkeiten, Laute zu unterscheiden, sie zusammenzufügen und den Graphemen (einzelnen Buchstaben, wie z. B. a oder b oder Buchstabenkombinationen wie z. B. sch) die entsprechenden Laute zuzuordnen. Dies führt zu vielen Lesefehlern. In der weiteren Leseentwicklung ist insbesondere das Lesetempo eingeschränkt. Dies führt zu einer Beeinträchtigung des Leseverständnisses und wirkt sich auch auf das Lesen von Textaufgaben beim Rechnen, von Sachtexten und dem Lesen in Fremdsprachen aus.

Im Vordergrund der Rechtschreibstörung steht die Vielzahl von Rechtschreibfehlern, die trotz intensiven Übens bestehen bleiben. Die Fehler zeigen sich im Diktat, bei der Textproduktion und beim Abschreiben. Als Folge vermeiden die Kinder mit einer LRS zu schreiben. Neben Fehlern in der Groß-Klein-Schreibung stehen Fehler bei der Wortstammschreibung (z. B. Muter anstatt Mutter), bei der Auslautschreibung (Berk anstatt Berg), bei der Schreibung von Konsonantenhäufungen (Schtrand anstatt Strand) im Vordergrund. Oft verwenden Kinder mit einer LRS eine phonologisch korrekte Schreibung (Ferd anstatt Pferd).

Für Kinder und Jugendliche mit einer LRS kann die Störung ein erhebliches Handicap sein, da sie in der Schule nicht selten von Mitschülern gehänselt werden. Lehrer erkennen die Störung oft zu spät, nicht selten setzen sie die Kinder unter psychischen Druck durch Erhöhung des Leistungsdrucks. In den Familien der Kinder mit einer LRS entstehen erhebliche Belastungen mit Schuldvorwürfen und angespannten Hausaufgabensituationen. Häufig entwickeln sich als sekundäre Symptome emotionale Störungen, z. B. Schulangst, die sich auch durch somatische Symptome wie Kopf- oder Bauchschmerzen vor Schulbesuch und Klassenarbeiten äußert, sowie unruhiges, unaufmerksames und impulsives Verhalten. Viele Schüler mit einer LRS werden durch eingeschränktes Verständnis in der Schule entmutigt und durch die abwertende soziale Beurteilung ihrer Störungen in einer negativen Haltung ihrer Umwelt gegenüber verstärkt. Dadurch kann es zu massiver Opposition, zu Resignation und zu depressiver Störung mit lebensmüden Gedanken, aber auch zu kriminellen Handlungen kommen. Daher ist es wichtig, Kinder mit einer LRS frühzeitig zu erkennen und die Diagnose zu stellen (frühestens ab Ende der 1. Klasse möglich), um rechtzeitig mit der Förderung und Behandlung zu beginnen.

Diagnose Die Diagnosestellung umfasst eine ausführliche Familien-, Eigen- und Schulanamnese, eine psychometrische Untersuchung der Lesefähigkeit (Lesegenauigkeit, -geschwindigkeit und -verständnis), der Rechtschreibfähigkeit (quantitative und qualitative Fehlerbewertung), der Intelligenz, des Verhaltens, der Aufmerksamkeit, der Emotionen und des Gedächtnisses. Vorläuferfertigkeiten wie die phonologische Bewusstheit (Laute erkennen, trennen, verbinden und Buchstaben-Laut-Assoziationen aus dem Gedächtnis abrufen), das schnelle Benennen von Objekten, der Sprach- und Sprechfertigkeiten werden bereits vorschulisch zur Risikobestimmung für eine LRS eingesetzt. Die Diagnose einer LRS wird nach der ICD-10 dann gestellt, wenn eine bedeutsame Diskrepanz zwischen der aktuellen Lese- und/oder Rechtschreibleistung und der Intelligenz, dem Alter und der Klassenstufe vorliegt.

Ätiologie Eine genetische Disposition ist gut belegt, bislang identifizierte Kandidatengene sind wichtig für neuronale Migration, die Bildung von Neuronen und Axonen sowie die strukturelle Ausdifferenzierung von Neuronen in den Gehirnregionen, in denen die Wort-, Sprachverarbeitung und die Buchstaben-Laut-Assoziation stattfindet. Auf der Verhaltensebene zeigen sich bereits früh Schwächen in der sprachrelevanten Informationsverarbeitung, der Lautwahrnehmung und der Umsetzung von Lauten (Phonemen) in (alphabetische) Schriftzeichen (Grapheme). In okzipitotemporalen und temporal-parietalen Gehirnregionen finden sich eine verzögerte und verminderte Aktivierung beim Worterkennen und -lesen und der Buchstaben-Laut-Assoziation.

Therapie Eine frühzeitige pädagogisch und psychotherapeutisch orientierte Behandlung hat zwei Ziele: Einerseits wird das gestörte Selbstwertgefühl gestärkt, andererseits werden den Kindern in Form einer Übungsbehandlung grundlegende Prozesse des Schriftspracherwerbs in kleinen und systematisch aufgebauten Lernschritten vermittelt. Übungen zur Lautwahrnehmung, der Laut-Buchstaben-Assoziation, Wortlesestrategien und zu Rechtschreibregeln sind

Tab. 235.1 Umschriebene Entwicklungsstörungen nach dem multiaxialen Klassifikationssystem für psychiatrische Erkrankungen im Kindes- und Jugendalter. (MAS; aus Remschmidt et al. 2006)

Entwicklungsstörungen	MAS-Kategorie
Umschriebene Entwicklungsstörungen des Sprechens und der Sprache	F80
Artikulationsstörung	F80.0
Expressive Sprachstörung	F80.1
Erworbene Aphasie mit Epilepsie (Landau-Kleffner-Syndrom)	F80.3
Umschriebene Entwicklungsstörungen schulischer Fertigkeiten	F81
Lese- und Rechtschreibung	F81.0
Isolierte Rechtschreibstörung	F81.1
Rechenstörung	F81.2
Kombinierte Störung schulischer Fertigkeiten	F81.3
Umschriebene Entwicklungsstörung der motorischen Funktionen	F82
Kombinierte umschriebene Entwicklungsstörungen	F83

wesentlich. Die Integration psychotherapeutischer Methoden ist notwendig, wenn bereits psychische Symptome bzw. psychiatrische Störungen wie z. B. die Aufmerksamkeitsdefizit-/Hyperaktivitätsstörung oder eine depressive Störung vorliegen. Ein Nachteilsausgleich (keine Benotung der Rechtschreibfehler, wenn Rechtschreibung nicht Prüfungsgegenstand ist, z. B bei Aufsatz, Zeitzuschlag bei Lesetext usw.) ist für eine begabungsadäquate Schul- und Berufsbildung notwendig.

235.2 Umschriebene Rechenstörung

Bei dieser Störung liegt eine besondere Beeinträchtigung beim Erlernen basaler Rechenfertigkeiten vor, die nicht durch eine niedrige Intelligenz, durch mangelhafte Übung oder fehlende Beschulung zustande kommt. Es sind ca. 3–7 % der Schüler betroffen, dabei beide Geschlechter gleich häufig.

Klinische Symptome Kennzeichnend sind Schwächen im Mengenverständnis (z. B. dass 6 Äpfel mehr sind als 3; dass die Ziffer 5 der Menge von 5 entspricht), in der visuell-räumlichen Zahlenvorstellung (z. B. dass auf einem Metermaß der Abstand zwischen 2 und 5 cm geringer ist als zwischen 2 und 50 cm) und in der Umsetzung von Ziffern in die Sprache (die Ziffer 5 in das Wort fünf). Den Schülern gelingt es kaum und nur sehr verlangsamt, die Grundrechenarten (Addieren, Subtrahieren, Multiplizieren, Dividieren) im Kopf zu rechnen und/oder schriftlich zu Papier zu bringen oder Textaufgaben zu lösen. Für die Diagnose stehen standardisierte Rechentests zur Verfügung.

Zu den häufigen komorbiden Störungen gehören die LRS (25–40 %), die ADHS (bis zu 40 %) und emotionale Störungen (z. B. spezifische Matheangst bis zu 15 %).

Ätiologie Neben einer genetischen Disposition liegen funktionelle Beeinträchtigungen spezifischer Regionen des parietalen Kortex (intraparietaler Sulcus) beider Hemisphären vor. Eine Interaktion zwischen Disposition und schulischen Faktoren (Unterrichtsdidaktik in Mathematik) ist wahrscheinlich.

Therapie Sie beinhaltet neben der Bestärkung der Selbstwertentwicklung im Wesentlichen eine systematische Förderung in den Grundlagen des Rechnens, dem Verständnis von Mengenrelationen und von Zahlengrößen. Hierauf aufbauend wird prozedurales Wissen und Faktenwissen gefördert.

235.3 Umschriebene Sprachentwicklungsstörungen

Eine Sprachentwicklungsstörung liegt vor, wenn das Sprachverständnis und/oder die Sprachproduktion zeitlich und bedeutsam von der normalen Sprech- und Sprachentwicklung im Kindesalter abweichen. Betroffen sind die Bereiche Phonologie, Grammatik, Lexikon und Semantik sowie Morphologie und Syntax der Sprache. Die Prävalenz dieser Störungen liegt zwischen 6 und 15 %, abhängig von der untersuchten Stichprobe und den Untersuchungsverfahren zur Erhebung der Sprach- und Sprechfähigkeiten. Jungen sind vergleichbar zu der Lese- und Rechtschreibstörung ca. doppelt so häufig wie die Mädchen betroffen. ▶ Kap. 234.

235.4 Umschriebene Störungen der motorischen Entwicklung

▶ Abschnitt 17.3.

Literatur

Aster M von, Lorenz JH (Hrsg) (2005) Rechenstörungen bei Kindern. Vanderhoek & Ruprecht, Göttingen
Blank R (2008) Umschriebene motorische Entwicklungsstörungen. In: Remschmidt H, Mattejat F, Warnke A (Hrsg) Therapie psychischer Störungen bei Kindern und Jugendlichen. Thieme, Stuttgart, S 167–173
Landerl K, Kaufmann I (2008) Dyskalkulie: Modelle, Diagnostik, Intervention. UTB, Stuttgart
Remschmidt H, Schmidt MH, Poustka F (Hrsg) (2006) Multiaxiales Klassifikationsschema für psychische Störungen des Kindes- und Jugendalters nach ICD-10 der WHO, 5. Aufl. Huber, Bern
Schulte-Körne G (2009) Ratgeber Legasthenie, 2. Aufl. Knaur, München
Schulte-Körne G (2010) Diagnostik und Therapie der Lese-Rechtschreib-Störung. Dtsch Ärztebl 107(41): 718–727
Suchodoletz W von (Hrsg) (2010) Therapie von Entwicklungsstörungen. Was wirkt wirklich? Hogrefe, Göttingen
Warnke A, Schulte-Körne G (2007) Umschriebene Entwicklungsstörungen. In: Herpertz-Dahlmann B, Resch F, Schulte-Markwort M, Warnke A (Hrsg) Entwicklungspsychiatrie, 2. Aufl. Schattauer, Stuttgart

236 Aufmerksamkeitsdefizit-/Hyperaktivitätsstörung

H. Bode

Definition Das Aufmerksamkeitsdefizit-/Hyperaktivitätssyndrom (ADHS) ist ein Konstrukt für von der Norm abweichendes Verhalten in einem biopsychosozialen Kontext. Ein messbarer neurobiologischer Parameter für die Diagnose existiert nicht.

Die ICD-10 unterscheidet die einfache Aufmerksamkeits- und Hyperaktivitätsstörung (F90.0) und die hyperkinetische Störung des Sozialverhaltens (F90.1).

In der DSM-IV werden 3 ADHS-Formen unterschieden:
- Mischtyp (Aufmerksamkeitsstörung, Hyperaktivität und Impulsivität),
- vorherrschend unaufmerksamer Typ (Aufmerksamkeitsstörung ohne Hyperaktivität/Impulsivität),
- vorherrschend hyperaktiv-impulsiver Typ (Hyperaktivität/Impulsivität steht im Vergleich zur Aufmerksamkeitsstörung im Vordergrund).

Die Symptome Aufmerksamkeitsstörung, Hyperaktivität und Impulsivität müssen situationsübergreifend, d. h. in mindestens zwei verschiedenen Kontextbedingungen in einem abnormen Ausmaß vorhanden sein. Die Symptome müssen vor dem 6. Lebensjahr aufgetreten sein.

Höhere Altersgrenzen für ADHS in der 2013 veröffentlichten DSM-V sind in der Fachwelt strittig.

Das ADHS ist dimensional konzipiert, d. h. oberhalb eines definierten Schwellenwertes in einem Verhaltenskontinuum wird eine Störung diagnostiziert.

Epidemiologie Die Häufigkeit des ADHS wird zwischen 2 und 18 % angegeben. Jungen sind häufiger betroffen. Die Prävalenz wird bestimmt durch die Definitionskriterien (höhere Prävalenz nach DSM-IV), unterschiedliche soziale Wahrnehmungen und Einstellungen der Bezugspersonen, die Lebensbedingungen und die Zahl und Einstellung der verfügbaren professionellen Diagnostiker. Elternangaben in der KIGGS-Studie zeigten für Hyperaktivitätsprobleme eine Prävalenz von 7,9 %. Bei 4,8 % wurde ein ADHS diagnostiziert. In den USA erhalten mindestens 3,5 % aller Kinder wegen ADHS eine Behandlung mit Stimulanzien.

Ätiologie und Pathogenese Die Symptomatik des ADHS entsteht im Wechselspiel neurobiologischer Faktoren, neuropsychologischer Funktionsstörungen, Reizüberflutung, spezifischer Leistungsanforderungen und mangelhafter Steuerung sowie inadäquater Reaktionen durch die Umgebung.

Genetische Faktoren spielen bei der Entstehung eine erhebliche Rolle (Zwillingsstudien, oft betroffene Eltern/Geschwister). Ein polygener Erbgang ist anzunehmen. Kandidatengene betreffen insbesondere die dopaminerge Reizübertragung. Es werden auch Störungen im noradrenergen und serotoninergen System vermutet. Dysfunktionale neuronale Netze umfassen Verbindungen zwischen präfrontalem Kortex, Basalganglien, Hippocampus und Amygdala. Diese werden evtl. auch durch pränatale und frühkindliche Stresserfahrungen negativ beeinflusst. Folgen sind neuropsychologische Störungen der exekutiven Funktionen, der Selbstregulationsfähigkeit, der Fähigkeit des Belohnungsaufschubs und des Arbeitsgedächtnisses. Diese Störungen führen zu den klinischen Symptomen der Aufmerksamkeitsstörung, Hyperaktivität und Impulsivität.

Klinische Symptome und Verlauf Ob Regulationsstörungen im Säuglingsalter Frühzeichen eines ADHS sind, ist nicht abschließend geklärt. Eine über das alterstypische deutlich hinausgehende motorische Hyperaktivität wird beim ADHS im Kleinkindalter beobachtet. Die Kinder zeigen zusätzlich eine geringe Ausdauer und Aufmerksamkeitsspanne. Nicht selten bestehen komorbide Störungen wie umschriebene Entwicklungsstörungen der Motorik oder der Sprache, evtl. auch übermäßiges oppositionelles Verhalten.

Im Schulalter stehen Unaufmerksamkeit, Vergesslichkeit, Ablenkbarkeit, Impulsivität und mangelnde Selbstkontrolle im Vordergrund. Viele Kinder zappeln und laufen während des Unterrichts herum. Sie lassen sich durch Aufforderungen kaum davon abhalten. Sie platzen mit Antworten heraus, bevor die Fragen zu Ende gestellt sind, können in Gruppenspielen nicht warten, unterbrechen, stören und reden, obwohl sie nicht an der Reihe sind, zeigen heftige Gefühlsreaktionen. Diese Funktionsstörungen führen zu Lernproblemen, mangelndem Schulerfolg und sozialer Ausgrenzung.

Als positive Eigenschaften werden Fantasiereichtum, Spontaneität und Fehlen nachtragenden Verhaltens genannt. Auf komorbide Störungen muss geachtet werden: Störung des Sozialverhaltens, affektive/depressive Störungen, Angststörungen, Lern- und Teilleistungsstörungen, Lese-Rechtschreib-Störung, Tics, Einschlafstörungen.

Im Jugend- und Erwachsenenalter persistieren relevante Probleme bei etwa der Hälfte der Betroffenen. Die Hyperaktivität nimmt zwar ab, Impulsivität und Aufmerksamkeitsstörung persistieren aber mit negativen Folgen für soziale Kontakte und akademischen Erfolg. Nicht selten kommt es zu Teenagerschwangerschaften, Verkehrsunfällen, aggressivem oder delinquentem Verhalten, Alkohol- und Drogenmissbrauch.

Bei Erwachsenen werden sprunghaftes Denken, mangelnde Selbstorganisation, Vergesslichkeit, niedriges Selbstwertgefühl, gehäufte Abbrüche in Ausbildung und Partnerschaft, Depression und Suchtverhalten beschrieben.

Diagnose und Differenzialdiagnose Die Diagnose eines ADHS beruht auf der biografischen Anamnese, störungsspezifischen Angaben der Eltern und anderer Bezugspersonen (Erzieher, Lehrer), ggf. der Kinder bzw. Jugendlichen selbst, einer Verhaltensbeobachtung, einer körperlich-neurologischen Untersuchung sowie testpsychologischen Verfahren.

In der biografischen Anamnese werden andere Ursachen für das Verhalten gesucht, z. B. belastete oder wesentlich veränderte Lebenssituationen, Trauerreaktionen, Traumatisierungen.

In standardisierten Fragebögen wird geprüft, ob die Leitsymptome in hinreichender Ausprägung und situationsübergreifend (z. B. in Elternhaus und Schule) vorhanden sind. Durch körperlich-neurologische Untersuchung müssen somatische Ursachen (z. B. Seh-, Hörstörung, Hyperthyreose) und Komorbiditäten (umschriebene Entwicklungsstörungen) ausgeschlossen bzw. festgestellt werden. Auf mit Aufmerksamkeitsstörungen einhergehende Erkrankungen wie Frühgeburtlichkeit (▶ Kap. 39), Neurofibromatose, embryofetales Alkoholsyndrom, Fragiles-X-Syndrom ist zu achten.

Bei Hinweisen auf eine Absencenepilepsie ist ein EEG erforderlich.

Eine Intelligenzminderung, eine Autismusspektrumstörung oder psychiatrische Erkrankungen wie Depression oder Angststörung müssen durch die klinische Untersuchung, Fragebögen und testpsychologische Untersuchungen ebenfalls erkannt werden.

Therapie und Prognose Die Therapie des ADHS sollte multidimensional sein. Sie orientiert sich an dem Schweregrad der Funktionsstörung, den Möglichkeiten und Bedürfnissen der Familien und den Therapieangeboten.

Psychoedukation und Psychotherapie Eine Aufklärung und Beratung der Eltern, des Kindes/Jugendlichen und ggf. der Bezugspersonen ist immer erforderlich (Psychoedukation). Wirksam sind Interventionen im Umfeld des Betroffenen (Schule und Familie). Hierzu existieren zahlreiche Ratgeber.

Elterntrainings bzw. Eltern-und-Kind-Trainings sollten in möglichst standardisierter Form eingesetzt werden. Psychotherapeutische Verfahren für Kinder mit ADHS (z. B. Selbstinstruktionstraining, Selbstmanagement) sind möglicherweise im Rahmen eines multimodalen Vorgehens hilfreich.

Andere nichtmedikamentöse Verfahren Neurofeedback wird mit positiven Ergebnissen eingesetzt. Die Effektstärken sind jedoch geringer als die der medikamentösen Behandlung, der zeitliche Aufwand ist hoch.

Die Behandlung mit Omega-3-Fettsäuren ist noch Gegenstand wissenschaftlicher Untersuchungen. Andere Verfahren (Homöopathie, Magnesium, phospatarme Diät u. a.) sind in ihrer Wirksamkeit nicht belegt.

Medikamentöse Therapie Die medikamentöse Behandlung zeigt bei einer Mehrzahl der Patienten mit ADHS sehr deutlich positive Effekte im kurz- und mittelfristigen Verlauf. Positive Langzeiteffekte bis in das Erwachsenenalter sind bislang nicht belegt. Zugelassene Wirksubstanzen sind Methylphenidat, Atomoxetin und Amphetaminabkömmlinge.

Die Indikation für eine medikamentöse Behandlung besteht, wenn die Symptomatik schwer ist und nicht durch nichtmedikamentöse Maßnahmen nicht hinreichend gebessert werden kann. Vor Einleitung einer medikamentösen Behandlung müssen Herzrhythmusstörungen (Familienanamnese, ggf. EKG), eine Neigung zu Suizidalität (klinischer Eindruck) und eine Missbrauchsgefahr ausgeschlossen werden.

Methylphenidat wird in Tagesdosen von 0,5–1,0 mg/kg KG/Tag verwendet. Je nach Galenik des Präparates werden Wirkdauern von 3–12 h erreicht. Die maximale Tagesdosis beträgt 60 mg. Bei ADHS-Patienten gibt es bei fachgerechter Anwendung kein Abhängigkeitspotenzial. Missbrauch kann bei nicht medizinisch indizierter Verwendung durch Dritte entstehen.

Atomoxetin wird in Dosierungen von 0,5–1,2 mg/kg KG/Tag eingesetzt. Die Wirkdauer beträgt 24 h. Als maximale Tagesdosis sind 60 mg üblich. Der Wirkungseintritt bei Therapiebeginn ist im Vergleich zu Methylphenidat verzögert.

Amphetaminderivate können in Deutschland verordnet werden, wenn der Patient auf Methylphenidat nicht hinreichend anspricht.

Nebenwirkungen von Methyphenidat und von Amphetaminderivaten sind u. a. Appetitminderung, Schlafstörungen, emotionale Labilität, Tics, eine leichte Zunahme der Herzfrequenz und des Blutdrucks sowie eine geringe Verlangsamung der Wachstumsgeschwindigkeit, selten zerebrale Krampfanfälle und Herzrhythmusstörungen. Nebenwirkungen von Atomoxetin sind u. a. Übelkeit, Müdigkeit, Schwindel, selten Suizidgedanken und Leberschäden.

Kontrollen Die Therapie des ADHS erfordert regelmäßige Verlaufskontrollen. Dabei werden Symptome und Funktionsstörungen des ADHS und evtl. Komorbiditäten, die Kontextbedingungen, Wirkung und Nebenwirkung der Behandlungsmaßnahmen überprüft. Bei medikamentöser Behandlung sollte einmal jährlich durch einen Auslassversuch die Notwendigkeit der Behandlung geprüft werden.

Therapieziel ist mittel- bis langfristig, dass die Betroffenen ein Maß der Selbststeuerung und der sozialen und akademisch-beruflichen Funktionsfähigkeit erreichen, welches eine weitere Behandlung erübrigt. Dieses Ziel erreicht mindestens die Hälfte der Kinder und Jugendlichen mit ADHS.

Literatur

Schlack R, Hölling H, Kurth B-M, Huss M (2007) Die Prävalenz der Aufmerksamkeitsdefizit-/Hyperaktivitätsstörung (ADHS) bei Kindern und Jugendlichen in Deutschland. Bundesgesundheitsbl – Gesundheitsforsch- Gesundheitsschutz 50:827–835

Taylor E, Döpfner M, Sergeant J et al (2004) European clinical guidelines for hyperkinetic disorder -- first upgrade. Eur Child Adolesc Psychiatry 13 Suppl 1:17–30

Wolraich M, Brown L, Brown RT et al (2011) ADHD: clinical practice guideline for the diagnosis, evaluation, and treatment of attention-deficit/hyperactivity disorder in children and adolescents. Pediatrics 128:1007–1022

237 Tic-Störungen

A. Rothenberger

Definition Unter Tics werden plötzlich einschießende, rasche, sich wiederholende Bewegungen verstanden, die nicht rhythmisch und auf einige funktionelle Muskelgruppen beschränkt sind (z. B. Kopfrucken, Grimassieren). Auch plötzlich einsetzende und zwecklose Lautproduktionen (Vokalisationen) werden zu den Tics gezählt (z. B. Grunzen, Bellen). Die Betroffenen erleben ihre Tics als willentlich nicht beeinflussbar, können sie aber bei bewusster Konzentration vorübergehend unterdrücken. Mitunter wird vor einem Tic ein sensomotorisches Vorgefühl wahrgenommen (z. B. Muskelanspannung).

Tics beginnen typischerweise im Kindes- oder Jugendalter.

Man unterscheidet 3 Formen von Tic-Störungen, nämlich die vorübergehende Tic-Störung mit Dauer von bis zu 12 Monaten und frühem Beginn, die chronische bzw. motorische oder vokale Tic-Störung mit Dauer von mindestens 1 Jahr sowie die chronische kombinierte motorische und vokale Tic-Störung. Die letzte Form wird auch als Tourette-Syndrom bezeichnet. Ferner kann eine Unterteilung in einfache Tics wie z. B. Blinzeln, Kopfwerfen oder Räuspern und komplexe Tics wie z. B. Hüpfen oder Wiederholung von kurzen Sätzen vorgenommen werden.

Epidemiologie Nach den vorliegenden Prävalenzschätzungen treten Tic-Störungen bei 4–12 % der Kinder im Grundschulalter auf; für das Tourette-Syndrom wird eine Prävalenz von etwa 1 % geschätzt. Kinder und Jugendliche erkranken etwa 10-mal häufiger als Erwachsene, was auf die Tendenz zur Spontanremission der Symptomatik im Entwicklungsverlauf hinweist. Die Spontanremissionsraten für einfache/multiple Tics liegen bei 50–70 %, für das Tourette-Syndrom bei 3–40 %. Tic-Störungen finden sich bevorzugt beim männlichen Geschlecht (im Verhältnis von etwa 3–4:1) und familiär gehäuft.

Ätiologie, Pathogenese und Pathophysiologie Zwillings- und Familienuntersuchungen zeigen die Bedeutung familiärer und genetischer Faktoren bei etwa 30–50 % der Betroffenen. Allerdings zeigt sich im klinischen Erscheinungsbild der Nachkommen eine große Bandbreite von zumeist leichten, seltener schweren Fällen. Art und Schwere des klinischen Phänotyps werden auch durch nichtgenetische Faktoren mitbestimmt. Als Risikofaktoren gelten verschiedene unspezifische Schwangerschafts- (z. B. schwerer Schwindel und Erbrechen, mütterlicher Stress) und Geburtskomplikationen (z. B. perinatale Hypoxie), ein niedriges Geburtsgewicht und Streptokokken-Infektionen (vermutet wird, dass Anti-Streptokokken-Antikörper mit Neuronen des Putamens und Caudatums kreuzreagieren).

Im Hinblick auf den neurobiologischen Hintergrund der Pathogenese der Tic-Störung wird davon ausgegangen, dass der neuronale Regelkreis mit Basalganglien, Thalamus und motorischem Kortex betroffen ist. Auf der Neurotransmitterebene werden neben einer Überaktivität des dopaminergen Systems im Bereich der Basalganglien auch Störungen des serotonergen Transmittersystems vermutet. Von daher wird eine symptomatische Verbindung zu Zwangsstörungen (z. B. Dinge/Menschen antippen müssen) verständlich.

Die mit Frontalhirnleistungen und Selbstregulationsvorgängen verbundenen exekutiven Funktionen sowie die frontalhirnbezogene hirnelektrische Aktivität sind grundsätzlich nicht gestört.

Ein auf empirischen Daten basierendes Modell der Pathogenese der Tic-Störung postuliert ein Funktionsdefizit im Bereich der Basalganglien als Störung der subkortikalen Eigenhemmung aufgrund einer Überempfindlichkeit der Dopaminrezeptoren, so dass es zu einem unwillkürlichen Ingangsetzen motorischer Subroutineprogramme kommt. Die mangelnde Eigenhemmung der subkortikalen neuronalen Entladungen setzt eine thalamokortikale neuronale Dysrhythmie in Gang und muss dann durch andere (frontokortikale) Kontrollinstanzen kompensiert werden, wenn es nicht zu Tics kommen soll.

Klinische Symptome und Verlauf Ein typisches Kennzeichen von Tics ist der Wechsel der Symptomatik über die Zeit (meist in Intervallen von 6–12 Wochen) und Körperregion, wobei sie zuerst und am häufigsten im Kopf-Schulter-Bereich und am stärksten um das 10.–14./15. Lebensjahr auftreten. Beim Tourette-Syndrom können die Lautproduktionen von einzelnen Lauten bis zu Wörtern und ganzen Sätzen reichen. Manchmal (d. h. in weniger als 20 % der Fälle) werden auch Schimpfwörter plötzlich und unkontrolliert und meist ohne Zusammenhang mit der sozialen Situation ausgestoßen (Koprolalie) oder obszöne Gesten (Kopropraxie) gezeigt. Selten sind begleitende Symptome wie das unwillentliche Wiederholen von Wörtern oder Lauten im Gespräch mit anderen Menschen (Echolalie), Imitation der Bewegungen anderer Personen (Echopraxie) und Wiederholung der eigenen Lautproduktionen und Wörter (Palilalie). Bei ärgerlicher oder freudiger Erregung können sich die Tics kurzzeitig verstärken, manchmal werden Tics von anderen Betroffenen ungewollt übernommen. Etwa ab dem 10. Lebensjahr können die betroffenen Kinder über ein unangenehmes sensomotorisches Vorgefühl (z. B. innerer Drang hin zur Tic-Ausführung, Kribbeln in den „Tic-Muskeln") berichten, manchmal auch als Nachgefühl nach einem Tic, der dann zwanghaft wiederholt werden muss, bis er sich sensomotorisch „genau richtig" anfühlt.

Nach einer präpubertären Verschlechterung erfolgt im weiteren Krankheitsverlauf während der Spätadoleszenz und im frühen Erwachsenenalter eher eine Eingrenzung des Tic-Spektrums und Abmilderung der Symptomatik, eine bessere soziale Anpassung und ein wirkungsvollerer Einsatz von Selbstkontroll- und Bewältigungsstrategien. Trotz der psychopathologischen Belastung durch die Tic-Symptomatik und die assoziierten psychischen Auffälligkeiten (Letztere in etwa 90 % der Fälle) kommt es nur bei einem Teil der Betroffenen zu wesentlichen Beeinträchtigungen der schulischen, beruflichen und sozialen Entwicklung und nur bei wenigen Patienten zu einer Verschlechterung der Symptomatik im Erwachsenenalter. Hierbei spielen im Kindes- und Jugendalter die Aufmerksamkeitsdefizit-/Hyperaktivitätsstörung (ADHS) und im Jugend- und Erwachsenenalter die Zwangssymptomatik die Hauptrollen.

Diagnose und Differenzialdiagnose Die Diagnose kann nur durch Anamnese und Verhaltensbeobachtung gestellt werden. Es gibt keinen „diagnostischen Test". Bei der Differenzialdiagnose ist es wichtig, zum einen die Abgrenzung zu körperlichen Erkrankungen (z. B. Dystonien, Spasmus hemifacialis, Chorea, tardive Dyskinesie, Myoklonus, Epilepsie, Blepharospasmus, Infektion, Schädel-Hirn-Trauma, CO-Vergiftung) wie auch zur Komorbidität psychiatrischer Störungen (z. B. ADHS, Zwangsstörung, Depressivität/Angst, selbstverletzendes Verhalten, Schlafprobleme, Stereotypien/Rituale) zu leisten.

Die Beachtung des Verlaufs ist besonders wichtig (Stichwort: Entwicklungspsychopathologie), da sich nicht nur die Tic-Störung mit der Zeit verändert, sondern auch das psychopathologische Bild

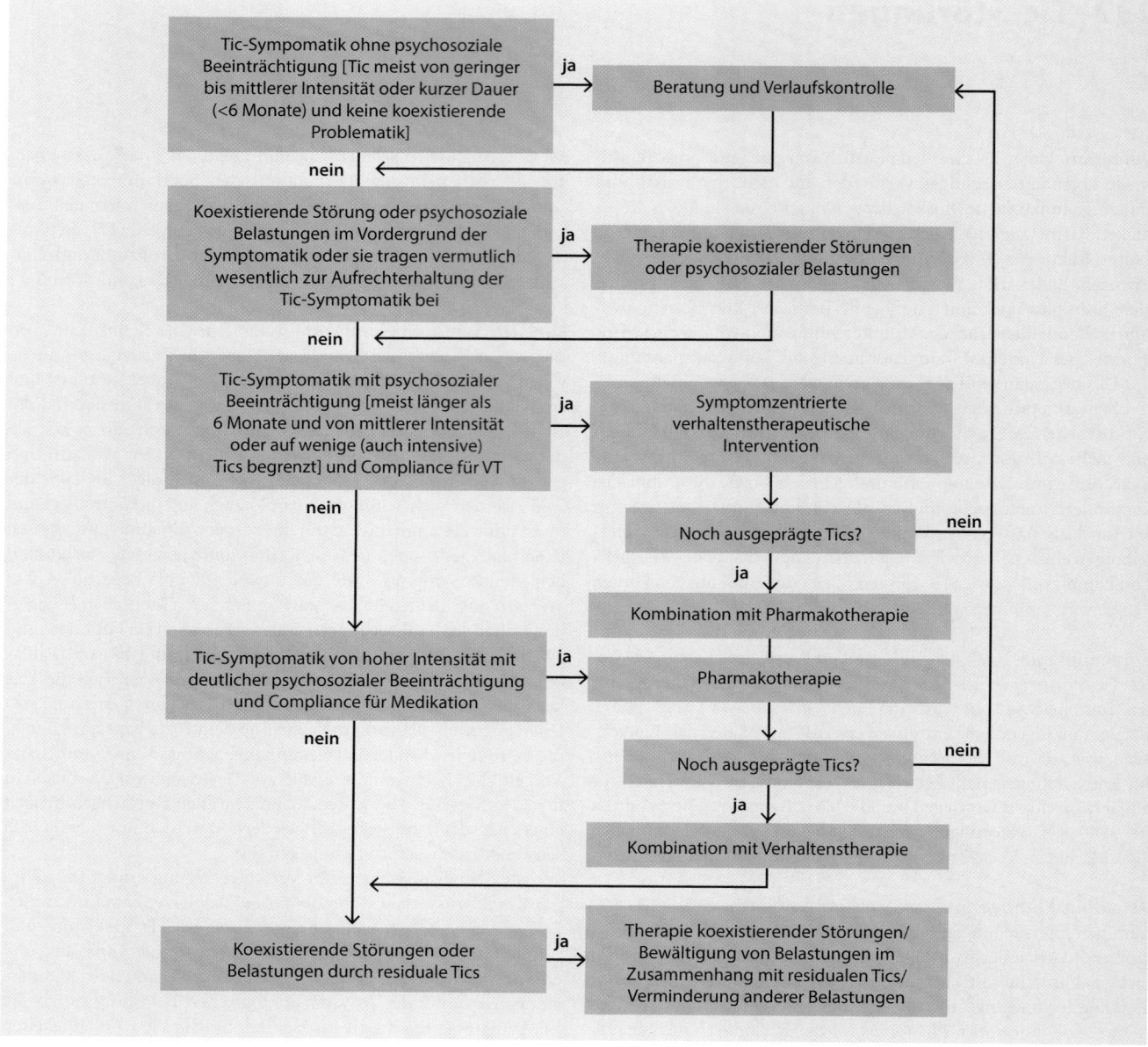

Abb. 237.1 Differenzialtherapeutischer Entscheidungsbaum. (Aus Döpfner et al. 2010, mit freundl. Genehmigung des Hogrefe-Verlags)

der Koexistenz mit ADHS (kommt zuerst, bleibt lange) und Zwangsstörungen (kommt später und kann dann dominieren).

Therapie und Differenzialtherapie

Beratung der Eltern Da Tics in ihrer überwiegenden Mehrheit eher vorübergehend sind, reicht in der Regel eine Beratung der Eltern mit dem Ziel der Aufklärung und dem Hinweis, dem Tic keine besondere Beachtung zu schenken. Auch wenn die langfristig positive Zukunftsaussicht (d. h. spontane Besserung der Tics, kompetenterer Umgang mit der Symptomatik) den betroffenen Familien Mut macht, so benötigen chronische Formen von Tics gemäß der oben genannten Definition doch oft eine entweder medikamentöse oder verhaltenstherapeutische Behandlung oder eine Kombination dieser beiden Formen.

Medikamentöse Therapie Die Behandlung mit Psychopharmaka ist die erfolgreichste Vorgehensweise zur Linderung von Tics. Sie ist dann sinnvoll, wenn ein Tourette-Syndrom oder vokale Tics bzw. anhaltende schwerwiegende motorische Tics sowie Tics in Verbindung mit anderen psychischen Störungen vorliegen und die psychosoziale Entwicklung des Kindes beeinträchtigen. Hier kommen Neuroleptika und dabei in erster Linie die Substanz Tiaprid zur Anwendung.

Verhaltenstherapie Für die verschiedenen Behandlungsansätze der Verhaltenstherapie ist in jedem Fall eine hohe Motivation erforderlich. Diese Ansätze können in Ergänzung oder bei Versagen bzw. Verweigerung der medikamentösen Behandlung eingesetzt werden. Im Unterschied zu Medikamenten benötigt der Wirkungseintritt vergleichsweise mehr Zeit. In verhaltenstherapeutischen Programmen werden die Selbstbeobachtung (genaues Kennenlernen der Tics), Entspannungstechniken (z. B. progressive Muskelentspannung), Verstärkungen (Belohnung) tic-freier Episoden sowie die Methode der Reaktionsumkehr (Habit Reversal) eingesetzt. Die erfolgreiche Nutzung derartiger Behandlungsprogramme setzt spezielle Erfahrungen in der Verhaltenstherapie voraus.

Die Selbstbeobachtung allein kann manchmal bei den vorübergehenden isolierten Tics wirksam sein. Sie ist allerdings eine Komponente der Kombinationsbehandlung. Isolierte Entspannungstechniken können eine dauerhafte Rückbildung der Tics nicht sicherstellen, aber evtl. stressreiche tic-verstärkende Situationen entschärfen. Die Methode der Verstärkung tic-freier Phasen mit kleinen Belohnungen durch die Eltern ist nur eine bedingt hilfreiche Zusatzstrategie bei der Kombinationsbehandlung.

Im Rahmen derartiger Kombinationsbehandlungen ist das Element der Reaktionsumkehr von besonderer Bedeutung. Hier wird die Reaktion des Tics durch Gegenbewegungen gewissermaßen umgekehrt. So wird z. B. beim Naserümpfen die Oberlippe für etwa 1–2 min etwas nach unten gezogen und die Lippen zusammengepresst. Diese Reaktionsumkehr kann in Verbindung mit Selbstwahrnehmung, Entspannungstechniken und Verstärkung tic-freien Verhaltens zu einem Erfolg versprechenden Behandlungspaket verbunden werden.

Ebenso wichtig wie die Differenzialdiagnose und die Abklärung von Komorbiditäten ist die stetige Offenheit des Arztes für eine im Verlauf zu optimierende Differenzialtherapie (◘ Abb. 237.1), die auch die psychosozialen Bedingungen berücksichtigt.

Literatur

Rothenberger A, Roessner V, Banaschewski T, Leckman J (2007) Co-existence of tic disorders (TIC) and ADHD – recent advances in understanding and treatment. Eur Child Adolesc Psychiatry 16(1):1–99

Rothenberger A (2009) oscillations forever – neurophysiology in future research of child psychiatric problems. J Child Psychology Psychiatry. Brain 50:79–86

Döpfner M, Roessner V, Woitecki K, Rothenberger A (2010) Tic-Störungen Leitfaden Kinder- und Jugendpsychiatrie, Bd. 13. Hogrefe, Göttingen

Roessner V, Banaschewski T, Rothenberger A (2011) Tic-Störungen. In: Esser G (Hrsg) Lehrbuch der klinischen Psychologie und Psychotherapie bei Kindern und Jugendlichen, 4. Aufl. Thieme, Stuttgart, S 321–333

Roessner V, Rothenberger A, Rickards H, Hoekstra PJ (2011) European clinical guidelines for Tourette syndrome and other tic disorders. Eur Child Adolesc Psychiatry 20:153–154

Rothenberger A, Banaschewski T, Rössner V (2007) Tic-Störungen. In: Herpertz-Dahlmann, Resch, Schulte-Markwort, Warnke (Hrsg) Entwicklungspsychiatrie, 2. Aufl. Schattauer, Stuttgart, S 694–718

238 Störungen des Sozialverhaltens und Persönlichkeitsstörungen

K. Schmeck

Bei Störungen des Sozialverhaltens und Persönlichkeitsstörungen im Jugendalter handelt es sich um zwei umstrittene Diagnosen, die in der Überarbeitung der ICD-10 deutliche Veränderungen erfahren werden. Beiden Störungsbildern ist gemeinsam, dass sie bei nicht ausreichender oder inadäquater Behandlung in einem hohen Ausmaß chronifizieren können und dann zu nachhaltiger Beeinträchtigung der zwischenmenschlichen Beziehungen, der schulischen und beruflichen Entwicklung sowie der Teilhabe an gesellschaftlichen Aktivitäten führen.

Während Störungen des Sozialverhaltens gemeinsam mit hyperkinetischen Störungen im Vorschul- und Grundschulalter die häufigsten Gründe (vor allem bei Jungen) für die Vorstellung in einer kinderpsychiatrischen Sprechstunde darstellen, herrscht bei der Wahrnehmung und Benennung von Persönlichkeitsstörungen im Jugendalter noch sehr weitgehende Zurückhaltung, obwohl die für eine Persönlichkeitsstörung charakteristischen Symptome in der Regel schon im Jugendalter zu beobachten sind und für die Diagnose einer solchen Störung im Erwachsenenalter das Vorliegen von entsprechenden Symptomen in Kindheit und Jugend sogar vorausgesetzt werden.

238.1 Störungen des Sozialverhaltens

Klinische Symptome Schon im Namen der Diagnose ist die Bezugnahme auf gesellschaftliche Normen und Werte impliziert. Dadurch unterscheidet sich diese Diagnose (vergleichbar zur dissozialen Persönlichkeitsstörung) von den anderen Diagnosen des Kapitels F der ICD-10. Es wird deshalb immer wieder die Frage aufgeworfen, ob es sich bei Störungen des Sozialverhaltens tatsächlich um eine psychische Störung handelt oder nur um von der Norm abweichendes Verhalten. Tatsächlich sind oppositionelle oder dissoziale Verhaltensweisen wie Lügen, kleinere Diebstähle oder aggressives Verhalten bei einer großen Zahl von Kindern im Verlauf ihrer Entwicklung zu finden, ohne dass man von einer psychischen Störung sprechen sollte. Die Kontrolle von dissozialen oder aggressiven Impulsen ist ein wesentliches Merkmal der Sozialisation von Kindern und stellt einen zentralen Aspekt der intrapsychischen Reifung dar. Unter adäquater Anleitung von in der Erziehung kompetenten Bezugspersonen schafft die Mehrzahl der Kinder diesen Reifungsschritt im Verlaufe ihrer Entwicklung. Wenn es einem Kind aber nicht gelingt, seine gegen andere Menschen, Tiere oder Gegenstände gerichteten Impulse zu kontrollieren, kann es zu einem sich ständig wiederholenden und andauernden Muster von oppositionell-aufsässigem, dissozialem oder aggressivem Verhalten kommen, und wenn diese problematischen Verhaltensweisen vom Schweregrad her deutlich über denjenigen von Gleichaltrigen liegen und durchgängig beobachtet werden können, entspricht dies den Kriterien für eine Störung des Sozialverhaltens (▶ Übersicht).

Symptome von oppositionellem Trotzverhalten und Störungen des Sozialverhaltens

- Oppositionelles Trotzverhalten
  - Wird schnell ärgerlich
  - Streitet sich häufig mit Erwachsenen
  - Widersetzt sich häufig Anweisungen und Regeln von Erwachsenen
  - Verärgert andere häufig absichtlich
  - Gibt anderen Schuld für eigene Fehler
  - Häufig empfindlich, leicht verärgert
  - Häufig wütend und beleidigt
  - Häufig boshaft und nachtragend
- Störungen des Sozialverhaltens
  - Aggressives Verhalten
    - Bedroht andere, schüchtert ein
    - Beginnt häufig Schlägereien
    - Fügt anderen mit Waffen schwere körperliche Schäden zu
    - Körperlich grausam gegenüber Menschen
    - Quält Tiere
    - Erpressung, bewaffneter Raubüberfall
    - Zwingt andere zu sexuellen Handlungen
  - Zerstörung von Eigentum
    - Begeht vorsätzliche Brandstiftung
    - Zerstört fremdes Eigentum
    - Betrug oder Diebstahl
    - Bricht in Autos oder Gebäude ein
    - Lügt zur Erlangung von Vorteilen
    - Stiehlt wertvolle Gegenstände
  - Schwere Regelverstöße
    - Bleibt nachts ohne elterliche Erlaubnis von zu Hause weg (vor dem 13. Lebensjahr)
    - Lief schon zweimal über Nacht von zu Hause weg
    - Schwänzt häufig Schule (vor 13. Lebensjahr)

Während 94 % aller Jugendlichen in der neuseeländischen „Dunedin Child Health Development Study" angaben, irgendeine Form von illegalen Handlungen wie die Verwendung gefälschter Ausweise, unerlaubtes Trinken von Alkohol oder anderes begangen zu haben, erfüllten nur 7,3 % von ihnen die Kriterien einer Störung des Sozialverhaltens und nur 6 % waren in schwerwiegende delinquente Handlungen verwickelt. Die Prävalenz von oppositionellem Trotzverhalten und Störungen des Sozialverhaltens liegt in verschiedenen epidemiologischen Studien bei ca. 6–8 %.

Pathogenese Die Pathogenese dieser Störungen ist sehr vielfältig und umfasst eine Vielzahl von Faktoren, die im Folgenden überblicksartig dargestellt werden sollen. Während neurobiologische Faktoren einen größeren Einfluss auf die Entstehung von impulsiv-aggressivem Verhalten haben, ist bei dissozial-delinquentem Verhalten ein höherer Stellenwert von psychosozialen und gesellschaftlichen Faktoren zu erkennen.

Neurobiologische Faktoren In den letzten 20 Jahren haben empirische Untersuchungen eine Vielzahl von neurobiologischen Faktoren in der Entstehung und Aufrechterhaltung von aggressivem Verhalten beschrieben. Als zentraler Pathomechanismus aggressiven

Verhaltens wird eine Störung der neurobiologischen Grundlagen emotionaler Prozesse angesehen, die für soziales und moralisches Verhalten relevant sind. Vor allem das Erkennen von Angst bei anderen Menschen ist beeinträchtigt. In verschiedenen Studien konnte gezeigt werden, dass die Betrachtung von ängstlichen Gesichtern im Vergleich zu Kontrollprobanden zu einer niedrigeren Aktivierung von für die Verarbeitung von Emotionen zentralen Hirnstrukturen wie der Amygdala führte. Wenn das Leiden anderer nicht ausreichend wahrgenommen wird, ist die Empathiefähigkeit reduziert, was wiederum zu einer mangelnden Hemmung aggressiven Verhaltens führt.

Bei peripheren psychophysiologischen Markern sind Auffälligkeiten zu beobachten im Sinne einer erniedrigten Aktivierung und Reaktivität, die sich in niedrigeren basalen Herzfrequenz- und Hautleitfähigkeitswerten sowie einer geringeren Zahl an Spontanfluktuationen der Hautleitfähigkeit zeigt. Dissoziale Kinder, Jugendliche oder Erwachsene zeigen eine elektrodermale Hyporeaktivität bei der Antizipation aversiver Reize, was mit der klinischen Erfahrung korrespondiert, dass die Androhung von Strafen nur wenig verhaltenssteuernde Wirkung hat.

Persönlichkeitsmerkmale Ein stark ausgeprägtes Verhaltensaktivierungssystem (Impulsivität, Neugierverhalten, „sensation seeking") bei gleichzeitig schwachem Verhaltenshemmungssystem (Schadensvermeidung, Schüchternheit, Ängstlichkeit) führt zu risikoreichem explorativem Verhalten ohne ausreichende Angst vor möglichen negativen Konsequenzen, wie es für Kinder und Jugendliche mit Störungen des Sozialverhaltens charakteristisch ist. In den letzten Jahren ist zunehmend mehr auch das Persönlichkeitsmerkmal der „kaltherzig-unemotionalen Wesenszüge" („callous-unemotional traits") in den Blickpunkt gerückt und hat sogar zu einer Ergänzung der Klassifikation von Sozialverhaltensstörungen im amerikanischen Diagnosesystem DSM-5 geführt. Besonders schwerwiegende Störungen mit einer ausgeprägten Tendenz zu einem chronischen Verlauf sind danach durch folgende 4 Merkmale charakterisiert:
- Mangel an (oder Fehlen von) Schuldgefühlen,
- kaltherziger Mangel an Empathie,
- wenig Interesse an eigener Leistungsfähigkeit („performance") in Schule oder Beruf,
- oberflächlicher Affekt und manipulatives Verhalten.

Psychosoziale Faktoren Ein niedriger sozioökonomischer Status und die damit verbundenen Risikofaktoren können einen erheblichen Einfluss auf die Entwicklung von Kindern und Jugendlichen haben (▶ Kap. 13). Für die zur „neuen Morbidität" gezählten Verhaltensstörungen trifft dies in besonderer Weise zu. Durch Armut und schlechte Wohnverhältnisse geprägte Lebensbedingungen sind ebenso wie Misshandlung und Vernachlässigung, inadäquate Erziehungspraktiken, gehäufte elterliche Konflikte und Trennungen sowie Kriminalität oder psychische Störungen (vor allem antisoziale Persönlichkeitsstörungen) der Eltern deutlich häufiger bei Kindern und Jugendlichen zu finden, die in ihrem Entwicklungsverlauf dissoziale oder delinquente Verhaltensweisen zeigen.

Auch die Gruppe der Gleichaltrigen ist für das Auftreten und die Aufrechterhaltung von dissozialem Verhalten von erheblicher Bedeutung. Sozialverhaltensgestörte Kinder und Jugendliche fühlen sich geradezu magisch von anderen Kindern und Jugendlichen angezogen, die ähnliche Verhaltensprobleme aufweisen wie sie selbst. Auf diese Weise lernen sie statt sozialkompetentem Verhalten, ihre Ziele durch Gewaltanwendung (bis hin zur körperlichen Aggression) durchzusetzen.

Therapie und Prognose Störungen des Sozialverhaltens sind sehr hartnäckig und nehmen in ca. 50 % der Fälle einen chronischen Verlauf. Aus diesem Grund (und auch wegen der weiter oben beschriebenen multifaktoriellen Genese der Störung) sind alleine auf das Kind zentrierte einzeltherapeutische Maßnahmen in der Regel nicht ausreichend. Erfolgversprechender sind multimodale therapeutische Maßnahmen, die neben dem Kind auch die Eltern und die Umgebung der Kinder (Schule, Vereine, Gleichaltrige) mit in die Behandlung einbeziehen. Bei schwer ausgeprägten Störungen sollten verschiedene Behandlungsansätze wie pädagogische Maßnahmen, Psychotherapie, Pharmakotherapie (neben Psychostimulanzien vor allem das atypische Neuroleptikum Risperidon), Elternberatung und Schulberatung kombiniert werden.

Wegen der problematischen Langzeitprognose von früh beginnenden Störungen des Sozialverhaltens sind möglichst früh beginnende präventive Maßnahmen dringend erforderlich, die aber häufig an der unzureichenden Motivation der Eltern verhaltensgestörter Kinder scheitern. Wenn sich die „neuen Morbiditäten" nicht weiter ausbreiten sollen, kommt zukünftig der Entwicklung von erfolgreichen Präventionsprogrammen, die solche Störfaktoren berücksichtigen, eine erhebliche Bedeutung zu.

238.2 Persönlichkeitsstörungen

Während Persönlichkeitsstörungen im Erwachsenenalter mit einer Prävalenz von bis zu 15 % in der Allgemeinbevölkerung zu den häufigsten psychischen Störungen zählen, ist die Diagnose im Jugendalter nach wie vor umstritten. Die Diagnosestellung im Erwachsenenalter setzt zwar voraus, dass der Beginn der Symptomatik schon im Kindes- und Jugendalter liegt. Dennoch argumentieren die Gegner der Diagnose, dass Krisen der Entwicklung ein normaler Teil der Adoleszenz sind, dass die Entwicklung der Persönlichkeit noch weiter fortschreitet und dass bei einer Diagnosestellung im Jugendalter die Gefahr einer lebenslangen Stigmatisierung bestehe. Dies entspricht weitgehend der Argumentation, wie sie vor rund 30 Jahren gegenüber der Diagnose einer schizophrenen Psychose im Jugendalter geäußert wurde. Inzwischen ist bekannt, dass der Zeitraum vom Beginn einer Psychose bis zum Beginn der Behandlung (DUP, Dauer der unbehandelten Psychose) einen erheblichen Einfluss auf die Prognose hat, so dass Früherkennung und Frühintervention eine zunehmende Bedeutung gewonnen haben. Es ist davon auszugehen, dass in absehbarer Zeit auch der Früherkennung und -intervention von Persönlichkeitsstörungen im Jugendalter eine vergleichbare Aufmerksamkeit entgegengebracht wird.

Definition Als Persönlichkeitsstörungen werden tief verwurzelte stabile Verhaltensmuster mit starren Reaktionen auf unterschiedliche persönliche und soziale Lebensbedingungen bezeichnet, die mit Auffälligkeiten im Wahrnehmen, Denken, Fühlen und in der Beziehungsgestaltung verbunden sind und zu subjektivem Leiden des Betroffenen und/oder seiner Umwelt führen. Sie dürfen durch keine andere psychische oder hirnorganische Störung bedingt sein, beginnen in Kindheit oder Adoleszenz und persistieren bis ins Erwachsenenalter.

Da es sich bei Persönlichkeitsstörungen um eine Gruppe von unterschiedlichen Störungsbildern handelt, gibt es neben diesen allgemeinen Diagnosekriterien noch spezifische Kriterien für jedes einzelne dieser Störungsbilder. Die folgende ▶ Übersicht stellt beispielhaft die Kriterien für die Diagnose der Borderline-Persönlichkeitsstörung dar.

> **Diagnosekriterien der Borderline-Persönlichkeitsstörung nach DSM-5**
> Allgemeine Kriterien: durchgehendes Muster von Instabilität in zwischenmenschlichen Beziehungen, Selbstbild und Gefühlen; ausgeprägte Impulsivität
> Weiterhin müssen mindestens 5 der folgenden Kriterien erfüllt sein:
> - Verzweifeltes Bemühen, Alleinsein zu verhindern
> - Intensive, aber instabile zwischenmenschliche Beziehungen; Wechsel zwischen Überidealisierung und Entwertung
> - Identitätsstörung
> - Impulsivität bei mindestens 2 potenziell selbstschädigenden Aktivitäten
> - Wiederholte Suiziddrohungen oder -versuche, Selbstverletzungen
> - Affektive Instabilität
> - Chronisches Gefühl der Leere
> - Übermäßig starke Wut; Unfähigkeit, Wut zu kontrollieren
> - Dissoziative Symptome; stressabhängige paranoide Fantasien

Pathogenese Bei keinem anderen psychiatrischen Störungsbild sind so häufig Traumatisierungen in der Vorgeschichte zu beobachten (bei Patienten mit Borderline-Persönlichkeitsstörungen in bis zu 90 %). Dabei handelt es sich in der Regel nicht um einzelne traumatische Erlebnisse wie Unfälle oder Naturkatastrophen, sondern um sog. Typ-II-Traumatisierungen, welche sich eher im familiären Nahbereich abspielen und durch einen chronischen Verlauf über einen langen Zeitraum hinweg gekennzeichnet sind (vor allem Vernachlässigung, Misshandlung, Missbrauch).

Des Weiteren ist die Entwicklung von Persönlichkeitsstörungen mit dysfunktionalen Familienstrukturen verbunden, die durch massive Psychopathologie der Eltern, einen Zusammenbruch familiärer Strukturen sowie pathologische Erziehungspraktiken (wie erniedrigende Erziehungsmethoden oder ein strafender oder vernachlässigender Erziehungsstil) gekennzeichnet sind („invalidierende Ursprungsfamilien").

Die klinische Erfahrung lehrt jedoch auch, dass trotz dieser großen Bedeutung von pathologischen Umgebungsfaktoren immer wieder auch Fälle zu beobachten sind, in denen Jugendliche aus ungestörten Familienverhältnissen stammen und bei denen auch bei intensiver Anamneseerhebung keine bedeutsamen Traumatisierungen erkennbar sind. In diesen Fällen gibt es häufig auch Geschwister, die in der gleichen Familie aufwachsen und keine oder nur unbedeutende Störungen zeigen. Diese Beobachtungen führen hin zur Bedeutung von neurobiologischen Vulnerabilitätsfaktoren, die umso stärker ausgeprägt sind, je niedriger die psychosoziale Belastung ist. Durch den Einsatz von bildgebenden Verfahren konnten bei Patienten mit Borderline-Persönlichkeitsstörungen Dysfunktionen in kortikolimbischen Regelkreisen beschrieben werden, die das „affektive Vulnerabilitätskonzept" von Linehan bestätigen, wonach der grundlegende neurobiologische Pathomechanismus bei solchen Patienten in einer dysfunktionalen Affektregulation mit hoher Sensitivität gegenüber emotionalen Reizen, heftigen Reaktionen auch auf schwache Reize und einer verzögerten Rückkehr der Affektlage zum Ausgangsniveau zu sehen ist.

Therapie Bei Erwachsenen haben sich international 4 therapeutische Verfahren für die Behandlung von Persönlichkeitsstörungen etabliert:
- Dialektisch-behaviorale Therapie (DBT),
- übertragungsfokussierte Therapie (TFP),
- mentalisierungsbasierte Therapie (MBT),
- schemafokussierte Therapie (SFT).

Dialektisch-behaviorale Therapie Linehan entwickelte mit der DBT ein Programm zur Behandlung von chronisch beeinträchtigten Patienten mit Borderline-Persönlichkeitsstörungen und Suizidalität. Die Standardbausteine der DBT bestehen aus einer ambulanten Einzelpsychotherapie, einem ambulanten Gruppentraining zum Erwerb von Verhaltensfertigkeiten (Skills), Telefonkonsultationen sowie einer regelmäßigen Therapeutenbesprechung, die einmal pro Woche stattfinden sollte.

Folgende Therapieziele werden (in hierarchischer Weise) angestrebt:
1. Verminderung hochriskanter suizidaler oder parasuizidaler Verhaltensweisen,
2. Verminderung unerwünschten Verhaltens sowohl bei Patienten als auch bei Therapeuten, durch welche der Fortgang der Therapie gestört wird,
3. Modifikation von Verhaltensweisen, welche die Lebensqualität der Patienten erheblich einschränken,
4. Erwerb von Fähigkeiten durch den Therapeuten, mit deren Hilfe das Erreichen von Zielen für den Patienten erleichtert wird.

Für die Behandlung von Jugendlichen wurde die DBT modifiziert und als Manual DBT-A publiziert. Die ersten Studien weisen auf die Wirksamkeit von DBT-A hin. Das Manual und die Übungen wurden an die spezifischen Erfordernisse von Jugendlichen angepasst und um das Modul „Walking the middle path" erweitert. In diesem Zusatzmodul sollen Jugendliche vor allem darin trainiert werden, Konfliktlösungen in Auseinandersetzungen mit ihren Eltern zu erreichen, die auch in das Fertigkeitentraining einbezogen werden.

Übertragungsfokussierte Therapie Der am weitesten verbreitete psychodynamische Behandlungsansatz für Persönlichkeitsstörungen ist die von der Gruppe um Kernberg entwickelte übertragungsfokussierte Psychotherapie TFP, bei der das psychoanalytische Standardverfahren deutlich modifiziert wurde. Im Fokus der Behandlung steht die Analyse von Übertragungs- und Gegenübertragungsprozessen, woraus sich der Name des Verfahrens „Transference-Focused Psychotherapy" ableitet. Durch die Techniken „Klärung", „Konfrontation" und „Deutung" wird eine Integration der Persönlichkeitsorganisation (Struktur) angestrebt. Zu Beginn der Behandlung wird ein Vertrag zwischen Patient und Therapeut abgeschlossen, in dem Rahmenbedingungen, Therapiemethode, Therapieziele, Rollen und Verantwortlichkeiten von Patient und Therapeut geklärt werden.

Wie bei der DBT wurden auch bei der TFP die grundlegenden Konzepte für die Anwendung bei Jugendlichen modifiziert (TFP-AIT), wobei der zentrale Schwerpunkt auf die Bearbeitung von Störungen der Identität gelegt wird. Auch die Behandlungstechniken unterscheiden sich bei Adoleszenten von denen bei Erwachsenen. So wird mehr Zeit auf Klärungen gelegt, bevor Konfrontation und Deutung eingesetzt werden. Ferner wird erst an Beziehungen außerhalb der Therapie gearbeitet, bevor die Übertragungsbeziehung zwischen Patient und Therapeut bearbeitet wird. Eine weitere Modifikation besteht darin, dass die Eltern der jugendlichen Patienten sowohl beim Therapievertrag als auch bei der Behandlung der Jugendlichen einbezogen werden, was für den langfristigen Therapieerfolg von zentraler Bedeutung ist, da die meisten Jugendlichen noch mit ihren Eltern zusammenleben.

Literatur

Clarkin JF, Yeomans FE, Kernberg O (2001) Psychotherapie der Borderline-Persönlichkeit. Manual zur psychodynamischen Therapie. Schattauer, Stuttgart

Fleischhaker C, Sixt B, Schulz E (2010) DBT-A-Manual. Springer, Berlin

Foelsch PA, Schlüter-Müller S, Odom A, Arena H, Borzutzky A, Schmeck K (2013) Behandlung von Jugendlichen mit Identitätsstörungen (AIT). Ein integratives Therapiekonzept für Persönlichkeitsstörungen. Springer, Berlin

Frick PJ (1998) Conduct disorders and severe antisocial behavior. Plenum Press, New York

Linehan MM (1989) Dialektische Verhaltenstherapie bei Borderline-Persönlichkeitsstörungen. Prax Klin Verhaltensmed Rehabilitation 2:220–227

Schmeck K, Schlüter-Müller S (2009) Persönlichkeitsstörungen im Jugendalter. Springer, Berlin

Schmeck K, Stadler C (2011) Störungen des Sozialverhaltens. In: Fegert JM, Eggers C, Resch F (Hrsg) Lehrbuch der Kinder- und Jugendpsychiatrie, 2. Aufl. Springer, Heidelberg, S 849–873

239 Suchttherapie

R. Thomasius

Diagnose Bei der Diagnostik substanzbezogener Störungen ist das Vertrauen des Jugendlichen in die Person des Untersuchers von großer Bedeutung. Selbstauskünfte über den Substanzkonsum sind in diesem Fall meistens zuverlässig zu erhalten. Sie werden durch Auskünfte der Eltern und weitere Bezugspersonen ergänzt. Eine toxikologische Urinuntersuchung gehört zur Standarddiagnostik.

Strukturierte Interviewinstrumente zur Diagnosestellung einer substanzbezogenen Störung liegen für Kinder und Jugendliche im deutschsprachigen Raum nicht vor. Ein hilfreicher Screeningtest ist der aus den USA stammende, für 12- bis 18-Jährige normierte „RAFFT", der Hinweise auf riskante Konsummuster gibt (▶ Übersicht).

> **RAFFT-Drogen**
> „RAFFT" ist als Akronym aus relevanten Konsumkontexten gebildet: **R**elax, **A**lone, **F**riends, **F**amily, **T**rouble. Bei 2 und mehr Zustimmungen liegen bei 12- bis 18-Jährigen Hinweise auf eine mögliche Entwicklung einer substanzbezogenen Störung vor. Analog zu illegalen Drogen kann Alkohol- und Tabakkonsum abgefragt werden.
> - Nimmst du manchmal illegale Drogen, weil du dich entspannen oder du dich besser fühlen möchtest?
> - Nimmst du manchmal illegale Drogen, weil du dich dazugehörig fühlen möchtest?
> - Nimmt jemand aus deinem Freundeskreis regelmäßig (mindestens einmal die Woche) illegale Drogen?
> - Nimmst du manchmal illegale Drogen, wenn du alleine bist?
> - Hat jemand aus deinem Familienkreis ein Problem mit illegalen Drogen?
> - Hattest du schon mal ernsthaft Schwierigkeiten wegen deines Konsums illegaler Drogen? (z. B. schlechte Zensuren, Ärger mit dem Gesetz oder den Eltern?)

In der folgenden ▶ Übersicht werden diagnostische Hinweise auf das Vorliegen einer substanzbezogenen Störung im Kindes- und Jugendalter zusammengefasst.

> **Diagnostisch zu berücksichtigende Indikatoren für eine substanzbezogene Störung im Kindes- und Jugendalter**
> - Familienanamnese: Substanzkonsum vor allem bei Eltern und Geschwistern, Dissozialität in der Familie, gestörte Eltern-Kind-Beziehungen, psychische Erkrankungen in der Familie
> - Komorbide psychische Störungen: z. B. Störung des Sozialverhaltens, affektive Störung, Angststörungen, Suizidalität
> - Erlebte negative Folgen (Entzugssymptome, „Craving") und erhoffte positive Folgen (Statusgewinn, Problemreduktion) des Substanzgebrauchs, früher Tabakkonsum
> - Psychische Traumatisierung, Missbrauchserfahrung (auch in Zeugenschaft), frühe Sexualkontakte, frühe Schwangerschaft
> - Nachlassende Schulleistung, sozialer Rückzug, Schulabbruch
> - Dissoziales Verhalten (Erwachsene belügen, Eltern bestehlen), Delinquenz
> - Substanzkonsum und Delinquenz bei den Peers
> - Ökonomisch-soziale Benachteiligung, Zugehörigkeit zu „Randgruppen", depriviertes Wohnumfeld und hohe Kriminalitätsrate

Therapie

Störungs- und altersspezifische Behandlung Die Behandlung von Kindern und Jugendlichen mit einer substanzbezogenen Störung erfordert ein hohes Maß an störungs- und altersspezifischer Orientierung. Sie muss die speziellen Auswirkungen des Missbrauchs psychoaktiver Substanzen ebenso berücksichtigen wie die entwicklungspsychologischen und -psychopathologischen Besonderheiten des Kindes- und Jugendalters. Einschlägige Behandlungskonzepte für süchtige Erwachsene können nicht ohne Weiteres auf betroffene Kinder und Jugendliche übertragen werden:
- Im Jugendalter wird der Behandlungswunsch sehr viel häufiger durch die Angehörigen vorgetragen als durch die Betroffenen selbst.
- Zu Behandlungsbeginn weisen Kinder und Jugendliche mit substanzbezogenen Störungen häufig familiäre Konflikte auf, die im Behandlungsprozess geklärt werden müssen.
- Die Anforderungen an pädagogische, schulische und berufsorientierende Förderung sind in dieser Altersgruppe ungleich höher als bei erwachsenen Patienten.

Bei der Behandlung der substanzbezogenen Störungen müssen 4 verschiedene Ebenen berücksichtigt werden: die körperlichen Auswirkungen des Substanzmissbrauchs, psychische Funktionsstörungen, Entwicklungsstörungen und komorbide psychische Störungen.

Behandlungssetting Es werden ambulante, stationäre und selten teilstationäre Behandlungsformen für Kinder und Jugendliche mit Suchtstörungen vorgehalten.

Ambulante Behandlung Folgende Indikatoren sprechen für die Wahl einer ambulanten Behandlung:
- gute soziale Integration (Tagesstruktur vorhanden, soziale Beziehungen sind nicht überwiegend durch Substanzgebrauch definiert),
- Absprachefähigkeit und Mitwirkungsbereitschaft,
- Fähigkeit zur Abstinenz,
- wenig Vorbehandlungen,
- keine oder gering ausgeprägte komorbide psychische Störungen,
- Rückfall im Anschluss an eine vorausgegangene Behandlung.

Stationäre Behandlung Die Suchtbehandlung sollte stationär durchgeführt werden, wenn folgende Kriterien erfüllt werden:
- starker und regelmäßiger Substanzgebrauch,
- vorausgegangene gescheiterte ambulante Entzugsbehandlungen,
- ausgeprägte komorbide psychische Störungen,
- stationär behandlungsbedürftige somatische Erkrankungen,
- dysfunktionales familiäres bzw. soziales Umfeld,

- Verlust von Tagesstruktur,
- akute Selbst- oder Fremdgefährdung.

Akut- und Postakutbehandlung In der Akutbehandlung steht neben der medizinischen Behandlung des „Drogennotfalls" (Intoxikationen mit Alkohol, Cannabis, anderen illegalen Drogen sowie Inhalanzien) die qualifizierte Entzugsbehandlung im Vordergrund (körperliche Entgiftung, medizinische und psychosoziale Diagnostik, Motivation zur Inanspruchnahme weiterführender Therapie). Sie dauert in der Regel 2–4 Wochen. Ziele der anschließenden Postakutbehandlung sind die Festigung von Abstinenz inklusive Rückfallprävention sowie die Behandlung komorbider psychischer Störungen. Die Postakutbehandlung dauert etwa 8–16 Wochen (z. B. in Suchtbehandlungsschwerpunkten der stationären Kinder- und Jugendpsychiatrie) bzw. 12–18 Monate im Rahmen einer Rehabilitationsbehandlung (Mischfinanzierung aus Leistungen der gesetzlichen Krankenkassen nach SGB V und Jugendhilfemaßnahmen nach SGB VIII); Letztere wird ggf. auch im Anschluss an eine kurze Postakutbehandlung eingeleitet.

Behandlungsdurchführung Die kinder- und jugendpsychiatrische Suchttherapie ist hoch strukturiert und einsichtsfördernd. Vor dem Hintergrund einer biopsychosozialen und entwicklungsorientierten Perspektive wird ein multimodales interdisziplinäres Behandlungskonzept vorgehalten. Psychotherapeutische Verfahren (Einzel- und Gruppentherapien, Familientherapie, Rückfallpräventionstraining, soziales Kompetenztraining, Stärkung der Achtsamkeit und Emotionsregulation) werden mit komplementären Therapieformen kombiniert (Bewegungs-, Körper-, Ergo- und Musiktherapie). Pädagogische Förderung sowie schulische und berufsvorbereitende Maßnahmen sind wesentlicher Bestandteil des Behandlungsangebots. Das Behandlungsteam benötigt fundierte Kenntnisse und Fertigkeiten im Umgang mit suchtspezifischen Kommunikationsmustern und typischen Übertragungs- und Gegenübertragungsprozessen. Es muss belastbar sein und erhält zwecks Burn-out-Prophylaxe regelmäßig externe Supervision. In der folgenden ▶ Übersicht werden einzelne für die Behandlung von Kindern und Jugendlichen mit substanzbezogenen Störungen relevante Therapieelemente zusammengefasst.

Therapieelemente in der Suchttherapie und ihre Evidenzgrade

(A) für Metaanalysen, randomisierte klinische Studien; *(B)* für kontrollierte klinische Studien, Fallkontroll- oder Kohortenstudien, systematische Reviews; *(C)* für Beobachtungsstudien, Lehrbuch

- Kontaktphase: angemessen vertrauensvolle Atmosphäre (A); Motivational Interviewing zur Förderung von Krankheitseinsicht (A)
- Entgiftung ambulant mit ggf. adjuvanter Pharmakotherapie (C), neurologische Abklärung *oder* qualifizierte Entzugsbehandlung stationär, wenn ein stützendes soziales Umfeld fehlt (A) mit ggf. temporärer Substitution zur Milderung von Entzugssymptomen (C)
- Postakutbehandlung (teil-/stationär): Psychotherapie, Familientherapie (A) und Psychoedukation (C); Training sozialer Fertigkeiten (B); Erlernen von Selbstkontrolltechniken (Verhaltenstherapie) vor allem in Gruppen (B); Rückfallprävention (C); Akupunktur
- Sportprogramme, Bewegung, Ergotherapie, Arbeitstherapie (C)
- Rehabilitation: supportive Verfahren zur psychosozialen (C) und schulisch-beruflichen Verbesserung (B); Psychoedukation zu „harm reduction" (C)
- Nachsorge: Weiterbehandlung, Soziotherapie (B)
- Kooperation von Eltern, Therapeuten, Beratungsstellen und Jugendhilfe (C)
- Keine aversiven Verfahren (C)

Behandlungserfolg und Prognose Der Behandlungserfolg von Kindern und Jugendlichen mit substanzbezogenen Störungen wird im Wesentlichen über 3 Parameter bestimmt: Verbleiben in Therapie bis zum regulären Behandlungsende, Erreichen der Therapieziele (Abstinenz) und Rückfallquote. Die reguläre Therapiebeendigung gilt als bester Indikator für langfristigen Erfolg.

Die Haltequoten in Therapie liegen bei Kindern und Jugendlichen über alle Behandlungsformen hinweg zwischen 60 und 65 %. In Familientherapien sind sie am höchsten (70–90 %). In ambulanter Therapie sind bei regulärer Therapiebeendigung fast 60 % der Kinder und Jugendlichen abstinent. Bei etwa der Hälfte aller regulären Therapiebeendigungen wird nach Ablauf eines Jahres keine Missbrauchs- oder Abhängigkeitsdiagnose mehr gestellt (▶ Abschn. 15.4).

Das höchste Rückfallrisiko besteht im ersten Monat nach Behandlungsbeendigung. Das Rückfallrisiko steigt bei Jugendlichen typischerweise stark an, wenn Peers (insbesondere frühere Freunde aus der Drogenszene) sozialen Druck ausüben, Substanzen leicht verfügbar sind bzw. von Eltern, Geschwistern oder Peers konsumiert werden und die Jugendlichen kein Nachsorgeprogramm besuchen.

Literatur

Laging M (2005) Assessment und Diagnostik in der sekundären Suchtprävention bei Jugendlichen. Prävention 1:9–12

Thomasius R, Schulte-Markwort M, Küstner UJ, Riedesser P (Hrsg) (2009) Suchtstörungen im Kindes- und Jugendalter. Das Handbuch: Grundlagen und Praxis. Schattauer, Stuttgart

Thomasius R, Häßler F, Nesseler T (Hrsg) (2009) Wenn Jugendliche trinken: Auswege aus Flatrate-Trinken und Koma-Saufen. Trias, Stuttgart

240 Dissoziative und somatoforme Störungen

F. Resch

Definition und Historie Dissoziative Störungen sind durch einen Verlust der normalen Integration des Erinnerungsvermögens, des Identitätsbewusstseins, der unmittelbaren Empfindungen und der Kontrolle von Körperbewegungen charakterisiert. Solch eine fundamentale Störung der integrativen Funktionen wirkt sich in retrograden Erinnerungsdefiziten (dissoziative Amnesien) sowie angstinduzierenden Entfremdungserlebnissen (Depersonalisations- und Derealisationsphänomenen) aus. Demgegenüber ist das gemeinsame Kennzeichen der somatoformen Störungen die wiederholte Präsentation von körperlichen Krankheitssymptomen, die eine medizinische Ursache nahelegen, aber nicht oder nicht vollständig durch ein organisches Korrelat das Ausmaß an körperlichen und seelischen Funktionseinschränkungen erklären lassen.

Der Begriff der dissoziativen Störungen hat die alte Bezeichnung „Hysterie" abgelöst. Da mit dem Begriff der Hysterie abwertende Konnotationen wie „unecht", „vorgetäuscht" oder „eigentlich nicht krank" verbunden waren, ist die Ablösung durch neue Termini nur zu begrüßen. Aus historischer Sicht wurde bereits Ende des 19. Jahrhunderts der Abspaltung von Erlebnissen aus dem Bewusstsein im Sinne einer Traumaerfahrung eine besondere Bedeutung zugemessen. Janet (1889) ging davon aus, dass seelische Verletzungserfahrungen als unterbewusste fixe Idee in Form von automatisierten Verhaltensweisen und Empfindungsformen weiter bestehen können. Während Janet konstitutionellen Faktoren der individuellen Stressreagibilität und des Temperaments eine besondere Bedeutung zumaß, richtete Freud (1896) seine Aufmerksamkeit im Wesentlichen auf Verdrängungsmechanismen zur Abwehr von reizüberflutenden traumatischen Lebensereignissen. Freuds Fokus lag dabei auf motorischen, sensorischen und charakterlichen Symptomen, wobei er davon ausging, dass seelische Konflikte in ein körperliches Symptom umgewendet (Konversionskonzept) werden können. Freud löste sich später von diesem traumatheoretischen Konzept und entwickelte seine triebtheoretischen Überlegungen weiter. ◘ Abb. 240.1 zeigt die Weiterentwicklung des Konzepts der Hysterie zu den somatoformen und dissoziativen Störungen, wobei auf die histrionischen Persönlichkeitsstörungen in diesem Kapitel nicht weiter eingegangen werden soll.

Klassifikation
Dissoziative Störungen In ◘ Tab. 240.1 sind die dissoziativen Störungen in der internationalen Klassifikation ICD-10 aufgelistet.

Dissoziative Amnesie Sie kann als Kernsymptomatik der dissoziativen Störungen betrachtet werden. Sie ist häufig auch Bestandteil komplexerer dissoziativer Störungen, die Patienten sind sich im Allgemeinen ihrer Gedächtniseinbußen bewusst. Die Lücken beziehen sich meist auf Details der persönlichen Lebensgeschichte. Auf die einzelnen Amnesieformen kann an dieser Stelle nicht ausführlich eingegangen werden.

Dissoziative Fugue Dissoziative Fugue-Zustände sind durch plötzliche, unerwartete Reisetätigkeiten, Entfernungen von zuhause oder vom Arbeitsplatz gekennzeichnet. Die Patienten zeigen meist keine psychopathologischen Auffälligkeiten, können tagelang unterwegs sein und offenbaren dabei nicht selten einen Verlust ihrer Identität. Auslösende Faktoren können extreme Belastungserfahrungen sein, die von Naturkatastrophen über Kriegserlebnisse bis zu schweren Verkehrsunfällen reichen können.

Ganser-Syndrom Dieses beschreibt eine hysteriforme Störung, die durch ein Vorbeiantworten im Dialog gekennzeichnet ist. Antworten – auch auf einfachste Fragen – werden verdreht gegeben, obwohl sie verstanden wurden. Nicht selten tritt das Ganser-Syndrom gemeinsam mit stuporösen Zuständen oder Trancephänomenen auf.

Dissoziative Identitätsstörung Bei dieser Störung leben die Patienten unterschiedliche Persönlichkeitszustände aus, in denen sie jeweils eigenständige Identitäten vertreten. Die einzelnen Identitätsaspekte können sich im Hinblick auf das berichtete Alter, das Geschlecht, die Sprache und den Affektausdruck deutlich unterscheiden. Die Patienten sind sich in unterschiedlichen Persönlichkeitszuständen der Existenz der anderen nicht oder nur eingeschränkt bewusst.

Depersonalisations-/Derealisationssyndrome Selbstentfremdungserlebnisse werden als Depersonalisations- und Derealisationssyndrome beschrieben. Es finden sich dabei Episoden von Entfremdungserlebnissen, die sich auf die eigene Person (autopsychische Depersonalisation), den eigenen Körper (somatopsychische Depersonalisation) oder die umgebende Umwelt (Derealisation) beziehen. Den Betroffenen kommen das eigene Denken, die eigene Vorstellungswelt und die eigene Erinnerung fremd oder unbekannt vor. Es können Gefühle der Trennung von Teilen des Körpers vom Selbstbestehen oder auch Entfremdungen von eigenen Emotionen berichtet werden. Die Aufspaltung zwischen einem Akteur und einem sich selbst reflektierenden Beobachter führt zum Fremdheitserleben. Obwohl die Patienten zumeist Angst haben, „verrückt zu werden", bleibt die Realitätsprüfung in der Regel intakt.

Dissoziative Störungen vom körpersymptomatischen Typus Hier zeigen sich jene Störungen der Selbststeuerung, die mit einem Kontrollverlust über Körperbewegungen und einer eingeschränkten Willensbildung einhergehen. Sie umfassen dissoziative Bewegungsstörungen, dissoziative Krampfanfälle, dissoziative Sensibilitäts- und Empfindungsstörungen sowie gemischte dissoziative Störungen, die auch als Konversionsstörungen zusammengefasst werden.

Dissoziative Bewegungsstörungen Hierbei kommt es zu einem vollständigen oder partiellen Verlust der Bewegungsfähigkeit, zu Koordinationsstörungen im Sinne von Ataxie oder der Unfähigkeit, ohne Hilfe zu stehen (Astasie).

Dissoziative Krampfanfälle Diese können epileptischen Anfällen sehr ähnlich sein, es fehlen jedoch epilepsietypische Merkmale wie Zungenbiss, Urininkontinenz oder Verletzungen beim Sturz im Anfall. Statt eines Bewusstseinsverlustes sind stuporöse Zustände charakteristisch.

Dissoziative Sensibilitäts- und Empfindungsstörungen Sie sind durch einen teilweisen oder vollständigen Verlust aller normalen Hautempfindungen an Körperteilen oder am ganzen Körper gekennzeichnet. Im Bereich der höheren Sinnesorgane sind Störungen des

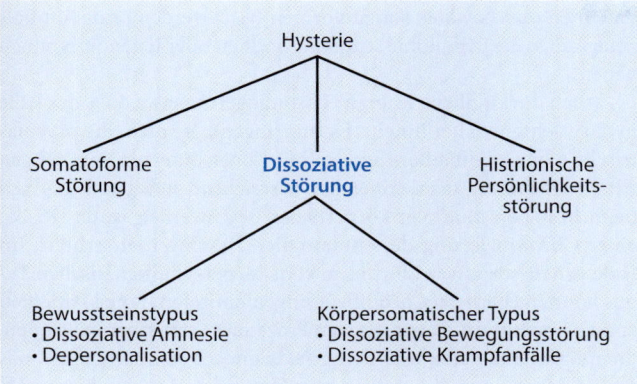

Abb. 240.1 Weiterentwicklung des Konzepts „Hysterie"

Tab. 240.1 Dissoziative Störungen nach ICD-10			
Bewusstseinstypus		**Körpersymptomatischer Typus**	
F44.0	Dissoziative Amnesie	F44.4	Dissoziative Bewegungsstörungen
F44.1	Dissoziative Fugue	F44.5	Dissoziative Krampfanfälle
F44.2	Dissoziativer Stupor	F44.6	Dissoziative Sensibilitäts- und Empfindungsstörungen
F44.3	Trance- und Besessenheitszustände	F44.7	Dissoziative Störungen, gemischt (Konversionsstörungen)
F44.8	Ganser-Syndrom		
F44.81	Multiple Persönlichkeitsstörung (dissoziative Identitätsstörung)		
F48.1	Depersonalisations- und Derealisationssyndrom		

Sehens oder Hörens typischerweise nicht vollständig. Bei Sehfeldbeeinträchtigungen wird vom Patienten häufig eine Gesichtsfeldeinschränkung im Sinne eines Tunnelsehens angegeben.

Konversionsstörungen Jene dissoziativen Störungen, die durch eine Kombination aus mehreren körpersymptomatischen Beeinträchtigungen gekennzeichnet sind, werden unter dem Begriff der gemischten Störung zusammengefasst.

Somatoforme Störungen Im Bereich der somatoformen Störungen werden 5 Hauptdiagnosen zusammengefasst (Tab. 240.2).

Somatisierungsstörung Sie ist gekennzeichnet durch ein anhaltendes Muster von multiplen wiederkehrenden und häufig wechselnden körperlichen Symptomen, für die keine (oder keine hinreichende) medizinische Ursache trotz wiederholt durchgeführter Untersuchungen gefunden wurde. In den diagnostischen Kriterien wird das Vorhandensein von mindestens 6 Symptomen aus mindestens 2 verschiedenen Gruppen von Symptombereichen gefordert, wobei die alte Regel einer Dauer der Symptomatik von 2 Jahren im Kindes- und Jugendalter nicht nur nicht hilfreich ist, sondern eine frühzeitige angemessene Therapie erschweren oder gar verhindern kann.

Undifferenzierte Somatisierungsstörung Diese Diagnose wird dann vergeben, wenn die Zeitdauer von mindestens 6 Monaten, die Symptomvielfalt ebenso wie die Häufigkeit der Arztbesuche nicht im für eine Somatisierungsstörung erforderlichen Ausmaß ausgeprägt sind. Daher kommt diese Kategorie im Kindes- und Jugendalter häufiger zur Anwendung.

Hypochondrische Störung Diese ist charakterisiert durch die übermäßige Beschäftigung mit der Angst, an einer ernsthaften körperlichen Erkrankung zu leiden. Die Befürchtung, an einer oder mehreren schweren und fortschreitenden körperlichen Erkrankungen zu leiden, hält trotz gegenteiliger medizinischer Befunde an. Grundlagen für die Befürchtungen sind üblicherweise Missinterpretationen von normalen Körpersensationen wie Herzschlag oder Magen-Darm-Peristaltik. Die Körperdysmorphophobie kann als eine Untergruppe der hypochondrischen Störung aufgefasst werden. Das Hauptmerkmal dieser Störung besteht in einer übermäßigen Beschäftigung mit dem eigenen Körper und der Überzeugung, dass eine Entstellung im körperlichen Erscheinungsbild vorhanden ist. Nicht selten führt der oft verheimlichte ausgeprägte Leidensdruck zu kosmetisch-chirurgischen Eingriffen.

Somatoforme autonome Funktionsstörung Diese Störung ist gekennzeichnet durch die Klage der Patienten, dass bestimmte Organe oder Organsysteme fehlerhaft sind. Typisch ist das Beklagen kardiovaskulärer, respiratorischer oder gastrointestinaler Probleme. Die Kombination einer objektiven vegetativen Symptomatik mit zusätzlichen unspezifischen subjektiven Klagen ist für die Störung charakteristisch.

Somatoforme Schmerzstörung Sie ist charakterisiert durch Beschwerden der Patienten, die über andauernde schwere und quälende Schmerzen klagen, die nicht in ihrer Intensität durch einen physiologischen Prozess oder eine körperliche Störung erklärt werden können. Während im Rahmen der ICD-10 die Diagnose für eine Schmerzstörung nur bei einer über 6 Monate anhaltenden Schmerzsymptomatik vergeben werden kann, unterscheidet die amerikanische Einteilung des DSM-IV einen akuten Typus mit der Dauer der Symptomatik unter 6 Monaten von einem chronischen Typus, der länger als 6 Monate anhält.

Klassifikationskriterien im Kindes- und Jugendalter In den letzten Jahren hat sich der neutrale Terminus „medizinisch unerklärte Symptome" (MUS) in der Fachliteratur durchgesetzt, der zunehmend die gebräuchlichen Begriffe funktioneller oder psychosomatischer Störungen zu ersetzen beginnt. Die nicht bewertende Qualität dieses Begriffs erscheint günstig, wobei aber die Frage inhärent bleibt, wann denn die medizinische Abklärung ausführlich und tiefgehend genug erfolgt ist. Die Erfassung und Beschreibung von medizinisch unerklärbaren Symptomen und somatoformen Störungen im Kindes- und Jugendalter bergen deswegen besondere Schwierigkeiten, weil die bevorzugt berichteten körperlichen Symptome und deren Kombinationen sich im Rahmen der Kindheitsentwicklung wandeln und von den Hauptsymptomen erwachsener Patienten mit somatoformen Störungen klar verschieden sind. So finden wir im Kindesalter bevorzugt Schmerzen im Kopf- und Bauchbereich. In unterschiedlichen Entwicklungsaltern sind auch die Fähigkeit der

Tab. 240.2 Somatoforme Störungen nach ICD-10

F45.0	Somatisierungsstörung
F45.1	Undifferenzierte Somatisierungsstörung
F45.2	Hypochondrische/körperdysmorphophobe Störung
F45.3	Somatoforme autonome Funktionsstörung
F45.4	Anhaltende somatoforme Schmerzstörung

Kinder zur Körperwahrnehmung und die sprachliche Benennung von Beschwerden der Körpererfahrungen unterschiedlich. Demgegenüber sind die diagnostischen Kriterien für Erwachsene etabliert und passen eigentlich nicht für Kinder und Jugendliche.

Epidemiologie

Dissoziative Störungen Prävalenzraten für dissoziative Bewusstseinsstörungen werden bei Erwachsenen zwischen 5 und 8 % in Patientenpopulationen angegeben. In jugendpsychiatrischen Populationen zeigten bis zu 20 % der Patienten ein diagnoseübergreifendes klinisch bedeutsames Ausmaß an dissoziativen Erlebnis- und Verhaltensmustern. Untersuchungen an Jugendlichen der Allgemeinbevölkerung zeigen einen Anteil von 10–15 % mit pathologischen dissoziativen Symptomen. Es finden sich starke Assoziationen zur Borderline-Persönlichkeitsstörung und zu den affektiven Störungen. In kinder- und jugendpsychiatrischen Populationen besteht ein Geschlechterverhältnis von 4–5:1 zugunsten der Mädchen. Es dominieren im Gesamtspektrum Konversionsstörungen, die dissoziativen Bewegungsstörungen (hier vor allem Lähmungen und Gangstörungen) und Krampfanfälle.

Somatoforme Störungen In bevölkerungsrepräsentativen Stichproben von 14- bis 24-Jährigen in der Bundesrepublik ergibt sich eine Prävalenzrate von 2,7 % nach operationalisierten Kriterien einer somatoformen Störung im DSM-IV. Im Kindes- und Jugendalter dominieren vor allem Kopf- und Bauchschmerzen, Übelkeit, Muskel- und Gliederschmerzen (Wachstumsbeschwerden), Rückenschmerzen sowie Müdigkeit und Erschöpfung. Die stärkste Zunahme somatischer Beschwerden zeigt sich in der frühen Pubertät zwischen dem Ende der Grundschulzeit und dem Alter von etwa 13 Jahren. In großen Übersichtsuntersuchungen an über 10.000 Kindern konnte ein Anstieg von Bauch-, Kopf- und Rückenschmerzen sowie Müdigkeit, Benommenheit und Appetitverlust bei allen Altersgruppen gefunden werden. Ab der Pubertät klagen Mädchen deutlich häufiger über körperliche Beschwerden als Jungen. Diese Differenz setzt sich ins Erwachsenenalter hinein fort und wird von vielen Autoren bestätigt.

Verlauf Der Verlauf dissoziativer Bewusstseinsstörungen im Kindes- und Jugendalter ist beinahe unbekannt. Es fehlen Verlaufsstudien, die Veränderungen im Ausmaß der dissoziativen Erlebens- und Verhaltensmuster im Spontanverlauf oder in Abhängigkeit von Therapieeinflüssen systematisch untersucht haben. Es scheint, dass 5–12,5 % Fehldiagnosen mit Überbetonung der psychogenen Komponente zu beachten sind. Diesen Zahlen steht eine Anzahl von nicht diagnostizierten psychogenen Störungsbildern im somatischen Feld gegenüber. Auch zur Prognose von Schmerzphänomenen im Kindes- und Jugendalter und somatoformen Störungsbildern gibt es kaum systematische Untersuchungen. Kinder mit rekurrierenden Bauchschmerzen haben jedoch ein erhöhtes Risiko, im Erwachsenenalter psychiatrische Erkrankungen zu entwickeln. Die Somatisierung in der Adoleszenz geht mit einem höheren Risiko für depressive Störungen 4 Jahre später einher. Die Anamnese der erwachsenen Patienten mit schweren somatoformen Beschwerden bringt oftmals zutage, dass die Symptome schon in Kindheit oder Jugend begonnen haben.

Auch die kindliche Migräne chronifiziert in etwa 60 % der Fälle ins Erwachsenenalter hinein. Es ist dringend geboten, die psychiatrische Komorbidität bei Kindern mit Kopfschmerzen vom jungen Alter an frühzeitig zu erkennen und ausreichend zu behandeln. Auch beim Bestehen multipler körperlicher Beschwerden ist das Risiko einer Chronifizierung der somatischen Beschwerden erhöht. Im Falle von dissoziativen Störungen vom körpersymptomatischen Typus können ebenfalls Chronifizierungen eintreten. Junge Patienten können repetitiven diagnostischen Prozeduren unterworfen werden, um mögliche somatische Differenzialdiagnosen auszuschließen, was schließlich dann zu Komplikationen führen kann, wenn die psychische Seite des Bedingungsgefüges unerkannt bleibt.

Pathogenese

Dissoziative Störungen Die Entwicklung des dissoziativen Symptomenkomplexes wurde ausführlich im entwicklungspsychopathologischen Paradigma interpretiert. Durch wiederholte Traumata und das Fehlen von protektiven Faktoren und sozialer Unterstützung erlebt das Kind Symptome einer posttraumatischen Stressverarbeitung, die bei anhaltender Traumatisierung in ein komplexes dissoziatives Muster mit Amnesien, tranceartigen Zuständen, schnellem Wechsel von Stimmungen und Verhaltensweisen, Störungen der Affektregulation, Aufmerksamkeits- und Gedächtnisbeeinträchtigungen als Abwehr- und Bewältigungsstil münden können. Dissoziative Phänomene in der Kindheit zeigen sich oft als normative Reaktionen auf Trennungen und Stresserfahrungen, während eine dissoziative Symptomatologie in der Adoleszenz und im jungen Erwachsenenalter eher als Ausdruck einer manifesten Psychopathologie anzusehen ist.

Die Zusammenhänge von Stress, Trauma und Gedächtnis stehen im Mittelpunkt aktueller ätiopathogenetischer Modelle der dissoziativen Störungen vom Bewusstseinstypus. In der frühen Kindheit einsetzende Belastungserfahrungen (Gewalt, pathologische Bindungserfahrungen) können zu einer chronischen Fehlregulation von Stressverarbeitungssystemen führen, die über eine Störung der Hirnreifung auch überdauernde strukturelle kortikale Schädigungen verursachen können.

Bei Depersonalisationserscheinungen konnten mittels bildgebender Verfahren (Positronenemissionstomografie, PET) funktionelle Abnormitäten sensorischer Areale des Kortex (visuell-akustisch, somatosensorisch) und weitere Areale, die für die Wahrnehmung eines integrierten Körperschemas verantwortlich sind, gefunden werden. Bei Jugendlichen konnte auch eine erhöhte physiologische Stressreagibilität nachgewiesen werden. Die Bedeutung traumatischer Lebenserfahrungen in der Genese dissoziativer Störungen ist bei Kindern, Jugendlichen und Erwachsenen umfangreich untersucht worden. Sexuelle Traumatisierungen und elterliche emotionale Vernachlässigung stellen nach mehreren Studien die bedeutsamsten Prädiktoren für die Ausbildung eines pathologischen Ausmaßes an dissoziativen Reaktionsmustern bei jugendlichen Patienten dar. Auch bei körpersymptomatischen dissoziativen Störungen fanden sich funktionale neuroanatomische Korrelate: Beispielsweise konnten bei dissoziativen Bewegungsstörungen Beeinträchtigungen im Bereich der Basalganglien und des Thalamus identifiziert werden.

Somatisierung Das Phänomen der Somatisierung wurde früher meist vorwiegend mittels psychologischer Mechanismen erklärt, wobei ein deutliches Entweder-oder-Denken vorherrschte („entweder organisch oder psychisch"). Tatsächlich kommen auch in der jüngsten neurobiologischen Forschung Belege auf, die für eine sehr enge interaktive Verschränkung von Psyche und Neurobiologie im Sinne von vernetzten Regelkreisen sprechen.

Die enge funktionelle Verschränkung von Körper und Psyche findet sich beispielsweise im Alexithymiekonzept, das ein hilfreiches entwicklungsorientiertes Modell zum Verständnis somatoformer Symptome bietet. Unter Alexithymie versteht man die Schwierigkeit, Emotionen wahrzunehmen („emotionaler Analphabetismus"). Alexithymie wird als dimensionales Persönlichkeitsmerkmal angesehen und eine Störung der emotionalen Bewusstheit im Zusammenspiel von Körper und Psyche dafür in Rechnung gestellt. Als funktionelle Grundlage der Alexithymie wird eine mangelnde Verbindung zwischen Hirnzentren angesehen, also ein „Diskonnektionssyndrom". Es scheint, dass unterschiedliche frontal-subkortikale Schaltkreise funktionell beeinträchtigt sind. Der anteriore cinguläre Kortex (ACC) scheint bei der Verarbeitung affektiver Informationen eine Schlüsselrolle zu spielen. Die experimentellen Daten sprechen dafür, dass die bei somatoformen Störungen empfundenen Schmerzen nicht eingebildet oder gar vorgetäuscht sind, sondern hirnorganische Korrelate haben wie durch äußere Reize hervorgerufene Schmerzen. Diese Befunde können helfen, die alte Sichtweise, die nicht selten mit einer Diskriminierung von Patienten mit somatoformen Störungen verbunden war, aufzugeben und somatoforme Beschwerden als ernstzunehmende medizinische Krankheitszustände zu betrachten!

Umfangreiche physiologisch orientierte Vorstellungen zur Pathogenese und Pathophysiologie existieren bislang vor allem für die primären Kopfschmerzen. Sie sind trotz umfangreicher Forschung bisher nur lückenhaft geblieben. Bei der Migräne handelt es sich um eine wahrscheinlich genetisch mitvermittelte Erkrankung, so dass zumindest eine Anfälligkeit (Vulnerabilität) für Migräneattacken vererbbar scheint. Es scheint sich jedoch nicht um einen einfachen Erbgang zu handeln. In der gegenwärtigen Forschung wird Migräne als zerebrale Informationsverarbeitungsstörung beschrieben, die mit einer vermutlich teilweise angeborenen kortikalen Hypersensitivität assoziiert ist und durch erlernte Verhaltensmuster transformiert und aufrechterhalten wird. Die Neigung zur Somatisierung hat eine ausgeprägte familiäre Komponente. Das somatisierende Kind teilt gewöhnlich eine ganze Reihe seiner Symptome mit Familienmitgliedern, und die Eltern leiden häufiger unter psychosomatischen Krankheiten. In diesem Zusammenhang scheinen die Reaktionen eher erlernt als genetisch vermittelt zu sein.

Wenn aktuelle dissoziative oder somatoforme Symptome vorliegen, neigen die Helfersysteme dazu, dafür retrospektive Erklärungen zu finden wie angeborene Bereitschaften, traumatische Erklärungen der Entwicklung oder neurobiologische Erklärungen der Dysfunktion. Die Entwicklung von körpersymptomatischen Störungen kann jedoch in 2 Phasen beschrieben werden. Auf welcher Basis auch immer sich funktionelle Beeinträchtigungen der Körperfunktionen entwickeln, ist dies erst als Phase 1 der Störungsentwicklung anzusehen. Nach M. Noeker werden solche funktionellen Symptome nicht selten in der Kommunikation mit wichtigen Bezugspersonen und in eigenen Bewertungsschritten katastrophisiert, mit Ängsten beladen und so in ihrer Bedeutung und Wertigkeit eskaliert. In dieser Phase 2 kommt es außerdem in der Beziehung zur Umwelt zu bedeutsamen Kopplungen der Symptome mit Misserfolgen oder anderen Entwicklungsbeeinträchtigungen oder auch zum Auftreten von Phänomenen des primären und sekundären Krankheitsgewinns. Durch solche komplexen Interaktionsmechanismen mit der Umwelt bilden sich schließlich aus einzelnen, wenig funktionell bedeutsamen Symptomen gravierende belastende und stark entwicklungsbeeinträchtigende Störungen mit Krankheitswert. Auf solche Katastrophisierungen, Eskalationen und bedeutsamen Kopplungen muss im therapeutischen Kontext unbedingt geachtet werden.

Diagnose und Differenzialdiagnose Die diagnostische Erfassung der meisten Störungen aus der Reihe der dissoziativen und somatoformen Störungen ist nicht nur auf die körperliche Untersuchung, sondern insbesondere auf den Selbstbericht der Betroffenen angewiesen.

Dissoziative Störungen Dissoziative Bewusstseinsstörungen können widersprüchliches und nicht nachvollziehbares Verhalten durch den Selbstbericht als dissoziative Symptomatik erkennbar machen. Gedächtnissyndrome, Entfremdungserlebnisse und Identitätsveränderungen stellen bei dissoziativen Bewusstseinsstörungen nicht selten eine überdauernde belastungsunabhängige Dissoziationsneigung dar, die sich dann unter psychischer Belastung verdeutlichen kann. Bei dissoziativen Störungen vom körpersymptomatischen Typus sind ein plötzlicher Beginn, Fluktuationen oder ein Wechsel der Symptomatik einer somatischen Beeinträchtigung und oft auch plötzliche Remissionen charakteristisch, wobei zumeist eine neue Exazerbation mit ausgeprägter Wiederholungsneigung behaftet sein kann. Die Diagnosekriterien einer dissoziativen Störung zeigt die folgende ▶ Übersicht.

> **Positive Kriterien für die Diagnose einer dissoziativen Störung**
> – Übernahme von Symptomen in Anlehnung an ein Modell
> – „Belle indifférence"
> – Gehäuftes Auftreten von psychosomatischen bzw. psychiatrischen Erkrankungen in der Herkunftsfamilie
> – Coping-Verhalten bei früheren vorangegangenen organischen Erkrankungen
> – Frühe Somatisierungsphänomene
> – Organische Erkrankungen am, vor oder während des Beginns der dissoziativen Symptomatik
> – Symptomwechsel, -ausdehnung oder -veränderung im Rahmen der medizinischen Untersuchungen
> – Primärer und sekundärer Krankheitsgewinn
> – Symbolgehalt bzw. Ausdrucksgehalt der Symptomatik
> – Körperliche Belastungen durch Deformitäten oder bleibende Krankheitsfolgen
> – Manipulative Handlungen bis hin zu selbstschädigenden Handlungen
> – „Doctor shopping"
> – Persönlichkeitsentwicklungsstörungen (vor allem emotional instabiler Typus)
> – Traumatische Lebensereignisse

Paresen treten zumeist als Para- oder Hemisymptomatik auf, sie können jedoch auch eine Mono- oder Tetrasymptomatik bilden. Der Grad der Lähmung reicht von partieller Schwäche bis zu vollständiger Schlaffheit, die Symptomatik kann mit Zittern oder Schütteln der betroffenen Extremitäten verbunden sein. Bei Gangstörungen ist charakteristisch, dass die Patienten oft eine Bezugsperson als Stütze heranziehen, um ihren Schwächen und Gleichgewichtsstörungen durch das Anlehnen an die erwachsenen Personen entgegenzuwirken.

Zur Abgrenzung generalisierter tonisch-klonischer Anfälle sind bei dissoziativen Anfällen folgende Aspekte zu beachten:
– Augen sind meist geschlossen,
– keine weite lichtstarre Pupille oder Blickdeviation,
– Kornealreflex erhalten,
– Fehlen von RR-Spitzen und Zyanose,

- Zungenbiss selten,
- Einnässen und -koten selten,
- dysrhythmisches Bewegungsmuster in der klonischen Phase,
- normales EEG,
- normaler Prolaktinspiegel 15–30 min nach dem Anfall.

Die bei dissoziativen Störungen zu berücksichtigenden Differenzialdiagnosen sind in der folgenden ▶ Übersicht aufgelistet.

Differenzialdiagnosen bei dissoziativen Störungen
- Myasthenia gravis
- Multiple Sklerose
- Guillain-Barré-Syndrom
- Degenerative Erkrankungen der Basalganglien
- Polyneuropathien
- Myopathien
- Medikamentös bedingte extrapyramidale Symptome
- Zerebraler Insult, zerebelläre Störungen
- Anfallserkrankungen
- Tumoröse Erkrankungen

Somatoforme Schmerzstörung Die somatoforme Schmerzstörung entwickelt sich häufig aus rezidivierenden körperlichen Beschwerden wie z. B. einer Kopfschmerzerkrankung. Die positiven diagnostischen Kriterien werden durch eine ausführliche Symptombeschreibung durch die familiäre Anamnese und Klärung anderer Funktionseinschränkungen im weiteren Umfeld deutlich gemacht. Die Diagnose der Kopfschmerzsymptomatik erfolgt nach den Kriterien der Internationalen Head Aid Society und berücksichtigt Kopfschmerzdauer, -stärke, -qualität und -lokalisation, Beeinflussung der Tagesaktivitäten sowie vegetative und neurologische Begleitsymptome. Auch die Diagnosen vom Migräne- und Spannungskopfschmerz sind rein klinische Diagnosen! Eine weiterführende apparative Diagnostik mittels EEG, Computertomografie oder Kernspinresonanztomografie ist bei Verdacht auf symptomatische Kopfschmerzen notwendig. Indikationen für eine weiterführende Diagnostik sind:
- heftigste, bisher nicht bekannte Kopfschmerzen,
- Fieber- und Nackensteifigkeit als Begleitsymptome,
- vorausgehende epileptische Anfälle,
- Persönlichkeitsveränderungen,
- fokal-neurologische Symptome,
- Änderung der bisherigen Kopfschmerzcharakteristik,
- ein körperliches Trauma in der Vorgeschichte.

Therapie Dissoziative Störungen finden sich nicht selten vor einem Hintergrund schwerwiegender familiärer Belastungen. Sie sind darüber hinaus mit schweren Störungen der Emotionsregulation und/oder des Sozialverhaltens vergesellschaftet, so dass über die individuelle Hilfe hinaus ein umfassendes Therapieangebot an die Familie einschließlich institutioneller Hilfen erforderlich ist.

Typischerweise werden dissoziative Störungen vom körpersymptomatischen Typus und somatoforme Beschwerdebilder initial in pädiatrischen bzw. neuropädiatrischen Abteilungen gesehen. Dabei kann ein somatisches Krankheitsverständnis der Eltern und/oder Patienten die Inanspruchnahme von kinder- und jugendpsychiatrischen Helfersystemen erschweren. Von fundamentaler Bedeutung erscheint die Anerkennung der vorgetragenen Symptomatik als „real". Unterschiedliche Auffassungen von der Genese der Symptome als somatisch oder psychisch können eine Barriere für eine erfolgreiche Behandlungsaufnahme darstellen.

Die Grundprinzipien der Therapie von Störungen aus dem dissoziativen Formenkreis sind aus der folgenden ▶ Übersicht zu entnehmen. Es bewährt sich eine enge Zusammenarbeit zwischen dem Patienten, seinen Eltern, dem somatischen Arzt und dem kinder- und jugendpsychiatrischen Helfersystem. Im Rahmen von Feedback-Konferenzen, an denen alle 4 Beteiligten teilnehmen, sollten gemeinsame diagnostische Einschätzungen erarbeitet werden, die das somatische Krankheitskonzept zwar respektieren, aber nicht die psychosozialen Therapieversuche verunmöglichen. Neue Erklärungsmodelle im Sinne der psychophysischen Gesamtproblematik – wie beispielsweise einem Konzept stressbezogener körperlicher Störungen – sollen entwickelt werden. Im Rahmen der psychotherapeutischen Betreuung gilt es nicht nur Stressreduktionsmethoden zu entwickeln und den Patienten zu unterstützen, mit belastenden Lebensereignissen besser umzugehen, sondern auch die Affektregulation zu verbessern und negative Emotionen wie Angst, Wut, Ärger, Scham und Trauer besser verarbeiten zu können. Eine Stärkung von Selbstwert und Identität soll die normalen Selbstkompetenzen erhöhen.

Grundprinzipien der Therapie von Konversionsstörungen
- Diagnosestellung einschließlich einer möglichen somatischen und psychiatrischen Komorbidität
- Frühzeitige Einbeziehung psychologischer Hypothesen und vorsichtige Diagnoseeröffnung
- Beachtung des häufig anzutreffenden somatischen Krankheitsverständnisses der Betroffenen/Angehörigen
- Kritikfreie Annahme der Symptomatik – kein Simulationsvorwurf
- Sicherung eines Therapiebündnisses durch ein multidisziplinäres Behandlungsteam mit Feedback-Konferenzen
- Begrenzung von Inanspruchnahmen medizinischer Untersuchungen, Vermeidung iatrogener Schädigungen
- Initial Vorrang der Behandlung der Funktionseinschränkungen gegenüber der Konfliktdynamik
- Integratives symptomorientiert-verhaltenstherapeutisches und psycho- und familiendynamisches Behandlungskonzept, zumeist im stationärem Setting

Auch im Bereich der somatoformen Störungen wird die Therapie im Allgemeinen auf zwei verschiedenen Schienen gleichzeitig angebahnt. Symptomspezifische Therapien umfassen Krankengymnastik, evtl. Biofeedback-Verfahren etc., die es dem Patienten erleichtern, im Symptom eine Linderung zu erfahren. Andererseits soll die psychotherapeutische Behandlung die altersgerechte Bewältigung von Entwicklungsaufgaben unterstützen helfen.

Für den Umgang mit präsentierten Schmerzen und körperlichen Symptomen hat es sich grundsätzlich bewährt, Schmerzen und Symptome immer ernst zu nehmen und nie anzuzweifeln. Unverständnis und Abwiegeln haben nämlich die Patienten und ihre Eltern schon während verschiedener Kontakte zu anderen Ärzten zur Genüge erlebt. Bei Kopfschmerzen sollen die Empfehlungen der Deutschen Migräne- und Kopfschmerzgesellschaft eingehalten werden. Neben medikamentösen kommen auch nichtmedikamentöse Verfahren zur Prophylaxe zur Anwendung. Auf die Behandlung komorbider psychiatrischer Störungen ist unbedingt zu achten. Eine Übersicht über unterschiedliche (Psycho-)Therapiestudien zeigt eine deutliche Reduktion sowohl dissoziativer als auch depressiver Symptome. Effektstärken werden um rund 0,7 angegeben. Die in der Übersicht zitierten 4 Fallstudien und 16 Outcome-Studien werden als methodisch schwach bezeichnet, so dass gefolgert werden kann, dass es Hinweise, aber noch keine Beweise für die therapeutische Wirksamkeit gibt.

Die Therapiefoki des psychotherapeutischen Settings konzentrieren sich im ersten Schritt auf eine Sicherung der Gegenwart, Entspannung und Entlastung stehen im Vordergrund. Komorbiditäten und die Komplexität der zusammengesetzten Symptomatik müssen beachtet und behandelt werden. Die Kommunikation der Patienten mit ihrer Familie, aber auch mit gleichaltrigen Schulkollegen und dem weiteren sozialen Umfeld muss therapeutisch einbezogen werden. Schließlich kann eine Neustrukturierung von Erfahrung und eine Traumabewältigung durch spezifische Therapieangebote notwendig sein. Die schon erwähnten affektregulatorischen und selbstwertsteigernden Angebote bleiben kontinuierlicher Teil des therapeutischen Settings.

Zusammenfassend ist festzuhalten, dass Diagnostik und Therapie multidimensional ausgerichtet sein sollen. Die therapeutische Beziehung wird am Kontinuum zwischen hirnorganischen und psychischen Problemkomponenten der Symptomatik ausgerichtet. Je stärker die Störung als funktionell imponiert, umso mehr sollte der Fokus auf die Psychotherapie gerichtet werden. Je deutlicher eine Organbeeinträchtigung, umso mehr sollte der Fokus auch auf somatische Therapieangebote bezogen sein. Dissoziative und somatoforme Störungen sollten immer in interdisziplinärer Zusammenarbeit von Pädiatrie und Kinder- und Jugendpsychiatrie behandelt werden.

Literatur

Brand BL, Classen CC, McNary SW, Zaveri P (2009) A review of dissociative disorders treatment studies. J Nerv Ment Dis 197(9):646–654. doi:10.1097/NMD.0b013e3181b3afaa

Brunner R, Resch F, Parzer P, Koch E (1999) Heidelberger Dissoziations-Inventar (HDI). Swets Test Services, Frankfurt

Diener H-C, Brune K, Gerber W-D, Göbel H, Pfaffenrath V (1997) Behandlung der Migräneattacke und Migräneprophylaxe. Dtsch Arztebl 94(46):A3092–A3102

Dilling H, Mombour W, Schmidt MH (Hrsg) (2009) Internationale Klassifikation psychischer Störungen. ICD-10 Kapitel V (F). Klinisch-diagnostische Leitlinien, 7. Aufl. Huber, Bern

Eminson DM (2007) Medically unexplained symptoms in children and adolescents. Clin Psychol Rev 27:855–871. doi:10.1016/j.cpr.2007.07.007

Kurlemann G, Fiedler B (2008) Dissoziative Störungen – neuropädiatrische Aspekte. In: Staudt F (Hrsg) Aktuelle Neuropädiatrie 2007. Novartis Pharma, Nürnberg, S 95–99

Noeker M (2008) Funktionelle und somatoforme Störungen im Kindes- und Jugendalter. Hogrefe, Göttingen

Oelkers-Ax R (2006) Schmerz bei Kindern und Jugendlichen: Psychotherapeutische Verfahren. Reinhardt, München

Remschmidt H, Schmidt MH, Poustka F (Hrsg) (2006) Multiaxiales Klassifikationsschema für psychische Störungen des Kindes- und Jugendalters nach ICD-10 der WHO. Mit einem synoptischen Vergleich von ICD-10 und DSM-IV, 5. Aufl. Huber, Bern

Resch F (1999) Entwicklungspsychopathologie des Kindes- und Jugendalters: ein Lehrbuch. Beltz, Weinheim

Resch F, Brunner R, Oelkers-Ax R (2012) Dissoziative und somatoforme Störungen. In: Fegert JM, Eggers C, Resch F (Hrsg) Psychiatrie und Psychotherapie des Kindes- und Jugendalters. Springer, Heidelberg, S 621–652

241 Psychische Störungen im Zusammenhang mit somatischen Erkrankungen

L. Goldbeck

Komorbide psychische Störungen treten bei Kindern und Jugendlichen mit chronischen körperlichen Erkrankungen gehäuft auf. Wenn man eine chronische Erkrankung als einen voraussichtlich länger als ein Jahr andauernden medizinisch behandlungsbedürftigen Zustand definiert, zeigt sich in epidemiologischen Studien verglichen mit körperlich gesunden Gleichaltrigen quer über verschiedene Diagnosegruppen ein 2- bis 3-fach erhöhtes Risiko für die Entwicklung psychischer Störungen. Dies gilt insbesondere für internalisierende Störungen wie z. B. emotionale oder affektive Störungen. Entwickelt ein chronisch körperlich krankes Kind oder ein Jugendlicher komorbide psychopathologische Symptome, können sich vermittelt über das dadurch veränderte Krankheitsverhalten Komplikationen einstellen, die einen interdisziplinären Behandlungsansatz unter Einbeziehung psychologisch-psychiatrischer Fachkräfte erfordern.

Pathogenese

Biopsychosoziales Modell der Krankheitsbewältigung Ein ganzheitliches biopsychosoziales Modell von Gesundheit und Krankheit weitet die Perspektive vom erkrankten Organsystem auf die gesamte Person mit ihren individuellen Besonderheiten und ihrem familiären und sozialen Umfeld. Insbesondere sind Wechselwirkungen zwischen diesen genannten Bereichen bei der Bewältigung chronischer Erkrankungen (Coping) zu berücksichtigen. Das von Lazarus und Folkman im Jahr 1984 entwickelte transaktionale Coping-Modell geht von einem fortlaufenden Prozess der Einschätzung der Belastungen, der Bewältigungsversuche und der Einschätzung des Bewältigungsergebnisses aus. Als gelungene Adaptation kann eine funktionale Anpassung des Kindes bzw. Jugendlichen und seiner Angehörigen an die Erfordernisse der Erkrankung und ihrer Behandlung gelten. Sekundäre psychopathologische Symptome können oft im Rahmen einer Anpassungs- bzw. Belastungsstörung eingeordnet werden und verweisen entweder auf einen Mangel an individuellen oder familiären Ressourcen oder auf inadäquate Bewältigungsstrategien (Abb. 241.1). Bei der Beurteilung der Krankheitsbewältigung sind stets der funktionale und psychosoziale Entwicklungsstand des erkrankten Kindes und seine entsprechenden Möglichkeiten zur Anpassung an die jeweiligen krankheits- und behandlungsbedingten Stressoren zu berücksichtigen.

Da die klinisch-psychiatrische Diagnostik von psychischen Symptomen in der Versorgung körperlich kranker Personen zu kurz greift, häufig als diskriminierend empfunden und von den Betroffenen abgelehnt wird, ist neben der Berücksichtigung von Bewältigungsprozessen ein am Konzept der gesundheitsbezogenen Lebensqualität orientierter Ansatz oft angemessener und vermag auch die Ressourcenorientierung in der psychosozialen Versorgung dieser Zielgruppe besser zu repräsentieren. Gesundheitsbezogene Lebensqualität ist ein multidimensionales Konstrukt, welches das körperliche, psychische und soziale Wohlbefinden eines Individuums und seine Funktionsfähigkeit in diesen Dimensionen umfasst. Es basiert auf der Gesundheitsdefinition der Weltgesundheitsorganisation, die bereits im Jahr 1948 in ihrer Präambel formuliert hat: „Gesundheit ist ein Zustand des vollständigen körperlichen, geistigen und sozialen Wohlergehens und nicht nur das Fehlen von Krankheit oder Gebrechen".

Chronische Erkrankung als Stressor Aus der Stressforschung ist bekannt, dass lang anhaltende belastende oder traumatische Lebensereignisse und -umstände mit neurobiologischen und immunologischen Dysregulationen einhergehen können. So wurden bei psychisch traumatisierten Kindern und Jugendlichen mit bildgebenden Methoden hirnfunktionelle und hirnmorphologische Veränderungen nachgewiesen. Traumatischer Stress ist darüber hinaus mit einer Herunterregulation der Hypothalamus-Hypophysen-Nebennierenrindenachse und einer Verminderung der Kortisolexkretion bei akuter Stressbelastung verbunden. Außerdem können immunologische Funktionen infolge anhaltender Stressexposition beeinträchtigt werden und zu einer Abwehrschwäche beitragen. Es ist inzwischen erwiesen, dass auch schon jüngere Kinder posttraumatische Belastungssymptome mit entsprechenden psychobiologischen Funktionsstörungen entwickeln können, die wiederum die Adaptation an aktuelle Stressoren auf der Verhaltensebene beeinträchtigen können. Viele chronisch kranke Kinder erleben im Rahmen ihrer Behandlung traumatische Situationen, die entsprechende posttraumatische Belastungsstörungen auslösen bzw. begünstigen können (sog. „medical trauma").

Hirnbeteiligung und psychische Auffälligkeiten Erkrankungen des Gehirns oder mit Gehirnbeteiligung können spezifische neurologische, neuropsychologische und psychopathologische Symptome auslösen, die sich als Persönlichkeits- und Verhaltensstörungen manifestieren. Das Spektrum der durch Hirnschädigung bedingten Symptome reicht von leichten neuropsychologischen Auffälligkeiten und Teilleistungsstörungen, Lernstörungen, umschriebenen Entwicklungsstörungen und ADHS-ähnlichen Symptomen bis hin zu schweren Persönlichkeits- und Verhaltensstörungen. Aus schweren Schädel-Hirn-Traumata können als Residualzustand zwei Varianten eines Psychosyndroms resultieren: eine primär hypermotorische Variante und eine durch Antriebsarmut und Verlangsamung charakterisierte Form. Aufgrund des Risikos einer sekundären psychischen Störung sollten Kinder und Jugendliche bei oder nach Erkrankungen mit Hirnbeteiligung im Rahmen der Nachsorge auf Anzeichen neuropsychiatrischer und -psychologischer Symptome und Spätfolgen untersucht und ggf. behandelt werden.

Resilienz und posttraumatische Reifung Trotz des erhöhten Risikos für primäre oder sekundäre psychische Störungen infolge einer chronischen körperlichen Erkrankung ist es wichtig anzuerkennen, dass die meisten betroffenen Kinder und Jugendlichen psychisch gesund bleiben oder sogar gestärkt aus ihrer Krankheitserfahrung hervorgehen. Während die psychische Widerstandsfähigkeit als Resilienz bezeichnet wird, bezieht sich das Konzept der posttraumatischen Reifung auf mögliche psychologische Vorteile einer belastenden Lebenserfahrung. Wie sich in Untersuchungen an langzeitüberlebenden Krebspatienten gezeigt hat, sind psychologische Belastungssymptome und posttraumatische Reifung nicht zwei Pole einer Dimension, sondern können unabhängig voneinander auftreten.

Therapie

Allgemeine Prinzipien psychosozialer Interventionen Die psychosoziale Versorgung von Kindern und Jugendlichen mit körperlichen Erkrankungen folgt zunächst unabhängig von der spezifischen Diagnose einigen allgemeinen Prinzipien (▶ Übersicht).

> **Allgemeine Prinzipien psychosozialer Versorgung bei körperlicher Erkrankung**
> - Familienorientierung
> - Interdisziplinäre Zusammenarbeit
> - Präventive Orientierung
> - Orientierung am krankheits- und gesundheitsbezogenen Verhalten
> - Entwicklungsentsprechende Patienten- und Angehörigenaufklärung
> - Supportive Beratungsangebote und Ressourcenorientierung
> - Indizierte Intervention nach Risiko- und Belastungssituation

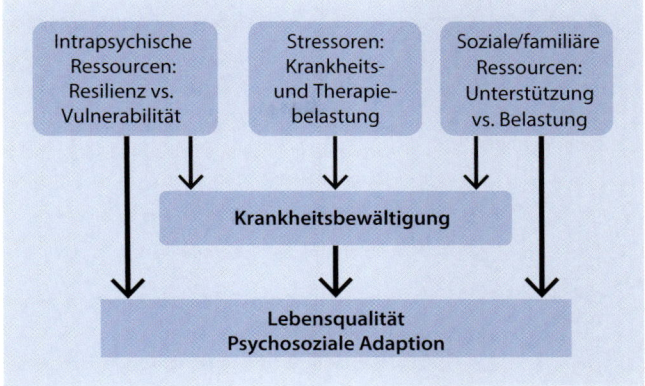

Abb. 241.1 Modell der Krankheitsbewältigung

Berücksichtigung der Lebensumstände Bei der Behandlung chronisch kranker Kinder und Jugendlicher sind entsprechend dem biopsychosozialen Modell von Gesundheit und Krankheit stets ihre familiären und sozialen Lebensumstände zu berücksichtigen. Das Familiensystem wird mit der Diagnose einer chronischen Erkrankung und den daraus folgenden spezifischen Anforderungen in der Pflege und Versorgung des erkrankten Kindes vor besondere Herausforderungen gestellt. Folglich können sowohl pflegende Eltern als auch gesunde Geschwisterkinder eine hohe Belastung mit psychischen Störungen und Belastungssymptomen aufweisen. Der Stärkung der adaptiven Funktionen des Familiensystems gilt daher im Rahmen der psychosozialen Betreuung chronisch kranker Kinder ein besonderes Augenmerk.

Interdisziplinarität und Prävention Die psychosoziale Versorgung von Kindern und Jugendlichen sollte präventiv und interdisziplinär angelegt werden. Vorteile haben hinsichtlich Wirkungsgrad und Akzeptanz psychiatrisch-psychologische Liaisondienste, da hier das Angebot einer psychosozialen Diagnostik und Intervention routinemäßiger Bestandteil des Versorgungsangebots ist und alle Patienten eine psychosoziale Basisversorgung erhalten können. Wenn das notwendige Fachpersonal vor Ort nicht zur Verfügung steht, sind Konsultationsmodelle notwendig, bei denen der Spezialist aus der Berufsgruppe der psychosozialen Fachkräfte fallbezogen hinzugezogen wird oder eine Überweisung zu diesen Spezialisten stattfindet.

Psychosoziale Diagnostik von Symptomen und Ressourcen Nach der Diagnosestellung einer chronischen Erkrankung ist eine orientierende psychosoziale Diagnostik von Belastungssymptomen und individuellen sowie familiären Ressourcen angebracht, um Familien mit einem erhöhten Hilfebedarf zu identifizieren. Da erste Anzeichen einer Überlastung bzw. Maladaptation leicht übersehen werden können, ist eine routinemäßige psychosoziale Screeningdiagnostik aller versorgten Patienten mit chronischen Erkrankungen sinnvoll, um dann entweder eine psychosoziale Grundversorgung sicherzustellen oder bei Hinweisen auf spezifische Indikationen unterschiedliche Stufen der psychosozialen Versorgung vorzuhalten.

Aufklärung, Beratung und Intervention Alle von chronischen körperlichen Erkrankungen betroffenen Kinder und Jugendlichen sowie ihre Familien sollten eine gründliche Aufklärung über ihre Erkrankung und Behandlung bekommen, um das erforderliche Selbstmanagement der Therapie leisten zu können. Als zusätzliche indizierte Interventionen sind vor allem verhaltensmedizinische Interventionen zu nennen, mit welchen gezielt die Krankheitsverarbeitung und das krankheitsbezogene Verhalten modifiziert werden. Bei manifesten komorbiden psychischen Störungen ist eine auf die psychopathologische Zielsymptomatik abgestellte Intervention erforderlich. Hier können störungsspezifische psychopharmakologische oder psychotherapeutische Interventionen indiziert sein. Als supportive Maßnahmen sind darüber hinaus individuell anzupassende Entlastungs- und Unterstützungsangebote von nicht zu unterschätzender Bedeutung. Hierzu zählt die Vermittlung von Kontakten zu Selbsthilfegruppen, aber auch die sozialrechtliche Beratung über Eingliederungshilfen für Behinderte und von Behinderung bedrohte Personen sowie über ergänzende Hilfen im Rahmen der verschiedenen Sozialgesetzbücher. Bei chronisch kranken Kindern und Jugendlichen mit zusätzlichen psychosozial belasteten Lebensumständen ist die klinische Sozialarbeit gefordert, um eine Verknüpfung von Gesundheitshilfen, Leistungen der Behindertenhilfe sowie Kinder- und Jugendhilfemaßnahmen und die entsprechende Zusammenarbeit zwischen den Hilfesystemen zu organisieren.

Krankheits- und behandlungsspezifische psychosoziale Interventionen ■ Tab. 241.1 zeigt für ausgewählte chronische körperliche Erkrankungen, wie die Bewältigung krankheitsspezifischer Anforderungen durch spezifische psychosoziale Interventionen erleichtert werden kann.

Je invasiver und in den Alltag der Patienten eingreifender medizinische Untersuchungs- und Behandlungsmaßnahmen sind, als desto belastender werden sie erlebt und desto größer wird der psychosoziale Unterstützungsbedarf. Familienorientierte Rehabilitationsprogramme integrieren daher an den Unterstützungsbedarf der jeweiligen Familie und an die Erkrankung angepasste psychosoziale Interventionen. Wie sich in einer Evaluationsstudie gezeigt hat, profitieren von einem stationären familienorientierten Rehabilitationsprogramm sowohl die mitbetreuten Eltern in Form einer Verbesserung ihrer eigenen Lebensqualität als auch die Patienten selbst sowie gesunde Geschwisterkinder in Form einer psychischen Entlastung und Stabilisierung.

Tab. 241.1 Diagnosespezifische Bewältigungsaufgaben und psychosoziale Interventionen

Diagnose	Anpassungsziel	Intervention
Asthma und Neurodermitis	– Selbstmanagement der Symptomatik durch Allergenkarenz und frühzeitige Selbstmedikation bei beginnender Atemnot/Hautveränderung – Bewältigung von Ängsten bei Atemnot – Einhaltung der Dauermedikation	– Patienten- und Angehörigenschulung – Verhaltensmedizinische Interventionen zur Adhärenzförderung und zur Unterbrechung des Juck-Kratz-Zyklus
Maligne Erkrankungen	– Verarbeitung des „Diagnoseschocks" und Förderung von Therapiemitarbeit – Adaptation an die einschränkende und belastende onkologische Therapie – Rehabilitation nach erfolgreicher onkologischer Therapie unter Berücksichtigung von Spätfolgen – Bewältigung von posttraumatischen Stresssymptomen und Rezidivängsten	– Patienten- und Angehörigenaufklärung; supportive psychoonkologische Beratung – Förderung der offenen, altersangepassten Kommunikation über Erkrankung und Behandlung – Verhaltensmedizinische Interventionen als Hilfe bei der Bewältigung invasiver und entstellender Therapiemaßnahmen – Traumafokussierte Psychotherapie nach Bedarf, insbesondere auch in der Nachsorge
Diabetes mellitus	– Selbstmanagement der Blutzuckerregulation, angepasst an körperliche Belastung und Ernährung – Bewältigung von Hypoglykämie-Ängsten und Körperbildstörungen	– Patienten- und Angehörigenschulung – Verhaltensmedizinische Interventionen zur Förderung von Krankheitsakzeptanz und Therapieadhärenz
Juvenile Arthritis	– Schmerzbewältigung – Selbstmanagement der Therapie bei aufkommenden Schüben	– Patientenschulung – Vermittlung von Strategien zur Bewältigung von Schmerzkrisen
Mukoviszidose	– Selbstmanagement der Therapie zur Erhaltung von Lungenfunktion und Optimierung des Ernährungszustands	– Patienten- und Angehörigenschulung – Verhaltensmedizinische Interventionen zur Förderung von Krankheitsakzeptanz und Therapieadhärenz
Phenylketonurie	– Einhaltung diätetischer Maßnahmen zur Prävention von Hirnfunktionsstörungen und anderen Folgesymptomen	– Elternschulung in Ernährungsfragen – Kinder- und Jugendlichenschulungen
Angiokardiopathien	– Bewältigung invasiver und operativer Maßnahmen – Umgang mit eingeschränkter körperlicher Belastbarkeit	– Training von Angst- und Schmerzbewältigungsstrategien – Selbstwahrnehmungstraining – Beratung bei der Berufswahl

Literatur

Hysing M, Elgen I, Gillberg C, Steinn Atle L, Lundervolt AJ (2007) Chronic physical illness and mental health in children. Results from a large-scale population study. Int J Technol Assess Health Care 48:785–792

Kazak AE (2006) Pediatric Psychosocial Preventative Health Model (PPPHM): Research, practice, and collaboration in pediatric family systems medicine. Families Systems Health 24:381–395

Kazak AE, Kassam-Adams N, Schneider S, Zelikovsky N, Alderfer MA, Rourke M (2006) An integrative model of pediatric medical traumatic stress. J Pediatr Psychol 31:343–355

Lazarus RS, Folkman S (1984) Stress, appraisal, and coping. Springer, New York

Roberts MC, Steele RG (Hrsg) (2009) Handbook of pediatric psychology, 4. Aufl. Guilford, New York

West CA, Besier T, Borth-Bruhns T, Goldbeck L (2009) Effectiveness of a family-oriented rehabilitation program on the quality of life of parents of chronically ill children. Klin Pädiatrie 221:241–246

242 Anorexia nervosa

B. Herpertz-Dahlmann

Die Anorexia nervosa (AN) ist eine der häufigsten chronischen Erkrankungen der weiblichen Adoleszenz. Durch neue Erkenntnisse auf dem Gebiet der Neurobiologie hat sich die Konzeption der Erkrankung in den letzten Jahren deutlich verändert. Während noch vor 10–15 Jahren die Genese der AN psychodynamisch/familiensystemisch erklärt wurde, geht man heute eher von einer neuropsychiatrischen Erkrankung mit genetisch-biologischen Ursachen aus. Ein nicht unerheblicher Anteil der Erkrankten wird immer noch nicht rechtzeitig erkannt und behandelt, so dass eine frühzeitige Diagnose durch den Kinder- und Jugendarzt von großer Bedeutung ist.

Definition Die Kriterien der AN gehen aus der folgenden ▶ Übersicht hervor. Bei Kindern und Jugendlichen definiert die 10. Altersperzentile des Body-Mass-Index (BMI) (http://iea.de/perz/ nach Daten von Kromeyer-Hauschild) den Schwellenwert für die Diagnose.

> **ICD-10-Kriterien für Anorexia nervosa**
> - Körpergewicht mindestens 15 % unterhalb der Norm bzw. BMI ≤ 17,5
> - Der Gewichtsverlust ist selbst verursacht
> - Körperschemastörung und „überwertige" Idee, zu dick zu sein
> - Endokrine Störung auf der Hypothalamus-Hypophysen-Gonaden-Achse
> - Bei Erkrankungsbeginn vor der Pubertät Störung der pubertären Entwicklung einschließlich des Wachstums, die nach Remission häufig reversibel ist

Man unterscheidet den restriktiven Typus der AN vom sog. „Binge/Purging-Typus". Während die Gewichtsabnahme beim restriktiven Typus durch Nahrungseinschränkung und vermehrte körperliche Aktivität erreicht wird, treten bei Letzterem Heißhungerattacken und/oder weitere Maßnahmen zur Gewichtsabnahme (z. B. Erbrechen oder Laxanzienmissbrauch) auf.

Epidemiologie Die Prävalenz der AN bei Erwachsenen ist in den letzten Jahren weitgehend konstant geblieben, während sie in der Adoleszenz und vor allem im Kindesalter noch zunimmt. Die Lebenszeitprävalenz bei weiblichen Erwachsenen beträgt etwa 1,5 %, die Punktprävalenz für weibliche Jugendliche liegt zwischen 0,3 und 1 %. Der Anstieg bei Kindern lässt sich vor allem bei den 11- bis 12-Jährigen nachweisen. Das Geschlechterverhältnis entspricht in der Adoleszenz dem des Erwachsenenalters und liegt bei 1:10–20 (m:w), im Kindesalter ist die Erkrankungsrate auf 1:5–6 (m:w) leicht verschoben.

Ätiologie und Pathogenese Die Ursache der AN ist multifaktoriell. Erkenntnisse zu genetischen und anderen pränatalen Faktoren sowie zu neuroendokrinologischen Veränderungen spielen eine zunehmende Rolle.

Genetische und perinatale Faktoren Das Risiko für erstgradige Verwandte von essgestörten Patienten, selbst an einer Essstörung zu erkranken, ist 7- bis 12-fach so hoch wie in gesunden Familien. Je nach Breite der Definition gehen Zwillingsstudien von einer Konkordanz zwischen 50 und 75 % aus. Darüber hinaus findet sich in den Familien magersüchtiger Patientinnen eine hohe Rate von Angst-, Zwangs- und depressiven Erkrankungen. Bisherige Kandidatengenstudien, die sich vor allem auf Neurotransmitter, Neuropeptide oder neuroendokrine Substanzen bezogen, die einen Einfluss auf die Appetitregulation, Hirn- oder Pubertätsentwicklung haben, waren negativ, ebenso genomweite Assoziationsstudien; es ist aber davon auszugehen, dass aufgrund der möglicherweise hohen Varianz sehr große Stichproben für die Aufklärung genetischer Ursachen bei psychischen Erkrankungen erforderlich sind.

Wie auch bei anderen psychischen Störungen erhöhen Frühgeburt sowie perinatale Komplikationen das Risiko, an AN zu erkranken.

Persönlichkeit Viele Patientinnen mit Magersucht zeichnen sich durch bestimmte Persönlichkeitszüge, die schon in der Kindheit offensichtlich sind, aus: hierzu gehören Perfektionismus, Zwanghaftigkeit und Rigidität, aber auch ein hohes Verantwortungsbewusstsein und moralische Ansprüche an sich selbst und andere. Auch hier spielen genetische Einflüsse eine große Rolle. Viele spätere Patientinnen leiden schon in der Kindheit an Angst- oder Zwangsstörungen sowie an depressiven Verstimmungen.

Bedeutung der Pubertät Die hormonellen Umstellungen in der Pubertät, ihr Einfluss auf die Hirnentwicklung und die gestiegenen sozialen Anforderungen spielen wahrscheinlich auch eine Rolle für die Genese der Essstörung.

Soziokulturelle Faktoren Für den Einfluss soziokultureller Faktoren sprechen die folgenden Fakten:
- eine höhere Prävalenz der AN in Mittel- und Oberschicht,
- eine Zunahme bis in die 1980er Jahre (bei Kindern und Jugendlichen bis heute),
- die höhere Prävalenz von Essstörungen in westlichen Industrieländern (und Japan) im Vergleich zu anderen Kulturkreisen,
- die erhöhte Prävalenz von Essstörungen bei Einwanderern im Vergleich zu ihren Heimatländern.

Soziokulturelle Faktoren spielen nach heutiger Sicht eher als Auslösefaktoren denn als tatsächliche Ursache eine Rolle für die Entstehung einer Essstörung.

Klinische Symptome Erste Hinweise auf eine Essstörung sind der folgenden ▶ Übersicht zu entnehmen. Die Patientin wird von dem Wunsch nach Gewichtsverlust und/oder der Angst vor einer Gewichtszunahme beherrscht. Der Gewichtsverlust ist das Ergebnis einer restriktiven und selektiven Nahrungsaufnahme. Viele Patientinnen zählen Kalorien, verzichten auf fett- und kohlenhydrathaltige Speisen und ernähren sich vorwiegend von sog. „gesunder" Kost, d. h. Obst, Gemüse und Vollkornbrot. Nicht selten beginnt die Essstörung mit dem Übergang auf vegetarische Nahrungsmittel. Oft zelebrieren Patientinnen mit AN die kleinen und wenigen Mahlzeiten, entwickeln Rituale und ein sehr auffälliges Essverhalten mit kleinen Bissen, Krümeln (damit möglichst viel der Mahlzeit verloren geht), bestimmten Regeln (z. B., dass der Käseaufschnitt getrennt von dem Brot gegessen wird) und sehr langsamer Nahrungsaufnahme mit langen Kauphasen und ggf. Ruminieren. Einige Patientinnen trinken besonders viel (meistens Leitungs- oder Mineralwasser), um das Hungergefühl zu unterdrücken, ggf. mit der Symptomatik eines Diabetes insipidus. Andere, insbesondere kindliche Patientinnen trinken sehr wenig, weil sie befürchten, durch die Flüssigkeit zuzunehmen. Diese Angst kann dazu führen, dass die Patientinnen sogar ihren Speichel ausspucken.

> **Primärsymptomatik einer Essstörung (nach Herpertz-Dahlmann u. Hebebrand 2008)**
> - Zunehmendes Interesse für Nahrungszusammensetzung und Kaloriengehalt
> - Beschränkung auf sog. „gesunde" Nahrungsmittel
> - Vermeidung oder Verweigerung von Hauptmahlzeiten
> - Häufiges Wiegen
> - Unzufriedenheit mit eigenem Aussehen und Figur
> - Ausgeprägte körperliche Hyperaktivität
> - Zunehmender sozialer Rückzug und Leistungsorientierung

Ein großer Teil der Patientinnen ist körperlich hyperaktiv, wobei die körperliche Bewegung mit der Gewichtsabnahme zunimmt und erst im Zustand der ausgeprägten Starvation wieder zurückgeht. Im Gegensatz zu früheren Annahmen, wo der Patientin absichtsvolles Verhalten unterstellt wurde, weiß man heute, dass dieser Mechanismus und andere (z. B. depressive Verstimmung, s. unten) durch die Starvation selbst, d. h. infolge neurobiologischer Veränderungen (in diesem Fall des Hormons Leptin), mitbedingt ist.

Ein Teil der Patientinnen betreibt neben dem restriktiven Essen Laxanzienabusus (ggf. auch mit Süßstoff) oder erbricht regelmäßig (Purging, s. oben). Zusätzlich können im Verlauf der Essstörung Heißhungerattacken auftreten, anfänglich häufig ausgelöst durch Hypoglykämien.

Somatische Veränderungen Die wichtigsten somatischen Veränderungen sind ◘ Tab. 242.1 zu entnehmen. Bei längerer Erkrankungsdauer treten eine verzögerte Pubertätsentwicklung und Kleinwuchs auf; Letzterer ist nur reversibel, wenn die Erkrankung nicht chronisch verläuft.

Ein gravierendes Problem ist die frühzeitige Entwicklung einer Osteopenie bei mehr als 90 % der Patientinnen und/oder Osteoporose; bei AN-Patientinnen ist (auch nach Zyklus- und Gewichtsnormalisierung) das Frakturrisiko um das 7-Fache erhöht. Jüngste Untersuchungen deuten darauf hin, dass die Starvation – insbesondere bei jüngeren Patientinnen und anhaltendem Östrogendefizit – Auswirkungen auf die Hirnentwicklung hat.

Diagnose und Differenzialdiagnose Bei einem voll ausgebildeten Krankheitsbild ist die Diagnose leicht zu stellen. Problematisch sind Abortivformen, die sehr häufig sind und ebenfalls mit einer schlechten Prognose einhergehen. Unspezifische Essstörungen finden sich bei ca. einem Drittel der Mädchen und 15 % der Jungen zwischen 11 und 17 Jahren (BELLA-Studie). Da sich ein deutlicher Anstieg der Essstörungen in der Adoleszenz nachweisen lässt, ist besonders bei der J1 auf die Gewichtsentwicklung und Einstellung zu Nahrungsaufnahme und Figur zu achten.

Bei Jugendlichen mit Diabetes mellitus ist die Prävalenz von Essstörungen höher als bei Gesunden. Weglassen oder Einsparen von Insulin wird zur Gewichtsregulation benutzt (Insulin-Purging). Auch Patientinnen mit Colitis ulcerosa oder Morbus Crohn erkranken überzufällig häufig an einer Essstörung.

Tab. 242.1 Somatische Veränderungen bei adoleszenter Anorexia nervosa. (Nach Herpertz-Dahlmann u. Hebebrand 2008)

Inspektion	Trockene, schuppige Haut, Akrozyanose, Haarausfall, Dehydration, ggf. Kleinwuchs, verzögerte Pubertätsentwicklung
Kardiovaskuläres System	Bradykardie, EKG-Veränderungen (cave: QTc-Zeit-Verlängerung), Perikarderguss, Ödeme
Gastrointestinales System	Verzögerte Magenentleerung („Gastroparese"), Pankreatitis, Ödeme
Blut	Leukozytopenie, Thrombozytopenie, Anämie
Biochemische Veränderungen	Elektrolytverschiebungen, Hypoglykämie, Erhöhung von Transaminasen und Cholesterin
Endokrinologie	Veränderung der Hypothalamus-Hypophysen-Gonaden-, -Schilddrüsen- und -Nebennierenrindenachsen, ggf. Erhöhung von Wachstumshormon (GH), Erniedrigung von Insulin-like growth factor 1 (IGF-1), Veränderung von Neuropeptiden, z. B. Leptin

Therapie Die moderne Therapie der AN stützt sich auf mehrere Säulen:
- Gewichtsrehabilitation und Ernährungstherapie,
- individuelle Psychotherapie,
- Familienberatung und -therapie,
- Behandlung der Komorbidität.

Gewichtsrehabilitation und Ernährungstherapie Bei ausgeprägter Starvation sollte die Gewichtsrehabilitation langsam und in kleinen Schritten erfolgen. Zu Anfang kann ein Essensplan mit 600–900 kcal. empfehlenswert sein; in wenigen Fällen ist eine nasogastrale Sondierung erforderlich, die so bald wie möglich durch normale Ernährung ersetzt werden sollte. Eine zu hohe Kalorienzufuhr kann durch Störung des Phosphathaushalts zu einem sog. Refeeding-Syndrom mit renalen, kardiologischen und neurologischen Komplikationen führen, desgleichen sind Pankreatitis und nichtentzündliche Hepatitis zu beachten. Von dem Einsatz einer perkutanen endoskopischen Gastrostomie (PEG) ist bei Kindern und Jugendlichen abzuraten, da ein zentraler Baustein der Therapie das Wiedererlernen des Essens ist. Die Gewichtszunahme wird durch „Belohnungen" verstärkt, z. B. Teilnahme an Gruppenaktivitäten oder Aktivitäten mit der Familie. Bei stationärer Behandlung wird eine wöchentliche Gewichtszunahme von 500–1000 g erwartet, bei tagesklinischer oder ambulanter Behandlung 300–500 g. Im Verlauf der Behandlung erhalten die Patientinnen Ernährungsberatung und ggf. individuelle Hilfestellung beim Essen.

Eine ausschließliche „Gewichtstherapie" ist nicht ausreichend; eine zu starke wöchentliche Gewichtszunahme erhöht das Rückfallrisiko. Die Behandlung der AN sollte in Institutionen erfolgen, die ausreichend Erfahrung mit der Therapie von Essstörungen haben (S3-Leitlinien). Dabei sollte die Behandlung auf Kinder und Jugendliche spezialisiert sein, um Eltern- bzw. Familienarbeit und eine altersgerechte Integration in den Alltag zu gewährleisten. Häufig ist nach somatischer Stabilisierung eine tagesklinische Behandlung angezeigt, um die Normalisierung des Ess- und Gewichtsverhaltens im Alltag zu unterstützen. Als Zielgewicht wird in der Regel die 25. BMI-Altersperzentile angestrebt, mindestens (z. B. bei chronischen Fällen) sollte aber die 10. BMI-Perzentile erreicht werden.

Individuelle Psychotherapie Es gibt keinen ausreichend evidenzbasierten individual-psychotherapeutischen Ansatz bei der Behandlung der Magersucht. Im Rahmen einer kognitiv-behavioral orientierten Behandlung wird die Patientin angehalten, ihre auf Figur und Gewicht fixierten Denkschemata zu überprüfen, z. B. zu hinterfragen, warum der Wert einer Person vorwiegend von ihrem Gewicht abhängt. Fast immer werden ausgeprägte Selbstwertprobleme offensichtlich, die einer „Bearbeitung" bedürfen; entsprechend muss die Patientin lernen, eigene Bedürfnisse zu erkennen und durchzusetzen und Strategien zur Konfliktlösung zu erwerben. Besonders schwierig ist die Behandlung kindlicher Patientinnen, da sie vielfach kein eigenes Krankheitskonzept zur Entstehung und Überwindung ihrer Erkrankung haben und sich ihr hilflos ausgeliefert fühlen.

Einbeziehung der Familie Bei der Behandlung der kindlichen und adoleszenten AN hat sich ein familienbezogener Ansatz bewährt. Hierzu bieten sich verschiedene Strategien an, z. B. eine Psychoedukation der Eltern als Paar oder in der Gruppe, in der sie über Ursachen und Folgen der Erkrankung, insbesondere der Starvation aufgeklärt werden. Auch heute erleben noch viele Eltern, insbesondere die Mütter, die Erkrankung ihrer Töchter schuldhaft und fühlen sich stigmatisiert. Eine Aufklärung über heutige Erkenntnisse zur Ätiologie der AN (s. oben) kann die Eltern entlasten und zu einem rationaleren Umgang mit der Erkrankung führen. Die Eltern lernen, zwischen der Tochter und ihrer Erkrankung zu unterscheiden. Neben der Psychoedukation sind vielfach auch familientherapeutische Sitzungen erforderlich, insbesondere wenn Autonomiekonflikte (z. B. beim Übergang vom Kindes- in das Jugendalter), Geschwisterrivalität oder Trennung der Eltern eine Rolle spielen. In Familien magersüchtiger Patientinnen gehen Familienmitglieder oft übervorsichtig miteinander um und tun sich schwer, Konflikte anzusprechen.

Medikamentöse Behandlung und Behandlung der Komorbidität In Deutschland ist kein Medikament zur Behandlung der AN zugelassen. Atypische Neuroleptika können sich bei sehr kachektischen Patientinnen mit ausgeprägter motorischer Unruhe und extremer Gewichtsphobie als hilfreich erweisen. Allerdings zeigen Metaanalysen randomisierter Studien für das Jugend- und Erwachsenenalter keine signifikanten Effekte in Bezug auf den Heilungserfolg bei AN auf. Nebenwirkungen wie eine Verlängerung der QTc-Zeit, metabolische Störungen, Leukopenien und extrapyramidale Störungen sind zu beachten.

Antidepressiva, insbesondere selektive Serotonin-Wiederaufnahmehemmer (sog. SSRI), haben sich im Akutstadium der Magersucht nicht als wirksam erwiesen. Eine Indikation ist ggf. bei Fortbestehen von depressiven und Zwangssymptomen über die Gewichtsnormalisierung hinaus gegeben.

Die oft jahrelang anhaltende Hypoöstrogenämie hat Auswirkungen auf die Entwicklung der Knochendichte in der Adoleszenz sowie wahrscheinlich auf die Hirnentwicklung (s. oben). Eine orale Substitution z. B. in Form von Kontrazeptiva oder mit Hormonersatzpräparaten (entsprechend der Menopause) hat sich nicht als wirksam erwiesen. In jüngster Zeit wurden Erfolge mit einer transdermalen Applikation von Östrogenen (z. B. durch Pflaster) berichtet, die nicht zu einer weiteren (über die Auswirkung der AN hinausgehenden) Reduktion von IGF-1 in der Leber führt.

Prognose Die Prognose der adoleszenten AN hat sich in den letzten Jahrzehnten deutlich verbessert. Die Heilungsrate ist höher als die der adulten Form und liegt einer großen Metaanalyse zufolge bei ca. 60 %. Jüngere Untersuchungen gehen sogar von Heilungsraten von 70–80 % aus. Dabei erfolgt die Heilung meist stufenweise über eine geringere Ausprägung der Essstörung bis hin zu einer Normalisierung. Etwa 20 % der Patientinnen mit AN entwickelt eine Bulimia nervosa. Bei geheilten Patientinnen scheint die adoleszente AN keine Auswirkungen auf die Fertilität im Erwachsenenalter zu haben. Allerdings sind andere spätere psychische Störungen häufig, z. B. affektive und Angststörungen sowie Persönlichkeitsstörungen. Es besteht die Hoffnung, dass durch eine frühzeitige Diagnose und Behandlung die Prognose weiter verbessert werden kann.

Literatur

Herpertz S, Herpertz-Dahlmann B, Fichter M, Tuschen-Caffier B, Zeeck A (2011) S3-Leitlinie Diagnostik und Behandlung der Essstörungen. Springer, Berlin (http://www.awmf.org/uploads/tx_szleitlinien/051-026l_S3_Diagnostik_Therapie_Essstörungen.pdf. Zugegriffen: 08. Oktober 2013)

Herpertz-Dahlmann B, Hebebrand J (2008) Ess-Störungen. In: Herpertz-Dahlmann B, Resch F, Schulte-Markwort M, Warnke A (Hrsg) Entwicklungspsychiatrie, 2. Aufl. Schattauer, Stuttgart, S 835–864

Herpertz-Dahlmann B, Salbach-Andrae H (2009) Overview of treatment modalities in adolescent anorexia nervosa. Child Adolesc Psychiatric Clin N Am 18:131–145

Herpertz-Dahlmann B, Wille N, Hölling H, Vloet T, Ravens-Sieberer U, the BELLA study group (2008) Disordered eating behaviour and attitudes, associated psychopathology and health-related quality of life: Results of the BELLA study. Eur Child Adolesc Psychiatry 17(1):82–91

Herpertz-Dahlmann B, Bühren K, Seitz J (2011a) Der Verlauf der kindlichen und adoleszenten Anorexia nervosa und seine Bedeutung für das Erwachsenenalter. Nervenarzt 82:1093–1099

Herpertz-Dahlmann B, Seitz J, Konrad K (2011b) Aetiology of anorexia nervosa: From a "psychosomatic family model" to a neuropsychiatric disorder? Eur Arch Psychiatr Clin Neurosci 261(2):177–181

Jacobi C, Fitting E (2008) Psychosoziale Risikofaktoren. In: Herpertz S, de Zwaan M, Zipfel S (Hrsg) Handbuch Essstörungen und Adipositas. Springer, Heidelberg, S 67–74

Kromeyer-Hauschild K, Wabisch M, Kunze D et al (2001) Perzentile für den Body Mass Index für das Kindes- und Jugendalter unter Heranziehung verschiedener deutscher Stichproben. Monatsschr Kinderheilk 149:807–818

Misra M, Katzman D, Miller KK et al (2011) Physiologic estrogen replacement increases bone density in adolescent girls with anorexia nervosa. J Bone Miner Res 26:2430–2438

Steinhausen HC (2002) The outcome of anorexia nervosa in the 20th century. Am J Psych 159:271–276

243 Suizidversuch und Suizid

F. Resch

Definition Unter Suizidalität versteht man die Summe aller Denk- und Verhaltensweisen von Menschen, die in Gedanken durch aktives Handeln oder passives Unterlassen – oder durch Handelnlassen – den eigenen Tod anstreben bzw. als mögliches Ergebnis einer Handlung in Kauf nehmen (Definition von M. Wolfersdorf).

Das suizidale Verhalten weist somit einerseits auf die Gefährdung einer Selbsttötung hin und besitzt andererseits eine unscharfe Grenze zu selbstschädigenden Verhaltensweisen. Von manchen Autoren wird das suizidale Verhalten mit stufenlosen Übergängen zu selbstverletzenden Verhaltensweisen und gegen die persönliche Gesundheit gerichteten Risikoverhaltensweisen definiert. Suizidideen sind Gedanken, die den Tod und das Sterben zum Inhalt haben, mit Todeswünschen verbunden sein können und schließlich in Vorstellungen über Möglichkeiten der Selbsttötung gipfeln.

Dabei kann das Spektrum von Nachdenken über den Tod im Allgemeinen, über Gedanken an den eigenen Tod und Todeswünsche bis zu konkreten Vorstellungen eigener Suizidhandlungen reichen. Suizidversuche kennzeichnen unterschiedliche Intentionen zu sterben. Es gibt Suizidversuche, die mit der eindeutigen Intention zu sterben erfolgen, während der Tod beim Parasuizid lediglich in Kauf genommen wird und auch andere Intentionen (z. B. die Erpressung von Bezugspersonen) entscheidend beitragen.

Selbstverletzende Verhaltensweisen spielen im suizidalen Kontext eine besondere Rolle: Sie sind als paradoxe Versuche einer Selbstfürsorge hervorzuheben. Bei drängenden Suizidideen und starken Suizidimpulsen kann über die Durchführung selbstverletzender Verhaltensweisen (z. B. das Ritzen am Unterarm) die unerträgliche Spannung so reduziert werden, dass damit suizidale Gefährdungen abgebaut werden können. Selbstverletzende Akte sind also nicht bloß als missglückte Suizidversuche anzusehen, sondern besitzen in manchen Fällen geradezu einen autoprotektiven Charakter.

Epidemiologie und Risikofaktoren Weltweit ist der Suizid als die zehnthäufigste Todesursache anzusehen. Im Jugendalter ist der Suizid in Nordamerika die dritthäufigste Todesursache (nach Unfällen und Tod durch Erschießen), in Europa stellt der Suizid die zweithäufigste Todesursache bei Jugendlichen dar (nach Unfällen, die an erster Stelle stehen).

Etwa eine Million Menschen sterben weltweit pro Jahr durch Suizid und daher haben viele Länder begonnen, Suizidpräventionsprogramme zu initiieren. In der Gruppe der 15- bis 19-Jährigen kommen in Deutschland 6,2 männliche Jugendliche und 2,1 weibliche Jugendliche je 100.000 Einwohner durch Suizid zu Tode.

In anonymen Befragungen bestätigen bis zu 12,8 % von Jugendlichen Suizidversuche, während 13,4 % Suizidideen angaben. Weitere Studien haben ergeben, dass Eltern in der Regel von den suizidalen Gedanken und Verhaltensweisen ihrer eigenen Kinder nur wenig wissen.

Auch wenn Selbstverletzungstendenzen oft unter selbstfürsorglichen Aspekten ausgelebt werden, bilden repetitive Formen von Selbstverletzungen einen signifikanten Prädiktor für suizidale Verhaltensweisen! Jugendliche mit repetitiven Selbstverletzungen weisen in 55 % mindestens einen Suizidversuch in ihrem bisherigen Lebenslauf auf, während Jugendliche, die sich nicht selbst verletzen, in 3,3 % Suizidversuche unternommen haben.

90–95 % der Menschen, die durch Suizid zu Tode kommen, haben mindestens eine psychiatrische Störung in der Vorgeschichte (▶ Übersicht). Das Risiko steigt mit dem Vorhandensein multipler psychiatrischer Erkrankungen.

> **Risikofaktoren für einen Suizidversuch bei Adoleszenten**
> - Psychiatrische Erkrankung (vor allem depressive und bipolare Erkrankungen, Störung des Sozialverhaltens sowie Alkohol- und Drogenmissbrauch)
> - Persönlichkeitsstörung (vor allem antisoziale, Borderline-, histrionische oder narzisstische Persönlichkeitsstörungen)
> - Vorangegangener Suizidversuch
> - Impulsivität und Aggression
> - Gefühl der Hoffnungslosigkeit und Wertlosigkeit
> - Familienanamnese von Depression oder Suizid
> - Verlust eines Elternteils durch Tod oder Scheidung
> - Familienkonflikte
> - Körperlicher und/oder sexueller Missbrauch
> - Fehlen eines sozialen Netzwerks mit Gefühl der sozialen Isolation
> - Verfügbarkeit von Tötungsmöglichkeiten

Diagnose Für Kinder- und Jugendpsychiater gehört die Einschätzung einer vorhandenen Suizidgefährdung zum alltäglichen Handeln. Diese Einschätzung ist mit einer großen Verantwortung verbunden. Zunächst muss in der Gesprächssituation ein vertrauensvolles Verhältnis etabliert werden, um die suizidalen Verhaltensweisen in der klinischen Gesamtsituation und der Biografie des Patienten interpretieren zu können.

Die Befürchtung, dass die Befragung nach suizidalem Verhalten selbst das Verhalten triggert, ist unbegründet – vielmehr sollte die Frage nach Suizidalität unbedingt gestellt werden, sobald sich Anzeichen dafür zeigen. Die Warnzeichen für Suizidalität sind in ◘ Tab. 243.1 ablesbar.

Auch von den Sorgeberechtigten und der Familie, ggf. von begleitenden Freunden sollten Informationen zum suizidalen Verhalten und den Anzeichen möglicher psychiatrischer Symptome erfragt werden.

Therapie und Management Bei einer akuten Gefährdungslage ist insbesondere dann eine notärztliche Intervention erforderlich, wenn der suizidale Patient bereits intoxikiert ist. Maßnahmen zur Krisenintervention werden empfohlen, die auch ggf. pharmakologische Interventionen, wie z. B. den Einsatz von Benzodiazepinen oder niedrigpotenten Neuroleptika sinnvoll erscheinen lassen, wenn keine Medikamenteningestion in suizidaler Absicht erfolgt war.

Wenn sich der Patient nicht glaubhaft von akuter Suizidalität distanzieren kann, ist eine stationäre kinder- und jugendpsychiatrische Krisenintervention unumgänglich. Wenn der Patient einer solchen Intervention nicht zustimmt, sind auch freiheitsentziehende Maßnahmen angezeigt, die entweder nach dem Unterbringungsgesetz erfolgen können oder in Übereinstimmung mit den Erziehungsberechtigten eine Unterbringung gem. § 1631b BGB erlauben.

		Tab. 243.1 Warnzeichen für Suizidalität: Is Path Warm – Schema der American Society of Suicidology. (Nach Wintersteen et al. 2007)
I	Ideation	Der Patient drückt Gedanken aus, sich das Leben nehmen zu wollen, sucht aktiv nach einem Weg, aus dem Leben zu scheiden
S	Substance abuse	Zunehmender Alkohol- oder Drogenkonsum
P	Purposelessness	Kein Grund zum Leben; kein Sinn im Leben
A	Anxiety	Angst, Agitation, Schlafstörungen
T	Trapped	Gefühl, in einer Situation gefangen zu sein
H	Hopelessness	Hoffnungslosigkeit
W	Withdrawal	Rückzug von Freunden und Familie
A	Anger	Unkontrollierbare Wut, sucht Vergeltung
R	Recklessness	Rücksichtsloses Verhalten, riskante Aktionen scheinbar ohne nachzudenken
M	Mood changes	Drastische Stimmungsänderung

Im Hinblick auf die weiteren Behandlungsstrategien sollte geklärt werden, in welchem Stadium suizidaler Intention zwischen Überlegung, Ambivalenz und Todeshandlung sich der aktuelle Patient mit seinem suizidalen Verhalten befunden hat:

Phasen der Überlegung werden durch Suizidideen gekennzeichnet und können in teilweise appellative Suizidversuche übergehen. Demgegenüber kommt es bei Jugendlichen in der Phase der Ambivalenz zu wiederholten Suizidankündigungen, drängenden Suizidideen und Impulsdurchbrüchen, die zu Suizidversuchen Anlass geben können. Die dritte Gruppe hat einen ernsthaften Suizidversuch, der mit dem Tod enden sollte, gerade noch überlebt. Die Betreffenden hatten sich schließlich im Moment der Suizidhandlung schon für den Tod entschieden! Diese Gruppe muss als unmittelbar gefährdet eingestuft werden.

Gegenüber der akuten Suizidalität kann die chronische Suizidalität, wie sie beispielsweise im Rahmen von emotional instabilen Persönlichkeitsstörungen vom Borderline-Typus vorkommen, unterschiedliche, kommunikativ appellative Aspekte aufweisen. Um schwierigen Interaktionen entgegenzuwirken, empfiehlt es sich dabei, transparente Absprachen bezüglich der Konsequenzen suizidalen Verhaltens im Rahmen der Therapie zu treffen.

Prävention Inzwischen existieren zahlreiche Ansätze zur Prävention suizidalen Verhaltens bei Kindern und Jugendlichen. Als Orte zur Prävention suizidalen Verhaltens kommt dabei die Schule, aber auch das Internet in Frage. Bislang sind die meisten Präventionskonzepte hinsichtlich ihrer Wirksamkeit auf das Outcome-Kriterium des suizidalen Verhaltens nicht oder nur unzureichend empirisch überprüft.

Seit 2009 findet in Europa das EU-Projekt „Saving and Empowering Young Lives in Europe (SEYLE) – Gesundheitsförderung durch Prävention von riskanten und selbstschädigenden Verhaltensweisen" statt. In dieser randomisiert kontrollierten Studie sollen verschiedene schulbasierte Präventionsprogramme zur Senkung von riskanten und selbstschädigenden Verhaltensweisen bei Jugendlichen auf ihre Wirksamkeit hin getestet werden. Die ersten Ergebnisse sollen demnächst veröffentlicht werden. Das wichtigste Ziel bei entsprechenden Präventionsmaßnahmen ist einerseits die Reduktion von suizidalen Verhaltensweisen bei Jugendlichen, andererseits aber auch die Verbesserung der Zugangswege für gefährdete Schüler zu bereits vorhandenen Helfersystemen.

Literatur

Brunner R, Parzer P, Haffner J, Steen R, Roos J, Klett M, Resch F (2007) Prevalence and psychological correlates of occasional and repetitive deliberate self-harm in adolescents. Arch Pediatr Adolesc Med 161(7):641–649. doi:10.1001/archpedi.161.7.641

Cash SJ, Bridge JA (2009) Epidemiology of youth suicide and suicidal behavior. Curr Opin Pediatr 21(5):613–619. doi:10.1097/MOP.0b013e32833063e1

Hawton K, van Heeringen K (2009) Suicide. Lancet 373(9672):1372–1381. doi:10.1016/S0140-6736(09)60372-X

Resch F, Kaess M, Plener PL, Fegert JM (2012) Suizidales Verhalten. In: Fegert JM, Eggers C, Resch F (Hrsg) Psychiatrie und Psychotherapie des Kindes- und Jugendalters. Springer, Heidelberg, S 959–970

Skegg K (2005) Self-harm. Lancet 366(9495):1471–1483. doi:10.1016/S0140-6736(05)67600-3

Wintersteen MB, Diamond GS, Fein JA (2007) Screening for suicide risk in the pediatric emergency and acute care setting. Curr Opin Pediatr 19(4):398–404. doi:10.1097/MOP.0b013e328220e997

Wolfersdorf M, Mauerer C, Franke C, Schiller M, König F (1999) Krisenintervention bei Suizidalität im ambulanten und stationären psychiatrisch-psychotherapeutischen Bereich. Psychotherapie 4(2):146–154

244 Autistische Störungen

M. Noterdaeme

Klassifikation und Erscheinungsbild Autistische Störungen sind in der Kategorie der tiefgreifenden Entwicklungsstörungen der ICD-10 gelistet. Diese Kategorie umfasst verschiedene Subgruppen. Entsprechend dem aktuellen Forschungsstand werden der frühkindliche Autismus (F84.0), der atypische Autismus (F84.1), das Asperger-Syndrom (F84.5), die nicht näher bezeichnete Entwicklungsstörung (F84.9) und sonstige tiefgreifende Entwicklungsstörungen (F84.8) unter dem Begriff Autismusspektrumstörungen (ASS) zusammengefasst und somit von den anderen tiefgreifenden Entwicklungsstörungen wie dem Rett-Syndrom (F84.2), der desintegrativen Störung (F84.3) oder der überaktiven Störung mit Intelligenzminderung und Bewegungsstereotypien (F84.4) abgegrenzt.

Autistische Verhaltensweisen sind charakterisiert durch das Vorhandensein von qualitativen Beeinträchtigungen im Bereich der sozialen Interaktion und der Kommunikation sowie durch eingeschränkte, stereotype Verhaltensmuster und Interessen.

Frühkindlicher Autismus Der frühkindliche Autismus (F84.0) gilt als Prototyp der ASS. Es besteht eine große klinische Variabilität in der Erscheinung. Einige Kinder sind sehr zurückgezogen, verwenden kaum aktive Sprache und zeigen motorische Stereotypien. Andere Kinder suchen auf eine eigenartige, distanzlose Art aktiv Kontakt, sind im verbalen Ausdruck häufig pedantisch, floskelhaft und wenig kommunikativ, sie zeigen zwanghafte Verhaltensweisen oder spezielle Sonderinteressen.

Asperger-Syndrom Das Asperger-Syndrom (F84.5) ist, wie der frühkindliche Autismus, gekennzeichnet durch eine Störung der sozialen Interaktion, durch umschriebene Interessen oder ritualisierte, zwanghafte Verhaltensweisen. Als obligates Kriterium wird eine normale frühe Sprachentwicklung verlangt. Darüber hinaus wird festgelegt, dass das adaptive Verhalten und die Neugierde an der Umgebung in den ersten 3 Jahren einer normalen Entwicklung entsprechen müssen.

Atypischer Autismus Die diagnostischen Kriterien des atypischen Autismus (F84.1) entsprechen den Kriterien des Autismus (F84.), jedoch ist das Manifestationsalter verspätet (nach dem 3. Lebensjahr) und/oder einer der 3 Kernbereiche bleibt unauffällig. Die Diagnose einer nicht näher bezeichneten tiefgreifenden Entwicklungsstörung ist ähnlich, aber noch vager definiert.

Nachdem die Evidenz bis jetzt nicht für eine valide nosologische Abgrenzung der verschiedenen Subgruppen ausreicht, erscheint die in der DMS-V vorgeschlagene Klassifikation in einer zusammenfassenden Kategorie „Autismusspektrumstörungen" sinnvoll.

Epidemiologie Der frühkindliche Autismus galt lange als eine seltene Erkrankung mit einer Häufigkeit von 0,04 %. In neueren epidemiologischen Untersuchungen lässt sich ein deutlicher Anstieg der Prävalenzraten für Störungen aus dem autistischen Spektrum feststellen. Die stetige Zunahme der Prävalenz begann bereits vor der Jahrtausendwende. Die Studien von 1966–1973 ergaben eine Prävalenz von 0,05 %, während für Studien aus den Jahren 1990–1997 eine höhere Rate von 0,1 % errechnet wurde. In epidemiologischen Untersuchungen seit 2000 ist die Prävalenz für das autistische Spektrum deutlich angestiegen. Zusammenfassend ergeben diese neuen Studien ein Prävalenzrate für frühkindlichen Autismus von ca. 0,3 %, für die anderen ASS insgesamt 0,9 %. Der Anstieg lässt sich zum Teil durch eine Erweiterung der diagnostischen Kriterien und ein größeres Bewusstsein für die ASS erklären.

Komorbiditäten und Differenzialdiagnosen Neben der Kernsymptomatik zeigen Personen mit ASS häufig Begleitsymptome. Zu den häufigsten Komorbiditäten gehören weitere Entwicklungsstörungen (z. B. motorische Störungen, Sprachstörungen, Intelligenzminderungen), neurologische (z. B. Epilepsien, Seh- oder Hörstörungen) und genetisch/chromosomale Erkrankungen und das gleichzeitige Vorliegen von psychiatrischen Symptomen, die nicht zur Kernproblematik der autistischen Störungen gehören (z. B. hyperkinetische Symptome, Angststörungen, depressive Verstimmungen).

Diagnose Die Diagnose ASS beruht auf dem Vorhandensein einer bestimmten Verhaltenskonstellation. Es gibt keinen „Labortest" für den frühkindlichen Autismus. In der Regel werden primär Fragebogen als Screeninginstrumente zum Generieren von Verdachtsdiagnosen eingesetzt. So kann in kurzer Zeit ohne großen Zeitaufwand auf standardisierte Weise viel Information über ein Kind gewonnen werden. Es besteht aber die Gefahr, dass Fragen seitens der Eltern falsch oder gar nicht verstanden werden. Ebenso können bestimmte Probleme aggraviert oder dissimuliert werden. Einige relevante Fragebögen sind in ◘ Tab. 244.1 zusammengefasst.

Als Goldstandards in der Diagnostik von ASS gelten das „Autism Diagnostic Interview-Revised" (ADI-R) und „Autism Diagnostic Oberservation Schedule-Generic" (ADOS-G). Das ADI-R ist ein standardisiertes, untersuchergeleitetes Interview, basierend auf Angaben der Eltern. Das ADOS-G ist ein Spielinterview mit dem Kind, in dem Situationen geschaffen werden, die normalerweise soziale Interaktion hervorrufen. Das Interview besteht aus 4 Modulen, die je nach kognitiver und sprachlicher Entwicklung der Kinder eingesetzt werden können. ADOS-G und ADI-R ergeben in der Hand eines geschulten und erfahrenen Untersuchers, der über Erfahrung mit differenzialdiagnostisch relevanten Störungen bei Kleinkindern verfügt, eine recht sichere Diagnose.

Ätiologie ASS sind ein klinisch und ätiologisch heterogenes Krankheitsbild. Die Genese ist multifaktoriell mit starker genetischer Komponente. Ein „Autismus-Gen" gibt es aber nicht. In Bezug auf psychosoziale Risiken wurden vor allem extremste Vernachlässigung in den ersten Lebensjahren beschrieben. Eine Vielzahl an biologischen Risikofaktoren ist ebenfalls untersucht worden. Ein erhöhtes mütterliches und väterliches Alter ist als Risikofaktor repliziert worden. Rötelninfektion in der Schwangerschaft sowie die Einnahme von Thalidomid und Valproinsäure gehen mit erhöhten ASS-Raten einher.

Therapie Es gibt für autistische Störungen keine generell erfolgversprechende Therapie. Für jedes Kind mit ASS muss ein individuelles Programm erstellt und im Verlauf seiner Entwicklung adaptiert werden. Die Therapien basieren auf verhaltenstherapeutischen und heilpädagogischen Ansätzen. Die Ziele der Behandlung bestehen darin, die soziale und kommunikative Entwicklung autistischer Kinder zu unterstützen, ihre allgemeine Lern- und Problemlösefähigkeit zu

Tab. 244.1 Screeninginstrumente für Autismusspektrumstörungen

Fragebogen	Alter	Autoren
Checklist for Autism in Toddlers (CHAT)	24 Monate	Robins et al. 2001
Fragebogen zur Sozialen Kommunikation (FSK)	ab 36 Monate	Deutsche Fassung Bölte et al. 2006
Skala zur Erfassung sozialer Reaktivität	4.–18. Lebensjahr	Bölte et al. 2008
Die Marburger Beurteilungsskala zum Asperger-Syndrom (MBAS)	ab 72 Monate	Kamp-Becker et al. 2005

fördern und rigides Verhalten abzubauen. Eine Heilung der ASS ist bisher nicht möglich.

Menschen mit einer ASS bedürfen häufig vorübergehend einer ergänzenden medikamentösen Behandlung. Hauptindikation sind hyperaktive, aggressive und destruktive Verhaltensweisen, selbstverletzendes Verhalten, Stereotypien, Ängste und Depressivität sowie Schlafstörungen. Eine Medikation muss in jedem Einzelfall sorgfältig überlegt werden.

Verlauf und Prognose Die langfristige psychosoziale Prognose von Menschen mit ASS ist variabel. Etwa 15 % erreichen eine als gut zu bezeichnende Selbstständigkeit mit einem Arbeitsplatz auf dem 1. oder 2. Arbeitsmarkt, sie wohnen selbstständig oder mit wenig Unterstützung und haben zufriedenstellende soziale Kontakte. Dabei liegt der ausgeübte Beruf häufig deutlich unter dem, was aufgrund der kognitiven Fähigkeiten und der Ausbildung erwartet würde. 25 % der Menschen mit einer ASS erreichen einen Status, der als fair bezeichnet wird, mit einem geschützten Arbeitsplatz, einer geschützten Wohnsituation und Kontakten zu Gleichaltrigen, die aber lose sind. Etwa 60 % benötigen als Erwachsene sehr viel Hilfe im Alltag, leben in speziellen Einrichtungen und haben keine Kontakte mit Gleichaltrigen außerhalb der Einrichtung.

Für eine günstige psychosoziale Integration von Jugendlichen und Erwachsenen mit einer ASS sind vor allem ein gutes Intelligenzniveau und das Vorhandensein von kommunikativen Sprachfertigkeiten von Bedeutung.

Literatur

Bölte S (2010) Autismus Spektrum, Ursachen, Diagnostik, Intervention, Perspektiven. Huber, Bern

Bölte S, Poustka F (2006) FSK Fragebogen zur sozialen Kommunikation. Huber, Bern

Bölte S, Poustka F (2008) SRS-Skala zur Erfassung sozialer Reaktivität. Huber, Bern

Bölte S, Rühl D, Schmötzer G, Poustka F (2006) ADI-R Diagnostisches Interview für Autismus-Revidiert. Huber, Bern

Noterdaeme M, Enders A (2010) Autismus-Spektrum-Störungen: Ein integratives Lehrbuch für die Praxis. Kohlhammer, Stuttgart

Remschmidt H, Kamp-Becker I (2006) Asperger-Syndrom. Springer, Heidelberg

Robins D, Fein D, Barton M, Green J (2001) The Modified Checklist for Autism in Toddlers: An initial study investigating the early detection of autism and pervasive developmental disorders. J Autism Dev Disord 31:131–148

Rühl D, Bölter S, Feineis-Matthew S, Schmötzer G (2004) Diagnostische Beobachtungsskala für Autistische Störungen (ADOS). Huber, Bern

245 Psychosen

B. Graf Schimmelmann, F. Resch

Definition Psychosen sind eine Gruppe psychiatrischer Erkrankungen, die durch eine grobe Beeinträchtigung der Realitätstestung charakterisiert sind und sich typischerweise durch das Auftreten von Wahnsymptomen, Halluzinationen, desorganisierter Sprache oder von desorganisiertem oder katatonem Verhalten manifestieren. Klinisch lassen sich Psychosen in organische (exogene) und nichtorganische (endogene) Psychosen unterteilen, die nichtorganischen Psychosen wiederum in nichtaffektive und affektive Psychosen. Diese klinisch nützlichen Begriffe findet man allerdings nicht in den internationalen Klassifikationssystemen (ICD-10 oder DSM-IV-TR).

Nichtaffektive Psychosen Nach ICD-10 kann man den nichtaffektiven Psychosen folgende Störungen zuordnen:
- die Schizophrenie,
- die akute schizophreniforme psychotische Störung und die akute vorübergehende psychotische Störung, die sich vor allem durch Zeitdauerkriterien psychotischer Symptome unterscheiden;
- die anhaltende wahnhafte Störung,
- die nicht näher bezeichnete psychotische Störung, bei der die Zuordnung aufgrund der Uneindeutigkeit der Symptomatik nicht gelingt,
- die schizoaffektive Störung, die eine Zwischenstellung zwischen affektiven und nichtaffektiven Psychosen einnimmt, jedoch u. a. aufgrund ihres der Schizophrenie ähnlichen Verlaufs bei den nichtaffektiven Psychosen eingeordnet wird.

Affektive Psychosen Zu den affektiven Psychosen zählen nach ICD-10 die bipolare Störung mit psychotischen Symptomen (es gibt auch bipolare Störungen ohne psychotische Symptome) und die schwere depressive Episode mit psychotischen Symptomen.

Organische Psychosen Es gibt eine Vielzahl organischer Psychosen nach ICD-10, die in der Regel nach Symptomatik, Akuität und Ursache klassifiziert werden (s. unten). Einen Sonderfall stellen die drogeninduzierten Psychosen dar mit je nach Droge und vorherrschender Symptomatik unterschiedlichen Subkategorien (beispielsweise vorwiegend affektiv, vorwiegend wahnhaft, vorwiegend polymorph). Drogeninduzierte psychotische Störungen sind von psychotischen Zustandsbildern im Rahmen eines Entzugsdelirs oder einer akuten Intoxikation durch Drogen abzugrenzen. Es handelt sich um psychotische Zustandsbilder, die nach ICD-10 nicht länger als 6 Monate nach Absetzen des Drogenkonsums fortbestehen dürfen. Die Abgrenzung gegenüber nichtorganischen Psychosen, beispielsweise der Schizophrenie, ist daher nach ICD-10 häufig schwer, weil Patienten auch im Verlauf häufig immer wieder Drogen konsumieren. Für Therapieentscheidungen halten wir die rigideren DSM-IV-Dauerkriterien von maximal 4 Wochen Fortbestehen psychotischer Symptome für brauchbarer.

Epidemiologie Zuverlässige epidemiologische Zahlen zur Häufigkeit von Psychosen und insbesondere der Schizophrenie sind aufwendig zu gewinnen und können regional schwanken. Die bislang aufwendigste Studie aus Finnland ergab Lebenszeitprävalenzen aller psychotischen Störungen nach DSM-IV von 3–3,5 % und der Schizophrenie von 0,87–1 %. Einige Studien sprechen für höhere Erkrankungsraten bei Menschen in größeren Städten oder mit Migrationshintergrund mit der bislang nicht abschließend bestätigten Hypothese, dass in beiden Situationen ein geringerer sozialer Zusammenhalt als umweltbedingte Ursache psychotischer Störungen wirksam wird. Mit erheblicher regionaler Varianz liegt die Neuerkrankungsrate bei etwa 15,5 pro 100.000 Einwohnern. Die Schizophrenie zeigt einen Erkrankungsgipfel zwischen dem 16. und 40. Lebensjahr. Laut älteren, jedoch eher nicht repräsentativen Schätzungen beginnen etwa 4 % aller Schizophrenien vor dem 18. Lebensjahr; für die Gesamtgruppe der Psychosen gibt es keine zuverlässigen Zahlen. Die jüngsten beschriebenen psychotischen Patienten sind 3 und knapp 6 Jahre; Psychosen vor dem 12. Lebensjahr sind selten. Es gibt Hinweise, dass Schizophrenien bei Männern früher als bei Frauen beginnen, während die Lebenszeitprävalenz bei Männern und Frauen ausgeglichen ist.

Ätiologie, Pathogenese und Pathophysiologie Modelle zur Ätiologie und Pathogenese von Psychosen werden intensiv beforscht und diskutiert. Die Ätiologie lässt sich am ehesten mit einem multifaktoriellen Modell erklären, bei dem genetisch-biologische und psychosoziale Ursachen in einem Wechselspiel eine Psychose auslösen können. Hierbei treffen Lebensereignisse und Stressoren auf ein durch angeborene oder erworbene Bedingungen mehr oder weniger „vulnerables" Gehirn; und bei Überschreiten einer bestimmten Schwelle können psychotische Symptome entstehen, wenn die Bewältigungsmechanismen nicht mehr zur Kompensation ausreichen (Vulnerabilitäts-Stress-Bewältigungs-Modell).

Es gibt viele teils nicht replizierte oder widersprüchliche Studien zu den Pathomechanismen von Psychosen. Die Erblichkeit ist mit 73–90 % hoch, wobei das Risiko eines Kindes mit einem betroffenen Elternteil, an Schizophrenie zu erkranken bei etwa 12–14 % liegt, mit zwei betroffenen Elternteilen bei etwa 40–50 % und mit einem betroffenen monozygoten Zwilling bei etwa 50 %. Es sind also noch andere Mechanismen als genetische an der Pathogenese von Psychosen beteiligt. Diese sind vor allem nicht geteilte („non-shared") Umweltfaktoren, also nicht etwa Erziehungs- und Kommunikationsstile der Eltern, wie dies in dem Konzept der „schizophrenogenen Mutter" in den 1960er Jahren angenommen wurde. Als Umweltfaktoren werden auf Basis einer allerdings bislang widersprüchlichen Datenlage perinatale Komplikationen (Sauerstoffmangel) oder Schwangerschaftskomplikationen vorwiegend im 1. und 2. Trimenon (Infektionen, Stress der Mutter) diskutiert. Ebenfalls ätiologisch diskutiert werden Traumata; hierbei ist jedoch die alternative Hypothese nicht widerlegt, dass nämlich die biologische Vulnerabilität eines Kindes bereits das Risiko für Traumatisierungen erhöht.

Eine Vielzahl struktureller und funktioneller elektrophysiologischer und Bildgebungsbefunde haben zu verschiedenen pathogenetischen Modellen geführt. Ein Modell geht von einer frühen Schädigung des Gehirns aus, aufgrund derer die physiologische Reifung des Gehirns bis ins Jugendalter beeinträchtigt ist (Neurogenese, Apoptose, zelluläre Proliferation, Differenzierung und Migration) und so die Vulnerabilität für eine Psychose erhöht. Ein alternatives Modell geht von einem genetisch angelegten, aber erst später wirksam werdenden Defekt in der Bereinigung der Synapsen im Jugendalter („Synaptic Pruning") aus, der zur psychotischen Symptomatik führt. Das erste Modell, nach dem das gestörte Synaptic Pruning eher einen Teilprozess in der Fehlreifung des Gehirns ausmacht, ist nach heutiger Datenlage wahrscheinlicher.

In der Vergangenheit ging man von einer Dopaminhyperfunktion als pathophysiologischem Mechanismus für psychotische Symptomatik aus. Nach heutigem Literaturstand wird eher die missglückte Interaktion verschiedener Rezeptorsysteme, vor allem glutamaterger und dopaminerger Rezeptoren in verschiedenen Hirnregionen diskutiert. Im Rahmen der Glutamathypothese lassen sich Phänomene der frühen und späten Entwicklungsdefizite und der neurodegenerativen Prozesse im Verlauf der Erkrankung in dem von Keshavan im Jahre 1999 postulierten 3-Hit-Modell vereinen. In diesem Modell werden 3 „hits" auf die normale Hirnentwicklung und Funktion postuliert, wobei die Bedeutung jedes einzelnen Hit interindividuell unterschiedlich sein könnte:
1. genetisch oder durch Noxen bedingte frühe und/oder späte Entwicklungsstörung;
2. Stress durch problematische psychosoziale Anforderungen in Adoleszenz und frühem Erwachsenenalter;
3. neurotoxische Wirkung der unbehandelten Psychose im frühen Krankheitsverlauf.

Im „first hit" führen genetische Prädisposition mit prä- und perinatalen Komplikationen zum selektiven Verlust glutamaterger Neurone in bestimmten Hirnarealen des kortikostriatalen Systems. Da das glutamaterge und das dopaminerge System durch Regelkreise miteinander in Verbindung stehen, führt die reduzierte kortikostriatale Glutamatfreisetzung zu einer verringerten tonischen Dopaminsekretion im Kortex. Dies könnte ein Grund sein für die prämorbid im Kindesalter häufig bereits vorhandenen kognitiven Defizite. Diese Defizite könnten dazu führen, dass die im Jugendalter normalerweise steigenden Anforderungen schlechter bewältigt werden können („second hit"). Der daraus resultierende Stress könnte aufgrund des ungenügend entwickelten dopaminergen/glutamatergen Systems zu einer exzessiven phasischen Hochregulierung der primär erniedrigten Dopaminsekretion führen, die dann psychotische Positivsymptome zur Folge hat. Eine lang andauernde übermäßige Dopaminausschüttung (wie bei unbehandelter Psychose) würde nun wieder die phasische Glutamatsekretion antreiben. Diese Stimulation könnte wiederum exzitotoxische Wirkung haben und den oxidativen und neurotoxischen Stress auf das Gehirn erhöhen („third hit").

Klinische Symptome Die Symptomatik der schizophrenen Psychosen ist durch formale und inhaltliche Denkstörungen sowie Wahrnehmungsstörungen gekennzeichnet. Diese Symptome werden Positivsymptome genannt, weil sie gegenüber dem normalen Alltagsverhalten eine Steigerung an Intensität und Besonderheit aufweisen. Diesen Positivsymptomen werden die Negativsymptome gegenüber gestellt, die durch einen Mangel an notwendigen Elementen des Alltagsverhaltens gekennzeichnet sind. Dazu zählen Beeinträchtigungen von Antrieb, Motivation, Denken und affektiver Kommunikation. Diese Negativsymptome zeigen sich in Kontaktstörungen mit sozialem Rückzug und einem geringerem Leistungsniveau in der Schule, Ausbildung oder im Beruf. Im Behandlungskontext tragen Positivsymptome und Negativsymptome zur Ausgestaltung der Psychosen bei. Im Jugendalter finden wir bei den Schizophrenien üblicherweise Mischformen. Es gibt jedoch auch Verläufe, bei denen entweder Positivsymptome oder Negativsymptome stark überwiegen. Im Folgenden sollen einzelne Symptome näher erläutert werden:

Wahnideen Wahnideen sind inhaltliche Denkstörungen und durch eine subjektive Gewissheit, Unbeeinflussbarkeit durch Erfahrung, durch logisch zwingende Schlüsse (Unkorrigierbarkeit) und durch eine Unwahrscheinlichkeit oder Unmöglichkeit des Inhalts gekennzeichnet. Die Unmöglichkeit des Inhalts ist das schwächste Kriterium und insbesondere bei bizarren Wahnvorstellungen gegeben („Ich habe einen Computer im Kopf, der mir – gesteuert von der Mafia – Befehle gibt"), Eifersuchts- oder Liebeswahn kreisen hingegen um prinzipiell mögliche, aber situativ nicht tatsächlich gegebene Sachverhalte.

Unter Entwicklungsgesichtspunkten gehen wir davon aus, dass Wahnsymptome beim Kind erst dann entstehen können, wenn dieses zu einer sozialen Perspektivenübernahme in der Lage ist – wenn also die „Theory of Mind" und die daraus hervorgegangene Trennung eines eigenen Standpunkts von dem eines anderen etabliert sind. Beziehungs-, Verfolgungs- und Beeinträchtigungsideen haben zur Voraussetzung, sich in eine andere Person und deren Absichten hineinversetzen zu können. Bis zum 6. Lebensjahr hat ein Kind in der Regel die soziale Perspektivenübernahme entwickelt. Daher finden wir im Schulalter bereits Positivsymptome in Form von diffuser Wahnstimmung, Beziehungs- und Beeinträchtigungsideen sowie abnormes Bedeutungserleben. In ihrem strukturellen Aufbau und in der inhaltlichen Ausgestaltung sind die Wahnphänomene der Adoleszenz nicht anders als bei Erwachsenen. Es sei hier betont, dass die Themen von Wahnideen im Kindes- und Jugendalter (ebenso im Erwachsenenalter) häufig aus biografischen Themen des Patienten abgeleitet sind und der Wahn daher im Einzelfall schwer zu diagnostizieren ist („Vor ein bis zwei Monaten habe ich ein einziges Mal Cannabis an einen Kumpel verkauft, seit einem Monat ist die Polizei hinter mir her. Ich bin sicher, dass die Polizei mich mittlerweile überwacht").

Prinzipiell können alle Wahnarten im Kindes- und Jugendalter auftreten (Verfolgungswahn, Beziehungswahn, Liebes- und Eifersuchtswahn, religiöser Wahn, Größenwahn, Schuld- und Verarmungswahn sowie der körperbezogene Wahn). Im Beziehungswahn schreibt der Patient anderen Personen, Gegenständen oder Ereignissen eine einzigartige, aber in der Realität nicht vorhandene Bedeutung für sich zu („Der Nachrichtensprecher im Fernsehen hat mir mitgeteilt, es werde meiner Mutter etwas Schlimmes passieren"). Im körperbezogenen Wahn ist der Patient von einer veränderten Funktion, einem veränderten Erscheinungsbild oder Inhalt seines Körpers überzeugt („In meinem Körper ist ein Schwert"). In einer Untersuchung an psychotischen Jugendlichen fanden sich am häufigsten Beziehungs- und Beeinflussungsideen (ca. 60 %) sowie Beeinträchtigungs- und Verfolgungsideen (ca. 70 %). Im Kindes- und Jugendalter finden wir zudem weniger systematisierte Wahnphänomene als bei Erwachsenen.

Ich-Störung, Depersonalisation, Derealisation Unter Ich-Störungen, die den Wahnsymptomen verwandt sind, versteht man Symptome, bei denen die Innen-Außenwelt-Schranke durchlässig zu werden scheint. Zu den Ich-Störungen zählt das Gefühl, dass sich Gedanken ausbreiten und anderen inhaltlich zugänglich werden, dass Gedanken eingegeben oder entzogen werden, dass Gefühle, Motive, Bewegungen, Handlungen von außen gelenkt und beeinflusst sind. Unter Depersonalisation verstehen wir Entfremdungsgefühle gegenüber der eigenen Person, unter Derealisation ein Fremdheitsgefühl gegenüber der Umwelt. Patienten wähnen sich wie in einem Traum oder in einer künstlich gestalteten Umwelt („Ich fühle mich wie in der Truman-Show"). Fremdbeeinflussungen werden beispielsweise als Folge der Einwirkung technischer Apparaturen oder übersinnlicher Phänomene verstanden. Während Derealisations- und Depersonalisationsphänomene bei Jugendlichen häufig sind, werden Gedankeneingebung, Gedankenausbreitung und Gedankenlautwerden seltener (20–30 %) berichtet. Die durchlässige

Innen-Außenwelt-Schranke zeigt sich auch gelegentlich durch eine starke Reizoffenheit. Nicht selten versuchen sich Jugendliche gegen diese zu schützen, indem sie mehrere Kleidungsstücke übereinander anziehen (z. B. 3 Pullover), Menschenansammlungen meiden oder die Sonnenbrille auch im Haus tragen.

Halluzinationen Halluzinationen sind Trugwahrnehmungen, die alle Sinnesmodalitäten betreffen können. Bereits im Kindesalter finden wir Halluzinationen auf allen Sinnesgebieten, die im Zusammenhang mit Angstzuständen, psychischen Belastungen oder mit körperlichen Ausnahmezuständen wie hohem Fieber auftreten können. Solche halluzinatorischen Erlebnisse beginnen plötzlich und werden als prognostisch gutartig eingeschätzt. Im Schulalter können halluzinatorische Phänomene einen eher persistierenden Charakter aufweisen. Halluzinationen besitzen jedoch keine spezifische diagnostische Qualität. Sie können auch andere psychiatrische Störungen begleiten. Bei kindlichen und juvenilen Schizophrenien werden halluzinatorische Erlebnisse in über 80 % beschrieben. Zu den Halluzinationen zählen die akustischen, optischen, olfaktorischen, gustatorischen, taktilen und körperbezogenen Halluzinationen. Die letzteren beiden können insofern unterschieden werden, als taktile Halluzinationen eher Wahrnehmungsstörungen im Sinne einer Berührung sind (Krabbeln, Brennen, Druck), während körperbezogene Halluzinationen sich eher auf Wahrnehmungsstörungen im Körperinneren beziehen („Meine Niere wandert immer hin und her"). Während im Jugendalter akustische Halluzinationen vorherrschen, kommen im Kindesalter sowohl akustische als auch optische Halluzinationen bei Psychosen häufig vor. Halluzinatorische Erlebnisse betreffen in der Regel nur einen Sinneskanal (akustisch, optisch oder taktil). Vorstellungskonkretisierungen, die in szenischer Weise mehrere Sinneskanäle mit gleichem Inhalt einbeziehen, müssen differenzialdiagnostisch abgegrenzt werden und können Wahrnehmungsphänomene im Sinne von traumatisch bedingten Intrusionen sein, wie sie im Rahmen der posttraumatischen Stressstörung als Zeichen eines dissoziativen Symptomenkomplexes auftreten.

Katatonie Katatone Symptome treten auf zweierlei Weise auf, als heftige psychomotorische Erregung oder als kataleptische Starre. Katatonie geht einher mit Haltungs- und Verhaltensstereotypien, wächserner Biegsamkeit (Flexibilitas cerea), Passivität und Motivationslosigkeit, Verlangsamung von Bewegung und Sprache, Problemen in der Initiierung oder Beendigung von Aktionen oder tritt auf als schwere Katatonie mit Stupor. Im Stupor reagieren die Patienten nicht auf äußere Ansprache oder Umgebungsreize, obwohl sie bei Bewusstsein sind und mit hoher Angespanntheit ihre Umgebung mustern. Starre und Bewegungssturm können plötzlich ineinander übergehen.

Formale Denkstörungen Formale Denkstörungen können sich in Sperrungen, Gedankenabreißen, Gedankenblockaden, Entgleisungen des Gedankengangs oder Gedankendrängen äußern. In schweren Fällen sprechen wir von der Zerfahrenheit des Denkens, die Patienten zeigen Verworrenheit, ihre Sprachproduktion mündet in ein Faseln und das Phänomen der Schizophasie; Neologismen können auftreten. Desorganisation kann sich auch im Verhalten manifestieren. Typischerweise können ursprünglich automatisierte Abläufe (Einkaufen, Zähneputzen) schlechter oder gar nicht mehr durchgeführt werden. Leichte formale Denkstörungen oder Desorganisation können klinisch als Konzentrationsstörungen imponieren und dann mit einer Aufmerksamkeitsdefizitstörung verwechselt werden. Die oben genannten Minus- oder Negativsymptome treten häufig bereits in der Prodromalphase und nach Besserung der Positivsymptome als Residualsymptome auf und beeinträchtigen das psychosoziale Funktionsniveau.

Symptome im Kindes- und Jugendalter Die Symptomatik im Kindes- und Jugendalter unterscheidet sich ab dem Schulalter nur quantitativ von derjenigen im Erwachsenenalter. Laut aktuellen Studien präsentieren sich Kinder und Jugendliche mit mehr Negativsymptomatik, die Positivsymptomatik beginnt tendenziell schleichender, und im Kindesalter zeigen sich häufiger optische Halluzinationen als im Erwachsenenalter. Zusätzlich zu den charakteristischen psychotischen Symptomen sind im Kindes- und Jugendalter unspezifische affektive (Angst, Depressivität, Dysphorie) und kognitive Symptome häufig (Störungen des verbalen und räumlichen Arbeitsgedächtnisses, der Verarbeitungsgeschwindigkeit und übergeordneter exekutiver Funktionen), ebenso Schlafstörungen (Ein- und Durchschlafstörungen, Tag/Nacht-Umkehr). Auch Orientierungsstörungen kommen vor.

Diagnose und Differenzialdiagnose Entscheidend für die Diagnose ist eine solide Abklärung der gesamten (somatischen und psychiatrischen) Entwicklungsgeschichte des Kindes und speziell der Entwicklung der psychotischen Symptomatik mittels Eigen- und Fremdanamnese; Letztere empfehlen wir auch bei älteren Jugendlichen unbedingt. Neben Art, Beginn und Verlauf der Symptome interessiert ihr Zusammenhang mit vorbestehenden kinderpsychiatrischen Syndromen, bei denen einzelne psychotische Symptome vorkommen können (z. B. Halluzinationen bei Borderline-Entwicklungen) oder leicht fälschlich diagnostiziert werden: Beispielsweise werden eigentümliche Denkinhalte bei Autismusspektrumstörungen mit Wahnsymptomen verwechselt, ebenso Zwangsgedanken bei Zwangsvorstellungen. Szenische Halluzinationen kommen bei dissoziativen Störungen vor. Im Kindesalter sind vorübergehende eigentümliche Vorstellungen (phantasierter Freund) oder Halluzinationen bei akuter Belastung nicht selten. Eine gelegentliche Fehldiagnose ist ADHS bei formalen Denkstörungen oder Desorganisation. Neuropsychologische Tests machen meist erst nach Abklingen der akuten Positivsymptomatik Sinn (z. B. ab Woche 6 nach Behandlungsbeginn), da hierbei eher die mittel- bis langfristigen Stärken und Defizite von Interesse sind als die akute Beeinträchtigung.

Abklärungen zur Differenzialdiagnostik somatischer Auslöser der psychotischen Symptome sind wichtig und sollten zügig vorgenommen werden. Auch hier sind die Anamnese somatischer Vorerkrankungen und die körperlich-neurologische Untersuchung wichtiger als die empfohlenen Routineuntersuchungen (EEG, MRT und Blutbild inklusive Schilddrüsendiagnostik). Eine breite Palette pädiatrischer Differenzialdiagnosen kommt in Frage: Epilepsien und Tumoren vor allem im Temporal- oder Frontallappen, entzündliche Prozesse (darunter Masern, Mumps, Lues, HIV-Enzephalopathie, Typhus, Creutzfeld-Jakob-Krankheit, multiple Sklerose, Anti-NMDA-Rezeptor-Enzephalitis), endokrinologische Erkrankungen (Hyperthyreose, Hashimoto-Enzephalopathie, Hyperglykämie, gelegentlich auch Hypothyreose und Hypoglykämie mit einem eher deliranten Erscheinungsbild, neuronale Zeroidlipofuszinose, perniziöse Anämie, Morbus Niemann-Pick und andere Speichererkrankungen, Hyperammonämien, Phenylketonurie, Porphyrie), Medikamente (z. B. Kortikosteroide, verschiedene Antibiotika oder Isoretinoin, selten auch Stimulanzien), eine Kontusionspsychose mit ängstlich-agitiertem Stimmungsbild und Positivsymptomen kommt bei Schädel-Hirn-Trauma vor.

Prinzipiell kann jedes psychotische Zustandsbild unabhängig von Akuität oder Art der Symptomatik somatische oder nichtsomatische (endogene) Ursachen haben, daher ist bei jeder Erstmanifestation einer Psychose eine breite Differenzialdiagnostik zu bedenken und vor allem mittels Anamnese und körperlich-neurologischer Untersuchung abzuklären, bei klinischem Anhalt ggf. mit zusätzlicher apparativer Diagnostik über MRT, EEG und Routinelabor (s. oben) hinaus (Blut- und Liquoruntersuchungen). Einige Zentren machen routinemäßig eine Liquoruntersuchung. Die verschiedenen nichtsomatischen psychotischen Störungen sollten von einem Kinder- und Jugendpsychiater differenziert werden. Vor allem die Abgrenzung von affektiven und nichtaffektiven Psychosen hat klinische Konsequenzen im Sinne einer unterschiedlichen Psychopharmakotherapie. Sowohl bei entzündlichen Prozessen als auch bei Neoplasien kann die psychotische Symptomatik vor dem sichtbaren Bildgebungsbefund auftreten. Bei fortgesetztem Verdacht ist dann ein Verlaufs-EEG oder -MRT indiziert.

Verlauf, Prognose und Komorbidität Psychotische Episoden können einmalig auftreten oder episodisch oder chronisch progredient verlaufen. Es kann auch heute noch die Drittelregel als grobe Häufigkeitsschätzung gelten, obwohl die Häufigkeit chronischer Verläufe speziell bei der Schizophrenie vermutlich über einem Drittel liegt.

Für den einzelnen Patienten gibt es wenige brauchbare Prädiktoren des Langzeitverlaufs. Mit kleinen bis mittleren Effektstärken sind ein gutes prämorbides (kindliches) Funktionsniveau, ein gutes Funktionsniveau im Jahr vor Ausbruch der floriden Positivsymptomatik und ein eher akuter Beginn der Symptomatik mit einem günstigeren Verlauf assoziiert. Jugendliche, die im Zusammenhang mit Cannabiskonsum psychotisch geworden sind, haben einen etwas besseren Verlauf als solche, die ohne Cannabiskonsum psychotisch geworden sind, nicht aber, wenn sie im Verlauf der Behandlung weiterhin Cannabis konsumieren.

Die Adhärenz zu Psychopharmakotherapie und Psychotherapie, aber auch schlicht erst einmal das Angebot eines integrativen Behandlungskonzepts mit kompetenten Behandlern und Modalitäten für psychotische Jugendliche gilt als Prädiktor für einen günstigeren Verlauf. Entgegen der gängigen Lehrbuchmeinung haben Jugendliche (Erkrankungsbeginn ca. 14–18 Jahre) keinen ungünstigeren kurz- und mittelfristigen Verlauf (bis 8-Jahres-Verlauf) als junge Erwachsene (Alter 19–28). Kindliche Schizophrenien gelten jedoch weiterhin als prognostisch ungünstiger als solche im Erwachsenenalter, wobei die Datenlage hierzu mangels Vergleichsstudien von begrenztem Aussagewert ist.

Als im Verlauf behandlungsbedürftige Komorbiditäten sind vor allem depressive Episoden und Angststörungen (vor allem soziale Phobie) sowie Suchtstörungen zu nennen. Auch ADHS spielt zunehmend eine Rolle, muss aber von den typischen kognitiven Störungen bei Psychosen abgegrenzt werden, bevor eine spezifische pharmakotherapeutische Behandlung in Erwägung gezogen wird. Als somatisch relevante Komorbidität im Langzeitverlauf sei die durch Antipsychotika potenziell bedingte Adipositas mit ihren metabolischen Folgen genannt.

Früherkennung von Psychosen Ein vordringliches klinisches Ziel der Früherkennung ist es, eine Psychose zu erkennen, sobald sie ausgebrochen ist. Dies gelingt anscheinend gerade im Kindes- und Jugendalter nicht befriedigend, so dass die Dauer der unbehandelten Psychose in diesem Alter deutlich länger ist als im jungen Erwachsenenalter.

Ein weiteres Ziel der Früherkennung ist die Erkennung einer Psychose, bevor sie ausbricht. Dies könnte prinzipiell möglich sein, da einer Psychose in der Mehrheit der Fälle eine prodromale Phase vorausgeht mit einer Dauer von wenigen Wochen bis mehreren Jahren. In dieser Phase treten sowohl unspezifische affektive Symptome (Angst, Traurigkeit, Dysphorie), sozialer Rückzug und kognitive Einbußen (Leistungsknick) als auch spezifische Risikosymptome auf. Diese spezifischen Risikosymptome sind Gegenstand der international viel beachteten Früherkennungsforschung und bestehen aus abgeschwächten (attenuierten), aber eben noch nicht voll entwickelten psychotischen Positivsymptomen oder aus sehr kurz dauernden, nicht die Zeitkriterien erfüllenden „echten" psychotischen Positivsymptomen; außerdem zählen die kognitiven (COGDIS) oder perzeptiv-kognitiven (COPER) Basissymptome zu den Risikokriterien. In ihnen sind überwiegend nur durch den Patienten wahrnehmbare, neu aufgetretene oder an Häufigkeit zunehmende Störungen der Wahrnehmung (optisch oder akustisch) oder des Denkens zusammengefasst (beispielsweise Gedankeninterferenz, Störung der Symbolerfassung, Fixierung an Wahrnehmungsdetails). Wer eines dieser Risikokriterien erfüllt, hat ein etwa 20%iges Risiko, im Folgejahr an einer Psychose zu erkranken.

Kinder- und jugendpsychiatrische Störungsbilder wie beispielsweise ADHS, Essstörungen, Zwangsstörungen oder tiefgreifende Entwicklungsstörungen prädisponieren nur sehr geringfügig für die Entwicklung einer Psychose. Diese relativ geringen Spezifitäten mahnen zur vorsichtigen Kommunikation eines Psychoserisikos gegenüber den betroffenen Jugendlichen und Eltern sowie zur vorsichtigen Behandlung (s. unten), dies insbesondere, da die Risikokriterien für Kinder unter 15 Jahren noch nicht validiert wurden. Dennoch kommen Risikosymptome bereits im Kindesalter vor und produzieren behandlungsbedürftiges Leid unabhängig von ihrem prädiktiven Wert für den Übergang in eine Psychose. Neben Hausärzten, Erziehungsberatungsstellen und Schulpsychologen haben Kinderärzte eine wichtige Rolle in der Früherkennung von Psychosen.

Therapie Die Therapie von Psychosen ist multimodal und bedarfsorientiert, Letzteres weil Patienten mit Psychosen aufgrund der Heterogenität der Symptomatik, der Komorbiditäten, der Beeinträchtigungen des Funktionsniveaus und des Verlaufs sehr unterschiedliche Therapiebedürfnisse haben.

Pharmakotherapie Antipsychotika (AP) zielen auf die Plus- und Negativsymptomatik einer Psychose, können aber durchaus auch die kognitiven und affektiven Beeinträchtigungen und Schlafstörungen verbessern. Man unterscheidet AP der 1. (typische, konventionelle AP), der 2. (atypische AP) und der 3. Generation (das atypische AP Aripiprazol). Ein Hauptwirkprinzip von AP ist die Dopaminrezeptorblockade, die zu einer Korrektur des hyperdopaminergen Zustands in bestimmten Regionen des Gehirns führt. Aripiprazol als AP der 3. Generation hat dagegen eine sowohl agonistische als auch antagonistische Wirkung am Dopaminrezeptor und soll den Dopamintonus stabilisieren. Alle AP können bereits innerhalb weniger Tage gegen die Positivsymptomatik wirken; häufig dauert das vollständige Abklingen der Positivsymptomatik und vor allem der Negativsymptomatik einige Monate. Non-Response oder nur Teil-Response sind häufig, so dass bei vielen Patienten AP im Verlauf in ihrer Dosis angepasst oder umgestellt werden müssen.

Die Wahl eines AP im Kindes- und Jugendalter, aber auch im Erwachsenenalter, folgt im Wesentlichen dem Prinzip „primum non nocere", da eine Überlegenheit eines AP über das andere nur für Clozapin gezeigt werden konnte, das jedoch aufgrund seiner Nebenwirkungen als AP der 3. Wahl empfohlen wird. Beeinträchtigende Nebenwirkungen typischer AP sind extrapyramidalmotorische Symptome (EPMS) mit Rigor, Tremor, Akinese, aber auch Akathisie und Früh- und Spätdyskinesien, zusätzlich sexuelle Funktionsstörungen (mit und ohne Prolaktinerhöhungen) sowie Sedierung und Somnolenz. Die meisten AP senken die Krampfschwelle, so dass nicht nur aus differenzialdiagnostischen Überlegungen vor Behandlungsbeginn ein EEG indiziert ist. Bei atypischen, aber auch typischen AP sind mittel- und langfristig die Gewichtszunahme und das metabolische Syndrom mit seinen bekannten kardiovaskulären Folgen ein relevantes Problem. Kinder und Jugendliche respondieren vermutlich etwas schlechter auf AP als Erwachsene (einzelne nichtvergleichende Studien) und haben häufiger extrapyramidalmotorische Störungen und Gewichtszunahme, nicht jedoch Akathisie und Spätdyskinesien. Komorbiditäten (Depressionen und Angststörungen) bedürfen gegebenenfalls zusätzlicher psychopharmakologischer Interventionen.

Psychotherapie und Psychoedukation Über die Pharmakotherapie hinaus ist eine kontinuierliche Psychoedukation des Patienten und der Angehörigen von großer Wichtigkeit, ebenso die psychotherapeutische Begleitung des Patienten gegebenenfalls über viele Jahre mit unterschiedlichem Fokus und unterschiedlicher Intensität. Hierzu kommen aufgrund der hohen Gefahr von Therapieabbrüchen und der Empfindlichkeit psychotischer Patienten gegenüber personeller Diskontinuität psychotherapeutisch orientierte „Assertive-community-treatment-Konzepte" infrage.

Kognitiv-behaviorale Therapiemanuale stehen für die spezifische Behandlung von Positiv- und Negativsymptomatik sowie von Depressionen zur Verfügung und sollten nach Abklingen der hochakuten Phase auch zum Einsatz kommen. Familientherapie hat sich begleitend bei psychotischen Patienten als wirksam herausgestellt, mindestens jedoch ist intensive Elternarbeit notwendig. Neuropsychologische Trainings sind wirksam, kognitive Funktionen sollten jedoch vor allem in relevanten Alltagssituationen trainiert werden (z. B. mittels „supported employment").

Bei schwereren Verlaufsformen sind rehabilitative Maßnahmen zur Reintegration in Schule/Ausbildung und Gleichaltrigengruppe notwendig und im Einzelfall sehr aufwendig. Eine besonders schwer betroffene Teilgruppe psychotischer Patienten benötigt eine stationäre Jugendhilfeeinrichtung mit Tagesstruktur und kann langfristig nur im geschützten Rahmen einer Tätigkeit nachgehen.

Deutliche Verbesserungen der Symptomatik und des Funktionsniveaus können jedoch auch viele Monate bis Jahre nach einem eher chronisch wirkenden Verlauf auftreten. Daher ist eine optimistische therapeutische Grundhaltung förderlich, aber bei chronischen Verläufen auch die Fokussierung auf das Machbare mit Blick auf Funktionsniveau und Lebensqualität (Recovery-Konzept). Die Wirksamkeit von AP-Therapie, Psychotherapie, Familientherapie und Psychoedukation sowie von integrierten Behandlungskonzepten ist gut belegt. Trotz Bedarf nutzen viele psychotische Patienten nicht das volle therapeutische Angebot oder erhalten dieses nicht. Vor allem fehlt es in Deutschland in vielen Regionen an professionellen integrativen Behandlungskonzepten, die die Behandlungsoptionen bedarfsorientiert anbieten können und den Patienten motivieren, diese auch zu nutzen. Interessierte Leser seien auf die jeweils aktuellen Cochrane-Übersichten zur Effektivität einzelner Behandlungselemente verwiesen.

Literatur

Correll CU (2008) Antipsychotic use in children and adolescents: Minimizing adverse effects to maximize outcomes. J Am Acad Child Adolesc Psychiatry 47:9–20

Häfner H, Nowotny B, Löffler W, an der Heiden W, Maurer K (1995) When and how does schizophrenia produce social deficits? Eur Arch Psychiatry Clin Neurosci 246:17–28

Keshavan MS (1999) Development, disease and degeneration in schizophrenia: A unitary pathophysiological model. J Psychiatr Res 33:513–521

Kirkbride JB, Fearon P, Morgan C et al (2006) Heterogeneity in incidence rates of schizophrenia and other psychotic syndromes: Findings from the 3-center AesOP study. Arch Gen Psychiatry 63:250–258

Perälä J, Suvisaari J, Saami S et al (2007) Lifetime prevalence of psychotic and bipolar I disorders in a general population. Arch Gen Psychiatry 64:19–28

Resch F (1992) Therapie der Adoleszentenpsychosen. Thieme, Stuttgart

Resch F, Weisbrod M (2009) Schizophrene, wahnhafte und andere psychotische Störungen. In: Fegert J, Streeck-Fischer A, Freyberger H (Hrsg) Adoleszenzpsychiatrie: Psychiatrie und Psychotherapie der Adoleszenz und des jungen Erwachsenenalters. Schattauer, Stuttgart, S 241–260

Rounsaville BJ (2007) DSM-V research agenda: Substance abuse/Psychosis comorbidity. Schizophr Bull 33:947–952

Schimmelmann BG, Conus P, Cotton S, McGorry PD, Lambert M (2007) Pre-treatment, baseline, and outcome differences between early-onset psychosis in an epidemiological cohort of 636 first-episode patients. Schizophr Res 95:1–8

Schimmelmann BG, Michel C, Schaffner N, Schultze-Lutter F (2011) What percentage of people in the general population satisfies the current clinical at-risk criteria of psychosis? Schizophr Res 125:99–100

Schultze-Lutter F, Resch F, Koch E, Schimmelmann BG (2011) Early detection of psychosis in children and adolescents – have developmental particularities been sufficiently considered? Z Kinder Jugendpsychiatr Psychother 39:301–311

Sullivan PF, Kendler KS, Neale MC (2003) Schizophrenia as a complex trait: Evidence from a meta-analysis of twin studies. Arch Gen Psychiatry 60:1187–1192

XXV Krankheiten des Stütz- und Bindegewebes

246 Angeborene Entwicklungsstörungen des Skeletts

J. Spranger, A. Superti-Furga

246.1 Osteochondrodysplasien

J. Spranger

Ätiologie Osteochondrodysplasien sind genetisch bedingte Entwicklungsstörungen des Knorpel-Knochen-Gewebes. Erbgänge und molekulare Defekte einer Auswahl von ihnen sind in ◘ Tab. 246.1 aufgeführt.

Verschiedene Mutationen ein- und desselben Gens, d. h. allele Mutationen, können unterschiedlich bezeichnete Osteochondrodysplasien hervorrufen. Dies rührt daher, dass verschiedene Mutationen eines Gens die Patho- und Phänogenese in quantitativ unterschiedlicher Weise stören. Es resultiert eine Gruppe (Familie) von Krankheiten. Ein Beispiel ist die Familie der *FGFR3*-Mutationen mit Achondroplasie, Hypochondroplasie, thanatophorer Dysplasie (◘ Abb. 246.1, s. unten). Andererseits können Mutationen verschiedener Gene identische oder fast identische Krankheitsbilder hervorrufen, wenn diese Gene in ein- und dieselben pathogenetischen Prozesse eingreifen. Ein Beispiel sind die Mukopolysaccharidosen (▶ Kap. 57). Hier behindern Mutationen verschiedener Gene den Abbau saurer Mukopolysaccharide und führen zu sehr ähnlichen Krankheitsbildern. Auch epigenetische Einflüsse können die Genexpression und damit Pathogenese und Phänotyp einer Krankheit beeinflussen. Ein Beispiel ist der Pseudohypoparathyreoidismus (▶ Kap. 64, ▶ Kap. 25).

Pathogenese Die Skelettentwicklung beginnt mit der sog. Musterbildung, d. h. der Bestimmung von Ort und späterer Form eines Knochens (Phase 1). Störungen dieses ersten Schritts äußern sich in Organdefekten, d. h. Fehlbildungen. Fehlbildungen von Knochen als Organ werden als Dysostosen bezeichnet. Ein Beispiel ist eine Polydaktylie. Die Störung ist auf einen Finger beschränkt, das übrige Skelett ist normal entwickelt. Es können mehrere Knochen syndromal fehlgebildet sein – z. B. Polydaktylie plus Syndaktylie.

In Phase 2 verdichten sich mesenchymale Zellen in prädeterminierten Regionen zu Knochenanlagen und differenzieren sich zu Chondrozyten. Störungen dieser frühen Entwicklungsphase äußern sich nicht in Organ-, sondern in Gewebsdefekten. Defekte des Knorpel-Knochen-Gewebes werden als Dysplasien bezeichnet. Sie manifestieren sich ubiquitär, d. h. in allen Regionen, in denen ein defekter Zelltyp vorhanden ist, also z. B. in Epiphysen, Metaphysen oder Wirbelkörpern. Gelegentlich treten Defekte der Musterbildung, d. h. Dysostosen (Phase 1) und Defekte der Gewebsdifferenzierung (Phase 2) gemeinsam auf. Ein Beispiel ist das Ellis-van-Creveld-Syndrom, bei dem eine generalisierte Störung der Gewebsbildung (Dysplasie) mit einer Polydaktylie (Dysostose) kombiniert ist.

Phase 3 der Entwicklung – endochondrales Wachstum mit nachfolgender Ossifikation oder desmales Wachstum durch direkte Transformation mesenchymaler Zellen zu Osteoblasten – beginnt ebenfalls pränatal und setzt sich bis zum Ende der Kindheit fort. Störungen dieser Entwicklungsphase manifestieren sich bei der Geburt, häufig auch erst in den ersten Lebensjahren als spät manifeste Osteochondrodysplasien.

Der letzte Entwicklungsschritt (Phase 4) umfasst die bis zum Lebensende fortbestehende Fähigkeit zur Homöostase, d. h. der Fähigkeit von Osteoblasten und Osteoklasten zur Rekonstitution und Modellierung des Knochens. Konstitutionelle Störungen der Homöostase äußern sich u. a. in Dysplasien mit verminderter oder vermehrter Knochenmasse oder Mineralisation.

Klassifikation Die Vielzahl der an Entwicklung, Wachstum und Erhalt des Stützsystems beteiligten Gene erklärt die große Zahl von Osteochondrodysplasien. Sie werden morphologisch in Subkategorien unterteilt. Beispielsweise führen dysplastische Wirbelkörper und abnorme epiphysäre Ossifikation der Röhrenknochen zur Subkategorie „Spondyloepiphysäre Dysplasie". Die Art der Formveränderungen der Wirbelkörper und andere Kriterien erlauben eine weitere Untergliederung, beispielsweise zur Dysplasia spondyloepiphysaria congenita (SEDC). Die morphologische Diagnose dieser spezifischen Untergruppe lässt sich durch Analyse des *COL2*-Gens bestätigen: Mutationen von *COL2* führen zur SEDC. Im Klassifikationssystem wird die SEDC mit anderen durch *COL2*-Mutationen bedingten Krankheiten zu einer Gruppe zusammengefasst. Diese kausal bestimmte Gruppe enthält alle Krankheiten, denen Mutationen von *COL2* zugrunde liegen, z. B. Achondrogenesis II, Kniest-Dysplasie, Stickler-Dysplasie (◘ Tab. 246.1). Ätiologisch sind sie heterogen, d. h. es liegen ihnen allele Mutationen des *COL2A1*-Gens zugrunde. Alle Mutationen stören jedoch die Bildung von Knorpelkollagen COL2A1-Fibrillen. Sie sind die pathogenetisch determinierte „Krankheitsfamilie" der Typ-2-Kollagenopathien.

Diagnose Klinisches Hauptmerkmal der meisten Osteochondrodysplasien ist der dysproportionierte, d. h. stamm- oder extremitätenbetonte Kleinwuchs. Mit zunehmendem Alter finden sich häufig mechanisch bedingte, sekundäre Deformitäten, insbesondere Skoliosen und Achsfehlstellungen der Beine. Familiäre Belastung, Manifestationszeitpunkt, auffällige Gesichtszüge, Gaumenspalte, Sehfehler und andere klinische Merkmale geben zusätzliche diagnostische Hinweise. Spezifische Diagnosen werden röntgenologisch gestellt. Orientierend ist hierfür eine Mindestzahl von Röntgenaufnahmen erforderlich. Die endgültige Bestätigung erfolgt molekularbiologisch (▶ Übersicht).

Tab. 246.1 Ausgewählte Osteochondrodysplasien (ohne extrem seltene Krankheiten mit unbekanntem Molekulardefekt). (In Anlehnung an die Klassifikation der European Society of Skeletal Dysplasias, Warman et al. 2011)

Krankheit	Erbgang	OMIM	Klinik	Röntgen	Gen	Bemerkungen
1. Achondroplasie-Gruppe						
Thanatophore Dysplasie[a]	AD	187600	Sehr kurze Gliedmaßen, langer schmaler Rumpf, großer Hirnschädel, evtl. Kleeblattschädel	Schmaler Thorax, flache Wirbelkörper, sehr kurze, teilweise gekrümmte Femora	FGFR3 Fibroblastenwachstumsfaktor-Rezeptor 3	Letale Subtypen I u. II Sondergruppe SADDAN
Achondroplasie[a]	AD	100800	Kurzgliedriger Kleinwuchs mit Makrozephalie	Quadratische Beckenschaufeln, kurze, breite Röhrenknochen		
Hypochondroplasie[a]	AD	146000	Langrumpfiger Kleinwuchs, weniger ausgeprägt als bei Achondroplasie	Verkürzte Röhrenknochen, etwas enger Wirbelkanal		
2. Typ-2-Kollagenopathien						
Achondrogenesis II Hypochondrogenesis	AD	200610	Kurzer Rumpf, Mikromelie, Mikrognathie, oft Gaumenspalte	Wirbelkörper, Scham- und Sitzbeine nicht ossifiziert	COL2A1 Typ-2-Kollagen	Letal
Dysplasia spondyloepiphysaria congenita (SEDC)[a]	AD	183900	Kurzrumpfiger Kleinwuchs, flaches Gesicht, normale Hände und Füße, evtl. Myopie, Gaumenspalte	Wirbelköper ovoid, flach, fehlend Retardierte Ossifikation von Schenkelhals und -kopf		
Morbus Kniest	AD	156550	Ähnlich SEDC, doch schwerer, häufiger Myopie und Gaumenspalte	Ähnlich SEDC, schwerer, aufgetriebene Metaphysen		
Stickler-Syndrom I Arthroophthalmopathie	AD	108300	Flaches Mittelgesicht, Myopie, Gaumenspalte, kein Kleinwuchs, membranöse Glaskörpereinschlüsse	Etwas flache Wirbelkörper, eher große Epiphysen		Einschl. Wagner-Syndrom
Prämature Koxarthrose	AD	120140.0018	Hüftschmerzen des jungen Erwachsenen, normale Körpergröße	Arthrose/Nekrose des Femurkopfs		
3. Typ-11-Kollagenopathien						
Fibrochondrogenesis	AR	228520	Flaches Mittelgesicht, kurze Extremitäten, kleiner Thorax	Platyspondylie, hantelförmig kurze Röhrenknochen	COL11A1 Kollagen 11	Letal

Details und weiterführende Literatur in OMIM (Online Mendelian Inheritance in Man, ▶ www.ncbi.nlm.nih.gov/entrez/query.fcgi?db).
[a] In diesem Kapitel ausführlicher beschrieben.
AD: autosomal-dominant, AR: autosomal-rezessiv, XLD: X-chromosomal-dominant, XLR: X-chromosomal-rezessiv, Sp: sporadisch, DD: Differenzialdiagnose

☐ **Tab. 246.1** *(Fortsetzung)* Ausgewählte Osteochondrodysplasien (ohne extrem seltene Krankheiten mit unbekanntem Molekulardefekt). (In Anlehnung an die Klassifikation der European Society of Skeletal Dysplasias, Warman et al. 2011)

Otospondylomegaepiphysäre Dysplasie (OSMED dominant)	AD	215150	Ähnlich Stickler, Schwerhörigkeit, keine Augenveränderungen	Kurze, hantelförmige Femora bei der Geburt, später Makroepiphysen	COL11A2 Typ-11-Kollagen	Heterozygot
OSMED rezessiv	AR	215150				Homozygot
4. Sulfatierungsdefekte						
Achondrogenesis IB	AR	660972	Hydrops, kurzer Rumpf, extreme Mikromelie	Wirbelkörper nicht ossifiziert, sternförmig verkürzte Röhrenknochen	DTDST Sulfattransporter	Letal
Atelosteogenesis II	AR	256050	Kurzer Rumpf, Mikromelie, Gaumenspalte, Klumpfüße	Verkürzte Röhrenknochen mit aufgetriebenen Enden		Letal
Diastrophische Dysplasie (a)	AR	226500	Progrediente Kyphoskoliose, Kleinwuchs, Gaumenspalte, Gelenkkontrakturen, Klumpfuß	Verkürzte Röhrenknochen, flache Epiphysen, MCI rund		
Multiple epiphysäre Dysplasie (MED IV)	AR	222900	Ähnlich diastrophische Dysplasie, doch weniger ausgeprägt	Flache Epiphysen, Mehrschichtpatella		Siehe auch MED I–III, V, VI
Spondyloepimetaphysäre Dysplasie (SEMD) Omani-Typ	AR	608637	Progrediente Kyphoskoliose, Dislokationen, X-Beine	Irreguläre Wirbelkörperplatten, irregulär kleine Epipyhsen	CHST3 Chondroitin-S-Transferase	
SEMD Pakistani-Typ	AR	603005	Kurze O-Beine, Kyphoskoliose, Brachydaktylie	Platyspondylie, irreguläre Epiphysen, besonders Hüften/Knie	PAPSS2 PAPS-Synthetase 2	
5. Perlecan-Defekte						
Dyssegmentale Dysplasie Silverman-Handmaker	AR	224410	Mikromelie, flaches Gesicht, oft Gaumenspalte, viszerale Defekte	Regellose Wirbelkörperdefekte, verkrümmte Röhrenknochen	PLC Perlecan	Letal
Schwartz-Jampel-Syndrom (myotone Dystrophie)	AR	255800	Myotonie, Schnutenmund, Kleinwuchs, Periodische Hyperthermie (Anästhesie)	Verkrümmte Femora und Tibiae, große Epiphysenkerne		Ohne Myotonie: Rolland-Desbuquois-Syndrom

Details und weiterführende Literatur in OMIM (Online Mendelian Inheritance in Man, ▶ www.ncbi.nlm.nih.gov/entrez/query.fcgi?db).
^aIn diesem Kapitel ausführlicher beschrieben.
AD: autosomal-dominant, AR: autosomal-rezessiv, XLD: X-chromosomal-dominant, XLR: X-chromosomal-rezessiv, Sp: sporadisch, DD: Differenzialdiagnose

◘ **Tab. 246.1** *(Fortsetzung)* Ausgewählte Osteochondrodysplasien (ohne extrem seltene Krankheiten mit unbekanntem Molekulardefekt). (In Anlehnung an die Klassifikation der European Society of Skeletal Dysplasias, Warman et al. 2011)

6. Filamin-Defekte						
Frontometaphysäre Dysplasie	XLD	305620	Stirnwulst, Mikrogenie, Schwerhörigkeit, breite Endphalangen	Supraorbitale Hyperostose, metaphysäre Untermodellierung	*FNLA* Filamin A	
Osteodysplastie Melnick-Needles	XLD	309350	Betonte Stirnregion, Mikrognathie, Gaumenspalte, kurze Endphalangen	Irreguläre Kontur von Rippen und Röhrenknochen		
Otopalatodigitales Syndrom (OPD) I	XLD	311300	Ähnlich Osteodysplastie	Kurze Endphalangen, überzählige Karpalia		OPD II Homozygot
Atelosteogenesis I (AO I)	AD	108720	Schwere Mikromelie, eingesunkene Nasenwurzel, Mikrognathie, Gaumenspalte	Distale Hypoplasie von Humeri und Femora, nur distale Phalangen verknöchert	*FNLB* Filamin B	Letal
Atelosteogenesis III (AO III)	AD	108721	Ähnlich Atelosteogenesis I, weniger schwer, multiple Luxationen	Ähnlich AO I, weniger schwer, quadratische Handknochen		
Larsen-Syndrom	AD	150250	Flaches Mittelgesicht, Gaumenspalte, multiple Luxationen	Multiple Luxationen, überzählige Handwurzelknochen		
Spondylocarpotarsale Dysplasie	AR	272460	Rumpfbetonter Kleinwuchs, schlaffe Gelenke, Gaumenspalte	Blockwirbel, Synostosen der Karpal-und Tarsalknochen		Mut. *FLNA* Homozygot
7. Kurzrippen-(Polydaktylie-)Syndrome (Short-rib-Polydaktylie-Syndrom, SRP)						
Chondroektodermale Dysplasie (Ellis van Creveld)	AR	225500	Kleinwuchs, Frenula, natale Zähne, kurze Unterarme, Hände, Füße, Polydaktylie, Vitium cordis, Frenula	Beckendysplasie, hypoplastische Mittel- und Endphalangen, Polydaktylie	*EVC1, EVC2*	
SRP 1/3 (Saldino-Noonan/Verma-Naumoff)	AR	263510 263530	Hydrops, schmaler Thorax, kurze Arme/Beine, Polydaktylie, kardiale und urogenitale Fehlbildungen	Kurze Rippen, kleine Ilia, verkürzte Röhrenknochen mit spitzen Enden	*DYNC2H1* *IFT80* Ziliäre Proteine	Letal
SRP 2 (Majewski)	AR	263520	Ähnlich SRP I/III, mediane Lippenspalte	Ähnlich SRP I/III, doch runde Knochenenden, Tibien kurz	*NEK11* *DYNC2H1* Ziliäre Proteine	Letal
SRP IV (Langer-Beemer)	AR	269860	Ähnlich SRP II	Ähnlich SRP II, Tibien länger als Fibulae		Letal

Details und weiterführende Literatur in OMIM (Online Mendelian Inheritance in Man, ► www.ncbi.nlm.nih.gov/entrez/query.fcgi?db).
ᵃ In diesem Kapitel ausführlicher beschrieben.
AD: autosomal-dominant, AR: autosomal-rezessiv, XLD: X-chromosomal-dominant, XLR: X-chromosomal-rezessiv, Sp: sporadisch, DD: Differenzialdiagnose

◘ **Tab. 246.1** *(Fortsetzung)* Ausgewählte Osteochondrodysplasien (ohne extrem seltene Krankheiten mit unbekanntem Molekulardefekt). (In Anlehnung an die Klassifikation der European Society of Skeletal Dysplasias, Warman et al. 2011)

Asphyxierende Thoraxdysplasie	AR	208500	Schmaler Thorax, polyzystische Nieren, Pankreas-, Leberfibrose	Dysplastische Beckenschaufeln, kurze Mittel-/Endphalangen	*IFT80 IFT14 DYNC2H1 TTC21Be*	Neonatal gefährdet
8. Metatropische Dysplasiegruppe						
Metatropische Dysplasie	AD	156530	Lang-schmaler Thorax des Säuglings, progrediente Kyphoskoliose	Platyspondylie, aufgetriebene Enden der Röhrenknochen	*TRPV4* Ca-Kanal	Schwerste Form letal
SED (Spondyloepiphysäre Dysplasie) Typ Maroteaux (Pseudo-Morquio)	AD	184095	Proportionierter Kleinwuchs, sehr kurze Hände und Füße	Platyspondylie, peripher betonte epiphysäre Dysplasie		
SMD (Spondylometaphysäre Dysplasie) Typ Kozlowski	AD	184252	Rumpfbetonter Kleinwuchs, Kyphoskoliose	Platyspondylie, generalisierte metaphysäre Dysplasie, Coxa vara		
Brachyolmie	AD	113500	Kurzrumpfiger Kleinwuchs	Platyspondylie	*TRPV4* Ca-Kanal	
9. Multiple epiphysäre Dysplasien (MED)/Pseudoachondroplasie						
Pseudoachondroplasie	AD	177170	Kurzgliedriger Kleinwuchs ähnlich der Achondroplasie, überstreckbare Gelenke, normaler Schädel	Epi- und metaphysäre Ossifikationsstörung, Wirbelkörperdysplasie	*COMP* COMP = oligomeres Knorpelprotein	
Multiple epiphysäre Dysplasie I (MED I)[a]	AD	132400	Kein oder mäßig ausgeprägter Kleinwuchs, aufgetriebene Gelenke, Gelenkschmerzen, Gangstörung, prämature Koxarthrose	Kleine, abgeflachte, unregelmäßige Epiphysen, unregelmäßige Karpalia		MED IV = siehe diastrophische Dysplasie
MED II	AD	600204			*COL9A2* COL9-α2-Kette	
MED III	AD	600969			*COL9A3* COL9-α3-Kette	
MED V	AD	607078			*MATN3* Matrilin	
MED VI	AD	120210			*COL9A1* COL9-α1-Kette	
Familiäre Hüftdysplasie (Beukes)	AD	142669	Hüftschmerzen, Gangstörung ab 2. Lebensjahrzehnt	Flache Hüftkopfepiphysen, prämature Koxarthrose		DD: Morbus Perthes
10. Metaphysäre Dysplasien						
Metaphysäre Dysplasie Typ Schmid	AD	156500	Kurze Extremitäten, O-Beine, Watschelgang	Unregelmäßige Metaphysen, Coxa vara, normale Knochendichte	*COL10A1* COL1-α1-Kette	

Details und weiterführende Literatur in OMIM (Online Mendelian Inheritance in Man, ▶ www.ncbi.nlm.nih.gov/entrez/query.fcgi?db).
[a] In diesem Kapitel ausführlicher beschrieben.
AD: autosomal-dominant, AR: autosomal-rezessiv, XLD: X-chromosomal-dominant, XLR: X-chromosomal-rezessiv, Sp: sporadisch, DD: Differenzialdiagnose

◘ **Tab. 246.1** *(Fortsetzung)* Ausgewählte Osteochondrodysplasien (ohne extrem seltene Krankheiten mit unbekanntem Molekulardefekt). (In Anlehnung an die Klassifikation der European Society of Skeletal Dysplasias, Warman et al. 2011)

Knorpel-Haar-Hypoplasie	AR	250250	Kurze Extremitäten, feines Haar, zelluärer Immundefekt	Unregelmäßige Metaphysen, mehr an Knien als an Hüften	*RMRP* Ribonuklease	
Metaphysäre Dysplasie Typ Jansen	AD	156400	Kurze Extremitäten, aufgetriebene Gelenke, Hyperkalzämie	Fragmentierte Metaphysen, breite Physen	*PTHR* PTHR-Rezeptor	
Eiken-Dysplasie	AR	200003	Geringer Minderwuchs, Gelenkschmerzen und -kontrakturen	Irregulär fehlende Handknochenossifikation		
Shwachman-Diamond Syndrom	AR	260400	Schmaler Thorax, Kleinwuchs, Pankreasinsuffizienz, Neutropenie	Diskrete metaphysäre Dysplasie, Rippenenden, proximale Femora	*SBDS*	
Metaphysäre Chondromatose mit 2-D-OH-Hydroxyglutarazidurie	Sp	614875	Kleinwuchs, aufgetriebene Gelenke, oft geistige Behinderung	Generalisierte schwere metaphysär-enchondromatöse Ossifikationsdefekte	*IDH1, IDH2* Isocitratdehydrogenasen 1,2	
Metaphysäre Akroscyphodysplasie	AR	250215	Eingesunkene Nasenwurzel, kurze Hände und Füße	Kurze Metacarpalia, Phalangen, zeltförmige Kniemetaphysen		Heterogen?
Metaphysäre Anadysplasie I (Missouri Typ)	AD (AR)	602111	Geringer Minderwuchs und O-Beine, thorakaler Rosenkranz	Unregelmäßige Metaphysen, die spontan normalisieren	*MMP 13* Metalloproteinase 13	selten homozygot
Metaphysäre Anadysplasie II	AD	613083			*MMP 9* Metalloproteinase 9	
Adenosindeaminasemangel	AR	102700	Schwerer kombinierter Immundefekt, multiple Infektionen	Unregelmäßige Begrenzung von Metaphysen und Rippenenden	*ADA* Adenosindeaminase	Auch bei Ommen-Syndrom
11. Spondylometaphysäre Dysplasien (SMD)						
SMD Typ Sutcliffe	AD	184255	Rumpfbetonter Kleinwuchs, Kyphoskoliose	Platyspondylie, Coxa vara, metaphysäre Absprengungen		
Odontochondrodysplasie	AR	184260	Mesomel betonter Kleinwuchs, Dentinogenesis imperfecta	Metaphysäre Dysplasie, koronare Wirbelspalten	*TRIP11* Golgi-assoziiertes-Protein	

Details und weiterführende Literatur in OMIM (Online Mendelian Inheritance in Man, ► www.ncbi.nlm.nih.gov/entrez/query.fcgi?db).
[a] In diesem Kapitel ausführlicher beschrieben.
AD: autosomal-dominant, AR: autosomal-rezessiv, XLD: X-chromosomal-dominant, XLR: X-chromosomal-rezessiv, Sp: sporadisch, DD: Differenzialdiagnose

○ **Tab. 246.1** *(Fortsetzung)* Ausgewählte Osteochondrodysplasien (ohne extrem seltene Krankheiten mit unbekanntem Molekulardefekt). (In Anlehnung an die Klassifikation der European Society of Skeletal Dysplasias, Warman et al. 2011)

Spondyloenchondrodysplasie	AR	27155	Kleinwuchs, Wirbelsäulendeformität, Genua valga oder vara Autoimmunkrankheiten, gelegentlich Zerebralparese, geistige Behinderung	Flache, irregulär verkalkte Wirbelkörper, metaphysäre Defekte, evtl. verkalkte Basalganglien	*TRAP* Tartratresistente saure Phosphatase	
12. Spondyloepi-(meta-)physäre Dysplasien (SED)						
Dyggve-Melchior-Clausen-Dysplasie	AR	223800	Kurzrumpf-Kleinwuchs, überwiegend mit deutlicher geistiger Behinderung	Flache, gekerbte Wirbelkörper, Beckenkammverdichtung	*DYM* Dymeclin	
Immuno-ossäre Dysplasie Typ Schimke	AR	242900	Kurzrumpf-Kleinwuchs, Nephropathie, Immundefekt, Lentigines	Flach-ovoide Wirbelkörper, kleine Hüftkopfepiphysen	*SMARCAL1* Chromatin-Regulator	
Progrediente pseudorheumatoide Dysplasie	AR	208230	Progrediente Gelenkkontrakturen ähnlich rheumatoide Arthritis, doch fehlende Entzündungszeichen	Flache Wirbelkörper, schmale Gelenkspalten, breite phalangeale Enden	*WISP3* Signalprotein für Zellteilung/-differenzierung	
SED Typ Kimberley	AD	608361	Schwerer Kleinwuchs, Mittelgesichtshypoplasie, kurze Finger, schlaffe Gelenke	Flache Wirbelkörper, unregelmäßige Deckplatten, epiphysäre Dysplasie	*AGC1* Aggrecan	Leichte Form wie Osteochondritis dissecans
Wolcott-Rallison-Dysplasie	AR	226980	Rumpfbetonter Kleinwuchs, früh manifester Diabetes mellitus	Platyspondylie, epiphysäre Dysplasie, Osteopenie	*EIF2AK3* Translationslinitator	
SED tarda, X-chromosomal-dominant	XLD	313400	Kleinwuchs mit dysproportioniert kurzem Rumpf, nur Jungen betroffen	Flache Wirbelkörper mit zentraler Aufwölbung	*SEDL* Sedlin	
SPONASTRIME Dysplasie	AR	271510	Eingesunkene Nasenwurzel, mäßiggradiger Kleinwuchs	Dorsal flache Wirbelkörper, metaphyäre Längsstreifung		Metaphysäre Längsstreifen unspezifisch
SEMD, abnorme Verkalkungen	AR	271665	Kurze Nase, Mikrogenie, schmaler Thorax, kurze Hände/Füße	Kurze Rippen, prämatur-irregulär verkalkende Epiphysen	*DDR2* Discoidin-Domäne-Rezeptor 2	

Details und weiterführende Literatur in OMIM (Online Mendelian Inheritance in Man, ▶ www.ncbi.nlm.nih.gov/entrez/query.fcgi?db).

ᵃ In diesem Kapitel ausführlicher beschrieben.

AD: autosomal-dominant, AR: autosomal-rezessiv, XLD: X-chromosomal-dominant, XLR: X-chromosomal-rezessiv, Sp: sporadisch, DD: Differenzialdiagnose

◘ **Tab. 246.1** *(Fortsetzung)* Ausgewählte Osteochondrodysplasien (ohne extrem seltene Krankheiten mit unbekanntem Molekulardefekt). (In Anlehnung an die Klassifikation der European Society of Skeletal Dysplasias, Warman et al. 2011)

SEMD/Luxationen Typ Beighton	AR	271640	Kleinwuchs, kurzer Rumpf, schlaffe Gelenke, multiple Luxationen	Kyphoskoliose, Luxationen, dysplastische Epiphsen	*B3GALT6* β-1,3-Galactosyltransferase	
SEMD/Luxationen/Leptodaktylie	AD	603546	Kleinwuchs, Kyphoskoliose, multiple Luxationen, schlanke Finger	Multiple Luxationen, lange, schlanke Finger-/Zehenknochen	*KIFF* Kinesin *NIN* Ninein	
Desbuquois-Dysplasie	AR	251450	Kleines, rundes Gesicht, Mikrognathie, Kleinwuchs, multiple Luxationen	Koronare Wirbelkörperspalten, neonatal ossifizierte Carpalia, mediale Femurhalslippe	*CANT1* Nukelotidase *XYLT1* Xylosyltransferase 1	Variabler Phänotyp, mit oder ohne phalangeale Anomalien
Pseudodiastrophe Dysplasie	AR	264180	Kleinwuchs, Gaumenspalte, Klumpfüße, multiple Luxationen	Platyspondylie, Luxationen, normales Metacarpale I		
13. Schwere neonatale Spondylodysplasien						
Achondrogenesis IA	AR	200600	Hydrops, kurzer Rumpf, sehr kurze Extremitäten	Wirbelkörper nicht ossifiziert, Röhrenknochen kugelförmig	*TRIP11* Golgi-assoziiertes Protein	Letal
Spondylometaphysäre Dysplasie Sedaghatian	R	250220	Kurze Gliedmaßen, breites Gesicht, Muskelhypotonie	Platyspondylie, metaphysäre Dysplasie, breite Ilia		Letal
Opsismodysplasie	AR	258480	Mikromeler Kleinwuchs, hypoplastisches Mittelgesicht	Bandförmige Wirbelkörper, extrem kurze Fingerknochen	*INPPL1* Inositol-pP-Phosphatase-like Protein	
14. Spätmanifest-isolierte Spondylodysplasie						
Brachyolmie Typ Hobek/Toledo	AR	2715302 71630	Mäßiggradiger rumpfbetonter Kleinwuchs	Abgeflachte, unregelmäßig begrenzte Wirbelkörper	*PAPSS2* P-Adenosin-P-sulfat-Synthase	s. auch TRPV4-assoziierte Brachyol i
15. Akromele Dysplasien						
Trichorhinophalangeale Dysplasie (TRP) I/III	AD	190350 190351	Birnennase, spärliches Haar, kurze Finger	Verkürzung und Delta-Epiphysen von Phalangen und Metacarpalia	*TRPS1* TRPS1-Transkriptionsfaktor	
Trichorhinophalangeale Dysplasie II	AD	150230	Wie TRP I, geistige Behinderung	Wie TRP I mit Exostosen	*TRPS1* (Mikrodeletion)	
Akrokapitofemorale Dysplasie	AR	607778	Kurzgliedriger Kleinwuchs, Thoraxdeformität	Dysplastische proximale Femurepiphyse, Brachydaktylie	*IHH* Indian hedgehog	s. auch Brachydaktylie A1

Details und weiterführende Literatur in OMIM (Online Mendelian Inheritance in Man, ► www.ncbi.nlm.nih.gov/entrez/query.fcgi?db).
[a] In diesem Kapitel ausführlicher beschrieben.
AD: autosomal-dominant, AR: autosomal-rezessiv, XLD: X-chromosomal-dominant, XLR: X-chromosomal-rezessiv, Sp: sporadisch, DD: Differenzialdiagnose

◘ **Tab. 246.1** *(Fortsetzung)* Ausgewählte Osteochondrodysplasien (ohne extrem seltene Krankheiten mit unbekanntem Molekulardefekt). (In Anlehnung an die Klassifikation der European Society of Skeletal Dysplasias, Warman et al. 2011)

Weill-Marchesani-Syndrom, rezessiv	AR	277600	Myopie, Mikrosphärophakie, Linsenluxation, kurze Hände und Füße, Kleinwuchs	Mäßig verkürzte Röhrenknochen von Hand und Fuß	ADAMTS10 Metalloproteinase	
Weill-Marchesani-Syndom, dominant	AD	608328			FBN1 Fibrillin	Manchmal auch geleophysischer Phänotyp
Akromikrische Dysplasie	AD?	102370	Kleinwuchs, kurze Hände und Füße, kurze, aufgestülpte Nase	Verkürzte Röhrenknochen von Hand und Fuß	FBN1 Fibrillin	
Geleophysische Dysplasie	AR	231050	Kleinwuchs, Akromikrie, verschmitzter Gesichtsausdruck	Kurze Hand-/Fußknochen, proximal breite Phalangen	ADAMTSL2 ADAMTS-ähnl. Protein	Aspekt manchmal durch FBN1-Mutation
Kranioektodermale Dysplasie	AR	218330	Langschädel, spärliches Haar, gestörte Dentition, Kleinwuchs	Sagittale Kraniosynostose, kurze Mittel-und Endphalangen	WDR19&3 IFT43&122 Ziliäre Proteine	
Albright-Osteodystrophie	AD	103580	Kleinwuchs, Adipositas, oft geistige Behinderun	Verkürzung eines oder mehrerer Metacarpalia und Metatarsalia	GNAS1 Gs α-bindendes Protein	Tritt auf bei Pseudohypoparathyreoidisms Ia und PPH.
Akrodysostose 1	AD	101800	Eingesunkenes Mittelgesicht, Kleinwuchs, oft geistige Behinderung	Kurze, plumpe Mittelhand/Mittelfußknochen und Phalangen	PRKARIA1 A Proteinkinase	Oft multiple Hormoninsuffizienz
Akrodysostose 2	AD	614613	Eingesunkenes Mittelgesicht, Kleinwuchs, oft geistige Behinderung	Kurze, plumpe Mittelhand/Mittelfußknochen und Phalangen	PDE4D Phosphodiesterase	Gelegentlich Hormoninsuffizienz

Isolierte Brachydaktylien: ◘ Tab. 246.4

16. Akromesomele Dysplasien (AMD)

AMD Maroteaux	AR	602875	Mittelgesichtshypoplasie, akromesomel betonter Kleinwuchs	Platyspondylie, verkürzte Hand-/Fuß-/Unterarm-/Unterschenkelknochen	NPR2 Natriuretischer Proteinrezeptor 2	
Grebe-/DuPan-/Hunter-Thompson-Dysplasie	AR	200700 228900	Mesomel betonter Kleinwuchs, irregulärstummelförmige Finger und Zehen	A-/hypodysplastische akrale und mesomele Knochen, Karpalknochenfusion	CDF5/CDMP1 Cartilage-derived morphogenetic protein	s. Brachydaktylie A1

Details und weiterführende Literatur in OMIM (Online Mendelian Inheritance in Man, ▶ www.ncbi.nlm.nih.gov/entrez/query.fcgi?db).
[a] In diesem Kapitel ausführlicher beschrieben.
AD: autosomal-dominant, AR: autosomal-rezessiv, XLD: X-chromosomal-dominant, XLR: X-chromosomal-rezessiv, Sp: sporadisch, DD: Differenzialdiagnose

◘ **Tab. 246.1** *(Fortsetzung)* Ausgewählte Osteochondrodysplasien (ohne extrem seltene Krankheiten mit unbekanntem Molekulardefekt). (In Anlehnung an die Klassifikation der European Society of Skeletal Dysplasias, Warman et al. 2011)

AMD mit Genitalanomalien	AR	609441	Akromesomel betonter Kleinwuchs, Ovarialagenesie	A-/Hypoplasie der proximalen Phalangen, Karpalfusion	*BMPR1B* Bone morphogenetic receptor 1B	
17. (Rhizo-)Mesomele Dysplasien						
Dyschondrosteose (Leri-Weill)	AD	127300	Mesomel betonter Kleinwuchs, Madelung-Deformität	Kurzer Radius, verkrümmte Ulna, kurze Tibien	*SHOX* Short-stature-Homöobox-Gen	Heterozygot
Mesomele Dysplasie Typ Langer	AR	249700	Ausgeprägter, mesomel betonter Kleinwuchs, Mikrognathie	Hypoplasie von Radius, Ulna, Tibia, Fibula		Homozygot
Robinow-Syndrom, rezessiv	AR	268310	Unreife (fetale) Gesichtsform, Hypertelorismus, Makrozephalus, mesomeler Kleinwuchs, Genitalhypoplasie	Mesomele Verkürzung, Segmentierungsdefekte der Wirbelkörper	*ROR2*	s. Brachydaktylie B
Robinow-Syndrom, dominant	AD	180700		Mesomele Verkürzung	*WNT5A*	
Mesomele Dyplasie Typ Nievergelt	AD	163400	Kurze, verformte Unterschenkel, atypische Klumpfüße	Dreieckförmige Tibia, tarsale und radioulnare Synostosen		
Mesomele Dysplasie/Synostosen (Verloes)	AD	600383	Hakennase, fehlender weicher Gaumen, Hakennase, Mikrognathie	Kurze Metacarpalia, 2–5 multiple Synostosen		
Omodysplasie	AD AR	164745 108721	Kurze Oberarme, Ellenbogenkontraktur	Kurze, distal verjüngte Humeri und Femora	*GPC6* Glypican	
18. Skelettdysplasien mit Femurkrümmung						
Kampomele Dysplasie (a)	AD	114290	Mikrognathie, Gaumenspalte, kurze, gekrümmte Oberschenkel, oft XY-Mädchen (Geschlechtsumkehr)	Gekrümmte Femora, Hypoplasie von Skapulae und thorakalen Wirbelkörpern	*SOX9* SRY-Box 9	Gerade Femora möglich (akampomele Form)
Cumming-Syndrom	AR	211890	Ähnlich kampomele Dysplasie, Nackenödem, polyzystische Nieren, Polysplenie	Ähnlich gekrümmte Femora, normale Skapulae		
Stüve-Wiedemann-Syndrom	AR	601559	Mikrognathie, kleiner Mund, kurze, gekrümmte Oberschenkel	Gekrümmte Femora, Tibiae, helle, weite Metaphysen	*LIFR* LIF-Rezeptor	Dysautonomie-Symptome inkl. Hyperthermie
19. Skelettdysplasien mit schlanken Diaphysen						
3 M-Syndrom	AR	273750	Geburtsmaße <3 %, kräftige Nasenspitze und Kinn, proportionierter Kleinwuchs	Dünne Röhrenknochen, hohe, a.-p. verkürzte Wirbelkörper	*OBSL1* *CCDC8*	
Kenny-Caffey-Dysplasie 1	AR	244460	Geburtsmaße <3 %, hypokalzämische Anfälle, proportionierter Kleinwuchs	Medulläre Stenose, dichte Schädelkalotte	*TBCE* Chaperonin E	Hypoparathyroidismus

Details und weiterführende Literatur in OMIM (Online Mendelian Inheritance in Man, ► www.ncbi.nlm.nih.gov/entrez/query.fcgi?db).
ᵃ In diesem Kapitel ausführlicher beschrieben.
AD: autosomal-dominant, AR: autosomal-rezessiv, XLD: X-chromosomal-dominant, XLR: X-chromosomal-rezessiv, Sp: sporadisch, DD: Differenzialdiagnose

Tab. 246.1 *(Fortsetzung)* Ausgewählte Osteochondrodysplasien (ohne extrem seltene Krankheiten mit unbekanntem Molekulardefekt). (In Anlehnung an die Klassifikation der European Society of Skeletal Dysplasias, Warman et al. 2011)

Kenny-Caffey-Dysplasie 2/Osteocraniostenose	AD	127000	Kleinwuchs, kleine Nase, Mikrophthalmie, Hypokalzämie,	Medulläre Stenose, verkalkte Basalganglien	*FAM111A* FAM111A Protein	Schwere Formen letal
Mikrozephal osteodysplastischer primordialer Kleinwuchs Typ 1 (MOPD 1)	AR	210710	Geburtsgewicht und -länge <3 %, Mikrozephalie, fliehende Stirn	Kurze Beckenschaufeln, metaphysäre Untermodellierung der schlanken Röhrenknochen	*RNU4ATAC* pliceosom-Komponente	Identisch mit MOPD 3
MOPD 2	AR	210720	Geburtsgewicht und -länge <3 %, Mikrozephalie, steile Stirn	Schmale Ilia, verkürzte und breite Mittel- und Endphalangen	*PCTN* Pericentrin	
20. Skelettdysplasien mit multiplen Gelenkluxationen (s. unter 6. Filamindefekte, 12. Spondyloepi-(meta-)physäre Dysplasien						
21. Chondrodysplasia-punctata-Gruppe[a]						
Chondrodysplasia punctata Conradi-Hünermann	XLD	302960	Eingesunkene Nasenwurzel, asymmetrisch verkürzte Extremitäten, Skoliose, Katarakt, Ichthyosis	Kalkspritzer beim Neugeborenen, später asymmetrisch epiphysäre Dysplasie	*EBP* Emopamil-bindendes Protein	
Chondrodysplasia punctata, XL-rezessiv	XLR	302950	Kleine Nase, eingesunkene Nasenwurzel, kurze Endphalangen	Kurze Endphalangen, dort Kalkspritzer im 1. Lebensjahr	*ARSE* Arylsulfatase E	
Chondrodysplasia punctata, rhizomeler Typ	AR	215100	Rhizomel betonter Kleinwuchs, eingesunkene Nasenwurzel, Katarakt, schwere psychomotorische Entwicklungsstörung	Koronare Wirbelspalten, kurze Humeri und Femora mit metaphysärer Dysplasie und Kalkspritzern der Knochenenden	*PEX7* PTS2-Rezeptor	
		222765			*DHPAT* Acyltransferase	
		600121			*AGPS* Alkylsynthase	
CHILD-Syndrom (congenital hemidysplasia, ichthyosis, limb defects)	XLD	308050	Einseitig verkürzte Extremität, ichthyosiformes Erythroderma	Einseitige A-/Hypoplasie langer Röhrenknochen, Kalkspritzer beim Neugeborenen	*NSDHL* NAD(P)H-Steroiddehydrogenase-ähnliches Protein	
					EBP Emopamil-bindendes Protein	
Greenberg-Dysplasie	AR	215510	Hydrops, Mittelgesichtshypoplasie, kurze Extremitäten	Schädelkalotte nicht ossifiziert, fragmentierte Röhrenknochenossifikation	*LBR* Lamin-B-Rezeptor-Reduktase	Letal
22. Knochendysplasien mit erhöhter Knochendichte						
Kortikale Hyperostose Caffey-Silverman	AD	114000	Leichte Knochenkrümmung Schmerzen, Fieber	Kortikal irregulär verdickte Knochen, Mandibula verdickt	*COL1A1* Typ-1-Kollagen	Kann bereits fetal auftreten
Osteopetrose, schwere, neonatale Form[a]	AR AR AR AR	259700 611490 259720 612301	Gedeihstörung, Hepatosplenomegalie, Optikusatrophie, Panzytopenie, Hypokalzämie	Generalisierte Osteosklerose, Frakturen	*TCIRC1* *CLCN1* *OSTM* *TNFRSF11A*	Knochenmarktransplantation

Details und weiterführende Literatur in OMIM (Online Mendelian Inheritance in Man, ▶ www.ncbi.nlm.nih.gov/entrez/query.fcgi?db).
[a] In diesem Kapitel ausführlicher beschrieben.
AD: autosomal-dominant, AR: autosomal-rezessiv, XLD: X-chromosomal-dominant, XLR: X-chromosomal-rezessiv, Sp: sporadisch, DD: Differenzialdiagnose

Tab. 246.1 *(Fortsetzung)* Ausgewählte Osteochondrodysplasien (ohne extrem seltene Krankheiten mit unbekanntem Molekulardefekt). (In Anlehnung an die Klassifikation der European Society of Skeletal Dysplasias, Warman et al. 2011)

Osteopetrose, Intermediäre Formen	AR AR AR	25971 611497 259710	Knochenbrüche, Hirnnervenausfälle I, VII, verzögerte Dentition, mandibuläre Osteomyelitis	Generalisierte Osteosklerose, Frakturen	TNFSF11 PLEKHM1 CLCN7	Variabel, Panzytopenie später möglich
Osteopetrose spätmanifeste Formen	AD AD	607634 166600	Knochenbrüche, Hirnnervenausfälle I, VII, mandibuläre Osteomyelitis	Generalisierte Osteosklerose Frakturen	LRP5 CLCN7	Manchmal ohne klinische Symptome
Osteopetrose mit tubulärer Acidose	AR	259730	Kleinwuchs, renale Acidose, periodisch hypkaliämische Paresen, Zahnfehlstellung	Sklerose eher diaphysär, verkalkte Basalganglien	CA2 Carboanhydrase	
Pyknodysostose	AR	265800	Kleinwuchs, persistierend offene Fontanelle, Mikrognathie, verzögerte Dentition	Osteosklerose, Schaltknochen Akroosteolyse,	CTSK Kathepsin	Krankheit von Toulouse-Lautrec
Mixed Sclerosing Disease (Osteopoikilose, Melorheostose)	AD	155950	Variable linear-sklerotische oder atrophe Hautveränderungen oft keine klinischen Symptome	Punktförmige oder fließende Sklerosen der Röhrenknochen	LEMD3 LEM Domäne	Einschließl. Buschke-Ollendorf-Syndrom
Osteopathia striata mit Schädelsklerose	XLD	300373	Kleinwuchs (Knaben), Makrozephalie, Mikrognathie, Gaumenspalte, geistige Behinderung (Knaben)	Striäre Sklerose der Röhrenknochen und Schädelbasis	FAM123B	
Dysosteosklerose	AR	224300	Kleinwuchs, Hirnnervenausfälle verzögerte Dentition, vorzeitiger Zahnausfall, Kiefer-Osteomyelitis	Osteosklerose aufgetriebene Knochenenden Platyspondylie	SLC29A3	Genetische Heterogenität möglich
Kraniometaphysäre Dysplasie	AD	123000	Hyperostose der Nasenwurzel, Hirnnervenausfälle	Frontookzipitale Hyperostose, metaphysäre Auftreibungen	ANKH	Autosomal-rezessive Form möglich
Diaphysäre Dysplasie Camurati-Engelmann	AD	131300	Beinschmerzen, Muskelschwäche, Muskelatrophie	kortikale diaphysäre Hyperostose, Schädelbasissklerose	TGFβ1 Transforming growth factor 1	Genetische Heterogenität möglich
Diaphysäre Dysplasie mit Anämie (Ghosal)	AR	231095	Hautblässe, dicke Beine, kortikoidempfindliche Anämie	Kraniofaziale Sklerose, weite, endostal verdickte Diaphysen	TBXAS1 Thromboxan-A-Synthase	
Hypertroph. Osteoarthropathie/Cranioosteoarthropathie	AR	259100	Verdickte Haut, grobe Gesichtsfalten, ölige Haut, Trommelschlegelfinger, vermehrt Prostaglandin E im Urin	Periostale Hyperostose Akroosteolyse Verdickte Schädelkalotte	HPGD Prosta glandin Dehydrogenase	
Hypertroph. Osteoarthropathie 2/Pachydermoperiostose	AR	614441			SLCO2A1 Anionentransporter	

Details und weiterführende Literatur in OMIM (Online Mendelian Inheritance in Man, ► www.ncbi.nlm.nih.gov/entrez/query.fcgi?db).
ᵃIn diesem Kapitel ausführlicher beschrieben.
AD: autosomal-dominant, AR: autosomal-rezessiv, XLD: X-chromosomal-dominant, XLR: X-chromosomal-rezessiv, Sp: sporadisch, DD: Differenzialdiagnose

◘ **Tab. 246.1** *(Fortsetzung)* Ausgewählte Osteochondrodysplasien (ohne extrem seltene Krankheiten mit unbekanntem Molekulardefekt). (In Anlehnung an die Klassifikation der European Society of Skeletal Dysplasias, Warman et al. 2011)

Okulodentoossäre Dysplasie	AR	1642002 57850	Schmale Nase, Mikrokornea, A-/Mikrodontie, Hörverlust, Mikrozephalie	Verbreiterte Röhrenknochen, Syndaktylie 4/5, Schädelhyperostose	*GJA1* Gap-junction-protein	
Osteoektasie mit Hyperphosphatasie	AD	239000	Kleinwuchs, Makrozephalus, Schwerhörigkeit, gebogene Unterschenkel	Verdickte Schädelkalotte, weite, kalkarme Diaphysen	*OPG* Osteoprotegerin	= Juveniler Paget
Endostale Hyperostose van Buchem	AR AD	239100 269500	Überwuchs, mächtiger Unterkiefer, manchmal häutige Syndaktylie	Kraniale und endostale Hyperostose	*SOST* Sclerostin	Einschl. Sklerosteose
Trichodentoossäre Dysplasie		190320	Mikrotaurodontie, brüchige Haare und Nägel	Erhöhte Knochendichte, obliterierte Diploe	*DLX3* DL-Homeobox 3	
Kraniodiaphysäre Dysplasie	AR	218300 122860	Massive Verdickung von Schädel und Gesicht (Leontiasis ossea faciei)	Kraniofaziale Sklerose, weite Diaphysen	*SOST* Sclerostin	s. auch Skleroosteose
Lenz-Majewski-Hyperostose	AD	151050	Frühe Vergreisung, Hypertelorismus, verzögerte Dentition, Kleinwuchs, geistige Behinderung, kurze Finger	Progrediente Schädelsklerose, breite Diaphysen mit kortikaler Hyperostose	*PTDSS1* Phosphatidylserin-Synthase 1	
Morbus Pyle	AR	165900	Genua valga, dicke Schlüsselbeine	Metaphysäre Erweiterung, Schädel normal		
Metaphysäre Dysplasie Braun-Tinschert	AD AR	605946	Zufallsbefund	Ähnlich Morbus Pyle, aber Radius varus, metaphysäre Exostosen		
23. Dysplasien mit verminderter Knochendichte						
Osteogenesis imperfecta	AD AR	Verschiedene Formen, ► Kap. 247				
Osteoporose-Pseudoglioma-Syndrom	AR	259770	Knochenbrüchigkeit, Pseudogliom, Sehstörung, Bänderschlaffheit	Osteopenie, schmale Cortices, Übertubulierung, Brüche	*LRP5* LDL-receptor related protein	
Bruck-Syndrom I	AR	259450	Angeborene Gelenkkontrakturen, Pterygien, Knochenbrüche	Osteopenie, Frakturen, Schaltknochen	*FKBP10* FK binding protein	Beziehung zu Osteogenesis imperfecta
Bruck-Syndrom II	AR	609220			*PLOD2* Lysylhydroxylase	
SC Singleton-Merten-Dysplasie	AD	182250	Oligodontie, Aortenstenose, arterielle Verkalkungen	Generalisierte Osteopenie, breite Phalangen		
Geroderma osteodysplasticum	AR	231070	Kleinwuchs, vorzeitige Alterung, Cutis laxa, Hängebacken	Osteopenie, Schaltknochen, Frakturen	*GORAB* SCYL1-binding protein	
Idiopathische juvenile Osteoporose	Heterogen	259750	Knochenschmerzen, Gehbehinderung Brüche	Osteopenie v. a. der Wirbelsäule	*LRP5* (selten) *PLS3* in XLR-Typ	

Details und weiterführende Literatur in OMIM (Online Mendelian Inheritance in Man, ► www.ncbi.nlm.nih.gov/entrez/query.fcgi?db).

ᵃIn diesem Kapitel ausführlicher beschrieben.

AD: autosomal-dominant, AR: autosomal-rezessiv, XLD: X-chromosomal-dominant, XLR: X-chromosomal-rezessiv, Sp: sporadisch, DD: Differenzialdiagnose

◘ **Tab. 246.1** *(Fortsetzung)* Ausgewählte Osteochondrodysplasien (ohne extrem seltene Krankheiten mit unbekanntem Molekulardefekt). (In Anlehnung an die Klassifikation der European Society of Skeletal Dysplasias, Warman et al. 2011)

Spondylookuläre Dysplasie	AR	605822	Netzhautablösung, Katarakt	Rumpfbetonte Osteopenie ähnlich idiopathischer Osteoporose		
Cole-Carpenter-Dysplasie	Sp	112240	Kraniosynostose, blaue Skleren, Proptose, Knochenbrüche	Kraniosynostose, Schaltknochen, Osteopenie	*FGFR2* FGF-Receptor 2	

24. Angeborene Mineralisationsdefekte

Hypophosphatasie[a]	AR	241500	Weicher Schädel, Mikromelie, blaue Skleren	Wirbelkörper nicht ossifiziert, metaphysäre Knorpelzungen, „fehlende" Knochen	*TNSALP* Gewebsunspezifische alkalische Phosphatase	Häufig letal
	AD	146300	O-Beine, Frakturen, Vorzeitiger Zahnverlust	Ausgestanzte metaphysäre Ossifikationsdefekte		
Hypophosphatämische Rachitis	XLD	307800	Mäßiger Kleinwuchs, O-Beine, aufgetriebene Gelenke, Dentindefekte, Zahnabszesse	Unscharf begrenzte, gekehlte Metaphysen, verbreiterte Physen, Osteomalazie	*PHEX* Membranprotease	
	AD	193100			*FGF23* Fibroblastenwachstumsfaktor	
Neonataler Hyperparathyreodismus	AR	239200	Gedeihstörung, Polydipsie, Polyurie	Irreguläre Metaphysen, Osteomalazie, Frakturen	*CASR* Ca-sensing receptor	

25. Lysosomale Speicherkrankheiten mit Dysostosis multiplex, ► Kap. 57

26. Osteolysen

Multizentrische karpotarsale Osteolyse	AD	166300	Schmerzen, Verformung von Mittelhand/-fuß, mit oder ohne Nephropathie	Progrediente Zerstörung der Carpalia, Tarsalia, proximale Metakarpal-/tarsal-Enden	*MAFB* Transkriptionsfaktor MafB	
Hajdu-Cheney-Syndrom	AD	102500	Grobe Gesichtszüge, Mikrognathie, Hörverlust, Kleinwuchs	Progrediente Osteolyse der Endphalangen, Schaltknochen	*NOTCH21* Neurogeniclocus notch homolog protein	Einschl. Serpentine-fibula-Syndrom
Torg-Winchester-Syndrom	AR	259600 277950	Progrediente Verunstaltung der Akren, Kontrakturen, Hornhauttrübung	Osteolyse von Carpalia und kurzen Röhrenknochen	*MMP2* M-Metalloprotein 2	
Familiäre expansile Osteolyse	AD	174810	Schmerzhaft verformte Gliedmaßen, Brüche, Hörverlust, Zahnverlust	Progrediente strukturarme Aufweitung der Diaphysen	*TNRFRSF 11 A* RANK	
Infantile systemische Hyalinose	AR	236490	Knotige Hautveränderungen, Kontrakturen, Gedeihstörung	Generalisierte Osteopenie mit metaphysären Osteolysen	*CMG2* Kapilläres morphogenes β-Gen 2	= Juvenile hyaline Fibromatose

Details und weiterführende Literatur in OMIM (Online Mendelian Inheritance in Man, ► www.ncbi.nlm.nih.gov/entrez/query.fcgi?db).
[a] In diesem Kapitel ausführlicher beschrieben.
AD: autosomal-dominant, AR: autosomal-rezessiv, XLD: X-chromosomal-dominant, XLR: X-chromosomal-rezessiv, Sp: sporadisch, DD: Differenzialdiagnose

◘ **Tab. 246.1** *(Fortsetzung)* Ausgewählte Osteochondrodysplasien (ohne extrem seltene Krankheiten mit unbekanntem Molekulardefekt). (In Anlehnung an die Klassifikation der European Society of Skeletal Dysplasias, Warman et al. 2011)

Mandibuloakrale Dysplasie A	AR	248370	Mikrogenie, Gelenkkontrakturen, Hautatrophie, Haarverlust (Jungen)	Progrediente Akroosteolyse der Klavikel und Akren	LMNA Lamin A/C	
Progerie Hutchinson-Gilford	AD	176670	Vorzeitige Vergreisung, Mikrogenie, Alopezie	Ähnlich Mandibuloakrale Dysplasie Typ A		
Mandibuloakrale Dysplasie B	AR	166300	Ähnlich Typ A, kleine Nase, kleiner Mund, Proptose	Ähnlich Typ A	ZMPSTE24 Matrixmetalloproteinase 2	
27. Dysplasien mit lokaler Tumorbildung						
Multiple kartilaginäre Exostosen[a]	AD	166260	Knöcherne Vorwölbung, evtl. lokal gestörtes Wachstum	Exostosen	EXT1 Exostosin 1	
		133700			EXT2 Exostosin 2	
Enchondromatose Ollier[a]	Sp	166000	Umschriebene Tumorbildung, evtl. lokal gestörtes Wachstum, evtl. Hämangiome (Maffucci-Syndrom)	Asymmetrisch verteilte Enchondrome, Wirbelsäule nicht betroffen	IDH1, IDH2 Isodehydrogenase 1, Isodehydrogenase 2	Somatische Mutationen, evtl. auch PTH1R
Genochondromatose	AD	137360	Mediale Schwellung der Schlüsselbeine	Fokale Aufhellungen in Metaphysen und Kavikeln		
Metachondromatose	AD	156250	Unverschiebliche Fingertumoren	Enchondrome kombiniert mit Exostosen	PTPN11	
Dysplasie epiphysealis hemimelica (Trevor)	Sp		Gelenknaher Tumor	Irregulärer, paraepiphysärer Kalzifikationsherd		
Fibröse Dysplasie einschl. McCune-Albright-Syndrom[a]	Sp	174800	Spontanfrakturen, kraniofaziale Verunstaltung, Pigmentnaevi, endokrine Ausfälle	Mono- oder polyostotisch irregulär-expansive zystische Strukturen, Frakturen	GNAS1 Guaninnukleotid-bindendes Protein	s. auch Pseudopseudo-hypoparathyreoidismus
Progrediente ossäre Heteroplasie	AD	166350	Subkutane Tumoren, Pigmentnaevi	Subkutan ektopische Knochenherde		
Fibrodysplasia ossificans progressiva	AD	135300	Subkutane Tumoren, verkürzte, valgisierte Großzehen	Subkutan ektopische Knochenherde, Hypoplasie der Zehengrundphalanx	ACVR1 Activin	
Cherubismus	AD	118400	Tumorbedingte Auftreibung von Ober- und Unterkiefer, Oligodontie	Zystische Auftreibung von Ober- und Unterkiefer	SH3PB2 SH3-bindendes Protein	
Gnathodiaphysäre Dysplasie	AD	166260	Rezidivierende Unterkieferabszesse, vermehrte Knochenbrüchigkeit	Generalisierte Osteopenie, Skleroseherde in Mandibula und Maxilla	TMEM16E Transmembranprotein 16E	

Details und weiterführende Literatur in OMIM (Online Mendelian Inheritance in Man, ▶ www.ncbi.nlm.nih.gov/entrez/query.fcgi?db).
[a] In diesem Kapitel ausführlicher beschrieben.
AD: autosomal-dominant, AR: autosomal-rezessiv, XLD: X-chromosomal-dominant, XLR: X-chromosomal-rezessiv, Sp: sporadisch, DD: Differenzialdiagnose

Tab. 246.1 (Fortsetzung) Ausgewählte Osteochondrodysplasien (ohne extrem seltene Krankheiten mit unbekanntem Molekulardefekt). (In Anlehnung an die Klassifikation der European Society of Skeletal Dysplasias, Warman et al. 2011)

28. Kleidokraniale Dysplasien						
Dysostosis cleidocranialis[a]	AD	119600	A-/hypoplastische Schlüsselbeine, verzögerte Dentition, kurze Finger	Klavikula-A-/Hypoplasie, schmale Beckenschaufeln, kurze Endphalangen	*RUNX2* Runt-Transkriptionsfaktor 2	
CDAG-Syndrom	AR	603116	Kraniosynostose, Analstenose Genitalanomalien, Porokeratose			

Details und weiterführende Literatur in OMIM (Online Mendelian Inheritance in Man, ▶ www.ncbi.nlm.nih.gov/entrez/query.fcgi?db).
[a] In diesem Kapitel ausführlicher beschrieben.
AD: autosomal-dominant, AR: autosomal-rezessiv, XLD: X-chromosomal-dominant, XLR: X-chromosomal-rezessiv, Sp: sporadisch, DD: Differenzialdiagnose

Zur Erleichterung der Diagnostik werden Skelettdysplasien nach radiologischen Befundmustern unter Berücksichtigung ihrer molekularen Pathogenese gruppiert (s. unten u. ◘ Tab. 246.1). Diese Befundmuster können Ausdruck einheitlicher pathogenetischer Abläufe sein, damit Hinweise auf die Pathogenese geben und eine gezielte metabolische oder molekulare Diagnostik ermöglichen. Beispielsweise kann aus dem Befundmuster der Dysostosis multiplex auf eine Störung im Abbau von Mukopolysacchariden oder Oligosacchariden geschlossen und eine Untersuchung dieser Substanzen im Urin angeordnet werden.

> **Minimale Röntgendiagnostik bei dysproportioniertem Kleinwuchs**
> - Wirbelsäule seitlich
> - Becken a.-p.
> - Hände p.-a.
> - Neugeborenes: Babygramm a.-p. und seitlich

Therapie Eine kausale Therapie gibt es nur für ganz wenige Formen genetischer Knochenkrankheiten. Eine (sehr teure) Enzymersatztherapie ist bei lysosomalen Krankheiten (Mukopolysaccharidosen, ▶ Kap. 57) partiell erfolgreich. Ebenfalls ist die Enzymersatztherapie für die schwere Hypophosphatasie Erfolg versprechend (▶ Abschn. 246.1.12). CNP-Agonisten zur Behandlung der Achondroplasie sind im Mausmodell erfolgreich gewesen und befinden sich zurzeit in klinischen Studien der Phase 2. Die Bisphosphonat-Behandlung der Osteogenesis Imperfecta (▶ Kap. 247) ist nicht durchschlagend, kann jedoch klinische Verbesserungen bringen.

Die Betreuung der Kinder konzentriert sich auf die Verhütung von Komplikationen, z. B. von Deformitäten aus der fehlerhaften Anlage des Skeletts und anderer mesenchymaler Strukturen. Weitere Beispiele sind Dislokationen, Skoliose, Gelenkfehlstellungen, Verbiegungen (▶ Übersicht). Bei pleiotropen Krankheitsbildern liegen Begleitfehlbildungen vor, wie Zahndefekte, Gaumenspalten, angeborene Herzfehler, Nierenzysten, Immundefekte. Psychosozialen Schwierigkeiten, die bis zur Adoleszenz selten, aber bei Erwachsenen gehäuft auftreten, begegnen intakte Familienstrukturen. Selbsthilfeorganisationen für kleinwüchsige Kinder und ihre Eltern sind kompetent und hilfreich.

Versuche, die Körpergröße mit Wachstumshormon zu beeinflussen, beschleunigen gelegentlich die Wachstumsgeschwindigkeit ohne nachgewiesenen Effekt auf die Endgröße. Sie sind bestenfalls im Rahmen kontrollierter therapeutischer Versuche gerechtfertigt. Die operative Beinverlängerung ist bei einseitiger Beinverkürzung indiziert. Eine beidseitige Beinverlängerung kommt bei Kleinwuchsformen mit normaler Gelenkentwicklung infrage und kann Größenzuwächse von 10–25 cm erzielen. Sie wird häufig in die Adoleszenz verschoben, um den Jugendlichen ein Mitspracherecht bei dem langwierigen und überwiegend psychosozial begründeten Eingriff zu ermöglichen.

> **Häufige Komplikationen bei Osteochondrodysplasien**
> Skelett:
> - Atlantookzipitale Instabilität
> - Spinalstenose (vor allem im Lendenbereich)
> - Skoliosen und andere Wirbelsäulenfehlstellungen
> - angeborene Dislokationen
> - Kontrakturen
> - Frakturen
> - Extremitätenfehlstellungen
> - Fußdeformitäten
> - Prämature Arthrosen
>
> Extraskelettär:
> - Gaumenspalte
> - Ophthalmologische Komplikationen (Myopie, Netzhautablösung u. a.)
> - Schwerhörigkeit
> - Neurologische Ausfälle (Rückenmarkkompression, Hydrozephalie, Apnoen)
> - Nephropathien
> - Malabsorption
> - Immundefekte
> - Rezidivierende Atemwegsinfekte

Prophylaxe Bei familiärer Belastung ist eine primäre Prävention durch genetische Beratung möglich. Osteochondrodysplasien mit bekanntem molekularem oder Proteindefekt können pränatal aus Chorionzotten und Amnionzellen diagnostiziert werden. Bei der Geburt deutlich manifeste Kleinwuchsformen lassen sich in Ab-

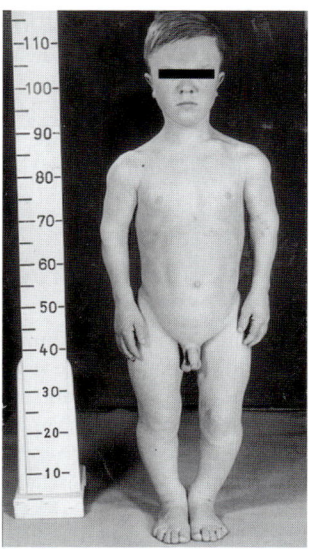

■ Abb. 246.1 12 Jahre alter Junge mit Achondroplasie

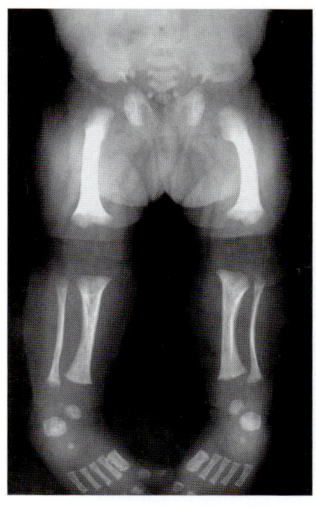

■ Abb. 246.2 Achondroplasie (Neugeborenes). Niedere, breite Beckenschaufeln mit charakteristischem mediokaudalem Sporn, kurze Röhrenknochen mit relativ längerer Fibula, charakteristische Eichelform des proximalen Femur, aufgetriebene Metaphysen

hängigkeit vom Schweregrad etwa ab der 14.–18. SSW sonografisch vermuten. Die für die vorzeitige Beendigung der Schwangerschaft wichtige Unterscheidung zwischen letalen und nicht letalen Osteochondrodysplasien hat in ungeübten Händen eine hohe Fehlerquote und ist hochqualifizierten Zentren vorbehalten.

Phänokopien hereditärer Osteochondrodysplasien sind z. B. eine Chondrodysplasia punctata durch Antikoagulanzien, Vitamin-K-Mangel oder Alkohol und eine epiphysäre Dysplasie bei Hypothyreose. Ihnen ist durch entsprechende Karenz oder Substitution zu begegnen.

246.1.1 Achondroplasie

Epidemiologie und Ätiologie Die Achondroplasie ist die häufigste Osteochondrodysplasie mit einer Frequenz um 1:20.000. Sie ist bedingt durch einen Defekt des Knorpelzellrezeptors für Fibroblastenwachstumsfaktor 3, der die Zellteilungsrate in enchondralen Knorpelzellsäulen beeinflusst. Sie wird autosomal-dominant vererbt.

Klinische Symptome und Verlauf Die Wachstumsretardierung der Extremitäten (Femurlänge!) ist intrauterin erst nach der 24. SSW erkennbar; vorher ist das Wachstum normal. Bei der Geburt fallen kurze Extremitäten auf. Die Körpergröße liegt im unteren, der Kopfumfang im oberen Normbereich. Der Kopfumfang nimmt im Laufe der ersten beiden Lebensjahre überproportional zu und verlässt Ende des 1. Lebensjahres den normalen Perzentilenbereich. Im weiteren Verlauf flacht die Schädelumfangskurve jedoch spontan ab und entwickelt sich parallel zur normalen 97 %-Perzentile weiter.

Die Dysproportionierung nimmt im Lauf der Entwicklung zu. Es resultiert ein charakteristischer kurzgliedriger Kleinwuchs mit einer Endgröße um 131 cm (118–143 cm) bei Männern und 125 cm (112–138 cm) bei Frauen (■ Abb. 246.1).

Säuglinge mit Achondroplasie sind hypoton. Schwer betroffene Säuglinge, besonders solche mit ausgeprägter Muskelhypotonie, sind durch zentrale und obstruktive Apnoen gefährdet und können plötzlich versterben. Auch leichter betroffene Säuglinge lernen aufgrund ihrer Muskelhypotonie verspätet zu sitzen und zu laufen. Die Prognose ist hier jedoch gut: Die Hypotonie verschwindet im Laufe der ersten Lebensjahre spontan und mit ihr meist eine Hypotoniebedingte und aufgrund ihres Spontanverlaufs nicht behandlungsbedürftige Sitzkyphose. Sie weicht einer lumbalen Hyperlordose, welche die später häufigen Kreuzschmerzen der Patienten erklärt und nur operativ (durch Anteversionsosteotomie der Femora) beeinflussbar ist. Ganz vereinzelt nimmt die frühkindliche Kyphose mit anteriorer Abflachung einzelner Wirbelkörper und Einengung des Spinalkanals zu. Häufig entwickeln sich Crura vara. Die Stabilität der Kniegelenke ist ohne Funktionsverlust vermindert.

Für die Entwicklung der Kinder entscheidend ist das verminderte Wachstum von Schädelbasis und Spinalkanal. Die Schädelbasis ist zu kurz, der Nasopharyngealraum eingeengt. Dies äußert sich in häufigen Infektionen der oberen Luftwege mit rezidivierenden Otitiden, chronischen Mittelohrergüssen und Schallleitungsschwerhörigkeit. Sie kann die Entwicklung des Sprachverständnisses und dadurch formale Intelligenztests der geistig normalen Kinder beeinträchtigen.

Durch die Wachstumsstörung der Schädelbasis bleiben die venösen Ausflusskanäle und das Foramen occipitale zu eng. Folge ist eine Behinderung des venösen Abflusses und der Liquorzirkulation in den Spinalkanal. Der Schädelinnendruck nimmt zu. Es bildet sich ein Hydrocephalus internus, häufig auch externus aus, der (entsprechend der Kopfumfangskurve) zunächst dynamisch, dann jedoch stationär ist, im Allgemeinen keine Symptome verursacht und keine Ausfälle hinterlässt. Die Einengung des Spinalkanals kann zur Rückenmarkkompression und entsprechenden neurologischen Ausfällen führen.

Diagnose Die diagnostisch wesentliche Aufnahme ist das Babygramm des Neugeborenen (■ Abb. 246.2). Wichtigste Röntgenmerkmale beim älteren Kind sind sagittal verkürzte Wirbelkörper (■ Abb. 246.3), niedere, breite Beckenschaufeln mit horizontalen Azetabulardächern, verkürzte und verbreiterte Röhrenknochen mit normal geformten Epiphysen und etwas unregelmäßig begrenztem Metaphysenabschluss. Im Schädel-CT ist der Durchmesser des Foramen occipitale vermindert, Ventrikel und häufig auch die äußeren Liquorräume sind erweitert. Die Magnetresonanztomografie des Schädels kann druckbedingte Zeichen der Kompression der Medulla oblongata aufweisen. Obwohl die radiologischen Befunde für den Experten meistens eindeutig sind, ist die molekularbiologische Bestätigung einfach (99 % der Betroffenen haben die gleiche Mutation) und sollte zum Ausschluss ungewöhnlicher Mutationen mit besonderen Manifestationen eingeholt werden.

Differenzialdiagnose Hypochondroplasie und Thanatophore Dysplasie sind ähnliche, aus dem gleichen Gen entstehende Krankheits-

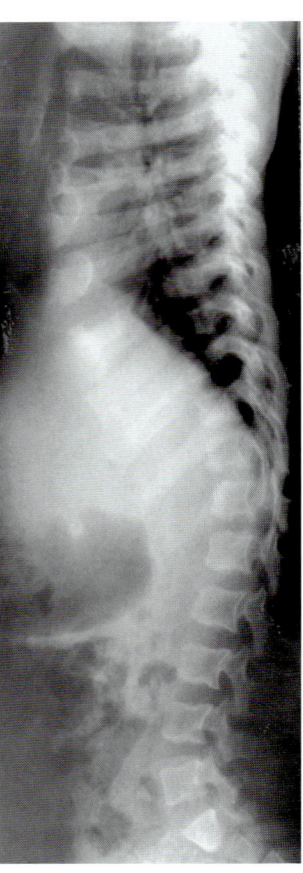

Abb. 246.3 Achondroplasie (6 Jahre). Anterior-posterior verkürzte Wirbelkörper mit verstärkter dorsaler Konkavität, enger Wirbelkanal, anterior aufgetriebene Rippenenden. Noch leichte lumbodorsale Kyphose

formen. Die Hypochondroplasie verläuft leichter als die Achondroplasie, die thanatophore Dysplasie schwerer (in den allermeisten Fällen letal). Die Pseudoachondroplasie ähnelt der Achondroplasie, ist klinisch aber nie vor dem ersten Geburtstag manifest und hat röntgenologisch epiphysäre Veränderungen. Der Schädel ist normal.

Therapie In den ersten beiden Lebensjahren sind zur Verhütung myelinärer Schäden am kraniozervikalen Übergang engmaschige pädiatrisch-neurologische Kontrollen erforderlich, evtl. mit wiederholtem MRT, in enger Kooperation mit der Neurochirurgie zur Frage einer subokzipitalen Kraniektomie/Laminektomie. Nach dieser Zeit sollten Kinder mit Achondroplasie möglichst wie normalwüchsige Kinder behandelt werden, mit üblichen Vorsorgemaßnahmen, normaler Einschulung und möglichst geringer ärztlicher Intervention. Shuntableitungen und spezielle Krankengymnastik sind trotz Hydrozephalus und Muskelhypotonie aufgrund der guten Spontanprognose nur selten indiziert. Obstruktive Apnoen sind nicht selten durch adenoide Vegetationen bedingt. Sie sind – auch mehrfach – zu beseitigen. Nächtliche CPAP-Beatmung ist nur selten erforderlich. Die neurologische und audiologische Entwicklung ist sehr sorgfältig zu verfolgen. Die wichtigsten speziellen Betreuungsmaßnahmen finden sich in ◘ Tab. 246.2.

Prognostisch belasten die Hyperlordose mit häufigen Kreuzschmerzen und der eingeengte Spinalkanal mit der Gefahr der Rückenmarkskompression im Erwachsenenalter. Jugendliche mit Achondroplasie haben jedoch eine grundsätzlich positive Einstellung zum Leben und geben überwiegend ihre Lebensqualität als gut an. Die chirurgische Beinverlängerung mit Osteotomie und Kallusdistraktion (Ilizarov-Methode und Varianten), wie sie in gewissen Ländern (Italien, Spanien) sehr häufig durchgeführt wird, verändert die „Gestalt" der Achondroplasie insgesamt nur wenig, kann aber bedeutende Vorteile im Alltag erlauben (höhere Autonomie, bessere Integration). Sie ist zeitaufwendig, mit signifikanten Schmerzen und einer relativ hohen Komplikationsrate verbunden. Deswegen wird sie überwiegend erst unternommen, wenn der Adoleszent bewusst mitentscheiden kann. Mehrere aufeinanderfolgende Verlängerungsoperationen bereits im Kindesalter werden mit dem Hinweis auf die höhere Dehnbarkeit des Bindegewebes und höheren Längengewinn begründet.

246.1.2 Hypochondroplasie

Ätiologie Die Hypochondroplasie beruht auf einer allelen Mutation des für die Achondroplasie verantwortlichen *FGFR3*-Gens und wird ebenfalls autosomal-dominant vererbt. Die Mutation ist nicht bei allen Patienten nachweisbar. Die Häufigkeit der Hypochondroplasie ist aufgrund der schwierigen Abgrenzung vom konstitutionellen Kleinwuchs schwer einzuschätzen.

Klinische Symptome Das Erscheinungsbild ähnelt der Achondroplasie, ist jedoch weniger ausgeprägt. Die Extremitäten sind relativ kurz, der Rumpf relativ lang. Der Schädel kann normal oder leicht vergrößert sein. Die Erwachsenengröße liegt zwischen 132 und 147 cm.

Diagnose Hauptmerkmale sind die a.-p.-Verkürzung mit dorsaler Konkavität der Wirbelkörper, der kraniokaudal abnehmende Interpedikularabstand lumbal, verkürzte Schenkelhälse, eine relative Verkürzung der Tibien gegenüber den Fibulae (◘ Abb. 246.4), verkürzte Handknochen. Diese Veränderungen sind nicht immer vollständig vorhanden. Die Abgrenzung von Normalbefunden kann schwierig sein. Die molekulargenetische Diagnostik ist in Zweifelsfällen angezeigt. Ein negativer Befund schließt die Diagnose nicht aus.

Differenzialdiagnose In schwerer Ausprägung ist die Hypochondroplasie kaum von der Achondroplasie, in leichter Form schwer vom familiär-konstitutionellen Kleinwuchs abzugrenzen.

Therapie Einziges Problem ist die Körperlänge. Therapeutisch kommt die operative Beinverlängerung infrage. Der Einfluss von Wachstumshormon auf die Endgröße ist unbewiesen.

246.1.3 Thanatophore Dysplasie

Zwei spezifische Mutationen des *FGFR3*-Gens führen zu 2 Formen der letalen thanatophoren Dysplasie. Typ II weist häufiger einen Kleeblattschädel auf als Typ I. Die pränatal schwierige, nach der Geburt radiologisch jedoch sofort mögliche Diagnose (◘ Abb. 246.5) ist für die postnatale Versorgung wichtig. Am Beatmungsgerät können Kinder mit thanatophorer Dysplasie jahrelang überleben. Sie bleiben psychomotorisch schwerstbehindert und kleinwüchsig mit einer Körpergröße um 80 cm. Das genetische Wiederholungsrisiko liegt für Eltern mit einem betroffenen Kind in der Größenordnung von <1:10.000.

Die beiden thanatophoren Dysplasien sind nur 2 von zahlreichen letalen Osteochondrodysplasien (◘ Tab. 246.1), die röntgenologisch eindeutig, pränatal-sonografisch jedoch nur schwierig unterscheidbar sind.

246.1.4 Pseudoachondroplasie

Die nicht seltene Skelettdysplasie mit kurzen Extremitäten und Händen, O-Beinen und normalem Rumpf ist durch dominante

246.1 · Osteochondrodysplasien

Tab. 246.2 Auswahl spezieller Betreuungsmaßnahmen bei Achondroplasie

Maßnahme	1. Lebensjahr	2. Lebensjahr	4. Lebensjahr	6. Lebensjahr	Pubertät
Anamnese	Familie, Apnoen, psychomotorische Entwicklung, Infektionen	Entwicklung, Sprache, Infektionen	Entwicklung, Sprache, Infektionen	Entwicklung, Sprache, Hören, Einschulung	Soziale Integration
Spezielle klinische Untersuchungen	Perzentilen Neurologie[a]	Perzentilen Neurologie[a]	Perzentilen Neurologie[a]	Perzentilen Neurologie[a]	Perzentilen Neurologie[a]
Labor	Röntgendiagnosesicherung, Schlaflabor, MRT[b] SEP[c]	SEP[c] MRT			
Konsilien	HNO[d] Neurochirurgie[e]	HNO[d] Neurochirurgie[e]	HNO[d] Neurochirurgie[e] Orthopädie[f]	Psychologie Orthopädie[f] Kieferorthopädie[g]	Orthopädie[f] Psychologie

[a] Asymmetrische Bewegungen? Reflexdifferenzen? Pyramidenzeichen? Exzessive Muskelhypotonie?
[b] Insbesondere bei schwerer Hypotonie, zentralen Apnoen, pathologischem Schlaflabor, pathologischem SEP.
[c] Somatisch evozierte Potenziale mit spezieller Ableitetechnik.
[d] Paukenerguss? Adenoide? Audiogramm.
[e] Bei auffälligem MRT Frage der okzipitalen Dekompression oder Laminektomie.
[f] Tibia vara? In der Adoleszenz evtl. Beinverlängerung?
[g] Häufig Zahnfehlstellung.

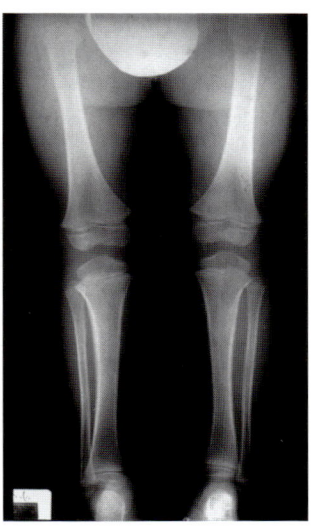

Abb. 246.4 Hypochondroplasie (5 Jahre). etwas verkürzte, verplumpte Femora und Tibien; abgeflachte Knieepiphysen

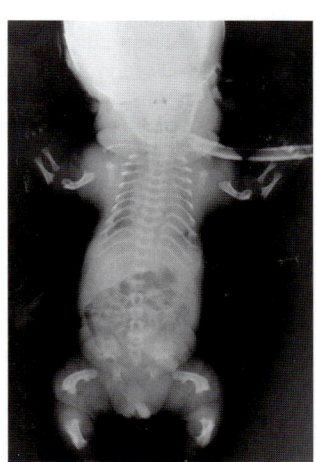

Abb. 246.5 Thanatophore Dyplasie I. Schmaler Thorax; U-förmige Wirbelkörper; verkürzte und verkrümmte Femora mit aufgehelltem proximalem Ende; kurze, breite Tibien und Femora: übrige Röhrenknochen verkürzt; Beckenschaufeln nieder und breit

Mutationen (häufig Neumutationen) am *COMP*-Gen bedingt. Im Gegensatz zur klassischen Achondroplasie tritt die Wachstumsverzögerung erst nach dem ersten Geburtstag auf; Gesicht und Schädel sind nicht betroffen. Betroffene Kinder fallen meist durch eine verspätete grobmotorische Entwicklung auf (spätes Laufen wegen schlaffen Hüft- und Kniegelenken und Muskelhypotonie; Watschelgang) und werden deswegen oft zum Neurologen geschickt; erst im Verlauf des 2. Lebensjahres weicht die Wachstumskurve deutlich nach unten ab. Häufigste Komplikation ist die frühzeitige Arthrose (Hüftgelenksersatz häufig schon in der 3. Dekade indiziert); es sind keine besonderen Komplikationen an Augen, Gehör, oder am ZNS bekannt. Operative Beinverlängerungen sind wegen der epiphysären Dysplasie und Gefahr aggravierter Arthrosen kontraindiziert.

246.1.5 Diastrophische Dysplasie

Die autosomal-rezessiv vererbte Krankheit ist verursacht durch den Defekt eines für den transmembranösen Transport von Sulfationen wichtigen Peptids. Aufgrund des intrazellulären Sulfatmangels bleiben Proteoglykane untersulfatiert.

Klinische Symptome und Verlauf Schwer betroffene Patienten werden mit kurzen Extremitäten und Klumpfüßen geboren. 30 % haben eine Gaumenspalte. Im 1. Lebensmonat entwickeln sich zystische Gebilde im Ohrknorpel, die später eine blumenkohlartige Ohrdeformität hinterlassen. Charakteristisch ist der nach proximal versetzte, abgespreizte Daumen (hitchhiker thumb). Weichteilbedingte Gelenkkontrakturen nehmen im Verlauf der Entwicklung eher zu. Gleichzeitig bildet sich eine kontrakte Kyphoskoliose aus. Die mittlere Erwachsenengröße liegt bei 132 cm für Männer und 125 cm für Frauen.

Diagnose Röntgenologisch sind die Röhrenknochen verkürzt mit metaphysären, später mit charakteristischen epiphysären Verände-

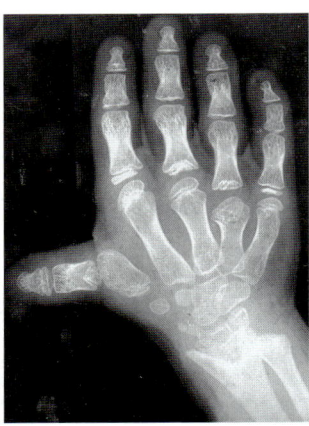

 Abb. 246.6 Diastrophische Dysplasie (13 Jahre). Unregelmäßig verkürzte und verplumpte Röhrenknochen: besonders kurzes, fast dreieckiges Metacarpale I; flache, dysplastische, teilweise zapfenförmige Epiphysenkerne

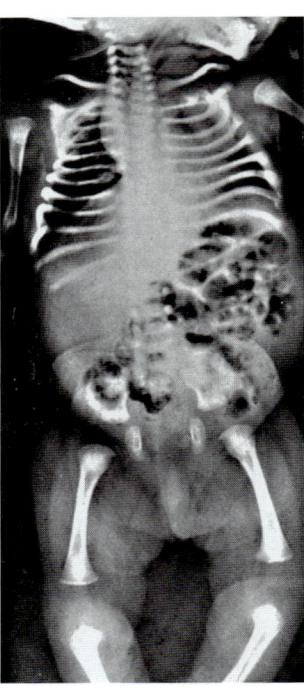

 Abb. 246.7 Dysplasia spondyloepiphysaria congenita (Neugeborenes). Abgeflachte Wirbelkörper; fehlende Ossifikation der Ossa pubis und Kniegelenkepiphysen

rungen. Metacarpalia und Phalangen sind häufig von unregelmäßiger Form und Länge (Abb. 246.6). Das besonders kurze Os metacarpale I erklärt den proximal gesetzten und abgespreizten Daumen. Die Wirbelkörper sind meist normal geformt. Gelegentlich entwickelt sich in den ersten Lebensjahren eine zervikale Kyphose mit der Gefahr der Rückenmarkkompression. Sie kann sich spontan bessern. Eine molekulargenetische Diagnostik ist möglich.

Differenzialdiagnose Leichtere Verlaufsformen sind häufig und imponieren als besondere Form der epiphysären Dysplasie (Typ IV). Abhängig von der spezifischen Mutation kann selten ein Patient eine fast normale Körpergröße erreichen. Klumpfüße können das einzige Symptom sein. Schwerste Formen des Sulfattransporterdefekts verlaufen dagegen letal. Abhängig von den röntgenologischen Skelettveränderungen werden sie als Achondrogenesis IB oder Atelosteogenesis II bezeichnet (Tab. 246.1).

Therapie Die Klumpfüße bedürfen der orthopädischen Behandlung, erweisen sich aber als rebellisch. Das Gleiche gilt für Skoliose und Kontrakturen. Eine Gaumenspalte ist wie üblich zu behandeln. Ob operative Bemühungen zur Verbesserung der Gelenkbeweglichkeit und der Skoliose überhaupt effektiv sind, d. h. ob operativ behandelte Patienten bessere Funktionen und Lebensqualität haben als unbehandelte, ist unbewiesen. Ein neurochirurgischer Eingriff an der Halswirbelsäule ist wegen der Möglichkeit der Spontanbesserung nur bei rasch progredienter oder besonders schwerer Kyphosierung sowie bei zunehmenden neurologischen Ausfällen nach MR-Evaluierung des Myelons indiziert.

246.1.6 Dysplasia spondyloepiphysaria congenita

Die autosomal-dominante Dysplasia spondyloepiphysaria congenita ist die häufigste Form eines breiten Spektrums von Krankheiten durch fehlerhafte Produktion von Typ-II-(Knorpel-)Kollagen. Andere Typ-2-Kollagenopathien sind die Achondrogenesis II, Hypochondrogenesis, Morbus Kniest und Morbus Stickler I (Tab. 246.1).

Klinische Symptome und Verlauf Die Patienten werden zu klein geboren. 30 % haben eine Gaumenspalte. Im Laufe der Entwicklung bildet sich ein kurzrumpfiger Kleinwuchs aus mit einer Endgröße zwischen 120 und 140 cm. Mehr als die Hälfte der Patienten haben eine progrediente Myopie mit der Gefahr der Netzhautablösung. Schwerhörigkeit findet sich insbesondere bei Patienten mit Gaumenspalte.

Diagnose Radiologische Hauptmerkmale sind beim Neugeborenen abgeflachte, ovoid geformte Wirbelkörper sowie fehlende Ossifikation der Ossa pubis und Kniegelenkepiphysen (Abb. 246.7). Die Ossifikation der Wirbelkörper und proximalen Femora bleibt verzögert, metaphysäre Strukturveränderungen können bei schweren Fällen hinzutreten. Hand- und Fußknochen bleiben weitgehend normal geformt.

Differenzialdiagnose Abzugrenzen sind andere spondyloepiphysäre Dysplasien, z. B. die X-chromosomal-dominant vererbte Dysplasia spondyloepiphysaria tarda (Tab. 246.1). Charakteristisch für die Typ-2-Kollagenopathien ist die Kombination von Skelett- und Augenveränderungen. Zusammen mit Gaumenspalten findet sie sich u. a. bei der schwer verlaufenden Kniest-Dysplasie und der leichter verlaufenden Stickler-Arthroophthalmopathie. Schwerste Formen der Typ-2-Kollagenopathien – Achondrogenesis II und Hypochondrogenesis – verlaufen letal.

Therapie Visus und Augenhintergrund sind jährlich, die Hörfähigkeit bei Verdacht auf Schwerhörigkeit zu kontrollieren. Orthopädisch werden subtrochantere Valgisierungsosteotomien zur Korrektur einer progredienten Coxa vara orthopädisch angeboten. Ob die Operation Gelenkfunktion und Lebensqualität nachhaltig verbessert, ist unbewiesen. Ähnliches gilt für die Behandlung der Kyphoskoliose. Vor Operationen ist eine atlantoaxiale Instabilität auszuschließen. Normale Einschulung ist anzustreben unter Freistellung vom üblichen Schulsport. Geeignete Sportarten sind Schwimmen und Fahrradfahren. Sitzende Berufe sind vorzuziehen.

246.1.7 Multiple epiphysäre Dysplasien, autosomal-dominante Formen

Die durch fehlerhafte Produktion verschiedener Typ-9-Kollagen-Ketten, Cartilage-oligomeric-Protein (COMP) oder Matrilin bedingte Krankheit wird autosomal-dominant vererbt.

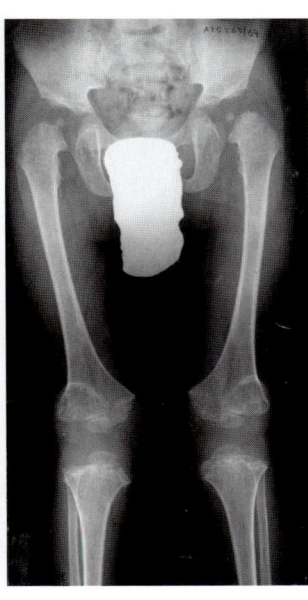

Abb. 246.8 Multiple epiphysäre Dysplasie (7 Jahre). Kleine, dysplastische Epiphysenkerne

Klinische Symptome Die Krankheit manifestiert sich meist zwischen dem 2. und 10. Lebensjahr mit Hinken, Watschelgang, Hüft- oder Knieschmerzen. Leichte Formen werden erst beim Erwachsenen als „prämature Osteoarthrose" erkannt. Die Körpergröße ist leicht vermindert oder normal.

Diagnose Radiologisch sind viele Epiphysenkerne – vorzugsweise der Hüft- und Kniegelenke – klein, abgeflacht, gelegentlich fragmentiert (◘ Abb. 246.8). Die Handwurzelkerne sind unregelmäßig geformt. Befall nur einzelner Gelenke, vor allem der Hüften, kommt vor. Eine molekulargenetische Diagnostik ist wenig sinnvoll, da die Diagnose radiologisch möglich ist.

Differenzialdiagnose Die Pseudoachondroplasie ist durch schwerere Veränderungen an den Epiphysen sowie durch charakteristische (wenn auch klinisch nicht relevante) Morphologie der Wirbelkörper charakterisiert. Beim beidseitigen Morbus Perthes sind die Hüftkopfe primär normal und zerfallen sekundär. Der durch *DTDST*-Mutationen bedingte autosomal-rezessive Typ IV der multiplen epiphysären Dysplasie zeigt radiologisch flache Epiphysen, doppelschichtige Patellae und andere charakteristische Merkmale.

Die juvenile rheumatoide Arthritis ist klinisch zu differenzieren. Eine Hypothyreose ist vor allem bei Hüftbefall auszuschließen.

Therapie Sportarten mit statischer Belastung der unteren Extremitäten sind nicht zu empfehlen. Geeignet sind Schwimmen, Fahrradfahren, Reiten, evtl. Rudern. Sitzende Berufe sind vorzuziehen. Im höheren Alter kann evtl. eine prosthetische Versorgung schwer osteoarthrotischer Gelenke erforderlich werden.

246.1.8 Chondrodysplasia punctata

Röntgenologisch nachweisbare, spritzerartige neonatale Kalzifikationen sind Hauptmerkmal verschiedener Formen der Chondrodysplasia punctata (◘ Tab. 246.3). Klinisch haben Neugeborene mit diesen klassischen Formen häufig eine ausgeprägt eingesunkene Nasenwurzel. Warfarin (Marcumar) induziert eine von der X-chromosomal-dominanten Chondrodysplasia punctata klinisch und röntgenologisch nicht unterscheidbare Phänokopie. Neonatale punktförmige Kalzifikationen sind unspezifisch. Sie kommen bei anderen hereditären Krankheiten einschließlich Trisomie 21, Mukolipidose II, GM1-Gangliosidose vor. Sie können exogen induziert sein, z. B. durch Autoimmunkrankheiten der Mutter, durch Einnahme von Vitamin-K-Antagonisten der Mutter (z. B. Marcumar, Warfarin) oder Vitamin-K-Mangel der Mutter (Synthesestörung, Malabsorption, Hyperemesis gravidarum) (◘ Tab. 246.3).

246.1.9 Dyschondrosteose

Die Dyschondrosteose ist eine nicht ganz seltene, autosomal-dominant vererbte Krankheit, charakterisiert durch eine Madelung-Deformität der Handgelenke und mesomel dysproportionierten Kleinwuchs. Ursache sind Mutationen oder Deletionen des sog. *SHOX*-Gens in der pseudoautosomalen Region des X-Chromosoms.

246.1.10 Dysplasia cleidocranialis

Die autosomal-dominant vererbte kleidokraniale Dysplasie ist verursacht durch Mutationen des *CBFA1*-Gens (core-binding factor A1), das einen für die Determinierung mesenchymaler Stammzellen zu Osteoblasten verantwortlichen Transkriptionsfaktor kodiert.

Klinische Symptome Hauptmerkmale sind die Aplasie oder Hypoplasie der Schlüsselbeine mit einer abnormen Schulterbeweglichkeit nach vorn, verzögerte Dentition und Zahnstellungsanomalien, kurze Finger und mäßiger Kleinwuchs.

Diagnose Die Schlüsselbeine können ganz oder teilweise fehlen. Fontanelle und Schädelnähte schließen sich verspätet – später finden sich zahlreiche Schaltknochen in den Nähten. Die Ossifikation der Ossa pubis ist verzögert, die Beckenschaufeln sind schmal (◘ Abb. 246.9). Die Endphalangen sind kurz, ihre Epiphysenkerne eher breit.

Differenzialdiagnose Die Ossifikationsdefekte der Schlüsselbeine können mit Frakturen verwechselt werden. Isolierte Pseudarthrosen der Schlüsselbeine kommen vor, überwiegend rechts. Kongenitale klavikulare Defekte finden sich beim Yunis-Yaron-Syndrom (autosomal-rezessiv erblich mit Daumenaplasie und Mikrogenie) und der mandibuloakralen Dysplasie (progeroides Aussehen, Akroosteolyse).

Therapie Beschwerden sind selten. Die Zahnstellungsanomalien sind kieferorthopädisch zu betreuen. Das enge Becken kann zu Geburtsschwierigkeiten führen.

246.1.11 Kampomele Dysplasie

Ein durch *SOX9* kodierter Transkriptionsfaktor beeinflusst die Entwicklung von Knochen und Testes. Mutationen des *SOX9*-Gens äußern sich in der kampomelen Dysplasie. Die Krankheit ist heterozygot (autosomal-dominant) manifest.

Klinische Symptome und Verlauf Hauptmerkmale der bei der Geburt manifesten Krankheit sind Gaumenspalte, Mikrogenie, verkrümmte Beine und Klumpfüße. Hypoplastische Trachealknorpel, Muskelhypotonie und hypoplastischer Thorax erschweren die Spontanatmung und prädestinieren zu Atemwegsinfekten. Die meisten Patienten sterben im frühen Säuglingsalter. Chromosomal männ-

Tab. 246.3 Wichtigste genetische Formen der Chondrodysplasia punctata und symptomatische neonatale Kalzifikationen

Bezeichnung	Merkmale	Prognose	Ursache	Erbgang
Conradi-Hünermann-Syndrom	Asymmetrischer Kleinwuchs, Skoliose, Katarakt, normale geistige Entwicklung, Ichthyose, Alopezie Röntgen: diffus verteilte Kalzifikationen, später asymmetrische Epipyphsen- und Wirbelkörperdefekte	Normale geistige Entwicklung; Kleinwuchs; Skoliose	*EBP*-Mutation Emopamil-bindendes Protein	XLD
Brachytelephalangeale Form	Kleinwuchs, kurze Finger Röntgen: kurze Endphalangen Nachbargendefekt bei Deletion Xp232.32: Ichthyose, Anosmie, Hypogonadismus, geistige Behinderung	Gut quoad vitam, Kleinwuchs	*ARSE*-Mutation Arylsulfatase E	XLR
Rhizomele Form	Rhizomeler Kleinwuchs, Kontrakturen, Katarakt, schwere psychomotorische Behinderung, Tetraspastik Röntgen: Symmetrisch-kurze Humeri und Femora, Wirbelkörperspalten	Meist letal; Tod vor dem 10. Lebensjahr	1. *PEX7*-Mutation Peroxisomaler PTS2-Rezeptor 2. *DHPAT*-Mutation Dihydroxyaceton-P-Acyltransferase 3. *AGPS*-Mutation Alkylglyzeron-P-Synthase	AR
Brachymetakarpal-mesomele Form	Irregulär verkürzte Mittelhandknochen, kurze Tibiae und Fibulae, Kleinwuchs	Gut quoad vitam, Kleinwuchs	Besondere Manifestation des Conradi-Hünermann-Syndroms?	
Greenberg-Dysplasie	Hydrops fetalis, Mittelgesichtshypoplasie, kurze Extremitäten Röntgen: Nichtossifizierte Schädelkalotte, fragmentiert ossifizierte Röhrenknochen	Letal	*LBR*-Mutation Lamin-Rezeptor-β-Hydroxysterol-δ(14)-Reduktase	AR
CHILD-Syndrom	Einseitig verkürzte Gliedmaßen, ichthyosiformes Erythroderma Röntgen: Einseitige Hypoplasie oder Aplasie einzelner Röhrenknochen, Kalkspritzer beim Neugeborenen	Gut quoad vitam, einseitiger Minderwuchs	1. *NSDHL*-Mutation NAD(P)H-Steroid-Dehydrogenase-ähnliches Protein 2. *EBP*-Mutation Emopamil-bindendes Protein	XLD

XLD: X-chromosomal-dominant, XLR: X-chromosomal-rezessiv, AR: autosomal-rezessiv.

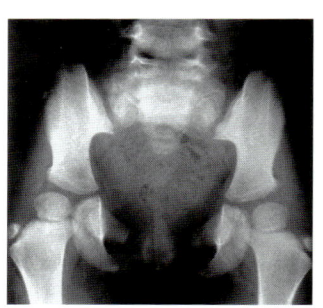

Abb. 246.9 Dysplasia cleidocranialis (8 Jahre). Schmale, hohe Beckenschaufeln, fehlende Ossifikation der medialen Abschnitte von Sitz- und Schambeinknochen. Große, runde Epiphysenkerne der proximalen Femora

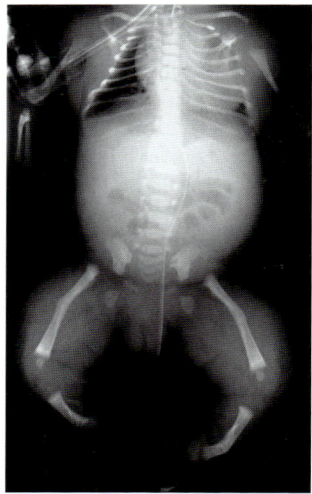

Abb. 246.10 Kampomele Dysplasie (Neugeborenes). Verkrümmung von Femora und Tibien; fehlende Fibulae; hypoplastische Scapulae, dysplastische Halswirbelkörper

liche Patienten haben meist ein intersexuelles Genitale oder einen komplett weiblichen Phänotyp.

Diagnose In wechselnder Vollständigkeit finden sich hypoplastische Schulterblätter, 11 Rippenpaare, hypoplastische Brustwirbelkörper, bilateral dislozierte Hüftgelenke, verkrümmte Femora und Tibien und hypoplastische Fibulae (Abb. 246.10). Die Verkrümmung kann fehlen (akampomeles kampomeles Syndrom).

Differenzialdiagnose Auszuschließen sind andere, häufigere Ursachen einer Beinverkrümmung, z. B. Osteogenesis imperfecta, Rachitis oder Hypophosphatasie als Folge einer radiologisch nachweisbaren Osteopenie. Beinverkrümmungen mit normaler Knochenstruktur finden sich bei zahlreichen genetischen Entwicklungsstörungen wie Knorpel-Haar-Hypoplasie, Perlecan-Defekten, Antley-Bixler-Syndrom oder Femuraplasie. Isolierte „bowed legs" kommen auch als Folge von intrauteriner Lageanomalie oder aus ungeklärter Ursache vor.

Therapie Mit intensivmedizinischer Unterstützung können die Patienten überleben. Spätere Entwöhnung vom Beatmungsgerät ist möglich. Leichter betroffene Patienten überleben spontan, bleiben in wechselndem Ausmaß zu klein mit mäßiggradiger geistiger Behinderung.

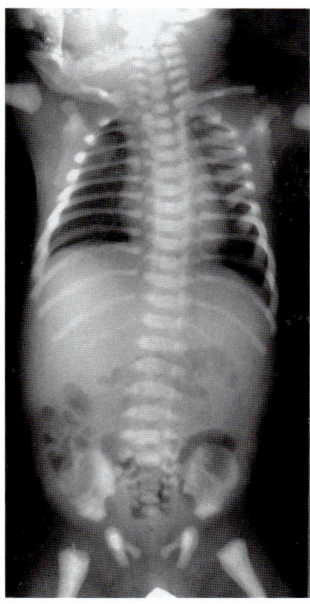

Abb. 246.11 Osteopetrose (Neugeborenes). Generalisiert erhöhte Knochendichte

246.1.12 Hypophosphatasie

Der Begriff „Hypophosphatasie" umfasst ein Spektrum von Krankheiten durch erniedrigte Aktivität der gewebsunspezifischen alkalischen Phosphatase. Multiple allele Mutationen und Homoyzgotie versus Heteroyzgotie des *ALPL*-Gens erklären die Manifestationsbreite des meist homozygot (rezessiv), seltener heterozygot (dominant) manifesten Leidens.

Klinische Symptome und Verlauf Die kongenitale, schwere Form ist nicht mit dem Leben vereinbar. Patienten mit der infantilen Form gedeihen schlecht, haben weit offene Fontanellen, verkrümmte Knochen mit aufgetriebenen Enden, Hyperkalzämie, Hyperkalziurie und Nephrokalzinose. Patienten mit der Spätform fallen häufig nur durch vorzeitigen Zahnverlust auf.

Diagnose Die alkalische Serumphosphatase ist erniedrigt, die Urinausscheidung von Phosphoethanolamin erhöht. Röntgenologisch sind bei der infantilen Form Schädeldach, Rippen- und Knochenenden nicht oder ungenügend ossifiziert. Leichtere Formen äußern sich in metaphysären Ossifikationsdefekten und/oder Osteopenie.

Differenzialdiagnose Vor allem bei der Geburt manifeste Formen werden mit der Osteogenesis imperfecta verwechselt.

Therapie Zur kausalen Behandlung steht rekombinante alkalische Phosphatase zur Verfügung. Die Hyperkalzämie der schweren infantilen Form wurde mit Kalzitonin, die Hyperkalziurie mit Chlorothiazid erfolgreich behandelt.

246.1.13 Osteopetrose (Marmorknochenkrankheit)

Definition und Ätiologie Genetische Defekte der Bildung oder Funktion von Osteoklasten beeinträchtigen die Knochenresorption und führen zu einer Vielzahl von Krankheiten mit generalisierter oder lokaler Vermehrung von Knochengewebe. Die wichtigsten generalisierten Formen sind die autosomal-rezessiv vererbte infantile und die überwiegend autosomal-dominant vererbte juvenile Osteopetrose. Die genetische Basis ist heterogen, da mindestens 6 verschiedene Gene eine Osteopetrose hervorrufen können. Am häufigsten sind die 2 Gene *ClCN7* und *TCIRG1* mutiert; beide kodieren für Proteine, die für die Knochenresorption notwendige Säureproduktion mitverantwortlich sind.

Klinische Symptome und Verlauf Die frühmanifeste Form äußert sich im Säuglingsalter mit Anämie, häufig Leukopenie, Thrombozytämie, Hepatosplenomegalie. Die Kinder haben häufige bakterielle Infektionen, erblinden infolge einer ossär bedingten Optikusatrophie und versterben im Kleinkindalter.

Die leichtere Form äußert sich bei Kindern oder Erwachsenen mit Hirnnervenausfällen, Frakturen, maxillären dentogenen Infektionen. Asymptomatische Merkmalsträger werden zufällig aufgrund von Röntgenaufnahmen entdeckt.

Diagnose Röntgenologisches Hauptmerkmal ist die erhöhte Knochendichte aller Skelettabschnitte (Abb. 246.11). Die Enden der Röhrenknochen sind aufgrund der verminderten metaphysären Knochenresorption aufgetrieben. Bei Säuglingen mit schwerer Osteopetrose finden sich radiologisch wie biochemisch häufig zusätzliche rachitische Veränderungen.

Differenzialdiagnose Die durch einen Carboanhydrase-II-Defekt bedingte „Osteopetrose mit renaler tubulärer Acidose" geht mit entsprechenden Serumelektrolytveränderungen und einer mittelschweren Osteosklerose einher. Andere Osteosklerosen (s. auch Tab. 246.1) werden aufgrund ihrer radiologischen Besonderheiten und molekulargenetischen Defekte diagnostiziert.

Therapie Die frühinfantile Form der Osteopetrose ist durch Knochenmarktransplantation heilbar. Eine frühe Diagnose ist wichtig, weil die sonst rasch progrediente Optikusatrophie durch Einengung des Konchenkanals aufgehalten werden kann, und weil die Prognose der Stammzelltransplantation bei jüngeren Kindern besser ist. Bei älteren Patienten ist gelegentlich eine Dekompression kranialer Nerven erforderlich.

246.1.14 Multiple kartilaginäre Exostosen

Definition und Ätiologie Die autosomal-dominant vererbte Krankheit wird durch Mutationen in mindestens 3 verschiedenen Genloci hervorgerufen. Die Gene *EXT1* auf Chromosom 8 und *EXT2* auf Chromosom 11 kodieren Glykosyltransferasen, die zur Synthese von Heparansulfat benötigt werden. Heparansulfat-Proteoglykane sind wichtige Bestandteile der Signalwege, die über FGF (fibroblast growth factors) und IHH (indian hedgehog) laufen und die Proliferation der Chondrozyten in der Wachstumsfuge regulieren.

Klinische Symptome und Verlauf Die Exostosen sind als harte, nicht verschiebliche Tumoren an Knochenenden (Rippen, Handgelenk, Knie) oder am Schulterblatt tastbar. Bei schwerer Ausprägung beeinträchtigen sie das longitudinale Wachstum von Röhrenknochen und führen zu asymmetrischer Bein- oder Armverkürzung.

Diagnose Röntgenologisch finden sich charakteristische knöcherne Auswüchse an Röhrenknochen, Rippen, Skapulae und Becken (Abb. 246.12), praktisch nie an Wirbelkörpern und Schädel.

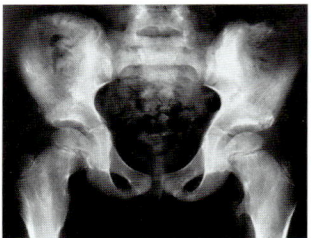

● Abb. 246.12 Multiple kartilaginäre Exostosen. Nach medial vorspringende Exostose des Femurhalses links

Differenzialdiagnose Multiple Exostosen kommen zusammen mit spärlichem Haar und Birnennase sowie geistiger Behinderung beim durch Deletion von *EXT1* und benachbarten Genen bedingten trichorhinophalangealen Syndrom II (Langer-Giedion) und zusammen mit Enchondromen bei der Metachondromatose vor.

Therapie Exostosen werden nur bei funktioneller Behinderung oder ungewöhnlich raschem Wachstum mit Verdacht auf maligne Degeneration chirurgisch entfernt. Maligne Degeneration kommt bei etwa 5 % der Erwachsenen vor.

246.1.15 Enchondromatose (Morbus Ollier)

Die nichthereditäre und doch genetische, weil durch somatische Mutationen an den 2 Isocitrat-Dehydrogenase-Genen *IDH1* und *IDH2* entstehende Krankheit ist charakterisiert durch multiple, asymmetrisch verteilte Enchondrome von Röhrenknochen, Rippen und Becken. Schädel und Wirbelsäule sind nicht betroffen.

Klinische Symptome und Verlauf Es finden sich derbe, gegen Knochen unverschiebliche Tumoren vor allem an den Fingern. Beschwerden bestehen nicht. Die betroffenen Röhrenknochen können im Wachstum zurückbleiben. Pathologische Frakturen kommen vor.

Diagnose Röntgenologisch sieht man charakteristische, von den Metaphysen ausgehende, häufig longitudinale Aufhellungen, teilweise aber voluminös-tumortartige Gebilde (● Abb. 246.13), die mit dem Wachstum diaphysenwärts wandern. Schwer betroffene Röhrenknochen bleiben zu kurz.

Differenzialdiagnose Die mit somatischen *IDH1*- und *IDH2*-Mutationen assoziierten Krankheiten sind vielfältig und variabel. Die Assoziation von Enchondromen und Hämangiomen wird als Maffuci-Syndrom bezeichnet. Die molekulare Basis ist gleich wie beim Ollier-Syndrom, jedoch ist das Malignitätsrisiko größer. Sind somatische *IDH1*-Mutationen besonders symmetrisch verteilt, entsteht die Metaphysäre Chondrodysplasie mit 2-Hydroxyglutarischer Acidurie. Darüber hinaus gibt es erbliche Formen der generalisierten Enchondromatose mit vorwiegend symmetrischem Befall der Röhrenknochen, häufig in Kombination mit dysplastischen Wirbelkörpern (● Tab. 246.1).

Therapie und Verlauf Mit Abschluss des Wachstums stagnieren die Läsionen oder bilden sich zurück. Chirurgische Maßnahmen beschränken sich auf die Korrektur von Deformierungen und operativen Längenausgleich. Sarkomatöse Degeneration beim Erwachsenen äußert sich in raschem erneutem Wachstum einer Läsion. Sie ist selten.

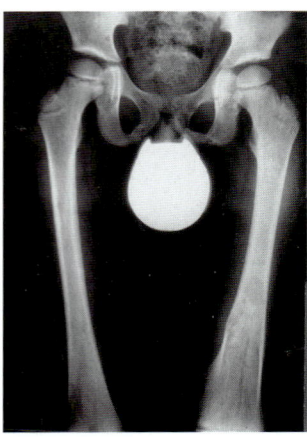

● Abb. 246.13 Enchondromatose (Morbus Ollier). Multiple Enchondrome in den proximalen und distalen Abschnitten des linken Oberschenkels

246.1.16 Fibröse Dysplasie

Ätiologie Die Läsionen der fibrösen Dysplasie entstehen durch mosaikartig verteilte somatische Mutationen des die α-Untereinheit des G-Proteins kodierenden *GNAS1*-Gens. Die Mutationen aktivieren die Signalübermittlung zur Bildung von zyklischem AMP. Die Krankheit ist nicht erblich, da Embryonen mit mutiertem *GNAS1* in allen Zellen nicht lebensfähig sind. Inaktivierende Mutationen des *GNAS1*-Gens führen zum Krankheitsbild der „progredienten ossären Heteroplasie", charakterisiert durch die Entwicklung subkutaner Knocheninseln nach minimalen Traumen.

Klinische Symptome und Verlauf Die Einzelherde der monostotischen Form äußern sich in der Adoleszenz mit lokalen Schmerzen, Auftreibungen, evtl. pathologischen Frakturen. Schädelläsionen zeigen sich in asymmetrischen Schwellungen, gelegentlich Proptose. Rippenläsionen werden meist zufällig entdeckt.

Die polyostotische Form manifestiert sich ähnlich, zeigt jedoch – meist erst radiologisch – multiple Läsionen. Assoziiert mit Pigmentanomalien der Haut, Pubertas praecox und anderen Endokrinopathien bilden sie das McCune-Albright-Syndrom (▶ Kap. 67). Schwerste Verlaufsformen manifestieren sich im Säuglingsalter mit Endokrinopathien, evtl. cholestatischer Hepatopathie und osteomyelitisähnlichen Knochenveränderungen.

Diagnose Im Röntgenbild findet man lytische Läsionen, die metaphysär mit umschriebenen mattglasartigen Aufhellungen beginnen und von kräftigen Trabekeln durchzogen werden (● Abb. 246.14). Im weiteren Verlauf expandieren sie und erodieren die Kortex von innen. Vor allem am Schädel assoziieren sich sklerotische Bereiche.

Differenzialdiagnose Monostotische Fibrome sind von anderen isolierten Knochentumoren zu differenzieren (▶ Kap. 251). Die klinisch ähnliche Fibrodysplasia ossificans progressiva unterscheidet sich durch die konnatal verkürzt-dysplastischen Großzehen. Sie ist durch heterozygote dominante Mutationen im Gen ACVR1 bedingt. Cherubismus ist eine autosomal-dominant erbliche, expansiv-fibröse Läsion der Kieferknochen.

Therapie und Verlauf Mit Abschluss des Wachstums können die Läsionen zur Ruhe kommen. In anderen Fällen expandieren sie, manchmal mit beträchtlicher Verunstaltung, vor allem im Bereich von Schädel und Gesicht. Neue Herde können auftreten. Maligne Degeneration wurde bei ca. 0,4 % der Patienten beschrieben, vor allem nach Röntgenbestrahlung. Frakturen und Deformierung sind

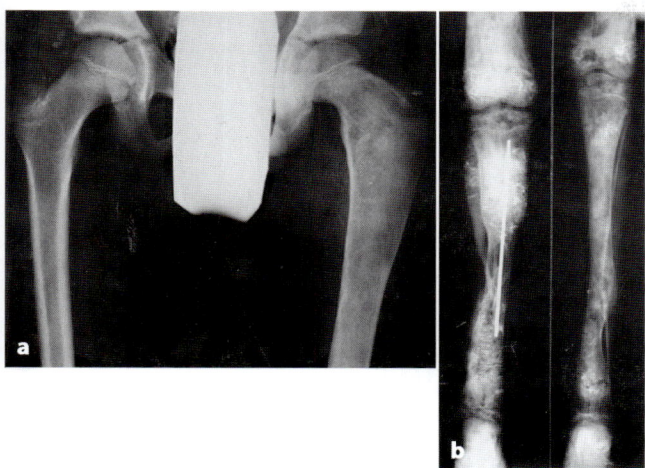

◨ **Abb. 246.14a,b** Fibröse Dysplasie. **a** Vorwiegend lytische Herde im linken Oberschenkel. Sklerotischer Herd im linken Os pubis. **b** Zystische Strukturen, regellose Knochenbälkchen, Kalkherde in den aufgetriebenen Unterschenkeln

chirurgisch zu behandeln. Curettage beseitigt die Läsionen im Allgemeinen nicht. Bei ausgedehnten oder schmerzhaften Läsionen ist eine intravenöse Pamidronat-Therapie teilweise Erfolg versprechend.

246.2 Dysostosen

A. Superti-Furga

246.2.1 Definition und Ätiologie

Definition und Klassifikation Dysostosen sind Fehlbildungen einzelner Knochen oder Knochengruppen. Sie sind das Ergebnis einer gestörten Morphogenese in der frühen Embryonalzeit (▶ Abschn. 246.1.1). Im Unterschied zu Dysplasien ist die pathologische Entwicklung bereits vor der Geburt abgeschlossen, und die fehlgebildeten Organe sind histologisch normal. Dysostose und Dysplasie können kombiniert auftreten, wenn ein Gen sowohl die pränatale Morphogenese als auch postnatal Entwicklung und Wachstum steuert. Ein Beispiel ist die Fibrodysplasia ossificans progressiva, die sich bei der Geburt mit einer Hypoplasie der Großzehen, oft auch des Daumens, und postnatal mit ektopischer Knochenbildung in Muskel und Bindegewebe manifestiert. Dies kann durch die gestörte Funktion eines Signalgens erklärt werden, welches sowohl die Morphogenese als auch die postnatale Gewebshomöostase beeinflusst.

Die embryonale Entwicklung der mesenchymalen Skelettanlagen spielt sich unter einer intensiven Wechselwirkung mit derjenigen von anderen mesodermalen und ektodermalen Strukturen ab. Abhängig von der räumlichen und zeitlichen Expressionsbreite der ursächlich beteiligten Signalgene oder exogenen Ursachen kommen Dysostosen deswegen isoliert oder häufig in Kombination mit anderen Dysostosen und Fehlbildungen an anderen Geweben oder Organen vor. Vielzahl und Komplexität der an der Entwicklung beteiligten Gene und Steuerungsprozesse lassen eine pathogenetische Klassifikation nur teilweise zu. Die Dysostosen werden daher nach anatomischen Gesichtspunkten geordnet.

Ätiologie Primäre Dysostosen entstehen durch Mutationen von Entwicklungsgenen. Sekundäre Dysostosen sind seltener und entstehen durch Einwirkung exogener Faktoren, die nur in Einzelfällen erkannt werden können (z. B. Thalidomid, Varizellen, vaskuläre Disruptionen) und öfter unbekannt bleiben. Die relative Bedeutung exogener und genetischer Faktoren ist noch unklar, weil genetische Faktoren in der Vergangenheit unterschätzt, exogene Faktoren hingegen überschätzt wurden. Es ist zu erwarten, dass bei sporadisch auftretenden und bislang exogener Faktoren zugeschriebene Formen eine genetische Grundlage nachgewiesen werden wird, wenngleich auch in Form somatischer Mutationen.

Pathogenese und Therapie Die Pathogenese der genetischen Dysostosen und Reduktionsdefekte (▶ Abschn. 246.2.4) ist uneinheitlich, beruht aber auf Störungen der Differenzierung einzelner Zellgruppen sowie auf gestörtem Proliferations- und Apoptoseverhalten, die schließlich zum Plus oder Minus am Endorgan führt. Die Therapie der genetischen Extremitätendefekte ist nicht kausal und deswegen komplex. Im Mittelpunkt steht die orthopädische Versorgung mit einer Kombination aus rekonstruktiver Chirurgie und Orthesen/Prothesen. Dennoch darf das Kind als Ganzes nie hinter der Organspezifizität übersehen werden; Ziel ist die körperliche und psychologische Selbstständigkeit des Kindes und seine bestmögliche Integration in die Gesellschaft, nicht die perfekte Korrektur des anatomischen Defekts per se.

246.2.2 Schädel

Kraniosynostosen

Definition Der Begriff „Kraniosynostose" bezeichnet den vorzeitigen Verschluss einer Schädelnaht, „Kraniostenose" die Einengung des Schädelinnenraums als Folge einer Kraniosynostose. Der angloamerikanische Sprachgebrauch kennt diese Unterscheidung nicht und verwendet beide Begriffe synonym für vorzeitigen Nahtverschluss.

Physiologie Das randständige Wachstum der desmalen Knochenschuppen ist durch eine regelrechte Wachstumszone erlaubt, die weder anatomisch noch funktionell restlos aufgeklärt ist. Diese Wachtumszone wird ähnlich wie bei anderen Wachstumsfugen durch Signalproteine gesteuert (wie TGFb1 (transforming growth factor 1), FGFs (fibroblast growth factors), TWIST-Transkriptionsfaktor, und andere), aber auch durch die Zugspannung, die durch den Druck des Liquors sowie durch den Wachstumsdruck des Gehirns entsteht. Mutationen in den für Signalproteine kodierenden Gene führen zu charakteristischen genetischen Kraniosynostosen.

Der molekulare Mechanismus des Nahtverschlusses ist komplex und weitgehend unbekannt. Weisen die genetischen Kraniosynostosen auf die Einflüsse lokal exprimierter Genprodukte, so bestimmen auch zahlreiche extraossäre Faktoren Zeitpunkt und Mechanismus des Nahtverschlusses. Die Bedeutung einer nachlassenden Nahtspannung durch den Wachstumsstillstand des Gehirns zeigt der vorzeitige allgemeine Nahtverschluss bei Mikroenzephalie.

Ätiologie, Klassifikation Die Kraniosynostose ist ein multikausales Symptom, keine Krankheitseinheit. Primäre Kraniosynostosen entstehen durch endogene Störungen des Wachstums der Nähte. Beispiele sind Mutationen von Genen, die unmittelbar das Knorpel-Knochenwachstum beeinflussen; ◨ Tab. 246.4 dient hier der Orientierung, da ständig neue Erkenntnisse gewonnen werden. Sekundäre Kraniosynostosen entstehen durch Einwirkung von Faktoren, die indirekt – über mechanische, hormonelle, metabolische Auswirkungen – in das Schädelwachstum eingreifen (Beispiele in der ▶ Übersicht).

Tab. 246.4 Klassifikation häufigerer oder exemplarischer Dysostosen. In Anlehnung an Klassifikation der International Society of Skeletal Dysplasias (Warman 2010)

Krankheit	Klinik	Erbgang	OMIM	Gen→Protein	Bemerkung
Kraniosynostosen (isoliert und syndromal) und kraniale Dysostosen					
Pfeiffer-Syndrom	Kraniosynostose, breite Daumen und Großzehen	AD	101600	FGFR1, FGFR2 Fibroblast growth factor receptor 1,2	
Apert-Syndrom	Kraniosynostose, ausgeprägte Syndaktylien, Schwerhörigkeit	AD	101200	FGFR2 Fibroblast growth factor receptor 2	
Crouzon-Syndrom	Kraniosynostose, Proptose der Augen, +/− Choanalstenose	AD	123500	FGFR2 Fibroblast growth factor receptor 2	
Kraniosynostose Typ Muenke	Isolierte Synostose der Koronarnaht, manchmal einseitig	AD	602849	FGFR3 Fibroblast growth factor receptor 3	Spezifische P250R-Mutation in FGFR3
Kraniofrontonasales Syndrom	Breite Stirn, verstrichene Nasenwurzel, große vordere Fontanelle, Hypertelorismus	XLD	304110	EFNB1 Ephrin B1	
Kraniofaziale Dysostosen					
Mandibulo-faziale Dysostose (Treacher-Collins, Franceschetti-Klein)	Ohrmissbildung/-atresie, Lidkolobom, Mandibulahypoplasie	AD	154500	TCOF1, „treacle" gene Funktion unklar, möglicherweise Zusammenhang mit Mikrotubuli	Seltenere rezessive Formen bekannt
Oro-Fazio-Digitales Syndrom Typ I (OFD1)	Lippen- und Gaumenspalte, Synpolydaktylie	XLR	311200	CXORF5 Funktion unklar, möglicherweise Zusammenhang mit Mikrotubuli	
Akrofaziale Dysostose Typ Nager	Ohrmissbildung/-atresie, Mandibulahypoplasie, Radiusstrahldefekte	AD/AR	154400	SF3B4-Gen	
Hemifaziale Mikrosomie, Goldenhar-Syndrom und Oculo-Auriculo-Vertebrales (OAV) Spectrum	Einseitige Mikrotie, Lidkolobom, epibulbäre Dermoide, Hypoplasie der Gesichtshälfte, Mundasymmetrie; Wirbelkörpermissbildungen, Herzfehler	SP/AD	164210	Unbekannt – wohl heterogen, einige Fälle auf genetischer Basis, viele nicht	
Dysostosen der Wirbelkörper und der Rippen					
Spondylokostale Dysostose (mindestens 4 Typen, inkl. des sog. Jarcho-Levin-Syndroms)	Schwere Wirbelkörpermissbildungen, fehlende oder fusionierte Rippen	AR	277300, 608681, 609713, 613686	Dll3, Delta-like 3 MESP2, Mesoderm posterior (expressed in) 2 LFNG Lunatic fringe, HES7	
Spondylokostale Dysostose, dominanter Typ	Leichtere Missbildungen von Wirbelkörpern und Rippen	AD		Unbekannt	
Currarino-Syndrom	Präsakrales Teratom mit Agenesie/Deformität des Steißbeins	AD	176450	HLXB9 Homeobox-Gen HB9	
Klippel-Feil-Anomalie mit Larynxmissbildung	Dominant vererbtes Klippel-Feil-Syndrom (s Text) mit Missbildung des Larynxknorpels und Dys- oder Aphonie	AD	118100	GDF6, GDF3	Klinisch wie genetisch heterogen
Brachydaktylien (mit und ohne extraossäre Erscheinungen)					
Brachydaktylie Typ A1	Mäßige Verkürzung aller Finger mit Brachymesophalangie	AD	112500	IHH Indian Hedgehog	

AD: autosomal-dominant; AR: autosomal-rezessiv; XLD: X-chromosomal-dominant; XLR: X-chromosomal-rezessiv; SP: sporadisch

Da laufend neue Erkenntnisse erzeugt werden, soll diese Tabelle der Orientierung dienen; unbedingt Primärliteratur und online-Databasen (wie ► www.omim.org) konsultieren!

246.2 · Dysostosen

Tab. 246.4 *(Fortsetzung)* Klassifikation häufigerer oder exemplarischer Dysostosen. In Anlehnung an Klassifikation der International Society of Skeletal Dysplasias (Warman 2010)

Krankheit	Klinik	Erbgang	OMIM	Gen→Protein	Bemerkung
Brachydaktylie Typ A2	Verkürzung des Finger II mit Brachymesophalangie II	AD	112600	BMPR1B Bone Morphogenetic Protein Receptor, 1B	
Brachydaktylie Typ A3	Brachyklinodaktylie V mit kurzer/fehlender Mittelphalanx	AD	112700	Unbekannt	
Brachydaktylie Typ B	Kurze Finger mit kurzen/fehlenden distalen Phalangen und fehlenden Fingernägeln	AD	113000	ROR2 Receptor Tyrosine Kinase-like Orphan Receptor 2	
Brachydaktylie Typ C	Verformung und abnorme Segmentation der Finger II und III, normaler (somit überlanger) Finger IV; sehr variabel	AD, AR	113100	GDF5 Growth and Differentiation Factor 5	
Brachydaktylie Typ D	Kurze und breite Endphalangen der Daumen und Großzehen	AD	113200	HOXD13 Homeobox D13	
Brachydaktylie Typ E	Verkürzung einzelner oder mehrerer Metacarpalia und Metatarsalia, sehr variabel	AD	113300	HOXD13 Homeobox D13	Viele Fälle nicht durch OHXD13 bedingt; oft auch syndromal, z. B. bei AHO (s. unten)
Feingold-Syndrom (Mikrozephali, okulodigito-ösophageales-duodenales Syndrom)	Intestinalatresie, Mikrozephalie, Blepharophimose, schwere Brachyklinodaktylie V	AD	164280	MYCN nMYC-Onkogen	
Hand-Fuß-Genitale-Syndrom	Verkürzung und Verkrümmung von Finger und Zehen, Uterusduplikatur, Hypospadie	AD	140000	HOXA13 Homeobox A13	
Rubinstein-Taybi-Syndrom	Besondere Fazies, breite Daumen und Großzehen, Entwicklungsverzögerung	AD	180849	CREBBP CREB-binding protein	
Reduktionsdefekte und Hypoplasien					
Acheiropodie	Fehlen von Händen und Füßen	AR	200500	LMBR1 Putative receptor protein	
Cornelia-DeLange-Syndrom	Faziale Dysmorphie, Mikrozephalie, Hypodaktylie, prä- und postnataler Kleinwuchs	AD	122470	NIPBL Nipped-B-like	
Holt-Oram-Syndrom	Reduktionsdefekte des radialen Strahls (Radius, Daumen) mit Herzfehler (variabel)	AD	142900	TBX5 T-boxgene 5	
Okihiro-Syndrom	Reduktionsdefekte des radialen Strahls mit Duane-Anomalie der Augen, Nierenmissbildungen und Analatresie (variabel)	AD	607323	SALL 4 SAL-like 4	
Roberts-Syndrom	Schwere Reduktionsdefekte der Extremitäten (Phokomelie, Pseudothalidomid-Syndrom), LKG-Spalte	AR	268300	ESCO2 Homolog of Establishment of Cohesion-2	
Acheiropodie	Fehlen der Hände und Füße	AR	200500	LMBR1-Gen	Sehr selten
Tetra-Amelie	Fehlen der gesamten Extremitäten	AR	273395	WNT3 Wingless-Typ MMTV integration site family, member 3	Sehr selten

AD: autosomal-dominant; AR: autosomal-rezessiv; XLD: X-chromosomal-dominant; XLR: X-chromosomal-rezessiv; SP: sporadisch
Da laufend neue Erkenntnisse erzeugt werden, soll diese Tabelle der Orientierung dienen; unbedingt Primärliteratur und online-Databasen (wie ▶ www.omim.org) konsultieren!

◘ **Tab. 246.4** *(Fortsetzung)* Klassifikation häufigerer oder exemplarischer Dysostosen. In Anlehnung an Klassifikation der International Society of Skeletal Dysplasias (Warman 2010)

Krankheit	Klinik	Erbgang	OMIM	Gen→Protein	Bemerkung
Ektrodaktylie-Ektodermale Dysplasie-Gaumenspalten-Syndrom (EEC; mindestens 3 Typen)	Charakteristische Fehlbildung der Finger und Zehen (Ektrodaktylie) mit Gaumenspalte und Haut- und Haaranomalien (ektodermale Dysplasie)	AD	604292, 129900, 602077	P63(TP63) Tumorprotein p63	Allelisch zu: Ankyloblepharon-Ectodermal dysplasia-Cleft lip/palate (AEC)-Syndrom, ADULT Syndrom
Spalthand-Spaltfuß-Syndrom (SHFM; mindestens vier Typen)	Schwere Spaltbildung an Händen und Füßen, Oligodaktylie	AD	605289, 183600, 313350, 600095, 606708	P63(TP63) Tumorprotein p63 Dactylin, Dactylin	
Gliedmaßen-Becken-Hypoplasie-Aplasie-Syndrom (Al-Awadi-Raas-Rothschild)	Variable Hypo-bis Aplasie einzelner Extremitäten (auch asymmetrisch) mit Beckendeformierung	AR	276820	WNT7a-Gen	
Femoralhypoplasia-Unusual facies-Syndrom	Variabel ausgeprägte Hypo-/Aplasie der Femura, auffällige Fazies mit hypoplastischen Alae nasi	SP	134780	möglicherweise nicht genetisch	Als klinische Entität nicht unumstritten
Femur-Fibula-Ulna-Syndrom	Kombination von Hypo-/Aplasien von Femur (besonders proximal), Fibula und Ulna an einer oder mehreren Extremitäten, ofteinseitig, manchmal beidseitig oder gekreuzt	SP	228200	Keine Evidenz für genetische Vererbung	
Thrombocytopenia-Absent-Radius (TAR)	Radiushypoplasie bis Phokomelie, Genua vara und Thrombozytopenie	AR	274000	RBM8 A-Gen meistens gemischte Heterozygotie mit einer Deletion auf 1q12 und Punktmutation (s. Originalliteratur)	Vgl. Radio-ulnare Synostose mit amegakaryozytischer Thrombozytopenie, unten
Cousin-Syndrom	Skapula-Hypoplasie, Beckenhypoplasie, humero-radiale Synostose, kraniofaziale Dysmorphie	AR	260660	TBX15-Gen	
Polydaktylien und Syndaktylien					
Präaxiale Polydaktylie (mindestens 4 Typen)	Duplikation von Daumen und Großzehen, manchmal Heptadaktylie variabel ausgeprägt	AD	174400	SHH Sonic Hedgehog GLI3 Gli-Kruppel Family Member 3	
Greig-Cephalopolysyndactylie-Syndrom	Makrozephalie mit Polydaktylie und/oder Syndaktylie	AD	175700	GLI3 Gli-Kruppel Family Member 3	
Synpolydaktylie	Syndaktylie der Finger III und IV mit partieller Duplikation von Finger IV, Polydaktylie der Füße – variabel!	AD	186000	HOX D13 Homeobox D13	
Townes-Brocks Syndrom (Renal-Ear-Anal-Radial-Syndrom)	Daumenduplikation, Ohrdeformität, Analatresie, Nierenmissbildungen	AD	107480	SALL1 SAL-like1	

AD: autosomal-dominant; AR: autosomal-rezessiv; XLD: X-chromosomal-dominant; XLR: X-chromosomal-rezessiv; SP: sporadisch

Da laufend neue Erkenntnisse erzeugt werden, soll diese Tabelle der Orientierung dienen; unbedingt Primärliteratur und online-Databasen (wie ► www.omim.org) konsultieren!

246.2 · Dysostosen

Tab. 246.4 *(Fortsetzung)* Klassifikation häufigerer oder exemplarischer Dysostosen. In Anlehnung an Klassifikation der International Society of Skeletal Dysplasias (Warman 2010)

Krankheit	Klinik	Erbgang	OMIM	Gen→Protein	Bemerkung
Acrocallosales Syndrom (Schinzel)	Agenesie des Corpus callosum mit Mittellinienzysten und Polydaktylie	AR	200990	KIF7	Allelisch mit einer Form des Joubert-Syndroms und mit dem Hydroletalus-Syndrom Typ 2
Postaxiale Polydaktylie	Polydaktylie der Hände und/oder der Füße mit zusätzlichen Fingern und Zehen auf der ulnaren/fibulären Seite, variable Ausprägung	SP, AR			Relativ häufig und wohl heterogen, einige familiäre Fälle mit vermutlich rezessiver Vererbung
Multiple Synostosen Syndrom (mind. 2 Typen)	Brachydaktylie mit fusionierten Phalangien, Synostose von Hand- und Fußwurzelknochen, Ellenbogen-Synostose, Synostose der Gehörknöchelchen mit Schwerhörigkeit	AD	186500	NOG Noggin GDF5, GDF5-Wachstumsfaktor	
Proximale Symphalangie (mind. 2 Typen)	Wie oben, weniger ausgeprägt	AD	185800	NOG, Noggin GDF5, GDF5-Wachstumsfaktor	
Radio-ulnare Synostose mit amegakaryozytischer Thrombozytopenie	Proximale Synostose von Radius und Ulna mit Supinationsdefekt, schwere Thrombozytopenie mit charakteristischem Knochenmarksbefund	AD	605432	HOXA11 Homeobox A11	Vgl. Thrombozytopenie-Radiusaplasie-Syndrom, oben

AD: autosomal-dominant; AR: autosomal-rezessiv; XLD: X-chromosomal-dominant; XLR: X-chromosomal-rezessiv; SP: sporadisch

Da laufend neue Erkenntnisse erzeugt werden, soll diese Tabelle der Orientierung dienen; unbedingt Primärliteratur und online-Databases (wie ▶ www.omim.org) konsultieren!

Ursachen sekundärer Kraniosynostosen
- Intrauterine Kompression des Nahtbereichs:
  - „Physiologisch": Druck des Kopfs gegen mütterliches Os pubis
  - Zwillingsschwangerschaft
  - Uterusdeformität, Uterustumor
  - Fetal bedingte Dysmotilität mit chronischer Fehlstellung
- Primär zerebrale Fehlentwicklung:
  - Mikroenzephalie
  - Holoprosenzephalie
  - Enzephalozele
  - Shuntüberdrainage
- Metabolische Ursachen:
  - Hyperthyreose
  - Rachitis (besonders unter/nach Behandlung)
  - Mukopolysaccharidosen
- Hämatologische Ursachen:
  - Thalassämie
  - Sichelzellanämie
  - Polycythaemia vera
- Teratogene Ursachen:
  - Diphenylhydantoin
  - Retinoide
  - Valproinsäure
  - Fluconazol
  - Cyclophosphamid

Isolierte Kraniosynostosen sind vorzeitige Verschlüsse einzelner Nähe ohne sonstige morphologische oder funktionelle Auffälligkeiten des Kindes. Sie sind nur selten primärer Natur, d. h. genetisch bedingt. Eine Ausnahme ist das Muenke-Syndrom (isolierter Verschluss der Koronarnaht; ◘ Tab. 246.4 und ◘ Abb. 246.15d), das auch asymmetrisch auftreten kann. Syndromatische Kraniosynostosen sind mit anderen morphologischen oder funktionellen Anomalien assoziiert. Beispiel für eine syndromatische Form ist die Akrozephalosyndaktylie (Apert-Syndrom, s. unten).

Diagnose Einige der wichtigsten Schädeldeformierungen und die zugrunde liegenden Nahtsynostosen sind in ◘ Abb. 246.16 dargestellt. Multiple Synostosen können zum Bild des Kleeblattschädels führen mit einer trilobären Vorwölbung des Gehirns durch die offene Sagittalnaht und seitliche Schädelnähte. Eine Kraniosynostose lässt sich klinisch aus der charakteristisch entstehenden Schädeldeformität erkennen. Die diagnostische Bestätigung mittels Röntgenaufnahmen oder CT-Untersuchung kann schwierig sein, weil sich die Nähte nicht immer gut darzustellen lassen; im Zweifelsfall ist die klinische Diagnose ausschlaggebend.

Differenzialdiagnose Die konstante Rückenlagerung eines bewegungsarmen Säuglings kann zur symmetrischen Abflachung des Hinterkopfs und damit zur Brachyzephalie bei noch offenen Nähten führen. Eine chronisch einseitige Drehung des Kopfs beim liegenden Säugling resultiert in einer dorsalen Plagiozephalie, d. h. einer asymmetrische Abflachung des Hinterkopfs. Die konstante Kopfdrehung kann anatomisch bedingt sein, z. B. durch eine geburtstraumatische Verkürzung des M. sternocleidomastoideus. Doch auch viele geunde

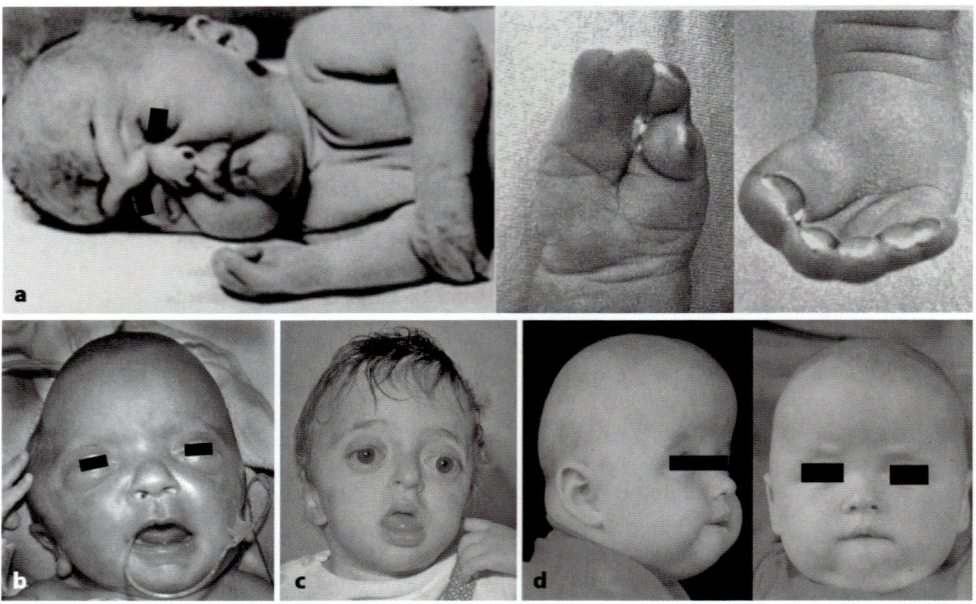

● **Abb. 246.15a–d** Primäre, genetisch bedingte Kraniosynostosen. **a** Neugeborenes mit Apert-Syndrom (Akrozephalosyndaktylie): Turmschädel durch primäre Synostose der Koronar- und Sagittalnähte, eingezogene Nasenwurzel, Syndaktylie der Finger („Löffelhand") und Zehen; spezifische *FGFR2*-Mutation. **b** Neugeborenes mit Pfeiffer-Syndrom: Akrozephalie mit Verschluss multipler Nähte der Kalotte und der Schädelbasis, Proptose mit sekundärer Konjunktivitis; zusätzliche bestanden breite Daumen und Großzehen und Fehlbildung der Tracheaknorpelringe; hier bestand die *FGFR2*-Mutation Glu565Ala. **c** Kleinkind mit Akrozephalie bei Crouzon-Syndrom; behinderte Nasenatmung durch kurze Schädelbasis und enge Choanen. **d** Muenke-Syndrom (prämature Synostose der Koronarnaht mit Brachyzephalie) bei *FGFR3*-Mutation Pro250Arg; gleiche Befunde bei der Mutter. (Die jeweiligen Bildrechte liegen bei den Erziehungsberechtigten)

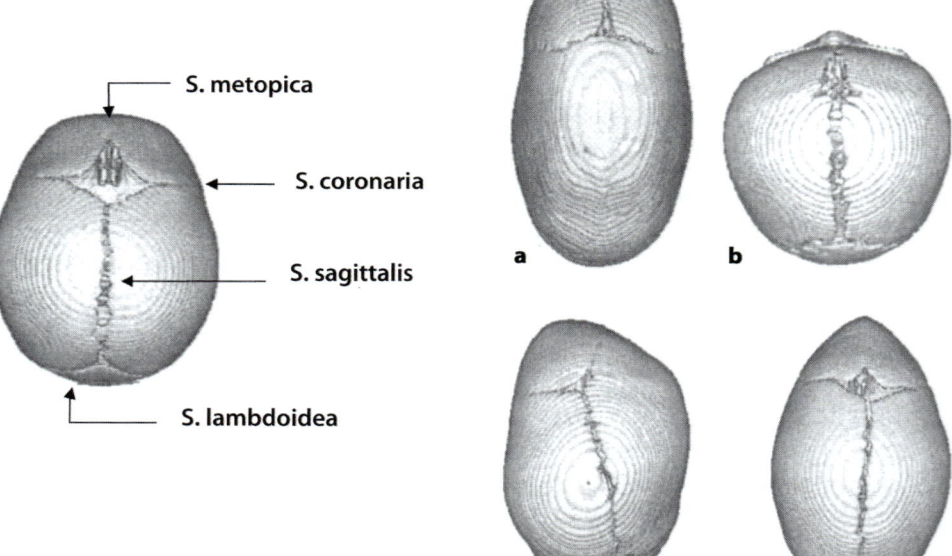

● **Abb. 246.16a–d** Schädeldeformitäten nach vorzeitigem Nahtverschluss. **a** Dolichozephalus nach vorzeitigem Verschluss der Sutura sagittalis. **b** Brachyzephalus (Oxyzephalus) nach vorzeitigem Verschluss der Sutura coronaria. Der Schädel ist häufig relativ hoch (Turrizephalus). **c** Plagiozephalus nach vorzeitigem Verschluss der rechten Sutura coronaria. **d** Trigonozephalus nach vorzeitigem Verschluss der Sutura metopica

Säuglinge haben eine Lieblingsseite, drehen sich beispielsweise von der Wand weg. Nur selten liegt einer dorsalen Plagiozephalie ein einseitiger Verschluss der Lambdanaht zugrunde. Umgekehrt ist eine anteriore Plagiozephalie meist Folge eines einseitigen Verschlusses der Koronarnaht, öfter angeboren als lagebedingt.

Verlauf Während lagebedingte Plagiozephalien nach dem 1. Lebensjahr mindestens teilweise zurückbilden können, nimmt die Schädeldeformität bei primären Kraniosynostosen ohne operative Korrektur zu. Sie führt in erster Linie zu kosmetischen und, damit verbunden, zu sozialen Problemen. Abhängig von der Art und Zahl der synostosierten Nähe ist darüber hinaus mit physischen Komplikationen zu rechnen (Augenproptose, evtl. Optikusatrophie, Behinderung der oberen Atemwege). Geistige Behinderung liegt bei ca. 5–10 % aller Kinder mit Verschluss nur einer Naht vor – eher aufgrund assoziierter zerebraler Defekte denn als Folge ungenügenden Schädelwachstums. Bei Verschluss mehrerer Nähte steigt die Häufigkeit auf 35–50 %. Infolge des zu kleinen Schädelinnenraums kann der intrakranielle Druck ansteigen mit den üblichen neurologischen Folgen. Andere Begleiterscheinungen, vor allem bei vorzeitigem Verschluss mehrerer Nähte, sind Exophthalmus, Strabismus, Sprach- und Resonanzstörungen, Hörstörungen.

Therapie Die Behandlung erfordert die neurochirurgische Eröffnung des Schädeldachs mit Exzision der verschlossenen Naht und Maßnahmen zur Rezidivprophylaxe. Die morphologischen und funktionellen Folgen der Kraniosynostosen sind auch durch fehlendes Wachstum der Schädelbasis, nicht nur der Schädelkalotte, bedingt. Häufig sind daher umfassendere Plastiken des Gehirn- und Gesichtsschädels oder der Schädelbasis erforderlich (z. B. frontotemporale Vorverlagerung bei Crouzon- und Pfeiffer-Syndrom). Bei leichter Trigonozephalie durch vorzeitigen Verschluss der Sutura metopica kann zunächst der Spontanverlauf abgewartet werden. Lagebedingte Plagiozephalien korrigieren sich unter konservativer Lagerungstherapie; die Behandlung mit gepolsterten Kopfaufsätzen („Plagiozephalie-Helm"), die den Druck gleichmäßig verteilen sollen, kann effektiv sein, hat sich aber nicht allgemein durchgesetzt.

Crouzon-Syndrom

Ursache des Crouzon-Syndroms sind verschiedene dominante Mutationen im *FGFR2*-Gen. Eine besondere Variante (Crouzon-Syndrom mit Acanthosis nigricans) ist mit einer spezifischen Mutation im *FGFR3*-Gen assoziiert. Das Crouzon-Syndrom wird dominant vererbt, die meisten Fälle sind jedoch sporadisch und durch Neumutationen des väterlich vererbten *FGFR2*-Allels bedingt. Ein höheres väterliches Alter spielt bei der Entstehung dieser Neumutationen eine entscheidende Rolle.

Beim Crouzon-Syndrom, einer der häufigen Formen der primären Kraniosynostosen, sind mehrere Nähte gleichzeitig betroffen. Bereits Wochen nach der Geburt fällen die auffällige Kopfform mit Turrizephalie, der Exophthalmus bei kurzem Ober- und relativ großem Unterkiefer und die besondere Nase auf. Neben der auffälliger Fazies und Kopfform können Hydrozephalus (kleines Foramen magnum), Atemstörungen (Druck auf Hirnstamm sowie enge obere Luftwege oder Choanalstenose) und Optikusatrophie vorkommen. Chirurgisch können die betroffenen Nähte exzidiert werden; oft ist auch eine Verlagerung der Stirn und des Mittelgesichts notwendig.

Akrozephalosyndaktylie (Apert-Syndrom)

Ätiologie Die Akrozephalosyndaktylie Typ Apert ist ein Beispiel für Kraniosynostosen als Teil eines genetisch bedingten, polytopen Symptomkomplexes. Formell genetisch wird sie autosomal-dominant vererbt, die meisten Fällen sind jedoch Neumutationen des Gens für den Rezeptor des Fibroblastenwachstumsfaktors 2. Gesteigerte Osteoblastenzahl und -reifung führen in der frühen Embryogenese zu Syndaktylien und zur Anlagestörung der Schädelnähte. Die Häufigkeit beträgt ca. 1:120.000.

Klinische Symptome Hauptmerkmale sind eine bei der Geburt erkennbare Akrozephalie (Abb. 246.15), maxilläre Hypoplasie mit Exophthalmos; ausgedehnte Syndaktylie der Finger mit knöcherner Syndaktylie und einheitlichem Nagel des 2.–4. Fingers, Weichteilsyndaktylie der Zehen, evtl. mit Polydaktylie. Nicht selten finden sich assoziierte Fehlbildungen von Hirn, Herz und anderen Organen.

Verlauf und Therapie Kinder mit Apert-Syndrom sind häufig geistig behindert. Frühe Kraniotomie in den ersten Lebensmonaten – auch bei fehlenden Zeichen der Kraniostenose – bessert die durchschnittliche Entwicklungsprognose bei Kindern ohne assoziierte Hirnfehlbildung. Eine chirurgische Korrektur der Handfehlbildung wird in den ersten Lebensjahren angestrebt.

Andere Mutationen der Fibroblastenwachstumsfaktor-Rezeptoren 1, 2 und 3 resultieren in weiteren hereditären Kraniosynostose-Syndaktylie-Formen (Tab. 246.4) sowie in Skelettdysplasien. Überlappung zwischen und variable Expression innerhalb der klinischen Syndrome machen die eindeutige diagnostische Zuordnung eines Einzelfalles manchmal schwierig bzw. überflüssig. Wichtig bleibt die Aufklärung der molekularen Grundlage zur genetischen Beratung.

Kraniofaziale Dysostosen
Mandibulofaziale Dysostose

Die mandibulofaziale Dysostose (Treacher-Collins- oder Franceschetti-Klein-Syndrom) ist eine meistens autosomal-dominant vererbte, komplexe Störung der Entwicklung der kranialen Gaumenbögen (ähnliche, rezessiv bedingte Formen sind bekannt; daher genetische Analyse von Bedeutung) (Tab. 246.4). Klinisch bestehen Verformung der Ohrmuschel (Mikrotie) mit Atresie des Gehörgangs, Hypoplasie von Jochbein und Unterkiefer und Kolobom des Unterlides bei normaler Intelligenz. Bei der häufigeren dominanten Form (*TCOF1*-Mutationen) kann die klinische Ausprägung bei gleicher Genmutation sehr unterschiedlich sein (cave: genetische Beratung). Therapeutisch muss man an Hörstörung, plastische Chirurgie (Ohrmuscheln, Unterkiefer, Kolobom) sowie psychosoziale Unterstützung denken.

Goldenhar-Syndrom

Beim klinisch ähnlichen, ebenso häufigen Goldenhar-Syndrom (auch Okulo-Auriculo-Vertebrales Spektrum, OAV) treten in wechselnder Vollständigkeit Ober- und Unterkieferhypoplasie, hemifaziale Mikrosomie, epibulbäre Dermoide und Oberlidkolobome, Ohrfehlbildungen, Anomalien von Zähnen, Speicheldrüsen, Gaumen und Pharynx zusammen mit ZNS-Fehlbildungen auf (Mikrozephalie, Hydrozephalie, Enzephalozelen, Balkenaplasie u. a.). Der axiale mesodermale Entwicklungsfeldkomplex ist kausal heterogen. Autosomal-dominante und autosomal-rezessive Vererbung wurden beschrieben, doch die meisten Fälle sind sporadisch mit einem empirischen Wiederholungsrisiko für künftige Geschwister von etwa 3 %.

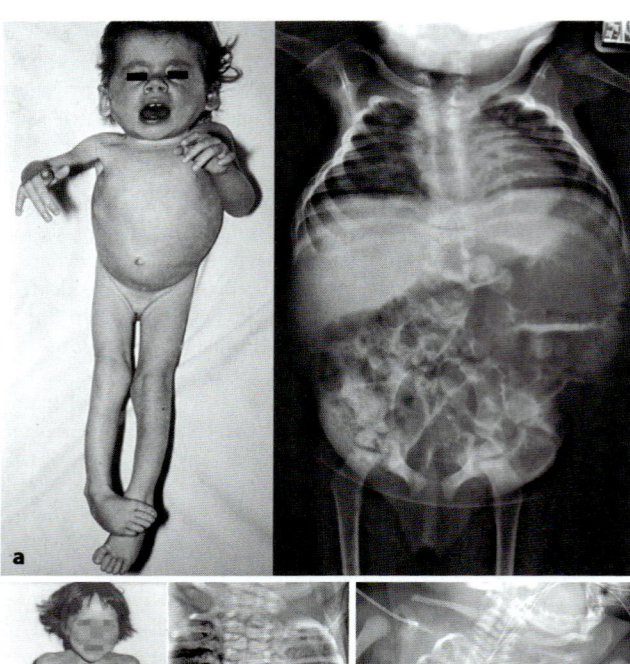
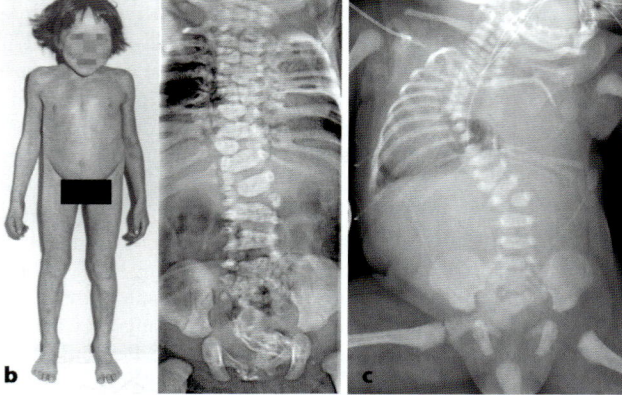

Abb. 246.17a–c Beispiele Spondylokostaler Dysostosen. **a** Säugling mit schwerer Dysostose der Wirbelkörper, die zum Teil fehlen, zum Teil hypoplastisch sind. Normale Rippen, die aber zusammengestaucht sind („krabbenähnliches" Bild). Hyperreflexie der unteren Extremitäten. Eine gleich befallene ältere Schwester. Entspricht dem Jarcho-Levin-Syndrom (◘ Tab. 246.4), Gen *MESP2*. **b** Mädchen mit Spondylokostaler Dysostose Typ 1 (◘ Tab. 246.4) und rezessive Mutationen im *Dll3*-Gen. Schwere Anlagestörung der Wirbelkörper und der Rippen, keine neurologischen Ausfälle; Foto mit 7 Jahren, Röntgenbild aus der Neugeborenenperiode. **c** Ähnlich schwere, doch asymmetrische Anlagestörung von Wirbelkörper und Rippen, assoziiert mit Nieren- und Harnwegsmissbildungen. Wahrscheinlich nicht genetisch (keine Mutationen identifiziert), sondern Disruption (Entwicklungsfelddefekt; vaskulär?). (Die jeweiligen Bildrechte liegen bei den Erziehungsberechtigten)

246.2.3 Axiales Skelett

Vertebrale Segmentationsanomalien
Segmentationsdefekte

Segmentationsdefekte entstehen durch die Störung des embryonalen Prozesses der Somitenbildung, für den eine Reihe von Signalgenen (zum Teil mit rhythmischer Expression) verantwortlich ist. Sie resultieren in zum Teil grotesken Missbildungen der Wirbelkörper (Halbwirbel, Wirbelkörperspalten und Fusionen), manchmal auch der Rippen (Verformung, Fusion oder Fehlen). Klinisch bestehen dann Verkürzung und Verkrümmung der Wirbelsäule. Neurologische Ausfälle durch Rückenmarkkompression sind jedoch selten.

Spondylokostale Entwicklungsdefekte

◘ Abb. 246.17 zeigt Beispiele spondylokostaler Entwicklungsdefekte. Für einige Formen der vertebralen Entwicklungsdefekte sind verantwortliche Gendefekte bekannt; ein relativ großer Anteil der Fälle ist wohl nicht genetisch bedingt. So kann auch die Zuordnung von Einzelfällen zu einer der diagnostischen Gruppen schwierig sein. Sind die ossären Anomalien mit Fehlbildungen von Ösophagus, Herz, Zwerchfell, Urogenitalsystem assoziiert, so ist an eine nichtgenetische Genese, d. h. an eine teratogene Disruption morphogenetischer Entwicklungsfelder (▶ Kap. 27) zu denken. Die relativ häufig auftretende Kombination vertebraler Anomalien mit analen, kardialen, tracheoösophagealen, renalen und Gliedmaßendefekten wird als VACTERL-Assoziation bezeichnet und ist nicht erblich. Kombiniert mit Hydrozephalus (VACTERL plus) handelt es sich um ein meist X-chromosomal-, seltener autosomal-rezessiv vererbtes Leiden.

Klippel-Feil-Sequenz und Sprengel-Deformität

Der isolierte Befall der Halswirbelkörper zeigt sich durch Verkürzung und eingeschränkte Beweglichkeit des Halses mit tiefem Haaransatz und Pterygium: Klippel-Feil-Sequenz. Diese ist meistens nicht familiär; eine genetische Grundlage wurde bisher nicht gesichert (Ausnahme: Klippel-Feil-Sequenz mit Larynxmissbildung, ◘ Tab. 246.4). Manchmal ist die Klippel-Feil-Sequenz mit hochstehenden Schulterblättern kombiniert. Ein kongenitaler Schulterhochstand mit fibröser Fixierung des Schulterblatts an die Wirbelsäule mit oder ohne Wirbelkörperanomalien fällt unter den Begriff der Sprengel-Deformität.

Spondylokostale Dysplasie

Bei der spondylokostalen Dysplasie bestehen schwere Wirbelkörper- und Rippenmissbildungen (◘ Abb. 246.17, die zwar zu einer Verkürzung des Rumpfs, aber überraschenderweise kaum zu anderen klinischen Folgen führen; neurologische Ausfälle und andere Missbildungen treten nur selten auf. Für die SCD sind mindestens 4 Genloci bekannt (◘ Tab. 246.4).

Andere Defekte

Kongenitale Wirbelkörperdefekte kommen darüber hinaus im Rahmen zahlreicher Krankheitsbilder vor, manchmal im Rahmen des okuloaurikulovertebralen Spektrums (OAV-Spektrum oder Goldenhar-Syndrom; s. oben), häufig auch nur mit angeborenen Herzfehlbildungen.

Sequenz der kaudalen Regression

Es handelt sich um einen Entwicklungsdefekt des kaudalen Pols des Embryos, der gehäuft bei Kindern diabetischer Mütter auftritt. Die Häufigkeit ist ungewiss, weil die Disruption in der Vergangenheit oft mit genetischen Missbildungen verwechselt wurde. Die Kinder sind klinisch zu klein mit relativ langen Armen. Schwäche und Atrophie der Gesäß-Beckenboden- und Beinmuskulatur kommen vor. Neurologische Ausfälle reichen von leichten Blasenentleerungsstörungen bis zur kompletten Beinparese. Radiologisch fehlen Teile der kaudalen Wirbelsäule. Das Becken ist schmal, die Oberschenkel können fehlen (Femurhypoplasie, evtl. in Kombination mit Mikrogenie, Gaumenspalte und hypoplastischen Alae nasi: Femur-Facies-Syndrom).

246.2.4 Extremitäten

Gliedmaßendefekte treten isoliert, multipel sowie im Rahmen von Fehlbildungssyndromen auf. Sie können von der klinisch kaum

Dysostosen

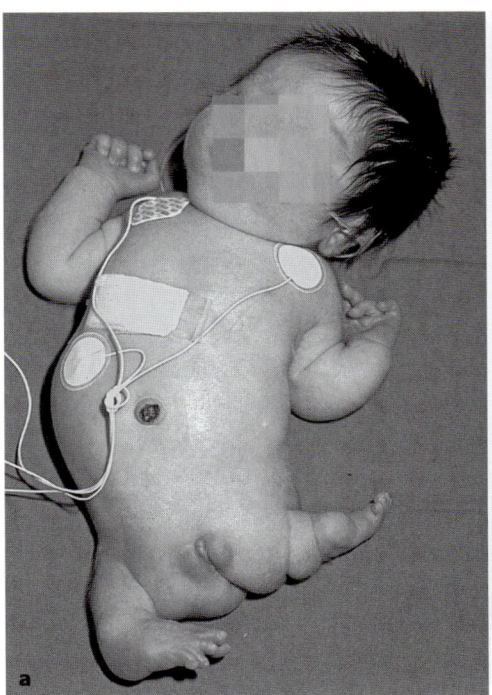 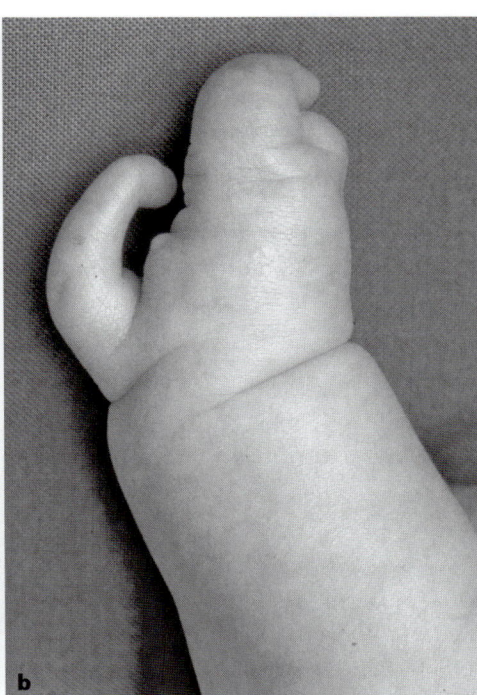

◘ **Abb. 246.18a,b** Reduktionsdefekte. **a** Neugeborenes mit Beckenhypoplasie und Reduktionsdefekten der Extremitäten (ähnlich dem Al-Awadi-Raas-Rothschild-Syndrom, doch keine Wnt7a-Mutationen nachgewiesen; ◘ Tab. 246.4); zunächst einmal bei pathologischer Glukosetoleranz der Mutter als diabetische Embryofetopathie gedeutet. **b** Schwere Defektbildung der Hand (sog. Spalthand) bei einem Neugeborenen mit Spalthand-Spaltfuß-Malformation (◘ Tab. 246.4). (Die jeweiligen Bildrechte liegen bei den Erziehungsberechtigten)

relevanten Fingerverkürzungen (Brachydaktylien) bis zum Fehlen der Hände und Füße (Acheiropodie) oder der ganzen Extremität (Phokomelie, Amelie) reichen. Für eine Klassifikation einiger häufigeren Formen ◘ Tab. 246.4.

Isolierte Reduktionsdefekte kommen in einer Häufigkeit von ca. 5:10.000 vor. Sie sind oft nicht erblich, wobei die relative Bedeutung exogener und genetischer Faktoren noch unklar ist. Genetische Faktoren wurden in der Vergangenheit unterschätzt, exogene Faktoren hingegen überschätzt (◘ Abb. 246.18). Exogene Ursachen sind u. a. Thalidomidingestion (historisch!), intrauterine Varizellen-Infektion sowie Amnionrupturen mit Amputationen, Bildung von Amnionbändern und Schnürfurchen.

Als grobe Faustregel gilt, dass symmetrisch ausgeprägte Extremitätenfehlbildungen eher auf genetische Ursachen hinweisen, während vorwiegend asymmetrisch ausgeprägte Mehrfachdefekte oft nicht vererbt zu sein scheinen. Der nicht ganz seltene Femur-Fibula-Ulna-Komplex beispielsweise vereinigt Aplasie oder Aplasie von Ulna, Fibula und Femur und wird nicht vererbt. Andererseits zeigt die Ähnlichkeit der Thalidomid-Embryopathie mit dem autosomal-rezessiv vererbten Roberts-Syndrom (SC-Pseudothalidomid-Syndrom; s. unten) oder auch mit dem Al-Awadi-Raas-Rothschild-Syndrom (◘ Abb. 246.18) die Schwierigkeit, primäre von sekundären Fehlbildungskomplexen zu unterscheiden. Mit zunehmender Erfahrung mit genetischen Untersuchungen werden auch immer mehr Beispiele von genetisch bedingten Fehlbildungen mit ausgeprägter asymmetrischer Ausprägung nachgewiesen. Im Einzelfall wird die Diagnose auch dadurch erschwert, dass die klinische Ausprägung von Individuum zu Individuum auch innerhalb einer Familie stark unterschiedlich sein kann. Es ist wichtig, dass der Kinderarzt die Diagnosegruppen kennt und erkennt, und eine fachärztliche Untersuchung durch den erfahrenen Dysmorphologen veranlassen kann.

Reduktionsdefekte

Zu den sog. Reduktionsdefekten gehört die Gruppe der schweren Spalthand-Spaltfuß-Missbildungen (Split Hand-Foot Malformation, SHFM), die durch die tiefe Spaltbildung durch die Mitte von Händen und Füßen mit Oligodaktylie gekennzeichnet ist (◘ Tab. 246.4). Sie ist genetisch heterogen. Klinisch und genetisch verwandt ist die Gruppe der Ektrodaktylie-Ektodermale-Dysplasie-Gaumenspalte-Syndrome. Hier sind schwere Reduktionsdefekte der Finger und Zehen mit Gaumenspalte mit breiter Nasenspitze und ektodermaler Dysplasie (reduzierter Tränenfluss, Keratitis, dünnes Haar) kombiniert. Tetra-Amelie (fehlende Ausbildung sämtlicher 4 Extremitäten) und Acheiropodie (fehlende Hände und Füße) sind sehr selten, nicht jedoch das Roberts-Syndrom (auch als Pseudo-Thalidomid-Syndrom bekannt) mit Phokomelie und Gaumenspalte. Das klinisch sehr variable TAR-Syndrom (Radiusaplasie mit Thrombozytopenie) ist zwar rezessiv, meistens aber durch eine gemischte Heterozygotie aus der Kombination einer Deletion (1q21) und einer Punktmutation bedingt. Alle diese Krankheitsbilder sind autosomal-rezessiv vererbt.

Dominant vererbt sind hingegen eine Gruppe von „kardiomelen" Syndrome: das relativ häufige Holt-Oram-Syndrom (angeborener Herzfehler, häufig ASD oder VSD, und Defekte des radialen Strahls: vom fingerartigem Daumen bis zur Daumen- und Radiusaplasie) sowie das ähnliche Okihiro-Syndrom (wie Holt-Oram, zusätzlich Duane-Anomalie der Augen und Nierenmissbildungen).

Hand Die Hand ist als komplexe Struktur mit vielen einzelnen Knochen, Wachstumsfugen und Gelenken gegenüber Entwicklungsstörungen besonders empfindlich. Polydaktylien sind häufig; in isolierter Form oft ohne weitere Folgen (postaxial, d. h. auf der ulnaren Seite, häufiger als präaxial), oft aber auch als Teil eines komplexeren Syndroms wie des Greig-Syndroms (Polysyndaktylie mit Makrozephalie), des akrokallosalen oder Schinzel-Syndroms (Polydaktylie mit Agenesie des Corpus callosum, ZNS-Mittellinienzysten, Entwicklungsverzögerung und andere Zeichen), des Townes-Brocks-Syndroms (präaxiale Polydaktylie, Nierenmissbildung, Analatresie, Ohrmuschelmissbildung und verschiedene andere fakultative Zeichen) oder der asphyxierende Thoraxdysplasie Jeune (◘ Abb. 246.19).

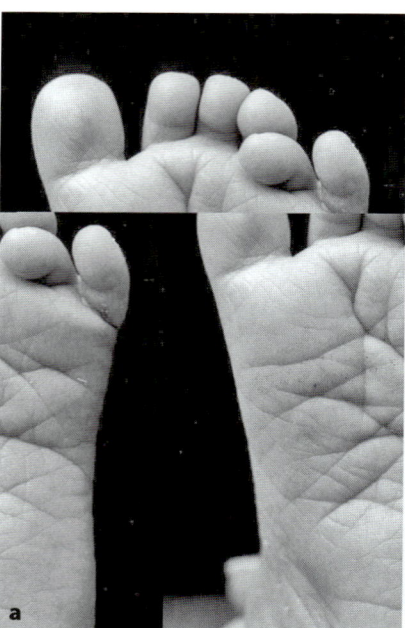
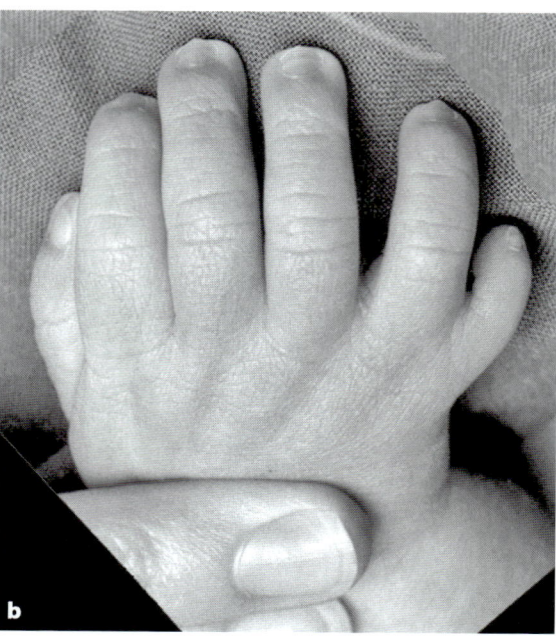

Abb. 246.19a,b Postaxiale Polydaktylie von Händen und Füßen bei Asphyxierender Thoraxdystrophie Jeune, Beispiel einer Überlappung zwischen Dysostose (Polydaktylie) und Dysplasie (generalisierte Skelettwachstumsstörung) mit assoziierten Missbildungen (polyzystischen Nieren, Netzhautveränderungen); rezessive *DYNC2H1*-Mutationen

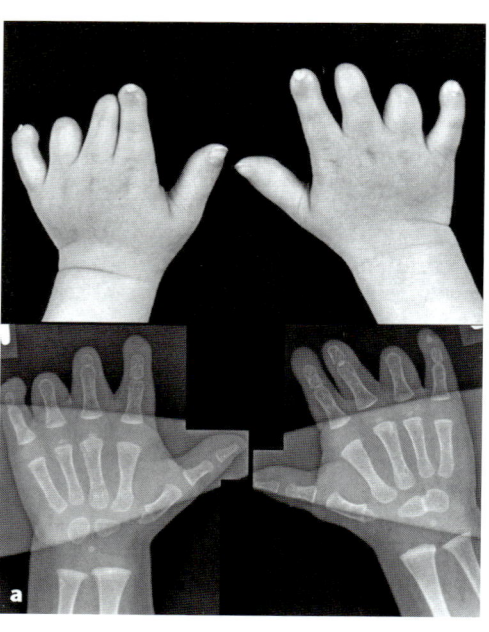
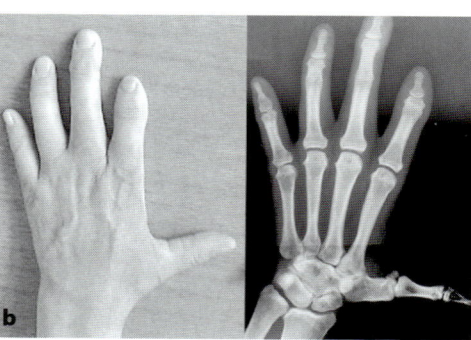

Abb. 246.20a,b Brachydaktylien. **a** 5-jähriger Junge mit Brachydaktylie Typ B (Heterozygote, dominante Mutation im Gen *ROR2*, Tab. 246.4), Vater gleich befallen. Die terminalen Defekte können zur Verwechslung mit dem Amnionfurchen-Syndrom führen. **b** Brachydaktylien mit Symphalangismus: die interphalangealen Gelenke sind zum Teil nicht angelegt, karpale Elemente sind verschmolzen; zusätzlich bestand Schwerhörigkeit infolge Synostose der Innenohrknöchelchen (Multiple Synostosen-Syndrom, Mutation im Noggin-Gen, Tab. 246.4). Tochter gleich befallen

Brachydaktylien sind ebenso häufig. Sie können isoliert sein (dann nach radiografischen Kriterien klassifiziert: Brachydaktylien Typ A–E mit Untergruppen) oder auch syndromatisch auftreten, wie z. B. beim Hand-Fuß-Genitale-Syndrom (Verkürzung und Krümmung der Finger und Zehen, insbesondere des 1. Strahls, mit Duplikatur des Genitaltrakts beim Mädchen oder Hypospadie beim Jungen) oder beim Rubinstein-Taybi-Syndrom (diskrete Daumen- und Fingerdysmorphien mit Mikrozephalie und geistiger Behinderung, Tab. 246.4).

Gelenke Die Entwicklung der Gelenke ist ebenso kompliziert. Gendefekte können die Gelenksentwicklung stören und somit zu Synostosen führen. Beispielhaft sei hier das Syndrom der multiplen Synostosen genannt, bei dem neben Synostosen verschiedener Knochen an Händen, Füßen und Ellenbögen auch eine Schwerhörigkeit infolge der Synostose der Gehörknöchelchen auftritt (Abb. 246.20).

Literatur

Cohen MM, Maclean RE (2000) Craniosynostosis. Oxford Univ Press, New Oxford
Kornak U, Mundlos S (2003) Genetic disorders of the skeleton: a developmental approach. Am J Hum Genet 73: 447–474
Kunze J (2010) Wiedemanns Atlas klinischer Syndrome. Schattauer, Stuttgart
Lachman RS (2007) Taybi and Lachman's Radiology of syndromes, metabolic disorders, and skeletal dysplasias. Mosby, St Louis
Spranger J, Nishimura G, Brill P, Unger S, Superti-Furga A (2012) Bone Dysplasias, 3. Aufl. Oxford Publisher, New York
Stoll G, Duboule D, Holmes LB, Spranger J (1998) Classification of limb defects. Am J Med Genet 77:439–441

Literatur

Superti-Furga A, Bonafé L, Rimoin DL (2002) Molecular-pathogenetic classification of genetic disorders of the skeleton. Am J Med Genet 106: 282–293

Taybi H, Lachman RS (2007) Radiology of syndromes, metabolic disorders, and skeletal dysplasias. Mosby, St Louis

Warman ML, Cormier-Daire V, Hall C et al (2011) Nosology and classification of genetic skeletal disorders; 2010 revision. Am J Med Genet 155A:943–968

247 Hereditäre Bindegewebskrankheiten

B. Steinmann, M. Rohrbach, G. Mátyás

247.1 Einführung

Das Bindegewebe besteht aus Zellen, die in einer von ihnen selbst gebildeten, für die Funktion wichtigen extrazellulären Matrix eingebettet sind. Die Matrix enthält verschiedene Typen von Kollagenen, die Fasern bilden und dem Gewebe seine Zugfestigkeit verleihen. Die Mikrofibrillen und die um sie herum gebildeten elastischen Fasern in Haut, großen Gefäßen und Ligamenten geben den Geweben die nötige Dehnbarkeit und Elastizität. Die Proteoglykane wiederum verleihen diesen dank ihrer Wasserbindungskapazität Turgor und Stabilität. Quantitative und qualitative Änderungen einzelner gewebespezifisch exprimierter Bestandteile der extrazellulären Matrix führen direkt oder über veränderte Bindung von Wachstums- und Differenzierungsfaktoren zum mechanischen Versagen und damit zu Bindegewebskrankheiten mit charakteristischem Organbefall.

247.2 Osteogenesis imperfecta

Definition und Einteilung Die Osteogenesis imperfecta (OI) (◘ Abb. 247.1a–g) ist eine generalisierte, klinisch und genetisch heterogene Störung nicht nur von Bildung und Homöostase der Knochenmatrix, sondern auch des weichen Bindegewebes. Sie ist vor allem durch vermehrte Knochenbrüchigkeit gekennzeichnet und deshalb auch als „Glasknochenkrankheit" bekannt. Die Inzidenz liegt bei 1–2:10.000. Die Einteilung nach David Sillence in die Typen I–IV sowie deren Erweiterung (Typen V–VII) (► Übersicht) ist als klinisches Stenogramm brauchbar und entspricht nahezu auch einer ätiopathogenetisch definierten Gruppierung.

Einteilung der Osteogenesis imperfecta

- Typ I: Leichtere Form (alte Bezeichnung: Typus Lobstein)
  - Selten Frakturen bei Neugeborenen
  - Größe evtl. etwas vermindert
  - Kaum Verkrümmungen
  - Blaue Skleren, Arcus senilis
  - Normale Zähne
  - Dünne Haut
  - Mäßig überstreckbare Gelenke
  - Vorzeitiger Hörverlust
  - Schaltknochen
  - Inzidenz 1:10.000
  - Autosomal-dominant: *COL1A1*, *COL1A2*
- Typ II: Perinatal letale Form (alte Bezeichnung: Typus Vrolik)
  - Steiß- und Querlagen gehäuft
  - Oft untergewichtige Frühgeborene
  - Kurze und krumme Extremitäten (Rhizomelie), Hüftluxationen
  - Weicher, minimal verkalkter Schädel (Caput membranaceum)
  - Leistenhernien
  - Schiefergrau-blaue Skleren
  - Enger Thorax, Ateminsuffizienz
  - Inzidenz 1:20.000
  - Autosomal-dominant: *COL1A1*, *COL1A2*; selten autosomal-rezessiv: *CRTAP*, *LEPRE1*, *PPIB*, *CREB3L1*
- Typ III: Progressiv deformierende Form
  - Multiple diaphysäre und metaphysäre Frakturen
  - Dünne Rippen, zunehmend deformierter Thorax
  - Zunehmende Verkrümmungen
  - Primär rollstuhlabhängig
  - Extremer Kleinwuchs
  - Skleren blassblau, oft mit zunehmendem Alter aufhellend, Arcus senilis
  - Dentinogenesis imperfecta
  - Schaltknochen
  - Dreieckiges Gesicht
  - Vorzeitiger Hörverlust
  - Ateminsuffizienz, Cor pulmonale, basiläre Impression
  - Inzidenz 1:20.000
  - Autosomal-dominant: *COL1A1*, *COL1A2*; selten autosomal-rezessiv: *BMP1*, *CRTAP*, *FKBP10*, *LEPRE1*, *PPIB*, *SERPINH1*, *WNT1*
- Typ IV: Mäßig schwere Form
  - Evtl. (Femur-)Frakturen bei Geburt
  - Ausgeprägter Kleinwuchs
  - Mäßige Verkrümmungen
  - Skleren grau-bläulich, mit zunehmendem Alter abblassend, Arcus senilis
  - Dentinogenesis imperfecta
  - Schaltknochen
  - Freies Gehen oder mit Krücken
  - Vorzeitiger Hörverlust
  - Inzidenz 1:20.000
  - Autosomal-dominant: *COL1A1*, *COL1A2*; selten autosomal-rezessiv: *SP7*, *CRTAP*, *FKBP10*, *TMEM38B*
- Typ V: OI mit hyperplastischer Kallusbildung
  - Keine intrauterinen Frakturen, normale Geburtslänge
  - Verkalkung der intraossären Membran von Radius und Ulna
  - Pronation und Supination von Vorderarm eingeschränkt
  - Bildung von hyperplastischem Kallus
  - Weiße Skleren, normale Zähne, mäßiger Kleinwuchs
  - Inzidenz: sehr selten
  - Autosomal-dominant: *IFITM5*
- Typ VI: OI mit Mineralisationsdefekt
  - Ähnlich wie OI Typ IV, jedoch mehr Frakturen
  - Weiße Skleren, normale Zähne, keine Schaltknochen
  - Untermineralisierung der Osteoide
  - Inzidenz: sehr selten
  - Autosomal-rezessiv: *SERPINF1*
- Typ VII: OI mit Rhizomelie
  - Kurze und krumme Extremitäten (Rhizomelie), Hüftluxationen
  - Neonatale Frakturen, breite untertubulierte lange Röhrenknochen
  - Weiße Skleren
  - Schwere Osteoporose, Schaltknochen
  - Inzidenz: selten
  - Autosomal-rezessiv: *CRTAP*, *LEPRE1*

247.2 · Osteogenesis imperfecta

Abkürzungen der Gene (kursiv), der Genprodukte und ihrer Funktionen (nicht kursiv):

BMP1 (Bone Morphogenetic Protein 1)	Proteolytische Abspaltung des C-terminalen Peptides von Prokollagen Typ I
COL1A1 und *COL1A2* (Kollagen α1(I)- bzw. α2(1)-Ketten	Gene für Prokollagen Typ I
CRTAP (knorpelassoziiertes Protein des Prolyl-3-Hydroxylierungs-Komplexes: CRTAP/LEPRE1/PPIB)	Hydroxylierung der Proline an Positionen 986 (p.Pro986) und 707 (p.Pro707) der α1(I)- bzw. α2(1)-Ketten, Tripelhelixbildung (Peptidyl-Prolyl-Isomerase B) und kollagenspezifischer Chaperoneffekt
FKBP10 (FK506 bindendes Protein)	Chaperon von tripelhelikalem Kollagen im endoplasmatischen Retikulum
IFITM5 (Interferon Induced Transmembrane Protein 5)	„Gain of function" von Rezeptoren der Osteoblasten
LEPRE1 (Leprecan 1 des Prolyl-3-Hydroxylierungs-Komplexes: CRTAP/LEPRE1/PPIB)	s. *CRTAP*
PPIB (Peptidyl-Prolyl-Isomerase B [= Cyclophilin B)] des Prolyl-3-Hydroxylierungs-Komplexes: CRTAP/LEPRE1/PPIB)	s. *CRTAP*
SERPINF1 (Serpin Peptidase Inhibitor F1)	Hemmung der Knochenresorption durch verstärkte Ausschüttung von Osteoprotegerin, einem Gegenspieler von RANKL (Rezeptor-Aktivator von NF-κB-Ligand)
SERPINH1 (Serpin Peptidase Inhibitor H1)	Tripelhelix-Bildung und Chaperon von Prokollagen
SP7 (Osteoblastenspezifischer Transkriptionsfaktor)	Differenzierung von Preosteoblasten zu Osteoblasten
TMEM38B (Transmembran Protein 38B)	Intrazellulärer Kationenkanal (TRIC), Regulation des intrazellulären Kalziums
WNT1 (Wingless-Type MMTV Integration Site Family, Member 1)	Reguliert die osteoblastenabhängige Osteoklastenbildung
CREB3L1 (cAMP responsive element binding protein 3-like 1; OASIS)	Reguliert die Prokollagen Expression während der Knochenbildung

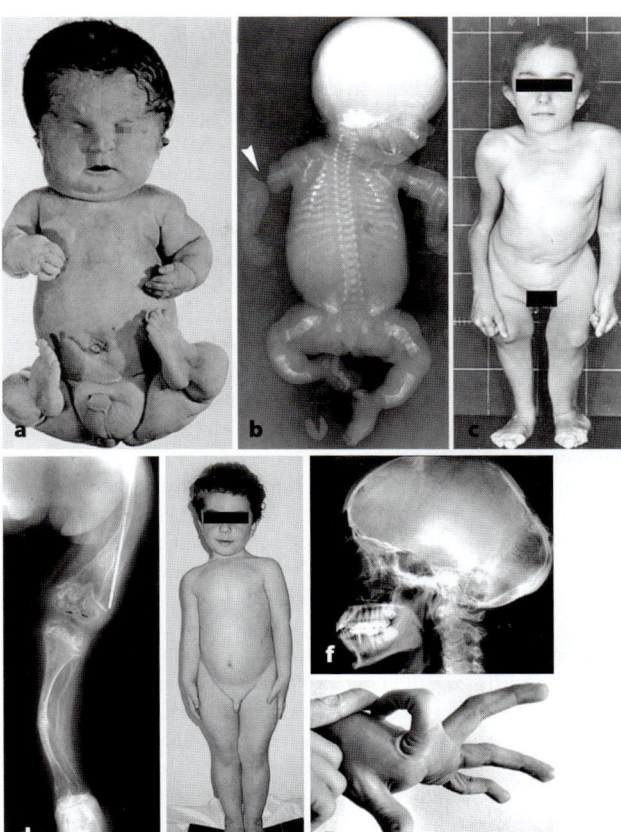

Abb. 247.1a–g Klinische und radiologische Aspekte der Osteogenesis imperfecta (OI). **a** OI Typ II: Termingeborenes, Gewicht nur 2070 g, Länge ~36 cm, kurze, krumme Arme und Beine, großer (32 cm) weicher Kopf, Leistenhernien, Exitus nach 5 h infolge Ateminsuffizienz. **b** OI Typ II: Sectio in der 32. SSW wegen vorzeitigen Blasensprungs und Querlage, dabei Abriss des rechten Arms (Pfeil); hochgradige Osteoporose; an der Kalotte ist nur die Hinterhauptschuppe als knöcherne Struktur erkennbar (Caput membranaceum); zahllose Frakturen der Rippen und der zum Teil deformierten Röhrenknochen mit „Ziehharmonikaform" sowie „rosenkranzartigen" Rippen; nur geringe Platyspondylie; bedingt durch eine erstmals beschriebene Punktmutation im Kollagen überhaupt, p.Gly988Cys in der α1(I)-Kette. **c** OI Typ III (14-jährig): 80 cm groß, schwere Deformitäten, noch nicht rollstuhlabhängig. **d** OI Typ III (7-jährig): Distale Femurepiphyse mehrfach in Metaphyse verzapft, beginnendes „Popkornmuster", teilweise verschlossene Knorpelfuge an der proximalen Tibia, hochgradige Rarefikation der Spongiosa. **e** OI Typ IV (4,5-jährig): Mäßiger Kleinwuchs (Größe knapp <P3, Gewicht auf P25), Varusdeformität der Oberschenkel, Dentinogenesis imperfecta („schlechte Zähne"), bis dahin keine Fraktur, nachgewiesener Strukturdefekt der α2(I)-Kette. **f** OI Typ I (48-jähriger Vater mit ebenfalls betroffenem Kind) Schädel radiologisch seitlich: Worm'sche-Schaltknochen entlang der Lambda- und der Koronarnaht, basiläre Impression. **g** OI Typ IV (40-jährige Frau): Ausgesprochene Überstreckbarkeit sämtlicher Gelenke. (Die Bildrechte der Bilder c und e liegen bei den Erziehungsberechtigten der abgebildeten Kinder)

Ätiologie und Pathogenese Kollagen Typ I ist mengenmäßig im Körper das bedeutsamste Protein in Knochen, Sehnen, Ligamenten, Haut, Skleren, Mittel- und Innenohr und Zähnen. Zwei α1(I)-Ketten und eine α2(I)-Kette verdrillen sich zum stabilen Kollagen-I-Molekül. Die fehlende Expression einer α1(I)- oder α2(I)-Kette der Gene *COL1A1* oder *COL1A2* (Chromosomen 17q21.33 bzw. 7q21.3) führt zu einer 50%igen Verminderung der Kollagensynthese; das gebildete Kollagen ist qualitativ normal (OI Typ I). Strukturdefekte in den α1(I)-oder α2(I)-Ketten hingegen führen über Formveränderungen der Kollagenmoleküle zu gestörter Bildung von Kollagenfibrillen und damit zu schwereren Formen (OI Typen II, III und IV). Der Schweregrad hängt von der betroffenen α(I)-Kette und von Art und Lokalisation des Strukturdefekts innerhalb der Kette ab. Dadurch erklärt sich die große interfamiliäre Variabilität.

Auch die intrafamiliäre Variabilität kann beträchtlich sein und ist durch die übrige, multifaktoriell bedingte Zusammensetzung des Bindegewebes und durch exogene Faktoren wie Traumata bedingt. Während in 90 % der Fälle eine familiäre dominante Vererbung oder Neumutation vorliegt, kann bei 6–8 % der Patienten mit einer moderaten oder letalen OI eine rezessive Vererbung nachgewiesen werden. Diese Formen werden nicht durch strukturabnorme Kollagenketten verursacht, sondern durch Defekte in Aufbau, Reifung, Transport und Sekretion von Kollagen Typ I, nämlich durch Defekte von Prolyl-3-Hydroxylierungs-Komplex (*CRTAP*-, *LEPRE1*-, *PPIB*-Gene), Kollagen-Chaperonen (*SERPINH1*-, *FKBP10*-Gene), Abspaltung des C-terminalen Peptids von Prokollagen Typ I (*BMP1*-Gen) sowie Bildung und Homöostase des Knochengewebes (*SERPINF1*-, *SP7*-, *CREB3L1*- und *IFITM5*-Gene [autosomal-dominant]). Die restlichen 2–4 % sind durch Keimbahnmosaik bedingt.

Klinische Zeichen und Befunde Zum Krankheitsbild gehören vermehrte Knochenbrüchigkeit, Kleinwuchs, sekundäre Verbiegungen der Röhrenknochen, Kyphoskoliose, Thoraxdeformitäten wie Pectus carinatum (Abb. 247.1c) oder excavatum; häufig charakteristische Schädeldeformität mit ausladender Temporalregion und Brachyzephalie; je nach OI-Typ blaue, blassgraue, aber auch weiße Skleren, oft vorzeitiger Arcus senilis; Schallleitungs- oder gemischte Schwerhörigkeit durch Frakturen/Pseudarthrosen der Gehörknöchelchen und/oder Stapesfixation sowie durch Verlust von Haarzellen der Cochlea, Vertigo; Dentinogenesis imperfecta mit graublau oder bernsteinfarben durchschimmernden Zähnen (besonders die früh durchbrechenden!); dünne Haut, vermehrte Gefäßbrüchigkeit mit Blutungsneigung, überstreckbare Gelenke, Hernien, Muskelhypotonie, gelegentlich Herzklappeninsuffizienz.

Radiologische Befunde Je nach Schweregrad Osteoporose/Osteopenie; pathologische Frakturen mit meist guter Heilung, manchmal aber Pseudarthrosenbildung; Platyspondylie, Keil- und Fischwirbelbildung; ziehharmonikaartige Deformationen der großen Röhrenknochen und Serienfrakturen der Rippen mit „rosenkranzartigem" Bild bei der letalen Form (Abb. 247.1b); Verbiegung der Röhrenknochen bei schwerer Manifestation; Schädel: Caput membranaceum, Worm'sche Schaltknochen (Abb. 247.1f), Flachschädel, basiläre Impression (altersabhängig, führt gelegentlich zur Hirnstammeinklemmung).

Diagnose Die Diagnose wird klinisch und radiologisch vermutet und sollte auch im Hinblick auf weitere betroffene Familienmitglieder und pränatale Diagnostik durch die Analyse von Kollagensynthese und -struktur in der Fibroblastenkultur erhärtet und nach Möglichkeit molekulargenetisch bewiesen werden. Die Messung der Pyridinoline (Kollagenquervernetzungsprodukte) im Urin kann Hinweise auf gewisse Formen der autosomal-rezessiv vererbten OI geben und somit die Anzahl der Kandidatengene reduzieren. In der Regel hat jeder OI-Betroffene/jede OI-Familie seine/ihre eigene Mutation; die Kenntnis der Mutation hat gewissen prädiktiven Wert. Bei verstorbenen Neugeborenen ist eine klinische, fotografische und radiologische Dokumentation und das Anzüchten von Fibroblasten von besonderer Wichtigkeit – auch zur Abgrenzung gegenüber den vielen anderen letalen Skelettdysplasien – für die spätere genetische Beratung und für eine allfällige pränatale Diagnose!

Verlauf Der Verlauf hängt von der Auswirkung des individuellen biochemischen Defekts ab (▶ Übersicht). Schwerstbetroffene (OI Typ II) sterben kurz nach der Geburt an Ateminsuffizienz. Andere (OI Typ III, manche Kinder mit OI Typ IV oder Typ VII) haben bereits bei Geburt zahlreiche Frakturen, erleiden auch danach viele Brüche und lernen wegen schwerer Knochenverbiegungen das Gehen nie bzw. verlernen es wieder (Krücken, Rollstuhl!); andere wiederum haben nur gelegentlich eine Fraktur. Bei allen Typen nimmt die Frakturneigung um die Pubertät spontan ab, im höheren Alter jedoch wieder etwas zu. Brüche heilen normal, gelegentlich mit überschießender Kallusbildung, die nicht mit einem Osteosarkom verwechselt werden darf (besonders OI Typ V). Die Lebenserwartung ist durch Lungeninsuffizienz, Cor pulmonale und Hirnstammeinklemmung (basiläre Impression) eingeschränkt.

Differenzialdiagnose In der Neugeborenenzeit sind andere Skelettdysplasien zu unterscheiden, z. B. die infantile/neonatale Form der Hypophosphatasie (*ALPL*-Gen auf Chromosom 1p36.12) oder die kampomele Dysplasie (*SOX9*-Gen auf Chromosom 17q24.3). Kindesmisshandlung ist oft schwierig vom OI Typ IV abzugrenzen, wobei weder biochemisch normal erscheinendes Kollagen eine OI ausschließt noch abnormes Kollagen den Missbrauch bei OI. Sekundäre, endokrinologisch oder metabolisch bedingte Formen der Osteoporose sind nicht so selten, aber im klinischen Kontext leicht von der OI abzugrenzen. Seltenere Krankheiten, die mit OI verwechselt werden können, sind: Gerodermia osteodysplastica hereditaria (*GORAB*-Gen auf Chromosom 1q24.2), neonataler Hyperparathyreoidismus, Osteoporosis-Pseudoglioma-Syndrom (*LRP5*-Gen auf Chromosom 11q13.2), idiopathische juvenile Osteoporose, Hajdu-Cheney-Syndrom, isolierte Dentinogenesis imperfecta Typ II (*DSPP*-Gen auf Chromosom 4q22.1), Bruck-Syndrom Typ I und Typ II gekennzeichnet schon bei Geburt durch Kontrakturen und Pterygien an Ellenbogen und Knien (*FKBP10*- und *PLOD2*-Gene), Cole-Carpenter-Syndrom (Knochenbrüchigkeit, Kraniosynostosis, okuläre Proptosis, Hydrozephalus), Grant-Syndrom, idiopathische Hyperphosphatasie oder juveniler Morbus Paget (*TNFRSF11B*-Gen auf Chromosom 8q24.12), panostotische fibröse Dysplasie (*GNAS*-Gen auf Chromosom 20q13.32).

Therapie und Prophylaxe Eine kausale Therapie gibt es nicht. Angewandt werden konservative und chirurgisch-orthopädische, odontologische, otologische Maßnahmen und Östrogensubstitution bei beginnender Menopause. Die momentan gängige Therapie mit Bisphosphonaten führt zu einer Verminderung der Frakturneigung. Noch experimentelle therapeutische Ansätze beinhalten Antikörper gegen RANKL (Denosumab imitiert die Funktion von Osteoprotegerin als RANKL-Antagonist zugunsten des Knochenaufbaus) und Antikörper gegen Sklerosin (Sklerosin hemmt den osteoanabolen Effekt von Parathormon).

Genetische Beratung In ca. 90 % der OI-Fälle handelt es sich um autosomal-dominante Vererbung oder um heterozygote Neumutationen, in 6–8 % um autosomal-rezessive Vererbung. Das Wiederholungsrisiko bei klar familiären autosomal-dominanten Formen ist 50 % und 25 % bei rezessiv vererbter OI, in Familien mit einem sporadischen Fall (Neumutation) 2–4 %, bedingt durch ein somatisches/gonadales Mosaik der Mutation bei Vater oder Mutter (es ist also auf den möglicherweise oligosymptomatischen Elternteil mit relativem Kleinwuchs, Bandlaxität oder dünner, weicher Haut zu achten). Die pränatale Diagnose erfolgt durch direkte molekulargenetische und/oder proteinchemische Untersuchung eines Chorionzottenbiopsats oder, je nach Schweregrad, durch Ultraschalluntersuchungen ab der 14. Schwangerschaftswoche.

247.3 Marfan-Syndrom und Loeys-Dietz-Syndrom

247.3.1 Marfan-Syndrom

Definition und Epidemiologie Das Marfan-Syndrom (MFS) ist eine autosomal-dominante, generalisierte Bindegewebskrankheit, charakterisiert durch Veränderungen in Skelett, Augen und kardiovaskulärem System (Abb. 247.2). Die Prävalenz wird traditionell auf 1–2:10.000 geschätzt und aktuell bei 5:10.000 vermutet.

247.3 · Marfan-Syndrom und Loeys-Dietz-Syndrom

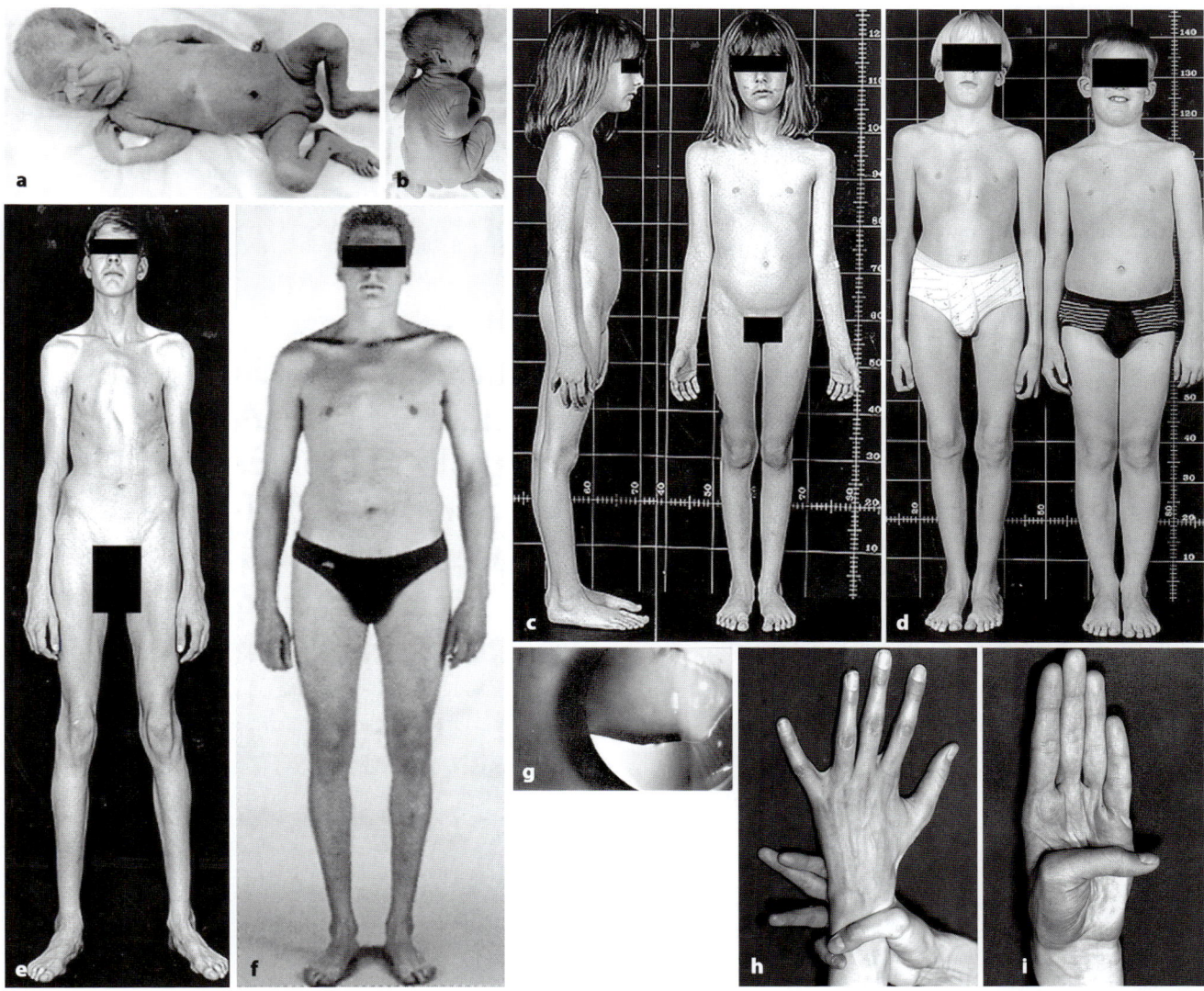

Abb. 247.2a–i Marfan-Syndrom (MFS). **a, b** Neonatal letales MFS (Alter: 1 Woche, Exitus mit 10 Wochen an globaler Herzklappeninsuffizienz). Beachte den älter wirkenden Ausdruck, die laxe Haut, die großen weichen Ohren und die Kontrakturen von Ellenbogen, Hüften, Handgelenken und Knien. **c** Klassisches MFS (5,5-jährig): Ernster, älter wirkender Gesichtsausdruck, leichte Trichterbrust, flacher Brustkorb, Größe 4 cm > P97. **d** Kongenitale kontrakturelle Arachnodaktylie (CCA, kein MFS!) bei einem 9-jährigen Jungen bedingt durch eine heterozygote *FBN2*-Mutation und zum Vergleich rechts sein gesunder zweieiiger Zwillingsbruder. Beachte Dolichostenomelie, asymmetrische Hühnerbrust und Kontrakturen der Finger und Ellenbogen. **e** Klassisches MFS (Alter: 15 Jahre, Größe 213 cm), nichtfamiliärer Großwuchs, ernsthafter Gesichtsausdruck, distal betonte Langgliedrigkeit, asymmetrische Hühnerbrust, spärliches subkutanes Fettgewebe, schlankes Muskelrelief, Status nach mehrfachen Zwerchfellhernienoperationen; Tod mit 23 Jahren an Herztamponade infolge Aortenwurzelruptur. **f** Äußerlich kaum erkennbares MFS (Alter: 28 Jahre), 192 cm, trotzdem Aortendilatation und beidseitige Linsenluxation. **g** Luxation der Linse nach temporal oben; die parallel angeordneten intakten Zonulafasern deformieren den Linsenrand. **h** Positives Murdoch-Zeichen: Der kleine Finger und der Daumen berühren oder überlappen sich beim Umspannen des Handgelenks; gleicher Patient wie in **e**). **i** Steinberg-Zeichen: Der eingeschlagene Daumen überragt den ulnaren Handrand (auch ohne Faustschluss); gleicher Patient wie in **e**)

Ätiologie und Pathogenese Fibrillin-1, ein Glykoprotein, ist Hauptbestandteil der freien 10- bis 12-nm-Mikrofibrillen, die entweder frei (in Zonulafasern des Auges, papillärer Dermis und hyalinem Knorpel) oder mit den elastischen Fasern assoziiert (in Arterien, Haut und Periost) vorkommen. Heterozygote Mutationen im *FBN1*-Gen (Chromosom 15q21.1) führen zu einem quantitativen und/oder qualitativen Mangel an Fibrillin-1, damit zu abnormen Mikrofibrillen und zur Beeinträchtigung der betroffenen Gewebe, was sich z. B. histologisch in der Aorta als zwar unspezifische, doch oft typische zystische Medianekrose mit Degeneration der elastischen Fasern zeigt. Fibrillin-1 sorgt nicht nur für die mechanische Stabilität der Mikrofibrillen, sondern auch für die Bindung und Regulierung des Wachstumsfaktors TGF-β. *FBN1*-Mutationen können daher zu erhöhtem Spiegel von TGF-β und dadurch zu übermäßigem Wachstum mit marfanoidem Habitus und Bindegewebsschwäche führen. In ca. 75 % der Fälle tritt das MFS familiär auf, in ca. 25 % durch Neumutationen.

Klinische Zeichen, Befunde und Verlauf Das phänotypische Spektrum reicht vom schweren neonatalen MFS über den klassischen „Lehrbuchpatienten" bis zum fast unauffälligen Habitus, hinter dem sich dennoch die Gefahr einer Aortendissektion verbirgt (Abb. 247.2f). Die Befunde sind altersabhängig und bis zu einem gewissen Grad auch innerhalb einer Familie verschieden.

Skelettveränderungen (Habitus) Dolichostenomelie („Langschmalgliedrigkeit"): Glieder sind schlank und disproportioniert lang im Vergleich zum Rumpf, besonders die distalen Segmente; die Patienten haben lange, schmale Hände („Madonnenhände", Arachnodaktylie [„Spinnenfingrigkeit"] Steinberg- und/oder Murdoch-Zeichen sind positiv [◘ Abb. 247.2h,i]) und auch ebensolche Füße. Das Verhältnis von oberem zu unterem Segment ist vermindert, die Spannweite ist größer als die Höhe. Es besteht ein Großwuchs im Vergleich zu gesunden Verwandten ersten Grades.

Weiterhin typisch sind langer und schmaler Kopf (Dolichocephalie) mit prominenten Orbitabögen und tief liegenden Augen (Enophthalmus), nach außen abfallende (antimongoloide) Lidachse sowie Wangenknochenhypoplasie; der Gesichtsausdruck wirkt oft älter und ernst (◘ Abb. 247.2c). Weitere Merkmale sind gotischer Gaumen; lange, eng und unregelmäßig stehende Zähne, Malokklusion, Retrognathie, Hühner- oder Trichterbrust, meist asymmetrisch (◘ Abb. 247.2c,e), Kyphose, Skoliose >20°, Spondylolisthesis, Flachrücken; überstreckbare Gelenke, Genua recurvata, Knickplattfüße, gehäufte Distorsionen, habituelle Luxationen, jedoch auch eingeschränkte Ellenbogenstreckung <170°. Außerdem finden sich eine unterentwickelte Muskulatur, samtartig weiche Haut mit spärlichem subkutanem Fettgewebe, Dehnungsstreifen (Striae distensae), rezidivierende Leistenhernien, apikale Lungenzysten, rezidivierender Pneumothorax, Protrusio acetabuli und eine Ektasie der lumbosakralen Dura (im Kindesalter evtl. noch nicht ausgeprägt).

Augenveränderungen Charakteristisch sind eine Luxation/Subluxation der Linsen, meistens bilateral und nach temporal oben (◘ Abb. 247.2g), oft nur nach Mydriasis sichtbar, evtl. mit Iridodonesis (= Irisschlottern, nicht etwa Linsenschlottern), zudem eine Myopie, axial und/oder durch eine Kugellinse bedingt; Netzhautablösung, enge, schlecht dilatierbare Pupillen, eine Iristransluminiszenz (Hypoplasie des Irisstroma und des M. dilatator pupillae) sowie oft eine Megalokornea oder Cornea plana.

Kardiovaskuläre Veränderungen Es kommt zu einer progredienten Erweiterung des Sinus Valsalvae und der Aorta ascendens; typische Befunde sind ein dissezierendes Aortenaneurysma (evtl. Schmerz wie ein Dolchstich in Rücken oder Brust!) und eine Aortenruptur, Aorteninsuffizienz, Arrhythmie, Mitralklappenprolaps und -insuffizienz.

Diagnose Die Diagnose soll anhand einer Kombination verschiedener gewichteter Kriterien gestellt werden (▶ Übersicht Gent-Nosologie und ◘ Tab. 247.1). Das MFS kommt auch ohne asthenischen Habitus vor und wird dann oft verkannt; die Diagnose im Kleinkindesalter ist oft schwierig, da die Befunde altersabhängig auftreten. In bestimmten Situationen (Unterscheidung zwischen schlaksigen, aber gesunden und betroffenen Familienmitgliedern sowie Präfertilisations-, Präimplantations-, Pränataldiagnostik) muss die krankheitsverursachende *FBN1*-Mutation in der Familie nachgewiesen werden bzw. bekannt sein. In der Regel hat jeder Marfan-Betroffene/jede Marfan-Familie seine/ihre eigene Mutation.

2010 revidierte Gent-Nosologie für die Diagnose Marfan-Syndrom (MFS)

Die Diagnose MFS kann in folgenden 7 Konstellationen gestellt werden:
- Bei negativer Familienanamnese
  1. Ao (Z ≥2) und EL = MFS
  2. Ao (Z ≥2) und FBN1 = MFS
  3. Ao (Z ≥2) und Syst (≥7 Punkte) = MFS*
  4. EL und FBN1-Ao = MFS
- Bei positiver Familienanamnese
  5. EL und MFS-FA = MFS
  6. Syst (≥7 Punkte) und MFS-FA = MFS*
  7. Ao (Z ≥2 über 20 Jahre, Z ≥3 unter 20 Jahren) und MFS-FA = MFS*
- Alternative Diagnosen:
  – EL und Syst (≥1 Punkt) ohne *FBN1*-Ao = EL-S
  – Ao (Z <2) und Syst (≥5 Punkte) ohne EL = MASS
  – MVP und Ao (Z <2) und Syst (<5 Punkte) ohne EL = MVP-S

Bemerkungen:
- Neonatales MFS ist keine separate Entität, sondern eine schwere Form des klinischen Spektrums.
- Da die klinischen Kriterien für MFS mit dem Alter ausgeprägter werden, sollte bei Personen unter 20 Jahren keine definitive alternative Diagnose gestellt werden; folgende provisorische Diagnose ist zu bevorzugen:
  – Syst (<7 Punkte) und/oder Ao (Z <3) ohne *FBN1* = nichtspezifische Bindegewebskrankheit (non-specific connective tissue disorder)*
  – *FBN1* und Ao (Z <3) = potenzielles MFS

Abkürzungen/Erläuterungen:
Ao: Erweiterung der Aortenwurzel (Sinus Valsalvae, Aorta ascendens) >95. (Z ≥2) bzw. >99. (Z ≥3) Perzentile oder Dissektion der Aortenwurzel; EL: Linsenluxation (Ectopia lentis); EL-S: Ectopia-Lentis-Syndrom; *FBN1*: pathogene Mutation im *FBN1*-Gen; *FBN1*-Ao: als bekannte Aortenerweiterung oder -dissektion verursachende Mutation im *FBN1*-Gen; MASS: Phänotyp mit Myopie, Mitralklappenprolaps, grenzwertiger Erweiterung der Aortenwurzel, Skelett- und Hautbeteiligung; MFS-FA: positive Familienanamnese für MFS (wie in den Konstellationen 1–4 definiert); MVP: Mitralklappenprolaps; MVP-S Mitralklappenprolaps-Syndrom; Syst: systemische Veränderungen (◘ Tab. 247.1); Z: Z-Score (= Abweichung vom Mittelwert geteilt durch die Standardabweichung).

* Folgende klinische Zeichen sind differenzialdiagnostisch besonders wichtig und sollten bei MFS ausgeschlossen werden: geistige Retardierung, Linsenluxation nach unten, Thrombosen bei der Homocystinurie (*CBS*-Gen); Kraniosynostose, Arachnodaktylie, geistige und somatische Entwicklungsverzögerung beim Shprintzen-Goldberg-Syndrom (*SKI*-Gen); gespaltenes Halszäpfchen (Uvula bifida), Gaumenspalte, Hypertelorismus, Klumpfuß beim Loeys-Dietz-Syndrom (*TGFBR1*-, *TGFBR2*-, *SMAD3*-, *TGFB2*-, *TGFB3*-Gene); frühzeitige Osteoarthrose, Uvula bifida/Gaumenspalte, Hypertelorismus beim Aneurysma-Osteoarthrose-Syndrom (*SMAD3*-Gen); sowie Aneurysma der mittelgroßen Arterien, dünne Haut (durchscheinendes Venengeflecht), ausgeprägte Suffusionsneigung, Krampfadern beim EDS Typ IV (*COL3A1*-Gen). Dazu sind entsprechende biochemische und/oder molekulargenetische Untersuchungen der zugrunde liegenden Gene indiziert.

Die diagnostisch relevanten Kriterien werden mit einem Punktsystem gewichtet (◘ Tab. 247.1).

247.3.2 Andere *FBN1*-assoziierte Krankheiten (Fibrillinopathien)

Charakteristisch sind hier ein MASS-Phänotyp mit Myopie, Mitralklappenprolaps, grenzwertiger Erweiterung der Aortenwurzel, Skelett- und Hautbeteiligung sowie isolierte/syndromale Linsenluxation (Ectopia lentis), isolierter/syndromaler Mitralklappenprolaps.

Abzugrenzen sind weiterhin Stiff-Skin-Syndrom (nur bestimmte *FBN1*-Mutationen); akromikrische/geleophysische Dysplasie (nur bestimmte *FBN1*-Mutationen); autosomal-dominantes Weill-Marchesani-Syndrom (Linsenluxation mit Mikrosphärophakie, Kleinwuchs, Brachydaktylie aber ohne vaskuläre Manifestation, nur bestimmte *FBN1*-Mutationen); Shprintzen-Goldberg-Syndrom (Arachnodaktylie, Kraniosynostose sowie geistige und somatische Retardierung, bedingt durch Mutationen im *SKI*- und auch in den *TGFBR1*-, *TGFBR2*-Genen).

247.3.3 Loeys-Dietz-Syndrom und weitere Varianten von Marfan-Syndrom

Das Loeys-Dietz-Syndrom (LDS, auch MFS Typ 2 bzw. Typ 3 genannt; etwa 20 % der Patienten mit Verdacht auf MFS) gilt als Variante des Marfan-Syndroms und ist klinisch charakterisiert durch Hypertelorismus, gespaltenes Halszäpfchen (Uvula bifida!), Gaumenspalte, fehlende Linsenluxation (!), Dilatation der Aortenwurzel, geschlängelte Arterien, Klumpfüße, Kraniosynostose, marfanoiden Habitus, Großwuchs, Überstreckbarkeit der Gelenke, Hernien.

Das LDS ist bedingt durch heterozygote Mutationen in den *TGFBR1*-, *TGFBR2*- oder *TGFB2*-Genen sowie evtl. in den *SMAD3*- oder *TGFB3*-Genen. Frühzeitige Osteoarthrose mit klinischen Zeichen von LDS charakterisieren das Aneurysma-Osteoarthrose-Syndrom (AOS, gilt auch als eine LDS-Variante, bedingt durch heterozygote *SMAD3*-Mutationen).

Die klinischen Kriterien von MFS können MFS-Patienten mit *FBN1*-Mutationen von LDS/AOS-Patienten mit Mutationen in *TGFBR1*-, *TGFBR2*-, *SMAD3*-, *TGFB2*- oder *TGFB3*-Genen nicht unterscheiden, wenn das Auge (Ectopia lentis) nicht betroffen ist (in ~50 % der MFS-Fälle). Bei der (Differenzial-)Diagnose von MFS/LDS kommt daher der molekulargenetischen Untersuchung eine besondere Bedeutung zu (▶ Übersicht Kriterien des Marfan-Syndroms).

Differenzialdiagnose Auszuschließen sind Homocystinurie (mentale Retardierung, Linsenluxation nach unten (!), Thrombosen, Homocystin im Plasma, Mutationen im *CBS*-Gen); kongenitale kontrakturelle Arachnodaktylie (CCA, auch Beals-Hecht-Syndrom genannt, bedingt durch heterozygote *FBN2*-Mutationen, mit MFS-ähnlichem Phänotyp, doch ohne Beteiligung von Augen und Aorta (◘ Abb. 247.2d); thorakale Aneurysmen und Dissektionen der Aorta (bedingt durch heterozygote Mutationen in den *ACTA2*-, *MYH11*- oder *MYLK*-Genen sowie evtl. in den *TGFB2*-, *TGFBR1*- oder *TGFBR2*-Genen); Sprintzen-Goldberg-Syndrom (Kraniosynostose, geistige und somatische Retardierung), isolierte/syndromale Linsenluxation (ohne *FBN1*-Mutation); isolierter/syndromaler Mitralklappenprolaps (ohne *FBN1*-Mutation); Arterien-Tortuositäts-Syndrom (Tortuositas vasorum, autosomal-rezessiv, bedingt durch Mutationen im GLUT10 kodierenden *SLC2A10*-Gen); gewisse Formen des Ehlers-Danlos-Syndroms (EDS Typ I/II, EDS Typ IV und EDS Typ VI) und der Osteogenesis imperfecta; Stickler-Syndrom; Klinefelter-Syndrom (XXY, Großwuchs), Triple-X-Syndrom (XXX, Großwuchs), XYY-Syndrom (XYY, Großwuchs); Fragiles-X-Syndrom (Großwuchs, geistige Retardierung).

Therapie und Prophylaxe bei Marfan- und Loeys-Dietz-Syndrom Die Therapiemaßnahmen umfassen die Überwachung der Aorta in ihrem ganzen Verlauf (US, CT, MRI) auf Durchmesser, Dis-

◘ **Tab. 247.1** 2010 revidierte Gent-Nosologie für die Diagnose Marfan-Syndrom (MFS)

Systemische Veränderung	Punktzahl
Murdoch (Handgelenk)- und Steinberg (Daumen)-Zeichen	3
Murdoch (Handgelenk)- oder Steinberg (Daumen)-Zeichen	1
Hühnerbrust (Pectus carinatum)	2
Trichterbrust (Pectus excavatum) oder Brustkorbasymmetrie	1
Knickfuß	2
Plattfuß (Pes planus)	1
Pneumothorax	2
Ektasie der lumbosakralen Dura	2
Protrusio acetabuli (Vorwölbung von Hüftpfanne und -kopf in das kleine Becken)	2
Verhältnis von oberem zu unterem Segment vermindert und von Armspanne zu Größe erhöht (ohne schwere Skoliose)	1
Skoliose oder thorakolumbale Kyphose	1
Eingeschränkte Ellenbogenstreckung <170°	1
3 von 5 Gesichtszügen (Dolichocephalie, Enophthalmus, nach außen abfallende Lidachsen, Wangenknochenhypoplasie und Retrognathie)	1
Dehnungsstreifen (Striae distensae)	1
Kurzsichtigkeit (Myopie, >3 Dioptrien)	1
Mitralklappenprolaps (alle Typen)	1
Maximal 20 Punkte	

sektion und intramurales Hämatom – speziell wichtig während der Schwangerschaft; Endokarditisprophylaxe bei Klappeninsuffizienz; bei progredienter Aortenwurzelerweiterung rechtzeitiger Composite-Graft-Ersatz. Wichtig ist auch die Behandlung von Bluthochdruck mit einem systolischen Zielwert von <130 mmHg. Die Prävention der Aortendilatation bzw. deren Progression mit β-Blockern ist mittlerweile Standard, neuerdings kombiniert mit dem Angiotensin-II-Rezeptor-Blocker (AT1-Blocker) (Losartan, bei Schwangerschaft kontraindiziert!).

Weiterhin werden konservative und chirurgisch-orthopädische Maßnahmen durchgeführt, evtl. frühzeitige Pubertätseinleitung zur Wachstumsreduktion und besseren Behandlung der Kyphoskoliose, außerdem Augenkontrollen (Visus, Netzhautablösung!). Eine angepasste Lebensweise ist anzustreben: keine körperliche Überforderung, kein Leistungssport, keine Sportarten mit Körperkontakt. Ein Notfallausweis und Beratung vor Berufswahl und Familienplanung (50 % Übertragungsrisiko) sind empfehlenswert.

Die Kenntnis des zugrunde liegenden Gendefekts kann bei Therapie und Prophylaxe von MFS/LDS entscheidend sein. LDS-Patienten mit Mutation in *TGFBR1*-, *TGFBR2*- oder *SMAD3*-Genen brauchen eine häufigere kardiovaskuläre Kontrolle als MFS-Patienten mit *FBN1*-Mutation, da bei ihnen auch innerhalb von Monaten Rupturen der Aorta bei geringer Erweiterung und selbst bei normalem Durchmesser oder gar von muskulären Arterien vorkommen können.

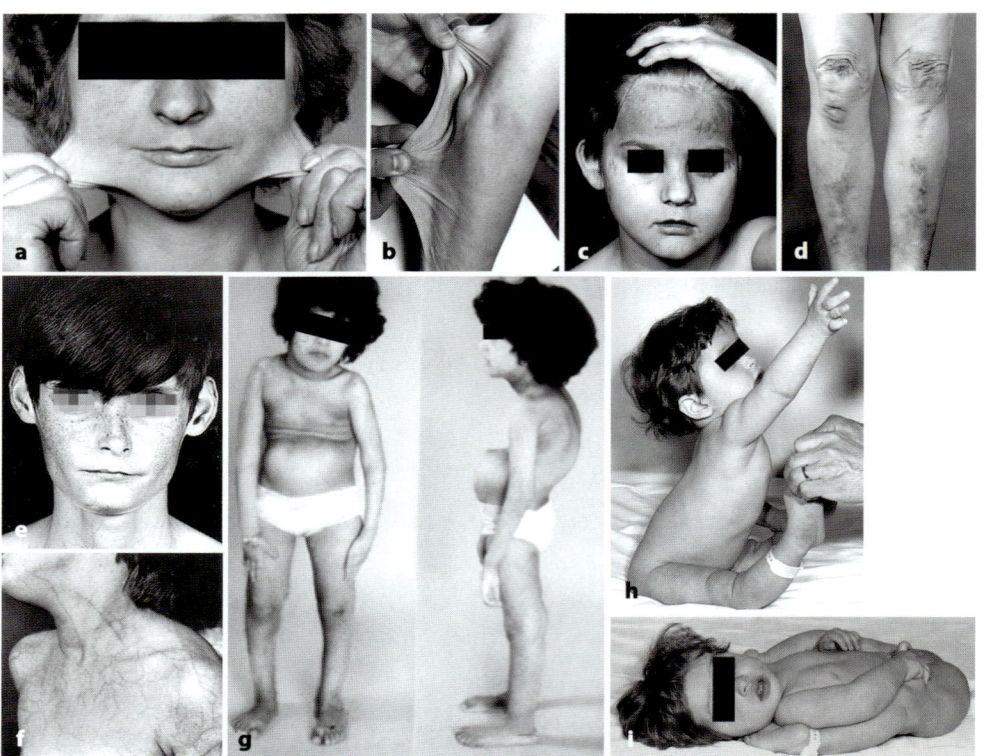

◘ Abb. 247.3a–i Verschiedene Formen des Ehlers-Danlos-Syndroms (EDS). **a, b, d** EDS Typ I (43-jährige Frau): Hyperelastische Haut im Gesicht, überdehnbare, wammenartige Haut mit molluskoiden Pseudotumoren über den Ellenbogen, hypertrophe und atrophe hämosiderotische Narben über den Schienbeinen und Fußdeformitäten. **c** EDS Typ I (ihr 12-jähriger Sohn): Ausgedehnte Narben im Gesicht, besonders der Stirn, von Bagatelltraumata im Kleinkindesalter. **e** EDS Typ IV (14-jährig): Charakteristische Gesichtszüge mit straffer Haut, spitzer und schmal geschnittener Nase, schmalen Lippen, eingefallenen Wangen, groß wirkenden Augen und fehlenden Ohrläppchen; starb mit 17 Jahren an inneren Blutungen. **f** EDS Typ IV (8-jährig): Dünne Haut mit gut sichtbarem Venennetz. **g** EDS Typ VIA (5,5-jährig): Kyphoskoliose, Muskelhypotonie, marfanoider Habitus, Dislokation der rechten Schulter, Plattfüße, Mikrokornea. **h, i** EDS Typ VIIB (1-jährig): Subluxation beider Knie, thorakolumbale Kyphose und kongenitale Hüftluxation beidseitig. (Die Bildrechte liegen bei den abgebildeten Personen bzw. bei ihren Erziehungsberechtigten)

Prognose des Marfan-Syndroms Dank Frühdiagnose, Blutdruckkontrolle, entsprechendem Lebensstil, Ultraschallüberwachung und elektiver Herzchirurgie ist die Lebenserwartung seit 1970 um 25 Jahre auf 65 oder mehr Jahre gestiegen.

247.4 Ehlers-Danlos-Syndrom

Definition und Epidemiologie Das Ehlers-Danlos-Syndrom (EDS) ist eine heterogene Gruppe von genetisch bedingten Bindegewebsstörungen, charakterisiert durch Überstreckbarkeit der Gelenke, Hyperelastizität der Haut und Fragilität der Gewebe (◘ Abb. 247.3a–i). Die Gesamthäufigkeit der verschiedenen Typen wird auf mindestens 1:10.000 Geburten geschätzt. Die meisten EDS-Typen sind durch Mutationen in Genen bedingt, die für diverse Kollagenketten oder Enzyme im Kollagenstoffwechsel kodieren (◘ Tab. 247.2). Da EDS bezüglich Organbefall, klinischem Schweregrad, Genetik und biochemischen Defekten heterogen ist, soll für die Orientierung ◘ Tab. 247.2 konsultiert werden. Ferner sind biochemische und ultrastrukurelle Veränderungen für die Typisierung richtungweisend.

247.4.1 Klassische Form des Ehlers-Danlos-Syndroms (EDS Typ I und Typ II)

Ätiologie und Pathogenese Dies ist die erstbeschriebene, häufigste und bekannteste EDS-Form (klassisches EDS), die in eine schwerere (Typ I) und leichtere Form (Typ II) unterteilt wird. Ca. 90 % der Fälle ist auf Mutationen in den COL5A1- und COL5A2-Genen (Chromosomen 9q34.3 bzw. 2q32.2) zurückzuführen; dann ist das Kollagen Typ V quantitativ vermindert oder strukturabnorm, die Stabilität der aus den Kollagenen I und V bestehenden Kollagenfibrillen in Haut und Bandapparat geschwächt und die Fibrillenstruktur verändert. Den übrigen Fällen müssen andere genetische Defekte zugrunde liegen; so führt z. B. die COL1A1-Mutation p.Arg312Cys (historisch auch als p.Arg134Cys bekannt) zum klassischen EDS (Typ I).

Klinische Zeichen und Befunde Die Haut ist hyperelastisch (nicht etwa lax und redundant wie bei Cutis laxa), teigig oder samtartig weich (wie nasses Wildleder), pastellfarben fahl, leicht zerreißlich, dann mit klaffenden, fischmaulartigen Wunden, die mit atrophen („zigarettenpapierähnlichen"), hämosiderotisch verfärbten oder aber hypertrophen Narben (besonders an Stirn und Schienbeinen, ◘ Abb. 247.3c,d) verzögert abheilen.

Weitere Zeichen sind: eine starke Tendenz zu Suffusionen; Verschieblichkeit der Haut zur Subkutis, weiche Ohrmuscheln, weiche Nasenspitze, molluskoide Pseudotumoren an Druckstellen (Ellenbogen, Knie), evtl. mit verkalkenden Fettgewebsnekrosen. Die Gelenke sind überstreckbar, oft luxierbar; habituelle Luxationen (Schulter, Patella), kongenitale Hüftluxationen und Klumpfüße sind möglich, außerdem sekundär rezidivierende Distorsionen und Gelenkergüsse, vorzeitige Arthroseneigung (Knie-, Kiefergelenk!), periphere Neuropathien, ferner schwaches Fußgewölbe (Knick-, Plattfuß), charakteristischer Händedruck („wie ein Wildlederbeutel voller Knöchel-

Tab. 247.2 Formen des Ehlers-Danlos-Syndroms (EDS): Haupt- und Zusatzmerkmale, Vererbung und Ätiologie

Typ	Haut Hyperelastisch	Zerreißlich	Ekchymosen	Gelenküberstreckbarkeit	Andere typische Merkmale und Komplikationen	Vererbungsmodus	Ätiologie, Gene	Relative Häufigkeit
I	+++	+++	++	+++	Vaskuläre und intestinale Komplikationen gelegentlich	AD	Kollagen-V-Defekt (und evtl. andere), COL5A1, COL5A2	Häufig
II	++	++	+	++				
III	+	+	+	++	Vorzeitige Arthrosen	AD / AR	Unbekannt / Tenascin-X-Mangel, TNXB	Häufig / Sehr selten
IV	–	++++	+++	+	Dünne Haut mit gut sichtbaren Venen, Rupturen von mittelgroßen Arterien und inneren Organen	AD	Kollagen-III-Defekt, COL3A1	Nicht so selten!
VIA	+++	++	++	+++	Muskelhypotonie, Kyphoskoliose, Mikrokornea, marfanoider Habitus	AR	Lysylhydroxylasemangel, PLOD1	Selten
VIB	++	++	++	++	Adduzierte Daumen, Klumpfüße, subkutane Blutungen	AR	Dermatan 4-sulfotransferase-1-Mangel, CHST14	Selten
VIC	++	++	+	+	Thenaratrophie, Skelettdysplasie mit mäßigem Kleinwuchs	AR	Zinktransporter (ZIP13)-Mangel, SLC39A13	Selten
VID	++	+	++	++	Myopathie, Innenohrschwerhörigkeit	AR	Chaperon (FKBP14)-Mangel, FKBP14	Selten
VIIA	++	+	+	+++	Kongenitale Hüftluxationen, pathologische Frakturen	AD	Deletion von Telopeptid von Kollagen I, COL1A1, COL1A2	Selten
VIIB	++	+	+	++				
VIIC	–	++++	+++	+	Haut teigig, lax, Dysmorphien	AR	N-Proteinase-Mangel, ADAMTS2	Selten

AD: autosomal-dominant, AR: autosomal-rezessiv; – nicht, + leicht, ++ mittelschwer, +++ schwer und ++++ sehr stark ausgeprägt.
Die Existenz der Typen V und X ist fraglich, diejenige des Typs VIII als eigenständiges Krankheitsbild unklar; Typ IX, Occipital-Horn-Syndrom, ist allelisch zu Menkes-Syndrom (siehe Cutis laxa); die Zuordnung der Varianten EDS Typ VIB, EDS Typ VIC und EDS Typ VID zum EDS VIA ist willkürlich; das Brittle-Cornea-Syndrom (BCS) ist separat aufgeführt, der progeroide EDS-Typ nicht berücksichtigt.

chen") und Gorlin-Zeichen: die Zungenspitze kann die Nasenspitze berühren (unspezifisch); Muskelhypotonie mit verzögerter grobmotorischer Entwicklung ist recht häufig.

An den inneren Organen sind folgende Befunde zu erheben: Leistenhernien, Zwerchfellrelaxation, bei Belastung schmerzhafte Fettherniationen durch die Faszien besonders am inneren Fußgewölbe, Rektal- und Uterusprolaps, Blasendivertikel, Reflux und Niereninsuffizienz; Frühgeburtlichkeit wegen Zervixinsuffizienz oder vorzeitigen Blasensprungs, falls der Fetus ebenfalls befallen ist; Refraktionsanomalien.

Diagnose Die Diagnose erfolgt klinisch, kann biochemisch und ultrastrukturell vermutet und soll durch molekulargenetische Analysen erhärtet werden, denn in ca. 90 % der Fälle liegt eine COL5A1- oder COL5A2-Mutation vor; die vorgängige EM-Untersuchung einer Hautbiopsie weist charakteristische Veränderungen der Kollagenfibrillen („Blumenkohlfasern") auf. Die klinische Diagnose im Kleinkindesalter ist oft schwierig, da die Hyperelastizität der Haut durch den „Babyspeck" maskiert wird und eine pathologische Gelenküberstreckbarkeit von der physiologischen schwer zu unterscheiden ist.

Differenzialdiagnose Die Muskelhypotonie ist auch typisch für neuromuskuläre Störungen. Hautlaxität bzw. -überstreckbarkeit finden sich bei Cutis-laxa-Syndromen, Geroderma osteodysplasticum, Menkes-Syndrom und Noonan-Syndrom. Eine abnorme Blutungsneigung, Verletzlichkeit und verzögerte Wundheilung lässt an Kindesmisshandlung (!), Gerinnungs- und Thrombozytenstörungen, Faktor-XIII-Mangel, Dysfibrinogenämie denken. Die Gelenküberstreckbarkeit tritt auch bei anderen EDS-Typen sowie bei Marfan-Syndrom, Loeys-Dietz-Syndrom, Aneurysma-Osteoarthrose-Syndrom, Larsen-Syndrom und gewissen Formen der Osteogenesis imperfecta auf.

Therapie und Prophylaxe Wegen der Hautfragilität sollten im Kindesalter Gesicht und Schienbeine vor Traumata mit Helm und Beinschienen geschützt werden. Bei Verletzung sind ein Anfrischen der Wundränder und optimale Adaptation mit feinsten atraumatischen Fäden und Pflastern indiziert, die länger als üblich belassen werden sollen. Physiotherapie zur Kräftigung der Muskulatur wirkt der Hypotonie entgegen. Gelenke können mit Stützverbänden, evtl. hohen Schuhen und Schienen, durch symptomatische Behandlung bei Distorsionen und Gelenkergüssen, allenfalls Arthrodesen geschützt bzw. behandelt werden; operative Korrektur erfolgt im Fall habitueller Luxationen. Eine Beratung sollte bzgl. der Berufswahl sowie Vererbung erfolgen: Aufklärung über Wiederholungsrisiko und Möglichkeiten der pränatalen Diagnose.

247.4.2 Hypermobile Form des Ehlers-Danlos-Syndroms (EDS Typ III)

Ätiologie und Pathogenese Es besteht genetische Heterogenität. Die Ursache der dominant vererbbaren Form ist unbekannt. Eine seltene Ursache des autosomal-rezessiven EDS Typ III ist Tenascin-X-Mangel (*TNXB*-Gen auf Chromosom 6p21.33). Die Gelenke sind generell überstreckbar, die Haut überdehnbar, jedoch nicht fragil wie bei allen anderen EDS-Typen. Rasche körperliche Ermüdbarkeit, diffuse Schmerzen, Kopfweh und Zeichen der Dysautonomie herrschen vor, mit deutlicher psychischer und sozialer Beeinträchtigung, besonders bei Frauen. Die Abgrenzung gegen das marfanoide und familiäre Hypermobilitäts-Syndrom mag willkürlich sein.

247.4.3 Vaskuläre Form des Ehlers-Danlos-Syndroms (EDS Typ IV)

Ätiologie und Pathogenese Kollagen Typ III besteht aus drei α1(III)-Ketten und kommt in Haut, Arterien, Darm, Lungen und Uterus vor. Mutationen im *COL3A1*-Gen (Chromosom 2q32.2) führen zum qualitativen und quantitativen Mangel an Kollagen III und somit zur Schwächung dieser Organe.

Klinische Zeichen, Befunde, Verlauf und Prognose Die Haut ist im Gegensatz zu allen anderen EDS-Formen nicht überstreckbar, sondern eher straff und dünn, mit gut sichtbarem venösem Netz (besonders auffällig über dem Thorax, Abb. 247.3f) und ausgeprägter Suffusionsneigung; Hände und Füße sehen älter aus (Akrogerie); die Überstreckbarkeit ist auf die kleinen Gelenke beschränkt; die Gesichtszüge sind oft charakteristisch (Abb. 247.3e) mit straffer Haut und jünger wirkendem Ausdruck (bei Erwachsenen wie nach einem Facelifting), spitzer Nase, schmalen Lippen, eingefallenen Wangen, groß wirkenden Augen, sich derb anfühlenden Ohrmuscheln mit meist fehlendem freiem Ohrläppchen; zudem besteht eine Neigung zu Alopezie.

Lebensgefährliche Komplikationen sind spontane Rupturen von Arterien mit oder ohne vorbestehende Aneurysmen in ca. 90 %, seltener von Darm oder Uterus (in der Spätschwangerschaft, peripartal, aber auch erst im Wochenbett) und rezidivierender (Hämato-) Pneumothorax. Die mittlere Lebenserwartung ist unabhängig vom Geschlecht und beträgt ohne Therapie und Prophylaxe ca. 50 Jahre.

Diagnose Nachweis der *COL3A1*-Mutation (in >95 % der Fälle liegt eine *COL3A1*-Mutation vor), die in der Regel in jeder Familie verschieden ist; die Kenntnis der Mutation hat gewissen prädiktiven Wert. Falls die Mutationsanalyse negativ ist, lohnt sich zur Orientierung die biochemische Untersuchung der Kollagene in der Fibroblastenkultur. Die klinische Diagnose im Kleinkindesalter ist schwierig, wenn keine suggestive Familienanamnese besteht.

Differenzialdiagnose Andere Formen der Blutungsneigung (Koagulopathien) und andere EDS-Typen; cave: Kindesmisshandlung!

Therapie und Prophylaxe Wichtig ist die Kontrolle und evtl. strikte Behandlung von Bluthochdruck mit einem systolischen Zielwert von <120 mm Hg; Celiprolol (β-Blocker) ist Standard und Metalloproteinase-Hemmer (Doxycyclin) zur Stärkung der Gewebe sind neuerdings in Erprobung. Blutungen retroperitoneal oder interstitiell sind möglichst konservativ, intraabdominal und -thorakal dagegen rasch chirurgisch anzugehen. Zu vermeiden sind Angiografien (Gefäßruptur) und Medikamente, die mit Gerinnung oder Plättchenfunktion interferieren (Lebensgefahr!). Bei Kolonrupturen ist eine subtotale Kolektomie indiziert. Wichtig sind eine Überwachung von Risikoschwangerschaft und geplante Geburt in spezialisiertem Zentrum. Empfohlen wird ein entsprechender Lebensstil zur Vermeidung von intrathorakalem Druck (Husten, Obstipation, schwere isometrische Belastung, Alphorn!) sowie von Kontaktsportarten und Leistungssport. Eine Frühdiagnose ist anzustreben und ein Notfallausweis ist empfehlenswert. Eine Beratung sollte vor Berufswahl und Familienplanung erfolgen.

247.4.4 Kyphoskoliotische Form des Ehlers-Danlos-Syndoms (EDS Typ VIA)

Ätiologie und Pathogenese Die Kollagenlysylhydroxylase (*PLOD1*-Gen auf Chromosom 1p36.22) ist inaktiv, dadurch bleibt die Quervernetzung der Kollagenmoleküle unzureichend. Heterozygote Mutationsträger haben intermediäre Enzymaktivität und sind gesund. (Das Nevo-Syndrom ist allelisch und klinisch identisch mit dem EDS Typ VIA!).

Klinische Zeichen, Befunde und Verlauf Ausgeprägte Muskelhypotonie im Säuglings- und Kleinkindesalter (floppy infant) mit früh beginnender, schwerer, progredienter Kyphoskoliose (Abb. 247.3g) und hyperelastischer, fragiler Haut sind pathognomonisch. Dazu kommen marfanoider Habitus und Osteoporose, oft Mikrokornea und gelegentlich Ruptur des Augenbulbus nach inadäquatem Trauma. Die Lebenserwartung ist durch spontane Arterienrupturen, Lungeninsuffizienz und Cor pulmonale deutlich vermindert.

Diagnose Bestätigung der klinischen Verdachtsdiagnose durch ~30-fach erhöhtes Verhältnis von Deoxypyridinolin zu Pyridinolin (Kollagenquervernetzungsmoleküle) im Urin mittels HPLC, einer hochspezifischen, sensiblen, raschen und billigen Analyse, gefolgt durch direkten Mutationsnachweis im *PLOD1*-Gen.

Differenzialdiagnose Im Kleinkindalter sind neuromuskuläre Störungen abzugrenzen, weiterhin andere Formen des EDS, besonders von EDS Typ VIB, EDS Typ VIC und EDS Typ VID, Brittle-Cornea-Syndrom, Marfan-Syndrom sowie das Loeys-Dietz-Syndrom.

Therapie Kausale Therapie oder biochemische Beeinflussung (u. a. durch Vitamin C) sind bisher nicht möglich; konservative oder chirurgisch orthopädische Maßnahmen der Kyphoskoliose sind anspruchsvoll und oft wenig erfolgreich.

247.4.5 Varianten des EDS Typ VIA: EDS Typ VIB, EDS Typ VIC und EDS Typ VID

Diese Varianten sind klinisch dem EDS Typ VIA ähnlich, unterscheiden sich jedoch durch spezifische Symptome und die zugrunde liegenden mutierten Gene.

Muskulokontrakturelle Form (EDS Typ VIB)

Diese Form wird autosomal-rezessiv vererbt und ist bedingt durch einen Mangel an Dermatan-4-Sulfotransferase-1 (*CHST14*-Gen auf Chromosom 15q15.1), wobei Chondroitinsulfat das fehlende Dermatansulfat nur ungenügend ersetzen kann. Klinisch treten zusätzlich zum EDS Typ VIA adduzierte Daumen, Klumpfüße, subkutane Massenblutungen und eine Retinaablösung auf.

Spondylocheirodysplastische Form (EDS Typ VIC)

Auch diese Form wird autosomal-rezessiv vererbt; sie ist bedingt durch einen Mangel des intrazellulären Zinktransporters ZIP13 (*SLC39A13*-Gen auf Chromosom 11p11.2), der zu ER-Stress führt und damit zu Unterhydoxylierung der Kollagene und diagnostisch wichtig zum 5-fach erhöhten Verhältnis von Deoxypyridinolin zu Pyridinolin im Urin. Klinische Befunde zusätzlich zum EDS Typ VIA sind Befall der Wirbelsäule (spondylo; mit mäßigem Kleinwuchs und spezifischen radiologischen Befunden) und der Hände (cheiro; mit Thenaratrophie, fein gefälteter Handinnenfläche, schmalen spitz zulaufenden Fingern und ebenfalls spezifischen radiologischen Befunden); ferner prominente Augen mit großer Cornea.

Myopathische Form mit Schwerhörigkeit (EDS Typ VID)

Diese ebenfalls autosomal-rezessiv vererbte Form wird bedingt durch das inaktive kollagenspezifische Chaperon (*FKBP14*-Gen auf Chromosom 7p14.3). Klinisch zusätzlich zu EDS Typ VIA: Myopathie und Innenohrschwerhörigkeit. Differenzialdiagnostisch abzugrenzen sind Bethlem-Myopathie und kongenitale Muskeldystrophie Typ Ullrich (beide bedingt durch Kollagen-VI-Defekte).

247.4.6 Arthrochalasis (EDS Typ VIIA und Typ VIIB) und Dermatosparaxis (EDS Typ VIIC)

Ätiologie und Pathogenese Bei den EDS-Typen VIIA und Typ VIIB kommt es durch heterozygote Mutationen in den *COL1A1*- bzw. *COL1A2*-Genen (Chromosomen 17q21.33 bzw. 7q21.3) zur Deletion des N-terminalen Telopeptides der α(I)- bzw. α2(I)-Kette von Kollagen I, beim autosomal-rezessiven EDS Typ VIIC resultiert die fehlende Enzymaktivität der Prokollagen-N-Protease, kodiert durch das *ADAMTS2*-Gen (Chromosom 5q35.3), in einer Persistenz des N-terminalen globulären Peptids. In beiden Fällen sind Kollagenfibrillenbildung und -quervernetzung gestört und führen zu charakteristischen, diagnostischen Veränderungen im EM.

Klinische Zeichen und Befunde Charakteristisch sind beidseitige kongenitale Hüftluxation und extreme Gelenküberstreckbarkeit (Abb. 247.3h,i), mäßige Hyperelastizität und Fragilität der Haut, Osteopenie und gelegentlich pathologische Frakturen. Bei der Dermatosparaxis sind die Gelenke mäßig überstreckbar, die Haut aber ist zerreißlich (sparaxis) und locker, zudem bestehen zusätzliche Zeichen wie Mikrognathie, geschwollene Augenlider, weite große Fontanelle und große Nabelhernien.

Diagnose Die Diagnose wird klinisch gestellt, es folgt der direkte Mutationsnachweis – falls dieser negativ ist, lohnen sich die ultrastrukturelle Untersuchung der Haut und die Biochemie der Kollagene in der Fibroblastenkultur. Die pränatale Diagnose ist möglich.

Differenzialdiagnose Zu unterscheiden sind Larsen-Syndrom sowie eine schwere Ausprägung eines EDS Typ III.

Therapie Indiziert sind konservative oder chirurgisch-orthopädische Maßnahmen, besonders an Hüfte und Knie.

247.4.7 Brittle-Cornea-Syndrom (BCS1 und BCS2)

Ätiologie und Pathogenese Zwei Gene, *ZNF469* und *PRDM5* (Chromosom 16q24.2 bzw. 4q27), regeln in einem gemeinsamen Prozess die Expression von Proteinen der extrazellulären Matrix und somit die Entwicklung und Erhaltung von Geweben. Biallelische Mutationen in beiden Genen führen zum genetisch heterogenen, klinisch nicht unterscheidbaren BCS1 (*ZNF469*-Gen) bzw. BCS2 (*PRDM5*-Gen).

Klinische Zeichen und Befunde Dünne zentrale Cornea (~300 μm, normal ~550 μm), Keratokonus, starke Myopie, Glaukom, Korneaurupturen spontan oder nach geringfügigem Trauma, Blindheit, bläuliche Skleren, gemischte Innenohr- und Schallleitungsschwerhörigkeit (in der Tympanometrie: hypermobile Trommelfelle) sind zusätzlich zu den für das EDS typischen Merkmale wie Hyperelastizität der Haut und generalisierte Gelenküberstreckbarkeit vorhanden. Es besteht eine deutliche inter- und intrafamiliäre Variabilität; Heterozygote weisen diskrete Bindegewebsveränderungen auf.

Therapie Protektive und korrektive Brillengläser, nach Ruptur chirurgische Versorgung, Korneatransplantation, Hörgeräte, genetische Beratung.

247.5 Cutis laxa

Definition und Einteilung Cutis laxa (CL, „lockere Haut") umfasst eine genetisch heterogene Gruppe von Krankheiten, bei denen die Haut lose, redundant und überschüssig ist (wie ein zu großes „Übergewand") und sich in Falten abheben lässt, ohne dass diese zurückschnellen (im Gegensatz zur hyperelastischen Haut beim EDS) (Abb. 247.4). Säuglinge sehen unterernährt aus, so dass Eltern etwa der Vernachlässigung beschuldigt werden. Betroffene haben oft eine tiefe heisere Stimme, rezidivierende Inguinalhernien, sehen deutlich älter aus als sie sind, benötigen kosmetische Korrekturen und haben häufig eine supravalvuläre Aortenstenose.

Es sind sowohl autosomal-dominante, autosomal-rezessive als auch X-chromosomal vererbte Formen der CL bekannt, die sich im Schweregrad und den betroffenen Organsystemen voneinander unterscheiden (Tab. 247.3). Die klassische autosomal-dominante CL wird häufig bereits im Säuglingsalter diagnostiziert und ist eher leichterer Natur mit nur geringgradigen systemischen Symptomen (Hernien, Blasen- und Darmdivertikeln). Im Gegensatz dazu unterscheidet man 2 Typen mit autosomal-rezessiver Vererbung: CL vom Typ 1 (Tab. 247.3) sind generalisierte Bindegewebskrankheiten, die durch strukturelle Defekte der extrazellulären Matrix bedingt sind, bereits nach der Geburt erkannt werden und infolge Lungenemphysem, arterieller Aneurysmen und Blasendivertikel oft einen frühen letalen Ausgang nehmen. CL vom Typ 2 sind metabolisch bedingt, im Verlauf mit wesentlich leichteren Bindegewebsveränderungen, gehen aber mit Gedeihstörung und Entwicklungsverzögerung sowie skelettalen Veränderungen (adduzierter Daumen, Kontrakturen der Finger- und Grundgelenke und ulnare Deviation der Hand) einher.

Ätiologie und Pathogenese Defekte Elastin-Synthese und strukturelle Abnormalitäten der ECM-Proteine, welche sekundär Elastinver-

Tab. 247.3 Cutis Laxa (CL): Klinik, Ätiologie und Vererbung

Name/Gen (Protein und Funktion)	Charakterisierende klinische Merkmale			
	Cutis laxa	Emphysem	Aneurysma	Spezielles
Autosomal-dominant vererbte CL (klassische CL)				
ELN-assoziiert (Elastin; elastisches Faserprotein der ECM)	++	+	Selten (Aortenbogen)	CL im Säuglingsalter erkennbar IQ normal
FBLN5-assoziiert (Fibulin 5; kalziumabhängig, an Elastin gebunden)	+	+	–	CL im Säuglingsalter erkennbar IQ normal
Autosomal-rezessive CL Typ I (klassisch rezessive CL)				
EFEMP2-assoziiert (Fibulin 4 hält die elastischen Fibrillen zusammen)	+++	+++	Häufig (Aortenbogen)	CL bei Geburt erkennbar, IQ normal Letal (bedingt durch Lungenemphysem)
FBLN5-assoziiert (Fibulin 5, s. oben)	+++	+++	–	
LTBP4-assoziiert	+++	+++	–	Darmvolvulus, Blasendivertikel
Autosomal-rezessive CL Typ II (metabolisch bedingte CL)				
Congenital Disorder of Glycosylation (CDG) Typ IIe (COG7) (Conserved Oligomeric Golgi Complex)	++	–	–	EWR Gedeihstörung Skelettanomalien (s. Text) Letal Glykosylierungsdefekt*
ATP6V0A2-CDG (ATPase α2-Untereinheit)	++	?	–	Leichter EWR ZNS: kortikale und zerebrale Malformationen Gedeihstörung Glykosylierungsdefekt*
ALDH18A1-assoziiert (Δ^1-Pyrroline-5-Carboxylat-Synthase [P5C])	+	?	–	Leichter EWR Gedeihstörung Katarakt Plasma Aminosäuren: Prolin↓, Ornithin↓, Citrullin↓, Arginin↓
PYCR1-assoziiert (Pyrroline-5-Carboxylat-Reduktase-1; Enzym der Prolin-Biosynthese)	++	?	–	EWR nicht obligat Gedeihstörung Corpus-Callosum-Hypoplasie Plasma Aminosäuren normal
X-chromosomal-rezessive CL				
Occipital-Horn-Syndrom, ATP7A (Copper-transporting ATPase; transmembranöser Kupfertransport)	+	?	Selten (Pulmonalarterie)	Milder EWR Spärlich und spezielles Haar (pili torti) Skelettveränderungen (Verkalkungen am Ansatz der Mm. trapezius und sternocleidomastoideus am Okziput, Pectus excavatum) Plasma: Cu++↓; intrazellulär Cu++↑

– nicht, + leicht, ++ mittelschwer und +++ schwer ausgeprägt; EWR: kognitiver Entwicklungsrückstand; ECM: extrazelluläre Matrix; * Glykosylierungsdefekt (abnorme N- und O-Glykosylierung); ?: keine Angaben

änderungen hervorrufen, führen zu CL und können in der Haut licht- und elektronenmikroskopisch nachgewiesen werden; die elastischen Fasern erscheinen oft stark fragmentiert oder aufgelöst (Elastolysis).

Differenzialdiagnose Zu unterscheiden sind diverse Syndrome mit Cutis laxa als Begleiterscheinung (Geroderma osteodysplasticum, William-Beuren-Syndrom, Tortuositas vasorum, Costello-Syndrom, Cantu-Syndrom, De Barsy-Syndrom, RIN2-Syndrom), verschiedene Formen von EDS und Progerie (= vorzeitige Alterung ohne Cutis laxa), erworbene Formen der CL (aktinische CL, lokalisiert; nach schneller Gewichtsreduktion und schweren generalisierter Dermatitiden; als Nebenwirkung von D-Penicillamin; bei Hypophysenstörungen, Plasmozytom oder monoklonaler Gammopathie, Morbus Hodgkin).

247.6 Hereditäre Kalzifikationssyndrome

Ektopische Bindegewebsverkalkungen charakterisieren 3 Krankheiten:
- Pseudoxanthoma elasticum (PXE)
- Generalisierte Infantile Arterienverkalkung (GACI)
- Singleton-Merten-Syndrom

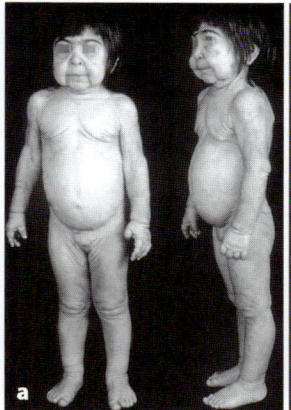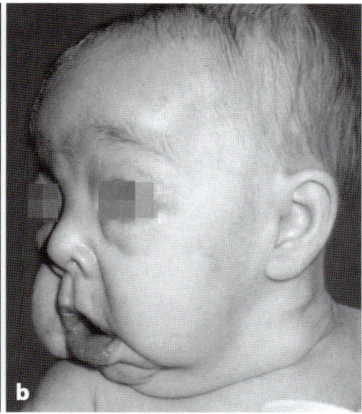

Abb. 247.4a,b Cutis laxa (CL). **a** 3-jähriges Mädchen: Hautfalten, die sich weit abheben lassen, alt wirkender Gesichtsausdruck. **b** 4-monatiges Mädchen: Hängende Wangen, Ektropium; starb im Alter von 13 Jahren an Lungenemphysem; homozygote Mutationen im *LTBP4*-Gen

Physiologischerweise verhindern diverse Substanzen die pathologische Verkalkung der Gewebe. Am besten bekannt ist das Pyrophosphat (PPi), das durch das Enzym Ekto-Nukleotid-Pyrophosphatase/Phosphodiesterase-1 (*ENPP1*-Gen auf Chromosom 6q23.2) generiert wird (defekt bei GACI). Das *ABCC6*-Gen (auf Chromosom 16p13.11) kodiert in Leber und Niere den Transporter MRP6 für einen noch unbekannten Liganden (defekt bei PXE); das *GGCX*-Gen (auf Chromosom 2p11.2) kodiert das Enzym γ-Glutamyl-Karboxylase, das u. a. essenziell ist für die Reifung von Matrix-Gla-Protein (MGP, kodiert durch *MGP*-Gen auf Chromosom 12p12.3), das ebenfalls ein starker Inhibitor ektopischer Verkalkung ist, und ferner das auf Plasmamembranen von Endothel- und glatten Muskelzellen exprimierte Enzym 5'-Ribonukleotidphosphohydrolase (CD73, *NT5E*-Gen auf Chromosom 6q14.3), das AMP zu Pi und Adenosin spaltet, wobei das generierte Adenosin die alkalische Phosphatase hemmt und so die Konzentration von PPi erhöht. Meistens führen biallelische Mutationen in den einzelnen Genen, aber auch in Kombination untereinander (digene Vererbung), zu einem breiten klinischen Spektrum, von schwerer infantil letaler GACI bis zum oligosymptomatischen PXE und zu Mischbildern.

247.6.1 Pseudoxanthoma elasticum (PXE)

Die Krankheit befällt hauptsächlich Haut, Augen und kleinere Arterien. Die Inzidenz von PXE beträgt ca. 1:25.000; die Vererbung ist autosomal-rezessiv, selten dominant. Die meistens schon in der 2. Dekade auftretenden, oft symmetrischen Hautläsionen bevorzugen Hals, Achselgegend, Leisten und Beugeseite von Ellbogen und Knie und bestehen in gelblich-orangenen, papulösen Verdickungen der Haut (= Pseudoxanthoma; „wie eine Orangenschale", peau d'orange). Die progredienten Veränderungen der Netzhaut gehen den Hautläsionen voraus, werden aber meistens erst später erkannt: fleckige, orangene Verfärbung der Netzhaut, Risse in der Bruch-Membran zwischen Retina und Chorioidea (angioid streaks, weil sie leicht mit Gefäßen verwechselt werden), Retinablutungen mit zentralem Visusverlust. In den peripheren Arterien entstehen unregelmäßig verteilte, progrediente Verkalkungen von Intima und Media, oft mit arterieller Hypertonie und Claudicatio, die meist in der 3. oder 4. Dekade, gelegentlich jedoch schon beim Teenager auftreten; seltener kommen Magen-Darm-Blutungen vor.

Weil typische Befunde sich oft bereits in jugendlichem Alter zeigen, kann die Diagnose vom Pädiater gestellt werden, besonders bei positiver Familienanamnese. Eine kausale Therapie gibt es nicht, Bisphosphonate und Magnesiumsupplementation gegen Verkalkungen und intraokuläre Injektionen von Angiogenesehemmern (Avastatin) sind in Erprobung. Regelmäßiges körperliches Training, Blutdruck-, EKG- und US-Kontrollen von peripheren Arterien, Senkung der oft (sekundär?) erhöhten Blutlipide, Einschränkung der Kalziumzufuhr und Vermeidung von Aspirin (Magenblutung!) werden empfohlen.

Differenzialdiagnose Zu unterscheiden sind Sonnenelastosis, Buschke-Ollendorf-Syndrom, Cutis laxa, Folge von D-Penicillamin-Medikation, Elastosis perforans serpiginosa Miescher (papilläre dermale Elastolyse der Halsregion), angioid streaks der Retina (bedingt durch starke Myopie, Thalassämien, Hämochromatose, Morbus Paget, Tumorkalzinose, Sichelzellanämie, Akromegalie, Hyperphosphatämie).

247.6.2 Generalisierte infantile Arterienverkalkung (GACI)

Die Krankheit hat eine Inzidenz von mindestens 1:100.000 (cave: Dunkelziffer). Sie ist charakterisiert durch Verkalkungen der Lamina elastica interna und myointimale fibrotische Proliferation der muskulären Arterien, was teils schon im frühen Kleinkindesalter zu arteriellen Stenosen, Hypertension, Herzinsuffizienz und -infarkt führt; ferner durch periartikuläre Verkalkungen, hypophosphatämische Rachitis und Schwerhörigkeit.

Die Therapie ist symptomatisch: Antihypertensiva, Bisphosphonate in Erprobung.

247.6.3 Singleton-Merten-Syndrom

Diese äußerst seltene (cave Dunkelziffer), autosomal-dominant vererbte Krankheit ist charakterisiert durch Verkalkung des Bindegewebes, besonders der Herzklappen (Stenosen und Insuffizienz von Aorten- und Mitralklappen), der Aorta ascendens und des Bindegewebes zwischen Radius und Ulna sowie subungual, und schließlich Tod durch Herzinsuffizienz; generalisierte Osteoporose: die Kortikalis der Röhrenknochen ist dünn und die Markräume der Metacarpalia und Metatarsalia sind erweitert wie bei Thalassämie oder lysosomalen Speicherkrankheiten, Akroosteolyse; Muskelschwäche (ab dem 1.-2. Jahr) mit sekundären Fuß- und Hüftdeformitäten; Kleinwuchs bei normaler Intelligenz; Zahndysplasie: vorzeitiger Verlust und Karies der Milchzähne sowie dysplastische, spät auftretende oder fehlende permanente Zähne und vorzeitiger Verlust der wurzellosen Frontzähne; und ferner durch Glaukom.

Als „calcification paradox" werden die divergenten Mineralisationsprozesse (Osteoporose und Weichteilverkalkung) bei dieser ätiologisch noch nicht aufgeklärten Krankheit bezeichnet.

247.7 Progerie

Definition Als Progerie bezeichnet man das klinische Bild einer vorzeitigen Alterung, die im Rahmen verschiedener Syndrome auftreten kann.

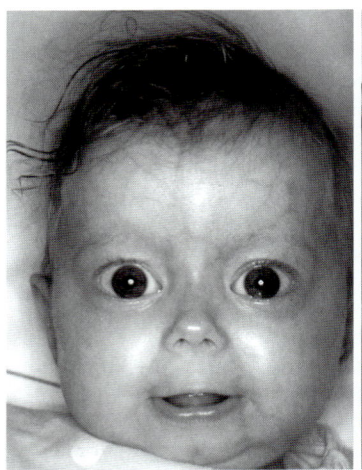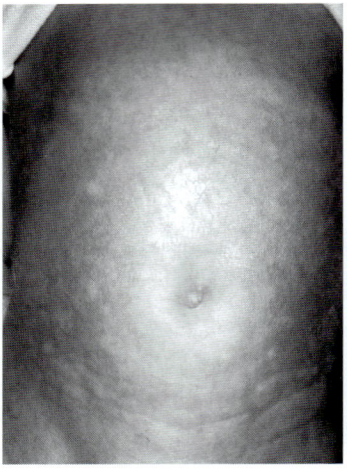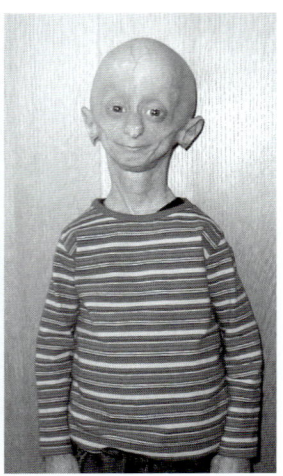

Abb. 247.5a–c Hutchinson-Gilford-Progerie-Syndrom (HGPS). Prominente Augen, gut sichtbare Venen, schütteres Haar, Gedeihstörung (**a**) und sklerodermieartige Haut (**b**) mit 7 Monaten führten zur klinischen Diagnose. **c** Typische Manifestation mit 12 Jahren; starb im Alter von 14 Jahren infolge dilatativer Kardiomyopathie. (Mit freundlicher Genehmigung von Prof. E. Steichen-Gersdorf und Erlaubnis der Erziehungsberechtigten)

Ätiologie und Pathogenese Während das klassische Hutchinson-Gilford-Progerie-Syndrom (HGPS) vornehmlich mit einer bestimmten Spleißmutation (c.1824 C>T) im *LMNA*-Gen (Chromosom 1q22) assoziiert ist, können andere Mutationen in diesem Gen je nach Position und Art einen HGPS-Phänotyp (progeroide Laminopathie) oder andere Laminopathien verursachen, z. B.:
- Emery-Dreifuss-Muskeldystrophie (AD- und AR-EDMD),
- familiäre partielle Lipodystrophie (FPLD),
- Charcot-Marie-Tooth-Krankheit Typ 2B1 (CMT2B1),
- mandibuloakrale Dysplasie (MAD),
- dilatative Kardiomyopathie mit hypergonadotropem Hypogonadismus und
- atypisches Werner-Syndrom.

Fast ausschließlich dominante Neumutationen bei älteren Vätern („paternal age effect") im *LMNA*-Gen führen zu einem abnormen Lamin-A/C-Protein und dadurch zu Progerie. Lamine A/C sind intermediäre Filamente, bilden ein Netzwerk an der inneren Zellkernmembran differenzierter Gewebe und sind in DNA-Replikation, Chromatinorganisation, räumlicher Anordnung von Nukleoporen und Verankerung von integralen Proteinen an die Kernmembran involviert. Lamin-A/C-Spleißvarianten können zur Folge haben, dass Form und Größe der Zellkerne unregelmäßig sind und es zum Chromatinaustritt vom Kern ins Zytoplasma kommen kann. Die Pathogenese der LMNA-assoziierten Krankheiten ist wohl bedingt durch verstärkte posttranslationale Farnesylierung des Lamin-A-Proteins (Progerin), weshalb Hemmer dieses Prozesses (Lonafarnib, Pravastatin, Zoledronat) für die experimentelle Therapie eingesetzt werden.

247.7.1 Hutchinson-Gilford-Progerie-Syndrom

Das Hutchinson-Gilford-Progerie-Syndrom (HGPS) ist eine extrem seltene (1:4–8 Mio.), charakteristische Einheit mit postnatalem Minderwuchs und frühzeitiger körperlicher, karikaturartiger „Vergreisung" (Progerie). Zeichen sind: Geburtsgewicht meist um 2500 g, Gedeihstörung und Minderwuchs ab 1. Lebensjahr, trockene Haut, sklerodermieartige Hautläsionen, gleichzeitig beginnende Vergreisung (Abb. 247.5a,b): Verlust von Kopfhaar, Augenbrauen und -wimpern, Schwund des subkutanen Fettgewebes, Hervortreten der Schädelvenen, Ausbildung eines sog. Vogelgesichts mit schnabelartiger Nase, prominenten Augen, fliehendem Kinn, fehlenden Ohrläppchen bei normal großem, aber hydrozephaloid wirkendem Hirnschädel (Abb. 247.5c).

Hinzu kommen folgende Befunde: verzögerter Fontanellenschluss, numerische und strukturelle Zahnanomalien, Beugekontrakturen großer Gelenke und Fingergelenke, Nageldystrophie und Akromikrie bei Osteolyse von Endphalangen; atrophisch-dyspigmentierte, trockene und gefältelte Haut; kümmerliche Muskulatur ähnlich der Emery-Dreifuss-Muskeldystrophie; vorstehendes Abdomen; Endgröße und -gewicht kaum über 115 cm und 15 kg; metabolisches Syndrom (Insulinresistenz, Serumlipidanomalien), kein Wachstumshormonmangel; Knochen osteoporotisch, grazil modelliert, Schlüsselbeine hypoplastisch, Coxa vara; fehlende oder unvollständige Geschlechtsreifung; hohe piepsige Stimme; normale Intelligenz.

Zum Tod führt meistens eine dilatative Kardiomyopathie im 1. bis spätestens 3. Lebensjahrzent, gelegentlich entwickelt sich frühzeitig eine Atherosklerose (Herzinfarkt, Zerebralsinsult). Auffallend ist das Fehlen einiger physiologischer Alterungserscheinungen wie Katarakt, Altersschwerhörigkeit und -sichtigkeit, Arcus senilis, Osteoarthrose, Immunschwäche, verzögerte Wundheilung und Demenz.

Die Therapie ist nur symptomatisch möglich: Sonnenschutz, fettende Hautcreme, evtl. Aspirin 2–3 mg/kg, Überwachung.

Differenzialdiagnose Verschiedenste Krankheitsbilder mit vorzeitiger Vergreisung sind abzugrenzen, teils mit Lichtüberempfindlichkeit und Malignomtendenz: mandibuloakrale Akrodysplasie mit Lipodystrophie Typ B und restriktive Dermatopathie („tigth skin"), beide Folge von Reifungsstörungen der Lamin-A/C-Proteine durch biallelische Mutationen im *ZMPSTE24*-Gen (Chromosom 1p34.2); Wiedemann-Rautenstrauch-Syndrom (neonatales pseudohydrozephales Progerie-Syndrom); De-Barsy-Syndrom; progeroide Form des EDS; Lenz-Majewski-Syndrom (hyperostotischer Minderwuchs); Mulvihill-Smith-Syndrom (progeroider Kleinwuchs mit Pigmentnävi); Hallerman-Streiff-Syndrom; Trichothiodystrophie; Xerodermie und Cockayne-Syndrom (diverse Komplementierungsgruppen); Akrogerie Gottron; Geroderma osteodysplasticum; Chromosomenbruch-Syndrom (Louis-Bar); Werner-Syndrom (adulte Form der Progerie, biallelische Mutationen im *WRN*-Gen auf Chromosom 8p12); Néstor-Guillermo-Progerie-Syndrom (früh manifeste Progerie, jedoch leichter als HGPS, bedingt durch biallelische Mutationen im *BANF1*-Gen auf Chromosom 11q13.1).

Literatur

Attenhofer J CH, Greutmann M, Connolly HM et al (2014) Medical Treatment of Aortic Aneurysms in Marfan Syndrome and other Heritable Conditions. Current Cardiology Reviews 10:161–171

Baumann M, Giunta C, Krabichler B et al (2012) Mutations in *FKBP14* cause a variant of Ehlers-Danlos syndrome with progressive kyphoscoliosis, myopathy and hearing loss. Amer J Human Genet 90:201–216

Beighton P, De Paepe A, Steinmann B, Tsipouras P, Wenstrup RJ (1998) Ehlers-Danlos syndrome: Revised nosology, Villefranche, 1997. Am J Med Genet 77:31–37

Berk DR, Bentley DD, Bayliss SJ, Lind A, Urban Z (2012) Cutis laxa: a review. J Am Acad Dermatol 66:842–851

Burkitt Wright EMM, Spencer HL, Daly SB et al (2011) Mutations in PRDM5 in brittle cornea syndrome identify a pathway regulating extracellular matrix development and maintenance. Am J Hum Genet 88:767–777

Dietz HC (2011) Marfan syndrome. http://www.ncbi.nlm.nih.gov/books/NBK1335.

Feigenbaum A, Müller C, Yale C et al (2013) Singleton-Merten syndrome: an autosomal dominant disorder with variable expression. Am J Med Genet 161A:360–370

GeneTests & GeneReviews: http://www.ncbi.nlm.nih.gov/sites/GeneTests/

Giunta C, Elçioglu NH, Albrecht B et al (2008) Spondylocheiro dysplastic form of the Ehlers-Danlos syndrome – an autosomal-recessive entity caused by mutations in the zinc transporter gene *SLC39A13*. Am J Hum Genet 82:1290–1305

Hennekam RCM (2006) Hutchinson-Gilford progeria syndrome: Review of the phenotype. Am J Med Genet Part A 140A:2603–2624

Keupp K, Beleggia F, Kayserili H et al (2013) Mutations in *WNT1* cause different forms of bone fragility. Am J Hum Genet 92:565–574

Loeys BL, Dietz HC, Braverman AC et al (2010) The revised Ghent nosology for the Marfan syndrome. J Med Genet 47:476–485

Loeys BL, Dietz HC (2008) Loeys-Dietz syndrome. http://www.ncbi.nlm.nih.gov/books/NBK1133.

Mohamed M, Kouwenberg D, Gardeitchik T, Kornak U, Wevers RA, Morava E (2011) Metabolic cutis laxa syndromes. J Inherit Metab Dis 34:907–916

Nitschke Y, Baujat G, Botschen U et al (2012) Generalized arterial calcification of infancy and pseudoxanthoma elasticum can be caused by mutations in either *ENPP1* or *ABCC6*. Amer J Human Genet 90:25–39

Online Mendelian Inheritance in Man (OMIM) http://www.omim.org/

Rohrbach M, Giunta C (2012) Recessive osteogenesis imperfecta: clinical, radiological, and molecular findings. Am J Med Genet Part C (Seminars in Medical Genetics) 160:175–189

Royce PM, Steinmann B (2002) Connective Tissue and Its Heritable Disorders: Molecular, Genetic, and Medical Aspects, 2. Aufl. Wiley-Liss, New York

Shapiro J (2014) Osteogenesis imperfecta: A Translational Approach to Brittle Bone Disease. Elsevier, Amsterdam

Volodarsky M, Markus B, Cohen I et al (2013) A deletion mutation in TMEM38B associated with autosomal recessive osteogenesis imperfecta. Human Mutation 34:582–586

248 Arthrogryposen

R. König

Definition und Epidemiologie Der Begriff „Arthrogryposis (multiplex congenita)" beschreibt multiple, nichtprogressive, kongenitale Kontrakturen in verschiedenen Körperregionen. Arthrogrypose ist keine spezifische Diagnose, sondern ein Symptomenbild, das bei mehr als 300 Krankheitsbildern gefunden wird (◘ Tab. 248.1). Die Häufigkeit beträgt etwa 1:3000.

Ätiologie und Pathogenese Multiple kongenitale Kontrakturen können auftreten, wenn intrauterin eine Bewegungsarmut des Feten (fetal akinesia) vorliegt. Dafür können 3 Hauptursachen verantwortlich gemacht werden, die auch eine pathogenetische Einteilung der Arthrogryposen ermöglichen:
1. Primäre Muskelfehlbildungen oder Bindegewebsstörungen, intrauterine Enge, maternale Erkrankungen
2. ZNS-Fehlbildungen, -Disruptionen
3. Neuromuskuläre Erkrankungen

Klinische Symptome Die Kontrakturen betreffen die großen und kleinen Gelenke und sind zumeist symmetrisch. Flexions- und Extensionskontrakturen finden sich nebeneinander. Die Beuge- und Streckfalten, insbesondere an den Fingern, können fehlen, das Muskelprofil an den Extremitäten ist verstrichen, an den Streckseiten der großen Gelenke sind manchmal Hauteinziehungen zu sehen.

Therapie Frühzeitige, intensive physikalische Therapie, um einer weiteren Muskelatrophie und sekundärer Kontrakturbildung entgegenzuwirken. (Nacht-)Schienen und Lagerung sollen die physikalische Therapie ergänzen und operativ erzielte Bewegungsverbesserungen halten.

Genetische Beratung Das Wiederholungsrisiko hängt von der jeweiligen Ätiologie ab. Für Einzelfälle, für die keine Zuordnung möglich ist, besteht ein empirisches Wiederholungsrisiko von 3–5 %, und zwar sowohl für den Patienten selbst als auch für die Geschwister eines betroffenen Kindes. Frühe pränatale Ultraschalldiagnosen sind beschrieben, es besteht aber auch die Möglichkeit, dass sich Arthrogryposen erst im 3. Trimenon entwickeln.

Tab. 248.1 Ausgewählte Krankheitsbilder und Syndrome mit Kontrakturen

Krankheit	Symptome	Vererbung/Gen/Lokus
Ohne wesentliche neurologische Störungen		
Amyoplasie	Rundes Gesicht, symmetrische Kontrakturen, Schultern innenrotiert, gestreckte Ellenbogen, gebeugtes Handgelenk, Finger flektiert, Klumpfüße, mental normal	Sporadisch
Distale Arthrogrypose Typ 1 (DA1)	Flexionskontraktur der Finger, überschlagene Finger (ähnlich Trisomie 18), ulnare Deviation (Kamptodaktylie), Klumpfüße, mental normal	AD TPM2, 9p13
Distale Arthrogrypose Typ 2 (DA2) Freeman-Sheldon-Syndrom (DA2 A) (whistling-face syndrome) Sheldon-Hall-Syndrom (DA2B)	Bewegungsarmes Gesicht, Epikanthus, hypoplastische Nasenflügel, gespitzter kleiner Mund, H-förmige Furche am Kinn, Flexionskontrakturen der Finger mit ulnarer Deviation, Daumen plantarflektiert, Klumpfüße, Skoliose	AD MYH3, 17p13.1 Seltener: TNNI2, TNNT3, TPM2
Distale Arthrogrypose Typ 3 (DA3, Gordon-Syndrom)	Kamptodaktylie, Klumpfüße, Hüftgelenkdysplasie, Gaumenspalte, Kleinwuchs	AD
Distale Arthrogrypose Typ 5 (DA5)	Kamptodaktylie, Klumpfüße, okuläre Anomalien (Ptose, Strabismus, externe Ophthalmoplegie), restriktive Lungenerkrankung	AD MYH2, 17p13.1, MYH13, 17p13.1
Trismus-Pseudokamptodaktylie-Syndrom (DA7)	Verminderte Mundöffnung (Trismus), Beugung der Finger bei gestrecktem Handgelenk, leichter Kleinwuchs	AD MYH8, 17p13.1
Kontrakturelle Arachnodaktylie (Beals-Hecht-Syndrom) (DA9)	Marfanoider Habitus, Arachnodaktylie mit Kontrakturen, dysplastische Helix (crumpled ears), Kyphoskoliose, Mitralklappenprolaps	AD FBN2, 5q23–31
Popliteales Pterygium-Syndrom (Knie-Pterygium-Syndrom)	Unterlippenfisteln, LKG-Spalte, orale Frenulae, Pterygien der Kniekehlen, Hypogenitalismus, Syndaktylie der Zehen, dreieckiges Hautbürzel über dem Großzehennagel	AD IRF6, 1q32
Mit ZNS-Fehlbildungen		
Marden-Walker-Syndrom	Kleinwuchs, Mikrozephalie, Blepharophimose, Gaumenspalte, Kamptodaktylie, Klumpfüße, Kyphose, psychomotorische Retardierung	AR
Zerebro-okulofazioskelettales Syndrom (COFS)	Mikrozephalie, Mikrophthalmus, Katarakt, prominente Nasenwurzel, Mikrogenie, Kamptodaktylie, Kontrakturen der großen Gelenke, Wiegenkufenfüße, Osteoporose, schwerste Retardierung	AR ERCC6, 10q11
X-gekoppelter Hydrozephalus mit eingeschlagenen Daumen (MASA-Syndrom)	Mentale Retardierung (M), Aphasie oder Sprachentwicklungsverzögerung (A), Spastische Paraparese (S), adduzierte (A), palmarflektierte Daumen, Hydrozephalus mit Aquäduktstenose, spastische Paraparese, mentale Retardierung	XR L1CAM, Xq28
Mit neuromuskulären Störungen		
Nichtletales multiples Pterygium-Syndrom (Escobar-Syndrom)	Minderwuchs, Kamptodaktylie, Klumpfüße, Gaumenspalte, Wirbelfehlbildungen, Hörstörungen; die Pterygien entwickeln sich während der ersten Lebensjahre; myopathisches Gesicht	AR CHRNG, 2q37.1
Letales multiples Pterygium-Syndrom	Polyhydramnion, Totgeburt mit Hypotrophie, multiple Pterygien und Flexionskontrakturen, Hypertelorismus, flaches Gesicht, Gaumenspalte, kleine, tief angesetzte Ohren, Lungenhypoplasie, Hydronephrose	AR CHRNG, 2q37.1 CHRND, 2q37.1 XR
Pena-Shokeir-Phänotyp (fetale Akinesie-Sequenz)	Intrauterine Wachstumsretardierung, Hypertelorismus, Glabellahämangiom, hohe Nasenwurzel, abgeplattete Nasenspitze, Mikrogenie, Kontrakturen der großen Gelenke, Kamptodaktylie, Lungenhypoplasie, kurze Nabelschnur, Polyhydramnion, ZNS-Fehlbildungen	Heterogen Zumeist AR, zumeist letal RAPSN, 11p11.2 DOK7, 4p16.3
X-gebundene distale Arthrogrypose (XLSMA)	Kamptodaktylie, Flexionskontrakturen der Knie und Ellenbogen, Skoliose, Thoraxdeformitäten mit respiratorischer Insuffizienz, früh letal	XR UBA1, Xp11.23

AR: autosomal-rezessiv, AD: autosomal-dominant, XR: X-chromosomal-rezessiv

Literatur

Bamshad M, Van Heest AE, Pleasure D (2009) Arthrogryposis: a review and update. J Bone Joint Surg Am 91(4):40–46

Hall JG (1997) Arthrogryposis multiplex congenita: etiology, genetics, classification, diagnostic approach, and general aspects. J Pediatr Orthop B 6:159–166

249 Kinderorthopädische Erkrankungen

S. Marx, S. Nader, J. Correll, C. Multerer, L. Döderlein

249.1 Wirbelsäule

S. Marx, S. Nader

249.1.1 Haltungsentwicklung, Haltungstypen, Haltungsstörung

Durch das Wechselspiel der auf die Wirbelsäule einwirkenden statischen und dynamischen Faktoren entwickelt sich im Wachstumsverlauf die endgültige Wirbelsäulenform. Nach der anfänglichen kyphotischen Wirbelsäulenhaltung in utero und im Neugeborenenalter folgt mit Beginn des Laufens die Entwicklung der Lumballordose, wobei dabei auch eine mäßige Hyperlordose physiologisch ist. Erst vor der Pubertät bildet sich die endgültige Haltungsform der Wirbelsäule mit ihren harmonischen Krümmungen aus. Im Alter überwiegt wieder die kyphotische Haltung.

Die Haltung wird vor allem durch Muskeltonus, Bandapparat und die Form des knöchernen Skeletts beeinflusst. Dabei lassen sich folgende Haltungstypen unterscheiden (◘ Abb. 249.1):

- Normalhaltung: Es besteht eine harmonische Krümmung mit Halswirbelsäulen-(HWS-)Lordose, Brustwirbelsäulen-(BWS-)Kyphose und Lendenwirbelsäulen-(LWS-)Lordose, wobei die einzelnen Schwünge nur wenig ausgeprägt sind. Eine exakte Definition der Normalhaltung ist jedoch nicht möglich, da die Gesamtstatik in Betracht gezogen werden muss.
- Rundrücken: Eine vermehrte Krümmung der Brustwirbelsäule im Sinne einer Kyphosierung ist kennzeichnend für diese Haltungsform. Kompensatorisch muss im unteren Wirbelsäulenbereich eine vermehrte Lordose aufgebracht werden, um das Gesamtlot zu erhalten.
- Hohlrundrücken: Hierbei sind die Krümmungen des oberen und unteren Wirbelsäulenabschnitts gleichmäßig ausgebildet, jedoch in beiden Bereichen deutlich verstärkt.
- Flachrücken: Die physiologischen Krümmungen sind wie beim Hohlrundrücken gleichmäßig verteilt, jedoch im Gegensatz zu Letzterem deutlich vermindert in der Ausprägung der Krümmungen.

Therapie Hier muss im Voraus erwähnt werden, dass die Haltung nur eine Momentaufnahme darstellt und nicht nur das physische Bild, sondern auch der psychische Zustand in die Gesamtbeurteilung miteinbezogen werden muss. Zeigt sich dennoch eine ausgeprägte Haltungsstörung, so kann eine physiotherapeutische Behandlung mit Kräftigung der Bauch- und Rückenmuskulatur zur Aufrichtung der Wirbelsäule erfolgen.

Die Behandlung mit einem orthopädischen Reklinationskorsett ist nur in Ausnahmefällen notwendig, wobei weitere zugrunde liegende Erkrankungen ausgeschlossen werden müssen.

249.1.2 Angeborene Fehlbildungen

Definition Je nach zugrunde liegender Fehlbildung kann es zu einer sagittalen Störung in Form einer Kyphosierung kommen, zu einer Störung in der Frontalebene mit gleichzeitiger Rotation der Wirbelkörper in Form einer Skoliosierung oder zum völligen Fehlen von einzelnen Wirbelkörpern oder Wirbelsäulenabschnitten. Da bei etwa einem Drittel der Patienten mit angeborenen WS-Fehlbildungen zusätzlich assoziierte Missbildungen bestehen, müssen diese ausgeschlossen werden.

Ätiologie Die meisten angeborenen Fehlbildungen entstehen während der fetalen Entwicklung im Mutterleib, ca. 1 % sind erblich bedingt.

Einteilung

Anlagestörungen (Formationsstörungen) Die Wirbelkörper sind unvollständig ausgebildet, dabei kann es sich um einen ventralen, dorsalen, medialen oder lateralen Defekt handeln. Daraus resultierend ergeben sich Keilwirbel, Halbwirbel oder sog. Schmetterlingswirbel bei Ausbleiben der Verschmelzung der beiden Wirbelhälften (◘ Abb. 249.2).

Segmentationsstörungen Die Wirbelkörper sind im ventralen oder dorsalen WK-Bereich unvollständig getrennt. Liegt diese Störung einseitig vor, spricht man von einem congenital bar – die häufigste Ursache für eine kongenitale Skoliose. Tritt die unvollständige Trennung bilateral auf, entsteht ein Blockwirbel. Der Defekt kann nur ein Segment betreffen oder aber mehrsegmental vorliegen.

Kombinierte Störungen Die oben genannten Fehlbildungen können auch kombiniert vorliegen, z. B. mit Halbwirbelbildung auf der einen Seite und einem congenital bar auf der Gegenseite. Prognostisch wirken sich solche Kombinationen ungünstig aus.

Klinische Symptome In Abhängigkeit von Art und Ausprägung der angeborenen Fehlbildung können sowohl unauffällige klinische Befunde als auch relevante Verformungen mit neurologischen Defiziten vorliegen. Wird im Rahmen einer Thorax- oder Beckenkontrolle in einem Wirbelsäulenabschnitt eine Fehlbildung erkannt, müssen auch die anderen Wirbelsäulenabschnitte radiologisch überprüft werden. Zur genaueren Darstellung sowie bei Verdacht auf eine neurologisch relevante Läsion kann eine MRT-Darstellung notwendig werden.

Therapie Die operative Therapie sollte möglichst früh erfolgen, besonders wenn sich bei der jährlichen Verlaufskontrolle eine deutliche Progredienz der kyphotischen oder skoliotischen Wirbelsäulenverkrümmung zeigt, da eine Korsettbehandlung bei angeborenen Anomalien in der Mehrheit der Fälle keine Wirkung zeigt.

249.1.3 Sakralagenesie

Die Sakralagenesie (kaudale Regression) ist eine Extremform der angeborenen Wirbelsäulenfehlbildungen. Durch das Fehlen kompletter Abschnitte im Bereich der kaudalen Wirbelsäule kommt es zur Verkürzung der unteren Rumpfhälfte mit motorischer Lähmung unterhalb des betroffenen Segments und multiplen Kontrakturen der unteren Extremität. Neben den typischen Hüftgelenkskontrakturen in Flexions-/Außenrotations-/Abduktionsstellung oder gar Hüftluxation und Knieflexionskontrakturen mit Pterygien treten meist Klumpfüße auf (◘ Abb. 249.3).

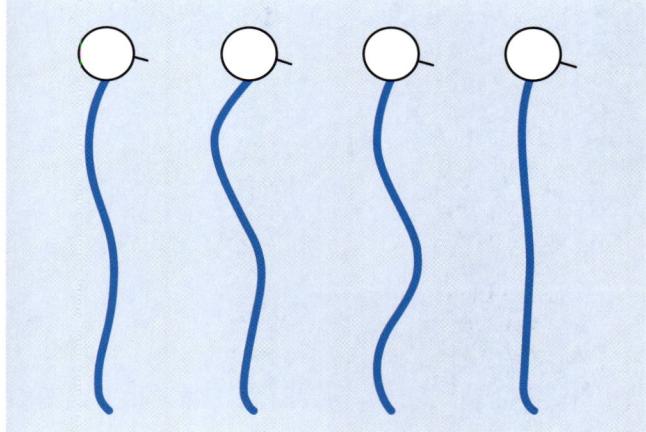

Abb. 249.1a–d Die verschiedenen Haltungstypen: **a** Normalhaltung, **b** Rundrücken, **c** Hohlrundrücken, **d** Flachrücken

249.1.4 Skoliose

Definition Eine Skoliose ist eine Seitausbiegung der Wirbelsäule in der Frontalebene, die, radiologisch gemessen, mehr als 10° beträgt und mit einer gleichzeitigen Rotation der Wirbelkörper verbunden ist.

Epidemiologie In der Literatur wird eine Erkrankungshäufigkeit zwischen 1,5 % und 4 % genannt, dabei besteht ein Verhältnis weiblich zu männlich von ca. 5:1 abhängig vom Krümmungsgrad.

Ätiologie Als Ursache kommen u. a. angeborene Deformitäten (s. oben), Skoliosen bei Systemerkrankungen (z. B. Morbus Recklinghausen) oder neuromuskuläre Erkrankungen infrage. Bei 90 % der Skoliosen bleibt die Ursache jedoch unklar (idiopathisch).

Klinische Symptome Zeichen einer Skoliose können das asymmetrische Taillendreieck mit Vertiefung auf der Konkavseite der Verkrümmung, Höhenunterschied von Becken- bzw. Schulterstand, Abweichen des WS-Lots, Rippenbuckel oder Lendenwulst sein (Abb. 249.4a,b).

Eine einfache Methode, um sowohl die Seitausbiegung der WS als auch den Rippenbuckel und den Lendenwulst zu erkennen, ist der Vorneigetest, bei welchem der Untersucher von hinten auf den vornüber geneigten Patientenrücken blickt (Abb. 249.4a).

Um eine genaue Aussage über das Ausmaß der Seitausbiegung und Rotation treffen zu können und um die weitere Therapie festzulegen, muss eine Röntgenaufnahme der WS in 2 Ebenen angefertigt werden.

Die Einteilung der idiopathischen Skoliosen erfolgt abhängig vom Alter bei Erstdiagnose (Tab. 249.1). Grundsätzlich nimmt die Krümmung bis zum Wachstumsabschluss zu, nach Wachstumsabschluss besteht nur noch eine geringe Veränderungstendenz.

Therapie Die therapeutischen Maßnahmen richten sich nach Alter, Krümmungsgrad nach Cobb und Progredienz. Ziel der Therapie ist die Verhinderung der Progredienz oder sogar Verminderung der vorhandenen Krümmung. Dabei basiert die Therapie auf 3 Säulen: Krankengymnastik, Korsettbehandlung, operative Maßnahmen. Im Allgemeinen ist bei einer Krümmung unter 20° Krankengymnastik mit Kräftigung der Rumpf- und Rückenmuskulatur zur Stabilisierung der WS indiziert. Auch während der Korsettbehandlung und nach operativer Therapie gehört die zusätzliche Krankengymnastik zum Standardprogramm. Ab einer Krümmung von 20° muss eine Korsettbehandlung in Betracht gezogen werden.

Überschreitet die Skoliose das Ausmaß von 45°, müssen operative Maßnahmen erwogen werden. Sowohl die Skelettreife als auch das Ausmaß der Progredienz müssen bei jeder Therapieentscheidung beachtet werden, sie sind maßgebend für den Abstand der regelmäßigen klinischen und radiologischen Kontrollen, die zwischen 3 und 12 Monaten variiert werden. Die rechtskonvexe thorakale und die rechtskonvexe thorakolumbale Krümmung haben eine besonders ungünstige Prognose.

Säuglingsskoliose Sie ist eine Sonderform der skoliotischen Haltung. Diese Form der WS-Verkrümmung überschreitet normalerweise 30° nicht und wird sowohl durch Bauchlagerung als auch Krankengymnastik auf neurophysiologischer Basis behandelt. In seltenen Fällen kann sie in eine infantile idiopathische Skoliose übergehen

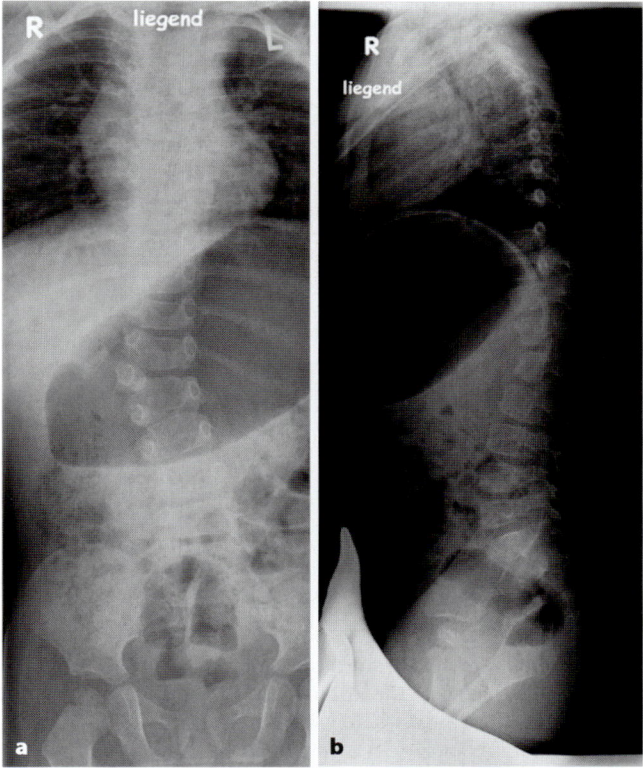

Abb. 249.2a,b Angeborene Fehlbildungen der Wirbelsäule. **a** WS a.-p.: Halbwirbelbildung L1. **b** WS seitlich: Halbwirbelbildung Th12/L1

249.1.5 Morbus Scheuermann (Adoleszenten-Kyphose)

Definition Es handelt sich um eine Wachstumsstörung der Wirbelkörper mit Keilwirbelbildung, Verschmälerung der Zwischenwirbelräume, Deckplatteneinbrüchen und Kyphosierung der Wirbelsäule.

Epidemiologie In den Literaturangaben wird von Prävalenzen zwischen 1 % und 8 % berichtet, die Verteilung männlich zu weiblich scheint unserer Erfahrung nach ausgeglichen.

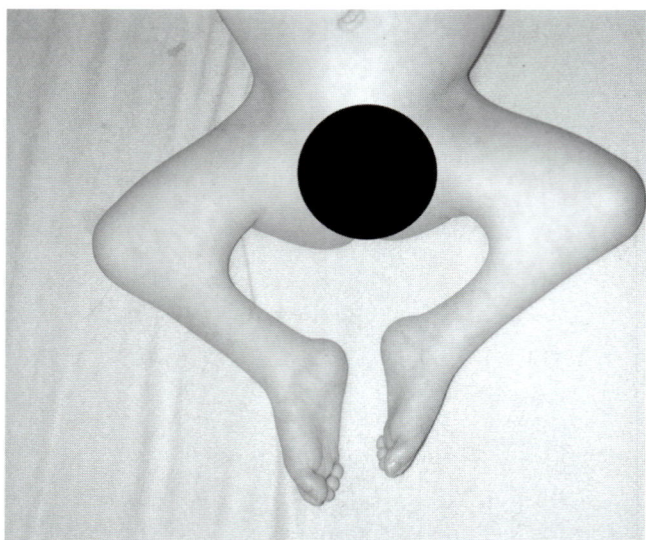

◻ **Abb. 249.3** Typische Froschhaltung bei Sakralagenesie durch Hüftflexionsaußenrotationskontraktur und Kniegelenkflexionskontraktur

Ätiologie Als Ursachen werden u. a. eine avaskuläre Nekrose, hormonelle sowie metabolische Störungen, mechanische, traumatische, aber auch psychogene Auslöser oder Veränderungen im Kollagenaufbau diskutiert. Trotz vieler Studien bleibt die Ursache des Morbus Scheuermann ungeklärt.

Klinische Symptome Im Vordergrund steht die zunehmende Kyphosierung im betroffenen Wirbelsäulenabschnitt, die zwischen dem 10. und 14. Lebensjahr auftritt. Anfänglich bestehen meist – außer bei lumbalem Befall – keine Schmerzen. Falls Schmerzen im Verlauf auftreten, sind diese belastungsabhängig. Bei der Haltungskyphose zeigt sich beim Vornüberneigen eine harmonische Gesamtkyphosierung, Beim Morbus Scheuermann bleibt die Hyperkyphose auch in gebeugter Haltung im befallenen Abschnitt prominent.

Therapie Die Therapie des Morbus Scheuermann hängt sowohl von den Beschwerden als auch von Ausmaß und Progredienz der Kyphose ab. Flexible Kyphosen sollten zunächst nur beobachtet werden. Ist die Kyphose bereits fixiert, jedoch unter 50°, empfiehlt sich physiotherapeutische Behandlung mit Kräftigung der Rumpf- und Rückenmuskulatur. Da aber mit Physiotherapie allein keine Korrektur der Kyphose möglich ist, sollte bei Kyphosen über 50° im Allgemeinen eine Korsettbehandlung durchgeführt werden. Als letzte Möglichkeit besteht bei rigider Kyphose über 70° mit Beschwerden oder untragbarem kosmetischen Aspekt die operative Korrektur. Als Begleittherapie können bei Beschwerden kurzzeitig nichtsteroidale Antirheumatika Linderung bringen.

249.1.6 Spondylolyse und Spondylolisthesis

Definition Unter Spondylolyse versteht man eine Unterbrechung in der Pars interarticularis des Wirbelbogens, welche im weiteren Verlauf zu einer Spondylolisthesis, einem Gleiten des betroffenen Wirbelkörpers nach ventral führen kann.

Epidemiologie Bei der weißen Bevölkerung liegt die Prävalenz bei ca. 5 %. Deutlich erhöht zeigt sich eine Spondylolisthese bei Sportlern, die häufig eine Hyperextension der WS mit Rotation

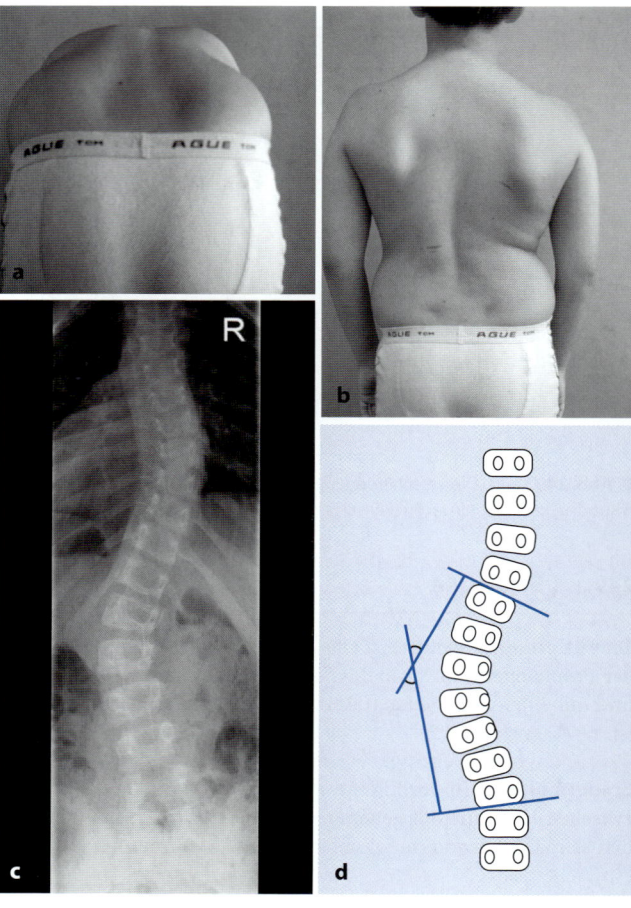

◻ **Abb. 249.4a–d** a Vorneigetest, Rippenbuckel rechts. b S-förmige Thorakolumbalskoliose mit Vertiefung des Taillendreiecks rechts, Schultertiefstand rechts. c WS a.-p.: Rechtskonvexe BWS-Skoliose und linkskonvexe LWS-Skoliose. d Zur einheitlichen Messung der Krümmung einer Skoliose hat sich die Methode nach Cobb durchgesetzt. Dabei wird jeweils das Lot auf die proximale Deckplatte sowie die distale Deckplatte der am meisten geneigten Wirbel gefällt. Der Winkel, den die beiden Lote einschließen, entspricht dem zu messenden Cobb-Winkel

◻ **Tab. 249.1** Einteilung der Skoliosen

	Infantile Skoliose	Juvenile Skoliose	Adoleszentenskoliose
Alter bei Erstdiagnose (Jahre)	0–3	4–10	11 bis Wachstumsabschluss
m:w	m>w	m<w	m<w
Lokalisation	Thorakal	Thorakal + lumbal	Thorakal

durchführen müssen, wie z. B. Kunstturner, Speerwerfer und Gewichtheber.

Ätiologie Bei der Entstehung der Spondylolyse und Spondylolisthesis spielen sowohl mechanische als auch anlagebedingte Faktoren eine Rolle. So kann der Defekt der Pars interarticularis durch ein Trauma entstehen oder aber bereits bei Geburt vorliegen.

Klinische Symptome Meist sind Spondylolisthesen asymptomatisch und werden durch Zufall festgestellt. Typischerweise werden

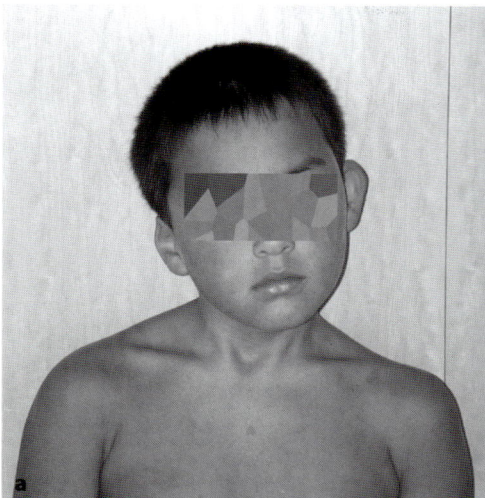
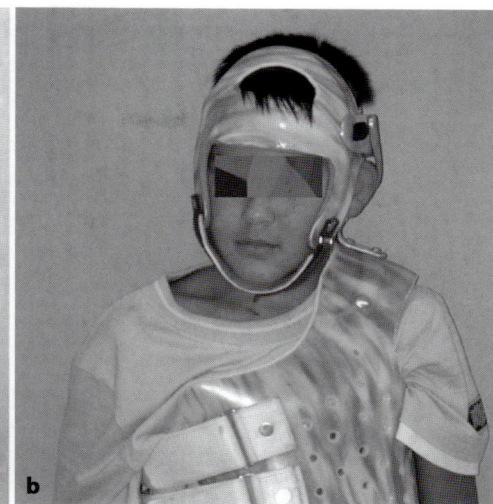

Abb. 249.5a,b a Schiefhals rechts mit Seitneigung zur betroffenen Seite und Rotation zur Gegenseite. b Postoperative Versorgung mit Kopf-Rumpf-Orthese

Schmerzen im lumbosakralen Übergang nach übermäßiger Belastung angegeben.

Bei stärkerem Gleiten treten jedoch auch Ruheschmerzen, zum Teil mit radikulärer Ausstrahlung auf. Klinisch fällt Druckempfindlichkeit lumbosakral sowie eine Fehlhaltung im Stand mit erhöhter Hüft- und Knieflexion auf. Durch eine seitliche Röntgenaufnahme kann das Ausmaß des Wirbelgleitens beurteilt werden, dabei hat sich die Einteilung in 4 Gruppen nach Meyerding bewährt.

Therapie Bei Zufallsbefund und Beschwerdefreiheit ist physiotherapeutische Behandlung mit Kräftigung der Rumpf- und Rückenmuskulatur ausreichend.

Werden die Veränderungen symptomatisch, sollten Sportarten mit starker Beanspruchung der Wirbelsäule in die Reklination unterlassen werden. Zusätzlich kann eine vorübergehende Stabilisierung durch Korsettbehandlung erfolgen, wobei die Physiotherapie immer die begleitende Therapie darstellen sollte.

Bei stärkerem Wirbelgleiten und konservativ resistenten Beschwerden muss ein operatives Vorgehen mit Reposition und dorsoventraler Spondylodese in Betracht gezogen werden.

249.1.7 Tortikollis

Definition Beim muskulären Schiefhals handelt es sich um eine angeborene einseitige Verkürzung des M. sternocleidomastoideus und damit verbundene Fehlhaltung des Kopfs.

Ätiologie Die Ursache des angeborenen muskulären Schiefhalses ist noch nicht sicher geklärt. Sowohl ein Kompartmentsyndrom als auch eine Ischämie aufgrund einer Fehlhaltung in utero werden diskutiert. Auch kommt es bei Steißlage gehäuft zum Tortikollis. Immer sollte beim Auftreten auf assoziierte Fehlentwicklungen wie Hüftdysplasie oder Klumpfüße geachtet werden.

Klinische Symptome Aus der einseitigen Verkürzung des M. sternocleidomastoideus resultiert eine Fehlhaltung des Kopfes mit Seitneigung zur betroffenen Seite und Rotation des Kopfs zur Gegenseite. Dabei kann anfänglich eine Verdickung im verkürzten Muskelstrang getastet werden. Im weiteren Verlauf können sich eine einseitige Schädelabplattung und später eine persistierende Gesichtsasymmetrie ausbilden.

Therapie Die konservative Behandlung in Form von Physiotherapie auf neurophysiologischer Basis sollte so früh wie möglich begonnen werden, da diese besonders im 1. Lebensjahr Erfolg versprechend ist. Neben der Krankengymnastik kann auch durch Lagerung und gezielte Ansprache des Kindes von der Gegenseite die Gefahr einer bleibenden Gesichtsasymmetrie reduziert werden. Besteht der Schiefhals nach dem 1. Lebensjahr fort, muss eine operative Korrektur mit anschließender Krankengymnastik und Orthesenversorgung möglichst zwischen dem 3. und 5. Lebensjahr ins Auge gefasst werden (Abb. 249.5).

249.2 Bein, allgemein

J.-K. Correll, S. Marx, S. Nader

249.2.1 Physiologischer Gestaltwandel

Die Beinachsen des Kindes können nicht mit denen des Erwachsenen verglichen werden, da das Kind den physiologischen Gestaltwandel durchmacht.

Das physiologische O-Bein (Genu varum) des Kleinkindes verschwindet im Laufe der folgenden 6–7 Jahre, geht oft vorübergehend in ein X-Bein über, bis sich dann bis zum Abschluss des Wachstums die endgültigen Beinachsen entwickeln. Keine dieser altersabhängigen Formvarianten ist krankhaft. Erst die Abweichung vom Normalen muss erkannt, beobachtet und ggf. auch behandelt werden.

249.2.2 Beinachsenfehler

Wird ein Kind wegen eines Beinachsenfehlers vorgestellt, so müssen eine Reihe von Krankheiten ausgeschlossen werden. Dies gelingt im Allgemeinen durch eine klinische, in selteneren Fällen durch eine zusätzliche radiologische und laborchemische Untersuchung.

Bei zunehmenden oder plötzlich im jugendlichen Alter auftretenden Fehlstellungen muss man beispielsweise an multiple kartilaginäre Exostosen oder eine Enchondromatose, aber auch an eine neurologische Ursache denken.

Oft gleichen sich sogar starke Fehlstellungen im Laufe des weiteren Wachstums aus, so dass bei einem Kind, das wegen eines O-Beins vorgestellt wird, nur in extremen Fällen gleich geröngt werden muss.

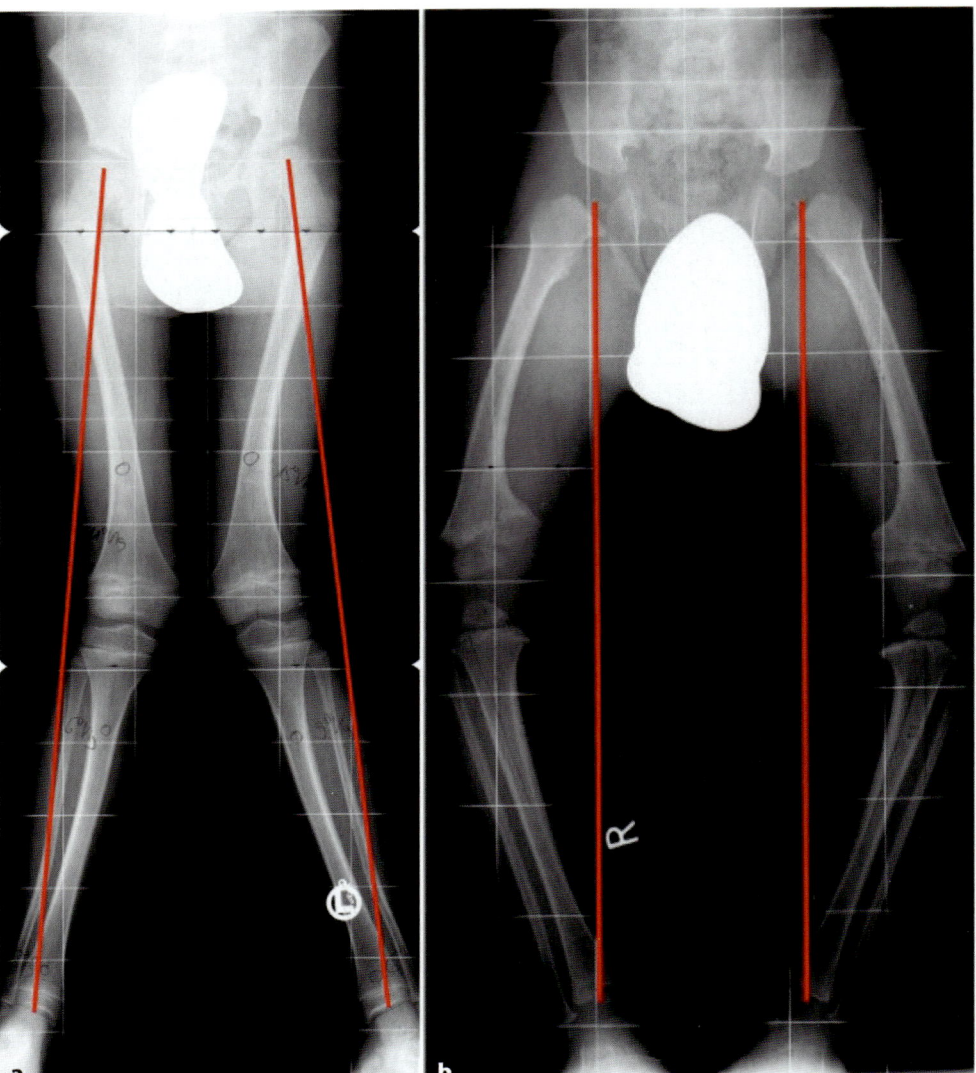

◘ **Abb. 249.6a,b** **a** X-Bein-Fehlstellung beidseits bei 8-jährigem Jungen mit Phosphatdiabetes. **b** O-Bein-Fehlstellung beidseits bei 4-jährigem Jungen mit Pseudoachondroplasie

Sinnvoller ist es, anamnestisch eine starke Zunahme, ein Gleichbleiben oder eine Verminderung der Fehlstellung im Laufe des letzten Jahres zu erfragen. Ist der Befund nicht stark ausgeprägt, so ist es nützlich, eine Fotodokumentation durchzuführen; dies können zumeist die Eltern übernehmen.

Hierzu empfehlen die Autoren, das nur mit einer kurzen Unterhose bekleidete Kind vor senkrechten Linien so zu fotografieren, dass das Objektiv der Kamera in Höhe der Kniegelenke gehalten und das Kind von den Hüftgelenken bis zu den Füßen aus möglichst nahem Abstand abgebildet wird. Um eine exakte Aussage zu erhalten, sollte dabei die Kniescheibe gekennzeichnet werden und nach vorne zeigen. Diese Aufnahme wird nach einem halben Jahr wiederholt und mit den Voraufnahmen verglichen. Sollte sich eine Verschlechterung zeigen, so raten die Autoren zu weiterreichender Abklärung, bei einer Verbesserung kann in den meisten Fällen unbesorgt abgewartet werden.

Definition Die Beinachse kann in allen Ebenen des Raums von der Norm abweichen (Frontalebene: X- oder O-Fehlstellung, Sagittalebene: Antekurvation, Rekurvation, Drehfehler: Rotation, Torsion) und unterschiedliche Ursachen haben. Pathologische Veränderungen der Bänder, der Gelenke oder der Knochen lassen sich mit einer gründlichen kinderorthopädischen Untersuchung, evtl. mit radiologischer Bestimmung der Beinachsen bestimmen (Malalignement, nach Paley und Tetsworth 1992, s. unten: Therapie). Neben einfachen Achsenabweichungen, zu denen z. B. das Genu varum oder Genu valgum zu zählen sind (◘ Abb. 249.6), wird man in der Kinderorthopädie immer wieder komplexe Fehlbildungen sehen, bei denen zusätzlich Rotations- und/oder Torsionsfehler vorliegen. Torsionsfehler ist eine Fehlstellung des Knochens durch eine schraubenförmige Verdrehung in sich selbst, Rotationsfehler eine Verdrehung von Knochen gegeneinander in einem Gelenk.

Die häufigsten Veränderungen, die durch einen Torsionsfehler bedingt sind, werden ► Abschn. 249.3 angesprochen.

Therapie Mit der von Paley 1994 entwickelten CORA-Methode (CORA – Center Of Rotation of Angulation) können anhand einer Beinachsenaufnahme die Höhe sowie die Art der Fehlstellung in jeder Ebene des Raums definiert werden. Die CORA-Methode ist zur Planung der Beinachsenkorrektur mit einem dreidimensionalen Fixateursystem (z. B. Ilizarov, Taylor Spatial Frame) erforderlich. Auch bei einer klinisch einfach erscheinenden Fehlstellung muss präoperativ immer ein Drehfehler ausgeschlossen werden. Zur weiterführenden Diagnostik kann man hier auf das CT oder MRT zurückgreifen.

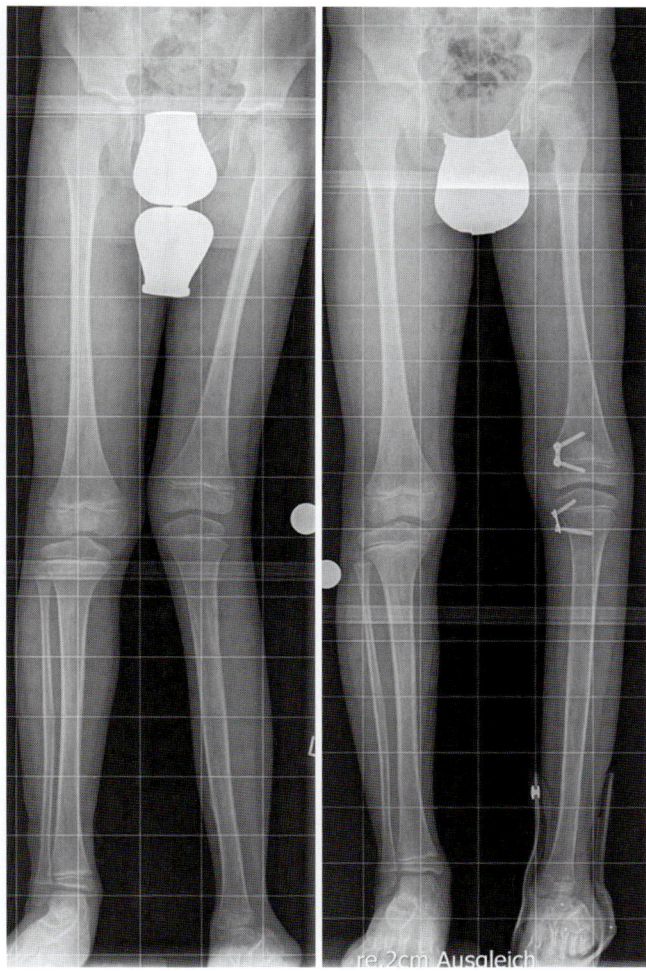

Abb. 249.7a,b X-Bein-Fehlstellung bei 7-jährigem Jungen mit Fibulaaplasie. **a** Fehlstellung von 20° vor Einlage der 8-Plates. **b** 10 Monate danach mit erwünschter leichter Überkorrektur und direkt vor Herausnahme der 8-Plates

Bei Kindern besteht noch die Möglichkeit, durch Klammerung der Wachstumsfuge lenkend auf das weitere Wachstum einzugreifen. Hierbei hat sich die Hemiepiphyseodese mittels 8-Plate bewährt (Abb. 249.7). Dieses Verfahren ist mit operativ geringem Aufwand durchzuführen und führt im Gegensatz zu anderen Verfahren nur zu einem temporären Wachstumsstop; die Epiphysenfuge bleibt erhalten. Als groben Anhaltspunkt darf man mit einer Korrektur von 6°/Jahr rechnen, bei älteren Patienten (>12 Jahre) muss vorher anhand eines Röntgenbildes geplant werden, ob noch ein ausreichendes Restwachstum vorliegt.

Häufig sind die Achsenabweichungen jedoch komplexer und in den einzelnen Gliedmaßenabschnitten liegen mehrere gleichsinnige oder gegensinnige Fehlstellungen vor. Die einfache Festlegung eines Beinachsenfehlers durch Bestimmung der Mikulicz-Linie und nachfolgende Korrekturosteotomie im Schienbeinkopfbereich ist heutzutage abzulehnen und muss als Fehler bezeichnet werden. Um solche komplexen Fehlstellungen in einer Sitzung korrigieren zu können, muss ein dreidimensionales Korrektursystem angewandt werden, z. B. bei der Methode nach Ilizarov. Zumeist sind mehrere Osteotomien notwendig, die vorher nach der CORA-Methode berechnet werden. Nur so ist es möglich, Torsionsfehler und Rotationsfehler zu berücksichtigen und ggf. gelenkübergreifend auszugleichen (Abb. 249.8).

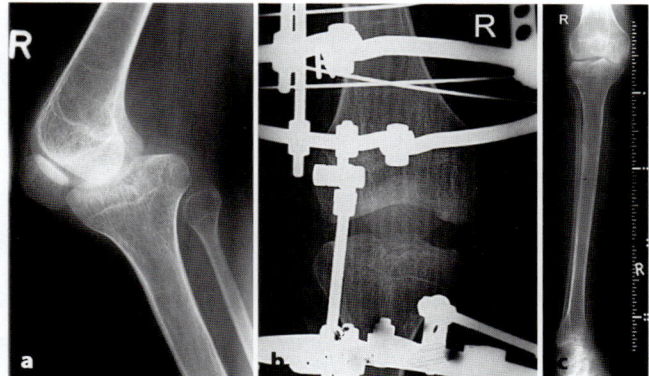

Abb. 249.8a–c Rotationsfehler des Kniegelenks von 90° bei Lähmung nach Poliomyelitis. Präoperatives Streckdefizit von 40°. Korrektur der fehlerhaften Rotation auf den Normalwert, Beweglichkeit postoperativ frei. **a** Das präoperative Röntgenbild zeigt die schwere Rotationsfehlstellung. Der Oberschenkel ist in der a.p.-Projektion dargestellt, der Unterschenkel in seitlicher. **b** Während der Behandlung mit Fixateur externe: der Rotationsfehler ist bereits behoben, zur Schonung des Knorpels wurde das Gelenk während der Korrektur distrahiert. **c** Das postoperative Bild zeigt reguläre Rotationsverhältnisse. Freie Beweglichkeit

Die Behandlung ist in diesen Fällen sehr zeitaufwendig und operativ anspruchsvoll. Es sollte deshalb genau abgewogen werden, ob die Behandlung bei dem jeweiligen Kind auch wirklich indiziert ist.

Bei starken funktionellen rotationsbedingten Achsenabweichungen, z. B. durch ausgeprägte Bänderschwäche, kann man durch Orthesen begegnen, welche der Fehlstellung entgegenarbeiten, das Bein stabilisieren und die Funktion verbessern.

Allerdings sind diese Orthesen sehr schwer herzustellen und erfordern große Erfahrung von Seiten des Orthopädietechnikers.

Im Gegensatz zu Rotationsfehlern, können Torsionsfehler nicht durch Orthesen oder Ähnliches korrigiert werden. Sie können, wenn es unerlässlich ist, nur operativ beseitigt werden. Aufgrund der Komplexität der Vermessung, jedoch auch der besonderen operativen Schwierigkeiten sollten derartige Operationen nur von sehr erfahrener Hand durchgeführt werden.

249.3 Hüftgelenk

C. Multerer, L. Döderlein

249.3.1 Coxa valga und Coxa vara

Definition Die Begriffe Coxa valga und Coxa vara bezeichnen eine Vergrößerung bzw. eine Verkleinerung des physiologischen Winkels zwischen dem Schenkelhals und dem Femurschaft.

Ätiologie Die Orientierung des proximalen Femurs ändert sich mit dem Wachstum, der Gefäßversorgung und den einwirkenden Kräften. Hinzu treten hormonelle, neurologische, metabolische und weitere Faktoren. Die Skelettform ist der Ausdruck eines Gleichgewichts zwischen Belastung und Belastbarkeit.

Eine Coxa valga begegnet uns bei verminderter Belastung z. B. im Rahmen von Lähmungen oder bei Muskelungleichgewichten mit Überwiegen der adduktorisch wirkenden Muskulatur. Eine Coxa vara kommt bei angeborenen Aufbaustörungen des proximalen Femurs (sog. Coxa vara epiphysaria) oder bei hormonellen und metabolischen Defiziten vor.

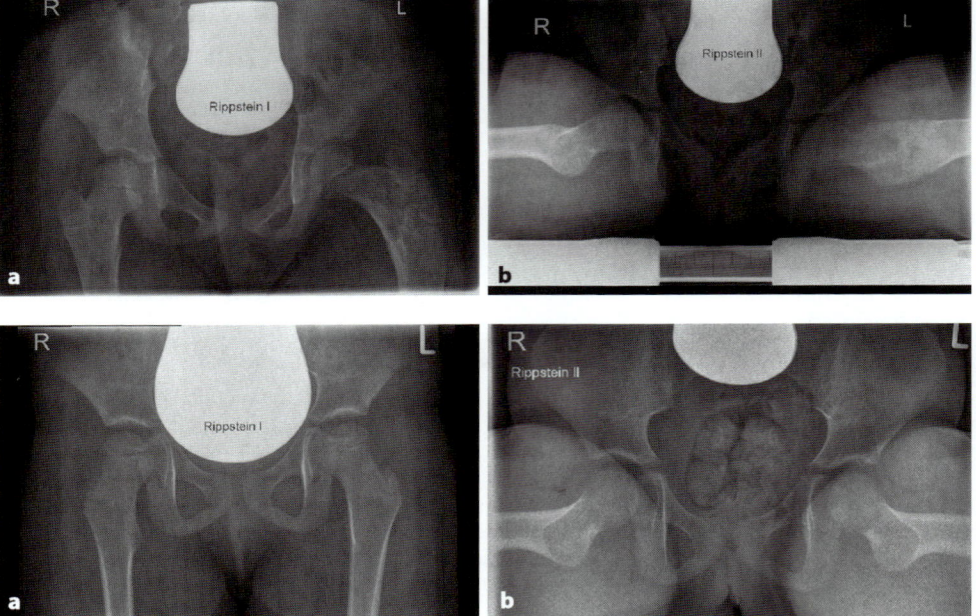

◘ **Abb. 249.9a,b** Coxa vara. **a** 5,5-jähriges Mädchen mit Coxa vara bei fibröser Dysplasie. **b** Retrotorsion des linken Schenkelhalses

◘ **Abb. 249.10a,b** Coxa valga. **a** 6-jähriges Mädchen mit Coxa valga beidseits. **b** Rippstein-II-Aufnahme mit Darstellung der Antetorsion beidseits

Pathoanatomie und Pathomechanik Die Wachstumszonen des hüftgelenksnahen Femurendes orientieren sich senkrecht zu den auf sie einwirkenden Kräften. Diese bestehen aus den Zug- und Druckbelastungen durch das Körpergewicht, die Bodenreaktionskräfte beim Stehen und Gehen sowie aus den Kräften, die über die Muskulatur auf das Gelenk einwirken. Die Orientierung des Femurs ist allerdings nicht alleine in der Frontalebene, sondern dreidimensional entsprechend den einwirkenden Kräften ausgerichtet. Deshalb besteht zumeist eine Kombination aus einer Abweichung sowohl in der frontalen als auch in der transversalen Ebene (Coxa valga antetorta, Coxa vara retrotorta usw.). Belastung und Belastbarkeit führen zur individuellen Form, z. B. bei der fibrösen Dysplasie (◘ Abb. 249.9). Bei einem Überwiegen der deformierenden Kräfte kann die Abwinklung bis zu einer sog. Hirtenstabform fortschreiten. Die Größe des Momentarms der Hüftgelenksabduktoren wird durch den Abstand zwischen dem Hüftkopfzentrum und der Trochanter-major-Spitze bestimmt. Bei einer Valgusstellung verringert er sich, bei einer Varusstellung wird er größer. Allerdings nähern sich bei der Varusstellung Ursprung und Ansatz der Hüftabduktoren und reduzieren die muskuläre Vorspannung.

Diagnose Die Diagnose einer Coxa valga bzw. vara erfolgt über das Röntgenbild, wobei die a. p.-Aufnahme (am günstigsten Rippstein-I-Aufnahme) wegen der dreidimensionalen Ausrichtung des hüftnahen Oberschenkelendes nicht ausreicht und eine zusätzliche Aufnahme (Rippstein II) notwendig wird (◘ Abb. 249.10). Über entsprechende Tabellen können die auf den Röntgenaufnahmen projizierten Skelettwinkel in sog. reelle Winkel umgerechnet werden. Eine funktionelle Diagnose erfordert zusätzlich eine klinische Analyse (Kraft, Beweglichkeit), ggf. auch laborchemische und ganganalytische Befunde.

Therapie Eine Therapie der Skelettform ohne Beachtung ihrer ätiologischen und biomechanischen Grundlagen bleibt unvollständig. Eine progrediente bzw. ausgeprägte Coxa vara muss wegen ihrer funktionellen Folgen operiert werden. Regelmäßige klinische und radiologische Verlaufskontrollen sichern die Indikation. Bei einer Coxa valga besteht dagegen nur bei zusätzlicher Dezentrierung des Hüftkopfs ein Therapiebedarf.

Die Operationstechniken zielen auf eine Normalisierung des Schenkelhals-Schaftwinkels.

Besonderheiten Neben der Korrektur einer Varus- bzw. Valgusdeformität ist in vielen Fällen gleichzeitig auch eine Normalisierung des Bewegungsausmaßes in der Transversalebene (Rotation bzw. Derotation) angezeigt.

249.3.2 Coxa antetorta und Coxa retrotorta

Definition Bei der Coxa antetorta vergrößert sich die physiologischen Verdrehung zwischen dem Schenkelhals und dem Femurschaft nach vorne; bei der Coxa retrotorta fehlt diese Verdrehung bzw. sie ist in die Gegenrichtung, d. h. nach hinten orientiert.

Ätiologie Die Antetorsion des proximalen Femurs und dessen Ausrichtung in der Frontalebene sind Reaktionen auf die einwirkenden Gelenkkräfte. Für das Ausmaß der Antetorsion ist die Vertikalisierung entscheidend. Eine Verminderung der Becken- und Hüftbeugestellung hat die allmähliche Verminderung der Schenkelhalsantetorsion zur Folge. Damit hängt die Form des proximalen Femurs auch von der Stellung der Nachbarregionen (LWS, Kniegelenke) ab. Insbesondere die Kraft der Hüftgelenksstrecker ist an einer physiologischen Verminderung des Antetorsionswinkels beteiligt.

Pathoanatomie und Pathomechanik Die Schwankungsbreite der normalen Schenkelhals-Femurschaft-Torsionswinkel ist groß. Bis zum 6. Lebensjahr gelten Winkel von bis zu 50° als normal, bis zum Erwachsenenalter sinkt diese Obergrenze auf 25°. Die veränderten Torsionsverhältnisse beeinflussen die Gelenkmechanik (s. unten).

Diagnose Die Vergrößerung und die Verringerung der Schenkelhalstorsion sind mit charakteristischen klinischen und radiologischen Kennzeichen verknüpft. Hohe Antetorsionswinkel erhöhen die Innenrotationsfähigkeit der Hüftgelenke und äußern sich in einem einwärts rotierten Gang. Bei fehlender Antetorsion bzw. Retrotorsion ist dagegen die Innenrotation deutlich verringert bzw. sie fehlt vollständig und die Kinder gehen nach auswärts rotiert. Die Torsionsrichtung der Unterschenkel kann dabei gegenläufig sein. Bedingt durch eine verstärkte Antetorsion sitzen die Kinder im typischen Zwischenfersen- oder „W"-Sitz (Najaden-Sitz, ◘ Abb. 249.11). Die Auswirkungen auf den Gangablauf lassen sich mit einer instrumentellen Ganganalyse am genauesten erfassen. Torsionsmessungen gelingen am genauesten durch eine MR- oder Computertomografie.

Therapie Eine isoliert verstärkte Antetorsion der Schenkelhälse ist nur bei entsprechender klinischer Symptomatik (begleitende Hüftdysplasie, persistierender ausgeprägter Einwärtsgang) behandlungsbedürftig. Die Retrotorsion wird dagegen als präarthrotische Deformität betrachtet und sollte bei fehlender Innenrotationsfähigkeit korrigiert werden. Die chirurgischen Maßnahmen bestehen aus einer rotierenden (bei Retrotorsion) bzw. derotierenden (bei Antetorsion) Femurosteotomie, die entweder intertrochantär oder auch oberhalb des Kniegelenks (suprakondylär) vorgenommen werden kann.

Besonderheiten Da die Fehltorsion des Schenkelhalses häufig mit einer Fehltorsion des Unterschenkels verknüpft ist, müssen beide Etagen in die diagnostischen wie therapeutischen Überlegungen einfließen.

249.3.3 Kongenitale Hüftgelenksdysplasie und -luxation

Definition Bei der angeborenen Hüftgelenksdysplasie bzw. -luxation ist die Hüftgelenkspfanne im Vergleich zum Hüftkopf unterentwickelt bzw. abgeflacht mit der Folge einer unvollständigen bzw. fehlenden Überdachung und Zentrierung des Femurkopfs in der Hüftpfanne.

Ätiologie Aufgrund einer genetischen Prädisposition entwickelt sich das Acetabulum in den letzen drei Gestationsmonaten im Verhältnis zum Femurkopf vermindert, und das Hüftgelenk wird zur Geburt hinsichtlich einer mechanischen Dezentrierung des Femurkopfs besonders anfällig. Das Hüftpfannenwachstum erfolgt in der Y-Fuge, begleitet vom azetabulären Ring, die beide für die Ausbildung des Pfannendachs und die Pfannentiefe erforderlich sind.

Für die unvollständige Pfannenentwicklung mit der Folge einer Dezentrierung werden X-chromosomale (Mädchen sind 9-mal häufiger betroffen), umweltbedingte, hormonelle und mechanische Faktoren verantwortlich gemacht. Hüftdysplasie bzw. -luxation sind gehäuft mit Schiefhälsen, Sichelfüßen, Beckenendlagen und hohem Geburtsgewicht assoziiert. Syndromatische bzw. teratologische Luxationen begegnen uns bei einer Reihe verschiedener Krankheitsbilder, wie z. B. der Arthrogryposis multiplex congenita, dem Larsen-Syndrom oder dem Down-Syndrom.

Pathoanatomie und Pathomechanik Die morphologischen Veränderungen sind primär im Acetabulum lokalisiert, führen aber, abhängig vom Ausmaß der Dezentrierung des Hüftgelenks, auch zu ausgeprägten Formstörungen von Hüftkopf und proximalem Femurende. Eine Abflachung des Pfannenbodens, eine Luxationsrinne sowie eine Elongation der Hüftgelenkkapsel und des Ligamentum teres sind charakteristisch. Der Femurkopf wird kleiner, asphärisch und ist zum Os ilium hin abgeflacht. Die Antetorsion des Schenkelhalses nimmt zu. Mit progredienter Hüftgelenksdezentrierung nehmen Steilstellung und Abflachung des Pfannendachs, Deformierung des Femurkopfs und Verbreiterung des Pfannenbodens zu.

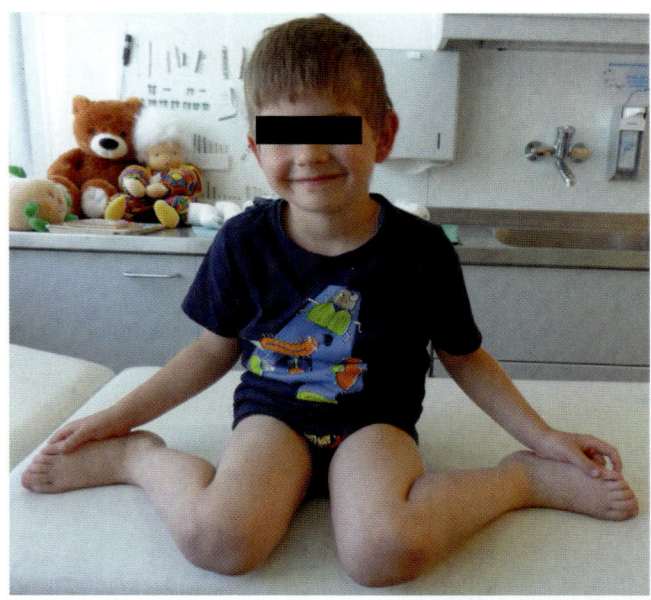

◘ **Abb. 249.11** 6-jähriger Junge im Najadensitz. (Die Bildrechte liegen bei den Erziehungsberechtigten)

Diagnose Da die frühzeitige Diagnose und Therapie für die Prognose der Erkrankung wesentlich sind, wurden in den meisten Ländern entsprechende Screeningprogramme etabliert. Neben der klinischen Diagnostik mit den typischen Kennzeichen der Hüftinstabilität (Ortolani- und Barlow-Manöver, Abduktionseinschränkung) ermöglicht die standardisierte, von Reinhard Graf (1981) eingeführte sonografische Diagnostik nicht invasiv, rasch und mit hoher Sensitivität und Spezifität die Diagnose und die Beurteilung des Therapieverlaufs. Daneben kommen ab Ende des 1. Lebensjahrs auch die Röntgendiagnostik und für spezielle weitere Fragestellungen auch die Kontrastmitteldarstellung (Arthrografie) und die Kernspintomografie zum Einsatz. Für alle bildgebenden Techniken existieren definierte Messlinien und -winkel, die eine objektive und nachvollziehbare Beurteilung des erhobenen Befundes ermöglichen

Für die Verlaufskontrolle einer Hüftdysplasie ab dem 2. Lebensjahr und insbesondere zur Therapieentscheidung bleibt jedoch die Röntgenaufnahme weiterhin das Mittel der ersten Wahl. Übergeordnete Störungen wie neuromuskuläre Erkrankungen, Kollagenstörungen oder Osteochondrodysplasien müssen ausgeschlossen werden.

Therapie Indikation und Auswahl des Therapieverfahrens hängen ganz wesentlich vom Alter zum Zeitpunkt der Erstdiagnose und vom Ausmaß der Dysplasie bzw. der Luxation sowie von weiteren Faktoren wie dem Allgemeinzustand und begleitenden Störungen des Patienten (neuromotorische Erkrankungen, Kontrakturen z. B. bei der Arthrogrypose, ▶ Kap. 248) ab.

Je früher die Diagnose gestellt wird, umso besser gelingt es, ein noch reponierbares Gelenk konservativ zur Ausheilung zu bringen (◘ Abb. 249.12). Dies gilt allerdings nur für das erste Lebensjahr. Instabile oder luxierte Hüftgelenke werden im sog. Fettweis- oder Hockergips bis zu ihrer Stabilisierung immobilisiert und anschließend mit einer Abduktionsorthese in ihrer Nachreifung unterstützt. Die adäquate Hüftkopfzentrierung im Gips sollte jeweils durch ein Kernspintomogramm sichergestellt werden. Eine unzureichend reponierbare Hüftluxation erfordert eine Arthrografiediagnostik, um zu entscheiden, mit welcher Position die beste Einstellung des Femurkopfs zu erreichen ist. Bei ausbleibender Zentrierung ist eine offene Reposition unumgänglich. Eine perkutane Adduktoreneno-

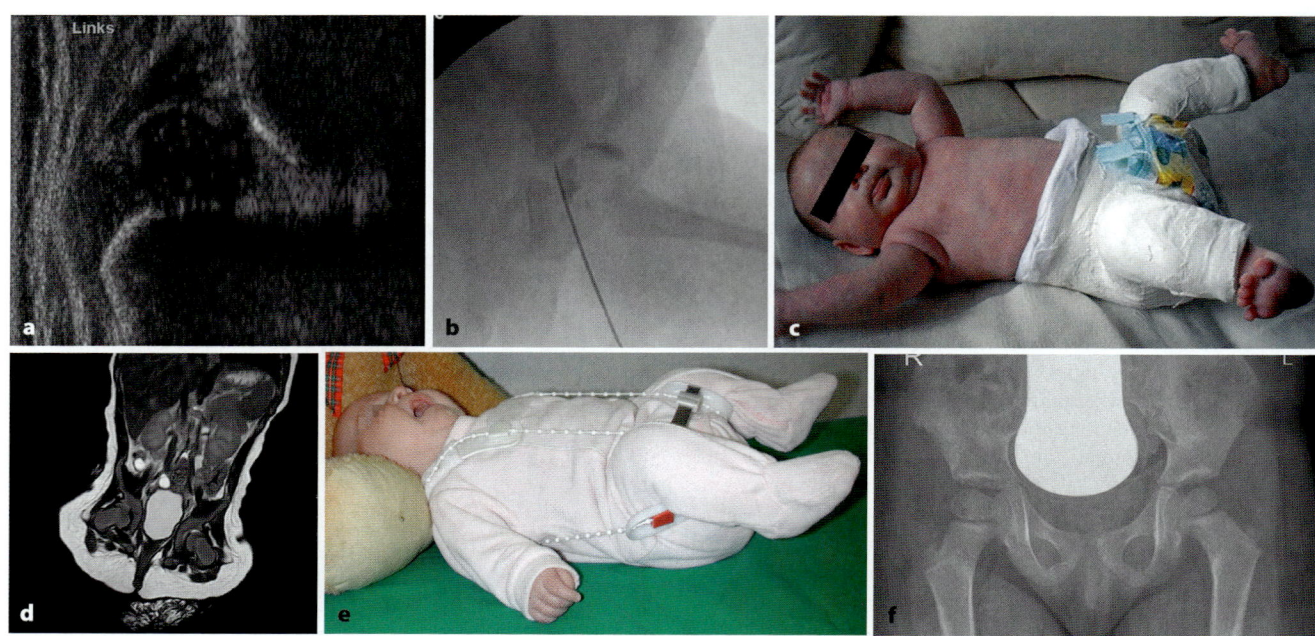

◘ **Abb. 249.12a–f** a Hüftdysplasie Grad IV links. b Arthrografie des linken Hüftgelenks. c Fettweisgips. d MRT-Kontrolle der korrekten Kopfeinstellung. e Ausreifung mit Tübinger Schiene. f Normale Ausformung im Alter von 3 Jahren. (Die Bildrechte liegen bei den Erziehungsberechtigten)

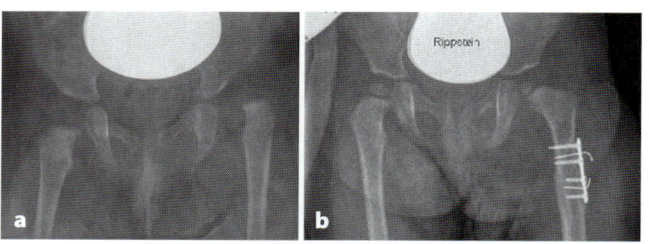

◘ **Abb. 249.13a,b** Hüftluxation. a Inadäquat vorbehandelte Hüftluxation links bei einem 5 Monate alten Mädchen. b Dieselbe Patientin 1 Jahr nach offener Einstellung und Femurosteotomie

tomie kann die Zentrierung des Femurkopfs unterstützen. Bei struktureller Luxation muss (unabhängig vom Alter) zusätzlich fast immer auch das Femur verkürzt und derotiert werden (◘ Abb. 249.13), um einen übermäßigen Druck mit der Gefahr der Hüftkopfschädigung zu vermeiden und den Hüftkopf tief ins Acetabulum zu zentrieren.

Im 2. Lebensjahr nimmt das spontane Nachreifungspotenzial eines dysplastischen Hüftgelenks rasch ab; operative Maßnahmen zur Verbesserung der Hüfteinstellung bzw. -überdachung sind häufiger zu diskutieren. Sie setzen primär an der Hüftpfanne oder kombiniert an der Pfanne und am proximalen Femur an. Durch die Verwendung winkelstabiler Implantate und mit dem Einsatz standardisierter Operationstechniken sind Gipsimmobilisationen nur noch sehr selten notwendig.

Jenseits des 6. Lebensjahrs ist die Reposition einer teratologischen Hüftdysplasie oder Hüftluxation sehr kritisch zu sehen, da der operative Aufwand für eine Korrektur beträchtlich ist. Jede eindeutige Dysplasie sollte bis zum Erreichen des Schulalters adäquat korrigiert sein. Eine symptomatische Hüftdysplasie oder gar -luxation im späten Jugendalter kann meist nur noch durch palliative Maßnahmen gebessert werden.

Besonderheiten Die Hüftkopfnekrose ist eine schwerwiegende Behandlungskomplikation der Hüftdysplasie und -luxation. Da sich teils massive Hüftkopfaufbaustörungen (sog. Luxationsperthes) und erhebliche Beinverkürzungen entwickeln können, müssen die Eltern über diese operative Komplikation aufgeklärt werden.

Die angeborene Hüftdysplasie ist bei mehr als einem Drittel der Erwachsenen, die bis zum 45. Lebensjahr eine Arthrose erleiden, als ursächlich anzusehen. Deshalb kommt der Frühdiagnostik und der Frühbehandlung ein entscheidender Stellenwert zu. Da sich eine Hüftdysplasie trotz guter primärer Entwicklung während des Wachstums erneut verschlechtern kann, sind regelmäßige Verlaufskontrollen über die gesamte Zeit der Reifung notwendig.

Hüftgelenke, die trotz operativer Maßnahmen nur unzureichend zentriert bleiben, entwickeln bereits im frühen Erwachsenenalter degenerative Veränderungen.

249.3.4 Morbus Perthes

Definition Beim Morbus Perthes (Morbus Legg-Calvé-Perthes) handelt es sich um einen spontan auftretenden mehr oder weniger vollständigen Zerfall der wachsenden Hüftkopfepiphyse mit Deformierungs- und Reparaturvorgängen. Die Inzidenz dieser Störung beträgt etwa 1 pro 100.000 Kinder pro Jahr mit einem Auftreten zumeist zwischen dem 4. und 7. Lebensjahr. Knaben sind etwa 4-mal häufiger betroffen als Mädchen. In etwa 15 % sind beide Hüftgelenke befallen, wobei der Verlauf dann auch schwerwiegender zu sein pflegt.

Ätiologie Die Ursache ist unklar. Eine thrombophile Diathese, rekurrierende Gefäßverschlüsse und ein verzögertes Knochenalter werden als prädisponierende Faktoren angesehen.

Pathoanatomie und Pathomechanik Der Morbus Perthes nimmt einen charakteristischen Verlauf. Nach einer initialen Nekrose (Initialstadium) folgen Umbau- und Reparaturvorgänge (Kondensationsstadium, Fragmentationsstadium und Reparaturstadium) und schließlich ein Ausheilungs- bzw. Defektheilungszustand. Der ante-

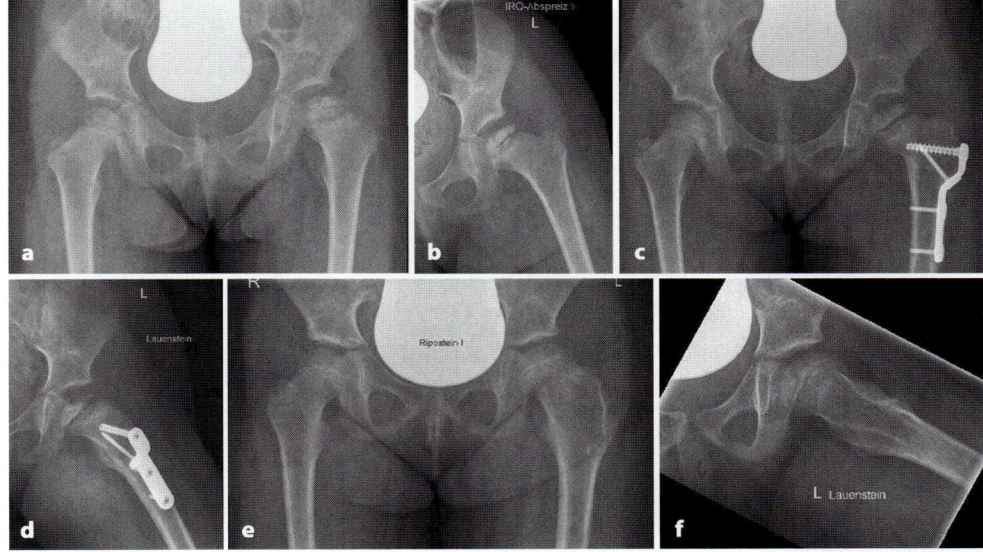

◘ Abb. 249.14a–f Morbus Perthes. a 4-jähriges Mädchen mir Morbus Perthes links im Kondensationsstadium mit deutlicher Lateralisation des Hüftkopfs. b Gute Einstellung in Innenrotation und Abspreizung präoperativ. c 6 Monate postoperativ. d Lauensteinprojektion 6 Monate postoperativ. e 3 Jahre postoperativ. f Lauensteinprojektion 3 Jahre postoperativ

rolaterale Anteil der Femurkopfs, der nicht vom Acetabulum bedeckt ist, erfährt dabei die ausgeprägtesten Veränderungen.

Diagnose Die klinische Untersuchung erlaubt nur einen Verdacht. Ein unspezifisches Hinken sowie eine schmerzhafte Bewegungseinschränkung des Hüftgelenks insbesondere für die Abduktions-, Extensions- und Rotationsbewegungen sind charakteristisch. Sonografisch kann in den Frühstadien häufig ein Gelenkerguss gefunden werden. Eine fixierte Adduktionskontraktur ist ein prognostisch ungünstiges Zeichen. Knieschmerzen sind ebenfalls typisch und dürfen keinesfalls fehl gedeutet werden. Die Diagnose muss durch bildgebende Verfahren wie die Nativ-Röntgenaufnahme in zwei Ebenen und die Kernspintomografie gesichert bzw. ausgeschlossen werden. Ein typisches radiologisches Merkmal sind die unterschiedlich ausgedehnten Sinterungen des Ossifikationskerns und eine Verbreiterung der Epiphysenfuge, gefolgt von metaphysären Zysten. Die reaktive Stimulation der Wachstumsfuge trägt zur Entwicklung einer Coxa magna bei.

Es gibt verschiedene Klassifikationen, die das radiologische Ausmaß des Epiphysenbefalls und die Form des Hüftkopfs beschreiben. Wichtig ist besonders die Höhe des lateralen Epiphysenanteils (Herring-Klassifikation).

Perthes-ähnliche radiologische Veränderungen begegnen uns bei der multiplen epiphysären Dysplasie und zahlreichen anderen Skelettdysplasien oder bei der Hypothyreose. Femurkopfnekrosen können auch bei Systemerkrankungen wie Infektionen, Lymphomen oder bei der Steroidmedikation auftreten.

Therapie Die Indikation und die Auswahl der Therapie hängen u. a. vom Alter des Patienten bei der Erstdiagnose, dem Ausmaß des Epiphysenbefalls und der Beweglichkeit des Hüftgelenks ab. Ziel bleibt stets die Ausheilung zu einem möglichst sphärischen und gut beweglichen Hüftgelenk. Besonders bedeutsam sind die Form der Hüftkopfepiphyse und das Ausmaß ihrer Zentrierung bzw. Überdachung. Das stetig wechselnde Nebeneinander von Auf- und Abbauvorgängen lässt sich anhand von Verlaufskontrollen gut dokumentieren und es gibt dabei typische Risikozeichen (sog. „head at risk signs"). Jede progrediente Deformierung und Bewegungseinschränkung ist therapiebedürftig. Die früher geübte lang dauernde konservative Behandlung ist heute durch chirurgische Verfahren mit dem Ziel einer optimalen Zentrierung der befallenen Epiphyse ins Azetabulum abgelöst worden (sog. Containment- bzw. Hypercontainment-Therapie durch die intertrochantere Varisierung und ggf. eine zusätzliche Beckenosteotomie). Sie ermöglichen die frühzeitige Wiederaufnahme der Belastung und schaffen die bestmögliche Formgebung des weichen Hüftkopfs durch das sphärische Acetabulum (◘ Abb. 249.14).

Konservative Maßnahmen mit Physiotherapie und teilentlastenden bzw. bewegungsbegrenzenden, hüftübergreifenden Orthesen können bei leichteren Verläufen oder als Vorbehandlung vor einer Operation hilfreich sein. Sie haben auch in der Nachbehandlung ihren Stellenwert. Bei bereits betroffenen, aber noch sphärischen Epiphysen bzw. bei Risikopatienten können unterstützend Bisphosphonate oder Prostaglandine (unter stationärer Überwachung) als Infusionen zur Unterstützung der Reparationsvorgänge verabreicht werden.

Besonderheiten Die Prognose der Behandlung hängt vom Patientenalter und dem Ausmaß des Hüftkopfbefalles ab. Patienten unter 6 Jahren haben eine eher günstige Prognose, während der Verlauf bei einem Erkrankungsbeginn über 8 Jahren eher ungünstig ist. Die Langzeitprognose wird von der Form und Funktion des ausgeheilten Befundes bestimmt. Der Grad der Sphärizität und die Kongruenz des Hüftgelenks (Stulberg-Klassifikation) geben diesbezüglich gute Hinweise. Palliativmaßnahmen wie die Arthrodese oder die Endoprothese können bei schwerem Verlauf bereits frühzeitig notwendig werden.

249.3.5 Epiphyseolysis capitis femoris

Definition Bei der Epiphyseolysis capitis femoris kommt es zu einem spontanen mehr oder weniger starken Abrutsch des Hüftkopfs nach hinten und unten infolge einer relativen Schwäche der epiphysären Verbindung.

Die Inzidenz dieser Erkrankung beträgt 2–3 pro 100.000 Kinder mit ethnischen, genetischen und geografischen Dispositionen. Knaben sind zwischen dem 10. und dem 16. Lebensjahr doppelt so häufig betroffen, und in etwa 20–25 % ist auch die gegenseitige Epiphyse gleichzeitig oder später befallen.

Ätiologie Ursächlich wird ein multifaktorielles Geschehen angenommen. Disponierende Komponenten sind wiederholte Traumatisierung, verminderte Festigkeit der Epiphyse (hypertrophe

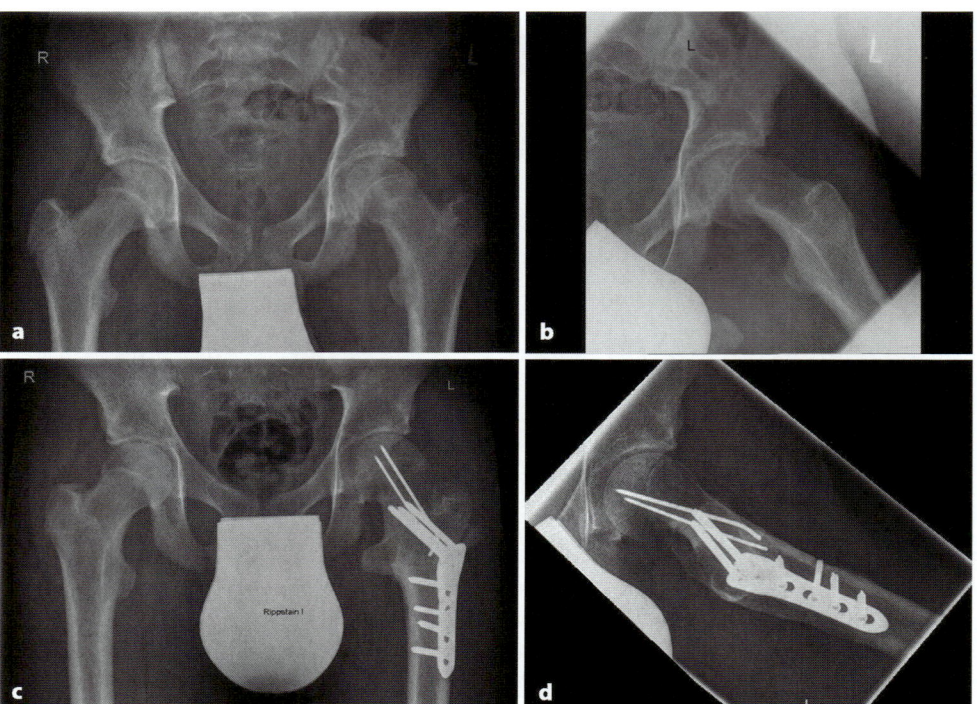

Abb. 249.15a–d Epiphyseolysis capitis femoris. **a** 15,5-jähriger Junge mit Epiphyseolysis capitis femoris lenta links. **b** In der 2. Ebene wird der Abrutsch gut sichtbar. **c** 1 Jahr nach Imhäuser-Osteotomie. **d** 1 Jahr postoperativ 2. Ebene

Knorpelzone), Adipositas und andere anatomische, endokrine und immunologische Faktoren in den Phasen des raschen Längenwachstums. Von der idiopathischen Form der Epiphysenlösung müssen sekundäre Abrutsche auf dem Boden renaler Erkrankungen, einer Skelettdysplasie oder nach Radio-/Chemotherapie abgegrenzt werden.

Pathoanatomie und Pathomechanik Der perichondrale Faserknorpelring um die Wachstumsfuge hält der mechanischen Belastung nicht mehr Stand, wodurch die Hüftkopfepiphyse nach hinten und unten abschert. Pathomechanisch rutscht allerdings nicht die Femurkopfepiphyse vom Schenkelhals, sondern umgekehrt der Schenkelhals entfernt sich in einer Adduktions- und Außenrotationsbewegung von der Epiphyse, die im Acetabulum verbleibt. Eine verstärkte Antetorsion des Schenkelhalses und eine eher horizontale Ausrichtung der Wachstumsfuge wirken sich schützend, eine Retrotorsion dagegen begünstigend aus. Es gibt sowohl allmähliche (Epiphyseolysis lenta) als auch akute (Epiphyseolysis acuta) Abrutsche. Auch ein sog. akut auf chronischer Abrutsch wird beschrieben.

Bei allmählichem Abrutschen (Lenta-Form) kommt es zu periostalen Reparaturvorgängen. Unbehandelt resultiert meist eine mehr oder weniger ausgeprägte Deformierung der Femurkopf-Hals-Übergangsregion mit knöcherner Apposition, die durch einen Anschlagsmechanismus eine Bewegungseinschränkung des Hüftgelenks bedingt (femoroacetabulares Impingement).

Diagnose Der seltene akute Abrutsch ist mit einer plötzlich eintretenden Steh- und Gehunfähigkeit assoziiert. Beim chronischen Abrutsch sind ein unspezifisches Hinken mit Bewegungseinschränkung insbesondere in Richtung Innenrotation charakteristisch. Jeder unspezifische Knieschmerz und jedes Hinken im Wachstumsalter sollte auch die Hüftgelenke in die Diagnostik mit einbeziehen. Beim akuten Abrutsch ist die Symptomatik mit extremer Bewegungsschmerzhaftigkeit und spontaner Beuge- und Außenrotationsstellung des Beins recht typisch. Das Drehmann-Zeichen mit einem spontanen Außenrotieren des Hüftgelenks beim Anbeugen des Beins ist charakteristisch.

Die radiologische Diagnose gelingt durch die Aufnahme beider (!) Hüftgelenke in der a. p. und seitlichen Projektion (Imhäuser-Technik mit „orthograder" Darstellung des Schenkelhalses). Mithilfe dieser Aufnahmen lässt sich auch der Schweregrad eines Abrutsches quantifizieren, was für die Auswahl der Therapie bedeutsam ist.

Therapie Die Behandlung einer Femurkopf-Epiphysen-Lösung wird in den meisten Fällen operativ sein, wobei die Methodenauswahl durch die Akuität, den Grad des Abrutsches, aber auch das Alter des Patienten bestimmt wird.

Bei den leicht- bis mittelgradigen Abrutschen hat sich die Fixation in situ (d. h. ohne Repositionsversuch) mit Kirschnerdrähten oder kanülierten Schrauben als Standard durchgesetzt. Stärkere Abrutsche (über 50°) werden abhängig von ihrer klinischen Symptomatik (Bewegungseinschränkung) zusätzlich gleichzeitig oder später durch eine intertrochantere dreidimensionale Osteotomie (OP-Technik nach Imhäuser) behandelt (◘ Abb. 249.15). Dabei wird die eingeschränkte Beugung und Innenrotation des Hüftgelenks wiederhergestellt. Bei stärkeren Abrutschen und insbesondere bei der akuten Epiphysenlösung wird die exakte Reposition und Fixierung der Hüftkopfepiphyse auf dem Schenkelhals über eine chirurgische Hüftluxation oder eine subkapitale Keilresektion (Wiberg-Dunn-Operation) empfohlen (◘ Abb. 249.16). Allerdings ist das Risiko des Auftretens einer Hüftkopfnekrose dabei erhöht.

Inwieweit eine kontralaterale asymptomatische Hüftkopfepiphyse ebenfalls operiert werden sollte, ist bisher noch nicht endgültig geklärt. Lediglich bei sekundären Epiphysenlösungen ist die Fixierung der Gegenseite immer notwendig.

Klinische und radiologische Verlaufskontrollen sind im Wachstumsalter obligatorisch.

Besonderheiten Der akuten Epiphysenlösung folgt in bis zu 50 % eine Hüftkopfnekrose. Dies sollte bereits vor einer Operation mit den Eltern besprochen werden. Ein weiteres Problem liegt in der gehäuften Inzidenz der Chondrolyse, die sowohl mit als auch ohne vorausgehende Operation auftreten kann. Die längerfristige Prog-

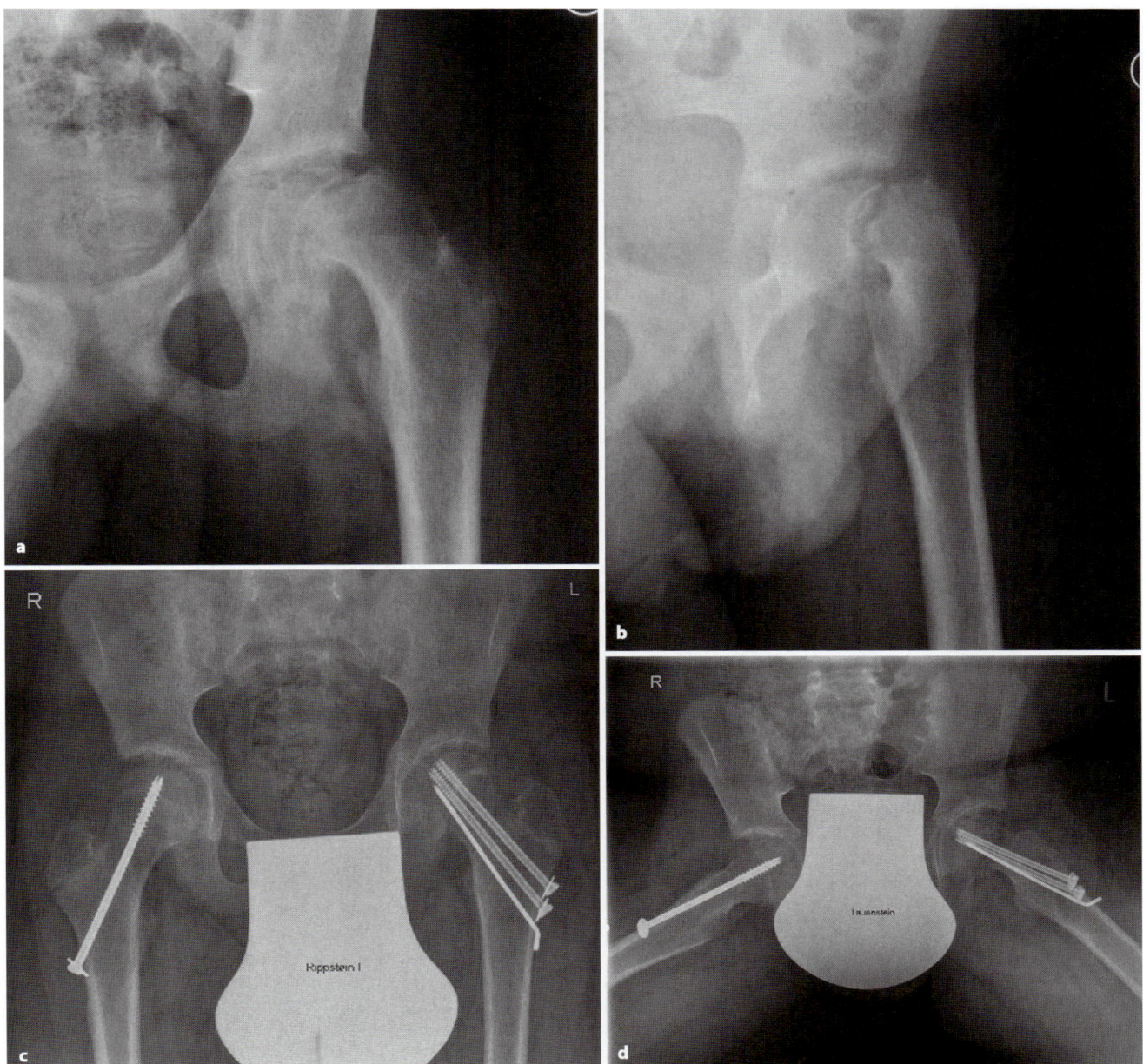

Abb. 249.16a–d a Akuter Abrutsch bei 14-jährigem adipösem Jungen. **b** 2. Ebene schmerzbedingt mit Behelfstechnik eingestellt. **c** 1 Jahr nach Wiberg-Dunn-Operation. **d** 2. Ebene

nose hinsichtlich der Entwicklung degenerativer Veränderungen wird vom Grad des primären Abrutsches und der damit verbundenen Bewegungseinschränkung bestimmt.

249.4 Kniegelenk

S. Nader, S. Marx

249.4.1 Grundlagen

Das Kniegelenk als ein Dreh-Gleit-Gelenk ist biomechanisch hochkomplex und leicht anfällig. Häufig klagen Kinder über Schmerzen im Kniegelenk, ohne ein Punctum maximum doloris angeben zu können. Eine alte kinderorthopädische Regel besagt, dass bei einem Kind bis zum Alter von 4–5 Jahren Knieschmerzen immer neben der Untersuchung der Kniegelenke auch zu einer gründlichen Untersuchung besonders der Hüftgelenke, jedoch auch der Füße Anlass geben sollen. Kinder lernen erst ungefähr ab dem 4. Lebensjahr Schmerzen genau zu lokalisieren. Aus diesem Grund kann eine Hüftschädigung als Knieschmerz imponieren und bei ungenügend gründlicher Untersuchung auch zu falschen Konsequenzen führen. Entzündungen, Verletzungen oder angeborene Deformitäten können Anlass zu intraartikulären Achsenfehlstellungen geben.

249.4.2 Angeborene Kniegelenkluxation

Definition Die Erkrankung ist durch eine Verschiebung des Unterschenkels nach ventral im Sinne einer Überstreckung im Kniegelenk

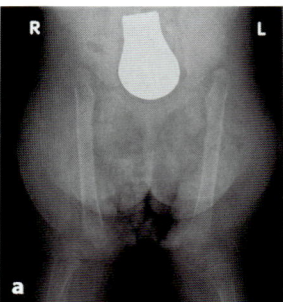
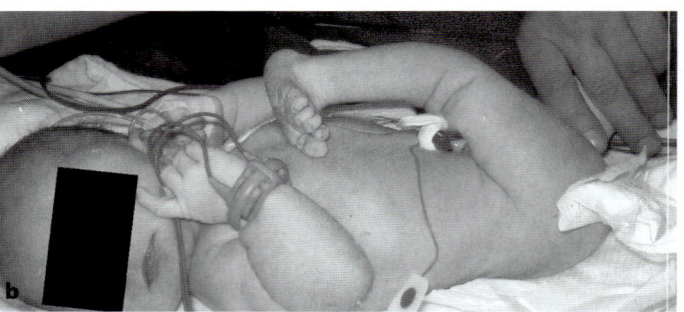

Abb. 249.17a,b a Röntgenaufnahme Hüft- und Kniegelenke beidseitig a.-p.: Bei diesem Kleinkind mit neurologischer Grunderkrankung (Arthrogrypose) zeigt sich eine hohe Luxation beider Hüftgelenke sowie eine angeborene Kniegelenkluxation mit beidseitiger Rotations-/Torsionsfehlstellung. b Kniegelenksubluxation mit überstrecktem Kniegelenk rechts bei einem Neugeborenen

mit unterschiedlicher Ausprägung sowie durch eine Verkürzung des Streckapparats definiert.

Ätiologie Intrauterine Lageanomalien können Ursache einer isolierten Kniegelenkluxation sein. In ca. 60 % der Fälle tritt sie in Kombination mit anderen Anomalien auf, wie Hüftdysplasie oder Klumpfuß, und ist dann Ausdruck einer generalisierten Entwicklungsstörung, z. B. eines Larsen-Syndroms. Gehäuft tritt die Knieluxation bei neurologischen Grunderkrankungen auf wie bei Arthrogrypose oder Spina bifida.

Klinische Symptome Die angeborene Kniegelenkluxation ist bereits bei der Geburt durch Überstreckung der Kniegelenke ohne wesentliche Diagnostik erkennbar (Abb. 249.17b). Die Femurkondylen sind meist in der Kniekehle tastbar. Bei leichteren Formen, auch als kongenitale Hyperextension des Kniegelenks bezeichnet, steht vor allem das Beugedefizit im Vordergrund. Obwohl durch eine seitliche Röntgenaufnahme die Verschiebung des Unterschenkels gut darzustellen ist, kann bezüglich der knorpeligen Position der Gelenkfläche damit keine genaue Angabe gemacht werden. Durch Ultraschall ist es möglich, die Gelenkfläche und damit die Position der Femurkondylen zum Tibiaplateau besser zu beurteilen; dies ist insofern wichtig, da bei einem groben Beugeversuch sowohl die distale Femur- oder proximale Tibiaepiphyse abscheren als auch Achsenfehlstellungen hervorgerufen werden und Knorpelschäden entstehen können.

Therapie Die Behandlung sollte sofort nach der Geburt eingeleitet werden. Das Ziel ist dabei, eine Reposition und Beugung im Kniegelenk sowie die Dehnung des Streckapparats zu erreichen. Bei einer kompletten Kniegelenkluxation kann zunächst eine Extensionsbehandlung notwendig werden. Erst nach ausreichender Extensionstherapie und erfolgreicher Reposition kann mit der Beugung und anschließender Gipsbehandlung in zunehmender Flexion begonnen werden. Dabei empfiehlt sich vor jedem Gipswechsel eine krankengymnastische Behandlung mit Manualtherapie zur weiteren Mobilisierung. Nach Erreichen einer Kniebeugung von ca. 90° sollte eine adäquate Schienenversorgung zur Tag/Nacht-Lagerung stattfinden. Ein betroffenes Kniegelenk wird durch konservative Maßnahmen in der Regel nicht normal beweglich werden. In vielen Fällen erreicht man jedoch eine für das tägliche Leben ausreichende Beweglichkeit. Bei fehlgeschlagener konservativer Behandlung muss frühzeitig an ein operatives Vorgehen mit Verlängerung des Streckapparats gedacht werden, da hier die besten Ergebnisse vor dem 2. Lebensjahr erzielt werden können.

249.4.3 Morbus Erlacher-Blount

Definition Der Morbus Blount, auch Tibia vara genannt, ist eine Osteochondronekrose der proximalen, medialen Tibiaepiphyse mit resultierender O-Bein-Deformität.

Ätiologie Als Ursache werden sowohl mechanische als auch genetische Faktoren diskutiert.

Klinische Symptome Es fällt meist nur ein Genu varum der betroffenen Seite auf (Abb. 249.18); Schmerzen treten erst bei starker Fehlstellung auf. Bei der infantilen Form sind meistens beide Beine betroffen. Differenzialdiagnostisch müssen ein physiologisches O-Bein, ein Crus varum congenitum (Fehlentwicklung in der Diaphyse der Tibia), eine Rachitis (beide Extremitäten betroffen) sowie ein infektiöses oder tumoröses Geschehen ausgeschlossen werden.

Die Erkrankung kann, je nach Manifestationsalter, in eine infantile, juvenile und adoleszente Form eingeteilt werden. Zusätzlich kann der Krankheitsverlauf in 6 radiologische Stadien nach Langenskjöld klassifiziert werden.

Therapie Bei jüngeren Patienten (bis ca. 2 Jahre) und einer Varusfehlstellung geringer als ca. 10° sollte eine Orthesenversorgung stattfinden. Bei älteren Patienten und größeren Krümmungen, jedoch vor Wachstumsende, kommt eine Distraktionsepiphyseolyse (Epiphysenfugensprengung) mit Anlage eines Fixateurs externe nach Ilizarov infrage, ggf. kombiniert mit einer lateralen Epiphyseodese. Die operative Korrektur muss möglicherweise während des Wachstums wiederholt werden.

249.4.4 Anomalien der Kniescheibe

Patella partita

Definition Persistierende Teilung der Kniescheibe bei Vorhandensein von zwei oder mehr Ossifikationskernen.

Ätiologie und Pathogenese Die Kniescheibe entsteht in der Regel aus einem Ossifikationskern. Es kommt jedoch manchmal vor, dass zwei oder mehr Ossifikationskerne vorhanden sind. Falls diese nicht miteinander verschmelzen, verbleibt eine persistierende Teilung der Kniescheibe, die man je nach Anzahl Patella bipartita oder tripartita nennt. Eine Ursache für diese Entwicklungsstörung ist nicht bekannt.

Klinische Symptome In der Regel stellt eine Patella partita nur einen Zufallsbefund dar und kommt radiologisch in ca. 3 % der Normalbevölkerung vor. Nach einem Trauma kann es zur Trennung der fibrotischen Verbindung zwischen den einzelnen Teilstücken und damit zu Schmerzen kommen. Bei der Untersuchung fällt eine Druckdolenz über der Kniescheibe auf. Die Diagnose wird durch eine Röntgenaufnahme gestellt. Hier muss differenzialdiagnostisch eine Fraktur ausgeschlossen werden, welche keine glatte Begrenzung der Fragmente, wie bei der Patella partita, zeigt.

Therapie Bei Kindern ist eine Operation selten notwendig. Bei Beschwerden sollte eine Reduktion der Aktivität oder Ruhigstellung im Gips für ca. 4 Wochen erfolgen. Falls die Beschwerden persistieren, stehen verschiedene Operationsmöglichkeiten zur Verfügung.

Angeborene Patellaluxation

Definition Es handelt sich um eine bereits bei Geburt vorhandene Verrenkung der Kniescheibe, die häufig doppelseitig vorkommt.

Ätiologie und Pathogenese Es wird ein Entwicklungsfehler des Tractus iliotibialis und des M. vastus lateralis vermutet. Durch Verkürzung dieser anatomischen Strukturen wird die Kniescheibe aus ihrem physiologischen Gleitlager herausgezogen. Dadurch entsteht ein dysplastisches Gleitlager.

Klinische Symptome Bereits bei Geburt ist die Patella am lateralen Rand des Kniegelenks tastbar. Durch die Verkürzung der Muskulatur steht das Kniegelenk in Beugung und X-Fehlstellung.

Therapie Eine konservative Behandlung ist sehr schwierig. In den meisten Fällen muss eine operative Behandlung mit Durchtrennung des lateralen Retinakulums und Mobilisierung des M. vastus lateralis aufgrund seiner Kontraktur durchgeführt werden.

Habituelle Patellasubluxation und Patellaluxation

Definition Hierbei handelt sich um eine rezidivierende Verrenkung der Kniescheibe aus ihrem Gleitlager nach lateral bei Beugung des Kniegelenks, wobei je nach Ausmaß der Erkrankung die Subluxation in eine Luxation übergehen kann.

Ätiologie und Pathogenese Ursächlich kommen mehrere Faktoren, allein oder in Kombination infrage: eine entwicklungsbedingte Formabweichung des Gleitlagers, ein Ungleichgewicht am Streckapparat, eine Patella alta oder Achsenfehlstellung des Unterschenkels.

Klinische Symptome Hier steht eine Konturveränderung des Kniegelenks im Vordergrund; zusätzlich ist der Apprehension-Test positiv. Bei einer kompletten Patellaluxation liegt die Kniescheibe am lateralen Rand des Femurkondylus. Bei habitueller Luxation im Rahmen einer allgemeinen Bindegewebsschwäche luxiert die Patella ohne wesentliche Beschwerden bei leichter Beugung. Bei der Patellalateralisation oder Patellasubluxation ist die Kniescheibe hypermobil. Die Patienten klagen über einen belastungsabhängigen Schmerz. Die Lateralisation bzw. Luxation kann radiologisch durch Defilée-Aufnahmen dokumentiert werden (◘ Abb. 249.19).

Therapie Bei Subluxationstendenz mit geringer muskulärer Imbalance kann eine rein konservative Therapie in Form von Kräftigung der M. vastus medialis ausreichend sein. Bei habitueller Subluxation ohne wesentliche Dysplasie des Gleitlagers kann eine arthroskopische Einkerbung der lateralen Kapselstrukturen mit gleichzeitiger medialer Raffung durchgeführt werden.

Bei der habituellen Patellaluxation sind weiterreichende diagnostische Maßnahmen erforderlich, bevor therapeutisch vorgegangen werden darf: Beinachsenfehler in frontaler und sagittaler sowie Rotations- oder Torsionsfehlstellung müssen ausgeschlossen, definiert und ggf. auch operativ beseitigt werden. Dies bedeutet,

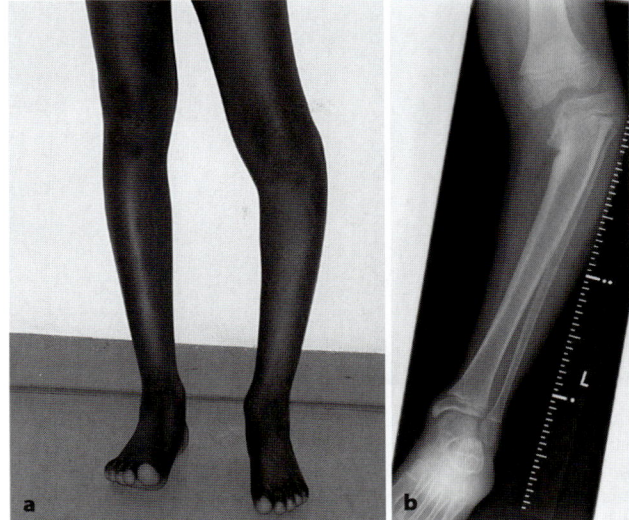
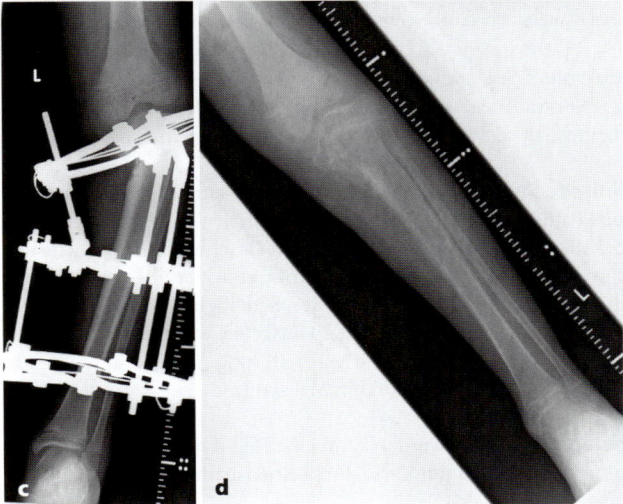

◘ **Abb. 249.18a–d** **a** 8-jähriges Mädchen mit dem für M. Blount typischen klinischen Erscheinungsbild. **b** Röntgenbild linkes Bein a.-p.: Defekt der medialen Wachstumsfuge der Tibia mit abgesunkenem Tibiaplateau bei Morbus Blount, **c** Zustand nach Anlage eines Fixateurs externe und Distraktionsepiphyseolyse der medialen Tibiaepiphyse. Durch tägliches Auseinanderschrauben der medialen Stange werden die proximalen Fixateurringe dem Parallelstand angenähert und so das mediale Tibiaplateau angehoben. Dann kann die Fixateurabnahme erfolgen. **d** Endergebnis

dass in manchen Fällen einer Patellaluxation ein Beinachsenfehler knöchern korrigiert werden muss, um Rezidive zu vermeiden, die auf jeden Fall das Gelenk schädigen. Meistens genügt jedoch ein Weichteileingriff mit medialer Raffung und aktiver Zügelung der Patella nach medial, wobei die Autoren zu einem Kombinationseingriff nach Goldthwait, Insall und Madigan raten. Dieser komplexe Eingriff erlaubt, die Patella in ihrem Gleitlager zu führen. Postoperativ muss auf alle Fälle die Muskulatur gezielt gekräftigt werden, da es sich um eine funktionelle Operation handelt, bei der die Muskulatur eine tragende Rolle spielt.

249.4.5 Scheibenmeniskus

Definition Der Scheibenmeniskus ist eine Formveränderung des Meniskus von der üblichen Halbmondform auf eine diskoide Form.

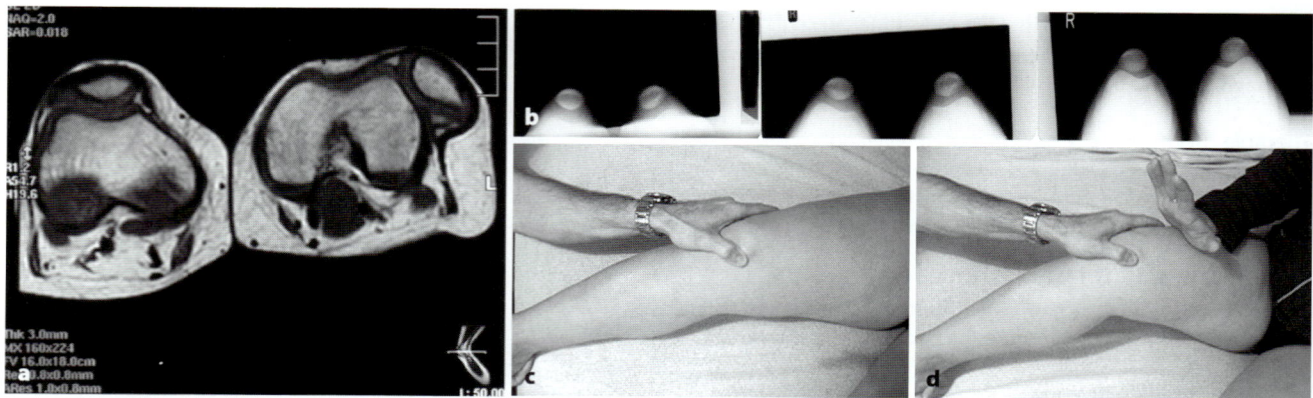

Abb. 249.19a–d a NMR-Kniegelenk beidseitig: Auf der rechten Seite zeigt sich die Kniescheibe in der transversalen Schnittebene gut zentriert in ihrem Gleitlager. Im Vergleich dazu sieht man auf der linken Seite eine deutlich aus ihrem Gleitlager heraus nach lateral luxierte Kniescheibe. b Defilée-Reihen-Aufnahmen beidseitig in 30°/60°/90°-Kniebeugung: Bei zunehmender Kniebeugung weicht die Kniescheibe beidseitig immer weiter aus ihrem Gleitlager nach lateral ab und nimmt Kontakt mit dem lateralen Femurkondylus auf. c Apprehension-Test des Kniegelenks: Durch Wegdrücken der Patella nach lateral und gleichzeitiger Kniebeugung versucht der Untersucher die Subluxationstendenz zu provozieren. d Der Patient versucht mit seinen Händen den Untersucher bei seiner Manipulation abzuwehren, um den ihm bekannten Schmerz bei Subluxation zu vermeiden

Ätiologie Die Ursache ist unklar. Normalerweise besteht ein einseitiges Vorkommen, wobei beide Geschlechter gleich häufig betroffen scheinen. In ca. 95 % der Fälle ist der laterale Meniskus betroffen.

Klinische Symptome Die Erkrankung ist zunächst symptomarm. Vom Patienten selbst oder vom Untersucher wird ein Schnappen im Kniegelenk festgestellt. Die ersten Beschwerden in Form von Schmerzen oder Unsicherheitsgefühl treten vor allem im Grundschulalter auf. Bei Schädigung des Scheibenmeniskus kann ein Druckschmerz im Kniegelenkspalt ausgelöst werden. Die Röntgenaufnahme zeigt lediglich eine Verbreiterung des Gelenkspalts. Ein sicherer Nachweis kann durch NMR stattfinden.

Therapie Bei Beschwerden kann eine Reduktion des Scheibenmeniskus auf die Halbmondform durch einen arthroskopischen Eingriff erfolgen.

249.4.6 Poplitealzyste

Definition Es handelt sich um eine medial gelegene weiche Schwellung in der Kniekehle des Kindes und Jugendlichen. Sie geht aus von einer Bursa der Sehne des M. semimembranosus, seltener auch einmal von der Gelenkkapsel. Sie wird nicht selten mit der Baker-Zyste des Erwachsenen verwechselt.

Klinische Symptome und Diagnose Meist schmerzlose Weichteilschwellung in der Kniekehle medial, die Haut ist über der Schwellung gut verschieblich. Entzündliche Anzeichen und meist auch Schmerzen fehlen. Wichtig ist die differenzialdiagnostische Abklärung wegen eines möglichen Malignoms. Aus diesem Grund sollte auch geröntgt werden, ggf. sind auch weiterreichende bildgebende Verfahren notwendig.

Therapie In den meisten Fällen genügt die Beobachtung. Eine besondere Therapie, insbesondere Operation, ist nur in den seltensten Fällen erforderlich.

249.4.7 Avaskuläre Knochennekrosen am Kniegelenk

Osteochondrosis dissecans

Definition Es handelt sich um eine lokal begrenzte, aseptische, subchondrale Knochennekrose, die vor allem am lateralen Rand des medialen Femurkondylus, seltener an anderen Gelenkflächenanteilen wie z. B. am lateralen Femurkondylus oder an der Patella vorkommt.

Ätiologie und Pathogenese Die Ursache ist unklar. Es werden traumatische und genetische sowie mechanische Faktoren vermutet. Histopathologisch kommt es zu einer subchondralen Durchblutungsstörung und später zur Demarkierung mit Osteolyse und Sklerosierung in diesem Bereich mit der Gefahr der Abstoßung als freier Gelenkkörper (Dissekat). Dabei kann die Erkrankung radiologisch in 4 Stadien eingeteilt werden.

Epidemiologie Die Erkrankung kommt zweimal häufiger bei Jungen als bei Mädchen vor, vornehmlich im Alter zwischen 5 und 15 Jahren. In ca. 25 % der Fälle besteht ein bilaterales Vorkommen.

Klinische Symptome Klinisch treten belastungsabhängige Schmerzen im Knie, zum Teil mit Kniegelenkerguss auf. Falls sich das Dissekat aus seinem Bett löst und im Kniegelenk wandert, kann es zu Bewegungseinschränkungen bzw. Einklemmungen kommen. Standarddiagnostische Verfahren sind Röntgenaufnahmen in zwei Ebenen und bei weiterhin unklarem Befund ggf. Tunnelaufnahmen nach Frik. Eine NMR-Untersuchung gibt jedoch eine genauere Aussage bezüglich der Ausdehnung der Nekrose (Abb. 249.20).

Therapie Die Behandlung richtet sich nach Alter, Stadium der Erkrankung und Beschwerden. Eine konservative Behandlung in Form von Entlastung mit Unterarmgehstützen oder Oberschenkelgipstutor wird vor allem bei jüngeren Patienten im Stadium I oder II durchgeführt, da insbesondere vor dem 12. Lebensjahr eine spontane Rückbildung möglich ist. Bei älteren Kindern kommen, je nach Stadium der Erkrankung, Anbohrung, retrograde Spongiosaplastik, Refixation oder eine autologe Knorpel-Knochen-Transplantation infrage.

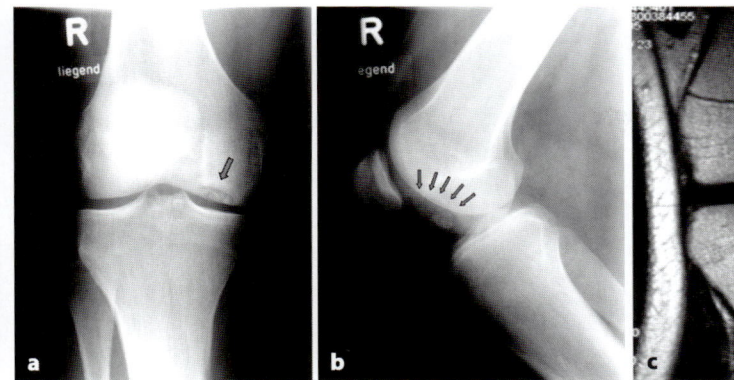
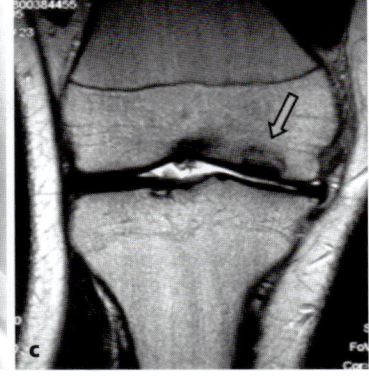

Abb. 249.20a–c **a** Kniegelenk a.-p.: An der Innenseite des medialen Femurkondylus sieht man eine ca. 1,7 cm große, bogenförmige Verschattung (Pfeil) bei einem männlichen Patienten mit seit einem Jahr bestehenden, belastungsabhängigen Schmerzen als Zeichen einer Osteochondrosis dissecans. **b** Kniegelenk seitlich: Hier ist am Vorderrand des medialen Femurkondylus die Ausdehnung der Osteonekrose zu erkennen (Pfeile). Arthroskopisch zeigte sich bei diesem Patient eine noch intakte Knorpelschicht, daher wurde in derselben Sitzung eine retrograde Anbohrung des osteochondralen Herdes vorgenommen. Dadurch soll eine Revitalisierung des nekrotischen Knochens erreicht werden. **c** NMR Kniegelenk: Die Ausdehnung der Nekrose am medialen Femurkondylus ist in dieser koronaren Schnittebene gut erkennbar (Pfeil). Die Autoren empfehlen die regelmäßige NMR-Darstellung zur Verlaufskontrolle

Morbus Sinding-Larsen-Johannson

Definition Es handelt sich um eine aseptische Knochennekrose, die sich meist am unteren gelenkfernen Patellapol befindet.

Ätiologie Die genaue Ursache ist nicht bekannt. Es wird jedoch vermutet, dass, wie beim Morbus Osgood-Schlatter, wiederholte Mikrotraumen als Auslöser verantwortlich sind. Besonders Jungen in der Adoleszenz sind betroffen.

Klinische Symptome und Therapie Meistens treten die Beschwerden in Form von Schmerzen der Kniescheibe sowie eine leichte Schwellung im Kniegelenk nach sportlichen Anstrengungen oder Treppensteigen auf. Bei der Untersuchung gibt der Patient Druckempfindlichkeit im Bereich der Patellaspitze an. Auch das Heben des gestreckten Beins gegen Widerstand verursacht Schmerzen an der Patellaspitze. In der Röntgenaufnahme, vor allem in der seitlichen Aufnahme, fällt eine Fragmentation an der distalen Kniescheibe mit späterer tropfenförmiger Ausziehung auf.

Zur Behandlung ist meist eine Belastungsreduktion ausreichend, um eine Verminderung der Beschwerden zu erreichen. Bei Bedarf kann auch eine Ruhigstellung im Gips für ca. 4 Wochen erfolgen.

Morbus Osgood-Schlatter

Definition Wie beim Morbus Sinding-Larsen-Johannson handelt es sich um eine aseptische Knochennekrose, jedoch im Bereich der Apophyse der Tuberositas tibiae.

Ätiologie Es werden traumatische Ursachen mit verstärktem Zug der Patellasehne, z. B. bei sportlicher Überbelastung vermutet.

Klinische Symptome Die Patienten geben belastungsabhängige Schmerzen an der Tuberositas tibiae an. Bei der klinischen Untersuchung findet man einen Druckschmerz über der Tuberositas tibiae, zum Teil mit Schwellung. Die seitliche Röntgenaufnahme zeigt meist eine Fragmentierung der Apophyse der Tuberositas tibiae (◘ Abb. 249.21).

Therapie Die Behandlung ist konservativ in Form von Ruhigstellung und Sportverbot für ca. 4–6 Wochen. Eine operative Therapie mit Sequesterentfernung zeigt keine wesentlich besseren Ergebnisse als die rein konservative Behandlung.

249.5 Fuß

J.-K Correll, S. Marx, S. Nader

249.5.1 Grundlagen

Der Fuß ist ein hochkomplexes Funktionsgefüge und kann viele Formvarianten und Erkrankungen aufweisen. Auch erhebliche Fußdeformitäten verursachen bei Kindern nur selten Schmerzen, so dass der Rahmen des Normalen oft weit gesteckt ist. Häufig werden Fußdeformitäten aus Unkenntnis übertherapiert, wobei ausdrücklich betont sein soll, dass der Effekt von Einlagen zumindest orthopädisch sehr fragwürdig ist, auch wenn sie außerordentlich häufig verordnet werden. Im Folgenden sollen die Haltungsauffälligkeiten bzw. Deformitäten des Fußes nach ihrer Häufigkeit aufgegliedert werden.

249.5.2 Physiologischer Knicksenkfuß, flexibler Plattfuß

Die mediale Abflachung der Fußlängswölbung und eine mäßig starke Valgusstellung des Rückfußes sind normal. Trotzdem werden Kinder häufig mit einem physiologischen Knicksenkfuß beim Arzt vorgestellt.

Ätiologie Meist handelt es sich um eine vorübergehende „Fußdeformität", die im Rahmen des Gestaltwandels des Kindes auftritt. Besonders häufig ist sie bei Kindern mit vermehrter Torsion der Beinachsen (s. Antetorsionsyndrom ▶ Abschn. 249.3.2). Der physiologische Knicksenkfuß kann in den sog. flexiblen Plattfuß übergehen. Bei diesem ist das untere Sprunggelenk subluxiert, der Calcaneus steht stark valgisch, das Talusköpfchen zeigt sich prominent am medialen Fußrand. Häufig ist die Wadenmuskulatur verkürzt. Der Fuß lässt sich passiv zumindest in Kniebeugung gut korrigieren.

Symptome und Diagnostik Die mediale Fußlängswölbung ist abgeflacht, der Rückfuß stark valgisiert. Beim physiologischen Knicksenkfuß ist das „Erne Maier"-Zeichen positiv: das Kind stellt sich in den Zehenstand, dabei stellt sich der Rückfuß varisch ein und die Fußlängswölbung bildet sich stark aus (◘ Abb. 249.22). Weiterhin lässt sich der physiologische vom flexiblen Plattfuß leicht durch

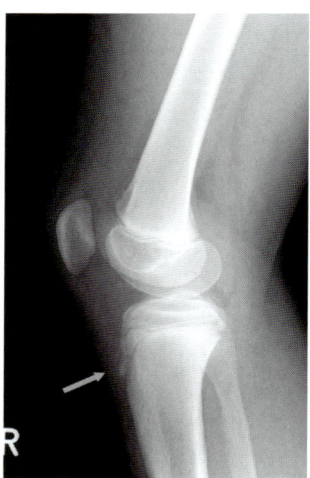

Abb. 249.21 Seitliches Röntgenbild des rechten Kniegelenks eines 14-jährigen Jungen, der seit mehreren Wochen über unklare Schmerzen im Bereich des Ansatzes der Patellasehne geklagt hatte. Es zeigt sich eine Fragmentierung der Tuberositas tibiae (Pfeil) bei Morbus Osgood-Schlatter. Durch mehrwöchige Entlastung an Unterarmgehstützen konnte eine Reduktion der Beschwerden erreicht werden

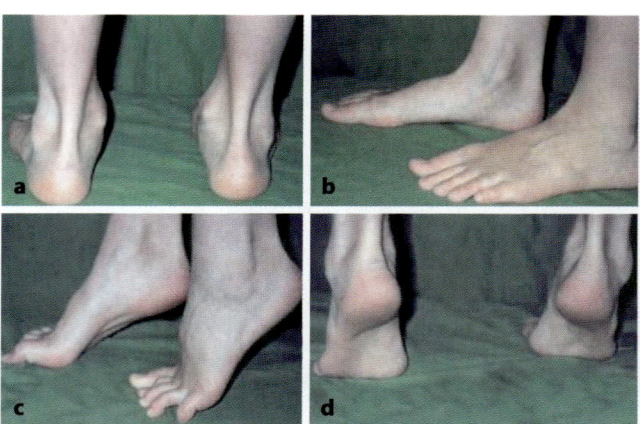

Abb. 249.22a–d Physiologischer Knicksenkfuß beidseits. **a, b** Die Prominenz des Innenknöchels kann noch nicht als pathologisch gewertet werden, der Rückfuß ist nur geringfügig valgisch eingestellt. **c, d** Im Zehenstand richtet sich das Längsgewölbe sehr schön auf, der Rückfuß stellt sich beidseits varisch ein (Erne-Maier-Zeichen). Befund: Unauffälliger Fuß beidseits, keine Therapie

eine klinische Untersuchung unterscheiden: Das untere Sprunggelenk kann vollständig reponiert werden. Hierzu muss der Taluskopf manuell in die richtige Position gebracht werden. In Kniebeugung gelingt dies in der Regel bei beiden beschriebenen Fußformen. Wird nun das Kniegelenk gestreckt und gleichzeitig das untere Sprunggelenk in optimal reponierter Haltung gehalten, so lässt sich beim physiologischen Knicksenkfuß der Fuß auch in dieser Stellung in die Dorsalextension bringen.

Beim flexiblen Plattfuß gelingt dies nicht, da meist der M. gastrocnemius verkürzt ist. Bei gebeugtem Knie tritt dieses Phänomen nicht auf, da die Verkürzung des M. gastrocnemius dann nicht zum Tragen kommen kann. Die Beweglichkeit im unteren Sprunggelenk ist bei diesen Kindern normal (wichtige Differenzialdiagnose zur Coalitio der Fußknochen). Nur in den seltensten Fällen muss geröntgt werden.

Therapie Beim physiologischen Knick-Senkfuß, insbesondere wenn das „Erne Maier"-Zeichen positiv ist, ist keine besondere Therapie erforderlich. Eine Einlagenversorgung ist sinnlos.

Beim flexiblen Plattfuß raten die Autoren ebenfalls nicht zur Einlagenversorgung, sondern zur krankengymnastischen Behandlung. Dabei muss nach den Gesichtspunkten der manuellen Therapie, die fast in allen Fällen vorliegende Verkürzung des M. gastrocnemius therapiert werden. Hierbei müssen die Therapeuten darauf hingewiesen werden, dass das untere Sprunggelenk dabei reponiert wird. Es genügt also auf keinen Fall, den Fuß einfach in eine vermeintlich plantigrade Stellung oder Dorsalextension bei gestrecktem Knie zu bringen. Nur wenn das untere Sprunggelenk vollständig reponiert ist, kann die Muskulatur auch wirklich gedehnt werden und wirkt nicht pathologisch auf den Fuß ein.

249.5.3 Sichelfuß

Definition Adduktion des Mittel- und Vorfußes, vom einfachen Metatarsus primus varus bis zum komplexen Serpentinenfuß reichend. Der einfache Sichelfuß ist eine der häufigsten Fußdeformitäten beim Säugling und Kleinkind.

Ätiologie Die Ursache für die Fußdeformität ist nicht bekannt, man vermutet intrauterine Zwangshaltungen und muskuläre Imbalancen. Beim einfachen Sichelfuß steht der 1. Strahl adduziert. Meist ist der M. abductor hallucis verkürzt. Bei den komplexeren Formen ist das Os naviculare nach lateral auf dem Taluskopf subluxiert.

Der Fuß verbirgt also im Inneren eine größere Fehlstellung, als sie sich äußerlich zeigt (◘ Abb. 249.23). Beim Sichelfuß steht der Rückfuß valgisch und nicht varisch (wie z. B. beim Klumpfuß). Ein Spitzfuß liegt beim Sichelfuß ebenfalls nicht vor.

Klinische Symptome und Diagnose Der Mittel- und Vorfuß steht adduziert. Häufig ist die große Zehe zusätzlich noch weiter im Sinne eines Hallux varus verändert. Die Kinder haben keine Beschwerden; nach Laufbeginn zeigt sich eine deutliche Fehlstellung des Fußes. Der Rückfuß steht nicht varisch. Je stärker die Valgusstellung des Rückfußes, desto eher liegt ein Serpentinenfuß vor. Beim kleinen Kind sollte nur zurückhaltend geröntgt werden, da die Fußdeformität klinisch gut erkannt werden kann. Das Os naviculare zeigt erst mit ca. 3,5–4 Jahren einen Knochenkern, so dass seine Position ohnehin nicht durch das Röntgen definiert werden kann.

Therapie Wenn auch die Therapie des einfachen Sichelfußes meistens lange dauert, so ist sie doch in allen Fällen eine Domäne der konservativen Therapie. Sehr bewährt hat sich in den letzten 20 Jahren die Therapie nach Zukunft-Huber, bei der nach neurophysiologischen Gesichtspunkten krankengymnastisch vorgegangen wird. In seltenen Fällen können unterstützend Gipse, zumindest initial, gegeben werden. Lässt sich die Fehlform konservativ nicht beeinflussen, sind operative Maßnahmen beim Serpentinenfuß früh erforderlich.

249.5.4 Angeborener Klumpfuß

Definition Angeborene komplexe Fußdeformität, die mit einer erheblichen Fehlstellung und Funktionsminderung des Fußes einhergeht. Die Fußdeformität setzt sich aus verschiedenen Komponenten zusammen: adductus, equinus, excavatus, supinatus, varus.

Differenzialdiagnostisch muss die Klumpfußhaltung aufgrund einer muskulären Imbalance erwähnt werden, die in den seltensten Fällen therapiebedürftig ist. Abzugrenzen ist ferner der erworbene Klumpfuß, der neurogene, der syndromale (wie z. B. bei rezessiver multipler epiphysärer Dysplasie oder Arthrogrypose) sowie der Pseudoklumpfuß (z. B. bei diastrophischer Dysplasie). Eine übergeordnete Erkrankung muss immer ausgeschlossen werden, wobei insbesondere an neurologische Veränderungen (tethered cord, Dia-

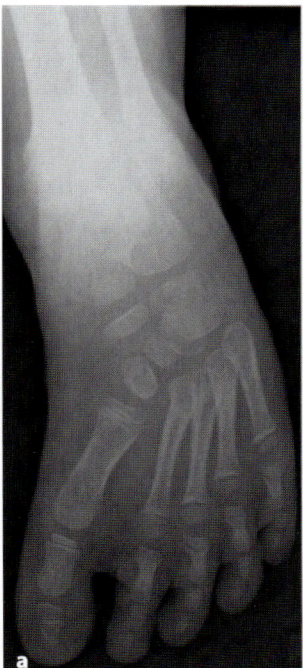
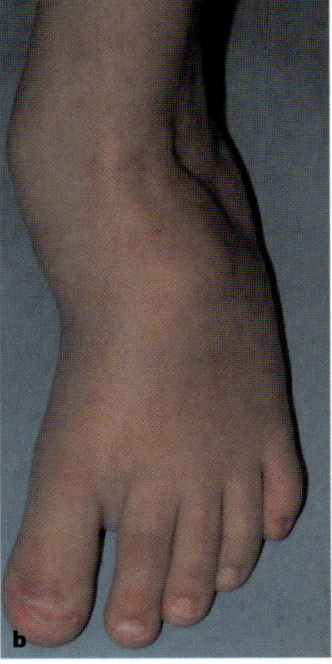

Abb. 249.23a,b Röntgenologischer (**a**) und klinischer (**b**) Aspekt eines extremen Serpentinenfußes bei 11-jährigem Jungen

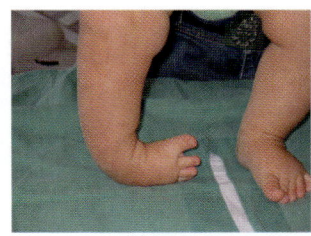

Abb. 249.24 Kongenitaler Klumpfuß

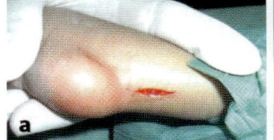
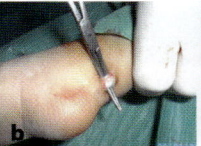
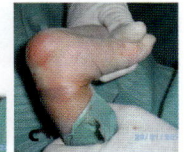

Abb. 249.25a–c Klumpfuß, Achillotenotomie. **a** Achillessehne tasten, Hautschnitt 1–2 cm längs medial der Achillessehne, ca. 1 cm oberhalb der Fersenfalte. **b** Mit gebogener Klemme von medial unter die Achillessehne fahren und diese darstellen, dann schichtweise mit dem Skalpell durchtrennen. **c** Korrektur prüfen, vollständige Durchtrennung der Achillessehne sicherstellen, Hautverschluss

stematomyelie, Spina bifida occulta und Ähnliches) gedacht werden muss.

Ätiologie Der kongenitale solitäre Klumpfuß gehört zu den häufigsten echten Fußdeformitäten mit einer Häufigkeit von ca. 1,5–3 ‰. Knaben sind doppelt so häufig wie Mädchen erkrankt. Die Ursachen für den Klumpfuß sind vielfältig und reichen von der intrauterinen Raumnot bis zur unzureichenden Entwicklung des Fußes. Eine familiäre Häufung wird beobachtet. Pathoanatomisch zeigen sich sowohl knöcherne Veränderungen, wie auch Verkürzungen der Bandverbindungen und Muskeln. Aktuell wird diskutiert, ob eine veränderte Struktur von Kollagenfibrillen als Ursache infrage komme.

Klinische Symptome und Diagnose Die typische Fehlform des Fußes ist passiv nur schwer oder gar nicht zu korrigieren. Das gehfähige Kind hinkt stark, da der unbehandelte Klumpfuß nicht regulär belastet werden kann, die Wadenmuskulatur wird atroph. Bei starker Deformität belasten die Kinder den Fuß auf der Außenseite und in Extremfällen sogar auf dem Fußrücken (◘ Abb. 249.24).

Ein Klumpfuß kann durch eine klinische Untersuchung eindeutig diagnostiziert werden. Zur Beurteilung des Schweregrades gibt es verschiedene klinische Klassifikationen z. B. nach Pirani oder Dimeglio. Trotzdem ist es sinnvoll, vor der Operation eine Röntgenaufnahme des Fußes in 2 Ebenen unter Belastung durchzuführen, um okkulte Ursachen des Klumpfußes ausschließen zu können. Das ältere Kind kann dabei stehen, bei einem Säugling sollte der Fuß in korrigierter Stellung von einem erfahrenen Arzt gehalten werden, der Strahlengang idealerweise in 30° auf den Talus zentriert sein. Radiologisch findet sich eine Verminderung des talocalcanearen Winkels sowohl in der a.p.-Projektion, sowie auch im seitlichen Strahlengang und eine starke Adduktion des Vorfußes.

Therapie Zur Standardtherapie des kongenitalen Klumpfußes hat sich die Gipsredressionstherapie nach Ponseti etabliert. Die Gipsbehandlung ist hoch differenziert, so dass sie nur durch sehr erfahrene Orthopäden erfolgen soll. Innerhalb der ersten 2 Wochen nach der Geburt empfiehlt es sich, mit dem ersten Redressionsgips zu beginnen. Bei diesem Verfahren wird durch korrigierende Gipse der Vorfuß um den fixierten Talus geschwenkt, bis der Vorfuß um 70° abduziert ist. Dabei müssen sowohl die Supinationsfehlstellung wie auch die Spitzfußstellung beibehalten werden, da sich Talus und Calcaneus sonst gegenseitig blockieren. Die Gipse werden wöchentlich gewechselt, die Klumpfußkomponenten schrittweise korrigiert. Zunächst werden adductus und varus ausgeglichen. Die Equinus-Komponente verbessert sich ebenfalls schrittweise mit zunehmender Korrektur, wird jedoch nur in seltenen Fällen ohne eine Achillotenotomie vollständig auszugleichen sein (◘ Abb. 249.25). Ist der Fuß ausreichend vorbereitet, kann diese in kurzer Maskennarkose/Analgosedierung durchtrennt werden, in geübter Hand perkutan, meist empfiehlt es sich jedoch durch einen kleinen Hautschnitt die Achillessehne erst darzustellen. Postoperativ wird der Fuß noch 3 Wochen gegipst, bis auf spezielle Orthesen übergegangen wird. Diese werden über Jahre vorzugsweise nachts getragen.

Scheitert diese Behandlung (beim kongenitalen Klumpfuß sehr selten) oder bei symptomatischen Klumpfüßen, beispielsweise bei der Arthrogrypose, hat immer noch die peritalare Arthrolyse nach McKay einen hohen Stellenwert. Aus neurophysiologischen übergeordneten Gesichtspunkten operieren wir diese Klumpfüße nicht bereits im Alter von 3 Monaten, wie dies häufig empfohlen wird, sondern erst im Alter von 8–9 Monaten. Im Idealfall wird der Operationszeitpunkt so gewählt, dass das Kind nach Beendigung der postoperativen Gipsbehandlung seine Füße funktionell zum Stehen einsetzen kann. Die Operation nach McKay ist eine aufwendige Operation, bei der im oberen Sprunggelenk die Spitzfüßigkeit beseitigt wird. Der Talus ist in Relation zur Kniegelenkfrontalachse nicht verdreht, sondern steht nur in Spitzfüßigkeit. Das untere Sprunggelenk wird je nach Befund arthrolysiert, ebenso das Talonaviculargelenk. Die Luxation im Talonaviculargelenk und im unteren Sprunggelenk lassen sich nunmehr im Rahmen der Gipsbehandlung, die postoperativ unerlässlich ist, beseitigen. Hierdurch lässt sich heutzutage im Allgemeinen beim kongenitalen Klumpfuß dauerhaft eine weitestgehend normale Fußform und -funktion erzielen.

Beim älteren Kind liegen oft Torsionsfehler und Rotationsfehler des Unterschenkels vor, die vor einer Korrektur analysiert werden

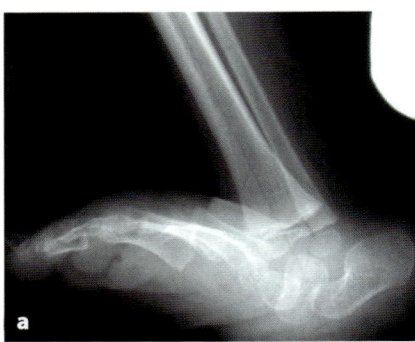
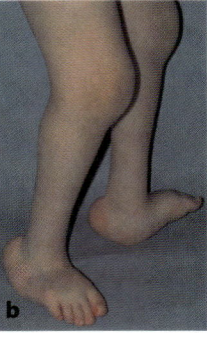

Abb. 249.26a,b **a** Röntgenbild eines Talus verticalis. **b** Der Talus steht steil nach unten gekippt

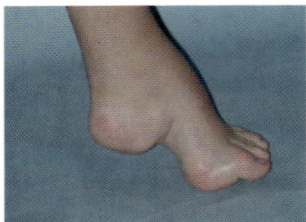

Abb. 249.27 Hochgradiger Hohlfuß. Eine derartige Fußdeformität ist fast immer neurogen. In diesem Fall liegt ein kaudales Regressionssyndrom zugrunde

müssen. Übersteigen sie den Bereich der Normabweichung, so bleibt letztendlich nur die Operation mit einem Fixateur externe nach Ilizarov. Wider Erwarten liegt bei der Mehrzahl der Klumpfüße des älteren Kindes eine Außentorsion des Unterschenkels vor. Dies bedeutet, dass auch die orthopädischerseits immer wieder empfohlene supramalleoläre Derotations-Osteotomie in aller Regel nicht angezeigt ist. Wir selbst haben mehr als 300 solche Füße mittels des Fixateurs externe erfolgreich operiert.

249.5.5 Talus verticalis, Plattfuß

Definition Angeborene Luxation des Fußes im Talonaviculargelenk nach dorsal und lateral, Equinusstellung des Rückfußes.

Ätiologie Die Ursache ist in der Regel unbekannt, wenn das Kind sonst unauffällig ist. Das Os naviculare steht fußrückenseitig und nach lateral luxiert auf dem Talus. Der Mittel- und Vorfuß stehen in Relation zum Os naviculare im Wesentlichen unauffällig, der Rückfuß hingegen in starker Equinusfehlstellung. Lateralseitig sind die Peronealsehnen ebenso wie dorsal die Achillessehne stark verkürzt. Der Taluskopf lässt sich medialseitig formgebend an der Fußsohle tasten. Klinisch findet sich in diesem Bereich beim lauffähigen Kind eine Hyperkeratose, oft auch Belastungsschmerz.

Klinische Symptome und Diagnose Ausgeprägte Fehlform des Fußes, optisch vergleichbar einem Tintenlöscherfuß. Der Rückfuß steht spitzfüßig, Mittel- und Vorfuß sind dorsal extendiert, der tiefste Punkt des Fußes entspricht dem Taluskopf (. Abb. 249.26). Der Fuß lässt sich passiv in aller Regel nicht oder nur geringfügig korrigieren. Im Röntgenbild zeigt sich die Luxation des Mittel- und Vorfußes auf dem Talus, der senkrecht ganz oder nahezu in der Verlängerung der Tibiaachse steht. Durch die späte Verknöcherung des Os naviculare lässt sich beim Kleinkind die Luxation dieses Knochens auf dem Talus noch nicht nachweisen. Möglich ist dies jedoch mittels der Sonografie.

Therapie Therapeutisch empfehlen die Autoren im 1. Lebensjahr eine Gipsbehandlung, die sich an der Ponseti-Methode orientiert, jedoch „spiegelverkehrt" erfolgt. Auch beim ausgeprägten Talus verticalis kann man hierdurch oft eine ausreichende Besserung der Fußdeformität erzielen. Die früher häufig notwendige Operation ist sehr aufwendig, da der Fuß letztendlich aus seiner pathologischen Form vollständig neu aufgebaut werden muss.

249.5.6 Hohlfuß

Definition Beim Hohlfuß ist das Längsgewölbe hochgesprengt und der Fuß in Relation zu einem gesunden Fuß verkürzt. Er wird im Laufe des Wachstums auch durch knöcherne Anpassung zunehmend kontrakter.

Ätiologie Die Diagnose eines Hohlfußes muss immer zu einer exakten neurologischen Untersuchung und Abklärung führen. Die Deformität ist eine Folge einer muskulären Imbalance, die zur typischen Fußform führt. Häufig treten begleitend Krallenzehen auf.

Symptome und Diagnostik Die Längswölbung ist typischerweise stark erhöht, der Fuß ist verkürzt, der Rückfuß steht in Hackenfüßigkeit (. Abb. 249.27). Der Fuß lässt sich im Anfangsstadium meist passiv relativ gut korrigieren (beispielsweise in der Standphase), in der Schwungphase oder unter Entlastung verstärkt sich die Fehlform. Das Gangbild wird kurzschrittig, häufig treten Druckstellen auf. Der Fuß ist in seiner Beweglichkeit stark eingeschränkt. Verschiedene Formen und Schweregrade des Hohlfußes bestehen, die unterschiedliches therapeutisches Vorgehen notwendig machen.

Therapie Zur Beobachtung einer möglichen Progredienz der Deformität sollte anfänglich eine Spezialeinlage gegeben werden, die den Fuß zu korrigieren versucht und Druckstellen zu verhindern erlaubt. Sieht man eine eindeutige Progredienz, die durch konservative Maßnahmen nicht aufzuhalten ist, so sollte nicht mehr allzu lange mit der Operation gewartet werden. Die Operationen sind aufwändig und orientieren sich am Schweregrad und der Art des Hohlfußes. Durch geeignete Sehnentranspositionen kann versucht werden, die muskuläre Imbalance soweit wie möglich zu korrigieren.

Beim älteren Kind kann man durch knöcherne Operationen oder mit der Ilizarov-Methode die Deformität beseitigen.

249.5.7 Spitzfuß

Definition Der Fuß steht im oberen Sprunggelenk in Plantarflexion und lässt sich nicht plantigrad einstellen oder dorsalextendieren. Der Spitzfuß ist eine häufige Fußdeformität. In der Regel ist die Wadenmuskulatur verkürzt und führt deshalb zum Spitzfuß. Ein kontrakter Spitzfuß muss immer neurologisch abgeklärt werden, da eine übergeordnete Grunderkrankung vorliegen kann.

Ätiologie Meist verkürzt sich die Wadenmuskulatur sekundär in der Folge einer neurologischen Erkrankung, z. B. einer infantilen Zerebralparese, und führt dadurch zur Spitzfußdeformität.

Symptome und Diagnose Das Kind läuft in typischer Weise auf dem Vorfußballen (Metatarsalköpfchen), doch ist die Gehfähigkeit nicht eingeschränkt. Der Spitzfuß ist häufig beidseitig. Beim kontrakten Spitzfuß lässt sich der Fuß nicht oder nur partiell korrigieren.

Die Ferse erreicht beim Gehen den Boden nicht. Abzugrenzen vom echten Spitzfuß ist der gewohnheitsmäßige Spitzfuß, den Kinder während der Lauflernphase oft vorübergehend einnehmen. Er lässt sich leicht korrigieren und verschwindet auch ohne Therapie nach geraumer Zeit. Zur Diagnostik reicht die klinische Untersuchung. Im Gegensatz zum gewohnheitsmäßigen Spitzfuß sollte der strukturelle Spitzfuß mit einer speziellen Orthese mit Ringfassung des Fußes und einer Kondylenbettung behandelt werden. Handelsübliche Orthesen in L-Form oder vergleichbar angefertigte Orthesen sind nicht geeignet, auch wenn sie immer wieder verordnet werden.

Scheitert die Orthesenbehandlung (dies geschieht bei suffizienter Orthesenversorgung nur in sehr seltenen Fällen), so muss eine operative Korrektur erwogen werden. Beim gesunden Kind wird die Achillessehne Z-förmig verlängert. Das neurologisch kranke Kind mit einem symptomatischen Spitzfuß ist abhängig von der Grunderkrankung zu behandeln. Bei Patienten mit fokaler Spastik oder einer infantilen Zerebralparese kann mit der Verabreichung von Botulinumtoxin oftmals eine gute Korrektur erreicht und eine Operation vermieden werden. Die Indikation sollte jedoch nur von einem Kinderorthopäden mit großer Erfahrung gestellt werden. Bevor beim kontrakten Spitzfuß evtl. operiert wird, muss geröntgt werden, um ossäre oder artikuläre Veränderungen ausschließen zu können.

Literatur

Aronson DD, Carlson WE (1992) Slipped capital femoral epiphysis: A prospective study of fixation with a single screw. J Bone Joint Surg 74 A:810–819

Carney BT, Weinstein SL, Noble J (1991) Long term follow up of slipped capital femoral epiphysis. J Bone Joint Surg 73 A:667–674

Catterall A (1971) The natural history of Perthes disease. J Bone Joint Surg 53B:37–53

Graf R (2009) Sonographie der Säuglingshüfte und therapeutische Konsequenzen, 9. Aufl. Thieme, Stuttgart

Hefti F, Clarke NMP (2007) The management of Legg-Calve-Perthes disease: Is there a consensus? J Child Orthop 1:19–25

Herring J, Kim HT, Browne R (2004) Legg-Calve-Perthes disease: Part I: Classification of radiography with use of the modified lateral pillar and Stulberg classifications. J Bone Joint Surg 86 A:2103–2120

Herring J, Kim HT, Browne R (2004) Legg-Calve-Perthes disease. Part II: Prospective multicenter study of the effect of treatment on outcome. J Bone Joint Surg 86 A:2121–2134

Kennedy JG, Hresko MT, Kasser JR (2001) Osteonecrosis of the femoral head associated with slipped capital femoral epiphysis. J Pediatr Orthop 21:189–193

Lincoln TL, Suen PW (2001) Common rotational variations in children. J Am Acad Orthop Surg 11:312–320

Maclean JGB, Reddy SK (2006) The contralateral slip. An avoidable complication and indication for prophylactic pinning in slipped upper femoral epiphysis. J Bone Joint Surg 88B:1497–1501

Murphy SB, Ganz R, Müller ME (1995) The prognosis of untreated dysplasia of the hip. J Bone Joint Surg 77 A:985–989

Nguyen AR, Ling J, Gomes B (2011) Slipped capital femoral epiphysis. J Bone Joint Surg 93B:1416–1423

Palocaren T, Holmes L, Rogers K (2010) Outcome of in situ pinning in patients with unstable slipped capital femoral epiphysis: Assessment of risk factors associated with avascular necrosis. J Pediatr Orthop 30(1):31–36

Portinaro NA, Pellillo F, Cerrutti P (2007) The role of ultrasonography in the diagnosis of developmental dysplasia of the hip. J Pediatr Orthop 27(2):247–250

Rampal V, Sabourin M, Erdeneshoo E (2008) Closed reduction with traction for developmental dysplasia of the hip in children aged between 1 and 5 years. J Bone Joint Surg 90B(7):858–863

Staheli LT, Corbett M, Wyss C (1985) Lower extremity rotational problems in children. J Bone Joint Surg 67A:39–47

Tönnis D, Legal H (1984) Die angeborene Hüftdysplasie und Hüftluxation. Springer, Berlin

Wiig O, Terjesen T, Svenningsen S (2008) Prognostic factors and outcomes of treatment in Perthes disease: a prospective study of 368 patients with 5-year follow up. J Bone Joint Surg 90B:1364–1371

250 Osteomyelitis

M. Knuf

250.1 Häufige Formen der Osteomyelitis

Definition Die Osteomyelitis ist eine Infektion des Knochens, die von Bakterien und seltener von Pilzen oder anderen Mikroorganismen hervorgerufen wird. Diese gelangen überwiegend auf hämatogenem Wege in den Knochen. Ein direkte Inokulation (traumatisch, chirurgisch) oder lokale Invasion, ausgehend von einer benachbarten Infektion kommt im Kindesalter selten vor.

Ätiologie Gram-positive Erreger, vor allem Staphylococcus aureus (75–80%, alle Altersstufen), stehen als Ursache der akuten hämatogenen Osteomyelitis unverändert an erster Stelle (◘ Tab. 250.1, ◘ Tab. 250.2). In nur 50% der Fälle gelingt allerdings ein Erregernachweis. Die meisten Osteomyeliten werden durch einen einzigen Erreger verursacht. Ambulant erworbene, methicillinresistente S. aureus (CA-MRSA) haben in der jüngeren Vergangenheit an Bedeutung gewonnen (in Fallserien bis zu 50%). In abnehmender Häufigkeit folgen Streptokokken der Gruppe A, Haemophilus influenzae Typ b (Hib) bei nicht geimpften Kindern und Streptococcus pneumoniae. Bei Frühgeborenen muss an E. coli, Pseudomonas spp. und Candida spp. gedacht werden, während im Neugeborenenalter Streptokokken der Gruppe B, E. coli sowie seltener Pseudomonas spp. und Candida spp. nachgewiesen werden.

Eine große Zahl weiterer Mikroorganismen kann eine Osteomyelitis verursachen, etwa nichtbekapselte Haemophilus influenzae, Clostridien, Burkholderia pseudomallei, Kingella kingae, Serratia marcescens, Corynebacterium jeikeium, Streptococcus bovis, Gonokokken, Nicht-Tuberkulose-Mykobakterien (NTM), Petriellidium boydii, Bacillus cereus oder Nocardia. Eine Osteomyelitis kommt auch im Rahmen systemischer Pilzinfektionen vor, z. B. bei Kokkzidioidomykose, Blastomykose, Kryptokokkose, Kandidose, Aspergillose oder Sporotrichose. In bestimmten Situationen können klinische Angaben und Befunde helfen, das Erregerspektrum einzugrenzen (◘ Tab. 250.2).

Epidemiologie Die Angaben zur Inzidenz der Osteomyelitis bei Kindern ohne Grundkrankheit schwanken zwischen 1:1000 bei australischen Eingeborenen und 1:20.000 in Neuseeland. Eine schottische Untersuchung gibt 3 Neuerkrankungen je 100.000 Einwohner an. Vor Einführung der Hib-Impfung lag die Inzidenz etwa 1:5000 bei Kindern bis zum 13. Lebensjahr, wobei ein Drittel der Fälle unter 2 Jahre und die Hälfte unter 5 Jahre alt war. Jungen erkranken 2,5-mal häufiger als Mädchen. Am häufigsten betroffen sind die langen Röhrenknochen. Zu je etwa 25% der Fälle sind der Femur und die Tibia, in 13% der Humerus und in jeweils ca. 6% sind die Fibula, die Phalangen oder der Radius betroffen. Knapp 2% der hämatogenen Osteomyelitisfälle sind an den Wirbelkörpern lokalisiert, davon 45% im Lumbalbereich, 35% im Thorakalbereich und 20% in der Zervikalregion; 8% im Beckenbereich. Im Neugeborenenalter treten nahezu die Hälfte der Osteomyeliten multifokal auf, jenseits der ersten 4 Lebenswochen liegt die Inzidenz der multifokalen Osteomyelitis bei 8%. Während die Osteomyelitis bei Neugeborenen in 76% der Fälle aufgrund der anatomischen Verhältnisse mit einer eitrigen Arthritis vergesellschaftet ist, ist dies in allen übrigen Altersstufen mit 14% deutlich seltener.

Osteomyelitisbedingte Todesfälle sind eine Rarität.

Pathogenese

Akut-hämatogene Osteomyelitis Kinder bis zum 5. Lebensjahr haben häufiger als Erwachsene eine Bakteriämie. Hämatogen siedeln sich Bakterien im Knochengewebe an, am häufigsten in der Metaphyse der langen Röhrenknochen. Hier bilden sich Wirbel an der Übergangsstelle von den sehr kleinkalibrigen Endarteriolen der A. nutricia in das weite und stark verschlängelte venöse Kapillarsystem; die Geschwindigkeit des Blutflusses sinkt stark ab, Bakterien sammeln sich knapp unterhalb der Mündungsstelle der Arteriolen in die Venolen an und werden nicht mehr weitertransportiert. Möglicherweise fördern Bagatelltraumen durch eine Reduktion des lokalen Blutflusses die Wirbelbildung wie auch die lokale Absiedlung von Bakterien. Bakterielle Pathogenitätsfaktoren wie die Koagulase von S. aureus fördern den Verbleib der Bakterien in der Metaphyse, während die lokale Abwehr reduziert ist: Metaphysäre Gefäße verfügen offenbar nicht über Phagozyten. Bakterien und die von Mediatoren einwandernder Leukozyten bedingte inflammatorische Reaktion führen zum Ödem und zu einer weiteren Reduktion des lokalen Blutflusses. Wandert der infektiöse Prozess in die Peripherie bis an das Periost, kann neben dem Verlust der endostalen Vaskularisierung auch die periostale Durchblutung unterbrochen werden. Sequester und Abszess sind Komplikationen.

Die vertebrale Osteomyelitis ist eine Sonderform der akuten hämatogenen Osteomyelitis. Die Wirbelkörper werden aus Segmentarterien versorgt, die sich wirbelkörpernah aufteilen. Die 2 arteriellen Äste speisen 2 benachbarte Wirbelkörper und die intervertebrale Bandscheibe. Eine Infektion betrifft in der Regel den gesamten Versorgungsbereich einer Segmentarterie. Es entsteht eine Diszitis mit Erosion der benachbarten Wirbelkörper.

Die weitere Pathogenese der akuten hämatogenen Osteomyelitis hängt von altersentsprechenden anatomischen Verhältnissen ab: Bis zum 2. Lebensjahr kann sich der infektiöse Prozess aus der Metaphyse über gemeinsame Gefäße auf die gelenknahe Epiphyse ausbreiten. Die Wachstumsfuge hat noch keine „Barrierefunktion". Da die Kortikalis des Säuglings papierdünn ist, kann infektiöses Material in das Gelenk durchbrechen, wenn die distale Metaphyse innerhalb der Gelenkkapsel liegt. Dies ist der Fall im proximalen Femur, Humerus und Radius sowie im lateralen distalen Ende der Tibia. In den ersten beiden Lebensjahren ist eine akute hämatogene Osteomyelitis daher meist auch eine bakterielle Arthritis. Häufig dehnt sich der entzündliche Prozess bis an das Periost aus.

Im Alter zwischen 2 und 17 Jahren hat die avaskuläre Epiphysenfuge eine Barrierefunktion, Metaphyse und Diaphyse werden von unterschiedlichen Gefäßen versorgt. Eine Gelenkbeteiligung mit der Folge einer Wachstumsstörung tritt in diesen Lebensabschnitten daher wesentlich seltener auf, ist aber wegen der intrakapsulären Lage der Metaphysen, besonders des Hüft- und des Schultergelenks, möglich. Darüber hinaus kann Eiter durch die noch relativ dünne Kortikalis bis unter das Periost durchbrechen.

Ab einem Lebensalter von etwa 17 Jahren haben sich nach Verschluss der Epiphysenfuge Anastomosen zwischen metaphysären und epiphysären Blutgefäßen ausgebildet. Es resultiert eine anatomisch vergleichbare Situation wie durch die vaskularisierten Epiphysenfugen im Säuglingsalter. Ein infektiöser Prozess im Bereich der Metaphyse kann sich ungehindert in die Epiphyse und damit in unmittelbare Nähe zu einem angrenzenden Gelenk (bakterielle

Arthritis) fortsetzen. Gleichzeitig ist die Kortikalis wesentlich dicker und damit widerstandsfähiger geworden. Eiter breitet sich daher dem Weg des geringsten Widerstandes folgend zum einen in Richtung Gelenk und zum anderen in Richtung Markhöhle fort. Eine Markphlegmone ist die Folge.

Traumatisch bedingte Osteomyelitis Bei der traumatisch bedingten Osteomyelitis werden Bakterien oder Pilze im Rahmen eines Unfalls oder einer Operation direkt in den Knochen inokuliert. Iatrogen entstehen Osteomyelitiden z. B. durch EEG-Elektroden in der Kopfhaut oder Blutentnahmen unter der Geburt und aus der Ferse von Neugeborenen.

Osteomyelitis durch Ausbreitung einer benachbarten Infektion Infektiöse Prozesse können per continuitatem den Knochen erreichen und infizieren (z. B. Parodontalabszess). Besteht gleichzeitig eine vaskuläre Insuffizienz, so sind die Heilungschancen geringer, weil Antibiotika nur unzureichend in das infizierte Gebiet vordringen können.

Klinische Symptome In der Frühphase der Krankheit erscheint die Osteomyelitis entweder unter dem Bild des „Fiebers ohne Fokus" oder aber als umschriebener schmerzhafter Prozess mit nur wenig ausgeprägtem Fieber. Später wird der eitrige Prozess als Raumforderung und durch die üblichen Entzündungszeichen erkennbar; sehr spät treten Fistelungen und andere Komplikationen auf.

Unspezifische Symptome im Säuglingsalter sind Unruhe, Trinkunlust und Berührungsempfindlichkeit der betroffenen Extremität. Einseitig reduzierte Spontanbewegungen einer Extremität sind ein wichtiger Hinweis auf eine Osteomyelitis. Lokale Rötung und Schwellung sind Spätsymptome. Bei älteren Kindern stehen die Entzündungszeichen „dolor, rubor, calor, tumor und functio laesa" im Vordergrund. Fieber kann nur kurzzeitig auftreten oder (selten) auch fehlen. Die Fieberhöhe lässt nicht auf das Ausmaß oder die Prognose der Osteomyelitis schließen.

Bei der vertebralen Osteomyelitis treten in 90 % der Fälle lokalisierte Schmerzen in der betroffenen Region auf, neurologische Symptome werden bei 6–10 % der Patienten beobachtet.

Diagnose Die klinische Verdachtsdiagnose einer Osteomyelitis wird durch bildgebende Verfahren gestützt und durch mikroskopischen oder kulturellen Erregernachweis gesichert.

Sonografie Sonografisch lassen sich bereits 24 h nach Beginn der Symptome einer Osteomyelitis unspezifische Veränderungen wie ein Ödem des Weichteilgewebes feststellen. Das „Sandwichphänomen" entsteht durch verdicktes Periost mit beidseitig umgebendem echoarmen Gewebe, Periostabhebung und -verdickung sowie Schwellung der knochennahen Weichteile und ist ein typisches sonografisches Zeichen für eine Osteomyelitis. Die Ultraschalluntersuchung ist auch geeignet zur frühen Diagnose einer Gelenkbeteiligung und als Hilfsmittel zur Durchführung einer diagnostischen Punktion.

Radionuklidmethoden Radionuklidmethoden können frühzeitig den Verdacht einer Osteomyelitis erhärten und Multifokalität nachweisen. Die ^{99m}Tc-3-Phasen-Skelettszintigrafie weist die verstärkte Perfusion und vermehrte Speicherung in den betroffenen Knochenregionen bereits ca. 48 h nach Erkrankungsbeginn nach. Das Technetium-Scan gibt diagnostische Hinweise, noch bevor Röntgenaufnahmen „positiv" werden. Im Neugeborenenalter ist das Technetium-Scan nicht hilfreich, weil gerade der gelenknahe Knochen gut durchblutet ist und weil hier physiologischerweise Knochenan- und -umbau stattfindet. Falsch negative Befunde entstehen durch Perfusionsausfall infolge einer Mikrothrombosierung (Operationsindikation). Weiterhin ist die Strahlenbelastung zu beachten.

Tab. 250.1 Erreger der Osteomyelitis (akut-hämatogen) nach Altersgruppe

Altersgruppe	Typische Erreger	Therapievorschlag
Frühgeborene	Escherichia coli, Pseudomonas spp.	Cefotaxim (+Gentamicin), Piperacillin, Ceftazidim
	Candida spp.	Amphotericin B, Fluconazol
Neugeborene	Staphylococcus aureus Streptokokken der Gruppe B Streptokokken der Gruppe A Escherichia coli Pseudomonas spp.	Cefotaxim Piperacillin, Ceftazidim
	Candida spp.	Amphotericin B
Kinder bis 2 Jahre	Staphylococcus aureus Streptococcus pneumoniae Haemophilus influenzae b[a] Bacillus Calmette-Guérin[b]	Cefuroxim, Cefotaxim
Kinder 2–5 Jahre	Staphylococcus aureus Streptococcus pyogenes Haemophilus influenzae b[a] Kingella kingae	Cefuroxim, Cefotaxim
Kinder >5 Jahre	Staphylococcus aureus Streptococcus pyogenes N. gonorrhoeae	Cefuroxim, Cefotaxim

[a] Rarität seit Einführung der Hib-Impfung
[b] nach BCG-Impfung

Röntgen Röntgenologisch beobachtet man frühestens 3 Tage nach Krankheitsbeginn eine unspezifische Schwellung der metaphysär gelegenen Weichteile. Zwischen Tag 3 und 7 sieht man eine Schwellung der umgebenden Muskulatur, die zwischengelagerten Fettschichten verschwinden. Hinweise auf eine Infektion des Knochens finden sich – je nach betroffenem Knochen – ab Tag 10–21 nach Beginn der klinischen Symptomatik (◘ Abb. 250.1a). Röntgenaufnahmen dienen heute vorwiegend der Dokumentation des Krankheitsverlaufes bei Osteomyelitis (◘ Abb. 250.1b). Bei sehr frühzeitigem Behandlungsbeginn basierend auf der Diagnose einer Osteomyelitis durch Technetium-Scan brauchen sich überhaupt keine röntgenologisch nachweisbaren Knochenveränderungen mehr einzustellen.

Computertomografie Die Computertomografie erlaubt eine exakte Darstellung der Kortikalis und der räumlichen Verhältnisse im infizierten Gebiet und kann deswegen gelegentlich indiziert sein. Bei Kindern mit bekannter Sichelzellanämie ist die klinische Differenzierung zwischen Knocheninfarkt und Osteomyelitis oft schwierig – hier bietet die Computertomografie Möglichkeiten der diagnostischen Zuordnung. Auch Patienten mit Metallimplantaten, die mit der MRT-Technik Artefakte hervorrufen, profitieren vom konventionellen CT.

Magnetresonanztomografie Das MRT ist die Methode der Wahl (Sensitivität ~90 %, Spezifität ~100 %), denn sie erlaubt frühzeitig

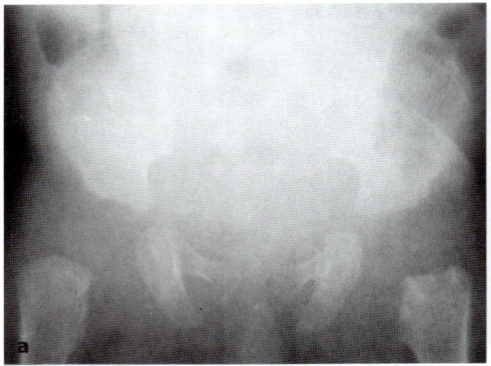 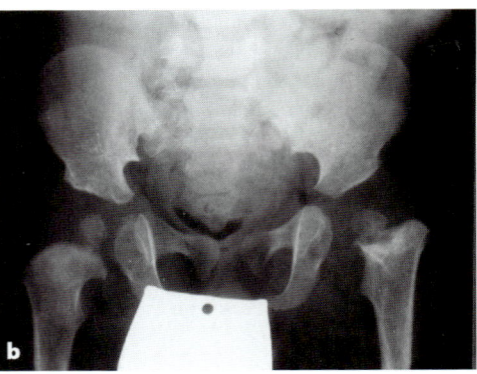

Abb. 250.1a,b Akute Osteomyelitis. **a** Akute hämatogene Osteomyelitis bei einem 8 Wochen alten Säugling. Die Metaphyse des linken Oberschenkels ist unregelmäßig begrenzt. **b** Restzustand 11 Monate später: unregelmäßige Sklerosierung und Begrenzung der linken proximalen Femurmetaphyse. Die Metaphyse des rechten Oberschenkels zeigt leichte Veränderungen. Die Epiphysenkerne sind unruhig strukturiert und begrenzt. (Zentrum für Kinder- und Jugendmedizin, Mainz)

den Nachweis des metaphysären Prozesses, des Marködems, ggf. der Periostabhebung und einer Arthritis, später ggf. auch eine Fistelbildung. Fettunterdrückende Sequenzen erhöhen die Spezifität der Diagnose. In der T2-gewichteten Aufnahme sieht man ein reduziertes Signal (Wasser im Exsudat), während T1-gewichtete Aufnahmen ein vermehrtes Signal zeigen. Bei Osteomyelitis der Wirbelkörper zeigt das MRT früh den Verlust der Grenze zwischen Wirbelkörper und angrenzender Zwischenwirbelscheibe.

Mikrobiologische Diagnose und Labor Bei akut-hämatogener, unbehandelter Osteomyelitis ist in 40–60 % der Fälle ein Erregernachweis aus der Blutkultur zu erwarten, eine weiterführende Diagnostik ist dann nicht erforderlich. Eine Biopsie ist bei atypischer Lokalisation oder Malignomverdacht (Röntgen) indiziert. Eine absolute Indikation zur Punktion liegt bei einer Arthritis mit Erguss vor. Bleiben die Kulturen steril, so ist eine diagnostische (Feinnadel-) Punktion oder eine offene Biopsie zum Erregernachweis eventuell indiziert. Das gewonnene Material wird nach Gram und Ziehl-Neelsen (oder eine ähnliche Technik) gefärbt, und es werden je nach klinischer Situation übliche Kulturmedien, aber auch Selektivagars für Anaerobier, Aktinomyzeten, Brucellen, Pilze und Mykobakterien inokuliert. Dieses Vorgehen führt je nach Institution in 60–70 % der Fälle zum Nachweis des Erregers. Unspezifische Entzündungsparameter sind diagnostisch wenig hilfreich. Das C-reaktive Protein (CRP) ist früh positiv und fällt nach wenigen Tagen wieder ab. Die Blutsenkungsgeschwindigkeit (BSG) ist bei ca. 75 % der Fälle, die Leukozytenzahl im Blut bei ca. 40 % der Fälle erhöht. Selbst extrem hohe BSG-Werte können auch ohne Antibiotikagabe eine Tendenz zur Normalisierung aufweisen.

Differenzialdiagnose Die wichtigsten Differenzialdiagnosen sind Traumen einschließlich Frakturen nach Kindesmisshandlung oder bei Myelomeningozelen, septische und nichtseptische Arthritiden, Knochentumoren, Leukämie, Knocheninfarkte und Weichteilentzündungen ohne Knochenbeteiligung.

Therapie Gute und vor allem kontrollierte Therapiestudien fehlen. Prinzipiell ist eine Heilung der akuten hämatogenen Osteomyelitis rein konservativ durch eine adäquate, frühe Antibiotikatherapie möglich. Die antibiotische Therapie wird aufgrund des Alters des Patienten (◻ Tab. 250.1) sowie klinischer Angaben (◻ Tab. 250.2) zunächst empirisch begonnen und ggf. nach Erhalt der Erregeridentifizierung und des Antibiogramms modifiziert.

Cefuroxim oder Cefotiam (150–200 mg/kg KG/Tag in 3 ED) oder evtl. Ampicillin-Sulbactam/Ampicillin-Clavulansäure (200 mg/kg KG/Tag in 3 ED) sind typische empirisch einzusetzende Medikamente. Besteht der Verdacht auf eine Beteiligung Gram-negativer Erreger, so ist Cefotaxim (200 mg/kg KG/Tag in 3 ED) anzuwenden. Clindamycin (40 mg/kg KG/Tag in 3 ED) hat bei akuter hämatogener Osteomyelitis keine klinisch relevanten Vorteile gegenüber den Cephalosporinen, hingegen kommen primäre Resistenzen (S. aureus, Streptokokken) vor, und die pseudomembranöse Enterokolitis ist häufiger als mit den genannten Antibiotika. Die zusätzliche Gabe von Rifampicin (10–15 mg/kg KG/Tag in 1 ED p.o.) wird wegen der theoretischen, synergistischen Wirkung gegen Staphylokokken und der guten intrazellulären Wirkung weiterhin diskutiert. Penicillinasestabile Penicilline sind bei entsprechendem Antibiogramm indiziert.

Die Bestimmung der Serumbakterizidie ist unverändert der beste Parameter zur Vorhersage des Therapieerfolgs bei akuter hämatogener Osteomyelitis. Eine neuere, finnische Untersuchung konnte aufzeigen, dass eine 20-tägige Therapie (2–4 Tage Clindamycin oder Cephalosporin der ersten Generation i. v. gefolgt von einer per oralen Therapie) einer 30-tägigen nicht unterlegen ist. Rund 15 % der Patienten resorbieren Antibiotika nur unzureichend, hier muss die Antibiotikagabe parenteral weitergeführt werden. Weitere Voraussetzungen für eine orale Therapie ist die exzellente und wöchentlich zu überwachende Compliance des Patienten.

Die optimale Dauer einer antibiotischen Therapie bei akuter hämatogener Osteomyelitis ist nicht bekannt, es werden Spannen zwischen 3 und 6 Wochen genannt, meist wird als Minimum 4 Wochen genannt. Durch S. aureus oder durch Gram-negative Bakterien verursachte Osteomyeltiden weisen häufiger einen schweren und prolongierten Verlauf auf. In diesen Fällen ist eine längere Therapiedauer notwendig als bei einer Osteomyelitis, die durch H. influenzae, Neisseria meningitidis oder Streptococcus pneumoniae verursacht wird.

Aufgrund von Kohortenstudien und klinischer Erfahrung hat eine sequenzielle Therapie mit 2 Wochen intravenöser Behandlung gefolgt von 2 Wochen (bakterielle Arthritis) bzw. 4 Wochen (akute hämatogene Osteomyelitis) per oraler Therapie eine weite Verbreitung gefunden.

Bei Osteomyelitiden durch CA-MRSA ist Clindamycin wegen der wahrscheinlichen Resistenzbildung (erm – erythromycin ribosome methylase Gen) durch Vancomycin (evtl. Teicoplanin) zu ersetzen. Alternativen sind Linezolid (<12 Jahre 10 mg/kg i. v., alle 8 h, Höchstdosis 600 mg; ≥12 Jahre 600 mg i. v. alle 12 h) oder Daptomycin (6–10 mg/kg i. v., 1 ED).

Die lokale Einbringung antibiotikahaltiger (PMMA-) Kugelketten führt regelmäßig zur Entstehung besonderer, antibiotikaresistenter Bakterien (small colony variants), ist mit einer hohen Rezidivrate behaftet und daher grundsätzlich kontraindiziert.

Ziele einer operativen Therapie sind die Entfernung von infiziertem Gewebe, ggf. die Entfernung von Fremdkörpern, die Stabilisierung evtl. vorhandener Frakturen und ggf. der Wundverschluss. Indikationen zum chirurgischen Eingriff sind darüber hinaus Ab-

250.1 · Häufige Formen der Osteomyelitis

Tab. 250.2 Erreger einer Osteomyelitis nach klinischer Erscheinung oder Grundkrankheit

Klinische Angaben	Erreger	Therapievorschlag
Vertebrale Osteomyelitis	Staphylococcus aureus	Cefuroxim, Cefotaxim
	Mycobacterium tuberculosis	Tuberkulostatika
i.v.-Drogenabhängige	Pseudomonas aeruginosa S. aureus	Ceftazidim Cefuroxim, Cefotaxim
Diabetes mellitus	Streptokokken der Gruppe A	Cefuroxim, Cefotaxim
	Enterokokken	Ampicillin
	Anaerobier	Clindamycin
Turnschuh-Osteomyelitis	P. aeruginosa	Ceftazidim
Patienten mit Hämodialyse	S. aureus	Cefuroxim, Cefotaxim
	Staphylococcus epidermidis	Vancomycin
Nach Tuberkulose-Primärinfektion	M. tuberculosis	Tuberkulostatika
Kontakt zu infizierten Schafen/Milch	Brucella	Cotrimaxol plus Gentamicin
Sichelzellanämie	Salmonella spp., S. aureus, Proteus mirabilis	Cefotaxim, ggf. plus Aminoglykosid
Neutropenie, T-Zell-Defekt	Rhodococcus equi	Vancomycin, Erythromycin, Rifampicin
	Serratia marcescens	Amikacin + β-Laktam
	Aspergillus	Amphotericin B
HIV	M. tuberculosis, NTM	Tuberkulostatika, NTM-spezifisch
Chronische Granulomatose	Serratia spp., Nocardia spp. Aspergillus spp., Candida spp.	Amikacin +β-Laktam, Cotrimoxazol, Doxycyclin
Osteomyelitis luica	Treponema pallidum	Penicillin G i.v.
Fersenblutentnahme bei Säuglingen	S. aureus	Cefuroxim, Cefotaxim
	S. epidermidis	Vancomycin
Kopfschwarten-Elektrode bei Geburt	S. aureus	Cefuroxim, Cefotaxim
	S. epidermidis	Vancomycin
	Streptokokken der Gruppe B	Penicillin, Ampicillin, Cefuroxim, Cefotaxim
Tierbisse	Bartonella henselae, Eikenella corrodens, Pasteurella multocida	Makrolide, Doxycyclin, Cotrimoxazol, Chinolone, Aminopenicillin+Clavulansäure
	S. aureus, S. viridans	Cefuroxim, Cefotaxim
Kinder aus mittlerem Osten, Mittelmeeranrainerstaaten	Brucellen, M. tuberculosis	Cotrimoxazol, Doxycyclin
Offene Frakturen	P. aeruginosa	Ceftazidim
	S. aureus	Cefotaxim
	S. epidermidis	Vancomycin

szessbildung, Fistelbildung, Knochennekrosen oder Sequesterbildung. Persistiert eine Bakteriämie über 48 h nach Einleitung der spezifischen Antibiotikatherapie hinweg, sollte ebenfalls eine operative Sanierung vorgenommen werden.

In den ersten Tagen der Krankheit ist eine Ruhigstellung der betroffenen Extremität sinnvoll. Sobald Schmerzen dies erlauben, sind physiotherapeutische Maßnahmen mit passiven Bewegungsübungen zur Vermeidung von Gelenkkontrakturen angezeigt.

Prophylaxe Die aktive Immunisierung gegen H. influenzae b hat zu einer deutlichen Reduktion der Osteomyelitisfälle durch dieses Bakterium geführt. Die konsequente und gezielte Therapie anderer bakterieller Infektionskrankheiten ist eine wichtige Ursache für den beobachteten Rückgang der Häufigkeit bakterieller Osteomyelitiden.

Komplikationen und Prognose Die Prognose der akuten, hämatogenen Osteomyelitis im Kindesalter ist meist günstig. Eine Absiedlung pyogener Bakterien auf dem Blutweg in die Meningen oder andere Organe ist selten geworden. Wichtigster prognostischer Faktor ist der Zeitraum zwischen ersten Symptomen und Beginn einer adäquaten antibiotischen Therapie. Komplikationen sind zu erwarten, wenn 5 oder mehr Tage bis zum Beginn einer spezifischen Therapie verstrichen sind. Osteomyelitiden in der Neonatalperiode werden oft erst spät erkannt und haben dann eine schlechtere Pro-

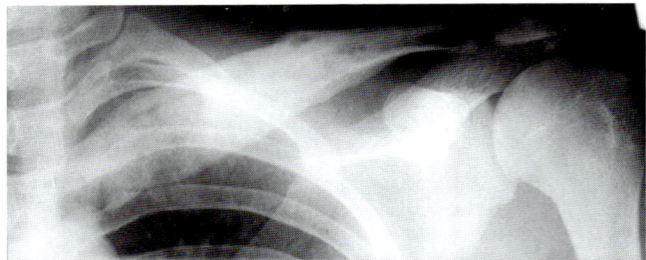

Abb. 250.2 Massive klavikuläre Hyperostose bei einem 13 Jahre alten Knaben mit chronisch-rezidivierender multifokaler Osteomyelitis. (Mit freundlicher Genehmigung von Prof. Schumacher, Zentrum für Kinder und Jugendmedizin, Mainz)

gnose durch die Destruktion der Wachstumsfuge mit Verkürzung und Arthropathie des betroffenen Knochens. Staphylococcus aureus oder Enterobakteriazeen sind ebenfalls mit einer ungünstigeren Prognose assoziiert. Die Häufigkeit von Defektheilungen wird mit 20 % angegeben, Rezidive werden ebenfalls bei rund jedem 5. Patienten beobachtet. Fistelbildung, Sequesterbildung, pathologische Frakturen oder Amyloidose kommen im Rahmen einer chronischen Osteomyelitis vor.

250.2 Andere Formen der Osteomyelitis

250.2.1 Nichtbakterielle Osteomyelitis/Osteitis

Zu den nichtbakteriellen Osteomyelitiden/Osteitiden gehören die chronisch-rezidivierende multifokale Osteomyelitis (CRMO) und das SAPHO-Syndrom. Es handelt sich um eine periodisch aufflammende und remittierende entzündliche Reaktion des Skeletts. Multiple Herde betreffen die Metaphysen der Röhrenknochen und charakteristischerweise auch den Sternoklavikularbereich mit Hyperostose des Schlüsselbeins (◘ Abb. 250.2). Das initiale, klinische Bild der CRMO ähnelt der akuten, hämatogenen Osteomyelitis. Fieber ist bei mehr als 50 % der Patienten ein initiales Symptom. Entzündungszeichen, wie CRP und BSG sind erhöht.

Ursache und Pathogenese sind unbekannt; erbliche Faktoren werden diskutiert. Erreger lassen sich nicht anzüchten. Histologisch findet man unspezifische entzündliche Veränderungen, gelegentlich mit Anhäufung von Plasmazellen.

Bei Kindern seltener, bei Jugendlichen (Mädchen>Knaben) und Erwachsenen häufiger, geht die Osteomyelitis mit einer Spondylarthropathie und Hautveränderungen wie Akne, palmoplantarer Pustulose (20 %) und Psoriasis einher.

Die Kombination mit Synovitis, Akne, Pustolose, Hyperostose und Osteitis führte zum Begriff des SAPHO-Syndroms. Weitere Bezeichnungen des sehr variablen Symptomenkomplexes sind – je nach Manifestationsschwerpunkt – hyperostotische Spondylarthritis, sternokostoklavikuläre Hyperostose, Spondyloarthrosis hyperostotica pustulopsoriatica oder Sweet-Syndrom. In mehr als 60 % der Fälle von SAPHO-Syndrom sind Knochen im Brustbereich, in 40 % das Becken und in 33 % die Wirbelsäule betroffen, Knochen der unteren Extremität dagegen nur in rund 5 %. Ein Patient hat im Schnitt 5 Knochenläsionen.

Therapie Eine spezifische Therapie für CRMO und SAPHO-Syndrom ist nicht bekannt. Verwendet wurden in einzelnen Fällen oder kleinen Fallserien Glukokortikoide, nichtsteroidale Antiphlogistika (wirken symptomatisch im Sinne einer Schmerzlinderung), Sulfadiazin, Methotrexat, γ-Interferon, TNFα-Blocker oder auch Azithromycin.

Eine operative Intervention ist nicht indiziert. Die Erkrankung weist eine hohe Selbstheilungsrate auf und die Prognose ist langfristig gut.

250.2.2 Septische Arthritis

Eine septische, d. h. bakterielle Arthritis entsteht im Kindesalter meist im Rahmen einer Osteomyelitis. Sie kann jedoch auch ohne begleitende Osteomyelitis hämatogen oder durch ein penetrierendes Trauma bedingt sein. Das Erregerspektrum entspricht dem der Osteomyelitis. Bei sexuell aktiven Adoleszenten kommt darüber hinaus N. gonorrhoeae als Erreger einer mono- oder polyartikulären septischen Arthritis infrage. Eine chronische Arthritis kann durch Myobacterium tuberculosis oder Pilze bedingt sein und diagnostisch eine Synovialbiopsie erfordern. Eine bakterielle Arthritis ist ein Notfall und muss sofort chirurgisch entlastet werden. Ansonsten entsprechen Klinik, Diagnostik, Therapie und Verlauf der septischen Arthritis der akuten Osteomyelitis.

Literatur

Blyth MJ, Kincaid R, Craigen MA, Bennet GC (2001) The changing epidemiology of acute and subacute haematogenous osteomyelitis in children. J Bone Joint Surg Br 83:99

Bonhoeffer J, Haeberle B, Schaad UB, Heininger U (2001) Diagnosis of acute haematogenous osteomyelitis and septic arthritis: 20 years experience at the University Children's Hospital Basel. Swiss Med Wkly 131:575–581

Courtney PM, Flynn JM, Jaramillo D, Horn BD, Calabro K, Spiegel DA (2010) Clinical indications for repeat MRI in children with acute hematogenous osteomyelitis. J Pediatr Orthop 30:883–887

Goergens ED, McEvoy A, Watson M, Barrett IR (2005) Acute osteomyelitis and septic arthritis in children. J Paeditr Child Health 41:59

Jurik AG (2004) Chronic recurrent multifocal osteomyelitis. Semin Musculoskelet Radiol 8:243

Krogstad P (2009) Osteomyelitis. In: Feigin RD, Cherry JD, Demmler-Harrison GJ, Kaplan SL (Hrsg) Textbook of Pediatric Infectious Diseases, 6. Aufl. Saunders/Elsevier, Philadelphia, S 725

Lew DP, Waldvogel FA (1997) Osteomyelitis. New Engl J Med 336:999–1007

Mackintosh CL, White HA, Seaton RA (2011) Outpatient parenteral antibiotic therapy (OPAT) for bone and joint infections: experience from a UK teaching hospital-based service. J Antimicrob Chemother 66:408–415

Martinez-Aguilar G, Avalos-Mishaan A, Hulten K (2004) Community-aquired methicillin-resitant and methicillin-susceptible Staphylococcus aureus musculoscleletal infections in children. Pediatr Infect Dis J 23:701

Peltola H, Pääkkönen M, Kallio P, Kallio MJT, The osteomyelitis-septic arthritis study group (2010) Short-versus long-term antimicrobial treatment for acute hematogenous osteomyelitis of childhood. Pediatr Infect Dis J 29:1123

Schilling F (1998) Das SAPHO-Syndrom. Nosologische Heterogenität und diagnostische Differenzierung. Aktuelle Rheumatol 23(1):1–64

251 Gutartige Knochentumoren

P. Gutjahr

251.1 Bedeutung

Oft sind gutartige Knochentumoren Zufallsbefunde, bisweilen aber verursachen sie erhebliche Beschwerden/Schmerzen. Die Diagnose ist meist aus der Röntgenübersichtsaufnahme zu stellen. Die Therapie richtet sich nach der Symptomatik bzw. Funktionsstörung. Nur selten ist ein prämaligner Zustand zu vermuten bzw. ist der Übergang eines derartigen gutartigen Knochentumors in ein Malignom zu erwarten. Die Therapie ist operativ oder abwartend zurückhaltend, jedenfalls individuell festzulegen.

251.2 Tumorarten

251.2.1 Exostosen

Exostosen sind knorpelüberzogene Auswüchse aus Knochen. Als kleine, seitlich aus den Epiphysen herausragende Osteophyten kommen sie bei degenerativen Gelenkerkrankungen vor. Als meta-/diaphysäre singuläre gutartige Osteochondrome dürften sie trotz histologischer Übereinstimmung mit den Osteophyten eine andere Pathogenese haben. Multiple Osteochondrome treten als familiär erbliche Veränderungen autosomal-dominant auf und haben eine Neigung zur malignen Entartung (5–10 % gegenüber weniger als 1 % bei den singulären Exostosen).

Exostosen sind asymptomatische Zufallsbefunde oder werden bei der autosomal-dominant erblichen Form aufgrund der positiven Familienanamnese gefunden. Bisweilen fallen sie durch lokal tastbare Schwellung oder infolge von Irritation benachbarter Muskulatur, Nerven, Bändern und Sehnen auf. Sie können primär auch durch Frakturierung mit akutem heftigem Schmerz symptomatisch werden. Die operative Entfernung ist bei mehr als 5 cm großen singulären Exostosen indiziert und ferner, wenn sie schmerzhaft bzw. Funktionsbeeinträchtigungen erheblich sind. Bei den multiplen Osteochondromen verbietet die Vielzahl der Tumoren die radikale operative Sanierung. Regelmäßige Untersuchungen zur Früherkennung maligner Chondrosarkome auf der Basis der multiplen Osteochondrome sind indiziert.

251.2.2 Osteoidosteom

10 % aller operierten gutartigen Knochentumoren sind Osteoidosteome. Es handelt sich um weniger als 2 cm große erbsenförmige intraossäre pathologische Knochenneubildungen, meist in den langen Röhrenknochen (proximales Femur!) und nur selten (10 %) in den Wirbelkörpern und dort in den hinteren Wirbelbögen (klinisch: schmerzhafte Skoliose) oder auch in den Fußwurzelknochen (fast immer Talus) gelegen.

Osteoidosteome bestehen aus einem kleinen Nidus (Nest), der eine pathologische Knochenneubildung und reichlich innerviert und mit Gefäßen versorgt ist. Der Nidus stellt sich auf der Röntgennativaufnahme kalkdicht dar, ist szintigrafisch eine „heiße Zone" und ist auch in der Computertomografie gut darzustellen. Um den Nidus herum zeigt das Röntgenbild verdichteten lamellären Knochen, der bisweilen zwiebelschalenartig erscheint und daher an ein Ewing-Sarkom (▶ Abschn. 187.6) erinnert, jedoch ist die Lamellierung homogener als bei Ewing-Sarkomen (◘ Abb. 251.1).

Pathologisch-anatomisch findet man neben dem Osteoid des Nidus reichlich Gefäße und Nerven in der kleinen tumorösen Läsion.

Klinisch besteht vor allem lokaler Schmerz, der im Krankheitsverlauf langsam progredient, nächtlich verstärkt ist und bei 80 % der Kinder auf Aspirin gut anspricht. Gelegentlich ist eine lokale Schwellung vorhanden.

Mehr als die Hälfte der Osteoidosteome treten zwischen dem 10. und 20. Lebensjahr auf, selten ist die Manifestation vor dem 5. Lebensjahr. Die Therapie ist nach Diagnostik mittels Röntgen, Scan und CT meist operativ. Für den Behandlungserfolg entscheidend ist die radikale Entfernung des Nidus, was histologisch zu bestätigen ist. Bei Lokalisation im Wirbel kann alternativ zur Operation die Langzeitbehandlung mit nichtsteroidalen Antiphlogistika/Analgetika erwogen werden.

Die lamellären (sekundären) Röhrenknochenveränderungen bedürfen keiner Behandlung. Nach vollständiger Entfernung des Nidus resultiert Heilung (in der Regel ohne Funktionsstörung der betroffenen Extremität). Die Prognose ist durchweg günstig. Bei Manifestation im Wirbel ist nach länger bestehender Skoliose diese meist nicht mehr reversibel.

251.2.3 Osteoblastom

Osteoblastome sind histologisch nicht von den Osteoidosteomen zu trennen. Was sie aber von ihnen abgrenzt, ist das aggressivere Wachstum, die Größe (mehr als 2 cm gegenüber weniger als 2 cm bei den Osteoidosteomen) und der meist fehlende typische Schmerz der Osteoidosteome. Jedoch gibt es Grenzfälle, die sich nicht völlig sicher der einen oder der anderen Diagnose zuordnen lassen. Die Indikation zur Operation dieser benignen Knochentumoren ergibt sich aus dem durch lokale Raumforderung und Druck auf die Nachbarschaft resultierenden Schmerz (der nicht auf Aspirin anspricht und nicht typischerweise nachts auftritt) sowie durch die bloße Raumforderung bzw. durch die Größe der Tumoren.

251.2.4 Nichtossifizierendes Fibrom

Nichtossifizierende Fibrome sind meist röntgenologische Zufallsbefunde bei unter 20-Jährigen (◘ Abb. 251.2); das männliche Geschlecht überwiegt leicht. Distales Femur und proximale Tibia sind die häufigsten Manifestationsorte. Die Minorform ist der fibröse Kortikalisdefekt, jedoch können die ausgeprägteren Fibrome bis in den Markraum hineinreichen, Schmerz verursachen und sogar Ursache von Frakturen sein. Nur in den letztgenannten Fällen ist eine operative Behandlung erforderlich. Multiple nichtossifizierende Fibrome mit Café-au-lait-Flecken, geistiger Behinderung, Hypogonadismus, spärlichem Haar sind als Jaffe-Campanacci-Syndrom bekannt und vom McCune-Albright-Syndrom abzugrenzen.

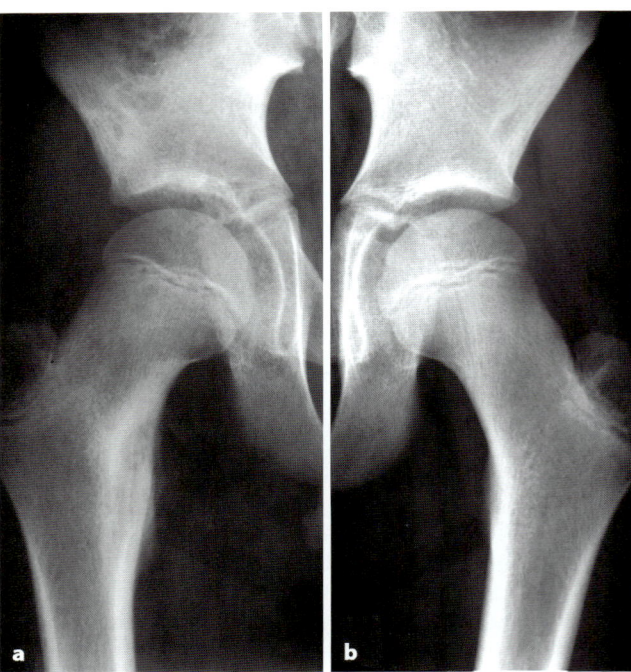

◘ **Abb. 251.1a,b** 9-jähriger Junge. **a** Osteoidosteom des Femur rechts: zentrale Osteolyse, die den Nidus enthält, umgeben von hyperostotischem Knochen im Übergang Femurschaft-Schenkelhals. Zum Vergleich: **b** Normales Femur links. (Mit freundlicher Genehmigung von Prof. Dr. R. Schumacher, Abt. Kinderradiologie, Universitätskinderklinik Mainz)

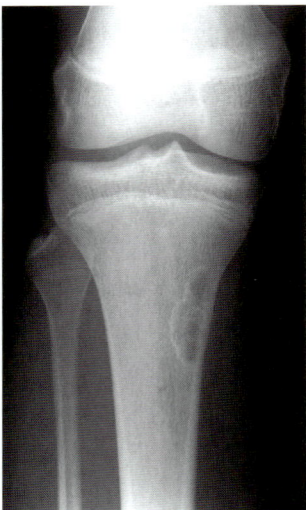

◘ **Abb. 251.2** 13-jähriges Mädchen, nichtossifizierendes Fibrom bzw. fibröser Kortikalisdefekt der Tibia rechts. Umschriebener Kortikalisdefekt mit sklerotischem Rand, abgegrenzt. Zufallsbefund. Stabiler Knochen, Therapie nicht erforderlich (s. Text). (Mit freundlicher Genehmigung von Prof. Dr. R. Schumacher, Abt. Kinderradiologie, Universitätskinderklinik Mainz)

251.2.5 Fibröse Dysplasie

Es handelt sich um eine fibroossäre Metaplasie, die monostotisch, aber auch polyostotisch auftritt und vor allem dann zu erheblichen Funktionsstörungen und Störungen des äußeren Erscheinungsbildes führen kann.

251.2.6 Desmoplastisches Fibrom

Charakteristisch für diesen gutartigen Tumor aus fibrösem Bindegewebe ist das reichliche Vorhandensein von Kollagen. Die Diagnose wird meist im 2. Lebensjahrzehnt gestellt. Das Tumorwachstum ist langsam fortschreitend, und Schmerz und Schwellung treten spät auf; nicht selten sind Spontanfrakturen Erstsymptom. Röntgenologisch erscheinen die meist metaphysär gelegenen Läsionen osteolytisch, trabekuliert mit dünner Kortex und ohne periostale Reaktion. Sie erinnern nicht selten an einen malignen Knochentumor. Die Therapie ist operativ.

251.2.7 Chondroblastome

Sie entstehen aus unreifen Knorpelzellen und liegen bevorzugt epiphysär bzw. in unmittelbarer Epiphysennähe. Über Monate und Jahre lassen sich langsam zunehmender Schmerz und Schwellung anamnestisch eruieren. Es kann zu Störungen der Funktion benachbarter Gelenke kommen, auch zu Gelenkergüssen und zu örtlicher Muskelatrophie. Die meist in der 2. Lebensdekade auftretenden Tumoren betreffen vor allem proximalen Humerus, proximales und distales Femur sowie die proximale Tibia, und sie gleichen in der Verteilung somit den malignen Knochentumoren.

Röntgenologisch zeigt sich die Epiphyse meist mitbetroffen; ferner findet sich ein sklerotischer Randsaum und – ungewöhnlich für einen benignen Knochentumor – eine periostale Reaktion.

Chondroblastome können ein ausgesprochen aggressives Wachstumsverhalten haben und auch nach mehr als 6 Jahren noch rezidivieren.

Die Therapie ist operativ. Alleiniger Kürettage folgt häufig ein Rezidiv. Kürettage mit anschließender Auffüllung des Defektes durch autologe Knochenchips ist die Therapie der Wahl. Besonders problematisch kann die radikale Operation bei Mitbeteiligung der Epiphyse am noch stärker wachsenden Knochen werden.

251.2.8 Juvenile Knochenzyste

Es handelt sich um gutartige solitäre flüssigkeitsgefüllte Zysten, die bevorzugt beim männlichen Geschlecht gefunden werden. Über 80 % werden bei Kindern und Jugendlichen diagnostiziert. Am häufigsten sind proximaler Humerus und Femur betroffen. Sie werden entweder zufällig diagnostiziert oder nach Fraktur (verdünnte Kortikalis), mit Schmerz und ggf. lokaler Schwellung auffällig. Die in der Regel metaphysär lokalisierten Zysten überschreiten die Epiphyse fast nie, reichen jedoch – besonders bei Kindern unter 10 Jahren – oft an diese heran. Röntgenologisch bestehen reine Osteolysen, der Rand ist glatt, die Kortikalis dünn.

Histologisch ist der flüssigkeitsgefüllte Raum von fibrösem Gewebe umgeben und der Hohlraum von einer Einzelschicht mesothelähnlicher Zellen ausgekleidet.

Therapeutisch sind Kürettage und Auffüllung des Defekts mit autologem Knochen sowie auch alternativ die intraläsionale Steroidinjektion, ggf. mehrfach, gleichwertige Optionen. Bei Kindern unter 10 Jahren besteht wegen der notwendigen epiphysenschonenden Operation Rezidivneigung.

251.2.9 Aneurysmatische Knochenzyste

Auf der Basis einer intraossären arteriovenösen Fistel entsteht eine sekundäre, überwiegend osteolytische Raumforderung mit oft zarter Trabekulierung in meist erheblich aufgetriebenem Knochen mit kortikaler Rarefizierung (◘ Abb. 251.3).

Aneurysmatische Knochenzysten machen 6 % der primären Knochentumoren aus, und 80 % betreffen das Alter unter 20 Jahre.

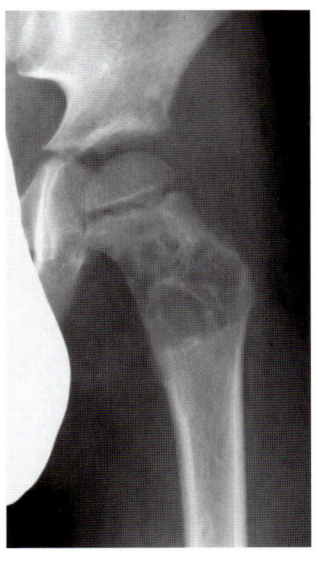

◘ Abb. 251.3 6-jähriger Junge, Bewegungsschmerz im rechten Hüftgelenk: aneurysmatische Knochenzyste. Polyzystische Osteolyse im verdickten Schenkelhals. Blutreicher benigner Tumor, die Therapie ist operativ. (Mit freundlicher Genehmigung von Prof. Dr. R. Schumacher, Abt. Kinderradiologie, Universitätskinderklinik Mainz)

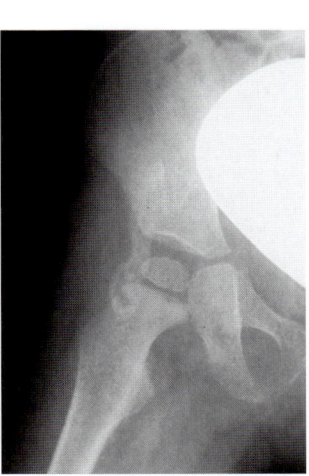

◘ Abb. 251.4 2-jähriges Mädchen, lange Immobilisierung nach großflächiger Verbrühung der Haut. Entwicklung einer ausgedehnten Myositis ossificans im Bereich des rechten Hüftgelenks. Röntgenologisch kalkdichte Strukturen in den muskulären Weichteilen. Klinisch Schmerz und Bewegungseinschränkung. Unter erfolgreicher Rehabilitation/Mobilisierung verschwinden die Läsionen spontan. (Mit freundlicher Genehmigung von Prof. Dr. R. Schumacher, Abt. Kinderradiologie, Universitätskinderklinik Mainz)

Schmerz und Schwellung sind die typischen Symptome, jedoch können auch neurologische Störungen Erstsymptom sein, da in 20 % Wirbelkörper betroffen sind. 25 % sind am Schädel und 20 % an den unteren Extremitäten lokalisiert.

Die Therapie besteht in Kürettage und Auffüllung des Defekts mit autologem Material. Die Operation kann durch starke Blutung kompliziert werden. Ist ein entbehrlicher Knochen betroffen (z. B. eine Rippe) empfiehlt sich die En-bloc-Resektion.

251.2.10 Adamantinom

Es handelt sich um niedriggradig maligne Tumoren, die im Übergangsbereich benigne-maligne anzusiedeln sind. Selten treten diese Tumoren vor dem 10. Lebensjahr auf. Sie sind vermutlich angioblastischen, endothelialen Ursprungs sind und entstehen nicht, wie lange vermutet, aus epithelialen Keimversprengungen.

Schwellung und Schmerz sind die typischen Erstsymptome der meist in der Tibia, seltener auch in Ulna oder Femur lokalisierten Tumoren.

Kürettage ist nicht die Therapie der Wahl, sondern eine weite En-bloc-Resektion. In 15 % der Fälle entwickeln sich – auch noch nach Jahren – Metastasen, die vor allem in Lymphknoten, in der Lunge oder in anderen Knochen auftreten.

251.2.11 Langerhans-Zell-Histiozytose (LCH), Eosinophiles Granulom und multiple ossäre Histiozytoseherde (Morbus Hand-Schüller-Christian)

Es handelt sich um pathologische Proliferationen von Zellen des Histiozyten-Makrophagen-Systems (► Kap. 185).

Klinisch betreffen die ossären Formen der LCH in der chronisch disseminierten und in der lokalisierten Form das Skelettsystem. Röntgenologisch findet man Osteolysen, die Untersuchung wird meist aufgrund von Knochenschmerzen veranlasst.

Die Therapie des eosinophilen Granuloms ist operativ, kann bei besonderen Lokalisationen, aber auch durch intraläsionale Steroidinjektion erfolgen. Bei disseminiertem Knochenbefall wird eine systemische Medikation mit Vinblastin und Steroid empfohlen. Auch Etoposid ist wirksam.

251.2.12 Myositis ossificans

Die Myositis ossificans ist eine tumorähnliche Überschussbildung knöcherner Strukturen im Muskel, meist traumatisch bedingt (im Rahmen von zerebralen Anfällen; bei intensiven krankengymnastischen Übungen). Es ist also eigentlich keine primäre Muskelkrankheit, und die Bezeichnung Myositis ist unzutreffend. Vielmehr handelt es sich um eine reaktive Neubildung, die meist die Extremitäten und dort die tiefen Weichgewebe betrifft.

Klinisch schmerzhaft und meist von Schwellung begleitet, sind die Läsionen meist <6 cm groß und deutlich vom Knochen abzugrenzen (◘ Abb. 251.4). In der Peripherie dieser Veränderungen findet sich Osteoid, das außen von lamellärem Knochen umgeben wird. Osteosarkome und Kallusbildung sind differenzialdiagnostisch abzugrenzen. Nach Fortfall der auslösenden Ursache verschwindet die Läsion spontan innerhalb von Monaten bis 1–2 Jahren. Nur ausnahmsweise ist die operative Entfernung indiziert.

Eine progrediente nichttraumatische Myositis ossificans kommt bei älteren Menschen, nicht aber im Kindesalter vor.

Literatur

Canale ST (2003) Tumors, 10. Aufl. Campbell's operative orthopedics, Bd. 1/VI. Mosby, St. Louis
Dahlin DC (1973) Bone tumors, 2. Aufl. Thomas CC, Springfield, Ill
Mirra JM (1989) Bone tumors – clinical, radiologic, and pathologic correlations. Lea & Febiger, Philadelphia
Weinstein SL (1994) The pediatric spine Bd. 1. Raven, New York

XXVI Augenkrankheiten

252 Entwicklung des Sehorgans und der Sehfunktion

E. Schulz

252.1 Augapfel

Die Achsenlänge des Augapfels nimmt von 17 mm bei Geburt innerhalb der ersten 12-18 Lebensmonate sehr stark zu und erreicht im Erwachsenenalter 24 mm. Die Hornhaut hat einen Durchmesser von 9,5 mm bei Geburt, im Alter von 3 Jahren sind es 11,5 mm. Ihr Krümmungsradius flacht ab entsprechend einer Brechkraftänderung von 5 Dioptrien. Die Vorderkammer ist innerhalb der ersten Lebensmonate flach. Die Rindenanteile der Linse nehmen zu. Am Fundus ist die Pigmentierung gering, die Makula innerhalb der ersten Lebensmonate ohne differenzierte Fovea und die Papilla nervi optici farbarm.

Refraktion Die Brechkraft eines Auges ist bestimmt durch Achsenlänge sowie Brechkraft der Hornhaut (Krümmung) und der Linse (Dicke und Position). Eine erhebliche Dynamik mit Abnahme/Zunahme von Hyperopie, Astigmatismus (unterschiedliche Brechkraft in senkrecht aufeinander stehenden Ebenen) oder Anisometropie ist innerhalb der ersten Lebenswochen bis -monate beschrieben. Familiäre Häufung (von z. B. einseitiger hoher Myopie oder Adoleszentenmyopie) deutet auf genetische Faktoren hin. Schielamblyopien scheinen eine Emmetropisation (Normalisierung des Refraktionsfehlers) des amblyopen Auges zu verhindern.

252.2 Funktionsentwicklung

In den ersten 3 Lebensmonaten entwickelt sich eine globale Sehfunktion mit Lichtwahrnehmung, Bewegungssehen und grober Stereopsis. Diese Funktionen sind mit den magnozellulären Anteilen des Corpus geniculatum laterale verbunden und vermitteln eine grobe Orientierung („Wo-System"). Auf dieser Basis entwickeln sich ab dem 3.-4. Lebensmonat Sehschärfe und feine Stereopsis, assoziiert mit den kleinzelligen Anteilen im Corpus geniculatum laterale („Was-System").

Sehschärfe Volle Sehschärfe für Einzeloptotypen ist im Vorschul- bis frühen Schulalter erreicht. Dies gilt für Reihenoptotypen bis zum 12. Lebensjahr (sog. physiologische Trennschwierigkeiten). Voraussetzungen für eine gute Funktionsentwicklung für das Einzelauge sind eine freie Sehachse, eine scharfe retinale Abbildung und eine Fokussierungsmöglichkeit auf die Nahdistanz. Fehlen diese Bedingungen, entwickelt sich eine Amblyopie (Sehschwäche), die später nicht mehr reversibel ist.

Beidäugiges Sehen Binokularsehen entwickelt sich mit für beide Augen zeitlich und qualitativ korrelierten Reizen. Sind die retinalen Reize ungleich bezüglich ihres retinalen Ortes oder der Abbildungsqualität, wird die neuronale Verbindung zum schlechteren Auge abgekoppelt und die Neurone (Area 17 des visuellen Kortex) sind ausschließlich vom besseren Auge, d. h. monokular, stimulierbar.

Räumliches Sehen Stereosehen (Reaktion auf ausschließlich querdisparate Reize) entwickelt sich ab dem 4. bis 6. Monat bis zu sehr kleinen Querdisparationen.

Akkommodation Ab dem 4. Lebensmonat lässt sich eine relativ genaue Akkommodation (Fokussierung auf ein Sehobjekt in Nahdistanzen) nachweisen. Im frühen Kindesalter überschreitet der Nahpunkt 6 cm nicht.

Stellung Bei Neugeborenen innerhalb der ersten Lebenswochen ist ein intermittierendes Auswärts- oder Konvergenzschielen oft ohne Krankheitswert. Ab dem 3. bis maximal 6. Lebensmonat sollte jedoch dauerhaft Parallelstand bestehen. Häufiges und anhaltendes sog. Babyschielen kann in ständiges Schielen übergehen.

Folgebewegungen Ein optokinetischer Nystagmus (OKN) ist bereits innerhalb der ersten Lebenswochen auslösbar. Es besteht jedoch zunächst eine Asymmetrie bei monokularer Prüfung, wobei von temporal nach nasal gerichtete Folgebewegungen besser ausgeführt werden (der OKN ist gleichmäßiger als für nasal-temporale Bewegungen). Dies nivelliert sich mit dem 3.-4. Lebensmonat, bleibt jedoch bestehen bei frühkindlichem Schielen.

Pupillenreaktion Eine Reaktion der Pupille auf Licht ist ab der 36. Schwangerschaftswoche nachweisbar.

Literatur

Gräf M (2012) Sehschärfe. In: Kaufmann H, Steffen H (Hrsg) Strabismus. Thieme, Stuttgart

Naumann GOH (1997) Pathologie des Auges Bd. 2. Springer, Berlin Heidelberg New York Tokio

Teller W (1985) First glances. The vision of infants. The Friedewald lecture. Invest Ophthalmol Vis Sci 38:2183–2203

Tychsen L (1992) Binocular vision. In: Hart M Jr (Hrsg) Adlers physiology of the eye. Mosby, St. Louis

Weale RAA (1982) Biography of the eye. Development, growth, age. Lewis, London

253 Untersuchungsmethoden

E. Schulz

253.1 Orientierende Untersuchung

Die Untersuchung aus Distanz – der Säugling oder das Kleinkind wird dem Arzt gegenüber auf dem Schoß der Mutter gehalten – ermöglicht eine Einschätzung von Gesichtsasymmetrien, Lidspaltenanomalien, Hornhautdurchmesser, Fixationsverhalten und Stellung der Augen zueinander und innerhalb der Lidspalten, ebenso eine Skiaskopie (Brechkraftbestimmung) und eine Untersuchung der Pupillen im regredienten Licht. Mit einer Visitenlampe lassen sich gröbere Veränderungen der Augenvorderabschnitte erkennen und die Lichtreaktion der Pupillen prüfen.

Blickbewegungen in die 6 wesentlichen Blickrichtungen sind mit Hilfe von Spielzeug oder Licht auslösbar. Besonders zu achten ist auf Schielen und Ungleichheit des Schielwinkels (Inkomitanz) in verschiedenen Blickrichtungen (Paresen?). Einseitiges Abwehrverhalten bei Abdecken eines Auges gibt Hinweis auf die Sehfunktion des nicht abgedeckten Auges.

253.2 Prüfung der Stellung und Motilität

Hirschberg-/Brückner-Test Das Kind fixiert eine Visitenlampe. Die Symmetrie der Hornhautreflexe wird registriert. Asymmetrie spricht für Schielstellung. Ein Millimeter Differenz im Seitenvergleich entspricht empirisch 7°–8°. Der Schielwinkel kann geschätzt, die Pupille im regredienten Licht beobachtet werden.

Abdecktest Das Abdecken eines Auges gibt Aufschluss über eine Schielabweichung des freibleibenden Auges und sein Fixationsverhalten. Das Wiederaufdecken des okkludierten Auges ermöglicht die Beurteilung einer latenten Schielabweichung dieses Auges. Der wechselseitige Abdecktest in endgradigen horizontalen und vertikalen Blickrichtungen erlaubt die Zuordnung zur Dysfunktion einzelner Augenmuskeln oder diese versorgender Hirnnerven (Abb. 253.1).

Vestibulookulärer Reflex Bei Säuglingen und Kleinkindern ist eine maximale Blickexkursion durch Führungsbewegungen oft nicht auslösbar. Die manuelle Kopfbewegung wird oft nicht toleriert. Adäquat ist: Der Untersucher auf einem Drehstuhl hält das Kind selbst sich gegenüber auf dem Schoß und beobachtet die Augenbewegungen beim Drehen.

Optokinetischer Nystagmus Der optokinetische Nystagmus lässt sich mit einem Tuch testen, das vertikale Streifen oder entsprechende Motive zeigt. Es wird vor den Augen im Leseabstand langsam entlangbewegt; die Augenbewegungen werden beobachtet. Die apparative Aufzeichnung der Augenbewegung ist im entsprechend ausgerüsteten Labor möglich.

Untersuchung der Pupillomotorik Die Pupillen sind in der Regel rund, gleich weit und reagieren prompt und ausgiebig direkt und konsensuell auf Beleuchtung sowie Konvergenz. Zur Überprüfung der Lichtreaktion ist eine gut mittelweite Ausgangspupille notwendig – zu erzielen durch eine abgedunkelte Raumbeleuchtung und eine konstante Fixation in die Ferne (Hilfsperson mit Spielzeug hinter Untersucher).

Die Pupille wird schräg von unten belichtet. Ein Wechsel der Beleuchtung auf das andere Auge (und wiederholt zurück) lässt eine afferente Pupillenstörung (Defekt: Netzhaut oder vordere Sehbahn) deutlich werden: Beide Pupillen sind bei Belichtung des funktionsgeminderten Auges weiter und werden wieder gleich eng bei Belichtung des guten Auges.

253.3 Sehfunktionen und Refraktion

Skiaskopie Das Verhalten des Pupillenleuchtens auf einen bewegten Lichtfleck oder -strich lässt den Refraktionszustand (Weit-, Kurz- oder Stabsichtigkeit) eines Auges erkennen. Eine exakte Bestimmung der Brillenbedürftigkeit in Zykloplegie (Lähmung der Akkommodation durch Augentropfen) ist möglich. Irregularitäten und Trübung der optischen Medien (Hornhaut, Linse, Glaskörper) sind zusätzlich sichtbar. Die Akkommodation bei nicht beeinflusster Pupille lässt sich abschätzen (dynamische Skiaskopie). Refraktometer sind bei Kleinkindern nicht anwendbar, kostspielig und nur in Zykloplegie verlässlich. Videorefraktometer arbeiten brauchbar nur ohne Zykloplegie, haben einen begrenzten Messbereich und unterschätzen Hyperopien mit zunehmendem Ausmaß derselben.

Sehschärfenbestimmung Sehtests im präverbalen Alter basieren auf der Darbietung von schwarzen und weißen Streifen („Gitter") unterschiedlicher Breite innerhalb eines gleich grauen Umfeldes und der Abschätzung der bevorzugten Blickrichtungen des Kindes („preferential looking") z. B. mit den „Teller Acuity Cards". Wegen des großen Prüffeldes (10°) und der repetitiven Muster sind die Ergebnisse als „Äquivalente" gegenüber der Optotypen-Sehschärfe einzustufen (Abb. 253.2).

Für Sehschärfenbestimmungen im verbalen Alter sollten Optotypen verwendet werden, bevorzugt der standardisierte Landolt-Ring oder E-Haken (nicht undefinierte „Kinderbilder"). Das Kind kann ein C oder E aus Pappe in die Hand bekommen und entsprechend einstellen. Es sollte randomisiert oder bei Prüfung des 2. Auges zumindest in umgekehrter Reihenfolge oder mit gedrehter Tafel abgefragt werden, um Erinnerungseffekte auszuschließen. Zur Prüfung von Trennschwierigkeiten, die etwa bis zum 12. Lebensjahr physiologischerweise bestehen, werden Reihenoptotypen mit definiertem Abstand verwandt (z. B. C-Test nach Haase/Hohmann). Ein spielerisches Sehtestverfahren mit Keyboard und musikalischer Belohnung der richtigen Antwort für die Altersgruppe von 2 1/2–4 Jahren ist der H-Test nach Haase/Hohmann. Er bedient sich einfacher kindlicher Symbolik. Gut evaluiert ist der Symboltest von Lea Hyvärinen (Abb. 253.3).

Gesichtsfeld Eine orientierende Prüfung im Gegenüberversuch zur Erfassung der Außengrenzen oder von Halbseitenausfällen ist auch bei kleineren Kindern gut möglich. Referenz ist das Gesichtsfeld des Untersuchers. Vorgehen: Herstellen der Aug-in-Aug-Fixation Untersucher/Proband. Der Untersucher hält seine eigenen Hände in halben Abstand zum Probanden etwa an die gegenüberliegenden Außengrenzen seines Gesichtsfeldes (z. B. oben/unten, rechts/links, diagonal). Er bewegt die Finger einer Hand. Dies genügt meist als Auslöser einer Blickbewegung dorthin. Manuelle perimetrische Un-

Abb. 253.1 Blickrichtungen, in denen muskuläre Unterfunktionen durch horizontale oder vertikale Defizite auffällig werden. *O. inf.* M. obliquus inferior, *R. sup.* M. rectus medialis, *R. lat.* M. rectus lateralis, *O. sup.* M. obliquus superior, *R. inf.* M. rectus inferior. Die *römischen Ziffern* bezeichnen die Innervation der entsprechenden Hirnnerven: III N. oculomotorius, IV N. trochlearis, VI N. abducens

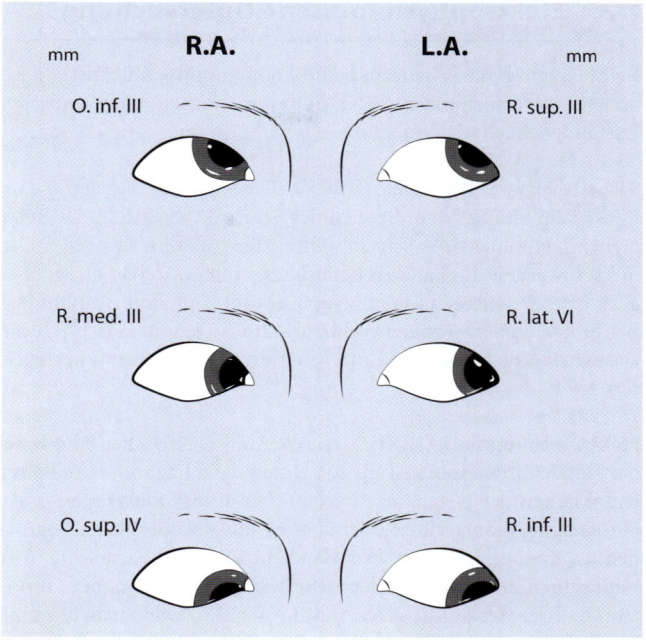

Abb. 253.2 Sehschärfe. Normbereiche im Kindesalter. (Aus Schulz 2001, in Steinhausen [Hrsg], Entwicklungsstörungen im Kindes und Jugendalter, Kohlhammer, mit freundl. Genehmigung)

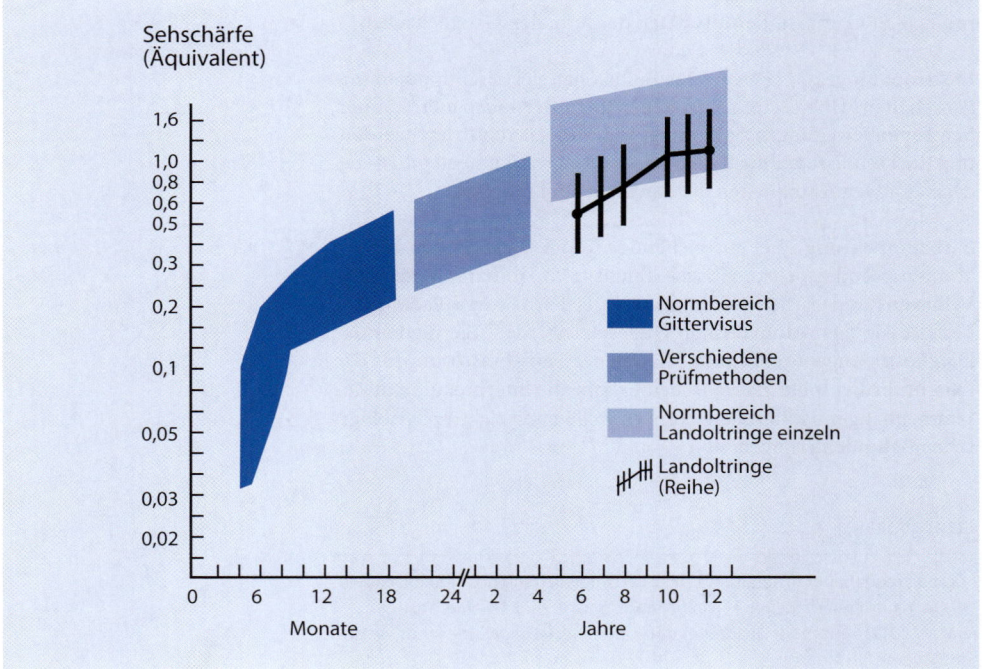

tersuchungen sind meist ab dem Schulalter möglich, computerisierte Gesichtsfeldverfahren mit Zuverlässigkeit oft erst später.

Stereosehen Objekte mit unterschiedlicher Querdisparation werden für das rechte und linke Auge dissoziiert angeboten. Zylinderrasterverfahren (Lang-Test I und II, Letzterer ist u. U. monokular wahrnehmbar) benötigen keine Brille wie der Titmus-Test (Polarisation) oder der TNO-Test (rot-grün). Random-Dot-Darbietungen sind sensitiver als Flächenteste.

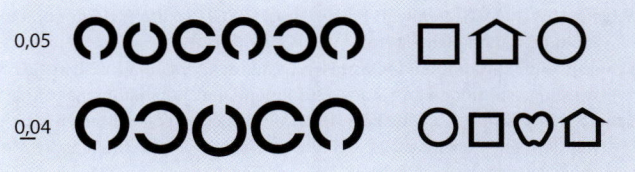

Abb. 253.3 Sehproben (Ausschnitte). *Links:* C-Test mit engem (2,6′) Optotypenabstand, *rechts:* Lea-Symbole

253.4 Elektrophysiologische Untersuchung

Beim Säugling und Kleinkind sind kooperations- und methodenbedingt Untersuchungen (ERG, EOG) im wachen, nicht sedierten Zustand vielfach nicht möglich.

Visuell evozierte Potenziale (VECP) Die Potenziale werden wie im EEG okzipital über dem Bereich der Sehrinde abgeleitet. Als Reize dienen Lichtblitze oder Schachbrettmuster („pattern reversal"). Gemessen werden die Latenzzeiten, die bei Optikusschädigung, aber auch bei Nystagmus und Amblyopie erhöht sind, und Amplituden. Bei bipolaren Ableitungen rechts und links okzipital lässt sich die vermehrte Kreuzung von Sehnervenfasern bei Albinismus nachweisen.

Elektroretinogramm (ERG) Die Ableitung elektrischer Potenziale der Netzhaut ist essenziell für die Differenzialdiagnose hereditärer Krankheiten der Netzhaut. Abgeleitet wird über Elektroden in einer Hornhautkontaktlinse oder über Goldblatt- oder Fadenelektroden im Konjunktivalsack. Das Ganzfeld-ERG gibt Auskünfte über Funktionen einzelner Zellpopulationen (Zapfen, Stäbchen, Bipolare) in ihrer Gesamtheit. Das multifokale ERG untersucht einzelne Netzhautorte. Diese Untersuchung ist bei kleineren Kindern wegen Unfähigkeit zur anhaltenden Fixation nicht möglich. Das Pattern-reversal-ERG erfasst die Antworten der retinalen Ganglienzellen.

Elektrookulografie (EOG) Der Bulbus hat elektrisch bipolare Eigenschaften. Über Hautelektroden seitlich der Lidspalten können bei Augenbewegungen Spannungsänderungen registriert werden, und Rückschlüsse auf die Funktion des retinalen Pigmentepithels bei degenerativen Krankheiten der Netzhaut sind möglich.

Farbsinnprüfung Bei ausreichender Kooperation älterer Kinder können pseudoisochromatische Tafeln (z. B Ishihara, Matsubara, Velhagen) und Farbanordnungstest (z. B. Farnsworth-Panel-D15-Test) sowie das Anomaloskop eingesetzt werden. Sie dienen der Diagnostik angeborener und erworbener Farbsinnstörungen. Die Durchführung sollte in erfahrenen Labors, die Interpretation in Zusammenhang mit klinischen, perimetrischen und elektrophysiologischen Befunden erfolgen.

Literatur

Fricke J, Neugebauer A, Rüssmann W (2012) Untersuchung des Binokularsehen. In: Kaufmann H, Steffen H (Hrsg) Strabismus, 4. Aufl. Thieme, Stuttgart

Gräf M (2012) Sehschärfe. In: Kaufmann H, Steffen H (Hrsg) Strabismus, 4. Aufl. Thieme, Stuttgart

Hoyt CS, Taylor D (Hrsg) (2013) Pediatric ophthalmology and strabismus, 4. Aufl. Elsevier Saunders, New York

Schiefer U, Wilhelm H, Zrenner E, Burk A (Hrsg) (2003) Praktische Neuroophthalmologie. Kaden, Heidelberg

Schulz E (2001) Störungen des visuellen Systems. In: Steinhausen (Hrsg) Entwicklungsstörungen im Kindes- und Jugendalter. Kohlhammer, Stuttgart

Schulz E, Zimmermann J, Jänicke B (1991) Untersuchung der Gittersehschärfe mit den „Teller acuity cards" bei Kindern – eine klinisch brauchbare Methode? Augenärztl Fortb 14:98–103

Wilhelm H, Kommerell G (2012) Störungen der Pupillomotorik. In: Kaufmann H, Steffen H (Hrsg) Strabismus, 4. Aufl. Thieme, Stuttgart

254 Augenstellungs- und Motilitätsstörungen

E. Schulz

Parallelstand der Sehachsen in allen Blickrichtungen bzw. deren Ausrichtung auf das fixierte Sehobjekt ist die Voraussetzung für die Entwicklung der monokularen und binokularen Sehfunktionen im Kindesalter.

Abweichungen vom Parallelstand sind konkomittierend (annähernd gleiche Schielwinkel in den Blickrichtungen) bei einer Reihe kindlicher Schielformen. Ein sekundärer Strabismus durch primär sensorischen Defekt eines Auges (z. B. Optikustumor, Retinoblastom, Katarakt etc.) ist bei jedem erworbenen einseitigen Schielen auszuschließen.

Primär motorische Abweichungen sind bedingt durch Hirnnervenparesen (mit ungleichen Winkeln in verschiedenen Blickrichtungen = Inkomitanz) oder Fehlbildungen bzw. isolierte oder generalisierte Erkrankungen der Muskeln.

254.1 Nichtparetisches Schielen

254.1.1 Akkommodatives Schielen

Bei nicht korrigierter Weitsichtigkeit führt die bereits für den Fernbereich notwendige Akkommodation zwecks Bildschärfeeinstellung zu einer Konvergenzstellung, die als Schielen imponiert. Akkommodative Anteile bei anderen Schielformen sind möglich.

Die Therapie besteht in Korrektur durch Brille oder auch Kontaktlinse.

254.1.2 Frühkindliches („kongenitales") Schielsyndrom

Das frühkindliche Schielsyndrom (früher kongenitales Schielsyndrom genannt) tritt innerhalb des 1. Lebenshalbjahres auf und hat die nachfolgend beschriebenen Komponenten.

Bei größerem konvergentem Schielwinkel besteht meist ein alternierender Gebrauch des rechten Auges für das linke und des linken Auges für das rechte Blickfeld („crossed fixation"), ferner ein Nystagmus vom Latens-Typ mit höherer Intensität bei Abdecken eines Auges und Schlagrichtungswechsel entsprechend dem jeweils fixierenden Auge.

Ein dissoziiertes Höhenschielen, d. h. Abweichen des jeweils nicht fixierenden Auges nach oben, sowie A-/V-Phänomene (weniger Konvergenz bei Aufblick = V, bei Abblick = A) gehören ebenso zum Vollbild.

Die Therapie erfolgt durch Ausschluss bzw. Korrektur von Refraktionsanomalien, Amblyopieprophylaxe bzw. -therapie sowie Operation. Frühoperation (1.-2. Lebensjahr) hat marginale Vorteile für eine grobe Stereopsis. Bei Spätoperation (im Vorschulalter) werden vergleichsweise weniger (u. U. keine) Eingriffe erforderlich.

254.1.3 Mikrostrabismus

Der Mikrostrabismus mit Schielwinkel unter 5° wird häufig übersehen. Eine Amblyopie mit deutlichen Trennschwierigkeiten (schlechtere Sehschärfe für Reihensehzeichen) sowie fehlendes oder hochgradig defektes Binokularsehen sind typisch. Eventuell besteht eine exzentrische, d. h. nicht die Fovea benutzende Fixation.

Die Therapie beinhaltet die Früherkennung und Behandlung der Amblyopie. Dabei ist eine Zunahme des Schielwinkels möglich.

254.1.4 Normosensorisches Spätschielen

Das normosensorische Spätschielen tritt auf bei voll entwickelter Binokularität und zeigt anfangs meist Doppelbildwahrnehmung (Zukneifen eines Auges oder Doppelbildangaben). Eine Ursache ist nicht bekannt. Differenzialdiagnostisch abzugrenzen ist die beidseitige Abduzensparese.

Therapeutische Maßnahmen sind umgehender Prismenausgleich und Operation.

Das seltene „Alternate-day-Schielen" mit Wechsel von Tagen mit und ohne Schielen ist ebenso normosensorisch. Operation des Schielens resultiert in permanentem Geradstand.

254.1.5 Divergenzschielen

Manifestes Divergenzschielen ist im frühen Kindesalter selten. Eine Akkommodations- und Konvergenzparese (u. U. bei Pinealistumor) muss ausgeschlossen werden. Beim intermittierenden Auswärtsschielen sind Binokularfunktionen meist gut erhalten. Häufiges Abweichen vom Parallelstand sollte eine operative Stellungskorrektur erwägen lassen.

254.1.6 Strabismus sursoadductorius

Beim Strabismus sursoadductorius steht ein Auge nur oder zunehmend in Adduktion höher. Die oft lange latent bleibende und durch Neigung des Kopfes zur Gegenseite kompensierte Vertikalabweichung wird bei Kopfneigung zur betroffenen Seite deutlich. Das Motilitätsmuster ist individuell unterschiedlich. Die Unterfunktion des M. obliquus superior hat keine paretischen Zeichen. Die Differenzialdiagnose zur erworbenen Trochlearisparese erfolgt durch Motilitätsanalyse, Fotoanamnese (Kopfzwangshaltung) und ggf. Nachweis der meist gut ausgeprägten vertikalen Fusionsbreite. Bei operativer Versorgung besteht eine gute Prognose. Zurückhaltung mit Frühoperation wird empfohlen, solange eine Kopfzwangshaltung Parallelstand garantiert.

254.2 Paretisches Schielen

Paretisches Schielen ist gekennzeichnet durch eine Inkomitanz, d. h. eine Zunahme des Schielwinkels in Blickrichtung des/der paretischen Muskel/n. Sofern in exzentrischer Blickrichtung Parallelstand erreicht werden kann und Binokularsehen besteht, wird eine entsprechende Kopfhaltung eingenommen. Paretisches Schielen kann im frühen Kindesalter schnell zum Verlust des Binokularsehens und Amblyopie führen und bei Ausheilung in ein konkomitierendes Schielen übergehen. Benigne Formen von Hirnnervenparesen sind immer als Ausschlussdiagnose anzunehmen (Bildgebung).

Tab. 254.1 Ursachen von Augenmuskelparesen im Kindesalter

	N.-III-Parese	N.-IV-Parese	N.-VI-Parese
Ätiologie	Kongenital Traumatisch Infektiös Tumor Aneurysma	Traumatisch[a,b] Tumor Prämature Nahtsynostose	Kongenital Traumatisch Infektiös Tumor Hirndruck[a,b] Benigne-rezidivierend Postvakzinal
Differenzialdiagnose	Myasthenie[c] Mediale Orbitafraktur, Orbitabodenfraktur Internukleäre Ophthalmoplegie Retraktionssyndrom	Myasthenie Strabismus sursoadductorius	Myasthenie Schielsyndrom im frühen Kindesalter[a] Mediale Orbitafraktur Normosensorisches Spätschielen Retraktionssyndrom
Kopfzwangshaltung	Variabel	Kinnsenkung (Neigung zur Gegenseite)	Drehung zur betroffenen Seite

[a] Beidseitig.
[b] Einseitig.
[c] Nicht bei innerer N.-III-Parese.

Die Ätiologie und Differenzialdiagnose von Augenmuskelparesen zeigt ◘ Tab. 254.1.

254.2.1 Okulomotoriusparese

Das klinische Bild und die Differenzialdiagnose werden bestimmt durch das Ausmaß der Parese und die betroffenen vom N. III innervierten inneren und äußeren Augenmuskeln. Für eine partiell regenerierte N.-III-Parese typisch ist eine Synkinesie durch fehleingesprosste Nervenfasern oder Übersprungsinnervation. So erfolgt z. B. eine Lidhebung und/oder Pupillenverengung mit Akkomodation bei Adduktion (für den M. rectus internus bestimmte Fasern innervieren den M. levator palpebrae und/oder den M. sphincter pupillae und M. ciliaris) (◘ Abb. 254.1).

254.2.2 Trochlearisparese

Die Trochlearisparese ist gekennzeichnet durch zyklorotatorisch verkippte Doppelbilder, besonders bei Abblick. Objektiv für den Untersucher wahrnehmbar ist nur ein kleiner Höherstand bei Senkung des adduzierten paretischen Auges. Bei beidseitigen Paresen addieren sich die Verrollungseffekte. Posttraumatische Paresen nach Hirnkontusionen sind oft beidseitig und haben eine gute Spontanheilungsprognose im längeren Intervall.

254.2.3 Abduzenzparese

Leitsymptome der Abduzenzparese sind Einwärtsschielen und verminderte Abduktionsfähigkeit der betroffenen Seite(n). Die Untersuchung des vestibulookulären Reflexes hilft bei Kleinkindern zur Abgrenzung vom frühkindlichen Einwärtsschielen, das Messen der Bewegungsstrecken zur Differenzialdiagnose beidseitiger Paresen versus normosensorischem Spätschielen. Kongenitale Paresen, die innerhalb der ersten 2 Lebensmonate verschwinden, haben meist keine Amblyopie zur Folge.

Therapie von Paresen Die Therapie von Paresen besteht in der Behandlung der Grundkrankheit, in einer Amblyopieprophylaxe bzw. -therapie, bei N.-III- und N.-VI-Paresen ggf. mit Prismenbrille, bei inneren N.-III-Paresen mit einem Nahadditiv als Bifokalglas. Bei mangelnder Rückbildung innerhalb eines Jahres ist eine Augenmuskeloperation erforderlich bzw. möglich.

254.3 Andere Motilitätsstörungen und Myopathien

254.3.1 Brown-Syndrom

Das Brown-Syndrom besteht in einer Einschränkung der Hebung in Adduktion sowohl aktiv als auch passiv (beweisend). Die Ursache ist eine Hemmung der M.-obliquus-superior-Sehne im Trochlearbereich (gleitet normalerweise bei Hebung in Adduktion von hinten nach vorn durch die Trochlea). Ursächlich können sein: Sehnenverdickung (evtl. erworben bei rheumatischer Erkrankung), Adhäsion (kongenitale Fehlbildung und erworben z. B. nach Verletzungen oder Nasennebenhöhlenoperation). Ausgeprägte Bewegungseinschränkungen gehen mit Kopfzwangshaltung einher.

Eine entlastende und kompensatorische chirurgische Behandlung ist dann sinnvoll.

254.3.2 Kongenitale kraniale Dysinnervationssyndrome

Die folgenden 3 Syndrome werden als „congenital cranial dysinnervation disorders" (CCDD) verstanden.

Retraktionssyndrom (Stilling-Türk-Duane-Syndrom)

Das Retraktionssyndrom ist eine angeborene Fehlinnervation der Horizontalmotoren (M. rectus medialis und M. rectus lateralis) eines oder beider Augen. Hypo- oder Aplasie im Kerngebiet des N. VI ist vereinzelt beschrieben. Der M. rectus lateralis erhält Innervation bei

Adduktion gleichzeitig mit dem M. rectus medialis. Hieraus folgt eine mangelnde Abduktion sowie Bulbusretraktion (Lidspaltenverengung) in Adduktion, die eingeschränkt ist (= Typ 1). Typ 2 zeigt massive Retraktion bei Adduktion, die vorrangig eingeschränkt ist. Bei Typ 3 halten sich Adduktions- und Abduktionsdefizit die Waage. Alle Typen können Vertikalabweichungen als Up- und Downshoot in Adduktion infolge von Abgleiten der meist fibrotisch steifen Muskeln am Bulbusäquator aufweisen. Binokularsehen besteht meist mit oder ohne Kopfzwangshaltung. Assoziation findet sich mit Innenohrschwerhörigkeit und/oder zervikalen Fehlbildungen (Klippel-Feil-Anomalie/Wildervanck-Syndrom), selten mit Thenarhypoplasie (Okihiro-Syndrom), kardialen Anomalien (Holt-Syndrom) oder Goldenhar-Assoziation.

Eine Augenmuskeloperation dient nur zur Beseitigung von Fehlstellung im Geradeausblick, Kopfzwangshaltung und/oder Verminderung von Up- und Downshoot-Phänomenen.

Moebius-Syndrom

Das Moebius-Syndrom umfasst einen sporadisch vorkommenden Komplex multipler Malformationen (Assoziation mit Thalidomid-Embryopathie, selten Deletion von Chromosom 13) und zeigt verminderte oder fehlende Bewegungen von Gesichtsmuskulatur und horizontalen Augenmuskeln. Die Augen stehen parallel oder schielen einwärts.

Kongenitales Fibrosesyndrom (CFEOM)

Drei Phänotypen (CFEOM 1–3) mit unterschiedlichen Genloci sowie u. a. Fehlen des N. III und entsprechender Mittelhirnanteile sind beschrieben. Beidseitige Ptosis, Hebereinschränkung und Kopfzwangshaltung (Kinnhebung) sind typisch. Augenmuskeloperation (analog Retraktionssyndrom) im Kleinkindalter beugt Gewebeversteifung vor.

254.3.3 Chronisch progressive externe Ophthalmoplegie (CPEO)

Die CPEO ist eine mitochondrial vererbte Erkrankung. Sie manifestiert sich symmetrisch an den Augenmuskeln, selten im frühen Kindesalter, meist zunächst mit einer Ptosis. Assoziationen können bestehen mit u. a. Enzephalopathien (MELAS, Mingie-Syndrom), retinalen Dystrophien und kardialen Reizleitungsstörungen.

254.4 Supranukleäre und komplexe okulomotorische Störungen

Aufgrund der Lokalisation von Hirnnervenkerngebieten und blickmotorischen Zentren im Hirnstamm- und Mittelhirnbereich kann es bei Läsionen zu komplexen, auch blickmotorischen Störungen sowie zu Assoziationen mit Störungen anderer Hirnnerven kommen.

Im Hirnstamm wird im Wesentlichen die horizontale Blickmotorik generiert, im Mittelhirnbereich die komplexere vertikale Blickmotorik. Bei supranukleären Läsionen, z. B. in der parapontinen Formatio reticularis des Hirnstamms oder im rostralen Mittelhirn, sind horizontale bzw. vertikale Augenbewegungen oft noch über den vestibulokulären Reflex auslösbar, nicht aber durch Verfolgen eines Fixierobjekts. Ebenso können einzelne Qualitäten der Augenbewegungen (Blick-Ziel- oder Folgebewegungen) abhängig von Art und Ort der Läsion unterschiedlich betroffen sein.

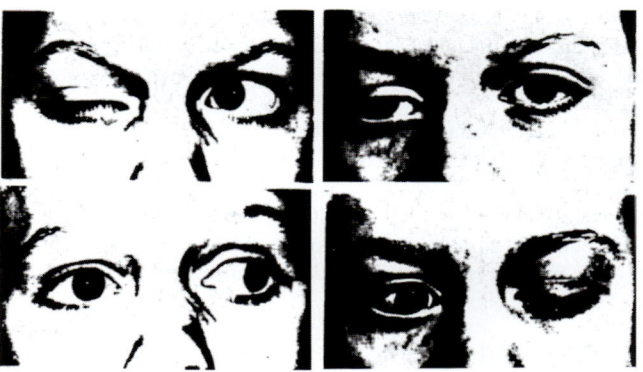

Abb. 254.1 N.-III-Parese mit Fehlregeneration. Lidöffnung bei Blick nach links und unten entsprechend einer Innervation des M. levator palpebrae mit dem M. rectus medialis bzw. M. rectus inferior. (Bildrechte liegen beim Patienten)

254.4.1 Horizontale Blickparese

Eine blickparetische Störung zur betroffenen Seite findet sich bei einer Läsion des Abduzenzkerns, der über das mediale Längsbündel zum Kerngebiet des kontralateralen M. rectus medialis im N.-III-Kern projiziert. Der N. facialis („inneres Knie") ist häufig mitbeteiligt.

254.4.2 Internukleäre Blickparese

Isolierte Läsionen im medialen Längsbündel (internukleär) bewirken isolierte Paresen des M. rectus medialis, der jedoch über die Konvergenzanforderung noch innerviert werden kann.

254.4.3 Vertikale Blickparese

Vertikale Blickparesen (Parinaud-Syndrom) sind ein typisches Symptom bei Mittelhirnläsion. Sie können isoliert die Blickhebung oder die Blickhebung und -senkung betreffen. Konvergenz, Akkommodation und Pupillomotorik (Licht-Nah-Dissoziation) können ebenfalls betroffen sein. Ein Nystagmus retractorius findet sich häufig.

254.4.4 Okulomotorische Apraxie

Bei der okulomotorischen Apraxie (Cogan-Syndrom) fehlen schnelle Augenbewegungen (Zielbewegungen = Sakkaden). Folgebewegungen sind möglich. Kompensatorisch werden Kopfschleuderbewegungen zur Fixationsaufnahme eingesetzt. Die Ursache ist unklar. Mit zunehmendem Kindesalter wird die Störung weniger auffällig.

Abzugrenzen sind neurodegenerative Krankheiten, verzögerte Fixationsentwicklung sowie Tumoren, insbesondere im Klein- und Stammhirnbereich.

254.5 Nystagmus

Unter Nystagmus versteht man rhythmische zweiphasige Augenbewegungen (Rucknystagmus, Pendelnystagmus). Ursachen bei erworbenem Nystagmus sind Pathologien in Regelkreisen (Hirnstamm, Zerebellum), die Fixation, konjungierte Blickbewegung und vestibuläre Mechanismen betreffen, z. B. bei neurodegenerativen Erkrankungen. Ein Downbeat-Nystagmus findet sich z. B. bei Arnold-Chiari-Malformation. Die Ursache des angeborenen Nystagmus ist unklar.

Eine Differenzialdiagnose ist der Opsoklonus, der nur Sakkaden aufweist und u. a. als paraneoplastisches Syndrom bei Neuroblastomen beschrieben ist. Sehr selten ist der tonische Abblick mit Upbeat-Nystagmus bei Frühgeborenen mit posthämorrhagischem Hydrozehalus und Hirndruck (plus Optikusatrophie) und meist spontaner Besserung nach Normalisierung des Hirndrucks.

254.5.1 Kongenitaler Nystagmus

Der kongenitale idiopathische Nystagmus (CIN) hat meist eine horizontale Schlagrichtung mit dem Minimum oft in exzentrischer Blickrichtung und entsprechender Kopfzwangshaltung sowie einer relativ guten Sehfunktion. Entsprechend der Kopfhaltung ist eine blickverlagernde Operation an den äußeren Augenmuskeln beidseits zu erwägen.

Der sensorische Defektnystagmus (SDN) findet sich bei Störungen der Sehfunktion im frühsten Kindesalter, wie z. B. bei beidseitigen dichten Katarakten, Makulahypoplasie, Albinismus oder Optikusatrophie.

254.5.2 Nystagmus latens

Der Nystagmus latens ist ein horizontaler Rucknystagmus. Die Richtung der schnellen Phase entspricht der Seite des jeweils fixierenden Auges. Die Intensität wird stärker bei Abdecken des Partnerauges und meist bei Abduktion. Er kommt vor bei frühkindlichem Schielsyndrom und bei fehlender Binokularentwicklung im frühen Kindesalter.

254.5.3 Spasmus nutans

Der Spasmus nutans ist ein im Säuglings- bis Kleinkindalter auftretender und spontan rückläufiger feinschlägiger Nystagmus. Er ist meist einseitig oder einseitig betont mit begleitendem „head nodding" und Kopfzwangshaltung unterschiedlicher Ausprägung. In der Regel findet sich keine unterliegende intrakranielle Pathologie, selten beschrieben sind jedoch Mittelhirngliome, Enzephalopathie und Optikusgliome.

Literatur

Brodsky MC, Baker RS, Hamed LM (1996) Pediatric neuroophthalmology. Springer, Berlin Heidelberg New York Tokio
Hoyt CS, Taylor D (Hrsg) (2013) Pediatric ophthalmology and strabismus, 4. Aufl. Elsevier Saunders, New York
Kommerell G, Lagreze A (2012) Supranukleäre Augenbewegungsstörungen. In: Kaufmann H, Steffen H (Hrsg) Strabismus, 4. Aufl. Thieme, Stuttgart
Lorenz B (2012) Genetik des Strabismus und des Nystagmus. In: Kaufmann H, Steffen H (Hrsg) Strabismus, 4. Aufl. Thieme, Stuttgart
Schulz E (2009) Motorische Störungen. In: Korinthenberg R, Pantheliadis CP, Hagel C (Hrsg) Neuropädiatrie. Evidenzbasierte Therapie. Elsevier, München
Simonsz HJ, Kolling GH, Unnebrink K (2005) Final report of the early vs. late infantile strabismus surgery study: A controlled prospective multicenter study. Strabismus 13(4):169–199

255 Sehfunktionsminderung

E. Schulz

Kinder artikulieren in der Regel keine Minderfunktion insbesondere eines Auges. Bei angeborenen Sehminderungen beider Augen kann das Verhalten auf visuelle Reize im Umfeld oft täuschend unauffällig sein.

255.1 Amblyopie

Definition und Ätiologie Eine Amblyopie ist ein ein- oder beidseitiges Defizit der Sehschärfe ohne organische Ursache oder einer solchen, die nicht im Verhältnis zur Sehminderung steht. Sie entwickelt sich auf der Basis von Deprivation (optische Behinderung in der Sehachse) oder Suppression (ungleicher Seheindruck zum Partnerauge) im Kindesalter und ist auch nur in diesem Alter erfolgreich zu behandeln. Die Tiefe einer Amblyopie ist abhängig vom Alter des Kindes sowie von Stärke und Einwirkdauer amblyogener Faktoren. Foveolare oder exzentrische Fixation können bestehen, Letztere mit ungünstiger therapeutischer Zugänglichkeit. Als sensitive Phase bezeichnet man den Lebensabschnitt, in dem eine Amblyopie entstehen kann. Sie reicht bis ins 2. Lebensjahrzehnt hinein. Hochsensitiv ist das frühe Kindesalter (z. B. hat eine einseitige dichte Trübungen der Linse eine gute Prognose bei Operation bis zum 2. Lebensmonat, optischer Korrektur und Nachbehandlung).

Deprivationsamblyopie Die Deprivationsamblyopie hat ihre Ursache in einer optischen Behinderung, z. B. durch Hämangiom oder Ptosis der Lider oder Trübung von Hornhaut, Linse, Glaskörper. Eine typische Deprivationsamblyopie entsteht durch eine frühkindliche Linsentrübung. Die Operationsbedürftigkeit hierbei richtet sich nach der optischen Behinderung in der Sehachse. Nicht jede ein- oder beidseitige frühkindliche Linsentrübung muss operiert werden, z. B. häufig nicht ein vorderer Polstar, der meist wenig sehbeeinträchtigend ist. In jedem Fall ist eine Kontrolle der Funktionsentwicklung notwendig.

Refraktionsbedingte Amblyopie Refraktionsbedingte Amblyopien entstehen durch nicht korrigierte hohe spärische oder/und astigmatische Brechungsfehler (Ametropie) sowie seitendifferente Brechungsfehler (Anisometropie) der Augen.

Strabismusamblyopie Die Strabismusambylopie ist die Folge einer einseitigen Stellungsabweichung eines Auges. Mischformen sind möglich.

Relative Amblyopie Bei organischen Defekten der Makula und des N. opticus kann die Sehfunktion *zusätzlich* durch Nichtgebrauch des Auges beeinträchtigt sein. Wird diese Aufpfropfamblyopie behandelt, kann die Sehschärfe noch erstaunlich gut werden.

Differenzialdiagnose Trennschwierigkeiten für eng beieinanderstehende Optotypen (außerhalb des physiologischen Bereichs/ interokuläre Differenz) sind beweisend auch in der Differenzialdiagnose zu organisch bedingter Sehminderung. Dies können sein: Krankheiten der vorderen Sehbahn (eine afferente Pupillenstörung müsste vorhanden sein) oder der Makula (Entzündungen, Degeneration).

Therapie Die Therapie einer Amblyopie besteht in der Herstellung einer bestmöglichen retinalen Abbildung, z. B. durch Kataraktoperation oder/und Korrektur des Refraktionsfehlers, sowie in Stimulierung oder forciertem Gebrauch des amblyopen Auges. Dies wird erzielt durch eine Okklusion des guten Auges, meist durch ein Okklusionspflaster. Brillenglasokklusion oder Atropinisierung sind ebenso wie eine Okklusionskontaktlinse Verfahren bei speziellen Indikationen und Altersgruppen. Zur Verhinderung einer Okklusionsamblyopie muss das gute Auge von Zeit zu Zeit freigegeben werden. Der Rhythmus der Okklusion richtet sich nach dem Lebensalter, die Intensität nach dem Schweregrad der Amblyopie. Wirkungen und Nebenwirkungen der Amblyopietherapie sollten überwacht werden, bei jüngeren Kindern in engem Abstand.

Kaum noch durchgeführt werden Übungsbehandlung mit Apparaten (u. U. hilfreich, insbesondere bei exzentrischer Fixation). Medikamentöse Therapien sind sämtlich obsolet.

255.2 Psychogene Sehminderung

Psychogene Sehminderungen eines oder beider Augen werden ab dem späten Vorschulalter beschrieben. Organische Ursachen müssen immer ausgeschlossen, ein psychosomatischer Hintergrund sollte eruiert werden. Charakteristisch sind wechselnde Sehschärfenergebnisse bei zeitlich und bezüglich des Testverfahrens unterschiedlichen Untersuchungen.

255.3 Organische Sehminderung

Die differenzialdiagnostische Abgrenzung einer beidseitigen Amblyopie gegenüber Optikuserkrankungen und Makuladegeneration im Frühstadium bereitet gelegentlich Schwierigkeiten und erfordert unter Umständen den Einsatz von elektrophysiologischen Methoden wie Ableitung visuell evozierter kortikaler Potenziale (VECP), Elektroretinogramm (ERG), speziellen ophthalmologischen bildgebenden Verfahren wie Autofluoreszenz-Fundusfotos, optische Kohärenztomografie (OCT) und Fluoreszenzangiogramm der Makula sowie neuroradiologische Untersuchungen. Im Übrigen erfordert jede Augenerkrankung im Kindesalter eine zügige Rehabilitation und pleoptische Begleitung.

Literatur

Berufsverband der Augenärzte (BVA) (2010) Leitlinie 26a Amblyopie. S2e-Leitlinie. AWMF-Registernr. 045/009. http://augeninfo.de/leit/leit26a.pdf. Zugegriffen: 04. November 2013

Hoyt CS, Taylor D (Hrsg) (2013) Pediatric ophthalmology and strabismus, 4. Aufl. Elsevier Saunders, New York

Gräf M, Haase W (2012) Amblyopie. In: Kaufmann H, Steffen H (Hrsg) Strabismus. Thieme, Stuttgart

von Noorden GK (1988) Atlas der Schieldiagnostik, 3. Aufl. Schattauer, Stuttgart

256 Lider

B. Wabbels, P. Roggenkämper

256.1 Ptosis

Eine Ptosis (Herabhängen des Lides) ist meist angeboren und beruht auf einer Störung im Bereich des Muskels oder dessen Innervation, des III. Hirnnervs. Oft liegt dominante Vererbung vor.

Typisch für die kongenitale Ptosis ist eine Lidspaltenerweiterung beim Abblick (der dystrophische Muskel kann nicht entspannen). Die Beeinträchtigung des Patienten kann allein ästhetisch sein oder auch funktionell: Es kommt zu einer Kopfzwangshaltung im Sinne einer Kinnhebung, auch kann sich eine Amblyopie ausbilden, ggf. ist sie mit Anisometropie verbunden. Letztere erfordert eine sofortige Behandlung (ggf. Brille, Abkleben des „besseren" Auges), während die Operation meist nicht dringlich ist und ggf. im Vorschulalter oder auch erst mit 10–12 Jahren erfolgen kann. Meist wird operativ der Levatormuskel verkürzt. Die sofortige Operation ist erforderlich, falls die Pupille ständig bedeckt ist.

Die kongenitale Ptosis kann im Rahmen mehrerer Syndrome vorkommen:

- Marcus-Gunn-Syndrom: Aufgrund einer Fehlsprossung aberrierender Nervenfasern besteht eine Synkinese zwischen Lid- und Unterkieferbewegungen, auch beim Saugen oder Kauen.
- Horner-Syndrom: Die Innervation des Müller-Muskels (Sympathikus) ist ausgefallen.
- Fibrose-Syndrom: Zusätzlich sind zahlreiche weitere Augenmuskeln funktionsgemindert.

Als Ursachen der erworbenen Ptosis im Kindesalter kommen in Frage: Trauma, Myasthenie, progressive externe Ophthalmoplegie und Affektion des III. Hirnnervs.

256.2 Epikanthus

Diese auch als Mongolenfalte bezeichnete Veränderung erstreckt sich vom Oberlid ausgehend über den inneren Kanthus. Sie findet sich häufiger bei Kleinkindern in geringerem Ausmaß und vermindert sich im Laufe des Wachstums. Ein Innenschielen kann vorgetäuscht werden (Pseudostrabismus), eine Vergesellschaftung mit Chromosomenanomalien, insbesondere mit Down-Syndrom, ist möglich.

256.3 Lagophthalmus

Ein Lagophthalmus (Offenstehen der Lider) tritt bei Fazialisparese auf, bei Exophthalmus oder Buphthalmus. Es besteht die Gefahr der Austrocknung von Binde- und Hornhaut mit Hornhautgeschwür oder sogar Hornhautperforation.

Behandlungsmöglichkeiten sind Applikation von Augensalbe, „feuchte Kammer" durch Uhrglasverband, „künstliche Tränen" und ggf. Tarsorrhaphie (teilweiser Verschluss der Lidspalte).

256.4 Lidretraktion

Die Lidretraktion kann kurzzeitig auftreten bei Marcus-Gunn-Syndrom, bei Fehlregeneration innerhalb des III. Hirnnervs, im Rahmen einer endokrinen Orbitopathie, bei Störungen im Bereich des vorderen Mesenzephalons, bei Hydrozephalus, Meningitis und bei Blickhebungsstörungen.

256.5 Entropium

Das Entropium (Lidkante ist nach innen gekippt) ist im Kindesalter sehr selten. Schleifende Wimpern irritieren Binde- und Hornhaut im Allgemeinen nicht, in der Regel erfolgt eine spontane Rückbildung.

256.6 Ektropium

Das Ektropium (Kippung des Lides, meist des Unterlides nach außen) kommt selten kongenital vor und tritt sonst mit Narbenbildung im Zuge von Entzündung, Verätzung, Trauma oder bei Fazialisparese auf. Es lässt sich durch Operation korrigieren.

256.7 Blepharospasmus

Der Lidkrampf tritt auf bei Irritationen der Hornhaut, der Konjunktiva, des N. facialis oder auch bei nicht auskorrigierten Refraktionsfehlern. Manchmal ist er auch psychisch bedingt.

256.8 Blepharitis (Lidrandentzündung)

256.8.1 Seborrhoische Blepharitis

Exzessive Talgsekretion aus den Zeiss-Drüsen, nicht bakteriell bedingt, mit mäßiger Rötung der Lidhaut und Schuppenbildung.

Die Behandlung besteht in Lidhygiene durch tägliches Auspressen der Drüsen und Entfernung der Schuppen unter Anwendung von warmen Kompressen, Wattestäbchen und ggf. Babyshampoo.

256.8.2 Staphylokokken-Blepharitis

Gekennzeichnet durch stärkere Hautrötung, Krustenbildung, möglicherweise Wimpernverlust, ggf. in ulzerativer Form.

Die Behandlung erfolgt wie bei der seborrhoischen Blepharitis, zusätzlich ggf. mit antibiotischen Salben, z. B. Erythromycin, evtl. in Kombination mit Steroiden.

256.9 Hordeolum (Gerstenkorn)

Das Hordeolum externum ist eine Staphylokokken-Infektion eines Wimpernfollikels und der angrenzenden Drüsen des Lidrands, das Hordeolum internum eine Infektion der Meibom-Drüsen.

Die Behandlung erfolgt mit trockener Wärme (Rotlicht) und antibiotischen Salben (u. U. systemische Gabe von Antibiotika wegen des möglichen Fortschreitens der Infektion).

G.F. Hoffmann, M.J. Lentze, J. Spranger, F. Zepp (Hrsg.), *Pädiatrie*,
DOI 10.1007/978-3-642-41866-2_256, © Springer-Verlag Berlin Heidelberg 2014

256.10 Chalazion (Hagelkorn)

Das Chalazion ist eine lokalisierte, nichtentzündliche Schwellung im Bereich des Ober- oder Unterlides, verursacht durch Retention von Sekretionsprodukten und Bildung von Granulationsgewebe. Eine Behandlung mit warmen Umschlägen kann versucht werden, häufig sind Inzision des Tarsus und Ausräumung des Materials (histologische Untersuchung!) erforderlich.

256.11 Lidkolobom

Die Defektbildung des Ober- oder Unterlides kann von einer kleinen Einziehung bis zum fast völligen Fehlen des Lides variieren. Sie kann isoliert oder in Verbindung mit anderen okulären oder fazialen Missbildungen vorkommen, auch mit Dermoidzysten oder Dermolipomen. Eine frühzeitige chirurgische Versorgung ist bei Exposition der Hornhaut angezeigt.

256.12 Lidtumoren

Hämangiome treten relativ häufig auf, 20 % sind bereits bei Geburt vorhanden. Nach anfänglichem, zum Teil starkem Wachstum bilden sie sich spontan innerhalb der ersten Jahre wieder zurück. Eine Therapie ist meist erst erforderlich, wenn die Sicht behindert wird und eine Deprivationsamblyopie droht. Eine systemische Propanolol-Therapie scheint sich bei behandlungsbedürftigen Hämangiomen gegenüber der bisherigen Steroidtherapie durchzusetzen, ggf. ist auch eine lokale Lasertherapie möglich.

Der Naevus flammeus als Teil des Sturge-Weber-Syndroms bildet sich demgegenüber nicht zurück (Augendruckmessungen erforderlich!). Lymphangiome tendieren während der ersten 2 Lebensjahrzehnte zur Vergrößerung.

Dermoidzysten bilden sich im temporalen, seltener im nasalen Bereich und werden in ▶ Kap. 266 abgehandelt. Bei Papillomen ist eine Exzision sinnvoll. Die meisten Nävi sind junktional und finden sich schon in der frühen Kindheit, Compound-Nävi tendieren dazu, in den Jahren vor der Pubertät aufzutreten, dermale Nävi während der Pubertät.

Maligne Tumoren der Lider sind selten in der Kindheit zu finden. Andere Tumoren wie Retinoblastom, Neuroblastom und Rhabdomyosarkom, die das Lid mitbetreffen können, werden in ▶ Kap. 187 abgehandelt.

Literatur

Augustin AJ (2007) Augenheilkunde. Springer, Berlin Heidelberg New York Tokio
Nelson LB, Olitsky SE (2005) Harley's pediatric ophthalmology. Saunders, Philadelphia
Spiteri Cornish K, Reddy AR (2011) The use of propranolol in the management of periocular capillary haemangioma--a systematic review. Eye (Lond) 25(10):1277–1283. doi:10.1038/eye.2011.164
Taylor D, Hoyt CS (2012) Pediatric ophthalmology and Strabismus. Elsevier. Saunders, Edinburgh

257 Tränenwege

B. Wabbels, P. Roggenkämper

257.1 Dakryoadenitis

Die Dakryoadenitis (Tränendrüsenentzündung) ist in der Kindheit selten. Sie kann akut mit Mumps oder infektiöser Mononukleose auftreten. Die chronische Form, die ebenfalls mit einer Schwellung der Tränendrüse verbunden ist, ist manchmal im Rahmen von Systemerkrankungen, insbesondere bei Sarkoidose und Tuberkulose, zu finden.

257.2 Sicca-Syndrom

Das Sicca-Syndrom („trockene Augen") kann u. a. im Rahmen eines Sjögren-Syndroms oder eines Riley-Day-Syndroms (familiäre Dysautonomie) auftreten. Eine verminderte Tränenproduktion kann auch als Folge von Entzündungen bzw. nach einem Stevens-Johnson-Syndrom vorhanden sein und u. U. Hornhautgeschwüre und -narben verursachen.

Therapeutische Maßnahmen sind: „künstliche Tränen" als Augentropfen, Verschluss der Tränenpünktchen und ggf. Tarsorrhaphie.

257.3 Dakryostenose

Die Dakryostenose betrifft die ableitenden Tränenwege: Die von der Tränendrüse bzw. den akzessorischen Tränendrüsen gebildete Flüssigkeit wird über Tränenpünktchen, Tränenröhrchen (Canaliculi), Tränensack und anschließend durch den Ductus nasolacrimalis in den von der unteren Nasenmuschel bedeckten Bereich der Nase transportiert. Ein angeborener Verschluss der Tränenpünktchen oder eine Entwicklungsmissbildung der Canaliculi ist selten.

Bei seit Geburt vorhandenem Tränen und ggf. Eiterabsonderung findet sich meist eine fehlende Öffnung der Hasner-Klappe am Eingang zur Nase. Das Tränen (Epiphora) tritt nicht nur beim Weinen des Kindes, sondern auch bei Windzug und vermehrt bei Erkältungen auf und ist manchmal sogar ständig vorhanden. Häufig ist der nasale Lidwinkel eitrig verklebt, auf Druck im Bereich des Tränensacks entleert sich eitriges Sekret. Die Konjunktiva (Bindehaut) bleibt im Gegensatz zur Konjunktivitis typischerweise weiß.

Die Therapie besteht in einer mehrmals täglich durchzuführenden Massage des Tränensacks mit streichenden, nach unten gerichteten Bewegungen. Wirksam sind auch antibiotische Augentropfen, ggf. nach Resistenztestung. In der Mehrzahl der Fälle öffnet sich ca. zum 12. Lebensmonat die Hasner-Klappe. Ist dies nicht der Fall, ist eine Intubationsnarkose angezeigt mit Spülung der Tränenwege (falls erforderlich mit Überdruck), ggf. eine Sondierung der ableitenden Tränenwege. Ist danach die Durchgängigkeit bei einer Spülung nicht ausreichend gegeben, sollte ein Silikonröhrchen zwischen nasalem Lidwinkel und Naseninnerem gelegt werden. Wird dieses nach 3–6 Monaten entfernt, besteht fast immer Beschwerdefreiheit.

257.4 Akute Dakryozystitis

Die akute Dakryozystitis manifestiert sich als Schwellung und Rötung, später als eitrige Einschmelzung im Bereich des Tränensacks.

Die Krankheit wird behandelt durch systemische Gabe von Antibiotika, ggf. nach Resistenztestung. Eventuell ist eine Punktion des Eiters oder eine Inzision der Haut erforderlich. In der akuten Phase sollte keine Tränenwegsondierung erfolgen!

257.5 Kongenitale Dakryozystozele

Die kongenitale Dakryozystozele ist eine primär nicht entzündliche Schwellung über dem Tränensack, zum Teil mit bläulicher Verfärbung durch Sekretstau im Tränensack und Ductus nasolacrimalis. In den meisten Fällen verschwindet die Schwellung innerhalb der ersten beiden Lebenswochen, evtl. unterstützt durch leichten Druck, sonst sollte eine endoskopische Drainage in die Nase erfolgen. Kommt es zur Entzündung, sind antibiotische Augentropfen, ggf. systemisch Antibiotika angezeigt. Differenzialdiagnostisch ist an eine Meningo(enzephalo)zele zu denken, in Zweifelsfällen sollte ein MRT durchgeführt werden.

Literatur

Grehn F (2008) Augenheilkunde. Springer, Heidelberg
Nelson LB, Olitsky SE (2005) Harley's pediatric ophtalmology. Saunders, Philadelphia
Taylor D, Hoyt CS (2012) Pediatric ophthalmology and Strabismus. Elsevier. Saunders, Edinburgh

258 Konjunktiva

T. Böker

258.1 Konjunktivitis

Die Konjunktiva reagiert auf eine Vielzahl von Bakterien, Viren, Allergenen, Toxinen, äußeren Reizen sowie bei systemischen Erkrankungen. Eine Konjunktivitis im Kindesalter ist häufig und kann infektiöser sowie nichtinfektiöser Natur sein.

258.1.1 Akute purulente Konjunktivitis

Die akute purulente Konjunktivitis ist durch eine oft generalisierte Hyperämie der Konjunktiva, ein Ödem, mukopurulente Exsudate und eine sehr variable Schmerzsymptomatik charakterisiert. Sie ist meist Folge einer bakteriellen Infektion. Die häufigsten Erreger sind Staphylokokken, Pneumokokken, Haemophilus influenza und Streptokokken. Ein Bindehautabstrich sowie eine kulturelle Differenzierung ermöglichen die Identifikation. Diese gewöhnlichen Formen der akuten purulenten Konjunktivitis sprechen meist gut auf eine lokale Gabe antibiotischer Augentropfen (4- bis 6-mal/Tag) an.

258.1.2 Ophthalmia neonatorum

Bei der Ophthalmia neonatorum handelt es sich um die akute Konjunktivitis des Neugeborenen. Auch wenn das gesamte Erregerspektrum der bakteriellen Konjunktividen in Frage kommt, so müssen differenzialdiagnostisch doch insbesondere die Gonokokken- und die Chlamydien-Infektionen beachtet werden.

Die Neugeborenenkonjunktivitis durch Neisseria gonorrhoeae tritt typisch am 1. bis 4. Tag post partum auf. Es zeigt sich ein massiver eitriger Ausfluss mit starkem Ödem und Hyperämie der Lider und der Bindehaut. Eine Gonokokken-Infektion kann zu Hornhautperforation und Erblindung führen. Eine schnelle Diagnose wird durch den Nachweis gramnegativer Diplokokken im Bindehautabstrich ermöglicht. Kulturen und weitere mikrobiologische Diagnoseverfahren ermöglichen die Unterscheidung der Gonokokken von anderen Neisseriaspezies. Eine systemische Behandlung mit Penicillin sowie die häufige lokale Gabe antibiotischer Augentropfen sind meist erfolgreich, jedoch muss aufgrund der Zunahme penicillinresistenter Gonokokken in jedem Einzelfall eine Resistenzbestimmung erfolgen. Zudem sollten strenge hygienische Grundsätze beachtet werden (Isolation der Kinder; Behandlung der Eltern), um eine Übertragung zu vermeiden.

Die Neugeborenenkonjunktivitis durch Chlamydia trachomatis (Einschlusskörperchenkonjunktivitis) ist sehr häufig. Die Infektion erfolgt durch Kontakt des Neugeborenen mit dem Erreger während der Geburt im Vaginaltrakt. Die Inkubationszeit beträgt 1 Woche und mehr. Das klinische Bild entspricht einer akuten purulenten Konjunktivitis. Die Diagnose wird durch den Nachweis intrazytoplasmatischer Einschlusskörperchen, durch Fluoreszenzantikörpertests oder durch Gewebekulturen der Erreger gestellt. Eine systemische Gabe von Erythromycin wird empfohlen, die Credé-Prophylaxe ist hier unwirksam. Es besteht ein Risiko der begleitenden systemischen Infektion und der späten Bindehautvernarbung sowie späterer Hornhautkomplikationen.

Von der infektiösen Form der Neugeborenenkonjunktivitis muss die chemisch induzierte Konjunktivitis als Folge der Credé-Prophylaxe durch Silbernitrat unterschieden werden. Sie entsteht 12–24 h nach Tropfengabe und dauert nur 24–48 h.

258.1.3 Virale Konjunktivitis

Die virale Konjunktivitis ist meist durch ein wässriges Sekret charakterisiert. Oft zeigt sich eine folliculäre Schwellung der palpebralen Bindehaut. Es handelt sich hierbei um eine Ansammlung von Lymphozyten, die jedoch erst nach dem 3. Lebensmonat zu sehen ist. Adenoviren sind eine der häufigsten Ursachen und können zu einer Hornhautbeteiligung führen.

Konjunktividen finden sich auch typischerweise bei systemischen Virusinfekten, Masern, Röteln etc. Sie bedürfen keiner spezifischen Therapie.

258.1.4 Keratokonjunktivitis epidemica

Die Keratokonjunktivitis epidemica wird durch Adenoviren des Typs 8 verursacht und durch direkten Kontakt übertragen. Aufgrund der hohen Kontagiösität ist ein epidemisches Auftreten typisch. Zunächst tritt ein Fremdkörpergefühl unter den Lidern mit Jucken und Brennen auf. Schnell kommt es zu einem Ödem und zur Fotophobie; große ovale Follikel bilden sich in der Bindehaut. Eine präaurikuläre Lymphadenopathie und Pseudomembranen auf der Bindehaut sind häufig. Eine passagere Sehschärfenminderung ist oft Folge von subepithelialen Infiltraten der Hornhaut. Nur selten ist diese Sehminderung permanent. Kinder zeigen seltener als Erwachsene diese Hornhautkomplikationen, leiden jedoch öfter an einer begleitenden Infektion der oberen Luftwege.

258.1.5 Membranöse und pseudomembranöse Konjunktivitis

Membranöse und pseudomembranöse Konjunktividen treten bei einer Vielzahl von Krankheiten auf. Bei Diphtherie findet man die klassische membranöse Konjunktivitis. Ein fibrinreiches Exsudat lagert sich der Bindehaut auf und dringt in das Epithel ein. Die so gebildete Membran lässt sich nur mühsam entfernen und hinterlässt eine offene, blutende Oberfläche. Bei der pseudomembranösen Konjunktivitis lässt sich das auf der Oberfläche liegende fibrinreiche Exsudat leicht entfernen, ohne Schäden zu hinterlassen. Diese Form findet sich bei vielen bakteriellen und viralen Infektionen. Auch bei der vernalen Konjunktivitis und dem Stevens-Johnson-Syndrom kann sie vorkommen.

258.1.6 Allergische Konjunktivitis

Die allergische Konjunktivitis ist mit starkem Juckreiz, Tränenfluss und Schwellung der Bindehaut verbunden. Sie tritt zu bevorzugten Jahreszeiten auf. Kalte Umschläge und abschwellende Augentropfen lindern die Symptome. Cromoglicinsäurederivate und lokale Steroide sollten unter ophthalmologischer Kontrolle verordnet werden.

258.1.7 Vernale Konjunktivitis

Die vernale Konjunktivitis (Frühjahrskatarrh) manifestiert sich im präpubertären Alter und kann über viele Jahre rezidivieren. Oft findet man eine Atopie, der genaue Pathomechanismus ist noch nicht ganz geklärt. Extremer Juckreiz und Tränenfluss sind typische Symptome. Große, abgeflachte, pflastersteinartige, papilläre Veränderungen der palpebralen Bindehaut sind charakteristisch. Ein fädiges Exsudat und milchige Pseudomembranen treten oft auf. An der Bindehaut des Limbus können kleine Schwellungen auftreten. Der Bindehautabstrich zeigt massenhaft Eosinophile. Lokale Steroide und kalte Umschläge mildern die Symptome. Cromoglicinsäure kann den Verlauf mildern.

258.1.8 Chemisch induzierte Konjunktivitis

Die chemisch induzierte Konjunktivitis tritt bei Kontakt der Bindehaut mit entsprechenden Chemikalien auf. Laugen dringen in das Gewebe ein und schädigen aufgrund der so verlängerten Kontaktzeit über Stunden bis Tage. Säuren führen direkt zu einer Denaturierung der Proteine. In beiden Fällen ist eine sofortige, ausgiebige und gründliche Spülung nach Gabe von anästhesierenden Augentropfen notwendig. Insbesondere bei Laugen besteht dennoch die Gefahr der dauerhaften Gewebsschädigung bis hin zum Verlust des Auges.

258.2 Andere Bindehautveränderungen

258.2.1 Hyposphagma

Das Hyposphagma ist eine subkonjunktivale Blutung, die sich als hell- bis dunkelrotes Areal in der bulbären Bindehaut zeigt. Verletzungen, Entzündungen oder auch Krankheiten des hämatopoetischen Systems können die Ursache sein.

258.2.2 Pinguekula

Die Pinguekula ist eine gelblich-weiße, gering prominente Läsion der bulbären Bindehaut, typischerweise im Bereich der Lidspalte. Es handelt sich um eine elastische und hyaline Degeneration der Bindehaut. Eine Therapie ist, abgesehen von einer kosmetischen Indikation, nicht notwendig.

258.2.3 Pterygium

Das Pterygium (Flügelfell) ist eine flächige, meist dreieckige Bindehautveränderung, typischerweise im nasalen Lidspaltenbereich, die auf die Kornea vorwächst. Die Histologie ähnelt der der Pinguekula. Chronische Irritation durch UV-Strahlen, Wind und Staub werden in der Pathogenese diskutiert. Eine chirurgische Entfernung wird bei Bedrohung der optischen Achse oder bei Astigmatismusinduktion notwendig.

258.2.4 Phlyktänuläre Keratokonjunktivitis

▶ Kap. 259.

258.2.5 Dermoidzysten und Dermolipoide

Dermoidzysten und Dermolipoide sind ähnlich aussehende, gutartige Läsionen. Es handelt sich um gelblich-weiße bis fleischfarbene, glatte, runde bis ovale Tumoren, die meist in dem oberen äußeren Quadranten in der Nähe des Limbus zu finden sind. Das Dermolipoid enthält Fett und Bindegewebe, die Dermoidzyste zusätzlich Drüsengewebe sowie Haare und Haarfollikel. Eine chirurgische Exzision ist möglich.

258.2.6 Bindehautnävi

Bindehautnävi sind kleine, gering prominente, lachsfarbene bis bräunliche, meist gutartige Läsionen. Aufgrund einer möglichen Entartung muss eine regelmäßige Kontrolle erfolgen.

258.2.7 Symblepharon

Das Symblepharon ist eine narbige Verwachsung zwischen palpebraler und bulbärer Bindehaut, meist im Bereich des Unterlides. Es kann Folge von Verletzungen, hier insbesondere Verätzungen oder Verbrennungen, Operationen oder Infektionen sein. Bei einer Motilitätseinschränkung des Bulbus können Doppelbilder auftreten. Eine chirurgische Trennung der Verwachsung mit Separation der Schnittränder bis zum Abheilen ist meist erfolgreich. Selten kann eine Schleimhautverpflanzung (Bindehaut des Partnerauges oder Mundschleimhaut) erforderlich sein.

Literatur

Brook I (1980) Anaerobic and aerobic bacterial flora of acute conjunctivitis in children. Arch Ophthalmol 98:833
Doraiswamy B, Hammerschlag MR, Pringle GF et al (1983) Ophthalmia neonatorum caused by β-lactamase-producing Neisseria gonorrhoeae. JAMA 12:790
Gigliotti F, Williams WT, Hayden FG et al (1981) Etiology of acute conjunctivitis in children. J Pediatr 98:531
Knopf HLS, Hierholzer JC (1975) Clinical and immunologic responses in patients with viral keratoconjunctivitis. Am J Ophthalmol 80:661
Stenson S, Newman R, Fedukowicz H (1981) Conjunctivitis in the newborn: Observations on incidence, cause and prophylaxis. Ann Ophthalmol 13:329

259 Hornhaut

T. Böker

259.1 Megalokornea

Bei der Megalokornea handelt es sich um eine angeborene, familiär gehäuft auftretende Anomalie mit einem Hornhautdurchmesser von mehr als 13 mm. Andere Entwicklungsstörungen können vergesellschaftet sein. Die Veränderung schreitet nicht fort, eine oft begleitende hohe Fehlsichtigkeit muss ausgeglichen werden. Nimmt der Hornhautdurchmesser zu oder treten zusätzlich Fotophobie, Tränenfluss oder Trübungen der Hornhaut auf, so ist eine unverzügliche ophthalmologische Untersuchung zum Ausschluss eines angeborenen Glaukoms notwendig.

259.2 Mikrokornea

Die Mikrokornea beschreibt einen zu kleinen Hornhautdurchmesser bei sonst weitgehend normalem Augapfel. Diese Veränderung tritt familiär gehäuft auf, meist mit dominantem Vererbungsmodus. Häufiger findet sich eine zu kleine Hornhaut bei einem fehlentwickelten Auge oder einem Mikrophthalmus. Begleitende Augenveränderungen sind Kolobome, Mikrophakie, angeborene Katarakt, persistierender hyperplastischer primärer Glaskörper (PHPV) und Glaukom.

259.3 Keratokonus

Beim Keratokonus handelt es sich um eine spitzkegelige, irreguläre Verkrümmung der zentralen oder parazentralen Hornhaut. Der Keratokonus tritt meist während der Adoleszenz auf und findet sich gehäuft bei Down-Syndrom oder Atopie. Die Ätiologie ist ungeklärt. Die Sehschärfe ist infolge des hohen, irregulären Astigmatismus vermindert, kann jedoch bei mäßigen Formen noch mittels harter Kontaktlinsen verbessert werden. In fortgeschrittenen Stadien ist eine Hornhauttransplantation erforderlich.

259.4 Keratoglobus

Vom Keratokonus lässt sich der Keratoglobus, eine meist schon bei oder kurz nach der Geburt vorhandene kugelige Vorwölbung der Hornhaut, unterscheiden. Beide Veränderungen können mit anderen Entwicklungsstörungen, z. B. blauen Skleren, Schwerhörigkeit, Zahnanomalien und überstreckbaren Gelenken vergesellschaftet sein.

259.5 Sklerokornea

Bei der Sklerokornea ist bei Geburt die Hornhaut ganz oder teilweise weiß getrübt. Diese Veränderung kann sporadisch oder familiär gehäuft auftreten und von anderen Entwicklungsstörungen oder Chromosomenanomalien begleitet sein. Bei kompletter Hornhauttrübung kann, um eine Sehentwicklung zu ermöglichen, frühzeitig eine Hornhauttransplantation trotz reduzierter Prognose notwendig sein.

259.6 Keratitis dendritica

Die Keratitis dendritica mit ihren typischen, sich bäumchenartig verzweigenden, mit Fluorescein anfärbbaren Epithelläsionen ist typisch für eine Herpes-simplex-Infektion der Hornhaut. Im akuten Stadium finden sich Schmerzen, Lichtscheu, Tränenfluss, Blepharospasmus und konjunktivale Injektionen. Eine lokale Therapie mit Aciclovir-Augensalbe sowie gelegentlicher Zykloplegie mit Atropin-Augentropfen ist erforderlich. Rezidive und eine Beteiligung des tiefen Stromas können zu bleibenden Narben führen. Steroide sind in der akuten Phase kontraindiziert. Daher ist die undifferenzierte Gabe von Kombinationspräparaten aus Antibiotikum und Steroid bei rotem Auge zu vermeiden, wenn nicht eine Herpesinfektion ausgeschlossen werden konnte.

Neugeborene, deren Mütter eine Herpes-simplex-Infektion haben, sollten sorgfältigst hinsichtlich einer Augenaffektion untersucht werden.

259.7 Hornhautulzera

Hornhautulzera zeigen sich mit umschriebener oder generalisierter Hornhauttrübung, Hyperämie, Lidödem, Schmerzen, Fotophobie, Epiphora und Blepharospasmus. Eine Sedimentation von Eiter in der Vorderkammer wird als Hypopyon bezeichnet.

Hornhautulzera müssen umgehend behandelt werden. Meist entstehen sie durch eine superinfizierte Verletzung. Verschiedenste Erreger – Bakterien, Pilze und Amöben – müssen nach Materialgewinnung durch Hornhautscraping identifiziert werden. Pseudomonas aeruginosa kann schnell das Hornhautstroma zerstören und zur Perforation führen. Ebenso aggressiv ist Neisseria gonorrhoeae. Schmerzarme oder sogar schmerzlose Ulzera finden sich bei Akanthamöben- und Pilzinfektionen. Nach Isolierung des verursachenden Erregers muss durch eine Resistenzbestimmung die intensive lokale Therapie optimiert werden. Eine systemische Therapie kann in vielen Fällen sinnvoll sein.

Ein Ulkus bei unklarer Anamnese im Kindes- und Kleinkindesalter sollte den Verdacht auf ein trophisches Ulkus bei Störung der sensiblen Versorgung, wie bei Riley-Day- oder Goldenhar-Gorlin-Syndrom, oder auf eine Stoffwechselkrankheit, z. B. die Tyrosinämie, lenken.

259.8 Phlyktänen

Phlyktänen sind kleine, gelbliche, gering prominente Läsionen am Limbus, die bis auf die Hornhaut fortschreiten können. Zentral der Läsion zeigt sich oft ein kleines Ulkus, das im Abheilen eine Gefäßeinsprossung nach sich zieht. Eine phlyktänuläre Keratokonjunktivitis wurde früher als Hypersensitivitätsreaktion auf Tuberkulinproteine interpretiert, der eigentliche Pathomechanismus ist jedoch nicht bekannt. Auch Staphylokokken-Infektionen können von Phlyktänen begleitet sein. Ein Abheilen kann durch Gabe von lokalen Steroiden erreicht werden. Gelegentlich verbleiben ein peripherer Pannus und Narben.

G.F. Hoffmann, M.J. Lentze, J. Spranger, F. Zepp (Hrsg.), *Pädiatrie*,
DOI 10.1007/978-3-642-41866-2_259, © Springer-Verlag Berlin Heidelberg 2014

259.9 Interstitielle Keratitis

Die interstitielle Keratitis beschreibt eine Entzündung des Hornhautstromas. Sie ist eine typische späte Komplikation der angeborenen Syphilis. Die tiefe Entzündung verursacht Schmerzen, Fotophobie, Tränenfluss, ziliare Injektionen und eine hauchige Hornhauttrübung. Hornhautvaskularisationen und Narben bleiben oft als Zeichen der Krankheit.

259.10 Cogan-Syndrom I

Das Cogan-Syndrom I ist eine nichtluetische interstitielle Keratitis mit Schwerhörigkeit und Störungen des Vestibularsystems. Schwerhörigkeit und Hornhautentzündung sprechen meist auf Steroidgabe an. In seltenen Fällen ist eine interstitielle Keratitis durch andere Infektionen wie Tuberkulose oder Lepra bedingt.

259.11 Peters-Anomalie

Bei der Peters-Anomalie können durch eine Entwicklungsstörung des vorderen Augenabschnitts Hornhaut, Kammerwinkel und Iris verändert sein. Die Krankheit wird häufig auch als „mesodermale Dysgenesie" und „anterior chamber cleavage syndrome" bezeichnet. Bei der Peters-Anomalie findet sich eine meist beidseits ausgebildete kongenitale zentrale Hornhauttrübung (Leukom) mit entsprechenden Defekten des hinteren korneanalen Stromas, der Descemet-Membran und des Endothels, oft mit iridokornealer oder lentikokornealer Adhäsion. Zum Spektrum der mesodermalen Dysgenesien gehören Veränderungen der peripheren Hornhaut, des Kammerwinkels mit nach anterior verlagerter, prominenter Schwalbe-Linie, die Axenfeld-Anomalie mit ihren feinzipfligen Synechien zur nach anterior verlagerten Schwalbe-Linie oder die Rieger-Anomalie. Glaukom und Linsenveränderungen können begleitend auftreten.

259.12 Hornhautveränderungen bei Systemerkrankungen

Verschiedene Stoffwechselkrankheiten können typische Hornhautveränderungen schon im Kindesalter verursachen. Bei der Zystinose finden sich polychromatisch brechende Kristalle in der gesamten Hornhaut. Hornhauttrübungen durch Einlagerungen können bei bestimmten Formen der Mukopolysaccharidose auftreten. Auch bei der generalisierten Form der Gangliosidose kommt es zu Hornhauteinlagerungen. Beim Morbus Fabry finden sich wirbelförmig angeordnete feine Einlagerungen, die sog. Cornea verticillata, die zur Identifizierung von Merkmalsträgern genutzt werden kann. Wie aufgesprüht erscheinende Trübungen können beim Bloch-Sulzberger-Syndrom gesehen werden. Beim Morbus Wilson ist der Kayser-Fleischer-Ring pathognomonisch – ein goldbrauner Ring in der peripheren Hornhaut als Folge von Veränderungen der Descemet-Membran. Hornhautveränderungen können bei autoimmunem Hypoparathyroidismus beobachtet werden, eine Bandkeratopathie kann bei Hyperkalzämie auftreten. Zur vorübergehenden Keratitis kann es bei Masern oder Röteln kommen.

Literatur

Beauchamp GR, Gillette TE, Friendly DS (1981) Phlyctenular keratoconjunctivitis. J Pediatr Ophthalmol Strabismus 18: 22

Biglan AW, Brown SI, Johnson BL (1977) Keratoglobus and blue sclera. Am J Ophthalmol 83: 225

Cobo LM, Haynes BF (1984) Early corneal findings in Cogan's syndrome. Ophthalmology 91: 903

Elliott JH, Feman SS, O'Day DM et al. (1985) Hereditary sclerocornea. Arch Ophthalmol 103: 676

Hutchison DS, Smith RE, Haughton PB (1975) Congenital herpetic keratitis. Arch Ophthalmol 93: 70

Kraft SP, Judisch GF, Grayson DM (1984) Megalocornea: A clinical and echographic study of an autosomal dominant pedigree. J Pediatr Ophthalmol Strabismus 21: 190

Traboulsi EI, Maumenee IH (1992) Peters' anomaly and associated congenital malformations. Arch Ophthalmol 110: 1739

Waring GO, Rodriques MM, Laibson PR (1975) Anterior chamber cleavage syndrome. A stepladder classification. Surv Ophthalmol 20: 3

260 Linse

T. Böker

260.1 Katarakt

Definition Alle Trübungen der Linse werden trotz unterschiedlicher Ätiologie, Morphologie oder Beeinträchtigung des Sehvermögens als Katarakt bezeichnet.

Ätiologie Störungen in der frühen Linsenentwicklung können zu verschiedensten Formen der Linsentrübung führen. Kleine, punktförmige Trübungen oder kleine, weißliche Plaques an der Linsenkapsel oder in den angrenzenden Linsenarealen sind häufig. Derartige Trübungen am hinteren Linsenpol treten oft mit persistierenden Anteilen des primären Glaskörpers auf, während Trübungen der vorderen Linsenkapsel oft mit einer Persistenz von Anteilen der Pupillarmembran verbunden sind. Diese Veränderungen sind in der Regel stationär und beeinträchtigen das Sehvermögen kaum.

Von kapsulären oder kapsulolentikulären Trübungen müssen Trübungen des embryonalen Kerns oder der unmittelbar angrenzenden Lamellen unterschieden werden. Eine morphologisch-ätiologische Zuordnung ist nicht möglich. Hereditäre Formen sind meist dominant, seltener rezessiv oder X-chromosomal vererbt. Eine Untersuchung von Familienmitgliedern ermöglicht gelegentlich eine Zuordnung. Intrauterine Infektionen, in absteigender Häufigkeit Röteln, Syphilis oder Toxoplasmose, können ebenfalls zu Katarakten führen. Bei der Rötelnembryopathie ist der Linsenkern perlenartig weiß getrübt, die Linsenrinde ist klar. Mikrophthalmus, Irishypoplasie, Synechien, Glaukom, „Pfeffer-und-Salz-Fundus" sowie Optikusatrophien können auftreten.

Oft sind kongenitale Katarakte jedoch nur ein Teil im Spektrum eines komplexen Missbildungssyndroms. So treten z. B. beim Lowe-Syndrom Katarakt und Glaukom in Begleitung von geistiger Retardierung, Hypotonie, renaler tubulärer Dysfunktion und Aminoacidurie auf. Bei dieser X-chromosomal erblichen Krankheit haben betroffene männliche Kinder oft schon bei Geburt dicht weiß getrübte Linsen. Weibliche Trägerinnen zeigen nur feine, punktförmige Trübungen der Rinde.

Stoffwechselkrankheiten müssen bei allen angeborenen oder im frühen Kindesalter auftretenden beidseitigen Katarakten ausgeschlossen werden. Bei der Galaktosämie können die charakteristischen öltropfenförmigen Trübungen der Rinde innerhalb der ersten Wochen entstehen. Bei hypokalzämischer Tetanie kann sich eine zonuläre Katarakt entwickeln, bei der sich getrübte Lamellen mit klaren abwechseln können. Bei Diabetes mellitus kann die klassische Schneeflockenkatarakt der subkapsulären Rinde rasch entstehen, oft sind davor drastische Refraktionsveränderungen zu bemerken. Bei Morbus Wilson kann sich eine sog. Sonnenblumenkatarakt entwickeln.

Medikamente und Toxine können ebenfalls zur Kataraktentstehung führen. Die hintere subkapsuläre Trübung nach lang dauernder Kortisontherapie ist leicht im Rahmen einer augenärztlichen Untersuchung zu identifizieren; daher sind solche Untersuchungen, auch wegen der Gefahr der Augeninnendrucksteigerung, regelmäßig anzuraten.

Jedes Trauma, stumpf, perforierend oder auch durch Strahlung, kann zur Linsentrübung führen.

Linsentrübungen können auch als Folge anderer Augenkrankheiten auftreten, z. B. bei retrolentaler Fibroplasie, Netzhautablösung, Retinitis pigmentosa oder Uveitis.

Therapie Die Indikation zur Therapie einer Katarakt ist von der Beeinträchtigung des Sehvermögens abhängig. Die getrübte Linse muss entfernt werden, um eine freie optische Achse zu erzielen. Die Brechkraft des Auges muss bei Aphakie (Linsenlosigkeit) durch Brille, Kontaktlinse oder implantierte Intraokularlinse ausgeglichen werden. Da aufgrund des Augapfelwachstums in den ersten Lebensjahren eine zu implantierende Linse nur sehr ungenau vorausberechnet werden kann, ist einer Brille oder Kontaktlinse der Vorzug zu geben. Zusätzlich muss mittels Okklusion eine mögliche sensorische Deprivationsamblyopie behandelt werden.

Die Behandlungsstrategie sollte gemeinsam von Kinderarzt, Augenarzt und Familie abgesprochen und hinsichtlich der Amblyopieprophylaxe möglichst streng eingehalten werden.

260.2 Ektopia lentis

Dislokationen oder Subluxationen der Linse treten bei Kindern nach Trauma, bei Marfan-Syndrom, Marchesani-Syndrom und Homocystinurie auf. Verlagerungen sind ebenfalls bei Aniridie, Sulfitoxidasemangel, Hyperlysinämie und Ehlers-Danlos-Syndrom beschrieben. Ektopia lentis kann auch solitär als dominant vererbte Veränderung oder im Zusammenhang mit Ektopia pupillae rezessiv vererbt auftreten. Eine Iridodonesis, das Schlottern der Iris, ist das äußere Zeichen der fehlenden Irisunterstützung aufgrund der verlagerten Linse. Die auftretenden Refraktionsveränderungen können oft durch Brille oder Kontaktlinse ausgeglichen werden. In seltenen Fällen ist eine Linsenentfernung notwendig. Begleitende okuläre Komplikationen sind Glaukom und Netzhautablösung.

Literatur

Keech RV, Tongue AC, Scott WE (1989) Complications after surgery for congenital and infantile cataracts. Am J Ophthalmol 108:136

Lambert SR, Drack AV (1996) Infantile cataracts. Surv Ophthalmol 40:427

Lloyd IC, Goss Sampson M, Jeffrey BG, Kriss A, Russell Eggitt I, Taylor D (1992) Neonatal cataract: Aetiology, pathogenesis and management. Eye 6:184

Rosenbaum AL, Masket S (1995) Intraocular lens implantation in children. Am J Ophthalmol 120:105

261 Iris

B. Neppert, E. Schulz

261.1 Hereditäre Fehlbildungen: Kolobom und Aniridie

Angeborene Kolobome sind in der Regel nach nasal unten gelegen, haben abgerundete Schenkel und beruhen auf einem Defektverschluss der primären Augenbecherspalte. Das Ausmaß kann variabel sein von kleinem Substanzdefekt im Pupillarbereich bis zu einem Defekt, der die Irisbasis erreicht. Isolierte Iriskolobome sind meist dominant erblich. Oft ist gleichzeitig ein Netzhaut-Aderhaut-Kolobom vorhanden, in Einzelfällen besteht eine Assoziation mit Chromosomendefekten (Trisomie 13 und 18). Bei der Aniridie, dem fast vollständigen Fehlen der Iris, ist gelegentlich noch ein schmaler Irissaum vorhanden. Mit einer Aniridie ist regelmäßig eine Makulahypoplasie assoziiert. Daraus resultieren verminderte Sehschärfe und Nystagmus. Glaukom- und Kataraktentwicklungen sind nicht selten. Die Fehlbildung ist dominant erblich. Sporadische Fälle erfordern den Ausschluss eines Wilms-Tumors.

261.2 Persistierende Pupillarmembran

Eine persistierende Pupillarmembran ist eine typische Hemmungsmissbildung, die von der Iriskrause ausgeht. Feinere Ausprägungsformen bestehen lediglich aus Fäden, die mikroskopisch sichtbar sind, größere Fehlbildungen aus Membranen, die eine frühe Funktionsüberprüfung erfordern. Eine ausreichend große Pupillaröffnung im Sehachsenbereich sollte gewährleistet sein, anderenfalls ist eine Exzision nötig. Dickere Pupillarmembranen sind oft mit einem vorderen Polstar der Linse und bei asymmetrischer Ausprägung mit Ungleichsichtigkeit (Brillenkorrektur!) verknüpft.

261.3 Dyskorie und Korektopie

Dyskorie bezeichnet die abnorme Form und Korektopie die exzentrische Position der Pupille. Es gibt sie kongenital, dabei oft mit weiteren dysgenetischen Defektbildungen des vorderen Auges verbunden (u. a. Ektopia lentis, Kugellinsen oder als Rieger-Syndrom, oft mit sekundärem Glaukom). Erworben sind sie traumatisch bedingt, indirekt durch Prellung oder einen Abriss an der Irisbasis, direkt bei Perforation durch Prolaps und Verziehung oder postentzündlich durch Verwachsungen des Pupillarsaums mit der Linsenvorderfläche.

261.4 Heterochromie

Heterochromie bedeutet eine unterschiedliche Färbung der Iris des rechten und linken Auges. Typischerweise ist die hellere Iris die pathologische. Die Heterochromie kommt vor als autosomal-dominant erbliche Krankheit (hierbei Glaukomentwicklung möglich), beim Horner-Syndrom im frühen Kindesalter und beim Waardenburg-Syndrom.

261.5 Pigmentveränderungen

Pigmentveränderungen des Irisstromas können einer Heterochromie ähnlich sein. Sie finden sich bei der benignen Melanozytose und sind abzugrenzen von melanozytären Nävi der Iris (Fotodokumentation zur Verlaufskontrolle, da Entartung möglich). Sekundäre Pigmentveränderungen sind nach hämorrhagischem Trauma, Iridozyklitiden und nach intraokularen Eingriffen möglich.

261.6 Tumoren

Irisknötchen unterschiedlicher Größe und Pigmentierungen (Lisch-Knötchen) sind wegweisend für die Neurofibromatose Typ I. Brushfield-Flecken, charakteristisch für das Down-Syndrom, sind immer unpigmentiert und limbusparallel auf der peripheren Iris gelegen. Selten ist das juvenile Xanthogranulom, ein besonders in Kindheit und Jugend auftretender Iristumor. Er äußert sich häufig durch eine spontane Blutung in die Vorderkammer (Hyphäma).

Literatur

Naumann GOH (1997) Pathologie des Auges Bd. 2. Springer, Berlin Heidelberg New York Tokio

262 Pupille

B. Neppert, E. Schulz

262.1 Anisokorie

Anisokorie bezeichnet eine Seitendifferenz der Pupillenweite. Sie ist nie Zeichen einer Funktionsminderung eines einzelnen Auges, weil die Lichtreaktion eines jeden Auges zu gleichen Teilen von beiden Hälften der afferenten Pupillenbahn ausgelöst wird. Ursachen der Anisokorie können auch Irissphinktereinrisse, Synechien (Verklebungen), Irisatrophien sowie pharmakologische Einflüsse sein. Sie sind auszuschließen, bevor efferente Störungen anderer Art in Betracht gezogen werden. Eine geringe Anisokorie von ca. 1 mm Differenz kann physiologisch sein. Dabei reagieren beide Pupillen prompt, und die Lichtreaktion ist unauffällig.

262.2 Horner-Syndrom

Die pathologische Pupille ist die engere aufgrund einer Sympathikusstörung. Beide Pupillen reagieren auf Licht, aber auf der kranken Seite verzögert auf Lichtlöschen. Assoziierte Ptosis und Enophthalmus sind meist gering und imponieren als Gesichtsasymmetrie. Diagnostisch beweisend ist der Kokain-Augentropfen-Test mit 5%igem Kokain (bei Säuglingen 2,5%ig): die Pupille der betroffenen Seite zeigt eine Stunde nach beidseitiger Tropfengabe kaum eine Erweiterung. Kokain lässt keine Lokalisation innerhalb des Sympathikusverlaufs zu. Das kindliche Horner-Syndrom kann u. a. kongenital, nach Geburtstrauma oder bei Neuroblastom auftreten.

262.3 Parasympathische Pupillenstörungen

Eine einseitig weite, nichtreagible Pupille beim gesunden Kind ist verdächtig auf pharmakologische Kontamination mit z. B. Atropin. In Abgrenzung zu neurogenen Ursachen lässt sich dabei die Pupille mit Pilocarpin-Augentropfen nicht verengen. Differenzialdiagnostisch zu erwägen ist eine innere Okulomotoriusparese, evtl. auch als Indikator für einen akuten intrakraniellen Prozess mit Hirnstammeinklemmung. Bei letztgenannten Verdachtsfällen verbieten sich pharmakologische Tests, weil sie die für die klinische Überwachung wichtige Pupillenprüfung verhindern.

262.4 Pupillotonie

Bei der Pupillotonie reagiert die Pupille kaum auf Licht und sehr langsam bei der Konvergenz. Ebenso langsam erfolgt die Erweiterung. Die pathologische Pupille ist oft unrund und je nach Stadium der Störung weiter oder enger. Die betroffene Seite reagiert überempfindlich und kontrahiert sich auf gering konzentrierte (0,1 %) Pilocarpin-Augentropfen in den Bindehautsack. Die normale Pupille wird davon nicht beeinflusst. Eine Pupillotonie findet sich nach Entzündungen des Ganglion ciliare, beim harmlosen Adie-Syndrom und bei der familiären Dysautonomie.

262.5 Leukokorie

Die Leukokorie beschreibt einen unnatürlich hellen Weißreflex der Pupille im zurückfallenden Licht. Ursache sind Trübungen in Linse und Glaskörper bis hin zu organisierten Massen im Glaskörperraum, z. B. nach Blutungen, bei exsudativer Retinopathie, im fortgeschrittenen Narbenstadium der Frühgeborenenretinopathie und beim Retinoblastom. Ein heller Fundusreflex ist aber auch bei ausgeprägtem Netzhaut-Aderhaut-Kolobom, großen atrophischen chorioretinalen Narben und ausgeprägten markhaltigen Nervenfasern möglich.

Literatur

Huber A, Kömpf D (1998) Klinische Neuroophthalmologie. Thieme, Stuttgart

Wilhelm H, Kommerell G (2012) Störungen der Pupillomotorik. In: Kaufmann H, Steffen H (Hrsg) Strabismus, 4. Aufl. Thieme, Stuttgart

Wilhelm H, Wilhelm B (2003) Diagnostik von Pupillenstörungen. In: Schiefer U, Wilhelm H, Zrenner E, Burk A (Hrsg) Praktische Neuroophthalmologie. Kaden, Heidelberg

263 Uvea

T. Böker

263.1 Uveitis

Die Uvea, die innere Gefäßschicht des Auges, bestehend aus Iris, Ziliarkörper und Chorioidea (Aderhaut), kann bei einer Vielzahl von entzündlichen Erkrankungen lokaler oder systemischer, infektiöser und nichtinfektiöser Natur oder als Reaktion auf äußere Noxen und Traumen entzündlich mitbeteiligt sein. Die Uveitis kann jeden Teil der Uvea separat (Iritis, Zyklitis, Chorioretinitis) oder alle Teile gemeinsam betreffen.

Die Behandlung der verschiedenen Formen der Uveitis richtet sich nach ihrer Ätiologie. Ist die Ursache identifiziert, so kann eine gezielte Therapie eingeleitet werden. Ziel einer jeden Therapie ist das Minimieren der entzündungsbedingten Gewebsschädigung durch lokale und systemische Kortisongabe. Zykloplegie durch Atropin-Tropfen oder -Salben hilft ebenfalls, die Entzündung zu mindern und Verklebungen (Synechien) zwischen Iris und Linse zu verhindern.

263.1.1 Iritis, Iridozyklitis und Pars planitis

Eine Iritis kann allein oder in Verbindung mit dem Ziliarkörper als Iridozyklitis oder als Pars planitis auftreten. Schmerz, Fotophobie und Tränenfluss sind die charakteristischen Symptome der akuten anterioren Uveitis. Eine solche Uveitis kann jedoch auch stumm, d. h. langsam schleichend, anfänglich ohne nennenswerte Symptome beginnen. Zeichen einer anterioren Uveitis sind konjunktivale Hyperämie als ziliare Injektion, Zellen-, Eiweiß- und Fibrinausschwitzungen in der Vorderkammer, entzündliche Ablagerungen am Endothel (Präzipitate), vermehrte Blutfülle der Irisgefäße und selten Gefäßneubildungen auf der Iris. Bei chronischen Verlaufsformen kann eine Bandkeratopathie, eine Katarakt und eine entsprechende Sehschärfenminderung entstehen. In der Mehrzahl der Fälle lässt sich die Ätiologie der anterioren Uveitis nicht klären. Ausgeschlossen werden müssen Krankheiten des rheumatischen Formenkreises, die Sarkoidose oder andere Entzündungsherde. Eine herpetische Keratitis, ein bakterielles oder pilzbedingtes Hornhautulkus oder der Zustand nach einer Verletzung sind weitere mögliche Ursachen.

263.1.2 Chorioiditis und Chorioretinitis

Eine Chorioiditis, die Entzündung des hinteren Anteils der Uvea, betrifft oft auch die darüberliegende Netzhaut. Ist die Netzhaut eindeutig beteiligt, so spricht man von einer Chorioretinitis. Die häufigeren Ursachen sind Toxoplasmose, Histoplasmose, Zytomegalievirusretinitis, Sarkoidose, Syphilis, Tuberkulose und Toxocariasis. Je nach zugrunde liegendem Mechanismus können die Entzündungszeichen fokal oder diffus sein. Oft finden sich auch im darüberliegenden Glaskörper Entzündungszellen. Nach Abheilen bleiben meist atrophische chorioretinale, von Pigment umgebene Narben zurück, die je nach Lokalisation zu einer Sehschärfeminderung führen können. Sekundärkomplikationen sind Katarakt, Netzhautablösungen, Glaukom oder Phthisis.

263.2 Panophthalmitis

Bei einer Panophthalmitis sind alle Schichten des Auges betroffen. Meist liegt eine schwerwiegende Infektion, oft nach Perforation, seltener bei Septikämie vor. Starke Schmerzen, ausgeprägte Rötung und Schwellung des Auges sowie des umgebenden Gewebes sowie eine ausgeprägte Sehschärfenminderung sind typische Symptome. Trotz schneller und massiver antibiotischer Therapie mit intraokularer Gabe von Antibiotika nach Vitrektomie und Vorderkammerspülung können diese Augen oft nicht gerettet werden. Eine Enukleation kann notwendig werden.

263.3 Sympathische Ophthalmie

Eine sympathische Ophthalmie ist eine seltene, immunologisch induzierte Entzündung, die beide Augen nach Perforation eines Auges betrifft. Sie kann Wochen, Monate oder sogar Jahre nach der Verletzung auftreten. Eine sofortige hoch dosierte systemische Kortisontherapie ist erforderlich, dennoch kann es zur Erblindung beider Augen kommen.

Literatur

Maldey TA, Azar A (1978) Sympathetic ophthalmia: A long-term follow-up. Arch Ophthalmol 96:257
Molk R (1983) Ocular toxocariasis: A review of the literature. Ann Ophthalmol 15:216
Stern GA, Romano PE (1978) Congenital ocular toxoplasmosis: Possible occurrence in siblings. Arch Ophthalmol 96:615
Uusitalo RJ, Uusitalo H, Mahlberg K (1991) Anterior uveitis in children. An analysis of 75 cases with special reference to retinal anti-S antibodies. Graefes Arch Clin Exp Ophthalmol 229:1

264 Netzhaut und Glaskörper

T. Böker

264.1 Frühgeborenenretinopathie

Die Frühgeborenenretinopathie (retrolentale Fibroplasie; „retinopathy of prematurity", ROP) resultiert aus der Unreife der sich entwickelnden retinalen Gefäße und einer pathologischen Störung der vasoformativen Faktoren. Sie tritt vorrangig bei Frühgeborenen mit sehr niedrigem Geburtsgewicht auf, die auf zusätzliche Sauerstoffgabe in der frühen Phase angewiesen waren. Die klinischen Veränderungen variieren von geringen Veränderungen der peripheren Netzhaut über schwere Verläufe mit progressiven Neovaskularisationen, Vernarbungen bis hin zur Erblindung infolge einer kompletten Netzhautabhebung. Der Begriff „Frühgeborenenretinopathie" bezeichnet mit Stadienangabe alle Formen der Retinopathie, während der ältere Begriff „retrolentale Fibroplasie" lediglich das fortgeschrittene Stadium V beschreibt.

Pathogenese Die Angiogenese der retinalen Gefäße verläuft normalerweise vom Sehnervenkopf zur Peripherie. Man kann bei der Gefäßentstehung 2 Zonen differenzieren. Eine Vorhut aus meridional ausgerichteten spindelförmigen Zellen mesenchymalen Ursprungs erscheint etwa in der 16. Gestationswoche am Sehnervenkopf und breitet sich in der Netzhaut zur Peripherie hin aus. Sie erreicht die nasale Ora serrata in der 36. Woche, die temporale Ora serrata in der 40. Woche. Bei Frühgeborenen kann die periphere Netzhaut also noch inkomplett vaskularisiert sein. Verschiedene Faktoren können dann zur Entstehung einer Retinopathie führen.

Die erste pathologische Veränderung scheint eine Aktivierung der mesenchymalen Spindelzellen zu sein, die durch zu hohen Sauerstoffpartialdruck im Gewebe gefördert wird. Die zunehmende Verbindung der Zellen beeinträchtigt die weitere Vaskularisation der Netzhaut, führt zur Ischämie und ggf. zu extraretinalen und intravitrealen Gefäßneubildungen.

Klinische Symptome Es werden 5 Stadien der ROP unterschieden. Stadium I zeigt eine klar abgegrenzte, flache, weißliche, im Niveau der Netzhaut liegende Demarkationslinie, die die zentrale vaskularisierte von der peripheren avaskulären Netzhaut trennt. Stadium II ist durch eine prominente Leiste charakterisiert, da die Demarkationslinie an Ausdehnung und Volumen zugenommen hat. Sie verlässt dabei die Ebene der Netzhaut. Die Leiste kann weißlich bis lachsfarben erscheinen. Gefäße verlassen die Ebene der Netzhaut, um in die Leiste einzudringen. Stadium III ist über das zusätzliche Auftreten extraretinaler fibrovaskulärer Proliferationen definiert. In Stadium IV tritt zusätzlich eine Netzhautablösung auf, die sowohl exsudativer als auch traktiver Natur sein kann.

Während der aktiven Phase der Krankheit können sog. Plus-Zeichen wie zunehmende Dilatation der Gefäße mit Tortuositas vasorum, vermehrte Füllung der Irisgefäße, Rigidität der Pupille und Glaskörpertrübungen sowie Blutung auftreten.

In den meisten Fällen kommt es bis zum Stadium III zu einer spontanen Restitutio ad integrum. In seltenen Fällen kann eine zunehmende Vernarbung zu Schäden führen. Viele charakteristische Veränderungen der ROP – z. B. die temporale Verziehung der Gefäße und der Makula, Netzhautfalten, eine Netzhautablösung und Pigmentveränderungen – sind über eine Verkürzung der Netzhaut zu erklären. In fortgeschrittenen Fällen ist eine tunnelförmige traktive Netzhautabhebung typisch (Stadium V). Das abschließende Bild ist das der retrolentalen Fibroplasie, die zur Leukokorie, einer Weißfärbung der Pupille, führt. Katarakt, Glaukom oder Entzündungen können entstehen. Am Ende steht oft ein schmerzendes, blindes und ggf. geschrumpftes Auge.

Andere Facetten der Veränderungen bei ROP umfassen eine progressive Myopie und eine Häufung von Anisometropie, Strabismus, Amblyopie und Nystagmus.

Um eine ROP rechtzeitig zu entdecken, wurden Richtlinien für die Untersuchung von Risikoneu- bzw. -frühgeborenen erarbeitet. Frühgeborene mit einem Gestationsalter unter 32 Wochen (bei nicht sicher bekanntem Gestationsalter <1500 g Geburtsgewicht) sollten unabhängig von einer zusätzlichen Sauerstoffgabe, Frühgeborene mit einem Gestationsalter zwischen 32 und 36 Wochen sollten, wenn postnatal mehr als 3 Tage Sauerstoff gegeben wurde, in der 6. postnatalen Woche (Lebenstag 36–42), aber nicht vor einem postmenstruellen Alter von 31 Wochen erstmals untersucht werden. Die Intervalle der Nachuntersuchungen richten sich nach dem Befund und den Risikofaktoren.

Therapie Sehr vielversprechende Ergebnisse ab Stadium III plus, auch schon in Zone 1 und 2 werden mit intravitrealer Gabe von Medikamenten zur Blockade des vaskulären endothelialen Wachstumsfaktors (Anti-VEGF-Medikamente), Bevacizumab oder Ranibizumab erreicht. Große Studien oder Langzeitergebnisse stehen noch aus. Der Nutzen einer Retinokryokoagulation in Stadium III plus konnte in einer großen Studie eindeutig belegt werden. Der Laserkoagulation ist wegen geringerer Nebenwirkungen der Vorzug zu geben. In Stadium IV kann eine eindellende Operation hilfreich sein. Trotz immer wiederkehrender Berichte über die Möglichkeit einer anatomisch erfolgreichen chirurgischen Therapie der retrolentalen Fibroplasie (Stadium V) muss dieser Weg hinsichtlich der fraglichen funktionellen Erfolgsaussichten zurückhaltend betrachtet werden.

264.2 Persistierender hyperplastischer primärer Vitreus

Der Begriff „persistierender hyperplastischer primärer Vitreus" (PHPV) umfasst eine Vielzahl von Veränderungen, die durch eine Persistenz verschiedener Anteile des fetalen Glaskörpergefäßsystems entstehen.

In der frühen Entwicklung des Auges zieht die A. hyaloidea vom Sehnervenkopf zum hinteren Linsenpol. Sie sendet Äste in den Glaskörper (Vasa hyaloidea propria) und verzweigt sich, um den hinteren Teil der Gefäßkapsel der Linse (Tunica vasculosa lentis) zu bilden. Der posteriore Anteil dieses Systems bildet sich bis zum 7. Fetalmonat zurück, der anteriore Anteil bis zum 8. Fetalmonat. Kleine Gewebsreste an der Papille (Bergmeister-Papille) oder am hinteren Linsenpol (Mittendorf-Fleck) können auch bei Gesunden häufig gefunden werden. Ausgedehntere Reste mit begleitenden Komplikationen werden unter dem Begriff PHPV zusammengefasst. Man unterscheidet einen anterioren und einen posterioren PHPV.

Der typische anteriore PHPV zeigt sich meist in einem Mikrophthalmus als weißliche, vaskularisierte Bindegewebsplaque am hinteren Linsenpol, oft mit Ausläufern bis zu den Ziliarkörperzotten. Der

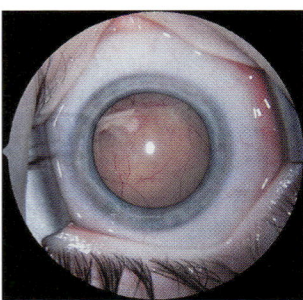

◘ **Abb. 264.1** Retinoblastom mit Leukokorie bei 2-jährigem Mädchen. (Mit freundl. Genehmigung von Prof. Dr. N. Bechrakis, Univ.-Klinikum Benjamin Franklin)

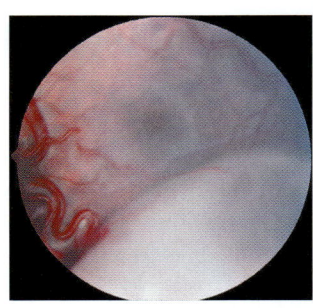

◘ **Abb. 264.2** Retinoblastom bei 2-jährigem Jungen. (Mit freundl. Genehmigung von Prof. Dr. N. Bechrakis, Univ.-Klinikum Benjamin Franklin)

Befund ist meist einseitig. Das Bindegewebe kontrahiert sich und zieht die Ziliarkörperfortsätze nach zentral, die Vorderkammer flacht ab. Die Linse ist meist kleiner als normal, sie kann später eintrüben und anschwellen. Die Iris kann abnorm große Gefäße aufweisen. Der Kammerwinkel kann ebenfalls verändert sein. Im weiteren Verlauf kann sich die Hornhaut eintrüben.

Ein anteriorer PHPV wird meist in den ersten Lebenswochen wegen Leukokorie, Strabismus oder Nystagmus entdeckt. Der Verlauf ist meist progredient und komplikationsträchtig. Intraokulare Blutungen, Linsenquellung infolge einer Kapselruptur und Glaukom können auftreten. Die Exzision eines PHPV unter Entfernung der Linse kann den Erhalt des Auges und u. U. sogar ein brauchbares Sehvermögen ermöglichen. Hierzu sind jedoch ein Refraktionsausgleich und eine aggressive Amblyopieprophylaxe notwendig.

Das Spektrum des posterioren PHPV reicht von geringen Gewebsresten an der Papille bis zu traktiven Netzhautfalten, die die Makula mitbetreffen. Das Sehvermögen kann beeinträchtigt sein, das Auge kann in der Regel jedoch erhalten werden.

264.3 Retinoblastom

Klinische Symptome und Diagnose Das Retinoblastom (◘ Abb. 264.1, ◘ Abb. 264.2) ist der häufigste intraokulare maligne Tumor im Kindesalter. Es wird meist vor dem 5. Lebensjahr entdeckt. Oft führt eine Leukokorie, ein weißer Pupillenreflex, zur Entdeckung. Andere Zeichen können sein: Strabismus, herabgesetztes Sehvermögen, gerötetes Auge, intraokulare Blutungen, Glaukom oder Heterochromie der Iris.

Bei der Untersuchung zeigt sich der Tumor als weiße Masse, manchmal klein und flach, manchmal groß und sich ins Auge vorwölbend. Glaskörpertrübungen oder Aussaat in den Glaskörper können auftreten.

Die Differenzialdiagnose umfasst die Frühgeborenenretinopathie, Endophthalmitiden, PHPV, Morbus Coats, retinale Dysplasie (Bloch-Sulzberger-Syndrom) und andere Krankheiten. Da fast immer Verkalkungen auftreten, gehören Röntgenaufnahmen, Computer- und Kernspintomografien sowie Ultraschalluntersuchungen zu den Standardverfahren der Diagnostik.

Therapie und Prognose Das Therapieziel ist die Zerstörung des Tumors, wenn möglich unter Erhalt des Sehvermögens, wenn dadurch die Überlebensprognose des Kindes nicht beeinträchtigt wird. Die wichtigste Therapie bei einseitigem Retinoblastom ist in der Regel die Entfernung des betroffenen Auges, jedoch kann in Einzelfällen eine alternative Maßnahme wie eine Kryokoagulation, eine Fotokoagulation oder eine Bestrahlung erwogen werden. Bei beidseitigem Befall hängt die Wahl der Therapiemethode von Größe, Anzahl und Lage der Läsionen ab. In den letzten Jahren konnten erhebliche Fortschritte bei der Chemoreduktion erzielt werden.

Zu einem Befall des ZNS kann es entweder infolge einer Ausdehnung entlang des N. opticus oder infolge einer hämatogenen Streuung kommen. Eine Metastasierung kann Knochenmark, Leber, Lunge, Nieren und Nebennieren betreffen. Patienten mit einer Mutation der Keimlinie (hereditäres Retinoblastom) unterliegen auch für andere maligne Entartungen einem erhöhten Risiko. Am häufigsten findet man Osteosarkome, andere maligne Prozesse sind z. B. Rhabdomyosarkome, Leukämien, Melanome, Adenosarkome der Schilddrüse, Fibrosarkome, Chondrosarkome, Angiosarkome und Pinealome. Zum Retinoblastom ▶ Abschn. 187.9.

264.4 Retinitis pigmentosa

Bei der Retinitis pigmentosa handelt es sich um eine fortschreitende Degeneration der Fotorezeptoren, die durch typische Pigmentveränderungen, Engstellung der Arteriolen, wachsblasse Optikusatrophie, fortschreitenden Gesichtsfeldverfall und letztlich durch Sehschärfeminderung charakterisiert ist. Umverteilung und Zusammenklumpung des retinalen Pigmentepithels können zu verschiedenen klinischen Bildern wie einer granulären Pigmentverklumpung oder den typischen Knochenbälkchenstrukturen führen (◘ Abb. 264.3).

Eine Beeinträchtigung der Dunkeladaptation und des Dämmerungssehvermögens sind oft die ersten Symptome. Eine fortschreitende Sehbeeinträchtigung in Form einer zunehmenden konzentrischen Gesichtsfeldeinschränkung ist typisch. Das zentrale Sehvermögen kann, aber muss nicht eingeschränkt sein. Die Funktion der Fotorezeptoren im Elektroretinogramm ist typischerweise reduziert. Die Krankheit manifestiert sich meist in der Kindheit. Die Vererbungsmodi sind autosomal-rezessiv, autosomal-dominant oder X-chromosomal.

Differenzialdiagnostisch müssen bei Verdacht auf Retinitis pigmentosa andere Krankheiten mit sekundären Pigmentverschiebungen abgegrenzt werden. Dazu gehören einige Mukopolysaccharidosen (Hurler, Hunter, Scheie, Sanfilippo), Gangliosidosen (Batten-Mayou, Spielmeyer-Vogt, Jansky-Bielschowsky), die A-β-Lipoproteinämie (Bassen-Kornzweig-Syndrom), die progressive retinale Degeneration bei Ophthalmoplegia externa plus (Kearns-Sayre-Syndrom) und Netzhautveränderungen beim Laurence-Moon-Biedl-Syndrom. Bei Retinitis pigmentosa finden sich auch gehäuft Hörstörungen wie beim Usher-Syndrom.

264.5 Morbus Stargardt

Der Morbus Stargardt ist eine autosomal-rezessiv erbliche Krankheit der Netzhaut mit langsamer beidseitiger Makuladegeneration und Sehschärfenminderung. Sie tritt zwischen dem 8. und 14. Lebensjahr auf. Der Foveareflex verschwindet, Pigmentveränderungen der Makula treten auf, letztlich entsteht eine zentrale Depigmentierung mit

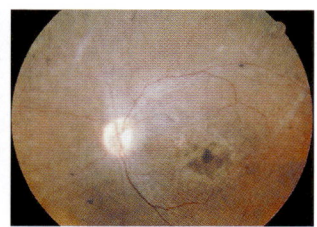

Abb. 264.3 Retinitis pigmentosa bei 15-jährigem Mädchen

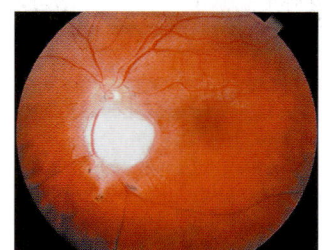

Abb. 264.4 Phakom bei tuberöser Sklerose. (Mit freundl. Genehmigung von Prof. Dr. N. Bechrakis, Univ.-Klinikum Benjamin Franklin)

einer chorioretinalen Atrophie. Das zentrale Sehvermögen ist oft bis auf 0,1 reduziert, eine komplette Erblindung ist nicht zu befürchten. Das Elektroretinogramm ist nicht eindeutig.

Bei einigen Patienten treten weißliche oder gelbe Flecken außerhalb der Makula auf mit Pigmentveränderungen in der Peripherie. Diese Fälle werden als Fundus flavimaculatus bezeichnet und müssen von vielen anderen progressiven metabolischen neurodegenerativen Erkrankungen unterschieden werden. Es finden sich keine Veränderungen des ZNS.

264.6 Morbus Best

Der Morbus Best (vitelliforme Makuladegeneration) ist durch eine charakteristische gelborangefarbene zentrale Veränderung gekennzeichnet, die dem intakten Dotter eines Spiegeleis gleicht. Die Diagnose wird meist zwischen dem 5. und 15. Lebensjahr gestellt. Zu diesem Zeitpunkt ist das Sehvermögen noch normal. Bei einem Fortschreiten der Krankheit ändert die Läsion ihr Aussehen, sie vernarbt. Pigmentierung, chorioretinale Atrophie und Visusminderung sind die Folge. Es finden sich keine systemischen Veränderungen. Der Vererbungsmodus ist meist autosomal-dominant.

Beim Morbus Best ist das Elektroretinogramm normal. Das Elektrookulogramm zeigt dagegen Veränderungen sowohl bei Patienten als auch bei Merkmalsträgern und ist somit zur Diagnostik und genetischen Beratung sehr hilfreich.

264.7 Kirschroter Fleck der Makula

Aufgrund der speziellen Anatomie der Fovea führen verschiedene pathologische Prozesse an der Netzhaut zu dem ophthalmoskopisch sichtbaren Befund des kirschroten Flecks, einem kräftig roten Fleck in der Mitte der Makula, umgeben und sich abgrenzend von einem grauweißen oder gelblichen Hof. Dieser Hof entsteht aufgrund eines Transparenzverlusts im Bereich der Ganglienzellen durch Ödem, Lipidablagerungen oder beides. Dieser Befund ist typisch bei bestimmten Sphingolipidosen und der generalisierten Gangliosidose. Ähnliche, aber weniger ausgeprägte Veränderungen finden sich bei einigen Formen der metachromatischen Leukodystrophie (Sulfatidlipidose), des neuronopathischen Morbus Niemann-Pick und bei einigen Mukolipidosen. Von diesen Formen des kirschroten Flecks bei neurodegenerativen Erkrankungen muss der klassische kirschrote Fleck bei ischämischem Netzhautödem, bei Zentralarterienverschluss oder auch nach Contusio bulbi unterschieden werden.

264.8 Phakomatosen

Bei den Phakomatosen, einer Gruppe von Krankheiten mit Hamartomen, sind die Augenbefunde oft wegweisend. Bei der tuberösen Sklerose (Morbus Bourneville) ist die typische Läsion eine reflektierende, gelbliche, maulbeerartige, zystische Prominenz an der Papille oder an der Netzhaut (Abb. 264.4). Ebenso charakteristisch und häufiger sind flachere, gelblich bis weiße Netzhautveränderungen, die in der Größe von Punkten bis zu Papillendurchmessern variieren. Hierbei handelt es sich um gutartige astrozytäre Proliferationen. Ähnliche retinale Phakome finden sich bei der Neurofibromatose (Morbus Recklinghausen). Beim Von-Hippel-Lindau-Syndrom (Angiomatose der Netzhaut und des Kleinhirns) ist die charakteristische Veränderung ein Hämangioblastom, das als rote, kugelige Raumforderung mit ausgeprägtem zu- und abführendem Gefäßpaar imponiert. Beim Sturge-Weber-Syndrom findet man ein chorioidales Hämangiom, das als dunklere Aderhautverdickung zu erkennen ist. Die Diagnose kann am besten mit der Fluresceinangiografie gestellt werden.

264.9 Retinoschisis

Retinoschisis beschreibt eine Spaltung der Netzhaut in eine innere und eine äußere Schicht. Die genetisch bedingte Form dieser Krankheit wird X-chromosomal vererbt. Es gibt stationäre und progrediente Verläufe. Meist bleibt ein gutes Sehvermögen erhalten.

264.10 Netzhautablösung

Bei der Netzhautablösung trennt sich die neurosensorische Netzhaut vom retinalen Pigmentepithel. Die häufigste Ursache bei Kindern ist ein traumatisch entstandener Riss in der Netzhaut, der eine Ansammlung von Flüssigkeit im Subretinalraum erlaubt. Myopie, Aphakie, kongenitale Schisis und periphere gittrige Netzhautdegenerationen sind weitere Veränderungen, bei denen eine Ablatio retinae gehäuft auftritt. Andere Ursachen sind die Frühgeborenenretinopathie oder der PHPV (traktive und/oder exsudative Netzhautablösung) und entzündliche oder exsudative Prozesse.

Der im Bereich der abgelösten Netzhaut entstehende Gesichtsfeldausfall wird von Kindern oft nicht bemerkt. Eine möglichst frühzeitige Operation zur Wiederanlegung der Netzhaut ist erforderlich.

264.11 Morbus Coats

Beim Morbus Coats handelt es sich um eine exsudative Retinopathie bei primärer retinaler Teleangiektasie mit intra- und subretinalen Lipidansammlungen. Die Veränderungen sind meist einseitig und treten in der ersten Dekade auf. Jungen sind bevorzugt betroffen. Sehverschlechterung, Leukokorie und Strabismus sind die häufigsten Zeichen. Katarakt, Rubeosis iridis und Glaukom können entstehen. Eine Verödung der teleangiektatischen Gefäße mittels Laser- oder Kryokoagulation ist notwendig.

264.12 Familiäre exsudative Vitreoretinopathie

Die familiäre exsudative Vitreoretinopathie (FEVER) ist eine progrediente Krankheit der Netzhaut. Die Ätiologie ist unbekannt, das klinische Bild weist auf eine Gefäßkrankheit hin. Die temporale periphere Netzhaut zeigt im Äquatorbereich einen scharfen Abbruch des retinalen Kapillarnetzes. Verschiedenste Veränderungen des Gefäßsystems können beobachtet werden. Vitreoretinale Adhäsionen können über Traktionen zur Verlagerung der Makula, zur falciformen Netzhautablösung oder zur Ablatio retinae führen. Katarakt und Glaukom sind weitere häufige Komplikationen. Die Veränderungen finden sich meist beidseits. FEVER ist eine autosomal-dominant erbliche Krankheit, die im klinischen Bild einer Frühgeborenenretinopathie ähneln kann.

264.13 Hypertensive Retinopathie

In den frühen Phasen eines Hypertonus sind keine Netzhautveränderungen sichtbar. Generalisierte Engstellung oder Kaliberschwankungen der retinalen Arteriolen sind die ersten Netzhautveränderungen. Des Weiteren können Netzhautödem, flammenförmige Blutungen, weiche Exsudate (Cotton-wool-Herde) und Papillenödem auftreten. Diese Veränderungen sind reversibel, falls der Blutdruck reguliert werden kann. Bei hypertensiver Retinopathie sollten Nierenkrankheiten, Phäochromozytom und Kollagenosen ausgeschlossen werden.

264.14 Netzhaut bei subakuter bakterieller Endokarditis

Etwa 40 % der von subakuter Endokarditis Betroffenen zeigen eine Retinopathie mit retinalen Blutungen, Blutungen mit weißem Zentrum (Roth-Flecken), Papillenödem und – seltener – embolischen Verschlüssen der Netzhautarterien.

264.15 Netzhaut bei Kindesmisshandlung

Bei Kindesmisshandlung („shaken baby syndrome") kann die Netzhaut in ca. 40 % der Fälle typische präretinale Blutungen zeigen, die differenzialdiagnostische Hinweise geben. Ist die Makula von einer Blutung bedeckt, so kann eine Vitrektomie zur Freilegung der optischen Achse indiziert sein.

264.16 Morbus Purtscher

Nach Unfällen mit Thoraxkompression kann es zu einer Schädigung von Netzhaut und Pigmentepithel kommen. Anfangs zeigen sich fleckförmige Ödeme und Blutungen, die im weiteren Verlauf resorbiert werden und gräuliche, stumpfe Vernarbungen des retinalen Pigmentepithels hinterlassen. Gesichtsfeldausfälle und Sehminderung können die Folge sein.

264.17 Terson-Syndrom

Beim Terson-Syndrom handelt es sich um eine Glaskörpereinblutung bei einer Subarachnoidalblutung. Infolge erhöhten Venendrucks kommt es zur Ruptur von peripapillären Kapillaren. Klart die Blutung nicht auf, kann eine Vitrektomie indiziert sein.

264.18 Netzhaut bei Krankheiten des hämatopoetischen Systems

Bei primären und sekundären Anämien können Blutungen und weiche Exsudate auftreten. Ist die Makula beteiligt, so ist auch das Sehvermögen beeinträchtigt. Bei Polycythaemia vera sind die Venen dunkel, prall gefüllt und geschlängelt. Retinale Blutungen, Netzhaut- und Papillenödem können auftreten. Bei Leukämien sind die Venen dilatiert und zeigen oft Kaliberschwankungen. Im akuten Stadium sind Blutungen, insbesondere solche mit weißem Zentrum, und Exsudate häufig. Bei der Sichelzellanämie finden sich eine vermehrte Gefäßschlängelung, arterielle und venöse Verschlüsse, Pigmentveränderungen, Gefäßproliferationen sowie arteriovenöse Anastomosen mit nachfolgender Glaskörperblutung und Netzhautablösung.

264.19 Diabetische Retinopathie

Man unterscheidet eine nichtproliferative von einer proliferativen diabetischen Retinopathie.

Klinische Symptome und Verlauf Bei der diabetischen Retinopathie kommt es zunächst zu einer Basalmembranverdickung und zu einem Perizytenschwund in den retinalen Kapillaren. Dadurch entstehen Mikroaneurysmen, Punkt- und Fleckblutungen, harte Exsudate (intraretinale Lipidablagerungen), weiche Exsudate (oberflächliche Infarkte der Nervenfaserschicht) und ein Netzhautödem. Diese Veränderungen kommen und gehen, sie werden hauptsächlich am hinteren Pol gesehen. Lipidablagerungen und Netzhautödem am hinteren Pol können zu einer Sehschärfeminderung führen. Im weiteren Verlauf treten intraretinale mikrovaskuläre Anomalien (IRMA) als Vorstufe zu den proliferativen Veränderungen auf.

Die proliferative diabetische Retinopathie ist durch Gefäß- und Bindegewebsneubildungen an der Papille („neovascularizations at the disc", NVD) und anderswo („neovascularizations elsewhere", NVE) gekennzeichnet. Infolge der retinalen Ischämie bei fortschreitenden Kapillarverschlüssen wird durch einen vasoproliferativen Faktor die Angiogenese angeregt. Die pathologischen Neovaskularisationen können zu Glaskörperblutungen und später zu einer Traktionsabhebung der Netzhaut führen. Im fortgeschrittenen Stadium können dann auch Gefäßneubildungen an der Iris (Rubeosis iridis) auftreten, mit dem gefürchteten Neovaskularisationsglaukom bei Verlegung des Kammerwinkels.

Therapie und Prognose Eine gute Stoffwechseleinstellung sowie die konsequente Therapie eines begleitenden Hypertonus können die oben skizzierte Kaskade sehr günstig beeinflussen. Klinisch zeigt sich eine Korrelation zwischen Krankheitsdauer und Diabetestyp. Im Kindesalter ist eine diabetische Retinopathie äußerst selten. Die Prävalenz einer diabetischen Retinopathie steigt signifikant nach der Pubertät. Typ-1-Diabetiker haben nach 10 Jahren ein erhöhtes Risiko, an einer proliferativen Retinopathie zu erkranken. Nach 15 Jahren Diabetesdauer und mehr muss mit einer Sehbeeinträchtigung infolge der diabetischen Netzhautveränderungen gerechnet werden.

Eine konsequente, stadiengerechte Therapie der diabetischen Retinopathie mit Laserkoagulation und, in fortgeschrittenen Fällen, den Möglichkeiten der vitreoretinalen Chirurgie hat eine deutliche Verbesserung der funktionellen Prognose erbracht. Andere Fortschritte wie Insulinpumpe und Pankreastransplantation werden zu einer weiteren Besserung des Krankheitsverlaufs führen.

264.20 Fibrae medullares

In seltenen Fällen behalten Fasern des N. opticus auch nach dem Sehnervenkopf ihre myelinisierte Markscheide. Diese weißen Fasern auf der Netzhautoberfläche sind meist in Optikusnähe zu sehen. Das Sehvermögen ist nicht oder nur minimal beeinträchtigt, relative Gesichtsfeldausfälle können im betroffenen Gebiet nachgewiesen werden.

264.21 Kolobome

▶ Abschnitt 261.1.

Literatur

Gallie BL, Phillips RA (1984) Retinoblastoma: A model of oncogenesis. Ophthalmology 91:666

Goldberg MF (1997) Persistent fetal vasculature (PFV): An integrated interpretation of signs and symptoms associated with persistent hyperplastic primary vitreous (PHPV). LIV Edward Jackson Memorial Lecture. Am J Ophthalmol 124:587

Hardwig P, Robertson DM (1984) Von Hippel-Lindau disease: A familial, often lethal, multi-system phakomatosis. Ophthalmology 91:263

Jandeck C, Kellner U, Lorenz B, Seiberth V (2008) Leitlinie zur augenärztlichen Screening-Untersuchung von Frühgeborenen. Ophthalmologe 105:955

Jandeck C, Kellner U, Heimann H, Foerster MH (2005) Koagulationstherapie bei Frühgeborenenretinopathie. Vergleich der anatomischen und funktionellen Ergebnisse nach Laser- oder Kryokoagulation. Ophtalmologe 102(1): 33

Jurklies B, Zrenner E, Wessing A (1997) Retinitis pigmentosa – clinical, genetic and pathophysiologic aspects. Klin Monatsbl Augenheilkd 210:1

Kline R, Klein BEK, Moss SE et al (1984) The Wisconsin epidemiologic study of diabetic retinopathy: II. Prevalence and risk of diabetic retinopathy when age at diagnosis is less than 30 years. Arch Ophthalmol 102:520

Rosenthal AR (1983) Ocular manifestations of leukemia. Ophthalmology 90:899

Stahl A, Agostini H, Jandeck C, Lagreze W (2011) Pharmakologische Therapie der Frühgeborenenretinopathie. Der Ophthalmologe 108:777

The Committee for the Classification of Retinopathy of Prematurity (1984) An international classification of retinopathy of prematurity. Arch Ophthalmol 102: 1130

Trese MT (1992) Surgery for retinopathy of prematurity. Int Ophthalmol Clin 32:105

Ulbig MW, Kampik A, Hamilton AM (1993) Diabetic retinopathy. Epidemiology, risk factors and staging. Ophthalmologe 90:197

Walsh JB (1982) Hypertensive retinopathy: description, classification and prognosis. Ophthalmology 89:1127

265 Sehnerv

B. Wabbels, P. Roggenkämper

Der Sehnervenkopf (Papille) hat, ophthalmoskopisch betrachtet, bei Kindern ungefähr dieselbe Größe wie bei Erwachsenen, ist aber, speziell in der frühen Kindheit, deutlich blasser.

265.1 Kongenitale Sehnervenanomalien

Kinder mit beidseitigen Störungen können je nach Ausprägungsgrad früh durch schlechte Sehschärfe und Nystagmus auffallen, einseitige Veränderungen zeigen sich in vielen Fällen durch eine sensorische Esotropie.

265.1.1 Sehnervenhypoplasie

Die Sehnervenhypoplasie ist die häufigste Sehnervenfehlbildung und kann mit Störungen von zentraler Sehschärfe und Gesichtsfeld sehr unterschiedlicher Stärke verbunden sein (bis zur Blindheit), die nicht direkt mit der Größe des Sehnervenkopfs korreliert sind. Sie kann allein auftreten oder mit anderen Entwicklungsstörungen wie Hydrozephalus, Enzephalozele oder Mikrophthalmie vergesellschaftet sein. Sie ist ggf. auch Teil der septooptischen Dysplasie (De-Morsier-Syndrom), die durch Agenesie des Septum pellucidum gekennzeichnet ist und mit weiteren Missbildungen im Bereich vorderer Hirnanteile verbunden sein kann. Die Diagnose mittels MRT sollte frühzeitig erfolgen, da sich möglicherweise therapeutische Konsequenzen ergeben können: Ist die Hypophyse mitbetroffen, kann eine Substitution der von ihr abgegebenen Hormone erforderlich werden.

265.1.2 Kolobome

Bei Kolobomen kann der Sehnerv isoliert oder zusammen mit der Iris oder der Netz-/Aderhaut betroffen sein (▶ Abschn. 261.1).

265.1.3 Morning-glory-Syndrom

Die Papille ist vergrößert und stark exkaviert, in der Mitte liegt oft ein weißlich bis orangefarbenes Gewebe (Glia). Der Name rührt von der Ähnlichkeit zu einer Blume (Windenblüte) her. Die Sehschärfe ist meist stark beeinträchtigt.

265.2 Neuritis nervi optici

Ein plötzlicher Abfall der Sehschärfe, verbunden mit periorbitalem Schmerz und Bulbusdruckschmerzen oder schmerzhaften Augenbewegungen und afferenter Pupillenstörung, deutet auf eine Entzündung des Sehnervs hin. Die Papille sieht entweder normal aus (Retrobulbärneuritis) oder ödematös mit verwaschenen Grenzen (Papillitis).

In der Kindheit ist die Neuritis nervi optici häufig beidseitig. Zum Ausschluss einer generalisierten neurologischen Systemerkrankung sollte ein MRT durchgeführt werden. Auch toxische Ursachen oder Medikamentenabusus kommen ursächlich in Betracht. Die Rückbildung der Sehschärfenminderung (meist innerhalb von Wochen) ist stark von der Ursache abhängig.

265.3 Stauungspapille

Im Frühstadium der Stauungspapille finden sich obere und untere Papillenrandunschärfe und -prominenz, die Papille ist hyperämisch. Die voll entwickelte Stauungspapille manifestiert sich durch Prominenz, Blutungen, Exsudate sowie evtl. peripapilläre Netzhautfalten. Die Sehschärfe ist im Gegensatz zur Papillitis im Allgemeinen nicht verschlechtert, bei der Gesichtsfelduntersuchung ist der blinde Fleck vergrößert.

Mögliche Ursachen sind erhöhter Hirndruck, z. B. durch Tumor, Meningitis, Pseudotumor cerebri, Enzephalitis, Hydrozephalus, intrakranielle Blutung u. a. Eine lange bestehende Stauungspapille kann zur Optikusatrophie führen. Eine Stauungspapille kann u. a. durch Fibrae medullares und Drusen vorgetäuscht werden.

265.4 Sehnerventumoren

▶ Kapitel 266.

265.5 Zentrale Sehstörung

Wenngleich die Augäpfel in allen Abschnitten unauffällig sind und die Pupillenreaktion intakt ist, ist das Kind klinisch blind, und ein optokinetischer Nystagmus lässt sich nicht auslösen. Es werden nur zufällige Augenbewegungen durchgeführt, ein Spontannystagmus besteht nicht.

Als Ursache kommen in Frage: Hypoxien, Meningitis, Enzephalitis, Schädel-Hirn-Trauma, Hydrozephalus oder Stoffwechselstörungen. Je nach Ursache der Störung und deren Stärke ist ggf. eine Wiedererlangung der Sehfähigkeit möglich. Gestört ist der genikulostriate Anteil der Sehbahn.

Gelegentlich können Säuglinge beobachtet werden, die klinisch eine kortikale Blindheit zeigen, die nicht durch irgendeine pränatale oder sonstige Störung zu erklären ist. Nach 6–12 Monaten können sie jedoch normale Sehfunktion entwickeln, so dass von einer verzögerten visuellen Reifung auszugehen ist.

Literatur

Brodsky MC (2010) Pediatric neuro-ophthalmology. Springer, Berlin Heidelberg New York

Miller NR, Newman NJ, Biousse V, Kerrison JB (2007) Walsh & Hoyts clinical neuroophthalmology: The essentials. Williams & Wilkins, Baltimore

Nelson LB, Olitsky SE (2005) Harley's pediatric ophthalmology. Saunders, Philadelphia

Taylor D, Hoyt CS (2012) Pediatric ophthalmology and Strabismus. Elsevier. Saunders, Edinburgh

266 Orbita

B. Wabbels, P. Roggenkämper

266.1 Angeborene Anomalien

Hereditäre Krankheiten mit Beteiligung der Orbita, ggf. mit Hypertelorismus (weiter Augenabstand) oder Hypotelorismus (enger Augenabstand) sind Morbus Crouzon, Apert-Syndrom, Treacher-Collins-Syndrom u. a.

266.2 Exophthalmus

Die meisten Krankheiten der Orbita zeigen einen Exophthalmus. Mögliche Ursachen sind: kapilläres Hämangiom, Hämatom, Dermoidzysten, Ethmoiditis, Pseudotumor orbitae, Kraniostenose, Hyperthyreose, Rhabdomyosarkom, metastatisches Neuroblastom und Ewing-Sarkom, Leukämie und granulozytisches Sarkom, Neurofibrom.

266.2.1 Kapilläres Hämangiom

Das kapilläre Hämangiom ist der häufigste vaskuläre Tumor bei Kindern. Bei einem Drittel der Patienten ist es bereits bei der Geburt vorhanden und zeigt sein größtes Wachstum in den ersten 6–12 Monaten. Danach folgt eine Regression bis spätestens zum 10. Lebensjahr (s. auch ▶ Kap. 256).

266.2.2 Dermoidzysten

Dermoidzysten enthalten Hautanhangsgebilde in der Zystenwand, der Inhalt besteht meist aus Talg. Sie sind angeboren und nehmen nur langsam an Größe zu. Am häufigsten finden sie sich im temporal oberen Quadranten.

Die Therapie besteht in der vollständigen chirurgischen Entfernung, präoperativ ist jedoch die Größe abzuklären, evtl. ist eine Beziehung zur Dura mit Hilfe von Ultraschall, ggf. MRT, auszuschließen.

266.2.3 Neurofibrome

Neurofibrome treten entweder als isolierte Tumoren oder als Teil der Neurofibromatose Typ 1 (Recklinghausen-Krankheit) auf. Eine chirurgische Entfernung ist häufig aufgrund der Blutungsneigung und der diffusen Ausdehnung schwierig.

266.2.4 Optikusgliom

Das Optikusgliom ist der häufigste Tumor des N. opticus in der Kindheit. Es tritt vermehrt auf bei Patienten mit Neurofibromatose. Typische Zeichen sind Exophthalmus, einseitige Visusminderung, Schielabweichung und Auffälligkeiten der Papille. Alle Kinder mit Neurofibromatose Typ 1 sollten regelmäßig augenärztlich untersucht werden.

266.2.5 Rhabdomyosarkom.

Das Rhabdomyosarkom ist der bei Kindern häufigste primäre maligne Orbitatumor. Typisch sind schnelles Wachstum und Exophthalmus mit Chemosis. Häufig werden vorher Kopfschmerzen beklagt, auch Ptosis kann ein Frühzeichen sein. Wichtig ist eine möglichst frühzeitige Diagnose.

Behandelt wird mit Chemotherapie und ggf. zusätzlicher Bestrahlung in einer kinderonkologischen Abteilung.

266.2.6 Pseudotumor orbitae

Diese idiopathische lymphozytäre Entzündung der Orbita ist gekennzeichnet durch Exophthalmus, Lidschwellung, Ptosis und Schmerzen (häufiger bei Erwachsenen, aber auch bei Kindern möglich). Nicht selten ist ein bilaterales Auftreten, bei Kindern ist ggf. eine intraokulare Entzündung mit einem Pseudotumor vergesellschaftet. Es handelt sich um eine entzündliche Erkrankung ohne feststellbare Ursache – bakterielle oder andere Infektionen, Fremdkörper oder endokrine Ursachen kommen nicht in Betracht. Unter systemischer Steroidgabe erfolgt meist eine rasche Besserung.

266.2.7 Bakterielle Entzündungen

Bakterielle Entzündungen gehen oft von einer Entzündung der Siebbeinzellen aus. Die Ethmoiditis führt relativ häufig zu einer orbitalen Zellgewebsentzündung, die in eine Orbitaphlegmone übergehen kann. Klinische Zeichen sind Lidödeme, Chemosis und extreme Berührungsempfindlichkeit, auch Kopf- und Augenschmerzen sowie Motilitätsstörungen können vorkommen. Die Therapie erfolgt antibiotisch, ggf. chirurgisch mit Drainage der Siebbeinzellen von vorn.

266.3 Enophthalmus

Ein Enophthalmus, das Zurücksinken des Augapfels in die Orbita, entsteht insbesondere bei Blow-out-Fraktur der Orbita oder bei Atrophie von Orbitagewebe. Ein Pseudoenophthalmus findet sich beim Horner-Syndrom.

Literatur

Garrity JA, Henderson JW (2007) Orbital tumors. Lippincott Williams & Wilkins, Philadelphia

Nelson LB, Olitsky SE (2005) Harley's pediatric ophthalmology. Saunders, Philadelphia

Wright KW, Spigel PH (2003) Pediatric ophthalmology and strabismus. Mosby, St. Louis

Taylor D, Hoyt CS (2012) Pediatric ophthalmology and Strabismus. Elsevier. Saunders, Edinburgh

267 Erhöhter und erniedrigter Augeninnendruck

T. Böker

267.1 Glaukom

Das Glaukom (grüner Star) ist eine Krankheit mit kontinuierlichem Verlust von Nervenfasern des Sehnervs. Die Folgen sind eine zunehmende Exkavation des Sehnervenkopfes und progrediente Gesichtsfeldausfälle, die anfangs vom Patienten nicht bemerkt werden. Ein Hauptrisikofaktor ist die Erhöhung des Augeninnendrucks. Meist sind ältere Menschen betroffen, selten tritt ein Glaukom bei Neugeborenen und Kindern auf. Die ersten Zeichen sind dann vermehrter Tränenfluss, Fotophobie, Blepharospasmus, Hornhauttrübung (Ödem) und zunehmende Vergrößerung des Auges (Buphthalmus) mit Zunahme des Hornhautdurchmessers. Papillenexkavation, Sehnervatrophie und Sehverlust können folgen.

Pathogenese Das angeborene oder im frühen Kindesalter auftretende Glaukom ist üblicherweise Folge einer Fehlentwicklung des Kammerwinkels; meist findet man dort mesodermales Gewebe, das den Kammerwasserabfluss über das Trabekelmaschenwerk im Kammerwinkel blockiert. Das kongenitale Glaukom wird meist rezessiv vererbt, jedoch gibt es auch Formen einer dominant vererbten Kammerwinkeldysgenesie. Ein Glaukom kann mit anderen Krankheiten wie z. B. Aniridie, mesodermaler Dysgenesie, Sphärophakie, Neurofibromatose, Sturge-Weber-Syndrom, Lowe-Syndrom oder Marfan-Syndrom assoziiert sein. Zu Sekundärglaukomen kommt es nach Trauma, intraokularer Blutung, Uveitis, intraokularen Tumoren oder Kortisontherapie.

Therapie Die Therapie des angeborenen oder im frühen Kindesalter auftretenden Glaukoms ist in der Regel chirurgisch. Die Operation sollte möglichst schon in den ersten Lebenstagen erfolgen. Chirurgische Eingriffe, die der Druckregulation dienen, sind Goniotomie, Trabekulotomie, Trabekulektomie, tiefe Sklerektomie und zyklodestruktive Maßnahmen. Oft sind mehrere Eingriffe und eine begleitende lokale drucksenkende Therapie notwendig. Die Prognose der Sehschärfe hängt von der Drucknormalisierung und der Vermeidung von Sehnervschäden ab. Begleitend müssen oft eine Korrektur von Refraktionsfehlern und eine Amblyopieprophylaxe mittels Okklusion durchgeführt werden. Gegebenenfalls assoziierte Veränderungen der Augen wie Katarakt, Hornhauttrübungen oder Krankheiten der Netzhaut müssen zusätzlich behandelt werden und beeinflussen die Prognose.

267.2 Okuläre Hypotonie

Eine okuläre Hypotonie kann Folge einer perforierenden Verletzung sein oder nach einer Uveitis auftreten. Eine akute Hypotonie tritt bei Kleinkindern mit mäßiger bis schwerer Dehydratation auf.

Literatur

Baez KA, Ulbig MW, Rice NSC (1994) Diagnostik und Therapie der frühkindlichen Glaukome. Ophthalmologe 91:408

Draeger J (1993) Surgical measures in congenital glaucoma. Klin Monatsbl Augenheilkd 202:425

McPherson SD Jr, Berry DP Jr (1983) Goniotomy vs. external trabeculotomy for developmental glaucoma. Am J Ophthalmol 95:427

Robin AL, Quigley HA, Pollack IP et al (1979) An analysis of visual acuity, visual fields, and disc cupping in childhood glaucoma. Am J Ophthalmol 88:847

268 Verletzungen

B. Wabbels, P. Roggenkämper

Kindliche Augenverletzungen haben eine besondere Bedeutung, weil sich ihre Folgen über sehr viele Lebensjahre auswirken und sie überproportional häufig besonders schwerwiegend sind. Die meisten Verletzungen verursachen Schmerzen, Lichtscheu, Tränen, Lidkrampf, Unterblutung oder Rötung der Haut und führen zur sofortigen Vorstellung bei einem Arzt. Ernsthafte Augenverletzungen gibt es jedoch auch ohne Vorliegen derartiger Symptome.

Für die meisten Augenverletzungen gilt: Es ist wichtiger, dass die Versorgung durch erfahrene Ärzte in einer gut ausgerüsteten Augenklinik erfolgt, als dass weite Anfahrtswege vermieden werden!

Lidschwellung, Rötung und Unterblutung der Lider sind häufig nach stumpfem Trauma zu beobachten. Diese Symptome erfordern meist keine Maßnahmen, wichtig ist aber, dass andere Störungen wie Exophthalmus – am leichtesten ist dieser durch Blick über die Stirn zu beurteilen – und stumpfes oder sogar perforierendes Bulbustrauma ausgeschlossen werden.

Schnitt- und Rissverletzungen an den Augenlidern erfordern eine sehr sorgfältige Versorgung durch einen erfahrenen Arzt, da sonst (meist vermeidbare) erhebliche funktionelle und/oder ästhetische Störungen zurückbleiben. Wichtig ist insbesondere, dass der Levatormuskel und der Tarsus später ihre Funktion wieder aufnehmen können. Leicht kommt es bei unzureichender Versorgung auch zu Entropium, Ektropium oder fehlerhafter Lidstellung mit ständigem Tränen und chronischen Irritationen des äußeren Auges. Die Funktion der ableitenden Tränenwege muss erhalten bleiben, ggf. müssen die Tränenröhrchen unter dem Mikroskop genäht und geschient werden.

268.1 Hornhautverletzungen

Hornhautverletzungen verursachen üblicherweise große Schmerzen und Fremdkörpergefühl. Zur Untersuchung ist eine Anästhesie mindestens durch Augentropfen notwendig, ggf. die Eingabe von Fluorescein zur Anfärbung von Hornhautdefekten. Anschließend wird die Hornhaut mit Blaulicht untersucht.

Oberflächliche Hornhautverletzungen werden am besten mit einem antibiotischen Salbenverband versorgt. Dabei ist darauf zu achten, dass bei kleinen Kindern keine Deprivationsamblyopie entsteht. Tägliche Kontrollen durch den Augenarzt sind notwendig.

268.2 Fremdkörper

Leicht kann ein Fremdkörper übersehen werden, insbesondere wenn er sehr klein ist oder subtarsal oder in der unteren oder oberen Umschlagfalte verborgen liegt. Ein Absuchen des Auges mit Hilfe einer Lupe bzw. Lupenbrille oder eines direkten Augenspiegels mit Vorschalten der +15D-Linse ist hilfreich. Kann der Fremdkörper nicht auf Anhieb gefunden werden, ist einfaches Ektropionieren über einen kleinen Glasstab oder eine Büroklammer o. Ä. bzw. doppeltes Ektropionieren (Desmarres-Haken) notwendig. In manchen Fällen kann aber auf eine Spaltlampenuntersuchung nicht verzichtet werden. Metallische Hornhautfremdkörper können einen Rostring verursachen, der durch einen Augenarzt entfernt werden muss. Cave: Ohne größere Verletzungszeichen können Fremdkörper auch intraokular liegen, z. B. ein abgesprungener Teil eines Meißels nach einem Schlag mit dem Hammer, eine Röntgen- oder CT-Untersuchung ist dann dringend notwendig. Die Nachbehandlung bei Fremdkörperverletzungen erfolgt mit antibiotischen Tropfen oder Augensalben.

268.3 Perforationen

Lamellierende oder perforierende Hornhautwunden und Perforationen des Augapfels (cave: Perforationen der Sklera sind manchmal durch die bedeckende Bindehaut nicht zu erkennen!) erfordern die sofortige Überweisung an einen Augenarzt bzw. in eine Augenklinik. Hinweise auf Perforation ergeben sich durch einen weichen, ggf. untypisch geformten Augapfel, die Aufhebung der vorderen Augenkammer und Veränderungen der Pupille, Sichtbarwerden von dunklem Uveagewebe in der Wunde oder Blut in der Vorderkammer (Hyphäma). Bei diesen Anzeichen sollten keine Medikamente verabreicht und das Auge nur steril verbunden werden.

268.4 Stumpfe Bulbusverletzungen

Stumpfe Bulbusverletzungen sind gekennzeichnet durch Visusminderung, Rötung der Bindehaut, Zellen- und Eiweißausschwemmung in die Vorderkammer, ggf. Hyposphagma, Pupillenstörung oder Blutung im hinteren Augenabschnitt. Auch diese Veränderungen erfordern die Überweisung zum Augenarzt.

268.5 Frakturen der knöchernen Orbita

Frakturen der knöchernen Orbita sind häufig die Folge von stumpfen Traumen und erfordern in der Regel eine CT. Die Augenbeweglichkeit kann eingeschränkt sein, insbesondere bei Frakturen des Orbitabodens (Blow-out-Fraktur). Ob ein Ex- oder Enophthalmus vorliegt, lässt sich durch Blick über die Stirn feststellen.

268.6 Augenverletzung bei Kindesmisshandlung

Kindesmisshandlungen können bei allen Augenverletzungen unklarer Ursache eine Rolle spielen, nicht nur bei von außen sichtbaren Lidverletzungen, sondern auch bei Blutungen im Auge oder in der Umgebung des Auges, bei Katarakt, Linsenluxation, Netzhautablösung oder Orbitafrakturen.

268.7 Verätzungen

Verätzungen erfordern eine sofortige ausgiebige Spülung des Bindehautsacks. Wenn keine anästhesierenden Augentropfen zur Hand sind, muss der Lidkrampf gewaltsam durch Aufhalten der Augen überwunden werden. Danach muss der Patient sofort von einem Augenarzt behandelt werden.

Literatur

Albert D, Miller J, Azar D, Blodi B (2008) Albert & Jakobiec's principles and practice of ophthalmology. Saunders, Philadelphia

Nelson LB, Olitsky SE (2005) Harley's pediatric ophthalmology. Saunders, Philadelphia

Rohrbach JE, Steuhl K-P, Knorr M, Kirchhof B (2002) Ophthalmologische Traumatologie. Schattauer, Stuttgart

Taylor D, Hoyt CS (2012) Pediatric ophthalmology and Strabismus. Elsevier. Saunders, Edinburgh

XXVII Hals-Nasen-Ohren-Krankheiten

269 Ohr

F. Bootz

269.1 Äußeres Ohr

269.1.1 Fehlbildungen

Epidemiologie Fehlbildungen im Ohrbereich machen 50% aller Fehlbildungen in der Hals-Nasen-Ohren-Heilkunde aus. Etwa 2–4% aller Neugeborenen leiden an einer leichten Fehlbildung der Ohrmuschel. Die Häufigkeit schwerer Fehlbildungen des Ohrs wird mit 1:10.000–20.000 Neugeborene angegeben. Fehlbildungen der Ohrmuschel sind häufig assoziiert mit Fehlbildungen des Gehörgangs und des Mittelohrs. In vielen Fällen besteht eine Gehörgangsatresie. Ohrmuschelfehlbildungen sind häufig auch verbunden mit Syndromen wie dem Franceschetti-Treacher-Collins-Syndrom, dem Goldenhaar-Syndrom u.a. In 10% der Fehlbildungen werden exogene Faktoren (Talidomid, Rötelnembryopathie, Alkoholismus u.a.) als Ursache der Fehlbildung vermutet.

Pathogenese Die Ohrmuschel entwickelt sich um die erste Kiemenfurche herum. Die mesenchymalen Höcker 1-3 stammen aus dem ersten Kiemenbogen (Mandibularbogen) und bilden die vorderen Anteile der Ohrmuschel. Die hinteren Teile der Ohrmuschel stammen aus dem 4.-6. mesenchymalen Höcker des 2. Kiemenbogens (Hyoidbogen). Im Laufe der embryonalen Entwicklung kommt es zu einer Ausformung und Vergrößerung der Ohrmuschel und zu einer Wanderung von einer anterioren und kaudalen in eine posteriore und kraniale Position. Etwa 85% des ausgewachsenen Ohrs werden vom hyoidalen Kiemenbogen gebildet. Tragus und Crus helicis werden aus dem Mandibularbogen geformt, wobei der Rest der Ohrmuschel aus dem Hyoidbogen stammen. Der Tragus, der sich anfangs als zweiteilige Struktur entwickelt, kann manchmal in dieser Form bestehen bleiben.

Durch Entwicklungs- bzw. Differenzierungsstörungen in Teilen der Ohranlagen oder der Kiemenfurche kann es zu unterschiedlich ausgeprägten Fehlbildungsformen der Ohrmuschel kommen. Ferner können Überschussbildungen wie Aurikularanhänge, Zysten oder Fisteln im Bereich der Ohrmuschel auftreten. Da auch die Mandibula in den Differenzierungsprozess aus dem 1. und 2. Kiemenbogen involviert ist, kann die Form der Mandibula und die Position der fehlgebildeten Ohrmuschel atypisch sein (dystope Ohrmuschel z.B. beim Franceschetti-Treacher-Collins-Syndrom). Nach Weerda werden drei verschiedene Grade der Dysplasie der Ohrmuschel unterschieden.

- Beim Dysplasiegrad 1 handelt es sich um eine geringgradige Fehlbildung, bei der die meisten Strukturen einer normalen Ohrmuschel vorhanden sind. Zu den geringgradigen Fehlbildungen zählen die abstehende Ohrmuschel, die Makrotie, das Tassenohr u.a. ebenso wie kleine Deformitäten im Bereich des Lobulus oder stark ausgeprägter Darwin-Höcker und Tragusdeformitäten.
- Bei der Mikrotie 2. Grades (Abb. 269.1) handelt es sich um eine mittelgradige Fehlbildung, bei der die Ohrmuschel noch einige Strukturen einer normalen Ohrmuschel aufweist, in der Regel jedoch deutlich kleiner als eine normal angelegte Ohrmuschel ist.
- Beim Grad 3 der Ohrmuschelfehlbildung handelt es sich um eine hochgradige Fehlbildung, bei der keine Strukturen einer normalen Ohrmuschel vorhanden sind (Abb. 269.2). Meist besteht noch ein Rudiment des Lobulus, es kann jedoch auch eine Anotie vorliegen.

Während bei der einseitigen Fehlbildung des äußeren Ohrs und des Mittelohrs der Spracherwerb eines Kindes mit dem gesunden, funktionstüchtigen Ohr der Gegenseite problemlos ist, ist dieser bei der beidseitigen Mittelohrfehlbildung gefährdet oder kann ohne entsprechende Hörhilfen nicht stattfinden. Aurikuläre Form- oder Stellungsanomalien können Teilerscheinungen eines allgemeinen Fehlbildungskomplexes unter Einbeziehung anderer Organe sein. Nicht selten sind Ohrmuschelfehlbildungen mit Fehlbildungen oder Dysplasien der Augen, des Gesichts, des Schädels, des Kiefers und des Gaumens verbunden.

Therapie Die Indikation zur operativen Korrektur der Ohrmuschelfehlbildung ist abhängig vom Grad der Fehlbildung und vom Leidensdruck des Patienten. Da das Ohr ab dem 6. Lebensjahr nur noch wenig wächst, können korrigierende Eingriffe bereits vor der Einschulung im 5. Lebensjahr vorgenommen werden. Für Ohrmuschelanlegeplastiken stehen verschiedene Techniken zur Verfügung. Die ästhetischen Ergebnisse sind meist zufriedenstellend. Operationen größerer Fehlbildungen der Ohrmuschel sind oft schwierig und nur in mehreren Sitzungen durchführbar. Hierzu ist meist der Einsatz von körpereigenem Knorpel (aus dem Rippenbogen) notwendig, der erst ab dem 10.-12. Lebensjahr in ausreichender Größe zur Verfügung steht. Die Herstellung eines Ohrmuschelskeletts in vitro aus körpereigenen Knorpelzellen („tissue engineering") befindet sich noch im Experimentierstadium. Andere Techniken verwenden Stützgerüste aus biokompatiblem Material. Alternativ zu den rekonstruktiven Verfahren kann auch eine Ohrmuschelepithese eingesetzt werden, die durch knochenverankerte Schrauben befestigt wird.

Die Behandlung der beidseitigen Ohrmuschelfehlbildung in Verbindung mit Fehlbildungen des Mittelohrs oder gar des Innenohrs bedarf bereits im 1. Lebenshalbjahr der speziellen Maßnahmen der Gehörrehabilitation entweder mit Hörgeräten oder gar mit Cochleaimplantaten, um den Spracherwerb zu gewährleisten. In seltenen Fällen ist eine operative Intervention zum Aufbau des Mittelohrs angezeigt (▶ Kap. 274).

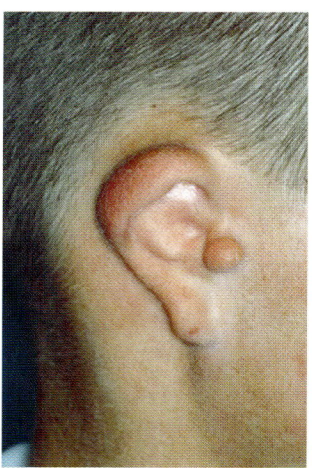

Abb. 269.1 Ohrmuscheldysplasie 2. Grades mit Atresie des Gehörgangs und Aurikularanhang

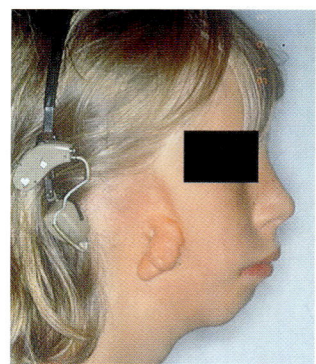

Abb. 269.2 Dystope Ohrmuschel mit hochgradiger Fehlbildung des Mittelohrs und Gehörgangsatresie. (Bildrechte liegen bei den Erziehungsberechtigten des Patienten)

Aurikuläre Anhänge und Fisteln

Aurikuläre Anhänge und angeborene Fisteln können isoliert oder kombiniert mit Ohrfehlbildungen vorkommen. Sie sind topisch an die embryonalen Verschmelzungsbereiche der Ohrmuschelhöcker oder des 1. Kiemenbogens gebunden und können familiär gehäuft auftreten. Ohrfisteln enden meist blind und sind mit Plattenepithel und/oder respiratorischem Epithel ausgekleidet. Am häufigsten werden sie präaurikulär und um das Crus helicis herum gesehen. Sie können aber auch postaurikulär auftreten. Sie sind nicht selten doppelseitig oder multipel angelegt. Ohrfisteln können bis in den Bereich der Ohrspeicheldrüse und den oberen Halsbereich verlaufen. In diesen Fällen ist die topografische Beziehung zum N. facialis zu berücksichtigen. Wegen der Neigung zu rezidivierenden Entzündungen ist die operative Entfernung der Ohrfisteln anzuraten

Die Abtragung von aurikulären Anhangsgebilden ist in der Regel unproblematisch. Bei der Resektion von Aurikularanhängseln muss jedoch berücksichtigt werden, dass die überschüssige Haut bei Fehlbildung der Ohrmuschel für deren Aufbau eingesetzt werden kann.

Abstehende Ohrmuscheln

Abstehende Ohrmuscheln sind die einfachste Form der Ohrmuscheldeformität. Sie können aus psychologischen Gründen vor der Einschulung zwischen dem 5. und 6. Lebensjahr mit einer Anthelixplastik und/oder Cavumverkleinerung korrigiert werden. Zur Indikationsstellung wird meist ein psychologisches Gutachten gefordert.

Lymphangiome

Lymphangiome und Hämangiome sind meist auf die Ohrmuschel beschränkt. Eine abwartende Haltung ist bei Hämangiomen durch die deutliche Rückbildungstendenz gerechtfertigt. Diese besteht bei Lymphangiomen weniger, so dass dort eher ein operatives Vorgehen angezeigt ist.

269.1.2 Traumatische Schäden

Othämatom

Das Othämatom kann durch ein stumpfes Trauma oder durch eine tangentiale Abscherung des Perichondriums vom Knorpel der Ohrmuschel entstehen und imponiert als schmerzlose Auftreibung zumeist in den oberen Abschnitten der Ohrmuschel. Da dadurch die Ernährung des Ohrknorpels gefährdet sein kann, muss das Hämatom rasch operativ ausgeräumt werden.

Scharfes Ohrmuscheltrauma

Das scharfe Ohrmuscheltrauma muss sofort operativ versorgt werden. Selbst wenn Teile der Ohrmuschel nur noch an einer kleinen Gewebsbrücke hängen, kann das Gewebsfragment aufgrund der sehr guten Durchblutung der Ohrmuschel wieder angenäht werden. Die traumatisch abgetrennten Teile müssen mit in die Klinik gebracht worden, da insbesondere der Knorpel zur Rekonstruktion eingesetzt werden kann. Die abgetrennten Ohrmuschelanteile sollten in eine saubere Kompresse oder Papiertaschentuch eingewickelt in einen Plastikbeutel gelegt werden. Dieser Beutel wird in einen zweiten, mit kaltem Wasser (auch Eiswasser) gefüllten gelegt. Wegen der schlechten Einheilungsraten bei der klassischen Replantation des abgetrennten Ohrmuschelanteils oder der gesamten Ohrmuschel wurden besondere Methoden zum Erhalt des Replantats entwickelt. Dazu wird das Replantat in einem ersten Schritt in eine Hauttasche zur Einheilung gebracht und in einem zweiten Schritt zur Rekonstruktion verwendet.

Perichondritis

Die Perichondritis kann die Folge eines kleinen Traumas oder einer unsachgemäßen Behandlung eines Othämatoms sein. Es handelt sich um eine schmerzhafte, überwärmte Schwellung der Ohrmuschel, wobei der Lobulus ausgespart bleibt. Nachfolgend kann eine eitrige Entzündung und Knorpelsequestrierung entstehen, die zu einer hochgradigen Verunstaltung der Ohrmuschel in Form des „Blumenkohlohrs" führen kann. Die Infektion wird häufig durch Keime des gramnegativen Spektrums verursacht. Hier lassen sich am häufigsten Pseudomonas aeruginosa nachweisen. Neben der Behandlung mit feuchten Umschlägen (Rivanol) ist eine antibiotische Behandlung mit einem Breitbandantibiotikum, das das gramnegative Spektrum, insbesondere Pseudomonas, abdeckt, angezeigt. Erst beim Auftreten von Nekrosen oder einer Abszessbildung ist eine chirurgische Intervention notwendig.

Erysipel

Es handelt sich um eine Infektion mit Streptokokken der Gruppe A, die durch kleine Defekte in die Haut eindringen. Das Erysipel verbreitet sich in den Lymphspalten, wobei eine scharf abgegrenzte flächenhafte Rötung, die die gesamte Ohrmuschel betrifft (einschließlich Lobulus), auftritt. Unter hoch dosierter Penicillingabe heilt das Erysipel schnell ab. Begleitend können feuchte Umschläge die Therapie unterstützen.

Ohrmuschelekzem

Eine häufige Ursache für Kontaktekzeme sind Ohrringe, deren Metalle zu einer dermatitischen Reaktion führen. Aber auch Reaktionen auf Detergenzien und andere Stoffe können ein Ekzem auslösen. Nur die konsequente Noxenkarenz kann zu einer anhaltenden Bes-

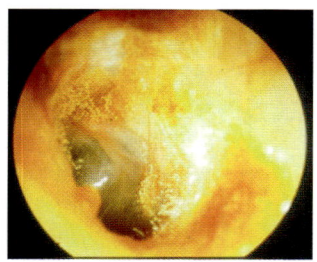

☐ Abb. 269.3 Akute Otitis externa mit massiver Schwellung und Rötung der Gehörgangshaut

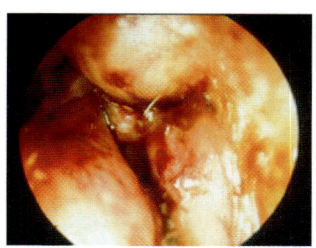

☐ Abb. 269.4 Pilzinfektion des Gehörgangs

serung führen. Mikrobielle Ekzeme werden in der Nähe nässender, superinfizierter Läsionen, wie sie im Bereich des Cavum conchae bei chronischer Otitis auftreten, beobachtet. Eine gezielte systematische Anwendung von Antibiotika und die Sanierung des Mittelohrbefundes sollten therapeutisch angestrebt werden.

Herpes zoster oticus

Der Zoster oticus, der im Kindesalter sehr selten auftritt, geht mit bläschenförmigen Hautefflorenszenzen vorwiegend im Bereich des Cavum conchae und des Gehörgangs einher und ist häufig begleitet von heftigen Schmerzen. Zusätzlich kann es im Rahmen dieser Virusinfektion zu vestibulocochleären Schädigungen und Fazialisparesen kommen (Ramsay-Hunt-Syndrom). Zur Therapie steht das Virostatikum Aciclovir zur Verfügung.

269.2 Gehörgang

269.2.1 Cerumen obturans

Beim Cerumen obturans handelt es sich nicht um eine Krankheit, sondern um einen pfropfartigen Verschluss des äußeren Gehörgangs aufgrund von Fett aus den Zeruminal- und Talgdrüsen. Da dieses Fett von großer Bedeutung für ein gesundes Milieu im Gehörgang ist, sollte nur das am Eingang des Gehörgangs sichtbare Zerumen mit einem Watteträger entfernt werden. Die übertriebene Ohrpflege mit Wattestäbchen kann zu dieser Pfropfbildung führen, da damit der physiologischerweise nach außen gerichtete Transport des Gehörgangfetts behindert wird.

269.2.2 Otitis externa diffusa

Entzündungen des Gehörgangs (☐ Abb. 269.3) können im Kindesalter als Begleiterscheinung einer seborrhoischen Dermatitis, eines Ekzems, einer Schwimmbadinfektion (Badeotitis) oder einer chronischen Otitis media auftreten. Sie kann jedoch auch nach Manipulationen im Gehörgang oder bei Hörgeräteträgern durch die Ohrpassstücke entstehen. Weitere mögliche Ursachen sind ein Erysipel und das Übergreifen einer durch Pseudomonas aeruginosa bedingten Perichondritis.

Nicht selten wird dieser Entzündung durch eine übermäßige Reinigungstendenz Vorschub geleistet. Der pH-Wert im Gehörgang soll aufgrund der sezernierten Fettsäuren zwischen 5,0 und 6,8 liegen. Bei zu viel Reinigen und Ausspülen des Gehörgangs mit alkalischen Substanzen wird der Entstehung einer Entzündung (Otitis externa) Vorschub geleistet.

Die Symptome sind eine schmerzhafte Schwellung der Gehörgangshaut mit zum Teil fötider Sekretion oder Juckreiz sowie Schmerz bei Druck auf den Tragus und Zug an der Ohrmuschel. Eine schleimige Sekretion kann bei bestehendem chronischem Mittelohrprozess auftreten.

Der Erregernachweis erfolgt mittels Ohrabstrich. Erreger sind neben Bakterien wie Streptokokken, Enterokokken, Pseudomonas und Proteus vulgaris auch Viren und Pilze. Bei einer hartnäckigen, therapieresistenten Otitis externa ist neben der chronischen Otitis media auch an eine Otomykose durch Candida albicans oder Aspergillus zu denken (☐ Abb. 269.4).

Nach Absaugen des Sekrets ist eine lokale Streifenbehandlung mit alkoholischer Lösung oder salbengetränkten Streifen (z. B. Sulmycin) erforderlich, sofern eine Mykose ausgeschlossen ist. Eventuell ist eine systemische antibiotische Behandlung nötig (Penicillin V, Amoxicillin, Cephalosporine der 2. Generation). Ist die Otitis externa die Folge einer chronischen Mittelohrentzündung, so ist deren operative Sanierung die einzig Erfolg versprechende, weil kausale Therapie.

269.2.3 Otitis externa bullosa haemorrhagica

Die Otitis externa bullosa haemorrhagica („Grippeotitis"), die meist im Zusammenhang mit einer Influenzainfektion auftritt und gelegentlich mit einer Otitis media kombiniert ist, bedarf nur im Falle einer Superinfektion der antibiotischen Therapie. Die Krankheit ist meist relativ schmerzhaft; nach wenigen Tagen trocknen die hämorrhagischen Blasen ein und heilen ab.

269.2.4 Otitis externa circumscripta

Die häufigste Ursache einer Otitis externa circumscripta ist eine Haarbalginfektion im Bereich des knorpeligen Gehörgangs mit umschriebener Entzündung, die zu einer Abszessbildung führen kann. Die Therapie ist dieselbe wie bei der Otitis externa diffusa, evtl. ist die Spaltung des Abszesses erforderlich.

269.2.5 Ekzeme des äußeren Ohrs und des Gehörgangs

In ☐ Tab. 269.1 sind die akuten und chronischen Ekzeme des äußeren Ohrs und des Gehörgangs aufgeführt.

269.2.6 Ohrmykose

Die Symptome bei Ohrmykose sind die gleichen wie bei der Otitis externa diffusa. Typisch für die Ohrmykose ist, dass sie bei konventioneller Behandlung therapieresistent ist. Nach der Reinigung des Gehörgangs mit alkoholischer Lösung wird z. B. mit Canesten-Lösung behandelt. Bei Mischinfektionen werden Streifen mit antibiotischer Lösung und einem Antimykotikum eingelegt. Die Behandlung kann auch mit Gentianaviolett vorgenommen werden.

Tab. 269.1 Klassifikation der akuten und chronischen Ekzeme

Krankheit	Ursache	Noxen
Akute Kontaktdermatitis	Kurze Einwirkung	
Akute toxische Kontaktdermatitis	Toxisch	Physikalische Noxen: thermische Schäden, Verätzungen, UV-Strahlen (Sonne), Laser etc.
Akute allergische Kontaktdermatitis	Allergisch	Allergene: antibiotische Ohrentropfen, z. B. Neomycin, Shampoos
Chronisches Kontaktekzem	Wiederholte Einwirkung oder längere Exposition	
Chronisch-kumulatives Kontaktekzem	Toxisch	Noxen: Seifen, Detergenzien
Chronisch-allergisches Kontaktekzem	Allergisch	Allergene (s. oben)
Seborrhoisches Ekzem (Syn. seborrhoische Dermatitis, dysseborrhoische Dermatitis)	Prädisposition	Bakterielle und mykotische Sekundärinfektion
Mikrobielles Ekzem (Syn. Dermatitis nummularis)	Polyätiologie	Evtl. Bakterien oder allergische Reaktionen auf mikrobielle Antigene, Mykosis
Atopisches Ekzem (Syn. Neurodermitis atopica diffusa, Neurodermitis atopica disseminata, atopische Dermatitis)	Polygen, erbliche Disposition, endogene Hyperreagibilität	Allergene wie Proteine, Hausstaub, Pollen, Tierepithelien, Pilzsporen, Nahrungsmittel

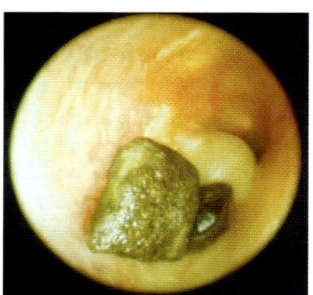

Abb. 269.5 Gehörgangsfremdkörper

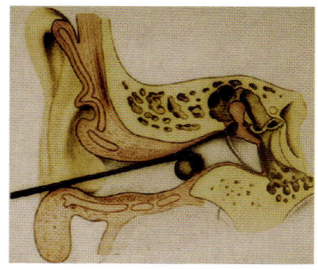

Abb. 269.6 Fremdkörper sollten nur mit einem Häkchen und nicht mit einer Pinzette entfernt werden

269.2.7 Fremdkörper

Bei intaktem Trommelfell („genaue Anamnese") kann versucht werden, den nicht verkeilten Fremdkörper (Abb. 269.5) mittels einer behutsamen Gehörgangspülung zu entfernen. Sollte dies nicht gelingen, darf niemals mit einer Pinzette, sondern stets mit einem Häkchen (Abb. 269.6) die Entfernung des Fremdkörpers versucht werden. Gelingt dies aufgrund der reaktiven Entzündung um den Fremdkörper nicht problemlos, sollte die Fremdkörperentfernung in einer kurzen Narkose erfolgen.

Bei frischen Gehörgangs- und unklaren Trommelfellverletzungen (traumatische Trommelfellperforation, laterobasale Fraktur; s. unten) darf keinesfalls der Gehörgang gespült werden, da die Gefahr einer Verschleppung der Infektion in die eröffneten Mittelohrräume bzw. in das Endokranium besteht.

269.2.8 Gehörgangsverletzung

Gehörgangsverletzungen treten meist nach Manipulation im Gehörgang auf. Neben der Verletzung der Gehörgangshaut kann es zusätzlich zu einer Trommelfellverletzung kommen. Im Rahmen von Felsenbeinfrakturen und Kiefergelenkfrakturen können knöcherne Verletzungen des Gehörgangs auftreten. Eine alleinige Verletzung der Gehörgangshaut wird konservativ mit desinfizierenden Lösungen behandelt, abgeschilfertes Epithel wird an die ursprüngliche Stelle zurückverlagert. In schweren Fällen kann es zu einer Stenosierung durch Narbenbildung kommen. Zum Ausschluss einer Trommelfellperforation muss eine mikroskopische Inspektion des Trommelfells erfolgen, wobei gegebenenfalls auch eine Hörprüfung zum Ausschluss einer Gehörknöchelchenluxation vorgenommen werden sollte (Schallleitungsschwerhörigkeit).

269.2.9 Gehörgangsexostosen

Gehörgangsexostosen gelten wie Hyperostosen als reaktive Osteophyten. Sie befinden sich meist beidseitig im medialen Abschnitt des äußeren Gehörgangs oft unmittelbar vor dem Trommelfell, gestielt an der Gehörgangsvorder- und -hinterwand. Sie sind im Kinderalter sehr selten. Oft verursachen sie rezidivierende Gehörgangsentzündungen oder ständig sich wiederholende obturierende Zeruminalpfröpfe. Bei erheblicher Einengung und rezidivierenden Entzündungen sollten sie operativ abgetragen werden.

269.3 Mittelohr

269.3.1 Fehlbildungen

Fehlbildungen des Mittelohrs und damit des Schallleitungsapparates sind häufig mit Fehlbildungen der Ohrmuschel und des Gehörgangs kombiniert. Mittelohrfehlbildungen können monosymptomatisch oder in Kombination mit anderen Fehlbildungssyndromen (z. B.

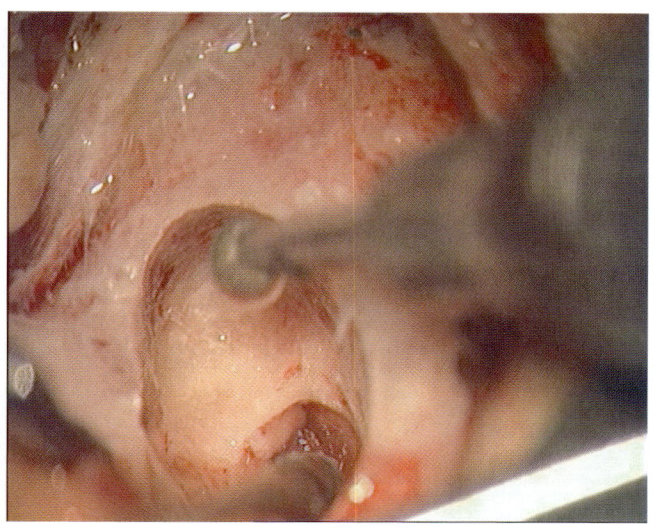

Abb. 269.7 Intraoperativer Situs mit Darstellung der Atresieplatte, die mit einem Diamantbohrer heruntergefräst wird

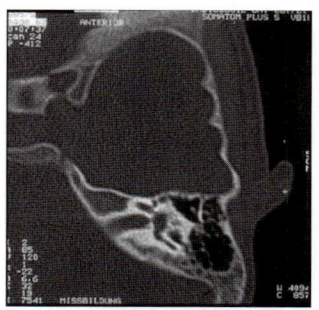

Abb. 269.8 Computertomografische Darstellung einer Mittelohrfehlbildung mit Atresieplatte

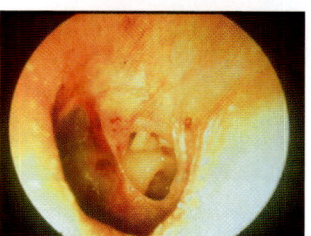

Abb. 269.9 Große traumatische Trommelfellperforation, durch die man auf das runde Fenster und den Amboss sieht

kraniofazialen Fehlbildungssyndromen) auftreten. In einem durch eine knöcherne Atresieplatte nach außen abgeschlossenen Mittelohr (Abb. 269.7) findet sich fast immer eine fehlgebildete Gehörknöchelchenkette. Bei Mittelohrfehlbildungen liegt in der Regel eine regelrechte Funktion des Innenohrs vor.

Die Diagnostik bei Mittelohrfehlbildungen umfasst neben einer ausführlichen audiologischen Untersuchung ein hochauflösendes Felsenbein-CT (Abb. 269.8). Zur audiologischen Diagnostik reicht meist ein Reintonaudiogramm, das vor allem bei kleinen Kindern oder Säuglingen durch eine Ableitung akustisch evozierter Potenziale ergänzt werden kann. Zusätzlich ist eine Fazialisdiagnostik wichtig, um latente, inkomplette Fazialisparesen aufzudecken.

Bei einer beidseitigen Mittelohrfehlbildung ist bereits in den ersten 6 Lebensmonaten eine Hörgeräteversorgung (▶ Kap. 274) notwendig, und zwar mit einem Knochenleitungshörgerät. Zwischen dem 2. und 4. Lebensjahr kann eine operative Hörverbesserung angestrebt werden, wenn dies die anatomischen Bedingungen erlauben. Sollte ein hörverbessernder Eingriff nicht möglich sein, so kann eine Rehabilitation mit einem knochenverankerten Hörgerät erfolgen. Bei einseitiger Mittelohrfehlbildung und normalem Gehör des anderen Ohrs sollte erst ab dem 15. Lebensjahr versucht werden, mittels einer Tympanoplastik das Gehör zu verbessern. Eine Sprachentwicklungsverzögerung ist bei einseitig normalem Gehör nicht zu befürchten.

269.3.2 Verletzungen des Trommelfells

Verletzungen des Trommelfells können direkt durch perforierende Gegenstände oder indirekt durch einen Schlag erfolgen. Während sich kleinere Perforationen eines primär gesunden Trommelfells meist spontan schließen, muss bei einem durch Entzündungen vorgeschädigten Trommelfell nicht selten eine Myringoplastik erfolgen. Klagt ein Kind nach einem solchen Trauma über Schwindel, so ist durch eine mögliche Luxation des Steigbügels an eine Eröffnung des Innenohrraums zu denken. Unter primär vestibulärer Symptomatik kann die Innenohrleistung bis zur Taubheit absinken. In diesem Falle ist die operative Exploration und Behandlung indiziert.

Unter dem Ohrmikroskop muss entschieden werden, ob die Trommelfellperforation geschient oder operativ mit einem autologen Faszien- oder Perichondriumtransplantat unterlegt werden muss. Ist die Perforation klein und das äußere Trommelfellepithel extrovertiert, wird sich diese Läsion spontan verschließen (kein Wasser ins Ohr). Bei einer größeren traumatischen Perforation (Abb. 269.9) mit paukenwärts introvertiertem Trommelfellepithel muss ein operativer Eingriff erfolgen.

269.3.3 Brüche des Felsenbeins

Brüche des Felsenbeins können als Längs- oder Querbrüche auftreten; auch deren Kombination ist möglich. Längsbrüche werden auch als extralabyrinthäre, Querbrüche als labyrinthäre Frakturen bezeichnet.

Die häufigeren Längsbrüche verlaufen entlang der Vorderkante der Felsenbeinpyramide und können durch die Paukenhöhle in den Warzenfortsatz bzw. in den Gehörgang einmünden. Sie lassen in der Regel das Innenohr unversehrt. Diese Traumen können zu einer Verletzung der Schallleitungskette, einer Verletzung des Trommelfells und des N. facialis führen. Otoskopisch erkennt man meist einen Frakturspalt im Gehörgang (Abb. 269.10). Die klassische Symptomatik umfasst neben der Trommelfellverletzung die einseitige Schallleitungsschwerhörigkeit, die Blutung aus dem Gehörgang und selten den Abfluss von Liquor. Jede Art der Manipulation oder Spülung im Gehörgang und im Mittelohrbereich ist streng kontraindiziert. Nach der sterilen Abdeckung des Ohrs ist der Patient der otologischen Behandlung zuzuführen.

Die Felsenbeinquerbrüche ziehen meist durch das Innenohr und zerstören damit dessen Funktion, wodurch es zu Schwindel und Taubheit kommt. Otoskopisch findet sich kein Frakturspalt im Gehörgang, ein intaktes Trommelfell, jedoch ein Hämatotympanon (Abb. 269.11). Der N. facialis, bei der Längsfraktur in etwa 20% der Fälle betroffen und nicht selten als Spätparese mit guter spontaner Remissionstendenz, wird bei der Querfraktur in etwa 50% der Fälle hauptsächlich in seinem intralabyrinthären Verlauf mit einer Sofortparese traumatisiert. Die Prognose der sofortigen Parese des N. facialis ist erheblich schlechter als die der Spätlähmung nach mehrtägigem posttraumatischem Intervall. Bei einer Spätparese kann konservativ, in der Regel mit Kortikoiden behandelt werden, wogegen die Sofortparese meist durch eine direkte Traumatisierung des Nervs durch Knochenfragmente bedingt und daher operativ zu

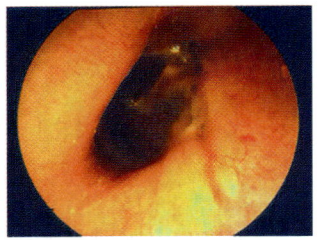

Abb. 269.10 Felsenbeinlängsfraktur mit Hämatotympanon und sichtbarem Frakturspalt

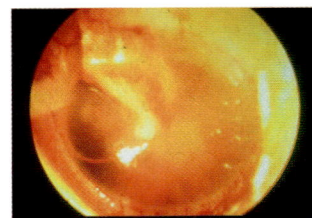

Abb. 269.12 Serotympanon mit Spiegelbildung

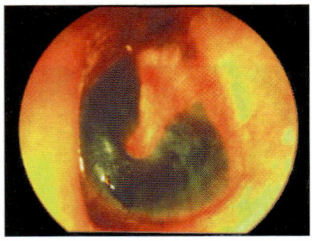

Abb. 269.11 Hämatotympanon bei Felsenbeinquerfraktur

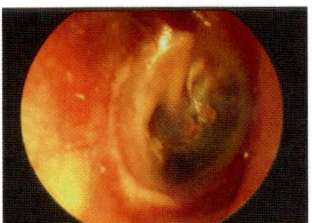

Abb. 269.13 Glue ear

behandeln ist. Ein Liquorabfluss kann über die Ohrtrompete in den Rachen möglich sein (falsche Rhinoliquorrhö).

Jede Art der Manipulation im Bereich des äußeren Ohrs ist zu unterlassen. Das Ohr muss vielmehr steril abgedeckt und der Patient in eine Fachklinik überwiesen werden, wo die erforderlichen konservativen und chirurgischen Maßnahmen – z. B. Tympanoplastik, Dekompression oder Rekonstruktion des N. facialis, Versorgung einer Duraverletzung usw. – in die Wege geleitet werden können.

269.3.4 Tubenfunktionsstörungen

Epidemiologie Nach umfangreichen epidemiologischen Daten hatten 90 % aller Personen im Kindesalter einmal oder mehrfach Paukenergüsse. Bei Schuleintritt bestanden nur noch bei etwa 4 % des Kollektivs Paukenergüsse, wobei äußere Lebensbedingungen, wie Klima, Wohnumstände, soziales Umfeld, elterliches Rauchen u. Ä. sowie große adenoide Vegetationen und Infektionen der oberen Luftwege die Ausbildung solcher Ergüsse begünstigen können.

Pathogenese Bei Tubenfunktionsstörungen kommt die Ohrtrompete ihren physiologischen Aufgaben wie Belüftung oder Drainage des Mittelohrs nicht entsprechend nach. Man spricht deshalb von einer Tubendysfunktion, wobei die Störungen von einer Obstruktion bis zum Klaffen der Ohrtrompete reichen können.

Die Konsequenz dieser Tubenfunktionsstörungen sind Paukenergüsse im Kindesalter, wobei dieses Krankheitsbild durch eine steril gewordene, ehemals bakterielle Infektion ausgelöst werden kann.

Wegen des noch nicht völlig ausgereiften neuromuskulären Systems beim Kind verbessert sich die Tubenfunktion mit zunehmendem Alter, wobei auch zum Zeitpunkt der Einschulung die normale Funktion des Erwachsenen noch nicht vollständig erreicht ist. Weitere begünstigende Faktoren für die Entstehung von Paukenergüssen sind Vernarbungen im Bereich der Tube, adenoide Vegetationen (Rachenmandelhyperplasie, „Polypen"), evtl. auch eine stark ausgeprägte Tonsillenhyperplasie, Infektionsmechanismen der oberen Luftwege insgesamt mit Einschluss der Tubenschleimhaut und ein sog. nasotubarer Reflux. Hierbei gelangt bei sehr ausgeprägten Adenoiden beim Schlucken keimhaltiger Schleim über die Tube in das Mittelohr. In gleicher Weise werden für die Entstehung des Paukenergusses auch allergische Ursachen diskutiert.

Eine muskulär bedingte Öffnungsinsuffizienz des Tubenostiums liegt bei Kindern mit Gaumenspalten vor, da die Verbindung der Mm. tensores veli palatini fehlt.

Als Folge der dauernden Ventilationsstörung und des Unterdrucks im Mittelohr sowie der rezidivierenden Infektionen verwandelt sich das primär einschichtige Epithel in ein mehrschichtiges respiratorisches Epithel mit Flimmerzellen und zahlreichen sekretorischen Elementen wie Becherzellen und mukösen Drüsen. Dadurch wird die Mittelohrschleimhaut sekretionsfähig und bildet den Paukenerguss. Dieser ist anfangs serös, dickt im Laufe der Zeit ein und wird mukös.

Klinische Symptome Der Patient empfindet ein Völlegefühl des Ohrs und leidet an einer Hörminderung (Schallleitungsschwerhörigkeit), die von der Kopfstellung sowie vom Schnäuzen und Niesen (aktive Belüftung des Mittelohrs über die Ohrtrompete) abhängig sein kann. Das Trommelfell ist retrahiert und zeigt unter dem Mikroskop eine vermehrte Gefäßinjektion sowie einen Flüssigkeitsspiegel (Abb. 269.12) bzw. eine bernsteinfarbene Flüssigkeit, es erscheint „verdickt". In manchen Fällen kann es bläulich imponieren, man spricht dann von einem „glue ear" (Abb. 269.13). In manchen Fällen wird hier fälschlicherweise die Diagnose eines Hämatotympanon gestellt.

Therapie Beim erstmalig diagnostizierten Paukenerguss sollte bei der hohen Spontanheilungsrate die operative Therapie zunächst zurückstehen, wobei jedoch ein Sprachentwicklungsrückstand zu berücksichtigen ist. Bei der medikamentösen Therapie kommen abschwellende Nasentropfen, Mukolytika evtl. Steroide und Antibiotika in Betracht. Steroide haben meist nur einen kurzen positiven Effekt; Antibiotika können sinnvoll sein, da Paukenergüsse entgegen früherer Annahmen oft nicht steril sind. Eine generelle Anwendung von Antibiotika ist jedoch nicht sinnvoll.

Vor einer operativen Therapie sollte versucht werden, durch Luftduschen bzw. Valsalva-Versuche die Belüftung des Mittelohrs zu verbessern. Dies ist jedoch erst indiziert, wenn eine akute Infektion im Nasen- und Nasennebenhöhlenbereich abgeklungen ist.

An operativen Maßnahmen kommen die alleinige Adenotomie, evtl. mit Tonsillektomie, und die Adenotomie mit Parazentese bzw. mit Einlage von Paukenröhrchen (Abb. 269.14) in Betracht. Der Effekt des Einlegens eines Paukenröhrchens ist darin zu sehen, dass durch die Beseitigung des Unterdrucks über den Gehörgang die Metaplasie des einschichtigen Epithels zum respiratorischen Epithel und damit die sekretorische Potenz der Mittelohrschleimhaut wieder rückgängig gemacht wird.

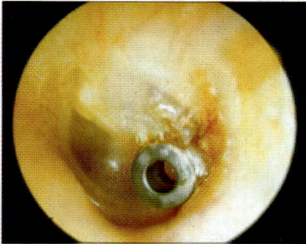

◘ Abb. 269.14 Einlage eines Paukenröhrchens bei chronischer Belüftungsstörung des Mittelohrs und Mukotympanon

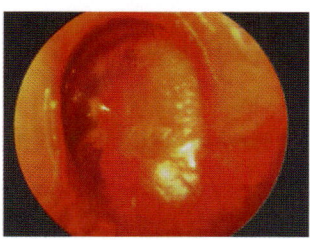

◘ Abb. 269.15 Vorwölbung und Entdifferenzierung des Trommelfells bei akuter Mittelohrentzündung

◘ Tab. 269.2 Mikrobiologische Untersuchungen zur akuten Otitis media. (Nach Weerda 1994)

Erreger	Häufigkeit (%)	
	Adam 1989 (n=340)	Garabedian et al. 1990 (n=118, vorbehandelt)
Streptococcus pneumoniae	36,0	20
Haemophilus influenzae	21,0	
β-hämolysierende Streptokokken der Gruppe A	7,0	
Neisseria catarrhalis	3,0	2,7
Staphylococcus aureus	4,0	9,6
Steril	21,0	

269.3.5 Akute Otitis media

Ätiologie und Pathogenese Die akute Mittelohrentzündung ist meist durch tubogene Infektionen des Mittelohrraums mit Streptokokken, Haemophilus influenzae, Staphylokokken oder Pneumokokken bedingt (◘ Tab. 269.2). Bei Kleinkindern ist sie recht häufig. Die akute Mittelohrentzündung kann seltener auch auf hämatogenem Wege bei Virusinfektionen (Grippe, Masern) und bakteriellen Infektionskrankheiten wie Scharlach entstehen. Mit der Verbesserung der Tubenfunktion (s. oben) werden Mittelohrentzündungen beim heranwachsenden Kind seltener.

Klinische Symptome und Verlauf In der Regel handelt es sich um ein ausgeprägtes Entzündungsbild mit starken Ohrenschmerzen, Fieber, Rötung und Vorwölbung des Trommelfells (◘ Abb. 269.15). Nach einer Spontanperforation des Trommelfells oder einer Parazentese lassen die starken Schmerzen schlagartig nach. Der Trommelfellbefund kann aber selbst bei einer beginnenden Antritis und Mastoiditis nur durch Aufhebung des Lichtreflexes so diskret sein, dass die Diagnose erst unter dem Ohrmikroskop oder durch eine Parazentese geklärt werden kann. Manch dyspeptisches Erscheinungsbild findet hier eine Erklärung. Eine Schallleitungsschwerhörigkeit ist die Regel. Selten treten zusätzlich eine Innenohrbeteiligung und eine vestibuläre Störung, ablesbar an einem Nystagmus, auf.

Der Verlauf kann sehr unterschiedlich sein, wobei die akute Mittelohrentzündung in der Regel harmlos verläuft. Sie kann jedoch auch die Ursache für eine infektiös-toxische Allgemeinwirkung sein. So kann die akute Mittelohrentzündung bei dystrophen, resistenzgeschwächten Säuglingen als Begleitkrankheit über einen längeren Zeitraum ohne Fieber bestehen und mit zunehmender Erholung des Säuglings wieder abklingen, andererseits kann sie aber auch die Ursache für eine Dystrophie des Säuglings sein.

Diagnose Die Diagnose einer akuten Otitis media wird anhand des otoskopischen Befundes gestellt. Man erkennt eine Rötung des Trommelfells, die sich nicht auf das gesamte Trommelfell erstrecken muss. Im fortgeschrittenen Stadium ist das gesamte Trommelfell gerötet und meist stark vorgewölbt. In manchen Fällen kommt es zu einer spontanen Perforation des Trommelfells, wobei sich dann eine eitrige Sekretion findet. Bei diskretem Befund und latentem Verlauf ist selbst mit Otoskop oder Mikroskop die Diagnose nicht einfach zu stellen.

Komplikationen

Mastoiditis Ist eine akute Otitis media nach 2–3 Wochen nicht ausgeheilt, kann eine Mastoiditis entstehen. Ihre Entstehung wird durch die Virulenz der Erreger, eine schlechte Abwehrlage sowie eine unzureichende antibiotische Behandlung der akuten Otitis media begünstigt. Es handelt sich um eine eitrige Entzündung mit Einschmelzung der Zellsepten im pneumatisierten Warzenfortsatz, die bei einer entsprechenden Pneumatisation auch die Zellen des Jochbogenansatzes (Zygomatizitis) und gelegentlich die Zellen der Felsenbeinspitze (Petroapizitis mit Gradenigo-Syndrom) mit einbeziehen kann.

Symptome der Mastoiditis sind vermehrte Ohrenschmerzen, Wiederauftreten von Fieber, Senkung der hinteren oberen Gehörgangswand mit entsprechend pathologischem Trommelfellbefund, ein Druckschmerz über dem Warzenfortsatz und bei Vorliegen eines subperiostalen Abszesses das „abstehende" Ohr und die retroaurikuläre Rötung. Bricht der Eiter von der Warzenfortsatzspitze unter den Ansatz des M. sternocleidomastoideus hinein, liegt eine Bezold-Mastoiditis vor, bei Einbruch der Eiterung in einen pneumatisierten Jochbogenansatz kann eine Zygomatizitis (◘ Abb. 269.16) entstehen. Im Falle einer Petroapizitis können eine Abduzensparese, Trigeminusneuralgie und Okulomotoriusparese auftreten. Die Therapie der Wahl ist die operative Ausräumung des Mastoids bzw. des erkrankten Zellsystems und evtl. die Adenotomie. Leichte Formen der Mastoiditis ohne die eben genannten Symptome sprechen meist auf antibiotische Therapie zuzüglich einer Parazentese mit oder ohne Paukenröhrchen gut an.

Sinusvenenthrombose Bei einer Entzündung des Mastoids im Rahmen einer akuten Mittelohrentzündung kann es zum Übergreifen der bakteriellen Infektion auf den Sinus sigmoideus kommen, wodurch eine Bakteriämie oder eine Sinusvenenthrombose entstehen kann. Die typischen Symptome sind neben denen einer akuten Otitis media starke Kopfschmerzen, eine Reduktion des Allgemeinzustandes, subfebrile Temperaturen und Erbrechen. Die Diagnose wird durch ein MRT (◘ Abb. 269.17) gestellt. Zusätzlich kann eine Angiografie die Diagnose stützen und die Ausdehnung der Thrombose aufzeigen. Im Vordergrund der Therapie steht die Sanierung des Herdes in Form einer Mastoidektomie, die antibiotische und Antikoagulanzientherapie. Zusätzlich sollte eine Behandlung mit Kortikoiden erfolgen.

Epiduraler Abszess Über das sehr dünne Tegmen tympani bzw. Tegmen mastoidei können Keime aus dem Mittelohr bzw. Mastoid

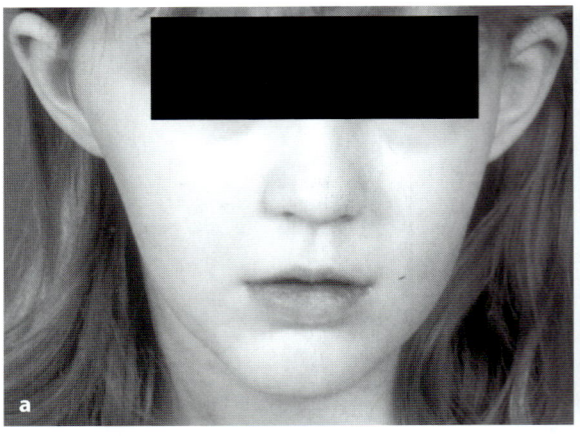
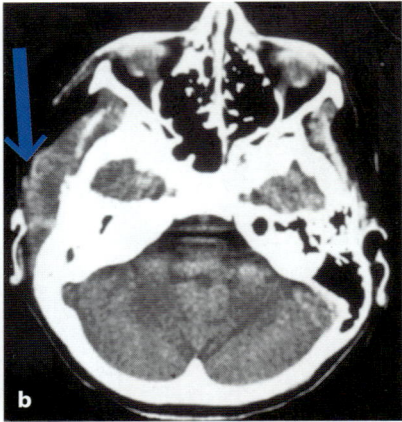

◘ Abb. 269.16 a Das rechte Jochbogenareal ist wegen einer Zygomatizitis verdickt und aufgetrieben. b Im CT ist die entzündliche Auftreibung des rechten Jochbogens der Patientin aus a gut sichtbar (Pfeil). (Bildrechte liegen bei den Erziehungsberechtigten der Patientin)

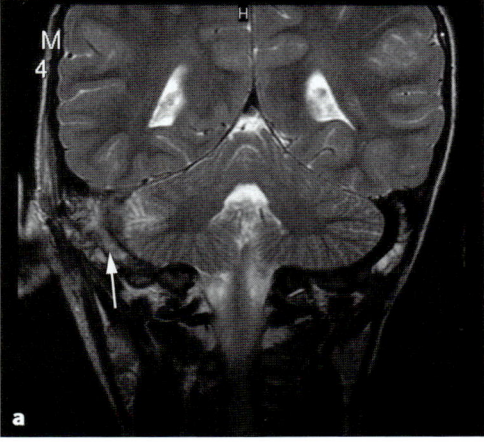
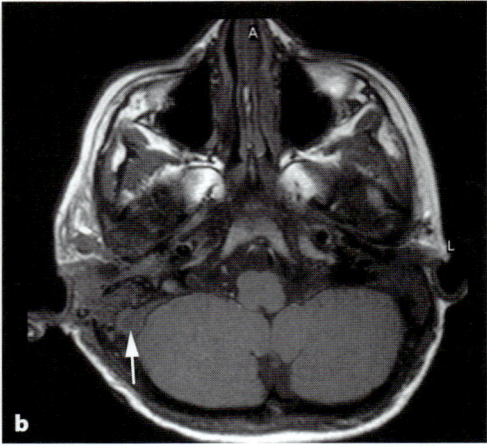

◘ Abb. 269.17a,b Sinus-sigmoideus-Thrombose. Kernspintomografische Darstellung, a koronare, b axiale Schicht (Pfeile)

ins Schädelinnere gelangen und dort einen extraduralen Abszess verursachen. Typische Symptome sind Kopfschmerzen, subfebrile Temperaturen und Reduktion des Allgemeinbefindens. Die Diagnostik wird mit CT oder vorzugsweise MRT (◘ Abb. 269.18) gestellt. Die Sanierung des Primärherdes durch Mastoidektomie, Myringotomie und evtl. Adenotomie steht im Vordergrund, begleitet von einer hoch dosierten antibiotischen Therapie. Eine neurochirurgische Behandlung des Abszesses ist in der Regel nicht notwendig.

Okkulte Säuglingsmastoiditis und Antritis Eine Einschmelzung der Zellen im Warzenfortsatzsystem kann bei latenten Fällen von Säuglingsotitis ohne Sekretion aus dem Mittelohrbereich und ohne deutlich sichtbare pathologische Trommelfellveränderung einhergehen. Dieser Prozess kann sich nach der Antrotomie mit der Eröffnung des Warzenfortsatzes und einer Parazentese rasch bessern und somit zu einer Erholung des Säuglings führen.

Therapie der akuten Otitis media Behandlungsmöglichkeiten sind Nasentropfen, Antipyretika, evtl. Parazentese und Adenotomie sowie eine antimikrobielle Therapie. Amoxicillin ist das Mittel der ersten Wahl. Alternativ können Erythromycin oder Cephalosporine eingesetzt werden. Wegen der zunehmenden Entwicklung von β-Laktamase-produzierenden Stämmen von Haemophilus influenzae ist bei Therapieresistenz auf entsprechend wirksame Antibiotika auszuweichen. Im Zweifelsfalle sollte bei der akuten Otitis media der Hals-Nasen-Ohren-Arzt hinzugezogen werden, da ein rezidivierender Unterdruck im Mittelohr bei Tubenfunktionsstörungen der Kleinkinder schmerzhafte Symptome ähnlich der Otitis media hervorrufen kann und ohne antibiotische Therapie nur durch die Applikation von Nasentropfen gebessert bzw. zum Verschwinden gebracht werden kann. Bei der rezidivierenden Otitis media sollte ebenso wie bei den Tubenfunktionsstörungen als sinnvolle operative Präventivmaßnahme die Adenotomie, evtl. zusammen mit einer Tonsillektomie, in Erwägung gezogen werden.

269.3.6 Sonderformen der Mittelohrerkrankungen

Scharlach
Die früher bei Scharlach relativ häufige Mittelohrbeteiligung (5–30 %) ist heute aufgrund der frühzeitig einsetzenden Penicillintherapie auf etwa 2–4 % gesunken.

Masern
Eine entzündliche Mitbeteiligung des Mittelohrs ist bei Masern in fast allen Fällen zu sehen. Beim Übergang in eine eitrige Mittelohrentzündung lassen sich meist Streptokokken und Pneumokokken nachweisen. Ähnlich wie bei Scharlach kann eine Masernotitis in eine chronische Otitis media übergehen; in der Regel verläuft jedoch die Masernotitis unter Antibiotikabehandlung komplikationslos.

Grippeotitis media
Die Grippeotitis media wird ausgelöst durch Influenzaviren mit Superinfektion durch Haemophilus influenzae. Dadurch kommt es zu einer toxischen Kapillarschädigung mit charakteristischen Blutbläschen im Gehörgang und auf dem Trommelfell (◘ Abb. 269.19). Das Mittelohrsekret ist in der Regel dünnflüssig. Audiologisch findet sich

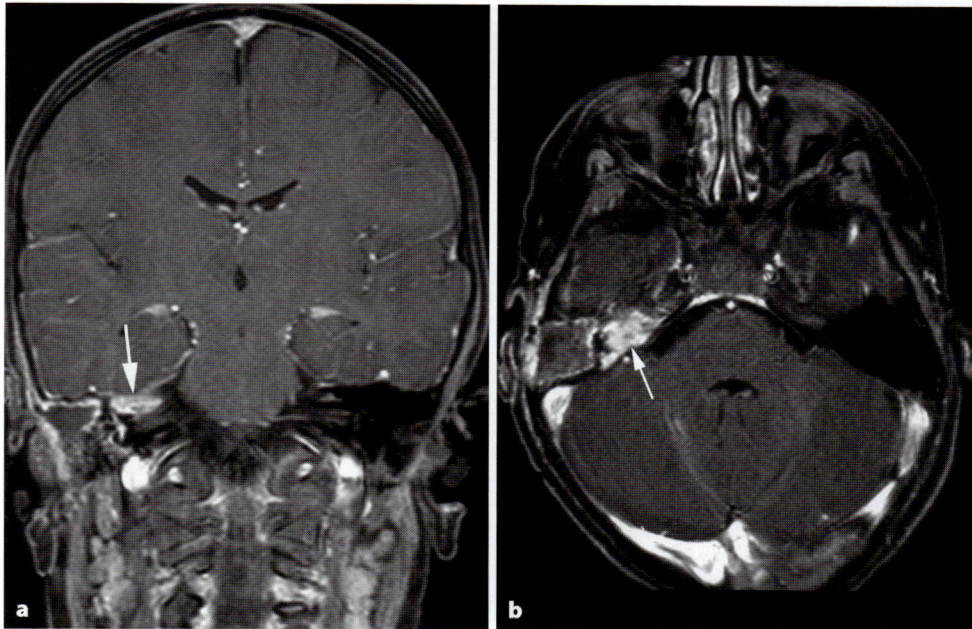

Abb. 269.18a,b Epiduraler Abszess bei akuter Mittelohrentzündung mit Mastoiditis. Kernspintomografische Darstellung, **a** koronare, **b** axiale Schicht *(Pfeile)*

meist eine kombinierte Schwerhörigkeit. Zusätzlich zur durch den Mittelohrerguss bedingten Schallleitungsschwerhörigkeit kann sich eine Innenohrschwerhörigkeit, bedingt durch die toxische Schädigung des Labyrinthes, einstellen. Während sich die Mittelohrschwerhörigkeit durch Resorption des Sekretes in der Regel vollständig zurückbildet, kann eine Innenohrschwerhörigkeit bestehen bleiben.

269.3.7 Chronische Otitis media

Die chronische Mittelohrentzündung ist ein Oberbegriff für verschiedene Krankheiten des Mittelohrs, deren gemeinsame Grundlage eine lang andauernde, mehr oder minder ausgeprägte Entzündung mit irreversiblen Gewebszerstörungen ist. Die charakteristischen klinischen Symptome sind die Otorrhö, die persistierende Trommelfellperforation und die Schwerhörigkeit. Die histopathologischen Kennzeichen sind Granulationsgewebe, Fibrose, Cholesteringranulom, Cholesteatom und Knochenabbau. Das Mastoid ist stets mit betroffen und häufig in seiner Pneumatisation gehemmt. Es sind 2 prognostisch unterschiedliche Hauptformen zu unterscheiden: die chronische mesotympanale Schleimhauteiterung und die chronische Knocheneiterung, das Cholesteatom.

Chronische Schleimhauteiterung

Die chronische Schleimhauteiterung ist gekennzeichnet durch eine zentrale Trommelfellperforation. Eine Sekretion muss nicht immer vorhanden sein; das Ohr kann längere Zeit trocken sein und durch äußere Einflüsse, z. B. im Rahmen einer Infektion der oberen Atemwege, intermittierend und dann meist geruchlos sezernieren.

Ätiologie und Pathogenese Bezüglich der Ätiologie unterscheiden sich die chronische Schleimhauteiterung und die Knocheneiterung nach dem bisherigen Kenntnisstand nicht wesentlich.
Die Pathogenese ist immer noch nicht völlig geklärt. Die größte Bedeutung kommt sicherlich der Tubendysfunktion (▶ Abschn. 269.3.3) und den von außen durch die Trommelfellperforation eindringenden Keimen zu. Zweifelsohne spielen auch genetische Faktoren, gehäufte Otitiden im Säuglingsalter sowie in erster Linie die Dysfunktion der Ohrtrompete im Kindesalter eine bedeutende Rolle.

Während früher grampositive Keime wie Staphylococcus aureus vorherrschten, finden sich heute am häufigsten gramnegative Bakterien wie Pseudomonas aeruginosa, Proteus, Escherichia coli, aber auch Pilze.

Klinische Symptome und Therapie Die chronische Schleimhauteiterung zeigt typischerweise eine zentrale, unterschiedlich große Trommelfellperforation, die nirgends den Trommelfellsaum erreicht (◘ Abb. 269.20). Die Sekretion ist je nach Keimbesiedelung schleimig bis wässrig. Aufgrund der Perforation und evtl. vorliegender partieller Destruktion der Gehörknöchelchen liegt eine unterschiedlich stark ausgeprägte Schallleitungsschwerhörigkeit vor. Der Verlauf ist zwar chronisch, in der Regel aber frei von Komplikationen. Die Tympanoplastik mit Verschluss des Trommelfelldefektes sowie der ggf. notwendigen Rekonstruktion der Schallleitungskette ist die Therapie der Wahl. Zu beachten ist, dass der Erfolg einer Tympanoplastik beim Erwachsenen in der Regel höher ist als beim Kind. Dennoch sollte auch beim Kind ein Verschluss des Trommelfelldefektes vorgenommen werden, schon allein um die exogene Infektionsquelle zu beheben.

Chronische Knocheneiterung (Cholesteatom)

Definition und Pathogenese Eine chronische, knochenzerstörende Entzündung tritt im Mittelohr als chronisch-granulierende Entzündung und als chronische Knocheneiterung (Cholesteatom) auf. Beim Cholesteatom, dessen Pathogenese bis heute ebenfalls noch nicht völlig geklärt ist, handelt es sich um ein in die Mittelohrräume eingewachsenes oder dort bereits primär vorhandenes, verhornendes Plattenepithel mit Umwandlung in eine Cholesteatommatrix, die durch ein expansives Wachstum und Entzündungsvorgänge die umgebenden knöchernen Strukturen der Mittelohrräume arrodieren kann – ein Verhalten, das durch den hohen Gehalt der Cholesteatommatrix an proteolytischen Enzymen (Kollagenasen) bedingt ist. Damit besteht die Gefahr des Einbruchs des Cholesteatoms in das Labyrinth und in das Endokranium mit zum Teil lebensbedrohenden Komplikationen wie Labyrinthitis, otogener Fazialislähmung, Thrombose des Sinus sigmoideus, otogener Sepsis, Epiduralabszess, otogener Meningitis und otogenem Hirnabszess. Aus diesem Grunde stellt die Cholesteatomeiterung im Gegensatz zur chroni-

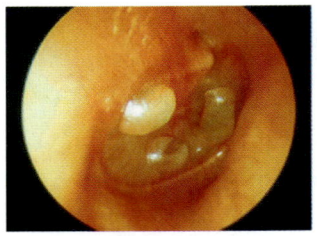

Abb. 269.19 Bläschenbildung auf dem Trommelfell bei Grippeotitis

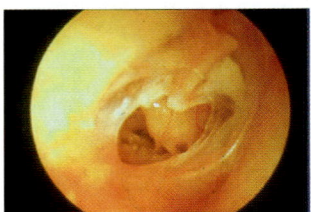

Abb. 269.20 Chronische Mittelohrentzündung mit reizloser Perforation des Trommelfells

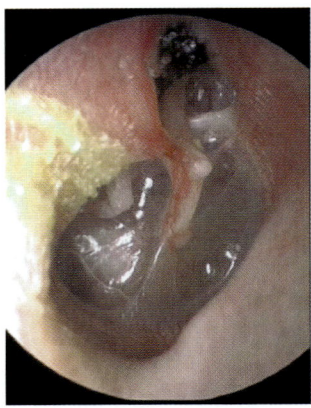

Abb. 269.21 Randständige Perforation des Trommelfells mit Cholesteatommanifestation im Mittelohr

schen Schleimhauteiterung (relative Operationsindikation) eine absolute Operationsindikation dar.

Diagnose Charakteristisch für die chronische Knocheneiterung ist die randständige Trommelfellperforation (Abb. 269.21), durch die man schuppige, weißliche Cholesteatommassen erkennen kann. Das Cholesteatom entwickelt sich überwiegend im Kuppelraum als epitympanales Einsenkungscholesteatom oder über dem Sinus tympani. Als sekundäres Cholesteatom kann es über eine primär randständige Trommelfellperforation entstehen, durch welche die Haut des Gehörgangs in die Mittelohrräume einwachsen kann. Das angeborene und traumatisch bedingte Cholesteatom des Felsenbeins ist sehr selten.

Therapie Nach der lokalen (Floxal-Tropfen) und systemischen antibiotischen Behandlung der chronischen bakteriellen Infektion ist die Entfernung des Cholesteatoms mit der Rekonstruktion des Trommelfells und der Schallleitungskette die einzig sinnvolle Therapie mit dauerhaftem Erfolg. Wegen der Besiedelung mit anaeroben Keimen und speziell mit Pseudomonas aeruginosa sind hier je nach Abstrichlage Acylureidopenicilline wie Azlocillin, Aminobenzylpenicilline wie Piperacillin und in therapieresistenten Fällen mit Einverständnis der Eltern oder ab dem 14. Lebensjahr Chinolone (Gyrasehemmer) wie Ofloxacin oder Ciprofloxacin angezeigt. Als lokales Therapeutikum haben sich die Floxal-Augentropfen als Ohrentropfen mit Zusatz von 3 mg Ofloxacin bewährt.

269.4 Innenohr

269.4.1 Angeborene Schäden

Mit 50 % stellen hereditäre Innenohrerkrankungen den größten Teil aller frühkindlichen Hörstörungen dar. Sie können monosymptomatisch oder in Verbindung mit anderen Syndromen auftreten.

Bei der Dysplasie (Mondini) ist die membranöse Cochlea rudimentär angelegt, die Windungen der knöchernen Cochlea sind unvollständig (Abb. 269.22). Bei der cochleär sakkulären Dysplasie ist das knöcherne Labyrinth normal ausgebildet, der Ductus cochlearis, das Corti-Organ, die Stria vascularis und der Sacculus sind unterentwickelt. Die völlige Aplasie des Labyrinths (Michel) ist meist vergesellschaftet mit schweren zerebralen Dysplasien.

Hereditäre Schwerhörigkeiten können sowohl rezessiv als auch dominant sein.

269.4.2 Pränatale und perinatale Innenohrschwerhörigkeit

Die häufigste Ursache fötaler Innenohrschwerhörigkeiten sind mütterliche Infektionen (▶ Übersicht), vor allem Röteln im 2.-4. Schwangerschaftsmonat. Aus der Störung der Organogenese resultiert eine pancochleäre Schwerhörigkeit.

Durch Chinin, Aminoglykoside, fetale Hypoxie, Diabetes mellitus und Alkoholismus können toxische Innenohrschäden entstehen. Hypoxie während der Geburt und eine Hyperbilirubinämie (über 20 mg%) können u. a. eine Innenohrschwerhörigkeit verursachen.

Ursachen pränataler infektiöser Innenohrschädigung
- Toxoplasmose
- Listeriose
- Lues
- Mumps
- Herpes
- Zytomegalie
- Influenza

269.4.3 Postnatale Schäden

Die häufigste Ursache postnataler Innenohrschwerhörigkeiten sind Infektionen wie Mumps, Masern Keuchhusten. Bei bakterieller Meningitis ist das Risiko einer Innenohrschädigung relativ hoch (20 %). Auch durch Komplikationen einer Otitis media oder Cholesteatom (Labyrinthitis) kann es zur Schädigung des Innenohrs kommen. Toxische Innenohrschäden können nach Verabreichung von Aminoglykosiden, Zytostatika, Chininen u. a. auftreten.

Traumatische Schädigungen des Innenohrs sind meist durch Felsenbeinfrakturen oder durch die Einwirkung in Form von hohen Schalldrucken und Lautstärken bedingt. Cave: Das Hören von lauter Musik kann hörschädigend sein!

Bei einer beidseitigen Ertaubung durch Innenohrfehlbildung mit erhaltener flüssigkeitsgefüllter Cochlea und funktionsfähigem Hörnerv ist prinzipiell ein Cochleaimplantat einsetzbar. Dies gilt auch für die postnatale Ertaubung.

269.4.4 Entzündliche und toxische Schäden

Die Labyrinthitis kommt als seltene Komplikation der akuten und chronischen Otitis vor. Bei verschiedenen Infektionskrankheiten wie Masern, Scharlach, Diphtherie, Typhus und Fleckfieber ist eine toxische Innenohrschädigung möglich. Bei Mumps und Zoster oticus kann es zu einem neuralen Hörverlust kommen, ferner nach Meningitis oder Enzephalitis. Toxische Schäden der Cochlea sind gefürchtete Nebenwirkungen von Aminoglykosiden und Chemotherapeutika wie z. B. Cisplatin.

Klinisch zeigt sich eine absinkende Innenohrleistung bis zur Taubheit. Eine vestibuläre Störung (Schwindel) kann am Nystagmus und an der Erregbarkeit des Labyrinths festgestellt werden. Die Therapie der entzündlichen Schäden ist ähnlich der bei Mastoiditis.

269.4.5 Hörsturz und Tinnitus

Definition Der Hörsturz, ein plötzlicher Hörverlust unterschiedlichen Ausmaßes, wird in letzter Zeit vermehrt auch bei Jugendlichen und Heranwachsenden beobachtet. Die akut einsetzende, in der Regel einseitige Schwerhörigkeit kann von Tinnitus und selten von Schwindel begleitet sein.

Ätiologie und Pathogenese Neben Störungen im Fettstoffwechsel (Cholesterin, Triglyceride) kommt bei heranwachsenden Frauen als Ursache auch die Kombination von Antikonzeptiva und Nikotinabusus in Frage.

Die Pathogenese des Hörsturzes ist noch immer unklar, weshalb eine kausale Therapie nicht zur Verfügung steht. Der Hörsturz kann hinsichtlich seiner Symptomatik mit einem Mittelohrkatarrh verwechselt werden.

Therapie Der Hörsturz ist kein Notfall, der sofort therapiert werden muss. Je nach Ausmaß des Hörverlustes, der Begleitsymptome und etwaigen Vorschäden muss die Behandlung individuell entschieden werden. Auch der subjektive Leidensdruck sollte berücksichtigt werden. Bei einem Hörsturz kann es auch ohne Therapie zu einer Besserung bzw. Normalisierung des Hörvermögens kommen.

Zur Therapie können Medikamente bzw. Infusionen zur Verbesserung der Blutrheologie und Kortikosteroide eingesetzt werden (HAES ist kontraindiziert). Ein möglichst früher Therapiebeginn kann möglicherweise das Langzeitresultat beeinflussen.

Akut ohne erkennbaren Anlass einsetzendes Ohrensausen (Tinnitus) sollte ebenso wie die Hochtonschwerhörigkeit nach einem akustischen Trauma (z. B. Diskobesuch) oder nach einem Schleudertrauma der Halswirbelsäule (HWS) wie ein Hörsturz behandelt werden.

269.4.6 Lärmtrauma

Man unterscheidet zwischen einem akuten Lärmtrauma durch Knall oder Explosion und einer chronischen Lärmbelastung. Bei Kindern und Jugendlichen kommt es nicht selten zu einer Innenohrschädigung durch Lärmeinflüsse. Bei Kleinkindern können durch Spielzeug (Pistolen, Knallfrösche u. a.) bereits Lärmschäden auftreten. Bei Jugendlichen sind es meist Walkman, MP3-Player und laute Musik in Diskotheken und auf Rockkonzerten. Typische Symptome sind eine plötzliche Hörminderung, die bis zur vollständigen Vertäubung des Ohrs gehen kann, meist begleitet von einem Ohrgeräusch. In den meisten Fällen verschwindet die akute Vertäubung, das Ohrgeräusch kann jedoch bestehen bleiben. Bei chronischer Lärmbelastung kommt es jedoch zu einer zunehmenden, bleibenden Schwerhörigkeit vor allem im hohen Frequenzbereich. Die Therapie der akut aufgetretenen Hörminderung nach Lärmbelastung ist dieselbe wie die beim Hörsturz. Bei chronischen Lärmschäden ist keine Therapie möglich, allenfalls die Versorgung mit einem Hörgerät. Bei der Lärmschwerhörigkeit spielt die Prävention und Aufklärung eine große Rolle.

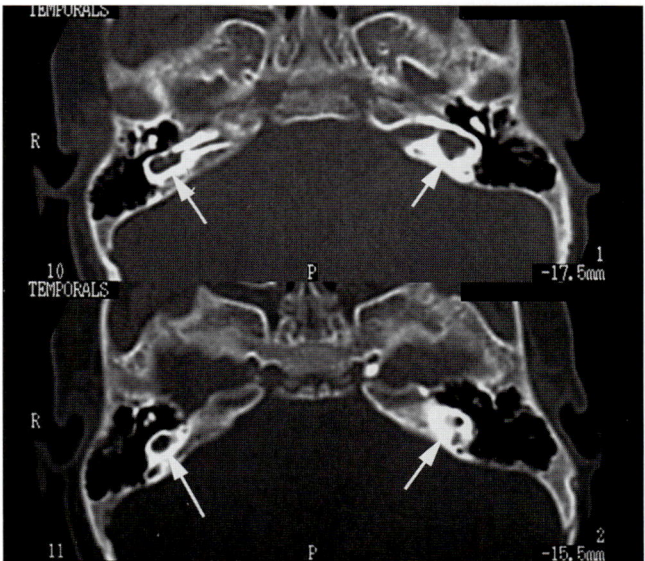

Abb. 269.22 Dysplasie der Cochlea bei Mondini-Malformation

269.4.7 Ruptur der Membran des runden Fensters

Rupturen der Membran im runden Fenster sind nach Traumen, nach Tauchen und nach plötzlicher Unterdrucksituation im Mittelohr, z. B. beim Landeanflug, beschrieben. Als Ursache für eine scheinbar atraumatische, spontane Ruptur wird eine vermehrte Blutfülle der Innenohrgefäße oder ein plötzlicher Liquordruckanstieg angesehen, der über den Aquaeductus cochleae auf den Perilymphraum übertragen werden kann.

Rupturen im Bereich des ovalen Fensters sind als Folge von Schädeltraumen oder eines Barotraumas beschrieben. Infolge dieser Rupturen tritt ein allmähliches Absinken der Innenohrleistung bis zur Ertaubung ein, evtl. begleitet von Schwindel. Als Therapie der Wahl gilt die operative Eröffnung der Paukenhöhle und die Abdeckung der Perilymphfistel mit Bindegewebe, kombiniert mit der Hörsturztherapie.

269.4.8 Akustikusneurinom

Beim Akustikusneurinom handelt es sich um eine seltene Ursache für eine Schallempfindungsschwerhörigkeit beim Jugendlichen; grundsätzlich sollte eine Neurofibromatosis Recklinghausen ausgeschlossen werden. Die Therapieempfehlungen gehen von einer „Wait-and-see-Strategie" über Gammaknife-Bestrahlung bis zur operativen Entfernung des Neurinoms.

Literatur

Biesalski P, Collo D (1991) Hals-Nasen-Ohren-Krankheiten im Kindesalter. Thieme, Stuttgart

Bootz F (1995) HNO-Erkrankungen in der Pädiatrie. Wissenschaftliche Verlagsgesellschaft, Stuttgart

Braun-Falco O, Plewig G, Wolff HH (1984) Klassifikation der akuten und chronischen Ekzemerkrankungen. In: Dermatologie und Venerologie, 3. Aufl. Springer, Berlin

Brent B (1999) The pediatrician's role in caring for patients with congenital microtia and atresia. Pediatr Ann 28:374

Coerdt J (1991) HNO-Erkrankungen im Kindesalter. In: Keller W, Wiskutt A (Hrsg) Lehrbuch der Kinderheilkunde. Thieme, Stuttgart, S 744

Davis J (1987) Otoplasty: Aesthetic and reconstructive techniques. Springer, Berlin

Eavey RD (1995) Microtia and significant auricular malformation. Arch Otolaryngol 121: 57–62

Evans JNG (1987) Paediatric otorhinolaryngology. Butterworth, London

Garabedian EN, Roelly P, LaCombe H, Denoyelle F (1990) Protracted otitis and subacute mastoiditis in children. A prospective study apropos of 118 cases. Ann Otolaryngol Chir Cervicofac 107:126–113

Jörgensen G (1972) Missbildungen im Bereich der Hals-Nasen-Ohrenheilkunde. Arch Otorhinolaryngol 202: 1–50

Kastenbauer E (1991) HNO-Erkrankungen im Kindesalter. In: Keller W, Wiskott A (Hrsg) Lehrbuch der Kinderheilkunde. Thieme, Stuttgart, S 731

Keßler L (Hrsg) (1989) Fehlbildungen in der Otorhinolaryngologie. Springer, Berlin

Leiber B (1972) Ohrmuscheldystopie, Ohrmuscheldysplasie und Ohrmuschelmissbildung – klinische Wertung und Bedeutung als Symptom. Arch Otorhinolaryngol 202: 51–84

Mantel K (1991) HNO-Erkrankungen im Kindesalter. In: Keller W, Wiskott A (Hrsg) Lehrbuch der Kinderheilkunde. Thieme, Stuttgart, S 756–758

Scholz H, Abele-Horn M, Adam D et al (2000) Antimikrobielle Chemotherapie. In: Deutsche Gesellschaft für Pädiatrische Infektologie (Hrsg) Handbuch, Infektionen bei Kindern und Jugendlichen. Futuramed, München, S 91–133

Suckfüll M, Thiery J, Wimmer C, Mees K, Schorn K (1997) Hypercholesterinämie und Hyperfibrinogenämie beim Hörsturz. Laryngorhinootologie 76(453):457

Tos M (1984) Epidemiology and natural history of secretory otitis. Am J Otol 5: 449–462

Weerda H (1994a) Klinik des äußeren Ohres. In: Naumann HH, Helms J, Herberhold C, Kastenbauer E (Hrsg) Oto-Rhino-Laryngologie in Klinik und Praxis, Bd. 1. Thieme, Stuttgart, S 485–544

Weerda H (1994b) Entzündungen des äußeren Ohres (Otitis externe). In: Naumann HH, Helms J, Herberhold C, Kastenbauer E (Hrsg) Oto-Rhino-Laryngologie in Klinik und Praxis, Bd. 1. Thieme, Stuttgart, S 499

270 Nase

F. Bootz

270.1 Äußere Nase

270.1.1 Fehlbildungen

Eine Hemmung der Nasenentwicklung kann zu einer kompletten Aplasie oder Dysplasie der Nase führen. Der Kinderarzt wird in erster Linie mit verschiedenen Formen des Hypertelorismus konfrontiert sein, der mit einer medianen Gesichtsspalte, der Meningoenzephalozele oder mit der Doggennase vergesellschaftet sein kann. Am Nasenrücken sind gelegentlich Dermoidzysten und Nasenfisteln zu beobachten, die sich über das Nasenseptum bis zur Schädelbasis entwickeln und zu rezidivierenden Entzündungen Anlass geben können. Die operative Therapie ist die einzige Behandlungsform.

Spaltbildung

Die isolierte Spaltbildung der Nase ist selten. Meist kommt sie zusammen mit Lippen-Kiefer-Gaumen-Spalten vor. Sie kann verschiedene Grade einnehmen, die von einer geringen Einkerbung an der Nasenspitze bis zur kompletten Spaltbildung in der Mittellinie der Nase reichen.

Hämangiome

Hämangiome der Nase sind selten. Da es oft zu einer spontanen Remission kommt, ist primär eine abwartende Haltung gerechtfertigt. Bei Größenzunahme sollte jedoch eine operative Therapie erwogen werden.

Dermoide und Nasenfisteln

Dermoide und Nasenfisteln manifestieren sich als kleine Vorwölbungen im Bereich der Glabella oder des Nasenrückens. Differenzialdiagnostisch muss an eine Meningoenzephalozele gedacht werden. Die Therapie besteht in einer frühzeitigen und vollständigen Exstirpation.

Meningoenzephalozele

Bei Meningoenzephalozelen handelt es sich um eine Herniation von Gliagewebe und umgebenden Meningen. Sie zeichnet sich durch eine weiche, zystische Schwellung im Bereich der Nasenwurzel (◘ Abb. 270.1) aus oder zeigt sich als gestielte intranasale Schwellung (◘ Abb. 270.2). Cave: Bei allen intranasalen Schwellungen sollte an eine Meningoenzephalozele gedacht und in solchen Fällen vor ihrem Ausschluss eine Probeexzision vermieden werden!

Die Diagnose wird computer- oder kernspintomografisch (◘ Abb. 270.3) gestellt. Die Therapie erfolgt in Kooperation mit dem Neurochirurgen, wobei neben der Entfernung des Hernieninhalts der Defekt in der Schädelbasis verschlossen werden muss.

270.1.2 Formfehler

Formfehler sind seltener angeboren und häufig die Folge von Traumen, wobei auch ein Geburtstrauma in Frage kommt. Beim Durchtreten durch den Geburtskanal kann der vordere Anteil der knorpeligen Nasenscheidewand aus der Maxillo-Vomer-Leiste gesprengt werden und somit zu einer dauerhaften Deviation des Nasenseptums mit Behinderung der Nasenatmung führen. Aus diesem Grunde sollte nach der Geburt grundsätzlich auch die vordere Nase palpatorisch kontrolliert und ein subluxiertes Septum umgehend mit Fingerdruck oder einer stumpfen Pinzette reponiert werden, um ein ungestörtes Wachstum zu gewährleisten. Gewachsene Formfehler der knöchernen Nase wie Höckerbildung, Schiefnase und Sattelbreitnase sollten ebenso wie Formfehler der knorpeligen Nase erst nach der Pubertät und nach abgeschlossenem Schädelwachstum, d. h. bei Mädchen ab dem 16. und bei Jungen ab dem 17. Lebensjahr vorgenommen werden, außer es handelt sich um die Versorgung eines Traumas.

270.1.3 Brüche und Septumhämatom

In Verbindung mit einer Nasenpyramiden- und einer Nasenseptumfraktur kann es zu einer Blutung zwischen den Knorpel und das Perichondrium des Nasenseptums (◘ Abb. 270.4) mit hochgradiger Behinderung der Nasenatmung kommen. Unterbleibt die operative Entlastung des Hämatoms, ist durch eine Infektion die Ausbildung eines Septumabszesses mit nachfolgender Knorpelnekrose möglich. Die Konsequenz daraus kann eine Sattelnase sein, deren operative Korrektur mit Einpflanzung von autologem Knorpel bereits im Kindesalter vorgenommen werden sollte. Traumatisch verlagerte, die Atmung behindernde Septumanteile müssen ebenso wie traumatisch dislozierte knöcherne Fragmente der Nasenpyramide operativ reponiert werden, auch wenn sie nach einem längeren Intervall bereits in einer Fehlstellung eingeheilt sind, da sie nicht nur die Funktion der Nase stören, sondern in der Zeit des Nasenwachstums zu erheblichen Deformierungen der Nase führen können.

270.1.4 Entzündungen

Ein hartnäckiges Naseneingangsekzem ist in der Regel die Folge einer chronischen Rhinitis oder Sinusitis, oft auf allergischer Basis. In seltenen Fällen kommt jedoch auch ein Nasenfremdkörper oder eine einseitige Choanalatresie in Betracht. Die Follikulitis der Nasenweichteile, meist eine Staphylokokken-Infektion, ist mit ihrer Ausbreitungstendenz in Richtung Augenwinkel wegen der Gefahr der Thrombophlebitis der V. angularis und via V. ophthalmica zum Sinus cavernosus ernst zu nehmen. Erforderlich ist eine hoch dosierte Antibiotikagabe (Amoxicillin, Cephalosporine), ggf. auch eine operative Unterbindung der V. angularis sowie eine Abszessdrainage.

270.2 Nasenhaupthöhle

270.2.1 Fehlbildungen und Formfehler

Atresie des Naseneingangs

Die häufigste Ursache einer Einengung des Naseneingangs ist eine angeborene oder traumatisch bedingte Atresie. Eine traumatische Atresie entsteht meist durch ein unsachgemäßes Verätzen von blutenden Gefäßen im vorderen Nasenabschnitt, wobei es als Folge einer zirkulären Epithelschädigung zu einem narbigen Verschluss des Naseneingangs kommen kann.

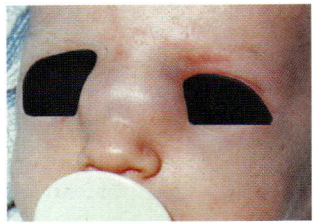

◘ **Abb. 270.1** Auftreibung des Nasenrückens bei Meningozele. (Bildrechte liegen bei den Erziehungsberechtigten des Patienten)

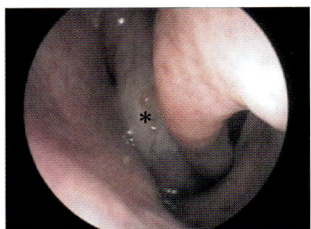

◘ **Abb. 270.2** Endoskopische Darstellung der Meningozele *(Stern)* in der Nasenhaupthöhle

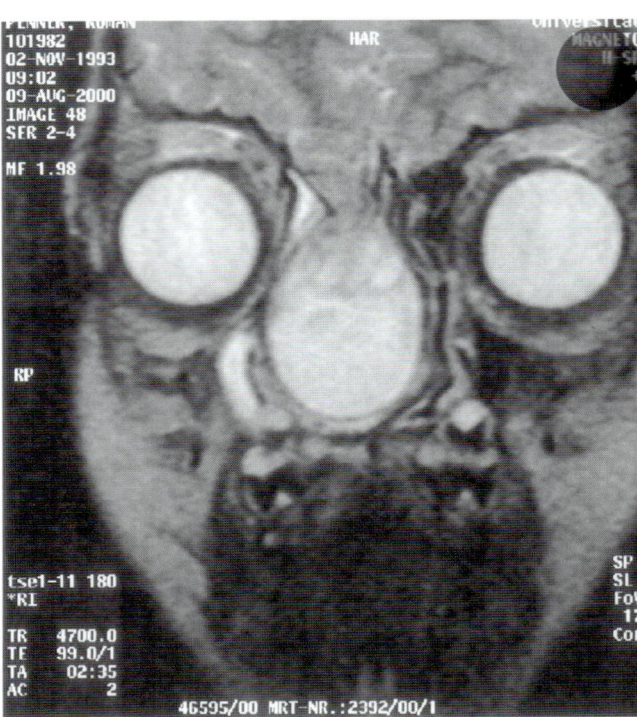

◘ **Abb. 270.3** Kernspintomografische Darstellung der Meningozele

Choanalatresie

Die einseitige Choanalatresie (◘ Abb. 270.5) ist etwa 5-mal häufiger als die beidseitige. Die Fehlbildung überwiegt beim weiblichen Geschlecht gegenüber dem männlichen im Verhältnis 5:1; ein dominanter Erbgang wird diskutiert.

Während eine einseitige Atresie relativ harmlos mit dem Bild einer einseitigen „chronischen" Rhinitis oder Sinusitis verlaufen kann, ist das klinische Bild einer beidseitigen Atresie post partum unvergleichbar dramatischer. Das Leben des Neugeborenen ist bei einer beidseitigen Choanalatresie hochgradig gefährdet, da eine Mundatmung in den ersten Lebenswochen nur erschwert möglich ist. Es droht deshalb bereits in den ersten Minuten nach der Geburt der Tod durch Ersticken, weshalb sofort post partum die prolongierte Intubation bis zur operativen Behandlung der Atresie erfolgen muss. Eine beidseitige inkomplette Atresie kennzeichnen Zyanose sowie stridoröse, unregelmäßige Inspirationsversuche bei fehlendem Nasenflügelatmen und auffällige Zunahme der Beschwerden beim Füttern.

Der Nachweis der Atresie lässt sich mit dem Versuch der Sondierung und Endoskopie des Nasenlumens oder insbesondere bei der einseitigen Atresie durch ein CT (◘ Abb. 270.6) relativ einfach führen.

Die ersten Sofortmaßnahmen bei der beidseitigen Atresie bestehen im Offenhalten des Mundes, dem Einlegen eines Güdel-Tubus und der nachfolgenden Intubation. In der Regel muss die Atresie schon bald nach der Geburt perforiert und die beiden so geschaffenen Öffnungen über 10–12 Wochen mit Kunststoffröhrchen offen gehalten werden. Die einseitige Choanalatresie sollte erst ab dem 12.-14. Lebensjahr operiert werden, da die Kinder außer der einseitig laufenden Nase und Nasenatmungsbehinderung keine weiteren Beschwerden haben.

Meningoenzephalozele

▶ Abschnitt 270.1.1.

Septumdeviation

Angeborene Verbiegungen der Nasenscheidewand, meist verbunden mit knorpeligen oder knöchernen Leisten am unteren Drittel des Septums, können schon im Kindesalter zu einer Behinderung der Nasenatmung und zu ständiger Irritation („Reiznase") führen.

Traumatische Septumdeviationen entstehen nicht selten als Folge von Nasen- und Septumfrakturen oder von Geburtstraumen, als dessen Diagnostikum sich post partum die Nasenspitze sehr weit herunterdrücken lässt, ohne dass das Nasenseptum zu fühlen ist.

Die Therapie besteht bei strenger Indikationsstellung auch schon im Kindesalter in einer Septumplastik unter Schonung der Wachstumszonen. Vor Abschluss des Nasenwachstums ist der Eingriff nur bei permanenter Behinderung der Nasenatmung indiziert.

Epistaxis

Auf die zahlreichen Ursachen des symptomatischen Nasenblutens bei fieberhaften Infektionen, bei den verschiedenen Formen einer hämorrhagischen Diathese oder der Rendu-Osler-Krankheit sei hier nur kurz verwiesen. Die häufigste Blutungsquelle sitzt im vermehrt vaskularisierten vorderen Septumanteil, und zwar im Bereich des Locus Kiesselbachi. Nasenbluten ist bei Kindern oft durch Manipulation verursacht. Aber auch im Rahmen einer akuten Rhinitis kann Nasenbluten auftreten. Gerinnungsstörungen bei Thrombopathien und Faktormangel ebenso wie Vasopathien, z. B. Morbus Werlhoff, Thrombastenia Glanzmann, Morbus Osler, Hämophilie und akute Leukosen können selbst im Säuglingsalter zu Epistaxis führen. Bei jeder Epistaxis muss ein Tumor, z. B. ein Hämangiom, ein juveniles Nasenrachenfibrom und maligne Tumoren, ausgeschlossen werden.

Therapie Häufig sistiert das Nasenbluten beim Kind bereits nach kurzer Zeit von selbst. Die einfachste Methode der Blutstillung bei normaler Blutgerinnung besteht darin, am sitzenden Patienten nach einer provisorischen Tamponade mit Watte oder Zellstoff unter Zusatz von Privin oder anderen abschwellenden Nasentropfen den Nasenflügel der blutenden Seite für etwa 5 min gegen die Nasenscheidewand zu drücken. Mit dieser Maßnahme können ohne fachärztliche Hilfe etwa 90 % der Blutungen zum Stehen gebracht werden. Erst bei weiter persistierender Blutung sollte eine Nasentamponade eingelegt werden. Bei Nasenbluten, das durch die bisher erwähnten Methoden nicht zum Stehen gebracht werden kann, ist eine Gefäßunterbindung (A. ethmoidalis oder A. maxillaris) notwendig, die auch nach angiografischer Darstellung embolisiert (außer bei der A. ethmoidalis) werden kann. Die Stillung einer Blutung bei hämorrhagischer

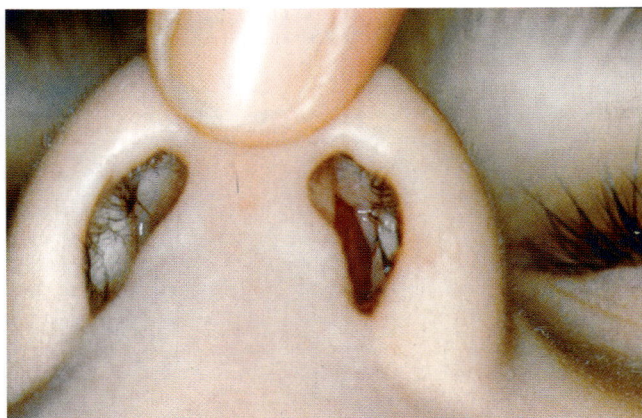

◧ Abb. 270.4 Septumhämatom

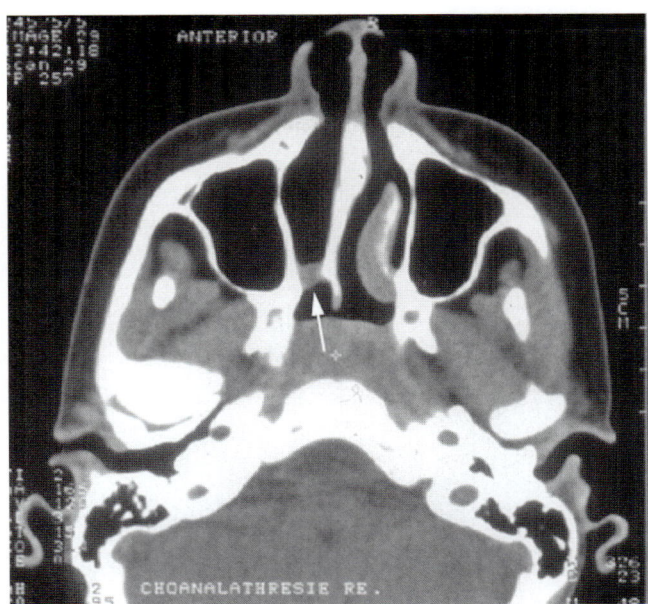

◧ Abb. 270.6 Computertomografische Darstellung einer einseitigen Choanalatresie *(Pfeil)*

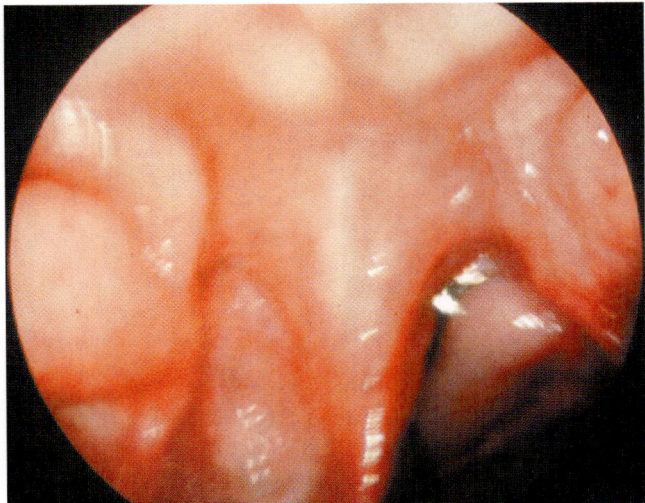

◧ Abb. 270.5 Einseitige Choanalatresie

Diathese stellt ein größeres Problem dar. So empfiehlt sich beim Morbus Rendu-Osler im ständigen Wiederholungsfalle der Ersatz der pathologisch veränderten Schleimhaut der Nasenhöhle und der Scheidewand durch ein haarloses Hauttransplantat (Dermoplastik). Diese Therapie sollte jedoch erst bei größeren Kindern zum Einsatz kommen.

Fremdkörper

Als Ursache einer behinderten Nasenatmung und einer chronischen Rhinitis kommen bei Kindern stets auch Fremdkörper in Betracht. Bleiben Fremdkörper für mehrere Jahre unerkannt liegen, so bildet sich durch Anlagerung von Kalksalzen der sog. Nasenstein (Rhinolith) (◧ Abb. 270.7). Die Entfernung eines Nasenfremdkörpers sollte – evtl. in Kurznarkose – grundsätzlich mit einem Häkchen und nicht mit der Pinzette erfolgen, da er mit der Pinzette in tiefere Nasenabschnitte verdrängt werden kann.

270.2.2 Entzündungen

Akute Rhinitis

Erreger des Schnupfens sind die verschiedenen Rhino- und Adenoviren. Die Übertragung erfolgt durch Tröpfcheninfektion, wobei die Inkubationszeit nur wenige Stunden beträgt. Die Virusinfektion, die durch ihre schleimhautschädigende Wirkung einer bakteriellen Superinfektion den Weg bereitet, sollte nach spätestens 8–10 Tagen abgeklungen sein.

Therapie Die Behandlung erfolgt mit abschwellenden Nasentropfen oder -sprays, Inhalationen und wegen der Gefahr einer Superinfektion evtl. mit einem Antibiotikum. Die letztgenannte Maßnahme sollte man in erster Linie bei der eitrigen Rhinitis des Säuglings in Erwägung ziehen, da für diesen eine blockierte Nasenatmung eine erheblich größere Belastung darstellt als für ein älteres Kind. Da die Nasenhöhlen selten isoliert erkranken, sondern häufig die Nasennebenhöhlen ebenfalls betroffen und die häufigsten Erreger Pneumokokken und Haemophilus influenzae sind, empfiehlt sich die Gabe von Phenoxypenicillin, Ampicillin, Amoxicillin, Cephalosporin oder Erythromycin. Die Dosierung der Nasentropfen beträgt z. B. bei Xylometazolin für Schulkinder 0,1 % und für Kleinkinder 0,05 % und bei Oxymetazolin für Schulkinder 0,05 % und für Kleinkinder 0,025 %. Bei rezidivierender Rhinitis ist die Adenotomie zu empfehlen. Ebenso ist bei Persistenz oder Rezidivieren und dem Verdacht auf eine allergische Komponente eine antiallergische Therapie mit lokalen H1-Antagonisten wie z. B. Azelastin oder Levacobastin oder systemisch wirksamen H1-Antagonisten wie z. B. Cetirizin in Erwägung zu ziehen.

Chronische Rhinitis

Eine chronische Entzündung der Nasenschleimhäute kann bei Kindern in erster Linie durch große adenoide Vegetationen (Rachenmandelhyperplasie, „Polypen"), durch Nasennebenhöhleninfektionen sowie durch allergene Substanzen unterhalten werden. Bei einseitigem chronischem „Schnupfen" muss auch an unerkannte Nasenfremdkörper sowie an eine Choanalatresie gedacht werden.

Diagnose und Therapie sind ähnlich wie bei der akuten Rhinitis, bedürfen jedoch der fachärztlichen Kontrolle (Ausschluss einer chronischen Sinusitis, einer Allergie und großer Adenoide, durch Endoskopie der Nase). Ein protrahierter bzw. chronischer Verlauf ist auch für die Nasendiphtherie und die Coryza syphilitica charakteristisch, die jedoch ausgesprochen selten auftreten.

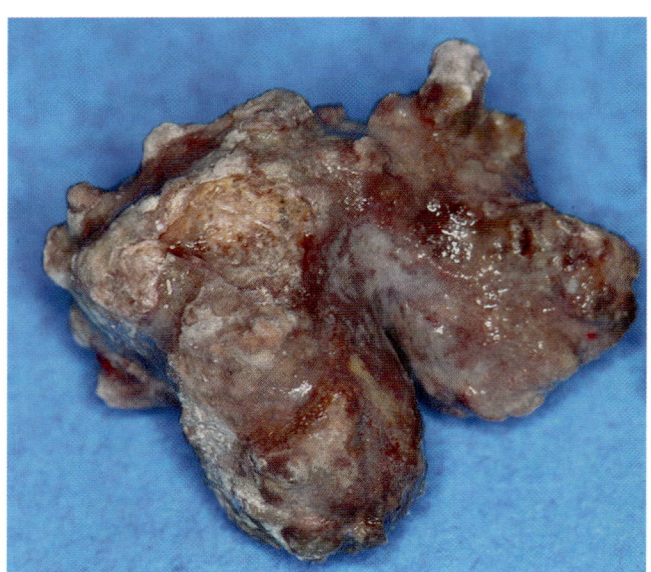

Abb. 270.7 Rhinolith als Fremdkörperreaktion

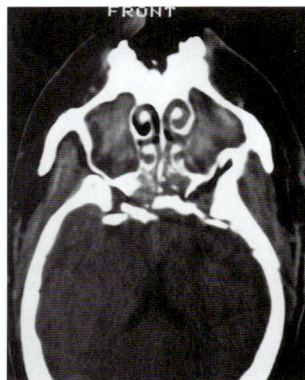

Abb. 270.8 Trümmerfraktur der Rhinobasis mit multiplen Fragmenten

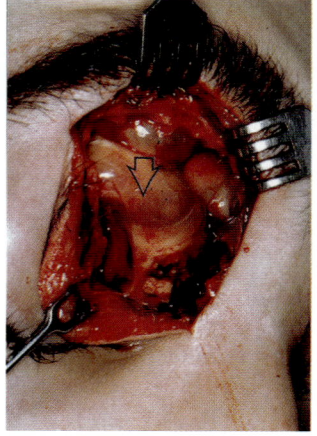

Abb. 270.9 In die Fraktur der Rückseite der Stirnhöhle hat sich Frontalhirn eingeklemmt, wodurch eine Liquorrhö zum Stillstand kam

Allergische Rhinitis
▶ Kapitel 89.

Nasen- und Siebbeinpolypen
Nasenpolypen bzw. Siebbeinpolypen sind gutartige Wucherungen der Schleimhaut der Nase oder der Nebenhöhlen und hier speziell des Siebbeinzellsystems. Sie entstehen durch chronisch-entzündliche oder allergiebedingte Reize. Differenzialdiagnostisch kommen Siebbeinpolypen beim Kartagener-Syndrom und bei der Mukoviszidose in Betracht. Als Behandlung kommt nur die operative Entfernung und kausaltherapeutisch evtl. eine Allergiebehandlung in Frage. Nach der Operation einer Siebbeinpolyposis ist die längerfristige Applikation von Nasensprays mit Steroidzusatz indiziert.

270.3 Nasennebenhöhlen

270.3.1 Verletzungen und Frakturen

Mittelgesichtstraumen
Wegen der exponierten Lage des Jochbeinkörpers ist dieser bei Mittelgesichtstraumen relativ häufig mitbetroffen. Man unterscheidet eine nichtdislozierte von einer dislozierten Fraktur. Bei der nichtdislozierten Fraktur kommt es weder zu funktionellen noch zu ästhetischen Störungen, eine Behandlung ist daher nicht notwendig. Bei der dislozierten Jochbeinfraktur besteht die Symptomatik neben einer sichtbaren Dislokation des Jochbeins mit Hämatom, in Doppelbildern und Parästhesien der Wange durch Einklemmung des 2. Trigeminusastes in den Frakturspalt. Zusätzlich besteht in der Regel eine Kieferklemme. Die Behandlung erfolgt durch Reposition und Osteosynthese. Die Parästhesien im Bereich des 2. Trigeminusastes können bei der isolierten Orbitabodenfraktur fehlen. Hier kann jedoch durch Tiefersinken des Bulbus die Symptomatik von Seiten der Doppelbilder und des Enophthalmus im Vordergrund stehen. Die Therapie besteht in einer Rekonstruktion des Orbitabodens und in der Stabilisierung der Bruchfragmente.

Frontobasale Frakturen
Etwa 20 % der frontobasalen Frakturen (■ Abb. 270.8) verlaufen ohne Verletzung des Weichteilmantels des Gesichts. Die meisten Frontobasisbrüche sind Brüche der an die Basis angrenzenden Nasennebenhöhlen. Kommt es nach einer frontobasalen Fraktur zu einer Liquorrhö, so müssen wegen der offenen Kommunikation des Endokraniums zum Nasennebenhöhlensystem und der Gefahr einer Keiminvasion eine Duraplastik und eine operative Sanierung des betroffenen Nasennebenhöhlensystems vorgenommen werden. Auch wenn die Liquorrhö spontan sistiert, sollte man nicht auf die operative Kontrolle der Schädelbasis verzichten, da das spontane Sistieren z. B. durch Hirngewebe bedingt sein kann, das sich in den Bruchspalt hineinschiebt und die Duraläsion abdichtet (■ Abb. 270.9). Durch die Kommunikation der ungenügend abgeheilten Frakturstelle mit den Nasenwegen kann es auch noch nach mehreren Jahren zu einer Meningitis oder zu einem Hirnabszess kommen. Aufgrund der verbesserten transnasalen endoskopischen Operationstechnik sind die Basiseingriffe (zu 70 % im Siebbeindachbereich) von geringer Traumatisierung und Belastung.

270.3.2 Nebenhöhlenentzündung

Akute Nebenhöhlenentzündung
Ätiologie Eine akute Sinusitis als eigenständiges Krankheitsbild ist bei Kindern selten. Zwar erkranken die Nasennebenhöhlen bei einer Rhinitis gewöhnlich mit, doch stehen sie meist nicht im Vordergrund der Symptomatik. Neben akuten Virusinfektionen spielt bei Klein- und Schulkindern die allergische Rhinosinusitis eine bedeutende Rolle; ihre Häufigkeit wird auf 25–30 % geschätzt. Die häufigste bakterielle Superinfektion ist durch Haemophilus influenzae und Pneumokokken bedingt. Die allergische Zusatzkomponente wird am

270.3 · Nasennebenhöhlen

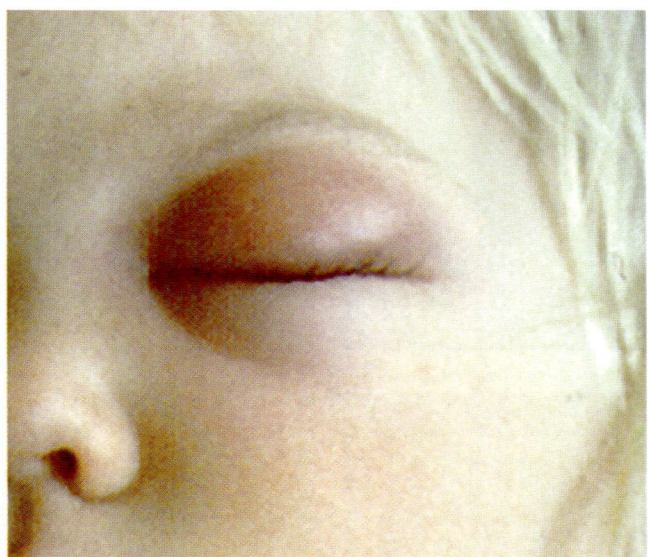

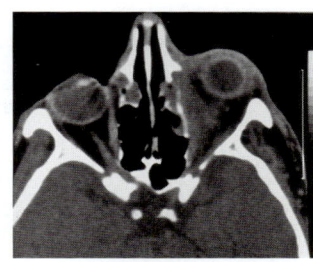

◻ Abb. 270.11 Subperiostaler Abszess

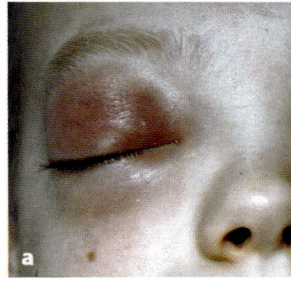 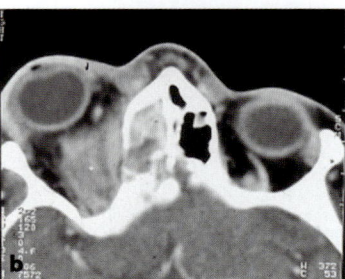

◻ Abb. 270.10 Lidschwellung und -rötung bei orbitaler Komplikation einer Sinusitis ethmoidalis. (Bildrechte liegen bei den Erziehungsberechtigten des Patienten)

◻ Abb. 270.12a,b Orbitaphlegmone

besten mit einem systemisch wirkenden Antiallergikum wie Zyrtec, Lisino, Telfast und Teldane behandelt.

Klinische Symptome Schon beim Säugling erkrankt der Sinus maxillaris wegen seiner relativ ungünstigen Abflussbedingungen recht häufig; der Krankheitsverlauf ist jedoch in der Regel komplikationslos; eine Spülbehandlung über eine scharfe Punktion der Kieferhöhle ist obsolet. Mit fortschreitendem Lebensalter und zunehmender Pneumatisation des Gesichtsschädels gewinnen isolierte Krankheiten einzelner Nasennebenhöhlen an Bedeutung. Von Einzelfällen abgesehen, ist mit isolierten Entzündungen in den Kieferhöhlen und im Siebbeinzellsystem ab dem 4. Lebensjahr, in der Stirnhöhle ab dem 8.-10. Lebensjahr, in der Keilbeinhöhle ab dem 10. Lebensjahr zu rechnen. Die Symptomatik besteht in Schmerz- und Spannungsgefühl über dem betroffenen Sinus, Kopfschmerzen und Fieber sowie einer Rhinitis, deren Fehlen aber eine Sinusitis nicht ausschließt.

Therapie Die unkomplizierte Sinusitis maxillaris, ethmoidalis und frontalis wird mit abschwellenden Nasentropfen und Antibiotika behandelt. Zu Antibiotika und Nasentropfen ▶ Abschn. 270.2.2, „Akute Rhinitis".

Komplikationen

Orbitale Komplikationen Problematisch können die Entzündungen des Siebbeinzellsystems sein, da beim Säugling und Kleinkind aufgrund von Dehiszenzen in der Lamina orbitalis ein direktes Übergreifen der Entzündung auf die Orbita eher gegeben ist als beim Erwachsenen. Die Ausbildung eines Ober- und Unterlidödems, die Periostitis und das Orbitaödem sind die erste Stufe der Entzündung (◻ Abb. 270.10). Bei der Verdrängung des Bulbus nach außen und unten handelt es sich in der Regel um die Folge einer subperiostalen Abszessbildung (◻ Abb. 270.11) oder eines Eitereinbruchs in den hinteren Orbitaabschnitt (Apex-orbitae-Syndrom). Wegen der Gefahr der Erblindung ist in diesem Falle die rasche operative Entlastung des Siebbeins und ggf. die Schlitzung der Periorbita ebenso wie bei der Orbitaphlegmone (◻ Abb. 270.12) vorzunehmen.

Stirnbeinosteomyelitis Eine seltene Komplikation, die jedoch bevorzugt beim männlichen Jugendlichen auftritt, ist die Stirnbeinosteomyelitis. Sie entsteht durch das Übergreifen einer Infektion der Stirnhöhle auf die Spongiosa des Stirnbeins und der Schädelkalotte und ist wegen einer möglichen Kommunikation über das Venensystem zu den Meningen und zum Endokranium gefährlich. Nicht selten handelt es sich dabei als Auslöser um eine „Badesinusitis" mit anaeroben Keimen, bei der nach einer Infektion durch verunreinigtes Badewasser mit einem besonders foudroyanten Verlauf gerechnet werden muss.

Über dem Stirnbeinareal bildet sich nach dem subperiostalen Eiterdurchbruch eine diffuse, teigige Schwellung aus (◻ Abb. 270.13); ein Oberlidödem deutet in der Regel auf die erkrankte Nebenhöhlenseite hin. Wegen der Gefahr der Ausbreitung dieser Infektion über das Venensystem des Schädelknochens muss rasch operativ eingegriffen werden: Neben der Sanierung des betroffenen Nebenhöhlensystems muss der evtl. kranke Stirnbeinknochen bis in das Gebiet des gesunden Kalottenanteils entfernt werden, wobei man nicht selten auf multiple epidurale Abszesse stößt.

Endokranielle Komplikationen Meist gehen die typischen Symptome der akuten Nasennebenhöhlenentzündung oder der orbitalen Komplikation voraus. Starke Kopf- und Nackenschmerzen, Nackensteife, hohes Fieber und evtl. Lethargie deuten auf die intrakranielle Komplikation hin. Neben einer ausführlichen rhinologischen muss zusätzlich eine neurologische Untersuchung erfolgen und eine Computertomografie der Nasennebenhöhlen und des gesamten Hirnschädels angefertigt werden.

Die Therapie besteht in einer operativen Sanierung der betreffenden Nasennebenhöhlen, bei Abszessen in Kooperation mit einem Neurochirurgen. Zusätzlich erfolgt eine intravenöse Antibiotikatherapie.

Mukozele Mukozelen entstehen in Nasennebenhöhlen, deren Ausführungsgang verschlossen ist. Oft liegt die Ursache in einer vorausgegangenen operativen Behandlung der Nasennebenhöhlen. Im Laufe der Zeit kommt es, bedingt durch den ansteigenden Druck in der Nebenhöhle, zu einem Ausdünnen der knöchernen Sinuswandung und zu deren Vorwölbung. Sie führen im Bereich der Stirnhöhle durch das Absinken des Orbitadaches zu einer Verdrängung des Bulbus nach kaudolateral und zu einer Schwellung im Bereich

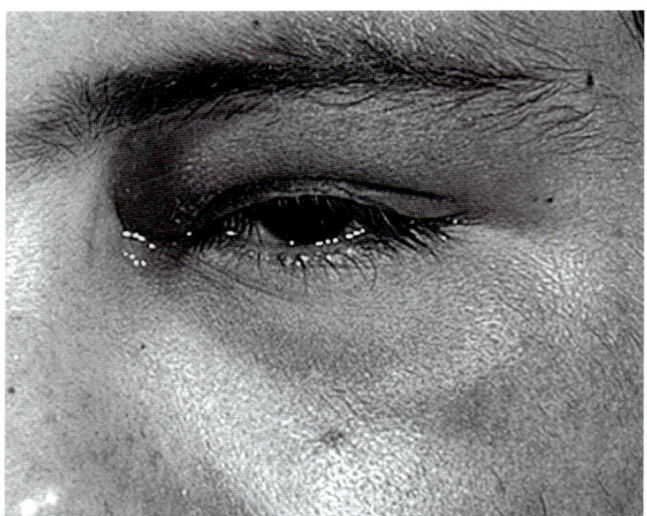

Abb. 270.13 Stirnbeinosteomyelitis als Folge des Eiterdurchbruchs von der Stirnhöhle. (Bildrechte liegen beim Patienten)

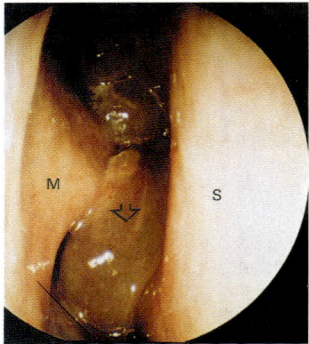

Abb. 270.14 Massive Siebbeinpolyposis *(Pfeil)*, rechts ist das Nasenseptum *(S)* und links die untere Muschel *(M)* sichtbar

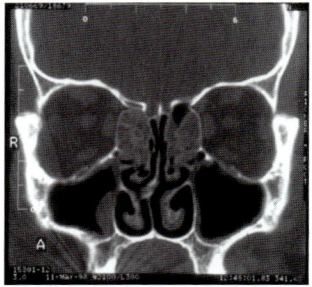

Abb. 270.15 CT-Befund bei beidseitiger polypöser Sinusitis ethmoidalis

des medialen Augenwinkels. Mukozelen der Kieferhöhlen, der Siebbeinzellen und der Keilbeinhöhle sind selten und manifestieren sich klinisch meist nur durch Kopfschmerzen. Erst die Endoskopie bzw. die computertomografische Darstellung führt zur Diagnose.

Die Therapie besteht ausschließlich in der operativen Sanierung der Ausführungsgänge der betreffenden Nasennebenhöhlen.

Chronische Nasennebenhöhlenentzündung

Pathogenese Die Begriffe sinubronchiales Syndrom oder Sinubronchitis erklären die engen anatomischen und funktionellen Zusammenhänge des oberen und unteren Respirationstrakts (ein Weg, eine Infektion). Dabei besteht zwar die Möglichkeit der ab- oder aufsteigenden Infektion sowie der hämato- oder lymphogenen Streuung, für die Pathogenese ist jedoch sicherlich die immunologisch nahezu identische Reaktionslage der Schleimhaut der oberen und unteren Atemwege wichtig, so dass die Immunantwort auf eine Infektion oder ein Allergen von der morphologisch sehr ähnlich konfigurierten Schleimhaut des oberen und unteren Luftwegs in nahezu gleicher Weise gegeben wird. Bei der rezidivierenden Sinubronchitis ist einerseits ein Immundefizit, andererseits eine Allergie auszuschließen.

Klinische Symptome Der Zusammenhang einer chronisch-rezidivierenden Sinusitis mit dem Asthma bronchiale ist klinisch eindeutig belegt. So kann nach einer medikamentösen oder operativen Sanierung der Nasennebenhöhlen klinisch häufig eine eindeutige Besserung der Lungensymptomatik registriert werden. Als seltene angeborene Anomalien mit Sinusaffektionen und Bronchiektasen sind das Kartagener-Syndrom und das Mounier-Kuhn-Syndrom zu nennen.

Der Kinderarzt hat ganz überwiegend mit häufig rezidivierenden („chronischen") Sinusaffektionen zu tun. Hier stehen vielmehr eine chronische Rhinitis sowie eine Atembehinderung im Vordergrund, die jedoch nicht selten durch große Adenoide mitbedingt wird. Dauerhusten, Heiserkeit, rezidivierende Mittelohrprozesse und Kopfschmerzen sind weitere Beschwerden.

Diagnose Die Diagnose einer chronischen katarrhalischen Sinusitis wird primär klinisch gestellt. Bei der bildgebenden Diagnostik spielt heute die CT eine größere Rolle als konventionelle Röntgenaufnahmen der Nasennebenhöhlen.

Therapie Neben der konservativen Behandlung mit Nasentropfen, Antihistaminika, Mukolytika und Antibiotika sollte bei Kindern mit rezidivierenden Infektionen der Nasennebenhöhlen und behinderter Nasenatmung stets die Adenotomie (Entfernung der Rachenmandeln) durchgeführt werden. Bei therapieresistenter eitriger Sinusitis ist eine operative Erweiterung des natürlichen Kieferhöhlenostiums im Rahmen einer Infundibulotomie notwendig. Dabei kann auch das Sekret aus der Kieferhöhle abgesaugt werden. Bei Kindern mit Asthma bronchiale sollte eine schonende operative Sanierung der erkrankten Nasennebenhöhlen vorgenommen werden, da diese einen positiven Einfluss auf die Lungensymptomatik hat. Diese Erkenntnis ermutigte auch zur operativen Entfernung der massiven Siebbeinpolyposis (◘ Abb. 270.14 und ◘ Abb. 270.15) und der übrigen Nasennebenhöhlensanierung bei der Mukoviszidose, auch wenn dies nur symptomatisch und selbstverständlich nicht kausaltherapeutisch ist. Der Zustand der Kinder bessert sich nach diesen Eingriffen über mehrere Monate hinweg auch hinsichtlich der Lunge so deutlich, dass sie erfreuliche Entwicklungsschübe machen.

Literatur

Biesalski P, Collo D (1991) Hals-Nasen-Ohren-Krankheiten im Kindesalter. Thieme, Stuttgart

Bootz F (1995) HNO-Erkrankungen in der Pädiatrie. Wissenschaftliche Verlagsgesellschaft, Stuttgart

Coerdt J (1991) HNO-Erkrankungen im Kindesalter. In: Keller W, Wiskutt A (Hrsg) Lehrbuch der Kinderheilkunde. Thieme, Stuttgart, S 744

Evans JNG (1987) Paediatric otorhinolaryngology. Butterworth, London

Jörgensen G (1972) Missbildungen im Bereich der Hals-Nasen-Ohrenheilkunde. Arch Otorhinolaryngol 202: 1–50

Kastenbauer E (1968) Zur Pathogenese der Badesinusitis. HNO 10: 308–311

Kastenbauer E (1991) HNO-Erkrankungen im Kindesalter. In: Keller W, Wiskott A (Hrsg) Lehrbuch der Kinderheilkunde. Thieme, Stuttgart, S 731

Kastenbauer E (1992) Komplikationen der Entzündungen der Nasennebenhöhlen und des Oberkiefers. In: Naumann HH, Helms J, Herberhold C, Kastenbauer E (Hrsg) Oto-Rhino-Laryngologie in Klinik und Praxis, Bd. 2. Thieme, Stuttgart, S 234–264

Literatur

Keßler L (Hrsg) (1989) Fehlbildungen in der Otorhinolaryngologie. Springer, Berlin

Mantel K (1991) HNO-Erkrankungen im Kindesalter. In: Keller W, Wiskott A (Hrsg) Lehrbuch der Kinderheilkunde. Thieme, Stuttgart, S 756–758

Scholz H, Abele-Horn M, Adam D et al (2000) Antimikrobielle Chemotherapie. In: Deutsche Gesellschaft für Pädiatrische Infektologie (Hrsg) Handbuch, Infektionen bei Kindern und Jugendlichen. Futuramed, München, S 91–133

271 Mundhöhle, Zunge, Mundboden und Kopfspeicheldrüsen

F. Bootz

271.1 Mundhöhle

271.1.1 Verletzungen

Bednar-Aphthen

Bednar-Aphthen sind oberflächliche Schleimhautulzera bei Säuglingen, seitlich an der Grenze vom harten zum weichen Gaumen gelegen. Sie entstehen als Folge einer Schleimhautverletzung durch mechanische Säuberung (Auswischen) des Mundes nach dem Trinken, einer früher weit verbreiteten Unsitte. Man sieht sie heute nur noch ausnahmsweise.

Verbrühungen und Verätzungen

Verbrühungen und Verätzungen des Mundes, des Rachens und auch des oberen Ösophagusabschnitts betreffen in der Regel Kinder im Alter von 2–3 Jahren, die entweder aus Unkenntnis heiße bzw. ätzende Flüssigkeiten trinken oder heißen Dampf inhalieren. Etwa 2–3 h nach diesem Ereignis kann eine Atemnot mit Heiserkeit auftreten. Bei der Inspektion des Rachens sieht man außer einem Uvulaödem mitunter kleine fibrinbedeckte Schleimhautläsionen. Fast immer sind Verätzungsspuren an den Lippen zu erkennen. Ein mögliches Larynxödem erfordert die stationäre Überwachung des Kindes. Die konservative Therapie besteht in der Applikation von Kortikoiden, Analgetika und evtl. Antibiotika. Bei Läsionen durch ätzende Flüssigkeiten ist nach der Erstversorgung stets eine Ösophagoskopie zum Ausschluss einer schweren Ösophagusverätzung durchzuführen.

Perforierende Verletzungen des weichen Gaumens

Perforierende Verletzungen des weichen Gaumens entstehen, wenn Kinder mit einem harten Gegenstand im Mund stürzen. Sie bedürfen nur dann einer operativen Versorgung der Wunde, wenn eine größere durchgehende Perforation des weichen Gaumens besteht. Grundsätzlich sollte bei diesem Unfallereignis an die gedeckte Läsion der A. carotis interna gedacht werden, die zu einer massiven Blutung, einer entzündlichen Karotisthrombose oder später zu einer Aneurysmabildung führen kann. Ferner kann es als Komplikation dieser Verletzung in seltenen Fällen zu einem parapharyngealen Abszess kommen, der rechtzeitig erkannt und behandelt werden muss.

271.1.2 Entzündungen

Stomatitis aphthosa

Die Stomatitis aphthosa ist eine Herpes-simplex-Virus-Infektion (▶ Abschn. 100.5).

Stomatitis ulcerosa

Die Stomatitis ulcerosa, eine größtenteils bakteriell bedingte Krankheit, äußert sich in flachen ulzerösen Prozessen der Mundschleimhaut, in denen sich im Abstrich häufig fusiforme Stäbchen und Spirillen finden.

Differenzialdiagnostisch muss an eine Agranulozytose oder an eine akute Leukämie gedacht werden, andererseits ist die Stomatitis ulcerosa eine bekannte Nebenerscheinung bei der zytostatischen Therapie der Leukämie. Die Therapie erfolgt mit Penicillin oder Erythromycin, wichtig ist auch die Pflege des Mundes z. B. mit Panthenol.

Chronisch-rezidivierende Aphthen

Diese häufig in Schüben auftretende Krankheit der Mundschleimhaut befällt Kinder über Jahre hinweg. Betroffen sind meist vasolabile, nervöse Kinder, bei denen es zu einzelnen 1–2 mm großen, recht schmerzhaften Aphthen an der Mundhöhlenschleimhaut kommt. Nach etwa 6–8 Tagen werden die flachen Erosionen vom Rande her epithelisiert und heilen ohne Narbenbildung ab. Eine Verwechslung mit der Stomatitis herpetica aphthosa ist nicht möglich, weil Fieber, allgemeines Krankheitsgefühl und eine Vielzahl von Effloreszenzen nicht vorkommen. Die Therapie ist unbefriedigend; man kann symptomatisch Panthenollösung und kortikoidhaltige Haftsalben auftragen. Vorbeugende Maßnahmen gibt es nicht.

271.2 Zunge und Mundboden

271.2.1 Fehlbildungen der Zunge

Aufgrund der embryologischen Entwicklung kann die Zunge ein vielfältiges Muster von Fehlbildungen aufweisen.

Aglossie

Bei den beschriebenen Fällen handelt es sich meist um eine Hypoplasie mit erhaltenem Rudiment der Zungenwurzel und gleichzeitiger Extremitätenfehlbildung. Diese Fehlbildungen, die mit einer Unterentwicklung von Kiefer und Zähnen einhergehen, schließen eine normale Ernährung und eine verständliche Sprache nicht aus, da der zurückliegende Unterkiefer eine labiale Ersatzfunktion gewährleistet.

Orodigitofaziale Dysostose

Die orodigitofaziale Dysostose ist ein Syndrom, das orale (Zungenfehlbildung, Kieferspalten), digitale und faziale Fehlbildungen sowie eine geistige Retardierung einschließt.

Glossoptose

Das Zurücksinken der Zunge ist mit Mikrognathie und Gaumenspalte ein Bestandteil der Pierre-Robin-Sequenz.

Makroglossie

Bei der Makroglossie handelt es sich um eine umschriebene oder diffuse Substanzvermehrung der Zunge, die meist angeboren ist. Ursächlich kann es sich um Hämangiome oder Lymphangiome handeln. Seltener liegt eine muskulär bedingte Makroglossie mit Hypertrophie einzelner Muskelfasern vor. Angeborene Zungenvergrößerungen gibt es bei Myxödem, Neurofibromatose, Glykogenspeicherkrankheiten und Lues. Weiterhin ist die Makroglossie ein Zeichen des Down-Syndroms, des De-Lange-Syndroms, der Dysostosis maxillofacialis und des Wiedemann-Beckwith-(EMG-) Syndroms. Eine operative Verkleinerung ist angezeigt, wenn sich der freie Zungenrand beim Sprechen und Schlucken über die Kaufläche der Zähne ausbreitet.

G.F. Hoffmann, M.J. Lentze, J. Spranger, F. Zepp (Hrsg.), *Pädiatrie*,
DOI 10.1007/978-3-642-41866-2_271, © Springer-Verlag Berlin Heidelberg 2014

271.2 · Zunge und Mundboden

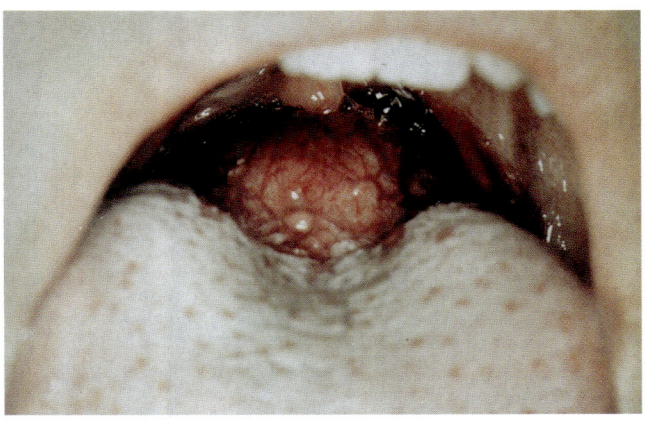

Abb. 271.1 Hinter der Uvula ist eine Zungengrundstruma sichtbar

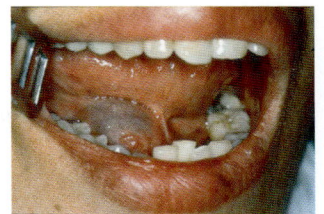

Abb. 271.2 Ranula im Mundboden

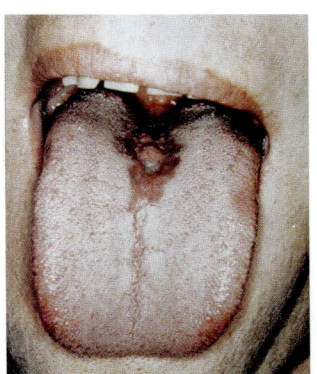

Abb. 271.3 Glossitis rhombica mediana

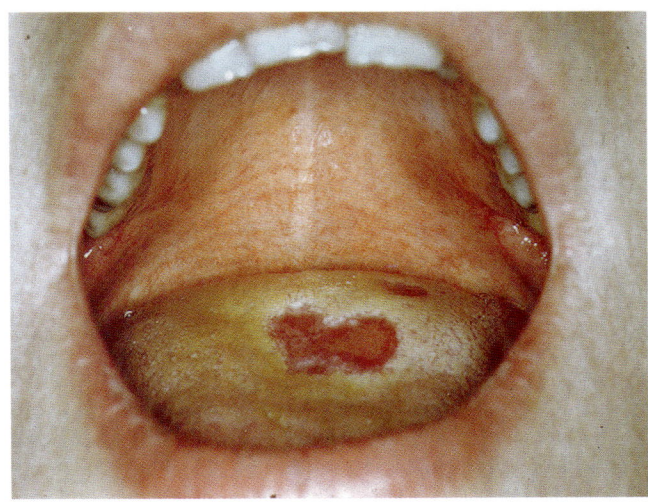

Abb. 271.4 Lingua geographica

Kongenitale Ankyloglossie

Ein fehlgebildetes, verkürztes Frenulum linguae kerbt die Zungenspitze ein und lässt ihr nur wenig Spielraum gegen den Unterkiefer. Diese Anomalie führt nur selten zu einer Störung der Nahrungsaufnahme und der Sprache; ihre Bedeutung hierfür wird meist überschätzt. Eine Operation ist selten indiziert und besteht in einer einfachen Z-Plastik.

Zysten

Kongenitale Zysten und Dermoidzysten sind differenzialdiagnostisch von der Zungengrundschilddrüse (Abb. 271.1) abzugrenzen. Dermoidzysten entstehen meist im vorderen Mundboden und ziehen durch die Mundbodenmuskulatur in die submentale Region, wo sie eine äußerlich sichtbare Schwellung verursachen können. Sie können sich sanduhrförmig durch die Mundbodenmuskulatur in die submentale Region des Halses erstrecken. Die Behandlung ist operativ.

Hämangiome und Lymphangiome

Hämangiome sind die häufigsten gutartigen Tumoren der Mundhöhle, sie können zu einer deutlichen Auftreibung der Zunge und der Lippen führen (Makroglossie, Makrocheilie). Greifen sie von der Schleimhaut auf den Kieferknochen über, können erhebliche funktionelle Beeinträchtigungen auftreten. Kommt es zu keiner spontanen Rückbildung der Hämangiome oder gar zu einer Größenprogredienz, so ist eine operative Therapie angezeigt. In manchen Fällen führt eine präoperative Embolisation zu einer Verbesserung der operativen Bedingungen.

Lymphangiome sind seltener als Hämangiome, es kommt zu keiner spontanen Rückbildung. Im Mundbereich können sie zu einer erheblichen funktionellen Beeinträchtigung der Nahrungsaufnahme, der Atmung und der Stimme führen. Die Therapie des Lymphangioms ist operativ, wobei in vielen Fällen aus funktionellen Gründen nur eine Reduktion des Tumors möglich ist.

Ranula

Die Ranula ist durch eine Aufstauung der Glandula sublingualis im Bereich des Mundbodens bedingt und wird operativ behandelt (Abb. 271.2).

271.2.2 Veränderungen der Zungenoberfläche

Lingua plicata

Die Furchen- oder Kerbenzunge ist eine relativ häufige Anomalie. Sie tritt selten vor dem 4. Lebensjahr auf und wird familiär gehäuft beobachtet. Die Veränderungen des Zungenreliefs sind auf die vorderen beiden Zungendrittel beschränkt, der Zungengrund bleibt frei. Beschrieben ist eine mögliche Kombination der Faltenzunge mit Klumpfüßen, Lippen-Kiefer-Gaumen-Spalte und Syndaktylie sowie ein gehäuftes Auftreten bei Kretinismus und Kindern mit Trisomie.

Glossitis rhombica mediana

Kennzeichen der Glossitis rhombica mediana (Abb. 271.3) ist ein geröteter, erhabener Bezirk mit Atrophie der Papillen in der Mitte des Zungenrückens. Wahrscheinlich handelt es sich bei dieser harmlosen Veränderung um ein fissurales Angiom.

Lingua geographica

Das Erscheinungsbild der Lingua geographica (Abb. 271.4) ist durch sich laufend wandelnde, oberflächliche Epithelabstoßungen und girlandenförmige Flecken mit grauweißen Säumen bestimmt. Die Ursache dieser harmlosen Anomalie ist unbekannt.

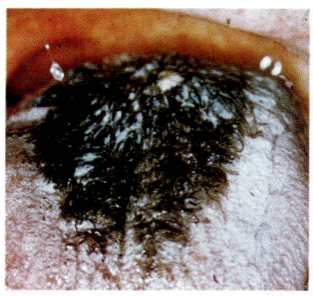

 Abb. 271.5 Haarzunge

Haarzunge

Typisch für die Haarzunge (Abb. 271.5) sind schwarze und braune Fäden auf dem Zungenrücken, die durch Hypertrophie und Verhornung der Papillae filiformes entstehen. Diese Veränderung kann nach längerer antibiotischer und antimykotischer Therapie auftreten; sie ist harmlos, bildet sich von selbst zurück und kann mechanisch mit einer festeren Zahnbürste reduziert werden.

Himbeerzunge

Die Himbeerzunge findet sich bei Scharlach und Kawasaki-Syndrom, bedingt durch ein Ödem der Geschmackspapillen.

Haarleukoplakie bei Aids

Die Haarleukoplakie bei Aids (Abb. 271.6) ist die haarähnliche Ausbreitung einer Mischinfektion von Herpes simplex und Candidiasis am freien Zungenrand mit Epstein-Barr-Virus-Assoziation. Haarleukoplakien sind im Gegensatz zu Belägen bei Candidiasis nicht abwischbar.

271.2.3 Entzündungen des Mundbodens

Phlegmonöse Entzündungen des Mundbodens, der peri- und der submandibulären Region stammen meist von Entzündungen des Zahnsystems oder der Speicheldrüsen; seltener werden sie durch Verletzungen und Einspießungen von Fremdkörpern verursacht. Sie verlaufen unter sachgemäßer antibiotischer Behandlung und rechtzeitiger Inzision in der Regel ohne Komplikationen. Eine Ausbreitung der Infektion über das parapharyngeale Spatium unter Miteinbeziehung der V. jugularis interna, mit der Gefahr der Thrombose und der septischen Streuung, ist möglich.

271.3 Kopfspeicheldrüsen

271.3.1 Entzündungen

Hauptsächlich im Säuglingsalter bei dystrophen und frühgeborenen Kindern können abszedierende Entzündungen einzelner oder mehrerer Speicheldrüsen auftreten. Die Eintrittspforte ist der Ausführungsgang der Drüse. Begünstigend ist eine Mastitis der Mutter. Durch die Infektion bildet sich eine massive Schwellung der Glandula parotis oder der Glandula submandibularis, wobei auch spontane Durchbrüche nach außen vorkommen können. Die Haut über der Glandula parotis ist meist überwärmt und stark gerötet. Aus dem Ausführungsgang entleert sich Eiter.

Bei einem organisierten Abszess in der Glandula parotis muss eine Abszessspaltung erfolgen. Zusätzlich ist eine Antibiotikatherapie angezeigt. Die Tuberkulose und die Aktinomykose der Speicheldrüsen sind sehr seltene Erkrankungen, wobei es bei der Tuberkulose in den letzten Jahren zu einer geringen Zunahme gekommen ist.

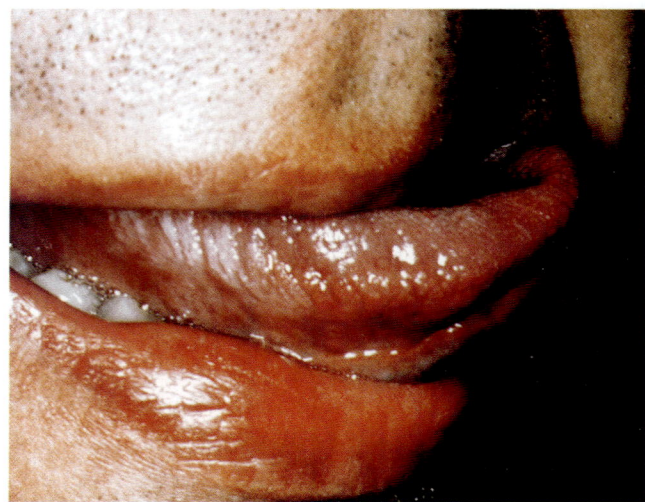

 Abb. 271.6 Haarleukoplakie am Zungenrand bei Aids

Unter den Viruserkrankungen der Glandula parotis ist hauptsächlich die Parotitis epidemica (Mumps) zu erwähnen.

271.3.2 Verletzungen

Verletzungen kommen hauptsächlich im Bereich der Glandula parotis vor. Durch Schnitt- oder Bissverletzungen kommt es zu einer Schädigung des Parenchyms, die zusätzlich von einer Parese des Nervus facialis begleitet sein kann. Neben einer Untersuchung des Nervus facialis muss eine Schädigung des Ausführungsgangs der Glandula parotis ausgeschlossen werden. Mit Hilfe der Sonografie kann eine Speichelansammlung im Gewebe erkannt werden. Im Falle einer Nervendurchtrennung ist eine unverzüglich vorzunehmende Nervennaht notwendig. Die häufig auftretenden Speichelfisteln verschließen sich meist spontan und bedürfen primär keiner Therapie.

271.3.3 Tumoren

Die häufigsten Tumoren der Speicheldrüsen im Kindesalter sind vaskuläre Neoplasien. Hämangiome können sehr groß werden und führen dann zu entsprechenden funktionellen und ästhetischen Beeinträchtigungen. Bei Hämangiomen ist bis zum 3.-4. Lebensjahr durch ihre Rückbildungstendenz bedingt eine abwartende Haltung gerechtfertigt.

Lymphangiome sind wesentlich seltener als Hämangiome. Lymphangiome breiten sich nicht im eigentlichen Drüsenparenchym, sondern im periglandulären Fettbindegewebe aus. Klinisch zeigt sich eine teigige, schmerzlose Schwellung der Wangenregion. Die Lymphangiome können sich in den Halsbereich ausdehnen und dort durch langsames Wachstum zu Kompressionserscheinungen auf Luft- und Speiseweg führen. Bei Größenzunahme ist eine operative Behandlung indiziert.

Maligne Tumoren der Speicheldrüsen sind im Kindesalter sehr selten. Das Mukoepidermoidkarzinom und das Azinuszellkarzinom sind die häufigsten malignen Tumoren, wobei meist die Glandula parotis betroffen ist. Die Therapie besteht in der operativen Entfernung. Zuvor ist zur Bestimmung der genauen Ausbreitung eine MRT notwendig.

Literatur

Biesalski P, Collo D (1991) Hals-Nasen-Ohren-Krankheiten im Kindesalter. Thieme, Stuttgart

Bootz F (1995) HNO-Erkrankungen in der Pädiatrie. Wissenschaftliche Verlagsgesellschaft, Stuttgart

Coerdt J (1991) HNO-Erkrankungen im Kindesalter. In: Keller W, Wiskutt A (Hrsg) Lehrbuch der Kinderheilkunde. Thieme, Stuttgart, S 744

Evans JNG (1987) Paediatric otorhinolaryngology. Butterworth, London

Kastenbauer E (1991) HNO-Erkrankungen im Kindesalter. In: Keller W, Wiskott A (Hrsg) Lehrbuch der Kinderheilkunde. Thieme, Stuttgart, S 731

Mantel K (1991) HNO-Erkrankungen im Kindesalter. In: Keller W, Wiskott A (Hrsg) Lehrbuch der Kinderheilkunde. Thieme, Stuttgart, S 756–758

Scholz H, Abele-Horn M, Adam D et al (2000) Antimikrobielle Chemotherapie. In: Deutsche Gesellschaft für Pädiatrische Infektiologie (Hrsg) Handbuch, Infektionen bei Kindern und Jugendlichen. Futuramed, München, S 91–133

272 Rachen und Hals

F. Bootz

272.1 Entzündliche Krankheiten des Rachens

272.1.1 Pharyngitis

Die akute Rachenschleimhautentzündung kann im Rahmen einer allgemeinen fieberhaften Infektion der oberen Luftwege entstehen, oft mit nachfolgender bakterieller Sekundärinfektion, vor allem mit Streptokokken, Haemophilus influenzae und Pneumokokken. Die Symptome sind Brennen und Kratzen im Hals, wobei nicht selten die eigentliche Ursache in einer Infektion der Nasennebenhöhlen zu suchen ist.

Die Pharynxschleimhaut ist gerötet und zum Teil sehr trocken mit hochroten Solitärfollikeln (◘ Abb. 272.1), die regionären Lymphknoten sind geschwollen.

Die Therapie ist dieselbe wie bei allgemeinen Infektionen der oberen Atemwege (▶ Abschn. 270.2.2, „Akute Rhinitis"), hilfreich sind auch lokal wirkende Desinfizienzien. Stets sind die Nasenhaupt- und die Nebenhöhlen einschließlich der Nasenatmung zu untersuchen und ggf. in die Behandlung mit einzubeziehen. Bei schwerer bakterieller Infektion ist eine antibiotische Behandlung mit Ampicillin, Amoxicillin oder Cephalosporinen angezeigt.

272.1.2 Retropharyngealabszess

Eine Abszedierung der retropharyngealen Lymphknoten nach Entzündungen im Nasopharynx kann bei Kindern im 1. und 2. Lebensjahr zu einem durch Staphylokokken oder Streptokokken verursachten Retropharyngealabszess führen. Differenzialdiagnostisch muss bei älteren Kindern ein heute sehr selten auftretender kalter Senkungsabszess im Rahmen einer Tuberkulose der Halswirbelsäule ausgeschlossen werden.

Charakteristische Zeichen sind starke Schluckbeschwerden, eine behinderte Atmung und eine auffallend steife Kopfhaltung bei subfebrilen Temperaturen. Bei der Inspektion sieht man die Rachenhinterwand vorgewölbt; die Palpation ergibt eine Fluktuation. In der Computertomografie ist eine Abdrängung der hinteren Pharynxwand von der Halswirbelsäule zu erkennen. Im weiteren Verlauf kann sich der Abszess in das Mediastinum absenken.

Die Therapie besteht in der Abszessinzision und Antibiotikagabe.

272.2 Krankheiten des lymphatischen Rachenrings

Der lymphatische Rachenring (Waldeyer-Ring) nimmt innerhalb des Immunsystems eine Sonderstellung ein. Dies gilt insbesondere für die Gaumentonsillen. Einerseits üben sie an der Eintrittspforte des Organismus eine unmittelbare örtliche Schutzfunktion aus, andererseits sind sie ein wichtiges Bindeglied zum gesamten Lymphsystem des Menschen.

Die hohe Zahl antikörperbildender Zellen in den Gaumentonsillen legt die Vermutung nahe, dass diesem Organ innerhalb der lokalen Schleimhautimmunität eine übergeordnete Funktion zukommt. Dennoch scheint die Gaumentonsille im Stadium der chronischen Tonsillitis für die örtliche Infektionsabwehr entbehrlich zu sein, da tonsillektomierte Kinder nicht vermehrt infektanfällig sind.

Fluoreszenzmikroskopisch lassen sich sämtliche Immunglobuline (Ig) im menschlichen Tonsillengewebe nachweisen, insbesondere IgA, M, D und E. Um ihrer komplexen immunologischen Aufgabe gerecht werden zu können, zeigt die Gaumentonsille bestimmte histomorphologische Eigenheiten. Die Oberfläche des immunologisch so wichtigen Epithels ist durch die Kryptenbildung in den Fossulae (diese sog. „Zerklüftung" wird häufig als pathologischer Befund fehlinterpretiert) erheblich vergrößert (etwa 200–300 cm² Gesamtoberfläche) und begünstigt durch die schwammartige Auflockerung des Epithels im Kryptenfundus den unmittelbaren Kontakt zwischen Antigen und immunkompetenten Zellen. Die Tonsillenoberfläche ist beim Kind insgesamt größer als beim Erwachsenen.

Der lymphatische Rachenring nimmt in den ersten Lebensjahren rasch an Größe und Gewicht zu; zwischen dem 6. und 8. Lebensjahr erreicht er sein Maximum. Die kindliche „Tonsillenphase" entspricht einer immunologischen Lernphase des Organismus.

Es erscheint verständlich, dass ein solches immunologisch aktives und den Antigenen exponiertes Organ von Entzündungen befallen wird. Dennoch sollte nicht jede Form der Tonsillitis als eine klassische Infektionskrankheit angesehen werden; sie dürfte teilweise einen Vorgang der Immunisierung darstellen, aus der der Organismus mit einer zum Teil verbesserten Antikörperausstattung hervorgeht. Die Hyperplasie der Gaumentonsille ist kein pathologischer Befund, sondern ein typisches Erscheinungsbild des Kindesalters.

Die Rachenmandel ähnelt in ihrem Aufbau am meisten der Gaumenmandel. Bezüglich der immunologischen Vorgänge in der Rachenmandel bestehen ebenfalls keine wesentlichen Unterschiede zu den Gaumenmandeln. Für die Hyperplasie der Rachenmandel, wie sie häufig im Kindesalter beobachtet wird, gilt im Wesentlichen dasselbe wie für die Gaumenmandeln, d. h. sie wird u. a. als Reaktion auf Infektionen angesehen. Sie ist als solche nicht krankhaft, kann aber durch Verlegung des Nasenrachenraums zu verschiedenen Störungen führen, insbesondere bei zusätzlichen Infektionen. Die Rachenmandel beginnt sich in der Pubertät zurückzubilden und schwindet dann vollständig; mitunter persistieren kleine Reste.

272.2.1 Akute Tonsillitis

Eine Tonsillitis oder Angina verläuft klinisch mit einem charakteristischen Erscheinungsbild. Eine Zuordnung zu bestimmten Erregern (◘ Tab. 272.1) ist nur teilweise möglich. Je nach Ausmaß der entzündlichen Veränderungen des lymphatischen Gewebes lässt sich die Angina catarrhalis (simplex) von der Angina lacunaris unterscheiden. Während die Angina catarrhalis sich durch eine entzündliche Schwellung und Rötung der Tonsillen auszeichnet, ist für die lakunäre Form zusätzlich das Auftreten eines zell- und fibrinhaltigen Exsudats, das auf die Tonsillen beschränkt ist, typisch (◘ Abb. 272.2).

Neben einer einfachen Kontaktinfektion kann eine vorausgegangene Virusinfektion durch eine Epithelschädigung eine bakterielle Infektion begünstigen. Ferner stellt eine chronische Tonsillitis die Grundlage rezidivierender akuter Anginen dar.

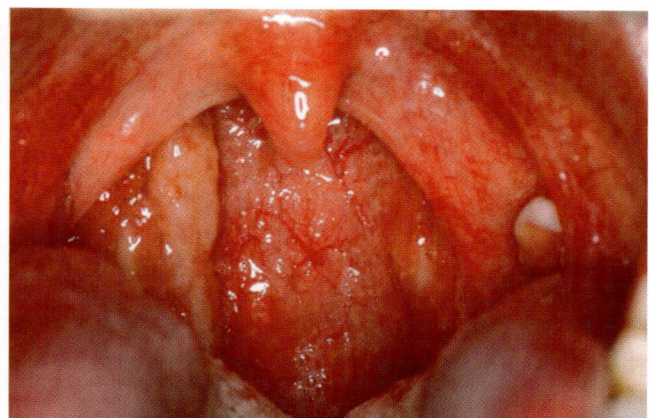

Abb. 272.1 Akute Pharyngitis (Seitenstrangangina) mit Hyperplasie des lymphatischen Gewebes der Rachenschleimhaut

Klinische Symptome Die infektiösen Allgemeinerscheinungen mit akutem Fieberanstieg, manchmal mit Schüttelfrost, Tachykardie, Kopfschmerzen und Gliederschmerzen, bei kleinen Kindern auch Leibschmerzen und Obstipation (aber auch Durchfall), können alarmierend sein und gegenüber den Beschwerden von Seiten der Angina, d. h. Halsschmerzen und Schluckbeschwerden, in den Vordergrund treten. Dies gilt besonders für Kleinkinder. Die Kieferwinkellymphknoten sind geschwollen und druckschmerzhaft.

Differenzialdiagnose Differenzialdiagnostisch sind die Anginaformen einiger Infektionskrankheiten abzugrenzen. Zu denken ist vor allem an die äußerst selten zu beobachtende Diphtherie in ihrer mehr lokalisierten und in ihrer toxischen Verlaufsform, an Scharlach als charakteristische Allgemeinerkrankung durch Streptokokken mit besonders ausgeprägter Angina und an die infektiöse Mononukleose (Abb. 272.3), die einer Angina lacunaris täuschend ähnlich sein kann. Klinisch wegweisend sind jedoch die massive schmerzhafte Schwellung der Halslymphknoten und der stark reduzierte Allgemeinzustand (cave: Hepatosplenomegalie). Die im Kindesalter seltene Angina Plaut-Vincenti ist durch einen meist einseitig am oberen Tonsillenpol lokalisierten ulzerösen Defekt gekennzeichnet. Der Verlauf ist in der Regel unkompliziert.

Bezüglich der Therapie ist es wichtig, eine bakteriell verursachte von einer viral bedingten Tonsillitis zu unterscheiden. Dies ist klinisch nur sehr bedingt möglich. Ein gleichzeitiges Auftreten von Rhinitis und Konjunktivitis spricht für eine Virusinfektion, eine neutrophile Leukozytose mit Linksverschiebung eher für eine bakterielle Infektion.

Komplikationen Der Peritonsillarabszess (Abb. 272.4) stellt die häufigste lokale Komplikation einer Tonsillitis dar. Da sich dieser Abszess in der Regel auf der Basis einer chronischen Tonsillitis entwickelt, erkrankt das Kind daran seltener als der Erwachsene. Die Symptome sind starke Schluckbeschwerden, Kieferklemme und unterschiedlich stark ausgeprägte Lymphadenitis colli. Als Erreger kommen vor allem A-Streptokokken, aber auch Staphylokokken, Pneumokokken und Haemophilus influenzae in Betracht. Die Therapie besteht in der sofortigen Inzision des Abszesses oder einer Abszesstonsillektomie und in der antibiotischen Behandlung (s. unten).

Wegen der Gefahr einer über den Zungengrund zum Larynx absinkenden Entzündung (Tonsillitis lingualis) ist bei jedem peritonsillären Abszess der Kehlkopf auf ein Larynxödem hin zu kontrollieren. Des Weiteren kann sich ein Peritonsillarabszess zum Parapharyngealabszess entwickeln und sich in seltenen Fällen bis ins Mediastinum ausbreiten.

Tab. 272.1 Akute Entzündungen der Gaumenmandeln

Krankheit	Erreger	Therapie
Angina catarrhalis (simplex) und Angina lacunaris	Hämolysierende Streptokokken, Staphylokokken, Viren, Pneumokokken, Klebsiella pneumoniae (Friedländer-Bazillen)	Penicillin, Cephalosporine, Analgetika, Antipyretika
Angina Plaut-Vincenti	Fusobacterium Plaut-Vincenti und Borrelia Vincenti	Penicillin, evtl. Cephalosporine
Diphtherie	Corynebacterium diphtheriae	Antitoxisches Serum, Penicillin V
Scharlach	Hämolysierende Streptokokken der Lancefield-Gruppe A (seltener C- oder D-Gruppe)	Penicillin V, evtl. Cephalosporine, z. B. Cefixim
Herpangina	Coxsackie-A-Virus	Symptomatisch; Penicillin V bei bakterieller Superinfektion, evtl. Cephalosporine
Soorangina	Candida albicans	Nystatin lokal, Mundpflege
„Monozytenangina" bei infektiöser Mononukleose	Eppstein-Barr-Virus	Symptomatisch; evtl. Erythromycin, kein Ampicillin und Amoxicillin (Exanthemgefahr)
Spezifische Angina bei Lues	Treponema pallidum	Penicillin V
Spezifische Angina bei Tbc	Mycobacterium tuberculosis	Tuberkulostatika
„Angina agranulocytica" bei Leukämie, Agranulozytose		Symptomatisch

Als weitere Komplikation kann sich eine tonsillogene Sepsis entweder lymphogen oder über eine phlegmonöse Ausbreitung sowie hämatogen im Bereich der V. jugularis interna entwickeln. Dabei kann es zu einer Thrombosierung der V. jugularis interna kommen, die zu einer Verhärtung im Bereich des M. sternocleidomastoideus und zu einer Schiefstellung des Halses führt. Eine Heparinisierung und hoch dosierte antibiotische Behandlung ist in diesen Fällen zwingend notwendig.

Mögliche Folgekrankheiten der akuten Tonsillitis sind: rheumatisches Fieber, Glomerulonephritis und Herdnephritis sowie Pustulosis palmaris et plantaris, die jedoch heutzutage aufgrund der rechtzeitigen antibiotischen Therapie nur noch sehr selten zu beobachten sind.

Therapie Bei Verdacht auf eine bakterielle Infektion, vor allem wenn sie durch Streptokokken verursacht sind, sollte mindestens 10 Tage in ausreichender Dosierung mit Penicillin V behandelt werden. Bei einer bestehenden Überempfindlichkeit gegen Penicillin und Cephalosporine sollte auf Erythromycin zurückgegriffen wer-

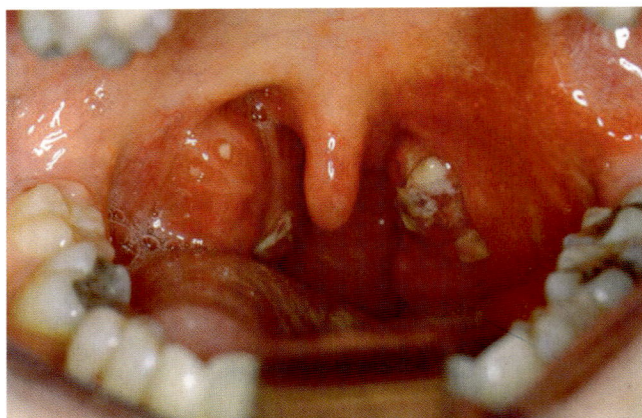

 Abb. 272.2 Akute Tonsillitis lacunaris

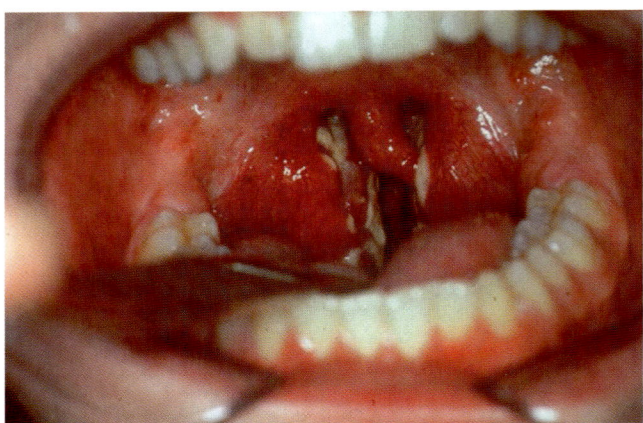

 Abb. 272.3 Mononukleose

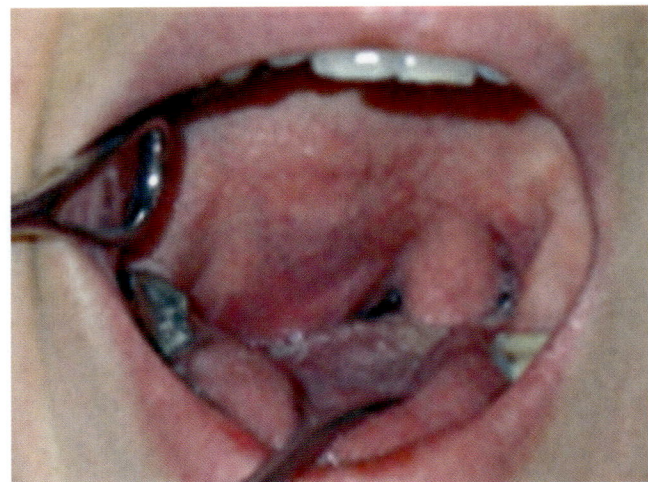

 Abb. 272.4 Peritonsillarabszess der rechten Tonsille. Die Uvula ist aufgrund des Abszesses über die Medianlinie verdrängt

den. Bei rezidivierenden Anginen (mehr als 3-mal pro Jahr) ist die Tonsillektomie im beschwerdefreien Intervall ratsam.

Da sich in den letzten Jahren zunehmend Berichte über Therapieversager mit Penicillin V häufen, werden nun wegen ihrer guten Aktivität gegen A-Streptokokken und ihrer hohen β-Laktamase-Stabilität vermehrt die neuen Oralcephalosporine, wie z. B. Cefixim (Cephoral, Suprax), empfohlen.

272.2.2 Chronische Tonsillitis

Definition Der Begriff „chronische Tonsillitis" beinhaltet eine Reihe von Merkmalen, die sich aus klinischen Daten, wie Anamnese, Rezidivhäufigkeit einer Angina, makroskopischem Bild der Tonsillen, Folgekrankheiten sowie aus histomorphologisch erfassbaren Zeichen summieren. Die Diskrepanz zwischen den klinischen Fakten und dem morphologisch Sichtbaren und die daraus resultierenden unterschiedlichen Meinungen zur Diagnosesicherung und zur Art der Behandlung führen immer wieder zu divergierenden Auffassungen über dieses Krankheitsbild.

Diagnose Die Größe der Tonsille allein ist kein Gradmesser für chronisch-entzündliche Veränderungen in der Tonsille; sie kann auch bei klinisch unauffälligen Mandeln durch eine konstitutionell bedingte Hyperplasie des lymphatischen Gewebes bedingt sein. Entscheidend für die Diagnose einer chronischen Tonsillitis sind die Anamnese (Zahl der Rezidivanginen pro Jahr), die subjektiven Beschwerden des Patienten, die teils verhärtete Konsistenz und erschwerte Luxierbarkeit der Tonsille aus ihrer Loge, das entzündlich-rötliche Aussehen des peritonsillären Gewebes und fortlaufend bestehende vergrößerte Halslymphknoten (speziell im Trigonum caroticum). Bei Druck mit dem Spatel gegen die paratonsilläre Region lässt sich in der Regel Detritus aus den Tonsillenkrypten auspressen. Die eingeschränkte Luxierbarkeit der Gaumenmandel ist insofern ein wesentliches Kriterium für eine chronische Tonsillitis, als paratonsilläre Entzündungen von kapselnahen Kryptenanteilen zu entzündlichen Veränderungen führen, die auf das peritonsilläre Gewebe übergreifen und damit hier zu Verwachsungen und Vernarbungen führen.

Therapie Eine absolute Indikation zur Tonsillektomie gibt es, außer bei der lebensbedrohlichen Form der Abszedierung, nicht. Eine relative Indikation zur Tonsillektomie besteht bei den anerkannten Folgekrankheiten (▶ Abschn. 272.2.1, „Komplikationen") und bei der obstruktiven Schlafatmung mit Apnoephasen aufgrund einer extremen Tonsillenhyperplasie. Hauptsächlich wird sich die Indikation zu diesem Eingriff auf die Anamnese (rezidivierende Anginen) und dann erst auf den Lokalbefund einer chronischen Tonsillitis stützen.

Die Hauptkomplikation der Tonsillektomie ist die Nachblutung (2–6 %); sie kann in seltenen Fällen zu einem letalen Ausgang führen. Kinder unter 4–5 Jahren sollten nur in Ausnahmefällen und dann stationär tonsillektomiert werden. Eine relative Kontraindikation ergibt sich bei Patienten mit einer Blutungsneigung, wobei jedoch mit entsprechenden vorbereitenden Maßnahmen die Gefahr einer Nachblutung erheblich reduziert werden kann. Bei Kindern mit einer Lippen-Kiefer-Gaumen-Spalte sollte von der Tonsillektomie und der Adenotomie wegen der Gefahr einer Verschlechterung der Rhinophonia aperta Abstand genommen werden, solange keine suffiziente Gaumenplastik geschaffen ist. Bei Kindern unter 4 Jahren kann bei einer chronisch hyperplastischen Tonsillitis auch in Ausnahmefällen eine einseitige Tonsillektomie durchgeführt werden. Die Tonsillotomie, bei der nur der Anteil der Tonsille, der über den vorderen und hinteren Gaumenbogen ragt, entfernt wird, kann in manchen Fällen bei chronisch hyperplastischer Tonsillitis durchgeführt werden. Der Vorteil liegt in der geringeren Blutungswahrscheinlichkeit. Das zurückgelassene lymphatische Gewebe kann jedoch Anlass zu rezidivierenden Entzündungen geben.

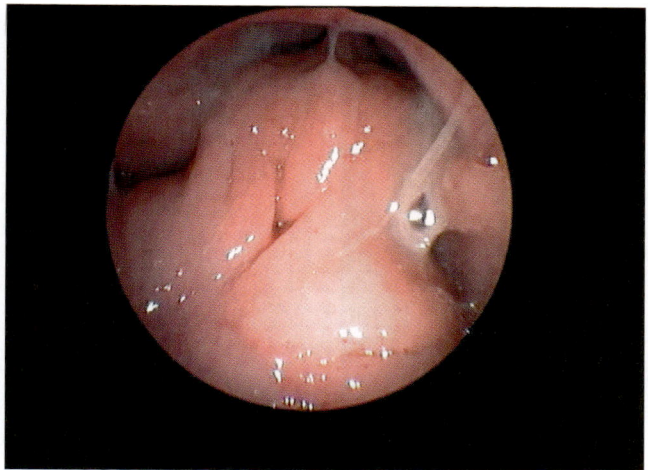

■ **Abb. 272.5** Adenoide Vegetationen, die die Choanen und die Tubenwülste verlegen

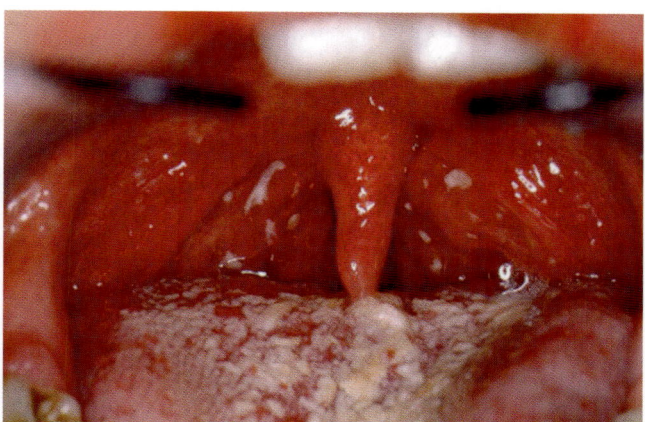

■ **Abb. 272.6** Herpangina

272.2.3 Adenoide Vegetationen

Bei einem Großteil der Kinder unter 4–6 Jahren ist die Rachenmandel hyperplastisch (■ Abb. 272.5). Durch zusätzliche chronisch-rezidivierende Entzündungen kann sie noch weiter an Volumen zunehmen, was zur Behinderung der Nasenatmung und zur Möglichkeit einer fortgeleiteten Infektion über die Tube zum Mittelohr führt. Eine unbemerkte Angina retronasalis kann bei kleinen Kindern die Ursache für unklares Fieber sein. In diesen Fällen sind die zervikalen und nuchalen Lymphknoten zum Teil erheblich vergrößert. Das klassische Symptom für eine zu große Rachenmandel ist die Mundatmung aufgrund der mechanischen Verlegung des Nasenrachenraumes (Facies adenoidea).

Therapie Die Indikation zur Adenotomie stellt sich aus rezidivierenden Erkrankungen des Mittelohrs und aus Infektionen des Nasen- bzw. Nasennebenhöhlenbereichs. Eine relative Kontraindikation ergibt sich bei Kindern mit Gaumenspalten, submukösen Spalten und bei Kindern mit einem Blutungsübel. Vor einer kieferorthopädischen Regulierung sollte eine hyperplastische Rachenmandel grundsätzlich entfernt werden, um eine freie Nasenatmung speziell nachts zu sichern.

272.2.4 Tonsillen und Rachen bei Virusinfektionen

Akute Infektionen des Respirationstrakts machen etwa zwei Drittel der Gesamtmorbidität der Bevölkerung aus. Nur etwa 3 % dieser Krankheiten haben eine bakterielle Genese, die weitaus überwiegende Zahl ist virusbedingt. Die meisten dieser Virusinfektionen zeigen eine entzündliche Beteiligung der Konjunktiven sowie katarrhalische Erscheinungen der oberen Luftwege mit Rhinitis, Pharyngitis (■ Abb. 272.1) und Bronchitis.

Therapie Bei allen im Folgenden beschriebenen Virusinfektionen ist die Behandlung rein symptomatisch, außer bei der Superinfektion, die den Einsatz von Antibiotika wie z. B. Penicillin V oder Oralcephalosporinen wie z. B. Cefixim (s. oben) erfordert.

Klinische Symptome und Verlauf

Influenzaviren Kennzeichen der Infektion mit Influenzaviren sind die Rötung der Gaumenmandeln und teilweise hämorrhagische Schleimhautveränderungen des Rachens. Eine Beteiligung der Halslymphknoten ist erst bei einer bakteriellen Superinfektion zu beobachten.

Adenoviren Die Erreger der Febris pharyngoconjunctivalis epidemica sind im Kindesalter überwiegend die Typen 1, 2 und 5. Die katarrhalischen Entzündungen der Konjunktiven und des Rachens mit diffuser Rötung der Tonsillenregion stehen im Vordergrund. Abwischbare Beläge an den Tonsillen sind die extreme Ausnahme. Häufig bestehen druckschmerzhafte Schwellungen der regionalen Halslymphknoten. Eine Beteiligung des Mittelohrs und des Bronchialsystems ist möglich.

Coxsackie- und ECHO-Viren Neben verschiedenen anderen Manifestationen verursachen die Infektionen mit Coxsackie- und ECHO-Viren auch eine katarrhalische Schleimhautentzündung des Rachens, oft verknüpft mit einem Enanthem. Für manche Coxsackie-A-Viren, aber wahrscheinlich auch für einige Coxsackie-B- und ECHO-Viren ist die Herpangina typisch (■ Abb. 272.6).

Epstein-Barr-Virus (EBV) Typisch für die EBV-Infektion sind zusammenhängende weiße Beläge auf den Tonsillen. Außerdem findet sich dabei oft eine Angina retronasalis durch starke Mitbeteiligung der Rachenmandel. Wenn wegen der Superinfektion der schweren Anginaform ein Antibiotikum verabreicht werden muss, dann nur Erythromycin und *kein* Ampicillin oder Amoxicillin (Exanthemgefahr!). Bei massiver Tonsillenhyperplasie kann in Ausnahmefällen eine Tonsillektomie erforderlich sein.

Herpesviren Zur Gingivostomatitis herpetica ▶ Abschn. 100.5. Beim Herpes simplex pharyngis findet man stecknadelkopfgroße, in der Mitte gerötete Bläschen auf den Tonsillen, der Rachenschleimhaut, den Gaumenbögen und im Hypopharynx.

Die Angina herpetica unterscheidet sich von der Herpangina durch Coxsackie-A-Virus bei klinisch ähnlicher Verlaufsform dadurch, dass hier die Effloreszenzen auf den Tonsillen (und nicht auf den Gaumenbögen wie bei der Herpangina) in Form von linsengroßen, fest haftenden, milchig-weißen Bläschen erscheinen, die bei entsprechender Anordnung sehr rasch konfluieren.

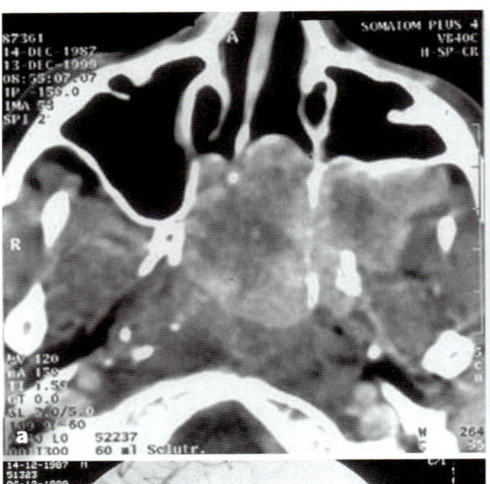
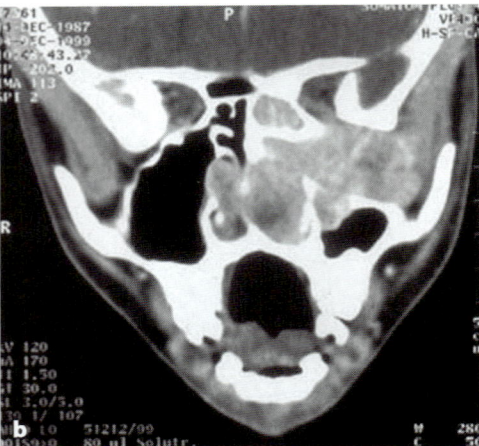

Abb. 272.7a–c Juveniles Angiofibrom. **a** Obliteration des gesamten Nasopharynx, **b** Ausdehnung des Tumors in die Fossa infratemporalis, **c** angiografische Darstellung des Tumors

272.2.5 Lymphatischer Rachenring und Rachen bei Hämopathien

Die im Verlauf von aplastischen und hypoplastischen Myelopathien sowie bei den verschiedenen Formen der Leukämie auftretenden Veränderungen im Bereich des Rachenrings sind in der Mehrzahl ulzerierende nekrotisierende Prozesse, deren Bild von der akuten Kryptentonsillitis bis zur ulzeromembranösen und gangränösen Form reicht. Entsprechendes gilt für die Situation einer durch hoch dosierte zytostatische Behandlung erzeugten Immuninsuffizienz.

272.3 Tumoren des Naso- und Oropharynx

272.3.1 Juveniles Nasenrachenfibrom

Dieser auch Angiofibrom genannte Tumor kommt ausschließlich bei männlichen Jugendlichen in der Pubertät vor. Feingeweblich handelt es sich um einen äußerst gefäßreichen, gutartigen Tumor, der jedoch lokal expansiv wächst, riesige Ausmaße annehmen und zur Destruktion der angrenzenden Nasennebenhöhlen und der Schädelbasis führen kann (Abb. 272.7a–c). Die Wachstumstendenz dieser Geschwülste lässt in der Regel nach Abschluss der Pubertät nach. Der Grund hierfür ist ebenso wie die Ätiologie unbekannt. Die operative Tumorentfernng ist die Therapie der Wahl, wobei eine präoperative Embolisation der zuführenden Blutgefäße vor allem bei größeren Tumoren in Erwägung gezogen werden kann. Bei sehr ausgedehnten, nicht mehr resektablen Tumoren kann eine Strahlentherapie in Frage kommen. Die Hormontherapie wird heutzutage nicht mehr durchgeführt.

272.3.2 Zungengrundstruma

Die klinischen Symptome der Zungengrundstruma (Abb. 271.1) äußern sich vorwiegend in einer Dysphagie, Dyspnoe, Dysphonie und rezidivierenden Blutungen. Die Diagnostik beinhaltet neben Sonografie und MRT die Schilddrüsenszintigrafie. Die symptomatische Zungengrundstruma wird reseziert, wobei zu berücksichtigen ist, dass kein orthotopes Schilddrüsengewebe vorhanden sein kann.

272.3.3 Lymphangiome und Hämangiome

Hämangiome können von der Mundhöhle in den Oropharynx übergehen und zu erheblichen funktionellen Beeinträchtigungen führen. Kommt es zu keiner spontanen Rückbildung oder gar zu einer Größenprogredienz, so ist eine operative Therapie angezeigt. In manchen Fällen führt eine präoperative Embolisation zu einer Verbesserung der operativen Bedingungen.

Lymphangiome sind seltener als Hämangiome, es kommt zu keiner spontanen Rückbildung. Im Oropharynx können sie ebenso wie im Mundbereich zu einer erheblichen funktionellen Beeinträchtigung der Nahrungsaufnahme, der Atmung und der Stimme führen. Die Therapie des Lymphangioms ist operativ, wobei in vielen Fällen aus funktionellen Gründen nur eine Reduktion des Tumors möglich ist.

272.3.4 Maligne Geschwülste

Für den Nasenrachenraum sind beim Kind als seltene Tumoren die malignen Lymphome sowie das Rhabdomyosarkom zu erwähnen. Das Nasopharynxkarzinom ist extrem selten. Bei den Tumoren des Oropharynx ist bei Kindern ebenfalls in erster Linie an die malignen Lymphome der Tonsillen zu denken.

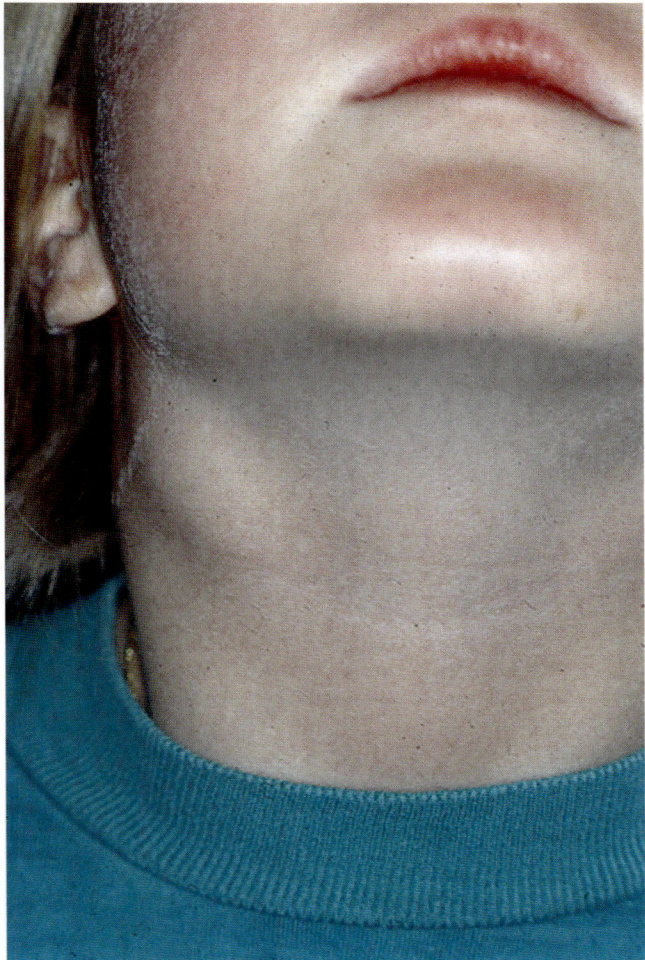

◘ Abb. 272.8 Laterale Halszyste

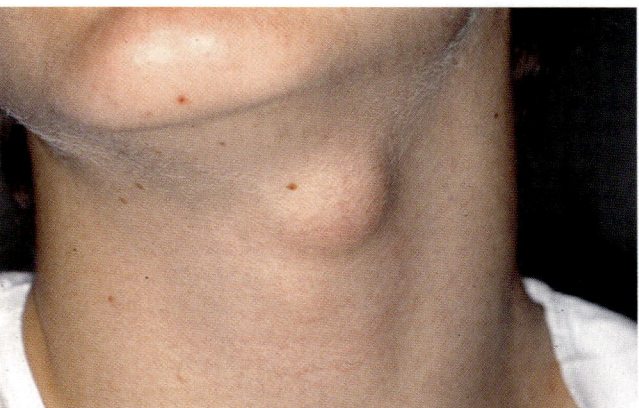

◘ Abb. 272.9 Mediane Halszyste

kann auch eine Kombination aus Zyste und Fistel auftreten. Die Zysten liegen typischerweise am Vorderrand des M. sternocleidomastoideus (◘ Abb. 272.8). Die Fistelgänge können durch die Bifurkation der A. carotis bis an den unteren Tonsillenpol ziehen. In vielen Fällen manifestieren sich laterale Halszysten erst im Erwachsenenalter. Die Diagnose ist sonografisch und durch den klinischen Befund zu stellen. Die Therapie besteht in der Exstirpation der Zyste bzw. des Fistelgangs.

Bei ausbleibender Atrophie des Ductus thyreoglossus, der beim Deszensus der Schilddrüse entsteht, kann es aus epithelialen Ganganteilen zu einer Zyste oder einem Fistelgang im medialen Halsbereich kommen (mediane Halszyste und -fistel) (◘ Abb. 272.9). Die Zyste manifestiert sich meist auf Höhe des Zungenbeins und oft auch erst im heranwachsenden Alter. Die Diagnose wird mit Hilfe der Sonografie und aufgrund des typischen klinischen Erscheinungsbildes gestellt.

Die Therapie besteht in einer Exstirpation der Zyste bzw. der Fistel, wobei zusätzlich der Zungenbeinkörper, durch den der epitheliale Gang zieht, entfernt werden muss.

272.3.5 Maligne Lymphome

Maligne Lymphome können sich als einseitige Tonsillenhyperplasie manifestieren. Zur histologischen Diagnosesicherung ist eine Gewebeprobe aus der Tonsille oder eine Tonsillektomie notwendig.

272.4 Krankheiten des Halses

272.4.1 Fehlbildungen

Hämangiome und Lymphangiome

Kleine Hämangiome werden aufgrund der zu erwartenden spontanen Rückbildung primär nicht operativ behandelt, wogegen größere Hämangiome meist eines operativen Eingriffes bedürfen, da sie zu erheblichen funktionellen Störungen führen können. Auch Lymphangiome können eine sehr große Ausdehnung im Halsbereich unter Verdrängung wichtiger anatomischer Strukturen einnehmen und von dort aus bis weit ins Mediastinum ziehen. Eine operative Behandlung ist in solchen Fällen oft schwierig und kann nur eine Teilentfernung des Lymphangioms zur Dekompression beinhalten.

Fisteln und Zysten

Die Persistenz des zweiten Kiemenbogens durch fehlende Obliteration führt zu einer lateralen Halszyste oder lateralen Halsfistel. Es

272.4.2 Krankheiten der Halslymphknoten

Lymphadenitis colli

Im Kindesalter kommt es häufig zu entzündlichen Halslymphknotenschwellungen, wobei der Anteil der unspezifischen Entzündung bei etwa 90 % liegt. Die akute Lymphadenitis colli mit Fieber und allgemeinen Krankheitserscheinungen wird durch virale (EBV) oder bakterielle Infekte durch Staphylokokken oder Streptokokken verursacht. Lymphknotenvergrößerung ohne systemische Erkrankung, z. B. Tuberkulose und Toxoplasmose, verursachen wenig lokale Beschwerden. Differenzialdiagnostisch muss in diesen Fällen auch an benigne oder maligne Tumoren gedacht werden. Lymphknotenerkrankungen als Mitbeteiligung systemischer Erkrankungen kommen z. B. bei Masern, Röteln, Mononukleose u. a. vor.

Erysipel

Beim Erysipel kommt es charakteristischerweise zu einer rasch sich ausbreitenden Rötung und Schwellung der Haut. Der Entzündungsprozess ist gegenüber der umgebenden Haut scharf abgegrenzt. Die Therapie besteht in der intravenösen Gabe von Penicillin und der lokalen Behandlung mit kühlenden Alkoholumschlägen.

Abszedierende Lymphadenitis

Die abszedierende Lymphadenitis entsteht in seltenen Fällen als Folge einer bakteriellen Angina, meist einseitig im Bereich des

Kieferwinkels. Nur selten ist sie ausschließlich mit Antibiotika zu beherrschen, es muss vielmehr meist eine Inzision zur Abszessentlastung vorgenommen werden.

Aktinomykose
Die Aktinomykose, die ihren Ausgang von der Mundschleimhaut nimmt, kann sich von dort aus in den Hals ausbreiten, vor allem in den submandibulären Bereich. Die Infektion wird durch das Bakterium Aktinomyces israeli verursacht. Es kommt zu einer charakteristischen brettharten Schwellung im äußeren Halsbereich. Im weiteren Verlauf kann es zu einer Fistelbildung in der Haut kommen. Die Diagnose wird aufgrund der typischen klinischen Manifestation und einer Gewebeprobe bzw. eines Abstriches gestellt. Die Therapie erfolgt mit Penicillin G, wobei in seltenen Fällen eine operative Entfernung des Entzündungsprozesses notwendig ist.

Toxoplasmose
Die postnatal erworbene Toxoplasmose führt zu einer generalisierten Lymphadenopathie, der allgemeine Krankheitserscheinungen wie Fieber und Muskelschmerzen vorausgehen. Die Lymphknotenschwellungen im Halsbereich können lange bestehen bleiben. Die Diagnostik wird durch den serologischen Nachweis von IgG-Antikörpern gesichert. Die Therapie erfolgt mit Pyrimethamin und Sulfadiazin.

Katzenkratzkrankheit
Bei der Katzenkratzkrankheit folgt die Lymphknotenschwellung des Halses oft erst Wochen nach dem Primäraffekt, der sich in Form einer Papel, die ein Bläschen, eine Pustel oder zentrale Nekrose tragen kann, manifestiert. Die Lymphknotenerkrankung dauert bis zu 3 Monate und heilt in der Regel mit einer Fistelbildung ab. Die Diagnose wird durch einen Intradermaltest gesichert. Die Therapie ist symptomatisch. Chirurgische Maßnahmen sind in der Regel nicht notwendig.

Spezifische Lymphadenitis
Die Tuberkulose zeigt nur geringe systemische Krankheitszeichen. Es kommt meist zu einer einseitigen Lymphknotenschwellung, hauptsächlich submandibulär und im vorderen Halsbereich. Die Diagnose wird anhand der Tuberkulinprobe und des Nachweises säurefester Stäbchen aus Hautulzerationen und zerfallenden Lymphknoten gestellt.

Die Therapie erfolgt mit Tuberkulostatika (Resampencin, Ethambutol, Cotremoxasol und Doxycyclin).

Sarkoidose
Die Sarkoidose ist im Kindesalter sehr selten, es handelt sich um eine granulomatöse Entzündung unbekannter Ätiologie. Es kann zu einer zervikalen Lymphknotenvergrößerung, vor allem supraklavikulär kommen. Klinisch steht jedoch die Lungensarkoidose im Vordergrund. Die Therapie besteht in der Gabe von Kortikoiden über einen längeren Zeitraum.

Maligne Tumoren
Etwa ein Viertel aller malignen Tumoren im Kindesalter sind im Kopf-Hals-Bereich lokalisiert. Diese Tumoren unterscheiden sich wesentlich von denen im Erwachsenenalter. Es kommen hauptsächlich maligne Lymphome (Hodgkin- und Non-Hodgkin-Lymphome) und Sarkome (Rhabdomyosarkome) vor. Neben primär im Halsbereich entstandenen Malignomen können auch Metastasen anderer Primärtumoren (z. B. Schilddrüse) auftreten.

Es besteht in der Regel eine schmerzlose tumoröse Veränderung des Halses. Allgemeinsymptome wie Gewichtsverlust, Anorexie, Fieber, Abgeschlagenheit treten hauptsächlich bei malignen Lymphomen auf (B-Symptomatik). Bei 80 % der Kinder mit Morbus Hodgkin sind vergrößerte Lymphknoten im Halsbereich vorhanden und oft das erste Anzeichen dieser Erkrankung. Eine Lymphknotenbiopsie zur histologischen Untersuchung ist notwendig.

Bereits im Kindesalter können Schilddrüsenkarzinome auftreten, die sich oft primär durch eine Halslymphknotenmetastase manifestieren. Histologisch handelt es sich vorwiegend um differenzierte follikuläre oder papilläre Karzinome. In seltenen Fällen ist eine multiple endokrine Neoplasie (MEN 2A und MEN 2B) Ursache eines Schilddrüsenkarzinoms (C-Zell-Karzinom). In diesen Fällen können Ganglioneurome auf der Zunge zur Diagnose führen.

Das Rhabdomyosarkom ist der häufigste Weichteiltumor des Kindesalters mit einer Häufung im Kleinkindalter. Ein Drittel aller Rhabdomyosarkome entsteht im Kopf-Hals-Bereich, sie treten meist als schmerzlose Schwellungen auf. Es handelt sich um einen aggressiv wachsenden, malignen Tumor, meist von solider Konsistenz. Lymphogene Metastasen können in Lunge, Leber, Knochen oder Gehirn auftreten.

Das Neuroblastom ist eines der häufigsten bösartigen Weichteiltumoren des Kleinkindalters. Die primäre Manifestation im Halsbereich ist jedoch sehr selten, meist handelt es sich um Metastasen aus anderen Körperregionen. Durch sein Größenwachstum kann der Tumor zu Stridor und Schluckstörungen führen. Da der Tumor oft vom Halssympathikus ausgeht, lenkt in manchen Fällen ein Horner-Syndrom bereits auf die Diagnose. Im Urin ist oft Vanillinmandelsäure nachweisbar, ihre Bestimmung kann auch der Verlaufskontrolle dienen. Da bereits eine Metastasierung vor der Geburt vor allem in die Leber auftreten kann, müssen Fernmetastasen ausgeschlossen werden. Die initiale Therapie, verbunden mit der histologischen Diagnostik besteht in der Tumorexstirpation unter Schonung nervaler Strukturen.

Fibrosarkome, Hämangioendotheliom und Hämangioperizytome sind sehr seltene Tumoren des Kopf-Hals-Bereichs im Kindesalter.

272.4.3 Verletzungen

Schwere Verletzungen des Halses beziehen oft den Aerodigestivtrakt ein (Pharynx, Ösophagus, Larynx und Trachea). Seltener kommt es zu Verletzungen großer Blutgefäße, der Wirbelsäule einschließlich des Rückenmarks und peripherer Nerven.

Verletzungen des Aerodigestivtrakts können sich durch ein Hautemphysem, Hämoptoe, Heiserkeit, Dyspnoe und Dysphagie äußern. Durch die Überlagerung mit Symptomen anderer Verletzungen übersieht man diese leicht. Verletzungen großer Gefäße des Halses können zu einem erheblichen Blutverlust und Blutdruckabfall führen, so dass bei der primären Untersuchung die Blutung aus dem Hals als weniger dramatisch eingestuft wird. Beim Verdacht auf eine Wirbelsäulenverletzung sollte besondere Vorsicht bei der Untersuchung des Halses angewandt werden, um eine iatrogene Verletzung des Rückenmarks zu vermeiden. Bei offenen Verletzungen in der Region der Ohrspeicheldrüse kann es zu Verletzungen des N. facialis kommen, dessen Kontinuität durch eine Nervennaht wiederhergestellt werden muss. Auch bei der Verletzung anderer Nerven (N. accessorius, N. hypoglossus) wird eine primäre Nervennaht vorgenommen. Falls dies nicht spannungslos vorgenommen werden kann, setzt man ein Nerveninterponat z. B. aus dem N. auricularis magnus oder dem N. suralis ein.

Bissverletzungen von Tieren werden ebenso wie im Gesichtsbereich primär operativ versorgt, da es sonst bei sekundärer Wundheilung zu ästhetisch störenden Narben kommen würde.

Literatur

Adam D, Scholz H (1997) Studie zur Epidemiologie und Therapie der A-Streptokokken-Tonsillopharyngitis. Praktische Pädiatrie 3(57):60

Biesalski P, Collo D (1991) Hals-Nasen-Ohren-Krankheiten im Kindesalter. Thieme, Stuttgart

Böck A, Popp W, Herkner KR (1994) Tonsillectomy and the immune system: A long-term follow up comparison between tonsillectomized and non-tonsillectomized children. Eur Arch Otorhinolaryngol 251(423):427

Bootz F (1995) HNO-Erkrankungen in der Pädiatrie. Wissenschaftliche Verlagsgesellschaft, Stuttgart

Coerdt J (1991) HNO-Erkrankungen im Kindesalter. In: Keller W, Wiskutt A (Hrsg) Lehrbuch der Kinderheilkunde. Thieme, Stuttgart, S 744

Evans JNG (1987) Paediatric otorhinolaryngology. Butterworth, London

Jörgensen G (1972) Missbildungen im Bereich der Hals-Nasen-Ohrenheilkunde. Arch Otorhinolaryngol 202: 1–50

Kastenbauer E (1991) HNO-Erkrankungen im Kindesalter. In: Keller W, Wiskott A (Hrsg) Lehrbuch der Kinderheilkunde. Thieme, Stuttgart, S 731

Keßler L (Hrsg) (1989) Fehlbildungen in der Otorhinolaryngologie. Springer, Berlin

Mantel K (1991) HNO-Erkrankungen im Kindesalter. In: Keller W, Wiskott A (Hrsg) Lehrbuch der Kinderheilkunde. Thieme, Stuttgart, S 756–758

Scholz H, Abele-Horn M, Adam D et al (2000) Antimikrobielle Chemotherapie. In: Deutsche Gesellschaft für Pädiatrische Infektologie (Hrsg) Handbuch, Infektionen bei Kindern und Jugendlichen. Futuramed, München, S 91–133

Wild GA, Mischke D, Lobeck H, Kastenbauer E (1987) The lateral cyst of the neck: Congenital or acquired? Acta Otolaryngol (Stockh) 103: 546–550

Wild GA, Wille G, Mischke D (1988) Lateral cervical (branchial) cyst epithelia express upper digestive tract-type cytokeratins. Polyclonal antibody studies. Ann Otol Rhinol Laryngol 97: 365–372

273 Kehlkopf und Trachea

F. Bootz

273.1 Anomalien des Kehlkopfes

273.1.1 Kehlkopfatresie

Der angeborene völlige Verschluss des Kehlkopfes durch eine Membran – eine sehr seltene Anomalie – führt in einigen Minuten zum Tode des Neugeborenen, es sei denn, man erkennt die Situation sofort und tracheotomiert.

273.1.2 Laryngomalazie

Die Laryngomalazie ist die häufigste kongenitale Fehlbildung des Kehlkopfes. Bei Inspiration kommt es zum Ansaugen der Epiglottis und der aryepiglottischen Falten, bei der Exspiration öffnet sich der Larynxeingang passiv. Die Diagnose wird durch die Laryngoskopie, beim wachen Kind vorzugsweise mit einer flexiblen Fiberoptik gestellt. In den meisten Fällen kommt es zu einer spontanen Ausheilung im Laufe des weiteren Wachstums.

273.1.3 Knorpelfehlbildungen

Fehlbildungen der Aryknorpel durch Fixation können eine respiratorische Insuffizienz verursachen, die in schweren Fällen eine Tracheotomie erfordert. Fehlbildungen im Bereich des Ringknorpels führen zu einer subglottischen Stenose und zu einem in- und exspiratorischen Stridor. Die Diagnose wird durch eine endoskopische Untersuchung gestellt. Die Therapie besteht in einer plastischen Erweiterung des Ringknorpels, z. B. mit autologem Rippenknorpel.

Larynxspalten resultieren aus einer unvollständigen Fusion der hinteren Platte des Ringknorpels. Als Symptome treten rezidivierend Aspirationen, eine schwache Stimme und eine respiratorische Insuffizienz auf. Die Diagnose wird mithilfe der Endoskopie am wachen Kind gesichert. Bei höhergradigen Larynxspalten ist gewöhnlich eine Tracheotomie notwendig.

273.1.4 Larynxzysten

Larynxzysten entstehen bevorzugt im supraglottischen Bereich. Sie sind relativ groß und haben einen Durchmesser von bis zu 2 cm. Sie manifestieren sich durch Stridor, Dyspnoe, Stimm- und Schluckstörungen. Sie werden mikrolaryngoskopisch entfernt. Selten müssen größere Zysten von außen exstirpiert werden.

273.1.5 Diaphragma laryngis

Das Diaphragma laryngis entsteht durch die inkomplette Rekanalisation des Larynx während der fetalen Entwicklung. Es ist gewöhnlich im ventralen Bereich der Glottis ausgebildet und besteht aus einem dünnen membranösen Segel (Abb. 273.1), aber auch seltener aus einer dicken, knorpeligen Platte. Das Diaphragma laryngis kann je nach Ausprägung zu einer Dyspnoe unterschiedlichen Grades führen, die – vor allem wenn eine Allgemeininfektion auftritt – zur respiratorischen Insuffizienz wird. Zusätzlich besteht eine schwache Stimme oder gar eine Stimmlosigkeit und ein in- und exspiratorischer Stridor unterschiedlicher Ausprägung. Die Diagnose wird durch eine endoskopische Untersuchung gestellt. Das Diaphragma laryngis kann bei Funktionsbeeinträchtigungen operativ entfernt werden.

273.1.6 Hämangiome

Hämangiome des Kehlkopfes manifestieren sich meist im subglottischen Bereich und verursachen eine respiratorische Insuffizienz. Die Diagnose wird durch die Laryngoskopie gestellt, bei der sich ein weicher, rötlich imponierender, mit Schleimhaut bedeckter Tumor im Bereich des Ringknorpels findet. Da es in den ersten 18 Monaten bis zu 3 Jahren zu einer spontanen Rückbildung der Hämangiome kommen kann, ist die wichtigste Behandlung die Sicherung der Atemwege, wobei in manchen Fällen eine Tracheotomie notwendig wird.

273.1.7 Stimmlippenlähmung

Die Stimmlippenlähmung ist die häufigste Kehlkopfanomalie des Neugeborenen. Die Mehrzahl der Kinder hat zusätzlich mehrere weitere Fehlbildungen wie Arnold-Chiari-Malformation, Hydrozephalus und andere neurologische Fehlbildungen. Bei einseitiger Parese ist neben der schwachen Stimme die Dyspnoe nur gering ausgeprägt, bei beidseitiger kann sie jedoch eine Intubation bzw. eine Tracheotomie erfordern. Die Spontanheilungsrate beträgt bis zu 50 %.

273.2 Anomalien der Trachea

Anomalien der Trachea sind seltener als die des Kehlkopfes. Aplasie und Atresie sind mit dem Leben nicht vereinbar. Angeboren kommen Hämangiome, Lymphangiome und Zysten vor. Die Agenesie der Trachea ist eine seltene Fehlbildung, bei der die Trachea teilweise oder vollständig nicht angelegt sein kann, aber immer eine Verbindung zu den Bronchien besitzt. Oft findet sich eine ösophagotracheale Fistel. Der Luftweg endet unterhalb des subglottischen Raumes blind. Das Neugeborene unternimmt zwar Anstrengungen zur Atmung, da sich jedoch die Lungen nicht entfalten können, versterben die Kinder in der Regel kurz nach der Geburt. Als weitere Fehlbildung der Trachea können Strikturen und Tracheomalazien auftreten, die zu einer unterschiedlichen Ausprägung einer Dyspnoe führen. Ferner kann die Trachea durch einen atypischen Verlauf der A. pulmonalis zwischen Ösophagus und Trachea und durch einen Gefäßring eingeengt sein.

Tracheoösophageale Fisteln sind häufige Fehlbildungen. Sie entstehen als Entwicklungsstörungen der Separation von Trachea und Ösophagus. Das erste Symptom nach der Geburt ist eine starke Sekretion aus dem Pharynx. Tritt zusätzlich distal der Fistel eine Atresie des Ösophagus auf, so kommt es zu erheblichen Problemen bei der Nahrungsaufnahme, da die Nahrung direkt ins Bronchialsystem gelangt. Bei der H-Fistel besteht bei regelrecht angelegtem Ösophagus eine Verbindung zwischen Ösophagus und Trachea. Es kommt in diesen Fällen nur zu einer geringen Aspiration von Nahrung. Die Diagnose wird mithilfe der Röntgenkontrastdarstellung (wasserlösliches Kontrastmittel) gesichert. Die Behandlung erfolgt durch eine operative Exstirpation des Fistelgangs.

273.3 Stridor

Die Ursache kann harmlos, aber auch gefährlich sein und sollte daher baldmöglichst geklärt werden. In erster Linie geschieht dies durch Laryngoskopie und Tracheoskopie; gelegentlich sind auch Röntgenuntersuchungen notwendig. Für die klinische Beobachtung geht man meist davon aus, dass ein inspiratorischer Stridor im Kehlkopf oder im Rachen entsteht und ein exspiratorischer Stridor in den unteren Luftwegen, während ein sowohl in- als auch exspiratorischer Stridor vor allem auf eine Stenose innerhalb der Trachea hinweisen kann.

273.3.1 Konnataler Stridor

Definition Als konnatalen Stridor bezeichnet man eine stridoröse Atmung, die von Geburt an besteht oder sich bald danach ausbildet. Ganz überwiegend, insbesondere bei den Frühformen, hat dieses nicht seltene Symptom seine Ursache im Bereich des Kehlkopfes.

Ätiologie und Pathogenese Beim laryngealen konnatalen Stridor handelt es sich in der Mehrzahl der Fälle um eine ungenügende Festigkeit der Epiglottis oder des gesamten Kehlkopfes („Laryngomalazie"), die an sich als „infantiler Larynx" nur eine stärkere Ausprägung einer physiologischen Besonderheit des Neugeborenen ist. Die Epiglottis geht mit lockeren aryepiglottischen Falten in den Aryknorpel über. Während der Inspiration machen diese eine lumengerichtete Gleitbewegung; die Epiglottis wird eingezogen, legt sich über die Stimmritze und verursacht so ein meist lautes Inspirium. Die Kinder sind in der Regel klinisch nicht wesentlich beeinträchtigt. In Bauchlage pflegt das Geräusch geringer zu sein, ebenso bei flacher Atmung, z. B. im Schlaf. Durch die weitere Entwicklung des Kehlkopfes und sein Wachstum tritt innerhalb des 1. Jahres eine Besserung ein.

Weitere Ursachen für einen laryngealen angeborenen Stridor sind die im vorstehenden Abschnitt genannten Anomalien, ferner in sehr seltenen Fällen auch Stimmlippenlähmungen durch geburtstraumatische Schädigung oder durch Auswirkungen von Herz- und Gefäßmissbildungen.

Eine besondere Form der Atembehinderung mit schnarchendem inspiratorischem Stridor oder intermittierender völliger Blockierung der Einatmung findet sich beim Pierre-Robin-Syndrom.

Der tracheale konnatale Stridor hat meist eine Kompression der Trachea durch Druck von außen als Ursache, wobei eine Schädigung der Knorpelspangen, eine Tracheomalazie, wesentlich ist. Dies kann durch Gefäßanomalien im Thorax oder eine Struma geschehen, in seltenen Fällen auch durch andersartige Gebilde (z. B. Zysten oder Tumoren) im oberen Mediastinum, aber kaum je durch einen Thymus. Schließlich gibt es generalisierte oder segmentale Trachealstenosen durch Formänderungen der Knorpelspangen oder Knorpelüberschussbildungen im Bereich der Pars membranacea (Vollringbildung).

Häufig sind Gefäßanomalien die Ursache einer Trachealkompression. Der Truncus brachiocephalicus kann durch seine enge Lagebeziehung zur Trachea diese von vorn rechts einengen und zur Tracheomalazie führen. Er verursacht am häufigsten einen in- und exspiratorischen Stridor im Säuglingsalter.

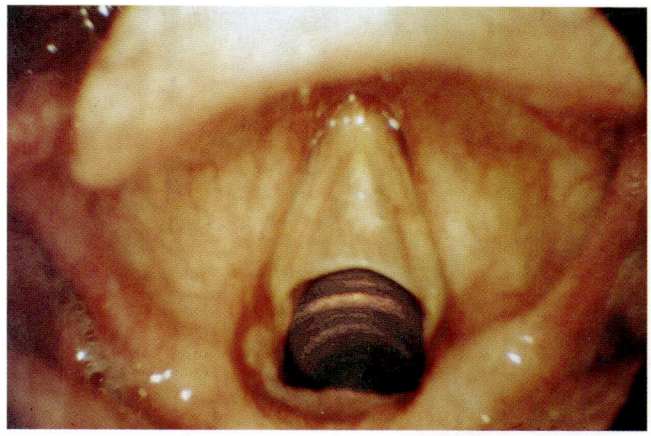

Abb. 273.1 Partieller angeborener membranöser Verschluss des Kehlkopfes

Der Aortenring in Form eines doppelten Aortenbogens oder einer rechts deszendierenden Aorta mit persistierendem Ligamentum arteriosum bzw. Ductus arteriosus Botalli verursacht außer dem Stridor gelegentlich auch Schluckbeschwerden, da der Ösophagus ebenfalls eingeengt wird.

Diagnose Röntgenologisch stellt sich beim Breischluck eine typische Eindellung der Speiseröhre von hinten dar. Bei der Tracheoskopie zeigt sich eine pulsierende Stenose im unteren Drittel der Trachea. Eine genaue Diagnose ist durch Angiografie, kombiniert mit einer MR-Tomografie, zu erzielen.

Differenzialdiagnostisch sind seltene Anomalien, z. B. ein anormaler Verlauf der rechten A. pulmonalis (Pulmonalisschlinge) oder eine rechts abgehende A. carotis sinistra zu bedenken.

Therapie Beim Aortenring ist die Operation immer indiziert, beim Truncus brachiocephalicus nur dann, wenn ernste Apnoezustände oder zunehmend schwer zu behandelnde Schübe von Bronchitis auftreten. Im Allgemeinen nehmen beim Truncus brachiocephalicus die Beschwerden bis etwa zum 6. Monat zu, vermindern sich aber danach und verschwinden in der Regel nach dem 11. Lebensjahr.

273.3.2 Erworbener Stridor

Ein erworbener Stridor kommt vor allem als Folge entzündlicher Veränderungen (Krupp-Syndrom) vor. Wesentlich seltener sind andere Ursachen wie Fremdkörperaspiration oder narbige Stenosen.

273.3.3 Stenosen

Stenosen finden sich heute vor allem als Folge einer Langzeitintubation im Neugeborenen- und frühen Säuglingsalter meist im Ringknorpelniveau (Abb. 273.2). Die Langzeitintubation als Routinemaßnahme für die Beatmung wird heute recht großzügig eingesetzt, da sie meist vom Kehlkopf des Kindes gut toleriert wird. Ein reduzierter Allgemeinzustand des Kindes mit schlechten Kreislaufverhältnissen (z. B. im Koma bei Schädel-Hirn-Trauma) begünstigt jedoch Schleimhautschäden und damit die Ausbildung von Ringknorpelstenosen. Bei einer Langzeitbeatmung muss daher die Indikation zur Tracheotomie bedacht werden.

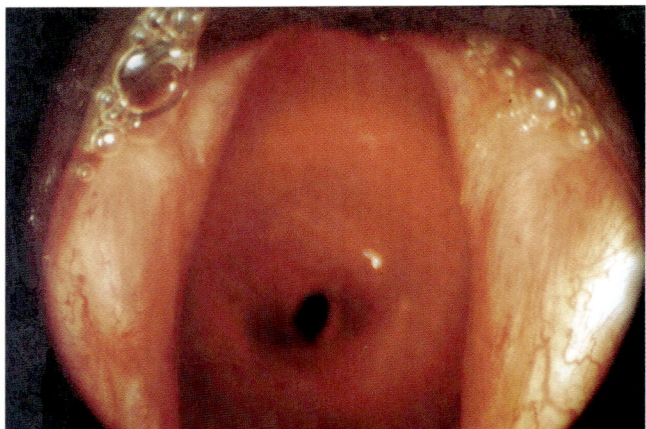

Abb. 273.2 Lochblendenartige Stenose im Bereich des Ringknorpels nach Langzeitintubation

Bei ausgeprägten Stenosen führen konservative Maßnahmen zu keinem Erfolg. In diesen Fällen kann eine operative Entfernung des stenotischen Bereichs und Anastomose der Trachea an den Kehlkopf oder eine Erweiterungsplastik des Ringknorpels erforderlich werden. Laserchirurgische Maßnahmen bringen meist keinen dauerhaften Erfolg.

273.4 Verletzungen des Kehlkopfes

273.4.1 Stumpfe Gewalteinwirkung

Zu stumpfer Gewalteinwirkung kommt es vor allem bei Sturz, Strangulation oder Autounfällen, bei Letzteren auch in Form einer Strangulationsverletzung durch den Sicherheitsgurt. Brüche des Kehlkopfskeletts mit Ausbildung eines Emphysems des Halses können die Folge sein (Abb. 273.3). Blutungen in das Kehlkopfinnere und in die umgebenden Weichteile können rasch zu bedrohlicher Atemnot führen, die durch Intubation oder auch durch Tracheostomie behoben werden muss.

273.4.2 Innere Verletzungen

Innere Verletzungen des Kehlkopfes entstehen heute am häufigsten im Zusammenhang mit Intubationen vor Operationen, wobei es zu Blutungen unter die Mukosa der Stimmlippen, zum partiellen Abriss einer Stimmlippe im Bereich der vorderen Kommissur oder auch zur Luxation eines Stellknorpels kommen kann. Hinweis auf eine solche Verletzung ist eine postoperative Heiserkeit, gelegentlich auch eine Belastungsdyspnoe als Folge einer Fixierung der Stimmlippen in Paramedianstellung. Zu inneren Schäden des Kehlkopfes und der Trachea durch Langzeitintubation ▶ Abschn. 273.3.2.

273.4.3 Verbrühungen und Verätzungen

Verbrühungen kommen durch Einatmen sehr heißer Dämpfe vor und führen zu einer akuten Schwellung der Kehlkopfschleimhaut.

Bei akzidenteller Verätzung können neben dem Rachen in erster Linie der Kehldeckel und die Postcricoidregion betroffen sein. Die häufig notwendige Intubation ist hier mit besonderer Vorsicht und maximal 48 h lang durchzuführen. Gegebenenfalls muss eine Tracheotomie erfolgen. In diesen Fällen ist die Gabe von Antibiotika und Kortikosteroiden indiziert.

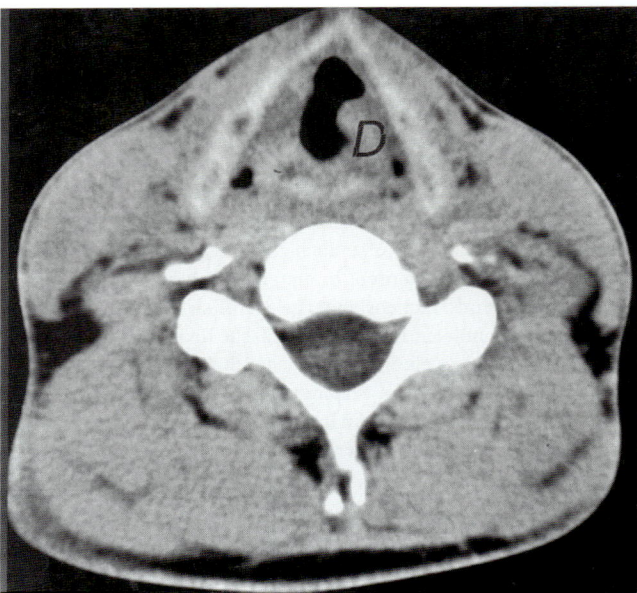

Abb. 273.3 Hautemphysem nach Kehlkopffraktur mit Dislokation des rechten Stellknorpels (*D*) und Einblutung in den Kehlkopf

273.5 Entzündungen

273.5.1 Akute Laryngitis und Tracheitis

Kehlkopf und Trachea erkranken selten isoliert, sondern meist in Form einer „akuten Infektion der oberen Luftwege" bei Kindern praktisch immer durch ein Virus hervorgerufen. Die Symptome sind katarrhalische Erscheinungen und Heiserkeit sowie Hustenreiz mit rau klingendem, schmerzhaftem Husten und brennendem Hals. Rachen- und Larynxschleimhaut sind gerötet. Es bestehen gleitende Übergänge zur stenosierenden Laryngotracheitis (s. unten).

Therapiemaßnahmen sind: Stimmschonung, Inhalation salzhaltiger Lösungen, abschwellende Nasentropfen, allgemeine symptomatische Behandlung, ggf. antibiotische Behandlung (Amoxicillin, Cephalosporine) einer bakteriellen Superinfektion und Kortikoide.

273.5.2 Kehlkopfperichondritis

Die Kehlkopfperichondritis, ein bei Kindern recht seltenes, mitunter langwieriges Entzündungsbild, kann nach einer abszedierenden Epiglottitis oder als Folge einer Verletzung des Perichondriums (u. U. auch in einer zu hoch angesetzten Tracheostomie) auftreten. Der betroffene Kehlkopfbezirk ist ödematös geschwollen; manchmal besteht eine abszedierende Fisteleiterung. Die Therapie erfolgt mit Antibiotika in Verbindung mit Kortison und Antiphlogistika.

273.5.3 Chronische Laryngitis

Die chronische Laryngitis ist bei Kindern selten, kann jedoch als mögliche Sekundärkrankheit bei einer chronischen Entzündung der oberen Luftwege, der Nasen- und Nasennebenhöhlen sowie bei einer

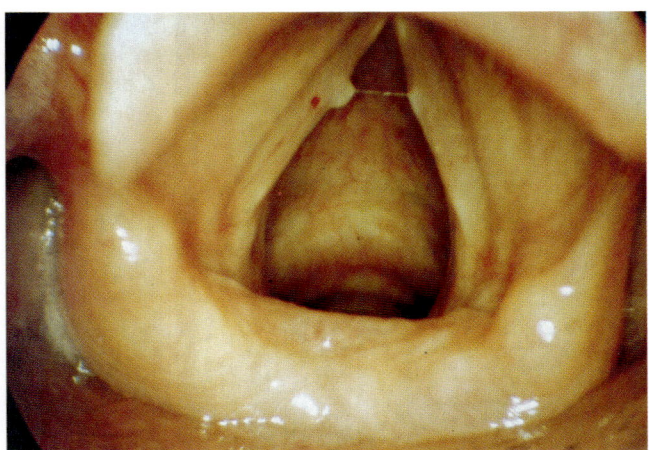

◘ **Abb. 273.4** Stimmlippenknötchen am freien Rand der Stimmlippen an der vorderen Drittelgrenze

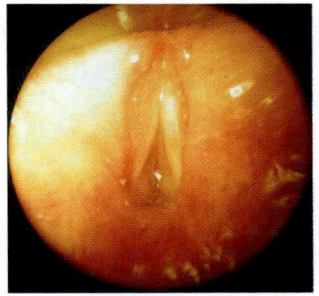

◘ **Abb. 273.5** Erhebliche Einengung des Kehlkopfes bei subglottischer Laryngitis, die eine Tracheotomie erforderlich machte

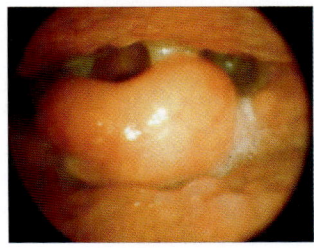

◘ **Abb. 273.6** Epiglottitis

behinderten Nasenatmung (Septumdeviation, Septumfraktur, vergrößerte Adenoide und Nasenmuschelhyperplasie) auftreten. Es besteht Heiserkeit bei geröteten Stimmlippen. Differenzialdiagnostisch sind gutartige Neubildungen wie z. B. Stimmlippenknötchen abzugrenzen.

Therapiemaßnahmen sind: Sanierung der Infektionsquelle, Stimmschonung, Inhalationen sowie bei entsprechender Indikation Antibiotika. Wichtig ist eine freie Nasenatmung, ggf. ist sie mittels einer Nasenmuschelverkleinerung bzw. Nasenseptumplastik oder einer Adenotomie herzustellen. Bei Fortdauer der Heiserkeit über mehrere Wochen sollte auch bei Kindern grundsätzlich an die Möglichkeit einer gutartigen Neubildung (Stimmlippenpolyp, Stimmlippenknötchen, Larynxpapillome) sowie an eine – extrem selten vorkommende – maligne Neubildung gedacht werden.

273.5.4 Stimmlippenpolypen und Stimmlippenknötchen

Stimmlippenpolypen sowie die morphologisch verwandten Intubationsgranulome sind entzündlich bedingte Pseudotumoren, die im Rahmen einer chronischen oder subakuten Laryngitis sowie einer umschriebenen Schädigung, z. B. nach einer Intubation, entstehen können. Das klassische Symptom ist die Heiserkeit. Nur in Ausnahmefällen, beim Versagen der konservativen Therapie, sollte eine operative Abtragung erfolgen. Ein Intubationsgranulom sollte, wenn es nach 6–8 Wochen noch immer besteht, ebenfalls mikrochirurgisch entfernt werden. Typisch für ein Intubationsgranulom ist, dass die Heiserkeit nach einem beschwerdefreien Intervall nach einer Intubationsnarkose auftritt.

Stimmlippenknötchen entstehen bei chronischer Überlastung der Stimme an typischer Stelle an der Grenze zwischen dem vorderen und mittleren Stimmlippendrittel (◘ Abb. 273.4). An dieser Stelle hat die Stimmlippe die größte Schwingungsamplitude. Die Behandlung besteht im Anfangsstadium in Stimmruhe, ab einer gewissen Größe in der logopädischen Therapie und evtl. in einer operativen Abtragung, wenn erzieherische und logopädische Maßnahmen erfolglos bleiben (▶ Kap. 274).

273.5.5 Krupp-Syndrom

Zum Krupp-Syndrom (engl. „croup") rechnet man alle akuten Einengungen von Larynx und Trachea. Am häufigsten wird das Krupp-Syndrom durch infektiös-entzündliche Veränderungen hervorgerufen, durch die stenosierende Laryngotracheitis (◘ Abb. 273.5) oder die Epiglottitis (◘ Abb. 273.6). Deren Differenzierung ist die wesentlichste ärztliche Aufgabe bei diesem Syndrom.

Eine durchaus ähnliche Symptomatik können jedoch auch verschiedene andere Prozesse bedingen, an die differenzialdiagnostisch zu denken ist:
- allergische Reaktion,
- Quincke-Ödem,
- Verätzungen oder Verbrühungen,
- Fremdkörper,
- Tonsillitis bei Tonsillenhyperplasie.

Stenosierende Laryngotracheitis

Ätiologie und Pathogenese Diese Krankheit ist die Folge einer Virusinfektion, die – allerdings selten – durch bakterielle Superinfektion kompliziert werden kann. Am häufigsten wird sie durch Parainfluenzaviren und ECHO-11-Viren hervorgerufen, seltener durch Influenzaviren oder das Masernvirus. Die früher ätiologisch wichtige Diphtherie spielt derzeit durch den Rückgang dieser Krankheit in Westeuropa praktisch keine Rolle mehr. Die Bezeichnung „Pseudokrupp" für die virusbedingte Laryngotracheitis, einst zur Abgrenzung gegen den diphtherischen Krupp benutzt, sollte verlassen werden, da es sich nicht um eine Pseudoentzündung handelt.

Die stenosierende Laryngitis tritt insbesondere bei Kleinkindern auf, mit einem Gipfel im 2. Lebensjahr. Eine vorwiegend subglottische, oft auch tracheobronchial fortschreitende Entzündung führt zu inspiratorischer Atemnot. Lokale und allgemein dispositionelle Faktoren spielen pathogenetisch eine Rolle, denn nicht selten erkrankt dasselbe Kind mehrfach mit den Zeichen einer stenosierenden Laryngotracheitis. Besonders gefährdet sind Kinder mit angeborener oder erworbener Stenose des Kehlkopfes. Strittig ist der Einfluss von Luftschadstoffen; möglicherweise begünstigen sie die Entstehung einer Infektion.

Klinische Symptome Klinisch beginnt die stenosierende Laryngotracheitis meist mit einer harmlos erscheinenden Infektion der oberen Luftwege. Es kommt dann zunehmend zu einer Dyspnoe mit Heiserkeit, rauem, bellendem Husten und lautem inspiratorischem Stridor. Nur selten werden die Kinder völlig stimmlos. Stärkere Atemnot führt zu Unruhe und Angst. Die subglottische Entzündung kann

Tab. 273.1 Stenosierende Laryngotracheitis und Epiglottitis. (Nach Mantel 1991)

Unterscheidungskriterien	Stenosierende Laryngotracheitis	Epiglottitis
Alter der Patienten	Meistens <2 Jahre	Meistens ≥2 Jahre
Erreger	Viren	Bakterien (Haemophilus influenzae)
Lokalbefund	Subglottische Entzündung (Stimmlippen und subglottischer Raum)	Supraglottische Entzündung (Epiglottis, aryepiglottische Falten, Taschenfalten)
Gemeinsame Symptome	Inspiratorische Atemnot mit Einziehungen	
Unterschiedliche Symptome		
Allgemeinzustand	Befriedigend	Schwer krank
Inspiratorischer Stridor	Stets, meist laut	Nicht regelmäßig, manchmal exspiratorisches „Schnarchen"
Husten	Bellend („Krupphusten")	Selten
Stimme	Heiser bis aphonisch	Leise, kloßig, nicht heiser
Schluckbeschwerden	Keine	Häufig
Speichelfluss	Keiner	Häufig
Haltung im Bett	Unauffällig	Sitzend, nach vorne gebeugt
Fieber	Meist <38 °C	Meist >38 °C
Krankheitsverlauf	Meist subakut	Stürmisch bis foudroyant
Rezidivneigung	Häufig	Nicht bekannt
Mortalität	Gering	Erhöht

sich, je nach der Resistenzlage, nach der Virulenz der Erreger und durch eine hinzutretende bakterielle Superinfektion bronchialwärts ausbreiten und zur eitrigen stenosierenden Laryngotracheobronchitis führen. Weitere Komplikationen sind die maligne ulzeromembranöse Laryngotracheobronchitis fibrinosa und Bronchopneumonien.

Als spasmodischen Krupp bezeichnet man eine Kruppform, die akut – meist abends oder nachts – auftritt, ohne dass Fieber oder sonstige Entzündungszeichen bestehen und die nach einigen Stunden abklingt. Ursächlich kommt eine Reaktion auf eine unterschwellige Infektion, aber auch eine allergische oder psychogene Reaktion in Frage.

Therapie Leichte Formen der stenosierenden Laryngotracheitis wird man zunächst konservativ mit leichter Sedierung des unruhigen Kindes, Befeuchten der Einatemluft durch Raumluftbefeuchter oder Ultraschallvernebler sowie Unterbringung in einem kühlen Raum behandeln. Bei deutlicher Behinderung der Atmung ist der Einsatz von Kortikosteroiden nützlich, zunächst rektal 30-100 mg Prednison. Bei weiterer Verschlechterung hat sich vor einer eventuell notwendigen Intubation die Inhalation von vernebeltem Epinephrin-Razemat bewährt. Durch die erzielte Schleimhautabschwellung tritt in fast allen Fällen rasch eine wesentliche Erleichterung der Atmung ein. Verstärkt sich trotz aller Maßnahmen die Stenose, so ist die Intubation unumgänglich. Sie sollte auf kurze Zeit beschränkt werden, um Schleimhautschäden zu vermeiden. Ansonsten muss dann die Tracheostomie erfolgen.

Bei der Laryngotracheobronchitis fibrinosa kann die wiederholte bronchoskopische Bronchialtoilette lebensrettend sein. Eine antibiotische Behandlung ist bei schweren Verläufen mit hohem Fieber wegen einer möglichen bakteriellen Superinfektion zu empfehlen.

Akute Epiglottitis

Die Epiglottitis, die hauptsächlich bei Kindern im Alter von 3-7 Jahren auftritt, ist eine supraglottisch lokalisierte Entzündung des Kehlkopfeingangs, vor allem der Epiglottis und der aryepiglottischen Falten. Die Epiglottis kann massiv (◯ Abb. 273.6) anschwellen und so den Kehlkopfeingang völlig verlegen. Es handelt sich um eine durch Haemophilus influenzae Typ b hervorgerufene, perakut verlaufende Infektion. Charakteristische Symptome sind starke Halsschmerzen beim Schlucken, Schluckstörung, Speichelfluss, kloßige Sprache, hochgradige Behinderung der Einatmung und exspiratorisches Schnarchen. Trotz hohem Fieber und schlechtem Allgemeinzustand nimmt das Kind eine aufrechte Körperhaltung ein, um besser atmen zu können. Die Letalität dieser foudroyant verlaufenden Krankheit ist, im Gegensatz zur stenosierenden Laryngotracheitis, erschreckend hoch, wenn die lebensrettende Therapie nicht rechtzeitig einsetzt. Die wesentlichen Kriterien zur Differenzierung zwischen stenosierender Laryngotracheitis und Epiglottitis sind in ◯ Tab. 273.1 aufgeführt.

Die in wenigen Stunden bedrohlich werdende Atemnot erfordert fast immer eine Intubation für 48-72 h. Deshalb muss jedes Kind mit Verdacht auf Epiglottitis so rasch wie möglich – unter Reanimations- und Tracheotomie- bzw. Koniotomiebereitschaft – sitzend in ein Krankenhaus transportiert werden. Zusätzlich ist eine antibiotische Therapie notwendig. Zur Prävention wird eine Impfung empfohlen.

Allergische Krankheiten

Bei allergischen Patienten kann nach entsprechender Exposition eine akute massive Schwellung des Zungengrundes und des Kehlkopfeingangs auftreten, die eine hochgradige Atemnot hervorruft und zur Intubation zwingt. Eine ähnliche Symptomatik kann durch Insektenstiche (Biene, Wespe) zustande kommen. Behandelt wird mit Kortison unter Intubationsbereitschaft. Weiteres ▶ Abschn. „Stenosierende Laryngotracheitis".

Quincke-Ödem

Zu den Manifestationen des seltenen hereditären angioneurotischen Ödems (Quincke-Ödem) gehört die plötzliche atraumatische

273.6 · Tumoren

Tab. 273.2 Bei Kindern vorkommende benigne und maligne Kehlkopftumoren

Tumorart	Lokalisation	Befund
Benigne Tumoren		
Fibrom	Glottis, subglottisch	Gestielt, polypös
Rhabdomyom	Glottis, Taschenband	Rundlich, glattwandig
Hämangiom	Larynxeingang, Ary-region	Bläulich, breitbasig, angiomatös
Lymphangiom	Larynxeingang	Bläulich, diffus
Neurofibrom	Larynxeingang	Kugelig, glattwandig
Neurinom	Larynxeingang	Kugelig, glattwandig
Mischtumor	Larynxeingang, subglottisch	Polypös, blaurot
Teratom	Intralaryngeal	Dermoidähnlich
Pseudotumoren		
Papillomatose	Glottis, ausgedehnt intralaryngeal-tracheal	Warzenförmig, multipel, rötlich
Laryngozele	Recessus Morgagni, supraglottisch (Taschenfalte)	Glatt, zystisch, ein- oder beidseitig
Zyste	Meist Epiglottis, supraglottisch	Solitär oder multipel
Amyloidtumor	Supraglottisch, subglottisch	Kugelig, glatt, leicht gelblich
Xanthom	Subglottisch	Rundlich, gelb
Intralaryngeale Struma	Subglottisch von seitlich und hinten	Rötlich-bläulich, glatt, polypös
Maligne Tumoren		
Rhabdomyosarkom	Larynxinneres	Glatte Oberfläche
Plattenepithelkarzinom	Larynxinneres	Exophytischer Tumor
Kaposi-Sarkom bei Aids	Epiglottis, Larynxinneres	Exophytischer Tumor

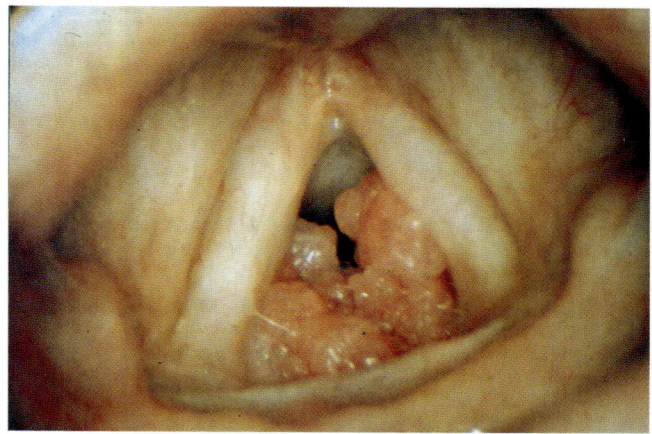

Abb. 273.7 Kehlkopfpapillomatose

Abb. 273.8 Kaposi-Sarkom bei Aids *(K)*. Rechts ist noch ein Teil des unveränderten Kehldeckels sichtbar

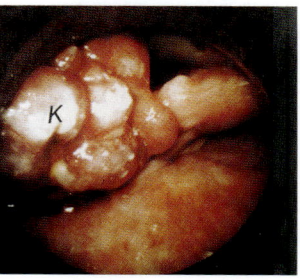

Schwellung der Kehlkopfschleimhaut (Glottisödem), die rasch zum Erstickungstod führen kann, wenn nicht unverzüglich die Intubation oder eine Nottracheotomie erfolgt. Bei leichteren Fällen kann die intravenöse Gabe von Kortison ausreichen.

273.6 Tumoren

273.6.1 Kehlkopftumoren

Verschiedenartige gutartige Tumoren kommen bei Kindern, wenn auch selten, im Kehlkopf vor. Sie sind in Tab. 273.2 aufgeführt.

273.6.2 Pseudotumoren des Kehlkopfes

Unter den Pseudotumoren des Kehlkopfes ist vor allem die kindliche Kehlkopfpapillomatose zu nennen, die eine Virusgenese hat (Human-papilloma-Virus, HPV), weshalb die Papillomatosis des Kindes auch nicht zu den echten Neoplasien, sondern zu den reaktiven Veränderungen gerechnet wird. Sie entartet bei Kindern im Gegensatz zum Papillom im Erwachsenenalter fast niemals maligne. Die Papillomatose beginnt bei Kleinkindern bevorzugt zwischen dem 2. und 4. Lebensjahr. Befallen sind meist die Stimmlippen; in ausgedehnteren Fällen kann der gesamte Kehlkopf vom Epiglottisrand bis zum oberen Trachealabschnitt von Papillomen übersät sein. Die Symptome sind Heiserkeit bis zur Aphonie und, bei einer ausgedehnten Papillomatosis, ein inspiratorischer Stridor. Als Befund zeigen sich blumenkohlartige, warzenförmig wachsende Neubildungen im Larynxbereich (Abb. 273.7).

Erfolgversprechend ist nur die Abtragung dieser Gebilde mit dem CO_2-Laser. Sie neigen zum Rezidiv, doch werden die Intervalle meist mit zunehmendem Alter immer länger. Nach der Pubertät kann es zu einem spontanen vollständigen Rückgang der Papillome kommen. Persistieren sie, handelt es sich um eine fakultative Präkanzerose. Vor einer Strahlentherapie muss prinzipiell wegen der Gefahr einer Wachstumsstörung des kindlichen Kehlkopfes sowie wegen der Möglichkeit der späteren Kanzerisierung gewarnt werden. Adjuvante Therapien mit z. B. Interferon oder Leukonorm haben bisher keinen wesentlichen Effekt erbracht. Auf eine Tracheotomie sollte wegen der Möglichkeit der intratrachealen Ausbreitung verzichtet werden.

Weitere raumfordernde Gebilde sind die intralaryngeale Struma, der Amyloidtumor und das Xanthom (Tab. 273.2).

273.6.3 Maligne Tumoren

Wenn auch extrem selten, so ist das Plattenepithelkarzinom des Kehlkopfes auch beim heranwachsenden Jugendlichen bekannt. Bei HIV-Infizierten wurden Kaposi-Sarkome gesehen (Abb. 273.8), deren Abtragung mit dem CO_2-Laser für die freie Atmung des Patienten absolut indiziert ist.

Literatur

Biesalski P, Collo D (1991) Hals-Nasen-Ohren-Krankheiten im Kindesalter. Thieme, Stuttgart
Bootz F (1995) HNO-Erkrankungen in der Pädiatrie. Wissenschaftliche Verlagsgesellschaft, Stuttgart
Coerdt J (1991) HNO-Erkrankungen im Kindesalter. In: Keller W, Wiskutt A (Hrsg) Lehrbuch der Kinderheilkunde. Thieme, Stuttgart, S 744
Evans JNG (1987) Paediatric otorhinolaryngology. Butterworth, London
Jörgensen G (1972) Missbildungen im Bereich der Hals-Nasen-Ohrenheilkunde. Arch Otorhinolaryngol 202: 1–50
Kastenbauer E (1991) HNO-Erkrankungen im Kindesalter. In: Keller W, Wiskott A (Hrsg) Lehrbuch der Kinderheilkunde. Thieme, Stuttgart, S 731
Keßler L (Hrsg) (1989) Fehlbildungen in der Otorhinolaryngologie. Springer, Berlin
Mantel K (1991) HNO-Erkrankungen im Kindesalter. In: Keller W, Wiskott A (Hrsg) Lehrbuch der Kinderheilkunde. Thieme, Stuttgart, S 756–758
Othersen HB (1991) The pediatric airway. Saunders, Philadelphia
Scholz H, Abele-Horn M, Adam D et al (2000) Antimikrobielle Chemotherapie. In: Deutsche Gesellschaft für Pädiatrische Infektologie (Hrsg) Handbuch, Infektionen bei Kindern und Jugendlichen. Futuramed, München, S 91–133

274 Hör-, Sprach-, Sprech- und Stimmstörungen

G. Schade

274.1 Hörstörungen

Definition Hören wird als Aufnahme von akustischen Informationen aus der Umgebung einschließlich der zentralen auditiven Wahrnehmung definiert. Die bei Kindern vorkommenden Hörstörungen lassen sich entsprechend ihrer Topografie systematisch einteilen in:
- Schallleitungsschwerhörigkeiten (Störung des Schalltransportes),
- Schallempfindungsschwerhörigkeiten (Störung der Reizaufnahme und Reizumwandlung) und
- zentrale Schwerhörigkeiten (Störung der zeitlichen, spektralen und räumlichen Hörwahrnehmung).

Für die Abschätzung der Folgen von Hörstörungen eignet sich die Gliederung nach dem Schweregrad in
- gering- (20–40 dB), mittel- (40–60 dB) und hochgradige (60–80 dB) Schwerhörigkeiten,
- an Taubheit grenzende Schwerhörigkeit (80–95 dB) und
- Hörrestigkeit (>95 dB: Taubheit).

Die Hörstörungen im Kindesalter haben unterschiedlich starke Auswirkung auf Sprachentwicklung, Atmung und Phonation sowie auf die intellektuelle, emotionale und soziale Entwicklung.

Ätiologie

Hereditäre Hörstörungen Die hereditären Hörstörungen treten polysymptomatisch auf, d.h. im Rahmen von Syndromen mit assoziierten Anomalien anderer Organe (z.B. Waardenburg-, Franceschetti-, Pendred-, Fourman-Fourman-, Alport-, Goldenhar-, Usher-, Crouzon-, Patau-, Edward-, Pfaundler-Hurler-, Pierre-Robin-, Wiedemann-Beckwith-, Refsum-, Moon-Biedl-Bardet-, Cogan-, Moebius-, Klippel-Feil-, Jervell-Lange-Nielsen-Syndrom) oder monosymptomatisch, d.h. ohne weitere genetisch bedingte Missbildungen. Sie können sich bereits kongenital oder erst im Laufe der Lebensjahre manifestieren.

Erworbene Hörstörungen Die erworbenen Hörstörungen werden bezüglich ihres Entstehungszeitpunktes in pränatale Hörstörungen (Röteln-, Toxoplasmose-, Listerioseinfektion der Mutter, Rhesusinkompatibilität, teratogene Medikamente), perinatale Hörstörungen (Frühgeburt unter 1500 g und/oder bis 32. SSW, Hypoxie, transfusionspflichtige Hyperbilirubinämie, Beatmung für mindestens 10 Tage, Neugeborenensepsis) und postnatale Hörstörungen (Meningitis, Mumps-, Maserninfektion, ototoxische Medikamente, Tubenventilationsstörungen, Otitiden, kraniofaziale Dysmorphien, familiäre Schwerhörigkeit, Schädel-Hirn-Traumen) eingeteilt.

Klinische Symptome

Schallleitungsschwerhörigkeiten Die Schallleitungsschwerhörigkeiten werden durch angeborene oder erworbene Krankheiten des äußeren Ohrs und des Mittelohrs und der Eustachi-Röhre verursacht. Im Kindesalter stehen Mittelohrergüsse infolge von Tubenventilationsstörungen bei Infektionen der oberen Atemwege und hyperplastischen Adenoiden im Vordergrund. Kinder mit Down-Syndrom oder Gaumenspalten sind hier besonders betroffen. Als weitere Ursachen kommen Missbildungen, Otitiden, Fremdkörper oder Verletzungen in Betracht. Primäre Störungen der Tuba auditiva sind ebenfalls möglich (▶ Kap. 269).

Schallempfindungsschwerhörigkeiten Die Schallempfindungsschwerhörigkeiten basieren überwiegend auf angeborener oder erworbener Schädigung der Haarzellen. Retrocochleäre Hörstörungen sind im Kindesalter selten.

Eine geringgradige Schwerhörigkeit (20–40 dB) führt in der Regel nicht zu einer auffälligen Störung der Sprachentwicklung. Bei einer mittelgradigen Schwerhörigkeit (40–60 dB) kommt es hingegen regelhaft zu einer sprachlichen Entwicklungsverzögerung (audiogene Dyslalie, Dysgrammatismus, Formulierungsschwäche, verminderter Wortschatz). Bereits bei einer hochgradigen Schwerhörigkeit (60–80 dB) bleibt die spontane Sprachentwicklung aus. Die Kommunikation zeichnet sich insbesondere durch eine gestörte Koordination zwischen Atmung und Sprechen sowie vermehrtem Einsatz der Gestik aus.

Hochtonschwerhörigkeiten können zu erheblichen Diskriminationsschwierigkeiten führen und eine gestörte Bildung der S- und Sch-Laute zur Folge haben (Sigmatismus, Schetismus).

Einseitige Hörstörungen haben keine Auswirkung auf die Sprach- und Sprechentwicklung und bleiben deshalb oft lange Zeit unbemerkt. Das Richtungsgehör ist bei einseitigen Schwerhörigkeiten jedoch beeinträchtigt (kein räumliches Hören mehr möglich!).

Zentrale Schwerhörigkeiten Die akustischen Wahrnehmungsstörungen beruhen auf der Beeinträchtigung einzelner oder mehrerer akustischer Modalitäten (akustische Aufmerksamkeit, akustische Merkfähigkeit, Analyse, Differenzierung und Zuordnung akustischer Phänomene, Richtungshören, Trennung von Nutz- und Störschall). Die Reaktionen auf Schallreize, die z.B. im Tonschwellenaudiogramm erfasst werden, sind in der Regel altersgemäß. Die zentralen Hörstörungen fallen deshalb oft erst durch Störungen der Sprachentwicklung oder durch eine Lese-Rechtschreib-Schwäche auf.

Psychogene Schwerhörigkeiten Die psychogene Schwerhörigkeit ist durch ein plötzliches Auftreten der Hörstörung (ein- oder beidseitig) und durch eine Diskrepanz zwischen den objektiven und subjektiven Befunden charakterisiert.

Diagnose Die Früherfassung eines hörgeschädigten Kindes sollte bereits in den ersten Lebensmonaten erfolgen, da es vor allem in den ersten 2–4 Lebensjahren durch die akustische Anregung zur Bahnung und Reifung der Hörbahn kommt. Unterbleibt die adäquate Stimulation, so schließt die Hörbahnreifung auf einem zu niedrigen Niveau ab.

Die pädaudiologische Diagnostik beinhaltet eine ausführliche Anamnese, einen HNO-ärztlichen Befund, audiometrische Untersuchungen und die Untersuchung der sprachlichen Leistungen. Darüber hinaus kann eine neuropsychologische Diagnostik und/oder eine genaue ätiologische Abklärung erforderlich werden. Zur Untersuchung des Gehörs werden bei Kindern unter Berücksichtigung des allgemeinen Entwicklungsalters die subjektive Audiometrie (Mitarbeit des Kindes erforderlich) und die objektive Audiometrie (Mitarbeit nicht erforderlich) stets parallel eingesetzt.

Reflexaudiometrie Das Prinzip der Reflexaudiometrie beruht auf der Beobachtung der unbedingten Reflexe (Auropalpebral-, Moro-, Startle-, Atmungsreflex) als Antwort auf akustische Reize (40 dB über Knochenleitung, 80 dB über Luftleitung). Die Reflexaudiometrie kann bereits beim Neugeborenen und Säuglingen in den ersten Lebensmonaten durchgeführt werden.

Verhaltensaudiometrie Im Alter vom 4. Lebensmonat (Beginn der Kopfdrehung) bis zum 4. Lebensjahr findet die Freifeldaudiometrie Anwendung. Bei der Hörprüfung im freien Schallfeld werden über Lautsprecher Wobbel- oder Sinustöne in altersspezifischen Schallintensitäten angeboten. Die Ablenktests mit kindgemäßen Geräuschen basieren auf der Beobachtung der Zuwendungsreaktionen des Kindes zur Schallquelle. Bei Kindern im Alter von 1–2 Jahren kommen bei der subjektiven Audiometrie überwiegend Hörtests mit operanter Konditionierung und visueller positiver Verstärkung zur Anwendung, bei denen bewusste Hörreaktionen bewertet werden. Mit 2 Jahren liegt die Reaktionsschwelle im freien Schallfeld bei 30–40 dB. In der Regel ab dem 2. Geburtstag werden dann spielaudiometrische Verfahren (mit operanter Konditionierung und visueller positiver Verstärkung) eingesetzt. Hier werden mit dem Kind vor Beginn der eigentlichen Hörprüfung auf spielerische Art die Reaktionen auf Sinustöne im Sinne von bedingten Reflexen erst eingeübt.

Reintonaudiometrie Bei der Reintonaudiometrie erfolgt die Testung mit Sinustönen verschiedener Frequenzen über Kopf- und Knochenleitungshörer. Dies ist in der Regel bei einem normal entwickelten und intelligenten Kind ab einem Lebensalter von 4 Jahren möglich.

Sprachaudiometrie Mittels Sprachaudiometrie erhält man Aussagen über die gesamte Funktion von Hörbahn und Wahrnehmung. Die Auswahl der verschiedenen Testverfahren (Mainzer Kindersprachtest, Göttinger Kindersprachverständnistest, Freiburger Sprachverständlichkeitstest) richtet sich nach dem Alter und Sprachentwicklungsstand des Kindes.

Dichotische Tests Die dichotischen Tests prüfen die Fähigkeit, verschiedene Signale zu diskriminieren, die gleichzeitig beiden Ohren angeboten werden. Der dichotische Diskriminationstest mit Mehrsilbern nach Uttenweiler kann frühestens im Alter von 5,5 Jahren und der dichotische Test nach Feldmann bei Kindern ab 9 Jahren sinnvoll angewendet werden.

Impedanzmessung
Tympanometrie Die Tympanometrie (Registrierung von akustischem Trommelfellwiderstand bei einer bestimmten Frequenz) erlaubt den sicheren Nachweis einer Mittelohrschwerhörigkeit. Bei Säuglingen sollte hierbei unbedingt ein 1000-Hz-Sondenton angewendet werden (bei Säuglingen andere Resonanzmaxima im Gehörgang als bei älteren Kindern!). Bei den übrigen Kindern eignet sich auch ein 226-Hz-Messton bei der tympanometrischen Untersuchung.

Stapediusreflexmessung Mit der Stapediusreflexmessung (Messung der Binnenohrmuskelkontraktion als Reaktion auf einen lauten Schallreiz) lässt sich objektiv eine pathologische Hörermüdung feststellen. Der Nachweis des Stapediusreflexes schließt zwar eine hochgradige Innenohrschwerhörigkeit weitgehend aus, als Screeningverfahren zur Früherkennung von Schwerhörigkeiten bei Kindern ist diese Methode jedoch nicht geeignet.

Evozierte otoakustische Emissionen Die otoakustischen Emissionen (OAE) sind Schallsignale, die in der Cochlea entstehen und im abgeschlossenen äußeren Gehörgang mit einem Mikrofon messbar sind. Bei der Diagnostik von Hörstörungen kommen die transitorischen evozierten OAE (TEOAE) und die Distorsionsproduktemissionen (DPOAE) zur Anwendung. Ab einer Schwerhörigkeit von ca. 30 dB sind keine TEOAE und ab ca. 40 dB keine DPOAE mehr nachweisbar. Aufgrund des technisch einfach durchführbaren und zeitlich nicht aufwendigen Untersuchungsverfahrens sowie dessen Objektivität und Sensitivität ist die Ableitung der evozierten OAE bei der Früherfassung peripherer Schwerhörigkeiten die Methode der Wahl.

Elektrische Reaktionsaudiometrie Untersuchungen, die auf der Messung akustisch evozierter Potenziale beruhen, werden als elektrische Reaktionsaudiometrie (ERA) bezeichnet. Für die audiologische Diagnostik sind die frühen Potenziale – die Hirnstammpotenziale (BERA) – und die späten Potenziale, d. h. die Hirnrindenpotenziale (CERA), von Bedeutung. Zur ausführlichen objektiven Untersuchung der Art und des Ausmaßes einer Hörstörung einschließlich der überschwelligen Diagnostik werden bei Kindern fast ausschließlich Hirnstammpotenziale verwendet, da ihre Bestimmung im Gegensatz zu kortikalen Potenzialen keine Aufmerksamkeit des Kindes erfordert und deshalb im Schlaf, in Sedierung oder Narkose durchgeführt werden kann. Mit der Click-BERA wird der Frequenzbereich von 1500 Hz bis 4000 Hz überprüft, während die Low-Chirp-BERA die Frequenzen von 150 bis 850 Hz misst. Mit der Notched-Noise-BERA ist eine selektive Messung der Frequenzbereiche von 500 Hz, 1000 Hz, 2000 Hz und 4000 Hz möglich. Als AABR („automatic auditory brainstem response") wird eine Screeningmethode bezeichnet, die auf der ERA basiert.

Therapie
Schallleitungsschwerhörigkeiten Die Schallleitungsschwerhörigkeiten bedürfen in der Regel einer konservativen oder operativen Therapie (▶ Kap. 269). Patienten mit Schallleitungsstörungen, die auf diesem Wege nicht behoben werden können, müssen umgehend mit Hörgeräten versorgt werden.

Schallempfindungsschwerhörigkeiten Bei binauralen Schallempfindungsschwerhörigkeiten ist grundsätzlich eine sofortige beidseitige Hörgeräteversorgung angezeigt. Bei Kindern sollten nur Hinter-dem-Ohr-Geräte (HdO-Geräte) angepasst werden, die einen Audioeingang haben, an den Zusatzgeräte, z. B. drahtlose Übertragungsanlagen (FM-Anlagen), angeschlossen werden können. Parallel zur Hörgeräteanpassung muss mit der Hörerziehung durch Sonderpädagogen in häuslicher Umgebung begonnen werden. Weiterhin ist eine frühzeitige logopädische Therapie erforderlich. Häufig ist die Unterbringung in einem Schwerhörigenkindergarten, der zusätzliche Möglichkeiten der intensiven Betreuung und Förderung bietet, von Vorteil. Grundsätzlich sollte auch bei hörrestigen Kindern stets die lautsprachliche Kommunikation angestrebt werden. Die ausschließliche Gebärdensprache unterdrückt das Grundbedürfnis nach lautsprachlicher Kommunikation, und die spätere soziale Eingliederung kann deshalb größte Schwierigkeiten bereiten.

Bei monoauraler Schallempfindungsschwerhörigkeit muss durch den Pädaudiologen geprüft werden, ob eine Hörgeräteanpassung erforderlich ist. Bei einseitiger hochgradiger Innenohrschwerhörigkeit (Schallempfindungsschwerhörigkeit) kann auch eine CROS- oder eine CI-Versorgung indiziert sein.

Cochleäre Implantation Als Cochleaimplantat (CI) bezeichnet man eine Innenohrelektrode, die unter Umgehung des Außen-, Mittel- und Innenohrs den Hörnerv über elektrische Impulse stimuliert. Die CI-Versorgung ist bereits bei Kleinkindern bei Vorliegen einer vollständigen beidseitigen Taubheit indiziert. Darüber hinaus sind bei der Indikationsstellung insbesondere auch das soziale Umfeld, evtl. vorhandene zusätzliche Behinderungen sowie die Gewährleistung einer längerfristigen auditiven Rehabilitation durch speziell ausgebildete Gehörlosen- und Schwerhörigenpädagogen oder Logopäden zu berücksichtigen.

274.2 Sprach-, Sprech- und Stimmstörungen

Definition
Sprachstörung Unter einer Sprachstörung versteht man die Beeinträchtigung der expressiven und/oder rezeptiven sprachlichen Verarbeitungsmodalitäten (Semantik, Syntax, Morphologie, Phonologie).

Sprechstörung Bei einer Sprechstörung handelt es sich um eine sprechmotorische Störung, die sich vor allem in einer Beeinträchtigung der Artikulationsfähigkeit äußert (Phonetik).

Stimmstörung Stimmstörungen beruhen dagegen auf Veränderungen der tonproduzierenden Organsysteme. Man unterscheidet funktionelle von organischen Stimmstörungen (Dysphonien). Heiserkeiten, die länger als 2–3 Wochen bestehen, sollten durch HNO-Ärzte oder Phoniater abgeklärt werden.

Die eingeschränkte sprachliche Ausdrucksfähigkeit hat Auswirkungen auf die weitere seelisch-charakterliche Entwicklung des Kindes sowie insbesondere auch auf seine Persönlichkeitsentwicklung. Sie führt unzweifelhaft zu einem Kreis von Folgeerscheinungen, die zum einen aus der Störung selbst und zum anderen aus der Reaktion der Umwelt hervorgehen.

Ätiologie Bei allen Sprach-, Sprech- und Stimmstörungen kommen folgende psychosoziale und/oder organische prädisponierende Faktoren in Betracht: Umwelteinflüsse (Deprivationssyndrom, Overprotection), Mehrsprachigkeit, familiäre Sprachschwäche, periphere Hörstörungen (Schallleitungsschwerhörigkeit, Schallempfindungsschwerhörigkeit), Krankheiten peripherer Sprechwerkzeuge (adenoide Vegetationen, Tonsillenhyperplasie, verkürztes Gaumensegel, Lippen-, Kiefer-, Gaumenspalten, submuköse Gaumenspalte, Stimmlippenknötchen), motorische Entwicklungsverzögerung, Teilleistungsstörungen im auditiven, visuellen und taktil-kinästhetischen Bereich, frühkindliche Hirnschädigung, geistige Retardierung, Krankheiten des zentralen Nervensystems, genetisch bedingte Krankheiten, Syndrome, Stoffwechselkrankheiten, psychogene Ursachen (gestörte Eltern-Kind-Beziehung, Erziehungsfehler, Geschwisterrivalität), Sehstörungen, Mutismus und Autismus.

Klinische Symptome
Sprachentwicklungsverzögerung Die Sprachentwicklungsstörung (SES) ist kein einheitliches Krankheitsbild, sondern ein Symptomenkomplex. Bei einer Sprachentwicklungsstörung bestehen unterschiedlich ausgeprägte Auffälligkeiten in den Bereichen Phonetik, Phonologie, Syntax/Morphologie, Wortschatz und Sprachverständnis, häufig in Verbindung mit Problemen in der Fein- und Grobmotorik sowie Defiziten im auditiven, visuellen und taktil-kinästhetischen Wahrnehmungsbereich. Da die physiologische Sprachentwicklung nicht in abgegrenzten Stufen, sondern fließend verläuft, kann erst von einer Sprachentwicklungsverzögerung (SEV) gesprochen werden, wenn der sprachliche Entwicklungsstand im Gegensatz zur überwiegenden Mehrzahl gleichaltriger Kinder noch nicht erreicht ist.

Differenzialdiagnostisch müssen insbesondere (kindliche) Aphasien (nach abgeschlossener Sprach- und Sprechentwicklung aufgetretene Sprachstörungen zentraler Genese), Mutismus und Autismus ausgeschlossen werden.

Dysgrammatismus Der Dysgrammatismus stellt häufig eine Teilstörung der Sprachentwicklungsstörung dar und beruht auf einer Beeinträchtigung der Sprachproduktion von grammatikalisch geordneten Strukturen. Die Auffälligkeiten zeigen sich im Bereich der Anwendung grammatikalischer Regeln (Morphologie) sowie in den Bereichen Satzstellung und -struktur (Syntax).

Phonetische Störung (Dyslalie) Bei der phonetischen Störung (Dyslalie, Stammeln) liegt eine entwicklungsbedingte Lautbildungsstörung vor, die häufig auf motorische oder phonematische Schwächen zurückzuführen ist. Je nach Anzahl der betroffenen Laute unterscheidet man zwischen der isolierten Dyslalie (nur ein Laut betroffen), der partiellen Dyslalie (wenige Laute betroffen, Sprache gut verständlich), der multiplen Dyslalie (mehrere Laute betroffen, Sprache schwer verständlich) und der universellen Dyslalie (fast alle Laute betroffen, Sprache unverständlich).

Differenzialdiagnostisch sind zentral bedingte sprechmotorische Störungen wie Dysarthrie (Beeinträchtigung neuraler Mechanismen der Steuerung von Sprechbewegungen) und Sprechapraxie (Störung der Programmierung von Sprechbewegungen) sowie Dysglossien (periphere Sprechstörungen infolge von organischen Krankheiten im Bereich der peripheren Nerven und der Sprechwerkzeuge) abzugrenzen.

Phonologische Störung Bei der phonologischen Störung liegt die Beeinträchtigung im Bereich des Lautsystems. Dabei kommt es in erster Linie durch Schwächen im Bereich der Lautdiskrimination zu abweichenden Realisierungen von Laut-, Silben- und Wortstrukturen. Die auftretenden Prozesse werden – meist im Rahmen der spezifisch logopädischen Diagnostik – hinsichtlich ihrer Systematik beschrieben. Viele Kinder weisen eine Mischform im Sinne einer phonetisch-phonologischen Störung auf.

Orofaziale Dysfunktion Die orofaziale Dysfunktion (myofunktionelle Störung) und daraus resultierende Schluck- und Sprechstörungen beruhen vorwiegend auf funktionellen Veränderungen infolge eines muskulären Ungleichgewichts im Mund- und Gesichtsbereich, ggf. auch im Hals- und Nackenbereich. Insbesondere die Zungenfehlfunktion, bei der die Zunge beim Schluckvorgang gegen die Zahnreihen geschoben wird, hat häufig Gebissanomalien zur Folge (Weichgewebe formt Hartgewebe!). Dies wirkt sich wiederum nachteilig auf die Artikulation aus.

Näseln Beim Näseln (Rhinophonie) handelt es sich um eine Störung des Sprechstimmklangs und der Lautbildung. Beim geschlossenen Näseln (Rhinophonia clausa, Hyporhinophonie) bleibt die Nasalierung der Nasallaute m, n, ng aus. Beim offenen Näseln (Rhinophonia aperta, Hyperrhinophonie) kommt es durch den mangelhaften velopharyngealen Abschluss zum Entweichen der Luft durch die Nase und somit zu einer pathologischen Resonanz der oralen Laute. Beim gemischten Näseln (Rhinophonia mixta) kommen die offene und die geschlossene Komponente gleichzeitig vor.

Stottern Unter Stottern (Balbuties) versteht man eine Redeflussstörung, bei der der Fluss der Lautsprache unabhängig vom Willen des Sprechers durch Wiederholungen von Lauten und Silben (klonisches

Stottern) und/oder Blockierungen (tonisches Stottern) unterbrochen oder gehemmt ist. Es handelt sich primär um ein verbales Ausdrucksproblem, das sekundär zu sozioemotionalen und kognitiven Auffälligkeiten führen kann. Die Sekundärsymptomatik äußert sich häufig in Form von Störungsbewusstsein, Gesichts- und Körpermitbewegungen, fehlendem Blickkontakt und Kommunikationseigentümlichkeiten wie Vermeidungsverhalten und Fluchtstrategien.

Vom Stottern im engeren Sinne sind die physiologischen Sprechunflüssigkeiten (physiologische Iterationen = Wortwiederholungen) abzugrenzen. Diese äußern sich als lockere Satzteil-, Ganzwort- und ggf. Silbenwiederholungen ohne Blockierungen und Sekundärsymptomatik und können im Rahmen der Sprachentwicklung insbesondere zwischen dem 3. und 4. Lebensjahr auftreten. Bei den betroffenen Kindern besteht ein entwicklungsbedingtes Ungleichgewicht zwischen dem, was im Rahmen der sprachlichen Entwicklung schon artikuliert werden kann, und dem, was die Kinder gerne mitteilen möchten. Fehlerhafte Reaktionen der Angehörigen auf diese physiologischen Iterationen können zu einer Verfestigung der Stottersymtomatik führen („gemachte Stotterer").

Poltern Beim Poltern handelt es sich um eine Redeflussstörung, die sich vor allem in Form von schnellem Sprechtempo, Weglassen von Lauten, Silben und ganzen Wörtern bemerkbar macht und durch ein fehlendes Störungsbewusstsein gekennzeichnet ist. Die Störung liegt nicht im Sprechvorgang selbst, sondern in dessen gedanklicher Vorbereitung.

Stimmstörungen Zu den häufigsten Stimmstörungen im Kindesalter gehört die hyperfunktionelle Dysphonie. Es handelt sich um eine funktionelle Abweichung der Stimmgebung im Sinne eines „Zuviel" infolge einer Dyskoordination im Bewegungsablauf des Phonationsapparates. Die Stimme ist mehr oder weniger heiser, belegt, rau und behaucht. Die Stimmqualität verschlechtert sich nach stimmlicher Belastung. Die Lautstärke ist meistens erhöht. Häufig beobachtet man beim Sprechen ein Heraustreten der Venen am äußeren Hals. Sekundär kann die hyperfunktionelle Dysphonie zu organischen Stimmlippenveränderungen wie Phonationsverdickungen bzw. Stimmlippenknötchen („Schreiknötchen") führen.

Differenzialdiagnostisch sind stets organische Kehlkopfkrankheiten, z. B. Larynxpapillomatose, Stimmlippenzysten, Synechien, Hämangiome, Stimmlippenparesen, akute Laryngitis, oder psychogene Ursachen, später auch Mutationsstörungen, auszuschließen. Hier gibt oftmals schon die Anamnese wichtige Hinweise auf die Art der Grundkrankheit. Bei persistierender Heiserkeit (2–3 Wochen) sollte durch einen HNO-Arzt oder Phoniater und Pädaudiologen eine laryngoskopische Untersuchung zur Diagnosesicherung durchgeführt werden.

Diagnose Im Kindesalter dominieren zwar die nichtorganisch bedingten Kommunikationsstörungen, dennoch muss eine organische Grundkrankheit immer ausgeschlossen werden. Jede Sprach-, Sprech- und Stimmstörung bedarf zunächst einer eingehenden phoniatrisch-pädaudiologischen Diagnostik. Diese beinhaltet eine umfassende Anamnese, einen Hals-, Nasen- und Ohrenbefund, eine Hörprüfung sowie eine Untersuchung der sprachlichen und der nichtsprachlichen Entwicklungsbereiche. Unter Umständen ist zusätzlich auch eine kinderneurologische bzw. kinderpsychologische Untersuchung, eine Stoffwechseldiagnostik oder eine Chromosomenanalyse erforderlich.

Therapie Die Sprach-, Sprech- und Stimmstörungen im Kindesalter bedürfen in der Regel einer logopädischen Behandlung, die eine intensive Mitarbeit der Eltern erfordert. Es ist das Ziel therapeutischer Bemühungen, das Sprach- und Sprechvermögen der Kinder bis zur Einschulung zu normalisieren, um den Besuch einer Regelschule zu ermöglichen. Der Zeitpunkt des Beginns einer logopädischen Intervention richtet sich keineswegs nur nach dem Alter des Kindes, sondern vor allem nach dem Schweregrad der bestehenden Störung. Frühzeitig einsetzende Förderungsmaßnahmen haben die größten Erfolgsaussichten und erfordern einen wesentlich geringeren Aufwand an Zeit und Mühe, als wenn zu einem späten Zeitpunkt mit der Therapie begonnen wird.

Bei leicht ausgeprägten Störungen einschließlich physiologischer Sprechunflüssigkeiten führt bereits eine regelmäßige phoniatrische Betreuung mit eingehenden Elternberatungsgesprächen in der Regel zu dem gewünschten Therapieerfolg. Bei schweren Störungen der Sprach- und Sprechentwicklung, des Redeflusses oder der Stimme ist allerdings eine gezielte, frühzeitige, intensive logopädische Behandlung erforderlich. Diese kann bei entsprechender Indikation in Form einer Spieltherapie mit begleitenden Elternberatungsgesprächen bereits im Alter von 2–3 Jahren begonnen werden. Zur Unterstützung der Sprachförderung ist je nach Schweregrad und Art der Störung sowie dem Ausmaß der Begleiterscheinungen u. U. zusätzlich eine Unterbringung in einem Sprachheilkindergarten oder in einer heilpädagogischen Tagesstätte mit gleichzeitiger logopädischer Betreuung vorteilhaft. Gelegentlich kann auch eine psychotherapeutische Behandlung erforderlich werden.

Literatur

Biesalski P, Frank F (1994) Phoniatrie-Pädaudiologie, 2. Aufl. Bd. I/II. Thieme, Stuttgart

Böhme G (1997) Sprach-, Sprech-, Stimm- und Schluckstörungen Bd. I. Fischer, Stuttgart

Deutsche Gesellschaft für Phoniatrie & Pädaudiologie (2012) Leitlinien der Deutschen Gesellschaft für Phoniatrie & Pädaudiologie zum Thema SES Stottern, Poltern und periphere Hörstörungen im Kindesalter. www.awmf.org

Friedrich G, Bigenzahn W, Zorowka P (2000) Phoniatrie und Pädaudiologie, 2. Aufl. Huber, Bern

Gross M (1994) Hereditäre und frühkindlich erworbene Hörstörungen. In: Naumann HH, Helms J, Herberhold C, Kastenbauer E (Hrsg) Oto-Rhino-Laryngologie in Klinik und Praxis, Bd. I. Thieme, Stuttgart

Hoth S, Lenarz T (1997) Otoakustische Emissionen. Thieme, Stuttgart

Kei J et al (2003) High frequency (1000 Hz) Tympanometry in normal neonates. J Am Acad Audiol 14:20–28

Mühlenberg L, Schade G (2012) Frühe akustisch evozierte Potenziale: Low-chirp-BERA versus Notched-Noise-BERA. Laryngo-Rhino-Otol: 91(8):500–504

Ptok M, am Zehnhof-Dinnesen A, Nickisch A (2010) Leitlinie Auditive Verarbeitungs- und Wahrnehmungsstörungen. http://www.awmf.org/leitlinien/detail/ll/049-012.html. Zugegriffen: 11. November 2013

Schönweiler R, Ptok M (2004) Phoniatrie und Pädaudiologie, 3. Aufl. Selbstverlag, Lübeck

Schorn K (1994) Hörprüfungen. In: Naumann HH, Helms J, Herberhold C, Kastenbauer E (Hrsg) Oto-Rhino-Laryngologie in Klinik und Praxis, Bd. I. Thieme, Stuttgart

Wendler J, Seidner W, Kittel G, Eysholdt U (1996) Lehrbuch der Phoniatrie und Pädaudiologie, 3. Aufl. Thieme, Stuttgart

Wirth G (1994) Sprachstörungen, Sprechstörungen, Kindliche Hörstörungen, 4. Aufl. Deutscher Ärzte-Verlag, Köln

XXVIII Hautkrankheiten

275 Benigne Dermatosen bei Neugeborenen und Säuglingen

T. Bieber, A. Steen

275.1 Besonderheiten der Haut bei Neugeborenen und Säuglingen

Die Haut erfüllt mehrere Funktionen. Sie dient als physikalische und chemische Barriere, produziert Talg und reguliert über die Abdunstung durch Schweißbildung den Wärmehaushalt. Während bei der Geburt die Talgproduktion gut entwickelt ist (außer bei Frühgeborenen), haben die anderen Funktionen noch nicht ihre Reife erreicht. Diese Unreife der kutanen Physiologie hat tief greifende Konsequenzen.

Die Barrierefunktion entwickelt sich allmählich während der fetalen Phase. Bei allen Neugeborenen ist sie jedoch noch unreif, so dass sowohl vermehrter transepidermaler Wasserverlust als auch verstärkte Penetration von Fremdsubstanzen in die Haut zu befürchten sind. Diese Gefahren sind bei Frühgeborenen noch ausgeprägter, da das Stratum corneum sehr leicht verletzbar ist.

Die Thermoregulation durch Schweißbildung ist insbesondere beim Frühgeborenen noch nicht voll funktionsfähig. Daher führt eine Erhöhung der Umgebungstemperatur bereits zu einer Hyperthermie. Auf der anderen Seite sind auch die thermoregulatorischen Mechanismen gegen niedrigere Temperaturen nach der Geburt noch wenig wirksam.

Neuerdings wurde auch die Rolle des kutanen Mikrobioms als Bestandteil der Barrierefunktion hervorgehoben. Es entstehen wichtige Signale zwischen diesem Mikrobiom und dem Immunsystem. Diese Zusammensetzung des Mikrobioms ist sehr variabel und wird von genetischen, aber auch Umweltfaktoren (wie z. B. Anwendung von Lokaltherapeutka) stark beeinflusst. Die Diversität des Mikrobioms kann als Marker einer gesunden Haut angesehen werden.

Die perkutane Absorption wird durch mehrere Faktoren bedingt: die physikochemischen Eigenschaften der Substanz, die auf die Haut appliziert wird, ihre Konzentration, die verwendete Grundlage und die intrinsischen Eigenschaften der Haut. Da diese bei Neugeborenen aufgrund der dünnen Hornschicht besonders durchlässig ist, können Wirkstoffe, die auf größere Hautflächen appliziert werden, bereits zu systemischen Wirkungen führen. Die perkutane Absorption ist insbesondere im Genitoanalbereich durch den Okklusionseffekt der Windel verstärkt. Besonders erwähnenswert ist hier die Intoxikation durch Salicylate, die häufig als Keratolytikum eingesetzt werden, z. B. bei Ichthyosen. Deshalb empfiehlt es sich, beim Neugeborenen und beim Säugling keine topischen Salicylsäurepräparate mit einer Konzentration über 2 % aufzutragen, insbesondere nicht auf größere Hautflächen. Ähnliches gilt auch für Glukokortikosteroide, die neben dem Granuloma gluteale infantum durchaus nach lokaler Applikation einen systemischen Effekt haben können, bis hin zur Induktion eines Cushing-Syndroms. Solche Nebenwirkungen werden jedoch nicht mit Glukokortikosteroiden der Klasse I (Hydrokortison) zu erwarten sein. Generell sollte somit von der großflächigen Anwendung topischer Steroide der Klassen III und IV bei Neugeborenen und Säuglingen Abstand genommen werden. Generell haben Steroide der Klasse der Diester einen besseren therapeutischen Index.

275.2 Erythema toxicum neonatorum

Das Erythema toxicum neonatorum ist eine der häufigsten benignen Krankheiten bei Neugeborenen, 50 % der Kinder in den ersten Lebenstagen sind davon betroffen. Es finden sich meist flächenhafte, konfluierende Erytheme mit zentraler Papel oder Pustel. Nicht selten findet sich auch ein anämischer Randsaum. Befallen sind insbesondere die Brust, der Rücken sowie die Extremitäten, selten jedoch das Gesicht. Aufgrund der spontanen Abheilung nach wenigen Tagen ist hier keine Behandlung erforderlich.

275.3 Cutis marmorata teleangiectatica congenita

Aufgrund der beim Neugeborenen noch nicht voll ausgebildeten Thermoregulation sieht man oft bei beginnender Auskühlung eine grobmaschige Weißfleckung der Haut. Diese harmlose Cutis marmorata verschwindet schnell, wenn man den Säugling wieder in warme Umgebung bringt. Davon abzugrenzen ist die Cutis marmorata teleangiectatica congenita (Van-Lohuizen-Syndrom), bei der infolge angeborener nävoider Fehlbildung der kutanen Blutgefäße eine besondere Adaptationsschwäche bezüglich der Wärmeregulation besteht. Dies wird bevorzugt bei weiblichen Säuglingen beobachtet und tritt gelegentlich mit Spinnennävi, einem medialen Naevus flammeus der Oberlippe, kleinen Ulzerationen, Hyperkalzämie oder Glaukom auf. In der Regel erfolgt eine spontane Rückbildung bis zum 2. Lebensjahr mit Ausbildung des subkutanen Fettgewebes. Auf sorgfältigen Schutz vor Unterkühlung ist zu achten. Differenzialdiagnostisch kann auch ein Klippel-Trénaunay-Syndrom erwogen werden.

275.4 Milien

Milien sind häufig vorkommende stecknadelkopfgroße, mit Hornmaterial gefüllte epidermale Zysten. Sie entstehen nicht selten explosionsartig im Gesichtsbereich der Neugeborenen. Auch hier ist aufgrund der spontanen Abheilung nach wenigen Tagen keinerlei spezifische Therapie notwendig.

275.5 Miliaria

Wie bereits oben erwähnt, ist die Schweißdrüsenfunktion des Neugeborenen noch unzureichend entwickelt. Daher kommt es gelegentlich zur Schweißretention durch Obstruktion der Drüsenausführungsgänge. Solche Veränderungen entstehen insbesondere bei Kindern in warmen Ländern oder sekundär, wenn die Kinder zu warm angezogen werden. Je nach Höhe des Verschlusses entsteht entweder eine Miliaria cristallina (bedingt durch einen sehr oberflächlichen, innerhalb der Hornschicht entstandenen Verschluss) oder eine Miliaria rubra (durch einen Verschluss in tieferen Schichten der Epidermis). Während die Miliaria cristallina innerhalb von 1–2 Tagen abheilt, braucht die Miliaria rubra einige Tage bis zur kompletten Regression der Hautveränderung. Wärmestau sollte vermieden werden, ansonsten ist keine Therapie erforderlich.

275.6 Granuloma gluteale infantum

Das Granuloma gluteale infantum wird sehr oft bei oder nach einer Windeldermatitis beobachtet. Häufig ist eine unsachgemäße lokale Kortikosteroidtherapie in der Anamnese zu eruieren. Die rötlich-braunen bis lividen Plaques und Infiltrate sind klinisch einfach zu diagnostizieren und heilen in der Regel nach 2–3 Monaten spontan wieder ab, vorausgesetzt, die Steroidtherapie wurde abgesetzt. Lokal kann die Abheilung durch Applikation von Zinkpaste beschleunigt werden.

275.7 Pustulöse neonatale Melanose

Bei der pustulösen neonatalen Melanose, einer relativ seltenen Dermatose, finden sich bereits bei Geburt disseminiert bräunlich pigmentierte Flecken, die über einige Monate persistieren. In der Anfangsphase können für einige Tage ebenfalls kleine Vesikel sowie Pusteln auf den Herden entstehen. Aufgrund der spontanen Regression besteht hier kein Handlungsbedarf.

275.8 Windeldermatitis

Die Windeldermatitis, eine sehr häufige irritative Hautentzündung im Windelbereich, ist sehr wahrscheinlich durch die Aktivität von Trypsin und Lipasen im Stuhl sowie durch den sauren pH des Stuhls von gestillten Kindern bedingt. Die durch Okklusion bedingte Mazeration im feuchtwarmen Milieu des Windelbereichs führt zu einer Intertrigo, die typischerweise unter Aussparung der Inguinalfalten ausgebildet ist. Häufig besteht hier auch eine bakterielle oder mykotische Sekundärinfektion, insbesondere durch Candida albicans mit einer typischen Aussaat von kleinfleckigen Erythemen und Pusteln im Randbereich der Windeldermatitisherde.

Neben häufigem Windelwechseln sind hier austrocknende Maßnahmen zum Schutz vor Mazeration von Bedeutung. Die Reinigung sollte möglichst mit klarem und lauwarmem Wasser erfolgen, ggf. mit Zusatz von synthetischen Gerbstoffen. Schließlich sollte die Haut gut abgetrocknet werden, wenn möglich mit einem Fön und bei Bedarf mit anschließender Einlage von Leinenstreifen oder Mulläppchen in die Hautfalten. Im Falle einer Sekundärinfektion mit Candida albicans können antimykotische Externa zum Einsatz kommen.

275.9 Seborrhoische Säuglingsdermatitis

Die seborrhoische Säuglingsdermatitis, eine besondere Form des seborrhoischen Ekzems, entsteht meist innerhalb der ersten 3 Monate. Bevorzugt befallen sind das Kapillitium sowie das Gesicht, der Hals und der Stamm mit scharf begrenzten, teils kleinfleckigen, teils flächenhaft konfluierenden Erythemen, die eine fettige Schuppung aufweisen. In der Regel bildet sich dieses Krankheitsbild spontan und ohne Rezidiv innerhalb einiger Wochen wieder zurück. Es ist fraglich, ob die Erythrodermia desquamativa (Leiner-Krankheit) eine Maximalvariante der seborrhoischen Säuglingsdermatitis darstellt.

Therapeutisch empfiehlt sich die Anwendung von 0,5–1 % Salicylöl, unter Berücksichtigung der oben erwähnten Vorsichtsmaßnahmen aufgrund der Absorption von Salicylsäure bei Säuglingen. Die Körperherde können mit schwach wirksamen Glukokortikosteroiden (z. B. Hydrokortison) in einer Cremegrundlage behandelt werden. Auf jeden Fall sollten sämtliche Maßnahmen, die zur weiteren Irritation der Herde führen, gemieden werden.

Literatur

Fritsch P (2004) Dermatologie und Venerologie. Lehrbuch und Atlas. Springer, Berlin

Pierini A-M, de Garcia-Diaz Pierini R, Bustamante RF (1995) Pediatric dermatology (International Congress Series 1073). Excerpta Medica, Amsterdam

Plewig G, Landthaler M, Burgdorf W, Hertl M, Ruzicka T (2012) Dermatologie, Venerologie und Allergologie. Springer, Berlin

Traupe H, Hamm H (Hrsg) (1999) Pädiatrische Dermatologie. Springer, Berlin Heidelberg New York Tokyo

276 Bakterielle Infektionen

T. Bieber, A. Steen

276.1 Impetigo contagiosa

Bei der Impetigo contagiosa (◘ Abb. 276.1) handelt es sich um eine hochkontagiöse, oberflächliche Infektion der Haut, die durch die Besiedlung von Staphylokokken oder Streptokokken verursacht wird. Man unterscheidet einen kleinblasigen Typ, bestehend aus kleinen, rasch platzenden Bläschen, die in der Regel durch β-hämolysierende Streptokokken verursacht werden, und einen durch Staphylococcus aureus (Phagentyp 71) hervorgerufenen Typ mit Ausbildung größerer, schlaffer Blasen und typischer honiggelber Krustenbildung. Dieser großblasige Typ wird sehr häufig epidemieartig in Schulen und Kindergärten angetroffen. Die befürchtete Impetigo-Nephritis (meist durch Streptokokken verursacht) wird heute nur noch selten gesehen.

Therapeutisch haben sich fett-feuchte Umschläge mit antiseptischen Lösungen (z. B. Chlorhexidin 1 %) sehr bewährt. Auch eine systemische Antibiotikagabe mit Cephalosporin oder Penicillin ist bei ausgedehnten Formen indiziert. Nicht selten empfiehlt sich vorübergehend die prophylaktische Applikation einer fusidinsäurehaltigen Salbe im Bereich des Nasenostiums, aus dem die Keime sehr oft ausstreuen.

276.2 Furunkel (Folliculitis profunda)

Selten im frühen Kindesalter, treten Furunkel jedoch häufiger um die präpubertäre Zeit und während der Adoleszenz auf. Eine Verbindung mit Diabetes mellitus ist nicht zu verzeichnen, allenfalls kann dieses Krankheitsbild häufiger bei Atopikern auftreten.

Ätiologie und Pathogenese Die meist akut auftretende, abszedierende Infektion der Vellus-Haarfollikel wird in der Regel durch Staphylococcus-aureus-Stämme verursacht. Nicht selten finden sich diese Stämme dauerhaft im perinealen oder Nasenostiumbereich. Bei rezidivierenden Furunkeln, Furunkulosen und epidemischem Auftreten in manchen familiären und sozialen Kreisen sollte man stets auf besonders virulente Staphylococcus-aureus-Stämme Rücksicht nehmen, die meist von einem oder mehreren Trägern immer wieder übertragen werden.

Klinische Symptome Meist isoliert, jedoch gelegentlich multipel auftretende, zunächst symptomlose, erythematöse Papeln. Diese wachsen sehr rasch, werden dann zu sehr schmerzhaften Knoten, die schließlich zur Einschmelzung tendieren bis hin zum spontanen Ausbruch des eitrigen Inhalts.

Therapie Beim akuten Auftreten eines Furunkels haben sich bei Kindern Cephalosporine in der Anfangsphase sehr bewährt. Bei vorhandener Fluktuation und drohendem spontanen Ausbruch sollte durch eine Stichinzision die Pusentleerung herbeigerufen werden, da hierdurch eine erhebliche Entlastung des Gewebes, eine Verminderung der Schmerzhaftigkeit und schließlich eine Beschleunigung des Abheilungsverfahrens erreicht werden kann. Beim Auftreten von Furunkeln im Gesichtsbereich kann unter Umständen eine stationäre Aufnahme und Ruhigstellung notwendig sein, da hier die drohende Gefahr einer Thrombose des Sinus cavernosus zu berücksichtigen ist. Eine lokale Therapie mit feuchten Umschlägen (z. B. Betaisadona oder Chlorhexidin) ist vor allem in der Anfangsphase indiziert. Darüber hinaus müssen auch adäquate antiseptische Maßnahmen der übrigen Körperregionen sowie das Kurzschneiden der Fingernägel empfohlen werden. Bei rezidivierenden Fällen sollte man stets darauf achten, eine mikrobiologische Identifizierung des verantwortlichen Keimes vorzunehmen: Abstriche im perinealen, axillären und vor allem nasopharyngealen Bereich erweisen sich in solchen Situationen als sehr nützlich. Bei rezidivierenden Furunkeln bzw. Furunkulose ist eine Nasopharynxsanierung mit Fusidinsäure oder Mupirocin sehr hilfreich.

276.3 Staphylogenes Lyell-Syndrom

Im Gegensatz zum medikamentös bedingten Lyell-Syndrom, das überwiegend bei Erwachsenen entstehen kann, befällt die Maximalvariante der Impetigo contagiosa, das staphylogene Lyell-Syndrom (Dermatitis exfoliativa neonatorum Ritter von Rittershain; „staphylococcal scalded skin syndrome", SSSS), häufig Kleinkinder.

Ätiologie und Pathogenese Im Rahmen einer schwer verlaufenden Infektion mit Staphylococcus aureus (meist Phagentyp 71) kommt es zu einer Ausbreitung der Exotoxine (Epidermolysin/Exfoliatin, ETA, ETB), was zu einer flächenhaften akantholytischen Spaltbildung in der Epidermis führt.

Klinische Symptome und Diagnose Wenige Tage nach z. B. einer Otitis, Pharyngitis oder Konjunktivitis durch Staphylococcus aureus kommt es zu flächenhaften Erythemen am ganzen Integument mit Ausbildung schlaffer Blasen und Erosionen. Diese Blasen können auch im Sinne des Nikolski-Phänomens provoziert werden. Die Diagnose beruht im Wesentlichen auf der klinischen Morphologie und dem Nachweis eines Staphylokokken-Herdes, während bakteriologische Abstriche der befallenen Haut meist nur sekundäre und nicht relevante Keime nachweisen. Im Kryostatschnitt der Blasendecke ist meist ein intaktes Stratum corneum nachweisbar, so dass eine Abgrenzung vom medikamentösen Lyell-Syndrom möglich ist.

Differenzialdiagnose Die toxische epidermale Nekrolyse (TEN) als schwere Arzneimittelreaktion insbesondere auf Antiepileptika und Sulfonamide ist differenzialdiagnostisch abzugrenzen. Hier zeigt die Blasendecke nekrotische basale Keratinozyten.

Therapie Neben der systemischen hoch dosierten Antibiotikagabe mit penicillinasefestem Penicillin bzw. Cephalosporin und einer Flüssigkeitsbilanzierung sollten intensive lokale adstringierende Maßnahmen getroffen werden. Maßnahmen zur Isolierung und zum Infektionsschutz sollten ebenfalls eingeleitet werden. Bei frühzeitiger Diagnose und entsprechender Therapie kommt es zu einer raschen Reepithelialisierung innerhalb weniger Wochen. Bei starker Ausprägung und verschleppter Diagnose und Therapie kommt es gelegentlich zum schweren Verlauf mit Komplikationen wie Pneumonie und Sepsis.

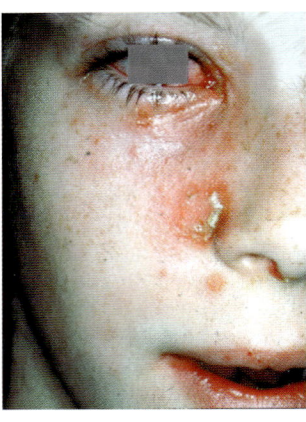

Abb. 276.1 Impetigo contagiosa. (Bildrechte liegen bei den Erziehungsberechtigten des Patienten)

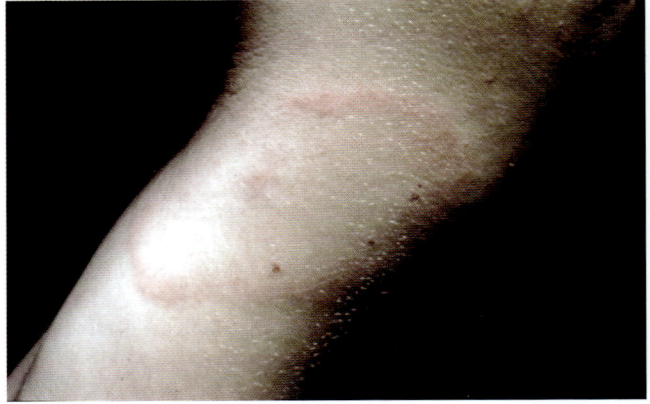

Abb. 276.2 Erythema chronicum migrans

276.4 Erysipel

Definition, Ätiologie und Pathogenese Das Erysipel (Wundrose) ist eine akute Entzündungsreaktion des oberen Koriums, die meist nach 1–2 Tagen Inkubationszeit auftritt. In der Regel wird sie durch β-hämolysierende Streptokokken der Gruppe A, gelegentlich jedoch auch durch Staphylococcus aureus verursacht. Sehr oft findet sich distal die sog. Eintrittspforte, häufig als kleine Hautverletzung oder Rhagade erkennbar. Während bei Erwachsenen ein Lymphödem bzw. ein chronisches Ödem als begünstigender Faktor einwirken kann, tritt das Erysipel bei Kindern selten auf und weist dann auf Abwehrschwächen (Immundefizienzsyndrome) hin.

Klinische Symptome und Diagnose Nach einer prodromalen Phase mit Allgemeinerscheinungen wie Schwäche, Kopfschmerzen, Fieber und Schüttelfrost treten flächenhafte, meist schmerzhafte und überwärmte Erytheme auf. Im Gesichts- und im Genitalbereich ist diese Reaktion sehr oft von einer ausgeprägten Ödembildung begleitet. In manchen Fällen geht die Hautinfektion mit druckdolenten regionären Lymphknoten einher. Anders als bei Erwachsenen sind schwere Verlaufsformen mit Hämorrhagien, Blasen und Nekrosenbildung bei Kindern sehr selten. Klinisch-chemisch zeigen sich eine erhöhte BSG-Beschleunigung und eine Leukozytose, während der Anstieg des Antistreptolysin(AST)-Titers meist verzögert nach einer Woche detektierbar ist.

Therapie In der Regel wird Bettruhe empfohlen sowie feuchte Umschläge (ggf. mit antiseptischen Lösungen), im Mittelpunkt der therapeutischen Bemühungen steht jedoch eine systemische antibiotische Therapie. In der Regel sprechen die Streptokokken bei unkompliziertem Verlauf sehr gut auf Penicillin V an. Bei nachgewiesener Penicillinallergie wird auch Erythromycin oder Clarithromycin eingesetzt.

276.5 Katzenkratzkrankheit

Die Katzenkratzkrankheit, eine harmlose, durch Bartonella henselae bedingte Infektionskrankheit, wird durch Katzen übertragen und verläuft nicht selten völlig asymptomatisch (▶ Abschn. 99.4). Nach Kratz- oder Bissverletzung entsteht am Ort der Inokulation ein erythematöses Knötchen im Sinne des Primäraffektes, später folgen in der Regel schmerzhafte Lymphknotenschwellungen im Sinne des Primärkomplexes sowie Allgemeinsymptome. Sehr selten kommt es zur Ausprägung eines makulopapulösen Exanthems. Da der spontane Verlauf dieser Krankheit in der Regel zur Abheilung in wenigen Wochen führt, ergibt sich nur gelegentlich die Notwendigkeit einer antibiotischen Therapie mit Erythromycin oder Cephalosporin. Lokal sind lediglich antiseptische Maßnahmen indiziert.

276.6 Erythema chronicum migrans

Definition Das Erythema chronicum migrans (◘ Abb. 276.2) ist die kutane Erstmanifestation einer Spirochäten-Infektion durch Borrelia burgdorferi (▶ Abschn. 99.8). Eine systemische Beteiligung kann im Verlauf auftreten.

Ätiologie und Pathogenese Sowohl Zecken (Ixodes ricinus) als auch Stechfliegen konnten als Vektor für die Übertragung der Borreliose nachgewiesen werden. Diese können in besonderen Endemiegebieten vorkommen.

Klinische Symptome und Diagnose Etwa 1 bis maximal 2 Wochen nach dem Stich tritt ein randbetontes, zentrifugal wachsendes livides Erythem auf. Subjektive Symptome wie Juckreiz oder Schmerzen sind sehr selten. In der Regel kommt es erst später zu Allgemeinsymptomen wie Müdigkeit, Fieber oder Kopfschmerzen. Neben dem klinischen Aspekt hat auch die Serologie einen hohen diagnostischen Wert. Hochtitrige borrelienspezifische IgM-Antikörper sind meist erst 6 Wochen nach dem Stichereignis nachweisbar, in bis zu 10 % der Fälle bleibt die Serologie jedoch negativ. Wenn das Erythema chronicum migrans übersehen wird bzw. unbehandelt bleibt, kann es zur systemischen Beteiligung mit Arthralgien (Lyme-Arthritis), Peri- und Myokarditis sowie zur neurologischen Beteiligung mit Meningitis bzw. Polyneuritis (typisch ist eine Fazialislähmung) kommen.

Therapie Das Erythema chronicum migrans wird in der Regel über 2 Wochen mit Doxycyclin oder Minocyclin behandelt. Bei kleinen Kindern werden Makrolide eingesetzt. Gelegentlich kommt es zur Resistenz, so dass dann Cephalosporine indiziert sind. Eine lokale Behandlung des Erythema chronicum migrans ist nicht möglich.

Literatur

Fritsch P (2004) Dermatologie und Venerologie. Lehrbuch und Atlas. Springer, Berlin

Plewig G, Landthaler M, Burgdorf W, Hertl M, Ruzicka T (2012) Dermatologie, Venerologie und Allergologie. Springer, Berlin Heidelberg New York Tokyo

Literatur

Pierini A-M, de Garcia-Diaz Pierini R, Bustamante RF (1995) Pediatric dermatology (International Congress Series 1073). Excerpta Medica, Amsterdam

Traupe H, Hamm H (Hrsg) (1999) Pädiatrische Dermatologie. Springer, Berlin Heidelberg New York Tokyo

277 Virale Infektionen

T. Bieber, A. Steen

277.1 Warzen

Definition Warzen werden durch HPV (humane Papillomviren) hervorgerufen und treten sehr oft bei Kindern mit einer atopischen Diathese auf. Bei einer besonders starken Ausdehnung der Warzen sollte auch an eine Immundefizienz gedacht werden. Die Warzen werden durch verschiedene HPV-Genotypen (mittlerweile >100) verursacht. Sehr oft erfolgt die Infektion in Schulen und Schwimmbädern bzw. Turnhallen.

Klinische Symptome und Verlauf Warzen können je nach Genotyp und Lokalisation unterschiedliche morphologische Läsionen darstellen. Bevorzugt treten Plantarwarzen, Hand- und Fingerwarzen, insbesondere im periungualen Bereich, plane Warzen im Gesichtsbereich sowie Condylomata-acuminata-artige Warzen im Analbereich bei Kindern auf. Letztere können, müssen aber nicht zwangsläufig als Hinweis auf eine Kindesmisshandlung bewertet werden. Die Genotypisierung dieser Effloreszenzen ermöglicht die Zuordnung zu den vulgären Warzen.

Therapie Obwohl Warzen in der Regel nach einigen Monaten bis Jahren zur spontanen Regression neigen, können sie, insbesondere im Plantarbereich, zu sehr schmerzhaften Veränderungen führen. Deshalb bieten sich je nach Lokalisation unterschiedliche Vorgehensweisen an (Kürettagen, Abpflastern, Fluorouracil-Lösungen, Kryotherapie). Auch der Einsatz neuartiger immunmodulatorischer Substanzen wie Imiquimod (Aldara) kann insbesondere im Gesicht oder im Genitalbereich hilfreich sein.

277.2 Mollusca contagiosa

Mollusca contagiosa (◘ Abb. 277.1), durch DNS-Quaderviren der Pockengruppe verursachte Dellwarzen, treten häufig bei Kindern mit atopischer Diathese oder Immundefekten (z. B. HIV) auf. Die meist hautfarbenen, rundlichen, zentral gedellten Papeln sollten möglichst frühzeitig erkannt und beseitigt werden, bevor es zu einer massiven Aussaat kommt. Bei atopischer Dermatitis kann es zur einer massiven, generalisierten Aussaat im Sinne eines Eczema molluscatum kommen. Die Therapie besteht im Wesentlichen in einer Kürettage der Papeln nach vorheriger topischer anästhetischer Vorbehandlung (z. B. mit EMLA-Creme). Bei immungesunden Kindern kann alternativ durch punktgenaues Auftragen einer Kaliumhydroxidlösung (z. B. InfectoDell) eine Entzündungsreaktion hervorgerufen werden, die den körpereigenen Heilungsverlauf beschleunigt. Lokale Immunmodulatoren wie Imiquimod (Aldara) können in therapieresistenten Fällen eingesetzt werden.

277.3 Hand-Fuß-Mund-Krankheit

Bei der Hand-Fuß-Mund-Krankheit, einer hochinfektiösen, jedoch benignen, durch Coxsackie- und ECHO-Viren hervorgerufenen Krankheit, besteht meist ein typisches klinisches Bild. Neben aphthoiden Erscheinungen im Bereich der Mundschleimhaut, insbesondere auf der Zunge bzw. Zungenspitze, treten kleine Bläschen auf erythematösem Grund in den Palmoplantarregionen auf. Selten kommt es auch zu Allgemeinerscheinungen wie Fieber und Kopfschmerzen. Besondere diagnostische Maßnahmen sind aufgrund der klassischen Symptomatik nicht notwendig, zumal dieses Exanthem in der Regel nach 1–2 Wochen spontan und ohne Komplikationen abheilt.

Literatur

Fritsch P (2004) Dermatologie und Venerologie. Lehrbuch und Atlas. Springer, Berlin
Pierini A-M, de Garcia-Diaz Pierini R, Bustamante RF (1995) Pediatric dermatology (International Congress Series 1073). Excerpta Medica, Amsterdam
Plewig G, Landthaler M, Burgdorf W, Hertl M, Ruzicka T (2012) Dermatologie, Venerologie und Allergologie. Springer, Berlin
Traupe H, Hamm H (Hrsg) (1999) Pädiatrische Dermatologie. Springer, Berlin Heidelberg New York Tokyo

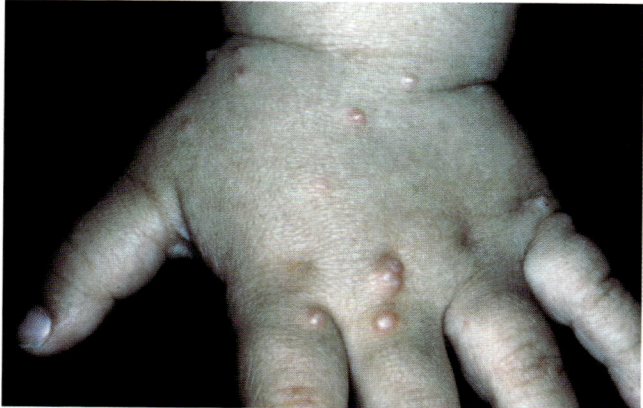

◘ **Abb. 277.1** Mollusca contagiosa

278 Mykosen

T. Bieber, A. Steen

Hefen und Dermatophyten können bei Kindern unterschiedliche Hautkrankheiten auslösen, wobei wie bei Virusinfektionen prädisponierende Faktoren wie Diabetes und Immundefizienz u. U. eine wichtige Rolle spielen.

278.1 Kandidose

Aufgrund seines Tropismus für warme und feuchte Körperregionen wird der Befall mit Candida albicans (Hefepilz, der sich durch Sprossung vermehrt) in der Regel eher auf Schleimhäuten und im Falten- bzw. intertriginösen Bereich anzutreffen sein. Aufgrund der Infektion im Geburtskanal ist Mundsoor beim Neugeborenen eine recht häufige Krankheit, gekennzeichnet durch weißliche, abstreifbare Beläge. Darüber hinaus kommt es auch nicht selten zu einem Befall im Windelbereich. Hier finden sich die typischen erythematösen Papeln mit weißlichem Belag.

Therapeutisch empfehlen sich beim Mundsoor nystatinhaltige Lösungen, während im feuchtwarmen Milieu des Windelbereichs austrocknende Maßnahmen und die lokale Anwendung von Nystatin-Pasten angebracht sind. In sehr seltenen Fällen ist eine Darmsanierung mit Nystatin oder Amphotericin B indiziert. Bei Risikopatienten (z. B. HIV) haben sich moderne Imidazol-Derivate bewährt. Fluconazol ist für Kleinkinder ab dem 1. Lebensjahr bei Fehlen einer Therapiealternative zugelassen.

278.2 Pityriasis versicolor

Definition, Ätiologie und Pathogenese Die häufig vorkommende Pityriasis versicolor wird durch Malassezia furfur (Pityrosporum ovale) in seiner Myzelform verursacht. Das Wachstum dieses Keims, der in seiner Sprossform zur residenten Flora der Haut gehört, wird durch Schwitzen, insbesondere bei Patienten mit Adipositas, Diabetes mellitus oder Immunsuppression, begünstigt. Darüber hinaus scheint dieser Keim bei einem Großteil der Bevölkerung als Saprophyt auf der behaarten Kopfhaut vorhanden zu sein.

Klinische Symptome und Verlauf Im Wesentlichen werden 3 unterschiedliche Formen beschrieben: eine depigmentierte Form (achromians), die durch das Auftreten von kleinfleckig-disseminierten Makulä bei Patienten in der Sommerzeit gekennzeichnet ist, eine erythematöse Form und schließlich eine hyperpigmentierte Form, die sehr oft auch eine feine Schuppung aufweist. Bei all diesen Formen ist die mittlere, vordere und hintere Schweißrinne die Prädilektionsstelle.

Diagnose Neben dem klassischen klinischen Bild wird der Erreger durch ein Nativpräparat oder einen Tesafilm-Abrisstest nachgewiesen.

Therapie In der Regel reicht eine topische antimykotische Behandlung, z. B. mit Imidazol, aus. Bei manchen therapieresistenten Formen empfiehlt sich auch die Mitbehandlung des Kapillitiums mit einem ketoconazolhaltigen Shampoo bis hin zur systemischen Therapie mit z. B. Fluconazol über 10–14 Tage. Bei Kindern sollte jedoch eine systemische Therapie nur in Ausnahmefällen durchgeführt werden.

278.3 Tinea corporis

Definition, Ätiologie und Pathogenese Die Tinea corporis ist eine Fadenpilzmykose (Epidermophytie oder Trichophytie), die durch verschiedene Erreger wie Trichophyton rubrum, Trichophyton mentagrophytes (auch noch T. interdigitale genannt) oder Microsporum canis ausgelöst werden kann. In der Regel sind Haustiere, streunende Tiere oder Tiere auf einem Bauernhof (sog. Kälberflechte) eine bevorzugte Infektionsquelle, wobei die Hautveränderungen erst nach 2–3 Wochen zum Vorschein kommen.

Klinische Symptome und Verlauf Typisch für die Tinea corporis sind meist relativ scharf begrenzte, kreisrunde, randbetonte erythematöse Herde, die anfangs solitär und später multipel auftreten. Die Schuppung ist nur geringgradig, klassisch ist jedoch das Auftreten von kleinen Pusteln im Randbereich, begleitet von einer zentralen Abheilung. Wenn keine sachgemäße Therapie stattfindet, kommt es zur raschen Ausbreitung, insbesondere bei unsachgemäßer Anwendung von lokalen Kortisonpräparaten.

Diagnose Neben dem klassischen klinischen Bild sind auch Nativpräparate und Kulturen von Bedeutung, um den Erreger zu charakterisieren. Selten ist eine Biopsie notwendig, bei der PAS-positive Hyphen sowie neutrophile Granulozyten intrakorneal nachgewiesen werden können.

Therapie Eine lokale antimykotische Therapie mit Wirkstoffen der Imidazolgruppe kann bei wenig ausgeprägten Fällen durchaus zum Erfolg führen. Erfahrungsgemäß ist jedoch der Einsatz von systemischen Antimykotika (Griseofulvin oder für Kinder zugelassene Imidazole wie Fluconazol) über mindestens 2 Monate sinnvoll. Eine sorgfältige klinische Untersuchung der Familienmitglieder sowie der Haustiere und ggf. auch Desinfektion von z. B. Bettwäsche oder Polstermöbeln sollte auf jeden Fall erfolgen, um Rezidivsituationen zu vermeiden.

278.4 Tinea capitis

Definition, Ätiologie und Pathogenese Die Tinea capitis (◘ Abb. 278.1) ist eine oberflächliche, zum Teil jedoch auch tiefe Trichophytie des behaarten Kopfes. Sie tritt sehr oft bei Kindern auf und wird meist durch Microsporum canis, aber auch Trichophyton verrucosum verursacht.

Klinische Symptome und Verlauf Solitär oder multipel auftretende kreisrunde, haarlose, mit Schuppung versehene Areale stellen den klassischen Befund der Tinea capitis superficialis dar. Bei der tiefen Trichophytie (Tinea capitis profunda = Kerion Celsi) handelt es sich um eine stark entzündliche und infiltrierte Form, die nicht selten zu Fehldiagnosen wie z. B. Furunkel führt und fälschlicherweise antibiotisch bzw. chirurgisch vorbehandelt wird.

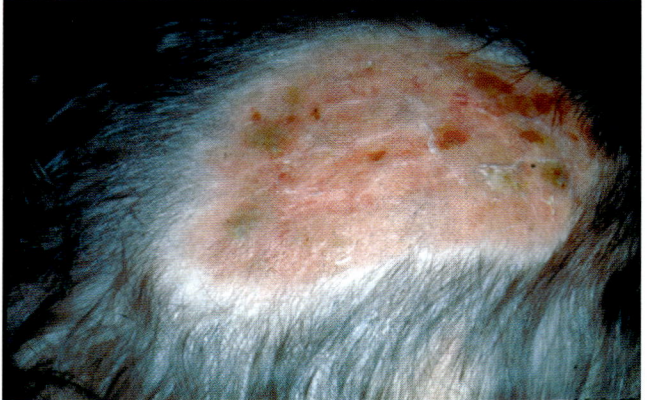

◘ Abb. 278.1 Tinea captitis

Diagnose Eine mykologische Untersuchung der Schuppen und der epilierten Haare im Nativpräparat und in der Kultur bestätigen den klinischen Verdacht. Bei einem Befall mit Microsporum canis ergeben die Herde eine gelbgrüne Fluoreszenz bei der Wood-Licht-Untersuchung. Nicht selten ist auch der histologische Nachweis von PAS-positiven Hyphen und Sporen in den Haarfollikeln notwendig. Eine unsachgemäße Behandlung der Tinea capitis profunda, z. B. mit Antibiotika, kann zu einer narbigen Alopezie führen.

Therapie Eine rein lokale Therapie mit Antimykotika ist hier meist zum Scheitern verurteilt. Erforderlich ist eine systemische Therapie, z. B. mit Griseofulvin oder Fluconazol in Kombination mit einer Lokaltherapie sowie weitere Maßnahmen wie bei der Tinea corporis.

Literatur

Fritsch P (2004) Dermatologie und Venerologie. Lehrbuch und Atlas. Springer, Berlin

Pierini A-M, de Garcia-Diaz Pierini R, Bustamante RF (1995) Pediatric dermatology (International Congress Series 1073). Excerpta Medica, Amsterdam

Plewig G, Landthaler M, Burgdorf W, Hertl M, Ruzicka T (2012) Dermatologie, Venerologie und Allergologie. Springer, Berlin

Traupe H, Hamm H (Hrsg) (1999) Pädiatrische Dermatologie. Springer, Berlin Heidelberg New York Tokyo

279 Epizoonosen

T. Bieber, A. Steen

279.1 Skabies

Definition, Ätiologie und Pathogenese Der ausschließlich anthropophile Milbenbefall durch Sarcoptes scabiei tritt meist epidemieartig in der Bevölkerung auf. Das ca. 0,4 mm große Weibchen legt täglich bis zu 4 Eier in den sog. Milbengängen der Epidermis. Nach Ausreifung über das Larven- und Nymphenstadium entstehen dann weitere geschlechtsreife Milben nach ca. 3 Wochen. Diese Epizoonose ist leicht übertragbar, entweder direkt durch Körperkontakt oder indirekt über Bekleidung bzw. Bettwäsche.

Klinische Symptome und Verlauf Unter Aussparung des Hals- und Kopfbereichs und der Hand- und Fußsohlen können die kleinen erythematösen Papeln nahezu das gesamte Integument befallen. Beim Säugling können jedoch Palmae und Plantae auch betroffen sein. Ein wesentliches Merkmal ist der starke, insbesondere am Abend im Zusammenhang mit der Bettwärme auftretende Juckreiz. Bei Kindern und Jugendlichen treten auch gerne nach erfolgreicher Therapie postskabiöse Knötchen bzw. ein postskabiöses Ekzem auf. Diese sollten nicht fälschlicherweise als Rezidiv interpretiert werden.

Diagnose Neben dem klassischen klinischen Bild und der Anamnese ist der Milbennachweis von Bedeutung.

Therapie Außer bei Säuglingen jünger als 2 Monaten kann in der Regel Permethrin (Creme 5 %; z. B. Infectoscab) lokal appliziert werden. Eine Wiederholung nach 8 Tagen ist notwendig. Lindan und Crotamiton werden nicht mehr empfohlen. Nicht selten kommt es sekundär zur Ekzematisierung, die dann eine topische Kortikosteroidtherapie notwendig macht. Aufgrund der hohen Kontagiosität sollten alle Familienangehörigen untersucht und ggf. auch mitbehandelt werden.

279.2 Pediculosis capitis

Der meist epidemieartig auftretende Befall durch die 2–3,5 mm langen Kopfläuse (Pediculus humanus capitis) (◘ Abb. 279.1) ist aufgrund der festhaftenden Nissen und des ausgeprägten Juckreizes im Bereich der Kopfhaut und des Nackens leicht zu diagnostizieren. Nicht selten kommt es auch zu Nackenekzemen und Lymphknotenschwellungen im nuchalen Bereich. Es wird empfohlen, ein Schulverbot auszusprechen und eine umfassende Untersuchung der Kontaktpersonen und der unmittelbaren Umgebung der betroffenen Kinder durchzuführen.

Therapeutisch einfach anzuwenden und nicht toxisch ist Dimethicon, welches physikalisch wirkt und die Läuse, Larven und Nissen umhüllt, in die Atemöffnungen der Läuse eindringt und die Sauerstoffzufuhr blockiert, so dass die Läuse und ihre Entwicklungsstadien ersticken. Zusätzlich sollten die Nissen mechanisch entfernt werden. Auch Permethrin kann zum Einsatz kommen, jedoch steigt weltweit die Population von Kopfläusen, die gegen chemisch wirkende Substanzen eine Resistenz entwickelt haben. Auf jeden Fall ist die Behandlung nach 8 Tagen zu wiederholen, damit die neugeschlüpften Larven abgetötet werden.

279.3 Trombidiose

Die meist im Spätsommer und Herbst auftretende Trombidiose wird durch den Befall mit lebenden Larven von Trombicula autumnalis verursacht. Diese Larven leben in Gräsern und Sträuchern und können den Menschen als Fehlwirt zwar nicht infizieren, verursachen jedoch meist urtikarielle oder kleinpapulöse Stichreaktionen, die von einem heftigen Juckreiz begleitet sind und in der Regel erst einen Tag nach dem Kontakt mit Sträuchern oder Gras auftreten. Typisch ist die Ansammlung der Hautveränderungen unter eng anliegender Wäsche, insbesondere im Gürtelbereich, aber auch am Bauch. Die quälenden Hautveränderungen, die häufig über mehrere Wochen persistieren, sollten ggf. mit glukokortikoidhaltigen Emulsionen oder Cremes behandelt werden. Bei besonders ausgeprägtem Juckreiz können auch systemische Antihistaminika eingesetzt werden.

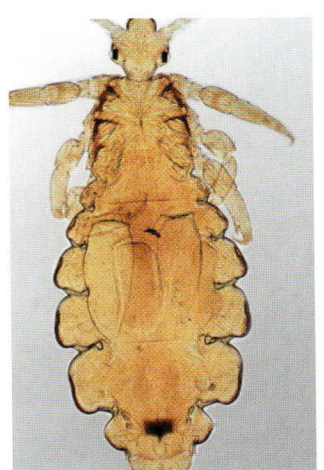

◘ Abb. 279.1 Pediculus capitis

Literatur

Fritsch P (2004) Dermatologie und Venerologie. Lehrbuch und Atlas. Springer, Berlin

Pierini A-M, de Garcia-Diaz Pierini R, Bustamante RF (1995) Pediatric dermatology (International Congress Series 1073). Excerpta Medica, Amsterdam

Plewig G, Landthaler M, Burgdorf W, Hertl M, Ruzicka T (2012) Dermatologie, Venerologie und Allergologie. Springer, Berlin

Traupe H, Hamm H (Hrsg) (1999) Pädiatrische Dermatologie. Springer, Berlin Heidelberg New York Tokyo

280 Lichtdermatosen

T. Bieber, A. Steen

280.1 Wiesengräserdermatitis

Definition, Ätiologie und Pathogenese Die insbesondere im Sommer häufig auftretende fototoxische Wiesengräserdermatitis (Dermatitis pratensis; ◨ Abb. 280.1) wird durch den Kontakt der feuchten Haut mit fototoxischen Substanzen (z. B. Furocumarine) der Pflanzen verursacht.

Klinische Symptome Wenige Stunden nach Kontakt und Sonnenexposition kommt es zur Ausbildung von meist streifenförmigen Erythemen mit Bläschen oder Blasen an den entsprechenden Kontaktstellen. Diese fototoxischen Reaktionen verursachen meist brennende Schmerzen und hinterlassen eine postinflammatorische Hyperpigmentierung.

Therapie In der Anfangsphase wird der Einsatz von glukokortikoidhaltigen Präparaten in Lotion- oder Cremeform empfohlen. Bei ausgeprägter Blasenbildung können diese steril geöffnet und anschließend mit abtrocknenden feuchten Umschlägen und antiseptischen Zusätzen behandelt werden. Eine systemische Glukokortikoidtherapie verändert meist nicht den Verlauf dieser akuten Dermatose.

280.2 Polymorphe Lichtdermatose

Typisch für die polymorphe Lichtdermatose sind Papeln und urtikarielle Plaques, die wenige Stunden bis Tage nach Lichtexposition (meist UVA-Spektrum) während der ersten sonnenreichen Tage des Jahres auftreten. Betroffen sind meist jüngere Frauen und Mädchen. Die Ätiopathogenese dieser Krankheit ist nach wie vor unklar. Die Hautveränderungen entstehen hauptsächlich in den lichtexponierten Arealen, insbesondere an den Unterarmstreckseiten, am Handrücken, im Dekolletébereich und seltener im Gesichtsbereich. Die Hautveränderungen bilden sich meist spontan wieder zurück. Es besteht eine sehr hohe Neigung zum jährlichen Rezidiv.

In allen Fällen ist der Einsatz von Lichtschutzpräparaten mit hohem Schutzfaktor (mindestens 30 und Abdeckung des UVA-Spektrums) angebracht, zu empfehlen sind auch prophylaktische Maßnahmen wie die Einnahme von Nikotinsäureamid. Bei Ausbruch des Exanthems können kurzfristig auch glukokortikoidhaltige Lotionen oder Cremes lokal eingesetzt werden. Selten kommen Antihistaminika in Frage.

280.3 Hydroa vacciniformia

Die in der Kindheit (meist vor dem 10. Lebensjahr) beginnende Hydroa vacciniformia (◨ Abb. 280.2) mit ausgeprägter UVA-Sensibilität ist durch das Auftreten von zentrofazial (Nasenrücken) und auf den Wangen lokalisierten Blasen auf erythematösem Grund gekennzeichnet. Im weiteren Verlauf kommt es zur hämorrhagischen Eintrübung, zur Krustenbildung und schließlich zu varioliformen Narben. Eine kausale Therapie ist nicht bekannt, ein konsequenter Lichtschutz mit hohem Lichtschutzfaktor (vor allem im UVA-Spektrum) ist auf jeden Fall empfehlenswert. Weitere prophylaktische Maßnahmen haben in der Regel keinerlei Wirkung.

280.4 Erythropoetische Protoporphyrie

Definition, Ätiologie und Pathogenese Die erythropoetische Protoporphyrie, die autosomal-dominant erbliche Form der erythropoetischen Porphyrie, manifestiert sich im frühen oder späteren Kindesalter. Der Defekt wird verursacht durch einen Ferrochelatasemangel in mehreren Organen, insbesondere im Knochenmark, in der Leber und in den Erythrozyten. Dadurch kommt es zu einer Störung der Protoporphyrinumwandlung in Häm (Einbau von Eisen), zur Akkumulation von Protoporphyrin und verminderter Hämsynthese. Typisch ist die Fluoreszenzanregung unter langwelligem UV-Licht (400 nm).

Klinische Symptome Man unterscheidet mindestens 5 klinische Formen: Dermatitistyp, Pruritustyp, Urtikariatyp, Quincke-Ödem-

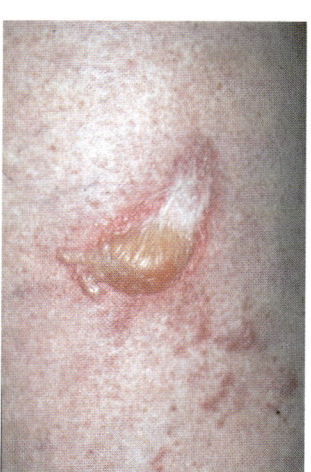

◨ **Abb. 280.1** Wiesengräserdermatitis

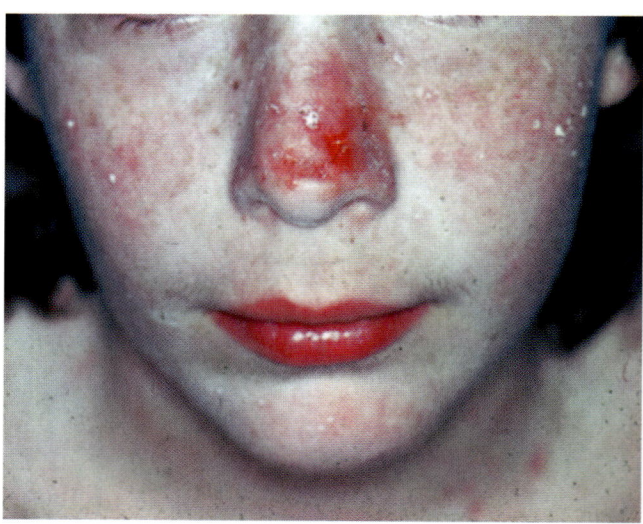

◨ **Abb. 280.2** Hydroa vacciniforma. (Bildrechte liegen bei den Erziehungsberechtigten des Patienten)

G.F. Hoffmann, M.J. Lentze, J. Spranger, F. Zepp (Hrsg.), *Pädiatrie*,
DOI 10.1007/978-3-642-41866-2_280, © Springer-Verlag Berlin Heidelberg 2014

Typ und Hydroa-vacciniformia-Typ. Die Veränderungen treten meist nach Lichtexposition auf. Darüber hinaus ist eine Hypertrichose der Schläfen zu verzeichnen ebenso wie eine Pseudolichenifikation der Handrücken und der Fingerstreckseiten.

Diagnose In Erythrozyten, Serum und Stuhl wird in der Regel ein erhöhter Protoporphyringehalt gemessen. Im Urin ist im Allgemeinen nichts nachweisbar. Die Hautbiopsie zeigt eine ausgeprägte Verdickung der Basalmembranzonen im perivaskulären Bereich (PAS-positives Material).

Therapie Wie bei den anderen Lichtdermatosen ist ein konsequenter Lichtschutz mit hohem Lichtschutzfaktor (mindestens 50) unbedingt erforderlich. Die Einnahme von β-Karotin wird von manchen Autoren empfohlen.

Literatur

Fritsch P (2004) Dermatologie und Venerologie. Lehrbuch und Atlas. Springer, Berlin
Pierini A-M, de Garcia-Diaz Pierini R, Bustamante RF (1995) Pediatric dermatology (International Congress Series 1073). Excerpta Medica, Amsterdam
Plewig G, Landthaler M, Burgdorf W, Hertl M, Ruzicka T (2012) Dermatologie, Venerologie und Allergologie. Springer, Berlin
Traupe H, Hamm H (Hrsg) (1999) Pädiatrische Dermatologie. Springer, Berlin Heidelberg New York Tokyo

281 Ekzematöse Dermatosen

T. Bieber, A. Steen

Ekzemkrankheiten sind primär epidermale oder dermale entzündliche Reaktionen auf einen äußeren oder hämatogenen Reizfaktor.

281.1 Allergisches Kontaktekzem

Definition, Ätiologie und Pathogenese Das allergische Kontaktekzem (◘ Abb. 281.1) kommt häufig vor und kann bereits bei Kindern im Vorschulalter auftreten. Es ist die klinische Manifestation der T-Zell-vermittelten Typ-IV-Sensibilisierung, bei der ein oder mehrere Allergene bzw. Haptene als Auslöser in Betracht kommen können. Beim ersten Eindringen des Antigens durch die Epidermis wird es von antigenpräsentierenden Zellen (Langerhans-Zellen) aufgenommen, prozessiert und in den regionalen Lymphknoten naiven T-Zellen vorgestellt. Diese Sensibilisierungsphase dauert in der Regel zwischen 10 und 14 Tagen und ist klinisch stumm. Bei Wiedereindringen des Antigens in die Haut wird es erneut von antigenpräsentierenden Zellen erfasst und den jetzt bereits sensibilisierten antigenspezifischen T-Zellen vorgestellt. Dieser zweite Kontakt führt dann zu einer epidermalen und dermalen Entzündungsreaktion. Diese benötigt nur noch 24–48 h, bis sie klinisch fassbar wird. In der Regel entsteht die Ekzemreaktion an dem Ort, an dem der Kontakt mit dem Antigen stattgefunden hat.

Die häufigsten Kontaktallergene sind Nickelsulfat, Duftstoffe, Perubalsam, Kobaltsulfat sowie andere Allergene, die in die sog. Standardreihen aufgenommen wurden. Entgegen früherer Auffassung neigen Kinder mit einer atopischen Diathese ebenso zur Entwicklung von Kontaktsensibilisierungen wie andere Kinder. Die häufigsten Kontaktallergene bei Kindern sind Nickelsulfat, Konservierungs- und Duftstoffe. Deshalb sollten die für Kinder vorgesehenen Pflegepräparate (insbesondere bei Atopikern) möglichst wenig Konservierungs- und Duftstoffe enthalten.

Klinische Symptome Man unterscheidet in der Regel eine akute, eine subakute und eine chronische Form des Kontaktekzems. Am Ort des Kontaktgeschehens entwickeln sich ggf. auf einer massiven ödematösen Reaktion kleine, stark juckende Bläschen, die später austrocknen und in Schuppen bzw. Krusten übergehen. Bei Kindern ist jedoch die chronische Phase selten zu beobachten. Der Manifestationsort ermöglicht häufig Rückschlüsse auf die auslösende Ursache (z. B. Hals, Handgelenk und Finger: nickelhaltiger Schmuck).

Diagnose Die Epikutantestung stellt nach wie vor das unabdingbare diagnostische Instrument für die Abklärung einer Kontaktsensibilisierung dar. Kinder im Schulalter können ggf. bei Verdacht auf eine Kontaktsensibilisierung mit der Standardreihe getestet werden.

Therapie Die Therapie sollte phasengerecht erfolgen und basiert in der Regel auf der Anwendung glukokortikoidhaltiger Präparate. Im Vordergrund steht jedoch das Meiden der verantwortlichen Antigene.

281.2 Atopisches Ekzem

Definition Das atopische Ekzem (Neurodermitis, atopische Dermatitis, endogenes Ekzem; ◘ Abb. 281.2) ist eine sehr häufige Erkrankung (ca. 15–25 % bei Säuglingen und 5 % bei Erwachsenen) und bildet mit dem allergischen Asthma und der allergischen Rhinokonjunktivitis die klinische Trias der atopischen Diathese.

Ätiologie und Pathogenese Das atopische Ekzem ist wie das allergische Kontaktekzem eine zellulär vermittelte immunallergische Reaktion, bei der sowohl antigenpräsentierende Zellen als auch T-Lymphozyten eine entscheidende Rolle spielen. Nach neueren epidemiologische Untersuchungen beginnt das atopische Ekzem als „nicht-IgE-assoziierte" Form und setzt sich in der mit der Bildung einer IgE-Sensibilisierung (IgE-assoziierte Form) fort. Bei über 50 % der Kinder findet eine Remission vor der Pubertät statt. Bei einem hohen Anteil (30 %) kann diese Remission jedoch mit der Entwicklung einer allergischen Rhinitis oder eines Asthmas einhergehen. Man spricht von einem „atopischen Marsch". Nur bei 20–30 % der Kinder entwickelt sich keine IgE-Sensibilisierung.

Neuere genetische Assoziationsuntersuchungen haben die Komplexität des genetischen Hintergrundes dieser Erkrankungen und die Rolle der epidermalen Barrierefunktion verdeutlicht. Hier scheinen Mutationen des für das Filaggrin kodierende Gen (FLG) bei ca. 30 % der Patienten eine wichtige Rolle zu spielen. Neben genetischen Faktoren und immunologischen Mechanismen spielen Umweltfaktoren, Infektionen und Stresssituationen eine wichtige Rolle bei der Pathophysiologie dieser chronischen Krankheit.

Klinische Symptome und Verlauf Im Gegensatz zur seborrhoischen Säuglingsdermatitis manifestiert sich das atopische Ekzem meist erst nach dem 2. Lebensmonat. Während bei Säuglingen das Gesicht und die Kopfhaut die wesentlichen Prädilektionsstellen sind, findet man die ekzematoiden Läsionen bei älteren Kindern eher in den Ellenbeugen und Kniekehlen sowie an Hand- und Fußgelenken. Bedingt durch die Immundeviation sowie durch die lokale Schwäche des angeborenen Immunsystems (Defensine) bei der atopischen Diathese ist die Haut der Patienten mit atopischem Ekzem in der Regel sehr stark mit Staphylococcus aureus besiedelt. Deshalb kommt es insbesondere bei Kindern sehr häufig zu einer Impetiginisierung des Ekzems. Darüber hinaus stellt das Eczema herpeticum eine ernstzunehmende Komplikation dar, bei der es zur Ausbreitung einer Herpesinfektion, meist im Gesichtsbereich, kommen kann.

Bei Minimalvarianten des atopischen Ekzems, wie z. B. bei Lippenekzem, Ohrläppchenekzem oder der Pulpitis sicca, ist es häufig sehr sinnvoll, auch die Atopiestigmata zu berücksichtigen. Diese sind im Wesentlichen die Hyperlinearität der Handinnenflächen („I-Hände"), eine sehr trockene Haut (Xerosis), eine Wolleunverträglichkeit, halonierte periorbitale Regionen, eine doppelte Unterlidfalte (Dennie-Morgan-Zeichen) und das Fehlen der lateralen Augenbrauen (Hertoghe-Zeichen).

Therapie Die Behandlung des atopischen Ekzems beruht im Wesentlichen auf 3 Pfeilern, die als Ziel haben, die chronische Entzündung zu kontrollieren.

1. Vermeidungsstrategien sollen dazu führen, dass die Patienten bei nachgewiesener Sensibilisierung gegenüber Nahrungsmitteln und/oder Umweltallergenen (Hausstaubmilben, Tierhaaren etc.) möglichst wenig mit diesen Allergenen in Kontakt kommen. Da bisher keine generelle diätetische Maßnahme bekannt ist, mit

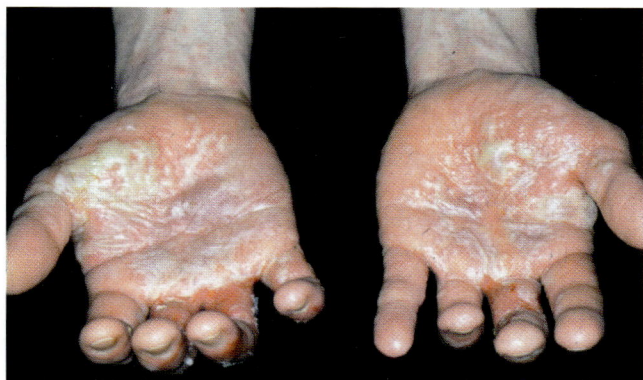

◘ Abb. 281.1 Allergisches Kontaktekzem

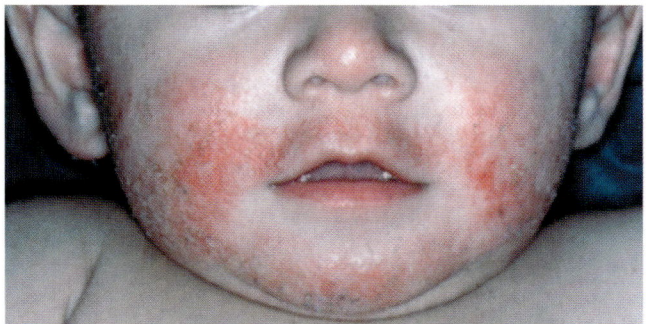

◘ Abb. 281.2 Atopisches Ekzem. (Bildrechte liegen bei den Erziehungsberechtigten des Patienten)

der sich das atopische Ekzem verbessern lässt, sind Pauschaldiäten auf jeden Fall zu meiden. Unter Berücksichtigung des Prick-Tests und der RAST-Ergebnisse kann ggf. eine gezielte Diät empfohlen werden. Darüber hinaus sollte bei Säuglingen mit atopischer Dermatitis die Hausstaubmilbenbelastung durch entsprechende Sanierungsmaßnahmen so niedrig wie möglich gehalten werden.
2. Zu achten ist auf eine konsequente Hautpflege (sog. Basistherapie) mit möglichst konservierungs- und duftstofffreien Dermatika, um die Haut vor Austrocknung zu schützen und die gestörte Barrierefunktion zu kompensieren.
3. Die Behandlung des Ekzems erfolgte bisher durch den topischen Einsatz glukokortikosteroidhaltiger Präparate (Klasse I oder II) mit hohem therapeutischem Index. Diese sollten phasengerecht und nur für wenige Tage eingesetzt werden. Zunehmend setzt sich die proaktive Therapie als Behandlungsstrategie durch, mit Einsatz von entweder Steroiden oder topischen Kalzineurininhibitoren (Tacrolimus und Pimecrolimus), die zunächst täglich aufgetragen werden, um das Ekzem zum Abklingen zu bringen und anschließend längerfristig zur Behandlung nur noch ca. 1- bis 2-mal/Woche eingesetzt werden. Auf diese Weise werden bereits minimale Entzündungsreaktionen unterbunden, und das volle Aufblühen des Ekzems kann in den meisten Fällen verhindert werden.

Darüber hinaus können auch Antihistaminika hilfreich sein. Die bei Erwachsenen eingesetzten UV-Therapien sollten bei Kindern nur mit größter Zurückhaltung erwogen werden. Ebenso bleiben potente systemische Immunsuppressiva wie Ciclosporin Ausnahmesituationen vorbehalten. Gegebenenfalls sollte eine unterstützende psychosomatische Betreuung der Patienten bzw. der Eltern erfolgen.

Schulungsmaßnahmen für die Eltern und Kinder bringen Vorteile in der Langzeitbetreuung. Wichtig ist zu beachten, dass bei Patienten mit einer FLG-Mutation ein hohes Risiko besteht, weitere atopische Erkrankungen zu entwickeln, d.h. eine Rhinitis allergica und vor allem ein allergisches Asthma. Daher sollte man die Eltern auf die Notwendigkeit einer frühen und konsequenten Therapie des atopischen Ekzems aufklären.

Literatur

Fritsch P (2004) Dermatologie und Venerologie. Lehrbuch und Atlas. Springer, Berlin
Pierini A-M, de Garcia-Diaz Pierini R, Bustamante RF (1995) Pediatric dermatology (International Congress Series 1073). Excerpta Medica, Amsterdam
Plewig G, Landthaler M, Burgdorf W, Hertl M, Ruzicka T (2012) Dermatologie, Venerologie und Allergologie. Springer, Berlin
Traupe H, Hamm H (Hrsg) (1999) Pädiatrische Dermatologie. Springer, Berlin Heidelberg New York Tokyo

282 Urtikarielle Dermatosen

T. Bieber, A. Steen

282.1 Urtikaria

Definition Der Begriff Urtikaria bezeichnet eine heterogene, durch Quaddeln charakterisierte Gruppe von Krankheiten. Es lassen sich klassischerweise 2 Formen unterscheiden. Die akute Urtikaria ist der häufigste Urtikariatyp und verläuft meist über 2–6 Wochen. Sie kann sowohl durch allergische (IgE-vermittelte) als auch durch pseudoallergische Reaktionen ausgelöst werden. In der Regel handelt es sich um Substanzen, die oral aufgenommen wurden. Die chronische Urtikaria verläuft meist über 6 Wochen hinaus und kennt mehrere auslösende Faktoren wie physikalische Noxen (Kälte, Wärme, Druck), Störungen im Prostaglandinstoffwechsel (verstärkt durch Aspirin), typische Allergien wie auch Pseudoallergien sowie Infektionen oder Systemerkrankungen. Es muss jedoch darauf hingewiesen werden, dass in mehr als 80 % der chronischen Urtikariafälle keine Ursache gefunden wird und die Krankheit mittlerweile als Autoimmunkrankheit erkannt wurde, bei der Antikörper gegen den hochaffinen Rezeptor für IgE (FcRI) gerichtet sind.

Klinische Symptome und Verlauf Bei beiden Formen der Urtikaria handelt es sich um flächenhafte, scharf begrenzte Erytheme mit mäßiger Schwellung und oft anämisch hellem Randsaum. Wichtig für die klinische Diagnose ist die Dynamik der Herde, die selten mehr als 2–6 h bestehen bleiben. Die Hautveränderungen sind stets von einem heftigen Juckreiz begleitet. In seltenen Fällen kommt es zur massiven Exazerbation des Urtikariaschubes bis hin zum anaphylaktischen Schock. Solche Reaktionsformen werden eher bei authentischen allergischen Reaktionen, z. B. auf Hymenopterengift, beobachtet.

Diagnose Die Suche nach der Ursache einer akuten oder chronischen Urtikaria bleibt in bis zu 80 % der Fälle erfolglos. Die Anamnese sollte jedoch stets nach der Einnahme von Aspirin oder anderen Antiphlogistika fahnden. Nicht selten handelt es sich auch bei der chronischen Urtikaria um eine Histaminintoleranz, die anamnestisch durch eine Verschlimmerung bei Genuss von Alkohol, Hartkäse und anderen biogenen aminehaltigen Nahrungsmitteln charakterisiert ist.

Therapie Bei nachgewiesenen Typ-I-Allergien sollten die entsprechenden Allergene bzw. bei Histaminintoleranz die entsprechenden Nahrungsmittel gemieden werden. Die häufig angestrebte Sanierung von Fokalinfekten bringt nur selten die erhoffte Regression der Urtikaria. Die systemische Gabe von H1-Antihistaminika, möglicherweise kombiniert mit der Einnahme von H2-Antagonisten, führt sehr oft zur Linderung der Urtikaria. In manchen schwerwiegenden Fällen ist der Einsatz von systemischen Glukokortikosteroiden gerechtfertigt.

282.2 Quincke-Ödem

Das Quincke-Ödem unterscheidet sich von der Urtikaria durch die Beteiligung auch tiefer Gewebe im Hals/Kopf-Breich sowie der Darmwand. Das hereditäre Angioödem wird in 3 Gruppen eingeteilt. Bei der häufigsten Form, Typ 1, findet sich ein verminderter Spiegel des C1-Esterase-Inhibitors (C1-INH). Bei Typ 2 ist der Spiegel normal, aber die Funktion von C1-INH ist beeinträchtigt. Typ 3 ist eine dominant vererbte Störung durch Mutation im *F12*-Gen, die im Kindesalter aber kaum eine Rolle spielt. Sie tritt vorwiegend bei Frauen auf, verstärkt durch Einnahme von Kontrazeptiva oder Schwangerschaft.

Bei einem Schub eines Quincke-Ödems kann es aufgrund der Beteiligung des Kehlkopfes durchaus zum Ersticken des Patienten kommen. Das hereditäre Angioödem kann anamnestisch aufgrund der zahlreichen Episoden von einem Quincke-Ödem im Rahmen einer akuten Urtikaria unterschieden werden. Während bei einer akuten Urtikaria mit Quincke-Ödem-Symptomatik die Gabe von systemischen Glukokortikosteroiden erforderlich ist, ist bei hereditärem Angioödem die Gabe von C1-Inaktivator i.v. indiziert. Gegebenenfalls kann auch Frisch- oder Gefrierplasma gegeben werden. Neuerdings sind auch Antagonisten des Bradykinin-B2-Rezeptors (z. B. Icatibant) oder Kalikrein-Inhibitoren (z. B. Ellacantide) mit großem Erfolg eingesetzt worden.

Literatur

Fritsch P (2004) Dermatologie und Venerologie. Lehrbuch und Atlas. Springer, Berlin

Pierini A-M, de Garcia-Diaz Pierini R, Bustamante RF (1995) Pediatric dermatology (International Congress Series 1073). Excerpta Medica, Amsterdam

Plewig G, Landthaler M, Burgdorf W, Hertl M, Ruzicka T (2012) Dermatologie, Venerologie und Allergologie. Springer, Berlin

Traupe H, Hamm H (Hrsg) (1999) Pädiatrische Dermatologie. Springer, Berlin Heidelberg New York Tokyo

283 Erythematosquamöse Krankheiten

T. Bieber, A. Steen

283.1 Psoriasis vulgaris

Definition, Ätiologie und Pathogenese Die Psoriasis ist als eine der häufigsten Hautkrankheiten bei ca. 2 % der Bevölkerung anzutreffen. Immungenetische Untersuchungen konnten zeigen, dass, in Anlehnung an Diabetes mellitus, zwei verschiedene Typen der Psoriasis vulgaris unterschieden werden können: Typ 1 mit einer meist positiven Familienanamnese und einem Beginn im Kindes- bzw. Jugend- und frühen Erwachsenenalter und Typ 2 meist ohne Familienanamnese und mit Krankheitsbeginn jenseits des 40.–50. Lebensjahres. Daraus ergeben sich auch bestimmte Assoziationen mit einzelnen HLA-Haplotypen wie z. B. Cw6 (PSORS1). Weitere Genloci wurden auf 17q (PSORS2), 4q (PSORS3), 1q (PSORS4), 3q (PSORS5) sowie 19p (PSORS6) gefunden. Interessant ist auch die Gemeinsamkeit einiger dieser Loci mit denen des atopischen Ekzems.

Klinische Symptome und Verlauf Die Psoriasis ist eine chronische erythematosquamöse Krankheit, die im Wesentlichen durch das Auftreten von scharf begrenzten, erythematösen, zum Teil landkartenartig konfigurierten, leicht erhabenen, mit einer silbergrauen Schuppung versehenen Plaques gekennzeichnet ist. Die subjektiven Beschwerden reichen von keinerlei Juckreiz bis, in seltenen Fällen, zu stark juckenden und brennenden Effloreszenzen. Bei Verdacht auf Psoriasis sollten stets die Prädilektionsstellen beachtet werden: Extremitätenstreckseiten, vor allem Knie und Ellenbogen, der behaarte Kopf sowie die Rima ani. Darüber hinaus findet man bei den meisten Patienten sog. Tüpfelnägel. Charakteristisch ist ebenfalls das Köbner-Phänomen, auch als isomorpher Reizeffekt bezeichnet, mit Auslösung neuer Herde in der Regel ca. 2–3 Wochen nach Trauma (z. B. Schnittwunde). Bei Kindern und jungen Erwachsenen wird die Krankheit nicht selten durch eine vorausgegangene Streptokokken-Angina induziert. In solchen Fällen tritt meist eine kleinfleckige Form der Psoriasis, die Psoriasis guttata (◘ Abb. 283.1), auf.

Differenzialdiagnose Trotz der meist klassischen Effloreszenzen ist die Psoriasis im Kindesalter gelegentlich von anderen Dermatosen schwer zu unterscheiden. Hierzu gehören die Pityriasis rosea, das nummuläre atopische Ekzem oder die Tinea corporis. Bei Säuglingen gilt es vor allem, eine Kandidose und eine perianale Streptokokken-Dermatitis auszuschließen.

Therapie Bei Jugendlichen mit einer Psoriasis sollte stets an eine chronische Tonsillitis gedacht und diese ggf. saniert werden. Während die topische Anwendung von Glukokortikosteroiden allein oder in Kombination mit Vitamin-D_3-Präparaten (z. B. Betamethason mit Calcipotriol) bei Kindern zu einer raschen Besserung führen kann, kann in manchen ausgeprägten disseminierten Fällen bei Jugendlichen eine UV-Therapie indiziert sein. Aufgrund der möglichen Spätwirkungen und/oder mangelnden Erfahrungen bei Kindern sollte jedoch eine PUVA-Therapie, der Einsatz von Retinoiden, von Ciclosporin oder der neuartigen Biologika (z. B. Etanercept oder Ustekinumab) gemieden werden.

283.2 Pityriasis rubra pilaris

Definition Die seltene, jedoch im Vergleich zu Erwachsenen gehäuft bei Kindern und Jugendlichen eruptionsartig auftretende Pityriasis rubra pilaris ist nach wie vor pathophysiologisch ungeklärt.

Bei Kindern und Jugendlichen unterscheidet man in der Regel 3 Formen mit unterschiedlichen Verläufen:
- klassischer Typ mit Abheilung meist nach 1 Jahr,
- lokalisierter Typ mit 1/3 Abheilung in 3 Jahren,
- atypischer Typ mit chronischem Verlauf.

Klinische Symptome und Verlauf Typisch ist der meist phasenweise und sehr wechselhafte Verlauf dieser chronischen Krankheit, die durch das Auftreten follikulärer, keratotischer Papeln zunächst am Stamm und später an den Extremitäten gekennzeichnet ist. Die zum Teil konfluierenden Plaques weisen meist einen typischen orangeroten Farbton auf (insbesondere im Gesicht) und zeigen in der Regel die typischen „nappes claires" (ausgesparte Areale). Gelegentlich kommt es zum erythrodermatischen Befall des gesamten Integuments. Je nach Typ kommt es in 20–80 % der Fälle zu einer Abheilung innerhalb von 3 Jahren.

Diagnose Der wechselhafte Verlauf, der typische Farbton sowie das charakteristische histologische Bild ermöglichen die Diagnose meist nach einem Verlauf von einigen Wochen bis Monaten.

Therapie Neben der stets erforderlichen intensiven Hautpflege mit Öl- oder Kleiebädern kommen meist glukokortikosteroidhaltige allein oder in Kombination mit Vitamin-D_3-Präparaten (z. B. Betamethason mit Calcipotriol) zum Einsatz. Auch eine UV-Therapie zeigt sehr oft eine günstige Wirkung, wobei diese erst bei Kindern nach dem 10. Lebensjahr eingesetzt werden sollte. Der Einsatz von systemischen Retinoiden sollte bei Kindern nur in den seltensten Fällen diskutiert werden.

283.3 Pityriasis rosea

Definition Die Pityriasis rosea oder Röschenflechte ist eine durch Humanes Herpesvirus 6 (HHV-6) und HHV-7 bedingte, im Frühling und Herbst gehäuft auftretende, harmlose Dermatose, die einen typischen Verlauf aufweist.

Klinische Symptome Die Krankheit beginnt in der Regel mit einem scharf begrenzten, münzgroßen, erythematosquamösen Herd (Primärmedaillon oder Tache mère). Die nach wenigen Tagen auftretende Ausbreitung mit weiteren, meist kleineren Effloreszenzen beschränkt sich auf den Stamm und die proximalen Regionen der Extremitäten. Der Hals und die Kopfhaut sind stets frei. Bei kleineren Kindern kommt es nicht selten zu einem sekundären Ekzem bis hin zur Impetiginisierung mit begleitendem Juckreiz. Insgesamt ist die Haut sehr reizbar, so dass man mit einer lokalen Therapie eher zurückhaltend sein sollte. Die Hautveränderungen heilen in der Regel innerhalb von 6–8 Wochen spontan ab.

G.F. Hoffmann, M.J. Lentze, J. Spranger, F. Zepp (Hrsg.), *Pädiatrie*,
DOI 10.1007/978-3-642-41866-2_283, © Springer-Verlag Berlin Heidelberg 2014

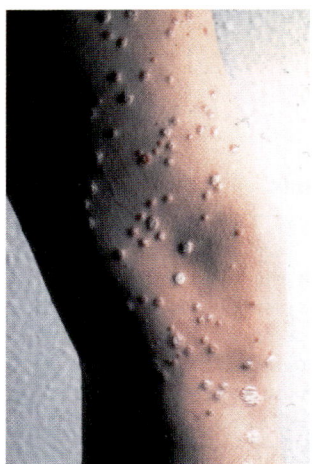

◘ **Abb. 283.1** Psoriasis guttata

Literatur

Fritsch P (2004) Dermatologie und Venerologie. Lehrbuch und Atlas. Springer, Berlin

Pierini A-M, de Garcia-Diaz Pierini R, Bustamante RF (1995) Pediatric dermatology (International Congress Series 1073). Excerpta Medica, Amsterdam

Plewig G, Landthaler M, Burgdorf W, Hertl M, Ruzicka T (2012) Dermatologie, Venerologie und Allergologie. Springer, Berlin

Traupe H, Hamm H (Hrsg) (1999) Pädiatrische Dermatologie. Springer, Berlin Heidelberg New York Tokyo

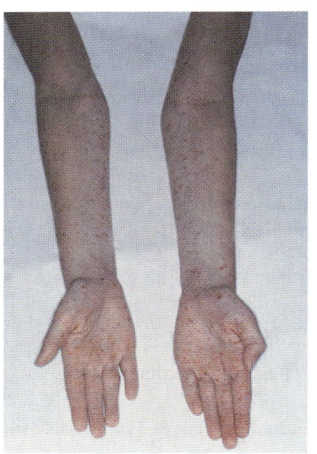

◘ **Abb. 283.2** Pytiriasis lichenoides chronica

Diagnose In wenigen klinisch atypischen Fällen kann die histologische Untersuchung einer Probebiopsie hilfreich sein, weil sie stets ein klassisches Bild mit Erythrozytenextravasaten bis in die Epidermis aufweist.

Therapie Irritationen durch eine unangemessene externe Therapie sollten vermieden werden. Außer einer vorsichtigen Hautpflege mit Ölbädern bzw. rückfettenden Dermatika sind keine weiteren therapeutischen Maßnahmen notwendig. Gelegentlich ist aufgrund eines ausgeprägten Juckreizes die orale Gabe von Antihistaminika indiziert.

283.4 Pityriasis lichenoides chronica

Die vor allem bei Kindern und Jugendlichen auftretende chronische, jedoch harmlose Pityriasis lichenoides chronica (◘ Abb. 283.2) befällt in der Regel den Rumpf und die proximalen Regionen der Extremitäten. Differenzialdiagnostisch kann sie gelegentlich an Windpocken erinnern, wobei der Juckreiz in der Regel nicht sehr ausgeprägt ist. Es wurden gelegentlich Zusammenhänge mit einer chronischen Tonsillitis oder anderen Foci beschrieben, so dass ggf. eine entsprechende Sanierung indiziert ist und zur Rückbildung der Hautkrankheit führen kann. Darüber hinaus wird über sehr gute Erfolge mit einer UVB-Therapie (311 nm) berichtet. Bei ausgeprägtem Juckreiz ist die orale Gabe von Antihistaminika indiziert. Bei Verdacht auf ein infektallergisches Geschehen ist auch die Gabe von z B. Erythromycin über einen Zeitraum von mindestens 4 Wochen indiziert.

284 Papulöse und nodöse Krankheiten

T. Bieber, A. Steen

284.1 Granuloma anulare

Definition Das Granuloma anulare (Abb. 284.1), eine bei Kindern gehäuft auftretende granulomatöse Dermatose, kann gelegentlich mit einer diabetischen Stoffwechselneigung assoziiert sein.

Klinische Symptome und Verlauf Die anulären, zum Teil auch zirzinär konfigurierten, erythematösen, randbetonten Plaques mit zentraler Aufhellung treten entweder einzeln oder disseminiert am Integument auf. Bei Kindern sind Hand- und Fußrücken die Prädilektionsstellen. Die Krankheit ist harmlos, kann über Monate bis Jahre andauern und zum Teil progredient sein, in der Regel tritt jedoch eine spontane Abheilung ein. Die Hautveränderungen verursachen keinerlei subjektive Beschwerden.

Histologie Ein Palisadengranulom mit zentraler Nekrobiose, umrandet von einzelnen Lymphozyten und seltenen Riesenzellen, bildet das klassische histologische Bild des Granuloma anulare.

Therapie Grundsätzlich ist eine Therapie nicht notwendig, es sei denn, der Patient fühlt sich durch die Veränderungen ästhetisch gestört. Neben der topischen Anwendung von Glukokortikosteroiden (gelegentlich auch intraläsional) kann bei ausgeprägter disseminierter Form auch Dapson in Erwägung gezogen werden. In Anbetracht der möglichen Nebenwirkungen sollte dieses Präparat jedoch nur bei Jugendlichen und nicht bei Kleinkindern angewandt werden.

284.2 Urticaria pigmentosa

Definition, Ätiologie und Pathogenese Die Urticaria pigmentosa (Mastozytose) bildet eine in der Regel gutartige umschriebene Ansammlung von Mastzellen im dermalen Gewebe (Abb. 284.2). Bei Kindern kommt die Mastozytose öfter als solitäres Mastozytom vor. Säuglinge und Kleinkinder sind besonders betroffen. Die pathophysiologische Grundlage dieser Krankheit ist nach wie vor ungeklärt.

Klinische Symptome und Verlauf Beim Mastozytom (Abb. 284.3) entsteht eine solitäre, rötliche bis gelbbräunliche, leicht erhabene Plaque, die bei mechanischem Reiben eine urtikarielle Schwellung sowie gelegentlich eine Blasenbildung aufweist (Darier-Zeichen). Gelegentlich können auch multiple, disseminierte Mastozytome auftreten. Die lokale Reizung von großen Mastozytomen bei Kleinkindern kann zu anaphylaktoiden Reaktionen führen.

Bei der generalisierten Mastozytose, die sehr selten bei Kindern auftritt, entstehen meist kleinere Herde, die nach längerem Verlauf zum Teil mit Teleangiektasien überzogen sind. Bei Kindern kommen maligne Mastozytosen (Mastzellenleukämien) äußerst selten vor.

Diagnose In der Regel finden sich histologisch diskrete Mastzellenansammlungen im oberen Korium. Bei der generalisierten Mastozytose und bei systemischen Mastozytosen kommt es zusätzlich zur massiven Histaminausscheidung, die im 24-h-Urin als N-Methylhistamin gemessen werden kann. Auch der Tryptasespiegel im Blut ist bei gereizten Mastozytomen (z. B. nach dem Reiben) oder bei generalisierten Formen erhöht und gilt als einfacher und zuverlässiger Marker.

Therapie Isolierte Mastozytome bedürfen keiner Therapie, da sie sich in der Regel spontan nach einigen Monaten wieder zurückbilden. Bei generalisierten bzw. systemischen Mastozytosen sollte vor allem die Einnahme von Histaminliberatoren gemieden werden. Bei generalisierten Formen mit entsprechenden subjektiven Beschwerden kann eine UV-Therapie (UVA$_1$) zur Besserung führen. Systemische Behandlungen und Chemotherapien bleiben in der Regel den Mastzellenleukämien vorbehalten.

284.3 Lichen nitidus

Der Lichen nitidus ist eine relativ seltene Hautkrankheit, tritt jedoch häufiger bei Kindern auf. Er ist gekennzeichnet durch das Auftreten von zahlreichen stecknadelkopfgroßen, hautfarbenen, wenig erhabenen Papeln mit spiegelnder Oberfläche. Es bestehen keine subjektiven Beschwerden. Die Prädilektionsstellen sind Handrücken, Halsbereich, Beugeflächen der Unterarme sowie Penisschaft. Seltener treten die Hauteffloreszenzen im Rumpfbereich auf. Eine Therapie dieser harmlosen Krankheit ist nicht erforderlich, da sie in der Regel nach einigen Monaten spontan abheilt.

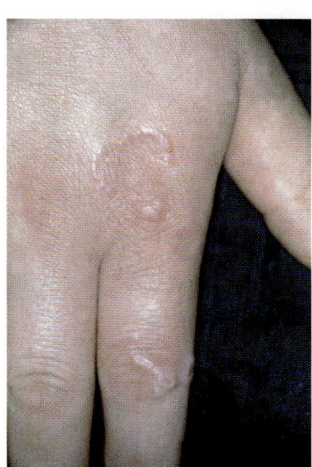

 Abb. 284.1 Granuloma anulare

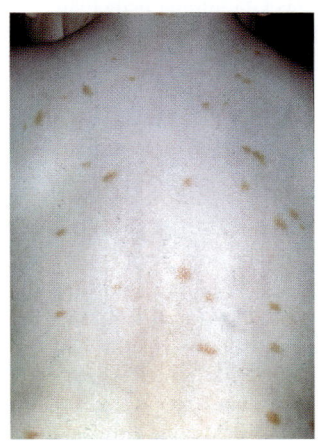

 Abb. 284.2 Urticaria pigmentosa

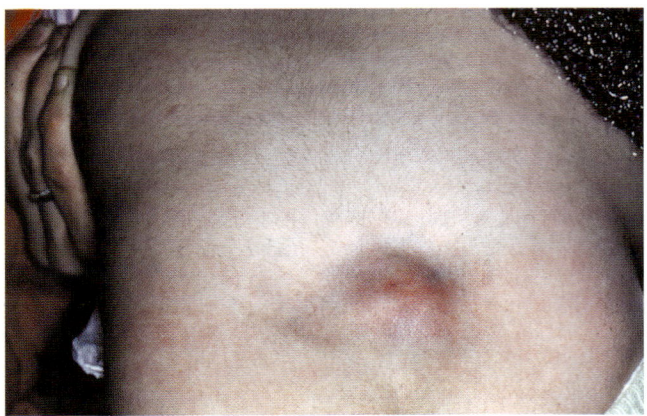

◻ Abb. 284.3 Mastozytom

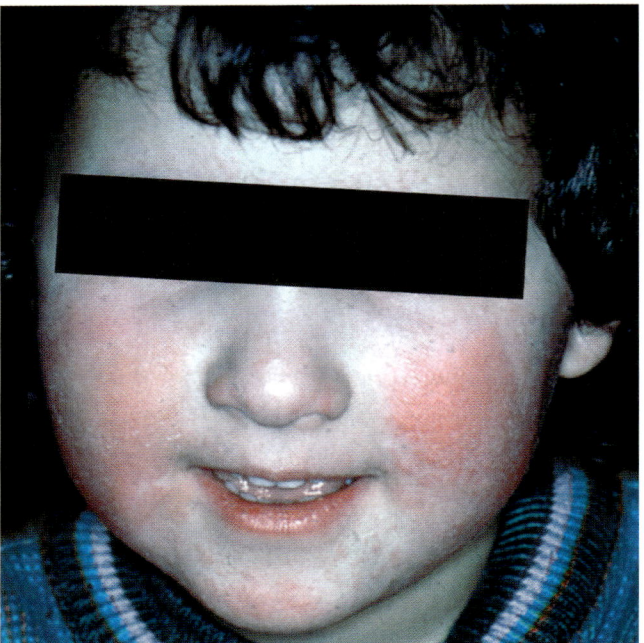

◻ Abb. 284.4 Gianotti-Crosti-Syndrom. (Bildrechte liegen bei den Erziehungsberechtigten des Patienten)

284.4 Granuloma pediculatum

Das Granuloma pediculatum (syn. Granuloma pyogenicum oder Granuloma teleangiectaticum) ist die besondere Form eines eruptiven Angioms mit ausgeprägter Entzündungsreaktion. Nicht selten ist anamnestisch ein Trauma vorausgegangen. Therapeutisch kann das Knötchen mittels Kryotherapie oder durch Planierung unter Lokalanästhesie entfernt werden.

284.5 Gianotti-Crosti-Syndrom

Das Gianotti-Crosti-Syndrom (infantile papulöse Akrodermatitis; ◻ Abb. 284.4) kann mit einer Hepatitis-B-Impfung oder einer Epstein-Barr-Virus(EBV)-Infektion, aber auch mit anderen, meist viralen Infektionen assoziiert sein. Es handelt sich um ein papulöses Exanthem unter Bevorzugung der Streckseiten der Extremitäten, des Gesichts und des Gesäßes. Typisch sind erythematöse, meist konfluierende, lichenoide Papeln, die in der Regel keinen Juckreiz verursachen. Im Zusammenhang mit einer Hepatitis B oder einer EBV-Infektion finden sich in der Regel ebenfalls eine Hepatomegalie sowie eine reaktive Lymphadenitis. Der Ausschluss einer Hepatitis sollte klinisch und serologisch erbracht werden. In der Regel heilt die Krankheit nach 3–6 Wochen ohne Narben ab.

284.6 Acropustulosis infantilis

Die Akropustulose im Kindesalter ist insgesamt eher selten und tritt bevorzugt bei schwarzen männlichen Kindern auf. Betroffen sind Hände und Füße sowie gelegentlich die Kopfhaut, der Stamm und die proximalen Extremitäten. Es treten schubweise zunächst kleine Bläschen auf, die sich innerhalb von 24 h in Pusteln verwandeln und schließlich austrocknen. Es erfolgt eine Spontanheilung meist bis zum 3. Lebensjahr. Diskutiert wird eine persistierende Immunreaktion gegen die Skabiesmilbe. In manchen Fällen zeigt sich erhöhtes Serum-IgE.

Literatur

Fritsch P (2004) Dermatologie und Venerologie. Lehrbuch und Atlas. Springer, Berlin

Pierini A-M, de Garcia-Diaz Pierini R, Bustamante RF (1995) Pediatric dermatology (International Congress Series 1073). Excerpta Medica, Amsterdam

Plewig G, Landthaler M, Burgdorf W, Hertl M, Ruzicka T (2012) Dermatologie, Venerologie und Allergologie. Springer, Berlin

Traupe H, Hamm H (Hrsg) (1999) Pädiatrische Dermatologie. Springer, Berlin Heidelberg New York Tokyo

285 Autoimmune bullöse Dermatosen

T. Bieber, A. Steen

Die erworbenen bullösen Krankheiten im Kindesalter sind relativ selten und klinisch in der Regel sehr schwer voneinander zu unterscheiden. Die diagnostische Klärung erfolgt in der Regel über die direkte Immunfluoreszenz oder das sog. Immunomapping und/oder Immunoblotting.

285.1 Juveniles bullöses Pemphigoid

Das bei Kindern sehr seltene bullöse Pemphigoid ist durch das Auftreten relativ großer und praller Blasen an den Streckseiten der Extremitäten und bei Kindern insbesondere an den Händen und Füßen charakterisiert. Die direkte Immunfluoreszenz zeigt eine lineare Ablagerung von IgG und C3 an der Basalmembranzone. Das Antigen ist ein 180- und/oder 230-kD-Bestandteil der Basalmembran. Wie bei Erwachsenen erfolgt die Therapie in der Regel über systemische Steroide.

285.2 Epidermolysis bullosa acquisita

Die Epidermolysis bullosa acquisita (EBA) tritt bei Kindern häufiger auf als bei Erwachsenen. Klinisch ist sie nur sehr schwer von einem bullösen Pemphigoid zu unterscheiden. Das Immunomapping und der Immunoblot zeigen eine Reaktivität mit Typ-VII-Kollagen. Vom Verlauf her ist diese Krankheit mit dem bullösen Pemphigoid vergleichbar. Sie spricht ebenfalls auf systemische Steroide an.

285.3 Chronisch-bullöse Dermatose der Kindheit und lineare IgA-Dermatose

Obwohl ursprünglich als getrennte Entitäten beschrieben, stellen die chronisch-bullöse Dermatose der Kindheit (CBDK) und die lineare IgA-Dermatose (LAD) sehr wahrscheinlich nur Varianten ein und derselben autoimmun blasenbildenden Krankheit mit einem 285-kD-Antigen dar. Die klinischen Symptome sind mit denen des bullösen Pemphigoids vergleichbar.

285.4 Dermatitis herpetiformis

Die juvenile Form der Dermatitis herpetiformis (Duhring-Krankheit) ist durch das Auftreten von stark juckenden, papulovesikulösen Hautveränderungen bei Kleinkindern charakterisiert. An die mögliche Assoziation mit einer Zöliakie sollte stets gedacht werden. Die Krankheit korreliert ebenfalls mit den Haplotypen HLA-B8 und -DR3. Sie spricht ebenfalls sehr gut auf eine glutenfreie Diät sowie auf Sulfone (Dapson) an.

285.5 Herpes gestationis des Neugeborenen

Der Herpes gestationis ist eine autoimmune bullöse Krankheit, die im 2. oder 3. Trimenon der Schwangerschaft auftreten kann. Obwohl die Schwangerschaft und das Kind durch die Krankheit nicht gefährdet sind, kann es zu Frühgeburten kommen, wobei die Kinder gelegentlich ähnliche bullöse Hautveränderungen aufweisen wie die Mutter. Diese werden sehr wahrscheinlich durch den passiven Transfer der Autoantikörper der Mutter, die gegen 180-kD-Antigene der Basalmembran gerichtet sind, ausgelöst.

Literatur

Fritsch P (2004) Dermatologie und Venerologie. Lehrbuch und Atlas. Springer, Berlin

Pierini A-M, de Garcia-Diaz Pierini R, Bustamante RF (1995) Pediatric dermatology (International Congress Series 1073). Excerpta Medica, Amsterdam

Plewig G, Landthaler M, Burgdorf W, Hertl M, Ruzicka T (2012) Dermatologie, Venerologie und Allergologie. Springer, Berlin

Traupe H, Hamm H (Hrsg) (1999) Pädiatrische Dermatologie. Springer, Berlin Heidelberg New York Tokyo

286 Genodermatosen

T. Bieber, A. Steen, R. König

In diesem hochkomplexen Bereich der pädiatrischen Dermatologie wurden durch die genetische Forschung in den letzten Jahren erhebliche Fortschritte im Verständnis der Pathophysiologie erzielt. Bei den Genodermatosen handelt es sich in der Regel um monogene Krankheiten, bei denen funktionell relevante Mutationen zur Generierung von abnormen Strukturproteinen führen.

286.1 Hereditäre Epidermolysen

T. Bieber, A. Steen

Definition Die heterogene Gruppe der blasenbildenden Genodermatosen umfasst mindestens 15 Typen, wobei die Charakterisierung der Mutation in Zukunft möglicherweise das Zusammenlegen bzw. Abspalten weiterer Subtypen ermöglichen wird.

Klassifikation und Pathogenese Auf der Grundlage der klinischen, morphologischen und ultrastrukturellen Befunde können die hereditären Epidermolysen in 3 Gruppen eingeteilt werden.

Epidermolysis-bullosa-simplex(EBS)-Gruppe Bei den intraepidermalen Formen mit einer Spaltbildung oberhalb der Basalmembran konnten Mutationen in den Genen von Keratin 1 und 10 nachgewiesen werden. Bei der besonderen Ichthyosis bullosa Siemens wurden Mutationen im Keratin-2e-Gen festgestellt.

Epidermolysis-bullosa-junctionalis(EBJ)-Gruppe Bei den junktionalen Epidermolysen findet die Spaltbildung in der Basalmembran auf der Ebene der Lamina lucida statt. Hier wurden Mutationen in den Genen von Lamininketten im Gen der α6/β4-Integrine und im Gen von Kollagen XVII nachgewiesen.

Epidermolysis-bullosa-dystrophica(EBJ)-Gruppe Bei den dermolytischen dystrophischen Epidermolysen findet die Spaltbildung unterhalb der Basalmembran in der papillären Dermis statt. Hier konnten mehrere Mutationen in den Genen vom Kollagentyp VII festgestellt werden.

Klinische Symptome und Verlauf Jeder der Subtypen innerhalb der verschiedenen Formen zeichnet sich durch besondere Merkmale aus. In der Regel haben die intraepidermalen Formen eine günstigere Prognose als die junktionalen und dystrophischen Formen, die zum Teil letal verlaufen können. Zu beachten ist die Vielzahl der möglichen assoziierten Fehlbildungen: Nageldystrophien, Syndaktylien, Ösophagusbeteiligung, Skelettdystrophien sowie Alopezien.

Diagnose Vor der Ära der molekularen Diagnostik wurde eine pränatale Diagnostik auf der Basis einer intrauterinen Hautbiopsie beim Fetus mit anschließender elektronenmikroskopischer Untersuchung angestrebt. Im Zuge der immer detaillierteren Charakterisierung einzelner Mutationen bei den verschiedenen Epidermolysen wird nun die pränatale Diagnostik mittels modernster molekulargenetischer Methoden durchgeführt. Dies ermöglicht ebenfalls eine genauere Charakterisierung der möglichen asymptomatischen Heterozygoten und eine präzise Aufstellung des Stammbaums. Diese Informationen sind für die genetische Beratung von höchster Bedeutung.

Therapie Prinzipiell ist bei diesen Genodermatosen keine kausale Therapie möglich. Die therapeutischen Bemühungen sollten daher auf eine konsequente und der Krankheit entsprechenden Hautpflege sowie auf die Vermeidung von Superinfektionen ausgerichtet sein. In Zukunft wird es möglicherweise neue gentherapeutische Ansätze mit der Transplantation von autologen transfizierten Keratinozyten geben.

286.2 Poikilodermatisches Kindler-Syndrom

T. Bieber, A. Steen

Der Gendefekt liegt beim Kindlin-1-Protein, was für die Zelladhäsion eine wichtige Rolle spielt. Als wichtigste Symptome gelten hier eine generalisierte Poikilodermie begleitet von einer Lichtempfindlichkeit sowie akrale Blasen.

286.3 Ehlers-Danlos-Syndrom

T. Bieber, A. Steen

▶ Kapitel 247.

Die Haut ist weich, dünn, sehr leicht verschieblich und überdehnbar (◘ Abb. 286.1). Sie ist fragil, verletzlich; die Wundheilung ist gestört.

286.4 Neurofibromatose

T. Bieber, A. Steen

▶ Kapitel 209.

Die Hautveränderungen bestehen in Café-au-Lait-Flecken (◘ Abb. 286.2) und Neurofibromen (◘ Abb. 286.3), die bis zu riesigen Wammen führen können. Im axillären Bereich findet sich häufig eine disseminierte, kleinfleckige Lentiginose.

286.5 Tuberöse Sklerose

T. Bieber, A. Steen

▶ Kapitel 209.

Im frühen Kindesalter finden sich umschriebene hypopigmentierte Flecken („white spots"), die gelegentlich nur mit Wood-UV-Licht gesehen werden. Später treten faziale Angiofibrome (Adenoma sebaceum), Bindegewebsnävi (Chagrin-Flecken) sowie Koenen-Tumoren der distalen Fingerglieder und subungual auf.

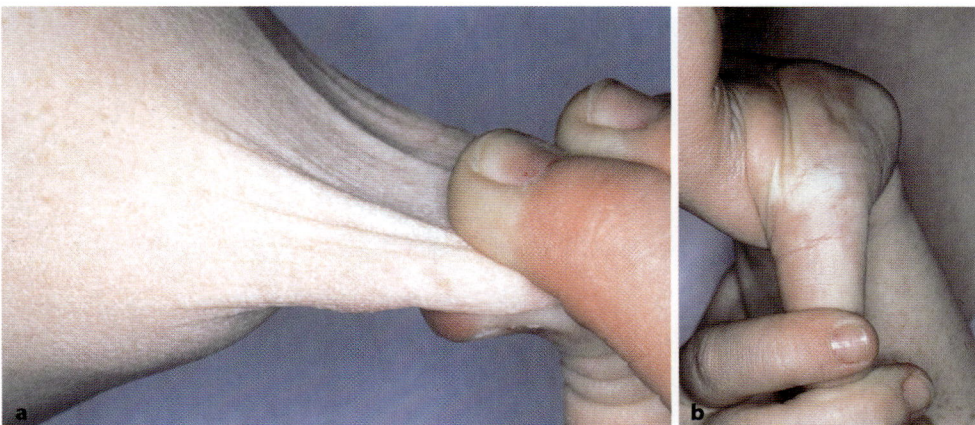

Abb. 286.1a,b Ehlers-Danlos-Syndrom

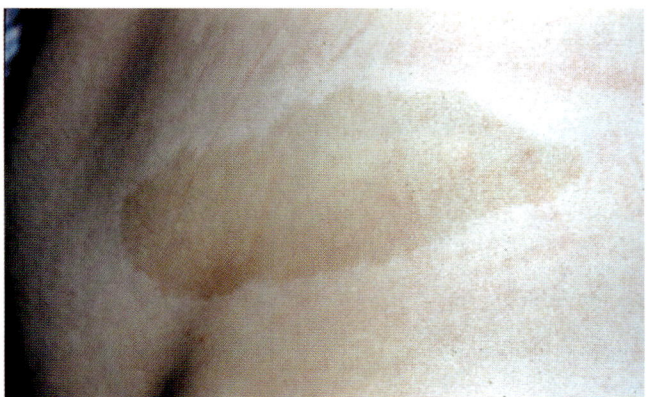

Abb. 286.2 Café-au-lait-Fleck

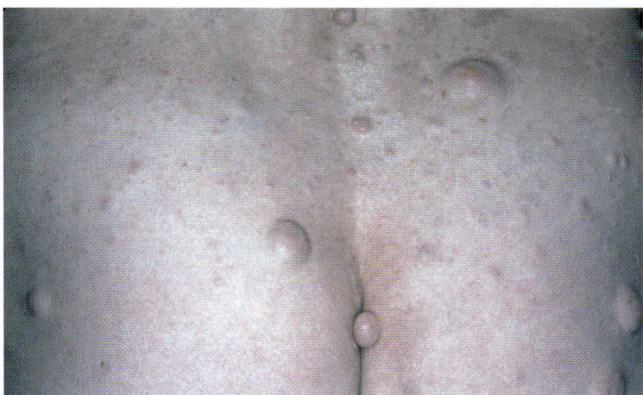

Abb. 286.3 Neurofibromatose

286.6 Gorlin-Goltz-Syndrom

T. Bieber, A. Steen

Das Gorlin-Goltz- oder Basalzellnävussyndrom ist eine auf Chromosom 9 (*PATCH*-Tumorsuppressorgen) autosomal-dominant vererbte Systemerkrankung. Die Krankheit zeichnet sich aus durch das Auftreten multipler kutaner Basaliome – Tumoren, die sonst dem höheren Alter zugerechnet werden. Sie entwickeln sich besonders im Stammbereich, aber auch im Gesicht, im Nacken, periaurikulär und perianal. Meistens bestehen Assoziationen mit anderen Fehlbildungen: Kieferzysten mit Neigung zu maligner Entartung, Kyphoskoliose, Gabelrippe, Spina bifida, Hypertelorismus oder Verkalkungen der Falx cerebri.

Die Therapie besteht im Wesentlichen in der topischen Applikation von Imiquimod und in der Behandlung der assoziierten Fehlbildungen. Erst bei fehlendem Ansprechen auf Imiquimod sollte eine Exzision der Basaliome angestrebt werden.

286.7 Ichthyosen

T. Bieber, A. Steen

Einteilung Die Ichthyosen (Abb. 286.4) bilden eine sehr heterogene Gruppe von Genodermatosen, die im Wesentlichen durch eine Störung der epidermalen Differenzierung mit übermäßiger Xerosis und Schuppenproduktion charakterisiert sind. Von Bedeutung sind vor allem 2 große Gruppen: die Gruppe der Ichthyosis vulgaris und die Gruppe der Ichthyosis congenita. Wesentlich seltener ist die Gruppe der Ichthyosis hystrix. Innerhalb dieser Gruppen werden wiederum einzelne Subtypen definiert (Tab. 286.1). Der Gendefekt ist nur bei den wenigsten bislang charakterisiert worden, z. B. die Steroidsulfatase bei der X-chromosomal-rezessiven Ichthyose oder die Transglutaminase 1 bei der Ichthyosis lamellosa. Im Rahmen dieses Kapitels werden nur die wesentlichen Symptome der 3 wichtigsten Ichthyosen abgehandelt.

Klinische Symptome und Diagnose

Ichthyosis vulgaris Die Ichthyosis vulgaris ist bei einem autosomal-dominanten Erbgang die häufigste Ichthyoseform. Während sich im Neugeborenenalter noch keine Symptome zeigen, entstehen die ersten Hautveränderungen in der frühen Kindheit. Die Haut wird sehr trocken und bildet weiße bis schmutziggraue, haftende Schuppen. Prädilektionsstellen sind insbesondere die Streckseiten der Extremitäten, wobei die großen Beugen entweder ausgespart oder wenig befallen sind. Die Handinnenflächen weisen typische verstärkte Furchungen auf, die in der Regel diagnostisch wegweisend sind.

X-chromosomal-rezessive Ichthyosis vulgaris Aufgrund des Erbgangs ist nur das männliche Geschlecht betroffen, wobei die ersten Veränderungen erst im Säuglingsalter auftreten. Das klinische Bild ist sonst dem der Ichthyosis vulgaris ähnlich, die Schuppung ist jedoch ausgeprägter, dicker und von schmutziggrauer Farbe. Während die Körperbeugen in der Regel ausgespart sind, bleiben Handinnenflächen und Fußsohlen stets frei. Dies ist ein wichtiges Merkmal zur Unterscheidung von der autosomal-dominanten Form.

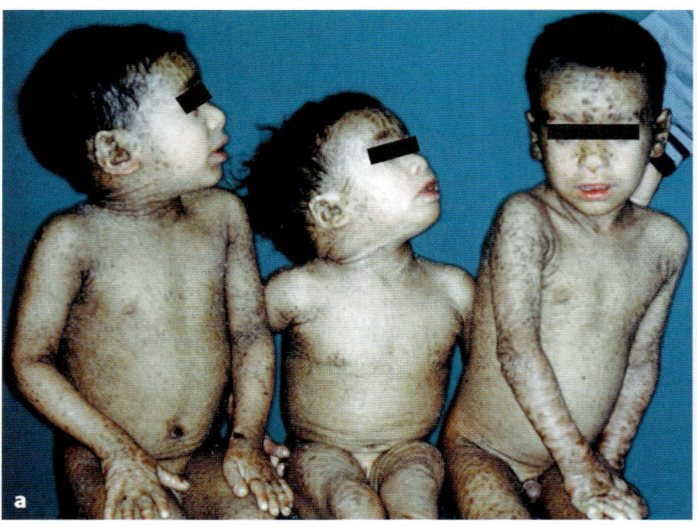
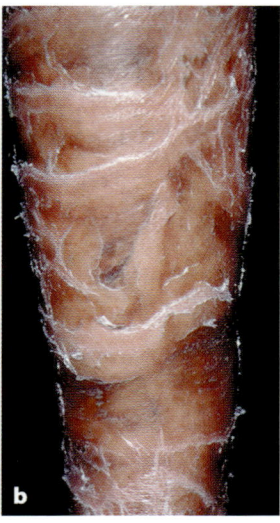

◘ **Abb. 286.4a,b** Ichthyosis. (Bildrechte liegen bei den Erziehungsberechtigten der Patienten)

Lamelläre Ichthyose Bei der autosomal-rezessiven lamellären Ichthyose bestehen die Hautveränderungen in der Regel bereits bei der Geburt, nicht selten unter dem klinischen Bild eines sog. Kollodium-Babys. Einige Tage post partum bildet sich auf erythrodermatischem Hintergrund eine braune, grob lamellöse Schuppung. Insbesondere im Gesichtsbereich kommt es zu Narbenzügen mit Ausbildung eines Ektropiums. Bemerkenswert ist auch bei dieser Form eine Neigung zur Hyperpyrexie und das Vorhandensein einer Nageldystrophie.

In schweren Fällen der sog. Ichthyosis congenita gravis tritt häufig bereits intrauterin der Fruchttod ein. Der groteske Anblick durch dicke Hornplatten, Rhagaden und Ektropium prägte den Begriff des Harlekinfetus.

Therapie Bei allen Formen der Ichthyosis sollten die hautpflegenden Maßnahmen im Vordergrund stehen. Dabei werden in der Regel harnstoffhaltige und rückfettende Präparate bevorzugt. Bei ausgeprägtem Befall im Gesichtsbereich wie bei der Ichthyosis lamellosa hat sich auch der Einsatz von 10%iger Fruchtsäure (α-OH-Säure) in einer Cremegrundlage bewährt. Schließlich können auch systemische Retinoide versuchsweise bei allen Formen eingesetzt werden, wobei besonders auf das Nutzen-Risiko-Verhältnis geachtet werden sollte.

286.8 Xeroderma pigmentosum

T. Bieber, A. Steen

Definition Das autosomal-rezessiv erbliche Xeroderma pigmentosum (◘ Abb. 286.5) ist durch Mutationen in Enzymen charakterisiert, die für die DNS-Reparatur zuständig sind. Dadurch entstehen nach UV-Exposition eine vorzeitig gealterte Haut sowie zahlreiche Hauttumoren.

Ätiologie und Pathogenese Es wurden bislang 7 Formen von Mutationen des DNS-Reparatursystems beschrieben. Diese werden als Komplementationsgruppen A–G bezeichnet. Darüber hinaus wurden auch Mutationen in Enzymen der Postreplikationsreparatur beschrieben, die allerdings eine leichte Form der Krankheit verursachen: die Xeroderma-pigmentosum-Variante (XP-Variante).

Klinische Symptome Bereits in der Kindheit bilden sich nach Sonnenexposition schwere Sonnenbrände, die relativ rasch zum Bild einer chronisch lichtgeschädigten Haut führen. Hierzu gehören Lentigines, Hypopigmentierungen, Lichenifikationen der Haut, Teleangiektasien sowie zahlreiche aktinische Keratosen und schließlich Karzinome (spinozelluläres Karzinom und Basaliom) sowie Melanome. Begleitend finden sich ebenfalls neurologische Symptome (bis zur geistigen Retardierung) sowie ophthalmologische Symptome (Fotophobie, Ektropium und Keratitis). Darüber hinaus können auch Tumoren der inneren Organe, z. B. in ZNS oder Gastrointestinaltrakt, auftreten.

Diagnose Neben dem klassischen klinischen Bild können Untersuchungen zur Bestimmung der Komplementationsgruppen in spezialisierten Labors bei der Diagnosestellung hilfreich sein.

Therapie Wegen der fehlenden kurativen Möglichkeiten muss eine lebenslange, sehr strenge Lichtschutzstrategie entwickelt werden. Optimal ist die absolute Meidung von Sonnenlicht durch eine konsequente Umstellung des Lebensrhythmus. Die Lebenserwartung wird im Wesentlichen durch das Auftreten von Karzinomen der Haut und der inneren Organe bedingt. Bestimmte Medikamentengruppen wie Zytostatika, Psoralene oder Chlorpromazin sollten unbedingt gemieden werden, da die Zellen ebenfalls eine erhöhte Empfindlichkeit gegenüber diesen Noxen aufweisen.

286.9 Okulokutaner Albinismus

T. Bieber, A. Steen

Definition Die mit einer Prävalenz von 1:20.000 relativ seltenen, autosomal-rezessiv erblichen Formen des okulokutanen Albinismus sind durch eine defekte Tyrosinaseaktivität gekennzeichnet. In der Regel unterscheidet man 2 Typen: den tyrosinasepositiven und den tyrosinasenegativen Albinismus. Grundsätzlich ist die Pigmentverdünnung der gemeinsame Nenner aller Formen des okulokutanen Albinismus. Deswegen besteht auch eine starke Lichtempfindlichkeit mit erhöhter Gefahr von Sonnenbränden und folglich auch von Hauttumoren.

Klinische Symptome Bereits in der frühen Kindheit fallen die hellblonden Haare, die rötliche oder sehr hellblaue Iris, die Fotophobie und der Nystagmus auf. Bei der tyrosinasenegativen Form kommt es nicht selten zur zerebralen Ataxie. Bei der tyrosinasepositiven Form kommt gelegentlich auch eine geistige Retardierung vor.

Diagnose Die DOPA-Reaktion eines histologischen Präparates der Haut ist bei der tyrosinasenegativen Form stets negativ. Bei der tyrosinasepositiven Form ist die DOPA-Reaktion positiv, es bilden sich jedoch keine reifen Melanosomen.

Therapie Lichtschutzmaßnahmen stehen auch hier ganz im Vordergrund. Dies gilt für die Haut, aber auch für die Augen (Sonnenbrille).

286.10 Vitiligo

T. Bieber, A. Steen

Definition Die Vitiligo ist eine relativ häufige, erworbene Depigmentierung der Haut. Familiäre Häufung kommt vor, der genaue Erbgang ist jedoch noch unbekannt. In 5% der Fälle kommen eine stumme Uveitis oder andere Augenstörungen vor.

Klinische Symptome Die Vitiligo beginnt häufig im Kindesalter und tritt meist zwischen dem 10. und 30. Lebensjahr auf. Beide Geschlechter sind gleichermaßen betroffen. Zunächst entstehen nur einige kleine depigmentierte Stellen, z. B. periorbital oder im Bereich der Achselfalten. Weitere Prädilektionsstellen sind Kopf, Nacken, Hals, Handrücken, Brustwarzen, Nabel und Anogenitalgegend. Die Herde nehmen dann an Zahl und Größe zu, und es können durch Zusammenfließen bizarre Formen entstehen. Assoziationen mit Schilddrüsenstörungen, Diabetes mellitus und weiteren Endokrinopathien wurden beobachtet.

Therapie Die Therapie ist bis heute unbefriedigend. Versuche mit Lichttherapie führen oft nur zu einer stärkeren Bräunung der nicht betroffenen Herde und damit zu noch stärkerem Kontrast zu den weißen Bezirken. Kleine Areale lassen sich oft kosmetisch gut abdecken. Bei ausgeprägtem Befund mit fast völliger Depigmentierung besteht die Möglichkeit, die normal pigmentierten Restherde z. B. mit Hydrochinon zu bleichen, um so wieder ein einheitliches Hautbild zu erzielen.

286.11 Aplasia cutis congenita

T. Bieber, A. Steen

Definition Bei der Aplasia cutis congenita handelt es sich um seltene, bereits bei der Geburt bestehende, zum Teil mit Fehlbildungen assoziierte umschriebene Defekte der Haut, die vom Rand her unter Hinterlassung von Narben vollständig epithelisieren.

Klinische Symptome Meist im Bereich des behaarten Kopfes finden sich runde bis ovaläre Hautdefekte, die zum Zeitpunkt der Geburt entweder wie eine Schürfwunde oder je nach Tiefe des Defekts bei Mitbeteiligung von Muskulatur oder Knochen wie ausgestanzte Löcher wirken. Nach der Geburt kommt es vom Rand her zu einer narbigen Abheilung. Klinisch unterscheidet man 9 Gruppen (Tab. 286.2).

Therapie Es besteht eine gute Spontanheilungstendenz. Eine plastische Deckung ist nur bei tiefen Defekten erforderlich.

Tab. 286.1 Einteilung der Ichthyosen nach klinischen Gesichtspunkten

Gruppe	Subtypen	
Ichthyosis vulgaris	Autosomal-dominante Ichthyosis vulgaris (Gen: Filaggrin) X-chromosomal-rezessive Ichthyosis vulgaris (Gen: Steroidsulfatase)	
Ichthyosis congenita	Nichtbullöse lamelläre Ichthyosen	Erythrodermia congenitalis ichthyosiformis non-bullosa Harlekinfetus Ichthyosis lamellosa (Gen: Transglutaminase 1)
	Bullöse Ichthyosen	Erythrodermia congenitalis ichthyosiformis bullosa (Siemens) (Gene: Keratin 1 und 2)
	Syndrome mit Ichthyosen	Sjögren-Larsson (Gen: Aldehyddehydrogenase) Ichthyosis linearis circumflexa (Comèl-Netherton) (Gene: *SPINKS* und *LEKT1*) Ichthyosis mit Trichothiodystrophie
Ichthyosis hystrix	Typ Lambert Typ Bäfverstedt Typ Curt-Macklin Typ Rheydt	

286.12 Incontinentia pigmenti

T. Bieber, A. Steen

▶ Kapitel 209.

Definition Die Incontinentia pigmenti, auch bekannt als Bloch-Sulzberger-Syndrom, ist eine seltene, X-chromosomal-dominant erbliche Genodermatose. Bei Homozygotie (also beim männlichen Geschlecht) stellt sie einen Letalfaktor dar.

Ätiologie und Pathogenese Bei familiärem Auftreten wurde die Genlokalisation auf dem langen Arm des X-Chromosoms (Xq28) gefunden. Spontanmutationen kommen vor. Es handelt sich um das *IKBKG/NEMO*-Gen.

Klinische Symptome Die Krankheit verläuft in 3 Phasen. Das Entzündungsstadium ist gekennzeichnet durch schon in utero und beim Neugeborenen schubweise auftretende, in den Blaschko-Linien angeordnete, lineäre Erytheme mit Blasenbildung. Es besteht keine wesentliche Störung des Allgemeinbefindens, im Blut findet man eine ausgeprägte Eosinophilie. In manchen Fällen entwickelt sich eine atrophisierende Alopezie in der Scheitelmitte. Typisch für das papuloverruköse Stadium sind meist in der 2.–6. Lebenswoche auftretende verruköse hyperkeratotische Hautveränderungen. Nach Rückgang der entzündlichen Veränderungen kommt es im Pigmentierungsstadium zum Auftreten von lineären, oft bizarr konfigurierten Hyperpigmentierungen. In etwa der Hälfte der Fälle werden assoziierte Fehlbildungen beobachtet: Störungen in der Dentition, Augenanomalien, Optikusatrophie, Anomalien in ZNS und Skelettsystem oder Herzfehler.

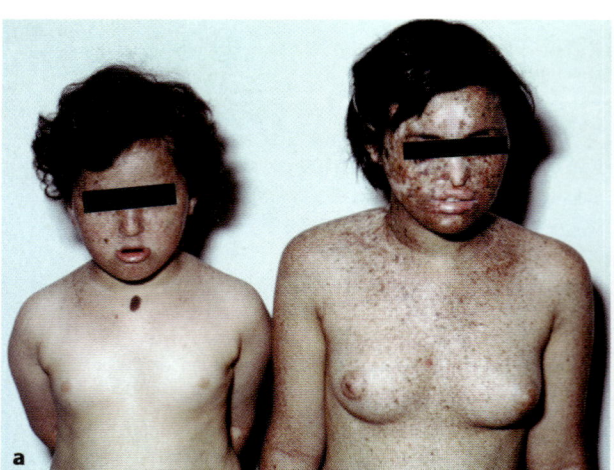
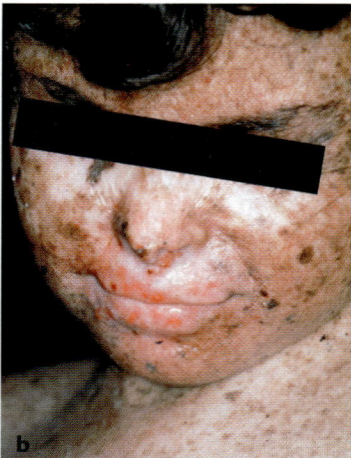

Abb. 286.5 Xeroderma pigmentosum. (Bildrechte liegen bei den Erziehungsberechtigten der Patienten)

Tab. 286.2 Klinische Symptome der Aplasia-cutis-congenita-Gruppen

Gruppe	Hauptmerkmale	Assoziierte Änderungen
1	Aplasia cutis congenita der Kopfhaut ohne oder nur mit isolierten Anomalien	Lippen-Kiefer-Gaumen-Spalten Cutis mamorata teleangiectatica Persistierender Ductus arteriosus Tracheoösophageale Fisteln
2	Aplasia cutis congenita der Kopfhaut mit Extremitätenreduktionsdefekt	Adams-Oliver-Syndrom
3	Aplasia cutis congenita der Kopfhaut mit assoziierten epidermalen Naevi	Naevus sebaceus, Naevus verrucosus
4	Aplasia cutis congenita mit darunterliegenden embryonalen Fehlbildungen	Enzephalozele, Meningozele, Spina bifida, Omphalozele
5	Aplasia cutis congenita mit assoziiertem Fetus papyraceus	
6	Aplasia cutis congenita mit Epidermolysis bullosa	
7	Aplasia cutis congenita im Bereich der Extremitäten	Assoziation mit EB simplex, junctionalis oder dystrophica
8	Aplasia cutis congenita in Verbindung mit spezifischen Teratogenen	Methimazol, intrauterine HSV- oder VZV-Infektion
9	Aplasia cutis congenita in Verbindung mit Malformationssyndromen	Trisomie D (Chromosomen 13–15) Opitz-Syndrom Goltz-Gorlin-Syndrom Okulozerebrokutanes Syndrom = Delleman-Oorthuys-Syndrom

Therapie Im Entzündungsstadium ist eine Lokaltherapie angezeigt, um eine Superinfektion zu vermeiden. Bei ausgeprägtem Befund ist der Einsatz von internen Steroiden erforderlich. Wichtig ist auch die genetische Beratung der Eltern.

286.13 Hypohydrotische ektodermale Dysplasie

R. König

Ätiologie Verantwortlich sind Mutationen im *EDA*-Gen, das auf dem X-Chromosom im Bereich Xq12–q13 liegt. Das Genprodukt ist ein integrales Membranprotein, das möglicherweise epithelial-mesenchymale Signalfunktionen ausübt.

Genetik Die hypohydrotische ektodermale Dysplasie wird X-gebunden vererbt.

Klinische Symptome Typisch ist die vorgealtert wirkende Fazies mit stark prominenter Stirn, Hypertelorismus, subokulärer Hautfältelung, tiefer Nasenwurzel, kleinen Nasenflügeln, dicken Lippen, prominentem Kinn und häufig spitz ausgezogenen Ohren. Das Kopfhaar ist dünn, kurz, spärlich, die Augenbrauen und Wimpern sind nur angedeutet vorhanden oder fehlen. Es besteht eine Anodontie oder Hypodontie mit dysplastischen, konischen Zähnen. Die Haut ist trocken und schuppend. Die ekkrinen Schweißdrüsen sind stark hypoplastisch oder fehlend, die apokrinen Duftdrüsen sind weniger betroffen. Da die Körpertemperatur nicht durch Schweißbildung gesenkt werden kann, besteht für nicht diagnostizierte männliche Patienten ein erhebliches Risiko für eine Hyperthermie mit konsekutiven neurologischen Störungen. Die Speichel- und Schleimdrüsen des Mundes, der Nase und der Bronchien sind hypoplastisch, was zu rezidivierenden Infekten der oberen Luftwege und chronischer Otitis media führt. Die Nägel sind nicht betroffen. Viele Frauen sind nicht oder nur leicht betroffen, ein erheblicher Anteil manifestiert aber Teilsymptome, wie Zahndysplasien, dünne, spärliche Haare,

Tab. 286.3 Ausgewählte ektodermale Dysplasien

Krankheit	Symptome	Ätiologie/Locus/Gen
Clouston-Syndrom („ectodermal dyplasia, hydrotic")	Totale Alopezie, dünne Augenbrauen, schwere Nageldysplasie, palmoplantare Hyperkeratose, Hyperpigmentierungen, verdickte Schädelknochen	AD 13q12 GJB6 (Connexin-30)
Ectrodactyly-ectodermal-dysplasia-clefting-Syndrom (EEC-Syndrom)	Spalthände und -füße, Syndaktylien, LKG-Spalte, seltener Gaumenspalte, dünne Haare, Augenbrauen und Wimpern, hypoplastische Tränenwege, Fotophobie, Hypodontie, konische Zähne, dysplastische Nägel, urogenitale Fehlbildungen, Schwerhörigkeit	AD 3q27, 7q11.2-q21.3 TP63
Goltz-Gorlin-Syndrom (fokale dermale Hypoplasie)	Hautatrophie, Teleangiektasien, Pigmentstörungen, Fettgewebshernien, Papillome, Reduktionsdefekte der Extremitäten, Hypodontie, Zahndysplasie, Nageldysplasie, fokale Alopezie, Kolobome, Mikrophthalmus, Mikrozephalus, leichte Retardierung	X-gebunden dominant, meist letal bei Jungen Xp 11.23 PORCN
Hay-Wells-Syndrom (AEC-Syndrom)	Ankyloblepharon, fehlende oder sehr dünne Haare, Tränengangsanomalien, Gaumenspalte, konische Zähne, fehlende oder dysplastische Nägel, leichte Hypohydrose	AD 3q27 TP63
Incontinentia pigmenti (Bloch-Sulzberger-Syndrom)	Fleckförmige Alopezie, Retinopathie, Katarakt, Hypodontie, konische Zähne, dysplastische Nägel, Hautveränderungen: Erythem → Bläschen → Hyperkeratose → Hyperpigmentierung entlang der Blaschko-Linien, teilweise ZNS-Beteiligung	X-gebunden dominant, letal bei Jungen Xq28 IKK-γ (NEMO)
Rapp-Hodgkin-Syndrom	Trichodysplasie (z. B. Pili torti), Alopezie, spärliche Augenbrauen, Tränengangsanomalien, Hypodontie, submuköse Gaumenspalte	AD 3q27 TP63
Rothmund-Thomson-Syndrom	Poikilodermie: Erythem, Atrophie, Hyper-, Depigmentierung, Hyperkeratose. Fotosensibilität, Katarakt, Zahndysplasie, Nageldysplasie, radiale Hypoplasie, Minderwuchs	AR 8q24.3 RECQL4
Trichodentoossäres Syndrom	Dichte, kleingelockte Haare, Gesichtsdysmorphien, Taurodontie der Molaren, Schmelzdefekte, Gingivaabzesse, dicke, brüchige Nägel, Osteosklerose	AD 17q21.3-q22 DLX3

AD autosomal-dominant, *AR* autosomal-rezessiv.

sehr trockene Haut mit verminderter Schwitzfähigkeit, Hypoplasie der Mamillen. Einzelne Frauen zeigen das Vollbild der Erkrankung. Es besteht eine große inter- und intrafamiliäre Variabilität. Einige ektodermale Dysplasien werden in Tab. 286.3 dargestellt.

Diagnose Die Diagnose ist klinisch zu stellen. Der molekulargenetische Mutationsnachweis ist wichtig für die sichere Diagnostik von Überträgerinnen und zur Abgrenzung der sehr seltenen autosomal-rezessiven Form.

Literatur

Fritsch P (2004) Dermatologie und Venerologie. Lehrbuch und Atlas. Springer, Berlin

Pierini A-M, de Garcia-Diaz Pierini R, Bustamante RF (1995) Pediatric dermatology (International Congress Series 1073). Excerpta Medica, Amsterdam

Plewig G, Landthaler M, Burgdorf W, Hertl M, Ruzicka T (2012) Dermatologie, Venerologie und Allergologie. Springer, Berlin

Selbsthilfegruppe Ektodermale Dysplasie e. V., A. Burk, Landhausweg 3, D-72631 Aichtal, Tel. 07127-969691, www.ektodermale-dysplasie.de

Traupe H, Hamm H (Hrsg) (1999) Pädiatrische Dermatologie. Springer, Berlin Heidelberg New York Tokyo

287 Hauttumoren

T. Bieber, A. Steen

287.1 Pigmentzellnävi

Pigmentzellnävi werden hervorgerufen durch eine zu große Anzahl und/oder Aktivität der dermalen und/oder epidermalen Melanozyten. Bei den Café-au-Lait-Flecken handelt es sich um rundliche bis ovale, homogene, pigmentierte, milchkaffeefarbene Flecken. Finden sich mehr als 5 größere dieser an sich harmlosen Flecken, so kann dies, insbesondere in Kombination mit sommersprossenartigen Hyperpigmentierungen in den Axillen, ein Hinweis auf das Vorliegen einer Neurofibromatose sein. Epheliden, sog. Sommersprossen, sind sehr kleine, gelb bis bräunliche, scharf begrenzte Pigmentflecken, die häufiger bei rothaarigen Menschen zu finden sind und durch UV-Licht im Sommer besonders deutlich hervortreten. Davon abzugrenzen sind Lentigines, die den Sommersprossen ähneln, aber meist dunkler und bis linsengroß sind und lichtunabhängig entstehen. Bei plötzlicher Aussaat und Auftreten zahlreicher Lentigines spricht man von einer Lentiginose, die auch auf innere Veränderungen hinweisen kann wie z. B. beim LEOPARD-Syndrom.

Im Rahmen der dermalen melanozytischen Nävi beobachtet man auch bei weißrassigen Kindern ab und zu eine über dem distalen Rücken gelegene blaugraue, unscharf begrenzte Verfärbung, den Mongolenfleck, der gewöhnlich bis zur Pubertät wieder verblasst. Als blauer Nävus imponiert der Naevus coeruleus, der, meist singulär vorkommend, durch die tief in der Dermis gelegenen Melaninpigmente seine blauschwarze Farbe erhält.

287.2 Nävuszellnävi

Nävuszellnävi treten praktisch bei jedem Menschen in verschiedener Anzahl, Größe und Ausprägung auf und reichen von flachen, stecknadelkopfgroßen bis zu handgroßen, papillomatösen Nävi. Sie liegen in umschriebenen Herden entweder nest- oder strangförmig in der Epidermis, in der epidermodermalen Junktionszone oder in der Dermis. Die kongenital auftretenden pigmentierten und zum Teil auch behaarten Nävi werden auch als Tierfellnävi bezeichnet. Aufgrund des bei kongenitalen Nävi erhöhten Entartungsrisikos ist die Exzision noch im Kindesalter anzuraten, was bei sehr großen Nävi eine anspruchsvolle plastische Operation bedeutet. Übergänge vom Nävus in Richtung Melanom werden auch als dysplastische Nävi bezeichnet. Hier finden sich histologisch bereits Dysplasie und Hyperplasie polymorpher Melanozyten. Alle Nävi mit Verdacht auf Vorliegen einer Dysplasie sollten exzidiert werden.

287.3 Melanom

Maligne Melanome zeichnen sich aus durch ihre ausgeprägte und oft auch frühzeitige Neigung, lymphogen und auch hämatogen zu metastasieren. Vor der Pubertät ist das Auftreten von Melanomen sehr selten. Betroffen sind häufiger Patienten mit hellem Hauttyp. Positive Familienanamnese, starke Sonnenbestrahlung und durchgemachte Sonnenbrände sind wesentliche Risikofaktoren. Klinisch imponieren Melanome oft sehr unterschiedlich, was Farbe, Größe und Struktur betrifft. Warnsignale sind rasche Größenzunahme einer pigmentierten Hautveränderung, Änderung der Farbe, Auftreten von Juckreiz oder gar Blutung. Hier ist ein sofortiges hautfachärztliches Konsil mit rascher Exzision und ggf. weiteren Maßnahmen erforderlich.

287.4 Spindelzellnävus

Der wegen seiner an ein Melanom erinnernden Histologie leider noch als juveniles Melanom bezeichnete Spindelzellnävus („Spitz-Nävus") tritt vornehmlich bei Kindern und Jugendlichen auf. Klinisch ist er selten pigmentiert und imponiert in der Regel eher durch eine rötliche, kegelartig aufgebaute Papel bis Knoten. Der Tumor sitzt öfter im Kopf- und oberen Rumpfbereich. Das histologische Bild ist dem Melanom sehr ähnlich mit vor allem großen Nävuszellnestern und zum Teil spindeligen und mehrkernigen atypisch wirkenden Zellen. Der Nachweis von apoptotischen Zellen im junktionalen Bereich (Kamino-Bodys) ist wegweisend für die Diagnose. Differenzialdiagnostisch können ein juveniles Xanthogranulom, ein Histiozytom sowie ein Pilomatrixom in Betracht kommen. Der Tumor ist gutartig und kann mit einem kleinen Sicherheitsabstand exzidiert werden.

287.5 Juveniles Xanthogranulom

Das in der postnatalen bzw. in der Säuglingsperiode auftretende orangefarbene juvenile Xanthogranulom (Nävoxanthoendotheliom; ◘ Abb. 287.1) tritt in der Regel solitär auf. Die Prädilektionsstellen sind Gesicht, Kapillitium sowie Extremitäten. Aufgrund seines Aufbaus und seiner Farbe ist der Tumor gelegentlich mit einem Spindelzellnävus (s. oben) zu verwechseln. In seltenen Fällen kommt es zur Ausbildung eines sog. Riesenxanthogranuloms, das bis zu 5–8 cm groß werden kann. Histologisch finden sich große, xanthomatöse, zum Teil auch spindelförmige Zellen sowie mehrkernige Riesenzellen (Touton-Riesenzellen). Der Tumor ist benigne und kann sich langsam unter Ausbildung einer geringen Hyperpigmentierung spontan zurückbilden.

287.6 Pilomatrixom

Das Pilomatrixom (Epithelioma calcificans Malherbe; ◘ Abb. 287.2) tritt häufiger bei Kindern auf, insbesondere im Gesichtsbereich. Klinisch imponiert es durch kutan bis subkutan gelegene sehr derbe Knoten. Sehr selten kommt es gleichzeitig oder nacheinander zur Ausbildung mehrerer Pilomatrixome. Histologisch sind die sog. Schattenzellen sowie die Nekrose- und Verkalkungszonen pathognomonisch für diesen Tumor. Der Tumor sollte in toto exzidiert werden.

287.7 Hämangiome

Klinische Symptome Hämangiome treten meist in den ersten Lebenstagen bis Wochen auf. Je nach Lokalisation unterscheidet man kutane, kutan-subkutane oder rein subkutane Hämangiome. Letztere, auch kavernöse Hämangiome genannt, neigen oft zu ra-

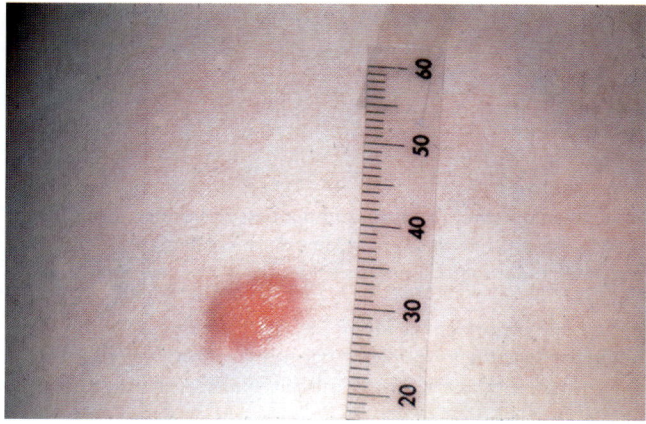

● Abb. 287.1 Xanthogranulom

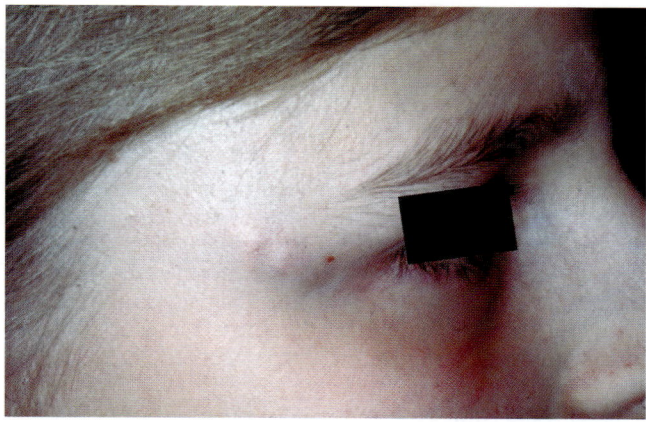

● Abb. 287.2 Philomatrixom. (Bildrechte liegen bei den Erziehungsberechtigten des Patienten)

schem Wachstum und liegen vor als weiche, ausdrückbare Tumoren, die bläulich durchschimmernd das Hautniveau emporheben. Dabei sind der Verlauf und die Größenzunahme individuell sehr variabel. Als Komplikationen können intratumorale Thrombose, Blutung, Mazeration und Ulkusbildung sowie Nekrotisierung auftreten. Meist wird dadurch die Spontanheilung eingeleitet. Auf anatomische Besonderheiten ist zu achten, z. B. bei Verdrängung im Orbitabereich.

Sonderformen Eine Sonderform ist das verruköse Hämangiom: Zunächst als Gruppe von einzelnen rötlichen Papeln und später konfluierend können verruköse Plaques oder lineare Bänder entstehen. Beim Kasabach-Merritt-Syndrom finden sich große, kavernöse Riesenhämangiome mit der Gefahr der Thrombosierung und Entwicklung von Verbrauchskoagulopathie und mikroangiopathischer hämolytischer Anämie. Das Mafucci-Syndrom ist gekennzeichnet durch das gemeinsame Vorkommen von kavernösen Hämangiomen (oder Phlebektasien oder Lymphangiomen) und Enchondromen.

Therapie Es besteht zwar eine starke Spontanheilungstendenz, und die Regression ist meist bis zum Beginn des Schulalters abgeschlossen. Um dem Größenwachstum und Komplikationen vorzubeugen, ist jedoch insbesondere bei funktionell (insbesondere im Gesicht) und ästhetisch störenden Lokalisationen der frühzeitige Einsatz der Laser- oder Kryotherapie indiziert. Diese wird ggf. auch mehrmals eingesetzt, bis sich deutliche Regressionszonen zeigen. Neuerdings hat sich der Einsatz von β-Blockern, insbesondere bei rasch wachsenden kavernösen Hämangiomen im Gesichtsbereich sehr bewährt.

287.8 Lymphangiome

Lymphangiome treten ähnlich wie die Hämangiome im frühen Säuglingsalter auf. Gelegentlich finden sich auch gemischte Hämatolymphangiome.

287.9 Lymphangioma circumscriptum cysticum

Typisch sind herpetiform angeordnete, helle, prall derbe, zosteriforme Pseudobläschen, nach Traumatisierung kommt es zu Blutbeimischung und Ausbildung von Hämatolymphangiomen.

Erforderliche Therapiemaßnahmen sind Exzision, Kryo- oder Lasertherapie.

287.10 Lymphangioma cavernosum subcutaneum

Beim Lymphangioma cavernosum subcutaneum besteht eine umschriebene Hautvorwölbung mit darunterliegendem teigigem Tumor. Je nach Größe kann das Lymphangioma cavernosum auch Ursache einer Elephantiasis oder einer Makroglossie sein.

Erforderlich ist die Exzision je nach Lokalisation und Ausmaß.

Literatur

Fritsch P (2004) Dermatologie und Venerologie. Lehrbuch und Atlas. Springer, Berlin
Pierini A-M, de Garcia-Diaz Pierini R, Bustamante RF (1995) Pediatric dermatology (International Congress Series 1073). Excerpta Medica, Amsterdam
Plewig G, Landthaler M, Burgdorf W, Hertl M, Ruzicka T (2012) Dermatologie, Venerologie und Allergologie. Springer, Berlin
Traupe H, Hamm H (Hrsg) (1999) Pädiatrische Dermatologie. Springer, Berlin Heidelberg New York Tokyo

288 Acne vulgaris

T. Bieber, A. Steen

Definition Die meist in der Adoleszenz und im frühen Erwachsenenalter auftretende Akne ist sehr häufig, wobei gewöhnlich der Beginn in das 12. Lebensjahr fällt. Bei früherem Beginn ist mit einem schwereren Verlauf zu rechnen. Der spontane Verlauf der Akne kann sich bis zum 30. Lebensjahr hinstrecken. In der westlichen Hemisphäre kann man davon ausgehen, dass 60–80 % der 12- bis 25-Jährigen von Akne betroffen sind.

Ätiologie und Pathogenese Zur Entstehung sind sowohl exogene als auch endogene Faktoren erforderlich. Von Bedeutung sind die in der Pubertät auftretende Steigerung der Lipidsynthese, die Verhornungsstörung im Follikelinfundibulum (dadurch Entstehung eines Staus der Lipidmassen), die Anwesenheit von Corynebacterium acnes und die entsprechende Sezernierung von Lipiden mit Freisetzung von proinflammatorischen freien Fettsäuren. Zwillingsstudien zeigen eine genetische Komponente. Der Genuss insulinotroper Nahrungs- und Genussmittel, insbesondere Milch und Getreideprodukte mit hohem glykämischen Index, verstärken die in der Pubertät passager auftretende physiologische Insulinresistenz und führen zu einer pathologischen Überhöhung bereits physiologisch gesteigerter Wachstumssignale der Pubertät.

In der Regel ist die Akne nicht auf einen Überschuss an Androgenen zurückzuführen, sondern auf eine erhöhte Empfindlichkeit der Talgdrüsenrezeptoren. Bei Vorhandensein von eindeutigen Zeichen einer Androgenisierung muss an ein polyzystisches Ovarsyndrom gedacht werden.

Klinische Symptome Das Bild der Acne vulgaris (◘ Abb. 288.1) wird durch das unterschiedlich stark ausgeprägte Vorhandensein von offenen und geschlossenen Komedonen, Papeln, Papulopusteln sowie in schweren Fällen von Knoten bestimmt. Die Akne wird üblicherweise in 4 Schweregrade eingeteilt, wobei die Gradeinteilung von dem Überwiegen einzelner oder mehrerer Primäreffloreszenzen bestimmt wird. Die Acne comedonica (üblich im Stirnbereich bei jüngeren Mädchen) stellt meist die Erstmanifestation der Akne dar. Bei Überwiegen von Papeln und Papulopusteln stellt sich dann das Vollbild einer Acne papulopustulosa dar. Bei schwereren Verlaufsformen kommt es nicht selten im Gesichts-, Brust- und Rückenbereich zur Bildung von Knoten und Zysten, die dann dem Vollbild der Acne conglobata entsprechen (◘ Abb. 288.2).

Sonderformen

Acne neonatorum Die aufgrund der persistierenden mütterlichen Androgene auftretende Acne neonatorum entsteht direkt postnatal und heilt in der Regel spontan ab.

Acne excoriée des jeunes filles Die fälschlicherweise als Akne bezeichnete Krankheit weist keine der Primäreffloreszenzen der Acne vulgaris auf, sondern ist geprägt durch zahlreiche exkoriierte Papeln. Die artifizielle Komponente dieser Krankheit steht im Vordergrund und bedarf in der Regel einer psychosomatischen Betreuung.

Acne cosmetica Die Acne cosmetica entsteht durch eine unsachgemäße Anwendung von fettreichen Kosmetika.

Acne fulminans Die Acne fulminans, eine meist bei Jugendlichen im Pubertätsalter auftretende, akute Form der Akne, geht mit ausgeprägten Systemzeichen wie Fieber, Arthralgien und Leukozytose einher. Klinisch ist sie durch das plötzliche Auftreten von Papeln, Zysten und Knoten im Brust- und Rückenbereich gekennzeichnet.

Therapie Die übermäßige Talgproduktion kann bei jungen Frauen durch die Einnahme von Antiandrogenen (z. B. Cyproteronacetat) eingedämmt werden. Die Proliferation der Keime kann lokal oder systemisch mittels Antibiotika bekämpft werden. In der Regel haben sich hier Tetrazykline bzw. Minozyklin sehr gut bewährt. Bei den entzündlichen Formen der Akne (mit vielen Papeln und Papulopusteln) empfiehlt sich ebenfalls eine lokale antibakterielle Therapie mit Benzoylperoxid (5 oder 10 %). Die Verhornungsstörung wird in der Regel durch den Einsatz von topischen Retinoiden (z. B. Adapalen) bekämpft. Der Einsatz von 20 % Azelainsäure enthaltenden Präparationen (z. B. Skinoren) hat sich bei weniger entzündlichen Formen bewährt. Bei schweren Formen der Akne (Acne conglobata) empfiehlt sich die Einnahme von Retinoiden (z. B. 13-cis-Retinsäure) in niedrigen bis mittleren Dosen (10–20 mg/Tag). Auch eine mäßige Sonnenexposition oder Fototherapie kann sehr hilfreich sein.

Über diese Maßnahmen hinaus sollte der Patient über die Meidung von fetthaltigen Präparaten bzw. Kosmetika aufgeklärt werden. Diätetische Maßnahmen, insbesondere der Verzicht auf Milchprodukte, sowie der Verzicht auf Nikotin sollten die Therapie unterstützen.

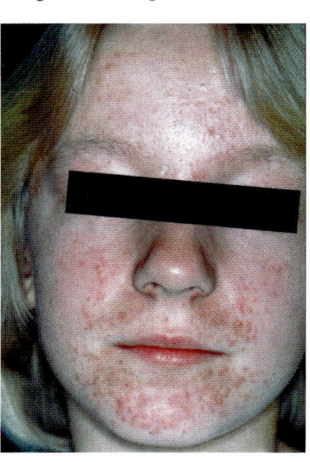

◘ **Abb. 288.1** Acne vulgaris. (Bildrechte liegen bei den Erziehungsberechtigten der Patienten)

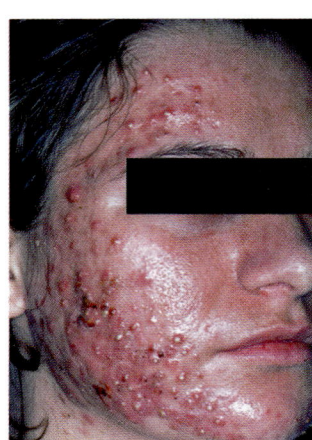

◘ **Abb. 288.2** Acne conglobata. (Bildrechte liegen bei den Erziehungsberechtigten der Patienten)

G.F. Hoffmann, M.J. Lentze, J. Spranger, F. Zepp (Hrsg.), *Pädiatrie*,
DOI 10.1007/978-3-642-41866-2_288, © Springer-Verlag Berlin Heidelberg 2014

Literatur

Fritsch P (2004) Dermatologie und Venerologie. Lehrbuch und Atlas. Springer, Berlin

Pierini A-M, de Garcia-Diaz Pierini R, Bustamante RF (1995) Pediatric dermatology (International Congress Series 1073). Excerpta Medica, Amsterdam

Plewig G, Landthaler M, Burgdorf W, Hertl M, Ruzicka T (2012) Dermatologie, Venerologie und Allergologie. Springer, Berlin

Traupe H, Hamm H (Hrsg) (1999) Pädiatrische Dermatologie. Springer, Berlin Heidelberg New York Tokyo

289 Krankheiten der Hautanhangsgebilde

T. Bieber, A. Steen

289.1 Alopecia areata

Definition, Ätiologie und Pathogenese Die Alopecia areata (◘ Abb. 289.1), eine nichtvernarbende Alopezie, kann in jedem Lebensalter auftreten, insbesondere bei Kindern im Schulalter. Es handelt sich offensichtlich um eine Autoimmunaggression zytotoxischer Lymphozyten gegen Bestandteile des Follikelapparats. Bei länger bestehender Krankheit kann es zur irreversiblen Zerstörung des Follikels kommen.

Klinische Symptome und Verlauf In der Regel treten bei Kindern zunächst solitäre, gelegentlich konfluierende haarlose Areale auf. Typisch ist das Vorhandensein kurzer „Ausrufezeichenhaare" in diesen Arealen. Die zentrifugale Progredienz ist bei Kindern in der Regel eher langsam. Bei Befall des gesamten Kapillitiums handelt es sich um eine Alopecia areata totalis, bei Verlust der gesamten Körperbehaarung um eine Alopecia areata universalis. Nicht selten treten auch Veränderungen der Nägel auf, z. B. Tüpfelnägel oder Längsrillen. Eine Assoziation mit der atopischen Diathese wurde diskutiert.

Es sind 3 Verlaufsformen möglich:
- eine spontane Regression,
- ein chronisch-rezidivierender Verlauf und
- ein Übergang in eine Alopecia areata totalis bzw. universalis.

Der Verlauf ist in der Regel nicht voraussehbar.

Therapie Obwohl meist wenig wirksam, können topische Glukokortikosteroide versucht werden. Auch eine systemische Steroidtherapie, insbesondere im Falle einer Alopecia areata totalis bzw. universalis, kann eine positive Auswirkung haben, vor allem bei relativ kurzer Anamnese. Ebenso kann eine systemische Therapie mit Sulfonen (DADPS) oder Fumarsäuren zur Regression führen, wobei es hier keine kontrollierte Studie gibt. Die bei Erwachsenen häufig eingesetzte topische Immuntherapie mit Diphencyprone (DCP) oder Quadratsäure sollte bei Kindern nur nach Abwägung des Nutzen-Risiko-Verhältnisses angewendet werden.

289.2 Haarschaftanomalien

Es handelt sich in der Regel um genetisch bedingte Bildungsstörungen des Haarschaftes, die entweder isoliert oder als Teilsymptom anderer Krankheiten auftreten. Man unterscheidet zwischen den Anomalien ohne erhöhte Haarbrüchigkeit und den Anomalien mit erhöhter Haarbrüchigkeit. Zur ersten Gruppe gehören die Pili anulati (Kräuselhaare) sowie die Pili trianguli et canaliculi (Syndrom der unkämmbaren Haare). Zur zweiten Gruppe gehören Veränderungen wie Monilethrix, Trichorrhexis nodosa, Trichorrhexis invaginata und Pili torti.

Die Differenzialdiagnose aller dieser Veränderungen kann in der Regel nur durch eine mikroskopische bzw. rasterelektronenmikroskopische Untersuchung erfolgen. Eine Therapie dieser Anomalien ist in der Regel nicht möglich.

Literatur

Fritsch P (2004) Dermatologie und Venerologie. Lehrbuch und Atlas. Springer, Berlin

Pierini A-M, de Garcia-Diaz Pierini R, Bustamante RF (1995) Pediatric dermatology (International Congress Series 1073). Excerpta Medica, Amsterdam

Plewig G, Landthaler M, Burgdorf W, Hertl M, Ruzicka T (2012) Dermatologie, Venerologie und Allergologie. Springer, Berlin

Traupe H, Hamm H (Hrsg) (1999) Pädiatrische Dermatologie. Springer, Berlin Heidelberg New York Tokyo

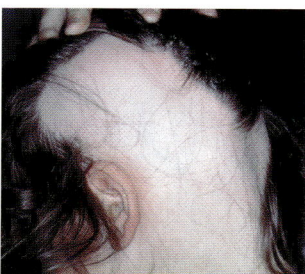

◘ Abb. 289.1 Alopecia areata

290 Erkrankungen des Nagelorgans

T. Bieber, A. Steen

Angeborene oder erworbene Erkrankungen des Nagelorgans sind bei Kindern relativ selten. Wie bei Erwachsenen stellen diese sehr oft diagnostische und therapeutische Herausforderungen dar. Die gründliche körperliche Untersuchung sollte stets die Untersuchung der Nägel beinhalten, da sie ggf. wichtige Hinweise für angeborene, meist monogenetische Erkrankungen oder weitere erworbene, meist entzündliche Dermatosen liefern.

Definition der meistgebrauchten Bezeichnungen für Nagelveränderungen:

Anonychie:	Komplettes Fehlen der Nagelplatte
Brachyonychie:	Kurze/kleine Nägel
Leukonychie:	Weißverfärbung des Nagels
Onychoschisis:	Lamelläre Absplitterung des Nagels
Onycholyse:	Ablösung der Nagelplatte vom Nagelbett
Koilonychie (Löffelnagel):	Transversale und longitudinale Wölbung der Nagelplatte
Pachyonychie:	Verdickung der Nägel durch Hyperkeratose des Nagelbetts
Melanonychie:	Braun- oder Schwarzverfärbung der Nagelplatte

290.1 Angeborene Dystrophien der Nägel

Die Großzehnageldystrophie (Samman) entsteht sehr früh nach der Geburt ist in der Regel nicht reversibel. Die Nägel wachsen kaum und die Ursache ist unklar. Neben einer Nagelpflege können auch Behandlungsversuche mit onycholytischer 40%iger Harnstoffpaste (z. B. Onyster) unternommen werden.

Aufgrund der Nagelmorphogenese während des embryonalen Wachstums entstehen Onychodystrophien im Wesentlichen als Folge teratogener Stoffe oder genetischer Defekte. Bei Trisomien (z. B. Trisomie 3, 4, 8, 13, 18 und beim Turner-Syndrom) entstehen in der Regel hypoplastische Nägel. Beim Down-Syndrom (Trisomie 21) entsteht eine Makroonychie.

Bei toxischer Einwirkung von z. B. Alkohol oder Medikamenten, wie Phenytoin, kommt es zu einer erheblichen Retardierung der Ausbildung des Nagelorgans mit nachfolgender Nagelhypoplasie.

Die Pachyonychia congenita, die durch eine angeborene Hyperkeratose des Nagelbetts entsteht, ist eine klassische Genodermatose, die nur über eine langfristige Gabe von oralen Retinoiden therapierbar ist.

Die Dyskeratosis congenita (Zinsser-Cole-Engman) ist meistens mit einem Immundefekt, einer Hyperhidrosis palmoplantaris, Leukoplakien der Mundschleimhaut sowie retikulären Pigmentierungen des Gesichtes assoziiert.

290.2 Unguis incarnatus

Eingewachsene Nägel treten meist bei Jungen und Jugendlichen auf und entstehen durch chronische Traumen sowie unsachgemäße Nagelpflege. Die im lateralen Bereich beginnende Entzündungsreaktion kann bis zum Panaritium führen. In der Anfangsphase kann das Wegschneiden der eingewachsenen Nagelecken ausreichen. Bei ausgeprägtem Befund empfiehlt sich eine antiseptische Behandlung mit entsprechenden Fußbädern bis hin zur lokalen und systemischen antibiotischen Therapie. Bei Rezidiv ist die isolierte laterale Nagel- mit Matrixresektion erforderlich.

290.3 Nagelveränderungen durch Infektion

290.3.1 Human-papilloma-virus-Infektion

Die durch „human papilloma virus" (HPV) bedingten Warzen können auch rund um das Nagelorgan bzw. im Nagelbett entstehen und stellen in der Regel eine therapeutische Herausforderung dar. Während die schmerzhafte Kryotherapie meistens von Kindern abgelehnt wird, empfiehlt sich hier die lokale Anwendung von intrafokalem Bleomycin oder Monochloressigsäure. Ausgedehnte periunguale Warzenbeete können vor allem bei abnormen Immunabwehrsituationen (atopische Diathese, Immundefekte, HIV etc.) entstehen.

290.3.2 Panaritium

Diese meist durch Staphylokokken bedingte, sehr schmerzhafte Entzündungsreaktion des Nagelorgans kann sich sehr rasch auf das Gelenk, die Sehnenscheide und den Knochen ausdehnen. Deshalb ist eine frühzeitige Erkennung und Behandlung mit gegen Staphylokokken wirksamen Antibiotika (z. B. Cephalosporine) notwendig. Gegebenenfalls ist auch eine chirurgische Sanierung mit Spaltung notwendig. Es kann zu einer irreversiblen Schädigung des Nagelorgans mit Verlust der Nagelplatte kommen.

290.3.3 Onychomykosen

Während Schimmelpilze sehr selten die Nägel der Kinder befallen, stehen hier Dermatophyten (insbesondere Trichophyton rubrum) sowie Candida albicans im Vordergrund. Ein distaler Befall ist häufiger durch Dermatophyten verursacht. Dagegen ist Candida albicans häufiger im proximalen subungualen Bereich anzutreffen.

Die Diagnose kann durch Nativuntersuchungen bzw. Kulturen vom betroffenen Nagel gestellt werden. Sehr bewährt hat sich auch die histologische Untersuchung der Nagelplatte mit dem Nachweis von Sporen bzw. Hyphen.

Allenfalls bei einem ganz initialen Befall kann eine lokale Therapie (z. B. mit einem antimykotischen Lack) von Erfolg gekrönt sein. Ansonsten bleibt stets die systemische Gabe von dem Alter entsprechend zugelassenen Antimykotika (z. B. Griseofulvin, Fluconazol) die Therapie der Wahl.

290.4 Nagelveränderungen im Rahmen von Dermatosen

Definition In Analogie zum übrigen Integument kann auch das Nagelorgan, insbesondere die Nagelmatrix und das Nagelbett von entzündlichen Veränderungen im Rahmen von entzündlichen Hautkrankheiten befallen sein. Es bilden sich dann relativ klassische, jedoch nicht pathognomonische Veränderungen der Nägel, die auch für die differenzialdiagnostische Überlegung der Hauterkrankung von Bedeutung sein können.

Differenzialdiagnose

Psoriasis Bei der Psoriasis findet man am häufigsten sog. Tüpfelnägel, die durch Grübchen in der Nagelplatte verursacht werden. Darüber hinaus kommt es auch zu einer Nagelverfärbung, zu einer subungualen Hyperkeratose mit Ablösung der Nagelplatte und entsprechender Onycholyse. Sekundär können sich auch Bakterien und Pilzinfektionen in diesen Bereichen ansiedeln. Bei Kindern ist das Auftreten der akralen und pustulösen Sonderform, der sog. Acrodermatitis suppurativa continua Hallopeau mit Pustelbildung des Nagelbetts und des periungualen Bereichs sehr selten.

Lichen ruber planus Bei Lichen ruber planus kommt es häufig auch zur Veränderung der Nagelplatte, im Wesentlichen durch Längsriffelung und Rauigkeit der Nageloberfläche, so dass insgesamt der Nagel seine Transparenz verliert. Bei ausgeprägten Fällen kann es sogar zu Zerstörungen der Nagelmatrix mit nachfolgendem irreversiblem Nagelverlust kommen.

Alopecia areata Auch bei der Alopecia areata kommt es zu Tüpfelnägeln und selteneren Veränderungen wie Trachyonychie und Längsriffelung der Nagelplatte.

Handekzem Beim chronischen Handekzem im Rahmen einer Neurodermitis oder eines allergischen Kontaktgeschehens wird auch der Nagel sehr oft in Mitleidenschaft gezogen. Am häufigsten treten hier sog. Beau-Reil-Furchen auf. Diese sind durch querverlaufende und rinnenförmige Einsenkungen der Nagelplatte, die eine wellenartige Oberfläche des Nagels zur Folge haben, charakterisiert. Diese Veränderungen sind stets nach Abklingen der Entzündung reversibel.

Literatur

Fritsch P (2004) Dermatologie und Venerologie. Lehrbuch und Atlas. Springer, Berlin

Pierini A-M, de Garcia-Diaz Pierini R, Bustamante RF (1995) Pediatric dermatology (International Congress Series 1073). Excerpta Medica, Amsterdam

Plewig G, Landthaler M, Burgdorf W, Hertl M, Ruzicka T (2012) Dermatologie, Venerologie und Allergologie. Springer, Berlin

Traupe H, Hamm H (Hrsg) (1999) Pädiatrische Dermatologie. Springer, Berlin Heidelberg New York Tokyo

XXIX Materialien

291 Arzneimitteltabellen und -interaktionen

Dieses Kapitel finden Sie auch unter ▶ http://extras.springer.com.

T. Ankermann

291.1 Arzneimitteltabellen

Abkürzungsverzeichnis

ACE	Angiotensin-converting-Enzym
ACTH	adrenokortikotropes Hormon
AntD	Antidot
AP	alkalische Phosphatase
ASS	Acetylsalicylsäure
AT III	Antithrombin III
AUC	Area under the curve
BB	Blutbild
BGA	Blutgasanalyse
Bili	Bilirubin
BSG	Blutsenkungsgeschwindigkeit
BUN	Blut-Harnstoff-Stickstoff
BZ	Blutzucker
Ca	Kalzium
Ch	1 Charrière (Ch) = 1 French (F) entspricht einem äußeren Durchmesser von 1/3 mm
CMV	Zytomegalievirus
CPAP	continuous positive airway pressure
CRP	C-reaktives Protein
DD	Differenzialdiagnose
DIC	disseminierte intravasale Gerinnung
DNCG	Dinatriumcromoglicinsäure
DTI	Dauertropfinfusion
ED	Einzeldosis
EEG	Elektroenzephalogramm
EHD	Erhaltungsdosis
EK	Erythrozytenkonzentrat
Erw.	Erwachsene
e.t.	endotracheal
F	French ▶ Ch
f	Frequenz
FFP	Frischplasma (fresh frozen plasma)
FG	Frühgeborene
γ-GT	γ-Glutamyl-Transpeptidase
GE	Gesamteiweiß
Glc	Glukoselösung
GOT	Glutamat-Oxalacetat-Transaminase
GPT	Glutamat-Pyruvat-Transaminase (= ALAT)
h	Stunde
Hb	Hämoglobinkonzentration
HD	Höchstdosis
HD-Mtx	Hochdosis-Methotrexat
HF	Herzfrequenz
HIV	humanes Immundefizienz-Virus
Hkt	Hämatokrit
HLM	Herz-Lungen-Maschine
HOCM	hypertrophe obstruktive Kardiomyopathie
HSV	Herpes-simplex-Virus
HZV	Herzzeitvolumen (l/min)
I.E./IE	Internationale Einheiten
IgE/IgG	Immunglobulin E/G
i.m.	intramuskulär
Inkl.	inklusive
INR	International normalized ratio, methodenunabhängig
i.t.	intratracheal
i.th.	intrathekal
i.v.	intravenös
Kdr.	Kinder
KG	Körpergewicht
KI	Kurzinfusion (1–2 h)
KIE	Kallikrein-Inhibitor-Einheit
KK	Kleinkind
KOF	Körperoberfläche
Kps.	Kapsel
Krea	Kreatinin
Lj	Lebensjahr
Lm	Lebensmonat
Lsg.	Lösung

G.F. Hoffmann, M.J. Lentze, J. Spranger, F. Zepp (Hrsg.), *Pädiatrie*,
DOI 10.1007/978-3-642-41866-2_291, © Springer-Verlag Berlin Heidelberg 2014

LVEDP	linksventrikulärer endiastolischer Druck
LVOTO	linksventrikuläre Ausflusstraktobstruktion
Lw.	Lebenswoche
MAD	mittlerer arterieller Druck
MAP	mittlerer Atemwegsdruck
max.	maximal
MDI	Treibgasinhalator („metered dose inhaler")
Messl.	Messlöffel
MIBG	Nebennierenmarkszintigrafie
Mio.	Millionen
min	Minute
MM	Muttermilch
MRT	Magnetresonanztomografie
NG	Neugeborene
NNR	Nebennierenrinde
NW	Nebenwirkung
Op	Operation
PDA	persistierender Ductus arteriosus Botalli
PEEP	positiver endexspiratorischer Druck
PFC	persistierende fetale Zirkulation
pH	pH-Wert
p.i.	per inhalationem
PIP	inspiratorischer Spitzendruck
PO_2	Sauerstoffpartialdruck
p.o.	per os
p.p.	post partum
PPHN	primäre pulmonale Hypertension des Neugeborenen
PTH	Parathormon
PTT	partielle Thromboplastinzeit
PTZ	Plasmathrombinzeit
RR	Blutdruck („Riva-Rocci")
RTW	Rettungstransportwagen
s	Sekunde
s.c.	subkutan
SD	Sättigungsdosis („loading dose")
SGA	small for gestational age
Sgl.	Säugling
SK	Schulkind
SSW	Schwangerschaftswoche
Supp.	Suppositorium
SVR	Widerstand des Körperkreislaufes („systemic vascular resistance")
SVT	supraventrikuläre Tachykardie

$T_{1/2}$	Halbwertszeit
Tbl.	Tablette
$tcPO_2$	transkutan gemessener Sauerstoffpartialdruck
TD	Tagesdosis
TK	Thrombozytenkonzentrat
TL	Teelöffel
TMP	Trimethoprim
Trpf.	Tropfen
TZ	Thrombozytenzahl
Tx	Transplantation
VLBW	very low birth weight
VZV	Varizella-Zoster-Virus
WD	Wirkdauer
Wdh.	Wiederholung
WE	Wirkungseintritt
WKG	Wirkung
W/Ö	Wasser in Öl
Wo.	Wochen
WPW	Wolff-Parkinson-White-Syndrom
ZNS	zentrales Nervensystem
ZVK	zentraler Venenkatheter (z. B. Jugulariskatheter, Einschwemmkatheter, Sheldonkatheter)

Wichtiger Hinweis Die in den folgenden Tabellen (Tab. 291.1, Tab. 291.2, Tab. 291.3, Tab. 291.4, Tab. 291.5) aufgeführten Angaben zur Medikation wurden sorgfältig geprüft. Dennoch können Herausgeber, Autoren und Verlag keine Gewähr für die Richtigkeit der Angaben übernehmen. Denn medizinische Diagnostik und Therapie unterliegen einem laufenden Wandel und insbesondere neuen Erkenntnissen durch Forschung und klinische Erfahrung. Aus diesem Grunde besteht die Verpflichtung des Benutzers dieser Liste, anhand der Literatur und insbesondere auch der Beipackzettel zu verschriebenen Präparaten zu überprüfen, ob die in diesem Buch gemachten Angaben damit übereinstimmen. In jedem Fall und insbesondere auch bei Abweichungen erfolgt die therapeutische Behandlung und auch die Verschreibung von Medikamenten in eigener Verantwortung des Arztes.

291.1 · Arzneimitteltabellen

Tab. 291.1 Arzneimittel

Wirkstoff	Dosis	Bemerkung
Acetaminophen		▶ Paracetamol
Acetazolamid	*Diuretikum:* i.v., i.m., p.o.: 5 mg/kg KG ED, 3 ED/Tag = 15 mg/kg KG/Tag	Carboanhydrasehemmer BGA-Kontrolle (Acidose, evtl. Bicarbonatgabe)
	Hydrozephalus: i.v., i.m., p.o.: 25 mg/kg KG/Tag auf 3 ED, Steigerung täglich um 25 mg/kg KG/Tag bis HD 100 mg/kg KG/Tag	
Acetylcystein	p.o. auf 3 ED: Kdr < 12. Lj 300 mg/Tag Kdr > 12. Lj 600 mg/Tag	Mukolytikum 15 min vor Inhalation von Acetylcystein Inhalation eines β_2-Mimetikums Antidot bei Paracetamol-Intoxikation
	i.v.: 5–10–25 mg/kg KG ED (3 ED/Tag)	
	p.i.: Sgl: 1–2 ml 20%ige Lsg. oder 2–4 ml 10%ige Lsg. 3- bis 4-mal/Tag KK, SK: 3–5 ml 20%ige Lsg. oder 6–10 ml 10%ige Lsg. 3- bis 4-mal/Tag Erw: 5–10 ml 10/20%ige Lsg. 3- bis 4-mal/Tag	
	Paracetamol-Intoxikation: i.v.: 1. Acetylcystein 150 mg/kg KG in Glc 5 % über 15 min, dann 2. Acetylcystein 50 mg/kg KG in 100–500 ml Glc 5 % über 4 h, dann 3. Acetylcystein 100 mg/kg KG in 200–1000 ml Glc 5 % in 15 h	
Acetylsalicylsäure	*Antiphlogistisch:* p.o.: 60–80–100 mg/kg KG/Tag auf 4 ED (Spiegel: 20–30 mg/dl)	Antiphlogistikum, Analgetikum, Thrombozytenaggregationshemmer Bei fieberhaften viralen Infekten kann unter ASS-Dauertherapie ein Reye-Syndrom auftreten. Deshalb ASS evtl zeitweilig durch ▶ Dipyridamol (z. B. Persantin) 4–9 mg/kg KG/Tag auf 3 ED ersetzen
	Analgetisch: p.o.: 40–60 mg/kg KG/Tag auf 3–4 ED i.v.: 5–10 mg/kg KG ED; HD 13 mg/kg KG (WE in 5 min)	
	Antiaggregatorisch (Thrombozytenaggregationshemmung): p.o.: 3–5 mg/kg KG/Tag i.v.: 1–2 mg/kg KG/Tag	
	Kawasaki-Krankheit: 80–100 mg/kg KG/Tag bis fieberfrei (mindestens 14 Tage); danach 3–5 mg/kg KG/Tag, solange Aneurysma erkennbar (mindestens 6–8 Wochen)	
Aciclovir	i.v. (Chemoprophylaxe): 15–30 mg/kg KG auf 3 ED als KI (HD 2,5 g)	Virustatikum (HSV und VZV) Nephrotoxisch, bei peripheren Venenwegen Gefahr von Phlebitis und bei Paravasat Hautnekrosen
	p.o.: 40(–80) mg/kg KG	
ACTH	*Epilepsie:* 15 IE/m² KOF/Tag (bis 30 IE/m² KOF/Tag)	Überwachung (BB, Elektrolyte, Urin, RR, EKG, Augenhintergrund u. a.) und Infektionsprophylaxe notwendig
Adenosin	*Supraventrikuläre Tachykardie:* i.v. (Bolus): 0,05–0,3 mg/kg KG ED	Antiarrhythmikum, Vasodilatator Sehr kurze $T_{1/2}$ (Sekunden!), EKG-Monitor! WE in 10–15 s

Tab. 291.1 (*Fortsetzung*) Arzneimittel

Wirkstoff	Dosis	Bemerkung
Adrenalin/Epinephrin	Handelsübliche Lsg. (1:1000 = 1 mg/ml) 1:10 verdünnen (effektiv auf 1:10.000 verdünnt) ergibt: 0,1 mg Adrenalin/1 ml Lsg. Davon: i.v.: 0,1–0,2(–0,5) ml/kg KG (= 0,01–0,05 mg/kg) e.t.: bis 5-fache Dosis, handelsübliche Lsg. evtl. nur 1:1 verdünnen DTI: 0,01–1(–5) µg/kg KG/min s.c.: 0,002–0,01 mg/kg KG	α- und β-Sympathomimetikum Lsg. bzw. Spritzen lichtgeschützt lagern oder laufen lassen!
	Unverdünnte Lösung: p.i. (bei Pseudokrupp): InfectoKrupp Inhal Pumpspray (gebrauchsfertig 4 mg Epinephrin/ml Lsg.): 1 Sprühstoß 0,14 ml = 0,56 mg Epinephrin ED: 1–2 Sprühstöße via Vernebler	
	Adrenalin 1:1000 (für p.i.-Anwendung nicht zugelassen): 1–2 ml (HD 5 ml = 5 mg) der unverdünnten Lösung ad 5 ml NaCl via Düsenvernebler)	
Ajmalin	i.v.: 0,5–1(–6) mg/kg KG ED p.o.: 1,5–2 mg/kg KG/Tag Erw: 60 mg/Tag	Antiarrhythmikum Klasse I
Albendazol	p.o.: 15–20 mg/kg KG 1 ED/Tag	Anthelmintikum
Albumin	Akute Volumensubstitution („fluid challenge"): 10–20(–30) ml/kg/ED	Substitution von Volumen im Extrazellulärraum
Albuterol		▶ Salbutamol
Alfacalcidol	SD: 0,25–2 µg/Tag EHD: 0,25–0,75 µg/Tag	Vitamin-D-Derivat. Renale Osteodystrophie (sekundärer Hyperparathyreoidismus); Rachitis Cave: Hyperkalziurie und Hyperkalziämie. Ca, Phosphat und PTH überwachen; nicht bei Leberinsuffizienz.
Alizaprid	i.v.: 100 mg ED (Tagesdosis 400 mg)	Antiemetikum bei Zytostatikatherapie (Dopaminantagonist) Keine Anwendung vor 14. Lj! Wechselwirkung mit Phenothiazinen (Wirkungsverstärkung), Anticholinergika (Aufheben der Wirkung von Alizaprid) und Neuroleptika (gegenseitige Wirkungsverstärkung)
Allopurinol	p.o.: 2–10(–20) mg/kg KG/Tag auf 3 ED (HD 800 mg/Tag)	Urikostatikum Bei Niereninsuffizienz Dosis reduzieren!
Alprostadil = Prostaglandin E_1	DTI: Startdosis 0,05–1 µg/kg KG/h (= 0,001–0,02 µg/kg KG/min) Nach Effekt dosieren	Offenhalten des PDA NW: RR-Abfall, Apnoen, Hauterscheinungen, Herzrhythmusstörungen!

◻ **Tab. 291.1** (*Fortsetzung*) Arzneimittel

Wirkstoff	Dosis	Bemerkung
Alteplase	*Systemische Lyse:* i.v. über peripheren Venenweg: Bolus, i.v.: 0,2 mg/kg KG über 10 min Sättigung: DTI: 0,2 mg/kg KG für 6 h DTI: 0,1 mg/kg KG für 6 h Insgesamt 3-mal	Fibrinolytikum WKG ist dosisabhängig > 1,5 mg/kg KG/Tag: Hautblutungen aus Einstichstellen. > 3 mg/kg KG/Tag: systemisches Blutungsrisiko
	Erhaltung: DTI: 1,2 (0,8–2) mg/kg KG/Tag Dauer 3–21 Tag je nach Effekt Begleitmedikation: Heparin: 100–500 IE/kg KG/Tag; AT III: 100 IE/kg KG/Tag	
	Lokale Lyse (via Katheter in Thrombusnähe): Bolus: i.v.: 0,1–0,2 mg/kg KG über 10 min (Wdh. 4-mal möglich) Sättigung: DTI: 0,2 mg/kg KG für 6 h	
	Erhaltung: DTI: 0,2–0,8 mg/kg KG/Tag Dauer: Wenn nach 3 Tagen kein Erfolg, weiter mit EHD der systemischen Lyse Begleitmedikation: Heparin: 50–100 IE/kg KG/Tag; AT III: 100 IE/kg KG/Tag Therapiekontrollen (2-,4-, 8-stündlich)	
	Systemische/lokale Lyse: PTT < 100 s, Fibrinogen > 100 mg/dl halten (Alteplase evtl. reduzieren ($T_{1/2}$ = 5 min); AT III ca. 100 %	
	Anschlusstherapie: 1. 10 Tage bis 2 Wochen Heparin (PTT ca. 1,5-Faches der Norm) 2. Ab 3. Woche für 6–9 Monate, venöse Thrombosen: Phenprocuomon (z. B. Marcumar), arterielle Thrombosen: ASS 3. Danach individuelle Entscheidung	
Aluminiumhydroxid	p.o.: 3–6 ml/kg KG/Tag KG < 2 kg: 0,5 ml nach der Mahlzeit KG 2–5 kg: 1,0 ml nach der Mahlzeit KG 5–10 kg: 5,0 ml nach der Mahlzeit KG 10–20 kg: 10 ml nach der Mahlzeit KG > 20 kg: 15 ml nach der Mahlzeit Bei Patienten, die nüchtern sind, kann als Anhalt gelten: 0,2–0,4 ml/kg KG alle 3–4 h	Antacidum, Stressulkusprophylaxe
Amantadin	5 mg/kg KG/Tag auf 2 ED (HD 200 mg/Tag)	Virustatikum (Influenza)
Ambroxol	p.o.: Saft 1 ml = 3 mg Sgl: 2-mal 2,5 ml Saft/Tag KK: 3-mal 2,5 ml Saft/Tag SK: 3-mal 5 ml Saft/Tag Erw: 3-mal 10 ml Saft/Tag	Mukolytikum
	i.v.: 1,5 mg/kg KG/Tag auf 3 ED	
	Inhalation: < 6. Lj: 2-mal/Tag mit 2 ml Lsg. > 6. Lj: 3-mal/Tag mit 2–3 ml Lsg.	

Tab. 291.1 (Fortsetzung) Arzneimittel

Wirkstoff	Dosis	Bemerkung
Amiodaron	i.v.: SD: 5 mg/kg KG ED EHD: 6–12 µg/kg KG/min	Antiarrhythmikum Klasse III i.v.-Gabe unter EKG-Kontrolle
	p.o.: Tag 1–10: 10–15 mg/kg KG/Tag (Erw.: 800–1600 mg/Tag) EHD: 100(–300) mg/m² KOF/Tag (Erw:200–400–600 mg/Tag)	
Amitryptilin	p.o.: 1–1,5 mg/kg KG/Tag auf 3 ED	Antidepressivum
Amlodipin	0,05–0,15 mg/kg KG/Tag auf 1 ED (HD 10 mg)	Kalziumantagonist
Amrinon	SD, i.v.: 0,5–0,75–3 mg/kg KG EHD: DTI: 5–20 µg/kg KG/min	Phosphodiesterasehemmer zur Kurzzeittheapie bei akuter Herzinsuffizienz (internationale Apotheke)
Antithrombin III	i.v. als KI (über 30 min): 1 IE AT III/kg KG hebt die AT-III-Konzentration um 1 % Anfangsdosis: 30–50 IE/kg KG/Tag	Proteinasehemmer Vor Gabe von Gerinnungspräparaten sollte AT III auf hochnormale Werte angehoben werden (ca. 100 %)
Aprotinin	DTI: Kdr, SD: 50.000 KIE ED HD 20.000 KIE/kg KG/Tag Erw, SD: 500.000 KIE EHD 50.000 KIE/kg KG/Tag	Polypeptid aus Rinderlunge zur Hemmung der gesteigerten Fibrinolyse Orientierender Test, ob Fibrinolyse gesteigert: Keine Blutgerinnung binnen 10 min oder Aufhebung der Gerinnung binnen 60 min bei Körpertemperatur (blutgefülltes Röhrchen in die Hosentasche stecken)
Atenolol	p.o.: 1–2 mg/kg KG/Tag auf 1–2 ED Erw: 25–100 mg/Tag auf 1–2 ED	β-Rezeptorenblocker
Atropin	i.v., i.m., s.c., i.t.: 0,01–0,03 mg/kg KG ED	Anticholinergikum, Antidot
Azathioprin	*Juvenile chronische Arthritis:* p.o.: 1(–4) mg/kg KG/Tag auf 2–3 ED	Immunsuppressivum
	Organtransplantation: Prä-/perioperativ, i.v.: 2(–5) mg/kg KG auf 2–3 ED Erhaltung, p.o.: 1(–4) mg/kg KG/Tag	
Baclofen	p.o.: KK: 10–20 mg/Tag auf 4 ED SK: 30–60 mg/Tag auf 4 ED Erw: 30–75 mg/Tag auf 3 ED	Myotonolytikum Einschleichender Beginn (alle 3 Tage) bis zum Erreichen der Tagesdosis. Ausschleichen über 14 Tage Eingeschränkte Nierenfunktion: Dosisreduktion
Beclomethason	p.i., Lsg. via Düsenvernebler: Sgl: 400 µg/Tag auf 2 ED 1.–12. Lj: bis 800 µg/Tag auf 2 ED	Glukokortikoid zur Inhalation
	Beclomethason MDI/Pulverinhalator/atemzuggetriggertes Inhalationsgerät: p.i. auf 2 ED Niedrige Dosis: 100–200 µg/Tag Mittlere Dosis: 200–400 µg/Tag Hohe Dosis: >400 µg/Tag	
Betamethason	p.o.: 0,01–0,2 mg ED	Glukokortikoid z. B. Notfallapotheke bei relevanter Allergie (Nahrungsmittel, Hymenoptera) Handelsübliche Lsg. (Celesteamine liquidum) enthält 0,5 mg in 1 ml
Biperiden	i.v.: 0,04 mg/kg KG ED	Anticholinergikum AntD: ▶ Carbachol (z. B. Doryl)
	Extrapyramidale Symptome (medikamentös ausgelöst): i.v., ggf. Wdh. nach 30 min: Sgl: 1 mg Kdr 2.–10. Lj: 3 mg	
Blutgerinnungsfaktoren	i.v.: 1 IE/kg KG hebt den Quickwert um 1 % an	Vor Faktorengabe hochnormale Werte von AT III anstreben

Tab. 291.1 (Fortsetzung) Arzneimittel

Wirkstoff	Dosis	Bemerkung
Blutbestandteile	Erythrozytenkonzentrat: 10 ml/kg KG Erythrozytenkonzentrat mit SAG-Mannitol-Stabilisator: 12–15 ml/kg KG Vollblut: 15 ml/kg KG Thrombozytenkonzentrat: 10–15 ml/kg KG FFP (Plasma): 12–15 ml/kg KG Immunglobuline (γ-Globulin): 0,01–0,4 g/kg KG γ-Globulin, i.v.: 1. Wahl: 2 g/kg KG (DTI über 12 h) Alternative: 0,4 g/kg KG/Tag für 4 Tage (KI über 2 h)	
Budesonid	p.i. auf 2 ED Respules für elektrische Inhaliergeräte mit 500 μg oder 1000 μg (0,5 mg/1,0 mg in 2 ml) verfügbar MDI/Pulverinhalator: Niedrige Dosis: 100–200 μg/Tag Mittlere Dosis: 200–400 μg/Tag Hohe Dosis: >400 μg/Tag	Glukokortikoid zur Inhalation
Buprenorphin	i.v.: 0,2–0,5 mg/kg KG ED	Opioidanalgetikum (WE ~10–15 min, WD ~5–8 h) Keine Anwendung im Säuglingsalter (Kontraindikation!) Opiatrezeptoragonist und -antagonist, daher keine Antagonisierung durch Naloxon! 35-fache analgetische Potenz von Morphin
Butylscopolamin	p.o.: 0,3–0,5(–1) mg/kg KG ED (3 ED/Tag) i.v.: 0,3–0,6 mg/kg KG ED	Spasmolytikum, Parasympatholytikum
C_1-Esterase-Inhibitor	i.v.: ED 500 E (= 10 ml), Dosis bei Kdr und Erw gleich! *Erbliches angioneurotisches Ödem:* Kdr und Erw: 500–1000 E (10–20 ml) *Kapillarlecksyndrom nach HLM-Op:* i.v.: 220–290 E/kg KG/Tag Therapiedauer 6–9 Tage	
Calcitriol	<10 kg KG: 0,05 μg/Tag 10–20 kg KG: 0,1–0,15 μg/Tag >20 kg KG: 0,25 μg/Tag	Vitamin-D_3-Derivat Renale Osteodystrophie (sekundärer Hyperparathyreoidismus); Rachitis Cave: Hyperkalzämie. Ca und Phosphat überwachen. PTH messen! Dosis anpassen nach Laborwerten
Ca-Glukonat 10 %	i.v. peripher: 0,5 ml/kg KG (4,5 mg/kg KG) Erw 90 mg (= 10 ml)	Ca-Substitutionsmittel
Captopril	p.o. auf 2–3 ED: <6. Lm: 0,1–1,0(–2) mg/kg KG/Tag >6. Lm: 1,0–6,0 mg/kg KG/Tag Erw: 12,5–150 mg/Tag	ACE-Hemmer Arterielle Hypertension/Herzinsuffizienz 1. Dosis mit RR-Kontrolle und Überwachung; bei Sgl RR-Überwachung während der gesamtem Einstellungsphase Speziell bei Herzinsuffizienz: Mit kleinen Dosen einschleichend beginnen (0,1–0,3 mg/kg KG/Tag) Bei Anstieg des Serumnoradrenalins Indikation überprüfen und ggf. absetzen
Carbachol	s.c./i.m bis 3 ED/24 h: <2. Lj: 0,05–0,12 mg ED >2. Lj: 0,12 mg ED ab 12. Lj: 0,25 mg ED	Cholinergikum Nur noch Augentropfen handelsüblich! Lsg. zur i.m./s.c.-Anwendung über internationale Apotheke Magen-Darm-Atonie, Harnverhalt AntD von Biperidin (z. B. Akineton) (1 Amp = 1 ml = 0,25 mg Carbachol)

Tab. 291.1 (*Fortsetzung*) Arzneimittel

Wirkstoff	Dosis	Bemerkung
Carbamazepin	p.o. auf 3–4 ED (Retardpräparate 2[–3] ED): Kdr: 20–25 mg/kg KG/Tag Erw: 15–20 mg/kg KG/Tag	Antiepileptikum zur Langzeittherapie Retardpräparate bevorzugen! Einschleichend beginnen. Konstante Serumkonzentration nach 4–7 Tagen (therapeutischer Bereich 4–12 mg/l) Keine Kombination mit Makrolidantibiotika (z. B. Erythromycin) NW: Allergisches Exanthem, Hyponatriämie, teratogen
Carbimazol	p.o.: Woche 1–2: 0,45–1,2 mg/kg KG/Tag auf 3 ED (HD 15 mg) Ab Woche 3 (EHD): 0,3 mg/kg KG/Tag auf 3 ED	Thyreostatikum
Carbo medicinalis		▶ Kohle, medizinische
Carnitin	*Carnitinsubstitution:* p.o.: 20–40(–100) mg/kg KG/Tag *Kardiomyopathie:* p.o.: 100 mg/kg KG/Tag	
Carvedilol	Chronische Herzinsuffizienz (nicht bei Shuntvitien!): 1. Testdosis: p.o. 0,05 mg/kg KG ED 2. Startdosis: p.o. 0,1 mg/kg KG/Tag auf 2 ED, langsam steigern bis zur 3. Zieldosis: p.o. 0,7 mg/kg KG/Tag auf 2 ED	β-Rezeptorenblocker, vasodilatatorisch, nicht kardioselektiv (z. B. Dilatrend) Stationäre Einstellung. Bei klinischer Verschlechterung, Bradykardie oder RR-Abfall keine weitere Dosissteigerung, sondern Dosisreduktion
Ceruletid	i.v.: 0,5–2 ng/kg KG/min als KI über 15 min–3 h Lsg. mit 80 ng/ml herstellen: 1 Amp (= 2 ml = 40 µg Ceruletid) plus 500 ml NaCl 0,9 %	Darmatonie, paralytischer Ileus, vor Röntgendiagnostik Vorsicht bei Schock oder Niereninsuffizienz! Infusionsdauer mindestens 15 min, höchstens 3 h Absetzen bei subjektiven oder objektiven Zeichen des Stuhldrangs Lsg. nie mit anderen Medikamenten mischen! Lichtgeschützt lagern!
Cetirizin	p.o. auf 1 ED abends: 0,15(–0,5) mg/kg KG/Tag HD KG < 30 kg: 5 mg/Tag HD KG > 30 kg: 10 mg/Tag Trpf.: 1 ml = 20 Trpf. = 10 mg; Saft: 1 ml = 1 mg; Tbl.: 1 Tbl. = 10 mg	Antihistaminikum Gegenanzeige: < 2. Lj, aber große Studien mit Anwendung nach vollendetem 1. Lj publiziert Dosiserhöhung bei Urtikaria möglich
Chinidin	p.o.: 15–60 mg/kg KG/Tag auf 3 ED	Antiarrythmikum Digitalisspiegel steigt um bis zu 100 %
Chloralhydrat	*Sedierung:* NG, rektal: 10–25 mg/kg KG ED (p.o.: z. B. Chloraldurat 500 bzw. rot) Sgl/KK, rektal/p.o.: 25–50 mg/kg KG/Tag auf 3–4 ED Erw, oral/rektal: 750 mg/Tag auf 3 ED *Vor schmerzlosen Untersuchungen:* Rektal/ p.o.: 20–50(–75) mg ED, 30–60 min vor Prozedur; Wdh. nach 30 min möglich HD (Gesamtmenge): 100(–120) mg/kg KG oder 1 g bei Sgl bzw. 2 g bei Kdr *Anfallsunterbrechung:* Sgl: 0,5–1 Rektiole 1.–6. Lj: 1–2 Rektiolen 6.–12. Lj: 2–3 Rektiolen 1 Rektiole Chloralhydrat = 600 mg	Hypnotikum Vorsicht Akkumulation

Tab. 291.1 (Fortsetzung) Arzneimittel

Wirkstoff	Dosis	Bemerkung
Chloroquin	*Antirheumatikum:* p.o.: 2–4(–12) mg/kg KG/Tag, HD 600 mg/Tag	Antirheumatikum, Malariaprophylaxe und -therapie und Therapie der extraintestinalen Amöbiasis
	Malariaprophylaxe: p.o.: 5 mg/kg KG/Woche auf 1 ED, Beginn 1–2 Wochen vor Einreise, dann bis 4 Wochen nach Ausreise aus Endemiegebiet	
	Malariatherapie (akuter Schub): p.o.: 10 mg/kg KG auf 1 ED, nach 6 h 1 ED mit 5 mg/kg KG, dann 2.–3. Tag 5 mg/kg KG/Tag auf 1 ED	
	Extraintestinale Amöbiasis: p.o.: 10 mg/kg KG/Tag auf 1 ED für 2–3 Wochen (HD 300 mg/Tag)	
Chlorpromazin	p.o.: 1–2 mg/kg KG ED i.v.: 0,2–1 mg/kg KG ED i.m.: 0,2–1 mg/kg KG ED	Neuroleptikum, Sedativum
Chlorprothixen	p.o.: 1,5–2 mg/kg KG ED (HD 100 mg), Saft 1 ml = 20 mg i.v.: 1–2 mg/kg KG ED, i.v.-Lsg. 1 ml = 50 mg	Neuroleptikum
Choriongonadotropin	*Bei Hodenhochstand* (Therapie über 5 Wochen): < 2. Lj i.m.: 500 IE/Woche 2.–6. Lj. i.m.: 1000 IE/Woche > 6. Lj. i.m.: 2000 IE/Woche	Hypophysenvorderlappenhormon
Ciclosporin	i.v.: 2–3(–10) mg/kg KG/Tag auf 3 ED DTI: 1–3 µg/kg KG/min für 24–48 h Zügig auf p.o. umsetzen, Serumkonzentration bestimmen p.o.: 5(–15) mg/kg KG/Tag auf 2 ED Monatliche Reduktion der Dosis um 1 mg/kg KG ED bis EHD 3–4 mg/kg KG/Tag	Immunsuppressivum
	Konzentration im Blut (methodenabhängig!), Anhalt (Talspiegel): KMT: 100–200 ng/ml (Serum) Herz-Tx: 100–200 ng/ml (Serum) Nieren-Tx: 100–200 ng/ml	
Cidofovir	i.v.: 5 mg/kg KG/ED als KI über 60 min an Tag 0 und an Tag 7, dann alle 14 Tage Unter Therapie Hydrierung mit NaCl 0,9 % 600 ml/m² KOF	Virostatikum
Cimetidin	p.o.: 10–30 mg/kg KG/Tag auf 3 ED i.v.: 10–30 mg/kg KG/Tag auf 3–4 ED	H_2-Rezeptorantagonist
Cinnarizin	p.o.: Kdr 15 mg ED 2 h vor Reiseantritt; evtl alle 8 h 40 mg	Antiverginosum Reise-/Seekrankheit (Kinetosen)
Clemastin	p.o. auf 2 ED: 1.–3. Lj: 0,5–1 mg/Tag 4.–7. Lj: 1 mg/Tag 7.–12. Lj: 2 mg/Tag > 12. Lj/Erw: 2(–6) mg/Tag i.v.: 0,025–0,05 mg/kg KG ED 1 Tbl = 1 mg, Sirup: 1 ml = 0,05 mg	Antihistaminikum
Clenbuterol	p.o.: 0,001–0,0015 mg/kg KG/Tag auf 2 ED	β-Mimetikum
Clobazepam	p.o.: 0,2–0,6 mg/kg KG/Tag auf 3 ED	Tranquilizer (Benzodiazepin) Mittel der 2. Wahl zur Add-on-Therapie von Epilepsien Entzugsanfälle, Toleranzentwicklung häufig NW geringer als bei ▶ Clonazepam

Tab. 291.1 (*Fortsetzung*) Arzneimittel

Wirkstoff	Dosis	Bemerkung
Clobutinol	p.o.: < 3. Lj 10–20 mg/kg KG/Tag auf 3 ED 3.–6. Lj 20–30 mg/kg KG/Tag auf 3 ED ab 7. Lj 30–40 mg/kg KG/Tag auf 3 ED ab 12. Lj 40–80 mg/kg KG/Tag auf 3 ED	Antitussivum
Clonazepam	*Anfallsunterbrechung:* i.v. ED: Sgl: 0,01–0,07(– 0,1) mg/kg KG KK: 0,01–0,05(–0,1) mg/kg KG SK: 0,01–0,05(–0,1) mg/kg KG Innerhalb des angegebenen Bereiches nach Wirkung dosieren (i.v. Lsg.: 1 ml = 0,5 mg) *Antiepileptische Langzeittherapie (2. Wahl):* p.o.: 0,1–0,2 mg/kg KG/Tag auf 3 ED	Antiepileptikum (Benzodiazepin) Tropfenweise sehr langsam einschleichen, Toleranzentwicklung, Entzugsanfälle beim Absetzen NW: Sedierung, vermehrte Schleimbildung in den Atemwegen
Clonidin	*Arterielle Hypertension:* p.o. auf 4 ED: initial: 0,001–0,005 mg/kg KG/Tag HD 0,03 mg/kg KG/Tag Erw 0,075–0,6 mg/Tag auf 4 ED *Opiatentzug:* DTI: 0,5–3 µg/kg KG/h	Antihypertonikum, Opiatentzugsmittel Arterielle Hypertension
Codein	*Analgesie:* p.o., i.m., s.c.: 0,5–1 mg/kg KG ED (HD 60 mg) *Antitussivum:* p.o.: KK: 2,5–5 mg ED SK: 5 mg ED Erw: 10–20 mg ED	Antitussivum, Analgetikum
Coffein	*Apnoe:* p.o. auf 1 ED: Coffeinzitrat: SD 10–20 mg/kg; EHD 5 mg/kg KG/Tag Coffein: SD 12,5 mg/kg KG; EHD 3 mg/kg KG/Tag	Analeptikum Individuelle Herstellung durch Apotheke Die einmalige orale Gabe nach Aufsättigung begründet sich mit der langen Halbwertszeit, die bei Neu- und Frühgeborenen bis zu 200 h betragen kann
Colecalciferol	*Rachitisprophylaxe* FG 500–1000 IE NG 500 IE/Tag *Rachitis (Vitamin-D-Mangel)* 5000 IE/Tag für 3 Wochen, Ca-Substitution (Messung von Ca und Phosphat im Serum!)	
Colestipol	p.o.: Kdr ab 7. Lj: 0,1–0,4 g/kg KG/Tag auf 1–2 ED Erw: 5–30 g/Tag auf 1–2 ED	Lipidsenker (familiäre Hypercholesterinämie mit LDL-Erhöhung) Mit viel Flüssigkeit zuführen. Resorption von anderen Pharmaka gestört
Colestyramin	p.o.: Kdr ab 7. Lj: 0,15–0,3(–0,4) g/kg KG/Tag auf 2–3 ED Erw: 3–4 g/Tag (bis 16–32 g/Tag) auf 2–4 ED	Lipidsenker (familiäre Hypercholesterinämie mit LDL-Erhöhung) Einschleichend dosieren. Ausreichende Flüssigkeitszufuhr. Kontrolle von Stuhlfrequenz, Gerinnung (Vitamin-A-, -D-, -E-, -K-Mangel), Folsäure, Eisenstoffwechsel, Transaminasen, LDL und Cholesterin bei Langzeittherapie Maximaler Effekt nach 4 Wochen Therapie Resorption von anderen Pharmaka evtl. gestört

■ **Tab. 291.1** *(Fortsetzung)* Arzneimittel

Wirkstoff	Dosis	Bemerkung
Cromoglicinsäure (DNCG)	*Urticaria pigmentosa* p.o.: 400 mg/Tag *Bronchiolyse/Asthmatherapie:* Inhalationslsg. 1 %: 1 Amp = 2 ml = 20 mg Kdr und Erw 3–4 Amp/Tag Aerosol : 1 Hub = 1 mg 3- bis 4-mal 2 Hübe/Tag Pulver: 1 Kps. = 20 mg 3- bis 4-mal 1 Kps. Bei Asthma 3-mal 20 mg/Tag p.i.	Antiallergikum, Mastzellstabilisator Bei gleichzeitiger bronchialerweiternder inhalativer Therapie diese immer zuerst durchführen!
DNCG + Fenoterol	1 Hub = 1 mg DNCG + 0,05 mg Fenoterol 3-mal 1 Hub/Tag	
DNCG + Isoprenalin	Pulver 1 Kps. = 20 mg DNCG + 0,1 mg Isoprenalin KK: 3-mal 1 Kps./Tag SK: 4-mal 1 Kps./Tag Erw: 4-mal 1 Kps./Tag	
DNCG + Reproterol	Aerosol: 1 Hub = 1 mg DNCG + 0,5 mg Reproterol KK: 3- bis 4-mal 1 Hub/Tag SK: 3- bis 4-mal 2 Hübe/Tag	
Cyanocobalamin	Initial i.v.: Tag 1–2: 0,2 µg/kg KG/Tag (HD 10 µg) Tag 2–7: 20 µg/kg KG/Tag Woche 2–4: 20 µg/kg KG/Woche (HD 100 µg), 1 ED/Woche	Vitamin B_{12} Cave: Gefahr der Hypokaliämie
Cyclophosphamid	*Juvenile chronische Arthritis:* p.o.: 1 mg/kg KG/Tag auf 3 ED 1 Tbl. = 50 mg	Immunsuppressivum
Dalteparin	240 IE/kg KG/Tag s.c. auf 2 ED	Niedermolekulares Heparin (▶ Enoxiparin)
Dantrolen	*Maligne Hyperthermie:* DTI: 1 mg/kg KG/min bis WKG (HD 10 mg/kg KG/Tag) Dann i.v./p.o.: 4–8 mg/kg KG auf 4 ED	Muskelrelaxans (Intensivmedizin, maligne Hyperthermie)
Desferasirox	p.o.: 20 mg/kg KG/Tag auf 1 ED (HD 40 mg/Tag)	Eisenantidot bei chronischer Eisenüberladung
Deferipron	p.o.: 75–100 mg/kg KG/Tag	Eisenantidot bei Thalassamia major
Deferoxamin	s.c: Start 20 mg/kg KG/Tag s.c.-Infusion über 12 h: 40–60 mg/kg KG/Tag	Eisenantidot bei chronischer Eisenüberladung
Desloratadin	p.o.: 1.–5. Lj: 1,25 mg/Tag 6.–11. Lj.: 2,5 mg/Tag auf 1 ED 12. Lj: 5 mg/Tag	Antihistaminikum
Desmopressinacetat	*Enuresis nocturna:* 1–2 Hub nasal (1 Hub = 10 µg) Menge (in µg) = 0,8 × kg KG/Alter in Jahren p.o.: 0,2–1,6 mg in 1–3 ED nasal: < 1. Lj: 1 µg/Tag > 1. Lj: 5–20(–40) µg/Tag i.v., i.m., s.c.: < 1. Lj: 0,1–0,3 µg/Tag > 1. Lj: µg/Tag *Von-Willebrandt-Syndrom:* DTI: 0,3–0,4 µg/kg KG über 30 min (Lsg. in 24 ml NaCl 0,9 %) ED alle 12–24 h	Antidiuretikum, Hämostyptikum Cave: Hypotone Hyperhydratation

Tab. 291.1 (*Fortsetzung*) Arzneimittel

Wirkstoff	Dosis	Bemerkung
Dexamethason	i.v., p.o.: 0,1–1 mg/kg KG ED	Glukokortikoid Ausschleichen, wenn länger als 5 Tage gegeben
	Subglottische Laryngitis: p.o.: 0,3–0,6 mg/kg KG ED	
	Hirnödemprophylaxe (umstritten): i.v. SD: 1(–3) mg/kg KG ED i.v. EHD: 1 mg/kg KG/Tag auf 6–8 ED	
	Meningitis: Nur initial sinnvoll und bei Kdr > 2. Lj. 4-mal 0,15 mg/kg KG/Tag i.v. 30 min vor Antibiotikagabe über 4 Tage (dann absetzen) oder 2-mal 0,4 mg/kg KG/Tag i.v. für 2 Tage	
Dexpanthenol	i.v. bis 40 mg/kg KG/Tag auf 4 ED oder DTI	Vitamin-B-Derivat, Darmatonie
Diazepam	*Sedierung p.o.:* < 12. Lj bis 9 mg/Tag auf 3 ED > 12.Lj bis 20 mg/Tag auf 3 ED	Tranquilizer (Benzodiazepin)
	Sedierung i.v. (langsam injizieren!): i.v.: 0,1–0,3–1 mg/kg KG ED	
	Anfallsunterbrechung: i.v., Kdr: 0,25–0,5 mg/kg KG ED i.v., Erw: 10–20 mg ED	
	Rektal: Diazepam Desitin rectal tube 5 mg/10 mg Sgl: 5 mg ED KK/SK: 5–10 mg ED Erw: 10–20 mg	
	i.v.: WE in 2–3 min, WD von Spiegel und Leberfunktion abhängig (0,5–24 h) Wdh frühestens nach 30–60 min! Atem- und kardiale Depression. Anwendung bei FG vermeiden	
Diazoxid	i.v.: 1–5 mg/kg KG ED alle 4–12 h HD 150 mg/Dosis	Antihypertonikum i.v.-Lsg. in Deutschland nicht handelsüblich, internationale Apotheke
	Hypoglykämie (Insulinom, Nesidioblastose u. a.): p.o.; i.v.: 5–15 mg/kg KG/Tag auf 3 ED	
Diclofenac	p.o.: 1–3 mg/kg KG auf 3 ED 1 Tbl. = 25 mg/50 mg (Für KK Supp. 12,5 mg/25 mg)	Nichtsteroidales Antirheumatikum Juvenile chronische Arthritis
Digitalis-Antitoxin	*Aufgenommene Digitalismenge:* Digitalismenge (mg) = Serumspiegel (mg/ml) × 5,6 l/kg KG × KG (kg)/1000	Fab-Antikörperfragmente vom Schaf, wirksam gegen Digoxin und Digitoxin bzw. deren Derivate Indikationen: Digitalis-Intoxikation Ingestion von > 4 mg Digoxin bei Kdr (> 10 mg bei Erw). Digitalisspiegel >10 ng/ml mit/ohne Hyperkaliämie. Bedrohliche Bradykardien/Tachykardien durch Digitalis Allergische Reaktion! Hypokaliämie bei Absinken des Digitalisspiegels! Bei Vorhofflattern/-flimmern Anstieg der Ventrikelfrequenz möglich (1:1-Überleitung!). Digitalisspiegel sinkt binnen 1–2 min nach Gabe ab Arrhythmie sistiert nach 15–30 min Eliminationshalbwertszeit ca. 15–20 min (renale Elimination)
	Antitoxindosis: Antitoxindosis (mg) = 80 × Digitalismenge (mg) Diese Dosis i.v. als KI in ca. 30 min Bei Herzstillstand auch Bolusgabe möglich	

Tab. 291.1 (Fortsetzung) Arzneimittel

Wirkstoff	Dosis	Bemerkung
Digoxin/Metildigoxin	Dosierungstabelle ▶ Übersicht Digitalis ◘ Tab. 291.2-5 *Dosierung bei Niereninsuffizienz:* Krea 1,3–2,0 mg% (100–175 mmol/l): Digoxin-Dosis 50–33 % der Norm Krea > 2,0 mg% (> 175 mmol/l): Digoxin-Dosis 30–25 % der Norm *Interaktion mit Kalium:* 50%ige Arrhythmiewahrscheinlichkeit, wenn K^+ = 4,3 mmol/l und Digitalisspiegel = 2,5 ng/ml oder auch wenn K^+ = 3,4 mmol/l und Digitalisspiegel = 1,5 ng/ml *Schnellsättigung in 24 h bei supraventrikulärer Tachykardie:* Stunde 0: 50 % der Vollsättigungsdosis Stunde 0+8: 25 % der Vollsättigungsdosis Stunde 0+16: 25 % der Vollsättigungsdosis (vorher EKG)	Plasmakonzentration bestimmen! (Methodenabhängig, lokale Referenzwerte berücksichtigen!)
Digoxin	Dosierungsregel ▶ Übersicht Digitalis ◘ Tab. 291.2-5 Vorteil: niedrige Konzentration 1 ml = 0,05 mg Digoxin p.o.: SD: 0,03–0,06 mg/kg KG (auf 3 ED s. unten) EHD: 0,01–0,02 mg/kg KG/Tag (auf 2 ED s.unten) Faustregel: *Sättigung:* 3 ED im Abstand von 12 h Stunde 0: 1 ED (ml) = 1/5 des KG (kg) Stunde 0+12: 1 ED (ml) = 1/5 des KG (kg) Stunde 0+24: 1 ED (ml) = 1/5 des KG (kg) *Erhaltung:* 2 ED/Tag im Abstand von 12 h Stunde 0: 1 ED (ml) = 1/10 des KG (kg) Stunde 0+12: 1 ED (ml) = 1/10 des KG (kg)	Plasmakonzentration bestimmen! (Methodenabhängig, lokale Referenzwerte berücksichtigen!)
Digitoxin	p.o.: < 2. Lj: 0,003–0,006 mg/kg KG/Tag auf 1 ED 2–13 Lj: 0,002–0,004 mg/kg KG/Tag auf 1 ED *Vorgehen:* 1. und 2. Tag: 4 ED/Tag 3. und 4. Tag: 2 ED/Tag (= Ende der Sättigung) ab 5. Tag: 1 ED/Tag (= Erhaltung) 1 Tbl = 0,05 mg/0,07 mg/0,1 mg	Plasmakonzentration bestimmen! (Methodenabhängig, lokale Referenzwerte berücksichtigen!)
Dihydralazin	*Arterielle Hypertension:* p.o.: initial 0,75 mg/kg KG/Tag auf 3–4 ED; HD 7,5 mg/kg KG/Tag Erw 25–150 mg/Tag auf 2–3 ED *Hypertensive Krise:* i.v. ED: 0,2–0,4 mg/kg KG zweimalige Wdh. möglich; sonst 1 ED alle 3–6 h (HD 1 mg/kg KG/Tag)	Antihypertonikum
Dihydroergotoxin	i.v.: 0,01 mg/kg KG ED. DTI: 0,03 mg/kg KG/Tag	Vasodilatator
Dimenhydrinat	i.v.: 1–2 mg/kg KG ED p.o.: 3–5 mg/kg KG/Tag Rektal: < 6. Lj: 40 mg ED > 6. Lj: 70 mg Erw: 150 mg ED (= 1 Vomex A Supp.)	Antiemetikum/Antihistaminikum NW: Müdigkeit
Dimeticon	< 6. Lj: 20–25 Trpf./Mahlzeit > 6. Lj: 25–50 Trpf./Mahlzeit	Karminativum

◘ Tab. 291.1 (*Fortsetzung*) Arzneimittel

Wirkstoff	Dosis	Bemerkung
Dimetindenmaleat	p.o.: < 8. Lj: 0,05–0,075 mg/kg KG ED (= 1 Trpf./kg KG) > 8. Lj: 0,1 mg/kg KG ED (= 2 Trpf./kg KG) (20 Trpf. = 1 ml = 1 mg) i.v.: 0,02–0,5(–0,1) mg/kg KG ED (1 Amp = 4 mg = 4 ml)	Antihistaminikum Nicht im 1. Lj anwenden
DNCG		▶ Cromoglicinsäure
Diphenhydramin	p.o, rektal: Kdr: 5 mg/kg KG/Tag auf 3–4 ED; HD 300 mg/Tag Erw: 60–300 mg/Tag auf 4 ED; HD 400 mg/Tag	Antihistaminikum/Sedativum/Antitussivum
Dipyridamol	p.o.: 3–5(–9) mg/kg KG/Tag auf 2–3 ED	Vasodilatator, Kawasaki-Syndrom
Disopyramid	i.v.: SD: 2 mg/kg KG ED EHD: 6–7 µg/kg KG/min p.o.: < 2. Lj: 20–33 mg/kg KG/Tag 2.–10. Lj: 10–24 mg/kg KG/Tag Erw: 400–600 mg/Tag	Antiarrhythmikum
Dobutamin	DTI: 2–20 µg/kg KG/min	β-Mimetikum Nie mit Heparin mischen! Lsg. ist 48 h stabil
Domperidon	Ab 12. Lj. zugelassen, nicht < 1. Lj Trpf./Suspension 1 ml = 10 mg p.o.: 0,2–0,4 mg/kg KG ED (HD 20 mg) alle 4–8 h	Prokinetikum, Antiemetikum (Dopamin-Antagonist) Cave: extrapyramidale Nebenwirkungen
Dopamin	DTI: 2–20 µg/kg KG/min	α-Mimetikum Nie mit Na_2HCO_3 über gleichen Zugang! Lsg. ist 48 h stabil
Doxapram	i.v.: 0,1–0,5(–2) mg/kg KG/h p.o.: 0,5–1–2–4 mg/kg KG ED 4- bis 12-mal/Tag (Dosisintervall nach Wirkung stündlich)	Atemanaleptikum Therapierefraktäre FG-Apnoe
Doxylamin	p.o.: 1,5 mg/kg KG ED 1 ml Sirup = 1,25 mg Doxylamin	Antihistaminikum (Sedierung z. B. zum Schlaf-EEG) Ab dem 3. Lj Chlorprothixen bevorzugen
Enalapril	Kdr: p.o.: 0,1–0,5 mg/kg KG/Tag auf 1–2 ED i.v.: 0,005–0,05 mg/kg KG ED (1–3 Tagesdosen) Erw: 2,5–20 mg/Tag	Antihypertensivum (ACE-Hemmer)
Enoximon	DTI 5–20 µg/kg KG/min	Phosphodiesterasehemmer
Enoxiparin-Natrium	*Thromboseprophylaxe:* 1 mg/kg KG/Tag s.c.	Niedermolekulares Heparin HAT bei 1 %, bei Heparin in 3 %. Bei Sgl evtl. höhere Dosis
	Vollheparinisierung (Therapie): 2 mg/kg KG/Tag s.c. auf 2 ED Kontrolle durch Faktor-Xa-Bestimmung: – Normalerweise nur einmalig zur Dokumentation nötig – Bei Sgl, Niereninsuffizienz und Schwangerschaft häufiger – Anti-Xa-Spiegel 4 h nach Gabe: 0,4–1,0 U/ml	
Epinephrin		▶ Adrenalin
Epoprostenol (PGI_2)		▶ Prostazyklin I_2

Tab. 291.1 (Fortsetzung) Arzneimittel

Wirkstoff	Dosis	Bemerkung
Erythropoetin β	*Frühgeborenenanämie:* s.c./(i.v.): 300–1200 IE/kg KG/Woche *Einsparen von Blut bei HLM-Op:* Vorbereitung mit: 3-mal 60–80 IE/kg KG/Woche s.c. (+ Folsäure, + Eisen p.o.) *Chronische Niereninsuffizienz:* s.c., i.v.: SD: 50–100(–150) IE/kg KG/Woche auf 3 ED EHD: ca. 25 IE/kg KG/Woche auf 3 ED	Rekombinantes menschliches Erythropoetin
Esmolol	i.v.: SD: 500–600 µg/kg KG über 2 min, dann: DTI: 200 µg/kg KG/min Steigerung um 50–100 µg/kg KG/min alle 5–10 min (max 1 mg/kg KG)	Antihypertensivum bei hypertensiver Krise In Deutschland nicht handelsüblich, internationale Apotheke
Esomeprazol	*Gastroösophagealer Reflux:* p.o.: 0,3–0,5(–1) mg/kg KG/Tag, 1 ED	Protonenpumpenhemmer Keine Zulassung für Kinder; begrenzte Erfahrung
Etacrynsäure	i.v., Erw: ED 0,5–1 mg/kg KG DTI: 1–4 mg/kg KG/Tag (0,6–2,5 µg/kg KG/min) möglichst mit Furosemid kombinieren	Diuretikum Vorsicht bei i.v.-Anwendung im Kindesalter
Etanercept	s.c.: 0,4 mg/kg KG ED, 2 ED/Woche	Immunsuppressivum
Ethosuximid	p.o.: Kdr 5–20(–30) mg/kg KG/Tag auf 2–3 ED Erw 20 mg/kg KG/Tag	Antiepileptikum zur Langzeittherapie besonders von Absencen Einschleichend dosieren Konstante Serumkonzentration nach 6–12 Tagen
Etomidat	i.v.: Kdr: 0,15–0,2(–5) mg/kg KG ED Erw: 0,15–0,3 mg/kg KG ED	WE ~ 1 min, WD ~ 2–5 min Anwendung > 6. Lm Nur Hypnotikum, kein Analgetikum!
Everolimus	p.o.: 0,75 mg alle 12 h	Immunsupressivum
Faktor VIII	i.v.: 1 IE/kg KG hebt Faktor-VIII-Aktivität um ca. 1 % an	Gentechnisch hergestellter Faktor VIII Hämophilie A
Faktor VIII/Von-Willebrand-Faktor	i.v.: 1 IE/kg KG hebt Faktor-VIII-Aktivität um ca. 1 % an	Von-Willebrand-Jürgens-Syndrom/Hämophilie A
Faktor IX	i.v.: 1 IE/kg KG hebt die Faktor-IX-Aktivität um ca. 1 % i.v.: 10–20–30–40 IE/kg KG (indikationsabhängig)	Hämophilie B (Therapie und Prophylaxe)
Famiciclovir	p.o.: 15 mg/kg KG/Tag auf 3 ED	Virostatikum
Fe^{2+}	p.o.: 3–6 mg/kg KG/Tag (= 2–4 Trpf./kg KG/Tag) auf 4 ED (1 ml = 20 Trpf. = 30 mg Fe^{2+})	
Felbamat	p.o.: 30–45 mg/kg KG/Tag auf 2–3(–4) ED HD 3600 mg/Tag	Antiepileptikum Ausschließlich bei therapieresistentem Lennox-Gastaut-Syndrom zur Add-on-Therapie ab 4. Lj. Anwendung nur in spezialisierten Zentren! NW gravierend (aplastische Anämien, letale Leberfunktionsstörungen sind beschrieben!) Wöchentliche Laborkontrollen! Kontraindikationen: Leberfunktionsstörungen, Bluterkrankungen
Fenoterol	Lsg. 0,1 % (Lsg. 0,5 % nur oral!): Sgl: 3-mal 3 Trpf. KK: 3-mal 5–10 Trpf. SK: 3-mal 10 Trpf. 1 Hub = 0,2 mg SK: 3- bis 4-mal 1 Hub Erw: 3- bis 4-mal 2 Hübe 0,01 mg/kg KG per Inhalationem	β-Mimetikum zur Inhalation

Tab. 291.1 (*Fortsetzung*) Arzneimittel

Wirkstoff	Dosis	Bemerkung
Fentanyl	i.v.: 1–1,5–10 μg/kg KG ED DTI: 0,5–2,5 μg/kg KG/h	Opiatanalgetikum WE ~ 2–3 min, WD ~ 20 min–1 h Opiatagonist mit 80-facher analgetischer Potenz von Morphin Nach DTI immer ausschleichen! Nicht abrupt absetzen!
Fibrinogen	DTI: 1–2 g ED	
Filgastrim	s.c./i.v.: 5(–10) μg/kg KG/Tag	Humaner rekombinanter Granulozyten-Kolonie-stimulierender Faktor
Flecainid	i.v.: SD: 1–2 mg/kg KG ED EHD: 3 μg/kg KG/min p.o.: 3–6 mg/kg KG/Tag (100–450 mg/m² KOF/Tag) auf 2 ED	Antiarrhythmikum Bei Vorhofflattern 1:1-Überleitung möglich
Fludrokortison	p.o.: SD 0,2–3 mg/m² KOF/Tag EHD 0,05–0,1 mg/m² KOF/Tag	Mineralokortikoid (z. B. adrenogenitales Syndrom)
Flumazenil	i.v.: 0,001–0,1–0,3 mg/kg KG ED HD: 1 mg/kg	Benzodiazepin-Antidot
Flunisolid	1 Hub = 0,25 mg SK und Erw: 2-mal 2–3 Hübe/Tag (bis 1500 μg/Tag)	Inhalatives Glukokortikoid Ab 6. Lj
Flunitrazepam	i.v.: 0,02 mg/kg KG ED p.o.: 0,1–0,2 mg/kg KG ED	Benzodiazepin für Anästhesie und Intensivmedizin Atemdepression! WE nach 3 min, $T_{1/2}$ sehr lang!
Fluticason	Niedrige Dosis: 50–200 μg/Tag Mittlere Dosis: 200–250 μg/Tag Hohe Dosis: > 250 μg/Tag	Inhalatives Glukokortikoid Zulassung ab 4. Lj
Folsäure	p.o. (Prophylaxe): 0,5–1 mg/Tag i.v., i.m., s.c.: 0,5–5(–10) mg/Tag auf 1 ED	Vitamin
Formoterol	1 Hub = 6 μg/12 μg SK: 12 μg/Tag auf 2 ED Erw: bis 48 μg/Tag auf 2 ED	Langwirksames β_2-Mimetikum zur Inhalation Anwendung immer in Kombination mit inhalativem Glukokortikoid (keine Monotherapie!) Nicht unter 4. Lj
Foscarnet	i.v. als KI über 60 min: 180 mg/kg KG/Tag auf 3 ED	Virostatikum (CMV)
Frischplasma (FFP)	DTI: 10 ml/kg KG ED	Bei DIC (+ Heparin) und/oder manifester Blutung AT III vor FFP auf hochnormale Werte (> 100 %) anheben! 2(–4) h nach dem Auftauen muss das Präparat verbraucht sein (Gerinnungsfaktoren sind instabil)
Furosemid	p.o.: 0,5–5 mg/kg KG/Tag auf 3 ED i.v.: 1–3 mg/kg KG/Tag ED (oder auf 3 ED) max. 10 mg/kg KG/Tag in bis zu 6 ED oder DTI	Schleifendiuretikum
Gabapentin	p.o.: 30 mg/kg KG/Tag HD 1800 mg/Tag	Antiepileptikum Fokale Epilepsien ab 12. Lj (Mittel der 2. Wahl) NW: Verhaltensauffälligkeiten, Müdigkeit, Schwindel WKG bei Kdr noch nicht umfassend belegt
Ganciclovir	i.v.: 10–15 mg/kg KG/Tag auf 2 ED als KI für 14–21 Tage, dann Dosisreduktion auf 5 mg/kg KG/Tag *Konnatale CMV-Infektion:* i.v. als KI: 2–6 mg/kg KG auf 2 ED	Virostatikum
Gerinnungsfaktoren		▶ Blutgerinnungsfaktoren, ▶ Faktor VIII, ▶ Faktor IX
Glukagon	i.m., i.v.: 0,03–0,1 mg/kg KG (HD 1 mg ED) DTI: 0,07 mg/kg KG/h (SD 0,03–0,05 mg/kg)	Antihypoglykämikum

Tab. 291.1 (Fortsetzung) Arzneimittel

Wirkstoff	Dosis	Bemerkung
Glyceroltrinitrat	DTI: 1–5–10–20 µg/kg KG/min Vorlastsenkung: 1–5 µg/kg KG/min Nachlastsenkung: > 5 µg/kg KG/min	Vasodilatator
Haloperidol	*Antiemetikum:* DTI über 24 h: 5–20 µg/kg KG/h *Akute Psychosen:* p.o.: 0,02–0,05 mg/kg KG/Tag auf 2–3 ED (HD 0,15 mg/kg KG/Tag) i.v.: 0,01–0,025 mg/kg KG und ED	Neuroleptikum, Antiemetikum der 2. Wahl bei Polychemotherapie
Heparin	*Thromboseprophylaxe:* (Low-dose: PTT, PTZ bleiben normal) DTI: Kdr: 100–150 E/kg KG/Tag; Erw: ca. 17000 E/Tag *Vollheparinisierung:* (PTT 1,2- bis 2-fache Norm, PTZ 1,5 bis 3-fache Norm; wenn INR erhöht: Überdosierung) Initial i.v.: Kdr: 50–100 E/kg; Erw: 5000 E Erhaltung DTI: Kdr: 250–750 E/kg KG/Tag; Erw: 25.000–30.000 E/Tag *Parenterale Ernährung:* DTI: 100 E/kg KG/Tag *„Offenhalten" bei geringer Infusionsrate (< ca. 3 ml/h):* DTI: 4 E/ml Infusionslsg./Tag	Antikoagulans Gefahr der akzidentellen 10-fachen Überdosierung, denn es sind Amp. mit 2500 E (Liquemin N 2500) und mit 25.000 E (Liquemin N) verfügbar! Antidot für Heparin: ▶ Protaminchlorid (z. B. Protamin 1000 Roche) Therapieüberwachung zur Früherkennung der heparinassoziierten Thrombozytopenie (HAT): Thrombozytenzahl bestimmen – vor Heparingabe – während Heparin: zwischen 3. und 5. Tag – dann 2-mal/Woche in den ersten 3 Wochen – bei Therapieende
Humanalbumin 5%	i.v.: 10 ml/kg KG ED	
Hydrochlorothiazid	p.o.: 1–2(–3) mg/kg KG/Tag auf 2 ED Erw: 12,5–50 mg/Tag auf 2 ED	Antihypertensivum NW: Hyperurikämie
Hydrokortison	*Substitutionsdosis:* p.o.: 10–20 mg/m²KOF auf 3 ED *Immunsuppression/Antiinflammation:* i.v./p.o.: 1–2(–5) mg/kg KG ED *Akute NNR-Insuffizienz:* Initial 1–2 mg/kg KG ED i.v./p.o., dann 1(–3) mg/kg KG/Tag auf 3 ED Cave: bei akutem schwerem Verlauf höhere Dosen möglich	Adrenogenitales Syndrom Substitutionstherapie, Rescue-Therapie bei NNR-Suppression (nach Glukokortikoidtherapie) Substitution steuern nach Wachstumsrate, Serumelektrolyten und Kokortikoid-Serumkonzentrationen
Ibuprofen	p.o., rektal, i.m.: 3–5–10 mg/kg KG ED 10–30 mg/kg KG/Tag auf 3 ED *Duktusverschluss:* i.v. 3 ED: 1. Tag 10 mg/kg KG ED 2. Tag 5 mg/kg KG ED 3. Tag 5 mg/kg	Nichtsteroidales Antirheumatikum Cave: i.v.-Therapie Oligurie, Kreatinin im Serum bestimmen
Iloprost	i.v., DTI: 0,5–2 ng/kg/min p.i., Ventavis: 1 Amp. + 8 ml NaCl ergibt 2 µ Iloprost/ml Mit speziellem Vernebler (z. B. Opti-Neb): Kinder beatmet: 1–2,5 µg/kg KG/Inhalation, 6–9 Inhalationen/Tag Kinder spontan atmend: 0,25–1,5 µg/kg KG/Inhalation, 6–9 Inhalationen/Tag Erw: 2,5–5 µg am Mundstück (entspricht 7,5–9 µg im Vernebler), 6–9 Inhalationen/Tag	Prostazyklinanalogon Pulmonale Hypertension Cave: Lungenödem möglich bei pulmonalvenöser Obstruktion, Mitralstenose oder LV-Versagen

Tab. 291.1 (*Fortsetzung*) Arzneimittel

Wirkstoff	Dosis	Bemerkung
Imiglucerase	10–40(–60) E/kg KG als KI alle 14 Tage	Enzym bei Morbus Gaucher Gentechnisch hergestellt Cave: Kontrolle von saurer Phosphatase, ACE, Ferritin, Hb, TZ, Milz- und Lebergröße; Knochenmarkbefall und Skelettbefall mit MRT/CT beobachten (jährlich?) Bildung von Antikörpern sowohl gegen humanes als auch rekombinantes Enzym möglich
Immunglobulin G	*Substitutionstherapie:* Zielspiegel: 8–9 g/l Initialdosis: 0,2–0,5 g/kg KG ED EHD: 0,4–0,8 g/kg KG/Monat *Kawasaki-Syndrom:* i.v.: 2 g/kg KG als DTI über 4–12 h (wiederholte Gaben möglich *Idiopathische thrombozytopenische Purpura:* DTI: 2 g/kg KG auf 2 ED an 2 Tagen über 4 h Oder 0,4 g/kg KG/Tag über 5 Tage (Gesamtdosis = 2 g/kg KG)	Subkutane und intravenöse Substitutionstherapie, Kawasaki-Syndrom, idiopathische thrombozytopenische Purpura
Indometacin	p.o.: 2–4 mg/kg KG/Tag auf 3 ED (HD 200 mg/Tag) PDA-Verschluss i.v.: 0,2 mg/kg KG/Tag auf 3 ED	Nichtsteroidales Antirheumatikum Juvenile chronische Arthritis, Analgesie
Interferon γ-1b	s.c.: KOF < 0,5 m^2: 1,5 µg/kg KG ED, 3-mal/Woche KOF > 0,5 m^2: 50 µg/m^2 ED, 3-mal/Woche	Septische Granulomatose (Zusatztherapie)
Ipecac	p.o.: < 18. Lm: bis 10 ml > 18. Lm: 15 ml (HD 30 ml als ED) Dazu sehr viel Flüssigkeit geben Tritt nach 20 min kein Erbrechen auf, Wdh. mit halber Dosis	Emetikum bei Vergiftungen in Deutschland nicht handelsüblich Nicht bei Säuren, Laugen und öligen Lsg. anwenden!
Ipratropiumbromid	Dosieraerosol: 1 Hub = 0,02 mg: 3-mal 1–2 Hübe/Tag Inhalationslösung: 1 ml (0,025 %) = 0,25 mg 10 Hübe = 20 Trpf. 3- bis 4-mal 0,05–0,02 mg/Tag, 3–5 Trpf. ad 2 ml NaCl 0,9 % (Inhalationslösung auf 3 ml NaCl 0,9 %)	Anticholinergikum zur Inhalation
Ipratropiumbromid/Fenoterol	1 Hub = 0,02 mg Ipratropium + 0,5 mg Fenoterol Erw: 3- bis 4-mal 2 Hübe/Tag	
Isoproterenol	DTI: 0,1–1 µg/kg KG/min Erw: 0,5–10 µg/kg KG/min	In Deutschland nicht handelsüblich. Internationale Apotheke! Nur Stimulation von β-Rezeptoren (Kontraktilität, HF und RR systolisch steigen, SVR sinkt) Günstig bei β-Blocker-Überdosierung
Jodid	*Prophylaxe:* p.o. 1 ED: < 12. Lm: 50–75 µg/Tag 12. Lm–6. Lj: 100–125 µg/Tag 6.–12. Lj: 125–150 µg/Tag 12.–18. Lj: 150–200 µg/Tag *Therapie:* p.o. 1 ED: < 12. Lm: 50–75 µg/Tag 12. Lm–6. Lj: 100 µg/Tag ab 6. Lj: 150–200 µg/Tag	Jodidsubstitution (Jodmangel-Therapie und Prophylaxe)

◘ Tab. 291.1 (*Fortsetzung*) Arzneimittel

Wirkstoff	Dosis	Bemerkung
Kaliumbromid	p.o.: 40–70 mg/kg KG/Tag auf 2 ED	Antiepileptikum Schwer behandelbare generalisierte tonisch-klonische Anfälle (besonders frühkindliche Grand-Mal-Epilepsie) Einschleichende Dosierung nicht nötig Angestrebte Serumkonzentration 1200–2000 mg/l Steady State nach 4–6 Wochen! NW: Sedierung, Ataxie, Brom-Akne
Kalzium-Glukonat 10 %		▶ Ca-Glukonat 10 %
Ketamin	*Analgesie:* i.v.: 1–2–4(–6) mg/kg KG evtl. vorher: Atropin 0,01 mg/kg KG gegen Hypersalivation Evtl. Midazolam vorher 0,1 mg/kg KG i.m.: 4–10 mg/kg KG ED *Status asthmaticus:* DTI: 1,25–2,5 mg/kg KG/h	Narkotikum (WE Analgesie ~ 1- 2 min, Amnesie nach 10 min, WD ~ 15–30 min) Steigert intrakraniellen Druck und HZV (zentrale Sympathikusstimulation), daher kontraindiziert bei Aorten- und Mitralstenose, Herzinsuffizienz. Vorsicht bei Eingriffen im HNO-Bereich!
Kohle, medizinische	*Durchfall:* p.o. auf 3–4 ED: Kdr: 1–2 g/Tag Erw: 2–4 g/Tag 1 Tbl = 250 mg Kohle *Vergiftung:* p.o. als ED: mindestens 10 g Kdr: 100–400 mg/kg KG (–2 g/kg KG) Erw: 12–30 g	„Wenig schmackhaft": evtl. mit Tee und Zucker geben. Gabe über Magensonde erwägen. Wenn Stuhl schwarz, Gabe beenden. Gefahr der Aspiration
L-Thyroxin		▶ Levothyroxin
Labetalol	*Bei hypertensiver Krise:* i.v.: 0,2–1 mg/kg KG ED bis 4–6 ED (alle 10 min) EHD: 0,25–2 mg/kg KG/h als DTI	α- und β-Blocker In Deutschland nicht handelsüblich. Internationale Apotheke!
Lactobacillus acidophilus, inaktiviert	Kdr, Erw: 3-mal 1 Kps. oder 3-mal 1 Btl. am 1. Tag, dann 2-mal 1 Kps. oder 2-mal 1 Btl.	Probiotikum
Lactobacillus GG	Sgl, KK bis 2. Lj: 1 Btl. in 200 ml Wasser oder Tee Ab 2. Lj: 2-mal 1 Btl. in 200 ml Wasser oder Tee	Probiotikum
Lactulose	p.o. auf 1(–8) ED: <1.Lj: 1 ml/kg KG <6.Lj: 0,5–1 ml/kg KG >6.Lj: 0,5 ml/kg KG *Bei Leberinsuffizienz/Leberversagen:* 1 ml/kg KG ED bis zu 6 ED/Tag	Laxans, Hepatikum Leberinsuffizienz, schwere chronische Obstipation Nach der Mahlzeit geben. Hypokaliämie!
Lamotrigin	p.o. auf 1–2 ED: Dosierung abhängig von der Komedikation. Dosis sehr langsam einschleichen *Bei Kombination mit Valproat:* 1.–14. Tag: 0,2 mg/kg KG/Tag Ab 15. Tag: 0,5 mg/kg KG/Tag Dann langsam steigern auf EHD: 1–3 (–5) mg/kg KG/Tag Erw, EHD: 100–200 mg/Tag Bei Jugendlichen Erwachsenendosis beachten *Bei Kombination mit Enzyminduktoren* (z. B. Carbamazepin, Phenobarbital, Phenytoin): 1.–14. Tag: 2 mg/kg KG/Tag 14.–28. Tag: 5 mg/kg KG/Tag Dann langsam steigern auf EHD: 5–15 mg/kg KG/Tag Erw, EHD: 200–400 mg/Tag Bei Jugendlichen Erwachsenendosis beachten	Langzeitantiepileptikum 2. Wahl Zulassung: Fokale Epilepsien ab dem 12. Lj und als Add-on-Therapie bei therapieresistentem Lennox-Gastaut-Syndrom Ab 4. Lj. 2. Wahl. Gute Wirksamkeit bei generalisierten Anfällen, aber hierfür keine Zulassung. NW: Allergische Reaktionen an der Haut ca. 10 % (besonders bei Kombination mit Valproat), Lyell-Syndrom möglich Außerdem: Kopfschmerzen, Übelkeit, Ataxie Bestimmung der Plasmakonzentration nicht sinnvoll

Tab. 291.1 (*Fortsetzung*) Arzneimittel

Wirkstoff	Dosis	Bemerkung
Laronidase	i.v. als KI: 100 E/kg KG/Woche über 3–4 h (Start mit 2 E/kg KG/h, steigern bis auf 43 E/kg KG/h möglich)	Enzymersatztherapie bei Mukopolysaccharidose Typ I (α-L-Iduronidase-Mangel) ab 5. Lj Cave: Bildung von IgG-Antikörpern gegen Laronidase. Infusionsbedingte Reaktionen häufig. Anwendung nur in Umgebung mit Reanimationsmöglichkeit. Hersteller diskutiert Vorbehandlung mit Antipyretika und Antihistaminika
Levetiracetam	p.o.: Initialdosis 10 mg/kg KG EHD 30–60 mg/kg KG/Tag i.v.: 10-20 mg/kg KG als DTI über 30 min	Antiepileptikum
Levocabastin	Augentropfen: 2-mal/Tag 1 Trpf/Auge (HD 4 Trpf/Tag) Nasenspray: 2-mal 2 Sprühstöße/Nasenloch (HD 8 Sprühstöße)	H_1-Blocker als topisches Antihistaminikum
Levopromazin	p.o.: 0,3(–1) mg/kg KG i.v., i.m.: 0,3–0,5(–1,5) mg/kg KG ED	Neuroleptikum WD ~ 8 h
Levomethadon	*Analgesie:* p.o., i.m., s.c.: 0,1–0,2 mg/kg KG ED (HD 10 mg) *Opiatentzug:* Anwendung nur im Rahmen eines integrierten Behandlungskonzeptes mit individueller Dosisfindung (Anfangsdosis 15–20 mg der Lösung)	Narkoanalgetikum
Levothyroxin	p.o. auf 1 ED: < 3. Lm: 10–15 µg/kg KG/Tag (50 µg/Tag) 3.–24. Lm: 8–10 µg/kg KG/Tag (50–80 µg/Tag) 2.–10. Lj: 4–6 µg/kg KG/Tag (75–125 µg/Tag) 10.–16. Lj: 3–4 µg/kg KG/Tag (100–150 µg/Tag) > 16 Lj: 2–3 µg/kg KG/Tag (100–150 µg/Tag)	Schilddrüsenhormon Angeborene Hypothyreose Anzustreben: TSH im Serum 0,5–2 µU/ml
Lidocain	i.v.: 1–3 mg/kg KG ED (auch e.t.) DTI: 1–3 mg/kg KG/h (= 0,02–0,05 mg/kg KG/min)	Antiarrhythmikum, Lokalanästhetikum
Loperamid	p.o. auf bis 4 ED: KK: 0,04–0,24 mg/kg KG/Tag SK: 6 mg/Tag (HD 8 mg/Tag) Erw: 8 mg/Tag (HD 12 mg/Tag) 1 Tbl./Kps. = 2 mg; Lsg. 1 ml = 0,2 mg Loperamid	Antidiarrhoikum Keine Anwendung < 2. Lj!
Loratadin	p.o.: KG < 30 kg: 5 mg/Tag (½ Tbl) auf 1 ED KG > 30 kg: 10 mg/Tag (1 Tbl) auf 1 ED	Antihistaminikum Nicht < 2. Lj anwenden!
Lorazepam	*Status epilepticus:* i.v. (langsame Injektion: > 2 min Dauer): 0,05–0,1 mg/kg KG ED Wdh nach 15 min, HD als ED: 8 mg Sublingual: 0,1 mg/kg KG (lyophilisierte Plättchen mit 1 mg und 2,5 mg)	Benzodiazepin Status epilepticus (ausnahmsweise zur Anxiolyse)

◘ Tab. 291.1 (Fortsetzung) Arzneimittel

Wirkstoff	Dosis		Bemerkung
Lytischer Cocktail	*Pethidin, Promethazin, Dihydroergotoxin:*		Vasodilatorisch, fiebersenkend
	Mischen von:	Dosis bei 0,1 ml Cocktail/kg KG	
	Dolantin 50 mg	1,25 mg/kg KG	
	Atosil 50 mg	1,25 mg/kg KG	
	Hydergin 0,3 mg	0,008 mg/kg KG	
	Gesamtmenge: 4 ml		
	Dosierung nach Pethidin-(Dolantin-)Anteil: i.m.: 0,5–1 mg/kg KG ED, HD 1 ml/Tag		
	Pethidin, Promethazin, Chlorpromazin:		Herzkatheterprämedikation
	Mischen von	Dosis bei 0,07 ml Cocktail/kg KG	
	Dolantin 25 mg	1,7 mg/kg KG	
	Atosil 6,25 mg	0,4 mg/kg KG	
	Propaphenin 6,25 mg	0,4 mg/kg KG	
	Gesamtmenge: 1 ml		
	i.m.: 0,07 ml Cocktail/kg KG ED, HD 2 ml		
Macrogol	0,5–1 g/kg KG/Tag auf 2–3 ED (mit viel Flüssigkeit)		Laxans
Magnesium	*Neonatale Hypomagnesiämie* Mg-Ascorbat 20 % i.m.: 0,1 ml/kg KG ED		
	Mg-Malabsorption: p.o.: hohe Dosis von Magnesium (z. B. Tri-Mg-Dicitrat 4H_2O): 10–20 g/Tag i.m.: mg-Sulfat 5 mmol (= 120 mg mg)/Tag auf 6 ED (z. B. Magnesium Diasporal forte, 1 Amp = 2 ml = 4 mmol mg)		
Mannitol	i.v.: 0,25–1 g ED Initial: 0,25–0,5 g/kg KG als KI in 10–20 min WD > 2 h, HD 6 g/kg KG/Tag		Osmotherapeutikum Immer mit Furosemid (z. B. Lasix) bzw Spironolacton (z. B. Osyrol) Serumosmolarität nie > 350 mosmol/l Nicht bei schwerer Herzinsuffizienz
	Testdosis zur Einschätzung der Nierenfunktion: i.v.: 200 mg/kg KG (HD 12,5 g) Ziel: Urinausscheidung > 1 ml/kg KG/h für 1–3 h (WD > 2 h, HD 2 g/kg KG/Tag)		
Mebendazol	p.o.: 1-mal 100 mg/Tag (bis 200 mg) auf 1–2 ED (ED 100 mg)		Anthelmintikum
Mesalazin	p.o., Supp.: Kdr. > 6. Lj: 30–50 mg/kg KG auf 2–3 ED Kdr > 40 kg und Erw: 750–1500 mg/Tag auf 3 ED (HD 4 g/Tag) Rezidivprophylaxe: 15–30 mg/kg KG/Tag auf 2 ED		Morbus Crohn, Colitis ulcerosa Nicht bei KK anwenden
Mesuximid	p.o.: 20 mg/kg KG/Tag auf 2–3 ED		Antiepileptikum Langzeittherapie bei Epilepsien, Medikament der 2. Wahl Einschleichend dosieren! NW: aplastische Anämie

Tab. 291.1 (*Fortsetzung*) Arzneimittel

Wirkstoff	Dosis	Bemerkung
Metamizol	p.o.: 10–20 mg/kg KG ED (1 Trpf = 25 mg) Faustregel für Trpf: ¾ des KG [kg] = Anzahl der Trpf. i.v.: 10(–30) mg/kg KG ED	Analgetikum, Antipyretikum, Spasmolytikum WE ~ 5 min, WD ~ 1–4 h Langsame i.v.-Injektion Gefahr der allergischen Agranulozytose (1:1,1 × 10^6 mit Letalität von 9 %)
Methimazol	p.o.: initial 0,5–1 mg/kg KG/Tag auf 3 ED EHD 0,2–0,3(–0,5) mg/kg KG/Tag auf 3 ED (HD 30 mg/Tag)	Thyreostatikum
Methohexital	i.v.: 1–2 mg/kg KG i.m.: 5–10 mg/kg KG Rektal, Kdr: 20–30 mg/kg KG ED (HD 500 mg)	Injektionsnarkotikum WE 6–8 min, WD 5–8 min Rektal als 10%ige Lösung zur Instillation (1 ml = 100 mg)
Methotrexat	p.o., i.v., i.m., s.c.: 10–15 mg/m^2 KOF 1 ED/Woche	Zytostatikum/Immunsuppressivum Add-on-Therapie bei Glukokortikoiden
Methyldopa	p.o.: 5–40 mg/kg KG/Tag Erw: 500–2000 mg/Tag	Antihypertensivum (zentraler α-Blocker, 3. Wahl)
Methylenblau	i.v. (langsam): 1–2 mg/kg KG, ED möglich	Antidot bei Methämoglobinämie. Zyanose verschwindet nach 30 min Nachinjektion nach 30 min
Methylphenidat	p.o.: 0,3–0,8 mg/kg KG/Tag auf 2–3 ED Initial 5 mg/Tag auf 2–3 ED Steigerung um 2,5 mg/Tag alle 3 Tage, HD 60 mg/Tag 1 Tbl = 10 mg	Psychanaleptikum
Methylprednisolon	p.o., i.v.: 2–4(–30) mg/kg KG/Tag auf 1–2 ED	Glukokortikoid
Metildigoxin		z. B. Lanitop, Dosierungstabelle ▶ Übersicht Digitalisdosierung
Metoclopramid	*Gastroösophagealer Reflux:* p.o., i.m., i.v.: Kdr: 0,2–0,4(–0,8) mg/kg KG/Tag auf 4 ED Erw: 40–60 mg/Tag auf 4 ED	Antiemetikum, Prokinetikum (z. B. Paspertin) < 14. Lj strenge Indikationsstellung! Dosisreduktion bei Niereninsuffizienz Lähmungserscheinungen im Gesichtsbereich (Facialisparese) AntiD ▶ Biperiden (z. B. Akineton) Vorbehandlung mit Diphenhydramin (z. B. Emesan, Dosis ▶ Diphenhydramin) verringert das Risiko extrapyramidaler Reaktionen bei dieser Dosis
	Übelkeit/Erbrechen (postoperativ): i.v.: Kdr: 0,1–0,2 mg/kg KG ED; ggf. Wdh. alle 6–8 h Kdr > 14 Lj, Erw: 10 mg; ggf. Wdh. alle 6–8 h	
	Erbrechen (zytostatikabedingt): p.o., i.v.: Kdr, Erw: 1–2 mg ED alle 2–4 h	
Metoprolol	p.o.: 1–5 mg/kg KG/Tag auf 3 ED i.v.: 0,1 mg/kg KG ED. 3-mal Wdh. im Abstand von 2–5 min möglich	β-Rezeptorenblocker, kardioselektiv Stationäre Einstellung! Bei klinischer Verschlechterung oder Bradykardie oder RR-Abfall keine weitere Dosissteigerung, sondern Dosisreduktion
	Chronische Herzinsuffizienz: 1. Testdosis: p.o. 0,2 mg/kg KG ED 2. Startdosis: p.o. 0,4 mg/kg KG/Tag auf 2 ED, langsam steigern bis zur 3. Zieldosis: p.o. 3 mg/kg KG/Tag auf 2 ED Anfangsdosis: 12,5 mg/Tag auf 2 ED; alle 7 Tage um 6,25–12,5(–25) mg steigern bis zur angestrebten Enddosis: 50–100 mg/Tag auf 2 ED	
Mexiletin	p.o.: 9–15 mg/kg KG/Tag auf 3 ED Erw: 600–1200 mg/Tag auf 3 ED i.v.: 3 mg/kg KG ED DTI: 15 µg/kg KG/min	Antiarrhythmikum

Tab. 291.1 (Fortsetzung) Arzneimittel

Wirkstoff	Dosis	Bemerkung
Midazolam	Nasal: 0,1–0,2 mg/kg KG ED p.o./rektal: 0,3–0,5–1 mg/kg KG i.v., FG: 0,1–0,2 mg/kg KG ED über mehrere min injizieren! i.v., Kdr: 0,1–0,3–0,6 mg/kg KG ED ED > 5 mg nur in Intubationsbereitschaft DTI: 50–400 µg/kg KG/h Bei Kombination mit Dolantin (Lumbalpunktion, Knochenmarkpunktion) nur 0,1 mg/kg KG i.v. als ED!	Hypnotikum, Benzodiazepin WE ~ 2–3 min, WD ~ 12–30 min Periphere Vasodilatation mit RR-Abfall! Bei FG: Strengste Indikationsstellung; keinen Bolus geben!
Milrinon	i.v. DTI: 0,25–0,75 µg/kg KG/min	Kardiakum
Minoxidil	p.o.: 0,1–0,2 mg/kg KG	Antihypertensivum bei hypertensiver Krise
Montelukast	p.o.: 2.–6. Lj: 4 mg/Tag auf 1 ED 6.–14. Lj: 5 mg/Tag auf 1 ED ab 15. Lj: 10 mg/Tag auf 1 ED	Leukotrienantagonist zur Asthmatherapie
Morphin	p.o.: 0,2–0,5 mg/kg KG ED i.v.: 0,1–0,15 mg/kg KG ED DTI: NG, Sgl: 10–20 µg/kg KG/h KK: –60 µg/kg KG/h Erw: –100 µg/kg KG/h *Hypoxämischer Anfall (Fallot-Tetralogie):* i.v., s.c.: 0,1–0,2 mg/kg KG ED	Opiatagonist WE ~ 5–15 min, WD ~ 3–5 h
Mycophenolat-mofetil	p.o.: 600 mg/m² KOF/Tag auf 2 ED i.v.: 600 mg/m² KOF/Tag auf 2 ED (16–60 mg/kg KG/Tag auf 2 ED)	Immunsuppressivum
Nadroparin-Ca	430 U/kg KG/Tag s.c. auf 2 ED	Antikoagulans
Naloxon	i.v. ED: NG, Sgl: 0,01–0,02 mg/kg KG Kdr: 0,01 mg/kg KG (Narcanti neonatal: 2 ml = 0,04 mg Naloxon) Erw: 0,4–2 mg (Narcanti: 1 ml = 0,4 mg) DTI bei Opiatvergiftung: 2–25 µg/kg KG/h	Opiatantagonist, Antidot WD nur ca. 15 min! Damit kürzer als WD der Opiatrezeptor-Agonisten!
Naproxen	p.o.: 10–20 mg/kg KG auf 2 ED	Nichtsteroidales Antirheumatikum Juvenile chronische Arthritis
Natrium-nitroprussid	DTI: Initial 0,5–1 µg/kg KG/min Dosis nach Effekt steigern (bis 5 µg/kg KG/min)	Akute hypertensive Krise
Natriumperchlorat	p.o. auf 4 ED: SD: 40 Trpf./Tag; EHD: 10–20 Trpf./Tag 1 ml = 15 Trpf. ¹²³I-MIBG: 30 Trpf. 1 Tag prae bis 3 Tage post injectionem ¹³¹I-MIBG: 30 Trpf. 1 Tag prae bis 8(–14) Tage post injectionem	Thyreostatikum Vorbehandlung bei szintigrafischen Untersuchungen
Nedocromil	*Konjunktivitis:* Irtan Augentropfen: 1–4 Trpf./Auge/Tag Nicht bei Kdr < 6 Lj *Allergische Rhinitis:* Irtan Nasenspray: 4 Sprühstöße/Nasenloch/Tag	Nasenspray mit Anwendungsbeschränkung für Kdr < 12 Lj
Neostigmin	i.v.: 0,01–0,015 mg/kg KG als KI über 20 min (oder über 1–2 h) *Myasthenie:* p.o.: 0,3 mg/kg KG ED alle 4 h	Cholinesterasehemmer, Antidot Myasthenia gravis

◘ **Tab. 291.1** (*Fortsetzung*) Arzneimittel

Wirkstoff	Dosis	Bemerkung
Nifedipin	*Arterielle Hypertension:* p.o.: 0,25–3 mg/kg KG/Tag auf 4 ED	Ca-Antagonist Bei ED von 20 mg Einnahmeabstand nicht < 2 h Adalat pro infusione enthält 18 % Äthanol! Lsg. ist lichtempfindlich (schwarze Perfusorspritze!)
	Hypertensive Krise: p.o.: 0,25–0,5 mg/kg KG (Wdh. 2-mal möglich). Erw: 10–20 mg (Aprical: 1 Trpf. = 1 mg) i.v.: 0,5–1(–4) µg/kg KG, danach: DTI: 0,2–0,5(–1) µg/kg KG/min (oder 10–20 mg/m² KOF/24 h)	
	Pulmonale Hypertension: 0,1–0,5–4 mg/kg KG/Tag (Dauertherapie)	
Nitrazepam	Kdr > 2. Lj: 2,5 mg ED (= 17 Trpf., 1 mg = 7 Trpf.)	Hypnotikum (Benzodiazepin)
Nitroglycerin		► Glyceroltrinitrat
Nitroprussidnatrium	DTI: 0,5–1 µg/kg KG/min, schrittweise Steigerung bis 8 µg/kg KG/min möglich	Antihypertonikum Hypertensive Krise NW: RR-Abfall Gesamtdosis nur bei strenger Indikationsstellung > 1,5 mg/kg KG/Tag Thiocyanatspiegel < 12 mg/dl (Gefahr: Zyanidvergiftung)
Noradrenalin	DTI: 0,01–0,05–5 µg/kg KG/min	Sympathomimetikum
Noscapin	KK: 8 Trpf. ED (bis 6-mal/Tag) 3.–12. Lj: 15 Trpf. ED (bis 6-mal/Tag) 12. Lj–Erw: 30 Trpf. ED (bis 6-mal/Tag) (30 Trpf. = 1 g)	Antitussivum Ab 6. Lm zugelassen
Obidoximchlorid	i.v.: 4 mg/kg KG ED	Antidot Organophosphatvergiftung
Omeprazol	p.o., i.v. auf 1–3 ED: Kdr: 0,5–1(–3) mg/kg KG/Tag Erw: 10–20 mg; HD 40 mg/Tag	Protonenpumpenhemmer Lsg. nur 4 h haltbar und lichtempfindlich! Omeprazol verlängert die Elimination von hepatisch metabolisierten Medikamenten! Anwendungsbeschränkung bei Kindern
Ondansetron	p.o.: bis 12 mg/m² KOF auf 3 ED i.v.: 0,05–0,1(–0,2) mg/kg KG ED (5 mg/m² KOF auf 3 ED)	Antiemetikum (zytostatikabedingtes Erbrechen) Nicht < 4. Lj!
Orciprenalin	i.v.: 0,01 mg/kg KG ED i.t.: 0,005–0,02 mg/kg KG DTI: 0,1–1 µg/kg KG/min	β-Mimetikum Lsg. ist nur 8 h stabil!
	Chronische Bradykardie: p.o.: < 1. Lj: 12–24 mg auf 6 ED 1.–3. Lj: 18–36 mg auf 6 ED 4.–10. Lj: 36–60 mg auf 6 ED	
Oseltamivir	p.o.: KG < 15 kg: 4 mg/kg KG/Tag auf 2 ED für 5 Tage KG 15–23 kg: 90 mg/kg KG/Tag auf 2 ED KG 23–40 kg: 120 mg/kg KG/Tag auf 2 ED KG > 40 kg: 150 mg/kg KG/Tag auf 2 ED	Virostatikum (Influenza)
Oxcarbazepin	p.o.: 30(–45) mg/kg KG/Tag	Antiepileptikum In Deutschland nicht handelsüblich. Internationale Apotheke! NW: Hyponatriämie, Müdigkeit Alternative bei Carbamazepin-Allergie, da nur selten Kreuzreaktion
Oxybutinin	p.o., Kdr > 5. Lj: 0,3–0,6 mg/kg KG/Tag auf 2 ED	Anticholinergikum, Spasmolytikum

◘ **Tab. 291.1** *(Fortsetzung)* Arzneimittel

Wirkstoff	Dosis	Bemerkung
Oxymetazolinum	Nasentropfen < 6. Lj: 0,025%ige Lsg. 2–3 Trpf./Nasenloch Ab 6. Lj und Erw: 0,05%ige Lsg. 2–3 Trpf./Nasenloch	α-Sympathomimetikum Nach längerer Anwendung (>3–5 Tage) Reboundphänomen („Privinismus") möglich. WD 5–6 h
Pancuronium	i.v.: 0,03–0,1 mg/kg KG ED DTI: bis 0,1 mg/kg KG/h	WE ~ 45 s; WD ~ 45 min Intubations- und Beatmungsbereitschaft sicherstellen Pancuronium stets mit Analgesie und Sedierung! Darmrelaxation! AntD: Neostigmin oder Atropin
Pankreas-Pulver	*Substitution bei exokriner Pankreasinsuffizienz:* p.o.: Sgl.: 300–600 IE/g Nahrungsfett KK-Erw: 2000–3000 IE/g Nahrungsfett	Darmwirksames Enzym Cave: Einnahme während des Essens. Nicht in Lebensmittel einrühren. Nicht zermörsern oder zerkauen
Paracetamol	p.o., rektal: 10–20 mg/kg KG ED i.v.(Perfalgan): 15 mg/kg KG ED (HD 60 mg/kg KG/Tag auf 4 ED)	Analgetikum, Antipyretikum
	Paracetamolintoxikation: > 100 mg/kg KG/Tag: primäre Giftentfernung > 125 mg/kg KG/Tag: AntD-Therapie (▶ N-Acetyl-Cystein)	
Paraffin	1 Esslöffel = 15 g = 15 ml = 5,25 g Paraffin p.o.: Kdr: 2–4 ml/kg KG/Tag auf 2–3 ED Erw: 45 g/Tag auf 2–3 ED	Laxans (milde Obstipation, Analrhagaden, Analfissuren) Bei langfristiger Einnahme verminderte Resorption fettlöslicher Vitamine und Paraffinablagerung im Organismus möglich. Keine Anwendung bei chronisch-entzündlichen Darmerkrankungen
Penicillamin	*Schwermetallvergiftung:* 25–50(–100) mg/kg KG/Tag auf 3 ED	
	Morbus Wilson: Initial 5 mg/kg KG/Tag steigern alle 14 Tage auf 20 mg/kg KG/Tag auf 3 ED	
Pentazocin	i.v.: 0,5 mg/kg KG ED	Opiatrezeptoragonist und -antagonist WE ~ 5–10 min, WD ~ 2–3 h RR- und HF-Anstieg 50 % der analgetischen Potenz von Morphin
Pethidin	i.v., s.c., p.o.: 0,5–1,5 mg/kg KG ED HD 6 mg/kg KG/Tag 1 Trpf. = 2 mg.	Opiatanalgetikum WD ~ 4 h 10 % der analgetischen Potenz von Morphin. NW: RR fällt, HF und Pulmonalarteriendruck steigen Ungeeignet zur Daueranalgesie und für repetitive Gaben (zerebrale Anfälle)
PGE_1		▶ Alprostadil
PGI_2		▶ Prostazyklin I_2
Phenobarbital	*Sedierung:* p.o., rektal, i.v.: ED: 2–5(–10) mg/kg KG EHD: 3–5 mg/kg KG/Tag auf 3 ED	Hypnotikum, Antiepileptikum Konstante Serumkonzentration nach 14–21 Tagen (Referenzwert 10–40 mg/l)
	Status epilepticus: i.v.: 10–20 mg/kg KG ED	
	Epilepsie (Langzeittherapie): p.o. auf 2 ED: Sgl: 4–10 mg/kg KG/Tag SK: 3–6 mg/kg KG/Tag	

Tab. 291.1 (*Fortsetzung*) Arzneimittel

Wirkstoff	Dosis		Bemerkung
Phenprocoumon	p.o. auf 1 ED:		Antikoagulans Wenn überlappend mit einer Heparintherapie marcumarisiert wird, mit niedriger Dosis beginnen (z. B. Kdr mit 0,1 mg/kg KG) Dosierung aber immer nach INR (Quickwert), da die Wirkungsstärke erheblichen interindividuellen Schwankungen unterliegen kann
	1. Tag:	Kdr: 0,3 mg/kg KG/Tag Erw: 15 mg/Tag	
	2. Tag:	Kdr: 0,2 mg/kg KG/Tag Erw: 9 mg/Tag	
	3. Tag:	Kdr: 0,1 mg/kg KG/Tag Erw: 6 mg/Tag	
	EHD:	Kdr: 0,05 mg/kg KG/Tag Erw: 3 mg/Tag	
	(1 Tbl. = 3 mg)		
	Zielbereiche der INR: – Mechanische Herzklappen: 2,5–3,5 – Vorhofflimmern: 2,0–3,0 – Prophylaxe der Beinvenenthrombose: 2,0–3,0 – Wiederholte systemische Embolien: 3,0–4,5		
Phentolamin	i.v.: 0,05–0,1 mg/kg KG ED EDmax 5 mg DTI: 1–2(–20) µg/kg KG/min		α-Blocker In Deutschland nicht handelsüblich. Internationale Apotheke!
Phenytoin	*Epilepsie (Langzeittherapie):* p.o. auf 1–2 ED: Kdr: 4–7 mg/kg KG/Tag Erw: 5 mg/kg KG/Tag Konstante Serumkonzentration nach 7–14 Tagen (Referenzwert 10–20 mg/l)		Antepileptikum, Antiarrhythmikum Unterschied zwischen Phenhydan-Injektionslsg. (1 Amp = 5 ml = 250 mg) und Phenhydan-Infusionskonzentrat (1 Amp = 50 ml = 750 mg!): Injektionslsg. nicht verdünnen, fällt aus! In jedem Fall gesonderter i.v.-Zugang
	Schnellsättigung: p.o. (1 Tbl = 100 mg):		
	1. Tag:	Kdr: 200 % der EHD Erw: 300 mg (3 Tbl.)	
	2. Tag	Kdr: 150 % der EHD Erw: 200 mg (2 Tbl.)	
	3. Tag	Kdr: EHD Erw: EHD	
	Status epilepticus: i.v.: SD 15–20–(30) mg/kg KG/Tag auf 3 ED (nicht schneller als 0,75 mg/kg KG/min)		
	Herzrhythmusstörung: i.v.: SD: 3–5 mg/kg KG ED EHD: 20 µg/kg KG/min p.o.: 1 Tag: 15 mg/kg KG auf 2 ED 2. Tag: 7,5 mg/kg KG auf 2 ED EHD: 4–8 mg/kg KG/Tag auf 2 ED		
Physiostigmin	i.v. : 0,01–0,02 mg/kg KG ED (HD 1 mg) bis Wirkung (HD 0,1 mg/kg) DTI: 0,5–2,0 µg/kg KG/min		Antidot
Phytomenadion	p.o., i.m, s.c.: 1 mg/kg KG (1 mg = 1 Trpf.)		Vitamin
	Prophylaxe bei NG: p.o., bei Vorsorgeuntersuchung: U1 + U2 + U3: je 2 mg (z. B. 2 Trpf. Konakion N Lsg.) i.m., s.c. 0,2 mg (z. B. 0,1 ml Konakion für NG)		
Piritramid	i.v.: 0,1–0,3 mg/kg KG ED		Opiatagonist WE ~ 5–20 min, WD ~ 5–6 h

Tab. 291.1 (Fortsetzung) Arzneimittel

Wirkstoff	Dosis	Bemerkung
Plasmaprotein		▶ Humanalbumin
Polygelin	i.v.: 10–20 ml/kg	Schock
Polystyroldivinyl-benzolsulfonsäure (Polysulfonsäure)	Bis SK: 0,5(–1) g/kg KG ED 1- bis 2-mal/Tag Jgdl, Erw: 30 g 1- bis 2-mal/Tag	Austauscherharz, Hyperkaliämie
Prajmaliumbitartrat	i.v.: 0,5–1(–6) mg/kg KG p.o.: 1,5–1 mg/kg KG/Tag	Antiarrhythmikum
Praziquantel	Zystizerkose: Ab 2. Lj. p.o.: 50 mg/kg KG/Tag auf 3 ED Taeniasis: Ab 2. Lj p.o.: 10 mg/kg KG/Tag auf 1 ED	Anthelmintikum
Prazosin	p.o.: Kdr: 0,05–0,5 mg/kg KG/Tag Erw: 1,5–15 mg/Tag	Antihypertensivum
Prednisolon	Rektal: 100 mg ED (= 1 Rektalkapsel) p.o.: 0,5–2 mg/kg KG ED i.v.: 2 mg/kg KG ED	Glukokortikoid Rektalkapsel mit 100 mg Prednisolon (hitzestabil). Wirkstoff nach 15 min im Plasma (Maximum nach 2 h)
	Anaphylaktischer Schock: i.v.: bis 30 mg/kg KG Rektal: 100 mg/kg KG ED p.o.: 0,5–1(–2) mg/kg KG	
Primidon	p.o. auf 2 ED: Kdr: 15–20 mg/kg KG/Tag Erw: 15 mg/kg KG/Tag (1 Tbl = 250 mg)	Antiepileptikum Epilepsie (Langzeittherapie) Mit niedriger Dosis beginnen (¼ Tbl. zur Nacht), langsam steigern Phenobarbital und Primidonserumkonzentration bestimmen
Procainamid	i.v.: SD: 10–15 mg/kg KG ED (max 1 g) EHD: 30–80 µg/kg KG/min p.o.: 50–100 mg/kg KG/Tag auf 6 ED	Antiarrhythmikum
Promethazin	p.o.: 1 mg/kg KG ED (1 Trpf = 1 mg) i.v.: 0,5–1 mg/kg KG ED	Neuroleptikum WE ~ 1–3 min, WD 4–6 h
Propafenon	p.o. auf 3 ED: Kdr: 10 (–20) mg/kg KG/Tag Erw: 200–400 (–600) mg/m² KOF/Tag i.v.: Kdr, Erw: 0,5–2 mg/kg KG ED (HD 3 mg/kg) DTI: Kdr, Erw: 4–7(–16) µg/kg KG/min	Antiarrhythmikum Bei i.v.-Gabe EKG und RR-Kontrolle (negativ inotrop!). Zurückhaltung bei Vorhofflattern (1:1-Überleitung möglich)
Propiverin	p.o.: 0,4 mg/kg KG auf 1 ED	Therapie der Enuresis nocturna
Propofol	i.v.: ED initial 1–2 mg/kg KG, dann 0,5 mg/kg KG DTI: 1–3(–9) mg/kg KG/h	Kurzhypnotikum/Narkotikum RR und HF sinken 1 ml enthält 0,1 g Fett (=1,1 kcal/ml) Nicht bei Kindern < 3. Lj Cave: Keine Dauernarkose/Dauersedierung (Propofol-Infusionssyndrom)!

◘ Tab. 291.1 (Fortsetzung) Arzneimittel

Wirkstoff	Dosis		Bemerkung
Propranolol	p.o.: 1–5(–8) mg/kg KG/Tag auf 2 ED		β-Rezeptorenblocker
	Arterielle Hypertension: p.o. auf 2 ED: Kdr: 1–5–8 mg/kg KG/Tag Erw: 80–320 mg/Tag		
	Hypertrophe obstruktive Kardiomyopathie (HOCM): p.o. auf 2–3 ED: Kdr: 2–10 mg/kg KG/Tag Erw: 80–960 mg/Tag		
	Long QT-Syndrom: p.o. auf 2–3 ED: 1 mg/kg KG/Tag bis maximale hämodynamisch tolerierte Dosis Ziel: QT-Dispersion < 100 ms		
	Paroxysmale supraventrikuläre Tachykardie: i.v.: 0,01–0,15 mg/kg KG ED (langsam!)		
	Hypoxämischer Anfall bei Fallot-Tetralogie: i.v.: 0,01–0,15 mg/kg KG ED (langsam!)		
Prostaglandin E_1 (PGE_1)			▶ Alprostadil
Prostazyklin I_2 (PGI_2)	*Pulmonale Hypertension:* DTI: 5–10–15–20–50(–100) ng/kg KG/min Inhalativ: 10–17–50 ng/kg KG/min als Partikel mit 2–3 µm Durchmesser Im Einatmungsschenkel des Respirators oder Druckluftverneblers vernebeln. Verneblerfluss 4–12 l/min, Respiratorfluss evtl. entsprechend reduzieren		In Deutschland nicht handelsüblich. Internationale Apotheke! Lsg. lichtempfindlich und alkalisch (nie mischen) WKG auch am Körperkreislauf: Hypotension, die die Gabe von PGI_2 um bis zu 30 min überdauern kann!
Protaminchlorid	i.v. über 5 min: 1 mg Protaminchlorid/100 E aktiven Heparins Wegen kurzer Wirkungsdauer des Heparins Protamin unter Berücksichtigung des Zeitintervalls zur Heparingabe dosieren (1 mg Protaminchlorid = 0,1 ml):		Antidot für Heparin Heparin-Rebound-Effekt mit wirksamer Antikoagulation und Blutung kann 8–9(–18) h nach Protamingabe auftreten Amp.-Größe von Protamin Roche beachten (1000/5000!)
	Zeit nach Heparingabe	Dosis Protaminchlorid/100 E Heparin	
	Sofort	1–1,5 mg (0,1–0,15 ml)	
	30–60 min	0,5–0,75 mg (0,05–0,075 ml)	
	> 2 h	0,25–0,375 mg (0,025–0,0375 ml)	
Protein C	i.v.: SD: 80–100 E/kg KG als KI über 30 min EHD: 50–60 E 4–6x/Tag (Ziel: Protein-C-Plasma-Aktivität > 80 %)		Antikoagulans Schwerer konnataler Protein-C-Mangel. Meningokokkensepsis, hämolytisch-urämisches-Syndrom
Pyrantel	p.o.: 10 mg/kgKG 1 × p.o. (HD 1 g)		Anthelmintikum
Pyridoxin			▶ Vitamin B_6
Pyrviniumembonat	p.o.: 1-mal 5 mg/kg KG		Anthelmintikum
Ranitidin	Erw, p.o.: 300 mg/Tag auf 2 ED (1 Tbl = 150 mg) Kdr, i.v.: 1–3(–6 HD) mg/kg KG/Tag auf 2(–3) ED als KI über 1–2 h (Fgb 0,5 mg/kg KG/Tag auf 2 ED) DTI: 0,1–0,2(–0,25) mg/kg KG/h		H_2-Rezeptorenblocker Bei prophylaktischer Anwendung <10. Lj strenge Indikationsstellung!
Rasburicase	i.v. als KI über 30 min: 0,2 mg/kg KG/Tag, 1 ED		Bei Zellzerfallsyndrom (Hyperurikämietherapie)
Remifentanyl	i.v.: 1 µg/kg KG ED über 30 s DTI: 0,05–0,2–0,5(–4) µg/kg KG/min		Opioid-Analgetikum

Tab. 291.1 (Fortsetzung) Arzneimittel

Wirkstoff	Dosis	Bemerkung
Reproterol	p.i.: 1 Hub = 0,5 mg SK, Erw: 3- bis 4-mal 2 Hübe/Tag i.v.: 0,1(–2) µg/kg KG/min	β_2-Mimetikum zur Inhalation
Rocuroniumbromid	i.v.: SD: (0,25–)0,4–1,2 mg/kg KG ED EHD: 0,1–0,2 mg/kg KG ED alle 30 min	Muskelrelaxans (nicht depolarisierend) Cave: WD bei Sgl 40 min, KK ca. 30 min
Salbutamol	Inhalationslösung 0,5 %: 1 ml = 20 Trpf = 5 mg Sgl: 3- bis 4-mal 2 Trpf./Tag KK: 3- bis 4-mal 4–6 Trpf./Tag SK: 3- bis 4-mal 6–8 Trpf./Tag Fertiginhalat: normal: 1 Amp = 2,5 ml = 1,25 mg forte: 1 Amp = 2,5 ml = 2,5 mg Ab KK: 3- bis 4-mal 1 Amp. Nicht > 6 Amp./Tag Treibgasinhalator (MDI): 1 Hub = 0,1 mg KK via Maske: 4- bis 6-mal 1 Hub/Tag SK: 4- bis 6-mal 1–2 Hübe/Tag	β_2-Mimetikum (im amerikanischen Schriftum: Albuterol) zur Inhalation Höhere Dosen bei obstruktiven Bronchitiden, Bronchiolitis, Asthmaanfällen unter klinischen Bedingungen möglich und oft nötig NW: Hypokaliämie, Tachykardie, Hyperglykämie!
Salmeterol	1 Hub = 25 µg SK: 25–50 µg/Tag auf 1–2 ED Erw: bis 100 µg/Tag auf 2 ED	Langwirksames β_2-Mimetikum zur Inhalation. Nicht unter 4 Lj. Zurückhaltend mit Einsatz bei instabilem Asthma
Simeticon	p.o.: NG/Sgl: 0,5–1 ml in Nahrung als ED Kdr 1.–6. Lj.: 3- bis 5-mal 1 ml/Tag Erw: 3- bis 5-mal 2 ml/Tag Vor Sonografie (zum Entblähen) 0,3 ml/kg KG ED	Karminativum Individuelle Dosisanpassung sinnvoll
Somatotropin	s.c.: 1 ED/Tag, Injektionsstelle wechseln *Wachstumshormonmangel bei Kindern:* 0,025–0,035 mg/kg KG/Tag 0,7–1,0 mg/m² KOF/Tag *Prader-Willi-Syndrom bei Kindern:* 0,035 mg/kg KG/Tag 1 mg/m² KOF/Tag *Wachstumsstörungen bei Ullrich-Turner Syndrom:* 0,045–0,05 mg/kg 1,4 mg/m² KOF/Tag *Wachstumsstörungen bei chronischer Niereninsuffizienz:* 0,045–0,050 mg/kg KG 1,4 mg/m² KOF/Tag *Kleinwüchsige Kinder (SGA):* 0,035 mg/kg KG 1 mg/m² KOF/Tag	Menschliches Wachstumshormon Individuelle Dosisanpassung und Betreuung durch pädiatrischen Endokrinologen empfohlen
Sotalol	p.o.: 2–5(–10) mg/kg KG/Tag auf 2–3 ED	Antiarrhythmikum
Spironolacton	p.o.: 2–4–6 mg/kg KG/Tag auf 2–3 ED i.v.: 2–3–5 mg/kg KG/Tag auf 2–3 ED	Diuretikum, Aldosteronantagonist (z. B. Aldactone)
Streptokinase	*Systemische Lyse:* i.v. über peripheren Venenweg: SD: 1000(–4000) E/kg KG als KI über 20 min EHD, DTI: 1000–1500 E/kg KG/h über 12–72 h *Lokale Lyse:* via Katheter in Thrombusnähe: 50–70 E/kg KG/h	Fibrinolytikum Evtl. Vorinjektion von 2 mg/kg KG Prednisolon i.v.

Tab. 291.1 (*Fortsetzung*) Arzneimittel

Wirkstoff	Dosis	Bemerkung
Sucralfat	p.o. auf 4 ED: 50–100 mg/kg KG/Tag KG < 10 kg: 1–2 g/Tag KG > 10 kg: 4 g/Tag	
Sufentanil	FG/NG: SD 0,5–1 µg/kg KG i.v. als KI EHD: 0,2–0,5 µg/kg/h als DTI NG: i.v.: 5–15(–20) µg/kg KG ED DTI: 0,2–2(–4) µg/kg KG/h KK, SK, Erw: SD i.v.: 5–15–20 µg/kg KG EHD i.v.: 0,2–1,5 µg/kg KG	Synthetisches Opiat zur Analgesie, Analgosedierung und Anästhesie bei beatmeten Patienten. Besonders geeignet für postoperative Versorgung angeborener Herzfehler WE ~ 7 min, WD ~ 5 h, analgetische Potenz 5- bis 10-fach höher als ▶ Fentanyl. HWZ bei FG und NG verlängert NW: RR-Abfall, Atemdepression, Thoraxrigidität
	Analgetische Komponente in Kombinationsnarkosen: SD i.v.: 0,5–2 µg/kg KG ED EHD i.v.: 0,1–0,7 µg/kg KG	
Sulfasalazin	p.o., rektal: 30–50 mg/kg KG/Tag auf 4 ED	Chronisch-entzündliche Darmerkrankungen
Sultiam	p.o.: 4–6(–10) mg/kg KG/Tag auf 2–3 ED	Antiepileptikum Epilepsie (Langzeittherapie): Bei Dosis > 10 mg/kg KG/Tag häufig Hyperventilation und Parästhesien Medikament der 1. Wahl bei Rolando-Epilepsie
Surfactant	100 mg/kg KG (= 2,4 ml Alveofact) 200 mg/kg KG (= 2,7 ml Curosurf)	
Suxamethonium	i.v.: 1–1,5 mg/kg KG ED	Muskelrelaxans Intubations- und Beatmungsbereitschaft sicherstellen
Tacrolimus (FK 506)	i.v.: 2 mg/m² KOF/Tag (0,05–0,2 mg/kg KG/Tag) p.o.: 0,3 mg/kg KG/Tag auf 2 ED	Immunsupressivum Serumkonzentration bestimmen!
Terbutalinsulfat	Dosieraerosol (1 Hub = 0,25 mg): Sgl: 2–3 Hübe/Tag KK: 3–5 Hübe/Tag SK/Erw: 4- bis 6-mal 1–2 Hübe/Tag	β-Mimetikum
	Inhalationslsg 0,1 %: Sgl: 3- bis 4-mal 2–3 Trpf./Tag KK: 3- bis 6-mal 3–5 Trpf./Tag SK, Erw: 4- bis 6-mal 10(–20) Trpf.	
	i.v.: 2 µg/kg KG ED DTI: SD 2 µg/kg KG; EHD 4,5 µg/kg KG/h	
	p.o.: 1 ml = 0,3 mg (Elixier) 1 Messl = 5 ml = 1,5 mg 20 Trpf. = 1 ml = 10 mg Sgl: 2- bis 3-mal 2,5 ml/Tag KK: 2- bis 3-mal 2,5–5 ml/Tag SK: 2- bis 3-mal 5–10 ml/Tag Erw: 2- bis 3-mal 10–15 ml/Tag	
Terfenadin	p.o.: 1,5 mg/kg KG/Tag auf 2 ED Suspension 1 ml = 6 mg	Antihistaminikum Ab 2. Lj
Tetrazepam	p.o.: 4 mg/kg KG/Tag auf 3 ED	Myotonolytikum (Benzodiazepin) Spastik

Tab. 291.1 (Fortsetzung) Arzneimittel

Wirkstoff	Dosis	Bemerkung
Theophyllin	*Apnoe (Atemanaleptikum, Mittel der 2. Wahl):* i.v.: NG, FG: 2–4 mg/kg KG/Tag (als DTI oder auf 3 ED) Sgl, SD: 3–6 mg/kg KG ED EHD: 4 mg/kg KG/Tag auf 3 ED p.o.: SD 7,5(–9) mg/kg KG ED EHD 3–6 mg/kg KG/Tag auf 3 ED *Bronchiale Obstruktion:* i.v.: SD: 6 mg/kg KG ED über 10–20 min EHD: 3–6(–10) mg/kg KG/Tag *Schwerer Asthmaanfall:* 1. i.v.: 6 mg/kg KG ED über 10–20 min, danach 2. DTI: 0,7–1 mg/kg KG/h	Phosphodiesterasehemmer Theophyllin-Clearance sinkt bei Fieber
Thiamazol	p.o.: 0,3–1 mg/kg KG/Tag auf 1 ED i.v.: 1(–3) mg/kg KG/Tag als DTI	Thyreostatikum
Thiopental-Natrium	*Kurznarkose:* i.v.: 2–3(–5) mg/kg KG ED	Narkotikum, Barbiturat WE ~ 2–3 min, WD ~ 5–20 min Über separaten Zugang geben, da Lsg. alkalisch ist und im sauren Milieu ausfällt
Tiagabin	p.o.: Kdr: 0,4–0,7 mg/kg KG/Tag auf 3 ED. Beginn mit 0,1 mg/kg KG/Tag. Steigerung um wöchentlich 0,1 mg/kg KG/Tag Erw: 30–50 mg/Tag	Epilepsie (Antiepileptikum 2. Wahl zur Add-on-Therapie) NW: Schwindel, Müdigkeit, Tremor, Kopfschmerz
Tinctura opii 1 % (DAB)	25-fache Verdünnung (1 ml Tinctura opii ad 24 ml Aqua dest. = 0,04 % Lsg. mit 0,4 mg Morphin in 1 ml) p.o.: 0,2–0,8(–1) mg/kg KG/Tag auf 4–6(–8) ED nach Effekt dosieren	Bei neonatalem Abstinenzsyndrom Steuerung nach klinischen Scoringsystemen (z. B. Finnegan-Score)
Tolazolin	i.v.: SD 0,5(–1) mg/kg KG ED DTI 0,3–1(–2) mg/kg KG/h	α-Blocker
Toloniumchlorid	i.v.: 2–4 mg/kg KG (Wdh. nach 30 min)	Antidot Methämoglobinämie
Tramadol	p.o., s.c.: 1 mg/kg KG ED i.v.: 0,75–1,5 mg/kg KG ED DTI: 0,1–0,5(–2) mg/kg KG/h	Opioid-Analgetikum (WE ~ 5–10 min, WD ~ 3–4 h) Streng i.v. injizieren! 30 % der analgetischen Potenz von Morphin
Tramazolin-Augentropfen	3- bis 5-mal 1 Trpf./Auge/Tag	Vasokonstriktor (α-Mimetikum)
Triamteren	p.o.: 2–6 mg/kg KG/Tag auf 2–4 ED Erw: 20–100 mg/Tag auf 2–4 ED	Antihypertensivum
Triflupromazin	i.v., Kdr: 0,2 mg/kg KG ED	
Tropisetron	p.o./i.v. auf 1 ED: KG <25 kg: 0,2 mg/kg KG 1 ED/Tag KG >25 kg: 5 mg/Tag 1 ED 1 Amp = 1 ml = 1 mg	Antiemetikum, Serotoninantagonist Erbrechen (zytostatikabedingt)

◘ **Tab. 291.1** *(Fortsetzung)* Arzneimittel

Wirkstoff	Dosis	Bemerkung
Urokinase	*Systemische Lyse:* i.v. über peripheren Venenweg: SD: 4000–8000 E/kg KG in 15 min, dann EHD: 1000 E/kg KG/h für 2 Tage *Lokale Lyse:* (via Katheter in Thrombusnähe): 200–500 E/kg KG/h *Pleuraerguss/Pleuraempyem:* Instillation alle 12 h über 3 Tage über Thoraxdrainage, 4 h Verweildauer (abgeklemmte Drainage, maximal mögliche Mobilisation) anschließend 8 h Sog 16–20 cm H$_2$O ED: Kinder < 1. Lj: 10.000 IE Urokinase in 10 ml NaCl 0,9 % Kinder > 1. Lj: 40.000 IE in 40 ml NaCl 0,9 %	Fibrinolytikum Wenn Fibrinogen <120 mg/dl, FFP geben (12–15 ml/kg KG) ▶ Blutbestandteile
Ursodeoxychol-säure	p.o.: 10(–20–25) mg/kg KG/Tag	Choleretikum (z. B. Ursofalk)
Valganciclovir	p.o.: 15–18 mg/kgKG/Tag auf 2 ED Erw: 1- bis 2-mal 900 mg/Tag	Virostatikum (CMV)
Valproat	p.o. auf 1–2(–3) ED: Kdr: 15–30 mg/kg KG/Tag, ausnahmsweise (z. B. BNS-Anfälle) bis 100 mg/kg KG/Tag Erw: 20 mg/kg KG/Tag i.v. auf 3 ED als KI, Kdr: 20–30 mg/kg KG/Tag	Antiepileptikum Epilepsie (Langzeittherapie) Engmaschige Laborkontrollen wegen Möglichkeit von Gerinnungsstörungen und Hepatopathie im ersten Jahr der Therapie
Vecuroniumbromid	i.v.: ED: 0,03–0,05 mg/kg KG SD: 0,03–0,1 mg/kg KG DTI: 0,1 mg/kg KG/h	Muskelrelaxans Intubations- und Beatmungsbereitschaft sicherstellen Geringere kardiale NW als Pancuronium Keine Histaminfreisetzung
Verapamil	*Supraventrikuläre Tachykardie:* p.o.: 2–9 mg/kg KG/Tag Erw: 240–480 mg/Tag auf 2–3 ED *i.v.-Vorsichtsmaßnahmen:* – Nicht bei NG und Sgl im 1. Lj anwenden! – EKG-Monitorüberwachung evtl. Intensivstation – Nach je 0,1 mg/kg KG 3 min warten (verzögerter Effekt) – Bei Rhythmusumschlag Applikation beenden! – Zur Verminderung der negativ inotropen WKG und Hypotensionsprophylaxe evtl i.v.-Vorgabe von Ca-Glukonat 10 % (z. B. Calzium Braun 10 %) peripher i.v. 0,5 ml/kg KG (4,5 mg/kg KG); Erw 90 mg (= 10 ml) i.v. Dosis Verapamil (1 Amp [2 ml = 5 mg] + 8 ml NaCl 0,9 % ergibt 0,5 mg/ml): 2.–6. Lj: 0,1–0,2 mg/kg KG ED über 1 min 6.–14. Lj: 0,1 mg/kg KG ED über 1 min Erw: 5–10 mg (0,05–0,15 mg/kg KG) ED über 2 min; Wdh nach 10 min möglich DTI: 5(–7) µg/kg KG/min *Hypertrophe Kardiomyopathie (HOCM):* p.o. auf 3 ED: Kdr: 5 mg/kg KG/Tag steigern auf 6–10 mg/kg KG/Tag Erw: 240 mg/Tag steigern auf 320–480 mg/Tag	Ca-Antagonist Kontraindikationen: Alter < 1. Lj, LVEDP > 20 mmHg, LVOTO > 50 mmHg
Vigabatrin	*BNS-Anfälle:* p.o auf 2 ED, Sgl: 60–100–(150) mg/kg KG/Tag *Therapieresistente fokale Epilepsien (Mittel der 2. Wahl):* Ab 2. Lj: 40–80 mg/kg KG/Tag KG > 50 kg, Erw: Aufdosierung in 2 Schritten auf 1 g/Tag Bei Wirkungslosigkeit steigern in 1-g-Schritten bis 4 g/Tag	Antiepileptikum In allen Altersgruppen auch in Kombination mit anderen Antiepileptika Rascher Wirkeintritt, häufig Toleranzentwicklung NW: Gewichtszunahme, Müdigkeit, Verhaltensänderung, Psychosen, Hyperkinesien

Tab. 291.1 (Fortsetzung) Arzneimittel

Wirkstoff	Dosis	Bemerkung
Vitamin B_6, Pyridoxin	p.o.: 0,2–5(–30) mg/kg KG/Tag *Neugeborenenkrämpfe:* i.v.: 50–100 mg ED (Probatorisch zum Ausssschluss pyridoxinabhängiger Anfälle) *BNS-Anfälle:* p.o.: 300 mg/kg KG/Tag auf 3 ED für 3–7 Tage	
Xylometazolin	Lsg. 0,025 % für Sgl Lsg. 0,05 % für KK Lsg.0,1 % für Sk und Erw Intranasal: 1- bis 3- (bis 6-)mal 1–2 Trpf./Nasenloch	α-Sympathomimetikum Nach längerer Anwendung (>3–5 Tage) Rebound-Phänomen („Privinismus") möglich
Zidovudin	p.o., Ngb: 8 mg/kg KG/Tag auf 4 ED p.o.: 20 mg/kg KG/Tag auf 3-4 ED i.v.: 40–56 mg/kg KG/Tag auf 4 ED	Virustatikum (HIV)

Tab. 291.2 Dosierungstabelle für Lanicor (Digoxin). (Nach Ankermann et al. 2005)

KG	KOF	Oral (Tropfen/Tabletten)									Intravenös				
		SD	TD auf 2 ED								SD	TD auf 2 ED			
			1. Tag		2. Tag		3. Tag		ab 4. Tag			1. Tag	2. Tag	3. Tag	ab 4. Tag
(kg)	(m²)	(mg)	(Trpf.)	(Tbl.)	(Trpf.)	(Tbl.)	(Trpf.)	(Tbl.)	(Trpf.)	(Tbl.)	(mg)	(ml)	(ml)	(ml)	(ml)
1	0,1	0,15	5		4		3		2		0,1	0,2	0,2	0,12	0,08
2	0,15	0,23	7		7		4		3		0,15	0,3	0,3	0,18	0,12
3	0,2	0,3	9		9		6		4		0,2	0,4	0,4	0,24	0,16
4,5	0,25	0,38	12		11		8		4		0,25	0,5	0,5	0,3	0,2
5,5	0,3	0,45	14		13		9		5		0,3	0,6	0,6	0,36	0,24
7,5	0,35	0,53	16		16		11		6		0,35	0,7	0,7	0,42	0,28
9	0,4	0,6	18		18		12		7		0,4	0,8	0,8	0,48	0,32
10	0,45	0,68	21		20		12		8		0,45	0,9	0,9	0,54	0,36
12	0,5	0,75	23	1,5	22	1,5	15	1	9	0,5	0,5	1	1	0,6	0,4
14	0,6	0,9	27		27		16		11		0,6	1,2	1,2	0,72	0,48
16	0,7	1,05	32	2	31	2	19	1,5	12		0,7	1,4	1,4	0,84	0,56
19	0,8	1,2	36		36		22		15		0,8	1,6	1,6	0,96	0,64
24	0,9	1,35	41	2,5	40	2,5	24	2	16	1	0,9	1,8	1,8	1,08	0,72
27	1	1,5	45	3	45	3	30	2	18		1	2	2	1,2	0,8
31	1,1	1,65									1,1	2,2	2,2	1,32	0,88
35	1,2	1,8		4		3		2		1,5	1,2	2,4	2,4	1,44	0,96
39	1,3	1,95									1,3	2,6	2,6	1,56	1,04
45	1,4	2,1		4		4		2			1,4	2,8	2,8	1,68	1,12
49	1,5	2,25		5		4		3			1,5	3	3	1,8	1,2

Lanicor: p.o.: 45 Trpf. = 1 ml = 0,75 mg Digoxin; 1 Tbl = 0,25 mg Digoxin.
i.v.: 1 Amp = 1 ml = 0,25 mg Digoxin.

◻ **Tab. 291.2** (*Fortsetzung*) Dosierungstabelle für Lanicor (Digoxin). (Nach Ankermann et al. 2005)

KG	KOF	Oral (Tropfen/Tabletten)									Intravenös				
		SD	TD auf 2 ED								SD	TD auf 2 ED			
			1. Tag		2. Tag		3. Tag		ab 4. Tag			1. Tag	2. Tag	3. Tag	ab 4. Tag
(kg)	(m²)	(mg)	(Trpf.)	(Tbl.)	(Trpf.)	(Tbl.)	(Trpf.)	(Tbl.)	(Trpf.)	(Tbl.)	(mg)	(ml)	(ml)	(ml)	(ml)
54	1,6	2,4									1,6	3,2	3,2	1,92	1,28
62	1,7	2,55		5		5		3		2	1,7	3,4	3,4	2,04	1,36
66	1,8	2,7									1,8	3,6	3,6	2,16	1,44
	1,9	2,85		6		5		3			1,9	3,8	3,8	2,28	1,52
	2	3		6		6		4		2,5	2	4	4	2,4	1,6

Lanicor: p.o.: 45 Trpf. = 1 ml = 0,75 mg Digoxin; 1 Tbl = 0,25 mg Digoxin.
i.v.: 1 Amp = 1 ml = 0,25 mg Digoxin.

◻ **Tab. 291.3** Dosierungsregel für Lenoxin-Liquidum, Lösung für Kinder (Digoxin). (Nach Ankermann et al. 2005)

Cave: Oral! **Faustregel:**	
Sättigung:	3 ED im Abstand von 12 h
Stunde 0:	1 ED (ml) = 1/5 des KG (kg)
Stunde 0 + 12:	1 ED (ml) = 1/5 des KG (kg)
Stunde 0 + 24:	1 ED (ml) = 1/5 des KG (kg)
Erhaltung:	2 ED/Tag im Abstand von 12 h
Stunde 0:	1 ED (ml) = 1/10 des KG (kg)
Stunde 0 + 12:	1 ED (ml) = 1/10 des KG (kg)

Lenoxin-Liquidum: 1 ml Lsg. = 0,05 mg Digoxin.

Tab. 291.4 Dosierungstabelle für Lanitop (Metildigoxin) für Früh- und Neugeborene sowie Säuglinge und Kinder. (Nach Ankermann et al. 2005)

KG	SD	Oral (Tropfen)				Intravenös			
		Sättigung TD auf 2 ED			Erhaltung TD auf 2 ED	Sättigung TD auf 2 ED		Erhaltung TD auf 2 ED	
		1. Tag	2. Tag	3. Tag	ab 4. Tag	1. Tag	2. Tag	3. Tag	ab 4. Tag
(kg)	(mg)	(Trpf.)	(Trpf.)	(Trpf.)	(Trpf.)	(ml)	(ml)	(ml)	(ml)
Früh- und Neugeborene < 4 Lw									
1	0,03	1	1	1	1	0,1	0,1	0,1	0,1
2	0,06	2	2	1	1	0,3	0,3	0,1	0,1
3	0,09	3	3	2	1	0,4	0,4	0,2	0,2
4	0,12	4	4	3	1	0,6	0,6	0,4	0,4
Säuglinge und Kinder									
3	0,2	7	7	4	3	1	1	0,6	0,4
4	0,23	8	8	5	3	1,15	1,15	0,69	0,46
5	0,26	9	9	5	3	1,3	1,3	0,78	0,52
6	0,3	11	11	6	4	1,5	1,5	0,9	0,6
7	0,34	12	12	7	5	1,7	1,7	1,02	0,68
8	0,37	13	13	8	5	1,85	1,85	1,11	0,74
9	0,4	15	15	9	6	2	2	1,2	0,8
10	0,43	16	16	9	6	2,15	2,15	1,29	0,86
11	0,48	18	18	10	7	2,4	2,4	1,44	0,96
12	0,5	18	18	11	7	2,5	2,5	1,5	1
13	0,55	20	20	12	8	2,75	2,75	1,65	1,1
14	0,58	21	21	13	8	2,9	2,9	1,74	1,16
15	0,6	22	22	13	9	3	3	1,8	1,2
16	0,65	24	24	14	9	3,25	3,25	1,95	1,3
17	0,7	26	26	15	10	3,5	3,5	2,1	1,4
18	0,73	27	27	16	10	3,65	3,65	2,19	1,46
19	0,75	28	28	16	11	3,75	3,75	2,25	1,5
20–21		30	30	18	12	4	4	2,4	1,6
22–23		31	31	19	12	4,3	4,3	2,5	1,7
24–25		34	34	21	14	4,6	4,6	2,7	1,8
26–28		37	37	22	15	5	5	3	2
29–30						5,5	5,5	3,3	2,2
31–34						5,7	5,7	3,4	2,3
35–38						6	6	3,6	2,4
40–45						6,7	6,7	4	2,7

Lanitop: p.o.: 45 Trpf = 1 ml = 0,6 mg Metildigoxin.
i.v.: 1 Amp = 2 ml = 0,2 mg Metildigoxin.

Tab. 291.5 Dosierungstabelle für Lanitop (Metildigoxin) für Kinder und Jugendliche. (Nach Ankermann et al. 2005)

KG	SD	Oral (Tabletten)			
		Sättigung			Erhaltung
		TD auf 2 ED			TD auf 2 ED
		1. Tag	2. Tag	3. Tag	ab 4. Tag
(kg)	(mg)	(Tbl.)	(Tbl.)	(Tbl.)	(Tbl.)
20–24		4	4	2	1–2
25–28		5	5	3	2
30–45		6	6	4	2–3

Lanitop: p.o.: 1 Tbl = 0,1 mg Metildigoxin.

291.2 Interaktionen von Arzneistoffen

Unter Interaktion oder Wechselwirkung von zwei oder mehr Substanzen wird die quantitative oder qualitative Änderung der Wirkung der Substanzen verstanden. Diesen Änderungen der Wirkung können Veränderungen der Pharmakokinetik (Absorption, Biotransformation, Verteilung, Ausscheidung) oder der Pharmakodynamik zugrunde liegen. Die pharmakodynamischen Mechanismen von Interaktionen können rezeptor- oder nichtrezeptorvermittelt sein. Eine Klassifikation von Interaktionen erfolgt entweder nach dem Effekt (additiv, synergistisch, potenzierend, antagonisierend) oder dem Mechanismus (funktionell, chemisch, dispositionsbedingt, rezeptorvermittelt). Auch pharmakologisch indifferente Bestandteile von Arzneistoffen können zu Wechselwirkungen führen.

Ein Teil der Arzneimittelinteraktionen ist gut untersucht, ein anderer Teil gehäuft beobachtet, ein weiterer Teil kasuistisch berichtet, wieder andere Teile sind theoretisch denkbar, aber nicht beobachtet. Nicht alle Wechselwirkungen sind klinisch relevant. 1–10 % aller berichteten Interaktionen sind für den Patienten potenziell schädlich. Arzneimittelinteraktionen sind aber nicht immer unerwünschte Phänomene. So werden z. B. in der Behandlung der arteriellen Hypertonie oder bei der antiemetischen Therapie durchaus Interaktionen therapeutisch genutzt.

Tab. 291.6 gibt – ohne Anspruch auf Vollständigkeit – einen Überblick über mögliche Wechselwirkungen von Arzneistoffen, Tab. 291.7 über die speziellen Interaktionen mit Digitalis.

291.2 • Interaktionen von Arzneistoffen

Tab. 291.6 Arzneimittelreaktionen

Substanz	Interaktion mit	Effekt ↑ Verstärkung/Erhöhung ↓ Abschwächung/Verminderung
Acetazolamid	Antihypertensiva	↑ des antihypertensiven Effektes
	Ciclosporin	↑ der Ciclosporin-Serumkonzentration
	Carboanhydrasehemmstoffe	↑ der Wirkung der Carboanhydrasehemmstoffe
Acetylcystein	Antitussiva	Mögliche Retention von Bronchialsekret
	Antibiotika	↓ des Antibiotikaeffektes (Inaktivierung, Penicilline, Aminoglykoside, Tetrazykline)
Acetylsalicylsäure	Antikoagulanzien	↑ der gerinnungshemmenden Wirkung (Blutungsneigung)
	Captopril	↓ des antihypertensiven Effektes von Captopril
	Methotrexat	↑ der Methotrexat-Plasmakonzentration
	Valproat	↑ der Valproat-Plasmakonzentration
Aciclovir	Narkotika	Toxizitätssteigerung der Narkotika
	Zidovudin (Azidothymidin)	In Kombination neurotoxisch
	Mycophenolatmofetil	↑ der AUC von Aciclovir
	Probenicid	↑ der AUC von Aciclovir
	Cimetidin	↑ der AUC von Aciclovir
Adenosin	Dipyridamol	↑ des Adenosins
	Methylxanthine (Theophyllin, Coffein)	Antagonisierung des Adenosineffektes (höhere Dosen notwendig!)
	Carbamazepin	↑ des kurzzeitigen Herzblocks bei Adenosingabe
Adrenalin/Epinephrin	Halothan (u. a. Inhalationsnarkotika)	↑ des Adrenalins, Herzrhythmusstörungen
	β-Blocker	↓ der kardialen und bronchodilatatorischen Wirkung
	α-Blocker	↓ der blutdrucksteigernden Wirkung von Adrenalin (mögliche Blutdrucksenkung!)
	Phenothiazine	↓ der blutdrucksteigernden Wirkung von Adrenalin
	Trizyklische Antidepressiva	↑ der Wirkung des Adrenalins
	Guanethidin	
	Antidiabetika	↓ der Blutzuckersenkung
Ajmalin	Antiarrhytmika, β-Blocker, Kalziumantagonisten	↑ der hemmenden Wirkung auf AV-Überleitung
		↑ der hemmenden Wirkung auf intraventrikuläre Erregungsleitung
		↑ der hemmenden Wirkung auf Kontraktionskraft
Alglucerase		Zurzeit keine spezifischen Interaktionen berichtet
Alizaprid	Phenothiazine	↑ des Alizaprid
	Anticholinergika	↓ oder sogar Aufhebung der Wirkung
	Zentral dämpfende Pharmaka	↑ der zentralen Dämpfung
	Neuroleptika	↑ der extrapyramidalen Wirkung

Tab. 291.6 (*Fortsetzung*) Arzneimittelreaktionen

Substanz	Interaktion mit	Effekt ↑ Verstärkung/Erhöhung ↓ Abschwächung/Verminderung
Allopurinol	Aluminiumhydroxid	↓ der Allopurinol Absorption
	Ampicillin/Amoxycillin	Exanthem
	Antikoagulanzien (Cumarine)	↑ des antikoagulatorischen Effektes
	Azathioprin	↑ der Azathioprintoxizität
	Captopril	↑ der kutanen Hypersensitivitätsreaktionen
	Cyclophosphamid	↑ der Cyclophosphamidtoxizität
	Diuretika (Thiazide)	↑ der Allopurinoltoxizität
	Theophyllin	↑ der Theophyllintoxizität (↓ Theophyllin-Clearance)
Aluminiumhydroxid/Antacida	Eisenpräparate, Digoxin, Phenytoin, Indometacin	↓ der intestinalen Aufnahme
Ambroxol	Antitussiva	Mögliche Retention von Bronchialsekret
Aminoglykoside	Amphotericin B, Cephalosporine, Ciclosporin, Cisplatin, Indometacin, Schleifendiuretika wie Furosemid, Vancomycin	↑ der Oto-und Nephrotoxizität
	Halothan, neuromuskulär blockierende Substanzen	↑ der neuromuskulären Blockade
Amiodaron	Digoxin, Ciclosporin, Flecainid, Lidocain, Methothrexat, Theophylline, Procainamid, Chinidin, Warfarin, Phenytoin	↑ der Plasmakonzentration der genannten Arzneimittel
	Antiarrhytmika (Klasse I)	Ventrikuläre Arrhythmien
	β-Blocker, Kalziumantagonisten, Digitalisglykoside	Bradykardie, Sinusarrest
Amphotericin B	Diuretika/nephrotoxische Substanzen	↑ der Nephrotoxizität
	Kortikoide/ACTH	↑ einer Hypokaliämie
	Antiarrhythmika, Digitalisglykoside, Muskelrelaxanzien	↑ durch Hypokaliämie
Amrinon	Furosemid, Dextrose, Dobutamin	Inkompatibel (nicht über gleiche Infusionsleitung)
	Digoxin	↑ der inotropen Wirkung
Antihistaminika	Zentral dämpfende Pharmaka	↑ zentral dämpfenden Effekte
Aprotinin	Streptokinase, tPA, Urokinase	↓ der Wirkung der Thrombolytika
Astemizol	Cimetidin, Ciprofloxacin, Erythromycin (u. a. Makrolide!), Itroconazol, Ketoconazol, Disulfiram	Kardiale Arrhythmien, QT-Intervall-Verlängerung (durch ↓ des hepatischen Metabolismus)
	Sedativa, Alkohol	↑ des sedierenden Effektes
Atenolol		▶ β-Blocker
Atropin	Anticholinergika, Chinidin, Antidepressiva, Neuroleptika	↑ der Atropinwirkung
Azathioprin	Allopurinol	↑ der Azathioprinwirkung
	Muskelrelaxanzien (nichtdepolarisierend)	↓ der Wirkung der Muskelrelaxanzien
	Muskelrelaxanzien (depolarisierend)	↑ der Wirkung der Muskelrelaxanzien

◘ **Tab. 291.6** (*Fortsetzung*) Arzneimittelreaktionen

Substanz	Interaktion mit	Effekt ↑ Verstärkung/Erhöhung ↓ Abschwächung/Verminderung
Azelastin	Sedativa, Alkohol	↑ der sedierenden Wirkung
Baclofen	Alkohol, Sedativa, Muskelrelaxanzien	↑ der sedierenden bzw. relaxierenden Wirkung
	Antihypertensiva	↑ der blutdrucksenkenden Wirkung
Barbiturate	Alkohol, Sedativa, zentral dämpfende Substanzen	↑ der zentral dämpfenden Wirkung
	Orale Antikoagulanzien, Antikonvulsiva, Chloramphenicol Digitoxin, Doxycyclin, Zytostatika	↑ der Metabolisierung der genannten Substanzen mit möglicher Abschwächung der pharmakodynamischen Effekte
	Methotrexat	↑ der Methotrexatwirkung
	Valproat	↑ der Wirkung der Barbiturate
Benzodiazepine	Alkohol, zentral dämpfende Substanzen (Opiate, Barbiturate)	↑ der zentral dämpfenden Wirkung, Atemdepression
	Cimetidin, Erythromycin	↑ des Benzodiazepins durch verminderten hepatischen Metabolismus
β-Blocker	Narkotika, Antiarrhythmika, Calziumantagonisten (Verapamil, Diltiazem)	↑ der kardiodepressiven Effekte
	Insulin, Sulfonylharnstoffe	↑ der blutzuckersenkenden Wirkung
	Antihypertensiva	↑ der blutdrucksenkenden Wirkung
	Cimetidin	↑ der β-Blocker-Plasmakonzentration
	Digitalisglykoside	↑ der negativ chronotropen und negativ dromotropen Wirkung
β-Mimetika, inhalative	Antidiabetika	↓ der blutzuckersenkenden Wirkung
	β-Blocker	↓ der Wirkung der β-Mimetika
	β-Mimetika, Anticholinergika, Theophyllin	↑ der Wirkung der β-Mimetika
	MAO-Hemmer, Antidepressiva	↑ der β-Mimetika-Wirkung am Herz-Kreislauf-System
Biperiden	Antihistaminika, Spasmolytika	↑ der anticholinergen Wirkung
	Neuroleptika	Dyskinesien
Buprenorphin		► Opiate
Butylscopolamin	Antihistaminika, Disopyramid, Neuroleptika	↑ der anticholinergen Wirkung
Calcitriol	Kalzium, Benzothiadiazinderivate	↑ des Auftretens von Hyperkalzämien
	Digitalisglykoside	↑ der Wirkung der Digitalisglykoside
Captopril	Diuretika	↑ des kaliumsparenden Effektes (Hyperkaliämie)
	Indometacin, Cyclooxygenasehemmstoffe	↓ des antihypertensiven Effektes von Captopril
	Allopurinol, Kortikoide, Procainamid, Zytostatika	Häufung von Leukopenien, Thrombopenie, Anämie
Carbachol	Digitalisglykoside	↑ der negativ-chronotropen Wirkung
	Depolarisierende Muskelrelaxanzien	↑ der relaxierenden Wirkung
	Nichtdepolarisierende Muskelrelaxanzien (cuarareartige)	↓ der relaxierenden Wirkung

Tab. 291.6 (Fortsetzung) Arzneimittelreaktionen

Substanz	Interaktion mit	Effekt ↑ Verstärkung/Erhöhung ↓ Abschwächung/Verminderung
Carbamazepin	Makrolide, Isoniazid, Verapamil, Diltiazem, Cimetidin	↑ der Carbamazepin-Plasmakonzentration durch Hemmung des hepatischen Metabolismus
	Cumarine, Doxycyclin, Phenytoin, Theophyllin, Benzodiazepine, Ethoxisximid, Valproat, Kortikoide	↑ des hepatischen Metabolismus der genannten Substanzen durch Carbamazepin
	Barbiturate, Primidon, Valproat, Theophyllin	↓ der Carbamazepin-Plasmakonzentration
Carnitin	Valproat	↑ Carnitinbedarf unter Valproat
	Zidovudin	↑ Carnitinbedarf unter Zidovudin
Carvedilol	Digitalisglykoside	↑ AV-Überleitung verlängert
	Antihypertensiva	↑ des antihypertensiven Effektes
	Nichsteroidale Antirheumatika	↓ der Wirkung von Carvedilol
Ceruletid	Parasympatholytika	↓ der Wirkung von Ceruletid
Cetirizin	Zentral dämpfende Pharmaka	↑ der zentral dämpfenden Wirkung
Chinidin	Nichtdepolarisierende Muskelrelaxanzien	↑ der muskelrelaxierenden Wirkung
	Verapamil, Amiodarone, Cimetidin	↑ der Chinidin-Plasmakonzentration
	Phenobarbital, Phenytoin	↓ der Chinidin-Plasmakonzentration
	Digitalisglykoside	↑ der Wirkung der Digitalisglykoside
	Orale Antikoagulanzien	↑ der Wirkung der Antikoagulanzien
Chloralhydrat	Alkohol, zentral dämpfende Substanzen	↑ der zentral dämpfenden Wirkung
	Furosemid	Erythem, profuses Schwitzen, Schwankungen des Blutdrucks
Chloroquin	Phenylbutazon	↓ Risiko einer exfoliativen Dermatitis
	Kortikoide	↑ des Risikos für Blutbildveränderung
	Ampicillin	↓ der Ampicillinresorption
	Digoxin	↑ Digoxin-Plasmaspiegel
Chlorpromazin		▶ Neuroleptika
Chlorprothixen		▶ Neuroleptika
Ciclosporin	Calcineurininhibitoren	↑ Nephrotoxizität
	Glukokortikoide	↑ Immunsuppressiver Effekte
	Nephrotoxische Wirkstoffe	↑ Neigung zu zerebralen Anfällen
	Diclofenac	↑ Nephrotoxizität
	Grapefruitsaft	↑ Nephrotoxizität
	Liste nicht vollständig! Multiple Interaktionen! Jeden Wirkstoff einzeln mit spezifischem Ciclosporinderivat auf Interaktion überprüfen	Variable Veränderung der Ciclosporinkonzentration im Blut
Cimetidin	Lidocain, Benzodiazepine, Theophyllin, Phenytoin, Metronidazol, Triamteren, Procainamid, Chinidin, Propranolol, orale Antikoagulanzien	↓ der hepatischen Elimination der genannten Substanzen
	Antazida, Anticholinergika, Metoclopramid	↓ der intestinalen Resorption von Cimetidin
	Eisen, Indometacin, Ketoconazol	↓ der Absorption der genannten Pharmaka

◻ **Tab. 291.6** *(Fortsetzung)* Arzneimittelreaktionen

Substanz	Interaktion mit	Effekt ↑ Verstärkung/Erhöhung ↓ Abschwächung/Verminderung
Cisaprid	Ketoconazol	↑ der Plasmakonzentration von Cisaprid (QT-Intervallverlängerung)
	Antikoagulanzien, Benzodiazepine	↑ der Plasmakonzentration der genannten Substanzen
Clemastin	Zentral dämpfende Substanzen	↑ der zentral dämpfenden Wirkung
Clenbuterol	Sympathomimetika	↑ der sympathomimetischen Effekte
	β-Rezeptorenblocker	↓ der sympathomimetischen Effekte
	Inhalationsnarkotika	↑ von Herzrhythmusstörungen
Clobazepam		▶ Benzodiazepine
Clonazepam		▶ Benzodiazepine
Clonidin	β-Blocker	Bradykardie, RR-Abfall
	Antihypertensiva, Antidepressiva	↑ des blutdrucksenkenden Effektes
	Alkohol, zentral dämpfende Substanzen	↑ des zentral dämpfenden Effektes
Codein		▶ Opiate
Coffein	Cimetidin, Disulfiram, Gyrasehemmer, orale Kontrazeptiva	↓ der Ausscheidung von Coffein
	Theophyllin	↓ der Ausscheidung von Theophyllin
Colecalciferol	Glukokortikoide	↓ Vitamin-D-Wirkung
	Barbiturate	↓ Vitamin-D-Wirkung
	Digitalisglykoside	↑ Inzidenz von Herzrhythmusstörungen
Colestipol		keine spezifischen Interaktionen berichtet ↓ der Resorption p.o. zugeführter Substanzen
Colestyramin		keine spezifischen Interaktionen berichtet ↓ Resorption oraler Substanzen
Cyclophosphamid	Allopurinol, Chloramphenicol, Phenothiazine	↑ der myelotoxischen Wirkung
Dalteparin	Zytostatika	↑ Wirkung von Dalteparin
	Antihistaminika	↓ Wirkung von Dalteparin
Desmopressinacetat	Clofibrat, Indometacin, Carbamazepin	↑ der antidiuretischen Wirkung von Desmopressinacetat
	Chlorpromazin, Antidepressiva	Zusätzlicher antidiuretischer Effekt
Dexamethason		▶ Glukokortikoide
Diazepam		▶ Benzodiazepine
Diazoxid	Diuretika, Antihypertensiva	↑ der unerwünschten Wirkungen von Diazoxid
	Phenytoin	↑ des Metabolismus von Phenytoin (verminderte Wirkung)
	Antikoagulanzien	↑ der gerinnungshemmenden Wirkung durch Verdrängung aus der Plasmaeiweißbindung
Diclofenac	Digoxin, Methotrexat, Lithium	↑ der Plasmakonzentration der genannten Substanzen
	Ciclosporin	↑ der nephrotoxischen Wirkung von Ciclosporin
	Nichtsteroidale Antiphlogistika	↑ der gastralen unerwünschten Wirkung
	Thiazide, Furosemid	↓ des diuretischen und antihypertensiven Effektes
Digitalis		◻ Tab. 291.7

Tab. 291.6 (*Fortsetzung*) Arzneimittelreaktionen

Substanz	Interaktion mit	Effekt ↑ Verstärkung/Erhöhung ↓ Abschwächung/Verminderung
Dihydralazin	Diuretika, Antihypertensiva, Antiarrhythmika, Sedativa, Hypnotika	↑ der blutdrucksenkenden Wirkung (↑ der hypnotischen Wirkung von Sedativa und Hypnotika)
	Isoniazid	↑ der Dihydralazinwirkung
	Indometacin	↓ der Dihydralazinwirkung
Dihydroergotoxin	Antikoagulanzien	↑ der gerinnungshemmenden Wirkung
	Antihypertensiva	↑ des blutdrucksenkenden Effektes
Dimenhydrinat	Alkohol, zentral dämpfende Substanzen	↑ des zentral dämpfenden Effektes
	Aminoglykoside	Mögliche Maskierung ototoxischer Wirkung
Dimetinden	Alkohol, zentral dämpfende Substanzen	↑ des zentral dämpfenden Effektes
Diphenhydramin	Alkohol, zentral dämpfende Substanzen	↑ des zentral dämpfenden Effektes
Dipyridamol	Heparin, Cumarine, Streptokinase, Urokinase, nichtsteroidale Antiphlogistika	↑ des Blutungsrisikos
	Theophyllin	↓ des koronararteriendilatierenden Effektes von Dipyridamol
Disopyramid	Phenobarbital, Phenytoin	↑ der hepatischen Metabolisierung von Disopyramid
	Erythromycin	↑ der Plasmakonzentration von Disopyramid
Dobutamin/Dopamin	β-Blocker	↓ der Wirkung von Sympathomimetika
	Narkotika	Wirkungsverstärkung möglich
Doxapram	Sympathomimetika	Blutdruckanstieg
Doxylamin	Alkohol, zentral dämpfende Substanzen	↑ des zentral dämpfenden Effektes
	Phenytoin, Neuroleptika	↓ des Effektes der genannten Substanzen durch Doxylamin
Enalapril	Diuretika	↑ des kaliumsparenden Effektes (Hyperkaliämie)
	Indometacin, nichtsteroidale Antiphlogistika	↓ des antihypertensiven Effektes von Enalapril
	Allopurinol, Kortikoide, Procainamid, Zytostatika	Häufung von Leukopenie, Thrombopenie, Anämie
Enoxiparin	Zytostatika	↑ Wirkung von Enoxiparin
	Antihistaminika	↓ Wirkung von Enoxiparin
Epinephrin		▶ Adrenalin
Erythromycin	Astemizol, Terfenadin	↓ des Abbaus der genannten Substanzen mit folgenden lebensbedrohlichen Arrhythmien möglich
	Theophyllin, Carbamazepin, Ciclosporin	↓ des Abbaus der genannten Substanzen mit toxischen Effekten möglich
	Cumarine	↑ der gerinnungshemmenden Wirkung (Blutungsneigung)
Esmolol	Digoxin, Theophyllin	↑ der Plasmakonzentration der genannten Substanzen
	Morphin	↑ Plasmakonzentration von Esmolol
	Theophyllin	↓ der Wirkung von Esmolol s. auch ▶ β-Blocker

Tab. 291.6 (*Fortsetzung*) Arzneimittelreaktionen

Substanz	Interaktion mit	Effekt ↑ Verstärkung/Erhöhung ↓ Abschwächung/Verminderung
Etacrynsäure	Antikoagulanzien	↑ der gerinnungshemmenden Wirkung durch Verdrängung aus Plasmaeiweißbindung
	Kortikoide, Amphotericin B	↑ der Hypokaliämie
	Aminoglykoside	↑ der Ototoxizität
Ethosuximid	Carbamazepin, Barbiturate, Phenytoin, Primidon	↑ der hepatischen Metabolisierung von Ethosuximid
	Isoniazid	↑ der Plasmakonzentration von Ethosuximid
Etomidate	Alkohol, zentral dämpfende Substanzen	↑ des zentral dämpfenden Effektes
Felbamat	Carbamazepin, Phenytoin	↑ der Ausscheidung von Felbamat
	Valproat	↓ der Ausscheidung von Felbamat
	Carbamazepin	↓ der Plasmakonzentration von Carbamazepin, ↑ der Plasmakonzentration des Metaboliten Carbamazepinepoxid
	Phenytoin	↑ der Plasmakonzentration von Phenytoin
Fenoterol		▶ β-Mimetika, inhalative
Fentanyl	Alkohol, zentral dämpfende Substanzen	↑ des zentral dämpfenden Effektes (Atemdepression) ▶ Opiate
Flecainid	Antiarrhythmika	↑ unerwünschter kardialer Wirkungen
	Digoxin	↑ der Plasmakonzentration von Digoxin
	Amiodaron, Cimetidin	↑ der Plasmakonzentration von Flecainid
	Antacida, Bicarbonat	↓ der Ausscheidung von Flecainid
	Propranolol	↑ der Plasmakonzentration von Flecainid und Propranolol
	Barbiturate, Carbamazepin, Phenytoin	↑ der Ausscheidung von Flecainid
Flumazenil		keine spezifischen Interaktionen berichtet Vorsicht bei Mischintoxikation von trizyklischen Antidepressiva und Benzodiazepinen: die Gabe von Flumazenil kann schützenden Benzodiazepineffekt aufheben
Flunisolid		▶ Glukokortikoide
Flunitrazepam		▶ Benzodiazepine
Fluticason		▶ Glukokortikoide
Formoterol		▶ β-Mimetika, inhalativ
Furosemid	Nichtsteroidale Antiphlogistika	↓ des Effektes von Furosemid
	Aminoglykoside	↑ der Ototoxizität
	Antidiabetika, orale	↓ der Glukosetoleranz
	Kortikoide, Laxanzien, Amphotericin B	↑ der Kaliumausscheidung (Hypokaliämie)
	Theophyllin	↑ der Wirkung von Theophyllin
Gabapentin	Antacida	↓ der Bioverfügbarkeit von Gabapentin
	Cimetidin	↓ der Ausscheidung von Gabapentin
Glukagon	Indomethacin	↓ der Wirkung von Glukagon
	Insulin	↓ der Wirkung von Glukagon
	Phenytoin	↓ Wirkung von Phenytoin

Tab. 291.6 (*Fortsetzung*) Arzneimittelreaktionen

Substanz	Interaktion mit	Effekt ↑ Verstärkung/Erhöhung ↓ Abschwächung/Verminderung
Glukokortikoide	Östrogene	↑ der Glukortikoidwirkung
	Ketoconazol; Itraconazol	↑ der Glukortikoidwirkung
	Rifampicin, Phenytoin, Carbamazepin, Barbiturate, Primidon	↓ der Glukortikoidwirkung
	ACE-Hemmstoffe	↑ des Risikos von Blutbildveränderungen
	Cumarinderivate	↓ der Cumarinwirkung
	Digitalisglykoside	↑ der Glykosidwirkung
	Ciclosporin	↑ der Ciclosporinkonzentration im Blut
	Chloroquin, Hydroxychloroquin	↑ des Risikos für Myopathien und Kardiomyopathien
	Immunsupressiva	↑ der immunsuppressiven Effekte
Glyceroltrinitrat	Antihypertensiva	↑ antihypertensiver Effekte
	Neuroleptika	↑ antihypertensiver Effekte
	Heparin	↓ der Wirkung von Heparin
Heparin	Digoxin, Tetrazyklin, Antihistaminika, Nitrate	↓ der gerinnungshemmenden Wirkung
	Nichtsteroidale Antiphlogistika, Streptokinase, Urokinase, Dipyridamol	↑ der gerinnungshemmenden Wirkung (Blutungsneigung)
Hydrochlorothiazid	Nichtsteroidale Antiphlogistika	↓ des Effektes von Hydrochlorothiazid
	Aminoglykoside	↑ der Ototoxizität
	Antidiabetika	↓ der Glukosetoleranz
	Kortikoide, Laxanzien, Amphotericin B	↑ der Kaliumausscheidung (Hypokaliämie)
	Theophyllin	↑ der Wirkung von Theophyllin
Ibuprofen	Antirheumatika, ASS, nichsteroidale Antrheumatika	↑ der Ibuprofenwirkung (Synergie)
	Digitalisglykoside	↑ des Serumspiegels der Digitalisglykoside
	Glukokortikoide	↑ der Inzidenz von gastrointestinalen Blutungen und Ulzera
	Diuretika	↓ der Diuretikawirkung
	Nephrotoxische Wirkstoffe	↑ der nephrotoxischen Wirkung
	Methotrexat	↑ der Methotrexatkonzentration im Blut
Indometacin	Aminoglykoside, Digoxin, Lithium, Methotrexat	↑ der Plasmakonzentration der genannten Substanzen
	Furosemid (u. a. Thiazide)	↓ der diuretischen und antihypertensiven Wirkung der genannten Substanzen
	Ciclosporin	↑ der Nephrotoxizität von Ciclosporin
	β-Blocker, Dihydralazin, Captopril	↓ der antihypertensiven Wirkung der genannten Substanzen
	Nichtsteroidale Antiphlogistika	↑ der gastrointestinalen unerwünschten Wirkungen
Ipratropiumbromid	Amantadin, Antidepressiva, Chinidin, Neuroleptika	↑ der anticholinergen Wirkung
Isoproterenol	β-Blocker	↓ der Wirkung von Isoproterenol

Tab. 291.6 (Fortsetzung) Arzneimittelreaktionen

Substanz	Interaktion mit	Effekt ↑ Verstärkung/Erhöhung ↓ Abschwächung/Verminderung
Itraconazol	Carbamazepin, Isoniazid, Phenytoin, Barbiturate	↓ der Wirkung von Itraconazol
	Antacida, H$_2$-Antihistaminika, Omeprazol	↓ der Wirkung von Itraconazol durch verminderte Aufnahme
	Cumarine, Ciclosporin, Digoxin	↓ der Wirkung der genanntenn Substanzen
	Astemizol, Terfenadin	↑ der Kardiotoxizität der genannten Substanzen
Ketamin	Narkotika, Barbiturate	↑ der Wirkung und prolongierte Aufwachphase
Ketotifen	Alkohol, Antihistaminika, zentral dämpfende Substanzen	↑ der zentral dämpfenden Wirkung
	Antidiabetika	Thrombozytopenie
Labetalol		▶ β-Blocker
Laktulose	Amphotericin B, Carbenoxolon, Diuretika, Glukokortikoide	↑ des Kaliumverlustes (Hypokaliämie)
	Digitalisglykoside	↑ der Glykosidwirkung durch Hypokaliämie
Lamotrigin	Barbiturate, Carbamazepin, Phenytoin, Primidon	↑ der Metabolisierung von Lamotrigen
	Valproat	↓ der Metabolisierung von Lamotrigin
Levomepromazin		▶ Neuroleptika
Levetiracetam	Antiepileptika, enzyminduzierend	↑ Erhöhung der Levitiracem-Clearance
Levothyroxin	Cholestyramin	↓ der Absorption von Levothyroxin
	Cumarine	↑ der gerinnungshemmenden Wirkung
	Acetylsalicylsäure, Furosemid, Phenytoin	↑ der Plasmakonzentration von Levothyroxin
Lidocain	Antiarrhythmika, β-Blocker, Kalziumantagonisten	↑ der negativ-chronotropen, dromotropen und inotropen Wirkung
	Cimetidin	↓ der Lidocainausscheidung
Loratadin	Cimetidin, Erythromycin, Ketoconazol	↑ der Plasmakonzentration von Loratadin
	Zentral dämpfende Substanzen	↑ des zentral dämpfenden Effektes
	Chinidin	Herzrhythmusstörung (Fallbericht)
Lorazepam		▶ Benzodiazepine
Magnesium	Benzodiazepine, Chloroquin, Ciprofloxacillin, Eisen, Kortikoide, H$_2$-Antihistaminika, Phenytoin, Tetrazykline	↓ der Aufnahme der genannten Substanzen
	Nicht depolarisierende Muskelrelaxanzien	↑ der relaxierenden Wirkung
	Barbiturate, Hypnotika, Narkotika	Atemdepression
	Kalziumantagonisten	↑ der Kalziumantagonisten
Mesuximid	Carbamazepin	↓ der Plasmakonzentration von Mesuximid
	Phenytoin	↑ der Plasmakonzentration von Phenytoin
	Valproat	↑ der Plasmakonzentration von Mesuximid
Metamizol	Chlorpromazin	Hypothermie möglich
Methohexital		▶ Barbiturate

Tab. 291.6 (*Fortsetzung*) Arzneimittelreaktionen

Substanz	Interaktion mit	Effekt ↑ Verstärkung/Erhöhung ↓ Abschwächung/Verminderung
Methyldopa	Zentral dämpfende Substanzen	↑ der zentral dämpfenden Wirkung
	Antidepressiva, Barbiturate, Sympathomimetika	↓ der blutdrucksenkenden Wirkung von Methyldopa
	Lithium	↑ der Lithiumtoxizität
	Eisen (p.o.)	↓ der Aufnahme von Methyldopa
Methylphenidat	Antidepressiva, Barbiturate, Phenytoin, Primidon	↑ der Plasmakonzentration der genannten Substanzen
	Guanethidin	Antagonisierung des Guanethidineffektes
Metoclopramid	Cimetidin, Digoxin	↓ der Absorption der genannten Substanzen
	Succinylcholin	↑ der Effekte der neuromuskulären Blockade
	Levodopa	↓ der Wirkung von Metoclopramid
Metoprolol		► β-Blocker
Metronidazol	Disulfiram	Psychosen, Verwirrtheitszustände
	Antikoagulanzien (Cumarine)	↑ der gerinnungshemmenden Wirkung
	Phenobarbital, Phenytoin	↓ der Wirkung von Metronidazol durch beschleunigten Metabolismus
	Cimetidin	↓ der verminderten Metabolisierung (Plasmakonzentration erhöht)
	Alkohol	Alkoholunverträglichkeit
	Lithium	↑ der Plasmakonzentration von Lithium
Mexiletin	Phenobarbital, Phenytoin	↓ der Plasmakonzentration von Mexiletin
	Antacida, Narkotika, Anticholinergika	↓ der Absorption von Mexiletin
	Theophyllin, Coffein	↑ der Plasmakonzentration der genannten Substanzen
	Cimetidin	↑ der Plasmakonzentration von Mexiletin
	Antiarrhythmika	↑ der kardiodepressiven Effekte
Midazolam		► Benzodiazepine
Minoxidil	Antihypertensiva	↑ der antihypertensiven Wirkung
Montelukast	Phenobarbital	↑ des Abbaus von Montelukast
Morphin		► Opiate
N-Acetyl-Cystein	Nitrate	↑ der Wirkung von Nitraten
	Antibiotika	↓ der Antibiotikawirkung (↓ Aufnahme)
Naproxen	Methotrexat	↑ der Plasmakonzentration von Methotrexat
	Furosemid	↓ der Wirkung von Furosemid
	Acetylsalicylsäure	↓ der Plasmakonzentration von Naproxen
	Probenecid	↑ der Plasmakonzentration von Naproxen
	Antacida	↓ der Absorption von Naproxen
Natriumperchlorat	Jod	↓ der Wirkung von Natriumperchlorat
	Propylthiouracil, Thiamazol, Carbimazol	↑ der Wirkung von Natriumperchlorat

Tab. 291.6 (*Fortsetzung*) Arzneimittelreaktionen

Substanz	Interaktion mit	Effekt ↑ Verstärkung/Erhöhung ↓ Abschwächung/Verminderung
Neostigmin	Nichtdepolarisierende Muskelrelaxanzien (Curare)	↓ der Wirkung der Muskelrelaxanzien
	β-Blocker	Bradykardie
	Kortikoide	↓ des Neostigmineffektes
	Atropin, Magnesium	↓ der muskarinvermittelten Neostigmineffekte
	Barbiturate, Opiate	↑ des Neostigmineffektes
Neuroleptika	Alkohol, zentral dämpfende Pharmaka	Gegenseitige Wirkungsverstärkung
	Adrenalin	↓ der Adrenalinwirkung
	Antihypertensiva	↑ der blutdrucksenkenden Wirkung
	Anticholinergika	↑ der anticholinergen Wirkung
	Phenobarbital, Carbamazepin	↑ der Metabolisierung von Neuroleptika
	Lithium, Antidepressiva, Propranolol	Gegenseitige ↑ der Plasmakonzentration
Nifedipin	β-Blocker, Antihypertensiva	↑ der kardiovaskulären Effekte von Nifedipin
	Cimetidin	↑ der Plasmakonzentration von Nifedipin
	Phenytoin, Ciclosporin, Digoxin	↑ der Plasmakonzentration der genannten Substanzen
Nitrazepam		▶ Benzodiazepine
Nitroprussidnatrium	Antihypertensiva, Vasodilatatoren, Sedativa, Narkotika, Sildenafil	↑ der blutdrucksenkenden Wirkung
Noradrenalin	Antidepressiva, Antihistaminika, Guanethidin, Methyldopa	↑ der Wirkung von Noradrenalin
Omeprazol	Ampicillin, Eisen, Itroconazol, Ketoconazol	↓ der Absorption der genannten Substanzen
	Diazepam, Phenytoin, Cumarine	↓ der Metabolisierung
	Digoxin	↑ der Absorption
Ondansetron		Keine Wechselwirkung berichtet
Opiate	Zentral dämpfende Substanzen, Alkohol	↑ der zentral dämpfenden Effekte und der peripheren unerwünschten Wirkungen
	Opiatantagonisten/partielle Opiatantagonisten (z. B. Buprenorphin, Naloxon, Pentazocain)	↓ der Wirkung von Opiatagonisten (Morphin, Pethidin)
Oxybutynin	Zentral dämpfende Substanzen, Alkohol	↑ der zentral dämpfenden Effekte
	Antihistaminika, Anticholinergika	↑ der anticholinergen Effekte
Pancuronium	Aminoglykoside, Clindamycin, Tetrazyklin, Bacitracin, Polymyxin B, Colistin, Chinin, Succinylcholin, Inhalationsanästhetika	↑ der Dauer der neuromuskulären Blockade
	Azathioprin, Theophyllin	↓ der Dauer der neuromuskulären Blockade
Paracetamol	Alkohol, Barbiturate, Carbamazepin, Rifampicin	↑ der hepatotoxischen Wirkung des Paracetamols
	Zidovudin	Neutropenie
Pentazocin		▶ Opiate
Pethidin		▶ Opiate

Tab. 291.6 (*Fortsetzung*) Arzneimittelreaktionen

Substanz	Interaktion mit	Effekt ↑ Verstärkung/Erhöhung ↓ Abschwächung/Verminderung
Phenobarbital		▶ Barbiturate
Phenprocuomon	Nichtsteroidale Antiphlogistika, Clofibrat, Chloramphenicol, Tetrazykline, Sulfonamide, Allopurinol, Amiodaron, Chinidin, Propafenon, Cephalosporine, Cimetidin, Erythromycin, Valproat	↑ der gerinnungshemmenden Wirkung
	Barbiturate, Carbamazepin, Colestyramin, Griseofulvin, Kortikoide, 6-Mercaptopurin, Thiouracil	↓ der gerinnungshemmenden Wirkung
Phenoxybenzamin	α-Sympathomimetika	↓ der Wirkung der α-Sympathomimetika
Phentolamin	α-Sympathomimetika	↓ der Wirkung der α-Sympathomimetika
Phenytoin	Antikoagulanzien, Carbamazepin Chinidin, Chloramphenicol, Kortikosteroide, Ciclosporin, Disopyramid, Dopamin, Doxycyclin Ethosuximid, Felbamat, orale Kontrazeptiva, Lamotrigin, Mexiletin, nichtdepolarisierende Muskelrelaxanzien, Primidon, Rifampicin, Theophyllin, Valproat, Verapamil	↓ der Wirkung oder Plasmakonzentration der genannten Substanzen
	Valproat, Salicylate	↓ der Plasmaeiweißbindung von Phenytoin
	Antikoagulanzien, Cimetidin, Chloramphenicol, Felbamat, Isoniazid, nichtsteroidale Antiphlogistika, Trimethoprim, Sulfonamide	↑ der Plasmakonzentration von Phenytoin
	Antacida, Bleomycin, Cisplatin, Folsäure, Rifampicin, Vinblastin	↓ der Plasmakonzentration von Phenytoin
Piritramid		▶ Opiate
Prajmalin	Antiarrhythmika, β-Blocker, Kalziumantagonisten	↑ der negativ-chronotropen, negativ-dromotropen und negativ-inotropen Wirkung
	Chinidin	↑ der Plasmakonzentration von Prajmalin
	Digitalisglykoside	↑ der Digitaliswirkung auf die Erregungsleitung (Erregungsleitungsstörungen)
	Diazepam, Hormone, Salizylate, Sulfonamide	Cholestase
	Carbamazepin, Phenobarbital, Phenytoin, Rifampicin	↓ der Plasmakonzentration von Prajmalin
	Furosemid	Inkompatibel mit Ajmalin (Ausfällung)
Prazosin	Antihypertensiva, Diuretika	↑ der blutdrucksenkenden Wirkung
Prednisolon		▶ Glukokortikoide
Primidon		▶ Barbiturate
Procainamid	Amiodarone, β-Blocker, Chinidin, Cimetidin, Ranitidin, Trimethoprim	↑ der Plasmakonzentration von Procainamid
Promethazin		▶ Neuroleptika

291.2 · Interaktionen von Arzneistoffen

Tab. 291.6 *(Fortsetzung)* Arzneimittelreaktionen

Substanz	Interaktion mit	Effekt ↑ Verstärkung/Erhöhung ↓ Abschwächung/Verminderung
Propafenon	Antidepressiva, β-Blocker, Lokalanästhetika	↑ der Wirkung von Propafenon
	Ciclosporin, Desipiram, Digoxin, Metoprolol, Propranolol	↑ der Plasmakonzentration der genannten Substanzen
	Phenobarbital, Rifampicin	↓ der Plasmakonzentration von Propafenon
	Cimetidin, Chinidin	↑ der Plasmakonzentration von Propafenon
	Theophyllin	↑ der Plasmakonzentration von Theophyllin
Propofol	Theophyllin	↓ der zentralen Effekte von Propofol
	Fentanyl, Phenothiazine	↑ der Plasmakonzentration von Propofol
Propranolol		▶ β-Blocker
Ranitidin	Antikoagulanzien (nicht Phenprocoumon), β-Blocker, Benzodiazepine, Lidocain, Phenytoin, Theophyllin	↓ der Metabolisierung der genannten Substanzen
	Antacida	↓ der Resorption von Ranitidin
Remifentanyl		▶ Opiate
Reproterol		▶ β-Mimetika, inhalative
Rifampicin	Antiarrhythmika, Anticholinergika, Antidiabetika, Antikoagulanzien Kalziumantagonisten, Antimykotika, Antibiotika, Barbiturate, Benzodiazepine, Cimetidin, Clofibrat, Kortikosteroide, Dason, Digitalisglykoside, Enalapril, Haloperidol, Isoniazid, Kontrazeptiva, Opiate, Probenicid, Theophyllin	↓ der Plasmakonzentration der genannten Substanzen durch Induktion der hepatischen Metabolisierung
	Isoniazid	↑ der hepatotoxischen Wirkung von Rifampicin
	Cotrimoxazol	↑ der Plasmakonzentration von Rifampicin
Salbutamol		▶ β-Mimetika, inhalative
Salmeterol		▶ β-Mimetika, inhalative
Sotalol		▶ β-Blocker
Spironolacton	ACE-Hemmer, Kalium, kaliumsparende Diuretika, nichtsteroidale Antiphlogistika	Hyperkaliämie
	Acetylsalicylsäure	↓ des diuretischen Effektes von Spironolacton
	Digoxin	↑ der Plasmakonzentration von Digoxin
Streptokinase	Antikoagulantien, Dextrane, nichtsteroidale Antiphlogistika, Thrombozytenaggregationshemmer	↑ der gerinnungshemmenden Wirkung (Blutungsgefahr)
Sucralfat	Chenodesoxycholsäure, Digoxin, Phenytoin, Sulprid, Tetrazykline, Ursodesoxycholsäure	↓ der Absorption der genannten Pharmaka
	Aluminiumhaltige Antacida	↑ der Plasmakonzentration von Aluminium
Sufentanil		▶ Opiate

◘ **Tab. 291.6** *(Fortsetzung)* Arzneimittelreaktionen

Substanz	Interaktion mit	Effekt ↑ Verstärkung/Erhöhung ↓ Abschwächung/Verminderung
Sultiam	Antidiabetika, Antikoagulanzien Methotrexat, Phenytoin, Thiopental	↑ der Wirkung der genannten Substanzen
	Indometacin, Phenylbutazon, Probenecid, Salicylate	↑ der Wirkung von Sultiam
Suxamethonium	Aminoglykoside, Amphotericin B, Chinidin, Thiazide, Thiopental	↑ der neuromuskulär blockierenden Wirkung
	Nichtdepolarisierende Muskelrelaxanzien, Diazepam	↓ der neuromuskulär blockierenden Wirkung
Terbutalin		▶ β-Mimetika, inhalative
Terfenadin	Chinin, Cimetidin, Itraconazol, Ketoconazol, Makrolidantibiotika	↑ der unerwünschten kardiotoxischen Wirkung durch ↓ der Metabolisierung von Terfenadin
	Alkohol, zentral dämpfende Substanzen	↑ des zentral dämpfenden Effektes
Theophyllin	Alkohol, Allopurinol, Kalziumantagonisten, Cimetidin, Ciprofloxacillin, Clarithromycin, Disulfiram, Erythromycin, Imipinem, Interferone, Methotrexat, Kontrazeptiva, Propafenon, Propranolol, Ranitidin, Verapamil	↑ der Plasmakonzentration von Theophyllin
	Carbamazepin, Isoproterenol, Phenobarbital, Phenytoin, Rifampicin	↓ der Plasmakonzentration von Theophyllin
	Halothan	Herzrhythmusstörungen
	β-Blocker, Lithium	↓ der Wirkung der genannten Substanzen
Thiopental		▶ Barbiturate
Tiagabin	Carbamazepin, Phenobarbital, Phenytoin, Primidon	↑ der Metabolisierung von Tiagabin
Tolazolin	Adrenalin, Sympathomimetika	Paradoxer Blutdruckabfall bei Adrenalingabe
Tramadol		▶ Opiate
Triamteren	Kaliumsparende Diuretika, ACE-Hemmer	Hyperkaliämie
	Indometacin	↑ der nephrotoxischen Effekte
	Lithium	↓ der Ausscheidung von Lithium
Triflupromazin		▶ Neuroleptika
Tropisetron	Phenobarbital, Rifampicin	↓ der Plasmakonzentration von Tropisetron
Urokinase	Antikoagulanzien, Dextrane, nichtsteroidale Antiphlogistika, Thrombozytenaggregationshemmer	↑ der gerinnungshemmenden Wirkung (Blutungsgefahr)
Ursodesoxycholsäure	Antacida, Clofibrat, Colestyramin, Colestipol, Kontrazeptiva	↓ der Absorption der Ursodesoxycholsäure

Tab. 291.6 (Fortsetzung) Arzneimittelreaktionen

Substanz	Interaktion mit	Effekt ↑ Verstärkung/Erhöhung ↓ Abschwächung/Verminderung
Valproat	Antidepressiva, Barbiturate, Neuroleptika, Primidon	↑ der zentral dämpfenden Wirkung
	Carbamazepin, Phenobarbital, Phenytoin	↓ der Plasmakonzentration von Valproat; ↑ der Plasmakonzentration von Phenobarbital und Phenytoin
	Acetylsalicylsäure	↑ der unerwünschten Wirkungen von Valproat durch Verdrängung aus Plasmaeiweißbindung
	Alkohol	↑ der hepatotoxischen Effekte
	Felbamat	↑ der Plasmakonzentratioon von Valproat
	Lamotrigin	↓ Metabolisierung von Lamotrigin
Vecuronium	Aminoglykoside, Bacitracin, Benzodiazepine, Clindamycin, Chinin, Inhalationsanästhetika Suxamethonium, Tetrazyklin	↑ der neuromuskulär blockierenden Wirkung
	Azathioprin, Theophyllin	↓ der neuromuskulär blockierenden Wirkung
Verapamil	β-Blocker, Digoxin, Chinidin, Disopyramid, Inhalationsanästhetika	↑ der negativ-chronotropen, negativ-dromotropen und negativ-inotropen Effekte
	Alkohol, Carbamazepin, Chinidin, Coffein, Ciclosporin, Digoxin, Theophyllin	↑ der Plasmakonzentration der genannten Substanzen
	Phenobarbital, Rifampicin	↓ der Plasmakonzentration von Verapamil
	Alkalische Lösungen	Ausfällungen
Vigabatrim	Phenytoin	↓ der Plasmakonzentration von Phenytoin
Xylometazolin	Antidepressiva, MAO-Hemmer	↑ der blutdrucksteigernden Wirkung und vasokonstriktorischen Wirkung
	Anästhetika, Atropin, Insulin, Propranolol	↑ der Wirkung von Xylometazolin

Tab. 291.7 Digitalisinteraktionen. (Aus Ankermann et al. 2005)

Wirkstoffgruppe/Wirkstoff	Mechanismus in Bezug auf Digoxin	Änderung des Digoxinspiegels
ACE-Hemmer		
Captopril u. a.	Renale Clearance ↓	↑ 15–30 %
Anionenaustauscherharze		
Colestyramin	Absorption ↓	↓ 25 %
Colestipol	Absorption ↓	↓ 25 %
Antacida	unbekannt	↓ 25 %
Antiarrhythmika		
Amiodaron	Renale/nichtrenale Clearance ↓	↑ 70–100 %
Ca-Antagonisten s. unten		
Chinidin	Renale/nichtrenale Clearance ↓	↑ bis 100 %
Antibiotika/Chemotherapeutika		
Erythromycin, Makrolidantibiotika	Bioverfügbarkeit ↑	↑ 50–120 %
Ethambutol	Enzyminduktion	↓ bis 50 %
Isoniazid	Enzyminduktion	↓ bis 50 %
Neomycin	Absorption ↓	↓ 30 %
Rifampizin	Enzyminduktion	↓ bis 50 %
Sulfasalazin	Absorption ↓	↓ 20 %
Tetrazyklin	Bioverfügbarkeit ↑	↑ 50–120 %
Antidiarrhoika		
Kaolin-Pectin	Absorption ↓	↓ variabel
Kohle	Absorption ↓	↓ variabel
Antikonvulsiva		
Phenytoin	Enzyminduktion	↓ bis 50 %
Antiphlogistika, nichtsteroidal		
Indomethazin u. a.	Renale Clearance ↓	↑ bis 50 %
Barbiturate		
Phenobarbital	Enzyminduktion	↓ bis zu 50 %
Ca-Antagonisten		
Diltiazem	Renale Clearance ↓ (?)	↑ bis 70 %
Nicardipin	Renale Clearance ↓ (?)	↑ 15 %
Nifedipin	Renale Clearance ↓ (?)	
Verapamil	Renale Clearance ↓ (?)	↑ 70–100 %
Diuretika		
Spironolacton	Renale/nichtrenale Clearance ↓	↑ bis 30 %
Thiazide	Renale Clearance ↓	↑ bis 50 %
Triamteren	Nichtrenale Clearance ↓	↑ bis 20 %
Immunsuppresiva		
Ciclosporin	Renale Clearance ↓	↑ 50–100 %
Vasodilatoren		

↑ Verstärkung/Erhöhung, ↓ Abschwächung/Verminderung

Literatur

Tab. 291.7 (*Fortsetzung*) Digitalisinteraktionen. (Aus Ankermann et al. 2005)

Wirkstoffgruppe/Wirkstoff	Mechanismus in Bezug auf Digoxin	Änderung des Digoxinspiegels
Hydralazin	Renale Clearance ↑	↓ bis 20 %
Nitroprussidnatrium	Renale Clearance ↑	↓ bis 20 %
Verschiedene		
Omeprazol	Absorption ↑	↑ 40–100 %
Thyroxin	Renale Clearance ↑ Verteilungsvolumen ↑	
Zytostatika		
Cyclophosphamid	Mukosaschädigung (?)	↓ 25 %
Vincristin	Mukosaschädigung (?)	↓ 25 %

↑ Verstärkung/Erhöhung, ↓ Abschwächung/Verminderung

Literatur

Ankermann T, Pankau R, Wessel A (Hrsg) (2005) Arzneimitteltherapie und Ernährung im Kindesalter. Wiss. Verlagsgesellschaft, Stuttgart

292 Referenzwerte

Zusammengestellt von O. Oster

Der Begriff Referenzwert hat den Begriff Normalwert ersetzt. Die Definition des Normalen ist komplex und dessen Beschreibung in Zahlen im strengen Sinne in der Praxis nur schwer und mit sehr viel Aufwand durchzuführen. Die Erstellung von Referenzwerten ist eine der anspruchsvollsten und wichtigsten Anforderungen an die Klinische Chemie. Klinisch-chemische Parameter in humanem Material sind von endogenen und exogenen Einflüssen abhängig. Die Kenntnis dieser Einflüsse ist notwendig, um die Werte richtig zu interpretieren; das Alter des Patienten beeinflusst die klinisch chemischen Parameter entscheidend. Die hier nach Alter aufgelisteten Werte sind daher eine wichtige Hilfe, um sie zu diagnostischen Zwecken zu verwenden. Klinisch-chemische Parameter sind nicht nur von endogenen und exogenen Einflüssen, sondern auch von Methoden abhängig. Es ist deshalb sinnvoll, sich bei dem entsprechenden Labor nach der Bestimmungsmethode zu erkundigen. Vielfach gibt es für einzelne Parameter „laborspezifische" und „methodenspezifische" Referenzwerte. Die intensive Kommunikation mit dem Labor bringt Klarheit und damit Sicherheit in der Diagnose, vor allem dann, wenn in den Akten des Patienten Laborwerte aus verschiedenen Laboratorien aus früheren Zeiten vorliegen.

Fehler bei der Bestimmung klinisch-chemischer Parameter entstehen auch durch die Nichteinhaltung präanalytischer Standards, u.a. bei der Gewinnung des biologischen Materials, dessen Lagerung und Transport in das Labor. Mehr als 90 % von nichtplausiblen Laborwerten sind darauf zurückzuführen. Es ist sinnvoll, mit dem Labor Rücksprache zu halten, um präanalytische Fehlerquellen auszuschalten.

Klinisch-chemische Parameter sind auch von Konventionen abhängig, die sich im Zeitverlauf ändern können. Eine wichtige Änderung ist die vollzogene Umstellung der Enzymaktivitätsbestimmungen von 25 °C auf 37 °C am 01.04.2003 für die Bundesrepublik Deutschland. Gleichzeitig wurden neue Bestimmungsmethoden für eine Reihe von Enzymen eingeführt und zwar die der International Federation of Clinical Chemistry (IFCC). Davon sind folgende Enzyme betroffen: ALP, GPT (ALT/ALAT), GOT (AST/ASAT), CHE, GGT, CK, CK-MB und LDH. Mit der Umstellung der Bestimmungstemperatur gibt es natürlich auch neue Referenzbereiche für die betreffenden Enzymaktivitäten. Wichtig ist auch zu wissen, dass nach dem Medizinproduktegesetz der Hersteller der Reagenzien für die Ermittlung von Referenzwertbereichen zuständig ist. Für pädiatrische Referenzwerte gibt es deutliche Lücken für einzelne Bestimmungsmethoden. Diese Lücken sind auf Dauer nur zu schließen, wenn dies von den Pädiatern bei den Herstellern auch eingefordert wird.

Um methodenbedingte Variationen von Laborergebnissen zu vermeiden, bemühen sich die Fachgesellschaften intensiv um die Standardisierung der eingesetzten Testverfahren. Für folgende Proteine konnten einheitliche Standards eingeführt werden: Albumin, α_1-Antitrypsin, α_2-Makroglobulin, α_1-saures Glykoprotein, Coeruloplasmin, C3, C4, C-reaktives Protein, Haptoglobin, IgA, IgG, IgM, Transthyretin und Transferrin. Diese Proteine werden seit etwa 1995 mit dem Standard CRM 470 kalibriert. Es ist zu beachten, dass es damit natürlich auch neue Referenzwerte gibt. Referenzwerte vor 1995, die nicht auf der Basis des spezifizierten Standards CRM 470 ermittelt wurden, sind deshalb dementsprechend zu korrigieren. Mit der Verwendung des Standard CRM 470 sollte es für die erwähnten Parameter keine labor- und gerätespezifischen Referenzwerte mehr geben.

Viele immunologisch bestimmte Parameter hängen stark von den verwendeten Standards ab, sodass hier der methodenspezifische Wert zu berücksichtigen ist, der keine allgemeine Gültigkeit hat. Auch die Gerinnungsparameter werden stark von den verwendeten Reagenzien beeinflusst.

Die Referenzwerte in dieser Arbeit sind im Allgemeinen so wie in der Originalliteratur zitiert. Meistens sind die Kriterien nicht eingehalten, die zur Beschreibung eines Referenzwertkollektivs notwendig sind. In der Regel werden der Mittelwert und die Standardabweichung bzw. der Bereich angegeben, manchmal auch der Median. Meistens ist die Art der Verteilung im Referenzkollektiv nicht berichtet. Je stärker Mittelwert und Median voneinander abweichen desto weniger gilt die Gauß-Verteilungskurve. Es gilt Folgendes: Arithmetischer Mittelwert ±2-mal die Standardabweichung (2 SD) deckt rund die 2,5. bis 97,5. Perzentile (95 %-Bereich) ab, falls die Referenzwertgruppe „normal" verteilt ist. Ist das Referenzkollektiv nicht normal verteilt, ist der arithmetische Mittelwert umso weniger brauchbar, je schiefer die Verteilung und je größer die Streuung ist. Der ±2 SD-Bereich deckt immer mindestens 75 % der Werte jeder beliebigen Verteilung ab.

Die berichteten Werte sind mit großer Sorgfalt zusammengetragen worden (Tab. 292.1, Tab. 292.2, Tab. 292.3, Tab. 292.4, Tab. 292.5, Tab. 292.6, Tab. 292.7, Tab. 292.8). Es ist jedoch klar, dass bei der Masse der Werte Fehler nicht ausbleiben. Es wird daher empfohlen, sich bei Unklarheiten in der Originalliteratur zu vergewissern, vor allem dann, wenn das klinische Bild nicht mit den Laborwerten übereinstimmt.

Tab. 292.1 Klinische Chemie, Hämostaseologie, Hämatologie: Referenzwerte in Serum, Plasma, Vollblut, Erythrozyten, Schweiß, Stuhl, Urin und Liquor

Analyt/Messgröße		Referenzwert		Anmerkung	Literatur
Material	Alter	Konventionelle Einheiten	SI-Einheiten		
Acetoacetat					
Serum/Plasma	0,2–16 Jahre	2,1 (<0,1–9) mg/l	0,021 (<0,001–0,086) mmol/l	In Klammern Minimum- und Maximumwerte	[66]
Vollblut	1 Monat bis 2 Jahre	3,1 (1,0–15,3) mg/l*	0,03 (0,01–0,15) mmol/l*	*2,5. + 97,5. Perzentile	[4]
	2–8 Jahre	4,1 (1,0–20,4) mg/l*	0,04 (0,01–0,2) mmol/l*		
	8–18 Jahre	2,3 (1,0–16,3) mg/l*	0,023 (0,01–0,16) mmol/l*		
Liquor	2 Monate bis 16 Jahre	612 (<102–3264) µg/l	6 (<1–32) µmol/l	In Klammern Minimum- und Maximumwerte	[66]
Urin	FG <36 Wochen/NG	8,2 (<102–153) mg/mol Crea	0,08 (<1–1,5) mmol/mol Crea		[66]
	<5 Jahre	163 (20–592) mg/mol Crea	1,6 (0,2–5,8) mmol/mol Crea		
	>5 Jahre	112 (–510) mg/mol Crea	1,1 (–5,0) mmol/mol Crea		
	Erw	<102 mg/mol Crea	<1 mmol/mol Crea		
Aceton					
Serum/Plasma		0,3–2,0 mg/dl	0,05–0,34 mmol/l		[105]
Urin		Semiquantitativ mit Urinteststreifen negativ			
Acetylsalicylsäure ◘ Tab. 292.8					
Adrenalin					
Plasma	Erw	<110 ng/l liegend	<601 pmol/l liegend		[49]
		<129 ng/l stehend	<704 pmol/l stehend		

Crea Kreatinin; DGKC Deutsche Gesellschaft für Klinische Chemie, d Tag; IFCC International Federation of Clinical Chemistry; Erw Erwachsene; FG Frühgeborene; K Kinder; KO Körperoberfläche; m männlich; NG Neugeborene; NS Nabelschnur; PyP Pyridoxalphosphat; S Säugling; SD Standardabweichung; w weiblich

Tab. 292.1 (Fortsetzung) Klinische Chemie, Hämostaseologie, Hämatologie: Referenzwerte in Serum, Plasma, Vollblut, Erythrozyten, Schweiß, Stuhl, Urin und Liquor

Analyt/Messgröße		Referenzwert		Anmerkung	Literatur
Material	Alter	Konventionelle Einheiten	SI-Einheiten		
Urin	0–1 Jahr	0–2,6 µg/Tag	0–14 nmol/Tag		[49]
	1–2 Jahre	0–3,5 µg/Tag	0–19 nmol/Tag		
	2–4 Jahre	0–6,0 µg/Tag	0–33 nmol/Tag		
	4–7 Jahre	0,2–10,1 µg/Tag	1–55 nmol/Tag		
	7–10 Jahre	0,2–10,1 µg/Tag	1–55 nmol/Tag		
	10–15 Jahre	0,6–19,9 µg/Tag	3–109 nmol/Tag		
	Erw	0–19,9 µg/Tag	0–109 nmol/Tag		
	Auf Kreatinin bezogen				
	3–6 Jahre	9,2 (4,1–18,3) µg/g Crea	5,7 (2,5–11,3) µmol/mol Crea	HPLC-Methode	[136]
	6–10 Jahre	9,0 (4,1–16,6) µg/g Crea	5,6 (2,5–10,2) µmol/mol Crea		
	10–16 Jahre	6,5 (1,8–12,2) µg/g Crea	4,0 (1,1–7,5) µmol/mol Crea		
	Erw	3,1–19,9 µg/g Crea	1,9–12,3 µmol/mol Crea		[49]
Adrenokortikotropes Hormon (ACTH)					[45]
Plasma/EDTA	Erw	20–80 pg/ml morgens	4,5–18,0 pmol/l	EDTA-Blut, nach Blutentnahme eisgekühlt ins Labor	
		5–20 pg/ml abends	1,1–4,5 pmol/l		
		Neugeborene in der ersten Woche haben höhere Werte			
Alaninaminotransferase (ALT, ALAT) ▶ Glutamat-Pyruvat-Transaminase (GPT)					
Albumin				*Mit Bromkresolgrün bestimmt	[177]
Serum	NG	3,8–4,2 g/dl*	38–42 g/l*	**Immunologisch bestimmt mit CRM 470 standardisiert	[174]
	Erw	3,5–5,0 g/dl*	35–50 g/l*	Die immunologische Bestimmung ist den Farbstoffbindungsreaktionsmethoden vorzuziehen wegen der höheren Spezifität, v. a. im Neugeborenen- und frühen Kindesalter	
	<1 Jahr	3,0–5,2 g/dl**	30–52 g/l**		
	>1 Jahr	3,0–5,2 g/dl**	30–52 g/l**		
Liquor		155 mg/l (<350 mg/l)	Orientierende Werte		[48]

Crea Kreatinin; DGKC Deutsche Gesellschaft für Klinische Chemie, d Tag; IFCC International Federation of Clinical Chemistry; Erw Erwachsene; FG Frühgeborene; K Kinder; KO Körperoberfläche; m männlich; NG Neugeborene; NS Nabelschnur; PyP Pyridoxalphosphat; S Säugling; SD Standardabweichung; w weiblich

Tab. 292.1 *(Fortsetzung)* Klinische Chemie, Hämostaseologie, Hämatologie: Referenzwerte in Serum, Plasma, Vollblut, Erythrozyten, Schweiß, Stuhl, Urin und Liquor

Analyt/Messgröße		Referenzwert		Anmerkung	Literatur
Material	Alter	Konventionelle Einheiten	SI-Einheiten		
Albumin-Quotient	NG	8–28 × 10E-3			[138]
Liquor/Plasma	1 Monat	5–15 × 10E-3			
	2 Monate	3–10 × 10E-3			
	3 Monate	2–5 × 10E-3			
	4 Monate bis 6 Jahre	0,5–3,5 × 10E-3			
	<15 Jahre	<5 × 10E-3			
	<40 Jahre	<6,5 × 10E-3			
	<60 Jahre	<8,0 × 10E-3			
Urin	2–4 Jahre	1,3 (0,5–16,7) mg/mmol Crea			[186]
	5–7 Jahre	1,1 (0,4–14,5) mg/mmol Crea			
	8–10 Jahre	0,8 (0,3–7,4) mg/mmol Crea			
	11–18/w	1,1 (0,4–14,5) mg/mmol Crea			
	11–18/m	0,8 (0,3–7,4) mg/mmol Crea			

Aktivierte Partielle Thromboplastinzeit (aPTT) ◨ Tab. 292.4

α₂-Antiplasmin ◨ Tab. 292.6

α₂-Makroglobulin, ► Makroglobulin, s. auch Inhibitoren der Gerinnung ◨ Tab. 292.5

Aldosteron					[165]
Serum	1 Woche	35–211 ng/dl	970–5850 pmol/l		
	2 Wochen bis 3 Monate	15–105 ng/dl	390–2910 pmol/l		
	3 Monate bis 1 Jahr	6–82 ng/dl	170–2550 pmol/l		
	1–15 Jahre	10–88 ng/dl	280–2440 pmol/l		

Crea Kreatinin; DGKC Deutsche Gesellschaft für Klinische Chemie, d Tag; IFCC International Federation of Clinical Chemistry; Erw Erwachsene; FG Frühgeborene; K Kinder; KO Körperoberfläche; m männlich; NG Neugeborene; NS Nabelschnur; PyP Pyridoxalphosphat; S Säugling; SD Standardabweichung; w weiblich

Kapitel 292 · Referenzwerte

Tab. 292.1 (*Fortsetzung*) Klinische Chemie, Hämostaseologie, Hämatologie: Referenzwerte in Serum, Plasma, Vollblut, Erythrozyten, Schweiß, Stuhl, Urin und Liquor

Analyt/Messgröße		Referenzwert		Anmerkung	Literatur
Material	Alter	Konventionelle Einheiten	SI-Einheiten		
Alkalische Phosphatase, gesamt (AP gesamt), 37 °C					
Serum/Plasma	<1 Jahr	<390 U/l	<6,50 µkat/l	Standardisiert nach IFCC	[58]
	1–3 Jahre	<409 U/l	<6,82 µkat/l		[85]
	4–6 Jahre	<347 U/l	<5,79 µkat/l		
	7–12 Jahre	<316 U/l	<5,27 µkat/l		
	13–17 Jahre/w	<329 U/l	<5,49 µkat/l		
	13–17 Jahre/m	<381 U/l	<6,20 µkat/l		
	Erw./w*	<104 U/l	<1,75 µkat/l		*[61]
	Erw./m*	<129 U/l	<2,15 µkat/l		
Alkalische Phosphatase, Knochen (Knochen AP)/Ostase					
Serum		Jungen	Mädchen	Mittelwert ± SD	[137]
	5–9 Jahre	259 (±65 SD) U/l*	225 (±55 SD) U/l*	*Mit Elektrophorese bestimmt	
	10–14 Jahre	252 (±107 SD) U/l*	325 (±112 SD) U/l*		
	15–19 Jahre	102 (±91 SD) U/l*	111 (±67 SD) U/l*		
	5–9 Jahre	95 (±26 SD) U/l**	95 (±26 SD) U/l**	**Mit ELISA bestimmt	
	10–14 Jahre	87 (±36 SD) U/l**	124 (±38 SD) U/l**		
	15–19 Jahre	23 (±11 SD) U/l**	22 (±6 SD) U/l**		
	5–9 Jahre	79 (±33 SD) µg/l***	51 (±22 SD) µg/l***	***Mit IRMA bestimmt	
	10–14 Jahre	52 (±22 SD) µg/l***	69 (±18 SD) µg/l***		
	15–19 Jahre	15 (±8 SD) µg/l***	12 (±3 SD) µg/l***		
Aluminium (Al)					
Serum	K+Erw	<4 µg/l	<0,15 µmol/l	Zu beachten ist die Kontaminationsgefahr, Gefäße verwenden, die dafür spezialisiert sind.	[124]
Amikacin ◻ Tab. 292.8					
Aminosäuren Plasma, Serum, Urin, Liquor ◻ Tab. 292.7					

Crea Kreatinin; DGKC Deutsche Gesellschaft für Klinische Chemie, d Tag; IFCC International Federation of Clinical Chemistry; Erw Erwachsene; FG Frühgeborene; K Kinder; KO Körperoberfläche; m männlich; NG Neugeborene; NS Nabelschnur; PyP Pyridoxalphosphat; S Säugling; SD Standardabweichung; w weiblich

Tab. 292.1 (Fortsetzung) Klinische Chemie, Hämostaseologie, Hämatologie: Referenzwerte in Serum, Plasma, Vollblut, Erythrozyten, Schweiß, Stuhl, Urin und Liquor

Analyt/Messgröße		Referenzwert		Anmerkung	Literatur
Material	Alter	Konventionelle Einheiten	SI-Einheiten		
δ-Aminolävulinsäure (dAla)					
Urin	1 Monat bis 5 Jahre	125–700 µg/Tag		95 %-Bereich	[80]
	1 Monat bis 5 Jahre	870–1250 µg/m²/Tag		Umrechnung:	
	5–10 Jahre	700–1280 µg/Tag			
	5–10 Jahre	1250–1650 µg/m²/Tag			
	10–15 Jahre	1280–1850 µg/Tag		µg/Tag × 0,00763 = µmol/Tag	
	10–15 Jahre	1650–2050 µg/m²/Tag			
Ammoniak (NH3)					
Kapillarplasma	NG	118–191 µg/dl	69–112 µmol/l		[27, 135]
	NG/1–6 Tage	51–245 µg/dl	30–144 µmol/l		
	K	40–80 µg/dl	24–48 µmol/l		
	Erw/w	19–82 µg/dl	11–48 µmol/l		
	Erw/m	25–94 µg/dl	15–55 µmol/l		
Amphotericin B ◘ Tab. 292.8					
α-Amylase, gesamt		25 °C	37 °C	25 °C	37 °C
Serum	Erw	<120 U/l	<220 U/l	<2,0 µkat/l	<3,7 µkat/l	EPS-Methode	[69]
			<100 U/l		<1,65 µkat/l	G7 Substrat Roche	
Amylase, Pankreas/Pankreas-Amylase					
		25 °C	37 °C	25 °C	37 °C
Serum/Plasma	FG/1 Tag	<5,5 U/l	<10 U/l	<0,1 µkat/l	<0,2 µkat/l	PNP α-Amylase	[46]
	FG/2–5 Tage	<3 U/l	<5,5 U/l	<0,05 µkat/l	<0,1 µkat/l	Packungsbeilage Roche Diagnostics	
	NG/1 Tag	<1 U/l	<1,5 U/l	<0,02 µkat/l	<0,03 µkat/l		
	2–5 Tage	<1 U/l	<2 U/l	<0,02 µkat/l	<0,03 µkat/l		
	6 Tage–6 Monate	<9 U/l	<16 U/l	<0,15 µkat/l	<0,25 µkat/l		
	7 Monate–1 Jahr	<25 U/l	<45 U/l	<0,40 µkat/l	<0,75 µkat/l		

Crea Kreatinin; DGKC Deutsche Gesellschaft für Klinische Chemie, d Tag; IFCC International Federation of Clinical Chemistry; Erw Erwachsene; FG Frühgeborene; K Kinder; KO Körperoberfläche; m männlich; NG Neugeborene; NS Nabelschnur; PyP Pyridoxalphosphat; S Säugling; SD Standardabweichung; w weiblich

Kapitel 292 · Referenzwerte

Tab. 292.1 (*Fortsetzung*) Klinische Chemie, Hämostaseologie, Hämatologie: Referenzwerte in Serum, Plasma, Vollblut, Erythrozyten, Schweiß, Stuhl, Urin und Liquor

Analyt/Messgröße		Referenzwert		Anmerkung	Literatur
Material	Alter	Konventionelle Einheiten	SI-Einheiten		
	2–3 Jahre	<34 U/l	<0,55 µkat/l		
	4–6 Jahre	<36 U/l	<0,60 µkat/l		
	7–12 Jahre/m	<36 U/l	<0,60 µkat/l		
	7–12 Jahre/w	<40 U/l	<0,65 µkat/l		
	13–17 Jahre/m+w	<42 U/l	<0,7 µkat/l		
	>17 Jahre/m+w	<63 U/l	<1,1 µkat/l		
		<61 U/l	<1,00 µkat/l		
		<66 U/l	<1,1 µkat/l		
		<65 U/l	<1,1 µkat/l		
		<73 U/l	<1,2 µkat/l		
		<77 U/l	<1,3 µkat/l		
		<115 U/l	<1,9 µkat/l		
	<1 Jahr	<8 U/l	<0,13 µkat/l	G7-IFCC Methode Roche Packungsbeilage Hitachi 917	[1]
	1–9 Jahre	<31 U/l	0,52 µkat/l		
	9–18 Jahre	<39 U/l	0,65 µkat/l		
	Erw	<53 U/l	<0,90 µkat/l		
5α-Androstan-3α, 17β-Diol (AD)					[197]
Plasma	3–6 Jahre/m		0,07 (±0,03 SD) nmol/l		
	7–10 Jahre/m		0,17 (±0,07 SD) nmol/l	Mit GC/MS bestimmt	
	11–15 Jahre/m		0,41 (±0,14 SD) nmol/l		
	>16 Jahre/m		0,99 (±0,31 SD) nmol/l		
	3–6 Jahre/w		0,08 (±0,03 SD) nmol/l		
	7–10 Jahre/w		0,17 (±0,03 SD) nmol/l		
	11–15 Jahre/w		0,24 (±0,06 SD) nmol/l		
	>16 Jahre/w		0,24 (±0,07 SD) nmol/l		
5α-Androstan-3α, 17β-Diol-Glucuronid (ADG)					[197]
Plasma	3–6 Jahre/m		0,14 (±0,04) SD nmol/l		
	7–10 Jahre/m		0,47 (±0,14) SD nmol/l	Mit GC/MS bestimmt	
	11–15 Jahre/m		3,36 (±1,22) SD nmol/l		
	>16 Jahre/m		13,0 (±3,10) SD nmol/l		

Crea Kreatinin; DGKC Deutsche Gesellschaft für Klinische Chemie, d Tag; IFCC International Federation of Clinical Chemistry; Erw Erwachsene; FG Frühgeborene; K Kinder, KO Körperoberfläche; m männlich; NG Neugeborene; NS Nabelschnur; PyP Pyridoxalphosphat; S Säugling; SD Standardabweichung; w weiblich

Tab. 292.1 (Fortsetzung) Klinische Chemie, Hämostaseologie, Hämatologie: Referenzwerte in Serum, Plasma, Vollblut, Erythrozyten, Schweiß, Stuhl, Urin und Liquor

Analyt/Messgröße		Referenzwert		Anmerkung	Literatur
Material	Alter	Konventionelle Einheiten	SI-Einheiten		
	3–6 Jahre/w		0,15 (±0,05) SD nmol/l		
	7–10 Jahre/w		0,59 (±0,12) SD nmol/l		
	11–15 Jahre/w		1,47 (±0,36) SD nmol/l		
	>16 Jahre/w		2,32 (±0,68) SD nmol/l		
Antiasthmatika, Antibiotika, Antidepressiva, Antikonvulsiva, Antimykotika, Antiphlogistika ◘ Tab. 292.8					
Antithrombin 3 ◘ Tab. 292.5					
α1-Antitrypsin/α1-Proteinaseinhibitor					
Serum/Plasma	S, K, Erw	0,9–1,9 g/l		Median Bereich 5.+95. Perzentile	[72]
	s. auch Inhibitoren der Gerinnung ◘ Tab. 292.5				
Apolipoprotein A I (APO A I)					
Serum/Plasma	NG	0,91 (0,59–1,17) g/l		Median Bereich 5.+95. Perzentile	[30]
	3 Monate bis 16 Jahre	0,72–1,77 g/l			
	Erw/m	0,96–1,88 g/l			
	Erw/w	1,05–2,24 g/l			
Apolipoprotein B (APO B)					
Serum/Plasma	NG	0,27 (0,16–0,41) g/l		Median Bereich 5.+95. Perzentile	[30]
	3 Monate	0,49 (0,29–0,74) g/l			
	6 Monate	0,65 (0,38–0,98) g/l			
	9 Monate	0,75 (0,45–1,14) g/l			
	12 Monate	0,82 (0,48–1,24) g/l			
	2–10 Jahre	0,49–1,24 g/l			
	10–16 Jahre	0,48–1,31 g/l			
	Erw	0,51–1,73 g/l			
Ascorbinsäure ► Vitamin C					

Crea Kreatinin; DGKC Deutsche Gesellschaft für Klinische Chemie, d Tag; IFCC International Federation of Clinical Chemistry; Erw Erwachsene; FG Frühgeborene; K Kinder; KO Körperoberfläche; m männlich; NG Neugeborene; NS Nabelschnur; PyP Pyridoxalphosphat; S Säugling; SD Standardabweichung; w weiblich

Kapitel 292 · Referenzwerte

Tab. 292.1 *(Fortsetzung)* Klinische Chemie, Hämostaseologie, Hämatologie: Referenzwerte in Serum, Plasma, Vollblut, Erythrozyten, Schweiß, Stuhl, Urin und Liquor

Analyt/Messgröße		Referenzwert		Anmerkung	Literatur
Material	Alter	Konventionelle Einheiten	SI-Einheiten		
Aspartataminotransferase (ASAT,AST) ► Glutamat-Oxalacetat-Transaminase (GOT)					
Bakterien					
Urin		Spontan- und Mittelstrahlurin: < 10^4/ml normal; 10^4–10^5/ml verdächtig; > 10^5 pathologisch		Punktionsurin steril: jedes Keimwachstum pathologisch	[123]
		Katheterurin			
	< 3 Jahre	< 10^3/ml normal; 10^3–5 × 10^4/ml verdächtig; über 5 × 10^4 pathologisch			
	> 3 Jahre	< 10^3/ml normal; 10^3–5 × 10^3/ml verdächtig; > 5 × 10^3 pathologisch			
Basophile Im Vollblut ■ **Tab. 292.3**					
Bilirubin, gesamt					
Serum/Plasma	FG/1 Tag	1–8 mg/dl	17–137 µmol/l		[53, 144, 191]
	FG/2 Tage	6–12 mg/dl	103–205 µmol/l		
	FG/3–5 Tage	10–14 mg/dl	171–239 µmol/l		
	NG/1 Tag	2–6 mg/dl	34–103 µmol/l		
	2 Tage	6–10 mg/dl	103–171 µmol/l		
	3–5 Tage	4–8 mg/dl	68–137 µmol/l		
	> 1 Monat	0,2–1,0 mg/dl	3–17 µmol/l		
	Erw	< 1,1 mg/dl	< 19 µmol/l		
Bilirubin, direkt/Direktes Bilirubin					
Serum/Plasma		< 0,2 mg/dl	< 3,4 µmol/l	Auch konjugiertes Bilirubin genannt	[53]
Biotinidase					
Serum		4,3–7,5 nmol/min/ml			[122]
Blei (Pb)					
Vollblut	K + Erw	< 50 µg/l	< 0,24 µmol/l		
Urin	K + Erw	< 40 µg/l	< 0,19 µmol/l		

Crea Kreatinin; DGKC Deutsche Gesellschaft für Klinische Chemie, d Tag; IFCC International Federation of Clinical Chemistry; Erw Erwachsene; FG Frühgeborene; K Kinder; KO Körperoberfläche; m männlich; NG Neugeborene; NS Nabelschnur; PyP Pyridoxalphosphat; S Säugling; SD Standardabweichung; w weiblich

Tab. 292.1 (Fortsetzung) Klinische Chemie, Hämostaseologie, Hämatologie: Referenzwerte in Serum, Plasma, Vollblut, Erythrozyten, Schweiß, Stuhl, Urin und Liquor

Analyt/Messgröße		Referenzwert		Anmerkung	Literatur
Material	Alter	Konventionelle Einheiten	SI-Einheiten		
Blutgasanalyse					[105]
Kapillarblut		**pH**	**pO$_2$**		
	FG/48 h	7,35–7,50	8–24 mmHg	1,1–3,2 kPa	
	NG/Geburt	7,11–7,36	33–75 mmHg	4,4–10 kPa	
	NG/5–10 min	7,09–7,30	31–85 mmHg	4,1–11,3 kPa	
	NG/30 min	7,21–7,38	55–80 mmHg	7,3–10,6 kPa	
	NG/>1 h	7,26–7,49	54–95 mmHg	7,2–12,6 kPa	
	NG/1 Tag	7,29–7,45	83–108 mmHg	11,0–14,4 kPa	
	K				
		pCO$_2$	**Basenexzess**		
	NG	27–40 mmHg	3,6–5,3 kPa	(–10)–(–2) mmol/l	
	S	27–41 mmHg	3,6–5,5 kPa	(–7)–(–1) mmol/l	
	K			(–4)–(+2) mmol/l	
Blutsenkungsgeschwindigkeit (BSG)					[166]
Citratblut	NG	1–2 mm/h			
	S	5–10 mm/h			
	K	7–12 mm/h			
	Erw/m	3–8 mm/h	5–18 mm/2 h		
	Erw/w	6–11 mm/h	6–20 mm/2 h		
Carbamazepin Tab. 292.8					
Carboxyhämoglobin (CO-Hb)					[14]
Vollblut	NS	1,14 (0,77–1,64) %		Werte beziehen sich auf Kinder von Frauen, die nicht rauchen. Kinder von Raucherinnen haben höhere Werte.	
	NG/0–12 h	0,98 (0,72–1,38) %			

Crea Kreatinin; DGKC Deutsche Gesellschaft für Klinische Chemie, d Tag; IFCC International Federation of Clinical Chemistry; Erw Erwachsene; FG Frühgeborene; K Kinder; KO Körperoberfläche; m männlich; NG Neugeborene; NS Nabelschnur; PyP Pyridoxalphosphat; S Säugling; SD Standardabweichung; w weiblich

Kapitel 292 · Referenzwerte

Tab. 292.1 (*Fortsetzung*) Klinische Chemie, Hämostaseologie, Hämatologie: Referenzwerte in Serum, Plasma, Vollblut, Erythrozyten, Schweiß, Stuhl, Urin und Liquor

Analyt/Messgröße		Referenzwert		Anmerkung	Literatur
Material	Alter	Konventionelle Einheiten	SI-Einheiten		
	13–24 h	0,83 (0,69–1,13) %			
	2 Tage	0,87 (0,57–1,22) %			
	3 Tage	0,92 (0,75–1,13) %			
	4–6 Tage	0,54–0,97 %			

Carnitin		Gesamt-Carnitin	Freies Carnitin	Acylcarnitin	Acylcarnitin/freies Carnitin-Ratio		[151]
		µmol/l	µmol/l	µmol/l			
Plasma	1 Tag	(23,3–67,9)	(11,5–36,0)	(7,0–36,6)	(0,37–1,68)	Mittelwert ± SD, in Klammern der Bereich	
	2–7 Tage	(17,4–40,6)	(10,1–21,0)	(2,9–23,8)	(0,15–1,44)		
	8–28 Tage	(18,5–58,7)	(12,3–46,2)	(4,1–14,5)	(0,11–0,65)		
	29 Tage bis 1 Jahr	(38,1–68,0)	(26,9–49,0)	(7,4–19,0)	(0,23 0,50)		
	1–6 Jahre	(34,6–83,6)	(24,3–62,5)	(4,0–28,3)	(0,11–0,83)	Carnitin und freies Carnitin: µmol/l × 0,161 = mg/l	
	6–10 Jahre	(27,8–82,9)	(21,7–66,4)	(3,1–32,1)	(0,08–0,87)		
	10–17 Jahre/m	53,5 (± 10,1 SD)	39,6 (± 9,3 SD)	14,0 (± 5,2 SD)	0,38 (± 0,17 SD)		
	10–17 Jahre/w	53,2 (± 8,9 SD)	39,3 (± 8,1 SD)	13,9 (± 5,1 SD)	0,37 (± 0,16 SD)		
	22–60 Jahre/m	61,5 (± 10,7 SD)	43,8 (± 7,3 SD)	17,7 (± 7,5 SD)	0,41 (± 0,16 SD)	Acylcarnitin: µmol/l × 0,204 = mg/l	
	22–60 Jahre/w	46,1 (± 9,3 SD)	34,2 (± 7,1 SD)	12,0 (± 5,2 SD)	0,36 (± 0,15 SD)		

C1-Esteraseinhibitor Tab. 292.4

Chlorid					
Serum/Plasma	1–30 Tage		95–116 mmol/l		[193]
	S, K, Erw		93–112 mmol/l		[117]

Crea Kreatinin; DGKC Deutsche Gesellschaft für Klinische Chemie, d Tag; IFCC International Federation of Clinical Chemistry; Erw Erwachsene; FG Frühgeborene; K Kinder; KO Körperoberfläche; m männlich; NG Neugeborene; NS Nabelschnur; PyP Pyridoxalphosphat; S Säugling; SD Standardabweichung; w weiblich

Tab. 292.1 *(Fortsetzung)* Klinische Chemie, Hämostaseologie, Hämatologie: Referenzwerte in Serum, Plasma, Vollblut, Erythrozyten, Schweiß, Stuhl, Urin und Liquor

Analyt/Messgröße		Referenzwert		Anmerkung	Literatur
Material	Alter	Konventionelle Einheiten	SI-Einheiten		
Liquor	NG, S		115 (±5,9 SD) (102–129) mmol/l	In Klammern Minimum und Maximum, in der Regel 106–114 % der Serumwerte	[62]
	1–14 Jahre		122 (±4,5 SD) (114–130) mmol/l		
Schweiß	▸ Schweißelektrolyte				
Urin	>1 Monat bis 14 Jahre	5,4 (3,0–7,2) mg/kg KG/Tag	0,15 (0,08–0,20) mmol/kg KG/Tag		[129]
Cholesterin, gesamt (Gesamt-Chol)					
Serum/Plasma	0–1 Monat/m	38–174 mg/dl	0,98–4,50 mmol/l	Dade Behring Dimension RxL	[51]
	0–1 Monat/w	56–195 mg/dl	1,45–5,04 mmol/l		
	2–6 Monate/m	53–194 mg/dl	1,37–5,02 mmol/l		
	2–6 Monate/w	59–216 mg/dl	1,53–5,29 mmol/l		
	7–12 Monate/m	83–205 mg/dl	2,15–5,30 mmol/l		
	7–12 Monate/w	68–216 mg/dl	1,76–5,59 mmol/l		
	1–3 Jahre/m,w	37–178 mg/dl	0,96–4,6 mmol/l		
	4–6 Jahre/m,w	103–184 mg/dl	2,66–4,76 mmol/l		
	7–9 Jahre/m,w	17–245 mg/dl	2,77–6,34 mmol/l		
	10–11 Jahre/m	120–228 mg/dl	3,1–5,90 mmol/l		
	10–11 Jahre/w	122–242 mg/dl	3,16–6,26 mmol/l		
	12–13 Jahre/m	122–228 mg/dl	3,16–5,90 mmol/l		
	12–13 Jahre/w	120–211 mg/dl	3,10–5,46 mmol/l		
	14–15 Jahre/m	101–222 mg/dl	2,61–5,74 mmol/l		
	14–15 Jahre/w	125–211 mg/dl	3,23–5,46 mmol/l		
	16–18 Jahre/m	105–218 mg/dl	2,72–5,64 mmol/l		
	16–18 Jahre/w	101–215 mg/dl	2,61–5,56 mmol/l		

Crea Kreatinin; DGKC Deutsche Gesellschaft für Klinische Chemie, d Tag; IFCC International Federation of Clinical Chemistry; Erw Erwachsene; FG Frühgeborene; K Kinder; KO Körperoberfläche; m männlich; NG Neugeborene; NS Nabelschnur; PyP Pyridoxalphosphat; S Säugling; SD Standardabweichung; w weiblich

Kapitel 292 · Referenzwerte

Tab. 292.1 (*Fortsetzung*) Klinische Chemie, Hämostaseologie, Hämatologie: Referenzwerte in Serum, Plasma, Vollblut, Erythrozyten, Schweiß, Stuhl, Urin und Liquor

Analyt/Messgröße		Referenzwert			Anmerkung	Literatur
Material	Alter	Konventionelle Einheiten		SI-Einheiten		
Empfehlung Kinder	akzeptabel	<170 mg/dl		<4,40 mmol/l		[119]
	grenzwertig	170–199 mg/l		4,40–5,15 mmol/l		
	hoch	≥200 mg/dl		≥5,158 mmol/l		
Empfehlung/Erw	günstig	<200 mg/dl		<5,18 mmol/l		[44]
	grenzwertig	200–239 mg/dl		5,18–6,19 mmol/l		
	hoch	≥240 mg/dl		≥6,22 mmol/l		
HDL-Cholesterin (HDL-Chol)						
Serum	NG	30 (13–53) mg/dl		0,78 (0,34–1,37) mmol/l	Elektrophoretisch bestimmt	[39]
	0 bis <2 Jahre/m,w	12–60 mg/dl		0,31–1,55 mmol/l	Dade Behring Dimension RxL	[51]
	2 bis <7 Jahre/m	26–68 mg/dl		0,67–1,76 mmol/l		
	2 bis <7 Jahre/w	16–62 mg/dl		0,41–1,61 mmol/l		
	7 bis <12 Jahre/m,w	26–77 mg/dl		0,67–1,99 mmol/l		
	12 bis <16 Jahre/m	22–73 mg/dl		0,57–1,89 mmol/l		
	12 bis <16 Jahre/w	28–79 mg/dl		0,73–2,05 mmol/l		
	16 bis <19 Jahre/m	28–72 mg/dl		0,73–1,86 mmol/l		
	16 bis <19 Jahre/w	24–74 mg/dl		0,62–1,92 mmol/l		
	Erw/m,w	40–60 mg/dl		0,46–0,69 mmol/l		
	ungünstig	<40 mg/l		<0,46 mmol/l		[141]
	vorteilhaft	>54 mg/l		>1,4 mmol/l		

Crea Kreatinin; DGKC Deutsche Gesellschaft für Klinische Chemie, d Tag; IFCC International Federation of Clinical Chemistry; Erw Erwachsene; FG Frühgeborene; K Kinder; KO Körperoberfläche; m männlich; NG Neugeborene; NS Nabelschnur; PyP Pyridoxalphosphat; S Säugling; SD Standardabweichung; w weiblich

Tab. 292.1 (*Fortsetzung*) Klinische Chemie, Hämostaseologie, Hämatologie: Referenzwerte in Serum, Plasma, Vollblut, Erythrozyten, Schweiß, Stuhl, Urin und Liquor

Analyt/Messgröße		Referenzwert		Anmerkung	Literatur
Material	Alter	Konventionelle Einheiten	SI-Einheiten		
LDL-Cholesterin (LDL-Chol)					
Serum	NG	80 (45–117) mg/dl	2,07 (1,16–3,03) mmol/l	Elektrophoretisch bestimmt	[39]
	0–90 Tage/m	20–83 mg/dl	0,52–2,15 mmol/l	Dade Dimension Clinical Chem. System	[167]
	0–90 Tage/w	15–95 mg/dl	0,39–2,46 mmol/l		
	3–12 Monate/m	35–120 mg/dl	0,91–3,11 mmol/l		
	3–12 Monate/w	45–125 mg/dl	1,17–3,24 mmol/l		
	1–3 Jahre/m,w	35–125 mg/dl	0,91–3,24 mmol/l		
	4–10 Jahre/m	45–140 mg/dl	1,17–3,63 mmol/l		
	4–10 Jahre/w	35–135 mg/dl	0,91–3,50 mmol/l		
	11–15 Jahre/m	45–120 mg/dl	1,17–3,11 mmol/l		
	11–15 Jahre/w	50–13 mg/dl	1,3–3,37 mmol/l		
	16–18 Jahre/m	55–120 mg/dl	1,42–3,11 mmol/l		
	16–18 Jahre/w	70–120 mg/dl	1,81–3,11 mmol/l		
Empfehlung Kinder	akzeptabel	<110 mg/dl	<2,85 mmol/l		[119]
	grenzwertig	110–129 mg/dl	2,85–3,34 mmol/l		
	hoch	≥130 mg/dl	≥3,37 mmol/l		
Empfehlung/Erw	optimal	<100 mg/dl	<2,59 mmol/l		[44]
	fast optimal	<130 mg/dl	<3,37 mmol/l		
	grenzwertig	130–159 mg/dl	3,37–4,12 mmol/l		
	hoch	160–189 mg/dl	4,14–4,90 mmol/l		
	sehr hoch	≥190 mg/dl	≥4,92 mmol/l	Schwangere Frauen und Kontrazeptiva nehmende Frauen haben etwas niedrigere Werte	
Cholinesterase (ChE), 37°C					
Serum/Plasma	K+Erw	5300–12900 U/l	90–215 µKat/l	Pseudocholinesterase	[16]
	Erw/m	4600–11500 U/l	75–190 µKat/l	Substrat Butyrylthiocholin Boehringer Mannheim DGKC Standardmethode 1994	[194]
	Erw/w	3900–10800 U/l	65–180 µKat/l		

Crea Kreatinin; *DGKC* Deutsche Gesellschaft für Klinische Chemie; *d* Tag; *IFCC* International Federation of Clinical Chemistry; *Erw* Erwachsene; *FG* Frühgeborene; *K* Kinder; *KO* Körperoberfläche; *m* männlich; *NG* Neugeborene; *NS* Nabelschnur; *PyP* Pyridoxalphosphat; *S* Säugling; *SD* Standardabweichung; *w* weiblich

Kapitel 292 · Referenzwerte

Tab. 292.1 (*Fortsetzung*) Klinische Chemie, Hämostaseologie, Hämatologie: Referenzwerte in Serum, Plasma, Vollblut, Erythrozyten, Schweiß, Stuhl, Urin und Liquor

Analyt/Messgröße		Referenzwert		Anmerkung	Literatur
Material	Alter	Konventionelle Einheiten	SI-Einheiten		
Dicubain-Hemmung		>75 %	>75 %		[131]
Chymotrypsin		25 °C	37 °C		[52]
Stuhl	Referenzbereich	>6 U/l	>13,2 U/l	Mit Monotest Boehringer Mannheim bestimmt	
	Kontrollbedürftiger Bereich	3–6 U/l	6,6–13,2 U/l		
	Patholog. Bereich	<3 U/l	<6,6 U/l		
Coeruloplasmin					[76]
Serum/Plasma	NS (term)	50–330 mg/l			
	NG/1 Tag bis 4 Monate	150–560 mg/l			
	5 Monate bis 3 Jahre	260–910 mg/l			
	4–12 Jahre	250–460 mg/l			
	13–19 Jahre/m	150–370 mg/l			
	13–19 Jahre/w	220–500 mg/l		Einige nehmen möglicherweise Kontrazeptiva	
	Erw/m	220–400 mg/l			
	Erw/w	250–600 mg/l		Keine oralen Kontrazeptiva	
	Erw/w	270–660 mg/l		Orale Kontrazeptiva	
	Erw/w	300–1200 mg/l		Steigt mit der Dauer der Schwangerschaft	
	Erw/w >50 Jahre	300–500 mg/l		Östrogene werden genommen	
Creatinin ▶ Kreatinin					
Creatinkinase ▶ Kreatinkinase					

Crea Kreatinin; DGKC Deutsche Gesellschaft für Klinische Chemie, d Tag; IFCC International Federation of Clinical Chemistry; Erw Erwachsene; FG Frühgeborene; K Kinder; KO Körperoberfläche; m männlich; NG Neugeborene; NS Nabelschnur; PyP Pyridoxalphosphat; S Säugling; SD Standardabweichung; w weiblich

Tab. 292.1 *(Fortsetzung)* Klinische Chemie, Hämostaseologie, Hämatologie: Referenzwerte in Serum, Plasma, Vollblut, Erythrozyten, Schweiß, Stuhl, Urin und Liquor

Analyt/Messgröße		Referenzwert		Anmerkung	Literatur
Material	Alter	Konventionelle Einheiten	SI-Einheiten		
CRP/C-Reaktives Protein					
Serum/Plasma		0,64 (0,08–3,11) mg/l	> 6 mg/l bei Kindern pathologisch > 10 mg/l bei Erwachsenen pathologisch	Median und 95 %-Bereich	[106]
	NG bis 14 Tage/m,w	0,3–6,1 mg/l		High sensitive CRP (hsCRP)	[26]
	15 Tage bis 15 Jahre/m, w	0,1–1,0 mg/l			
	15 bis < 19 Jahre/m,w	0,1–1,7 mg/l			
	NG > 3 Wochen/m,w	0,12–4,1 mg/l		hsCRP	[149]
	2 Monate bis 15 Jahre/m,w	0,1–2,8 mg/l			

Ciclosporin A ◘ Tab. 292.8

Crea Kreatinin; DGKC Deutsche Gesellschaft für Klinische Chemie, d Tag; IFCC International Federation of Clinical Chemistry; Erw Erwachsene; FG Frühgeborene; K Kinder; KO Körperoberfläche; m männlich; NG Neugeborene; NS Nabelschnur; PyP Pyridoxalphosphat; S Säugling; SD Standardabweichung; w weiblich

Tab. 292.1 (*Fortsetzung*) Klinische Chemie, Hämostaseologie, Hämatologie: Referenzwerte in Serum, Plasma, Vollblut, Erythrozyten, Schweiß, Stuhl, Urin und Liquor

Analyt/Messgröße		Referenzwert		Anmerkung	Literatur
Material	Alter	Konventionelle Einheiten	SI-Einheiten		
Dehydroepiandrosteronsulfat (DHEAS)					
Plasma/Serum	NS/m	1257 (±537 SD) µg/l	3415 (±1459 SD) nmol/l		[49]
	NS/w	1260 (±669 SD) µg/l	3423 (±1817 SD) nmol/l		
	NG/Vene/m	1338 (±1178 SD) µg/l	3635 (±3200 SD) nmol/l		
	NG/Vene/w	1300 (±1178 SD) µg/l	3533 (±3200 SD) nmol/l		
	4–7 Tage/m	254 (±170 SD) µg/l	691 (±461 SD) nmol/l		
	4–7 Tage/w	282 (±188 SD) µg/l	768 (±512 SD) nmol/l		
	1–2 Monate/m	129 (±104 SD) µg/l	351 (±282 SD) nmol/l		
	1–2 Monate/w	94 (±74 SD) µg/l	256 (±200 SD) nmol/l		
	4–6 Monate/m	56 (±53 SD) µg/l	151 (±143 SD) nmol/l		
	4–6 Monate/w	66 (±59 SD) µg/l	179 (±161 SD) nmol/l		
	7–9 Monate/m	26 (±22 SD) µg/l	72 (±61 SD) nmol/l		
	7–9 Monate/w	28 (±27 SD) µg/l	77 (±74 SD) nmol/l		
	9–12 Monate/m	26 (±22 SD) µg/l	72 (±61 SD) nmol/l		
	9–12 Monate/w	28 (±27 SD) µg/l	77 (±74 SD) nmol/l		
	1–2 Jahre/m+w	21 (±16 SD) µg/l	58 (±43 SD) nmol/l		
	3–5 Jahre/m+w	21 (±16 SD) µg/l	58 (±43 SD) nmol/l		
	6–8 Jahre/m+w	14 (±22 SD) µg/l	384 (±61 SD) nmol/l		
	Tanner I				
	(9–11 Jahre)/m	371 (±308 SD) µg/l	1062 (±836 SD) nmol/l		
	(9–11 Jahre)/w	405 (±177 SD) µg/l	1103 (±481 SD) nmol/l		
	Tanner II				
	(11–12 Jahre)/m	591 (±371 SD) µg/l	1605 (±1027 SD) nmol/l		
	(10–11 Jahre)/w	461 (±206 SD) µg/l	1252 (±561 SD) nmol/l		
	Tanner III				
	(12–14 Jahre)/m	691 (±460 SD) µg/l	1879 (±1249 SD) nmol/l		
	(11–12 Jahre)/w	672 (±506 SD) µg/l	1826 (±1375 SD) nmol/l		
	Tanner IV				
	(14–15 Jahre)/m	987 (±525 SD) µg/l	2638 (±1426 SD) nmol/l		
	(12–14 Jahre)/w	814 (±455 SD) µg/l	2212 (±1237 SD) nmol/l		
	Tanner V				
	(15–16 Jahre)/m	1162 (±454 SD) µg/l	3158 (±1234 SD) nmol/l		
	(14–15 Jahre)/w	1135 (±399 SD) µg/l	3083 (±1083 SD) nmol/l		
	Erw/m	2110 (±876 SD) µg/l	5735 (±2380 SD) nmol/l		
	Erw/w/follikulär	1303 (±482 SD) µg/l	3540 (±1310 SD) nmol/l		
	Erw/w/luteal	1303 (±482 SD) µg/l	3540 (±1310 SD) nmol/l		
Dehydroepiandrosteron (DHEA)					

Crea Kreatinin; DGKC Deutsche Gesellschaft für Klinische Chemie, d Tag; IFCC International Federation of Clinical Chemistry; Erw Erwachsene; FG Frühgeborene; K Kinder; KO Körperoberfläche; m männlich; NG Neugeborene; NS Nabelschnur; PyP Pyridoxalphosphat; S Säugling; SD Standardabweichung; w weiblich

Tab. 292.1 *(Fortsetzung)* Klinische Chemie, Hämostaseologie, Hämatologie: Referenzwerte in Serum, Plasma, Vollblut, Erythrozyten, Schweiß, Stuhl, Urin und Liquor

Analyt/Messgröße		Referenzwert		Anmerkung	Literatur
Material	Alter	Konventionelle Einheiten	SI-Einheiten		
Plasma/Serum	NS/m	7,1 (±1,9 SD) µg/l	24,7 (±6,6 SD) nmol/l		[49]
	NS/w	5,9 (±1,9 SD) µg/l	20,6 (±6,5 SD) nmol/l		
	NG/Vene/m	7,1 (±1,9 SD) µg/l	24,7 (±6,6 SD) nmol/l		
	NG/Vene/w	8,3 (±1,9 SD) µg/l	28,8 (±6,5 SD) nmol/l		
	4–7 Tage/m	2,6 (±2,1 SD) µg/l	9,1 (±7,4 SD) nmol/l		
	4–7 Tage/w	2,9 (±1,9 SD) µg/l	10,0 (±6,5 SD) nmol/l		
	1–2 Monate/m	1,8 (±1,4 SD) µg/l	6,4 (±4,8 SD) nmol/l		
	1–2 Monate/w	0,8 (±0,5 SD) µg/l	2,8 (±1,6 SD) nmol/l		
	4–6 Monate/m	0,9 (±0,8 SD) µg/l	3,1 (±2,6 SD) nmol/l		
	4–6 Monate/w	1,3 (±0,8 SD) µg/l	4,4 (±2,9 SD) nmol/l		
	7–9 Monate/m	0,9 (±0,8 SD) µg/l	3,1 (±2,6 SD) nmol/l		
	7–9 Monate/w	1,3 (±0,8 SD) µg/l	4,4 (±2,9 SD) nmol/l		
	9–12 Monate/m	0,4 (±0,4 SD) µg/l	1,5 (±1,4 SD) nmol/l		
	9–12 Monate/w	0,8 (±0,6 SD) µg/l	2,7 (±2,1 SD) nmol/l		
	1–2 Jahre/m+w	0,3 (±0,1 SD) µg/l	0,87 (±0,3 SD) nmol/l		
	3–5 Jahre/m+w	0,3 (±0,1 SD) µg/l	0,87 (±0,3 SD) nmol/l		
	6–8 Jahre/m+w	1,0 (±0,4 SD) µg/l	3,4 (±1,3 SD) nmol/l		
	Tanner I				
	(9–11 Jahre)/m	2,1 (±0,5 SD) µg/l	7,12 (±1,73 SD) nmol/l		
	(9–11 Jahre)/w	1,7 (±0,7 SD) µg/l	6,0 (±2,36 SD) nmol/l		
	Tanner II				
	(11–12 Jahre)/m	3,1 (±0,9 SD) µg/l	10,62 (±3,18 SD) nmol/l		
	(10–11 Jahre)/w	3,3 (±0,6 SD) µg/l	11,39 (±2,08 SD) nmol/l		
	Tanner III				
	(12–14 Jahre)/m	4,0 (±1,0 SD) µg/l	13,95 (±3,46 SD) nmol/l		
	(11–12 Jahre)/w	4,3 (±1,6 SD) µg/l	14,81 (±5,58 SD) nmol/l		
	Tanner IV				
	(14–15 Jahre)/m	3,7 (±1,0 SD) µg/l	13,02 (±3,43 SD) nmol/l		
	(12–14 Jahre)/w	4,9 (±1,2 SD) µg/l	17,02 (±4,16 SD) nmol/l		
	Tanner V				
	(15–16 Jahre)/m	5,4 (±1,1 SD) µg/l	18,82 (±3,91 SD) nmol/l		
	(14–15 Jahre)/w	6,3 (±2,7 SD) µg/l	21,98 (±9,36 SD) nmol/l		
	Erw/m	6,4 (±1,1 SD) µg/l	22,30 (±3,9 SD) nmol/l		
	Erw/w/follikulär	5,2 (±1,1 SD) µg/l	17,90 (±3,7 SD) nmol/l		
	Erw/w/luteal	5,2 (±1,1 SD) µg/l	17,90 (±3,7 SD) nmol/l		

Crea Kreatinin; DGKC Deutsche Gesellschaft für Klinische Chemie; d Tag; IFCC International Federation of Clinical Chemistry; Erw Erwachsene; FG Frühgeborene; K Kinder; KO Körperoberfläche; m männlich; NG Neugeborene; NS Nabelschnur; PyP Pyridoxalphosphat; S Säugling; SD Standardabweichung; w weiblich

Tab. 292.1 (Fortsetzung) Klinische Chemie, Hämostaseologie, Hämatologie: Referenzwerte in Serum, Plasma, Vollblut, Erythrozyten, Schweiß, Stuhl, Urin und Liquor

Analyt/Messgröße		Referenzwert		Anmerkung	Literatur
Material	Alter	Konventionelle Einheiten	SI-Einheiten		
Digoxin, Digitoxin ◘ Tab. 292.8					
Dopamin					
Urin	3–6 Jahre	163 (38–309) µg/24 h	1,06 (0,25–2,0) µmol/24 h		[136]
		603 (239–995) µg/g Crea	445 (177–735) µmol/mol Crea		
	6–10 Jahre	200 (43–340) µg/24 h	1,31 (0,28–2,22) µmol/24 h		
		479 (86–806) µg/g Crea	353 (64–595) µmol/mol Crea		
	10–16 Jahre	292 (216–401) µg/24 h	1,91 (1,41–2,62) µmol/24 h		
		396 (234–684) µg/g Crea	292 (173–505) µmol/mol Crea		
Eisen					
Serum/Plasma	NG, S, K	36–184 µg/dl	6,4–33,0 µmol/l		[193]
	Erw/w	37–145 µg/dl	6,6–26,0 µmol/l		
	Erw/m	59–156 µg/dl	10,6–28,0 µmol/l		
Eiweiß ▶ Protein					
Eiweißelektrophorese ▶ Elektrophorese					
Elastase					
Granulozytenelastase					
Plasma	2 Tage	<75 µg/l	EDTA-Plasma	Diskriminationsgrenze bei Kindern >65 µg/l bzw. >85 µg/l bei Erwachsenen	[100]
	10 Tage	<50 µg/l	EDTA-Plasma		
	>1 Monat	<65 µg/l	Citrat-Plasma		

Crea Kreatinin; DGKC Deutsche Gesellschaft für Klinische Chemie; d Tag; IFCC International Federation of Clinical Chemistry; Erw Erwachsene; FG Frühgeborene; K Kinder; KO Körperoberfläche; m männlich; NG Neugeborene; NS Nabelschnur; PyP Pyridoxalphosphat; S Säugling; SD Standardabweichung; w weiblich

Tab. 292.1 (Fortsetzung) Klinische Chemie, Hämostaseologie, Hämatologie: Referenzwerte in Serum, Plasma, Vollblut, Erythrozyten, Schweiß, Stuhl, Urin und Liquor

Analyt/Messgröße		Referenzwert		Anmerkung	Literatur
Material	Alter	Konventionelle Einheiten	SI-Einheiten		
Pankreaselastase					
Stuhl	NG, Mekonium	53 (6–195) µg/g Stuhl		Median+Bereich Mit ELISA, Fa. ScheBoTech, Germany	[173]
	1–4 Monate	170–2500 µg/g Stuhl			
	5–12 Monate	531 (180–4420) µg/g Stuhl			
	>1 Jahr	510 (219–2792) µg/g Stuhl			
Elektrophorese					
Serumeiweißelektrophorese					

		Albumin	α1-Globulin	α2-Globulin	β-Globulin	γ-Globulin		
Serum	NG	33–45%	1,1–2,5%	2,5–5,7%	2,5–5,6%	3,9–11,0%	Mit Ponceaurot S gefärbte Proteinfraktionen	[62, 87]
	S	36–51%	1,3–2,5%	3,8–10,8%	3,5–7,1%	2,9–11,0%		
	K/<6 Jahre	33–52%	0,9–2,9%	4,3–8,6%	4,1–7,9%	5,9–13,7%		
	K/>6 Jahre	40–53%	1,2–2,5%	4,3–8,6%	4,1–7,9%	5,9–13,7%		
	Erw	35–50%	1,3–3,9%	5,4–9,3%	5,9–11,4%	5,8–15,2%		
Liquor	Präalbumin	7,2 (±1,8 SD) %					Gilt für <12/3 Leukozyten, <10/3 Erythrozyten, Gesamtprotein im Liquor <0,400 g/l	
	Albumin	60,6 (±5,3 SD) %						
	α1-Globulin	4,2 (±1,4 SD) %						
	α2-Globulin	3,8 (±1,0 SD) %						
	β-Globulin	12,7 (±2,8 SD) %						
	(τ-Bande)							
	γ-Globulin	11,4 (±3,2 SD) %						

Eosinophile Im Vollblut ◘ Tab. 292.3

Erythrozyten

Urin	Alle Harnarten: <5/µl normal; 5–10/µl verdächtig; >10/µl pathologisch				[123]

Crea Kreatinin; DGKC Deutsche Gesellschaft für Klinische Chemie, d Tag; IFCC International Federation of Clinical Chemistry; Erw Erwachsene; FG Frühgeborene; K Kinder; KO Körperoberfläche; m männlich; NG Neugeborene; NS Nabelschnur; PyP Pyridoxalphosphat; S Säugling; SD Standardabweichung; w weiblich

Kapitel 292 · Referenzwerte

Tab. 292.1 *(Fortsetzung)* Klinische Chemie, Hämostaseologie, Hämatologie: Referenzwerte in Serum, Plasma, Vollblut, Erythrozyten, Schweiß, Stuhl, Urin und Liquor

Analyt/Messgröße		Referenzwert		Anmerkung	Literatur
Material	Alter	Konventionelle Einheiten	SI-Einheiten		
Erythrozyten Vollblut ◘ Tab. 292.3					
Erythrozytenindices MCV, MCH, MCHC ◘ Tab. 292.2					
Ethosuximid ◘ Tab. 292.8					
Faktor II, V, VII, VIII, IX, X, XI, XII, XIII, von Willebrand ◘ Tab. 292.4					
Ferritin					
Serum/Plasma	5. Tag	110–503 µg/l*	11–327 µg/l*,**	*Testsystem IMX	*[188]
	2–12 Monate	4–405 µg/l	6–67 µg/l	**Testsystem Elecsys	**[58]
	2–13 Jahre/m+w	2–63 µg/l	4–64 µg/l		
	14–18 Jahre/m	9–79 µg/l	7–84 µg/l		
	14–18 Jahre/w	9–59 µg/l	10–124 µg/l		
	Erw/w	6–81 µg/l	12–68 µg/l		
	Erw/m	30–233 µg/l	15–150 µg/l		
	Erw/w	15–150 µg/l**			**[61]
	Erw/m	30–400 µg/l**			

Crea Kreatinin; DGKC Deutsche Gesellschaft für Klinische Chemie, d Tag; IFCC International Federation of Clinical Chemistry; Erw Erwachsene; FG Frühgeborene; K Kinder; KO Körperoberfläche; m männlich; NG Neugeborene; NS Nabelschnur; PyP Pyridoxalphosphat; S Säugling; SD Standardabweichung; w weiblich

◨ **Tab. 292.1** *(Fortsetzung)* Klinische Chemie, Hämostaseologie, Hämatologie: Referenzwerte in Serum, Plasma, Vollblut, Erythrozyten, Schweiß, Stuhl, Urin und Liquor

Analyt/Messgröße		Referenzwert		Anmerkung	Literatur
Material	Alter	Konventionelle Einheiten	SI-Einheiten		
α1-Fetoprotein (AFP)					
Serum/Plasma	NG	48 406 (± 34718 SD) ng/ml		Ab dem 8. Monat Werte wie Erwachsene	[15, 196]
	0–2 Wochen	35 113 (± 32503 SD) ng/ml			
	2 Wochen–1 Monat	9452 (± 12610 SD) ng/ml			
	1 Monat	2654 (± 3080 SD) ng/ml			
	2 Monate	323 (± 278 SD) ng/ml			
	3 Monate	88 (± 87 SD) ng/ml			
	4 Monate	74 (± 56 SD) ng/ml			
	5 Monate	47 (± 19 SD) ng/ml			
	6 Monate	13 (± 10 SD) ng/ml			
	7 Monate	10 (± 7 SD) ng/ml			
	8 Monate	8 (± 6 SD) ng/ml			
	Erw/m+w	< 15 ng/ml			
Fett					
Stuhl	< 1 Jahre	2,3 (1,1–3,6) g/Tag		Mittelwert+Bereich	[161]
	1–4 Jahre	1,7 (0,2–2,7) g/Tag			
	4–10 Jahre	1,8 (0,8–3,2) g/Tag			
	> 10 Jahre	2,4 (0,9–4,0) g/Tag			

Crea Kreatinin; DGKC Deutsche Gesellschaft für Klinische Chemie, d Tag; IFCC International Federation of Clinical Chemistry; Erw Erwachsene; FG Frühgeborene; K Kinder; KO Körperoberfläche; m männlich; NG Neugeborene; NS Nabelschnur; PyP Pyridoxalphosphat; S Säugling; SD Standardabweichung; w weiblich

Tab. 292.1 (Fortsetzung) Klinische Chemie, Hämostaseologie, Hämatologie: Referenzwerte in Serum, Plasma, Vollblut, Erythrozyten, Schweiß, Stuhl, Urin und Liquor

Analyt/Messgröße		Referenzwert		Anmerkung	Literatur
Material	Alter	Konventionelle Einheiten	SI-Einheiten		
Fettsäuren, freie					
Plasma	FG		430 ± 190 µmol/l		[110, 134]
	0–4 Jahre		180–430 µmol/l		
	4–15 Jahre		230–380 µmol/l		
	Erw		200–800 µmol/l		
Fibrinogen ◻ Tab. 292.4					
Follikelstimulierendes Hormon (FSH)/Follitropin					
		Jungen basal	Jungen nach Lubilerin-Stimulierung 30 min	Mädchen basal	Mädchen nach Lubilerin-Stimulierung 30 min	RIA, Serono	[128]
		IU/l	IU/l	IU/l	IU/l		
Serum/Plasma	Tanner I A	1,3 (>0,5–2,2)	4,0 (2,6–6,3)	1,8 (<0,5–3,2)	11 (6,8–16,2)		
	Tanner I B	2,2 (<0,5–2,5)	4,9 (3,5–6,9)	2,9 (1,3–6,6)	11,2 (7,4–15,5)		
	Tanner II	2,3 (<0,5–4,3)	4,8 (3,1–5,9)	3,6 (1,6–7,3)	10,3 (5,6–16,3)		
	Tanner III	3,6 (2,7–4,4)	6,0 (4,3–7,6)	5,2 (3,9–7,0)	10,7 (8,1–14,8)		
	Tanner IV	4,2 (3,0–5,2)	6,9 (4,9–9,6)	5,5 (3,1–8,1)	10,5 (7,3–15,8)		
	Tanner V	5,0 (0,3–8,5)	7,4 (4,5–10,4)	6,1 (3,3–10,3)	11,0 (7,0–18,0)		
Folsäure					
Serum	NG	7–32 ng/ml	15,9–72,5 nmol/l		[89]
	Erw	1,8–9,0 ng/ml	4,1–20,4 nmol/l		

Crea Kreatinin; DGKC Deutsche Gesellschaft für Klinische Chemie, d Tag; IFCC International Federation of Clinical Chemistry; Erw Erwachsene; FG Frühgeborene; K Kinder; KO Körperoberfläche; m männlich; NG Neugeborene; NS Nabelschnur; PyP Pyridoxalphosphat; S Säugling; SD Standardabweichung; w weiblich

Tab. 292.1 *(Fortsetzung)* Klinische Chemie, Hämostaseologie, Hämatologie: Referenzwerte in Serum, Plasma, Vollblut, Erythrozyten, Schweiß, Stuhl, Urin und Liquor

Analyt/Messgröße		Referenzwert		Anmerkung	Literatur
Material	Alter	Konventionelle Einheiten	SI-Einheiten		
Formiminoglutaminsäure (Figlu)					
Urin	K	0–5,4 mg/Tag	0–31 µmol/Tag		[99]
		0–1,9 mg/l	0–11 µmol/l		
Freies Hämoglobin Siehe Hämoglobin, frei					
Fruktosamin		Werte in Serum/Plasma	Werte in Serum/Plasma auf 70 g/l Protein bezogen		
Serum/Plasma	NG	166–229 µmol/l	221–297 µmol/l		[150]
	1–12 Monate	205–281 µmol/l	219–302 µmol/l	Bereich: 2,5.–97,5. Perzentile	
	1–6 Jahre	217–266 µmol/l	217–266 µmol/l		[192]
	6–18 Jahre	228–310 µmol/l	223–284 µmol/l		
	Erw	203–284 µmol/l	205–280 µmol/l		
Fruktose					
Urin	1 Tag	23,1 (±8,0 SD) mg/dl	1,3 (±0,44 SD) mmol/l		[175]
	3 Tage	13,3 (±3,8 SD) mg/dl	0,75 (±0,3 SD) mmol/l		
	5 Tage	16,2 (±3,8 SD) mg/dl	0,9 (±0,2 SD) mmol/l		
	7 Tage	3,0 (±3,0 SD) mg/dl	0,17 (±0,17 SD) mmol/l		
	Erw.	0,26±0,16 mg/kg KG/Tag	1,4±0,9 µmol/kg KG/Tag		[55]
Galaktose (Gal)					
Vollblut/Plasma	1–7 Tage	Vollblut	0–8,1 mg/dl	0–450 µmol/l	[160]
		Plasma	0–5,4 mg/dl	0–300 µmol/l	
	1–2 Wochen	Vollblut	0–6,3 mg/dl	0–350 µmol/l	
		Plasma	0–3,6 mg/dl	0–200 µmol/l	
	Erw	Vollblut	0–4,5 mg/dl	0–250 µmol/l	
		Plasma	0–2,2 mg/dl	0–120 µmol/l	

Crea Kreatinin; DGKC Deutsche Gesellschaft für Klinische Chemie, d Tag; IFCC International Federation of Clinical Chemistry; Erw Erwachsene; FG Frühgeborene; K Kinder; KO Körperoberfläche; m männlich; NG Neugeborene; NS Nabelschnur; PyP Pyridoxalphosphat; S Säugling; SD Standardabweichung; w weiblich

Tab. 292.1 (*Fortsetzung*) Klinische Chemie, Hämostaseologie, Hämatologie: Referenzwerte in Serum, Plasma, Vollblut, Erythrozyten, Schweiß, Stuhl, Urin und Liquor

Analyt/Messgröße		Referenzwert		Anmerkung	Literatur
Material	Alter	Konventionelle Einheiten	SI-Einheiten		
Urin	1–7 Tage	0–27 µg/dl	0–1500 nmol/l		[160]
	1–2 Wochen	0–20 µg/dl	0–1100 nmol/l		
	Erw	0–6 µg/dl	0–300 nmol/l		
	1 Woche	42,3 ± 3,7 (SD) mg/dl*		*Enzymatische Bestimmung mit Galaktoseoxidase	[31]
		20,4 ± 1,7 (SD) mg/dl**		**Enzymatische Bestimmung mit Galaktosedehydrogenase	
Galaktose-1-Phosphat					
Erythrozyten		<44 µg/g Hb	<0,17 µmol/g Hb		[143]
Gallensäuren, gesamt					
Serum/Plasma	1 Monat		0–6 µmol/l		[107]
	3 Monate		11–69 µmol/l		
	6 Monate		1–41 µmol/l		
	9 Monate		1–30 µmol/l		
	12 Monate		1–28 µmol/l		
	Erw		1–37 µmol/l		
			1–7 µmol/l		

Gentamicin ◻ Tab. 292.8

Gerinnung ◻ Tab. 292.4, ◻ Tab. 292.5, ◻ Tab. 292.6

Crea Kreatinin; *DGKC* Deutsche Gesellschaft für Klinische Chemie; *d* Tag; *IFCC* International Federation of Clinical Chemistry; *Erw* Erwachsene; *FG* Frühgeborene; *K* Kinder; *KO* Körperoberfläche; *m* männlich; *NG* Neugeborene; *NS* Nabelschnur; *PyP* Pyridoxalphosphat; *S* Säugling; *SD* Standardabweichung; *w* weiblich

Tab. 292.1 (*Fortsetzung*) Klinische Chemie, Hämostaseologie, Hämatologie: Referenzwerte in Serum, Plasma, Vollblut, Erythrozyten, Schweiß, Stuhl, Urin und Liquor

Analyt/Messgröße		Referenzwert					Anmerkung	Literatur
Material	Alter	Konventionelle Einheiten			SI-Einheiten			
		Plasma/kapillär	Vollblut/kapillär	Plasma/kapillär	Plasma/kapillär	Vollblut/kapillär		
		mg/dl	mg/dl	mmol/l	mmol/l	mmol/l		
Glukose	Kinder gesund, termingeboren, 3–4 h nach der Nahrungsaufnahme							[6, 20, 28, 29, 170]
	NS	107 (55–265)		5,9 (3,0–14,7)				
	NG/1 Tag	65 (17–119)	57 (21–85)	3,6 (0,95–6,6)		3,2 (1,2–4,7)		
	2 Tage	71 (48–98)	57 (46–77)	3,9 (2,7–5,4)		3,2 (2,6–4,3)		
	3 Tage	73 (50–114)	70 (49–88)	4,1 (2,8–6,3)		3,9 (2,7–4,9)		
	4 Tage	83 (56–116)	69 (48–91)	4,6 (3,1–6,4)		3,8 (2,7–5,1)		
	6 Tage	80 (54–102)	70 (55–82)	4,4 (3,0–5,7)		3,9 (3,1–4,6)		
	21–27 Tage		72 (62–104)			4,0 (3,4–5,8)		
	Kinder mit geringem Geburtsgewicht (Frühgeborene)							
	FG/0–3 h		41 (24–72)			2,3 (1,3–4,0)		
	4–6 h		47 (21–70)			2,6 (1,2–3,9)		
	18–24 h		45 (21–84)			2,5 (1,2–3,9)		
	36–48 h		44 (18–73)			2,4 (1,0–4,1)		
	3 Tage		40 (20–64)			2,2 (1,1–3,6)		
	7–13 Tage		45 (28–61)			2,5 (1,6–3,4)		
	28–55 Tage		48 (22–83)			2,7 (1,2–4,6)		
Liquor	0–4 Wochen	47 (±3,6 SD) (22–58) mg/dl				(1,2–3,2) mmol/l	In Klammern SD, Minimal- und Maximalwerte, im Liquor in der Regel 70–80% der entsprechenden Plasmaglukosewerte	[62] [78, 185]
	5–8 Wochen	50 (±3,6 SD) (32–59) mg/dl				(1,8–3,3) mmol/l		
	3–12 Monate	63 (±5,4 SD) (40–99) mg/dl				(2,2–5,5) mmol/l		
	1–6 Jahre	56 (±1,8 SD) (43–68) mg/dl				(2,4–3,8) mmol/l		
	Erw	>50% des Serumwerts				>50% des Serumwerts		

Crea Kreatinin; DGKC Deutsche Gesellschaft für Klinische Chemie, d Tag; IFCC International Federation of Clinical Chemistry; Erw Erwachsene; FG Frühgeborene; K Kinder; KO Körperoberfläche; m männlich; NG Neugeborene; NS Nabelschnur; PyP Pyridoxalphosphat; S Säugling; SD Standardabweichung; w weiblich

Tab. 292.1 (*Fortsetzung*) Klinische Chemie, Hämostaseologie, Hämatologie: Referenzwerte in Serum, Plasma, Vollblut, Erythrozyten, Schweiß, Stuhl, Urin und Liquor

Analyt/Messgröße		Referenzwert				Anmerkung	Literatur
Material	Alter	Konventionelle Einheiten		SI-Einheiten			
Urin	1 Tag	10,9 (± 3,3 SD) mg/dl		0,6 (± 0,18 SD) mmol/l			
	3 Tage	10,0 (± 1,2 SD) mg/dl		0,55 (± 0,07 SD) mmol/l			
	5 Tage	8,6 (± 1,0 SD) mg/dl		0,48 (± 0,6 SD) mmol/l			
	7 Tage	6,3 (± 1,3 SD) mg/dl		0,35 (± 0,07 SD) mmol/l			
	10 Tage	1,3 (± 1,3 SD) mg/dl		0,07 (± 0,07 SD) mmol/l			
	14 Tage	1,0 (± 1,0 SD) mg/dl		0,06 (± 0,06 SD) mmol/l			
	21 Tage	3,0 (± 1,9 SD) mg/dl		0,17 (± 0,1 SD) mmol/l			
	6 Wochen	4,0 (± 2,5 SD) mg/dl		0,22 (± 0,14 SD) mmol/l			
	K+Erw	<15 mg/dl		<0,81 mmol/l			

Glutamatdehydrogenase (GLDH)

		25 °C	37 °C	25 °C	37 °C		
Serum/Plasma	1–30 Tage	<6,6 U/l	<9,8 U/l	<110 nkat/l	<165 nkat/l	DGKC, optimierte Methode	[179] [60]
	1–6 Monate	<4,3 U/l	<6,4 U/l	<70 nkat/l	<105 nkat/l		
	1–2 Jahre	<3,5 U/l	<5, U/l	<60 nkat/l	<85 nkat/l		
	2–3 Jahre	<2,6 U/l	<3,8 U/l	<45 nkat/l	<65 nkat/l		
	13–15 Jahre	<3,2 U/l	<4,8 U/l	<55 nkat/l	<80 nkat/l		
	Erw/w	<3,0 U/l	<4,5 U/l	<50 nkat/l	<80 nkat/l		
	Erw/m	<4,0 U/l	<6,0 U/l	<65 nkat/l	<100 nkat/l		
	Erw/w	<5 U/l	<5 U/l	<120 nkat/l	<80 nkat/l	Consensus Werte	[176]
	Erw/m		<7 U/l				

Crea Kreatinin; DGKC Deutsche Gesellschaft für Klinische Chemie, d Tag; IFCC International Federation of Clinical Chemistry; Erw Erwachsene; FG Frühgeborene; K Kinder; KO Körperoberfläche; m männlich; NG Neugeborene; NS Nabelschnur; PyP Pyridoxalphosphat; S Säugling; SD Standardabweichung; w weiblich

Tab. 292.1 *(Fortsetzung)* Klinische Chemie, Hämostaseologie, Hämatologie: Referenzwerte in Serum, Plasma, Vollblut, Erythrozyten, Schweiß, Stuhl, Urin und Liquor

Analyt/Messgröße		Referenzwert				Anmerkung	Literatur
Material	Alter	Konventionelle Einheiten		SI-Einheiten			
		Ohne PyP	Mit PyP	Ohne PyP	Mit PyP		
Glutamat-Oxalacetat-Transaminase (GOT)/Aspartat-Aminotransferase (AST, ASAT), 37°C							
Serum/Plasma	<1 Jahr	<58 U/l	<96 U/l	<0,96 µkat/l	<1,54 µkat/l	Mit und ohne Pyridoxalphosphat (PyP) nach IFCC	[58]
	1–3 Jahre	<59 U/l	<71 U/l	<1,05 µkat/l	<1,20 µkat/l		[85]
	4–6 Jahre	<48 U/l	<53 U/l	<0,81 µkat/l	<0,89 µkat/l		
	7–12 Jahre	<44 U/l	<50 U/l	<0,73 µkat/l	<0,84 µkat/l		
	13–17 Jahre	<39 U/l	<46 U/l	<0,64 µkat/l	<0,76 µkat/l		
	Erw/w	<27 U/l*	<31 U/l**	<0,45 µkat/l*	<0,50 µkat/l*		*[61]
	Erw/m	<35 U/l*	<36 U/l**	<0,60 µkat/l*	<0,60 µkat/l*		**[154]
Glutamat-Pyruvat-Transaminase (GPT)/Alanin-Aminotransferase (ALT, ALAT), 37°C							
Serum/Plasma	<1 Jahr	<56 U/l	<71 U/l	<0,85 µkat/l	<0,90 µkat/l	Mit und ohne Pyridoxalphosphat (PyP) nach IFCC	[58]
	1–3 Jahre	<29 U/l	<31 U/l	<0,49 µkat/l	<0,54 µkat/l		[85]
	4–6 Jahre	<29 U/l	<36 U/l	<0,49 µkat/l	<0,60 µkat/l		
	7–12 Jahre	<37 U/l	<44 U/l	<0,63 µkat/l	<0,74 µkat/l		
	13–17 Jahre	<37 U/l	<45 U/l	<0,62 µkat/l	<0,75 µkat/l		
	Erw/w	<29 U/l*	<34 U/l**	<0,50 µkat/l*	<0,55 µkat/l**		*[61]
	Erw/m	<46 U/l*	<45 U/l**	<0,75 µkat/l*	<0,74 µkat/l**		**[154]
γ-Glutamyl-Transferase (γ-GT), 37°C							
Serum/Plasma	<1 Jahr	<203 U/l		<3,08 µkat/l		Standardisiert nach IFCC	[58]
	1–3 Jahre	<87 U/l		<1,45 µkat/l			[85]
	4–6 Jahre	<26 U/l		<0,44 µkat/l			
	7–12 Jahre	<31 U/l		<0,52 µkat/l			
	13–17 Jahre	<29 U/l		<0,49 µkat/l			
	Erw/w*	<39 U/l		<0,65 µkat/l			
	Erw/m*	<66 U/l		<1,10 µkat/l			

Crea Kreatinin; DGKC Deutsche Gesellschaft für Klinische Chemie; d Tag; IFCC International Federation of Clinical Chemistry; Erw Erwachsene; FG Frühgeborene; K Kinder; KO Körperoberfläche; m männlich; NG Neugeborene; NS Nabelschnur; PyP Pyridoxalphosphat; S Säugling; SD Standardabweichung; w weiblich

Tab. 292.1 (*Fortsetzung*) Klinische Chemie, Hämostaseologie, Hämatologie: Referenzwerte in Serum, Plasma, Vollblut, Erythrozyten, Schweiß, Stuhl, Urin und Liquor

Analyt/Messgröße		Referenzwert		Anmerkung	Literatur
Material	Alter	Konventionelle Einheiten	SI-Einheiten		
Glykosaminoglykane (GAG)					
Urin	0–1 Monat	18,8 (±4,7 SD) mg/mmol Crea		Mit Alcian Blue bestimmt	[36]
	1–3 Monate	16,6 (±5,7 SD) mg/mmol Crea			
	4–6 Monate	11,6 (±4,9 SD) mg/mmol Crea			
	7–12 Monate	9,9 (±3,7 SD) mg/mmol Crea			
	1–2 Jahre	7,9 (±2,7 SD) mg/mmol Crea			
	2–5 Jahre	6,2 (±1,8 SD) mg/mmol Crea			
	5–9 Jahre	4,4 (±1,2 SD) mg/mmol Crea			
	9–16 Jahre	3,1 (±1,2 SD) mg/mmol Crea			
	16–18 Jahre	1,9 (±1,7 SD) mg/mmol Crea			
	18–60 Jahre	1,6 (±1,0 SD) mg/mmol Crea			
Hämoglobin, Hämatokrit im Vollblut ◘ Tab. 292.2					
Hämoglobin A0 (HbA0)					
Vollblut/EDTA	NG	0,1–19 %			[83]
	6. Monat	92,8–97,2 %			
	Erw	96,1–96,6 %			
Hämoglobin A2 (HbA2)					
Vollblut/EDTA	FG/35 Wochen	0,12–0,24 %			[83]
	NG	0,19–0,60 %			
	6. Monat	1,6–2,4 %			
	>1 Jahr+Erw	2,1–3,2 %			
Hämoglobin A1a-c (HbA1a-c)					
Vollblut/EDTA	0–6 Monate	4,5 (±0,7 SD) %		Mit Affinitäts-Chromatografie bestimmt. Wird das glykolisierte Hb mit Ionenaustauschchromatografie bestimmt, stört das HbF, und es werden im ersten Lebensjahr deutlich höhere Werte gefunden	[65]
	6–12 Monate	5,7 (±0,7 SD) %			
	1–16 Jahre	5,9 (±1,2 SD) %			
	Erw	6,6 (±0,7 SD) %			

Crea Kreatinin; DGKC Deutsche Gesellschaft für Klinische Chemie, d Tag; IFCC International Federation of Clinical Chemistry; Erw Erwachsene; FG Frühgeborene; K Kinder; KO Körperoberfläche; m männlich; NG Neugeborene; NS Nabelschnur; PyP Pyridoxalphosphat; S Säugling; SD Standardabweichung; w weiblich

Tab. 292.1 (Fortsetzung) Klinische Chemie, Hämostaseologie, Hämatologie: Referenzwerte in Serum, Plasma, Vollblut, Erythrozyten, Schweiß, Stuhl, Urin und Liquor

Analyt/Messgröße		Referenzwert		Anmerkung	Literatur
Material	Alter	Konventionelle Einheiten	SI-Einheiten		
Hämoglobin A1c (HbA1c)					
Vollblut/EDTA	1–5 Jahre	2,4–7,7 %	HPLC-Methode	Die Werte sind leicht methodenabhängig; zu berücksichtigen ist, dass bei einigen Methoden das HbF stört; also möglichst keine Bestimmung vor 6 Monaten.	[111]
	K, Erw	<6,0 %			
Hämoglobin, frei/Freies Hämoglobin					
Serum		<40 mg/dl	<400 mg/l	Im Serum höhere Werte als im Plasma. Leichte körperliche Aktivität kann zu einem 3- bis 5-fachen Anstieg führen. Bei extremer Belastung Anstieg bis zum 10- bis 30-Fachen.	[141]
Plasma		<20 mg/l	<200 mg/l		
Hämoglobin F/Fetales Hämoglobin – Hämoglobin-F-Zellen					[83]
		Hämoglobin F	**Hämoglobin-F-Zellen**		
Vollblut/EDTA	1 Woche	58,7 (±6,2 SD) %	88 (±6 SD) %		
	2 Wochen	58,8 (±4,7 SD) %	88 (±9 SD) %		
	3 Wochen	50,5 (±9,1 SD) %	68 (±10 SD) %		
	4 Wochen	45,3 (±8,6 SD) %	68 (±14 SD) %		
	6 Wochen	38,1 (±8,4 SD) %	47 (±17 SD) %		
	8 Wochen	30,3 (±6,8 SD) %	46 (±16 SD) %		
	10 Wochen	22,1 (±8,1 SD) %	27 (±16 SD) %		
	12 Wochen	14,4 (±6,7 SD) %	13 (±13 SD) %		
	14 Wochen	9,6 (±4,9 SD) %	12 (±9 SD) %		
	16 Wochen	9,0 (±2,4 SD) %	9 (±6 SD) %		
	18 Wochen	6,0 (±4,5 SD) %	7 (±8 SD) %		
	20 Wochen	5,5 (±4,9 SD) %	6 (±7 SD) %		
	22 Wochen	4,0 (±3,2 SD) %	3 (±2 SD) %		
	24 Wochen	3,0 (±2,6 SD) %	3 (±2 SD) %		
	7 Monate	1,9 (±2,9 SD) %	1 (±2 SD) %		
	8 Monate	1,3 (±0,6 SD) %	1 (±2 SD) %		
	10 Monate	1,0 (±1,1 SD) %	1 (±2 SD) %		
	12 Monate	1,0 (±0,3 SD) %	0 (±2 SD) %		

Crea Kreatinin; DGKC Deutsche Gesellschaft für Klinische Chemie, d Tag; IFCC International Federation of Clinical Chemistry; Erw Erwachsene; FG Frühgeborene; K Kinder; KO Körperoberfläche; m männlich; NG Neugeborene; NS Nabelschnur; PyP Pyridoxalphosphat; S Säugling; SD Standardabweichung; w weiblich

Tab. 292.1 (Fortsetzung) Klinische Chemie, Hämostaseologie, Hämatologie: Referenzwerte in Serum, Plasma, Vollblut, Erythrozyten, Schweiß, Stuhl, Urin und Liquor

Analyt/Messgröße Material	Alter	Referenzwert Konventionelle Einheiten	SI-Einheiten	Anmerkung	Literatur
Haptoglobin					
Serum/Plasma	NG	nicht nachweisbar			[73]
	3–9 Monate	ca. 1,10 g/l			
	1–16 Jahre	0,02–3,0 g/l			
	Erw	0,02–2,7 g/l			
Harnsäure					
Serum/Plasma	1 Tag bis 12 Monate	0,6–5,5 mg/dl	38–326 µmol/l	Von Nahrungsaufnahme abhängig	[193]
	>12 Monate	1,9–5,9 mg/dl	111–353 µmol/l		
	Erw/w	2,3–6,1 mg/dl	137–363 µmol/l		
	Erw/m	3,6–8,2 mg/dl	214–488 µmol/l	Empfohlene Obergrenze für Männer 7 mg/dl (416 µmol/l)	
Urin	NG	14–22 mg/kg/Tag	83–131 µmol/kg/Tag		[57]
	3–4 Jahre	10–17 mg/kg/Tag	60–101 µmol/kd/Tag		
	5–9 Jahre	8–15 mg/kg/Tag	48–89 µmol/kg/Tag		
	10–14 Jahre	5–13 mg/kg/Tag	30–77 µmol/kg/Tag		
	Erw	5–13 mg/kg/Tag	30–77 µmol/kg/Tag		
Harnsäure-Clearance		9–11 ml/min/1,73 m²			[57]
Harnstoff					
Serum/Plasma	1–30 Tage	6,6–41 mg/dl	1,1–6,8 mmol/l	Harnstoff wird in Harnstoff-N durch Multiplikation mit 0,46 umgerechnet	[193]
	S, K	12–48 mg/dl	2,0–7,2 mmol/l		
	Erw	18–48 mg/dl	3,0–8,0 mmol/l		
Urin	1 Woche	0,15–0,20 g/Tag	2,5–3,4 mmol/Tag		[133]
	1 Monat	0,6–1,0 g/Tag	10,1–15,9 mmol/Tag		
	6–12 Monate	2,0–4,0 g/Tag	33,5–67,0 mmol/Tag		
	1–2 Jahre	4,0–8,0 g/Tag	67,0–134,0 mmol/Tag		
	4–5 Jahre	8,0–12,0 g/Tag	134,0–201,0 mmol/Tag		
	5–15 Jahre	12,0–20,0 g/Tag	201,0–335,0 mmol/Tag		
	Erw	15,0–25,0 g/Tag	251,0–419,0 mmol/Tag		

Crea Kreatinin; DGKC Deutsche Gesellschaft für Klinische Chemie, d Tag; IFCC International Federation of Clinical Chemistry; Erw Erwachsene; FG Frühgeborene; K Kinder; KO Körperoberfläche; m männlich; NG Neugeborene; NS Nabelschnur; PyP Pyridoxalphosphat; S Säugling; SD Standardabweichung; w weiblich

Tab. 292.1 (*Fortsetzung*) Klinische Chemie, Hämostaseologie, Hämatologie: Referenzwerte in Serum, Plasma, Vollblut, Erythrozyten, Schweiß, Stuhl, Urin und Liquor

Analyt/Messgröße	Alter	Referenzwert Konventionelle Einheiten	SI-Einheiten	Anmerkung	Literatur
Material					
HDL-Cholesterin Siehe Cholesterin					
Heparin-Cofaktor ◘ Tab. 292.5					
High Molecular Weight Kininogen ◘ Tab. 292.4					
Homocystein					
EDTA-Plasma	2 Monate–10 Jahre	783 (446–1121) µg/l	5,8 (3,3–8,3) µmol/l	Signifikante Unterschiede zwischen Serum und Plasma	[180] [71]
EDTA-Plasma	11–15 Jahre	891 (635–1390) µg/l	6,6 (4,7–10,3) µmol/l		
EDTA-Plasma	16–18 Jahre	1094 (635–1524) µg/l	8,1 (4,7–11,3) µmol/l		
EDTA-Plasma	Erw/m	1175 (837–1809) µg/l	8,7 (6,2–13,4) µmol/l		
Serum		1593 (1161–2309) µg/l	11,8 (8,6–17,1) µmol/l		
EDTA-Plasma	Erw/w	1013 (446–1674) µg/l	7,5 (3,3–12,4) µmol/l		
Serum		1350 (527–2268) µg/l	10,0 (3,9–16,8) µmol/l		
Homovanillinsäure					
Urin	3–6 Jahre	2,6 (1,4–4,3) mg/24 h	14,3 (7,7–23,6) µmol/24 h		[136]
		9,9 (5,4–15,5) mg/g Crea	6,1 (3,4–9,6) mmol/mol Crea		
	6–10 Jahre	3,6 (2,1–4,7) mg/24 h	19,8 (11,5–25,8) µmol/24 h		
		8,0 (4,4–11,5) mg/g Crea	5,0 (2,7–7,1) mmol/mol Crea		
	10–16 Jahre	4,3 (2,4–8,7) mg/24 h	23,6 (13,2–47,7) µmol/24 h		
		5,3 (3,3–10,3) mg/g Crea	3,3 (2,0–6,4) mmol/mol Crea		
β-Hydroxybutyrat/3-Hydroxybutyrat					
Vollblut	1 Monat–2 Jahre	2,3 (2,0–73) mg/l	0,022 (0,02–0,7) mmol/l	Median, 2,5.+97,5. Perzentile	[4]
	2 Jahre–8 Jahre	5,7 (2,0–70) mg/l	0,055 (0,02–0,67) mmol/l		
	8 Jahre–18 Jahre	2,1 (2,0–42(mg/l	0,02 (0,02–0,4) mmol/l		

Crea Kreatinin; DGKC Deutsche Gesellschaft für Klinische Chemie, d Tag; IFCC International Federation of Clinical Chemistry; Erw Erwachsene; FG Frühgeborene; K Kinder; KO Körperoberfläche; m männlich; NG Neugeborene; NS Nabelschnur; PyP Pyridoxalphosphat; S Säugling; SD Standardabweichung; w weiblich

Tab. 292.1 *(Fortsetzung)* Klinische Chemie, Hämostaseologie, Hämatologie: Referenzwerte in Serum, Plasma, Vollblut, Erythrozyten, Schweiß, Stuhl, Urin und Liquor

Analyt/Messgröße		Referenzwert		Anmerkung	Literatur
Material	Alter	Konventionelle Einheiten	SI-Einheiten		
2-Hydroxybutyrat-Dehydrogenase (α-HBDH)					
Serum	NG	132–565 U/l	2,2–9,4 µkat/l		[179]
	1–30 Tage	98–515 U/l	0,6–8,6 µkat/l		[42]
	1–6 Monate	92–310 U/l	0,5–5,2 µkat/l	Bei 25 °C gemessen	
	7–12 Monate	89–267 U/l	1,5–4,5 µkat/l		
	1–2 Jahre	83–222 U/l	1,4–3,7 µkat/l		
	2–3 Jahre	70–175 U/l	1,2–2,9 µkat/l		
	12–19 Jahre	60–173 U/l	1,0–2,9 µkat/l		
	Erw	<140 U/l	<2,3 µkat/l		
5-Hydroxyindol-Essigsäure (5HIES)					
Urin		1050–1490 mg/mol Crea	5,5–7,8 mmol/mol Crea		[25]
17-Hydroxy-Pregnenolon (17-OH-Pregnenolon)					
Serum/Plasma	<1 Jahr/w	0,62–8,3 µg/l	1,86–24,90 nmol/l		[101]
	<1 Jahr/m	0,1–7,6 µg/l	0,42–23,04 nmol/l		
	1–5 Jahre/w	0,1–0,5 µg/l	0,30–1,41 nmol/l		
	1–5 Jahre/m	0,1–1,0 µg/l	0,36–3,10 nmol/l		
	6–12 Jahre/w	0,1–1,4 µg/l	0,33–4,24 nmol/l		
	6–12 Jahre/m	0,3–1,9 µg/l	0,93–5,59 nmol/l		
	Tanner II–III/w	0,6–4,5 µg/l	1,74–13,56 nmol/l		
	Tanner II–III/m	0,2–3,6 µg/l	0,60–10,92 nmol/l		
	Tanner IV–V/w	0,5–5,4 µg/l	1,59–16,30 nmol/l		
	Tanner IV–V/m	0,3–3,0 µg/l	0,96–8,93 nmol/l		

Crea Kreatinin; DGKC Deutsche Gesellschaft für Klinische Chemie, d Tag; IFCC International Federation of Clinical Chemistry; Erw Erwachsene; FG Frühgeborene; K Kinder; KO Körperoberfläche; m männlich; NG Neugeborene; NS Nabelschnur; PyP Pyridoxalphosphat; S Säugling; SD Standardabweichung; w weiblich

Tab. 292.1 (Fortsetzung) Klinische Chemie, Hämostaseologie, Hämatologie: Referenzwerte in Serum, Plasma, Vollblut, Erythrozyten, Schweiß, Stuhl, Urin und Liquor

Analyt/Messgröße		Referenzwert		Anmerkung	Literatur
Material	Alter	Konventionelle Einheiten	SI-Einheiten		
17-Hydroxy-Progesteron					
Plasma/Serum	NS/m	18,6 (± 10,2 SD) µg/l	56,4 (± 31 SD) nmol/l	Zwischen 8 und 9 Uhr morgens abnehmen wegen tageszeitlicher Schwankungen	[49]
	NS/w	23,4 (± 13,5 SD) µg/l	70,8 (± 41 SD) nmol/l		
	NG/Vene/m	4,2 (± 1,9 SD) µg/l	12,7 (± 5,8 SD) nmol/l		
	NG/Vene/w	4,2 (± 1,9 SD) µg/l	12,7 (± 5,8 SD) nmol/l		
	4–7 Tage/m	1,1 (± 0,6 SD) µg/l	3,2 (± 1,8 SD) nmol/l		
	4–7 Tage/w	1,0 (± 0,4 SD) µg/l	2,9 (± 1,2 SD) nmol/l		
	1–2 Monate/m	2,0 (± 0,8 SD) µg/l	6,1 (± 2,4 SD) nmol/l		
	1–2 Monate/w	1,1 (± 0,5 SD) µg/l	3,2 (± 1,5 SD) nmol/l		
	4–6 Monate/m	0,5 (± 0,3 SD) µg/l	1,6 (± 1,0 SD) nmol/l		
	4–6 Monate/w	0,5 (± 0,2 SD) µg/l	1,6 (± 0,7 SD) nmol/l		
	7–9 Monate/m	0,3 (± 0,2 SD) µg/l	0,9 (± 0,6 SD) nmol/l		
	7–9 Monate/w	0,6 (± 0,4 SD) µg/l	1,8 (± 1,2 SD) nmol/l		
	9–12 Monate/m	0,3 (± 0,2 SD) µg/l	0,9 (± 0,7 SD) nmol/l		
	9–12 Monate/w	0,4 (± 0,3 SD) µg/l	1,3 (± 0,7 SD) nmol/l		
	1–2 Jahre/m+w	0,2 (± 0,1 SD) µg/l	0,7 (± 0,3 SD) nmol/l		
	3–5 Jahre/m+w	0,2 (± 0,1 SD) µg/l	0,8 (± 0,3 SD) nmol/l		
	6–8 Jahre/m+w	0,3 (± 0,2 SD) µg/l	1,0 (± 0,5 SD) nmol/l		
	Tanner I				
	9–11 Jahre/m	0,03–0,9 µg/l	0,1–2,7 nmol/l		
	9–11 Jahre/w	0,03–0,09 µg/l	0,1–2,5 nmol/l		
	Tanner II				
	11–12 Jahre/m	0,06–1,2 µg/l	0,2–3,5 nmol/l		
	10–11 Jahre/w	0,1–1,0 µg/l	0,3–3,0 nmol/l		
	Tanner III				
	12–14 Jahre/m	0,1–1,4 µg/l	0,3–4,2 nmol/l		
	11–12 Jahre/w	0,1–1,6 µg/l	0,3–4,7 nmol/l		
	Tanner IV				
	14–15 Jahre/m	0,3–1,8 µg/l	0,9–5,4 nmol/l		
	12–14 Jahre/w	0,2–2,3 µg/l	0,5–7,0 nmol/l		
	Tanner V				
	15–16 Jahre/m	0,2–1,8 µg/l	0,7–5,3 nmol/l		
	14–15 Jahre/w	0,2–2,7 µg/l	0,6–8,0 nmol/l		
	Erw/m	1,2 (± 0,4 SD) µg/l	3,5 (± 1,2 SD) nmol/l		
	Erw/w/follikulär	0,4 (± 0,1 SD) µg/l	1,3 (± 0,3 SD) nmol/l		
	Erw/w/luteal	2,4 (± 0,7 SD) µg/l	7,4 (± 2,0 SD) nmol/l		

Crea Kreatinin; DGKC Deutsche Gesellschaft für Klinische Chemie, d Tag; IFCC International Federation of Clinical Chemistry; Erw Erwachsene; FG Frühgeborene; K Kinder; KO Körperoberfläche; m männlich; NG Neugeborene; NS Nabelschnur; PyP Pyridoxalphosphat; S Säugling; SD Standardabweichung; w weiblich

Tab. 292.1 (*Fortsetzung*) Klinische Chemie, Hämostaseologie, Hämatologie: Referenzwerte in Serum, Plasma, Vollblut, Erythrozyten, Schweiß, Stuhl, Urin und Liquor

Analyt/Messgröße		Referenzwert		Anmerkung	Literatur
Material	Alter	Konventionelle Einheiten	SI-Einheiten		
Hydroxy-Prolin (gesamt)/Gesamt-Hydroxy-Prolin					
Urin	3–6 Tage	258 (108–408) µg/mg Crea	2,0 (0,8–3,1) µmol/mg Crea	Im morgendlichen Nüchtern-Urin gemessen; Mittelwert und Bereich	[95]
	1–10 Wochen	833 (315–1351) µg/mg Crea	6,4 (2,4–10,3) µmol/mg Crea		
	1 Woche bis 6 Monate	454 (160–748) µg/mg Crea	3,5 (1,2–5,7) µmol/mg Crea		
	7–23 Monate	217 (99–335) µg/mg Crea	1,7 (0,8–2,6) µmol/mg Crea		
	2–6 Jahre	150 (82–218) µg/mg Crea	1,1 (0,6–1,7) µmol/mg Crea		
	6–14 Jahre	110 (60–160) µg/mg Crea	0,8 (0,5–1,2) µmol/mg Crea		
	14–16 Jahre	105 (45–165) µg/mg Crea	0,8 (0,3–1,3) µmol/mg Crea		
	14–16 Jahre/w	45 (25–65) µg/mg Crea	0,3 (0,2–0,5) µmol/mg Crea		
	16–18 Jahre/m	38 (12–64) µg/mg Crea	0,3 (0,1–0,5) µmol/mg Crea		
	16–18 Jahre/w	27 (15–39) µg/mg Crea	0,2 (0,1–0,3) µmol/mg Crea		
	20–40 Jahre/m	13 (8–17) µg/mg Crea	0,1 (0,06–0,1) µmol/mg Crea		
	20–40 Jahre/w	12 (7–24) µg/mg Crea	0,1 (0,05–0,18) µmol/mg Crea		
Hypoxanthin					
Plasma	K+Erw	<680 µg/l	<5 µmol/l	Gilt für kaffeefreie Ernährung und Diät mit niedrigem Puringehalt	[163]
Urin	K	4,1 1,4 mg/Tag	0,03 ± 0,01 mmol/Tag	Gilt für United-Kingdom-Ernährung, kaffeefreie Ernährung, eine Fleischmahlzeit pro Tag	[163]
	Erw/m	9,5 2,7 mg/Tag	0,07 ± 0,02 mmol/Tag		
	Erw/w	6,8 2,7 mg/Tag	0,05 ± 0,02 mmol/Tag		

Crea Kreatinin; DGKC Deutsche Gesellschaft für Klinische Chemie, d Tag; IFCC International Federation of Clinical Chemistry; Erw Erwachsene; FG Frühgeborene; K Kinder; KO Körperoberfläche; m männlich; NG Neugeborene; NS Nabelschnur; PyP Pyridoxalphosphat; S Säugling; SD Standardabweichung; w weiblich

Tab. 292.1 (*Fortsetzung*) Klinische Chemie, Hämostaseologie, Hämatologie: Referenzwerte in Serum, Plasma, Vollblut, Erythrozyten, Schweiß, Stuhl, Urin und Liquor

Analyt/Messgröße		Referenzwert		Anmerkung	Literatur
Material	Alter	Konventionelle Einheiten	SI-Einheiten		
Immunglobulin A (IgA)					
Serum/Plasma	NG	nicht nachweisbar	nicht nachweisbar	Vorläufige Werte umgerechnet auf CRM-470-Standard	[10, 178]
	1–3 Monate	5–50 mg/dl	0,05–0,5 g/l		
	4–6 Monate	8–80 mg/dl	0,08–0,8 g/l		
	7–12 Monate	30–140 mg/dl	0,3–1,4 g/l		
	2 Jahre	30–120 mg/dl	0,3–1,2 g/l		
	3–5 Jahre	40–180 mg/dl	0,4–1,8 g/l		
	6–9 Jahre	60–220 mg/dl	0,6–2,2 g/l		
	10–13 Jahre	70–230 mg/dl	0,7–2,3 g/l		
	Erw	70–400 mg/dl	0,7–4,0 g/l		
Liquor		1,3 mg/l (<6 mg/l)	orientierende Werte		[48]
Plasma/Liquor-Ratio		1346			
Immunglobulin E (IgE)					
Serum/Plasma		**Jungen**	**Mädchen**	Am IMX-Abbott gemessen	[168]
	0–12 Monate	2–24 KIU/L	0–20 KIU/L		
	1–3 Jahre	2–149 KIU/L	2–55 KIU/L		
	4–10 Jahre	4–249 KIU/L	8–279 KIU/L		
	11–15 Jahre	7–280 KIU/L	5–295 KIU/L		
	16–18 Jahre	5–268 KIU/L	7–698 KIU/L		
Immunglobulin G (IgG)					
Serum/Plasma	NG	700–1600 mg/dl	7,0–16,0 g/l	Vorläufige Werte, umgerechnet auf CRM-470-Standard	[10, 178]
	1–3 Monate	250–750 mg/dl	2,5–7,5 g/l		
	4–6 Monate	180–800 mg/dl	1,8–8,0 g/l		
	7–12 Monate	300–1000 mg/dl	3,0–10,0 g/l		
	2 Jahre	350–1000 mg/dl	3,5–10,0 g/l		
	3–5 Jahre	500–1300 mg/dl	5,0–13,0 g/l		
	6–9 Jahre	600–1300 mg/dl	6,0–13,0 g/l		
	10–13 Jahre	700–1400 mg/dl	7,0–14,0 g/l		
	Erw	400–2300 mg/dl	4,0–23,0 g/l		
Liquor		12,3 mg/l (<40 mg/l)		Orientierende Werte	[48]
Plasma/Liquor-Ratio		802			

Crea Kreatinin; *DGKC* Deutsche Gesellschaft für Klinische Chemie, *d* Tag; *IFCC* International Federation of Clinical Chemistry; *Erw* Erwachsene; *FG* Frühgeborene; *K* Kinder; *KO* Körperoberfläche; *m* männlich; *NG* Neugeborene; *NS* Nabelschnur; *PyP* Pyridoxalphosphat; *S* Säugling; *SD* Standardabweichung; *w* weiblich

Kapitel 292 · Referenzwerte

Tab. 292.1 (*Fortsetzung*) Klinische Chemie, Hämostaseologie, Hämatologie: Referenzwerte in Serum, Plasma, Vollblut, Erythrozyten, Schweiß, Stuhl, Urin und Liquor

Analyt/Messgröße		Referenzwert							Anmerkung	Literatur
Material	Alter	Konventionelle Einheiten				SI-Einheiten				
		IgG 1	IgG 2	IgG 3	IgG 4					
		mg/dl	mg/dl	mg/dl	mg/dl					
Immunglobulin G-Subklassen (IgG-Subklassen)										
Serum/Plasma	bis 1 Jahr	182–584	23–156	8–68	4–48				RID	[198, 199]
		131–708	30–320	5–62	0,2–26				ELISA	
	1–2 Jahre	277–683	34–171	16–79	4–71				RID	
		189–960	21–252	13–87	0,1–75				ELISA	
	2–3 Jahre	375–841	53–176	21–101	4–58				RID	90%-Bereich
		312–864	41–218	6–79	0,2–49				ELISA	
	3–5 Jahre	368–1087	79–211	8–102	4–169				RID	Standardisiert mit WHO Referenz 67/97
		261–1080	51–518	7–87	1–199				ELISA	
	5–7 Jahre	382–1118	68–292	11–70	4–92				RID	
		366–1200	67–322	11–72	3–108				ELISA	Werte dividiert durch 100 ergibt g/l
	7–10 Jahre	496–1113	75–395	13–73	15–115				RID	
		546–1176	61–436	9–74	6–176				ELISA	
	10–13 Jahre	477–1055	102–414	13–92	13–248				RID	
		570–1184	74–615	5–53	3–315				ELISA	
	13–16 Jahre	391–960	147–464	21–101	12–252				ELISA	
	Erw	515–920	150–492	16–65	8–151				ELISA	

Crea Kreatinin; DGKC Deutsche Gesellschaft für Klinische Chemie, d Tag; IFCC International Federation of Clinical Chemistry; Erw Erwachsene; FG Frühgeborene; K Kinder; KO Körperoberfläche; m männlich; NG Neugeborene; NS Nabelschnur; PyP Pyridoxalphosphat; S Säugling; SD Standardabweichung; w weiblich

Tab. 292.1 *(Fortsetzung)* Klinische Chemie, Hämostaseologie, Hämatologie: Referenzwerte in Serum, Plasma, Vollblut, Erythrozyten, Schweiß, Stuhl, Urin und Liquor

Analyt/Messgröße		Referenzwert		Anmerkung	Literatur
Material	Alter	Konventionelle Einheiten	SI-Einheiten		
Immunglobulin M (IgM)					
Serum/Plasma	NG	10–30 mg/dl	0,1–0,3 g/l	Vorläufige Referenzwerte, umgerechnet auf CRM-470-Standard	[10, 178]
	1–3 Monate	10–70 mg/dl	0,1–0,7 g/l		
	4–6 Monate	20–100 mg/dl	0,2–1,0 g/l		
	7–12 Monate	30–100 mg/dl	0,3–1,0 g/l		
	2 Jahre	40–140 mg/dl	0,4–1,4 g/l		
	3–5 Jahre	40–180 mg/dl	0,4–1,8 g/l		
	6–9 Jahre	40–160 mg/dl	0,4–1,6 g/l		
	10–13 Jahre	40–150 mg/dl	0,4–1,5 g/l		
	Erw	40–230 mg/dl	0,4–2,3 g/l		
Liquor		0,6 mg/l (<1 mg/l)		Orientierende Werte	[48]
Plasma/Liquor-Ratio		1167			
INR/International Normalized Ratio ◘ Tab. 292.4					
Insulin					
Immunreactive Insulin (IRI)					
Serum/Plasma	NS	14 (4–24) mU/l		Nüchternwerte. Gemessen wird IRI = immunaktives Insulin, Mittelwert und Bereiche bzw. SD	[88, 102]
	NG/36–60 h	7 (1,5–18) mU/l			
	<1 Jahr	7 (4–13) mU/l			
	3 Jahre/m	4,2 (±3,1 SD) mU/l			
	3 Jahre/w	4,6 (±2,8 SD) mU/l			
	6 Jahre/m	5,9 (±3,2 SD) mU/l			
	6 Jahre/w	6,5 (±3,4 SD) mU/l			
	9 Jahre/m	7,5 (±3,7 SD) mU/l			
	9 Jahre/w	8,5 (±4,4 SD) mU/l			
	12 Jahre/m	10,0 (±5,1 SD) mU/l			
	12 Jahre/w	13,7 (±6,7 SD) mU/l			
	15 Jahre/m	12,1 (±5,3 SD) mU/l			
	15 Jahre/w	14,8 (±5,7 SD) mU/l			
	18 Jahre/m	12,3 (±5,0 SD) mU/l			
	18 Jahre/w	13,3 (±5,4 SD) mU/l			

Crea Kreatinin; DGKC Deutsche Gesellschaft für Klinische Chemie, d Tag; IFCC International Federation of Clinical Chemistry; Erw Erwachsene; FG Frühgeborene; K Kinder; KO Körperoberfläche; m männlich; NG Neugeborene; NS Nabelschnur; PyP Pyridoxalphosphat; S Säugling; SD Standardabweichung; w weiblich

Tab. 292.1 (Fortsetzung) Klinische Chemie, Hämostaseologie, Hämatologie: Referenzwerte in Serum, Plasma, Vollblut, Erythrozyten, Schweiß, Stuhl, Urin und Liquor

Analyt/Messgröße		Referenzwert		Anmerkung	Literatur
Material	Alter	Konventionelle Einheiten	SI-Einheiten		
C-Peptid/IRI-Ratio					
Serum	NS	3,2 (1,8–6,0)		Mittelwert und Bereich	[88]
	NG/36–60 h	3,0 (1,1–5,6)			
	<1 Jahr	5,3 (3,2–12,9)			
	1–6 Jahre	4,9 (2,3–8,4)			
	6–12 Jahre	5,2 (3,0–8,6)			
	Erw	3–17			
Insulin-like growth factor-1 (IGF-1)					
Serum	0–6 Monate	36 (15–75) ng/ml		90%-Bereich	[17]
	6–12 Monate	56 (17–95) ng/ml		Werte sind mehodenabhängig	
	1–3 Jahre	67 (25–146) ng/ml			
	3–5 Jahre	96 (39–194) ng/ml			
	5–7 Jahre	116 (54–220) ng/ml			
	7–9 Jahre	137 (71–237) ng/ml			
	9–11 Jahre	183 (94–330) ng/ml			
	11–13 Jahre	275 (148–495) ng/ml			
	13–15 Jahre	319 (185–540) ng/ml			
	15–17 Jahre	265 (145–460) ng/ml			
	20–30 Jahre	195 (110–347) ng/ml			
	30–40 Jahre	153 (87–268) ng/ml			
	40–50 Jahre	120 (64–224) ng/ml			
	50–60 Jahre	113 (52–226) ng/ml			
	60–70 Jahre	71 (37–144) ng/ml			

Crea Kreatinin; DGKC Deutsche Gesellschaft für Klinische Chemie, d Tag; IFCC International Federation of Clinical Chemistry; Erw Erwachsene; FG Frühgeborene; K Kinder; KO Körperoberfläche; m männlich; NG Neugeborene; NS Nabelschnur; PyP Pyridoxalphosphat; S Säugling; SD Standardabweichung; w weiblich

☐ **Tab. 292.1** *(Fortsetzung)* Klinische Chemie, Hämostaseologie, Hämatologie: Referenzwerte in Serum, Plasma, Vollblut, Erythrozyten, Schweiß, Stuhl, Urin und Liquor

Analyt/Messgröße		Referenzwert		Anmerkung	Literatur
Material	Alter	Konventionelle Einheiten	SI-Einheiten		
Insulin-like growth factor-2 (IGF-2)					
Serum	1 Tag	237 (132–430) ng/ml		90%-Bereich	[17]
	1–4 Wochen	405 (292–561) ng/ml			
	1–6 Monate	459 (290–726) ng/ml			
	6–12 Monate	485 (323–730) ng/ml			
	1–3 Jahre	497 (320–772) ng/ml			
	3–5 Jahre	514 (331–767) ng/ml			
	5–7 Jahre	532 (349–811) ng/ml			
	7–9 Jahre	547 (361–831) ng/ml			
	9–11 Jahre	552 (368–828) ng/ml			
	11–13 Jahre	559 (373–838) ng/ml			
	13–15 Jahre	566 (379–845) ng/ml			
	15–17 Jahre	572 (377–868) ng/ml			
	20–30 Jahre	566 (363–882) ng/ml			
	30–40 Jahre	567 (368–874) ng/ml			
	40–50 Jahre	542 (339–866) ng/ml			
	50–60 Jahre	537 (330–874) ng/ml			
	60–70 Jahre	509 (311–833) ng/ml			

Crea Kreatinin; DGKC Deutsche Gesellschaft für Klinische Chemie, d Tag; IFCC International Federation of Clinical Chemistry; Erw Erwachsene; FG Frühgeborene; K Kinder; KO Körperoberfläche; m männlich; NG Neugeborene; NS Nabelschnur; PyP Pyridoxalphosphat; S Säugling; SD Standardabweichung; w weiblich

Kapitel 292 · Referenzwerte

Tab. 292.1 (*Fortsetzung*) Klinische Chemie, Hämostaseologie, Hämatologie: Referenzwerte in Serum, Plasma, Vollblut, Erythrozyten, Schweiß, Stuhl, Urin und Liquor

Analyt/Messgröße		Referenzwert								Anmerkung	Literatur
Material	Alter	Konventionelle Einheiten				SI-Einheiten					
		IgG 1	IgG 2	IgG 3	IgG 4	IgG 1	IgG 2	IgG 3	IgG 4		
		mg/dl	mg/dl	mg/dl	mg/dl						
Immunglobulin G-Subklassen (IgG-Subklassen)											
Serum/Plasma	bis 1 Jahr	182–584	23–156	8–68	4–48					RID	[198, 199]
		131–708	30–320	5–62	0,2–26					ELISA	
	1–2 Jahre	277–683	34–171	16–79	4–71					RID	
		189–960	21–252	13–87	0,1–75					ELISA	90 %-Bereich
	2–3 Jahre	375–841	53–176	21–101	4–58					RID	
		312–864	41–218	6–79	0,2–49					ELISA	Standardisiert mit WHO Referenz 67/97
	3–5 Jahre	368–1087	79–211	8–102	4–169					RID	
		261–1080	51–518	7–87	1–199					ELISA	
	5–7 Jahre	382–1118	68–292	11–70	4–92					RID	
		366–1200	67–322	11–72	3–108					ELISA	Werte dividiert durch 100 ergibt g/l
	7–10 Jahre	496–1113	75–395	13–73	15–115					RID	
		546–1176	61–436	9–74	6–176					ELISA	
	10–13 Jahre	477–1055	102–414	13–92	13–248					RID	
		570–1184	74–615	5–53	3–315					ELISA	
	13–16 Jahre	391–960	147–464	21–101	12–252					ELISA	
	Erw	515–920	150–492	16–65	8–151					ELISA	

Crea Kreatinin; DGKC Deutsche Gesellschaft für Klinische Chemie; d Tag; IFCC International Federation of Clinical Chemistry; Erw Erwachsene; FG Frühgeborene; K Kinder; KO Körperoberfläche; m männlich; NG Neugeborene; NS Nabelschnur; PyP Pyridoxalphosphat; S Säugling; SD Standardabweichung; w weiblich

Tab. 292.1 *(Fortsetzung)* Klinische Chemie, Hämostaseologie, Hämatologie: Referenzwerte in Serum, Plasma, Vollblut, Erythrozyten, Schweiß, Stuhl, Urin und Liquor

Analyt/Messgröße		Referenzwert		Anmerkung	Literatur
Material	Alter	Konventionelle Einheiten	SI-Einheiten		
Immunglobulin M (IgM)					
Serum/Plasma	NG	10–30 mg/dl	0,1–0,3 g/l	Vorläufige Referenzwerte, umgerechnet auf CRM-470-Standard	[10, 178]
	1–3 Monate	10–70 mg/dl	0,1–0,7 g/l		
	4–6 Monate	20–100 mg/dl	0,2–1,0 g/l		
	7–12 Monate	30–100 mg/dl	0,3–1,0 g/l		
	2 Jahre	40–140 mg/dl	0,4–1,4 g/l		
	3–5 Jahre	40–180 mg/dl	0,4–1,8 g/l		
	6–9 Jahre	40–160 mg/dl	0,4–1,6 g/l		
	10–13 Jahre	40–150 mg/dl	0,4–1,5 g/l		
	Erw	40–230 mg/dl	0,4–2,3 g/l		
Liquor		0,6 mg/l (<1 mg/l)		Orientierende Werte	[48]
Plasma/Liquor-Ratio		1167			
INR/International Normalized Ratio ■ Tab. 292.4					
Insulin					
Immunreactive Insulin (IRI)					
Serum/Plasma	NS	14 (4–24) mU/l		Nüchternwerte Gemessen wird IRI = immunaktives Insulin, Mittelwert und Bereiche bzw. SD	[88, 102]
	NG/36–60 h	7 (1,5–18) mU/l			
	<1 Jahr	7 (4–13) mU/l			
	3 Jahre/m	4,2 (±3,1 SD) mU/l			
	3 Jahre/w	4,6 (±2,8 SD) mU/l			
	6 Jahre/m	5,9 (±3,2 SD) mU/l			
	6 Jahre/w	6,5 (±3,4 SD) mU/l			
	9 Jahre/m	7,5 (±3,7 SD) mU/l			
	9 Jahre/w	8,5 (±4,4 SD) mU/l			
	12 Jahre/m	10,0 (±5,1 SD) mU/l			
	12 Jahre/w	13,7 (±6,7 SD) mU/l			
	15 Jahre/m	12,1 (±5,3 SD) mU/l			
	15 Jahre/w	14,8 (±5,7 SD) mU/l			
	18 Jahre/m	12,3 (±5,0 SD) mU/l			
	18 Jahre/w	13,3 (±5,4 SD) mU/l			

Crea Kreatinin; DGKC Deutsche Gesellschaft für Klinische Chemie, d Tag; IFCC International Federation of Clinical Chemistry; Erw Erwachsene; FG Frühgeborene; K Kinder; KO Körperoberfläche; m männlich; NG Neugeborene; NS Nabelschnur; PyP Pyridoxalphosphat; S Säugling; SD Standardabweichung; w weiblich

Tab. 292.1 (Fortsetzung) Klinische Chemie, Hämostaseologie, Hämatologie: Referenzwerte in Serum, Plasma, Vollblut, Erythrozyten, Schweiß, Stuhl, Urin und Liquor

Analyt/Messgröße		Referenzwert		Anmerkung	Literatur
Material	Alter	Konventionelle Einheiten	SI-Einheiten		
C-Peptid/IRI-Ratio					
Serum	NS	3,2 (1,8–6,0)		Mittelwert und Bereich	[88]
	NG/36–60 h	3,0 (1,1–5,6)			
	<1 Jahr	5,3 (3,2–12,9)			
	1–6 Jahre	4,9 (2,3–8,4)			
	6–12 Jahre	5,2 (3,0–8,6)			
	Erw	3–17			
Insulin-like growth factor-1 (IGF-1)					
Serum	0–6 Monate	36 (15–75) ng/ml		90 %-Bereich	[17]
	6–12 Monate	56 (17–95) ng/ml		Werte sind mehodenabhängig	
	1–3 Jahre	67 (25–146) ng/ml			
	3–5 Jahre	96 (39–194) ng/ml			
	5–7 Jahre	116 (54–220) ng/ml			
	7–9 Jahre	137 (71–237) ng/ml			
	9–11 Jahre	183 (94–330) ng/ml			
	11–13 Jahre	275 (148–495) ng/ml			
	13–15 Jahre	319 (185–540) ng/ml			
	15–17 Jahre	265 (145–460) ng/ml			
	20–30 Jahre	195 (110–347) ng/ml			
	30–40 Jahre	153 (87–268) ng/ml			
	40–50 Jahre	120 (64–224) ng/ml			
	50–60 Jahre	113 (52–226) ng/ml			
	60–70 Jahre	71 (37–144) ng/ml			

Crea Kreatinin; DGKC Deutsche Gesellschaft für Klinische Chemie, d Tag; IFCC International Federation of Clinical Chemistry; Erw Erwachsene; FG Frühgeborene; K Kinder; KO Körperoberfläche; m männlich; NG Neugeborene; NS Nabelschnur; PyP Pyridoxalphosphat; S Säugling; SD Standardabweichung; w weiblich

Tab. 292.1 *(Fortsetzung)* Klinische Chemie, Hämostaseologie, Hämatologie: Referenzwerte in Serum, Plasma, Vollblut, Erythrozyten, Schweiß, Stuhl, Urin und Liquor

Analyt/Messgröße		Referenzwert		Anmerkung	Literatur
Material	Alter	Konventionelle Einheiten	SI-Einheiten		
Insulin-like growth factor-2 (IGF-2)					
Serum	1 Tag	237 (132–430) ng/ml		90 %-Bereich	[17]
	1–4 Wochen	405 (292–561) ng/ml			
	1–6 Monate	459 (290–726) ng/ml			
	6–12 Monate	485 (323–730) ng/ml			
	1–3 Jahre	497 (320–772) ng/ml			
	3–5 Jahre	514 (331–767) ng/ml			
	5–7 Jahre	532 (349–811) ng/ml			
	7–9 Jahre	547 (361–831) ng/ml			
	9–11 Jahre	552 (368–828) ng/ml			
	11–13 Jahre	559 (373–838) ng/ml			
	13–15 Jahre	566 (379–845) ng/ml			
	15–17 Jahre	572 (377–868) ng/ml			
	20–30 Jahre	566 (363–882) ng/ml			
	30–40 Jahre	567 (368–874) ng/ml			
	40–50 Jahre	542 (339–866) ng/ml			
	50–60 Jahre	537 (330–874) ng/ml			
	60–70 Jahre	509 (311–833) ng/ml			

Crea Kreatinin; *DGKC* Deutsche Gesellschaft für Klinische Chemie, *d* Tag; *IFCC* International Federation of Clinical Chemistry; *Erw* Erwachsene; *FG* Frühgeborene; *K* Kinder; *KO* Körperoberfläche; *m* männlich; *NG* Neugeborene; *NS* Nabelschnur; *PyP* Pyridoxalphosphat; *S* Säugling; *SD* Standardabweichung; *w* weiblich

Tab. 292.1 *(Fortsetzung)* Klinische Chemie, Hämostaseologie, Hämatologie: Referenzwerte in Serum, Plasma, Vollblut, Erythrozyten, Schweiß, Stuhl, Urin und Liquor

Analyt/Messgröße		Referenzwert		Anmerkung	Literatur
Material	Alter	Konventionelle Einheiten	SI-Einheiten		
Insulin-like-growth-factor-binding-Protein-3 (IGFBP-3)					
Serum	0–1 Woche	0,77 (0,42–1,39) mg/l		90%-Bereich	[17]
	1–4 Wochen	1,29 (0,77–2,09) mg/l			
	1–3 Monate	1,48 (0,87–2,54) mg/l			
	3–6 Monate	1,61 (0,98–2,64) mg/l			
	6–12 Monate	1,72 (1,07–2,76) mg/l			
	1–3 Jahre	2,05 (1,41–2,97) mg/l			
	3–5 Jahre	2,25 (1,52–3,32) mg/l			
	5–7 Jahre	2,44 (1,66–3,59) mg/l			
	7–9 Jahre	2,63 (1,82–3,80) mg/l			
	9–11 Jahre	3,01 (2,12–4,26) mg/l			
	11–13 Jahre	3,30 (2,22–4,89) mg/l			
	13–15 Jahre	3,48 (2,31–5,24) mg/l			
	15–17 Jahre	3,39 (2,33–4,95) mg/l			
	20–30 Jahre	3,29 (2,20–4,93) mg/l			
	30–40 Jahre	3,18 (2,08–4,86) mg/l			
	40–50 Jahre	3,08 (2,01–4,70) mg/l			
	50–60 Jahre	3,02 (1,96–4,65) mg/l			
	60–70 Jahre	2,98 (1,90–4,68) mg/l			
	30–40 Jahre	3,18 (2,08–4,86) mg/l			
	40–50 Jahre	3,08 (2,01–4,70) mg/l			
	50–60 Jahre	3,02 (1,96–4,65) mg/l			
	60–70 Jahre	2,98 (1,90–4,68) mg/l			

Crea Kreatinin; DGKC Deutsche Gesellschaft für Klinische Chemie; d Tag; IFCC International Federation of Clinical Chemistry; Erw Erwachsene; FG Frühgeborene; K Kinder; KO Körperoberfläche; m männlich; NG Neugeborene; NS Nabelschnur; PyP Pyridoxalphosphat; S Säugling; SD Standardabweichung; w weiblich

☐ **Tab. 292.1** (*Fortsetzung*) Klinische Chemie, Hämostaseologie, Hämatologie: Referenzwerte in Serum, Plasma, Vollblut, Erythrozyten, Schweiß, Stuhl, Urin und Liquor

Analyt/Messgröße		Referenzwert		Anmerkung	Literatur
Material	Alter	Konventionelle Einheiten	SI-Einheiten		
Inulin-Clearance				In Klammern 95 %-Bereich	[9]
	FG (3–28 Tage)	47 (29–65) ml/min/1,73 m²*		*Auf 1,73 m² Körperoberfläche bezogen	
	2–8 Tage	38 (26–60) ml/min/1,73 m²			
	4–28 Tage	48 (28–68) ml/min/1,73 m²			
	35–95 Tage	58 (30–86) ml/min/1,73 m²			
	1–6 Monate	77 (41–103) ml/min/1,73 m²			
	6–12 Monate	103 (49–157) ml/min/1,73 m²			
	12–19 Monate	127 (63–191) ml/min/1,73 m²			
	2–12 Jahre	127 (89–165) ml/min/1,73 m²			
	Erw/m	131 (88–134) ml/min/1,73 m²			
	Erw/w	117 (87–147) ml/min/1,73 m²			
Jod					
Einteilung des Jodmangels nach Schweregrad					
Urin	Grad I >50–100 µg/g Crea			Noch ausreichende Schilddrüsenhormonversorgung zu erwarten	[185]
	Grad II 25–50 µg/g Crea			Schilddrüsenhormonmangel möglich, Struma häufig, kein Kretinismusrisiko	
	Grad III <25 µg/g Crea			Struma sehr häufig, Risiko endemischen Kretinismus	
	<2 µg/dl			Schwerer Jodmangel	
	2,0–4,4 µg/dl			Moderater Jodmangel	
	5,0–9,9 µg/dl			Milder Jodmangel	
	>10,0 µg/dl			Kein Jodmangel	
Kalium					
Serum/Plasma	1–30 Tage		3,6–6,1 mmol/l		[193]
	2–12 Monate		3,7–5,8 mmol/l		
	>12 Monate		3,1–5,2 mmol/l		
	Erw		3,5–5,1 mmol/l		

Crea Kreatinin; DGKC Deutsche Gesellschaft für Klinische Chemie, d Tag; IFCC International Federation of Clinical Chemistry; Erw Erwachsene; FG Frühgeborene; K Kinder; KO Körperoberfläche; m männlich; NG Neugeborene; NS Nabelschnur; PyP Pyridoxalphosphat; S Säugling; SD Standardabweichung; w weiblich

◘ **Tab. 292.1** *(Fortsetzung)* Klinische Chemie, Hämostaseologie, Hämatologie: Referenzwerte in Serum, Plasma, Vollblut, Erythrozyten, Schweiß, Stuhl, Urin und Liquor

Analyt/Messgröße		Referenzwert		Anmerkung	Literatur
Material	Alter	Konventionelle Einheiten	SI-Einheiten		
Liquor	0–14 Jahre		3,0–4,8 mmol/l	95%-Bereich, in der Regel 55–64% des Serumkaliumwerts	[62]
Schweiß					
	▶ Schweißelektrolyte				
Urin	>1 Monat bis 14 Jahre	2,1 (1,0–4,2) mg/kg KG/Tag	54 (25–108) μmol/kg KG/Tag		[129]
Kalzium, gesamt					
Serum/Plasma	1–30 Tage		1,76–2,78 mmol/l		[193]
	S, K, Erw		2,1–2,6 mmol/l		[117]
Liquor	3–12 Monate		1,45 (±0,1 SD) (1,2–1,7) mmol/l/58%	In Klammern SD, Minimal- und Maximalwerte; Prozentangabe zeigt den Anteil an den Serumwerten an	[62]
	3–12 Monate		1,45 (±0,1 SD) (1,2–1,7) mmol/l/58%		
	1–14 Jahre		1,35 (±0,25 SD) (1,0–1,9) mmol/l/52%		
Urin	>1 Monat–14 Jahre	3,6 (1,1–7,4) mg/kg KG/Tag	0,09 (0,03–0,19) mmol/kg KG/Tag		[129]
	18 Jahre	a) 5–174 μg/mg Crea	0,13–4,4 μmol/mg Crea	a) nüchtern 9 Uhr	[96]
		b) 8–219 μg/mg Crea	0,2–5,5 μmol/mg Crea	b) nach Nahrungsaufnahme 14–18 Uhr	
Kalzium, ionisiert					
Serum	NG, S, K, Erw		0,9–1,36 mmol/l		[169]
17-Ketosteroide					
Urin	<4 Jahre	1 mg/24 h			[11]
	5–8 Jahre	2 mg/24 h			
	9–14 Jahre	0,7–4,7 mg/24 h			
	15–20 Jahre/w	3,1–5,2 mg/24 h			
	21–40 Jahre/w	3,8–8,8 mg/24 h			
	15–20 Jahre/m	3,7–6,3 mg/24 h			
	21–40 Jahre/m	6,6–12 mg/24 h			

Crea Kreatinin; DGKC Deutsche Gesellschaft für Klinische Chemie, d Tag; IFCC International Federation of Clinical Chemistry; Erw Erwachsene; FG Frühgeborene; K Kinder; KO Körperoberfläche; m männlich; NG Neugeborene; NS Nabelschnur; PyP Pyridoxalphosphat; S Säugling; SD Standardabweichung; w weiblich

◻ **Tab. 292.1** *(Fortsetzung)* Klinische Chemie, Hämostaseologie, Hämatologie: Referenzwerte in Serum, Plasma, Vollblut, Erythrozyten, Schweiß, Stuhl, Urin und Liquor

Analyt/Messgröße		Referenzwert		Anmerkung	Literatur
Material	Alter	Konventionelle Einheiten	SI-Einheiten		
Komplementkomponenten					
Serum/Plasma		C 3 c	C 4	Median, 5.+95. Perzentile	[77, 183]
	NG	0,90 (0,52–1,08) g/l	0,140 (0,066–0,237) g/l		
	3 Monate	0,92 (0,67–1,74) g/l	0,180 (0,086–0,05) g/l		
	6 Monate	1,0 (0,74–1,38) g/l	0,209 (0,100–0,354) g/l		
	9 Monate	1,07 (0,78–1,45) g/l	0,230 (0,113–0,389) g/l		
	12 Monate	1,11 (0,80–1,51) g/l	0,117–0,409 g/l		
	2–10 Jahre	0,81–1,66 g/l	0,120–0,426 g/l		
	10–16 Jahre	0,80–1,68 g/l	0,133–0,423 g/l		
	Erw	0,80–1,81 g/l	0,145–0,524 g/l		
Kortisol					
Serum/Plasma	5 Tage/m+w	5,5–198 µg/l	1,52–54,6 mmol/l		[79]
	2–12 Monate/m+w	23,8–229 µg/l	6,57–63,2 mmol/l		
	2–15 Jahre/m+w	25,1–229 µg/l	6,93–63,2 mmol/l		
	16–18 Jahre/m+w	24,2–286 µg/l	6,68–78,9 mmol/l		
Kortisol, frei/freies Kortisol					
Urin	0–1 Jahr	<36 µg/Tag	<100 nmol/Tag		[49]
	2–12 Jahre	2–26 µg/Tag	6–74 nmol/Tag		
	12–16 Jahre	5–55 µg/Tag	14–152 nmol/Tag		
	Erw	10–100 µg/Tag	28–276 nmol/Tag		

Crea Kreatinin; DGKC Deutsche Gesellschaft für Klinische Chemie, d Tag; IFCC International Federation of Clinical Chemistry; Erw Erwachsene; FG Frühgeborene; K Kinder; KO Körperoberfläche; m männlich; NG Neugeborene; NS Nabelschnur; PyP Pyridoxalphosphat; S Säugling; SD Standardabweichung; w weiblich

Tab. 292.1 (Fortsetzung) Klinische Chemie, Hämostaseologie, Hämatologie: Referenzwerte in Serum, Plasma, Vollblut, Erythrozyten, Schweiß, Stuhl, Urin und Liquor

Analyt/Messgröße		Referenzwert		Anmerkung	Literatur
Material	Alter	Konventionelle Einheiten	SI-Einheiten		
Kreatinin					
Serum/Plasma	1. Tag	0,42–1,28 mg/dl	37–113 µmol/l	Jaffé-Reaktion; die Jaffé-Bestimmung ist bei Kindern im frühen Lebensalter wegen Störmöglichkeiten nicht empfohlen.	[156] [142] [147]
	2–7 Tage	0,16–0,97 mg/dl	14–86 µmol/l		
	8–30 Tage	0,14–0,54 mg/dl	12–48 µmol/l		
	2–6 Jahre	0,28–0,72 mg/dl	25–64 µmol/l		
	7–13 Jahre	0,30–1,0 mg/dl	27–88 µmol/l		
	14–17 Jahre	0,26–1,2 mg/dl	23–106 µmol/l		
	Erw/w	0,65–1,1 mg/dl	58–96 µmol/l		
	Erw/m	0,84–1,24 mg/dl	74–110 µmol/l		
	NS	0,52–0,94 mg/dl	46–83 µmol/l	Kreatinin enzymatisch bestimmt am Hitachi 911/Roche Diagnostics. Die enzymatische Bestimmung ist der Jaffé´-Bestimmung vorzuziehen	[149]
	FG	0,33–0,98 mg/l	29–87 µmol/l		
	NG/0–14 Tage	0,31–0,88 mg/l	27–88 µmol/l		
	2 Monate bis 1 Jahr	0,16–0,39 mg/l	14–34 µmol/l		
	1–3 Jahre	0,18–0,35 mg/l	15–31 µmol/l		
	3–5 Jahre	0,26–0,42 mg/l	23–37 µmol/l		
	5–7 Jahre	0,29–0,47 mg/l	25–42 µmol/l		
	7–9 Jahre	0,34–0,53 mg/l	30–47 µmol/l		
	9–11 Jahre	0,33–0,64 mg/l	29–56 µmol/l		
	11–13 Jahre	0,44–0,68 mg/l	39–60 µmol/l		
	13–15 Jahre	0,46–077 mg/l	40–68 µmol/l		

Crea Kreatinin; DGKC Deutsche Gesellschaft für Klinische Chemie, d Tag; IFCC International Federation of Clinical Chemistry; Erw Erwachsene; FG Frühgeborene; K Kinder; KO Körperoberfläche; m männlich; NG Neugeborene; NS Nabelschnur; PyP Pyridoxalphosphat; S Säugling; SD Standardabweichung; w weiblich

◨ **Tab. 292.1** *(Fortsetzung)* Klinische Chemie, Hämostaseologie, Hämatologie: Referenzwerte in Serum, Plasma, Vollblut, Erythrozyten, Schweiß, Stuhl, Urin und Liquor

Analyt/Messgröße		Referenzwert		Anmerkung	Literatur
Material	Alter	Konventionelle Einheiten	SI-Einheiten		
Urin	0–6 Monate	15–60 mg/Tag	130–530 µmol/Tag		[37]
	6 Monate bis 1 Jahr	55–90 mg/Tag	490–800 µmol/Tag		
	1–2 Jahre	80–160 mg/Tag	710–1420 µmol/Tag		
	2–3 Jahre	110–180 mg/Tag	0,97–1,59 mmol/Tag		
	3–4 Jahre	130–260 mg/Tag	1,15–2,3 mmol/Tag		
	4–5 Jahre	210–390 mg/Tag	1,86–3,45 mmol/Tag		
	5–7 Jahre	260–520 mg/Tag	2,30–4,60 mmol/Tag		
	7–10 Jahre	360–700 mg/Tag	3,19–6,37 mmol/Tag		
	11–13 Jahre	792–1140 mg/Tag	7,0–10,1 mmol/Tag		
	Jugendl.	8–30 mg/kg KG/Tag	0,71–265 mmol/kg KG/Tag		
	FG/3–12 Wochen	2,3 (0,3–4,3) mg/kg KG/Tag	20(3–38) µmol/kg KG/Tag		[157]
	NG/1–7 Wochen	12,0 (6,2–15,7) mg/kg KG/Tag	106(55–139) µmol/kg KG/Tag		
	6–11 Jahre	4,0 (2,2–7,4) mg/kg KG/Tag	35(19–65) µmol/kg KG/Tag		
	11–12 Jahre/w	11,2 ((1,3–19,8) mg/kg KG/Tag	99(12–175) µmol/kg KG/Tag		
	11–12 Jahre/m	2,0 (0,2–4,5) mg/kg KG/Tag	18(2–39) µmol/kg KG/Tag		
Kreatinin-Clearance					
	5–7 Tage	50,6 (± 17 SD) ml/min/1,73 m²		*Auf 1,73 m² Körperoberfläche bezogen	[148, 155]
	1–2 Monate	64,6 (± 26 SD) ml/min/1,73 m²			
	3–4 Monate	85,8 (± 17 SD) ml/min/1,73 m²		Kreatinin nach Jaffé bestimmt	
	5–8 Monate	97,7 (± 39 SD) ml/min/1,73 m²			
	9–12 Monate	86,9 (± 27 SD) ml/min/1,73 m²			
	3–6 Jahre	130,0 (± 22 SD) ml/min/1,73 m²			
	7–10 Jahre	135,8 (± 20 SD) ml/min/1,73 m²			
	11–18 Jahre	136,1 (± 26 SD) ml/min/1,73 m²			

Crea Kreatinin; DGKC Deutsche Gesellschaft für Klinische Chemie, d Tag; IFCC International Federation of Clinical Chemistry; Erw Erwachsene; FG Frühgeborene; K Kinder; KO Körperoberfläche; m männlich; NG Neugeborene; NS Nabelschnur; PyP Pyridoxalphosphat; S Säugling; SD Standardabweichung; w weiblich

Tab. 292.1 *(Fortsetzung)* Klinische Chemie, Hämostaseologie, Hämatologie: Referenzwerte in Serum, Plasma, Vollblut, Erythrozyten, Schweiß, Stuhl, Urin und Liquor

Analyt/Messgröße		Referenzwert		Anmerkung	Literatur
Material	Alter	Konventionelle Einheiten	SI-Einheiten		
	Erw/m	98–156 ml/min/1,73 m²			
	Erw/w	95–160 ml/min/1,73 m²			
	Erw/m+w	>110 ml/min/1,73 m²		Enzymatisch bestimmt	
Kreatinkinase (CK), 37 °C					
Serum/Plasma	FG/1 Tag	<1207 U/l	<20,2 µkat/l	IFCC	[46]
	FG/2–5 Tage	<651 U/l	<10,9 µkat/l		
	NG/1 Tag	<712 U/l	<11,9 µkat/l		
	2–5 Tage	<652 U/l	<10,9 µkat/l		
	6 Tage bis 6 Monate	<295 U/l	<4,9 µkat/l		
	7–12 Monate	<203 U/l	<3,4 µkat/l		
	1–3 Jahre	<228 U/l	<3,8 µkat/l		
	4–6 Jahre	<149 U/l	<2,5 µkat/l		
	7–12 Jahre/w	<154 U/l	<2,6 kat/l		
	7–12 Jahre/m	<247 U/l	<4,1 µkat/l		
	13–17 Jahre/w	<123 U/l	<2,1 µkat/l		
	13–17 Jahre/m	<270 U/l	<4,5 µkat/l		
	Erw/w*	<167 U/l	<2,8 µkat/l		*[61]
	Erw/m*	<190 U/l	<3,2 µkat/l		
	Erw/w**	26–192 U/l	0,43–3,2 µkat/l	IFCC-Methode	**[84]
	Erw/m**	39–308 U/l	0,65–5,14 µkat/l		

Crea Kreatinin; DGKC Deutsche Gesellschaft für Klinische Chemie, d Tag; IFCC International Federation of Clinical Chemistry; Erw Erwachsene; FG Frühgeborene; K Kinder; KO Körperoberfläche; m männlich; NG Neugeborene; NS Nabelschnur; PyP Pyridoxalphosphat; S Säugling; SD Standardabweichung; w weiblich

Tab. 292.1 (*Fortsetzung*) Klinische Chemie, Hämostaseologie, Hämatologie: Referenzwerte in Serum, Plasma, Vollblut, Erythrozyten, Schweiß, Stuhl, Urin und Liquor

Analyt/Messgröße			Referenzwert		Anmerkung	Literatur
Material		Alter	Konventionelle Einheiten	SI-Einheiten		
Kreatinkinase MB (CKMB)						
Serum/Plasma			**Masseneinheit**	**Aktivität (37°C)***		[130]
			2,6 ± 1,2 SD µg/l	<250 U/l		*[61],
		0–30 Tage/m, w	0–4,2 µg/l	<0,42 µkat/l		84]
		31–90 Tage/m, w	0–4,5 µg/l			[59]
		3–6 Monate/m, w	0–1,8 µg/l			[51]
		7–12 Monate/m, w	0–1,7 µg/l			
		Erw/w	<2,88 µg/l	6–25 U/l 0,10–0,42 µkat/l		
		Erw/m	<4,94 µg/l	8–24 U/l 0,13–0,40 µkat/l		
Kupfer (Cu)						
Serum/Plasma		NS/25–28 SW	22,1 ± 13,2 µg/dl	3,7 ± 2,07 µmol/l		[7]
		NS/29–30 Wochen	23,3 ± 17,2 µg/dl	3,66 ± 2,7 µmol/l		
		NS/31–32 Wochen	25,1 ± 18,3 µg/dl	3,94 ± 2,87 µmol/l		
		NS/32–34 Wochen	33,5 ± 20,0 µg/dl	5,26 ± 3,14 µmol/l		
		NG	50 ± 21,0 µg/dl	7,85 ± 3,3 µmol/l/small for date		
		NG	32 ± 21,0 µg/dl	5,02 ± 3,3 µmol/l/gesund		
		1 Woche	45 ± 25,0 µg/dl	7,07 ± 3,93 µmol/l		
		2 Jahre	140 ± 45,5 µg/dl	21,98 ± 7,14 µmol/l		
		6 Jahre	128,5 ± 46 µg/dl	20,17 ± 7,14 µmol/l		
		10 Jahre	123 ± 51 µg/dl	19,31 ± 8,0 µmol/l		
		Erw/w	76–152 µg/dl	12–24 µmol/l		
		Erw/m	70–140 µg/dl	11–22 µmol/l		

Crea Kreatinin; DGKC Deutsche Gesellschaft für Klinische Chemie, d Tag; IFCC International Federation of Clinical Chemistry; Erw Erwachsene; FG Frühgeborene; K Kinder; KO Körperoberfläche; m männlich; NG Neugeborene; NS Nabelschnur; PyP Pyridoxalphosphat; S Säugling; SD Standardabweichung; w weiblich

◘ Tab. 292.1 (Fortsetzung) Klinische Chemie, Hämostaseologie, Hämatologie: Referenzwerte in Serum, Plasma, Vollblut, Erythrozyten, Schweiß, Stuhl, Urin und Liquor

Analyt/Messgröße		Referenzwert		Anmerkung	Literatur
Material	Alter	Konventionelle Einheiten	SI-Einheiten		
Urin	1–2 Jahre	9,9 ± 2,7 μg/Tag	0,15–0,4 μmol/Tag	Kupferausscheidung > 30 μg/Tag zeigt Verdacht auf Morbus Wilson an	[7]
	K	<30 μg/Tag	<0,48 μmol/Tag		
	Erw	<60 μg/Tag	<0,96 μmol/Tag		[24]
Laktat					
Vollblut	NS		1,5–4,5 mmol/l		
	NG/60 min		0,9–2,7 mmol/l		
	5 h		0,9–2,0 mmol/l		
	24 h		0,8–1,2 mmol/l		
	7 Tage		0,5–1,4 mmol/l		
	1 Monat bis 2 Jahre		0,9 (0,5–1,8) mmol/l*		
	2–8 Jahre		0,8 (0,6–2,0) mmol/l*	*2,5.+97,5. Perzentile	[4]
	8–12 Jahre		0,75 (0,4–1,7) mmol/l*		
	Erw		bis 2,0 mmol/l		
Plasma	Erw		1,28 (0,63–2,44) mmol/l		[98]
Liquor	S, K, Erw		1,1–2,6 mmol/l	95 %-Bereich	[86, 108]
Urin	FG		49 (1–927) mmol/mol Crea	Mittelwert, Minimum- und Maximumwerte in Klammern	[67]
	NG/>36 Wochen		51 (1–156) mmol/mol Crea		
	<5 Jahre		86 (33–285) mmol/mol Crea		
	>5 Jahre		76 (35–131) mmol/mol Crea		
	Erw		25 (13–46) mmol/mol Crea		
Laktat/Pyruvat-Ratio					
Vollblut		15,1 (7,8–28,0)		95 %-Bereich	[4]
Liquor		26,0			[47]

Crea Kreatinin; DGKC Deutsche Gesellschaft für Klinische Chemie, d Tag; IFCC International Federation of Clinical Chemistry; Erw Erwachsene; FG Frühgeborene; K Kinder; KO Körperoberfläche; m männlich; NG Neugeborene; NS Nabelschnur; PyP Pyridoxalphosphat; S Säugling; SD Standardabweichung; w weiblich

Tab. 292.1 (Fortsetzung) Klinische Chemie, Hämostaseologie, Hämatologie: Referenzwerte in Serum, Plasma, Vollblut, Erythrozyten, Schweiß, Stuhl, Urin und Liquor

Analyt/Messgröße		Referenzwert		Anmerkung	Literatur
Material	Alter	Konventionelle Einheiten	SI-Einheiten		
Laktatdehydrogenase (LDH), 37 °C					
Serum/Plasma	NG*	<600 U/l	<10,0 µkat/l	IFCC, liquid	
	<1 Jahr	<451 U/l	<7,52 µkat/l		
	1–3 Jahre	<344 U/l	<5,73 µkat/l		[58]
	4–6 Jahre	<314 U/l	<5,24 µkat/l		
	7–12 Jahre	<332 U/l	<5,54 µkat/l		*[104]
	13–17 Jahre	<279 U/l	<4,66 µkat/l		
	Erw/w**	<223 U/l	<3,70 µkat/l		**[84]
	Erw/m**	<232 U/l	<3,85 µkat/l		
Liquor	S, K, Erw	5–23 U/l	0,084–0,384 µkat/l		[86]
Lipase					
Serum/Plasma	5 Tage bis 18 Jahre	<128 U/l	<2,13 µkat/l	bei 37 °C Monotest Lipase (Triolein), Roche	[190]
	Erw	<170 U/l	<2,8 µkat/l	bei 25 °C Roche	[182]
	<1 Jahr	<34 U/l	<0,57 µkat/l	Colorimetrisch	[1]
	1–12 Jahre	<31 U/l	<0,52 µkat/l		
	13–18 Jahre	<55 U/l	<0,92 µkat/l		
	Erw	<60 U/l	<1,00 µkat/l		
Leukozyten Im Vollblut ■ Tab. 292.3					
Urin	Alle Harnarten: <20/µl normal; 20–50/µl verdächtig; >50/µl pathologisch				[123]
	Jungen >3 Jahre (Mittelstrahl-, Katheterurin) <5/µl normal; 5–10/µl verdächtig; >10/µl pathologisch				
Liquor (Zellzahl)	<1 Monat	<15/µl			[134]
	K+Erw	<5/µl			[38]

Crea Kreatinin; DGKC Deutsche Gesellschaft für Klinische Chemie, d Tag; IFCC International Federation of Clinical Chemistry; Erw Erwachsene; FG Frühgeborene; K Kinder; KO Körperoberfläche; m männlich; NG Neugeborene; NS Nabelschnur; PyP Pyridoxalphosphat; S Säugling; SD Standardabweichung; w weiblich

Kapitel 292 · Referenzwerte

Tab. 292.1 (*Fortsetzung*) Klinische Chemie, Hämostaseologie, Hämatologie: Referenzwerte in Serum, Plasma, Vollblut, Erythrozyten, Schweiß, Stuhl, Urin und Liquor

Analyt/Messgröße		Referenzwert						Anmerkung	Literatur
Material	Alter	Konventionelle Einheiten				SI-Einheiten			
		Jungen		Mädchen		Mädchen			
		Basal	Nach Lubilerin-Stimulierung	Basal	Nach Lubilerin-Stimulierung	Basal	Nach Lubilerin-Stimulierung		
		IU/l	30 min/IU/l	IU/l	30 min/IU/l	IU/l	30 min/IU/l		

Lithium ◘ Tab. 292.8

Luteinisierendes Hormon (LH)/Lutropin

									[128]
Serum/Plasma	Tanner I A	0,3 (<0,3–2,5)	3,6 (1,3 –3,8)	0,3 (<0,3–0,5)	2,1 (1,6–5,3)			Median und Bereich	
	Tanner I B	0,4 (<0,3–1,7)	12,3 (2,2 –21,2)	0,4 (<0,3–2,0)	3,6 (1,6–11,3)				
	Tanner II	0,8 (<0,3–1,7)	11,6 (3,3–18,9)	0,4 (<0,3–1,2)	5,5 (3,3–17,4)				
	Tanner III	1,4 (0,4–5,7)	15,4 (6,3–18,4)	1,6 (0,7–4,7)	17,5 (4,4–23,1)				
	Tanner IV	1,9 (1,2–3,4)	17,6 (12,2–29,4)	1,3 (1,1–3,7)	18,1 (4,4–33,2)				
	Tanner V	1,8 (0,3–4,8)		3,9 (1,1–7,4)	17,1 (10,4–34,4)				

Lymphozyten im Vollblut ◘ Tab. 292.3

Magnesium (Mg)

Serum/Plasma	FG					0,65–1,1 mmol/l			[112]
	NG/0–6 Tage					0,48–1,05 mmol/l			
	NG, S, K					0,65–1,00 mmol/l			
	Erw					0,70–1,05 mmol/l			
Urin	>1 Monat–14 Jahre	2,8 (0,9–5,2) mg/kg KG/Tag				0,12 (0,04–0,22) mmol/kg KG/Tag			[129]

Crea Kreatinin; DGKC Deutsche Gesellschaft für Klinische Chemie, d Tag; IFCC International Federation of Clinical Chemistry; Erw Erwachsene; FG Frühgeborene; K Kinder; KO Körperoberfläche; m männlich; NG Neugeborene; NS Nabelschnur; PyP Pyridoxalphosphat; S Säugling; SD Standardabweichung; w weiblich

□ **Tab. 292.1** *(Fortsetzung)* Klinische Chemie, Hämostaseologie, Hämatologie: Referenzwerte in Serum, Plasma, Vollblut, Erythrozyten, Schweiß, Stuhl, Urin und Liquor

Analyt/Messgröße		Referenzwert		Anmerkung	Literatur
Material	Alter	Konventionelle Einheiten	SI-Einheiten		
Makroglobulin, α-2-Makroglobulin					
Serum/Plasma	NG	2,5 (1,72–3,36) g/l		Median, 5.+95. Perzentile	[35]
	2 Monate	3,5 (2,38–4,62) g/l			
	6 Monate	4,0 (2,72–5,27) g/l			
	9–12 Monate	4,2 (2,85–5,51) g/l			
	2–10 Jahre	2,8–5,0 g/l			
	10–16 Jahre	2,6–4,7 g/l			
	Erw	2,1–3,9 g/l			
Liquor		2,0 mg/l		Orientierende Werte	[48]
Plasma/Liquor-Ratio		1111			
Mannose					
Serum/Plasma		3,3 ± 0,99 mg/l	18,5 ± 5,5 µmol/l	Nüchtern; freie Mannose im Serum	[132]
Methämoglobin (Met-Hb)					
Vollblut	FG	0,02–0,85 g/dl	0,08–4,7 %	95 %-Bereich In %-Angabe des Anteils am Gesamthämoglobin	[93]
	NG, 1–10 Tage	<0,58 g/dl	<2,8 %		
	1 Monat–14 Jahre	<0,33 g/dl	<2,4 %		
	14–78 Jahre	<0,28 g/dl	<1,9 %		
Methotrexat □ Tab. 292.8					
α1-Mikroglobulin					
Urin	2–18 Jahre	0,18 (<0,98) mg/mmol Crea			[186]
Monozyten im Vollblut □ Tab. 292.3					
Myoglobin					
Serum/Plasma	<10 Jahre	<15 µg/l			[22]
	Erw/m	<35 µg/l			
	Erw/w	<55 µg/l			
Urin		<7 µg/l			[195]

Crea Kreatinin; DGKC Deutsche Gesellschaft für Klinische Chemie, d Tag; IFCC International Federation of Clinical Chemistry; Erw Erwachsene; FG Frühgeborene; K Kinder; KO Körperoberfläche; m männlich; NG Neugeborene; NS Nabelschnur; PyP Pyridoxalphosphat; S Säugling; SD Standardabweichung; w weiblich

Tab. 292.1 (*Fortsetzung*) Klinische Chemie, Hämostaseologie, Hämatologie: Referenzwerte in Serum, Plasma, Vollblut, Erythrozyten, Schweiß, Stuhl, Urin und Liquor

Analyt/Messgröße		Referenzwert		Anmerkung	Literatur
Material	Alter	Konventionelle Einheiten	SI-Einheiten		
N-Acetyl-β-D-Glukosaminidase (β-NAG)					
Urin	FG		7,3 (± 3,8 SD) U/mmol Crea		[41]
	NG		3,6 (± 1,8 SD) U/mmol Crea		
	S		2,4 (± 1,9 SD) U/mmol Crea		
	K		0,6 (± 0,4 SD) U/mmol Crea		
Natrium					
Serum/Plasma	1–30 Tage		132–147 mmol/l		[193]
	2–6 Monate		129–143 mmol/l		
	>6 Monate		132–145 mmol/l		
	Erw		135–145 mmol/l		
Liquor	S, K, Erw		130–159 mmol/l	95 %-Bereich; in der Regel 101–104 % des Serumnatriumwerts	[62]
Schweiß	▶ Schweißelektrolyte				
Urin	>1 Monat–14 Jahre	3,1 (0,5–4,7) mg/kg KG/Tag	0,13 (0,02–0,20) mmol/kg KG/Tag		[129]
Netilmicin ▶ Tab. 292.8					
Neutrophile Im Vollblut ▶ Tab. 292.3					
Noradrenalin					
Plasma	Erw	69–750 ng/l	410–4430 pmol/l/liegend		[49]
		199–1700 ng/l	1180–10.050 pmol/l/stehend		

Crea Kreatinin; DGKC Deutsche Gesellschaft für Klinische Chemie, d Tag; IFCC International Federation of Clinical Chemistry; Erw Erwachsene; FG Frühgeborene; K Kinder; KO Körperoberfläche; m männlich; NG Neugeborene; NS Nabelschnur; PyP Pyridoxalphosphat; S Säugling; SD Standardabweichung; w weiblich

Tab. 292.1 (*Fortsetzung*) Klinische Chemie, Hämostaseologie, Hämatologie: Referenzwerte in Serum, Plasma, Vollblut, Erythrozyten, Schweiß, Stuhl, Urin und Liquor

Analyt/Messgröße		Referenzwert		Anmerkung	Literatur
Material	Alter	Konventionelle Einheiten	SI-Einheiten		
Urin	0–1 Jahr	0–10 µg/d	0–59 nmol/Tag		[49]
	1–2 Jahre	1–17 µg/Tag	6–100 nmol/Tag		
	2–4 Jahre	4–29 µg/Tag	24–171 nmol/Tag		
	4–7 Jahre	8–45 µg/Tag	47–266 nmol/Tag		
	7–10 Jahre	13–65 µg/Tag	77–384 nmol/Tag		
	10–15 Jahre	15–80 µg/Tag	89–473 nmol/Tag		
	Erw	15–80 µg/Tag	89–473 nmol/Tag		
		1,1–5,1 mg/mol Crea	6,7–30,1 µmol/mol Crea		
	3–6 Jahre	12,7 (5,3–26,0) µg/24 h	75,0 (31,3–154) nmol/24 h	HPLC-Methode	[136]
		49,1 (20,7–84,4) µg/g Crea	33 (14–56) µmol/mol Crea		
	6–10 Jahre	20,5 (11,1–32,8) µg/24 h	121 (65,6–194) nmol/24 h		
		46 (26,7–69,3) µg/g Crea	31 (18–44) µmol/mol Crea		
	10–16 Jahre	32,6 (15,2–46,0) µg/24 h	193 (89,8–272) nmol/24 h		
		41,1 (29,0–60,5) µg/g Crea	27 (19–40) µmol/mol Crea		

Orosomucoid ▶ α1-Saures-Glykoprotein

Orotsäure

Urin	NG	2,1 (0,73–8,0) µmol/l	12,1 (6–29) µmol/g Crea	*Hospitalisierte Kinder	[5]
	1 Monat bis 1 Jahr*	1,6 (0,44–7,8) µmol/l	5,4 (1,7–34) µmol/g Crea	**Gesunde Kinder	
	1 Jahr bis 7 Jahre*	1,8 (0,45–6,4) µmol/l	2,2 (0,7–3,9) µmol/g Crea		
	2–14 Jahre**	Spur (Spur–15) µmol/l	Spur (Spur–1,7) µmol/g Crea		

Osmolalität

Serum/Plasma	FG	275–305 mosmol/kg		In der 1. Woche des NG niedrigere Werte, dann Erwachsenenwerte	[34, 82]
	NG	265–275 mosmol/kg			
	K	275–295 mosmol/kg			
	Erw (< 60 Jahre)	280–300 mosmol/kg			

Crea Kreatinin; DGKC Deutsche Gesellschaft für Klinische Chemie, d Tag; IFCC International Federation of Clinical Chemistry; Erw Erwachsene; FG Frühgeborene; K Kinder; KO Körperoberfläche; m männlich; NG Neugeborene; NS Nabelschnur; PyP Pyridoxalphosphat; S Säugling; SD Standardabweichung; w weiblich

◻ **Tab. 292.1** *(Fortsetzung)* Klinische Chemie, Hämostaseologie, Hämatologie: Referenzwerte in Serum, Plasma, Vollblut, Erythrozyten, Schweiß, Stuhl, Urin und Liquor

Analyt/Messgröße		Referenzwert		Anmerkung	Literatur
Material	Alter	Konventionelle Einheiten	SI-Einheiten		
Liquor	1–14 Jahre	286 (± 10 SD) mosmol/kg			[62]
Schweiß	4–9 Tage	74–170 mosmol/kg		Bei Mukoviszidose werden in der Regel >210 mosmol/kg gefunden, Grenzwerte 170–210 mosmol/kg ▶ Schweißelektrolyte	[153]
	10 Tage–2 Monate	85–127 mosmol/kg			
	2–12 Monate	54–118 mosmol/kg			
	2–23 Jahre	64–149 mosmol/kg			
Urin	FG/1–3 Tage	400–500 mosmol/kg			[54]
	NG/1–3 Tage	600–800 mosmol/kg			
	2 Wochen	800–900 mosmol/kg			
	8 Wochen	1000–1200 mosmol/kg			
	1 Jahr	1200–1400 mosmol/kg			
Osmolarität					
Urin	1–4 Jahre	846 (± 214 SD) mosmol/l		Werte beziehen sich auf ersten Morgenurin	[81]
	5–6 Jahre	904 (± 218 SD) mosmol/l			
	7–8 Jahre	929 (± 253 SD) mosmol/l			
	9–10 Jahre	910 (± 227 SD) mosmol/l			
	11–12 Jahre	898 (± 242 SD) mosmol/l			
Ospolot ◻ Tab. 292.8					
Ostase ▶ Alkalische Phosphatase, Knochen					
Oxalsäure					
Serum/Plasma		138 (70–272) µg/l	1,53 (0,78–3,02) µmol/l	Oxalsäure im Plasma ist vom Alter nicht abhängig	[8]

Crea Kreatinin; DGKC Deutsche Gesellschaft für Klinische Chemie, d Tag; IFCC International Federation of Clinical Chemistry; Erw Erwachsene; FG Frühgeborene; K Kinder; KO Körperoberfläche; m männlich; NG Neugeborene; NS Nabelschnur; PyP Pyridoxalphosphat; S Säugling; SD Standardabweichung; w weiblich

◻ Tab. 292.1 (Fortsetzung) Klinische Chemie, Hämostaseologie, Hämatologie: Referenzwerte in Serum, Plasma, Vollblut, Erythrozyten, Schweiß, Stuhl, Urin und Liquor

Analyt/Messgröße		Referenzwert		Anmerkung	Literatur
Material	Alter	Konventionelle Einheiten	SI-Einheiten		
Urin	1–7 Tage	8,0 (2,1–30,4)g/mmol Crea	89 (23–338) mmol/mol Crea	Spontanurin, Mittelwert und/oder Vertrauensbereich	[139]
	1 Monat	12,0 (5,5–25,2) g/mmol Crea	133 (61–280) mmol/mol Crea		
	1–6 Monate	11,3 (5,1–24,3) g/mmol Crea	125 (57–270) mmol/mol Crea		
	7–12 Monate	10,0 (4,6–20,7) g/mmol Crea	111 (51–230) mmol/mol Crea		
	1–3 Jahre	2,1–16,2 g/mmol Crea	23–180 mmol/mol Crea		
	3–7 Jahre	0,9–9,9 g/mmol Crea	10–110 mmol/mol Crea		
	7–15 Jahre	0,5–7,4 g/mmol Crea	6–82 mmol/mol Crea		
Pankreaselastase ▶ Elastase					
Parathormon					
Intaktes Parathormon (IPTH)/PTH (1–84)					[97]
Serum/Plasma	4 Wochen bis 40 Jahre	12–55 pg/ml			
C-Terminales Parathormon (C-PTH)					[23]
	5–10 Jahre	Sommer	0,55 (± 0,08 SD) ng/ml	Radioimmunoassay der Fa. Nichols (Los Angeles, USA)	
		Winter	0,75 (± 0,09 SD) ng/ml		
	11–23 Jahre	Sommer	0,67 (± 0,06 SD) ng/ml	Werte abhängig von der Jahreszeit; RIA Incstar Co. USA	
		Winter	0,63 (± 0,05 SD) ng/ml		
Mittelregion Parathormon (M-PTH: 44–68)					[115]
Serum/Plasma	<6 Jahre	150–330 pg/ml		RIA sol, Fa. Henning Berlin	
	>6 Jahre	80–330 pg/ml			
Phenobarbital ◻ Tab. 292.8					
Phenytoin ◻ Tab. 292.8					

Crea Kreatinin; DGKC Deutsche Gesellschaft für Klinische Chemie, d Tag; IFCC International Federation of Clinical Chemistry; Erw Erwachsene; FG Frühgeborene; K Kinder; KO Körperoberfläche; m männlich; NG Neugeborene; NS Nabelschnur; PyP Pyridoxalphosphat; S Säugling; SD Standardabweichung; w weiblich

Tab. 292.1 (Fortsetzung) Klinische Chemie, Hämostaseologie, Hämatologie: Referenzwerte in Serum, Plasma, Vollblut, Erythrozyten, Schweiß, Stuhl, Urin und Liquor

Analyt/Messgröße		Referenzwert		Anmerkung	Literatur
Material	Alter	Konventionelle Einheiten	SI-Einheiten		
pH-Wert s. auch Blutgase					
Urin	NG	5,5–7,3			[181]
	K+Erw	4,5–8,2			
Phosphor/Phosphat					
Serum/Plasma	1–30 Tage	5,0–9,6 mg/dl	1,6–3,1 mmol/l		[193]
	2–12 Monate	5,0–7,7 mg/dl	1,6–2,5 mmol/l		
	>12 Monate	3,4–6,2 mg/dl	1,1–2,0 mmol/l		
	Erw	2,8–4,6 mg/dl	0,9–1,5 mmol/l		
Liquor	0–6 Monate		0,32–0,80 mmol/l	95%-Bereich; in der Regel 24–29% des entsprechenden Serumphosphorwerts.	[62]
	7 Monate bis 6 Jahre		0,26–0,92 mmol/l		
	7–14 Jahre		0,20–0,57 mmol/l		
Urin	>1 Monat bis 14 Jahre	22,5 (11,5–31,7) mg/kg KG/Tag			[129]
Plasminogen ◘ Tab. 292.6					
Plasminogen AktivatorInhibitor ◘ Tab. 292.6					
Porphobilinogen (PBG)					
Urin	1 Monat bis 5 Jahre	75–370 μg/Tag	0,33–1,6 μmol/Tag		[80]
	5–10 Jahre	370–660 μg/Tag	1,6–2,9 μmol/Tag	95%-Bereich	
	10–15 Jahre	660–950 μg/Tag	2,9–4,2 μmol/Tag	*Auf 1 m² Körperoberfläche bezogen	
		540–570 μg/m²/Tag*	2,4–2,5 μmol/m²/Tag*		
Präalbumin ▶ Transthyretin					
Präkallikrein ◘ Tab. 292.4					
Primidon ◘ Tab. 292.8					
Procalcitonin					
Serum/Plasma	K	<0,1 μg/l		Cut-off für virale Infektionen 1,2 μg/l, für bakterielle Infektionen 5,0 μg/l	[109]
	Erw	<0,5 μg/l			

Crea Kreatinin; DGKC Deutsche Gesellschaft für Klinische Chemie, d Tag; IFCC International Federation of Clinical Chemistry; Erw Erwachsene; FG Frühgeborene; K Kinder; KO Körperoberfläche; m männlich; NG Neugeborene; NS Nabelschnur; PyP Pyridoxalphosphat; S Säugling; SD Standardabweichung; w weiblich

◨ **Tab. 292.1** *(Fortsetzung)* Klinische Chemie, Hämostaseologie, Hämatologie: Referenzwerte in Serum, Plasma, Vollblut, Erythrozyten, Schweiß, Stuhl, Urin und Liquor

Analyt/Messgröße		Referenzwert			Anmerkung	Literatur
Material	Alter	Konventionelle Einheiten		SI-Einheiten		
		Jungen	Mädchen			
Prolaktin						
Serum	5 Tage	102–496 µg/l	102–496 µg/l		Abbott IMX	[187]
	2–12 Monate	5,30–63,3 µg/l	5,30–63,3 µg/l			
	2–3 Jahre	4,40–29,7 µg/l	4,40–29,7 µg/l			
	4–11 Jahre	2,63–21,0 µg/l	2,63–21,0 µg/l			
	12–13 Jahre	2,84–24,0 µg/l	2,52–16,9 µg/l			
	14–18 Jahre	2,76–16,1 µg/l	4,20–39,0 µg/l			
	0,5–1 Jahr/m,w	4,23–26,0 µg/l			Abbott Architect	[2]
	2–9 Jahre/m,w	4,01–19,1 µg/l				
	10–18 Jahre/m,w	4,26–25,0 µg/l				
Protein						
Serum	1–30 Tage	4,6–6,8 g/dl		46,0–68,0 g/l	Im Plasma ca. 5 % höhere Werte	[193]
	2–12 Monate	4,8–7,6 g/dl		48,0–76,0 g/l		
	>12 Monate	6,0–8,0 g/dl		60,0–80,0 g/l		
	Erw	6,6–8,3 g/dl		66,0–83,0 g/l		
Liquor	0–4 Wochen			0,730 (±0,146 SD) g/l		[62]
	5–8 Wochen			0,530 (±0,221 SD) g/l		
	3–12 Monate			0,320 (±0,115 SD) g/l		
	1–6 Jahre			0,230 (±0,097 SD) g/l		
	Erw			<0,500 g/l		

Crea Kreatinin; DGKC Deutsche Gesellschaft für Klinische Chemie, d Tag; IFCC International Federation of Clinical Chemistry; Erw Erwachsene; FG Frühgeborene; K Kinder; KO Körperoberfläche; m männlich; NG Neugeborene; NS Nabelschnur; PyP Pyridoxalphosphat; S Säugling; SD Standardabweichung; w weiblich

Tab. 292.1 (Fortsetzung) Klinische Chemie, Hämostaseologie, Hämatologie: Referenzwerte in Serum, Plasma, Vollblut, Erythrozyten, Schweiß, Stuhl, Urin und Liquor

Analyt/Messgröße		Referenzwert			Anmerkung	Literatur
Material	Alter	Konventionelle Einheiten		SI-Einheiten		
		Auf 1 l Urin bezogene Ausscheidung	**Pro Tag Ausscheidung**	**Auf KO 1,73 m² bezogene Ausscheidung**		
Urin	NG	39,1 (± 20 SD) mg/l	3,9 (± 2 SD) mg/Tag	37,6 (± 20 SD) mg/24 h/1,73 m²		[41]
	S	22,1 (± 10 SD) mg/l	6,7 (± 4 SD) mg/Tag	44,4 (± 24 SD) mg/24 h/1,73 m²		
	K	24,9 (± 7 SD) mg/l	14,4 (± 10 SD) mg/Tag	23,3 (± 16 SD) mg/24 h/1,73 m²		
	Erw	37,9 (± 9 SD) mg/l	47,9 (± 13 SD) mg/Tag	46,6 (± 13 SD) mg/24 h/1,73 m²		
		Pro Tag und 1 m² KO bezogene Ausscheidung		**Auf Kreatinin bezogene Ausscheidung**	Achtung! Werte bezogen auf 1,73 m² bzw. 1,0 m² KO	[54]
	NG/< 28 SSW	21 (4,8–31) mg/m²/Tag		FG 660 (± 200 SD) mg/g Crea		
	30 SSW	50 (0–226) mg/m²/Tag		NG 400 (± 200 SD) mg/g Crea		
	32 SSW	56 (0–125) mg/m²/Tag		S 230 (± 100 SD) mg/g Crea		
	34 SSW	60 (0–314) mg/m²/Tag		K 100 (± 90 SD) mg/g Crea		
	36 SSW	30 (0–110) mg/m²/Tag				
	40 SSW	31 (0–146) mg/m²/Tag				
	40 SSW	31 (0–146) mg/m²/Tag				
Protein C ◘ Tab. 292.5						
Protein S ◘ Tab. 292.5						
Pseudouridin						
Plasma	K	< 244 µg/l		< 1 µmol/l		[163]
	Erw	488 ± 122 µg/l		2 ± 0,5 µmol/l		
Urin	Erw/m			0,27 ± 0,10 mmol/24 h	Kinder haben altersabhängige Werte	[163]
	Erw/w			0,22 ± 0,07 mmol/24 h		

Crea Kreatinin; DGKC Deutsche Gesellschaft für Klinische Chemie, d Tag; IFCC International Federation of Clinical Chemistry; Erw Erwachsene; FG Frühgeborene; K Kinder; KO Körperoberfläche; m männlich; NG Neugeborene; NS Nabelschnur; PyP Pyridoxalphosphat; S Säugling; SD Standardabweichung; w weiblich

Tab. 292.1 *(Fortsetzung)* Klinische Chemie, Hämostaseologie, Hämatologie: Referenzwerte in Serum, Plasma, Vollblut, Erythrozyten, Schweiß, Stuhl, Urin und Liquor

Analyt/Messgröße		Referenzwert		Anmerkung	Literatur
Material	Alter	Konventionelle Einheiten	SI-Einheiten		
Pyruvat					
Vollblut	1 Monat bis 18 Jahre	3,5–8,8 mg/l	0,04–0,1 mmol/l	2,5.+97,5. Perzentile	[4]
Liquor	0,2–16 Jahre		71 (Spur–102) µmol/l	In Klammern Minimum und Maximum	[66]
Urin	FG	0,8 (0,04–16,5) g/mol Crea	9,6 (0,5–187) mmol/mol Crea		[68]
	NG/>36 Wochen	2,4 (0,4–11,4) g/mol Crea	27,8 (4,5–130) mmol/mol Crea		
	< 5 Jahre	0,9 (0,4–2,0) g/mol Crea	10,1 (5,1–22,6) mmol/mol Crea		
	> 5 Jahre	0,8 (0,3–1,5) g/mol Crea	9,6 (3,5–17,3) mmol/mol Crea		
	Erw	0,5 (0,2 –0,7) g/mol Crea	5,4 (2,6–7,9) mmol/mol Crea		
Quick ◨ Tab. 292.4					
Retikulozyten im Vollblut ◨ Tab. 292.2					
Riboflavin ► Vitamin B$_2$					
Saures α1-Glykoprotein/ α1-Saures Glykoprotein/Orosomucoid					
Serum/Plasma	NG	0,18 (0,11–0,34) g/l		Median; 5.+95. Perzentile	[183]
	3 Monate	0,58 (0,33–1,10) g/l			
	6 Monate bis 16 Jahre	0,40–1,50 g/l			
	Erw	0,40–1,50 g/l			
Urin	Erw	<10 mg/l oberer 95 %-Bereich		Gilt für Urin, der über NaOH gesammelt wurde. Erster Morgenurin und Spontanurin	[172]
		<0,7 mg/mmol Crea oberer 95 %-Bereich			
		<6,9×10^{-5} Fraktionelle Protein-Creatinin-Clearence			

Crea Kreatinin; DGKC Deutsche Gesellschaft für Klinische Chemie, d Tag; IFCC International Federation of Clinical Chemistry; Erw Erwachsene; FG Frühgeborene; K Kinder; KO Körperoberfläche; m männlich; NG Neugeborene; NS Nabelschnur; PyP Pyridoxalphosphat; S Säugling; SD Standardabweichung; w weiblich

Tab. 292.1 (Fortsetzung) Klinische Chemie, Hämostaseologie, Hämatologie: Referenzwerte in Serum, Plasma, Vollblut, Erythrozyten, Schweiß, Stuhl, Urin und Liquor

Analyt/Messgröße		Referenzwert		Anmerkung	Literatur
Material	Alter	Konventionelle Einheiten	SI-Einheiten		
Saure Phosphatase 37 °C					
Serum	<1 Monat	10,0–58,0 U/l		Substrat p-Nitrophenylphosphat	[92]
	1–6 Monate	11,0–45,0 U/l			
	7–12 Monate	11,0–35,0 U/l			
	2–9 Jahre	10,0–29,0 U/l			
	10–14 Jahre	10,0–27,0 U/l			
	15 Jahre	11,0–22,0 U/l			
Schweißelektrolyte		Chlorid	Natrium	Kalium	
		mmol/l	mmol/l	mmol/l	
	1 Tag	39 (±12,5 SD)	36,0 (±13,0 SD)	8,0 (±2,0 SD)	Die Natrium- und Chloridkonzentrationen sind abhängig von der Schweißmenge, daher sollte die Schweißmenge > 100 mg sein. In der 1. Lebenswoche werden erhöhte Konzentrationen von Natrium und Chlorid gefunden; daher Schweißdiagnostik nicht in der ersten Woche durchführen. Natrium/Chlorid Ratio > 1,0 normal, bei Mukoviszidose wird Natrium/Chlorid Ratio < 1,0 gefunden.	[162] [171] [56]
	5 Wochen bis 1 Jahr	12,3 (±4,9 SD)	14,4 (±4,7 SD)	11,2 (±3,4 SD)		
	1–10 Jahre	15,3 (±8,1 SD)	19,5 (±8,1 SD)	9,6 (±2,8 SD)		
	10–16 Jahre	19,9 (±9,2 SD)	29,2 (±11,6 SD)	8,5 (±2,4 SD)		
	17–50 Jahre	29,7 (±17,7 SD)	46,8 (±21,5 SD)			
	>50 Jahre	38,9 (±12,7 SD)	60,0 (±7,5 SD)			
Selen					
Serum/Plasma	0–1 Jahr	10–50 µg/l	0,13–0,63 µmol/l		[125]
	2–4 Jahre	20–55 µg/l	0,25–0,70 µmol/l		
	5–7 Jahre	30–80 µg/l	0,38–1,0 µmol/l		
	8–16 Jahre	40–90 µg/l	0,51–1,1 µmol/l		
	Erw	50–110 µg/l	0,63–1,4 mmol/l		
		710–1200 ng/g Protein	9–15 nmol/g Protein		
Vollblut	Erw	70–130 µg/l	0,9–1,65 µmol/l		[125]

Crea Kreatinin; DGKC Deutsche Gesellschaft für Klinische Chemie, d Tag; IFCC International Federation of Clinical Chemistry; Erw Erwachsene; FG Frühgeborene; K Kinder; KO Körperoberfläche; m männlich; NG Neugeborene; NS Nabelschnur; PyP Pyridoxalphosphat; S Säugling; SD Standardabweichung; w weiblich

Tab. 292.1 (Fortsetzung) Klinische Chemie, Hämostaseologie, Hämatologie: Referenzwerte in Serum, Plasma, Vollblut, Erythrozyten, Schweiß, Stuhl, Urin und Liquor

Analyt/Messgröße		Referenzwert		Anmerkung	Literatur
Material	Alter	Konventionelle Einheiten	SI-Einheiten		
Urin	K	<15 µg/Tag	<0,19 µmol/Tag		
		6–20 µg/g Crea	0,08–0,25 µmol/g Crea		[125]
	Erw	10–30 µg/Tag	0,13–0,38 µmol/Tag		
		6–20 µg/g Crea	0,08–0,025 µmol/g Crea		
Stickstoff					
Stuhl	0–1 Jahr	0,56 (0,24–0,94) g/Tag	40 (17–67) mmol/g	Mittelwert und Bereich	[161]
	1–4 Jahre	0,64 (0,20–1,3) g/Tag	46 (14–93) mmol/g		
	4–10 Jahre	0,67 (0,34–1,45) g/Tag	48 (24–104) mmol/g		
	>10 Jahre	0,89 (0,55–1,17) g/Tag	64 (39–84) mmol/g		
Urin	NG	0,74 (±0,36 SD) g/l	53 (±2,6 SD) mmol/l		[23]
	2. Tag	6,4 (±1,48 SD) g/l	457 (±106 SD) mmol/l		
	3–11 Jahre	5,3–20,9 g/Tag	380–1490 mmol/Tag		
	Erw	11,5 (±2,3 SD) g/Tag	820 (±160 SD) mmol/Tag		
Sulfat					
Serum		31 (26–41) mg/l	314 (262–420) µmol/l	Mittelwert, Bereich	[75]
Sulfit					
Serum		402 (0–808) µg/l	4,9 (0–9,85) µmol/l	Mittelwert, Bereich	[75]
Sultiam ◘ Tab. 292.8					
Testosteron					
Serum/Plasma	S/m	5–350 ng/dl	0,17–12,10 nmol/l	In den Morgenstunden zwischen 8–10 Uhr abnehmen, wegen tageszeitlichem Rhythmus Uhrzeit notieren	[152]
	S/w	4–20 ng/dl	0,14–0,75 nmol/l		[12]
	1–8 Jahre/m	5–15 ng/dl	0,17–0,50 nmol/l		
	1–8 Jahre/w	3–12 ng/dl	0,10–0,40 nmol/l		
	9–12 Jahre/m	10–300 ng/dl	0,34–10,40 nmol/l		
	9–12 Jahre/w	3–40 ng/dl	0,10–1,40 nmol/l		
	13–18 Jahre/m	10–900 ng/dl	0,34–31,00 nmol/l		
	13–18 Jahre/w	6–50 ng/dl	0,20–1,70 nmol/l		
	Erw/m	350–900 ng/dl	12,10–31,00 nmol/l		
	Erw/w	15–55 ng/dl	0,52–1,90 nmol/l		

Crea Kreatinin; DGKC Deutsche Gesellschaft für Klinische Chemie, d Tag; IFCC International Federation of Clinical Chemistry; Erw Erwachsene; FG Frühgeborene; K Kinder; KO Körperoberfläche; m männlich; NG Neugeborene; NS Nabelschnur; PyP Pyridoxalphosphat; S Säugling; SD Standardabweichung; w weiblich

Tab. 292.1 (Fortsetzung) Klinische Chemie, Hämostaseologie, Hämatologie: Referenzwerte in Serum, Plasma, Vollblut, Erythrozyten, Schweiß, Stuhl, Urin und Liquor

Analyt/Messgröße		Referenzwert		Anmerkung	Literatur
Material	Alter	Konventionelle Einheiten	SI-Einheiten		
Thiosulfat					
Urin			<0,4 mmol/g Crea		[159]
Theophyllin ◘ Tab. 292.8					
Thrombinzeit ◘ Tab. 292.4					
Thromboplastinzeit ◘ Tab. 292.4					
Thrombozyten Im Vollblut ◘ Tab. 292.2					
Thyreotropin/Thyreoidea-stimulierndes Hormon (TSH)					
Serum/Plasma	5 Tage/m		0,51–7,90 m/U/l		[189]
	5 Tage/w		0,51–7,90 m/U/l		
	2 Monate bis 15 Jahre/m		0,41–3,45 m/U/l		
	2 Monate bis 9 Jahre/w		0,41–3,45 m/U/l		
	10–13 Jahre/w		0,64–4,76 m/U/l		
	14–15 Jahre/w		0,41–3,45 m/U/l		
	16–18 Jahre/m		0,28–1,88 m/U/l		
	16–18 Jahre/w		0,53–2,85 m/U/l		
Thyroxin/T4					
Serum/Plasma	5 Tage/m+w	81,3–233 µg/l	105–300 nmol/l		[189]
	2–12 Monate/m+w	66,5–158 µg/l	86–203 nmol/l	Am IMX-Abbott gemessen	
	2 Monate bis 3 Jahre/w	66,5–158 µg/l	86–203 nmol/l		
	2–13 Jahre/m	55,1–113 µg/l	71–145 nmol/l		
	4–13 Jahre/w	55,1–113 µg/l	71–145 nmol/l		
	7–9 Jahre/m+w	54,3–130 µg/l	70–167 nmol/l		
	14–18 Jahre/m+w	42,3–99,1 µg/l	54–128 nmol/l		

Crea Kreatinin; DGKC Deutsche Gesellschaft für Klinische Chemie, d Tag; IFCC International Federation of Clinical Chemistry; Erw Erwachsene; FG Frühgeborene; K Kinder; KO Körperoberfläche; m männlich; NG Neugeborene; NS Nabelschnur; PyP Pyridoxalphosphat; S Säugling; SD Standardabweichung; w weiblich

◘ **Tab. 292.1** *(Fortsetzung)* Klinische Chemie, Hämostaseologie, Hämatologie: Referenzwerte in Serum, Plasma, Vollblut, Erythrozyten, Schweiß, Stuhl, Urin und Liquor

Analyt/Messgröße		Referenzwert		Anmerkung	Literatur
Material	Alter	Konventionelle Einheiten	SI-Einheiten		
Freies Thyroxin/fT4					
Serum/Plasma	5 Tage	13,0–32,9 ng/l	17–42 pmol/l		[189]
	2 Monate bis 11 Jahre	10,7–17,5 ng/l	14–23 pmol/l	Am IMX, Abbott gemessen Änderungen durch Restandardisierung vorbehalten	
	12–18 Jahre	9,2–15,9 ng/l	12–20 pmol/l		
Thyreoglobulin					
Serum		<30 ng/l			[114]
Thyreoglobulinantikörper					
Serum		<100 mU/l			[114]
		<1:200			
Thyreoidale Peroxidaseantikörper					
Serum		<100 U/l			[114]
Tissue-Plasminogenaktivator ◘ Tab. 292.6					
Transferrin					
Serum	NG	1,80 (1,40–2,29) g/l		Median, 90%-Bereich	[74]
	3 Monate	2,03 (1,58–2,57) g/l			
	6 Monate	2,23 (1,74–2,82) g/l			
	9 Monate	2,39 (1,86–3,03) g/l			
	12 Monate	2,53 (1,97–3,19) g/l			
	2–16 Jahre	2,17 (1,97–3,19) g/l			
	Erw	2,0–3,4 g/l			
Liquor		14,4 mg/l		Orientierende Werte	[48]
Plasma/Liquor-Ratio		142			

Crea Kreatinin; DGKC Deutsche Gesellschaft für Klinische Chemie, d Tag; IFCC International Federation of Clinical Chemistry; Erw Erwachsene; FG Frühgeborene; K Kinder; KO Körperoberfläche; m männlich; NG Neugeborene; NS Nabelschnur; PyP Pyridoxalphosphat; S Säugling; SD Standardabweichung; w weiblich

Kapitel 292 · Referenzwerte

Tab. 292.1 (*Fortsetzung*) Klinische Chemie, Hämostaseologie, Hämatologie: Referenzwerte in Serum, Plasma, Vollblut, Erythrozyten, Schweiß, Stuhl, Urin und Liquor

Analyt/Messgröße		Referenzwert		Anmerkung	Literatur
Material	Alter	Konventionelle Einheiten	SI-Einheiten		
Transferrinrezeptor, löslich, sTfR					
Serum	<1 Jahr	<6,5 mg/l		Immunturbodimetrisch bestimmt.	[58]
	1–3 Jahre	<5,4 mg/l			
	4–6 Jahre	<6,0 mg/l			
	7–12 Jahre/w	<5,1 mg/l			
	7–12 Jahre/m	<5,7 mg/l			
	13–17 Jahre/w	<5,3 mg/l			
	13–17 Jahre/m	<6,8 mg/l			
	Erw/w*	<1,9–4,4 mg/l			*[91]
	Erw/m*	2,2–5,5 mg/l			
Tobramicin ☐ Tab. 292.8					
Transthyretin/Präalbumin					
Serum	NG	0,12 (0,07–0,17) g/l		Median, 95%-Bereich	[13]
	3–12 Monate	0,1–0,25 g/l			
	2–16 Jahre	0,11–0,36 g/l			
	Erw	0,19–0,45 g/l			
Liquor		17,3 mg/l		Orientierende Werte	[48]
Plasma/Liquor-Ratio		14			
Triglyceride					
Serum/Plasma	NS	<119 mg/dl	<1,36 mmol/l		[40]
	1–30 Tage	58 (11–280) mg/dl	0,66 (0,12–2,60) mmol/l		
	1–12 Monate	114 (44–205) mg/dl	1,29 (0,50–2,32) mmol/l		
	1–6 Jahre	92 (37–185) mg/dl	1,04 (0,42–2,09) mmol/l		
	6–9 Jahre	64 (28–123) mg/dl	0,72 (0,32–1,39) mmol/l		
	10–12 Jahre	65 (23–159) mg/dl	0,74 (0,26–1,80) mmol/l		
	13–18 Jahre	68 (29–150) mg/dl	0,77 (0,33–1,70) mmol/l		
	Erw	<200 mg/dl*	<2,3 mmol/l*	*Empfehlung	

Crea Kreatinin; DGKC Deutsche Gesellschaft für Klinische Chemie, d Tag; IFCC International Federation of Clinical Chemistry; Erw Erwachsene; FG Frühgeborene; K Kinder; KO Körperoberfläche; m männlich; NG Neugeborene; NS Nabelschnur; PyP Pyridoxalphosphat; S Säugling; SD Standardabweichung; w weiblich

Tab. 292.1 (*Fortsetzung*) Klinische Chemie, Hämostaseologie, Hämatologie: Referenzwerte in Serum, Plasma, Vollblut, Erythrozyten, Schweiß, Stuhl, Urin und Liquor

Analyt/Messgröße		Referenzwert		Anmerkung	Literatur
Material	Alter	Konventionelle Einheiten	SI-Einheiten		
Trijodthyronin/T3					
Serum/Plasma	5 Tage/m	0,99–3,04 µg/l	1,5–4,7 nmol/l		[189]
	5 Tage/w	0,99–3,04 µg/l	1,5–4,7 nmol/l	Achtung: Testkit wurde restandardisiert, neue Werte liegen um den Faktor 0,77 niedriger	
	2 Monate–3 Jahre/m	1,30–3,23 µg/l	2,0–5,0 nmol/l		
	2 Monate–3 Jahre/w	1,30–3,23 µg/l	2,0–5,0 nmol/l		
	4–15 Jahre/m	1,50–2,73 µg/l	2,3–4,2 nmol/l		
	4–13 Jahre/w	1,50–2,70 µg/l	2,3–4,2 nmol/l		
	16–18 Jahre/m	1,16–2,35 µg/l	1,8–3,6 nmol/l		
	14–18 Jahre/w	1,16–2,35 µg/l	1,8–3,6 nmol/l		
Freies T3/FT3					
Serum/Plasma	1–3 Tage	1,4–4,8 µg/l	2,2–7,4 pmol/l	IMX, Abbott	[168]
	4–30 Tage	1,4–5,5 µg/l	2,2–8,4 pmol/l	Änderungen durch Restandardisierung vorbehalten	
	1–12 Monate	2,0–6,9 µg/l	3,1–10,6 pmol/l		
	1–5 Jahre	2,4–6,7 µg/l	3,7–10,3 pmol/l		
	6–10 Jahre	2,9–6,0 µg/l	4,4–9,2 pmol/l		
	11–15 Jahre	3,1–6,0 µg/l	4,8–9,1 pmol/l		
	16–18 Jahre	3,5–5,7 µg/l	5,4–8,8 pmol/l		
Troponin T/cTnT					
Serum	Erw	<0,1 µg/l		95% aller Gesunden, Werte >0,2 µg/l sind beachtenswert	[130]
	0–30 Tage	0–8,4 µg/l			[51]
	31–90 Tage	0–0,7 µg/l			
	3–6 Monate	0–0,5 µg/l			
	7–12 Monate	0–0,3 µg/l			
	1–18 Jahre	<0,1 µg/l			

Crea Kreatinin; DGKC Deutsche Gesellschaft für Klinische Chemie, d Tag; IFCC International Federation of Clinical Chemistry; Erw Erwachsene; FG Frühgeborene; K Kinder; KO Körperoberfläche; m männlich; NG Neugeborene; NS Nabelschnur; PyP Pyridoxalphosphat; S Säugling; SD Standardabweichung; w weiblich

Tab. 292.1 *(Fortsetzung)* Klinische Chemie, Hämostaseologie, Hämatologie: Referenzwerte in Serum, Plasma, Vollblut, Erythrozyten, Schweiß, Stuhl, Urin und Liquor

Analyt/Messgröße		Referenzwert		Anmerkung	Literatur
Material	Alter	Konventionelle Einheiten	SI-Einheiten		
Troponin I/cTnI					
Serum		0,03 ± 0,03 (SD) µg/l		Cut-off-Limit 0,2 µg/l, abhängig vom Testkit	[130]
TSH ▶ Thyrotropin					
TSH-Rezeptor-Antikörper (TSH-RAK,RAK TRAK)					
Serum			<10 mU/ml		[114]
Urinvolumen	Urinmenge/Tag		Urinvolumen auf KO 1,73 m² und Tag bezogen		[146]
	1–2 Tage	30–60 ml/Tag			
	3–10 Tage	100–300 ml/Tag	NG 989 (±468 SD) ml/24h/1,73 m²	<400 ml/Tag/Oligourie	
	10 Tage bis 2 Monate	250–450 ml/Tag	S 2202 (±1095 SD) ml/24h/1,73 m²	>2500 ml/Tag Polyurie	
	2–12 Monate	400–500 ml/Tag	K 822 (±356 SD) ml/24h/1,73 m²	<100 ml/Tag/Anurie	
	1–3 Jahre	500–600 ml/Tag	Erw 1316 (±351 SD) ml/24h/1,73 m²		
	3–5 Jahre	600–700 ml/Tag			
	5–8 Jahre	650–1000 ml/Tag			
	8–14 Jahre	800–1400 ml/Tag			
	Erw	1000 (500–2000) ml/Tag			
Valproat ⊡ Tab. 292.8					
Vancomycin ⊡ Tab. 292.8					

Crea Kreatinin; DGKC Deutsche Gesellschaft für Klinische Chemie, d Tag; IFCC International Federation of Clinical Chemistry; Erw Erwachsene; FG Frühgeborene; K Kinder; KO Körperoberfläche; m männlich; NG Neugeborene; NS Nabelschnur; PyP Pyridoxalphosphat; S Säugling; SD Standardabweichung; w weiblich

◘ **Tab. 292.1** *(Fortsetzung)* Klinische Chemie, Hämostaseologie, Hämatologie: Referenzwerte in Serum, Plasma, Vollblut, Erythrozyten, Schweiß, Stuhl, Urin und Liquor

Analyt/Messgröße		Referenzwert		Anmerkung	Literatur
Material	Alter	Konventionelle Einheiten	SI-Einheiten		
Vanillinmandelsäure					
Urin	7–30 Tage	0,35 (0,11–0,59) mg/24 h	1,8 (0,6–3,0) µmol/24 h	HPLC, Pisano-Modifikation	[136]
	1–6 Monate	0,64 (0,06–1,22) mg/24 h	3,2 (0,3–6,1) µmol/24 h		
	6–24 Monate	1,08 (0,60–1,56) mg/24 h	5,4 (3,0–7,8) µmol/24 h		
	2–4 Jahre	1,61 (0,85–2,37) mg/24 h	8,1 (4,3–11,9) µmol/24 h		
	4–6 Jahre	1,93 (1,25–2,61) mg/24 h	9,7 (6,3–13,1) µmol/24 h		
	6–8 Jahre	2,33 (1,57–3,09) mg/24 h	11,7 (7,9–15,5) µmol/24 h		
	8–10 Jahre	2,93 (1,81–4,05) mg/24 h	14,7 (9,1–20,3) µmol/24 h		
	10–12 Jahre	3,73 (1,71–5,75) mg/24 h	18,8 (8,6–28,9) µmol/24 h		
	12–15 Jahre	4,26 (1,90–6,62) mg/24 h	21,5 (9,6–33,4) µmol/24 h		
Vitamin A					
Serum/Plasma	1–6 Jahre	0,20–0,43 mg/l	0,70–1,50 µmol/l		[21]
	7–12 Jahre	0,26–0,49 mg/l	0,91–1,71 µmol/l		
	13–19 Jahre	0,26–0,72 mg/l	0,91–2,51 µmol/l		
	Erw	0,30–0,80 mg/l	1,05–2,80 µmol/l		
Vitamin B$_2$/Riboflavin					
Urin	1–3 Jahre	500–900 µg/g Crea	150–270 µmol/mol Crea		[121]
	4–6 Jahre	300–600 µg/g Crea	90–180 µmol/mol Crea		
	7–9 Jahre	270–500 µg/g Crea	81–150 µmol/mol Crea		
	10–15 Jahre	200–400 µg/g Crea	60–120 µmol/mol Crea		
	Erw	80–269 µg/g Crea	24–81 µmol/mol Crea		
	Schwangere	90–120 µg/g Crea	27–36 µmol/mol Crea		
Vitamin B$_6$/Pyridoxalphosphat					
Serum/Plasma		15,6 ± 7,0 µg/l	57 ± 26 nmol/l		[25]

Crea Kreatinin; DGKC Deutsche Gesellschaft für Klinische Chemie, d Tag; IFCC International Federation of Clinical Chemistry; Erw Erwachsene; FG Frühgeborene; K Kinder; KO Körperoberfläche; m männlich; NG Neugeborene; NS Nabelschnur; PyP Pyridoxalphosphat; S Säugling; SD Standardabweichung; w weiblich

Kapitel 292 · Referenzwerte

Tab. 292.1 (Fortsetzung) Klinische Chemie, Hämostaseologie, Hämatologie: Referenzwerte in Serum, Plasma, Vollblut, Erythrozyten, Schweiß, Stuhl, Urin und Liquor

Analyt/Messgröße		Referenzwert		Anmerkung	Literatur
Material	Alter	Konventionelle Einheiten	SI-Einheiten		
Vitamin B$_{12}$					
Serum/Plasma	NG	160–1300 pg/ml	118–959 pmol/l		[63]
	Erw	220–940 pg/ml	162–699 pmol/l		
Vitamin C/Ascorbinsäure					
Plasma	Erw	6,5–21,3 mg/l	37–121 µmol/l	95 %-Bereich	[64]
Vitamin D und Metaboliten					
1,25-Dihydroxycholecalciferol [1,25 (OH)2D3]					
Calcitriol					
Serum/Plasma	<18 Monate	53–92 pg/ml	127–221 pmol/l	Im Sommer höhere Werte als im Winter	[94]
	K	30–90 pg/ml	72–216 pmol/l		[118]
	Erw	20–60 pg/ml	48–144 pmol/l		
25-Hydroxycholecalciferol (25 OHD3)					
Calcidiol					
Serum/Plasma		10–50 ng/ml	24–120 nmol/l (USA)	Die Werte sind von der Jahreszeit (Sonnenexposition) abhängig. Ende des Sommers findet man die höchsten Werte; Ende des Winters die niedrigsten. Regionale Unterschiede gibt es wegen der Sonnenexpositionsdauer und der Ernährung.	[94]
		3,5–30 ng/ml	8–72 nmol/l (Großbritannien)		[115]
		<5 ng/ml	<12 nmol/l (BRD) schwerer Mangel		[115]
		5–10 ng/ml	12–24 nmol/l (BRD) subklinischer Mangel		
		>100 ng/ml	>240 nmol/l Gefahr der Intoxikation		
24,25-Dihydroxycholecalciferol [24,25 (OH)2D3]					
Serum/Plasma	K	167–250 ng/l	0,4–0,6 nmol/l		
25,26-Dihydroxycholecalciferol [25,26 (OH)2D3]					
Serum/Plasma	K	125–836 ng/l	0,3–2,0 nmol/l		

Crea Kreatinin; DGKC Deutsche Gesellschaft für Klinische Chemie, d Tag; IFCC International Federation of Clinical Chemistry; Erw Erwachsene; FG Frühgeborene; K Kinder; KO Körperoberfläche; m männlich; NG Neugeborene; NS Nabelschnur; PyP Pyridoxalphosphat; S Säugling; SD Standardabweichung; w weiblich

Tab. 292.1 *(Fortsetzung)* Klinische Chemie, Hämostaseologie, Hämatologie: Referenzwerte in Serum, Plasma, Vollblut, Erythrozyten, Schweiß, Stuhl, Urin und Liquor

Analyt/Messgröße		Referenzwert		Anmerkung	Literatur
Material	Alter	Konventionelle Einheiten	SI-Einheiten		
Vitamin E					
Serum/Plasma	FG	1,3–4,9 mg/l	3,0–11,4 µmol/l		[103]
	1–12 Jahre	3–9 mg/l	7,0–21,0 µmol/l		
	13–19 Jahre	6–10 mg/l	14,0–23,0 µmol/l		
	Erw	5–18 mg/l	12,0–42,0 µmol/l		
Xanthin					
Plasma	K+Erw	<152 µg/l	<1 µmol/l		[163]
Urin	Kinder	4,5 ± 1,5 mg/Tag	0,03 ± 0,01 mmol/Tag	Gilt für United-Kingdom-Ernährung, kaffeefreie Ernährung, eine Fleischmahlzeit pro Tag	[163]
	Erw	7,5 ± 3,0 mg/Tag	0,05 ± 0,02 mmol/Tag		
Zink					
Plasma	bis 14 Jahre	0,64–1,1 mg/l	9,8–16,9 µmol/l	Oster, Kiel	
	Erw	0,65–1,2 mg/l	9,9–18,5 µmol/l		
Urin	1–2 Jahre	76,6 ± 22 µg/Tag	1,2 ± 0,3 µmol/Tag		[7]
		592 (155–1470) µg/l Morgenurin	9,1 (2,4–22,6) µmol/l Morgenurin		
	Erw	424 (±163 SD) µg/Tag	6,5 (±2,5 SD) µmol/Tag	Oster, Kiel	

Crea Kreatinin; DGKC Deutsche Gesellschaft für Klinische Chemie, d Tag; IFCC International Federation of Clinical Chemistry; Erw Erwachsene; FG Frühgeborene; K Kinder; KO Körperoberfläche; m männlich; NG Neugeborene; NS Nabelschnur; PyP Pyridoxalphosphat; S Säugling; SD Standardabweichung; w weiblich

Tab. 292.2 Hämoglobin, Hämatokrit, Erythrozytenzahl, MCV, MCH, MCHC, Thrombozytenzahl, Erythroblasten und Retikulozytenzahl im Vollblut (Mittelwert und Grenze − 2 SD) [33, 121, 145]

Alter	Hämoglobin (g/dl)		Hämatokrit (%)		Erythrozyten (10¹²/l)		MCV (fl)		MCH (pg)		MCHC (g/dl)		Thrombozyten (/nl)	Retikulozyten (%)	Erythroblasten* (%)
	$\bar{x}$	−2 SD	$\bar{x}$	−2 SD	$\bar{x}$	−2 SD	$\bar{x}$	−2 SD	$\bar{x}$	−2 SD	$\bar{x}$	−2 SD			
NS	16,5	13,5	51	41	4,7	3,9	108	98	34	31	33	30	290		0–5
1.–3. Tag	18,5	14,5	56	45	5,3	4,0	108	95	34	31	33	29	60–356	0,4–6,0	0
1. Woche	17,5	13,5	54	42	5,1	3,9	107	88	34	28	33	28	60–680	<0,1–1,3	0
2. Woche	16,5	12,5	51	39	4,9	3,6	105	86	34	28	33	28	124–670	<0,1–1,2	0
1. Monat	14,0	10,0	43	31	4,2	3,0	104	85	28	33	33	28	280 (±56SD)	<0,1–2,9	0
2. Monat	11,5	9,0	35	28	3,8	2,7	96	77	30	26	33	29	280 (±56SD)	<0,1–2,6	0
3.–6. Monat	11,5	9,5	35	29	3,8	3,1	91	74	30	25	33	30			
0,5–2. Jahr	12,0	10,5	36	33	4,5	3,7	78	70	27	23	33	30			0
2.–6. Jahr	12,5	11,5	37	34	4,6	3,9	81	75	27	24	34	31			0
6.–12. Jahr	13,5	11,5	40	35	4,6	4,0	86	77	29	25	34	31			0
12–18 Jahre/w	14,0	12,0	41	36	4,6	4,1	90	78	30	25	34	31	300±50		
12–18 Jahre/m	14,5	13,0	43	37	4,9	4,5	88	78	30	35	34	31	300±50		
18–49 Jahre/w	14,0	12,0	41	36	4,6	4,0	90	80	30	26	34	31	300±50		
18–49 Jahre/m	15,5	13,5	47	41	5,2	4,5	90	80	30	26	34	31	300±50	0,5–1,5	0

SD Standardabweichung, MCV mean corpuscular volume (mittleres Erythrozytenvolumen), MCH mean corpuscular hemoglobin (mittlerer Hämoglobingehalt/Erythrozyt), MCHC mean corpuscular hemoglobin concentration (mittlere zelluläre Hämoglobinkonzentration: [g/100 ml (dl)]). NS Nabelschnur.
* Bezogen auf 100 kernhaltige weiße Blutzellen.

◨ **Tab. 292.3** Altersabhängige Referenzbereiche für Leukozyten, Lymphozyten, Monozyten, Eosinophile, Basophile und Neutrophile im peripheren Blut (EDTA-Blut; Angaben in $10^3/\mu l$ bzw. $10^9/l$, Mittelwert, in Klammern 95%-Bereich) [32, 70]

Alter	Neutrophile			Eosinophile	Basophile	Lymphozyten	Monozyten	Leukozyten
	Total	Stabkernig	Segmentkernig					
Neugeborene	11,0 (6,0–26,0), 61 %	1,65, 9,1 %	9,4, 52 %	0,40 (0,02–0,85), 2,2 %	0,10 (2,0–11,0), 0,6 %	5,5 (2,0–11,0), 31 %	1,05 (0,40–3,1), 5,8 %	18,1, (9,0–30,0)
12 h	15,5 (6,0–28,0), 68 %	2,33, 10,2 %	13,2, 58 %	0,45 (0,02–0,95), 2,0 %	0,10 (0–0,50) 0,4 %	5,5 (2,0–11,0) 24 %	1,20 (0,40–3,6), 5,3 %	22,8, (13,0–38,0)
24 h	11,5 (5,0–21,0), 61 %	1,75, 9,2 %	9,8, 52 %	0,45 (0,05–1,00), 2,4 %	0,10 (0–0,30) 0,5 %	5,8 (2,0–11,5) 31 %	1,10 (0,20–3,1), 5,8 %	18,9, (9,4–34,0)
1 Woche	5,5 (1,5–10,0), 45 %	0,83, 6,8 %	4,7, 39 %	0,50 (0,07–1,10), 4,1 %	0,05 (0–0,25) 0,4 %	5,0 (2,0–17,0) 41 %	1,10 (0,30–2,7), 9,1 %	12,2, (5,0–21,0)
2 Wochen	4,5 (1,0–9,5), 40 %	0,63, 5,5 %	3,9, 34 %	0,35 (0,07–1,00), 3,1 %	0,05 (0–0,23) 0,4 %	5,5 (2,0–17,0) 48 %	1,00 (0,20–2,4), 8,8 %	11,4, (5,0–20,0)
4 Wochen	3,8 (1,0–9,0), 35 %	0,49, 4,5 %	3,3, 30 %	0,30 (0,07–0,90), 2,8 %	0,05 (0–0,20) 0,5 %	6,0 (2,5–16,5) 56 %	0,70 (0,15–2,0), 6,5 %	10,8, (5,0–19,5)
2 Monate	3,8 (1,0–9,9), 34 %	0,49, 4,4 %	3,3, 30 %	0,30 (0,07–0,85), 2,7 %	0,05 (0–0,20) 0,5 %	6,3 (3,0–16,0) 57 %	0,65 (0,13–1,8), 5,9 %	
4 Monate	3,8 (1,0–9,9), 33 %	0,45, 3,9 %	3,3, 29 %	0,30 (0,07–0,80), 2,6 %	0,05 (0–0,20) 0,4 %	6,8 (3,5–14,5) 59 %	0,60 (0,10–1,5), 5,2 %	
6 Monate	3,8 (1,0–8,5), 32 %	0,45, 3,8 %	3,3, 28 %	0,30 (0,07–0,75), 2,5 %	0,05 (0–0,20) 0,4 %	7,3 (4,0–13,5) 61 %	0,58 (0,10–1,3), 4,8 %	11,9 (6,0–17,5)
8 Monate	3,7 (1,0–8,5), 30 %	0,41, 3,3 %	3,3, 27 %	0,30 (0,07–0,70), 2,5 %	0,05 (0–0,20) 0,4 %	7,6 (4,5–12,5) 62 %	0,58 (0,08–1,2), 4,7 %	
10 Monate	3,6 (1,0–8,5), 30 %	0,40, 3,3 %	3,2, 27 %	0,30 (0,06–0,70), 2,5 %	0,05 (0–0,20) 0,4 %	7,5 (4,5–11,5) 63 %	0,55 (0,05–1,2), 4,6 %	
12 Monate	3,5 (1,5–8,5), 31 %	0,35, 3,1 %	3,2, 28 %	0,30 (0,05–0,70), 2,6 %	0,05 (0–0,20) 0,4 %	7,0 (4,0–10,5) 61 %	0,55 (0,05–1,1), 4,8 %	11,4 (6,0–17,5)
2 Jahre	3,5 (1,5–8,5), 33 %	0,32, 3,0 %	3,2, 30 %	0,28 (0,04–0,65), 2,6 %	0,05 (0–0,20) 0,5 %	6,3 (3,0–9,5) 59 %	0,53 (0,05–1,0), 5,0 %	10,6 (6,0–17,5)
4 Jahre	3,8 (1,5–8,5), 42 %	0,27 (0–1,0), 3,0 %	3,5 (1,5–7,5), 39 %	0,25 (0,02–0,65), 2,8 %	0,05 (0–0,20) 0,6 %	4,5 (2,0–8,0), 50 %	0,45 (0–0,8), 5,0 %	9,1 (5,5–15,5)
6 Jahre	4,3 (1,5–8,0), 51 %	0,25 (0–1,0), 3,0 %	4,0 (1,5–7,0), 48 %	0,23 (0–0,65), 2,7 %	0,05 (0–0,20) 0,6 %	3,5 (1,5–7,0), 42 %	0,40 (0–0,8), 4,7 %	8,5 (5,0–14,5)
8 Jahre	4,4 (1,5–8,0), 53 %	0,25 (0–1,0), 3,0 %	4,1 (1,5–7,0), 50 %	0,20 (0–0,50), 2,4 %	0,05 (0–0,20) 0,6 %	3,3 (1,5–6,8), 39 %	0,35 (0–0,8), 4,2 %	8,3 (4,5–13,5)
10 Jahre	4,4 (1,8–8,0), 54 %	0,24 (0–1,0), 3,0 %	4,2 (2,8–7,0), 51 %	0,20 (0–0,60), 2,4 %	0,04 (0–0,20) 0,5 %	3,1 (1,5–6,5), 38 %	0,35 (0–0,8), 4,3 %	8,1 (4,5–13,5)
12 Jahre	4,4 (1,8–8,0), 55 %	0,25 (0–0,10), 3,0 %	4,2 (1,8–7,0), 52 %	0,20 (0–0,55), 2,5 %	0,04 (0–0,20) 0,5 %	3,0 (1,2–6,0), 38 %	0,35 (0–0,8), 4,4 %	
14 Jahre	4,4 (1,8–8,0), 56 %	0,24 (0–0,10), 3,0 %	4,2 (1,8–7,0), 53 %	0,20 (0–0,50), 2,5 %	0,04 (0–0,20) 0,5 %	2,9 (1,2–5,8), 37 %	0,38 (0–0,8), 4,7 %	
16 Jahre	4,4 (1,8–8,0), 57 %	0,23, 3,0 %	4,2, 54 %	0,20 (0–0,50), 2,6 %	0,04 (0–0,20) 0,5 %	2,8 (1,2–5,2), 35 %	0,40 (0–0,8), 5,1 %	7,8 (4,5–13,0)
18 Jahre	4,4 (1,8–7,7), 57 %	0,23, 3,0 %	4,2, 54 %	0,20 (0–0,45), 2,6 %	0,04 (0–0,20) 0,5 %	2,7 (1,0–5,0), 35 %	0,40 (0–0,8), 5,2 %	
20 Jahre	4,4 (1,8–7,7), 59 %	0,23 (0–0,7), 3,0 %	4,2 (1,8–7,0), 56 %	0,20 (0–4,5), 2,7 %	0,04 (0–0,20) 0,5 %	2,5 (1,0–4,8), 33 %	0,38 (0–0,8), 5,2 %	
21 Jahre	4,4 (1,8–7,7), 59 %	0,22 (0–0,7), 3,0 %	4,2 (1,8–7,0), 56 %	0,20 (0–0,45), 2,7 %	0,04 (0–0,20) 0,5 %	2,5 (1,0–4,8), 34 %	0,30 (0–0,8), 4,0 %	7,4 (4,5–11,0)

Prozentangaben beziehen sich auf den mittleren Anteil in Prozent an der Gesamtleukozytenzahl.

Tab. 292.4 Referenzwerte der Gerinnungsparameter für termingeborene, gesunde Kinder (NG), „gesunde" Frühgeborene (FG) und für Erwachsene; Angaben als Mittelwert und Standardabweichung [3]

Parameter	NG/FG	Tag 1	Tag 5	Tag 30	Tag 90	Tag 180	Erwachsene
Thromboplastinzeit (PT) (s)	NG	13,0 (10,1–15,9)	12,4 (10,0–15,3)	11,8 (10,0–14,2)	11,9 (10,0–14,2)	12,3 (10,7–13,9)	12,4 (10,8–13,9)
	FG	13,0 (10,6–16,2)	12,5 (10,0–15,3)	11,8 (10,0–13,6)	12,3 (10,0–14,6)	12,5 (10,0–15,0)	
Quick (%)	NG	55–100	58–100		65–100		70–100
INR International normalized ratio	NG	1,00 (0,53–1,62)	0,89 (0,53–1,48)	0,79 (0,53–1,26)	0,81 (0,53–1,26)	0,88 (0,61–1,17)	0,89 (0,64–1,17)
	FG	1,00 (0,61–1,7)	0,91 (0,53–1,48)	0,79 (0,53–1,11)	0,88 (0,53–1,32)	0,91 (0,53–1,48)	
aPTT (s) Aktivierte partielle Thromboplastinzeit	NG	42,9 (3,13–54,5)	42,6 (25,4–59,8)	40,4 (32,0–55,2)	37,1 (29,0–50,1)	35,5 (28,1–42,9)	33,5 (26,6–40,3)
	FG	53,6 (27,5–79,4)	50,5 (26,9–74,1)	44,7 (26,9–62,5)	39,5 (28,3–50,7)	37,5 (27,1–53,3)	
Thrombinzeit (s)	NG	23,5 (19,0–28,3)	23,1 (18,0–29,2)	24,3 (19,4–29,2)	25,1 (20,5–29,7)	25,5 (19,8–31,2)	25,0 (19,7–30,3)
	FG	24,8 (19,2–30,4)	24,1 (18,8–29,4)	24,4 (18,8–29,9)	25,1 (19,4–30,8)	25,2 (18,9–31,5)	
Fibrinogen (g/l)	NG	2,83 (1,67–3,99)	3,12 (1,62–4,62)	2,70 (1,62–3,78)	2,43 (1,50–3,79)	2,51 (1,50–3,87)	2,78 (1,56–4,00)
	FG	2,43 (1,50–3,73)	2,54 (1,50–3,52)	2,46 (1,50–3,52)	2,46 (1,50–3,60)	2,28 (1,50–3,60)	
Faktor II (U/ml)	NG	0,48 (0,26–0,70)	0,63 (0,33–0,93)	0,68 (0,34–1,02)	0,75 (0,45–1,05)	0,88 (0,60–1,16)	1,08 (0,70–1,46)
	FG	0,45 (0,20–0,77)	0,57 (0,29–0,85)	0,57 (0,36–0,95)	0,68 (0,30–1,06)	0,87 (0,51–1,23)	
Faktor V (U/ml)	NG	0,72 (0,34–1,08)	0,95 (0,45–1,45)	0,98 (0,62–1,34)	0,90 (0,48–1,32)	0,91 (0,55–1,27)	1,06 (0,62–1,50)
	FG	0,88 (0,41–1,44)	1,00 (0,46–1,54)	1,02 (0,48–1,56)	0,99 (0,59–1,39)	1,02 (0,58–1,46)	
Faktor VII (U/ml)	NG	0,66 (0,28–1,04)	0,89 (0,35–1,43)	0,90 (0,42–1,38)	0,91 (0,39–1,43)	0,87 (0,47–1,27)	1,05 (0,67–1,43)
	FG	0,67 (0,22–1,13)	0,84 (0,30–1,38)	0,89 (0,21–1,45)	0,87 (0,31–1,43)	0,99 (0,47–1,51)	
Faktor VIII (U/ml)	NG	1,00 (0,50–1,78)	0,88 (0,50–1,54)	0,91 (0,50–1,57)	0,79 (0,50–1,25)	0,73 (0,50–1,09)	0,99 (0,50–1,49)
	FG	1,11 (0,50–2,13)	1,15 (0,53–2,05)	1,11 (0,50–1,99)	1,06 (0,58–1,88)	0,99 (0,50–1,87)	
Von-Willebrand-Faktor (vWF) (U/ml)	NG	1,53 (0,50–2,87)	1,40 (0,50–2,54)	1,28 (0,50–2,46)	1,18 (0,50–2,06)	1,07 (0,50–1,97)	0,92 (0,50–1,58)
	FG	1,36 (0,78–2,10)	1,33 (0,72–2,19)	1,36 (0,66–2,16)	1,12 (0,75–1,84)	0,98 (0,54–1,58)	
Faktor IX (U/ml)	NG	0,53 (0,15–0,91)	0,53 (0,15–0,91)	0,51 (0,21–0,81)	0,67 (0,21–1,13)	0,86 (0,36–1,36)	1,09 (0,55–1,63)
	FG	0,35 (0,19–0,65)	0,42 (0,14–0,74)	0,44 (0,13–0,80)	0,59 (0,25–0,93)	0,81 (0,50–1,20)	
Faktor X (U/ml)	NG	0,40 (0,12–0,68)	0,49 (0,19–0,79)	0,59 (0,31–0,87)	0,71 (0,35–1,07)	0,78 (0,38–1,18)	1,06 (0,70–1,52)
	FG	0,41 (0,11–0,71)	0,51 (0,19–0,83)	0,56 (0,20–0,92)	0,67 (0,35–0,99)	0,77 (0,35–1,19)	
Faktor XI (U/ml)	NG	0,38 (0,10–0,66)	0,55 (0,23–0,87)	0,53 (0,27–0,79)	0,69 (0,41–0,97)	0,86 (0,49–1,34)	0,97 (0,67–1,27)
	FG	0,30 (0,08–0,52)	0,41 (0,13–0,69)	0,43 (0,15–0,71)	0,59 (0,25–0,93)	0,78 (0,46–1,10)	

Die Angaben in U/ml beziehen sich auf einen Plasmapool gesunder Probanden der 1 U/ml enthält. Die Werte × 100 genommen geben den Anteil in Prozent an.

Tab. 292.4 (Fortsetzung) Referenzwerte der Gerinnungsparameter für termingeborene, gesunde Kinder (NG), „gesunde" Frühgeborene (FG) und für Erwachsene; Angaben als Mittelwert und Standardabweichung [3]

Parameter	NG/FG	Tag 1	Tag 5	Tag 30	Tag 90	Tag 180	Erwachsene
Faktor XII (U/ml)	NG	0,53 (0,13–0,93)	0,47 (0,11–0,83)	0,49 (0,17–0,81)	0,67 (0,25–1,09)	0,77 (0,39–1,15)	1,08 (0,52–1,64)
	FG	0,38 (0,10–0,66)	0,39 (0,09–0,69)	0,43 (0,11–0,75)	0,61 (0,15–1,07)	0,82 (0,22–1,42)	
Präkallikrein (U/ml)	NG	0,37 (0,18–0,69)	0,48 (0,20–0,76)	0,57 (0,23–0,91)	0,73 (0,41–1,05)	0,86 (0,56–1,16)	1,12 (0,62–1,62)
	FG	0,33 (0,09–0,57)	0,45 (0,25–0,75)	0,59 (0,31–0,87)	0,79 (0,37–1,21)	0,78 (0,40–1,16)	
HMWK (U/ml) High molecular weight kininogenin	NG	0,54 (0,06–1,02)	0,74 (0,16–1,32)	0,77 (0,33–1,21)	0,82 (0,30–1,46)	0,82 (0,36–1,28)	0,92 (0,50–1,36)
	FG	0,49 (0,09–0,89)	0,62 (0,24–1,00)	0,64 (0,16–1,12)	0,78 (0,32–1,24)	0,83 (0,41–1,25)	
Faktor XIIIa (U/ml)	NG	0,79 (0,27–1,31)	0,94 (0,44–1,44)	0,93 (0,39–1,47)	1,04 (0,36–1,72)	1,04 (0,46–1,62)	1,05 (0,55–1,55)
	FG	0,70 (0,32–1,08)	1,01 (0,57–1,45)	0,99 (0,51–1,47)	1,13 (0,71–1,55)	1,13 (0,65–1,61)	
Faktor XIIIb (U/ml)	NG	0,76 (0,30–1,22)	1,06 (0,32–1,90)	1,11 (0,39–1,73)	1,16 (0,48–1,84)	1,10 (0,50–1,70)	0,97 (0,57–1,37)
	FG	0,81 (0,35–1,27)	1,10 (0,68–1,58)	1,07 (0,57–1,57)	1,21 (0,75–1,67)	1,15 (0,67–1,63)	

Die Angaben in U/ml beziehen sich auf einen Plasmapool gesunder Probanden der 1 U/ml enthält. Die Werte × 100 genommen geben den Anteil in Prozent an.

◘ **Tab. 292.5** Referenzwerte der Inhibitoren der Gerinnung für termingeborene gesunde Kinder (NG) und „gesunde" Frühgeborene (FG) innerhalb der ersten 6 Monate und für Erwachsene (Angaben als Mittelwert und 95%-Bereich) [3]

	NG/FG	Tag 1	Tag 5	Tag 30	Tag 90	Tag 180	Erwachsene
Antithrombin III (AT-III) (U/ml)	NG	0,63 (0,39–0,87)	0,67 (0,41–0,93)	0,78 (0,48–1,08)	0,97 (0,73–1,21)	1,04 (0,84–1,24)	1,05 (0,79–1,31)
	FG	0,38 (0,14–0,62)	0,56 (0,30–0,82)	0,59 (0,37–0,81)	0,83 (0,45–1,21)	0,90 (0,52–1,28)	
α_2-Makroglobulin (U/ml)	NG	1,39 (0,95–1,83)	1,48 (0,98–1,98)	1,50 (1,06–1,94)	1,76 (1,26–2,26)	1,91 (1,49–2,33)	0,86 (0,52–1,20)
	FG	1,10 (0,56–1,82)	1,25 (0,71–1,77)	1,38 (0,72–2,04)	1,80 (1,20–2,66)	2,09 (1,10–3,21)	
C1-Esteraseinhibitor (C1-EINH) (U/ml)	NG	0,72 (0,36–1,08)	0,90 (0,60–1,20)	0,89 (0,47–1,31)	1,15 (0,71–1,59)	1,41 (0,89–1,91)	1,01 (0,71–1,31)
	FG	0,65 (0,31–0,99)	0,83 (0,45–1,21)	0,74 (0,40–1,24)	1,14 (0,60–1,68)	1,40 (0,96–2,04)	
α_1-Antitrypsin, (α_1-AT) (U/ml)	NG	0,93 (0,49–1,37)	0,89 (0,49–1,29)	0,62 (0,36–0,88)	0,72 (0,42–1,02)	0,77 (0,47–1,07)	0,93 (0,55–1,31)
	FG	0,90 (0,36–1,44)	0,94 (0,42–1,46)	0,76 (0,38–1,12)	0,81 (0,49–1,13)	0,82 (0,48–1,16)	
Heparin-Cofaktor II (HCII) (U/ml)	NG	0,43 (0,10–0,96)	0,48 (0,10–0,96)	0,47 (0,10–0,87)	0,72 (0,10–1,46)	1,20 (0,50–1,90)	0,96 (0,66–1,26)
	FG	0,32 (0,10–0,60)	0,34 (0,10–0,69)	0,43 (0,15–0,71)	0,61 (0,20–1,11)	0,89 (0,45–1,40)	
Protein C (U/ml)	NG	0,35 (0,17–0,53)	0,42 (0,20–0,64)	0,43 (0,21–0,65)	0,54 (0,28–0,80)	0,59 (0,37–0,81)	0,96 (0,64–1,28)
	FG	0,28 (0,12–0,44)	0,31 (0,11–0,51)	0,37 (0,15–0,59)	0,45 (0,23–0,67)	0,57 (0,31–0,83)	
Protein S (U/ml)	NG	0,36 (0,12–0,60)	0,50 (0,22–0,78)	0,63 (0,33–0,93)	0,86 (0,54–1,18)	0,87 (0,55–1,19)	0,92 (0,60–1,24)
	FG	0,26 (0,14–0,38)	0,37 (0,13–0,61)	0,56 (0,22–0,90)	0,76 (0,40–1,12)	0,82 (0,44–1,20)	

Angaben in U/ml beziehen sich auf einen Plasmapool gesunder Probanden, der 1 U/ml enthält. Die Werte × 100 genommen geben den Anteil in Prozent an.

◘ **Tab. 292.6** Referenzwerte für die Parameter des fibrinolytischen Systems für zum Termin Geborene (NG), „gesunde" Frühgeborene (FG) und Erwachsene; Angaben als Mittelwert und Standardabweichung [3]

	NG/FG	Tag 1	Tag 5	Tag 30	Tag 90	Tag 180	Erwachsene
Plasminogen (U/ml)	NG	1,95 (1,25–2,65)	2,17 (1,41–2,93)	1,98 (1,26–2,70)	2,48 (1,74–3,22)	3,01 (2,21–3,81)	3,36 (2,48–4,24)
	FG	1,70 (1,12–2,48)	1,91 (1,21–2,61)	1,81 (1,09–2,53)	2,38 (1,58–3,18)	2,75 (1,91–3,59)	
TPA Tissue plasminogen activator (ng/ml)	NG	9,6 (5,0–18,9)	5,6 (4,0–10,0)	4,1 (1,0–6,0)	2,1 (1,0–5,0)	2,8 (1,0–6,0)	4,96 (1,46–8,64)
	FG	8,48 (3,00–16,70)	3,97 (2,00–6,93)	4,13 (2,00–7,79)	3,31 (2,00–5,07)	3,48 (2,00–5,85)	
α_2-Antiplasmin (α_2-AP) (U/ml)	NG	0,85 (0,55–1,15)	1,00 (0,70–1,30)	1,00 (0,76–1,24)	1,08 (0,76–1,40)	1,11 (0,83–1,39)	1,02 (0,68–1,36)
	FG	0,78 (0,40–1,16)	0,81 (0,49–1,13)	0,89 (0,55–1,23)	1,06 (0,64–1,48)	1,15 (0,77–1,53)	
PAI Plasminogen Aktivator Inhibitor (U/ml)	NG	6,4 (2,0–15,1)	2,3 (0,0–8,1)	3,4 (0,0–8,8)	7,2 (1,0–15,3)	8,1 (6,0–13,0)	3,6 (0,0–11,0)
	FG	5,4 (0,0–12,2)	2,5 (0,0–7,1)	4,3 (0,0–10,9)	4,8 (1,0–11,9)	4,9 (1,0–10,2)	

α_2-Antiplasmin ist in U/ml angegeben. Die U/ml beziehen sich auf einen Plasmapool gesunder Probanden, der 1 U/ml enthält. Die Werte × 100 genommen geben den Anteil in Prozent an. Für den Plasminogenaktivatorinhibitor (PAI) gilt Folgendes: Eine Einheit PAI-Aktivität ist als die Menge definiert, die eine internationale Einheit humaner Einzelstrang-TPA inhibiert.

Tab. 292.7 Referenzwerte für Aminosäurenkonzentrationen im Serum/Plasma, Urin und Liquor, 95%-Bereich [127], [158]**

Aminosäure	MG	Neugeborene			Säuglinge			Kinder 1–14 Jahre			Erwachsene		Liquor** (µmol/l)	
		Plasma (µmol/l)	Urin (µmol/g Crea)	Liquor* (µmol/l)	Plasma (µmol/l)	Urin (µmol/g Crea)	Liquor* (µmol/l)	Plasma (µmol/l)	Urin (µmol/g Crea)	Liquor* (µmol/l)	Plasma (µmol/l)	Urin (µmol/g Crea)	m	w
P-Serin	185	3–23	nn–600	2–15	3–127	nn–600	nn–10	nn–63	3–588	nn–8	5–25	3–588		
Taurin	125	31–270	115–2200	nn–35	10–283	115–2200	nn–18	18–285	28–2755	nn–18	47–174	28–2755	4,4–12,4	2,5–8,5
PE-Amin	141	nn	nn–260	nn	nn–14	nn–260	nn–5	nn–9	nn–194	nn–2	nn	nn–194		
ASP-Säure	133	nn–69	58–350	nn–9	nn–52	58–350	nn–10	nn–69	5–464	nn–9	12–38	5–464	0,4–5,2	1,4–2,2
OH-Prolin	131	nn	nn–110	nn	nn–71	nn–110	nn	nn–20	nn–30	nn	nn–59	nn–179		
Threonin	119	44–274	80–750	37–86	51–352	80–750	nn–88	44–194	1–750	nn–59	92–204	1–750	22,2–52,6	22,3–47,1
Serin	105	69–238	296–1600	60–82	86–323	296–1600	20–77	73–227	1–1615	nn–74	94–220	1–1615	18,7–37,5	22,6–37,8
Asparagin	150	nn–52	1–240	nn–13	1–73	1–240	nn–10	1–77	nn–508	nn–17	28–83	nn–508	<17,9	0,6–17,4
Glutaminsäure	147	47–523	1–600	nn–12	16–381	1–600	nn–7	14–314	nn–562	nn–9	32–172	nn–562		
Glutamin	146	117–861	373–3500	515–970	214–837	373–3500	257–730	268–763	1–2015	72–852	336–741	1–2015	356–680	284–566
α-Amino-Adipinsäure	161	nn–18	114–450	nn–6	nn–29	114–450	nn–6	nn–24	nn–324	nn–20	nn–22	nn–324		
Prolin	115	nn–382	nn–1000	nn	nn–588	nn–1000	nn–8	nn–371	nn–847	nn–35	1–393	nn–847		
Glycin	75	119–399	427–5900	nn–55	143–364	427–5900	nn–22	127–394	176–7575	nn–17	179–460	176–7575	2,2–14,2	0,7–14,7
Alanin	89	161–556	162–2700	24–60	191–561	162–2700	6–50	161–598	94–1718	nn–97	270–640	94–1718	13,4–48,2	11,5–41,1
Zitrullin	175	nn–370	1–127	nn–5	nn–58	1–127	nn–5	nn–54	nn–137	nn–5	1–57	nn–137	0,8–4,8	<6,4
α-Amino-Buttersäure	103	nn–53	33–160	nn–4	nn–54	33–160	nn–4	7–55	nn–113	nn–7	8–40	nn–113	1,5–7,1	<7,9
Valin	117	74–255	43–285	8–43	75–367	43–285	6–26	90–349	1–207	nn–48	157–347	1–207	10,1–37,7	4,5–24,5

nn unter der Nachweisgrenze, MG Molekulargewicht, Crea Kreatinin.
* Die Konzentrationen der Aminosäuren im Liquor wurden von hospitalisierten Kindern gewonnen, deren Liquor hinsichtlich Farbe, Proteingehalt, Zellzahl, Glukose, Laktat unauffällig war.

Tab. 292.7 (*Fortsetzung*) Referenzwerte für Aminosäurenkonzentrationen im Serum/Plasma, Urin und Liquor, 95%-Bereich [127], [158]**

Aminosäure	MG	Neugeborene Plasma (µmol/l)	Neugeborene Urin (µmol/g Crea)	Neugeborene Liquor* (µmol/l)	Säuglinge Plasma (µmol/l)	Säuglinge Urin (µmol/g Crea)	Säuglinge Liquor* (µmol/l)	Kinder 1–14 Jahre Plasma (µmol/l)	Kinder 1–14 Jahre Urin (µmol/g Crea)	Kinder 1–14 Jahre Liquor* (µmol/l)	Erwachsene Plasma (µmol/l)	Erwachsene Urin (µmol/g Crea)	Liquor** (µmol/l) m	Liquor** (µmol/l) w
Cystin	240	11–55	57–520	1–15	nn–63	57–520	nn–12	2–70	1–231	nn–17	10–73	1–231		
Methionin	149	nn–56	48–870	nn–17	17–82	48–870	nn–10	9–62	1–234	nn–12	17–57	1–234	<9,3	<8,8
Cystathionin	222	nn–24	1–170	nn	nn–10	1–170	nn–1	nn–11	nn–101	nn–3	nn–17	nn–101		
Isoleuzin	131	16–100	1–150	nn–11	36–128	1–150	nn–10	28–135	nn–139	nn–15	49–127	nn–139	3,4–13,4	<11,1
Leuzin	131	51–175	44–260	9–24	47–240	44–260	4–20	50–219	nn–208	nn–30	87–210	nn–208	10,4–26,8	4,2–18,2
Tyrosin	181	36–146	34–520	5–39	31–163	34–520	2–23	23–144	13–528	nn–24	39–115	13–528	5,3–13,3	1,9–13,9
Phenylalanin	165	21–119	98–620	8–34	24–124	98–620	nn–58	31–123	1–286	nn–45	51–115	1–286	6,7–18,3	2,4–19,2
β-Alanin	89	nn–668	nn–2772	nn	nn–202	nn–1783	nn–6	nn–11	nn–924	nn–10	nn–28	nn–369		
β-Amino-Iso-Buttersäure	103	nn–45	nn–2260	nn	nn–90	nn–2293	nn	nn	nn–1821	nn–5	nn–25	1–1216		
γ-Amino-Buttersäure	103	nn–34	nn–198	nn	nn–159	nn–198	nn	nn	nn–140	nn	nn	nn–140		
Ornithin	168	35–214	1–170	1–17	34–121	1–170	nn–4	27–126	nn–127	nn–19	50–140	nn–127	3,0–9,0	1,7–8,1
Lysin	183	54–253	101–1010	19–30	58–249	101–1010	4–34	72–276	43–693	nn–59	135–291	43–693	20,1–42,9	15,1–36,3
1-Methyl-Histidin	169	nn–24	129–450	nn–nn	nn–34	129–450	nn–4	nn–46	nn–1060	nn–11	nn–46	nn–1060		
Histidin	210	30–120	405–3100	15–37	38–151	405–3100	nn–72	42–122	114–2940	nn–50	65–126	114–2940	11,4–22,2	12,0–25,2
3-Methyl-Histidin	169	nn–10	197–400	nn	nn–27	197–400	nn–2	nn–11	1–564	nn–4	nn–23	1–564		
Tryptophan	204	nn–99	153–1250	nn	nn–125	153–1250	nn–11	nn–121	nn–955	nn–19	24–124	nn–955		
Carnosin	226	nn	nn–1900	nn	nn	nn–1900	nn	nn–1	nn–864	nn	nn	nn–864		
Arginin	211	nn–137	nn–110	nn–24	nn–148	nn–110	5–29	1–144	nn–142	nn–36	65–186	nn–142	13,1–35,1	14,0–34,4

nn unter der Nachweisgrenze, MG Molekulargewicht, Crea Kreatinin.

* Die Konzentrationen der Aminosäuren im Liquor wurden von hospitalisierten Kindern gewonnen, deren Liquor hinsichtlich Farbe, Proteingehalt, Zellzahl, Glukose, Laktat unauffällig war.

Tab. 292.8 Therapeutische Bereiche einiger Medikamente

Medikament	Therapeutische Bereiche	Konventionelle Einheiten	SI-Einheiten	Anmerkung zu Nebenwirkungen – Im Allgemeinen gilt:	Anmerkung	Literatur
Antiasthmatika						
Theophyllin						
Serum/Plasma		6–11 mg/l	33–61 µmol/l		Bei postnataler Apnoe	[43]
		8–20 mg/l	44–111 µmol/l		Bei Asthma bronchiale	
Antibiotika						
Amikacin						
Serum/Plasma	Spitzenkonzentration	20–35 µg/ml	34–61 µmol/l			[120]
	Talkonzentration	<10 µg/ml	<17 µmol/l			
Gentamicin						
Serum/Plasma	Spitzenkonzentration	5–10 µg/ml	11–21 µmol/l			[120]
	Talkonzentration	<2 µg/ml	<5 µmol/l			
Netilmicin						
Serum/Plasma	Spitzenkonzentration	5–10 µg/ml	11–21 µmol/l			[120]
	Talkonzentration	<2 µg/ml	<4 µmol/l			
Tobramycin						
Serum/Plasma	Spitzenkonzentration	5–10 µg/ml	11–21 µmol/l			[120]
	Talkonzentration	<2 µg/ml	<5 µmol/l			
Vancomycin						
Serum/Plasma	Spitzenkonzentration	<40 mg/l	<28 µmol/l			[164]
	Talkonzentration	5–10 mg/l	3–7 µmol/l		Bei 12-stündlicher Gabe	
		10–15 mg/l	7–10 µmol/l		Bei 6-stündlicher Gabe	
Antidepressiva						
Lithium						
Serum/Plasma			0,6–0,8 mmol/l		Kein Lithium-Heparin-Plasma verwenden	[116]
			bis 1,2 mmol/l	Selten Auftreten Nebenwirkungen	Einstellung bei Kindern unterscheidet sich nicht von Erwachsenen	
			>1,4 mmol/l	Häufig Auftreten Nebenwirkungen		

Tab. 292.8 (Fortsetzung) Therapeutische Bereiche einiger Medikamente

Medikament	Therapeutische Bereiche	Konventionelle Einheiten	SI-Einheiten	Anmerkung zu Nebenwirkungen – Im Allgemeinen gilt:	Anmerkung	Literatur
Antikonvulsiva						
Carbamazepin						
Serum/Plasma		3–10 mg/l	13–43 µmol/l		Halbwertszeit 3–10 h	[50]
Ethosuximid						
Serum/Plasma		40–100 mg/l	283–708 µmol/l		Halbwertszeit 30–40 h	[50]
Phenytoin						
Serum/Plasma		5–20 mg/l	20–79 µmol/l		Halbwertszeit 10–40 h	[50]
Phenobarbital						
Serum/Plasma		10–40 mg/l	43–172 µmol/l		Halbwertszeit 50–120 h	[50]
Primidon						
Serum/Plasma		5–12 mg/l	23–55 µmol/l		Halbwertszeit 10–12 h s. auch Phenobarbital, da Primidon in Phenobarbital umgewandelt wird.	[50]
Sultiam (Ospolot)						
Serum/Plasma		5–10 mg/l			Dr. Neubauer, Neuropädiatrie, Universitäts-Kinderklinik Kiel	[50]
Valproat						
Serum/Plasma		50–100 mg/l	347–693 µmol/l		Halbwertszeit 12–16 h	[43, 113]
Antimykotika						
Amphotericin B						
Serum/Plasma		2–3 mg/l			Nach i.v.-Infusion bei 0,7–1,0 mg/kg KG langsamer Abfall der Serumwerte, Halbwertszeit 20 h	[164]
Antiphlogistika						
Acetylsalicylsäure/Salicylat						
Serum/Plasma		150–300 mg/l	1,1–2,2 mmol/l		Relativ enger Dosierungsspielraum, daher häufig Intoxikationen, Achtung bei Kindern unter 4 Jahren Spiegel von > 300 mg/l sehr bedenklich.	[120]

Tab. 292.8 (*Fortsetzung*) Therapeutische Bereiche einiger Medikamente

Medikament	Therapeutische Bereiche	Konventionelle Einheiten	SI-Einheiten	Anmerkung zu Nebenwirkungen – Im Allgemeinen gilt:	Anmerkung	Literatur
Immunsuppressiva						
Ciclosporin A						
Vollblut Talkonzentration bzw. C0 Konz. bei klassischer Tripeltherapie	Organ	1.–4. Woche nach Transplantation (ng/ml)	Erhaltungsdosis (ng/ml)		Anmerkung	[113] [5]
	Niere	200–300	80–150			
	Herz	250–350	100–150			
	Lunge	300–400	200–300			
	Leber	200–350	100–150		Mit HPLC best. (Referenzmethode) Therapiephase beachten! Werden die Werte mit monoklonalen Antikörpern bestimmt, werden als Zielgröße in etwa 1,2- bis 1,5-fach höhere Werte als die HPLC-Werte gemessen	
	Pankreas	200–300	200–250			
Mycophenolat-Mofetil						
Plasma-Talspiegel		1–3 mg/l	2,3–6,9 µmol/l		HPLC (Referenz-Methode); Immunoassays liefern zum Teil bis 20 % höhere Werte	[5]
Sirolimus						
Vollblut		Tripeltherapie 4–12 µg/l	4,4–13 nmol/l		HPLC	[38]
Talspiegel		Dualtherapie 12–20 µg/l	13–22 nmol/l			
Tacrolimus/FK506						
Vollblut		Initialtherapie 10–15 µg/l	12,4–18,6 nmol/l		Mit HPLC/MS bestimmte Werte sind zum Teil deutl. unterschiedlich; vor allem bei Lebererkrankungen	[38]
Talspiegel		Erhaltungstherapie 5–10 µg/l	6,2–12,4 nmol/l			

Tab. 292.8 (Fortsetzung) Therapeutische Bereiche einiger Medikamente

Medikament	Therapeutische Bereiche	Konventionelle Einheiten	SI-Einheiten	Anmerkung zu Nebenwirkungen – Im Allgemeinen gilt:	Anmerkung	Literatur
Kardiaka/Herzglykoside						
Digoxin						[43]
Serum/Plasma		0,8–2,0 µg/l	1,0–2,6 nmol/l		Halbwertszeit 41 h, Wirkungseintritt i.v. 15–30 min; oral 1–3 h. Wirkungsdauer 5–7 Tage	
Digitoxin						[19, 43]
Serum/Plasma		10–25 µg/l	13–33 nmol/l	Es gibt Hinweise, dass Kinder möglicherweise Serumwerte bis 35 µg/l (46 nmol/l) tolerieren.	Halbwertszeit 7 Tage, Wirkungseintritt i. v. 30–60 min; oral 2–4 h. Wirkungsdauer 2–3 Wochen.	
Zytostatika						
Methotrexat	Erhöhte Toxizität findet man bei folgenden Konzentrationen:				Toxizität hängt von Leukoverindosis ab	[43]
Serum/Plasma	24 h > 5 µmol/l					
	48 h > 0,5 µmol/l					
	72 h > 0,05 µmol/l					

Literatur

[1] Abicht K, Heiduk M, Korn S, Klein G (2003) Lipase, p-amylase, CRP-hs, and creatinine: Refernce intervals from infancy to childhood. Clin Chem Lab Med 41:205 (Special suppl. Abstract)

[2] Aldrimer M, Ridefelt P, Rödöö P et al (2012) Reference intervals on the Abbott Architect for serum thyroid hormones, lipids and prolactin in healthy children in a population-based study. Scand J Clin Lab Invest 72:326–332

[3] Andrew M, Paes B, Johnston M (1990) Development of the hemostatic system in the neonate and young infant. Am J Pediatr Hematol Oncol 12:95–104

[4] Artuch R, Vilaseca MA, Farre C, Ramon F (1995) Determination of lactate, pyruvate, beta-hydroxybutyrate and acetoacetate with a centrifugal analyser. Eur J Clin Chem Clin Biochem 33:529–533

[5] Bachmann C, Colombo JP (1980) Determination of orotic acid in children's urine. J Clin Chem Clin Biochem 18:293–295

[6] Baens GS, Lundeen E, Cornblath M (1963) Studies of carbohydrate metabolism in the newborn infant. Pediatrics 31:580–589

[7] Baerlocher K, Nadal D (1988) Das Menkes-Syndrom. Ergebn Inn Med Kinderheilkd 57:77–144

[8] Baratt TM, Kasidas GP, Murdoch I, Rose GA (1991) Urinary oxalate and glycolate excretion and plasma oxalate concentration. Arch Dis Child 66:501–503

[9] Barratt TM, Chandler C (1975) Clinical assessment of renal function. In: Rubin MI (Hrsg) Pediatric nephrology. Williams & Wilkins, Baltimore, S 55

[10] Baudner S, Dati F (1996) Standardisierung der Bestimmung von 14 Proteinen in Humanserum auf der Basis des neuen IFCC/BCR/CAP internationalen Referenzmaterials CRM 470. J Lab Med 20:145–152

[11] Biason-Lauber A, Zachmann M (1996) Disorders of steroid metabolism. In: Blau N, Duran M, Blaskovics ME (Hrsg) Physicians guide to the laboratory diagnosis of metabolic diseases. Chapman & Hall, London, S 419–436

[12] Bidlingmaier F (1995) Männliche Sexualhormone (Androgene). In: Greiling H, Gressner AM (Hrsg) Lehrbuch der Klinischen Chemie und Pathobiochemie, 3. Aufl. Schattauer, Stuttgart, S 1117–1120

[13] Bienvenu J, Jeppson JO, Ingenbleck Y (1996) Transthyretin (prealbumin) and retinol binding protein. In: Ritchie RF, Navolotskaia O (Hrsg) Serum proteins in clinical medicine, Bd. I. Foundation of Blood Research, Scarborough, S 9.01-1–9.01-7

[14] Bjure J, Fallström SP (1963) Endogenous formation of carbon monooxide in newborn infants. I. Non-icteric and icteric infants without blood group incompatibility. Acta Paediatr 52:361–366

[15] Blair JI, Carachi R, Gupta R et al (1967) Plasma alpha-fetoprotein reference ranges in infancy: effect of prematurity. Arch Dis Child 62:362–369

[16] den Blauwen DH, Poppe WA, Tritschler W (1983) Cholinesterase (EC 3.1.1.8) mit Butyrylthiocholin-iodid als Substrat: Referenzwerte in Abhängigkeit von Alter und Geschlecht unter Berücksichtigung hormonaler Einflüsse und Schwangerschaft. J Clin Chem Clin Biochem 21:381–386

[17] Blum WF (1992) Insulin-like growth factors and their binding proteins. In: Ranke MB (Hrsg) Functional endocrinologic diagnostics in children and adolescents. J & J, Mannheim, S 102

[18] Boineau FG, Lewy JE (1992) Nephrological problems in the newborn. In: Roberton NEC (Hrsg) Textbook of neonatology. Churchill Livingstone, Edinburgh, S 839–851

[19] Bourgeois M, Liersch R, Kramer HH (1977) Herzinsuffizienz. In: Reinhardt D (Hrsg) Therapie der Krankheiten im Kindes- und Jugendalter, 6. Aufl. Springer, Berlin Heidelberg New York, S 1128

[20] Bürgi W, Richterich R, Mittelholzer ML, Monstein S (1967) Die Glucosekonzentration im kapillären und venösen Plasma bei direkter enzymatischer Bestimmung. Schweiz Med Wschr 97:1721–1725

[21] Catignani GL (1980) An HPLC method for the simultaneous determination of retinol and a-tocopherol in plasma or serum. In: Chytil R, Mc Cormick DB (Hrsg) Methods in enzymology, Bd. 123. Academic Press, New York, S 215–219

[22] Chen IW, David R, Maxon HR et al (1980) Age, sex and race-related differences in myoglobin concentrations in the serum of healthy persons. Clin Chem 26:1864–1868

[23] Ciba Geigy (Hrsg) (1980) Wissenschaftliche Tabellen Geigy, 8. Aufl. Ciba Geigy, Basel, S 60

[24] Clayton BE, Jenkins P, Round JM (1980) Paediatric chemical pathology: clinical tests and reference ranges. Blackwell, Oxford

[25] Coburn SP, Mahuren JD (1983) A versatile cation-exchange procedure for measuring the seven major forms of vitamin B6 in biological samples. Anal Biochem 129:310–317

[26] Colantonio DA, Kyriakopoulou L, Chan MK et al (2012) Closing the Gaps in Pediatric Laboratory Referenc Intervals: A Caliper Database of 40 Biochemical Markers in a Healthy and Multiethnic Population of Children. Clin Chem 58:854–868

[27] Colombo JP, Peheim E, Kretschmer R et al (1984) Plasma ammonia concentrations in newborn and children. Clin Chim Acta 138:283–291

[28] Cornblath M, Reisner SH (1965) Blood glucose in the neonate and its clinical significance. N Engl J Med 273:378–380

[29] Cornblath M, Schwartz R (1991) Disorders of carbohydrate metabolism in infancy, 3. Aufl. Blackwell, Oxford, S 79

[30] Craig W, Stein E (1996) Apolipoprotein A. In: Ritchie RF, Navolotskaia O (Hrsg) Serum proteins in clinical medicine, Bd. I. Foundation of Blood Research, Scarborough, S 12.01-1–12.01-11

[31] Dahlquist A, Svenningsen NW (1969) Galactose in the urine of newborn infants. J Pediatr 75:454–462

[32] Dallman PR (1977) Blood and blood forming tissue. In: Rudolph AM (Hrsg) Pediatrics, 16. Aufl. Appleton Century Crofts, New York, S 1178

[33] Dallmann PR (1977) Blood and blood forming tissue. In: Rudolph A (Hrsg) Pediatrics, 16. Aufl. Appleton Century Crofts, New York, S 1111

[34] Davies DP (1973) Plasma osmolality and protein intake in preterm infants. Arch Dis Child 48:575–579

[35] Davis AE (1996) α2-Macroglobulin. In: Ritchie RF, Navolotskaia O (Hrsg) Serum proteins in clinical medicine, Bd. I. Foundation of Blood Research, Scarborough, S 8.02-1–8.02-8

[36] Dembre PP, Roesel RA (1991) Screening for mucopolysaccharidoses by analysis of urinary glycosaminoglycans. In: Hommes FA (Hrsg) Techniques in diagnostic human biochemical genetics. Wiley-Liss, New York, S 84

[37] Dörner K (1989) Ausgewählte allgemeine Referenzwerte. In: Bachmann KD, Ewerbeck E, Kleihauer E (Hrsg) Pädiatrie in Praxis und Klinik, 2. Aufl. Bd. I. Fischer, Stuttgart, S 946

[38] Dörner K (2009) Klinische Chemie und Hämatologie. Georg Thieme Verlag, Stuttgart, New York, S 483

[39] Dörner K, Gaethke AS (1982) Calculation factors and reference values for quantitative lipoprotein electrophoresis in childhood. Clin Chim Acta 119:99–105

[40] Dörner K, Stingl EM, Toeller W, Simon C (1979) Richtwerte zum Fettstoffwechsel im Kindesalter. Monatsschr Kinderheilkd 127:511–514

[41] Ehrich JHH, Kirschstein M, Kehring N et al (1993) Proteinurie und Enzymurie als Leitsymptom renaler und extrarenaler Erkrankungen im Kindesalter. Monatsschr Kinderheilkd 141:59–69

[42] Elliot BA, Wilkinson JH (1963) The serum hydroxybutyrate dehydrogenase in diseases other than myocardial infarction. Clin Sci 24:343–347

[43] Evans WE, Oellerich M, Holt DW (1994) Drug monitoring, Leitfaden für die klinische Praxis. Abbot Laboratories, Wiesbaden-Delkenheim

[44] Expert Panel on Detection, Evaluation, and Treatment of High Blood Cholesterol in Adults: Executive summary of the Third Report of the National Cholesterol Education Program (NCEP) Expert Panel on detection, evaluation, and treatment of high blood cholesterol in adults (Adult Treatment Panel III). JAMA 285: 2486–2497

[45] Findling JW, Engeland WC, Raff H (1990) Emerging techniques: the use of immunoradiometric assay for the measurement of ACTH in human plasma. Trends Endocrinol Metab 6:283–287

[46] Fischbach F, Zawta B (1992) Age-dependent reference limits of several enzymes in plasma at different measuring temperatures. Klin Lab 38:555–561

[47] Fishman RA (1992) Cerebrospinal fluid in diseases of the nervous system, 2. Aufl. Saunders, Philadelphia, S 184

[48] Fishman RA (1992) Cerebrospinal fluid in diseases of the nervous system, 2. Aufl. Saunders, Philadelphia, S 204

[49] Forest MG (1992) Adrenal function tests. In: Ranke MB (Hrsg) Functional endocrinologic diagnostics in children and adolescents. J & J, Mannheim

Literatur

[50] Förster C (1977) Zerebrale Anfälle. In: Reinhardt D (Hrsg) Therapie der Krankheiten im Kindes- und Jugendalter, 6. Aufl. Springer, Berlin Heidelberg New York Tokyo, S 1128

[51] Ghoshal AK, Soldin SJ (2003) Evaluation of the Dade Behring Dimendion RxL integrated chemistry system - pediatric reference ranges. Clin Chim Acta 331:135–146

[52] Goebell H, Beste M, Senker L (1985) Bestimmung von Chymotrypsin im Stuhl. Labormed Suppl 1:8–10

[53] Gressner AM, Manns M (1995) Leber und Gallenwege. In: Greiling H, Gressner AM (Hrsg) Lehrbuch der Klinischen Chemie und Pathobiochemie, 3. Aufl. Schattauer, Stuttgart, S 543–609

[54] Guignard JP (1987) Neonatal nephrology. In: Holliday MA, Barratt TM, Vernier RL (Hrsg) Pediatric nephrology, 2. Aufl. Williams & Wilkins, Baltimore, S 921–927

[55] Hakulinen A (1971) Urinary excretion of vanilmandelic acid of children in normal and certain pathological conditions. Acta Paediatr Scand Suppl 212:31

[56] de Haller R, Siegenthaler P, Hampai A et al (1962) Etude critique du test de la transpiration pour le dépistage des heterozygotes de la mucoviscidose. Schweiz Med Wochenschr 92:1463–1465

[57] Hayabuchi Y, Matsuoka S, Akita H, Kurada Y (1993) Hyperuricaemia in cyanotic congenital heart disease. Eur J Pediatr 152:873–876

[58] Heiduk M, Päge I, Kliem C, Klein G (2005) Reference interval for enzymes according to IFCC, sTfR and ferritin in children European Congress of Clinical Chemistry and Laboratory Medicine, Glasgow, Scotland, May 2005.

[59] Heil W, Ehrhardt V (2007) Referenzbereiche für Kinder und Erwachsene, Roche Diagnostics GmbH, Mannheim

[60] Heil W, Koberstein R, Zawta B (1998) Referenzbereiche für Kinder und Erwachsene. Boehringer, Mannheim

[61] Heil W, Koberstein R, Zawta B (2004) Referenzbereiche für Kinder und Erwachsene. Präanalytik. Roche Diagnostics GmbH, Mannheim, S 32–33 (http://www.roche.de. Zugegriffen: 02 Jul 2007)

[62] Heine H, Hobusch D, Drescher U (1981) Eiweißgehalt des Liquors und Blut-Liquor-Relation der Glucose und Elektrolyte im Säuglings- und Kindesalter. Helv Paediatr Acta 36:217–227

[63] Herbert V, Coman N (1985) Vitamin B12 and folacin radioassay in blood serum. In: Augustin J, Klei BO, Becker D, Venugopal PB (Hrsg) Methods of vitamin assay. Wiley, New York, S 515–534

[64] Heseker H (1993) Zur Bewertung von Vitaminversorgungsmeßgrößen. In: Kübler W, Anders HJ, Heeschen W, Kohlmeier M (Hrsg) . VERA-Schriftenreihe, Bd. IX. Dr. Fleck, Gießen, S 189

[65] van Heyningen C, Hanid TK, Hopkinson I (1986) Glycosylated haemoglobin by affinity chromatography in diabetic and non-diabetic children. Ann Clin Biochem 23:425–428

[66] Hoffmann GF (1996) Organic acid analysis. In: Blau N, Duran M, Blaskovics ME (Hrsg) Physicians guide to the laboratory diagnosis of metabolic diseases. Chapman & Hall, London, S 50–51

[67] Hoffmann GF (1996) Organic acid analysis. In: Blau N, Duran M, Blaskovics ME (Hrsg) Physicians guide to the laboratory diagnosis of metabolic diseases. Chapman & Hall, London, S 32

[68] Hoffmann GF (1996) Organic acid analysis. In: Blau N, Duran M, Blaskovics ME (Hrsg) Physicians guide to the laboratory diagnosis of metabolic diseases. Chapman & Hall, London, S 36

[69] Hohenwallner W, Stein W, Hafkenscheid JC et al (1989) Reference ranges for alpha-amylase in serum and urine with 4,6-ethylidene-(G7)-1-4-nitrophenyl-(G1)-alpha,D-maltoheptaoside as substrate. J Clin Chem Clin Biochem 27:97–102

[70] Jacobs DS, Kasten BL Jr, Demott WR, Wolfson WL (1990) Laboratory test handbook. Lexi-Comp, Hudson, S 514

[71] Jacobsen DW, Gatautis VJ, Green R et al (1994) Rapid HPLC determination of total homocysteine and other thiols in serum and plasma: sex differences and correlation with cobalamin and folate concentrations in healthy subjects. Clin Chem 40:873–881

[72] Jeppson JO (1996) alpha1-Antitrypsin in serum proteins. In: Ritchie RF, Navolatskaia O (Hrsg) Clinical medicine, Bd. I. Foundation of Blood Research, Scarborough, S 8.01-1–8.01-7

[73] Jeppson JO (1996) Haptoglobin. In: Ritchie RF, Navolotskaia O (Hrsg) Serum proteins in clinical medicine, Bd. I. Foundation of Blood Research, Scarborough, S 7.04-1–7.04-6

[74] Jeppson JO, Aquzzi F (1996) Transferrin. In: Ritchie RF, Navolotskaia O (Hrsg) Serum proteins in clinical medicine, Bd. I. Foundation of Blood Research, Scarborough, S 9.02-1–9.02-8

[75] Ji AJ, Savon SR, Jacobsen DW (1995) Determination of total serum sulfite by HPLC with fluorescence detection. Clin Chem 41:897–903

[76] Johnson AM (1996) Coeruloplasmin. In: Ritchie RF, Navolotskaia O (Hrsg) Serum proteins in clinical medicine, Bd. I. Foundation of Blood Research, Scarborough, S 13.01-1–13.01-8

[77] Johnson AM (1996) Complement component 4. In: Ritchie RF, Navolotskaia O (Hrsg) Serum proteins in clinical medicine, Bd. I. Foundation of Blood Research, Scarborough, S 10.02-1–10.02-11

[78] Jolley RL, Warren KS, Scott CD et al (1970) Carbohydrates in normal urine and blood serum as determined by high resolution column chromatography. Am J Clin Pathol 53:793–802

[79] Jonetz-Mentzel L, Wiedemann G (1993) Establishment of reference ranges for cortisol in neonates, infants, children and adolescents. Eur J Clin Chem Clin Biochem 31:525–529

[80] Käser H, Koblet H, Riva G (1963) Die Ausscheidung von Porphyrinpräkursoren im Urin bei Kindern verschiedenen Lebensalters. Schweiz Med Wochenschr 33:1052–1057

[81] Kawauchi A, Watanabe H, Miyoshi K (1996) Early morning urine osmolality in nonenuretic and enuretic children. Pediatr Nephrol 10:696–698

[82] Keller H (1986) Klinisch-chemische Labordiagnostik für die Praxis. Thieme, Stuttgart, S 195

[83] Kleihauer E (1996) Anomale Hämoglobine und Thalassämiesyndrome. ecomed, Landsberg

[84] Klein G, Berger A, Bertholf R et al (2001) Multicenter evaluation of liquid reagents CK, CK-MB and LDH with determination of reference intervals on Hitachi Systems (abstract). Clin Chem 47:A30

[85] Klein G, Heiduk M, Paege I, Kliem C (2005) Reference intervals for ALAT, ASAT, ALP, GGT, LDH, sTFR, and ferritin from infancy to childhood. Clin Chem 51(6):A118 (abstract)

[86] Kleine TO, Baerlocher K, Niederer V et al (1979) Diagnostische Bedeutung der Lactatbestimmung im Liquor bei Meningitis. Dtsch Med Wochenschr 104:553–557

[87] Kleine TO, Stroh J (1975) Fehlermöglichkeiten bei der Aufstellung von Normbereichen der Liquorproteine: Erfahrungen mit einer neuen Mikroelektrophorese für nativen Lumballiquor. Verh Dtsch Ges Inn Med 81:631–636

[88] Knip M, Akerblom H (1981) Plasma C-peptide and insulin in neonates, infants and children. J Pediatr 99:103–105

[89] Kock R, Reinards R (1995) Vitamin-Stoffwechsel. In: Greiling H, Gressner M (Hrsg) Lehrbuch der Klinischen Chemie, 3. Aufl. Schattauer, Stuttgart, S 440

[90] Kock R, Schneider H, Delvoux B, Greiling H (1997) The determination of inorganic sulphate in serum and synovial fluid by high performance ion chromatography. Eur J Clin Chem Clin Biochem 35:679–685

[91] Kolbe-Busch S, Lotz J, Hafner G et al (2002) Multicenter evaluation of a fully mechanized soluble transferrin receptor assay on the Hitachi and cobas integra analyzers. The determination of reference ranges. Clin Chem Lab Med 40:529–536

[92] Kraus E, Sitzmann FC (1973) Die saure Phosphatase im Serum bei Kindern. Padiatr Prax 12:321–227

[93] Kravitz H, Elegant CD, Kaiser E, Kagan BM (1956) Methemoglobin values in premature and mature infants and children. Am J Dis Child 91:2–5

[94] Kruse K (1993) Vitamin D und Nebenschilddrüse. In: Ranke M (Hrsg) Endokrinologische Funktionsdiagnostik im Kindes- und Jugendalter. J & J, Mannheim, S 171

[95] Kruse K, Kracht U (1983) Die Hydroxyprolin-Ausscheidung im Morgenurin. Monatsschr Kinderheilkd 131:797–803

[96] Kruse K, Kracht U, Kruse U (1984) Reference values for urinary calcium excretion and screening for hypercalciuria in children and adolescents. Eur J Pediatr 143:25–31

[97] Kruse K, Kracht U, Kruse U (1988) Intaktes Serum-Parathormon (PTH. Dtsch Med Wochenschr 113:283–288

[98] Kühnle HF, Dahl D, Schmidt FH (1977) Die enzymatische Bestimmung von Laktat und β-Hydroxybutyrat. J Clin Chem Clin Biochem 15:171
[99] Kureda Y, Ito M (1996) Disorders of histidine metabolism. In: Blau N, Duran M, Blaskovisc ME (Hrsg) Physicians guide to the laboratory diagnosis of metabolic diseases. Chapman & Hall, London, S 120
[100] Lang M, Heubner A, Dreher M (1989) Der entscheidende Marker in der Entzündungsdiagnostik. GIT Lab Med 3:77–81
[101] Lashansky G, Saenger P, Fishman F et al (1991) Normative data for adrenal steroidogenesis in a healthy pediatric population: age- and sex-related changes after adrenocorticotropin stimulation. J Clin Endocrinol Metab 73:675–686
[102] Lautala P, Akerblom HK, Viikari J et al (1985) Atherosclerosis precursers in Finnish children and adolescents. VII. Serum immunoreactive insulin. Acta Paediatr Scan Suppl 318:127–133
[103] Lehmann J, Martin HL (1982) Improved direct determination of alpha- and gamma-tocopherols in plasma and platelets by liquid chromatography, with fluorescence detection. Clin Chem 28:1784–1787
[104] Lorentz K, Klauke R, Schmidt E (1993) Recommendation for the determination of the catalytic concentration of lactate dehydrogenase at 37 degrees C. Standardization Committee of the German Society for Clinical Chemistry, Enzyme Working Group of the German Society for Clinical Chemistry. Eur J Clin Chem Clin Biochem 31:897–899
[105] Mabry CC, Tietz NW (1983) Reference ranges for laboratory tests. In: Behrmann RE, Vaughan VC (Hrsg) Nelson textbook of pediatrics, 12. Aufl. Saunders, Philadelphia
[106] Macy EM, Hayes TE, Tracy RP (1997) Variability in the measurement of C-reactive protein in healthy subjects: implications for reference intervals and epidemiological applications. Clin Chem 43:52–58
[107] McGraw YM, Heubi JE (1996) Reference ranges for total serum bile acids in infants. Clin Chem 42:307 (abstract)
[108] McGuiness GA, Weisz SC, Bell E (1983) CSF lactate levels in neonates. Effect of asphyxia, gestational age, and postnatal age. Am J Dis Child 137:48–50
[109] Meisner M, Tschaikowsky K, Schnabel S et al (1997) Procalcitonin – influence of temperature, storage, anticoagulation, and arterial or venous asservation of blood samples on procalcitonin concentrations. Eur J Clin Chem Clin Biochem 35:597–601
[110] Meites S (1989) Pediatric clinical chemistry. AACC Press, Washington, S 124
[111] Meites S (1989) Pediatric clinical chemistry. AACC Press, Washington DC, S 153
[112] Meites S (1989) Pediatric clinical chemistry: reference values, 3. Aufl. AACC Press, Washington, S 191
[113] Melocoton TL, Ettenger RB (1993) Renal transplantation in children. In: Burg FS, Ingelfinger JR, Wald ER (Hrsg) Gettis and Gagan's current pediatric therapy. Saunders, Philadelphia, S 375
[114] Meng W (1997) Schilddrüse. In: Meng W, Ziegler R (Hrsg) Endokrinologie. Grundlagen, Klinik, Praxis. Fischer, Jena, S 140–142
[115] Misselwitz J, Hesse V, Markestad T (1990) Nephrocalcinosis, hypercalciuria and elevated serum levels of 1,25-dihydroxyvitamin D in children. Possible link to vitamin D toxicity. Acta Paediatr Scand 79:637–643
[116] Müller-Oerlinghausen B (1966) Die Lithiumtherapie. Springer, Berlin Heidelberg New York Tokyo, S 200
[117] Müller-Plathe O (1995) Wasser- und Elektrolytstoffwechsel. In: Greiling H, Gressner AM (Hrsg) Lehrbuch der Klinischen Chemie und Pathobiochemie, 3. Aufl. Schattauer, Stuttgart, S 470–493
[118] Namgung R, Tsang RC, Specker BL et al (1994) Low bone mineral content and high serum osteocalcin, 1,25-dihydroxyvitamin D in summer- versus winter-born infants: an early fetal effect? J Pediatr Gastroenterol Nutr 19:220–227
[119] National Cholesterol Education Program (NCEP) (1992) Highlights of the report of the expert panel on blood cholesterol in children and adolescent. Pediatrics 89:495–501
[120] Nelson JD (1997) Antibiotika für Kinder und Jugendliche. Ullstein Mosby, Berlin
[121] Nicholson JF, Besce MA (1996) Laboratory medicine and reference tables. In: Behrmann RE, Klingmann EM, Arvin AM (Hrsg) Nelson textbook of pediatrics, 15. Aufl. Saunders, Philadelphia, S 2051
[122] Nyhan WL (1996) Disorders of valine-isoleucine metabolism. In: Blau N, Duran M, Blaskovics ME (Hrsg) Physicians guide to the laboratory diagnosis of metabolic diseases. Chapman & Hall, London, S 145
[123] Olbing H (1987) Harnwegsinfektionen bei Kindern und Jugendlichen, 3. Aufl. Enke, Stuttgart
[124] Oster O (1981) The aluminium content of human serum determined by atomic absorption spectroscopy with a graphite furnace. Clin Chim Acta 114:53–60
[125] Oster O (1992) Zum Selenstatus in der Bundesrepublik Deutschland. Universitätsverlag Jena, Jena
[126] Oster O (1995) Labor Klinische Chemie und Stoffwechseldiagnostik. Universitäts-Kinderklinik, Kiel
[127] Oster O (1998) Labor Klinische Chemie und Stoffwechseldiagnostik. Universitäts-Kinderklinik, Kiel
[128] Partsch CJ, Hümmelink R, Sippell WG (1990) Reference ranges of lutropin and follitropin in the lubilerin test in prepubertal and pubertal children using a monoclonal immunoradiometric assay. Eur J Clin Chem Clin Biochim 28:49–52
[129] Paunier L, Borgeaud M, Wyss M (1970) Urinary excretion of magnesium and calcium in normal children. Helv Paediatr Acta 6:577–584
[130] Penttilä K, Pentillä I, Bonnell R et al (1997) Comparison of the troponin T and troponin I ELISA tests, as measured by microplate immunoassay techniques, in diagnosing acute myocardial infarction. Eur J Clin Chem Clin Biochem 35:767–774
[131] Pilz W (1974) Cholinesterasen. In: Bergmeyer HU (Hrsg) Methoden der enzymatischen Analyse. Verlag Chemie, Weinheim, S 862–883
[132] Pitkänen E, Kanninen T (1994) Determination of mannose and fructose in human plasma using deuterium labelling and gas-chromatography/mass spectrometry. Biol Mass Spectrom 23:590–595
[133] Plenert W, Heine W (1984) Normalwerte, 6. Aufl. Karger, Basel, S 150
[134] Plenert W, Heine W (1984) Normalwerte, 6. Aufl. Karger, Basel, S 38
[135] Prellwitz W, Kapp S, Dennebaum R (1976) Methodische Untersuchungen und klinische Bedeutung des Blutammoniaks. Med Welt 27:1277–1282
[136] Premel-Cabic A, Turcant A, Allain P (1986) Normal reference intervals for free catecholamines and their acid metabolites in 24-h urine from children as determined by liquid chromatography with amperometric detection. Clin Chem 32:1585–1587
[137] Rauch F, Middelmann B, Cagnoli GM et al (1997) Comparison of total alkaline phosphatase and three assays for bone-specific alkaline phosphatase in childhood and adolescence. Acta Paediatr 86:583–587
[138] Reiber A (1995) External quality assessment in clinical neurochemistry: survey of analysis for cerobrospinal fluid (CSF) proteins based on CSF/Serum quotient. Clin Chem 41:256–263
[139] Reusz GS, Dobos M, Byrd D et al (1995) Urinary calcium and oxalate excretion in children. Pediatr Nephrol 9:39–44
[140] Richterich R, Colombo JP (1978) Klinische Chemie, 4. Aufl. Karger, Basel, S 439
[141] Riesen WF (2008) Fettstoffwechsel. In: Labor und Diagnose. TH-Books Verlagsgesellschaft, Frankfurt, S 232
[142] Rodgers RS, Laker MF, Fletcher K et al (1985) Factors influencing normal reference intervals for creatinine, urea and electrolytes in plasma, as measured with a Beckman Astra 8 analyzer. Clin Chem 32:292–296
[143] Roe T, Won G, Ng (1996) Disorders of carbohydrate and glycogen metabolism. In: Blau N, Duran M, Blaskovics ME (Hrsg) Physician's guide to the laboratory diagnosis of metabolic diseases. Chapman & Hall, London, S 289
[144] Routh IL (1982) Liver functions. In: Tietz NW (Hrsg) Fundamentals of clinical chemistry. Saunders, Philadelphia, S 1026–1062
[145] Rowe PC et al (1994) Laboratory values. In: Oski FA, DeAngelis CD, Feigin RD (Hrsg) Principles and practice of pediatrics, 2. Aufl. Lippincott, Philadelphia, S 2162
[146] Rubin MI, Baliah T (1975) Urine and urinanalysis. In: Rubin MI (Hrsg) Pediatric nephrology. Williams & Wilkens, Baltimore, S 84
[147] Rudd PT, Hughes EA, Placzek MM, Hodes DT (1983) Reference ranges for plasma creatinine during the first month of life. Arch Dis Child 58:212–215
[148] Schirmeister J, Willmann H, Kiefer H, Hallauer W (1964) Für und wider die Brauchbarkeit der endogenen Creatininclearance in der funktionellen Nierendiagnostik. Dtsch Med Wochenschr 89:1640–1645

[149] Schlebusch H, Liappis N, Kalina E, Klein C (2002) High Sensitive CRP and creatinine: Reference Intervals from Infancy to childhood. Jour Lab Med 26:341–346

[150] Schlebusch H, Sorger M, Liappis N et al (1990) Fructosamin-Referenzbereiche für Schwangere und Kinder bestimmt mit einer verbesserten NBF-Methode. Wiener Klin Wochenschr Suppl 180:52–57

[151] Schmidt-Sommerfeld E, Werner D, Denn D (1988) Carnitine plasma concentrations in 353 metabolically healthy children. Eur J Pediatr 147:356–360

[152] von Schnakenburg K, Bidlingmaier F, Knorr D (1980) 17-hydroxyprogesterone, androstenedione and testosterone in normal children and in prepubertal patients with congenital adrenal hyperplasia. Eur J Pediat 133:259–267

[153] Schöni MH, Kraemer R, Bähler P (1984) Early diagnosis of cystic fibrosis by means of sweat microosmometry. J Pediatr 104:691–694

[154] Schumann G, Klauke R (2003) New IFCC reference procedures for the determination of catalytic activity concentrations of five enzymes in serum: preliminary upper reference limits obtained in hospitalized patients. Clin Chim Acta 327:69–79

[155] Schwartz GJ, Feld LG, Langford DJ (1984) A simple estimate of glomerular filtration rate in full-term infants during the first year of life. J Pediatr 104:849–854

[156] Schwartz GJ, Haycock GB, Spitzer A (1976) Plasma creatinine and urea concentration in children: normal values for age and sex. J Pediatr 88:828–830

[157] Schwenk A (1966) Bestimmung von Kreatin und Kreatinin. In: Opitz H, Schmid F (Hrsg) Handbuch der Kinderheilkunde, Bd. II/1. Springer, Berlin Heidelberg New York Tokyo, S 738–742

[158] Shih VE (1996) Amino acid analysis. In: Blau N, Duran M, Blaskovics ME (Hrsg) Physicians guide to the laboratory diagnosis of metabolic diseases. Chapman & Hall, London, S 13–27

[159] Shih VW, Maudell R, Sheinhait I (1991) General metabolic Screening tests. In: Hommes FA (Hrsg) Techniques in diagnostic human biochemical genetics. Wiley-Liss, New York, S 55

[160] Shin YS (1991) Galactose metabolites and disorders of galactose metabolism. In: Hommes FA (Hrsg) Techniques in diagnostic human biochemical genetics. Wiley-Liss, New York, S 396

[161] Shmerling DH, Forrer JWC, Prader A (1970) Fecal fat and nitrogen in healthy children with malabsorption or maldigestion. Pediatrics 46:690–695

[162] Shwachman H, Dunham R, Phillips WR (1963) Electrical conductivity of sweat: a simple diagnostic test in children. Pediatrics 32:85–88

[163] Simmonds HA, Duley IA, Davids DM (1991) Analysis of purines and pyrimidines in blood, urine and other physiological fluid. In: Hommes FA (Hrsg) Techniques in diagnostic human biochemical genetics. Wiley-Liss, New York, S 396

[164] Simon C, Stille W (1993) Antibiotikatherapie in Klinik und Praxis, 8. Aufl. Schattauer, Stuttgart, S 198

[165] Sippell WG, Dörr HG, Bidlingmaier F, Knorr D (1980) Plasma levels of aldosterone, corticosterone, 11-deoxycorticosterone, progesterone, 17-hydroxyprogesterone, cortisol, and cortisone during infancy and childhood. Pediatr Res 14:39–46

[166] Sitzmann FC (1986) Normalwerte, 2. Aufl. Marseille-Verlag, München, S 37

[167] Soldin OP, Bierbower LH, Choi JJ et al (2004) Serum iron, ferritin, transferrin, total iron binding capacity, hs-CRP ,LDL cholesterol and magnesium in children: new reference intervals using the Dade Dimension Clinical Chemistry System. Clin Chim Acta 342:211–217

[168] Soldin SJ, Morales A, Albalos F et al (1995) Pediatric reference ranges on the Abbott IMx for FSH, LH, prolactin, TSH, T4, T3, free T4, free T3, T-uptake, IgE and ferritin. Clin Biochem 28:603–606

[169] Sorell M, Rosen JF (1975) Ionized calcium: serum levels during symptomatic hypocalcemia. J Pediatr 87:67–70

[170] Srinivasan G, Pildes RS, Cattamanchi G et al (1986) Plasma glucose values in normal neonates: a new look. J Pediatr 109:114–117

[171] Stur O (1961) Elektrolytkonzentrationen im Schweiß von Neugeborenen. Oest Z Kinderheilkd 6:346–355

[172] Tencer J, Thysell H, Grubb A (1996) Analysis of proteinuria: reference limits for urine excretion of albumin, protein HC, immunoglobulin G, kappa- and lambda-immunoreactivity, orosomucoid and alpha 1-antitrypsin. Scand J Clin Lab 56:691–700

[173] Thomas L (1981) Serumeiweiß-Elektrophorese. Urban & Schwarzenberg, München

[174] Thomas L (1995) Proteindiagnostik: views and reviews 1/95. Behring-Werke, Marburg

[175] Thomas L (1998) Labor und Diagnose, 5. Aufl. TH-Books, Frankfurt a.M., S 491

[176] Thomas L, Müller M, Schumann G, Weidemann G et al (2005) Consensus of DGKL and VDGH for interim reference intervals on enzymes in serum. J Lab Med 29:301–308

[177] Tietz NW (1986) Textbook of clinical chemistry. Saunders, Philadelphia

[178] Uffelman JA, Engelhard WE, Jollif CR (1979) Quantitation of immunoglobulins in normal children. Clin Chim Acta 28:185

[179] Veit S, Sitzmann F, Prestele HT (1975) Normalwerte für Lactat- und Glutamatdehydrogenase sowie Leucinarylamidase, erstellt mit optimierten Standardansätzen. Klin Padiatr 187:244–251

[180] Vilaseca MA, Moyano D, Ferrer I, Artuch R (1997) Total homocysteine in pediatric patients. Clin Chem 43:690–692

[181] Weber H (1960) Über die Beziehung zwischen Phosphat- und Säureausscheidung im Harn bei gesunden und kranken Kindern. Helv Paediatr Acta 15:186

[182] Weißhaar HD, Sudhoff H, Koller PU, Bablok W (1981) Pankreaslipase: Referenzwerte für 25 °C. Dtsch Med Wochenschr 106:239–241

[183] Whicher J (1996) Complement component C3. In: Ritchie RF, Navolotskaia O (Hrsg) Serum proteins in clinical medicine, Bd. I. Foundation of Blood Research, Scarborough, S 10.01-1–10.01-7

[184] Whicher J, Bienvenu J (1996) Orosomucoid. In: Ritchie RF, Navolotskaia O (Hrsg) Serum proteins in clinical medicine, Bd. I. Foundation of Blood Research, Scarborough, S 7.03-1–7.03-5

[185] WHO, UNICEF, ICCIDD (1993/1994) Indicators for assessing iodine deficiency disorders and their control programmes WHO/NVT 93.1, 1–33 und 94.6, 26–36

[186] Wiedemann G, Börner B, Wetzel D (1996) Untersuchungen zur Ermittlung von Referenzbereichen diagnostisch wichtiger Urinproteine gesunder Kinder und Jugendlicher im Alter von 2 bis 12 Jahren. Diagn Digest 15:31–34

[187] Wiedemann G, Jonetz-Mentzel L (1993) Establishment of reference ranges for prolactin in neonates, infants, children and adolescents. Eur J Clin Chem Clin Biochem 31:447–451

[188] Wiedemann G, Jonetz-Mentzel L (1993) Establishment of reference ranges for ferritin in neonates, infants, children and adolescents. Eur J Clin Chem Clin Biochem 31:453–457

[189] Wiedemann G, Jonetz-Mentzel L, Panse R (1993) Establishment of reference ranges for thyrotropin, triiodothyronine, thyroxine and free thyroxine in neonates, infants, children and adolescents. Eur J Clin Chem Clin Biochem 31:277–288

[190] Wiedemann G, Wetzel D (1994) Erstellung von Referenzbereichen für alpha-Amylase und Lipase bei Neugeborenen, Säuglingen, Kindern und Jugendlichen. Lab Med 18:270–274

[191] Wiese G (1983) Die Hyperbilirubinämie des Neugeborenen. Monatsschr Kinderheilkd 131:193–203

[192] Wilms B, Lehmann P (1990) Neuer Fructosamin-Test – als Routineparameter in der Diabetikerkontrolle. Wiener Klin Wochenschr Suppl 180:5–10

[193] Witt I, Trendelenburg C (1982) Gemeinsame Studie zur Erstellung von Richtwerten für klinisch-chemische Kenngrößen im Kindesalter. J Clin Chem Clin biochem 20:235–243

[194] Working Group of Enzymes, German Society for Clinical Chemistry (1992) Proposal of standard method for the determination of enzyme catalytic concentrations in serum and plasma at 37degrees C. II. Cholinesterase (acylcholine acylhydrolase EC 3.1.1.8.). Eur J Clin Chem Clin Biochem 30:163–170

[195] Wu AH, Laios I, Green S et al (1994) Immunoassays for serum and urine myoglobin: myoglobin clearance assessed as a risk factor for acute renal failure. Clin Chem 40:796–802

[196] Wu JT, Book L, Sudar K (1981) Serum alpha fetoprotein (AFP) levels in normal infants. Pediatr Res 15:50–52
[197] Wudy SA, Wachter UA, Homoki J, Teller WM (1996) 5alpha-androstane-3alpha, 17beta-diol and 5alpha-androstane-3alpha, 17beta-diol-glucoronide in plasma of normal children, adults and patients with idiopathic hirsutism: a mass spectrometric study. Eur J Endocrinol 134:87–92
[198] Zielen S, Ahrens P, Hofmann D (1991) Bestimmung der IgG-Subklassen mit einem kommerziellen ELISA-Kit. Vergleich der Referenzbereiche zwischen RID und ELISA. Lab Med 15:299
[199] Zielen S, Ahrens P, Kotitschke R et al (1990) IgG-Subklassenspiegel bei gesunden Kindern. Monatsschr Kinderheilkd 138:377–380

Serviceteil

Stichwortverzeichnis – 2202

Stichwortverzeichnis

A

AADC-Mangel 1709
Aarskog-Syndrom 342
Abdominalschmerzen
– bei akuter hepatischer Porphyrie 581
Abduzenzparese 1962
Aberration, unbalancierte 312
AB0-Erythroblastose 390
Abetalipoproteinämie 513
Absence 1762
Absenceepilepsie
– frühkindliche 1765, 1775
– juvenile 1766, 1775
– des Kindesalters 1765
– des Schulalters 1775
Abstoßungsreaktion, akute 1638
Abszess
– epiduraler 1739, 1993
– subduraler 1739
ACE-Hemmer 2112
– bei Herzinsuffizienz 1353
Acetazolamid 2063, 2097
N-Acetylaspartylacidurie 489
Acetylcystein 2063, 2097, 2106
N-Acetylglutamatsynthase-Mangel 490
Acetylsalicylsäure 1043, 2063, 2097
N-Acetyltransferasen (NAT) 1169
Achalasie 1081
Acheiropodie 1909
Acholische Stühle
– bei Gallengangsatresie 1192
Achondrogenesis 1884
Achondroplasie 1893
Achsenabweichung (Bein) 1933
Aciclovir 2063, 2097
Acidose, metabolische 280, 283, 1233
– bei Holocarboxylasesynthetasemangel 487
– bei multiplem Carboxylasemangel 486
– bei Nierenversagen 1626
– bei Störungen des Ketonkörperstoffwechsels 518
Acidose, renal-tubuläre 1607
Acidose, respiratorische 284
Acidose, spätmetabolische 424
Acinus 1215
Acinuszellen 1159, 1165
Acne
– cosmetica 2056
– excoriée des jeunes filles 2056
– fulminans 2056
– neonatorum 2056
– vulgaris 2056
Acquired immune deficiency syndrome (AIDS) 725
Acrocallosales Syndrom (Schinzel) 1905
Acrodermatitis
– enteropathica 1113
Acrodermatitis acidaemica 463
Acrodermatitis chronica atrophicans 899
Acrodermatitis suppurativa continua Hallopeau 2060

ACTH 2063
– ACTH-Kurztest 639
– ACTH-Mangel 639
Activation-induced cytidine deaminase-Mangel (AID-Mangel) 700
Acute Kidney Injury Network 1625
Acute respiratory distress syndrome (ARDS) 978
Acyl-CoA-Oxidase-Defizienz 568
Adamantinom 1955
Adam-Stokes-Anfall 1392
ADAMTS13-Mangel 1492, 1623
Adaptation, kardiorespiratorische 376
Addison-Krise, akute 639
ADEM (akute disseminierte Enzephalomyelitis) 1747
Adenin-Nukleotid-Translokator-1-Mangel 577
Adenin-Nukleotid-Translokator-2-Mangel 577
Adeninphosphoribosyltransferasemangel 579
Adenoide Vegetation 1992, 2001, 2013
Adenokarzinom
– bei zystischer Fibrose 1300
Adenosin 2063, 2097
Adenosindeaminase (ADA)-Defizienz 579, 705
Adenosinkinasemangel 477
Adenosinmonophosphatdesaminase-1-Mangel 579
S-Adenosylhomocysteinhydrolase-Mangel 477
Adenovirus-Infektionen 913
Adenylosuccinatlyasemangel 578
ADHS 1845
– Sport bei 208
Adipokine 253
Adiponecrosis subcutanea 630
Adipositas 143, 248
– Ätiologie 248
– besondere Aspekte bei Jugendlichen 443
– Heredität 248
– Komorbidität 251
– primäre 248
– sekundäre 248
– Sport bei 208
– bei Vernachlässigung 175
Adipozyten 251
Adnexitis 1647
Adoleszenten-Kyphose 1930
Adoleszenz
– Bindungsverhalten 64
– Ernährung 58
– Kognition 65
– moralische Entwicklung 65
– Motorik 64
– Schlafverhalten 59
– Sprachentwicklung 65
– Wachstum 60
Adoption 156
Adrenalin 1355, 2064, 2097
Adrenarche 658
Adrenogenitales Syndrom (AGS) 638
– Screening 104
Adrenoleukodystrophie (ALD) 566, 636, 1700
– neonatale 563
Adrenomyeloneuropathie (AMN) 567, 636
Aerophobie 943
Affektkrampf 995

Affektkrämpfe 1779
– blasse 1779
– zyanotische 1779
Afibrinogenämie 1486
Agammaglobulinämie
– autosomal-rezessiv vererbte 698
Agammaglobulinämien (AG) 695
Aganglionose 1138
Aglossie 2006
Agressivität (aggressives Verhalten) 1850
Agyrie 1662
Ahornsirupkrankheit 473
– Akutbehandlung 465
– Screening 106
Aicardi-Goutières-Syndrom 1701
Aicardi-Syndrom 1661
AICA-TF/Inosinmonophosphatcyclohydrolase-Mangel 578
AIDS-definierende Erkrankungen 726
AIHA vom Kältetyp 1446
AIHA vom Wärmetyp 1446
Ajellomyces dermatitidis 948
Ajmalin 2064, 2097
Akatalasämie 568
Akinetisch-rigides Syndrom 1704
Akne
– besondere Aspekte bei Jugendlichen 441
Akrodysostose 617, 1885
Akrogerie 1920
Akromikrie
– bei Rett-Syndrom 1692
Akroosteolyse
– bei Singleton-Merten-Syndrom 1923
Akroparästhesie
– bei Morbus Fabry 1697
Akropustulose 2046
Akroscyphodysplasie
– metaphysäre 1882
Akrozephalosyndaktylie Typ Apert 1907
Akrozyanose 1335, 1357
Aktinomykose 863, 2016
Aktinomyzeten 863
Aktivität, körperliche 206
Aktivkohle
– Therapie bei Vergiftungen 999
Akupunktur 1045
Akustikusneurinom 1997
Akute disseminierte Enzephalomyelitis (ADEM) 1747
Akute lymphoblastische Leukämie (ALL)
– Ätiologie 1510
– Diagnose 1513
– Immunphänotypisierung 1511
– Therapie 1514
Akute myeloische Leukämie (AML)
– Ätiologie 1515
– Immunphänotypisierung 1515
Akute transitorische Erythroblastopenie 1436
Akutes Abdomen 1134
Akutes rheumatisches Fieber (ARF) 773, 858
Akzelerations-/Dezelerationstrauma 1752
Alagille-Syndrom 1174
β-Alanin-α-Ketoglutarat-Aminotransferase-Mangel 577

Albendazol 2064
Albinismus, okulokutaner 2050
Albright-Osteodystrophie 1885
Albumin 2064
Albumindialyse 1634
Albuterol 2064
Aldolase B (s. auch Fruktaldolase) 502
Aldosteron 278
Aldosteronsynthase-Mangel 637
ALE/ALTE (apparent life-threatening event) 166
Alexithymie 1859
Alfacalcidol 2064
Algrove-Syndrom 1081
Alizaprid 2064, 2097
Alkalose
- hypochlorämische 1089
- metabolische 280, 283
- respiratorische 284
Alkaptonurie 472
Alkoholabhängigkeit 178
Alkoholembryopathie (AE) 344
Alkoholintoxikation 1855
- Häufigkeit 457
Alkoholkonsum 1854
Alkoholkonsum bei Jugendlichen 456
Alkoholmissbrauch 177
Alkoholsyndrom, fetales (FAS) 387
Alkylanzien 1506
ALL (akute lymphoblastische Leukämie) 1511
Allergen 806
Allergie 143, 805
Allergieprävention 231
Allergische Rhinokonjunktivitis (AR) 809
Allgrove-Syndrom 634
Alloimmunneutrozytopenie, neonatale 392
Alloimmunthrombozytopenie
- fetale 362
- neonatale (NAIT) 392, 1469
Allopurinol 2064
Alopecia areata 2058
Alopezie
- bei Biotinidasemangel 487
- bei Holocarboxylasesynthetasemangel 487
- bei Incontinentia pigmenti 1676
Alpers-Huttenlocher-Syndrom 530, 538
Alpers-Syndrom 538
Alport-Syndrom 1597
Alprostadil 2064
Alteplase 2065
Alternative Medizin 1045
Aluminiumhydroxid 2065
Alveolarepithelzellen 1218
Alveolarproteinose, pulmonale 1320
Alveolen 1217
Alveolitis, exogen allergische 1317
Amantadin 2065
Amblyopie 1965
Ambroxol 2065
Amelie 1909
Ameloblasten 1058
Amelogenesis imperfecta 1058
Aminoacidurie 1603
- bei Morbus Wilson 1176
Aminoglykoside 1030
β-Aminoisobutyratpyruvat-Aminotransferase-Mangel 577
Aminosäuren
- essenzielle 213, 469

Aminosäurenstoffwechsel 1166
Amiodaron 2066, 2112
Amitryptilin 2066
Amlodipin 2066
Ammoniakentgiftung 463, 466
Amnesie, dissoziative 1856
Amniozentese 351, 365
Amöben 952
Amöbiasis 953
Amoxicillin 1026
AMP-aktivierte Proteinkinase 549
Amphotericin B 1035
Ampicillin 1026
Amrinon 2066
Amygdalohippokampektomie 1773
α-Amylase 1159
Amyloidose 787, 1144
Amyoplasie 1926
Anadysplasie
- metaphysäre 1882
Analatresie 416
Analfissur 1133
Analgetika 1038
- topische 1041
Anämie
- aplastische 1454
- autoimmunhämolytische 1446
- bei chronischer Erkrankung 1435
- Diagnose 1433
- bei Eisenmangel 1434
- des Frühgeborenen 420
- hämolytische 1439
- hämolytische, bei HUS 1621
- hämolytische hyperregeneratorische 1439
- hämolytische mikroangiopathische 1447
- hyporegeneratorische 1434
- immunhämoytische 1445
- isoimmunhämolytische 1446
- bei isolierter Homocystinurie 485
- bei kombinierter Methylmalonacidurie und Homocystinurie 485
- kongenitale dyserythropoetische 1452
- makrozytäre 1437
- megaloblastäre 1437
- mikrozytäre, hypochrome 1435
- bei Mitochondriopathien 538
- bei Morbus Gaucher 1695
- bei Morbus Wilson 1176
- des Neugeborenen 420
- bei Niereninsuffizienz 1631
- normozytäre 1436
- sideroblastische 1438
- Symptome 1433
Anaphylaktischer Schock 995
Anaphylaxie 810
- bei Impfung 117
- bei Kuhmilchallergie 1104
Ancylostoma braziliense 965
Ancylostoma ceylonicum 965
Ancylostoma duodenale 965
Androgenbiosynthesedefekt 651
Androgene
- NNR-Hormonsynthese 632
Androgenresistenz 652, 1645
Anenzephalie 1655
Aneuploidie 312
Aneurysma des Gehirns 1723
Aneurysma-Osteoarthrose-Syndrom (AOS) 1917

Aneusomien, segmentale 318
Anfall, zerebraler 994
Anfälle
- dissoziative 1782
- nichtepileptische 1779
- psychogene 1782
Angelman-Syndrom 322, 334
Angina 855, 2010
Angiofibrom
- bei tuberöser Sklerose 1673
Angioid streaks 1923
Angiokardiografie 1345
Angiokardiopathie
- psychosoziale Interventionen 1863
Angiokeratom
- bei Morbus Fabry 1697
Angiom
- arteriovenöses des Gehirns 1721
- bei Sturge-Weber-Syndrom 1677
- venöses des Gehirns 1723
Angiomatose, kutane bazilläre
- bei Katzenkrankheit 894
Angiomyolipom
- bei tuberöser Sklerose 1674
Angioödem, hereditäres 741
Angst 1825
- bei Psychosen 1874
Angststörung 1831
- bei Computersucht 177
Aniridie 1974
Anisokorie 1975
Anisozytose 1451
Ankyloglossie 1053, 2007
Ankylostomiasis 965
Anlagen, genetische 26
Anlagestörungen siehe Entwicklungsstörungen
Ann-Arbor-Klassifikation (Hodgkin-Lymphom) 1522
Anodontie 1064
- bei Incontinentia pigmenti 1676
Anomalie
- der Extremitäten 308
- der Haut, Haare, Nägel, Zähne 309
- komplexe 306
- des Mundes 307
- der Ohren 308
- des Skeletts 308
Anonychie 2059
Anopheles-Mücke 954
Anorexia nervosa 1865
- somatische Veränderungen 1866
- Therapie 1866
Anorexie
- bei chronisch entzündlicher Darmentzündung 1122
Anotie 1987
Anpassungsstörung 1835
anscheinend lebensbedrohliches Ereignis (ALE) 166
Antekurvation 1932
Anterior-Cord-Syndrom 1756
Anti-D-Antikörper 361
Antibakterielle Therapie 1019
- Deeskalationstherapie 1021
- Eskalationstherapie 1021
- Interventionstherapie 1021
- Strategien 1020
- Therapiedauer 1021

Antibiotika
- Dosierung 1021
- In-vitro-Aktivität 1019
- minimale Hemmkonzentration 1019
- Nebenwirkungen 1026
- postantibiotischer Effekt 1019
- Proteinbindung 1019
- Resistenz 1019
- Resorptionsrate 1019

Antibiotikatherapie
- bei Osteomyelitis 1950

Antidepressiva
- bei Schmerzen 1041

Antidiuretisches Hormon (ADH) 585, 1568
Antidottherapie 1000
Antiepileptika 1769
- Pharmakoresistenz 1771
- bei Schmerzen 1041

Anti-HAV 1180
Anti-HAV-IgG 1180
Anti-HAV-IgM 1180
Anti-HBc-IgM 1182
Anti-HBe 1181
Anti-HBs 1181
Anti-HBs-Wert 123
Anti-HCV 1183
Anti-HD 1184
Anti-HEV 1185
Antihypertensiva 1420
Anti-IgE-Antikörper 811

Antikörper 113
- Grundstruktur und Funktion 685
- IgA 687
- IgD 688
- IgE 687
- IgG 687
- vom IgM-Typ 685
- monoklonale 1504
- myositisassoziierte 797

Antikörper, nukleäre
- bei Sklerodermie 803

Antimetaboliten 1506
Antimykotika 1035
- Dosisempfehlungen 1035

Antimykotische Therapie 1035
- Chemoprophylaxe 1037
- Kombinationstherapie 1037

Antiphlogistika, nichtsteroidale (NSAID) 1038, 1043
Antiphospholipidantikörper 1496
Antiphospholipidsyndrom 780, 1496
Anti-D-Prophylaxe 390
Antipsychotikum 1875
Antiquitinmangel 1713
Antithrombin III 2066
Antithrombinmangel 1488
α1-Antitrypsin-Mangel 1178
- und Emphysem 1272

Antituberkulostatika 1026
Anti-Tuberkulotika 909
Antizipation
- bei myotoner Dystrophie 1 1809

Antley-Bixler-Syndrom 576
Antritis 1994
Antrumschleimhautnodularität 1085
Anurie
- bei akutem Nierenversagen 1625

Aorta, das Septum überreitende 1375

Aortenaneurysma
- dissezierendes 1916

Aortenatresie 1384
Aortenbogen
- doppelter 1387
- rechter, mit aberrierender linker A. subclavia 1387
- unterbrochener 1362
- unterbrochener, mit aortopulmonalem Fenster 1371

Aortenisthmusstenose 1361
- bei Mitralstenose 1373
- postduktale 1362
- präduktale 1361

Aortenruptur
- bei Marfan-Syndrom 1916

Aortenstenose 1360
- des Neugeborenen 1360
- supravalvuläre 1361
- valvuläre 1360

Aortopulmonales Fenster 1371
Apallisches Syndrom 1756
Apathie
- bei Schütteltrauma-Syndrom 173

APC-Resistenz 1725
APECED-Syndrom 714
Apert-Syndrom 1907
Apgar-Score 377
Aphakie 1973
Aphthe 2006
Aplasia cutis congenita 2051
Aplasie
- bei Stammzelltransplantation 1536

aplastische Anämie 1454
aplastische Krise 1439
Apneusis 1224
Apnoe 976, 1223, 1235
- perinatale 393
- bei plötzlichem Kindstod 166

Apnoemonitor 169
APOLT 1205
Apoptose
- embryonale Entwicklung 298

Appendizitis 1149
- Begleitappendizitis 1151
- des Neugeborenen 1151
- Perforation 1149
- bei zystischer Fibrose 1299

Apraxie, okulomotorische 1963
- Typ Cogan 1782

Aprotinin 2066
Aquäduktstenose 1664
Arachnodaktylie 1916
- bei Homocystinurie 490
- kongenitale kontrakturelle 1917

Arachnoidalzyste 1664, 1668
Arbovirus-Enzephalitis 1741
ARDS (acute respiratory distress syndrome) 978
Arginin
- bei Mitochondriopathien 536

Argininbernsteinsäurekrankheit 490
Arginin-Glycin-Amidinotransferase-Defekt 537
Argininvasopressin 585
Armut 158
Arraybasierte komparative Genom-Hybridisierung (Array-CGH) 326
Arrhythmien
- bei CACT-Mangel 523

Arrhythmiesyndrom, genetisches 1395
Arrhythmogene rechtsventrikuläre Dysplasie 1403
Arterial-Tortuosity-Syndrom 508
Arteriitis cranialis (Horton) 790
Arteriosklerose
- bei Niereninsuffizienz 1632

Arteriovenöse Malformation 1721
Arthritis
- bakterielle 771
- bakterielle/septische 1952
- bei chronisch entzündlichen Darmerkrankungen 768
- infektassoziierte 771
- bei Meningitis 1736
- reaktive 768, 771, 1094
- virale 771

Arthritis, juvenile arthritische (JIA) 750
Arthrochalasis 1921
Arthrogrypose, distale 1926
Arthrogryposis (multiplex congenita) 1926
- bei kongenitaler Muskeldystrophie 1801
- bei myasthenen Syndromen 1793
- bei myotoner Dystrophie 1 1809
- bei Nemaline-Myopathie 1799

Arthroophthalmopathie 1878
Arthropathie
- bei Purin- und Pyrimidinstoffwechseldefekten 577

Arthropode-borne viruses (ARBO-Viren) 937
Artikulationsstörung 1841
Arylsulfatase A 1698
Arzneimittel
- Besonderheiten der Entwicklungsphasen 1004
- Bioverfügbarkeit 1005
- Compliance 1013
- Darreichungsformen, kindgerechte 1016
- Dosisberechnung 1008
- Elimination 1007
- First-Pass-Effekt 1005
- Ganzkörper-Clearance 1008
- genetische Aspekte 1013
- Konzentration-Zeit-Verlauf 1006
- Metabolisierung 1006
- Missbrauch bei Jugendlichen 1012
- Resorption 1005
- in der Schwangerschaft 1012
- therapeutische Konzentrationen 1017
- therapeutisches Drugmonitoring (TDM) 1013
- Verteilung 1006
- Verteilungsvolumen 1006
- vulnerable Zeitfenster 1012

Arzneimittelapplikation 1016
- bronchopulmonal 1017
- inhalativ 1017
- intramuskulär 1017
- nasal 1017
- oral 1016
- oromukosal 1016
- parenteral 1017
- perkutan 1017
- rektal 1016

Arzneimittelmissbrauch 1012
Arzt-Patient-Beziehung
- Übergang vom Pädiater zum Internisten 454

Ascaris lumbricoides 964
Ascaris suum 964

Ascorbinsäuremangel 263
Ash leaf spots
- bei tuberöser Sklerose 1672
Askariasis 964
Aspartoacylase 489
Aspartylglukosaminurie 558f
Asperger-Syndrom 1870
Aspergillose
- allergische bronchopulmonale 951, 1295
- invasive 951
- kutane 951
Aspergillus
- flavus 950
- fumigatus 950
- niger 950
Asphyxie
- perinatale 393
- und Zahnschmelzhypoplasien 1062
Asphyxiesyndrom, traumatisches 1311
Aspiration
- von Babypuder 1268
- von polyzyklischen Kohlenwasserstoffen 1268
Aspirationspneumonie 1267
- bei gastroösophagealem Reflux 1267
- bei Reflux 1079
Aspirationszeichen 1314
Asplenie
- erworbene 1499
- funktionelle 1499
- kongenitale 1499
Aspleniesyndrom 1387
Assoziation
- Definition 307
- genetische Grundlagen 303
Asthma bronchiale 809, 1278
- Allergene 1279
- Atemphysiotherapie 1330
- Ätiologie 1278
- besondere Aspekte bei Jugendlichen 440
- bronchiale Hyperreaktivität 1280
- Diagnose 1282
- und Emphysem 1272
- Epidemiologie 1278
- gastroösophagealer Reflux 1280
- Genetik 1279
- Passivrauchen 185
- psychosoziale Interventionen 1863
- respiratorische Virusinfektionen 1280
- Schadstoffe 1279
- Sporttherapie 1332
- Therapie 1284
- Umgebungsfaktoren 1279
Asthmaanfall, akuter schwerer 1287
Astrozyten 1703
Astrozytom
- anaplastisches 1561
- benignes 1560
- diffuses fibrilläres 1561
- malignes 1561
- niedriggradiges 1560
- pilozytisches 1560
Aszites 1153
- bei portaler Hypertension 1211
Ataxia teleangiectasia 711, 1717
Ataxia-like-Syndrom 711
Ataxie 1682
- episodische 1781
- bei GLUT1-Mangel 507

- bei 4-Hydroxybutyracidurie 490
- bei L-2-Hydroxyglutaracidurie 488
- bei Leukoenzephalopathie 1698
- bei Mitochondriopathien 538
- bei Morbus Refsum 568
- nonprogressive konnatale 1688
- mit okulomotorischer Apraxie 1717
- (spino-)zerebelläre 1716
- Vitamin-E-responsive 1717
- zerebelläre, bei Hartnup-Krankheit 480
Atelektase 1269
- bei Pneumonie 1265
Atelosteogenesis II 1879
Atemarbeit 1226
Atemfrequenz 1239
Atemgeräusch 1240
- bei Pneumonie 1264
Atemhilfsmuskulatur 976
Ateminsuffizienz
- bei Mitochondriopathien 538
Atemluft 1229
Atemmechanik 1226
Atemmuskulatur 1223, 1228
Atemnot
- akute (Notfalltherapie) 995
- Definition 976
- Therapie 978
Atemnotsyndrom
- bei Frühgeborenen 402
- des Neugeborenen, transientes 408
Atemphysiotherapie 1328
Atemregulation 1222
Atemregulationsstörungen
- bei Rett-Syndrom 1692
Atemrezeptoren 1222
Atemruhelage 1227
Atemstillstand 1232
Atemtherapie 1332
Atemwege
- kongenitale Anomalien 1253
Atemwegsinfektion
- bei Mukoviszidose 1289
- nosokomiale 832
Atemwegskrankheit 1238
Atemzentrum 1222
Atemzugsvolumen 1226
Atemzyklus 1239
Atenolol 2066
Atherosklerose 510
- bei Hutchinson-Gilford-Progerie-Syndrom 1924
- bei Hyperlipoproteinämie 510
Athetose 1704
Athyreose 603
Atmung
- Perinatalperiode 376
- periodische 1224
Atmungskettendefekt 529
Atopie 805
- Risiko 231
Atopische Dermatitis 2040
Atopische Dermatitis (AD) 808
Atopisches Ekzem 808
Atopy-Patch-Test 810
ATP-sensitiver Kaliumkanal 493
Atresie
- anorektale 416
- intestinale 416

Atropin 2066
Attenuierung (Impfstoffe) 114
Aufmerksamkeitsdefizit-/Hyperaktivitätsstörung (ADHS) 1845
- bei Computersucht 177
- medikamentöse Therapie 1846
Aufmerksamkeitsstörung 1845
- bei myotoner Dystrophie 1 1809
Aufwach-Grand-Mal-Epilepsie 1767
Aufwärtsblick, benigner paroxysmaler tonischer 1782
Augenkrankheiten 1957
Augenmuskellähmung
- bei Mitochondriopathien 538
Augenverletzung 1985
Aura 1731
Aurikularanhang 1988
Auskultation 1240
Austauschtransfusion 390
Autismus
- atypischer 1870
- frühkindlicher 1870
- bei myotoner Dystrophie 1 1809
- bei Phenylketonurie 470
- bei Rett-Syndrom 1691
- Spektrumstörung 1870
Autistische Störung 1870
Autoaggression
- bei Purin- und Pyrimidinstoffwechseldefekten 577
Autoimmunhämolytische Anämien (AIHA) 1446
Autoimmunhepatitis 1185
Autoimmunität 747
Autoimmunkrankheiten
- pathophysiologische Grundlagen 747
Autoimmun-lymphoproliferative Syndrom (ALPS) 712
Autoimmunneutropenie, primäre (AIN) 1462
Autoimmunneutropenie, sekundäre 1463
Autoimmun-Polyendokrinopathie-Candidiasis-Ektodermale Dystrophie (APECED) 614
Autoimmun-Polyendokrinopathie-Syndrom Typ 1 (APS-1) 614, 714
Autoimmunthyreoiditis 608
Autoinflammatorische Syndrome 782
Automatic auditory brainstem response (AABR) 109
Avenin 1099
AV-Klappeninsuffizienz
- bei AVSD 1368
Axonotmesis 1791
Azathioprin 2066
Azithromycin 1030

B

Babesiose 958
Baclofen 2066
Bakteriurie 1580
Balanitis 1645
Balkenmangel 1661
B-ALL 1519
Ballaststoffe 216
Ballondilatation 1347
- bei Aortenisthmusstenose 1362
- des Ösophagus 1081
- bei supravalvulärer Pulmonalstenose 1364

Bandheterotopie, subkortikale 1663
Barbiturat 2112
Bardet-Biedl-Syndrom 342
Barlow-Manöver 1935
Barrett-Ösophagus 1079
Barth-Syndrom 483, 535, 538
Bartonellen-Infektionen 893
– Bartonella bacilliformis 895
– Bartonella henselae 893
– Bartonella quintana 895
Bartter-Syndrom
– antenatales 1604
– klassisches 1605
Basalganglien 1703
Basalganglienerkrankung, biotinresponsive 1715
Bauchdeckenspannung 1149
Bauchlage 163
Bauchschmerzen
– rezidivierende 1130
Bauchspeicheldrüse 1159
Bauchtrauma
– bei Misshandlung 173
Bauchwanddefekt 1155
Bauchwandhernie 1157
Bauchwandspalte 1155
bcr/abl-Rearrangement 1503
Beatmung
– künstliche 978
– beim Neugeborenen 378
– nichtinvasive, bei Muskeldystrophie Duchenne 1808
– respiratory distress syndrome 403
– nach Surfactanttherapie 405
Beatmungsbeutel 1232
Beau-Reil-Furchen 2060
Beckwith-Wiedemann-Syndrom (BWS) 338
Beclomethason 2066
Bednar-Aphthe 2006
Behinderung 190, 195, 202
– Diagnostik 203
– Frühförderung 204
– geistige 205
Behinderung, geistige
– bei MPS I 555
– bei Zerebralparese 1685
Behinderung, motorische
– bei Zerebralparese 1685
Beikost 235
O-Bein 1931
Beinachsenfehler 1931
Belastungsinkontinenz 1586
Belastungsreaktion 1835
BERA (brainstem evoked potentials) 109
Beratung, genetische 348
Beriberi-Krankheit 260
Bernard-Soulier-Syndrom 1474
Betamethason 2066
Bethlem-Myopathie 1804
Beutelmaskenbeatmung 1232
– beim Neugeborenen 378
Bewegung, willkürliche
– des Neugeborenen 38
Bewegungskontrolle 180
Bewegungsstörungen
– dissoziative 1856
– dyskinetische 1681
– extrapyramidale 1704

– extrapyramidale, bei Kreatinmangelsyndrom 537
– bei Glutacidurie Typ I 487
– bei kombinierter Methylmalonacidurie und Homocystinurie 485
– bei MS 1748
– paroxysmale 1780
– bei Vanishing white matter 1701
Bewusstseinsstörung 1757
– dissoziative 1858
Bezoar 1088
B-Gedächtniszellen 689
Bias 816
Bicarbonat 271
Bildungschancen 158
Bilharziose 967
Bilirubinenzephalopathie 390
Bilirubinmetabolismus 1171
Bilirubinsteine 1195
Bilirubinstoffwechsel
– des Neugeborenen 418
Bindegewebskrankheiten 1912
Bindegewebsverkalkungen, ektopische 1922
Bindehautnävus 1970
Bindungsstörung 1834
Bindungsverhalten 1834
Bindungsverhalten, Entwicklung des 15
Binge-Eating 1865
bioelektrischer Status 1766
Biologicals
– bei juveniler idiopathischer Arthritis 760
Biot-Atmung 1235
Biotinidase 486
Biotinidasemangel 487
– Screening 106
Biotinmangel 264
Biotin-responsive basal ganglia disease 1710, 1715
Biotinstoffwechselstörungen 486
Biotransformation 1168
Biperiden 2066
Biphenyle, polychlorierte 183
Bisexualität
– bei Jungen 451
2,3-Bisphosphoglycerat (2,3-BPG) 1429
Blähmanöver, manometerkontrolliertes 378
Bland-White-Garland-Syndrom 1388
Blase
– überaktive 1586
– unteraktive 1586
Blasendivertikel
– bei Ehlers-Danlos-Syndrom 1919
Blasenentleerungsstörung 1585
Blasenexstrophie 1647
Blasenfunktionsstörungen
– bei Spina bifida 1656
Blasenpunktion, suprapubische 1580
Blasten 1511
Blastomyces dermatitidis 948
Blastomykose 948
Blau-Syndrom 785
Bleivergiftung 580
Blepharitis 1966
Blepharospasmus 1966
Blicklähmung
– bei Morbus Niemann-Pick 1697
Blickparese 1963
B-Linien-ALL 1511

Blitz-Nick-Salaam-Anfall 1765
Bloom-Syndrom 342, 712
Blutbestandteile 2067
Blutdruckabfall
– nächtlicher 1641
– nach Schädel-Hirn-Trauma 1754
Blutdruck-Autoregulation
– zerebrale 988
Blutdruckmessung 1338, 1419
– nichtinvasive 1338
Blutdrucknormwerte 1417
Blutdruckperzentilen 1417
Bluterbrechen
– bei portaler Hypertension 1211
Blutgasanalyse 1233
– arterielle 1246
Blutgashomöostase 1223
Blutgerinnungsfaktoren 2066
Blutgruppenunverträglichkeit 391
Blutkreislauf
– Perinatalperiode 376
Blutstillung, Störungen der 1464
Blutung
– alveoläre 1320
– retinale, bei Schütteltrauma-Syndrom 173
Blutung,
– intrakranielle 397
Blutungsrisiko
– bei Kavernom 1723
Blutverlust 1452
Blutzuckerspiegel 1159
B-Lymphoyzten
– Defekte 695
B-Lymphozyten 113, 1230
– Entwicklung 688
– physiologische Grundlagen 685
– Reifung 747
Bochdalek-Hernie 1249
Body-Mass-Index (BMI) 248, 1865
Boerhaave-Syndrom 1075
Bolusobstruktion 1071
Borderline-Persönlichkeitsstörung 1851
Bordetella parapertussis 871
Bordetella pertussis 871
– Schutzimpfung 119
Bornholmer Krankheit 928
Borrelia burgdorferi 897
Borrelia recurrentis 903
Borrelien-Lymphozytom 900
Borreliose 897
Botulinustoxin 888
Botulismus 888
Bourneville-Pringle-Syndrom 1672
Bowman-Kapsel 1567
Brachydaktylie 1902
Brachydaktylie E 617
Brachyolmie 1880
Brachyonychie 2059
Brachyösophagus 1077
Bradykardie
– bei Herzrhythmusstörungen 1392
Bradypnoe 976, 1235
Brainstem evoked response audiometry (BERA) 109
Branchiootorenales Syndrom (BOR-Syndrom) 1576
Branhamella catarrhalis 868
Brechdurchfall 1093

Brennwert 212
Brittle-Cornea-Syndrom (BCS) 1921
Bronchialobstruktion 186
Bronchialstenose
– bei Gefäßschlinge 1387
Bronchiektase 1256, 1275
– bei Aspirationspneumonie 1267
– Atemphysiotherapie 1330
– bei Mukoviszidose 1292
– bei primärer ziliärer Dyskinesie 1259
Bronchien 1215
Bronchienverletzung 1311
– durch therapeutische Maßnahmen 1312
Bronchiolen 1215
Bronchiolitis 1262
– obliterans 1262
Bronchiolitis sensu strictu 930
Bronchitis 1261
Bronchogene Zyste 1258
Bronchografie
– bei Atelektase 1270
Bronchomalazie 1256
Bronchopulmonale Dysplasie (BPD) 405, 1330
– Prävention 406
– Therapie 407
Bronchoskopie
– bei Aspirationspneumonie 1268
– bei Atelektase 1270
Bronchospasmolyse 1245
Bronchusprovokation 1245
Bronchusstenose 1256
Brown-Syndrom 1962
Brucella melitensis 885
Brucellose 884
Bruck-Syndrom 1889, 1914
Brudzinski-Zeichen 1736
Brugada-Syndrom 1396
Brugia malayi 961
Brugia timori 961
Brust, tubuläre 446
Brustasymmetrie 446
Brustentwicklung 62, 658
Brusthyperplasie 445
Brusthypoplasie 446
Brustkorb 1227
Bruton-Agammaglobulinämie 695
Bruton-Tyrosin-Kinase-Defizienz 695
Bubonenpest 883
Budd-Chiari-Syndrom 1210
Budding-Hypothese 1574
Budesonid 2067
Büffelnacken 383
Bulbärhirnsyndrom 987
Bulbusbeweglichkeit
– Störung bei Rhabdomyosarkom 1545
Bulbusverletzung 1985
Bulimia nervosa 1867
Bull neck 915
Buprenorphin 2067
Burkholderia-Infektionen 875
Burkitt-Lymphom 916, 1519
Bürstensaummembran 1093
Butylscopolamin 2067
B-Zellen
– Defekte 695
– Entwicklung 685

C

CACT-Mangel 516, 523
Caeruloplasmin 1114
Café-au-Lait-Fleck
– bei Hypomelanosis Ito 1678
– bei Neurofibromatose 1670, 2048
CAKUT (congenital anomalies of the kidney and urinary tract) 1574
Calabar-Schwellungen 963
Calcineurininhibitoren, topische 811
Calcitriol 612, 2067
cAMP (zyklisches Adenosinmonophosphat) 1093
cAMP-vermittelte Signalkaskade 615
Campylobacter
– Infektionen 872, 1146
– jejuni 872
Candida albicans
– bei Ösophagitis 1076, 1147
Candida-Infektionen 949
Candidiasis
– orale 1069
Candidose (Soor)
– des Neugeborenen 432
Cannabinoide 1040
Cannabisabhängigkeit 178
Cantrell-Syndrom 1327
Captopril 2067, 2112
Caput membranaceum 1914
Carbachol 2067, 2100
Carbamazepin 2068, 2100
Carbamoylphosphatsynthetase-1-Mangel 490
Carbapeneme 1028
Carbimazol 2068
Carboplatin 1504
Carboxylasemangel 486
Carboxypeptidase 1159
Carnegie-Stadien 298
Carnitin 516, 2100
– Supplementierung 522
– Translokasemangel 1821
– Transporterdefekt 523
– Transportsystem 516
Carnitin-/Acylcarnitin-Translokase-Mangel 523
Carnitin-Palmitoyl-CoA-Transferase-1-Mangel 523
Carnitin-Palmitoyl-CoA-Transferase-2-Mangel 523, 1821
Carnitinstoffwechseldefekte
– Screening 107
Carvedilol 2068, 2100
Cäsarenhals 862
Caspofungin 1037
CDAG-Syndrom 1892
CD27-Defizienz 711
CDG 568
CDG-Ia 570
CDG-Ib 570
CDG-Syndrom
– bei eiweißverlierender Enteropathie 1128
CD40-Ligand-Mangel 699
CD40-Mangel 700
CED (chronisch-entzündliche Darmkrankheiten) 1121
Central-Core-Myopathie 1800
Cephalhämatom 1752
Cephalosporine 1027

Ceramidase 1697
Ceroidlipofuszin 1694
Ceroidlipofuszinose, neuronale 1694
Ceruletid 2068, 2100
Cerumen obturans 1989
C1-Esterase-Inhibitor 2067
Cetirizin 2068, 2100
CFTR-Protein 1289
Chagas-Krankheit 960, 1077
Chagrin-Fleck
– bei tuberöser Sklerose 1673, 2048
Chalazion 1967
Charcot-Marie-Tooth-Syndrom 577, 1785, 1924
CHARGE-Syndrom 343
Chediak-Higashi-Syndrom 1679
Cheilitis
– bei CED 1122
Chelatbildner 1451
Chemorezeptoren 1217
– periphere 1222
– zentrale 1222
Chemotherapie 1504
Cherry-red spot myoclonus syndrome 558
Cherubismus 1892
Cheyne-Stokes-Atmung 1224, 1235
Chiari-II-Malformation 1656
CHILD-Syndrom 576, 1898
Chimärismusanalyse 1536
Chinidin 2068, 2100, 2112
Chinolone 1031
Chirurgie, intrauterine 365
Chlamydia trachomatis
– beim Neugeborenen 430
Chlamydienarthritis 771
Chlamydien-Infektionen 890
Chlamydophila pneumonia 889, 1265
Chloralhydrat 2068, 2100
Chloramphenicol 1032
Chlorid 280
Chloriddiarrhö, kongenitale 1112
Chloridkanalmyotonie 1812
Chloridtransporter 1112
Chloroquin 2069, 2100
Chlorpromazin 2069, 2100
Chlorprothixen 2069, 2100
Choanalatresie 2000
– bei Antley-Bixler-Syndrom 576
Cholangiographie, endoskopische retrograde (ERCP) 1172
Cholangitis 1193
– autoimmune sklerosierende 1187
– primär sklerosierende 1187
Cholecalciferol 612
Choledochuszyste 1189
Cholera 884
Cholera sicca 884
Choleraschutzimpfung 133
Cholestase 1171
– bei Gallengangsatresie 1191
– bei Hepatitis 1180
– neonatale 1172, 1190
Cholestasesyndrome, familiäre intrahepatische 1175
Cholesteatom 1995
Cholesterin 215
– bei Hyperlipoproteinämie 510
Cholesterinesterase 1159
Cholesterinsteine 1195

Cholesterolbiosynthesestörungen 573
Cholezystokinin 1159
Chondroblastom 1954
Chondrodysplasia punctata 576, 1897
Chondromatose
– metaphysäre mit 2-D-OH-Hydroxyglutarazidurie 1881
Chorda dorsalis 300
Chordozentese 351
Chorea 1704
– primäre 1711
– sekundäre 1711
– Sydenham 1711
– transiente infantile 1705
Choreoathetose 1682
– belastungsinduzierte paroxysmale 1706
– kinesiogene 1781
– bei 2-Methyl-3-Hydroxybutyracidurie 490
– paroxysmale 1706
– paroxysmale dystone (Mount-Reback) 1781
Chorioiditis 1976
Choriongonadotropin 2069
Chorionzottenbiopsie 351, 365
Chorioretinitis 1976
– bei Toxoplasmose 366
Christmas disease 1484
Chromatidstrang 285
Chromatin 285
Chromomykose 952
Chromosom
– Funktion und Struktur 310
Chromosomenaberration 310
– Pränataldiagnostik 359
– strukturelle 318
Chromosomenanalyse 314
Chromosomenanomalie
– bei angeborenen Herz- und Gefäßanomalien 1359
Chromosomeninstabilitätssyndrome 322
Chromosomensatz 311
Chronic granulomatous diseases (CGD) 745
Chronic infantile neurological and articular syndrome (CINCA) 784
Chronisch myeloische Leukämie (CML)
– Ätiologie 1516
– Diagnose 1517
Chronisch rekurrierende multifokale Osteomyelitis (CRMO) 785
Chronische Erkrankung
– als Ursache psychischer Störungen 1862
Chronische mukokutane Candidiasis (CDC) 719
Churg-Strauss-Vaskulitis 793
Chylomikron 510
Chylomikronämiesyndrom 514
Chylothorax 1324
– des Neugeborenen 414
Chymotrypsin 1159
CIAS1-Gen 784
Ciclosporin 2069, 2100, 2112
Cidofovir 2069
Cimetidin 2069, 2101
CINCA-Syndrom 784
Cinnarizin 2069
Ciprofloxacin 1031
Cisaprid 2101
Cisplatin 1504
Citrullinämie 490
Clarithromycin 1030

Claudicatio intermittens
– bei Aortenisthmusstenose 1362
Clemastin 2069, 2101
Clenbuterol 2069, 2101
Clobazepam 2069, 2101
Clobutinol 2070
Clonazepam 2070, 2101
Clonidin 2070, 2101
Clostridium botulinum 888
Clostridium tetani 887
Clouston-Syndrom 2053
Cluster-Kopfschmerz 1733
CMV-Infektion 917
– fetale 367
Coalitio der Fußknochen 1944
Cobalamin 485
Cobalamin-C-Synthase-Mangel 1623
Cobalaminmangel 266
Cobalaminstoffwechselstörung 485
Coccidioides immitis 947
Coccidioides posadasii 947
Cochleaimplantat 2026
Cockayne-Syndrom 1719
Code, epigenetischer 325
Codein 2070, 2101
Coeruloplasmin 1176
Coffein 2070, 2101
Coffin-Lowry-Syndrom 343
Cogan-Syndrom 1963
Cogan-Syndrom I 1972
Colecalciferol 2070, 2101
Cole-Carpenter-Dysplasie 1890
Cole-Carpenter-Syndrom 1914
Colestipol 2070, 2101, 2112
Colestyramin 2070, 2101, 2112
Colistin 1033
Colitis ulcerosa (CU) 1121
Coma Recovery Scale 1757
Coma vigile 1756
Common variable immunodeficiency (CVID) 698
Common-ALL-Antigen 1511
Commotio cerebri 1752
Compensatory anti-inflammatory response syndrome (CARS) 845
Compliance der Lunge 1226
Computersucht 177
Conduit-Ersatz
– bei Pulmonalatresie 1383
Confounder 816
Congenital bar 1928
Congenital disorders of glycosylation (CDG) 568
Conn-Syndrom 642
Conradi-Hünermann-Syndrom 576, 1898
Continous positive airway pressure (CPAP) 403
Contrecoup 1752
Contusio cerebri 1752
Coombs und Gell (Immunreaktionen) 805
Coping 191, 1862
Cor pulmonale
– bei Lungenembolie 1305
– bei Mukoviszidose 1292
Cor triatriatum 1372
CORA-Methode 1933
Cornelia-de-Lange-Syndrom 342, 1903
Corpus striatum 1703
Corpus-callosum-Agenesie 1661
Corynebacterium diphtheriae 862
Costeff-Syndrom 483

Coup 1752
Cousin-Syndrom 1904
Coxa antetorta 1934
Coxa retrotorta 1934
Coxa valga 1933
Coxa vara 1933
Coxiella burnetii 896
Coxitis fugax 771
Coxsackie-Viren 927
Coxsackievirus-Enzephalitis 1742
Coxsackievirus-Meningitis 1745
CPEO (chronisch progressive externe Ophthalmoplegie) 528
CPT1-Mangel 516, 523
CPT2-Mangel 516, 523, 1821
Credé-Prophylaxe 868
Crest-Syndrom 802
Creutzfeldt-Jakob-Krankheit (CJK) 936
Creutzfeldt-Jakob-Krankheit, neue Variante (nv-CJK) 936
CRMO-Syndrom 785
Cromoglicinsäure (DNCG) 2071
Crouzon-Syndrom 1907
Cryopyrinassoziierte periodische Syndrome (CAPS) 784
Cryptococcus neoformans 946
Cumarine (als Teratogen) 341
Cumming-Syndrom 1886
Currarino-Syndrom 1902
Cushing-Syndrom 641
Cutis laxa (CL) 1921
Cutis marmorata teleangiectatica congenita 2029
Cyanocobalamin 2071
Cyclophosphamid 2071, 2101, 2113
Cystathionin-β-Synthase-Mangel 474
Cystatin C 1571
Cystin 477
Cystinose 477
Cystinosin 477
Cystinurie 478, 1613

D

Dakryoadenitis 1968
Dakryostenose 1968
Dakryozystitis 1968
Dakryozystozele 1968
Daktylitis 765
Dalteparin 2071, 2101
Dandy-Walker-Malformation 1667
Danger-associated molecular patterns (DAMPs) 844
Danon disease 546
Dantrolen 2071
Darmischämie 1134
Darmkrankheit, chronisch entzündliche (CED) 1121
– besondere Aspekte bei Jugendlichen 441
Darmparalyse 1134
Darmschlingen, stehende 1134
Darwin-Höcker 1987
David Sillence, Einteilung der Osteogenesis imperfecta 1912
Dawn-Phänomen 672
DDAVP-Test siehe Vasopressintest
Debré-de-Toni-Fanconi-Syndrom 1603

Stichwortverzeichnis

Defensin 1229
Deferipron 2071
Deferoxamin 2071
Defibrillation 1233
Defizienz des Interleukin-1-Rezeptor-Antagonisten (DIRA) 785
Deformation 305
– genetische Grundlagen 302
DeGrouchy-Syndrom 329
Dehydratation 275, 277, 1093
– bei Glukose-Galaktose-Malabsorption 505
– hypertone 277, 284
– hypotone 284
– isotone 284
– bei Organoacidurie 481
– bei Pylorushypertrophie 1089
– Schweregrad 284
Dejerine-Sottas-Syndrom 1787, 1791
Dekortikationsrigidität 987
Deletion 285, 324
Delirium 986
Demenz
– bei Adrenoleukodystrophie 567
De-Morsier-Syndrom 1662
Demyelinisierung 1698, 1747
DEND-Syndrom (Developmental Delay, Epilepsy, Neonatal Diabetes) 674
Dengue-Fieber (DF) 940
Dengue-hämorrhagisches Fiebers (DHF) 940
Dengue-Schocksyndrom (DSS) 940
Dengue-Virus-Infektionen 938
Denkfähigkeit, Entwicklung 180
Denkstörung
– formale 1825, 1874
– inhaltliche 1825, 1873
Dennie-Morgan-Zeichen 2040
Dentinbildungsstörungen 138
Dentindysplasie 1061
Dentinhypoplasie 1062
Dentinogenesis imperfecta 1060, 1914
Dentition 1053, 1057
Denys-Drash-Syndrom 1503, 1594
Deoxypyridinolin 1920
Depersonalisation 1856, 1873
Depression
– bei Computersucht 177
– postpartale 159
Depressive Störung 1831
Depressivität
– bei Psychosen 1874
Deprivation 1838
– emotionale 1838
– sensorische 1838
– soziale 1838
Deprivationsamblyopie 1965
Derealisation 1856, 1873
Dermalsinus 1658
– bei Meningitis 1734
Dermatitis
– atopische 808, 1104
– pellagraähnliche, bei Hartnup-Krankheit 480
– perianale 855
Dermatitis exfoliativa (neonatorum) Ritter von Rittershain 853, 2031
Dermatitis herpetiformis 2047
Dermatomyositis 1143
– juvenile 797

Dermatophyten 945
Dermatose
– chronisch-bullöse 2047
– ekzematöse 2040
– erythematosquamöse 2043
– bei Säuglingen 2029
– urtikarielle 2042
Dermatosparaxis 1921
Dermoidzyste 1056, 1970
– der Mundhöhle 2007
– der Orbita 1983
Dermolipoid 1970
Desbuquois-Dysplasie 1884
Desferasirox 2071
Desinfektionsplan 822
Desinfektionsverfahren 832
Desloratadin 2071
Desmopressin 587
Desmopressinacetat 2071, 2101
Desmopressinkurztest 1610
Desmosterolämie 576
Desoxyguanosinkinasemangel 577
Desoxyribonukleinsäure siehe DNA
Determination 298
Developmental venous anomalies (DVA) 1723
Dexamethason 2072, 2101
– Hemmtest 598
– Kurztest 642
Dexpanthenol 2072
Dezerebrationsrigidität 987
Diabetes insipidus 277
– bei Essstörungen 1866
– bei Langerhans-Zell-Histiozytose 1527
– nephrogener 586
– bei viraler Enzephalitis 1741
– zentraler 585
Diabetes insipidus centralis
– bei Holoprosenzephalie 1660
Diabetes insipidus renalis 1609
Diabetes mellitus
– bei Adipositas 251
– bei Cystinose 478
– Klassifikation 668
– maternaler 423
– bei Mitochondriopathien 538
– neonataler 673
– psychosoziale Interventionen 1863
– Sport bei 208
Diabetes mellitus Typ 1
– assoziierte Autoimmunerkrankungen 673
– Diagnose 669
– Pathogenese 668
– Prävalenz 668
– Therapie 669
Diabetes mellitus Typ 2
– Pathogenese 674
– Prävalenz 674
– Therapie 674
Diabetes, pankreatogener 1297
Diagnostik
– immunologische 693
– kinder- und jugendpsychiatrische 1823
– multiaxiale 1827
– testpsychologische 1826
Diagnostik, pränatale 359
Dialektisch-behaviorale Therapie (DBT)
– bei Borderline-Persönlichkeitsstörung 1852

Dialyse 1633
– Indikation 1633
– bei Nierenversagen 1627
Diamond-Blackfan-Anämie (DBA) 1437
Diaphragma laryngis 2018
Diarrhö
– bei CDG 570
– bei CED 1122
– bei Cholera 884
– chronische 1128, 1131
– bei E.-coli-Infektion 878
– bei Glukose-Galaktose-Malabsorption 505
– intraktable 1119
– bei Kurzdarmsyndrom 1117
– persistierende 1096
– durch Protozoen bei Immunsuppression 954
– bei Salmonellose 881
– sekretorische 1112
– bei Shigellose 879
– bei Wolman-Krankheit 515
Diastema 1053
Diastematomyelie 1656, 1658
Diathermie 1047
Diathese, hämorrhagische 1464
Diazepam 2072, 2101
Diazoxid 2072, 2101
Dichotischer Test 2026
Dickdarmentzündung
– bei CED 1122
Diclofenac 1038, 2072, 2102
DIDMOAD-Syndrom 538, 585
Dienzephalon 1653
Diethylstilbestrol 1501
Differences or disorders of sex development (DSD) 647
Differenzierung 298
DiGeorge-Syndrom (DGS) 321, 708
– mit aortopulmonalem Fenster 1371
Digitalis 2102
– Antitoxin 2072
Digitalisglykoside
– bei Herzinsuffizienz 1354
Digitalisvergiftung 1354
Digitoxin 2073
Digoxin 2073, 2093
Dihydralazin 2073, 2102
Dihydroergotoxin 2073, 2102
Dihydrofolatreduktase-Mangel 1715
Dihydropyrimidinamidohydrolasemangel 579
Dihydropyrimidindehydrogenasemangel 579
Diltiazem 2112
Dimenhydrinat 2073, 2102
Dimeticon 2073
Dimetinden 2102
Dimetindenmaleat 2074
Dioxin 183
Diphenhydramin 2074, 2102
Diphtherie 862
– Schutzimpfung 119
Diplegie, spastische 1684
– bei Dopaminmangel 1708
– bei 2-Methyl-3-Hydroxybutyracidurie 490
Dipyridamol 2074, 2102
DIRA-Syndrom 785
Disomie
– uniparentale (UPD) 292, 321
Disopyramid 2074, 2102

Disruption 305
– genetische Grundlagen 301
Disseminierte intravasale Gerinnung (DIG) 1495
Dissoziales Verhalten 1850
Dissoziative Anfälle 1782, 1859
Dissoziative Störung 1856
– Therapie 1860
Diszitis 1948
Diuretika
– bei Herzinsuffizienz 1354
DMSA-Scan
– bei Pyelonephritis 1581
DNA (desoxyribonucleic acid) 285
– Methylierung 289
– Replikation 285
– Transkription 287
DNA, zellfreie fetale (zffDNA) 359
DNA-Reparatur-Defekt 1504
DNA-Sequenzierung 324
Dobutamin 1355, 2074, 2102
DOCK-8-Defizienz 710
Dolichostenomelie 1916
Domperidon 2074
Doose-Syndrom 1765
Dopamin 1355, 2074, 2102
– Biosynthesestörung 1707
– Mangel 1708
– Transporter-Defektsyndrom 1707
Doppelnieren 1576
Doppler-Effekt 1341
Dopplersonografie 1343
Doss-Porphyrie (ALSDP) 580
Double cortex 1663
Double inlet ventricle 1384
Double outlet right ventricle 1389
Double-bubble-Zeichen 1083
Down-Syndrom 315
Doxapram 2074, 2102
Doxylamin 2074, 2102
Dracunculus medinensis 963
Drakunkulose 963
Dravet-Syndrom 1764, 1775
Drehmann-Zeichen 1938
Dreitagefieber 922
Drogen, illegale 177
Drogenkonsum 1854
Drogennotfall 1855
Dronabinol 1040
Drugmonitoring, therapeutisches (TDM) 1013
– Speichel 1014
– Trockenblut 1014
DTaP-Impfstoff 120
Duarte-2-Variante 499
Dubowitz-Syndrom 342
Ductus arteriosus
– bei Frühgeborenen 1371
– persistierender 1370
Ductus omphaloentericus 1158
Ductus thoracicus 1216
Ductus thyreoglossus 1056
Duhring-Krankheit 2047
Dumping-Syndrom 1090
Dünndarmmukosa 1107
Dünndarmmukosaschaden 1104
Duodenalatresie 416, 1083
Duodenalbiopsie 1101
Duodenalstenose 1083
Duplikation 285

Durchfall
– blutiger 1104, 1122
– chronischer 1131
Durstgefühl 274
Durstregulation 279
Durstversuch 586, 1610
Dyggve-Melchior-Clausen-Dysplasie 1883
Dysautonomie, familiäre 1081
Dyschondrosteose (Leri-Weill) 1886, 1897
Dysfibrinogenämie 1486
Dysfunktion
– milde neurologische 1651
– orofaziale 2027
– respiratorische 978
Dysgenesie, retikuläre (RD) 705
Dysgrammatismus 2027
Dyskeratosis congenita (DKC) 719, 1455, 2059
Dyskinesie
– ziliäre 1259
Dyskinetische Bewegungsstörung 1681
Dyskorie 1974
Dyslalie 1841, 2027
Dyslipoproteinämie bei Adipositas 251
Dysmenorrhö 447
Dysmethylierung 296
Dysmorphie 305
– faziale 307
Dysmorphie, faziale
– bei Glutarazidurie Typ II 525
Dysmorphiezeichen
– bei peroxisomalen Defekten 576
Dysmorphologie 305
Dysosteosklerose 1888
Dysostose 1901
– akrofaziale 1902
– kraniofaziale 1907
– mandibulofaziale 1907
– orodigitofaziale 2006
– spondylokostale 1908
Dysostosis mandibulofacialis 1056
Dysostosis multiplex
– bei Mukopolysaccharidosen 553
– bei Oligosaccharidosen 557
Dysphagie 1071
– bei Mitochondriopathien 538
Dysphonie, hyperfunktionelle 2028
Dysplasia spondyloepiphysaria congenita (SEDC) 1877, 1896
Dysplasie 305
– acinäre 1319
– akrokapitofemorale 1884
– akromesomele (AMD) 1885
– akromikrische 1885
– alveoläre 1319
– arrhythmogene rechtsventrikuläre 1403
– bronchopulmonale (BPD) 405, 1330
– chondroektodermale (Ellis van Creveld) 1898
– diaphysäre 1888
– diastrophische 1895
– dyssegmentale, Silverman-Handmaker 1898
– ektodermale 2052
– ektodermale mit Immundefizienz 700
– epiphysealis hemimelica (Trevor) 1891
– fibröse 1900, 1954
– fokale kortikale 1663
– frontometaphysäre 1898
– geleophysische 1885
– genetische Grundlagen 302

– gnathodiaphysäre 1892
– intestinale neuronale 1141
– kampomele 1897
– kleidokraniale 1897
– kraniodiaphysäre 1889
– kranioektodermale 1885
– kraniometaphysäre 1888
– lymphatische 1319
– mandibuloakrale 1891
– metaphysäre 1881
– metatropische 1880
– multiple epiphysäre 1897
– multiple epiphysäre (MED IV) 1879
– okulodentoossäre 1889
– otospondylomegaepiphysäre (OSMED) 1879
– progrediente pseudorheumatoide 1883
– pseudodiastrophe 1884
– (rhizo-)mesomele 1886
– septooptische 1662
– spondylocarpotarsale 1898
– spondyloepiphysäre (SED) 1877
– spondylokostale 1908
– spondylometaphysäre (SMD) 1882
– spondylookuläre 1890
– thanatophore 1894
– trichodentoossäre 1889
– trichorhinophalangeale (TRP) 1884
Dyspnoe 1235
– bei Bronchiolitis 1262
– bei hypoplastischem Linksherz 1385
– bei Pneumonie 1264
Dysraphie 1654
– spinale 1655
Dystelektase 1269
Dystonie 1681, 1704
– dopaminresponsive 1688, 1706
– L-Dopa-nonresponsive 1709
– bei GLUT1-Mangel 507
– bei Morbus Wilson 1176
– bei Organoacidurie 487
– paroxysmale belastungsinduzierte 1781
– primäre 1705
– sekundäre 1709
– transiente infantile 1704
Dystonie-Parkinsonismus-Syndrom 1704, 1706, 1708
Dystonie-plus-Syndrom
– primäres 1706
– sekundäres 1709
Dystrophie
– myotone Typ 1 1809
– myotonische 1144
– bei Vernachlässigung 175
Dystrophie Seitelberger 1718
Dystrophin-Gen 1805

E

EAEC (enteroaggregative E. coli) 877
Eagle-Barett-Syndrom 1577
EAST-Syndrom 1606
Ebola-Fieber 942
Ebstein-Anomalie 1389
EBV-Infektion, chronisch aktive 915
Echinocandine 1037
Echinococcus granulosus 970
Echinococcus multilocularis 970

Echinokokkose 971
Echokardiografie 1341
– 3D 1345
– fetale 1345
– transösophageale 1345
Echolalie 1847
Echopraxie 1847
ECHO-Viren 927
Echovirus-Enzephalitis 1742
Echovirus-Meningitis 1745
E.-coli-Infektion, enterotoxische (ETEC) 1097
Ecthyma gangraenosum 874
Ectopia lentis 1916
Ectrodactyly-ectodermal-dysplasia-clefting-Syndrom 2053
Eculizumab 1623
Eczema herpeticatum 920
Edrophoniumchloridtest 1793
Edwards-Syndrom 316
EHEC (enterohämorrhgaische E. coli) 876
Ehlers-Danlos-Syndrom (EDS) 2048
– und Aneurysma 1724
– hypermobile Form 1920
– klassische Form 1918
– kyphoskoliotische Form 1920
– Varianten des Typ VIA 1920
– vaskuläre Form 1920
Eiken-Dysplasie 1881
Eingliederungshilfe 194 f
Einschlafmyoklonien 1780
Einschlusskörpermyositis 1815
Einzelfehlbildung
– genetische Grundlagen 303
Einzelnukleotidaustausch 288
Einziehungen (bei Atemnot) 976
Eisen 2075
– Eisenmangelanämie 1434
– Elimination 1451
– Speicher 1430
– Stoffwechsel 1430
Eisenmenger-Reaktion 1423
Eiweißverlusteneropathie
– bei CDG 570
Ektopia lentis 1973
Ektrodaktylie 323
Ektrodaktylie-Ektodermale-Dysplasie-Gaumenspalte-Syndrom 1909
Ektropium 1966
Ekzem
– atopisches 808, 2040
– des äußeren Ohrs und Gehörgangs 1989
– bei Phenylketonurie 470
ELANE-CN 1459
Elastolysis 1922
Elektrokardiogramm 1339
Elektrolytausscheidung 1567
Elektrolytentgleisung
– bei Meningitis 1736
Elektrolythaushalt 271
Elektronentransfer 516
Elektrookulografie 1960
Elektroretinogramm 1960
Elliptozyten 1440
Elliptozytose, hereditäre 1442
Eltern, kranke 158
Elternfragebögen zur kindlichen Entwicklung 1649

Eltern-Kind-Training
– bei ADHS 1846
Elternselbsthilfe 199
Elterntraining
– bei ADHS 1846
– bei Vernachlässigung 1840
Embolie
– bei septischer Endokarditis 1411
Embolisation
– bei Vena-Galeni-Malformation 1722
Embryonalentwicklung 298
Embryopathia diabetica 345
Embryopathie, diabetische 383
Emery-Dreifuss-Muskeldystrophie 1924
Emissionen, otoakustische 109
Empathiefähigkeit 1851
Empfindungsstörung 1856
Emphysem 1272
– lobäres 1258, 1273
– lobäres, kongenitales 412
– pulmonales interstitielles 1274
En coup de sabre 800
Enalapril 2074, 2102
Encephalitis-like picture 1744
Enchondromatose 1900
Endarteriitis
– bei Ductus arteroisus 1370
Endemie 818
Endokardfibroelastose 1403
Endokarditis
– infektiöse 1408
– bei Meningitis 1734
– rheumatische 1413
– septische 1409
Endokarditisprophylaxe 1411
Endokrinopathie
– bei Kearns-Sayre-Syndrom 531
Endokrinopathien
– im Jugendalter 443
Endomysiumantikörper (EMA) 1101
Endostale Hyperostose van Buchem 1889
Endotoxin 843
Energiebedarf 211, 239
Energiezufuhr 211
Enhancer 287
Enkopresis 1132
– und Miktionsauffälligkeiten 1585
Enophthalmus 1983
Enoximon 2074
Enoxiparin-Natrium 2074, 2102
Entamoeba dispar 952
Entamoeba histolytica 952
Enteric cytopathogenic human orphan viruses (ECHO) 927
Enterobius vermicularis 966
Enterokinasemangel 1112
Enterokokken-Infektionen 860
Enterokolitis 1146
– antibiotikaassoziierte 1094
– hämorrhagische 1621
– nekrotisierende (NEC) 416
Enteropathie
– allergische 1104
– eiweißverlierende 1112, 1128
Enteropeptidasemangel 1112
Enterothorax
– bei Zwerchfellhernie 413, 1250

Enterovirus
– Enzephalitis 1741
– Infektion des Neugeborenen 435
– Infektionen 927
– Meningitis 1745
Enterozyten 1093, 1099
Entgiftung 1855
Enthesopathie 753, 765
Entwicklung
– geistige (Testverfahren) 18
– des Kindes 8
– körperliche 8
– pränatale (genetische Grundlagen) 298
– sexuelle des Jungen 450
Entwicklungsdefekte
– angeborene 330
– spondylokostale 1908
Entwicklungsdiagnostik 1826
Entwicklungsprofil 28
Entwicklungsretardierung
– bei Holoprosenzephalie 1660
Entwicklungsstörung 195, 202, 1825
– bei chronischen Erkrankungen 1862
– Definitionen 305
– bei Fanconi-Bickel-Syndrom 508
– geistige 202
– bei 4-Hydroxybutyracidurie 490
– Intervention 203
– von Kleinhirn und Hirnstamm 1666
– kognitive 397
– konnatale anatomische 298
– Motorik 204
– bei Mukopolysaccharidosen 550
– des Neokortex 1662
– des Nervensystems 1652
– nicht näher bezeichnete 1870
– psychomotorische 397
  – bei Desmosterolämie 576
  – bei D-2-Hydroxyglutaracidurie 489
  – bei Mevalonacidurie 573
  – bei peroxisomalen Defekten 576
  – bei Purin- und Pyrimidinstoffwechseldefekten 577
  – bei Rhizomelia Chondrodysplasia punctata 573
  – bei Smith-Lemli-Opitz-Syndrom 574
  – bei Pyruvatcarboxylasedefekt 528
– tiefgreifende 1870
– umschriebene E. des Sprechens und der Sprache 1841
– umschriebene (UES) 1843
Entwicklungsverzögerung 1843
– bei Hypomelanosis Ito 1678
Entzugsbehandlung 1855
Entzugssymptomatik
– des Neugeborenen 387, 400
Enuresis 1584
– nocturna 1584
– primäre 1584
– bei renaler Glukosurie 506
– sekundäre 1584
Enzephalitis
– antikörpervermittelte 1745
– bakterielle 1738
– limbische 1745
– virale 1741
Enzephalomalazie, multizystische 1683

Enzephalomyelitis, akute disseminierte (ADEM) 1747
Enzephalomyopathie
- mitochondriale, bei MELAS-Syndrom 531
- mit renaler Tubulopathie 577
Enzephalopathie
- bei ADEM 1747
- bei Ahornsirupkrankheit 474
- epileptische 460, 1764, 1775
- fokale 986
- folinsäureresponsive 1715
- frühinfantile myoklonische 1764
- globale 986
- bei GLUT1-Mangel 507
- bei Harnstoffzyklusdefekt 466
- hepatische 1199
- bei 4-Hydroxybutyracidurie 490
- bei D-2-Hydroxyglutaracidurie 489
- hyperammonämische 466
- hypoxisch-ischämische 398
- bei MTHFR-Mangel 476
- bei Nierenversagen 1626
- bei Organoacidurie 480
- spongiforme 936
- statische 1681
- steroidresponsive 1746
- thiaminresponsive 1716
- Vitamin-B$_6$-abhängige epileptische 1713
- vitaminresponsive 1713
- bei Zitratzyklusdefekt 529
Enzephalozele 1655
Enzymersatz 356
Enzymersatztherapie
- bei Adenosindesaminase(ADA-)Mangel 579
- bei Morbus Fabry 1697
- bei Morbus Gaucher 1695
- bei Morbus Pompe 550
- bei Mukolpoysaccharidose (MPS) 553
  - MPS I-H 556
  - MPS II 556
  - MPS VII 557
- bei Purinnukleosidphosphorylasemangel 579
Eosinophile Fasziitis 781
Eosinophile Gastroenteritis 810
Eosinophile Granulozyten
- Rolle bei allergischer Reaktion 806
EPEC (enteropathogene E. coli) 876
Ependymom 1562
Epidemie 816
Epidemiologie 143
- Bias 146
- Confounding 146
- Fall-Kontroll-Studie 145
- Fehlerquelle 148
- Inzidenz 144
- Kausalität 149
- Kausalitätskriterien 149
- Kohortenstudie 147
- Odds Ratio 148
- ökologische Studie 145
- Prävalenz 144
- Querschnittsuntersuchung 145
- Störfaktor 148
- Surveillance 144
- Verzerrung 149
Epidermales Nävus-Syndrom 1679
Epidermoidtumor 1669
Epidermolyse, hereditäre 2048

Epidermolysis bullosa acquisita 2047
Epididymitis 1646
Epigenetik 288, 325
Epigenom 293
Epiglottitis 2022
Epikanthus 1966
Epikutantest 810
Epilepsie 1762
- bei N-Acetylaspartylacidurie 489
- benigne familiäre infantile 1774
- bei Biotinidasemangel 487
- bei Cystinose 478
- Diagnostik 1768
- des Frontallappens 1768
- generalisierte, Fieberkrämpfe plus 1774, 1776
- Genetik 1773
- genetische (idiopathische) generalisierte 1767, 1774
- bei Holoprosenzephalie 1660
- bei 4-Hydroxybutyracidurie 490
- bei L-2-Hydroxyglutaracidurie 488
- bei Hyperglycinämie 473
- idiopathische generalisierte 1775
- bei Incontinentia pigmenti 1676
- juvenile myoklonische 1767, 1775
- Klassifikation 1762
- bei kombinierter Methylmalonacidurie und Homocystinurie 485
- bei Kreatinmangelsyndrom 537
- bei 2-Methyl-3-Hydroxybutyracidurie 490
- myoklonisch-astatische (Doose-Syndrom) 1765
- mit myoklonischen Absencen 1766
- bei neuronaler Ceroidlipofuszinose 1694
- mit okzipitalen Paroxysmen und frühem Beginn 1766
- des Okzipitallappens 1768
- des Parietallappens 1768
- bei 3-Phosphoglyceratdehydrogenase-Mangel 479
- posttraumatische 1755
- bei Propionacidurie 484
- bei Rett-Syndrom 1691
- und Schule 1771
- bei Sturge-Weber-Syndrom 1677
- symptomatische fokale 1767
- des Temporallappens 1767
- Therapie 1769
- bei tuberöser Sklerose 1674
- Vitamin-B$_6$-abhängige 1713
- bei Zerebralparese 1685
Epilepsiechirurgie 1771
- Indikation 1771
Epilepsiediagnostik, prächirurgische 1771
Epilepsiesyndrom 1762
Epileptische Anfälle 1762
- benigne familiäre neonatale 1774
- benigne nichtfamiliäre des Neugeborenen 1764
- Fieberkrämpfe 1776
- fokale 1762
- generalisierte 1762
- Klassifikation 1762
- myoklonische 1762
- Neugeborenenalter 1764
- subtile 1764
- tonisch-klonische 1762

- Vitamin-B$_6$-abhängige 1769
- bei ZNS-Tumor 1558
Epileptische Spasmen 1762
Epileptogene Zone 1772
Epinephrin (Adrenalin) 2064, 2097, 2102
- Therapie der Allergie 812
Epiphyseolysis
- acuta 1938
- capitis femoris 1937
- lenta 1938
Epispadie 333, 1646
Epistaxis 2000
Epithelioma calcificans Malherbe 2054
Epitop 806
Epizoonose 2037
Epoxidhydrolase 1169
Epstein-Barr-Virus (EBV) 914
- Assoziation mit malignen Tumoren 1501
Epstein-Barr-Virus-Infektion
- postnatale 435
Erbgang
- autosomal-dominanter 349
- autosomal-rezessiver 349
- mitochondrialer 349
- X-chromosomal-rezessiver 349
Erbkrankheiten
- Therapieoptionen 353
Erblindung
- bei GM2-Gangliosidose 1693
Erbrechen
- bei CDG 570
- bei Fruktoseintoleranz 502
- galliges 1136, 1139
- bei ZNS-Tumor 1558
- zyklisches 1091, 1731
Ergometrie 1340
Ergospirometrie 1340
Ergotherapie 204
Erkunden, orales 48
Ernährung
- bei Diabetes mellitus Typ 1 671
- glutenfreie 1102
- heimparenterale 247
- Kinder und Jugendliche 237
- laktovegetarische 239
- Neugeborene und Säuglinge 221
- parenterale 241
- vegane 239
Ernährung, enterale
- von Frühgeborenen 385
Ernährung, minimale enterale (MEN) 385
Ernährungsberatung 237
Ernährungsplan für das 1. Lebensjahr 235
Ernährungsverhalten 16
Erreger
- multiresistente 830
Erregerübertragung 814
Ersttrimester-Screening 363
Ertrinkungsunfall 992
Erwachsenengröße, voraussichtliche 678
Erysipel 2032
- im Halsbereich 2015
- der Ohrmuschel 1988
Erythema
- chronicum migrans 2032
- exsudativum multiforme 795
- infectiosum 923
- migrans 900

Stichwortverzeichnis

– nodosum
  – bei CED 1122
– toxicum neonatorum 2029
Erythroblasten 1429
Erythroblastopenie, transitorische 1436
Erythroblastose 389
Erythrodontie 582
Erythromelalgie 1788
Erythromycin 1029, 2102, 2112
Erythropoese
– fetale 420, 1429
– ineffektive 1449
Erythropoetin β 2075
erythropoetische Protoporphyrie 580, 582f
Erythrozyten
– fetale 1429
– hereditäre Enzymdefekte 1442
– Lebensdauer 1439
– Normwerte 1430
Erythrozytenfragmente 1440
Erythrozytenkonzentrat 1233
Erythrozytenmembran 1440
Erythrozytentransfusion
– bei Thalassämie 1451
Erythrozytenvolumen 1430
Erythrozytose 1453
Erziehungsbeistandschaft 156
Erziehungsberatung
– bei Vernachlässigung 1840
Erziehungsinkompetenz 1840
Escherichia coli 875
– Infektion 1097
Esmolol 2075, 2103
Esomeprazol 2075
Essstörung 1833, 1865
– bei Adipositas 254
– besondere Aspekte bei Jugendlichen 442
Essverhalten 1825
Etacrynsäure 2075, 2103
Etanercept 2075
Ethambutol 909, 1034, 2112
Ethanol (als Teratogen) 344
Ethik 4
– Aufklärung 4
– Ethikkommission 6
– Forschung 6
– Genetik 6
– Neonatologie 7
– Transplantationsmedizin 6
Ethmoiditis 1983
Ethosuximid 2075, 2103
Ethylmalonsäureenzephalopathie 490
Etomidat 2075, 2103
Etoposid 1504
Eulenaugenzellen (bei CMV) 917
European Group for Immunological Classification of Leukemias (EGIL) 1511
European Registration of Congenital Anomalies and Twins (EUROCAT) 331
Eurotransplant 1637
Euro-Transplant-Regeln für Lebertransplantation 1202
Everninomycine 1034
Everolimus 2075
Evidenz 1047
Ewing-Sarkom 1550
– mit Lungenmetastasen 1308

Exanthema infectiosum (Ringelröteln)
– Exposition während der Schwangerschaft 371
Exanthema subitum (Dreitagefieber) 921, 1742
Exom-Sequenzierung 327
Exon 288
Exophthalmus 1983
Exostose 1953
Exostosen
– multiple kartilaginäre 1899
Exotoxin 855
Exsikkose 1093
– bei Diabetes insipidus renalis 1609
– Exsikkosezeichen 278
Exspirogramm, forciertes 1243
Exsudat 1321
Extended-Spectrum\ 830
Extrapyramidales System 1703
Extrazellularraum 271
Extremitätenfehlbildung 1909

F

Facies myopathica 1809
Fähigkeiten, kognitive (Entwicklung des Kindes) 18
Faktor IX 2075
Faktor VIII 2075
Faktoren, psychosoziale 27
Fallot-Tetralogie 1375
– mit aortopulmonalem Fenster 1371
False-belief-Paradigma 16
Famiciclovir 2075
Familiäre hämophagozytische Lymphohistiozytose (FHL) 1528
Familiäre hypokalziurische Hyperkalzämie (FHH) 620
Familiäre partielle Lipodystrophie (FPLD) 1924
Familiäres kälteinduziertes autoinflammatorisches Syndrom-1 (FCAS-1) 784
Familiäres Mittelmeerfieber (FMF) 782
Familie 156
Familienberatung 156, 160
Familiendiagnostik 1826
Familienernährung 236
Familienhilfe 156
Familienspender 1533
Familientherapie 1831
– systemische 1830
Family-centred care 190
Fanconi-Anämie (FA) 1455
– und Stammzelltransplantation 1539
Fanconi-Bickel-Syndrom 508, 548
Fanconi-Syndrom
– bei Cystinose 477
– renales 1603
Fanconi-Syndrom, renales
– bei Fruktoseintoleranz 502
– bei Galaktosämie 500
– bei GLUT2-Mangel 508
– bei Morbus Wilson 1176
Farbdoppler 1342
Farbdopplersonografie 1343
Fasciola hepatica 969
Fassthorax 1239
– bei Mukoviszidose 1290
Fastentest
– bei Hyperinsulinismus 493

Fasziitis, eosinophile 781
Fasziitis, nekrotisierende 856
Fasziolose 969
Fatigue
– bei MS 1748
Fazialisparese 1789
– bei Borrelieninfektion 900
– nach zerebralem Insult 1725
FBN1-Mutation 1916
FCAS-1 siehe Familiäres kälteinduziertes autoinflammatorisches Syndrom
Fcγ-Rezeptoren 775
Febrile infection-related epilepsy syndrome (FIRES) 1746
Fehlbildung
– angeborene 330
– Definition/Klassifikation 305
– Erfassung/Epidemiologie 330
– der Extremitäten 1908
– primäre (genetische Grundlagen) 300
– sekundäre (genetische Grundlagen) 301
– der Wirbelsäule 1928
Fehlbildungsprävalenz 331
Feinfühligkeitstraining 1839
Feingold-Syndrom 1903
Feinstaub 186
Feiung, stumme 818
Felbamat 2075, 2103
Felsenbeinfraktur 1752, 1991
Feminisierung, testikuläre 652
Femoralarterienpuls
– bei Aortenisthmusstenose 1362
Femoralhernie 1158
Femoralhypoplasia-Unusual facies-Syndrom 1904
Femur-Fibula-Ulna-Syndrom 1904
Fenoterol 2071, 2075, 2078, 2103
Fentanyl 1040, 2076, 2103
Ferroportin 1431
Fetales Alkoholsyndrom (FAS) 387
Fetopathie, diabetische 382
Fetopathie diabetische 423
α-Fetoprotein
– mütterlicher Serumspiegel 1155
α-Fetoprotein (AFP)
– bei Keimzelltumor 1552
Fettembolie 1305
Fettgewebe 253
Fettgewebsnekrose (bei Adiponecrosis subcutanea) 630
Fettpolster, supragluteale
– bei CDG 570
Fettresorptionsstörung
– bei Cholestase 1175
Fettsäuren
– essenzielle 214
– mittelkettige (MCT) 516, 520
– Oxidation 516, 1167
Fettverdauung 213, 1159
Fettweisgips 1935
Fever of unknown origin
– bei Mevalonacidurie 573
Fibrae medullares 1981
Fibrillin-1 1915
Fibrillin-1-Gen 802
Fibrinogen 2076
Fibrinogen-Mangel 1486

Fibrinolyse
- Störungen der 1490
Fibrochondrogenesis 1878
Fibrodysplasia ossificans progressiva 1891
Fibrom
- desmoplastisches 1954
- des Herzens 1406
- nichtossifizierendes 1953
Fibrosesyndrom, kongenitales 1963
Fieber 1043
- akutes rheumatische (ARF) 773, 858
- Fieberkrämpfe 1776
  - Genetik 1774
  - bei D-2-Hydroxyglutaracidurie 489
  - Therapie und Rezidivprophylaxe 1777
- Fieberschub
  - bei Mevalonacidurie 573
- Fiebersenkung 1043
- Fiebersyndrome, episodische 782
- periodisches 785, 1043
FII-Mangel 1486
Filaggrin-Gen 808
Filamin-Defekte 1898
Filariose, lymphatische 961
Filgastrim 2076
Filtrationsrate, glomeruläre (GFR) 1567, 1571
- bei Niereninsuffizienz 1629
Finnegan-Score 400
Fistel
- arteriovenöse 1389
- bei CED 1121
- koronararterielle 1389
- ösophagotracheale 1075
- pulmonale 1389
- systemische 1389
- tracheoösophageale 1071, 1255, 1267
Flachrücken 1928
Flavin-Monoxygenasen 1168
Flecainid 2076, 2103
Fleckfieber 896
Floppy infant 576, 1920
- bei kongenitalen Polyneuropathien 1787
- bei kongenitaler Muskeldystrophie 1801
- bei kongenitaler Myopathie 1798
- bei myasthenen Syndromen 1793
- bei Stoffwechselmyopathien 1818
Fluconazol 1036
5-Flucytosin 1037
Fludrokortison 2076
Flumazenil 2076, 2103
Flunisolid 2076, 2103
Flunitrazepam 2076, 2103
Fluoreszenz-in-situ-Hybridisierung (FISH) 314
Fluorid 237, 1065
- und Zahnschmelzhypoplasien 1062
Fluoridierung 139
Flupirtin 1039
Flüssigkeitsaufnahme, tägliche 271
Flüssigkeitslunge (fluid lung) 408
Fluss-Volumen-Kurve 1244
Fluticason 2076, 2103
Folliculitis profunda 2031
FOLR1-Defekt 1715
Folsäure 2076
- Folsäureantagonisten 1023
- Folsäuremangel 265, 1438
  - durch Antiepileptika 266
- Folsäuresupplementierung 146, 1655

Fontanelle
- bei Hydrozephalus 1664
Fontanellendurchmesser 43
Fontan-Operation 1384
Foramen Bochdalek 1156
Foramen Morgagni 1156
Formoterol 2076, 2103
Foscarnet 2076
Fosfomycin 1033
Fossa-posterior-Syndrom 1560
Fragiles-X-Syndrom 322
Fragmentozyten 1440
Fraktur
- frontobasale 2002
- pathologische (bei Osteogenesis imperfecta) 1914
Franceschetti-Syndrom 1056
Franceschetti-(Treacher-Collins-)-Syndrom 343
Francisella tularensis 892
Frasier-Syndrom 1594
Frauenmilchsammelstelle 229
Freckling
- bei Neurofibromatose 1670
Freeman-Sheldon-Syndrom 1926
Freiheitsentziehende Behandlungsmaßnahmen 1832
Fremdkörper
- Auge 1985
- Gehörgang 1990
- Nase 2001
- verschluckte 1073
Fremdkörperaspiration 1268, 1270, 1314
- Atemphysiotherapie 1329
Fremdkörperentfernung
- nach Aspiration 1314
Fremdkörperobstruktion 1234
Friedreich-Ataxie 1717
Frischplasma (FFP) 2076
Frontallappenepilepsie 1768
- autosomal-dominante nächtliche 1774
Frontallappenresektion 1773
Früchte
- giftige 997
Fruchtwasseruntersuchung 351, 364
Frühdumping 1090
Früherkennung 93, 195
Frühförderung 194f, 204
Frühgeborene
- Arzneimittel 1004
- Überwachung 376
Frühgeborenen
- Anämie 1434
- Ernährung 385
- Retinopathie 1977
Frühgeborenes
- Definition 374
Frühgeburtlichkeit
- therapeutisches Vorgehen 375
- Ursachen 375
Frühsommermeningoenzephalitis (FSME) 130, 1741
Fruktaldolase 502f
Fruktokinase 502
Fruktose-1,6-Biphosphatase-Mangel 504
Fruktoseintoleranz 501
- hereditäre 502
Fruktosemalabsorption 1111
Fruktoseresorptionsstörung 503

Fruktosestoffwechsel 501, 508
Fruktosetoleranztest 503
Fruktosurie, essenzielle 501
Fugue, dissoziative 1856
Fukosidose 558f
Fukuyama-Muskeldystrophie 1803
Fumarasemangel 529
Fumarylacetoacethydrolase 471
Fundoplikation 1073, 1080
Fungi imperfecti 945
Furosemid 2076, 2103
- Test 1607
Furunkel 2031
Fusidinsäure 1033
Fusionsgene 1503
Fußdeformität 1943
- bei Spina bifida 1656
Fußfehlstellung
- bei Charcot-Marie-Tooth-Syndrom 1785
Fütterstörung 1833
FV-Mangel (Blutgerinnungsfaktor) 1486
FVII-Mangel 1486
FVIII-Mangel 1477
FX-Mangel 1487
FXI-Mangel 1487
FXII-Mangel 1487
FXIII-Mangel 1487

G

Gabapentin 2076, 2103
Gaensslen-Zeichen 765
Galaktokinasemangel 496
Galaktosämie
- Diagnostik 462
- bei Fanconi-Bickel-Syndrom 549
- klassische 499
- Screening 106
Galaktose 496
- Galaktose-1-Phosphat-Uridyltransferase (GALT) 499
- Galaktosestoffwechsel 508
- Galaktosestoffwechselstörung 496
Galaktosialidose 559f
β-Galaktosidase 1693
Gallefluss 1171
Gallengangsatresie 1172, 1190
- Diagnose 1191
Gallengangshypoplasie
- bei α1-AT-Mangel 1178
- intrahepatische 1174
Gallensäuren
- bei Gallengangsatresie 1191
- Gallensäurenmalabsorption 1113
- Gallensäurenstoffwechsel 1169
- Gallensäuresynthese 1165
Gallensteine 1194
Gallenwege bei zystischer Fibrose 1297
GALT (gut-associated lymphoid tissue) 1093, 1146
GAMT-Defekt 537
Ganciclovir 2076
Ganglioneuroblastom 1541
Ganglioneurom 1541
Ganglioneuromatose 1141
Gangliosidose 1693
Gangstörung
- bei GM2-Gangliosidose 1693
- bei Rett-Syndrom 1691

Ganser-Syndrom 1856
Ganzkeim-Pertussisimpfstoffe 120
Ganzkörperplethysmografie 1245
Gardner-Syndrom 1088, 1114
GAS (Gruppe-A-Streptokokken) 855
Gasaustausch 977, 1224, 1246
Gasaustauschstörung
– Monitoring 978
Gasdilutionsverfahren 1244
Gastrinom 1087
Gastritis 1083
– atrophische 1088
– chemisch induzierte 1087
– chronische 1087
– eosinophile 1088
– granulomatöse 1088
– lymphozytäre 1087
Gastroenteritis 1093
– eosinophile 1104
Gastroenteritis, nosokomiale
– des Neugeborenen 435
Gastrointestinaltrakt-Infektionen
– nosokomiale 834
Gastrointestinaltraktmotilitätsstörungen 1114
Gastroösophageale Refluxkrankheit 1078
Gastroparese 1089
Gastroschisis 1155
Gastrostomie 1071
Gaucher-Zellen 1695
Gauß-Perzentile 28
GBS (Gruppe-B-Streptokokken) 857
G-CSF 1459
Geburtenregister Mainzer Modell 331
Gedeihstörung 256
– bei Fruktoseintoleranz 502
– bei Gallensäuremalabsorption 1113
– bei Kurzdarmsyndrom 1117
– bei Morbus Hirschsprung 1139
– bei Niereninsuffizienz 1630
– bei postenteritischem Syndrom 1097
– bei Pylorushypertrophie 1089
– bei Zöliakie 1100
Gefahrenbewusstsein 181
Gefäßanomalie 1359
– angeborene 1387
Gefäßfistel, angeborene 1389
Gefäßschlinge 1387
Gehen, freies 29
Gehirnentwicklung 11
Gehörgangsexostose 1990
Gehörgangsverletzung 1990
Gelbfieber 941
Gelbfieberschutzimpfung 133
Gelenkbeteiligung
– bei CED 1122
Gelenkfehlstellungen
– bei juveniler idiopathischer Arthritis 753
Gelenkkontrakturen
– bei Mukopolysaccharidosen 552
Gelenkschwellung
– bei Morbus Farber 1697
Gemeinschaftseinrichtung 157
Gendefekt
– bei angeborenen Herz- und Gefäßanomalien 1359
Gendiagnostikgesetz (GenDG) 348
Gene panel 329
General movements 202

Generalisierte infantile Arterienverkalkung (GACI) 1923
Genexpression, Modifikation 354
Genitalentwicklung 658
Genitalkorrektur 640
Genmodifikation 353
Genmutationen 288
Genochondromatose 1891
Genodermatose 2048
Genom 285
Genom, mitochondriales 287
Genomic imprinting 321
Genomisches Imprinting 290
Genomsequenzierung 327
Genopathien, Therapie 353
Gentests, molekulare 324
Gentherapie 353
Gent-Nosologie, revidierte 1916
Gentransfer 353
Genu valgum 1932
Genu varum 1931
Gerinnung, disseminierte intravasale (DIG) 1495
Gerinnungsfaktoren 1464, 2076
Gerinnungsinhibitoren 1464
Gerinnungsparameter
– bei akutem Leberversagen 1200
Gerinnungsstörung
– bei Galaktose 499
Geroderma osteodysplasticum 1890
Gerodermia osteodysplastica hereditaria 1914
Gerstenkorn 1966
Gesamtcholesterin
– bei Hyperlipoproteinämie 510
Geschlechtschromosomen
– Aberrationen 648
Geschlechtsentwicklung
– ovotestikuläre Störung 648
– Störungen der 647
Gestationsalter 374
Gesundheitsförderung 153, 157
Gesundheitsschutz 157
Gesundheitsstörung, chronische 190
– Kleinkindalter 192
– Nachsorge 193
– psychosoziale Auswirkungen 191
– psychosoziale Interventionen 1863
– Pubertät 192
– Schulalter 192
Gewalterfahrung 1835
Gewebefragilität 1918
Gewicht 10
Gewichtsrehabilitation 1866
Gianotti-Crosti-Syndrom 2046
Giardia lamblia 954
Giemen 1237, 1240, 1253
– bei Fremdkörperaspiration 1314
Giftentfernung 999
Giftinformationszentren
– Adressen 1001
– Telefonberatung 998
Giggle-Inkontinenz 1586
Gingiva 1067
Gingivahyperplasie 1067
Gingivitis 1067
Gingivostomatitis 920
Gingivostomatitis herpetica 1069
Gipsredressionstherapie nach Ponseti 1945
Girdle-Syndrom 1448

Gitelman-Syndrom 1606
Glandula parotis 1049
Glandula submandibularis 1049
Glandulae sublinguales 1049
Glandulae tracheales 1216
Glanzmann-Naegeli-Syndrom 1475
Glasgow Coma Scale 1752, 1754, 1757
Glasgow-Komaskala 986
Glasknochenkrankheit 1912
Glaukom 1984
– bei Homocystinurie 474
– bei Sturge-Weber-Syndrom 1677
Gleichgewichtsstörung
– bei zerebellärer Ataxie 1716
Gleithoden 646
Gliadin 1099
Gliedergürtelmuskeldystrophie 1805
Gliedmaßen-Becken-Hypoplasie-Aplasie-Syndrom 1904
Gliedmaßendefekte 1908
Glioblastoma multiforme 1561
Gliom der Sehbahn 1560
Globoidzellen-Leukodystrophie 1699
Globus pallidus 1703
Glomeruläre Filtrationsrate (GFR) 1567, 1571
– bei Niereninsuffizienz 1629
Glomerulonephritis 1588, 1599
– Antibasalmembran-G. 1601
– IgA-Nephropathie 1599
– bei Infektionskrankheiten 1602
– membranoproliferative (MPGN) 1600
– membranöse 1599
– bei mikroskopischer Polyangiitis 1619
– Poststreptokokken-G. 1599, 1601
– primäre 1599
– sekundäre 1601
– bei SLE 1617
– bei systemischem Lupus erythematodes 777
– bei Wegener-Granulomatose 1619
Glomerulopathie 1588, 1593
Glomerulosklerose
– bei Niereninsuffizienz 1629
Glomerulosklerose, fokal-segmentale (FSGS) 1590, 1597
Glomerulum 1567
Glossitis rhombica mediana 2007
Glossoptose 2006
Glove and sock syndrome 924
Glukagon 1159, 2076, 2104
Glukagontest 493
Glukokortikoid 632, 2104
– bei juveniler idiopathischer Arthritis 757
Glukokortikoiddefizienz, familiäre 634
Glukokortikoidexzess 641
Glukokortikoidresistenz 636
Glukoneogenese 1166
Glukose 215
Glukose-Galaktose-Malabsorption 505, 1111
Glukose-6-Phosphat-Dehydrogenasemangel 1444
Glukosetoleranz, gestörte 674
Glukosetoleranztest, oraler 669
Glukosetransporter
– GLUT1 507
– GLUT2 508, 548, 562
– GLUT5 1093
– GLUT10 508
– GLUT1-Mangel 507

- GLUT2-Mangel 508
- GLUT10-Mangel 508
- SGLT1 505, 1093
- SGLT2 506

Glukosetransportstörungen 505
α-Glukosidase 546
Glukosurie
- familiäre renale 1603
- bei Glukose-Galaktose-Malabsorption 505
- bei Morbus Wilson 1176
- renale 505
- bei Tyrosinämie 472

β-Glukozerebrosidase 1695
Glukuronosyltransferase 1169
Glutacidurie
- Typ I 487
- Typ II 525

Glutacidurie Typ I
- Screening 106

Glutaryl-CoA-Dehydrogenase 487
Glutathion-S-Transferase (GST) 1169
Gluten 1099
- Glutenbelastung 1102
- glutenfreie Ernährung 1102

Glutenin 1099
Glyceroltrinitrat 2077, 2104
Glycinenzephalopathie 473
Glycin-N-Methyltransferase-Mangel 477
Glykogen 216, 1159, 1166
- abbau 561
- Speicherkrankheit 540
- Synthese 1165

Glykogenose
- pulmonale interstitielle 1320
- Typ I non-a 545
- Typ Ia 545
- Typ II 1818
- Typ IIa 546
- Typ IIb 546
- Typ III 547
- Typ IV 547
- Typ IX 548
- Typ V 548, 1820
- Typ VI 548
- Typ VII 548

Glykolyse 561, 1165
Glykopeptide 1031
Glykosaminoglykane 550
Glykosylierungsstörungen, angeborene 568
Glyoxylatstoffwechsel 1612
GM1-Gangliosidose 559f, 1693
GM2-Gangliosidose 1693
Gohn-Fokus 906
Goldenhar-Syndrom 343, 1907
Gomez-Hernandéz-López-Syndrom 1667
Gonade 645
Gonadendysgenesie 649
Gonadotropine 645
Gonadotropin-releasing-Hormon (GnRH) 654
Gonadotropin-Releasing-Hormon (GnRH) 645
Gonadotropin-releasing-Hormon-Neurone 654
Gonoblennorrhö 867
Gonokokken-Infektionen 867
Gonorrhö 867
Gonosomen 285
Goodpasture-Syndrom 795
Gordon-Hyperkaliämie-Hypertonie-Syndrom 637

Gordon-Syndrom 1608, 1926
Gorlin-Goltz-Syndrom 2049
Gottron-Zeichen 797
Gowers-Zeichen 1805
G6PC3-CN 1461
Graft-versus-host disease (GvHD)
- akute 1536
- chronische 1537

Graft-versus-Host-Krankheit (GvHD) 1148
Gram-Präparat
- bei Meningokokken-Infektion 866

Grand-Mal-Anfall 1776
Grand-Mal-Epilepsie
- frühkindliche 1764

Grant-Syndrom 1914
Granuloma anulare 2045
Granuloma gluteale infantum 2030
Granuloma pediculatum 2046
Granulomatose Churg Strauss 793
Granulomatose, septische 1146
Granulomatosen, septische 745
Granulozyten
- neutrophile 1457

Granulozytenkoloniestimulierender Faktor (G-CSF) 1459
Granulozytopenie 1457
Gratifikationsphänomen 1780
Grebe-/DuPan-/Hunter-Thompson-Dysplasie 1885
Greenberg-Dysplasie 576, 1898
Gregg-Syndrom 369
Greiffunktion 45
Greifreflex 38
Greig-Syndrom 1904, 1909
Grenzsteine der Entwicklung 1649
Grippeotitis 1994
Griscelli-Chediak-Higashi-Syndrom 716
Großzehnageldystrophie 2059
Großzellig anaplastisches Lymphom (ALCL) 1521
Gruppe-A-Streptokokken (GAS) 855
Gruppe-B-Streptokokken 857
Guanidino-Acetat-Methyltransferase-Defekt 537
Guanosintriphosphat-Cyclohydrolase-Mangel 577
Guedel-Tubus 1232
Guillain-Barré-Syndrom 1789
Gürtelrose 919
Guthrie-Test siehe Neugeborenenscreening
Gynäkomastie
- im Rahmen der Pubertät 664

Gyrasehemmer 1031
G-Zell-Hyperplasie 1087

H

H. influenzae-Typ b-Schutzimpfung 121
Haarleukoplakie 2008
Haarschaftanomalien 2058
Haarzunge 2008
Habit Reversal 1848
Hackenfüßigkeit 1946
Haemophilus-influenzae-Infektionen 870
Hairless woman 652
Hajdu-Cheney-Syndrom 1890, 1914
Halbmilch 234
Hallermann-Streiff-Syndrom 342
Hallervorden-Spatz-Krankheit 1712

Halluzinationen 1874
Haloperidol 2077
Halsfistel 1056, 2015
Halszäpfchen, gespaltenes 1917
Halszyste 1056, 2015
Haltungstypen 1928
Hämagglutinin (H) 929
Hämangiom 2054
- im Halsbereich 2015
- kapilläres 1983
- kavernöses 1722
- des Kehlkopfes 2018
- der Mundhöhle 2007
- der Nase 1999
- des Ohrs 1988
- der Speicheldrüsen 1052
- bei Tethered cord 1657

Hämangiomatose, pulmonale 1319
Hamartom
- bei tuberöser Sklerose 1673

Hämatinerbrechen
- bei Pylorushypertrophie 1089

Hämatom
- epidurales 1753
- intrakranielles 1755
- bei Misshandlung 171
- subdurales 1753
- subgaleales 1752

Hämatothorax 1324
- bei Thoraxtrauma 1311

Hämatotympanon 1752
Hämaturie
- bei Cystinurie 478
- Diagnostik 1570
- glomeruläre 1588
- bei hypertensiver Krise 1420
- mikroskopische Analyse 1570
- bei nephritischem Syndrom 1593
- bei Nierenversagen 1626

Hämbiosynthese 580
Hämochromatose
- neonatale 1198

Hämodiafiltration 1634
Hämodialyse 1633
- bei Vergiftungen 1000

Hämofiltration 1633
Hämoglobin
- instabiles 1448

Hämoglobin A (HbA) 1429
Hämoglobin F (HbF) 1429
Hämoglobinanomalie 1448
Hämoglobinexpression 1429
Hämoglobingehalt 1430
Hämoglobinopathie 1447
Hämoglobinurie, paroxysmale nächtliche (PNH) 1447
Hämoglobinvarianten 1453
Hämolyse, intravasale 1447
Hämolytisch-urämisches Syndrom, atypisches (aHUS) 742
Hämolytisch-urämisches Syndrom (HUS) 1621
- und akutes Nierenversagen 1625
- atypisches (aHUS) 1621
- klassisches 1621
- bei kombinierter Methylmalonacidurie und Homocystinurie 485
- pneumokokkenassoziiertes 1622
- STEC-assoziiertes 1621

Hämoperfusion
- bei Vergiftungen 1000
hämophagozytische Lymphohistiozytose (HLH)
- bei autoimmunologischen Krankheiten 1530
- Diagnostik 1529
- bei Infektionen 1530
- bei malignen Erkrankungen 1530
Hämophagozytische Lymphohistiozytose (HLH) 715
- bei autoimmunbiologischen Krankheiten 1530
- Diagnostik 1527
- bei Infektionen 1530
- bei malignen Erkrankungen 1530
Hämophilie
- A 1483
- B 1484
- C 1487
Hämoptoe 1238
Hämoptyse
- bei Bronchiektasen 1276
- bei Lungenembolie 1306
- bei Mukoviszidose 1295
Hämorrhagisches Fieber (HF) 937
- mit renalem Syndrom (HFRS) 941
- südamerikanisches 942
Hämorrhoiden
- bei portaler Hypertension 1211
Hämostase
- Pathophysiologie 1464
- primäre, Störungen 1464
- sekundäre, Störungen 1483
Hämostasestörung
- Substitutionstherapie 1478
Händehygiene 822
Hand-Fuß-Genitale-Syndrom 1903
Hand-Fuß-Mund-Krankheit 928, 2034
Handstereotypien
- bei Rett-Syndrom 1691
Hantavirus-bedingtes pulmonale Syndrom (HPS) 941
Hantavirus-Infektionen 941
H1-Antihistaminika 811
Harderoporphyrie 580
Harninkontinenz, funktionelle 1584 f
Harnsäurenephropathie
- familiäre juvenile 578
- bei Purin- und Pyrimidinstoffwechseldefekten 577
Harnsäuresteine 1613
Harnstoffsynthese 1165
Harnstoffzyklusstörungen 466
Harnwegsinfektion 1580
- bei familiärer Hypomagnesiämie 1607
- des Neugeborenen 427
- und Nierensteine 1613
Hartnup-Krankheit 479
Hashimoto-Enzephalopathie 1746
Hashimoto-Pritzker-Krankheit 1527
Hauptbronchien 1215
Haupthistokompatibilitätskomplex 1533
Haut
- hyperelastische 1918
Hauttumoren 2054
Hautüberstreckbarkeit 1919
Hautveränderungen
- bei Biotinidasemangel 487
- bei Holocarboxylasesynthetasemangel 487

Hawkinsinurie 472
HAX_1-CN (Kostmann-Syndrom) 1459
Hay-Wells-Syndrom 2053
HbA_1c-Wert 669
HBcAg 1181
HBeAg 1181
HBsAg 1181
HbS-Mutation 1448
HBV-Genom 1181
β-HCG
- bei Keimzelltumor 1552
hCG-Stimulationstest 647
HCV-Genom 1183
HDL (High-density-Lipoprotein) 510
HDV-RNA 1184
Head at risk signs 1937
Hefen 945
Hefepilz-Infektionen 949
Heidelberger Sprachentwicklungstest (HSET) 23
Heimlich-Manöver 1234
Heimmonitoring 166
Heiserkeit
- bei Morbus Farber 1697
Helicobacter heilmannii 872
Helicobacter pylori 1084
- Ureaseschnelltest 1085
Helicobacter pylori (Hp) 872
Helicobacter-Infektionen 872
Helikase 285
HELLP-Syndrom
- bei LCHAD-Mangel 524
- bei MTP-Mangel 524
HELLP-Syndrom (hemolysis elevated liver enzymes, low platelets) 381
Hemianopsie
- nach zerebralem Insult 1725
Hemiatrophia facialis progressiva 1678
Hemifaziale Mikrosomie 343
Hemi-Grand-Mal 1764
Hemikonvulsions-Hemiplegie-Epilepsie-Syndrom 1777
Hemiparese
- bei ADEM 1747
- bei Sinusvenenthrombose 1727
- nach zerebralem Insult 1725
Hemiplegia alternans 1712
Hemiplegie
- alternierende 1781
- bei Sturge-Weber-Syndrom 1677
Hemisphärotomie 1773
Heparin 2077, 2104
Heparininduzierte Thrombozytopenie (HIT) 1472
Hepatische Enzephalopathie 1199
Hepatitis 1180
- Hepatitis A 1180
- Hepatitis B 1180
  - chronische 1182
  - fulminante 1182
- Hepatitis C 1183
- Hepatitis D 1184
- Hepatitis E 1184
- Hepatitis-A-Virus 1180
- Hepatitis-B-Impfung 122
- Hepatitis-B-Infektion
  - des Neugeborenen 436
- Hepatitis-B-Virus 1180
- Hepatitis-C-Virus 1183

- Hepatitis-G-Virus 1185
- Hepatitis-D-Virus 1184
- Hepatitis-E-Virus 1184
- Hepatits-A-Schutzimpfung 129
Hepatoblastom 1548
- mit Lungenmetastasen 1308
Hepatomegalie
- bei CPT1-Mangel 523
- bei Cystinose 478
- bei Fruktoseintoleranz 504
- bei Galaktosämie 499
- bei GLUT2-Mangel 508
- bei Glykogenosen 540, 547 f
- bei HMG-CoA-Synthase/Lyase-Mangel 525
- bei peroxisomalen Defekten 576
- bei pränataler Infektion 366
- bei Störungen der Fettsäureoxidation 517
- bei Störungen des Ketonkörperstoffwechsels 519
- bei Tyrosinämie 472
Hepatonephromegalie
- bei Glykogenosen 542
Hepatopathie
- bei Alpers-Huttenlocher-Syndrom 530
- bei Carnitintransporterdefekt 523
- bei Störungen der Fettsäureoxidation 517
- bei Tyrosinämie 472
- bei zystischer Fibrose 1297
Hepatosplenomegalie
- bei α1-AT-Mangel 1179
- bei Morbus Gaucher 1695
- bei Morbus Niemann-Pick 1696
- bei MPS I 553
- bei Oligosaccharidosen 557
Hepatozelluläres Karzinom (HZK) 1548
Hepcidin 1431
Heredoataxie 1717
Hermansky-Pudlak-Syndrom Typ 2 716
Herniation
- von Hirnanteilen 1758
- zerebrale 987
Hernie
- lumbokostale 1249
- paraösophageale 1072
- sternokostale 1251
- supraumbilikale und epigastrische 1157
Heroinabusus
- in der Schwangerschaft 387
Herpangina 928
Herpes gestationis 2047
Herpes zoster 919
Herpes zoster oticus 1989
Herpesenzephalitis 921
Herpes-simplex-Virus (HSV) 920
- bei Ösophagitis 1076
Herpes-simplex-Virus-Enzephalitis 1741
Herpes-simplex-Virus-Infektion
- des Neugeborenen 432
Herpesvirus Typ 6 (HHV-6) 921
Herpesvirus Typ 7 (HHV-7) 922
Herpesvirus Typ 8 (HHV-8) 923
Hers-Krankheit 548
Hertoghe-Zeichen 2040
Herxheimer-Reaktion 903
Herzanomalie 1359
Herzbeuteltamponade 1408
Herzfehlbildung
- Pränataldiagnostik 360

Herzfehler
- angeborener 1335
- fetaler Kreislauf 1350
- Sport bei 208

Herzfehler, angeborene
- besondere Aspekte bei Jugendlichen 443

Herzgeräusch 1335
- akzidentelles 1336
- diastolisches 1335
- bei Ductus arteriosus 1370

Herzinsuffizienz 1335, 1352
- akute, Therapie 1354
- bei Bland-White-Garland-Syndrom 1388
- chronische, Therapie 1353
- bei dilatativer Kardiomyopathie 1401
- bei Ductus arteriosus 1370
- bei hypoplastischem Linksherz 1385
- bei Mitralstenose 1373
- bei Morbus Ebstein 1380
- bei Muskeldystrophie Duchenne 1805
- bei Myokarditis 1407
- bei Nierenversagen 1626
- bei Noncompaction-Myopathie 1404
- bei Perikarditis 1408
- bei restriktiver Kardiomyopathie 1403
- bei rheumatischer Karditis 1413
- bei singulärem Ventrikel 1384
- bei Truncus arteriosus 1379
- bei Vena-Galeni-Malformation 1722
- bei Ventrikelseptumdefekt 1367

Herzkathetertechnik, interventionelle 1347
Herzkatheteruntersuchung 1345
Herz-Kreislauf-Insuffizienz, akute 981
Herz-Kreislauf-Stillstand 995
Herzmassage
- geschlossene 1233
- offene 1233

Herzmassage, externe
- beim Neugeborenen 379

Herzminutenvolumen
- ungenügendes 981

Herzrhythmusstörung 1392
- bei ARVD 1403
- bei AVSD 1369
- bradykarde 1392
- bei hypertropher Kardiomyopathie 1400
- bei Kearns-Sayre-Syndrom 531
- bei Morbus Ebstein 1380
- bei Myokarditis 1407
- nach Reanimation 1233
- tachykarde 1392

Herzschrittmacher 1392
Herztod, plötzlicher
- bei ARVD 1403

Herzton 1337
Herztransplantation
- bei Herzinsuffizienz 1356
- bei hypoplastischem Linksherz 1385

Herztumoren 1405
- maligne 1407
- sekundäre 1407

Heterochromie der Iris 1974
Heteroplasie
- progrediente ossäre 1891

Heterotaxiesyndrom 1387
Heterotopie, periventrikuläre (noduläre) 1663
HHH-Syndrom 490

Hiatushernie 1072
- und Reflux 1078

Hiatusplastik 1083
(Hib) Haemophilus influenzae Typ b 870
High frequency oscillatory ventilation (HFOV) 404
Himbeerzunge 2008
Hirnabszess 1738
Hirnatrophie
- bei Sturge-Weber-Syndrom 1677

Hirnblutung, intraventrikuläre (IVH) 395
Hirndruck
- akuter 1558
- erhöhter, Symptomatik 1557
- erhöhter, bei ZNS-Tumor 1557

Hirndruckerhöhung 987
Hirndrucksteigerung
- bei Meningitis 1736

Hirnfehlbildungen
- bei kongenitaler Muskeldystrophie 1801

Hirninfarkt 1724
Hirninfarkt, perinataler 397
Hirnnervenparese
- bei ADEM 1747
- bei Aneurysma 1724
- bei Sinusvenenthrombose 1727

Hirnödem 1200
- bei Ahornsirupkrankheit 474
- bei Diabetes insipidus renalis 1609
- bei Harnstoffzyklusdefekt 466
- bei hypertensiver Krise 1420
- bei Meningitis 1736
- nach Schädel-Hirn-Trauma 1755

Hirnrindenpotenziale (CERA) 2026
Hirnstammgliom 1561
Hirnstammpotenziale, akustisch evozierte 109
Hirnstammpotenziale (BERA) 2026
Hirntod, dissoziierter 1753
Hirntumoren 1556
Hirnvenenthrombose 1726
Hirschberg-/Brückner-Test 1958
Hirtenstabform 1934
Histamin 807
Histidinämie 480
Histiozytosen 1526
Histokompatibilitätsantigene, humane 1533
Histonmodifikation 290
Histoplasma capsulatum 948
Histoplasmose
- progressive disseminierte 948
- pulmonale 948

Hitchhiker thumb 1895
Hitzestauung 989
Hitzschlag 989
HIV-1-assoziierte progressive Enzephalopathie 1742
HIV-Enteropathie 1147
HIV-Infektion 725, 1147
- CDC-Klassifikation 726
- klinische Symptome 725
- und Ösophagitis 1076
- Therapie 728

HI-Virus
- Replikation 725

HIV-Replikation 725
HLA-Antigene 1533
HLA-B$_{12}$ 1190
HLA-B27 1094

HLA-Typisierung 1533
HMG-CoA-Lyase-Mangel 525
HMG-CoA-Synthase-Mangel 525
Hochfrequenzoszillations-Beatmung 404
Hochwuchs
- primärer 682
- sekundärer 683

Hockergips 1935
Hodenhochstand 646, 1157
Hodentorsion 1646
Hodgkin-Lymphom
- Diagnose 1523
- Therapie 1523

Höhenkrankheit 1426
Hohlfuß 1946
Hohlrundrücken 1928
Holocarboxylasesynthetase 486
- Mangel 487

Holoprosenzephalie 1659
Holt-Oram-Syndrom 1903
Home treatment 1829
Homocysteinstoffwechselkrankheiten
- Akutbehandlung 465

Homocystinurie 474, 485
Homogentisinsäuredioxygenase 473
Homöopathie 1045
Homosexualität
- bei Jungen 451

Hordein 1099
Hordeolum 1966
Hormonzufuhr, exogene 667
Horner-Syndrom 1975
Hornhauttrübung
- bei Cystinose 477
- bei MPS I 553
- bei Mukopolysaccharidosen 552

Hornhautulzera 1971
Hornhautveränderungen 1972
Hornhautverletzung 1985
Hörscreening 94
Hörscreening, Neugeborene 109
Hörstörung 2025
- konnatale 109
- Therapie 109

Hörsturz 1997
Hörverlust 538
- vorzeitiger (bei Osteogenesis imperfecta) 1912

HOX-Gene 301
HSV-1 920
HSV-2 920
HSV-Infektion, genitale 920
HSV-Infektion (Herpes simplex)
- des Neugeborenen 432

HSV-Keratokonjunktivitis 920
4H-Syndrom 1700
Hüftdysplasie
- familiäre (Beukes) 1881

Hüftgelenk
- Beurteilung 99
- dezentriertes 99

Hüftgelenkdysplasie
- konnatale 99

Hüftgelenkluxation 99
Hüftgelenksdysplasie
- kongenitale 1935
- Therapie 102

Hüftgelenksluxation
- angeborene 1935
Hüftgelenktyp, Einteilung nach Graf 100
Hüftinstabilität 1935
Hüftluxation
- beidseitige kongenitale (bei Arthrochalasis) 1921
Hühnerbrust 1239
Human growth hormone (hGH) 594
Human leucocyte antigen (HLA) 747
Humanalbumin 2077
Humane Herpesviren 921
Humanes Leukozyten Antigen-System (HLA) 1533
Humanes-Herpes-Virus-Enzephalitis 1742
Humanes-Herpesvirus-6-Infektion
- postnatale 436
Husten 1235
- bei Bronchiolitis 1262
- bei Pneumonie 1264
Hutchinson-Gilford-Progerie-Syndrom (HGPS) 1924
Hutchinson-Gilford-Syndrom 343
Hyaluronidasemangel 553
Hydradenitis plantaris 790
Hydralazin 2113
Hydroa vacciniformia 2038
Hydrocele testis 1157
Hydrochlorothiazid 2077, 2104
Hydrokortison 2077
Hydromorphon 1040
Hydrophobie 943
Hydrops fetalis
- bei Greenberg-Dysplasie 576
- bei MPS VII 557
- bei Oligosaccharidosen 559
- pränatale Parvovirus B19-Infektion 371
- bei Rh-Erythroblastose 389
- bei Sialidose 558
Hydrosyringomyelie 1656
Hydrothorax 1324
4-Hydroxybutyracidurie 489
Hydroxychloroquin
- bei juveniler idiopathischer Arthritis 759
D-2-Hydroxyglutaracidurie 488, 529
L-2-Hydroxyglutaracidurie 488
D-2-Hydroxyglutaratdehydrogenase 488
L-2-Hydroxyglutaratdehydrogenase 488
11β-Hydroxylase-Mangel 638
21-Hydroxylase-Mangel 635
3-Hydroxy-3-Methylglutaracidurie 483
3-Hydroxy-3-Methylglutaryl-CoA-Lyase 483
3-Hydroxy-3-Methylglutaryl-CoA-Lyase-Mangel 525
3-Hydroxy-3-Methylglutaryl-CoA-Synthase-Mangel 525
17-Hydroxy-Progesteron 104
Hydrozele 1646
Hydrozephalus 1664
- Shuntimplantation 1665
- bei Spina bifida 1656
- bei Vena-Galeni-Malformation 1722
- bei Virusenzephalitis 1741
Hygienemaßnahmen 820
- spezielle 828
Hymenalatresie 1647
Hymenalverletzung 175

Hypalbuminämie
- bei eiweißverlierender Enteropathie 1128
- bei nephrotischem Syndrom 1588, 1593
Hyperaktivität
- bei Adrenoleukodystrophie 567
- motorische 1845
Hyperaldosteronismus, primär 642
Hyperaminoacidurie
- bei Tyrosinämie 472
Hyper-β-Aminoisobutyrat-Acidurie 577
Hyperammonämie
- Akutbehandlung 465
- Diagnostik 461
- bei Glutaracidurie Typ II 525
- bei Harnstoffzyklusdefekt 466
Hyperargininämie 490
Hyperbilirubinämie 1171
- bei akutem Leberversagen 1200
- direkte 419
- bei Hepatitis 1180
- pathologische 419
Hypercholesterinämie
- bei Cholestase 1174
- familiäre 512
Hyperdontie 1064
Hyperekplexie 400, 1780
Hyperelastizität (Haut) 1918
Hypergalaktosämie
- bei GLUT2-Mangel 508
Hyperganglionose 1141
Hypergastrinämie 1087
Hyperglycinämie
- nichtketotische 473
Hyperglykämie 669
- bei GLUT2-Mangel 508
Hyperhomocysteinämie 476, 1491
Hyperhydratation 279
- hypertone 280
- hypotone 280, 284
Hyper-IgD-/periodische Fieber-Syndrom (HIDS) 782
Hyper-IgD-Syndrom 573
Hyper-IgE-Syndrom 717
Hyper-IgM-Syndrome (HIGM) 699
Hyperinsulinismus 493
- Akutbehandlung 465
- Klassifikation 508
- kongenitaler 493
- bei SCHAD-Mangel 525
- transienter 493
Hyperkaliämie 282
- bei Nierenversagen 1626
Hyperkalzämie 619, 1612
- idiopathische infantile 621
- bei renal-tubulärer Acidose 1607
Hyperkalzämie, familiäre hypokalziurische (FHH) 620
Hyperkalziurie
- bei Salzverlusttubulopathie 1606
- Therapie 1614
- bei Urolithiasis/Nephrokalzinose 1611
Hyperkapnie 1223
- nach Schädel-Hirn-Trauma 1755
- bei Zwerchfellhernien 1250
Hyperkinetische Störung des Sozialverhaltens 1845
Hyperkoagulabilität 1725

Hyperkortisolismus 641
- sekundärer 598
Hyperlipidämie 510
- familiäre kombinierte 514
- bei Glykogenosen 540, 542, 547
- sekundäre 514
Hyperlipoproteinämie 510
Hyperlordose 1894
Hypermagnesiämie
- des Neugeborenen 424
Hypermenorrhö 447
Hypermethioninämie 476
Hypernatriämie 277
Hypernatriämie-Hypodipsie-Syndrom 588
Hyperornithinämie 479
Hyperornithinämie-Hyperammonämie-Homocitrullinurie-Syndrom 490
Hyperostose
- klavikuläre 1952
Hyperoxalurie 568, 1612
- primäre 1612
- sekundäre 1613
Hyperparathyreodismus
- neonataler 1890
Hyperparathyreoidismus 619
- neonataler, primär 630
Hyperphenylalaninämie 468
Hyperphosphatämie
- bei Hypoparathyreoidismus 613
- bei Nierenversagen 1626
Hyperphosphatasie 628
- kongenitale 1714
Hyperphosphaturie
- bei Tyrosinämie 472
Hyperpnoe 1235
Hyperprolinämie 1713, 1715
Hyper-Prostaglandin-E-Syndrom 1604
Hyperpyrexie 1043
Hyperreaktivität, bronchiale 185
Hypersensitivitätsangiitis 790
Hypersensitivitätspneumonie 1317
Hyperspleniesyndrom 1499
Hypersplenismus
- bei Gallengangsatresie 1192
- bei Morbus Gaucher 1695
- bei portaler Hypertension 1211
Hypertelorismus 1983
Hypertension, portale
- bei Gallengangsatresie 1194
Hypertension/Hypertonie
- bei Adipositas 251
- pulmonale des Neugeborenen 1225
Hypertension/Hypertonie, arterielle 1417
- bei nephritischem Syndrom 1588
- bei Nierentransplantation 1639
- bei Nierenversagen 1626
- bei polyzystischer Nierenkrankheit 1579
- bei Pseudohyperaldosteronismus 1609
- bei Pseudohypoaldosteronismus 1609
- sekundäre 1417
Hypertension/Hypertonie, portale 1210
- bei kongenitaler hepatischer Fibrose 1210
- bei Mukoviszidose 1210
- bei zystischer Fibrose 1298
Hypertension/Hypertonie, pulmonale 1423
- bei angeborenen Herzfehlern 1423
- bei chronischer Atemwegsobstruktion 1426
- bei Cor triatriatrium 1373

- idiopathische 1425
- bei Mitralstenose 1373
- bei pulmonalen Erkrankungen 1426
- bei Ventrikelseptumdefekt 1367

Hypertension/Hypertonie, renale 1641
- renoparenchymatöse 1641
- renovaskuläre 1641

Hypertensive Krise 1420
Hyperthermie 989
- bei Koma 1759

Hyperthyreose 605
- Diagnostik 607
- des Neugeborenen 424
- nicht autoimmune 606
- Therapie 607
- TSH-induzierte 606

Hypertonie
- intrakranielle 986

Hypertonie, arterielle
- besondere Aspekte bei Jugendlichen 443

Hypertonie, persistierende pulmonale (PPH) 410

Hypertrichose
- bei Porphyria cutanea tarda 581

Hypertrichosis
- bei Tethered cord 1657

Hypertriglyceridämie 514

Hypertrophie, rechtsventrikuläre
- bei Fallot-Tetralogie 1375

Hypertyrosinämie Typ 1 581

Hyperurikämie
- bei Glykogenosen 540

Hyperurikosurie 1613
Hyperventilation 1235
- bei Fruktose-1,6-Biphosphatase-Mangel 505
- nach Reanimation 1233

Hyperventilationstetanie 995
Hypervigilanz 1835
Hypervitaminose A 268
Hypervitaminosis D 1612
Hypochondrische Störung 1857
Hypochondrogenesis 1878
Hypochondroplasie 1894
Hypodontie 1064
Hypofibrinogenämie 1486
Hypogammaglobulinämie, transiente des Säuglings 703
Hypoglycaemia factitia 672
Hypoglykämie
- bei CDG 570
- bei CPT1-Mangel 523
- bei Diabetes mellitus Typ 1 672
- Diagnostik 461
- erweiterte Labordiagnostik 493
- bei Fruktose-1,6-Biphosphatase-Mangel 504
- bei Galaktosämie 499
- bei Glutacidurie Typ II 525
- bei GLUT2-Mangel 508
- bei Glykogenosen 540, 542, 545, 547
- bei HMG-CoA-Synthase/Lyase-Mangel 525
- bei Hyperinsulinismus 493
- bei Koma 1759
- des Neugeborenen 423
- bei SCHAD-Mangel 525
- bei Störungen der Fettsäureoxidation 518
- bei Störungen des Ketonkörperstoffwechsels 519

Hypoglykorrhachie 507

Hypogonadismus
- bei Galaktosämie 499
- hypergonadotroper 660
- hypogonadotroper 597, 660

Hypohidrose
- bei Neuropathien 1785

Hypokaliämie 281
- nach Reanimation 1233

Hypokalzämie
- autosomal-dominante (ADH) 614
- bei Hypoparathyreoidismus 613
- der Mutter 629
- des Neugeborenen 424

Hypokapnie
- nach Schädel-Hirn-Trauma 1755

Hypokortisolismus
- sekundärer 598

Hypolaktasie 1107
Hypomagnesiämie
- familiäre, mit Hyperkalziurie und Nephrokalzinose (FHHNC) 1607
- kongenitale 1112

Hypomelanose
- bei tuberöser Sklerose 1672

Hypomelanosis Ito 1677
Hypomenorrhö 447
Hypomethioninämie 476
Hypomyelinisierung 1698
Hyponatriämie 275
- bei Nierenversagen 1626
- nach Schädel-Hirn-Trauma 1754
- vasopressininduzierte 588

Hypoöstrogenämie
- bei Anorexia nervosa 1867

Hypoparathyreoidismus
- bei Mitochondriopathien 538

Hypoparathyreoidismus (HP) 613
Hypophosphatasie 1899, 1914
Hypophosphatasie, kongenitale 1714

Hypophyse
- embryonale Entwicklung 590
- Hormonausfälle 591
- Hormonsynthese 590

Hypophysenadenom 598
Hypophyseninsuffizienz
- bei septooptischer Dysplasie 1662

Hypophysenstiel, Verletzungen 592
Hypopigmentierung
- bei Hypomelanosis Ito 1677
- bei Incontinentia pigmenti 1676

Hypopnoe 1235
Hypoproteinämie
- bei eiweißverlierender Enteropathie 1128

Hyposensibilisierung 812
Hypospadie 333, 1645
Hyposphagma 1970
Hypotelorismus
- bei Holoprosenzephalie 1659

Hypotension
- bei Koma 1759

Hypotension/Hypotonie, arterielle 1340
Hypothalamus
- Störungen der Hormonsekretion 591

Hypothermie
- akzidentelle 991

Hypothermiebehandlung
- bei Asphyxie 394

Hypothyreoidismus
- bei Mitochondriopathien 538

Hypothyreose
- bei Cystinose 478
- erworbene 602
- primäre 596
- primäre, angeborene 600
- sekundäre 596
- Symptome 603
- Therapie 604
- transiente 601
- zentrale 602

Hypothyreose, konnatale
- Screening 104

Hypotonie, okuläre 1984
Hypoventilation 1235
- bei spinaler Muskelatrophie 1783

Hypoventilationssyndrom, zentrales 1330
Hypovitaminosen
- und Zahnschmelzhypoplasien 1062

Hypovolämie
- bei Nierenversagen 1626

Hypoxämie 1356
- bei Fallot-Tetralogie 1375

Hypoxanthinguaninphosphoribosyltransferasemangel 578

Hypoxie 1223
- bei Koma 1759
- nach Schädel-Hirn-Trauma 1755
- bei Zwerchfellhernien 1250

Hypoxisch-ischämische Enzephalopathie (HIE) 398

Hypozitraturie 1613
Hysterie 1856

I

Ibuprofen 1038, 1043, 2077, 2104
ICF-Syndrom 718
Ich-Störung 1873
Ichthyose 2049
- bei CHILD-Syndrom 576
- bei Conradi-Hünermann-Syndrom 576
- lamelläre 2050

Ichthyosis vulgaris 2049
Icterus gravis 389
Icterus praecox 389
Identitätsstörung, dissoziative 1856
α-Iduronidase-Mangel 556
IgA
- Dermatose
  - lineare 2047
- Mangel 1146
  - selektiver 702
- Nephropathie
  - primäre 1599
- sekretorisches 1229

IgE
- Antikörper
  - Produktion bei allergischer Reaktion 806
- Nachweis
  - allergenspezifischer 810

IGF1-Rezeptoren
- Pubertätsentwicklung 656

IgG2-Subklasse 1231
IgG-Subklassen
- Diagnostik 693

IgG-Subklassenmangel, isolierter 702
IgM, sekretorisches 1229
Ikterus 1171
- bei α1-AT-Mangel 1179
Ileitis terminalis
- bei CED 1122
Ileus 1134
- mechanischer 1134
- paralytischer 1134
- rezidivierender 1126
Ilizarov-Methode 1946
- Achondrodysplasie 1894
Iloprost 2077
IL-2Rα-Defizienz 714
Imiglucerase 2078, 2098
Immunadsorption 1634
Immunantwort 114
- allergische 806
- spezifische 747
Immundefekt
- gewöhnlicher variabler (CVID) 1146
- schwerer kombinierter (SCID) 1146
- sekundärer 721
- T-zelluläre 704
Immundefekt, kombinierter (CID) 704 f
Immundefektsyndrom, variables 698
Immundefizienz
- und Darm 1146
- und virale Meningitis 1745
Immundefizienzsyndrom, erworbenes (AIDS) 725
Immundysfunktion
- virusinduzierte 721
Immunglobulin G 2098
Immunglobuline 685
- Diagnostik 693
- Immunglobulin A, sekretorisches (sIgA) 1093
- Immunglobulin G, intravenöses (IVIGG) 1470, 2078
- Immunglobulinpräparate 134
- sekretorische 1229
Immunisierung
- aktive 113
- gegen Hepatitis A 1180
- gegen Hepatitis B 1181
- passive 134
Immunität, spezifische 113
Immunmangelkrankheit
- und Bronchiektasen 1275
Immunneutropenie 1462
Immuno-ossäre Dysplasie Typ Schimke 1883
Immunreaktion
- Einteilung nach Coombs u. Gell 805
Immunsuppression
- iatrogen induzierte 1148
- bei Myasthenia gravis 1797
- bei Nierentransplantation 1638
Immunsystem
- angeborenes 685
- erworbenes 685
Immunsystem, Grundlagen 113
Immuntherapie
- spezifische 812
Immunthrombozytopenische Purpura (ITP) 1470
Impakttrauma 1752
Impetigo contagiosa 2031
Impfantikörper, Bestimmung 693

Impfempfehlungen 113
Impfkalender (STIKO) 115
Impfschaden 117
Impfstoffe 114
Impfstoffe, inaktivierte 114
Impftechnik, mangelhafte 117
Impfung, passive
- Indikationen 134
Impfungen 113
- Komponentenimpfstoffe 114
Impression, basiläre (bei Osteogenesis imperfecta) 1912
Imprinting, genomisches 290
Impulsivität 1845, 1851
Incontinentia pigmenti achromians 1677
Incontinentia pigmenti Bloch-Sulzberger 1675, 2051
Indometacin 2098
Indometacin (Indomethazin) 2078, 2104, 2112
Indomethazin 2098
Infantile neuroaxonale Dystrophie Seitelberger 1718
Infantile systemische Hyalinose 1891
Infarzierung, hämorrhagische
- bei Sinusvenenthrombose 1727
Infectious pressure 814
Infektanfälligkeit 817
Infektanfälligkeit, erhöhte
- Differenzialdiagnose 735
Infektiologie
- Grundlagen und Definitionen 813
Infektion
- bei Diabetes mellitus Typ 1 672
- Epidemiologie 820
- katheterassoziierte 834
- nosokomiale 832
- nosokomiale bei Neugeborenen 835
- nosokomiale des Neugeborenen 428
- perinatale 426
- postnatale 426
- pränatale 366
- Übertragung 820
Infektionskrankheiten
- Grundlagen 813
Infektionsprophylaxe
- in Gemeinschaftseinrichtungen 839
Infektionsrisiko des Feten 366
Infektsteine 1613, 1615
Influenza
- des Neugeborenen 436
Influenzaschutzimpfung 130
Influenzavirus-Infektionen 929
Influx, vaginaler 1586
Infusionstherapie 241
Ingestionen 996
Injektion
- Hygienemaßnahmen 826
Inkarzeration 1157
Inklusion 195
Inkubationszeit 818
Innenohrschwerhörigkeit 1996
Inobhutnahme 157
Inodilatator
- Schocktherapie 984
Insektengiftallergie 810
Insertion 324
Insuffizienz, respiratorische 976

Insulin 1159
- Akuttherapie der Ketoacidose 670
- handelsübliche Präparate 670
Insulinödem 673
Insulinom 493
Insulinpumpen 670
Insulinresistenz, hereditäre 675
Insulinsekretion 508
Insulinsynthesedefekt 676
Insulitis 668
Integration 195
Intelligenzminderung
- bei Ahornsirupkrankheit 474
- bei Phenylketonurie 469
- bei Propionacidurie 484
Intelligenztests 18
Intensivmedizin
- Grundlagen 975
α-Interferon
- bei Hepatitis 1182
Interferon γ-1b 2078, 2098
Interferon-Gamma-Freisetzungstest (IGRA) 909
Intergroup Rhabdomyosarcoma Study (IRS) 1544
Intermediärstoffwechselkrankheiten 459
International Headache Society (IHS) 1729
International Neuroblastoma Staging System (INSS) 1541
Internetsucht 177
Intersexuelles Genitale 333
Interviews, strukturierte 1826
Intimhygiene
- Beratung weiblicher Jugendlicher 447
Intoxikation 996
Intrazellularraum 271
Intron 288
Intubation
- beim Neugeborenen 378
- orotracheale 1232
Inulin-Clearance 1571
Invagination 1136
In-vivo-Kältekoagulopathie 991
Inzidenz 816
Ionenkanalkrankheit 1812
Ipecac 2078, 2098
IPEX-Syndrom 713, 1119
Ipratropiumbromid 2078, 2098, 2105
Iridodonesis 1916
Iridozyklitis 1976
Iridozyklitis, chronische
- bei juveniler idiopathischer Arthritis 764
Irisschlottern 1916
Iristumor 1974
Iritis 1976
Iron refractory iron deficiency anemia (IRIDA) 1435
Ischämie
- bei Morbus Fabry 1697
- zerebrale 1724
Isobutyracidurie 487
Isobutyryl-CoA-Dehydrogenase 487
Isoleucin 480
Isoniazid 909, 1034, 2098, 2112
Isoprenalin 2071, 2098
Isoproterenol 2078, 2098, 2105
Isovalerianacidurie 482
- Screening 106
Isovaleryl-CoA-Dehydrogenase 482
Isozitratdehydrogenasemangel 529

ITK-Defizienz 711
Itraconazol 1036, 2098, 2105
Ixodes ricinus (Holzbock) 897

J

Janz-Syndrom 1767, 1775
Jarcho-Levin-Syndrom 1902
JIA siehe Juvenile idiopathische Arthritis
Jodaufnahme-Defekt 600
Jodbedarf 111
Jodid 2078, 2098
Jodkontamination
– des Neugeborenen 601
Jodmangel 111
Jodprophylaxe 111
Jodtyrosin-Dejodase-Mangel 601
Johanson-Blizzard-Syndrom 342, 1162
Jones-Kriterien 773, 859
Joubert-Syndrom 1667
Jugendalter siehe Adoleszenz
Jugendgynäkologie 445
Jugendhilfe 156
Jugendmedizin
– Anforderungen an Ärzte 439
– spezielle Organerkrankungen 440
Jungensexualität 449
Juvenile Arthritis
– psychosoziale Interventionen 1863
Juvenile chronische Arthritis (JCA) 750
Juvenile Dermatomyositis 797
Juvenile idiopathische Arthritis
– Diagnose 754
– Klinische Symptome 751
– Pathogenese 750
– Therapie 756
Juvenile idiopathische Arthritis (JIA) 750
– Klassifikation 750
juvenile myelomonozytäre Leukämie (JMML) 1517
Juvenile rheumatoide Arthritis (JRA) 750
Juvenile Spondylarthritis
– Therapie 769
Juvenile Spondyloarthritis
– Diagnose 766
– Pathogenese 765

K

Kabuki-(Niikawa-Kuroki-)Syndrom 343
Kala-Azar 958
Kalium 280
– Aldosteron 280
– Bedarf 280
– Extrazellularraum 280
– Intrazellularraum 280
Kaliumbromid 2079
Kallmann-Syndrom 591, 660, 1660
Kallosotomie 1773
Kallusbildung, hyperplastische 1912
Kälteagglutininnachweis 892
Kältehämoglobinurie, paroxysmale 1446
Kälteurtikaria, familiäre 785
Kalzifikationssyndrome, hereditäre 1922
Kalzium-Glukonat 2067
Kalzium-Phosphat-Stoffwechsel 612

Kalzium-Sensitizer
– Schocktherapie 984
Kammerflimmern 1233
Kamptodaktylie 1926
Kandidose 949, 2035
Kanzaki-Krankheit 559
Kaolin-Pectin 2112
Karandel-Zeichen 960
Kardiomegalie
– bei dilatativer Kardiomyopathie 1401
– bei Mitralinsuffizienz 1374
– bei Truncus arteriosus 1379
Kardiomyopathie 1398
– arrhythmogene rechtsventrikuläre 1397
– bei CACT-Mangel 523
– bei Carnitintransporterdefekt 523
– dilatative 1401
– dilatative, bei Muskeldstrophie Duchenne 1805
– familiäre hypertrophe 577
– Genetik 1398
– bei Glutaracidurie Typ II 525
– bei Glykogenosen 542
– hypertrophe 1399
– bei kongenitaler Muskeldystrophie 1803
– bei 2-Methyl-3-Hydroxybutyracidurie 490
– bei Mitochondriopathien 538
– bei Propionacidurie 484
– restriktive 1402
– bei Störungen der Fettsäurenoxidation 518
Karditis
– rheumatische 1413
Karies 138, 1065
– Prophylaxe 1067
Karpalspasmus 613
Karpaltunnelsyndrom
– bei MPS II 556
Kartagener-Syndrom 1259, 1261
Karyogramm 311
Karyotyp 285
Karzinoid der Appendix 1151
Karzinom, hepatozelluläres (HZK) 1548
Kasai-Operation
– bei Gallengangsatresie 1192
Kaspar-Hauser-Syndrom 1841
Kataplexie 1782
Katarakt 1973
– bei Galaktokinasemangel 496
– bei Galaktosämie 499
– bei Homocystinurie 474
– bei Hyperornithinämie 479
– bei peroxisomalen Defekten 576
– bei Rhizomelia Chondrodysplasia punctata 565
– bei Smith-Lemli-Opitz-Syndrom 574
Katatonie 1753, 1874
Katecholaminausscheidung
– im Urin 1541
Katecholamine
– Bestimmung im Plasma 643
– bei Herzinsuffizienz 1354
Katheterismus, transurethraler 1580
Katzenaugen-(Cat-eye-)Syndrom 329
Katzenkratzkrankheit (KKK) 893, 2016, 2032
Katzenschrei-Syndrom (Cri-du-chat-Syndrom) 329
Kavernom 1722
Kawasaki-Syndrom 790

Kayser-Fleischer-Kornealring 1176
Kearns-Sayre-Syndrom 531, 538
Kehlkopfatresie 2018
Kehlkopfdiphtherie 862
Kehlkopfpapillomatose 2023
Kehlkopfperichondritis 2020
Kehlkopftumoren 2023
Kehlkopfverletzung 2020
Keimbahnmutation 288
Keimdrüsen
– Entwicklung 645
Keimzelltumor 1552
– des ZNS 1564
Kenny-Caffey-Dysplasie 1886
Keratitis
– interstitielle 1972
– bei Tyrosinämie 472
Keratitis dendritica 1971
Keratokonjunktivitis epidemica 1969
Keratokonus 1971
– bei Brittle-Cornea-Syndrom 1921
Kernig-Zeichen 1736
Kernikterus 390
– und Zahnschmelzhypoplasien 1062
Ketamin 1040, 2079, 2105
Ketoacidose
– diabetische 669
– bei Ketolysedefekten 519
– bei MAT- und SCOT-Mangel 525
ketogene Diät 1770
– bei GLUT1-Mangel 507
Ketogenese 516, 1166
α-Ketoglutaratdehydrogenase-Mangel 529
Ketolyse 516
Ketonkörperstoffwechsel 517
Ketotifen 2105
Keuchhusten 870
Kiefergelenk 1057
Kielbrust 1326
Kiemenbogenfehlbildung 1056
Ki-1-Lymphom 1521
Kind-Eltern-Beziehung 15
Kinder- und Jugendgesundheitssurvey (KiGGS) 190
Kindergesundheitsuntersuchung
– bei Migranten 161
Kinderlaufhilfe 179
Kindernetzwerk e.V. 199
Kinderschutz 157, 176
Kindesmissbrauch 1835
Kindesmisshandlung 169
Kindsbewegungen 35
Kindstod, plötzlicher 163
Kinky hair 1113
Kinsburn-Enzephalopathie 1780
Kipptischuntersuchung 1340, 1428
Kirschroter Fleck 1979
– bei Galaktosialidose 560
– bei Gangliosidose 1693
– bei Morbus Niemann-Pick 1696
– bei Sialidose 558
Kissing disease 914
Klappeninsuffizienz
– bei rheumatischer Karditis 1413
– bei septischer Endokarditis 1409
Klebsiella oxytoca 878
Klebsiella pneumoniae 878
Klebsiella-Infektionen 878

Kleinhirnhypoplasie 1666
Kleinkindalter
- Bindungsverhalten 52
- Ernährung 49
- Kognition 55
- Motorik 52
- Schlafverhalten 49
- Selbstständigkeit 53
- Sprachentwicklung 55
- Wachstum 51
Kleinwuchs
- dysproportionierter 1892
- dysproportionierter, bei MPS IV 556
- bei Holoprosenzephalie 1660
- hypophysärer 596
- intrauteriner 681
- bei Mitochondriopathien 538
- bei Mukopolysaccharidosen 550
- bei Oligosaccharidosen 557
- primärer 679
- psychosozial bedingter 682
- sekundärer 679
- bei Vernachlässigung 175
- bei Zöliakie 1100
Klinefelter-Syndrom 318
Klippel-Feil-Anomalie 1902
Klippel-Feil-Sequenz 1908
Klitorishypertrophie 641
Klumpfuß 1944
Klüver-Bucy-Syndrom 1756
KMA 1104
KMPI 1104
Knicksenkfuß 1943
Kniegelenkluxation 1940
Kniest-Dysplasie 1877
Knochenalter 11
Knochenläsionen, osteolytische
- bei Langerhans-Zell-Histiozytose 1526
Knochenmarkentnahme
- zur Transplantation 1534
Knochenmarkinsuffizienz
- bei Pearson-Syndrom 531
Knochenmarkversagen
- angeborenes 1455
Knochentumoren
- gutartige 1953
Knochenzyste
- aneurysmatische 1954
- juvenile 1954
- bei tuberöser Sklerose 1674
Knorpel-Haar-Hypoplasie (CHH) 717, 1881
Koagulopathie
- angeborene 1483
- erworbene 1492
- hepatopathische 1494
Koanalgetika 1040
Kochsalzinfusionstest 587
Kochsalzvergiftung 277
Koenzym Q10
- bei Mitochondriopathien 536
Kofaktordefekt 530
Kofaktoren 465
Kognition, soziale 15
kognitive Dysfunktion
- bei isolierter Homocystinurie 485
Kognitive Therapie 1830
Kognitive Verhaltenstherapie (KVT) 1830
Kohle, medizinische 2079, 2112

Kohlendioxid-Partialdruck 977
Kohlendioxidpartialdruck (paCO2) 1222, 1224, 1246
Kohlenhydrate 215
Kohlenhydratstoffwechsel 1166
Kohlenhydratzufuhr 215
Koilonychie 2059
Kokain (als Teratogen) 345
Kokainabhängigkeit 178
Kokainabusus
- in der Schwangerschaft 388
Kokzidioidomykose 947
Kolitis
- nicht klassifizierbare (CI) 1121
- bei zystischer Fibrose 1300
Kollagen
- Typ I 1913
- Typ III 1920
- Typ V 1918
Kollagenose 1143
- Herzbeteiligung 1414
Kollagensynthese 1913
Kolobom 1974
Kolonkarzinom
- bei CED 1126
Kolonopathie, fibrosierende
- bei zystischer Fibrose 1297
Koma
- bei CACT-Mangel 523
- Definition 986
- bei rupturiertem Aneurysma 1724
- nach Schädel-Hirn-Trauma 1753
- Therapie 987
Komadiagnostik 1757
Komaremission 1760
Kombinationsimpfung gegen Hepatitis A und B 1180
Kommunikation (Entwicklung) 22
Komparative genomische Hybridisierung (CGH) 314
Kompetenz, figural-räumliche 18
Kompetenz, mathematische 18
Komplementanomalien als Auslöser eines aHUS 1622
Komplementärmedizin 1045
Komplementdefekte 738
Komplementsystem 738
- Aktivierungswege 738
- Defekte 741
- Diagnostik 742
- klinische Bedeutung 741
Komplikationen, impfstofftypische 117
Kompressionsatelektase 1269
Konditionierung 1830
Konditionierungstherapie
- bei Stammzelltransplantation 1536
Konjugatimpfstoffe 115
Konjunktivitis 1969
- akute hämorrhagische 928
Kontagiosität 818
Kontaktekzem, allergisches 2040
Kontaktisolierung 829
Kontrakturelle Arachnodaktylie 1926
Kontrakturen
- bei kongenitaler Muskeldystrophie 1801
- bei myotoner Dystrophie 1 1809
- bei Spina bifida 1656
- bei spinaler Muskelatrophie 1783

Kontrazeption
- Beratung in der Jugendmedizin 447
Konversionsstörung 1857
Kopfhaltung 44
Kopfläuse 2037
Kopfschmerz 1729
- bei arteriovenöser Malformation 1721
- chronischer 1732
- idiopathischer stechender 1732
- bei Kavernom 1723
- Klassifikation 1729
- bei MELAS-Syndrom 1730
- sekundärer 1729
- als somatoforme Schmerzstörung 1860
- vom Spannungstyp 1732
- trigeminoautonomer 1733
- Ursachen 1729
- bei ZNS-Tumor 1558
Kopfumfang 11
Koplik-Flecken 931
Koprolalie 1847
Koproporphyrie
- hereditäre (HKP) 584
Kopropraxie 1847
Kordozentese 365
Korektopie 1974
Kornearuptur
- bei Brittle-Cornea-Syndrom 1921
Koronararterie, linke
- abnormer Ursprung aus der A. pulmonalis 1388
- abnormer Ursprung aus dem rechten Sinus Valsalvae 1389
Koronargefäßerkrankung
- bei Hypercholesterinämie 512
Körperdysmorphophobie 1857
Körperfettgehalt 248
Körpergeruch
- bei Isovalerianacidurie 482
Körpergewicht 10
Körpergröße 11
Körpergröße (Entwicklung) 9
Körperkerntemperatur 991
Körpermassenindex 248
Körperwasser 271
Korrektur, posttranslationale 355
Korsakow-Phase, nach Schädel-Hirn-Trauma 1756
Kortikale Hyperostose Caffey-Silverman 1887
Kortikosteroide
- systemische 811
- topische 811
Kortikotropin-Releasing-Hormon (CRH) 590
Kostmann-Syndrom 1459
Koxarthrose, prämature 1878
Krafttraining 206
Krampfanfälle 1762
- bei Alpers-Huttenlocher-Syndrom 530
- bei arteriovenöser Malformation 1721
- Fieberkrämpfe 1776
- bei Hydrozephalus 1664
- bei hypertensiver Krise 1420
- hypoglykämische 493
- bei Kavernom 1723
- bei Meningitis 1735
- bei Mitochondriopathien 538
- bei Morbus Niemann-Pick 1697
- nichtepileptische 1779

- bei Organoacidurie 481
- bei peroxisomalen Defekten 576
- nach Schädel-Hirn-Trauma 1753
- bei Schütteltrauma-Syndrom 173
- bei septischer Endokarditis 1409
- bei Sinusvenenthrombose 1727
- bei tuberöser Sklerose 1674
- bei Vitamin-B$_6$-Mangel 262
- bei Zellweger-Syndrom 563
- nach zerebralem Insult 1725

Krampfanfälle, dissoziative 1856
Krampfanfälle, zerebrale
- beim Neugeborenen 399

Kraniofaziale Malformationen
- bei Holoprosenzephalie 1659

Kraniofrontonasales Syndrom 1902
Kraniopharyngeom 1565
Kraniorachischisis 1655
Kraniostenose 1901
Kraniosynostose
- sekundäre 1901
- Typ Muenke 1902

Kraniosynostose;primäre 1901
Krankengymnastik 1047
Krankenversicherung 193
Krankheitsbewältigung 191
Krankheitsbewältigung, Modell der 1862
Krankheitsfrüherkennung, Österreich 98
Krankheitsfrüherkennung, Schweiz 98
Krankheitsfrüherkennungsprogramme 93
Krankheitsprävention 93
Kräuselhaare 2058
Kreatinin-Clearance 1568, 1571
Kreatinmangelsyndrom 537
Kreatinstoffwechsel 538
Kreatintransporterdefekt 538
Kreislauf
- fetaler 1349
- neonataler 1350

Kreislaufregulationsstörung 1340
Kreislaufstillstand 1232
Krippe 156
Kristallisationsinhibitoren 1614
Krupp-Syndrom 2021
Kryptenzellen 1093
Kryptokokkose 946
Kugelberg-Welander-Krankheit 1783
Kuhmilch 234
Kuhmilchallergie 1097, 1104
Kuhmilchproteinintoleranz 1104
Kupferausscheidung 1176
Kupfermangelsyndrom 1113
Kupferspeichererkrankung 1176
Kurzdarm 1141
Kurzdarmsyndrom 1117
Kußmaul-Atmung 1235
Kwashiorkor 256
Kyphoskoliose
- bei Ehlers-Danlos-Syndrom 1920
- bei Mitralklappenprolaps 1374

L

Labetalol 2079, 2105
Labiensynechie 1647
Labyrinthitis
- bei Meningitis 1738

Lactobacillus acidophilus 2079
Lactobacillus GG 2079
Lactulose 2079
Lagereaktionen 202
Lagophthalmus 1966
β-Laktam-Antibiotika 1021
Laktasegen 1107
Laktasemangel 1107
Laktatazidose
- Akutbehandlung 465
- bei Glutaracidurie Typ II 525
- bei Glykogenosen 540, 542
- bei MELAS-Syndrom 531
- bei PDHC-Defekt 528
- bei Pyruvatcarboxylasedefekt 528

Laktatspiegel
- bei akutem Leberversagen 1200

Laktobezoar 1088
Laktoferrin 1229
Laktose 496
Laktoseintoleranz 1107
Laktulose 2105
Lambda-Zeichen 363
Lambliasis 954
Lamotrigin 2079, 2105
Längenwachstum 8
Langerhans-Inseln 1159
Langerhans-Zell-Histiozytose (LCH) 1526
Langschmalgliedrigkeit 1916
Langzeitblutdruckmessung 1339
Laparoschisis 1155
large for gestational age (LGA) 382
Lärmtrauma 1997
Laronidase 2080
Larrey-Hernie 1249
Larsen-Syndrom 1898
Larva currens 965
Larva migrans cutanea 965
Laryngitis 2020
Laryngomalazie 2018
Laryngotracheitis 930
Laryngotracheitis, stenosierende 2021
Laryngotracheobronchoskopie 1237
Larynxzyste 2018
Lassa-Fieber 942
Latenzzeit 818
Lathosterolämie 576
Lavage, bronchoalveoläre (BAL) 1248
- bei diffuser Lungenerkrankung 1316

Laxanzienmissbrauch 1865
L1-Blasten 1511
L2-Blasten 1511
L3-Blasten 1511
LCHAD-Mangel 516, 524
- Screening 107

LDL (Low-density-Lipoprotein) 510
LDL-Rezeptor-Gen 512
Lebendimpfstoffe 114
Lebendspende, Niere 1637
Lebensmittel 237
Lebensqualität 196
Leberacinus 1165
Leberadenom
- bei Glykogenosen 543, 546 f

Leberbiopsie
- bei Gallengangsatresie 1192

Leberfunktion 1165

Leberfunktionsstörung
- bei Fruktoseintoleranz 502
- bei Galaktosämie 500

Leberinsuffizienz
- bei Gallengangsatresie 1192
- bei Mitochondriopathien 538

Lebersequenzszintigrafie 1172
Lebertransplantation
- bei akutem Leberversagen 1198
- bei α1-AT-Mangel 1179
- auxiliäre partielle orthotope (APOLT) 1205
- bei Cholestase 1174
- Eignungskriterien 1204
- Euro-Transplant-Regeln 1202
- bei Gallengangsatresie 1194
- Immunsuppression 1206
- Impfungen 1208
- Indikationen 1203
- Infektionen 1207
- Operationstechnik 1205
- pädiatrische (pLTx) 1202

Lebertumor
- maligner 1548

Leberversagen
- akutes (ALV) 1198
- und Dialyse 1633
- bei Galaktosämie 500
- medikamentöse Therapie 1208
- bei polyzystischer Nierenkrankheit 1579

Legasthenie 1843
Legionella pneumophila 873
Legionellen-Infektionen 873
Leigh-Syndrom 530, 538
Leishmaniose 958
Leistenhernie 1157
Leistungsabfall
- bei Adrenoleukodystrophie 567

Leistungsdiagnostik 207
Leistungssport 206
Lektin-Weg (Komplementsystem) 738
Lennox-Gastaut-Syndrom 1764 f
Lentigines 2054
Lenz-Majewski-Hyperostose 1889
LEOPARD-Syndrom 342
Lepra 911
Leprechaunismus 676
Leptospira interrogans 904
Leptospirose 904
Lernstörung
- bei chronischen Erkrankungen 1862
- bei Neurofibromatose 1671

Lesch-Nyhan-Syndrom 577
Lese-Rechtschreib-Störung (LRS) 1843
Letales multiples Pterygium-Syndrom 1926
Letalität 816
Lethargie 986
- bei Biotinidasemangel 487
- bei Organoacidurie 480

Leucin 474, 480
Leukämie
- akute (Chromosomenveränderungen) 1511
- akute lymphoblastische (ALL) 1510
- akute myeloische (AML) 1515
- chronisch myeloische (CML) 1516
- Epidemiologie 1510
- und Stammzelltransplantation 1538

Leukenzephalopathie
- progressive multifokale 1744

Stichwortverzeichnis

Leukodystrophie 1698
– fibrinoide 1703
– Globoidzellen-L. 1699
– metachromatische 1698, 1700
Leukoenzephalopathie 1698
– bei Glutaracidurie Typ II 525
– megalenzephale LE mit subkortikalen Zysten 1700, 1702
– zystische ohne Megalenzephalie 1700
Leukokorie 1975
Leukomalazie, periventrikuläre 1682
Leukomalazie, periventrikuläre (PVL) 395
Leukonychie 2059
Leukotrienantagonisten 811
Leukozytenadhäsionsdefekt 742, 744, 1457
Leukozyten-Esterase-Reaktion 1580
Leukozytenmykobakterizidie-Defekte 746
Leukozyturie 1580
– bei nephritischem Syndrom 1593
Levetiracetam 2080, 2105
Levocabastin 2080
Levofloxacin 1031
Levomepromazin 2105
Levomethadon 2080
Levopromazin 2080
Levothyroxin 2080, 2105
Leydig-Zellen 645
Leydig-Zellhypoplasie 650
LHON (Leber'sche hereditäre Optikusneuropathie) 528
Libman-Sacks-Endokarditis 776
Lichen nitidus 2045
Lichtdermatose 2038
Liddle-Syndrom 1609
Lidkolobom 1056, 1967
Lidocain 2080, 2105
Lidretraktion 1966
Lidtumor 1967
Ligase 286
Limbisches System 1703
Lincosamide 1030
Linezolid 1034
Lingua geographica 1053, 2007
Lingua plicata 2007
Linksherzsyndrom, hypoplastisches 1384
Linksherzversagen
– bei hypertensiver Krise 1420
Links-rechts-Shunt
– bei AVSD 1368
– bei Ductus arteriosus 1370
– bei pulmonaler Hypertonie 1424
– bei Vorhofseptumdefekt 1364
Linksvolumenhypertrophie
– bei Ventrikelseptumdefekt 1367
α-Linolensäure 214
Linolsäure 214
Linsendislokation
– bei Sulfitoxidase- und Molybdänkofaktormangel 477
Linsenektopie
– bei Homocystinurie 474
Linsenluxation 1916
Lipase 1159
Lipidapherese 1634
Lipide 1159
Lipidstoffwechsel 1167
Lipindefizienz 1822
Lipodystrophien 676

Lipogenese 1165
Lipogranulomatose 1697
Lipoidhyperplasie, kongenitale 638
Lipom, spinales 1657
– des Filum terminale 1659
Lipomyelomeningozele 1657
Lipopolysaccharid 843
Lipoprotein a 1492
Lipoprotein-associated-coagulation-Inhibitor (LACI) 1488
Lipoproteine 843
Lipoproteinklassen 510
Lipoproteinlipase 514
Lippen-Kiefer-Gaumen-Spalte 1053
– Dysmorphiesyndrom 1055
– exogene Faktoren 1053
– bei Holoprosenzephalie 1659
– Kariesprophylaxe 1055
– Mukotympanon 1054
– Prävention 1055
– Sprechfunktion 1054
Lippenkolobom 1053
Lippenspaltplastik 1054
Liquordiagnostik
– bei Guillain-Barré-Syndrom 1790
– bei Meningitis 1736
– bei MS 1749
– beim Neugeborenen 428
– bei Virusenzephalitis 1744
Liquorfistel
– bei Meningitis 1734
– bei Schädel-Hirn-Trauma 1752
Liquorrhö
– bei Schädel-Hirn-Trauma 1753
Lisch-Knötchen
– bei Neurofibromatose 1670
Lissenzephalie 1662
– bei kongenitaler Muskeldystrophie 1802
Listeria monocytogenes 862
Listeriose 862
Lithotrypsie 1050
LKAT-Mangel 516, 524
Lobärpneumonie durch Pneumokokken 1264
Lobstein (Typ I der Osteogenesis imperfecta) 1912
Lobulus 1215
Locked-in-Syndrom 1753, 1760
Loeys-Dietz-Syndrom (LDS) 1917
Löffelnägel 1433
Löffler-Syndrom
– bei lymphatischer Filariose 962
Logopädie 204
Loiasis 963
Lokomotion 44
Long-chain-Hydroxy-Acyl-CoA-Dehydrogenase-Mangel
– Screening 107
Long-QT-Syndrom 1396
Long-term facilitation 1223
Loperamid 2080
Loratadin 2080, 2105
Lorazepam 2080, 2105
Lorenzos Öl
– bei Adrenoleukodystrophie 568
Loslassschmerz 1149
Loss of heterozygosity
– bei Rhabdomyosarkom 1543
Louis-Bar-Syndrom 711, 1717

Lowe-Syndrom 1604, 1610
Luft-Blut-Schranke 1217
Luftnot
– bei Lungenembolie 1306
Luftschadstoffe 185
Luftüberblähung des Gastrointestinaltrakts 1071
Luftwege 1215
– Obstruktion 1228
Luftwegsendoskopie 1247
Luftwegserkrankungen, obstruktive 1228
Luftwegsstenose 1330
Lungenabszess 1277
– bei Pneumonie 1265
Lungenagenesie 1256
Lungenblutung
– des Neugeborenen 413
Lungenembolie 1305
Lungenemphysem 1272
Lungenentwicklung 1218
Lungenfunktionsdiagnostik 1242
– maximale exspiratorische Fluss-Volumen-Kurve 1244
– maximale inspiratorische Fluss-Volumen-Kurve 1244
– Referenzwerte 1246
– Vitalkapazität 1242
Lungengefäßwiderstand
– bei Ventrikelseptumdefekt 1366
Lungenhypoplasie 411, 1257
Lungeninfarkt 1305
Lungenkapazitäten 1226
Lungenkontusion 1310
Lungenkrankheit
– chronisch-obstruktive 1178
– diffuse alveoläre hämorrhagische 1320
– diffuse (interstitielle) 1316
– eosinophile 1320
– obstruktive 976
– restriktive 976
Lungenlappen 1215
Lungenödem 1302
– Ätiologie 1302
– e vacuo 992
– Leitsymptome 1304
– bei Mitralinsuffizienz 1374
Lungenparenchym 1227
Lungenreifungsbehandlung 405
Lungensegment 1215
Lungensequestration 1258
Lungenstauung 1385
Lungentransplantation
– bei Mukoviszidose 1296
Lungentuberkulose 906
Lungentumor 1308
Lungenvenenfehlmündung
– partielle 1371
– totale 1385
Lungenvenenstenose 1373
Lungenvolumina 1226
– statische 1242
Lungenzyste 1257
Lupus erythematodes 1617
– Herzbeteiligung 1414
– medikamenteninduzierter 780
– neonataler 780
– subakuter kutaner 780
– systemischer, maternaler 425
– systemischer (SLE) 775

Lupusnephritis 777, 1617, 1620
Luxation, habituelle
– bei Ehlers-Danlos-Syndrom 1918
Lyell-Syndrom, staphylogenes 2031
Lyme-Arthritis 772, 900
Lyme-Borreliose
– Pathogenese 899
– Therapie 902
Lymphadenitis
– abszedierende 2015
– colli 2015
– bei Tuberkulose 2016
Lymphadenopathie
– bei Katzenkrankheit 894
Lymphangiektasie, kongenitale 1128
Lymphangioleiomyomatose
– bei tuberöser Sklerose 1674
Lymphangiom 2055
– im Halsbereich 2015
– der Mundhöhle 2007
– des Ohrs 1988
– der Speicheldrüsen 1052
Lymphangioma cavernosum subcutaneum 2055
Lymphangioma circumscriptum cysticum 2055
lymphatisches Gewebe
– bronchusassoziiertes (BALT) 1229
– mukosaassoziiertes (MALT) 1229
Lymphknoten
– pulmonale 1216
Lymphknotenschwellung
– bei Sarkoidose 2016
Lymphknotensyndrom, mukokutanes (MCLS) 790
Lymphoblastische Lymphome 1520
Lymphohistiozytose, hämophagozytische (HLH) 1528
Lymphom
– großzellig anaplastisches 1521
– lymphoblastisches 1520
– malignes, im Halsbereich 2016
Lymphozytensubpopulationen
– Diagnostik 693
Lymphozytenvakuolen
– bei neuronaler Ceroidlipofuszinose 1694
Lyssa 942
lytischer Cocktail 2081

M

MAC-Bakterien (M.-avium-Komplex) 911
Macrogol 2081
MAD-Mangel 516, 525
Magenatresie 1082
Magen-Darm-Störungen, funktionelle 1130
Magendivertikel 1082
Magenduplikatur 1082
Magenentleerung
– beschleunigte 1090
– bei Vergiftungen 999
– verzögerte 1089
Magenfistel 1071
Magenspülung 999
Magenstenose 1082
Magenüberblähung 1232
Magenvolvulus 1083
Magerkeit 256
Magersucht 1865

Magnesium 2081, 2105
Majeed-Syndrom 785
Major histocompatibility complex (MHC) 747, 1533
Makroglossie 2006
– bei MPS VI 557
Makrohämaturie
– bei Glomerulonephritis 1599
– bei Vaskulitis 1617
Makrolide 1029
Makrophagen
– Rolle bei Autoimmunerkrankungen 749
Makrophagenaktivierungssyndrom 764
Makrophagenmyofasziitis 1817
Makrosomie 382
Makrotie 1987
Makrozephalie 1663
– bei N-Acetylaspartylacidurie 489
– bei Glutaracidurie Typ I 487
– bei GM2-Gangliosidose 1693
– bei megalenzephaler Leukoenzephalopathie 1703
Makrozephalus
– bei Neurofibromatose 1671
Makuladegeneration, altersbedingte (AMD) 742
Makulafleck, kirschroter 1979
Malabsorption
– bei eiweißverlierender Enteropathie 1128
– bei Kurzdarmsyndrom 1117
Malabsorptionssyndrom 256
Malaria
– konnatale 372
Malaria quartana 955
Malaria tertiana 955
Malaria tropica 955
Malassezia furfur 949
Malformation
– Definition/Klassifikation 305
– genetische Grundlagen 300
Malformation der Lunge, zystisch-adenomatoide 1257
Mallory-Weiss-Syndrom 1075
Malnutrition 256, 1097
– bei CED 1126
– bei Cholestase 1175
– bei Pseudoobstruktion 1144
Malrotation 1141
– bei Pseudoobstruktion 1144
– bei Zwerchfellhernien 1250
MALT-Lymphom 1088
Mamma siehe auch Brust
Mandibuloakrale Dysplasie (MAD) 1924
Mannitol 2081
Mannose
– bei CDG 570
α-Mannosidose 559f
β-Mannosidose 559
Manometrie, anorektale
– bei Morbus Hirschsprung 1139
Marasmus 256, 1097
Marburg-Fieber 942
Marden-Walker-Syndrom 1926
Marfan-Syndrom (MFS)
– Diagnose 1916
– Differenzialdiagnose 1917
– Symptome 1915
Markphlegmone 1949
Marmorknochenkrankheit 1899

Maroteaux-Lamy-Krankheit 557
Martin-Bell-Syndrom 322
MASA-Syndrom 1926
Masern 931
Masernenzephalitis 932, 1742
Masernkrupp 932
Masern-Otitis 1994
Masernpneumonie
– und Bronchiektasen 1275
Masernschutzimpfung 125
Maskenbeatmung, manuelle
– beim Neugeborenen 378
MASS-Phänotyp 1374, 1916
Mastodynie 446
Mastoiditis 1993
Mastopathie 446
Mastozytom 2045
Mastozytose 2045
Masturbation 449
Masturbation, kindliche 1780
Mastzellen
– Rolle bei allergischer Reaktion 806
Maternale Phenylketonurie (MPKU) 346
MAT-Mangel 525
Maturity-onset diabetes of the young (MODY) 675
M.-avium-intracellulare-Komplex (MAC) 910
May-Hegglin-Anomalie 1472
Mazzotti-Reaktion, positive 963
MCAD 516
MCAD-Mangel 516, 524
– Screening 107
McArdle-Krankheit 548
McCune-Albright-Syndrom 666
McDonald-Kriterien
– bei MS 1748
McLeod-Syndrom 1274
MCT8-Transporterdefekt 1710
measles inclusion body encephalitis (MIBE) 932
Meatusstenose 1586, 1645
Mebendazol 2081
Mechanorezeptoren 1222
Meckel-Divertikel 1136
Meckel-Syndrom 1660
MECP2-Gen 1690
Mediadefekt, kongenitaler
– und Aneurysma 1724
Medianekrose, zystische 1915
Medianstrukturen, Anomalien 1661
Mediastinalemphysem 1323
Mediastinalorgane, Verletzung der 1311
Mediastinalverschiebung
– bei Zwerchfellhernien 1250
Mediastinitis 1075
Medienkompetenz 177
Medium-chain-Acyl-CoA-Dehydrogenase-Mangel
– Screening 107
Medium-Chain-Acyl-CoA-Dehydrogenase-Mangel 524
Medulloblastom 1563
Megacisterna magna 1669
Megakolon, toxisches 1139
Megalokornea 1971
Megaureter 1577
Megazystis-Mikrokolon-Hypoperistalsis-Syndrom 1143
MEGDEL-Syndrom 538
Mehrlingsschwangerschaft 362

Meilensteine
- Motorik 51
- Sprachentwicklung 23
Mekoniumaspirationssyndrom 409
Mekoniumentleerung 385
Mekoniumileus 416, 1135
- bei zystischer Fibrose 1299
Mekoniumperitonitis 1153
Melanom 2054
Melanonychie 2059
Melanose, neurokutane 1678
Melanose, pustulöse neonatale 2030
MELAS-Syndrom 531, 538
Membrandefekt
- der Erythrozyten 1442
Membrane-attack complex (MAC) 738
Membranensyndrom, hyalines 402
Membranoproliferative Glomerulonephritis (MPGN) 742
Membranoxygenation, extrakorporale 980
Membranoxygenierung, extrakorporale (ECMO) 1156
- bei persistierender fetaler Hypertonie 411
Membranruptur im Innenohr 1997
Menarche 61
- prämature 664
Menarchealter 656
Mendel-Mantoux-Test 909
Meningeom 1564
Meningitis
- durch Meningokokken 866
- des Neugeborenen 427
- bei Schädel-Hirn-Trauma 1753
- tuberkulöse 908
Meningitis, bakterielle 1734
- und Hirnabszess 1738
- Therapie 1737
Meningitis, virale 1745
- bei Immundefizienz 1745
Meningoenzephalitis 1741
- bei pränataler Rötelninfektion 370
Meningoenzephalozele, nasale 1999
Meningokokken-Infektionen 866
Meningokokken-Meningitis 1734
Meningokokkenschutzimpfung 128
Meningokokkensepsis
- Notfalltherapie 994
Meningokokken-Sepsis, perakute 866
Meningoradikuloneuritis, lymphozytäre
- bei Borrelieninfektion 900
Menkes-Syndrom 1113
Menstruation, verstärkte 447
MEN-Syndrom
- und Schilddrüsentumoren 611
MERRF-Syndrom 531, 538
Mesalazin 2081
Mesenzephalon 1653
Mesuximid 2081, 2106
Metabolische Diagnostik
- Spezialdiagnostik 462
Metachondromatose 1891
Metamizol 1039, 1043, 2082, 2106
Metapneumovirus-Infektionen 934
Metatarsus primus varus 1944
Metenzephalon 1653
Methadonsubstitution
- in der Schwangerschaft 388
Methämoglobinämie 1453

Methicillinresistenter Staphylococcus aureus (MRSA) 1020
- Hygienemaßnahmen 829
Methimazol 2082
Methioninadenosyltransferasemangel 477
Methohexital 2082, 2106
Methotrexat 2082
Methotrexat (MTX)
- bei juveniler idiopathischer Arthritis 759
Methylacetoacetyl-CoA-Thiolase-Mangel 525
2-Methylacyl-CoA-Racemase-Defizienz 568
3-Methylcrotonyl-CoA-Carboxylase 482
3-Methylcrotonylglycinurie 482
Methyldopa 2082, 2106
Methylenblau 2082
5,10-Methylentetrahydrofolatreduktase-Mangel 476
3-Methylglutaconacidurie
- Typ I 483
- Typ II 483
- Typ III 483
- Typ IV 483
- Typ V 483
2-Methyl-3-Hydroxybutyracidurie 490
2-Methyl-3-Hydroxybutyryl-CoA-Dehydrogenase 490
Methylierung (der DNA) 293
Methylmalonacidurie 484f
- und Homocystinurie 485
Methylmalonyl-CoA-Mutase 484
Methylphenidat 2082, 2106
Methylprednisolon 2082
Metildigoxin 2073, 2082, 2095
Metoclopramid 2082, 2106
Metoprolol 2082, 2106
Metronidazol 1032, 2106
Metrorrhagie 446
Mevalonacidurie 573
Mevalonatkinasedefekt 573
Mexiletin 2082, 2106
MHC-Antigene 1533
MHC-Moleküle 747
Micafungin 1037
Michel-Aplasie 1996
Midazolam 2083, 2106
MIDD (Maternally inherited diabetes with deafness) 538
Miescher-Syndrom 676
Migräne 1730, 1858
- abdominale 1731
- mit Aura 1731
- ohne Aura 1730
- Prophylaxe 1732
- Therapie 1731
Migration 160
Migrationsstörung 1682
Mikroangiopathie
- bei HUS 1621
Mikroarray-Gen-Vorhersage-Analyse
- bei Neuroblastom 1542
Mikrocalculi 1611
Mikrodeletion 22q11 321
Mikrogastrie 1082
Mikrohämaturie 1597
- bei Glomerulonephritis 1599
- bei Vaskulitis 1617
Mikrokornea 1920, 1971
Mikro-RNA (miRNA) 290

Mikrostrabismus 1961
Mikrotie 1987
Mikrovillusatrophie, kongenitale 1119
Mikrozephal osteodysplastischer primordialer Kleinwuchs (MOPD) 1887
Mikrozephalie 538, 1663
- bei Holoprosenzephalie 1659
- bei kombinierter Methylmalonacidurie und Homocystinurie 485
- bei maternaler Phenylketonurie 471
- bei Phenylketonurie 469
- bei 3-Phosphoglyceratdehydrogenase-Mangel 479
- bei Smith-Lemli-Opitz-Syndrom 573
- bei Sulfitoxidase- und Molybdänkofaktormangel 477
Miktion(s)
- Auffälligkeiten 1584
- Aufschub 1585
- dyskoordinierte 1586
- Miktionsurosonografie (MUS) 1574
- Miktionsystourethrografie (MCU) 1572, 1574
- Protokoll 1585
Milchbildung 228
Milchnahrung, industriell hergestellte
- Deutschland 230
- EU-Richtlinien 230
- Österreich 233
- Schweiz 233
Milchzähne 43
Milchzahnkaries 138
milde neurologische Dysfunktion (MND) 1651
Miliaria 2029
Miliartuberkulose 908
Milien 2029
Miller-Dieker-Syndrom 329, 1662
Miller-Fisher-Syndrom 1790
Milrinon 2083
MILS (Maternally inherited Leigh syndrome) 538
Milz
- fehlende 1499
- Funktion 1499
- vergrößerte 1499
Minderwuchs
- bei Glykogenosen 543, 547
Mineralokortikoide 632
Mineralstoffe und Spurenelemente 216
- Chlorid 217
- Chrom 217
- Eisen 217
- Fluorid 217
- Jod 218
- Kalium 218
- Kalzium 217
- Kobalt 217
- Kupfer 218
- Magnesium 218
- Mangan 219
- Molybdän 219
- Natrium 219
- Phosphor 219
- Schwefel 220
- Selen 220
- Zink 220
Minimal residual disease (MRD) 1504
Minimal-Change-Glomerulonephritis, MCGN 1590
Minimal-Change-Nephropathie 1595

Minimale enterale Ernährung (MEN) 385
Minimale Restkrankheit 1504
Minoxidil 2083, 2106
6-Minuten-Screening 1649
Mischkost (optiMIX) 237
Missbrauch
– bei Borderline-Persönlichkeitsstörung 1852
Missbrauch, sexueller 169
Missense-Mutation 288, 324
Misshandlung
– bei Borderline-Persönlichkeitsstörung 1852
– emotionale 169
– körperliche 169
– seelische 170
Misshandlungsfraktur 172
Mitochondriale DNA (mtDNA) 526, 532
– Depletion 528, 532, 538
Mitochondriale Myopathie 1821
Mitochondriale β-Oxidation 516, 1821
Mitochondrialer Trifunktioneller Proteinkomplex (MTP-Komplex) 516
mitochondriales DNA-Depletionssyndrom
– hepatozerebrales 577
Mitochondrien 526
Mitochondriopathien 526
– primäre 527
– sekundäre 528
Mitralatresie 1384
Mitralinsuffizienz 1374
– ber hypertropher Kardiomyopathie 1400
– bei dilatativer Kardiomyopathie 1401
Mitralklappenprolaps 1374
Mitralstenose 1373
Mittellappensyndrom 1269
Mittelmeerfleckfieber 896
Mittelohrentzündung
– und Hirnabszess 1739
Mittelohrfehlbildung 1990
Mittelstrahlurin 1583
Mixed connective tissue disease (MCTD) 780
Mixed Sclerosing Disease 1888
MLASA-Syndrom 538
MMM-Syndrom 342
MNGIE (Mitochondriale neurogastrointestinale Enzephalopathie) 538
MNGIE-Phänotyp 577
Modelllernen 1830
MODY (maturity onset diabetes of the young) 675
Moebius-Syndrom 1963
Moeller-Barlow-Krankheit 263
Mohr-Tranebjaerg-Syndrom 538, 1710
Molekulargenetik 325
– bei Mitochondriopathien 535
Molenlast, renale 212
Mollusca contagiosa 2034
Molybdänkofaktormangel 477, 579
Mondini-Dysplasie 1996
Mongolenfleck 2054
Monilethrix 2058
Monitorversorgung
– Münchhausen-Syndrom-by-Proxy 166
Monobactame 1029
Mononeuritis 1789
Mononeuritis multiplex 1789
Mononukleose 2011
– akute fatale 915
– infektiöse 915

Monosaccharide 215
Monosaccharidtoleranztest 505
Monosomie 285
Monozyten
– Rolle bei Autoimmunerkrankungen 749
Montelukast 2083, 2106
Moraxella-catarrhalis-Infektionen 868
Morbidität 816
Morbidität, neue 152
Morbus Addison
– bei Adrenoleukodystrophie 567
Morbus Alexander 1701, 1703
Morbus Andersen 547
Morbus Basedow 605
Morbus Behçet 793
Morbus Best 1979
Morbus Blount 1940
Morbus Canavan 1701
Morbus Canavan-van-Bogaert-Bertrand 489
Morbus Carrión 895
Morbus Coats 1979
Morbus Cori 547
Morbus Crohn (MC) 1121
Morbus Cushing 598
Morbus Ebstein 1379
Morbus Erlacher-Blount 1940
Morbus Fabry 1697
Morbus Farber 1697
Morbus Friedreich 1717
Morbus Gaucher 1695
Morbus Günther 580, 584
Morbus haemolyticus neonatorum 389
Morbus hämorrhagicus neonatorum 421, 1493
Morbus Hirschsprung 1114, 1138
Morbus Hunter 556
Morbus Huntington 1712
Morbus Krabbe 1699 f
Morbus Legg-Calvé-Perthes 1936
Morbus McArdle 1820
Morbus Morquio 556
Morbus Niemann-Pick 1696
– Typ C 1696
Morbus Ollier 1900
Morbus Osgood-Schlatter 1943
Morbus Osler-Rendu-Weber 1466
Morbus Paget, juveniler 1914
Morbus Pelizaeus-Merzbacher 1700, 1702
Morbus Perthes 1936
Morbus Pompe 546, 1818
Morbus Purtscher 1980
Morbus Pyle 1889
Morbus von Recklinghausen 1670
Morbus Refsum 568
– infantiler 563
Morbus Scheie 556
Morbus Scheuermann 1930
Morbus Schindler 561
Morbus Sinding-Larsen-Johannson 1943
Morbus Stargardt 1978
Morbus Still 751
Morbus Tay-Sachs 1693
Morbus Weil 904
Morbus Wilson 1176, 1711
Morgagni-Hernie 1249, 1251
Morning-glory-Syndrom 1982
Moro-Reaktion 38
Morphea 800
Morphin 1039, 2083, 2106

Mortalität 816
Mortalität, neonatale 374
Mosaik 315
Motilitätsstörung
– bei Mitochondriopathien 538
Motorik (Entwicklung des Kindes) 12
Motorische Auffälligkeiten
– bei Adrenoleukodystrophie 567
Moxifloxacin 1031
Moya-Moya-Syndrom 1725
MRSA 829
MSL (multiple symmetrische Lipome) 538
3M-Syndrom 1886
mtDNA-Depletionssyndrom 538
mtDNA-Synthese-Störungen 538
MTHFR-Mangel 476
MTP-Mangel 516, 524
Muckle-Wells-Syndrom (MWS) 784
Mucormykosen 952
Muenke-Syndrom 1905
Mukokutanes Lymphknotensyndrom (MCLS) 790
Mukolipidose II 559 f
Mukolipidose III 559 f
Mukopolysaccharidabbau 550
Mukopolysaccharidausscheidung im Urin
– bei Mukopolysaccharidosen 553
Mukopolysaccharidose 550
– Typ I-H 553
– Typ II 556
– Typ III 556
– Typ I-S 556
– Typ IV 556
– Typ IX 557
– Typ VI 557
– Typ VII 557
Mukosa
– bei CED 1121
Mukositis 1148
– bei Chemotherapie 1504
Mukosulfatidose 559, 561
Mukoviszidose
– Atemphysiotherapie 1330
– und Bronchiektasen 1275
– erregerspezifische Therapie 1292
– im Magen-Darm-Trakt 1296
– psychosoziale Interventionen 1863
– pulmonale Manifestationen 1289
– Sporttherapie 1332
Mukozele 1049, 2003
Multiaxiale Diagnostik 1827
Multilobektomie 1773
Multiorganversagen
– bei Organoacidurie 481
Multiple pituitary hormone deficiency (MPHD) 591
Multiple Sklerose (MS) 1747 f
– Diagnostik 1748
– Differenzialdiagnose 1747
– Schubsymptomatik 1748
Multiple Synostosen Syndrom 1905
Multipler Acyl-CoA-Dehydrogenase-Mangel (MAD-Mangel), syn. Glutaracidurie II 516, 525
Multiresistente gramnegative Erreger (MRGN) 830
Mumps 932
– Mumpsmeningitis 933
– Mumpsorchitis 933

M–N

- postnatale Infektion 436
- Schutzimpfung 126
Münchhausen-Syndrom-by-Proxy 174
Mundatmung 1226
Mundhygiene 138
Mundschleimhauterkrankungen 1069
Mundwinkelrhagaden
- bei Anämie 1433
Mund-zu-Mund/Nase-Beatmung 1232
Mupirocin 1033
MURCS-Syndrom 344
Murdoch-Zeichen 1916
Muscle-eye-brain-Krankheit 1803
Muskelatrophie
- bei myotoner Dystrophie 1 1809
- spinale 1783
Muskelbiopsie
- bei kongenitalen Myopathien 1798
- bei Mitochondriopathien 534
Muskeldystrophie
- Diagnostik 1806
- fazioskapulohumerale (FSHD) 1805
- Gliedergürtelmuskeldystrophie 1805
- kongenitale 1801
- bei Mevalonacidurie 573
- progressive 1805
- Therapie 1806
- Typ Becker 1805
- Typ Duchenne 1144, 1805
Muskelhypotonie 256
- bei N-Acetylaspartylacidurie 489
- bei Bindegewebskrankheiten 1920
- bei Biotinidasemangel 487
- bei Ehlers-Danlos-Syndrom 1919
- bei Fruktose-1,6-Biphosphatase-Mangel 505
- bei Galaktosämie 499
- bei Gangliosidose 1693
- bei Glykogenosen 542
- bei 4-Hydroxybutyracidurie 490
- bei Hyperglycinämie 473
- bei kombinierter Methylmalonacidurie und Homocystinurie 485
- bei Kreatinmangelsyndrom 537
- bei Leukoenzephalopathie 1698
- bei Mitochondriopathien 538
- bei neuronaler Ceroidlipofuszinose 1694
- bei peroxisomalen Defekten 576
- bei septooptischer Dysplasie 1662
- bei Smith-Lemli-Opitz-Syndrom 574
- bei Sulfitoxidase- und Molybdänkofaktormangel 477
- bei Zellweger-Syndrom 563
- bei Zitratzyklusdefekt 529
Muskelschwäche
- bei Dermatomyositis 797
- bei Glutaracidurie Typ II 525
- bei Neuropathien 1785
- bei spinaler Muskelatrophie 1783
Mutation
- dominant-negative 288
- genetische 288
- somatische 288
Muttermilch 221
- Abpumpen 229
- Immunfaktoren 226
- Kolostrum 221
- Lagerung 229
- Reife 221

- Schutzwirkung 226
- transitorische Milch 221
- Transport 229
- Vorteile 221
- Zusammensetzung 221
Muttermilchernährung
- Hyperbilirubinämie 227
- bei Infektionskrankheiten 227
Muttermilchersatzprodukte 230
Muttermilchikterus 418
Muzin 1229
MWS *siehe* Muckle-Wells-Syndrom
Myalgia epidemica 928
myasthene Syndrome, kongenitale 1793
Myasthenie
- kongenitale myasthene Syndrome 1793
- Myasthenia gravis 1795
- transiente neonatale 1796
Mycobacterium
- haemophilum 911
- kansasii 911
- leprae 911
- marinum 911
- tuberculosis 905
- ulcerans 911
Mycophenolatmofetil 2083
Mycoplasma hominis 891
Mycoplasma pneumoniae 891
Myelenzephalon 1653
Myelinaufbaustörung 1687
Myelinisierungsfleck
- bei Neurofibromatose 1679
Myelitis transversa 1749
Myelodysplastischen Syndrom (MDS) 1517
- und Stammzelltransplantation 1539
Myelomeningozele 1656
Mykobakterien-Infektionen 904
Mykoplasma hominis
- beim Neugeborenen 430
Mykoplasma-Pneumonie 1265
Mykoplasmen-Infektionen 891
Mykoplasmenpneumonie
- und Bronchiektasen 1275
Mykose 2035
Mykosen 945
- des Neugeborenen 431
Myoglobinurie
- bei CPT2-Mangel 523
Myokardinfarkt
- bei Bland-White-Garland-Syndrom 1388
Myokarditis 1407
Myokardversagen 981
Myoklonien 1780
- bei Mitochondriopathien 538
Myoklonus 1704
- benigner des Säuglings 1780
Myoklonus-Dystonie 1706
Myoklonus-Opsoklonus-Syndrom 1780
Myopathie
- bei Cystinose 478
- bei Defekten des Carnitinzyklus 1821
- bei Defekten der Fettsäureoxidation 1821
- bei Ehlers-Danlos-Syndrom 1921
- bei Glutaracidurie Typ II 525
- bei Glykogenosen 542, 544, 1818
- idiopathische entzündliche 1815
- immunvermittelte nekrotisierende 1815
- metabolische 1818

- mitochondriale 1821
- bei Propionacidurie 484
- viszerale 1143
- bei VLCAD-Mangel 524
Myopathie, kongenitale 1798
- Central-Core-Myopathie 1800
- Diagnostik 1798
- Nemaline-Myopathie 1799
- zentronukleäre 1800
Myopie
- bei Homocystinurie 474
- bei Hyperornithinämie 479
Myositis 1815
- fokale 1815
- infektiöse Ursachen 1817
- orbitale 1817
- ossificans 1955
myotone Dystrophie Typ 1 (DM1) 1809
Myotonia
- congenita Becker 1812
- congenita Thomsen 1812
- fluctuans 1813
- permanens 1813
Myotonie
- chondrodystrophe 1813
- kaliumaggravierte 1812
- bei myotoner Dystrophie 1 1809
- nichtdystrophe 1812
Myxödem
- primäres 602
Myxom
- des Herzens 1406
Myzetom 952

N

Nabelhernie 1157
Nachlast 1352
Nachlastsenkung 1356
Nachsorge 193
Nachtblindheit
- bei Hyperornithinämie 479
- bei Morbus Refsum 568
Nachteilsausgleich 194
Nackentransparenz (NT) 351, 363
Nadelstichverletzung 821
Nadroparin 2083
Naevus marmoratus
- bei Hypomelanosis Ito 1678
Nageldystrophie 2059
- bei Incontinentia pigmenti 1676
Nährstoffbedarf 211
Nährstoffzufuhr 211
Nahrungsmittelallergie 231, 809
Nahrungsmittelintoxikation 853
Nahrungsverträglichkeit
- Überprüfung beim Frühgeborenen 385
Nail-Patella-Syndrom 1597
Najaden-Sitz 1935
Naloxon 2083
- bei Opiatvergiftung 1001
Naloxongabe
- beim Neugeborenen 378
Naproxen 2083, 2106
Narbenneurom 1791
Narkolepsie 1782
NARP-Syndrom 538

Näseln 2027
Nasenatmung 1226
Nasenbluten
– bei Aortenisthmusstenose 1362
Nasenbluten, rezidivierendes 1466
Nasenfehlbildung 1999
Nasenfistel 1999
Nasenflügeln 976
Nasennebenhöhlenentzündung
– akute 2002
– chronische 2004
Nasenpolypen 2002
Nasenrachenfibrom, juveniles 2014
Natrium 271
Natriumbicarbonat 1233
Natriumchloridhaushalt 275
Natriumchloridstörungen 284
Natriumdiarrhö, kongenitale 1112
Natriumexkretion, fraktionelle 1568
Natriumhaushalt 272
– Störungen 275
Natrium-Jod-Symporter 601
Natriumkanalmyotonie 1813
Natriumnitroprussid 2083
Natriumperchlorat 2083, 2107
Navajo-Neurohepatopathie 538
Nävus-Syndrom, epidermales 1679
Nävuszellnävus 2054
Nebenniereninsuffizienz
– bei Adrenoleukodystrophie 567
Nebennierenkrise 639
Nebennierenmark (NNM) 632
– Tumoren 643
Nebennierenrinde
– Funktionsdiagnostik 638
Nebennierenrinde (NNR) 632
Nebennierenrindeninsuffizienz 634
– Therapie 640
Nebennierenverkalkung
– bei Wolman-Krankheit 515
Necator americanus 965
Nedocromil 2083
Negativsymptome 1873
Neisseria meningitidis 866
Neisseriae gonorrhoeae 867
Nekrolyse, toxische epidermale 2031
Nekrotisierende Enterokolitis (NEC) 416
Nemaline Rods 1799
Nemaline-Myopathie 1799
Nematoden-Infektionen 967
Neomycin 2112
Neonatale Alloimmunthrombozytopenie
 (NAIT) 1469
Neonatal-onset Multisystem-entzündliche Erkran-
 kung (NOMID) 784
Neoplasien
– des Lungenparenchyms 1308
Neostigmin 2083, 2107
Nephritisches Syndrom 1588
– bei Glomerulonephritis 1599
– bei Vaskulitis 1617
Nephroblastom 1546
Nephrogenese 1567
Nephrokalzinose 1611
– bei Frühgeborenen 1614
– bei renal-tubulärer Acidose 1607
– Risikofaktoren 1614
– bei Salzverlusttubulopathie 1606

Nephrolithiasis 1611
Nephron 1567
Nephropathia epidemica 941
Nephropathie
– diabetische 673
– bei Glykogenosen 543, 546
– bei Mitochondriopathien 538
– bei Purin- und Pyrimidinstoffwechseldefekten 577
– bei Purpura Schönlein-Henoch 1617
– bei Sialidose 558
Nephrosklerose
– bei hypertensiver Krise 1420
Nephrotisches Syndrom 1588
– bei Glomerulonephritis 1599
– hereditäres SRNS 1595
– kongenitales 1588, 1594
– primäres/idiopathisches 1588, 1593
– Rezidive 1590
– steroidresistentes (SRNS) 1590, 1593
– steroidsensibles (SSNS) 1588, 1590, 1593
Nervenkrankheiten, periphere 1785
Nervenleitgeschwindigkeit 1785
Nervensystem, Entwicklung 1652
– Gehirn 1653
– Neuralleiste 1652
– Neurulation 1652
– Rückenmark 1652
Nervensystem, Fehlbildungen 1652
– Diagnostik 1653
Nervensystem, zentrales
– Entwicklung 11
Nerventransplantation des N. facialis 1051
Nervenverletzungen 1791
Nesselsucht 809
Netzhautablösung 1979
Netzhautblutung
– bei Kindesmisshandlung 1980
– bei Krankheiten des hämatopoetischen Sys-
 tems 1980
– bei subakuter bakterieller Endokarditis 1980
Neugeborene(s)
– Anfälle 1769
– Diabetes 673
– Hörscreening 109
– Hyperkalzämie 629
– hypertrophes 374
– Hypokalzämie 628
– hypotrophes 374
– Ikterus
 – bei hereditärer Sphärozytose 1440
 – physiologischer 418
– klinische Untersuchung 374
– Periode
 – Bindungsverhalten 39
 – Ernährung 36
 – Kognition 39
 – Motorik 37
 – Schlafverhalten 37
– Screening 104, 460
 – Durchführung 107
– übertragenes 374, 384
– Untersuchung 94
Neurally Adjusted Ventilatory Assist (NAVA) 979
Neuralrohrdefekt 145, 1654
– Pränataldiagnostik 360
Neuraminidase (N) 929
Neuraminsäurespeicherkrankheit 559, 561

Neurapraxie 1791
Neuritis nervi optici 1982
Neuroblastom 1541
– im Halsbereich 2016
Neuroborreliose 900
Neurodegeneration with brain iron accumulati-
 on 1712
Neurodermitis 2040
– psychosoziale Interventionen 1863
Neuroendokrine Zellhyperplasie des Säug-
 lings 1319
Neurofibrom
– bei Neurofibromatose 1670
– der Orbita 1983
Neurofibromatose 2048
– Typ 1 1670
– Typ 2 1672
Neurokutane Melanose 1678
Neurokutanes Syndrom 1670
Neuroleptika 2107
Neurologische Untersuchung 1649
– Setting 1649
Neurologischer Status 1649
Neuromuskuläre Endplatte 1793
Neuromyelitis optica (NMO) 1750
Neuronale Ceroidlipofuszinose 1694
Neuropathie
– bei akuter heaptischer Porphyrie 581
– diabetische 673
– bei MTP-Mangel 522, 524
– bei Purin- und Pyrimidinstoffwechseldefekten 577
– viszerale 1141
Neuropathie, periphere (s. auch Polyneuropathie) 1785
– akute motorische axonale 1790
– akute motorisch-sensible axonale 1790
– chronische inflammatorische demyelinisierende 1790
– bei chronischer Niereninsuffizienz 1788
– bei Diabetes mellitus 1788
– hereditäre 1785
– hereditäre motorisch-sensorische 1785
– hereditäre sensorisch-autonome 1787
– Klassifikation 1785
– metabolische 1788
– bei Morbus Refsum 568
– sensorisch-autonome 1787
– toxische 1788
Neurophysin II 585
Neuroplastizität 1756
Neurotmesis 1791
Neurulation 1652
Neutropenie
– angeborene 1458
– bei Chemotherapie 1504
– Diagnostik 744
– erworbene 1462
– bei Glykogenosen 544
– idiopathische 1462
– isolierte 1459
– bei kombinierter Methylmalonacidurie und
 Homocystinurie 485
– schwere chronische 1458
– virusinduzierte 1463
– zyklische 1460
Neutrophile 1457
Nevo-Syndrom 1920

Next Generation Sequencing (NGS) 324
Niacinmangel 262
Nicardipin 2112
Nichtopioid-Analgetika 1038
Nichtsteroidale Antirheumatika (NSAR)
– bei juveniler idiopathischer Arthritis 757
Nicht-Tuberkulose-Mykobakterien (NTM) 910
Nieren
– Agenesie 1575
– Biopsie 1573
  – bei Lupusnephritis 1617
– Dysplasie 1575
  – multizystisch-dysplastische 1575
– Ersatztherapie 1633
– Fehlbildungen 1574
– Funktion 1567
  – Überwachung 1568
  – Untersuchungen 1571
– Hypoplasie 1575
– Insuffizienz
  – bei akutem Leberversagen 1199
  – chronische 1629
  – bei HUS 1621
  – kardiovaskuläre Komplikationen 1632
  – bei Methylmalonacidurie 485
  – Nierentransplantation 1637
  – terminale 1637
  – Therapie 1629
  – Ursachen 1629
– Krankheit
  – autosomal-dominant, ADPKD 1579
  – autosomal-rezessiv, ARPKD 1579
  – polyzystische 1579
  – renoparenchymatöse 1641
  – renovaskuläre 1641
– Nierensteine 1611
– Parenchymschäden 1580
– Sonografie 1571
– Spende 1637
– Szintigrafie 1572
– Transplantatbiopsie 1638
– Transplantation 1637
  – Abstoßungsreaktionen nach 1638
  – immunsuppressive Therapie 1638
  – Indikationen 1637
  – Infektionen nach 1639
  – Überlebensrate 1639
– Tuberkulose 908
– Versagen 477
– Versagen, akutes 1625
  – Dialyse 1633
  – postrenales 1625
  – prärenales 1625
  – Prognose 1627
  – renales 1625
– Zysten
  – bei tuberöser Sklerose 1674
Nierenversagen, akutes
– bei CPT2-Mangel 523
Nifedipin 2084, 2107, 2112
Nijmegen-Breakage-Syndrom 712
Nikotin
– bei Jugendlichen 1012
Nikotinabusus
– in der Schwangerschaft 387
Nitrazepam 2084, 2107
Nitritprobe 1581
Nitrofurane 1032

Nitrofurantoin 1032
Nitroglycerin 2084
Nitroprussidnatrium 2084, 2107, 2113
NMDA-Rezeptorantikörper-Enzephalitis 1746
Nokardien 864
Nokardiose 864
NOMID siehe neonatal-onset Multisystem-entzündliche Erkrankung
Noncompaction-Kardiomyopathie 1404
Non-Compaction-Myokard
– bei Barth-Syndrom 538
Non-Hodkin-Lymphom
– Diagnose 1519
– Therapie 1519
Non-REM-Schlaf 37, 1223
Nonrotation
– bei Zwerchfellhernien 1250
Nonsense-Mutation 288, 324
Noonan-Syndrom 335
Noradrenalin 1355, 2084, 2107
Norfloxacin 1031
Normalhaltung 1928
Normalinsulin 670
Normwerte
– Wachstum und Entwicklung 65
Norovirus 834
Norwood-Operation 1385
Noscapin 2084
Notfall
– immunologischer 694
Notfallkontrazeption 447
Notfallmedikamente 1233
Notfallmedikation 463
Notfallsituationen
– beim (Klein)Kind 994
– bei Neugeborenen/jungen Säuglingen 994
Noxen
– in Haushalt und Umgebung 996
Nucleus
– accumbens 1703
– caudatus 1703
– subthalamicus 1703
Nukleosomen-Umstrukturierung 290
Nukleotid 285
Nursing-bottle-Syndrom 1066
Nykturie
– bei Tubulopathie 1603
Nystagmus 1963
– bei isolierter Homocystinurie 485
– bei Mitochondriopathien 538
– bei Morbus Pelizaeus-Merzbacher 1702
– optokinetischer 1958
– bei 3-Phosphoglyceratdehydrogenase-Mangel 479

O

OAT-Defizienz 479
Oberbauchschmerzen
– bei Helicobacter-pylori-Gastritis 1085
Oberflächenspannung 1226
– der Lunge 1218
Obidoximchlorid 2084
Obstipation
– chronische funktionelle 1132
– und Miktionsauffälligkeiten 1585
– bei Reizdarmsyndrom 1130

Obstruktion
– der oberen Luftwege 414
Obstruktion der linksventrikulären Ausflussbahn 1400
Obstruktionsatelektase 1269
Obstruktionssyndrom, distales intestinales
– bei zystischer Fibrose 1299
Obstruktive Bronchitis
– RSV-Infektion 930
Occipital-Horn-Syndrom 1924
Ochronose
– bei Alkaptonurie 473
OCTN2-Mangel 516, 523
Odds-Ratio 816
Ödem
– bei nephritischem Syndrom 1588
– bei nephrotischem Syndrom 1593
– bei Nierenversagen 1626
– orbitales, bei Sinusitis 2003
Ödembildung 280
Odontoblasten 1060
Odontochondrodysplasie 1882
Odontodysplasie 1061
Odontogenesis imperfecta 1062
Ofloxacin 1031
Ogilvie-Syndrom 1144
Ohnmachtsanfall 1340
Ohranhänge 1988
Ohranomalie 308
Ohrfistel 1988
Ohrmuschel, abstehende 1988
Ohrmuschelekzem 1988
Ohrmuschelfehlbildung 1987
Ohrmuscheltrauma 1988
Ohrmykose 1989
Okazaki-Fragmente 286
Okihiro-Syndrom 1903
Okulo-Auriculo-Vertebrales Spektrum (OAV) 1907
Okulo-auriculo-vertebrales Spektrum (Goldenhar) 1056
Okuloglanduläres Syndrom nach Parinaud 894
Okulomotorik
– nach Schädel-Hirn-Trauma 1753
Okulomotoriusparese 1962
Okzipitallappenepilepsie 1768
– genetische (idiopathische) des Kindesalters 1774
Oligoarthritis 751
Oligomenorrhö 446
Oligophrenie
– bei MPS III 556
Oligosaccharidosen 557
Oligurie
– bei akutem Nierenversagen 1625
Omenn-Syndrom 706
Omeprazol 2084, 2107, 2113
OMIN 1107
Omodysplasie 1886
Omphalozele 1155
Onchocerca volvulus 962
Onchozerkose 962
Ondansetron 2084, 2107
Onkogen 1503
Onkologie
– Sport bei 208
Onychodystrophie 2059
Onycholyse 2059

Onychomykose 2059
Onychoschisis 2059
Operation nach McKay 1945
Ophtalmoplegie
- bei Kearns-Sayre-Syndrom 531
Ophthalmia neonatorum 868, 1969
Ophthalmie, sympathische 1976
Ophthalmopathie, endokrine 606
Ophthalmoplegie
- mit mitochondrialer Nukleotiddepletion 577
- bei Myasthenie 1793, 1795
- progressive externe 577
Ophthalmoplegie, chronisch progressive externe (CPEO) 1963
Opiat 2107
Opiate (als Teratogen) 345
Opisthotonus
- bei N-Acetylaspartylacidurie 489
Opitz-Syndrom 343
Opoidanalgetika 1039
Oppositionelles Verhalten 1850
Opsismodysplasie 1884
Optikusatrophie 538
- bei N-Acetylaspartylacidurie 489
- bei metachromatischer Leukodystrophie 1698
- bei Morbus Krabbe 1699
- bei peroxisomalen Defekten 576
- bei Propionacidurie 484
- bei Vanishing white matter 1702
Optikusgliom 1561, 1983
- bei Neurofibromatose 1670
Optikusneuritis 1749
- bei ADEM 1747
- bei MS 1748
- bei NMO 1750
Orbitabodenfraktur 2002
Orbitafraktur 1985
Orbitaphlegmone 2003
Orchidometer 60
Orchitis 1646
Orciprenalin 2084
Organifikationsdefekte 601
Organoacidopathie
- Akutbehandlung 465
Organoacidurie 480
Organomegalie
- bei Morbus Niemann-Pick 1696
Organspender 1204
Orientbeule 958
Ornithin 479
- Ornithintranscarbamylasemangel 490
Oro-Fazio-Digitales Syndrom 1902
Orthopnoe 1235
Orthostatische Dysregulation 1428
Ortolani-Manöver 1935
Oseltamivir 929, 2084
Osmolalität 271, 1568
Osmolarität 271
Ösophagitis
- bei Bestrahlung 1076
- bei Chemotherapie 1076
- eosinophile 1081
- bei Hiatushernie 1072
- bei Immundefekt 1076
- Prokineta 1080
- Protonenpumpenhemmer 1080

- refluxbedingte 1079
- Therapie 1079
Ösophagostoma 1071
Ösophagus 1071
- Atresie 1071
  - und Reflux 1078
- Breischluck 1076
- Divertikel 1072
- Fistel 1071
- Motilitätsstörungen 1078
- Perforation 1075, 1310
- Ruptur 1075
- Stenose 1081
- Strahlenschäden 1076
- Varizen
  - bei Gallengangsatresie 1192
  - bei zystischer Fibrose 1298
- Verätzungen 1074
Osteitis
- nichtbakterielle 1952
Osteoarthropathie, hypertrophe 1888
Osteoblastom 1953
Osteochondrodysplasie 1877
Osteochondrome
- multiple 1953
- singuläre 1953
Osteochondrosis dissecans 1942
Osteodysplastie Melnick-Needles 1898
Osteoektasie mit Hyperphosphatasie 1889
Osteogenesis imperfecta (OI) 1060
- Differenzialdiagnose 1914
- Einteilung 1912
Osteoidosteom 1953
Osteolyse
- familiäre expansile 1890
- multizentrische karpotarsale 1890
Osteomyelitis
- akute hämatogene 1948
- chronische 1952
- des Neugeborenen 427
- nichtbakterielle 1952
Osteopathia striata mit Schädelsklerose 1888
Osteopathie 1046
- urämische 1631
Osteopenie
- bei Anorexia nervosa 1866
- bei Cholestase 1175
- bei Glykogenosen 543
- bei Rett-Syndrom 1690
Osteopetrose 1899
Osteoporose
- bei Homocystinurie 474
- idiopathische juvenile 1890
Osteoporose-Pseudoglioma-Syndrom 1889
Osteosarkom 1549
Otahara-Syndrom 1764
Othämatom 1988
Otitis
- bei Wegener-Granulomatose 1619
Otitis externa 1989
Otitis media
- akute 1993
- chronische 1995
Otoakustische Emissionen (OAE) 2026
Otopalatodigitales Syndrom (OPD) 1898
Ovarialtumor
- östrogenproduzierender 666

Ovarialzyste
- östrogenproduzierende 665
Overlap-Myositis 1815
Overlap-Syndrom 802
Overwhelming postsplenectomy infection (OPSI) 1499
Oxacillin 1026
Oxazolidinone 1034
Oxcarbazepin 2084
OXPHOS 526
Oxybutynin 2107
Oxycodon 1040
Oxymetazolinum 2085
Oxyuriasis 966
Oxyzephalus 1905
Ozon 186

P

Pachygyrie 1662
Pachyonychia congenita 2059
Pachyonychie 2059
Pädiatrie, historische Entwicklung 1
Pädiatrie, Ökonomisierung 3
Pädiatrie, Strukturentwicklung 2
Palilalie 1847
Palliativmedizin 5
Pallister-Hall-Syndrom 1660
Pallister-Killian-Syndrom 329
Palpation 1240
Panaritium 2059
Panarteritis nodosa 1619f
Panayiotopoulos-Syndrom 1766, 1774
Pancreas anulare 1159
Pancreas divisum 1159
Pancuronium 2085, 2107
PANDAS 1711
Pandemie 818
Panenzephalitis 1744
- subakute sklerosierende (SSPE) 1742
Pankreas 1159
Pankreasanomalie 1159
Pankreasenzyme 213
Pankreasinsuffizienz 1161
- bei Zöliakie 1100
Pankreasinsuffizienz, exokrine
- bei zystischer Fibrose 1296
Pankreas-Pulver 2085
Pankreaszyste 1159
Pankreatitis 1159
- bei Hypertriglyceridämie 513
- bei Isovalerianacidurie 482
Panophthalmitis 1976
Pantothenatkinase-2-assoziierte Neurodegeneration 1712
Pantothensäuremangel 265
Panzytopenie 1438
PAPA-Syndrom 785
Papillenödem
- bei Hydrozephalus 1664
Papillitis 1749
Papillomavirenschutzimpfung 129
Papillomavirus-Infektion
- perinatale 436
Paracetamol 1038, 1043, 2085, 2108
Parachlamydia acantamoeba 889
Paracoccidioides brasiliensis 949

Paraffin 2085
Paragonimiasis 970
Parainfluenzavirus-Infektionen 929
Parakokzidioidomykose 949
Paralyse, periodische 1812
- hyperkaliämische 1813
- hypokaliämische 1813
Paramyotonia congenita 1812
Parapertussis 871
Paraphimose 1645
Paraplegie
- hereditäre spastische 1718
Parasomnie 1782
Parasomnie (beim Kleinkind) 50
Parästhesie
- bei Migräne 1731
Parasuizid 1868
Parathormon (PTH) 612
Parechovirus-Infektion
- peri-/postnatale 436
Parenterale Ernährung
- Aminosäuren 243
- Elektrolytzufuhr 242
- Fettemulsionen 244
- Flüssigkeitszufuhr 242
- bei Frühgeborenen 242
- heimparenterale Ernährung 247
- Komplikationen 246
- Lipide 244
- Medikamente 245
- Portsysteme, implantierte 241
- praktische Durchführung 245
- Überwachung 246
- Vitamine und Spurenelemente 245
- Zugangswege 241
Parentifizierung 159
Parese
- aufsteigende, bei Guillain-Barré-Syndrom 1789
- bei dissoziativen Störungen 1859
- bei Incontinentia pigmenti 1676
- bei Myelitis transversa 1750
- bei septischer Endokarditis 1409
Parietallappenepilepsie 1768
Parinaud-Syndrom 1963
Parkinsonismus 1704
Parkinson-Syndrome 1704, 1709
Parodontitis 1068
Parodontopathie 1065
Parotidektomie 1051
Parotitis epidemica 932
Paroxysmale nächtliche Hämoglobinurie (PNH) 1447
Parry-Romberg-Syndrom 800, 1678
Pars planitis 1976
Partialepilepsie
- benigne idiopathische 1766
- benigne infantile 1764
Parvor nocturnus 1782
Parvovirus B19 923
Parvovirus B19
- Exposition während der Schwangerschaft 371
- pränatale Infektion 370
Parvovirusarthritis 771
Passivrauchexposition 184
Pätau-Syndrom 316
Patella partita 1940
Patellaluxation 1941

Patellasubluxation 1941
Paternal age effect 1924
Pathergietest 793
Pathogen-associated molecular patterns (PAMPs) 844
Pathogenität, mikrobielle 814
Patientenschulung 193
Paukenerguss 1992
Pavor nocturnus 51
Peak-Flow-Metrie 1246
Pearson-Syndrom 531, 538, 1162
Peau d'orange 1923
Pectus carinatum 1326, 1914
Pectus excavatum 1326, 1914
Pediatric Autoimmune Neuropsychiatric Disorders Associated with Streptococcal Infections (PANDAS) 855
Pediculosis capitis 2037
Peitschenwurm-Infektion 965
Peliosis hepatis
- bei Katzenkrankheit 894
Pellagra 263
Pemphigoid, juveniles bullöses 2047
Pena-Shokair-Sequenz 333
Pena-Shokeir-Phänotyp 1926
Pendelhoden 646
Pendred-Syndrom 601
Penicillamin 2085
Penicilline 1021
Pentazocin 2085, 2108
Peptidasen 213
Perforation
- des Auges 1985
Perforation von Speiseröhre und Magen 1075
Perichondritis 1988
Perikarditis 1408
- konstriktive 1408
- bei Meningitis 1736
- purulente 1408
Perinatal switch 1010
periodische Paralyse 1812
Peritonealdialyse 1634
Peritonitis 1152
- bei Appendizitis 1149
- chemische 1153
- primäre 1152
- sekundäre 1152
- tertiäre 1153
Peritonsillarabszess 2011
Perkussion 1240
Perlecan-Defekte 1879
Peroxisom 563
Peroxisomale Krankheiten 563
Peroxisomenbiogenesedefekte 563
Persistierende pulmonale Hypertonie (PPH) 410
Persönlichkeitsstörung 1851
- bei chronischen Erkrankungen 1862
Perspiratio insensibilis 271
Perthes-Syndrom 1311
Pertussis (Keuchhusten) 870
Pertussisimpfstoffe, azelluläre (aP) 120
Pertussisschutzimpfung 120
Pes
- adductus 1944
- equinus 1944
- excavatus 1944
- supinatus 1944
- varus 1944

Pest 882
Petechien
- bei Meningitis 1736
Peters-Anomalie 1972
Pethidin 2085, 2108
Petit-Mal-Status 1766
Peutz-Jeghers-Syndrom 1088, 1114
PEX-Gen 563
Peyer-Plaques 1229
Pfannendachlinie 99
Pfannendachwinkel 99
Pfannenerker 100
PFAPA-Syndrom 785
Pfaundler-Hurler-Krankheit 553
Pfeifen 1237, 1240, 1253
Pfeiffer-Drüsenfieber 914
Pfeiffer-Syndrom 1902
Pflanzen
- giftige 997
Pflastersteinrelief 1121
Pflegebedürftigkeit 194
Pflegeversicherung 193
Pfortaderthrombose 1211
p53-Gen 1504
Phagozytendefekt 1146
Phagozytenfunktionsdefekte 744
Phakomatose 1670, 1979
Pharmakodynamik 1009
Pharmakogenetik 1013
Pharmakogenomik 1013
Pharmakokinetik 1003, 1005
Pharyngitis 2010
Phenobarbital 2085, 2108, 2112
- in der Neonatalperiode 1008
- Neurotoxizität 1011
Phenoxybenzamin 2108
Phenprocuomon 2108
Phentolamin 2086
Phenylalanin 468
Phenylketonurie (PKU) 346, 468
- maternale 468
- psychosoziale Interventionen 1863
- Screening 106
Phenytoin 2086, 2108, 2112
Phimose 1645
Phlyktänen 1971
pH-Metrie im Ösophagus 1079
Phobie
- soziale, bei Computersucht 177
Phokomelie 1909
Phosphatdiabetes 626
Phosphatexkretion, fraktionelle 1569
Phosphoglukomutasemangel 549
3-Phosphoglyceratdehydrogenase-Mangel 478
Phosphoribosylpyrophosphat(PRPP)-Synthase-Defizienz 577
Phosphotransferasemangel 560
Photodermatose
- bei kongenitaler erythropetischer Porphyrie 581
- bei Porphyria cutanea tarda 581
- bei Protoporphyrie 581
Phototherapie
- bei Icterus neonatorum 418
Physiostigmin 2086
Physiotherapie 204
Phytansäure 565
Phytomenadion 2086

Phytotherapie 1045
Pierre-Robin-Sequenz 1055
Pierson-Syndrom 1595
Pigmentzellnävus 2054
Pili anulati 2058
Pili torti 2058
Pili trianguli et canaliculi 2058
Pilomatrixom 2054
Pilzbezoar 950
Pilzinfektion
– des Neugeborenen 431
Pilz-Infektionen 945
PIM2-Score (pediatric index of mortality) 975
Pinealistumor 1562
Pinguekula 1970
Piritramid 1040, 2086, 2108
Pityriasis rosea 2043
Pityriasis rubra pilaris 2043
Pityriasis versicolor 2035
PiZZ-Phänotyp 1178
Plagiozephalus 1905
Plasmalogengehalt 565
Plasmapherese 1633 f
– bei Myasthenia gravis 1797
Plasmaprotein 2087
Plasmodium
– falciparum 955
 – pränatale Infektion 372
– Infektion 954
– ovale 955
– vivax 955
Plattfuß 1943
Platyspondylie 1914
Plazentabiopsie 351
Pleuraempyem 1325
Pleuraerguss 1321
Pleuraschmerz
– bei Lungenembolie 1306
Pleuratumor 1321
Pleuritis
– bei Pneumonie 1265
– trockene (bei Tuberkulose) 908
Pleurodynie 928
Plexusparese
– Erb 398
– Klumpke 398
Plexustumor 1562
Plötzlicher Kindstod 163, 1224
PML (Progressive multifokale Leukenzephalopathie) 936
Pneumokokken-Impfung
– nach Splenektomie 1499
Pneumokokken-Infektionen 859
Pneumokokkenschutzimpfung 124
Pneumomediastinum 1323
– bei Thoraxtrauma 1311
Pneumonie
– Atemphysiotherapie 1329
– bakterielle 1264
– Erreger 1265
– infektiöse 1264
– bei Meningitis 1734
– neonatale 413
– des Neugeborenen 427
– nosokomiale 833, 1264
– rezidivierende, bei Bronchiektasen 1276
– virale 1265

Pneumonitis
– desquamative interstitielle 1320
– lymphozytäre interstitielle 1320
– nichtspezifische interstitielle 1321
Pneumothorax 411, 1323
– bei Mukoviszidose 1296
– bei Pneumonie 1265
– bei Thoraxtrauma 1311
Pneumozyten 1218
PNPO-Mangel 1714
Podozyten 1593 f
Poikilodermie 2048
Poland-Syndrom 446
Poliomyelitis 928
Poliomyelitisschutzimpfung 122
Poliovirus-Enzephalitis 1742
Pollakisurie 1580
Poltern 2028
Polyangiitis, mikroskopische 1619 f
Polyarteriitis nodosa (PAN) 791
Polyarthritis 751
Polychemotherapie 1504
Polydaktylie 1904
– postaxiale 1909
– präaxiale 1909
– bei Smith-Semli-Opitz-Syndrom 574
Polydipsie
– bei Cystinose 477
– bei Diabetes insipidus renalis 1609
– bei Niereninsuffizienz 1630
– primäre 585
– bei Tubulopathie 1603
Polydontie 1064
Polyene 1035
Polygelin 2087
Polyglobulie, neonatale 421
Polyglobulie, physiologische 1431
Polyhydramnion
– bei kongenitaler Chloriddiarrhö 1112
– bei kongenitaler Natriumdiarrhö 1112
– bei Magenatresie 1082
– bei myotoner Dystrophie 1 1809
Polymenorrhö 446
Polymerase 287
Polymerase-γ (POLG) 528
Polymikrogyrie 1663, 1682
Polymyositis 1143
Polymyxine 1033
Polyneuropathie
– bei Chediak-Higashi-Syndrom 1679
Polyneuropathie (s. auch Neuropathie) 1785
– axonale hereditäre 1787
– demyelinisierende hereditäre 1785
– hereditäre 1785
– kongenitale hypomyelinisierende 1787
– metabolische 1788
– bei neurodegenerativen Krankheiten 1788
– bei neurometabolischen Krankheiten 1788
– postinfektiöse/idiopathische 1789
– toxische 1788
Polyploidie 312
Polypose, gastrointestinale 1114
Polyradikuloneuritis Guillain-Barré 1789
Polysomnografie 168
Polysplenie 1190
Polystyroldivinylbenzolsulfonsäure 2087

Polyurie
– bei akutem Nierenversagen 1625
– bei Cystinose 477
– bei Diabetes insipidus 585
– bei Diabetes insipidus renalis 1609
– bei Niereninsuffizienz 1630
– bei renaler Glukosurie 506
– bei Tubulopathie 1603
Polyzystische Nierenerkrankungen 1579
Polyzystische Ovarien
– bei Glykogenosen 544
Polyzystisches Ovar-Syndrom (PCOS) 665
Polyzythämie 421, 1453
– bei Hypoxämie 1357
Popliteales Pterygium-Syndrom 1926
Poplitealzyste 1942
Pornografiekonsum
– von Jungen 452
Porphyria cutanea tarda (PCT) 580, 582 f
Porphyria variegata (PV) 584
Porphyrie 580
– akute intermittierende (AIP) 580, 583
– hepatoerythropoetische (HEP), syn. Porphyria cutanea tarda (PCT) 582–584
– kongenitale erythropoetische (CEP), Morbus Günther 580–582, 584
Portalvenenanomalien 1190
Portwein-Nävus
– bei Sturge-Weber-Syndrom 1676
Posaconazol 1036
Positive endexpiratory pressure (PEEP) 403
Positivsymptome 1873
Posterior reversible encephalopathy syndrome 1420
Postkardiotomiesyndrom 1408
Postkontusionssyndrom 1755
Postmaturität 384
Postreanimationssyndrom 1232
Poststreptokokken-Arthritis 855
Poststreptokokken-Glomerulonephritis 855
Posttransfusionspurpura (PTP) 1469
Posttraumatische Belastungsstörung (PTBS) 1835
– bei chronischen Erkrankungen 1862
Posttraumatische Reifung 1862
Potter-Syndrom 1257
Präbiotika 231
Prä-Bötzinger-Komplex 1222
Prader-Willi-Syndrom (PWS) 322, 336
Prädiabetes 669
Präfertilisationsdiagnostik 352
Präimplantationsdiagnostik 352
– ethische Aspekte 4
Prajmalin 2108
Prajmaliumbitartrat 2087
Pränataldiagnostik
– Bluttest 352
– Rahmenbedingungen, gesetzliche 350
– Ultraschalluntersuchung 352, 363
– Verfahren 351
Pränatalmedizin 359
Pränatalperiode
– Bindungsverhalten 35
– Ernährung 32
– Kognition 36
– Motorik 35
– Organanlage/-wachstum 35
Präpatenz 818

Prävalenz 816
Prävention 93
Praziquantel 2087
Prazosin 2087, 2108
Prediction Analysis for Microarrays (PAM)
– bei Neuroblastom 1542
Prednisolon 2087, 2108
Prick-Test 810
Prick-to-prick-Methode 810
Primäre Autoimmunneutropenie (AIN) 1462
Primidon 2087, 2108
Primitiver neuroektodermaler Tumor des ZNS (PNET) 1564
Prionkrankheiten 935
Prionprotein 937
PRISM-Score (pediatric risk of mortality) 975
Pristamycine 1033
Probiotika 231, 1096
Procainamid 2087, 2109
Processus vaginalis 1157
Progerie 343, 1923
Progerie Hutchinson-Gilford 1891
Progrediente Ossäre Heteroplasie (POH) 616
Progressive multifokale Leukenzephalopathie (PML) 936
Progressive Rötelnpanenzephalitis (PRP) 936
Progressive systemische Sklerodermie (PSS) 802
Promethazin 2087, 2109
Propafenon 2087, 2109
Prophylaxe, zahnärztliche 138
Propionacidurie 484
Propionyl-CoA-Carboxylase 484
Propiverin 2087
Propofol 1040, 2087, 2109
Propranolol 2088, 2109
Prosenzephalon 1653
Prostaglandin E1 2064, 2088
Prostaglandinsyntheseinhibitor
– Pharmakodynamik 1010
Prostazyklin 2 2088
Protaminchlorid 2088
Proteaseinhibitorkrankheit 1178
Protein 213
Protein C 2088
Proteinaceous infectious agent (Prion) 935
Proteinaseinhibitorphänotyp 1178
Proteinbiosynthese 287
Protein-C-Inhibitorsystem 1488
Protein-C-Mangel 1489, 1725
Protein-Energie-Malnutrition 257
Proteinhydrolysate 231
Proteinmangel 256
Protein-S-Mangel 1725
Proteinsubstitution, exogene 356
Proteinsynthese 1166
Proteinurie
– Diagnostik 1570
– bei nephrotischem Syndrom 1588, 1593
– bei Vaskulitis 1617
Proteinverdauung 213
Proteinzufuhr 213
Proteus mirabilis 878
Proteus vulgaris 878
Proteus-Infektionen 878
Prothrombin 1486
Protoonkogen 1503

Protoporphyrie
– erythropoetische (EPP) 580, 2038
– X-linked (XLPP) 584
Protrusio bulbi
– bei Retinoblastom 1554
Provokationstest 810
Proximale Symphalangie 1905
PRP (Progressiven Rötelnpanenzephalitis) 936
PRSS1-Mutation 1160
Prune-Belly-Syndrom 1577
Pruritus
– bei Cholestase 1174
Pseudoachondroplasie 1895
Pseudoakromegalie 676
Pseudogen 286
Pseudohermaphroditismus
– und nephrotisches Syndrom 1594
Pseudohyperaldosteronismus 1609
Pseudohypoaldosteronismus
– Typ I 1608
– Typ II 1608
Pseudohypoaldosteronismus (PHA) 637
Pseudohypoparathyreoidismus (PHP) 615
Pseudo-Lennox-Syndrom 1766
Pseudomembranen 862
Pseudomonaden-Infektionen 874
Pseudomonas aeruginosa 874
Pseudoobstruktion 1144
Pseudopubertas praecox 665
Pseudotrisomie-13-Syndrom 1660
Pseudotumor cerebri 1728
– als Ursache von Kopfschmerzen 1730
Pseudotumor orbitae 1983
Pseudoxanthoma elasticum 1923
Psoriasis vulgaris 2043
Psoriasisarthritis 752
Psoriasisarthritis, juvenile 767
Psychiatrische Behandlung 1829
Psychiatrische Diagnostik 1823
Psychische Störung
– Anamnese 1824
– bei chronischen Erkrankungen 1862
– der Eltern 1839
– Klassifikation 1823
– bei Säuglingen, Klein- und Vorschulkindern 1833
Psychoanalytische Therapie 1830
Psychoonkologie 1863
Psychopathologie 1823
Psychopharmakologie 1831
Psychose 1872
– affektive 1872
– Differenzialdiagnosen 1874
– drogeninduzierte 1872
– Früherkennung 1875
– nichtaffektive 1872
– organische 1872
– Therapie 1875
Psychosoziale Diagnostik
– bei chronischen Erkrankungen 1863
Psychosyndrom, hirnlokales
– bei ZNS-Tumor 1558
Psychotherapie 1829
– bei Anorexia nervosa 1867
– kognitiv-behaviorale 1837
– bei Psychosen 1876
PTBS 1835
Pterinsynthesedefekte 1709

Pterygium 1970
Pterygium-Syndrom 1926
Ptose
– bei Mitochondriopathien 538
Ptosis 1966
– bei Myasthenie 1793
– bei myotoner Dystrophie 1 1809
Pubarche
– prämature 663
Pubertas praecox 664
Pubertas praecox vera 598
Pubertas tarda 659
Pubertät
– besondere Aspekte bei Jungen 450
Pubertätsentwicklung 60, 654
Pubertätsgynäkomastie 664
Pubertätsstadien nach Tanner 658
Pubesbehaarung 62, 658
Pulmonalarterielle Schlinge 1387
Pulmonalatresie
– mit intaktem Ventrikelseptum 1380
– mit Ventrikelseptumdefekt 1375, 1382
Pulmonalklappenersatz
– bei Fallot-Tetralogie 1376
Pulmonalstenose
– bei Aspleniesyndrom 1387
– bei Fallot-Tetralogie 1375
– bei Heterotaxiesyndrom 1387
– infundibuläre 1364
– des Neugeborenen 1364
– periphere 1364
– supravalvuläre 1364
– valvuläre 1363
Pulpainfektion 1062
Pulpaobliteration 1065
Pulsoximeter 168
Pulsqualität 1338
Pulsus paradoxus 1240
Punktion
– Hygienemaßnahmen 826
Pupillarmembran, persistierende 1974
Pupille
– lichtstarre 987
Pupillenstörung, parasympathische 1975
Pupillotonie 1975
Purging 1865
Purinnukleosid-Phosphorylase-Mangel 1710
Purinnukleosidphosphorylasemangel 579
Purinsteine 1615
Purinstoffwechsel 577
Purpura
– bei Meningitis 1736
Purpura, immunthrombozytopenische (ITP) 1470
Purpura Schönlein-Henoch 790, 1617, 1620
Purtilo-Syndrom 716
Putamen 1703
PW-Doppler 1341
Pyelonephritis 1582f
– Prophylaxe 1583
Pyknodysostose 1888
Pyknolepsie 1765, 1775
Pyloromyotomie 1089
Pylorushypertrophie 1089, 1141
Pyloruskokarde 1089
Pylorusspasmus 1089
Pyoderma gangraenosum
– bei CED 1122

Pyrantel 2088
Pyrazinamid 909, 1034
Pyridinoline 1914
Pyridoxin 2088, 2093
– Mangel 262
Pyrimidinstoffwechsel 577
Pyropoikilozytose, hereditäre 1442
Pyruvatcarboxylasedefekt 528
Pyruvatdehydrogenasekomplexdefekt 528
Pyruvatkinasemangel 1444
Pyruvatoxidationsroute 527
Pyrviniumembonat 2088
Pyurie
– bei Nierenversagen 1626

Q

22q11-Deletionssyndrom 708
Q-Fieber 895
QRS-Komplex 1348
QT-Segment 1340
Querschnittslähmung 1757
– postoperative, bei Aortenisthmusstenose 1362
Quincke-Ödem 809, 2022, 2042

R

Rabies-Enzephalitis 1743
Rabies-Virus 942
Rabson-Mendenhall-Syndrom 676
Rachenmandelhyperplasie 1992
Rachitis
– antiepileptica 624
– bei Cystinose 477
– hereditäre hypophosphatämische mit Hyperkalziurie (HHRH) 627
– hypophosphatämische 626, 1890
– kalzipenische 622
– bei renal-tubulärer Acidose 1607
– bei Tumoren 627
– bei Tyrosinämie 472
– Vitamin-D-Mangel- 622
Rachitisprophylaxe 110
Radiojodtherapie
– des Morbus Basedow 608
Radon 183
Ragged red fibers
– bei MERRF-Syndrom 531
– bei Mitochondriopathien 535
Ranitidin 2088, 2109
Ranke-Primär-Komplex 906
Ranula 1049, 2007
Rapp-Hodgkin-Syndrom 2053
Rasburicase 2088
Rasmussen-Aneurysma 908
Rasselgeräusche 1241
Rauchen 177
– mütterliches 184
Raumlufttechnik 832
Rauschtrinken 178, 457
Raynaud-Syndrom 803
RCAD-Syndrom 1576
Reaktion
– allergische vom Soforttyp 806
Reaktionsaudiometrie, elektrische (ERA) 2026

Reaktionsumkehr, bei Tic-Störungen 1848
Reaktogenität 117
Realimentation 1095
Reanimation 995
– kardiopulmonale 1232
– von Neugeborenen 378
Rechenstörung 1844
Rechtsherzbelastung
– bei hypoplastischem Linksherz 1385
– bei Pulmonalatresie 1381
Rechtsherzversagen
– bei Cor triatriatum 1373
– bei Lungenembolie 1306
Rechtshypertrophie
– bei Ventrikelseptumdefekt 1367
Rechts-links-Shunt
– bei Morbus Ebstein 1380
– bei pulmonaler Hypertonie 1425
– bei Zwerchfellhernien 1250
Red cell distribution width (RDW) 1433
Reduktionsdefekt 1909
Reed-Sternberg-Zellen 1521
Refeeding-Syndrom 257
– bei Anorexia nervosa 1866
Reflex
– vestibulookulärer 1958
Reflexaudiometrie 2026
Reflux
– vesikoureteraler 1578
– bei zystischer Fibrose 1298
Refluxdiagnostik
– bei Pyelonephritis 1582
Refluxkrankheit 1078
– bei Hiatushernie 1072
Refluxnephropathie 1578
Regeneration, hämatopoetische
– bei Stammzelltransplantation 1536
Regression
– psychomotorische, bei Alpers-Huttenlocher-Syndrom 530
– bei Rett-Syndrom 1692
Regressionssyndrom, kaudales 1928
Regulationsstörung 1833
Regurgitation 1081
Rehabilitation 192
– pulmonale 1329, 1332
– nach Schädel-Hirn-Trauma 1756
Rehabilitationsleistung 192
Rehydratation 278
– intravenöse 1095
– Lösungen 1097
– orale 1095
Reifezeichen 374
Reinfektion 814
Reintonaudiometrie 2026
Reiseimpfung 134
Reizdarmsyndrom 1130
Reizleitungssystem
– bei Ventrikelseptumdefekt 1367
Reklinationskorsett 1928
Rektumbiopsie
– bei Morbus Hirschsprung 1139
Rektumprolaps
– bei Ehlers-Danlos-Syndrom 1919
– bei zystischer Fibrose 1300
Rekurvation 1932
Relatives Risiko 816

Releasing-Faktoren
– hypothalamische 591
Remifentanyl 2088, 2109
REM-Schlaf 37, 1223
Renin-Angiotensin-Aldosteron-System 273
Reno-Kolobom-Syndrom 1576
Replikons 286
Reproterol 2071, 2089, 2109
Residualkapazität 1224, 1226
Residualvolumen 1226
Resilienz 24, 1862
respiratorische Insuffizienz
– bei kongenitaler Myopathie 1798
Respiratorische Insuffizienz
– bei Guillain-Barré-Syndrom 1789
– bei Muskeldystrophie Duchenne 1805
– bei Myasthenie 1793
– bei myotoner Dystrophie 1 1809
– Notfallmedizin 976
– bei spinaler Muskelatrophie 1783
Respiratory distress syndrome (RDS) 402
Respiratory syncytial virus (RSV) 930
Respiratory-syncytial-virus-Infektion 1261
– bei Bronchiolitis 1262
Restless-legs-Syndrom 1711
Resynchronisationstherapie 1354
Retardierung
– bei CDG 571
– bei Galaktosämie 499
– bei D-2-Hydroxyglutaracidurie 489
– bei L-2-Hydroxyglutaracidurie 488
– bei Incontinentia pigmenti 1676
– psychomotorische, bei Kreatininmangelsyndrom 537
Retikularkörper (Chlamydien) 889
Retikulozyten 1430
Retikulozytopenie 1437
Retinaablösung
– bei Ehlers-Danlos-Syndrom 1921
Retinablutung
– bei hypertensiver Krise 1420
– bei Pseudoxanthoma elasticum 1923
Retinadegeneration 474
Retinale Blutungen 173
Retinitis pigmentosa 1978
– bei Morbus Refsum 568
Retinoblastom 1553, 1978
Retinoblastomgen 1503
Retinoide 267, 1504
Retinolsäure (als Teratogen) 341
Retinopathie
– bei Cystinose 477
– bei Diabetes mellitus 673
– diabetische 1980
– bei Hyperornithinämie 479
– hypertensive 1980
– bei LCHAD-Mangel 524, 538
– bei 2-Methyl-3-Hydroxybutyracidurie 490
– bei Mitochondriopathien 538
Retinophatia praematurorum 378
Retinoschisis 1979
Retraktionssyndrom 1962
Retrobulbärneuritis 1749
Retrognathie 1056
Retropharyngealabszess 2010
Rett-Syndrom 1690
– atypische Varianten 1719
– diagnostische Kriterien 1691

Stichwortverzeichnis

Reye-ähnliche Symptomatik
– bei 3-Hydroxy-3-Methylglutaracidurie 483
Reye-ähnliche Symptome
– bei Carnitintransporterdefekt 523
– bei Glutaracidurie Typ II 525
– bei Störungen der Fettsäurenoxidation 518
Reye-Syndrom 914, 929, 1043
β-Rezeptoren-Blocker
– bei Herzinsuffizienz 1353
Rhabdoidtumor
– maligner des ZNS 1564
Rhabdomyolyse
– bei CPT2-Mangel 523
– bei Glutaracidurie Typ II 525
– bei Mitochondriopathien 538
– bei Störungen der Fettsäurenoxidation 538
Rhabdomyom
– des Herzens 1406
– kardiales, bei tuberöser Sklerose 1673
Rhabdomyosarkom (RMS) 1543
– embryonales 1545
– im Halsbereich 2016
– mit Lungenmetastasen 1308
– der Orbita 1983
Rh-Erythroblastose 389
Rhesusinkompatibilität (Rh) 361, 389
Rhesusprophylaxe 361
Rheuma 750
Rheumatische Karditis 1413
Rheumatisches Fieber 855, 1413
Rhinitis
– akute 2001
– allergische 809
– chronische 2001
– bei Wegener-Granulomatose 1619
Rhinokonjunktivitis
– allergische 809
Rhinoliquorrhö
– bei Schädel-Hirn-Trauma 1752
Rhinovirus-Infektionen 927
Rhizomelia chondrodysplasia punctata 568
Rhizomelie 1912
Rhombenzephalon 1653
Rhombenzephalosynapsis 1667
Rhythmusstörungen
– bei Störungen der Fettsäurenoxidation 518
Riboflavin
– bei Mitochondriopathien 536
Riboflavinmangel 261
Rickettsia prowazekii 896
Rickettsien-Infektionen 896
Riesenaxonneuropathie 1788
Riesenfaltengastritis 1088
Riesennävus
– bei neurokutaner Melanose 1678
Riesenwuchs, hypophysärer 595
Riesenzellarteriitis 789
Riesenzellhepatitis, neonatale 1192
Rifabutin 1033 f
Rifampicin 909, 1033 f, 2109
Rifampizin 2112
RIFLE-Klassifikation 1625
Riley-Day-Syndrom 1787
Ringelröteln 923
Rippenfraktur 172, 1311
Rippenusuren
– bei Aortenisthmusstenose 1362

Risikofaktoren
– kindliche Entwicklung 23
– bei körperlich kranken Eltern 160
– bei psychisch kranken Eltern 160
– psychosoziale 152
Risus sardonicus 887
Roberts-Syndrom 1903
Robinow-Syndrom 343, 1886
Rocky-Mountain-Fleckfieber 897
Rocuroniumbromid 2089
Rogers-Syndrom 676
Rohmilch 234
Rolando-Epilepsie 1766, 1774
Rosenkranz, rachitischer 621
Roseola infantum 922
Rotation 1932
Rotaviren-Infektion 1093
Rotavirus 834
Rotavirusschutzimpfung 123
Röteln 933
– embryopathie 369
– enzephalitis 934
– fetopathie 369
– schutzimpfung 126
– virus
  – Exposition während der Schwangerschaft 370
  – konnatale Infektion 370
  – pränatale Infektion 369
– virusarthritis 771
Rothmund-Thomson-Syndrom 2053
Routineimpfungen 118
Roxithromycin 1030
Rozycki-Syndrom 1081
RSV-Pneumonie 930
Rubeola der Mutter
– und Zahnschmelzhypoplasien 1062
Rubinstein-Taybi-Syndrom 343, 1660, 1910
Rückenmarkverletzung 1756
Rückfallfieber 903
Rundrücken 1928
Rutschen 45

S

Saccharomyces boulardii
– bei Gastroenteritis 1094
Saccharose 501
Saccharoseintoleranz 1107
Sakralagenesie 1928
Sakroiliitis 766
Salbutamol 2089, 2109
Salla-Krankheit 561
Salmeterol 2089, 2109
Salmonella paratyphi 880
Salmonella typhi 880
Salmonellen-Infektionen 879
Salutogenese 154
Salzhunger
– bei Tubulopathie 1603
Salzverlust 275
Salzverlustsyndrom 638
Salzverlusttubulopathie 1604
Sammelurin 1570
Sandifer-Syndrom 1710, 1781
SANDO-Syndrom 538
Sanfilippo-Krankheit 556

Sanger-Sequenzierung 324
SAPHO-Syndrom 1952
Saprophyt 818
Sarkoidose 1318
– frühkindliche 785
Sauerstoffpartialdruck (paO2) 977, 1222, 1224, 1246
Sauerstoffsättigung
– bei Bronchiolitis 1262
Sauerstofftherapie
– beim Neugeborenen 378
Sauerstofftransport 1429
Säuglingsalter
– Bindungsverhalten 47
– Ernährung 39
– Kognition 48
– Motorik 44
– Reflexe 44
– Schlafverhalten 40
– Schreien 41
– Sprachentwicklung 48
– Wachstum 42
Säuglingsdermatitis, seborrhoische 2030
Säuglingslunge 1226
Säuglingsmastoiditis, okkulte 1994
Säuglingsmilch, selbsthergestellte 234
Säuglingsmilchnahrung 230
Säuglingsskoliose 1929
Saugreflex 37
saure Lipase, Defekt der lysosomalen 514
Säure-Basen-Haushalt 282
– CO2-Partialdruck 282
– pH-Wert 282
– Puffersystem 282
– pulmonale Regulation 282
– renale Regulation 282
– Wasserstoffionenkonzentration 282
SCAD 516
SCAD-Mangel 524
Schädelbasisfraktur 1752
Schädelfraktur, geschlossene 1752
Schädel-Hirn-Trauma (SHT) 1752
– Akutversorgung 1754
– Anfälle nach 1767
– Behandlungsrichtlinien 1754
– Pathophysiologie 1752
– Psychosyndrom 1862
– Rehabilitation 1756
Schädelnahtverschluss, vorzeitiger 1905
SCHAD-Mangel 525
Schadstoffwirkungen 184
Schafsmilch 235
Schallempfindungsschwerhörigkeit 2025
Schallleitungsschwerhörigkeit 2025
Schaltknochen 1912
Schaltknochen (bei Osteogenesis imperfecta) 1912
Scharlach 855
Scheibenmeniskus 1941
Schenkelhalstorsion 1934
Schiefhals
– muskulärer 1931
Schielen
– akkommodatives 1961
– frühkindliches 1961
– paretisches 1961
Schilddrüse
– Adenom, autonomes 606

- Erkrankungen 600
- Funktion
  - Untersuchung, Tests 604
- Hormonsynthese
  - Defekte 600
- Karzinom 609, 1554, 2016
- Knoten 609
- Unterfunktion
  - Pathogenese 603
- Volumen, Referenzwerte 111

Schimmelpenning-Feuerstein-Mims-Syndrom 1679
Schimmelpilze 945
Schindler-Krankheit 559
Schistosomiasis 968
Schizenzephalie 1663
Schizoaffektive Störung 1872
Schizophrenie 1872
Schizophreniforme psychotische Störung 1872
Schlafapnoe-Syndrom bei Adipositas 253
Schlafdauer 17
Schlafkrankheit 960
Schlafmyoklonien 400
Schlafmyoklonien, benigne des Neugeborenen 1780
Schlafregulation 17
Schlafstadien 1782
Schlafstörung 1833
- bei MPS III 556
- bei Psychosen 1874
Schlafverhalten 17
Schlaf-Wach-Zyklen 17
Schlaganfall (s. auch zerebraler Insult) 1724
Schleimhautbiopsie 1248
Schleimhautblutungen
- bei Gastritis 1087
Schleimhauteiterung, chronische des Ohres 1995
Schmelz
- Bildung 1058
- Bildungsstörungen 138
- Flecken 1063
- Hypoplasie 1062
Schmerzen 1038
- neuropathische 1038
- Nozizeptorschmerzen 1038
- Schmerzgedächtnis 1038
- Schmerzskalen 1038
- Schmerzverarbeitung 1038
- Therapie 1038
Schmerzstörung
- somatoforme 1857
Schmetterlingserythem 776
Schnappatmung 1224, 1235
Schock
- anaphylaktischer (Notfalltherapie) 995
- Definition 981
- Pathophysiologie 981
- septischer 845
- Symptome 981
- Therapie 983
Schock, kardiogener
- bei hypoplastischem Linksherz 1385
Schockniere 1625
Schocksyndrom, toxisches 849
Schreien, exzessives 1834
Schreikind 41
Schreiverhalten 41

Schubtherapie 1747
Schulalter
- Bindungsverhalten 57
- Ernährung 57
- Kognition 58
- Motorik 57
- Schlafverhalten 57
- Sprachentwicklung 58
- Wachstum 57
Schuleingangsuntersuchung 158
Schulungsprogramme, Diabetes mellitus 671
Schütteltrauma-Syndrom (STS) 173
Schutzausrüstung, persönliche 826
Schwangerschaftsabbruch 348
Schwangerschaftskonfliktgesetz 348
Schwartz-Bartter-Syndrom 588
- bei akuter hepatischer Porphyrie 581
Schwartz-Jampel-Syndrom (myotone Dystrophie) 1813, 1898
Schwefeldioxid 185
Schweißfußgeruch
- bei Glutaracidurie Typ II 525
Schwere aplastische Anämie
- und Stammzelltransplantation 1539
Schwere chronische Neutropenie (SCN) 1458
Schwerhörigkeit 2025
- bei Meningitis 1738
- bei Purin- und Pyrimidinstoffwechseldefekten 577
Schwindel, benigner paroxysmaler 1731
Scimitar-Syndrom 1257
SCOT-Mangel 525
Screening
- hüftsonografisches 100
- Stoffwechselkrankheiten 104
Screeningbefund, pathologischer 538
Secalin 1099
Seckel-Syndrom 342
Seelische Gesundheit 152
Segawa-Syndrom 577, 1688, 1708
Segmentationsdefekte, vetebrale 1908
Sehfunktion 1957
Sehnervenhypoplasie 1982
Sehschärfenbestimmung 1958
Sehstörung
- bei arteriovenöser Malformation 1721
- bei Migräne 1731
- zentrale 1982
- bei Zerebralparese 1685
Sehvermögen, Entwicklung 181
Sekretmobilisation 1328
Selbsthilfegruppe 199
selbstverletzendes Verhalten 1868
Selbstwahrnehmung 16
Semielementardiät 234
Sensibilisierung 806
Sensibilitätsstörung
- dissoziative 1856
- bei MS 1748
- bei Myelitis transversa 1750
- bei Neuropathien 1785
SEN-Virus 1185
Sepsis
- Definition 842
- Diagnostik 846
- Erregerspektrum 842
- und Hirnabszess 1738

- des Neugeborenen 426
  - Therapie 429
- Pathogenese 843
- Therapie 847
Septooptische Dysplasie 1662
Septum pellucidum, Anomalien 1662
Septumdefekt, atrioventrikulärer (AVSD) 1367
- und Mitralinsuffizienz 1374
Septumdeviation 2000
Septumhämatom 1999
Sequenz
- Definition 306
- genetische Grundlagen 303
Sequenz der kaudalen Regression 1908
Serin 478
Serotoninbiosynthesestörung 1707
Serotoninsyndrom 1712
Serpentinenfuß 1944
Sertoli-Zellen 645
Serumferritin 1430
Serumlipoproteine 215
Seufzeratmung 1235
Severe combined immunodeficiency disorders (SCID) 704
- und Stammzelltransplantation 1540
Sexualdeterminierungsstörung 648
Sexualdifferenzierungsstörungen 650
Sexualentwicklung
- bei Jungen 449
Sexueller Missbrauch 174
Sharp-Syndrom 1143
Sheldon-Hall-Syndrom 1926
Shigatoxin 1621
Shigella sonnei 879
Shone-Komplex
- bei Mitralstenose 1373
Short-chain-Acyl-CoA-Dehydrogenase-Mangel 524
Short-chain-3-Hydroxyacyl-CoA-Dehydrogenase-Mangel 525
Short-rib-Polydaktylie-Syndrom (SRP) 1898
Shprintzen-Goldberg-Syndrom 1917
Shprintzen-Syndrom (VCFS) 329
Shuddering 1780
Shunt
- bei Hydrozephalus 1665
- Komplikationen 1669
- vesikoamnialer 365
Shuntnephritis 1602
Shwachman-Bodian-Diamond-Syndrom 1461
Shwachman-Diamond-Syndrom 1162, 1461
Sialadenitis 1051
Sialektasie 1049
Sialidose 558 f
Sialoendoskopie 1050
Sialolithiasis 1050
Sialurie 559, 561
Sicca-Syndrom 1968
Sichelfuß 1944
Sichelzellanämie
- und Stammzelltransplantation 1539
Sichelzellen 1448
Sichelzellkrankheit
- Organmanifestationen 1448
- Therapie 1449
Sichelzell-β-Thalassämie 1448
Sicherheit, emotionale und soziale 27
Sick-Sinus-Syndrom 1386

SIDS (Sudden infant death syndrome) 144, 163
Siebbeinpolypen 2002
Signalkaskaden, Gentherapie 354
Silencer 287
Silver-Russel-Syndrom 342
Simeticon 2089
Simkania negevensis 889
Single Nucleotide Polymorphisms (SNPs) 288, 328
Singleton-Merten-Dysplasie 1889
Singleton-Merten-Syndrom 1923
Sinubronchitis 2004
Sinus-cavernosus-Thrombose 1727
Sinusitis 2002
- und Hirnabszess 1739
- bei Wegener-Granulomatose 1619
Sinusvenenthrombose 1726
- bei akuter Mittelohrentzündung 1993
- entzündliche 1739
- bei Meningitis 1736
Sinusvenenthrombose, perinatale 398
Sinus-venosus-Defekt 1364
Situs inversus 1091, 1369
Sitzkyphose 1893
Sjögren-Syndrom 780
Skabies 2037
Skelettanomalien 308
Skelettdysplasie 1892, 1914
Skelettdysplasien
- bei Schwartz-Jampel-Syndrom 1814
Skelettentwicklung 1877
Skelettmyopathie
- bei Störungen der Fettsäurenoxidation 517 f
Skeletttuberkulose 908
Skelettveränderungen
- bei Incontinentia pigmenti 1676
- bei Neurofibromatose 1671
Skiaskopie 1958
Sklerodermie 800, 1143
- lineare 800
- systemische 802
Sklerokornea 1971
Sklerose, tuberöse 1672, 2048
Skoliose 1929
- bei kongenitaler Muskeldystrophie 1801
- bei Muskeldystrophie Duchenne 1805
- bei spinaler Muskelatrophie 1783
Skorbut 264
Slapped cheek 924
SLE *siehe* Systemischer Lupus erythematodes
Slow-virus-Infektionen 935
Sly-Syndrom 553
Small for gestational age (SGA) 381
Small-vessel-Vaskulitis 1617
Smith-Lemli-Opitz-Syndrom 574, 1660
Smith-Magenis-Syndrom (SMS) 329
Sodbrennen bei Reflux 1079
Sojanahrung 231
Somatisierung 1858
Somatisierungsstörung 1857
Somatoforme Störung 1856
- Therapie 1860
Somatotropin 2089
Somnambulismus 1782
Somnolenz 986
- nach Schädel-Hirn-Trauma 1753
- bei Schütteltrauma-Syndrom 173

Somnolenzsyndrom, postradiotherapeutisches 1560
Somogyi-Effekt 672
Sonic Hedgehog (SHH) 300
Sonnenuntergangsphänomen
- bei Hydrozephalus 1664
Sonografie
- bei Invagination 1136
- kardiale 1341
Sopor
- nach Schädel-Hirn-Trauma 1753
Sotalol 2089, 2109
Sotos-Syndrom 337
Sozialgesetzbuch 194
Sozialhilfe 194
Sozialverhalten, Entwicklung des 15
Sozialverhaltensstörung 1850
- hyperkinetische 1845
Sozialversicherung 193
Spaltbildung
- laryngotracheale 1071
- der Nase 1999
Spalthand-Spaltfuß-Missbildung 1909
Spannungskopfschmerzen 1732
Spannungspneumothorax 411, 1323
Spasmus nutans 1781, 1964
Spastik 1681
- bei N-Acetylaspartylacidurie 489
- bei Hyperglycinämie 473
- bei Leukoenzephalopathie 1698
Spastische Paraparese 1688
Speicheldrüse
- Entzündung 2008
- Tumor 2008
- Tumoren 1051
Speicheldrüsen 1049
- Fehlbildungen 1049
Speicheldrüsenfistel 1050
Speichelstein 1050
Speiseröhrenverletzungen 1075
Spender-gegen-Leukämie-Reaktion 1536
Spender-gegen-Tumor-Reaktion 1536
Spendersuche
- bei Stammzelltransplantation 1533
Sphärozytose 1440
- hereditäre 1440
Sphingolipide 1693
Sphingomyelinase 1696
Sphinktermyotomie 1141
Spina bifida 1655
- aperta 1655
- occulta 1657
Spinale Muskelatrophie (SMA) 1783
- Sonderformen 1783
- Typ I (Werdnig-Hoffmann) 1783
- Typ II 1783
- Typ III (Kugelberg-Welander) 1783
Spinalis-Anterior-Syndrom 1756
Spindelzellnävus 2054
SPINK1-Mutation 1160
Spinnenfingrigkeit 1916
Spirochaetales 897
Spirochäten-Infektionen 897
Spirogramm 1228
Spirometrie 1243
Spironolacton 2089, 2109, 2112
Spitzenfluss 1246
Spitzfuß 1946

Spleißing 287
Spleiß-Mutation 288, 324
Splenektomie 1499
Splenomegalie 1499
- bei Cystinose 478
- bei pränataler Infektion 366
Split Hand-Foot Malformation (SHFM) 1909
Spondylitis, ankylosierende juvenile 766
Spondyloarthritis, juvenile 765
Spondyloarthritis, undifferenzierte juvenile 765
Spondyloenchondrodysplasie 1883
Spondylolisthese 1930
Spondylolyse 1930
Spontanbewegung, unwillkürliche
- des Neugeborenen 38
Spontanpneumothorax 1323
Spontanurin 1570
Sporotrichose 952
Sport
- bei Diabetes mellitus Typ 1 671
Sportmedizin 206
Sportschäden 209
Sporttherapie 1332
Sporttraining 206
Sportverletzungen 207, 209
Sprachaudiometrie 2026
Sprachentwicklung 22
Sprachentwicklungsstörung 1841, 1844, 2027
- bei Kreatinmangelsyndrom 537
- sekundäre 1841
Sprachentwicklungsverzögerung 1841
Sprachstörung 2027
- bei Biotinidasemangel 487
- bei Migräne 1731
- bei MPS III 556
Sprachtests 23
Sprachtherapie 1842
Sprachverlust
- bei MPS III 556
Sprechstörung 2027
Sprengel-Deformität 1908
Sprue 1099
SSPE (subakute sklerosierende Panenzephalitis) 935
Stammbaum 349
Stammzellpräparat
- zur Transplantation 1534
Stammzelltransplantation 356
- allogene 1532
- autologe 1532
- Ergebnisse/Heilungschancen 1538
- Indikationen 1532
- Konditionierung 1535
- aus dem peripheren Blut 1534
Standardhygiene 822
Standardimpfungen 115
Ständige Impfkommission (STIKO) 113
Stapediusreflexmessung 2026
Staphylococcal scalded skin syndrome (SSSS) 853
Staphylogene toxische epidermale Nekrolyse (TEN) 853
Staphylokokken
- Infektionen 852
- koagulasenegative 854
- -pneumonie
  - und Bronchiektasen 1275
- Staphylococcus aureus 852

- Staphylococcus epidermidis 854
- Staphylococcus haemolyticus 854
- Staphylococcus saprophyticus 854

Startle disease 1780
Starvation 1866
STAT5b-Defizienz 718
Statine 512
Status epilepticus 1769
- nichtkonvulsiv 1766
Status, sozioökonomischer 152
Staub 186
Stauung, pulmonalvenöse
- bei Mitralinsuffizienz 1374
Stauungspapille 1982
- bei arteriovenöser Malformation 1721
Steinberg-Zeichen 1916
Stenose
- intestinale 416
- subvalvuläre 1361
- ureteropelvine 1577
Stereotypien, motorische
- bei autistischen Störungen 1870
Sternumspalte 1326
Steroidbiosynthese 632
Steroide
- androgene 1012
Steroidogenic factor 1 (SF1) 634
Steroidresistenz
- bei nephrotischem Syndrom 1594
Stertor 977
Stevens-Johnson-Syndrom 795
Stickler-Dysplasie 1877
Stickstoffdioxid 186
Stickstoffmonoxid 1247
Stiff-Skin-Syndrom 1917
Stillen
- Abstillen 229
- nach Bedarf 228
- Kontraindikationen 227
- Probleme 229
- Rhythmus 228
- Technik 229
- Trinkmenge 228
- Zufüttern 229
Stimmfremitus 1240
Stimmlippen
- Knötchen 2021
- Lähmung 2018
- Polypen 2021
Stimmstörung 2027
Stirnbeinosteomyelitis 2003
St.-Jude-Klassifikation (Non-Hodgkin-Lymphom) 1519
STK-4-Defizienz 710
Stoffwechsel
- Entgleisung 459
- Erkrankungen
  - Notfallbehandlung 462
- Krankheiten
  - extrakorporale Entgiftung 465
  - Manifestationsalter 459
  - metabolische Basisdiagnostik 461
  - metabolische Spezialdiagnostik 462
  - Neugeborenenscreening 460
  - Notfallmedikamente 463
- Myopathie 1818
  - Diagnostik 1818
- Screening 104

Stomatitis aphthosa 920, 2006
Stomatitis ulcerosa 2006
Stomatozyten 1440
Storage-pool-Syndrom 1475
Störung, depressive 1831
Störung, psychische
- bei kranken Eltern 159
Stottern 2027
Strabismus 1961
Strabismus internus
- bei CDG 570
Strabismusamblyopie 1965
Strahlen, ionisierende (als Teratogen) 345
Strahlenschäden des Ösophagus 1076
Streptokinase 2089, 2109
Streptokokken
- β-hämolysierende 855
- Infektionen 854
- streptococcal toxic shock syndrome (STSS) 849
- Streptococcus agalactiae 857
- Streptococcus pneumoniae 860
- Streptococcus pyogenes 855
- vergrünende 858
- der Viridansgruppe 858
Streptomycin 1034
Stress
- bei chronischen Erkrankungen 1862
Stridor 977, 1236, 1253
- bei Fremdkörperaspiration 1314
- bei Gefäßschlinge 1388
- konnataler 2019
- bei Pierre-Robin-Sequenz 1056
- bei Reflux 1079
Stroke-like Episode
- bei Sturge-Weber-Syndrom 1677
Stroke-like-Episoden
- bei MELAS-Syndrom 531
Strongyloides stercoralis 965
Strongyloidiasis 965
Strukturmyopathie, kongenitale 1798
Struma 610
- Jodprophylaxe 111
Strumagenese 111
STSS (streptococcal toxic shock syndrome) 849
Stühle, blutige
- bei Invagination 1136
Stuhlinkontinenz
- bei Morbus Hirschsprung 1141
Stupor 986
Sturge-Weber-Syndrom 1676
Stutenmilch 235
Stüve-Wiedemann-Syndrom 1886
Subakute sklerosierende Panenzephalitis (SSPE) 935
Subaortenstenose
- bei Mitralstenose 1373
Subarachnoidalblutung
- bei arteriovenösen Malformationen 1721
- bei rupturiertem Aneurysma 1724
Subileus
- bei Morbus Hirschsprung 1139
Substantia nigra 1703
Substanzbezogene Störung 1854
Substanzen, toxische 300
Substanzmissbrauch 177
- der Eltern 1839
- Therapie 1854

Substratreduktion 356
Succinat-CoA-Ligase-Defizienz 529
Succinatdehydrogenasedefizienz 529
Succinatsemialdehyddehydrogenase 489
Succinyl-CoA-Oxoacid-Transferase/3-Oxothiolase-Mangel 525
Suchreflex 36
Suchtgefährdung 177
Suchtmittelkonsum bei Jugendlichen 456
Suchttherapie 1854
Sucralfat 2090, 2109
Sudden infant death syndrome (SIDS) 163
Sufentanil 2090, 2109
Suffusionen 1918
Suizid 1868
Suizidalität 1868
- bei Borderline-Persönlichkeitsstörung 1869
- Prävention 1869
Suizidversuch 1868
Sulfasalazin 2090, 2112
- bei juveniler idiopathischer Arthritis 759
Sulfitoxidase 477
Sulfitoxidasemangel 477, 579
Sulfonamide 1031
Sulfotransferase 1169
Sultiam 2090, 2110
Surfactant 2090
- Dysfunktion 1319
- Mangel 402, 1227, 1269
- Substitutionstherapie 404
Suxamethonium 2090, 2110
Switchoperation
- bei Transposition der großen Arterien 1377
Swyer-James-Syndrom 1274
Sydney-System 1091
Symblepharon 1970
Symbolspiel (Kleinkind) 55
β-2-Sympathomimetika 811
Synaptogenese 11
Syndaktylie 1904
Syndrom
- autoinflammatorische 782
- Definition 306
- dienzephales (bei ZNS-Tumor) 1559
- dysmorphogenetische 334
- genetische Grundlagen 303
- hämolytisch-urämisches (HUS) 1621
- der inadäquaten ADH-Sekretion (SIADH) 275, 588
- metabolisches bei Adipositas 251
- myelodysplastisches (MDS) 1517
- nephritisches 1588
- nephrotisches 1588
- posteneritisches 1096
- sinubronchiales 2004
- trichodentoossäres 2053
Synkope 1779
- febrile 1777
- bei hypertropher Kardiomyopathie 1400
- kardiogene 1780
- neurogene 1779
- neurokardiogene 1428
- Notfalltherapie 994
- vasovagale 1340, 1428, 1780
Synostose
- bei Antley-Bixler-Syndrom 576
Synpolydaktylie 1904

Stichwortverzeichnis

Syphilis (Lues)
– pränatale Infektion 371
Systemic inflammatory response syndrome (SIRS) 842
Systemischer Lupus erythemathodes (SLE)
– Ätiologie und Pathogenese 775
– Definintion 775
– Diagnose/Klassifikation 777
– Klinische Symptome 776
– Therapie 779

T

Tabakkonsum 1854
Tabakkonsum bei Jugendlichen 456
Tabakrauchexposition 184
Tabaksbeutelgesäß 256
– bei Zöliakie 1100
Tachyarrhythmie 1233, 1392
Tachydyspnoe
– bei Lungenembolie 1306
Tachykardie
– bei Herzrhythmusstörungen 1392
– idiopathische ventrikuläre 1395
– bei Ionenkanalerkrankung 1395
– kathecholaminerge polymorphe ventrikuläre 1396
– bei Pneumonie 1264
– supraventrikuläre 1395
– ventrikuläre 1395
Tachykardiesyndrom, posturales orthostatisches 1428
Tachykardiomyopathie 1402
Tachypnoe 1235
– bei Hypoxämie 1357
Tachypnoe, transitorische 408
Tacrolimus 2090
Taenia solium 971
Takayasu-Arteriitis 794
Talus verticalis 1946
Tampongebrauch
– und toxisches Schocksyndrom 851
Tangier-Krankheit 513
Tanner-Stadien 60, 658
Targetzellen 1451
Tarui-Krankheit 548
Tassenohr 1987
Tassinari-Syndrom 1766
Tauchreflex 992
Taussig-Bing-Komplex 1378
Teerstuhl
– bei Helicobacter-pylori-Gastritis 1085
– bei portaler Hypertension 1211
Teicoplanin 1031
Teilhabe 195, 204
Teleangiektasie
– bei Fukusidose 559
– kapilläre des Gehirns 1723
Telenzephalon 1653
Telomer 285
Temperaturregulation
– Perinatalperiode 376
Temporallappenepilepsie 1767
– laterale 1774
Temporallappenresektion 1773
Teniposid 1504
Tenosynovitis 753

Tenside, perfluorierte (PFT) 183
Tensilon-Test 1793
Teratogen 300
– Medikamente 341
Teratom 1552
– des Herzens 1406
Terbutalin 2090
Terfenadin 2090, 2110
Terson-Syndrom 1980
Testosteronbiosynthesedefekt 651, 1645
Testotoxikose 666
testpsychologische Diagnostik 1826
Tetanus 887
Tetanusimmunglobulin 888
Tetanusschutzimpfung 118
Tetanustoxin 887
Tethered spinal cord 1656 f
Tetra-Amelie 1903
Tetraplegie 1684
Tetraplegie, spastische
– bei 3-Phosphoglyceratdehydrogenase-Mangel 479
Tetrasomie, partielle 318
Tetraspastik
– bei metachromatischer Leukodystrophie 1698
– bei Morbus Krabbe 1699
Tetrazepam 2090
Tetrazyklin 1030, 2112
Tetrazyklineinlagerung im Zahnschmelz 1065
Thalassämie 1449
– und Stammzelltransplantation 1539
– Thalassaemia intermedia 1452
– Thalassaemia major 1450
– Thalassaemia minima 1452
– Thalassaemia minor 1450
– α-Thalassämie 1452
– β-Thalassämie 1450
– γ-Thalassämie 1450
– δ-Thalassämie 1450
Thalidomid 344
Thanatophore Dysplasie 1894
TH17-CD4+-T-Helfer-Zellen
– Rolle bei Autoimmunerkrankungen 748
Thelarche 658
– prämature 663
Thelarche-Variante 664
Theophyllin 2091, 2110
Theory of mind (ToM) 16
Therapeutisches Drugmonitoring (TDM)
– Dosisintervall 1014
– Erhaltungstherapie 1014
– Spitzen- und Talspiegel 1014
– Steady State 1014
Therapie
– alternative 1045
– antiretrovirale 728
– bei Glykogenspeicherkrankheiten 549
– bei Mitochondriopathien 536
– neuroprotektive 988
– physikalische 1045
Therapie, intrauterine 365
Therapieerfolg, Messung des 196
Thermoregulation 209
Thiamazol 2091
Thiamin
– bei Mitochondriopathien 536
Thiaminmangel 260

Thiaminpyrophosphatkinasemangel 1716
Thiazid 2112
Thiopental 2091
Thiopurinmethyltransferasemangel 577
Thoraxdeformität 1326
Thoraxdrainage 1324
Thoraxdysplasie
– asphyxierende 1880
Thoraxschmerz 1238
Thoraxtrauma 1310, 1312
Thrombasthenie 1475
Thrombembolie 1305
Thrombin 1464
Thrombocytopenia-Absent-Radius (TAR) 1904
Thromboembolie
– bei nephrotischem Syndrom 1593
Thrombophilie 1487
Thrombophiliefaktoren 1488
Thrombophiliescreening
– bei Sinusvenenthrombose 1727
Thrombophlebitis
– bei Meningitis 1734
Thrombopoetin (TPO) 1465
Thrombotisch-thrombozytopenische Purpura Moschkovitz (TTP) 1623
Thrombozyten
– Alloantigensysteme 1469
– Funktionsstörung 1474
– Membran 1464
– Pathophysiologie 1464
Thrombozythämie
– primäre 1473
Thrombozytopathie 1474
Thrombozytopenie 1466
– amegakaryozytäre 1456
– Differenzialdiagnose 1469
– familiäre 1473
– heparininduzierte (HIT) 1472
– bei HUS 1621
– bei kombinierter Methylmalonacidurie und Homocystinurie 485
– medikamenteninduzierte 1471
Thrombozytopenie-Radiusaplasie-Syndrom 1472
Thrombozytose
– Differenzialdiagnose 1474
– bei Meningitis 1736
– primäre/essenzielle 1473
Thymektomie
– bei Myasthenia gravis 1797
Thymidinkinase-2-Mangel 577
Thymidinphosphorylasemangel 577
Thymom 1797
Thymus 690
Thymushyperplasie 1308
Thyreoglobulinsynthese-Defekt 601
Thyreoiditis de Quervain 609
Thyreoiditis, subakute (Riedel-Struma) 609
Thyreostatika 607
Thyreotropin-Releasing-Hormon (TRH) 590
Thyroxin 2113
– L-Thyroxin 2079
TH1-Zellen 114
– Rolle bei Autoimmunerkrankungen 748
TH2-Zellen 114
– Rolle bei Autoimmunerkrankungen 748
Tiagabin 2091, 2110
Tibia vara 1940

Tic 1704, 1847
Tic-Störung 1847
– Therapie 1848
Tiefenhirnstimulation 1773
tiefenpsychologische Therapie 1830
Tilidin 1039
Tinctura opii 2091
Tinea capitis 2035
Tinea corporis 2035
Tinnitus 1997
Tintenlöscherfuß 1946
Tissue-factor-pathway-Inhibitor (TFPI) 1488
T-Linien-ALL 1511
T-Lymphozyten 114
– Entwicklung 690
– physiologische Grundlagen 689
– Reifung 747
TNF-Blocker
– bei juveniler idiopathischer Arthritis 760
α-Tocopherol 268
Toddler`s Fracture 172
Toddler's Diarrhea 1130
Todd-Parese 1776
Tolazolin 2091, 2110
Toleranz 747
Toleranzentwicklung 1105
Tollwut 942, 1743
– Exposition 131
Tollwutprophylaxe, postexpositionelle 131
Tollwutschutzimpfung 131
Toloniumchlorid 2091
Tomatis-Therapie 1842
Tonsillen, orangefarbige 513
Tonsillitis
– akute 2010
– chronische 2012
Tonsillopharyngitis 855
Torg-Winchester-Syndrom 1890
Torsion 1932
Torsionsdystonie, generalisierende 1705
Tortikollis 1931
– benigner paroxysmaler 1704, 1731, 1781
Totenstille bei Ileus 1134
Totimpfstoffe 114
Tourette-Syndrom 1847
Toutaine-Syndrom 1678
Townes-Brocks Syndrom (Renal-Ear-Anal-Radial-Syndrom) 1904
Toxische Epidermale Nekrolyse 795
Toxisches Schock-Syndrom (TSS) 849, 853
Toxocara canis 966
Toxocariasis 966
Toxoplasma gondii 959
– pränatale Infektion 366
Toxoplasmose 959, 2016
– Prophylaxe während der Schwangerschaft 367
Toxoplasmose, konnatale 366
Toxoplasmose-Screening 366
Trachea 1215
– Trachealagenesie 1253
– Trachealbronchus 1255
– Trachealstenose 1071, 1253, 1312
  – bei Gefäßschlinge 1387
– Trachealtubus 1232
– Trauma 1312
– Verletzung
  – durch therapeutische Maßnahmen 1312

Tracheaverletzung 1311
Tracheitis 2020
Tracheobronchitis 1261
Tracheomalazie 1254
Tracheoösophageale Fistel (H-Fistel) 1071, 1255
Tramadol 1039, 2091, 2110
Tramazolin-Augentropfen 2091
Transaktionsmodelle 27
Transbronchiale Biopsie 1248
Transcription activator-like effector nuclease (TALEN) 353
Transektion, multiple subpiale 1773
Transference-Focused Psychotherapy (TFP)
– bei Borderline-Persönlichkeitsstörung 1852
Transferrin 1430
– bei CDG 570
Transfettsäuren 215
Transfusionssyndrom, fetofetales 362
Transglutaminaseantikörper 1101
Transition 288, 454
Transitorisch ischämische Attacke (TIA) 1724
Translation 287
Transmission, vertikale 1181
Transmission, vertikale bei HIV 731
Transplantatabstoßung 1638
Transplantationsmedizin
– ethische Aspekte 6
Transplantatthrombose 1639
D-Transposition der großen Arterien 1376
L-Transposition der großen Arterien 1369
Transposition der großen Arterien 1376
Transsudat 1321
Transversion 288
TRAPS siehe TNF-Rezeptor assoziiertes periodisches Syndrom
Trauma 1835
– bei Borderline-Persönlichkeitsstörung 1852
– bei chronischen Erkrankungen 1862
– bei dissoziativen Störungen 1858
– iatrogenes 1311
Trauma-Focused Cognitive-Behavoioral Therapy (TF-CBT) 1837
Treacher-Collins-Syndrom 1056
Treg-Zellen
– Rolle bei Autoimmunerkrankungen 748
Trehalasemangel 1112
Trematoden-Infektionen 970
Tremor 400, 1704
– bei Morbus Wilson 1176
Trend, säkulärer 657
Treponema pallidum
– pränatale Infektion 371
Triamteren 2091, 2110, 2112
Triazole 1035
Trichinella spiralis 966
Trichinose 966
Trichorrhexis invaginata 2058
Trichorrhexis nodosa 2058
Trichterbrust 1239, 1326
– bei Mitralklappenprolaps 1374
Trichuris trichura 965
Triflupromazin 2091, 2110
Triglyceride 213
– bei Hyperlipoproteinämie 510
– langkettige 213
– mittelkettige 213
Trigonozephalus 1905
Trikuspidalatresie und singulärer Ventrikel 1383

Trimethoprim 1031
Tripel-A-Syndrom 1081
Triple-A-Syndrom 634
Triploidie 1660
Trismus 887
Trismus-Pseudokamptodaktylie-Syndrom 1926
Trisomie
– 13 316, 1660
– 18 316, 1660
– 21 315
  – Bluttest 352
– und Zahnschmelzhypoplasien 1062
Trisomie-9p-Syndrom 329
Trochlearisparese 1962
Trombidiose 2037
Trommelfellverletzung 1991
Trommelschlägelfinger 1290
– bei Bronchiektasen 1276
– bei Hypoxämie 1357
– bei Mukoviszidose 1290
Tröpfchenübertragung 821
Trophozoit 954
Tropisetron 2091, 2110
Trotzverhalten, oppositionelles 1850
Trousseau-Zeichen 613
Truncus arteriosus communis 1378
Trypanosoma brucei gambiense 960
Trypanosoma brucei rhodesiense 960
Trypanosoma cruzi 960
Trypanosomiasis 960
Trypsin 1159
Tryptophan 480
Tsetsefliege 960
TSS (toxic shock syndrome) 849
TT-Virus 1185
Tubenfunktionsstörung des Ohrs 1992
Tuber
– bei tuberöser Sklerose 1674
Tuberculum olfactorium 1703
Tuberkulin 906
Tuberkulom 908
Tuberkulose 906
– und Bronchiektasen 1275
– extrapulmonale 908
– Medikamente 1034
– Therapie 909
Tuberkulosehauttest 909
– bei CED 1123
Tuberkuloseschutzimpfung 131
tuberöse Sklerose 2048
Tuberöse Sklerose 1672
Tubuläre Nekrose
– bei Nierentransplantation 1639
Tubulopathie 1603
– bei Mitochondriopathien 538
Tubulus 1567
Tubulusnekrose
– bei Nierenversagen 1625
Tufting-Enteropathie 1119
Tularämie 892
Tumor
– epitheliale 1051
– des Magens 1088
– maligne (Spätfolgen) 1554
– bei Neurofibromatose 1671
– des Ösophagus 1077
– des Spinalkanals 1565
– des Zentralnervensystems 1556

Stichwortverzeichnis

Tumoren, maligne
- Epidemiologie 1501
- Grundlagen der Therapie 1504
- Immuntherapie 1504
- Langzeitfolgen der Therapie 1504
- Pathogenese 1501
- Symptome 1504
- zellbiologische Grundlagen 1502

Tumorepigenetik 296
Tumorlyse-Syndrom 1504
Tumormarker
- bei ZNS-Tumor 1559

Tumor-Nekrose-Faktor-Rezeptor assoziiertes periodisches Syndrom (TRAPS) 782
Tumorrachitis 627
Tumorsuppressorgen 1503
Tunica fibrocartilaginea 1215
Turner-Syndrom siehe Ullrich-Turner-Syndrom
Turrizephalus 1905
Tympanometrie 2026
Typ-2-Diabetes mellitus 674
Typhus abdominalis 881
Typhusschutzimpfung 132
Typ-I-Allergie 806
Typ-III-Immunreaktion 805
Typ-II-Immunreaktion 805
Typ-I-Immunreaktion 805
Typ-IV-Immunreaktion 805
Tyrosinämie
- Akutbehandlung 465
- Typ I 471
- Typ II 472
- Typ III 472

Tyrosinaminotransferase 472
Tyrosinhydroxylase
- Defekt der 1707

Tyrosinmangel 469
T-Zeichen 363
T-Zell-Aktivierung
- Störungen der 710

T-Zell-Defekt 704
T-Zellen 1230
- Entwicklung 689
- regulative (Treg) 747
- regulatorische 806

T-Zell-Toleranz 692

U

Überblähung
- der Lunge 1272
- bei Mukoviszidose 1290

Überempfindlichkeitsreaktion siehe Immunreaktion
Übergangssprechstunde, interdisziplinäre 454
Übergewicht 254
Überlaufenkopresis 1132
Überstreckbarkeit (Gelenke) 1918
Übertragungswege 820
- von infektiösen Erregern 813

Übertraining 209
Ubiquitin 290
UDP-Galaktose-4-Epimerase-Mangel 500
Uhrglasnägel
- bei Bronchiektasen 1276
- bei Hypoxämie 1357
- bei Mukoviszidose 1290

Ulkus, peptisches 1083
Ullrich-Syndrom 1804
Ullrich-Turner-Syndrom (UTS) 317, 681
Ultraschalluntersuchung
- pränatale 359

Umbilikalhernie 1157
Umbilikalplastik 1156
Umschriebene Entwicklungsstörung motorischer Funktionen (UEMF) 204
- Komorbiditäten 204

Umschriebene Entwicklungsstörung des Sprechens und der Sprache 1841
umschriebene Entwicklungsstörung (UES) 1843
Umweltfaktoren (Entwicklung des Kindes) 23
Umweltkrankheiten 183
Umweltmedizin 183
Unfälle 178
- in der Adoleszenz 179
- Fahrradunfall 179
- Prävention 182
- Verkehrsunfall 182

Unfallverhütung 178
Unguis incarnatus 2059
Unterernährung 256
Unterkieferhyperplasie 1057
Unterkieferhypoplasie 1055
Untersuchung, entwicklungsneurologische 45
Untersuchung, körperliche
- bei weiblichen Jugendlichen 445

Untersuchung, zahnärztliche 138
Unterzuckerung 672
Urachusfistel 1158
Uracil-DNA-Glykosylase-Mangel 700
Urämie
- bei Nierenversagen 1626

Urämietoxin 1629
Uratnephropathie
- bei Therapie der Leukämie 1515

Ureaplasma urealyticum 891
- beim Neugeborenen 430

Ureaseschnelltest 1085
Ureidopropionasemangel 579
Ureter duplex/fissus 1576
Ureterozele 1576
Urethralklappe 1585 f
Urethralklappe, posteriore 1577
Urethritis 1583
Uridindiphosphat(UDP)-Galaktose-4-Epimerase-Mangel 500
Uridinmonophosphathydrolasemangel 578
Uridinmonophosphatsynthasemangel 579
Urin
- bei Alkaptonurie 473
- mikroskopische Analyse 1570
- roter, bei akuter hepatischer Porphyrie 581

Urinalkalisierung 1615
Urinausscheidung 1568
Uringewinnung 1583
Urinproduktion 212
Urinteststreifen 1570
Urinuntersuchung 1570
Uroflowmetrie
- bei Harninkontinenz 1585

Urografie, MR 1572
Urokinase 2092, 2110
Urolithiasis 1611
- bei Cystinurie 478

Urosepsis 1580

Urotherapie 1586
Ursodeoxycholsäure 2092, 2110
Ursprung beider großer Arterien aus dem rechten Ventrikel 1378
Urticaria pigmentosa 2045
Urtikaria 2042
Uterusprolaps
- bei Ehlers-Danlos-Syndrom 1919

Uveitis 1976
Uvula bifida 1917

V

VACTERL-Assoziation 1071, 1908
VA(C)TER(L)-Syndrom 344
Vagusnervstimulation 1770
Vakuolenmyopathie 1813
Vakzine 114
Valganciclovir 2092
Valgusstellung
- Hüftgelenk 1934

Valin 480
Valproat 2092, 2111
Vancomycin 1031
Vancomycinresistente Enterokokken (VRE) 861
- Hygienemaßnahmen 830

Vanishing bowel syndrome 1155
Vanishing white matter 1700 f
Van-Lohuizen-Syndrom 2029
Variabilität, interindividuelle 28
Variabilität, intraindividuelle 32
Varikozele 1646
Varizellen 918
- Schutzimpfung 127
- Varicella-Zoster-Virus (VZV) 918
- Varicella-zoster-Virus-Infektion
  - des Neugeborenen 434
- Varizella-Zoster-Immunglobulin 127
- Varizella-zoster-Virus-Enzephalitis 1742

Varizenblutung
- bei portaler Hypertension 1212

Varusstellung
- Hüftgelenk 1934

Vaskuläre Malformation, arteriovenöse 1721
Vaskulärer Ring 1387
Vaskulitis
- granulomatöse 789
- granulomatöse des Gehirns 793
- der kleinen Gefäße 1617
- leukozytoklastische 789
- nekrotisierende 789, 1619
- primäre 790
- sekundäre 794

Vaskulopathie, pulmonale 1423
Vasopathie, hämorrhagische 1466
Vasopressin 274, 585
Vasopressinfreisetzung, kreislaufinduzierte 588
Vasopressintest 586
Vater-Papille 1089
VDAR (Vitamin-D-abhängige-Rachitis) 624
Vecuroniumbromid 2092, 2111
Vegetative Funktionsstörungen
- bei Neuropathien 1785

Vektor 818
Velokardiofaziales Syndrom (VCFS) 321
Vena-Galeni-Dilatation 1722
Vena-Galeni-Malformation 1722

Veno occlusive disease (VOD)   1210, 1538
Ventilation   1246
Ventilationsstörungen, restriktive   1228
Ventilationswege, kollaterale   1227
Ventilstenose, bronchiale   1267
Ventrikel, singulärer   1383
Ventrikelseptumdefekt   1366
– mit aortopulmonalem Fenster   1371
– bei Fallot-Tetralogie   1375
– mit Pulmonalatresie   1382
– subaortaler   1369, 1378
– subpulmonaler   1378
Verapamil   2092, 2111 f
Verätzung
– des Auges   1985
– der Mundhöhle   2006
– des Ösophagus   1074
Verbrauchskoagulopathie   1495
– bei Sepsis   847
Verbrennung   171, 989
Verbrühung   171, 989
Verdauungsenzyme   1159
Vergiftungen
– Epidemiologie   996
– Symptome   997
– Therapie   999
Vergreisung   1924
Verhalten, gesundheitsriskantes bei Jugendlichen   456
Verhaltensaudiometrie   2026
Verhaltensgenetik   24
Verhaltensstörung   1850
– bei chronischen Erkrankungen   1862
– bei Kreatininmangelsyndrom   537
– bei Phenylketonurie   470
Verhaltenstherapie   1830
– apparative, bei Enuresis nocturna   1584
Verhütungsverhalten
– bei Jungen   452
Verkalkung
– bei Conradi-Hünermann-Syndrom   576
Verkehrsbelastung   188
Vernachlässigung   169, 1838
– bei Borderline-Persönlichkeitsstörung   1852
– chronische   1835
– emotionale   176
– Intervention   1839
– körperliche   175
– medizinische   1839
– psychische   1838
Versorgungsbedarf, besonderer   190
Vertigo
– benigner paroxysmaler   1781
Verwirrtheit
– bei Migräne   1731
Very long chain fatty acids (VLCFA)   566
Very-long-chain-Acyl-CoA-Dehydrogenase-Mangel (VCLAD-Mangel)   523
– Screening   107
Vesikoureteraler Reflux (VUR)   1578
Vestibularisschwannom
– bei Neurofibromatose Typ 2   1672
Vibrio cholerae   884
Vibrionen-Infektionen   884
Vigabatrin   2092
Vinca-Alkaloide   1506
Vincristin   2113

Virilisierung
– des weiblichen Genitale   636
Virulenz   813
Virusarthritis   771
Virusenzephalitis   1741
– Diagnostik   1744
– Impfung   1745
Virusgrippe   929
Virusinfektion
– des Neugeborenen   435
– Tonsillen und Rachen   2013
Virusmeningitis   1745
Virusmyokarditis   1407
Visuell evozierte Potenziale   1960
Visusverlust
– bei hypertensiver Krise   1420
– bei neuronaler Ceroidlipofuszinose   1694
Vitalkapazität   1226
Vitamin A
– Vitamin-A-Mangel   267
  – bei Darmerkrankungen   268
  – ernährungsbedingter   267
  – bei Infektionskrankheiten   268
  – bei Lebererkrankungen   268
Vitamin B1
– Vitamin-B1-Mangel   260
Vitamin B_{12}
– Vitamin-B_{12}-Mangel   266
– Vitamin-B_{12}-Mangelanämie
  – bei CED   1122
– Vitamin-B_{12}-Stoffwechsel-Störung   485
Vitamin B_{12}
– Vitamin-B_{12}-Mangel   1437
Vitamin B2
– Vitamin-B2-Mangel   261
Vitamin B_6 2093
– Vitamin-B_6-abhängige epileptische Enzephalopathie   1713
– Vitamin-B_6-Mangel   262
Vitamin C
– Vitamin-C-Mangel   263
Vitamin D   237, 612
– Vitamin D, Versorgung   110
– Vitamin-D-abhängige-Rachitis   625
– Vitamin-D-Bedarf   110
– Vitamin-D-Intoxikation   621
– Vitamin-D-Mangel-Rachitis   622
Vitamin E
– Vitamin-E-Mangel   268
Vitamin H
– Vitamin-H-Mangel   264
Vitamin K   422
– Vitamin-K-Mangel   269
– Vitamin-K-Mangelblutung   270, 421, 1493
– Vitamin-K-Mangelkoagulopathie   1493
– Vitamin-K-Prophylaxe   146
Vitamin K   236
25-Vitamin-D-Hydroxylase   624
Vitiligo   2051
Vitreoretinopathie, familiäre exsudative (FEVER)   1980
Vitreus, persistierender hyperplastischer primärer   1977
VLCAD   516
VLCAD-Mangel   516, 523
– Screening   107
VLDL (Very-low-density-Lipoprotein)   510

Volumensubstitution
– bei Reanimation von Neugeborenen   379
Volumenzufuhr
– beim Schock   984
von-Gierke-Krankheit   545
von-Hippel-Lindau-Syndrom   1679
von-Willebrand-Faktor   2075
von-Willebrand-Syndrom (VWS)
– Erbgang   1475
– Therapie   1478
Vorhersagewert   816
Vorhofseptumdefekt   1364
– Primumdefekt   1365
– Sekundumdefekt   1365
– Sinus-venosus-Defekt   1364
Voriconazol   1036
Vorlast   1352
Vorneigetest   1929
V/Q-Quotient   977
Vrolik (Typ II der Osteogenesis imperfecta)   1912
Vulnerabilitäts-Stress-Bewältigungs-Modell   1872
Vulvovaginitis   855, 1647
VWF-Multimeranalyse   1478
VZV-Infektion (Varicella zoster)
– fetale   435

W

Wachkoma   1760
Wachstum   8
Wachstumsanomalie der Lunge   1319
Wachstumsdynamik   9
Wachstumsfaktor TGF-β
– bei Osteogenesis imperfecta   1915
Wachstumsgeschwindigkeit   30, 678
Wachstumshormon   siehe Somatotropin
Wachstumshormonmangel   595
Wachstumskurven   65
Wachstumsprognose   11
Wachstumsretardierung, intrauterine
– Klinische Symptome   382
– Therapie   382
– Ursachen   381
Wachstumsschub, pubertärer   60
Wachstumsspurt, pubertärer   9
Wachstumsstörung   307, 678
– bei Cholestase   1175
– bei Niereninsuffizienz   1630
– bei Nierentransplantation   1639
WAGR-Syndrom   1503
Wahnideen   1873
Walker-Warburg-Syndrom   1803
Warburg-Mikro-Syndrom   1662
Warzen   2034
Wasserabgabe   212
Wasserbedarf   212
Wasserbruch   1646
Wasserhaushalt   271, 274
– Störungen   275
Wasserresorption   212, 1568
Wasserverlust   271
Waterhouse-Friderichsen-Syndrom   866, 1495
Weaning   979
Weber-Ramstedt-Operation   1089
Wegener-Granulomatose   792, 1618, 1620
Weichmacher (Phthtalate)   183

Weichteilsarkom (WTS) 1543
Weill-Marchesani-Syndrom 1885, 1917
Weizenkleber 1099
Werdnig-Hoffmann-Krankheit 1783
Werner-Syndrom, atypisches 1924
West-Syndrom 1764, 1776
– bei tuberöser Sklerose 1674
Wheezing 1237
Whirl-pool-Dermatitis 874
Wiberg-Dunn-Operation 1938
Wiederbelebungsmaßnahmen
– bei Neugeborenen 378
Wiesengräserdermatitis 2038
Williams-Beuren-Syndrom (WBS) 339, 1922
Williams-Campbell-Syndrom 1256
Wilms-Tumor 1546
– mit Lungenmetastasen 1308
– bei nephrotischem Syndrom 1594
Wilson-Mikity-Syndrom 408
Windeldermatitis 2030
Windpocken 918
Winterbottom-Zeichen 960
Wirbelsäulenfehlbildung
– angeborene 1928
Wiskott-Aldrich-Syndrom (WAS) 716, 1472
Wolcott-Rallison-Dysplasie 1883
Wolcott-Rallison-Syndrom 676
Wolf-Hirschhorn-Syndrom 329
Wolfram-Syndrom 538, 585
Wolfram-Syndrom (DIDMOAD) 676
Wolman-Krankheit 514, 637
Worm'sche Schaltknochen 1914
Wortschatz 23
Wuchereria bancrofti 961

X

Xanthinoxidasemangel 579
Xanthogranulom, juveniles 2054
X-Bein 1931
Xenobiotika 1168
Xeroderma pigmentosum 2050
Xerodermie
– bei Anämie 1433
Xerophthalmie bei Vitamin-A-Mangel 267
X-gebundene distale Arthrogrypose 1926
X-linked deafness-dystonia syndrome 1710
X-linked lymphoproliferative Syndrom (XLP) 716
XX-Gonadendysgenesie 318
Xylometazolin 2093, 2111

Y

Yersinia enterocolitica 883
Yersinia pestis 883
Yersinia pseudotuberculosis 883
Yersiniosen 882

Z

Zahlenverständnis (Kleinkind) 55
Zahndysplasie
– bei Singleton-Merten-Syndrom 1923
Zähne
– Dentes natales 1058
– Dentes praelactales 1058
– Dentitio praecox 1058
– Dentitio tarda 1058
– Durchbruchstörungen 1058
– Durchbruchzeiten 1058
– Entwicklung 1057
– Zähneknirschen 1057
– Zahnentwicklung 43
– Zahnfehlbildungen 1058
– Zahnkeim 1061
– Zahnplaque 138
– Zahnschmelz 1058
– Zahnveränderungen 309
– Zahnverfärbungen 1064
– Zahnverlust, vorzeitiger 1068
– Zahnzahl 1064
Zanamivir 929
Zeckentyphus 896
Zeitvorstellung, Entwicklung der 55
Zellmigration 298
Zelltransplantation 356
Zellweger-Syndrom 563
Zellweger-Syndrom-Spektrum 563
Zentralnervensystem
– Dysfunktion/Versagen 986
Zentromer 285
Zerebellitis
– bei Varizellen-Infektion 919
Zerebraler Insult, ischämischer 1724
– Akuttherapie 1726
– bei MELAS-Syndrom 1725
– Sekundärprophylaxe 1726
– Sichelzellanämie 1725
– Ursachen 1725
Zerebralparese 397, 1681
– ataktische 1686, 1689
– Ätiologie und Pathogenese 1682
– bilateral spastische 1684, 1689
– choreoathetoide 1681
– Diagnostik 1687
– bei Dopaminmangel 1708
– dyskinetische 1686, 1689
– Epidemiologie 1682
– funktionelle Scores 1681
– Hilfsmittelversorgung 1688
– Klassifikation 1681
– Krankengymnastik 1688
– operative Versorgung 1688
– und Reflux 1078
– unilateral spastische 1685, 1689
– bei Unterernährung 257
– zusätzliche Störungen 1689
Zerebrohepatorenales Syndrom 563
Zerebro-okulofazioskelettales Syndrom (COFS) 1926
Zerebrotendinöse Xanthomatose 1701
Zerkarien 967
Zervixinsuffizienz
– bei Ehlers-Danlos-Syndrom 1919
Zestoden-Infektionen 972
Zeugnisverweigerungsrecht 176
Zidovudin 2093
Ziegenmilch 234
Zigarettenrauch
– bei α1-AT-Mangel 1179
Ziliendyskinesie 1259
– Atemphysiotherapie 1330
– und Bronchiektasen 1275
Zinkmalabsorption 1113
Zinsser-Cole-Engman-Syndrom 2059
Zirkulation
– fetale 1349
– neonatale 1350
Zirrhose, biliäre 1191
Zitratzyklusdefekt 529
ZNS-Tumoren 1556
Zöliakie 1099
Zollinger-Ellison-Syndrom 1087
Zoonose 818
Zottenatrophie 1097, 1099, 1119
Zungengrundstruma 2014
Zürcher Longitudinalstudien 10
Zwang 1825
Zwangsstörung 1831
Zweittumor 1504, 1549
Zwerchfell 1228
– Defekt
    – angeborener 1249
– Hochstand 1071
– Lücke 1249
– Relaxation 1251
– Zwerchfellhernie 413, 1156
Zwillingsschwangerschaft 362
Zwillingstransfusionssyndrom (FFTS) 362
Zwischenblutungen 446
Zyanose 1237
– bei Bronchiolitis 1262
– bei Herzfehler 1335
– bei hypoplastischem Linksherz 1385
– bei Hypoxämie 1356
– bei Morbus Ebstein 1380
– bei Pulmonalatresie 1382
– bei pulmonaler Hypertonie 1424
– bei singulärem Ventrikel 1384
– bei Truncus arteriosus 1379
Zygote, diploide 311
Zymogene 1159
zystische Fibrose
– und Bronchiektasen 1275
Zystische Fibrose
– besondere Aspekte bei Jugendlichen 441
– und Emphysem 1272
– Gentherapie 354
– im Magen-Darm-Trakt 1296
– Pankreas 1162
– pulmonale Manifestationen 1289
Zystitis 1583
Zystizerkose 972
Zytochrom-P450-Enzyme 1168
Zytokine
– bei Zöliakie 1099
Zytomegalievirus (CMV) 917
– Infektion
    – bei Ösophagitis 1076
    – konnatale Infektion 368
    – pränatale Infektion 367
Zytostatika 1504
Zytostatika (als Teratogene) 344